Differentialdiagnose
neurologischer
Krankheitsbilder

Bodechtel

Differentialdiagnose neurologischer Krankheitsbilder

Herausgegeben von

A. Bernsmeier · A. Schrader · A. Struppler

Bearbeitet von

A. Bernsmeier
U. Besinger
G. Bodechtel
H. D. Bruhn
D. Burg
F. Erbslöh
K. W. Frey
U. Gottstein
R. Hammers
A. Hofmann
K. Kohlmeyer
A. Kollmannsberger
K. Kunze
G. Küther
C. H. Lücking
K.-H. Meier-Ewert
F. Mittelbach
I. Neu
V. Pfaffenrath
D. Pongratz
A. Ross
H. Sack
A. Schrader
P. C. Scriba
R. B. Spatz
A. Struppler

4., neubearbeitete und erweiterte Auflage
453 teils farbige Abbildungen und 29 Tabellen

GTV

Georg Thieme Verlag Stuttgart · New York 1984

1. Auflage 1958
2. Auflage 1963
3. Auflage 1974
1. italienische Auflage 1961
1. französische Auflage 1965
1. spanische Auflage 1967

Geschützte Warennamen (Warenzeichen) werden *nicht* besonders kenntlich gemacht. Aus dem Fehlen eines solchen Hinweises kann also nicht geschlossen werden, daß es sich um einen freien Warennamen handele.

Rüdigerstraße 14, D-7000 Stuttgart 30
Printed in Germany
Satz: Allgäuer Zeitungsverlag GmbH,
Kempten (Allgäu), Satzsystem: Lichtsatz
Linotype System 5, Belichtung auf Linotron 202
Druck: G. Appl, Wemding

ISBN 3-13-309104-2 1 2 3 4 5 6

CIP-Kurztitelaufnahme der Deutschen Bibliothek

Bodechtel, Gustav:
Differentialdiagnose neurologischer Krankheitsbilder / Bodechtel. Hrsg. von A. Bernsmeier ... Bearb. von A. Bernsmeier ... – 4., neubearb. u. erw. Aufl. – Stuttgart ; New York : Thieme, 1984.

NE: Bernsmeier, Arnold [Bearb.]

Wichtiger Hinweis: Medizin als Wissenschaft ist ständig im Fluß. Forschung und klinische Erfahrung erweitern unsere Kenntnisse, insbesondere was Behandlung und medikamentöse Therapie anbelangt. Soweit in diesem Werk eine Dosierung oder eine Applikation erwähnt wird, darf der Leser zwar darauf vertrauen, daß Autoren, Herausgeber und Verlag größte Mühe darauf verwandt haben, daß diese Angabe genau dem **Wissensstand bei Fertigstellung des Werkes** entspricht. Dennoch ist jeder Benutzer aufgefordert, die Beipackzettel der verwendeten Präparate zu prüfen, um in eigener Verantwortung festzustellen, ob die dort gegebene Empfehlung für Dosierungen oder die Beachtung von Kontraindikationen gegenüber der Angabe in diesem Buch abweicht. Das gilt besonders bei selten verwendeten oder neu auf den Markt gebrachten Präparaten und bei denjenigen, die vom Bundesgesundheitsamt (BGA) in ihrer Anwendbarkeit eingeschränkt worden sind.

Vorwort zur 4. Auflage

Der Begründer und erste Herausgeber der Differentialdiagnose neurologischer Krankheitsbilder, Prof. Dr. Dr. GUSTAV BODECHTEL, hat nach seiner Emeritierung gewünscht, sich von der aktiven Redaktionsarbeit zurückzuziehen und uns, seine Schüler, mit der Herausgabe der 4. Auflage betraut. Er hat das Erscheinen dieser Auflage, an der er noch großen Anteil genommen hat, leider nicht mehr erleben dürfen.

Wir sind unserem Lehrer dankbar, daß er uns immer wieder bei der Neuauflage beratend zur Seite gestanden ist und uns gemahnt hat, die Grundidee dieser Differentialdiagnose nicht untergehen zu lassen, nämlich sich an der Klinik zu orientieren: Am Anfang stehen die Beobachtung und die Erfassung des klinischen Krankheitsbildes; darauf fußend sollen sich die pathogenetische Analyse und die ätiologische Zuordnung aufbauen unter Heranziehung aller physikalisch-technischen und biochemischen Methoden. Wir haben uns bemüht, diese Zielsetzung und damit den Charakter des Buches zu bewahren und haben deswegen auf die Darstellung von Teilaspekten in manchen Bereichen verzichtet. So sind Aufbau und Einteilung dieses Buches weitgehend beibehalten worden. Die einzelnen Kapitel wurden indes neu geschrieben oder überarbeitet und dem heutigen Stand unseres Wissens angepaßt.

Eine Reihe von Mitarbeitern der früheren Auflagen ist leider ausgeschieden. Für diese Beiträge wurden, zum Teil in Zusammenarbeit mit den früheren Verfassern, neue Autoren gewonnen, die der gleichen Schule entstammen, so daß die einheitliche Gestaltung des Werkes auch weiterhin gewahrt bleibt. Allen Autoren sind wir für die Mitarbeit zu Dank verpflichtet. Ein besonderer Dank gilt Herrn Dr. med. h. c. G. HAUFF und seinen Mitarbeitern für die stets verständnisvolle Zusammenarbeit, die sich auch in schwierigen Situationen bewährt hat.

Wir hoffen, daß die 4. Auflage der Differentialdiagnose neurologischer Krankheitsbilder auch weiterhin allen Ärzten, die sich mit der Neurologie und mit neurologischen Problemen im Grenzgebiet ihres Faches zu beschäftigen haben, ein ständiger Begleiter in ihrer täglichen Praxis sein wird.

Kiel, München, im Mai 1984

A. BERNSMEIER A. SCHRADER A. STRUPPLER

Anschriften

Bernsmeier, A., Prof. Dr., Direktor der I. Medizinischen Klinik der Universität Kiel, Schittenhelmstr. 12, 2300 Kiel

Besinger, U., Prof. Dr., Leitender Oberarzt, Neurologische Klinik und Poliklinik der Technischen Universität München, Möhlstr. 28, 8000 München 80

Bodechtel, G., Prof. Dr. Dr. †, ehem. Leiter des Friedrich-Baur-Instituts, 8000 München 2

Bruhn, H. D., Prof. Dr., Stellvertret. Direktor der I. Medizinischen Klinik der Universität Kiel, Abteilung Innere Medizin, Schittenhelmstr. 12, 2300 Kiel

Burg, Doris, Dr., Fachärztin für Neurologie, Friedrich-Baur-Institut, Medizinische Klinik Innenstadt der Universität München, Ziemssenstr. 1, 8000 München 2

Erbslöh, F. †

Frey, K. W., Prof. Dr., Zentrale Röntgenabteilung der Poliklinik der Universität München, Pettenkoferstr. 8a, 8000 München 2

Gottstein, U., Prof. Dr., Chefarzt der Medizinischen Klinik des Bürgerhospitals Frankfurt, Nibelungenallee 37–41, 6000 Frankfurt

Hammers, R., Dr., Abteilung klinische Neurologie und Neurophysiologie der Universität Freiburg, Hansastr. 9, 7800 Freiburg

Hofmann, A., Dr., Oberfeldarzt des Bundeswehrkrankenhauses München, Abteilung Neurologie, Psychiatrie, Cincinnatistr. 64, 8000 München 90

Kohlmeyer, K., Prof. Dr., Leiter der Abteilung Neuroradiologie des Zentralinstituts für Seelische Gesundheit Mannheim, Postfach 5970, 6800 Mannheim

Kollmannsberger, Annemarie, Prof. Dr., Leiterin der Neurochirurgischen Poliklinik der Ludwig-Maximilian-Universität München, Klinikum Großhadern, Marchioninistr. 15, 8000 München 70

Kunze, K., Prof. Dr., Direktor der Neurologischen Klinik und Poliklinik der Universität Hamburg, Martinistr. 52, 2000 Hamburg 20

Küther, G., Dr., Neurologische Klinik und Poliklinik der Technischen Universität München, Möhlstr. 28, 8000 München 80

Lücking, C. H., Prof. Dr., Ärztlicher Direktor der Abteilung klinische Neurologie und Neurophysiologie der Universität Freiburg, Hansastr. 9, 7800 Freiburg

Meier-Ewert, K.-H., Prof. Dr., Leitender Arzt der Neurologischen Klinik des Hessischen Diakoniezentrums, Heinrich-Wiegand-Straße, 3578 Schwalmstadt-Treysa

Mittelbach, F., Prof. Dr., Chefarzt der neurologischen Abteilung des Marien-Hospitals Düsseldorf, Rochusstr. 2, 4000 Düsseldorf

Neu, I., Dr. med. habil., Chefarzt der Neurologischen Abteilung, Städtisches Krankenhaus Sindelfingen (Akad. Lehrkrankenhaus der Universität Tübingen), Arthur-Gruber-Str. 70, 7032 Sindelfingen

Pfaffenrath, V., Wiss. Assistent der Neurologischen Klinik der Universität München, Klinikum Großhadern, Marchioninistr. 15, 8000 München 70

Pongratz, D., Prof. Dr., Leitender Arzt des Friedrich-Baur-Instituts, Medizinische Klinik Innenstadt der Universität München, Ziemssenstr. 1, 8000 München 2

Ross, A., Dr., Richard-Wagner-Str. 13, 8000 München 2

Sack, H., Prof. Dr., Deuß-Str. 34, 4150 Krefeld

Schrader, A., Prof. Dr., Forsthausstr. 4B, 8022 Grünwald

Scriba, P. C., Prof. Dr., Direktor der Klinik für Innere Medizin der Medizinischen Hochschule Lübeck, Ratzeburger Allee 160, 2400 Lübeck

Spatz, R. B., Dr., Abteilungs-Chefarzt Alpen-Sanatorium Bad Tölz, Herderstr. 1+6, 8170 Bad Tölz

Struppler, A., Prof. Dr., Direktor der Neurologischen Klinik und Poliklinik der Technischen Universität München, Möhlstr. 28, 8000 München 80

Inhaltsverzeichnis

II Zentrales Nervensystem

2. Zirkulationsstörungen des Gehirns, der Meningen und des Rückenmarks

3. Entzündliche Erkrankungen

4. Multiple Sklerose

5. Raumfordernde Prozesse

6. Metabolische und endokrin bedingte Enzephalopathien – dystrophische Prozesse des Zentralnervensystems

7. Degenerativ-atrophisierende Erkrankungen

8. Mißbildungen

9. Traumatische Schädigungen

III Neurologische Syndrome bei Muskel- und Skeletterkrankungen

10. Muskelerkrankungen

11. Skeletterkrankungen

IV Leitsymptome

12. Neuropsychologische Störungen (Hirnwerkzeugstörungen)

13. Kopfschmerzen

14. Schwindel

15. Bewußtseinsstörungen

16. Nichtephetische Anfälle

17. Zerebrale Anfälle

Gesamtumfang des Bandes: XIV, 934 Seiten

I Peripheres Nervensystem

1 Erkrankung des peripheren Nervensystems

Von U. Besinger, D. Burg und G. Bodechtel

Einleitung

Aufbau des peripheren Nervensystems

Das Verständnis für die Erkrankung peripherer Nerven und deren differentialdiagnostische Diskussion erfordert Kenntnisse über den strukturellen Aufbau, die funktionelle Organisation und die möglichen pathomorphologischen sowie pathophysiologischen Veränderungen des peripheren Nervensystems. Definitionsgemäß gehören hierzu alle neuralen Strukturen außerhalb des zentralen Nervensystems, die Ursprungszellen im Vorderhorn, in den sensiblen und autonomen Ganglien und deren periphere Fortsätze (Abb. 1.**1**).
Morphologisch und funktionell scheint es sinnvoll, die Strukturen der Nervenfasern und der bindegewebigen Hüllen gesondert zu betrachten. Die Nervenfasern bestehen aus den peripheren Fortsätzen der Neuronen, den sog. Axonen, und den überall im peripheren Nervensystem vorhandenen Schwann-Zellen, welche die Myelinscheide bilden. Die Axone enthalten die Neurofilamente, Neurotubuli, vesikuläre Elemente sowie Mitochondrien. In diesem System findet der zur Strukturerhaltung und Synapsenfunktion notwendige antero- und retrograde axonale Transport statt.
Eine weitere Aufgabe des Axons ist die dekrementlose Erregungsleitung von der spinalen Nervenzelle zu den Erfolgsorganen bzw. von den peripheren Rezeptoren zu den Strukturen des zentralen Nervensystems. Die Schwann-Zellen umhüllen mit ihren Protein-Lipid-Doppelmembranen spiralig die Axone und bilden so die Markscheide. Die Dicke der Myelinschicht ist dem Axondurchmesser proportional. Die Ausdehnung einer Schwann-Zelle in Längsrichtung bestimmt die Länge der Segmente oder auch Internodien einer Nervenfaser. Auch diese ist mit dem Faserdurchmesser korreliert. Die Internodien werden von Ranvierschen Schnürringen begrenzt. An dieser Nahtstelle zweier benachbarter Schwann-Zellen sind die Axone unbemarkt. Die Erregungsleitung erfolgt aufgrund dieser Bauart der peripheren myelinisierten Nerven nicht kontinuierlich, sondern saltatorisch von einem Ranvierschen Schnürring zum anderen.
Die marklosen Nervenfasern werden ebenfalls von Schwann-Zellen umhüllt. Allerdings finden sich hier mehrere Axone von nur einer Schwann-Zelle eingescheidet. Die Erregungsleitung in diesen unbemarkten Nervenfasern erfolgt kontinuierlich und entsprechend langsam.
Die Schwann-Zellen umfassen etwa 90% aller endoneuralen Zellen. Ihnen unterliegt die Regulation des Myelinstoffwechsels. Nicht selten kommt es bei Erkrankungen des peripheren Nervensystems initial über eine Schädigung des Schwann-Zell-Stoffwechsels zu einem Zerfall der Myelinscheide.
Myelinisierte und unmyelinisierte Nervenfasern bilden distal der Nervenwurzeln die sog. Primärfaszikel; mehrere solcher Faszikel schließen sich zu einem Stammnerv zusammen. Die einzelnen

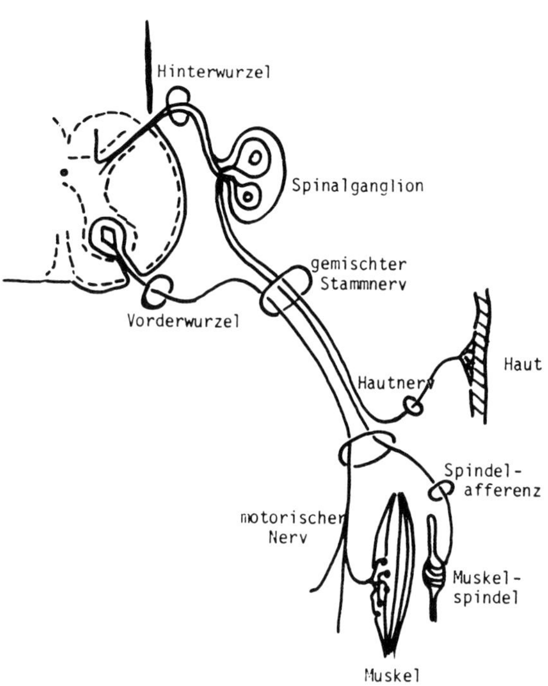

Abb. 1.1 Peripheres Nervensystem

Nervenfasern, die Faszikel und die Nervenstämme sind jeweils von einer Bindegewebshülle eines Nervs, dem Endoneurium, Perineurium und Epineurium, umgeben.
Das *Endoneurium* umfaßt den Raum innerhalb eines Faszikels und enthält neben den einzelnen Nervenfasern Fibroblasten, längs zu den Nervenfasern angeordnete Kollagenbündel, und granuläre sowie feinfibrilläre Strukturen.
Das *Perineurium* besteht aus konzentrisch um ein Nervenfaserbündel angeordnete, untereinander fest verbundene flache Zellen mit einer Basalmembrane an der Innen- und Außenseite jeder Zellage. Das Perineurium bildet eine Diffusionsbarriere vor allem gegen höhermolekulare zirkulierende Bestandteile des Blutes und ist so verantwortlich für ein konstantes extrazelluläres Milieu. Die Basalmembranen des Perineuriums sind vor allem bei metabolischen Erkrankungen wie Diabetes mellitus verändert.
Das *Epineurium* verbindet einzelne Nervenfaserbündel zu einem Nervenstamm. Es besteht aus Kollagenfibrillen und Fibroblasten sowie einzelnen Fettzellen. Im Epineurium verlaufen die versorgenden Blutgefäße (10, 68).
Die *Vasa nervorum* entspringen den nächstgelegenen Arterienstämmen. Sie teilen sich in einen auf- und einen absteigenden Ast, von welchen zahlreiche kleine epineurale Arterien und Arteriolen abgehen. Diese bilden ein reich anastomosierendes epineurales Netzwerk. Kleinere Arteriolen penetrieren das Perineurium und bilden ein längs zu den Nervenbündeln angelegtes endoneurales Kapillarnetz. Diese Kapillaren besitzen eine dichte Endothelauskleidung, welche eine Diffusion höhermolekularer Substanzen verhindert. Durch infektiös-allergische, hyperergische und traumatische Einwirkungen kann diese Barriere durchlässig werden. Die Folge davon ist ein intraneurales Ödem mit nachfolgender Hypoxie und endoneuraler Bindegewebsvermehrung (13).

Pathologische Veränderungen des peripheren Nervensystems

Alle Einwirkungen traumatischer, entzündlicher oder toxischer Natur führen im Endstadium zu einem Zerfall der peripheren Nervenfaser mit ihren Hüllen, der sog. *Wallerschen Degeneration.* Bei weniger intensiver Einwirkung und zu Beginn einer Schädigung lassen sich *primär axonale* von den *primär demyelinisierenden* Neuropathien unterscheiden.
Eine *axonale Degeneration* findet sich bevorzugt in den dick bemarkten, afferent leitenden Nervenfasern von Druckrezeptoren der Haut oder von den Muskelspindeln. Eine rein axonale Degeneration kann experimentell durch Acrylamid hervorgerufen werden. Erste Veränderungen erscheinen als Desintegration der Axone mit Verklumpung der Neurofilamente und Verlust der Mitochondrien. Der schnelle Axontransport ist gestört. Die Läsionen breiten sich im Sinne eines „dying back" nach proximal aus. Sekundär kommt es zur Wallerschen Degeneration. Die Regenerationstendenz ist im Gegensatz zur traumatischen Schädigung peripherer Nerven nur sehr schwach ausgeprägt; die Proliferation ist spärlich. Es finden sich meist Gruppen dünner Axone innerhalb der alten Schwann-Zellhüllen. Chronisch axonale Degenerationen treten bei toxischen Polyneuropathien wie der Urämie und dem Alkoholismus auf (98, 180).
Eine *primäre Demyelinisierung* peripherer Nerven findet sich modellhaft bei der diphtherischen Polyneuropathie. Diphtherietoxin wird an den Ranvierschen Schnürring gebunden. Die Produktion von Myelin durch Schwann-Zellen wird blockiert; die Schwann-Zellfortsätze am Ranvierschen Schnürring zerfallen (158). Die Myelinzerfallsprodukte werden zunächst durch Schwann-Zellen, im weiteren Verlauf durch Makrophagen, die aus dem Blut in den Endoneuralraum einwandern, phagozytiert. Die Demyelinisierung breitet sich von den Ranvierschen Schnürringen auf die benachbarten Internodien aus.
Die Remyelinisierung beginnt wenige Tage nach Beginn der Demyelinisierung mit einer Aussprossung und Teilung von Schwann-Zellen. Diese bilden interkaläre Segmente mit einer Verkürzung der Internodienlänge. Da die Myelinscheide der remyelinisierten Segmente dünner ist, findet sich die Impulsleitung in diesen Fasern verlangsamt (136).
Sowohl die primär axonale Degeneration als auch die primäre Demyelinisierung führt im Endstadium zu einem vollständigen Zerfall der Nervenfasern mit ihrer Myelinscheide, der *Wallerschen Degeneration.* Modellhaft für diese Veränderung ist die traumatische Durchtrennung eines peripheren Nervs. Im distalen Nervenstumpf finden sich 24 Std. nach der Schädigung eine Myelinretraktion an den Ranvierschen Schnürringen sowie eine Schwellung der Axone. Am 2. und 3. Tag kommt es zum Zerfall erst der dünn-, dann der dickkalibrigen Fasern mit einer Verklumpung der Neurofilamente und Verlust der Mitochondrien sowie zur Desintegration der umhüllenden Myelinlamellen mit einem Untergang der Schwann-Zellen. Die Basalmembran der Schwann-Zellen bleibt erhalten; sie dient als Leitstruktur wieder aussprossender Schwann-Zellfortsätze und Axone (130).
Die Regeneration der degenerierten Nervenfasern beginnt unmittelbar nach der Schädigung mit einer Infiltration perineuraler Zellen in den proximalen Nervenstumpf. Nach dem 2. und 3. Tag

lassen sich in den Vorderhorn- und Ganglienzellen vermehrte DNS-Syntheseraten nachweisen. Die Schwann-Zellen des proximalen Stumpfes teilen sich und sprossen nach dem 8. Tag entlang der erhaltenen Basalmembranen in den peripheren Stumpf ein. Innerhalb dieses Schwann-Zellschlauches sprossen die Axone in den distalen Stumpf mit einer Geschwindigkeit von 1–2 mm pro Tag (15). Die Länge der neugebildeten Internodien ist verkürzt, wiederholte Re- und Demyelinisierungen führen zu einer Hypertrophie der Nervenscheide mit der Bildung sog. Zwiebelschalen. Bleibt die Regeneration aus, so kommt es zu einer fibrösen Transformation des distalen Nervenstumpfes (15, 177).

Klinische Symptome bei Erkrankungen des peripheren Nervensystems

Die charakteristischen klinischen Symptome einer Erkrankung peripherer Nerven sind:
Paresen,
Hypotonie und Hyporeflexie,
sensible und
vegetativ-trophische Störungen.

Die *Paresen* sind in der Regel schlaff und von einem Verlust der monosynaptischen Muskeleigenreflexe begleitet. *Muskelatrophien* stellen sich bei einer axonalen Degeneration immer ein. In der Initialphase einer akuten, z. B. traumatischen Nervenschädigung besteht eine Diskrepanz zwischen dem Ausmaß der Lähmungen und der Atrophien. Bei langsam progredienten Erkrankungen kann es jedoch über längere Zeit zu einer Kompensation der groben Kraft über noch innervierte motorische Einheiten kommen, so daß die Muskelatrophien sehr ausgeprägt sind bei relativ gut erhaltener grober Kraft. Die Verteilung der Muskelschwäche entspricht dem Versorgungsgebiet der geschädigten Nerven. Sie kann umschrieben sein, wie bei den traumatischen Nervenläsionen und den Kompressionssyndromen peripherer Nerven, oder diffus, wie bei den Polyneuropathien.

Ein weiteres Leitsymptom peripherer Nervenerkrankungen, die *Hypotonie* und *Hypo-* bis *Areflexie,* findet sich sowohl bei axonaler Degeneration als auch bei der Demyelinisierung. Am häufigsten sind hierbei die dickkalibrigen afferenten Fasern der Muskelspindeln betroffen. Diese sind besonders empfindlich auf Kompressions- oder Traktionseinwirkungen sowie auf ischämische Einflüsse. Aber auch Neuropathien mit bevorzugtem Befall dünner Fasern können zu einer Abschwächung der monosynaptischen Muskeleigenreflexe führen.

Sensible Störungen unterschiedlicher Ausmaße und Verteilungen sind ein weiteres charakteristisches Merkmal peripherer Nervenerkrankungen. Bei den umschriebenen Neuropathien entspricht ihre Verteilung dem Versorgungsgebiet peripherer Nerven oder Nervenwurzeln. Bei Polyneuropathien sind diffuse Sensibilitätsstörungen zu finden, zumeist mit einem Schwerpunkt an den unteren Extremitäten.

Es lassen sich verschiedene Empfindungsqualitäten voneinander abgrenzen: die Oberflächen- oder Hautsensibilität mit Berührungs-, Schmerz- und Temperaturempfindung und die Tiefensensibilität für das Gelenk-, Lage- und das Vibrationsempfinden. Die Berührungs- und Druckempfindung wird vorwiegend in den dickkalibrigen Fasern der Gruppe II oder Aβ, Schmerz-, Temperatur- und Lageempfindungen in den Afferenzen der Gruppe III oder Aδ-Fasern geleitet. Die Gruppe IV oder auch C-Fasern enthalten die Afferenzen für die langsame Schmerzleitung (78) und die vegetativen Nervenfasern.

Sensible Störungen können sich als *Reizsymptom* mit Dys- und Parästhesien oder als *Defizitsymptom* mit einer Herabsetzung der oben genannten Empfindungsqualitäten äußern. So ist verständlich, daß nur bei einer traumatischen Durchtrennung eines Nervs alle Qualitäten gleichermaßen ausfallen. Bei den inkompletten Läsionen peripherer Nerven können die verschiedenen Empfindungsqualitäten, je nach Ausfall dick- oder dünnkalibriger Systeme, unterschiedlich betroffen sein und als Reiz- oder Defizitsymptom nebeneinander auftreten (98).

In vielen Fällen peripherer Nervenerkrankungen finden sich ausgeprägte *vegetativ-trophische Funktionsstörungen.* Neben den obengenannten Muskelatrophien kommt es zu trophischen Veränderungen der Haut, des subkutanen Fettgewebes und der Knochen. Es ist ungeklärt, ob die Ursache dafür in einer lähmungsbedingten Inaktivität liegt. Diskutiert wird auch die Existenz trophischer Substanzen, die von vegetativen und möglicherweise auch sensiblen Nervenfasern freigesetzt werden.

Schweißregulation, Vasomotorik und Piloarrektion werden durch postganglionäre sympathische Fasern reguliert. Zwischen D3 und L3 entspringen die präganglionären Fasern von den Seitenhörnern des Rückenmarks und erreichen den sympathischen Grenzstrang über die vordere Spinalwurzel bzw. über die zervikalen sympathischen Ganglien und unterhalb L3 über den Plexus sacralis. Die Spinalwurzeln D3 und D4 enthalten die sympathischen Fasern für den Kopf, D5–D7 für die oberen Extremitäten, D7–D10 für den Rumpf und D10–L3 für die unteren Extremitäten. Das macht verständlich, daß Störungen der Schweißregulation bei Wurzelläsionen oberhalb von D3 und unterhalb von L3 fehlen. Umschrie-

bene Nervenwurzelläsionen zwischen D3 und L3 zeigen als Ausdruck der präganglionären Sympathikusschädigung zumeist eine umschriebene, dem Dermatom zugeordnete Störung der Schweißsekretion, der Piloarrektion und der Vasomotorik.
Eine *Anhidrose* und Verlust der Piloarrektion treten als Folge einer kompletten Durchtrennung eines peripheren Nervs auf. Bei Reinnervation partieller Nervenläsionen kann es zu einer Hyperhidrosis kommen.
Vasomotorische Störungen infolge peripherer Nervenschädigungen führen zu einem Verlust der Wärmeregulation der entsprechenden Versorgungsgebiete mit initial erhöhter Temperatur und späterer Abkühlung bei verminderter Zirkulation. Neben den umschriebenen peripheren Nervenläsionen sind autonome Störungen bei einigen Polyneuropathien stark ausgeprägt. Daher kommt es durch den Verlust der vasomotorischen Regulation nicht selten zur Ausbildung *neurogener Ödeme* oder zu einer *orthostatischen Hypotonie.* Daneben finden sich Potenzstörungen im Sinne einer Impotentia coeundi, besonders bei der Polyneuropathie bei Diabetes mellitus und Amyloidose, sowie Blasen- und Mastdarmlähmungen bei den akut-entzündlichen Polyneuroradikulopathien (128, 210).

Zusätzliche Untersuchungsmethoden

Elektromyographie und Elektroneurographie

Die *Elektromyographie* und die *Elektroneurographie* sensibler und motorischer Nerven stellen wichtige diagnostische und differentialdiagnostische Instrumente bei Erkrankungen der peripheren Nerven dar (105).

Elektromyographie

Mit Hilfe konzentrischer Nadelelektroden lassen sich die Entladungen motorischer Einheiten *elektromyographisch* erfassen. Bei Berücksichtigung bestimmter elektromyographischer Parameter können die so registrierten Aktivitäten mit Normalbefunden verglichen werden. Im normalen Muskel findet sich nach dem Einstich der Nadel für die Dauer von maximal 1 Sek. die Insertionsaktivität. Im völlig entspannten Muskel ist nach dieser Zeitspanne keine Spontanaktivität mehr zu registrieren. Lediglich im Bereich der Innervationszone findet sich das sog. „Endplattenrauschen" mit biphasischen, negativ von der Grundlinie abgehenden Potentialen, die nicht mit Fibrillationen (Abb. 1.**3**a) verwechselt werden dürfen. Bei gerin-

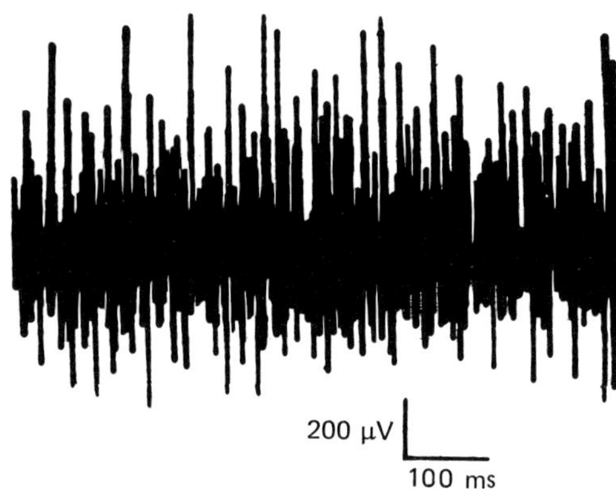

Abb. 1.**2** M. biceps

ger Willkürinnervation können die Potentiale einzelner Muskeleinheiten nach Amplitude, Dauer und Phasenzahl analysiert werden. Bei zunehmender Willkürinnervation kommt es zu einer räumlichen und zeitlichen Summation mit ansteigenden Amplituden und Entladungsraten einer wachsenden Zahl rekrutierter motorischer Einheiten. Bei maximaler Innervation kommt es zu einem Interferenzmuster der abgeleiteten Muskelfasern (Abb. 1.**2**). Von diesem Normalbefund abweichend gibt es bei Erkrankungen peripherer Nerven typische EMG-Veränderungen (105, 132).
1. *Pathologische Spontanaktivität* erscheint in Form positiver Wellen, Fibrillationen und Faszikulationen sowie myotoner und pseudomyotoner Entladungssalven, welche die Einstichaktivität überdauern (Abb. 1.**3**).
Positive scharfe Wellen sind monophasische Potentiale von 4–8 ms Dauer. Sie zeigen einen steilen Potentialanstieg und ein langsames, negatives Nachpotential. Positive scharfe Wellen sind hochcharakteristisch für die Denervierung von Muskelfasern; sie können allerdings auch bei sehr aggressiv verlaufenden entzündlichen Muskelerkrankungen registriert werden.
Fibrillationspotentiale sind biphasisch mit einer positiven Ausgangsphase und einer Dauer von 0,5–3 ms mit Amplituden zwischen 50 und 200 μV. Sie sind Ausdruck der Entladung einzelner Muskelfasern. Man findet sie bei aktiver Denervierung, häufig aber auch bei entzündlichen Muskelerkrankungen.
Positive scharfe Wellen und Fibrillationen treten frühestens nach axonaler Degeneration mit einer Latenz von etwa 7–10 Tagen auf; sie sind also in der Initialphase traumatischer Nervenläsionen oder akuter Kompressionssyndrome nicht zu registrieren.
Faszikulationen können auch als Normbefund vorkommen. Bei verlängerter Dauer, vermehrter Phasenzahl und polytoper Generation sprechen sie vor allem für eine Vorderhornerkrankung. Als diagnostisches Kriterium für eine Erkrankung der

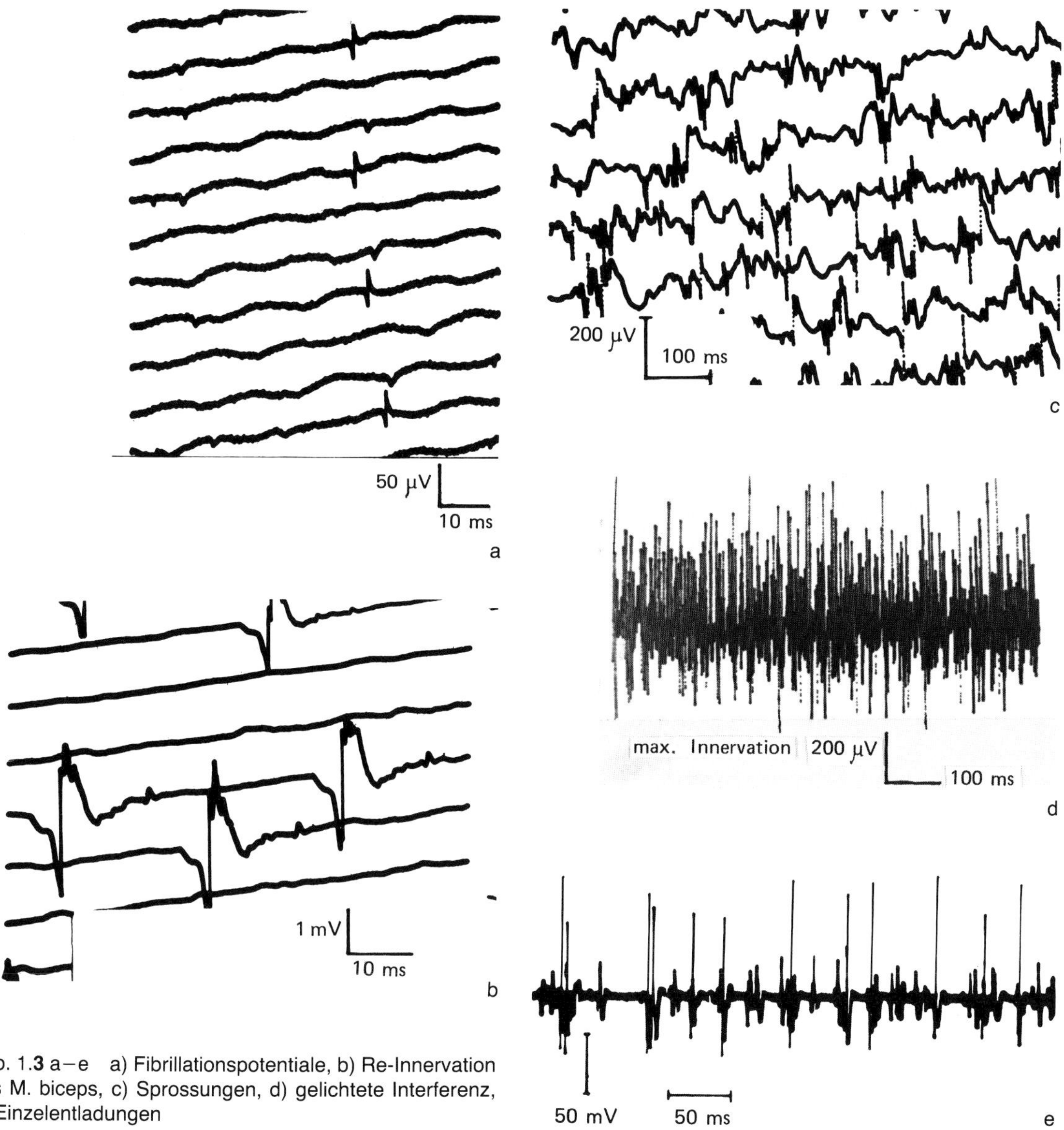

Abb. 1.**3** a–e a) Fibrillationspotentiale, b) Re-Innervation des M. biceps, c) Sprossungen, d) gelichtete Interferenz, e) Einzelentladungen

intramedullären Motoneurone dürfen Faszikulationen allerdings nur zusammen mit dem klinischen Befund und dem Aktivitätsmuster des Elektromyogramms gewertet werden.

Myotone Salven mit wechselnder Frequenz und Amplitude („Sturzkampfbomber-Geräusch“) sind typisch für die Myotonie, während *pseudomyotone Entladungen* nicht selten als Ausdruck einer chronischen Schädigung peripherer Nerven gefunden werden. Die Entladungsfrequenz und die Amplitude der abgeleiteten Einheiten sind hierbei konstant.

2. Bei *Willkürinnervation* finden sich polyphasische und verlängerte Muskelaktionspotentiale als Ausdruck von kollateralen Sprossungsvorgängen charakteristisch für neurogene Läsionen. Polyphasische Potentiale mit kurzer oder normaler Dauer finden sich dagegen bei primär myogenen Erkrankungen und als Reinnervationspotentiale.

Chronisch-denervierende Prozesse können polyphasische Potentiale mit extremer Dauer (bis zu 50 ms) zeigen. Die Amplituden sind nur dann diagnostisch verwertbar, wenn sie sehr niedrig (kleiner als 200 µV bei Myopathien) oder sehr hoch (größer als 4 mV bei Vorderhornerkrankungen) liegen.

3. Die *Rekrutierung* motorischer Einheiten ist bei einer Schädigung peripherer Nerven eingeschränkt. Es kommt bei zunehmender Innervation zu einer höheren Entladungsrate, nicht aber zu einer steigenden Anzahl aktivierter Muskelein-

heiten. Bei *Maximalinnervation* wird daher eine Interferenz nicht erreicht; es findet sich je nach Schweregrad der neurogenen Schädigung eine *gemischte* oder *oszillierende* Interferenz bis hin zu einem *Einzelentladungsmuster* hochfrequent entladender motorischer Einheiten. Im Unterschied dazu zeigen die primär myogenen Erkrankungen schon bei relativ geringer Kraftentfaltung eine rasche Rekrutierung und ein dichtes – allerdings niedrigamplitudiges – Interferenzmuster. Eine orientierende EMG-Untersuchung ohne quantitative Erfassung der Aktionspotentiale ist sinnvoll bei myotonen Erkrankungen und umschriebenen Läsionen peripherer Nerven. Bei traumatischen oder radikulären Schädigungen genügt oft allein die Erfassung der pathologischen Spontanaktivität. Erst in der Phase der Reinnervation wird die Analyse einer größeren Zahl motorischer Einheiten wieder sinnvoll (148).

Elektroneurographie

Für die *Elektroneurographie* motorischer und sensibler Nerven sind standardisierte Ableite- und Stimulationsorte erarbeitet und festgelegt. Zur Interpretation der erhobenen Befunde müssen verschiedene Parameter beachtet werden, wie das Alter der Patienten – die Nervenleitungsgeschwindigkeit sinkt jenseits des 60. Lebensjahres um 5–10% ab; die Temperatur – eine Reduktion von 1°C hat eine Verlangsamung der Nervenleitungsgeschwindigkeit (NLG) um 1–2 ms zur Folge; die richtige Position der Stimulations- und Ableiteelektroden sowie eine adäquate supramaximale Stimulationsintensität (105).

Die *motorische Nervenleitungsgeschwindigkeit* einschließlich F-Wellenlatenz wird aus der Differenz zwischen einem proximalen und distalen Stimulationspunkt über den Stammnerven bestimmt.

Die gemessene Geschwindigkeit der Impulsleitung bezieht sich definitionsgemäß nur auf die schnellstleitenden Fasern, die für den Beginn des Muskelpotentials verantwortlich sind. Die übrigen Anteile des motorischen Nervs können anhand der Amplituden, Dauer, Phasenzahl und Form der Potentiale nur qualitativ abgeschätzt werden.

Die sensiblen Nervenleitungsgeschwindigkeiten werden ebenfalls weitgehend standardisiert über die Nn. ulnaris, medianus und suralis abgeleitet. Die Ableitung mittels Oberflächenelektroden ist zur groben Orientierung möglich; um allerdings gerade im Frühstadium neurogener Läsionen die Veränderungen zu erfassen, ist eine Nadelelektroneurographie notwendig. Interessierte Leser seien auf die entsprechende spezielle Literatur verwiesen (131).

Eine rasche Verminderung der Nervenleitungsgeschwindigkeiten findet sich bei den demyelinisierenden Erkrankungen peripherer Nervenfasern. Bei vorwiegend axonalen Degenerationen ist die Nervenleitungsgeschwindigkeit lange normal. Die Amplitude der Muskelsummenpotentiale und der evozierten Nervenaktionspotentiale findet sich hier allerdings reduziert. In fortgeschrittenen Fällen mit Faseruntergängen nehmen die distalmotorischen Latenzen zu und die Geschwindigkeit der Impulsleitung ab. Umschriebene traumatische Nervenläsionen zeigen eine Amplitudenreduktion bis hin zum Ausbleiben von Muskelsummen- oder Nervenaktionspotentialen bei Stimulation über dem Nervenstamm. Bei Kompressionssyndromen umschriebener Nerven sind die Leitungsgeschwindigkeiten über die Kompressionsstelle stark verlangsamt, die Muskelsummenpotentiale polyphasisch verlängert.

Die Analyse elektromyographischer und elektroneurographischer Befunde zusammen mit den klinischen Daten läßt in den meisten Fällen eine Zuordnung zu der Art, dem Ort und der Dauer der Schädigung peripherer Nerven zu.

Muskelbiopsie

Muskelbiopsien sind in der Differentialdiagnose von Erkrankungen des peripheren Nervensystems insbesondere bei umschriebenen Nervenläsionen in der Regel nicht indiziert. Bei einigen Polyneuropathien als Folge mesenchymal-entzündlicher Erkrankungen wie Angiopathien, Kollagenosen oder Lymphoretikulosen kann zur differentialdiagnostischen Klärung eine Muskelbiopsie von Nutzen sein. Auch können in seltenen Fällen die im Muskelbiopsat vorhandenen kleinen Nervenästchen zur Diagnose herangezogen werden.

Frühestens 4 Wochen nach Beginn einer akuten axonalen Schädigung erscheinen erste morphologische Veränderungen in den Muskelfasern in Form sog. „small angular fibers". Beim Untergang einzelner Neurone gehen „motorische Einheiten" unter; bei distaler Läsion peripherer Nerven kommt es zu kleingruppierter Faseratrophie, bei Vorderhornzellerkrankungen zu einer netzförmigen Faseratrophie.

Chronisch-neurogene Veränderungen zeigen ein charakteristisches Bild der gruppierten Faserdegeneration und nachfolgender Reinnervation, welche in Form des histochemisch nachweisbaren *„Type-Grouping-Phänomens"* auftritt. Das Ausmaß der Faseratrophie läßt Rückschlüsse auf den zeitlichen Verlauf der Erkrankung des peripheren Nervs zu (109).

Nervenbiopsie

Morphologische und histochemische Untersuchungen der peripheren Nerven enthalten wichtige diagnostische Informationen. Es sollte jedoch bedacht werden, daß zur Biopsie nahezu ausschließlich der N. suralis, ein rein sensibler Nerv, der nur ein kleines Areal am lateralen Fuß versorgt, zur Verfügung steht. Die Indikation sollte unter diesem Vorbehalt eher restriktiv gestellt und nur dann durchgeführt werden, wenn die Möglichkeit zur vollständigen morphologischen, morphometrischen und histochemischen Analyse besteht. Unter diesen Voraussetzungen ist eine Nervenbiopsie indiziert zur Differentialdiagnose der Speicherneuropathien, lepröser Polyneuropathien, der Amyloid-Polyneuropathie und anderer diffuser Erkrankungen des peripheren Nervensystems. Hilfreich kann die morphologische Untersuchung auch bei der Differentialdiagnose von hypertrophen Polyneuropathien mit Zwiebelschalenformation und bei den genetisch bedingten Polyneuropathien sein (70).

Klinische Bewertung und Einteilung von Polyneuropathien

Die charakteristischen Symptome von Polyneuropathien sind symmetrisch angeordnete sensible und motorische Funktionsstörungen peripherer Nerven. Die Ausfälle sind zumeist distal betont. Wahrscheinlich nimmt die Vulnerabilität der Axone mit deren Länge zu (13). *Objektivierbare Symptome* sind sensible Ausfälle, die eine Abschwächung des Vibrations-, Lage- und Berührungsempfindens verursachen. Schmerzwahrnehmungen können verändert und mit nachhaltigem Brennen vergesellschaftet sein. Motorische Ausfälle finden sich als symmetrische, schlaffe Lähmungen der distalen Extremitätenmuskeln, zu Beginn der Hand- und Fuß-, im weiteren Verlauf der Unterarm- und Unterschenkelmuskulatur. Mitunter finden sich auch distal und proximal ausgeprägte oder rein proximal betonte Lähmungen (149). Die Muskeldehnungsreflexe sind häufig schon frühzeitig abgeschwächt, besonders bei Befall dickkalibriger Fasern (197). Sie bleiben oft auch nach dem Abklingen der Polyneuropathie erloschen oder sind – wie beim Diabetes mellitus – mitunter einziges Zeichen einer Polyneuropathie (176).

Daneben kennzeichnen zumeist *subjektive Symptome* die Entwicklung und auch die Rückbildung von Polyneuropathien. Kribbelnd-brennende Mißempfindungen, Schnürgefühle oder auch Überempfindlichkeit gegen den Druck der Bettdecke sowie besonders nachts verstärktes Brennen der Füße kann der Manifestation von objektiven Symptomen vorausgehen und die Remission einer Polyneuropathie auch überdauern. Bei manchen Polyneuropathien finden sich *autonome Störungen* wie eine Hyper- oder Anhidrosis der Akren, orthostatische Hypotension oder auch Potenzstörungen. Bei den metabolischen Polyneuropathien wie beim Diabetes mellitus oder der Amyloid-Polyneuropathie können diese Symptome stark betont sein oder ganz im Vordergrund stehen (57, 128). Rein autonome Polyneuropathien sind selten, entweder als angeborene Dysautonomie (Riley-Day-Syndrom) oder erworben im Rahmen einer immunologischen Polyneuroradikulopathie als Pan-Dysautonomie (210). Blasen- und Mastdarmlähmungen oder Potenzstörungen können Ausdruck einer Beteiligung autonomer Fasern sein, ebenso aber auch durch eine Lähmung sakraler Nervenwurzeln wie beim Guillain-Barré-Syndrom auftreten. Bei manchen Patienten finden sich neben den typischen Symptomen der Polyneuropathie Sehstörungen durch eine Schädigung des Fasciculus opticus. Differentialdiagnostisch kommen neben multiplen Myelomen vor allem Erkrankungen aus dem Formenkreis der Kollagenosen wie systemischer Lupus erythematodes und Periarteriitis nodosa vor (75). Aber auch toxische Polyneuropathien nach INH, Vincristin und Trichloräthylen sowie Thallium können mit Sehstörungen einhergehen. Beim Botulismus treten beidseitige Pupillenstörungen geradezu als charakteristisches Symptom auf. Akkommodationsstörungen finden sich häufig als Begleitsymptom diphtherischer Polyneuropathien oder einer Intoxikation mit Insektiziden. Beidseitige Okulomotoriusläsionen sind das Kennzeichen des Fisher-Syndroms, einer Variante des akuten Guillain-Barré-Syndroms (86), sie kommen einseitig als Mononeuritis bei diabetischer Polyneuropathie vor, aber auch bei akut-intermittierenden Porphyrien, Thalliumintoxikation, Diphtherie und Amyloidose (74, 98). Ein- und doppelseitige Fazialisparesen finden sich fast konstant beim akuten Guillain-Barré-Syndrom und sporadisch bei metabolischen und toxischen Polyneuropathien (149).

Die *Beteiligung der kaudalen Hirnnerven* ist beim Guillain-Barré- und Miller-Fisher-Syndrom sowie bei der Zeckenbiß-Meningo-Radikulitis, auch bei Rachendiphtherie, beim Botulismus oder bei der akut-intermittierenden Porphyrie zu finden. Zusätzliche Mononeuritiden, gelegentlich auch vom Typ der Mononeuritis multiplex, sind bei vaskulären Erkrankungen aus dem rheumatischen Formenkreis oder auch beim Diabetes mellitus nicht selten (58, 175). Medianuskompressionssyndrome finden sich sehr häufig bei angeborenen und erworbenen Amyloidosen, nicht selten auch bei

der Makroglobulinämie Waldenström oder monoklonalen Gammopathien mit Kryoglobulin-Eigenschaften (122).
Daß bei Polyneuropathien ganz unterschiedlicher Ursache klinisch sehr ähnliche Symptome auftreten, ist verständlich, wenn man bedenkt, daß die peripheren Nerven auf ganz unterschiedlich einwirkende schädigende Faktoren sehr monomorphe pathologische Veränderungen zeigen. Dies macht jede Klassifizierung auf pathomorphologischer Grundlage sehr schwierig. Es gibt zwar Polyneuropathien mit rein axonaler Degeneration einerseits und rein demyelinisierenden Veränderungen andererseits. In den meisten Fällen jedoch finden sich axonale Degenerationen und ein Markscheidenzerfall nebeneinander. Es wurde daher in den vorliegenden Kapiteln die Einteilung nach ätiopathogenetischen Gesichtspunkten bevorzugt. Dies erscheint uns für die differentialdiagnostischen Überlegungen besser geeignet als eine Einteilung aufgrund der pathologisch-morphologischen Veränderungen.
Um eine vorliegende Polyneuropathie differentialdiagnostisch zuordnen zu können, ist es wichtig, Einzelheiten zur Vorgeschichte und zum Verlauf der Polyneuropathie zu erheben, aufgrund der Symptomausprägung und der physiologischen Parameter sowie durch morphologische und biochemische Untersuchungen Anhaltspunkte zur räumlichen Verteilung und Art der Läsion und den Schwerpunkt der pathologischen Veränderung im Sinne der axonalen oder demyelinisierenden Erkrankung des peripheren Nervs zu finden; weiterhin aus den begleitenden Symptomen auf die zugrundeliegenden systemischen Erkrankungen zu schließen, d.h. die ätiologischen Faktoren zu analysieren (Tab. 1.**1**).
Einzelheiten der medizinischen, sozialen und beruflichen Vorgeschichte geben Hinweis auf Medikamenteneinwirkung, wie z.B. INH oder Chloramphenicol oder auch Vincristin. Es gibt Hinweise auf Drogenmißbrauch, wie „Glue-Sniffling"-Polyneuropathie oder Alkoholismus, oder auch auf die Exposition für Industriegifte, wie Tetrachlorkohlenstoff, Acrylamid, Triorthokresylphosphat oder andere organische Lösungsmittel.
Haben sich die Symptome akut bis subakut entwickelt, so sind differentialdiagnostisch entzündliche Polyneuropathien wie das akute Guillain-Barré-Syndrom oder auch Alkohol-Polyneuropathien wahrscheinlicher als bei einem chronischen Verlauf über Monate, bei welchem eher an eine diabetische, chronisch-entzündliche oder paraneoplastische Genese gedacht werden muß.
Sehr langsam progrediente, seit Kindheit bestehende Polyneuropathien haben sehr wahrscheinlich eine hereditäre Genese. Ein Fehler bei der differentialdiagnostischen Bewertung der meisten hereditären Polyneuropathien ist, daß nicht gewissenhaft nach der Dauer der Erkrankung gefahndet wird. Oftmals hört man auf Anfragen, daß Patienten „immer sehr schlecht beim Sport" gewesen sind oder „schon als Kind nicht körperlich belastungsfähig" waren. Andererseits lassen rekurrierend-relapsierende Polyneuropathien neben dem chronisch-rezidivierenden Guillain-Barré-Syndrom oder der akut intermittierenden Porphyrie an die Refsumsche Erkrankung oder auch die hereditär bedingte druckempfindliche Polyneuropathie denken.
Ein wichtiger Punkt für die Differentialdiagnose von Polyneuropathien ist die Analyse der *selektiven Funktionsausfälle.* So engen sich die differentialdiagnostischen Überlegungen bei *Polyneuropathien mit rein oder überwiegend motorischen Funktionsstörungen* auf das Guillain-Barré-Syndrom, die hereditären, überwiegend motorischen Polyneuropathien, die Polyneuropathie bei akut intermittierender Porphyrie und die spinalen Muskelatrophien ein.
Bei den *überwiegend oder rein sensiblen Polyneuropathien* sind die Symptome stark abhängig vom Typ der betroffenen afferenten Fasern und dem Ort der Schädigung. Sind Ganglienzellen der Hinterwurzel oder dickkalibrige Afferenzen betroffen, so finden sich ausgeprägte Hinterstrangsymptome mit einer sensiblen Ataxie, wie bei der spinozerebellären Ataxie (Morbus Friedreich) oder dem Vitamin-B_{12}-Mangel. Einen Verlust der Funktion des dünnkalibrigen Systems mit entsprechender Hyperpathie findet man vor allem bei den diabetischen Polyneuropathien, den Poly-

Tabelle 1.**1** Kennzeichen und morphologische Korrelation axonaler und demyelinisierender Polyneuropathien

Axonale Polyneuropathie	Demyelinisierende Polyneuropathie
schleichender Beginn	schleichender oder akuter Beginn
Frühsymptome an den unteren Extremitäten	Frühsymptome an den proximalen und distalen Abschnitten der oberen und unteren Extremitäten
socken- und handschuhförmige Sensibilitätsausfälle	geringe sensible Störungen
ASR-Verlust, proximale MDR lange erhalten	frühzeitiger Verlust aller Muskeldehnungsreflexe
Liquorprotein normal	Liquorprotein zumeist erhöht (radikuläre Beteiligung)
Rückbildung verzögert	Rückbildung evtl. sehr rasch
Residualsymptome	Residualsymptome gering
ZNS-Beteiligung möglich (Rückenmark, Fasciculus opticus)	ZNS-Beteiligung selten

neuropathien bei Amyloidosen, im Frühstadium der hereditären Polyneuropathien und als „dissoziierte“ Empfindungsstörungen bei den lepromatösen Polyneuropathien. Spontanschmerzen mit z. T. unerträglichem Brennen der Füße sind geradezu ein Leitsymptom der toxischen und der alimentär bedingten Erkrankung peripherer Nerven. Nicht selten kommen spontane Schmerzsymptome auch als Leitsymptom paraproteinämischer Polyneuropathien vor, insbesondere beim Morbus Waldenström, aber auch bei der An-alpha-Lipoproteinämie (Tangier-Erkrankung) und bei der Fabryschen Erkrankung (74, 149).

Kommt es zum *globalen Verlust sensibler Qualitäten,* so muß vor allem an die Möglichkeiten einer karzinomatösen Polyneuropathie oder auch an eine diabetische Polyneuropathie gedacht werden. Nicht selten können auch spinale Afferenzstörungen differentialdiagnostische Schwierigkeiten bereiten.

Überwiegende oder ganz im Vordergrund stehende *autonome Funktionsstörungen* lassen neben den akut entzündlichen, den diabetischen und amyloidbedingten Polyneuropathien vor allem an die hereditäre Dysautonomie und die erworbene Pan-Dysautonomie denken. Häufig sind autonome Funktionsstörungen auch bei den alkoholischen Polyneuropathien zu finden (92).

Axonale Degenerationen mit frühzeitigen motorischen Lähmungen und Muskelatrophien finden sich vor allem bei den aufsteigend entzündlichen Polyneuropathien (14) oder mit sensiblen Reizsymptomen in Form brennender Parästhesien und lanzinierender Schmerzen bei den toxischen und alimentär bedingten Erkrankungen des peripheren Nervensystems (32).

Neben Intoxikationen mit Triorthokresylphosphat, Thallium oder Arsen muß vor allem auch an eine Alkoholintoxikation gedacht werden, in deren Rahmen häufig auch zusätzlich ein Vitamin-B-Mangel auftritt.

Die *überwiegend demyelinisierenden Polyneuropathien* zeigen dagegen sensible Störungen mit Ausfall von Schmerz- und Berührungsqualitäten sowie Paresen. Nur im weit fortgeschrittenen Stadium finden sich ausgeprägtere Muskelatrophien. Die Muskeldehnungsreflexe sind sehr früh im Verlauf der Erkrankung erloschen; die elektro-

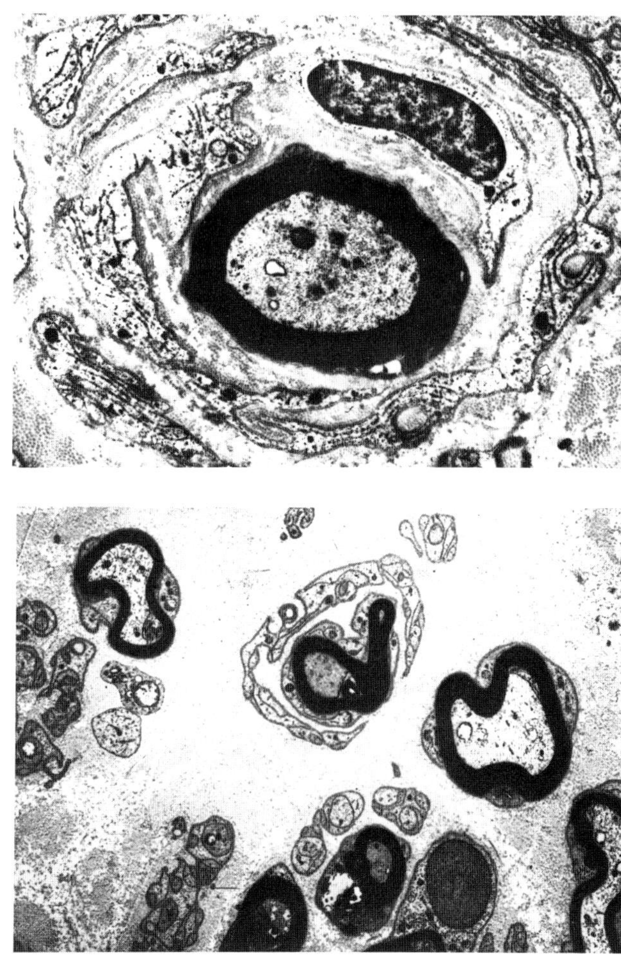

Abb. 1.**4** a u. b Zwiebelschalenbildung bei chronischem Guillain-Barré-Syndrom (Dr. *A. P. Anzil,* MPI für Psychiatrie München sei für die Überlassung der Aufnahmen gedankt)

physiologischen Befunde zeigen rasch eine Minderung der sensiblen und motorischen Nervenleitungsgeschwindigkeit sowie eine Verlängerung und Aufsplitterung der evozierten Potentiale (41).

Begleitsymptome wie *Skelettdeformitäten,* z. B. ein Pes cavus und Kyphoskoliosen, sind Zeichen einer langdauernden, bereits seit Kindheit vorhandenen Polyneuropathie und lassen an *hereditäre Erkrankungen peripherer Nerven* denken wie die *motorisch-sensible Polyneuropathie Charcot-Marie-Tooth* oder die *Friedreichsche Erkrankung* (163).

Hypertrophische Veränderungen peripherer Nerven erheblichen Ausmaßes kennzeichnen die hereditären Polyneuropathien. Am stärksten ausgeprägt finden sie sich bei den hypertrophen motorisch-sensiblen Polyneuropathien oder auch beim Refsum-Syndrom. Hypertrophien der Myelinscheide können in weniger stark ausgeprägtem Maße auch Ausdruck wiederholter De- und Remyelinisierung sein. So finden sich nicht selten zwiebelschalenförmige Wucherungen der Myelinscheide („onion bulbs") auch beim chronisch rezidivierenden Guillain-Barré-Syndrom (Abb. 1.**4**) und bei der lepromatösen Polyneuropathie (13).

Unter Berücksichtigung dieser strukturellen und funktionellen Besonderheiten lassen sich viele der Polyneuropathien ätiopathogenetisch zuordnen. Für die dann noch schlecht klassifizierbaren Erkrankungen der peripheren Nerven sind elektrophysiologische Untersuchungen, biochemische Tests aus Liquor und Serum sowie morphologische Zusatzuntersuchungen durch Nervenbiopsien notwendig (73).

Die elektromyographischen und elektroneurographischen Untersuchungen sind eine wertvolle Hilfe zur Beantwortung der Frage, ob eine axonale Degeneration oder eine demyelinisierende Polyneuropathie vorliegt (Tab. 1.**2**).

Eine ausgeprägte *Proteinvermehrung im Liquor* findet sich als charakteristisches Merkmal des Guillain-Barré-Syndroms. Dabei sind leichte Pleozytosen mit mononukleären Zellen, gelegentlich auch eine Erhöhung der Gammaglobuline als unspezifisches Zeichen einer Schrankenstörung

Tabelle 1.**2** Elektrophysiologische Merkmale axonaler und demyelinisierender Polyneuropathien

	Axonale Degeneration	Demyelinisierung mild	Demyelinisierung stark
Nadel-EMG:			
pathologische Spontanaktivität	+++	Ø	Ø oder +
neurogener Umbau	+++	+	+++
Verminderung der Zahl motorischer Einheiten	+++	+	++[1]
NLG:			
motorische NLG	– oder +	– oder +	+++
sensible NLG	– oder +	– oder +	+++
Amplitudenreduktion	++ ++	+++[2]	

[1] = Ø fehlt, + gering, ++ mäßig, +++ stark ausgeprägt

[2] = – normal, + gering, ++ mäßig, +++ stark verlangsamt

zu finden. Diese Befunde treten auch bei zahlreichen anderen Polyneuropathien auf. So sind bei der hypertrophen hereditären Polyneuropathie Déjerine-Sottas, bei der metachromatischen Leukodystrophie und beim Refsum-Syndrom Eiweißwerte über 1000 mg/100 ml gemessen worden (87).

Eine wichtige differentialdiagnostische Hilfe sind Stoffwechseluntersuchungen, wie der *Glukosebelastungstest,* die Bestimmung von Immunparametern, wie die Immunelektrophorese, Messung der Rheumafaktoren, der antinukleären Antikörper oder Antikörper gegen Desoxyribonukleinsäuren, des Lipidstoffwechsels und andere mehr.

So sind unter den heute verbesserten Kenntnissen über die Immunpathogenese und die metabolischen Ursachen nahezu drei Viertel aller Polyneuropathien ätiopathogenetisch zuzuordnen und zu klassifizieren (73).

Erworbene Polyneuropathien

Entzündlich-demyelinisierende Polyneuroradikulopathien

Die entzündlichen Polyneuropathien zählen zu den demyelinisierenden peripher-nervösen Erkrankungen mit unterschiedlich stark ausgeprägter Beteiligung der Nervenwurzel, der distalen Spinalnerven und der Hirnnerven. Die gemeinsamen charakteristischen Merkmale sind entzündliche Infiltrationen von mononukleären Zellen in das Endoneurium der Nervenfasern mit ödematöser Schwellung sowie segmentaler De- und Remyelinisierung. Bei langdauernden Verläufen finden sich Zeichen der Myelinhypertrophie mit zwiebelschalenförmig verdickten Markscheiden (Abb. 1.**4**).

Häufig sind Infekte mit Mumps-, Influenza-, Arbo- oder auch Paramyxoviren oder auch ein Morbus Bang in der Vorgeschichte nachweisbar, oder es war einige Wochen zuvor eine Vakzination insbesondere mit Lyssa oder auch Tetanustoxin durchgeführt worden (106, 178). Eine Prädisposition für die Entwicklung einer entzündlich demyelinisierenden Polyneuroradikulopathie scheint es bei verschiedenen Erkrankungen wie z. B. beim Morbus Hodgkin und der Mononucleose zu geben (8).

Dabei führen diese Faktoren offensichtlich nicht zu einer direkten Schädigung der Myelinscheide; vielmehr scheint eine veränderte Abwehrlage mit einer gegen die Schwann-Zellen fehlgeleiteten Autoimmunreaktion verantwortlich für die der Demyelinisierung zugrundeliegende Schwann-Zellschädigung zu sein.

Die unterschiedlichen Formen der entzündlich demyelinisierenden Polyneuroradikulopathien variieren mehr in ihrem zeitlichen Ablauf als in den klinischen, physiologischen oder pathologischen Merkmalen (14).

Zu den entzündlich demyelinisierenden Polyneuroradikulopathien zählen:

1. das akute Landry-Guillain-Barré-Strohl-Syndrom; synonym werden die Bezeichnungen akut-entzündliche Polyneuroradikulopathie oder auch postinfektiöse Neuritis gebraucht;
2. das chronische Guillain-Barré-Syndrom oder auch chronisch entzündliche Polyneuroradikulopathie mit ihren beiden Formen:
   a) den relapsierend-remittierenden und
   b) den chronisch-progredienten Polyneuroradikulopathien.

Akut-entzündliche, demyelinisierende Polyneuroradikulopathien

Sie wurden erstmals von Landry 1859 und später von Guillain-Barré u. Strohl 1916 in ihren typischen klinischen und liquor-biochemischen Befunden beschrieben (99). Diese vorwiegend motorische, von den Beinen akut aufsteigende Lähmung wird daher auch als Landry-Guillain-Barré-Strohl-Syndrom oder auch kürzer als Guillain-Barré-Syndrom bezeichnet. Neben den motorischen finden sich vorwiegend sensible und in den meisten Fällen sensibel-motorisch gemischte Verläufe (14). Als Variante des akuten Guillain-Barré-Syndroms gelten die ohne sensible oder motorische Symptome, nur mit autonomen Funktionsstörungen einhergehende Pan-Dysautonomie (210) und das Miller-Fisher-Syndrom, ein akutes Guillain-Barré-Syndrom mit externer Ophthalmoplegie und Ataxie (86).

Die überwiegend motorischen Symptome der akuten entzündlichen Polyneuropathien beginnen charakteristischerweise 1–2 Wochen nach einem zumeist banalen Virusinfekt, häufig einem Atemwegsinfekt, nach einer Schutzimpfung oder auch nach besonderen Streßsituationen, z. B. Operationen. Die Patienten bemerken zunächst eine Schwäche der proximalen Muskulatur der unteren Extremitäten und des Beckengürtels, vor allem beim Aufstehen aus sitzender Position, beim Treppensteigen und beim Aufstehen aus dem Bett. Sie haben Schwierigkeiten, mit über den Kopf erhobenen Armen zu arbeiten, und klagen über Schwächen sowohl der proximalen als auch distalen Muskelgruppen in den unteren Extremitäten. Innerhalb von wenigen Tagen bis zu 4 Wochen erreichen die Lähmungen ihren Höhepunkt. Das Ausmaß der motorischen Ausfälle ist dabei sehr unterschiedlich. In sehr milden Verlaufsformen sind die Patienten mit den oben beschriebenen Einschränkungen noch gehfähig; in schweren Erkrankungen kommt es zur Atemlähmung und zu einer Paralyse der von den Hirnnerven versorgten Bulbärmuskulatur. Am häufigsten treten dabei ein- und doppelseitige Fazialisparesen auf. Während der Entwicklung der motorischen Ausfälle schildern die meisten Patienten mehr oder weniger ausgeprägte radikuläre Schmerzen in den Beinen, im Becken- und Schultergürtel. Nachfolgend kommt es zumeist zu leichten sensiblen Reiz- und Ausfallssymptomen, die wegen der dramatischen Entwicklung der Lähmungen nicht selten übersehen werden. Die Muskeleigenreflexe sind sehr früh im Verlauf der Erkrankung erloschen. Deutliche Atrophien entwickeln sich relativ rasch sowohl in proximalen als auch distalen Muskeln.

Die Symptome bilden sich in einem monophasischen Verlauf nach einem unterschiedlich lang andauernden Plateau über einen Zeitraum von Wochen bis Monaten wieder zurück, wobei das Ausmaß der Remission von dem Schweregrad der sekundären Axondegeneration mit entsprechenden Muskelatrophien abhängt. Wenngleich die Prognose als gut bezeichnet wird, sterben etwa 5% der Patienten an kardiovaskulären Komplikationen, an interkurrenten Infekten oder Komplikationen thromboembolischer Zwischenfälle. In 30% der Fälle verbleiben motorische Restsymptome mit einer unterschiedlich ausgeprägten Behinderung (8).

Überwiegend sensible Symptome treten auf, wenn die entzündlichen Veränderungen vorwiegend in den Hinterwurzeln und den sensiblen Spinalganglien auftreten. Es kommt innerhalb weniger Stunden oder Tage zu schweren reißenden Schmerzen mit Ausstrahlung in das Becken und aufsteigend in den Schultergürtel, gefolgt von einer ausgeprägten „sensiblen" Gang- und Standataxie mit Verlust der Propriozeption. Die Rückbildung der sensiblen Symptome ist zumeist inkomplett. Nicht selten verbleiben nach einem monophasischen Verlauf schwere Gang- und Standataxien für den Rest des Lebens. Dies ist wahrscheinlich eine Folge einer massiven Zellschädigung in den Spinalganglien mit einer gleichzeitigen Atrophie des distalen und zentralen Neuriten und entsprechenden Hinterstrangläsionen des Rükkenmarks (13).

Vorwiegend *autonome Funktionsstörungen* wurden von Young u. Mitarb. (210) beschrieben und mit dem Terminus *Pan-Dysautonomie* belegt. Es finden sich bei diesen Fällen Pupillenstörungen, Abdominalkrämpfe und intermittierende Diarrhöen. Zahlreiche Patienten klagen über eine ausgeprägte orthostatische Hypotonie, die selbst beim Aufrichten im Bett zu massivem Schwindel und Kollapszuständen führen kann. In vielen Fällen treten Potenzstörungen sowie Entleerungsstörungen für Blase und Mastdarm auf.

Bei der Mehrzahl der Patienten mit einer akut entzündlich demyelinisierenden Polyneuropathie finden sich diese aufsteigenden motorisch-sensiblen und autonomen Funktionsstörungen kombiniert. Allerdings liegt der Schwerpunkt zumeist ganz ausgeprägt bei den motorischen Funktionsausfällen.

Fallbeschreibung: Ein 28jähriger Kaufmann schilderte, er habe 3 Wochen vor Aufnahme einen grippalen Infekt mit Fieber und Gliederschmerzen durchgemacht. Nach 1 Woche Dauer sei er wieder gesund gewesen und habe erneut gearbeitet. 1 Tag vor der stationären Aufnahme habe er ein leichtes Ziehen im Rücken mit Ausstrahlung über das Gesäß in beide Beine verspürt. Er habe sich am Abend nur noch mühsam die Treppen zu seiner Wohnung im 3. Stock hochschleppen können. Am nächsten Morgen sei das Aufstehen aus dem Bett ohne Hilfe nicht mehr möglich gewesen. In beiden Beinen habe er kribbelnde Mißempfindungen, in den Schultern ziehende, in die Arme ausstrahlende Schmerzen verspürt.

Bei Aufnahme bestand eine ausgeprägte schlaffe Paraplegie der Beine, eine massive Schwäche der oberen Extremitäten, die im Schultergürtel nicht mehr bis zur Horizontalen abduziert werden konnten. Die Muskeleigenreflexe waren an sämtlichen Extremitäten erloschen. Die Vitalkapazität lag mit etwa 31 unterhalb der altersentsprechenden Norm.

Wenige Stunden später mußte der Patient wegen einer akuten Ateminsuffizienz intubiert werden; es fand sich radiologisch beidseits eine Zwerchfellparese. Durch eine beidseitige Fazialislähmung bestand eine Hypomimie. Zu diesem Zeitpunkt war eine vollständige schlaffe Tetraplegie vorhanden mit mäßig ausgeprägten sensiblen Ausfällen aller Qualitäten und massiver Harnretention.

Im Verlauf weniger Tage kam es zu massiven Herzrhythmusstörungen und, trotz Venenprophylaxe, Lungenembolien; der Patient verstarb 14 Tage nach Beginn der Erkrankung an einem Nierenversagen.

Bei der überwiegenden Zahl der Patienten bilden sich nach einem unterschiedlich langen Intervall die motorischen und sensiblen Symptome wieder in absteigender Reihenfolge zurück. Die Rückbildung erfolgt mitunter so rasch, daß die Erholung nur sehr schwer mit einer Remyelinisierung der ausgefallenen Nervenfasern erklärt werden kann, sondern nur durch einen reversiblen Leitungsblock. Solche Patienten zeigen dann allerdings nur wenig ausgeprägte Muskelatrophien. In den meisten Fällen kommt es zu sekundären Axondegenerationen mit Muskelatrophien. Dann benötigen die Patienten über viele Wochen und Monate körperliche Hilfe. Erst unter Monate bis Jahre dauernder intensiver physikalischer Therapie kann eine ausreichende Besserung der motorischen Läsionen erzielt werden.

Der Liquor cerebro-spinalis zeigt als unspezifisches Zeichen der Nervenwurzelschädigung zumeist eine massive Eiweißvermehrung, welche nach 2 Wochen etwa die volle Ausprägung erreicht hat. Eine Erhöhung der Zellzahl fehlt bei den von Guillain-Barré und Strohl beschriebenen Patienten; dieser Befund einer „Dissociation albuminocytologique" ist aber nach unserer heutigen Kenntnis keine unabdingbare Voraussetzung für die Diagnose eines akuten Guillain-Barré-Syndroms. Lymphomonozytäre Pleozytosen mit einer Vermehrung auf 8–15 Zellen pro mm^3 sind keine Seltenheit. Im Liquor lassen sich außerdem passager erhöhte Gammaglobuline und nicht selten oligoklonale Immunglobulinbanden nachweisen, die als Hinweis auf eine Immunpathogenese des Guillain-Barré-Syndroms gewertet werden können (13).

Die *Nervenleitungsgeschwindigkeit* sowohl sensibler als auch motorischer Fasern ist schon relativ früh im Verlauf der akuten entzündlichen Polyneuropathie als Zeichen der Demyelinisierung massiv verlangsamt. Die nicht selten auftretende initiale Verlängerung der distalmotorischen Latenzen sind bei der proximal betonten Zellinfiltration peripherer Nerven nicht vollständig erklärt. Die Tatsache, daß im Höhepunkt der Erkrankung mitunter kaum meßbare Nervenleitungsgeschwindigkeiten oder Werte unter 10 m/s, also unterhalb der Geschwindigkeit der kontinuierlichen Leitung durch die Nervenfaser, gefunden werden, beruht möglicherweise auf dem oft massiven intraneuralen Ödem beim akuten Guillain-Barré-Syndrom. Die F-Wellenlatenzen sind ebenfalls früh im Verlauf verlängert, die Amplituden der Muskelsummenpotentiale häufig so stark vermindert, daß die F-Wellen nicht mehr gemessen werden können.

Das EMG zeigt erst dann z. T. massive Denervierungszeichen mit positiven Wellen und Fibrillationen, wenn es zu einer axonalen Degeneration kommt.

Die NLG bleibt zumeist auch nach ausreichender klinischer Besserung noch stark verzögert; die Potentiale erscheinen verkleinert und aufgesplittert, ein Befund, der durch die Veränderung der Relation zwischen Axondurchmesser und Dicke der Myelinscheide nach Remyelinisierung sowie die reduzierte Länge der Internoden erklärt werden kann.

Pathologische Veränderungen in den peripheren Nerven mit einem Schwerpunkt in den spinalen Vorder- und Hinterwurzeln, den Spinalganglien, aber auch den distalen Spinalnerven finden sich in Form massiver perivenulärer und perikapillärer Infiltrationen von Lymphozyten in das Endoneurium der Nervenfasern. Zellfortsätze dieser mononukleären Zellen penetrieren die Basalmembrane der Schwann-Zellen und heben die Myelinschichten ab. So kommt es zu einer segmentalen Demyelinisierung, wobei die betroffenen Nervenfasern über die Faszikel verstreut angeordnet sind. Bei der Remyelinisierung werden die durch die Zellattacke geschädigten Schwann-Zellen ersetzt. Die Markscheide der remyelinisierten Fasern ist dünner, die Internodienlänge ist reduziert, verglichen mit gesunden Nervenfasern (8, 98, 161).

Anhaltspunkte für eine *zellvermittelte Immunpathogenese* des akuten Guillain-Barré-Syndroms stammen aus dem Tiermodell der Erkrankung, der *experimentell-allergischen Neuritis* (EAN). Diese entwickelt sich bei Ratten und Kaninchen nach Inokulation von Nervenhomogenaten oder auch Galactocerebrosid (170). Die EAN zeigt mit einer Latenz von 1–2 Wochen nach Inokulation alle charakteristischen Merkmale der Nerveninfiltration und des Verlaufes wie das akute Guillain-Barré-Syndrom. Hinweise auf eine zellvermittelte Immungenese gibt dabei die Tatsache, daß die EAN mit den sensibilisierten Lymphozyten erkrankter Tiere passiv übertragen werden kann. Dies gelingt auch in zahlreichen Fällen bei der Übertragung des akuten Guillain-Barré-Syndroms mit Lymphozyten von Patienten auf Versuchstiere und Zellkulturen.

Die *Diagnose einer akuten entzündlichen PNP* ist bei voll entwickeltem Krankheitsbild nur ganz selten ein Problem. Nicht neurogene Erkrankungen wie der *Botulismus* mit seinen kaudalen Hirnnervenlähmungen und Akkommodationsschwächen können durch den Nachweis des Botulinustoxins ausgeschlossen werden.

Die *Poliomyelitis* zeigt bei rein motorischen Ausfällen zumeist ein asymmetrisches Verteilungsmuster. Im Liquor findet sich eine ausgeprägte polymorphkernige Pleozytose, die eine differentialdiagnostische Abgrenzung gegenüber dem akuten Guillain-Barré-Syndrom ermöglicht. Es fehlen die beim Guillain-Barré-Syndrom obligaten sensiblen Reiz- oder Ausfallserscheinungen. Die Nervenleitungsgeschwindigkeiten sind bei der Poliomyelitis normal.

Einige andere Polyneuropathien bieten größere differentialdiagnostische Schwierigkeiten. Die Polyneuropathie bei *akut-intermittierender Porphyrie* kann klinisch ein ganz ähnliches Bild zeigen. Der Ausschluß gelingt durch den Nachweis einer erhöhten Ausscheidung von Porphobilinogen während der akuten Phase oder auch durch die quantitative Bestimmung von Deltaaminolevulinsäure im Urin (76). Außerdem zeigen sich bei der Porphyrie häufig Zeichen einer Enzephalitis oder psychische Veränderungen (67).

Die *diphtherische Polyneuropathie* läßt sich durch ausgeprägte Akkommodationsstörungen und einen zumeist typischen zeitlichen Verlauf der Polyneuropathie abgrenzen (207); mitunter gibt es aber auch hier Verlaufsformen, die einer akuten entzündlichen PNP ähneln (137). Bei identischen Liquorveränderungen ist dann die fast konstant vorhandene Beeinträchtigung der Pupillomotorik als differentialdiagnostisches Kriterium gegenüber dem akuten Guillain-Barré-Syndrom zu verwerten.

Besonders schwierig sind *aufsteigende paraneoplastische Neuropathien* bei Morbus Hodgkin und die wie ein akutes Guillain-Barré-Syndrom verlaufende *Myelompolyneuropathie* von den akuten entzündlich-demyelinisierenden Polyneuroradikulopathien abzugrenzen (52, 203). Auch diese Erkrankungen zeigen eine Eiweißvermehrung im Liquor, rasch auftretende elektrophysiologische Veränderungen und nicht selten mononukleäre Infiltrationen im peripheren Nerv. Zum Unterschied gegen das akute Guillain-Barré-Syndrom sind intraneurale Zellinfiltrate allerdings nicht regelmäßig nachweisbar. Außerdem läßt sich bei den Myelompolyneuropathien immunelektrophoretisch monoklonales Immunglobulin nachweisen (200).

Verwechslungen mit einem akuten Guillain-Barré-Syndrom kann es auch bei einer *Bleipolyneuropathie* geben, die mit rein motorischen Symptomen einhergeht. Die Abgrenzung gelingt unschwer, wenn im fortgeschrittenen Stadium eine toxische Anämie und der typische Bleisaum am Zahnfleisch auftreten. Die bevorzugten, oft beidseitigen Radialisparesen sollten darüber hinaus an eine toxische Polyneuropathie denken lassen (95).

Schwierig können die *Diagnose* und die *Differentialdiagnose* einer *akut-entzündlichen Polyneuroradikulopathie* im frühen Krankheitsverlauf werden, wenn nur Parästhesien der Beine vorhanden und die motorischen Funktionsstörungen noch sehr milde ausgeprägt sind. Elektrophysiologische Veränderungen sind in diesem Stadium in der Regel nicht vorhanden, und auch die Eiweißvermehrung im Liquor fehlt. Die generelle Areflexie sollte jedoch schon früh an die Möglichkeit eines akuten Guillain-Barré-Syndroms denken lassen. Gelegentlich finden sich bei Patienten mit einem akuten Guillain-Barré-Syndrom auch Zeichen einer zentralnervösen Beteiligung in Form einer Querschnittsmyelitis mit sensiblem Niveau- und positiven Babinski-Zeichen. In solchen Fällen ist eine Differentialdiagnose gegenüber der akuten Enzephalomyelitis disseminata notwendig. Bei stark asymmetrisch-radikulären Ausfällen oder bei einer Manifestation als Mononeuritis multiplex ist der Ausschluß einer Zeckenbiß-Meningo-Radikulopathie (Morbus Garcin-Bujadoux-Bannwarth) notwendig. Die Diagnose dieser im Sommer vor allem in den endemischen Gebieten nicht seltenen Erkrankung gelingt durch die typischen Liquorveränderungen und den Nachweis von Spirochäten als Erreger. Wichtig ist in diesem Zusammenhang auch die Abgrenzung des Miller-Fisher-Syndroms, das mit einer externen Ophthalmoplegie und ausgeprägter Ataxie eine Sonderform des akuten Guillain-Barré-Syndroms darstellt.

Chronisch-entzündliche Polyneuroradikulopathie

Diese – auch als *chronisches Guillain-Barré-Syndrom* bezeichnete – Erkrankung unterscheidet sich in ihrem Verlauf und in einigen klinisch-immunologischen Parametern von der akuten Verlaufsform (Tab. 1.**3**). So sind vorausgehende Infekte weniger häufig festzustellen. Die gemischten, teils überwiegend sensiblen Ausfälle entwikkeln sich über einen Zeitraum von Monaten, u.U. auch Jahren, progredient. Die Hirnnerven sind nur selten betroffen, und im Serum finden sich ganz bestimmte HLA-Antigenkonstellationen. Im Gegensatz zum akuten Guillain-Barré-Syndrom finden sich nicht selten humorale Antikörper gegen Myelin oder auch andere Bestandteile des peripheren Nervs (187).

Die *rezidivierende* und *remittierende Form* der *chronisch-entzündlichen Polyneuroradikulopathie* entwickelt sich in bis zu 10% der Fälle nach einem ersten Schub. Der Ablauf der einzelnen Erkrankungsschübe ist ähnlich wie beim akuten Guillain-Barré-Syndrom, so daß beim Auftreten des ersten Schubes die Differentialdiagnose gegenüber dem akuten Guillain-Barré-Syndrom unmöglich sein kann. Die Intervalle zwischen den einzelnen Schüben variieren in weiten Grenzen zwischen einigen Monaten bis zu vielen Jahren. Mit jedem Erkrankungsschub kann es zu einer gewissen Progredienz der Symptome kommen, so daß schließlich das Krankheitsbild von einer chronisch-progredienten Verlaufsform nicht mehr zu unterscheiden ist. Bei den *chronisch-progredienten Polyneuroradikulopathien* entwickeln sich gemischte motorische, nicht selten auch überwiegend sensible Symptome über viele Monate bis Jahre progredient aufsteigend. Der Höhepunkt der Erkrankung wird zumeist nicht vor dem 6. Monat erreicht. Vorausgehende Infekte lassen sich nur teilweise erfragen. Im Gegensatz zu der akuten

Tabelle 1.**3** Unterschiedliche Merkmale des akuten und chronischen Guillain-Barré-Syndroms (GBS)

Befunde	Akutes GBS	Chronisches GBS
Beginn der Erkrankung	akut; Maximum der neurologischen Ausfälle innerhalb 2–3 Wochen	subakut; Maximum der neurologischen Ausfälle innerhalb 6–12 Monaten
vorausgehende Infektionen	in 60 % nachweisbar; Viren der Herpesgruppe	nicht nachweisbar
Verlauf	monophasisch	rezidivierend oder remittierend oder chronisch progredient
sensible Ausfälle	nicht vorhanden	sensible Ausfälle durch Schädigung dickkalibriger Fasern immer vorhanden
Beteiligung kranialer Nerven	in der Regel vorhanden	selten
HLA-Antigene	keine signifikante	HLW-AW30 und AW31; HLA-Al1, B8, DRW3 und DW3
Liquor Eiweißbanden	oligoklonale Bande vorübergehend nachweisbar	einzelne „monoklonale" Bande
Steroidtherapie	fraglich, wahrscheinlich nicht wirksam	wirksam

Verlaufsform sind nur relativ selten Hirnnervenausfälle vorhanden.

Der *Liquor cerebro-spinalis* zeigt die übliche unspezifische Eiweißvermehrung und selten auch oligoklonale Immunglobuline. Wenn überhaupt, finden sich nur gering ausgeprägte lymphomonozytäre Pleozytosen (14). *Die Nervenleitungsgeschwindigkeiten* sind deutlich erniedrigt, mit verzögerten F-Wellenlatenzen (115).

Das EMG zeigt einen deutlich neurogenen Umbau der Muskeleinheiten, jedoch nur geringe oder keine pathologische Spontanaktivität. Diese Gruppe der chronisch-progredienten Polyneuroradikulopathien stellt den größten Anteil an ätiologisch schlecht zuzuordnenden Polyneuropathien. Zur weiteren Diagnose sind Nervenbiopsien angezeigt. Die typischen monolymphozytären Infiltrate des akuten Guillain-Barré-Syndroms sind zwar in zahlreichen Fällen der chronisch-relapsierenden Form zu finden, können jedoch in den späteren Stadien fehlen und sind relativ selten bei den chronisch-progredienten Krankheitsverläufen vorhanden (187). Die Nervenfasern zeigen, wie beim akuten Guillain-Barré-Syndrom, eine segmentale Entmarkung mit sekundärer Wallerschen Degeneration. Als Ausdruck der wiederholten Re- und Demyelinisierung finden sich Hypertrophien der Nervenscheiden mit sog. Zwiebelschalen-(„onion bulb"-)Formationen (98) (Abb. 1.**4**).

Differentialdiagnostisch ist eine chronisch-relapsierend-remittierende, entzündliche Polyneuroradikulopathie gegen das akute Guillain-Barré-Syndrom dann leicht abzugrenzen, wenn mehrere rezidivierende Schübe in der Vorgeschichte angegeben werden. Eine *rezidivierende Intoxikation* mit einem fluktuierenden Verlauf sich subakut entwickelnder Polyneuropathien kann differentialdiagnostische Schwierigkeiten machen; solche intermittierenden Expositionen finden sich vor allem bei Industriegiften (98). Die Polyneuropathie bei der *akut-intermittierenden Porphyrie* ist auch hier differentialdiagnostisch wichtig, ebenso wie *Neuropathien bei Vaskulitiden,* die allerdings selten zu diffusen Erkrankungen peripherer Nerven führen, sondern eher zu Schwerpunktsneuropathien vom Typ der Mononeuritis multiplex. Chronisch progredient verlaufen die meisten *toxischen Polyneuropathien.* Bei vorwiegend motorischen Funktionsstörungen muß an eine Intoxikation mit Amyodaron, Blei oder eine Gold-Polyneuropathie gedacht werden. Bei vorwiegend *sensibler Symptomausprägung* müssen vor allem die metabolisch bedingten Polyneuropathien ausgeschlossen werden. Beim Diabetes mellitus finden sich erhöhte Blutzuckerwerte oder auch eine pathologische Glukosetoleranz. Die *Polyneuropathie bei Urämie* läßt sich durch eine Vermehrung harnpflichtiger Substanzen abgrenzen. Nicht selten finden sich dabei auch Zeichen einer urämischen Enzephalopathie. Beim Alkoholismus werden bei gezielter Suche *Leberveränderungen* gefunden; in diesem Zusammenhang sei differentialdiagnostisch auch auf die mild-demyelinisierend verlaufenden Polyneuropathien bei chronischen Hepatitiden verwiesen. Wichtig ist die Differentialdiagnose gegenüber den *paraneoplastischen Polyneuropathien* und den *chronisch-progredienten Formen der Polyneuropathie bei monoklonaler Gammopathie.*

Die *serogenetischen Polyneuropathien* haben heute keine so große Bedeutung mehr wie vor einigen Jahren. Sie traten zumeist als Plexusparese, seltener unter dem Bild eines akuten Guillain-Barré-Syndroms 1–3 Wochen nach Injektion von Toxoiden auf (106, 178). Klinisch typisch sind begleitende Symptome einer allgemein allergisch-hyperergen Reaktion mit Fieber, Gelenkschwellung, Atemnot und Gliederschmerzen. Neben den generalisierten Polyneuropathien kommt es vor allem auch zu Mononeuritiden, mitunter auch zu einer Mononeuritis multiplex. Als Ursache findet sich eine massive Erhöhung zirkulierender Immunkomplexe mit entsprechenden Ischämien verschiedener Organe im Arteriolen- und Kapillarbereich.

Die *Meningo-Radikulo-Polyneuropathie (Morbus Garcin-Bujadoux-Bannwarth)* ist eine durch Zekken übertragene Virusinfektion, die mit einer lymphozytären Meningitis, Radikulitis und Neuropathie, häufig auch mit Hirnnervenbeteiligung verläuft.

Die Erkrankung tritt in den Sommermonaten mit einer Häufung im Juli/August auf. Etwa 1 Woche nach einem Zeckenbiß bildet sich in den meisten Fällen um die Bißstelle herum eine livid-rötliche Hautverfärbung bis zu Handtellergröße, die nicht selten als *Erythema chronicum migrans* verläuft. 3–5 Wochen später treten *heftigste radikuläre Schmerzen* in der vom Zeckenbiß betroffenen Region auf, begleitet von mitunter *unerträglichen Mißempfindungen* und *Kopfschmerzen* mit leichten *meningitischen Reizzeichen.* Etwa 3 Wochen nach Beginn des Schmerzstadiums finden sich asymmetrische motorische Ausfälle der Muskulatur der Arme und Beine, nicht selten in der Ausprägung einer *Mononeuritis multiplex.* Die Bauchmuskeln können ebenfalls beteiligt sein. *Sensible Ausfälle* sind seltener und betreffen vorwiegend das Schmerz- und Berührungsempfinden. In etwa 60% der Fälle sind Läsionen der Hirnnerven zu finden, wobei ganz vorwiegend ein- und doppelseitige Fazialisparesen auftreten. Weniger häufig finden sich Läsionen der Nn. abducens, trigeminus und oculomotorius. Zeichen einer *Enzephalitis* mit einer Veränderung der Bewußtseinslage oder eine *Myelitis* mit Pyramidenbahnzeichen sind eher selten.

Der *Liquor cerebro-spinalis* zeigt stets eine lymphomonozytäre Pleozytose mit einer Zellzahlerhöhung bis zu 1000/3 sowie eine Vermehrung des Gesamteiweißes auf Werte zwischen 100 und 300 mg/100 ml. Im Liquor und im Serum lassen sich Spirochäten nachweisen, ein Befund, der geradezu als diagnostisches Kriterium der Meningoradikulitis nach Zeckenbiß (Morbus Garcin-Bujadoux-Bannwarth) gewertet werden kann.

Das EMG zeigt Zeichen einer akuten Denervierung mit positiven Wellen, Fibrillationen und Faszikulationen als Ausdruck einer axonalen Schädigung. *Die Nervenleitungsgeschwindigkeiten* können entsprechend den axonalen Veränderungen normal oder grenzwertig verlangsamt gemessen werden. *Morphologisch* finden sich akute lymphomonozytäre Infiltrationen in die Nervenwurzeln und peripheren Nerven. *Als Ursache* der akuten radikulären Entzündung werden neben Spirochäten auch Arboviren- und Rickettsieninfektionen angeschuldigt.

Die Differentialdiagnose umfaßt vor allem lumbale und zervikale Radikulopathien mechanischer Genese, aber auch die akut-entzündliche Polyneuroradikulopathie (Guillain-Barré-Syndrom). Diese ist durch die symmetrische Verteilung, den

Liquorbefund und den negativen Spirochätennachweis sicher abgrenzbar. Weiterhin sind differentialdiagnostisch die *Polyneuropathien bei vaskulär-rheumatischen Erkrankungen* abzugrenzen, die zumeist ebenfalls unter Schmerzen mit einer asymmetrischen Ausprägung im Sinne einer Mononeuritis multiplex auftreten können, wie z. B. bei der Periarteriitis nodosa.

Polyneuropathien bei Stoffwechselerkrankungen

Diabetische Polyneuropathie

Die diabetische Polyneuropathie zählt zu den häufigsten Erkrankungen peripherer Nerven. Sie kommt bei etwa 15–25% aller Diabetiker vor. Rechnet man auch die Fälle mit minimalen reversiblen und oftmals nur elektrophysiologisch faßbaren Funktionsstörungen hinzu, sind Zeichen einer diabetischen Neuropathie sogar in bis zu 60% der Diabetiker zu finden (28, 98).
Die ätiologische Zuordnung ist im Falle einer manifesten Störung des Glukosestoffwechsels noch relativ leicht; beim latenten Diabetes kann dies mitunter unmöglich sein. Ob neben dem Diabetes noch toxische, nutritive oder andere metabolische Faktoren hinzukommen, bedarf einer kritischen und sorgfältigen klinischen Abklärung. Ein Zusammenhang zwischen der Entwicklung der diabetischen Polyneuropathie und der Dauer sowie dem Ausmaß der Glukosestoffwechselstörung ist nicht gesichert. Hinweise darauf, daß eine solche Beziehung vorhanden ist, gibt die Tatsache, daß Kinder so gut wie nie und jugendliche Diabetiker selten eine Polyneuropathie entwikkeln (125). In den meisten Fällen zeigen ältere Patienten Zeichen einer Funktionsstörung peripherer Nerven. Das Ausmaß und die Progredienz der Polyneuropathie ist ebenfalls nicht streng korreliert mit dem Schweregrad der diabetischen Stoffwechsellage; jedoch kann die Polyneuropathie häufig durch eine gute therapeutische Einstellung der Glukosestoffwechselstörung günstig beeinflußt werden (160).
Sowohl vom klinischen als auch vom pathogenetischen Standpunkt erscheint es sinnvoll, zwischen den symmetrischen Polyneuropathien einerseits und den umschriebenen Erkrankungen der peripheren Nerven andererseits zu unterscheiden.

Einteilung diabetischer Neuropathien (nach P. K. Thomas):

Symmetrische Polyneuropathie
– sensibel-motorische Polyneuropathie
– autonome Polyneuropathie

Mononeuritis und Mononeuritis multiplex
– Mononeuropathie
– diabetische Amyotrophie
– kraniale Neuropathie.

Symmetrisch distale sensibel-motorische Polyneuropathie

Am häufigsten finden sich sensibel-motorische, distal symmetrisch angeordnete Funktionsausfälle sowohl dünn- als auch dickkalibriger Nervenfasern. Der Beginn ist zumeist schleichend, so daß abnorme neurologische Untersuchungsbefunde wie eine Minderung des Berührungs-, Vibrations- und Lageempfindens und eine Abschwächung oder ein Verlust des Achillessehnenreflexes (ASR) den subjektiven Beschwerden oftmals vorausgehen können (175). In schwereren oder fortgeschrittenen Fällen klagen die Patienten über brennende Parästhesien an den Füßen („Burning Feet-Syndrom") und ein Kompressions- und „Schnür"-Gefühl an den Waden. Nicht selten kommt es zu nächtlichen lanzinierenden Schmerzen in beiden Beinen und Kältemißempfindungen in den Füßen. Im weiteren Verlauf findet sich ein langsam von den unteren Extremitäten aufsteigendes Taubheitsgefühl mit Verlust der ASR und Patellarsehnenreflexe (PSR) und nicht selten ein Übergreifen der sensiblen Ausfälle auf die distalen Abschnitte der oberen Extremitäten. Die *sensiblen Ausfälle* aller Qualitäten sind in typischer Weise handschuh- und sockenförmig angeordnet. In zahlreichen Fällen findet sich eine massive sensible Ataxie, was auch zu der Bezeichnung *„Pseudotabes diabetica"* geführt hat. Nur ganz selten kommt es zu Gefühlsstörungen am Rumpf.
Motorische Ausfälle sind erst im fortgeschrittenen Stadium der diabetischen sensibel-motorischen Polyneuropathie in Form einer Verschmächtigung der Fußbinnenmuskulatur zu finden. Später kommt es auch zu aufsteigenden Lähmungen der Fußheber- und Wadenmuskulatur (176, 190).
Symptome einer *autonomen Funktionsstörung* verschiedenen Ausmaßes finden sich bei nahezu allen Patienten mit einer sensibel-motorischen, distal symmetrischen Polyneuropathie (88, 128). Bei den jugendlichen, zumeist insulinpflichtigen Patienten findet sich die etwas seltenere *diabetische autonome Polyneuropathie,* bei welcher die Funktionsstörungen des autonomen Nervensystems ganz im Vordergrund stehen (80). Am häufigsten ist eine Störung der Schweißsekretion. Eine *Hypo- oder Anhidrose* führt zu rissig-trockener Haut mit Hyperkeratosen an den Füßen, gelegentlich auch an den Händen. Durch eine *Störung der vasomotorischen Regulation* sind die betroffenen Hautareale livid verfärbt und ödematös geschwollen (Rubeosis). Die Perfusionsstörungen führen zu *trophischen Hautveränderungen* mit schlecht heilenden Ulzerationen, die als *Mal-per-*

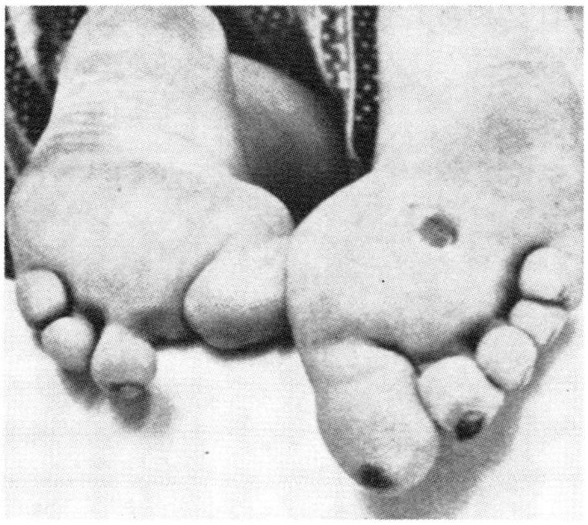

Abb. 1.**5** Trophische Veränderungen mit Verlust der ersten und zweiten Zehe des linken Fußes und einem Geschwür unter dem rechten Fußballen

forant auf der Sohle des Vorfußes, der Ferse und am lateralen Fußrand auftreten (Abb. 1.**5**).

Zu den *trophischen Störungen* zählen auch die *Arthropathien* der Fußgelenke bei der diabetischen Polyneuropathie sowie *fleckförmige Osteolysen* der Metatarsalia. *Viszerale Symptome* manifestieren sich als *abdominelle Krämpfe* und *diabetische Diarrhö* oder auch *Magenatonie* und *Obstipation* sowie ausgeprägte orthostatische Hypotension. Nicht selten kommt es zur *Harnverhaltung* mit Symptomen der Überlaufblase und einer *Erektionsschwäche* mit *Impotentia coeundi. Kardiovaskuläre Symptome* treten in Form von schwer beeinflußbaren Tachykardien auf (98, 128, 176).

Zu den umschriebenen Erkrankungen des peripheren Nervensystems beim Diabetes mellitus zählen die überwiegend *motorische, proximal betonte lumbosakrale Plexusneuropathie,* auch *diabetische Amyotrophie* genannt, die *Mononeuropathien von Spinalnerven,* die sich oft auch als *Mononeuritis multiplex* manifestieren, und die *kranialen Neuropathien.*

Die *diabetische Amyotrophie* entwickelt sich akut oder subakut bei älteren Diabetikern jenseits des 50. Lebensjahres mit milden oder erst kurz manifesten Stoffwechselstörungen. Es treten unter *heftigsten Schmerzen* asymmetrische proximale *Lähmungen und Atrophien der Oberschenkel- und Beinmuskulatur* auf mit einem Schwerpunkt in den Mm. quadriceps femoris, iliopsoas und den Muskeln der Adduktorengruppe. Seltener sind auch die Fußheber- und Wadenmuskeln betroffen. *Sensible Ausfälle* können ganz fehlen oder sind nur sehr mild ausgeprägt. Die Patellarsehnenreflexe sind in der Regel ausgefallen. Der Verlauf der diabetischen Amyotrophie ist monophasisch, die Rückbildungstendenz in den meisten Fällen gut (12, 27).

Mononeuropathien von Spinalnerven können isoliert oder auch kombiniert auftreten. Am häufigsten findet sich eine Affektion des N. femoralis, des N. peronaeus oder des N. ulnaris, jedoch auch andere Lokalisationen kommen vor (190). Bei sorgfältiger Untersuchung lassen sich nicht selten auch Zeichen einer distal-symmetrischen Polyneuropathie nachweisen. Es ist anzunehmen, daß durch die diabetische Neuropathie die Empfindlichkeit exponierter Nerven gegenüber verschiedenen zusätzlich schädigenden Faktoren wie Druck, toxische und metabolische Einwirkungen erhöht wird.

Eine besondere Form der diabetischen Neuropathie sind die *kranialen Neuropathien,* die bei älteren Diabetikern mit langdauernder Stoffwechselstörung auftreten. Am häufigsten sind isolierte *Okulomotorius-* oder *Abduzensparesen,* die mit frontotemporalen und in die Orbita einstrahlenden Schmerzen auftreten. Die Pupillomotorik ist zumeist ausgespart. Der Verlauf ist wie bei den übrigen diabetischen Neuropathien monophasisch mit guter Rückbildungstendenz. Die Kombination mit einer diabetischen Polyneuropathie ist nicht selten (Abb. 1.**6**–1.**8**) (9, 13).

a

b

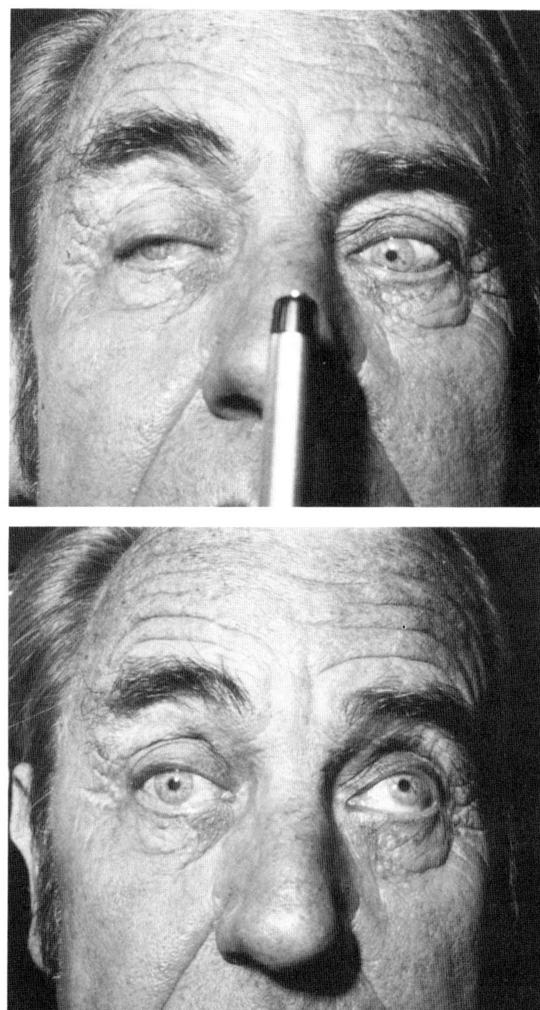

Abb. 1.**6** a u. b Diabetes mellitus: Okulomotoriusparese

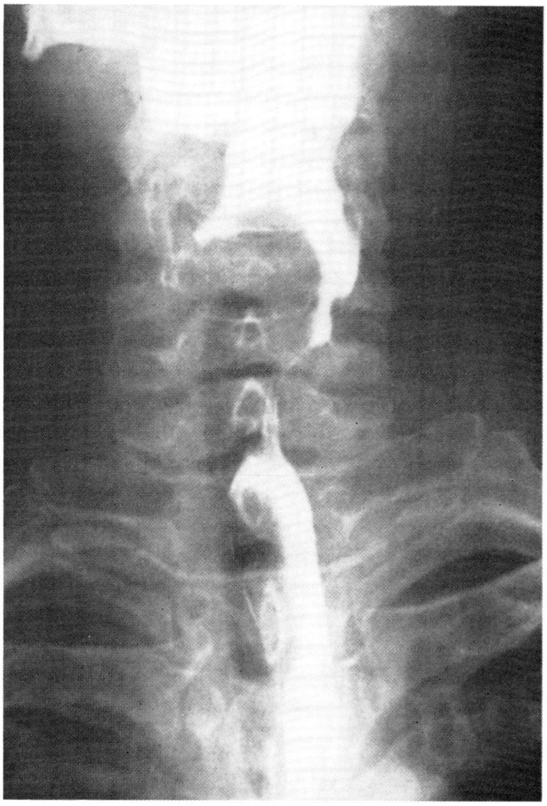

Abb. 1.**7** Diabetes mellitus: Linksseitige Glossopharyngeusparese beim Schluckakt

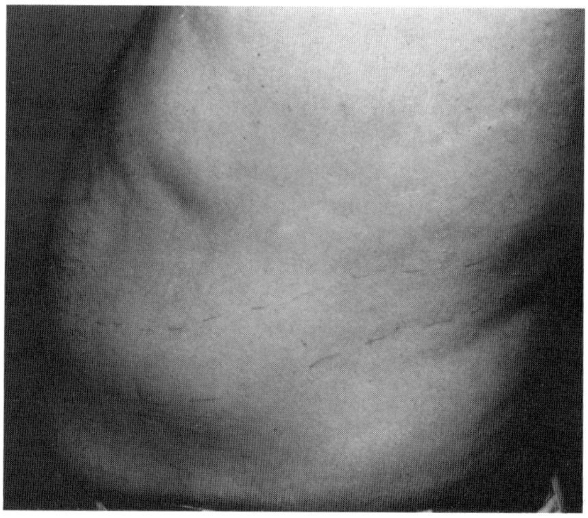

Abb. 1.**8** Thorakoabdominale Radikulopathie

Unter den *elektrophysiologischen Befunden bei der diabetischen Polyneuropathie* findet sich ganz bevorzugt eine milde Verlangsamung der sensiblen NLG mit einer Reduktion der Amplitude und Aufsplitterung des Nervensummenpotentials (20), mitunter auch eine Verlangsamung der motorischen Nervenleitungsgeschwindigkeit. Entsprechend der klinischen Lokalisation sind die Befunde an den Beinen betont (116).

Eine milde Erhöhung des Liquorproteins findet sich bei den diabetischen Polyneuropathien wie bei fast allen demyelinisierenden Erkrankungen peripherer Nerven in zahlreichen Fällen. Die Liquorglukose ist wie im Blut erhöht (87).

Morphologisch zeigen *Suralisbiopsien* sowohl eine Faserdegeneration als auch Zeichen der primären Demyelinisierung. Pathologische Veränderungen finden sich dabei mit unterschiedlichem Schwerpunkt sowohl an den dick- als auch an den dünnkalibrigen Nervenfasern (28). Beim klinischen Bild einer Pseudotabes diabetica mit schweren Störungen propriozeptiver Funktionen sind die dicken Fasern stark reduziert. Bei der *sensorisch-trophischen Form* der diabetischen Polyneuropathie mit *autonomen Funktionsstörungen* findet sich ein ausgeprägter Untergang dünnkalibriger Nervenfasern (190). Auch autonome Nervenstämme zeigen Faserdegenerationen; allerdings überwiegen die Veränderungen in den paravertebralen Ganglien in Form riesiger mit PAS-positivem Material gefüllter Ganglienzellen (128). Bei manchen Patienten lassen sich auch als Zeichen wiederholter De- und Remyelinisierung Zwiebelschalenformationen der Myelinscheide nachweisen und andererseits als Sprossungszeichen nach Faserdegeneration eine Vermehrung von Gruppen dünn myelinisierter und unmyelinisierter Nervenfasern. Die Basalmembranen der Schwannschen Zellen, der Gefäßendothelien und der Perizyten sind wie in anderen Organen massiv verdickt (183).

Die Ursache der diabetischen Polyneuropathie ist unbekannt. Es gilt heute als allgemein akzeptiert, daß die diabetische Vaskulopathie zu umschriebenen Nervenerkrankungen führt, für die Entstehung der symmetrischen Polyneuropathie aber keine wesentliche Bedeutung hat. Aufgrund tierexperimenteller Befunde werden mehrere Hypothesen diskutiert (56). Die im Tiermodell häufig zu beobachtende Reduktion des Faserkalibers wurde als Folge einer Störung des axonalen Transportes gewertet. Eine Untermauerung dieser Hypothese fehlt ebenso wie der schlüssige Beweis, daß die Lipidstoffwechselstörung des Diabetikers zu einer Stoffwechselschädigung der Schwann-Zellen mit Demyelinisierung führt. Das Myelin streptotozin-diabetischer Ratten zeigte allerdings eine von der Norm abweichende Lipidzusammensetzung (190).

Größeres Interesse haben die Stoffwechselstörungen der Schwann-Zellen durch die Hyperglykämie gefunden. So wurde bei Diabetikern und im Tiermodell eine Verminderung des Polyalkohols *Myoinositol* gefunden. Dieser Polyalkohol kann zu Phosphoinosit, einer für die Schwann-Zelle

funktionell wichtigen Substanz, metabolisiert werden. Eine Substitution von Myoinositol führte zu einer Verbesserung der NLG im Tierexperiment. Therapeutische Studien ergaben jedoch widersprüchliche Ergebnisse (72, 208).
Einem weiteren Polyalkohol, dem Sorbitol, scheint ebenfalls eine ganz gewisse pathogenetische Bedeutung zuzukommen. Diese Substanz entsteht als Zwischenprodukt bei der Umwandlung von Glukose zur Fruktose. Bei Hyperglykämie wird Sorbitol intrazellulär angehäuft. Dies scheint in den Schwannschen Zellen zu einer ausgeprägten Hyperosmolarität mit entsprechender Wassereinlagerung und Schädigung zu führen. Der eigentliche Mechanismus allerdings ist unbekannt (90).
Wesentlich einfacher und gut untersucht sind die Verhältnisse bei den umschriebenen diabetischen Neuropathien. Es finden sich im Rahmen der Mikroangiopathie Verschlüsse der Vasa nervorum mit entsprechenden Infarzierungen der peripheren Nerven.
Die Differentialdiagnose der diabetischen Polyneuropathie umfaßt ein weites Spektrum chronisch progredienter Erkrankungen des peripheren Nervensystems. Eine Polyneuropathie darf beim Nachweis einer diabetischen Stoffwechsellage erst dann als diabetogen angesehen werden, wenn andere Faktoren einer Schädigung peripherer Nerven ausgeschlossen sind.
Überwiegend sensible Symptome mit chronisch schleichender Progredienz finden sich vor allem bei den *chronisch-entzündlichen Polyneuropathien* und den *paraneoplastischen Polyneuropathien,* die schon Monate bis Jahre vor der Manifestation eines *Karzinoms,* einer *Hämoblastose* oder eines *Tumors des lymphoretikulären Systems* klinisch sichtbar sein können (24, 61). Ähnliche Symptome finden sich unter *Hydantoin-* oder *Nitrofuranmedikation* oder auch bei der *Urämie* (66). Wenn sich sensible Ausfälle mit einer Beteiligung aller Qualitäten subakut entwickeln, so ist auch an einen *Alkoholabusus* zu denken, der nicht selten neben dem Diabetes mellitus als zusätzlicher Faktor gefunden wird. Bei *Vergiftungen* mit *Arsen* oder *Thallium* bleiben die Muskeldehnungsreflexe im Gegensatz zur diabetischen Polyneuropathie lange erhalten. Die gastrointestinalen Symptome bzw. der Haarausfall klären die ätiopathogenetische Grundlage dieser toxischen Polyneuropathie. Wenn *propriozeptive Funktionsstörungen mit sensibler Ataxie* im Vordergrund stehen, so müssen *hereditäre Polyneuropathien* oder heredodegenerative Erkrankungen wie der *Morbus Friedreich* ausgeschlossen werden. Hier finden sich neben der Polyneuropathie zerebelläre Funktionsausfälle und Zeichen einer Schädigung von Rückenmarksfunktionen. Differentialdiagnostisch schwierig kann auch die Abgrenzung gegenüber einer *Tabes dorsalis* sein, insbesondere wenn eine Störung der Pupillomotorik im Rahmen der autonomen Funktionsstörungen der diabetischen Polyneuropathie vorhanden ist. Im Gegensatz zum Diabetes findet sich eine positive Luesserologie sowie erhöhte Gammaglobuline im Liquor cerebro-spinalis. Im Gegensatz zum Diabetes treten dissoziierte Empfindungsstörungen bei der *Syringomyelie* nur in den zervikalen Segmenten auf. Positive Symptome mit zumeist brennenden Parästhesien, kombiniert mit einem Verlust der Schmerz- und Temperaturempfindung, finden sich vor allem bei der *Amyloidpolyneuropathie,* die sich durch eine Rektumbiopsie oder den Nachweis von Amyloid im peripheren Nerv abgrenzen läßt. Ausgeprägt schmerzhafte Polyneuropathien kommen auch bei der *Makroglobulinämie Waldenström* vor, bei der sich eine IgM-Paraproteinämie nachweisen läßt. Im Falle einer *Urämie* finden sich erhöhte Harnstoff- und Kreatininwerte, beim *Vitamin-B-Mangel* und der *Malabsorption,* die auch ohne funikuläre Symptome einhergehen können, lassen sich Blutbildveränderungen und Resorptionsstörungen in vielen Fällen nachweisen; bei der sehr seltenen *Polyneuropathie bei Hypothyreose* findet sich eine Verminderung der peripheren Schilddrüsenhormone. Wenn neben einer Polyneuropathie Hirnnervenausfälle vorhanden sind, so muß das *Miller-Fisher-Syndrom,* eine Variante des Guillain-Barré-Syndroms, ausgeschlossen werden. Isolierte Infiltrationen von Hirnnerven kommen beim *Morbus Boeck* oder auch beim *systemischen Lupus erythematodes* und der *Periarteriitis nodosa* vor. Sie können differentialdiagnostisch problematisch sein, wenn Zeichen einer Polyneuropathie vorhanden sind (33, 92).
Autonome Funktionsstörungen lassen zumeist an eine diabetische Polyneuropathie denken. Blasen- und Mastdarmstörungen sind allerdings auch Symptome der *Amyloidpolyneuropathie* oder auch des *Guillain-Barré-Syndroms.* Letzteres ist durch die überwiegend motorischen Ausfälle gut von der diabetischen Polyneuropathie abzugrenzen (98).
Trophische Störungen der Haut mit schlecht heilenden Geschwüren, Nagel- und Knochenveränderungen finden sich ebenfalls bei *Amyloidosen, hereditären sensiblen Polyneuropathien* oder bei verschiedenen schweren *Metallintoxikationen,* die differentialdiagnostisch durch entsprechende Stoffwechseluntersuchungen ausgeschlossen werden können.
Bei *proximal asymmetrisch-diabetischer Polyneuropathie* muß differentialdiagnostisch vor allem an entzündlich-vaskuläre Erkrankungen gedacht werden; sie kommen häufig im Rahmen einer *Periarteriitis nodosa* und bei dem *systemischen Lupus erythematodes* vor. Beide Erkrankungen verursachen ausgeprägte Schmerzen mit Mononeuropathien vom Typ der *Mononeuritis multiplex.*

Auch direkte Nerveninfiltrationen beim Plasmozytom, dem Morbus Waldenström, oder bei Erkrankungen des lymphoretikulären Systems müssen ausgeschlossen werden (24).
Okulomotoriusparesen ohne eine Störung der Pupillomotorik sind charakteristisch für die diabetische kraniale Neuropathie.
Polyneuropathien bei Hypoglykämie sind selten. Sie kommen vor allem bei insulinproduzierenden Tumoren vor und können neben zentral-vegetativen Störungen zerebrale Krampfanfälle mit Bewußtseinsverlust zeigen. Neben Parästhesien im Bereich der Akren finden sich sensible Ausfälle sowie symmetrisch verteilte motorische Lähmungen. Im Gegensatz zur diabetischen Polyneuropathie können die oberen Extremitäten bevorzugt betroffen sein. Häufig lassen die akut vegetativen Symptome wie Schweißausbrüche, Blässe, Übelkeit, Stuhl- und Harndrang sowie Kopfschmerzen an eine Hypoglykämie denken.

Polyneuropathie bei Urämie

Eine Erkrankung der peripheren Nerven bei chronischer Niereninsuffizienz wurde als „Paraplegie urinaire" schon im vorigen Jahrhundert von Charcot beschrieben (51). Erst mit der Entwicklung der Hämodialyse und der damit verlängerten Überlebenszeit der Patienten wurden regelmäßiger *distal-symmetrische, überwiegend sensible Polyneuropathien* beobachtet (150), in Abhängigkeit von der Dauer und dem Schweregrad der Niereninsuffizienz. Männer erkranken häufiger als Frauen (66).
Die klinischen Symptome entwickeln sich meist im Verlauf der Niereninsuffizienz oder werden manifest, wenn mit einer Dialysebehandlung der Urämie begonnen wird. Es kommt zu einer Taubheit der Zehen mit Übergreifen auf den ganzen Fuß, selten auch langsam aufsteigend bis zu den Unterschenkeln. In diesem Stadium sind die ASR, mitunter auch die PSR, erloschen. Sehr häufig klagen die Patienten über brennende, schmerzhafte Mißempfindungen der Füße. Im schweren fortgeschrittenen Stadium kommt es zu einer Muskelschwäche zunächst der Fußbinnenmuskulatur, selten auch zu der Entwicklung eines Fallfußes. Ganz selten entwickeln Patienten mit einer Urämie eine überwiegend motorisch akut bis subakut aufsteigende Polyneuropathie mit Fazialisschwäche, die klinisch von einem akuten Guillain-Barré-Syndrom nicht zu unterscheiden ist. Nicht ungewöhnlich ist auch das Auftreten von Mononeuropathien im Rahmen der urämischen Polyneuropathie (169, 188).
Morphologische Untersuchungen an Suralisbiopsien und autoptisch gewonnenen Präparaten zeigen distale Axondegenerationen myelinisierter Fasern. Daneben finden sich sekundäre Demyelinisierungen sowie Zeichen der Nervenfaserregeneration mit Remyelinisierungen und Axonsprossung. Die proximalen Nervenabschnitte und die Ganglien zeigen dagegen keine pathologischen Veränderungen.
Die Ursache der urämischen Polyneuropathie ist unklar. Es wird allgemein vermutet, daß im Rahmen der Niereninsuffizienz ein toxischer Faktor gebildet wird, welcher für die Erkrankung des peripheren Nervs verantwortlich ist. Harnstoff bzw. Guanidin und Eiweißabbauprodukte scheinen eine Rolle zu spielen. Zumindest kann eine Besserung der Polyneuropathie erzielt werden, wenn eine Hämodialyse in ausreichender Frequenz und Dauer durchgeführt wird. Nach einer Nierentransplantation verschwinden die Symptome der Polyneuropathie zumeist sehr rasch (66). Dies hat die Annahme stimuliert, daß noch andere Mechanismen eine Rolle spielen können, wobei eine Verminderung der Transketolase oder auch von Myoinositol diskutiert wird (55, 169).
Der *Liquor cerebro-spinalis* ist in der Regel normal, allenfalls kommt es zu geringgradiger Eiweißvermehrung.
Die *sensible Nervenleitungsgeschwindigkeit* findet sich vorwiegend in distalen Nervenabschnitten reduziert, die Nervenaktionspotentiale sind aufgesplittert. Die motorische NLG ist geringgradig verlangsamt. Auch hier finden sich ganz im Vordergrund verzögerte distale motorische Latenzen.
Das EMG der Fußbinnenmuskulatur, in weiter fortgeschrittenen Fällen auch der Fußhebermuskeln, zeigt Zeichen der chronischen Denervierung mit vereinzelten Fibrillationen und positiven Wellen sowie polyphasischen Muskelaktionspotentialen. Das EMG proximaler Muskeln ist in der Regel normal (11).
Die *Differentialdiagnose* der urämischen Polyneuropathie umfaßt vor allem Erkrankungen, die eine Polyneuropathie zusammen mit einer Nephropathie hervorrufen können.
In erster Linie sind es die überwiegend sensiblen Polyneuropathien beim Diabetes mellitus und der Amyloidose, die ganz charakteristisch auch das „Burning-Feet"- und „Restless-Legs"-Syndrom zeigen. Eine Nierenschädigung und eine Polyneuropathie finden sich auch unter einer Behandlung mit Nitrofuranderivaten. Bei dieser toxischen Polyneuropathie treten allerdings sehr frühzeitig motorische Ausfälle bei noch normalen NLG auf. Die Polyneuropathien bei Kollagenosen wie der Periarteriitis nodosa und dem systemischen Lupus erythematodes sind ebenfalls häufig mit einer Nierenerkrankung vergesellschaftet. Sie treten allerdings schon bei niedrigen Serumkreatininwerten oder einer nur leicht verminderten Kreatininclearance auf. Die alkoholische Polyneuropathie zeigt zumeist normale Nierenwerte.

Hepatische Polyneuropathie

Es gibt eine Reihe von Erkrankungen, die zu einer gleichzeitigen Leberschädigung und Affektion peripherer Nerven führt. Daneben aber lassen sich bei einer chronischen Leberinsuffizienz oder auch einer primär biliären Zirrhose mikroskopisch segmental demyelinisierte Veränderungen peripherer Nerven nachweisen (10).
Klinisch sind die meisten dieser Patienten asymptomatisch oder entwickeln schleichend Zeichen einer leichten *distal, an den Beinen symmetrisch verteilten, vorwiegend sensiblen Polyneuropathie.* Die Muskeldehnungsreflexe sind zumeist vermindert oder erloschen; in fortgeschrittenen Fällen lassen sich Schwächen in der Fußmuskulatur nachweisen. Manchmal kommt es im Rahmen einer Virushepatitis zu einer subakuten, aufsteigenden motorischen Polyneuroradikulopathie, die wie ein akutes Guillain-Barré-Syndrom als postinfektiöse, wahrscheinlich immunologisch bedingte Neuropathie gewertet werden muß.
Elektrophysiologisch findet sich allenfalls eine geringgradige Verzögerung der Nervenleitungsgeschwindigkeit. Der Liquor cerebro-spinalis ist normal.
Morphologisch finden sich in Suralisbiopsien demyelinisierende Veränderungen einzelner Fasern. Die *Pathogenese* ist unbekannt (10).
Differentialdiagnostisch ist vor allem an schleichend einsetzende, sensible, paraneoplastische Polyneuropathien zu denken. In zahlreichen Fällen ist ein zusätzlicher Alkoholgenuß oder auch ein Diabetes mellitus in der Vorgeschichte zu erfragen. Insgesamt zählen hepatische Polyneuropathien zu den seltenen Erkrankungen des peripheren Nervensystems.

Polyneuropathien bei Porphyrie

Erkrankungen des peripheren Nervs sind häufige Komplikationen der *hepatischen,* nicht aber der *erythropoetischen* Porphyrie. Zu den hepatischen Porphyrien zählen die *akut intermittierende Porphyrie,* die mit 60–70% aller Porphyrien wohl die häufigste ist, die *Porphyria variegata* und die *chronische Porphyrie* oder auch die *Porphyria cutanea tarda.*
Die Porphyrien zählen zu den autosomal-rezessiv vererbten Erkrankungen; die dabei auftretenden Polyneuropathien sollen aber ausführlich an dieser Stelle im Rahmen der stoffwechselbedingten Erkrankungen des peripheren Nervensystems besprochen werden.
Das biochemische Merkmal der Porphyrien ist eine vermehrte Ausscheidung von *Deltaaminolaevulinsäure* und *Porphobilinogen* sowie eine *Verminderung der Uroporphyrinogen-1-Synthetase* (67, 199). Der Schub einer akut intermittierenden Porphyrie geht in etwa 30% der Fälle mit einer akuten Polyneuropathie einher. Nach einem Vorstadium mit kolikartigen abdominellen Schmerzen, Subileus und Erbrechen sowie massiven Tachykardien mit Hypertonie treten motorische Ausfälle auf. Die Lähmungen setzen an den oberen Extremitäten ein und breiten sich auf die Gesichts- und Atemmuskulatur aus. Erst später können auch die Beine betroffen sein (76). Die Muskeleigenreflexe sind erloschen; lediglich die ASR bleiben gänzlich oder zumindest lange Zeit erhalten. Sensible Störungen treten hinter den motorischen Ausfällen meist ganz zurück; sie können handschuh- oder sockenförmig angeordnet sein und betreffen alle Qualitäten. Mitunter jedoch zeigen sie das ungewöhnliche Bild einer proximalen, den Grenzen eines Badeanzugs folgenden Verteilung am Rumpf (98), entsprechend der proximalen Natur dieser Polyneuropathie.
Trophische Störungen der Haut sind im Rahmen der porphyrischen Polyneuropathie selten, im Gegensatz zu den häufiger auftretenden Blasen- und Mastdarmlähmungen (164). Zumeist bestehen zusätzlich zentralnervöse Symptome wie Ängstlichkeit, Agitiertheit und vor allem halluzinatorische Psychosen. Ausgelöst werden die akuten Attacken zumeist durch Medikamente, vor allem *Barbiturate, Neuroleptika, Antikonvulsiva, Tranquilizer* wie Diazepam oder aber auch durch *hormonelle Antikonzeptiva* und *Alkohol.* Die Symptome entwickeln sich in der Regel 1–4 Wochen lang progredient. Etwa ein Drittel der Patienten stirbt an akuten Herzkomplikationen, weniger häufig an einer Atemlähmung (164). In den übrigen Fällen kommt es im Verauf von 2–3 Wochen, nachdem der Höhepunkt überschritten ist, zu einer Monate dauernden Rückbildung der Ausfälle, wobei sich die proximalen Muskeln zuerst erholen. Restsymptome können bestehenbleiben. Rezidive können jederzeit auftreten, insbesondere iatrogen durch die Verabreichung der oben genannten Medikamente oder auch durch den Genuß von Alkohol.
Morphologisch stehen Axondegenerationen ganz im Vordergrund. Zusätzlich finden sich Zeichen einer sekundären segmentalen Demyelinisierung. Ein Untergang von Vorderhornzellen, der durch eine retrograde Degeneration nicht erklärbar ist, wurde ebenfalls gefunden.
Die *Pathogenese* ist nicht geklärt. Wahrscheinlich kommt es zu einer toxischen Schädigung der Axone durch die exzessive Vermehrung von Deltaaminolaevulinsäure und Porphobilinogen.
Laborchemisch ist die Diagnose während der akuten Attacke nicht schwer zu stellen. 2 ml Ehrlichs Aldehyd werden mit der gleichen Menge Urin versetzt. In Anwesenheit von Urobilinogen oder Porphobilinogen kommt es zu einer rosaroten Verfärbung. Ist Porphobilinogen im Urin,

bleibt die rosarote Färbung nach Ausschütteln mit 4 ml Chloroform in der wäßrigen Phase. Damit ist die Diagnose einer akut intermittierenden Porphyrie gesichert. Im Stuhl läßt sich bei der *Porphyria variegata* und *cutanea tarda* Coproporphyrin nachweisen (38).
Im *Liquor cerebro-spinalis* sind die Eiweißwerte mitunter leicht vermehrt; im *EKG* finden sich massive Tachykardien zwischen 100 und 160/Min. *Elektrophysiologisch* kann eine leichte Reduktion sowohl der motorischen als auch der sensiblen Nervenleitungsgeschwindigkeit nachgewiesen werden. In zahlreichen Fällen sind die Werte auch in den akuten Attacken als Ausdruck einer axonalen Degeneration normal. Das EMG zeigt zumeist Zeichen der akuten axonalen Degeneration in Form von Fibrillationen und positiv scharfen Wellen. Im Verlauf der Erkrankung kommt es zu Polyphasien und einer Erhöhung der Amplituden der Muskelaktionspotentiale. Das Interferenzmuster ist entsprechend den Ausfällen motorischer Einheiten gelichtet, normalisiert sich aber im Verlauf der klinischen Erholung wieder (165).
Die *Differentialdiagnose der porphyrischen Polyneuropathie* umfaßt vorwiegend Erkrankungen des motorischen peripheren Nervensystems. Bei den akut bis subakut auftretenden motorischen Ausfällen mit Blasen- und Mastdarm- sowie Hirnnervenlähmungen muß an ein akutes Guillain-Barré-Syndrom gedacht werden. Im Unterschied zu den porphyrischen Polyneuropathien kommt es beim Guillain-Barré-Syndrom jedoch zu einem Befall der unteren Extremitäten mit aufsteigenden motorischen Lähmungen, wobei die ASR sehr früh erloschen sind (13). Der Liquor zeigt eine massive Eiweißvermehrung, die allerdings im Initialstadium fehlen kann. Darüber hinaus läßt eine Verlängerung der distalmotorischen Latenzen an ein Guillain-Barré-Syndrom denken (140). Die abdominellen Symptome sowie die häufigen psychischen Veränderungen weisen dagegen auf eine porphyrische Polyneuropathie hin. Laboruntersuchungen während der akuten Attakken lassen eine sichere differentialdiagnostische Entscheidung zu.
Überwiegend motorische Lähmungen mit einem Befall der Streckmuskeln der oberen Extremitäten ganz ähnlich wie bei der porphyrischen Polyneuropathie finden sich bei der *Blei- und Thalliumpolyneuropathie* (95). Durch eine Bleiintoxikation können auch die Hämoglobinsynthese und der Hämoglobinabbau gestört sein, so daß es zu einer symptomatischen Porphyrie kommt. Es fehlt jedoch der Nachweis von Porphobilinogen und Deltaaminolaevulinsäure..
Abdominelle Krisen sind ein Symptom zahlreicher gastroenterologischer Erkrankungen, aber auch einer *Tabes dorsalis,* die sowohl durch die positive Luesserologie als auch durch die Ausfälle von Hinterstrangfunktionen von der Porphyrie-Polyneuropathie unterschieden werden kann.
In diesem Zusammenhang müssen auch die *Periarteriitis nodosa* und der *systemische Lupus erythematodes* erwähnt werden, die – neben einer Polyneuropathie – durch Verschlüsse der Mesenterialarterien abdominale Koliken und die Entwicklung eines Ileus verursachen können (75).
Stehen *psychotische Veränderungen* im Vordergrund oder auch *zerebrale Krampfanfälle,* so wird die Diagnose einer Porphyrie lange Zeit verkannt. Treten bei einem solchen Patienten dann akute Lähmungen auf, so wird zunächst an eine Psychogenese dieser Ausfälle gedacht, wie dies die folgende Fallbeschreibung zeigt.

Fallbeschreibung: Eine 26jährige Frau wurde mit dem Verdacht auf eine beginnende schizophrene Psychose in die Nervenklinik aufgenommen. Sie gab an, sie habe vor 1 Jahr nach einem ganz persönlichen Konflikt einmal abdominelle Beschwerden mit kolikartigen Schmerzen gehabt. Auch jetzt war es zu Oberbauchkoliken im Rahmen persönlicher Schwierigkeiten gekommen. Der Verdacht auf eine Appendizitis konnte nicht bestätigt werden. Die Patientin wurde zur Beruhigung mit Phenothiazin behandelt. Wenige Tage später kam es zu einer akuten Paraplegie der Beine, Schwäche der Arme, Lähmungen der Bulbärmuskulatur und Blaseninkontinenz. Die Patientin klagte über Schmerzen in den Gliedmaßen. Es bestanden subfebrile Temperaturen. Im Rahmen der vorbestehenden psychischen Veränderungen wurde trotz dieser Entwicklung zunächst an eine psychogene Lähmung gedacht, dann der Verdacht auf eine Poliomyelitis geäußert. Im Urin fand sich eine positive Porphobilinogenreaktion. Die Patientin verstarb an einem akuten Kreislaufversagen.

Bemerkenswert an diesem Fall ist die Auslösung der akuten Attacke einer Porphyrie durch Phenothiazin und die Verkennung der sich entwickelnden Symptome wegen der vorbestehenden Veränderungen der Persönlichkeit.

Polyneuropathie bei Amyloidose

Die Amyloidose ist ein neuropathieheterogenes Krankheitsbild, bei dem sich primäre und sekundäre Formen unterscheiden lassen. Die sekundären Amyloidosen nach chronischen Infekten führen in der Regel nicht zu einer Erkrankung des peripheren Nervensystems. Im Gegensatz dazu sind Polyneuropathien bei den primären Amyloidosen relativ häufig.

Einteilung der Amyloidpolyneuropathie:

Nichthereditäre Amyloidose
– primär
– sekundär (bei malignen Dysproteinämien)

Hereditäre Amyloidose
1. Manifestation an den unteren Extremitäten
   - Amyloidose vom portugiesischen Typ (Andrade)
   - Amyloidose vom Iowatyp (van Allen)
2. Manifestation an den oberen Extremitäten
   - Karpaltunnelsyndrom
   - Amyloidose vom Indianatyp (Rukavina)
   - Amyloidose vom Marylandtyp.

Die *primäre, nichthereditäre Amyloidose* ist eine Erkrankung älterer Männer. Die relativ seltenen Polyneuropathien entwickeln sich immer vor dem Hintergrund ausgeprägter kardialer, renaler oder gastrointestinaler Symptome. Zumeist kommt es zu einem schleichend progredienten nephrotischen Syndrom mit Proteinurie. Nicht selten bestehen Symptome einer Herzinsuffizienz oder auch einer Hepatosplenomegalie bei normalen Leberfunktionstesten. Im fortgeschrittenen Stadium entwickeln sich ausgeprägte gastrointestinale Störungen mit Diarrhöen, Magen-Darm-Blutungen und starkem Gewichtsverlust bis hin zur Kachexie (121).
Neurologisch-klinisch findet sich eine symmetrische, beinbetonte, sensibel-motorische Polyneuropathie der unteren und oberen Extremitäten mit Symptomen einer Läsion sowohl dünner als auch dickkalibriger Fasern. Die Patienten klagen über brennende Parästhesien an den Füßen und Händen, die z. T. unerträglich quälenden Charakter annehmen können. Im Gegensatz zum Lage- und Vibrationsempfinden findet sich eine deutliche Verminderung des Gefühls für Schmerz und Temperatur. Dies führt nicht selten zu Verbrennungen und unbemerkten Traumata mit mechanisch verursachten, schlecht heilenden Ulzera an den Füßen. Die Muskeleigenreflexe sind abgeschwächt oder fehlen. Autonome Funktionsstörungen manifestieren sich nicht selten als orthostatische Hypotension, Verminderung der Schweißsekretion an den Extremitäten und dem Rumpf, Impotenz und weniger häufig in Form einer Schwäche der Blasen- und Mastdarmfunktion mit Harn- und Stuhlinkontinenz (57). Neben den symmetrischen Polyneuropathien finden sich auch umschriebene Nervenläsionen, wobei nicht selten ein uni- oder bilaterales Karpaltunnelsyndrom besteht.
Amyloidablagerungen kommen auch bei Patienten mit multiplen Myelomen oder plasmazellulären Immunohystiozytomen (Morbus Waldenström) vor (25). Eine Polyneuropathie findet sich bei etwa 15% dieser Patienten als initiales oder dominierendes Symptom. Es kommt zu sensibel-motorischen, distal und beinbetonten Ausfällen sowie deutlichen autonomen Funktionsstörungen. Ganz im Vordergrund stehen auch hier brennende Parästhesien und lanzinierende Schmerzen. Das Ausmaß der Amyloidablagerung im peripheren Nerv korreliert nicht mit dem oft erheblichen Schweregrad der Polyneuropathie (189).
Die hereditären Formen der Amyloidose werden bei den genetisch bedingten Polyneuropathien besprochen.
Morphologisch finden sich bei den sporadischen Amyloidosen Ablagerungen fibröser Massen in den Wänden der peri- und endoneuralen Blutgefäße sowie entlang der längs verlaufenden Kollagenfibrillen. In Suralisbiopsien zeigen sich eine segmentale Demyelinisierung und eine Degeneration überwiegend dünnkalibriger Fasern, oftmals in Nachbarschaft zu Amyloidknötchen (189). Der Schädigungsmechanismus ist nicht bekannt; neben ischämischen Faktoren spielt eine lokale Faserkompression durch das Amyloid eine wohl entscheidende Rolle; jedoch ist das Ausmaß der Polyneuropathie nur schlecht mit dem Umfang der Amyloiddeposition im peripheren Nerv zu korrelieren. Warum die dünnkalibrigen Fasern stärker betroffen sind als dickkalibrige, ist derzeit nicht sicher geklärt. Der *Liquor cerebro-spinalis* ist zumeist normal, die *Nervenleitungsgeschwindigkeiten* sind z. T. stark vermindert, im *EMG* finden sich mild ausgeprägte, distal betonte Zeichen eines chronisch-neurogenen Umbaus (57). Im Plasma läßt sich nicht selten eine *Vermehrung der Immunglobuline der Klasse M* nachweisen, mitunter auch eine monoklonale Gammopathie in der Immunelektrophorese (25).
Die *Differentialdiagnose* umfaßt im Initialstadium vor allem die *diabetische Polyneuropathie* mit ihren brennenden Parästhesien und deutlichen autonomen Funktionsstörungen, die mitunter ebenfalls Schwerpunktneuropathien im Sinne einer Mononeuritis multiplex aufweist. Die Abgrenzung gelingt zumeist durch die Messung erhöhter Blutglukosespiegel oder eines pathologischen Glukosebelastungstests (92). Die *Polyneuropathien bei Mangelernährung,* insbesondere in fortgeschrittenen Fällen der Malnutrition oder -absorption, können differentialdiagnostisch Schwierigkeiten bereiten. In solchen Fällen hilft eine Schleimhautbiopsie aus dem Rektum oder auch der Amyloidnachweis in der Nervenbiopsie.
Die *hereditär-sensible Polyneuropathie* zeigt ebenso wie die *Amyloidpolyneuropathie* einen überwiegenden Verlust epikritischer, bei lange erhaltenen protopathischen Funktionen durch den überwiegenden Befall dickkalibriger myelinisierter Nervenfasern. Auch in diesen Fällen kann durch die *Rektum- und N.-suralis-Biopsie* in der Regel die Diagnose gestellt werden. Eine Abgrenzung von den *Polyneuropathien bei monoklonalen Gammopathien,* insbesondere des Morbus Waldenström, ist durch eine Serumelektrophorese möglich.
Eine *Syringomyelie* mit ihren dissoziierten Empfindungsstörungen zeigt zumeist neben den an den oberen Extremitäten betonten symmetrisch

sensibel-motorischen Ausfällen medulläre Symptome mit einer Steigerung der Muskeleigenreflexe an den Beinen.
Eine *Tabes dorsalis,* die ebenfalls ausgeprägt trophisch-ulzerierende Veränderungen sowie lanzinierende Schmerzen an den unteren Extremitäten aufweisen kann, unterscheidet sich durch den überwiegenden Ausfall von Hinterstrangfunktionen.

Polyneuropathien bei endokrinen Erkrankungen

Hyperthyreose

Im Gegensatz zur Myopathie sind Polyneuropathien ausgesprochen selten. Teilweise wird der direkte Zusammenhang zwischen der Hyperthyreose und der Erkrankung des peripheren Nervensystems angezweifelt. In Einzelbeschreibungen wurden geringgradige klinische Symptome wie Schwächen und Atrophien an distalen Abschnitten der unteren Extremitäten, eine leichte Verminderung des Vibrationsempfindens, abgeschwächte Muskeldehnungsreflexe oder isolierte EMG-Veränderungen an der Fußbinnenmuskulatur berichtet (18, 85).

Hypothyreose

Auch beim Myxödem sind Polyneuropathien selten. Die Patienten klagen über brennend-schneidende Mißempfindungen und ein Taubheitsgefühl an den Füßen. Nicht selten werden diese Symptome im Rahmen einer Altersdepression fehlgedeutet. *Neurologisch-klinisch* finden sich socken- und handschuhförmig angeordnete sensible Ausfälle mit einer Reduktion des Vibrationsempfindens und abgeschwächtem ASR. Mitunter sind auch distal betonte Muskelschwächen vorhanden.
Morphologisch findet sich in Suralisbiopsien eine Verminderung der dickkalibrig bemarkten Fasern. Die Axone aller Fasergruppen zeigen degenerative Veränderungen. Dazwischen finden sich Gruppen regenerierter Nervenfasern (29).
Mononeuropathien in Form verschiedener Engpaßsyndrome sind wesentlich häufiger, bedingt durch die z.T. stärker ausgeprägten Einlagerungen von Mukopolysacchariden und die bindegewebige Verquellung des Peri- und Endoneuriums (18).
Der *Liquor cerebro-spinalis* zeigt bei der Myxödem-Polyneuropathie nicht selten eine Eiweißvermehrung bis zu 100 mg/100 ml und gelegentlich eine Erhöhung der Gammaglobuline. Die *Nervenleitungsgeschwindigkeit* ist nicht selten geringgradig herabgesetzt.
Die *Differentialdiagnose* der Polyneuropathie beim Myxödem umfaßt den Diabetes mellitus und die Polyneuropathie bei Alkoholabusus. Daneben müssen überwiegend sensible paraneoplastische Polyneuropathien sowie die Polyneuropathie bei Amyloidosen oder beim Morbus Waldenström ausgeschlossen werden.

Polyneuropathie bei Akromegalie

Bei der Akromegalie treten neben umschriebenen Neuropathien an Engpässen selten auch überwiegend *distal betonte sensible Polyneuropathien* auf. *Morphologisch* finden sich hypertrophische Veränderungen der Nervenfasern mit einer beträchtlichen Vermehrung des endo- und perineuralen Bindegewebes, daneben aber auch demyelinisierende und remyelinisierende Veränderungen mit Schwann-Zellproliferation (18).
Differentialdiagnostisch sind klinisch die vorwiegend sensiblen *metabolisch-toxischen* und *paraneoplastischen Polyneuropathien* sowie das *Guillain-Barré-Syndrom* oder die *Amyloidpolyneuropathie* zu berücksichtigen. Diese zeigen allerdings keine Symptome der Akromegalie. Der Nachweis erhöhter Plasmaspiegel des somatotropen Hormons (STH), die röntgenologischen Veränderungen der Sella und die evtl. vorhandene Einschränkung des Gesichtsfeldes lassen eine sichere differentialdiagnostische Zuordnung zu.
Insgesamt zählen die Polyneuropathien bei Endokrinopathien zu den seltenen Erkrankungen des peripheren Nervensystems.

Polyneuropathie bei Hypovitaminosen und Mangelernährung

Eiweiß- und Vitaminmangelzustände treten unter einer einseitigen Ernährung durch Malabsorption und Maldigestion sowie im chronischen Hungerzustand auf. Sie führen neben einer Beeinträchtigung des Allgemeinbefindens und psychischen Alterationen in erster Linie zu Polyneuropathien mit einer recht monotonen klinischen und morphologischen Ausprägung.
Klinisch finden sich akrodistal-symmetrisch sensible Störungen, die sich zunächst als Reizerscheinungen manifestieren. Ganz im Vordergrund der Symptome stehen dabei *brennende Parästhesien,* die besonders nachts zunehmen. Geringer Druck und Berührung führen zu quälenden Schmerzen.

Diese Patienten ertragen den Druck der Bettdecke nicht und können kaum gehen, was der in Ostasien früher bekannten Polyneuropathie bei B_1-Hypovitaminose den Namen „Beriberi" (steifer Gang) gegeben hat. SIMPSON hat diese schmerzhaften Mißempfindungen bei hungerdystrophischen Soldaten beobachtet und mit dem Namen *„Burning-Feet"-Syndrom* belegt (179). Neben der ausgeprägten Hyperpathie und den brennenden Parästhesien findet sich sehr häufig eine motorische Unruhe mit dem Zwang, die Beine zu bewegen. Dieses Syndrom der *„restless legs"* ist ebenso typisch für die Gruppe der Polyneuropathien bei Mangelernährung wie das „Burning-Feet"-Syndrom. Im weiteren Verlauf treten eine *Hypästhesie* und eine *Verminderung des Vibrationsempfindens* hinzu. Die sensiblen Reiz- und Ausfallsymptome steigen langsam auf und greifen auf die distalen Abschnitte der oberen Extremität über. Die Muskeldehnungsreflexe können am Anfang der Erkrankung noch auslösbar sein, finden sich im späteren Verlauf jedoch abgeschwächt oder erloschen. Zumeist kommen langsam aufsteigende motorische Ausfälle hinzu (77).

Morphologisch finden sich distale Axondegenerationen, wobei die Mitochondrien der Axone schon frühzeitig geschädigt erscheinen, wenn die Myelinscheide noch intakt ist (174). Sekundäre Demyelinisierungen wurden ebenfalls beobachtet (13).

Als Ursache spielen neben einem *Mangel an B-Vitaminen* sicher auch *Eisenmangelzustände* und *interkurrente Infekte* eine gewisse Rolle.

Polyneuropathie bei Vitamin-B_1-Mangel (Thiamin-Aneurin)

Ein Thiaminmangel liegt der in Ostasien früher bekannten *„Beriberi"-Erkrankung* zugrunde, die nach ausschließlichem Genuß von poliertem Reis auftrat. Es kam zu kardiovaskulären Symptomen, Nausea, Erbrechen und Diarrhö, kombiniert mit Ödemen durch ernährungsbedingten Eiweißmangel. Daneben entwickelte sich eine Polyneuropathie mit sensiblen Reiz- und Ausfallsymptomen in den unteren Extremitäten und langsam aufsteigenden Lähmungen. Auch rein motorische Polyneuropathien wurden beschrieben. In schweren Fällen findet sich auch ein Befall von Hirnnerven, insbesondere des N. vagus und des N. facialis. In unseren Breiten spielt ein isolierter Vitamin-B_1-Mangel keine Rolle. Zumeist kommt es im Rahmen einer Mangelernährung, kombiniert mit Drogen- und Alkoholabusus, zu einem komplexen klinischen Bild (77).

Thiaminpyrophosphat ist ein wichtiges Enzym im Citrat- und Pentosephosphatzyklus, spielt damit beim Glukose-Stoffwechsel eine wesentliche Rolle. Daneben hat es wahrscheinlich auch eine Funktion im Bereich der Nervenmembranen.

Morphologisch findet sich bei experimentellem Thiaminmangel eine ausgeprägte axonale Degeneration mit einer sekundären Demyelinisierung (29). Aber auch primäre Markscheidendefekte im Frühstadium der Nervenschädigung sind beobachtet worden (77).

Polyneuropathie bei Vitamin-B_2-Mangel

Die Wirkstoffe dieses Vitaminkomplexes sind die *Nikotinsäure, Pantothensäure* und *Riboflavin.* Bei der bekanntesten Mangelkrankheit, der *Pellagra,* kommt es ganz vorwiegend zu charakteristischen Haut- und Schleimhautveränderungen mit *kleieförmigen Schuppungen* an der Nase und am Rükken sowie einer *schwarzen Zungenverfärbung.* Psychische Veränderungen mit psychotischen Symptomen und einem Koma können auftreten. Dagegen sind überwiegend *sensible Polyneuropathien* nur inkonstant und selten ausgeprägt. Die Patienten klagen über ein ausgeprägtes *„Burning-Feet"-Syndrom.* Initial bestehen Muskelschmerzen, Minderung der Vibrations- und Lageempfindung sowie eine zumeist nur elektromyographisch nachweisbare motorische Beteiligung (123).

Die Ursache der Pellagra ist ein Mangel an *Nikotinsäureamid,* der durch einseitige Mais- oder Kornnahrung auftreten kann, aber auch sekundär im Rahmen einer gastrointestinalen Erkrankung, Leberzirrhose, Alkoholismus und beim rezessiv vererbten Hartnup-Syndrom nachgewiesen werden konnte (77).

Die Wirkstoffe des Vitamin B_2 sind Bestandteil des Intermediärstoffwechsels, wobei Nikotinsäureamid als Enzym der Atmungskette bei der Wasserstoffübertragung eine Rolle spielt.

Die Symptome der Pellagra können mit der Sprue verwechselt werden. Beim *Strachan-Scott-Syndrom* entwickelt sich neben einer Amblyopie und einer urogenitalen Dermatitis eine überwiegend sensible, schmerzhafte Polyneuropathie. Es wird ein Mangel an Riboflavin angenommen.

Polyneuropathie bei Vitamin-B_6-Mangel

Der Wirkstoff des Vitamins B_6, das Pyridoxin, spielt eine wichtige Rolle im Aminosäurestoffwechsel, insbesondere beim Tryptophanabbau. Die Polyneuropathie bei experimentellem Pyridoxinmangel ist von einer Thiaminmangel-Polyneuropathie nicht sicher zu unterscheiden. Beim Menschen kommt es unter der Behandlung mit Isonikotinsäurehydrazid (INH) zu einem Pyridoxinmangel. Bei länger dauernder Therapie klagen die Patienten über Taubheitsgefühl, Brennen und

quälende Mißempfindungen an den Füßen, gefolgt von Muskelparesen und Ausfall der Muskeldehnungsreflexe. Zentralnervöse Ausfälle, insbesondere bei Kindern, wie zerebrale Krampfanfälle und psychotische Symptome, können im Vordergrund stehen.
Morphologisch findet sich als erstes Symptom einer Axondegeneration bei intakter Myelinscheide eine Schädigung von Mitochondrien (174).
Im *EMG* sind die Axondegenerationen als Denervierung und neurogener Umbau nachweisbar.
Bei gleichzeitiger Gabe von Vitamin B_6 kann die INH-Polyneuropathie verhindert werden.

Polyneuropathie bei Vitamin-B_{12}-Mangel

Ein Mangel an Vitamin B_{12} führt zu Störungen im Methionin- und Purinabbau und somit zu einer Beeinträchtigung der Hämoglobinsynthese. Er verursacht neben einer perniziösen Anämie und einer funikulären Myelose in seltenen Fällen eine axonale Polyneuropathie, die in ihrer akrodistal-symmetrischen Verteilung von den vorher genannten Polyneuropathien nicht zu unterscheiden ist. Die *NLG* sind sensibel und motorisch leicht vermindert, in den distalen Muskeln der unteren Extremitäten lassen sich leichte Denervierungszeichen im *EMG* nachweisen. *Morphologisch* fanden sich neben Axondegenerationen auch Demyelinisierungen (174).
Als häufigste Ursache für einen Vitamin-B_{12}-Mangel findet sich ein *Mangel an Intrinsic-Faktor,* Alkoholismus, Magen- oder Dünndarmresektion oder auch eine Sprue. Entsprechend ist es fraglich, ob der Vitaminmangel allein als Ursache für die Polyneuropathie in Frage kommt oder ob nicht wahrscheinlicher zusätzlich toxische Faktoren für die Entwicklung der Polyneuropathie eine Rolle spielen müssen.

Polyneuropathie beim Malabsorptionssyndrom

Hierbei handelt es sich um eine verminderte Aufnahme wesentlicher Bestandteile der Nahrung wie Eiweiß, Vitamin und essentielle Aminosäuren, wie sie bei *Erkrankung des Magens,* des *Pankreas,* des *Dünndarms* und der *Leber* auftreten.
Es finden sich zunächst allgemeine Krankheitszeichen wie Gewichtsverlust, Anämie, Diarrhö und Eiweißmangelödem. Im weiteren Verlauf kommt es zu brennenden Schmerzen der Füße, Verminderung des Vibrationsempfindens, Taubheitsgefühl und motorischen Ausfällen der Fußbinnenmuskulatur, mitunter auch der Fußheber.
Die ASR können im Verlauf erhalten bleiben; Zeichen einer funikulären Myelose können mit ausgeprägter Ataxie das Bild der Polyneuropathie verändern.
Morphologisch und *elektrophysiologisch* zeigen die Polyneuropathien bei Malabsorption vorwiegend Zeichen einer Axondegeneration.
Die *Differentialdiagnose* der Polyneuropathien bei Hypovitaminosen und Mangelernährungen umschließen in erster Linie Polyneuropathien mit überwiegend sensiblen Reiz- und Ausfallsymptomen. Das *„Burning-Feet"- und „Restless Legs"-Syndrom* findet sich insbesondere bei der *diabetischen Polyneuropathie,* die allerdings durch den Glukosespiegel oder -belastungstest diagnostisch gesichert werden kann. Die *Makroglobulinämien Waldenström* zeigen monoklonale Immunglobuline der Klasse M; die *Amyloidose* führt zu entsprechenden Ablagerungen in den Nerven und der Rektumschleimhaut. Immer sind auch toxische, insbesondere die *alkoholische Polyneuropathie* auszuschließen, wobei auch besonders beim chronisch-achylischen Syndrom des Alkoholikers Vitamin-B-Mangelzustände durch Malabsorption oder Eiweißmangel durch Fehlernährung auftreten können. Eine positive Diagnose läßt sich durch den Schilling-Test sowie die Messung von B-Vitaminen erreichen. Daneben besteht bei den Polyneuropathien durch Mangelernährung nicht selten eine funikuläre Myelose mit einer spinalen Ataxie auf Grund einer Hinterstrangläsion. In solchen Fällen sind ein positives Babinski-Phänomen und Blasen-Mastdarm-Störungen als Kennzeichen der Rückenmarksschädigung vorhanden.

Polyneuropathie bei Alkoholismus

Die Entwicklung einer Polyneuropathie zählt zu den häufigsten neurologischen Komplikationen beim chronischen Alkoholismus (202). Es finden sich nicht selten eine zerebelläre Degeneration, psychotische Bilder oder Entzugskrämpfe. Etwa 80% der Patienten mit einem Korsakow-Syndrom zeigen Zeichen einer Polyneuropathie.
Die klinischen Symptome entwickeln sich schleichend an den distalen Abschnitten der unteren Extremitäten. *Eine motorische Schwäche* manifestiert sich zunächst in den Fußhebern; die Wadenmuskulatur ist schmerzhaft. Auch proximale Schwächen oder ein rasch progredientes Aufsteigen der Lähmungen kommen vor. *Sensible Reizzeichen,* wie brennend-prickelnde Parästhesien, lanzinierende Schmerzen und das allen nutritiv-toxischen Polyneuropathien eigene *„Burning-Feet"-Syndrom* sind häufige Frühsymptome der alkoholischen Polyneuropathie (198). Später kommt es zu einem Ausfall aller sensiblen Qualitäten der unteren Extremitäten. Bei einer Verminderung des Vibrations- und Lageempfindens

treten ataktische Gangstörungen auf. Nur selten findet sich beim Alkoholismus die Sonderform der sensorisch-trophischen Polyneuropathie mit dissoziierten Empfindungsstörungen (Bureau-Barrière-Syndrom). Die Symptome dieser Patienten ähneln sehr stark dem klinischen Bild der hereditären sensorischen Polyneuropathie.

Vegetative Funktionsstörungen wie *orthostatische Hypotonie* oder *Blasenlähmungen* sind selten. Störungen der distalen *vaso- und sudomotorischen Funktionen* jedoch sind konstant vorhanden (198).

Hirnnervenausfälle sind nur in wenigen Fällen berichtet worden; im Falle einer Ophthalmoplegie sollte an eine Wernicke-Enzephalopathie gedacht werden. Bei exzessivem Alkoholgenuß und gleichzeitiger Eiweißmangelernährung treten kardiale Komplikationen auf.

Morphologisch finden sich in Suralisbiopsien axonale Degenerationen sowohl myelinisierter als auch unmyelinisierter Nervenfasern. Besonders ausgeprägt sind die Axonuntergänge bei den akuten Formen der alkoholischen Polyneuropathie. Dagegen zeigen die mehr chronischen Erkrankungen sekundär segmentale Demyelinisierung und auch Zeichen der Axonsprossung und Remyelinisierung. Die befallenen Segmente der Nerven sind stärker betroffen als proximale Abschnitte; Nervenwurzeln, Vorderhornzellen und die Hinterstränge zeigen eine sehr unterschiedliche Beteiligung (20, 198).

Die Ursache der alkoholischen Polyneuropathie ist komplex. Neben der experimentell nachweisbaren toxischen Schädigung peripherer Nerven durch Alkohol spielen eine *Eiweißmangel- und kohlenhydratreiche Ernährung* sowie ein Mangel an Vitaminen eine Rolle. Durch die alkoholbedingten Erkrankungen des Magens, der Leber und des Pankreas kommt es zu weiteren Resorptionsstörungen, vor allem der B-Vitamine. Die Rolle eines Mangels an Thiamin und Pyridoxin muß sehr zurückhaltend beurteilt werden, da Versuchstiere mit entsprechenden Hypovitaminosen nur bei gleichzeitiger Eiweißmangelernährung eine Polyneuropathie entwickelten. Ein besserer Zusammenhang besteht offensichtlich zwischen dem Mangel an Vitamin B_1 und B_2 und den Kleinhirn- sowie Hirnstammsymptomen bei Alkoholikern (77, 202).

Der *Liquor cerebro-spinalis* ist in der Regel normal, mitunter finden sich allerdings leichte Eiweißvermehrungen.

Die *Nervenleitungsgeschwindigkeit* kann als Ausdruck der axonalen Schädigung normal sein, findet sich aber oftmals sowohl motorisch als auch sensibel mäßiggradig verzögert. Die Amplituden der sensiblen Nervenaktionspotentiale sind in solchen Fällen reduziert (20). Im *EMG* zeigen die distalen Muskeln der unteren Extremitäten chronische Denervierungszeichen mit gelichteter Interferenz bei verminderter Rekrutierung der Muskeleinheiten.

Differentialdiagnostisch kann eine Abgrenzung von den Polyneuropathien bei *Malabsorption* und *Maldigestion* sehr schwer sein. Die Begleitsymptome des Alkoholismus, wie Hyperhydrose, Haltetremor und Facies alcoholica, können die Diagnose erleichtern. Gleichzeitige zentralnervöse Symptome wie eine Korsakow-Psychose oder eine Wernicke-Enzephalopathie sind charakteristisch für den Alkoholismus (198).

Bei Entziehungskuren mit Disulfiram (Antabus) können Polyneuropathien auftreten, die der alkoholischen Polyneuropathie sehr ähnlich sind (144).

Der Ausschluß einer ebenfalls mit lanzinierenden Schmerzen einhergehenden Tabes dorsalis sollte bei positiver Luesserologie und erhöhter Liquorzellkonzentration nicht schwer sein.

Toxische Polyneuropathien

Zu dieser Gruppe zählen die medikamenteninduzierten und durch exogene Gifte wie Halogenwasserstoffe oder Schwermetalle verursachten Erkrankungen des peripheren Nervensystems. Eine Übersicht über die medikamenteninduzierten Polyneuropathien findet sich bei Spencer u. Schaumburg (180).

Eine ätiologische Zuordnung der toxischen Polyneuropathien nach dem klinischen Erscheinungsbild ist zumeist sehr schwierig. Die Symptome sind unspezifisch variabel und ähneln oftmals denen metabolischer oder anderer nichttoxischer Polyneuropathien.

Das *klinische Bild* der toxischen Polyneuropathie ist geprägt durch die distal-axonale Degeneration der Nervenfasern. Führend sind distal verteilte, überwiegend sensible Symptome der unteren Extremitäten mit schmerzhaften brennenden Parästhesien, im Verlauf der Erkrankung finden sich nicht selten progrediente motorisch-sensible Ausfälle. Der Verlauf der toxischen Polyneuropathien ist zumeist subakut mit einer Progression über wenige Wochen. Die klinischen Symptome treten entweder während wiederholter oder nach einmaliger Exposition für das toxische Agens auf, mitunter auch unter einer Dauereinwirkung von Giften in niedrigen Konzentrationen. Nicht selten findet sich dann zwischen der Exposition und dem Beginn der Polyneuropathie ein freies Intervall, welches ganz besonders typisch für die Triorthokresylphosphat-Polyneuropathie ist (3).

Die *klinischen Symptome* der Polyneuropathie können das Ende der Einwirkung toxischer Substanzen überdauern oder sogar in dieser Phase noch progredient verlaufen. Nicht selten ist neben

den Zeichen der Polyneuropathie auch eine Beteiligung des zentralen Nervensystems in Form einer Enzephalopathie, Myelopathie oder Optikusneuropathie zu beobachten (170).
Da die Labordiagnostik toxischer Substanzen oft unmöglich oder nur eingeschränkt möglich ist, hängt die Diagnose sehr stark von einer guten Anamnese ab, wobei insbesondere Fragen nach der Arbeitsplatzsituation, der Medikamenteneinnahme und den sozialen Umfeldbedingungen wertvolle Aufschlüsse geben können.
Ein gemeinsames *morphologisches Substrat* der toxischen Polyneuropathien ist die distale Axondegeneration vom Typ der „Dying-Back"-Neuropathie oder – nach einer anderen Auffassung – eine lokale distale Axonopathie (168). Anhaltspunkte dafür ergaben sich aus dem Befund einer zeitlich vor einer distalen Axondegeneration und den Zeichen einer Schädigung der Nervenzelle multifokal auftretenden Axonverquellung. Auch die Unterschiede der Ausprägung einer distalen Axonopathie bei Quecksilberexposition und nach Gabe des zellschädigenden Doxorubicin lassen einen primär das distale Axon schädigenden Mechanismus bei den toxischen Polyneuropathien vermuten. Nach diesen initialen Axonverquellungen kommt es rasch zur Wallerschen Degeneration mit sekundärem Markscheidenuntergang. Nur selten werden einmal primär demyelinisierende Veränderungen berichtet. Die Axondegeneration breitet sich subakut von distal nach proximal progredient aus (3).

Medikamenteninduzierte Polyneuropathie

Unter Klioquinol (Mexaform) ist es vorwiegend in Japan zu einer *subakuten Myelooptikoneuropathie* (SMON) gekommen (126). Es entwickelten sich subakut bis akut von den Füßen bis zum Rumpf aufsteigende Parästhesien und Taubheitsgefühle. Das Vibrationsempfinden war bei einer Reduktion aller sensiblen Qualitäten am stärksten betroffen; die ASR fehlten bei den meisten Patienten. Motorische Lähmungen waren an den unteren Extremitäten zu finden; in einigen Fällen wurden Harnentleerungsstörungen beschrieben. Ein Viertel der Patienten zeigte eine Verminderung der Sehschärfe.
Morphologisch fanden sich Axondegenerationen mit sekundärer Demyelinisierung. Entsprechend waren die *sensiblen und motorischen NLG* nur geringfügig vermindert; die distalen Muskeln der unteren Extremitäten zeigten im *EMG Denervierungszeichen.*
Im *Liquor cerebro-spinalis* fand sich in einigen Fällen eine leichte Eiweißvermehrung (87).

Differentialdiagnostisch unterscheiden sich die überwiegend *sensibel aufsteigenden entzündlichen Polyneuropathien* durch eine massive Proteinvermehrung im Liquor; die Sehschärfe ist in der Regel normal.
Unter einer prolongierten Therapie mit *Nitrofurantoin* tritt bei Patienten mit einer eingeschränkten Nierenfunktion eine sensibel-motorische Polyneuropathie auf. Initial finden sich brennende Parästhesien der unteren Extremitäten; wenige Tage nach dem Beginn der Symptome entwickeln sich rasch aufsteigende sensibel-motorische Ausfälle. Autoptische Untersuchungen zeigten auch hier eine Axondegeneration in peripheren Abschnitten des Stammnervs, aber auch in den Hinterwurzeln (126). Die *sensible und motorische NLG* ist leicht vermindert. Im *EMG* finden sich *Denervierungszeichen.*
Differentialdiagnostisch muß wegen der häufig gleichzeitig bestehenden Einschränkung der Nierenfunktion auch an eine *urämische Polyneuropathie* gedacht werden, bei welcher die peripheren Nerven allerdings nur bei massiv eingeschränkter Nierenfunktion verändert sind. Bei Absetzen der Nitrofurantoinmedikation sind alle Symptome rasch wieder rückläufig.
Unter der tuberkulostatischen Behandlung mit *Isonikotinsäurehydrazid* (INH) entwickeln sich bei etwa 10% der langzeitbehandelten Patienten sensible Polyneuropathien (107). Die ersten Symptome sind auch hier brennende Parästhesien an den Füßen, gefolgt von distalen Muskelschwächen. Das Bild gleicht der Polyneuropathie bei Vitamin-B_6-Mangel (77).
Morphologisch finden sich Axondegenerationen myelinisierter und unmyelinisierter Fasern in Suralisbiopsien. *Pathogenetisch* liegt eine INH-bedingte Verminderung des Vitamin B_6 zugrunde. Nach dem Absetzen von INH kommt es langsam zu einer vollständigen Rückbildung der Polyneuropathie. Durch zusätzliche Gabe von Vitamin B_6 kann das Auftreten der Polyneuropathie unter INH-Medikation verhindert werden (94). Andere Tuberkulostatika wie Ethambutol bewirken sensibel-motorische Ausfälle, die klinisch von der INH-Polyneuropathie gut zu unterscheiden sind.
Unter der antibiotischen Behandlung mit *Chloramphenicol* entwickeln sich nur sehr selten reversible, rein sensible Polyneuropathien mit Parästhesien und einer *Verminderung der sensiblen NLG.* Zumeist kommt es zu einer gleichzeitigen Optikusneuritis mit Zentralskotomen. Im Gegensatz hierzu steht bei Therapie mit Streptomycin die Schädigung des N. statoacusticus im Vordergrund, eine Polyneuropathie entwickelt sich nur selten (93).
Unter *Zytostatikatherapie* kommt es mitunter zur Polyneuropathie. Insbesondere wird durch *Vincristin,* welches zur Behandlung von Leukämien und lymphoretikulär-proliferierenden Erkran-

kungen eingesetzt wird, eine Erkrankung des peripheren Nervensystems gefunden. Vincristin ist stark neurotoxisch und ruft bei nahezu allen Patienten eine sensibel-motorische Polyneuropathie hervor. Initial findet sich bei längerer Therapie mit einer Dosierung von 1 mg p.d. ein Verlust der Achillessehnenreflexe und anderer Muskeldehnungsreflexe mit brennenden Parästhesien an Händen und Füßen, welche den sensiblen Ausfällen oft einige Wochen vorausgehen. Die sensiblen Symptome sind in der Regel mild. Im späteren Verlauf kommt es zu Schwächen vor allem der Extensoren der unteren Extremitäten, die mitunter auch ganz isoliert betroffen sein können.

Morphologisch finden sich auch hier axonale Degenerationen. Entsprechend zeigen die *sensiblen und motorischen NLG* auch hier nur eine geringe Verzögerung mit reduzierten Amplituden der Nerven- und Muskelaktionspotentiale. Im *EMG* finden sich vorwiegend in den Extensoren lokalisierte *Denervierungszeichen* (134).

Differentialdiagnostisch unterscheiden sich die Vincristin-Polyneuropathien von den paraneoplastischen Neuropathien durch die typische Verteilung der motorischen Ausfälle und den subakuten Verlauf.

Unter *Vinblastin* sind nur selten manifeste Polyneuropathien berichtet worden, wenngleich geringe klinische Zeichen wie Verlust der Muskeldehnungsreflexe immer wieder beschrieben wurden.

Unter den kardiovaskulär aktiven Medikamenten sind vor allem beim *Perhexilin (Pexid)* und *Amiodaron (Cordaron)* Polyneuropathien beschrieben worden.

Amiodaron ist ein gefäßaktives, jodhaltiges Medikament, das bei koronaren Herzerkrankungen eingesetzt wird. Unter hohen Langzeitdosen entwickeln sich sensibel-motorische Polyneuropathien mit proximalen und distalen motorischen Schwächen. Experimentell konnte bei Ratten durch die Gabe von Amiodaron ebenfalls eine Polyneuropathie mit Verlangsamung der motorischen und sensiblen Nervenleitungsgeschwindigkeit erzeugt werden (141).

Perhexilin verursacht eine sensibel-motorische Polyneuropathie ebenfalls erst nach einer Behandlungsdauer von Monaten bis Jahren. Frühsymptom dieser Nervenerkrankung sind brennende Parästhesien der distalen unteren Extremitäten, gefolgt von sensiblen Störungen aller Qualitäten. Die Muskelschwäche kann auch proximal betont sein. In solchen Fällen zeigt sich eine starke *Eiweißvermehrung im Liquor*. In *Suralisbiopsien* finden sich ausgeprägte Entmarkungen; die *NLG* sind deutlich reduziert (93). Mit der Perhexilin-Polyneuropathie sind regelmäßig eine Gewichtsabnahme sowie Zeichen einer Leberzellschädigung verbunden.

Unter der langdauernden Einnahme von *Hypnotika* können sich ebenfalls sensibel-motorische Polyneuropathien finden.

Methaqualon verursacht mitunter transiente Parästhesien der unteren Extremitäten. Manifeste Polyneuropathien nach längerer Therapie sind an kleinen Patientenzahlen beschrieben worden, mit distal betonten sensibel-motorischen Ausfällen an den oberen und unteren Extremitäten und Verlust der ASR. Alle Symptome verschwanden innerhalb 48 Std. nach Entzug des Medikamentes (74).

Die Polyneuropathien bei *Thalidomid*-Einnahme haben nur noch historisches Interesse, nachdem wegen der Contergan-Mißbildungen das Medikament aus dem Handel gezogen wurde (91a).

Gluthetimid (Doriden) ist dem Thalidomid chemisch ähnlich. Bei Patienten mit Polytoxikomanie wurden neben zentralnervösen Symptomen wie Ataxie, Dysarthrie und Nystagmus nach länger dauernder, hochdosierter Einnahme auch sensible und sensibel-motorische Polyneuropathien beschrieben. Nach dem Absetzen kam es zu rascher, vollständiger Rückbildung der Symptome (93).

Auch bei anderen *Hypnotika, Tranquilizern* oder auch *Thymoleptika* wie *Chlorprotexen* (Truxal), *Imipramin* (Tofranil) wurden vereinzelt Polyneuropathien berichtet.

Unter den *antirheumatischen Medikamenten* sind es vor allem die *Goldsalze,* die zu Erkrankungen des peripheren Nervensystems führen können. Die Inzidenz einer Goldpolyneuropathie durch Natriumaurothiomalat, das seit 1927 in die Rheumatherapie eingeführt wurde, ist mit 0,5 % sehr gering. Es kommt in den meisten Fällen zu asymmetrisch sensibel-motorischen, akut bis subakut verlaufenden Polyneuropathien (126).

Morphologisch fanden sich in den Suralisbiopsien eines Patienten Zeichen einer akuten Axondegeneration (201). Der Liquor cerebro-spinalis war teils normal, teils war die Eiweißkonzentration leicht erhöht (74).

Als Ursache wird eine allergische Reaktion auf Goldsalze eher vermutet als eine direkte toxische Einwirkung, da die Dosis mit dem Schweregrad der Polyneuropathie nur sehr schlecht zu korrelieren war und allergische Hautreaktionen nicht selten mit der Polyneuropathie vergesellschaftet sind (126).

Unter den *Antiepileptika* wurde besonders bei *Hydantoinpräparaten* neben den ZNS-Komplikationen wie Schwindel, Nystagmus und Ataxie eine milde, oft nur subklinisch vorhandene Polyneuropathie beschrieben. Die Patienten zeigten klinisch eine Abschwächung des Vibrations- und Lageempfindens und der Muskeleigenreflexe. Motorische Ausfälle konnten auch nach einer Langzeitbehandlung nie gefunden werden (126). Dagegen waren elektrophysiologische Veränderungen zu messen, wie verminderte Nervenaktionspotentia-

le und eine Verlangsamung der NLG im N. peronaeus und im N. suralis (104).
Morphologisch fand sich eine Affektion kleiner motorischer Fasern.
Pathogenetisch kann ein bei der Hydantointherapie häufig zu beobachtender Folsäuremangel eine Rolle spielen. Nach Absetzen des Medikamentes bilden sich die Symptome wieder vollständig zurück.
Disulfiram (Antabus) wird zur Entzugsbehandlung von Alkoholikern eingesetzt und führt bei Alkoholgenuß zu Erbrechen, Übelkeit, Schweißausbrüchen und Herzjagen, mitunter auch zu schwersten Hypotonien. Überwiegend *sensible Polyneuropathien* treten selten und nur bei solchen Patienten auf, die längere Zeit mit hohen Dosen behandelt wurden. Es kommt zu einem Ausfall der ASR. Muskelschmerzen finden sich im Gegensatz zur alkoholischen Polyneuropathie nicht (91). *Morphologisch* ist in Suralisbiopsien die Zahl der bemarkten Fasern im Querschnitt deutlich vermindert. Der *Liquor cerebro-spinalis* ist in der Regel normal, die *sensiblen NLG* zumeist leicht verlangsamt, mit einer Reduktion der Amplitude der Nervenaktionspotentiale.
Der Mechanismus der Disulfiram-Polyneuropathie ist nicht restlos geklärt, wahrscheinlich spielen metabolische Bruchstücke des Medikamentes eine wichtige Rolle (144).
Dapson wird zur Behandlung der Lepra und zur Therapie von Dermatitiden angewandt. Nach längerer Einnahme entwickeln die Patienten gelegentlich ausgeprägte motorische Polyneuropathien mit Atrophien an den oberen und unteren Extremitäten. Die sensiblen Ausfälle sind allenfalls geringgradig und stehen hinter den motorischen Lähmungen ganz zurück (100). Die *sensible NLG* ist in der Regel nicht eingeschränkt; die *EMG-Untersuchung* zeigt Zeichen der Faserdegeneration mit pathologischer Spontanaktivität in Form von Fibrillationen und positiven Wellen.
Der *Pathomechanismus* dieser Polyneuropathie ist ungeklärt; möglicherweise beruht der toxische Effekt von Dapson auf einer Hemmung der Acetylierung (98).

Durch organisch-toxische Substanzen induzierte Polyneuropathien

Die Polyneuropathien durch organische Lösungsmittel haben in den letzten Jahren an Bedeutung gewonnen, insbesondere dadurch, daß diese Substanzen in der Drogenszene wegen ihrer leichten Verfügbarkeit in Lackverdünnern und Klebstoffen allgemein zugänglich sind. Daneben steigt die Exposition am Arbeitsplatz, insbesondere in der kunststoffverarbeitenden Industrie (93).

Organisch-toxische Substanzen sind:

Hexacarbone (n-Hexan, Methyl-n-butylketon),
Acrylamid,
Trichloräthylen,
Methylbromid
Triorthokresylphosphat,
DDT,
Schwefelkohlenstoff,
Kohlenmonoxid.

Hexacarbon-Polyneuropathie

Die neurotoxische Wirkung von Hexacarbonverbindungen ist erst relativ kurze Zeit bekannt und hat wegen ihrer Bedeutung als Industriegift und wegen ihrer ungewöhnlichen pathologischen Manifestation klinisches und experimentelles Interesse gefunden.
n-Hexan und Methyl-n-butylketon sind Bestandteil vieler Klebstoffe, die in der Lack- und Schuhindustrie verwendet werden. Erste Berichte über Erkrankungen des peripheren Nervensystems stammen aus Japan und Italien, wo diese Erkrankung 1976 als „Schuhmacherpolyneuropathie" bekannt wurde (2, 170). Daneben spielt der Mißbrauch von n-Hexan durch Angehörige der Drogenszene eine große Rolle (6). Die zumeist jugendlichen Süchtigen atmen dabei die Lösungsmitteldämpfe von Klebstoffen ein, deren Anteil an n-Hexacarbonen zu Euphorie- und Rauschzuständen führt. Viele dieser *„Leimschnüffler"* wie auch die Arbeiter der Schuh- und Plastikindustrie entwickeln nach monatelanger Exposition klinische *Symptome einer Polyneuropathie* (5).
Klinisch kommt es zunächst nach Übelkeit und chronischen Kopfschmerzen zu einem Ausfall aller sensiblen Qualitäten an den unteren Extremitäten, gefolgt von progredienten motorischen Symptomen. In schweren Verläufen finden sich auch Lähmungserscheinungen aller vier Extremitäten mit einem Verlust der Muskeleigenreflexe. Die Symptome verlaufen auch nach Beendigung der Hexacarbonexposition noch progredient und bilden sich dann langsam in umgekehrter Reihenfolge ihrer Entwicklung wieder zurück. Mitunter finden sich leichte Symptome einer Beteiligung spinaler Bahnen, jedoch nie in dem Ausmaß wie z.B. bei der *Triorthokresylphosphat-Polyneuropathie* (97).
Morphologisch beginnen die Veränderungen mit massiven multifokal und distal angeordneten Verquellungen der Axone dickkalibriger Nervenfasern mit einer Verklumpung der Neurofilamente. Die Veränderungen breiten sich nach proximal aus. Mit der Axonschwellung kommt es zu einer sekundären Markscheidenschädigung in der paradonalen Region der Nervenfasern (3).
Mit der Schwellung gut korreliert findet sich eine

massive Reduktion der Nervenleitungsgeschwindigkeit, die in ihrem Ausmaß den primär demyelinisierenden Polyneuropathien ähnlich ist (98).
Die *Differentialdiagnose* umfaßt die entzündlichen und toxisch-nutritiven Polyneuropathien und kann sehr schwierig sein, wenn eine Exposition beruflich oder ein Abusus im Sinne des „Leimschnüffelns" nicht evident sind.

Acrylamid-Polyneuropathie

Acrylamid wird in der Industrie als Grundsubstanz für die Polymerisation von Trägersäulen und als Isoliermaterial in der Bauindustrie verwendet. Es dient zur Wasserklärung und biochemischen Substanzreinigung, z. B. in Form von ionenbeschichteten Säulen. Neurotoxische Eigenschaften besitzt allein die monomere Substanz. Die Absorption erfolgt zumeist über die Haut. Daher finden sich nicht selten Kontaktdermatitiden mit Hautablösungen sowie trophische Störungen mit Hyperhydrosis der Hände und Füße (93).
Klinisch entwickelt sich in den meisten Fällen eine sensibel-motorische Polyneuropathie, die gelegentlich von einer Harnretention begleitet ist. Das Lageempfinden ist mitunter stark eingeschränkt, so daß die Patienten eine sensible Ataxie entwickeln. Im weiteren Verlauf kommt es zu Muskelschwächen und Atrophien der unteren Extremitäten (180).
Morphologisch finden sich distale Axondegenerationen mit Verklumpung der Neurofilamente und Axonverquellungen, wie oben beschrieben (53).
Die *sensible NLG* ist in der Regel nur wenig reduziert, im Gegensatz zu den deutlich in ihrer Amplitude reduzierten Nervenaktions- und Muskelsummenpotentialen nach Stimulation des peripheren Nervs. Das *EMG* zeigt deutliche Zeichen pathologischer Spontanaktivität im Sinne einer akuten Denervierung.
Pathogenetisch wird eine Blockierung des Axontransports durch die Inaktivierung von Sulphydrilgruppen angenommen. Daneben ist auch eine Zellschädigung mit sekundärer Axondegeneration oder auch eine direkte Axonschädigung durch distale Akkumulation von Acrylamid in den Nervenfasern diskutiert worden (168).
Nach Beendigung der Exposition für Acrylamid bessern sich die Symptome langsam wieder.

Trichloräthylen-Polyneuropathie

Trichloräthylen wird zur Oberflächenanästhesie und als Fettlösungsmittel verwendet. Die Substanz hat eine besondere Affinität zum N. trigeminus; es kommen aber auch kraniale Neuropathien mit einer Beteiligung der Nn. oculomotorius, facialis oder glossopharyngeus vor. Die Symptome treten 1–2 Tage nach der Exposition mit Trichloräthylen auf. Toxisch wirkt hierbei das Spaltprodukt Dichloracetylen. Der Nachweis einer Exposition gelingt durch die Messung der Substanzen im Urin (45, 74).

Methylbromid-Polyneuropathie

Methylbromid, das heute im wesentlichen noch als Kühlmittel industriell Verwendung findet, verursacht eine Enzephalopathie und nur in seltenen Fällen – bei langdauernder Exposition – eine Polyneuropathie. Diese Substanz wirkt wahrscheinlich, ähnlich wie Acrylamid, über eine Blockierung von Sulphydrilgruppen (93).

Triorthokresylphosphat-Polyneuropathie

Für eine ganze Reihe von Phosphorverbindungen sind neurotoxische Wirkungen mit einer Beeinträchtigung sowohl des zentralen als auch des peripheren Nervensystems bekannt. Die bekannteste Verbindung ist das *Triorthokresylphosphat,* ein geruchloses technisches Öl, das mehrfach bei Massenvergiftungen eine Rolle gespielt hat. So kam es in den USA zur Zeit der Prohibition zu einer Ingwerschnapsvergiftung („Ginger-Jack") und zu einer Massenvergiftung in Marokko 1959 durch verunreinigtes Speiseöl (93).
Die *klinischen Symptome* zeigen sich 1–3 Wochen nach der Aufnahme der Substanz mit der Entwicklung einer sensibel-motorischen Polyneuropathie. Die Patienten klagen über krampfartige Wadenschmerzen, distale Parästhesien der unteren Extremitäten, gefolgt von Lähmungen der Fußhebermuskulatur. Die Lähmungen greifen im Verlauf der Erkrankung auf die oberen Extremitäten über. Nicht selten finden sich auch distale Störungen der Vasomotorik und Hyperhidrosis als Frühsymptom; mitunter treten auch Blasenlähmungen mit Harnretention auf. Die ASR sind schon früh im Krankheitsverlauf erloschen, die übrigen Muskeldehnungsreflexe lebhaft bis brüsk, mitunter auch gesteigert. Als Ausdruck der Beteiligung medullärer Bahnen entwickelt sich bei zahlreichen Patienten zusätzlich zur Polyneuropathie eine spastische Paraparese. Die Rückbildung der Polyneuropathie erfolgt sehr zögernd über viele Monate; die spastische Paraparese zeigt nur eine geringe Rückbildungstendenz und bleibt als Residualzustand zumeist bestehen (146).
Morphologisch finden sich distale Axondegenerationen und eine Vermehrung des endoneuronalen Kollagens. In den Vorderhornzellen treten Chromatolysen auf. Die *NLG* ist zumeist verzögert; das *EMG* zeigt Zeichen der akuten Denervierung, die in den distalen Muskeln der unteren Extremitäten betont sind.
Pathogenetisch ist für die Neurotoxizität die allen Phosphorverbindungen eigene Hemmung der

Cholinesterase verantwortlich. Die Behandlung durch Atropin kann zwar die Symptome der cholinergen Hemmung beseitigen, nicht aber die Axondegeneration im peripheren und zentralen Nervensystem (31). Die *Differentialdiagnose* der Triorthokresylphosphat-Vergiftung umfaßt vor allem Erkrankungen, die mit einer Schädigung des 1. und 2. Motoneurons einhergehen. So muß in weiter fortgeschrittenen Fällen mit deutlichen Faszikulationen und Atrophien der distalen Extremitätenmuskulatur besonders eine *amyotrophische Lateralsklerose* ausgeschlossen werden. Im weiteren Verlauf unterscheidet sich die motorische Systemerkrankung durch ihre rasche Progredienz. Wenn die peripheren Lähmungen abgeklungen sind, müssen *spinale raumfordernde* oder *entzündlich-immunologische Erkrankungen* bedacht werden, wie z. B. eine *spinale multiple Sklerose.* Beim *Lathyrismus* fehlen die vorhergehenden Symptome einer Polyneuropathie.

DDT-Polyneuropathie

Dichlordiphenyltrichloräthylen (DDT), das als Kontaktinsektizid eingesetzt wird, kann neben zentralnervösen Symptomen wie Tremor, Ataxie, Konvulsionen und Koma bei längerer Exposition in niedrigen Dosen auch zu einer symmetrischen Erkrankung des peripheren Nervensystems führen. Es kommt zu distalen Parästhesien von brennend-kribbelndem Charakter, Muskelkrämpfen und leichten motorischen Schwächen, die überwiegend an den Streckmuskeln der oberen und unteren Extremitäten auftreten (93).
Schwefelkohlenstoff (CS_2) wird in der Gummi- und Kunststoffabrikation verwendet und durch die Haut und die Atemwege aufgenommen. Unter den heutigen Arbeitsplatzbedingungen sind neurotoxische Krankheitsbilder nicht mehr vorhanden. Die akuten Intoxikationen gehen mit zentralnervösen Symptomen wie Kopfschmerz, Übelkeit und Erbrechen, Schwindel und Erweiterung der Pupillen einher. Psychische Veränderungen bis hin zum Koma sind beobachtet worden (34). Bei langdauernder Exposition in niedriger Konzentration treten Symptome einer sensibel-motorischen Polyneuropathie auf. Initial stehen dabei brennende Parästhesien der Hände und Füße sowie Kältemißempfindungen im Vordergrund. Nicht selten finden sich sensible Ataxien, die an eine Pseudotabes diabetica denken lassen, oder auch dissoziierte sensible Ausfälle. Den sensiblen Reizsymptomen folgen rasch motorische Lähmungen der Streckmuskulatur an Armen und Beinen. Trophische Veränderungen mit Schwellung, Zyanose und Potenzstörungen sind in der Regel ebenfalls vorhanden. Selten kommt es zu einer Optikusneuropathie; dagegen sind extrapyramidal-motorische Symptome und psychische Veränderungen beschrieben worden (180).
Die Rückbildung der Symptome ist zumeist schlecht; auch 3–5 Jahre nach der Erkrankung finden sich noch Ausfälle des peripheren und zentralen Nervensystems.
Morphologische Untersuchungen an Menschen fehlen weitgehend. Bei der experimentellen Polyneuropathie von Hunden und Katzen waren die distalen Latenzen der Nervenleitungsgeschwindigkeiten verlangsamt (74).
Als Ursache wird eine ähnliche Funktionsstörung wie bei Disulfiram diskutiert, welches im Stoffwechsel zu CS_2 metabolisiert wird und Enzymfunktionen hemmt.
Differentialdiagnostisch muß vor allem an eine diabetische Polyneuropathie oder auch an eine Amyloidpolyneuropathie gedacht werden.

Polyneuropathie bei Schwermetallintoxikationen

Die Häufigkeit der Intoxikationen mit verschiedenen Schwermetallen und Metalloiden sowie die Verteilung der betroffenen Personen entsprechend ihrer beruflichen und familiären Situation haben sich im Laufe der Jahre geändert. Berichte über die Toxizität bestimmter Stoffe haben deren Vermeidung mit entsprechenden Arbeitsplatzvorschriften zur Folge.

Bleipolyneuropathien

Blei kommt in Ländern mit einer entwickelten Industrie allgegenwärtig vor. Die Aufnahme erfolgt oral oder – häufiger – über die Lunge durch Inhalation, wobei dem Benzinzusatz in Form von Tetraäthylenblei eine besondere Rolle zukommt (119). In früheren Jahren war der Bleigehalt verschiedener Farben oder auch im Kinderspielzeug relativ hoch. Intoxikationen sind auch über eine Trinkwasserversorgung aus Bleirohren oder bei Arbeiten in Batteriefabriken berichtet worden.
Allgemein-klinische Symptome manifestieren sich als Abdominalkoliken, Gewichtsverlust und Verstopfung, Bleigicht. Bei längerer Exposition findet sich ein Bleisaum am Zahnfleisch (93).
Klinisch-neurologisch unterscheiden sich die Bleipolyneuropathien sehr deutlich von den übrigen toxischen Erkrankungen des peripheren Nervensystems. Zum einen sind die oberen Extremitäten stärker betroffen als die unteren Extremitäten. Es kommt zu einer Schwerpunktverteilung, wobei die Finger- und Handextensoren sowie die Supination deutlich eingeschränkt sind, so daß das Bild einer Mononeuritis multiplex des N. radialis entsteht. Andererseits sind kaum oder gar keine sensiblen Ausfälle vorhanden, so daß auch ein Bild ähnlich einer spinalen Muskelatrophie oder amyotrophen Lateralsklerose vorgetäuscht werden kann (35, 95). Nur bei Kindern findet sich das Bild einer sensibel-motorischen Polyneuropathie.

Gelegentlich findet sich ein Befall der Hirnnerven, wobei neben Optikusatrophien Augenmuskel- und Gaumensegellähmungen beschrieben worden sind (149).
Die Pathologie der Bleineuropathie ist nicht gänzlich geklärt. Die wenigen morphologischen autoptischen oder bioptischen Untersuchungen zeigten eine axonale Degeneration. Dagegen fanden sich experimentell ein ausgeprägtes endoneurales Ödem sowie Bleieinlagerungen in die Schwann-Zellen mit nachfolgender Demyelinisierung (98, 152).
Die *Diagnose* einer Bleineuropathie stützt sich auf die Zeichen der Intoxikation oder Bleikontamination. So findet sich eine Bleianämie mit toxischer Tüpfelung der Erythrozyten. Im Plasma sind die Bleispiegel erhöht; die Urinausscheidung findet sich entsprechend vermehrt. Als indirekter Indikator einer Bleiintoxikation zeigen sich erhöhte Konzentrationen von freiem Erythrozytenporphyrin oder auch Deltaaminolaevulinsäure im Urin (93).
Die *Differentialdiagnose* der Bleipolyneuropathie umfaßt neben einer *spinalen Muskelatrophie* auch die *amyotrophische Lateralsklerose.* Diese zeigt im Gegensatz zur Bleipolyneuropathie eine Reflexsteigerung durch eine Beteiligung des 1. Motoneurons. Bei der Abgrenzung gegenüber den Polyneuropathien bei *Porphyrie,* die ebenfalls mit abdominellen Koliken einhergehen können, läßt sich neben Deltaaminolaevulinsäure Porphobilinogen im Urin nachweisen. Im Anfangsstadium kann die Differentialdiagnose gegenüber umschriebenen Neuropathien, Tarsaltunnelsyndrom oder Radialisparesen anderer Ursache oder auch gegenüber einem C7-Wurzelsyndrom sehr schwierig sein.

Thalliumpolyneuropathie

Thalliumvergiftungen in krimineller oder suizider Absicht sind heute seltener geworden. Intoxikationen können vor allem bei Kindern durch Ratten- oder Mäusegifte oder auch thalliumhaltige Insektizide vorkommen oder durch die früher gebräuchlichen thalliumhaltigen Enthaarungsmittel verursacht werden (39).
Polyneuropathien entwickeln sich bei akuten Thalliumintoxikationen 10–14 Tage nach der Giftaufnahme, nicht selten auch nach einem unterschiedlich langen freien Intervall.
Die Patienten zeigen klinisch, nach einer vorübergehenden Episode mit abdominellen Koliken, Erbrechen, Diarrhöen und Obstipationen, brennend-quälende, kausalgiforme Schmerzen der Füße. Das Gehvermögen ist schmerzhaft eingeschränkt; jede Berührung verursacht brennende Mißempfindungen. Im weiteren Verlauf der Erkrankung kommt es zu einem Verlust des Druck- und Berührungsempfindens bei erhaltenem Lage- und Vibrationssinn. Es bestehen Myalgien und z.T. unerträgliche Arthralgien sowie eine Druckschmerzhaftigkeit der Nervenstämme. Die Muskelschwäche ist zumeist distal an den unteren Extremitäten betont. An den oberen Extremitäten werden erst im weiteren Krankheitsverlauf sensible und motorische Ausfälle beobachtet (154).
Die *Muskeldehnungsreflexe* sind zu Beginn der Polyneuropathie erhalten; vielfach ist das Reflexniveau lebhaft, gefolgt von einer Abschwächung der ASR. In einigen Fällen mit proximaler Muskelschwäche sind die PSR erloschen.
Alle Hirnnerven können betroffen sein, mit Ausnahme des N. opticus und des N. statoacusticus, die nur sehr selten pathologische Veränderungen aufweisen. Neben den sensibel-motorischen Funktionen findet sich eine ausgeprägte Beteiligung des autonomen Nervensystems mit Tachykardien, hypertensiven Krisen mit pektanginösen Beschwerden, Hyperhidrosis und Hypersalivation. Häufig treten psychotisch-mentale Veränderungen auf. Ähnlich wie bei der Arsenintoxikation kommt es 2–4 Wochen nach der Giftaufnahme zu einem massiven generalisierten Haarausfall, lediglich das mediane Drittel der Augen-

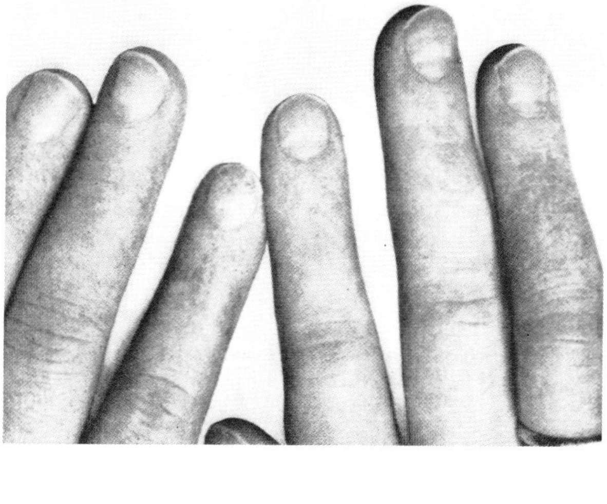

Abb. 1.**9** Mees-Streifen bei Thalliumvergiftung

brauen bleibt erhalten. Die später wieder nachwachsenden Haare stehen dichter und haben in der Regel eine kräftigere, dunkle Färbung. Etwa 2 Monate nach der Intoxikation treten Nagelveränderungen auf, die als „Mees“-Streifen beschrieben wurden (Abb. 1.**9**). Bei einem Nagelwachstum von ca. 1 mm pro Woche läßt sich aus dem Abstand dieser Nagelveränderung von der Nagelwurzel der Zeitpunkt der Intoxikation relativ genau abschätzen (62, 154).

Laborchemisch ist der Thalliumnachweis innerhalb von 2–3 Wochen nach der Giftaufnahme in Stuhl und Urin positiv; in den Haaren und Nägeln läßt sich Thallium bis zu 8 Wochen nach der Intoxikation nachweisen. Eine relativ empfindliche Frühdiagnose ist durch die frühestens am 4. Tag nach Giftaufnahme sichtbare Melaninablagerung um die Haarwurzeln, die sog. *Widy-Reaktion,* möglich (206).

Der *Liquor cerebro-spinalis* zeigt sehr häufig eine Eiweißvermehrung, die allerdings nur selten über 100 mg hinausgeht. Mitunter allerdings finden sich Liquorproteinkonzentrationen wie bei einem akuten Guillain-Barré-Syndrom. Die *motorischen und sensiblen Nervenleitungsgeschwindigkeiten* zeigen eine leichte Verlangsamung; im *EMG* finden sich vorwiegend in distalen Muskeln leichte Denervierungszeichen (111).

Morphologisch weisen die distalen Nervenabschnitte eine Wallersche Degeneration sowohl motorischer als auch sensibler und autonomer Nervenfasern auf. Daneben besteht eine Schädigung sensibler Ganglien- sowie motorischer Vorderhornzellen. Experimentell fanden sich nach Thalliumintoxikation eine ausgeprägte Schädigung von Mitochondrien sowie eine Anreicherung des Schwermetalls im Bereich der distalen Axone (62).

Pathogenetisch liegt dieser Schädigung wahrscheinlich eine thalliumbedingte Blockierung mitochondrialer Schwefelgruppen zugrunde mit einer nachfolgenden Unterbrechung der oxidativen Phosphorylierung (180).

Differentialdiagnostisch muß vor allem eine *Arsenpolyneuropathie* ausgeschlossen werden, welche im Gegensatz zur Thalliumintoxikation keine so ausgeprägten initialen Schmerzsymptome verursacht. Daneben fehlen die Widy-Reaktion sowie die ausgeprägte, zumeist totale Alopezie. Die *Abgrenzung gegenüber aufsteigenden Polyneuroradikulopathien* mit entsprechenden Liquorveränderungen und Hirnnervenbeteiligung gelingt aufgrund der fast immer begleitenden psychischmentalen Veränderungen, die die Patienten mit einer Thalliumintoxikation zeigen. Die ebenfalls mit abdominellen Koliken und psychotischen Veränderungen einhergehende Polyneuropathie bei *akut intermittierender Porphyrie* sind laborchemisch durch den Schwartz-Watson-Test mit erhöhten Spiegeln von Porphobilinogen abzugrenzen; dagegen zeigen Thalliumintoxikationen zumeist eine Vermehrung von Copro- und Uroporphyrin im Harn (67, 93). Im Spätstadium mit Haarausfällen und Nagelveränderungen ist die Differentialdiagnose nicht schwer. Initial jedoch muß an andere *toxisch-nutritive Polyneuropathien* gedacht werden, bei welchen brennende Mißempfindungen in Form des „Burning-Feet“-Syndroms im Vordergrund stehen (77). Eine Unterscheidung kann schwer werden, wenn beide Pathomechanismen in Frage kommen, wie die nachfolgende Fallbeschreibung zeigen kann (33).

Fallbeschreibung: Ein 38jähriger Heimkehrer aus russischer Kriegsgefangenschaft wurde mit rasch progredienten, schmerzhaften Paresen der unteren Extremitäten stationär aufgenommen. Er hatte eine Alopezie und gab an, daß er wenige Wochen vor dem Auftreten der Beschwerden Rattengift gestreut habe. Die klinischen Symptome mit einer schmerzhaften Überempfindlichkeit gegen Berührungsschmerz und elektrische Reize, kombiniert mit schlaffen Paresen der unteren Extremitäten bei gut auslösbarem PSR und fehlendem ASR, wurden als typisch für eine Thalliumneuropathie angesehen. Die oberen Extremitäten zeigten keine neurologischen Ausfälle, jedoch ließen sich Mees-Streifen nachweisen. Der Liquor zeigte bei normaler Zellzahl eine Eiweißvermehrung mit Rechtsverschiebung der Mastixkurve. Die akut progrediente Alopezie führte zu einem totalen Verlust der Haupthaare, die kräftig und dunkel gefärbt wieder nachgewachsen sind.

Wenige Wochen nach der Entlassung wurde der Patient erneut mit schweren Symptomen einer Thalliumvergiftung eingewiesen, ohne daß jedoch der Nachweis aus den Haaren gelang.

Arsenpolyneuropathie

Während Arsenpolyneuropathien bei uns heute nur relativ selten vorkommen, stellen sie in anderen Zentren das Hauptkontingent der Schwermetallpolyneuropathien dar. Giftmorde mit Arsen haben nur noch historisches Interesse; die Zufuhr in suizidaler Absicht ist allerdings noch relativ häufig (95).

Es sind mehrere Intoxikationsmechanismen bekannt:

1. die exzessive Einnahme von arsenhaltigen Medikamenten wie Arsphenamid oder Fowler-Lösung gegen Asthma,
2. die Verwendung arsenhaltiger Pflanzenschutzmittel, die früher besonders im Weinanbau gebräuchlich waren, heute aber verboten sind, oder
3. die Kontamination über Farbstoffe und Tapeten, die mit dem arsenhaltigen Schweinfurter Grün hergestellt wurden.

Die *klinischen Symptome* der Arsenintoxikation hängen von der Menge und der Applikationsdauer einerseits sowie von der individuellen Arsentoleranz andererseits ab. Allgemein-klinisch kommt es bei subakuten und chronischen Arsenintoxikationen zu abdominellen Koliken mit Reiswasser-

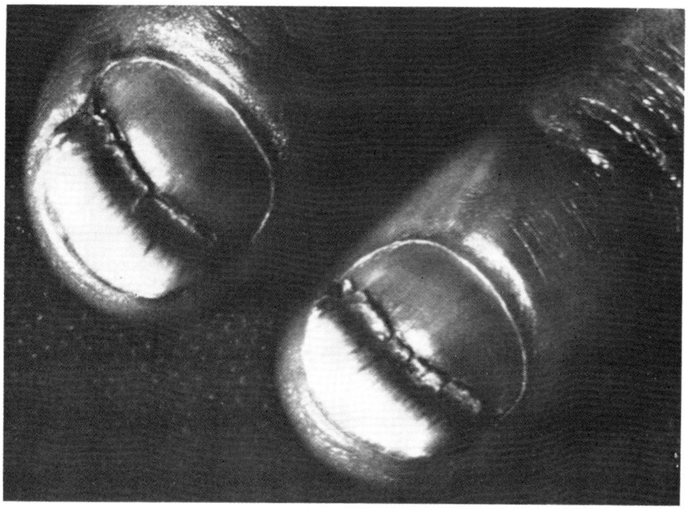

Abb. 1.**10** Mees-Streifen mit Beau-Reil-Querfurchen bei einer Arsenpolyneuritis

stühlen. Die Patienten klagen über brennende Schmerzen im Ösophagus und Magen, trockene Mundschleimhaut und Durstgefühl. Nicht selten treten Harnretentionen auf und infolge des massiven Flüssigkeitsverlustes Kreislaufkollapszustände (93). Charakteristische Spätsymptome wie die Mees-Streifen der Nägel (Abb. 1.**10**), die Arsenmelanose der Haut oder auch Hyperkeratosen an Händen und Füßen, Hals und Gesicht treten erst viele Wochen bis Monate nach der Intoxikation auf. Mitunter kommt es auch zum Haarausfall, der allerdings selten so stark ausgeprägt ist wie bei Thalliumintoxikationen.

Klinisch-neurologisch findet sich 10 Tage bis 3 Wochen nach der Arsenaufnahme eine sehr symmetrische, sensibel-motorische Polyneuropathie, die an den unteren Extremitäten stärker als an den oberen ausgeprägt ist. Initial treten Reizsymptome auf wie brennende Schmerzen der Füße, gefolgt von sensiblen Ausfällen aller Qualitäten in socken- und handschuhförmiger Verteilung. Die motorischen Lähmungen sind distal beinbetont; mitunter findet sich ein Schwerpunkt der motorischen Ausfälle in den Fußhebern und den Extensoren der Hände und Finger. Nach akuten Arsenintoxikationen kann auch eine innerhalb weniger Tage rasch sich entwickelnde Polyneuropathie auftreten, die nur schwer von entzündlich aufsteigenden Lähmungen zu unterscheiden ist. Die Symptome bilden sich zumeist nur langsam und inkomplett zurück (95).

Der *Liquor cerebro-spinalis* ist normal, kann bei den rasch aufsteigenden Polyneuropathien als Zeichen einer radikulären Beteiligung aber auch eine Eiweißvermehrung aufweisen.

Die *sensiblen und motorischen NLGs* sind mäßiggradig verlangsamt, die evozierten Muskelpotentiale sind bei proximaler Stimulation in ihrer Amplitude deutlich reduziert, bei Stimulation über distalen Nervenabschnitten aber normal. Im *EMG* finden sich Denervierungszeichen in Form positiv scharfer Wellen, mitunter auch Faszikulationen (127).

Umfassende Studien zu den *morphologischen Veränderungen* aus Suralisbiopsien sind nur begrenzt vorhanden. Im Vordergrund stehen Degenerationen myelinisierter Fasern mit sekundärem Zerfall der Markscheiden. Diese Veränderungen finden sich vermehrt in proximalen Abschnitten der Stammnerven, ein Befund, der mit den elektroneurographischen Veränderungen in guter Übereinstimmung steht. Mitunter finden sich auch Schädigungen der motorischen Vorderhornzellen (95, 98, 127).

Pathogenetisch scheint es über die Hemmung von Sulfhydrilgruppen zu einer Blockierung von Enzymen des oxidativen Stoffwechsels zu kommen.

Die *Diagnose einer Arsenintoxikation* ist nicht schwer, wenn die oben genannten charakteristischen Symptome der Haut und Hautanhangsgebilde beachtet werden. Da diese allerdings erst mit einer unterschiedlich langen Verzögerung auftreten und nicht pathognomonisch für die Arsenpolyneuropathie sind – so treten Mees-Streifen auch bei Thalliumintoxikation, bei Scharlach und Diphtherie oder Typhus auf –, muß die Diagnose durch die Messung des Arsengehaltes im Urin, in den Haaren und Nägeln gestellt werden. Der Arsengehalt in den Mees-Streifen ist besonders hoch (205).

Differentialdiagnostisch muß vor allem die Thalliumpolyneuropathie ausgeschlossen werden, bei welcher die quälenden, brennenden Schmerzen sehr viel stärker ausgeprägt sind. Auch ist im Falle der Arsenintoxikation der Haarausfall weniger stark ausgeprägt als bei den Thalliumintoxikationen. Bei rasch progredienten aufsteigenden Polyneuropathien einer akuten Arsenintoxikation kann die Differentialdiagnose gegenüber dem

Guillain-Barré-Syndrom schwierig sein. Die bei einer akuten Intoxikation zumeist auftretenden deliranten Symptome einer Arsenenzephalopathie fehlen beim Guillain-Barré-Syndrom. Bei mehreren Episoden einer Vergiftung kann das Bild einer chronisch-rezidivierenden Polyneuroradikulopathie entstehen. Die Diagnose kann dann lediglich aus dem weiteren Krankheitsverlauf, der Messung von Arsen in Haaren und Urin oder nach dem Auftreten von typischen Nagelveränderungen oder Hauteffloreszenzen gestellt werden (33).

Fallbericht: Wie schwierig die Differentialdiagnose der Arsenpolyneuropathie sein kann, zeigte sich im Falle eines 51jährigen Patienten, der mit einer schon länger dauernden progredienten Alopezie und Mees-Streifen, die bereits den oberen Nagelrand erreicht hatten, unter dem Verdacht auf eine Thalliumintoxikation stationär aufgenommen worden war.
Klinisch standen sensible Ausfälle und Parästhesien, Aufhebung des Vibrationsempfindens an den oberen und unteren Extremitäten mit sensibler Ataxie, handschuh- und strumpfförmiger Hypästhesie und Hypalgesie im Vordergrund. Die Muskeleigenreflexe an den oberen Extremitäten sowie die PSR waren lebhaft auslösbar; die ASR fehlten beidseits. Die für die Thalliumpolyneuropathie charakteristischen brennenden Schmerzen fehlten initial. Der Patient berichtete, daß die Erkrankung 1965 mit Hauteffloreszenzen an den Unterschenkeln begonnen habe, die mit bräunlich pigmentierten Flecken abgeheilt seien. In den Händen sei ein Kältegefühl aufgetreten; außerdem habe er das Gefühl gehabt, auf einem dicken Teppich zu laufen. Diese Symptome hatten zur Verdachtsdiagnose einer Polyneuropathie geführt. 3 Jahre später kam es zu kolikartigen Bauchschmerzen mit ausgeprägten Diarrhöen und Gliederschmerzen. Im Gefolge dieser Beschwerden seien kleinfleckig-bräunliche Exantheme an den Handrükken und Unterarmen aufgetreten sowie eine Blasenbildung an der Handinnenfläche bemerkt worden. Gleichzeitig wurden Nagelveränderungen sowie ein diffuser Haarausfall beobachtet, der zu einer vollständigen Alopezie führte. An den Fußsohlen kam es zu schmerzlosen Ulzera mit hyperkeratotischen Rändern.
Die Hautveränderungen und die abdominalen Koliken ließen an eine Porphyrie denken, jedoch blieben alle Untersuchungsbefunde negativ. Der Nachweis einer hohen Arsenkonzentration im gerichtsmedizinischen Institut der Universität München sicherte letztlich die Diagnose einer Arsenintoxikation. Die Art der Arsenintoxikation konnte nicht aufgeklärt werden.

Quecksilberpolyneuropathie

Intoxikationen kommen bei Expositionen für organische und anorganische Quecksilberverbindungen vor. Die Aufnahme in den Körper erfolgt über die Atemwege, den Magen-Darm-Trakt oder auch durch die Haut. Ein besonderes Risiko für eine Quecksilberintoxikation besteht in der Herstellung von Thermometern, Barometern, Spiegeln, Vakuumpumpen und ähnlichen Geräten. Quecksilbernitrat wird zur Herstellung von Filzhüten verwendet, aromatische Quecksilberverbindungen kommen in der elektrochemischen Industrie vor. Eine weitere Quelle sind Quecksilbersalze, die als Fungizide in der Saatgetreidekonservierung eingesetzt und dann beim Säen als Staub über die Lungen aufgenommen werden. Eine endemische Quecksilberintoxikation über den Verzehr verseuchter Fische trat bei Bewohnern der Bucht von Minamata in den Jahren 1953–1956 auf (135).
Die Patienten entwickelten neben gastrointestinalen und renalen Symptomen eine nervöse Reizbarkeit, zerebelläre Symptome wie Ataxie, Dysarthrie und Tremor sowie Sehstörungen. Daneben fand sich eine rein sensible Polyneuropathie, die zunächst mit Parästhesien an den Extremitäten, perioral und auf der Zunge sowie autonomen Funktionsstörungen mit Hypersalivation begann. Im späteren Verlauf fanden sich Hypästhesien und Hypalgesien, eine Verminderung des Lageempfindens und der Sterognosie. Die Muskelkraft war in der Regel normal, die Muskeldehnungsreflexe sehr lebhaft bis brüsk; in einigen Fällen fand sich beidseits ein positives Babinski-Phänomen (95, 135).
Morphologisch zeigten sich in Suralisbiopsien nur geringe Zeichen einer axonalen Degeneration; in großen autoptischen Untersuchungsserien wurden keine wesentlichen Veränderungen im Rükkenmark oder in den peripheren Nerven gefunden. Tierexperimentell waren nach Quecksilberintoxikationen deutlich pathologische Veränderungen in den Hinterwurzeln und im Ganglion Gasseri berichtet worden (143).
Die *NLG- und EMG-Untersuchungen* zeigten keine wesentlichen pathologischen Veränderungen, so daß zusammen mit den morphologischen Befunden und in guter Korrelation mit den klinischen Symptomen zerebrale und zerebelläre Veränderungen für die klinischen Symptome der Quecksilberintoxikation verantwortlich gemacht werden müssen.
Pathogenetisch kommt es wahrscheinlich über die durch Quecksilber verminderte Synthese von Ribonucleinsäure und Protein zu einer Schädigung von Neuronen (95).
Diagnostisch ist insbesondere bei der Kombination zerebraler und zerebellärer Läsionen mit einer Optikusatrophie und sensibler Polyneuropathie an eine Quecksilberintoxikation zu denken.

Goldpolyneuropathie

Gold wurde früher zur Therapie von tuberkulösen Prozessen der Haut, der Gelenke und des Kehlkopfes angewendet. Heute haben Goldsalze noch einen festen Platz in der Behandlung rheumatischer Erkrankungen. In höheren Dosen über

längere Zeit appliziert, kann Gold zu einer vorwiegend motorischen, symmetrischen Polyneuropathie, mitunter auch zu Retrobulbärneuritiden, führen (201).
Allgemeine klinische Symptome einer Nieren-, Leber- oder Knochenmarksschädigung sowie auch einer Dermatitis beruhen wahrscheinlich ebenso wie die mitunter auftretende Mononeuritis mulitplex auf einer goldbedingten Kapillarschädigung.
Die Diagnose ergibt sich aus den anamnestischen Angaben einer Goldtherapie.

Polyneuropathien bei Infektionen

Erkrankungen der peripheren Nerven treten z. T. als Mononeuropathie oder Mononeuropathia multiplex, aber auch in Form symmetrisch generalisierter Polyneuropathien bei unterschiedlichen Infekten auf.

Polyneuropathie bei Diphtherie

Die Diphtherie ist in Westeuropa heute ein seltenes Krankheitsbild. Die diphtherische Polyneuropathie ist die bestuntersuchte Erkrankung des peripheren Nervensystems und hat als Modell einer demyelinisierenden Polyneuropathie viel zur Aufklärung des Mechanismus der Entmarkung beigetragen. Der Krankheitsverlauf zeigt eine recht konstante zeitliche Abfolge von Symptomen (Tab. 1.**4**) (207).
Die Erkrankung kann als Polyradikulitis, Poly- oder Mononeuritis auftreten und manifestiert sich zumeist 3–4 Wochen nach Beginn der Infektion in Form eines Bulbärsyndroms. Die meisten Patienten zeigen eine Gaumensegellähmung mit nasaler Sprache und einer Regurgitation von Flüssigkeiten und Speisen, meistens vergesellschaftet mit sensiblen Ausfällen am Gaumen und im Pharynx. In der 2.–6. Woche treten Akkommodationsstörungen bei erhaltener Licht- und Konvergenzreaktion der Pupillen auf. Im weiteren Verlauf von Tagen kann sich eine Paralyse des Larynx und des Pharynx sowie der Zwerchfellmuskulatur einstellen. Es kommt zu einer Kau- und Schluckschwäche, zu Aphonie und Dyspnoe und nicht selten zu einer akuten Ateminsuffizienz, in welcher die Patienten versterben können. Die Beteiligung weiterer Hirnnerven führt nicht selten zu Doppelbildern oder Zungenlähmungen sowie zu einer Hypomimie durch eine Lähmung des N. facialis (137). Zeichen einer generalisierten, motorisch-sensiblen Polyneuroradikulopathie finden sich in der Regel erst nach der 4.–7. Krankheitswoche einer Rachendiphtherie, der sog. Spätphase (172). Sie erreichen gewöhnlich nach der 12. Woche ihr Maximum und bilden sich in der Regel im Verlauf von 4–10 Wochen wieder zurück. Die Extremitätenausfälle können allerdings auch schon mit oder vor dem Auftreten der Hirnnervenläsionen manifest werden, insbesondere dann, wenn die Lähmung der kaudalen Hirnnerven sehr stark ausgeprägt war.
Neben diesen gemischten Polyneuropathien kommt es im Rahmen der Diphtherie häufig zu rasch aufsteigenden Lähmungen, die wie ein akutes Guillain-Barré-Syndrom verlaufen. In solchen Fällen kommt es dann erst nach Manifestation der generalisierten Erkrankung des peripheren Nervensystems zu einer Hirnnervenbeteiligung mit Ausprägung eines Bulbärsyndroms. Bei der aku-

Tabelle 1.**4** Symptome und Verlauf der Polyneuropathie bei Diphtherie

	Hirnnervenausfälle		Extremitäten motorisch	Extremitäten sensibel
Frühphase (14.–45. Tag nach Infektion)	N III	(ohne Pupillomotorik) Akkommodationsschwäche		
	N V	Parästhesien im Gesicht, Kauschwäche	normal oder leichte Schwäche	Parästhesien
	N VII	Hypo- bis Amimie		
	N IX	Gaumensegellähmung		
	N X	Pharynxschwäche		
	(IX+X Bulbärsyndrom)			
Spätphase (28.–190. Tag nach Infektion)	**ausgeheilt**		distale **und** proximale Schwäche, Tetraplegien, mitunter: aufsteigende Lähmungen	elektrisierende, brennende Parästhesien, Wadenkrämpfe, Ausfall „aller“ sensiblen Qualitäten, Verlust des Lageempfindens mit „sensibler“ Ataxie

ten aufsteigenden Form sind vorwiegend distale als auch proximale Muskeln betroffen; mitunter zeigen die Lähmungen auch nur einen proximalen Verteilungstyp wie bei akut entzündlichen Polyneuropathien oder der akut intermittierenden Porphyrie. In der Regel jedoch findet sich eine motorisch-sensibel gemischte Polyneuropathie mit einem distalen Schwerpunkt. Die Sensibilitätsstörungen betreffen alle Qualitäten, jedoch zeigen die Patienten relativ früh im Verlauf der Erkrankung eine ausgeprägte „sensible" Ataxie (171) und den Verlust des Vibrationsempfindens (137).

Die Symptome der diphtherischen Polyneuropathie erreichen nach etwa 3 Monaten ihren Höhepunkt und bilden sich von da an langsam im Verlauf einiger Monate, manchmal bis zu 2 Jahren, wieder vollständig zurück. Im Verlauf dieser Rückbildung kommt es nicht selten zu Kreislaufkomplikationen durch eine Myokarditis, die häufig auch zum Tode führen kann (113). Nicht ungefährlich sind auch zentralnervöse Symptome, die mitunter im Rahmen mild verlaufender, nicht diagnostizierter Diphtherien in Form einer Bulbärenzephalitis oder -enzephalomyelitis auftreten.

Morphologisch zeigt die diphtherische Polyneuropathie eine segmentale, von den Ranvierschen Schnürringen aus in die Internodalregion sich ausbreitende Demyelinisierung. Der Schwerpunkt der Veränderungen liegt in den Spinalganglien und spinalen Nervenwurzeln. Die Axone bleiben in der Regel erhalten (48). Ursache für diese *segmentale Demyelinisierung* ist eine Hemmung der Synthese von myelinbasischem Protein und Myelinproteolipiden durch die Schwannzellen (158).

Der *Liquor cerebro-spinalis* zeigt zumeist eine Eiweißvermehrung ohne Zellzahlerhöhung als Zeichen einer ausgeprägten Radikulitis. Im Frühstadium der Erkrankung ist der Liquor in der Regel normal (137).

Elektrophysiologisch findet sich im Verlauf der Erkrankung eine deutliche Minderung der motorischen und sensiblen Nervenleitungsgeschwindigkeiten mit einer Amplitudenreduktion, Verbreiterung und Aufsplitterung der evozierten Nervenaktionspotentiale. Im EMG mit konzentrischen Nadelelektroden kann erst am Höhepunkt der Erkrankung eine pathologische Spontanaktivität in Form positiver scharfer Wellen und Fibrillationen als Zeichen einer sekundären Axondegeneration festgestellt werden (113).

Die *Differentialdiagnose* ist bei einer ausgeprägten Rachendiphtherie nicht allzu schwierig, jedoch kann bei mild verlaufenden Infekten oder bei einer Wundinjektion mit Corynebakterien eine Diphtherie undiagnostiziert bleiben. Beim Auftreten bulbärer Symptome muß eine *pharyngeale Form der Myasthenia gravis* ausgeschlossen werden, die sich auf Gabe von Edrophoniumchlorid (Tensilon) rasch bessert. Daneben lassen sich bei der Myasthenia gravis spezifische Acetylcholin-Rezeptor-Antikörper nachweisen (192).

Schluckstörungen werden auch bei größeren Epidemien als Monosymptom einer *Poliomyelitis* gefunden. Wenn Akkommodationsstörungen mit einer Lähmung kaudaler Hirnnerven auftreten, muß differentialdiagnostisch in erster Linie ein *Botulismus* ausgeschlossen werden. Im Unterschied zu dieser präganglionären neuromuskulären Übertragungsstörung (s. unter „neuromuskuläre Übertragungsstörungen") sind die Pupillen normal weit und reagieren prompt auf Licht und Konvergenz.

Entzündliche Affektionen des Hirnstammes sind spätestens dann abzugrenzen, wenn Zeichen der peripheren Polyneuropathie hinzutreten.

Differentialdiagnostisch müssen besonders *die akute entzündliche Polyneuropathie und die Polyneuropathie bei akut intermittierender Porphyrie* ausgeschlossen werden. Im Rahmen dieser aufsteigenden Lähmungen fehlen Akkommodationsstörungen. Der typische zeitliche Ablauf findet sich nur bei den Polyneuropathien nach Rachendiphtherie (207).

Der Botulismus zeigt ganz ähnliche bulbäre Symptome (s. Beitrag Neuromuskuläre Übertragungsstörung).

Thalliumpolyneuropathien zeigen im Gegensatz zu den diphtherischen Polyneuropathien massiven Haarausfall. Bei ausgeprägter sensibler Ataxie muß auch differentialdiagnostisch an das Vorliegen einer *Tabes dorsalis* gedacht werden (171). Der Verlauf, die normale Lichtreaktion der Pupillen und die bei der diphtherischen Polyneuropathie immer vorhandenen, ausgeprägten motorischen Ausfälle einerseits sowie die bei der Tabes dorsalis immer vorhandenen Veränderungen der Liquorelektrophorese andererseits lassen eine differentialdiagnostische Abgrenzung zu.

Polyneuropathie bei Lepra

Lepra ist in unseren gemäßigten Zonen extrem selten. Sie wird allenfalls durch Einwanderer aus tropischen oder subtropischen Epidemiegebieten eingeschleppt. Die Erkrankung beruht auf einer

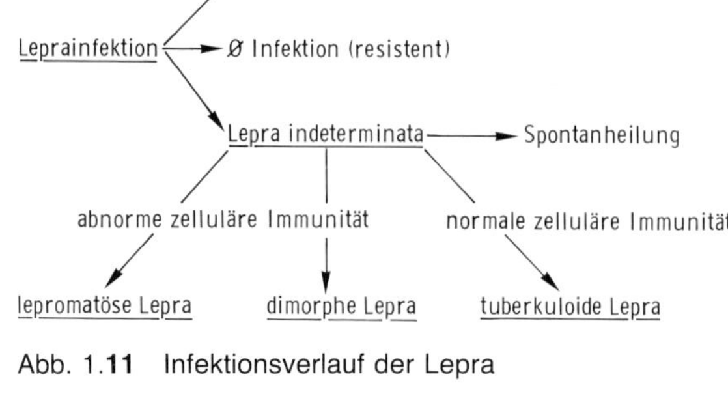

Abb. 1.11 Infektionsverlauf der Lepra

Infektion durch das *Mycobacterium leprae,* welches nur nach längerem Kontakt mit Leprapatienten akquiriert wird. Bei zahlreichen Individuen besteht eine Kreuzimmunität, möglicherweise nach Kontakt mit dem Mycobacterium tuberculosis.

Die Manifestation einer Leprainfektion variiert sehr stark, je nach Abwehrlage des Organismus. So sind neben der zirkumscripten Hautmanifestation eine *Lepra indeterminata,* die nur selten zu neurologischen Ausfällen führt, und eine *tuberkuloide Lepra* mit normaler zellulärer Immunität von einer *lepromatösen und dimorphen Lepra* mit abnormaler zellulärer Immunität abzugrenzen (Abb. 1.**11**) (167).

Die tuberkuloide Lepra führt zu umschriebenen, scharf abgrenzbar-erhabenen Hautinfiltrationen, welche durch die intakte Zellabwehr begrenzt bleiben. In diesen Hautarealen kommt es zu einer Zerstörung oberflächennaher Rezeptoren und Hautnerven mit dem klinischen Bild einer Mononeuritis oder einer Mononeuritis multiplex. Führendes Symptom ist ein rascher Verlust der Schmerz- und Temperaturempfindung und Ausprägung einer „dissoziierten" Empfindungsstörung. Im weiteren Verlauf treten motorische Paresen auf. Am häufigsten betroffen sind oberflächliche Nerven wie der N. ulnaris proximal und distal vom Sulcus ulnaris, die Nn. medianus und radialis sowie facialis, peronaeus und suralis (110).

Daß die Diagnose bei diesen extrem seltenen Neuropathien auch schon vor 40 Jahren sehr schwer zu stellen war, wird aus einer Falldemonstration Friedrich von Müllers deutlich, der einen Koch mit einer atypischen, weil von „dissoziierten" Empfindungsstörungen begleiteten, doppelseitigen Radialisparese vorstellte. Die Verdachtsdiagnose lautete Bleipolyneuropathie; jedoch deuteten die charakteristischen Hautveränderungen an der Stirn des Patienten und die „dissoziierten" Empfindungsstörungen auf eine Leprainfektion hin. Die Leprabazillen konnten in der Hautbiopsie nachgewiesen werden (33).

Im Unterschied dazu kommt es bei der *lepromatösen Lepra* durch eine Störung der zellulären Abwehrlage zu einer Ausbreitung lepromatöser Infiltrate und zur hämatogenen Aussaat des Erregers (182). Dabei sind die kühleren Körperteile wie Hand- und Fußrücken, dorsaler Unterarm und Unterschenkelvorderseite, aber auch das Gesicht, in Form einer *Facies Leontinae,* bevorzugt betroffen (Abb. 1.**12**).

Neurologisch kommt es durch die hämatogene Aussaat zu einem Befall oberflächlicher Nerven auch außerhalb der Hautinfiltrate. Es entwickelt sich eine charakteristische Polyneuropathie mit handschuh- und sockenförmiger Verteilung, wobei es im Anfangsstadium zu einem isolierten Ausfall der Schmerz- und Temperaturempfindung kommt. Die Nervenfasern sind verdickt tastbar. Im Verlauf der Erkrankung entwickeln sich ausgeprägte trophische Störungen mit Mutilationen, die von distal nach proximal fortschreiten; in späteren Stadien sind immer auch andere sensible Qualitäten betroffen; darüber hinaus kommt es zu motorischen Ausfällen. Das Vibrations- und Lageempfinden ist lange Zeit im Verlauf der Erkrankung erhalten, so daß erst später alle sensiblen Qualitäten betroffen sind. Die Muskeleigenreflexe sind ebenfalls sehr lange im Verlauf der Erkrankung auslösbar (167).

Die dimorphe Lepra nimmt eine Zwischenstellung zwischen der *tuberkuloiden* und der *lepromatösen* Form ein. Sie zeigt sowohl abgrenzbare Hautveränderungen als auch eine hämatogene Aussaat. Hierdurch werden neben Mononeuropathien und einer Mononeuritis multiplex auch symmetrische Polyneuropathien, wie bei der lepromatösen Lepra, verursacht.

Der *Liquor cerebro-spinalis* ist nicht selten normal, zeigt aber mitunter eine uncharakteristische

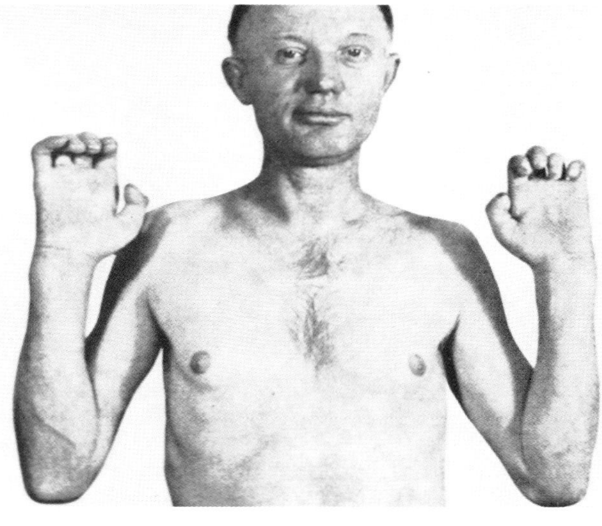

Abb. 1.**12** Krallenhand beiderseits mit Myatrophien und trophischen Störungen an den Akren bei einer Lepra maculoanaesthetica (bakteriologisch gesichert)

Eiweißvermehrung als Zeichen einer Nervenwurzelbeteiligung. Im Blut finden sich vermehrt zirkulierende Immunkomplexe; mit dem Lepromintest kann die zelluläre Immunlage überprüft werden. Die Diagnose läßt sich am besten durch eine Hautbiopsie oder einen Nasenwandabstrich stellen. In manchen Fällen läßt sich der Erregernachweis im Biopsiepräparat führen (167).

Morphologisch findet sich bei der lepromatösen Lepra eine ausgeprägte Reduktion der unmyelinisierten und im Frühstadium ein Verlust dickkalibriger Nervenfasern. Die Faserbündel zeigen ödematöse Verquellungen bei erhaltener Faszikelarchitektur und perineurale, histiozytäre Infiltrate. Die z.T. zerstörten Schwann-Zellen enthalten Leprabazillen (13).

Die *motorischen und sensiblen Leitungsgeschwindigkeiten* sind bei der lepromatösen Polyneuropathie zumeist verlangsamt, bei der tuberkuloiden Form lediglich in den betroffenen Nerven abnorm. Die Werte bessern sich unter einer Therapie. Das Nadel-EMG zeigt in den betroffenen Muskeln partielle Denervierungszeichen.

Differentialdiagnostisch muß in zahlreichen Fällen an das Vorliegen einer *Syringomyelie* gedacht werden. So wurden 2 Patienten mit handschuhförmigen „dissoziierten" Empfindungsstörungen, die sich in einem der Fälle sogar erst Monate nach dem Auftreten motorischer Läsionen und Atrophien der Handbinnenmuskeln einstellten, zunächst als Syringomyelie diagnostiziert. Die verdickt palpierbaren Nervenenden und – im Falle eines 45jährigen Patienten – Mal-perforantes an den Fußsohlen führten zu der Diagnose einer lepromatösen Polyneuropathie (33). Im Gegensatz zur Syringomyelie und den Erkrankungen der vorderen Rückenmarkskommissur fehlen bei der Lepra Rückenmarkssymptome an den unteren Extremitäten. Differentialdiagnostisch abzugrenzen sind auch die *hereditäre und erworbene Form der Acrodystrophia ulcero-mutilans*. Diese zeigt langsam progrediente Störungen des Schmerz- und Temperaturempfindens, plantare Fußulzera und in späteren Stadien akrale Mutilationen wie auch die Polyneuropathie bei lepromatöser Lepra. Die erworbene Form findet sich vorwiegend bei Alkoholikern zwischen dem 40. und 50. Lebensjahr. Die für die Lepra typischen Hautveränderungen fehlen jedoch. Die Muskeleigenreflexe sind frühzeitig erloschen, bei der Polyneuropathie bei Lepra jedoch lange erhalten.

Die diabetische Polyneuropathie insulinpflichtiger Jugendlicher kann – ähnlich wie die Lepra – schmerzlose Fußulzera bei dissoziierter Empfindungsstörung aufweisen. Die sensibel-motorische diabetische Polyneuropathie dagegen zeigt eine ausgeprägte sensible Ataxie mit herabgesetztem Vibrationsempfinden. Die Muskeleigenreflexe sind früh im Verlauf der Erkrankung erloschen. Dieser Befund unterscheidet auch die *Amyloidpolyneuropathie* von der lepromatösen Polyneuropathie. Hierbei kommt es zusätzlich zu typischen Diarrhöen, Impotenz und Blasenstörungen, die bei der lepromatösen Polyneuropathie fehlen.

Bei der *hypertrophischen hereditären Neuritis Déjerine-Sotas* mit ihren ebenfalls hypertroph veränderten Nerven treten die sensiblen Ausfälle zumeist hinter den motorischen zurück. Auch sprechen die früh erloschenen Muskeleigenreflexe gegen eine lepromatöse Polyneuropathie.

Neuropathien bei Zosterinfektionen

Zosterviren können zu latenten Infektionen des peripheren Nervensystems führen. Sie breiten sich in den Spinalganglien und spinalen Nervenwurzeln aus und verbleiben über längere Zeit als latente Infektionen. Bei älteren Patienten und bei Patienten mit einem Immundefizit im Rahmen maligner Erkrankungen kommt es zu schmerzhaft-vesikulären Hautveränderungen in einem oder mehreren benachbarten Dermatomen des Rumpfes oder des Gesichtes (79). Mit einer Latenz von weniger als 2 Wochen nach dem Auftreten der Hauteruptionen findet sich eine *Hyperpathie* mit *Hyp- und Dysästhesie* in den betroffenen Hautregionen. Motorische Ausfälle werden spätestens 3–5 Tage nach der Manifestation der sensiblen Symptome sichtbar. Ausgeprägte trophische Veränderungen finden sich als Störung der Schweißsekretion und des Haarwachstums sowie mitunter auch in Knochenatrophien im Sinne einer Sudeckschen Atrophie. Mitunter kommt es zu einer Generalisierung des Zosters mit zentralnervöser Mitbeteiligung; in solchen Fällen liegt in der Regel ein Immundefizienzsyndrom durch eine konsumierende Erkrankung oder eine immunsuppressive Therapie vor. In seltenen Fällen kommt es nach 1–3 Wochen nach der Zosterinfektion zu einer aufsteigenden Lähmung im Sinne einer akuten Polyneuroradikulopathie vom Typ des Guillain-Barré-Syndroms (63).

Im *Liquor* finden sich zumeist leicht vermehrte Eiweißwerte; bei einer Ausbreitung des Zosters innerhalb des zentralen Nervensystems mit dem Bild einer Myelitis oder Enzephalitis finden sich lymphomonozytäre Pleozytosen. Beweisend ist der Nachweis eines erhöhten Zoster-KBR-Titers im Blut.

Die *EMG-Veränderungen* in den betroffenen Segmenten entsprechen mit pathologischer Spontanaktivität in Form von Fibrillationen und positiv scharfen Wellen einer axonalen Schädigung. In den *seltenen generalisierten Zosterpolyneuroradikulopathien* finden sich *verlangsamte motorische und sensible Nervenleitungsgeschwindigkeiten*. Eine Nervenbiopsie zeigt in solchen Fällen eine segmentale Demyelinisierung, kombiniert mit einer

axonalen Degeneration. Der Schwerpunkt der Veränderungen liegt in den Spinalganglien und den spinalen Nervenwurzeln (63).
Die *Differentialdiagnose* ist bei der Ausprägung von typischen Zostereffloreszenzen nicht schwer; diese können sich bei einem Zoster generalisatus auch über den ganzen Körper ausbreiten. Da Zostereffloreszenzen auch fehlen können, muß bei der umschriebenen Hyperpathie mit den Zeichen der motorischen radikulären Läsion an eine Radikulopathie bei *Diabetes mellitus* gedacht werden. Bei den seltenen generalisierten Erkrankungen des peripheren Nervensystems ist vor allem eine entzündlich *demyelinisierende Polyneuroradikulopathie* auszuschließen. Eine entscheidende Hilfe bietet dabei die Untersuchung der Zoster-KBR im Serum.

Vaskuläre Polyneuropathien bei Kollagenosen

Erkrankungen des peripheren Nervensystems finden sich bei allen Erkrankungen, die zum Formenkreis der Kollagenosen zählen. Die Ursache für die Neuropathien liegt wahrscheinlich in einer entzündlichen, z. T. nekrotisierenden Angiopathie der Vasa nervorum. Die variable klinische Ausprägung beruht auf der unterschiedlichen Lokalisation der vaskulären Veränderungen im Verlauf der nervalen Gefäßaufzweigungen. Am häufigsten sind Neuropathien bei der *Periarteriitis nodosa* mit 25–50% und der *rheumatoiden Arthritis* mit 10–15% der Erkrankungsfälle zu beobachten. Beim systemischen Lupus erythematodes (SLE) liegt die Häufigkeit einer Erkrankung peripherer Nerven um 5%; die übrigen Kollagenosen zeigen seltener Erkrankungen des peripheren Nervensystems (58).
Wenngleich die Kollagenosen sich durch ihre Symptome und organischen Manifestationen unterscheiden, gibt es doch charakteristische Symptome, die sich überlappen, wie Fieber, Beschleunigung der Blutsenkungsgeschwindigkeit, morgendliche Steifigkeit und Gelenkveränderungen im Sinne einer Arthritis. Sind Erkrankungen des peripheren Nervensystems mit diesen Symptomen vergesellschaftet, so sollte immer an das Vorliegen einer Kollagenose gedacht werden (75).

Polyneuropathie bei rheumatoider Arthritis

Neuropathien treten mit unterschiedlicher Häufigkeit in 10–15% der Patienten mit rheumatoider Arthritis auf. Die klinischen Symptome lassen unterschiedliche Formen der Erkrankung des peripheren Nervensystems abgrenzen. In der überwiegenden Zahl der Fälle finden sich symmetrische, distal betonte, sensible Ausfälle aller Qualitäten mit Taubheitsgefühl und Kribbelparästhesien, die an den unteren Extremitäten stärker ausgeprägt sind als an den oberen. Motorische Ausfälle sind klinisch nur schwer objektivierbar, da zumeist erhebliche Schmerzen von seiten der Grunderkrankung bestehen (58). Subtile elektromyographische Untersuchungen zeigen jedoch nicht selten geringgradige Denervierungszeichen. Diese wenig progredienten, mild ausgeprägten, überwiegend sensiblen Polyneuropathien können sich zu schweren gemischten sensibel-motorischen Polyneuropathien entwickeln (50).
Seltener kommt es zu dramatischen, akut auftretenden und rasch progredienten Erkrankungen des peripheren Nervs im Sinne einer Mononeuritis multiplex. Diese Patienten klagen über plötzlich einschießende, neuralgiforme Schmerzen, gefolgt von einer Stunden oder Tage danach rasch einsetzenden motorischen Schwäche, die oftmals an den Fußhebern und Handextensoren betont ist. Es kann progredient zu einem Befall mehrerer peripherer Nerven kommen, so daß sich eine schwere symmetrische, sensibel-motorische Polyneuropathie mit ausgeprägten Lähmungen entwickelt (157).
In den meisten dieser Fälle liegt eine langdauernde, über 10 Jahre bestehende rheumatoide Arthritis mit destruktiven Gelenkveränderungen, subkutanen Rheumaknötchen sowie stärker erhöhten Titern der Rheumafaktoren vor.
Seltener treten umschriebene Neuropathien der Nn. digitales auf, die zu umschriebenen sensiblen Ausfällen an den Fingern führen, sowie Nervenwurzelläsionen, aufgrund der rheumatoiden Vaskulitiden und deformierenden Veränderungen der kleinen Zwischenwirbelgelenke (58).
In der Regel finden sich bei den Patienten mit einer Mononeuritis multiplex oder einer progredienten symmetrischen, sensibel-motorischen Polyneuropathie ausgeprägte destruktive Arthritiden, trophische Veränderungen wie ein Raynaud-Phänomen, Nagelbettinfarkte oder auch gangränöse akrale Veränderungen, Suffusionen und Ulzera der Haut oder auch entzündliche Veränderungen der Skleren. Nicht selten treten kardiale oder gastrointestinale Symptome auf, bedingt durch eine entzündliche Veränderung der Koronar- oder Mesenterialarterien (145). Der nachfolgende *Fallbericht* (33) veranschaulicht die typischen Symptome und deren neurologische Manifestation.

Ein 49jähriger Mann hatte mehrere Schübe einer rheumatoiden Arthritis durchgemacht. Der letzte Schub war nicht vollständig ausgeheilt worden. Bei der Aufnahme bestand ein unklares septisches Bild mit subfebrilen Temperaturen, Milzschwellung, Herdnephritis und Diarrhöen. Die Leukozytose war nur mäßig ausge-

prägt. Neurologisch-klinisch fanden sich zunächst nur subjektive Symptome wie Schwächegefühl und Kälteparästhesien der Beine. Im Verlauf des folgenden Jahres traten langsam progrediente Lähmungen an den Beinen mit Muskelatrophien und Reflexverlust auf. Das EMG war zu diesem Zeitpunkt pathologisch verändert. Sensible Ausfälle erstreckten sich bis zur Mitte der Oberschenkel. Zu diesem Zeitpunkt waren die Fuß- und Kniekehlenpulse nicht mehr tastbar. Aufgrund einer gangränösen Veränderung am rechten Vorfuß wurde eine Amputation des rechten Beines in Oberschenkelmitte durchgeführt. Postoperativ verstarb der Patient an einer Wundsepsis.
Autoptisch wurde eine generalisierte, massive Thrombangiitis obliterans diagnostiziert, die sich auch am Gehirn, merkwürdigerweise aber ausschließlich an der rechten Hemisphäre, manifestiert hatte.

Morphologisch findet sich bei den Patienten mit einer Neuropathie bei rheumatoider Arthritis ein Verlust myelinisierter Fasern mit segmentaler Demyelinisierung und Remyelinisierung (13). Wallersche Degenerationen finden sich in Suralisbiopsien von Patienten mit schweren sensibel-motorischen Symptomen. Das Ausmaß der pathologischen Veränderungen hängt vom Schweregrad der entzündlichen Vaskulopathie ab und damit vom Ausmaß der Ischämie im Versorgungsgebiet der Vasa nervorum. Im Falle der zumeist dramatisch verlaufenden Mononeuritis multiplex findet sich eine generalisierte Angiopathie der Vasa nervorum.
Die Angiopathie ist wohl auf einen pathologischen Immunmechanismus zurückzuführen, in dessen Verlauf agglutinierende und komplementfixierende, den Immunglobulinen der Klasse G angehörende Antikörper aktiviert werden und zu entzündlichen Infiltrationen in die Gefäßwände und die Synovia der Gelenkkapseln führen. Die resultierende Arteriitis zeigt perivaskuläre Infiltrate mononukleärer Zellen, Hämorrhagien und Fibrosen sowie fibrinoide Medianekrosen oder auch Intimaverquellungen (58, 145).

Die sensible und motorische NLG ist im Falle der sensiblen und sensibel-motorischen Polyneuropathie zumeist deutlich verlängert, im *EMG* sind leichte Zeichen einer chronischen Denervierung und mitunter Lichtung des Interferenzmusters zu sehen (50). Im Falle der Mononeuritis multiplex finden sich entsprechende, zumeist deutlich ausgeprägte Veränderungen im Ausbreitungsgebiet eines oder mehrerer Nerven. Das EMG zeigt hierbei zumeist die Zeichen akuter Denervierung mit positiv scharfen Wellen und Fibrillationen (58, 157).
Die *Diagnose* ist bei einem schweren Krankheitsbild aufgrund der Senkungsbeschleunigung und der allgemein-klinischen Symptome einer rheumatoiden Arthritis nicht schwer zu stellen. Im Falle der milden sensiblen Polyneuropathie muß differentialdiagnostisch eine Polyneuropathie bei *monoklonaler Gammopathie* ausgeschlossen werden, insbesondere wenn es sich um einen *Morbus Waldenström mit Rheumafaktor* oder *Kryoglobulineigenschaft* der monoklonalen Immunglobuline der Klasse M handelt (49). Differentialdiagnostisch läßt sich durch eine Immunelektrophorese oder die Messung der Proteinausscheidung im Urin eine monoklonale Gammopathie abgrenzen.
Die *Mononeuropathien* beim *Diabetes mellitus* betreffen das Ausbreitungsgebiet des N. femoralis oder haben – wie im Falle der diabetischen Amyotrophie – eine proximale Verteilung an den unteren Extremitäten. Im Gegensatz zum Diabetes mellitus und auch zum Morbus Waldenström sind Hirnnervenbeteiligungen bei der Polyneuropathie bei rheumatoider Arthritis selten. Eine Abgrenzung gegenüber den Polyneuropathien bei anderen Kollagenosen, wie z. B. der *Periarteriitis nodosa* oder auch dem *systemischen Lupus erythematodes,* kann sehr schwierig sein. Beim systemischen Lupus erythematodes ist die Bestimmung der Anti-DNA-Antikörper ein gutes diagnostisches Kriterium. Das Ausmaß der destruktiven Arthritis ist bei der rheumatoiden Arthritis unter allen Kollagenosen am stärksten ausgeprägt und kann ebenfalls zur differentialdiagnostischen Entscheidung beitragen. Bei *radikulären Ischämien* sind entsprechende Wurzelkompressionssyndrome oder Plexusläsionen abzugrenzen.
Die ulzerierenden Veränderungen der Akren sind schmerzhaft, im Gegensatz zu den *Ulzera beim Diabetes,* der *Amyloidose* und den *hereditär-sensiblen Neuropathien.* Die Differentialdiagnose gegenüber anderen vaskulären Erkrankungen des peripheren Nervensystems, bei Arteriosklerose oder auch Embolien größerer Gefäße ist zumeist aufgrund der allgemeinen klinischen Symptome der Kollagenose möglich.

Polyneuropathie bei Periarteriitis nodosa

Die *Peri- oder Polyarteriitis nodosa* zeigt in ihrer chronischen Form entzündliche Thrombosen und Aneurysmen der mittleren Arterien. In ihrer akuten Form sind überwiegend kleinere Arterien betroffen (58).
Die Patienten klagen über allgemeine Krankheitssymptome wie Fieber, Abgeschlagenheit, Glieder- und Kopfschmerzen. Neurologische Symptome von seiten des zentralen oder peripheren Nervensystems finden sich in fast der Hälfte der Fälle (145).
Wie allgemein-klinisch, bieten sich auch neurologisch vielfältige Symptome. In akuten Verläufen kommt es am häufigsten zu asymmetrischen Neuropathien im Innervationsgebiet von spinalen Nerven in Form einer Mononeuropathie oder

Mononeuritis multiplex. Im weiteren Krankheitsverlauf kann sich eine symmetrische Polyneuropathie mit schweren sensiblen und motorischen Ausfällen entwickeln, wobei eine Hirnnervenbeteiligung nicht selten beobachtet werden kann.
Die *asymmetrischen Neuropathien* treten akut oder subakut unter starken Schmerzen auf, rasch gefolgt von einer Schwäche der oberen oder unteren Extremitäten und einem Ausfall aller sensiblen Qualitäten, begleitet von erheblichen trophischen Störungen in der Haut, mit Hyperhidrosis, Akrozyanose und Ulzerationen. Die Muskeldehnungsreflexe sind erloschen.
Neben den asymmetrischen Neuropathien finden sich auch mild ausgeprägte *sensibel-motorische Polyneuropathien* mit nur geringer Progredienz.
Die *neurologischen Symptome* treten immer zusammen mit entsprechend dem Schwerpunkt der entzündlichen Angiopathie verteilten, allgemeinklinischen Krankheitszeichen auf. So sind Symptome von seiten der Leber, des Herzens, des Magen-Darm-Traktes sowie der Nieren häufig vergesellschaftet mit einer renalen Hypertension. Nicht selten finden sich pulmonale Infiltrate, Zeichen einer Pleuritis und Asthmaanfälle (173).
Im Serum ist – wie bei anderen Kollagenosen – eine Beschleunigung der Blutsenkung zu finden, die auf eine erhöhte Konzentration von Immunglobulinen, insbesondere der IgM, zurückzuführen ist. Die Rheumafaktoren sind, im Gegensatz zur rheumatoiden Arthritis, nur selten deutlich erhöht, im Blutbild findet sich eine Leukozytose mit häufig passagerer Eosinophilie, insbesondere dann, wenn eine pulmonale Beteiligung mit Asthmaanfällen vorliegt. Nicht selten treten eine Proteinurie und eine Hämaturie als Zeichen der Nierenschädigung auf (145).
Morphologisch finden sich entzündliche Veränderungen der Vasa nervorum mit Infarzierungen innerhalb der Nervenbündel in ca. 75% der Fälle. Akute Verläufe zeigten autoptisch nekrotisierende Entzündungen der Gefäßwände mit einer Infiltration polymorphkerniger Leukozyten, Lymphozyten und eosinophilen Zellen. Subakute bis chronische Verläufe weisen das Bild der Intimaproliferation auf, eine Zunahme der Elastica interna sowie eine adventielle Fibrose. Im Verlauf der Nervenbündel führen diese Gefäßentzündungen zu Axondegenerationen. Die Veränderungen ähneln solchen der rheumatoiden Arthritis (13).
Als Ursache werden Immunreaktionen der Gefäßwände mit zirkulierenden Antikörpern für die Entstehung der Arteriitis angeschuldigt. Eine ätiologische Klärung ist allerdings bis heute nicht gelungen.
Der *Liquor cerebro-spinalis* ist in der Regel normal.
Das *EMG* zeigt sehr schlecht zu charakterisierende Veränderungen, da neben neurogenen Denervierungszeichen primär myogene Veränderungen einer vaskulär bedingten Myopathie zu finden sind (75). Die *NLG* zeigen zumeist nur geringgradige Verzögerungen.
Die *Diagnose* ist nicht schwer, wenn bei typischer Symptomkombination an die Möglichkeit einer Periarteriitis nodosa gedacht wird. Zur Sicherung der Diagnose dient der Nachweis einer entzündlichen Angiopathie in den betroffenen Geweben oder der Muskulatur. Hilfreich kann auch eine Suralisbiopsie sein, wenngleich hier eine Probeentnahme nur sinnvoll ist, wenn der N. suralis klinisch betroffen ist. In einzelnen Fällen fehlen jedoch die entzündlichen Zeichen einer beschleunigten Senkungsgeschwindigkeit, einer Leukozytose oder auch einer Immunglobulinvermehrung. Dagegen kommen Patienten mit der *Differentialdiagnose* einer *renalen Hypertension,* mit *multiplen Hautinfiltraten* und Veränderungen der *Arterien des Augenhintergrundes.* In einem anderen Fall bestand eine hartnäckige Purpura oder auch ein Sjögren-Syndrom, welches mit Keratomalazie, Karotisschwellung und Verlust der Speichelsekretion der endgültigen Diagnose einer Periarteriitis nodosa um Jahre vorausging. In einem weiteren Fall fanden sich Lipofibrome, die an einen Morbus Recklinghausen denken ließen. Mit der Manifestation einer Polyneuropathie und einem renalen Hochdruck war jedoch der Verdacht auf eine Periarteriitis nodosa gegeben und die Diagnose zu sichern (33).
Eine der Periarteriitis nodosa sehr ähnliche Erkrankung findet sich mitunter bei Patienten mit einer *Sulfonamidüberempfindlichkeit* oder auch bei jüngeren Drogensüchtigen, insbesondere bei *LSD*- oder *Heroinmißbrauch* (58).
Die übrige *Differentialdiagnose* umfaßt vor allem Polyneuropathien bei anderen Kollagenosen, in erster Linie die der *rheumatoiden Arthritis,* die in ihrer klinisch-neurologischen Ausprägung sowie den histologischen Veränderungen ein identisches Bild bietet. Allein die nur schwach ausgeprägte Arthritis ohne Deformierungen und normale Rheumafaktoren lassen eher die Diagnose einer Periarteriitis nodosa zu.
Andere vaskuläre Polyneuropathien beim *systemischen Lupus erythematodes,* bei *Sklerodomie,* der *Wegner-Granulomatose* oder auch der *Arteriitis cranialis* unterscheiden sich im klinischen Bild der Grunderkrankung. Allgemein-klinische Symptome von Abgeschlagenheit, Gliederschmerzen, Niereninsuffizienz sowie die Kombination einer symmetrischen Polyneuropathie mit einer umschriebenen Neuropathie finden sich auch beim *Morbus Waldenström* und bei *Myelomen* im fortgeschrittenen Stadium (200). Vaskuläre Symptome mit peripheren Thrombosen, Raynaud-Phänomen sowie Zeichen einer Niereninsuffizienz kommen besonders häufig zusammen mit Polyneuropathien bei *monoklonalen Gammopathien*

mit *Kryoglobulineigenschaft* vor. Die Diagnose dieser Polyneuropathien ist durch immunelektrophoretische Untersuchungen zu sichern und von den Erkrankungen peripherer Nerven bei Periarteriitis nodosa abzugrenzen. Asymmetrische Polyneuropathien mit subakutem oder akutem Beginn finden sich in Form der *diabetischen Amyotrophie* (27), mit einer Ausbreitung im Bereich des N. femoralis oder im Bereich des Beinplexus. Ähnlich finden sich Polyneuropathien und umschriebene Neuropathien bei den *Amyloidosen.* Während der Diabetes mellitus durch eine Glukosebelastung abgegrenzt werden kann, muß bei der Amyloidose eine Rektumschleimhautbiopsie und evtl. eine histologische Untersuchung des N. suralis erfolgen. Schwierig kann allerdings die Differentialdiagnose werden, wenn es im Rahmen der Periarteriitis nodosa zu einem symptomatischen Diabetes mellitus gekommen ist. Bei der Manifestation in Form einer nur wenig progredienten sensiblen, motorisch-symmetrischen Polyneuropathie, zusammen mit Abgeschlagenheit, Gewichtsverlust und Schmerzen, muß differentialdiagnostisch auch eine *paraneoplastische Polyneuropathie* ausgeschlossen werden (24). Schließlich sind differentialdiagnostisch Plexusläsionen, periphere Engpaßsyndrome und Nervenwurzelerkrankungen abzugrenzen. Die elektromyographischen Veränderungen, die sich bei der Periarteriitis nodosa auch in klinisch nicht manifest erkrankten Regionen finden lassen, sind bei den umschriebenen Nervenläsionen anderer Genesen nicht zu finden.
Die Prognose der Erkrankung ist bei der Entwicklung schwerer asymmetrischer Polyneuropathien schlecht.

Allergische Granulomatose (Churg-Strauss-Syndrom)

Churg u. Strauss beschrieben 13 Fälle einer systemischen Arteriitis mit Fieber, Asthma bronchiale und Eosinophilie. Bei 9 dieser Patienten fanden sich Zeichen einer motorisch-sensiblen Polyneuropathie mit trophischen Störungen, z. T. auch mit Hirnnervenbeteiligung (54).
Morphologisch zeigt die allergische Granulomatose wie die Periarteriitis nodosa *entzündlich-nekrotisierende Veränderungen der Arterienwände,* darüber hinaus aber ein ausgeprägtes *eosinophiles Exsudat* sowie granulomatöse Proliferationen von *Epitheloid- und Riesenzellen* (13).
Die *Differentialdiagnose* umfaßt vor allem die Gruppe der übrigen vaskulär bedingten Polyneuropathien. Die beim Churg-Strauss-Syndrom obligaten Asthmaanfälle helfen das Krankheitsbild abzugrenzen; diese pulmonale Komplikation kann allerdings auch bei der Periarteriitis nodosa auftreten, die auch morphologisch mit eosinophilen Infiltraten ablaufen kann und sich dann lediglich histologisch durch das Fehlen von Epitheloid- und Riesenzellen unterscheiden läßt (145).

Polyneuropathie bei systemischem Lupus erythematodes (SLE)

Der systemische Lupus erythematodes (SLE) führt vor allem zu einer Erkrankung der Haut, der Gelenke und der Nieren. Symptome einer Erkrankung des peripheren Nervensystems finden sich in etwa 5–10% der Fälle (145). Die Neuropathie manifestiert sich zumeist im Verlauf der Grunderkrankung, kann in ganz seltenen Fällen allerdings auch das erste klinisch manifeste Symptom sein. Die Erkrankung peripherer Nerven manifestiert sich in Form einer progredienten sensibel-motorischen Polyneuropathie mit einem Verlust der Muskeleigenreflexe, proximal betonten motorischen Schwächen und einem Ausfall vorwiegend der protopathischen sensiblen Qualitäten (58).
In anderen Fällen, insbesondere in fortgeschrittenen Verläufen eines SLE, finden sich subakut bis akut schmerzhafte Verläufe einer Mononeuritis multiplex. Nicht selten treten Symptome von seiten des zentralen Nervensystems hinzu und verwischen das Bild der Polyneuropathie. Klinisch klagen die Patienten über unklare Fieberzustände, Abgeschlagenheit, Kopf- und Muskelschmerzen. Nicht selten treten zerebrale Krampfanfälle auf, oder es kommt zu psychopathologischen Veränderungen.
Der *Liquor cerebro-spinalis* weist in vielen Fällen eine Eiweißvermehrung ohne Zellerhöhung auf. Im Elektromyogramm finden sich häufig Zeichen einer Herdmyositis.
Morphologisch wurden in den meisten Fällen entzündliche Veränderungen kleiner und mittlerer Arterien gefunden mit Intimaproliferation, Medianekrosen und perivaskulärer Fibrose, die sich von denen der rheumatoiden Arthritis oder der Periarteriitis nodosa nicht unterscheiden lassen (13). Im Gefolge dieser vaskulären Veränderungen finden sich Nervenfaserdegenerationen.
Die *Differentialdiagnose* umfaßt vor allem die Polyneuropathien und umschriebenen Nervenläsionen bei anderen Vaskulitiden sowie alle Erkrankungen, die neben einer Polyneuropathie umschriebene Neuropathien vom Typ der Mononeuritis multiplex aufweisen.
Bei massiven Arthritiden, vergesellschaftet mit einer Mononeuritis multiplex, ist die Prognose schlecht.

Polyneuropathie bei Wegener-Granulomatose

Es handelt sich um eine nekrotisierende, granulomatöse Erkrankung der Schleimhaut des Respirationstraktes, häufig vergesellschaftet mit einer fokal nekrotisierenden Glomerulitis. Zugrunde liegt eine nekrotisierende Arteriitis, die auch zu Thrombosen, Infarkten und Blutungen im ZNS führen kann (82).
Im Rahmen der Grunderkrankung kann sich eine subakut bis akut unter Schmerzen auftretende Mononeuritis multiplex oder auch – selten – eine sensibel-motorische Polyneuropathie ausbilden. Die Erkrankungen der peripheren Nerven gleichen in Ausprägung und Verlauf solchen bei Periarteriitis nodosa oder rheumatoider Arthritis. Lediglich der Nachweis entzündlich-granulomatöser Herde in der Schleimhaut des Respirationstraktes oder auch in der Muskulatur, vor allem der Nachweis von Epitheloidzellen und Langhansschen Riesenzellen, läßt eine differentialdiagnostische Unterscheidung zu (13). Schwierigkeiten bereitet möglicherweise die morphologische Abgrenzung von einer Tuberkulose, in deren Rahmen sich jedoch nur äußerst selten Neuropathien ausbilden.

Polyneuropathie bei Sklerodermie

Die Sklerodermie oder auch *progressive systemische Sklerose* ist eine Erkrankung des kollagenen Bindegewebes und manifestiert sich umschrieben oder generalisiert in einer fibrosierenden Veränderung der Haut und des übrigen Bindegewebes einschließlich Faszien und Muskeln. Mitunter sind auch innere Organe betroffen, unter welchen die Lungenfibrose die häufigste Manifestation ist (74).
Neurologische Symptome wurden in etwa 20% der Patienten mit Sklerodermie berichtet; jedoch nur in einem einzigen Fall einer Übersicht über 130 Patienten waren Zeichen einer Erkrankung peripherer Nerven zu finden (96). Wie bei den übrigen vaskulären Polyneuropathien, können umschriebene Neuropathien und symmetrisch sensibel-motorische Polyneuropathien gefunden werden; nicht selten kommt es im Rahmen fibrosierender Veränderungen des Lig. carpi transversum auch zur Ausbildung eines Karpaltunnelsyndroms oder auch von Engpaßneuropathien des N. ulnaris (Loge-de Guyon-Syndrom).
Elektromyographisch sind häufiger Zeichen primärer myogener Veränderungen festzustellen; findet sich jedoch eine ausgeprägte Herdmyositis, so sollte an eine Mischkollagenose (Sharp-Syndrom) gedacht werden. Bei den Engpaßneuropathien sind entsprechend dem Versorgungsgebiet der betroffenen Nerven neurogene Veränderungen nachweisbar.
Morphologisch zeigen die Vasa nervorum wie die Arterien in der Haut und in anderen Organen Intimaproliferationen und eine perivaskuläre Fibrosierung. Das Bindegewebe im Perineurium ist vermehrt. Axondegenerationen finden sich vor allem im Zentrum der Nervenfaserbündel (13).
Die *Differentialdiagnose* der Polyneuropathie bei Sklerodermie umfaßt Erkrankungen der peripheren Nerven bei den übrigen Kollagenosen. Die morphologischen Veränderungen gleichen insbesondere denen bei *Periarteriitis nodosa* und bei *rheumatoider Arthritis*. Durch die ausgeprägte Sklerosierung der Haut, der Faszien und Muskeln können Beugekontrakturen der Hand und Finger eine Ulnarislähmung vortäuschen. Diese ist elektromyographisch von einem Engpaßsyndrom jedoch abzugrenzen.

Polyneuropathie bei Arteriitis cranialis

Die Arteriitis cranialis oder auch Riesenzellarteriitis ist eine umschriebene Erkrankung des Aortenbogens, der großen Halsarterien und der A. temporalis. Sie tritt ausschließlich bei Patienten in höherem Lebensalter, jenseits von 55 Jahren, auf. Die Patienten klagen zumeist über umschriebene Kopfschmerzen und Sehstörungen aufgrund einer Schädigung des Fasciculus opticus (58).
Eine Erkrankung peripherer Nerven kann sich auch hier in Form einer Mononeuritis multiplex oder einer symmetrischen Polyneuropathie manifestieren. Neuropathien fanden sich in einer Übersicht über 27 Patienten in 6 Fällen.

Polyneuropathie beim Sjögren-Syndrom

Die charakteristischen Symptome eines Sjögren-Syndroms sind eine trockene Keratokonjunktivitis, Parotitis und Arthritis. Betroffen sind vor allem Frauen im Klimakterium.
In etwa 10% der Fälle finden sich überwiegend sensible, distalsymmetrische Polyneuropathien. Nicht selten treten auch umschriebene Hirnnervenausfälle oder Engpaßsyndrome peripherer Nerven auf (58).
Morphologisch liegen diesen Veränderungen ebenfalls entzündlich-nekrotisierende Angitiden mit Intimaproliferation und Zerstörung der Elastica interna zugrunde. An den Nervenfasern fanden sich begleitende demyelinisierende Veränderungen, die insgesamt der Polyneuropathie bei rheumatoider Arthritis gleichen (13).
Die Diagnose ist leicht, wenn mindestens zwei der drei charakteristischen Symptome des Sjögren-Syndroms zu finden sind.

Differentialdiagnostisch sind die überwiegend *sensiblen Polyneuropathien bei Malignomen* und *monoklonalen Gammopathien* sowie die Polyneuropathien bei den übrigen Kollagenosen abzugrenzen.

Polyneuropathien bei Neoplasien

Maligne Erkrankungen können durch direkte Infiltration oder Metastasierung zu umschriebenen Erkrankungen peripherer Nerven führen. Daneben finden sich symmetrisch generalisierte, nicht durch direkte Tumoreinwirkung verursachte *paraneoplastische Polyneuropathien*. Diese Fernwirkung von Tumoren auf das periphere Nervensystem ist seit der Beschreibung durch Oppenheim 1911 bekannt, wurde aber erst 1948 von Denny-Brown als eigenes Krankheitsbild einer rein sensiblen Polyneuropathie bei Patienten mit Lungenkarzinomen beschrieben (64, 153). Seither sind paraneoplastische Polyneuropathien auch bei Karzinomen des Magen-Darm- und Urogenitaltraktes sowie bei Malignomen des lymphoretikulären Systems gefunden worden.

Polyneuropathien bei Karzinomen

Polyneuropathien treten bei Karzinomen verschiedener Organmanifestation mit unterschiedlicher Häufigkeit auf. Die Wahrscheinlichkeit einer generalisierten Erkrankung des peripheren Nervensystems ist bei den Karzinomen der Lunge mit 5–6% am größten (103). Etwas weniger häufig fanden sich manifeste paraneoplastische Polyneuropathien bei Magen-, Dickdarm- und Mammakarzinomen (147).

Häufigkeit paraneoplastischer Polyneuropathien bei Karzinomen (60, 147):

Lunge	5,4%
Magen	2,8%
Dickdarm	1,2%
Brust	1,2%
Blase	< 1%
Pankreas	< 1%
Uterus	< 1%

Allerdings steigt die Angabe der Häufigkeit bis auf etwa 50%, wenn subklinische Polyneuropathien mit manifesten elektrophysiologischen oder morphologischen Veränderungen hinzugerechnet werden (194). Das mittlere Erkrankungsalter liegt bei 60 Jahren, wobei Frauen häufiger erkranken als Männer. Die Überlebensdauer nach der Manifestation einer paraneoplastischen Polyneuropathie liegt bei 1–3 Jahren.
Klinisch-neurologisch lassen sich rein *sensible und sensibel-motorische Polyneuropathien* voneinander abgrenzen (Tab. 1.**5**).

Tabelle 1.**5** Klinische Befunde bei paraneoplastischen Polyneuropathien

		Sensible Polyneuropathien	Sensibel-motorische Polyneuropathien		
			mild distale PNP	subakute und akute PNP	rezidivierend-remittierende PNP
Manifestation		Monate bis Jahre vor Diagnose des Malignoms	Terminalstadium des Malignoms	mit oder kurz vor Tumormanifestation	nach Tumormanifestation
Verlauf		chronisch-progredient	chronisch-progredient	chronisch-stationär	rezidivierend-remittierend
Verteilung der Symptome		gesamter Körper einschl. Rumpf, Arme, Beine	distale Extremitäten, Beine, Arme	distale und proximale Extremitäten, aufsteigend, Hirnnervenbeteiligung	distal und proximal aufsteigend
sensible Ausfälle	Propriozeption	+++	+	++	++
	Nozizeption	–	+	++	++
motorische Ausfälle		–	– bis (+)	++ bis +++	++ bis +++
spinale Ausfälle		+++ (Hinterstränge)	–	–	–
elektrophysiologische Veränderungen		– bis +	+	+++	+++
Liquorproteine vermehrt		–	–	++	++

– nicht vorhanden, (+) fakultativ möglich, + schwach ausgeprägt, ++ mäßig ausgeprägt, +++ stark ausgeprägt

In etwa 20% der karzinombedingten Erkrankungen peripherer Nerven entwickeln sich *sensible Polyneuropathien.* Sie treten zumeist schon Monate bis Jahre vor der Manifestation eines Malignoms subakut innerhalb weniger Tage auf. In nahezu allen Fällen liegt ein Lungenkarzinom zugrunde, sehr häufig ein kleinzelliges Bronchialkarzinom (60). Es kommt zu handschuh- und sockenförmigen Ausfällen, vor allem propriozeptiver Funktionen. Die Patienten klagen über eine massive sensible Ataxie und zeigen pseudoathetoide Bewegungen der Hände. Bei der Untersuchung findet sich das Vibrations- und Lageempfinden an den oberen und unteren Extremitäten massiv herabgesetzt oder erloschen. Die Berührungsempfindung sowie die Zweipunktdiskrimination sind ebenfalls stark eingeschränkt. Dagegen finden sich Schmerz- und Temperaturempfinden in der Regel nur wenig verändert. Die sensiblen Ausfälle zeigen eine Betonung der oberen Extremitäten und eine typisch langsam progrediente Ausbreitung über den Rumpf, das Gesicht und die Kopfhaut. Initial können brennende und kribbelnde, distal betonte Parästhesien im Vordergrund stehen und zu einer erheblichen Beeinträchtigung führen. Motorische Ausfälle sind in der Regel nicht vorhanden; die Muskeleigenreflexe sind aufgrund der massiven Afferenzstörungen früh im Verlauf der Erkrankung erloschen. In einzelnen Fällen findet sich als Zeichen einer begleitenden Enzephalitis ein Nystagmus (103) oder auch psychopathologische Veränderungen. Autonome Funktionsstörungen sind selten, können aber ebenfalls auftreten.

Der *Liquor cerebro-spinalis* ist in der Regel normal; mitunter finden sich geringgradig bis mäßig ausgeprägte Eiweißvermehrungen. Die Entfernung oder Therapie des Malignoms bewirkt meist keine wesentlichen Veränderungen im Verlauf der Polyneuropathie (138, 156).

Gemischte sensibel-motorische Polyneuropathien sind die häufigste Form paraneoplastischer Erkrankungen peripherer Nerven. Innerhalb dieser Gruppe lassen sich verschiedene Untergruppen abgrenzen, deren Häufigkeit bei unterschiedlichen Malignomen verschieden zu sein scheint.

Die *distale, mild ausgeprägte sensibel-motorische Polyneuropathie* beginnt schleichend und wird zumeist erst nach der Diagnosestellung eines Malignoms manifest. Sie ist eine typische Begleiterkrankung im Terminalstadium von neoplastischen Erkrankungen. Als Ursache kommen sowohl tumortoxische oder metabolische Faktoren als auch die pharmakologisch-toxische Wirkung zytostatischer Medikamente in Frage. Im Gegensatz zu den rein sensiblen Polyneuropathien sind die Symptome an den unteren Extremitäten stärker ausgeprägt als an den oberen. Es finden sich ohne wesentlich subjektive Beschwerden mild ausgeprägte, socken- und handschuhförmig angeordnete Störungen aller sensiblen Qualitäten. Die Muskeldehnungsreflexe sind abgeschwächt oder erloschen; es finden sich Schwächen der distalen Muskulatur an den Füßen und Unterschenkeln, mitunter aber auch Atrophien oder Schwächen der proximalen Muskulatur. Die Ausfälle zeigen im weiteren Verlauf der Erkrankung keine wesentliche Progredienz (60).

Die *akute bis subakute sensibel-motorische paraneoplastische Polyneuropathie* kann sowohl vor als auch nach der Manifestation eines Malignoms auftreten (138). Die Patienten klagen über ein rasch progredientes, von den unteren Extremitäten aufsteigendes Taubheitsgefühl, nicht selten auch über schmerzhafte Parästhesien und progredient aufsteigende Muskelschwächen. Klinisch finden sich ein Ausfall aller sensiblen Qualitäten, eine Verminderung der Muskeldehnungsreflexe sowie distal betonte Atrophien mit Schwächen der unteren Extremitäten.

In seltenen Fällen stehen rasch aufsteigende motorische Lähmungen mit Hirnnervenbeteiligung ganz im Vordergrund, die vom Verlauf einem akuten Guillain-Barré-Syndrom entsprechen. Die mittlere Lebenserwartung nach dem Auftreten der subakuten bis akuten, sensibel-motorischen, paraneoplastischen Polyneuropathie liegt bei 2–3 Jahren.

Mitunter wurden auch *remittierend-rezidivierende Verläufe gemischter sensibel-motorischer Polyneuropathien* bei Karzinomen beobachtet, die in einigen Fällen sicher auf eine Therapie mit Kortikosteroiden zurückzuführen waren, bei anderen Patienten aber nach Entfernung des Primärtumors beschrieben wurden (138). Diese Verlaufsform war am häufigsten bei Seminomen der Testes zu finden.

Die *morphologischen Befunde,* welche bei Karzinompolyneuropathien erhoben wurden, stammen fast ausschließlich von Autopsiematerial; Suralisbiopsien fehlen weitgehend. Dementsprechend wurden zumeist die terminalen Veränderungen peripherer Nerven bei paraneoplastischen Polyneuropathien untersucht, so daß eine Wertung früher Veränderungen stark eingeschränkt ist. Sowohl eine primäre Axondegeneration als auch eine Demyelinisierung mit sekundärem Faseruntergang erscheint möglich. Bei den *sensiblen Polyneuropathien* finden sich eine Degeneration dick myelinisierter Nervenfasern sowie Zelluntergänge in den Spinalganglien der Hinterwurzeln mit entsprechender Faserdegeneration der Hinterstränge. Diese Veränderungen stimmen gut mit der ganz im Vordergrund stehenden *spinalen oder sensiblen Ataxie* überein.

Bei den sensibel-motorisch gemischten Polyneuropathien wurden primär demyelinisierende Veränderungen beschrieben (103). Während bei den subakut bis chronischen Verlaufsformen allenfalls eine geringgradige Schwann-Zellproliferation

auftrat, fand sich bei den akuten sensibel-motorisch aufsteigenden Polyneuroradikulopathien eine z. T. massive lymphozytäre Infiltration in den Nervenscheiden (98).
Die Ursache der paraneoplastischen Polyneuropathie ist ungeklärt; neben den tumortoxischen und pharmakologischen Faktoren, die bei der Entwicklung von Neuropathien im Terminalstadium von malignen Erkrankungen eine Rolle spielen, scheinen von den Tumorzellen sezernierte Faktoren wirksam zu sein. Ob dabei ein immunpathologischer Mechanismus wirksam wird, wie er bei einer Reihe von Myelompolyneuropathien gefunden wurde, bedarf noch einer weiteren Klärung (23).
Der *Liquor cerebro-spinalis* ist zumeist normal; es lassen sich jedoch mitunter bei den akut sensibel-motorischen Polyneuropathien ausgeprägte isolierte Eiweißvermehrungen nachweisen. Die *Nervenleitungsgeschwindigkeit* zeigt zumeist nur geringgradig pathologische Veränderungen, wobei als Zeichen der Axondegeneration eine Reduktion der Amplituden der evozierten sensiblen Nervenpotentiale im Vordergrund steht. Bei den akut aufsteigenden Formen der Karzinompolyneuropathie kann die F-Wellenlatenz verzögert sein oder die F-Welle ganz fehlen (47). Das *EMG* zeigt in solchen Fällen zumeist ausgeprägte akute Denervierungszeichen in Form pathologischer Spontanaktivität und neurogen umgebauter Willkürpotentiale. Bei den rein sensiblen Formen und den mild sensibel-motorischen Karzinompolyneuropathien fehlen EMG-Veränderungen in der Regel (138).

Polyneuropathien bei Malignomen des lymphoretikulären Systems

Zu den Neoplasien des lymphoretikulären Systems zählen die Lymphome, die Leukämie und die Myelome. Letztere werden im Rahmen der Polyneuropathien bei monoklonalen Gammopathien gesondert abgehandelt.
Paraneoplastisch generalisierte Polyneuropathien kommen bei malignen Lymphomen (Morbus Hodgkin) in bis zu 2% der retrospektiv beurteilten Fälle vor, darüber hinaus bei den Lymphosarkomen, den Retikulumzellsarkomen sowie den follikulären Riesenzellsarkomen (Morbus Brill-Simmers). In prospektiven Studien sind unter Einbeziehung elektrophysiologischer und morphologischer Untersuchungen Erkrankungen peripherer Nerven in bis zu 30% der Patienten gefunden worden (204). Die klinischen Verlaufsformen entsprechen denen der Karzinompolyneuropathien, jedoch überwiegen insbesondere bei den malignen Lymphomen die akut aufsteigenden Polyneuroradikulopathien (139). Daneben finden sich häufig umschriebene Infiltrationen in peripheren Nerven mit dem klinischen Bild einer Mononeuropathie oder Mononeuritis multiplex. Nicht selten sind Infiltrationen in Hirnnerven und die Meningen vorhanden.
Morphologisch findet sich in Suralisbiopsien solcher Patienten eine lymphohistiozytäre Infiltration. Die Nervenfasern zeigen neben segmentaler Demyelinisierung die Zeichen der Wallerschen Degeneration.
Die *Pathogenese* ist ungeklärt; neben toxischen und metabolischen Faktoren sowie Virusinfekten werden in letzter Zeit immunologische Mechanismen diskutiert (15).
Der *Liquor cerebro-spinalis* zeigt bei den aufsteigenden akuten motorischen Lähmungen eine isolierte Proteinvermehrung; in anderen Fällen waren pathologische Veränderungen nicht nachweisbar (139). Die *EMG- und NLG-Befunde* sind identisch mit denen bei Karzinompolyneuropathien.
Akute Leukämien zeigen in etwa 0,5% der Fälle manifeste paraneoplastische Polyneuropathien. Im Gegensatz dazu finden sich bei der *chronisch lymphatischen Leukämie* in bis zu 40% der Patienten klinische und vor allem elektrophysiologisch nachweisbare Zeichen einer generalisierten Erkrankung des peripheren Nervensystems. Klinisch-neurologisch stehen dabei die sensibel-motorisch gemischten Polyneuropathien mit akuten oder subakuten Verläufen ganz im Vordergrund. Nur vereinzelt wurden rein sensible Polyneuropathien beschrieben (195, 204).
Morphologisch finden sich neben leukämischen Zellinfiltrationen mit den Symptomen einer umschriebenen Neuropathie oder Mononeuritis multiplex auch lymphohistiozytäre Zellen in den Nervenscheiden. Segmentale Markscheidenuntergänge und primäre Axondegenerationen wurden nebeneinander gefunden.
Die paraneoplastische *Ursache* ist bei den Leukämien in ganz besonderem Maße umstritten. Häufiger scheinen pharmakologische Interaktionen durch eine Therapie mit Vincrystin oder nutritiv-toxische Veränderungen einen Einfluß auf die Polyneuropathien bei Leukämien zu haben (98, 139).
Die *Differentialdiagnose* aller paraneoplastischen Polyneuropathien umfaßt entsprechend den weitgestreuten klinisch-neurologischen Symptomen und Verlaufsformen eine große Zahl unterschiedlicher Erkrankungen des peripheren Nervensystems. Die umschriebenen *Neuropathien* bei einer *Tumorinfiltration* des peripheren Nervs können *Engpaßsyndrome des Karpaltunnels* oder des *Sulcus ulnaris* oder auch *Wurzelkompressionssyndrome* hervorrufen. Insbesondere kann die Differentialdiagnose eines Kaudasyndroms Schwierigkeiten bereiten, die zumeist jedoch durch eine zytologische Untersuchung des Liquor cerebro-spi-

nalis von einem medialen Diskusprolaps mit Kaudakompression oder einer lumbalen Arachnopathie abgegrenzt werden kann. Umschriebene *Lähmungen von Hirnnerven* können durch eine tumorbedingte Infiltration hervorgerufen werden; bei einer Kombination mit einer Polyneuropathie sind immer metabolische Ursachen, wie ein *Diabetes mellitus* (175, 190), oder auch entzündliche Erkrankungen aus dem Formenkreis der Kollagenosen (58, 145) auszuschließen. Die akut bis subakut, selten auch rezidivierenden Verlaufsformen sensibel-motorischer Polyneuropathien lassen sich von einem *akuten* oder *chronisch-rezidivierenden Guillain-Barré-Syndrom* klinisch nicht unterscheiden. Die Differentialdiagnose ist vor allem dann schwierig, wenn die neurologischen Symptome der paraneoplastischen Polyneuropathie vor der Manifestation eines Malignoms auftreten (138, 139).

Polyneuropathien bei akut intermittierender Porphyrie sind durch häufig begleitende oder anamnestisch faßbare abdominelle und psychopathologische Symptome von den paraneoplastischen Polyneuropathien abzugrenzen. Darüber hinaus finden sich bei der Porphyrie die charakteristischen biochemischen Veränderungen im Serum und im Urin (38, 149).

Die rein sensiblen, oft schon vor der Tumordiagnose manifesten Polyneuropathien müssen differentialdiagnostisch von den überwiegend sensiblen, *nutritiv-toxischen Polyneuropathien bei Vitaminmangel, Folsäuremangel* oder *chronischem Alkoholismus* abgegrenzt werden. Dies bereitet dann Schwierigkeiten, wenn brennende Mißempfindungen im Vordergrund der subjektiven Beschwerden stehen. An eine zusätzlich *toxische Wirkung zytostatischer Medikamente* muß ebenso gedacht werden. Eine wichtige differentialdiagnostische Unterscheidung ist gegenüber den *hereditären sensiblen Polyneuropathien* (65, 181) mit ihrer nur geringen Progredienz erforderlich. Schwierig ist dabei, daß mitunter die familienanamnestischen Daten lückenhaft sind. Die hereditäre Polyneuropathie manifestiert sich zumeist im Jugend- oder frühen Erwachsenenalter, während die Polyneuropathie bei Neoplasien in der Regel bei älteren Patienten vorkommt.

Polyneuropathien bei monoklonalen Gammopathien

Das gemeinsame Kennzeichen der monoklonalen Gammopathien ist die ungehemmte Vermehrung von strukturell und immunologisch identischen, monoklonalen Immunglobulinen. Diesem Befund liegt eine Proliferation eines B-Lymphozytenklones zugrunde, wobei durch die Hemmung aller übrigen Zellklone ein relatives Antikörper-Mangelsyndrom entstehen kann. Zu den monoklonalen Gammopathien zählen die *solitären und multiplen Myelome,* die *benignen monoklonalen Gammopathien,* die *Makroglobulinämie Waldenström* sowie die *Kryoglobulinämie.*

Myelompolyneuropathie

Neben direkten Infiltrationen von Lymphozyten und Plasmazellen in periphere Nerven und spinalen Nervenwurzeln kommen in etwa 10% der Myelompatienten generalisierte Polyneuropathien vor (84). Klinisch-neurologisch entwickeln sich die Symptome zumeist schleichend. Die Patienten klagen initial über schmerzhafte Parästhesien der distalen unteren Extremitäten. Diese unter Belastung zunehmenden Beschwerden führen häufig Monate oder Jahre vor der Manifestation einer paraproteinämischen Hämoblastose zu einer neurologisch-klinischen Untersuchung. Es findet sich dabei dann eine distale und beinbetonte Minderung aller sensiblen Qualitäten. Die Muskeleigenreflexe sind frühzeitig abgeschwächt oder erloschen. Im Verlauf der Erkrankung treten motorische, von den unteren Extremitäten aufsteigende Schwächen hinzu. Eine Beteiligung autonomer Funktionen ist in der Regel nicht zu finden. In einzelnen Fällen kommt es zu akut aufsteigenden, überwiegend motorischen Lähmungen mit Hirnnervenbeteiligung, die als monophasische, häufiger jedoch chronisch-rezidivierende Erkrankung verläuft (21, 22, 114).

Morphologisch finden sich bei den chronisch-progredienten Verlaufsformen Zeichen der segmentalen Demyelinisierung neben Nervenfaseruntergängen im Sinne einer Wallerschen Degeneration. Auch primär axonale Degenerationen sind beschrieben worden (203). Immunhistochemisch konnten monoklonale Immunglobuline in den Nervenscheiden nachgewiesen werden. In den akuten Verlaufsformen wurden lymphozytäre Zellinfiltrate in die Markscheiden biopsierter Suralisnerven beschrieben (122).

Als Ursache sind metabolisch-toxische oder auch ischämische Faktoren diskutiert worden. In letzter Zeit mehren sich die Befunde, daß zumindest bei einem Teil der Myelompolyneuropathien ein immunologischer Pathomechanismus zugrunde liegt (23). In einigen Fällen ließ sich eine Antikörpereigenschaft der monoklonalen Immunglobuline gegen Bestandteile der Myelinscheide peripherer Nerven nachweisen (1, 124). Darüber hinaus gelang die passive Übertragung der Polyneuropathie durch systemische Applikation monoklonaler Immunglobuline von Myelompatienten mit einer Polyneuropathie auf vorher gesunde, immunsupprimierte Versuchstiere (23).

Der *Liquor cerebro-spinalis* zeigt häufig eine leichte bis stärker ausgeprägte Eiweißvermehrung. Die Nervenleitungsgeschwindigkeit findet sich sowohl sensibel als auch motorisch als Ausdruck der demyelinisierenden Veränderungen mäßig bis ausgeprägt verlangsamt (203). Die Amplituden der sensiblen Nervenpotentiale sowie auch der F-Wellen sind mitunter stark reduziert. Im *EMG* findet sich lediglich bei den akuten, überwiegend motorischen Polyneuropathien eine pathologische Spontanaktivität mit positiven Wellen und Fibrillationen, während in den übrigen Verlaufsformen die chronisch-neurogenen Umbauzeichen mit verminderter Rekrutierung und gelichtetem Interferenzmuster überwiegen.

Polyneuropathie bei benigner monoklonaler Gammopathie

Patienten mit einer sog. *benignen monoklonalen Gammopathie* zeigen ebenso wie die Myelompatienten sensibel-motorisch generalisierte Polyneuropathien. Die Verläufe entsprechen der Myelompolyneuropathie. Die Konzentration der monoklonalen Immunglobuline im Plasma ist zumeist niedriger, die plasmazelluläre Knochenmarksinfiltration entsprechend geringer ausgeprägt als bei den Myelomen. Insgesamt ist eine Korrelation zwischen der Höhe der monoklonalen Immunglobuline und dem Schweregrad der Erkrankung nicht festzustellen (117). Nicht selten entwickeln sich aus den benignen monoklonalen Gammopathien im Verlauf der Erkrankung multiple Myelome.

Die Diagnose sowohl der malignen als auch benignen monoklonalen Gammopathien ist nicht schwer, wenn an die Möglichkeit einer Hämoblastose gedacht wird. Zumeist findet sich eine Beschleunigung der Blutsenkung, in fortgeschrittenen Fällen eine Anämie und aufgrund von Osteolysen eine Hyperkalzämie, nicht selten auch eine Nierenschädigung mit Zeichen der Urämie. Diese Komplikationen fehlen bei den benignen monoklonalen Gammopathien. Beiden gemeinsam ist der immunelektrophoretische Nachweis monoklonaler Immunglobuline der Klasse G, A oder E mit identischen Kappa- oder Lambdaleichtketten. Sind Bence-Jones-Eiweißkörper im Urin nachweisbar, so muß auch an die Möglichkeit einer *paraproteinämisch bedingten Amyloidose* (57) als Ursache einer Polyneuropathie gedacht werden.

Die *Differentialdiagnose* umfaßt bei umschriebenen Infiltrationen peripherer Nerven und Nervenwurzeln die *Engpaßsyndrome* sowie *Wurzelkompressionssyndrome.* Die langsam progredienten Polyneuropathien verlangen eine Abgrenzung gegenüber *diabetischen Polyneuropathien,* insbesondere dann, wenn über Parästhesien der unteren Extremitäten geklagt wird. Daneben müssen die pathogenetisch wahrscheinlich verwandten *paraneoplastischen* sowie die *nutritiv-toxischen Polyneuropathien* ausgeschlossen werden. Die eher seltenen, *rein sensiblen Polyneuropathien* müssen differentialdiagnostisch gegenüber den *sensibel-hereditären Neuropathien* abgegrenzt werden. Bei den aufsteigenden, überwiegend *motorischen Polyneuroradikulopathien* sind klinisch keine Unterschiede zum akuten oder chronisch-rezidivierenden Guillain-Barré-Syndrom zu finden; die Immunelektrophorese führt hier zu einer differentialdiagnostischen Unterscheidung.

Polyneuropathie bei Makroglobulinämie Waldenström

Die Makroglobulinämie Waldenström zählt zu den malignen Hämoblastosen. Es kommt zu einer Infiltration des Knochenmarks durch lymphoide oder plasmazelluläre Elemente mit oft exzessiver Vermehrung von monoklonalen Immunglobulinen der Klasse M. Der Morbus Waldenström tritt zumeist bei älteren Patienten, häufig unter dem Bild eines rasch progredienten Gewichtsverlustes und Verfalls des Allgemeinzustandes, auf. Mitunter finden sich auch Kombinationen des Morbus Waldenström mit Lymphomen oder chronisch lymphathischen Leukämien (200).

Es finden sich häufig umschriebene Infiltrationen in die peripheren Nerven, so daß nicht selten ein Karpaltunnelsyndrom die erste Manifestation einer Makroglobulinämie sein kann (122). Infolge der Viskositätsvermehrung des Blutes durch aggregierte, pentamere IgM-Moleküle kommt es zu Ischämien in den Vasa nervorum mit Ausbildung von Mononeuropathien oder einer Mononeuritis multiplex (98). Nicht selten finden sich Schwerpunktserkrankungen wie kraniale Neuropathien oder auch zentralnervöse Symptome in Form zerebraler oder medullärer Ischämien sowie komatöse Zustände. In späteren Stadien der Erkrankung sind zerebrale und subdurale Blutungen als Komplikation eines Morbus Waldenström nicht selten (200).

Die Polyneuropathie manifestiert sich zumeist, nachdem die Diagnose einer Makroglobulinämie Waldenström gestellt ist. Es kommt zu typischen sensibel-motorisch gemischten, langsam progredienten Erkrankungen peripherer Nerven. Die Patienten klagen initial über Spontanschmerzen in den Füßen in Form von Brennen und Kälteüberempfindlichkeit oder elektrisierenden Parästhesien. Die sensiblen, strumpf- und handschuhförmigen Ausfälle umfassen alle sensiblen Qualitäten; die Muskeldehnungsreflexe sind frühzeitig erloschen. Die Beeinträchtigung autonomer Funktionen ist zumeist gering; motorische Ausfälle können im Verlauf der Erkrankung zu ausgeprägten Para- und Tetraplegien führen. In einzelnen Fällen stehen überwiegend motorische, rasch

aufsteigende Lähmungen auch bei diesem Krankheitsbild ganz im Vordergrund (122).
Morphologisch finden sich sowohl Nervenfaserdegenerationen als auch Markscheidenuntergänge myelinisierter Fasern, wobei charakteristisch eine Erweiterung der äußeren Lamellen der Markscheide zu sein scheint. In den überwiegend motorisch aufsteigenden Neuropathien wurden mild bis mäßig ausgeprägte Lymphozyteninfiltrationen beschrieben (1). In Suralisbiopsien konnten immunzytochemisch IgM-Ablagerungen in den Nervenscheiden gefunden werden.
Wie bei den Myelomen, wird auch beim Morbus Waldenström neben ischämischen Faktoren sowie umschriebenen Druckläsionen eine immunpathologische Eigenschaft der monoklonalen IgM gegen Bestandteile des peripheren Myelins diskutiert. In einzelnen Fällen konnten Antikörpereigenschaften der monoklonalen IgM gegen myelinassoziierte Glykoproteide nachgewiesen werden (142).
Die *Nervenleitungsgeschwindigkeit* ist in den Fällen mit ausgeprägter Demyelinisierung mäßiggradig bis stark verlangsamt; im *EMG* findet sich eine pathologische Spontanaktivität mit positiven Wellen und Fibrillationen, vor allem bei den Patienten, die eine aufsteigende Lähmung zeigen.
Die Diagnose ist durch den Nachweis von monoklonalen IgM und Knochenmarksbiopsie in den meisten Fällen zu sichern. Die *Differentialdiagnose* umfaßt beim Vorliegen umschriebener Nervenläsionen vor allem die *Neuropathien bei Kollagenosen* und *metabolischen Störungen,* wie z.B. beim Diabetes mellitus. Die symmetrischen Polyneuropathien bei der Makroglobulinämie Waldenström müssen gegen die *Polyneuropathie bei Urämie und Hepatopathie,* bei *Malabsorption* und nicht zuletzt gegenüber *paraneoplastischen Polyneuropathien* abgegrenzt werden, die ebenfalls mit einer ausgeprägten Reduktion des Allgemeinzustandes, Nierenschädigung und Gewichtsabnahme einhergehen.

Polyneuropathien bei Kryoglobulinämien

Kryoglobuline sind pathologische Immunglobuline der Klasse G oder M, die bei Abkühlung präzipitieren und sich bei Erwärmung wieder auflösen. Sie können im Rahmen monoklonaler Gammopathien vorkommen, zumeist bei der Makroglobulinämie Waldenström, aber auch als polyklonale Gammopathie bei Kollagenosen, wie der rheumatoiden Arthritis, dem systemischen Lupus erythematodes oder auch im Verlauf chronischer Infekte. Hauptsymptom sind die vaskuläre Insuffizienz bei Kälteexposition, wobei es insbesondere in den Händen zu einem Raynaud-Phänomen kommen kann (Abb. 1.**13**) (49, 59).
Die klinischen Symptome manifestieren sich in der Regel als umschriebene Mononeuropathie oder Mononeuritis multiplex mit distalem Schwerpunkt. Bei einem starken Befall distaler Nerven kann auch eine symmetrische, einer Polyneuropathie entsprechende Erkrankung der peripheren Nerven auftreten. Die neurologischen Ausfälle sind an den unteren Extremitäten betont (196).
Differentialdiagnostisch müssen vor allem *Neuropathien bei Kollagenosen* wie der *rheumatoiden Arthritis,* des *systemischen Lupus erythematodes* und der *Periarteriitis nodosa* ausgeschlossen werden, wobei die fehlenden Gelenkveränderungen eine Abgrenzung gegenüber den Polyneuropathien bei rheumatoider Arthritis zulassen. Der Nachweis von Kryoglobulinen im Plasma sichert die Diagnose. Bei einer symmetrischen Polyneuropathie sind auch hier differentialdiagnostisch Polyneuropathien bei *Diabetes mellitus* oder *Amyloidose* abzugrenzen.

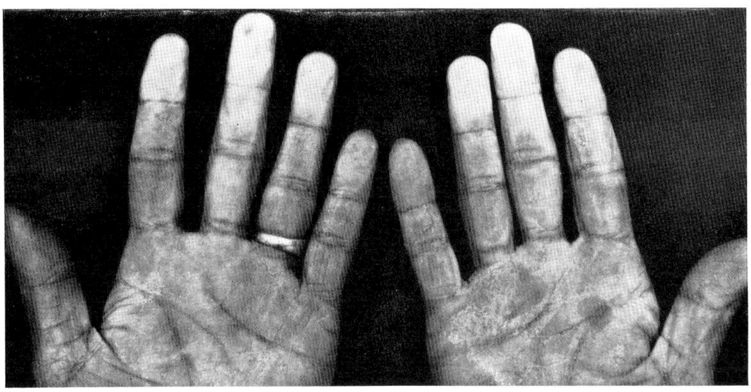

Abb. 1.**13** Typische lokale Synkope bei Morbus Raynaud, 36jähriger Kesselreiniger, seit drei Jahren Beschwerden

Genetisch determinierte Polyneuropathien

Die genetisch bedingten, familiär vererbten Polyneuropathien sind klinisch meist langsam progrediente Erkrankungen motorischer, sensibler oder autonomer Nerven. Die Ursachen sind mit Ausnahme weniger Krankheitsbilder unbekannt, so daß die Einteilung aufgrund klinischer Symptome und Verlaufskriterien sowie morphologischer Veränderungen erfolgen muß.
Im wesentlichen lassen sich *motorisch-sensible* und *sensible hereditäre Polyneuropathien* von *Polyneuropathien bei genetisch bedingten Stoffwechseldefekten* unterscheiden.

Hereditäre motorisch-sensible Polyneuropathien

Zu den *hereditären motorisch-sensiblen Neuropathien (HMSN)* zählen genetisch und morphologisch heterogene Krankheitsbilder, die sich in ihren Symptomen ähneln, aber Unterschiede in den morphologischen Befunden und in ihren elektrophysiologischen Parametern aufweisen. Die Einteilung aufgrund der klinischen Symptome und der Verlaufskriterien war bis vor wenigen Jahren sehr verwirrend. Als erste haben Charcot u. Marie sowie Tooth eine dominant vererbte, mit oder ohne Hypertrophie peripherer Nerven einhergehende, motorisch-sensible Polyneuropathie beschrieben, die auch als *Charcot-Marie-Tooth-Erkrankung* oder *peronäale Muskelatrophie* bezeichnet wird. Déjerine u. Sottas beobachteten eine ähnliche Erkrankung mit verdickt tastbaren Nerven, die jedoch innerhalb der beschriebenen Familien rezessiv vererbt auftrat. Die von Roussy u. Levy beschriebenen Fälle zeigten neben charakteristischen Hohlfüßen und Krallenhänden eine Ataxie und Tremor der oberen Extremitäten (69).
Im Laufe der Jahre mehrten sich die Beschreibungen von charakteristischen Symptomen der *hereditären hypertrophischen motorisch-sensiblen Polyneuropathien* mit zusätzlich unterscheidbaren Symptomen wie Taubheit, Sehstörungen und anderen, so daß eine Einteilung immer schwieriger wurde. Nachdem hypertrophische Veränderungen peripherer Nerven sich als unspezifisches Merkmal wiederholter De- und Remyelinisierungsvorgänge erwiesen hatten, war eine Zuordnung zu einer Krankheitseinheit aufgrund dieser morphologischen Veränderungen noch schwieriger. Heute lassen sich die meisten Familien einer der beiden Hauptgruppen, der *axonalen* oder der *demyelinisierenden, hereditären motorisch-sensiblen Polyneuropathie* zuordnen.
In einzelnen Familien fanden sich die Nervenleitungsgeschwindigkeiten massiv verlangsamt; in anderen zeigten alle betroffenen Angehörigen nahezu normale oder nur leicht pathologisch verlangsamte Nervenleitungsgeschwindigkeiten. Aufgrund dieses Kriteriums lassen sich die hereditär motorisch-sensiblen Polyneuropathien unterscheiden als:

1. *vorwiegend demyelinisierende Neuropathie* oder *hypertrophische, dominant vererbte Neuropathie vom Typ Charcot-Marie-Tooth* (HMSN I nach Dyck),
2. eine *vorwiegend axonale Neuropathie*, die der *neuralen, dominant vererbten Neuropathie vom Typ Charcot-Marie-Tooth* entspricht (HMSN II nach Dyck), und eine
3. früh einsetzende, *schwer demyelinisierende Neuropathie* oder *hypertrophische, rezessiv vererbte Neuropathie vom Typ Déjerine-Sottas* (HMSN III nach Dyck).

Daneben finden sich seltenere Formen als:

4. spinale Muskelatrophie sowie
5. autosomal-rezessiv vererbte, motorisch-sensible, hypertrophische Polyneuropathie mit Phytansäurespeicherung (Refsum-Syndrom) (HMSN IV nach Dyck).

Ein Vergleich der drei Hauptformen dieser hereditär motorisch-sensiblen Polyneuropathien findet sich in der Tab. 1.**6**.

HMSN I (dominant vererbte, hypertrophische Neuropathie Charcot-Marie-Tooth)

Diese dominant vererbte, vorwiegend demyelinisierende Neuropathie wurde von Charcot u. Marie sowie Tooth, daneben in einer Sonderform auch von Roussy u. Levy, beschrieben (51, 69). Die Erkrankung beginnt schleichend, in den meisten Fällen von den Patienten und Verwandten unbemerkt, im frühen Kindesalter. Sie wird im Jugendalter zufällig erkannt, weit häufiger aber erst im frühen Erwachsenenalter, wenn Muskelatrophien sichtbar werden. Manchmal werden die Patienten aber erst im fortgeschrittenen Lebensalter einer neurologischen Diagnostik zugeführt, wenn schon Behinderungen bestehen. Die häufig im 2.–3. Lebensjahrzehnt auftretende Ataxie ist das in den meisten Fällen zur neurologischen Untersuchung führende Symptom. Retrospektiv läßt sich dann auch erfahren, daß schon seit Kindheit eine Fußdeformität in Form von Hohlfüßen und Hammerzehen besteht, deren Ursache in einer Atrophie der Fußbinnenmuskulatur liegt. Diese Deformierung ist um so stärker ausgeprägt, je

Tabelle 1.6 Hereditäre sensibel-motorische Polyneuropathien

Klinische Bezeichnung	Peroneale axonale Muskelatrophie Typ Charcot-Marie-Tooth HMSN II (nach *Dyck*) Typ 2 (nach *Thomas*)	Peroneale hypertrophe Muskelatrophie Typ Charcot-Marie-Tooth HMSN I (nach *Dyck*), Typ 1 (nach *Thomas*)	Hypertrophe PNP (rezess.) Déjerine-Sottas-Erkrankung HMSN III (nach *Dyck*) Typ 1 (nach *Thomas*)
Art der Polyneuropathie	Axondegeneration	Demyelinisierung (Zwiebelschalen)	schwere Demyelinisierung (ausschließlich Zwiebelschalen)
Erbgang	dominant	dominant	rezessiv
klinischer Beginn	mittleres/spätes Kindesalter	frühes Erwachsenenalter	Kindheit
Verteilung der Symptome	distal	vorwiegend distal generalisiert	vorwiegend distal generalisiert
Muskeldehnungsreflexe	ASR fehlt, proximale MDR erhalten	alle MDR fehlen	alle MDR fehlen
Fußdeformität	oft reversibel	irreversibel	irreversibel
Liquorprotein	normal	leicht erhöht	stark erhöht
Tremor	gelegentlich	im Vordergrund	im Vordergrund
NLG (N. medianus)	> 40 m/s leicht vermindert	< 30 m/s deutlich vermindert	< 20 m/s stark vermindert

früher die Erkrankung beginnt (102). Die Muskelatrophien greifen langsam progredient zunächst auf die Fuß- und Zehenheber, dann auf die Wadenmuskulatur über. Durch die Atrophie aller Muskeln der Unterschenkel entsteht der klinisch-charakteristische Befund der *„Storchenbeine"*. Hypertrophien der Wadenmuskulatur können jedoch ebenfalls beobachtet werden. Im weiteren Verlauf kommt es zu Atrophien der Oberschenkelstrecker, insbesondere des Vastus medialis des M. quadriceps femoris, mit einer charakteristischen Prominenz des Epicondylus femoris. Trotz der ausgeprägten Muskelatrophien ist die grobe Kraft über lange Zeit kompensatorisch erhalten. Eine Atrophie der Handbinnenmuskulatur entwickelt sich wesentlich später im Verlauf der Erkrankung und kann im fortgeschrittenen Stadium als charakteristisches Zeichen einer Krallenhand in Erscheinung treten. Die ASR sind entsprechend der distalen Verteilung der Muskelschwächen früh erloschen, die PSR bei der Manifestation im Erwachsenenalter zumindest stark abgeschwächt, ähnlich wie die Muskeldehnungsreflexe an den Armen. Sensible Störungen aller Qualitäten fehlen nur selten; mitunter sind sie als diskrete Hypalgesie und -ästhesie nur an den Zehen nachweisbar (36). Subjektiv klagen manche Patienten über einschießende Schmerzen in die Beinmuskulatur oder dumpfe Schmerzen im Bereich des Knie- und Sprunggelenks, die wahrscheinlich durch die Fehlbelastung im Rahmen der Ataxie zu bewerten sind. Nicht selten kommt es zu einem hochfrequenten Tremor der ausgestreckten Hände, dessen Natur ungeklärt ist, der aber klinisch einem essentiellen Tremorsyndrom ähnelt. Dieser Befund in Kombination mit einer Polyneuropathie und Ataxie entspricht dem von ROUSSY u. LEVY beschriebenen Krankheitsbild (69). Eine Sonderform stellen die neuralen Muskelatrophien mit skapulo-peronäaler Verteilung dar. Mitunter findet sich auch eine Taubheit oder Optikusatrophie mit entsprechender Sehschwäche; aber diese Befunde sind bei allen beschriebenen Serien eher ungewöhnlich und selten (102).

Die peripheren Nerven sind in vielen Fällen verdickt tastbar und von derber Konsistenz. Das Liquorprotein ist nicht selten erhöht. Die Nervenleitungsgeschwindigkeiten sind stark verlangsamt mit Werten unter 50% der unteren Normgrenze. Die NLG-Verlangsamung ist – stärker als die klinischen Befunde – ein zuverlässiger diagnostischer Parameter, denn massive NLG-Verlangsamungen finden sich auch bei klinisch nahezu unauffälligen Mitgliedern betroffener Familien (42).

Das *EMG* zeigt massive Zeichen des neurogenen Umbaus, wobei nur geringgradig pathologische Spontanaktivität zu registrieren ist. Die Willkürpotentiale sind jedoch deutlich verbreitert, polyphasisch und amplitudenüberhöht. Das Rekrutierungsverhalten ist entsprechend vermindert; in fortgeschrittenen Fällen finden sich Einzelentladungen bei maximaler Willkürinnervation (36).

Morphologisch dominieren die Zeichen der segmentalen chronischen De- und Remyelinisierung mit massiver Schwann-Zellproliferation und Bildung redundanter, konzentrisch um die Axone gewickelter Myelinlamellen, die sog. *„Zwiebel-*

schalen". Die Nervenfasern sind entsprechend verdickt (13).

Die *Ätiologie* ist unklar. Ob – ähnlich wie bei der hypertrophischen, motorisch-sensiblen Polyneuropathie mit Phytansäurespeicherung (Refsum-Syndrom, HMSN IV nach Dyck) – ein Lipoidstoffwechseldefekt zu einer Demyelinisierung mit Schwann-Zellhypertrophie führt, ist fraglich (98).

Die *Differentialdiagnose* umfaßt vor allem die verschiedenen Formen der heredo-degenerativen Erkrankungen. An erster Stelle steht die *Friedreichsche spinale heredo-degenerative Ataxie* (92, 149). Gemeinsam mit der hereditärmotorisch-sensiblen Neuropathie findet sich eine ausgeprägte Fußdeformierung, ein sog. *„Friedreich-Fuß"*, der anamnestisch auch als ein typisches familiäres Zeichen in aufsteigender Linie beschrieben wird. Unterschiedlich ist der rezessiv autosomale Erbgang des Morbus Friedreich gegenüber dem autosomal dominanten Erbgang der HMSN I. Die *Polyneuropathie beim Morbus Friedreich* ist zumeist schwächer ausgeprägt, Nervenhypertrophien fehlen in der Regel. Dagegen finden sich Zeichen einer zerebellären Ataxie und Pyramidenbahnschädigung, die nicht zum Krankheitsbild der HMSN I gehören. Eine Differentialdiagnose ist auch gegenüber dem *Refsum-Syndrom* (162) notwendig, das sich ebenfalls als motorisch-sensible, hypertrophe Neuropathie manifestiert, jedoch im Gegensatz zur HMSN I immer eine Retinitis pigmentosa und massiv erhöhte Eiweißwerte im Liquor zeigt. Der Nachweis der erhöhten Phytansäurespiegel ist für die Abgrenzung beider Erkrankungen ein entscheidender Befund (191).

Wenn die Patienten erst in späteren Stadien mit motorischen Ausfällen und subjektiv sensiblen Beschwerden zur neurologischen Abklärung kommen, müssen erworbene Polyneuropathien differentialdiagnostisch ausgeschlossen werden. Insbesondere trifft dies zu für die langsam progredienten Formen der *metabolischen, paraneoplastischen* und insbesondere *entzündlichen Polyneuropathien*. Bei der *chronisch-progredienten entzündlichen Polyneuroradikulopathie* (chronisches Guillain-Barré-Syndrom) sind hypertrophische Veränderungen peripherer Nerven im Rahmen chronischer De- und Remyelinisierungsprozesse zu finden. Der frühere Beginn, die ausgeprägte Hohlfußdeformierung und der Hinweis auf eine familiäre Belastung geben differentialdiagnostische Argumente für das Vorliegen einer HMSN I.

Die Polyneuropathie bei der *familiären Amyloidose* ist durch die Amyloidablagerungen sowie nur selten ausgeprägte Schwann-Zellhypertrophien histologisch-morphologisch abzugrenzen (69).

Schwierig kann die differentialdiagnostische Trennung von den *spinalen Muskelatrophien* im Adoleszenten- und Erwachsenenalter sein. Im Gegensatz zur HMSN I finden sich allerdings keine wesentlichen Veränderungen der Nervenleitungsgeschwindigkeiten; die Nerven sind nicht verdickt. Die Nervenbiopsie zeigt nur bei den hypertrophen motorisch-sensiblen Neuropathien Schwann-Zellhypertrophien (36), bei der spinalen Muskelatrophie aber vorwiegend Axondegenerationen aufgrund der nukleären Schädigung. Wenn *Wadenmuskelhypertrophien* vorliegen, muß differentialdiagnostisch eine *Muskeldystrophie vom Gliedergürteltyp* ausgeschlossen werden, die ebenfalls eine Verschmächtigung der Fußbinnenmuskulatur zeigen kann. Spitzfüße sowie Kontrakturen distaler Muskeln geben einen Hinweis auf das Vorliegen einer Muskeldystrophie; sie fehlen bei den hereditär motorisch-sensiblen Neuropathien. Die skapulo-peronäale Form muß von einer fazio-skapulo-humeralen Muskeldystrophie abgegrenzt werden. Bei der primär myogenen Erkrankung ist die Nervenleitungsgeschwindigkeit normal.

Die gelegentlich auftretenden *Muskelschmerzen* erinnern an entzündliche Gefäßveränderungen, wie sie im Rahmen von *Kollagenosen* auftreten können; die Polyneuropathien, die bei diesen Krankheitsbildern vorkommen, sind jedoch von ihrem Verlauf, der Manifestation und den klinischen Symptomen differentialdiagnostisch abzugrenzen (58).

HMSN III (rezessiv-autosomal vererbte, hypertrophe motorisch-sensible Neuropathie Déjerine-Sottas)

Durch den rezessiven Erbgang bedingt, ist eine familiäre Belastung nicht in allen Fällen nachweisbar, so daß auch sporadische Fälle beschrieben wurden (69). Die meisten Patienten zeigen schon in früher Kindheit eine schwer ausgeprägte, überwiegend motorische Polyneuropathie. Die distalen Muskelatrophien schreiten rascher fort als bei den dominant vererbten hypertrophen, motorisch-sensiblen Polyneuropathien und greifen früh auf die Oberschenkel- und Handmuskeln über. Mitunter treten Faszikulationen auf. Entsprechend ausgeprägt finden sich eine Hohl- und Klumpfußdeformierung sowie Skelettdeformitäten in Form von Skoliosen, Kyphoskoliosen, Trichter- und Kielbrust. Die motorische Entwicklung ist deutlich verzögert; die Kinder erlernen das Laufen häufig erst im 3.–4. Lebensjahr. Die Muskeleigenreflexe sind frühzeitig erloschen; sensible Ausfälle aller Qualitäten und trophische Störungen sind nicht selten. Mitunter klagen die Patienten über heftige, schmerzhafte Parästhesien in den Füßen. Die häufig zu beobachtende Ataxie beruht wahrscheinlich auf einer Hinterstrangschädigung im Rückenmark. Nicht selten finden sich Pupillenstörungen in Form einer Miosis, eines Adie-Syndroms oder selten auch lichtstarrer Pupillen wie bei einem Argyll-Robertson-Syndrom. Gelegentlich findet sich auch ein Nystagmus. Die Prognose ist schlechter als bei der dominant vererbten Neuropathie Charcot-Marie-Tooth; die Patienten zeigen schon im jungen Erwachsenenalter eine deutliche Behinderung (69, 98).

Morphologisch zeigen die klinisch verdickt und derb zu tastenden Nerven eine ausgeprägte Schwann-Zellhypertrophie mit Bildung redundanter Myelinlamellen, sog. *„Zwiebelschalen"*, sowie eine diffuse segmentale Demyelinisierung (69).

Die *Ätiologie* ist ebensowenig geklärt wie bei der dominant vererbten hypertrophischen, motorisch-sensiblen Neuropathie Charcot-Marie-Tooth (HMSN I). Die Liquorproteine sind häufig erhöht. Die *Nervenleitungsgeschwindigkeit* zeigt entsprechend den Myelinveränderungen sowohl sensibel als auch motorisch massiv pathologisch veränderte Werte (42). Im *EMG* finden sich neben den chronisch-neurogenen Veränderungen häufiger akute Denervierungszeichen in Form positiver Wellen, Fibrillationen sowie auch Faszikulationen.

Die Diagnose einer *hypertrophisch motorisch-sensiblen Polyneuropathie Déjerine-Sottas* (HMSN III) sollte beim Vorliegen von angeborenen Klumpfüßen zusammen mit den klinischen und elektrophysiologischen Veränderungen einer Polyneuropathie gestellt werden können. Eine Abgrenzung gegenüber den *myelodysplastischen Klumpfüßen* und den Atrophien einer *Poliomyelitis* ist aufgrund der massiv verlangsamten Nervenleitungsgeschwindigkeiten möglich. Die klinische Abgrenzung eines *Refsum-Syndroms* kann schwierig sein, läßt sich aber durch die Bestimmung der Phytansäure durchführen. Darüber hinaus fehlt das obligate Symptom der Retinitis pigmentosa bei der HMSN III. Diese Differentialdiagnose ist besonders wichtig, weil die Refsum-Erkrankung im Gegensatz zu den anderen hereditär motorisch-sensiblen Polyneuropathien behandelt werden kann.

HMSN II (dominant vererbte neurale Form der hereditären motorisch-sensiblen Polyneuropathie Charcot-Marie-Tooth)

Diese Erkrankung ist weniger häufig als die oben beschriebene dominante hypertrophische Form. Sie setzt in der Regel später ein und wird im mittleren Erwachsenenalter klinisch manifest, mitunter auch jenseits des 50. Lebensjahres. Es kommt zu ganz schleichend sich entwickelnden distalen, nicht selten asymmetrischen Muskelatrophien der unteren Extremitäten mit Übergreifen auf die Fußheber- und die Wadenmuskulatur mit der Ausprägung sog. *„Storchenbeine"*. Die Schwächen sind häufig ausschließlich in den distalen Muskeln der unteren Extremitäten, selten nur in den oberen Extremitäten zu finden. Die Patienten klagen über krampfhafte Muskelschmerzen. Die ASR sind relativ frühzeitig im Verlauf der Erkrankung erloschen. Sensible Störungen sind nur sehr diskret nachweisbar und fehlen häufig (102).

Der *Liquor cerebro-spinalis* ist zumeist normal (87), die *Nervenleitungsgeschwindigkeiten* sind im Gegensatz zur überwiegend demyelinisierenden hypertrophischen Neuropathie Charcot-Marie-Tooth (HMSN I) nur gering reduziert oder normal (36, 42). In den betroffenen Muskeln finden sich ausgeprägte EMG-Veränderungen in Form akuter Denervierungszeichen und neurogenen Umbaus.

Morphologisch entspricht diesem elektrophysiologischen Befund eine ganz im Vordergrund stehende *axonale Degeneration* mit einem Verlust myelinisierter Fasern; jedoch sind in allen Faszikeln in der Regel genügend intakte Nervenfasern vorhanden, so daß die NLG noch normale Werte aufweisen kann. Zeichen der segmentalen Demyelinisierung sind nur mild ausgeprägt; eine Schwann-Zellhypertrophie mit Zwiebelschalenbildung der Markscheiden wird nur selten gefunden.

Die *Differentialdiagnose* umfaßt vor allem die nukleären Erkrankungen des Rückenmarks, wie die *spinale Muskelatrophie,* die *amyotrophe Lateralsklerose* und die *Poliomyelitis*. Die charakteristischen Atrophien mit der Entwicklung der *„Storchenbeine"* sind bei den nukleären Erkrankungen nicht zu finden. Bei der *amyotrophen Lateralsklerose* bieten die Pyramidenbahnzeichen und im Verlauf der Erkrankung auftretenden Symptome der Bulbärhirnschädigung ein differentialdiagnostisches Kriterium gegenüber der hereditär motorisch-sensiblen Neuropathie. Bei einseitiger Manifestation an den unteren Extremitäten, insbesondere wenn Muskelschmerzen angegeben werden, kann eine differentialdiagnostische Abgrenzung gegenüber einer *lumbalen Wurzelkompression* notwendig werden. Argumente gegen die neurale Form der hereditär motorisch-sensiblen Neuropathie Charcot-Marie-Tooth (HMSN II) sind segmentale sensible Ausfälle und eine Vermehrung der Liquorproteine, außerdem EMG-Befunde, welche eine Denervierung in den proximalen Mm. interspinosi nachweisen.

Unter den erworbenen Polyneuropathien muß insbesondere an das Vorliegen einer *axonalen Polyneuropathie bei toxischen und alimentären Störungen* gedacht werden oder auch an die Schwerpunktsneuropathien der Kollagenosen und Vaskulitiden (145).

Die familiäre Belastung dieser dominant autosomal vererbten Erkrankung ist ein wichtiges differentialdiagnostisches Kriterium gegenüber allen erworbenen Polyneuropathien. Allerdings ist wegen der meist gutartigen Verläufe mit oft nur sehr schwer faßbaren, schleichend progredienten Symptomen die Familienanamnese in bezug auf die Erkrankung häufig leer (69).

HMSN IV (autosomal-rezessiv vererbte hypertrophe Neuropathie mit Phytansäurespeicherung, Refsum-Syndrom)

Diese von Refsum 1946 als Heredopathia atactica polyneuritiformis erstmals beschriebene Erkrankung zeigt klinisch neben progredienten sensibelmotorischen Ausfällen eine Retinitis pigmentosa und eine Ataxie. Die morphologischen Veränderungen des peripheren Nervs entsprechen denen der hypertrophischen Polyneuropathien. Der biochemische Mechanismus dieser Erkrankung ist geklärt; es kommt zu einer Speicherung von Phytansäure im peripheren Nerv. Das Krankheitsbild wird bei den Lipidstoffwechseldefekten eingehend diskutiert (s. S. 57).

HMSN V (hereditäre motorisch-sensible Neuropathie mit spastischer Paraplegie)

Diese Kombination einer *rezessiv oder dominant vererbten Polyneuropathie* mit den Zeichen einer spastischen Paraplegie wurde von Strümpell 1883 erstmals beschrieben (33). Sie beginnt in der Regel in der 2. Lebensdekade oder später. Die Patienten sind im Frühstadium nicht in der Lage, die Fersen beim Gehen aufzusetzen, und zeigen daher einen charakteristischen Zehenspitzengang (74). Im weiteren Verlauf kommt es zu einer ausgeprägten Beuge- und Adduktorenspastik. Die Muskeldehnungsreflexe sind brüsk, die Pyramidenbahnzeichen wie das Babinski-Phänomen positiv; sensible Ausfälle sind in der Regel nicht vorhanden. Die Nervenleitungsgeschwindigkeiten zeigen keine pathologischen Veränderungen; allenfalls läßt sich eine Verminderung der Amplitude des Summenpotentials des N. suralis feststellen. Die elektromyographischen Untersuchungen zeigen in distalen Muskeln der unteren Extremitäten häufig pathologische Spontanaktivitäten in Form von Fibrillationen und Faszikulierungen sowie verbreiterte, amplitudenüberhöhte Muskelsummenpotentiale (42).

Morphologisch zeigen sich in Suralisbiopsien allenfalls minimale pathologische Veränderungen (13).

Hereditär sensible Polyneuropathien

Zu den *hereditären sensiblen Polyneuropathien (HSN)* zählen die von Denny-Brown beschriebenen hereditär-sensiblen, häufig mutilierenden Akropathien, die sich als

1. *autosomal-dominante Form* (*HSN I* nach Dyck) und
2. *autosomal-rezessiv vererbte Neuropathien* (*HSN II* nach Dyck)

unterscheiden lassen. Darüber hinaus zählt zu diesen vererbten sensiblen Polyneuropathien die *familiäre Dysautonomie (Riley-Day-Syndrom),* bei welcher sich neben der Affektion autonomer Fasern eine starke Beteiligung sensibler Funktionen gefunden hat (69).

HSN I (autosomal-dominant vererbte sensible Neuropathie) (s. auch HMSN I–V)

Das charakteristische Symptom dieses Krankheitsbildes ist eine dissoziierte Empfindungsstörung, die ursprünglich zu einer Einordnung in die Sonderformen der Syringomyelie führte. Diese sensiblen Störungen sind kombiniert mit trophisch ulzerierenden Veränderungen der Akren, bevorzugt an den unteren Extremitäten. Die Erkrankung beginnt schleichend in der 2. oder 3. Lebensdekade, mitunter auch später (64). Die sensiblen Störungen beginnen in der Regel an den Akren der Füße mit einem massiven Ausfall des Schmerz- und Temperaturempfindens; ein Teil der Patienten klagt dabei über nahezu unerträglich lanzinierend brennende Parästhesien. Das Vibrations- und Lageempfinden ist zumeist normal. Durch die Aufhebung kutaner Afferenzen kommt es zu schmerzlosen Ulzera (Mal-perforantes) an den Fußsohlen und zu schweren mutilierenden Veränderungen der Füße. Trophische Störungen und Bildung schmerzloser Geschwüre an den oberen Extremitäten sind selten. Die Achillessehnenreflexe finden sich früh erloschen; die proximalen Muskeldehnungsreflexe sind in der Regel erhalten. Motorische Ausfälle sind entweder nicht vorhanden oder minimal ausgeprägt (69).

Die motorische *Nervenleitungsgeschwindigkeit* findet sich in der Regel normal; die sensiblen Nervenpotentiale sind an den unteren Extremitäten zumeist nicht mehr meßbar.

HSN II (autosomal-rezessiv vererbte sensibel-hereditäre Neuropathie)

Diese Form der Erkrankung beginnt in den frühen Kindheitsjahren mit einem ausgeprägten

Verlust des Berührungs-, Schmerz- und Temperaturempfindens. Die Kinder zeigen oft schmerzlose Blasen und Geschwüre an Füßen und Händen. Die sensiblen Ausfälle breiten sich nach proximal aus und können auf den Rumpf übergreifen. Im fortgeschrittenen Stadium zeigen sich mutilierende Veränderungen der Akren, wie bei der HSN I (108). Die motorische *Nervenleitungsgeschwindigkeit* ist zumeist verlangsamt; die Amplituden der sensiblen Nervenpotentiale sind stark reduziert oder nicht mehr meßbar. Im *EMG* finden sich zumeist nur gering- bis mäßiggradige Denervierungszeichen. Osteolysen und pathologische Frakturen sind nicht selten sowohl an den oberen als auch an den unteren Extremitäten radiologisch erfaßbar.

Morphologisch findet sich frühzeitig eine Degeneration von Nervenzellen in den Spinalganglien. Es kommt neben dem Untergang dicker bemarkter Nervenfasern zu einer Schädigung dünner, markhaltiger und markloser Fasern der kutanen Afferenzen, wohingegen propriozeptive Funktionen nicht gestört sind (13, 98).

Die Ursache der hereditär-sensiblen Neuropathien ist unbekannt.

Im Verlauf der Erkrankung kommt es zu einer langsamen Progredienz, wobei schwerwiegende Behinderungen durch die *mutilierende Akropathie* mit Verlust der Füße durch intensive Fußpflege, Vermeidung von Überbelastung und optimales Schuhwerk verhindert werden können.

Die *Differentialdiagnose* gegenüber der erworbenen akrodystrophischen Neuropathie (Bureau-Barrière [43]), die mit Ulzera und Mutilation einhergeht, ist von besonderem Interesse. Diese nicht seltene Erkrankung tritt jenseits des 30. Lebensjahres bei langjährigen Alkoholikern auf, die in zahlreichen Fällen *zusätzlich* eine *Mangelernährung, Hepatopathie, Nikotinabusus* und körperliche Verwahrlosung zeigen. Nicht selten wurden pathologische Resorptionsteste und verminderte Spiegel von Vitamin B_1 und B_6 gefunden. Die klinischen Symptome entsprechen den hereditären sensiblen Neuropathien mit dissoziierten Empfindungsstörungen, heftigen Spontanschmerzen der Füße, Hyperkeratosen und schmerzlosen Ulzera (Mal perforantes) der Fußsohlen, die bei mangelhafter Pflege in ulzerierende Mutilationen übergehen. Die Anamnese eines Alkoholismus, der Nachweis einer Hepatopathie sowie ein pathologischer Schilling- oder Xyloseresorptionstest lassen die Diagnose zu.

Abzugrenzen ist auch die *Lepra* mit ihren mutilierenden Veränderungen, wobei die peripheren Nervenstränge bei der Lepra verdickt sind, und charakteristische Hautveränderungen die Differentialdiagnose erleichtern. Sensible Polyneuropathien mit ausgeprägten trophischen Störungen finden sich auch beim *Diabetes mellitus* und der *Amyloidose*. Im Gegensatz zur hereditären sensiblen Neuropathie zeigen sich beim Diabetes Hypo- bis Anhidrosen der Hände und Füße.

HSN III (familiäre Dysautonomie, Riley-Day-Syndrom)

Diese Erkrankung wird von Dyck in die Gruppe der hereditär-sensiblen Polyneuropathien eingereiht, nachdem heute bekannt ist, daß nicht nur prä- und postganglionäre autonome Nervenfasern, sondern auch primär-sensible Neurone und Gammamotoneurone betroffen sind (69). Es ist eine rezessiv vererbte Neuropathie, die ausschließlich bei Juden aschkenasischer Abstammung auftritt. Die Kinder sind von Geburt an trinkschwach und zeigen Entzündungen der Atemwege. Die fungiformen Papillen der Zunge fehlen; der Tränenfluß ist vermindert. Das Schmerzempfinden ist deutlich reduziert. Im weiteren Verlauf tritt eine ausgeprägte nozizeptive Funktionsstörung mit einem Verlust der Temperaturdiskrimination auf. Es bestehen eine Anhidrose großer Körperareale und rezidivierende Hyperthermien. Die Lebenserwartung dieser Patienten ist deutlich reduziert.

HSN IV (spinozerebelläre Ataxie, Friedreichsche Erkrankung)

Die von Friedreich beschriebene heredo-degenerative spinozerebelläre Erkrankung wird an anderer Stelle ausführlich besprochen, so daß hier nicht näher darauf eingegangen wird.

Genetisch determinierte Polyneuropathien mit Stoffwechseldefekten

Die Polyneuropathien als Folge vererbter Störungen des Lipidstoffwechsels zählen zu den seltenen Erkrankungen des peripheren Nervensystems. Die zugrundeliegenden biochemischen Mechanismen sind in den letzten Jahren zum größten Teil aufgeklärt worden (Tab. 1.**7**).

Refsum-Syndrom

Diese autosomal-rezessiv vererbte, von Refsum (162) als *Heredopathie atactica polyneuritiformis* beschriebene Erkrankung zeigt eine charakteristische, *hypertrophe, sensibel-motorische Polyneuropathie* mit verdickt tastbaren Nerven, eine *zerebelläre Ataxie* und eine *Retinitis pigmentosa* mit Nachtblindheit. In vielen Fällen finden sich klinisch noch eine progrediente sensorische Taubheit, eine Kardiomyopathie sowie Skelettdefor-

Tabelle 1.7 Polyneuropathien bei genetisch bedingten Erkrankungen des Lipidstoffwechsels

Syndrom/Name	Neurologische Symptome	Metabolische Störung
Refsum-Syndrom (Heredopathia atactica polyneuritiformis)	hypertrophe, sensibel-motorische PNP, zerebelläre Ataxie, Retinitis pigmentosa	Phytansäureabbau
Bassen-Kornzweig-Erkrankung (Abetalipoproteinämie)	chronisch-progrediente sensible PNP, spastische ataktische und choreiforme Bewegungsstörungen	Betalipoproteinsynthese
Tangier-Erkrankung (Analphalipoproteinämie)	chronisch-progrediente sensibel-motorische PNP Hirnnervenlähmungen	Alphalipoproteinsynthese
metachromatische Leukodystrophie	schlaffe bis spastische Lähmungen, Optikusatrophie, Bulbärhirnsyndrom, zerebrale Krampfanfälle	Arylsulfatase A-Defekt
Krabbe-Erkrankung (globoidzellige Leukodystrophie)	Stillstand der motorischen und geistigen Entwicklung, Hyperirritabilität, demyelinisierende PNP	Zerebrosid-Beta-Galaktoidase-Defekt
Fabry-Erkrankung (Angiokeratoma corporis diffusum)	distale PNP mit brennenden Parästhesien, makulo-papulöse Exantheme inguinal, Angiektasien, internistische Symptome	Glykosphingolipidabbau

mationen mit Epiphysendysplasie und verkürzten Metakarpalknochen. Nicht selten kommt es im Verlauf der Erkrankung zu Optikusatrophien mit Erblindung.
Das Refsum-Syndrom manifestiert sich in der Regel während der frühen Kindheit bis hin zur 2. Lebensdekade. Die Patienten klagen über eine progrediente distale Schwäche und Atrophie der Fußmuskulatur, Verlust der Tiefensensibilität und mitunter spontane schmerzhafte Parästhesien. Die ASR finden sich im Laufe der Erkrankung erloschen. In einzelnen Fällen kommt es zu einem rezidivierend-remittierenden Verlauf der Symptome.
Die *Liquorproteine* sind charakteristisch z.T. deutlich erhöht. Die *Leitungsgeschwindigkeit* sensibler und motorischer Nerven ist zumeist massiv verlangsamt; in den elektromyographischen Untersuchungen und Befunden sind chronische Denervierungszeichen betont in der distalen Muskulatur der unteren Extremitäten zu finden (69). Das *EKG* dieser Patienten zeigt häufig pathologische Veränderungen mit Tachykardien und abnormer ventrikulärer Erregungsausbreitung. In Serum, Urin und Liquor findet sich eine erhöhte Phytansäurekonzentration (Tetrahexadekansäure) als diagnostisches Kriterium der Refsumschen Erkrankung.
Morphologische Veränderungen wurden als unregelmäßige Nervenfaserschwellungen mit Ablagerungen mukoider Substanzen beschrieben (26). Die Zahl der myelinisierten Fasern ist vermindert. Die zahlreichen Zwiebelschalenformationen enthalten sowohl myelinisierte als auch unmyelinisierte Fasern. Im Zytoplasma der hypertrophierten Schwann-Zellen fanden sich sudanophile und metachromatische, wahrscheinlich aus Phytansäure bestehende Einschlüsse. Sichere Befunde einer segmentalen Demyelinisierung fehlen (13).
Ätiologisch liegt dem Refsum-Syndrom ein Defekt der Alphaoxidation von Phytansäure zugrunde, einem Lipid, welches ausschließlich exogen als Anteil pflanzlicher und tierischer Fette in den Körper aufgenommen wird. Die nicht metabolisierte Phytansäure lagert sich bevorzugt in den peripheren Nerven ein (26).
Die Diagnose ist nicht schwer zu stellen, wenn bei voll ausgeprägtem Krankheitsbild die charakteristischen Symptome der *Polyneuropathie, Ataxie und Retinitis pigmentosa mit Nachtblindheit,* an ein *Refsum-Syndrom* denken lassen und der biochemische Nachweis von Phytansäure vorliegt.
Die *Differentialdiagnose* umfaßt vor allem die *hypertrophen motorisch-sensiblen Polyneuropathien,* wobei die Symptome der peripheren Nervenerkrankung, das Manifestationsalter und der rezessive Erbgang die Abgrenzung gegenüber einer *neuralen Muskelatrophie Déjerine-Sottas* schwierig machen. Bei dieser Erkrankung fehlt allerdings die beim Refsum-Syndrom obligate Retinitis pigmentosa mit Nachtblindheit. Bei den Fällen mit rezidivierend-remittierendem Verlauf oder starken Schwankungen der Symptomausprä-

gung kann die Differentialdiagnose gegenüber einer *chronisch-rezidivierenden, entzündlichen Polyneuropathie (chronisches Guillain-Barré-Syndrom)* schwierig sein, zumal beim chronischen Guillain-Barré-Syndrom auch hypertrophe Veränderungen der peripheren Nerven sowie eine starke Eiweißvermehrung bei normaler Zellzahl im Liquor als charakteristische Befunde vorliegen. Ganz im Vordergrund stehende ataktische Symptome lassen an eine *Friedreichsche Erkrankung* denken, wobei die Fußdeformität, das Fehlen der ASR und die in beiden Polyneuropathien ganz ausgesprochen propriozeptiven Funktionsausfälle ein ähnliches klinisches Bild ergeben. Die Liquorproteine beim Morbus Friedreich sind jedoch zumeist normal; die erhöhten Phytansäurespiegel sichern die Diagnose eines Refsum-Syndroms (163).

Angehörige ohne klinisch manifeste Zeichen eines Refsum-Syndroms können biochemisch erfaßt werden. Dies ist wertvoll in bezug auf die genetische Beratung heterozygoter Merkmalsträger.

Abetalipoproteinämie (Bassen-Kornzweig-Erkrankung)

Die Erkrankung manifestiert sich im Kindesalter mit einer Vielfalt von Symptomen außerhalb des peripheren Nervensystems wie Akanthozytose, Retinitis pigmentosa, Kardiomyopathie mit Herzrhythmusstörungen und Wachstumsanomalien mit Skelettdeformitäten. Die Patienten zeigen nicht selten eine Hypocholesterinämie und Fettstühle (17).

Die neurologischen Symptome weisen auf eine Schädigung sowohl des peripheren als auch des zentralen Nervensystems hin. Neben einer chronisch-progredienten Polyneuropathie mit einer bevorzugten Verminderung des Schmerz- und Temperaturempfindens finden sich Ataxie, Nystagmus, Dysarthrie und choreiforme Bewegungsstörungen. Nicht selten zeigen die Patienten einen mentalen Abbau (185).

Morphologisch steht eine axonale Degeneration im Vordergrund. Daneben finden sich sekundäre Faseruntergänge nach segmentaler Demyelinisierung.

Die Ursache der Erkrankung ist ein rezessiv vererbter Defekt der Betalipoproteinsynthese (89).

Der *Liquor cerebro-spinalis* ist normal und zeigt eine leichte Eiweißvermehrung, die *Nervenleitungsgeschwindigkeiten* sind in der Regel nicht pathologisch verändert (159).

Die *Differentialdiagnose* umfaßt vor allem andere Lipidstoffwechselstörungen, besonders auch das *Refsum-Syndrom,* das durch die biochemischen Befunde abgegrenzt werden kann. Die mit Skelettdeformitäten einhergehende *Friedreichsche Erkrankung* zeigt zumeist ausgeprägtere Symptome der propriozeptiven Funktionsstörungen. Eine Akanthozytose ähnlich der Abetalipoproteinämie fand sich bei Hepatopathien, Anämien mit Pyruvatkinasedefizienz sowie bei erworbener Hypobetaproteinämie bei einseitiger Diät. Eine Polyneuropathie war in diesem Falle nicht vorhanden (159).

Analphalipoproteinämie (Tangier-Erkrankung)

Neurologisch-klinische Symptome treten nur in etwa 50% der Fälle auf. Die Erkrankung manifestiert sich in der Regel in der frühen Kindheit mit einer Hyperplasie und Gelbverfärbung der Tonsillen, einer Hepatosplenomegalie und der Hyperplasie anderer viszeraler Organe durch die Einlagerung von Cholesterin. In seltenen Fällen liegt der Erkrankungsbeginn auch im Erwachsenenalter (101).

Klinisch bildet sich eine langsam progrediente, sensibel-motorische Polyneuropathie aus, die mitunter asymmetrisch verteilt sein kann. Das Schmerz- und Temperaturempfinden kann in Form einer dissoziierten Empfindungsstörung über lange Zeit das einzige Zeichen der peripheren Neuropathie sein. Im weiteren Verlauf kommt es zu einer Hirnnervenbeteiligung mit Ptose, Doppelbildern oder auch Fazialislähmungen.

Morphologisch findet sich eine geringgradige axonale Degeneration unmyelinisierter und myelinisierter Fasern. Die Schwann-Zellen zeigen schaumige zytoplasmatische Veränderungen als Folge einer exzessiven Cholesterinspeicherung (118).

Als Ursache liegt eine Synthesestörung der Alphalipoproteine zugrunde, die zu einer massiven Ablagerung von Cholesterin und Cholesterinestern in verschiedenen Geweben führt (89).

Der *Liquor cerebro-spinalis* zeigt in der Regel keine pathologischen Veränderungen; die *Nervenleitungsgeschwindigkeiten* sind zumeist normal. Das *EMG* zeigt allenfalls distal betonte, leichte Denervierungszeichen (159).

Die *Differentialdiagnose* umfaßt vor allem Erkrankungen mit dissoziierten Empfindungsstörungen, wie die *Syringomyelie,* die *Leprapolyneuropathie,* die Polyneuropathie bei *familiären Amyloidosen* und bei den häufig zu beobachtenden Lähmungen des N. oculomotorius auch die *Polyneuropathie beim Diabetes mellitus.* Darüber hinaus ist die nicht genetisch bedingte *xanthomatöse Polyneuropathie* mit ihren Cholesterinablagerungen in Haut und peripheren Stammnerven abzugrenzen, die gelegentlich in der 4.–6. Lebensdekade bei Patienten mit einer chronischen Leberzirrhose und exzessiver Hypercholesterinämie auftritt (186).

Polyneuropathie bei metachromatischer Leukodystrophie

Die autosomal-rezessiv vererbte *Defizienz der Arylsulfatase A* manifestiert sich in ihrer infantilen Form nach anfänglich normaler Entwicklung um das 2.–3. Lebensjahr. Daneben gibt es eine *juvenile* und eine *adulte Form* der Erkrankung bei einem Defekt multipler Sulfatasen. Die Kinder zeigen bei der metachromatischen Leukodystrophie klinisch und neurologisch einen Stillstand der motorischen Entwicklung. Es kommt zur Spitzfußdeformierung, zu vorübergehender Hypotonie der Skelettmuskulatur mit späterer spastischer Tonuszunahme, Streckkrämpfen und Ataxie. Nicht selten finden sich im Verlauf der Erkrankung eine Optikusatrophie mit Erblindung, eine Taubheit und Bulbärhirnsymptome mit Dysarthrie. In späteren Stadien haben die Kinder epileptische Anfälle und ausgeprägte Symptome der mentalen Retardierung. Die Laufzeit der Erkrankung liegt bei 2–4 Jahren (30).
Sowohl im zentralen als auch im peripheren Nervensystem finden sich *morphologische* Veränderungen. Im ZNS kommt es zum Untergang von Oligodendrogliazellen und Demyelinisierung mit einer Speicherung metachromatischer Granula in den Nervenzellen. Charakteristische metachromatische Granula finden sich auch in den Schwann-Zellen peripherer Nerven und in endoneuralen Makrophagen. Es kommt zum Verlust großkalibriger myelinisierter Fasern mit sehr ausgeprägter segmentaler Demyelinisierung (13).
Als Ursache liegt ein Defekt der Arylsulfatase A vor, der zu exzessiver Speicherung von Sulfatiden im peripheren und zentralen Nervensystem, der Retina und den Tubuluszellen der Niere führt.
Die Diagnose wird durch den Nachweis einer vermehrten Sulfatidausscheidung im Urin und die verminderte Aktivität von Arylsulfatase A in Leukozytenkonzentrationen oder Kulturen von Hautfibroblasten gesichert (30).
Die *Liquorproteine* sind zumeist stark erhöht. Die *Nervenleitungsgeschwindigkeit* ist motorisch und sensibel in der Regel ausgeprägt verlangsamt.
Die *Differentialdiagnose* muß vor allem bei den kindlichen Formen im Stadium der Hypotonie eine *spinale Muskelatrophie Werdnig-Hofmann* abgrenzen. Diese hat – abgesehen von den fehlenden zentralnervösen Symptomen und dem unterschiedlichen Verlauf – normale Nervenleitungsgeschwindigkeiten.
Der *Liquor cerebro-spinalis* zeigt keine pathologischen Veränderungen. Bei den *chronisch-entzündlichen Polyneuroradikulopathien,* die nur selten im Kindesalter auftreten, fehlen die Symptome einer zentralnervösen Beteiligung und die mentale Retardierung.

Globoidzellige Leukodystrophie (Krabbe-Erkrankung)

Dieser ebenfalls rezessiv-autosomal vererbte Lipidstoffwechseldefekt manifestiert sich 3–4 Monate postnatal mit einem Stillstand der vorher normalen motorischen und geistigen Entwicklung. Die Kinder sind übererregbar und zeigen Episoden von Schreianfällen. Es besteht eine ausgeprägte Irritabilität auf Berührungs- und Schallreize. Die Muskulatur zeigt schon initial eine generalisierte Tonussteigerung mit ausgeprägten Adduktorenspasmen. Mitunter treten auch tonische Krämpfe auf. Die mentale Retardierung schreitet rasch fort; die Lebenserwartung liegt nur in wenigen Fällen oberhalb der Jahresgrenze (30).
Im peripheren Nervensystem wurden demyelinisierende Veränderungen mit einer Verminderung bemarkter Fasern beschrieben. Elektronenmikroskopisch fanden sich sowohl im ZNS als auch in peripheren Schwann-Zellen und Histiozyten des Endoneuralraumes nadelförmig abgelagerte Massen von Galactocerebrosid sowie eine charakteristische Ausweitung vesikulärer zytoplasmatischer Strukturen (13, 98).
Dieser abnormen Lipidspeicherung liegt ein Enzymdefekt mit *Verminderung der Cerebrosid-β-Galactosidase* zugrunde (184).
Der *Liquor cerebro-spinalis* zeigt häufig eine Eiweißvermehrung ohne Zellzahlerhöhung. Die *Nervenleitungsgeschwindigkeiten* sind sehr variabel von normal bis stark verlangsamt (30). Sowohl bei den erkrankten Kindern als auch bei den heterozygoten Merkmalsträgern läßt sich der Enzymdefekt in Leukozytenkonzentraten und Kulturen von Hautfibroblasten nachweisen (184).
Die *Differentialdiagnose* gegen die metachromatische Leukodystrophie ist durch die initial schon einsetzende Hypertonie der Muskulatur sowie den raschen Krankheitsverlauf nicht schwierig.

Angiokeratoma corporis diffusum (Fabry-Krankheit)

Die Fabrysche Krankheit wird x-chromosomal-rezessiv vererbt und manifestiert sich zumeist im Kindes- oder Adoleszentenalter. Die Knaben klagen über *brennende, schmerzhafte Parästhesien der Füße,* die mitunter so stark ausgeprägt sein können, daß selbst kurze Wegstrecken nur mit dem Rollstuhl zurückgelegt werden. Nicht selten sind Verhaltensstörungen zu beobachten, mitunter bis hin zu paranoider Reaktion, weshalb die Beschwerden der Patienten oft als Konversionssyndrom fehlgedeutet werden (37). Die Haut zeigt sehr häufig ein makulopapullöses Exanthem um den Nabel, die Skrotal- und Inguinalregion. Es kommt zu blauroten Angiektasien am Nagelbett (Angiokeratoma), progredienter Nierenschädigung mit Proteinurie bis hin zur Niereninsuffizienz, Hypertonie, Myokardiopathie, Sehstörungen durch Korneatrübungen und Tod um das 40. Lebensjahr (81).

Morphologisch finden sich Ablagerungen von Glycosphingolipiden (Ceramid-tri- und -dihexosid) in den arteriellen Gefäßen verschiedener Organe. Die Neurone des zentralen Nervensystems sind zumeist nur sehr gering involviert; dagegen finden sich vaskuläre und perivaskuläre Ablagerungen in den Hirnarterien, die Anlaß zu ischämischen Insulten geben. Die Ganglienzellen peripherer Nerven enthalten Speichermaterial in unterschiedlichem Ausmaß (46). Eine Beteiligung autonomer Ganglienzellen findet sich nicht selten als Ursache einer An- oder Hypohidrosis. Die Untergänge vor allem unbemarkter Nervenfasern sind wohl als Ursache der Spontanschmerzen anzusehen (151).

Als Ursache ist ein genetisch bedingter Defekt von lysosomaler Alphagalactosidase A gefunden worden. Die Verminderung dieses hydrolytischen Enzyms kann sowohl bei Erkrankten als auch heterozygoten Merkmalsträgern spektrophotometrisch aus dem Serum oder in Leukozytenkonzentrationen und in Kulturen von Hautfibroblasten nachgewiesen werden. Eine pränatale Diagnostik ist ebenfalls durch Fruchtwasseruntersuchungen möglich (37).

Die *Differentialdiagnose* umfaßt alle Polyneuropathien mit schmerzhaften, brennenden Parästhesien der Füße. In Frage kommen die *toxischen Polyneuropathien,* die *alimentär-dystrophischen und Vitaminmangelneuropathien* sowie die *urämische Polyneuropathie.* In letzterem Falle ist eine Differentialdiagnose mitunter schwierig zu stellen, weil die Fabrysche Erkrankung ebenfalls mit ausgeprägten renalen Funktionsstörungen einhergeht (169, 188). Die Altersverteilung, die familiäre Disposition und vor allem der Nachweis einer verminderten Alphagalactosidase-A-Aktivität geben die entscheidenden diagnostischen Hinweise.

Weitere Lipidstoffwechselstörungen zeigen ebenfalls eine Beteiligung des peripheren Nervensystems, wie die *spätinfantile* und *juvenile amaurotische Idiotie,* das *Chediak-Higashi-Syndrom,* das *Cokaine-Syndrom* oder die *kongenitale Schmerzunempfindlichkeit.* Auf diese äußerst seltenen Erkrankungen wird hier nicht näher eingegangen, so daß nur auf die weiterführende Literatur verwiesen werden kann (69).

Polyneuropathie bei hereditären Amyloidosen

Polyneuropathien treten bei den drei verschiedenen Formen der hereditären Amyloidose auf:

1. Amyloidose vom portugiesischen Typ (Andrade),
2. hereditäre Amyloidose vom Indiana-Typ (Rukavina),
3. Amyloidose vom Iowa-Typ (van Allen).

Diese Formen folgen alle einem autosomal-dominanten Erbgang.

Amyloidose vom portugiesischen Typ (Andrade)

Diese in Portugal erstmals beschriebene Amyloidpolyneuropathie manifestiert sich zwischen der 3. und 4. Lebensdekade. Die Patienten klagen über eine schleichend einsetzende Hyperpathie und schmerzhafte Parästhesien der unteren Extremitäten. Nicht selten entwickeln sich trophische Ulzera und als Ausdruck einer ausgeprägten autonomen Beteiligung eine Impotenz, Diarrhöen und eine ausgeprägte orthostatische Hypotension. Das Schmerz- und Temperaturempfinden ist im Sinne einer dissoziierten Empfindungsstörung stark beeinträchtigt. Die Erkrankung führt innerhalb von 10–15 Jahren zum Tode (7).

Morphologisch lassen sich Amyloidablagerungen in nahezu allen Organen wie Herz, Blutgefäßen, Milz und Rektumschleimhaut nachweisen. In Suralisbiopsien fanden sich Amyloidablagerungen im Endoneurium und in den endo- sowie in den perineuralen Vasa nervorum. Innerhalb der Faszikel wurden axonale Degenerationen beschrieben, vor allem ein Untergang unmyelinisierter Nervenfasern, aber keine Zeichen der segmentalen Markscheidendegeneration (69).

Pathogenetisch scheint die Schädigung nicht so sehr die mechanische Folge einer massiven Amyloidablagerung in den Nerven zu sein. Der selektive Befall unmyelinisierter Axone spricht eher für eine primäre Degeneration dieser Fasern, evtl. nach Schädigung von Ganglienzellen oder Nervenwurzeln.

Die motorische *NLG* ist selten deutlich verlangsamt, jedoch sind die Amplituden der sensiblen Nervenaktionspotentiale deutlich vermindert, und als Ausdruck der Degeneration unmyelinisierter Nervenfasern findet sich ein Verlust des C-Faser-Potentials bei der Stimulation in vitro (70).

Die *Differentialdiagnose* umfaßt die gleichen Polyneuropathien wie bei den erworbenen Amyloidosen, in erster Linie die *toxischen Polyneuropathien,* insbesondere bei *Alkoholabusus, Mangelernährung* und *Vitaminmangel* sowie *Medikamentenmißbrauch;* darüber hinaus die *diabetischen Polyneuropathien* und die Polyneuropathien beim *Morbus Waldenström.*

Amyloidose vom Indiana-Typ (Rukavina)

Diese Polyneuropathie tritt im 5. Lebensjahrzehnt mit schmerzhaften Parästhesien und Taubheitsgefühlen an den Händen auf. Im Gegensatz zur Amyloidose vom portugiesischen Typ findet sich häufig ein ein- oder beidseitiges Karpaltunnelsyndrom. Im weiteren Verlauf bildet sich eine armbetonte, progrediente, sensibel-motorische Polyneuropathie aus. Nicht selten klagen die Patienten über Sehstörungen bei Hornhauttrübung. Eine Beteiligung des autonomen Nervensystems ist eher eine Späterscheinung der Erkrankung (166).
Die Diagnose gelingt durch Rektum- oder Gingivabiopsie.
Morphologisch finden sich massive Amyloidablagerungen in den Wänden der endo- und perineuralen Blutgefäße sowie in den Nervenfaszikeln, beim Karpaltunnelsyndrom auch im Retinaculum flexorum. Typisch für diese Form der hereditären Amyloidose sind Ablagerungen in vielen Organen wie Herz, Leber, Zunge, Zahnfleisch und Rektumschleimhaut.
Als Ursache der Neuropathie ist die mechanische Kompression der Nervenfasern durch die massive Amyloidablagerung am wahrscheinlichsten.
Die *Nervenleitungsgeschwindigkeit* zeigte die typischen Veränderungen des Karpaltunnelsyndroms, daneben waren bei keinem der beschriebenen Patienten sichere pathologische Veränderungen der elektrophysiologischen Befunde nachweisbar.

Fallbericht: Bei einem jugoslawischen Patienten, der wegen einer progredienten Sehschwäche in die Augenklinik aufgenommen worden war, konnte eine familiäre Amyloidose mit peripherer und kranialer Neuropathie sowie Glaskörpertrübung beobachtet werden.
Der Vater des Patienten war im Alter von 43 Jahren nach einer unbekannten Erkrankung verstorben. Eine Schwester litt an Muskelatrophien und war erblindet.
Der Patient selbst bemerkte seit seinem 40. Lebensjahr progrediente, nadelstichartige Mißempfindungen an den Händen und Füßen mit einer Ausbreitung nach proximal. 1 Jahr nach Beginn der Erkrankung trat eine progrediente, initial distale Schwäche der oberen und unteren Extremitäten auf. Etwa gleichzeitig bemerkte er Potenzstörungen, Obstipation, eine zunehmende Sehverschlechterung und eine Ptose des linken Augenlides.
Klinisch fielen deutliche Atrophien der Hand- und Fußbinnenmuskulatur sowie der Unterarm- und Unterschenkelmuskulatur auf. An beiden Händen fanden sich trophische Veränderungen mit Ulzerationen an den Fingerkuppen und Fingergelenken sowie Nagelveränderungen. Ulzerationen waren auch an den Füßen und den Kniegelenken zu beobachten. Die Muskeleigenreflexe waren an den oberen und unteren Extremitäten aufgehoben. Schmerz- und Temperaturempfinden fand sich an den distalen Extremitäten eingeschränkt; die Berührungsempfindung war nur geringfügig vermindert, das Vibrationsempfinden erloschen und das Lageempfinden intakt. Im Hirnnervenbereich fand sich eine linksseitige Ptose, eine Anisokorie mit linksseitig weiter Pupille, die eine verminderte direkte und indirekte Lichtreaktion aufwies, sowie eine beidseitige zentrale Glaskörpertrübung.
Elektromyographisch war ein generalisierter, distal betonter Denervierungsprozeß nachweisbar. Die Nervenleitungsgeschwindigkeit des N. peronaeus lag bei 20 m/s; am N. medianus wurden 19 m/s gemessen. Die distalmotorischen Latenzen waren mit 11 bzw. 6,7 m/s deutlich verlängert.
In der Muskelbiopsie fand sich eine fortgeschrittene gruppierte neurogene Atrophie mit leichter Begleitmyopathie und Amyloidablagerungen im Bindegewebe der Muskelgefäße.
In der Rektumschleimhautbiopsie fand sich eine periretikuläre, z. T. perikollagenöse Amyloidablagerung.

Amyloidose vom Iowa-Typ (van Allen)

Diese hereditäre Amyloidose manifestiert sich in der Regel in der 4. Lebensdekade mit Zeichen der progredienten Nephropathie, mitunter kombiniert mit dem Auftreten peptischer Ulzera.
Klinisch-neurologisch entwickelt sich eine progrediente, schmerzhafte, sensibel-motorische Polyneuropathie der unteren Extremitäten ohne wesentliche autonome Funktionsausfälle. Zeichen eines Karpaltunnelsyndroms fehlen in der Regel (4).
Die Konzentration der *Liquorproteine* ist meist erhöht.
Morphologisch finden sich Amyloidablagerungen in den Hinterwurzeln.
Die *Differentialdiagnose* gegenüber den übrigen Polyneuropathien bei hereditärer Amyloidose ergibt sich aus den unterschiedlichen Schwerpunkten der Funktionsausfälle, die klinisch-neurologisch im Vordergrund stehen. So ist die Amyloidose vom *Rukavina-Typ* vorwiegend an den *oberen Extremitäten* zu finden, mit der charakteristischen Manifestation eines ein- oder beidseitigen Karpaltunnelsyndroms. Bei der von van Allen beschriebenen Erkrankung finden sich schmerzhafte Parästhesien wie bei der von Andrade beschriebenen portugiesischen Form der hereditären Amyloidose, allerdings ohne die dort sehr häufige autonome Beteiligung.
Die *Differentialdiagnose* gegenüber der erworbenen, vor allem *toxischen* und *alimentär-dystrophisch* bedingten *Polyneuropathie* ist nach den gleichen Gesichtspunkten zu führen wie bei der primär erworbenen Amyloidose (s. S. 22f.) (189).

Familiäre Polyneuropathie mit Disposition zu Druckparesen

Es handelt sich um eine autosomal-dominant vererbte Polyneuropathie, die sich in Form einer

Mononeuropathie oder Mononeuritis multiplex manifestiert. Die Patienten klagen über vorübergehende Armplexuslähmungen nach Tragen eines Rucksackes oder nach einer Zerrung im Schlaf oder die Ausbildung einer passageren Fußheberschwäche nach längerem Sitzen mit übergeschlagenen Beinen (65). Anfänglich bilden sich die durch Druckeinwirkung oder Zerrung hervorgerufenen Funktionsstörungen wieder zurück; nach wiederholten Läsionen bleiben allerdings dauerhafte Ausfälle. Besonders gefährdet sind Nervenabschnitte, die in Nachbarschaft knöcherner Strukturen verlaufen, wie z.B. der N. ulnaris im Sulcus ulnaris, der N. peronaeus hinter dem Fibulaköpfchen und andere Nerven im Bereich physiologischer Engpässe.

Morphologisch finden sich in Nervenbiopsien charakteristische, wurstförmige Verdickungen der Myelinscheide („tomaculous neuropathy") in den betroffenen Internodien der Nervenfasern neben völlig normal bemarkten Abschnitten (133).

Elektroneurographisch findet sich eine über den Bereich des geschädigten Nervs hinausgehende generalisierte Verlangsamung der Nervenleitungsgeschwindigkeit. Zeichen der akuten Denervierung im EMG sind in der Regel nicht vorhanden (19).

Die *Differentialdiagnose* umfaßt vor allen Dingen umschriebene Erkrankungen des peripheren Nervensystems, wie Armplexusneuropathien, oder Engpaßsyndrome, wie das *Sulcus-ulnaris-, Karpaltunnel- oder Tarsaltunnelsyndrom.*

Die *Differentialdiagnose* wird durch die Anamnese einer familiären Belastung zur Entwicklung von Druckparesen, das rezidivierende Auftreten und die über das Gebiet der betroffenen Nerven hinausgehende elektroneurographischen Veränderungen erleichtert. Abzugrenzen sind auch die häufig mit umschriebenen Nervenläsionen einhergehenden *vaskulär-rheumatischen Polyneuropathien,* die durch die begleitenden Gelenkveränderungen und die positive Rheumaserologie unterschieden werden können.

Schließlich muß auch an das Vorliegen eines *Diabetes mellitus* gedacht werden, wenngleich die *diabetische Amyotrophie* im Gegensatz zu den familiären Druckparesen im Oberschenkelbereich und Beinplexus auftritt, außerdem zumeist Zeichen einer generalisierten Polyneuropathie sowie trophische Funktionsstörungen mit den umschriebenen Polyneuropathien vergesellschaftet sind.

Umschriebene Läsionen peripherer Nerven mit einem Schwerpunkt im Bereich der oberen Extremitäten und ganz im Vordergrund stehende Engpaßsyndrome finden sich bei den erworbenen und hereditären Amyloidosen, insbesondere bei der von Rukavina beschriebenen Form. Hier kann die bei beiden Erkrankungen vorhandene familiäre Belastung zu differentialdiagnostischen Schwierigkeiten führen, zumal bei diesen Fällen eine Verzögerung der *Nervenleitungsgeschwindigkeiten* im klinisch nicht betroffenen peripheren Nerv gemessen werden kann.

Die *differentialdiagnostische* Unterscheidung gelingt durch die lichtmikroskopische Untersuchung von Einzelfaserzupfpräparaten biopsierter Nerven, in welchen sich die typischen wurstförmigen Myelinverdickungen der familiären Polyneuropathie mit Disposition zu Druckparesen nachweisen lassen, die bei der hereditären Amyloidose nicht vorhanden sind (19, 133).

Symptomatologie, Pathogenese und Differentialdiagnose der Erkrankung einzelner Nerven

Hirnnerven

Im Rahmen der Differentialdiagnose von Affektionen umschriebener peripherer Nerven sollen die Erkrankungen einzelner Hirnnerven gesondert dargestellt und diskutiert werden. Dabei werden Erkrankungen der Riechbahn und des N. opticus im Rahmen der Hirnnervenerkrankungen abgehandelt, obwohl sie nicht dem peripheren, sondern dem zentralen Nervensystem angehören.

Eine Besonderheit der Erkrankung einzelner Hirnnerven liegt zum einen in deren Verlauf begründet, wobei der jeweilige intrakranielle Anteil wegen der räumlichen Beziehung zu Strukturen der Schädelbasis und zu Teilen des zentralen Nervensystem topisch-diagnostische Möglichkeiten bietet. Zum anderen bestehen strukturelle Unterschiede zwischen dem extrakraniellen und dem intrakraniellen Anteil der Hirnnerven, welche für den Pathomechanismus von Schädigungen eine besondere Rolle spielen (239).

Der extrakranielle Teil der Hirnnerven ist dem Aufbau des peripheren spinalen Nervs identisch. Die Nervenfasern, in das Endoneurium eingebettet, bilden einzelne Faszikel. Die vom Perineurium eingehüllten Nervenfaszikel teilen sich im Verlauf und geben gegenseitig Äste ab. Eine größere Anzahl solcher Faszikel bildet den vom Epineurium umhüllten extrakraniellen Hirnnerv. Da die einzelnen Nervenfasern innerhalb des Endoneuriums einen undulierenden Verlauf aufwei-

sen, sind sie gegen geringe Längenänderungen, welche insbesondere im Bereich von Gelenken auftreten, relativ unempfindlich. Durch die Auftrennung in einzelne, in Bindegewebe eingebettete Faszikel ist ein Ausweichen bei einer gerichteten Druckeinwirkung möglich. Daraus resultiert eine gewisse Resistenz gegen Druck.
Im Gegensatz dazu verlaufen die Nervenfasern im intrakraniellen Bereich der Hirnnerven gestreckt; jede Faser ist einzeln vom Endoneurium umhüllt. Die einzelnen Nervenfasern verlaufen in einem einzigen Bündel parallel nebeneinander. Eine Faszikelbildung fehlt ebenso wie das Peri- und Epineurium. Dies erhöht die Vulnerabilität gegen Traktion und Druck trotz der intrakraniell geschützten Lage nicht unerheblich.
Während im peripheren Nerv und in dem extrakraniellen Anteil der Hirnnerven die großen versorgenden Arterien im Epi- und Perineurium liegen und lediglich kleine Arteriolen und Kapillaren in den Endoneuralraum gelangen, stehen große pulsierende Arterien im intrakraniellen Abschnitt der Hirnnerven in unmittelbarem Kontakt zu den parallel verlaufenden Nervenfasern. Dieser Schädigungsmechanismus durch Pulsation benachbarter Nerven spielt vor allem bei den Trigeminusneuralgien und Hyperkinesen im Fazialisbereich eine gewisse Rolle (223).

Nervus olfactorius

Der *N. olfactorius* oder auch *die Riechbahn* entspringt mit den Fila olfactoria im Riechepithel der Nase. Die Riechfasern und damit das 1. Neuron enden nach Durchtritt durch die Lamina cribrosa an den Mitral- oder Pinselzellen des Bulbus olfactorius. Von hier zieht das 2. Neuron durch den Tracturs olfactorius, um in den primären Riechzentren, dem Trigonum olfactorium, in der Substantia perforata anterior oder im Septum pelucidum zu enden. Von hier verlaufen Leitungsbahnen über die Striae olfactoriae mediales und laterales sowie über den Gyrus subcalosus und den Fornix zu den sekundären kortikalen Riechzentren, den Gyrus parahippocampalis, das Ammonshorn, den Gyrus dentatus und den Nucleus amygdalae.
Die klinischen Symptome einer Läsion im Verlauf des N. olfactorius manifestieren sich als ein- oder doppelseitige *Hyposmie oder Anosmie.* Im Gegensatz dazu finden sich bei pathologischen Prozessen im Bereich der kortikalen Riechzentren *Parosmien,* die gelegentlich als sog. *Unkuskrisen* auch anfallsweise auftreten können. Diese zentral ausgelösten Parosmien haben zumeist einen unangenehmen, mitunter ekelerregenden Charakter (Kakosmie). Nicht selten sind Parosmien mit Parageusien verbunden.
Die *klinische Diagnose* einer Geruchsstörung ist nicht selten ein Zufallsbefund, wobei insbesondere einseitige Schädigungen subjektiv unbemerkt bleiben. Die qualitative Prüfung des Geruchsvermögens mittels Riechproben zeigt intraindividuell starke subjektiv bedingte Unterschiede. Zum anderen werden Geruchsstörungen nicht selten als Geschmacksstörungen interpretiert. Obwohl die primären Geschmacksqualitäten auf der Zunge wahrgenommen werden können, fehlen die aus gasförmigen aromatischen Substanzen der Speisen stammenden Geruchskomponenten, wie z. B. die Blume eines Weines oder das Aroma einer Speise. Ein diagnostischer Fortschritt ist in den neueren Untersuchungen der *Schwellenbestimmung von Geruchsreizen,* der *Untersuchung des gustatorischen Riechens* sowie der objektiven Messung mittels *Computerolfaktometrie* zu sehen. Bei dieser Methode können olfaktorisch und rhinosensibel evozierte kortikale Potentiale im Seitenvergleich gemessen werden (217).
Als Ursache von Hyp- oder Anosmien kommen Schädigungen der Fila olfactoria sowohl im Epithel der Riechschleimhaut als auch beim Durchtritt durch die Lamina cribrosa in Frage. Darüber hinaus müssen Schädigungen im Bereich des Bulbus und Tractus olfactorius differentialdiagnostisch abgegrenzt werden.
Eine vorübergehende Schädigung der Fila olfactoria mit Aufhebung des Geruchsvermögens ist bei einem Katarrh der oberen Luftwege allgemein bekannt. Zu permanenten Schädigungen des Riechepithels mit entsprechender Einschränkung des Geruchsvermögens kann es bei länger dauernder Einwirkung von Metallstaub (Eisen, Nikkel, Kobalt, Kupfer, Aluminium) sowie organischen Lösungsmitteln (Polyalkohole) oder auch ätzend fixierenden Substanzen kommen.

Fallbericht: So klagte eine junge Patientin, die als Laborhilfe in einem histologischen Institut beschäftigt war, sie leide seit einigen Wochen unter einer Minderung ihrer Geruchsempfindung. Bei eingehender Befragung ergab sich, daß die Patientin bei längeren Reinigungsarbeiten an einem Abzug Dämpfen von Osmiumtetroxid, einem Fixationsmittel für die Elektronenmikroskopie, ausgesetzt war.

Halbseitige Anosmien sind stets auf eine Schädigung der Filae olfactoriae zurückzuführen, soweit lokale Schleimhautveränderungen ausgeschlossen werden können. Die differentialdiagnostisch häufigste Ursache ein- oder beidseitiger Anosmien sind frontale Schädel-Hirn-Traumen. Bei einer sagittalen Gewalteinwirkung werden die durch die Lamina cribrosa in den Bulbus ofalctorius eintretenden Filae olfactoriae abgeschert. Andererseits kommt es auch bei Kontusionen im Bereich des Frontalhirns wegen des hier fehlenden Liquorkissens zu einer direkten Kontusion mit Schädigung des Bulbus olfactorius.
Vergleichsweise seltener sind Geruchsstörungen bei intrakraniellen Drucksteigerungen, wobei die Empfindlichkeit des Bulbus und Tractus olfacto-

rius in dieser Hinsicht durchaus mit dem N. oculomotorius und dem N. abducens vergleichbar ist. In allererster Linie muß dabei an das Vorliegen eines Olfaktoriusmeningeoms gedacht werden, insbesondere dann, wenn die Symptome einseitig lokalisiert sind. Diese Patienten zeigen zumeist neben der Geruchsstörung ausgeprägte Veränderungen der Persönlichkeit und klagen über Kopfschmerzen. In fortgeschrittenen Stadien findet sich am Augenhintergrund das sog. *Foster-Kennedy-Syndrom,* d.h. eine homolateral zum Tumor gelegene Papillenatrophie, kombiniert mit einer kontralateralen Stauungspapille.

Neben den Olfaktoriusmeningeomen müssen differentialdiagnostisch auch andere frontobasale Tumoren ausgeschlossen werden, wie Meningeome des Tuberculums sellae, Astrozytome des Frontalhirns oder auch nach frontal oben durchwachsende Hypophysentumoren.

Ungeklärt in seiner Ursache ist das *Kallmann-Syndrom,* eine Kombination einer Anosmie mit einem idiopathischen Eunuchoidismus infolge einer Sekretionsstörung gonadotroper Hormone (FSH und ICSH).

Bei *Geruchsmißempfindungen (Parosmien),* vor allem wenn sie anfallartig auftreten, muß in erster Linie an eine Schädigung im Bereich der sekundären, kortikalen Riechzentren gedacht werden. So sind abnorme Erregungen mit Kakosmien im Verlauf von *unkalen Anfällen* bekannt. Nicht selten sind solche Parosmien auch erste Hinweise auf einen Tumor der Temporalregion, z.B. ein *temporales Gliom.* Das *Syndrom der Anosmie und Ageusie* ist sehr selten und wurde erstmals bei einem Soldaten nach einer Schußverletzung des Gehirns beschrieben (218). Es wurde eine Kontusion im Bereich der Wand des III. Ventrikels angenommen. In diesem Bereich verlaufen die sensorischen Fasern aus der Nasen- und Mundregion zusammen mit den Geruchs- und Geschmacksfasern. Aufgrund der Lokalisation in der Wand des III. Ventrikels finden sich fast immer vegetative Begleitsymptome wie ein Diabetes insipidus, Schlafstörungen, pathologisches Schwitzen, Zirkulationsstörungen und nicht selten auch Potenzstörungen.

Nervus opticus

Phylogenetisch ist die Sehbahn ein Teil des zentralen Nervensystems. Das 1. der drei Neurone, welche das visuelle System bilden, liegt im Stratum ganglionarae retinae, wo es mit seinen Dendriten in Kontakt zu den Sinnesorganen der Netzhaut (Stäbchen und Zapfen) steht und deren Impulse über seinen Neuriten auf das ebenfalls in der Retina gelegene Ganglion des N. opticus überträgt. Die Neuriten dieser Ganglienzellen (2. Neuron der Sehbahn) bilden den von einer dicken Pia mater umgebenen N. opticus. Die jeweils aus den nasalen Retinahälften stammenden Fasern kreuzen im Chiasma n. optici zur Gegenseite und enden im Corpus geniculatum laterale. Das hier beginnende 3. Neuron verläuft in der *Gratioletschen Sehstrahlung* an der inneren Kapsel vorbei (Carefour sensitif) und endet in der eigentlichen Sehrinde der Opzipitalregion. Mit dem N. opticus verlaufen ebenfalls z.T. kreuzende *pupillomotorische Fasern,* die wahrscheinlich vor dem Corpus geniculatum laterale zur prätektalen Region des Mittelhirns abzweigen und dort nach Umschaltung auf ein weiteres Neuron sowohl homo- als auch kontralateral die Seite kreuzend am *Westphal-Edinger-Kern des N. oculomotorius* enden.

Die Makula als Ort des zentralen Sehens wird innerhalb der Sehrinde am Okzipitalpol abgebildet. Dieser Rindenbereich wird sowohl aus den Endästen der A. cerebri posterior als auch der A. cerebri media versorgt, so daß bei Infarkten im Bereich der A. cerebri posterior das zentrale Sehen erhalten bleiben kann. Da die Sehstrahlung in ihrem Verlauf eine Rotation aufweist, liegt der untere Gesichtsfeldanteil in der oberen, der obere Gesichtsfeldanteil in der unteren Kalkarinalippe abgebildet.

Eine Schädigung der Sehbahn führt zu Gesichtsfeldausfällen, welchen aufgrund ihres Typs bestimmte lokalisatorische Bedeutung zukommt. Die entsprechenden Symptome und der Ort der zugehörigen Schädigung sind in der Abb. 1.**14** dargestellt.

So sind Ausfälle eines Auges auf eine lokale okuläre Schädigung oder eine Erkrankung des gleichseitigen N. opticus zurückzuführen. Bitemporale Gesichtsfeldausfälle treten bei einer Schädigung des N. opticus im medialen Bereich des Chiasma n. optici auf. Bilaterale nasale Gesichtsfeldausfälle, welche als Zeichen einer bilateral-lateralen Schädigung des Chiasma n. optici aufzufassen wären, kommen so gut wie nie vor. Homonyme Gesichtsfeldausfälle weisen auf eine Veränderung in der Gratioletschen Sehstrahlung hin. Das Ausmaß dieser homonymen Gesichtsfelddefekte ist um so geringer, je weiter okzipital die Schädigung innerhalb der Sehstrahlung lokalisiert ist.

Bei bulbären oder retrobulbären Erkrankungen klagen die Patienten über einseitige diffuse Sehverschlechterung mit einer Verminderung der Farbdiskrimination, Schleiersehen oder graduell bis zur vollständigen Amaurose reichende Visusminderungen. Andererseits finden sich bei umschränkten Läsionen der Retina aufgrund von Ischämien monokuläre Gesichtsfeldausfälle, welche dem Versorgungsgebiet eines entsprechenden Astes der A. retinae zuzuordnen sind. Unregelmäßige Skotome sind als Zeichen ganz umschriebener Nervenfaseruntergänge innerhalb des N. opticus zu werten. Bei diesen distalen Schädigungen am Auge selbst oder im Retrobulbärbereich

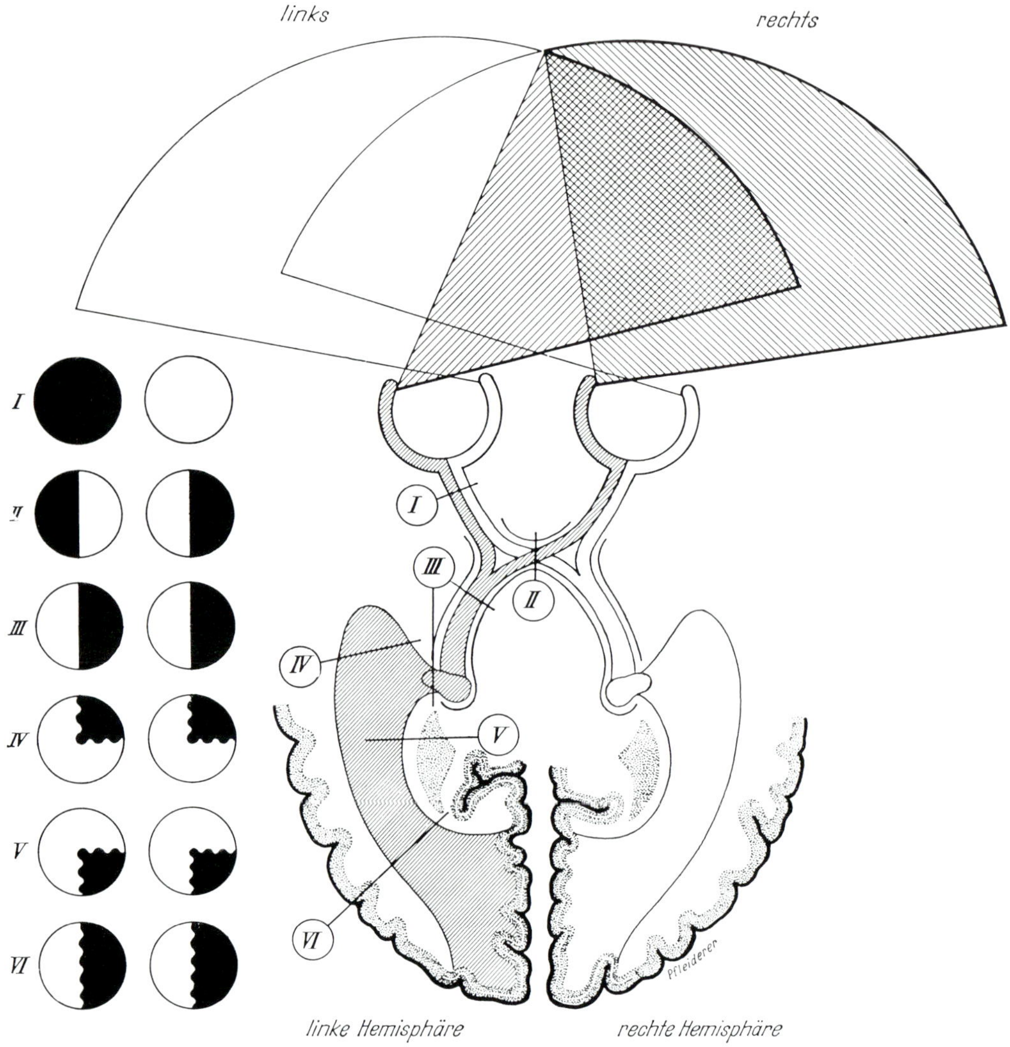

Abb. 1.**14** Schema der Gesichtsfeldausfälle bei verschiedenen Läsionen der optischen Leitung (nach Sir *Duke Elder*)

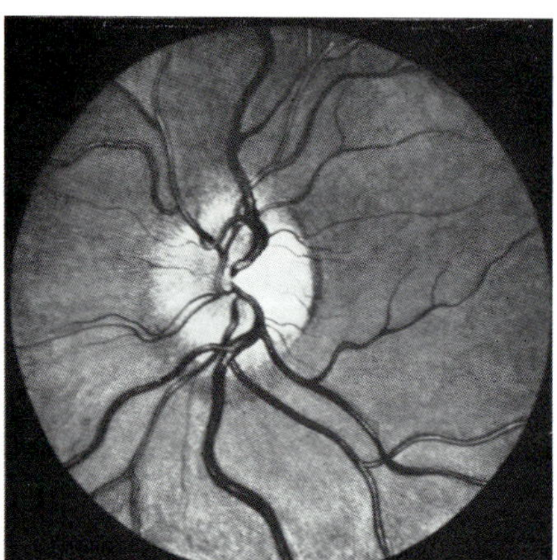

Abb. 1.**15** Sog. postpapillitische Optikusatrophie (aus der Sammlung von Herrn Geheimrat *Wessely*)

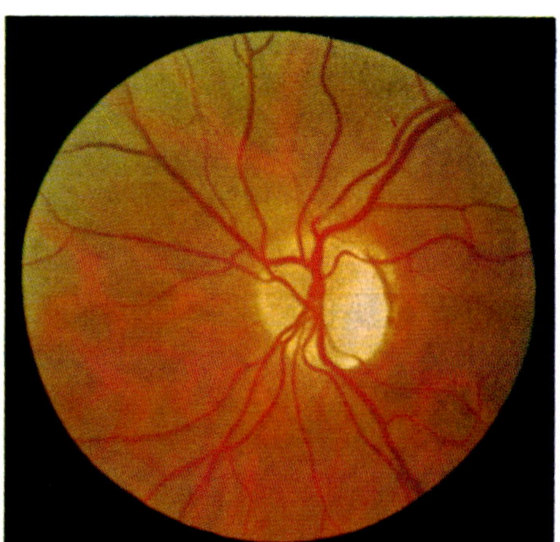

Abb. 1.**16** Optikusatrophie (aus der Sammlung von Herrn Prof. *Lund*)

des Fasciculus n. optici können drei unterschiedliche diagnostische Veränderungen an der Papille, dem Eintrittsort des Sehnervs in das Auge, beobachtet werden, nämlich eine entzündliche Veränderung oder *Papillitis,* ein druckbedingtes *Papillenödem* oder *Stauungspapille,* und schließlich als Endstadium ganz unterschiedlicher Vorschädigungen die *Papillenatrophie* (Abb. 1.**15** u. 1.**16**).
Klinisch ist die Unterscheidung zwischen einer Papillitis und einer Stauungspapille oft schwierig. Bei der Papillitis tritt sehr früh im Verlauf ein Verlust des Sehvermögens mit Farbdiskriminationsschwäche und schließlich Visusminderung bis hin zur Amaurose auf. Ursache dafür ist die entzündliche, rasch fortschreitende Degeneration von Nervenfasern im distalen N. opticus. Im Gegensatz hierzu ist das Sehvermögen bei der Stauungspapille über lange Zeit völlig ungestört und erst im Endstadium, wenn eine Atrophie der Nervenfasern eintritt, beeinträchtigt. In beiden Fällen finden sich eine Hyperämie der Papille, streifige Blutungen im Verlauf der Nervenfaserbündel sowie eine unscharfe Randbegrenzung aufgrund eines Ödems. Diese ödematöse Verquellung kann zu einer Prominenz der Papille um mehrere Dioptrien führen. Bei der Stauungspapille sind die Venen am Augenhintergrund gestaut, zeigen einen geschlängelten Verlauf und eine Vergrößerung ihres Kalibers, so daß das Verhältnis zwischen Venen und Arterien auf 1:3 oder 1:4 verändert wird. Der zentrale Venenpuls fehlt in der Regel.
Eine *Papillitis* ist stets auf eine entzündliche Schädigung des N. opticus im Bereich der Retina oder der Papille selbst zurückzuführen. Sie kommt in der Regel einseitig vor, kann aber auch beidseits auftreten. Im Gegensatz dazu ist die lokalisatorische Bedeutung einer Stauungspapille begrenzt. Einseitige Stauungspapillen sind zwar häufig ein Hinweis auf raumfordernde Prozesse im Retrobulbärbereich, können aber auch bei Raumforderungen in der vorderen und mittleren Schädelgrube beobachtet werden. Druckerhöhungen aufgrund von Tumoren der hinteren Schädelgrube, die eine frontale Richtung aufweisen, führen relativ früh zu beidseitigen, stärker ausgeprägten Stauungspapillen.
Klinisch abzugrenzen von Papillitiden und Stauungspapillen sind die als Anomalie auftretenden Drusenpapillen. Eine Unterscheidung zwischen den drei Formen der unscharf begrenzten, prominenten Papillenveränderungen gelingt in der Regel durch die Fluoreszenzangiographie.
Im Gegensatz zur Papillitis und der Stauungspapille ist der Sehnerveneintritt bei der Papillenatrophie blaß, scharf begrenzt und ohne Prominenz. Die Papillenatrophie kann als Endstadium fast aller Läsionen des N. opticus vom Ganglion retinae bis zum Corpus geniculatum laterale gefunden werden. Die Degeneration erfolgt hierbei sowohl in auf- als auch in absteigender Richtung; es kommt deshalb auch bei Degenerationen im Corpus geniculatum laterale zu Atrophien der Ganglienzellen in der Retina und damit zum Symptom der Papillenatrophie. Als Ausdruck der Degeneration von Fasern des N. opticus besteht bei einer Papillenatrophie immer auch eine Visusverminderung. Eine weitere Veränderung der Papille, die sog. temporale Abblassung oder Atrophie, weist auf eine umschriebene Läsion des *makulopapillären Bündels* der Sehbahn hin.
Neben der Inspektion des Augenhintergrundes mit einer Beurteilung der Papille spielt in der neuroophthalmologischen Diagnostik und Verlaufskontrolle die Messung des Gesichtsfeldes eine entscheidende Rolle. Wenn Sehstörungen geklagt werden, so finden sich nicht selten Skotome im Bereich des zentralen Gesichtsfeldes. Zur objektiven Messung des peripheren Gesichtsfeldes stehen verschiedene Methoden der Perimetrie zur Verfügung; als objektive und für Verlaufskontrollen geeignete Methode bedient man sich heute der Halbkugelperimetrie nach Goldmann und der Computerperimetrie nach Fankhauser (System Octopus).
Es erscheint klinisch sinnvoll, die Affektion der Sehbahn von peripher nach zentral in Läsionen im Bereich der Retina und des N. opticus, Erkrankungen im Bereich des Chiasma n. optici und Störungen im Verlauf der Gratioletschen Sehstrahlung, also zwischen dem Corpus geniculatum laterale und dem okzipitalen Kortex, zu unterscheiden. Auf letztere soll in diesem Kapitel nicht näher eingegangen werden; es sei auf die Darstellung im Teil „Zentrales Nervensystem" verwiesen.
Die Symptome, welche auf eine Erkrankung im Bereich der Bulbi oder des N. opticus im Retrobulbärverlauf hinweisen, sind neben den zumeist einseitigen Papillenveränderungen, wie Papillitis, Stauungspapille und Papillenatrophie, vor allem einseitige unregelmäßige Gesichtsfeldausfälle, Vergrößerung der blinden Flecke, zentrale und parazentrale Skotome als Zeichen des Ausfalls umschriebener Faserbündel im Sehnerv (Abb. 1.**17** u. 1.**18**).
Im Bereich der Retina zählen *vaskuläre Schäden* zu den häufigsten Ursachen von Sehstörungen. Sie treten zumeist als unregelmäßige Gesichtsfelddefekte entsprechend dem Ausbreitungsgebiet der Äste der Zentralarterie auf. Nicht selten sind Embolien aus dem Gebiet der A. carotis interna als Vorboten zerebrovaskulärer Insulte die Ursache für eine solche *Amaurosis fugax*. Im akuten Stadium können diese Embolien mittels Fluoreszenzangiographie nachgewiesen werden. Differentialdiagnostisch müssen retinale Ischämien bei *fixierter Hypertonie* ausgeschlossen werden. Solche Patienten zeigen neben den Zeichen des *Fundus arterioscleroticus* mit *Silberdrahtarterien*

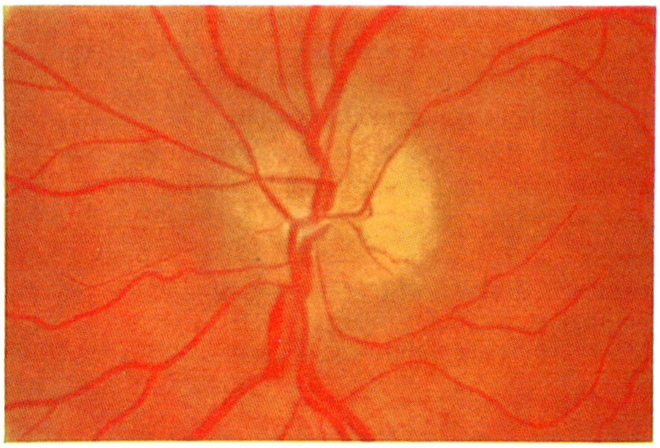

Abb. 1.**17** Neuritis n. optici (aus der Sammlung der Münchner Augenklinik von Herrn Prof. *Lund*)

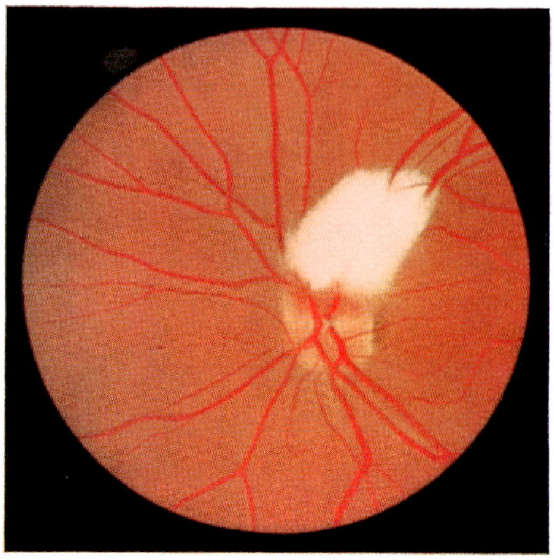

Abb. 1.**19** Markhaltige Nervenfasern (aus der Sammlung von Herrn Prof. *Lund*)

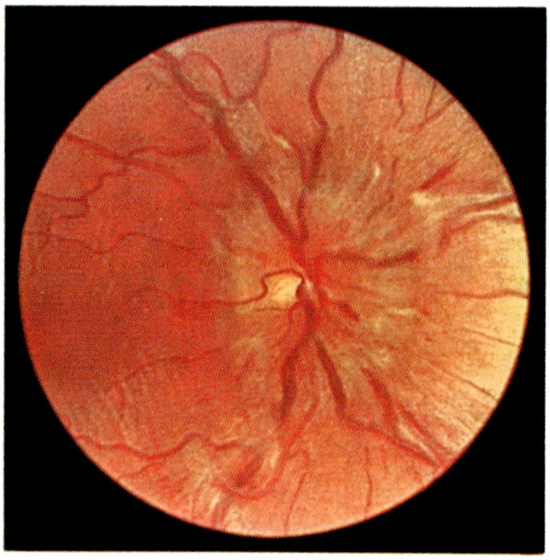

Abb. 1.**18** Stauungspapille mit peripapillären Blutungen (aus der Sammlung von Herrn Prof. *Lund*)

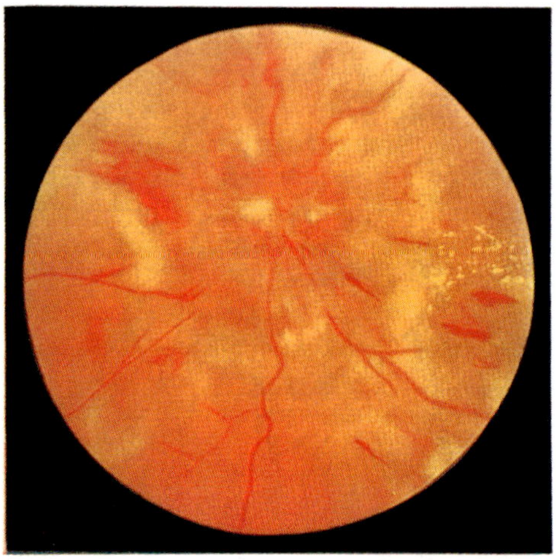

Abb. 1.**20** Fundus hypertonicus Grad IV mit Papillenödem (aus der Sammlung von Herrn Prof. *Lund*)

mitunter ein ischämisch bedingtes *Papillenödem.*
Entzündliche Papillitiden finden sich bei *Iridozyklitis* und *Retinitis pigmentosa.* Diese intraokulären Erkrankungen sind – ebenso wie die relativ seltenen *Melanome der Netzhaut* und Angiome *(Hippel-Lindau-Tumor)* – ophthalmoskopisch zu diagnostizieren (Abb. 1.**19**–1.**24**).
Die häufigsten Erkrankungen des Sehnervs sind entzündlicher Natur. Sofern sich diese Entzündungen im Bereich der Papillen abspielen, wie bei *Diphtherie, Scharlach* oder *Mumps,* findet sich eine unscharfe, prominente, ödematös geschwollene Papille mit rasch progredientem, zumeist einseitigem, mitunter aber auch beidseitigem Visusverlust. Beidseitig entzündliche Papillenödeme mit streifigen Blutungen und verwaschenen Grenzen finden sich auch bei der Ornithose und Psittakose.

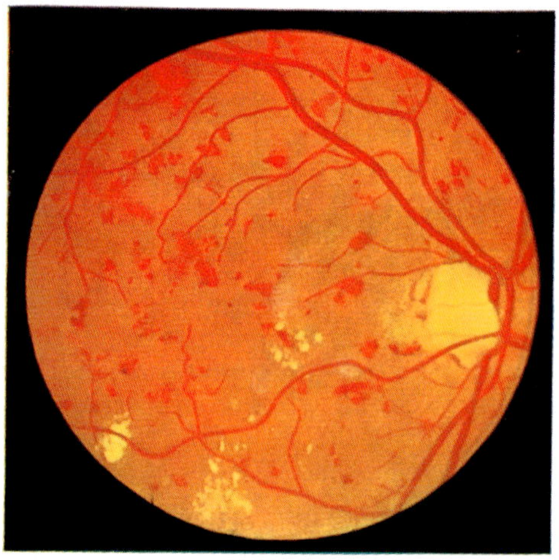

Abb. 1.**21** Retinopathia diabetica mit sog. kapillären Aneurysmen und Degenerationsherden (aus der Sammlung von Herrn Prof. *Lund*)

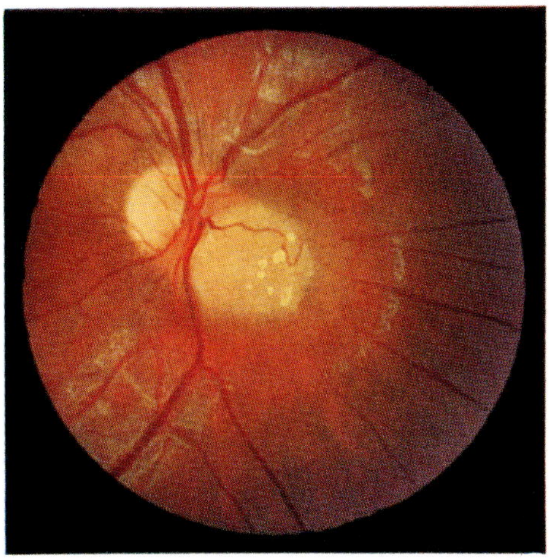

Abb. 1.**22** Gliöser Netzhauttumor bei tuberöser Sklerose oberhalb der Papille (aus der Sammlung von Herrn Prof. *Lund*)

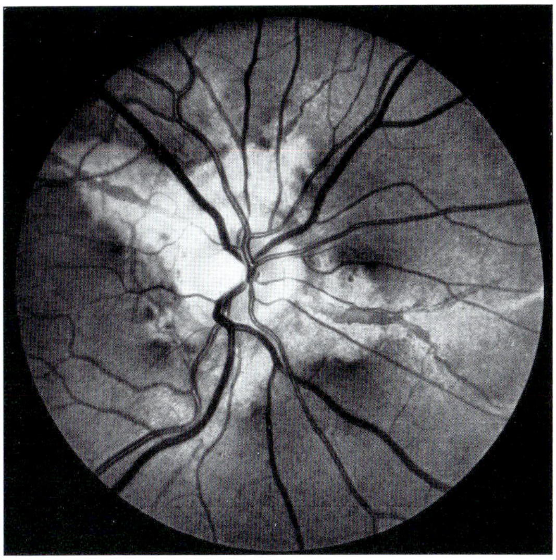

Abb. 1.**24** Pseudoaxanthoma elasticum *Darier* mit „Angioid streaks“ am Augenhintergrund (Groenblad-Strandberg-Syndrom)

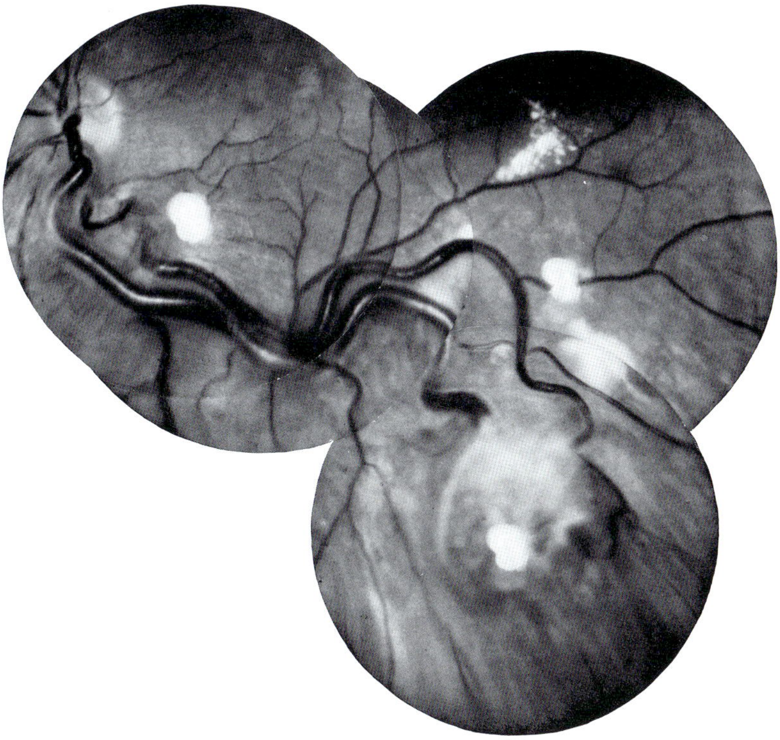

Abb. 1.**23** Angiomatosis retinae Hippel-Lindau (aus der Sammlung der Univ.-Augenklinik München von Herrn Prof. *Rohrschneider*)

Eine solche *Neuritis papillae* kann auch noch Monate nach einer Mumpserkrankung auftreten, wobei die Diagnose durch Messung erhöhter Mumpsantikörper gestellt werden kann. Nicht selten ist eine Papillitis im Verlauf einer *Rötelnerkrankung*, etwa 1–3 Wochen nach dem Ausbruch des Exanthems. Zumeist finden sich gleichzeitig Symptome einer Enzephalitis mit Somnolenz, Ataxie und Myoklonien. Treten Visusstörungen nach temporalen Kopfschmerzattacken ein- oder beidseitig auf, muß differentialdiagnostisch eine *Arteriitis temporalis* ausgeschlossen werden, insbesondere bei älteren Patienten über 50 Jahre, die eine hohe Blutsenkungsgeschwindigkeit aufweisen. Hartnäckige, häufig rezidivierende Retrobulbärneuritiden finden sich auch als Vorläufer oder gleichzeitig mit anderen Symptomen der *multiplen Sklerose*. Da durch die Entmarkung insbesondere die zentralen Fasern des makulopapillären Bündels betroffen sind, klagen diese Patienten über einen Verlust der Farbdiskrimination und Sehschärfe. Die Leitungsfunktionen des Sehnervs sind zumeist stark vermindert; die visuell evozierten Potentiale zeigen eine Amplitudenreduktion und verzögerte Impulsleitung (221). Entzündliche Liquorveränderungen wie lymphomonozytäre Pleozytose, Eiweißvermehrung und oligoklonale IgG-Banden fehlen auch bei rezidivierenden Retrobulbärneuritiden nicht selten (Abb. 1.**25** u. 1.**26**).

Differentialdiagnostisch muß in sehr hartnäckigen Retrobulbärneuritiden auch an das Vorliegen einer parasitären Erkrankung gedacht werden. So

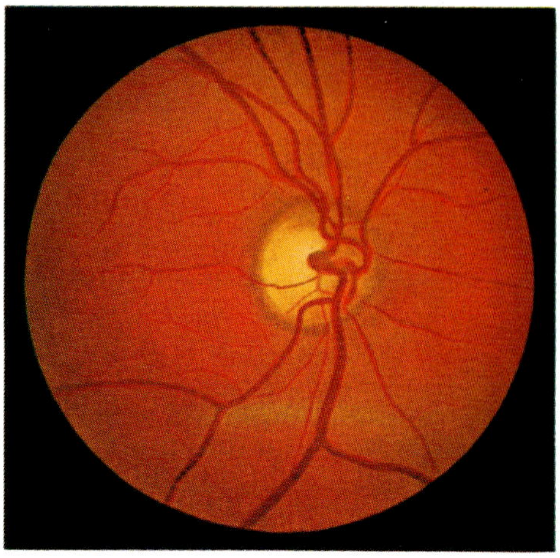

Abb. 1.**25** Temporale Abblassung (aus der Sammlung von Herrn Prof. *Lund*)

könnten neben *Zystizerkosen* auch *Nematoden* als Ursache rezidivierender Optikusneuritiden gefunden werden. Die differentialdiagnostische Abgrenzung einer *Tabak-Alkohol-Amblyopie* gelingt in der Regel durch die begleitenden internistischen Symptome einer Gastritis, Leberschädigung und auch der nicht selten vorhandenen Polyneuropathie. Darüber hinaus kann die Farbsinnsstörung der Tabak-Alkohol-Amblyopie relativ früh mit dem Farbtest nach *Farnsworth* diagnostiziert werden; eine Rot-Grün-Störung bleibt in der Regel auch nach Remission der Symptome über längere Zeit nachweisbar.

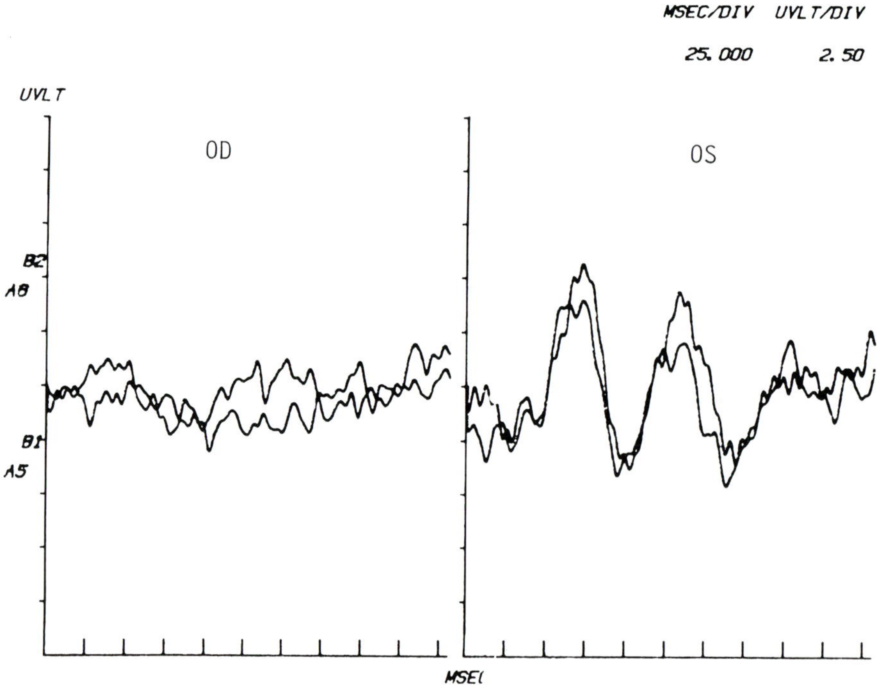

Abb. 1.**26** Patient mit multipler Sklerose und Visusminderung auf dem rechten Auge, MSEC/DIV 25.000, UVLT/DIV 2.50

Methanolvergiftungen sind heute nur noch selten als Ursache für eine Retrobulbärneuritis mit Erblindung zu finden; dagegen muß bei der Therapie mit dem Antibiotikum *Chloramphenicol* bei Überschreitung der oberen Grenzdosis mit einer Retrobulbärneuritis gerechnet werden. Wie *Mutterkornalkaloide* führen auch *Chininvergiftungen* durch einen Spasmus der Arterien und Arteriolen zu ischämischen Papillitiden. Diese Patienten zeigen häufig eine Makuladegeneration mit Verlust der Farbdifferenzierung.

Eine *Stauungspapille* aufgrund eines Ödems des N. opticus ist in etwa 60% der Tumoren der hinteren Schädelgrube zu finden, bei supratentorieller Lokalisation einer Raumforderung jedoch nur in 10–15% (227).

Bei den Tumoren des N. opticus handelt es sich in der Regel um die benignen *Optikusmeningeome* und *Optikusgliome*. Charakteristisch für diese retrobulbären Tumoren ist die rasche Entwicklung einer *homolateralen Stauungspapille* mit einseitigem Exophthalmus. Infolge der rasch einsetzenden Druckatrophie des betroffenen Sehnervs kommt es zu einem akuten Visusverlust. Differentialdiagnostisch müssen *homolaterale Stauungspapillen durch Meningeome des kleinen Keilbeinflügels* abgegrenzt werden, die neben einem einseitigen Exophthalmus und einer raschen Visusverminderung nicht selten ein hirnorganisches Psychosyndrom, zerebrale Krampfanfälle und Druckläsionen der Nn. oculomotorius, trochlearis und abducens zeigen *(Fissura-orbitalis-superior-Syndrom)*. Im Gegensatz zu den Keilbeinflügelmeningeomen führen *supraselläre Aneurysmen* in der Regel nicht zu einer Protrusio bulbi; die differentialdiagnostische Abgrenzung gelingt durch eine kraniale Computertomographie und die Angiographie. Meningeome des Bulbus olfactorius zeigen homolateral zum Tumor eine Papillenatrophie und kontralateral eine Stauungspapille ohne Protrusio bulbi; diese Symptome sind als sog. *Foster-Kennedy-Syndrom* bekannt. Neben hirneigenen Tumoren können natürlich auch *Metastasen* der vorderen und mittleren Schädelgrube sowie der Orbita zu einer einseitigen Protrusio bulbi mit Papillenödem und mehr oder weniger stark ausgeprägtem Visusverlust führen. Von diesen lokalen Raumforderungen muß ein *Pseudotumor cerebri* abgegrenzt werden. Es handelt sich hierbei wahrscheinlich um eine Liquorzirkulationsstörung mit extrem hohen Eiweißwerten auf der Grundlage eines gestörten Elektrolythaushaltes (229). Schließlich können einseitige Sehstörungen auch traumatisch bedingt sein, z.B. durch eine *Contusio bulbi* mit Druckverletzungen im Bereich der Papille.

Daneben können Verletzungen der knöchernen Orbita mit Kompression des N. opticus durch fragmentierte Knochensplitter oder auch traumatisch bedingte Hämorrhagien in den N. opticus gefunden werden. Nicht selten kommt es dabei zu akuter Erblindung, die zunächst im Rahmen der zumeist schweren Grundverletzungen nicht bemerkt wird. Gleichzeitig vorhandene Störungen der Pupillomotorik werden zumeist auf intrakranielle Läsionen anderer Lokalisation zurückgeführt.

Die *Papillenatrophie* spielt eine wichtige Rolle in der neurologischen Differentialdiagnose. Sie tritt sowohl aszendierend bei *Läsionen der retinalen Ganglien* als auch deszendierend bei Degeneration von Neuronen im *Ganglion geniculatum laterale* auf. Von einer primären Papillenatrophie spricht man, wenn diese Folge einer Erkrankung des N. opticus selbst darstellt; sekundäre Papillenatrophien sind zumeist Folge einer Kompression durch Erkrankungen in der Nachbarschaft des N. opticus (vgl. hierzu Abb. 1.**15** u. 1.**16**). Häufigste Ursache solcher Papillenatrophien sind langandauernde intrakranielle Drucksteigerungen, die zunächst zu Stauungspapillen ohne Einschränkung des Visus führen. Fundoskopisch imponieren die Papillen in solchen Fällen porzellanweiß und scharf begrenzt, wogegen die postentzündliche Papillenatrophie, die in 30% Folge einer Demyelinisierung im Rahmen einer multiplen Sklerose darstellt, unscharf begrenzte Ränder aufweist. Durch den frühen Befall des makulopapillären Bündels beginnt die *Papillenatrophie der multiplen Sklerose* als *temporale Abblassung,* die im Haitz-Test nachgewiesen werden kann. Relativ selten, jedoch für die Differentialdiagnose wichtig, sind die hereditären Papillenatrophien. Die bekannteste dieser Erkrankungen ist wohl die Lebersche Papillenatrophie; sie wird rezessiv geschlechtsgebunden vererbt und manifestiert sich vorwiegend bei Männern, während sehtüchtige Frauen die Erkrankung vererben. Schließlich muß erwähnt werden, daß eine ganze Reihe von hereditären Erkrankungen mit Optikusatrophien einhergeht (Tab. 1.**8**).

Tabelle 1.**8** Hereditäre Symptome mit Optikusatrophie

Behr-Syndrom	Optikus-Atrophie-Ataxie-Syndrom
Bourneville-Syndrom	tuberöse Hirnsklerose
Charcot-Marie-Tooth-Erkrankung	neurale Muskelatrophie
Déjerine-Sottas-Erkrankung	neurale Muskelatrophie
Krabbe-Syndrom	infantile akute familiäre Hirnsklerose
Leber-Syndrom	familiäre Optikusatrophie
Pierre-Marie-Syndrom	hereditäre zerebelläre Ataxie
Pelizaeus-Merzbacher-Syndrom	familiäre zentrolobäre Sklerose
Schilder-Erkrankung	diffuse Hirnsklerose
Seitelberger-Syndrom	spastisch amaurotische Idiotie
Takayasu-Syndrom	Pulseless disease
Tay-Sachs-Syndrom	infantile amaurotische Idiotie

Erkrankungen des N. opticus im Chiasmabereich führen aufgrund der anatomischen Verhältnisse zumeist zu heteronymen Gesichtsfeldausfällen. Da vorwiegend die Fasern der nasalen Retinahälften kreuzen, sind die temporalen Gesichtsfelder eingeschränkt. Als Ursachen kommen auch in diesem Bereich vor allem Tumoren im Bereich der Sella turcica und der parasellären Region in Frage, seltener entzündliche Erkrankungen, welche zu einer *Arachnitis opticochiasmatica* führen, und in ganz seltenen Fällen auch Schädeltraumen (213).

Die klinischen Symptome einer Schädigung der Sehbahn im *Chiasma n. optici* machen sich frühzeitig als *heteronyme Gesichtsfelddefekte* bemerkbar, die subjektiv dann nicht wahrgenommen werden, wenn das Zentralsehen erhalten ist. Es finden sich *zentral und parazentral Skotome* und fundoskopisch eine zumeist *primäre Optikusatrophie.* Stauungspapillen können nur dann auftreten, wenn durch einen supraseLLären Prozeß das *Foramen Monroi* und der Aquaeductus sylvii verlegt werden und es über einen Hydrocephalus internus zu einer allgemeinen intrakraniellen Drucksteigerung kommt, bevor die Fasern des N. opticus direkt geschädigt werden können.

Ein Exophthalmus findet sich im Gegensatz zu den Retrobulbärtumoren nicht obligat und ist zusammen mit *sensiblen Störungen der Kornea* sowie *Störungen der Bulbusmotorik* Ausdruck einer parasellären Lokalisation einer Raumforderung.

Differentialdiagnostisch kommen als Ursache einer *Schädigung im Chiasma n. optici* vor allem Tumoren im Bereich der Sella turcica in Frage, weniger häufig vaskuläre und entzündliche Erkrankungen. Unter den Tumoren im Sellabereich ist das *chromophobe Hypophysenadenom* mit Abstand am häufigsten. Da im Gegensatz zu den selteneren *eosinophilen und gemischten Hypophysenadenomen* (Akromegalie) und den *basophilen Hypophysenadenomen* (Cushing-Syndrom) keine endokrinen Störungen auftreten, führen Augensymptome in 67% der Fälle zur ersten ärztlichen Untersuchung. Als charakteristisches Merkmal findet sich dabei in etwa 90% ein *heteronymer, bitemporaler, zumeist symmetrischer Gesichtsfeldausfall.* Als Frühsymptom zeigen sich zentrale und parazentrale Skotome, wogegen im weiter fortgeschrittenen Stadium *Optikusatrophien* obligat sind. Die Visusstörungen können bei Einblutungen in den Tumor auch apoplektiform verlaufen und werden dann nicht selten als Ausdruck einer Retrobulbärneuritis fehlgedeutet (226). Binasale Gesichtsfeldausfälle sind bei Hypophysenadenomen eher selten und weisen mehr auf einen *Verschlußhydrozephalus* oder eine *Arachnopathia opticochiasmatica* hin (234).

Differentialdiagnostisch muß auch an das Vorliegen eines *Kraniopharyngeoms,* des zweithäufigsten Tumors der Sellaregion, gedacht werden. Bei Erwachsenen finden sich Kraniopharyngeome in 3,4% aller Hirntumoren, bei Kindern in 13%. Bei *prächiasmaler Lage* finden sich zusätzlich *endokrine Störungen;* bei *retrochiasmaler Lage* kommt es durch eine Verlegung des Foramen Monroi zu einem Hydrocephalus internus mit Druckerhöhung und beidseitigen Stauungspapillen, die schon fundoskopisch eine Differentialdiagnose gegenüber den Hypophysenadenomen zulassen.

Die Pupillo- und Bulbomotorik ist in der Regel normal, kann aber bei parasellärer Ausbreitung eines Tumors durch eine Läsion der Nn. oculomotorius, trochlearis und abducens pathologisch verändert sein. Eine Schädigung des N. trigeminus führt zu einer Abschwächung des Kornealreflexes. Ein solches *Syndrom der Fissura orbitalis superior* ist der charakteristische Befund eines *Tuberculum-sellae-Meningeoms,* des dritthäufigsten Tumors der Sellaregion. Der Gesichtsfeldausfall ist in solchen Fällen asymmetrisch, nicht selten mit einer Amaurose auf dem homolateralen Auge und einem gegenseitig temporalen Gesichtsfeldausfall. Ein weiteres häufiges Symptom ist ein einseitiger, nicht pulsierender Exophthalmus, wie er auch bei einem *Meningeom des kleinen Keilbeinflügels* oder einem *Aneurysma der Carotis interna* mit parasellärer Ausbreitung gefunden wird. Im Gegensatz dazu findet sich ein *pulsierender Exophthalmus* bei einer zumeist posttraumatisch entstandenen *Karotis-Sinus-cavernosus-Fistel* mit großem Shunt-Volumen. Bemerkenswert ist, daß bei Meningeomen des medialen Keilbeinflügels Gesichtsfelddefekte fehlen können; bei Ausbreitung in den retrochiasmalen Bereich können auch homonyme Anopsien gefunden werden. In solchen Fällen imponieren im Gegensatz zu den *Papillenatrophien,* wie sie bei den Hypophysenadenomen die Regel sind, *beidseitige Stauungspapillen.* Die Okulomotorik ist zumeist auf der homolateralen Seite eingeschränkt, bis hin zu einem „eingemauerten" Bulbus. Differentialdiagnostisch seien noch die relativ seltenen Chiasmatumoren, z. B. die im Kindesalter auftretenden *Spongioblastome* mit primärer Optikusatrophie, erwähnt, welche zu progredienten homolateralen Gesichtsfeldausfällen und in seltenen Fällen auch zum Exophthalmus der betroffenen Seite führen.

Supraselläre Aneurysmen der Carotis interna können Symptome wie ein Hypophysenadenom mit primärer Papillenatrophie verursachen. Nicht selten aber kommt es zu einem Einbruch der Gefäßmißbildung in den Sinus cavernosus mit einer Druckläsion der Nn. oculomotorius, trochlearis und trigeminus. In solchen Fällen kommt es häufig zu Trigeminusneuralgien (223). Aneurysmen der supraklinoidalen A. carotis interna führen häufig zu apoplektiformen Visusverschlechterungen und Gesichtsfeldeinschränkungen in den temporal unteren Quadranten, im Gegensatz zu den Hypophysenadenomen, die eher obere Quadrantenausfälle zeigen.

Schließlich sei noch die *Arachnopathia opticochiasmatica* genannt. Sie ist in ihrer *fibrös-dysplastischen, adhäsiven* und *zystischen* Form Folge akuter oder chronischer, spezifisch oder unspezifisch entzündlicher Prozesse der Schädelbasis. Sie kann zu sehr variablen Symptomen des Chiasma n. optici führen. Nicht selten sind Symptome der Retrobulbärneuritis mit bilateralen Zentralskotomen oder auch eine röhrenförmige Einengung des Gesichtsfeldes. Stauungspapillen können auftreten; häufiger aber kommt es zu beidseits primären Optikusatrophien und in 40% zu einem Exophthalmus, der die Abgrenzung gegenüber den parasellären und retrobulbären Tumoren schwierig macht.

Die klinische Abklärung und Verlaufskontrolle gelingt in der Regel mittels Perimetrie und Computertomographie. Im Falle der Aneurysmen sind zur differentialdiagnostischen Klärung Angiographien notwendig.

Augenmuskelnerven

Die Augenmuskeln werden vom III., IV. und VI. Hirnnerv, dem N. oculomotorius, dem N. trochlearis und dem N. abducens, innerviert. Phylogenetisch bilden diese Hirnnerven eine Einheit. Die Kerne der Augenmuskelnerven nehmen einen weiten Raum innerhalb des Hirnstammes ein; so beträgt der Abstand zwischen den rostralen Kerngruppen des N. oculomotorius unter der oberen Vierhügelregion *(oberes Mesenzephalon)* bis zum Kern des N. abducens am Boden des IV. Ventrikels *(mittlere Pons)* fast 2 cm. Entsprechend dieser Lage sind Ausfälle im Hirnstamm sehr häufig von Augenmuskelstörungen begleitet. Die Kerngruppe des N. oculomotorius liegt nahe der Mittellinie und gibt beidseits Fasern zu den Mm. recti superiores, inferiores und nasales sowie zum M. obliquus inferior ab (Abb. 1.**27**).

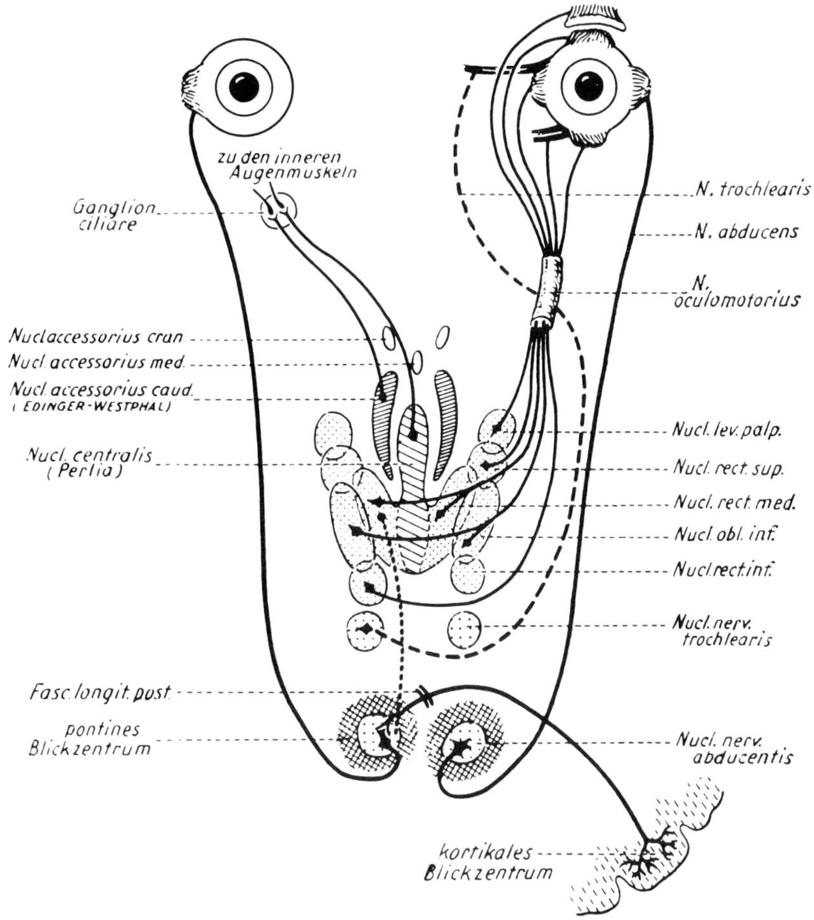

Abb. 1.**27** Augenmuskelkerne und -nerven: Schema der okulären Innervation (aus *R. Sachsenweger:* Neuroophthalmologie, 3. Aufl. Thieme, Stuttgart 1982)

Die Fasern zum M. levator palpebrae stammen aus dem rostralen, am weitesten lateral gelegenen Kernanteil des N. oculomotorius und die pupillomotorischen Fasern aus dem paarigen Nucleus accessorius caudalis *(Westphal-Edinger-Kern)* sowie dem in der Mittellinie liegenden *Perliaschen Kern*. Diese topographischen Besonderheiten bedingen, daß Kernläsionen und Wurzelschädigungen des N. oculomotorius stets nur in einzelnen Augenmuskeln beidseits zumeist symmetrische Lähmungen hervorrufen, daß die Lidhebung wegen der abseitigen Lage des Levator-palpebrae-Kernes und ebenso die Pupillomotorik in der Regel ausgespart bleiben. Erst im N. oculomotorius in seinem Verlauf an der Schädelbasis können *alle Muskeln* einschließlich der Pupillomotorik betroffen sein. Allerdings kommen bei Schädigungen mit gerichtetem Druck von basal isolierte Lidheberparesen vor. Die im Nerveninneren verlaufenden autonomen Fasern zu den inneren Augenmuskeln liegen gegen solche basalen Schädigungen gut geschützt, sind allerdings aufgrund ihres anatomischen Baus empfindlich gegen Druck und Traktion *(Klivuskantensyndrom)*.

Die Kerne des N. trochlearis liegen dicht kaudal von den Kernen des N. oculomotorius und etwas medial. Die Trochlearisfasern kreuzen infranukleär und treten dorsal unter dem Velum medullare anterius aus. Isolierte Trochleariskernparesen kommen so gut wie nicht vor; sie sind nahezu immer mit Okulomotoriusschädigungen verbunden. Wurzelläsionen können sich bei Pinealomen mit Druck auf das Velum medullare anterius entwickeln.

Die beiden Abduzenskerne in der mittleren Brückenregion stehen in enger räumlicher Beziehung zu den pontinen horizontalen Blickzentren, so daß bei Kernläsionen fast immer auch eine homolaterale horizontale Blickparese vorhanden ist. Außerdem kommt es in diesem Bereich fast immer zu einer Schädigung des homolateralen N. facialis, dessen inneres Knie um den Abduzenskern herum verläuft. Bei Schädigungen im Wurzelgebiet des N. abducens kommt es meist zu gekreuzten Hirnstammsymptomen mit Pyramidenbahnzeichen und zerebellären Läsionen.

Blickparesen sind von den eigentlichen Augenmuskellähmungen zu differenzieren. Sie beruhen auf einer Störung der konjugierten Blickbewegung. Supranukleäre Impulse zu den Augenmuskelkernen stammen aus frontalen und okzipitoparietalen optomotorischen Rindenarealen. Sie stellen als kortikobulbäre Pyramidenbahn die kraniale Fortsetzung des Fasciculus longitudinalis medialis dar, über welchen alle Augenmuskelkerne untereinander derart verschaltet sind, daß die Augen willkürlich in alle Richtungen bewegt werden können (Abb. 1.**28**).

Über den Fasciculus longitudinalis medialis stehen die Augenmuskelkerne mit den Vestibulariskernen sowie mit den spinalen Alphamotoneuronen der Hals- und Stammuskulatur in Verbindung. Auf diese Weise ist ein Zusammenspiel der Augenmuskeln einerseits und der Gleichgewichtsregulation andererseits gewährleistet. Bei Läsionen kortikaler optomotorischer Zentren kommt es zu konjugierten Blickparesen zum Herd. Bei einer *Störung der pontinen horizontalen Blickzentren* kommt es zur konjugierten Blickparese zur Gegenseite. Bei *Tumoren der Vierhügelregion* oder *Prozessen im Bereich des Aquäduktes* finden sich *Läsionen der mesenzephalen Blickzentren* mit einer *vertikalen Blickparese*. Aufgrund der topographischen Nachbarschaft des *Westphal-Edinger-* und *Perlia-Kernes* sind zumeist auch die Pupillenreaktion und die Konvergenz gestört; es liegt dann ein *Parinaud-Syndrom* vor. *Internukleäre Blickparesen* finden sich bevorzugt bei demyelinisierenden Erkrankungen *(multiple Sklerose)* als *Läsion des Fasciculus longitudinalis medialis*. Hierbei kommt es, je nach dem Ort der Demyelinisierung, zu einer *vorderen intranukleären Blickparese* mit einer Lähmung auf dem adduzierenden Auge bei erhaltener Konvergenzreaktion. Bei einer hinteren Läsion des Fasciculus longitudinalis medialis kommt es zu einer Schwäche auf dem abduzierenden Auge bei erhaltener Abduktion auf kalorische Reizung (234).

Das Leitsymptom aller *Erkrankungen der äußeren Augenmuskelnerven* sind *Doppelbilder*, deren Ausbildung von den jeweils gelähmten Augenmuskeln abhängt. Die Patienten versuchen dies durch entsprechend veränderte Kopfhaltung zu kompensieren. Nicht selten wird bei akutem Auftreten von Doppelbildern über *Schwindel* geklagt, der dann eine okuläre Ursache hat. Es muß in diesem Zusammenhang erwähnt werden, daß es auch *monokuläre Doppelbilder* geben kann, insbesondere bei *traumatischen Linsenluxationen* und *Brechungsanomalien der Linse*. Eine ophthalmologische Abgrenzung gegenüber psychogenen Ursachen muß immer erfolgen. Die Art der Augenmuskellähmung ist nicht selten schon aus der abnormen Bulbusstellung zu erkennen. Das Auftreten von Doppelbildern in bestimmten Richtungen bei geführten Bewegungen der Augen hilft in der Diagnose manifester Augenmuskelparesen. Für die subtilen *orthoptischen Untersuchungsmethoden* zur quantitativen Erfassung von Augenmuskellähmungen sei auf die entsprechende Fachliteratur verwiesen (211, 234). Das bei akuten Lähmungen von Augenmuskeln auftretende *Lähmungsschielen* ist immer mit Doppelbildern verbunden. Im Gegensatz dazu fehlen Doppelbilder beim *angeborenen Begleitschielen*, das nicht selten auf Brechungsanomalien am Auge oder einer Hyperopie beruht.

Isolierte Lähmungen des N. oculomotorius mit Ausfall aller Funktionen der äußeren und inneren

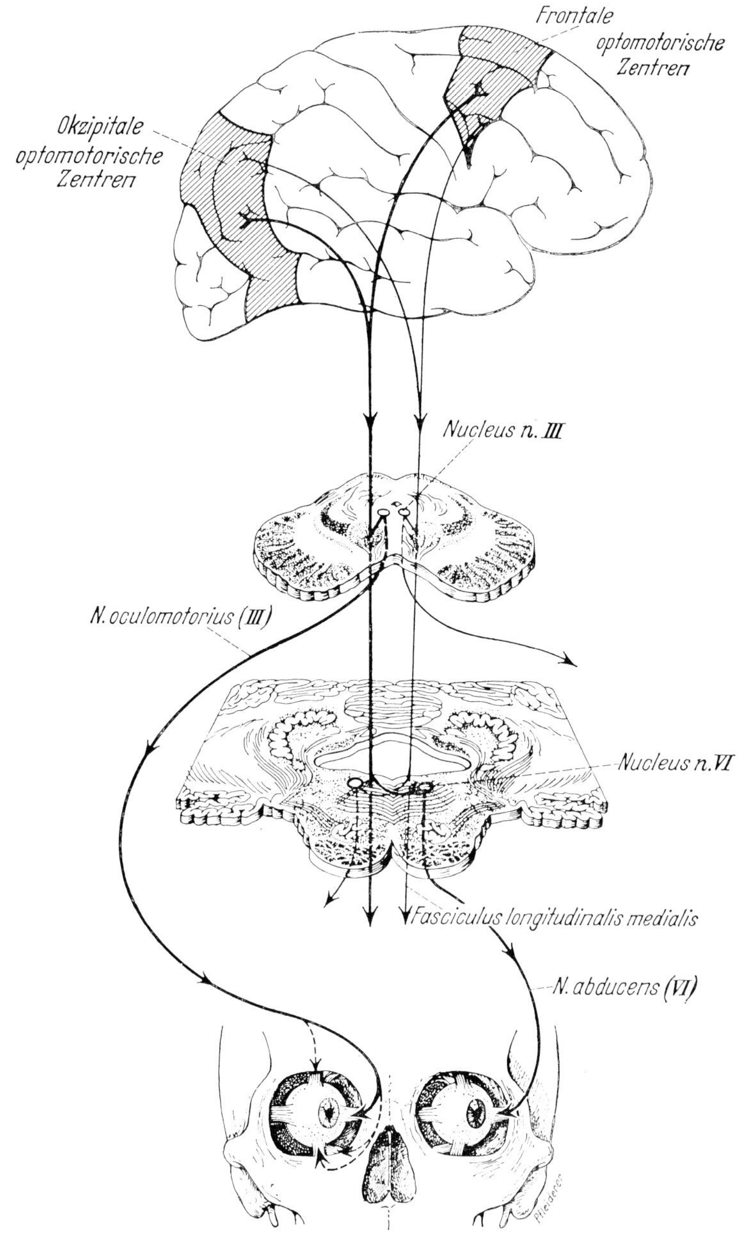

Abb. 1.**28** Die Zentren und Leitungsbahnen der konjugierten Augenbewegungen, gezeigt am Beispiel der seitlichen Blickwendung (nach *Netter* u. *Huber*)

Augenmuskelnerven finden sich lediglich in der *Verlaufsstrecke des Nervs* nach seinem Austritt aus dem Hirnstamm bis zum Sinus cavernosus (233). Als Ursache läßt sich nicht selten ein Tumor der hinteren Schädelgrube oder ein Aneurysma der A. communicans posterior finden. Der N. oculomotorius wird dabei an den Klivus angepreßt. Es kommt zu einer Druckläsion, dem sog. *Klivuskantensyndrom.* Nicht selten sind metabolische Störungen und Vaskulopathien, z.B. beim *Diabetes mellitus,* für eine Okulomotoriusparese verantwortlich. Bei den diabetischen Okulomotoriusparesen sind die inneren Augenmuskeln fast immer intakt. Entzündliche Infiltrationen, z.B. im Rahmen einer *multiplen Sklerose,* sind selten.

Wenn die Lähmungen des N. oculomotorius mit einer *Trochlearis- und Abduzensparese* vergesellschaftet sind, so müssen differentialdiagnostisch immer Schädigungen auf der gemeinsamen Verlaufsstrecke dieser Nerven vom Sinus cavernosus bis zur Orbita voneinander abgegrenzt werden (Abb. 1.**29**).

Im Bereich des Sinus cavernosus kommen vor allem *Aneurysmen der A. carotis interna* in Frage, die parasellär dem N. oculomotorius benachbart liegen und diesen durch Pulswellendruck schädigen. Wegen der engen räumlichen Beziehungen zum N. abducens und zum N. trochlearis finden sich Lähmungen auch in den Mm. rectus temporalis und obliquus superior. Nicht selten weist eine *Verminderung der Sensibilität der Hornhaut* oder eine *Trigeminusneuralgie* auf eine Beteiligung des N. trigeminus hin. Bei *Sinus-cavernosus-Fisteln* findet sich ein einseitig *pulsierender Exophthalmus;* bei *Thrombosen des Sinus cavernosus* dagegen entwickelt sich sehr früh ein ausgeprägter Exophthalmus mit Stauungszeichen der Papille und nachfolgender Papillenatrophie ohne Pulsationen (240). Kombinierte Lähmungen der Augennerven mit einseitigen Ophthalmoplegien finden sich vor allem bei Raumforderungen im Bereich der Sella, wie z. B. bei *Hypophysentumoren* mit parasellärer Ausbreitung, bei Kraniopharyngeomen, die in die seitliche Sellaregion durchbrechen, sowie auch bei parasellär liegenden Meningeomen des *Tuberculum sellae* und des *medialen Keilbeinflügels.* Eine differentialdiagnostische Abgrenzung gegenüber den Gefäßmißbildungen gelingt immer durch computertomographische Untersuchungen und kraniale Angiographien. Das *Tolosa-Hunt-Syndrom* muß in die differentialdiagnostischen Überlegungen einbezogen werden, wenn eine einseitige Ophthalmoplegie ohne Exophthalmus mit gleichzeitig heftigen homolateralen Kopfschmerzen und Reiz- oder Ausfallserscheinungen im 1. Ast des N. trigeminus auftritt. Die Diagnose erfolgt durch Ausschluß. Es handelt sich um eine granulomatöse Entzündung im Bereich des Sinus cavernosus, die auf Kortikosteroide rasch gebessert werden kann. Mitunter kann die Diagnose auch ex juvantibus gestellt werden.

Differentialdiagnostisch wichtig ist die Abgrenzung von *Schädelbasissyndromen,* welche immer eine mehr oder minder stark ausgeprägte monokuläre Ophthalmoplegie zeigen. Das von GRADENIGO beschriebene *Syndrom der Felsenbeinspitze* beruht auf einer entzündlich pyogenen Erkrankung im Bereich des Felsenbeines, die früher einen oftmals fatalen Ausgang genommen hat. Es kommt bei fortschreitenden Lähmungen zunächst

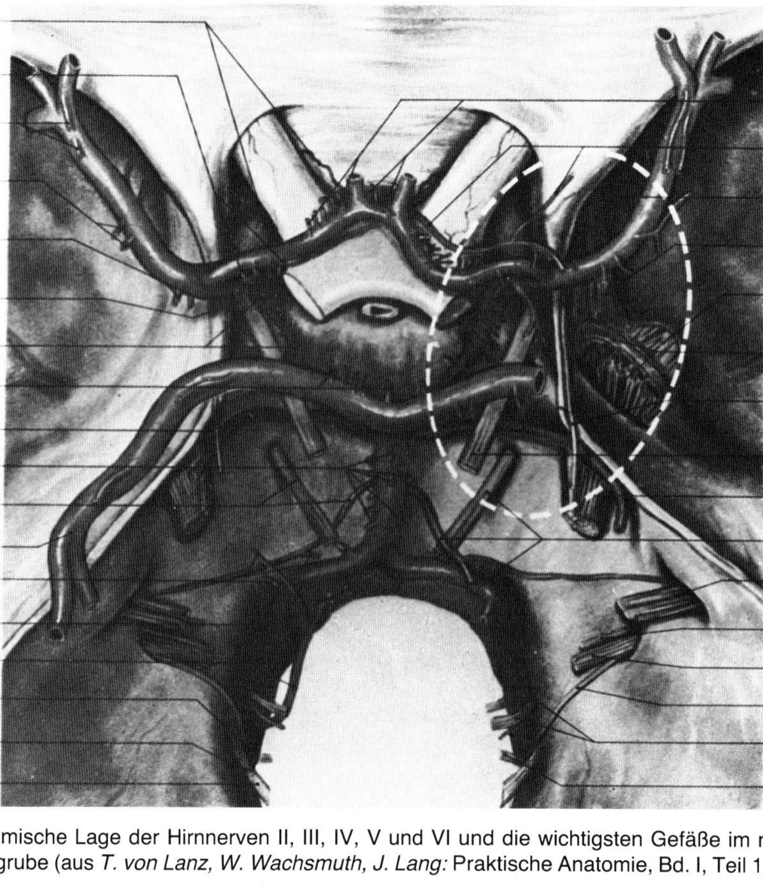

Abb. 1.**29** Anatomische Lage der Hirnnerven II, III, IV, V und VI und die wichtigsten Gefäße im mittleren Bereich der mittleren Schädelgrube (aus *T. von Lanz, W. Wachsmuth, J. Lang:* Praktische Anatomie, Bd. I, Teil 1,1 B. Springer, Berlin 1979 [S. 115])

des N. abducens, dann auch progredient des N. trochlearis und des N. oculomotorius zu Reizungen des N. trigeminus mit quälenden Neuralgien im 1., später auch im 2. und 3. Ast sowie zu diffusen Kopfschmerzen mit einem zentralen Horner-Syndrom. Das *Garcin-Syndrom* zeigt neben einer Lähmung der Augenmuskelnerven mit halbseitiger Ophthalmoplegie eine Beteiligung des N. facialis und kaudaler Hirnnerven. Ursache für dieses Syndrom der Schädelbasis sind entzündliche Veränderungen, Meningeome oder auch basale Hämorrhagien. Schließlich finden sich Ausfälle aller drei Augenmuskelnerven bei Tumoren und entzündlichen Veränderungen an der *Fissura orbitalis superior.* Hier ist eine differentialdiagnostische Abgrenzung gegenüber *intraorbitalen Prozessen* sowie auch *lokal-entzündlichen Erkrankungen der Augenmuskeln* im Sinne einer *okulär-entzündlichen Myopathie,* neuromuskulären Übertragungsstörungen im Rahmen einer *okulären Myasthenia gravis* sowie *endokrine* (Thyreotoxikose) oder *metabolisch-toxische* (Wernicke-Enzephalopathie) Ursachen einer externen Ophthalmoplegie notwendig (241, 243).

Störungen der *Pupillomotorik,* die sowohl im Kerngebiet, häufiger aber im Verlauf einer *Druck- oder Traktionsschädigung* des N. oculomotorius auftreten, lassen nicht unbedingt eine lokalisatorische Diagnose zu. Eine Mydriasis tritt sehr rasch nach Druck oder Traktion des N. oculomotorius auf, als Folge einer infratentoriellen Raumforderung mit Temporalverlagerung des Hirnstammes, oder bei einer Herniation des Temporalpoles durch den Tentoriumschlitz. Der N. oculomotorius wird in diesem Fall an den Klivus angepreßt oder über den Tentoriumschlitz gedehnt. Eine *Miosis,* verbunden mit einer Verschmälerung der Lidspalte, findet sich als zentrales Horner-Syndrom bei Prozessen im Bereich des Aquäductus sylvii und des Dienzephalons, daneben aber vor allem als Ausdruck einer Irritation des Ganglion cervicalis superior bei zervikalen Prozessen oder Veränderung der Lungenspitzen. Eine Differenzierung zwischen dem *zentralen und dem peripheren Horner-Syndrom* gelingt in der Regel durch pharmakologische Pupillentestung (234).

Eine isolierte *innere Ophthalmoplegie* mit einer *Mydriasis* und *Akkommodationsschwäche* findet sich bei nukleären Läsionen im Westphal-Edinger- und Perliaschen Kerngebiet. Als Ursache kommen *konnatale Aneurysmen* oder auch eine *alkoholbedingte Encephalopathia haemorrhagica superior Wernicke* in Frage. In seltenen Fällen kann man eine isolierte interne Ophthalmoplegie auch als Migräneäquivalent beobachten.

Fallbericht: Eine solche Migräne wurde bei einem Mann und seiner Tochter gefunden. Der Vater hatte gelegentlich paroxysmales hemianopisches Flimmern. Anläßlich zweier solcher Anfälle erweiterte sich jeweils beim gleichen Auge die Pupille. Außerdem war auch das Lesen kleinerer Schriften erschwert. Die Beschwerden dauerten das erste Mal etwa 10 Std., das zweite Mal im Abstand von einem halben Jahr etwa 1½ Tage. Bei der Tochter des Patienten, die ebenfalls sehr stark unter Migräneanfällen litt, fand sich eine manifeste Mydriasis im Verlauf der Kopfschmerzanfälle konstant. Ein weiterer Fall wurde bei einem 55jährigen Juristen beobachtet, der ebenfalls seit Jahren eine Migräneanamnese hatte und den die Akkommodationsstörungen im Anfall so stark belästigten, daß er den Augenarzt aufsuchte. Auch hier wurde während des Anfalls eine ausgeprägte Mydriasis festgestellt, die nach 1–2 Tagen wieder verschwand.

Eine Anomalie der Pupillenreaktion findet sich bei dem Symptom der *Pupillotonie.* Hier verengt sich die Pupille unter Bestrahlung nur zögernd und erweitert sich im Dunkeln sehr langsam. Die Ursache ist unbekannt. In Kombination mit einer Areflexie ist diese Anomalie als *Adie-Syndrom* bekannt. Schließlich seien noch die medikamentösen Pupillenveränderungen genannt, vor allem durch Einwirkung von *Morphin* mit einer Pupillenverengerung auf *Stecknadelkopfgröße,* und bei *Atropin-Vergiftungen* eine *mydriatische Erweiterung.* Differentialdiagnostisch abzugrenzen sind in solchen Fällen, insbesondere bei bewußtseinsgestörten Patienten, *Tumoren der Pons* (Gliome) oder auch *intrapontine Blutungen.*

Lähmungen des Nervus abducens

Abduzenslähmungen sind klinisch leicht zu diagnostizieren. Bei geführten Bewegungen bleibt das abduzierte Auge in der Mittellinie stehen; die Patienten geben streng horizontal versetzte Doppelbilder an. Wie aus den Betrachtungen zur *topographischen Anatomie des Nucleus n. abducentis* ersichtlich, sind isolierte Lähmungen im Kern- und Wurzelgebiet nicht möglich; fast immer sind gekreuzte Hemiparesen mit homolateraler Fazialislähmung vorhanden *(Millard-Gubler-Syndrom).* Zumeist finden sich zusätzlich *homolaterale horizontale Blickparesen (Foville-Syndrom)* als Zeichen einer Beteiligung der pontinen horizontalen Blickzentren, die in unmittelbarer Nachbarschaft des Abduzenskerns liegen. Die *internukleären Blickparesen* bei einer Läsion des Fasciculus longitudinalis medialis sind differentialdiagnostisch zumeist klinisch abgrenzbar. Sie zeigen im Gegensatz zu den Abduzensparesen eine Abduktion auf kalorische Reizung des kontralateralen Labyrinthes.

Neben den bereits besprochenen Lähmungen des N. abducens während der gemeinsamen Verlaufsstrecke aller Augenmuskelnerven im Sinus cavernosus bis zur Orbita finden sich isolierte Abduzensparesen bei *Schädel-Hirn-Traumen,* wobei der N. abducens nicht selten in seinem Verlauf über die Pyramide des Felsenbeins gedehnt wird. Isolierte Abduzensparesen finden sich auch bei metabolischen Erkrankungen, insbesondere bei einem Diabetes mellitus. Eine beidseitige Abduzensparese liegt bei einem angeborenen *Möbius-Syndrom* gemeinsam mit einer doppelseitigen Fazialisparese vor. Beim *Gradenigo-Syndrom* (s. S. 76) ist die Abduzensparese wegen der engen räumlichen Beziehung der Nerven zur Felsenbeinspitze das erste Symptom einer Lähmung der Augenmuskelnerven. Schließlich sei noch das *Behr-Syndrom* genannt, welches bei Epipharynxtumoren mit Parästhesien im 2. Ast des N. trigeminus und einer Abduzensparese auftritt, sowie das *Foix-Syndrom*, das neben einer Abduzensparese heftige Neuralgien im Ausbreitungsgebiet des 1. Astes des N. trigeminus sowie einen homolateralen Exophthalmus und Stauung der Gesichtsvenen als Folge einer Läsion im vorderen Bereich des Sinus cavernosus aufweist.

Lähmungen des Nervus trochlearis

Trochlearislähmungen sind vergleichsweise sehr viel seltener als Lähmungen des N. oculomotorius und des N. abducens. Am häufigsten finden sie sich gemeinsam mit Lähmungen der übrigen Augenmuskelnerven bei Läsionen in der gemeinsamen Wegstrecke entlang der Schädelbasis. Nukleäre oder Wurzelschädigungen des N. trochlea-

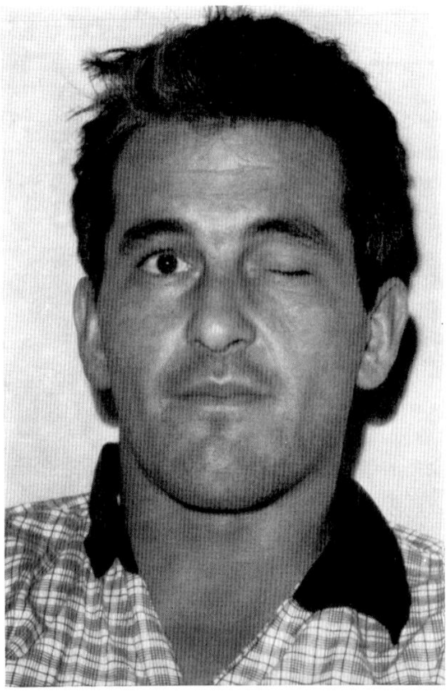
a

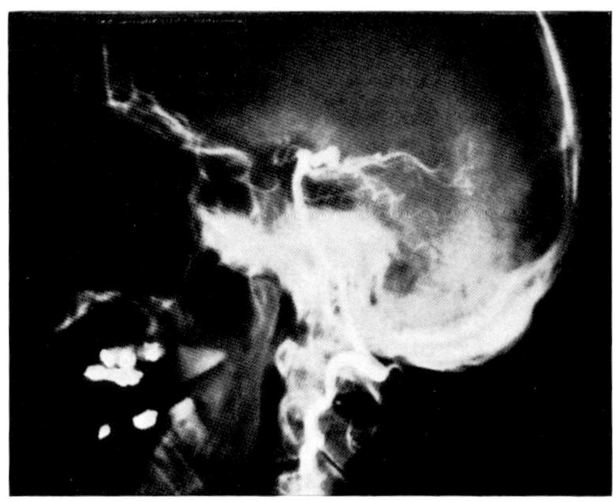
b

Abb. 1.**30** a u. b a) Totale Okulomotoriusparese links bei Aneurysma der A. basilaris, b) Röntgenbild

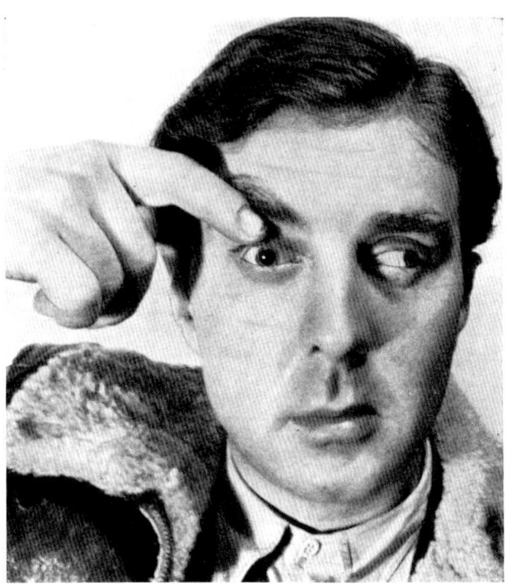

Abb. 1.**31** Totale Okulomotoriusparese mit Mydriase rechts bei penetrierender Verletzung der Orbita. Der Patient ist aufgefordert, nach links zu sehen

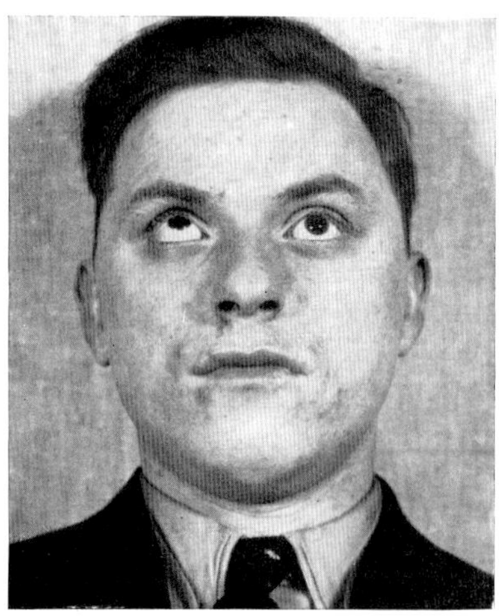

Abb. 1.**32** Parese des M. rectus sup. links nach Schußverletzung. Der Patient ist aufgefordert, nach oben zu blikken; der linke Bulbus bleibt etwas zurück

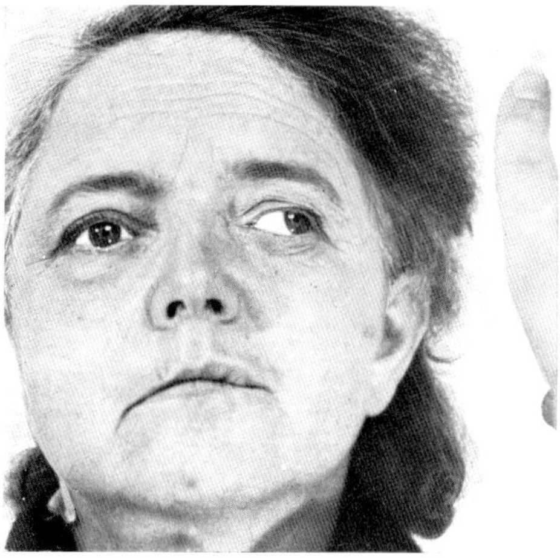

Abb. 1.**33** Inkomplette Ophthalmoplegie bei Epipharynxkarzinom mit leichter Ptose und Parese rechts des M. rectus medialis und M. rectus superior. Gleichzeitig bestanden eine Hypalgesie und eine Hypästhesie im rechten Trigeminusbereich mit Abschwächung des Kornealreflexes und Abweichen der Uvula nach links. Röntgenologisch: Destruktion der Pyramidenspitze, der Sella und des Keilbeinflügels rechts bei scharfer Begrenzung des Foramen spinosum und ovale

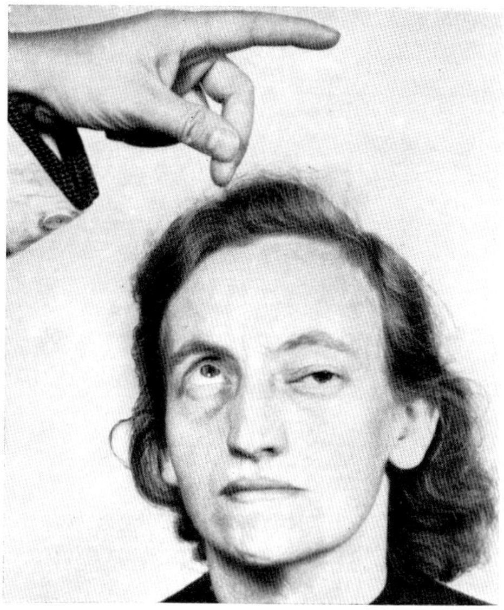

Abb. 1.**34** Kombinierte linksseitige Okulomotorius- und Trochlearisparese mit Mydriase, absoluter Pupillenstarre und postpapillitischer Sehnervenatrophie bei Keilbeinmeningiom. Gleichzeitig bestand als indirektes Drucksymptom eine rechtsseitige Abduzensparese

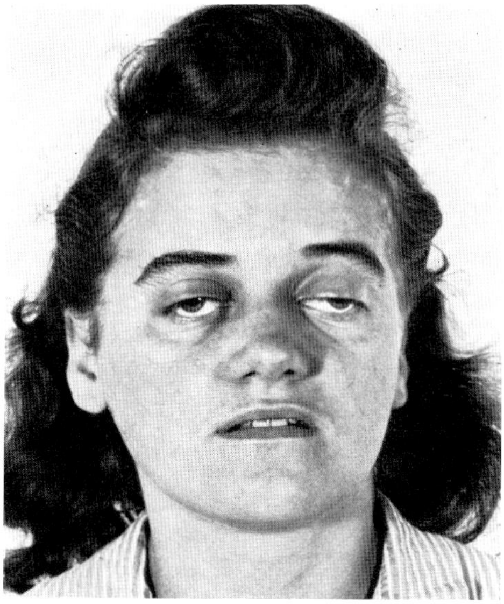

Abb. 1.**35** Doppelseitige inkomplette Okulomotoriusparese bei luischer Basalmeningitis

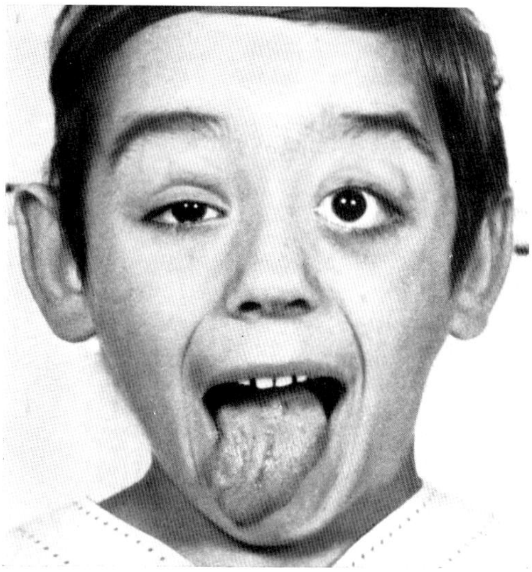

Abb. 1.**36** Exophthalmus links mit partieller Okulomotoriusparese und gleichzeitiger Hypoglossuslähmung rechts infolge multipler Metastasen bei primärem Lungensarkom

ris sind isoliert kaum möglich, da eine enge räumliche Beziehung zum N. oculomotorius besteht. Ursächlich kommen Veränderungen im Bereich der mittleren Brückenhaube in Frage. Anatomisch bietet der N. trochlearis eine Besonderheit. Er tritt als einziger motorischer Hirnnerv nach infranukleärer Kreuzung der Faser auf die Gegenseite dorsal aus dem Hirnstamm aus und verläuft unter dem Velum medullare anterius entlang der Hirnschenkel auf die Ventralseite des Hirnstammes. Vom Sinus cavernosus an verläuft er parallel in enger räumlicher Beziehung zum N. oculomotorius und N. abducens.

Klinisch weisen Patienten mit einer Trochlearisparese einen Hochstand des gelähmten Auges auf und klagen über schiefstehende Doppelbilder, die durch Ausfall des M. obliquus superior beim Blick nach unten auftreten und durch eine entsprechende Neigung des Kopfes kompensiert werden können (Abb. 1.**30**–1.**40**).

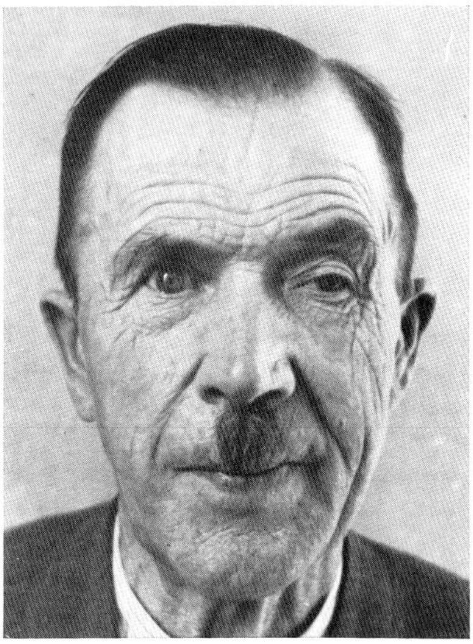

Abb. 1.**37** 65jähriger Patient mit linksseitiger partieller, äußerer Okulomotoriusparese bei Diabetes mellitus

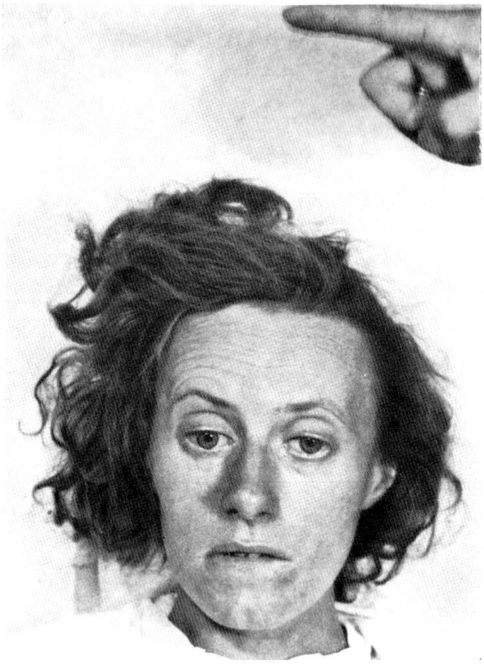

Abb. 1.**38** Konjugierte Blicklähmung bei Vierhügeltumor

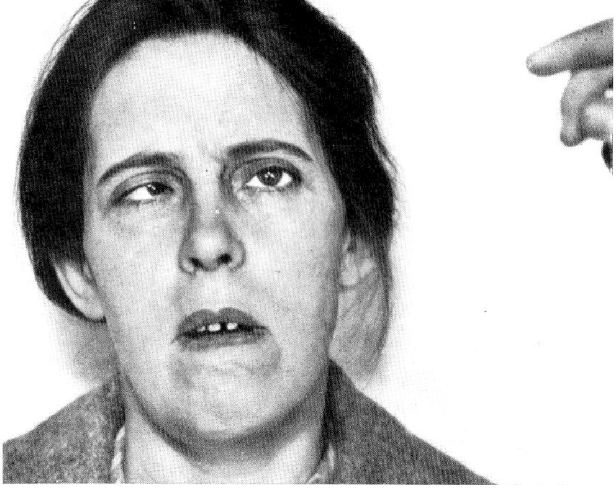

Abb. 1.**39** Beidseitige Abduzensparese bei Karzinommetastase (primäres Kollumkarzinom)

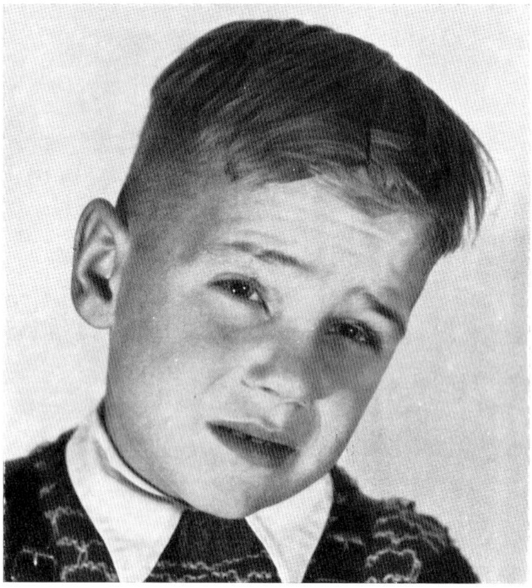

Abb. 1.**40** Posttraumatische rechtsseitige Trochlearisparese mit kompensatorischer Schiefhaltung des Kopfes

Eine *kombinierte Trochlearis-Okulomotorius-Parese* findnet sich mit Symptomen einer *vertikalen Blicklähmung* und *Pupillenstörungen* bei mittleren Haubenschädigungen durch *Pinealome oder Gliome*. Abzugrenzen sind hier die peripheren muskulären Erkrankungen des M. obliquus superior im Rahmen von Myopathien, welche dann zumeist auch in der Skelettmuskulatur nachweisbar sind.

Schließlich soll noch kurz auf die Differentialdiagnose des Exophthalmus eingegangen werden. Eine Protrusio bulbi beidseits findet sich beim Morbus Basedow und soll an anderer Stelle besprochen werden. Ein solcher beidseitiger Exophthalmus kann auch ohne eine endokrine Störung von seiten der Schilddrüse auftreten. Schwierig wird die Differentialdiagnose, wenn der Exophthalmus im Rahmen eines Morbus Basedow einseitig auftritt; in solchen Fällen gilt es eine Reihe von intrakraniellen Prozessen auszuschließen, welche zu einem einseitigen Exophthalmus führen (220). Ein einseitiger Exophthalmus muß in erster Linie immer an einen raumfordernden Prozeß im Bereich der vorderen oder mittleren Schädelgrube denken lassen sowie auch an raumfordernde Prozesse im Bereich der Orbita selbst. Differentialdiagnostisch wichtig ist die Abgrenzung von Thrombosen des Sinus cavernosus, welche eine rasch progrediente Somnolenz und allgemein klinische Zeichen verursachen. Einen einseitigen Exophthalmus kann man auch bei granulomatösen Prozessen, wie z. B. dem *Morbus Brill-Simmers* und beim *eosinophilen Granulom* finden. Ein *pulsierender Exophthalmus* weist auf ein ausgedehntes Aneurysma im Bereich des Sinus cavernosus oder eine Sinus-cavernosus-Fistel mit großem Shunt-Volumen hin. Letztere sind in der Regel als Traumafolgen anzusehen.

Nervus trigeminus

Der N. trigeminus ist ein gemischter Nerv, der aus einer motorischen *Portio minor* mit Efferenzen zu den Kaumuskeln und einer *sensiblen Portio major* mit Afferenzen aus der Haut des Gesichtes, der Mund- und Nasenhöhle, den Augen und schließlich auch den Meningen besteht. Die Kerngruppe des N. trigeminus besitzt eine große Ausdehnung im Hirnstamm von der oberen Rautengrube bis zur Zervikalwurzel C2. Der motorische *Nucleus masticatorius* liegt in der *rostralen Rautengrube,* quasi als Fortsetzung des Nucleus n. faciales. Der *Nucleus sensorius principalis n. trigemini* liegt in der Brücke, der *Nucleus tractus spinalis n. trigemini* in der Medulla oblongata mit Ausdehnung bis in das obere Zervikalmark. Diese Nachbarschaft mit den oberen zervikalen Wurzelsegmenten ist die Voraussetzung für die retrookuläre und frontale Projektion eines vertebragenen Kopfschmerzsyndroms. Aus den oberen Zervikalsegmenten werden nozizeptive Impulse auf den N. spin. trig. übertragen. Der sensible *Nucleus mesencephalicus n. trigemini* enthält die Ganglienzellen der afferenten propriozeptiven Funktionen, deren zentrale Fortsetzung im Thalamus umgeschaltet werden. Dieser Kern entspricht damit anatomisch einem in das Mesenzephalon verlagerten Spinalganglion und ist als Teil des Ganglion Gasseri für propriozeptive Afferenzen anzusehen.
Im *Ganglion Gasseri* (Ganglion semilunare, Ganglion trigeminale), welches am Foramen ovale der mittleren Schädelgrube liegt, finden sich die Ganglienzellen der nozizeptiven Afferenzen, deren periphere Fortsätze die drei Gesichtsäste des N. trigeminus bilden. Jedem dieser Hauptäste sind ein bis zwei vegetative Ganglien zugeordnet, und zwar dem *N. ophthalmicus das Ganglion ciliare, dem N. maxillaris das Ganglion sphenopalatinum* (Ganglion pterygopalatinum) und *dem N. mandibularis das Ganglion oticum.* Die zentralen Fortsätze der Ganglienzellen bilden die Wurzel des N. trigeminus, deren Fasern seitlich des Pedunculus cerebellaris medialis eintreten. Mit den dort austretenden Fasern der motorischen Wurzel bestehen Anastomosen. Die Afferenzen werden nach Umschaltung im *Nucleus sensorius principalis n. trigemini* und *Nucleus tractus spinalis n. trigemini* über den *Lemniscus medialis* zum *Thalamus* geleitet und von dort weiter zur primärsensiblen Hirnrinde *(Gyrus postcentralis).*
Eine anatomische Besonderheit des N. trigeminus (Abb. 1.**41**) liegt darin, daß er im Gegensatz zu anderen Hirnnerven zahlreiche autonome Fasern enthält und diese distal vom Ganglion Gasseri zu den Innervationsgebieten dieser Nerven abgibt, wie z. B. zum Ganglion ciliare, Ganglion pterygopalatinum und zum Ganglion oticum.

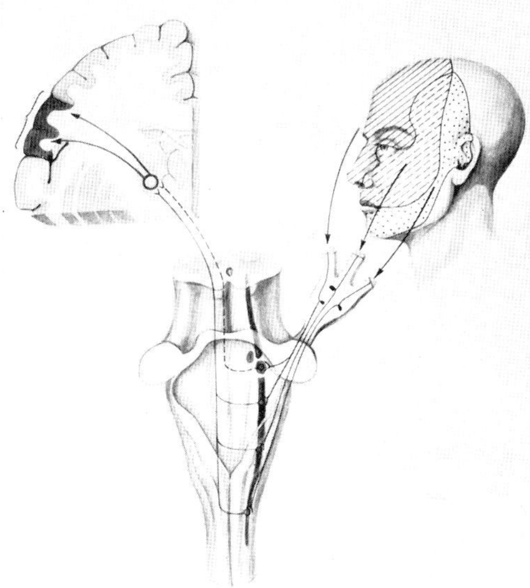

Abb. 1.**41** Schema der zentralnervösen Repräsentation des N. trigeminus und seines Versorgungsgebietes

In bezug auf die topisch funktionelle Diagnostik muß man bei Schädigungen des N. trigeminus immer zwischen nukleären, segmental-radikulären und peripheren Läsionen unterscheiden, die auch in ihrer klinischen Ausprägung deutliche Unterschiede aufweisen. *Prädilektionsstellen für solche Schädigungen* sind der *Hirnstamm* selbst, wo neben vaskulären, degenerativen und raumfordernden Prozessen vor allem entzündliche Veränderungen zu einer Trigeminusschädigung führen können, daneben der *Kleinhirnbrückenwinkel,* wo es vor allem durch raumfordernde Prozesse der Schädelbasis zu Läsionen der sensiblen und motorischen Wurzeln des N. trigeminus kommen kann. Die klinische Diagnostik und die Lokalisation von Funktionsstörungen des N. trigeminus können elektrophysiologisch durch EMG-Untersuchungen, Ableitung des Orbicularis-oculi-Reflexes und Ableitung kortikaler somatosensibel evozierter Potentiale ergänzt werden. Vor allem lassen sich durch diese Untersuchungen *symptomatische* von *idiopathischen Trigeminusneuralgien* abgrenzen (215).

Eine Läsion einzelner Äste des N. trigeminus führt im Gesicht zu sensiblen Störungen im jeweiligen Innervationsgebiet des peripheren Astes des N. trigeminus. Im Gegensatz dazu findet sich bei nukleärer Schädigung durch intrapontine Tumoren oder Entzündungen oder auch bei Syringobulbie eine zwiebelschalenförmige Anordnung sensibler Störungen im Sinne der *Sölder-Linien.* Nukleäre Affektionen äußern sich zumeist in brennenden Schmerzen oder als Anästhesie im Gesicht. Trotz der großen Ausdehnung des Kernareals können intrapontine Affektionen klinisch stumm bleiben; diagnostisch wichtig ist in solchen Fällen der einseitige Ausfall des Kornealreflexes.

Störungen der Pars muscularis führen immer zu einer Kaumuskelparese. Ist diese einseitig, so findet sich durch den Zug des kontralateralen *M. pterygoideus lateralis* beim Mundöffnen eine Abweichung des Unterkiefers zur gelähmten Seite. Beidseitige Lähmungen führen zu einem hängenden Unterkiefer, bei welchem eine *Bulbärparalyse* bei myatropher Lateralsklerose oder Myasthenia gravis differentialdiagnostisch abzugrenzen ist (Abb. 1.**42**).

Unter den sensiblen Affektionen des N. trigeminus müssen *Hirnstammläsionen, intrakranielle* und *extrakranielle Erkrankungen* unterschieden werden. Unter den Hirnstammläsionen im Kerngebiet des N. trigeminus steht die *Demyelinisierung* im Rahmen einer multiplen Sklerose ganz im Vordergrund. Klinisch finden sich typisch quälende Brennschmerzen im Gesicht sowie symptomatische Trigeminusneuralgien in etwa 1 % der Multiple-Sklerose-Patienten; das ist etwa 300mal so häufig wie bei der übrigen Population (237).

Unter den intrakraniellen Erkrankungen finden sich zahlreiche Schädelbasissyndrome, die in ihrer Ausprägung schon bei den Augenmuskel- und Sehnervenerkrankungen diskutiert wurden. So finden sich bei Tumoren im Bereich des Kleinhirnbrückenwinkels Ausfälle des N. trigeminus und Reizerscheinungen im Sinne einer *symptomatischen Trigeminusneuralgie* neben *zerebellären* und *vestibulokochleären Läsionen* sowie Schädigungen des N. facialis. Die häufigsten Tumoren sind hier *Akustikusneurinome* und *Meningeome,* seltener Aneurysmen der A. carotis interna. Zu einer Schädigung des N. trigeminus zusammen mit den benachbart verlaufenden Augenmuskelnerven kommt es beim *Sinus-cavernosus-Syndrom,* das insgesamt als vorderes, mittleres und hinteres Sinus-cavernosus-Syndrom auftritt und sich im Ausmaß der Beteiligung des N. trigeminus unterscheidet. Weitere Möglichkeiten einer Schädigung im Bereich der mittleren Schädelgrube

a b

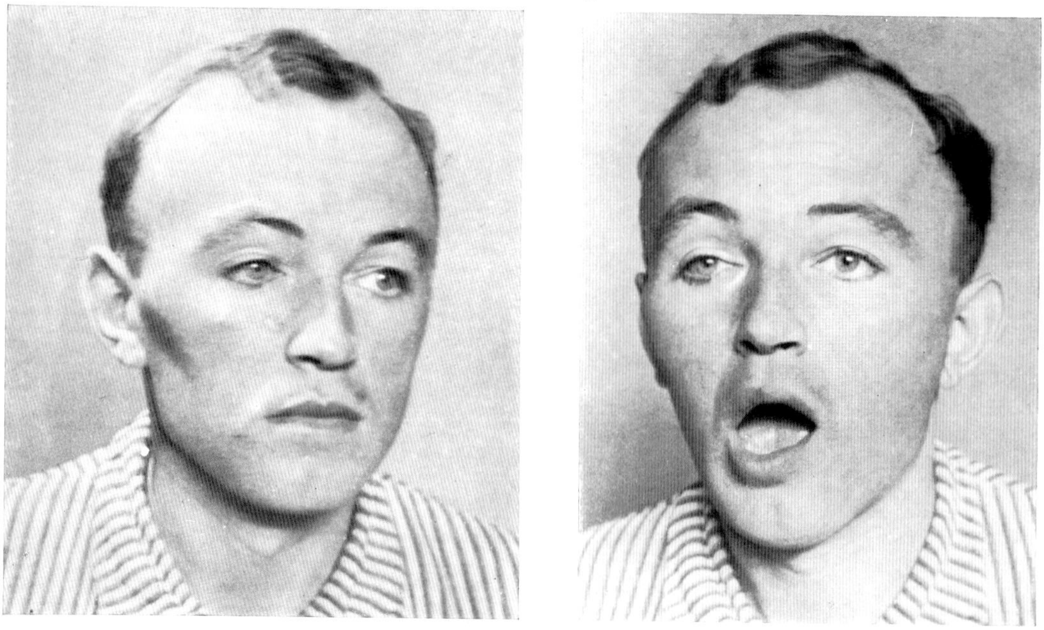

Abb. 1.**42** a u. b Kaumuskelatrophie rechts (a) mit Abweichen des Unterkiefers nach rechts (b) als Folge einer Schußverletzung. Einschuß rechtes Hinterhaupt, Ausschuß oberhalb des rechten Nasenflügels

sind paraselläre Hypophysenadenome, arterielle Mißbildungen sowie die posttraumatisch bedingten *A.-carotis-Sinus-cavernosus-Fisteln,* die als Charakteristikum einen *einseitigen pulsierenden Exophthalmus* aufweisen. In solchen Fällen klagen die Patienten über Stirnkopfschmerzen. Es läßt sich ein pulssynchrones Strömungsgeräusch über der Kalotte auskultieren.

Unter den extrakraniellen Erkrankungen sind es vor allem entzündliche Zahnaffektionen, Speicheldrüsenabszesse oder Zosterinfektionen am Auge, die einerseits zu symptomatischen Trigeminusneuralgien in die Ausbreitungsgebiete der peripheren Trigeminusäste führen können, aber auch zu motorischen Symptomen wie *Trismus* und *tonischer Kiefersperre.* Schließlich müssen Neuralgien anderer Gesichts- oder Hirnnerven sowie vaskuläre Kopfschmerzen, z.B. der Cluster-Kopfschmerz, von den klassischen Trigeminusneuralgien abgegrenzt werden, was in therapeutischer Hinsicht eine besondere Bedeutung hat.

Die idiopathische Trigeminusneuralgie zeigt in ihrem Verlauf paroxysmal auftretende, umschriebene Schmerzen in einem Astverteilungsgebiet des N. trigeminus. Zumeist handelt es sich um einen *Tic douloureux* im 2. und 3. Ast des N. trigeminus, ganz selten isoliert im 1. Trigeminusast. Es kommt zu schmerzreflektorisch bedingten kloniformen Innervationen der Gesichtsmuskulatur auf der Seite der Neuralgie (Abb. 1.**43**) und zu nachfolgend ausgeprägt vegetativen Begleiterscheinungen.

Die Triggerzone findet sich beim N. mandibularis am Kinn, beim N. maxillaris am Foramen infraorbitale und für den N. frontalis am Foramen supraorbitale.

Die Pathogenese der idiopathischen Trigeminusneuralgie ist nicht ganz geklärt; es gibt aber einige experimentelle Hinweise darauf, daß die Druckschädigung des Nervs in der Eintrittszone zum Stammhirn eine Rolle spielt. Als Ursache werden Faserdegenerationen durch die Pulswellen der kreuzenden A. cerebelli superior oder auch Druckläsionen durch Tumoren und arteriosklerotische Plaques angenommen. Im Verlauf der Druckwellenschädigung kommt es zu remittierenden De- und Remyelinisierungen mit Fehlsprossungen, wobei es zu Kurzschlüssen zwischen den dick bemarkten afferenten Fasern und primär unmyelinisierten Fasern kommen soll. Solche Kurzschlüsse, auch Ephapsen genannt, führen zu repetierenden Entladungen, welche als einschießende Schmerzen einer Trigeminusneuralgie wahrgenommen werden (225). Solche Demyelinisierungen sind möglicherweise auch die Ursache für symptomatische Trigeminusneuralgien bei der multiplen Sklerose, deren differentialdiagnostische Abgrenzung zumeist keine großen Schwierigkeiten macht, da andere Symptome einer zentralnervösen Demyelinisierung nur selten fehlen. Elektrophysiologisch sind zumeist pathologische somatosensible Potentiale und auch ein pathologischer Ausfall des Orbicularis-oculi-Reflexes zu finden als Hinweis auf eine symptomatische Trigeminusneuralgie. Eine Abgrenzung ist notwendig gegenüber einem *Glomus-jugulare-Tumor* und gegenüber Aneurysmen im Bereich des Sinus cavernosus. Letztere zeigen klinisch-differentialdiagnostisch Doppelbilder wegen der nahezu immer vorhandenen Läsionen der Augenmuskelnerven.

Der Schmerzcharakter beim *Cluster-Kopfschmerz* (Bing-Horton-Neuralgie, Erythroprosopalgie) ist nicht so blitzartig einschießend. Hierbei kommt es zu 10–20 Min. dauernden nächtlichen Schmerzattacken im Gesicht, zumeist um ein Auge lokalisiert, mit Ausbreitung auf die übrige Gesichtshälfte. Die Patienten geben an, daß ipsilateral zu den Schmerzen die Nase zugeschwollen sei und das Auge der betreffenden Gesichtshälfte eine vermehrte Tränensekretion zeige. Bei der *Sluder-Neuralgie* kommt es zu nächtlichem Brennen der Nasenwurzel und des Naseninneren sowie zu Gaumensegelparalysen. Die vom *Ganglion pterygopalatinum* ausgehende Reizung autonomer Fasern kann so ausgeprägte Schwellungszustände der Nase bewirken, daß die Patienten über „Schnupfenanfälle" klagen. Das *Charlin-Syndrom* ist gekennzeichnet durch einen Druckschmerz im Bereich des N. nasociliaris, Tränenfluß und episklerale Hyperämie, während die *Auriculo-temporalis-Neuralgie* (Frey-Syndrom) mit einer Rötung und ipsilateralem, gustatorisch bedingtem Schwitzen im Ausbreitungsgebiet des Nervs einhergeht. Ursache dieser Störung ist eine traumatische oder infektiös bedingte Schädigung der Glandula parotis. Die *Huntsche Neuralgie*

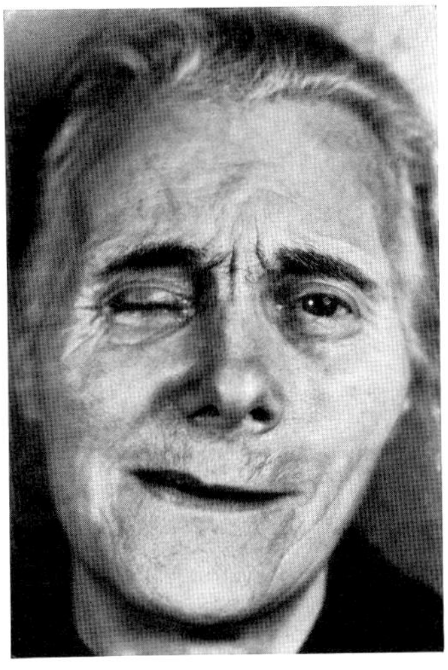

Abb. 1.**43** Schmerzattacke bei Trigeminusneuralgie rechts

(Neuralgie des Ganglion geniculi) betrifft die Gegend des Trommelfelles, des äußeren Gehörganges und eines Teils der Ohrmuschel. Sie kommt bei Zosterinfekten vor. Die Lokalisation der Symptome ist für die Diagnose ausschlaggebend. Eine weitere differentialdiagnostische Abgrenzung ist evtl. noch gegenüber dem sehr selten auftretenden *Raeder-Syndrom* (Paratrigeminalissyndrom) notwendig. Neben einer Trigeminusneuralgie finden sich hier eine Anästhesie der betroffenen Gesichtshälfte, eine Kaumuskelparalyse und ein ipsilaterales Ödem.

Unter den *extrakraniellen Ursachen* symptomatischer Trigeminusneuralgien finden sich vor allem kraniofaziale Traumen, wobei es im Bereich der Nervenaustrittspunkte am Jochbein, der Stirn und supratrochleär zu Druckschäden kommen kann. Die benigne, *rein sensible Neuropathie des N. trigeminus* kann nur per exclusionem diagnostiziert werden. Es findet sich bei dieser Erkrankung in der Regel keine Trigeminusneuralgie, sondern ein Taubheitsgefühl des Gesichtes mit Verminderung der Schmerz- und Berührungsempfindung. Die Symptome erstrecken sich meistens über den 2. und 3. Trigeminusast des Gesichtes; es treten Geschmacksstörungen auf. Ursache dieser benignen, reversiblen Neuropathie des N. trigeminus sind möglicherweise, wie bei der Bellschen Erkrankung des N. facialis, immunologische Reaktionen auf Virusinfekte. Es wurden Herpes-Zytomegalie- oder auch Epstein-Barr-Viren nachgewiesen.

Wie wichtig eine Abgrenzung einer symptomatischen von einer idiopathischen Trigeminusneuralgie ist, läßt sich aus der Krankengeschichte einer 50jährigen Patientin entnehmen, die an typisch rechtsseitigen Trigeminusneuralgien litt (vgl. Abb. 1.**43**).

Fallbericht: Im Verlauf mehrerer Jahre waren bei der Patientin Verkochungen des Ganglion semilunare vorgenommen worden. Es kam immer wieder zu Rezidiven rechtsseitiger Trigeminusneuralgien. Die Röntgenleeraufnahmen des Schädels zeigten auf der Seite der Neuralgie erweiterte Gefäßfurchen. Eine Karotisangiographie brachte ein parietal sitzendes, arteriovenöses Aneurysma zur Darstellung, das operativ entfernt werden konnte. Postoperativ war die Trigeminusneuralgie verschwunden (Abb. 1.**44**).

Nervus facialis

Der VII. Hirnnerv, der N. facialis, entstammt phylogenetisch dem zweiten Kiemenbogen. Er ist kein rein motorischer Nerv, sondern erhält afferente sensibel-sensorische und parasympathische Fasern. Die motorische Wurzel bildet den eigentlichen *N. facialis,* die sensibel-sensorische und parasympathische Wurzel den *N. intermedius* (Wrisberg). Die Wurzel des *N. intermediofacialis* tritt kaudolateral aus dem Kleinhirnbrückenwinkel aus.

Die motorischen Fasern stammen aus dem *Nucleus facialis* und dem *Nucleus accessorius* in der kaudolateralen Brückenhaube. Infranukleär ziehen sie im Bogen um den N. abducens und bilden das innere Knie des N. facialis. So wird verständlich, daß bei intramedullären Läsionen Paresen des N. facialis und des N. abducens fast immer miteinander vergesellschaftet sind.

Der *N. intermedius* enthält efferent parasympathisch-präganglionäre sekretorische Fasern aus dem *Nucleus salivatorius superior,* die über die Ganglia submandibulare und pterygopalatinum, die Glandulae submandibularis und sublingualis einerseits, die Glandula lacrimalis, die Speicheldrüsen des Gaumens und der Nasenschleimhaut andererseits innervieren. Die *sensorisch-afferen-*

a

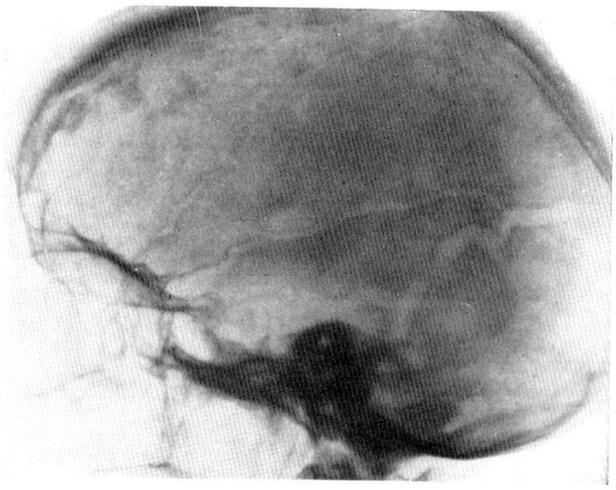

b

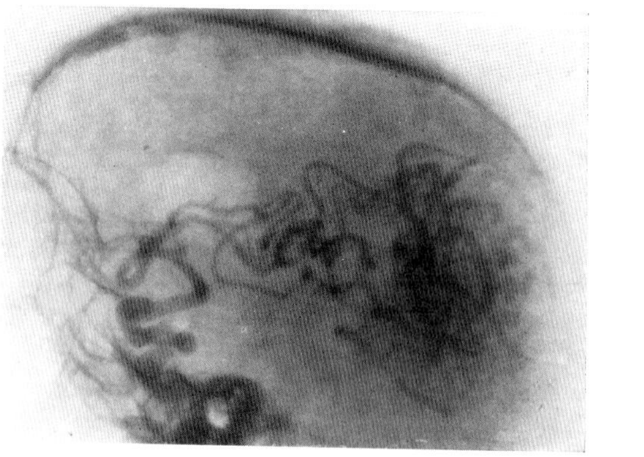

Abb. 1.**44** a u. b a) Röntgenbild, Leeraufnahme eines arteriovenösen Aneurysmas mit starker Erweiterung der Venenfurchen im Bereich der hinteren Schädelgrube. Patientin litt an einer symptomatischen Trigeminusneuralgie, die elfmal (!) verkocht worden war. Die Trigeminusaffektion erklärt sich durch die starke Erweiterung des Sulcus sinus petrosi superioris. b) Arteriogramm

ten Fasern werden über die Corda tympani sowie das Ganglion geniculi und von dort aus weiter zum *Nucleus tractus solitarius* der Nn. glossopharyngeus und vagus geleitet. Sie stammen aus den Geschmacksknospen der vorderen zwei Drittel der Zunge. Sensible Afferenzen stammen aus dem Meatus acustis externus, der Mastoidregion und Teilen der Ohrmuschel (Ramsay-Hunt-Zone), verlaufen mit dem N. intermedius zum *Nucleus tractus spinalis n. trigemini* und teilweise zum *Nucleus terminalis n. facialis.* Auf diese Weise bestehen zahlreiche Verbindungen zwischen dem N. facialis und der Kerngruppe der Nn. trigeminus, glossopharyngeus und vagus.

Nach dem Austritt aus dem Kleinhirnbrückenwinkel verläuft der *N. facialis* zusammen mit dem *N. statoacusticus* zum Meatus acusticus internus. Auf dieser Strecke bestehen Verbindungen zwischen dem N. vestibularis und dem N. intermedius.

Im Felsenbein verläuft der N. facialis bis zum äußeren Knie, das vom Ganglion geniculi gebildet wird. Dieses enthält die Perikarya der sensiblen und sensorischen Fasern, entspricht also dem Bau eines Spinalganglion mit pseudounipolaren Zellen. Innerhalb des Felsenbeines gibt der N. facialis den N. petrosus major, die Chorda tympani und den N. stapedius ab.

Der N. petrosus major führt efferent präganglionäre parasympathische Fasern zur Versorgung der Tränendrüse, der Schleimhaut der Nase und des Gaumens sowie motorische Fasern zum Gaumensegel (M. levator veli palatini). Die präganglionären parasympathischen Fasern aus dem Nucleus salivatorius superior werden im *Ganglion pterygopalatinum* umgeschaltet. Im Canalis pterygopalatinum verbindet sich der N. petrosus major mit dem sympathischen N. petrosus profundus, der sympathische Fasern aus dem Geflecht der A. carotis interna führt.

Die *Chorda tympani* führt die restlichen parasympathischen Fasern zu den Ganglia submandibulare und sublinguale und enthält die afferenten sensorischen Fasern aus den Geschmackspapillen der vorderen zwei Drittel der Zunge.

Der *N. stapedius* ist ein rein motorischer Ast, der innerhalb des Felsenbeines zwischen dem N. petrosus major und der Chorda tympani den N. facialis verläßt. Der M. stapedius wird wie der vom N. trigeminus innervierte M. tensor tympani rein reflektorisch erregt. Bei einer Affektion des N. stapedius entfällt die Dämpfung des Stapes; es entsteht eine *Hyperakusis.*

Außerhalb des Felsenbeines, nach dem Austritt aus dem Foramen stylomastoideum, verzweigt sich der N. facialis in seine motorischen Äste. Diese versorgen neben der mimischen Gesichtsmuskulatur und dem Platysma auch den hinteren Bauch der Mm. digastricus und stylohyoideus. Die Äste zu diesen Muskeln haben Anastomosen mit dem motorischen Anteil des N. glossopharyngeus.

Aufgrund dieser unterschiedlichen Funktionen von verschiedenen Anteilen des N. facialis, die topisch gegliedert im N. facialis liegen, und aufgrund der Tatsache, daß diese Äste mit den unterschiedlichen Funktionen an definierten Orten der Verlaufsstrecke innerhalb des Felsenbeines den N. facialis verlassen, lassen sich lokalisatorisch nützliche Tests anwenden. So ist bei einer Läsion am Foramen stylomastoideum nach Abgang der Chorda tympani eine rein motorische periphere Fazialisparese zu finden. Bei einer Läsion proximal des Abgangs der Chorda tympani unterhalb des Ganglion geniculi finden sich eine Geschmacksstörung der vorderen zwei Drittel der Zunge sowie Mundtrockenheit. Proximal vom Abgang des N. stapedius wird zusätzlich zu diesen Symptomen eine Hyperakusis auf derselben Seite festgestellt, und proximal des Ganglion geniculi, also vor dem Abgang des N. petrosus major, findet sich auch eine Verminderung der Tränensekretion.

Klinisch zeigen die Patienten mit einer peripheren Fazialisparese eine innerhalb weniger Stunden auftretende Schwäche der mimischen Muskulatur bis hin zur Plegie in den fazialisversorgten Gesichtsmuskeln einer Seite. Beim Augenschluß kommt es zum sog. *Bellschen Phänomen,* einer Rotation des Bulbus nach oben. In etwa 75% der Fälle liegt eine sog. idiopathische Fazialisparese

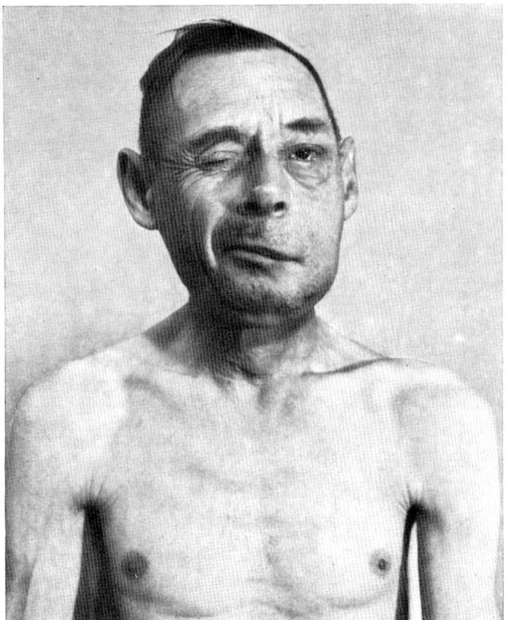

Abb. 1.**45** Totale periphere Fazialisparese links bei branchiogenem Karzinom im medialen Halsdreieck. Außerdem bestanden eine homolaterale Akzessoriusparese und eine Hypoglossuslähmung

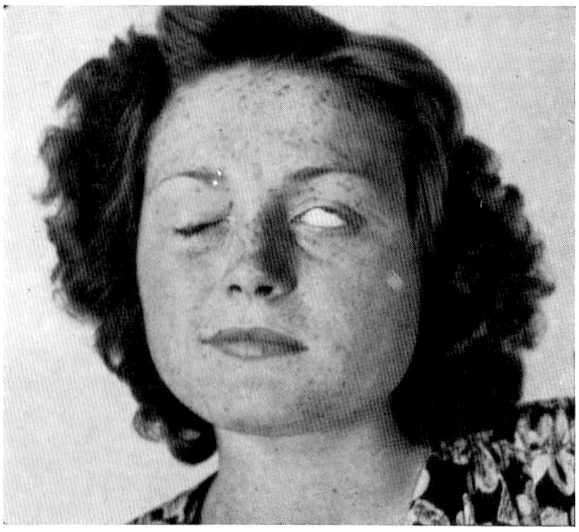

Abb. 1.**46** Rheumatische periphere Fazialisparese links mit Bell-Phänomen nach längerer Fahrt im offenen Wagen

vor, bei welcher neben *rheumatischen* auch *virale* und *metabolische Ursachen* diskutiert werden. Aufgrund dieser Primärschädigungen entsteht ein Ödem im N. facialis. Ob dabei eine Kompression mit Druckläsion des N. facialis durch die knöcherne Begrenzung entsteht oder eine intraneurale Drucksteigerung aufgrund der distal zunehmend derben Hüllen des N. facialis, wird kontrovers diskutiert (Abb. 1.**45** u. 1.**46**) (218).

Die *Prognose* der *idiopathischen Fazialisparese* ist gut. In etwa 80–85 % der Fälle kommt es zu einer spontanen Rückbildung. Je stärker die Faserdegeneration ist, desto schlechter wird allerdings diese Prognose. Darüber hinaus kommt es bei der Heilung sehr häufig zu Fehlsprossungen mit postparetischen Synkinesien. Durch die Anwendung verschiedener elektrophysiologischer Teste, z. B. der Messung der distalen Latenz, der maximalen Exzitabilität, des elektrisch evozierten Muskelsummenpotentiales oder des Orbicularis-oculi-Reflexes läßt sich das Ausmaß der Nervenfaserdegeneration nach etwa 6–10 Tagen beurteilen (238).

Die *Diagnose* einer *idiopathischen Fazialisparese* sollte allerdings erst nach dem sorgfältigen Ausschluß anderer differentialdiagnostisch möglicher Erkrankungen gestellt werden. Bei einer Fazialisschädigung durch *intramedulläre Tumoren* findet man das Symptom der *Myokymien;* das sind wellenförmig über die Muskulatur ablaufende spontane Muskelkontraktionen. Zumeist finden sich neben einer *peripheren Fazialisparese Abduzenslähmungen* und kombinierte Symptome von seiten der langen Bahnen. *Nukleäre Fazialisparesen* zeigen sich vor allem bei herdförmig-entzündlichen Erkrankungen, bei *multipler Sklerose,* aber auch als chronische Diplegien bei Bulbärparalyse im Verlauf der spinalen Muskelatrophie oder der myatrophischen Lateralsklerose.

Im Kleinhirnbrückenwinkel ist eine Druckschädigung durch *Akustikusneurinome* möglich. Bei intrameataler Lage sind Fazialisparesen zumeist nicht feststellbar; als Frühsymptom gelten

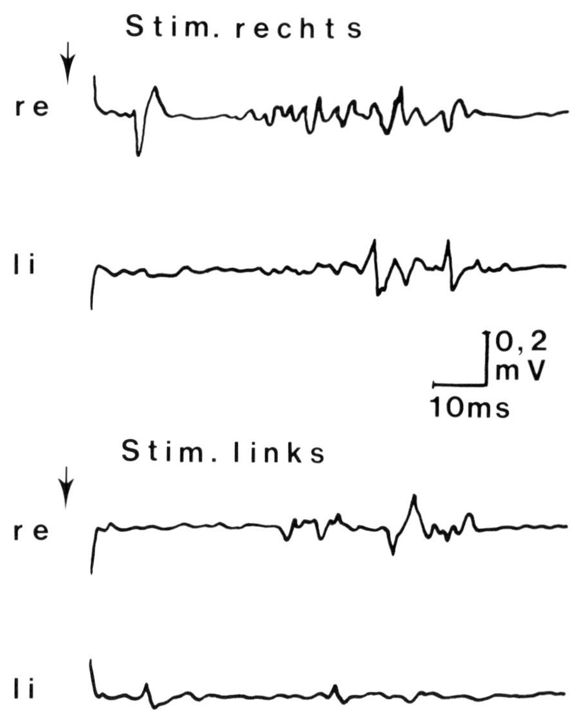

Abb. 1.**47** Orbicularis-oculi-Reflex bei einem Patienten mit einer unvollständig ausgeheilten Fazialisparese links. Im linken M. orbicularis oculi ist die erste Reflexkomponente deutlich verkleinert, die zweiten Komponenten sind ebenfalls pathologisch. (Die Abbildung wurde dankenswerterweise von Herrn PD Dr. med. habil. *R. Dengler* an unserem Hause zur Verfügung gestellt.)

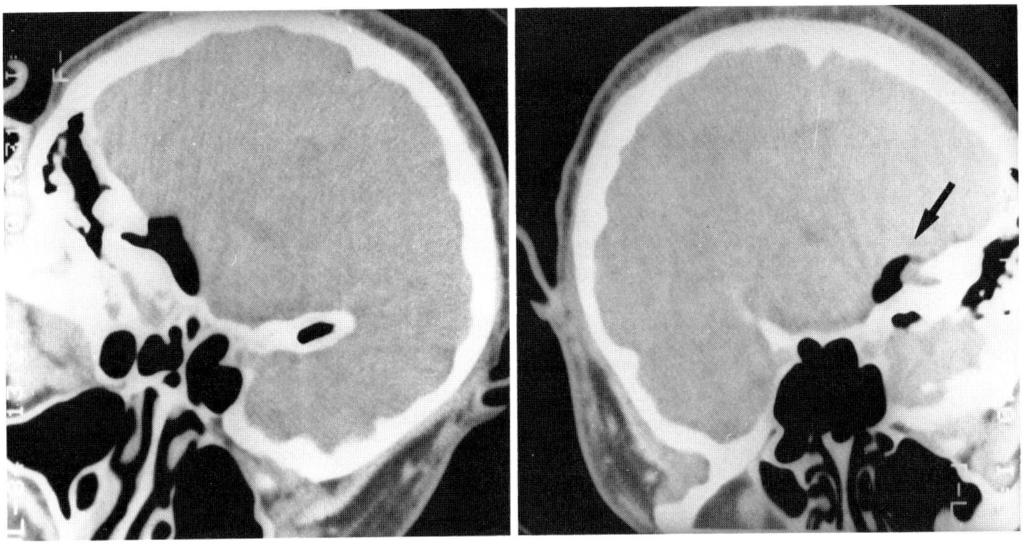

Abb. 1.**48** a u. b Luftmeatographie eines weitgehend intrameatalen Akustikusneurinoms bei einem Patienten mit Hörstörung und Schwindel (CT aus der Sammlung Dr. *H. Gräfin v. Einsiedel,* München)

Schwerhörigkeit und kurzzeitige Schwindelattakken mit Nystagmus, die als Reizzeichen des N. vestibularis aufzufassen sind. Erst bei extrameataler Ausbreitung und Kompression des N. facialis finden sich periphere Lähmungen des Gesichtes, zumeist wegen der engen Nachbarschaft vergesellschaftet mit sensiblen Ausfällen und nicht selten Abduzenslähmungen (Abb. 1.**48**) (242).

Neben den Akustikusneurinomen finden sich Fazialisparesen insbesondere bei *infratemporalen Tumoren.* Zu diesen zählen die Neurinome des N. facialis selbst, daneben aber *Meningeome, Glomus-jugulare-Tumoren* und *Arachnoidalzysten* sowie *Hämangiome.* Sehr häufig mit einer peripheren Fazialisparese verbunden sind auch die *kongenitalen Cholesteatome.* Die typischen Symptome der meisten dieser Störungen sind langsam progrediente Fazialisparesen. Allerdings fand sich nicht selten ein akuter Beginn, so daß initial die Fehldiagnose einer idiopathischen Fazialisparese gestellt wurde. Ein- oder beidseitige Fazialisläsionen finden sich mitunter auch bei der Neurofibromatose Recklinghausen, bei welcher auch isoliert Neurofibrome des Kleinhirnbrückenwinkels vorkommen können (Abb. 1.**49**).

Neben den Tumoren müssen vor allem entzündliche Schädelbasisprozesse ausgeschlossen werden, bei welchen wegen der engen Nachbarschaft der Nn. trigeminus und statoacusticus und nicht selten auch des N. abducens kombinierte Hirnnervenlähmungen auftreten können. Ein- und doppelseitige Fazialisparesen sind ein charakteristisches Begleitsymptom in den meisten Fällen einer akut auftretenden Polyneuroradikulopathie *(akutes Guillain-Barré-Syndrom).* Die Differentialdiagnose kann in der Regel sehr rasch durch radiologische Zusatzuntersuchungen (Schädelaufnahmen nach Schüller und Stenvers, kraniales Computertomogramm und Luftmeatographie des Kleinhirnbrückenwinkels) gesichert werden.

Eine wichtige Differentialdiagnose im Rahmen der peripheren Fazialisparesen ist der Zoster oticus, der im Bereich des sensiblen Ganglion geniculi zu Schädigungen des N. intermediofacialis

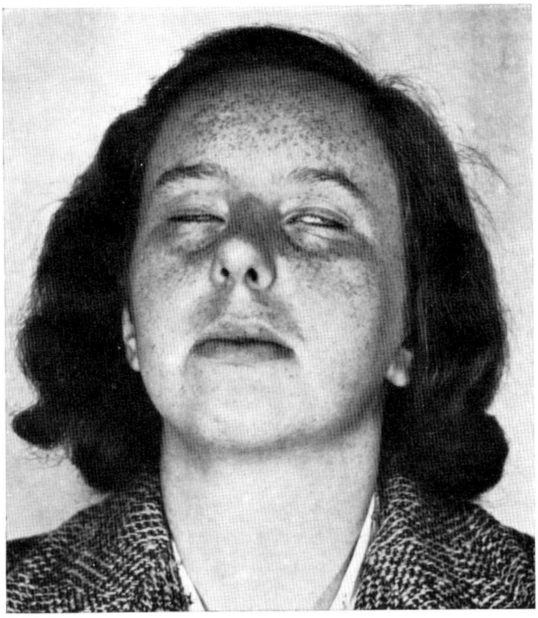

Abb. 1.**49** Beidseitige Fazialisparese („Facies myopathica") durch doppelseitigen Akustikustumor bei Neurofibromatose Recklinghausen. Man beachte die Pigmentflecke

führen kann. So sollte bei *jeder peripheren Fazialisparese* eine sorgfältige Inspektion des äußeren Gehörganges durchgeführt werden, um auch geringste *Anzeichen von Zostereffloreszenzen* nicht zu übersehen. Neben dem Zoster oticus kommen auch Infektionen mit *Viren der Herpes-simplex-Gruppe* differentialdiagnostisch in Frage; darüber hinaus wurden auch Fälle mit infektiöser Mononukleose berichtet. Unter den granulomatösen Erkrankungen führt vor allem der *Morbus Boeck* zu Infiltrationen in die peripheren Nerven, und er kann eine Fazialisparese hervorrufen. Beim Melkerson-Rosenthal-Syndrom treten rezidivierende granulomatös entzündliche Schwellungen der Lippen und der Zunge mit einer Fazialisparese auf. Im Verlauf mehrerer Erkrankungsschübe kommt es zu einer Faltenzunge (Lingua plicata) und einer Lippenschwellung (Cheilitis granulomatosa) (Abb. 1.**50**). Eine eher seltene Erkrankung ist die Fazialisparese bei einer fieberhaften *Uveoparotitis (Heerfordt-Syndrom)* im Rahmen einer Granulomatose. In solchen Fällen kommt es neben fieberhaften Zuständen mit allgemeinen Krankheitsgefühl zu einer schmerzhaft-entzündlich einseitigen Parotitis und Uveitis.

Unter den *posttraumatischen Fazialisparesen* können direkte und indirekte unterschieden werden. Bei den direkten, wie sie vor allem bei Schußverletzungen vorkommen, kommt es zu einer Kontinuitätsdurchtrennung des Nervs. Indirekte Fazialisparesen findet man vor allem bei Frakturen des Temporalschädels, insbesondere dann, wenn das Felsenbein mitbetroffen ist und der N. facialis an umschriebener Stelle durch eine Dislokalisation gequetscht werden kann.

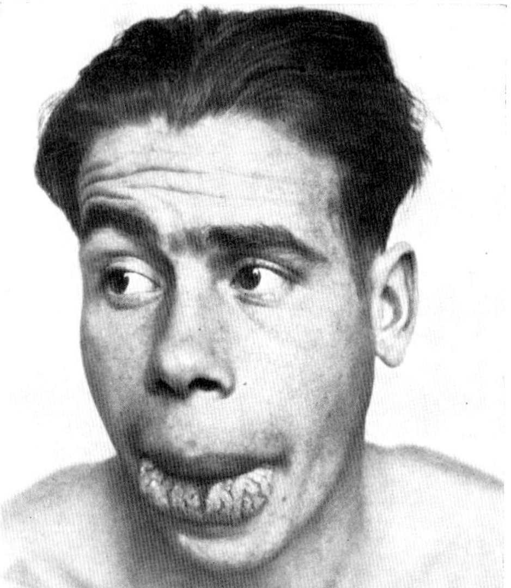

Abb. 1.**50** Rosenthal-Melkersson-Syndrom mit Oberlippenödem, Lingua plicata und partieller Parese des oberen Fazialisastes links. Innerhalb von 2 Jahren war das Syndrom achtmal aufgetreten

Beim *Möbius-Syndrom* liegt neben einer beidseits angeborenen nukleären Fazialisparese eine beidseits konnatale Lähmung der Augenmuskelnerven, mitunter auch des N. hypoglossus, vor. Daneben finden sich Mißbildungen im Bereich des Schädels und des Gesichtes.

Doppelseitige mimische Schwächen bei Myopathien, wie z. B. der *fazioskapulohumoralen Dystrophie* und bei der *myotonen Dystrophie Curschmann-Steinert,* dürfen nicht mit einer Läsion des N. facialis verwechselt werden. Doppelseitige supranukleäre Fazialisinnervationsstörungen unterscheiden sich klinisch durch den normalen Kornealreflex von einer beidseitigen peripheren Fazialisparese. Das EMG ist bei der zentralen Läsion nicht pathologisch verändert.

Neben den Lähmungen des N. facialis mit den besprochenen Ausfallssymptomen finden sich Reizsymptome mit spontaner Aktivität des N. facialis, die mitunter schwerwiegende Folgen für die soziale Integration und den psychischen Zustand der betroffenen Patienten hat.

Synkinesien sind ein häufiges Symptom nach abgelaufenen peripheren Fazialisparesen. Aufgrund der ausgeprägten Tendenz zu Fehlsprossungen gelangen Fasern, die z. B. den M. orbicularis oris versorgen sollten, in die Faszikel, die zum M. orbicularis oculi gehen. Bei jeder Innervation des Mundes kommt es bei solchen Patienten auch zum Augenschluß. Im EMG finden sich dabei synchrone Entladungen in beiden Muskelanteilen.

Als Folge einer Fehlsprossung von Fasern aus der Corda tympani in den N. petrosus major finden sich bei Patienten mit einer Trigeminusläsion zentral vom Abgang des N. petrosus major Reizzustände der Tränendrüse beim Essen, es kommt zum Auftreten sog. *Krokodilstränen* (Abb. 1.**51**).

Beim *Spasmus hemifacialis* finden sich paroxysmal irreguläre Zuckungen, mitunter auch tonische Innervationsstöße für die Dauer von jeweils einigen Sekunden bis Minuten. Zur *Pathogenese des Spasmus hemifacialis* gibt es – ähnlich wie bei der *Trigeminusneuralgie* – Anhaltspunkte, daß eine Schädigung der Nervenwurzeleintrittszone in die Pons durch die Pulswelle der überkreuzenden *A. cerebelli inferior posterior* verursacht wird. Diese Eintrittszone der Nervenwurzel scheint besonders vulnerabel zu sein, wobei angenommen wird, daß am Übergang vom *peripheren Myelin* (Schwann-Zelle) zum *zentralen Myelin* (Oligodendroglia) besonders leicht Demyelinisierungen auftreten können. Möglicherweise kommt es hier zu Kurzschlußbildungen (Ephapsen) von demyelinisierten Fasern und zur Entstehung repetierender parabiotischer Erregungen (222).

Im Gegensatz zum Spasmus hemifacialis liegt beim *Blepharospasmus* eine extrapyramidal-motorisch bedingte, unwillkürliche Aktivierung des M. orbicularis oculi beidseits vor.

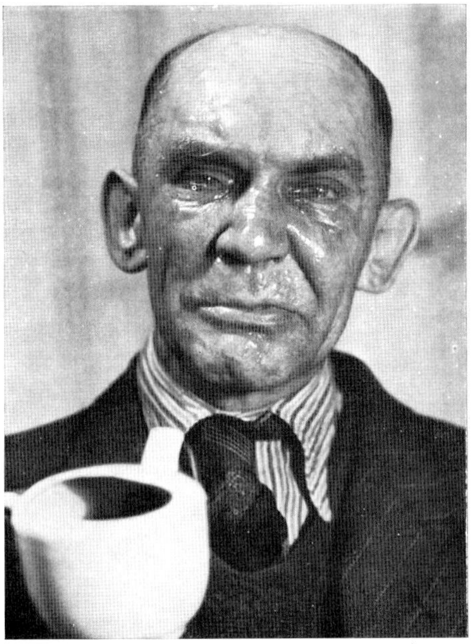

Abb. 1.**51** Doppelseitige periphere Fazialisparese nach Schädelbasisfraktur mit reflektorischen „Krokodilstränen“ und Schweißausbruch im Gesicht, die jedesmal beim Anblick des Essens auftraten

Klonisch-tonisch rhythmische Zuckungen finden sich bei *fokalen Epilepsien,* bei Reizzuständen in der tiefen, parietalen, primärmotorischen Region. Von diesen recht monoton ablaufenden rhythmischen Zuckungen sind *psychogene Tics* zumeist durch ihre wechselnde Ausprägung abzugrenzen.

Nervus statoacusticus

Der VIII. Hirnnerv, der N. statoacusticus (N. vestibulocochlearis) ist ein rein sensorischer Nerv, der zwei völlig unterschiedliche Funktionen als *Hörnerv* und *Nerv des peripheren Gleichgewichtsorganes* hat. Beide Nervenanteile verlaufen im Meatus acusticus internus untrennbar zusammen bis zum Eintritt in die seitliche Kleinhirnbrückenregion, wo sie in der Nachbarschaft des Pedunculus cerebellaris inferior (Corpus restiforme) an der Grenze zwischen Pons und Medulla oblongata eintreten. Hier trennen sich die Fasern sofort, um zu ihren unterschiedlichen zentralen Kernen zu verlaufen.

Die Perikarya der *Pars vestibularis* liegen als bipolare Ganglienzellen im Ganglion vestibulare am Boden des inneren Gehörganges. Die peripheren Neuriten leiten die Impulse von den Haarzellrezeptoren der Bogengänge (Rezeptoren der Christae ampulares) sowie der *Makula* des *Sakkulus* und *Utrikulus* des Labyrinthes. Die zentralen Fortsätze der Ganglienzellen bilden den *N. vestibularis,* der oberhalb des *N. cochlearis* medial vom Corpus restiforme und dorsal vom N. facialis in den Hirnstamm eintritt. Die Afferenzen werden zum größten Teil in den Vestibulariskernen der seitlichen und mittleren Rautengrube umgeschaltet, gehen z.T. aber auch direkt zum Kleinhirn. Über die Vestibulariskerne bestehen Verbindungen zur spinalen Motorik *(Tractus vestibulospinalis),* zu den Augenmuskelkernen *(Fasciculus longitudinalis medialis),* zur *Formatio reticularis pontis,* zum *Kleinhirn* und anderen übergeordneten motorischen Zentren, die ihrerseits wieder auf die Vestibulariskerne projizieren. So ist sichergestellt, daß Augen-, Kopf- und Körperstellung in allen Lagen aufeinander abgestimmt sind.

Das führende klinische Symptom einer Schädigung des N. vestibularis ist Schwindel. Darunter versteht man eine Störung der Gleichgewichtsregulation, hervorgerufen durch einen Mangel an räumlicher Orientierung und Koordination, wobei als Ursache ein Ausfall optischer, vestibulärer, taktiler oder propriozeptiver Afferenzen in Frage kommt.

Schwindelzustände sind immer verbunden mit einer Störung des Allgemeinbefindens. Es tritt Übelkeit auf und Erbrechen, vegetative Reizzeichen, wie Schweißausbrüche, Hypo- oder Hypertonien sowie psychische Veränderungen in Form von Angstzuständen.

Ein *vestibulärer Schwindel* kann als gerichteter Drehschwindel und Schwankschwindel auftreten, sich bei Lageveränderung erst manifestieren oder verstärken. Eine genaue anamnestische Erhebung ist für eine richtige Zuordnung wichtig, da auch nichtvestibuläre körperliche Mißempfindungen häufig als Schwindel angegeben werden. Eine klinische Unterscheidung ist häufig schon nach der Art der Schwindelzustände möglich, die paroxysmal, chronisch mit akutem Beginn und langsamer Rückbildung oder auch nur bei Lagewechsel oder Fixation mit den Augen in Erscheinung treten. Weitere klinisch wichtige Kriterien zur Einordnung vestibulärer Schäden und deren Ursache sind die Begleitsymptome. Austritt von Flüssigkeit aus dem Ohr *(Otoliquorrhö)* weist auf eine abgelaufene traumatische Ursache hin, ein Tinnitus mit nachfolgender Taubheit auf eine Läsion außerhalb des Hirnstammes in der gemeinsamen Verlaufsstrecke des N. vestibulocochlearis. Störungen des Bewußtseins finden sich bei entzündlichen und raumfordernden Prozessen im Kleinhirnbrückenwinkel oder im Hirnstamm *(Enzephalitis).*

Diagnostisch wertvoll sind pathologische Veränderungen im *Vestibulo-Spinal-Reflex,* dem sog. Romberg-Versuch, bei welchem es trotz optischer Kontrolle zu einem Abweichen nach der erkrankten Seite kommt. Ein weiteres diagnostisches Kriterium für eine Gleichgewichtsstörung ist die pathologische Veränderung des *vestibulookulären Reflexes* mit dem Auftreten eines pathologischen Nystagmus. Ein *physiologischer vestibulärer Nystagmus* entsteht immer bei Drehbeschleunigungen des Kopfes; ein *physiologisch-okulärer Nystagmus* tritt als *optokinetischer Nystagmus* (Eisenbahn-Nystagmus) bei Fixation einer bewegten Umgebung auf. Ein pathologischer vestibulärer Nystagmus tritt immer bei einer Störung des Gleichgewichts der Erregungsaktivität beider Labyrinthe auf. Er ist bei Fixation abgeschwächt und bei aufgehobener Fixation *(Frenzel-Brille)* verstärkt. Der *periphere vestibuläre Nystagmus* ist immer kombiniert mit einem Drehschwindel, wobei das subjektive Drehgefühl in Richtung der raschen Nystagmuskomponente zeigt. Die nachweisbare objektive Gleichgewichtsstörung mit Fallneigung, Vorbeizeigen und Gangabweichung ist dagegen zur Seite der langsamen Nystagmuskomponente gerichtet. Bei einer Reizung eines Labyrinthes sind die entsprechenden Symptome zur Gegenseite, bei einem Ausfall des Labyrinthes zur Seite der Schädigung gerichtet. Bei akuten Erkrankungen ist das subjektive Schwindelgefühl am stärksten ausgeprägt; im Verlauf von wenigen Wochen nehmen Nystagmus und Schwindelgefühl durch eine zentrale Kompensation wieder ab. Ein sog. *Kopfstellungs- oder Lagenystagmus* tritt immer nur in einer ganz bestimmten Lage auf, wobei nach einer Latenz von einigen Minuten ein Nystagmus mit starkem Drehschwindel einsetzt und innerhalb von 10–20 Sek. wieder abklingt. Ein *zentraler Nystagmus,* wie er bei einer Läsion der Vestibulariskerne entsteht, manifestiert sich als Spontannystagmus oder erworbener Fixationsnystagmus, wobei es mit der Blickrichtung zu einem Wechsel der Schlagrichtung kommt. Von großer diagnostischer Bedeutung ist es, daß der zentrale Nystagmus sehr häufig ohne adäquate Schwindelsymptome einhergeht und stark vom Ausfall des vestibulospinalen Reflexverhaltens abweicht. Ein *Vertikalnystagmus* gibt immer einen Hinweis auf eine zentrale Genese der vestibulären Schädigung. Im Gegensatz zum *vestibulären Nystagmus* kann der *zentrale Nystagmus* über Jahre konstant anhalten.

Einen *blickparetischen Nystagmus* findet man bei Läsionen des optomotorischen Systems für konjugierte Blickbewegungen, einen *dissoziierten Blickrichtungsnystagmus* bei Läsionen im Bereich des Fasciculus longitudinalis medialis; diese Nystagmusform ist ein häufiges Symptom einer multiplen Sklerose. Ein alternierender Nystagmus mit Aufwärtsbewegung an einem und Abwärtsbewegung am kontralateralen Auge *(See-Saw-Nystagmus)* tritt bei Läsionen im vorderen Anteil des III. Ventrikels und des rostralen Mittelhirns auf, so bei *großen sellären und parasellären Tumoren,* wobei letztere häufig kombiniert sind mit einer bitemporalen Hemianopsie und Stauungspapillen.

Weitere Nystagmusformen finden sich als *Pendelnystagmus bei Blinden* und *Bergarbeitern* (Bergarbeiternystagmus) sowie bei *Heterophobien* als *Schielnystagmus* (212).

Weitere Möglichkeiten, zu einer topographischen Diagnostik einer vestibulären Funktionsstörung zu gelangen, sind auch mit Hilfe kalorischer Labyrinthtestung und Elektronystagmographie nur eingeschränkt. Auf diese otologischen Untersuchungsmöglichkeiten sei an dieser Stelle nur hingewiesen und auf die weiterführende Literatur aufmerksam gemacht (235).

Die *Pars cochlearis* des N. vestibulocochlearis wird von den peripheren und zentralen Fortsätzen der bipolaren Ganglienzellen des *Ganglion spirale cochleae,* das im *Modiolus der Schnecke* liegt, gebildet. Die peripheren Neuriten sind mit den *Haarzellrezeptoren des kortischen Organes* verbunden. Neben diesen afferenten Typ-I-Fasern der Pars cochlearis enthält der N. cochlearis wenige efferente Fasern, die aus Anastomosen mit dem N. vestibularis im Verlauf des Meatus acusticus internus stammen. Die zentralen Fortsätze der Ganglienzellen bilden den N. cochlearis und verlaufen mit dem N. vestibularis in den Hirnstamm, wo sie in den Nuclei cochleae ventralis und dorsalis auf das 2. Neuron der Hörbahn umgeschaltet werden. Nach Kreuzung eines Teils dieser Fasern im *Corpus trapezoideum* verläuft die Hörbahn bilateral für jedes Ohr durch das *Corpus geniculatum mediale* zum *temporalen* Kortex. Wegen der beidseitigen Repräsentation können einseitige kortikale oder subkortikale Läsionen im Temporalpol nie zu einer vollständigen Taubheit führen.

Klinische Symptome einer Schädigung des N. cochlearis sind als Reizzeichen ein *Tinnitus,* häufig gefolgt von einer *Taubheit.* Diese Symptome treten akut auf bei vaskulären und entzündlichen Prozessen, während Kompressionen des N. vestibulocochlearis zumeist eine schleichende Hörminderung zeigen mit einer langsamen Progredienz. Da diese Veränderungen eine ganz unterschiedliche prognostische Bedeutung haben, ist es das Ziel, mit lokalisatorisch brauchbaren Untersuchungen den Ort der Läsion zu diagnostizieren.

Die *Tonaudiometrie* zeigt Hörstörungen, ohne eine Lokalisation zwischen Nerv- und Rezeptorstörung zuzulassen. Eine Kombination dieser Methode mit der *Sprachaudiometrie* läßt zwischen einer kochleären und retrokochleären Hörstörung unterscheiden. Die zusätzliche *Messung* des sog. *Recruitments,* d.h. ein rascher Anstieg der subjektiven Lautstärke auf der erkrankten Seite, gibt bei kochleären und nukleären Läsionen pathologische Befunde, nicht aber bei einer Leitungsstörung im N. vestibulocochlearis. Weitere

Tests sind die *Schwellentonaudiometrie* und der *SISI-Test* (Short Increment Sensitivity Index) (232). Eine gute lokalisatorische Zuordnung der einzelnen Komponenten zu den Generatoren innerhalb des Hörsystems ist mit der Messung kortikaler evozierter akustischer Hirnstammpotentiale möglich (AEHP, BERA), deren erste Komponente die Impulsgeneration in der Kochlea betrifft, deren zweite Komponente die kochleären Kerne im Hirnstamm repräsentiert (214).

Zu Beginn einer Läsion kommt es in der Regel zu Reizerscheinungen, d.h. einem *Tinnitus* von klingelndem oder rauschendem Charakter, welcher bei anhaltender Schädigung in eine Taubheit übergeht. Ursachen für eine Erkrankung eines Ohres können Leitungsunterbrechungen im Meatus acusticus internus durch Tumorkompression oder auch Trauma sein; darüber hinaus gibt es zahlreiche Infektionen und die Möglichkeit vaskulärer Schädigung des kortischen Organes.

Hörskotome, d.h. eine Taubheit für bestimmte Geräusche oder Töne, finden sich mitunter bei Hirnstammläsionen, wie z.B. der multiplen Sklerose; darüber hinaus muß man aber an ein hysterisches Fehlverhalten denken. Bei kortikalen Läsionen findet sich eine sensorische Aphasie, Gehörhalluzinationen, insbesondere bei Psychosen, aber auch als Aura bei Temporallappenepilepsien.

Auch hier sprechen akute Erkrankungen eher für eine periphere oder nukleäre Läsion, während chronische und langsam progrediente Hörstörungen an eine Raumforderung im Bereich des Kleinhirnbrückenwinkels denken lassen.

Beim *Morbus Menière* finden sich rezidivierende paroxysmale *Drehschwindelattacken* und im Anfall ein *Tinnitus* mit leichter *Schwerhörigkeit,* die den Anfall überdauern kann. Als Zeichen der kochleären Mitbeteiligung findet sich das *Recruitment* positiv. Es bestehen eine gerichtete Fallneigung und ein Nystagmus mit der raschen Komponente zur Gegenseite der Fallneigung. Als Ursache wird allgemein eine Drucksteigerung im Labyrinth durch einen *Hydrops der Endolymphe* akzeptiert, wobei das Zustandekommen dieses Hydrops nicht sicher geklärt ist. Unter Umständen besteht eine ungenügende Resorption für die Endolymphe im Sakkus. Der Anfall rezidiviert, wobei sich das Geschehen immer im gleichen Vestibulärgebiet abspielt. Im Verlauf mehrerer *Menière-Attacken* kommt es zu einer *permanenten Hörstörung* mit langsamer Progredienz (236). Differentialdiagnostisch müssen *akute vertebrobasiläre Ischämien* abgegrenzt werden. Auch hier kommt es zu Drehschwindelattacken, die mit Erbrechen und Übelkeit einhergehen. Der Schwindel kann sich aber als Schwankschwindel manifestieren; die Basilarisischämie führt zu Beginn nicht zu einer gerichteten Fallneigung, sondern zu einem plötzlichen Tonusverlust der Beine („drop attack"). Die Hörstörungen fehlen in der Regel im Gegensatz zum Morbus Menière, ebenso das Recruitment bei der Audiometrie. Mitunter finden sich die beim Morbus Menière fehlenden Zeichen eines vaskulären Hirnstammsyndroms mit einer Beteiligung des N. facialis oder abducens, sensiblen Ausfällen oder einer zentralen motorischen Parese. Eine weitere wichtige differentialdiagnostische Abgrenzung ist gegenüber der *Neuronitis vestibularis* notwendig, deren Ursache unklar ist. Es werden Virusinfekte diskutiert, da es meist im Anschluß an die akut auftretende Erkrankung zu fieberhaften Infekten kommt. Auch bei dieser Erkrankung fehlen die Hörstörungen und pathologischen Veränderungen bei den audiometrischen Zusatzuntersuchungen. Andererseits ist ein akuter Hörsturz durch eine vaskuläre Schädigung des Innenohres mit oder ohne degenerative Veränderungen der Halswirbelsäule durch die fehlenden Schwindelsymptome abzugrenzen. Ähnlich wie beim *Tic douloureux* der *idiopathischen Trigeminusneuralgie* oder beim *Spasmus hemifacialis* werden bei anfallsweise auftretenden Attacken von *Tinnitus* und *Vertigo* Kompressionsläsionen durch kreuzende Arterien an der Eintrittszone des N. vestibulocochlearis in das Stammhirn diskutiert (224). Solche Attacken unterscheiden sich von einer Menièreschen Erkrankung nur dadurch, daß sie eine unterschiedliche Ausprägung ihrer vestibulären oder kochleären Schädigung zeigen und sich außerdem irregulär die Seiten wechselnd manifestieren. Zum Teil kommt es auch zu dauerhaften Schwindelzuständen ohne Tinnitus, welche die Patienten außerordentlich stark behindern, andererseits zum Auftreten von Tinnitus allein, ohne andere Symptome der Hirnnerven.

Eine Kompression des N. vestibulocochlearis durch ein Akustikusneurinom führt aufgrund der höheren Vulnerabilität der Fasern der Pars cochlearis schon vor dem Auftreten von Gleichgewichtsstörungen zu einer langsam progredienten Hörminderung, kann also aufgrund der Dynamik allein und der Symptomenverteilung von einem Menièreschen Anfall abgegrenzt werden. Nicht selten aber hört man zu Beginn der vestibulären Störungen von den Patienten, daß ein attackenartiger Schwindel aufträte. Bei extrameataler Ausbreitung des Akustikusneurinoms kommt es dann zu progredienten Umgebungssymptomen, wie sensiblen Reiz- und Ausfallserscheinungen des N. trigeminus und okulomotorischen Störungen, sowie im Spätstadium zu zerebellärer Ataxie, Stammhirnsymptomen und Ausfallerscheinungen des N. facialis.

Ein plötzliches Auftreten eines Hörverlustes mit *Vertigo* findet sich auch bei Virusinfektionen. So sind Hör- und Gleichgewichtsstörungen bei Mumps, Herpes simplex und Zosterinfektionen beschrieben worden, weniger häufig auch nach

Masern, Pertussis und infektiöser Mononukleose. Akut auftretende Schwindelzustände finden sich auch bei Herdenzephalitiden des Hirnstammes (Rhombenenzephalitis Bickerstaff), hier allerdings kombiniert mit Ausfall anderer Hirnnerven und langer Bahnen der Medulla oblongata. Der Liquor ist in solchen Fällen entzündlich verändert. Rezidivierende kraniale Neuropathien, welche auch eine Beteiligung des N. vestibulocochlearis zeigen können, finden sich bei der Sarkoidose (Morbus Boeck); allerdings sind in solchen Fällen häufig Symptome uni- oder bilateraler Lähmungen des N. facialis vorhanden; die Taubheit ist mäßig ausgeprägt und bildet sich gut zurück. Akute Attacken von Hörverlust mit Gleichgewichtsstörungen finden sich auch bei Schädel-Hirn-Traumen, insbesondere dann, wenn *längs verlaufende Felsenbeinfrakturen* vorliegen. Hinweise auf zurückliegende Traumen kann der Austritt von Liquor aus dem Gehör geben (Otoliquorrhö). Zumeist liegt dabei auch eine Fazialisparese vor. Ausgeprägte Hörstörungen finden sich auch nach Therapie mit *Strepto-* und *Kanamycin* sowie nach *Chininbehandlung* und lange dauernder Therapie mit *Salizylaten.*

Unter den kongenitalen Erkrankungen, die mit Hörstörungen verlaufen können, seien das Refsum-Syndrom (Heredopathia atactica polyneuritiformis) und die *kongenitale Lues* genannt. Andere peri- oder postnatale Ursachen sind die *kongenitale Hämolyse* und die *postnatale Alexie.*

Bei kortikalen und subkortikalen Hörstörungen kommt es nicht zur Ertaubung; es finden sich Fehlleistungen des Gehörs in Form von Ton- und Lautmißwahrnehmungen (akustische Allästhesie). Das Gasperini-Syndrom mit seinen Läsionen der Brückenhaube zeigt solche Dysakusien neben herdseitigen Ausfällen der Nn. trigeminus, abducens und facialis, einen Nystagmus, konjugierte Blicklähmung und sensible Ausfälle der kontralateralen Extremitäten.

Kaudale Hirnnerven

Unter der Gruppe der kaudalen Hirnnerven werden *N. glossopharyngeus, N. vagus, N. accessorius und N. hypoglossus* zusammengefaßt. Sie haben ihre intramedullären Kerne auf dem Boden der Rautengrube und zeigen kaum isoliert Ausfälle, sondern zumeist Symptome mit kombinierten Läsionen.

Der *IX. Hirnnerv, der N. glossopharyngeus,* ist phylogenetisch der dritte Kiemenbogennerv. Er ist der wichtigste Nerv für das Schlucken und Schmecken. Seine Fasern sind z. T. *efferent-motorisch* und *parasympathisch-sekretorisch,* z. T. *afferent-sensibel und sensorisch.* Die motorischen Fasern des N. glossopharyngeus stammen aus dem Nucleus ambiguus der Medulla oblongata. Die sensiblen Fasern ziehen zum Nucleus tractus spinalis n. trigemini, die sensorischen zum Nucleus tractus solitarius. Die pseudounipolaren Ganglienzellen beider Anteile liegen in den Ganglia superius und inferius innerhalb und unterhalb des Foramen jugulare.

Die efferent-sekretorisch-parasympathischen Fasern stammen aus dem Nucleus salivatorius inferior; sie werden im Ganglion inferius im Foramen jugulare umgeschaltet.

Der N. glossopharyngeus tritt am Hinterrand der Olive aus der Medulla oblongata aus und durchläuft, zusammen mit den Nn. vagus und accessorius, den vorderen Anteil des Foramen jugulare. Er liegt an der Schädelbasis zwischen der A. carotis interna und der V. jugularis und zieht schließlich auf der Dorsalseite des M. stylopharyngeus zur seitlichen Schlundwand und Zungenwurzel.

Noch innerhalb des Schädels werden feine Ästchen zu den Meningen der hinteren Schädelgrube abgegeben. Die parasympathischen Fasern zur Glandula parotis und den Drüsen der Wangenschleimhaut werden im Ganglion oticum *(via N. petrosus superficialis minor),* für die Zungendrüsen und Schleimhaut des Schlundes im Ganglion inferius auf das postsynaptische Neuron umgeschaltet. In seinem Verlauf teilt sich der N. glossopharyngeus in den N. tympanicus und die Rr. stylopharyngeus, pharyngci, tonsillares, linguales und sinus carotici.

Der N. tympanicus bildet mit sympathischen Fasern aus der A. carotis den Plexus tympanicus. Die sensiblen Äste versorgen die Schleimhäute der Paukenhöhle, der Tuben, der Cellulae mastoidei und das Trommelfell. Die prägangliärsympathischen Fasern aus dem Ganglion inferius ziehen als N. petrosus minor in das Ganglion oticum (Jakobsonsche Anastomose). Die meisten dieser sekretorischen Fasern gelangen im N. auriculotemporalis zur Glandula parotis, die parasympathisch-sekretorisch gefördert und sympathisch gehemmt wird. Der R. stylopharyngeus versorgt motorisch den gleichlautenden Muskel und sensibel-sekretorisch die umgebende Schleimhaut. Die Rr. pharyngei bilden zusammen mit dem N. vagus und Sympathikusanteilen den *Plexus pharyngeus.* Dessen motorische Fasern innervieren die Pharynxmuskulatur, die mit ihrer funktionellen Tätigkeit als reflektorisch und willkürlich erregbare Schluckmuskulatur eine Besonderheit darstellt.

Die Rr. tonsillares bilden mit dem Sympathikus des Grenzstranges den Plexus tonsillaris. Dieser enthält motorische und sensible sowie auch sekretorische Fasern. Die motorischen Fasern innervieren die Muskulatur des weichen Gaumens und mit dem N. vagus zusammen die Uvula. Die sensibel-sekretorischen Nervenfasern versorgen die Schleimhaut und ihre Drüsen im Bereich der Gaumenbögen, Gaumenmandeln und leiten den Schmerz beim Schluckakt z. B. bei Tonsillitiden.

Die Rr. linguales führen sensible, sensorische und parasympathische Fasern zur Versorgung des hinteren Drittels der Zunge, des Zungengrundes.
Die Rr. sinus carotici enthalten afferente sensible und efferent parasympathische Fasern, deren Perikarya beide im Ganglion inferius, im Foramen jugulare und deren distale Fortsätze im Ganglion caroticum an der Karotisbifurkation liegen. Die afferenten Fasern leiten Impulse aus den Chemo- und Mechanorezeptoren der Karotiswand und sind für die Blutdruckregulation notwendig.
Zentrale Verbindungen bestehen zwischen dem motorischen *Nucleus ambiguus* und dem efferenten Tractus corticobulbaris und tectobulbaris, dem extrapyramidal-motorischen System und dem sensorischen Nucleus tractus solitarius.
Der Nucleus salivatorius inferior steht über den Tractus longitudinalis dorsalis mit dem Kortex in Verbindung und sendet außerdem Fasern zum Tractus solitarius. Die sensiblen Fasern leiten aus dem *Nucleus tractus spinalis n. trigemini* (s. S. 81 – N. trigeminus) über den Lemniscus medialis zur sensiblen Hirnrinde. Ausfallsymptome sind isoliert kaum möglich; zumeist besteht eine Kombination mit einer Vagus- und Akzessoriusparese.
Die Symptome einer Läsion des N. glossopharyngeus sind Abschwächung und Verlust des Würgreflexes, Schluckstörungen, Minderung bis Verlust des Geschmackssinnes auf dem hinteren Drittel der Zunge, Abweichung der Uvula zur gesunden Seite sowie ein Verlust der Sensibilität im Pharynx, den Tonsillen, dem Schlund und dem Zungenrücken. Außerdem tritt eine Abschwächung der Konstriktion des Rachenraumes ein, so daß die Sprache nasal imponiert. Es kommt zur gesteigerten Speichelsekretion durch eine Beteiligung des Plexus tympanicus bei Mittelohrläsionen. Myoklonien der Uvula finden sich vor allem bei zentral-entzündlichen Prozessen und vaskulären Läsionen. Nicht selten findet sich eine Tachykardie bei Läsionen des IX. Nervs, wahrscheinlich durch eine Störung des Carotis-sinus-Reflexes.
Die Glossopharyngeusneuralgie tritt mit charakteristisch-paroxysmalen Schmerzen auf, welche vom Typ ähnlich dem Tic douloureux der Trigeminusneuralgie sind. Die Schmerzen beginnen im Rachen, breiten sich über die Tuba Eustachii und hinter das Ohr aus. Nicht selten kommt es initial zu Husten, Schlucken oder Räuspern. Bei der Neuralgie des R. tympanicus (Jakobsonsche Anastomose) bleibt der Schmerz auf das Ohr und die Tuba Eustachii beschränkt. Die Schmerzanfälle dauern mit ansteigender Intensität etwa 20 bis 30 Sek. und münden in brennende Mißempfindungen für etwa 2–3 Min.
Der *N. vagus (N. X)* erhält seine motorischen Fasern wie der N. glossopharyngeus und die Pars intramedullaris aus dem Nucleus ambiguus. Sie innervieren die Muskeln des weichen Gaumens und Pharynx sowie zusammen mit einem Anteil des N. accessorius über den *N. recurrens (posticus)* die Binnenmuskulatur des Kehlkopfes. Die parasympathischen Fasern stammen aus dem Nucleus motorius dorsalis des N. vagus. Sie innervieren parasympathisch die Viszera des Thorax und des Abdomens. Die postganglionäre Umschaltung erfolgt in den terminalen Ganglien der Viszera. Der N. vagus vermindert die Pulsfrequenz und die Sekretion der Nebennierenrinde, fördert die Peristaltik an Magen- und Darmtrakt, regt die Pankreassekretion und die Leberfunktion an. Die sensibel-sensorischen Funktionen haben ihre Perikarya in den pseudounipolaren Zellen des Ganglion jugulare. Die peripheren Neuriten versorgen den Meatus acusticus externus, einen Teil der Ohrmuschel und als rekurrierender Ast vom Ganglion superius aus die Meningen des Okzipitalschädels. Die zentralen Fortsätze projizieren in den Nucleus tractus spinalis n. trigemini. Die *viszerale Sensibilität* hat ihre Perikarya im *Ganglion nodosum.* Die peripheren Fortsätze innervieren die Viszera von Thorax und Magen, leiten dabei die *abdominellen Mißempfindungen,* z.B. bei *Blähungen,* oder auch eine *Nausea* weiter. Die zentralen Faserverbindungen sind motorisch und sensibel identisch mit denen des N. glossopharyngeus. Der *Nucleus motorius dorsalis n. vagi* steht in Verbindung mit dem *Tractus solitarius* und dem *Nucleus tractus spinalis n. trigemini.* Eine Schädigung tritt nur selten isoliert auf, so daß auch hier die Diskussion zusammen mit den anderen Hirnnerven geführt werden soll. Isolierte Reiz- und Ausfallerscheinungen sind selten. Sie äußern sich im Bereich der motorischen Innervation mit einer Aphonie bei einer Paralyse der Stimmbänder, die auch als Dysphonie bei einer einseitigen Läsion auftreten kann. Es besteht wie bei einer Störung des N. glossopharyngeus eine Dysphagie, wobei die Schluckstörung durch Regurgitation von Flüssigkeit durch die Nase begleitet wird; es kommt auch häufiger zu einem Spasmus der Pharyngeal- und Laryngealmuskulatur, welcher differentialdiagnostisch gegenüber Hysterien und einer Tollwutinfektion abgegrenzt werden muß. Es kommt zu einer Lähmung des weichen Gaumens mit einem Verlust des Würgreflexes. Sensible Störungen äußern sich mitunter als Parästhesien des Pharynx, Larynx und des äußeren Gehörganges; Husten ist ein konstantes Symptom einer Vagusreizung, ebenso wie Dyspnoe und Pseudoasthma, das auf einer Unterbrechung der vagalen Kontrolle der Atmung beruht. Vorübergehend gibt es einen vermehrten Speichelfluß, der im Falle einer Nervenschädigung dann zu einer Hyposekretion führt. Vegetative Symptome sind Bradykardie, Tachykardie und Magenatonien. Isolierte Reiz- und Ausfallerscheinungen kommen unter anderem vor bei Aortenaneurysmen, bei Alkohol- und

Bleiintoxikationen. Die Differentialdiagnose umfaßt darüber hinaus eine Reihe kombinierter Syndrome.

Der *N. accessorius, der XI. Hirnnerv,* ist nahezu rein motorisch, wenn man von den wenigen parasympathischen Fasern absieht, die er mit sich führt und die sich dem rekurrierenden Ast des N. vagus zur Innervation der internen Kehlkopfmuskulatur anschließen.

Der *N. accessorius* entspringt mit seiner *Pars medullaris* aus dem Nucleus ambiguus der Medulla oblongata. Die Pars extramedullaris entspricht mehr einem motorischen spinalen Nerv, der seine Äste aus den *1.–5. (6.) zervikalen Spinalwurzeln* bezieht. Die Wurzeln ziehen durch das Foramen magnum in das Schädelinnere zurück und gelangen mit den Fasern der Pars intramedullaris gemeinsam mit dem N. glossopharyngeus und dem N. vagus durch den vorderen Anteil des Foramen jugulare aus dem Schädel heraus. Sie verlaufen hier als Ast zum M. trapezius und zum M. sternocleidomastoideus. Auch hierbei sind isolierte Syndrome selten. Sie äußern sich durch Schwäche des M. sternocleidomastoideus als Schiefhals oder Hängeschulter bei Lähmungen des M. trapecius (Abb. 1.**52** u. 1.**53**).

Der *XII. Hirnnerv, der N. hypoglossus,* ist ebenfalls ein fast rein motorischer Nerv, der nur ganz wenige propriozeptive Fasern aus den Zervikalwurzeln mit sich führt. Die motorischen Fasern stammen aus dem Nucleus hypoglossus, der an der unteren Grenze der Medulla oblongata liegt. Die Fasern treten zwischen der Pyramide und der Olive aus dem Hirnstamm aus und verlaufen durch das Foramen hypoglossi an die Schädelbasis und von dort weiter zur Zungenmuskulatur. Die zentralen Verbindungsbahnen gehören dem hier schon *gekreuzten Kortikobulbärtrakt* an.

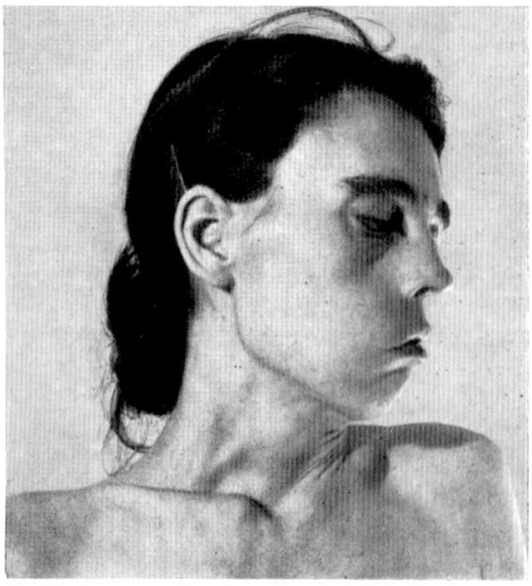

Abb. 1.**52** Rechtsseitige Akzessoriusparese nach Operation eines Akustikusneurinoms. Gleichzeitig bestanden Ausfälle im Bereich des V., VI., VII. und XII. Hirnnervs

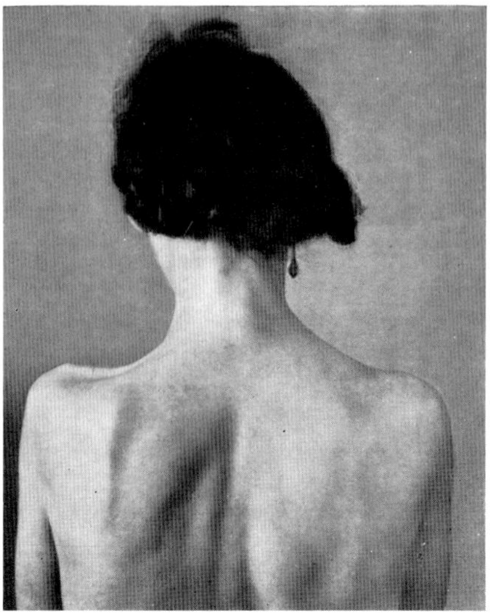

Abb. 1.**53** Obere Trapeziusparese links bei einer N.-accessorius-Schädigung nach Halsdrüsenoperation. Der M. sternocleidomastoideus war ebenfalls atrophiert

Über den *Tractus tectobulbaris* bestehen Verbindungen zum extrapyramidal-motorischen System. Außerdem bestehen Verbindungen zum sensiblen Nucleus tractus spinalis n. trigemini und zum Nucleus tractus solitarius.

Schädigungen können isoliert bei Schädelbasisfrakturen und Dislokationen des Dens, bei Neuropathien und nukleären oder supranukleären Läsionen, wie z. B. der myatrophischen Lateralsklerose, der Poliomyelitis, einer Bulbär- und Pseudobulbärparalyse, auftreten. Nicht selten finden sich Kombinationen mit den Ausfällen der übrigen kaudalen Hirnnerven. Bei einer peripheren Läsion kommt es zu Atrophien der betroffenen Zungenseite und zu einem Abweichen der herausgestreckten Zunge auf die erkrankte Seite. Mittels EMG-Untersuchungen kann die Differentialdiagnose einer peripheren oder zentralen Lähmung festgestellt werden (Abb. 1.**54**).

Die Syndrome der kaudalen Hirnnerven umfassen zumeist eine Kombination von Ausfällen. Die Ursache können *intramedulläre oder intrakraniell-extramedulläre Prozesse* sein. Unter den intramedullären denkt man vor allem an Tumoren im Bereich der *Medulla oblongata,* aber auch an vaskuläre Läsionen, wie z. B. *Basilarisischämien (Wallenberg-Syndrom),* oder auch an herdförmig entzündliche Erkrankungen, wie eine multiple Sklerose. Periphere Läsionen treten bei kranialen Neuropathien, bei Infektionen, Gefäßmißbildungen, Aneurysmen oder Angiomen sowie Tumoren auf. Sie sind zumeist nur aufgrund der unterschiedlich ausgeprägten Schädigung von anderen Ausfällen kaudaler Hirnnerven zu unterscheiden.

Zu den bulbären und radikulären Syndromen der

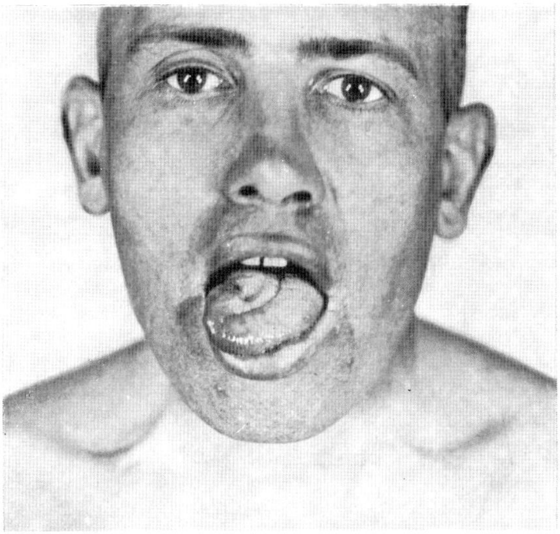

Abb. 1.**54** Hypoglossuslähmung rechts nach Schußverletzung

kaudalen Hirnnervengruppe zählt das sog. *Avellis-Syndrom,* das durch eine Läsion des Nucleus ambiguus, des Nucleus tractus solitarius und des benachbart liegenden Tractus spinothalamicus zustande kommt. Es liegt zumeist eine Beteiligung des N. vagus und des intramedullären Anteils des N. accessorius vor. Klinisch-neurologisch zeigen diese Patienten ipsilateral eine Parese des weichen Gaumens, des Larynx und des Pharynx. Es bestehen eine Dysarthrie, eine Dysphagie und eine Anästhesie des oberen Pharynxanteiles. Kontralateral finden sich dissoziierte Hemianästhesien mit Verlust der Schmerz- und Temperaturempfindung, aber erhaltenem Berührungs- und Vibrationsempfinden.

Das *Schmitt*-Syndrom zeigt eine Läsion des Vaguskernes sowie des bulbären und spinalen Kerns des N. accessorius oder dessen radikulärer Fasern. Ipsilateral kommt es zur Paralyse des weichen Gaumens, des Pharynx und Larynx mit einer Anästhesie. Ipsilateral ist auch der Sternokleidomastoideus geschädigt, und mitunter ist eine Paralyse eines Teils des M. trapezius zu sehen. Das bedingt eine Einschränkung der Rotationsmöglichkeiten des Kopfes zur Gegenseite der Läsion und durch eine Beteiligung der spinalen Anteile des N. accessorius eine Schwäche der Schulterhebung.

Jackson-Syndrom: Bei dieser Lähmung findet sich eine nukleäre oder radikuläre Schädigung der Nn. vagus, accessorius und hypoglossus; die Patienten zeigen eine ipsilaterale Paralyse des weichen Gaumens, des Pharynx und des Larynx. Es findet sich darüber hinaus ipsilateral noch eine Paralyse der Mm. sternocleidomastoideus und trapezius sowie ipsilateral eine Paralyse und Atrophie der Zunge.

Das *Tapia-Syndrom* wird durch eine Läsion des motorischen N. vagus und hypoglossus induziert. Ipsilateral kommt es zu einer Paralyse des Pharynx und des Larynx, ebenso ipsilateral zu einer Paralyse und Atrophie der Zunge. Das bulbäre *Babinski-Nageotte-Syndrom,* das durch verstreut liegende Läsionen in Nucleus ambiguus, Nucleus tractus solitarius, Nucleus tractus spinalis n. trigemini, Nucleus hypoglossus, Corpus restiforme und Formatio reticularis verursacht wird, zeigt ipsilateral eine Paralyse der Zunge, einen Verlust des Geschmacksempfindens auf dem hinteren Drittel der Zunge, ein Horner-Syndrom sowie ipsilateral einen Verlust von Schmerz- und Temperaturempfindung im Gesicht. Es finden sich auch Asynergien, Ataxien und kontralaterale Hemiplegien des Armes und des Beines mit dissoziierter Hemianästhesie.

Ganz ähnlich ist das *Wallenberg-Syndrom,* das dem Babinski-Nageotte-Syndrom gleicht, mit Ausnahme der fehlenden Hemiplegie.

Das *Cestan-Chenais-Syndrom* hat seine Ursache wahrscheinlich in einer Thrombose der A. vertebralis vor dem Abgang der A. cerebelli inferior posterior. Die beteiligten Strukturen sind das Corpus restiforme, der Tractus spinothalamicus, die sympathischen Anteile der kaudalen Hirnnerven, die Nuclei des X. und des XI. Nervs und außerdem die absteigenden Bahnen des N. trigeminus.

Das *Bonnier-Syndrom* zeigt Läsionen aus dem lateralen Vestibulariskern (N. Deiters) und aus benachbarten Bahnen. Nicht selten findet sich ein Morbus Menière mit paroxysmalem Schwindel sowie Symptomen, die auf eine Beteiligung des IX. und X., manchmal auch des III. und des V. Hirnnervs hinweisen, darüber hinaus eine kontralaterale Hemiplegie, Somnolenz und autonome Funktionsstörungen.

Die *Hemiplegia alternans hypoglossi* schließlich stammt aus einer Läsion der Pyramide nahe der Decussatio pyramidum; es entwickelt sich kontralateral zur peripheren Parese der Zunge eine zentrale Hemiplegie.

Von diesen bulbären und radikulären Syndromen sind periphere Läsionen abzugrenzen, die vor allem im Weltkrieg in Schußverletzungen bestanden, so z. B. beim *Villaret-, Collet-* oder *Sicard-Syndrom.* Es finden sich ipsilateral Paralysen aller vier kranialen Nerven, mitunter auch zusätzlich ein Horner-Syndrom.

Nervenläsionen im Zervikobrachial- und Lumbosakralbereich unter besonderer Berücksichtigung traumatischer Schäden

Die Identifizierung von Schäden peripherer Nerven basiert auf dem klinischen sowie elektromyographischen Nachweis von Paresen und auf dem Nachweis von Sensibilitätsstörungen, die einem bestimmten Innervationsgebiet zugeordnet werden können. Ätiologisch sind begünstigende Faktoren, wie die Nähe des Nervs zu knöchernen Strukturen, oberflächliche Lage und physiologische Engpässe, zu berücksichtigen. Zur Erfassung umschriebener Läsionen peripherer Nerven ist die *Neurographie* besonders wertvoll. Die Bewertung der elektroneurographischen Parameter, wie z. B. der *distalen Latenz,* ist allerdings nur in Zusammenhang mit klinischen Befunden sinnvoll.

Die sensible Neurographie erlaubt die Abgrenzung von Läsionen des gemischten Nervs von rein motorischen Ausfällen, z. B. Vorderhornerkrankungen. Mit ihrer Hilfe kann auch unterschieden werden, ob eine sensible Läsion proximal oder distal des Spinalganglions zu lokalisieren ist (s. S. 6). Beispielsweise sind beim traumatischen Wurzelausriß sensible Aktionspotentiale erhalten, während sie bei Plexusläsionen erniedrigt und deformiert sind. Auch bei Wurzelprozessen infolge degenerativer Veränderungen der HWS und Diskopathien soll das Spinalganglion häufig verschont bleiben, so daß auch hier Amplituden und Latenz sensibler Aktionspotentiale weitgehend intakt gefunden werden (246).

Trophische Störungen sind differentialdiagnostisch besonders zu beachten. Im Zervikobrachial- und Lumbosakralbereich kommt es bei Wurzelschäden nicht zu einer Beeinträchtigung der Schweißsekretion, der Vasomotoren- und Piloarrektorenfunktion.

Der Nachweis von *Faszikulationen* läßt bevorzugt an nukleäre und radikuläre Prozesse denken, während Plexusläsionen und Nervenschäden nur selten Faszikulationen verursachen. Das Charakteristikum der Faszikulationen ist die arrhythmische Entladung neurogen veränderter motorischer Einheiten mit Frequenzen, die meist erheblich unter denen tonisch entladender Einheiten liegen.

Eine besondere Bedeutung kommt der umschriebenen Klopfempfindlichkeit des Nervs im lädierten Bereich der Schädigung zu. Es handelt sich bei diesem *Hoffmann-Tinelschen Zeichen* um elektrisierende Mißempfindungen, die in das betroffene sensible Innervationsgebiet ausstrahlen.

Nervenläsionen im Zervikobrachialbereich

Nervus ulnaris (C8–Th1)

Der N. ulnaris innerviert am Unterarm den M. flexor carpi ulnaris und den M. flexor digitorum profundus III und IV. In der Mitte des Unterarmes verläßt der sensible R. dorsalis den Hauptstamm und innerviert die Haut des Handrückens über dem Metakarpale IV und V und die Ulnarseite des IV. sowie die Dorsalseite des V. Fingers. Am Handgelenk teilt sich der N. ulnaris, der in Höhe des Os pisiforme die Loge de Guyon passiert, in seinen vorwiegend sensiblen R. superficialis und in seinen motorischen R. profundus. Der R. superficialis innerviert den M. palmaris brevis und die Haut des Kleinfingerballens sowie des ulnaren IV. und des V. Fingers. Der R. profundus innerviert die Muskeln des Kleinfingerballens, alle Interossei und die Mm. lumbricales III und IV, den Adductor pollicis und den tiefen Kopf des Flexor pollicis brevis.

Eine *komplette Ulnarisschädigung* entsteht bei einer Läsion im Sulcus ulnaris oder oberhalb des Ellenbogens. Sie ist charakterisiert durch eine *Schwäche der ulnaren Handabduktion* und *Beugung der Hand* sowie durch eine Schädigung der tiefen Beuger des *IV. und V. Fingers* mit einer

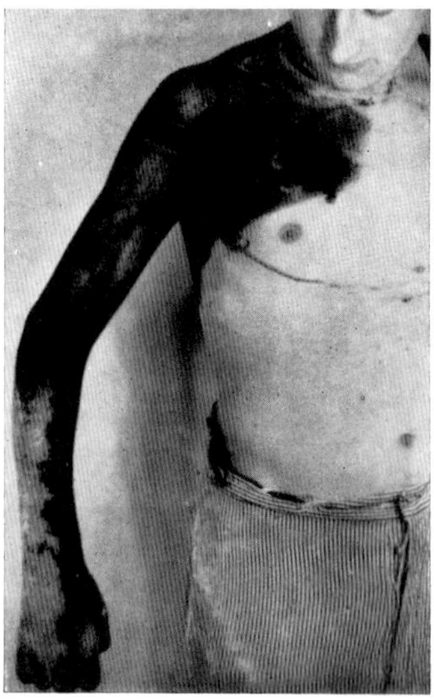

Abb. 1.**55** Minor-Schweißversuch mit Anhidrose bei hochsitzender traumatischer Ulnarisschädigung

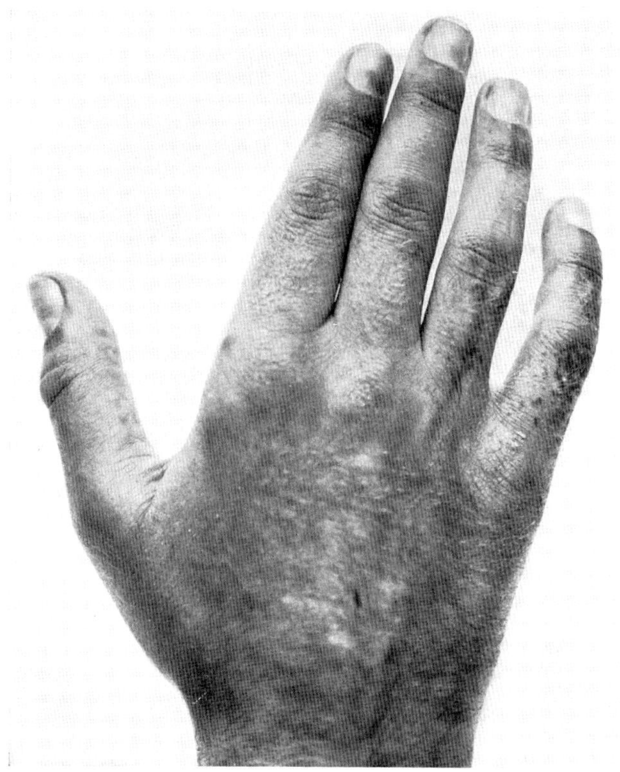

Abb. 1.**56** Ulnarisläsion rechts mit auffallender Pigmentation im Bereich der Sensibilitätsstörungen, speziell am Kleinfinger

Unfähigkeit, das *Endglied der betroffenen Finger zu beugen. Sensibilitätsstörungen* findet man auf der Dorsal- und Volarseite der ulnaren Handkante und dorsal sowie volar des IV. Fingers ulnar und des Kleinfingers. Im Bereich der Sensibilitätsstörungen ist die Schweißsekretion bei völliger Unterbrechung der Nervenleitung aufgehoben und kann bei partieller Schädigung gesteigert sein. In der Abb. 1.**55** ist eine Anhidrose bei hochsitzender traumatischer Ulnarisschädigung im Minor-Schweißversuch dargestellt.

Besonders häufig sieht man bei der Ulnarisläsion Pigmentflecken und keratotische Ekzeme (Abb. 1.**56**). Hinzu kommen die motorischen Symptome der *distalen N.-ulnaris-Schädigung* mit der bekannten *Krallenhandhaltung,* besonders des *III.–V. Fingers,* mit *Atrophien des Kleinfingerballens* und *Atrophien in den Spatia interossea I–IV* (Abb. 1.**57**), sowie mit Ausfall des *Adductor pollicis* und des *Caput profundum* des *Flexor pollicis brevis* sowie der *Mm. lumbricales III und IV* und sämtlicher *Mm. interossei,* welche die Mittel- und Endphalangen der ulnaren Finger strekken und die Grundphalangen beugen. Durch den Ausfall des M. flexor pollicis brevis wird der Daumen meist im Grundgelenk hyperextendiert gehalten („Signe de Jeanne").

Beim Festhalten eines Papierstreifens zwischen Daumen und Zeigefinger kommt es zu einer Flexion des Daumenendglieds (Froment-Zeichen). Der gelähmte M. adductor pollicis wird durch den vom N. medianus innervierten M. flexor pollicis longus kompensiert. Durch den Ausfall der Mm. interossei kommt es zu einer Schwäche der Streckung der Interphalangealgelenke. Die gebeugte Zeigefingerspitze wird beim sog. Nasenstüber ungenügend vorgeschnellt (Signe de la Chiquenaude).

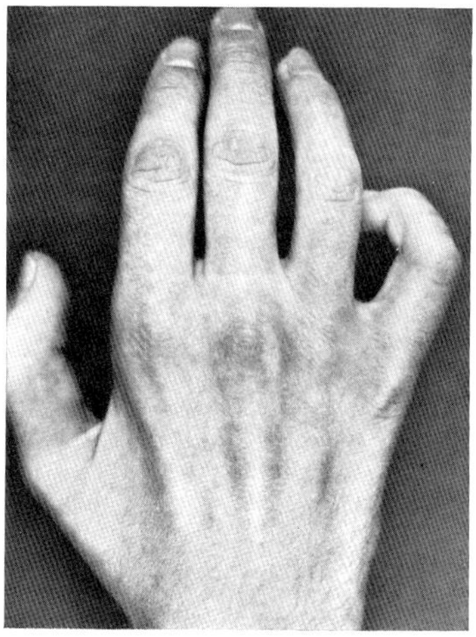

Abb. 1.**57** Traumatische Ulnarislähmung rechts mit Krallenstellung des IV. und V. Fingers. Atrophie der Spatia interossea. Schußverletzung oberhalb des medialen Epikondylus

Beim *proximalen Lähmungstyp* ist die vom N. ulnaris innervierte Unterarmmuskulatur mit einbezogen. Die relativ ungeschützte Lage des Nervs hinter dem Epicondylus humeri medialis und der enge Kontakt mit dem Ellenbogen führen zu einer erhöhten Vulnerabilität. Die häufigste Ursache der proximalen Ulnarislähmung sind Traumen.
Bei distalen *Humerus-* und bei *Ellenbogenfrakturen* kann der Nerv direkt oder durch die Folgen der Fraktur mit Kallusbildung oder Gelenkanomalien als Spätschaden in Mitleidenschaft gezogen werden. Besonders häufig wird der N. ulnaris im Kindesalter bei suprakondylären Humerusfrakturen geschädigt (272). Die *arthrogenen Spätlähmungen* (282) treten oft viele Jahre nach einem Ellenbogengelenktrauma auf. Auch Schnitt-, Schuß- und Stichverletzungen unmittelbar oberhalb des Ellenbogens können den Nerv schädigen.
Druckschäden, die lagerungsbedingt bei *Narkose* und im *Koma* ein- oder beidseitig auftreten, sind nicht selten. Druckparesen aus dem *Schlaf* heraus setzen eine *abnorme Schlaftiefe* oder eine *Prädisposition des Nervs zu Druckschäden* voraus. Bei Patienten, die über längere Zeit bettlägerig sind, kann man progrediente Ulnarisparesen beobachten, insbesondere wenn eine *Kachexie* vorliegt. Das Aufstützen der Ellenbogen zum Lesen kann zu diesen Druckparesen beitragen.
Zur chronischen Traumatisierung des Nervs kommt es beim sog. *Sulcus-ulnaris-Syndrom.* Dabei liegt entweder eine traumabedingte Veränderung des Sulkus vor, so daß der Nerv aus dem Sulkus luxiert ist, oder es handelt sich um eine angeborene Anomalie mit permanenter Luxation oder Luxation ausschließlich in Beugehaltung. Die *angeborene Luxation* des Nervs ist in der Regel beidseitig. Sie braucht nicht von nervösen Ausfällen begleitet zu sein (272). Die Lage des Nervs im Sulkus entspricht einem *Locus minoris resistentiae,* an welchem sich mechanische und entzündliche, z. B. periartikuläre Veränderungen, entsprechend schädigend auswirken (intra- und extraartikuläre Ganglien, Hämatome usw.). In diesen Fällen klagen die Patienten häufig zunächst über Parästhesien im IV. und V. Finger; später treten die genannten motorischen Symptome und trophischen Störungen hinzu. Wegen des frühen Abganges und der oft geschützteren Lage des Muskelastes ist der M. flexor carpi ulnaris bei einer Sulcus-ulnaris-Kompression zumeist nicht mit betroffen. Bei länger bestehenden Nervendruckschäden wird der Nerv am Ellenbogen palpatorisch auffällig. Er kann *abgeplattet, verdickt* oder *mit der Umgebung verbacken* sein.
Neben der klinischen und elektromyographischen Untersuchung hat vor allem die fraktionierte Messung der Nervenleitungsgeschwindigkeit zur Lokalisation der Schädigung eine hohe diagnostische Wertigkeit. Auch der Vergleich mit den Leitungsgeschwindigkeiten der Gegenseite und des N. medianus ist ein wichtiges Kriterium.
Im Verlauf des Unterarmes liegt der N. ulnaris relativ geschützt unter dem M. flexor carpi ulnaris, so daß hier Läsionen, z. B. durch Frakturen, Stich- oder Schnittverletzungen, selten vorkommen. Gelegentlich können Geschwülste (insbesondere Lipome oder Neurofibrome) in dieser Lokalisation zu einer Ulnarisparese führen.
Der *sensible R. dorsalis* kann gelegentlich auf seinem Weg zur Streckseite durch ein zu enges Uhrenband im distalen Drittel des Unterarmes lädiert werden.
Die distale Ulnarisschädigung kommt relativ häufig bei *Traumen im Bereich des Handgelenks* vor, wo der Nerv wieder relativ oberflächennah unter und neben der Sehne des M. flexor carpi ulnaris verläuft. Nicht selten führen Schnittverletzungen am Handgelenk, gelegentlich auch im Rahmen eines Suizidversuches, zu Verletzungen dieses distalen Abschnittes des N. ulnaris. Als Ursache einer Schädigung beim Durchtritt durch den fibrösen Kanal, der sich am Handgelenk vom Os pisiforme zum Retinaculum flexorum erstreckt (Loge de Guyon) (254), kommen Knochenanomalien, Geschwülste, Ganglien, bindegewebige Veränderungen (260), Gefäßmißbildungen (286) sowie degenerative Veränderungen oder Frakturen des Handgelenks in Frage. Hier teilt sich der N. ulnaris in den R. superficialis, der neben sensiblen Fasern zum Ulnarisinnervationsgebiet der Hand motorische Fasern zum M. palmaris brevis enthält, und den motorischen R. profundus, der zunächst einen Ast zum Hypothenar und zu den Mm. lumbricales abgibt. Der Endast letztlich versorgt die Mm. interossei und den M. adductor pollicis sowie den tiefen Kopf des M. flexor pollicis brevis. Je nach dem Ort der Schädigung kann man folglich bei der distalen Ulnarisläsion eine kombinierte motorisch-sensible Ulnarisparese der Hand *(obere distale Ulnarisparese)* finden oder – unter Aussparung der Sensibilität und des M. palmaris brevis, der bei der Kleinfingerabduktion eine Einziehung der Haut über dem Hypothenar verursacht (274) – eine Schwäche und später Atrophie des Hypothenars, der Mm. lumbricales, interossei und des Daumenadduktors beobachten *(mittlere distale Ulnarisparese).* Bei der *unteren distalen Ulnarisparese* letztlich bleiben auch Hypothenar und Lumbrikales ausgespart. Betroffen sind lediglich die Interossei und der Daumenadduktor. Bei intaktem Kleinfingerballen und intakter Sensibilität imponiert eine Atrophie im Spatium interosseum I (R.-profundus-Syndrom).
Belastungsabhängig kann eine distale N.-ulnaris-Schädigung auch bei langen Radtouren vorkommen. Während dies heute selten ist, beobachtete man während der Hungerjahre häufiger solche Druckschäden, zu denen die schlechte Ernährung

als zusätzlicher Faktor hinzukam. Bei längerem Radfahren wird der Nerv infolge der Extension und langdauernden Abduktion der Hand zwischen Fahrradgriff und Os pisiforme eingeklemmt.
Zu den vom Arbeitsplatz abhängigen Schädigungen gehören die Ulnarisparesen bei Telefonistinnen und auch bei Arbeitern, die jahrelang mit Bohr- und Preßlufthammer beim Berg- oder Straßenbau tätig sind. Allerdings findet man dabei häufig auch Schädigungen des N. medianus. Durch den Druck des Bohr- bzw. Preßlufthammers mit der Schulter gegen das Gestein kann es außerdem zu Schädigungen der Nerven im Schultergürtelbereich (z. B. des N. thoracicus longus) kommen.
Erwähnt sei der Fall eines Schachspielers, der stundenlang, den Kopf in die Fäuste gestützt, vor dem Brett saß, und nach Beendigung der Partie feststellen mußte, daß ihm nicht nur die Hand auf der Kleinfingerseite eingeschlafen war, sondern daß auch die Kraft der Hand nachgelassen hatte.
Differentialdiagnostisch kann eine Ulnarisparese gelegentlich durch eine *Inaktivitätsatrophie* der Handbinnenmuskulatur, z. B. bei einer chronischen Polyarthritis oder anderen schmerzhaften Veränderungen an den Händen, vorgetäuscht werden. In diesen Fällen findet man in den verschmächtigten Muskeln ein weitgehend normales EMG (bei Inaktivitätsatrophie wurden vermehrte Polyphasien beschrieben [244]) und eine normale Leitungsgeschwindigkeit des N. ulnaris in allen Abschnitten.
Eine *nukleäre Atrophie* als Folge einer spinalen Muskelatrophie oder myatrophen Lateralsklerose kommt differentialdiagnostisch insbesondere bei der R.-profundus-Parese, die ohne Sensibilitätsstörungen einhergeht, in Betracht. Nicht selten werden Patienten im Initialstadium einer *myatrophen Lateralsklerose* oder einer *spinalen Muskelatrophie Duchenne-Aran* unter dem Verdacht eines Sulcus-ulnaris-Syndroms operiert, wenn die Paresen klinisch auf das Ulnarisinnervationsgebiet beschränkt sind und eine sorgfältige elektromyographische Untersuchung über dieses Innervationsgebiet hinaus nicht durchgeführt wurde. Auch die gelegentliche subjektive Angabe eines Taubheitsgefühls bei einer myatrophen Lateralsklerose, die in der Regel bei sorgfältiger Sensibilitätsprüfung nicht verifiziert werden kann, kann hier zum diagnostischen Irrtum beitragen. Ein nicht immer zuverlässiges Kriterium ist das Faszikulieren, das bevorzugt bei nukleären Atrophien und Wurzelprozessen auftritt. Auch das EMG mit stark verbreiterten und amplitudenüberhöhten motorischen Einheiten kann nur mit Vorbehalt diagnostisch verwertet werden. Entsprechende Veränderungen werden nicht nur bei Vorderhornläsionen, sondern auch bei anderen chronischen Nervenschädigungen gesehen. Entscheidend in dieser Differentialdiagnose ist der EMG-Nachweis, daß die Veränderungen über das Ulnarisinnervationsgebiet hinausgehen. Der Nachweis der umschriebenen demyelinisierenden Nervenschädigung durch eine fraktionierte Bestimmung der Nervenleitungsgeschwindigkeit läßt die nukleäre von der Läsion des Nervs abgrenzen.
Auch bei der *Syringomyelie* findet man zumindest mit EMG-Kriterien ein Überschreiten des Ulnarisinnervationsgebietes. Die Syringomyelie kann ebenso wie ein anderer, z. B. *raumfordernder zervikaler spinaler Prozeß* durch nukleäre Atrophien in den Segmenten C7, C8 und Th1 eine Ulnarisparese vortäuschen, jedoch auch andererseits durch eine begleitende Arthropathie eine periphere Ulnarisparese zur Folge haben. Bei der Syringomyelie sind insbesondere die dissoziierten Empfindungsstörungen und die Symptome der Schädigung langer Bahnen des Spinalmarks zu beachten.
Wurzelschäden von C8 und Th1 beziehen in den meisten Fällen, zumindest nach EMG-Kriterien, den Thenar mit in die Läsion ein. Auch der Nachweis einer Beteiligung der langen Fingerbeuger, die vom N. medianus innerviert werden, spricht für die Wurzelläsion. Zu beachten ist ferner, daß der Sensibilitätsausfall bei einer C8-Wurzelschädigung weniger scharf in der Mitte des Ringfingers begrenzt ist als bei der Ulnarisparese. Auch der Charakter der radikulären Schmerzen kann bei der C8–Th1-Wurzelläsion weiterhelfen. Auf ein begleitendes Horner-Syndrom bei Läsionen der Wurzeln Th1/2 ist zu achten.
Bei der *unteren Armplexusparese* überschreiten die motorischen Störungen ebenfalls in der Regel das Ulnarisinnervationsgebiet. Die Sensibilitätsstörungen erstrecken sich meist auf die Ulnarseite des Unterarmes.
Die *Dupuytren-Kontraktur* ist mit einer Ulnarisparese nicht zu verwechseln. Sie ist an der fühlbar verdickten Palmaraponeurose zu erkennen. Eine *Sklerodermie* kann mit einer „Krallenhand“ und der Verschmächtigung von Handbinnenmuskeln eine Ulnarisparese vortäuschen.

Nervus medianus (C6–Th11)

Der N. medianus gibt seinen 1. Ast zum Ellenbogengelenk als R. articularis cubiti ab, durchtritt am Ellenbogen den Lacertus fibrosus, wo ihn seine ersten Muskeläste zu den Mm. pronator teres, flexor carpi radialis, palmaris longus und flexor digitorum superficialis verlassen. Zwischen den beiden Köpfen des M. pronator teres erreicht er die tiefen Muskeln des Unterarmes und gibt dort den N. interosseus anterior in der Tiefe ab, der seinerseits den M. flexor pollicis longus und den M. flexor digitorum profundus sowie den M. pronator quadratus innerviert. Der Hauptstamm erreicht das Handgelenk, wo er relativ oberflächlich an der Ulnarseite der Sehne des M. flexor carpi radialis lokalisiert ist. Ein Hautast, der R. palmaris, verläßt den Nerv noch vor dem Durchtritt durch den Karpaltunnel zur Versorgung der Haut in der radialen Hälfte der Hohlhand einschließlich des Daumenballens.

Der Karpaltunnel wird aus den Karpalknochen und dem Lig. carpi transversum gebildet und enthält außer dem N. medianus die Sehnen des M. flexor pollicis longus und der oberflächlichen und tiefen Fingerbeuger. Unmittelbar vor oder nach dem Verlassen des Karpalkanals gibt der N. medianus Muskeläste zum Thenar ab zur Versorgung des M. abductor pollicis brevis, des M. opponens pollicis und des oberflächlichen Kopfes des M. flexor pollicis brevis. Der Endast teilt sich in die Nn. digitales palmares communes I, II und III, von denen der I. und II. Äste zu den Mm. lumbricales I und II abgeben. Sensibel versorgen die Nn. digitales proprii die Haut auf der Volarfläche der Finger I–III, den radialen Umfang des IV. Fingers sowie die entsprechenden dorsalen Mittel- und Endglieder der Finger.

Anastomosen zwischen N. medianus und N. ulnaris kommen mit großer Variabilität vor (273). Sie können wesentliche Abweichungen von der üblichen Innervation bewirken. Die bekannteste ist die *Martin Grubersche Anastomose* im mittleren Drittel des Unterarmes, über die motorische Fasern aus dem N. medianus den N. ulnaris erreichen. Es wurden auch Anastomosen in umgekehrter Richtung (263) und am Oberarm *(Villars-Anastomose)* (275) beschrieben. Im Bereich der Hand findet man relativ häufig eine Anastomose zwischen dem R. profundus n. ulnaris und dem R. thenaris n. medianus, die Ursache einer Doppelinnervation des Thenars, insbesondere des M. opponens pollicis, sein kann. Aufgrund der Anastomose kann man bei kompletten Nervendurchtrennungen gelegentlich eine Restinnervation im Thenar nachweisen und fälschlich eine partielle Medianusschädigung diagnostizieren. Als Konsequenz unterbleibt die rechtzeitige Nervennaht.

Eine Schädigung des N. medianus proximal des Ellenbogens wird je nach Höhe der Läsion im Bereich des Oberarmes und der Axilla als *mittlere* bzw. *obere Medianusläsion* bezeichnet. Diese umfaßt *Sensibilitätsstörungen* auf der radialen Volarseite der Hand, der Volarseite des I.–III. Fingers, der Radialseite des IV. Fingers sowie der entsprechenden End- und Mittelphalangen auf der Dorsalseite. Sie ist je nach Ausmaß mit trophischen Störungen verbunden. Hierbei sind insbesondere charakteristische *Nagelveränderungen* im Sinn des Nagelbettzeichens oder als Querrillen, analog den Mees-Streifen (Abb. 1.**58**), zu erwähnen. Auch trophische Ulzera, besonders am Zeigefinger, ausgedehnte Pigmentationen (Abb. 1.**59** u. 1.**60**), spindelige Verjüngung der Finger und keratotische Abschilferungen innerhalb der sensibel gestörten Hautbezirke können sich einstellen.

Motorisch findet sich ein Ausfall der Hand- und Fingerflexoren sowie der Pronatoren am Unterarm. Diese Schwäche der Pronation kann durch den M. brachioradialis nur in geringem Ausmaß kompensiert werden. Die Parese des M. flexor carpi radialis und der langen Fingerflexoren führt

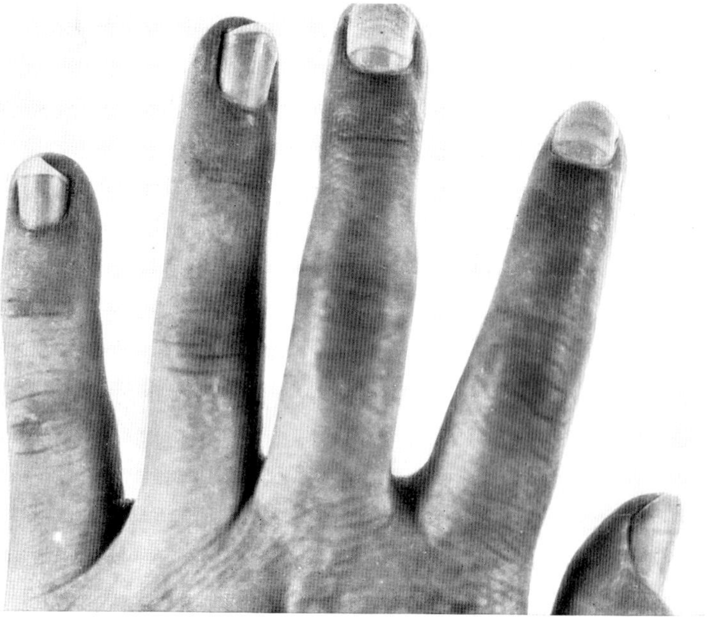

Abb. 1.**58** Trophische Störungen der Nägel mit Mees-Streifen im Bereich der Sensibilitätsstörung bei distaler Medianuslähmung

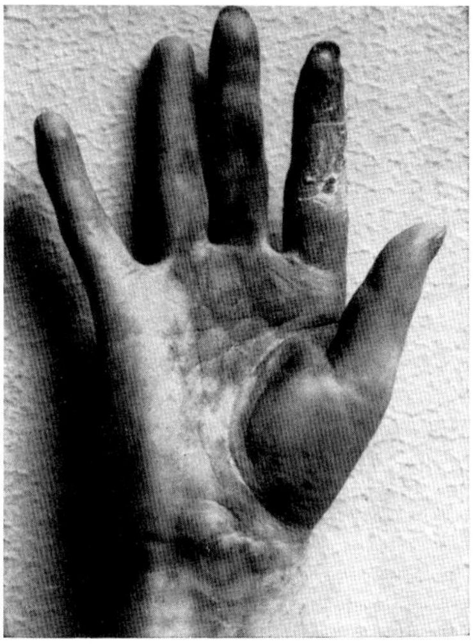

Abb. 1.**59** Trophische Ulzera und Nagelbettzeichen an Zeige- und Mittelfinger infolge distaler Medianuslähmung

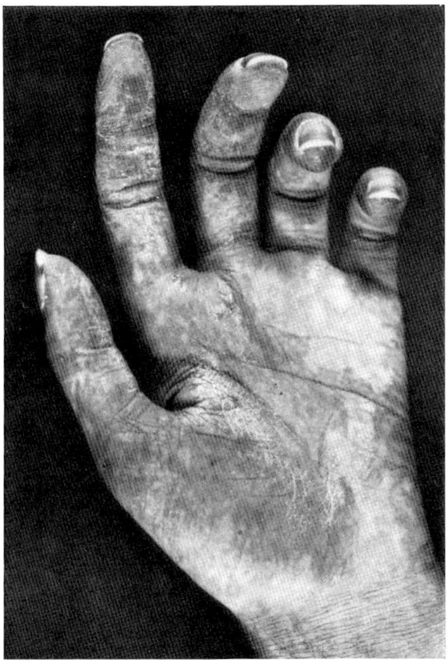

Abb. 1.**60** Braunverfärbte Hyperkeratose nach Schußverletzung des Medianus im Oberarmbereich

zu einer Minderung des kraftvollen Faustschlusses. Beim Versuch, alle Finger zu beugen, entsteht die bekannte *Schwurhand* (Abb. 1.**61**), bei der Daumen-, Zeige- und Mittelfinger lediglich im Grundgelenk über die Mm. interossei gering flektiert werden können, ansonsten extendiert bleiben, während Ring- und Kleinfinger vom ulnaren Anteil des M. flexor digitorum profundus flektiert werden können.

An der Hand sind die Muskeln des Daumenballens mit Ausnahme des Caput profundum des M. flexor pollicis brevis betroffen. Wenn keine Ulnarisanastomosen vorliegen, fallen die Daumenopposition und die Abduktion 90° zur Hand komplett aus. Beim Umfassen einer Flasche kann die Hautfalte zwischen Daumen und Zeigefinger der Rundung der Flasche nicht anliegen; es entsteht das diagnostisch hilfreiche *Flaschenzeichen.*

Mittlere und obere Medianusparesen sind im Vergleich zu den distalen Medianusparesen selten. Sie können ebenso wie die Ulnarisparesen durch scharfe und stumpfe Schädigungen im Bereich des Sulcus bicipitis medialis oder in der Axilla entstehen. Als *Druckschäden* wurden Medianusparesen durch den Druck des Kopfes der schlafenden Partnerin (Paralyse des amants) in Analogie zu den Radialisdruckparesen gesehen. Auch hier dürfte eine abnorme Schlaftiefe oder eine Ner-

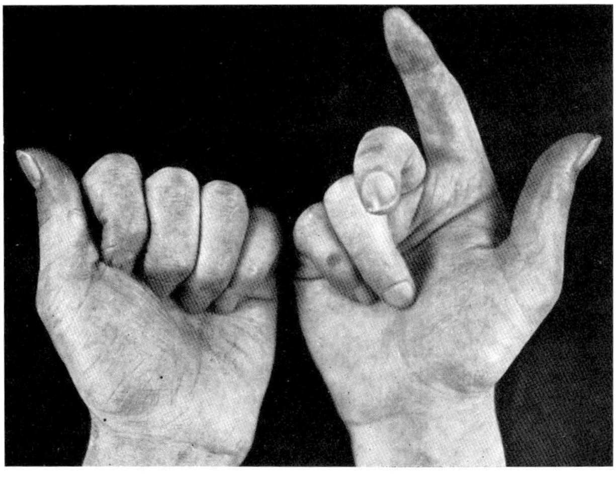

Abb. 1.**61** Medianusparese nach Schußverletzung. Schwurhand mit Verschmälerung der Zeigefingerspitze. Der Patient war aufgefordert, die Finger zur Faust zu schließen

venvorschädigung, z. B. im Rahmen einer Polyneuropathie, insbesondere bei Alkoholabusus, eine begünstigende Rolle spielen. *Humerusfrakturen* verursachen nur in seltenen Fällen eine Medianusschädigung. Druckschäden am Oberarm können durch operative Maßnahmen in Blutleere mit der sog. *Esmarch-Binde* verursacht werden. Diese Parese ist meist spontan reversibel.

Eine mittlere Medianusparese kann auftreten, wenn ein *Processus supracondylaris* vorhanden ist. Dies kann in 1–2% der Bevölkerung nachgewiesen werden. Es handelt sich um einen Knochensporn medioventral des Humerus, etwa 6 cm proximal des Epicondylus medialis. Von seiner Spitze zieht ein Ligament zum Epicondylus medialis. Der N. medianus zieht unter dem Prozessus einher und kann sowohl durch den Knochensporn als auch durch eine Druckeinwirkung des Ligaments lädiert werden. Dabei werden Schmerzen im Medianusinnervationsgebiet, häufig verbunden mit Funktionsausfällen, geklagt. Die Schmerzen werden durch Armbeugungen verstärkt.

Von einem *Pronator-teres-Syndrom* spricht man bei einer Schädigung des N. medianus bei seinem Durchtritt durch beide Pronatorköpfe in die Tiefe des Vorderarmes. Auch hier werden Schmerzen im Medianusinnervationsgebiet durch entsprechende Armhaltung, insbesondere durch Streckung des Vorderarmes und Pronation, verstärkt. Der M. pronator teres ist meist druckempfindlich. An dieser Stelle können Läsionen durch ein fibröses Band zwischen dem M. pronator teres und dem M. flexor digitorum superficialis verursacht sein.

Eine partielle Medianusparese tritt bei Schäden auf, die den *N. interosseus anterior* betreffen (Kiloh-Nevin-Syndrom), wobei als Ursache Unterarmfrakturen, Kontusionen, angeborene Anomalien (z. B. ein fibröser Strang, der den Nerv komprimiert) in Frage kommen. In diesen Fällen besteht eine Parese des M. flexor pollicis longus und des M. flexor digitorum profundus mit der Unfähigkeit, das Endglied von Daumen, Zeige- und Mittelfinger zu beugen. Am häufigsten sind Daumen und Zeigefinger betroffen. Die Patienten bemerken rechtsseitige Paresen zuerst beim Schreiben. Einer unserer Patienten wurde beim Gitarrespielen auf die Läsion aufmerksam. Es handelt sich um eine rein motorische Parese, die in manchen Fällen von Schmerzen im Bereich des Unterarmes begleitet ist.

Distale Medianusparesen finden sich häufig, da der N. medianus vor dem Eintritt in den Karpaltunnel relativ ungeschützt verläuft. Daher wird er durch Schnitt- und Stichverletzungen sowie durch distale Radiusfrakturen häufig geschädigt. Auch gibt es arthrogene Spätlähmungen, die wegen der Kombination von Muskelatrophie, Gefühlsstörungen und Gelenkdeformität an eine Syringomyelie erinnern.

Die häufigste Lokalisation einer N.-medianus-Schädigung ist der *Karpaltunnel.* Der N. medianus verläuft hier zusammen mit den Sehnen und den Sehnenscheiden der Fingerbeugermuskeln durch einen engen von Handwurzelknochen und dem Lig. carpi transversum begrenzten Kanal. Alle Schwellungszustände führen hier zu einer Nervenkompression. Das sog. *Karpaltunnelsyndrom* geht mit einer Schädigung des *Endastes des N. medianus, der die Muskeln des Thenars innerviert,* einher (s. oben). Am stärksten betroffen ist in den meisten Fällen der *M. abductor pollicis,* so daß eine laterale Eindellung des Thenars entsteht (Abb. 1.**62**).

Sensibilitätsstörungen findet man im Innervationsgebiet der Nn. digitales, während das Innerva-

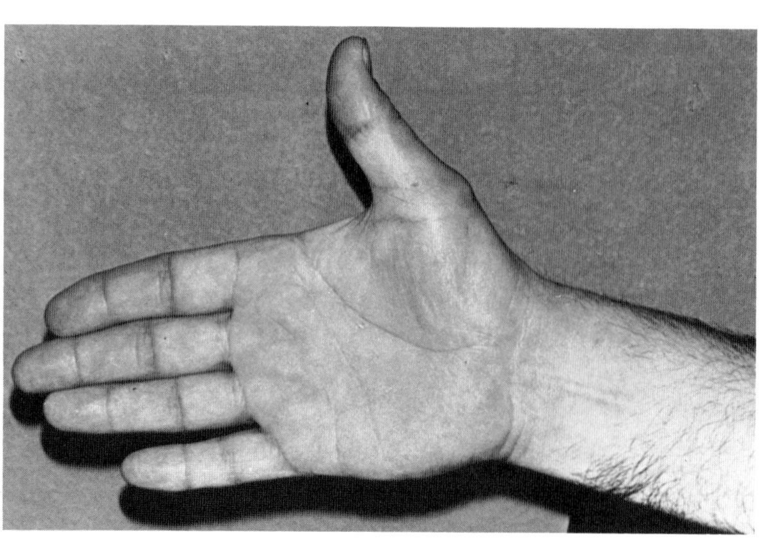

Abb. 1.**62** Karpaltunnelsyndrom mit Thenaratrophie

tionsgebiet des R. palmaris ausgespart bleibt. Das Karpaltunnelsyndrom ist in typischer Weise von *Parästhesien und Schmerzen* begleitet, die als sog. *Brachialgia paraesthetica nocturna* nachts auftreten und als heftigste ziehende Schmerzen von der Hand bis zum Oberarm ausstrahlen. Diese nächtlichen Brachialgien sind das häufigste und früheste Symptom des Karpaltunnelsyndroms. Während die Parästhesien sich im wesentlichen an das Medianusinnervationsgebiet halten, strahlen die Schmerzen zur gesamten Hand, bis zum Ellenbogen, ja sogar bis zur Axille und zum Nacken aus. Im Frühstadium werden die Beschwerden häufig ausschließlich während der Nacht angegeben. Im weiteren Verlauf treten Ruheschmerzen auch während des Tages auf. Schmerzen und Sensibilitätsstörungen können auch bei manueller Betätigung provoziert werden. Als Auslösemechanismus wird sehr häufig das längere Halten von Gegenständen genannt. Eine Behinderung tritt meist erst im weiteren Verlauf zutage, wobei die Patienten sowohl über ein Taubheitsgefühl als auch über Kraftlosigkeit der Hand und Beeinträchtigung der Feinmotorik klagen.

Es kommt vor, daß Patienten wegen einer Thenaratrophie, die vom Hausarzt zufällig bemerkt wurde, zur Untersuchung geschickt werden und daß sich dann erst auf detailliertes Befragen herausstellt, daß es sich um eine lange zurückliegende Medianusschädigung im Karpaltunnel handelt. Die Atrophie wurde offenbar erst bemerkt, nachdem der Patient sich bereits an die motorische Behinderung gewöhnt hatte. Da Sensibilitätsstörungen aus benachbarten Innervationsgebieten weitgehend kompensiert werden können, ist in diesen Fällen die fälschliche Annahme einer nukleären Muskelatrophie keine seltene Fehldiagnose.

Das Karpaltunnelsyndrom hat in den meisten Fällen einen *langsam progredienten Verlauf.* Es kann sich über Jahre hinziehen, bis Symptome der Nervenläsion klinisch erkennbar werden. In seltenen Fällen – in unserem eigenen Krankengut in 3 von 100 Fällen – treten die Symptome *akut,* d.h. von einem zum anderen Tag oder gar innerhalb von Sekunden auf und gehen dann mit meist heftigsten Brachialgien, Schwellung der Hände, elektrisierenden Mißempfindungen bewegungsabhängig in den Händen einher. Der neurologische Untersuchungsbefund läßt in diesen Fällen meist bereits im Frühstadium Sensibilitätsstörungen und Paresen erkennen, mit Unfähigkeit zur Daumenopposition *(„Affenhand")* und zur Daumenabduktion 90° zur Hand.

Die zuverlässigste Methode, ein Karpaltunnelsyndrom zu *diagnostizieren,* ist die Bestimmung der distalen Latenzen, wobei stets sowohl die motorische als auch die sensible Endstrecke neurographisch untersucht werden sollte. Bei standardisierten Ableitbedingungen kann auch die Amplitude und Form des sensiblen Aktionspotentials, insbesondere wenn sie im Vergleich zur Gegenseite und im Vergleich zum Ulnarisinnervationsgebiet benutzt wird, zur Diagnose beitragen. (Das sensible Aktionspotential des N. ulnaris ist normalerweise niedriger als das sensible Aktionspotential des N. medianus.)

In Zweifelsfällen kann darüber hinaus die sensible Leitungsgeschwindigkeit an der Hand fraktioniert, d.h. vom Handgelenk bis zur Hohlhand und von der Hohlhand zu den Fingern, gemessen werden, um eine örtliche Verzögerung am Handgelenk nachzuweisen (249).

Das Karpaltunnelsyndrom betrifft meist zunächst die *Arbeitshand,* wird jedoch im weiteren Verlauf mit großer Häufigkeit *doppelseitig* gesehen. In unserem eigenen Krankengut fanden wir bei einer Übersicht von 200 Fällen innerhalb 3 Jahren in 49% eine doppelseitige Manifestation.

Die *Pathogenese* des Karpaltunnelsyndroms ist vielfältig. Mit großer Häufigkeit tritt es bei Frauen im *Klimakterium* auf. Wir fanden im Alter zwischen 45 und 55 Jahren ein Überwiegen der Frauen in einem Verhältnis von 8:1, während im Senium und vor dem 45. Lebensjahr die Erkrankung nur mit einem geringen Überwiegen (2:1,3) bei Frauen im Verhältnis zu Männern gefunden wurde (250). Es ist anzunehmen, daß das Klimakterium den häufigsten prädisponierenden Faktor darstellt. Weiterhin prädisponieren eine *Polyneuropathie,* ein *Diabetes mellitus* (288), *Überbelastung mit Synoviitis, Schwangerschaft* und *Adipositas* zum Auftreten eines Karpaltunnelsyndroms. Auch das familiäre Vorkommen einer Verdikkung des Retinaculum flexorum ist zu erwähnen. Die häufigste Ursache eines Karpaltunnelsyndroms in unserem Krankengut war eine *primär chronische Polyarthritis* (pcP) (250). Die Symptome eines Karpaltunnelsyndroms können den übrigen Symptomen einer pcP vorangehen.

Auch *Kollagenosen* im engeren Sinn können Ursache eines Karpaltunnelsyndroms sein. Hierbei ist jedoch besonders kritisch auf die Abgrenzung von einer Polyneuropathie zu achten. An zweithäufigster Stelle sahen wir als Auslösemechanismus *traumatische Veränderungen* im Bereich des Handgelenks, insbesondere nach distaler Radiusfraktur, vereinzelt auch bei traumatischen Veränderungen der Handwurzelknochen (posttraumatische Spätlähmung). Die Röntgenuntersuchungen des Handgelenks mit Spezialaufnahme des Karpaltunnels können zur ätiologischen Abklärung beitragen. Auch eine *Akromegalie* kann zu einem Karpaltunnelsyndrom führen. Die Diagnose des zugrundeliegenden Hypophysenadenoms erfolgte bei 4 Patienten unseres Krankengutes, nachdem wegen eines Karpaltunnelsyndroms gezielte Untersuchungen eingeleitet worden waren. Es sollte in jedem Fall anamnestisch und klinisch nach Anhaltspunkten für eine Akromegalie gefahndet werden. Beim Vorliegen entsprechender sichtbarer

Veränderungen wie Amenorrhö, Kopfschmerzen oder Sehstörungen oder anderen Hinweisen sind in jedem Fall eine Bestimmung des Wachstumshormons (mit Glukosebelastung), Sellaspezialaufnahmen und eine augenärztliche Untersuchung zu veranlassen. *Degenerative Handgelenkveränderungen, Ödeme* unterschiedlicher Genese, wie eine *Sudeck-Dystrophie,* können ebenfalls Ursache eines Karpaltunnelsyndroms sein. An seltenen Ursachen sind das *Myxödem,* das *Myelom* und die *primäre Amyloidose* zu nennen. Auch bei *Gicht* können sehr ausgeprägte Läsionen des N. medianus im Karpaltunnel gesehen werden. Eine häufige Ursache ist die *Tendovaginitis* infektiöser und nichtinfektiöser Genese. *Hämatome* aufgrund von Blutgerinnungsstörungen (Hämophilie und Antikoagulantienbehandlung) sowie Gefäßverschlüsse werden ebenso als Ursache des akuten Karpaltunnelsyndroms angeschuldigt. *Mißbildungen* von Muskeln und der A. mediana sowie Mißbildungen des Retinaculum flexorum sind in der Regel erst intra operationem zu erkennen. Eine seltene Ursache ist der *Morbus Ulrich-Scheie* (Mukopolysaccharidose Typ V), bei dem ein meist beidseitiges Karpaltunnelsyndrom bereits in der Kindheit beobachtet wird. Wir sahen ein Zwillingspaar, das unter dieser Erkrankung litt und bei dem seit der Kindheit eine beidseitige Daumenballenatrophie bekannt ist (268).

Die Manifestation eines Karpaltunnelsyndroms wird durch manuelle Tätigkeiten im Sinn der *Beschäftigungsneuropathie* begünstigt. Hierzu sind insbesondere Betätigungen zu erwähnen, die mit kraftvollen Bewegungen aus dem Handgelenk heraus einhergehen und die Sehnen der langen Fingerbeuger beanspruchen, z. B. die Tätigkeit von Melkerinnen, Garnwicklern, Büglerinnen und Tischlern. Erwähnenswert ist der Fall eines Kochs, der beim Münchner Oktoberfest ein akutes Karpaltunnelsyndrom entwickelte, nachdem er 1000 Enten ausgenommen hatte. Auf die ausführliche Darstellung des Karpaltunnelsyndroms von Benini sei verwiesen (247).

Zu einer isolierten Schädigung des *R. palmaris* mit Sensibilitätsstörungen der Hand kann es durch Verletzungen des Nervs im Rahmen einer Spaltung des Lig. carpi volare oder auch durch Druckeinwirkung am Handgelenk, z.B. durch Handschellen (Fessellähmung), kommen. An der Hand kommen gelegentlich Druckschäden des *R. thenaris* mit rein motorischen Paresen vor. Durch entzündliche Sehnenscheidenerkrankungen, durch Scheren- und Zangendruck und auch bei der Sklerodermie kommt es gelegentlich zu isolierten Druckschäden von *Digitalnerven* der Hand.

Läsionen des N. medianus disponieren bei entsprechender Konstitution zur Kausalgie.

Differentialdiagnostisch muß die N.-medianus-Lähmung, die auch bei distaler Läsion mit Brachialgie des gesamten Armes einhergeht, immer von einer *C7-Wurzelschädigung* abgegrenzt werden. Hierbei ist insbesondere auf den Ausfall des Trizepsreflexes (N. radialis) bei der Wurzelschädigung sowie auf eine Beteiligung der vom N. radialis innervierten Hand- und Fingerstrecker zu achten. Hilfreich ist insbesondere auch die Ausdehnung eines sensiblen Defizits, die im Fall der Medianuslähmung die Hand nicht überschreitet und auf der Dorsalseite nur das Mittel- und Endglied der betroffenen Finger erreicht. Bei der C7-Läsion kann sich das sensible Defizit streifenförmig zur Dorsalseite des Unterarmes erstrecken. Der Daumen und die Radialseite des II. Fingers können bei einer Beteiligung der Wurzel C6 mitbetroffen sein. Auch hier sind, wie eingangs erwähnt, neurographische Befunde kritisch in die Differentialdiagnose einzubeziehen. Besonders zu erwähnen ist die meist recht charakteristische Schilderung der Beschwerden beim Karpaltunnelsyndrom, die bevorzugt bei der Nacht auftreten, von Handbewegungen abhängig provoziert werden können, wobei sich die Patienten durch Schütteln der Hand Erleichterung verschaffen. Auch ein Hoffmann-Tinelsches Zeichen über dem Handgelenk weist auf ein Karpaltunnelsyndrom hin.

Eine *spinale Muskelatrophie* oder eine beginnende *myatrophe Lateralsklerose* sind insbesondere bei der umschriebenen R.-thenaris-Läsion zu bedenken. Bei dieser Läsion kommt es ebenfalls zu rein motorischen Ausfällen im Medianusinnervationsgebiet der Hand. Hierbei ist besonders auf Faszikulationen zu achten, die den Verdacht auf die nukleäre Läsion lenken, und sorgfältig nach einer Überschreitung des Medianusinnervationsgebietes mit Hilfe der Elektromyographie zu suchen.

Auf die differentialdiagnostische Unterscheidung von einer *Syringomyelie,* insbesondere wenn Gelenkveränderungen vorliegen, wurde eingangs schon hingewiesen. Hier ist insbesondere auf den Nachweis dissoziierter Sensibilitätsstörungen zu achten.

Auch *Plexusläsionen* – posttraumatisch oder als Folge eines Skalenussyndroms – können Anlaß zu Verwechslungen mit einer Medianusläsion geben. Auch hierbei kann eine Daumenballenatrophie im Vordergrund stehen. Häufig sind bei den Plexuskompressionssyndromen die Muskeln des Ulnarisinnervationsgebietes betroffen. Die Sensibilitätsstörungen beziehen das Ulnarisinnervationsgebiet mit ein oder finden sich dort schwerpunktmäßig.

Polyneuropathien können in seltenen Fällen schwerpunktmäßig die oberen Extremitäten und hier insbesondere die Hand mit ihren Handbinnenmuskeln betreffen. Zu nennen sind hier insbesondere die vaskulären Neuropathien, die in der Multiplexform den N. medianus betreffen können. Auch in diesen Fällen kann die distale Latenz verzögert sein bei noch normaler Leitungsgeschwindigkeit im proximalen Nervenanteil.

Myopathien verursachen nur extrem selten distale Atrophien, die zu einer Verwechslung mit einem Karpaltunnelsyndrom Anlaß geben können. Erwähnt sei die Myopathia distalis tarda hereditaria, die die distalen Muskeln bevorzugt und sich an den oberen Extremitäten mit einer Atrophie und Schwäche der Muskeln der Streckseite des Unterarmes und der Handbinnenmuskeln manifestiert.

Erwähnt sei das sehr seltene Vorkommen einer angeborenen *Thenaraplasie,* die auch im Zusammenhang mit Knochenanomalien (281) vorkommt. In diesen Fällen ist die Sehne des M. flexor pollicis longus im Bereich des Daumenballens gut sichtbar und tastbar.

In seltenen Fällen kann eine *Ruptur der Sehne des M. flexor pollicis longus* eine Parese vortäuschen und zur fälschlichen Annahme eines *N.-interosseus-anterior-Syndroms* führen. Auch hier klärt das normale EMG in den betreffenden Muskeln und der fehlende Bewegungseffekt am Daumenendglied beim Nachweis vorhandener Willkürinnervation in diesem Muskel die Differentialdiagnose.

Nervus radialis (C5–C8)

Der N. radialis gibt als ersten Ast einen R. articularis humeri zum Schultergelenk ab. Unmittelbar danach verläßt ihn der N. cutaneus brachii posterior zur sensiblen Versorgung der Haut auf der Dorsalseite des Oberarmes. Die motorischen Äste zum M. trizeps brachii verlassen den Hauptstamm meist noch in der Axilla. Es folgt der N. cutaneus antebrachii posterior zur Versorgung der Streckseite des Unterarmes. Noch vor dem Ellenbogen verlassen die Muskeläste zum M. brachialis, zum M. brachioradialis sowie zu den Mm. extensor carpi radialis longus und brevis den Hauptstamm des N. radialis. Dieser teilt sich dann in den sensiblen R. superficialis und den R. profundus. Der R. superficialis innerviert die radiale Hälfte des Handrückens, die Streckseite des Daumens und der 1. Phalange des II. und III. Fingers. Der R. profundus gibt Äste zum M. supinator ab, durch den er anschließend hindurchtritt; danach gibt er Äste ab zu den Mm. extensor digitorum communis, digiti minimi, extensor carpi ulnaris, abductor pollicis longus, extensor pollicis longus und brevis und extensor indicis.

Bei einer *kompletten N.-radialis-Parese* findet sich eine Lähmung der Unterarmstreckung. Es besteht eine Schwäche der Beugung des Unterarmes im Ellenbogengelenk, wenn sich der Unterarm in Mittelstellung zwischen Pronation und Supination befindet (M.-brachioradialis-Parese). Die Hand kann wegen der Lähmung der Handstrecker nicht mehr aktiv dorsalreflektiert werden; man spricht daher von der *„Fallhand"*. Die Finger können im Grundgelenk nicht mehr gestreckt, der Daumen von der Hand nicht mehr radial abduziert und extendiert werden. *Sensibilitätsstörungen* bestehen über der Dorsalseite des Ober- und Unterarmes und über der radialen Hälfte der Hand mit einem *Autonomgebiet* zwischen Metakarpale I und II. Bei der kompletten und partiellen Parese findet man auch trophische Störungen mit Haarausfall oder verstärktem Haarwachstum an der Unterarmstreckseite, Pigmentationen im Gebiet der Sensibilitätsstörungen und eine ödematöse Schwellung (Gubler-Schwellung) im Bereich des Handrückens (Abb. 1.**63** u. 1.**64**).

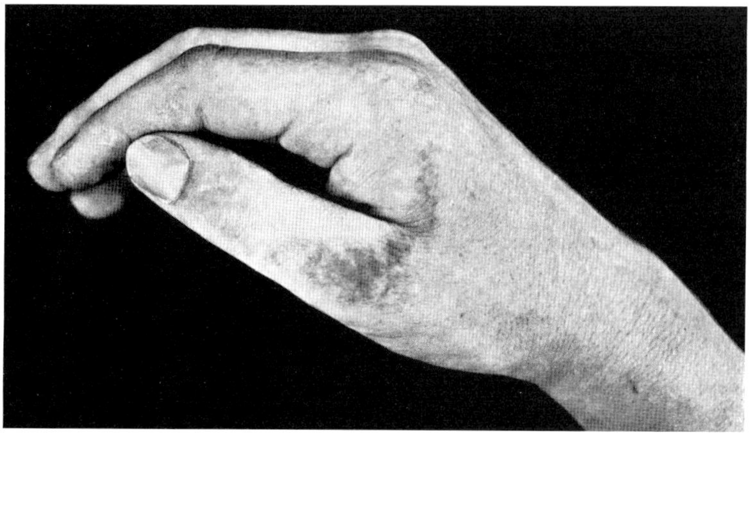

Abb. 1.**63** Stärkere Pigmentationen im Gebiet der Sensibilitätsstörungen (R. superficialis n. radialis) nach Oberarmschuß

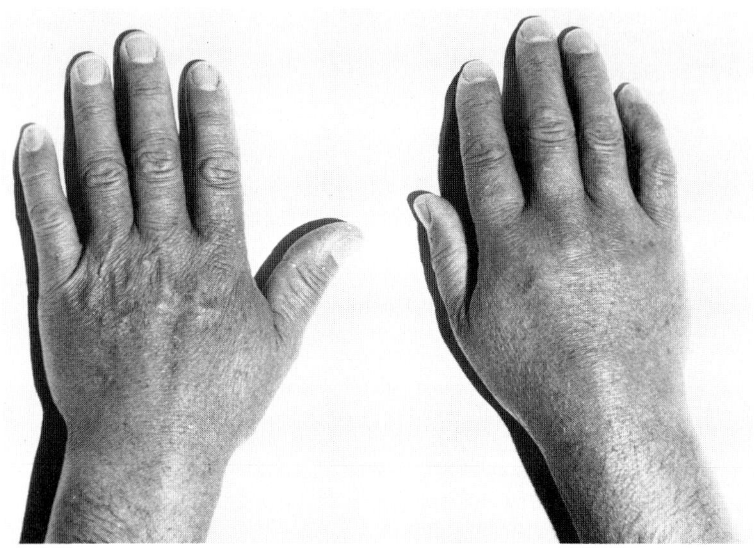

Abb. 1.**64** Gublersche Schwellung bei rechtsseitiger Radialisparese infolge einer Humerusfraktur

Topographisch unterscheidet man eine *obere Radialislähmung* mit einer Schädigung im Bereich der Achselhöhle und im proximalen Drittel des Oberarms, eine *mittlere Radialislähmung,* wobei der Ort der Schädigung im 2. und unteren Drittel des Oberarmes lokalisiert wird, und eine *untere Radialislähmung* mit einer Schädigung des Nervs distal des Ellenbogens.

Die *obere Radialisparese* mit Funktionsstörungen im gesamten Innervationsgebiet ist relativ selten. Sie kommt bei humerusnahen Frakturen und bei Druckeinwirkung im Bereich der Achselhöhle, z. B. durch Krücken, vor. Bei Metallprägern, die den langen Hebelarm ihres Werkzeugs unter großer Kraftaufwendung in die Achselhöhle drükken, um das Metall in die Form zu pressen, kann eine N.-radialis-Parese berufsbedingt auftreten.

Beidseitige Radialisparesen kommen vor, wenn begünstigende Faktoren für Druckparesen vorhanden sind. Bei Lastträgern werden gelegentlich Radialisparesen durch Druckschädigung gesehen.

Die *mittlere Radialisparese* (Abb. 1.**65**) ist die häufigste Form der peripheren Radialisparese. Sie geht mit einer Parese des M. brachioradialis, typischer Fallhand und Fingerstreckerschwäche im Grundgelenk, fehlender radialer Daumenabduktion und Atrophie der entsprechenden Muskeln einher. Die Sensibilität ist, wie oben beschrieben, im Innervationsgebiet des R. superficialis beeinträchtigt. Ist der R. cutaneus antebrachii posterior, der den Hauptstamm bereits im oberen Drittel des Oberarmes verläßt, mit beeinträchtigt, ist die Sensibilität auch an der Dorsalseite des Unterarmes herabgesetzt. An dieser Stelle ist die Radialislähmung meist *traumatischer* Genese. Dies hängt mit der oberflächlichen Lage des Nervs an der Rückseite des Oberarmes zusammen, wo er, vom Muskel kaum geschützt, direkt dem Knochen aufliegt. Hier ist er vor allem Druckschäden ausgesetzt, insbesondere im Schlaf, wenn z. B. der Kopf auf dem Arm ruht und dieser gegen eine harte Unterlage gepreßt wird, oder auch beim Schlaf im Sitzen, wenn der Oberarm mit seiner Streckseite an der Sessellehne aufliegt. Schon OPPENHEIM (277) macht darauf aufmerksam, daß der mechanische Druck allein nicht genügt, eine Lähmung hervorzurufen, son-

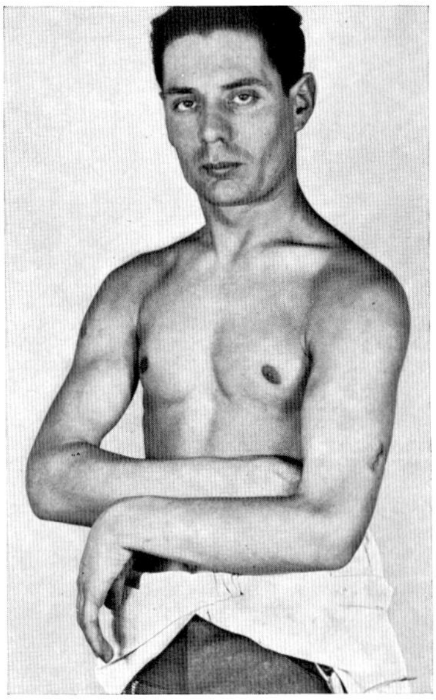

Abb. 1.**65** Radialislähmung links mit typischer Fallhand und Atrophie des M. brachioradialis, Schußnarbe am Oberarm sichtbar

dern daß gleichzeitig andere Noxen, z. B. Blei, Infekte, Alkoholabusus, oder eine abnorme Schlaftiefe vorhanden sein müssen, um eine Radialislähmung zu verursachen. Am häufigsten findet man eine Prädisposition zur Druckparese beim Alkoholabusus. Auch jegliche Art einer latenten oder manifesten Polyneuropathie begünstigt das Auftreten von Drucklähmungen. Eine abnorme Schlaftiefe kann verursacht sein durch Medikamente, Koma oder Narkose. Dabei werden Irritationssymptome – Schmerzen und Parästhesien –, die einer Strukturschädigung des Nervs vorangehen, nicht empfunden, so daß zunächst demyelinisierende Veränderungen und bei anhaltender Druckeinwirkung auch axonale Schäden entstehen.

Radialislähmungen an dieser Stelle finden sich auch bei einer familiären Neigung zu Druckparesen (271), wobei spontane Rückbildungen ebenso wie verbleibende Restparesen beobachtet werden können. Nach häufigen Rezidiven sind bleibende erhebliche Beeinträchtigungen nicht selten (245, 252). Gelegentlich wird der Nerv bei Frakturen des Humerus entweder direkt oder durch die Bruchfragmente geschädigt oder später durch Kallusbildung lädiert.

Eine besondere Beachtung verdienen *nichttraumatische,* progressive, meist mittlere – manchmal auch obere oder untere – Radialisparesen, wobei man stets an eine Schädigung durch Lipome, Fibrome, auch Sarkome oder durch zystisch entartete bzw. entzündliche Schleimbeutel denken muß.

Die *untere Radialisparese* läßt die Funktion des M. trizeps brachii, des M. brachioradialis und meist auch der Mm. extensor carpi radialis longus und brevis intakt. Sie ist charakterisiert durch ein Unvermögen, die Finger I–V im Grundgelenk zu strecken bei fehlender Abduktion des Daumens ohne Fallhand und mit einer radialen Abweichung der Handhaltung durch Überwiegen des M. extensor carpi radialis über den ausgefallenen M. extensor carpi ulnaris. Dieser Lähmungstyp kommt als sog. *Supinatorsyndrom* vor, wenn der Nerv bei seinem Durchtritt durch den M. supinator geschädigt ist. Diese Läsion kann ohne vorangehendes Trauma mit und ohne Schmerzen auftreten. Als Ursache kommt eine Entzündung der Bursa bicipito radialis oder eine sehnige Veränderung des Supinatordurchtritts, gelegentlich auch ein Tumor, z. B. ein Lipom, selten ein Sarkom, in Betracht. In diesen Fällen beginnt die Lähmung häufig mit einem Ausfall des M. extensor digiti minimi. Auch eine Überanstrengung des Unterarmes kann in manchen Fällen zu einer entsprechenden Schädigung führen.

Einen distalen Lähmungstyp kann man auch nach Subluxation des Radiusköpfchens isoliert oder bei der Monteggia-Fraktur (Dislokation des Radiusköpfchens und Ulnafraktur) finden.

Eine jetzt 34jährige Frau war im Alter von 4 Jahren auf den Ellenbogen gefallen und hatte sich dabei eine Subluxation des Radiusköpfchens zugezogen. Während zunächst keinerlei Lähmungserscheinungen bestanden, traten solche erst 26 Jahre später auf, als die Patientin ihr erstes Kind auf dem Arm trug (Abb. 1.**66**). Die Parese bildete sich wieder zurück, als das Kind nicht mehr herumgetragen wurde, wiederholte sich aber 4 Jahre später beim zweiten Kind unter den gleichen Umständen.

Läsionen des *motorischen Endastes* des N. radialis – des tiefliegenden N. interosseus posterior – haben eine Parese des M. abductor pollicis longus und des M. extensor indicis proprius zur Folge.

Bezüglich der Beteiligung des N. radialis bei *Intoxikationen* – insbesondere durch Blei – und Infektionen sei auf den Abschnitt Polyneuropathie verwiesen. *Mononeuropathien* nach Fleckfieber, im Puerperium, nach schweren Pneumonien, nach Serumapplikationen, sogar nach Polyarthritis rheumatica werden beschrieben, doch ist dabei immer die Frage nach einer zweiten Noxe, insbesondere nach vaskulären Einflüssen und Druckeinwirkungen, zu diskutieren. Peripher sitzende Nerventumoren und Karzinommetastasen können ebenfalls Radialisparesen jeglicher Höhenlokalisation verursachen.

Diagnostisch ist besondere Sorgfalt zu verwenden

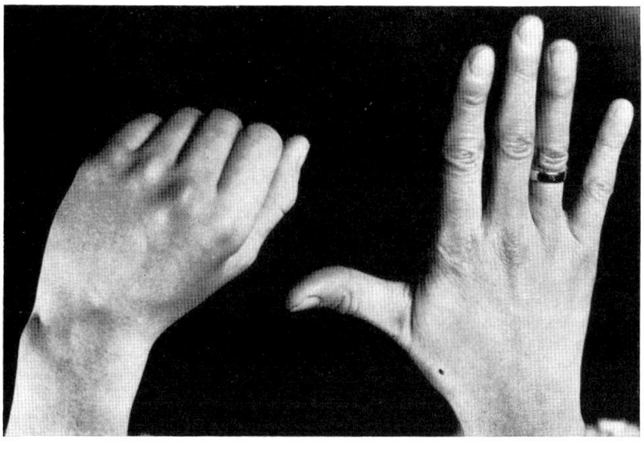

Abb. 1.**66** Schädigung des N. radialis links durch Druck (Tragen des Säuglings) bei einer seit 26 Jahren bestehenden Luxation des Radiusköpfchens. Die Patientin ist aufgefordert, Daumen und Finger der linken Hand zu strecken. Es besteht eine deutliche radiale Abduktion der Hand als Folge der erhaltenen Funktion des M. extensor carpi radialis

auf den Ausschluß begleitender Veränderungen im Medianus- und Ulnarisinnervationsgebiet, deren Vorhandensein an eine Läsion des Plexus, von Zervikalwurzeln oder an einen Prozeß des Zervikalmarks denken läßt. Eine begleitende *Medianusläsion kann vorgetäuscht werden* durch eine Schwäche der Hand beim Faustschluß, da infolge der Fallhand Ursprung und Ansatz der Hand- und Fingerbeugemuskeln einander maximal genähert sind. Bringt man die Fallhand passiv in Extensionsstellung, ist die Kraftentfaltung beim Faustschluß beträchtlich verbessert.

Auch eine *Ulnarisschädigung kann vorgetäuscht werden,* da bei fehlender Fixierung der Finger im Grundgelenk eine Streckung in den Interphalangealgelenken erschwert ist. Gleicht man diese Parese durch passive Streckung der Finger in den Grundgelenken aus, können die Finger in den Interphalangealgelenken gestreckt werden.

Erwähnenswert ist, daß die hoch abgehenden *Äste des N. radialis zum M. trizeps brachii eine Strecke zusammen mit dem N. ulnaris verlaufen.* So kann es geschehen, daß bei einer hoch sitzenden Ulnarisschädigung, z. B. durch eine Stichverletzung, eine totale Ulnarisparese mit einer Beeinträchtigung der Streckfähigkeit der Ellenbeuge, also einer partiellen Radialisparese, kombiniert ist, während die übrige Radialisfunktion intakt ist.

Differentialdiagnostisch ist zu bedenken, daß *zentrale Innervationsstörungen* des Armes einen Verteilungstyp haben können, der klinisch mit einer peripheren Radialisparese große Ähnlichkeit hat. Auch bei zentralen Lähmungen können Fallhand und Fingerstreckerschwäche im Vordergrund des klinischen Bildes stehen. Eine Abschwächung des Radiusperiostreflexes im Frühstadium einer zentralen Lähmung kann darüber hinaus den klinischen Eindruck einer peripheren Parese fälschlich verstärken. Eine Unterscheidung ist zumeist durch die umschriebene Sensibilitätsstörung im Ausbreitungsgebiet des N. radialis möglich; darüber hinaus zeigt die zentrale Parese einen Verlust der Feinmotorik, der über das Gebiet der N.-radialis-Innervation hinausgeht. Im späteren Verlauf treten Zeichen der zentralen Lähmung hinzu.

Zur Abgrenzung einer peripheren Radialisparese von einer Läsion der *7. Zervikalwurzel* sind sorgfältige neurologische und EMG-Untersuchungen erforderlich. Mit Ausnahme des vom N. radialis teilinnervierten M. brachialis und des M. brachioradialis erhalten alle vom N. radialis innervierten Muskeln wesentliche Anteile der 7. Zervikalwurzel. Für die Wurzelläsion spricht eine Mitbeteiligung von Muskeln des Medianusinnervationsgebietes, die meistens bereits klinisch erkennbar, zumindest jedoch elektromyographisch nachweisbar ist. Hierbei ist besonders auf den M. pronator teres zu achten; jedoch sind nicht selten auch Thenar und lange Fingerbeuger mitbetroffen. Außerhalb des Medianusinnervationsgebietes ist bei der C7-Läsion nicht selten der mittlere Anteil des M. pectoralis major mitbetroffen. Eine auffällige Atrophie dieses Muskels erleichtert die Diagnose. Auch hier sind Sensibilitätsausfälle und trophische Störungen besonders zu beachten. Erwähnenswert sind selbstverständlich auch die radikulären ausstrahlenden Schmerzen bei der Wurzelschädigung, wobei im Anfangsstadium der Radikulopathie nur selten die Symptome des Zervikalsyndroms vermißt werden.

Spinale Muskelatrophien können im Frühstadium ein- oder beidseitig, meist asymmetrisch, das Bild einer Radialisparese imitieren. Auch hierbei ist häufig erst durch EMG-Untersuchungen der Nachweis einer Ausbreitung der Veränderungen über das Radialisinnervationsgebiet hinaus zu erbringen. Faszikulationen (s. S. 4) lassen besonders an die Möglichkeit einer Vorderhornerkrankung denken. Beim Fehlen von Sensibilitätsstörungen ist insbesondere zwischen einer Vorderhornerkrankung und einer R.-profundus-Parese zu unterscheiden.

Myopathien bieten kaum differentialdiagnostische Schwierigkeiten in der Abgrenzung von einer peripheren Radialisparese. Eine Bevorzugung des Radialisinnervationsgebietes findet man lediglich bei der Myotonia dystrophica Curschmann-Steinert und bei der seltenen Myopathia hereditaria distalis tarda.

Auch *traumatische Abrisse von langen Streckersehnen* täuschen eine Radialislähmung vor. Bei der chronischen Polyarthritis kann ein Abgleiten der Streckersehnen von den Fingergrundgelenken die gleiche Wirkung erzielen. Ähnliches gilt für den sog. schnellenden Finger, bei welchem der Finger in Beugestellung fixiert ist und dadurch eine Streckerschwäche vorgetäuscht werden kann. Differentialdiagnostisch ist hier neben klinischen und EMG-Kriterien zum Nachweis der Radialisparese der Stimulationsversuch zu verwerten, der bei elektrischer Reizung des N. radialis eine Dissoziation zwischen Muskelkontraktion und Bewegungseffekt erkennen läßt. Sehne und Muskel werden dabei palpiert. Der fehlende Bewegungseffekt bei deutlicher Muskelkontraktion spricht für die Sehnenschädigung.

Nicht zu verwechseln mit einer Radialisparese sind *Pseudoparesen,* speziell die sog. „schmerzhafte Armlähmung" der Kleinkinder (Chassaignac), die auf einer Subluxation des Radiusköpfchens beruht. Sie ist röntgenologisch nicht zu objektivieren, weil der Kern der Epiphyse noch fehlt. Die Dislokation tritt meist ein, wenn das Kind von der Mutter etwas gewaltsam an der Hand bei gestrecktem Arm hochgezogen wird. Der Arm wird vollkommen ruhig gehalten und ist nach innen rotiert, weil jede Bewegung, besonders die Supination, schmerzt.

Kombinationsparesen der drei langen Armnerven

Die drei langen Armnerven *(N. radialis, N. ulnaris, N. medianus)* können distal des Plexus gemeinsam im Bereich der Axilla geschädigt werden. Als Lähmungstyp resultiert eine Kombination der *Affen-*, *Krallen-* und *Fallhand.* Daneben finden sich ausgedehnte *trophische* Veränderungen. Bei hochsitzender, kombinierter Schädigung ist außer einer augenfälligen *Atrophie der Handbinnenmuskeln* auch eine solche der *Beuger- und Streckergruppe am Unterarm* festzustellen. Kombinierte Lähmungen der drei langen Armnerven kamen im Krieg nicht selten durch *Schußverletzungen* im Bereich der Axille vor. Man kann derartige Läsionen aber auch nach Luxation des Oberarmkopfes in die Axilla beobachten.

Bei ausgedehnten *Lymphdrüsenmetastasen,* die hauptsächlich vom Mammakarzinom ausgehend die Achselhöhle infiltrieren, werden die langen Armnerven häufig komprimiert und infiltriert. In diesen Fällen klagen die Patienten meist über kaum erträgliche *Schmerzen.* Mit den Paresen stellt sich meist eine hochgradige Lymphstauung mit *Elephanthiasis* des ganzen Armes ein, die die Muskelatrophien kaschiert. Auch *Aneurysmen der A. axillaris* oder brachialis können kombinierte Paresen verursachen. Bei allen hochsitzenden traumatischen Nervenläsionen am Arm ist es wichtig, die Durchblutung zu beachten, weil gleichzeitig *Gefäßverletzungen* vorliegen können. Nicht selten werden im Verlauf derartiger Lähmungen Gangräne an den Akren beobachtet. Neben dem klinischen Untersuchungsbefund bietet auch das EMG Hinweise auf eine gestörte Zirkulation, wenn trotz ausgeprägter Paresen, fehlender indirekter Muskelerregbarkeit (auch bei muskelnaher Stimulation) nur spärliche Zeichen aktiver Denervierung nachzuweisen sind. Das Fehlen oder ein nur geringes Vorhandensein von pathologischer Spontanaktivität kann in diesen Fällen durch eine Zirkulationsstörung verursacht sein.

Differentialdiagnostisch ist bei derartigen Läsionen insbesondere an eine *untere Plexusparese* zu denken. Diese ist oft an Hand klinischer und elektromyographischer Kriterien nicht mit ausreichender Sicherheit von der peripheren Nervenschädigung abzugrenzen. Mit röntgenologischen und computertomographischen Methoden ist der Ort der Schädigung meist festzustellen.

Auch ein *Pancoast-Tumor* kann ebenso wie eine *radikuläre C7/C8-Läsion* differentialdiagnostisch in Betracht kommen. Die Abgrenzung einer Wurzelläsion gelingt klinisch, wenn die typischen radikulären Schmerzen beachtet werden, elektromyograpisch durch eine Ableitung der Interspinalmuskulatur und elektroneurographisch durch den Nachweis eines sensiblen Nervenaktionspotentials. Zur Abgrenzung gegen *nukleäre* Prozesse sind auch hier insbesondere die sorgfältige Sensibilitätsprüfung und der Nachweis eines normalen sensiblen Aktionspotentials im betroffenen nervalen Innervationsgebiet (s. S. 96) von Bedeutung.

Nervus musculocutaneus (C5–C7)

Der N. musculocutaneus innerviert sensibel über seinen R. cutaneus antebrachii lateralis die Haut an der Radial- und Vorderseite des Unterarmes bis zum Daumenballen. Der motorische Nervenanteil innerviert den M. coracobrachialis und zieht zwischen M. biceps brachii und M. brachialis nach distal, wo er Muskeläste zu beiden Muskeln abgibt.

Bei der *kompletten Parese* des N. musculocutaneus findet sich eine *Lähmung des M. biceps brachii* mit einer Schwäche der Beugung des Ellenbogens, die in Supinationshaltung des Unterarmes durch den M. brachioradialis nicht kompensiert werden kann. Wird der Unterarm in Mittelstellung zwischen Pro- und Supination gehalten, kann der M. brachioradialis im Ellenbogengelenk beugen, unterstützt durch die vom N. medianus und ulnaris innervierten langen Hand- und Fingerbeuger. Mit einer Bizepsparese ist auch eine Schwäche der Armsupination verbunden. Der M. brachialis ist ein reiner Unterarmbeuger, der die Bizepsfunktion unterstützt. Der Ausfall des M. coracobrachialis macht keine nennenswerten Störungen. Er wird durch den großen Brustmuskel weitgehend kompensiert. Bei der Inspektion ist die Muskelatrophie des Biceps brachii durch Fehlen des entsprechenden Muskelwulstes meist sehr eindrucksvoll und mit entsprechender Reflexstörung verbunden. Sensibilitätsstörungen können bei kompletter Läsion des N. musculocutaneus durch Anastomosen dieses Nervs zum N. radialis superficialis gering sein, in manchen Fällen sogar fehlen.

Isolierte Läsionen des N. musculocutaneus sind selten und meist *traumatisch* bedingt. Sie kommen bei Schulterluxationen, bei Stich- und Schußverletzungen vor und werden selten als „Mononeuritis", z. B. im Rahmen einer Infektionskrankheit, gesehen. Als *professionelle Paresen* findet man eine N.-musculocutaneus-Parese bei Kellnern (Servierbretttragen); auch hierbei könnte der Alkoholabusus mit eine Rolle spielen. Bei den serogenetischen Polyneuritiden hat SCHELLER (284) eine vorwiegende Bizepsparese gesehen. Gelegentlich kommen Schäden des *N. cutaneus antebrachii lateralis* als Folgeerscheinung paravenöser Injektionen (290) vor.

Differentialdiagnostisch ist auch hier insbesondere an eine *Wurzelschädigung* C5/C6 zu denken. Die Mitbeteiligung des M. brachioradialis oder auch proximaler Muskeln, die zumindest

dem elektromyographischen Nachweis nicht entgehen sollte, weist auf die radikuläre Läsion hin.
Nukleäre Prozesse, wie z.B. die spinale Muskelatrophie vom Verteilungstyp Vulpian-Bernhardt, können gelegentlich differentialdiagnostisch in Betracht kommen, ebenso kann eine Poliomyelitis eine isolierte Biceps-brachii-Parese zur Folge haben und eine Lähmung des N. musculocutaneus vortäuschen.
Bei einer *oberen Armplexusparese* ist der M. biceps brachii fast immer mitbetroffen. Auch hier weist die elektromyographische Untersuchung in der Regel eine Beteiligung benachbarter, nicht vom N. musculocutaneus innervierter Muskeln nach.
Myopathien, die in der Regel ein proximales Verteilungsmuster mit beidseitigen Veränderungen zeigen, lassen bereits durch Inspektion eine umschriebene N.-musculocutaneus-Parese ausschließen. Gelegentlich kann bei der FSH-Dystrophie eine Atrophie des Biceps brachii bei gut erhaltenem M. deltoideus an die Möglichkeit einer umschriebenen Stammnervenschädigung denken lassen. Die Mitbeteiligung der mimischen Gesichtsmuskeln und das EMG der betroffenen Muskeln klären hier die Situation.

Nervus axillaris (C5–C6)

Der N. axillaris entspringt mit dem N. radialis gemeinsam aus dem Faszikulus posterior. Er innerviert motorisch den M. teres minor und den M. deltoideus und sensibel über seinen R. cutaneus brachii lateralis superior, der den motorischen Endast früh verläßt, die Haut an der Außenseite

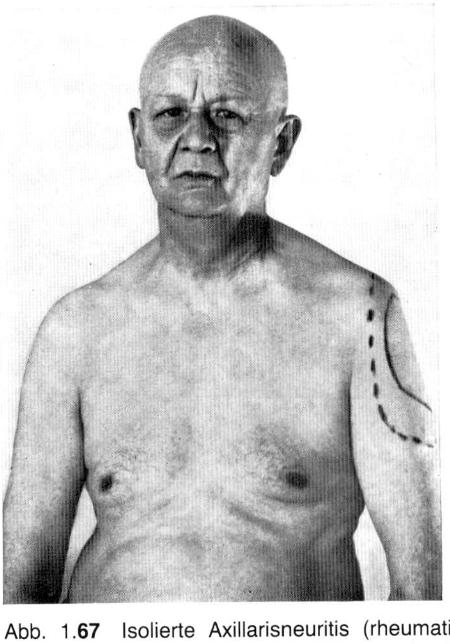

Abb. 1.**67** Isolierte Axillarisneuritis (rheumatisch?) mit entsprechenden Sensibilitätsstörungen an der Außenseite des Oberarmes

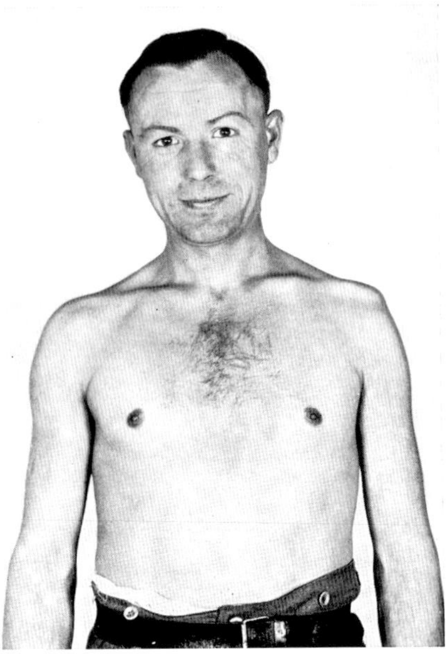

Abb. 1.**68** Isolierte Atrophie des M. deltoideus nach traumatischer Schädigung des N. axillaris links

der Schulter und des Oberarmes. Sensibilitätsstörungen werden manchmal vermißt, oder man findet sie nur in der Autonomzone im Bereich des Deltaansatzes und der hinteren Achselfalte.
Die *M.-deltoideus-Atrophie* verändert in charakteristischer Weise die Kontur des Schultergelenks mit einer *Abflachung des Schulterprofils* (Abb. 1.**67**) und *Hervortreten des Akromions* (Abb. 1.**68**). Der Humeruskopf wird der Palpation gut zugänglich sein. Bei längerem Bestehen kann förmlich eine *Skelettierung der Schulterpartie* mit starkem Hervortreten des Oberarmkopfes entstehen (Abb. 1.**69**). Gelegentlich bleibt eine Hängeschulter zurück.
Traumatische Paresen des N. axillaris sind häufig kombiniert mit Läsionen anderer Nerven, speziell des N. suprascapularis (s. S. 112) und der Nn. pectorales (s. S. 112). Der N. axillaris wird am häufigsten im Rahmen einer Schulterverletzung lädiert. Insbesondere die Luxation des Humeruskopfes, die häufig mit einer Zerrung des N. axillaris einhergeht, oder ein anschließendes Repositionsmanöver sind Ursachen von Läsionen. Der enge Kontakt des Nervs zum Collum chirurgicum humeri prädisponiert zu einer Läsion bei einem Schultertrauma mit Humerusfraktur. Schuß- und Stichverletzungen, der Druck von Krücken in der Axille sowie Zerrung des Nervs bei erhobenem Arm während des Schlafes können zu einer Nervenläsion führen. Auch als Narkoselähmung wird die N.-axillaris-Parese beschrieben; desgleichen bei Geburtsschädigung.
Bei der *Poliomyelitis* kann in seltenen Fällen eine isolierte Parese im Axillarisinnervationsgebiet gesehen werden. Hier findet man jedoch zumindest elektromyographisch ein Überschreiten dieses In-

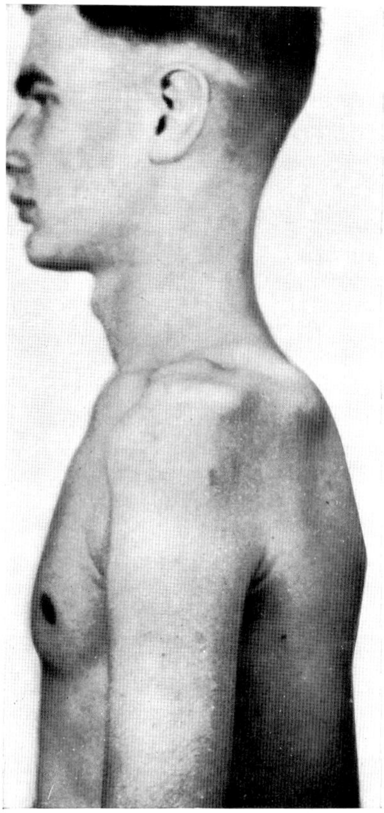

a

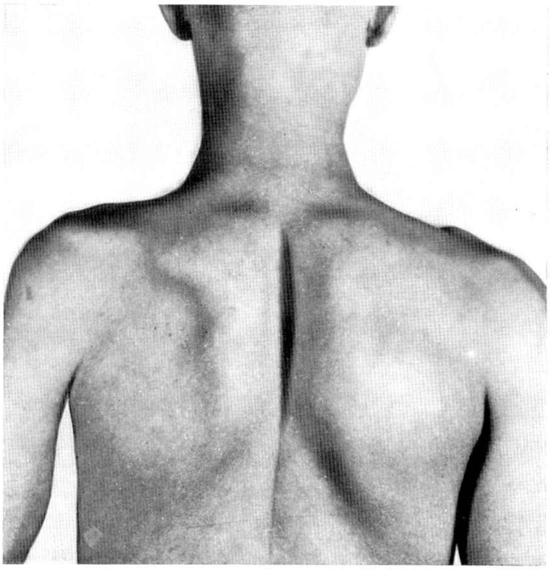

b

Abb. 1.**69** a u. b Schädigung des N. axillaris und der Nn. suprascapulares.
a) Bei Seitenansicht fallen die starke Atrophie des Deltamuskels und das Hervorspringen des Akromions auf.
b) Bei Rückansicht starke Atrophie des M. infraspinatus; die Schulter steht im Gegensatz zur Trapeziuslähmung nicht tiefer. Schädigung durch Sturz vom Motorrad

nervationsgebietes. Als Schwerpunktmanifestation findet man eine N.-axillaris-Schädigung gelegentlich bei Ruhr, Malaria, Kohlenmonoxid-, Barbitur- sowie bei der Bleivergiftung, selten einmal beim Diabetes mellitus, während sie bei der serogenetischen Polyneuritis öfter zu sehen ist.
Differentialdiagnostisch ist die N.-axillaris-Parese häufig nach klinischen Kriterien nicht eindeutig zu unterscheiden von einer *Inaktivitätsatrophie* des M. deltoideus bei entzündlichen, degenerativen und traumatischen Veränderungen des Schultergelenks bzw. der Gelenkkapsel. Diese Veränderungen können Ursache einer Versteifung des Gelenks mit Kapselschrumpfung sein. Die Periarthritis humeroscapularis gibt am häufigsten zu Verwechslungen Anlaß. Das EMG ist hier diagnostisch entscheidend.
Die differentialdiagnostische Abgrenzung von einer *C5/C6-Wurzelschädigung* und einer oberen Armplexusparese wird, wenn klinisch ausschließlich der N. deltoideus betroffen ist, durch den EMG-Nachweis einer Beteiligung der Schulterblattmuskulatur und des M. biceps brachii erleichtert.
Bei der Muskeldystrophie vom Gliedergürteltyp ist der M. deltoideus meist in symmetrischer Verteilung betroffen. Diese Erkrankung betrifft aber mehr oder weniger stark ausgeprägt auch andere Muskeln des Schultergürtels. Im EMG finden sich Zeichen der *Myopathie,* die auch über den M. deltoideus hinausgehen und somit die Diagnose stellen lassen.

Nervus thoracicus longus (C5–C7)

Der N. thoracicus longus ist ein rein motorischer Nerv zur Innervation des M. serratus anterior. Er durchbohrt den M. scalenus medius. Man hat diese Tatsache in Analogie zu anderen Nerven, die bei ihrem Verlauf ebenfalls enge Lücken oder Kanäle passieren (N. facialis, N. trigeminus, N. medianus), für seine besondere Anfälligkeit mitverantwortlich gemacht. Bei einer Parese dieses Nervs kann der Arm nicht mehr über die Horizontale gehoben werden. In Ruhestellung steht der vertebrale Rand des Schulterblattes meist etwas vom Thorax ab und ist der *Mittellinie* genähert. Wird der Arm nach vorn geführt, so steht das Schulterblatt als Scapula alata flügelförmig vom Thorax ab (Abb. 1.**70**). Dies wird verstärkt, wenn der Arm nach vorn gegen einen Widerstand gestemmt wird. Bei mageren Patienten erkennt man an der seitlichen Thoraxwand die Atrophie der Ursprungszacken dieses Muskels.
Die *Serratusparese* beobachtet man nach stumpfen Schultertraumen, nach Druck durch den Tornister- oder Rucksackriemen, durch heftige

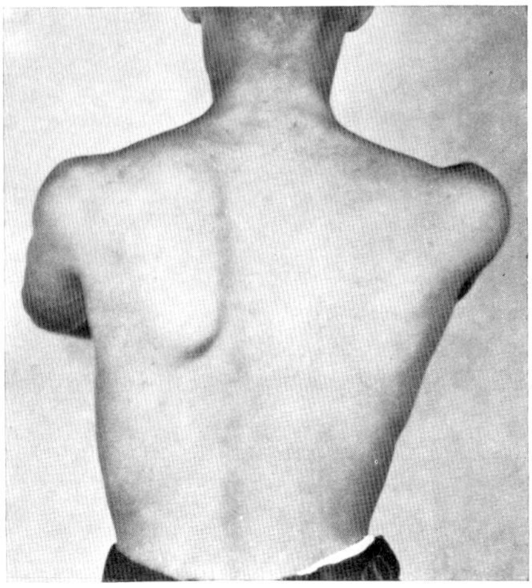

Abb. 1.**70** Serratusparese links mit Scapula alata durch Druck des Rucksackriemens nach langem Marsch

Schulterbewegungen, nach einer Thorakotomie, durch den Druck – oder auch durch die Ausräumung – zervikaler oder axillärer Lymphome, z. B. anläßlich einer Ausräumung der Achselhöhle bei einer radikalen Mastektomie.
Als führendes Symptom, meist jedoch begleitet von klinisch manifesten oder latenten Paresen benachbarter Muskeln, kann man die Thoracicus-longus-Parese häufig bei der *neuralgischen Schulteramyotrophie,* vereinzelt auch als einziges Restsymptom nach durchgemachter *Poliomyelitis,* sehen. Auch als *Mononeuritis* nach Typhus, Diphtherie, Influenza, Flecktyphus wurde sie beschrieben.
Bei sorgfältiger klinischer Untersuchung kann die *M.-serratus-anterior-Parese* nicht mit der *oberen M.-trapezius-Parese,* die ebenfalls eine Scapula alata verursacht, verwechselt werden. Bei der Trapeziusparese ist die Skapula auf der betroffenen Seite weiter *von der Mittellinie entfernt* als auf der gesunden Seite und steht in „Schaukelstellung". Die Seitwärtselevation des Armes ist beeinträchtigt.
Differentialdiagnostisch ist aufgrund des in Ruhe häufig bestehenden Schulterblatthochstandes an die *Sprengel-Deformität* zu denken (angeborener Schulterblatthochstand). Sie ist meist beidseitig und durch die Funktionstestung und ein normales EMG von der N.-thoracicus-longus-Schädigung abzugrenzen.
Myopathien, die bevorzugt den M. serratus anterior betreffen, können insbesondere im Frühstadium (Gliedergürteldystrophie und FSH-Typ) eine Scapula alata verursachen ohne sonstige eindrucksvolle klinische Veränderungen. Die sorgfältige funktionelle und elektromyographische Untersuchung lassen hier jedoch in aller Regel den Mitbefall anderer Muskeln erkennen und identifizieren die myogene Genese der Schädigung.

Nervi pectorales mediales und laterales (C6–Th1)

Diese ebenfalls rein motorischen Nerven innervieren die Mm. pectoralis major und minor. Ihr Funktionsausfall bewirkt, daß der Arm nur ungenügend an den Thorax adduziert, die Schulter nicht gegen Widerstand gesenkt werden kann. Stumpfe Traumen können den an sich sehr geschützt liegenden Nerv gelegentlich lädieren. Eine isolierte Parese anderer Ursachen ist äußerst selten; sie kann durch ein Aneurysma der A. subclavia bedingt sein.
Differentialdiagnostisch ist bei einer partiellen M.-pectoralis-Parese und -Atrophie insbesondere an die Möglichkeit eines C7-Wurzel-Syndroms zu denken und nach entsprechenden Sensibilitätsstörungen sowie nach der Beteiligung anderer von der 7. Zervikalwurzel innervierter Muskeln zu suchen. Bei den progressiven Muskeldystrophien können die Mm. pectorales früh mit einbezogen werden. Auch Aplasien und Dysplasien dieser Muskeln kommen vor.

Nervus thoracodorsalis (C6–C8)

Dieser Nerv innerviert den M. latissimus dorsi und fakultativ den M. teres major. Er kann isoliert höchstens durch Schuß- und Stichverletzungen lädiert werden. Nur doppelseitige Paresen führen zu einer Beeinträchtigung des forcierten Expiriums (Förster). Wenckebach hat deshalb den Latissimus dorsi als den Hustenmuskel bezeichnet.

Nervus subscapularis (C5–C7)

Der rein motorische Nerv innerviert den M. subscapularis und den M. teres major. Die betroffenen Muskeln sind ebenso wie der M. latissimus dorsi Adduktoren und Innenrotatoren im Schultergelenk. Ein Funktionsausfall kann im Rahmen einer Armplexusparese vorkommen und wird funktionell von anderen Muskeln weitgehend kompensiert.

Nervus suprascapularis (C4–C6)

Der N. suprascapularis innerviert die Mm. infra- und supraspinatus. Sein Funktionsausfall beeinträchtigt die Außenrotation und die Fixierung des Humeruskopfes im Schultergelenk und bedingt eine Atrophie der entsprechenden Muskeln. Seine Lähmung kommt am ehesten nach Traumen, z. B. durch Zerrung beim Turnen oder durch Lastentragen, vor. Auch bei Frakturen des Collum scapulae können Läsionen des N. suprascapularis beobachtet werden (274). Eine Schädigung des

N. suprascapularis kann im Bereich der Incisura scapulae traumatisch oder im Sinn eines Engpaßsyndroms auftreten.
Häufiger als die isolierte Schädigung (285) kommt die Beteiligung dieses Nervs bei einer Plexusparese traumatisch oder entzündlich oder im Rahmen einer neuralgischen Schulteramyotrophie vor. Des öfteren wurde eine Mononeuritis dieses Nervs nach längerer Sulfonamidbehandlung schwerer Pneumonien (zwei Faktoren!) und nach Virushepatitis gesehen. Bei der Poliomyelitis sind in der Regel noch andere Muskelgruppen, insbesondere der gleichseitige Deltamuskel oder der Trapezius, mitbetroffen.

Nervus dorsalis scapulae (C4–C5)

Der N. dorsalis scapulae innerviert die Mm. rhomboidei und den M. levator scapulae. Ihr Funktionsausfall wirkt sich auf das Heben und Zurücknehmen der Schulter aus. Bei einseitiger Parese der Mm. rhomboidei kommt es zum *Abstehen des vertebralen Randes des Schulterblattes* bei herabhängendem Arm. Während bei der M.-serratus- und der M.-trapezius-Parese die Scapula alata durch Abduktion des Armes verstärkt wird, gleicht sie sich bei der Rhomboideusparese beim Armhochhalten wieder aus. Durch seine geschützte Lage wird dieser Nerv nur selten, z.B. durch Schuß- oder Stichverletzungen, lädiert.

Plexus brachialis (C5–Th1)

Wegen der großen Längsausdehnung des Plexus brachialis (ca. 15 cm) unterscheidet man drei besonders häufige Lähmungstypen, die *totale,* die *obere* und die *untere Plexuslähmung.* Als seltenere Manifestation ist die Lähmung der C7-Anteile des Plexus zu erwähnen.
Bei der *totalen Plexuslähmung* hängt der Arm völlig schlaff herunter. Die Funktion sämtlicher Hand- und Armmuskeln und eines großen Teils der Schultergürtelmuskulatur fällt aus. Je nach Grad und Dauer wechselt die Sensibilitätsstörung. Bei vollständiger Unterbrechung der Nervenleitung ist sie handschuhförmig und reicht bis zur Mitte des Oberarmes. Die Grenze reicht auf der Beuge- und Außenseite etwas höher.
Bei der *oberen Plexuslähmung* (Erb-Lähmung) sind die Plexusanteile aus den Wurzeln *C5/C6* betroffen. Somit kommt es zu Ausfallserscheinungen im Bereich der Schultergürtel- und Oberarmmuskulatur. Betroffen ist insbesondere der M. deltoideus. Daneben sind mit großer Regelmäßigkeit die Mm. biceps brachii, brachialis, coracobrachialis sowie brachioradialis am Unterarm mitbetroffen. Auch eine Beteiligung des M. supra- und infraspinatus und des M. pectoralis wird nicht selten gesehen. Vereinzelt kann ein Teil des M. trizeps brachii mitgeschädigt sein. Die Eigenreflexe der Mm. biceps brachii und brachioradialis fallen aus oder sind abgeschwächt. Aufgrund dieser Lähmungsverteilung findet man einen *herunterhängenden Arm in Innenrotation* mit einer *Parese der Abduktion und Außenrotation im Schultergelenk, Parese der Beugung im Ellenbogen und der Supination.* Die Sensibilitätsstörungen sind zumeist relativ gering. Sie erstrecken sich insbesondere auf das N.-axillaris-Innervationsgebiet über dem M. deltoideus und können sich über die Außenseite des Oberarmes und die Radialseite des Unterarmes bis zum Daumen erstrecken. Die obere Plexuslähmung ist der häufigste partielle Lähmungstyp.
Die *untere Plexuslähmung* (Klumpke-Lähmung) betrifft die Plexusanteile aus den Wurzeln *C8 und Th1* und ist somit vorwiegend durch *Paresen der Hand- und Fingerflexoren* und der *Handbinnenmuskeln* gekennzeichnet. Die langen Fingerstrekker des Unterarmes können geringfügig mitbetroffen sein. Zu diesem Lähmungstyp gehören folglich Ausfälle aus dem N.-ulnaris- und aus dem N.-medianus-Innervationsgebiet. Das distale Radialisinnervationsgebiet kann mitbetroffen sein; der M. brachioradialis bleibt jedoch stets verschont. Der M. trizeps brachii und der M. extensor carpi radialis sind ebenfalls in der Regel nicht betroffen. Es entsteht eine Krallenhand aufgrund der Parese der vom N. ulnaris innervierten Handbinnenmuskeln mit Überstreckung im Grundgelenk bei intakter N.-radialis-Funktion. Bei diesem Lähmungstyp treten fast immer *Sensibilitätsstörungen* auf. Diese sind im Innervationsgebiet des N. ulnaris der Hand und an der Ulnarseite des Unterarmes nachweisbar. Zu einem *Horner-Syndrom* kann es kommen, wenn der Halssympathikus mitlädiert ist oder wenn auch die 1. Thorakalwurzel mitbetroffen ist.
Die Plexuslähmung der *C7-Anteile* oder *mittlere Plexusläsion* betrifft insbesondere das proximale Innervationsgebiet des N. radialis (M. trizeps brachii und M. extensor carpi radialis). Der M. brachioradialis, der vorwiegend Wurzeln aus C5 und C6 erhält, bleibt ausgespart. Sensibilitätsstörungen können im Innervationsgebiet des N. radialis am Unterarm und an der Hand auftreten.
Aus den Plexuslähmungen und den kombinierten Paresen der langen Armnerven resultieren oft ausgedehnte *trophische Störungen,* wie die Sudeck-Dystrophie; desgleichen kommen, ebenso wie bei den Läsionen der einzelnen Nerven, erhebliche Veränderungen an der Haut und an ihren Anhangsgebilden vor (Abb. 1.**71**), welche durch die Ruhigstellung der gelähmten Extremität verstärkt werden.
Psychogene Paresen können durch die Ruhigstellung zu ebenso schweren trophischen Störungen

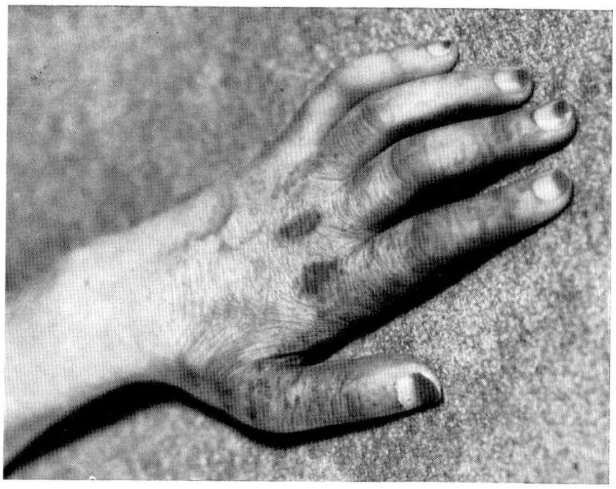

Abb. 1.**71** Trophische Störungen bei Plexusneuritis. Es bestanden keine motorischen Ausfälle. Wegen der nächtlichen Schmerzexazerbationen wurde die Extremität ruhiggestellt. Man beachte die bräunlich verfärbten Nägel, die Hautpigmentationen und die Beugekontrakturen

bis hin zum Sudeck-Syndrom führen (Abb. 1.**72** u. 1.**73**). Sie zeigen diffuse, inaktivitätsbedingte Atrophien mit normalem EMG und sind häufig mit Haltungsanomalien, insbesondere mit Kontrakturen verbunden. Meist betreffen sie ganze Gliedabschnitte, d.h. entweder die ganze Extremität oder nur die Hand oder einzelne Finger, wobei die angegebenen Sensibilitätsstörungen sich nicht an die charakteristischen Innervationsgebiete der einzelnen Nerven halten. Dabei wird häufig eine komplette Anästhesie angegeben.

Als Ursache für eine Armplexusparese finden sich am häufigsten traumatische Einwirkungen. Daneben spielen Tumoren, maligne und entzündliche Infiltrationen oder auch allergische Reaktionen eine Rolle. Wegen möglicher operativer Konsequenzen muß zwischen den *Läsionen, die den Plexus direkt betreffen,* und zusätzlichen *Wurzelläsionen* unterschieden werden. Erstere sind zumeist durch Zerrung, gelegentlich durch Kontusion, sehr selten durch eine Kontinuitätsunterbrechung bedingt, wobei manchmal Hämatome und direkte Druckschädigung z.B. bei der Klavikulafraktur, eine Rolle spielen. Die Wurzelläsionen hingegen sind prognostisch ungünstig zu beurteilen und operativen Maßnahmen nur sehr schwer zugänglich. Differentialdiagnostisch weist auf einen Wurzelausriß ein blutiger Liquor hin. In der Myelographie findet sich eine *leere Wurzeltasche;* im spinalen *Computertomogramm* kann man Blut im Wurzeltaschenbereich sehen. Mitunter kommt es im Rahmen einer Contusio spinalis zu Rückenmarksschädigung mit entsprechenden Symptomen. Die Schweißsekretion ist bei der Wurzelschädigung erhalten, fehlt aber bei kombinierter Plexus- und Wurzelschädigung. Das gleiche gilt für das sensible Nervenaktionspotential.

Dieser Test wird jedoch erst wenige Tage (4–6 Tage) nach dem Trauma aussagekräftig. Nach dieser Latenz ist bei kompletter Läsion im Plexusbereich kein sensibles Potential mehr evozierbar. Ein *Horner-Syndrom* läßt keine sichere Unterscheidung zwischen Wurzel- und Plexusläsion zu, da es sowohl bei Ausriß der 1. Thorakalwurzel als auch bei einer Armplexusparese, die mit einer Läsion des Grenzstranges einhergeht, vorhanden ist. Findet man eine Beteiligung des M. serratus anterior, der Mm. rhomboidei, des M. levator

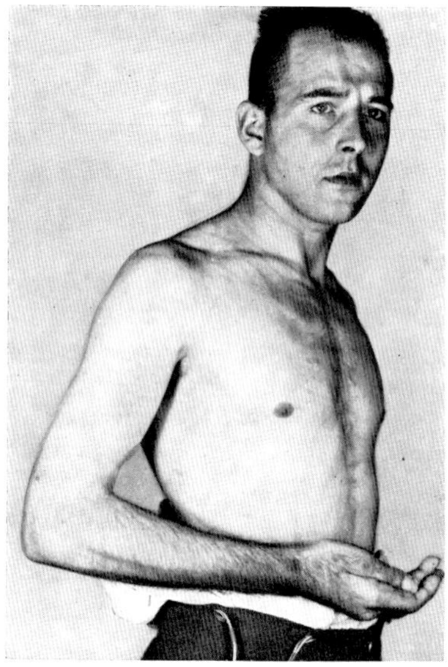

Abb. 1.**72** Psychogene Parese mit Kontraktur der rechten Hand nach Unterarmdurchschuß

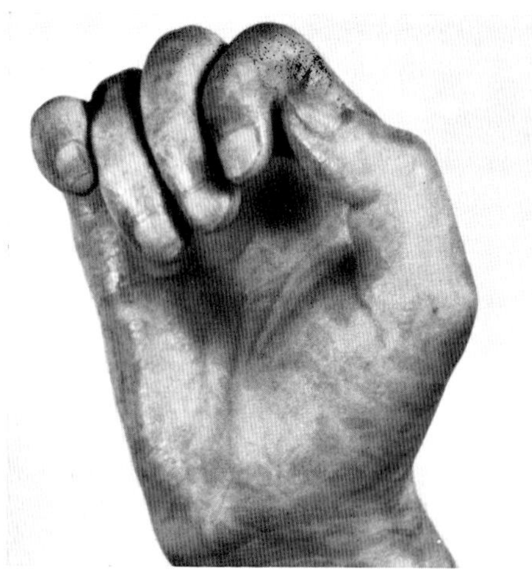

Abb. 1.**73** Trophische Störungen und Kontrakturen der Finger bei psychogener Lähmung. Außerdem bestanden eine starke Hyperhidrose und eine Hyperkeratose. Vor 3 Jahren mit der rechten Hand aufgeschlagen. Anschließend 3 Monate Gipsbehandlung. Seither völlige Versteifung aller Gelenke der rechten oberen Extremität mit Sudeck-Atrophie

scapulae und der Mm. scaleni, deren versorgende Nerven noch im Wurzelbereich den Plexus verlassen, besteht der dringende Verdacht einer Wurzelläsion. Der EMG-Nachweis von Fibrillationspotentialen und positiven Wellen als Zeichen der *Denervierung in paraspinalen Muskeln* spricht ebenfalls für eine Wurzelläsion, da in diesen Fällen der R. dorsalis der Vorderwurzel mitbetroffen ist. Die Latenz zur Manifestation pathologischer Spontanaktivität nach einer traumatischen Schädigung des peripheren Nervs liegt bei etwa 10–14 Tagen.

Der Armplexus wird am häufigsten durch *traumatische Einwirkung* geschädigt. Als Ursache sind anzuführen: die relativ ungeschützte Lage für äußere Gewalteinwirkungen, der Kontakt zu knöchernen Strukturen, der ihn z. B. bei einer Klavikulafraktur mit einbezieht, und die Überstrekkungsempfindlichkeit (289). Die häufigste Ursache der *totalen Plexusparese* ist ein Traktionstrauma beim Sturz mit dem Motorrad. Viele Fahrer halten sich dabei krampfhaft an den Handgriffen der Lenkstange fest. Dabei tritt durch die Fliehkraft des Motorrads eine massive Traktion im entsprechenden Arm auf. Es kommt häufig auch zu Ausrissen der Nervenwurzeln aus dem Rückenmark.

Auch andere, stumpfe *Gewalteinwirkungen* auf die Schulter, ein heftiger Aufprall z. B. beim Hinstürzen, können zu schweren Plexusläsionen mit und ohne Wurzelausriß führen.

Ein- und doppelseitige Armplexusparesen bei Bergsteigern, hervorgerufen durch Sturz ins Seil und längeres Hängenbleiben über dem Abgrund, sind den Bergsportlern nicht ungeläufig. Dabei wird durch das um den Thorax und die Achselhöhle beidseits geschlungene Seil ein starker Druck auf den Plexus ausgeübt (248).

Partielle Plexuslähmungen werden insgesamt wesentlich häufiger gesehen als die totale Plexusparese. Die obere Plexuslähmung kann durch Tragen schwerer Lasten, z. B. durch den Druck des Rucksackriemens, gesehen werden. Schulterluxationen, speziell die Luxatio axillaris bzw. subcoracoidea, oder die brüske Reposition einer Luxation in Narkose, haben mitunter ebenfalls eine obere Plexusparese zur Folge. Schlüsselbeinfrakturen und die brüske Zerrung der Arme nach unten oder oben lösen manchmal Blutungen in die Plexusfaszikel aus. Bei Stich- und Schußverletzungen oberhalb des Schlüsselbeines tritt häufiger eine Erbsche Lähmung, bei jenen unterhalb der Klavikula eine Klumpkesche Lähmung auf.

Geburtstraumatische Plexuslähmungen stellen sich bisweilen bei Geburten mit Hilfsgriffen, z. B. nach Anwendung des Veit-Smellie-Handgriffes, bei Zangenentbindungen oder bei einem Mißverhältnis zwischen Schulterbreite und Becken ein. Dabei handelt es sich häufiger um eine obere als um eine untere oder totale Plexusparese. Verwechslungen sind vor allem mit der sog. Epiphysenlösung möglich, zumal beide Erkrankungen Wachstumsstörungen des Armes bedingen. Bei der Epiphysenlösung ist jedoch die Atrophie der Schultergürtelmuskulatur nur Folge der Inaktivität. Das EMG ist normal. Außerdem fühlt man bei der frischen Epiphysenlösung eine Krepitation und löst durch Palpation heftige Schmerzen aus.

Differentialdiagnostisch kommen bei den traumatischen Armplexusläsionen insbesondere die nicht erkannte *Schulterluxation* mit einer passiven Bewegungseinschränkung im Schultergelenk, die *Schultersteife,* die nach Ruhigstellung der Schulter im Anschluß an eine Verletzung eintritt, oder eine *Periarthritis humeroscapularis,* die auch im Anschluß an eine Verletzung auftreten kann, ebenso wie die sog. *Reflexdystrophie* in Betracht. Auch ein *zervikaler Diskusprolaps,* z. B. im Rahmen eines Erschütterungstraumas, muß mitbedacht werden. Da die Symptome des Wurzelausrisses mit denen des Diskusprolapses identisch sein können, ist eine Myelographie oder eine spinale Computertomographie zur Klärung erforderlich.

Eine Schädigung von Armplexusanteilen findet man ohne Gewalteinwirkung von außen bei den sog. *Kompressionssyndromen im Schulterbereich.* Sie sind bedingt durch angeborene Anomalien oder belastungs- sowie altersabhängige Veränderungen. Während man bei den traumatischen Plexusparesen durch Einwirkung von außen bevorzugt den Typ der oberen Armplexusparese findet, ist bei den Engpaßsyndromen im Schultergürtelbereich der untere Plexusanteil bevorzugt betroffen.

Beim sog. *Skalenussyndrom* kommt es zu einer Beeinträchtigung der Armplexus in der Skalenuslücke. Sie ist in der Regel verursacht durch eine *angeborene Anomalie,* insbesondere durch eine *Halsrippe* oder durch ein *fibröses Band* an Stelle der Halsrippe. In diesem letzteren Fall finden sich röntgenologisch keine Auffälligkeiten. Auch ein abnormer *Ansatz des M. scalenus anterior oder medius* sowie ein zusätzlicher M. scalenus minimus können für das Engpaßsyndrom verantwortlich sein. Nicht obligat, jedoch häufig ist in diesen Fällen die *A. subclavia* mit beeinträchtigt, was zu vaskulären Störungen (Raynaud-Syndrom, Blaßwerden der Finger, Mikroembolien) Anlaß geben kann. Die Patienten klagen meist über *diffuse Schmerzen* im gesamten Arm, die insbesondere bei herabhängendem Arm und beim Tragen z. B. schwerer Einkaufstaschen auftreten und mit *Parästhesien,* in fortgeschrittenen Stadien auch mit *motorischen Störungen* im Innervationsgebiet des *unteren Armplexus,* einhergehen. Die Diagnose stützt sich insbesondere auf die Anamnese mit belastungsabhängiger Verstärkung der Beschwerden und auf den Nachweis einer Beeinträchtigung der A. subclavia mit einem Strömungsgeräusch, das in der Supraklavikulargrube auskultiert werden kann, und Verschwinden des Radialispulses beim sog. *Adson-Manöver,* bei dem der Patient den Kopf zur Seite des betroffenen Armes dreht, dorsal flektiert und tief einatmet. Sie stützt sich weiterhin auf den röntgenologischen Nachweis einer Halsrippe, wobei jedoch große Vorsicht im diagnostischen Schluß geboten ist, da wesentlich häufiger Halsrippen ohne Beschwerden gefunden werden. Sie kann sich ferner auf den arteriographischen Nachweis einer Subklaviastenose in relativ vielen Fällen stützen.

Differentialdiagnostisch ist zu bedenken, daß das Skalenussyndrom wesentlich seltener auftritt als andersartige Veränderungen, die mit entsprechenden Brachialgien einhergehen und ebenfalls haltungsabhängig verstärkt werden können. Hier sind insbesondere die *zervikale Wurzelirritation und Kompression* durch Veränderungen der Foramina intervertebralia und das *Karpaltunnelsyndrom* mit irradiierenden Schmerzen zum gesamten Arm zu nennen.

Beim *kostoklavikulären Syndrom* wird der Armplexus bei seiner Passage zwischen I. Rippe und Klavikula mit seinen begleitenden großen Gefäßen (A. und V. axillaris) beeinträchtigt. Hier handelt es sich in der Regel um *erworbene Veränderungen,* z.B. um einen Zustand nach Klavikulafraktur, tiefertretende Schultern im Alter und ein Annähern der I. Rippe zur Klavikula bei ausgeprägtem chronischem Emphysem. Dies ist in unserem eigenen Krankengut bei dem insgesamt sehr seltenen Syndrom die häufigste Ursache und ging in den von uns gesehenen Fällen stets mit ausgeprägten vaskulär bedingten Störungen einher. Die neurologischen Ausfälle entsprechen auch hier dem Verteilungstyp der unteren Armplexusparese. Die Patienten klagen dabei meist über ausgeprägte Schmerzen im gesamten Arm.

Differentialdiagnostisch ist wegen der oft ausgeprägten venösen Stauung hier neben den beim Skalenussyndrom genannten Alternativdiagnosen die Thrombose der V. subclavia zu nennen. In diesen Fällen ist die EMG-Untersuchung entscheidend.

Beim *Hyperabduktionssyndrom,* das sehr selten vorkommt, wird der Armplexus mit seinen Gefäßen bei der maximalen Elevation des Armes und bei zusätzlicher Abduktion nach hinten gegen den Pektoralisansatz und gegen den Processus coracoideus gepreßt und komprimiert. Die Patienten klagen insbesondere über Mißempfindungen und Schmerzen in den Händen aus dem Schlaf heraus, wenn der Arm in entsprechender Haltung im Schlaf gelagert wird. Der klinische Nachweis kann nur durch den entsprechenden Provokationstest erbracht und gelegentlich in dieser Armhaltung durch arteriographische Untersuchung mit Nachweis der Gefäßbeeinträchtigung unterstützt werden. Auch hier sind differentialdiagnostisch die sehr viel häufigeren radikulären Läsionen und das Karpaltunnelsyndrom zu bedenken.

Plexusparesen verschiedenen Ausmaßes können weiterhin entstehen durch den *Druck oder das infiltrative Wachstum von Tumoren,* etwa durch Osteome, Sarkome, brachiogene Karzinome, Struma maligna oder Lymphdrüsenmetastasen. Sie können auch postoperativ infolge narbiger Veränderungen oder durch *Röntgenbestrahlung* der Supraklavikular- oder Axillargegend, insbesondere beim Mammakarzinom, entstehen.

Unter den malignen Veränderungen, die den Armplexus schädigen, ist wegen seiner Häufigkeit insbesondere der *Pancoast-Tumor* zu erwähnen, ein Lungenkarzinom, das von der Lungenspitze ausgeht und die Umgebung infiltriert (265). Die Plexuserscheinungen treten dabei langsam progredient auf und können mit starken neuralgiformen Schmerzen einhergehen. Häufig ist dabei ein homolaterales *Horner-Syndrom* mit Anhidrose des oberen Körperquadranten durch Einbeziehung des sympathischen Grenzstranges zu beobachten. Im Verlauf der Veränderungen treten *Lymphstauungen am Arm* und eine *obere Einflußstauung* auf. Die Anteile des unteren Armplexus sind besonders gefährdet und meist zuerst betroffen. Es kommt jedoch bald zu einer Mitbeteiligung auch der oberen Plexusanteile. Röntgenologisch können neben der Verschattung im Bereich der Lungenspitze destruktive Veränderungen an Wirbeln und Rippen gesehen werden. Durch Infiltration des Tumors in den Wirbelkanal können spinale Symptome hinzutreten.

Neurinome im Sinne der Sanduhrgeschwülste, selten *Neurofibrome* im Plexusbereich, sowie *Sympathikus-* und *Thymustumoren* und *maligne Lymphome* (insbesondere Lymphosarkome und Hodgkin-Lymphome) können zu ähnlichen Symptomen wie der Pancoast-Tumor mit allmählich progredienten neurologischen Ausfallerscheinungen im Plexusinnervationsgebiet führen.

Eine Strahlenschädigung des Armplexus tritt in Abhängigkeit von der Strahlendosis und der Häufigkeit einer Bestrahlung auf. Die radiogene Plexusläsion nach der Bestrahlung eines operierten Mammakarzinoms kann mitunter nur sehr schwierig von einer Reinfiltration durch den Tumor unterschieden werden. Wenn Strahlenschäden den Armplexus schädigen, findet man in der Regel auch die entsprechenden *Hautveränderungen* mit Pigmentation, Teleangiektasien und Subkutansklerosen. Besondere Beachtung verdient die *Latenz,* mit der Strahlenschäden am Armplexus der Behandlung folgen. Sie beträgt für progrediente Läsionen mindestens 5–6 Monate, erreicht einen Gipfel bei 2–4 Jahren. Nach 5 Jahren werden Strahlenfolgen selten. Der Verlauf ist meist um so gravierender, je kürzer die Latenz ist. Die Patienten klagen meist im Initialstadium über *Brachialgien,* bald gefolgt von *Mißempfindungen und Sensibilitätsstörungen* an den Fingern. Die *Reflexe* sind in diesem Stadium meist bereits *abgeschwächt* oder gar erloschen. Zuletzt treten *motorische Störungen* auf, die sowohl den oberen als auch den unteren Plexus betreffen können. Zur *differentialdiagnostischen Abgrenzung* von karzinomatösen Plexusveränderungen weisen Holdorff u. Stolle (258) insbesondere auf die Latenzzeit nach Strahlentherapie und auf das gelegentliche Auftreten eines Horner-Syndroms durch Einbeziehung des zervikalen Grenzstrangs bei infiltrativen Prozessen hin. Die applizierte Strahlendosis muß mit in die Erwägung einbezogen werden, ebenso wie das Ergebnis einer röntgenologischen und computertomographischen Untersuchung der oberen Thoraxapertur. In vielen Fällen kann jedoch ohne operative Exploration des Plexus die Diagnose nicht entschieden werden. Das relativ häufige Auftreten von Armödemen bietet keinen differentialdiagnostischen Anhalt. Es kann bei beiden Schäden beobachtet werden. In jedem Fall ist wegen der therapeutischen Konsequenzen eine Klärung dieser Differentialdiagnose anzustreben. Eine Plexusinfiltration macht ihrerseits strahlentherapeutische Maßnahmen oder Zytostatika erforderlich.

Entzündlich-allergische Affektionen des Armplexus mit partieller oder kompletter Plexusparese können im Rahmen einer serogenetischen Polyneuritis, nach Vakzination und auch para- oder postinfektiös, z.B. bei der Mononukleose, auftreten.

Häufiger ist die Armplexusläsion bei der sog. *neuralgischen Schulteramyotrophie* (Syndrom von *Parsonage* und *Turner*) (243, 279, 287). Das Krankheitsbild setzt akut ein; selten wird in der Anamnese ein vorangegangener Infekt oder eine Abkühlung angegeben. Auch während Schwangerschaft und nach einer Entbindung ist das Auftreten dieser Erkrankung begünstigt. Im Vordergrund stehen *heftige, reißende Schmerzen in der Schulterregion,* die in einzelnen Fällen auch bis zur Hand ausstrahlen können. *Nach* einem Intervall von *Stunden bis Tagen* folgen *Paresen,* die zunächst von der schmerzbedingten Schonhaltung nicht sicher abzugrenzen sind. Nach einem Intervall von einigen Tagen klingen die Schmerzen ab; die nun mögliche Funktionsprüfung entlarvt die entstandenen Paresen. Sie betreffen bevorzugt das Innervationsgebiet des *oberen Armplexus.* Besonders häufig sind der M. serratus anterior und der M. deltoideus betroffen. In seltenen Fällen können auch der M. trapezius, der M. trizeps brachii sowie auch die vom N. radialis innervierten Unterarmmuskeln betroffen sein. Die Reflexe des M. biceps brachii und des M. brachioradialis sind meist abgeschwächt oder fehlen. Die Symptome bilden sich innerhalb von Wochen bis wenigen Monaten zurück, hinterlassen jedoch gelegentlich Restparesen in der Schultergürtelmuskulatur. Die Erkrankung betrifft häufiger Männer als Frauen und bevorzugt das 3.–7. Lebensjahrzehnt. Sie manifestiert sich häufiger am rechten als am linken Arm.

Differentialdiagnostisch ist wegen des akuten Beginns mit ausgeprägten Schmerzen, die die Segmente C5/C6 bevorzugen, und Ausfallerscheinungen, insbesondere in diesen Segmenten, vor allem an *zervikale Wurzelläsionen,* z.B. infolge eines Diskusprolaps oder knöcherner Veränderungen der HWS, zu denken.

Erwähnt sei noch das *hereditäre Auftreten* von Plexusneuropathien. Hierbei werden gelegentlich auch andere Mononeuropathien oder Hirnnervenausfälle beobachtet. Bei diesen Formen treten nicht selten rekurrierende Paresen auf.

Bei *hämatologischen Erkrankungen,* die mit einer Blutungsneigung einhergehen (Hämophilie, Thrombasthenie, maligne hämatologische Erkrankungen), und bei Antikoagulantientherapie muß an das Vorkommen von *Hämatomen im Plexusbereich* gedacht werden. Es kommt zu akuten Lähmungen des Armplexus. Mitunter kann auch in größerem zeitlichem Abstand von einer traumatischen Einwirkung eine hämatombedingte Plexusläsion auftreten.

Differentialdiagnostisch sind Läsionen des Plexus brachialis in den meisten Fällen, insbesondere wenn es sich um eine Läsion des unteren Armplexus handelt, durch das Vorhandensein von deutlichen Sensibilitätsstörungen von *nukleären Affektionen,* von der spinalen progressiven Muskelatrophie bzw. von einer beginnenden myatrophen Lateralsklerose abzugrenzen. Bei dieser differentialdiagnostischen Unterscheidung hat sich besonders die Beurteilung der Amplitude des sensiblen Aktionspotentials im betroffenen Innervationsgebiet (bei den distalen Formen) bewährt. Zur Abgrenzung von zervikalen Wurzelschäden s. S. 114.

Bei begleitenden Sensibilitätsstörungen ist nach einer Dissoziation des sensiblen Defizits zu fahnden, um eine *Syringomyelie* auszuschließen. Besonders sorgfältiger Ausschlußdiagnostik bedarf der Verdacht eines *Halsmarktumors.* Er kann mit Brachialgien, motorischen und sensiblen Störungen zunächst noch ohne Rückenmarkssymptome einhergehen, die sowohl das Innervationsgebiet des oberen als auch des unteren Plexus betreffen. Eine schleichende Progredienz sollte stets an diese Möglichkeit denken lassen. Auch eine *Myelomalazie* kann im Frühstadium gelegentlich in die differentialdiagnostischen Erwägungen einbezogen werden. Hier sind jedoch spinale Symptome meist relativ früh erkennbar.

Plexus cervicalis (C1–C4)

Die Läsionen des Plexus cervicalis, der aus den obersten vier Halssegmenten Wurzelfasern bezieht und Verbindungen zum N. hypoglossus, zum N. accessorius und zum Sympathikus unterhält, spielen klinisch nur eine untergeordnete Rolle. Die von ihm versorgten Muskeln, die Mm. rectus capitis ventralis (anterior) und lateralis, liegen so tief, daß sie der direkten Beobachtung nicht zugängig sind. Die tiefen Halsmuskeln, der M. longus colli und der M. longus capitis, erhalten relativ viele Äste, so daß ein isolierter Ausfall kaum zustande kommt. Außerdem kann ihre Funktion, die Beugung des Kopfes und das Drehen der Halswirbelsäule, durch viele andere Hals- und Kopfmuskeln übernommen werden. Auch die Mm. scaleni werden nur z.T. aus dem Plexus cervicalis, zum anderen aus Ästen des Plexus brachialis innerviert. Für die Klinik wichtige Äste sind jene zum Zwerchfell, die Nn. phrenici, während die Nn. occipitales klinisch nur geringes Interesse besitzen.

Die *Okzipitalneuralgie* bevorzugt wie die Trigeminusneuralgie das höhere Lebensalter. Sie ist sehr selten, und manche Autoren behaupten, es gäbe sie überhaupt nicht. In den allermeisten Fällen sind solche Schmerzsensationen rein symptomatisch, entweder muskulär, vertebral oder meningeal ausgelöst. Die Schmerzen breiten sich im Bereich der Hinterhauptschuppe und des Nakkens aus (Nn. occipitalis major et minor), greifen aber auch auf die seitlichen Halsgebiete (N. lateralis colli und N. suprascapularis) oder auf die Gegend des Ohres (N. auricularis magnus) über. Im Gegensatz zu den tief in die Nackengegend lokalisierten Kopfschmerzen bei Tumoren der hinteren Schädelgrube werden die Schmerzen bei der Okzipitalneuralgie mehr oberflächlich geschildert. Sie haben bohrenden, reißenden, stechenden und brennenden Charakter, sind meist einseitig, manchmal auch doppelseitig und werden oft durch Husten, Pressen und Niesen verstärkt. Besonders häufig stellen sie sich nach unbequemem Liegen ein und steigern sich bei Nacht. Die Nervenaustrittspunkte zwischen Warzenfortsatz und der Mittellinie sind stark druckempfindlich, doch finden wir solche Schmerzpunkte auch bei hirndrucksteigernden Prozessen (Kehrer-Zeichen). Man muß mit Nachdruck darauf hinweisen, daß die genuine, anfallsweise Okzipitalneuralgie nie auf Anhieb, sondern immer nur per exclusionem diagnostiziert werden darf. Dann wird man organische Prozesse der oberen Halswirbelsäule nicht zum Schaden des Patienten verkennen. Daran ändert auch die Feststellung von Myogelosen nichts, denn diese können rein reflektorisch bedingt sein, etwa durch einen entzündlichen oder blastomatösen Knochenprozeß. Auch latente Affektionen des Mittelohres, namentlich die Mukosusotitis bei älteren Leuten, werden häufiger als eine Neuralgie fehlgedeutet.

Die *Phrenikusparese* (C3–C4), die uns am häufigsten einseitig begegnet, wird durchwegs erst durch die paradoxe Zwerchfellbewegung bei der Atmung röntgenologisch gesichert. Dabei bewegt sich das gesunde Zwerchfell bei der Einatmung nach abwärts, das gelähmte jedoch nach aufwärts, bei der Ausatmung umgekehrt; man spricht vom sog. *Waagebalkenphänomen.* Bei der Perkussion ist die Lungengrenze schlecht oder nicht verschieblich, ein Befund, den wir allerdings viel häufiger bei infiltrativen Lungenprozessen, beim Emphysem, bei Pleuraergüssen, bei Pleuraschwarten, beim Pneumothorax und vor allem auch bei hochgradigen Meteorismen erheben können. Aufgrund seines mediastinalen Verlaufes ist der Phrenikus häufig gefährdet durch Hilustumoren, insbesondere beim Bronchialkarzinom, durch die Lymphogranulomatose, das Lymphosarkom und die Hilusdrüsentuberkulose, aber auch durch eine akute oder chronische Entzündung der Pleura mediastinalis, namentlich bei tuberkulöser Verschwartung. Das Zustandsbild der einseitigen Phrenikusparese ist uns hinlänglich bekannt durch die vielgeübte Phrenikusexhairese zur Behandlung von kavernösen Prozessen im Unterlappen. Aber auch in seinem Verlauf außerhalb des Thorax, wo er bekanntlich auf dem M. scalenus anterior liegt, kann er lädiert werden, auch durch Wirbelprozesse (Frakturen, Luxationen, Spondylitis, Metastasen) bei seinem Austritt aus dem III.–IV. Foramen intervertebrale. Bei Motorradunfällen kann durch den Ausriß der obengenannten Wurzeln eine Zwerchfellparese entstehen.

Die *doppelseitige Phrenikusparese,* die durch schwere Belastungsdyspnoe und Atemnot gekennzeichnet ist, sehen wir bei der Poliomyelitis, gelegentlich bei aufsteigenden Polyneuritiden und auch beim Botulismus. Sie verläuft tödlich, wenn die Interkostalmuskulatur mitgelähmt ist und eine künstliche Beatmung das akute Stadium nicht überwinden hilft. Bei der Poliomyelitis kann sowohl eine einseitige als auch doppelseitige Phrenikusparese das einzige Symptom sein.

Bei der sog. *Phrenikusneuralgie* handelt es sich wahrscheinlich um eine entzündliche Affektion der Pleurae mediastinalis und diaphragmatica mit ausstrahlenden Schmerzen in die Schulter und eine Druckempfindlichkeit des N. phrenicus über dem M. scalenus anterior. Wir wissen, daß der N. phrenicus nicht nur motorische, sondern auch sensible Fasern enthält, deren Reizung zu reflektorischen Schulterschmerzen führt, die uns von der Pleuritis diaphragmatica, vom Pneumothorax usw. her geläufig sind.

Nervenläsionen im Lumbosakralbereich

Nervus peronaeus communis (L4–S2)

Der N. peronaeus communis ist der vulnerabelste Endast des N. ischiadicus. Er ist bereits nach dem Austritt dieses Nervs aus dem Foramen infrapiriforme gebündelt und verläuft in manchen Fällen mit hohem Abgang bereits am Oberschenkel oder Becken getrennt vom N. tibialis. Der N. peronaeus communis gibt Rr. articulares zum Kniegelenk ab. In der Poplitea verläßt ihn der N. cutaneus surae lateralis, der die Haut an der Außenseite des Unterschenkels bis zum Malleolus lateralis versorgt. Diesen Ast verbindet eine Anastomose mit dem N. suralis. Am Caput fibulae liegt der N. peronaeus communis in einem knöchern-muskulären Kanal (Fibula und Ursprung des M. peronaeus longus), wo er sich in die Nn. peronaeus profundus und superficialis aufteilt.

Der *N. peronaeus superficialis* innerviert motorisch die Mm. peronaeus longus und brevis und sensibel die Haut des Fußrückens und der Zehen. Ausgespart bleiben die einander zugekehrten Seiten der I. und II. Zehe. Die Außenseite der kleinen Zehe wird von einem Endast des N. suralis innerviert.

Der *N. peronaeus profundus* innerviert motorisch den M. tibialis anterior, die Mm. extensor digitorum longus, extensor hallucis longus sowie am Fuß die Mm. extensor digitorum und hallucis brevis. Sein sensibles Innervationsgebiet beschränkt sich auf die einander zugekehrten Seiten der I. und II. Zehe und den unmittelbar anschließenden Fußrücken.

Die Parese des *N. peronaeus (fibularis) communis* ist die häufigste periphere Nervenläsion im Lumbosakralbereich. Bei der *totalen Lähmung* ist der Hackengang unmöglich; es besteht ein *Steppergang* oder *Hahnentritt.* Am Fußrücken fehlt das Sehnenspiel. Die äußere vordere Unterschenkelmuskulatur ist atrophisch. Der Fuß kann nicht abduziert, nicht proniert und dorsalflektiert werden. Auch die Streckung der Zehen im Grundgelenk ist nicht möglich. Die Supination geschieht wegen des Ausfalls des M. tibialis anterior nicht mit voller Kraft. Bei einer kompletten Parese entsteht ein sog. Pes equinovarus. Sensibilitätsdefekte finden sich an der Außenseite des Unterschenkels, am Fußrücken und zwischen I. und II. Zehe.

Bei der *Parese des N. peronaeus superficialis* sind die Abduktion und die Pronation des Fußes bei erhaltener Dorsalflexion des Fußes und der Zehen gestört. Die Empfindung ist in Form eines Dreiecks am Fußrücken aufgehoben. Bei der Parese des *N. peronaeus profundus* sind im Gegensatz dazu die Abduktion und die Pronation erhalten, während die Dorsalflexion der Zehen und des Fußes unmöglich, die Supination abgeschwächt ist. Sensibilitätsdefekte finden sich nur an den einander zugekehrten Seiten der I. und II. Zehe.

Der N. peronaeus ist durch seine oberflächliche Lage und unmittelbare *Knochennähe am Caput fibulae* äußeren Einwirkungen, insbesondere Druckschäden, ausgesetzt. Relativ häufig ist die *Druckläsion* des N. peronaeus am Wadenbeinköpfchen bei Leuten, die in Hockstellung arbeiten, die sog. „Rübenzieherneuropathie". Wir sahen einen derartigen Auslösemechanismus wiederholt bei Fliesenlegern. Als „Überanstrengungsneuropathie" begegnet uns die Peronäusparese gelegentlich bei Radfahrern und Fußballspielern. Auch hier gilt das schon wiederholt Gesagte vom Zusammenwirken *mehrerer Faktoren* (Alkoholismus, Rekonvaleszenz, Diabetes mellitus, Infekte, Unterernährung) mit mechanischen Schädigungen. Begünstigt durch die genannten Voraussetzungen, treten Peronäusparesen auch nach langem Sitzen mit übereinandergeschlagenen Beinen auf. Erstaunlicherweise werden in diesen Fällen von den Patienten selbst sensible Irritationsphänomene während der Druckeinwirkung häufig nicht wahrgenommen; die Patienten werden oft erst beim Aufstehen und Herumgehen auf die motorische Schwäche aufmerksam. Das sensible Defizit wird dem Patienten in vielen Fällen erst bei der Untersuchung bewußt. Auch der Druck eines Unterschenkelgipses, eine Seitlagerung auf harter Unterlage bei Bewußtlosigkeit sind geeignet, den Nerv am Caput fibulae zu lädieren. Auch bei Fibulaköpfchenfrakturen und Luxationen des Kniegelenks sowie bei operativen Eingriffen am Knie, z. B. zur Entfernung eines Meniskus, kommen N.-peronaeus-Paresen vor.

Bei langsam progredient sich entwickelnden Peronäusparesen ist an eine Beeinträchtigung durch *Exostosen, Kallusbildung,* durch ein *Ganglion* des Kniegelenks, *Zysten* oder *Tumoren* zu denken. Auch intraneurale *Hämatome* bei Blutgerinnungsstörungen kommen vor. Ein *Verschluß der A. iliaca oder A. femoralis* kann sowohl zu einer kombinierten N.-tibialis- und N.-peronaeus-Parese führen als auch zu einer isolierten N.-peronaeus-Schädigung. Auch hierbei zeigt sich die besondere Empfindlichkeit des N. peronaeus für eine Minderperfusion. Entsprechend wurde die Hypothese aufgestellt, daß die Gefäßversorgung des N. peronaeus schlechter sei als die des N. tibialis (278) und daß diese vaskuläre Situation zur Vulnerabilität des Nervs beiträgt.

Auch bei der *Tabes dorsalis* wird beim Vorliegen einer Arthropathie des Kniegelenks eine isolierte N.-peronaeus-communis-Parese gesehen. Sie ist zu unterscheiden von einer Parese im N.-peronaeus-Innervationsgebiet, verursacht durch eine

Vorderhornschädigung infolge einer *Lues spinalis*.

Eine *distale Peronäusschädigung* kann in der Höhe des Sprunggelenks sowohl den N. peronaeus superficialis als auch den N. peronaeus profundus betreffen. Der *N. peronaeus superficialis* durchbricht bereits im unteren Drittel des Unterschenkels die Fascia cruris und zieht *oberflächlich* gelegen zum Fußrücken. Er wird nicht selten durch zu enges Schuhwerk, insbesondere Berg- und Skischuhe, lädiert. Der Endast des *N. peronaeus profundus* ist bei seinem Durchtritt unter dem Retinaculum zusammen mit der A. dorsalis pedis und den Sehnen des M. tibialis anterior und der Mm. extensores digitorum durch Druckeinwirkung oder andersartige Raumbeschränkung gefährdet.

Bei einer *proximalen N.-peronaeus-Schädigung* – also oberhalb des Kniegelenks – handelt es sich in den meisten Fällen eigentlich um eine N.-ischiadicus-Läsion, bei der jedoch der N.-peronaeus-Anteil ausschließlich betroffen sein kann. Durch sorgfältige klinische und elektromyographische Untersuchung ist meist zumindest eine diskrete Mitbeteiligung des N.-tibialis-Anteils nachzuweisen. So findet man nicht selten eine diskrete Abschwächung des ASR sowie elektromyographische Veränderungen in der Wadenmuskulatur oder in Beugemuskeln des Oberschenkels, die für eine Beteiligung des Tibialisanteils sprechen. Man findet bei Traumen analoge Verhältnisse wie bei den Polyneuropathien, bei denen man ebenfalls den N. peronaeus häufiger und zumeist stärker beteiligt sieht. Bei Blutergüssen in die Nervenscheide, selbst nach Schußverletzungen des Oberschenkels, bei welchen nach Lage des Ein- und Ausschusses der N. ischiadicus in seiner Gesamtheit geschädigt sein müßte, ist die auffallende Tatsache zu registrieren, daß der N. peronaeus in 60–70% der Fälle nach klinischen Kriterien allein betroffen ist. Voraussetzung scheint die hohe Teilung des N. ischiadicus im Bereich des Beckens zu sein.

Besonderer Erwähnung bedarf das sog. *Tibialis-anterior-Syndrom* (253, 267, 273). Es handelt sich um eine *vaskuläre Insuffizienz in der Tibialisloge*. Diese wird gebildet von beiden Unterschenkelknochen, der Membrana interossea und der Unterschenkelfaszie. Sie enthält die Mm. tibialis anterior, extensor hallucis longus und extensor digitorum longus. Der N. peronaeus profundus verläuft in der Loge. Ursache der Ischämie ist zumeist eine raumbeengende Gewebeschwellung in der Tibialisloge. Diese kann durch eine proximale Gefäßstenose mit konsekutivem Ödem, durch operative Maßnahmen im Unterschenkel, durch Unterschenkelfrakturen mit großen Hämatomen oder durch Überanstrengung der Unterschenkelmuskulatur, z. B. beim Fußballspielen, Bergsteigen, Kegeln oder Dauerlauf, hervorgerufen werden. Auch Stichverletzungen der A. femoralis, z. B. beim typischen Metzgerunfall, können Auslösemechanismus sein. Als Folge der vaskulären Insuffizienz kommt es zu einer *ischämischen Nekrose der Muskeln in der Tibialisloge* und *des N. peronaeus profundus*. Wenn der N. peronaeus superficialis mitbetroffen ist, muß eine abnorme Gefäßversorgung des Nervs aus der A. tibialis anterior angenommen werden. Das Syndrom tritt in den meisten Fällen *akut* auf und geht mit heftigsten Schmerzen in der Tibialisloge und mit *Rötung und prätibialer Schwellung* einher. Es entstehen eine *Parese der Fuß- und Zehendorsalflexion* bei erhaltener Kraft der Pronation, eine *Hypästhesie zwischen der I. und II. Zehe* und eine *Parese des M. extensor digitorum brevis,* in dem man mit entsprechender Latenz *Denervierungszeichen* nachweisen kann.

In den Muskeln der Tibialisloge registriert man ein sog. *stummes EMG* als Ausdruck einer ischämischen Muskelnekrose. Durch Stimulation des N. peronaeus communis werden die Mm. peronaeus longus und brevis aktiviert, während die Muskeln der Tibialisloge nicht aktiviert werden können. Die Diagnose wird unterstützt durch ein *Ansteigen der Transaminase und der Kreatinphosphokinase*. Nicht selten wird ein Ansteigen der Körpertemperatur in der akuten Phase beobachtet. Auch ein *Fehlen des Pulses der A. dorsalis pedis* unterstützt die Verdachtsdiagnose, ist jedoch nicht obligat.

Das voll ausgebildete Tibialis-anterior-Syndrom bietet kaum Verwechslungsmöglichkeiten. Allenfalls kann gelegentlich an einen *entzündlichen Prozeß im Unterschenkelbereich,* z. B. an eine *Thrombophlebitis* oder ein *Erysipel,* gedacht werden. Hier erlaubt jedoch die elektromyographische Untersuchung mit den obengenannten Kriterien eine sichere Unterscheidung. Auch von einer *psychogenen Parese* kann das Tibialis-anterior-Syndrom durch die fehlende Muskelantwort des M. tibialis anterior bei erhaltener Antwort der Pronatoren bei Stimulation des N. peronaeus communis unterschieden werden.

Mononeuritiden des N. peronaeus hat man nach allen möglichen Infekten (Typhus, Paratyphus, Ruhr und Sepsis) und nach Schutzimpfungen gesehen. Hier ist stets auch an die Möglichkeit lagerungsbedingter Schäden zu denken.

Differentialdiagnostisch ist zu beachten, daß eine *zentrale Parese der Fuß- und Zehenheber* das klinische Bild der peripheren Peronäusparese weitgehend imitieren kann (s. Beitrag ZNS). Bei der *myatrophischen Lateralsklerose* können sowohl die Pyramidenbahnschädigung als auch die Vorderhornläsion zum klinischen Bild der Peronäusparese beitragen. Beide Komponenten verstärken sich additiv, so daß erhebliche Paresen bestehen können, bevor Pyramidenbahnzeichen einerseits oder Muskelatrophien andererseits nachweisbar sind.

Auch im Rahmen von *Polyneuropathien* ist die besondere Vulnerabilität des N. peronaeus bekannt. Hier sind das Fehlen der ASR und die Abschwächung des Vibrationsempfindens als Frühsymptome der Polyneuropathie zu beachten. Bei einer Mononeuropathie oder Mononeuropathia multiplex kann über längere Zeit ausschließlich der N. peronaeus ein- oder doppelseitig betroffen sein.
Auch *Vorderhornerkrankungen* (Poliomyelitis, spinale Muskelatrophie) haben – wenn sie sich an den unteren Extremitäten manifestieren – eine Prädilektion für das Peronäusinnervationsgebiet.
Eine Abgrenzung von der *lumbalen Radikulopathie L4/L5* ist nicht immer leicht und bedarf sorgfältiger neurologischer und elektromyographischer Untersuchungen sowie Berücksichtigung evtl. röntgenologischer Veränderungen im Verlauf des N. peronaeus bzw. an der Lendenwirbelsäule. Hierbei ist insbesondere auf das *Lumbalsyndrom* (eingeschränkte Rumpfbeugung, Schonskoliose und positives Lasègue-Zeichen), auf eine *Ischiadikusdruckempfindlichkeit* am Valleyschen Punkt und auf ein Hoffmann-Tinelsches Zeichen im Verlauf des N. peronaeus zu achten. Besondere Beachtung ist auch dem *M. tibialis posterior* zu schenken, der vom Segment L4/L5, jedoch nicht vom N. peronaeus innerviert wird. Sein Eigenreflex ist bei der L4/L5-Segmentläsion abgeschwächt. Auch der Nachweis von Denervierungszeichen in der paravertebralen Muskulatur ist hilfreich, ebenso wie die Markierung von Sensibilitätsstörungen. Es ist jedoch zu beachten, daß sich das sensible Innervationsgebiet des Segmentes L5 weitgehend (nicht vollständig!) mit dem Innervationsgebiet des N. peronaeus deckt. Bei radikulären Syndromen ist extrem selten nur *eine* Wurzel betroffen, so daß häufig ASR oder PSR abgeschwächt sind.

Nervus tibialis (L4–S3)

Der N. tibialis gibt in der Kniekehle den N. cutaneus surae medialis ab, der die Haut der Dorsolateralseite des Unterschenkels innerviert. Dieser Ast vereint sich mit dem R. communicans peronaeus zum N. suralis und versorgt die Haut des Außenknöchels, die Lateralseite der Ferse und den äußeren Fußrand.
Noch in der Poplitea gehen die Rr. musculares ab zu den Muskeln des M. trizeps surae (Caput mediale und laterale des M. gastrocnemius und des M. soleus) und zum M. plantaris. Am Unterschenkel gibt er die Rr. musculares zu den tiefen Flexoren (M. tibialis posterior, M. flexor digitorum longus und M. flexor hallucis longus) ab. Ein R. articularis versorgt das Sprunggelenk; Hautäste innervieren die Ferse. Die Endäste des N. tibialis – die Nn. plantares medialis und lateralis – innervieren die Haut der Fußsohle und die kleinen Muskeln der Sohle. Das Innervationsgebiet der Endäste entspricht dem des N. medianus (N. plantaris medialis) und dem des N. ulnaris (N. plantaris lateralis) an der Hand.
Bei der *Tibialisparese* sind die Plantarflexion des Fußes und somit der Zehengang sowie die Beugung und Spreizung der Zehen nicht möglich. Die Supination ist beeinträchtigt. Der ASR und der Reflex des M. tibialis posterior sind je nach Ausmaß der Schädigung abgeschwächt oder fehlen. Es resultiert das Bild des *Hackenfußes*. Die Sensibilität ist an der Dorsolateralseite des Unterschenkels und der Fußsohle einschließlich des lateralen Fußrandes sowie der Plantarseite der Zehen gestört. Relativ häufig sind trophische Ulzera an der Fußsohle (Abb. 1.**74**) oder an den Zehen, ferner keratotische Ekzeme und Pigmentationen im Bereich des Sensibilitätsausfalles. Es kommt zur Atrophie der Wadenmuskulatur. Bei der Inspektion der Fußsohle fällt der Schwund der kleinen Fußmuskeln auf. Beim Gehen kann der Fuß nicht richtig abgerollt werden; der Gang ist unbeholfen und tapsig.
Die isolierte Tibialisparese ist wegen der geschützten Lage dieses Nervs in der Kniekehle und seiner geringen Vulnerabilität für vaskuläre Störungen erheblich seltener als die Peronäuslähmung. Auch hier stehen *traumatische Faktoren* an erster Stelle. Gelegentlich kann eine Tibialisparese bei einer Kniegelenksluxation oder einer Tibiafraktur auftreten.
Gefährdet ist der *distale N. tibialis* hinter dem Malleolus medialis unter dem Lig. laciniatum (Retinaculum musculorum flexorum). Man bezeichnet die Läsion in diesem Engpaß in Analogie zum Karpaltunnelsyndrom als *Tarsaltunnelsyndrom* (259, 261). Die Patienten klagen über bren-

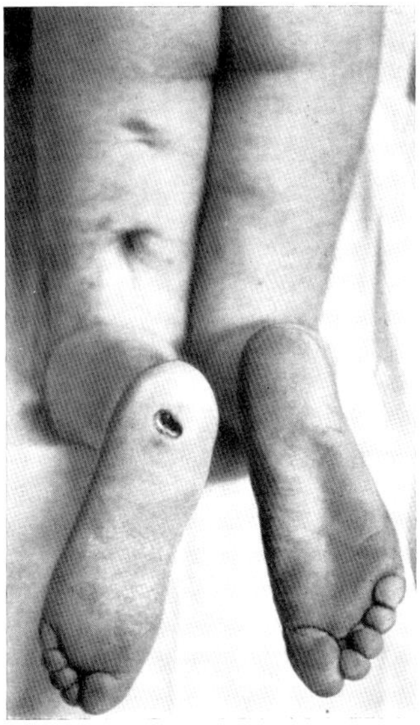

Abb. 1.**74** Tibialisparese links mit trophischem Geschwür nach Oberschenkelschußbruch

nende Mißempfindungen, die bevorzugt belastungsabhängig, jedoch auch in der Nacht auftreten. Im weiteren Verlauf findet man eine Hypästhesie im Innervationsgebiet der Nn. plantares mit Störungen der Schweißsekretion. In fortgeschrittenen Stadien findet man eine Anhidrose der Fußsohle und trophische Ulzera. Es kommt zu einer Parese der kleinen Fußmuskeln der Sohle bei erhaltenen langen Zehenbeugern mit dem Bild des *Krallenfußes.* Gelegentlich kann eine Auftreibung der Nerven im Sinn eines *Pseudoneuroms* proximal des Retinakulum palpabel sein. Extreme Fußpronation und Perkussion über dem Lig. laciniatum verursachen Schmerzen im Bereich der Fußsohle.

Als *Ursache des Tarsaltunnelsyndroms* sind insbesondere Sprunggelenkverletzungen mit Frakturen oder Distorsion mit anschließender Schwellung und Veränderungen bei der primär chronischen Polyarthritis zu nennen. *Verwechslungsmöglichkeiten* sind gegeben mit *arteriellen distalen Gefäßverschlüssen.* Eine sorgfältige angiologische Untersuchung ist stets erforderlich mit Beurteilung der A. tibialis posterior, die sich unter dem Retinakulum in die Aa. plantares medialis und lateralis aufteilt und mit den Nn. plantares verläuft. Auch die A. dorsalis pedis sollte vergleichsweise beurteilt werden. Eine Verzögerung der Nervenleitungsgeschwindigkeit im Bereich des Retinakulums sowie Denervierungszeichen in den Muskeln der Fußsohle bei normaler Leitungsgeschwindigkeit im proximalen Anteil des Nervs, normalem EMG in der Unterschenkelmuskulatur machen bei entsprechenden klinischen Symptomen ein Tarsaltunnelsyndrom wahrscheinlich. Es sei jedoch darauf hingewiesen, daß auch eine fortgeschrittene Angiopathie, z.B. im Rahmen einer Arteriosklerose durch ischämische Nervenschädigung, entsprechende neurographische und elektromyographische Veränderungen verursachen kann.

Pseudoneurome können an der Aufzweigung der Nn. digitales plantares im III. oder IV. Zwischenknochenraum als sog. *Morton-Metatarsalgie* heftigste Schmerzen im Bereich der Metatarsalia auslösen. Die Schmerzen treten zunächst belastungsabhängig, später als Dauerschmerz auf. Als Auslösemechanismus wird insbesondere ungeeignetes Schuhwerk unterstellt. Auch beim sog. Spreizfuß und nach Frakturen der Metatarsalia wird sie gelegentlich gesehen. Differentialdiagnostisch sind Fußschmerzen bei abnormem Fußgewölbe zu bedenken.

Differentialdiagnostisch kommt bei der N.-tibialis-Parese die vorwiegende Schädigung der *Wurzel S1* im Rahmen einer lumbalen Radikulopathie in Betracht. Hierbei ist insbesondere auf die relativ häufige Beteiligung der Glutäalmuskulatur beim S1-Syndrom zu achten. Auch die Ausbreitung der Sensibilitätsstörungen ist hilfreich. Das Innervationsgebiet des N. tibialis ist insgesamt wesentlich seltener bei radikulären Schäden betroffen als das Innervationsgebiet des N. peronaeus. Auch *Läsionen des Plexus sacralis* kommen differentialdiagnostisch in Betracht.

Nervus ischiadicus (L4–S3)

Der N. ischiadicus verläßt das Becken durch das Foramen infrapiriforme, liegt geschützt im Spatium subglutaeale und erreicht den Oberschenkel zwischen dem Tuber ischiadicum und dem Trochanter major. An dieser Stelle sind der N. tibialis und der N. peronaeus bereits gebündelt oder bei hohem Tibialisabgang schon getrennt. Beim Durchtritt durch das Foramen infrapiriforme gibt der Nerv einen Ast zum M. quadratus femoris und einen Ast zum Hüftgelenk sowie zum M. obturatorius internus und den Mm. gemelli ab. Der N.-tibialis-Anteil des Ischiadikus innerviert den M. semimembranosus, den M. semitendinosus, den langen Kopf des M. biceps femoris und einen Teil des M. adductor magnus. Der Peronäusanteil innerviert das Caput breve des M. biceps femoris und gibt Äste zum Kniegelenk ab. Der N. ischiadicus selbst hat am Oberschenkel kein sensibles Innervationsgebiet. Er innerviert über seine Endäste – den N. tibialis und den N. peronaeus – den größten Teil der Haut des Unterschenkels. Ausgespart ist lediglich das Innervationsgebiet des N. saphenus.

Bei den *hochsitzenden Ischiadikusläsionen* kommt es zu einer kombinierten Lähmung des N. peronaeus und des N. tibialis, außerdem zum Ausfall der aktiven Beugung des Kniegelenks infolge einer Parese des langen und kurzen Bizepskopfes, der Mm. semitendinosus und semimembranosus. Zwar besorgen der vom N. obturatorius innervierte M. gracilis und der vom N. femoralis innervierte M. sartorius ebenfalls eine Beugung des Unterschenkels, aber die dabei erzielte Kraft ist gering. Bei einer N.-ischiadicus-Läsion wird häufig der aus dem Plexus sacralis stammende *N. cutaneus femoris posterior* (S1–S3) mitgeschädigt, der mit dem Ischiadikus zusammen das Foramen infrapiriforme durchtritt, durch das Spatium subglutaeale verläuft und zwischen Tuber ischiadicum und Trochanter major den Oberschenkel erreicht, so daß dann außerdem eine streifenförmige Sensibilitätsstörung an der Hinterseite des Oberschenkels resultiert.

Vor allem sind es *Traumen,* die zu einer totalen Ischiadikuslähmung führen. Hier sind *Druckschäden,* z.B. beim Fall auf das Gesäß, und lange Lagerungen eines Bewußtlosen zu nennen. Erwähnt sei der Fall einer sehr adipösen Patientin, die nach langem Sitzen auf einem Holzstuhl mit einer beidseitigen Ischiadikusparese aufstand. Auch eine lang dauernde Operation mit ungenügender Polsterung auf dem gynäkologischen Operationsstuhl kann eine Ischiadikusparese zur Folge haben. Immer muß man bei solchen mechanischen Schäden nach einem weiteren Schädigungsfaktor suchen. Geburtsschäden des N. ischiadicus können durch Zug am Bein bestehen, sind jedoch extrem selten. Wir sahen bei einem Neugeborenen eine Ischiadikusparese infolge eines großen Hämangioms im Bereich des Gesäßes. Sowohl das Hämangiom als auch die Ischiadikusparese bildeten sich innerhalb von 2 Jahren weitgehend spontan zurück.

Nicht selten werden Ischiadikusläsionen bei *angeborenen oder erworbenen Hüftgelenksluxationen* (256), insbesondere bei der Luxatio iliaca des Femurkopfes und bei Koxarthrosen gesehen. Erwähnt sei auch das Auftreten nach *Beckenfraktur*, insbesondere Luxationsfrakturen mit Absprengung des Azetabulums. Auch *Femurfrakturen* können den N. ischiadicus beeinträchtigen. Er kann durch Druck und Zug von Halteinstrumenten bei operativen Eingriffen im Bereich der Hüfte, z. B. bei der *Endoprothesenoperation*, geschädigt werden. Ebenso können Knochenfragmente bei *Brüchen des Kreuzbeines* oder der untersten Lendenwirbelsäule Ischiadikusanteile komprimieren.

Besonders häufig sind iatrogene Ischiadikusläsionen durch unsachgemäß gesetzte *intraglutäale Injektionen*. Bei der häufigen *Antikoagulantienbehandlung* kann durch einen Sturz auf das Gesäß oder bei gleichzeitiger Anwendung eines intraglutäal applizierten Medikamentes eine Blutung in die Nervenscheide des Ischiadikus auftreten mit einer nachfolgenden kompletten Ischiaslähmung (280).

Auch *Tumoren* im kleinen Becken (Osteome, Myome, Prostata-, Portio-, Uterus- und Blasenkarzinome) beeinträchtigen durch Kompression oder Infiltration den N. ischiadicus. Eine gynäkologische und rektale Untersuchung hat bei entsprechendem Verdacht die neurologische Untersuchung prinzipiell zu ergänzen.

Differentialdiagnostisch ist die Ischiadikusschädigung insbesondere von *radikulären Schäden* abzugrenzen. Eine Beteiligung der Glutäalmuskulatur ist in der differentialdiagnostischen Abgrenzung von hochsitzenden Ischiadikusläsionen nicht immer hilfreich, da der N. glutaeus inferior ebenfalls durch das Foramen infrapiriforme austritt und z. B. durch eine intramuskuläre Injektion oder durch raumfordernde Prozesse mit dem N. ischiadicus zusammen geschädigt werden kann. Besonders problematisch kann die sog. *Spritzenlähmung* des N. ischiadicus in ihrer Abgrenzung von einer lumbalen Radikulopathie sein, da in diesen Fällen häufig ein Wurzelschaden Anlaß zur intramuskulären Injektion war und ein entsprechendes lumbales Wurzelreizsyndrom vorhanden ist. Heftigste Schmerzen bei der intramuskulären Injektion sind nicht als obligates Symptom einer direkten N.-ischiadicus-Infiltration zu werten. Die Parese tritt in der Regel während oder unmittelbar nach der Injektion auf, kann jedoch auch mit einer Latenz von Stunden bis zu 2–4 Tagen auftreten (274). *Tumoren* des N. ischiadicus werden ihrer Seltenheit wegen häufig zunächst als radikuläre Läsion verkannt. Zur differentialdiagnostischen Abgrenzung einer Ischiadikusläsion von einer Wurzelkompression S1, ist die Ableitung des EMG aus den Mm. interspinosi hilfreich. Das sensible Nervenaktionspotential ist bei einer radikulären Schädigung normal.

Schädigungen der Cauda equine können beidseitige „Ischialgien“ verursachen. Eine differentialdiagnostische Abgrenzung ist wegen der zumeist vorhandenen Sphinkterlähmung mit Blasen- und Mastdarminkontinenz sowie der typischen Sensibilitätsstörungen (Reithosentyp) nicht schwierig.

Nervus femoralis (L2–L4)

Der N. femoralis verläuft im Becken zwischen M. iliacus und M. psoas, bedeckt von der Psoasfaszie. Er innerviert die Mm. iliacus und psoas major, gibt proximal der Leiste Äste zum M. pectineus und zum M. sartorius ab. Unter dem Leistenband teilt er sich in seine Endäste auf zur Versorgung des M. quadriceps (mit seinen Mm. rectus femoris, vastus lateralis, medialis und intermedius). Er versorgt sensibel über seine Rr. cutanei anteriores die Haut der Vorderseite des Oberschenkels und über seinen langen N. saphenus die Haut an der Medialseite des Unterschenkels bis zum medialen Fußrand. Am Kniegelenk gibt er einen R. infrapatellaris zur Haut an der medialen Knieseite ab.

Das Besondere der *hochsitzenden Femoralisschädigung* ist der Ausfall des M. iliopsoas, wobei die Beugung des Oberschenkels im Hüftgelenk bzw. die Rumpfbeugung bei fixiertem Bein beeinträchtigt ist. Außerdem kann der Unterschenkel im Knie nicht gestreckt werden, ein Ausfall, welcher ohne Iliopsoasparese die viel häufigere *distale Affektion* kennzeichnet. Der PSR fehlt; die Empfindung an der Vorderseite des Oberschenkels im Bereich des N. cutaneus femoris anterior und im Gebiet des N. saphenus an der medialen Seite des Unterschenkels ist gestört.

Die Patienten mit einer proximalen Läsion des N. femoralis zeigen eine charakteristische Gangstörung. Sie schwingen das Bein unter Ausnutzung der Schwerkraft aus der Hüfte nach vorn und setzen es mit überstrecktem Kniegelenk auf. Dabei ist das Gehen in der Ebene erstaunlich wenig behindert. Das Treppensteigen gelingt jedoch nur, indem sich der Kranke mit Hilfe der Arme am Geländer hochzieht. Beim Abwärtsgehen knickt er leicht im Knie ein. Besteht die Parese länger, dann bildet sich ein Genu recurvatum aus. Einen diagnostischen Hinweis geben der Patellatief-

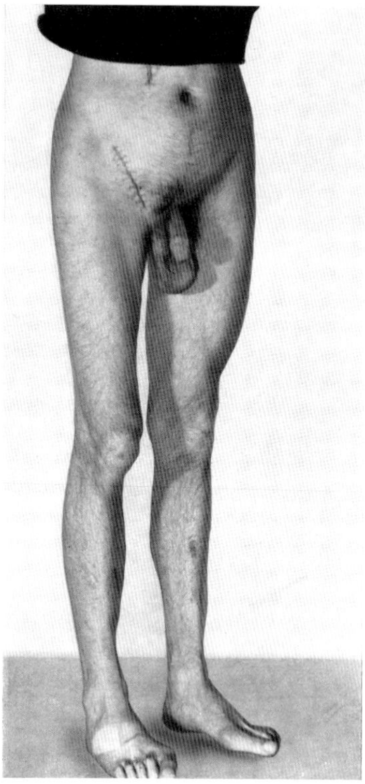

Abb. 1.**75** Femoralisparese nach Herniotomie rechts mit Tiefstand der rechten Patella und Atrophie der Oberschenkelmuskulatur

stand auf dem kranken Bein und die Atrophie der Streckergruppe (Abb. 1.**75**). Der Ausfall des vom Femoralis ebenfalls versorgten M. sartorius und des M. pectineus fällt nicht besonders ins Gewicht.

Traumatische Schäden des N. femoralis sieht man nach Stich- und Schußverletzungen, selten nach Becken- und Oberschenkelbrüchen. Koll hat 2 Fälle beschrieben, bei denen allein der starke Stoß gegen die Leiste eine vorübergehende Femoralisparese zur Folge hatte. Das gleiche gilt für Bewegungsanomalien, die zur Überdehnung des Nervs führen (269). Gar nicht selten tritt die Lähmung nach *Leistenbruchoperationen* plötzlich als Ausdruck einer Blutung in die Nervenscheide oder allmählich als Folge der Kompression auch ein Hämatom oder auch tiefliegende narbige Veränderungen auf. Erwähnt sei die Beobachtung einer Femoralisparese bei einem großen mykotischen Aneurysma der gleichseitigen A. iliaca, das im Anschluß an eine eitrige Angina entstanden war. Auch nach Einsetzen von *Endoprothesen* des Hüftgelenks werden gelegentlich Femoralisparesen beobachtet. Im Rahmen einer *Appendizitis,* insbesondere bei retrozäkaler Lage, kann es zur Irritation des Nervs kommen. Auch bei *Operationen eines retrozäkal gelegenen Appendix* und durch postoperative Narbenbildungen wurden Femoralisparesen beschrieben. Relativ häufig ist das Vorkommen von Femoralisläsionen infolge *retroperitonealer raumfordernder Prozesse* und *Hämatome.* Hier sind insbesondere maligne Lymphome zu erwähnen. 1 Fall mit einem Sarkom der Beckenhinterwand wurde mitgeteilt (251). Retroperitoneale Hämatome entstehen nicht selten bei Blutgerinnungsstörungen. Hier ist vor allem die Hämophilie zu nennen. Auch bei Antikoagulantienbehandlung und Hämodilution kommen Hämatome vor, provoziert durch Erschütterungstraumen im sog. „Iliakustunnel". Von Komar u. Mitarb. (262) wurde über 1 Fall mit einem retroperitonealen Hämatom bei Schönlein-Hennoch-Purpura berichtet. Auch *Psoasabszesse* können in dieser Lokalisation den N. femoralis schädigen. Bei einer Läsion des N. femoralis im Bereich des *Iliakustunnels* klagen die Patienten meist in charakteristischer Weise über heftigste Schmerzen mit Ausstrahlung in das Femoralisinnervationsgebiet, Druckempfindlichkeit des Abdomens, insbesondere der Leiste, Mißempfindungen an der Vorderseite des Oberschenkels mit Ausstrahlung zur Innenseite des Unterschenkels. Es besteht nicht selten eine Schonhaltung mit Anbeugung im Oberschenkel. Die Schmerzen können, insbesondere bei Tumoren, längere Zeit dem objektiven motorischen und sensiblen Defizit vorausgehen.

Diagnostisch ist in jedem Fall des Verdachtes einer retroperitonealen Femoralisirritation oder -läsion eine Beckenübersichtsaufnahme durchzuführen mit Beurteilung des Psoasrandes (Psoaszeichen). Hilfreich ist auch eine intravenöse Pyelographie zur Darstellung der Ureteren, die hier durch raumfordernde Prozesse abgedrängt werden können. Schließlich haben die Sonographie und die Computertomographie des Bauchraumes und des kleinen Beckens heute einen festen Platz in der Diagnostik von proximalen Läsionen des N. femoralis.

Im Bereich der Leiste kann der N. femoralis durch Lymphome geschädigt werden; mitunter treten hier Läsionen auch nach Bestrahlung der Leistenbeuge auf (Abb. 1.**76**).

Der N. saphenus wird nicht selten bei Varizenoperation lädiert, Frakturen oder offene Verletzungen im Kniebereich sind dagegen nur selten Ursache einer Saphenusläsion. Wir sahen eine Saphenusspätschädigung nach Schußverletzung mit narbigen Veränderungen. Der *R. infrapatellaris* des N. saphenus kann gelegentlich proximal des Condylus medialis femoris durch traumatische, insbesondere stumpfe Einwirkungen lädiert werden und ein sensibles Defizit an der Medialseite des Knies mit und ohne Schmerzen bewirken. Das Beschwerdebild wird als *Neuropathia patellae* oder als *Gonalgia paraesthetica* bezeichnet.

Differentialdiagnostisch ist die Femoralisparese von *Wurzelprozessen L2–L4* abzugrenzen, die mit einem entsprechenden motorischen Ausfall einhergehen können. Das sensible Defizit ist so

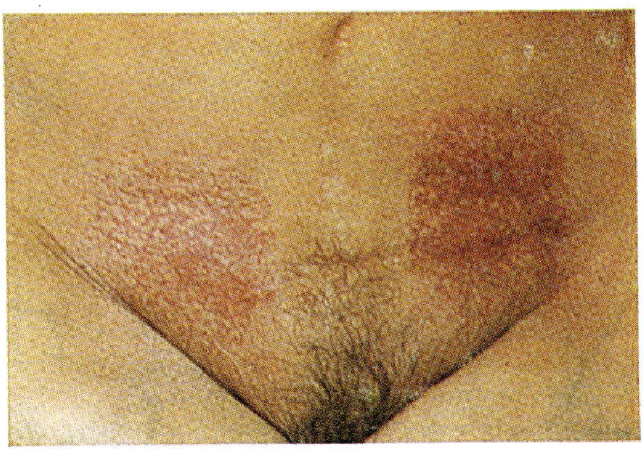

Abb. 1.**76** Beidseitige, asymmetrische Femoralisschädigung (rechts > links) nach intensiver Radiatio der Leistengegend und des Beckens bei erhaltener Funktion des M. iliopsoas. Die Parese hatte sich langsam zunehmend erst nach einem Intervall von 6–8 Jahren nach der Radiatio eingestellt. Eine andere Ursache hat sich nicht finden lassen. Das Intervall zwischen der Bestrahlung und dem Manifestwerden von neurologischen Ausfallserscheinungen beträgt, an einem größeren Krankengut errechnet, im Mittel 3,8 Jahre

genau wie möglich zu markieren. Da jedoch häufig nicht das volle Segment betroffen ist, kann die Sensibilitätsprüfung nicht immer bei der Differentialdiagnose weiterhelfen. Besondere Beachtung ist der Mitbeteiligung der Adduktoren und des M. tibialis anterior zu schenken, die von den entsprechenden Segmenten, jedoch nicht vom N. femoralis mitinnerviert werden. Bei einer Läsion der 2. und 3. Lumbalwurzel sind Adduktorenfunktion und -reflex meist mit einbezogen. Bei einer Läsion der 4. Lumbalwurzel ist meistens der M. tibialis anterior mitbetroffen. Zumindest elektromyographisch kann man in der Regel in diesen Muskeln Veränderungen nachweisen. Eine retroperitonäale Läsion des N. femoralis durch Tumoren, Abszesse oder Hämatome kann heute durch dopplersonographische und computertomographische Untersuchungen abgeklärt werden. Die radikuläre Läsion von L2–L4 kann myelographisch oder durch ein spinales Computertomogramm abgegrenzt werden, wenn eine klinische Differenzierung nicht möglich ist.
Zur Unterscheidung von einer *Läsion des Plexus lumbalis* ist insbesondere die Hüftmuskulatur sorgfältig zu prüfen, die hier häufig mit lädiert wird. Die Sensibilitätsstörungen können auf die Leistenbeuge und die Außenseite des Oberschenkels übergreifen.
Im Rahmen von *Polyneuropathien* kann der N. femoralis schwerpunktmäßig betroffen sein. Hier ist insbesondere an eine diabetische Amyotrophie oder auch an eine alkoholische Polyneuropathie zu denken.
Die doppelseitige Quadrizepsparese bei *Myopathien* sowohl bei Muskeldystrophie als auch bei Myositiden kann aufgrund der EMG-Parameter von der Femoralisparese unterschieden werden. Im Rahmen von *spinalen Muskelatrophien* können in seltenen Fällen Quadrizepsparesen im Vordergrund des klinischen Bildes stehen. Elektromyographisch finden sich hier jedoch stets Veränderungen auch in anderen, nicht vom N. femoralis innervierten Muskeln. Das gleiche gilt für die ein- oder doppelseitige Quadrizepslähmung bei der *Poliomyelitis*.
Quadrizepsatrophien nach Verletzungen, die eine Ruhigstellung des Beines zur Folge haben, sowie auch eine *Inaktivierung* durch Kniegelenksaffektionen können gelegentlich zu dem Verdacht einer Femoralisläsion führen. Auch hier trägt die EMG-Untersuchung entscheidend zur differentialdiagnostischen Klärung bei. Umschriebene Veränderungen bei *Lipodystrophie* sind bei genauer Inspektion nicht mit einer Femoralisparese zu verwechseln.
Bei Kindern mit einer Quadrizepsatrophie ist auch an die *Perthessche Krankheit* (Osteochondrosis coxae) zu denken, die meist mit Ermüdung des Beines und belastungsabhängigen Schmerzen im Hüftgelenk und im Oberschenkel mit Abduktionshemmung und hinkendem Gang einhergeht.

Nervus obturatorius (L2–L4)

Der N. obturatorius verläuft im Becken retroperitoneal am medialen Rand des M. psoas. Er wird gekreuzt vom Ureter. Im kleinen Becken befindet er sich in unmittelbarer Nähe der Fossa ovarica. Er erreicht den Oberschenkel durch den Canalis obturatorius, der vom viszeralen Bauchfell verschlossen wird. Der R. anterior innerviert den M. pectineus, die Mm. adductor longus und brevis und den M. gracilis. Er gibt den R. cutaneus ab zur sensiblen Innervation der Medialseite des Oberschenkels. Die Rr. articulares gehen zum Hüftgelenk und zum Kniegelenk.
Der *komplette Ausfall* des N. obturatorius führt zu einer mehr oder weniger ausgeprägten Parese der *Adduktorengruppe*. Eine komplette Parese kommt nicht zustande wegen der akzessorischen Innervation des M. adductor longus über den N. femoralis und des M. adductor magnus über den Tibialisanteil des N. ischiadicus. Die *Sensibilität* ist meist in einem relativ kleinen Bereich an der Medialseite des Oberschenkels beeinträchtigt. Das sensible Defizit kann sich jedoch bis unmittelbar unterhalb des Knies erstrecken. Der Adduktorenreflex fehlt. Bei der partiellen Läsion ist der Reflex abgeschwächt. Es werden meist Schmerzen im sensiblen Innervationsgebiet geklagt, die bis zum Knie ausstrahlen. Ferner klagen die Patienten häufig über Schmerzen in der Leistenbeuge, im Perineum und in der Hüfte. Die Schonhaltung des Beines ist typisch mit Beugung im Knie- und im Hüftgelenk und leichter Innenrotation.

Zur N.-obturatorius-Läsion kommt es vor allem durch *Beckentumoren;* besonders erwähnt seien hier Ovarialtumoren und Metastasen und auf der linken Seite Karzinome des Colon sigmoideum. Auf der rechten Seite kann der Nerv durch eine *Appendizitis* in Mitleidenschaft gezogen werden. Eine *Obturatoriushernie* ist oft nur an Hand der Symptome einer Nervenirritation mit Schmerzen und Mißempfindungen an der Innenseite des Oberschenkels und des Knies (Howship-Romberg-Syndrom) zu diagnostizieren.
Beschwerden im Sinne eines Howship-Romberg-Syndroms findet man auch bei einer Irritation und Läsion des N. obturatorius nach *Totalexstirpation* (255). Nach schweren Entbindungen kann durch den *Druck des kindlichen Kopfes* auf den Nerv zuweilen eine Obturatoriusparese resultieren.
Die Affektion der *lumbalen Wurzeln L2–L4,* die das Femoralis- und Obturatoriusgebiet betrifft, wird auch als „Ischias anterior“ (270) bezeichnet. Subakut einsetzend, wird sie bei paralumbalen Hämatomen oder bei infiltrierend wachsenden Blastomen angetroffen.
Differentialdiagnostisch kommt bei der schmerzhaften Irritation des N. obturatorius insbesondere die entzündliche und degenerative *Affektion des Hüftgelenks* in Betracht. *Aseptische Knochennekrosen am unteren Schambeinast* oder die *Symphysensynchondrose* bei Kindern können ähnliche Schmerzen verursachen. Eine Parese der Adduktoren ist elektromyographisch von der schmerzbedingten Schonung dieser Muskeln abzugrenzen. Beim Nachweis der neurogenen Schädigung der Adduktoren durch fehlenden Reflex und EMG-Veränderungen ist differentialdiagnostisch die Obturatoriusparese von der *Wurzelläsion L2–L4* abzugrenzen. Hierbei ist insbesondere die Mitbeteiligung des Quadrizeps mit PSR-Abschwächung und EMG-Veränderungen zu beachten. Auch die sorgfältige Markierung des sensiblen Defizits ist hilfreich.

Nervus glutaeus superior (L4–S1)

Der N. glutaeus superior (L4–S1) innerviert den M. glutaeus minimus und medius.
Die betroffenen Muskeln tragen wesentlich zur Abduktion und Innenrotation des Beines im Hüftgelenk bei. Ihre einseitige Parese ist dadurch gekennzeichnet, daß das Becken beim Gehen nicht mehr auf dem betroffenen Standbein fixiert wird, sondern sich zur Seite des gesunden Schwungbeines neigt. Dieses Absinken des Beckens zur gesunden Seite beim Stehen auf einem Bein bezeichnet man als *positives Trendelenburg-Zeichen.* Es verursacht einen *einseitig hinkenden Gang.* Bei doppelseitiger Lähmung resultiert ein *watschelnder Gang,* der an die angeborene Hüftgelenksluxation beiderseits erinnert.

Nervus glutaeus inferior (L5–S2)

Der N. glutaeus inferior innerviert den M. glutaeus maximus.
Bei der Glutaeus-maximus-Parese imponiert vor allem eine Atrophie des betroffenen Gesäßmuskels, der nicht mehr angespannt werden kann. Die Gesäßfalte steht auf der kranken Seite tiefer als auf der gesunden. Das Treppensteigen und das Erheben aus dem Sitzen sind erschwert, besonders wenn der Glutaeus maximus beidseits ausfällt. Bei einer solchen doppelseitigen Parese müssen sich die Kranken beim Treppensteigen mit den Armen am Geländer hochziehen oder beim Erheben aus der Rumpfbeuge mit den Armen an sich selbst hochklettern, eine Störung, wie sie vor allem die Muskeldystrophie (s. Beitrag Muskelerkrankungen) charakterisiert.
Paresen der Glutäusmuskulatur als Ausdruck einer peripheren Innervationsstörung sind, abgesehen von dem meist symmetrischen Ausfall bei einer aufsteigenden *Polyneuritis* oder bei einer *Wurzelläsion,* sehr selten. Gelegentlich kann eine N.-glutaeus-inferior-Läsion durch eine *intraglutäale Injektion* isoliert oder zusammen mit einer N.-ischiadicus-Schädigung beobachtet werden. Die glutäalen Nerven können auch zusammen mit anderen Nerven (N. femoralis, N. ischiadicus usw.) bei Prozessen innerhalb des Beckens (Blastomen, bei der tuberkulösen Spondylitis usw.) in Mitleidenschaft gezogen werden.
Differentialdiagnostisch ist eine Läsion der Nn. glutaei abzugrenzen von einer *Wurzelschädigung L5/S1* oder von einer *Kaudaläsion.* Bei der Kaudaläsion ist insbesondere auf das Vorkommen einer gleichzeitigen Sphinkterinkontinenz zu achten. Auch begleitende Sensibilitätsstörungen im Reithosenbereich weisen auf eine Kaudaschädigung hin. Beim Verdacht einer Wurzelläsion L5/S1 ist insbesondere dem ASR, dem Zehenstand und dem EMG der Wadenmuskulatur Beachtung zu schenken. Zur Unterscheidung von der *progressiven Muskeldystrophie* und anderen proximalen Myopathien ist eine genaue Inspektion des Patienten durchzuführen, die meist auch Veränderungen an den Muskeln des Schultergürtels erkennen läßt. Das EMG identifiziert die muskuläre Genese der Parese.
Der Nachweis einer erhöhten Creatinkinase unterstützt den klinischen Verdacht einer Myopathie.
Zur Unterscheidung von der *kongenitalen Hüftluxation* ist insbesondere auf eine Beinverkürzung *(scheinbare Oberschenkelverkürzung),* eine *höherstehende Gesäßfalte* auf der betroffenen Seite und eine *passive Abduktionshemmung* bei der Hüftluxation zu achten. Die Diagnose ist röntgenologisch zu untermauern.

Nervus cutaneus femoris posterior (S1–S3)

Der N. cutaneus femoris posterior stammt aus dem Plexus sacralis. Er innerviert die Haut im unteren Bereich des Gesäßes und an der Dorsalseite des Oberschenkels.
Läsionen führen ausschließlich zu einem Sensibilitätsausfall. Sie können verursacht sein durch Druck im Bereich des Gesäßes, z. B. durch einen Sturz. Auch traumatische Einwirkungen im Bereich des Foramen infrapiriforme können diesen Nerv lädieren, meist zusammen mit dem N. ischiadicus.
Differentialdiagnostisch kann der sensible Ausfall gelegentlich zur Abgrenzung gegen eine Läsion der *Sakralwurzeln* Anlaß geben. Hierbei ist insbesondere auf begleitende motorische Störungen, die für die Wurzelläsion sprechen, zu achten.

Nervus cutaneus femoris lateralis (L2–L3)

Der N. cutaneus femoris lateralis tritt knapp medial von der Spina iliaca anterior superior unter dem Leistenband durch die Bauchwand und versorgt die Haut an der lateralen Seite des Oberschenkels.
Seine Läsion hat einen *Sensibilitätsausfall* und seine Irritation Mißempfindungen an der *Anterolateralseite des Oberschenkels* zur Folge. Eine Läsion des Nervs kann verursacht sein durch *Beckentraumen,* die die Gegend der Spina iliaca anterior superior betreffen. Sie wurde beobachtet nach Bekkenkamm-Spanentnahme und Hüftoperationen. Wir haben 1 Fall beobachtet, bei dem eine Läsion nach einer Beckenkammbiopsie aufgetreten war, die wegen einer hämatologischen Erkrankung mit Blutungsneigung durchgeführt worden war. Auch durch Operation einer retrozäkal gelegenen Appendix kann der Nerv geschädigt werden.
Eine chronische Irritation und eine Läsion des Nervs verursachen ein charakteristisches Beschwerdebild, die sog. *Meralgia paraesthetica (Roth-Bernhardt-Krankheit).* Es handelt sich symptomatisch um lästige Parästhesien, die mit jukkenden und brennenden Mißempfindungen einhergehen, meist verbunden mit einer Berührungsüberempfindlichkeit, insbesondere für oberflächliche Berührung, so daß das Reiben von Kleidungsstücken als unerträglich empfunden wird. Die Schmerzen und Parästhesien treten intermittierend auf, werden verstärkt durch Ausstrecken des Beines und durch Stehen und Gehen. Bei längerem Bestehen findet man häufig ein Taubheitsgefühl an der Lateralseite des Oberschenkels. Männer sind häufiger betroffen als Frauen. Beidseitige Störungen kommen vor. Sie sind zumeist verursacht durch mechanische Reizung des Nervs unterhalb des Leistenbandes, wo der Nerv zwischen den Sehnenfasern der Mm. obliqui abdominis verläuft. So disponiert eine abnorme Beanspruchung der Bauchdeckenmuskeln, z. B. durch Gewichtszunahme oder durch Schwangerschaft, zur Entwicklung einer Meralgie. Wir sahen 1 Patientin mit einer Beinverkürzung, bei der die Beschwerden im Sinn der Meralgie durch Benützen des verkürzten Beines als Standbein ausgelöst wurden. Man beschrieb die Meralgie auch bei Aneurysmen der A. iliaca und nach Injektionen in die Faszia lata. 1 Beobachtung nach einer sehr hartnäckigen Furunkulose sei erwähnt.
Diagnostisch sind neben dem sensiblen Defizit an der Lateralseite des Oberschenkels eine Druckempfindlichkeit medial der Spina iliaca anterior und eine Provozierbarkeit der Beschwerden durch Hyperextension im Hüftgelenk bei gebeugtem Kniegelenk manchmal hilfreich.
Differentialdiagnostisch ist die Meralgie insbesondere abzugrenzen von einer *Wurzelschädigung L2/L3.* Hier ist nach den Symptomen des Lumbalsyndroms zu suchen und auf motorische Störungen im Quadrizeps und in den Adduktoren einschließlich elektromyographischer Untersuchung zu achten. Auch die *diabetische Neuropathie* kann ähnliche Mißempfindungen verursachen und ist aufgrund der allgemeinen klinischen und elektromyographischen Veränderungen in den proximalen Muskeln sowie im Extensor digitorum brevis meist von der rein sensiblen Läsion der Meralgie abzugrenzen.

Nervus genitofemoralis (L1–L2)

Der N. genitofemoralis innerviert sensibel die Haut der Leistenbeuge, des Skrotums bzw. der Labia majora, einen kleinen Bereich der Medialseite des Oberschenkels und motorisch den M. cremaster.
Seine Läsion, z. B. bei einer Herniotomie oder nach Nephrektomie, wobei der Nerv nicht selten durch Nähte mitgefaßt wird, führt zu sehr unangenehmen Schmerzsensationen im betroffenen sensiblen Innervationsgebiet. Nur die Freilegung des Nervs führt in diesen Fällen zur Beseitigung der Schmerzen und deckt die eigentliche Ursache auf (264).

Nervus ilioinguinalis (L1)

Der N. ilioinguinalis innerviert motorisch den M. obliquus internus und den M. transversus abdominis, sensibel die Haut über der Symphyse, der Peniswurzel, dem proximalen Anteil des Skrotums bzw. der Labia majora und die unmittelbar anschließende Oberschenkelinnenseite.
Der Nerv kann, ebenso wie der N. genitofemoralis, bei Herniotomien und Nephrektomie geschä-

digt werden. Dabei treten Schmerzen im beschriebenen sensiblen Innervationsgebiet auf. Bei einer ausschließlichen Läsion des N. ilioinguinalis ist das motorische Defizit klinisch meist nicht erkennbar.

Nervus iliohypogastricus (Th12–L1)

Der N. iliohypogastricus verläuft zunächst zusammen mit dem N. iliolinguinalis, mit dem er gemeinsam die Mm. obliquus internus und transversus abdominis innerviert. Sensibel innerviert er die Haut über der Außenseite des Beckens, in der Leistenbeuge und über der Symphyse.

Eine Läsion des N. iliohypogastricus kann bedingt sein durch eine Herniotomie oder durch Lymphome in der Leistenbeuge. Auch bei Prostataaffektionen oder bei Nierentumoren kann der Nerv geschädigt werden. Dabei wird oft über heftige Schmerzen in der Leistenbeuge geklagt.

Eine gemeinsame Läsion der *Nn. iliohypogastricus* und *ilioinguinalis* sieht man manchmal als Folge großer Operationsschnitte im Bereich des Abdomens oder nach Freilegung der Niere. Die Parese der Bauchmuskeln verursacht eine lokale Vorwölbung des Bauches bzw. der Lendengegend, die mit Narbenbrüchen nichts zu tun hat.

Differentialdiagnostisch sind *lokale Paresen der Bauchdecken,* z. B. im Rahmen eines *Zosterinfektes* oder nach *Zeckenbiß* im Rahmen der Meningoradikulopathie zu erwähnen. Eine Parese der Bauchmuskeln bei der *Poliomyelitis* wird sich aufgrund der Anamnese und der gleichzeitigen Lähmung anderer Muskelgruppen unschwer als solche erkennen lassen. Die thorakolumbale Radikulopathie beim Diabetes mellitus geht einher mit einer latenten oder manifesten Glukosestoffwechselstörung sowie einer Proteinerhöhung im Liquor cerebrospinalis.

Nervus pudendus (S1–S4)

Der N. pudendus innerviert motorisch den Schließmuskel von Rektum und Blase und sensibel Perineum, Skrotum und Penis.

Eine einseitige Läsion führt ausschließlich zu Sensibilitätsstörungen im beschriebenen Innervationsgebiet. Beidseitige Läsionen haben Störungen der Blasenentleerung (Retention) und des Analsphinkterverschlusses sowie der Erektion zur Folge.

Läsionen können durch traumatische Einwirkungen, insbesondere durch Frakturen des Sitzbeines (266) und durch raumfordernde Prozesse im Becken entstehen.

Plexus lumbosacralis (L1–S4)

Im Gegensatz zum Plexus brachialis liegt der Plexus lumbosacralis im Becken sehr geschützt. Er umfaßt die ventralen Äste der Lumbal- und Sakralnerven und ist zu unterteilen in den Plexus lumbalis (L1–L4) und den Plexus sacralis (L1–S4), der wiederum unterteilt werden kann in den Plexus ischiadicus und den Plexus pudendus.

Bei einer Läsion des *Plexus lumbalis* im Bereich des Psoas kommt es zu Paresen der Hüftbeuger, der Kniestrecker und Adduktoren sowie Außenrotatoren des Oberschenkels. Eine Läsion des *Plexus sacralis* verursacht eine Hypästhesie an der Dorsalseite des Oberschenkels sowie sensible und motorische Störungen im N.-ischiadicus-Innervationsgebiet. Bei einer beidseitigen Läsion des Plexus pudendus treten Blasen-Mastdarm-Störungen auf, bei einseitiger Läsion Sensibilitätsstörungen in der Anal-, Genital- und Gesäßregion.

Traumatische Einwirkungen auf den Plexus lumbosacralis sind selten. Sie kommen vor durch Schußverletzungen und durch Beckenfrakturen. Wie der folgende *Fallbericht* zeigt, können auch traumatisch bedingte retroperitoneale Hämatome im Zusammenhang mit traumatischen Einwirkungen den Plexus lädieren.

Ein 16jähriger war von den Greifzangen eines Baggers am Leib erfaßt und gequetscht worden. Nach seiner Befreiung aus der Umklammerung war er vom Unterleib nach abwärts gefühllos, konnte nicht mehr stehen und Urin und Stuhl nicht halten. Die wegen Peritonitisverdachts vorgenommene Laparotomie ergab einen großen retroperitonealen Bluterguß rechts, nach dessen Ausräumung der Patient schon am nächsten Tag Stuhl und Urin wieder regulieren konnte. Die Sensibilität und die Reflexe kehrten rasch wieder; nur am rechten Bein blieben eine schlaffe Parese nahezu sämtlicher Muskeln und ein Sensibilitätsausfall im Bereich des ganzen Unterschenkels bestehen, Erscheinungen, die sich erst viel später besserten. Das in den ersten 24 Std. beobachtete Querschnittssyndrom entsprach wohl einer Commotio spinalis des unteren Rückenmarkabschnittes. Aber die Beinplexusparese dürfte direkte Folge des festgestellten retroperitonealen Hämatoms gewesen sein.

Große Schwierigkeiten können Affektionen im Bereich des lumbosakralen Plexus bereiten, die auf *langsam infiltrierende Tumoren* innerhalb des Beckens zurückzuführen sind. Es kommt meist initial zu schleichend einsetzenden Schmerzen, die z. T. in den Hoden oder in die Dammregion, z. T. auch in das N.-peronaeus-Innervationsgebiet ausstrahlen oder als Kausalgie der Fußsohle imponieren. Bei fortschreitender Infiltration werden Paresen des Beines und der Glutäalmuskulatur manifest. Wenn ausschließlich der *Plexus femoralis* betroffen ist, bleibt der M. quadriceps ausgespart. Dabei findet man Sensibilitätsstörungen in L5 und den sakralen Segmenten. Läsionen des

Plexus sacralis findet man insbesondere bei Tumoren des weiblichen Genitale und als Folge von Kolonkarzinomen. Auch bei Rektumkarzinomen, infiltrierend wachsenden Urogenitaltumoren, insbesondere beim Prostatakarzinom, ist eine Plexusbeteiligung nicht selten. Unter den retroperitoneal wachsenden Tumoren, die den lumbalen Plexus erreichen, sind insbesondere die malignen Lymphome zu nennen. Plexusirritationen können durch das Frühstadium maligner peritonealer Veränderungen, durch eine retroperitoneale Fibrose oder einen Psoasabszeß verursacht sein.

Auch Wurzelneurinome im Bereich des lumbosakralen Plexus können zu schweren Schmerzzuständen im kleinen Becken führen.

Durch *Druck des kindlichen Kopfes* kann es während der Schwangerschaft zu einer Läsion des Plexus sacralis kommen.

Ionisierende Strahlen können auch im Bereich des Beinplexus Veränderungen hervorrufen. In die Diagnose müssen hier die Übereinstimmung mit dem Bestrahlungsfeld, die Strahlendosis sowie die Latenzzeit nach applizierter Strahlenbehandlung einbezogen werden. HOLDORFF gibt eine Mindeststrahlendosis von 4000 Rad innerhalb 4 Wochen für eine Beinplexusschädigung an (257). *Strahlenbehandlungen* im Bereich des Beckens werden insbesondere angewendet bei malignen Tumoren der Genitalorgane und zur Bestrahlung von paraaortalen und inguinalen Lymphknoten bei malignen Lymphomen und bei anderen Tumoren des kleinen Beckens. Als durchschnittliche Latenz des Auftretens von Beinplexusparesen nach Strahlenbehandlung wird 1 Jahr angegeben (283). Nur selten beträgt die Latenzzeit wenige Monate oder im anderen Extrem um 10 Jahre.

Neben Sensibilitätsstörungen und Muskelatrophien sowie trophischen Störungen werden häufig auch *Faszikulationen* beobachtet, wobei unklar ist, ob diese auf eine Schädigung des Plexus lumbosacralis oder auf eine begleitende Wurzelläsion der Kauda zurückzuführen sind. Die motorischen Störungen können ganz im Vordergrund der Veränderungen stehen, so daß im Zusammenhang mit Faszikulationen fälschlich an eine beginnende spinale Muskelatrophie gedacht werden kann.

Vaskuläre Läsionen des Plexus lumbosacralis bei einer Angiopathie der Beckenarterien sind wegen der guten kollateralen Versorgung selten. Von NEUHAUS u. Mitarb. (276) wurde eine Parese des Plexus lumbosacralis durch Ligatur der A. iliaca interna bei 1 Patienten mit fortgeschrittener Arteriosklerose der Beckengefäße nach Nierentransplantation beschrieben.

Neurologische Störungen im Innervationsgebiet des Beinplexus mit Bevorzugung des N. femoralis findet man bei der *diabetischen Amyotrophie* (s. S. 17). Die Symptome treten meist relativ akut auf und gehen mit ausgeprägten Schmerzen in der Hüfte, an der Ventralseite des Oberschenkels und in der Wade einher. Motorische Störungen im Femoralisinnervationsgebiet stehen im Vordergrund. Auch die Adduktoren sind häufig mitbetroffen. Differentialdiagnostisch ist bei dieser Form der Plexusneuropathie auch an die neurogenen Veränderungen im Rahmen einer *nekrotisierenden Angiopathie,* z. B. bei der Periarteriitis nodosa, die ebenfalls den Beinplexus betreffen kann, zu denken. Im Gegensatz zum Plexus brachialis sind Neuropathien des Plexus lumbosacralis nach *Vakzination* extrem selten.

Differentialdiagnostisch ist die Beinplexusparese von *Wurzelprozessen* im Lumbalbereich abzugrenzen. Hierbei ist besonders auf die Schweißsekretion zu achten, die bei Plexusläsionen gestört, bei Wurzelprozessen intakt ist. Bei Läsionen des Beinplexus ist die Funktion der Sphinktermuskulatur im Gegensatz zum Kaudasyndrom intakt. Blasenentleerungsstörungen können nur bei beidseitiger Affektion des Plexus sacralis beobachtet werden. Die Liquoruntersuchung und ggf. die Myelographie erlauben die Abgrenzung von raumfordernden intraspinalen Prozessen. Die Bestimmung der Nervenleitungsgeschwindigkeit kann zur Abgrenzung von *Polyneuropathien* beitragen. Eine normale Nervenleitungsgeschwindigkeit schließt jedoch eine Polyneuropathie nicht aus. Degenerative und *entzündliche Affektionen des Hüftgelenks* mit schmerzhafter Bewegungseinschränkung und *Inaktivitätsatrophie* können gelegentlich fälschlich an eine Plexusläsion denken lassen. Auch hier ist das EMG zur Unterscheidung von neurogenen Paresen hinzuzuziehen. Die Unterscheidung von einer *proximalen Myopathie* (Myositis und Beckengürtelform der Dystrophia musculorum progressiva) dürfte unter Einbeziehung des EMG keine Schwierigkeiten bereiten.

Das Vorhandensein sensibler und motorischer Störungen unterscheidet die Plexusläsion von der reinen *Grenzstrangschädigung,* die mit oft sehr heftigen Schmerzen, mit Beeinträchtigung der Schweißsekretion und Temperaturerhöhung des betroffenen Beines einhergeht und besonders bei metastasierenden Tumoren und bei malignen Lymphomen vorkommt.

Tumoren der peripheren Nerven

Tumoröse Veränderungen der peripheren Nerven im Sinne echter Blastome besitzen nur eine untergeordnete Bedeutung. Abgesehen von den bereits besprochenen leukämischen und lymphogranulomatösen Infiltraten gibt es nur eine besondere Gruppe, die *Neurinome,* die uns als solitäre oder multiple Tumoren im Rahmen der *Neurofibromatose Recklinghausen* begegnen. Sie bedingen bei besonderem Sitz, etwa am Akustikus, ein charakteristisches Krankheitsbild und beschäftigen uns als Wurzelneurinome bei der Besprechung der Rückenmarkstumoren. Derartige Neurinome treten auch *singulär* an den verschiedenen Nerven (Ulnaris, Medianus, Ischiadikus, Akustikus) auf, ohne daß sonstige Phänomene einer generalisierten Neurofibromatose nachzuweisen sind. Wohl gibt es auch *Fibrome, Osteome, Sarkome* usw. in der Nervenscheide oder in deren unmittelbarer Umgebung, die durch Druckschädigung des Nervs zu Paresen und Sensibilitätsstörungen führen können, doch bietet ihre Diagnose keine allzu großen Schwierigkeiten, lassen sich doch die Tumoren meist palpieren, so daß die jeweiligen neurologischen Ausfälle als Folgezustand solcher Geschwülste zu erkennen sind. Es ist uns wiederholt vorgekommen, insbesondere bei Affektionen an Ulnaris und Medianus, daß die vorliegende Schädigung jener Nerven ätiologisch zunächst rätselhaft erschien, weshalb wir geneigt waren, eine isolierte Neuritis anzunehmen. Erst das gründliche Abtasten des Nervs ließ eine spindelförmige Auftreibung erkennen, die als Ursache der Ausfallserscheinungen angesehen werden mußte. Der Druck auf diese Verdickungen wird in der Regel als schmerzhaft empfunden und ist von Parästhesien, einem Gefühl des Elektrisiertwerdens, oder von einschießenden, heftigen Schmerzen begleitet. Durch eine fraktionierte Messung der Nervenleitungsgeschwindigkeit lassen sich solche Veränderungen exakt lokalisieren. Die Freilegung des Nervs deckt dann typische Neurinome auf, deren Entfernen ein Verschwinden der Beschwerden im Gefolge hat. In 1 Fall konnte die Entstehung eines derartigen, in der Nervenscheide des Ulnaris gelegenen Neurinoms auf eine andauernde Reizung durch Druck bei bestimmten, berufsmäßigen Hantierungen (Tragen von langen Brettern) zurückgeführt werden. Neurinome bei der *Recklinghausen-Krankheit* können übrigens auch zu lästigen neuralgiformen bzw. ischialgiformen Beschwerden führen. Isolierte *Neurinome* und *Ganglioneurinome* sind gar nicht so selten. Ihr Lieblingsplatz ist abgesehen von den peripheren Extremitätennerven, vor allem auch der *Vagus* und der *Halssympathikus.* Viel seltener sind bösartige Tumoren am Nerv, insbesondere *Metastasen.* Man hat sowohl *maligne Gliome* beschrieben, die hämatogen metastasieren, als auch *Sarkome* und sehr selten *Karzinome.*

Schließlich sind in diesem Zusammenhang die *Glomustumoren* zu nennen: eigenartige, langsam wachsende Knäuelgeschwülste, die an den feinsten Endverzweigungen peripherer Nervenäste sitzen und im histologischen Aufbau dem Glomus caroticum entsprechen. Jene Tumoren entwickeln sich hauptsächlich an den Akren, namentlich unter den Fuß- bzw. Fingernägeln, wo die bläulich durchschimmernden Gebilde ohne weiteres als Ursache der heftigen, ausstrahlenden Schmerzsensationen zu erkennen sind (Abb. 1.**77**). Durch die Dauer der Beschwerden und auch durch die Intensität des Schmerzes, welcher sich typischerweise durch Druck auf eine umschriebene, dem Tumorsitz entsprechende Stelle auslösen läßt, heben sich die Glomustumoren von den temporär *schmerzhaften Mikroembolien* bei der Endocarditis lenta (sog. *Osler-Herde* oder *-Knötchen*) ab. Um so schwieriger kann sich aber die Diagnose gestalten, wenn bei Glomustumoren mit ungewöhnlicher Lokalisation – Zunge, Klitoris, Gelenkkapsel – immer wieder über anhaltende Schmerzen geklagt wird, für welche zunächst kein Anhalt zu finden ist. Derartige Fälle werden oft lange Zeit verkannt. Hierher gehören auch die sich aus dem *Glomus jugulare* und dem *Glomus tympanicum* entwickelnden Geschwülste, auch nichtchromaffine *Paragangliome* genannt, welche die Vagus-Glossopharyngeus-Gruppe in Mitleidenschaft ziehen und infiltrativ das Felsenbein durchsetzen können. Folgende bemerkenswerte Beobachtung verdanken wir der Liebenswürdigkeit von Frau Dr. LYDTIN, München.

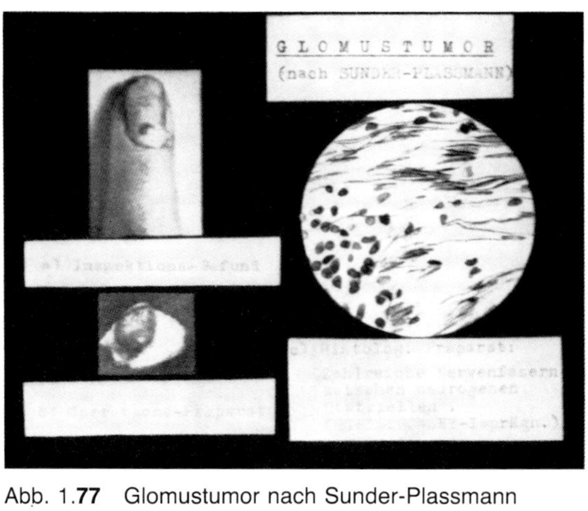

Abb. 1.**77** Glomustumor nach Sunder-Plassmann

Es handelte sich um eine 42jährige Patientin, die schon vor dem in Frage stehenden Krankheitsprozeß zahlreiche verschiedenartige Erkrankungen durchgemacht hatte, seit Jahren unter Migräne litt, sich mehreren gynäkologischen Interventionen unterzog und nach einer Totaloperation bereits mit 31 Jahren klimakterisch geworden war. Der jetzige Krankheitsprozeß begann mit uncharakteristischen Beschwerden, die zunächst als rheumatisch angesehen wurden. Ein sich 1946 über dem rechten Handgelenk entwickelndes sog. Gangliom mußte wegen enormer Schmerzhaftigkeit mit Bewegungsbehinderung der Hand operativ entfernt werden. Schon bald danach traten immer wieder ähnliche Knoten, die stets äußerst schmerzhaft waren, zunächst über dem linken Handrücken, dann wieder an der rechten Hand, an den Fingern, schließlich auch an den Sprunggelenken auf, weshalb die Kranke innerhalb weniger Jahre insgesamt 27mal (!) unter der Diagnose Fibrome, Lipome, Exostosen, Neurinome usw. operiert wurde. Die rechte Hand war total verstümmelt. Im Zuge wiederholter Eingriffe waren wegen osteomyelitischer Komplikationen der II.–IV. Finger abgesetzt worden. Bei der histologischen Untersuchung (Prof. Dr. BÜNGELER, München) des zuletzt entnommenen Gewebsmaterials fand sich eine Sonderform der Neurofibromatose, welche teils unter dem Bild der sog. hypertrophischen Neuritis, teils unter dem Bild einer vaskulären Neurofibromatose verlief und außerdem zur Entwicklung glomusartiger Tumoren geführt hatte.
Als relativ seltene blastomatöse Affektion der peripheren Nerven, die ihrem Aufbau nach als granulomatöser *Tumor* imponiert, der sich aus jugendlichen Muskelelementen, Histiozyten und anderen mesenchymalen Elementen sowie Schwann-Scheidenzellen zusammensetzt, seien noch die sog. *Abrikossoff-Tumoren* erwähnt, die erbsen- bis faustgroß sind und am häufigsten in der Haut und Subkutis der Mundregion, an den Extremitäten und der Brustwand, am weiblichen Genitale und im Bereich der Atmungsorgane lokalisiert sein können. In ca. 10% der Fälle entarten sie maligne. Vermutlich handelt es sich um atypische Neurinome; ihre Diagnose ist nur histologisch zu sichern.

Literatur

1 Abrams, G. M., W. Latov, A. P. Hays, W. Sherman, E. A. Zimmerman: Immunocytochemical studies of human peripheral nerve with serum from patients with polyneuropathy and paraproteinemia. Neurology 32 (1982) 821–826

2 Allen, N., J. R. Mendell, D. J. Billmaier et al.: Toxic polyneuropathy due to methyl n-butyl ketone. Arch. Neurol. 32 (1975) 209–218

3 Allen, N.: Solvents and other industrial organic compounds. In Vinken, P. J., G. Bruyn: Handbook of Clinical Neurology, vol. XXXVI. North Holland, Amsterdam 1979 (p. 361)

4 van Allen, M. W., J. A. Frohlich, J. R. Davis: Inherited predisposition to generalized amyloidosis: A clinical and pathological study of a family with neuropathy, hepatopathy, and peptic ulcer. Neurology 19 (1969) 10–25

5 Altenkirch, H., G. Stoltenburg, H. M. Wagner: Experimental studies on hydrocarbon neuropathies induced by methyl-ethyl-ketone (MEK). J. Neurol. 219 (1978) 159–170

6 Altenkirch, H., H. Schulze: Schnüffelsucht und Schnüffler-Neuropathie. Nervenarzt 50 (1979) 159–170

7 Andrade, C.: Peculiar form of peripheral neuropathy; familial atypical generalized amyloidosis with special involvement of peripheral nerves. Brain 75 (1952) 408

8 Arnason, B. G. W.: Inflammatory polyradiculoneuropathies. In Dyck, P. J., P. K. Thomas, E. H. Lambert: Peripheral Neuropathy, vol. II. Saunders, Philadelphia 1975 (pp. 1119–1148)

9 Asbury, A. K., H. Aldredge, R. Hershberg, C. M. Fisher: Oculomotor palsy in diabetes mellitus: A clinico-pathologic study. Brain 93 (1970) 555–566

10 Asbury, A. K.: Hepatic neuropathy. In Dyck, P. J., P. K. Thomas, E. H. Lambert: Peripheral Neuropathy, vol. II. Saunders, Philadelphia 1975 (p. 993)

11 Asbury, A. K.: Uremic neuropathy. In Dyck, P. J., P. K. Thomas, E. H. Lambert: Peripheral Neuropathy, vol. II. Saunders, Philadelphia 1975 (pp. 982–992)

12 Asbury, A. K.: Proximal diabetic neuropathy. Ann. Neurol. 2 (1977) 179–180

13 Asbury, A. K., P. C. Johnson: Pathology of Peripheral Nerve. Saunders, Philadelphia 1978

14 Asbury, A.: Diagnostic considerations in Guillain-Barré-Syndrome. Ann. Neurol., Suppl. 9 (1981) 1–5

15 Ballin, R. H. M., P. K. Thomas: Changes at the node of Ranvier during Wallerian degeneration: An electron microscopic study. Acta neuropath. 14 (1969) 237–249

16 Bammer, H. G.: Meningomyeloradikulitis nach Zeckenbiß mit Erythem. In Hopf, H. C., K. Poeck, H. Schliack: Neurologie in Praxis und Klinik, Bd. II. Thieme, Stuttgart 1981 (S. 233)

17 Bassen, F. A., A. L. Kornzweig: Malformation of the erythrocytes in a case of atypical retinitis pigmentosa. Blood 5 (1950) 381–384

18 Bastron, J. A.: Neuropathy in the diseases of the thyroid. In Dyck, P. J., P. K. Thomas, E. H. Lambert: Peripheral Neuropathy, vol. II. Saunders, Philadelphia 1975 (pp. 999–1011)

19 Behse, F., F. Buchthal, F. Carlsen, G. Knappeis: Hereditary neuropathy with liability to pressure palsy: Electrophysiological and histopathological aspects. Brain 95 (1972) 777

20 Behse, F., F. Buchthal: Alcoholic neuropathy: Clinical, electrophysiological and biopsy findings. Ann. Neurol. 2 (1977) 95

21 Besinger, U. A.: Polyneuropathie bei monoklonaler Gammopathie: Nachweis der pathogenetischen Bedeutung monoklonaler Immunglobuline durch passive Übertragung auf die Maus. Habil., München 1980

22 Besinger, U. A., A. P. Anzil, K. V. Toyka, A. Fateh-Moghadam, R. Rauscher, A. Struppler: Neuropathie bei monoklonaler Gammopathie: Passiver Transfer von Mensch zu Maus. Verh. dtsch. Ges. Neurol. 1 (1980) 617–621

23 Besinger, U. A., K. V. Toyka, A. P. Anzil, A. Fateh-Moghadam, D. Neumeier, R. Rauscher, K. Heiniger: Myeloma neuropathy: Passive transfer from man to mouse. Science 213 (1981) 1027–1030

24 Besinger, U. A., H. Kissel: Paraneoplastische Polyneuropathien. Int. Welt 6 (1983) 205–211

25 Bigner, D. D., W. H. Olson, D. E. MacFarlin: Peripheral neuropathy: High- and Low-molecular weight IgM and amyloidosis. Arch. Neurol. 24 (1971) 365–373

26 Billimorra, J. P., I. B. Gibbels, M. E. Clumans, M. N. Whitelow: Metabolism of phytanic acid in Resum's disease. Lancet 1982/I, 194–196

27 Bischoff, A.: L'amyotrophie diabétique. Méd. et Hyg. (Genève) 23 (1965) 866

28 Bischoff, A.: Diabetische Neuropathie. Pathologische Anatomie, Pathophysiologie und Pathogenese auf Grund elektronenmikroskopischer Untersuchungen. Dtsch. med. Wschr. 93 (1968) 237–241

29 Bischoff, A., K. Kunze, I. Bitsch: Neurophysiological and electron microscopic studies in experimental thiamine deficiency polyneuropathy. In Shaver, A., H. Boungres, S. Basta: Nutrition. Karger, Basel 1975 (pp. 254–259)

30 Bischoff, A.: Neuropathy in leukodystrophies. In Dyck, P. J., P. K. Thomas, E. H. Lambert: Peripheral Neuropathy, vol. II. Saunders, Philadelphia 1975 (pp. 891–913)
31 Bischoff, A.: Triorthocresylphosphat neurotoxicity. In Roisin, L., H. Shiraki, N. Greocic: Neurotoxicology. Raven, New York 1977
32 Bischoff, A.: Endokrine und endotoxische Polyneuropathien. In Hopf, H. C., K. Poeck, H. Schliack: Neurologie in Praxis und Klinik, Bd. II. Thieme, Stuttgart 1981 (S. 230)
33 Bodechtel, G.: Differentialdiagnose neurologischer Krankheitsbilder. Thieme, Stuttgart 1974
34 Bonhoeffer, K.: Über die neurologischen und psychischen Folgeerscheinungen der Schwefelkohlenstoffvergiftung. Mschr. Psychiat. Neurol. 75 (1930) 195–206
35 Boothby, J. A., P. V. DeJesus, L. P. Rowland: Reversible form of motor neuron disease: Lead „neuritis“. Arch. Neurol. 31 (1974) 18
36 Bradley, W. G., R. Madrid, C. J. F. Davis: The peroneal muscular atrophy. III: Clinical, electrophysiological, and pathological correlations. J. neurol. Sci. 32 (1976) 123–129
37 Brady, R. O., F. M. King: Fabry's disease. In Dyck, P. J., P. K. Thomas, E. H. Lambert: Peripheral Neuropathy, vol. II. Saunders, Philadelphia 1975 (pp. 914–927)
38 Brodie, M. J., M. R. Moore, A. Goldberg: Enzyme abnormalities in the porphyrias. Lancet 1977/II, 699–701
39 Brummet, I.: Thalliumvergiftung mit besonderer Berücksichtigung des Widy'schen Phänomens. Diss., München 1968
40 Buchthal, F.: Electromyography. In Remond, A.: Handbook of Electroencephalography and Clinical Neurophysiology, vol. CLXI A. Elsevier, Amsterdam 1975
41 Buchthal, F., A. Rosenfalck, F. Behse: Sensory potentials of normal and diseased nerves. In Dyck, P. J., P. K. Thomas, E. H. Lambert: Peripheral Neuropathy. Saunders, Philadelphia 1975 (pp. 442–464)
42 Buchthal, F., F. Behse: Peroneal muscular atrophy and related disorders. I: Clinical manifestations as related to biopsy findings, nerve conduction and electromyography. Brain 100 (1977) 41–66
43 Bureau, Y., H. Barrière, J. P. Kerneis, A. de Ferron: Acropathies ulcéro-mutilantes pseudo-syringomyéliques non familiales des membres inférieurs. Presse méd. 94 (1957) 2127–2132
44 Burnard, E. D., T. G. Fox: Multiple neuritis of the shouldergirdle, report of nine cases occurring in second New Zealand expeditionary force. N. Z. med. J. 41 (1942) 243–249
45 Buxton, P. H., M. Hayward: Polyneuritis cranialis with industrial trichlorethylene poisoning. J. Neurol. Neurosurg. Psychiat. 30 (1967) 511
46 Cable, W. J. L., A. M. Cvorak, J. E. Osage, E. H. Kolochny: Fabry disease: Significance of ultrastructural localization of lipid inclusions in dermal nerves. Neurology 32 (1982) 347–353
47 Campbell, M. J., D. W. Paty: Carcinomatous neuromyopathy 1. Electrophysiological studies. J. Neurol. Neurosurg. Psychiat. 37 (1974) 131–141
48 Cavanagh, J. B., J. M. Jacobs: Some quantitative aspects of diphtheria neuropathy. Brit. J. exp. Path. 45 (1964) 309
49 Chad, D., K. Pariser, W. G. Bradley, L. S. Heldman, V. W. Puin: The pathogenesis of cryoglobulinemic neuropathy. Neurology 32 (1982) 725–729
50 Chamberlain, M. A., F. E. Bruckner: Rheumatoid neuropathy: Clinical and electrophysiological features. Ann. rheum. Dis. 29 (1970) 609
51 Charcot, J. M.: Leçon sur les maladies du système nerveux faite à la salpétrière. Delahave, Paris 1870
52 Chazot, G., B. Berger, H. Carrier, C. Barbaret, B. Bady, R. Dumas, R. Creysal, B. Schott: Manifestations neurologiques des gammopathies monoclonales. Rev. Neurol. (Paris) 132 (1976) 195–212
53 Chretien, M., G. Patey, F. Souyri, B. Droz: „Acrylamide-induced“ neuropathy and impairment of axonal transport of proteins. II: Abnormal accumulations of smooth endoplasmic reticulum as sites of focal retention of fast transported proteins. Electron microscope radioautographic study. Brain Res. 205 (1981) 15–28
54 Churg, J., L. Strauss: Allergic granulomatosis, allergic angiitis and periarteriitis nodosa. Amer. J. Path. 27 (1951) 277–297
55 Clements, R. S., P. V. DeJesus, A. J. Winegrad: Raised plasma myoinositol levels in uremia and experimental neuropathy. Lancet 1973/I, 1137
56 Clements, R. S.: Diabetic neuropathy – new concepts of etiology. Diabetes 28 (1979) 604–611
57 Cohen, A. S., M. D. Benson: Amyloid neuropathy. In Dyck, P. J., P. K. Thomas, E. H. Lambert: Peripheral Neuropathy, vol. II. Saunders, Philadelphia 1975 (pp. 1067–1091)
58 Conn, D. L., P. J. Dyck: Angiopathic Neuropathy in Connective Tissue Diseases. In Dyck, P. J., P. K. Thomas, E. H. Lambert: Peripheral Neuropathy, vol. II. Saunders, Philadelphia 1975 (pp. 1149–1165)
59 Cream, J. J., J. E. Hera, R. A. Hughes, I. C. Mackenzie: Mixed or immune complex cryoglobulinemia and neuropathy. J. Neurol. Neurosurg. Psychiat. 37 (1974) 82–87
60 Croft, M. B., M. Wilkinson: The incidence of carcinomatous neuromyopathy in patients with various types of carcinoma. Brain 88 (1965) 427
61 Croft, M. B., M. Wilkinson: The course and prognosis in some types of carcinomatous neuromyopathy. Brain 92 (1969) 1
62 Davis, L., J. C. Standofer, M. Kornfield, D. M. Abercrombie, C. Butler: Acute thallium poisoning: Toxicological and morphological studies of the nervous system. Ann. Neurol. 10 (1981) 38–44
63 Dayan, A. D., E. Ogul, G. S. Graveson: Polyneuritis and herpes zoster. J. Neurol. Neurosurg. Psychiat. 35 (1972) 170–175
64 Denny-Brown, D.: Primary sensory neuropathy with muscular changes associated with carcinoma. J. Neurol. Neurosurg. Psychiat. 11 (1948) 73
65 Denny-Brown, D.: Hereditary sensory radicular neuropathy. J. Neurol. Neurosurg. Psychiat. 14 (1951) 237
66 Dobbelstein, H., B. Altmeyer, H. Edel, H. J. Gurland, R. Müller, H. Pichlmaier, A. Jabour: Periphere Neuropathie bei chronischer Niereninsuffizienz, bei Dauerdialysebehandlung und nach Nierentransplantation. Med. Klin. 63 (1968) 616–622
67 Druschky, K. F.: Die akute intermittierende Porphyrie. Thieme, Stuttgart 1978
68 Dyck, P. J., P. K. Thomas, E. H. Lambert: Peripheral Neuropathy. Saunders, Philadelphia 1975
69 Dyck, P. J.: Inherited neuronal degeneration and atrophy affecting peripheral motor, sensory, and autonomic neurons. In Dyck, P. J., P. K. Thomas, E. H. Lambert: Peripheral Neuropathy. Saunders, Philadelphia 1975 (pp. 825–867)
70 Dyck, P. J.: Pathologic alterations of the peripheral nervous system of man. In Dyck, P. J., P. K. Thomas, E. H. Lambert: Peripheral Neuropathy. Saunders, Philadelphia 1975 (pp. 296–336)
71 Dyck, P. J., P. C. O'Brien, A. Ohnishi: Lead neuropathy. 2. Random distribution of segmental demyelination among old internodes of demyelinated fibers. J. Neuropath. exp. Neurol. 36 (1977) 570–575
72 Dyck, P. J., W. R. Sherman, L. M. Hallcher et al.: Human diabetic endoneurial sorbitol, fructose, and myo-inositol related to sural nerve morphometry. Ann. Neurol. 8 (1980) 590–596
73 Dyck, P. J., K. F. Oviatt, E. H. Lambert: Intensive evaluation of referred unclassified neuropathies yields improved diagnosis. Ann. Neurol. 10 (1981) 222–226
74 Dyck, P. J., P. A. Low, J. C. Stevens: Diseases of Peripheral Nerves. In Baker, A. B., L. H. Baker: Clinical Neurology, vol. III. Harper & Row, New York 1982 (p. 38)
75 Erbslöh, F.: Die Beteiligung von Nervensystemen und Muskulatur an den „Kollagenkrankheiten“. Internist 2 (1961) 201–211
76 Erbslöh, F.: Neurologische Aspekte der akuten Porphyrie. Gastroenterologia (Basel) 97 (1962) 384–404
77 Erbslöh, F.: Deficiency neuropathies. In Vincken, P. J., G. W. Bruyn: Handbook of Clinical Neurology, vol. VII. North Holland, Amsterdam 1970 (pp. 558–663)
78 Erlanger, J., H. S. Gasser: Electrical Signs of Nervous Activity. Philadelphia University Press 1937

79 Esiri, M. M., A. H. Tomlinson: Herpes zoster: Demonstration of virus in trigeminal nerve and ganglion by immunofluorescence and electron microscopy. J. neurol. Sci. 15 (1972) 35

80 Ewing, D. J., A. A. Burt, I. R. Williams, I. W. Campbell, B. F. Clarke: Peripheral motor nerve function in diabetic autonomic neuropathy. J. Neurol. Neurosurg. Psychiat. 39 (1976) 453–460

81 Fabry, L.: Ein Beitrag zur Kenntnis der Purpura haemorrhagica nodularis (Purpura papulosa haemorrhagica Hebrae). Arch. Derm. Syph. 43 (1898) 187–200

82 Fanci, A. S., S. M. Wolff: Wegener's granulomatosis: Studies in eighteen patients and a review of the literature. Medicine 52 (1973) 535–561

83 Fateh-Moghadam, A.: Paraproteinämische Hämoblastosen. In Schwiegk, H.: Handbuch der inneren Medizin, Bd. II/5: Krankheiten des lymphocytären Systems. Springer, Berlin 1974

84 Fateh-Moghadam, A., U. A. Besinger, K. V. Toyka, H. Kissel: Die Neuropathien bei monoklonalen Gammopathien. Verh. dtsch. Ges. inn. Med. 86 (1980) 1097–1101

85 Feibel, J. H., J. F. Campa: Thyrotoxic neuropathy (Basedow's paraplegia). J. Neurol. Neurosurg. Psychiat. 39 (1976) 491–497

86 Fisher, C. M.: An unusual variant of acute idiopathic polyneuritis (Syndrome of ophthalmoplegia ataxie and areflexia). New Engl. J. Med. 255 (1956) 57–65

87 Fishman, R. A.: Cerebrospinal Fluid in Diseases of the Nervous System. Saunders, Philadelphia 1980

88 Fraser, D. M., I. W. Campbell, D. J. Ewing et al.: Peripheral and autonomic nerve function in newly-diagnosed diabetes mellitus. Diabetes 26 (1977) 546–550

89 Fredrickson, D. S., A. M. Gotto jr., R. I. Levy: Familial lipoprotein deficiency (Abetalipoproteinemia, hypobetalipoproteinemia and Tangier disease). In Stanburg, J. B., J. B. Wyngaarden, D. S. Fredrickson: The Metabolic Basis of Inherited Disease. McGraw Hill, New York 1972 (pp. 493–530)

90 Gabbay, K. H.: The sorbitol pathway and the complications of diabetes. New Engl. J. Med. 288 (1973) 831

91 Gardner-Thorpe, C., S. Benjamin: Peripheral neuropathy after disulfiram administration. J. Neurol. Neurosurg. Psychiat. 34 (1971) 253

92 Gibbels, E.: Tabellarische Anleitung zur Differentialdiagnose der Polyneuropathien. Fortschr. Neurol. Psychiat. 48 (1980) 31–66

93 Goetz, C. G., H. L. Klawans, M. M. Cohen: Neurotoxic agents. In Baker, A. B., L. H. Baker: Clinical Neurology, vol. II. Harper & Row, Philadelphia 1981 (pp. 1–84)

94 Goldman, A. L., S. S. Bramen: Isoniazid: A review with emphasis on adverse effects. Chest 62 (1972) 71

95 Goldstein, N. P., J. T. McCall, P. J. Dyck: Metal neuropathy. In Dyck, P. J., P. K. Thomas, E. H. Lambert: Peripheral Neuropathy. Saunders, Philadelphia 1975 (pp. 1227–1272)

96 Gordon, R. M., A. Silberstein: Neurological manifestations in progressive systemic sclerosis. Arch. Neurol. 22 (1970) 126

97 Griffin, J. W., D. L. Price: Proximal axonopathies induced by toxic chemicals. In Spencer, P. S., H. H. Schaumburg: Experimental and Clinical Neurotoxicology. Williams & Wilkins, Baltimore 1980 (pp. 161–178)

98 Griffin, J. W.: Peripheral neuropathies. In Rosenberg, R. W.: The Clinical Neurosciences. Churchill-Livingstone, London 1983

99 Guillain, G., J. A. Barré, A. Strohl: Sur un syndrome de radiculonévrite avec hyperalbuminose du liquide cephalorachidien sans réaction cellulaire. Remarques sur les caractères cliniques et graphiques des reflexes tendineux. Bull. Soc. méd. Hôp. Paris 40 (1916) 1462–1470

100 Guttmann, L., J. D. Martin, W. Welton: Dapsone motor neuropathy – an axonal disease. Neurology 26 (1981) 514–516

101 Haas, L. F., W. I. Austad, J. D. Bergin: Tangier disease. Brain 97 (1974) 351–354

102 Harding, A. E., P. K. Thomas: The clinical features of hereditary motor and sensory neuropathy types I and II. Brain 103 (1980) 259–280

103 Henson, R. A., H. Urich: Peripheral neuropathies associated with malignant disease. In Vinken, P. J., G. W. Bruyn: Handbook of Clinical Neurology, vol. VIII. North Holland, Amsterdam 1970

104 Hopf, H. C.: Über die Veränderung der Leitfunktion peripherer motorischer Fasern durch Diphenylhydantoin. Dtsch. Z. Nervenheilk. 193 (1968) 41

105 Hopf, H. C., A. Struppler: Elektromyographie. Thieme, Stuttgart 1974

106 Hopf, H. C.: Guillain-Barré-Syndrom nach Tetanus-Schutzimpfung. Akt. Neurol. 7 (1980) 195–200

107 Irksen, K. J.: Neurologische und psychotische Komplikationen bei tuberkulostatischer Behandlung. Nervenarzt 35 (1964) 415–416

108 Jedrzejowska, H., H. Milczarek: Recessive hereditary sensory neuropathy. J. neurol. Sci. 29 (1976) 371

109 Jerusalem, F.: Muskelerkrankungen. Thieme, Stuttgart 1979

110 Jopling, W. H., J. A. Morgan-Hughes: Pure neural tuberculoid leprosy. Brit. med. J. 1965/II, 614–619

111 Kaeser, H. E., E. H. Lambert: Nerve function studies in experimental polyneuritis. Electroenceph. clin. Neurophysiol., Suppl. 22 (1962) 29

112 Kaeser, H. E.: Nerve conduction velocity measurements. In Vinken, P. J., G. W. Bruyn: Handbook of Clinical Neurology, vol. VII. North Holland, Amsterdam 1970 (p. 116)

113 Kazemi, B., A. C. Tahernia, K. Zandian: Motor nerve conduction in diphtheria and diphtheritic myocarditis. Arch. Neurol. 29 (1973) 104

114 Kelly jr., J. J., R. A. Kyle, J. M. Miles, P. C. O'Brien, P. J. Dyck: The spectrum of peripheral neuropathy in myeloma. Neurology 31 (1981) 24–31

115 Kimura, J., J. F. Butzer: F-wave conduction velocity in the Guillain-Barré syndrome. Arch. Neurol. 32 (1975) 524–529

116 Kimura, J., T. Yamada, N. P. Stevland: Distal slowing of the motor nerve conduction velocity in diabetic polyneuropathy. J. neurol. Sci. 42 (1979) 291–302

117 Kissel, H.: Polyneuropathien bei monoklonalen Gammopathien. Diss., München 1983

118 Kocen, R. S., P. K. Thomas, R. H. M. Kind, L. F. Haas: Nerve biopsy findings in two cases of Tangier disease. Acta neuropath. 26 (1973) 316–327

119 Korff, F.: Zur Differentialdiagnose der Bleitetraäthylvergiftung. Diss., Düsseldorf 1941

120 Korobkin, R., A. K. Asbury, A. J. Sumner, S. L. Nielson: Glue-sniffling neuropathy. Arch. Neurol. 32 (1975) 158–162

121 Krücke, W.: Paramyloidosis. Ergebn. inn. Med. Kinderheilk. 11 (1959) 209–378

122 Kyle, R. A., E. D. Baird: The monoclonal gammopathies: Multiple myeloma and related plasma cell disorders. Thomas, Springfield/Ill. 1976

123 Langohr, H. D., F. Petruch, G. Schroth: Vitamin B_1, B_2 and B_6 deficiency in neurological disorders. J. Neurol. 225 (1981) 95–108

124 Latov, N., W. H. Sherman, R. Nemi et al.: Plasma-cell dyscrasia and peripheral neuropathy with a monoclonal antibody to peripheral nerve myelin. New Engl. J. Med. 303 (1980) 618–621

125 Lawrence, D. G., S. Locke: Neuropathy in children with diabetes mellitus. Brit. med. J. 1963/I, 784

126 LeQuesne, P. N.: Neuropathy due to drugs. In Dyck, P. J., P. K. Thomas, E. H. Lambert: Peripheral Neuropathy. Saunders, Philadelphia 1975 (p. 1263)

127 LeQuesne, P. N., J. G. McLeod: Peripheral neuropathy following a single exposure to arsenic. J. neurol. Sci. 32 (1977) 437

128 Low, P. A., J. C. Walsh, C. Y. Huang, J. G. McLeod: The sympathetic nervous system in diabetic neuropathy: A clinical and pathological study. Brain 98 (1975) 341–356

129 Low, P. A., P. J. Dyck, E. H. Lambert, W. S. Brimijoin, J. C. Trautmann, J. R. Malagelada, R. D. Fealy, D. M. Barrett: Acute Panautonomic Neuropathy. Ann. Neurol. 13 (1983) 412–417

130 Lubinska, L.: Early course of Wallerian degeneration in myelinated fibres of the rat phrenic nerve. Brain Res. 130 (1977) 47–63

131 Ludin, H. P., W. Tackmann: Sensible Neurographie. Thieme, Stuttgart 1979

132 Ludin, H. P.: Praktische Elektromyographie. Enke, Stuttgart 1981

133 Madrid, R., G. W. Bradley: The pathology of neuropathies with focal thickening of the myelin sheath (tomaculous neuropathy). Studies on the formation of the abnormal myelin sheath. J. neurol. Sci. 25 (1975) 415–448

134 Mamoli, B., W. D. Heiss, J. Podreka, M. Turnheim: Elektroneurographische Untersuchungen bei der Vincristin-Polyneuropathie. Z. EEG–EMG 11 (1980) 21–27

135 McAlpine, D., S. Araki: Minamata disease: An unusual neurological disorder caused by contaminated fish. Lancet 1958/II, 51

136 McDonald, W. I.: The effects of experimental demyelination on conduction of peripheral nerve: A histological and electrophysiological study. II. Electrophysiological observations. Brain 86 (1963) 501

137 McDonald, W. I., R. S. Kocen: Diphtheritic neuropathy. In Dyck, P. J., P. K. Thomas, E. H. Lambert: Peripheral Neuropathy. Saunders, Philadelphia 1975 (pp. 1281–1300)

138 McLeod, J. G., J. C. Walsh: Peripheral neuropathy associated with lymphomas and other reticuloses. In Dyck, P. J., P. K. Thomas, E. H. Lambert: Peripheral Neuropathy. Saunders, Philadelphia 1975

139 McLeod, J. G., J. C. Walsh: Neuropathies associated with paraproteinemias and dysproteinemias. In Dyck, P. J., P. K. Thomas, E. H. Lambert: Peripheral Neuropathy. Saunders, Philadelphia 1975 (pp. 1021–1029)

140 McLeod, J. G.: Electrophysiological studies in the Guillain-Barré syndrome. Ann. Neurol., Suppl. 9 (1981) 20–27

141 Meier, C., B. Kauer, N. Mulder, H. P. Ludin: Neuromyopathy during chronic Amiodarone® treatment. J. Neurol. 2020 (1979) 231–239

142 Melmed, C., D. Fraie, I. Duncan, P. Braun, D. Danoff, M. Finlayson, J. Stewart: Peripheral neuropathy with IgM kappa monoclonal immunoglobulin directed against myelin associated glycoprotein. Neurology 33 (1983) 1397–1405

143 Miyakawa, T., E. Murayama, S. Sumiyoshi, F. Deshimaru, T. Fujimoto, E. Hattori, L. Shikai: Late changes in human sural nerves in Minamata disease and in nerves of patients with experimental organic mercury poisoning. Acta neuropath. 35 (1976) 131

144 Moddel, G., J. M. Bilbao, D. Payne, P. Ashviy: Disulfiram neuropathy. Arch. Neurol. 35 (1978) 658

145 Moore, P. M., F. R. Cupps: Neurology complications of vasculitis. Ann. Neurol. 14 (1983) 155–167

146 Morgan, J. P., P. Penowich: Jamaica ginger paralysis: 47 years follow-up. Arch. Neurol. 35 (1978) 530

147 Morton, D. L., H. H. Itabashi, D. F. Grunies: Nonmetastatic neurological complications of bronchogenic carcinoma. The carcinomatous neuromyopathies. J. thorac. cardiovasc. Surg. 51 (1967) 14–22

148 Mumenthaler, M., H. Schliack: Läsionen peripherer Nerven, 4. Aufl. Thieme, Stuttgart 1982

149 Neundörfer, B.: Differentialtypologie der Polyneuritiden und Polyneuropathien. Schriftenreihe Neurologie, Bd. II. Springer, Berlin 1973

150 Nielsen, V. K.: The peripheral nerve function in chronic renal failure. Acta med. scand. 190 (1971) 105

151 Ohnishi, A., P. J. Dyck: Loss of small peripheral sensory neurons in Fabry's disease. Arch. Neurol. 31 (1974) 120–127

152 Ohnishi, A., K. Schilling, W. S. Brimijoin, E. H. Lambert, V. G. Fairbanks, P. J. Dyck: Lead neuropathy. 1. Morphometry, nerve conduction, and choline acetyltransferase transport: New findings of edema associated with segmental demyelination. J. Neuropath. exp. Neurol. 36 (1977) 499

153 Oppenheim, H.: Textbook of Nervous Disease, 5th ed. Edinburgh 1911

154 Passarge, C., H. H. Wieck: Thallium-Polyneuritis. Fortschr. Neurol. Psychiat. 33 (1965) 477

155 Paty, D. W., M. J. Campbell, D. Hughes: Carcinomatous neuromyopathy. 2. Immunological studies. J. Neurol. Neurosurg. Psychiat. 37 (1974) 142–151

156 Paul, T. H., B. C. Katiyar, S. Misra, G. G. Pant: Carcinomatous neuromuscular syndromes. Brain 101 (1978) 53–63

157 Peyronnard, J. M., L. Charron, F. Blandet, F. Couture: Vasculitic neuropathy in rheumatoid disease and Sjögren syndrome. Neurology 32 (1982) 839–845

158 Pleasure, D. B., B. Feldman, D. J. Prockopf: Diphtheria toxin inhibits the synthesis of myelin proteolipid and basic proteins by peripheral nerve in vitro. J. Neurochem. 20 (1973) 81–90

159 Pleasure, D. E.: Abetalipoproteinemia and Tangier disease. In Dyck, P. J., P. K. Thomas, E. H. Lambert: Peripheral Neuropathy. Saunders, Philadelphia 1975 (pp. 928–941)

160 Porte, D., R. J. Graf, J. B. Halter, M. A. Pfeifer, E. Halar: Diabetic neuropathy and plasma glucose control. Amer. J. Med. 70 (1981) 195–200

161 Prineas, J. W.: Pathology of the Guillain-Barré syndrome. Arch. Neurol., Suppl. 9 (1981) 6–19

162 Refsum, S.: Heredopathia atactica polyneuritiformis. Gundt Tanom, Oslo 1946

163 Refsum, S.: Heredopathia atactica polyneuritiformis: Phytanic acid storage disease (Refsum's disease). In Vinken, P. J., G. W. Bruyn: Handbook of Clinical Neurology, vol. XXII. North Holland, Amsterdam 1975

164 Ridley, A.: The neuropathy of acute intermittent porphyria. Quart. J. Med. 38 (1969) 307–333

165 Ridley, A.: Porphyric neuropathy. In Dyck, P. J., P. K. Thomas, E. H. Lambert: Peripheral Neuropathy. Saunders, Philadelphia 1975 (pp. 942–955)

166 Rukavina, J. G., W. D. Block, C. E. Jackson, H. F. Falls, J. H. Carey, A. C. Curtic: Primary systemic amyloidosis: A review and an experimental, genetic and clinical study of 29 cases with particular emphasis on the familial form. Medicine 35 (1956) 239–334

167 Sabin, T. D., T. R. Swift: Leprosy. In Dyck, P. J., P. K. Thomas, E. H. Lambert: Peripheral Neuropathy. Saunders, Philadelphia 1975 (pp. 1166–1198)

168 Sabri, M. I., P. S. Spencer: Toxic distal axonopathy: Biochemical studies and hypothetical mechanism. In Spencer, P. S., H. H. Schaumburg: Experimental and Clinical Neurotoxicology. Williams & Wilkins, Baltimore 1980 (pp. 206–224)

169 Said, G., L. Bondier, J. Selva, J. Zingraff, T. Druecke: Different patterns of uremic polyneuropathy. Clinicopathologic study. Neurology 33 (1983) 567–575

170 Schaumburg, H. H., P. S. Spencer: Degeneration in central and peripheral nervous system produced by pure n-hexane: An experimental study. Brain 99 (1976) 183–192

171 Scheid, W.: Die sogenannte Neurotabes peripherica nach Diphtherie. Nervenarzt 19 (1948) 323

172 Scheid, W.: Über postdiphtherische Lähmungen. Nervenarzt 29 (1958) 529

173 Scherer, R., H. H. Wolff: Vasculitis allergica. Allergologie 2 (1979) 62–71

174 Schlapfer, W. W., H. Hager: Ultrastructural studies of INH induced neuropathy in rats. Amer. J. Path. 209 (1964) 678

175 Schrader, A., K. Weinges: Peripher neurologische Erkrankungen bei Diabetes mellitus. Internist 2 (1961) 100–105

176 Schrader, A.: Die diabetische Polyneuropathie. Med. Welt 31 (1980) 916–919

177 Schröder, J. M.: Altered ratio between axon diameter and myelin sheath thickness in regenerated nerve fibers. Brain Res. 45 (1972) 49–63

178 Seyal, M., D. K. Ziegler, J. R. Couch: Recurrent Guillain-Barré syndrome following influenza vaccine. Neurology 28 (1978) 725–726

179 Simpson, D.: Burning feet in British prisoners of war in the Far East. Lancet 1946/I, 6409

180 Spencer, P. S., H. H. Schaumburg: Experimental and Clinical Neurotoxicology. Williams & Wilkins, Baltimore 1980

181 Sterman, A. B., H. H. Schaumburg, A. K. Asbury: The acute sensory neuropathy syndrome: a distinct clinical entity. Ann. Neurol. 7 (1980) 354–358

182 Stoner, G. L.: Importance of the neuronal predilection of mycobacterium leprae in leprosy. Lancet 1979/II, 993–996

183 Sugimura, K., P. J. Dyck: Sural nerve myelin thickness and axis cylinder caliber in human diabetes. Neurology 31 (1981) 1087–1091

184 Suzuki, K., Y. Suzuki: Globoid cell leukodystrophy (Krabbe's disease). In Stanburg, J. B., J. B. Wyngaarden, D. S. Fredrickson: The Metabolic Basis of Inherited Disease, 4th ed. McGraw Hill, New York 1978 (pp. 747–769)
185 Tackmann, W., S. Herdemester: Neurologische Symptome bei der A-β-Lipoproteinämie (Bassen-Kornzweig-Syndrom). Fortschr. Neurol. Psychiat. 47 (1979) 24–26
186 Thomas, P. K., J. G. Walker: Xanthomatous neuropathy in primary biliary cirrhosis. Brain 889 (1965) 1079
187 Thomas, P. K., R. G. Lascelles, J. F. Hallpike, R. L. Hewer: Recurrent and chronic relapsing Guillain-Barré Polyneuritis. Brain 92 (1969) 589–606
188 Thomas, P. K., K. Hollinrake, R. G. Lascelles, D. J. O'Sullivan, R. A. Baillod, J. F. Moorhead, J. C. Mackenzie: The polyneuropathy of chronic renal failure. Brain 94 (1971) 761
189 Thomas, P. K., R. H. M. King: Peripheral nerve changes in amyloid neuropathy. Brain 97 (1974) 395–406
190 Thomas, P. K., S. G. Eliasson: Diabetic neuropathy. In Dyck, P. J., P. K. Thomas, E. H. Lambert: Peripheral Neuropathy. Saunders, Philadelphia 1975 (pp. 956–981)
191 Thümler, R., W. Atzpodien, G. J. Kremer, G. Haferkamp: Refsum-Syndrom (Heredopathia atactica polyneuritiformis). Dtsch. med. Wschr. 102 (1977) 1454–1457
192 Toyka, K. V., T. Becker, A. Fateh-Moghadam, U. A. Besinger, G. Brehm, D. Neumeier, K. Heininger, K. L. Birnberger: Die Bedeutung der Bestimmung von Antikörpern gegen Acetylcholinrezeptoren in der Diagnostik der Myasthenia gravis. Klin. Wschr. 57 (1979) 937–942
193 Toyka, K. V., R. Augspach, W. Paulus, D. Grabensee, D. Hein: Plasma exchange in polyradiculopathy. Ann. Neurol. 8 (1980) 205–206
194 Trojaborg, W., E. Frantzen, J. Anderson: Peripheral neuropathy and myopathy associated with carcinoma of the lung. Brain 92 (1969) 71–82
195 Ulrich, J., P. Müller: Neurologische Komplikationen der Leukämie. Befall des peripheren Nervensystems und der Meningen bei einem Fall von chronisch lymphatischer Leukämie. Schweiz. med. Wschr. 98 (1968) 580–584
196 Vallat, J. N., R. Desproges-Gotteron, M. J. Leboutet et al.: Cryoglobulinemic neuropathy: a pathological study. Ann. Neurol. 8 (1980) 179–185
197 Vallbo, A. B.: Discharge patterns in human spindle afferents during isometric voluntary contractions. Acta physiol. scand. 80 (1970) 552–566
198 Victor, M.: Polyneuropathy due to nutritional deficiency and alcoholism. In Dyck, P. J., P. K. Thomas, E. H. Lambert: Peripheral Neuropathy. Saunders, Philadelphia 1975
199 Waldenström, J.: The porphyrias as inborn errors of metabolism. Amer. J. Med. 22 (1957) 758–773
200 Waldenström, J.: Dysproteinemic neuropathies. In Vinken, P. J., G. W. Bruyn: Handbook of Neurology, vol. VIII: Diseases of Nerves. North Holland, Amsterdam 1970
201 Walsh, J. C.: Gold neuropathy. Neurology 20 (1970) 455
202 Walsh, J. C., J. G. McLeod: Alcoholic neuropathy. J. neurol. Sci. 10 (1970) 457–469
203 Walsh, J. C.: The neuropathy of multiple myeloma: An electrophysiological and histological study. Arch. Neurol. 25 (1971) 404
204 Walsh, J. C.: Neuropathy associated with lymphoma. J. Neurol. Neurosurg. Psychiat. 34 (1971) 42–48
205 Webb, J. L.: Enzyme and Metabolic Inhibitors. Academic Press, New York 1966
206 Widy, W.: A simple method of early diagnosing thallium poisoning. Bull. Soc. Amis Sci. Poznań, Sér. C 7 (1957) 49; Dtsch. med. Wschr. 83 (1958) 1342
207 Wieck, H.: Die Verlaufs- und Zeitgesetzlichkeiten im Ablauf der Diphtherielähmungen. Nervenarzt 23 (1952) 364–368
208 Winegaard, A. I., D. A. Greene: Diabetic polyneuropathy: The importance of hyperglycemia and alterations in myoinositol metabolism in pathogenesis. New Engl. J. Med. 295 (1976) 1416–1421
209 Young, R. R., A. K. Asbury, R. D. Adams, J. L. Corbett: Pure pan-dysautonomia with recovery. Trans. Amer. neurol. Ass. 94 (1969) 355–357
210 Young, R. R., A. K. Asbury, J. L. Corbett, R. D. Adams: Pure pan-dysautonomia with recovery – description and discussion of diagnostic criteria. Brain 98 (1975) 613–636
211 Bender, M. B., S. H. Rudolf, C. H. B. Stacy: The neurology of the visual and oculomotor systems. In Baker, A. B., L. H. Baker: Clin. Neurol., Bd. I,12. Harper & Row, Philadelphia 1982
212 Brandt, T. H., W. Büchele: Augenbewegungsstörungen. Fischer, Stuttgart 1983
213 Brihaye, J.: Transcranial decompression of optic nerve after trauma. In Samii, M., P. J. Jannetta: The Cranial Nerves. Springer, Berlin 1981 (S. 116–124)
214 Chiappa, K. H., K. J. Gladstone, R. R. Young: Brainstem auditory evoked potentials. Studies of variation of 50 normal human subjects. Arch. Neurol. 26 (1979) 81–92
215 Dengler, R., A. Struppler: New physiological diagnosis of trigeminal nerve function. In Samii, M., P. J. Jannetta: The Cranial Nerves. Springer, Berlin 1981 (S. 302–311)
216 Devriese, P. P.: Experimental compression of the facial nerve. In Fish, U.: Facial Nerve Surgery. Kogler, Amstelfehn 1977 (S. 344–350)
217 Eberhold, C.: Typical results of computer-olfactometry. Rhinology 14 (1976) 109–116
218 Faber, W., R. Jung: Über Geschmacksstörungen bei Hirnverletzten und das Syndrom Anosmie-Ageusie. Nervenarzt 18 (1947) 530–544
219 Fisch, N.: Facialislähmungen im labyrinthären, meatalen und intrakraniellen Bereich. In Berendes, J., R. Link, F. Zöllner: Heilkunde in Praxis und Klinik, Bd. V, 2. Aufl. Thieme, Stuttgart 1979 (S. 21)
220 Guizetti, K.: Beitrag zur Klinik des einseitigen Exophthalmus. Bericht über 230 Fälle. Diss. München 1965
221 Halliday, A. M., W. I. McDonald, J. Muschin: Delayed visual evoked response in optic neuritis. Lancet 1972/I, 982–985
222 Jannetta, P. J., M. Abtasy, I. S. Maroon, F. M. Ramos, M. S. Alkin: Etiology and definite microsurgical treatment of hemifacial spasm. J. Neurosurg. 47 (1977) 321–328
223 Jannetta, P. J.: Observations on the etiology of trigeminal neuralgia, hemifacial spasm, acoustic nerve dysfunction and glossopharyngeal neuralgia. Definitive microsurgical treatments and results in 117 patients. Neurochirurgia (Stuttg.) 20 (1977) 145–154
224 Jannetta, P. J.: Neurovascular compression in cranial nerve and systemic disease. Ann. Surg. 152 (1980) 518–525
225 Jannetta, P. J., M. H. Bennet: The pathophysiology of trigeminal neuralgia. In Samii, M., P. J. Jannetta: The Cranial Nerves. Springer, Berlin 1981 (S. 312–315)
226 Jensen, H. P., H. Klinge, O. Muhtaroglu: Misinterpretation of progressive visual disturbances. In Samii, M., P. J. Jannetta: The Cranial Nerves. Springer, Berlin 1981 (S. 108–115)
227 Karbowsky, M., A. Bischof: Die Häufigkeit der Stauungspapille bei Hirntumoren. Act. Neuropathol. (Berl.) 5 (1978) 203–209
228 Karnes, W. E.: Diseases of the seventh cranial nerve. In Dyck, P. J., P. K. Thomas, E. H. Lambert: Peripheral Neuropathy, vol. I,27. Saunders, Philadelphia 1975 (pp. 570–603)
229 Koczorek, K. H. R.: Aldosteronausscheidung beim Pseudotumor cerebri – eine klinische Form des Hirnödems unbekannter Ursache. In Bücherl, E. S., F. Krück, W. Leppla, F. Scheler: Postoperative Störungen des Elektrolyt- und Wasserhaushaltes. Schattauer, Stuttgart 1960
230 von Lanz, T., W. Wachsmuth, J. Lang: Praktische Anatomie, Bd. I, Teil 1, 1B. Springer, Berlin 1979 (S. 115)
231 Mumenthaler, M.: Neurological diagnosis of caudal cranial nerves' lesions. In Samii, M., P. J. Jannetta: The Cranial Nerves. Springer, Berlin 1981 (S. 593–596)
232 Plester, D.: Otologische Diagnostik der Kleinhirnbrückenwinkel-Tumoren. In Plester, D., S. Wende, N. Nakayama: Kleinhirnbrückenwinkel-Tumoren. Springer, Berlin 1978
233 Rucker, W. C.: Paralysis of the third, fourth and sixth cranial nerve. Amer. J. Ophthal. 46 (1958) 787–795
234 Sachsenweger, R.: Neuroophthalmologie, 3. Aufl. Thieme, Stuttgart 1982
235 Scherer, H.: Das Gleichgewicht. Springer, Berlin 1984

236 Schuknecht, H. S.: Meniere's disease correlation of symptomatology and pathology. Laryngoscope 73 (1963) 651–658
237 Selby, G.: Diseases of the 5th cranial nerve. In Dyck, P. J., P. K. Thomas, E. H. Lambert: Peripheral Neuropathy. Saunders, Philadelphia 1975 (p. 26)
238 Struppler, A., R. Dengler: Neurophysiological diagnosis of facial nerve. In Samii, M., P. J. Jannetta: The Cranial Nerves. Springer, Berlin 1981 (S. 418–428)
239 Sunderland, S.: In Samii, M., P. J. Jannetta: The Cranial Nerves. Springer, Berlin 1981 (S. 20–27)
240 Suzuki, J., K. Mizoi, T. Sato: Disturbances of ocular movement due to cerebral aneurysm – based upon the experience in 1000 directly operated patients. In Samii, M., P. J. Jannetta: The Cranial Nerves. Springer, Berlin 1981 (S. 229–237)
241 Zielinsky, H. W.: Paresen der äußeren Augenmuskeln bei intracraniellen raumfordernden Prozessen, ein Überblick über die Beobachtungen an über 3000 Fällen. Zbl. Neurochir. 19 (1959) 235–251
242 Zülch, K. J.: Störungen des intracraniellen Druckes. In Krenkel, W., H. Olivecrona, W. Tönnis: Handbuch der Neurochirurgie, Bd. I,1. Springer, Berlin 1959 (S. 208–303)
243 Baasch, E.: Die neuralgische Schulter-Amyotrophie. Dtsch. med. Wschr. 93 (1968) 1859
244 Baumann, F.: Beitrag zur electromyographischen Diagnostik der sogenannten Inaktivitätsatrophie des Skelettmuskels. Electromyography 8 (1968) 383
245 Behse, F., F. Buchthal, F. Carlsen, G. G. Knappeis: Hereditary neuropathy with liability to pressure palsies. Brain 95 (1972) 777–794
246 Benecke, R., B. Conrad: The distal sensory nerve action potential as a diagnostic tool for the differentiation of lesions in dorsal roots and peripheral nerves. J. Neurol. 223 (1980) 231–239
247 Benini, A.: Das Karpaltunnelsyndrom. Thieme, Stuttgart 1975
248 Bronisch, R. W., B. Blencke: Plexusschäden bei Bergsteigern. Nervenarzt 38 (1967) 324–325
249 Buchthal, F., A. Rosenfalck: Sensory conduction from digit to palm and from palm to wrist in the carpal tunnel syndrome. J. Neurol. Neurosurg. Psychiat. 34 (1971) 243–252
250 Busse, E.: Untersuchungen zum Karpaltunnelsyndrom unter besonderer Berücksichtigung von Ätiologie und Behandlungsergebnissen. Diss., München 1982
251 Cramer, H., V. Dietz: Das Kompressionssyndrom des Nervus femoralis bei retroperitonealer Raumforderung. Nervenarzt 51 (1980) 483–487
252 Earl, C. J., P. M. Fullerton, G. S. Wakefield, H. S. Schutta: Hereditary neuropathy, with liability to pressure palsies. Quart. J. Med. 33 (1964) 481–498
253 Egervary, O., G. Haits, G. Bodog: Differentialdiagnose des Unterschenkelschmerzes. Das Tibialis-anterior-Syndrom. Psychiat. Neurol. med. Psychol. (Lpz.) 20 (1968) 335
254 Guyon, F.: Note sur une disposition anatomique propre à la face antérieure de la région due poignet et non encore décrite. Bull. Soc. Anat. 38 (1861) 184
255 Heckl, R. W.: Die Obturatoriusneuralgie. Akt. Neurol. 3 (1976) 199–202
256 Hipp, E.: Verletzungen des Nervus ischiadicus bei der traumatischen Hüftgelenksverrenkung. Fortschr. Med. 80 (1962) 639
257 Holdorff, B.: Beinplexus- und Kaudawurzelläsionen durch ionisierende Strahlen. Akt. Neurol. 5 (1978) 23–27
258 Holdorff, B., E. Stolle: Differentialdiagnose der radiogenen und karzinomatösen Armplexusläsion. Akt. Neurol. 5 (1978) 1–8
259 Keck, C., J. Born: The tarsal-tunnel syndrome. J. Bone Jt. Surg. 44A (1962) 180–182
260 Kómár, J.: Guyon'sches Tunnelsyndrom. Med. Welt 27 (1976) 1438–1440
261 Kómár, J., F. Bánky: Beiderseitiges Tarsaltunnel-Syndrom. Münch. med. Wschr. 108 (1966) 1115
262 Kómár, J., A. Cziffer, M. Szegvári: Als Komplikation von Schönlein-Henoch'scher Purpura entstandenes Iliacus-Tunnel-Syndrom. Nervenarzt 50 (1979) 405–407
263 Kómár, J., M. Szegvári, Z. Gloviczky, A. Szantó: Traumatischer Durchschnitt des N. medianus ohne komplette motorische Parese: Martin Gruber'sche Anastomose. Nervenarzt 49 (1978) 697–699
264 Kopell, H. P., W. A. L. Thompson: Peripheral entrapment neuropathies of the lower extremity. New Engl. J. Med. 262 (1960) 756
265 Krump, J. E., H. Hengstmann: Zur Klinik und Problematik der Pancoast-Tumoren. Z. klin. Med. 154 (1956) 125–154
266 Laubichler, W.: Traumatische Läsionen des Nervus pudendus. Akt. Neurol. 5 (1978) 47–50
267 Lincke, H. O.: Differentialdiagnose des Unterschenkelschmerzes. Das Tibialis-anterior-Syndrom. Nervenarzt 37 (1966) 126
268 Luderschmidt, Ch., W.-B. Schill, D. Burg, K. von Figura, G. Hübner, D. Pongratz: Mucopolysaccharidose J-S (Morbus Scheie). Dtsch. med. Wschr. 104 (1979) 1482–1487
269 Luft, H.: Femoralislähmung durch Überstreckung. Bericht über einen Fall und Erwägungen zur Pathogenese. Nervenarzt 34 (1963) 457–459
270 Luhr, J., K. Koppang: Anterior sciatica. T. norske Lægeforen 76 (1956) 802–804
271 Madrid, R., W. G. Bradley: The pathology of neuropathies with focal thickening of the myelin sheath (tomaculous neuropathy). Studies on the formation of the abnormal myelin sheath. J. Neurol. Sci. 25 (1975) 415–448
272 Mumenthaler, M.: Die Ulnarisparesen. Thieme, Stuttgart 1961
273 Mumenthaler, M., E. Baasch, J. Ulrich: Das Tibialis-anterior-Syndrom. Fußheberparese auf vaskulärer Grundlage. Schweiz. Arch. Neurol. Psychiat. 86 (1960) 137
274 Mumenthaler, M., H. Schliack: Läsionen peripherer Nerven, 4. Aufl. Thieme, Stuttgart 1982
275 Murphey, F., J. J. Kirkein, A. L. Finlayson: Anomalous innervation of the intrinsic muscle of the hand. Surg. Gynec. Obstet. 83 (1946) 15–18
276 Neuhaus, P., P. Engelhadt, H. Müller-Vahl, Th. Stamm: Parese des Plexus lumbosacralis durch Ligatur der Arteria iliaca interna. Akt. Neurol. 7 (1980) 115–118
277 Oppenheim, H.: Lehrbuch der Nervenkrankheiten, 7. Aufl. Karger, Berlin 1923
278 Oppenheim, H.: Über die Bedeutung des Gefäßfaktors beim Injektionsschaden des Nervus ischiadicus. Dtsch. Z. Nervenheilk. 175 (1956) 392
279 Parsonage, M. J., J. W. A. Turner: Neuralgic amyotrophy; shoulder-girdle syndrome. Lancet 1948/I, 973–978
280 Prill, A.: Ischiadikuslähmungen als Komplikation unter Antikoagulantienbehandlung. Med. Welt (Stuttg.) (1965) 307–309
281 Risos, A.: Embryopathisch bedingte bilaterale Thenaraplasie. Nervenarzt 49 (1978) 548–552
282 Sack, H.: Zur Differentialdiagnose der arthrogenen Spätlähmung, zugleich ein Beitrag zur Begutachtung solcher Schäden. Dtsch. med. Wschr. 73 (1948) 598–601
283 Sadowsky, C. H., E. Sachs jr., J. Ochoa: Postradiation motor neuron Syndrome. Arch. Neurol. 33 (1976) 786–787
284 Scheller, H.: Die Krankheiten des peripheren Nerven. In Schwiegk, H.: Handbuch der inneren Medizin, Bd. V/2, 4. Aufl. Springer, Berlin 1953
285 Schilf, E.: Über eine einseitige Lähmung des Nervus suprascapularis. Nervenarzt 23 (1952) 306–307
286 Stolke, D., B. U. Seidel, H. Schliack: Das Syndrom der Loge de Guyon oder die Ulnarisparese am Handgelenk unter Bevorzugung des ramus profundus. Akt. Neurol. 7 (1980) 161–165
287 Turner, J. W. A., M. J. Parsonage: Neuralgic amyotrophy (paralytic brachial neuritis); with special reference to prognosis. Lancet 1957/II, 209
288 Walter-Sack, J., N. Zöllner: Maskiertes Karpaltunnelsyndrom bei diabetischer Polyneuropathie. Dtsch. med. Wschr. 105 (1980) 19–21
289 Wartenberg, R.: Neuritis, sensible Neuritis, Neuralgie. Thieme, Stuttgart 1959
290 Zutt, J.: Über die Gefahr peripherer Nervenschädigungen bei intravenöser Injektion und ihre Vermeidbarkeit. Dtsch. med. Wschr. 58 (1932) 1321–1323

II Zentrales Nervensystem

2 Zirkulationsstörungen des Gehirns, der Meningen und des Rückenmarks

Von A. Bernsmeier

Durchblutungsstörungen des Gehirns

Zerebrale Zirkulationsstörungen sind die häufigste Ursache aller neurologischen Erkrankungen. Sie spielen auch als Todesursache eine bedeutende Rolle. Nach der **Statistik der Sterbefälle** in der Bundesrepublik Deutschland stehen die Gefäßschäden des zentralen Nervensystems als Todesursache an 3. Stelle, lediglich übertroffen von den bösartigen Geschwülsten und den Erkrankungen des Herzens und seiner Gefäße. Im Jahre 1980 starben in der Bundesrepublik Deutschland 102 800 Menschen an zerebrovaskulären Erkrankungen; das sind 14,7% der gesamten Sterbefälle des Jahres. Die Letalität steigt mit zunehmendem Lebensalter rasch an.

Bei nahezu allen Erkrankungen des Zentralnervensystems spielen Gefäße, Durchblutung und Sauerstoffversorgung eine bedeutsame Rolle. *Bei entzündlichen Affektionen des Gehirns* sind immer die Blutgefäße maßgeblich beteiligt. Auch bei den Entzündungen der Hirnhäute, den *Meningitiden,* kann es mit zunehmender Dauer der entzündlichen Vorgänge zu endarteriitischen Veränderungen an den Gefäßen kommen, die zu klinisch nachweisbaren Herdsymptomen führen können (50). Es sei an die Neurolues erinnert, die in allen ihren Formen mit endangiitischen Veränderungen einhergeht.

Die *frühkindlichen und spätfetalen Hirnschäden,* die klinisch unter dem Bild der Little-Lähmung oder als exogene Schwachsinnsformen verlaufen, werden häufig durch oligämische oder hypoxämische Gewebsschäden hervorgerufen. Die Parenchymnekrosen in mehr umschriebener oder auch laminärer Ausbreitung finden sich hier in charakteristischer Form, am häufigsten in Groß- und Kleinhirnrinde, danach im Ammonshorn und in den Stammganglien. Striatum, Nucleus caudatus, Pallidum, Corpus Luysi (Nucleus subthalamicus) und Nucleus dentatus sind bei hypoxämischer Gewebsschädigung bevorzugt betroffen. Pränatale Allgemeinstörungen des mütterlichen Kreislaufs oder des Plazentarkreislaufs, angeborene Herzfehler, Kernikterus und vor allem die Geburtsasphyxie spielen dabei ursächlich die größte Rolle (41).

Auch bei den *traumatischen Schädigungen* des Gehirns kommt es, abgesehen von den direkten Verletzungen von Gefäßen, nicht selten zu Störungen der Hirnzirkulation, die lokale Rindenerbleichungen und ödematöse Gewebsdurchtränkungen mit entsprechenden Markveränderungen nach sich ziehen. Dadurch werden manche hartnäckigen Folgeerscheinungen nach stumpfen Schädeltraumen verständlich.

Wir wissen, daß es bei den gefäßreichen *Tumoren* des Gehirns nicht so selten zu Blutungen in dem Tumor kommt, die mitunter das erste faßbare Symptom darstellen und gelegentlich den Krankheitsverlauf über längere Zeit beherrschen. Auch Blutungen fernab von der Geschwulst im Gebiet der Brücke und des Mittelhirns sind beschrieben (51). Selbst parasitäre Erkrankungen des Gehirns können durch Druck und Gefäßprozesse Zirkulationsstörungen verursachen.

Schließlich begegnen uns auch bei den *Stoffwechselerkrankungen* des Zentralnervensystems symptomatische zirkulatorische Schäden, die vor allem bei der Wernicke-Enzephalopathie (B_1-Avitaminose) zutage treten.

Diese kurze Andeutung der Probleme soll zeigen, daß die Vorgänge am Gefäßsystem und ihre Folgen in vielen Fällen nur eine Teilerscheinung innerhalb eines zerebralen Geschehens darstellen. Wir wollen diese „begleitenden" Zirkulationsstörungen jenen anderen gegenüberstellen, bei denen die Vorgänge am zerebralen Gefäßsystem mit ihren Auswirkungen auf das Hirngewebe mehr selbständiger Natur sind, bei denen also die zerebralen Herd- und Allgemeinerscheinungen allein durch die zirkulatorische Störung hervorgerufen werden.

In Klinik und Praxis stehen wir beim Auftreten

von zerebralen Symptomen immer wieder vor der Frage, ob diese zirkulatorischen Ursprungs sind, und dann, ob die vermutete Zirkulationsstörung eine primäre oder nur die Begleiterscheinung irgendeines andersartigen Hirnprozesses ist. Fehldiagnosen und auch Fehldeutungen im Hinblick auf die Ursachen führen oftmals zu schweren therapeutischen und prognostischen Fehlschlüssen.

Diagnose „zerebrale Zirkulationsstörung"

Entscheidend für die Diagnose „zerebrale Zirkulationsstörung" sind **internistische Untersuchung und Beobachtung.** Sie sollte alle Sparten der inneren Medizin umfassen; denn bei der Aufklärung von zerebralen Durchblutungsstörungen haben wir es ja nicht so sehr mit dem Gehirn als Zentralorgan, sondern mit dem Kreislauf dieses Organs als periphere Provinz zu tun. Die verschiedenen *Affektionen des Herzens* können zu vorübergehenden oder bleibenden zerebralen Schäden führen. Es sei hier nur an die Embolien bei Mitralstenosen oder Herzinfarkten, an die Verminderung der Hirndurchblutung durch den Abfall des Minutenvolumens bei Herzinsuffizienzen und an die zerebralen Anfälle und komatösen Zustände bei Rhythmusstörungen und Herzstillstand erinnert. Die *Hämodynamik* des Gesamtkreislaufes spielt bei allen Schock- und Kollapszuständen eine große Rolle für die neurologischen Ausfälle. Störungen in der *Sauerstoffaufnahme* durch die Lungen oder durch Schädigung des rechten Herzens, aber auch ein mangelhafter Nachschub von Glukose bei hypoglykämischen Zuständen aller Art, *Veränderungen des Blutes,* Anämien, Polyglobulien und hämorrhagische Diathesen und schließlich die Intoxikationen während der Narkose, bei Kohlenoxyd- und Zyanvergiftungen verursachen schwere zerebrale Schäden.

In diesem Zusammenhang muß auch auf die Bedeutung des Alters der Kranken hingewiesen werden. In ihrem Sektionsgut fanden Resh u. Baker (218) unter den 65jährigen etwa 20%, bei den 80jährigen nur noch knapp 5% ohne Arteriosklerose der Hirngefäße. Einen gewissen Hinweis für die Diagnose geben deswegen auch die in anderen Gefäßprovinzen festgestellten **Gefäßveränderungen,** ebenso die röntgenologisch nachgewiesene Sklerose und Dilatation der Aorta, wenngleich man solche Befunde nicht verallgemeinern darf und ein Analogieschluß ohne weitere Hinweise nicht berechtigt ist. Das gilt in gleichem Maße auch für die *diabetische Stoffwechselstörung* und für die *Hypertonie,* Erkrankungen, die bekanntlich zu arterio- und arteriolosklerotischen Veränderungen führen. Die zerebrovaskulären Komplikationen sind beim Hochdruck ein häufiges Ereignis – etwa 20% aller Hypertoniker sterben infolge dieser Komplikationen, etwa ebenso viele am Herzversagen.

Das wichtigste Kriterium für die Diagnose „zerebrale Zirkulationsstörung" ist wohl die **Plötzlichkeit,** mit der das neurologische Krankheitsbild in Erscheinung tritt. Wir finden den akuten Beginn nicht nur bei der Blutung, sondern auch bei Embolien durch Verschleppung von Thromben, Luft- oder Fettpartikelchen, bei arteriellen Thrombosen und funktionellen Zirkulationsstörungen verschiedenster Genese. Meist sind die neurologischen Ausfälle zunächst groß und bilden sich dann mehr oder weniger weitgehend zurück. Ein mehr schubförmiger Verlauf zeigt sich bei entzündlichen und degenerativen Affektionen der Hirngefäße, Zerebralsklerose, Endangiitis und Periarteriitis nodosa. Körperliche Belastungen oder kleinere *Infekte* können dabei oftmals als auslösender Anlaß für vorübergehende oder bleibende neurologische Symptome verantwortlich gemacht werden.

Die Differentialdiagnose der Durchblutungsstörungen gegenüber der **multiplen Sklerose** ist nach Anamnese und Befund im allgemeinen leicht. Schwierigkeiten entstehen eigentlich nur dann, wenn bei der multiplen Sklerose einmal „apoplektiform" eine Halbseitenlähmung entsteht oder wenn umgekehrt bei den organischen Gefäßerkrankungen die neurologischen Symptome in mehreren Schüben in Erscheinung treten. Dabei muß aber immer berücksichtigt werden, daß bei den Gefäßaffektionen die passageren Ausfälle meistens auf *ein* Gebiet begrenzt bleiben, während sie bei der disseminierten Enzephalomyelitis in der Regel hinsichtlich der Topik eine recht große Variation zeigen, d.h., neben Symptomen der verschiedensten zerebralen Lokalisationen kommen auch zerebellare und spinale Herde vor. Oft sind allerdings eingreifende Untersuchungen (Computertomographie, Lumbalpunktion, Arteriographie) nicht zu umgehen.

Ebenso ergeben sich mitunter erhebliche diagnostische Schwierigkeiten in der *Abgrenzung von* **enzephalitischen Prozessen,** besonders wenn es dabei zu plötzlichen Ausfällen mit Bewußtseinsstörungen kommt. Im allgemeinen klären die entzündlichen Veränderungen des Liquors schnell die Situation. Diese können fehlen, wenn die Enzephalitis ohne eine Beteiligung der Meningen abläuft. Hier hilft neben den anamnestischen Daten der Allgemeinstatus, denn die entzündlichen Erkrankungen befallen nicht nur das Zentralorgan, auch wenn es der klinischen Manifestation nach zunächst so erscheinen mag, sondern stellen Allgemeinerkrankungen mit Beteiligung vieler anderer Organe am Krankheitsprozeß dar. Es sei hier nur an die Poliomyelitis, die epidemischen Enzephalitisformen und die Begleitenzephalitiden bei Erkrankungen durch Bakterien und Viren erinnert.

Die Differentialdiagnose gegenüber *meningitischen und meningoenzephalitischen Prozessen* ist dann nicht leicht, wenn kleine infizierte Thromben verschleppt werden, z. B. bei ulzerösen Prozessen an den Herzklappen. Wird dabei eine größere Arterie verschlossen, so ergibt sich wohl das entsprechende Gefäßsyndrom (s. S. 2.37), das an der plötzlichen Entwicklung und der charakteristischen Symptomatik, ggf. auch arteriographisch als vaskulärer Schaden zu erkennen ist. Gleichzeitig entsteht jedoch der Symptomenkomplex einer Entzündung an Meningen und Hirnsubstanz mit entsprechenden Liquorveränderungen, die das Krankheitsbild beherrschen und zu Fehldiagnosen führen können.

Besonders folgenschwer ist eine Verwechslung mit **raumfordernden intrakraniellen Prozessen.** Umschriebene neurologische Syndrome mit Klagen über Schwindel und Kopfschmerzen erwekken stets den Verdacht auf einen Hirntumor. Das plötzliche Auftreten dieser Erscheinungen darff nicht immer gegen das Vorliegen eines Tumors gewertet werden; denn nicht selten kommt eine Zirkulationsstörung oder Blutung im Tumorbereich zustande, die akut, auch einmal als erstes Krankheitszeichen, zu einer Hemiparese oder einem anderen Herdsymptom führen kann. Zum Beispiel dürfen auch passagere Störungen der Sprache oder kurzdauernde Monoparesen keinesfalls *nur* als Folge eines zerebralen Gefäßprozesses gedeutet werden. Die intrakranielle Drucksteigerung vermag die bei Tumoren schon gefährdete Hirndurchblutung akut zu dekompensieren. Das Fehlen einer Stauungspapille schließt das Vorliegen eines Hirntumors nicht aus, ebensowenig ein normaler Liquorbefund.

Auf der anderen Seite führen auch Blutungen und Erweichungen zu Liquorveränderungen, sofern sie oberflächennah lokalisiert sind (s. S. 2.66 u. 2.75), und können gelegentlich sehr rasch innerhalb von Stunden Hirndruckzeichen und Stauungspapille verursachen.

Stauungspapillen, die wir gern als Charakteristikum eines raumfordernden intrakraniellen Tumors ansprechen, sind auch bei Hypertonikern gar nicht so selten, selbst dann, wenn klinisch keine Ausfälle durch Zirkulationsstörungen nachweisbar sind. Neben der bekannten verwaschenen Papille des Endstadiums der hypertonischen Fundusveränderungen, die durch ein Papillenödem bedingt ist, haben wir oftmals echte Stauungspapillen von 1–3 Dioptrien beobachten können. Die Stauungspapille des Hochdruckkranken geht wohl mit entsprechenden Gefäßveränderungen der Netzhautgefäße, z. B. engen Arterien, Gunn-Phänomenen, Kaliberschwankungen, Blutungen oder Degenerationsherden, einher und ist so meistens von der Stauungspapille des Hirntumors zu unterscheiden. Wenn man bei einem älteren Menschen mit Hochdruck und Gefäßveränderungen des Augenhintergrundes eine Stauungspapille beobachtet, darf man nicht ohne Bedenken alles als vaskulär oder zirkulatorisch erklären. Die sog. *Spätgliome,* die erst im höheren Lebensalter auftreten, sind gar nicht so selten. Wir haben eine ganze Reihe solcher Fälle beobachten können, bei denen die Differentialdiagnose zwischen Tumor und vaskulärer Störung ungeheuer schwierig war und den Einsatz aller technisch-diagnostischen Hilfsmittel erforderte.

Technische Hilfsmethoden und ihre Bedeutung

Liquor

Bei den vaskulären und zirkulatorischen Störungen des Zentralnervensystems ist ein typisches **Liquorsyndrom** nicht festzustellen. In unkomplizierten Fällen sind Zell- und Eiweißgehalt normal. Eine *Zellvermehrung* des Nervenwassers schließt jedoch einen vaskulären Prozeß keineswegs aus. Meningitische Erscheinungen mit Leuko- und Lymphozytenanreicherung sehen wir bei infizierten Embolien, z. B. bei Endokarditiden, die zu nekrotisierenden meningoenzephalitischen Prozessen oder zu mykotischen Aneurysmen führen können. Auch Blutaustritt in den Liquor kommt dabei gelegentlich zur Beobachtung, desgleichen bei periarteriitischen Gefäßprozessen. Aber auch blande Embolien, die größere Zirkulationsausfälle und Erweichungen in oberflächennahen Gebieten des Hirns auslösen, können in den ersten Tagen mit einer erheblichen Zellvermehrung des Liquors und *meningealen Reizerscheinungen* einhergehen.

Wir beobachteten eine Embolie in die linke A. cerebri media bei einer Mitralstenose, bei der die meningealen Symptome einschließlich einer flüchtigen Temperatursteigerung im akuten Stadium ganz im Vordergrund standen. Die Zellzahl war auf über 3000/3 erhöht und ging innerhalb von 14 Tagen zur Norm zurück.

Mäßige Zellvermehrungen bis zu einigen 100/3 finden sich sowohl bei embolischen wie thrombotischen Prozessen und bei der zerebralen Thrombangiitis obliterans nicht selten.

Blutbeimengungen im Liquor cerebrospinalis sind am größten bei subarachnoidalen Blutungen. Vorsicht ist hier in der Differentialdiagnose gegenüber artefiziellen Blutbeimengungen geboten, die durch den Nadelstich bei der Punktion hervorgerufen werden können. Es gilt allgemein als Regel, daß eine fadenförmige Blutbeimengung beim Austritt des Liquors aus der Punktionsnadel als eine artefizielle Blutung zu werten ist. Meist steht eine solche Blutung auch sehr schnell, und man kann in einer zweiten oder dritten Portion nach kurzer Zeit einen klaren Liquor gewinnen. Niemals besteht bei einer artefiziellen Sanguination eine *Xanthochromie* des Nervenwassers, wenn man unmittelbar nach der Entnahme untersucht und zentrifugiert. Der Liquor ist bei einer intrakraniellen Blutung mehr oder weniger gleichmäßig rötlich tingiert, weist keine umschriebenen stärkeren Verfärbungen beim Austritt aus der Punktionsnadel auf, wird bei längerem Abtropfen nicht wieder klar und ist meistens auch durch eine mit der Zeit in den Liquorräumen auftretende Hämolyse xanthochrom.

Eine Xanthochromie kann bei hohem Eiweißgehalt im Liquor vorgetäuscht werden; eine Verfärbung des Liquors durch Bilirubin, Karotine oder Melanin (z. B. bei Patienten mit zerebraler oder menigealer Melanomatose) ist möglich.

Blutaustritte in die inneren und äußeren Liquorräume findet man bei Massenblutungen in etwa 75%; sie kommen ferner bei roten Erweichungen vor, wenn diese oberflächennah lokalisiert sind. Auf der anderen Seite kann selbst beim Einbruch einer großen Blutung in das Ventrikelsystem der lumbal entnommene Liquor völlig normal sein. Das gleiche gilt von den umschriebenen und abgekapselten subduralen Hämatomen und hämorrhagischen Pachymeningitiden, bei denen wir relativ häufig einen unveränderten Lumballiquor gefunden haben. Diese Möglichkeiten sind differentialdiagnostisch in Erwägung zu ziehen.

Enzephalographie

Das **Luftfüllungsbild** *der Hirnkammern* bringt uns in der Diagnostik zerebraler Zirkulationsstörungen und Gefäßerkrankungen nicht weiter. Wohl finden sich bei atrophischen Prozessen Erweiterungen des Ventrikelsystems, die ein- oder doppelseitig in Erscheinung treten können, und eine vermehrte Luftfüllung der Subarachnoidalräume. Ob eine Hirnatrophie gefäßbedingt ist oder aber durch degenerative Erkrankungen (z. B. Morbus Pick und Morbus Alzheimer) verursacht wird, kann aus dem enzephalographischen Befund nicht abgelesen werden.

Echoenzephalographie

Als wertvolle, nichtinvasive Hilfsmethode bei der Diagnostik intrakranieller Prozesse mit Massenverschiebung hat sich die Echoenzephalographie erwiesen (Abb. 2.**1**). Sie ermöglicht insbesondere bei akut bedrohlichen Krankheitszuständen am Krankenbett ohne besondere Vorbereitung eine rasche Orientierung und gibt damit die Voraussetzung zu einer weiteren gezielten Diagnostik (129, 147, 237). Eine Entscheidung über die Art des Prozesses, ob durch Tumor, Entzündung oder Zirkulationsstörung bedingt, erlaubt die Echoenzephalographie nicht. Sie vermag aber bei Vorliegen eines Schlaganfalles gewisse Hilfen zur Unterscheidung von Hirninfarkt und Hirnblutung zu geben.

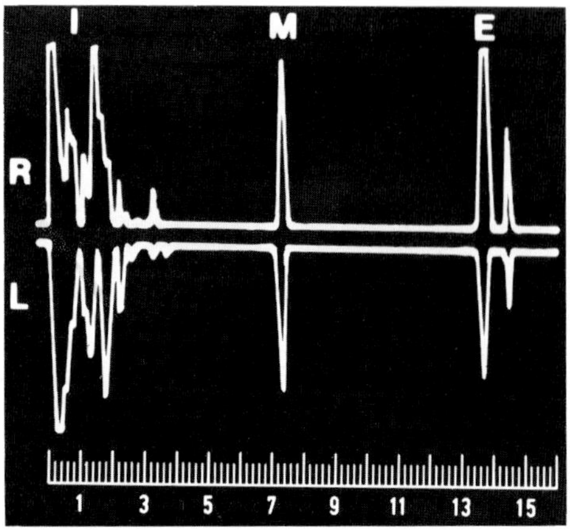

Abb. 2.**1** Normales Echoenzephalogramm: R = Beschallung von rechts temporal (Reflexionen nach oben); L = Beschallung von links temporal (Reflexionen nach unten); I = Initialkomplex, entsteht durch Sendeimpuls sowie multiple Reflexionen an Haut, Kalotte, Hirnhäuten und prüfkopfnahen Hirnstrukturen; M = Mittelecho, entsteht durch Wand des III. Ventrikels, des Septum pellucidum, der Falx cerebri und des interhemisphären Spaltes; E = Endecho, Reflexionen von Dura, Knochenstrukturen und Totalreflexionen an der Haut-Luft-Grenze

Bei der **intrazerebralen Massenblutung** kommt es akut zu einer Raumforderung, der die übrigen Hirnstrukturen rasch weichen müssen. Deswegen läßt sich bereits 1–2 Std. nach dem Ereignis bei entsprechender Ausdehnung des Hämatoms eine Verlagerung der Mittellinienstrukturen und damit eine *Mittelechoverschiebung* von 2 mm und mehr nachweisen. Ausgedehnte Blutungsherde im Marklager führen zu Mittelechoverlagerungen, die 5–10 mm betragen können. Mitunter gelingt es auch, durch sog. Hämatomechos, d. h. durch zusätzliche Schallreflektionen, einen direkten Nachweis vom Blutungsherd zu erbringen. (Abb. 2.**2**).

Blutungen im unteren Hirnstammbereich oder Kleinhirn führen nicht zu Verdrängungserscheinungen der Mittellinienstrukturen des Großhirns, verursachen aber oftmals Liquorabflußstörungen und einen Hydrocephalus internus, der charakteristische Veränderungen des Echoenzephalogramms auslöst.

Hirninfarkte verursachen nur in etwa 10–20% eine wesentliche intrakranielle Massenverschiebung durch das Hirnödem. Sie sind deswegen echoenzephalographisch auch nur in diesen Fällen durch eine Verlagerung des Mittelechos zu erkennen. Eine gewisse Bedeutung kommt hier der Verlaufsbeobachtung zu, weil sich die Ausbildung des Ödems und die Verlagerung erst nach 2–3 Tagen zeigen, während innerhalb der ersten

24 Std. nach dem akuten Ereignis ein normales Mittelecho gefunden wird.
Bei der **Subarachnoidalblutung** kommen echoenzephalographisch zwei Phänomene vor: Einmal kann es wie bei der Massenblutung durch Einblutung in das Hirngewebe zu einer Massenverschiebung mit Verlagerung des Mittelechos kommen, zum anderen können Liquorabflußstörungen oder auch Liquorresorptionsstörungen schon bald nach dem akuten Ereignis zu einer nachweisbaren Erweiterung der Ventrikelräume führen. Dieses Phänomen wird im Gefolge von Aneurysmablutungen nicht selten beobachtet und korreliert mit der Schwere der Erkrankung.

a
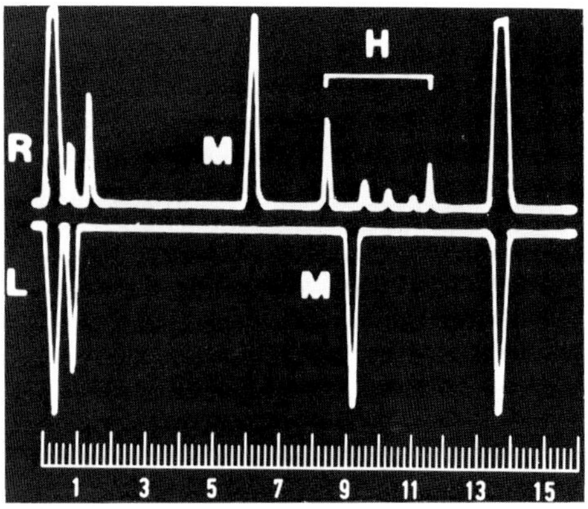

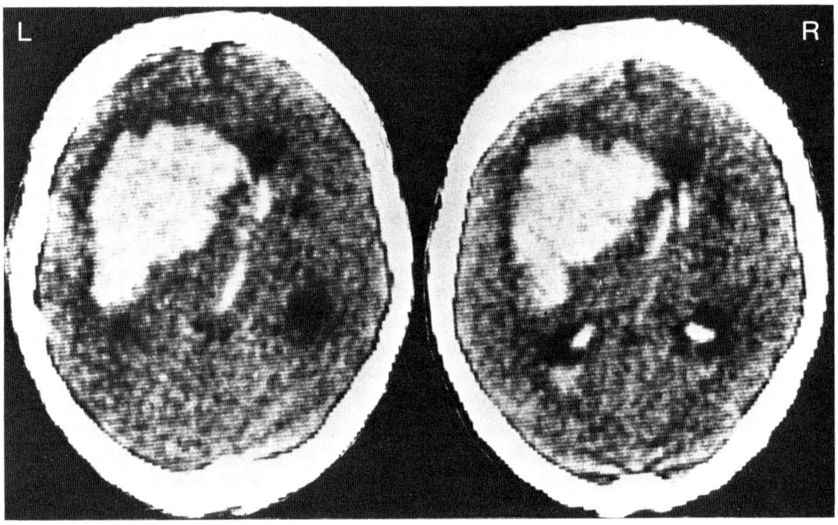

b c

Abb. 2.**2** a–c a) Echoenzephalogramm (b u. c) Computertomogramm bei linkshirniger Massenblutung: Mittelechoverlagerung um 15 mm von links nach rechts; H = Hämatomechos

Subdurale Hämatome, die bei einseitiger Blutung eine Dicke von mehr als 1 cm haben, führen in der Regel zu einer Verlagerung des Mittelechos. Zusätzlich ist es in fast 90% der Fälle möglich, *Hämatomechos* nachzuweisen und damit Aufschlüsse auch über die Lokalisation des subduralen Hämatoms zu erhalten. Um solche Hämatomechos zu finden, muß man die dem Schallkopf gegenüberliegende Innenseite der Schädelkalotte durch entsprechendes Drehen und Kippen des Prüfkopfes absuchen. Die Reflektion entsteht an der Grenzfläche Gehirn/Hämatommembran/Blut. Sie tritt nur dann auf, wenn der Schall die Grenzfläche weitgehend senkrecht trifft.
Die Technik der Echoenzephalographie erfordert viel Übung, weil viele Fehlermöglichkeiten bei der Auswertung bestehen.

Hirnszintigraphie

Bestimmte radioaktive Verbindungen reichern sich in geschädigten Hirnarealen stärker an als im normalen Gewebe. Diese Nuklidanreicherung z.B. nach *Gabe von ^{99m}Tc-Pertechnetat,* die im Szintigramm sichtbar wird, beruht auf Permeabilitätsstörungen der Blut-Hirn-Schranke. Sie kann bei vaskulären Prozessen ebenso entstehen wie bei Tumoren, Kontusionsherden oder bei Hämatomen (93, 300).
Die Hirnszintigraphie mit ^{99m}Tc-Pertechnetat hat in der Diagnostik der zerebralen Erkrankungen aber nicht die Bedeutung gewonnen, die ihr in der Tumordiagnostik zukommt. Man findet bei **Hirninfarkten** in etwa 30–40% eine pathologische Anreicherung der Radioaktivität, die sich bis zum Ende der 1. Woche ausbildet und in der 3. und 4. Woche nach dem akuten Ereignis am häufigsten nachweisbar ist. In der akuten Phase des Hirninfarktes zeigt das Szintigramm keine Veränderungen. Jenseits der 5. Woche nach einem Insult ist die pathologische Anreicherung im szintigraphischen Bild selten, kann aber noch bis zu 10 Wochen darstellbar sein. Eine Korrelation der pathologischen Radioaktivitätsanreicherung im

szintigraphischen Bild zum Schweregrad der neurologischen Ausfälle besteht nicht. Wesentliche differentialdiagnostische Schlüsse, z. B. gegenüber einem Tumor, lassen sich aus den pathologischen Anreicherungen der Radioaktivität nicht ziehen, wenn man von dem Zeitablauf des Auftretens der Aktivität nach Beginn des Infarktes mit einer Latenzzeit von 3–6 Tagen absieht (Abb. 2.**3**).

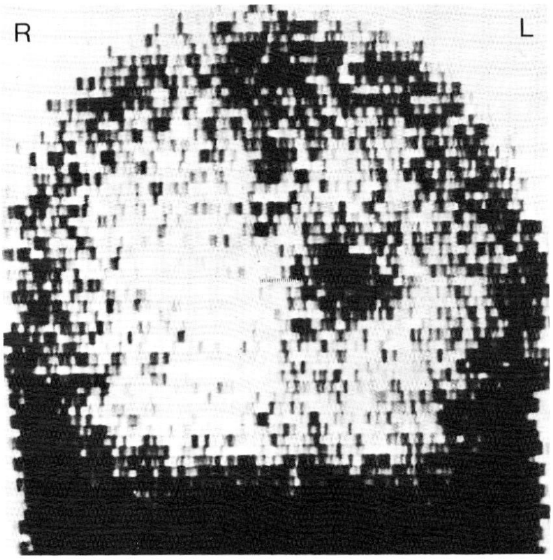

Abb. 2.**3** Hirnszintigramm mit 99Tc-Pertechnetat 8 Tage nach Hirninfarkt bei einer 67jährigen Frau. Umschriebene pathologische Aktivitätsanreicherung frontal im Versorgungsgebiet der A. cerebri anterior. Der Verschluß eines Astes der linken A. cerebri anterior wurde autoptisch gesichert

Auch bei den *intrazerebralen* **Massenblutungen** ergibt die Hirnszintigraphie keine wesentlichen differentialdiagnostischen Entscheidungshilfen. *Epidurale* und *akute* **subdurale Hämatome** eignen sich nicht zur Darstellung.
Beim *chronisch-subduralen Hämatom* gelingt der Nachweis in etwa ⅔ der Fälle durch eine in der lateralen Ansicht diffuse Radioaktivitätsvermehrung, die etwa der Grenze der Ausdehnung des Hämatoms folgt, wenn das Hämatom eine entsprechende Größe erlangt hat. Relativ charakteristisch ist das Bild in der Frontalansicht, die eine sichelförmige Aktivität im Bereich der Schädelkalotte erkennen läßt. Die Analyse des Bildes kann aber bei doppelseitigen chronischen Hämatomen u. U. außerordentlich schwierig werden.
Der Wert der Szintigraphie für die Früherkennung von *Aneurysmen* ist sehr gering. *Angiome* können in der Regel durch ihre Radioaktivitätsanreicherung dargestellt werden, wenn sie größer als 3–4 cm sind. Die sog. *Serienszintigraphie* ergibt insgesamt bessere diagnostische Resultate (220). Neben den herkömmlichen Szintigrammen 30 Min. nach Applikation des intravenös injizierten radioaktiven Stoffes werden dabei vaskuläre Szintigramme 3 Min. nach Injektion mit Darstellung der umverteilung des Blutvolumens im Hirnschädel und Radioangiogramme mit Erfassung dynamischer Störungen während der Gefäßpassage des Aktivitätsbolus durch Arterien, Parenchym und Venen registriert. Eine entscheidende Verbesserung der differentialdiagnostischen Möglichkeiten bei zerebrovaskulären Erkrankungen wird auch durch die Serienszintigraphie nach unseren Erfahrungen nicht erreicht.

Computertomographie

Die *Computertomographie des Gehirnschädels* steht seit Jahren in ihrer Bedeutung für die Diagnose und Differentialdiagnose vieler zerebraler Erkrankungen an 1. Stelle der technischen Untersuchungsmethoden (148, 160).
Domäne der kranialen Computertomographie ist zweifelsohne die *Diagnostik von Hirntumoren.* Sie erlaubt aber in vielen Fällen auch eine Diagnose und Differentialdiagnose von zerebrovaskulären Erkrankungen und eine Analyse der zum Schlaganfall führenden pathogenetischen Faktoren. Röntgenologisch faßbare Dichteveränderungen innerhalb des Hirngewebes lassen Rückschlüsse auf Erweichungen, Einschmelzungen, Ödembildungen, Blutungen und Verkalkungen zu. In bezug auf das Ventrikelsystem werden Deformierungen, Verlagerungen und Größenänderungen erkennbar.
Blutansammlungen innerhalb des Schädels weisen im Computertomogramm eine deutlich höhere Dichte auf als das umgebende Hirngewebe (Abb. 2.**4**). In der Regel kann deswegen schon wenige Stunden nach Eintritt einer **Massenblutung** eine exakte Aussage über Lokalisation, Ausmaß und Ausdehnungsrichtung der Blutung und ggf. über den Einbruch in das Ventrikelsystem, in den Subarachnoidalraum oder über eine Tamponade der basalen Zisternen gemacht werden. Selbst *kleine Blutungen* an atypischer Stelle, z. B. aus Mikroangiomen, werden gut erkannt (144). So gelingt auch der Nachweis von Blutungen im Bereich des Pons und des Kleinhirns, die der topographischen Diagnostik bisher nur sehr schwer zugänglich waren (Abb. 2.**5**). Die Abgrenzung von Hirntumoren ist in dieser Gegend besonders schwierig.
Wiederholte Kontrolluntersuchungen, die ohne Belastung des Patienten möglich sind, geben Aufschluß über die Resorptionsvorgänge, die oft schon wenige Tage nach dem akuten Ereignis beginnen und zu einer Verkleinerung und Verflüssigung des Hämatoms führen. Im Spätstadium ist in dem ehemaligen Blutungsgebiet meist nur noch eine Region verminderter Dichte zu erkennen

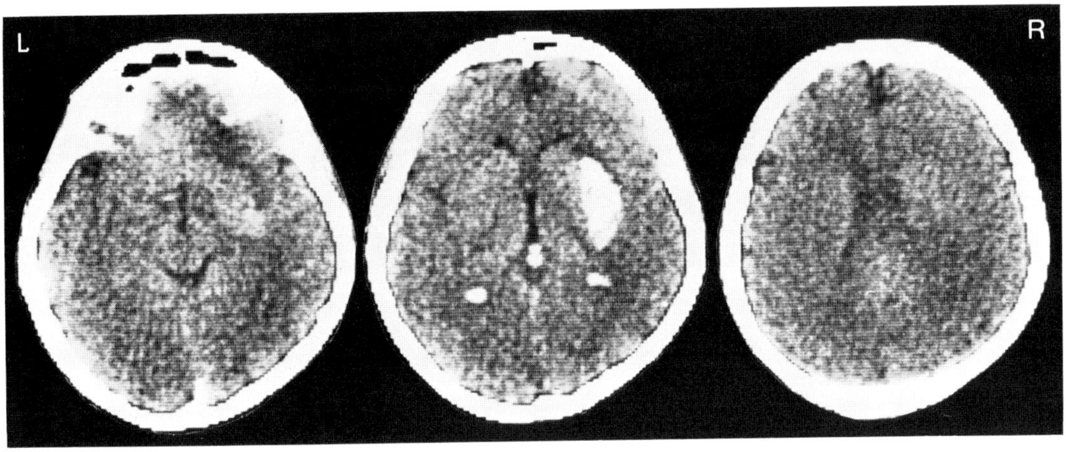

a b c

Abb. 2.**4** a–c Computertomographie zwei Tage nach Apoplexie: umschriebene hyperdense Zone durch intrazerebrale Blutung (Aufnahmen: Prof. Dr. *H.-P. Jensen,* Kiel)

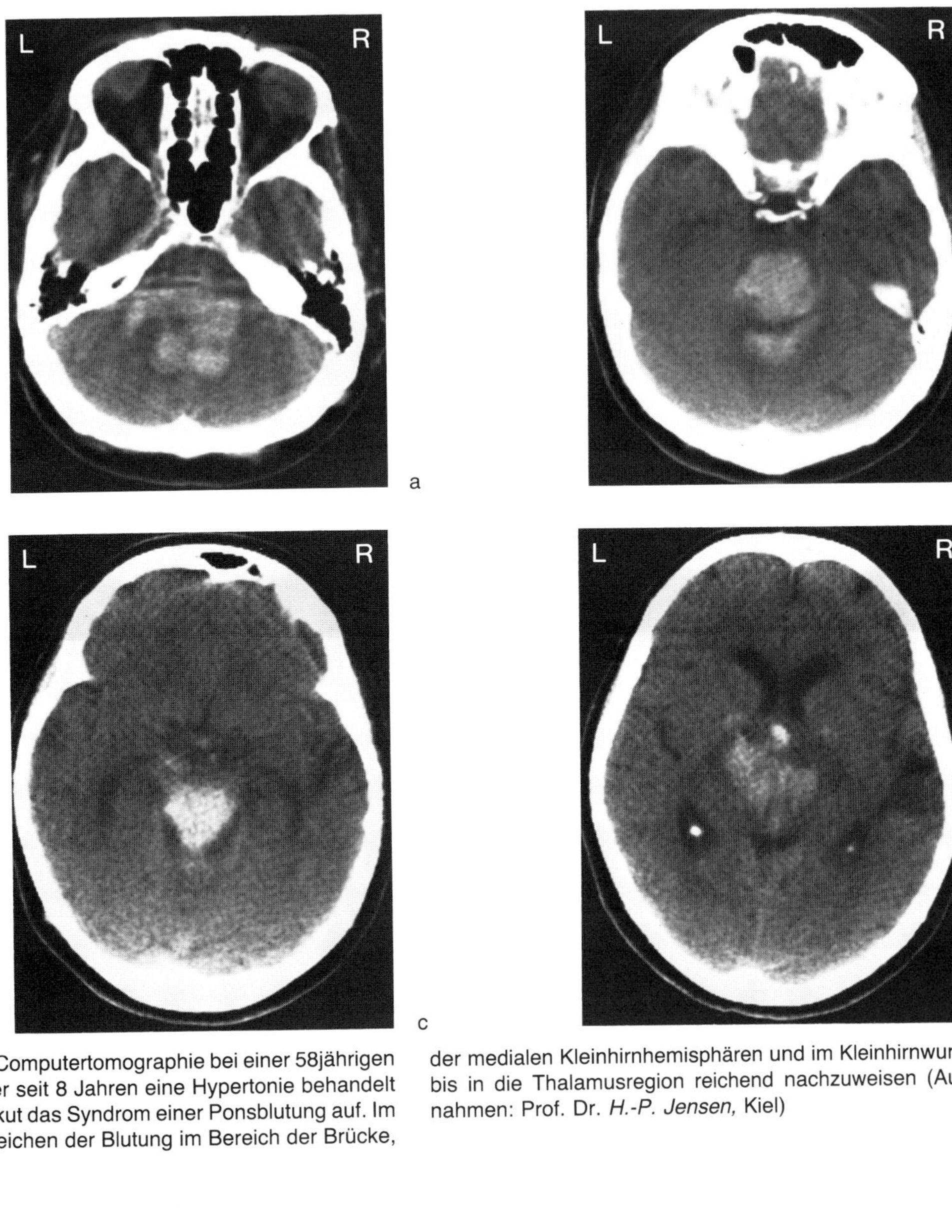

a b c d

Abb. 2.**5** a–d Computertomographie bei einer 58jährigen Patientin, bei der seit 8 Jahren eine Hypertonie behandelt wurde. Es trat akut das Syndrom einer Ponsblutung auf. Im CT waren die Zeichen der Blutung im Bereich der Brücke, der medialen Kleinhirnhemisphären und im Kleinhirnwurm bis in die Thalamusregion reichend nachzuweisen (Aufnahmen: Prof. Dr. *H.-P. Jensen,* Kiel)

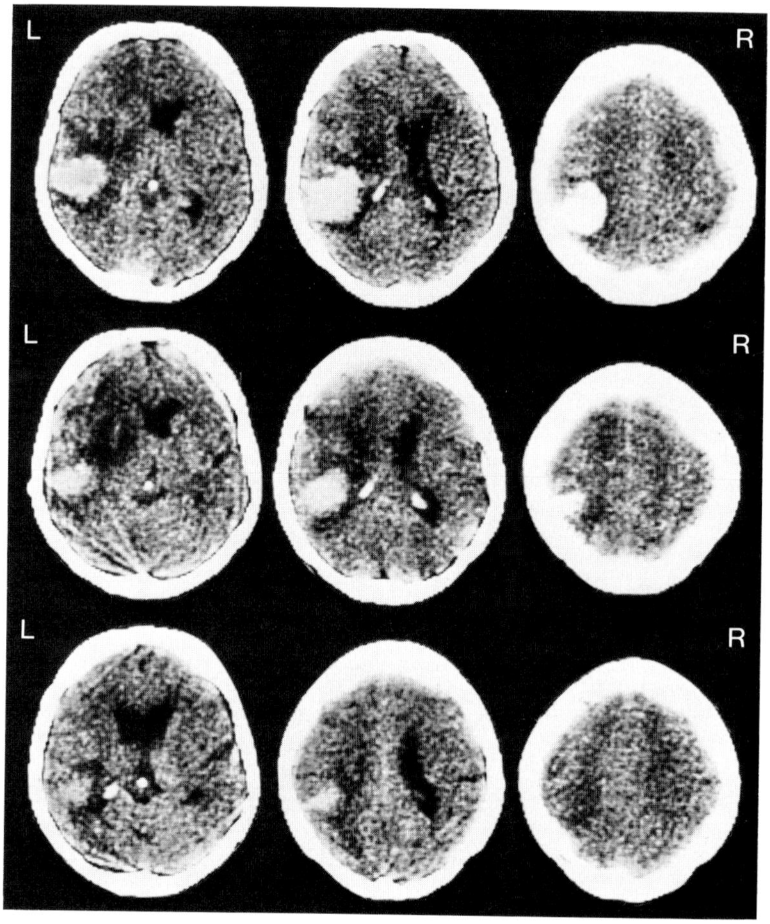

a

b

c

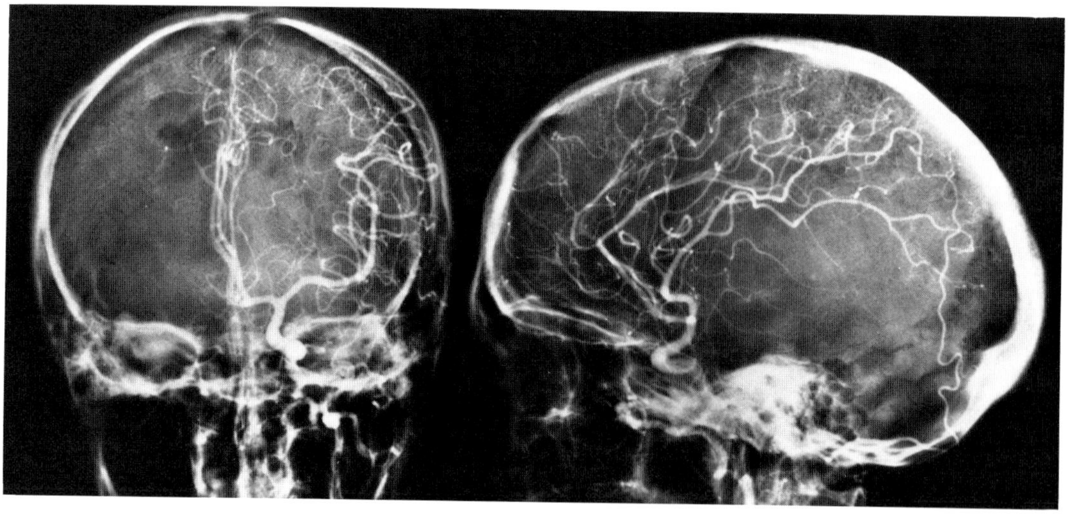

d

e

Abb. 2.**6** a–e Computertomographie mit Darstellung eines spontanen Hämatoms links temporal:

a) 2 Tage nach dem akuten Ereignis: Eine scharf begrenzte hyperdense Region der Blutung ist von einer Zone verminderter Dichte umgeben, die durch ein perifokales Ödem verursacht wird;
b) 9 Tage beginnende Resorption;
c) nach weiteren 3 Wochen ist das Hämatom bereits weitgehend resorbiert;
d u. e) Karotisangiogramm: In der akuten Phase hat das Hämatom eine erhebliche Raumforderung mit Verdrängung der Gefäße verursacht (Aufnahmen: Prof. Dr. *H.-P. Jensen,* Kiel)

(Abb. 2.**6**). Auch in das Ventrikelsystem eingedrungenes Blut wird innerhalb von 1–2 Wochen abgebaut.

Hirninfarkte, durch Ischämie oder arterielle Thrombose bzw. Embolie bedingt, können dann im Computertomogramm nachgewiesen werden, wenn durch ein begleitendes Hirnödem in diesem Bereich eine Dichteabnahme gegenüber dem umgebenden Hirngewebe auftritt (Abb. 2.**7**). Das kann bei größeren Infarzierungen bereits nach einigen Stunden geschehen. In der Regel sind aber Infarkte im Computertomogramm erst am 2.–4. Tag nachweisbar durch eine Dichteminderung, die z. T. scharf begrenzt erscheint, teils fließende Übergänge zum umgebenden Gewebe zeigt. An **hämorrhagische Infarzierungen** muß man denken, wenn unscharf begrenzte Zonen vermindeter und vermehrter Dichte nebeneinander bestehen (Abb. 2.**8**) (248, 297).

Während der 2. oder 3. Woche nach dem Infarkt verschwindet in etwa der Hälfte der Fälle die hypodense Zone wieder, wenn das begleitende Ödem zurückgeht (sog. „fogging effect"). Eine nach der 2.–3. Woche durchgeführte Computertomographie kann deswegen beim Hirninfarkt zu falschen Resultaten führen. Später, nach etwa 2–3 Monaten, ist durch den Zelluntergang eine scharf begrenzte hypodense Zone wieder nachweisbar (Abb. 2.**9**).

Nach intravenöser Injektion von jodhaltigen Kontrastmitteln findet man bei zerebralen Zirkulationsstörungen im Computertomogramm nicht selten regionale Verdichtungsbezirke der grauen Substanz, die in ihrer gewundenen Form dem Verlauf der Gyri entsprechen (Abb. 2.**10**). Diese kontrastmittelbedingte Dichtezunahme wird überwiegend bei Hirninfarkten neben der infarktbedingten hypodensen Zone beobachtet, kommt aber auch bei anderen zerebralen Zirkulationsstörungen vor, z. B. gelegentlich nach transitorisch-ischämischen Attacken, in den ersten 24 Std.

a

b

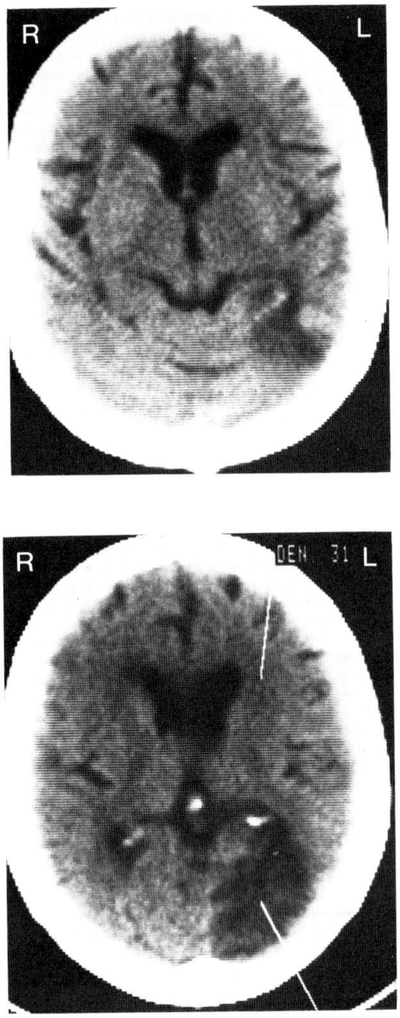

Abb. 2.**7** a u. b Computertomographie 4 Tage nach Hirninfarkt bei 74jähriger Frau. Ausgedehnte Region verminderter Dichte im Bereich des linken Okzipitallappens; daneben erhebliche Rindenatrophie. (Aufnahmen: Prof. Dr. *H. Gremmel,* Kiel)

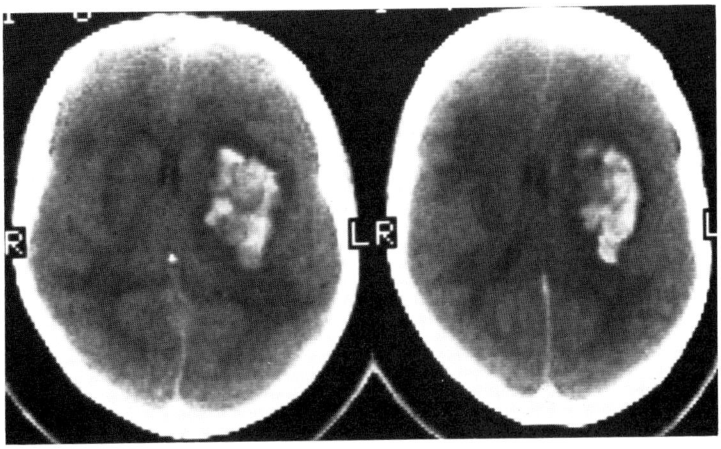

a b

Abb. 2.**8** a u. b) Computertomographie mit Darstellung einer ausgedehnten hämorrhagischen Infarzierung im Bereich der linken Hemisphäre. Es finden sich unscharfe und unregelmäßig begrenzte Zonen verminderter und vermehrter Dichte nebeneinander im selben Bereich. (Aufnahmen: Prof. Dr. *H.-P. Jensen,* Kiel)

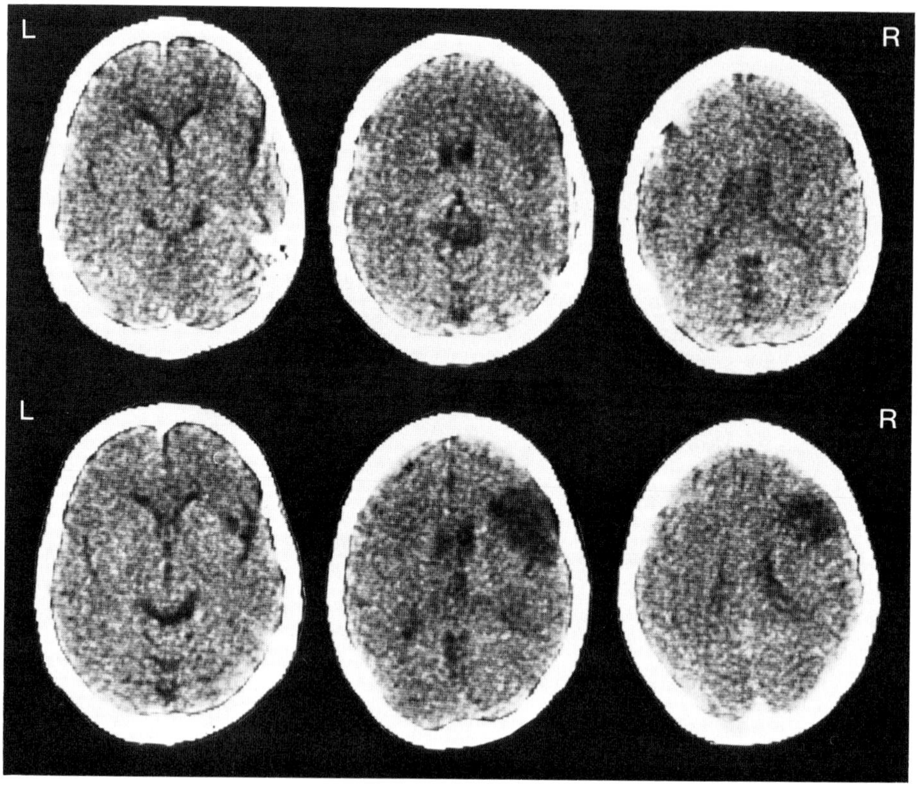

Abb. 2.**9** a u. b Computertomographie bei Hirninfarkt durch Verschluß der A. cerebri media rechts:
a) Keine wesentliche Dichteänderung im Versorgungsgebiet der Media 3 Wochen nach dem Infarkt;
b) 4 Monate später zeigt die Kontrolle in diesem Bereich eine scharf begrenzte Dichteminderung durch Substanzverlust. (Aufnahmen: Prof. Dr. *H.-P. Jensen,* Kiel)

nach Subarachnoidalblutungen bei Aneurysmen oder Angiomen und nach Schädeltraumen und operativen zerebralen Eingriffen. KINKEL u. Mitarb. (153) haben dieses Phänomen als **„Gray matter enhancement"** 1980 erstmals bei 21% der von ihnen analysierten Fälle beschrieben. Die selektive Kontrastanreicherung in der grauen Substanz ist nach Hirninfarkten häufig 3 Wochen und länger zu beobachten. Sie wird erklärt durch eine hypoxisch bedingte Störung der regionalen Autoregulation der Hirngefäße in der grauen Substanz. Differentialdiagnostisch hat sie eine Bedeutung in der Abgrenzung gegenüber Hirnblutungen und Hirntumoren.

Intermittierende zerebrale Ischämien (s. S. 2.68) verursachen in der Regel keine Veränderungen im Computertomogramm; auch die regionale kontrastmittelbedingte Dichtevermehrung der grauen Substanz ist bei diesen transitorisch verlaufenden Attacken nicht sehr häufig.

Ältere Hirninfarkte, die einen Substanzdefekt hinterlassen, stellen sich im Computertomogramm immer als Zone vermindeter Dichte dar. Sie haben eine scharfe Grenze zur Umgebung und verursachen oft eine umschriebene Erweiterung der Seitenventrikel in Richtung auf die Nekrose zu (Abb. 2.**11** u. 2.**12**).

Generalisierte Gefäßprozesse, z. B. Arteriosklerose der Hirngefäße, führen zu einer **Atrophie der Hirnrinde** und auch des *Marklagers.* Diese lassen sich durch die Computertomographie besser als durch andere Untersuchungsmethoden nachweisen. Von einer Atrophie der Hirnrinde ist dann auszugehen, wenn sich in der Schichtebene ober-

---

Abb. 2.**10** a–f Computertomographie bei einem 72jährigen Mann, der 5 Tage zuvor akut mit den Symptomen einer zerebralen Ischämie erkrankt war (Hemiparese, Hemianopsie):
a–c) Okzipital rechts findet sich im Computertomogramm eine hypodense Region unterschiedlicher Dichte mit unscharfer Begrenzung.
d–f) Nach Gabe von Kontrastmitteln stellen sich daneben schärfer begrenzte Verdichtungszonen dar, die in ihrer gewundenen Form den Gyri entsprechen. Sie werden durch eine hypoxisch bedingte Störung der Autoregulation der Hirngefäße (Prästase, Luxusperfusion) erklärt und sind als Gray matter enhancement beschrieben worden (153). (CT: Prof. Dr. *H.-P. Jensen,* Kiel)

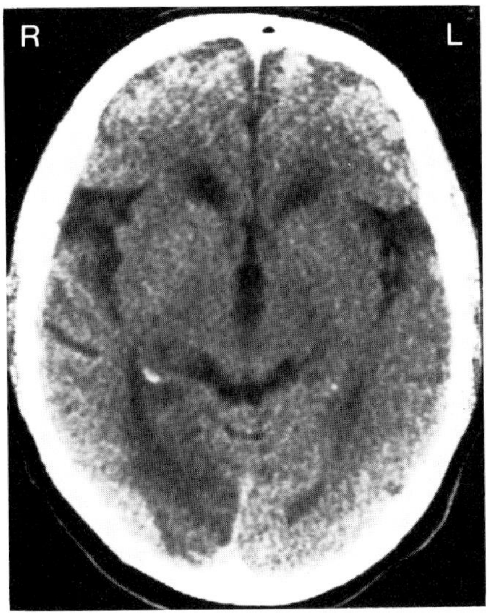

a

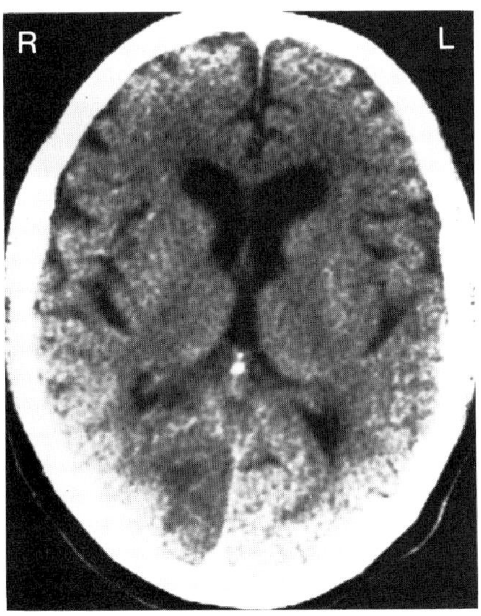

b

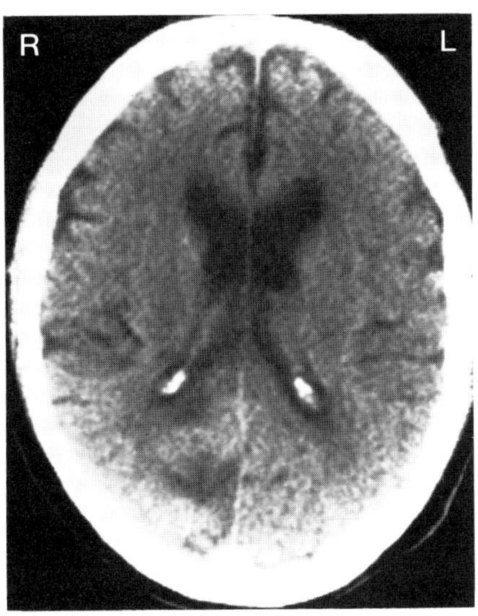

c

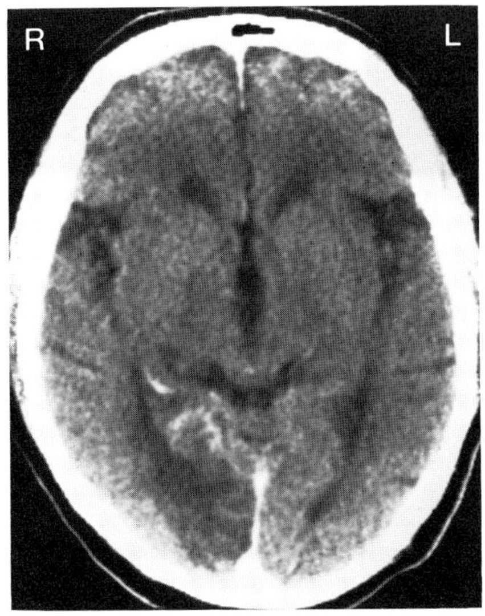

d

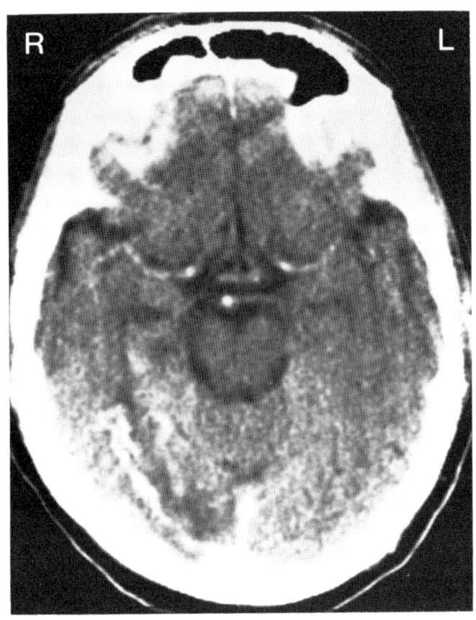

e

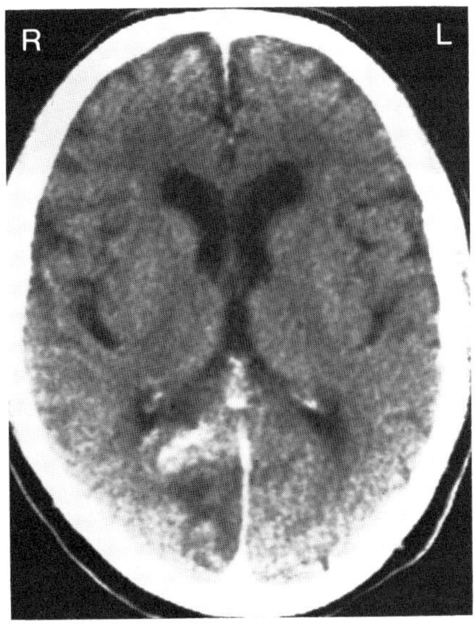

f

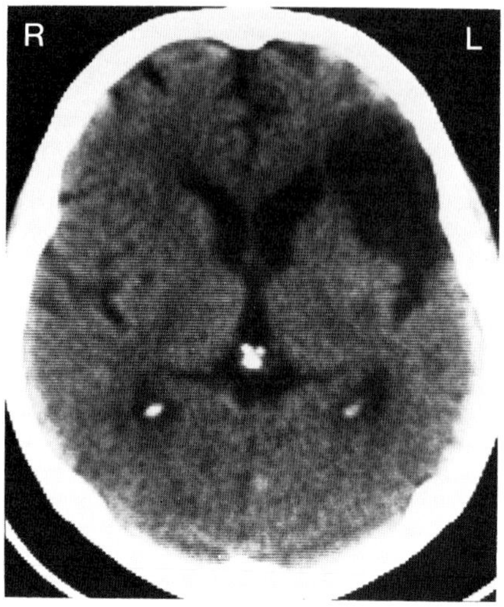

a

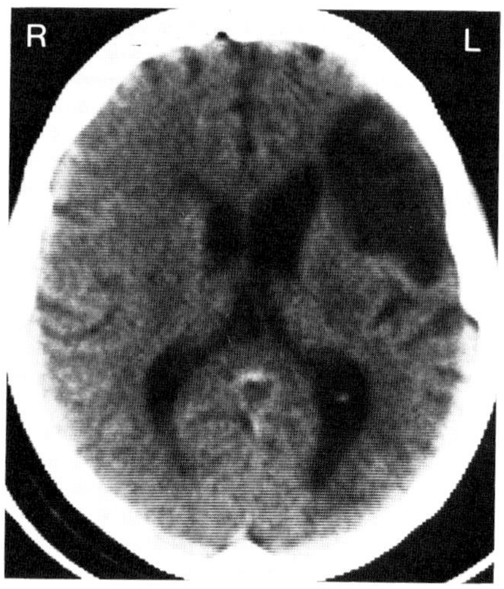

b

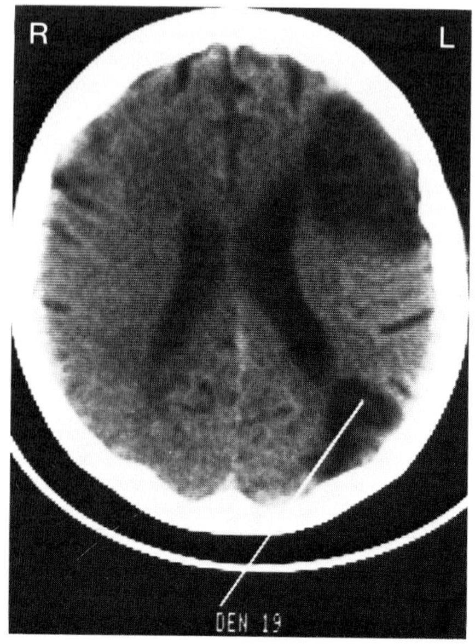

c

Abb. 2.**11** a–c Computertomographie 8 Wochen nach Mediaverschluß links bei 58jährigem Mann, Diabetes mellitus. Große, scharf begrenzte hypodense Region links parietal, kleinere links okzipital, erhebliche Ausweitung von Vorderhorn, Cella media und Hinterhorn links, Plexusverkalkungen. (Aufnahmen: Prof. Dr. *H. Gremmel,* Kiel)

halb der Ventrikel eine allgemeine Verbreiterung der Hirnfurchen darstellt (Abb. 2.**13**). Es können diagnostische Schwierigkeiten auftreten, wenn nur einzelne Sulci breiter und deutlicher hervortreten, denn kleine Gliome mit perifokalem Ödem, die sich mitunter mit Zonen verminderter Dichte darstellen, müssen dann differentialdiagnostisch in Erwägung gezogen werden. In solchen Fällen sind zusätzliche Befunde zu erarbeiten. *Atrophische Prozesse im Bereich des Marklagers* lassen sich relativ leicht als Erweiterung der Ventrikel erkennen. Eine Ventrikelerweiterung ist dann anzunehmen, wenn das Verhältnis zwischen dem biparietalen Schädeldurchmesser und der maximalen Breite der Seitenventrikel im Cella-media-Bereich unter 4:1 liegt (148).

Arteriovenöse Angiome sind im Computertomogramm oftmals nicht deutlich zu erkennen, da das fließende Blut etwa die gleiche Dichte wie das Hirngewebe aufweist. Größere Gefäßkonvolute lassen sich für kurze Zeit gut mit Kontrastmitteln als Bezirke stark erhöhter Dichte darstellen (Abb. 2.**14**). *Blutungen aus Angiomen* sind dagegen wegen der erhöhten Dichte der Blutkoagula leichter zu diagnostizieren; die Blutungsursache, das Angiom, kann besser durch die zerebrale Angiographie analysiert werden.

Bei der Subarachnoidalblutung, die schon nach wenigen Stunden im Bild sichtbar wird, liefert die Computertomographie über die Diagnose hinausgehende wichtige Befunde über Ausdehnung und Stärke der Blutung und damit zur Prognose. Durch die Tomographie können mit entsprechend gelegten Zwischenschichten auch kleinere Blutungen nachgewiesen werden. Ebenso findet man bei entsprechender Ausbreitung Blutgerinnsel in den basalen Zisternen, im IV. Ventrikel, im Aquädukt und auch im III. Ventrikel.

Thrombosierte Aneurysmen stellen sich bei entsprechender Größe im Computertomogramm als Bezirke vermehrter Dichte dar. Nach Kontrastmittelinjektion können auch nicht thrombosierte kleinere Aneurysmen kurzfristig als helle Flecke sichtbar werden. Allerdings wird die Angiographie dadurch keineswegs entbehrlich (Abb. 2.**14**) (144, 236).

a

b

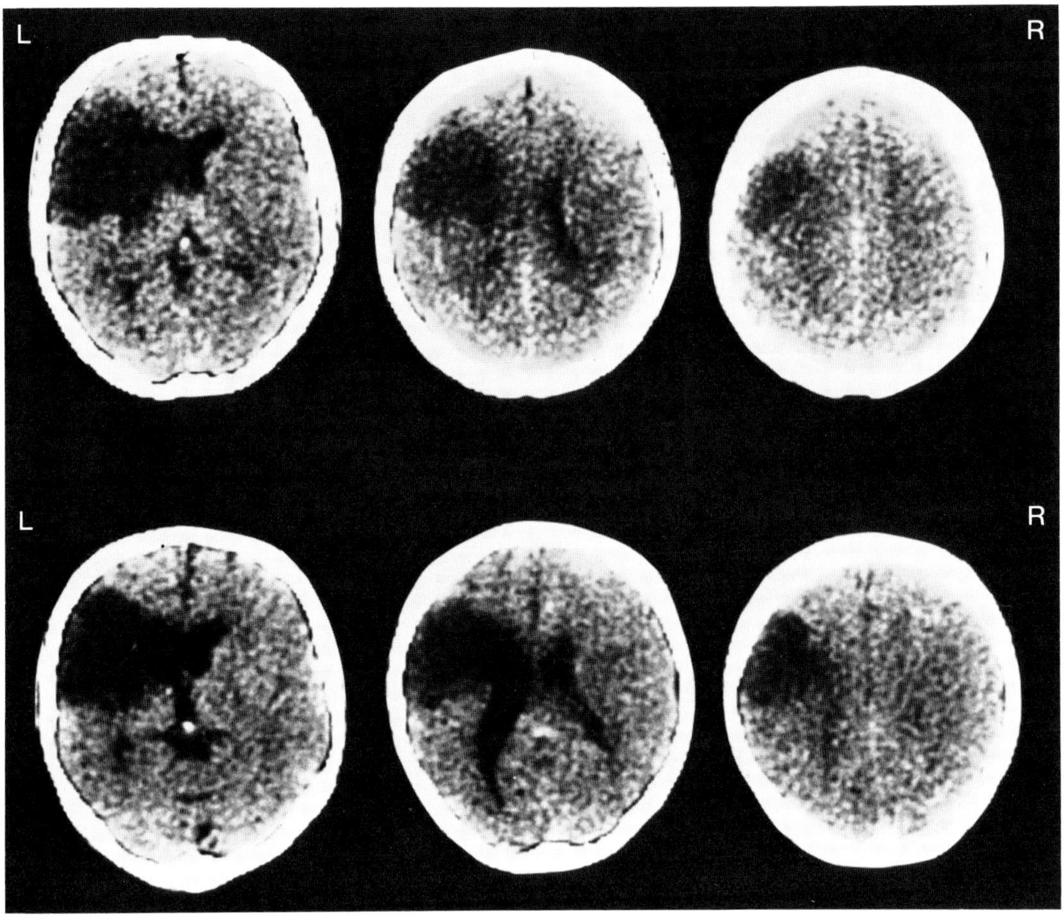

Abb. 2.**12** a u. b Computertomographie:
a) große Zone verminderter Dichte mit unscharfer Begrenzung 2 Tage nach Karotisverschluß links;
b) Kontrolle des Endzustandes nach 9 Monaten mit Substanzdefekt, Ventrikelausweitung und Verziehung zum Erweichungsherd. (Aufnahmen: Prof. Dr. *H.-P. Jensen*, Kiel)

Subdurale Hämatome, die frischere Blutungsanteile haben, besitzen eine hohe Strahlenabsorption. Mit zunehmender Verflüssigung der Blutkoagel nimmt die Dichte mehr und mehr ab, so daß die meisten chronischen subduralen Hämatome als sichelförmige Bezirke vermindeter Dichte in Erscheinung treten. In *bestimmten Stadien* ist die *Dichte des Hämatoms mit der Dichte des Hirngewebes identisch,* so daß solche Blutungen dann im Computertomogramm nicht direkt dargestellt werden können, sondern nur durch die Zeichen der Massenverschiebung und Ventrikelkompression zu erkennen sind (vgl. Abb. 2.**44**) (117).

Ultraschall-Doppler-Sonographie

Mit der *Doppler-Sonographie* lassen sich Strömungsbehinderungen an den extrakraniellen Hirngefäßen, z.B. Einengungen des Lumens der A. carotis interna, nachweisen und aufgrund bestimmter Kriterien bis zu einem gewissen Grade quantifizieren.

Besonders bewährt zur Erkennung von Stenosen und Verschlüssen der A. carotis interna bis zum Abgang der A. ophthalmica hat sich die **direktionelle Ultraschall-Doppler-Sonographie** an den fronto orbitalen Endästen der A. ophthalmica, z.B. an der A. supratrochlearis (61). Das Gefäß ist isoliert im medialen Augenwinkel auffindbar und anastomosiert mit Endästen der A. carotis externa. Als Kriterien einer Strömungsbehinderung im Verlauf der Carotis interna ergeben sich bei der direktionellen Doppler-Sonographie an der A. supratrochlearis:

1. die Umkehr der physiologischen Strömungsrichtung in der A. supratrochlearis,
2. das Verschwinden einer meßbaren Strömungsgeschwindigkeit, die sog. Nulldurchströmung, und
3. die einseitige Amplitudenverminderung des Strömungssignals gegenüber der Gegenseite, die durch systematische Kompressionstests an den zugänglichen Ästen der A. carotis externa, d.h. der gleich- und gegenseitigen A. temporalis superficialis über dem Joch-

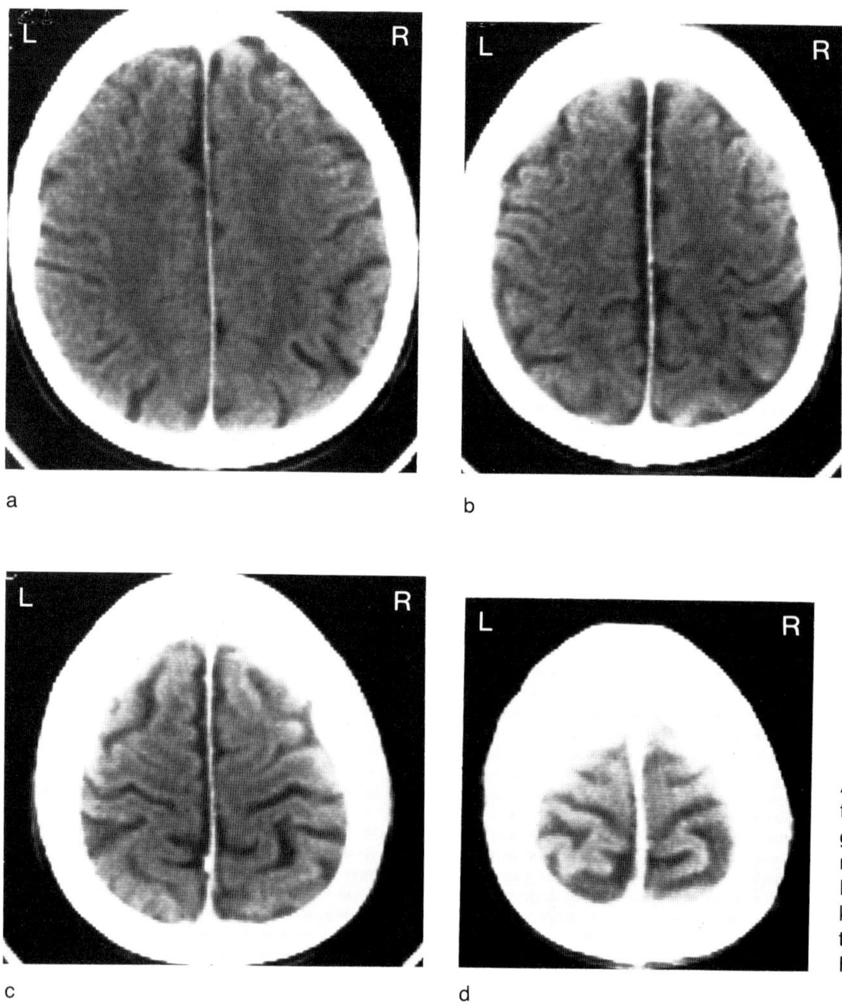

Abb. 2.**13** a–d Computertomographie bei einem 58jährigen Mann, der an einer generalisierten Arteriosklerose litt. Es finden sich ausgeprägte kortikale Atrophien mit Verbreiterung der Sulci. (Aufnahmen: Prof. Dr. *H.-P. Jensen,* Kiel)

bein und an der A. facialis vor dem Kieferwinkel optimiert werden kann.

Die Doppler-Sonographie ist eine *wertvolle* **Screening-Methode** zur Erkennung von Strömungsbehinderungen, die nach unseren Erfahrungen bei der routinemäßigen Anwendung in über 90% eine Strömungsbehinderung in der Carotis interna aufdeckt, wenn diese mehr als 60% beträgt. Eine sichere Unterscheidung zwischen Stenose und Verschluß ist nicht möglich. Auch mit dem Kompressionstest der Karotiden ist keine wesentliche Verbesserung der Befunde zu erreichen. Nicht erkannt werden ulceröse Plaques ohne wesentliche Stenose, die eine Quelle von Embolien darstellen können.

Mit der Doppler-Sonographie gelingt nicht selten auch eine Beurteilung von Strömungshindernissen in den **Aa. vertebrales.** Man kann bei guter Technik im Bereich der Atlasschlinge die Strömung in diesen Gefäßen registrieren. So werden Änderungen der Hämodynamik durch Stenose, Hypoplasie oder Verschluß erkennbar und eine Umkehr der Strömungsrichtung beim Subclaviansteal-Syndrom nachweisbar.

Angiographie

Große diagnostische Bedeutung besitzt bei den zerebralen Zirkulationsstörungen und Gefäßerkrankungen die röntgenologische Darstellung des Gefäßbaumes durch Kontrastmittel, die **zerebrale Angiographie.**

Früher wurde als schattengebende Substanz Thorotrast verwandt, ein verhältnismäßig stabiles, radioaktives Thoriumdioxyd, das zwar gute Bilder gibt, aber nicht indifferent ist. Man kann oft noch nach Jahrzehnten das in Milz und Leber gespeicherte Thorotrast röntgenologisch nachweisen. Karzinogene Eigenschaften sind experimentell nachgewiesen.

Die jetzt zur Anwendung kommenden jodhaltigen Kontrastmittel (Angiografin, Urografin, Conray usw.) werden innerhalb kurzer Zeit durch die Nieren wieder ausgeschieden, auch wenn bei der Injektion in die Karotiden oder Vertebralar-

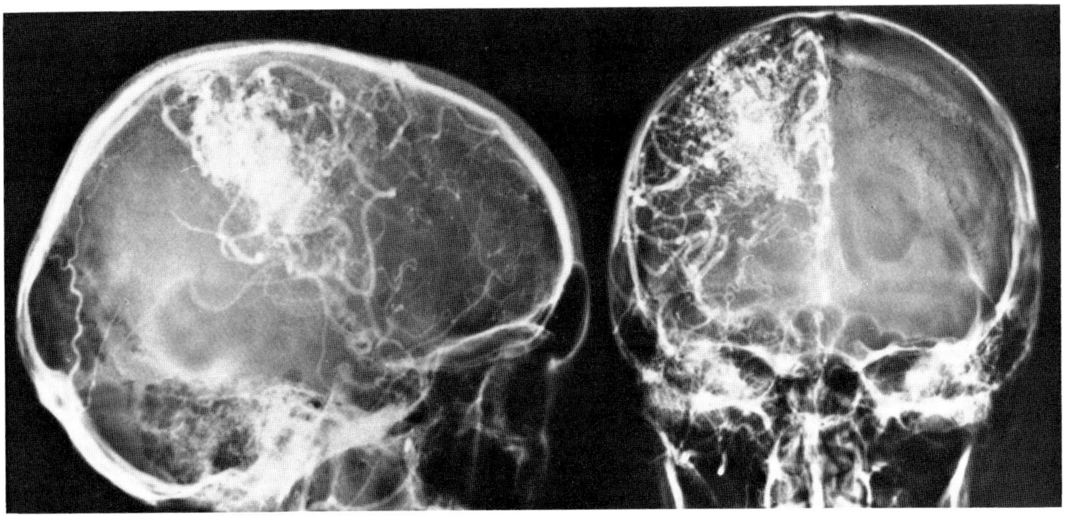

a b

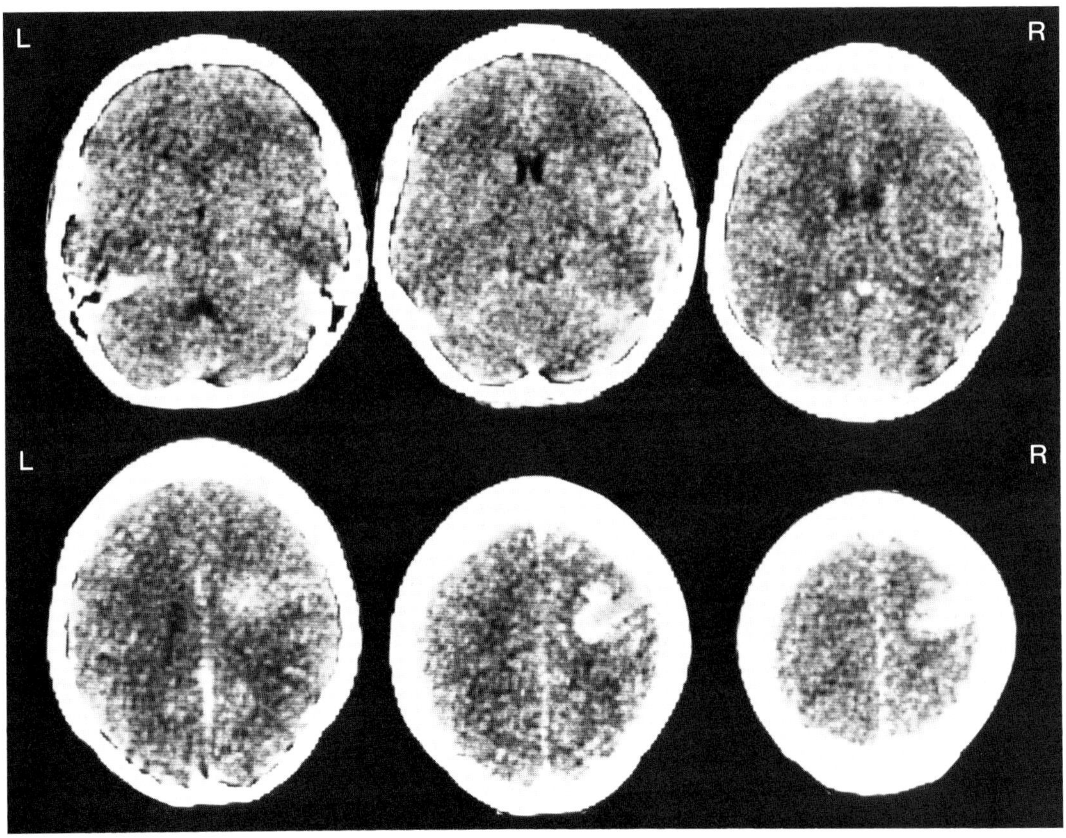

c

d

Abb. 2.**14** a–d
a u. b) Angiographie mit Darstellung eines großen arterio-venösen Angioms rechts parietal,
c u. d) Computertomographien (Aufnahmen: Prof. Dr. *H.-P. Jensen,* Kiel)

terien ein Teil der Substanz paravasal gespritzt wird. Trotzdem ist die Arteriographie auch heute noch nicht ganz ungefährlich, besonders wenn mehrere Injektionen durchgeführt werden müssen. Die **Komplikationsrate** beträgt bei sorgfältiger Technik weniger als 0,5%. Wir fügen dabei dem bereits vorgeschädigten Gefäßsystem durch die Unterbrechung der Blutsäule und die Injektion einer konzentrierten Flüssigkeit sicherlich keine belanglosen Reize zu. So haben wir gelegentlich, vorwiegend nach einer in kurzem Abstand erfolgten zweiten oder dritten Injektion, vorübergehende Herdsymptome, zerebrale Krampfanfälle oder kurzdauernde Bewußtseinstrübungen beobachtet, allerdings nie bei intakten Gefäßen.

Weit unangenehmer sind aber kleine Embolien, die bei Karotispunktionen und Kontrastmitteldarstellungen der Hirngefäße auftreten können, weil sie zu klinisch nachweisbaren Dauerschäden führen können (57). Die Emboli gehen dabei von der Stelle der Wandverletzung oder von kleinen Thromben an der Punktionsnadel aus, oder sie bilden sich in der Injektionsspritze, nachdem Blut aspiriert wurde, vielleicht auch im strömenden, mit Kontrastmittel angereicherten Blut. Meessen u. Stochdorph (181) haben das histologische Bild mit miliaren embolischen Erweichungsherden eines gemeinsam beobachteten Falles publiziert. Über akutes Nierenversagen nach Karotisangiographie bei Diabetes mellitus haben Weinrauch u. Mitarb. (289) berichtet.

Arteriosklerotisch oder entzündlich veränderte Karotiden oder Vertebralarterien sind durch eine Punktion besonders thrombosegefährdet. Deswegen sollte man in Verdachtsfällen versuchen, die arteriographische Darstellung dieser Gefäßgebiete von der A. femoralis aus über einen Seldinger-Katheter oder von der rechten A. subclavia aus über einen dünnen Kunststoffkatheter, der durch die Punktionsnadel geführt werden kann, zu erreichen. Auch vor mehrfachem Anpunktieren der Karotis, wenn z. B. die Nadel durch Bewegen des Kopfes das Gefäß durchstoßen hat oder aus dem Gefäßlumen wieder herausgeglitten ist, muß gewarnt werden, weil entsprechend der größeren Verletzung der Gefäßwand und der begleitenden Hämatombildung die Gefahr einer Thrombose und Embolie rasch zunimmt.

Zur Analyse von Stenosen und Verschlüssen der großen Gefäße des Aortenbogens eignet sich die Angiographie über einen Katheter, der nach der Seldinger-Technik von einer A. femoralis aus vorgeschoben wird. So können durch rasche Injektion des Kontrastmittels in die Aorta ascendens die vom Aortenbogen ausgehenden Kopf- und Armgefäße und ihre Verzweigung übersichtlich dargestellt werden. Es gelingt auch, mit dem Katheter einzelne Arterien zu sondieren und selektiv in diesem Bereich zu angiographieren. Die angiographische Darstellung der Gefäße des Aortenbogens und ihrer Verzweigungen muß vor jedem chirurgischen Eingriff durchgeführt werden, um Lokalisation und Ausdehnung des Gefäßprozesses exakt zu erfassen und den Kollateralkreislauf darzustellen.

Grenzen und **Leistungsfähigkeit der zerebralen Angiographie** sind heute weitgehend bekannt. *Mißbildungen des Gefäßsystems,* arteriovenöse Kurzschlüsse und sackförmige Aneurysmen können bei guter Füllung ohne Schwierigkeiten erkannt werden. Ganz anders liegen die Verhältnisse, wenn es gilt, auf Grund des Gefäßbildes etwas über die gestörte Hirndurchblutung auszusagen. Brauchbare Ergebnisse liefert hier vor allem die Serienangiographie, bei der fortlaufend der Durchfluß des Kontrastmittels im Hirnkreislauf durch Röntgenaufnahmen in zwei Ebenen kontrolliert wird.

Die sog. *Doppelfüllung,* d. h. der Übertritt des Kontrastmittels auf die andere Seite über die A. communicans anterior bei Injektion in eine Karotis, ist früher oftmals als Zeichen einer zerebralen Zirkulationsstörung angesehen worden. Im Regelfall stellt sich röntgenologisch nur die gleichseitige Verzweigung des Karotisgebietes dar. Wir wissen aber heute, daß für die Mitfüllung der anderen Seite die Druckverhältnisse in den Arterien verantwortlich sind (59). Besteht auf der gegenüberliegenden Seite ein geringerer Druck als auf der Seite der Injektion, so geht der Blutstrom auch durch die Anastomosen, meist allerdings nur in das Gebiet der A. cerebri anterior, selten einmal auch ins Mediagebiet. Das geschieht z. B. beim Karotisverschluß und bei einseitiger Mangeldurchblutung, aber auch, wenn man die andere Karotis während der Injektion manuell komprimiert oder durch rasches Einspritzen des Kontrastmittels unter hohem Druck ein Druckgefälle zur anderen, normal durchbluteten Seite schafft. Wir verfügen über zahlreiche entsprechende Beobachtungen. Abb. 2.**15** zeigt ein solches Arteriogramm bei völlig intakter Zirkulation. Eine Doppelfüllung kann somit nicht als sicheres Zeichen einer zerebralen Zirkulationsstörung gewertet werden.

Die Durchflußgeschwindigkeit des Kontrastmittels durch das Gehirn hat für die Differentialdiagnose der zerebralen Zirkulationsstörung ebenfalls eine gewisse Bedeutung; sie ist bei Gefäßkrankheiten meistens verlangsamt. Mit Hilfe von Serienaufnahmen kann unter bestimmten Bedingungen eine Verlängerung der Zirkulationszeit erfaßt werden, selbst wenn an den Gefäßen bei der röntgenologischen Darstellung noch keine größeren morphologischen Schäden erkennbar sind. Voraussetzungen sind die genau definierte Injektion des Kontrastmittels sowie eine zeitlich exakte Exposition der Röntgenfilme. Greitz u. Cronquist (115) haben eine gute Übereinstimmung mit quantitativen Messungen der Hirndurchblutung gefunden. Die Passagezeit ist allerdings auch bei intrakranieller Drucksteigerung, z. B. durch Tumoren, verzögert. Serienaufnahmen haben gezeigt, daß das Kontrastmittel besonders lange in der A. occipitalis verweilt.

Unter Normalbedingungen dauert der Blutumlauf im gesamten Gehirn etwa 6 Sek. vom arteriellen Einstrom an der A. carotis interna bis zum Austritt aus dem

a

b

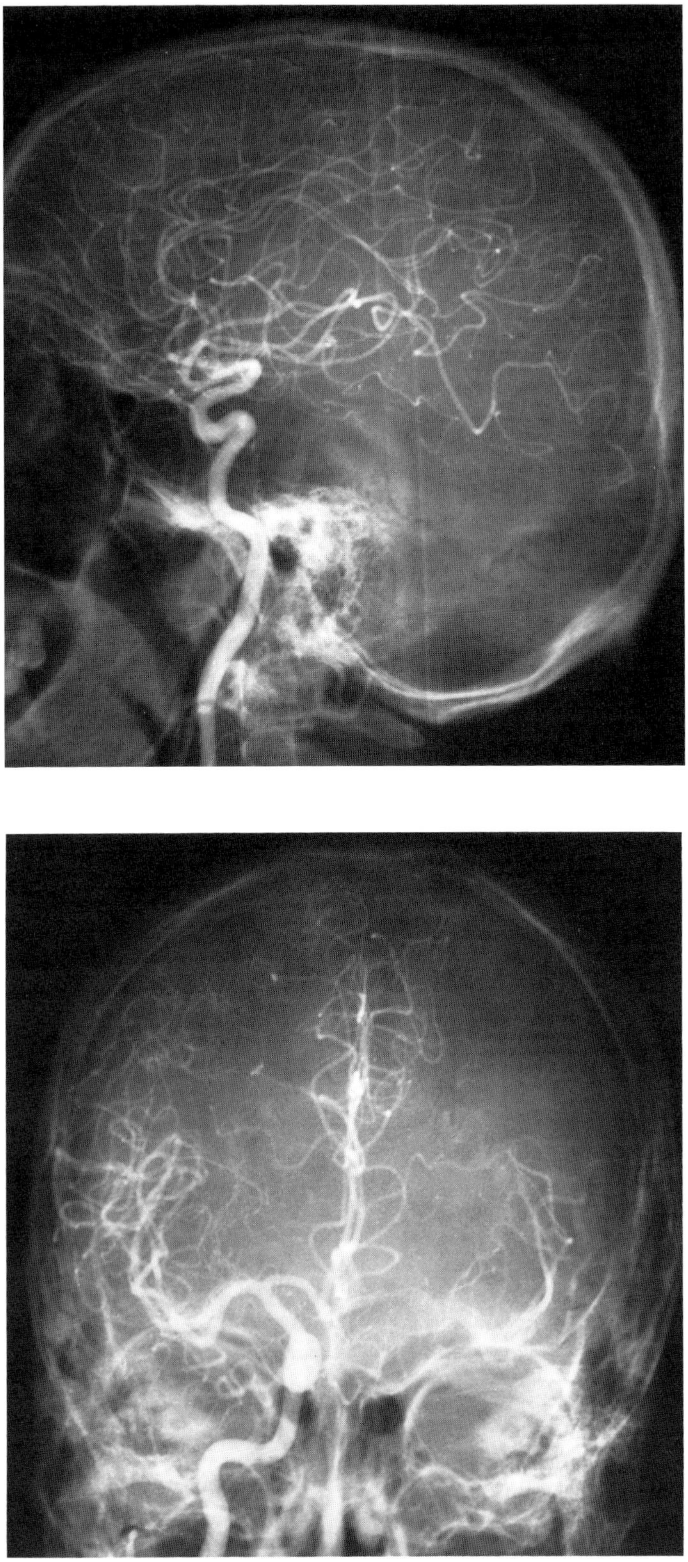

Abb. 2.**15** a u. b Abb. Karotisangiographie im (a) seitlichen und (b) a.-p. Strahlengang. Übertritt des Kontrastmittels auf die kontralaterale Seite bei völlig intakter Zirkulation und regelrechten Gefäßen

Schädel durch die V. jugularis interna, wie wir durch Injektion von markierten Blutkörperchen nachweisen konnten. Das intrakranielle Blutvolumen wird somit pro Minute 10mal gewechselt. Im Externagebiet ist die Blutgeschwindigkeit etwas größer. Bei intrakraniellen Neubildungen und umschriebenen Hirnschwellungen findet man oft, daß sich die Arterien der befallenen Hirnregionen wesentlich langsamer entleeren und besonders in der venösen Phase das Kontrastmittel noch längere Zeit nachweisbar bleibt.

Gefäßverschlüsse lassen sich an den größeren Hirnarterien vor allem mit der Serienangiographie gut erfassen. Fehldeutungen kommen bei der Technik mit Einzelbildern vor, wenn auf der ersten Aufnahme die Carotis interna, z. B. am Siphon, abbricht und sich ein Gefäßverschluß darzustellen scheint, bei der Wiederholung dann aber ein sehr gut gefülltes arterielles Gefäßbild gefunden wird. Solche Bilder erwecken immer den Verdacht auf einen *technischen Fehler*. Diese Fehler kommen dann zustande, wenn das Bild zu früh geschossen wird oder durch Fehlinjektion eines Teiles des Kontrastmittels neben die Karotis der Blutstrom in dem Gefäß für einige Sekunden gedrosselt wird.
Die Differenzierung, ob ein Gefäßverschluß durch eine Embolie oder durch arterielle Thrombose verursacht ist, läßt sich arteriographisch nicht durchführen. Ganz selten kann man die Diagnose *Verschluß durch Aneurysma* stellen, wenn die Erweiterung des Gefäßes noch ganz oder teilweise zur Darstellung kommt und der Verschluß erst am Ende des Aneurysmasackes beginnt.
Die *Verlegung einer Arterie durch Druck eines Tumors* muß in jedem Falle erwogen werden. Hier hilft das Arteriogramm der gesunden Seite weiter, das dann meistens noch gewisse Verdrängungen im Verlauf der Gefäße aufweist.
Einengungen der größeren Gefäße und Defekte im Kontrastfüllungsbild mit umschriebenen unregelmäßigkeiten der Kontur und wechselnder Dichte des Kontrastes sind wichtige angiographische Kriterien einer Gefäßerkrankung. Von diesen krankheitsbedingten Veränderungen müssen **artifiziell ausgelöste Gefäßverengungen** an den Arterien im Bereich der Schädelbasis und des Halses sorgfältig abgegrenzt werden. Wir wissen von der Neurochirurgie her, daß eine *mechanische Irritation* der Gefäße im Bereich des Circulus arteriosus Willisi, z. B. durch Angreifen mit einer Pinzette, eine starke lokale Verengerungsreaktion auslöst. Häufig findet sich *nach einer Subarachnoidalblutung* durch Ruptur eines sackförmigen Aneurysmas in diesem Bereich oder entfernt davon eine Einengung der Arterie (vgl. Abb. **65**), die bei arteriographischer Kontrolle nach Tagen oder Wochen nicht mehr besteht. Wahrscheinlich besteht ein aktiver Kontraktionsvorgang (s. S. 2.122). Man kann ähnliche Gefäßzusammenziehungen auch im Halsteil der Karotis beobachten, auch wenn die Nadelspitze einwandfrei im Gefäßlumen liegt, sie werden offenbar durch den Reiz der Nadelspitze an der Intima hervorgerufen. Bei einer Arteriographie können kleine **Blutungen unter die Gefäßinnenhaut** auftreten, vor allem bei mehrfachen Gefäßpunktionen. Wir haben eine solche intramurale Blutung nach einer gut gelungenen und ohne Störung verlaufenden Arteriographie bei einer 44jährigen Patientin, die 4 Tage später an den Folgen ihres Glioblastoms verstarb, auch anatomisch als *Aneurysma dissecans* der Karotis nachweisen können. Intramurale Injektionen von Kochsalz oder Ringer-Lösung können ähnliche Bilder verursachen. *Kontrastmittelinjektionen in die Gefäßwand* sind durch ihren Röntgenschatten leicht zu erkennen.

Als Kriterium für das Vorliegen eines **endarteriitischen Prozesses** gilt die Engstellung der zerebralen Gefäße. Durch die allgemeine Verengerung heben sich die großen Hirnarterien nicht mehr besonders heraus. Die Gefäße weisen eine vermehrte Schlängelung auf. Man ist häufig nicht in der Lage, aus den dargestellten Gefäßen die A. cerebri media oder anterior an Hand der Lumenweite zu identifizieren. Schon der Siphon der A. carotis interna stellt sich meistens schlank bzw. verengt dar, selten einmal etwas erweitert und vermehrt geschlängelt, wie bei der Zerebralsklerose. Nicht alle Bezirke des zerebralen Gefäßsystems sind von dem Prozeß gleichermaßen befallen. Gelegentlich ist mehr das Gebiet der Anterior, mitunter mehr die Media betroffen (Abb. 2.**16**). Gelegentlich beginnen die arteriitischen Veränderungen erst peripher und lassen an den größeren Gefäßen ein normales Bild erkennen. Allgemeine Engstellung und erkennbare Füllungsdefekte im arteriographischen Bild sprechen dafür, daß der Gefäßprozeß schon weit fortgeschritten ist. Während im normalen Arteriogramm die Peripherie gut dargestellt wird, weist bei den endarteriitischen Prozessen ein breites Randgebiet in der Peripherie kaum Gefäßschatten auf.

Die Abgrenzung der endarteriitischen Gefäßprozesse von der **Zerebralsklerose** ist arteriographisch vielfach unmöglich. Als charakteristisch für die Sklerose des Gefäßsystems erweisen sich folgende Veränderungen, die im fortgeschrittenen Stadium meistens beobachtet werden können: Der Karotissiphon erscheint erweitert und weist eine *verstärkte Schlängelung* auf. Man hat den Eindruck eines *starren, „drahtigen" Verlaufes*. Außerdem finden sich bei genauer Beobachtung mehr oder weniger deutlich kleine Defekte im Kontrastfüllungsbild, die gewissermaßen als Unregelmäßigkeiten an der Gefäßwand imponieren. Ähnliche Veränderungen lassen sich auch an den übrigen Gefäßen nachweisen. Die großen

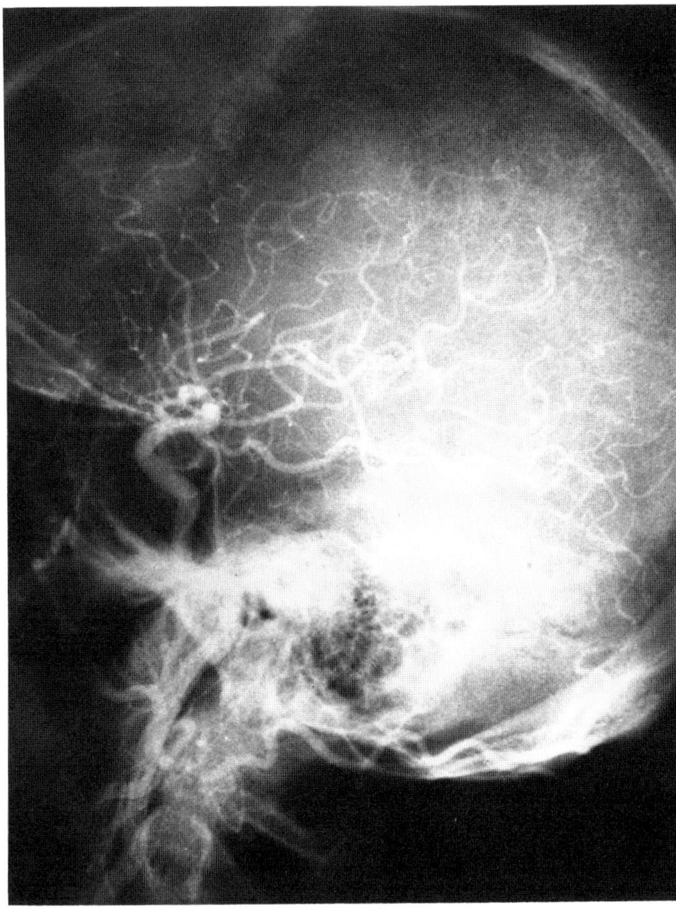

Abb. 2.**16** Zerebrale Endangiitis obliterans bei einem 36jährigen Mann mit Engstellung und Kaliberschwankungen der Internagefäße im angiographischen Bild. Partieller Verschluß der Anteriorgruppe

Äste der A. carotis interna erscheinen weiter und starr; sie verlaufen geschlängelt. Die Kontrastfüllung ist nicht mehr so gleichmäßig. Es sind Abschnitte erkennbar, in denen sich der Schatten bald mehr, bald weniger scharf und dicht abhebt. Diese sog. *Körnelung der Kontrastmasse* ist wohl auf die ungleiche Weite der Gefäße zurückzuführen, die durch sklerotische Veränderungen der Wand mit umschriebenen Einengungen des Lumens hervorgerufen wird. Besonders charakteristisch sind die Erscheinungen an der A. pericallosa, die beim Gesunden gleichmäßig gerundet um das Balkenknie verläuft, bei der Zerebralsklerose aber mehr oder weniger große *Abeckungen* erfährt (Abb. 2.**17**). Mehr und mehr kommt es zu einer Verminderung der kleinen Gefäße in der Peripherie; der Gefäßbaum erscheint kahl. Die größeren Arterien sind nicht mehr bis in die peripheren Bereiche zu verfolgen; mitunter findet man den plötzlichen Abbruch eines Gefäßes als Folge einer thrombotischen Verlegung des Lumens. Auch größere Arterien werden davon betroffen.

Elektroenzephalographie

Das **Hirnstrombild** bei Kreislauf- und Hypoxieschäden des Gehirns kann dem Kliniker wohl lokalisatorische Hinweise geben, aber nur wenig zur Differentialdiagnose beitragen. Völliger Sauerstoffmangel beim Herzstillstand bringt die elektrische Hirntätigkeit im Großhirn innerhalb von 15–20 Sek., in der Medulla oblongata nach 30–90 Sek. zum Erliegen. Der partielle Sauerstoffmangel kann eine länger dauernde Verlangsamung oder kurzzeitige Vergrößerung der elektrischen Rhythmen mit Krampfentladungen auslösen. Übererregbarkeit und Krampfpotentiale kennzeichnen auch das Durchgangsstadium des O_2-Mangels bei völliger Unterbrechung der Zirkulation vor dem Auftreten der Unerregbarkeit, und den Übergang zu normalem Rhythmus, wenn z. B. nach einem vorübergehenden Herzstillstand die Zirkulation wieder in Gang kommt. Die Verlangsamung und Verbreiterung der Hirnrhythmen im Elektroenzephalogramm sind, wie bei der experimentellen Hypoxie, durch Zwischenwellen

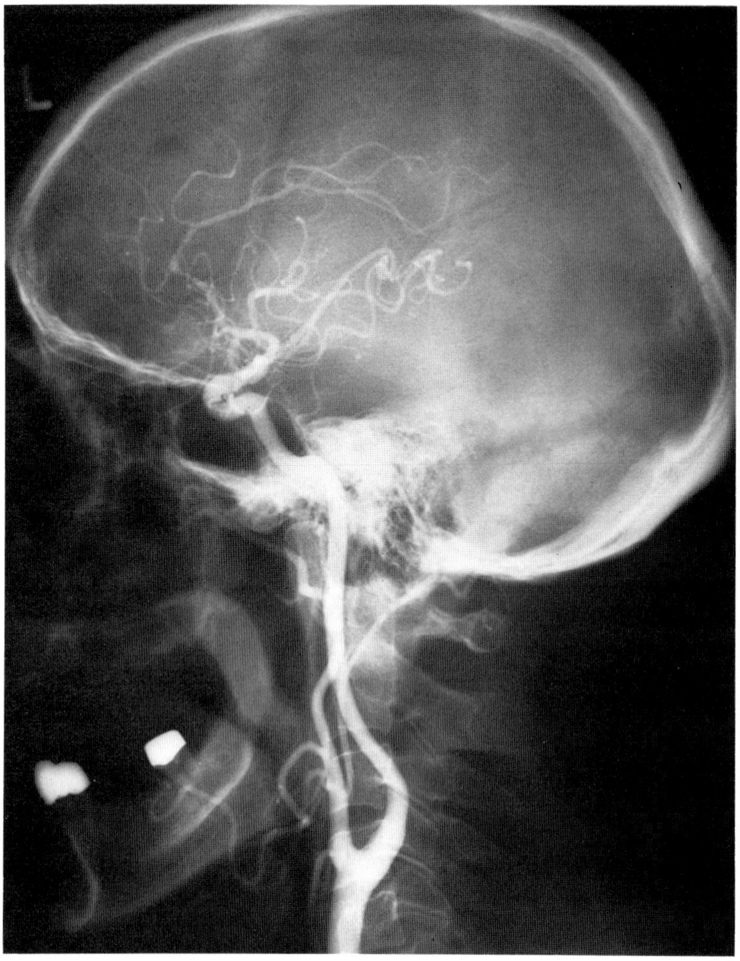

Abb. 2.**17** Arteriographische Darstellung der Hirngefäße bei Arteriosklerose. Der Karotissiphon ist erweitert, vermehrt geschlängelt und unregelmäßig konturiert und zeigt kleine Defekte im Füllungsbild. Die großen Äste der A. carotis interna erscheinen weiter und starr, zeigen eine vermehrte Schlängelung, unregelmäßige Wandkonturen und an manchen Stellen umschriebene Einengungen. Die Peripherie ist gefäßarm

von 4–7 Sek. und schließlich an der kritischen Schwelle der Bewußtseinsstörung durch Deltawellen von 2–3 Sek. gekennzeichnet (145). Bei den chronischen Hypoxien pulmonaler und kardialer Genese stellen sich EEG-Veränderungen zwar erst dann ein, wenn eine azidose oder CO_2-Anreicherung im Gewebe aufgetreten ist und klinische Symptome bestehen. Schon Berger (22) hat 1933 bei einem zyanotischen Patienten mit Verwirrtheitszuständen langsame Wellen von 6–7 Sek. beschrieben.

EEG-Untersuchungen können ohne Schwierigkeiten häufiger bei demselben Patienten durchgeführt werden. Solche Verlaufskontrollen besitzen bei allen zerebralen Zirkulations- und Stoffwechselstörungen einen besonderen Wert, weil sie Rückschlüsse auf die Progredienz erlauben und die Beteiligung des Gehirns bei kardialen und pulmonalen Erkrankungen exakter objektivieren lassen. Herdveränderungen im EEG haben sich in 14% der von Gastaut u. Mitarb. (106) zusammengestellten 1016 Beobachtungen bei kardiovaskulären und pulmonalen Störungen gezeigt, Allgemeinveränderungen mit verlangsamten Wellen in etwa der Hälfte der Fälle.

Zerebrale Insulte mit Erweichungen oder Blutungen führen in der Regel zu geringeren Allgemeinveränderungen und rascher zu reversiblen Herdbefunden als Tumore oder Abszesse. Solche Elektroenzephalogrammbefunde sind aber abhängig von der Lage des Herdes und vom Alter des Kranken. So haben wir bei einer pontinen Blutung mit Ventrikeleinbruch und schwerer Hirnschwellung über allen Hirnteilen einen völlig normalen Alphawellenrhythmus gefunden, obwohl eine tiefe Bewußtlosigkeit bestand und etwa 3 Std. später der Tod eintrat („Alpha Coma“). Durch neue Gefäßinsulte in anderen Regionen können alte Foci, die bereits verschwunden waren und einem normalen Elektroenzephalogramm Platz gemacht hatten, wieder aktiviert werden.

Messung der Gehirndurchblutung

Zur Abklärung pathogenetischer Vorgänge bei den Gefäßerkrankungen und Durchblutungsstö-

rungen des zentralen Nervensystems hat die Möglichkeit, *Durchblutung und Stoffwechsel des Gehirns* beim Menschen zu messen, einen Fortschritt gebracht. Die von KETY u. SCHMIDT inaugurierte *Stickoxydulmethode* (36, 150) ermöglicht es, einen Mittelwert der Durchblutung des Gehirns zu bestimmen. Man kann weiter aus den gewonnenen arteriellen und hirnvenösen Blutproben Metabolitenkonzentrationen ermitteln, z. B. für Sauerstoff, Kohlendioxyd, Glukose etc., und damit den Umsatz dieser Substanzen im Gehirn messen.
Informationen über regionale Durchblutungswerte des Gehirns liefert die von LASSEN u. INGVAR (22, 24) inaugurierte Technik, die sich der *Analyse der Gammastrahlung* von injiziertem oder inhaliertem Xenon 133 oder Krypton 85 bedient. Durch Applikation von zahlreichen Detektoren an der Schädelkalotte sind in Speziallaboratorien durch Computerauswertung Übersichtskarten der regionalen Hirndurchblutung erstellt worden, die auch einen Einblick in die zerebrale Zirkulation bei physiologischen und pathologischen Funktionsabläufen gebracht haben. Für die primär klinische Differentialdiagnostik hat diese anspruchsvolle Methodik im Einzelfall aber keine Bedeutung erlangt.

Regulation der Hirndurchblutung und des Stoffwechsels

Die Bestimmung der Hirndurchblutung hat bei Gesunden im Mittel eine **Durchblutungsgröße** von 58 ml pro 100 g Hirngewebe in der Minute ergeben. Das Gehirn erhält somit bei einem Gesamtgewicht von etwa 1400 g 800 ml Blut in der Minute, das sind 15–20 % des normalen Herzminutenvolumens in Ruhe für ein Organ, das nur 2 % des Körpergewichtes ausmacht. In 24 Std. strömen rund 1200 l Blut durch das Gehirn.
Die gleichzeitige Bestimmung von Sauerstoff, Kohlendioxyd, Glukose, Milchsäure, Brenztraubensäure usw. im arteriellen und venösen Hirnblut ergibt wichtige Einblicke in die Verhältnisse des *Hirnstoffwechsels*. Wir finden einen Sauerstoffverbrauch von 3,7 ml O_2 pro 100 g Hirngewebe in der Minute. Das sind für das gesamte Hirngewebe etwa 50 ml Sauerstoff pro Minute. Der Glukoseverbrauch liegt bei 80 mg in der Minute (5,6 mg pro 100 g und Minute im Mittel), während in diesem Zeitraum etwa 7 mg Milchsäure ins Blut abgegeben werden (0,5 mg pro 100 g und Minute), weil das Hirngewebe auch unter Normalbedingungen eine gewisse *Glykolyse* mit Milchsäurebildung aufweist. Pro Tag werden demnach für den Hirnstoffwechsel rund 75 l Sauerstoff und 115 g Traubenzucker benötigt (26).
Eine direkte Blutdruckmessung in Arterie und Vene ermöglicht die Berechnung des **Strömungswiderstandes** der zerebralen Gefäße. Dieser ist definiert als der Druck, der erforderlich ist, um 1 ml Blut in der Minute durch 100 g Gewebe zu bewegen. Er wird allgemein ohne Umrechnung in mmHg angegeben.
Vergleicht man die **Kapillarisierung** des Gehirns mit der anderer Organe, so muß man feststellen, daß das Hirngewebe mit einer Kapillarlänge von 400–1400 mm pro mm^3 Gewebe auffallend wenig kapillarisiert ist.

Im Muskel finden sich demgegenüber 6000–8000 mm Kapillaren, im Herzmuskel sogar etwa 11 000 bei maximaler Aktivität. Während sich im Muskelgewebe aber ein ganz erheblicher Wechsel mit Öffnung und Schließung der Kapillaren zeigt, ist eine solche Änderung der Kapillarisierung im Hirngewebe nur in ganz geringem Umfange nachzuweisen. Die Kapillaren des Hirngewebes sind offenbar dauernd geöffnet. Die Atmung geht kontinuierlich, ohne ausgeprägte Atemspitzen vor sich, es besteht keine große Schwankung im Sauerstoff- und Nährstoffverbrauch. *Maximale und minimale Hirnaktivität liegen nahe beieinander (198).*
Auf die Durchblutungssteigerung in einzelnen Gebieten, die bei erhöhter Aktivität nachgewiesen worden ist, kann hier nicht besonders eingegangen werden.

Eine wesentliche Vermehrung der Blutfülle im Gehirn ist wegen seiner besonderen Lage in der Schädelkapsel nicht möglich, worauf bereits die sogenannte *Munro-Kellie-Doktrin* hinweist. Der intakte Schädel des Erwachsenen ist fest und nicht dehnbar. Sein Inhalt besteht aus nicht komprimierbaren Substanzen (Gewebe, Liquor, Blut). Das Volumen einer dieser Substanzen kann nur dann zunehmen, wenn gleichzeitig eine andere durch die vorhandenen Öffnungen verdrängt wird. Die Ausdehnung des Gewebes, z. B. durch Tumoren, Hirnschwellung oder Hirnödem, setzt den intrakraniellen Druck und den Liquordruck herauf und führt schließlich zu einer Verminderung des Blut- und Liquorgehaltes innerhalb der Schädelkapsel. Eine Erhöhung des Liquordruckes hat aber immer auch eine Drucksteigerung in den intrazerebralen Venen zur Folge und umgekehrt. Auch eine Durchblutungssteigerung ist deswegen nur in geringem Ausmaß durch schnelleren Umlauf der Blutflüssigkeit möglich.
Die **Arterien** des Gehirns verhalten sich in ihrem anatomischen Aufbau anders als die der Peripherie. Während im übrigen Organismus nur die großen Arterien eine Elastica interna besitzen, findet sich diese auch noch bei den kleineren Hirnarterien, bis zu einem Durchmesser von 0,2 mm. Mit Ausnahme des Circulus arteriosus Willisi finden wir nur *Arterien vom elastischen Typ*. Die Muskularis ist allgemein nur schwach entwickelt (19).
Die Hirnarterien sind keine Endarterien, sondern verfügen über eine weitgehende *Anastomosierung*. Auch arteriovenöse Anastomosen finden sich in goßer Zahl. Im Serienangiogramm kann man bei Gefäßverschlüssen die Kontrastmittelfüllung des Versorgungsgebietes über Kollateralen aus Nachbargefäßen häufig nachweisen (vgl. Abb. 2–18 u. 2–21).

Der Kreislauf des Gehirns wird durch eine besonders ausgeprägte **Autoregulation der Gehirndurchblutung** gesteuert, die sich verschiedener Systeme bedient: der Regulation von Druck und Widerstandsverhältnissen in den Gefäßen, der metabolischen Regulation über die Produkte des intermediären Stoffwechsels und der vegetativ-vasomotorischen Kontrolle (67). Die Hirngefäße verfügen über eine *normal gerichtete* **Vasomotorik.** Eine Reizung, z.B. des Halssympathikus, wird im Tierversuch mit einer Vasokonstriktion, seine Durchschneidung mit einer Dilatation beantwortet. Bei intraarterieller Infusion von Adenosintriphosphat kann eine deutliche Mehrdurchblutung ausgelöst werden. *Aber – die Veränderungen sind gering im Vergleich zu anderen Gefäßgebieten.* Nach den experimentellen Untersuchungen von SCHNEIDER (228, 229) liegt die Reizschwelle wenigstens zehnfach höher. Unter physiologischen Bedingungen ist die Vasomotorik also weitgehend zu vernachlässigen; unter pathologischen Verhältnissen können die Reaktionen anders ausfallen.

Der **Blutdruck** ist einer der wichtigsten Faktoren für die Aufrechterhaltung einer normalen Hirnzirkulation. Die Hirndurchblutung folgt aber nicht rein passiv dem Blutdruck oder dem Perfusionsdruck, wie man früher angenommen hat. Schon BAYLISS (15) hat 1902 im Tierexperiment beobachtet, daß Druckänderungen im Inneren einer Arterie sich auf die Weite des Gefäßes auswirken, und zwar durch direkte Anpassung des Gefäßtonus. Diese Vorgänge der **Eigenregulation,** die durch weitere experimentelle Beobachtungen bestätigt und als *Bayliss-Effekt* bezeichnet wurden, führen dazu, daß sich Blutdruckschwankungen nur wenig auf die Hirndurchblutung auswirken (29). Am Menschen liegen die Verhältnisse oft nicht so klar wie im Tierexperiment, weil Gefäßwandveränderungen mit in Rechnung gestellt werden müssen. Die Auswertung von Durchblutungsmessungen bei Hypertonien und akuter Änderung des Blutdrucks hat ergeben, daß die Hirndurchblutung des Menschen vom arteriellen Mitteldruck in einem Bereich von 70–170 mmHg nur gering beeinflußt wird. Es findet sich somit ein Analogon zum Bayliss-Effekt. Die *kritische Grenze der Drucksenkung liegt bei 60–70 mmHg.* Bei veränderten Gefäßen ist diese Grenze höher anzusetzen, bei Hypertonikern etwa bei einem Druckabfall auf 60% des Ausgangswertes (38, 95). Unterhalb dieses Druckes wird die Durchblutung unzureichend; es kann zu Schäden des Gewebes kommen, nicht nur durch die Verminderung der Sauerstoffzufuhr, sondern auch durch die gleichzeitige Herabsetzung der „Spülfunktion des Blutes" (228, 229) und Anreicherung von Stoffwechselprodukten. Der Fortfall der Spülfunktion dürfte auch der Grund für die bekannten klinischen Beobachtungen sein, daß bei akuten Blutverlusten, wenn die Hypoxämie mit einer Oligämie gekoppelt ist, viel eher zerebrale Schäden auftreten als bei reinem Sauerstoffmangel des Blutes ohne Volumenverminderung. Aus experimentellen Untersuchungen geht hervor, daß am ruhenden Organismus erst bei einer Anämie von 10–12% Hämoglobin dieselben O_2-Mangelwirkungen bestehen wie bei einer Senkung des arteriellen Mitteldruckes auf 60–70 mmHg (193).

Mit dem Blutdruck eng gekoppelt ist der **zerebrovaskuläre Widerstand.** Wir fassen darunter eine Reihe von Faktoren zusammen, die unabhängig voneinander die Durchblutung erheblich beeinträchtigen können. Neben der Viskosität des Blutes sind hier die organischen Veränderungen der Gefäße, der Gefäßtonus und der intrakranielle Druck beteiligt. Wesentlich für die zerebrale Zirkulation ist immer die arteriovenöse Druckdifferenz. Eine Verminderung des arteriovenösen Druckgefälles im Hirnkreislauf kann aber nicht nur durch Abfall des arteriellen Blutdrucks, sondern gleichermaßen durch Ansteigen des Liquordruckes und damit des Venendruckes verursacht werden.

Die stärkste Wirkung auf die zerebrale Zirkulation hat nach unserem heutigen Wissen die **Kohlensäurespannung** des arteriellen Blutes. Sie wird von der Gewebsseite her nur noch durch den schweren Sauerstoffmangel als Faktor der inneren Regulation übertroffen. Schon eine geringe Zunahme der arteriellen CO_2 läßt beim Gesunden die Durchblutung bis auf doppelte Werte anwachsen. Von gleichem Einfluß auf die zerebrale Zirkulation, aber nur schwer von der CO_2-Wirkung zu trennen ist die *Wasserstoffionenkonzentration:* Eine Azidose führt zur Vermehrung, eine Alkalose zum Absinken der Hirndurchblutung. Beim Abrauchen der arteriellen Kohlensäure, z.B. durch Hyperventilation, reagiert der zerebrale Kreislauf genau umgekehrt: Die Durchblutung wird vermindert und der Gefäßwiderstand erhöht. Das läßt sich bis zu einem gewissen Grade auch durch eine Beatmung mit reinem Sauerstoff erreichen.

Im diabetischen Koma wird trotz Abfalls des Blutdrucks im allgemeinen eine gesteigerte Hirndurchblutung gefunden (149). Hier ist das Versagen der Hirnfunktion nicht auf eine Durchblutungsstörung oder einen Sauerstoffmangel zurückzuführen, sondern auf eine **Verwertungsstörung der Nervenzellen,** die wir histotoxische Hypoxydose nennen (s. S. 2.97). Die Sauerstoffaufnahme durch das Hirngewebe geht dabei trotz ausreichenden Angebotes im arteriellen Blut auf weniger als die Hälfte herunter. Solche *primären Stoffwechselinsuffizienzen des Hirngewebes* finden wir auch bei der Urämie und bei gewissen Vergiftungen. In ihrer neurologischen Symptomatik sind sie zunächst von den oligämischen Hypoxydosen, bei denen die Durchblutungssenkung der Einschränkung der zerebralen Oxydation vorangeht, nicht zu unterscheiden.

Wenn die Hirndurchblutung trotz ihrer vielfachen Regulationsmechanismen Schwankungen aufweist, kann die *Sauerstoffversorgung der Nervenzellen* immer noch in weiten Bereichen konstant gehalten werden. Das wird schematisch in Abb. 2.**18** dargestellt. Ist die Durchblutung hoch, so wird dem arteriellen Blut nur wenig Sauerstoff entnommen, ist sie klein, so findet man eine hohe Ausschöpfung, kenntlich an der hohen arteriovenösen O_2-Differenz des Blutes. Eine Grenze erreicht dieser Kompensationsmechanismus bei den ischämischen Störungen, wenn die Hirndurchblutung unter 30–35 ml pro 100 g Gewebe und Minute abfällt, weil dann die Ausschöpfung des arteriellen Blutes nicht mehr entsprechend gesteigert werden kann. Es resultiert ein Mangel in der O_2-Versorgung des Gewebes, eine Hypoxie, die zu klinisch faßbaren Symptomen führt. Wird durch

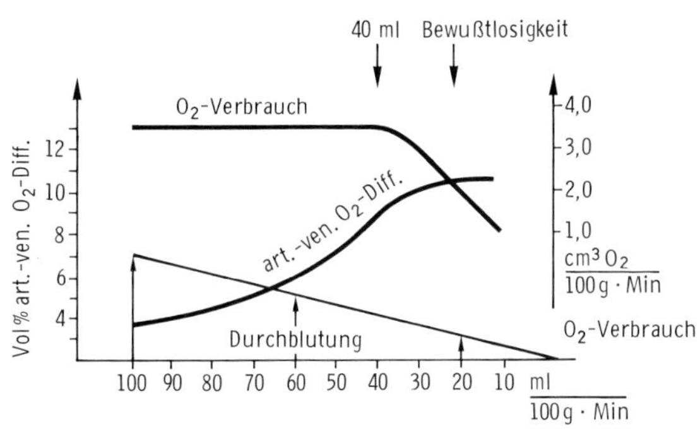

Abb. 2.**18** Schematische Darstellung der Beziehungen zwischen Durchblutung, arteriovenöser Sauerstoffdifferenz und Sauerstoffverbrauch im Hirnkreislauf (Zusammenstellung aus 500 Untersuchungen)

einen weiteren Abfall der Durchblutungsgröße auf etwa 20–25 ml der O_2-Verbrauch auf etwa 2 ml pro 100 g und Minute reduziert, so kommt es zur tiefen Bewußtlosigkeit.

Dieses Regulationsprinzip findet sich aber nicht bei den histotoxischen Hypoxydosen und auch nicht bei den chronischen Durchblutungsstörungen auf dem Boden von Gefäßveränderungen. Offenbar führen *organische Veränderungen der Gefäße,* die Kapillarfibrose, die Arterio- und Arteriolosklerose nicht nur zu einer Behinderung der Durchströmung, sondern gleichzeitig auch zu einer **Störung im Stoffaustausch.** Sicherlich spielt auch der dann bereits bestehende Untergang zellulärer Elemente des Gewebes für den geringeren Sauerstoffverbrauch eine Rolle, denn ein mehr oder weniger großer Schwund des nervösen Parenchyms kennzeichnet das anatomische Substrat bei solchen chronischen Durchblutungsstörungen auf dem Boden von Gefäßveränderungen. Jedenfalls finden wir auch keine Verschiebung in der zerebralen Glukosebilanz. Es kommt nicht zu einer vermehrten Glykolyse und Milchsäurebildung, die unter Sauerstoffmangelbedingungen eintreten müßte. Es ist bei schweren Zerebralsklerosen möglich, durch CO_2-Atmung die Durchblutungsgröße vorübergehend wesentlich zu steigern. Es gelingt aber nicht, in gleichem Maße auch den Sauerstoffverbrauch des geschädigten Gewebes zu heben; vielmehr geht bei erhöhtem Stromvolumen die Sauerstoffausschöpfung zurück, und die arteriovenöse Sauerstoffdifferenz wird klein (26).

Diese Zusammenstellung der physiologischen Daten zeigt, daß zahlreiche Faktoren an der Regulation der Hirndurchblutung beteiligt sind. Die zerebrale Zirkulation wird vom Organ selbst gesteuert; sie ist aber im großen Maße von den Funktionen des Gesamtorganismus, des Kreislaufs, des Herzens, des Stoffwechsels und der Zusammensetzung des Blutes abhängig.

Zirkulatorisch bedingte Krankheitsbilder des Gehirns

Ist eine zentralnervöse Erkrankung hinsichtlich der Artdiagnose als Zirkulationsstörung erkannt, so ergeben sich sogleich zwei Kardinalfragen, nämlich die nach dem Sitz und die nach der Ätiologie und Pathogenese des Prozesses. Die topische Diagnostik ist am leichtesten zu klären, weil sie häufig aus der neurologischen Symptomatologie abgeleitet und mit den oben genannten technischen Untersuchungsmethoden gesichert werden kann.

Ortsdiagnose – Gefäßsyndrome

Die topographische Zuordnung zirkulatorisch bedingter Ausfallserscheinungen hat von den Gefäßverschlüssen auszugehen, weil hier am ehesten die charakteristischen Syndrome zur Ausbildung kommen. Trotzdem ergeben sich von Fall zu Fall erhebliche Unterschiede in der Symptomatik.

Das ist dadurch zu erklären, daß die Verlegung einer Arterie im allgemeinen zur Erweichung führt, die aber nur selten das gesamte Versorgungsgebiet umfaßt. Meistens werden kleinere Gewebsschäden gefunden, je nachdem die kollaterale Blutversorgung vikariierend einspringt. Als Faktoren, die den kollateralen Blutstrom in das betroffene Gebiet bestimmen, sind neben den anatomischen Verhältnissen vor allem der Blutdruck, die Menge und Zusammensetzung des Blutes sowie die örtlichen Gefäßreaktionen zu nennen. Schließlich spielt der Zeitfaktor noch eine wesentliche Rolle. Weil außerdem im akuten Stadium Allgemeinsymptome und perifokale Ödeme auftreten, ist das klinische Bild oftmals verschwommen und bedarf einer eingehenden Analyse.

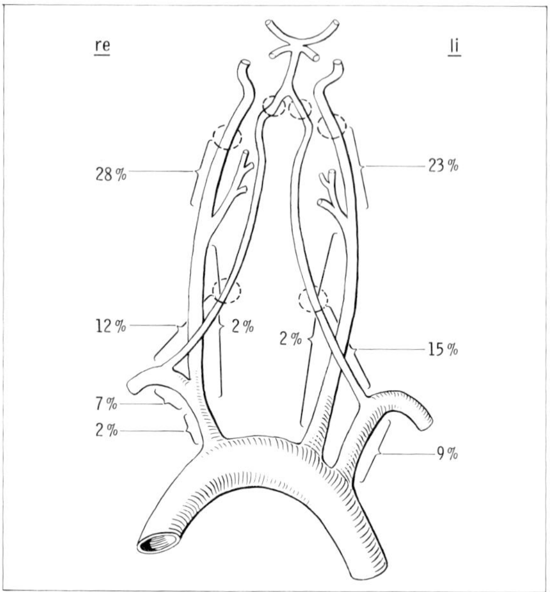

Abb. 2.**19** Schematische Darstellung der Stenosen und Verschlüsse an den extrakraniellen Gefäßen, die zu Störungen der Blutversorgung des Gehirns führen können

Störungen der Blutzufuhr durch extrakranielle Gefäßschäden

Große Gefäße des Aortenbogens: Aortenbogensyndrom – Pulseless disease (Takayasu-Krankheit) (s. S. 2.94)

Eine Strömungsbehinderung in den großen Ästen des Aortenbogens, die den Blutstrom zum Gehirn vermitteln, findet man relativ selten. Es ist zudem nicht einfach, sie im Frühstadium zu erfassen, denn oftmals zeigen sich keine neurologischen Ausfälle, oder diese sind nach Lokalisation und Ausdehnung uncharakteristisch, uneinheitlich und variabel. Das ist darauf zurückzuführen, daß bei singulären Stenosen und Verschlüssen der großen Äste des Arcus aortae extrakraniell und intrakraniell zahlreiche Möglichkeiten der Kollateralversorgung bestehen. Bei den heute gegebenen therapeutischen Möglichkeiten der Revaskularisierung durch gefäßchirurgische Maßnahmen erscheint es aber geboten, möglichst frühzeitig alle Veränderungen an den extrakraniellen Gefäßen zu erfassen, schon zu einem Zeitpunkt, wenn noch keine bleibenden Schäden im Bereich des zentralen Nervensystems verursacht werden. In Abb. 2.**19** sind schematisch Lokalisation und Verteilung der extrakraniellen Gefäßstenosen und Verschlüsse dargestellt; nur etwa ⅓ dieser extrakraniellen Gefäßstörungen verursacht faßbare zerebrale Erscheinungen.

Das Fortschreiten der Stenosierungsprozesse im Bereich der brachiozephalen Arterien führt zu dem sehr seltenen Aortenbogensyndrom. Abb. 2.**20a** zeigt die angiographische Darstellung des Verschlusses aller zum Kopf und zu den oberen Extremitäten abgehenden großen Gefäße vom Aortenbogen: der A. anonyma (Truncus brachiocephalicus), der Aa. subclaviae und der Aa. carotides. Der Aortenbogen ist über den in der Aorta ascendens liegenden Seldinger-Katheter mit Kontrastmittel gefüllt. Das Kontrastmittel strömt bereits zur Aorta descendens ab, ohne daß sich einer der großen Seitenäste darstellt. In einer späteren Phase des Serienangiogramms (Abb. 2.**20b**) sieht man die beiden Karotiden, die sich über geschlängelt verlaufende Kollateralgefäße mit Kontrastmittel angefüllt haben.

Diese Angiographie wurde von einer 54jährigen, etwas übergewichtigen Patientin gewonnen, bei der eine erhebliche Blutdruckdifferenz zwischen oberer und unterer Extremität bestand. Die Werte betrugen oben rechts 115/95 mmHg, am linken Arm 110/90 mmHg, am rechten Bein 210/110 mmHg und am linken Bein 200/120 mmHg. Die Pulse der A. subclavia und der A. radialis waren beiderseits eben zu tasten; der Karotispuls war etwas kräftiger. Man hörte im seitlichen Halsdreieck ein systolisches Strömungsgeräusch. Die Patientin war in die Klinik eingewiesen worden, weil seit einigen Wochen anfallsweise Schwindelzustände, verbunden mit Benommenheit, Flimmern vor den Augen und allgemeiner Schwäche, aufgetreten waren, ohne daß eine Bewußtlosigkeit bestand. Diese Anfälle dauerten etwa 5 Min.; sie kamen spontan, aber auch nach Anstrengungen und wiederholten sich mitunter mehrfach am Tage. Zwischendurch konnten neurologische Symptome nicht festgestellt werden. Die Patientin berichtete noch, daß anläßlich einer früheren Untersuchung 8 Jahre vor der Krankenhausaufnahme bereits ein abgeschwächter Radialispuls aufgefallen sei. Man habe diesem Befund aber keine besondere Bedeutung beigemessen. Die Analyse des Blutes ergab keine Zeichen einer floriden Entzündung, insbesondere auch keine positiven serologischen oder immunologischen Reaktionen.

Im Vordergrund steht das Fehlen eines palpablen Pulses an den oberen Extremitäten, an den Karo-

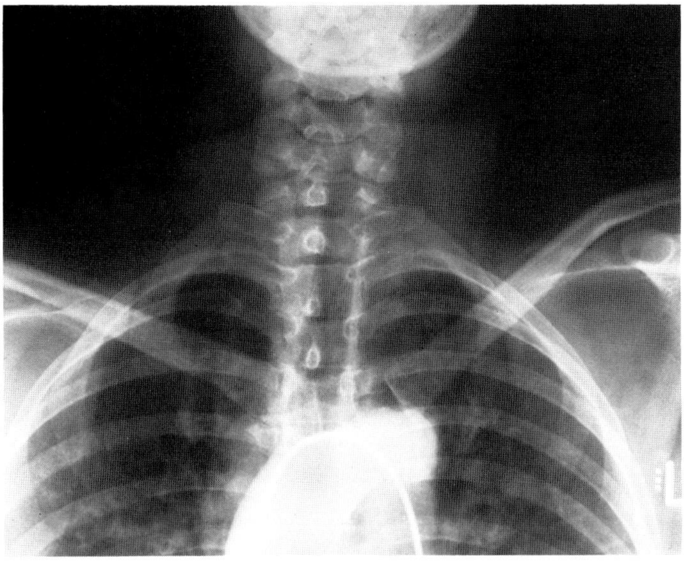

a

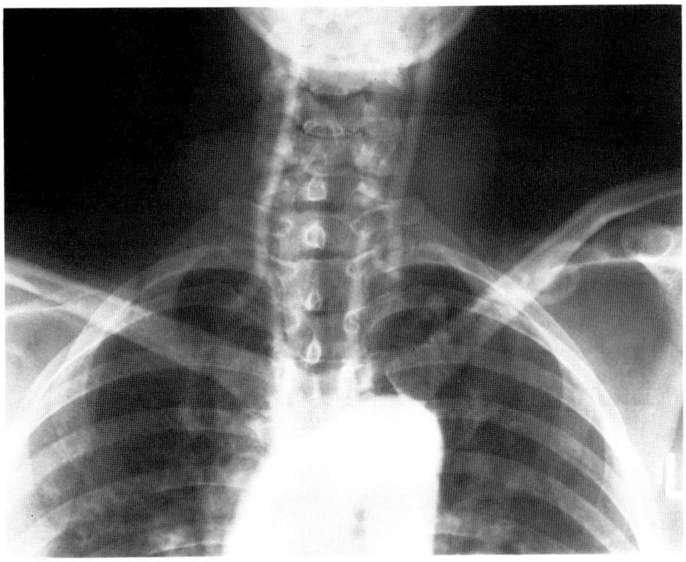

b

Abb. 2.**20** a u. b Serienangiogramm bei Aortenbogensyndrom:

a) Das Kontrastmittel, das mittels Seldinger-Katheter in die Aorta ascendens injiziert wird, füllt den Aortenbogen und strömt bereits in die Aorta descendens ab, ohne daß sich die großen Gefäße des Aortenbogens, die A. anonyma, die A. carotis und A. subclavia, in ihren Anfangsteilen füllen.
b) Spätere Phasen des Serienangiogramms mit Darstellung der Karotiden über Kollateralgefäße

tiden und an den Temporalarterien. Deswegen bezeichnet man die Krankheit auch als Pulseless disease. An den Armen ist meist kein Blutdruckwert mehr zu bestimmen; an den unteren Extremitäten, deren zuführende Gefäße in der Regel frei sind, findet man in etwa der Hälfte der Fälle einen erhöhten Druck mit Werten, die 200 mmHg systolisch überschreiten können.

Die Blutzufuhr zur oberen Körperhälfte übernimmt ein **Kollateralkreislauf,** der auch über tastbare Hautgefäße im lateralen Thoraxbereich, über das Gefäßnetz der Skapula und zum Gehirn über die Vertebralarterien verläuft. Wie bei der Aortenisthmusstenose sind mitunter durch stark erweiterte Interkostalarterien Rippenusuren röntgenologisch nachweisbar. Die Blutströmung geht aber im Gegensatz zur Aortenisthmusstenose in umgekehrter Richtung, nämlich entsprechend dem Blutdruckgefälle von der unteren zur oberen Körperhälfte hin. Deswegen ist das Aortenbogensyndrom auch als *umgekehrte Isthmusstenose* oder umgekehrtes Koarktationssyndrom bezeichnet worden, eine unglückliche Benennung, weil das Syndrom mit einer angeborenen Isthmusstenose gar nichts zu tun hat. Fast immer sind im Thoraxbereich systolisch-diastolische Geräusche zu hören, die überwiegend durch die Strömung in den erweiterten Kollateralgefäßen

entstehen und auch in den Subkutangefäßen als Schwirren zu tasten sind.
Zu den Kardinalsymptomen des Aortenbogensyndroms gehört der *hypersensitive Karotissinusreflex*. Die Pressorezeptoren weisen hier eine gesteigerte Erregbarkeit auf, so daß schon ein leichter Druck im Halsbereich, eine Drehbewegung oder eine bestimmte Haltung des Kopfes genügen, um einen Blutdruckabfall mit Bewußtseinsstörung, Schwindel oder Krampfanfällen auszulösen. Dabei können mitunter elektrokardiographisch Rhythmusstörungen mit Herzstillstand oder Kammertachykardien beobachtet werden. Für die Auslösung eines synkopalen Anfalles bei stärkerer Kopfdrehung ist in anderen Fällen eine Behinderung des Blutstroms in den Kollateralgefäßen, vor allem in den Aa. vertebrales, durch die Lageveränderung im Halsbereich wahrscheinlich gemacht worden (s. S. 2.31).
Hirn- und **Augensymptome** stehen meistens im Vordergrund des Krankheitsbildes. Neben paroxysmal auftretenden zerebralen Zirkulationsstörungen mit orthostatischem Kollaps und synkopalen Anfällen finden sich Schwindelzustände, allgemeine Reizbarkeit, Gedächtnis- und Merkfähigkeitsstörungen, vorübergehende oder bleibende Mono- und Hemiparesen, flüchtige Sehstörungen, Gesichtsfeldausfälle bis zur völligen Erblindung und andere fokale Symptome. Der Netzhautarteriendruck ist stark erniedrigt, der Blutstrom in den Netzhautgefäßen nicht selten unregelmäßig mit Zusammenballungen der Blutkörperchen *(„sludged blood"). Obliterationen der peripheren Retinaarterien,* Mikroaneurysmen, kleine Blutungen und Degenerationsherde sowie peripapilläre arteriovenöse Anastomosen durch Gefäßmißbildungen können oftmals am Fundus beobachtet werden. Bei längerer Dauer der okulären Kreislaufstörung entwickeln sich Katarakte, die ebenso wie die Veränderungen der Netzhaut und des Sehnervs zur Erblindung führen.
Äußerlich sind im Kopfbereich im Spätstadium *trophische Störungen* ausgeprägt, während diese an den Armen nur selten vorkommen. Immerhin sind auch Atrophien der kleinen Handmuskeln und der Armmuskulatur, Trommelschlegelfinger sowie Hautnekrosen beschrieben worden. Die Atrophie an den Weichteilen des Gesichts, die gelegentlich auch halbseitig besonders ausgeprägt sein kann, führt zum Bild des sog. *Knochenschädels* mit tiefliegenden Augen, bei dem die knöcherne Schädelkontur besonders hervortritt. Röntgenologisch lassen sich mitunter *Entkalkungen* der Schädelknochen nachweisen. Die Haut des Gesichtsschädels kann trophische Ulzera, z. B. an der Nasenspitze, der Nasenscheidewand, an den Ohrmuscheln oder an der Kopfhaut, aufweisen. Zahnverlust und trophische Störungen des Zahnfleisches sind relativ häufig. Interessant ist die Beschreibung einer *„Claudicatio intermittens der Kaumuskeln"* und von schmerzhaften Dyspraxien der Arme als Symptome der Zirkulationsstörung.
Das entscheidende Ereignis für die **Früherfassung** von extrazerebralen Gefäßschäden ist die sog. *intermittierende zerebrale Ischämie,* d. h. das flüchtige Auftreten der genannten neurologischen Erscheinungen für die Dauer von Sekunden oder Minuten mit völliger Restitution der Ausfälle. Dabei können die klinischen Symptome uneinheitlich und vielgestaltig sein. Auch hinsichtlich des Schweregrades zeigt sich keine Übereinstimmung mit den röntgenologisch oder bioptisch gefundenen Gefäßerscheinungen. Selbst ein doppelseitiger Verschluß der Aa. carotides internae und Aa. vertebrales mit einer Kollateralversorgung über die Aa. carotides externae muß nicht zwangsläufig zu neurologischen oder psychischen Veränderungen führen (124). Nicht selten treten die neurologischen Erscheinungen dann auf, wenn der Gesamtkreislauf belastet oder insuffizient wird und mit Blutdruckabfall oder Verminderung des Herzminutenvolumens reagiert.
Bei jedem Verdacht auf eine extrakranielle Gefäßstenose sollte eine umfassende röntgenologische Kontrastmitteluntersuchung aller Gefäße vom Aortenbogen aus durchgeführt werden (s. S. 2.14). Neben der Gesamtdarstellung des Aortenbogens ist mitunter auch die selektive Angiographie einzelner Arkusarterien zur besseren Erfassung der Gefäßveränderungen angezeigt. Thoraxaufnahmen und Weichteilaufnahmen des Halses geben vereinzelt durch sichtbare Verkalkungen innerhalb der Gefäßwände diagnostische sowie lokalisatorische Hinweise.
Die Ursachen von Stenosen und Verschlüssen an den brachiozephalen Arterien sind unterschiedlich. Bei älteren Patienten finden wir histologisch überwiegend die Arteriosklerose, in jüngeren Lebensjahren Embolien oder entzündliche Gefäßwandprozesse. Angeborene Mißbildungen des Aortenbogens und der supraaortischen Äste, traumatische Schäden, auch mit Aneurysmabildung und Kompressionen der großen Gefäße durch raumfordernde intrathorakale Prozesse, müssen bei der ätiologischen Abklärung Beachtung finden (s. S. 2.94).

Subclavian-steal-Syndrom

Ein hämodynamisch sehr interessantes Bild bietet das Subclavian-steal-Syndrom. Der Verschluß oder die Stenose der A. subclavia an ihrer Ursprungsstelle verursacht wegen des poststenotischen Druckabfalles eine Blutzufuhr über die A. vertebralis und damit den Entzug von Blut aus dem Hirnkreislauf. Die wichtigste Kollateralversorgung ist schematisch in Abb. 2.**21** dargestellt. Schon eine Druckminderung von 10–20% in der A. subclavia hat die Umkehr der Blutströmung in der A. vertebralis zur Folge. Die Menge des armwärts gerichteten Blutstromes kann bis 120 ml/Min. betragen (216).

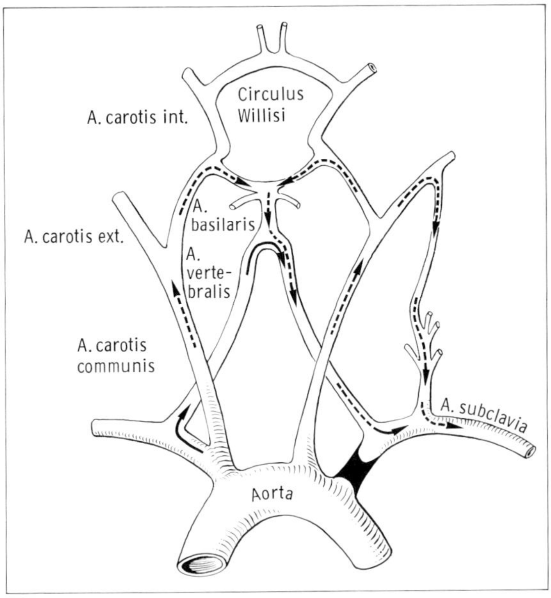

Abb. 2.**21** Schematische Darstellung des Umgehungskreislaufes über die A. vertebralis und A. carotis via Circulus Willisi beim Subclavian-steal-Syndrom

Ist die aus dem Hirnkreislauf entzogene Blutmenge entsprechend groß, so treten neurologische Symptome auf, die denen ähnlich sind, die wir bei Zirkulationsstörungen der A. basilaris beobachten (s. S. 2.41). Kompensiert wird der Blutentzug in etwa ¾ der Fälle über eine vermehrte Blutströmung der A. vertebralis der Gegenseite und in 20% von den Karotiden via Circulus Willisi, A. basilaris, A. vertebralis. Auch von der A. carotis externa der homonymen und kontralateralen Seite können kollaterale Zuflüsse über die A. occipitalis und vertebralis, über Muskeläste oder über die Aa. thyreoideae und den Truncus thyreocervicalis erfolgen (Abb. 2.**22**). Bei einem Verschluß des Truncus brachiocephalicus der rechten Seite kann die A. subclavia auch einmal durch retrograden Blutfluß aus der A. carotis communis der gleichen Seite gespeist werden. Die exakte Analyse der hämodynamischen Verhältnisse und der Richtung des Blutstromes in den großen Gefäßen ist von Bedeutung für die chirurgische Behandlung des Subclavian-steal-Syndroms.

Unter der Diagnose „Kreislaufstörungen und Verdacht auf zerebrale Anfälle" wurde uns eine 46jährige Frau eingeliefert, bei der seit 20 Jahren eine Hypertonie mit stark schwankenden Blutdruckwerten bestand. Die Patientin hatte in den Wochen vor der Aufnahme mehrfach Ohnmachtsanfälle erlitten, meistens bei anstrengender körperlicher Tätigkeit, und war jetzt auf der Straße bewußtlos zusammengebrochen und deswegen eingeliefert worden. Es zeigten sich an verschiedenen Körperpartien kleinere Hämatome. Der Blutdruck war bei der Aufnahme 190/110 am rechten Arm; er konnte links nicht gemessen werden. Auch der Puls war links kaum tastbar. Die Patientin gab auf Befragen an, daß ihr Puls linksseitig „schon immer" sehr schwach gewesen sei und daß sie im linken Arm auch weniger Kraft habe, daß ihr z.B. das Tragen einer Tasche oder das Hantieren mit erhobenem Arm beim Aufhängen von Gegenständen sehr schnell Beschwerden mache. Dabei war die Trophik seitengleich.
Bei mäßigen körperlichen Belastungen kam es regelmäßig zu Schwindelerscheinungen. Einmal trat morgens nach dem Aufstehen unter klinischer Kontrolle eine Bewußtseinsstörung auf, die mehrere Minuten anhielt und dann in eine Somnolenz überging. Nach 2 Std. war die Patientin wieder unauffällig. Sie hatte eine retrograde Amnesie für das gesamte Geschehen. Krämpfe oder neurologische Herdsymptome waren nicht aufgetreten. Unter der Vermutungsdiagnose „Subclavian-steal-Syndrom" wurde die Angiographie vom Aortenbogen aus durchgeführt, die in Abb. 2.**23**a u. b dargestellt ist. Die A. subclavia links ist am Abgang vom Aortenbogen verschlossen. Die Blutzufuhr zum linken Arm geht über einen Umgehungskreislauf über die A. vertebralis der linken Seite. – Es gelang, das Strömungshindernis der A. subclavia chirurgisch durch Thrombendarteriektomie zu beseitigen. Damit waren alle Beschwerden behoben. Abb. 2.**23**c demonstriert die gelungene Rekanalisation des Gefäßes. Die Aufnahme wurde 8 Monate nach dem operativen Eingriff durchgeführt.

Man muß *an ein Subclavian-steal-Syndrom denken,* wenn die objektiven *Syndrome einer Durchblutungsstörung eines Armes zusammen mit neurologischen Symptomen* auftreten. Den Subklaviaverschluß erkennt man an den abgeschwächten oder vollständig aufgehobenen Pulsen des betroffenen Armes und den erniedrigten Blutdruckwerten. In Ruhe ist bei der Mehrzahl der Kranken die Durchblutung des Armes kompensiert. Bei körperlicher Tätigkeit oder Belastung, z.B. durch Faustschlußübungen, treten die Zeichen der peripheren Zirkulationsstörung hervor: Kälte, Blässe, Muskelschmerzen oder auch Parästhesien. Bei Belastungen werden in etwa ⅓ der Fälle auch neurologische Symptome manifest oder verstärkt. Man findet bulbopontine, zerebellare, kochleare und vestibuläre Symptome; Sehstörungen und Schwindelanfälle sind am häufigsten, in etwa der Hälfte der Fälle, vorhanden. Seltener zeigen sich Lähmungserscheinungen mit Hemiparesen, Monoparesen, artikulatorischen Sprachstörungen oder Bewußtseinsstörungen, die häufig nur intermittierend, vor allem bei Belastungen, in Erscheinung treten.
Die **Ultraschall-Doppler-Sonographie** kann **als Screening-Methode** durch Analyse der erhöhten Strömungsgeschwindigkeit über der Stenose und durch den Nachweis einer Änderung des Vertebralisstrompulses bei Änderung des peripheren Widerstandes im Arbeitsversuch einen wesentli-

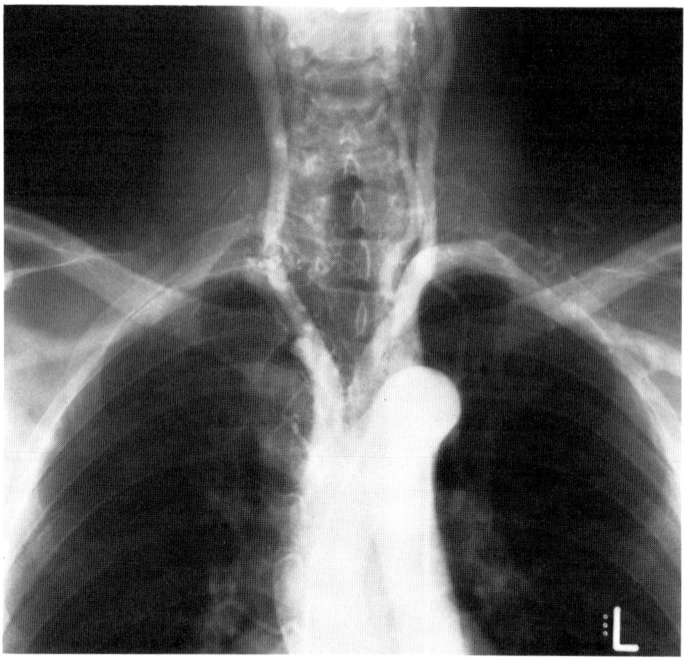

a

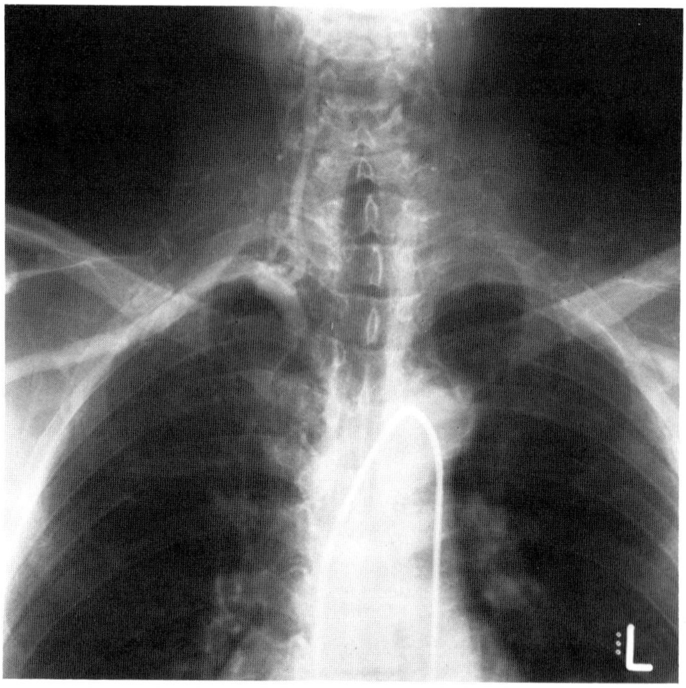

b

Abb. 2.**22** a u. b Serienangiogramm bei Subclavian-steal-Syndrom:
a) Die rechte A. subclavia ist an ihrem Abgang aus dem Truncus brachiocephalicus verschlossen. Die A. vertebralis der rechten Seite wird in den kopfnahen Abschnitten sichtbar durch das Kontrastmittel,
b) Spätere Phasen des Serienangiogramms (40 Sek. nach Abb. a). Die A. subclavia rechts hat sich über die A. vertebralis mit Kontrastmittel sichtbar dargestellt; sie erhält einen weiteren Zufluß über die Thyreozervikalgefäße. Die übrigen großen brachiozephalen Arterien sind bereits nicht mehr mit Kontrastmittel gefüllt

chen Beitrag zur Diagnostik des Subclavian-steal-Syndroms leisten.
Differentialdiagnostisch sind alle anderen Ursachen des intermittierenden Basilarissyndroms abzugrenzen, insbesondere isolierte Stenosen oder Verschlüsse der A. vertebralis, die meistens an ihrer Ursprungsstelle lokalisiert sind, Einengungen der Vertebralis im Knochenkanal durch spondylotische Veränderungen und kongenitale Halswirbelanomalien. Der sichere Nachweis des Subklaviaverschlusses mit Subclavian-steal-Syndrom gelingt angiographisch durch die Katheterangiographie vom Aortenbogen aus. Nach den bisherigen Beobachtungen sind Verschlüsse der A. subclavia links etwa 3mal häufiger als rechts; das Geschlechtsverhältnis Männer : Frauen beträgt

a

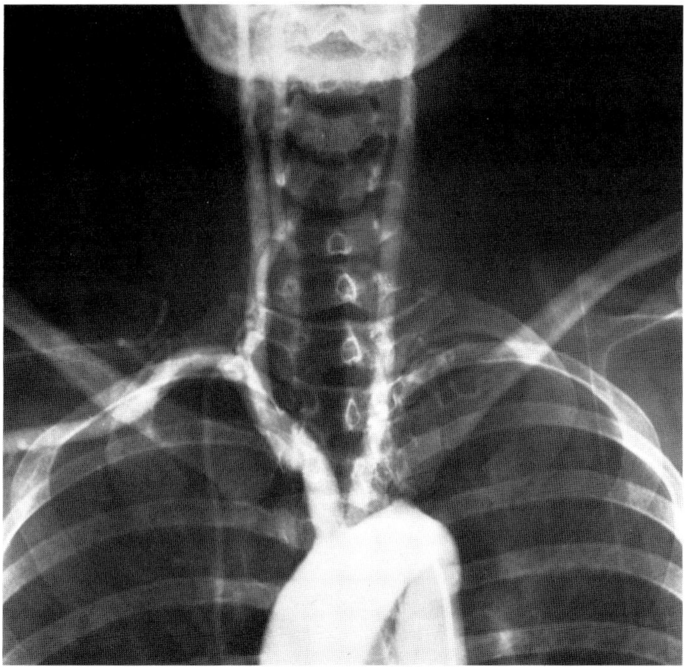

b

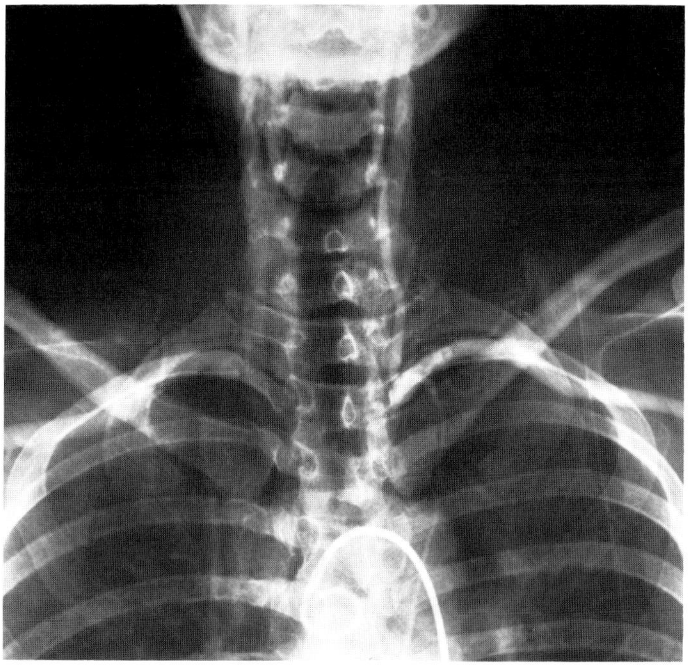

Abb. 2.**23** a–c Serienangiogramm bei Subclavian-steal-Syndrom links.
a) Darstellung des Aortenbogens, des Truncus brachiozephalicus mit A. subclavia und A. carotis rechts und der A. carotis links. Die A. subclavia links ist verschlossen. Es zeigt sich lediglich an der Abgangsstelle eine stummelförmige Kontrastmittelfüllung. Die A. vertebralis links ist ebenfalls nicht dargestellt.
b) In einer späteren Phase des Serienangiogramms 30 Sek. nach der 1. Aufnahme ist die A. vertebralis links deutlich dargestellt und über die A. vertebralis auch die A. subclavia links distal des Verschlusses von der Vertebralis aus mit Kontrastmittel gefüllt.

5 : 1. Über anfallsweise auftretende Geruchshalluzinationen bei einem Verschluß der A. subclavia links mit Subclavian-steal-Syndrom haben Cameron u. Wright berichtet (64).

Arteria vertebralis

Das Rhombenzephalon, Medulla oblongata, Brücke und Kleinhirn, erhält seine *Blutversorgung* aus den Aa. vertebrales, die sich am unteren Ende der Medulla oblongata zur A. basilaris vereinigen. Vorher gehen paarig die *Aa. cerebelli inferiores posteriores* ab, deren Verlegung ein charakteristisches klinisches Bild ergibt, das gesondert besprochen werden muß (s. S. 2.40). Ebenso erfordert der Verschluß der *Aa. cerebelli superiores,* der letzten großen Äste der A. basilaris vor der Aufteilung in die beiden *Aa. cerebri posteriores,* sowie der *A. spinalis anterior* eine spezielle Darstellung der Symptomatik (s. S. 2.41).

Beobachtungen über eine Verlegung einer *A. vertebralis* sind nicht häufig im Schrifttum verzeichnet. Das ist wohl darauf zurückzuführen, daß die Vertebralarterien diagnostischen und chirurgischen Eingriffen schwer zugänglich waren, bis man gelernt hat, sie in ihrem Verlauf durch Kontrastmittel darzustellen. Als nichtinvasive Screening-Methode bietet sich die Doppler-Sonographie an, die bei guter Technik nicht selten auch in den Aa. vertebrales Strömungshindernisse aufdecken kann (s. S. 2.14).

Der einseitige Verschluß der Vertebralis und auch die Unterbindung gelten als gefahrlos, weil eine Durchblutung der Versorgungsgebiete über die andere Seite erfolgen kann. Es gibt indes Ausnahmen, denn in etwa 20% der Fälle ist die A. vertebralis einer Seite sehr dünn und rudimentär entwickelt, so daß bei Verlegung der Gegenseite nur noch die Möglichkeit einer kollateralen Durchblutung über den Circulus Willisi besteht.

Die neurologischen Erscheinungen beim Vertebralisverschluß sind somit besonders inkonstant und sehr wechselnd. Treten überhaupt Symptome auf, so betreffen sie vorwiegend die letzten Hirnnerven auf der Seite des Verschlusses, entsprechen somit weitgehend dem Syndrom eines Verschlusses der A. cerebelli inferior posterior (139). Durch eine Infarzierung im Bereich des Kleinhirns kann das Bild eines Tumors der hinteren Schädelgrube vorgetäuscht werden. Die *Differentialdiagnose zum* Wallenberg-*Syndrom* (s. S. 2.40) ist deswegen klinisch äußerst schwierig, wenn nicht unmöglich. Das zeigt die folgende Beobachtung.

Bei einem 41jährigen Kranken mußte wegen des dringenden Verdachtes auf ein Aneurysma der hinteren Schädelgrube eine Angiographie der rechten A. vertebralis durchgeführt werden. Etwa 12 Std. danach traten eine Blicklähmung nach rechts und ein horizontaler Nystagmus auf. Die Fazialisfunktion war rechts deutlich abgeschwächt, der Hypoglossus paretisch. Es bildeten sich eine Schlucklähmung, eine Gaumensegellähmung rechts und eine schwere Dysarthrie aus; die Gaumen- und Rachenreflexe waren erloschen. Auf der rechten Seite bestand eine gewisse Schwäche in der Hebung der Schulter und bei Drehen des Kopfes (Akzessoriuslähmung), und es wurde eine Herabsetzung der groben Kraft in der rechten Körperhälfte angegeben, jedoch waren die Bewegungen der Extremitäten erhalten und die Reflexe seitengleich auslösbar, abgesehen von den Bauchdeckenreflexen, die rechts fehlten. Deutlich traten jedoch eine zerebellare Hemiataxie und eine Hypotonie der rechten Extremitäten in Erscheinung. Die Lateropulsion nach der Herdseite und die Schwindelerscheinungen boten keinen sicheren diagnostischen Hinweis, weil sie schon vor dem akuten Ereignis sehr ausgeprägt bestanden hatten. Die Sensibilitätsstörungen zeigten nicht den charakteristischen Ausfall des Wallenberg-Syndroms, sondern nur eine Hypästhesie für alle Qualitäten in der herdseitigen Gesichtshälfte mit Anästhesie der Kornea. Eine geringe Herabsetzung der Berührungsempfindung und Tiefensensibilität rechts war bei dem Patienten bereits früher nachgewiesen. Ebenso ließ sich eine Akustikusschädigung wegen einer schon bestehenden beiderseitigen Innenohrschwerhörigkeit nicht abgrenzen. Sehr ausgeprägt traten vegetative Symptome in Erscheinung mit bulbärem Horner-Syndrom, *Hyperhidrose,* Kälte und Blässe der Haut, vorübergehender Störung der Wärmeregulation, Erbrechen, Dyspnoe, Tachykardie und schließlich einem Versagen der Kreislaufregulation, die nach 8 Tagen zum Exitus führte.

Die große Ausdehnung des Prozesses, insbesondere nach kaudal mit Affektion der unteren Areale der Medulla, ließ in Zusammenhang mit der Vertebralisarteriographie in erster Linie an eine Thrombose der A. vertebralis denken. Neben einem Verschluß der A. cerebelli inferior posterior mußten nach der ausgedehnten Symptomatik auch Zirkulationsstörungen in den kleineren Seitenzweigen der Vertebralis, den unteren Aa. circumferentes breves, angenommen werden, die den lateralen Teil der Medulla versorgen. Daß gleichzeitig die Blutversorgung der hinteren Schädelgrube über die A. vertebralis der Gegenseite gestört war, erschien nach den klinischen Erfahrungen wahrscheinlich. Der autoptische Befund bestätigte diese Diagnose. Er deckte eine anlagebedingte Hypoplasie der linken A. vertebralis auf und ließ weiter auch eine Entwicklungsstörung in der Ausbildung der Aa. communicantes posteriores erkennen. In der rechten Vertebralis fand sich ein massiver Thrombus, der von der völlig reizlosen Einstichstelle bis knapp unter die Schädelbasis reichte. Oberhalb dieses Thrombus war das Gefäß blutleer. Ein Hämatom oder eine Blutung bestand nicht.

Nicht immer führt ein Vertebralisverschluß zu so schweren Ausfällen.

Bei einer 42jährigen Frau bestanden motorisch lediglich eine Gaumensegelparese der Herdseite, eine Lähmung der Kehlkopfmuskulatur sowie eine homolaterale Schwäche der Extremitäten mit Hypotonie und Ataxie, während Akustikus und Fazialis völlig frei waren. Die Sensibilitätsprüfung ergab eine herdseitige Anästhesie der Kornea und eine Hypästhesie der Zungenhälfte. Vorübergehend traten ein homolaterales Horner-Syndrom und ein grobschlägiger Nystagmus zur Herdseite in Erscheinung. Im Vergleich zum Wallenberg-Syndrom der A. cerebelli inferior posterior fehlten die dissoziierte Empfindungsstörung und die Schlucklähmung.

Auch beidseitige Pyramidenbahnsymptome können bei einseitigen Vertebralisverschlüssen auftreten. Sie sind als Zeichen dafür aufzufassen, daß es zu Zirkulationsstörungen im Anfangsteil der A. spinalis anterior durch Verlegung des Abgangs an der Vertebralis gekommen ist (s. S. 2.134).

Für die klinische Diagnostik erscheint es bedeutungsvoll, daß nicht selten die *Symptome durch Änderung der Kopfhaltung beeinflußt* werden. Das deutet wohl darauf hin, daß sich durch Seit- und Rückwärtsbeugen des Kopfes das Lumen der

anderen A. vertebralis verengt, wie wir es auch bei der Karotis beobachtet haben (s. S. 2.33). Kompressionen der A. vertebralis durch Veränderungen der Halswirbelsäule sind gelegentlich beobachtet worden. Es treten immer dann neurologische Symptome auf, wenn auch die Blutzufuhr über die Vertebralis der Gegenseite vermindert ist. Zusammen mit bestimmten Drehbewegungen des Kopfes oder Streck- bzw. Beugebewegungen in der Halswirbelsäule kommt es dabei zu anfallsweise auftretendem Hinstürzen, optischen Sensationen, Ohrgeräuschen, Drehschwindel, sensiblen Reizerscheinungen, Paresen der Hirnnerven oder Extremitäten **(„drop attacks")**. Das heißt aber keineswegs, wie es so oft geschieht, daß Osteochondrosen der HWS, die wir bei 40% aller Erwachsenen röntgenologisch nachweisen können, für das Symptom „Schwindel" im weitesten Sinne verantwortlich zu machen sind.
Sehr selten sind Beobachtungen, daß Gefäßmißbildungen der A. vertebralis und A. basilaris mit Dilatation, Elongation und geschlängeltem Verlauf oder eine Schlingenbildung an der A. cerebelli anterior inferior durch Kompression der Hirnnerven der hinteren Schädelgrube entsprechende neurologische Syndrome hervorrufen. Häufiger werden druckbedingte Hirnnervenausfälle dieser Region durch Aneurysmen der A. vertebralis bzw. A. basilaris ausgelöst (s. S. 2.127).

Arteria carotis interna

Unter den klinischen Ausfallserscheinungen stehen beim Verschluß einer A. carotis interna *Halbseitenlähmungen* bei weitem an erster Stelle, wobei im allgemeinen der Arm und die mimische Muskulatur stärker betroffen werden als das Bein. Nur selten ist die spastische Lähmung des Beines mehr ausgeprägt. Auch *Hemihypästhesien* der paretischen Körperseite und zerebrale Anfälle kommen oftmals vor, sind aber nicht obligat. Ebenso können homonyme Hemianopsie und *Hirnnervenstörungen* des Hypoglossus und Abduzens gelegentlich beobachtet werden. Dagegen treten homolaterale Sehstörungen, d.h. solche von seiten des N. opticus bzw. der Netzhaut, bei Verlegungen der Carotis interna kaum in Erscheinung. Wir haben unter mehr als 100 Karotisverschlüssen nicht einen Fall mit peripheren *Sehstörungen* beobachten können, obwohl alle unterhalb des Abganges der A. ophthalmica lokalisiert waren. Die Blutsperre in diesem Bereich verursacht deswegen keine Sehstörungen, weil die Carotides externae der gleichen und der Gegenseite sich mit einem umfangreichen Kollateralkreislauf an der Blutversorgung des Auges beteiligen. Wenn bleibende Netzhautstörungen nach Karotisverschlüssen zur Beobachtung kommen, so handelt es sich durchweg um eine gleichzeitige Thrombose oder Embolie der A. centralis retinae. Ist die Verlegung der Carotis interna bei einem Rechtshänder linksseitig lokalisiert, so resultiert auch eine *Sprachstörung*.
Stenosen oder Obturationen der A. carotis interna können durch Angiographie nachgewiesen werden (Abb. 2.**24**). Als *Screening-Methode,* die schnell, ohne Belastung des Patienten und ohne invasive Technik möglich ist, hat sich die *Doppler-Sonographie* bewährt. Sie liefert unter Berücksichtigung besonderer Untersuchungsverfahren bei Strömungsbehinderung in mehr als 80% zuverlässige Resultate (61) (s. S. 2.13).

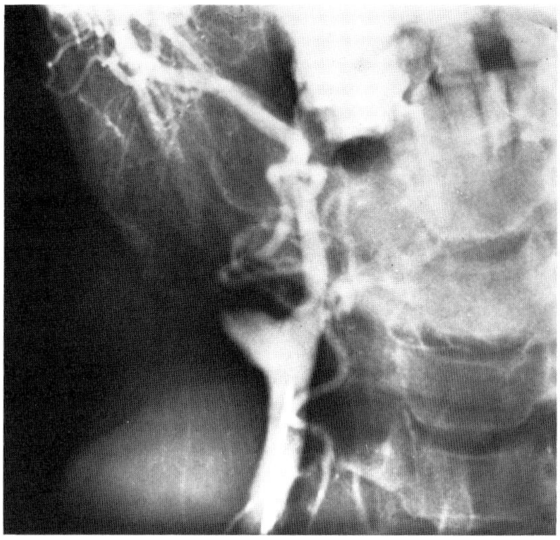

Abb. 2.**24** Verschluß der A. carotis interna kurz oberhalb der Teilungsstelle

Der Wert von auskultierbaren *Strömungsgeräuschen* über den Halsarterien ist umstritten (134). Diese können durch Stenosen der Karotiden oder Vertebralarterien entstehen, aber auch vom Herzen und vom Aortenbogen fortgeleitet werden oder als Venengeräusche durch Stethoskopdruck ausgelöst sein. Ergibt sich der Verdacht auf ein Stenosegeräusch, so sollte in jedem Falle die Doppler-Sonographie und im operationsfähigen Alter und Zustand auch die Angiographie zur weiteren diagnostischen Klärung folgen.

Wir haben 76 angiographisch nachgewiesene Verschlüsse der A. carotis interna genauer ausgewertet und dabei folgendes Bild gefunden:
In etwa 10% der Fälle begann die Symptomatik mit intermittierend auftretenden neurologischen Symptomen, die einige Minuten bis Stunden anhielten, um dann wieder völlig zu verschwinden. Die Erscheinungen zogen sich über Tage und Wochen hin. Bei etwa ¼ der Kranken schritten die Lähmungen kontinuierlich innerhalb von 1–2 Tagen bis zur maximalen Ausprägung fort; bei ⅔ trat das Krankheitsbild akut mit voller Symptomatik ohne Vorboten auf. Unter den neurologischen Symptomen waren Hemiparesen in rund 90%,

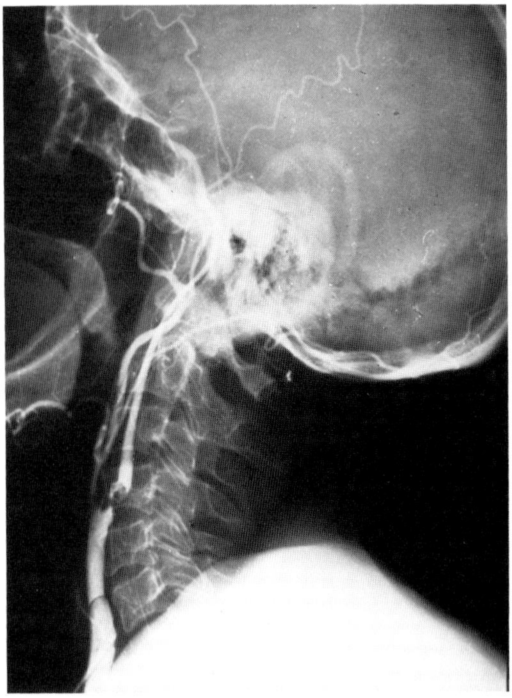

a

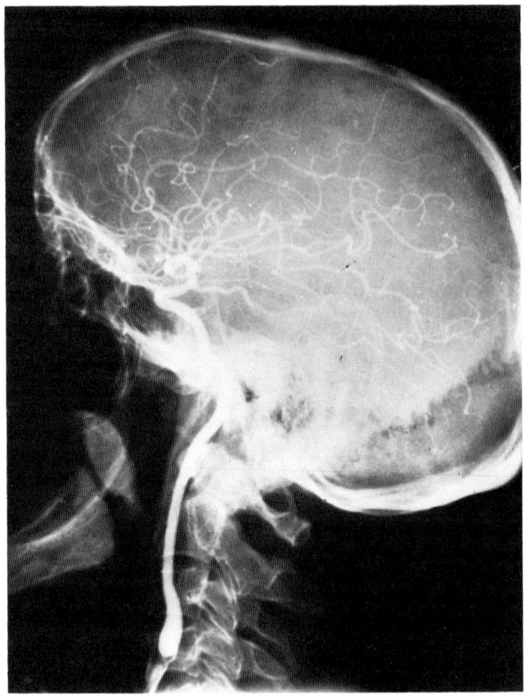

c

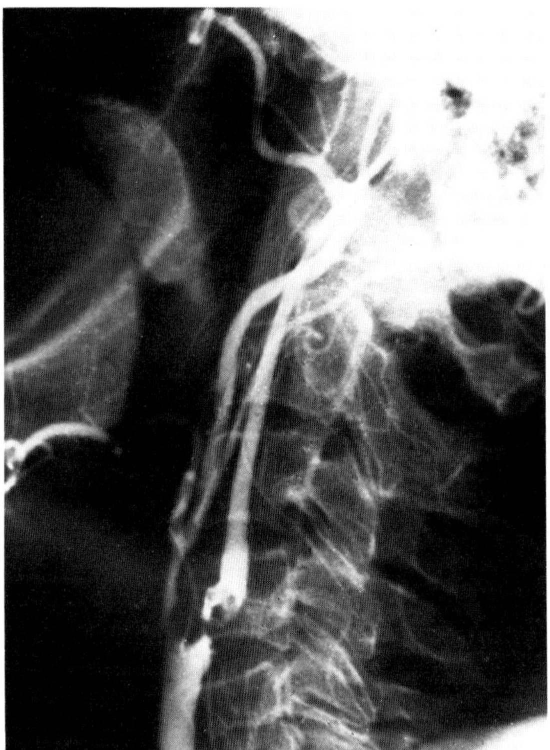

b

Abb. 2.25 a–c Angiographie mit Darstellung einer hochgradigen Stenose der A. carotis interna oberhalb der Teilungsstelle am Hals. Bei dem 58jähr. Patienten bestehen die Symptome einer intermittierenden cerebralen Ischämie. Flowverzögerung in der A. carotis interna

Fazialisparesen und Ausfälle an anderen Hirnnerven in 80 %, Sensibilitätsstörungen in 40 %, zerebrale Anfälle in 16,5 %, Aphasien und Monoparesen in ca. 10 % zu beobachten. Die Lethalität der akuten Phasen betrug mehr als 60 %. Eine Rückbildung der neurologischen Symptomatik im weiteren Verlauf der Erkrankung zeigte sich in knapp 20 %.

Für die Diagnostik ist eine nachweisbare *Pulsation der A. carotis* am Hals nicht zu verwerten, da der Verschluß höher liegen kann und dem tastenden Finger nicht mehr zugänglich zu sein braucht. Deswegen sollte auch immer versucht werden, Pulsationen der A. carotis interna in der Mundhöhle im Cavum pharyngis zu tasten.

Der Verschluß einer Carotis interna führt naturgemäß zu einem erheblichen *Abfall des arteriellen Druckes in der betroffenen Hirnhälfte,* die auch das Gebiet der A. ophthalmica mitbetrifft. Diese einseitige Drucksenkung kann man klinisch erfassen und diagnostisch auswerten dadurch, daß man den Netzhautarteriendruck mit dem Ophthalmometer nach Baillart bestimmt. Das Symptom ist für die Diagnose eines Karotisverschlusses oftmals von größter Bedeutung, zumal Erkrankungen des Auges als Ursache einer Druckdifferenz relativ leicht ausgeschlossen werden können.

Die oben beschriebenen Symptome beginnen bei den embolischen Verschlüssen, aber auch bei den Karotisthrombosen plötzlich, oft verbunden mit Bewußtseinsstörungen, mitunter auch mit generalisierten oder fokalen zerebralen Anfällen. Bei Thrombosen auf dem Boden einer organischen Erkrankung der Hirngefäße kommt es nicht selten zu einem schubweisen Verlauf. Man achte bei der Untersuchung immer auf tastbare oder auskultierbare Strömungsgeräusche am Hals im Bereich der Teilungsstelle der Karotiden. Diese werden durch *Stenosen des Gefäßes* bei Arteriosklerose ausgelöst (Abb. 2.**25**) und sind ein Zeichen eines drohenden thrombotischen Gefäßverschlusses. Als Beschwerden werden dann heftige Hinterkopfschmerzen angegeben, die anfallsweise auftreten nach Art einer Migräne und mit Schwindelerscheinungen kombiniert sind. Gelegentlich gehen den subjektiven Störungen flüchtige Mono- oder Hemiparesen, vorübergehende Sprach- oder Sensibilitätsstörungen parallel (intermittierende zerebrale Ischämien, s. S. 2.68).

Auch Geschwülste in der Nachbarschaft, etwa eine Struma maligna, können die Karotis komprimieren oder durchwachsen und entsprechende Herdstörungen verursachen. Poli u. Zucha (207) meinen, daß die Bedeutung der Arteriosklerose bei Karotisstenosen und -verschlüssen überschätzt würde. Das mag in gewissem Umfange zutreffen. Aus eigenen Beobachtungen müssen wir aber auf die besondere Häufigkeit der arteriosklerotisch bedingten Karotisaffektionen hinweisen, die mehr als ¾ aller Fälle ausmachten. Gerade an der Abgangsstelle der Carotis interna manifestieren sich schon früh die arteriosklerotischen Veränderungen.

Relativ selten werden Stenosen der A. carotis interna durch eine **fibromuskuläre Dysplasie** verursacht. Diese ist in etwa ⅔ der Fälle im Halsteil der Karotis doppelseitig ausgebildet (vgl. Abb. 2.**46**), kann sich auch auf die größeren intrakraniellen Äste der A. carotis und auch auf die A. vertebralis erstrecken und führt in etwa 50% der Fälle zu intermittierenden zerebralen Ischämien, in 20% zu Hirninfarkten. Häufig sind begleitende sackförmige Aneurysem, die zu Subarachnoidalblutungen führen können. Man erkennt die fibromuskuläre Dysplasie angiographisch an den perlschnurartigen Stenosen des Gefäßes (vgl. Abb. 2.**47**) (s. S. 2.83).

Auf die Bedeutung der **Thrombangiitis obliterans** als Ursache von Karotisthrombosen weist Krayenbühl (158) hin. Bei 25 Patienten, die an einer Endangiitis erkrankt waren, fanden sich 12 Thrombosen der Karotis. Thrombotische Verlegungen der A. carotis bei jüngeren Menschen sollten daher immer den Verdacht auf eine Thrombangiitis obliterans lenken (s. S. 2.85).

Vereinzelt sind Verschlüsse der A. carotis interna durch **Riesenzellarteriitis** beschrieben worden (s. S. 2.91). Ungewöhnlich ist die Beobachtung von Levisohn (165), der bei 2 Kindern im Alter von 7 und 10 Jahren als Ursache einer Karotisstenose am Abgang der Aa. cerebri media und anterior eine Kompression durch eine Neurofibromatose fand.

Ätiologisch spielen selten einmal auch **stumpfe Traumen** oder auch Halsdurchschüsse, die keine direkte Durchtrennung der Arterien hervorrufen, für die Entstehung einer Thrombose eine Rolle. Sie werden durch Intimarisse bzw. subintimale Hämatome erklärt (212). Caldwell u. Hadden (63) beschrieben 8 Fälle. Hierher gehören wohl auch gelegentlich nach Strangulation auftretende Spätkomplikationen. Karotisthrombosen werden ferner bei der Lues und bei Aortenaneurysmen beobachtet.

Bei jüngeren Individuen finden sich häufiger **embolische Verschlüsse.** *Endokarditiden* und *Mitralfehler,* vornehmlich die Stenosen, sind hier als Ursache an erster Stelle zu nennen. Dabei muß beachtet werden, daß Mitralstenosen auch klinisch stumm verlaufen können (s. S. 2.104). Die äußerst seltenen Verschlüsse der Karotis bei *Infektionskrankheiten* (116, 263) dürften wohl meistens auf Embolien zurückzuführen sein, die von einer begleitenden Endokarditis ausgehen. Nur ausnahmsweise kommt die *Verschleppung eines venös entstandenen Thrombus* durch ein offenes Foramen ovale zustande, die unter normalen hämodynamischen Bedingungen nicht möglich ist (s. S. 2.78).

Die anfangs oft schweren Ausfallssymptome von Karotisstenose und -verschluß bilden sich im weiteren *Verlauf* teilweise oder ganz zurück. Besonders bei jugendlichen Patienten sind die bleibenden Störungen manchmal sehr gering durch Ausbildung eines Kollateralkreislaufes.

Zur Kompensation wirken außer der A. communicans anterior noch die A. communicans posterior und die A. pericallosa der gesunden Seite mit. Die A. cerebri posterior verzweigt sich im unteren Teil der Temporookzipitalregion; sie ist imstande, die angrenzenden Bezirke über Anastomosen mitzuversorgen, so daß sich Sprachstörungen weitgehend zurückbilden können. Die A. pericallosa gibt auch Äste zur kontralateralen Seite ab und kann in Notfällen, wenn der Blutdruck der Gegenseite durch Karotisverschluß stark abfällt, ihr Versorgungsgebiet erweitern. Das ist gelegentlich auch aus arteriographischen Befunden zu ersehen (vgl. Abb. 2.**49**). Wir haben bei einseitigem Karotisverschluß erhebliche Unterschiede in der Hirndurchblutung registrieren können, die der Ausbildung des Kollateralkreislaufs entsprachen.

Aus dem Externagebiet kann sich beim Verschluß der A. carotis interna am Hals eine kollaterale Zirkulation zu der supraklinoidalen Strecke des Gefäßes über die A. ophthalmica ausbilden. Dieser Blutzufluß ist mitunter so erheblich, daß ein großer Teil der Hirndurchblutung dadurch aufrechterhalten wird. Deswegen kommt es beim Karotisverschluß auch praktisch niemals zu einer Erblindung durch Störung der Retinafunktion. Große Anastomosen zwischen den Gefäßen der Orbita aus der A. maxillaris externa (A. facialis), der A. angularis oder aus der A. temporalis su-

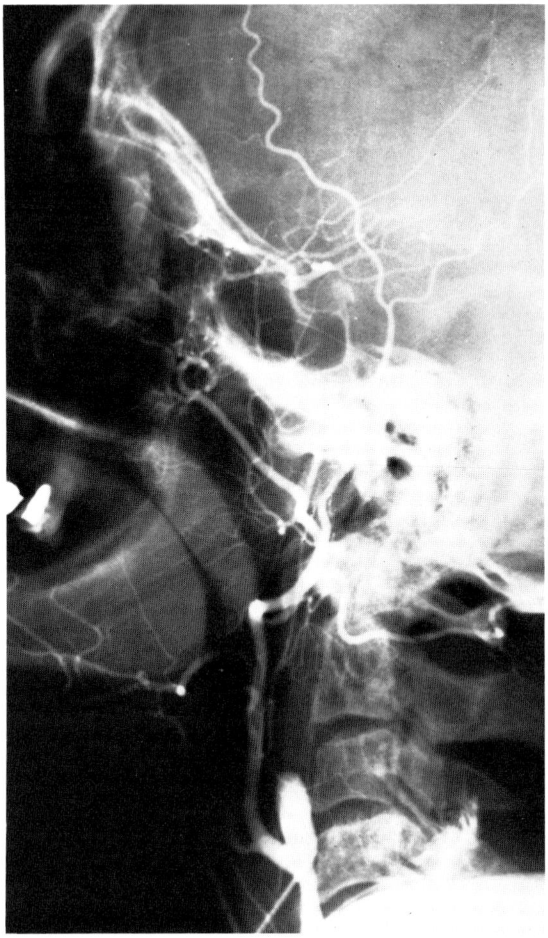

Abb. 2.**26** Thrombotischer Verschluß der A. carotis interna im Halsteil bei einem 49jährigen Mann. Über die A. maxillaris externa und die A. angularis bildete sich ein guter, angiographisch nachweisbarer Kollateralkreislauf zur A. ophthalmica und zum supraklinoidalen Teil der A. carotis interna aus. Es kam nur zu einer vorübergehenden Hemiparese mit Sprachstörung

perficialis einerseits und der A. ophthalmica zur A. carotis interna andererseits sind nicht selten auch angiographisch darzustellen. Das demonstriert Abb. 2.**26**. Der thrombotische Verschluß der A. carotis interna führte hier bei dem 49jährigen Kranken nur zu einer vorübergehenden Hemiparese und zu einer Sprachstörung, die nach 2 Tagen praktisch vollständig wieder behoben war.

Bei verschlossener Carotis interna können *über den Kollateralkreislauf* der Carotis externa mit ihren orbitalen und intrakraniellen Anastomosen sogar *kleine Embolien* in die Hemisphären gelangen und ischämische Attacken verursachen; diese sind im Bereich der Retinagefäße und auch angiographisch direkt nachgewiesen worden (76).

Ein **beidseitiger Verschluß der Karotiden** verursacht in der Regel schwere neurologische und psychische Ausfälle mit Paresen aller Extremitäten und Verlust des Bewußtseins. Ein solches Zustandsbild führt meistens relativ rasch zum Tode. Es sind aber auch Fälle beschrieben, bei denen die klinischen Symptome auffallend gering waren, wenn nämlich die kollaterale Versorgung durch genügend große Vertebralarterien und eine entsprechende Ausbildung der A. basilaris und des Circulus Willisi optimale Ausmaße erreicht. Die Angiographie der A. vertebralis kann in solchen Fällen eine völlige Darstellung beider Karotidengebiete ergeben. Sie ist aber nicht ungefährlich, weil sie den Kollateralkreislauf belastet. Wir beobachteten einen beidseitigen Verschluß der A. carotis interna bei einem 67jährigen Patienten, ohne daß neurologische Ausfälle aufgetreten waren (Abb. 2.**27**).

Als **„Moya-moya-disease"** ist eine vorwiegend in Japan auftretende Krankheit beschrieben worden, die klinisch mit ischämischen Attacken, Hirninfarkten und gelegentlich auch mit subarachnoidalen und parenchymatösen Blutungen einhergeht und meistens zum Tode führt. Angiographisch finden sich Stenosen oder *Verschlüsse im Bereich der A. carotis interna* und/oder an ihren intrakraniellen Ästen und als Besonderheit ein feines wolkenartiges Gebilde an der Schädelbasis. Es handelt sich dabei nach dem anatomischen Befund um *Neubildungen von Kollateralen mit dünnwandigen,* muskelschwachen *Gefäßen* im subarachnoidalen Raum (leptomeningeale Anastomosen), die ein abnormes angiomartiges Gefäßnetz bilden und Anastomosen zu den meningealen und ethmoidalen Gefäßen eingehen (71, 262).

Eine einheitliche Ursache der okklusiven Gefäßerkrankung und der ungewöhnlichen Kollateralenbildung im Bereich der Schädelbasis ist bisher nicht bekanntgeworden. Es fällt auf, daß sich unter den beobachteten Fällen häufiger junge Menschen befinden.

Die **Unterbindung der A. carotis communis oder interna** wird gelegentlich als therapeutische Maßnahme bei Verletzungen oder Gefäßmißbildungen erforderlich. Wir beobachten hier viel seltener neurologische Ausfälle, insbesondere dann, wenn die Unterbindung bei jugendlichen Personen mit intakten Hirngefäßen vorgenommen wird. PILCHER u. THUSS (204) kommen bei Auswertung eines umfangreichen Krankengutes zu dem Ergebnis, daß die Unterbindung der A. carotis communis nur in 20–30% der Fälle zu Lähmungserscheinungen führt. Das Auftreten von Herdsymptomen wird begünstigt, wenn die Blutversorgung über die Kollateralgefäße etwa durch Blutdruckabfall oder große Blutverluste beeinträchtigt ist. Mit dem Lebensalter nehmen die Komplikationen zu, weil die Anpassungsfähigkeit der Gefäße zurückgeht. An eine Unterbindung der Karotis können sich Thrombosierungen des

a

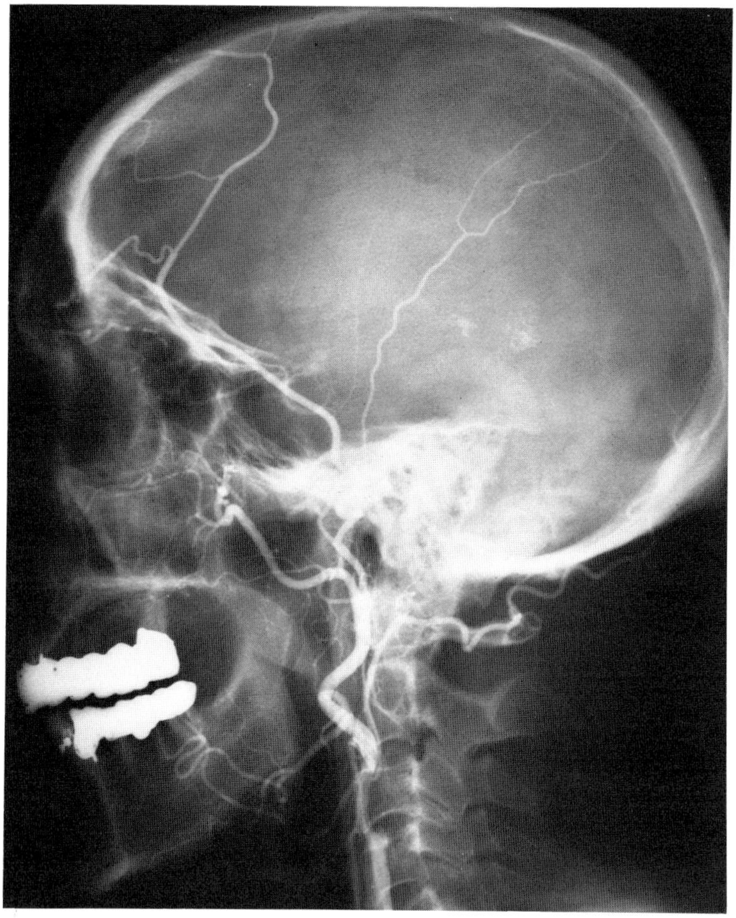

b

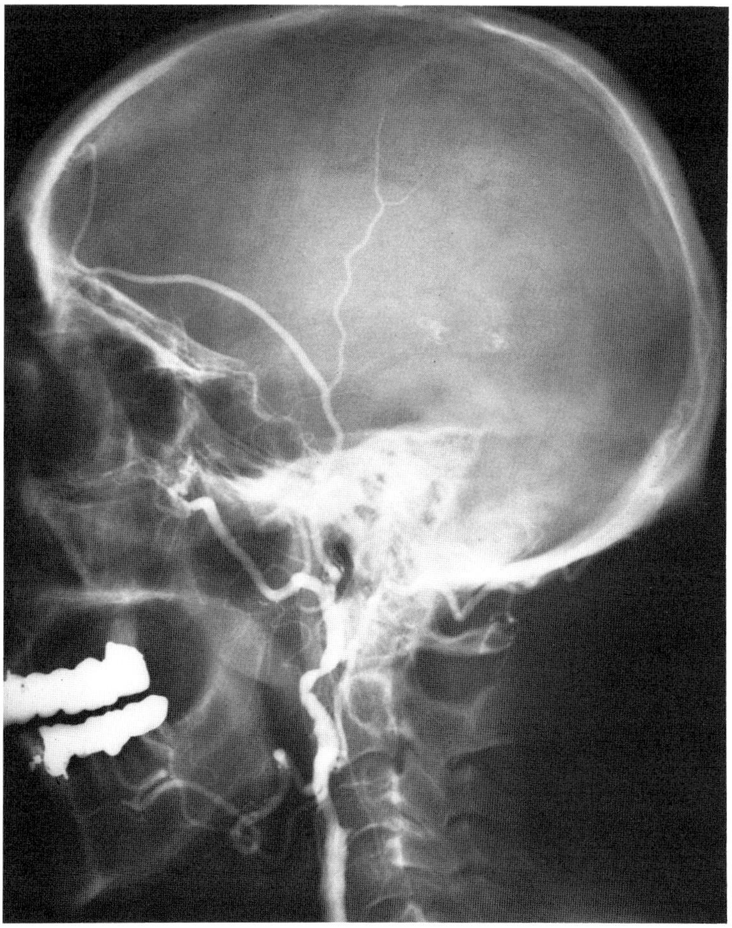

Abb. 2.**27** a–d Beiderseitiger Verschluß der A. carotis interna mit gut funktionierendem Kollateralkreislauf bei einem 67jährigen Mann. Neurologisch und psychisch waren keine Ausfälle nachzuweisen:

a u. b) Die Angiographie zeigt die Obturation der A. carotis interna links (a) und rechts (b) mit deutlichen arteriosklerotischen Wandveränderungen an der A. carotis externa, besonders auf der rechten Seite.

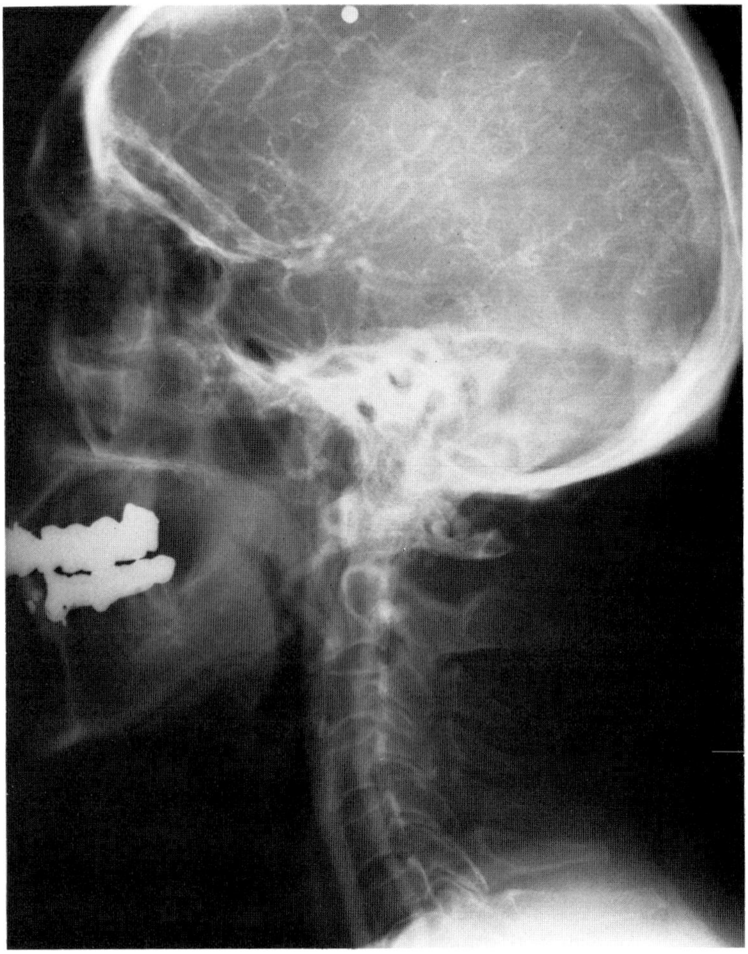

c

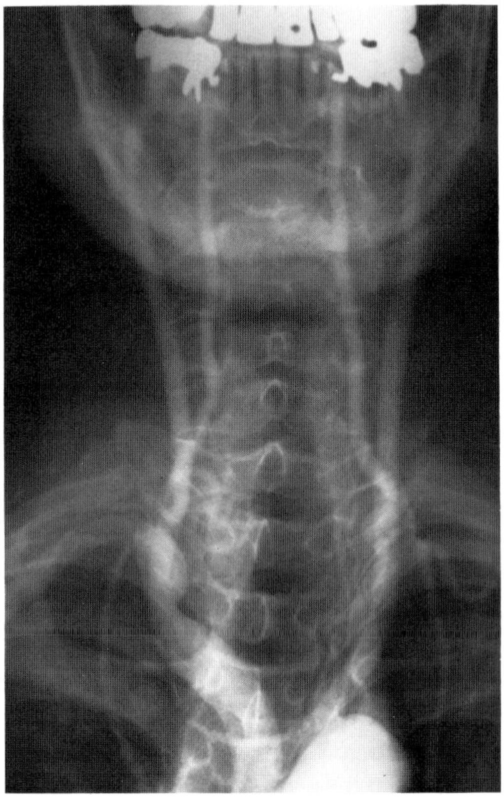

d

c u. d) Die zerebrale Zirkulation wird über den Kollateralkreislauf vorwiegend über die beiderseits erweiterten Vertebralarterien aufrechterhalten.

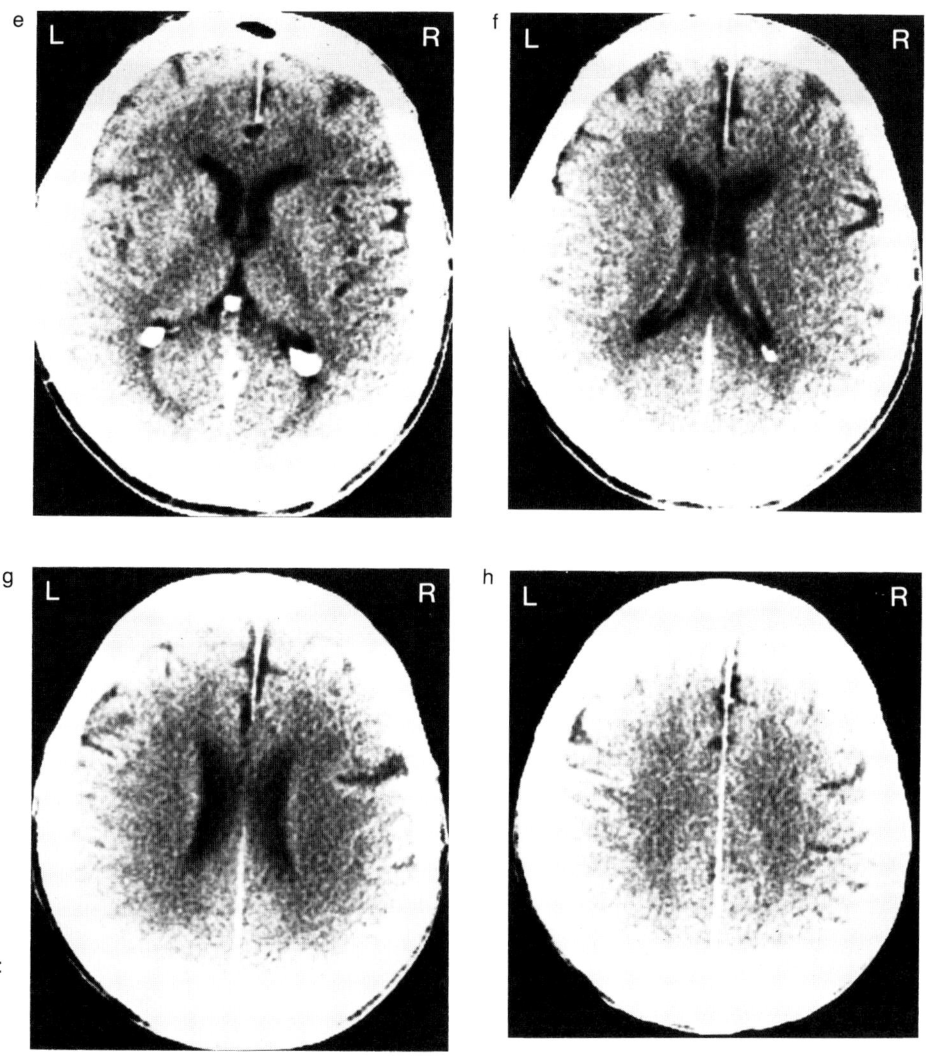

e–h) Im Computertomogramm zeigen sich weitgehend normale Verhältnisse (CT.: Prof. Dr. *H.-P. Jensen,* Kiel)

Gefäßes anschließen, die durch Fortschreiten in den Circulus arteriosus und in die Hirnarterien oder durch Embolien, die von dem Thrombus ausgehen, zu Spätkomplikationen mit Erweichungen führen.

Vereinzelt sind *Druckschäden mit Paresen an verschiedenen Hirnnerven,* z. B. Fazialis, Glossopharyngeus und Hypoglossus, durch geschlängelt verlaufende und erweiterte Karotisarterien im Halsbereich beschrieben worden (239).

Gefäßsyndrome bei intrakraniellen Verschlüssen

Arteria cerebri anterior

Die A. cerebri anterior zählt zu den Endästen der Carotis interna. Über ihren ersten Seitenast, die Heubner-Arterie, versorgt sie den vorderen Schenkel der Capsula interna, die vorderen und medialen Partien des Nucleus caudatus, einen Teil des Globus pallidus, das Septum pellucidum und den medialen Teil der vorderen Kommissur und der Columnae fornicis. Als ihre direkte Fortsetzung breitet sich die A. pericallosa mit ihren Ästen (A. frontalis anterior, A. frontalis medialis [A. supratrochlearis] und A. callosomarginalis) im Balkengebiet und an der medialen Großhirnfläche aus, greift auf die Konvexität über und verzweigt sich auch im Gyrus frontalis superior sowie in den paramedianen Teilen der Gyri prae- und postcentralis, des Gyrus parietalis superior (Lobulus parietalis superior) und im vorderen Teil des zentralen Marklagers. An den Grenzen des *Versorgungsgebietes* bestehen ausgedehnte *Anastomosen* zum Mediagebiet in den Stammganglien und an der Hirnkonvexität, zur A. cerebri posterior, im Bereich des Präkuneus und des Splenium corporis callosi. Die wichtigste Kollateralverbindung des Anteriorgebietes ist aber die A. communicans anterior, die in ihrer anatomischen Ausbildung bei etwa ⅓ aller Menschen große Variationen aufweist. Hie und da ist sie doppelt entwickelt; manchmal vereinigen sich die beiden Aa. anteriores auf eine kurze Strecke zu einem einzigen Gefäß. Die A. communicans anterior kann z. B.

auch beim Karotisverschluß einen wesentlichen Teil der Blutversorgung einer Hirnhälfte übernehmen. So ist es verständlich, daß eine Verlegung der A. cerebri anterior unterhalb des Abganges der A. communicans weit günstiger verläuft als eine oberhalb derselben.

Bei **Verschlüssen** der A. cerebri anterior haben wir mitunter schwere *psychische Veränderungen* beobachten können. Im Vordergrund stehen Interesselosigkeit, Antriebsmangel, zeitliche und örtliche Orientierungsstörungen, Apathie und Einschränkung des Bewußtseins, vor allem bei Verlegungen des linksseitigen Gefäßes. Dem entsprechen die neurochirurgischen Erfahrungen, daß nach Unterbindung der A. cerebri anterior sinistra eine Bewußtlosigkeit und vegetative Entgleisungen auftreten können, unter denen der Patient schließlich ad exitum kommt. Solche Komplikationen haben sich weitgehend vermeiden lassen, wenn man bei und nach der Unterbindung des Gefäßes einen Blutdruckabfall verhindert (77, 209).

Die motorischen Ausfälle bei Zirkulationsstörungen im Gebiet der A. cerebri anterior zeichnen sich vorwiegend durch *Lähmungen des kontralateralen Beines* aus. Die Erweichungsherde bei Anteriorverschlüssen treten im subkortikalen Mark und im Bereich des Balkens auf, während die Hirnrinde, die Orbital- und Präfrontalregion durch kollaterale Versorgung über die A. cerebri media fast stets erhalten bleiben. Critchley (77) beschrieb bei doppelseitigen Durchblutungsstörungen im Anteriorgebiet eine Paraparese, außerdem eine linksseitige *Apraxie* mit Zwangsgreifen und *psychischer Enthemmung*. Die apraktischen Störungen, die auch von anderen Autoren immer wieder hervorgehoben werden, dürften auf Erweichungen im Balkenbereich zurückzuführen sein. Auch *Sensibilitätsstörungen* von kortikalem oder kapsulärem Typus sowie *frontal ataktische Symptome* werden bei Verlegungen der A. cerebri anterior beobachtet.

Arteria cerebri media

Die A. cerebri media ist der stärkste Ast der Carotis interna; sie bildet die eigentliche Fortsetzung dieser Arterie. So ist es nicht verwunderlich, daß thrombotische oder embolische Gefäßverlegungen in diesem Gebiet weit häufiger sind als in allen anderen Hirngefäßen zusammen. In ihrem Verlauf zur Fossa Sylvii (Fossa lateralis cerebri) gibt sie die *Aa. perforantes* zu den basalen Hirnganglien ab und versorgt über die *A. orbitofrontalis anterior* bzw. *A. temporalis profunda anterior* Teile des Stirn- und Schläfenhirns. In der Fossa Sylvii erfolgt schließlich die Aufteilung in mehrere Stämme, die *A. parietalis anterior und posterior,* die *A. gyri angularis* und die *A. temporalis profunda posterior,* die das Parietalhirn, Temporalhirn und die angrenzenden Teile des Okzipitalhirns sowie das zentrale Marklager durchströmen. Erwähnung finden müssen hier noch einige kleinere Seitenäste, obwohl sie sich dem klinischen Nachweis durch die Arteriographie vielfach entziehen, weil sie sehr wichtige Zentren und Bahnen mit Blut versorgen und deswegen im Schrifttum im Zusammenhang mit zerebralen Zirkulationsstörungen immer wieder genannt werden. Es sind dies die Versorgungsarterien der Zentralregionen und der inneren Kapsel sowie der Stammganglien, die *A. rolandica* und *A. praerolandica* sowie die *Aa. striatae internae* und *externae,* zu denen auch die *Aa. lenticulostriatae,* die sog. Schlaganfallsarterien von Charcot und die *Aa. lenticulоopticae* gehören.

Das neurologische Syndrom *bei* **Gefäßverlegungen** ist auch im Mediagebiet erheblichen individuellen Schwankungen unterworfen, je nach Lokalisation des Erweichungsherdes und der Güte der kollateralen Gefäßversorgung. Die motorischen Ausfälle zeichnen sich durch eine *Hemiplegie* mit Überwiegen der Gesichts- und Armlähmungen aus und unterscheiden sich damit von dem Anteriorsyndrom. Sehr ähnlich und klinisch nicht zu differenzieren sind oftmals die Erscheinungen des Carotis-interna-Verschlusses. Die Lokaldiagnose ergibt sich jedoch ohne Schwierigkeiten aus dem arteriographischen Befund. Bei totalem Ausfall einer A. cerebri media sind meistens auch eine *Hemianopsie, halbseitige Sensibilitätsstörungen* sowie *dyspraktische Symptome* zu objektivieren. Zerebrale Anfälle treten bei etwa 10% auf. Viel schwerer sind die Ausfälle beim Rechtshänder, wenn die linke Media verlegt ist. Neben der motorischen Hemiparese und den halbseitigen Sensibilitätsausfällen stehen dann oftmals motorisch-sensorische Aphasien mit Alexie und Agraphie, apraktische sowie agnostische Störungen im Vordergrund.

Ein 38jähriger Sportlehrer, der früher außer mit einem Gelenkrheumatismus nie ernstlich erkrankt und voll leistungsfähig war, bemerkte seit Wochen bei sportlichen Leistungen eine schnellere Ermüdbarkeit und gewisse Kurzluftigkeit. Er brach eines Morgens beim Anziehen pötzlich zusammen, ohne das Bewußtsein zu verlieren, und wurde deswegen sofort in die Klinik eingeliefert. Es bestand eine Halbseitenlähmung rechts, die sehr rasch in eine Spastik überging und den Arm sowie das Fazialisgebiet weit stärker betroffen hatte als das Bein. Die Sprache war völlig ausgefallen, das Wortverständnis, das Lesen, Schreiben und Rechnen gestört. Eine geringe Sensibilitätsstörung der rechten Körperseite konnte nachgewiesen werden. Als nach mehreren Wochen die spastische Hemiparese deutlich zurückgegangen war, bestanden neben der leichten spastischen Tonusvermehrung noch ein gewisser Rigor und eine erhebliche Fingeragnosie und Apraxie. Als Ursache dieser Symptomatik konnte auch arteriographisch ein Verschluß der A. cerebri media nachgewiesen werden. Es handelte sich um eine Embolie bei einer bis dahin stumm verlaufenden Mitralstenose (Abb. 2.**28**).

Viel schwerer ist naturgemäß die klinische Diagnose, wenn nur einzelne oder geringgradige Symptome auftreten. Auch beim Verschluß der A. cerebri media haben wir gelegentlich Fälle gesehen, die ohne Hemiparese einhergingen. Iso-

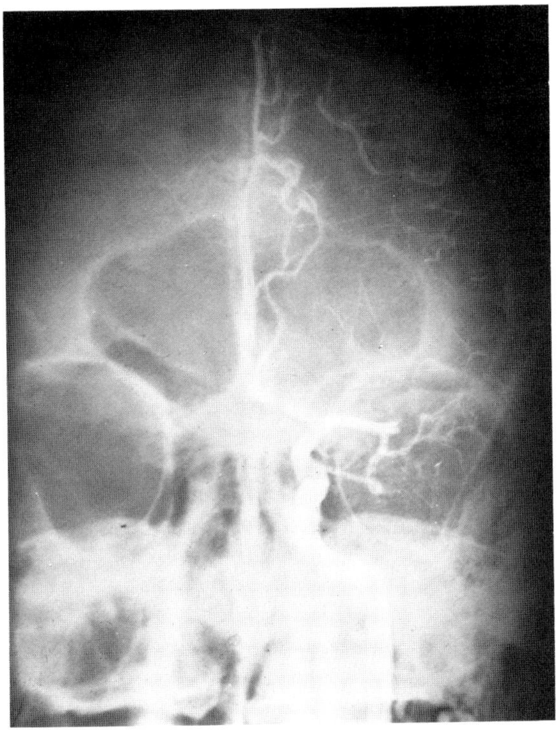

Abb. 2.**28** Verschluß der A. cerebri media links durch Embolie bei einer Mitralstenose (38jähriger Mann). Der verschließende Thrombus ragt deutlich in den dargestellten Gefäßstumpf der Media vor.

lierte Monoparesen deuten darauf hin, daß nur ein rindennahe gelegener Gewebsschaden besteht. Manchmal ist eine zentrale Fazialisschwäche das einzige motorische Ausfallssymptom. Abb. 2.**49**a zeigt eine solche Beobachtung mit Verschluß der Sylvius-Gruppe und hochgradiger Einengung der Karotis und A. cerebri anterior. Wir fanden keine motorischen und sensiblen Ausfälle, abgesehen von einer geringgradigen zentralen Fazialisschwäche rechts. Im akuten Stadium waren sensorisch-aphasische Störungen mit unvollständiger Alexie, Agraphie, Akalkulie und Autotopagnosie zu objektivieren, die sich weitgehend zurückbildeten. Über die A. communicans posterior und die A. cerebri posterior hatte sich ein umfangreicher Kollateralkreislauf ausgebildet, der das Mediagebiet versorgte (vgl. Abb. 2.**49**b). Die Symptome waren in mehreren Schüben, zuerst mit kurzdauerndem Schleiersehen, dann unter Parästhesien und Wortfindungsstörungen und schließlich mit Kopfschmerzen, Erbrechen und aphasischen Erscheinungen im Verlaufe von 6 Monaten aufgetreten.

Der **Verschluß einzelner Äste** *der A. cerebri media* ist diagnostisch noch schwieriger, zumal sich die kleineren Seitenäste oft auch dem arteriographischen Nachweis entziehen. Die Verlegung kann im Angiogramm nur dann diagnostiziert werden, wenn die Füllung im Gefäßverlauf an irgendeiner Stelle plötzlich endet, nicht dagegen, wenn eine kleinere Arterie sich der Darstellung überhaupt entzieht.

Ein Ausfall der *A. temporalis profunda anterior der linken Seite* kann zu einer mehr oder weniger ausgeprägten sensorischen Aphasie führen. Diese fehlt bei einem Mediasyndrom der linken Seite, wenn der Verschluß hinter dem Abgang der A. temporalis anterior liegt. Die Verlegung der A. cerebri media rechts nach Abgang der A. temporalis anterior unterscheidet sich nicht von einem totalen Verschluß.

Der Ausfall der *A. parietalis anterior* geht mit Sensibilitätsstörungen einher. Foix u. Lévy (99) haben bei linkshirnigem Sitz das Syndrom mit Unsicherheit in den Bewegungen der rechten Hand, mit leichter Kontraktur der Finger, dysarthrischen Sprachveränderungen und Störungen der Tiefensensibilität als *pseudothalamisch* bezeichnet. Zum Unterschied vom echten thalamischen Syndrom fehlen Mißempfindungen.

Als charakteristisch für einen Verschluß der *A. parietalis posterior* finden wir Sensibilitätsstörungen der Gegenseite sowie apraktische und agnostische Symptome, Aphasie, Agraphie, Alexie und Autotopagnosie.

Der Verschluß der linksseitigen *A. temporalis profunda posterior* geht mit sensorisch-aphasischen Störungen einher, die mit Agraphie und Alexie vergesellschaftet sind. Auch hemianopische Störungen, leichtere spastische Hemiparesen sowie ataktische Symptome werden beschrieben. Die großen Unterschiede in den Versorgungsgebieten und die erhebliche Differenz in der Ausbildung des Kollateralkreislaufs bedingen aber allenthalben ein so buntes Bild der Ausfallssyndrome, daß es aus dem klinischen Befund allein nicht möglich ist, den Verschluß einzelner Äste der A. cerebri media mit hinreichender Sicherheit zu diagnostizieren.

Arteria choroidea anterior

Die A. choroidea anterior ist ein relativ kleines Gefäß, das unterhalb der Aufzweigung in A. cerebri anterior und media vom Hauptstamm der A. carotis interna, seltener von der A. cerebri media abgeht. Ihr *Ausbreitungsgebiet,* das erheblich variieren kann, umfaßt funktionell sehr wichtige Teile des Zentralnervensystems, nämlich den Tractus opticus bis zum Corpus geniculatum laterale, den hinteren Schenkel der inneren Kapsel sowie einen Teil der Fasermassen der Gratiolet-Sehstrahlung und der Stammganglien. Auch die Kerngebiete des Nucleus ruber, der Substantia nigra, des Corpus Luysi (Nucleus subthalamicus) und des Thalamus werden von dieser Arterie z.T. mitversorgt.

Der Verschluß der A. choroidea anterior führt wohl konstant zu einer spastischen Hemiparese vom kapsulären Typ und zu einer Hemihypästhesie (100). Entsprechend der Schwankungsbreite des Versorgungsgebietes sind hemianopische Störungen nicht immer zu finden. Das Zusammentreffen von Hemiparese, Hemihypästhesie und thalamischen Störungen macht die Diagnose Verschluß der A. choroidea anterior wahrscheinlich, die arteriographisch oftmals nicht gesichert werden kann.

Arteria cerebri posterior

Die beiden Aa. cerebri posteriores gehen in der Regel T-förmig aus der A. basilaris hervor und sind durch die Aa. communicantes posteriores mit den Karotiden verbunden. Nicht selten, in etwa 10% der Fälle, entspringt die A. cerebri posterior auch direkt aus der Carotis interna und kann durch eine Karotisangiographie röntgenologisch zur Darstellung gebracht werden. Mit seinen Hauptästen, der *A. quadrigeminalis,* der *A. temporalis inferior* und der *A. occipitalis,* versorgt dieses Gefäß die Gegend der Corpora quadrigemina, die Unterfläche des Temporallappens und das Okzipitalhirn, den okzipitalen Teil des Balkens, den Gyrus parahippocampalis sowie Teile der Hirnschenkel und des Thalamus. Unter den kleineren Seitenarterien sind die Aa. pedunculares, die Aa. thalamoperforatae, die Aa. thalamogeniculatae und die A. choroidea posterior zu nennen, die sich an der Vaskularisation des Mittelhirns beteiligen. Von Bedeutung sind die **Anastomosen** zum Mediagebiet im Bereich des Temporallappens und zum Versorgungsgebiet der A. cerebri anterior im Lobus occipitalis über die A. occipitalis (vgl. Abb. 2.**49**).

Die *Verlegung* der A. cerebri posterior oder der A. occipitalis verursacht eine *Hemianopsie,* die meistens mit *optisch-agnostischen Störungen,* Alexie und Agraphie kombiniert auftritt.
Die Hemianopsie kann auf einen Quadranten beschränkt bleiben. Im Gegensatz zum Verlegungssyndrom der A. choroidea anterior betrifft die *Quadrantenhemianopsie* aber den unteren Quadranten.
Wir haben bei 2 Patienten, die an einer Arteriosklerose der Hirnarterien mit rezidivierenden zerebralen Durchblutungsstörungen litten, einen nahezu totalen Visusverlust durch bilaterale Infarzierungen in beiden Okzipitallappen beobachtet; die Infarkte konnten durch die Computertomographie gesichert werden.
v. Stockert (258) hat einen beidseitigen Verschluß der A. calcarina mit Blindheit beschrieben. Optische *Halluzinationen* und Orientierungsstörungen im Raum können das Bild vervollständigen. Bei Ausfall der Aa. thalamoperforatae soll nach Chiray u. Mitarb. (68) das *obere Rubersyndrom* auftreten, charakterisiert durch einen homolateralen Intentionstremor und Hemiasynergie, wobei auch thalamische Symptome der Gegenseite in Erscheinung treten können.
Alexie ohne Agraphie: Ein isolierter Ausfall des Lesens ohne Einschränkung des Schreibens oder der Sprachfunktionen kann als sehr seltene Störung bei Läsionen des linken Okzipitallappens durch Verschluß der A. cerebri posterior ausgelöst werden, aber auch durch Tumoren, Traumen und umschriebene Blutungen im Okzipitallappen.

Arteria cerebelli inferior posterior

Von allen Gefäßsyndromen der hinteren Schädelgrube ist der Verschluß der A. cerebelli inferior posterior am besten bekannt und am häufigsten beschrieben worden. Als letzter und stärkster Ast entpringt dieses Gefäß aus dem Hauptstamm der Vertebralis, kurz bevor sich die Vertebralarterien beider Seiten zur A. basilaris vereinigen, und *versorgt* mit zahlreichen Seitenästen entlang den Vagus-, Glossopharyngeus- und Vestibulariswurzeln große Teile der *Medulla oblongata* von der Basis bis zu den vegetativen Kernen der Substantia reticularis grisea.

Der *Verschluß* der A. cerebelli inferior posterior verursacht am häufigsten Infarkte der lateralen Medulla oblongata in Höhe der mittleren und unteren Olive und ruft das Syndrom einer akuten apoplektiformen Bulbärparalyse hervor, das von Wallenberg (283) besonders instruktiv anhand von autoptisch kontrollierten Befunden dargestellt wurde und deswegen allgemein als *Wallenberg-Syndrom* bekannt ist. Infarkte der lateralen Medulla können ebenso durch Verschluß der A. vertebralis in ihrem intrakraniellen Abschnitt und durch Verlegung kleinerer Zweige der Vertebralis entstehen.
Das topisch-diagnostische Leitsymptom ist die *gekreuzte dissoziierte Empfindungsstörung.* Durch Unterbrechung der spinalen Trigeminuswurzel kommt es zu homolateralen Sensibilitätsausfällen im Gesichtsbereich, vorwiegend zu Thermanästhesie und Analgesie der homolateralen Gesichtshälfte mit Verlust des Kornealreflexes (gelegentlich auch Herabsetzung der Berührungsempfindung), während durch Affektion des Tractus spinothalamicus die Wärme- und Schmerzempfindung des Körpers auf der Gegenseite gestört oder abgeschwächt ist. Wir haben die Ausdehnung dieser dissoziierten Empfindungsstörung der Gegenseite sehr unterschiedlich gefunden; besonders die Ausfälle der oberen Segmente bis etwa zur Höhe der Brustwarzen können fehlen, ebenso wie eine homolaterale Störung der Tiefensensibilität, die nur dann in Erscheinung tritt, wenn der Herd sehr weit nach kaudal reicht und die zur gekreuzten Schleife ziehenden Fibrae arcuatae internae aus den Goll- und Burdach-Kernen mit erfaßt. Damit ist dann eine Bewegungsataxie im Arm und bei kaudalen Herden auch im Bein verbunden. Unterbrechung der olivozerebellären bzw. der spinozerebellären Bahnen und des Corpus restiforme (Pedunculus cerebellaris inferior) bewirken eine *Kleinhirnataxie* mit Schwindel und meistens auch eine ausgesprochene *Lateropulsion* zur Herdseite. Diese Symptome sind aber ebenso wie

die homolaterale Geschmacksstörung und das nicht seltene *bulbäre Horner-Syndrom* (beiderseitige Ptose, Miose und Enophthalmus durch Schädigung der Substantia reticularis) meistens nur anfänglich nachweisbar und bilden sich rasch zurück. Als klassische Zeichen der Bulbärparalyse sind mehr oder weniger schwere, oftmals zum Tode führende *Ausfälle der Vagus- und Glossopharyngeuskerngebiete* zu nennen: Schlucklähmung, Dysarthrie, Singultus, Erbrechen, Dyspnoe, Aphonie und homolaterale Gaumensegelparese mit Fehlen des Rachen- und Würgreflexes, weiter Tachykardie und gelegentlich halbseitiges Schwitzen der Gegenseite mit Blässe und Kälte der Haut. Das *Syndrom der bulbär bedingten thermoregulatorischen und vasomotorischen Hemiplegie* (247) kann sich aber auch bei höherem Sitz des Herdes in der Brückenhaube einstellen. Zur Vervollständigung des Bildes müssen schließlich noch die homolaterale *Fazialisparese,* eine gelegentlich auftretende homolaterale *Abduzenslähmung* und der *Horizontalnystagmus* erwähnt werden, der zur Herdseite stärker als zur Gegenseite ausgeprägt ist und mitunter auch mit einer Blicklähmung zur Herdseite gefunden wird. Der XI. und XII. Hirnnerv sowie der Akustikus bleiben meistens frei beim Verschluß der A. cerebelli inferior posterior. Ebenso werden spastische Symptome und Reflexstörungen im allgemeinen vermißt. Wie bei allen durch Gefäßverschluß bedingten Syndromen schwankt die Ausdehnung des Herdes und damit die Symptomatik mit den Variationen des Versorgungsbereiches und der kollateralen Gefäßversorgung. Auch beim Wallenberg-Syndrom lassen sich vielfach die Ausfälle nur im akuten Stadium nachweisen und bilden sich mit der Zunahme der Kollateralversorgung und dem Rückgang des lokalen Hirnödems teilweise wieder zurück.

Ein *„inkomplettes"* Wallenberg-Syndrom oder darüber hinausgehende Symptome zeigen, daß die zugrundeliegenden Infarkte der lateralen Medulla oblongata unterschiedliche Ausdehnung haben können, sei es durch Variationen des Gefäßnetzes der A. cerebelli inferior posterior, sei es durch Einbeziehung der A. vertebralis und kleinerer Vertebralisäste in den Gefäßprozeß.

Arteria cerebelli superior

Nicht so eindeutig definiert und auch nicht so konstant in seiner Symptomatik ist das Verlegungssyndrom der A. cerebelli superior. Sie entspringt paarig aus der A. basilaris nahe der Teilungsstelle dieses Gefäßes in die beiden Aa. cerebri posteriores und zieht unter dem Tentorium cerebelli zur oberen Fläche des Kleinhirns, das sie weitgehend versorgt.

Der *Verschluß dieses Gefäßes* führt deswegen vorwiegend zu zerebellaren Symptomen, die den anatomischen Läsionen im homolateralen Nucleus dentatus, im Globus anterior simplex und ensiformis, im Bindearm, im Gower-Traktus und im Corpus restiforme, daneben aber auch in der lateralen Schleife und in den unteren Abschnitten der mesenzephalen Trigeminuswurzel entsprechen.

Das klinische Bild ist durch Symptome des Kleinhirns und der oralen Brückenhaube charakterisiert. Homolateral bestehen eine *Hypotonie* der Extremitäten und eine *Ataxie* bei Bewegungen. Gestört sind hauptsächlich die Gemeinschaftsbewegungen, die das Zusammenarbeiten ausgedehnter Muskelgruppen erfordern. Daher können die Kranken Einzelbewegungen, z.B. Beugen oder Strecken des Fußes, Knies oder der Hüfte, noch korrekt ausführen, während beim Stehen und Gehen die Synergien versagen. Dysmetrien in den Zielbewegungen, Adiadochokinesen und Zitterbewegungen im Sinne eines Intentionstremors vervollständigen das Bild, ohne daß alle diese Symptome in jedem Falle vorhanden sein müssen. Das gilt gleichermaßen von der zerebellaren *Dysarthrie,* der homolateralen *Hypomimie* und den unwillkürlichen Zuckungen von Gaumensegel, Pharynx und Larynx, die gelegentlich dabei zur Beobachtung kommen. In etwa der Hälfte der Fälle sind bei der Verlegung der A. cerebelli superior *dissoziierte Empfindungsstörungen* der Gegenseite durch Läsion des Tractus spinothalamicus sowie Paresen im N. facialis und abducens infolge einer Kernschädigung nachweisbar. Eine homolaterale Blicklähmung wird beim Verschluß der A. cerebelli superior in ihrem Anfangsteil oft beobachtet. Kommt es nur zu einer Verlegung der Brückenäste dieser Arterie, so sind die zerebellaren Erscheinungen geringer ausgeprägt, Spontanbewegungen fehlen, und das Syndrom ist als solches nur schwer zu erkennen, weil pontine Ausfälle wie bei den Verschlüssen der kleinen Seitenäste der A. basilaris das Krankheitsbild beherrschen. Sitzt der Erweichungsherd im oralen Brückenrand, so kann er auch die in den Brükkenfuß eintretende Pyramidenbahn ganz oder teilweise unterbrechen und damit zur kontralateralen Hemiparese führen.

Arteria basilaris

Die A. basilaris beteiligt sich mit ihren größeren Ästen, den Aa. cerebelli inferiores anteriores, den Aa. cerebelli mediae und den Aa. cerebelli superiores, sowie mit einer Gruppe von kleineren Gefäßen an der Blutversorgung der oralen Abschnitte der Medulla oblongata, der Brücke und des Kleinhirns, gibt die Aa. auditivae internae zum Innenohr und Gleichgewichtsorgan ab und teilt sich schließlich T-förmig in die beiden Aa. cerebri posteriores auf, die in den Okzipitallappen des Großhirns eindringen. Das Gefäßgebiet ist durch zahlreiche Anastomosen der Gefäße untereinander sowie

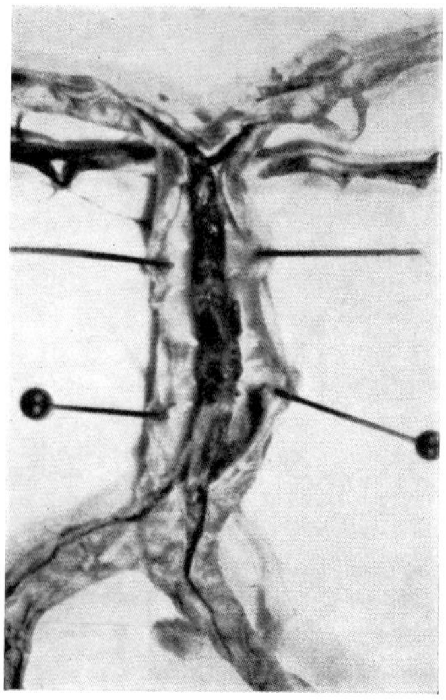

a

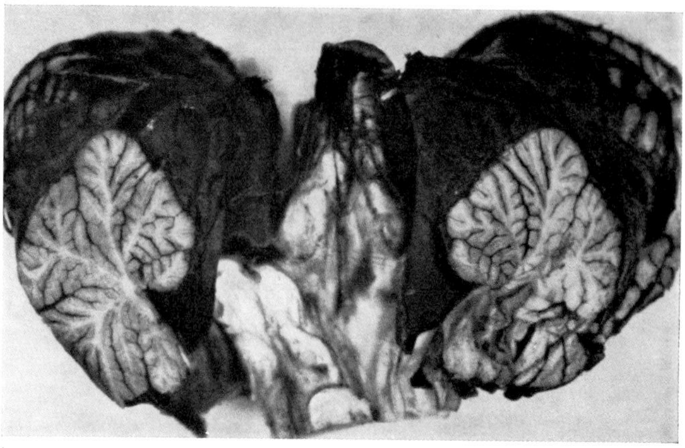

b

Abb. 2.**29** a u. b Thrombose der hochgradig sklerotischen A. basilaris (a) mit breiter Erweichung des Kleinhirns, der Brücke und der Medulla oblongata (b).

zu den Aa. cerebelli inferiores posteriores und den Aa. spinales anteriores des Vertebralisgebietes und zu den Aa. cerebri posteriores verbunden. Die A. basilaris nimmt auch insofern eine Sonderstellung ein, weil sie sowohl von den Vertebralarterien als auch aus den Karotiden über die Aa. communicantes posteriores durchströmt werden kann (vgl. Abb. 2.**49**).

Die *Verlegung* der Arterie durch einen kurzen Thrombus braucht deswegen noch keine neurologischen Ausfälle nach sich zu ziehen, wenn die Kollateralverhältnisse günstig sind. Bei größerer Ausdehnung der Verlegung werden mehr und mehr die Seitenäste aus der Zirkulation ausgeschaltet, so daß umfangreiche und schwere neurologische Ausfälle resultieren.

Der Verschluß der A. basilaris ist nicht so selten, wie man gemeinhin annimmt. In den meisten Fällen handelt es sich um Thrombosen bei arteriosklerotischen Wandveränderungen, seltener um Embolien. Auch luische und unspezifische Angiitiden können einmal die Grundlage einer **Basilaristhrombose** sein, woran man bei jüngeren Menschen, wenn Diabetes und Hochdruck fehlen, immer denken muß.

Das Basilarissyndrom (Hirnstamminfarkt) ist durch doppelseitige Hirnnervenparesen einschließlich der Augenmuskelkerne charakterisiert. Beiderseits bestehen sehr enge lichtstarre Pupillen, Schluck- und Artikulationsstörungen, oftmals Singultus und vor allem eine doppelseitige Pyramidenbahnstörung mit Tetraparese und pathologischen Reflexen der Babinski-Gruppe (Locked-in-Syndrom s. S. 2.46). Das schwere Krankheitsbild setzt plötzlich mit Schwindel, Erbrechen und vorübergehenden Verwirrtheitszuständen ein und führt in kurzer Zeit zu einem tiefen komatösen Zustandsbild. Meistens tritt innerhalb von 24 Std. der Tod durch Atemlähmung und Kreislaufversagen unter dem Zeichen einer zentralen Hyperthermie ein. Nur selten werden die akuten Erscheinungen überstanden.

Wir beobachteten eine autochthone Thrombose der A. basilaris in ihrer ganzen Ausdehnung bei einer 62jährigen Frau, die an einer schweren hypertonischen Arteriosklerose litt (Abb. 2.**29**). Aus relativem Wohlbefinden kam es kurze Zeit nach dem Essen plötzlich unter heftigen Schwindelerscheinungen mit Übelkeit und Erbrechen zu einer völligen Lähmung aller Extremitäten, Schluck- und Sprachstörung. Innerhalb von 10 Min. entwickelte sich dann ein tiefes Koma mit engen, reaktionslosen Pupillen. Es kam zum Bild der *Enthirnungsstarre* mit Streckkrämpfen aller Extremitäten, die durch Schmerzreize, insbesondere durch Kneifen in die vordere Axillarfalte, immer wieder ausgelöst werden konnten. Gross u. Mitarb. (119) haben bei einem ähnlichen Zustandsbild noch Krampfanfälle beobachtet. Auch automatische „Laufbewegungen“ sind beschrieben worden.

In seiner ausführlichen Studie über die Thrombose der Basilarisarterie und die Blutversorgung des Hirnstamms legt Biemond (41) besonderen Wert auf gewisse Prodromalerscheinungen, die dem apoplektiformen Beginn oft schon Wochen und Monate vorausgehen können. Hierzu gehören Schwindelzustände mit Erbrechen, Paresen oder Taubheitsgefühle in einer Extremität oder in einer Gesichtshälfte, flüchtige Sprach- oder Gangstörungen und vorübergehende Verwirrtheitszustände, also die Symptome von transitorisch-ischämischen Attacken im Vertebralis-Basilaris-Gebiet (s. S. 2.68). Besonders bemerkenswert erscheint ein Syndrom, das sich in Schwindel, Nystagmus sowie leichter Dysarthrie äußert, wenn man durch Rückwärts- und Seitwärtsneigung des Kopfes die Blutzufuhr der arteriosklerotisch veränderten Vertebralarterien drosselt. Mit der Beschreibung der klassischen Symptomatik der Verschlüsse größerer Arterien in der hinteren Schädelgrube ist die lokalisatorische Diagnostik der

Gefäßprozesse des Hirnstammes jedoch keineswegs erschöpft. Medulla oblongata, Brücke und Mittelhirn umfassen alle zwischen Rückenmark und Gehirn verlaufenden auf- und absteigenden Bahnen und eine so große Zahl von Hirnnervenkernen auf verhältnismäßig engem Raum, daß schon ein relativ kleiner Herd sehr ausgesprochene und charakteristische Symptome hervorruft. Diese Gefäßsyndrome werden verursacht durch **Zirkulationsstörungen im Bereich der kleineren Seitenarterien** der Aa. vertebrales, der A. basilaris und der Aa. cerebelli inferiores posteriores sowie der Aa. cerebelli superiores. Die Zuordnung zu einem einzelnen Gefäß ist wegen der großen Anzahl der Versorgungsarterien, die außerordentlich viele Variationen und Anastomosierungen aufweisen, nicht möglich. Jedoch lassen sich typische Ausfälle herausschälen, die eine *Lokalisation in bestimmte Versorgungsbezirke* nach der von Foix u. Hillemand (98) vorgeschlagenen Einteilung erlauben. Danach werden die Gefäßbezirke in drei Gruppen eingeteilt:

1. *Aa. paramedianae,* die beiderseits neben der Mittellinie aufsteigen und die medialen Areale des Hirnstammes versorgen.
2. *Aa. circumferentes breves.* Sie entstammen wie die Arterien der Gruppe 1 teils direkt der Basilaris bzw. den Vertebralarterien, teils auch deren größeren Seitenästen und versorgen den lateralen Teil von Medulla und Pons. Zu dieser Gruppe ist lokalisatorisch auch die A. cerebelli inferior anterior zu rechnen.
3. *Aa. circumferentes longae.* Diese Gruppe umfaßt die drei größeren Kleinhirnarterien, deren Verschlußsyndrome bereits besprochen wurden, und die Aa. quadrigeminae. Sie versorgen das Kleinhirn und beteiligen sich durch kleine Seitenäste, die hinsichtlich des Versorgungsbezirkes vorwiegend der Gruppe 2 zuzuordnen sind, an der Durchblutung von Brücke und verlängertem Mark.

Im folgenden soll die Symptomatologie der bulbären, pontinen und pedunkulären Syndrome unter Berücksichtigung der beschriebenen Gefäßterritorien dargestellt werden.

Gefäßsyndrome der Medulla oblongata

Blutungen in die Medulla oblongata, insbesondere Massenblutungen durch Ruptur eines sklerotisch veränderten Gefäßes oder eines Aneurysmas, sind selten. Sie enden in der Regel innerhalb von wenigen Stunden tödlich und sind nicht durch therapeutische Maßnahmen zu beeinflussen.

Günstiger in ihrer Prognose, weil nicht so ausgedehnt, ist die sog. **Hämatobulbie,** die ähnlich wie die Hämatomyelie nach stumpfen Traumen des Hinterkopfes oder Nackens auftritt. Die Ausbreitung der Blutungsherde zeigt große Variationen, entsprechend auch ihre Symptomatik. Kombinationen mit paramedianen und lateralen Oblongatasyndromen kommen vor. Wir haben mehrfach Halsmarkhämatomyelien beobachten können, die sich in die Medulla fortsetzen und mehr oder weniger ausgedehnte Lähmungen der Zunge bzw. des Gaumensegels sowie halbseitige sensible Ausfälle und ein zentrales Horner-Syndrom hervorriefen. Auch ataktische Störungen der Gliedmaßen, rhythmische Zuckungen des Gaumensegels oder im Fazialisbereich und halbseitige Geschmacksstörungen sind beschrieben worden. Dabei können kleine Blutungsherde in der Medulla gänzlich ohne zerebrale Allgemeinsymptome verlaufen. Sie besitzen eine gute Rückbildungstendenz.

Weit häufiger und klinisch wichtiger sind durch Thrombose oder selten einmal auch durch Embolie bedingte *Erweichungsherde der Medulla.* Durch Verlegung eines oder mehrerer paramedianer Äste der Vertebralis und Basilaris wird das **paramediane Oblongatasyndrom** hervorgerufen. Gleichseitige Zungenparese durch Läsion der austretenden Hypoglossuswurzeln, kombiniert mit gleichseitiger Sternokleido- und Trapeziuslähmung infolge Zerstörung des Akzessoriuskernes, und gekreuzte Hemiplegie der Extremitäten durch Schädigung der Pyramidenbahnen bilden die *Jackson-Lähmung* oder *Hemiplegia alternans infima.* Sie kommt in dieser Form äußerst selten zur Beobachtung. In der Regel findet man bei dem paramedianen Oblongatasyndrom auch eine homolaterale Störung der Berührungs- und Tiefensensibilität sowie eine Bewegungsataxie, z. B. beim Finger-Nasen- und Knie-Hacken-Versuch, durch Schädigung der unteren Olive und medialen Schleife. Reicht der Erweichungsherd weiter nach kranial, so stellt sich noch eine Erschwerung des Schluckens und einseitige Kehlkopflähmung ein *(Avellis-Syndrom).*

Das **laterale Oblongatasyndrom** haben wir bereits als Wallenberg-Syndrom beschrieben (s. S. 2.40). Hervorgerufen wird die Symptomatik durch vorwiegend retroolivär gelegene Herde beim Verschluß der A. cerebelli inferior posterior oder aber, wie Foix u. Mitarb. (100) zeigen konnten, durch weiter oral gelegene, ausgedehnte Herde bei Hemmung der Blutzufuhr aus der A. cerebelli inferior anterior bzw. ihres Seitenastes der A. fossae bulbi lateralis. Eine Differenzierung zwischen vorderem und hinterem lateralem Oblongatasyndrom gelingt klinisch nicht, so daß der Streit, auf welches Gefäß das Syndrom speziell zurückzuführen ist, für die Klinik ohne Bedeutung bleibt, zumal dem Prozeß vielfach eine Thrombose der A. vertebralis zugrunde liegt (s. S. 2.29), aus der auch die A. cerebelli inferior anterior vielfach noch entspringt.

Nachzutragen bleibt im Rahmen des lateralen Syndroms der Medulla oblongata noch das *Babinski-Nageotte-Syndrom,* das bei umschriebenen

dorsolateralen Oblongataherden mit Läsion der spinozerebellaren Bahnen zum Corpus restiforme auftritt. Es ist gekennzeichnet durch zerebellare Hemiataxie mit Lateropulsion zur Herdseite, Nystagmus beim Blick zum Herd, Miose und Enophthalmus.
Äußerst selten beobachtet man medulläre Zirkulationsstörungen mit dem **Syndrom der Pyramidenbahnkreuzung.** Das Gebiet wird schon von Ästen der Aa. spinales anteriores versorgt. In der Regel findet sich auch bei einseitigen Herden eine Tetraplegie, weil die herdseitigen Pyramidenfasern noch vor der Kreuzung, die der Gegenseite nur wenig unterhalb nach erfolgter Kreuzung affiziert werden. Bei sehr kleinen Herden in den lateralen Partien der Pyramidenkreuzung ist es möglich, daß die für den Arm bestimmten Fasern nach, die für das Bein dagegen vor erfolgter Kreuzung zerstört werden. Dadurch entsteht das Syndrom der *Hemiplegia cruciata,* d.h. die Lähmung des gleichseitigen Armes und des Beines der Gegenseite.
Die Beobachtungen bei den Syndromen der Pyramidenbahnkreuzung haben immer wieder gezeigt, daß die auftretenden Paresen nur geringen spastischen Charakter aufweisen. Die Sehnenreflexe erfahren keinen nennenswerte Steigerung; das Babinski-Zehenphänomen ist aber auslösbar. Analoge Befunde sind tierexperimentell bei isolierter Durchtrennung der Pyramiden in der Medulla oblongata zu erheben (178, 271). Nach Experimenten an Affen (174, 281) ist für das Auftreten einer spastischen Parese zusätzlich die Unterbrechung des Tractus reticulospinalis erforderlich.

Differentialdiagnose der Bulbärparalyse

Die hier beschriebenen bulbären Syndrome mit akutem Beginn, die gleichzeitig nukleäre oder radikuläre Paresen von Hirnnerven, Pyramidenbahnsymptome und Ausfälle der sensiblen, zerebellaren und vegetativen Systeme umfassen, werden als **„akute apoplektische Bulbärparalyse“** zusammengefaßt. In ausgeprägter Form kommt dieses Syndrom nur zustande, wenn beiderseitige Erweichungsherde vorliegen. Ursache ist in erster Linie die *Arteriosklerose* der Aa. vertebrales und basilaris, wenn sie zum Gefäßverschluß durch Thrombose führt (Abb. 2.**29**). Auch *multiple kleinere Blutungen* in der Medulla und im Brückenfuß bei Hypertonikern haben ähnliche Bilder zur Folge.

Wir sahen einen 42jährigen Kranken, bei dem akut aus voller Gesundheit eine schwere, dysarthrische Störung der Sprache auftrat. Alle Labial- und Linguallaute waren ausgefallen, und die Vokale i, o und u konnten nur kaum verständlich gebildet werden. Gleichzeitig war das Schlucken stark behindert; die Flüssigkeiten traten z.T. aus der Nase wieder heraus. Die mimische Gesichtsmuskulatur zeigte beiderseits eine Parese, ebenso die Zunge, die nach einigen Wochen atrophische Veränderungen aufwies. Daneben fanden sich eine spastische Parese der rechten Seite sowie eine Herabsetzung der Sensibilität für alle Qualitäten. Im Liquor waren eine mäßige Zellvermehrung, geringe Steigerung des Eiweißgehaltes und eine positive Wassermann-Reaktion zu objektivieren. Der Kranke hatte 7 Jahre vorher eine Lues akquiriert.

Auch *Embolien* können selten einmal das Bild einer akuten apoplektischen Bulbärparalyse hervorrufen. Bei den *Tumoren* dieser Gegend ist das Auftreten der Symptome meist nicht so plötzlich. An basale *Aneurysmen* (s. S. 2.128) und *Hämatobulbien* muß man differentialdiagnostisch denken, ebenso an die entzündlichen Erkrankungen des Gehirns, die *Enzephalitis* und insbesondere die bulbäre Form der *Poliomyelitis*, die aber im allgemeinen aus dem Verlauf und den entzündlichen Allgemeinreaktionen gut abzugrenzen sind.
Gegenüber der **progressiven Bulbärparalyse** zeichnet sich die apoplektische durch den plötzlichen Beginn, das Fehlen der langsamen Progredienz und durch das Zurücktreten der Muskelatrophien aus, die bei der progressiven Bulbärparalyse im Rahmen der spinalen Muskelatrophie und amyotrophischen Lateralsklerose meist auch an den kleinen Handmuskeln zu finden sind.
Wichtig ist unter dem Aspekt der Lokaldiagnose die Unterscheidung von der **Pseudobulbärparalyse,** die durch doppelseitige Läsionen der supranukleären Bahnen für die unteren motorischen Hirnnerven bedingt ist. Die zentralen Neurone können auf ihrem Wege von der vorderen Zentralwindung durch das Hemisphärenmark, den Knieabschnitt der inneren Kapsel und den Hirnschenkel an jeder Stelle unterbrochen sein. Die häufigste Ursache ist auch hier die zerebrale Arteriosklerose mit oder ohne Hypertonie. Daneben können andere Gefäßprozesse oder multiple Embolien das Syndrom hervorrufen, ebenso entsprechend lokalisierte Entmarkungsherde bei der multiplen Sklerose.
Die infantile Form der Pseudobulbärparalyse gehört in den Rahmen der zerebralen Kinderlähmung durch entzündliche oder asphyktische Schädigungen des noch unreifen Gehirns vor, während und nach der Geburt.
Für die Differentialdiagnose gegenüber der apoplektischen Bulbärparalyse ergeben sich einige klinische Symptome, die aus der verschiedenen Lokalisation der Prozesse zu erklären sind. Die Pseudobulbärparalyse weist bei den Funktionsstörungen der bulbären motorischen Nerven keine Muskelatrophien und keine fibrillären Zukkungen auf, weil eine supranukleäre Störung vorliegt. Der Masseterreflex ist im Gegensatz zur apoplektischen Bulbärparalyse häufig gesteigert. Meistens sind bei der *Pseudobulbärparalyse psychische Veränderungen sowie Zwangslachen und*

-*weinen* sehr charakteristische Symptome. So können auch die willkürlich paretischen Muskeln reflektorisch in gesteigerte Tätigkeit geraten. Das gilt besonders für die mimische Muskulatur bei entsprechenden Affekten. Bei den Augenbewegungen äußert sich das dadurch, daß z. B. auf ein Geräusch hin eine Blickwendung ohne Schwierigkeit abläuft, während die entsprechende willkürliche Bewegung der Augen dem Kranken unmöglich ist. Im Mundbereich setzen sich die *primitiven Automatismen* wie Saug- und Schmatzreflex wieder durch. An den Extremitäten finden sich *spastische Lähmungen* häufig in Form von Hemi- oder Paraparesen, daneben werden *extrapyramidale Störungen* nach Art eines Parkinsonismus, gelegentlich sogar choreatische Bewegungsunruhe beobachtet, wenn die Erweichungsherde und Lakunen besonders im Striatumbereich und dem Knie der inneren Kapsel lokalisiert sind.
Bei der apoplektiformen Bulbärparalyse fehlen die Großhirnerscheinungen; die Seitendifferenzen der motorischen Hirnnervenlähmungen sind größer, und neben den motorischen Symptomen sind in der Regel sensible und zerebellare Störungen nachweisbar. Charakteristisch für die Pseudobulbärparalyse ist schließlich ein schubförmiger Verlauf mit mehreren „Schlaganfällen" in der Anamnese. Das Leiden braucht aber nicht immer apoplektiform einzusetzen, sondern kann sich langsam zunehmend entwickeln und dann zu Verwechslungen mit der progressiven Bulbärparalyse führen, die sich jedoch vermeiden lassen, wenn man die supranukleäre Symptomatik und die extrapyramidalen Störungen in Betracht zieht.
Die Pseudobulbärparalyse hat wenigstens zwei Herde zur Voraussetzung. Die früher oft vertretene Ansicht, daß ein einziger Schlaganfall niemals das volle Bild des Leidens hervorbringen könne, ist in dieser Form nicht mehr aufrechtzuerhalten. Wir haben vereinzelt auch durch einen einmaligen Insult das volle Krankheitsbild entstehen sehen.

So bei einer 63jährigen Krankenschwester, die seit Jahren an einer Hypertonie und Herzbeschwerden litt, aber bis zu diesem Ereignis immer voll ihren Dienst versehen hatte. Sie erkrankte plötzlich mit einer Bewußtlosigkeit von einigen Stunden und einer Halbseitenlähmung rechts. Nach dem Erwachen waren das Kauen und Schlucken gestört, die Sprache schleppend, dysarthrisch und monoton, der Fazialis beiderseits paretisch. Willkürlich konnten die Lider nicht geschlossen werden; dabei war der unwillkürliche Lidschlag erhalten. Die Zunge lag unbeweglich am Mundboden; das Gaumensegel hing schlaff. Bei Berührung der Lippen kam es zum Saugreflex. Störungen der Blickbewegungen fehlten, ebenso sensible und extrapyramidale Symptome. Ausgeprägt waren indes eine Affektlabilität und die psychische Veränderung mit häufigem Zwangsweinen. Der Liquor zeigte regelrechte Zellzahlen und Eiweißverhältnisse. An der Diagnose einer Pseudobulbärparalyse, die auf eine hypertonische Arteriosklerose der Hirngefäße zurückgeführt werden konnte, war nach dem klinischen Befund nicht zu zweifeln.

Ob hier bei *einem* zerebralen Insult gleichzeitig in beiden Hirnhälften Erweichungsherde verursacht wurden oder ob bereits vorher ein kleinerer Herd bestand, ohne subjektive und objektive Symptome auszulösen, ist naturgemäß nach der Klinik nicht mehr zu entscheiden.

Gefäßsyndrome des Pons

Blutungen des Pons sind vorwiegend im Bereich der Brückenhaube lokalisiert und kommen überwiegend bei Hypertonie vor. Sie verlaufen, wie die Blutungen in der Oblongata, meistens innerhalb von 24 Std. durch Atemlähmung tödlich. Bei Durchbruch in den IV. Ventrikel führt die *Ventrikeltamponade* in der Regel zu dem Bild der *Enthirnungsstarre* (s. S. 2.55 u. 2.42).
Wenn eine Brückenblutung überstanden wird und die fast regelmäßigen vegetativen Begleiterscheinungen (Atemstörungen, Blutdrucksteigerung, Pupillenstörungen, Hyperthermie) abgeklungen sind, bietet sich klinisch nicht ein der Gefäßverteilung entsprechendes reines paramedianes oder laterales Brückensyndrom, sondern die *Ausfälle entsprechen dem Haubengebiet,* das bekanntlich am häufigsten durch Blutungen affiziert wird, und ragen mehr oder weniger weit in die anderen Gefäßgebiete hinein.
Das **Syndrom** der oralen **Brückenhaube** durch Verlegung der A. cerebelli superior ist bereits ausführlich dargestellt worden (s. S. 2.41). Im kaudalen Bereich, der durch die A. cerebelli media und daneben durch die Aa. circumferentes breves versorgt wird, führen die Läsionen zu herdseitigen Abduzens- und Fazialisparesen sowie Sensibilitätsstörungen für alle Qualitäten im Trigeminusbereich und kontralateral am Stamm. Auch Myoklonien am Gaumensegel und am Rachen werden beobachtet, daneben Blickparesen zur Herdseite und gelegentlich pseudobulbäre Symptome durch Unterbrechung der zentralen Bahnen zu den unteren Hirnnervenkernen.
Ein *lateraler Herd in der untersten Ponshaube* bewirkt noch das Syndrom der gekreuzten dissoziierten Empfindungsstörung. Reicht die Läsion weiter nach kranial, so werden auch die verschiedenen pontinen Hirnnervenkerne mit geschädigt. Es kommt weiter zu einer Störung der Pyramidenbahn, wenn der Herd nach medial bis in den Brückenfuß ausgedehnt ist. So sind einige bekannte klinische Syndrome der Hemiplegia alternans zu erklären. Die *Millard-Gubler-Lähmung* liegt vor, wenn mit einer herdseitigen Fazialisparese eine kontralaterale Extremitätenlähmung kombiniert ist. Gelegentlich ist auch der Abduzens der Herdseite mit einbezogen.
Fazialis- und Abduzenslähmung mit Blickparese

zur Herdseite durch Zerstörung des pontinen Blickzentrums und kontralaterale Spastik der Extremitäten bezeichnen wir als *Foville-Lähmung*. Tumoren oder Abszesse – seltener Zirkulationsstörungen – dieser Gegend führen oft nicht zu einem Ausfall des Fazialiskerns, sondern zu einer Reizung mit tonischen oder klonischen Krämpfen der Gesichtsmuskulatur, ein Erscheinungsbild, das als *Brissaud-Syndrom* bekannt ist.

Mediale Herde der Ponshaube gehen regelmäßig mit einem Nystagmus und einer konjugierten Blicklähmung einher, weil das hintere Längsbündel geschädigt ist. Dabei kommen gelegentlich Deviationen der Bulbi zur anderen Seite und eigenartige Visionen vor, die sich subjektiv darin äußern, daß dem Kranken die Zimmerwände gekrümmt oder verschieblich erscheinen und daß er die Personen, die sich im Zimmer bewegen, durch die Wände in die Nebenräume übertreten sieht. Diese seltsamen optischen Störungen, die fast immer mit Nystagmus und Doppelsehen einhergehen, werden als *Pick-Visionen* bezeichnet.

Eine 37jährige Patientin, die klinisch ein ausgesprochenes Syndrom der medialen Ponshaube bot, berichtete uns, sie habe schon mehrfach eigenartige optische Sinnestäuschungen erlebt. So sei sie einmal zum Gelächter ihrer Gäste erschreckt aufgefahren, weil sie die Weinflasche umstürzen sah, die in Wirklichkeit unberührt auf dem Tische stand.

Ausgedehnte Herde in der Brückenhaube rufen neben Nystagmus und Blicklähmung auch herdseitige Fazialis-, Abduzens- und Trigeminuslähmungen hervor und führen zu einer Leitungsstörung der zentralen Hörbahn mit Dysakusien *(Gasperini-Syndrom)*. Es kommt bei einseitiger Läsion der lateralen Schleife im Bereich des Stammhirns nicht zu einer zentralen Taubheit, weil auch die zentrale Hörbahn doppelseitig vertreten ist. Jedoch werden Störungen der Lautdifferenzierung, des Klangcharakters und der Perzeptionsdauer sowie Differenzen in der Tonhöhe beim Hören mit dem einen oder anderen Ohr beobachtet.

Als typisches Brückensyndrom im Gefäßgebiet der Aa. paramedianae ist das **paramediane Ponssyndrom** anzusprechen, bei dem eine kontralaterale Hemiplegie im Vordergrund steht. Arme und Beine sind dabei gleichmäßig betroffen, und es fehlen alle Großhirnsymptome. Auch vegetative Erscheinungen wie Bewußtseinsstörungen, Schwindel, Erbrechen usw. werden vermißt. Anfangs können leichte Sensibilitätsstörungen vorhanden sein, ebenso geringe ataktische Symptome der Herdseite, die durch Schädigung von Faserbündeln entstehen, die den Brückenfuß auf dem Wege zu den Brachia pontis (Pedunculi cerebellares medii) durchlaufen. Die anfangs schlaffe Lähmung geht später in eine Spastik über.

Bei doppelseitiger Verlegung von paramedianen Ästen der A. basilaris entsteht das *ventrale Ponssyndrom*, das nach seiner klinischen Symptomatologie auch als **„Locked-in-Syndrom"** (Syndrom des „Eingeschlossenseins") bezeichnet wird. Anatomisch finden sich bilaterale Läsionen im Bereich der Brücke und Pedunculi cerebri mit Unterbrechung der Pyramidenbahn, der kortikobulbären Bahnen, der Bahnen für horizontale Blickbewegungen und der postnukleären Okulomotoriusfasern. Klinisch besteht eine *Tetraparese mit vollständiger Bewegungsunfähigkeit;* lediglich gewisse Funktionen des III. Hirnnervs mit vertikalen Augenbewegungen und Blinzeln sind in der Regel vorhanden. Zeichen für ein erhaltenes Bewußtsein finden sich im EEG. Der Kranke registriert seine Umwelt, kann aber nur durch die erhaltenen Augenbewegungen noch gewisse Kontakte aufnehmen. Bei inkompletter Ausbildung des Syndroms können weitere Bewegungsreste vorhanden sein, so daß sich erhebliche Schwankungen dieses Bildes ergeben (14, 238).

Bei einem 43jährigen Patienten (Raucher, 20 Zigaretten/Tag, Hypertonie 180/110 mmHg) kam es bei der Morgentoilette zu Schwindelattacken, Erbrechen, Schweißausbruch und Parästhesien in der rechten Gesichtshälfte. Der Patient verlor sehr rasch das Bewußtsein und kam etwa ½ Std. später im tiefen Koma zur stationären Aufnahme. Es bestand eine Tetraparese mit zeitweise auftretenden Strecksynergismen und vorübergehender Atemlähmung. Etwa 24 Std. später war eine beschränkte Kontaktaufnahme und Verständigung durch Augenlidbewegungen wieder möglich. Die Störungen der vegetativen Funktionen waren ausgeglichen. Der Kranke war völlig bewegungslos; lediglich vertikale Augenbewegungen und Lidbewegungen waren möglich; die Pupillen reagierten; Korneareflexe konnten ausgelöst werden. Beiderseits waren pathologische Reflexe der Babinski-Gruppe auslösbar; auf Schmerzreize erfolgte keine Reaktion.

Im Echoenzephalogramm waren Massenverschiebungen nicht zu objektivieren. Die Doppler-Sonographie deckte eine deutlich verminderte systolische und diastolische Strömungsgeschwindigkeit in den Aa. vertebrales wie bei Basilarisverschluß auf. Die Karotiden waren unauffällig. Dieser Befund wurde durch die Angiographie bestätigt; der Verschluß der A. basilaris reichte über eine Strecke von etwa 8 mm rostral der Bifurkation. Im kranialen Computertomogramm war eine nicht sehr ausgeprägte hypodense Zone im Ponsbereich nachzuweisen. Das EEG zeigte mäßiggradige Allgemeinveränderungen bei noch erhaltener, wenn auch verlangsamter und niedriger Alphatätigkeit. Der Kranke verstarb 5 Tage nach dem akuten Ereignis im Versagen der zentralen Regulation.

Spastische Paraparesen mit Aussparung der Arme sind bei mehr dorsal gelegenen beidseitigen Brückenfußherden beschrieben worden (166).

Das **laterale Ponssyndrom** entsteht durch Verlegungen im Bereich der Aa. circumferentes breves. Ihm liegt eine Erweichung im lateralen Brückenfuß zugrunde, die sich in die ventrolaterale Brückenhaube entsprechend dem Versorgungsgebiet der Gefäße fortsetzt. Klinisch finden sich demzufolge durch Schädigung des Brückenarmes auf der Herdseite eine Ataxie mit Asynergie und Adiadochokinese, durch Zerstörung des Tractus spinothalamicus eine kontralaterale dissoziierte Empfindungsstörung und, wenn der Trigeminus im Wurzel- und Kerngebiet mitaffiziert ist, eine herdseitige Sensibilitätsstörung für alle Qualitäten im Gesicht. Bei Brückenherden können Spontanschmerzen selbst in den analgetischen Bezirken auftreten. Ebenso finden sich die bereits mehrfach erwähnten Myorhythmien von Gaumensegel und Schlund, die auf eine Läsion der zentralen Haubenbahn zurückgeführt werden. Auch ein zentrales Horner-Syndrom und gleichseitige Vasodilatationen, Temperaturerhöhung und Störungen der Schweißsekretion werden beobachtet, wenn auch weniger häufig als bei Oblongataherden.

Gefäßsyndrome des Mittelhirns

Bei den Gefäßsyndromen der Pars intermedia des Hirnstammes besitzen die Affektionen des Nucleus ruber und der Okulomotoriuskerne eine wichtige lokaldiagnostische Bedeutung. Die *Gefäßversorgung* erfolgt über die Rr. retromamillares, die aus der Teilungsstelle der A. basilaris bzw. den Aa. cerebri posteriores entspringen. Insbesondere zwei Äste sind es, deren Verlegung zu gut charakterisierten Symptomenkomplexen führt, ein hinterer Ast, der von der Fossa interpeduncularis aus zwischen Raphe und Nucleus ruber aufsteigt, die mediale Hälfte des roten Kerns versorgt und bis zum Okulomotoriuskern zieht, und ein vorderer Ast, die A. rubrothalamica, die kranial vom Okulomotoriuskern die oralen Teile des Ruber und das Grenzgebiet zum Thalamus durchblutet.

Am häufigsten sehen wir das **untere Syndrom des Nucleus ruber:** *Okulomotoriusparese der Herdseite* und *extrapyramidale Störungen der Gegenseite.* Nothnagel beschrieb 1879 als erster das Syndrom der einseitigen Okulomotoriusparese, verbunden mit kontralateraler Ataxie, das deswegen auch Nothnagel-Syndrom genannt wird, und zeigte die Läsion der Corpora quadrigemina posteriores.

Nicht immer kommt es zu einem kompletten Ausfall des III. Hirnnervs. Funktionsstörungen des Rectus superior und inferior können fehlen. Regelmäßig wird jedoch eine Internusparese und meistens auch eine Ptose beobachtet. Ist das hintere Längsbündel in den Herd einbezogen, können Blickparese zur Herdseite oder nur eine Hemmung der Adduktionsbewegung des gegenseitigen Auges das Bild abrunden. Die Ausfälle von seiten des roten Kerns betreffen die Gegenseite. Eine bilaterale Ausbildung des Syndroms ist vereinzelt beobachtet worden. Neben Hemiataxie, Adiadochokinese und Intentionstremor findet sich häufig eine Hemiparese mit Tonussteigerung und gesteigerten Reflexen. Kontraktionen am Bein in Flexionsstellung können dabei auftreten. Sie sind auf die Verletzung des roten Kerns zu beziehen. Hypotone Paresen kommen beim unteren Rubersyndrom seltener vor.

Treten zusätzlich kontralaterale Hyperkinesen in Erscheinung, so haben wir das *Benedikt-Syndrom* im engeren Sinne vor uns. In der Mehrzahl der Fälle sind diese Hyperkinesen choreiform, oft von sakkadierendem oder tremorartigem Charakter. Sie werden in der Regel bei affektiven Erregungen oder intendierten Bewegungen verstärkt. Die nicht seltenen Myorhythmien und Myoklonien beruhen auf einer Läsion des Nucleus ruber bzw. der aus ihm hervorgehenden zentralen Haubenbahnen. Um einen echten Ruhetremor handelt es sich, wenn eine Schädigung der benachbarten Substantia nigra besteht.

Das **obere Rubersyndrom** ist weit schwerer zu erkennen, weil die *Okulomotoriuslähmung* fehlt. Sonst finden sich auf der kontralateralen Seite neben *Hemiparese, Rigor,* Hemiataxie und Dysdiadochokinese die beschriebenen *Hyperkinesen.* Durch Läsion der medialen Schleife am Übergang zum Thalamus können leichte *Sensibilitätsstörungen* hinzukommen, die ebenfalls auf der Gegenseite lokalisiert sind und damit eine Unterscheidung von dem Verlegungssyndrom der A. cerebelli superior gestatten.

Relativ häufig beobachtet man bei Herden im Hirnschenkelfuß eine **Weber-Lähmung** oder **Hemiplegia alternans superior,** wenn gleichzeitig Pyramidenbahn und Wurzelgebiet des Okulomotorius geschädigt wurden. Eine homolaterale Augenmuskellähmung ist dann mit einer spastischen Hemiparese der Gegenseite einschließlich des Fazialis kombiniert.

Das **Syndrom der internukleären Augenmuskellähmung** besteht darin, daß die Adduktionsbewegung des einen Auges beim Seitwärtsblicken ausfällt, obwohl diese z. B. bei der Konvergenz erhalten ist. Verbunden mit Schwindel und Erbrechen tritt das Erscheinungsbild meist plötzlich auf. Man verwechselt bei nur flüchtiger Untersuchung das Syndrom leicht mit einer isolierten Internusparese. Pupillenstörungen fehlen, ebenso Lähmungen anderer Augenmuskeln. Häufig wird aber dabei ein horizontaler Nystagmus des abduzierten Auges beobachtet. Auch vertikale und rotatorische Nystagmusformen kommen vor. Eine Differenz in der Vertikaleinstellung der Augen haben Cogan u. Mitarb. (72) 6mal unter 8 Fällen beobachtet. Auch Blicklähmungen nach oben kommen vor. Lokalisatorisch handelt es sich um eine Läsion des hinteren Längsbündels der Gegenseite im Bereich der unteren Mittelhirnabschnitte und in der vorderen Brücke, wodurch der Impuls bei Blickwendungen nicht auf die andere Seite übertragen werden kann.

Eine einseitige internukleäre Ophthalmoplegie durch einen kleinen Gefäßherd im Mittelhirn beobachteten wir bei einer 45jährigen Frau, die plötzlich mit Schwindel, Sehen von Doppelbildern und Benommenheit erkrankte. Bei der Untersuchung fiel auf, daß bei Blickwendung nach links die Adduktion des rechten Bulbus fehlte, so daß zunächst an eine Internusparese rechts gedacht wurde. Diese Bewegung war jedoch bei der Konvergenzreaktion erhalten. Es bestanden weiter eine Blickparese nach oben und ein beidseitiger Nystagmus. Pupillenstörungen fehlten.
Der Prozeß war jedoch nicht auf das hintere Längsbündel im kaudalen Mittelhirn beschränkt, sondern hatte auch zu einer Schädigung im Bereich des Nucleus ruber, der Trigeminusschleife und des Tractus spinothalamicus geführt, so daß sich das untere Rubersyndrom ergab. Auf der linken Seite, d.h. kontralateral der Internusparese, bestanden eine Ataxie mit Fallneigung nach links, eine Adiadochokinese und ein Intentionszittern geringen Grades sowie eine deutliche Hypotonie. Dabei waren die Reflexe links lebhafter als rechts. Kloni und Pyramidenbahnsymptome fehlten, ebenso Hyperkinesen. Die Mundschleimhaut und die linke Zungenseite erwiesen sich anästhetisch, die Gesichtshaut hypästhetisch, und der Kornealreflex links war deutlich abgeschwächt. Auf der ganzen linken Körperseite bestand eine geringe Herabsetzung des Empfindens von Schmerz und Temperatur.

Die *Ophthalmoplegia internuclearis* tritt vielfach *doppelseitig* auf; es kommt dann gewissermaßen zu einer Asynergie der Bulbi mit weitgehender Aufhebung der konjugierten Tätigkeit. Dabei spielen ätiologisch Gefäßherde oder Blutungen nur eine untergeordnete Rolle. Das doppelseitige Syndrom wird vielmehr durch Tumoren des Hirnstamms oder Tuberkulome, nicht selten auch durch unspezifische Enzephalitiden oder Entmarkungsherde bei der multiplen Sklerose ausgelöst. Ebenso kann es durch Druckwirkung, z.B. von Abszessen oder Tumoren des Kleinhirns, hervorgerufen werden.
Die vaskuläre Genese ist auch bei dem schon besprochenen Rubersyndrom bei weitem nicht so häufig wie bei den Syndromen der Medulla und des Pons. Hier überwiegen als Ursache ebenfalls die Tuberkulome und Tumoren. Ein geringer Teil wird durch luische Gefäßprozesse hervorgerufen, die auch bei den *Kernlähmungen des Trochlearis und Okulomotorius* neben den raumfordernden Prozessen ursächlich eine große Rolle spielen.
Die *Okulomotoriusparesen* sind meistens nur partiell. Intranukleäre Läsionen bewirken stets bilaterale Lähmungen zusammengehöriger Bewegungsformen. Charakteristisch ist insbesondere die konjugierte Blicklähmung nach oben – das **Parinaud-Syndrom** der vorderen Vierhügelgegend –, die durch Zerstörung der Assoziationsfasern im vordersten Anteil des Okulomotoriuskerngebietes zustande kommt. Eine konjugierte Blicklähmung nach unten hat einen mehr kaudalen Sitz des Herdes zur Voraussetzung und ist viel seltener, meist zusammen mit einem Verlust des Drehreflexes zu beobachten. Bei leicht gestörter Kernfunktion im Okulomotoriusgebiet tritt vereinzelt als Frühsymptom einer Kompression der vorderen Zweihügel ein Vertikalnystagmus und sehr selten einmal ein Nystagmus retractorius in Erscheinung, den wir einmal auch bei einer Ponsblutung mit Ventrikeleinbruch und Hirnschwellung nachweisen konnten. Die differentialdiagnostischen Besonderheiten der Trochlearis- und Okulomotoriuskernlähmungen sind bei der Besprechung der Hirnnerven ausführlicher dargestellt.

Spezielle Artdiagnose nach Ätiologie und Pathogenese

Der neurologische Befund in der akuten Phase erlaubt zunächst keine sichere Unterscheidung, ob eine Zirkulationsstörung mehr funktionelles Gepräge hat oder ob schon eine Blutung oder Erweichung mit Substanzdefekten vorliegt. Wohl kann der Verlauf mit einer schnellen Rückbildung der Symptome für ein funktionelles Geschehen gewertet werden. Aber auch primär funktionelle Störungen können irreversible Parenchymveränderungen hervorrufen. Das neurologische Syndrom gibt auch keine zuverlässige Auskunft darüber, ob die Ursachen einer zerebralen Zirkulationsstörung überhaupt im Gehirn liegen oder ob die zirkulatorisch bedingten Krankheitsbilder durch extrakranielle Faktoren hervorgerufen wurden. Nahezu immer bestehen bei zerebralen Zirkulationsstörungen Allgemeinerkrankungen des internistischen Fachgebietes, die auch das Kreislaufgebiet des Gehirns mitbetreffen: vom Hochdruck angefangen bis zu den Blutkrankheiten, von den verschiedensten Gefäßerkrankungen bis zu den Herz- und Lungenaffektionen, den Infektionskrankheiten und den Störungen des inkretorischen Systems. Die internistische Diagnostik wird uns deswegen im folgenden bei den pathogenetischen und ätiologischen Fragen der Gefäßverschlüsse, Gefäßwanderkrankungen und der hämodynamisch bedingten Zirkulationsstörungen stets begleiten.

Schlaganfall (Apoplexie)

Besonders charakteristisch für die zirkulatorisch bedingten Krankheitsbilder des Gehirns sind die **akuten zerebrovaskulären Komplikationen,** die wir gemeinhin als Schlaganfall oder Apoplexie bezeichnen. Der Ausdruck ist verwirrend und keineswegs mit einem einheitlichen pathogenetischen Geschehen in Verbindung zu bringen. Wir sprechen von einem „apoplektischen Insult“, wenn plötzlich mit oder ohne Symptome einer

Bewußtseinsstörung fokale zerebrale Erscheinungen manifest werden, ohne zu entscheiden, ob es sich um eine *Blutung oder Erweichung*, um eine *funktionelle Zirkulationsstörung*, eine arterielle *Thrombose oder eine Embolie* handelt. Auch *Tumoren* oder *multiple Sklerosen* können nach dem klinischen Sprachgebrauch einen „apoplektiformen Beginn" aufweisen.

Besonders *charakteristisch* für den Schlaganfall ist der zeitliche Ablauf des Geschehens, das durch einen *plötzlichen Beginn* und eine schnelle Entwicklung charakterisiert ist. Die Symptome erreichen oft innerhalb von Minuten bis Stunden ihr größtes Ausmaß. Wenn diese schwere Komplikation nicht tödlich verläuft, kann innerhalb von Tagen, Wochen oder Monaten eine *partielle oder völlige Wiederherstellung* eintreten. Eine langsame Entwicklung der Krankheit über eine Periode von Tagen, Wochen oder Monaten mit kontinuierlicher Verschlechterung der neurologischen Symptomatik gehört nicht zu dem Bild einer zerebralen Gefäßerkrankung. Eine solche ist mitunter aber nur schwer von einer *sprunghaften Progression* der Symptome, die bei manchen arteriellen Thrombosen aufzutreten pflegt, zu differenzieren.

Ein sehr markantes Symptom des Schlaganfalles ist der **Verlust des Bewußtseins.** Ihm können zuweilen gewisse *Vorboten* vorangehen, unter denen Schwindel, Parästhesien am Stamm und an den Extremitäten, Kopfschmerzen, Brechreiz und Unruhezustände am häufigsten genannt werden. Während der tiefen Bewußtlosigkeit sind die Gliedmaßen schlaff und die Sehnenreflexe erloschen. Es besteht eine Inkontinenz für Stuhl und Urin, gelegentlich eine Harnverhaltung und meistens ein profuser Schweißausbruch, während das Gesicht einmal ein rotes, kongestioniertes, einmal ein blasses, verfallenes Aussehen zeigt.

Vielfach gelingt es schon im akuten Stadium, auch bei tief bewußtlosen Patienten, die *Seitenlokalisation* der Hirnschädigung auszumachen. Der Tonus der gelähmten Extremitäten ist im allgemeinen zunächst schlaffer; sie fallen aus einer erhobenen Lage schneller und wuchtiger auf die Unterlage zurück als die der Gegenseite. *Vasomotorische Störungen* und schnelleres Erkalten der Lähmungsseite werden gelegentlich beobachtet. Durch Lähmungen der Gesichtsmuskulatur kann das sog. Tabakblasen, das segelartige Aufblähen der Wangen bei der Exspiration, auch im tiefen Koma an der Lähmungsseite ausgesprochener in Erscheinung treten. Besonders wichtig für die Lokalisation ist aber die Zwangshaltung des Kopfes und der Augen, die **„Déviation conjuguée** *de la tête et des yeux"*, die meist nach der betroffenen Hirnseite gerichtet ist. „Der Kranke sieht seinen Herd an", weil das Adversivfeld der gesunden Seite überwiegt. Schließlich beobachten wir gelegentlich schon während der tiefen Bewußtlosigkeit eine Steigerung der Sehnenreflexe und andere spastische Zeichen, die eine Lokaldiagnose ermöglichen, am häufigsten dann, wenn eine Blutung in den Ventrikel durchgebrochen ist. Dabei kann es zu dem typischen Bild einer **Enthirnungsstarre** mit Streckkrämpfen aller Extremitäten auf akustische, optische und taktile Reize kommen, ein Signum mali ominis. Die Enthirnungsstarre wird naturgemäß nicht allein durch eine Ventrikelblutung ausgelöst; man sieht das Syndrom auch bei starker beidseitiger Hirnschwellung anderer Genese. Wir haben z. B. eine Enthirnungsstarre bei schwerer Intoxikation, bei doppelseitiger Embolie in beide Aa. cerebri mediae mit großen Erweichungsbezirken und bei einer ausgeprägten Thrombose der A. basilaris gesehen.

Die **Dauer einer Bewußtlosigkeit** ist beim Schlaganfall sehr unterschiedlich, von wenigen Minuten bis zu vielen Tagen je nach dem Umfang der Hirnläsion und der begleitenden Funktionsstörung des umgebenden Gewebes. Auch die Art des Prozesses, d. h. ob eine Blutung oder eine Ischämie den Schlaganfall verursacht, ist von großer Bedeutung für die Schwere des klinischen Verlaufes. Das tiefe Koma der Apoplexia sanguinea hält meist Stunden bis Tage an. Je länger dieser Zustand dauert, um so schlechter ist im allgemeinen die Prognose, einmal wegen der Größe der Läsion zum anderen aber, weil während der Bewußtlosigkeit pneumonische Prozesse oder Dekubitalgeschwüre auftreten. Die Kranken wachen in der Regel allmählich auf und durchlaufen dabei ein Stadium, das durch Unruhe, Delirien und Schweißausbrüche gekennzeichnet ist. Die Sehnenreflexe kommen zurück, und es bilden sich zunehmend spastische Paresen aus. Auch in den folgenden Tagen und Wochen ist mit einer weitgehenden Besserung der Lähmungserscheinungen noch zu rechnen. Nur die Paresen, die nach etwa 6 Monaten noch bestehen, sind als Dauerschaden zu betrachten. Aus der klinischen Erfahrung wissen wir, daß mit einer schlechten Prognose hinsichtlich der Rückbildung von motorischen Ausfällen dann gerechnet werden muß, wenn auch sensible und insbesondere gnostische Störungen nachzuweisen sind.

Neben diesem schweren Krankheitsablauf mit Ausbildung von Dauerschäden kommen vor allem bei den ischämisch bedingten zerebrovaskulären Komplikationen leichte Verlaufsformen auch ohne Bewußtlosigkeit vor, bei denen sich nach Tagen oder Wochen die neurologischen Ausfälle vollständig zurückbilden. Im amerikanischen Schrifttum (184) findet man deswegen eine Differenzierung nach dem klinischen Stadium und den Ablauf des Schlaganfalles in **„Progressing stroke"** und **„Completed stroke"** bzw. in **„Reversible ischemic neurological deficit (Rind)"** oder **„Prolonged reversible ischemic neurological deficit (Prind)"** und **„Prolonged neurological deficit".**

Dabei darf nicht übersehen werden, daß es sich hier lediglich um die Beschreibung eines klinischen Stadiums handelt, ohne daß daraus Rückschlüsse auf die Pathogenese oder auf morphologische Veränderungen gezogen werden können.
Eine besondere Form des Schlaganfalles stellt die sog. **„intermittierende zerebrale Ischämie"** oder **„transitorisch-ischämische Attacke"** („Transient ischemic attack = TIA") dar, weil dabei keine Schäden des Hirngewebes verursacht werden. Es handelt sich vielmehr um flüchtige Durchblutungsstörungen des Gehirns, die akut fokale Symptome verursachen, welche kurze Zeit, d.h. Minuten bis Stunden, bestehenbleiben und dann ebenso rasch wieder abklingen. Klinisch kommt es immer zu einer Restitutio ad integrum. Wegen der klinischen Bedeutung wird das Syndrom der intermittierenden zerebralen Ischämie auf S. 2.68 gesondert dargestellt.
Anzahl und Intensität der **Herdsymptome** sind nahezu unbegrenzt. Das häufigste Syndrom des Schlaganfalles ist allerdings die *Hemiplegie* durch Schädigung der kortikospinalen Bahnen im Bereich der inneren Kapsel. Jedoch können auch andere neurologische Syndrome, wie homonyme Hemianopsie, mon- oder binokuläre Sehstörungen, Aphasien, Hemihypästhesien oder Anästhesien, Schwindelzustände, Mono-, Para- oder Tetraplegien, Dysphagien, Dysarthrien usw., das Bild beherrschen (s. Gefäßsyndrome S. 2.37ff).
Man kann sich heute nicht mehr damit begnügen, die akuten zerebrovaskulären Komplikationen als Schlaganfall oder Apoplexie zu diagnostizieren, denn es zeichnen sich für bestimmte Formen der Durchblutungsstörungen spezielle Behandlungsmöglichkeiten ab. In jedem Falle sollte versucht werden, die **Artdiagnose** zu klären. Handelt es sich um eine *Blutung* oder um eine mangelhafte Blutversorgung, d.h. um eine *Ischämie,* ist eine *Blutung intrazerebral oder subarachnoidal* erfolgt? Ist die *Ischämie durch Embolie,* durch *Thrombose* oder durch eine *hämodynamische Störung verursacht worden?* Hat sie zu einem Infarkt geführt, oder sind Symptome einer Infarzierung des Hirngewebes nicht nachweisbar?
In vielen Fällen kann die Differentialdiagnose auf der Basis der klinischen Symptomatik durchgeführt werden. Dabei ist eine *Liquoruntersuchung* auf Anwesenheit oder Fehlen von roten Blutkörperchen sehr wichtig, denn nur selten führt eine intrakranielle Blutung nicht zu einer **Blutbeimengung im Liquor.** Blut im Nervenwasser findet man bei der hypertonischen Massenblutung, beim rupturierten sackförmigen Aneurysma, bei Ruptur einer Gefäßmißbildung, bei septischen Embolien mit nekrotischen Aneurysmen, bei Venenthrombosen mit hämorrhagischer Infarzierung und gelegentlich auch bei aseptischen arteriellen Embolien mit hämorrhagischer Infarzierung.

Die artifizielle Blutbeimengung während der Punktion ist gelegentlich Ursache eines diagnostischen Irrtums (s. S. 2.3); sie kann weitgehend ausgeschlossen werden dadurch, daß der artifiziell blutige Liquor noch nicht xanthochrom ist, d.h. kein Bilirubin durch zerfallende Blutkörperchen enthält, und daß die Blutbeimengungen in den ersten Portionen des Liquors stärker sind als in den folgenden.
Für die Artdiagnose des Schlaganfalles haben sich einige Symptomengruppen als wertvoll erwiesen, sie sollen deswegen hier schlagwortartig gegenübergestellt werden.

Bei der intrazerebralen **Massenblutung** (s. S. 2.51) findet man am häufigsten folgende Konstellation:
1. Hypertonie;
2. ganz akuter Beginn und tiefe Bewußtlosigkeit;
3. rasche Entwicklung der Hemiplegie und sonstiger Symptome in Sekunden, Minuten oder Stunden;
4. Auftreten der Blutung während einer Belastung oder körperlichen Arbeit;
5. starke Kopfschmerzen, wenn der Patient nicht sofort bewußtlos ist;
6. in 75% geringe oder mäßige Blutbeimengung zum Liquor cerebrospinalis;
7. Nachweis einer Verlagerung des Mittelechos nach 1–2 Std. um 2 mm und mehr im Echoenzephalogramm;
8. hyperdense Zone in der Computertomographie des Gehirnschädels einige Stunden nach Eintritt der Blutung.

Wichtige Kriterien der **subarachnoidalen Blutung** (s. S. 2.118) sind:
1. plötzlicher Beginn mit schweren Kopfschmerzen, das Gefühl des Schlages in den Nacken oder des Schlages vor den Kopf;
2. Nackensteifigkeit, positives Kernig-Zeichen;
3. oftmals keine neurologischen Herdsymptome;
4. nur kurze, vorübergehende Störung des Bewußtseins;
5. begleitende Glaskörper- oder Retinablutungen;
6. starke Blutbeimengungen zum Liquor cerebrospinalis;
7. anamnestisch frühere Subarachnoidalblutungen mit ähnlicher Symptomatik;
8. bei Gefäßmißbildungen (Angiomen) Strömungsgeräusche des Blutes im Bereich des Schädels;
10. häufig jüngere Patienten betroffen;
11. keine Hypertonie;
12. bezeichnende Befunde in der Computertomographie (s. S. 2.120).

Für die Diagnose eines **Hirninfarktes** auf dem Boden einer arteriellen Thrombose (s. S. 2.62) sprechen:
1. mehr graduelle Entwicklung oder sprunghaftes

Fortschreiten der Symptome über eine Periode von Stunden und länger;
2. relativ häufig Bewußtsein erhalten oder nur wenig gestört;
3. keine Blutbeimengung zum Liquor cerebrospinalis;
4. schnelle Besserung der anfänglich schweren Symptome;
5. neurologische Ausfälle entsprechen weitgehend einem Gefäßsyndrom;
6. auch in anderen Organen finden sich arteriosklerotische Veränderungen, z.B. an den Extremitäten oder an den Koronargefäßen;
7. internistische Erkrankungen, die mit Arteriosklerose einhergehen, können häufig nachgewiesen werden, z.B. Hochdruck, Diabetes, Cholesterinstoffwechselstörung;
8. Prodromalerscheinungen in Form von intermittierenden zerebralen Ischämien (s. S. 183);
9. Zonen verminderter Dichte im Computertomogramm bei etwa 60% der Fälle nach 2–4 Tagen;
10. Verlagerung des Mittelechos beim Echoenzephalogramm nach 2–4 Tagen bei etwa 20% der Fälle (s. S. 2.4)

Die Diagnose einer **Hirnembolie** gründet sich auf folgende Phänomene:
1. plötzliches Auftreten der zerebrovaskulären Symptome in Sekunden oder Minuten;
2. in den meisten Fällen keine Prodromalerscheinungen;
3. häufig Erhaltenbleiben des Bewußtseins;
4. meistens keine Blutbeimengung zum Liquor cerebrospinalis;
5. schnelle Besserung und Rückbildung der Symptome;
6. neurologische Symptome entsprechen in der Regel einem Gefäßsyndrom;
7. Nachweis des Ursprungs der Embolien (Herzerkrankungen, Mitralstenose, Arrhythmie, Infarkt);
8. anamnestisch andere Embolien im Gehirn oder in anderen Gefäßgebieten (Niere, Extremitäten, Lunge, Milz, Splanchnikusgebiet).

Für die **Differenzierung von Massenblutung und Hirninfarkt** ist die Computertomographie die am besten geeignete technische Methode. Blutungen zeigen schon wenige Stunden nach ihrem Beginn im Computertomogramm eine deutlich höhere Dichte als das umgebende Gewebe, während bei Hirninfarkten nach etwa 2–4 Tagen eine Dichteminderung sichtbar wird, wenn im Bereich der Zirkulationsstörung ein Hirnödem auftritt (s. S. 2.6).

Auch mit der Echoenzephalographie gelingt es, intrazerebrale Massenblutungen, die zu einer intrakraniellen Massenverschiebung führen, in mehr als 80% durch eine Verlagerung des Mittelechos oder durch zusätzliche Schallreflexionen (Hämatomecho) 1–2 Std. nach ihrem Eintritt nachzuweisen. Hirninfarkte verursachen in etwa 20% eine intrakranielle Massenverschiebung durch Hirnödeme und sind deswegen auch nur selten im Echoenzephalogramm erkennbar (s. S. 2.5).

Statistisch gesehen sind Massenblutungen seltener als Hirninfarkte, auch wenn sie als Todesursache im Vordergrund stehen. In unserem Beobachtungsgut ergibt sich eine Relation von 29:71%.

Massenblutungen und intrazerebrale Hämatome

Massenblutungen des Gehirns sind in der Mehrzahl Folge einer **Gefäßwanderkrankung,** die sich auf dem Boden einer Hypertonie entwickelt. Die Veränderung der Hirngefäße betreffen sowohl die Arterien wie die Arteriolen (Abb. 2.**30**). Die *hypertonische Arterio- und Arteriolosklerose* ist durch das Vorherrschen der Hyalinose ausgezeichnet, während die Atheromatose mehr zurücktritt. Die Veränderungen beginnen mit Verquellung des Endothels und des subendothelialen Gewebes und schädigen im weiteren Verlauf auch die übrigen Gefäßwandschichten. Es entwickeln sich durch Bluteintritt in die Gefäßwand kleine aneurysmatische Erweiterungen, aus denen es zu Blutungen in das umgebende Gewebe kommen kann. Gerade die intrazerebralen Gefäßzweige werden von der Hyalinose besonders betroffen (232, 251).

Primär entzündliche Gefäßwanderkrankungen sind selten Ursache einer intrazerebralen Blutung; sie kommen bei der Panarteriitis nodosa, bei der Thrombangiitis obliterans, bei Lues, Tuberkulose, bakterieller Endokarditis sowie Urämie und Schwangerschaftstoxikosen vor.

Relativ häufig entstehen intrazerebrale Hämatome bei Gefäßmißbildungen: in 15–20% durch *sackförmige Aneurysmen,* in etwa 5% durch *arteriovenöse Angiome.* Jensen u. Mitarb. (110, 143, 144) haben mit subtiler angiographischer und computertomographischer Technik gezeigt, daß intrazerebrale Spontanhämatome auch durch Mikroangiome hervorgerufen werden können (Abb. 2.**31**).

In einem internistischen Krankengut spielen **Bluterkrankungen** mit hämorrhagischer Diathese, Störungen der Thrombozytenfunktion, der humoralen Gerinnungsfaktoren, Leukämien oder Panmyelopathien in etwa 10–14% eine bedeutende Rolle.

Als *Komplikation einer* **Antikoagulantienbehandlung** kommen neben Blutungen in den Subdural- oder Subarachnoidalraum auch intrazerebrale Hämatome vor. Schließlich kann auch einmal eine zerebrale *Venenthrombose* zu einer schweren Zirkulationsstörung mit hämorrhagischer Infarzierung und Massenblutung führen.

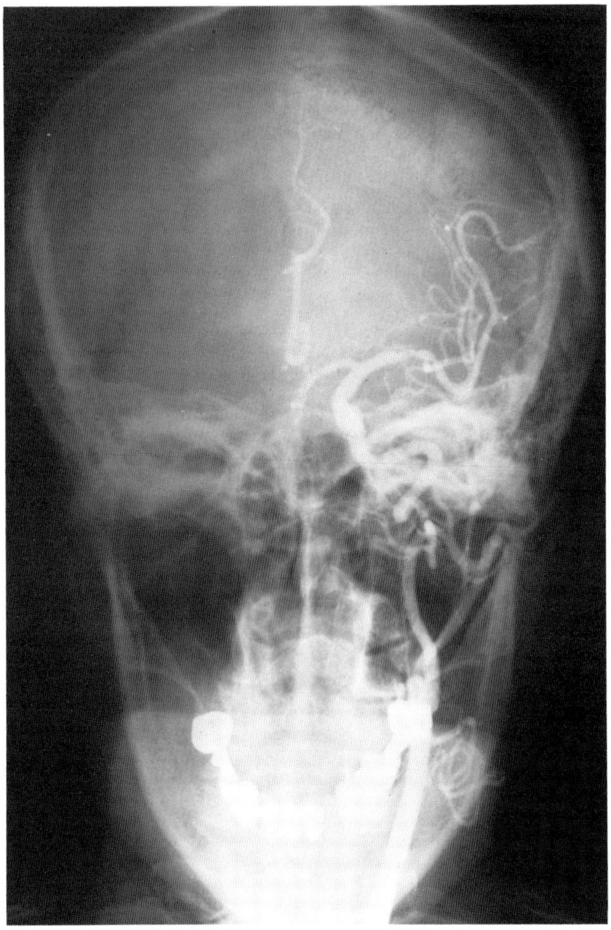

a

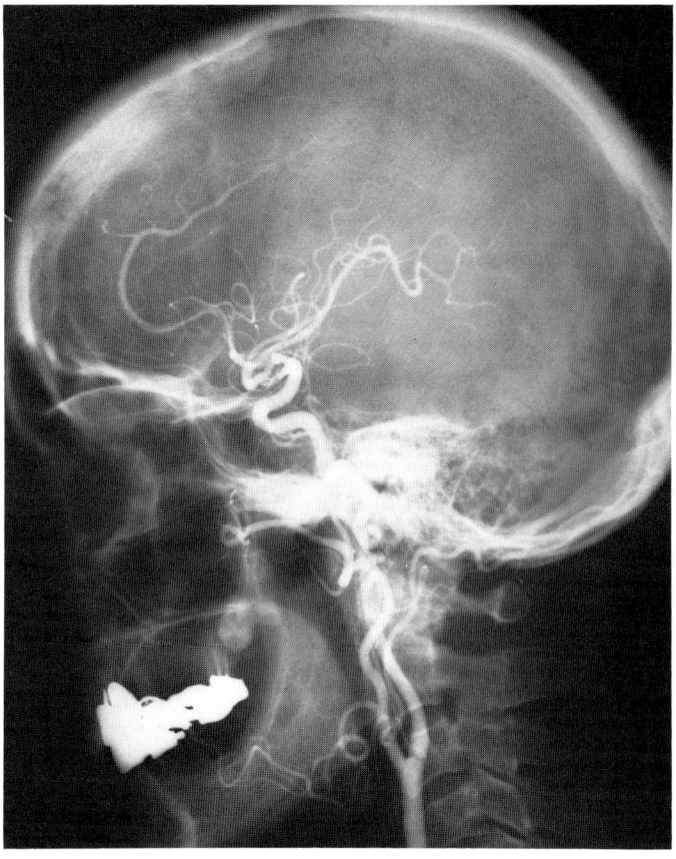

b

Abb. 2.**30** a u. b Arteriographische Darstellung der Hirngefäße bei 58jähriger Frau. Hypertonische Arteriosklerose bei langjähriger renaler Hypertonie, erhebliche Kaliberschwankungen und Schlängelungen der A. carotis interna im Halsteil, Weitstellung der intrakraniellen Karotisäste mit umschriebenen Lumeneinengungen im Bereich der A. cerebri media und anterior. Die Peripherie erscheint gefäßarm, unterschiedliche Dichte des Kontrastmittels innerhalb des Gefäßlumens (Körnelung). Außer Kopfschmerzen keine Symptome.

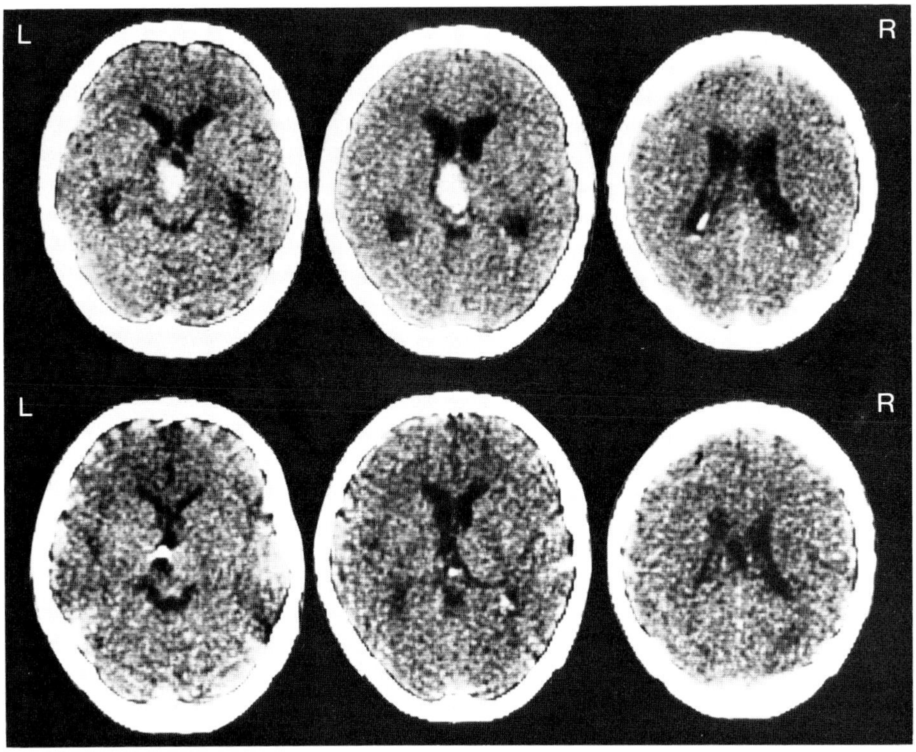

a

b

Abb. 2.**31** a–d Computertomographie:
a u. b) Spontanhämatom im Bereich des Thalamus links;
c u. d) die Karotisangiographie läßt ein Mikroangiom als Ursache des Hämatoms erkennen, dieses wurde operativ und histologisch bestätigt (Aufnahmen: Prof. Dr. *H.-P. Jensen,* Kiel)

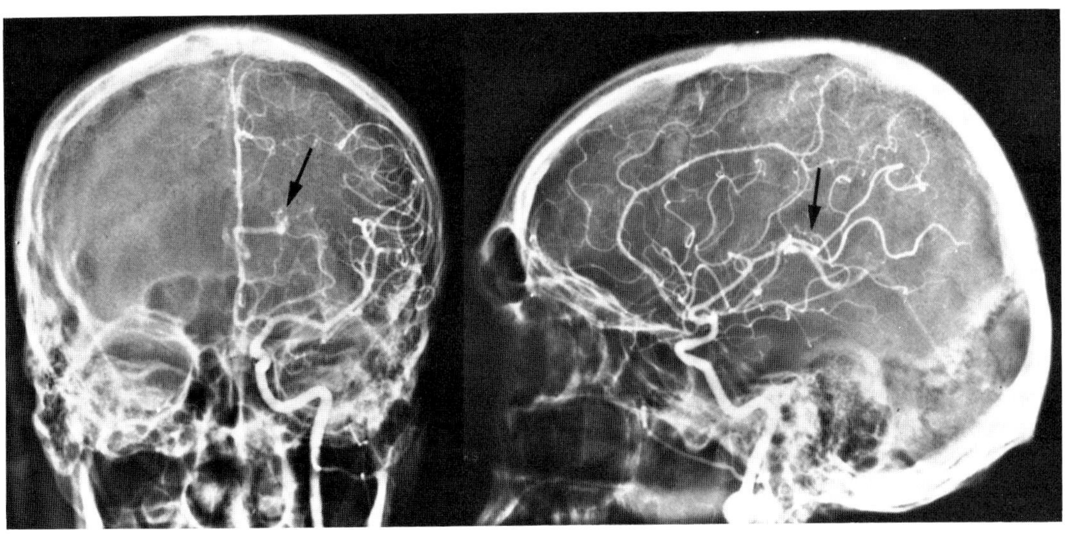

c d

Klinisches Bild und Entwicklung der Hirnblutung werden bestimmt von der Lokalisation und dem Kaliber der erkrankten Gefäße. Wir differenzieren große **Massenblutungen,** die meistens hypertonisch bedingt sind und überwiegend im Putamen-Claustrum-Gebiet (ca. 75%) auftreten. Sie gehen vorwiegend von der A. lenticulostriata aus und können Teile der inneren und äußeren Kapsel sowie der Stammganglien zerstören. Demzufolge ist klinisch der hemiplegische Funktionsausfall vorherrschend. Ausgedehnte Massenblutungen betreffen in etwa 5% auch den Brückenfuß und in gleicher Häufigkeit das Kleinhirn; 10–15% sind als sog. *atypische Massenblutungen* im Frontal-Parietal- oder Okzipitallappen lokalisiert.

Mittelgroße **spontane Hämatome** finden sich vorwiegend an der Grenze von Mark und Rinde der Lobi (45%) und im Bereich der Stammganglien (35%), während die Brückenregion mit etwa

15% und das Zerebellum in etwa 5% beteiligt sind.
Kleine **Kugelblutungen,** die klinisch oft keine oder nur ganz vorübergehend Symptome verursachen, haben ihren Prädilektionssitz in der Großhirnrinde und auch im Marklager.
Massenblutungen führen zu einer erheblichen Volumenzunahme des Gehirns und damit zu einer Abplattung und Verbreiterung der Windungen und zu Symptomen des Hirndrucks. Da das Hirngewebe von der Blutung vorwiegend verdrängt wird, findet man in der Regel innerhalb der Blutung keine Gewebsbestandteile im Gegensatz zur blutigen Erweichung. Die Umgebung der Blutung ist ödematös geschwollen und von kleinen Diapedeseblutungen durchsetzt.
Das *klinische Bild* der hypertonischen Massenblutung ist durch die dramatischen Erscheinungen des apoplektischen Insults gekennzeichnet. Meist manifestieren sich schon im Initialstadium die fokalen neurologischen Ausfälle. Wir fanden bei ⅔ unserer Patienten eine totale Hemiplegie. Eine Déviation conjuguée stellte sich in etwa der Hälfte der Fälle ein; bei den Enzephalomalazien wird sie dagegen nur selten (in etwa 10%) beobachtet. Der Nachweis von Herdsymptomen wird durch das begleitende Koma erschwert oder unmöglich gemacht. Mikroskopisch und makroskopisch nachweisbare Blutbeimengungen zum Liquor cerebrospinalis finden sich bei Massenblutungen in etwa 80% der Fälle. Eine initiale Bewußtlosigkeit wird nur selten vermißt, nach unserem Untersuchungsgut in 10%, nach Popper (210) in nur 2% der Fälle. Nicht ganz selten (26% unserer Beobachtungen) kommt es vorübergehend zu zerebralen Anfällen. Infolge der intrakraniellen Drucksteigerung sind vegetative Erscheinungen wie Cheyne-Stokes-Atmung, Schwitzen, Temperaturanstieg, Pulsverlangsamung oder Tachykardie, Leukozytose, Albuminurie und Glukosurie häufig vorhanden. Der Blutdruck kann erhöht sein, bei lebensbedrohlichen Blutungen aber auch absinken. Sichere Rückschlüsse auf die frühere Blutdrucklage sind deswegen aus den Meßwerten nach der Blutung nicht zu ziehen.
Das Durchschnittsalter der von uns beobachteten Massenblutungen betrug 58 Jahre, bei den Blutungen durch Ruptur eines Aneurysmas 41 Jahre und bei den Hämorrhagien, die durch Blutkrankheiten bedingt waren, 36 Jahre.

Unsere jüngste Patientin, die an einer Enzephalorrhagie im Bereich der Stammganglien mit Ventrikeleinbruch ad exitum kam, war erst 12 Jahre alt. Sie sollte wegen einer Aortenisthmusstenose operiert werden. Es bestanden eine äußerst schwere hypertonische Arterio- und Arteriolosklerose der Hirngefäße und hochgradige Veränderungen im Fundusgebiet mit Retinopathia angiospastica, Blutungen, Degenerationsherden und einer beginnenden Stauungspapille (Abb. 2.**32**). Der Blutdruck betrug an den oberen Extremitäten 270/140

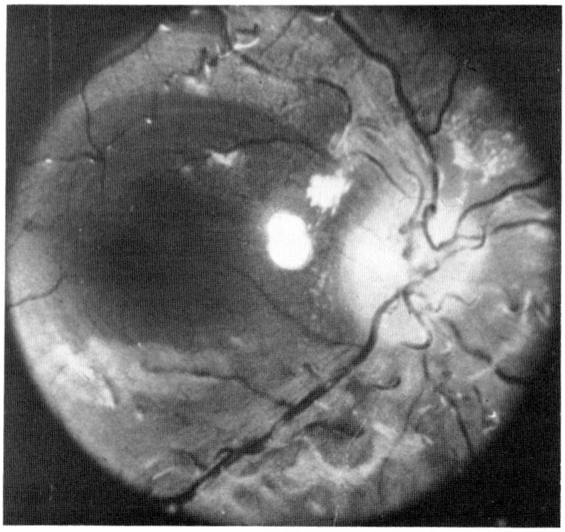

Abb. 2.**32** Fundusbild bei einem 12jährigen Mädchen, das an einer Aortenisthmusstenose litt und infolge einer Massenblutung ad exitum kam. Blutdruck an den oberen Extremitäten 270/140 mmHg. Retinopathia angiospastica mit schweren Veränderungen der Gefäße, Blutungen, Degenerationsherden und einer beginnenden Stauungspapille.

vor und 300/180 mmHg kurz nach der Hirnblutung. Die Nierengefäße waren anatomisch nicht verändert.

Hypertonische Massenblutungen beobachtet man bei Aortenisthmusstenosen relativ selten, häufiger dagegen Subarachnoidalblutungen oder auch intrazerebrale Hämatome, weil mit der Aortenisthmusstenose oft intrazerebrale Gefäßanomalien, insbesondere sackförmige Aneurysmen, vergesellschaftet sind.
Als **auslösende Faktoren** für das Auftreten der hypertonischen Massenblutung gelten körperliche und seelische Belastungen, die zu einer plötzlichen Blutdrucksteigerung führen. Auffallend ist, daß ⅘ der Massenblutungen während des Tages auftreten, während nachts in der Regel Erweichungen entstehen. Auch beim Husten und Pressen kommt es bekanntlich oft zum Schlaganfall. Gehäuft werden Massenblutungen auch bei starken Temperatur- und Luftdruckschwankungen beobachtet. Perkins (202) kommt aber aufgrund seiner Untersuchung zu der Überzeugung, daß körperliche Anstrengungen als auslösende Faktoren meistens überschätzt werden.

Bedeutsam ist in diesem Zusammenhang vielleicht die Krankengeschichte eines 74jährigen Arztes, der seit Jahren an einer Hypertonie mit Werten von 220/130 mmHg. litt und über allgemeine Leistungsschwäche, Kopfschmerzen, Schwindel und Verstimmungszustände zu klagen hatte. Weil sich trotz mehrfacher Behandlungsversuche keine Besserung zeigte, die subjektiven Beschwerden eher noch stärker in Erscheinung traten, entschloß er sich auf Anraten eines Kollegen zu einer

Frischzellentherapie. Dem Patienten wurde Zellmaterial aus den Nebennieren und aus dem Hypothalamus von Kalbsfeten intramuskulär injiziert. Einige Minuten nach der Injektion kam es unter Zittern und hochgradiger Blässe zu einer Brückenblutung mit Einbruch in den IV. Ventrikel, die in wenigen Stunden den Tod zur Folge hatte. Autoptisch fand sich eine schwere Arterio- und Arteriolosklerose der Aorta, der Koronararterien und der Hirngefäße. Pharmakologisch konnte der Nachweis erbracht werden, daß sich in einem entsprechend präparierten Nebennierengewebe trotz sorgfältiger Trennung von Rinde und Mark noch bestimmte Mengen von Adrenalin und Noradrenalin nachweisen lassen, die imstande sind, bei Menschen in kürzester Zeit eine akute Blutdrucksteigerung auszulösen. Begünstigend auf die Resorption wirkt Histamin, das durch die Trennung der Gewebskontinuität in dem injizierten Gewebe frei wird. Das mit der *Frischzelleninjektion* applizierte Adrenalin und Noradrenalin und die dadurch bedingte Blutdruckreaktion dürften bei der vorliegenden Arteriosklerose als auslösende Ursache für die Massenblutung anzusprechen sein.

Besonders ausgeprägt treten Störungen der vegetativen Funktion bei **Ventrikeleinbruch** einer Blutung in Erscheinung, die am häufigsten bei Massenblutungen im Bereich des Putamen- und Claustrumgebietes, aber auch bei solchen des Pons des Kleinhirns und der Großhirnlappen auftreten können. Bei Ventrikeleinbruch kommt es zu einem tiefen Koma; die Atmung ist schnarchend oft vom Kußmaul-Typ, das Gesicht hochrot oder zyanotisch. Gelegentlich besteht infolge des Hirndrucks eine Bradykardie, die später in eine Tachykardie übergeht. Der Muskeltonus ist schlaff; die Reflexe sind erloschen. Mitunter können Pyramidenbahnzeichen ausgelöst werden. Nicht selten kommt es durch taktile, optische und akustische Reize zu *Streck*krämpfen mit anfallsartiger Tonussteigerung der Extremitäten, dem Syndrom der Enthirnungsstarre, das sich bevorzugt bei Brückenblutungen findet.

Der Ventrikeleinbruch führt nicht immer zur totalen *Ventrikeltamponade* **(Hämatocephalus totalis)**. Mitunter wird nur ein Teil des Ventrikelsystems, z. B. ein Seitenventrikel oder der III. oder IV. Ventrikel, betroffen **(Hämatocephalus partialis)**. Dieser partielle Hämatozephalus verläuft klinisch wesentlich milder als eine totale Tamponade und hat auch eine bessere Prognose.

Bei einer 67jährigen Frau mit den Risikofaktoren Hypertonie und Diabetes mellitus kam es plötzlich innerhalb von einigen Minuten zu einem tiefen Koma mit Hemiparese rechts, tiefer schnarchender Atmung, Rötung des Gesichts und starker Schweißresektion. Die Pupillen reagierten kaum auf Licht; die Kornealreflexe waren erloschen; der Liquor war stark mit Blut vermischt. Schon nach einigen Stunden gingen die vegetativen Symptome zurück, und die Patientin reagierte auf Schmerzreize. Im zerebralen Computertomogramm

a

b

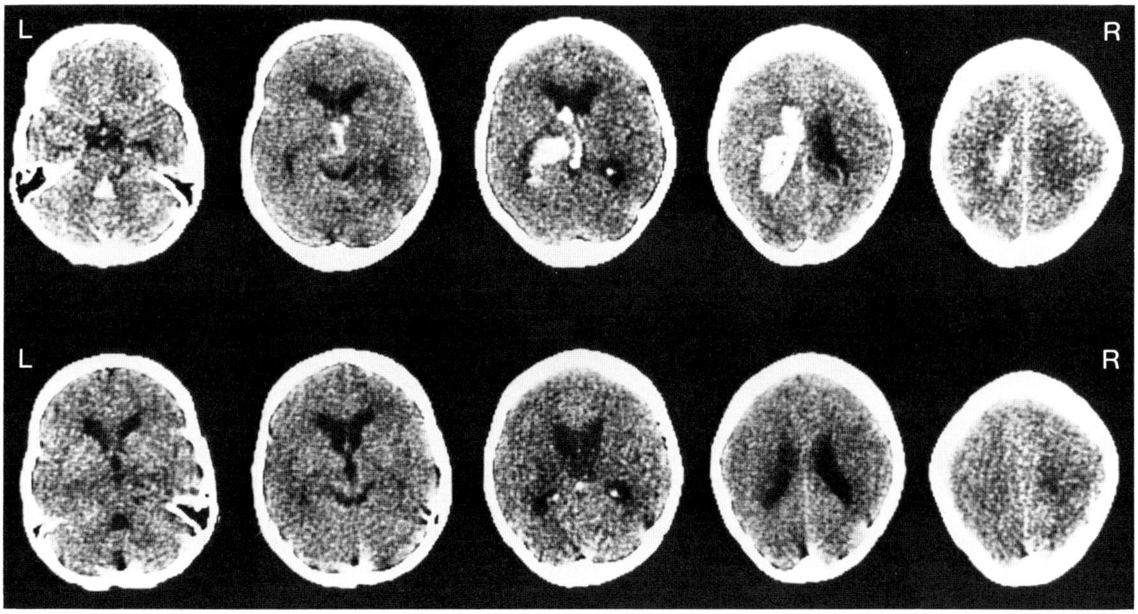

Abb. 2.**33** a u. b Computertomographie bei einer 67jährigen Frau 20 Std. nach Apoplexie (tiefe Bewußtlosigkeit, Hemiparese, starke vegetative Reizsymptome, keine Abwehrreaktionen auf Schmerzen:

a) hyperdense Region als Ausdruck einer Massenblutung im Bereich der inneren Kapsel mit Einbruch in das Ventrikelsystem. Linker Seitenventrikel, III. und IV. Ventrikel zeigen Einblutungen; Massenverschiebung;

b) unter konservativer Behandlung weitgehende Restitution der klinischen Symptome; Kontrolle der Computertomographie zeigt vollständige Resorption der Blutaustritte, Ventrikelausweitung vorwiegend links (Aufnahmen: Prof. Dr. *H.-P. Jensen,* Kiel) zeigte sich als Ausdruck des intrazerebralen Hämatoms eine ausgedehnte hyperdense Zone im Bereich der Capsula interna links mit Einbruch in das Ventrikelsystem. Dabei waren der linke Seitenventrikel, der III. Ventrikel und der IV. Ventrikel bluthaltig; der rechte Ventrikel und beide Vorderhörner waren frei (Abb. 2.**33**). Unter konservativer Therapie bildeten sich die klinischen Symptome bis auf eine Resthemiparese zurück.

Massenblutungen sind in der Regel durch die *Computertomographie* als Regionen höherer Dichte nachweisbar (s. S. 2.6). In etwa 80% können sie auch im *Echoenzephalogramm* wegen der intrakraniellen Massenverschiebung und durch sog. Hämatomechos (s. S. 2.5) dargestellt werden.

Die **Prognose der Massenblutung** ist schlecht; mehr als 70% der Fälle enden letal, meistens nach Ventrikeleinbruch. Am meisten gefährdet sind die Patienten mit Hämorrhagien im Bereich der Brücke. Sie haben auch die kürzesten Überlebenszeiten, in der Regel weniger als 24 Std. Unter den klinischen Symptomen der Ponsblutungen finden sich: Koma und Tetraplegie 100%, blutiger Liquor 100%, Anisokorie 72%, Hyperthermie 81%. Häufig erfolgt eine Ruptur in den IV. Ventrikel. Auch Brückenblutungen sind im Computertomogramm darzustellen (vgl. Abb. 2.**5**).

In etwa 10% sind **Hirnblutungen** im Bereich des Kleinhirns lokalisiert. Ihre schnelle Diagnose ist klinisch möglich und von besonderer Bedeutung, weil durch rechtzeitige chirurgische Intervention mit Druckentlastung der hinteren Schädelgrube die sehr schlechte Prognose (Letalität 75%) gebessert werden kann.

Zerebellare Hämorrhagien treten am häufigsten im Bereich des Nucleus dentatus auf und können von dort aus einen Großteil der Kleinhirnhemisphäre erfassen, gelegentlich auch die Mittellinie zur anderen Seite hin überschreiten. Sie rupturieren in den IV. Ventrikel. Der Hirnstamm wird im weiteren Verlauf durch Drucksteigerung mit involviert. Entsprechend entwickeln sich die neurologischen Symptome, die analog auch beim Kleinhirninfarkt auftreten, meist mit etwas protrahiertem Verlauf (s. S. 2.66).

Als erste klinische Erscheinungen einer Blutung oder Infarzierung des Kleinhirns werden *Übelkeit, Erbrechen, Kopfschmerzen, Gleichgewichtsstörungen* beobachtet, die sich bei einer Blutung plötzlich, beim zerebellaren Infarkt mehr stufenweise über Stunden oder sogar Tage entwickeln und fortschreiten. Bezeichnend für eine zerebellare Läsion ist die Ataxie des Rumpfes, die so hochgradig sein kann, daß man den Patienten nicht im Sitzen untersuchen kann. Eine bedeutende zerebellare Hämorrhagie oder Infarzierung ist auszuschließen, wenn ein Patient noch stehen und normal gehen kann. Weitere klinische Zeichen sind horizontaler Nystagmus, Schwindel, Nackensteifigkeit, Dysarthrie und Gliedmaßenataxie.

Mit Zunahme der Massenverschiebung vom Kleinhirn aus kommt es zu **Kompression des IV. Ventrikels** oder zu einer Ruptur des Hämatoms in den IV. Ventrikel und zur Ausbildung eines Hydrozephalus. Klinisch stellen sich zusätzlich Erregungszustände, Verwirrtheit und Bewußtseinsstörungen ein sowie Symptome einer beginnenden Kompression des Hirnstamms mit Lähmung des N. abducens, Blickparese, Dèviation conjuguèe, spastische Zeichen der Babinski-Gruppe, periphere Fazialisparese zunächst einseitig, später auch bilateral. Schließlich können leichte Hemiparesen, Horner-Syndrom und enge Pupillen auftreten. In diesem Zwischenstadium findet sich die Trias periphere Fazialislähmung, ipsilaterale Blicklähmung und Ataxie in der Mehrzahl der Fälle.

Im *Spätstadium* geht durch massive **Hirnstammkompression** oder Ausdehnung der Kleinhirnblutung in den Hirnstamm die Bewußtseinsstörung in ein tiefes Koma und mitunter in eine Enthirnungsstarre über. Die Pupillen sind dann stecknadelförmig eng, reagieren aber noch auf helles Licht; die Atmung wird unregelmäßig, und es kommt zu einem Versagen des Kreislaufs sowie der Atmung.

Die klinische Differentialdiagnose bereitet nur im Früh- und Spätstadium Schwierigkeiten. Zu Beginn, wenn zerebellare Herdsymptome noch nicht ausgebildet sind, kann man an eine Subarachnoidalblutung durch Aneurysmaruptur denken, insbesondere dann, wenn eine Kleinhirnblutung in den Liquorraum perforiert ist. Der ganz akute Beginn mit heftigen Kopfschmerzen bei der Subarachnoidalblutung einerseits und das Auftreten der Rumpfataxie bei zerebellären Läsionen führen auf den richtigen Weg. Andere Fehldiagnosen im Frühstadium der Erkrankung sind Labyrinthitis oder Neuronitis vestibularis, die aber durch die Entwicklung weiterer Symptome schnell korrigiert werden können.

Im Spätstadium, wenn bereits ein tiefes Koma eingetreten ist, ergeben sich diagnostische Schwierigkeiten gegenüber den zerebralen Massenblutungen, wenngleich diese meistens erheblich schneller in ein Koma führen. Blutungen im Thalamus- und Putamenbereich verursachen rasch eine Hemiplegie, meistens noch bevor die Kranken komatös werden, im Gegensatz zur zerebellaren Hämorrhagie, bei der eine isolierte Hemiplegie praktisch nicht beobachtet wird (nur selten im späteren Verlauf, dann sind aber auch andere Zeichen der *Hirnstammkompression* augenfällig). Bei der pontinen Blutung treten akut ein Koma und eine Tetraparese auf. Eine Okulomotoriusparese, die bereits vor Eintreten einer tiefen Bewußtlosigkeit erscheint, gilt als Zeichen einer Blutung im Putamenbereich; sie fehlt bei zerebellaren Hämorrhagien. Differentialdiagno-

stisch kann auch gewertet werden, daß die engen, stecknadelkopfgroßen Pupillen bei thalamischen Blutungen nicht reagieren, während bei zerebellaren Zirkulationsstörungen noch eine Reaktion auf helles Licht sichtbar wird.
Die *Computertomographie* ist heute der beste diagnostische Test bei zerebellaren Hämorrhagien und Infarkten, der eigentlich nur dann versagt, wenn die Infarzierung zu klein ist, wenn die Untersuchung zu früh nach dem akuten Ereignis durchgeführt wird (s. S. 2.6) oder durch eine sekundäre Einblutung temporär im Infarktbereich eine isodense Zone entsteht. In solchen Fällen kann ein Vertebralisangiogramm in der Diagnostik der Gefäßaffektion hilfreich sein, ebenso bei zerebellaren Hämorrhagien auf dem Boden von arteriovenösen Mißbildungen oder Tumoren, an die man denken muß, wenn bei jungen Leuten die Risikofaktoren einer Blutung fehlen.
Eine *Lumbalpunktion* sollte bei zerebellaren Blutungen und Infarkten nicht durchgeführt werden, weil die Möglichkeit der Verschlechterung der klinischen Symptomatik durch Einklemmungserscheinungen der Kleinhirntonsillen besteht und weil ein negativer Liquorbefund eine kleinere zerebellare Blutung oder Infarzierung nicht ausschließt.
Intrazerebrale Hämatome, die im Rinden-Mark-Bereich der Hemisphären lokalisiert sind, haben eine weit günstigere Prognose als die Blutungen im Thalamusbereich; noch nach vielen Tagen können die Erkrankten trotz Hämatoms und Massenverschiebung das Bewußtsein wiedererlangen (237). In der Abb. 2.**34** ist ein solcher Fall dargestellt. Die Prognose wird durch das Ausmaß der Hirnschwellung und die möglichen pulmonalen Komplikationen getrübt. Als Residualerscheinungen müssen die bekannten spastischen Hemiparesen erwähnt werden, die oft dem Prädilektionstyp Wernicke-Mann entsprechen.
Sehr schwer zu diagnostizieren sind umschriebene **Blutungen im Bereich des Thalamus.** Sie verursachen bei entsprechender Größe ein schweres Koma. Kleinere linksseitige Blutungen führen akut zu einer rechtsseitigen Hemihypästhesie und Anästhesie, die von einer geringen motorischen Hemiparese sowie Aphasie begleitet sein können.
Kugelblutungen (Abb. 2.**35**) machen klinisch oft nur geringe und vorübergehende Erscheinungen mit flüchtigen Herdsymptomen, Ohnmachtszuständen, Parästhesien usw., die als Zeichen einer intermittierenden ischämischen Attacke fehlgedeutet werden. Durch die Computertomographie des Gehirnschädels können auch kleinere Blutungen, die nicht selten aus Mikroangiomen stammen, erkannt werden (vgl. Abb. 2.**31**) (110, 144). Autoptisch findet man bei tödlich verlaufenen Enzephalorrhagien mitunter Residuen alter Kugelblutungen, die als anatomisches Substrat solche vorübergehenden Herdsymptome erklären.
Kugelblutungen der Rinde und ihre Residuen führen selten einmal zu herdbetonten zerebralen Anfällen. Daran ist zu denken, wenn zerebrale Anfälle erstmals im vorgerückten Lebensalter auftreten und eine Hypertonie gefunden wird. Multiple Kugelblutungen können Ursache von psychischen Störungen mit kurzdauernden Anfällen von Bewußtseinsverlust, Dämmerzuständen, Erregungen und Dilerien sein (253).
Zu einer **hypertonischen Gefäßerkrankung** und damit zur Hirnblutung kann jedes Krankheitsbild führen das mit einem Hochdruck einhergeht. Als Grundleiden fanden wir am häufigsten die *essentielle Hypertonie* (70%). Nach der Statistik von Popper (210) erlitten 16% der Patienten mit genuiner Hypertonie aber nur 3,2% der renalen eine Massenblutung. Unsere Erfahrungen gehen dahin, daß bei *nephrogenen Hypertonien* im Gegensatz zur essentiellen seltener Hirnblutungen, aber häufiger Erweichungen gefunden werden. Aber auch bei den übrigen Hochdruckformen, bei der *Eklampsie,* beim *Cushing-Syndrom,* beim *Phäochromozytom* und, wie oben gezeigt, bei der *Aortenisthmusstenose,* sind Blutungen möglich. Daß diese im Vergleich zu den Fällen beim essentiellen Hochdruck insgesamt nur einen geringen Teil ausmachen, entspricht der Seltenheit dieser Krankheitsbilder. Bei der Aorteninsuffizienz, die ja auch einen hohen systolischen, aber sehr niedrigen diastolischen Druck aufweist, werden Hirnblutungen praktisch nicht beobachtet.
Hirnblutungen anderer Genese treten gegenüber den hypertonisch bedingten an Häufigkeit weit in den Hintergrund. Wenn eine Enzephalorrhagie bei normalen Gefäßen und regelrechten Blutdruckverhältnissen auftritt, so sind stets Blutbild, Blutungs- und Gerinnungszeit und Sternalmark genau zu untersuchen und danach zu fahnden, ob eine **Blutkrankheit,** eine hämorrhagische Diathese, eine Störung der Gerinnungsfaktoren des Blutes, eine Leukämie, eine Sichelzellanämie oder eine Panmyelopathie vorliegt (14% unserer Beobachtungen). Dabei können Drüsenschwellungen, Milztumoren, Lebervergrößerungen, petechiale Blutungen der Haut sowie Blutbeimengungen zum Stuhl und im Urin wichtige Hinweise geben (s. S. 2.112). Bei den *Leukämien,* insbesondere den myeloblastischen Formen sind Blutungen häufig; sie können auch als Massenblutung im Gehirn auftreten und unerwartet schwere Komplikationen hervorrufen.

Bei einem 18jährigen Mädchen traten während eines „Blastenschubes“ multiple kleine Haut- und Schleimhautblutungen auf. Als der Schub bereits abklang, setzten heftige Kopfschmerzen ein. Unter zunehmender Benommenheit entwickelten sich eine rechtsseitige Hemiparese und zerebrale Krampfanfälle. 2 Std. später starb die Kranke unter dem Bild der Enthirnungsstarre; es war zu einer Massenblutung mit Ventrikeleinbruch gekommen.

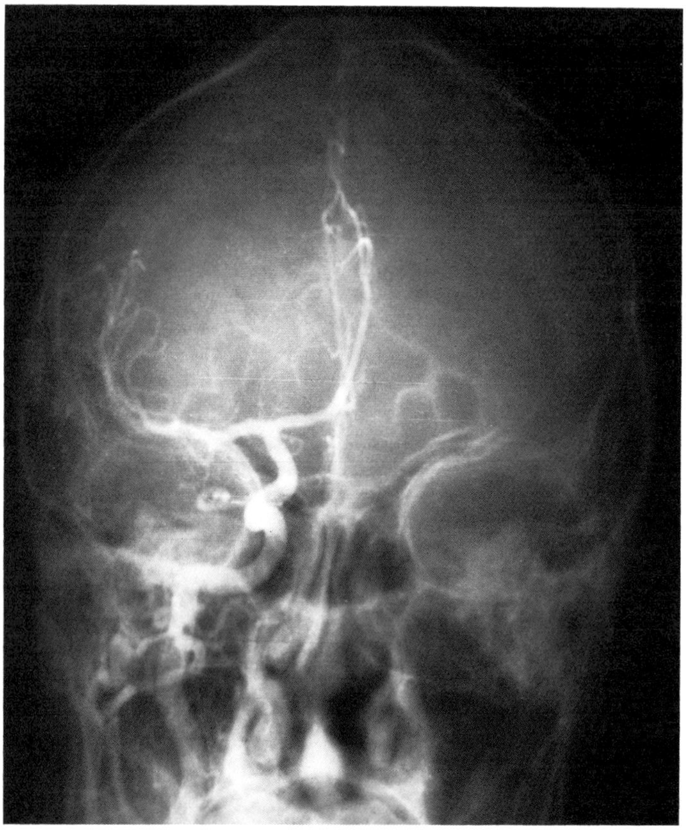

a

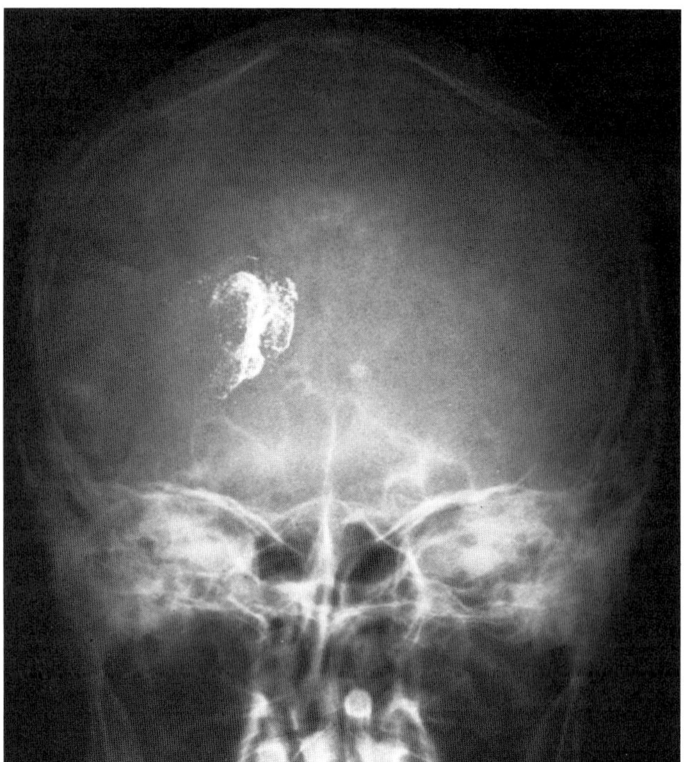

b

Abb. 2.**34** a u. b Rechtshirnige Massenblutung an atypischer Stelle im temporoparietalen Übergangsgebiet bei einem 55jährigen Mann, der immer einen normalen Blutdruck gehabt hatte. Die Apoplexie trat plötzlich mit Bewußtseinsverlust, Hemiparese, zerebralen Krampfanfällen und einer vorübergehenden Blutdrucksteigerung auf 220/130 mm Hg in Erscheinung.

a) Die Angiographie zeigt die Verdrängung der A. cerebri anterior und der Mediagruppe durch das Hämatom;
b) Die kleinapfelgroße Blutung wurde operativ entfernt, die Blutungshöhle mit Tantalpuder markiert. Der Patient erholte sich danach rasch.

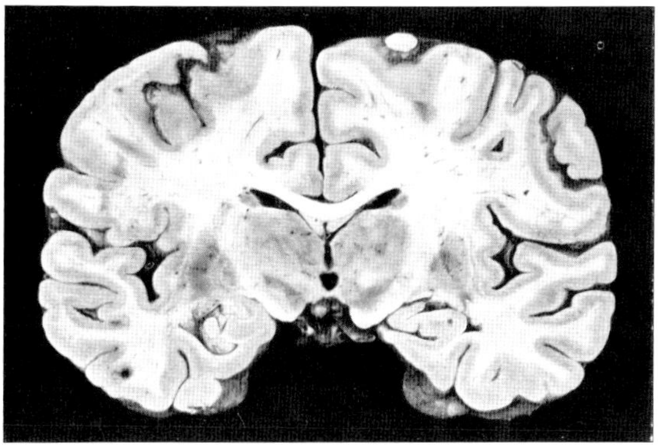

Abb. 2.**35** Kleine Kugelblutung in der Rinde des Temporalhirns, die nur eine flüchtige Bewußtseinsstörung verursacht hatte. Die 86jährige Patientin kam an einem Nierenversagen ad exitum. RR 195/120. Die Kugelblutung wurde bei der Sektion entdeckt.

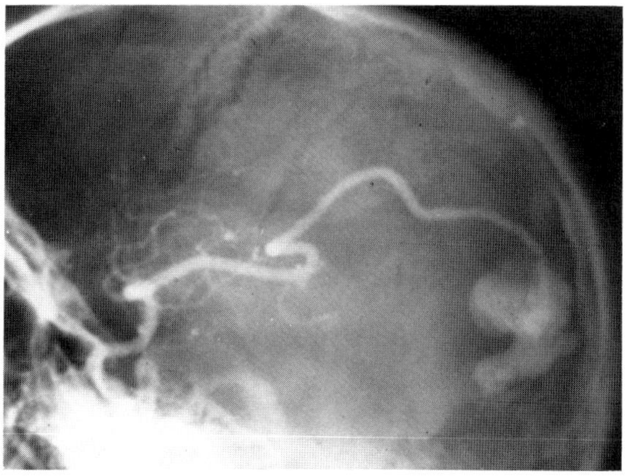

Abb. 2.**37** Arteriovenöses Aneurysma (Angiom) im Parietookzipitalbereich, das zu einer fast hühnereigroßen Blutung führte, die operativ entfernt wurde.

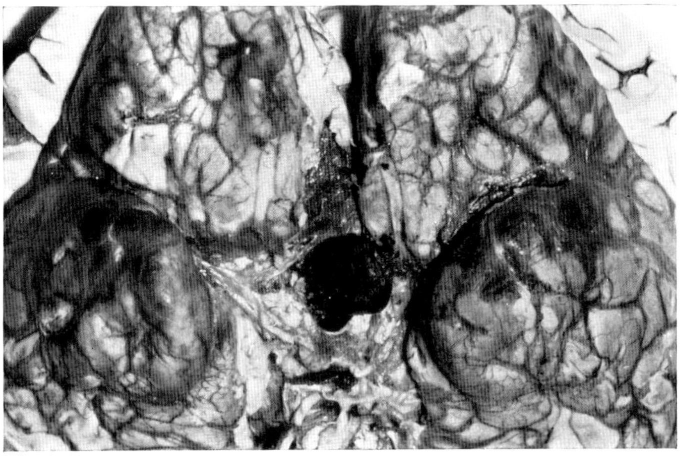

Abb. 2.**36** Blutung aus einem Aneurysma der rechten A. pericallosa mit Einbruch in die Hirnsubstanz und in das rechte Vorderhorn.

Blutungen aus **sackförmigen Aneurysmen** der Gefäßwand ergießen sich nicht nur in den Subarachnoidalraum; sie wühlen sich in etwa 30% auch in die Hirnsubstanz ein, verursachen ein intrazerebrales Hämatom und rufen entsprechend ihrer Lokalisation und der Schwellungsreaktion der Umgebung zerebrale Symptome hervor.

Die Abb. 2.**36** zeigt eine solche Blutung, die klinisch bei einem 50jährigen Mann, der eine mäßige Arteriosklerose und eine leichte Blutdrucksteigerung auf 170/90 mmHg aufwies, als schwere Apoplexie mit Krampfanfällen und den Symptomen eines Ventrikeleinbruchs begann und innerhalb von wenigen Stunden zum Tode führte. Der Liquor war stark bluthaltig. Wir diagnostizierten nach den klinischen Symptomen eine hypertonische Massenblutung. Erst die Obduktion deckte auf, daß es sich um eine Blutung aus einem Aneurysma der rechten A. pericallosa handelte, die unter Zerstörung der anliegenden rechten Wand der Fissura interhemisphaerica (Fissura longitudinalis cerebri) in das rechte Vorderhorn durchgebrochen war.

Auch **arteriovenöse Anginome** verursachen Massenblutungen (3–5%), nicht selten schon im jugendlichen Alter bei intakten Gefäßsystemen. Differentialdiagnostisch ist ein Hirntumor am sichersten durch die Arteriographie und die Computertomographie auszuschließen (s. S. 2.128).

Wir behandelten ein 16jähriges Mädchen, das auf der Treppe zusammenbrach und bewußtlos mit der rechten Seite krampfend aufgefunden wurde. Schon 2 Jahre zuvor war es nach einer Radtour mit starker Insolation zu einem generalisierten Krampfanfall gekommen, der ohne Folgen verlief und von dem behandelnden Arzt als „Epilepsie" gedeutet wurde. Nach dem zweiten Anfall dauerte die Bewußtlosigkeit 2 Std.; anschließend bestanden unerträgliche Kopfschmerzen und mehrfaches Erbrechen. Neurologisch waren eine Schwäche der rechten Extremitäten und Paraesthesien sowie eine Stauungspapille von 2 Dioptrien beiderseits nachzuweisen, im Liquor massenhaft Erythrozyten und ein Eiweißgehalt von 88 mg/dl. Als Ursache der Symptome konnte arteriographisch links parietookzipital ein großes Anginom dargestellt werden (Abb. 2.**37**), das zu einer fast hühnereigroßen Blutung geführt hatte, die bis an das Hinterhorn des Ventrikels heranreichte. Nach Exstirpation des Anginoms bildeten sich alle Symptome zurück.

Die **luischen Affektionen** des zentralen Nervensystems können Veranlassung zu differentialdiagnostischen Schwierigkeiten geben. Kopfschmerzen und Lähmungen flüchtiger Natur gehören mitunter zu den Initialsymptomen der Paralyse. Die Diagnose ist im allgemeinen aber nicht schwierig, wenn man die *serologische Liquoruntersuchung* mit heranzieht. Das gilt auch für die vaskuläre Lues cerebrospinalis, bei der es infolge der Gefäßveränderungen zu apoplektiformen Erscheinungen kommen kann. Wir müssen aber immer berücksichtigen, daß ein Luiker auch einmal eine Hypertonie und hypertonische Arteriosklerose haben kann, die unabhängig von der Lues zur Massenblutung oder arteriosklerotischen Erweichung führt.

Die Abgrenzung gegenüber einem **Hirntumor** muß besonders sorgfältig durchgeführt werden, weil Tumorsymptome apoplektiform einsetzen können. Besonders ältere Menschen mit hypertonen Blutdruckwerten verursachen differentialdiagnostisch Schwierigkeiten. Vorausgegangene Kopfschmerzen, Schwindelzustände und psychische Veränderungen finden wir bei Tumoren und auch bei Zerebralsklerose. Eine Stauungspapille kommt auch beim Hochdruck und insbesondere nach Massenblutungen vor. Immer muß auch nach einem Bronchialkarzinom gefahndet werden, das besonders häufig ins Gehirn metastasiert. Oft ist die Differentialdiagnose erst durch eine Computertomographie oder eine Arteriographie möglich.

Eine Hirnblutung kann zu Verdrängungen führen und dadurch die Deutung des Röntgenbildes sehr erschweren. Ein solches arteriographisches Bild zeigt Abb. 2.**38** mit einer Hochdrängung der A. cerebri media im Anfangsteil.

Die Aufnahme wurde bei einer 58jährigen Patientin durchgeführt, die seit Jahren an Leistungsschwäche, Kopfschmerzen und Schwindel litt und eine Blutdrucksteigerung von 200/130 mmHg aufwies. Der Augenhintergrund zeigte neben den Symptomen eines Fundus hypertonicus eine beginnende Stauungspapille. Aus relativem Wohlbefinden war bei der Kranken unter heftigen Kopfschmerzen und vorübergehender Bewußtlosigkeit ein herdbetonter zerebraler Anfall aufgetreten. Anschließend war das Bewußtsein für 2 Tage noch getrübt. Es bestanden eine leichte Parese der linken Körperseite, eine extrapyramidale Bewegungsunruhe dieser Seite und eine leichte gnostische Störung. Trotz der arteriographisch nachweisbaren Verdrängung diagnostizierten wir eine hypertonische Massenblutung, vor allem deswegen, weil anamnestisch bereits im Vorjahr ein Insult mit Hemiparese aufgetreten war, der aber die Gegenseite betroffen hatte. Alle Erscheinungen bildeten sich dann auch innerhalb von 14 Tagen vollständig zurück, abgesehen von den Kopfschmerzen, die erst nach 6 Wochen abklangen.

Mitunter ist nur durch eine längere Beobachtung und Kontrolle die Situation zu klären. Das zeigt die Krankengeschichte eines 35jährigen Mannes, der plötzlich bei einer Rede im Stadtrat mit heftigen Kopfschmerzen

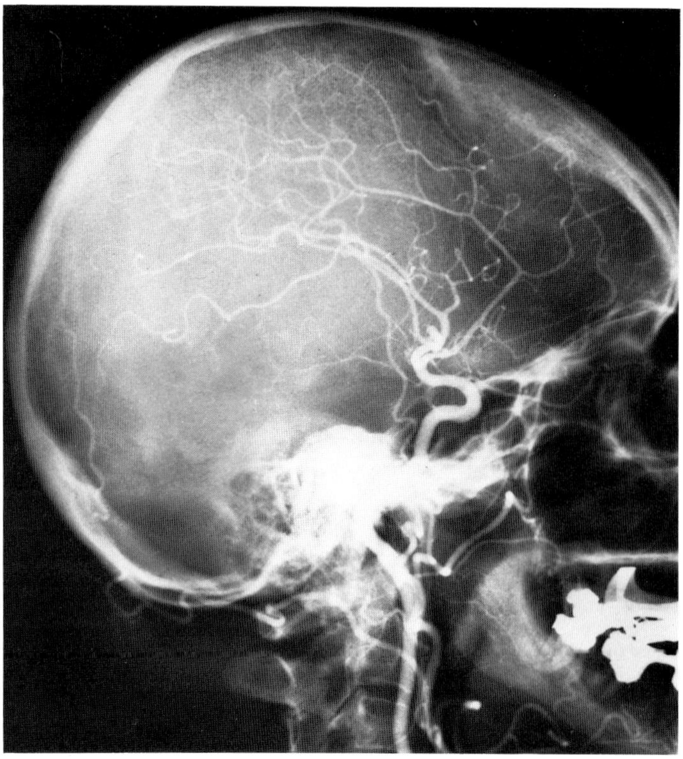

Abb. 2.**38** Bogenförmige Verdrängung der Mediagruppe nach oben durch intrazerebrale Blutung bei einer 58jährigen Patientin, die an einer essentiellen Hypertonie (200/130) litt. Auch im arteriographischen Bild sind die Zeichen einer Arteriosklerose deutlich zu erkennen.

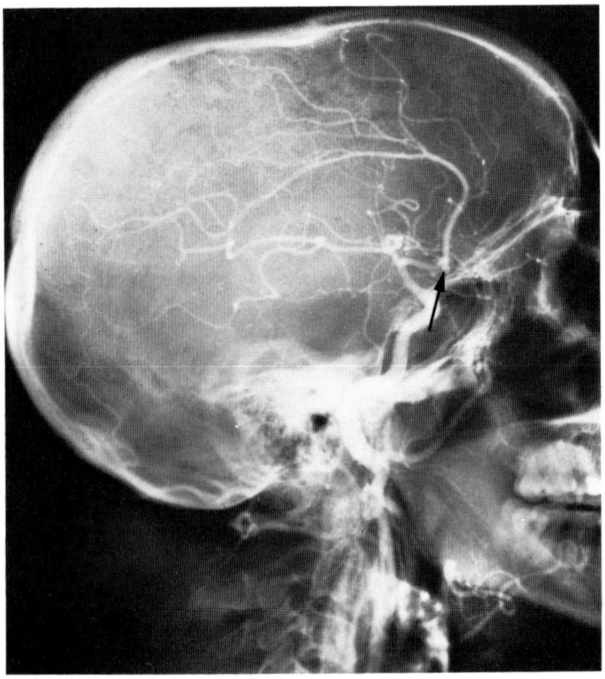

a

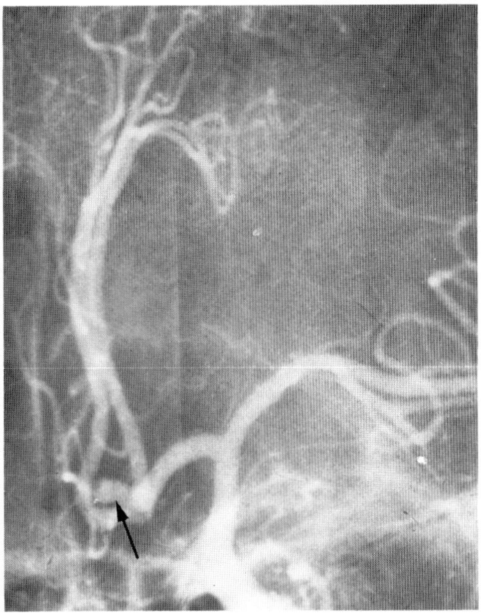

b

Abb. 2.**39** a u. b Arteriogramm eines 35jährigen Mannes, der an den Symptomen einer Subarachnoidalblutung erkrankte und seit Jahren an einem nephrogenen Hochdruck (165/110 mmHg) litt.
a) Gestreckter Karotissiphon und Hochdrängung der A. cerebri media im Anfangsteil, Kontrastmittelschatten im Bereich der A. communicans anterior mit Verdacht auf ein sackförmiges Aneurysma.
b) Schrägaufnahme nach 3 Wochen mit Darstellung des Aneurysmas der A. communicans anterior. Die Verdrängungen der Gefäße sind nicht durch eine Blutung, sondern durch einen zusätzlichen Tumor (Keilbeinflügelmeningeom) bedingt, der keine Symptome verursachte.

erkrankte, einen generalisierten Krampfanfall erlitt und danach tief bewußtlos in die Klinik eingewiesen wurde. Es bestanden eine Déviation conjuguée nach links und eine geringgradige rechtsseitige Parese. Der Liquor war blutig und am Augenhintergrund ein Papillenödem nachweisbar. Wir dachten zunächst an eine hypertonische Massenblutung, weil der Kranke seit 4 Jahren an einem renalen Hochdruck mit Werten von 165/110 mmHg litt. Es bestanden jedoch keinerlei Veränderungen an den Netzhautgefäßen und an der Aorta, so daß zum Ausschluß eines raumfordernden Prozesses eine Arteriographie erforderlich erschien. Diese zeigte eine Streckung des Karotissiphons und eine Hochdrängung der A. cerebri media im Anfangsteil. Außerdem erweckte ein kleiner Kontrastmittelschatten im Bereich der A. communicans anterior den Verdacht auf ein sackförmiges Aneurysma (Abb. 2.**39**a). Dadurch wurde die Differentialdiagnose noch erschwert, zumal sich das Bewußtsein schon am 2. Tag der Klinikbehandlung aufhellte und die neurologischen Symptome sowie die Kopfschmerzen völlig abklangen. Auch früher hatte der Patient, wie wir jetzt erfahren konnten, niemals irgendwelche Beschwerden von seiten des Nervensystems bemerkt. Unter laufender Überwachung wurde deswegen zugewartet und 3 Wochen später die Angiographie wiederholt. Die Schrägaufnahmen zeigten jetzt deutlich ein sackförmiges Aneurysma der A. communicans anterior (Abb. 2.**39**b). Damit war die Diagnose einer Aneurysmablutung gesichert. Die Hochdrängung der A. cerebri media und die Aufrichtung des Karotissiphons waren aber nicht durch ein intrazerebrales Hämatom, sondern durch ein Meningeom des Keilbeinflügels verursacht, das zusätzlich bei dem Patienten bestand, ohne bisher irgendwelche Beschwerden zu bereiten. Der Tumor konnte operativ entfernt werden.

Das chronische **subdurale Hämatom** wird kaum mit einer Massenblutung verwechselt, weil es nicht apoplektiform verläuft, sondern nach Art eines Tumors mit allmählicher Zunahme der Beschwerden (s. S. 2.116).

Nur selten ergeben sich diagnostische Schwierigkeiten, die wir bei einem 61jährigen Mann erlebten, der mit einer Bewußtseinstrübung in die Klinik eingewiesen wurde. Seine Wirtsleute hatten ihn, der keine Angehörigen mehr hatte, in diesem Zustand laut stöhnend mit Kopfschmerzen in seinem Zimmer aufgefunden. Eine Anamnese war nicht zu erheben. Wir konnten nur erfahren, daß er am Vortage noch seiner Arbeit nachgegangen war, aber schon seit Tagen gelegentlich über Kopfschmerzen geklagt hatte. Verletzungen oder Narben im Bereich des Kopfes fehlten, ebenso Reflexstörungen oder motorische Paresen. Der Liquor war klar. Es bestand eine Hypertonie von 170/110 mmHg mit geringer Linksverbreiterung des Herzens, Betonung des 2. Aortentones, vorspringendem Aortenknopf sowie einem Fundus hypertonicus I. Grades. Obwohl wir eine hypertonische Hirnerkrankung mit Blutung oder Erweichung für wahrscheinlich hielten, führten wir doch wegen der unklaren und atypischen Entstehung des Zustandsbildes und vor allem deswegen, weil rechts eine ausgesprochene Mydriasis, links aber eine normal weite und reagierende Pupille bestand, eine Angiographie durch. Diese ergab den charakteristischen Befund eines subduralen Hämatoms mit Abdrängung der Gefäße von der Schädelkalotte rechts frontal. Die verhältnismäßig rasche Entwicklung der Symptome und der Befund einer Hypertonie hatten zunächst zu einer Fehldiagnose geführt, weil eine Anamnese nicht erhoben werden konnte.

Auch wenn eine Schädelverletzung bekannt ist, ergeben sich differentialdiagnostische Probleme, zumal dann, wenn auch eine Gefäßerkrankung oder Störung der Blutgerinnung vorliegt. Gelegentlich kann die gutachtlich besonders interessierende Frage, ob die neurologische Symptomatik auf eine gedeckte **Hirnverletzung** zurückgeführt werden muß oder ob eine Zirkulationsstörung die Ursache des zerebralen Syndroms und auch des Unfalles war, nur schwer entschieden werden, selbst wenn man technische Untersuchungen mit heranzieht. Eine Fraktur des Schädelknochens schließt den primären Gefäßprozeß nicht aus, und der Liquor kann in jedem Falle blutig sein. Aus der Anamnese ergeben sich mitunter wichtige Hinweise für eine Entscheidung. An Hand eines besonders interessanten Falles soll in diesem Zusammenhang auf die Probleme der sog. **Spätapoplexie** *nach Kopftraumen* hingewiesen werden, deren Differentialdiagnose an anderer Stelle ausführlich dargestellt wird.

Eine 54jährige, früher gesunde Frau zog sich bei einem Autounfall ein Schädeltrauma zu, das zunächst nur zu einer kurzen Bewußtlosigkeit und zu einem Hämatom über der rechten Stirn führte. Aus relativem Wohlbefinden kam es am 2. Tag nach dem Unfall zu heftigen rechtsseitigen Kopfschmerzen, unstillbarem Erbrechen und einer Bewußtlosigkeit, die 24 Std. anhielt. Danach fühlte die Patientin eine Schwäche und Ungeschicklichkeit der linken Extremitäten und war nach Angaben der Umgebung sehr vergeßlich und lustlos geworden. 3 Wochen nach dem Unfall kam es erstmals zu Absencen, die wir klinisch anläßlich einer Behandlung 8 Monate später mehrfach objektivieren konnten. Es bestand kein Zweifel an der traumatischen Genese des Krankheitsbildes; unklar war jedoch, warum erst am 2. Tag nach dem Schädeltrauma die schweren Symptome begonnen hatten. Die Klärung brachte der internistische Befund. Angeregt durch verschiedene kleine Hämatome, die schon nach geringem Druck im Unterhautgewebe auftraten, führten wir eine eingehende Analyse der Blutgerinnung durch, die eine Thrombopenie von 30000, eine auf 13 Min. verlängerte Gerinnungszeit des Nativblutes nach der Methode von Lee-White und einen Grenzwert von 3 Min. und 30 Sek. in der Blutungszeit aufwies. Klinisch war diese als Morbus Werlhof anzusprechende Erkrankung bisher nie in Erscheinung getreten; sie hatte offenbar aber genügt, um bei dem stattgehabten Schädeltrauma eine Nachblutung im Hirngewebe und damit die nach einem freien Intervall aufgetretenen zerebralen Symptome auszulösen.

Toxisch bedingte hämorrhagische **Nekrosen** der Großhirnrinde, des Thalamus und der Brücke sind als Komplikation einer unkontrollierten Disulfiram-Antabus-Behandlung beschrieben worden (5). Dabei sollen durch die Antabus-Alkohol-Wirkung Endothelschäden an der peripheren Strombahn, Blutaustritte und Gewebsnekrosen entstehen, die auch am Herzmuskel beobachtet werden können.

Hirninfarkt durch arterielle Thrombose oder Ischämie

Häufiger als eine Blutung findet man als Ursache des Schlaganfalles die Ischämie (⅔–¾ aller Schlaganfälle), die zu einem Gewebsschaden, d.h. zu einem **Hirninfarkt (Enzephalomalazie),** führt. Klinisch ergibt sich in der Entwicklung und im Verlauf ein recht wechselvolles Bild. Nach den neurologischen Ausfällen, die dabei beobachtet werden, sind deswegen im anglo-amerikanischen Schrifttum verschiedene Hirninfarktsyndrome beschrieben worden: Das im Stadium des Auftretens und der – oft schubweisen – Verschlechterung der Symptome vorliegende Syndrom wird als **„Progressing stroke“** oder als **„Stroke-in-evolution“** bezeichnet. Bleiben die Symptome dann über 20–24 Std. konstant, kann man von einem „Completed stroke“ ausgehen (bei Affektionen im Vertebralis-Basilaris-Gebiet sollte eine längere Periode bis zu 72 Std. zugewartet werden, bevor man das pathologische Geschehen als abgeschlossen, d.h. als **„Completed stroke“** betrachtet). Wenn die klinisch-neurologischen Ausfälle innerhalb von 3 Wochen vollständig zurückgehen, spricht man von **„Reversible ischemic neurological deficit** (RIND)**“**, bei späterer Rückbildung von einem **„Prolonged reversible ischemic neurological deficit** (PRIND)“. Diese Differenzierungen nach Ablauf einer zerebralen Ischämie und dem klinischen Stadium haben praktische Bedeutung für die Therapie.

Pathogenetisch ist die Entstehung eines Hirninfarktes auf drei verschiedene Mechanismen zurückzuführen: 1. **die Embolie,** 2. die **arterielle Thrombose** und 3. eine länger anhaltende **Ischämie.** Es resultiert in allen Fällen durch die umschriebene *Zirkulationsstörung* eine *Gewebsnekrose.* Die Ausdehnung dieser Gewebsnekrose hängt weitgehend von dem nachgeschalteten Versorgungsgebiet der geschädigten Arterie und dem bestehenden Kollateralkreislauf ab. Im akuten Stadium sind die Grenzen der ischämischen Nekrose durch ein begleitendes Hirnödem verwaschen; dementsprechend zeigen auch die neurologischen Ausfälle ein größeres Ausmaß; erst nach

Abb. 2.**40** a–f Computertomographie und Angiographie in der akuten Phase (4 Tage) nach arterieller Thrombose der linken A. cerebri media bei einem 50jährigen Mann. Neurologische Symptomatik: Hemiparese, Gyrus-angularis-Syndrom.

a–d)
Vorwiegend im Bereich des linken Temporal- und Parietalhirns zeigen sich ausgedehnte hypodense Zonen unterschiedlicher Intensität und Dichte mit unregelmäßiger und unscharfer Begrenzung. Durch das begleitende Hirnödem (CT: Prof. Dr. *H.-P. Jensen*, Kiel) kommt es zur Verlagerung und Einengung des Ventrikelsystems.

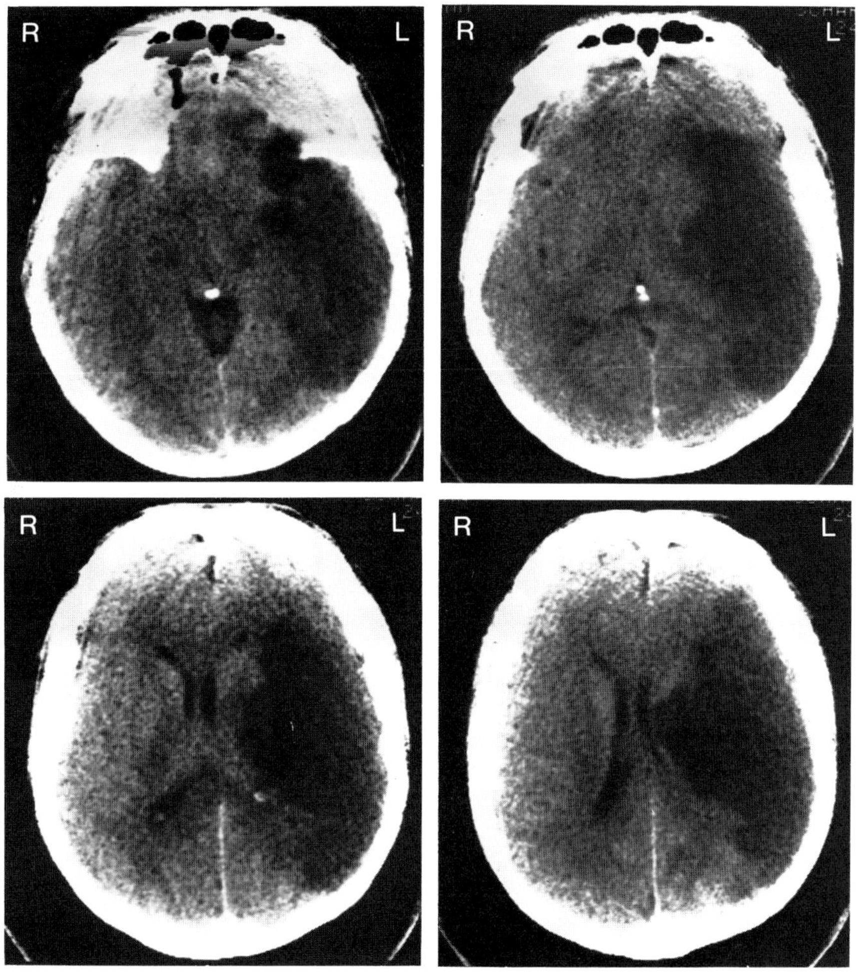

a b c d

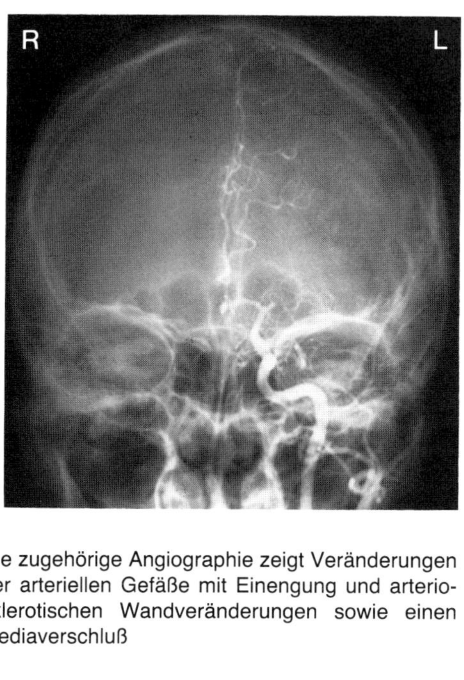

e

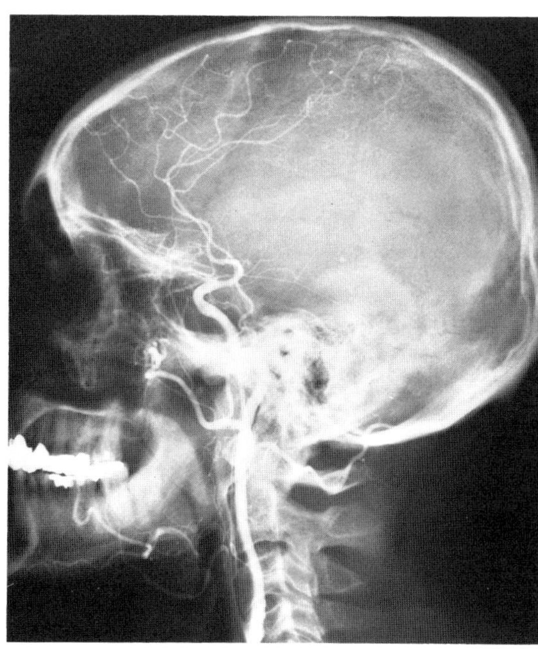

f

e–f) Die zugehörige Angiographie zeigt Veränderungen der arteriellen Gefäße mit Einengung und arteriosklerotischen Wandveränderungen sowie einen Mediaverschluß

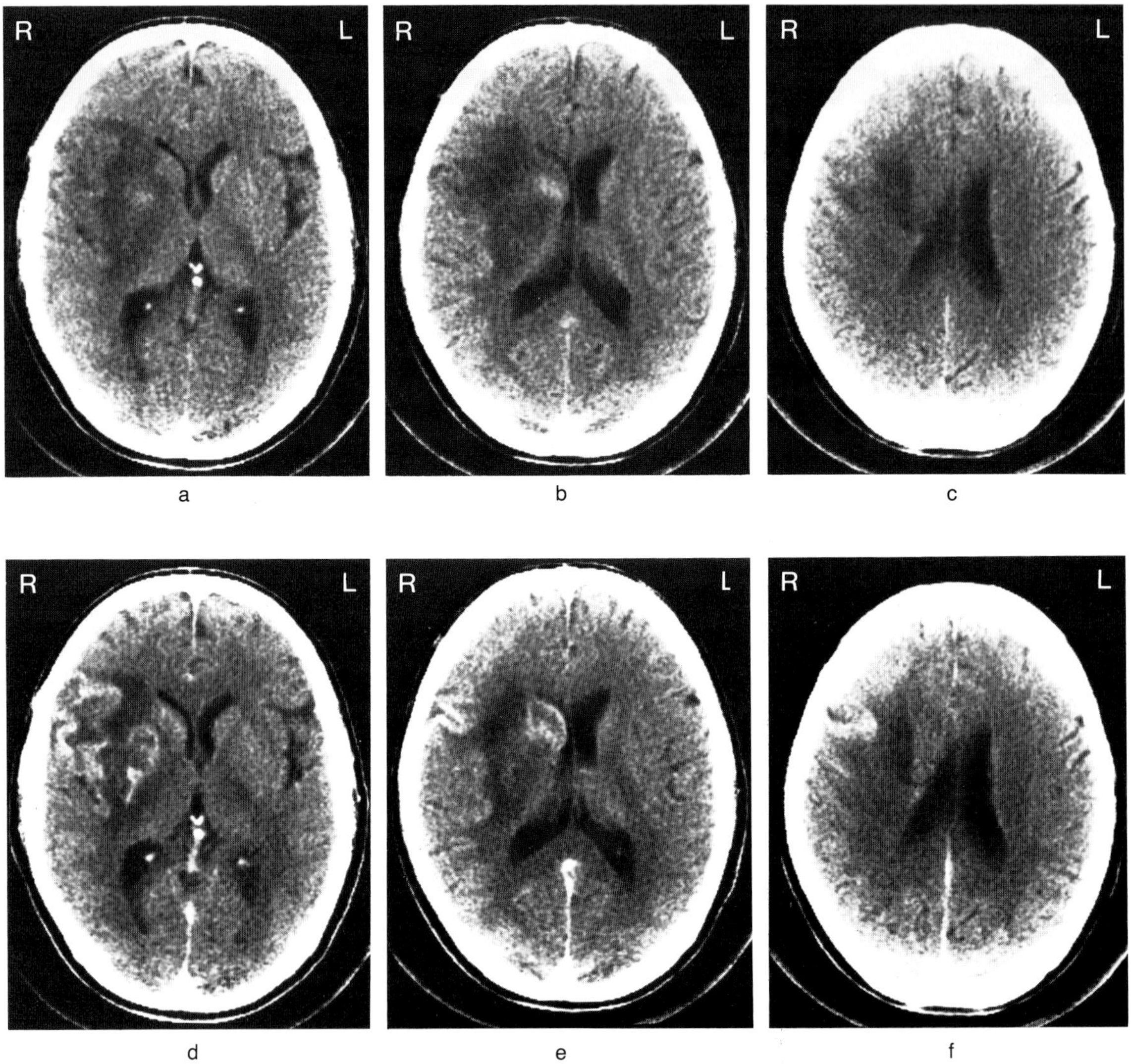

Abb. 2.**41** a–f Computertomographie bei einem 52jährigen Mann, der akut mit den Symptomen einer linksseitigen Hemiparese erkrankte.

a–c) Die Tomogramme zeigen 4 Tage nach dem akuten Ereignis im Bereich des rechten temporoparietalen Marklagers eine ausgedehnte Dichteminderung mit kleinen, unscharf begrenzten hyperdensen Bezirken in ihrem Zentrum sowie im Bereich des rechten Nucleus caudatus. Es handelt sich um einen Hirninfarkt mit Einblutung (hämorrhagischer Infarkt). Dadurch werden das Vorderhorn und die Cella media des rechten Seitenventrikels komprimiert.

d–f) Unter intravenöser Kontrastmittelgabe kommt es zu einer girlandenförmigen Anfärbung von Strukturen im temporoparietalen Kortexbereich, teils an den Rändern, teils innerhalb der dichtegeminderten Zone. Diese Veränderungen sind als sog. Luxusperfusion (Gray matter enhancement) bei Störung der regionalen Autoregulation durch den Infarkt zu deuten (vgl. Abb. 2.**10**) (Aufnahmen: Prof. Dr. *H.-P. Jensen,* Kiel)

Tagen ist der Infarktbezirk anatomisch deutlich demarkiert. Durch sekundäre Einblutung kann aus einer ischämischen Nekrose **(weiße Erweichung)** eine **rote Erweichung** werden. Im **Computertomogramm** stellt sich ein Hirninfarkt als Bereich verminderter Dichte 2–4 Tage nach der akuten Zirkulationsstörung immer dann dar, wenn ein Hirnödem aufgetreten ist (Abb. 2.**40**). In der Regel ist die Grenze zum normalen Gewebe zunächst verwaschen und nach einigen Wochen schärfer begrenzt (vgl. Abb. 2.**12**). Wenn im Computertomogramm unregelmäßig begrenzte Zonen verminderter und vermehrter Dichte nebeneinander bestehen, muß an eine hämorrhagische Infarzierung gedacht werden (Abb. 2.**41**, vgl. Abb. 2.**8**).

Nach intravenöser Injektion von jodhaltigen Kontrastmitteln findet man im Computertomogramm bei Hirninfarkten neben der infarktbedingten hypodensen Zone in mehr als 20% eine regionale Verdichtung der grauen Substanz („Gray matter enhancement"), die etwa dem Verlauf eines Gyrus entspricht (Abb. 2.**41**, vgl. Abb. 2.**10**). Man kann dieses Phänomen bis zu 3 Wochen und länger reproduzieren; es wird erklärt durch eine ischämisch bedingte Störung der Autoregulation im Sinne einer Prästase in diesem Gebiet. Differentialdiagnostisch bedeutungsvoll ist dieses Phänomen insbesondere in der Abgrenzung gegenüber Hirntumoren.

Da bei Hirninfarkten nur selten intrakranielle Massenverschiebungen auftreten, ist echoenzephalographisch nur in etwa 10–20% eine Verlagerung des Mittelechos 2–3 Tage nach dem akuten Ereignis zu erkennen (s. S. 2.4).

Im **Hirnszintigramm** kann man den Infarkt in etwa 30% der Fälle durch eine Anreicherung der Radioaktivität 3–5 Tage nach dem akuten Ereignis darstellen; differentialdiagnostisch führt die Hirnszintigraphie kaum weiter.

Abgesehen von den Embolien, die später ausführlich besprochen werden (s. S. 2.70), findet sich bei den Hirninfarkten in mehr als *80% eine Arteriosklerose der Gefäße* als Ursache des Geschehens. Eine **arterielle Thrombose,** die zur völligen Unterbrechung des Blutstroms führt, kann anatomisch in etwa 50–60% aller Enzephalomalazien nachgewiesen werden.

Die übrigen Erweichungen kommen dadurch zustande, daß eine *schwere Ischämie* – auch durch extrazerebrale Ereignisse bedingt – über längere Zeit anhält und dadurch zu Stoffwechselstörungen und Gewebsnekrosen in dem durch Arteriosklerose vorgeschädigten Gebiet führt.

Enzephalomalazien durch Thrombosen und Ischämien auf dem Boden einer Arteriosklerose treten naturgemäß vorwiegend bei älteren Menschen in Erscheinung. Das durchschnittliche Lebensalter lag bei unseren Untersuchungen für beide Gruppen bei 64 Jahren; Männer und Frauen waren etwa gleich häufig betroffen. Eine *Alkoholintoxikation* scheint das Risiko einer zerebralen Ischämie zu erhöhen.

Nur 3% der zerebralen **Infarkte** finden sich **bei Erwachsenen unter 40 Jahren.** Als Ursache spielt auch in dieser Altersgruppe die Arteriosklerose der Hirngefäße mit 20% eine wesentliche Rolle; in der Regel findet man dabei einen oder mehrere Risikofaktoren wie Diabetes, Hypertonie etc. Etwa 30% werden durch Embolien kardialer Genese (rheumatische Vitien, Klappenprothesen, Vorhofmyxom, Vitien und Gefäßmißbildungen mit Shunt etc.) hervorgerufen. Zerebrale Gefäßschäden (angeborene, entzündliche, traumatische) sowie Hyperviskosität (Polyzythämie, Dysproteinämie) und Koagulopathien einschließlich der immunologischen Systemerkrankungen sind mit je 10% pathogenetisch beteiligt. Auf perinatale Komplikationen können Hirninfarkte dieser Gruppe in etwa 5% zurückgeführt werden; rund 25% der zerebralen Ischämie bei Erwachsenen unter 40 Jahren sind pathogenetisch mit den uns heute zur Verfügung stehenden Mitteln nicht aufzuklären.

Die **Hirninfarkte** zeigen im Auftreten und im **Verlauf** gewisse Besonderheiten, die oftmals schon eine klinische Abgrenzung gegenüber den Massenblutungen und den Embolien erlauben. Im Gegensatz zur Massenblutung ist der *Beginn* der Enzephalomalazie nicht so akut. Mitunter kommt es im Verlauf von Stunden zu einer immer mehr zunehmenden herdförmigen Lähmung, die zunächst mit Parästhesien beginnt, ohne daß ein Bewußtseinsverlust eintritt („Progressing stroke" oder „Stroke-in-evolution"). Ein solcher Verlauf wird geradezu als typisch für die arteriosklerotischen Erweichungen angesehen, kommt aber nach unseren Erfahrungen nur in etwa ¼ der Fälle vor. Gilbert u. de Takats (111) fanden in etwa der Hälfte ihrer Beobachtung einen akuten Beginn der Symptome und eine initiale Bewußtlosigkeit.

Wir haben bei etwa *einem Drittel der Kranken keine Bewußtseinsstörungen* gefunden, ein *weiteres Drittel zeigte eine leichte bis mäßige Bewußtseinstrübung,* nur etwa *30% waren im akuten Stadium tief komatös.* Die Dauer der Bewußtlosigkeit schwankte zwischen einigen Minuten und 48 Std. Die Bewußtseinsstörungen sind bei ausgedehnten Malazien häufiger als bei kleineren Infarkten. Es besteht aber keine direkte Beziehung zwischen Tiefe und Dauer der Bewußtseinsstörung und Schwere der bleibenden zerebralen Ausfälle.

Während **zerebrale Anfälle** bei den Enzephalorrhagien (25%) relativ häufig sind, haben wir solche beim Hirninfarkt in 13% unserer Fälle beobachtet. Motorische Hemiparesen fanden sich bei 70%, Monoparesen in 10%. Sensibilitätsstörungen waren bei einem Drittel der Kranken vorhanden, Aphasien oder gnostische Störungen in 60%. Hirnnervenausfälle, meistens Paresen des Fazialis zusammen mit motorischen Hemiparesen, fanden sich bei Großhirninfarkten in fast 70%. Eine Déviation conjuguèe ist beim Hirninfarkt weit seltener (in etwa 10%) als bei der Massenblutung (in etwa 50%); auch Pupillensymptome sind nicht so häufig.

Nach klinischen Erfahrungen sind Infarkte im Versorgungsgebiet der A. carotis int. 3–4mal häufiger als im Bereich der Aa. vertebralis und basilaris. Die klassischen *Gefäßsyndrome* mit Hirnnervenparesen und sonstigen Ausfällen, die bei Gefäßstörungen im Gebiet der Aa. vertrebralis und basilaris auftreten, sind nach lokaldiagnostischen Gesichtspunkten auf S. 2.29ff beschrieben. Die Ausbildung der Fokalsymptome ist naturgemäß von der Ausdehnung der Zirkulationsstörung abhängig; sie entspricht aber nicht in jedem Falle dem Versorgungsgebiet des verschlossenen Gefäßes, sondern kann z. B. durch das perifokale Ödem auch darüber hinausgehen. Wenn aber die neurologische Symptomatik dem Versorgungsgebiet eines Gefäßes entspricht, so bedeutet dies eine wertvolle Hilfe für die Differentialdiagnose zwischen Blutung und Hirninfarkt, weil eine Blutung sich unabhängig von der lokalen Gefäßversorgung ausdehnt.

Infarkte des Kleinhirns sind klinisch in der Regel kaum von den zerebellaren Hämorrhagien zu unterscheiden und werden deswegen differentialdiagnostisch zusammen mit diesen abgehandelt (s. S. 2.56). Mit der Computertomographie ist meist noch eine Differenzierung möglich.

Infarkte treten seltener (etwa ⅔) als Blutungen auf, sind oft im unteren und medialen Teil der Kleinhirnhemisphären lokalisiert und relativ häufig sekundär hämorrhagisch. Verschlüsse des intrakraniellen Anteiles der Vertebralarterien werden in etwa der Hälfte der Fälle gefunden, isolierte Verschlüsse der A. cerebelli inferior posterior in ca. 30%. Die Entwicklung der neurologischen Symptomatik mit Benommenheit, Übelkeit, Erbrechen, Kopfschmerzen, Gleichgewichtsstörungen bis hin zu der charakteristischen Trias, periphere Fazialislähmung, ipsilaterale Blicklähmung und hochgradige Ataxie ist bei den zerebellaren Infarkten meist etwas langsamer, stufenweise über Stunden oder sogar Tage verlaufend. Ein partielles oder komplettes Wallenberg-Syndrom (laterales Oblongatasyndrom) (s. S. 2.40) kompliziert mitunter das klinische Bild. Es sei besonders hervorgehoben, daß neben arteriellen Gefäßkrankheiten auch traumatische Läsionen der A. vertebralis durch chiropraktische Maßnahmen im Nackenbereich als Ursache beobachtet werden.

Zur Differenzierung von **Massenblutung** und arteriosklerotischer Erweichung kann ein erhöhter Blutdruck nur sehr bedingt herangezogen werden, denn in etwa der *Hälfte der Enzephalomalazien findet man eine Blutdrucksteigerung.* Im akuten Stadium des Schlaganfalles ist der Blutdruck sehr wechselnd, in einzelnen Fällen deutlich höher als zuvor, meistens aber auf normale oder subnormale Werte abgefallen. Entscheidend für die Diagnose des vorliegenden Prozesses ist immer das frühere Verhalten der Blutdruckwerte und vor allem der Befund des Herzens, der großen Gefäße und der Nieren. Für eine Massenblutung sprechen in gewissem Sinne eine Retinitis angiospastica und eine vaskulär bedingte Stauungspapille.

In der apoplektischen Bewußtlosigkeit machen ein stark *gerötetes Gesicht* und eine tiefe schnarchende Atmung die Diagnose einer *Hirnblutung* wahrscheinlich, während die Gesichtsblässe eher für eine Erweichung durch Gefäßverschluß spricht. Diese vielfach angewandte Regel hat jedoch Ausnahmen, die nach unserer Erfahrung keineswegs selten sind. Auch die allgemeinen *vegetativen Reaktionen* des Organismus sind beim Hirninfarkt weniger ausgeprägt als bei der Enzephalorrhagie. Wir beobachteten nur vereinzelt Leukozytosen über 10000 pro mm^3 und Linksverschiebungen, Blutzuckersteigerungen oder Glukosurien und Beschleunigung der Blutsenkung sowie Temperatursteigerungen bei ausgedehnten und schweren Enzephalomalazien. Ein typisches Liquorsyndrom ist nicht festzustellen. Ist der Hirninfarkt oberflächennahe lokalisiert, können meningeale Reizerscheinungen und eine Zellvermehrung im Liquor auftreten. Als höchsten Wert des **Liquor-**Eiweißes sahen wir einmal bei einer Enzephalomalazie 88 mg/dl. Erythrozyten finden sich im Liquor nicht, es sei denn, ein rindennaher Erweichungsbezirk ist sekundär hämorrhagisch geworden.

Durch den Einsatz der **Computertomographie** des Gehirnschädels gelingt es in der Regel, Massenblutungen und Hirninfarkte zu differenzieren, weil intrazerebrale Blutungen zu einer Vermehrung der Gewebsdichte, Hirninfarkte aber, wenn sie von einem Hirnödem begleitet sind, zu einer Dichteabnahme des Gewebes führen (vgl. Abb. 2.**40**). Gewisse Schwierigkeiten können auftreten, wenn bei einer Blutung perifokal ein Hirnödem entsteht oder wenn eine hämorrhagische Infarzierung vorliegt (s. S. 2.6). Ein größeres Hirnödem kann durch die intrakranielle Drucksteigerung eine **Herniation in den Tentoriumschlitz** verursachen. Diese Komplikation ist in etwa 30% Ursache der tödlich verlaufenden Hirninfarkte. Klinische Zeichen sind: Verschlechterung der Bewußtseinslage, Verstärkung der Hemiplegie, kontralaterale Paresen; die Überlebensdauer beträgt meist weniger als 3 Tage.

Die Echoenzaphalographie vermag nur in einem Teil der Fälle, insbesondere bei Massenblutungen, differentialdiagnostische Hilfe zu geben. Die Hirnszintigraphie läßt keine wesentlichen differentialdiagnostischen Schlüsse zu (s. S. 2.9).

Von Bedeutung für die Diagnostiker der thrombotischen und ischämischen Enzephalomalazie ist der **Befund des Herzens, der Lungen und des Kreislaufs.** Mitchinson (186) hat darauf aufmerksam gemacht, daß ein akuter Blutdruckabfall, z. B. bei Herzinsuffizienz, okkulten Blutungen, Lungenembolien etc., bei älteren Patienten häufig Anlaß zu einem tödlichen Schlaganfall ist. Er sah diese Pathogenese bei Kranken über 60 Jahren in 47 von 120 Fällen, bei Patienten über 70 Jahren in 35 von 72 Beobachtungen. Wir fanden in 73% der ischämischen Hirninfarkte eine kardiale oder periphere Kreislaufstörung. Am häufigsten, in 40–50% der Fälle, ist ein dekompensierter Hypertonus zu objektivieren; ein akutes Linksversagen fanden wir in 7%, ein Cor pulmonale mit Polyglobulie im Stadium der Dekompensation in 5%, Rhythmusstörungen in 37%, Sinustachykardie in 12%. Extrasystolen bestanden bei mehr als 70% der thrombotisch oder ischämisch bedingten Hirninfarkte. In 2 Fällen lösten akute Reizleitungsstörungen bei suffizientem Herzen eine Enzephalomalazie aus.

Auf der anderen Seite können primäre Schäden und Zelluntergänge des zentralen Nervensystems, insbesondere solche im Bereich des Hirnstamms und der Stammganglien sowie der Großhirnrinde und im Kleinhirn, Störungen der Kreislaufregulation mit Hypotonie und orthostatischen Druckabfällen verursachen (sog. **Shy-Drager-Syndrom**). Die gestörte vasomotorische Regulation ist dabei nur schwer therapeutisch zu beeinflussen. Wir haben solche Störungen temporär auch nach Hirninfarkten und nach Hirnkontusionen vereinzelt beobachtet.

Es kommt vor, daß Kranke mit **Herzinfarkt** zunächst nur das Bild eines Schlaganfalles bieten und daß erst später die ursächliche Koronarthrombose diagnostiziert wird.

Uns wurde z. B. ein 53jähriger Kaufmann mit der Diagnose Apoplexie in die Klinik eingewiesen, der bei seiner Arbeit zusammengebrochen war. Bei der Aufnahme war der Patient noch nicht recht orientiert, klagte über heftige Kopfschmerzen und wies eine linksseitige partielle Parese auf. Es bestanden eine erhebliche Tachykardie mit Extrasystolie und ein sehr niedriger Blutdruck von 85/65 mmHg. Das Elektrokardiogramm deckte einen frischen Herzinfarkt auf. Irgendwelche stenokardischen Beschwerden hatten vorher nicht bestanden; lediglich ein starkes Herzklopfen und Unwohlsein hatte der Kranke den ganzen Tag über verspürt.

Ursache der akut mit dem Herzinfarkt oder sofort danach einsetzenden zerebralen Symptome sind *lokalisierte oder diffuse Hirndurchblutungsstörungen,* denn endokardiale Thromben, die zu einer Hirnembolie führen können (s. S. 2.77), entwickeln sich erst um den 4.–5. Tag nach dem Auftreten des Koronarinfarktes (113). Bean u. Read (17) fanden nur in 9 von 15 Fällen mit akuter Hemiplegie beim Herzinfarkt Embolien in den Hirngefäßen, während sich bei den restlichen 6 Kranken ein anämischer Infarkt ohne Gefäßverschluß bei ausgeprägter Arteriosklerose nachweisen ließ.
An einem großen Krankengut von Herzinfarkten fand sich im Durchschnitt eine Abnahme des systolischen Druckes um 50 mmHg und des diastolischen um 25 mmHg; in Einzelfällen war die Drucksenkung noch weit ausgeprägter (296). Der stärkste Druckabfall wird meistens in den ersten 24 Std. beobachtet, setzt aber nicht selten auch zwischen dem 2. und 7. Tag oder erst in der 2. Woche ein. Der Blutdruckabfall beim Herzinfarkt wirkt sich in vielen Fällen deswegen besonders stark auf die Hirndurchblutung aus, weil neben der Koronarsklerose häufig auch eine Arteriosklerose der Hirngefäße vorliegt.
Wir beobachten häufig, in mehr als 60% der Fälle, daß die Symptome einer arteriosklerotischen *Erweichung sich in den Nachtstunden* entwickeln, wenn der Blutdruck etwas heruntergeht. Mitunter ist auch eine fieberhafte Erkrankung, eine Narkose, eine Operation oder ein Aderlaß die auslösende Ursache.

Ein 64jähriger Mann erkrankte mit einem Schwindelanfall und einer ganz flüchtigen Schwäche der rechten Körperseite. Der hinzugezogene Arzt konnte etwa 1 Std. später neurologische Symptome nicht mehr feststellen, wies den Kranken jedoch unter der Diagnose einer drohenden Apoplexie in ein Krankenhaus ein. Wegen seines Hochdrucks von 200/120 mmHg und der begleitenden Polyglobulie führte man einen Aderlaß durch, in dessen Gefolge die rechtsseitige Lähmung wieder manifestiert wurde und eine Aphasie auftrat. Aus der intermittierenden zerebralen Ischämie war ein Infarkt geworden. Aderlässe sind wegen der damit verbundenen erheblichen hämodynamischen Belastungen bei der Arteriosklerose der Hirngefäße nicht ungefährlich.

Für die Entstehung eines Hirninfarktes sind neben der Hämodynamik die **Blutviskosität** und eine pathologische **Aktivierung der Gerinnungsfaktoren** von Bedeutung, weil sie die arterielle Thrombose bei vorliegenden Gefäßveränderungen fördern können. Eine Steigerung der Blutviskosität findet sich z. B. bei der Polycythaemia vera und bei Leukämien. Die Störung des Gleichgewichtes zwischen Koagulation und Fibrinolyse wird durch verlangsamte Blutströmung und durch die Erhöhung des Fibrinogengehaltes des Blutes begünstigt. Eine Gewebsazidose aktiviert die Freisetzung von gerinnungsaktiven Substanzen und verursacht damit eine lokale „Hyperkoagulabilität".

Ein 56jähriger Landwirt zog sich bei einem Sturz eine Quetschung des rechten Unterschenkels und ein großes Hämatom zu, das vom Knie fast bis zum Knöchel reichte. Er hatte massive Altersveränderungen an den großen Gefäßen, war auch in den letzten Jahren etwas vergeßlicher geworden und fühlte sich nicht mehr so leistungsfähig wie früher. Kardial bestanden keinerlei Beschwerden und auch kein pathologischer Befund, abgesehen von einer leichten Blutdrucksteigerung auf 165/100 mmHg. 5 Tage nach dem Sturz trat bei völliger körperlicher Ruhe und bei intakter Herzfunktion eine zunehmende linksseitige Schwäche mit Schwindelerscheinungen auf. Er konnte zunächst noch gehen, war aber nach 3–5 Std. linksseitig völlig gelähmt. Arteriographisch ergab sich das Bild einer Arteriosklerose mit mangelhafter Füllung der Peripherie, hauptsächlich im Mediabereich. Gerinnungsphysiologisch bestanden die Zeichen der Hyperkoagulabilität. Hier hatte offenbar der Einstrom von Thrombokinase in die Blutbahn, die bei Extravasaten und Gewebszertrümmerungen immer nachweisbar ist, zu einer Aktivierung der Gerinnungsvalenzen geführt, damit eine arterielle Thrombose in den sklerotisch veränderten Gefäßen begünstigt und eine Enzephalomalazie ausgelöst.

Über weitere extrazerebrale Ursachen bei der Entstehung von zerebralen Zirkulationsstörungen wird auf S. 2.97 ff berichtet.

Intermittierende zerebrale Ischämie – Transient Ischemic Attack (TIA)

Die Verminderung oder Unterbrechung des arteriellen Blutstroms in einem umschriebenen Gebiet des Gehirns führt zur lokalen Ischämie. Dauert die Abnahme der Durchblutung längere Zeit an und ist sie entsprechend hochgradig, so resultiert eine Gewebsnekrose, ein Hirninfarkt mit bleibenden oder in Tagen bis Wochen reversiblen neurologischen Ausfällen. Ist aber die Ischämie nur geringgradig oder nur von kurzer Dauer, so treten nur vorübergehend Stoffwechselstörungen und damit neurologische Symptome auf. Solche *flüchtigen Durchblutungsstörungen des Gehirns* werden als *„Intermittierende zerebrale Ischämie"* oder im anglo-amerikanischen Schrifttum als **„Transient-Ischemic Attack"** (TIA) bezeichnet. Das klinische Syndrom ist dadurch charakterisiert, daß akut zerebrale Symptome auftreten, die kurze Zeit, d. h. Minuten bis Stunden, bestehenbleiben und innerhalb von 24 Std. wieder völlig abklingen. Klinisch kommt es immer zu einer Restitutio ad integrum (2, 26). Unter dem Einfluß der „funktionellen Pathologie" von Bergmann (23) war im deutschen Schrifttum lange Zeit die Bezeichnung „angiospastischer Insult" geläufig. Die Hypothese einer angiospastischen Genese dieser Erscheinungen hat sich aber nicht beweisen lassen.

Das plötzliche Auftreten und die kurze Dauer der klinischen Erscheinungen machen mitunter die Diagnose schwer, weil vielfach die Attacken vorüber sind, bevor ein Arzt den Patienten untersucht hat. In mehr als 70% der von uns analysierten Fälle dauerten die Symptome der intermittierenden zerebralen Ischämie weniger als 10 Min.; nur in etwa 15% hielten sie mehrere Stunden an. Die diagnostische Schwierigkeit wird dadurch vergrößert, daß es spezifische Tests oder Belastungsprüfungen nicht gibt und daß die Symptome der intermittierenden zerebralen Ischämie auch als Zeichen anderer Krankheitsbilder interpretiert werden können.

Lokaldiagnostisch ist es in der Regel möglich, die intermittierenden Ischämien des Karotisgebietes von denen des Vertebralis-Basilaris-Gebietes zu differenzieren.

Zu den Zeichen der flüchtigen Zirkulationsstörungen im *Versorgungsgebiet der A. carotis interna* gehören: motorische Ausfälle in Form von Hemiparesen oder Schwäche der Gliedmaßen; Hemihypästhesien und Parästhesien; Sehstörungen als Amaurosis fugax mit flüchtigem Sehverlust eines Auges, Hemianopsien oder Skotome; Sprachstörungen, motorische und sensorische Aphasien, die z. T. mit Störungen des Schreibens, des Lesens oder des Rechnens einhergehen; Bewußtseinsstörungen, Desorientiertheit, Schwindel und Somnolenz.

Die zirkulatorische *Insuffizienz des Vertebralis-Basilaris-Gebietes* ist durch eine große Vielfalt der Symptome gekennzeichnet. Man findet nur selten eine ausgeprägte Halbseitensymptomatik wie bei den Störungen im Karotisgebiet. Am häufigsten sind: Doppelbilder, Sehstörungen und Skotome sowie Hemianopsien, Ataxien, Nystagmus und Schwindel; Somnolenz, Schläfrigkeit und Lethargie; Hemi-, Mono- und Paraparesen; Hyp- und Parästhesien im Trigeminusbereich und in der Peripherie, auch alternierend; Dysarthrie und Dysphagie.

Ein besonders eindrucksvolles Phänomen sind die sog. **Drop-attacks,** ein blitzartiges Hinstürzen ohne Konvulsionen und meistens auch ohne Bewußtseinsverlust, die in etwa 10% bei der Basilarisinsuffizienz vorkommen, mitunter mit Verwirrtheitssymptomen einhergehen und durch körperliche Belastung ausgelöst werden können. Verwechslungen der Drop-attacks mit akinetischen zerebralen Anfällen der Epilepsie sind möglich, insbesondere wenn man die Attacken nicht selbst beobachten kann. Die klinischen Befunde und das EEG schützen vor Fehldiagnosen. Allgemeinerscheinungen wie Schwindel, Ohnmachten und kurze Bewußtseinstrübungen sowie zerebrale Anfälle, die nicht mit fokalen Symptomen einhergehen, können nicht als Zeichen einer intermittierenden zerebralen Ischämie gelten.

Intermittierende zerebrale Ischämien sind nicht selten. Wir haben das Syndrom unter 1640 Behandlungsfällen von zerebralen Zirkulationsstörungen in 28,4% gefunden mit einem Häufigkeitsgipfel bei Männern zwischen dem 60. und 70. Lebensjahr, bei Frauen zwischen dem 65. und 75. Lebensjahr. Die intermittierenden Ischämien stehen damit nach dem Hirninfarkt an 2. Stelle der Durchblutungsstörungen des Gehirns vor den Hirnblutungen. Ortfeld (199) analysierte eine Häufigkeit von 6,3% der von ihm untersuchten Gesamtbevölkerungsgruppe im Alter von 65–74 Jahren.

Den *flüchtigen Ischämien* folgt nicht selten nach einer oder mehreren Attacken ein *Hirninfarkt,* d. h. ein bleibender Schaden. Die Häufigkeit wird im Schrifttum sehr unterschiedlich angegeben: bei retrospektiven Studien zwischen 40 und 60%, bei prospektiven zwischen 10 und 50%. Wir haben Hirninfarkte bei 31% nach intermittierenden Ischämien gesehen. In fast der Hälfte der Fälle trat der bleibende Schaden innerhalb 1 Jahres ein. Häufigste Todesursache bei den intermittierenden zerebralen Ischämien waren nicht die zerebralen Komplikationen, sondern Herzversagen, durch Herzinfarkte oder Herzinsuffizienz bedingt. Innerhalb von 3 Jahren starben 21% der Patienten mit intermittierenden zerebralen Ischämien.

Es ist oft entscheidend für die Therapie, die **pathogenetischen Faktoren** zu kennen, die eine intermittierende zerebrale Ischämie auslösen. Angiographische und autoptische Untersuchungen haben gezeigt, daß praktisch **immer Gefäßveränderungen** mit Stenosen oder Verschlüssen an den intra- oder extrakraniellen Arterien vorliegen, die in der Regel durch Arteriosklerose verursacht werden. Toole u. Mitarb. (268) konnten arteriosklerotische Läsionen in 209 von 225 Fällen angiographisch nachweisen.

Über die Lokalisation der stenosierenden und obturierenden Prozesse finden sich im Schrifttum sehr differente Angaben, die offenbar auf Unterschiede im untersuchten Krankengut und in der Auswertung der Angiogramme zurückzuführen sind. Stenosen oder Verschlüsse der A. carotis, die wegen der Möglichkeit einer chirurgischen Intervention besonders interessieren, werden in 12–41% bei Patienten mit zerebralen Ischämien beschrieben (108, 127, 179, 280). Diese Angaben, die sich auf angiographische Untersuchungen stützen, sind nicht unwidersprochen geblieben. Besonders aufschlußreich sind die pathologisch-anatomisch belegten Studien von Vogt (279), der nachweisen konnte, daß extrakranielle Karotis- und Vertebralisstenosen überwiegend mit intrakraniellen stenosierenden Gefäßveränderungen vergesellschaftet sind (Abb. 2.**42**). Nur bei 5% der Untersuchten lag der Gefäßprozeß ausschließlich extrakraniell. Bei den Patienten mit flüchtigen neurologischen Ausfällen fand sich der höchste Anteil ausschließlich extrakraniell lokalisierter Gefäßveränderungen mit 10,4%.

Die flüchtige Symptomatik der intermittierenden zerebralen Ischämie kommt dadurch zustande, daß zu den Gefäßveränderungen paroxysmal ein **zweiter** *äußerer* **Störfaktor** hinzukommt und temporär die Durchblutung hemmt. Unter den exogenen Faktoren, die zusätzlich eine Störung der zerebralen Zirkulation auslösen können, sind plötzliche Veränderungen der Hämodynamik und der Fließeigenschaften des Blutes an erster Stelle zu nennen.

Bei intakten Gefäßen wird ein *Abfall des mittleren* **Blutdrucks** bis auf 60–70 mmHg durch die Auto-

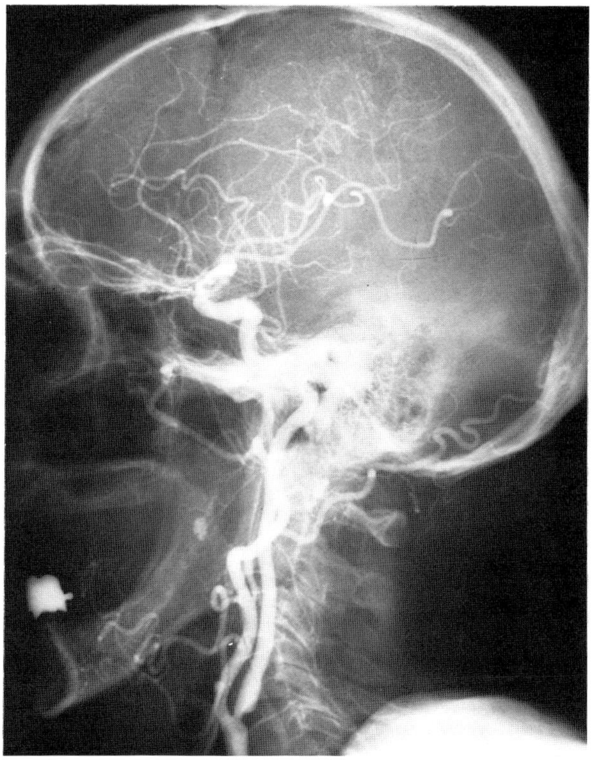

a

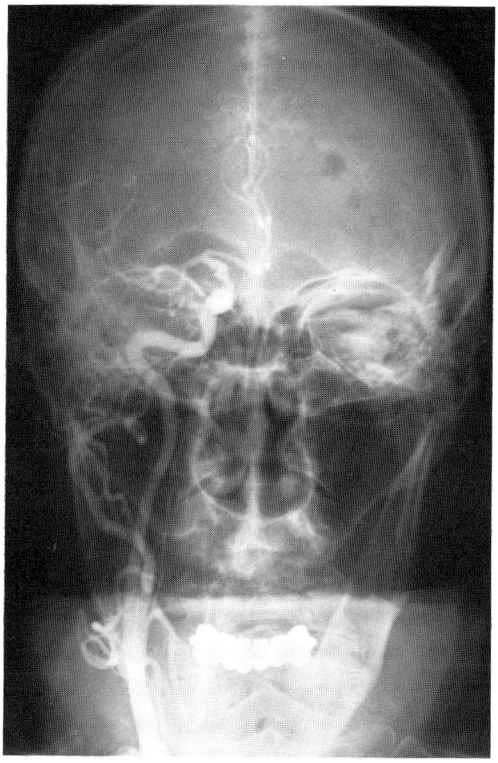

b

Abb. 2.**42** a u. b Arteriographische Darstellung der Hirngefäße bei einem 66jährigen Mann, der an transitorisch-ischämischen Attacken litt. In der Dopplersonographie war als Ursache eine Stenose der A. carotis interna rechts nachgewiesen worden. Die Arteriographie zeigte, daß neben dieser Stenose an charakteristischer Stelle oberhalb der Teilung noch erhebliche Gefäßveränderungen im Bereich des Karotissiphon und in der Peripherie bestanden regulation des Hirnkreislaufs voll kompensiert. Erst unterhalb dieser Grenze resultiert eine Mangelzirkulation. Wenn aber Gefäßveränderungen und Hypertonien bestehen, kann schon ein Druckabfall auf 120 mmHg ischämische Attacken auslösen.

Die Erhöhung des **venösen Druckes** in der V. jugularis interna bis auf 30 mmHg hat keine Minderung der Hirndurchblutung zur Folge. Die kritische Grenze der venösen Drucksteigerung liegt bei 35 mmHg, die z. B. bei konstriktiver Perikarditis, bei Trikuspidalsstenosen oder bei schweren Herzinsuffizienzen erreicht werden kann.

Rhythmusstörungen des Herzens führen dann zu zerebralen Ischämien, wenn durch ungenügende Schlagvolumina der arterielle Druck unter das oben gezeigte erträgliche Maß absinkt. *Extrasystolen* und totale *Irregularitäten* verursachen in der Regel keine wesentlichen Veränderungen der zerebralen Durchblutung und des oxydativen Stoffwechsels, solange die Schlagfolge des Herzens zwischen 40 und 140/Min. liegt. Auch höhere und tiefere Frequenzen werden bei gesunden Gefäßen noch toleriert.

Die Einschränkung des **Herzminutenvolumens,** z. B. bei der Herzinsuffizienz oder bei Klappenvitien, führt allein nicht zu einer wesentlichen Verminderung der Hirndurchblutung, solange noch ein ausreichender arterieller Blutdruck erhalten werden kann (33). Eine Mangeldurchblutung wird aber dann verursacht, wenn bei der Insuffizienz des Herzens weitere hämodynamische Veränderungen auftreten, z. B. ein Abfall des arteriellen Blutdrucks, ein erhöhter Venendruck oder die bei einer Herzinsuffizienz häufig zu beobachtende Hyperventilation mit nachfolgender Hypokapnie, die den zerebralen Blutstrom erheblich drosseln kann (27).

Neben der Hämodynamik sind die *Fließeigenschaften des Blutes* ein entscheidender Faktor der zerebralen Zirkulation. Hier muß zunächst die Blutviskosität als Komponente des Gesamtwiderstandes im Hirnkreislauf genannt werden. Die **Viskosität des Vollblutes** hängt in erster Linie vom Blutkörperchengehalt ab; die des Plasmas wird durch den Proteingehalt, vor allem durch das Fibrinogen, bestimmt. So ist z. B. die Blutviskosität erhöht bei der Polyzythämia vera, bei Leukämie, bei Sichelzellanämie und bei Kryoglobulinämie.

Nach unseren Beobachtungen treten bei der **Polyzythämia vera** in etwa 20% der Fälle zerebrale Symptome auf, die nicht selten intermittierenden Charakter haben. Ursache ist die Steigerung der Blutviskosität und des Hämatokrits durch die Vermehrung der Erythrozyten. Bereits ein leichtes Ansteigen des Hämatokrits über den Normalwert von 0,46 führt zu einer Drosselung der zerebralen Zirkulation. Diese Beeinflussung ist unabhängig von der Ursache, d. h., auch eine durch ungenügende Flüssigkeitsaufnahme oder durch *Diuretika induzierte Hämokonzentration* kann zu einer solchen Situation führen.

Störungen der Fließeigenschaften des Blutes als Ursache ischämischer Attacken können auch durch **intravasale Gerinnungsprozesse** mit Ausbildung von Thrombozyten- sowie Erythrozytenaggregaten und durch Sludge-Phänomene ausgelöst werden. Diese Störung des hämostaseologischen Gleichgewichtes zwischen Koagulation und Lyse wird durch verlangsamte Blutströmung bei Gefäßveränderungen und durch die *Erhöhung des Fibrin- und Cholesteringehaltes* des Blutes im Alter begünstigt. Auch eine ischämisch bedingte Gewebsazidose aktiviert die Freisetzung von gerinnungsaktiven Substanzen, z. B. aus den Endothelzellen, und verursacht damit eine lokale Hyperkoagulabilität. Bei Patienten, die an transitorischen ischämischen Attacken leiden, werden gehäuft (in etwa 30–40%) in vitro spontane Plättchenaggregationen beobachtet.

Fischer u. Mitarb. (96) haben erstmals auf **Mikroembolien** als Ursache der intermittierenden zerebralen Ischämie hingewiesen. Die Embolien sind aus Blutplättchen, Fibrin und Cholesterinkristallen zusammengesetzt und stammen aus arteriosklerotischen Plaques und muralen Thrombosen des Aortenbogens und der großen Halsgefäße, insbesondere der Karotisbifurkation. Solche Embolien können durch die endogene Fibrinolyseaktivität schnell wieder beseitigt werden, aber auch Ursache eines Hirninfarktes sein. Mikroembolien sind an den Gefäßen des Augenhintergrundes bei Amaurosis fugax direkt beobachtet worden (190). Es ist wahrscheinlich, daß Mikroembolien häufig Ursache von intermittierenden zerebralen Ischämien sind.

Intermittierende zerebrale Ischämie beobachtet man gelegentlich auch bei größeren **sackförmigen Aneurysmen** der A. carotis interna oder auch der intrakraniellen Gefäße. Sie werden durch Mikroembolien verursacht, wenn in den meist größeren Aneurysmen eine partielle Thrombose besteht (12, 265).

Hirninfarkt durch Embolie

Embolien befallen häufig ein völlig intaktes und reaktionsfähiges Gefäßsystem; sie kommen durch Luft, Fett und vor allem durch Blutgerinnsel zustande.

Luftembolie

Große *zerebrale Luftembolien* führen schlagartig zu schweren **Allgemeinsymptomen,** oft mit Krampfanfällen und tiefer Bewußtlosigkeit. Innerhalb von wenigen Minuten kann unter den Zeichen

einer ausgedehnten Störung der lebenswichtigen Regulationen des Kreislaufs und der Atmung der Tod eintreten. Besonders in den ersten Stunden besteht akute Lebensgefahr. Die Prognose quoad vitam wird danach sehr rasch besser, selbst wenn die Bewußtlosigkeit mehrere Tage anhält und erneut generalisierte oder fokale Krampfanfälle auftreten oder Verwirrtheitszustände bestehen.
Die zerebralen Ausfälle, die sich erst nach Abklingen der Bewußtlosigkeit beurteilen lassen, sind außerordentlich vielgestaltig und nicht auf einen einzelnen Gefäßbezirk zu lokalisieren. Alle Herdsymptome können auch nach schweren initialen Erscheinungen innerhalb von Stunden oder Tagen völlig wieder verschwinden. Auf der anderen Seite sind bleibende Defekte (Paresen, Gesichtsfeldausfälle oder psychische Veränderungen) nicht selten, zumal zu den Folgeerscheinungen der Luftembolie *Schädigungen der Gefäßwand* mit Ablösung und Untergang der Endothelien, ödematöser Auflockerung der Wandschichten und Austritt von Blut gehören. Im anatomischen Bild sind nach 24 Std. teils diffuse, teils auch herdförmige Erweichungen zu beobachten (54). Kleinere Luftembolien führen mitunter nur zu geringfügigen und kurzdauernden Erscheinungen wie Schwindel, Angstgefühl, Tachykardie, Trübung des Bewußtseins oder Verwirrtheit.
Zerebrale Luftembolien werden am häufigsten bei *Operationen am offenen Herzen* beobachtet, wenn die Blutversorgung durch den extrakorporalen Kreislauf übernommen wird, ferner bei *operativen Eingriffen am Thorax,* wenn **Luft in die Lungenvenen** eindringen kann. Bei Pneumektomien oder Lobektomien, Kaustiken, Eröffnen eines Lungenabszesses, nach Lungenschüssen, aber auch nach Rippenfrakturen und bei einfachen Punktionen des Pleuraraumes sind sie beschrieben worden. Gefürchtet ist eine solche Komplikation beim *Anlegen und Füllen eines Pneumothorax.*
Aber auch über die **Venen des Körperkreislaufes** kann eine zerebrale Luftembolie ausgelöst werden. Nach den Untersuchungen von Rössle (221, 222) muß es als gesichert gelten, daß die Luft durch die relativ weiten Kapillaren der Lunge in das arterielle System übertritt. Das ereignet sich mitunter bei *Operationen in herznahen Regionen,* besonders im Halsgebiet, wenn die großen Blutleiter infolge des Unterdrucks Luft aspirieren. Ein analoger Mechanismus ist dann gegeben, wenn bei Eingriffen, die zur Eröffnung von Venen führen, die umgebende Luft unter einem Überdruck steht, z. B. beim Anlegen eines Pneumoperitoneums, nach Einpressen von Luft in die Kieferhöhlen oder nach Blasenspülungen. Dabei beobachtet man nicht selten, daß die zerebralen Symptome verzögert, gelegentlich erst nach Stunden, in Erscheinung treten. Die Diagnose wird dadurch oftmals erschwert. Besondere Bedeutung kommt den zerebralen Luftembolien nach *intrauterinen Manipulationen* zur Schwangerschaftsunterbrechung zu. Weil anamnestische Angaben bei Abtreibungsversuchen naturgemäß nicht gemacht werden, muß man bei schlagartig einsetzenden zerebralen Erkrankungen, wenn außerdem Blutungen aus dem Genitale bestehen, immer an eine Luftembolie denken und sorgfältig auf Veränderungen an der Haut und der Retina achten. Dabei ist zu beachten, daß nach kriminellen Eingriffen am Uterus retroplazentar eine Luftansammlung entstehen kann, die während der Horizontallage der Patientin keinerlei Symptome hervorruft, sondern erst nach dem Aufstehen durch die veränderten Druckverhältnisse in das Venensystem eingepreßt wird und dann eine **protrahierte Luftembolie** verursacht. Die zerebralen Erscheinungen werden vielfach bei nicht gründlicher körperlicher Untersuchung als „Intoxikationen“ oder „Enzephalitis“ gedeutet und behandelt.
Von diesen Formen der Einschwemmung von Luft in die Lungen- oder Körpervenen hat Rössle (221, 222) jene getrennt, bei denen die Atmungsluft aus den Lungen in das Gewebe und auch in die Blutbahn gelangt. Das hat zur Voraussetzung, daß ein *hoher intrapulmonaler Druck* erzeugt wird. Entsprechende Bedingungen sind bei **Kompressionen des Thorax,** z. B. beim Überfahrenwerden, beim Sturz aus großer Höhe oder bei Explosionen, gegeben. Durch die plötzliche Druckänderung im Thoraxraum bei reflektorisch geschlossener Glottis kommt es zu Zerreißungen des Lungengewebes, die wir auch nach Boxschlag und Granatenexplosionen beobachtet haben. Das akute Auftreten zerebraler Symptome bei Keuchhusten und asthmatischen Anfällen sowie bei künstlicher Beatmung sollte immer auch an die zerebrale Luftembolie denken lassen. Schließlich muß noch erwähnt werden, daß bei der intraarteriellen Sauerstoffinsufflation zur Behandlung peripherer arterieller Durchblutungsstörungen eine zerebrale Luftembolie als Komplikation auftreten kann, wenn bei der Einblasung unter zu hohem Druck eine retrograde Verschleppung von Luftbläschen in die obere Aorta auftritt (s. S. 2.138).
Auch bei der sog. **Caissonkrankheit** der Taucher werden die zerebralen Symptome durch Gasansammlung in den Gefäßen hervorgerufen. Die plötzliche Herabsetzung eines erhöhten Luftdrukkes setzt den vermehrt im Blut gelösten Luftstickstoff in Blasenform frei. Ausgedehnte Gebiete des zerebralen Gefäßsystems können dabei durch eine Stickstoffembolie, die sich von der Luftembolie in der Symptomatik nicht unterscheidet, von der Durchblutung ausgeschlossen werden. Die klinischen Erscheinungen beginnen meist nach einer Latenz von Minuten bis Stunden mit Atemnot, Zyanose und reißenden Schmerzen in Muskeln und Gelenken. Die Haut ist auffallend mar-

moriert. Unter plötzlichem Herzversagen kann der Tod eintreten. Von seiten des Gehirns stehen Allgemeinerscheinungen, Benommenheit, rauschartige Zustände, psychomotorische Unruhezustände, Übelkeit und Erbrechen zunächst im Vordergrund. Herdsymptome wie Lähmungen, Aphasien, Vestibularis- und Kochlearisstörungen sind oft nur flüchtiger Natur, jedoch werden auch Dauerschäden mit Ertaubung, Optikusatrophien und geistigen Defekten beschrieben (58, 107). Wir haben bei 7 von 16 Kranken zerebrale Symptome beobachtet; schnell reversibel waren 5, persistierend 1; 1 Kranker kam ad finem. Stauungspapillen kommen im akuten Stadium vor (219). Weit häufiger finden sich Komplikationen von seiten des Rückenmarks durch ischämische Nekrosen, die von leichten Paresen und Sensibilitätsstörungen bis zur völligen Querschnittslähmung reichen (s. S. 2.137). Differentialdiagnostisch ergeben sich keine Schwierigkeiten, da die unmittelbar vorausgehenden besonderen Bedingungen der Überdruckkammern bekannt sind.

Fettembolie

Nicht so akut und stürmisch entwickeln sich die neurologischen Symptome bei *zerebralen Fettembolien,* die in den meisten Fällen auf Frakturen zurückzuführen sind. Sie manifestieren sich in der Regel erst nach einem **freien Intervall** von Stunden bis Tagen. In einem mehr schubförmigen Verlauf entsteht unter Kopfschmerzen, Schwindelerscheinungen und Müdigkeit ein schweres Krankheitsbild mit tiefer Bewußtlosigkeit. Die neurologischen Ausfallsymptome lassen keinen umschriebenen Herd im Sinne eines Gefäßsyndroms erkennen, sondern gleichen in ihrer diffusen Verteilung den Erscheinungen einer Luftembolie. Zerebrale Fettembolien enden aber sehr viel häufiger tödlich als die Embolien durch Luft, auch wenn zunächst nur geringe Symptome vorhanden sind, weil die Resorption von Luft aus den verlegten Gefäßen ungleich rascher erfolgen kann. Es ist bemerkenswert, daß bei Fettembolien über mehrere Tage akute Lebensgefahr besteht.

Die *Symptome* einer Fettembolie erfordern fast immer eine Abgrenzung gegenüber **anderen posttraumatischen Schäden,** weil sie erst nach einem freien Intervall auftreten. Als häufigste Fehldiagnosen müssen genannt werden: Hirnkontusion, Hirnschwellungszustände, subdurales oder epidurales Hämatom, posttraumatische Blutung in der Brückenregion, Crush-Syndrom, Narkosezwischenfall, wenn z.B. nach einem Unfall eine Fraktur in Narkose eingerichtet werden mußte, usw.

Bei der Fettembolie ist die *Hirnschädigung mehr generalisiert;* nur selten findet man ausgesprochen fokale Erscheinungen, und im allgemeinen fehlen die Zeichen eines vermehrten intrakraniellen Druckes. Von besonderem Wert für die Diagnose einer zerebralen Fettembolie sind folgende Symptome: subkonjunktivale Blutungen, Fetttröpfchen im Bereich der Gefäße des Augenhintergrundes, Erscheinungen von seiten der Lunge, die an ein Lungenödem erinnern, Temperatursteigerung, arrhythmischer und schneller Puls. Im komatösen Zustand nach einer Fettembolie findet man häufig eine ausgesprochene Unruhe. Die Verdachtsdiagnose einer Fettembolie kann erhärtet werden durch den Nachweis von Fettkügelchen im Sputum, im Urin, im Blut oder im Liquor, die man in einem hohen Prozentsatz der Fälle finden kann. Wenn unter der Verdachtsdiagnose eines subduralen Hämatoms Bohrlöcher angelegt werden, sollte man auch immer daran denken, etwas Material für eine Biopsie zu entnehmen, die die Diagnose sichert.

Als *Ursachen* einer zerebralen Fettembolie sind neben Frakturen der langen Röhrenknochen, besonders bei fettiger Umwandlung des Marks, auch stumpfe Traumen, Quetschungen der Weichteile, Verbrennungen, Operationen bei fettleibigen Patienten und schließlich Injektionen von öligen Flüssigkeiten in die Venen zu nennen. Hornisberger (131) hat nach hochdosierter therapeutischer Zufuhr einer Fettemulsion schwere pulmonale und zerebrale Zirkulationsstörungen beschrieben.

Wir beobachteten die ersten Symptome einer zerebralen Fettembolie mit Kopfschmerzen, Schwäche in den Gliedern und Müdigkeit, die sich im Verlauf von Stunden zu einer tiefen Bewußtlosigkeit steigerten, bei einer 15jährigen Schülerin etwa 3 Std. nach einer Turnstunde. Man hatte mit einem schweren Medizinball gespielt, wobei sich das Mädchen besonders hervorgetan hatte, indem sie alle, auch die mit Wucht geworfenen Bälle vor der Brust abfing. Dadurch war es in dem besonders reichlich entwickelten Fettpolster zu Weichteilquetschungen mit Einschwemmung von Fetttröpfchen in die venöse Strombahn gekommen. Ophthalmoskopisch wurden Fettembolien in den Retinagefäßen festgestellt. Trotz der relativ harmlosen peripheren Quetschungen, die nicht zu einer Verletzung der Haut geführt hatten, trat unter schweren zerebralen Anfällen 2 Tage später der Tod ein.

Schon relativ leichte Traumen können zu überraschend schweren zerebralen Komplikationen führen. Man denkt dabei zunächst nicht an eine Fettembolie.

Ein 19jähriger Mann, der sich mit einem Stubenkameraden abends mit einem Lederriemen geprügelt hatte, ohne daß irgendwelche äußeren Verletzungen zustande gekommen waren, wurde am folgenden Morgen bewußtlos mit schnarchender Atmung im Bett aufgefunden. Er reagierte nur noch gering auf Schmerzreize und kam schon am folgenden Tag ad exitum. Die Diagnose einer zerebralen Fettembolie wurde erst autoptisch gestellt.

Über zerebrale Fettembolien *bei Anwendung des extrakorporalen Kreislaufs* bei Herzoperationen hat Bleifeld (43) berichtet. Mikroskopisch enthielten alle Gehirne der mit der Herz-Lungen-Maschine operierten Fälle sudanophile Substanzen. Die Menge geht mit der Größe des Bronchialflusses, der Perfusionsdauer und der Perfusionsmenge parallel. In der Regel haben diese Fettpartikelchen keine Folgen; in 4 von 13 untersuchten Fällen kam es zu neurologischen Störungen, die auf Verschlüsse kleinster Gefäße durch Fett zurückgeführt werden. Thrombo- oder Luftembolien als Ursache der Veränderungen wurden ausgeschlossen.

Die Fettpartikelchen treten bei vielen Affektionen, die eine zerebrale Fettembolie verursachen, in die Venen des großen Kreislaufs ein und passieren den Lungenkreislauf und die Lungenkapillaren **(transpulmonale Embolie).** Das viel diskutierte offene Foramen ovale hat praktisch keine Bedeutung. Die Embolie im Hirngebiet setzt also immer eine Fettembolie der Lungen voraus, die eine größere Ausdehnung erreicht haben muß, bevor es zum Übertritt in den großen Kreislauf kommt. Systematische Untersuchungen haben ergeben, daß in nahezu der Hälfte aller Unfälle mit Frakturen, die nach 2 Std. bis 15 Tagen zum Tode führten, Fetttröpfchen in den Hirnkapillaren nachzuweisen waren (181). Bei Tieren wird das kapilläre Lungenfilter offenbar noch leichter passiert als beim Menschen (152). Der protrahierte Verlauf der zerebralen Komplikation ist dadurch zu erklären, daß die Einschwemmung von Fett in der geschädigten Körperperipherie nicht massiv, sondern in Schüben erfolgt. Lipämien anderer Genese, die z. B. bei der Nephrose oder beim Diabetes vorkommen, führen nicht zu einer zerebralen Gefäßverlegung, weil die Dispersion der Fette so fein ist, daß auch die Hirnkapillaren ohne Schwierigkeiten passiert werden können.

Parasitenembolie

Den hier besprochenen Mikroembolien durch Luft oder Fett, die sich durch multiple Verlegungen kleinster Gefäße in verschiedenen Bezirken des Hirnkreislaufs und eine entsprechend bunte Symptomatologie auszeichnen, sind noch die *Parasitenembolien* an die Seite zu stellen, die bei Malaria tropica (7) und der Schlafkrankheit (256) beschrieben worden sind. Wenn bei diesen Infektionskrankheiten neurologische Herdsymptome und psychotische Bilder auftreten, muß man an Parasitenembolien denken, die auch beim Echinokokkus beobachtet werden und hier nicht selten ein Tumorsyndrom auslösen.

Thromboembolie

Weitaus am häufigsten unter den Embolien der Hirngefäße sind die *Gefäßverschlüsse durch Blutgerinnsel.* Meistens handelt es sich um einen einzelnen Thrombus, der verschleppt wird und eine mehr oder weniger große Arterie verstopft. Mitunter kann es allerdings auch durch Blutgerinnsel zu multiplen kleinen Embolien kommen, die dann hinsichtlich ihrer neurologischen Symptomatik nicht den **Makroembolien** mit typischem Gefäßsyndrom entsprechen, sondern nach der multiplen Verteilung kleinerer und kleinster Herde mehr den Ausfallserscheinungen der **Mikroembolien** gleichen. *Multiple Hirnembolien durch Mikrothromben* haben wir einmal nach einer Karotisangiographie beobachtet (s. S. 2.16). Sie sind auch nach Verletzungen der Karotis beschrieben worden (212, 273).

Große Emboli können bereits die A. carotis interna verlegen, jedoch werden die Pfröpfe eher in den weiter distal liegenden Gefäßabschnitten gefunden, am häufigsten im Bereich der A. cerebri media (vgl. Abb. 2.**28**). Das Kaliber des Embolus ist entscheidend für das mehr oder weniger tiefe Eindringen. Da der Gefäßbaum sich nicht kontinuierlich verjüngt, sondern stufenweise nach jedem Abgang eines Seitenastes, liegen die Emboli oftmals so, daß das Kopfende die Teilungsstelle eben noch passiert hat. So kann es, wenn der Embolus eine entsprechende Länge aufweist, bei symmetrischer Aufteilung des Gefäßes dazu kommen, daß sich das freie Schwanzende mit dem Blutstrom in das noch nicht beteiligte Gefäß umschlägt und damit ein **reitender Embolus** entsteht, der dann zwei Gefäße von der Durchblutung abschließt (Abb. 2. **43**).

Es ist früher oftmals behauptet worden, daß linkshirnige Thromboembolien häufiger seien als solche der rechten Seite. Das kann heute nach vielen statistischen Erhebungen als widerlegt gelten. Auch Popper (210) hat keine Bevorzugung einer Seite nachweisen können. Der *Häufigkeit* nach stehen die beiden Aa. cerebri mediae mit ihren Ästen weitaus an erster Stelle. Embolien im Gebiet der A. cerebri anterior und posterior werden etwa gleich häufig angetroffen. Im Bereich der hinteren Schädelgrube finden sich embolische Verschlüsse meistens in der A. basilaris. Embolien in die Kollateralgefäße des Circulus Willisi sind außerordentlich selten.

Der embolische Verschluß eines Gefäßes führt in der Regel zu einer **Erweichung**. Sekundäre Diapedeseblutungen rufen das Bild der roten Erweichung hervor, die nach Embolien in fast der Hälfte der Fälle vorwiegend in Rinde und Stammganglien auftritt. Die Erweichung nimmt aber höchst selten das gesamte von der Embolieartérie versorgte Gebiet ein. Meistens werden bei guter Kollateralversorgung enger begrenzte Gewebsschäden gefunden, die von Fall zu Fall wechseln. Neben der Ausbildung und Erweiterung des *Kollateralkreislaufs* wird den **perifokalen Gefäßreaktionen** eine große Bedeutung für den Ablauf der klinischen Symptomatologie und die Besserung der schweren initialen Symptome zugesprochen.

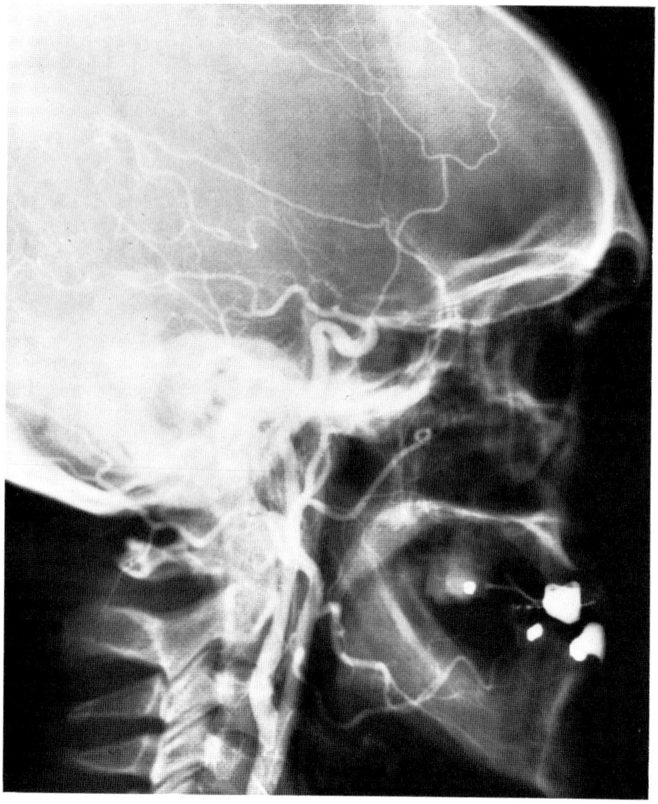

Abb. 2.**43** Arteriographisches Bild mit Verlegung der A. cerebri anterior und media links und ausgedehntem Kollateralkreislauf im Mediagebiet über A. cerebri posterior und Gefäß aus dem Externagebiet(?) bei 45jährigem Mann mit Endocarditis lenta.

Den umfangreichen experimentellen Untersuchungen von Villaret u. Cachera (275, 276), die an den Piagefäßen durch die gefensterte Schädelkalotte die postembolischen Gefäßreaktionen beobachtet haben, ist zu entnehmen, daß unmittelbar nach der Embolie eine flüchtige Ischämie der Piagefäße eintritt, die 3–6 Min. anhält. Nach 24 Std. war bereits eine Vermehrung der Gefäßanastomosen zu beobachten, daneben, in umschriebenen Bezirken, Gefäßspasmen und Dilatationen in schnell wechselnder Folge.

Rückbildung, aber auch Progredienz der klinischen Symptome nach einer Embolie sind durch die **Ödembildung,** die bei Zirkulationsstörungen immer auch in der Umgebung des Herdes mehr oder weniger ausgedehnt nachzuweisen ist, *zu erklären.* Das Hirnödem kann sogar zur Papillenschwellung und Stauungspapille führen und den Verdacht auf einen Tumor erwecken. Schließlich muß man daran denken, daß durch eine Aktivierung der körpereigenen **Thrombolyse** in den ersten Tagen der Embolus aufgelöst werden kann und die Passage wieder frei wird.

Für die Differentialdiagnose interessieren besonders die akuten Erscheinungen der Thromboembolien. Charakteristisch ist der plötzliche, schlagartige Beginn. Nur selten findet man eine mehr langsame oder schubförmige Progredienz der Symptome, die auf weitere Embolien, auf ein Versagen der Kollateralen, auf eine Störung des Gesamtkreislaufs mit Blutdruckabfall oder auf ein Fortschreiten der Ödembildung in der Umgebung des Herdes zurückgeführt werden muß. Die von uns beobachteten Hirnembolien ereigneten sich auch vorwiegend während des Tages, häufig in den Morgenstunden nach dem Aufstehen. Offenbar spielen hämodynamische Faktoren, insbesondere Rhythmusstörungen, Tachykardien und Blutdruckschwankungen, für die Auslösung eine große Rolle.

Eine **initiale Bewußtseinsstörung** sieht man nach Thromboembolien in etwa der Hälfte der Fälle, oftmals nur einige Stunden dauernd, oft auch über Tage, ohne daß selbst eine tiefgreifende Bewußtseinsstörung Schlüsse auf eine ungünstige Prognose zuließe. Allerdings ist eine längere Dauer der Bewußtlosigkeit ein signum mali ominis. Popper (210) beobachtete bei seinen Fällen eine tiefe Bewußtlosigkeit nur bei 34%, eine Benommenheit im akuten Stadium bei 17%, alle anderen waren frei.

Zu den Initialsymptomen gehören im allgemeinen vegetative Erscheinungen, Schweißausbrüche und Blässe der Haut, Blutdruckabfall, Irregularität des Pulses und der Atmung sowie Inkontinenzerscheinungen, die sich bei den nichtdeletären Fällen aber relativ rasch zurückbilden. Schließlich werden Pupillendifferenzen, meist eine Mydriase auf der Herdseite, sowie zerebrale Anfälle, die auch fokalen Charakter haben können, beobach-

tet. Nur selten kommt nach Hirnembolien ein Status epilepticus zur Ausbildung.
Im allgemeinen bilden sich die neurologischen Herdsymptome, auch wenn sie zu Beginn der Erkrankung sehr massiv waren, schon nach Tagen wesentlich zurück. Bei den von uns behandelten Patienten sahen wir in 14% eine vollständige **Rückbildung;** in 17% war innerhalb von 2 Monaten eine weitgehende Remission zu beobachten. Auf der anderen Seite können Embolien mit anfangs nur geringfügigen Ausfällen im weiteren Verlauf eine ungünstige Wendung nehmen, so daß Spättodesfälle durch weitere Komplikationen wie Herzinsuffizienz, Kreislaufversagen, erneute Embolien oder Thrombosen keine Seltenheit sind; bei 26% unserer Patienten führten weitere Embolien oder eine Insuffizienz des Herzens zum Tode.
Die Hirnembolie ist nur Teilerscheinung eines komplexen Krankheitsgeschehens, wenn den zerebralen Erscheinungen mitunter auch eine entscheidende Rolle zukommt. Diese Tatsache besitzt eine große Bedeutung für die Differentialdiagnose der Hirnembolie, denn es gibt nicht *ein* neurologisches Zeichen, das eine sichere Abgrenzung gegenüber anderen zerebrovaskulären Prozessen erlaubt. Gerade *Hirnblutungen* und Infarkte durch *arterielle Thrombose* können außerordentlich ähnliche Krankheitsbilder hervorrufen. Auch der *Liquor* läßt uns im Stich. Zwar ist er bei der Massenblutung häufig blutig, bei Thrombosen und Embolien meistens klar. Aber auch Hirnblutungen können einen völlig normalen Liquor aufweisen, selbst wenn sie in den Ventrikel durchgebrochen sind und eine Tamponade verursacht haben. Auf der anderen Seite können Erweichungen durch Thrombose oder Embolie zu Diapedeseblutungen auch in die inneren oder äußeren Liquorräume führen, wenn sie oberflächennahe lokalisiert sind. Wir haben vereinzelt bei den embolischen Erweichungen erhebliche Pleozytosen bis über 3000/3 Zellen gefunden als Folge einer lokalen symptomatischen Entzündung des Ependyms und der Meningen, die an einen Hirnabszeß oder an eine allgemeine entzündliche Erkrankung des Gehirns und seiner Häute denken lassen. Von anderen zerebralen Gefäßprozessen ist die Hirnembolie am ehesten differentialdiagnostisch abzugrenzen, wenn das zugrundeliegende Krankheitsgeschehen aufgeklärt werden kann. Thromboembolien gehen meist vom linken Herzen aus (88% unserer Beobachtungen). Schon Savaliew (226) fand bei seinen Hirnembolien in 89% ein **Herzleiden** als Ursache. Unter den Erkrankungen des Herzens, die zur Embolie führen, sind die Klappenentzündungen und ihre Folgezustände an erster Stelle zu nennen. Während von einer *Endocarditis verrucosa* blande Embolien ausgehen, verursacht die *Endocarditis ulcerosa* nicht nur allgemeine Zirkulationsstörungen, sondern durch Verschleppung von infektiösem Material auch herdförmige, abszedierende Entzündungen der Hirnsubstanz, die nicht selten multipel auftreten (metastatische Herdenzephalitis). Gerade die foudroyant verlaufenden ulzerösen Endokarditiden bereiten oftmals ganz erhebliche Schwierigkeiten in ihrer Erkennung.

Wir beobachteten einen 46jährigen, kräftigen und früher immer gesunden Mann, der akut mit Fieber, Kopfschmerzen, Abgeschlagenheit und Herzklopfen erkrankte. Man hatte das Krankheitsbild zunächst als einen „grippalen Infekt" aufgefaßt. Als jedoch am dritten Tag ein kurzdauernder Verwirrtheitszustand aufgetreten war, wurde die Klinikeinweisung veranlaßt. Im Vordergrund standen neben den Allgemeinsymptomen einer akuten Infektion eine auffallende Zyanose der Akren bei sonst blasser Haut und eine Tachykardie von 140–160 Schlägen pro Minute. Über dem Herzen waren keine pathologischen Geräusche zu hören, allerdings fehlte der 2. Aortenton, und der Blutdruck war mit einem systolischen Wert von 100 mmHg – der diastolische Druck konnte nicht exakt gemessen werden – auffallend niedrig; er fiel in den nächsten Tagen noch mehr ab. Mehr und mehr traten Atemnot und Lufthunger hervor. Röntgenologisch konnten auf der Lungenaufnahme multiple kleine Herdschatten nachgewiesen werden, die an das Bild einer Miliartuberkulose denken ließen, zumal der Patient mit offen Tuberkulösen in Berührung gekommen war. Der anfangs erhobene Verdacht auf eine akute Endokarditis trat deswegen vorübergehend mehr zurück, obwohl auch eine leichte Hämaturie bestand. Schubförmig kam es dann mehrfach zu Verwirrtheitszuständen, Orientierungsstörungen und passageren leichten Paresen der Extremitäten und der Augenmuskeln, schließlich zu einer tiefen Bewußtlosigkeit, in der der Kranke relativ rasch unter den Symptomen eines Herz- und Kreislaufversagens starb. Im Liquor fanden sich eine mäßige Pleozytose von einigen Hundert Zellen, vorwiegend Leukozyten, und eine Erhöhung des Eiweißgehaltes. Erst die Autopsie klärte die Diagnose völlig. Es bestand eine hochvirulente ulzeröse Endokarditis, die zu einer völligen Einschmelzung der Aortenklappen geführt hatte und in nahezu allen Organen, vorwiegend aber in den Lungen, im Gehirn sowie in den Nieren, multiple, kleine embolische Abszesse hervorgerufen hatte.

Es muß immer sorgfältig danach gefahndet werden, ob nicht **Embolien in anderen Organen** (Nieren, Milz, Haut usw.) nachweisbar sind, die einen Hinweis auf die Diagnose geben können. Auch die gründliche Untersuchung des Blutes einschließlich der Bakteriologie erscheint neben Elektrokardiogramm und chemischen Prüfungen unerläßlich. Bei meningoenzephalitischen Bildern, die mit hämorrhagischem Liquor einhergehen können, ist die Differentialdiagnose gegenüber einer Enzephalitis besonders schwierig, wenn die Endokarditis klinisch noch latent verläuft.
Nicht selten finden wir bei der Endocarditis lenta eine unspezifische positive Wassermann-Reaktion, die zu Verwechslungen mit einer vaskulären Lues führen kann.

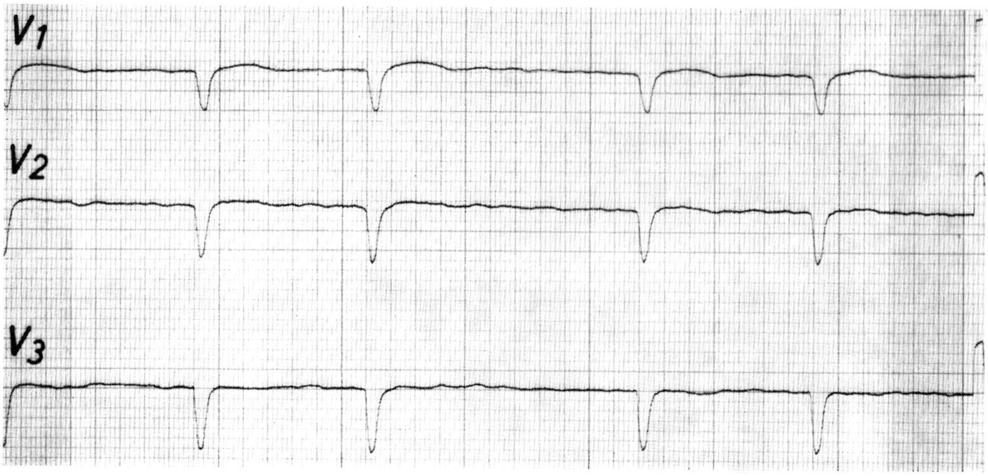

a

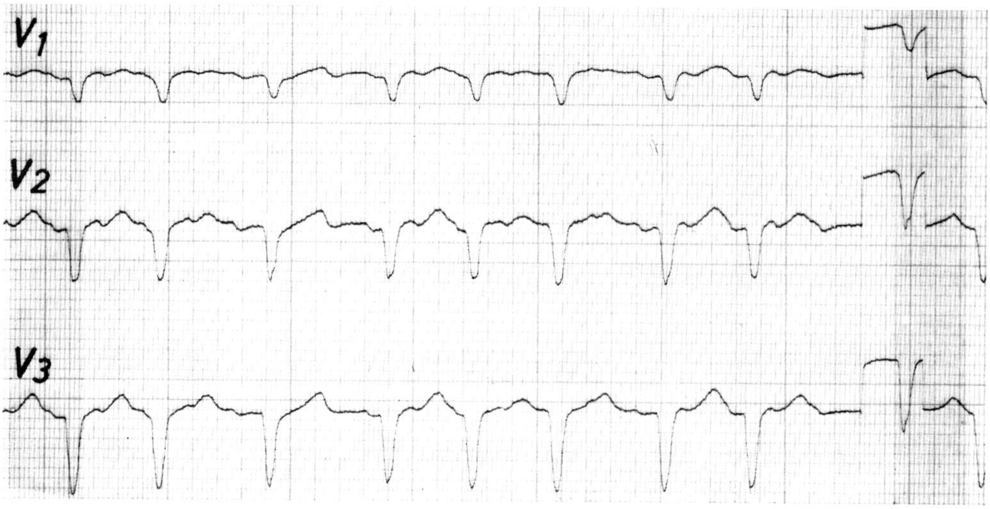

b

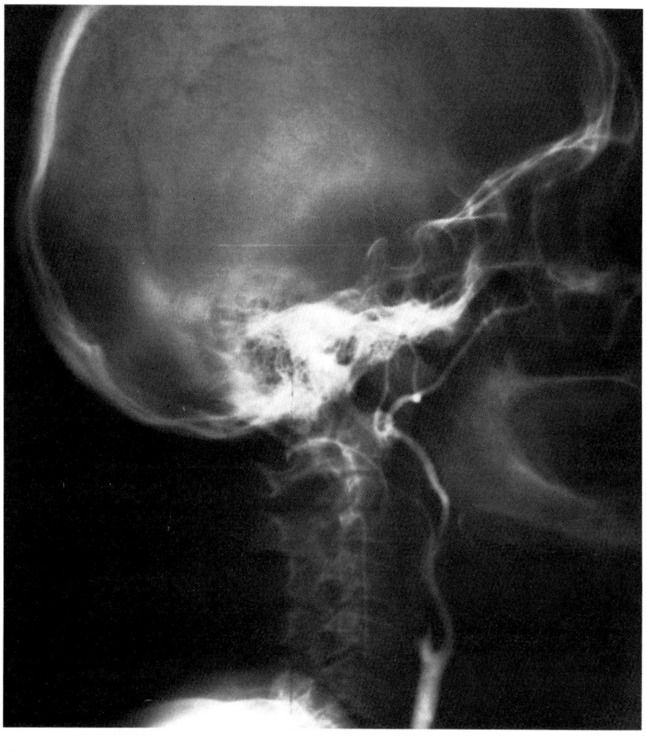

c

Abb. 2.**44** a–c Elektrokardiogramm einer 57jährigen Frau;

a) Vorderwandinfarkt mit Arrhythmie.

b) Das Auftreten einer Tachyarrhythmie 4 Wochen nach dem akuten Ereignis verursacht eine Embolie in die A. carotis mit Hemiparese links.

c) Angiographische Darstellung des Verschlusses der A. carotis interna durch Embolie

Ein 45jähriger Mann erlitt bei der Arbeit einen „apoplektischen Insult", der zu einer Bewußtlosigkeit von 4 Tagen und zu einer rechtsseitigen Hemiparese ohne Sprachstörung führte. Weil man bei der Untersuchung positive Wassermann-, Meinicke- und Citochol-Reaktionen im Blut fand und die Zellzahl des lumbalen Liquors 29/3 betrug, bei 86 mg/100 ml Gesamteiweiß und einer linksgelagerten Normomastixkurve, nahm man eine Zirkulationsstörung auf dem Boden einer vaskulären Lues als Ursache der Erkrankung an und behandelte entsprechend. Der Kranke erholte sich jedoch nicht, nahm an Gewicht ab und wurde Monate später in schwerkrankem Zustand in unsere Klinik eingewiesen. Jetzt fanden sich die klassischen Symptome einer Endocarditis lenta mit Herdnephritis, Milztumor, Beschleunigung der Blutsenkung, massiver Vermehrung der Gammaglobuline, subfebrilen Temperaturen und den klinischen und röntgenologischen Erscheinungen eines kombinierten Mitralvitriums. Der Kranke hatte keine Lues. Die positive Wassermann-Reaktion wurde durch die Endokarditis verursacht. Die zerebrale Zirkulationsstörung war durch einen Thrombus aus dem linken Herzen verursacht worden, der als reitender Embolus die A. cerebri anterior und media verlegte. Über die A. cerebri posterior hatte sich ein ausgedehnter Kollateralkreislauf zum Mediagebiet entwickelt (Abb. 2.**43**).

Die **vaskuläre Lues** kann gewöhnlich durch ihren Verlauf und die neurologische Symptomatik ausgeschlossen werden. In jedem Falle sollte man eine Liquoruntersuchung durchführen. Es ist jedoch zu berücksichtigen, daß die Diagnose einer vaskulären Lues nicht auf Grund einer negativen Reaktion im Blut und Liquor abgelehnt werden kann.

Zerebrale Komplikationen werden nicht selten nach **Myokardinfarkten** beobachtet. Man spricht geradezu von einem *„assoziierten koronarzerebralen Syndrom"* und meint damit das Auftreten von Bewußtseinsstörungen, zerebralen Anfällen und Herdsymptomen im Gefolge eines Koronarinfarktes. Solche Erscheinungen sind nicht selten auf eine Hirnembolie zurückzuführen, dann nämlich, wenn das subendokardiale Myokard des linken Herzens infarziert ist und sich in diesem Bereich murale Thromben ausbilden, die mit dem arteriellen Blutstrom verschleppt werden. In unserem Untersuchungsgut waren 22% der Hirnembolien durch einen Herzinfarkt verursacht (Abb. 2.**44**). Zerebrale Herdsymptome können allerdings auch durch eine den Herzinfarkt begleitende hämodynamische Störung ausgelöst werden, wenn neben der Koronarsklerose auch eine Zerebralsklerose besteht (s. S. 2.69). *Murale Thromben* finden sich in fast 50% aller Herzinfarkte, eine Embolie, z.B. in die Nieren, die Milz, das Gehirn oder die Extremitäten, tritt in etwa 1/3 dieser Fälle auf. Die Thromben entwickeln sich aber erst um den 4.–5. Tag nach dem Beginn des Herzinfarktes (113), so daß erst nach diesem Zeitpunkt eine Hirnembolie eintreten kann. Die Antikoagulantienbehandlung des Herzinfarktes hat in den letzten Jahren die Ausbildung von Thromben und Embolien wesentlich vermindert.

Auch bei der *Myokarditis* und bei den kongestiven und hypertrophischen Kardiomyopathien sind Hirnembolien bekannt, die von wandständigen Thromben ausgehen. Sie besitzen aber nur geringe praktische Bedeutung, weil solche Komplikationen ungemein selten auftreten, selbst wenn die entzündlichen Erkrankungen des Herzmuskels schwer sind.

Unter den Klappenfehlern des Herzens, die häufig eine Hirnembolie verursachen, sind in erster Linie die **Mitralvitien** zu nennen. Eine absolute Arrhythmie ist dabei in der Regel vorhanden, wenn auch nicht in allen Fällen nachweisbar. Am häufigsten führt die Mitralstenose zur Embolie, seltener die reine Mitralinsuffizienz oder auch ein Mitralklappenprolaps (s. S. 2.105). Dabei geht die Embolie in der Regel von Thrombosen im Herzohr aus. Popper (210) beobachtete unter 45 Herzklappenfehlern, die eine Hirnembolie auslösten, 32mal eine Mitralstenose oder ein kombiniertes Mitralvitium. In unserem Krankengut ist die Mitralstenose als Ursache einer Hirnembolie noch häufiger (s. S. 2.104). Bei der operativen Behandlung der Mitralstenose werden diese Erfahrungen immer besonders berücksichtigt. Trotz sorgfältiger Entfernung des thrombotischen Materials bei Eröffnung des linken Herzohres kommen aber Hirnembolien als gefürchtete Operationskomplikationen immer wieder einmal vor. Auch „Kalkembolien" in das Gehirn nach Sprengung verkalkter Mitralklappen haben wir beobachtet.

Erhöhte Emboliegefahr besteht auch nach dem Klappenersatz durch eine **künstliche Herzklappe.** Die Häufigkeit der Hirnembolien liegt bei 15%; sie kann durch Antikoagulantienbehandlung auf etwa 4%, durch Thrombozytenaggregationshemmer auf rund 7% gesenkt werden.

Schwierigkeiten bereitet die Diagnose, wenn eine Mitralstenose auskultatorisch keine Herzgeräusche verursacht und deswegen übersehen wird *(stumme Mitralstenosen)*. Auch der oben beschriebene Fall (s. S. 2.39) mit embolischem Verschluß der A. cerebri media gehört in diese Gruppe. Die Embolie war das erste Krankheitszeichen.

Eine seltene Ursache von Thromboembolien stellt das **Vorhofmyxom** dar. Es handelt sich dabei um einen benignen, oft gestielten Tumor, der von der Wand des linken Vorhofes oder vom atrialen Septum nahe der Fossa ovalis ausgeht. Insbesondere der gestielte und daher sehr bewegliche Tumor kann den Blutfluß durch die Mitralklappe behindern, das Syndrom einer Mitralstenose vortäuschen und auch zu synkopalen Anfällen und Embolien führen. Gelegentlich geben Allgemeinsymptome, Temperatursteigerungen und Anämie Anlaß zu einer Verwechslung mit einer Endokarditis und einer dadurch bedingten Embolie.

Bei einem 35jährigen Patienten war es während eines Urlaubs beim Baden plötzlich zu einer rechtsseitigen Hemiparese und zu Sprachstörungen gekommen. Die neurologische Symptomatik bildete sich innerhalb von 5 Tagen vollständig zurück. Da ein paukender 1. Herzton und ein niederfrequentes diastolisches Geräusch aufgefallen waren – ein Mitralöffnungston bestand nicht und das Elektrodkardiogramm war unauffällig –, erfolgte die Einweisung in die Klinik zur speziellen kardiologischen Diagnostik. Es konnte echokardiographisch und kineangiographisch ein gestielter Tumor des linken Vorhofes nachgewiesen werden, der als pendelnder Tumor den Einstrom in den linken Ventrikel erheblich behinderte. Operativ ließ sich ein von der kaudalen, medialen Septumwand des linken Vorhofes ausgehender Tumor exzidieren, der histologisch als Myxom analysiert wurde mit kirschgroßem, festem Gewebekern, der mit dem Endokard des Vorhofes in inniger Verbindung stand, und zottenartig locker aufsitzendem Mantel.

Zu den Herzkrankheiten, die eine Hirnembolie verursachen können, zählen schließlich die **angeborenen Vitien,** insbesondere solche mit Mischungszyanose und Polyglobulie (s. S. 2.107). Wir sahen sie mehrfach bei der Fallot-Tetra und -Pentalogie. Häufig sind weiter Thrombosen, die zu hämorrhagischen Infarzierungen des Hirngewebes mit meningealen Reizerscheinungen führen. Die Mißbildungen des Herzens mit Rechts-Links-Shunt bieten die Voraussetzungen für eine **paradoxe Hirnembolie,** d.h. zur Verschleppung thrombotischen Materials aus dem Venensystem des großen Kreislaufs. Thrombosen und Thrombophlebitiden sind deswegen bei zyanotischen Herzfehlern besonders gefürchtet, weil das Filter des Lungenkreislaufs entfällt. Auch ohne Endokarditis kann es so zum Hirnabszeß kommen.

Unter normalen Druckverhältnissen hat die paradoxe Embolie durch ein offenes Foramen ovale keine Bedeutung. Der Druck im rechten Vorhof liegt im Mittel 3 mmHg unter dem des linken, ein Übergang wird also höchstens von links nach rechts, nicht aber umgekehrt stattfinden. Jedoch kann es durch Drucksteigerung im kleinen Kreislauf, die wir beim *akuten* und *chronischen Cor pulmonale* finden, auch zu einer Erhöhung der Druckverhältnisse im rechten Vorhof und damit zu einem Übertritt von venösen Thromben kommen.

Im Verlauf einer Beckenvenenthrombose war es bei einer 36jährigen Patientin bereits mehrfach zu Lungenembolien und damit zu einer teilweisen Verlegung der pulmonalen Strombahn gekommen, die wiederum über die Vermehrung des Widerstandes einen Druckanstieg im Bereich des rechten Herzens, also das Bild eines akuten Cor pulmonale, bewirkte. Die Patientin starb kurz nach einer Hirnembolie in die A. cerebri media rechts. Ein größerer Embolus lag noch im offenen Foramen ovale, halb im linken, halb im rechten Vorhof.

Als wichtigste **Quelle der Hirnembolie** sind nach den Herzerkrankungen die **Aorta** und die **Karotiden** anzusehen. Popper (210) fand unter 88 Fällen 6mal eine Mesaortitis als Ursache. Weiter müssen arteriosklerotische Plaques und endangiitische Veränderungen sowie traumatische Schäden des Gefäßendothels nach nicht perforierenden Verletzungen und schließlich Aneurysmen dieser Gefäße als Bildungsort von Thromben berücksichtigt werden. Auch intrakranielle sackförmige **Aneurysmen** der A. carotis interna und ihrer Äste können bei entsprechender Größe lokale Thromben bilden und **Mikroembolien** mit intermittierender Ischämie und Hirninfarkten verursachen (265). Bei Verschlüssen der A. carotis interna oberhalb der Bifurkation ist ein kleiner offener Gefäßstumpf selten einmal Quelle von Thromboembolien, die über den Kollateralkreislauf der A. carotis externa Ischämien im Bereich der Retina und des Zerebrums auslösen. Bei abszedierenden oder gangränösen Lungenprozessen und bei Lungentumoren ist endlich die Möglichkeit einer Thrombose der Lungenvenen mit nachfolgender Embolie gegeben.

Für die Differentialdiagnose ist der Nachweis des Ursprungs der Embolie (Herzerkrankung, Mitralstenose, Arrhythmie, Herzinfarkt usw.) und das Auftreten von weiteren Embolien im Gehirn oder in anderen Gefäßgebieten besonders wichtig.

Zum Problem des *Alters* sei noch kurz Stellung genommen. Das Durchschnittsalter unserer Fälle lag bei 46 Jahren. Es ist keineswegs so, daß ein zerebraler Gefäßprozeß in jüngerem Alter immer auf eine Embolie schließen läßt. Wir verfügen über zahlreiche Beobachtungen von arteriellen Thrombosen und auch von Blutungen bei jüngeren Menschen. Es darf auch nicht vergessen werden, daß die Thrombangiitis obliterans (s. S. 2.85) und die vaskuläre Lues sich besonders in jüngeren Jahren bemerkbar machen. Auf der anderen Seite sehen wir Hirnembolien oftmals auch bei älteren Menschen, weil die Thromboembolien nach Herzinfarkten in den letzten Jahren an Häufigkeit sehr stark zugenommen haben. Demgegenüber sind die Endokarditiden nach einer vorübergehenden Steigerung im Anschluß an den Krieg deutlich im Rückgang begriffen. Aus der Pathogenese der Hirnembolie ist verständlich, daß alle Altersklassen befallen werden können.

Gefäßkrankheiten

Arteriosklerose der Hirngefäße

Die **Arteriosklerose** der Gehirnarterien ist eine Erkrankung, die sich mit zunehmendem Alter, in der Regel nach dem 60. Lebensjahr, mehr und mehr manifestiert und klinische Erscheinungen macht. Eine Erklärung dafür gibt die zunehmende Häufung von Störungen der Hirndurchblutung in Abhängigkeit vom Alter. Die Abb. 2.**45** demonstriert, daß bei älteren Menschen neben re-

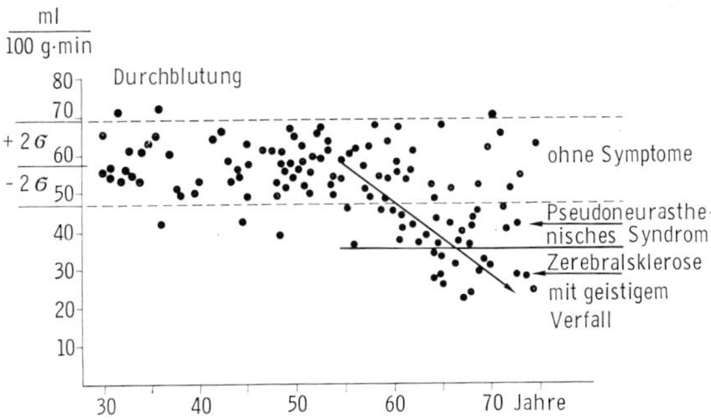

Abb. 2.**45** Hirndurchblutung in Abhängigkeit vom Lebensalter. Darstellung der Einzelmessungen. Die normale Schwankungsbreite (± 2 Sigma) der Hirndurchblutung ist durch gestrichelte Linien, das Absinken des Mittelwertes im Alter durch den Pfeil gekennzeichnet

gelrechten Durchblutungsgrößen zunehmend auch erheblich verminderte Werte gemessen werden (25).

Korreliert man die Ergebnisse der Durchblutungsmessung bei der Arteriosklerose der Hirngefäße mit der klinischen Symptomatik, den neurologischen und psychischen Ausfällen, so ergibt sich deutlich die Herabsetzung der zerebralen Zirkulation entsprechend der Schwere der Erkrankung.

Die Meßwerte der Tab. 2.**1** demonstrieren, daß die Autoregulation der Hirngefäße auch bei der Arteriosklerose noch intakt ist – wenn auch quantitativ vermindert. Trotz schwerer Zerebralsklerose verursacht eine Erhöhung der CO_2-Spannung im Blut eine nachhaltige Steigerung der zerebralen Zirkulation. Die gleichzeitige Messung der Sauerstoffaufnahme des Gehirns läßt jedoch erkennen, daß trotz Mehrdurchblutung aber keine erhöhte Extraktion und kein erhöhter Verbrauch stattfinden. Der oxydative Stoffwechsel des Gehirns kann offenbar nach Ausbildung einer Zerebralsklerose durch Steigerung der Durchblutung nicht verbessert werden. Das entspricht den klinischen Erfahrungen.

Die *Diagnose* einer Zerebralsklerose ist aus den *klinischen Symptomen* nicht ganz leicht zu stellen, obwohl wir es fast täglich tun. Früher hat man sich damit begnügt, die schweren Formen des geistigen Verfalls älterer Menschen mit der Symptomentrias Gedächtnisschwäche, krankhafte Emotionen und Interesselosigkeit als *zerebralsklerostische,* **senile Demenzen** von den somatischen Komplikationen der Arteriosklerose, den *apoplektischen Insulten,* abzugrenzen. So einfach liegen die Dinge nicht. Man hat auch wohl in der Krankheitsbeschreibung nach dem Sitz der Veränderungen und dem Auftreten der neurologischen und psychischen Erscheinungen gewisse Sonderformen abgeteilt, so z. B. die *senile Inkontinenz,* die **Pseudobulbärparalyse,** die *arteriosklerotische Pseudoparalyse* und das *pseudoneurasthenische Syndrom* des Arteriosklerotikers.

Schon die Wortbildung mit *Pseudo-* deutet an, daß eine Zerebralsklerose die Symptome vieler anderer Erkrankungen des Zentralnervensystems nachzuahmen vermag und nur schwer von diesen zu trennen ist. Oftmals sehen wir außerdem bei der Autopsie eine erhebliche Sklerose der Hirngefäße, ohne daß je im Leben Symptome einer Zerebralsklerose manifest geworden wären. Die *Arteriosklerose der Hirngefäße ist eigentlich nur anatomisch nachzuweisen,* zumal wir nicht berechtigt sind, aus der Sklerose der peripheren Gefäße auf eine Zerebralsklerose zu schließen oder auch sie abzulehnen. Trotzdem müssen wir uns bemühen, aus den klinischen Symptomen die Art des intrakraniellen Prozesses schon früh, d. h. vor dem Auftreten von bleibenden Hirnschäden, zu analysieren.

Von besonderer Bedeutung ist hier die Kenntnis der Krankheitserscheinungen, die wir als arteriosklerotische **Pseudoneurasthenie** zusammenfassen, weil sie offenbar die ersten Zeichen der beginnenden Gefäßschäden im Zentralnervensystem darstellen. Die Beschwerden stellen sich gewöhnlich langsam und schleichend ein. Männer im Alter zwischen 50 und 60 Jahren sind am meisten betroffen. Die Kranken klagen über Kopfschmerzen von dumpfem, drückendem Charak-

Tabelle 2.1. Wirkung der Kohlensäure auf die Hirndurchblutung und den zerebralen Gefäßwiderstand bei Gesunden und Patienten mit leichten und schweren Zerebralsklerosen (Mittelwerte aus je 10 Einzelmessungen. Die Erhöhung des arteriellen CO_2-Gehaltes um 1–2 Vol% wurde durch Beimischung von 5% CO_2 zur Einatmungsluft erreicht).

	Hirndurchblutung ml/100 g · min		Widerstand mm Hg/ml/ 100 g · min		Mitteldruck mmHg	
	vor	nach	vor	nach	vor	nach
Gesunde	56	94	1,7	0,9	90	89
Zerebralsklerose leichten Grades	43	64	2,9	2,1	128	135
Zerebralsklerose schweren Grades	36	53	3,0	2,1	110	114

ter, die oftmals bei geistiger Arbeit an Intensität zunehmen und in Ruhe wieder verschwinden. Es besteht dann eine gewisse Ähnlichkeit mit den Kopfschmerzen, die wir bei den Refraktionsanomalien kennen, wenn jenseits der Vierzigerjahre die Akkommodationsbreite abnimmt.

Auch **„Schwindelerscheinungen"** gehören zu den Frühsymptomen einer Zerebralsklerose. Häufig werden die Kranken morgens beim Aufstehen davon befallen. Sie brauchen oft lange Zeit, bis sie sich von der horizontalen Lage langsam aufrichten können. Vielfach verstehen die Patienten darunter auch ein Gefühl von Schwäche oder von Schwarzwerden vor den Augen, das plötzlich für einige Sekunden auftritt und zu einem Unsicherheits- und Angstgefühl führt. Nur selten findet sich ein echter Drehschwindel, der mit Blässe, Übelkeitszuständen, Erbrechen, Nystagmus und Parästhesien einer Gesichtshälfte oder Körperseite, gelegentlich auch mit Drehbewegungen des Kopfes und Körpers nach einer Richtung, zwangsweisem Hin- und Herwenden des Kopfes nach Art der Manegebewegung mit Dysarthrie und Dysphagie, halbseitiger Schwäche, Doppelbildern und Ptose vergesellschaftet ist. Solche Zustände treten anfallsartig auf, dauern Minuten bis Stunden und lösen bei den Patienten ein schweres Krankheitsgefühl aus. Wir haben dabei mehrfach auch eine leichte Trübung des Bewußtseins beobachtet. Die Symptome verschwinden vollständig, ohne Residuen zu hinterlassen. Es handelt sich dabei um das Syndrom der *„intermittierenden zerebralen Ischämie"*, das auf S. 2.68 ausführlich beschrieben wurde.

Nahezu immer wird über **Schlafstörungen** geklagt. Besonders das Einschlafen ist erschwert, der Schlaf unruhig und kurz. Auch hartnäckige Agrypnien kommen zur Beobachtung, gelegentlich kombiniert und mit einer gewissen Umkehr des Schlaf-Wach-Rhythmus. Die Kranken leiden nachts an Schlaflosigkeit und Unruhezuständen, während sie tagsüber fest und ruhig schlafen können. Dauer und Intensität dieser Störungen wechseln oftmals von Tag zu Tag.

Relativ früh tritt auch ein **Nachlassen der Leistungsfähigkeit** in Erscheinung, das besonders der nächsten Umgebung auffällt, aber auch von dem Patienten selbst oft als beunruhigend empfunden wird. Der Kranke kann seiner gewohnten Beschäftigung zwar noch nachgehen, empfindet sie aber als große Anstrengung und ist nicht in der Lage, neue Aufgaben zu übernehmen. Geistige Konzentration fällt besonders schwer. Im Gespräch werden Nebensächlichkeiten breit und ausführlich behandelt, während das eigentliche Thema unberücksichtigt bleibt. Die Stimmung ist meist eine ärgerliche, reizbare. Affektive Veränderungen und neue wesensfremde Züge stellen sich ein. In der Beurteilung der Verhältnisse macht sich ein pessimistischer Zug bemerkbar.

Vielfach klagen die Kranken über Parästhesien in Form von Prickeln oder Ameisenlaufen an den Extremitäten oder am Stamm, die anfallweise den Charakter neuralgiformer Schmerzen annehmen können (Brachialgia paraesthetica nocturna usw.) und zu Verwechslungen mit lanzinierenden Schmerzen bei der Tabes dorsalis und anderen Schmerzparoxysmen Anlaß geben.

Die Differentialdiagnose gegenüber dem **neurasthenischen Symptomenkomplex** wird durch die Anamnese erleichtert, besonders wenn man auf die konstitutionellen Bedingungen achtet. Bei der Neurasthenie läßt sich das Auftreten der Symptome oft bis in die frühen Jugendjahre zurückverfolgen. Wenn jene bei einem Patienten erstmalig im Alter beobachtet werden, erscheint die Untersuchung des Gefäßapparates dringend erforderlich. Dabei sind vasomotorische und kardiale Symptome ebenso wie periphere Gefäßveränderungen, Blutdrucksteigerungen und Stoffwechselstörungen sorgfältig zu registrieren, weil sie wichtige Hinweise auf eine beginnende Arteriosklerose geben können.

Gröbere Störungen des Gedächtnisses und der Merkfähigkeit gehören schon zu den Symptomen einer ausgeprägten Zerebralsklerose. Meist sind es die jüngsten Ereignisse, die sofort wieder vergessen werden, während das Altgedächtnis noch längere Zeit erhalten bleibt, so daß die Kranken nach außen hin noch einen intakten Eindruck erwecken. Die Merkleistungen können aber auch so stark beeinträchtigt sein, daß man gelegentlich an einen amnestischen Symptomenkomplex (im Sinne des Korsakow-Syndroms) erinnert wird. Dabei beobachtet man vielfach einen erheblichen Drang zum Reden und Erzählen. Konfabulationen sind hier nicht selten.

Mit dem Nachlassen der zeitlichen und örtlichen Orientierung geht der Abbau der intellektuellen Funktionen in das Zustandsbild der *arteriosklerotischen Demenzen* über, die durch Gedächtnisschwäche, krankhafte Emotionen und Interesselosigkeit charakterisiert sind. Hypochondrische Züge, Rührseligkeit und depressive Verstimmungszustände stellen sich besonders häufig ein. In mannigfaltiger Kombination können weitere Anomalien hinzukommen, wie Eifersuchtsideen, Suizidimpulse, Beeinträchtigungsideen, ja sogar Halluzinationen, so daß sehr heterogene und zunächst schwer abgrenzbare Einzelbilder entstehen, die in das Gebiet der Psychiatrie gehören.

Auf das Bild der *arteriosklerotischen Pseudoparalyse* sei lediglich hingewiesen, das von der luischen progressiven Paralyse sehr schnell durch Anamnese, Blut- und Liquorbefunde, Reflexverhalten und Pupillenreaktion differentialdiagnostisch zu trennen ist.

Den **degenerativen Hirnprozessen,** der *Alzheimer-Krankheit* mit dem allmählich auftretenden Sprachverlust und der spastischen Gangstörung sowie der *Pick-Atrophie* des Stirn-, Schläfen- und Parietallappens, gegenüber, kann sich eine Abgrenzung sehr schwierig gestalten, wenn diese Atrophien sich nicht schon in einem ungewöhnlich frühen Alter entwickeln. Liquorveränderungen fehlen. Die degenerativen Hirnprozesse sind jedoch im Vergleich zur Zerebralsklerose selten. Die *Diagnose* einer beginnenden Zerebralsklerose ist, wie gesagt, *nur per exclusionem* zu stellen. Selbst wenn ein Hochdruck, ein Diabetes oder eine Lues vorliegt, also Erkrankungen, bei denen es besonders häufig und früh zu arteriosklerotischen Gefäßveränderungen kommt, sollten wir diesen Grundsatz nicht vernachlässigen.

Das mag die Krankengeschichte eines 66jährigen Mannes demonstrieren. Er zeigte die charakteristischen Symptome einer arteriosklerotischen Pseudoneurasthenie, litt an Schwindel und Schwächegefühl beim Aufstehen und hatte über Schlaflosigkeit zu klagen. Er empfand seine Beschäftigung als große Anstrengung und konnte sich geistig nicht mehr recht konzentrieren, war reizbar und mürrisch seiner Umgebung gegenüber und klagte vorwiegend im Stirn- und Schläfenbereich über Kopfschmerzen von drückendem Charakter, mit denen er bereits aufwachte. Was lag näher, als diese Beschwerden als Syndrom einer arteriosklerotischen Pseudoneurasthenie aufzufassen, zumal der Patient auch röntgenologisch einen vorspringenden Aortenbogen hatte und früher gelegentlich ein etwas erhöhter Blutdruck gemessen wurde. Er kam in die Klinik, weil im Anschluß an ein heißes Bad ein arrhythmischer Puls mit kurzdauerndem Krampf der Extremitäten und eine anschließende Bewußtlosigkeit von etwa 12 Std. Dauer aufgetreten waren. Man könnte geneigt sein, auch diese Erscheinungen auf eine vorübergehende zerebrale Mangeldurchblutung bei der Zerebralsklerose, hervorgerufen durch die Arrhythmie, zurückzuführen. Jedoch schien die Bewußtlosigkeit als Folge einer zerebralen Zirkulationsstörung zu massiv, und es zeichnete sich in den darauffolgenden Tagen eine langsam zunehmende Reflexsteigerung der linken Körperseite ab. Es mußte auch an einen Hirntumor gedacht werden. Eine Klärung der Diagnose konnte im vorliegenden Falle durch die Kontrastmitteldarstellung der Gefäße erfolgen, die eindeutig die Symptome eines Hirntumors anzeigte, mit Verdrängung von Arterien und Venen, aber keine Veränderungen an den Gefäßen selbst aufwies.

Die Differentialdiagnose zwischen **Hirntumor** und **Zerebralsklerose** ist oftmals sehr schwierig, insbesondere dann, wenn allgemeine Tumorsymptome wie intrakranielle Drucksteigerung oder Stauungspapille fehlen. Neurologische Syndrome mit Klagen über Schwindel, Kopfschmerzen etc. finden sich bei beiden Prozessen. In solchen Fällen ist die Computertomographie eine entscheidende Hilfe, weil die Arteriosklerose der Hirngefäße zu Atrophien der Hirnrinde und auch des Marklagers führt, die als allgemeine Verbreiterung der Hirnsulci und Erweiterung der Ventrikel im Tomogramm erscheint (s. S. 2.14). Auch die zerebrale Angiographie kann für die Differentialdiagnose herangezogen werden, weil die Gefäßveränderungen direkt zur Darstellung kommen (s. S. 2.14).

Zu den anfänglich sehr wechselnden Herdsymptomen (durch intermittierende zerebrale Ischämien) gesellen sich bei der Zerebralsklerose mehr und mehr *bleibende Ausfallserscheinungen,* die auch auf neurologischem Gebiet in Erscheinung treten und zu differentialdiagnostischen Erwägungen Anlaß geben. Ihr anatomisches Substrat ist der sog. **Status lacunaris:** multiple, kleine, auf arteriosklerotischer Grundlage entstandene Substanzdefekte, die in mehr oder weniger großer Anzahl zirkumskripte Areale des Großhirns, Zwischenhirns und Mittelhirns durchsetzen. Die Größe der Einzelherde ist von dem Kaliber der betroffenen Arterie abhängig; ihre Entstehung erklärt sich vielfach nicht durch thrombotischen Verschluß des Gefäßes, sondern durch hämodynamische und hypoxische Störungen, denn im allgemeinen sind innerhalb der kleinen Gewebslükken arteriosklerotisch veränderte, aber noch durchgängige Gefäße festzustellen. *Prädilektionsgebiete der Arteriosklerose* sind die *A. cerebri media* und *A. basilaris* vor der A. cerebri posterior und anterior. So sind die arteriosklerotischen, herdförmigen Parenchymläsionen auch überwiegend in den Stammganglien und in der Brücke, etwas weniger häufig in der Rinde anzutreffen. Die Medulla oblongata ist nur äußerst selten betroffen. Eine besondere Bedeutung für die Lokalisation besitzen gerade die Grenzbereiche zwischen benachbarten Versorgungsgebieten, also z.B. zwischen Anterior und Media, die SCHNEIDER (230) mit der „letzten Wiese" eines Bewässerungssystems verglichen hat.

Die neurologischen Herdsymptome, die den mehr psychischen Allgemeinerscheinungen und Frühsymptomen folgen, entsprechen in ihrer Symptomatik der anatomischen Lokalisation, führen aber durch die Vielzahl der Parenchymherde zu einer großen Buntheit der möglichen klinischen Bilder, die sich naturgemäß nur z.T. in die oben beschriebenen Gefäßsyndrome einordnen lassen. Nur einige typische Krankheitsbilder sollen hier skizziert werden.

Die überwiegende Lokalisation der Lakunen im Bereich der Stammganglien bewirkt neben *Störungen der Pyramidenbahnen* im Verlauf der inneren Kapsel mit leichten bis mäßigen spastischen Symptomen vorwiegend an den unteren Extremitäten auch **extrapyramidal motorische Ausfälle.** Charakteristisch ist die Bradybasie, der kleinschrittige, schlurfende Gang mit halbgebeugten Knien und vorgeneigtem Oberkörper, wobei die Patienten nicht ausgesprochen spastisch, aber ungelenk und träge einen Fuß vor den anderen schieben. Die große Ähnlichkeit der Gangart zur Paralysis agitans ist nicht zu leugnen, und Schwierigkeiten in der Differentialdiagnose können auftreten, wenn die extrapyramidalen Bewegungsstörungen durch Herde im Corpus striatum und pallidum in den Vordergrund treten. Tremor der Hände, Nick- und Wackeltremor des Kopfes und ein mehr oder weniger ausgeprägter Rigor der Muskulatur mit eingeschränkter Mitbewegung der Arme lassen ausgesprochen parkinsonartige Bilder der Zerebralsklerose hervortreten. Die Erscheinungen können sich in seltenen Fällen bis zur vollständigen arteriosklerotischen Muskelstarre steigern, als *hypokinetisch-rigides Pallidumsyndrom.*

Auf arteriosklerotische Lakunen sind auch die **kapsulären Hemiplegien des Greisenalters** zurückzuführen, die sich von den hämorrhagischen, thrombotischen und embolischen Hemiplegien dadurch unterscheiden, daß sie eigentlich nie unter dem Bild des typischen Schlaganfalles entstehen. Häufig tritt die Lähmung nachts auf. Das Bewußtsein bleibt im allgemeinen erhalten; höchstens Schwindelgefühl und flüchtige Benommenheit begleiten das Geschehen. Die Hemiplegie hat meistens nur geringe Intensität und bildet sich oft schon nach Stunden oder Tagen ganz oder teilweise zurück (intermittierende zerebrale Ischämie). Ihr Entstehen ist vorwiegend auf hämodynamische Allgemeinstörungen und passageren Blutdruckabfall zurückzuführen, deswegen die Häufigkeit der nächtlichen Entstehung und der transitorische Charakter der Lähmungen. Niemals kommt es zur Ausbildung von Kontrakturen. Aphasien, Hemianopsien oder Deviationen werden vermißt. Nur selten werden Störungen auf sensiblem Gebiet in Form von Mißempfindungen, leichten Hypästhesien und Extremitätenschmerzen von neuralgiformem Charakter beobachtet. Mit mehrfachen Rezidiven, wobei bald mehr die unteren Extremitäten, bald die Arme und Hirnnerven besonders betroffen sind, kommt es allmählich zu dem lakunären Syndrom mit pyramidalen und extrapyramidal-motorischen Ausfällen.

Auch die arteriosklerotische **Pseudobulbärparalyse** (s. S. 2.79) ist auf disseminierte Lakunen zurückzuführen, die häufig in der Brücke, dem Versorgungsgebiet der A. basilaris, liegen oder, wie SPATZ (251) betont hat, in den Stammganglien lokalisiert sind. Die zerebrale Glossopharyngolabialparese entwickelt sich meistens schubweise, gelegentlich mehr schleichend mit Remissionen, selten einmal plötzlich durch einen einzigen Schub, wobei dann in beiden Hemisphären die zentralen Verbindungen zu den bulbären Kernen unterbrochen werden. Auch bei der Pseudobulbärparalyse variieren die klinischen Erscheinungen mit der funktionellen Leistung des Kreislaufs und der Gefäße. Extrapyramidale Bewegungsstörungen, psychische Veränderungen mit Zwangsweinen oder -lachen und Enthemmungsphänomene wie Freß- oder Saugreflexe vervollständigen neben den intellektuellen Störungen das Bild. Nur ausnahmsweise können entzündliche Herde der Brückengegend im Rahmen einer Enzephalomyelitis bzw. multiplen Sklerose ein ähnliches Syndrom hervorrufen. Differentialdiagnostische Probleme ergeben sich gelegentlich bei allmählich entstehender Pseudobulbärparalyse gegenüber einer Polyneuritis.

So fanden wir bei einem 65jährigen Mann, der seit über 20 Jahren an einem schweren Diabetes und einer Hypertonie litt, anläßlich einer Untersuchung eindeutige Sensibilitäts- und Reflexstörungen an den oberen und unteren Extremitäten als Symptome einer diabetischen Polyneuritis. Er kam 2 Jahre später wieder zur Kontrolluntersuchung, weil einmal die Schwäche und Empfindungsstörung der Gliedmaßen allmählich etwas zugenommen hatten, zum anderen aber, weil innerhalb eines Tages eine erhebliche Unsicherheit beim Gehen und Stehen aufgetreten war, die Sprache schwer und unartikuliert wurde und das Schlucken nur noch mit Mühe gelang. Wir dachten zunächst an ein Fortschreiten und Übergreifen der Polyneuritis auf die Hirnnerven, mußten jedoch bei der Untersuchung feststellen, daß neben den polyneuritischen Symptomen eine Hemispastik bestand mit Babinski-Zeichen links, während der Achillessehnenreflex fehlte und der Patellarsehnenreflex eben auslösbar war. Außerdem waren leichte extrapyramidale Störungen sowie ein ausgeprägtes Zwangslachen neben den Symptomen der Dysarthrie und Dysphagie nachweisbar, so daß an der Diagnose einer Pseudobulbärparalyse nicht gezweifelt werden konnte. Diese kam neben der diabetischen Polyneuritis zur Ausbildung und beherrschte nunmehr das Krankheitsbild. Auffallend war weiterhin eine erhebliche Störung der gnostischen, weniger auch der praktischen Funktionen, links stärker als rechts, die wir als Symptome der Pseudobulbärparalyse sonst nicht beobachtet haben. Die psychischen Erscheinungen einer Zerebralsklerose fehlten naturgemäß nicht.

Ebenfalls durch Lakunenbildungen, die beiderseits im striären und thalamischen Bereich lokalisiert sind, kommt das relativ seltene Bild der **senilen Inkontinenz** zustande. Neben anderen arteriosklerotischen Symptomen finden sich Entleerungsstörungen der Blase. Anfangs besteht noch die Fähigkeit, spontan zu entleeren, die später einer vollständigen Automatie der Blase Platz macht. In bestimmten Intervallen tritt ein spontaner Urinabgang mit Einnässen auf, während ein Restharn in der Blase zurückbleibt. Differentialdiagnostisch muß man an Prostataaffektionen und eine Sphinktersklerose denken.

Als besondere Verlaufsform der arteriosklerotisch bedingten Enzephalopathien gilt die von BINSWANGER (42) beschriebene, an den **subkortikalen** Gefäßen besonders ausgebildete **Arteriosklerose,** die anatomisch durch einen diffusen Substanzverlust mit Gliose und Lakunen ausgezeichnet ist. Differentialdiagnostisch bereiten mitunter die progressive Paralyse und die Alzheimersche Erkrankung Schwierigkeiten. Klinisch findet man einen chronisch progredienten Verlauf mit folgenden Symptomen:

1. akute zerebrale Durchblutungsstörungen bei generalisierter Arteriosklerose und Hypertonie;
2. subakutes Auftreten von fokalen neurologischen Symptomen über Wochen und Monate mit langen, nicht beeinflußbaren Krankheitsperioden;
3. langsam progredienter Verlauf;
4. Demenz;
5. spastische Paresen, Krampfanfälle;
6. Pseudobulbärparalyse, Hydrocephalus internus (66): Im Computertomogramm zeigt sich die ausgedehnte Hirnatrophie.

Wir haben zur Erklärung neurologischer Ausfälle bei der Arteriosklerose der Hirngefäße bereits mehrfach auf die allgemeinen *hämodynamischen Verhältnisse* aufmerksam gemacht, die für die zerebrale Durchblutungsregulation besonders bei den sklerotisch veränderten Gefäßen eine bedeutsame Rolle spielen. Es sind hier vor allem zwei Faktoren, die man berücksichtigen muß, nämlich der Einfluß des Blutdrucks und des Herzminutenvolumens auf die zerebrale Zirkulation.

Der *Blutdruck* ist einer der wichtigsten Faktoren für die Aufrechterhaltung einer ausreichenden Durchblutung des Gehirns (228).

Eindrucksvoll ist die Krankengeschichte eines Patienten, die kurz referiert werden soll: Bei einem 67jährigen Mann, der seit vielen Jahren ohne Beschwerden einen mäßigen Hochdruck hatte, kam es nach einer anstrengenden Arbeit zu einem unangenehmen Gefühl in der Herzgegend mit unregelmäßigem Herzschlag und leichter Atemnot. Im Verlauf 1 Std. stellten sich dann unter Kopfschmerzen und Schwindelgefühl eine rechtsseitige Hemiparese und eine Sprachstörung ein, die innerhalb von 2 Tagen wieder vollständig verschwanden. Es bestand klinisch eine dekompensierte Hypertonie. Auch während des stationären Aufenthaltes kam es zunächst noch zweimal zu analogen akuten Symptomen, und zwar immer dann, wenn sein Enkelkind, das er längere Zeit nicht gesehen hatte, ihn besuchte. Es genügte die freudige Erregung, um bei ihm eine unregelmäßige Herztätigkeit und einen Blutdruckabfall von 170/100 auf 120/90 mmHg hervorzurufen und dadurch eine zerebrale Zirkulationsstörung in den sklerotisch veränderten Gefäßbezirken mit passageren neurologischen Erscheinungen auszulösen. Erst als durch intensive Herzbehandlung mit Digitalis die Symptome der Dekompensation behoben waren und der Blutdruck wieder konstant blieb, traten diese Komplikationen nicht mehr auf.

Fast wie im Experiment war der Abfall der Hirndurchblutung durch Blutdrucksenkung bei einer Patientin zu beobachten, bei der wegen eines dringlichen chirurgischen Eingriffes eine *experimentelle Hypotension* mit Ganglienblockern durchgeführt werden mußte. Wir haben dieser Drucksenkung nur ungern zugestimmt, weil schon eine Zerebralsklerose mit verminderter Hirndurchblutung vorlag, und haben deswegen den Hirnkreislauf fortlaufend überwacht. Es stellte sich auch prompt bei einer Senkung des Mitteldruckes auf 55 mmHg, die von Gesunden ohne weiteres vertragen wird, eine vorübergehende Störung des Bewußtseins mit Halbseitensymptomen ein. Die Hirndurchblutung war für kurze Zeit von 38 auf 22 ml pro 100 g Gewebe abgefallen.

Eine deutliche Verschlechterung der klinischen Symptome findet sich bei arteriosklerotisch veränderten Gefäßen auch nahezu regelmäßig im Gefolge von kardialen Affektionen, die mit einer **Verminderung des Herzminutenvolumens** einhergehen. Aus einer größeren Untersuchungsreihe seien hier nur die Mittelwerte der zerebralen Kreislaufanalysen von 26 kardial dekompensierten Patienten erwähnt, bei denen die Durchblutung auf 38 ml pro 100 g Gewebe statt 58 ml normal abgefallen war (25). Das Auftreten der zerebralen Ischämien bei solchen kardialen Insuffizienzen ist nicht allein durch den Abfall des Herzminutenvolumens bedingt (s. S. 2.102), sondern durch das Zusammentreffen mehrerer, die Hirndurchblutung drosselnder Faktoren verursacht: den *abgefallenen arteriellen Mitteldruck, den erhöhten Venendruck* und nicht zuletzt die *Hyperventilation* mit nachfolgender *Hypokapnie* (38).

Zum Beispiel kam es bei einem 62jährigen Patienten, der seit seiner Jugend an einem rheumatischen Herzklappenfehler litt, im Verlauf der Jahre mehrfach zu kardialen Dekompensationen. Während diese früher immer ohne besondere Komplikationen verliefen, traten bei den letzten Herzinsuffizienzen mehr und mehr auch flüchtige zerebrale Symptome auf. Schließlich kam es apoplektiform zu einer ausgeprägten Hemiparese, die sich mit Besserung des Herzbefundes auf Digitalis nur noch z. T. zurückbildete. Was war geschehen? Es hatte sich in den letzten Jahren auch noch eine Sklerose der Hirngefäße ausgebildet, die arteriographisch nachgewiesen wurde. Jetzt konnten die kardial bedingten Störungen in der Blutversorgung des Gehirns nicht mehr kompensiert werden. Es kam zu Ernährungsstörungen des Gewebes und schließlich zu einem bleibenden Funktionsausfall der Nervenzellen.

Fibromusculäre Dysplasie

Als fibromuskuläre Dysplasie wird eine nicht durch Arteriosklerose bedingte Gefäßveränderung bezeichnet, deren Ätiologie unbekannt ist. Die pathologischen Veränderungen dieser Angiopathie sind zuerst an den Nierenarterien als *fibroblastische Umwandlungen der Intima und Media,* fibromuskuläre Hyperplasien und als subadventitielle Hyperplasie beschrieben worden (125). Sie kommen auch an den großen zervikalen Gefäßen vor. In etwa 75% ist dabei die fibromuskuläre Dysplasie bilateral im zervikalen Abschnitt der A. carotis interna ausgebildet. Die Vertebralarterien können ebenfalls affiziert sein (10%). Nur vereinzelt findet sich eine Beteiligung der Karotisäste im Schädelinneren (136, 187, 205).

Eine fibromuskuläre Dysplasie kann in allen Altersstufen manifest werden. Als neurologisch faßbare Störungen findet man neben Strömungsgeräuschen im Halsbereich intermittierende zerebrale Ischämien in etwa 50% der Fälle und Hirn-

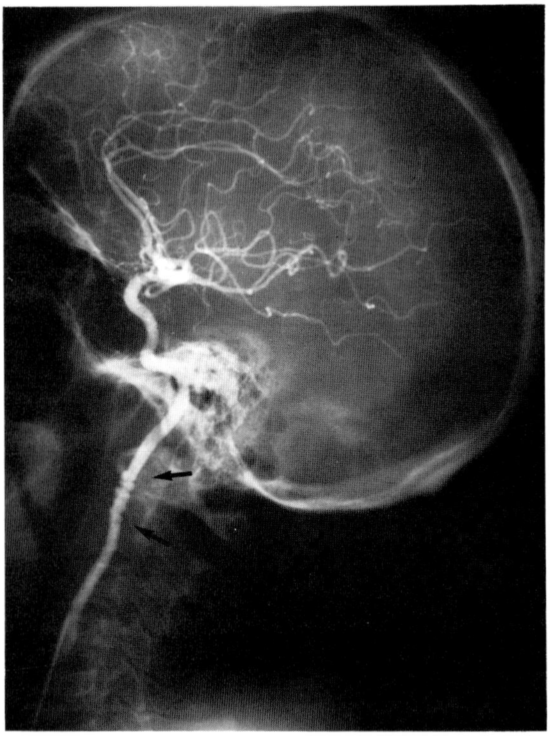

a

infarkte bei etwa 20%. *Subarachnoidalblutungen* aus *begleitenden Aneurysmen* kommen in etwa 1/3 der Fälle vor (225).

Wichtigste Methode für die Diagnostik ist die zerebrale Angiographie (Abb. 2.**46**). Man findet in der Regel im Halsteil der Carotis interna multiple, ringförmige, nicht ganz regelmäßig ausgebildete, perlschnurartige Stenosen (Typ 1 ca. 85–90%). Differentialdiagnostisch kann man spastische Gefäßkontraktionen, z. B. nach Gefäßtraumen, dadurch differenzieren, daß dabei die Kontraktionen und die Zwischenräume gleichförmiger sind und daß Dilatationen in den dazwischenliegenden Segmenten fehlen (Abb. 2.**47**).

Seltener, in etwa 5–10%, sieht man röntgenologisch an dem Gefäß uni- oder multifokale tubuläre Stenosen über eine längere Strecke (Typ 2). Diese Veränderungen sind wenig spezifisch und nach dem angiographischen Bild nur schwer von Stenosen anderer Genesen zu differenzieren. Bei der fibromuskulären Dysplasie bleiben aber im Gegensatz zur Arteriosklerose und Arteriitis die Teilungsstellen selbst und die proximalen Anteile des Gefäßes nach der Teilung frei. Nur in einzelnen Fällen (ca. 2–4%) findet man angiographisch ein ganz atypisches Bild, das nicht zuzuordnen ist (Typ 3) (133).

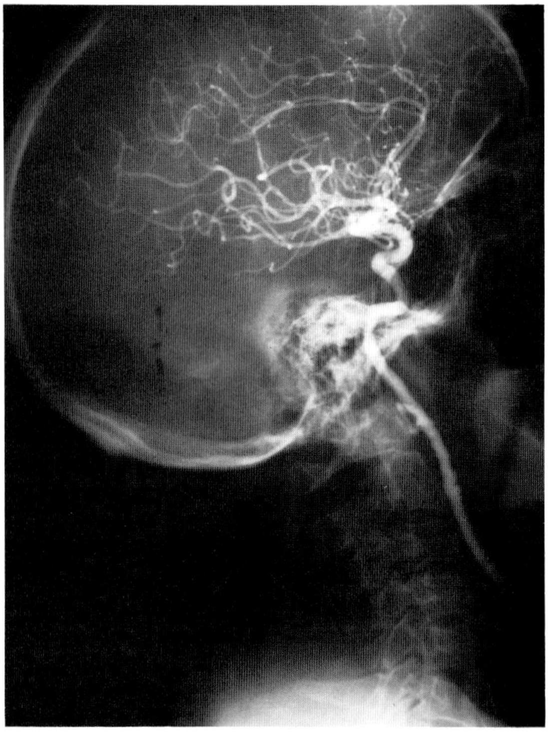

b

Abb. 2.**46** a u. b Fibromuskuläre Dysplasie mit perlschnurartigen Stenosen im Bereich der A. carotis interna bilateral ausgebildet. Die 55jährige Patientin wurde angiographiert, weil mehrfach intermittierende cerebrale Ischämien aufgetreten waren: a) links seitlich, b) rechts seitlich

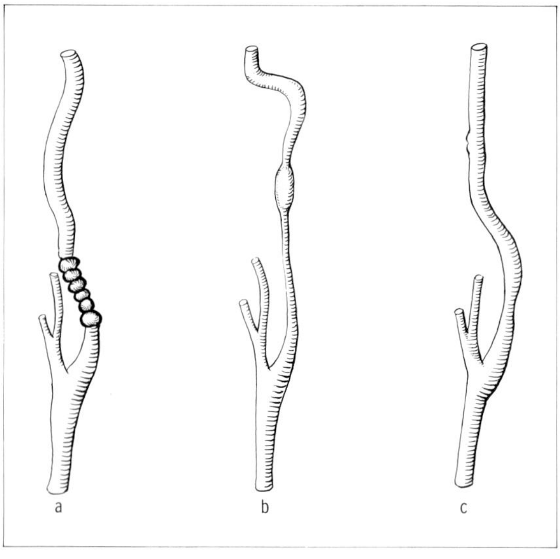

Abb. 2.**47** a–c Situationsskizze von typischen angiographischen Befunden bei einer fibromuskulären Dysplasie im zervikalen Abschnitt der A. carotis interna. Die Region der Bifurkation bleibt bei dieser Angiopathie in der Regel frei von Gefäßveränderungen:

a) Typ 1: perlenschnurartig angeordnete Stenosen (ca. 85–90%),
b) Typ 2: tubuläre Stenosen mit umschriebener Dilatation (5–10%),
c) Typ 3: atypische umschriebene Stenosen (2–4%)

Thrombangiitis obliterans cerebri

Die Thrombangiitis obliterans (v. Winiwarter-Buerger) ist eine Allgemeinerkrankung der Gefäße, die alle inneren Organe (Herz, Nieren, Leber, Milz, Magen, Lungen, Hoden) mitbefällt. Auf die Bedeutung der zerebralen Form, die meist im Rahmen der generalisierten Erkrankung, nicht selten aber auch isoliert in Erscheinung tritt, haben besonders SPATZ und LINDENBERG (168, 250, 251) aufmerksam gemacht.
Die **Veränderungen an den Gefäßen** hängen weitgehend von dem Stadium des Prozesses ab. Charakteristisch sind konzentrische Proliferationen des Intimagewebes, während Elastica interna und Media unverändert bleiben. Frische und ältere Thrombosen finden sich am gleichen Gefäß, das auch Rekanalisationen aufweist. Dagegen gehören stärkere entzündliche Vorgänge nicht zum Bild der Thrombangiitis obliterans. Betroffen sind vor allem die kleinen Konvexitätsarterien; aber auch die großen Stämme bleiben nicht immer frei. Die Karotis ist extrakraniell relativ häufig beteiligt oder gar thrombosiert, und auch in Hirnvenen und Sinus kann es zu Proliferationen und Thrombosen kommen. Histologisch wird die Diagnose einer Buerger-Erkrankung am besten durch die verschiedenzeitigen Thrombosierungen erhärtet (126).
Diese für das Verständnis der klinischen Erscheinungen wichtigen Daten der pathologischen Anatomie müssen noch durch den makroskopischen Befund ergänzt werden, der nach LINDENBERG u. SPATZ (168) *zwei Typen* unterscheiden läßt: Beim ersten Typ finden sich gröbere *Gewebsdefekte* in Form von kleineren, diskontinuierlich verteilten Erweichungsherden vorwiegend im Rindengebiet. Der zweite Typ zeigt die *granuläre Atrophie* der Großhirnrinde, die durch eine fast systematische Erkrankung der kleineren Konvexitätsarterien verursacht wird. Charakteristisch erscheint die Verteilung der granulären Atrophie, die vornehmlich in den Grenzgebieten der Versorgungsareale zwischen A. cerebri anterior, media und posterior lokalisiert ist.
Der zerebrale endangiitische Prozeß kann schon bei Jugendlichen, aber auch noch im hohen Alter *klinisch manifest* werden. Häufig ist ein Beginn mit Kopfschmerzen migräneartigen Charakters, Augenflimmern und anfallsartigen Sehstörungen, Schwindelzuständen und flüchtigen Paresen. Als erste Zeichen können aber auch Anfälle mit Bewußtseinsverlust und lokalen Krämpfen auftreten. Je jünger der Patient, um so massiver ist im allgemeinen die Symptomatik. Zunächst pflegen die **Symptome** weniger deutlich zu sein und vollständiger zu **remittieren,** wobei es nicht selten vorkommt, daß gewisse Erscheinungen im Laufe der Zeit in immer kürzeren Abständen hervortreten. Das ist durch die ständig zunehmende Obstruktion des Gefäßlumens zu erklären. Die Remissionen werden durch Rekanalisation der Gefäße und Ausbildung eines Kollateralkreislaufes bedingt. Ob auch gelegentlich Spontanheilungen vorkommen, ist bisher nicht sicher erwiesen.
SCHRETZENMAYR (235) berichtet über eine Thrombangiitis der Hirngefäße mit doppelseitiger *Stauungspapille.* Wir selbst haben in unserem Krankengut nie eine Stauungspapille, dagegen einmal eine blande *Optikusatrophie* beobachten können. Derselbe Patient bot auch die von MARCHESANI (176) als charakteristisch für die Thrombangiitis herausgestellten *retinalen Gefäßveränderungen* der sog. **Periphlebitis retinae.** Diese geht manchmal mit rezidivierenden Glaskörperblutungen einher. Man findet Einschneidungen der Gefäße, die streckenweise obliteriert sind, Gefäßneubildungen und Gewebsproliferationen auf der Netzhaut, die zur Ablatio retinae führen können. Arterien und Venen sind in gleicher Weise an dem Prozeß beteiligt. Wir konnten solche Befunde bei 3 Patienten feststellen.
Karotisthrombosen unklarer Ätiologie bei jungen Menschen müssen wohl in erster Linie an eine Buerger-Erkrankung denken lassen. Die Thrombosierung tritt meist einseitig auf und verursacht entsprechende Ausfallserscheinungen, jedoch werden auch doppelseitige Verschlüsse beobachtet (s. S. 2.34). Oftmals bereitet die Beurteilung der psychischen Veränderungen im Beginn der Erkrankung große Schwierigkeiten, da nicht selten rein psychogen anmutende Störungen zunächst im Vordergrund stehen können. Das Vorkommen sog. Übergangsformen, auf die bereits LINDENBERG u. SPATZ (168) hingewiesen haben, läßt eine straffe Typisierung klinisch nicht zu. Wir können allenfalls von Prädilektionstypen sprechen. Auch eine altersbedingte Zuordnung der Verlaufsform, nach der z.B. der sog. Typ II mit vorwiegend granulären Atrophien fast ausschließlich jenseits des 6. Dezenniums auftreten soll, ist nur bedingt berechtigt.
Für die *klinische Diagnose* ist auch bei der Thrombangiitis obliterans cerebri die Anamnese von besonderer Wichtigkeit. Migräneartige Zustandsbilder, vorübergehende Erblindungen und Gesichtsfeldausfälle sowie passagere Mono- und Hemiparesen sind Hinweise auf den vaskulären Prozeß, der über lange Zeit lediglich zu rein funktionellen Störungen führt.
So herrschen auch unter unseren Beobachtungen diejenigen Fälle vor (etwa 2/3), bei denen es vor Auftreten massiver und manifester Ausfallserscheinungen bereits wiederholt, oft über Jahre hinaus zu kurzdauernden Mono- bzw. Hemiparesen sowie zu vorübergehenden aphasischen und okulären Störungen gekommen war.
Ein *charakteristischer Liquorbefund* ist nicht zu erwarten, da bei dem schubweisen Verlauf des Prozesses auch der Liquorbefund Schwankungen

unterliegt. Wir fanden bei etwa 1/3 unserer Beobachtungen einen Eiweißgehalt von über 80 mg/100 ml und einen mäßig linksgelagerten Kurvenausfall in der Normomastixreaktion. Die Zellzahl betrug nicht über 50/3 und war in der Mehrzahl völlig regelrecht. Ein normaler Liquorbefund spricht nicht gegen die Diagnose.

Bei massiven klinischen Ausfallserscheinungen wies das *Elektroenzephalogramm* im akuten Stadium verschiedentlich sichere Herdbefunde auf. Überwiegend traten jedoch lediglich geringe allgemeine Störungen zutage, oder es waren elektroenzephalographisch keine Abweichungen von der Norm nachweisbar.

Diejenigen Beobachtungen, die klinisch dem Typ I nach Spatz entsprechen würden, zeigten durchweg in Übereinstimmung mit den Angaben der Literatur eine einseitige Erweiterung des Ventrikelsystems.

Der *Arteriographie* kommt in der Diagnostik der Thrombangiitis obliterans cerebri größere Bedeutung zu. Als charakteristisch gelten Engstellung und vermehrte Schlängelung der großen Gefäße, Kaliberschwankungen und umschriebene Einengungen des Lumens sowie das Fehlen der Gefäßschatten in einem breiten Randstreifen der Peripherie (s. S. 2.18).

Für die Diagnose der zerebralen Thrombangiitis obliterans ist es von Bedeutung, daß mitunter auch an den Gefäßen der Extremitäten Symptome einer Buerger-Erkrankung bestehen und als **periphere Zirkulationsstörungen,** die bis zur Extremitätengangrän führen können, oftmals sogar das Bild beherrschen (91). Das Zusammentreffen eines peripheren und zerebralen Morbus Buerger ist aber keineswegs häufig; unter 500 Fällen der Peripherie fanden Hausner u. Allen (128) nur 11mal eine zerebrale Beteiligung. Ähnliche Verhältnisse werden von zahlreichen anderen Autoren berichtet. Dagegen waren Herz und Nieren ungleich häufiger mitbetroffen.

Die Erkrankung befällt bevorzugt das *männliche Geschlecht* im mittleren Lebensalter, nach Horton (132) 98%, nach Silbert (243) auf Grund einer umfangreichen Statistik, die 1400 Fälle umfaßt, sogar zu über 99%. Die allergisch-hyperergische Genese ist ebenso wie die Bedeutung von Kälteschäden bisher nicht als gesichert anzusehen. Morphologische Befunde liefern keine Stütze für diese Hypothese, indes scheint klinisch eine gewisse familiäre Disposition nachweisbar zu sein. Übermäßiger *Nikotinkonsum* wird bei entsprechender Empfindlichkeit des Gefäßsystems vielfach als auslösende Ursache der Erkrankung angesehen, jedoch werden auch Nichtraucher befallen. Ebenso sind *chronische Entzündungsherde* oder rezidivierende Anginen meistens nicht nachweisbar.

Schwierigkeiten in der **Abgrenzung** ergeben sich bei der Thrombangiitis obliterans besonders gegenüber andersartigen zerebralen Gefäßprozessen. Bei jungen Menschen können *luische Erkrankungen* meistens durch die Serum- und Liquoruntersuchungen ausgeschlossen werden. Im Alter ist die Trennung von *arteriosklerotischen Durchblutungsstörungen* und ihren Komplikationen oft völlig unmöglich. Eine Stauungspapille bei der Endangiitis obliterans läßt Fehldiagnosen in Richtung eines *raumfordernden intrakraniellen Prozesses* aufkommen, insbesondere dann, wenn auch Kopfschmerzen, Erbrechen und ausgesprochene Herdsymptome bestehen. Operationen unter Tumorverdacht sind im Schrifttum mitgeteilt (81). Die **Differentialdiagnose** gegenüber der **multiplen Sklerose** bereitet Schwierigkeiten, weil spastische Paresen, Parästhesien, Augenmuskellähmungen, Fehlen der Bauchhautreflexe und Blasenstörungen bei beiden Erkrankungen vorkommen und Remissionen auch bei der Thrombangiitis obliterans cerebri beobachtet werden. Das plötzliche Auftreten und die Halbseitigkeit der sensiblen und motorischen Störungen sowie die Hemianopsien und Aphasien sprechen für eine Thrombangiitis; sie sind bei Enzephalomyelitiden in dieser Form ausgesprochen selten. Die ophthalmologische Untersuchung bringt oft eine Klärung. Periphlebitis retinae und Glaskörperblutungen sind typisch für einen zerebralen Morbus Buerger, retrobulbäre Neuritiden und temporale Abblassung der Papillen werden bei den disseminierten Enzephalomyelitiden gefunden. Allerdings können auch beide Erkrankungen einmal zusammen vorkommen (169).

Erst nach dem histologischen Befund konnte die Diagnose einer isolierten Thrombangiitis obliterans cerebri bei einem 42jährigen Mann geklärt werden, der in 5 Jahren mehrfach an einer spastischen Parese rechts erkrankt war. Die Lähmungen, die immer innerhalb von 24 Std. ohne Bewußtseinsstörungen auftraten und zunächst in 3–4 Wochen wieder zurückgingen, betrafen anfangs mehr den Arm. Nach mehreren Schüben und vollständigen Remissionen wurde auch das Bein mitbefallen. Die Spastik besserte sich danach wohl, ging aber nicht mehr völlig zurück, und bei einem erneuten Schub kam es auch zu aphasischen Störungen. Die Bauchdeckenreflexe fehlten, und es machten sich zunehmend psychische Veränderungen mit ausgesprochener Verflachung und Intelligenzdefekten bemerkbar. Augensymptome wurden nicht beobachtet. Der Kranke starb an einer Urosepsis, die infolge der Blasenlähmung nicht beherrscht werden konnt. Klinisch war wegen des ausgesprochen remittierenden Verlaufes die Diagnose *multiple Sklerose* gestellt worden.

Periarteriitis nodosa

Die Periarteriitis nodosa gehört zu der großen Gruppe der sog. **Kollagenkrankheiten** (155). Zusammen mit dem Lupus erythematodes visceralis, der Dermatomyositis und der generalisierten Sklerodermie rechnet man sie zu den Kollagenosen in engerem Sinne (44). Das gemeinsame pathogenetische Prinzip dieser Erkrankungen ist eine abnorme Abwehrreaktion des Bindegewebes, bei der die zelligen Bestandteile, die elastischen und kollagenen Fasern und die Grundsubstanz beteiligt sind (164).

Die zerebralen, vaskulär bedingten Symptome der Periarteriitis nodosa sind ohne Ausnahme völlig uncharakteristisch und lassen im allgemeinen zunächst an einen andersartigen Gefäßprozeß, vielleicht auch an einen Hirntumor oder an eine multiple Sklerose denken. An der zugrundeliegenden *allergisch-hyperergischen Entzündung* beteiligen sich meistens alle Arterienschichten. Medianekrosen mit serös-fibrinöser Exsudation und Zellinfiltrationen, Untergang der Elastica interna, Leukozyten- und Rundzelleninfiltrate in der Adventitia und im periadventitiellen Gewebe, Intimaproliferationen und Thrombosierungen, die sich zurückbilden können und mitunter zu aneurysmatischen Erweiterungen der Gefäße führen, bewirken ein buntes Bild der entzündlichen Gefäßveränderungen.

Die *Hirngefäße* sind im Vergleich zu den übrigen Gefäßprovinzen bei dieser Allgemeinerkrankung nur *relativ selten* betroffen. Das Zentralnervensystem ist eines der wenigen Organe, das bei sonst generalisierter Periarteriitis nodosa sogar völlig frei bleiben kann. Stammler (254) fand zerebrale Symptome nur bei 13% der Fälle, dagegen Erscheinungen von seiten des peripheren Nervensystems bei 35%.

Arkin (8) beziffert die Beteiligung der Nieren bei der Periarteriitis nodosa auf 80%, die des Herzens auf 70%, der Leber auf 65% und die des Magen-Darm-Kanals auf 50%. Das periphere Nervensystem ist nach diesem Autor in 20%, das Zentralorgan nur in 8% der Fälle betroffen. Häufig gehen polyarthritische Schübe voraus. Dementsprechend stehen bei diesem Krankheitsbild die humoralen **Allgemeinsymptome,** Senkungsbeschleunigung, Temperatursteigerung, Leukozytose mit Eosinophilie und Lymphopenie sowie Veränderungen der Bluteiweißkörper im Sinne einer entzündlichen Affektion, im Vordergrund für die klinische Diagnostik. Eine normale Blutkörperchensenkungsgeschwindigkeit haben wir bei einer histologisch gesicherten Periarteriitis nodosa nur selten beobachten können. Nicht selten helfen die **immunologischen Untersuchungen** bei der Auffindung der Diagnose. Bei der Panarteriitis nodosa zeigt unter den Immunglobulinen das IgA häufig einen erhöhten Wert, während das Komplement C_3 und C_4 erniedrigt ist. Antinukleäre Antikörper, die wir beim Lupus erythematodes visceralis häufig vermehrt finden, sind bei der Panarteriitis nodosa nur in etwa 20% der Fälle positiv; ebenso fallen die Untersuchungen der Rheumafaktoren und der Immunkomplexe in weniger als 30% positiv aus; häufiger, d.h. in etwa 50% der Fälle, zeigt sich bei der Panarteriitis das HB_s-Antigen.

Mit dem Fortschreiten der neuritischen Ausfälle entwickelt sich das Bild einer hochgradigen Kachexie. Die Beteiligung der Nierengefäße äußert sich in nephritischen Symptomen mit Ausscheidung von Erythrozyten, Eiweiß und Zylindern im Urin, Blutdrucksteigerung, Ödemen, angiospastischen Veränderungen der Netzhautgefäße, Einschränkung der Konzentrationsfähigkeit der Nieren und schließlich urämischen Symptomen mit Kopfschmerzen, Erbrechen, Bewußtseinsstörungen, deliranten und psychotischen Bildern. Am Herzen werden koronare Durchblutungsstörungen und endomyokardiale Entzündungsprozesse mit entsprechenden Funktionsstörungen und Elektrokardiogrammveränderungen gefunden. Die heftigen, oftmals kolikartigen Schmerzen im Oberbauch deuten auf eine Magen-Darm-Beteiligung hin. An den Extremitäten kommen infolge der entzündlichen Gefäßverschlüsse Nekrosen der Haut und Gangrän der peripheren Gliedmaßenabschnitte vor.

Auf eine zerebrale Lokalisation der Periarteriitis nodosa kann eigentlich nur dann geschlossen werden, wenn außer den Allgemeinsymptomen wie Kopfschmerzen, Erbrechen, Bewußtseinstrübungen auch **zentralnervöse Herdausfälle,** Halbseitenlähmungen, Aphasien, Hemianopsien, extrapyramidale Hyperkinesen, Krampfanfälle oder ähnliche Erscheinungen vorliegen. Solche zerebralen Herdsymptome treten mitunter schlagartig unter dem Bild eines apoplektischen Insultes auf, wobei am ehesten an eine **Blutung aus einer aneurysmatischen Gefäßerweiterung** zu denken ist; teils schreiten sie langsam fort. Meningeale Reizerscheinungen durch Blutungen in den Subarachnoidalraum oder durch eine arteriitische Affektion der Meningealgefäße, die dann zu erheblichen Pleozytosen Anlaß geben kann, kommen vor. Sind die Gefäßveränderungen im Rückenmark lokalisiert, werden partielle und totale Querschnittslähmungen beobachtet. Die Hirndurchblutung ist bei zentralnervöser Lokalisation, ähnlich wie bei der Thrombangiitis obliterans, reduziert.

Insgesamt ist der *Liquorbefund* wenig charakteristisch. Er wechselt von normalen Eiweißwerten und Zellzahlen bis zu schweren Veränderungen, die an eine Meningitis denken lassen. Allgemein finden wir eine mäßige Erhöhung der Eiweißwerte, eine geringe Vermehrung der Leukozyten bis zu einigen hundert Zellen und eine linksgelagerte Zacke in der Normomastixkurve. Auch das Guillain-Barré'Syndrom kommt vor.

Für die Diagnose, die histologisch durch kleine *Muskelexzisionen* oftmals gesichert wird, sind schließlich neben den verschiedenen *Hautveränderungen* – Knötchen im Verlaufe der Gefäße, blaurote Verfärbungen, Hämorrhagien, impetigi-

nöse Effloreszenzen, flüchtige Exantheme – die *ophthalmologischen Befunde* von großer Wichtigkeit. Als bezeichnend für eine Periarteriitis nodosa können kleine, unscharf begrenzte, *graue Herde in der Choroidea* angesehen werden, während eine Retinitis angiospastica infolge der Nierenaffektion und des Hochdruckes entsteht.
Wir haben mehrfach beobachten können, daß die in der Regel rasch progredient verlaufende Periarteriitis nodosa über mehr oder weniger lange Zeit zum Stillstand kam und hinsichtlich der zerebralen Symptome eine gewisse, wenn auch nur *scheinbare Remission* zeigte.

Ein 36jähriger Patient erkrankte relativ plötzlich mit Kopfschmerzen, Schwindel und leichten Temperatursteigerungen. Die Beschwerden nahm er nicht wichtig; erst als sich 14 Tage später motorische Sprachstörungen einstellten und etwa zur gleichen Zeit mehrfach sensible Jackson-Anfälle der rechten oberen Extremität und der rechten Gesichtshälfte auftraten, kam er in klinische Behandlung. Es fanden sich weiter eine leichte zentrale Fazialislähmung und eine beginnende rechtsseitige Spastik mit Pyramidenbahnsymptomen. Wir dachten zunächst an einen Hirntumor, konnten diesen aber ausschließen. Den Hinweis auf die richtige Diagnose ergab der internistische Befund. Die Senkung war auf 63/88 mm n.W. beschleunigt; das Blutbild zeigte eine Leukozytose von 13500 mit 7% Eosinophilen und nur 18% Lymphozyten. Im Urin konnten Eiweiß, hyaline Zylinder und Erythrozyten nachgewiesen werden. Der Blutdruck stieg in den ersten Tagen der Beobachtung von normalen Werten auf 180/120 mmHg an, und die Temperaturkurve verlief subfebril; es kam zu pektanginösen Beschwerden. Diese Symptome ließen an eine Periarteriitis nodosa denken, die histologisch durch die Probeexzision eines Muskelstückchens bestätigt wurde. Unter einer mehrwöchigen Behandlung mit Cortison und ACTH bildeten sich die neurologischen Symptome bis auf geringe Reflexdifferenzen zurück; auch die übrigen Erscheinungen klangen ab, bis auf eine leicht beschleunigte Senkung von 17/28 und eine geringe Eiweißausscheidung im Urin. Sie sind in der folgenden Beobachtungsperiode von 1 Jahr nicht wieder aufgetreten.

Lupus erythematodes visceralis (disseminatus)

Der Lupus erythematodes visceralis ist eine nichtinfektiöse Systemerkrankung der Gefäße und des Bindegewebes, die sich in zahlreichen Organen manifestiert. Die bei dieser Erkrankung vorkommenden *abnormen Serumproteinfraktionen* und *antinukleären Antikörper*, die gegen eigene und fremde Zellkerne gerichtet sind, machen als Pathogenese einen Autoimmunmechanismus (Autoaggression) wahrscheinlich. Offenbar verursachen gegen DNS gerichtete Antikörper das akute Geschehen. Pathologisch-anatomisch finden sich *vaskulär und perivaskulär Fibrinoidablagerungen,* Zeichen einer disseminierten Arteriitis, verruköse Endokarditis oder diffuse Glomerulonephritis. Als charakteristisch für die Erkrankung gelten die *LE-Zellen* und die nach ihrem Entstehungsmechanismus analogen Hämatoxilinkörperchen, die aus extrazellulär abgelagerten homogenen Zellkernbestandteilen bestehen.
Wahrscheinlich durch angiitische Prozesse kommt es beim disseminierten Lupus erythematodes in etwa der **Hälfte der Fälle** auch zu **neurologischen Symptomen:** Herdförmige Ausfälle, Hemiparesen mit apoplektiformem Beginn, isolierte Hirnnervenparese, bulbäre und pontine Syndrome

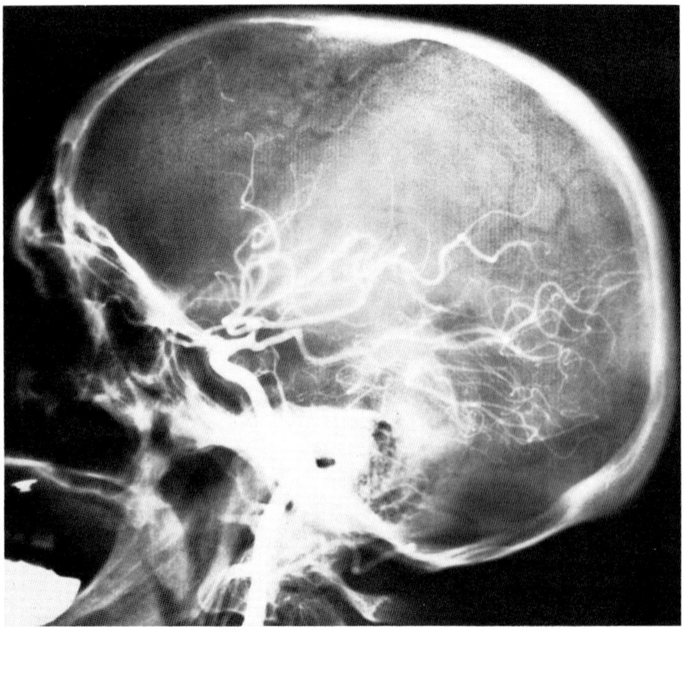

a

Abb. 2.**48** a–c Arteriographische Verlaufskontrolle bei einem Lupus erythematodes visceralis (49jähriger Mann)
a) Verlegung der A. cerebri anterior rechts, Einengung und Kaliberschwankungen des Gefäßlumens im Siphonbereich, im Anfangsteil der A. cerebri media und an der stark erweiterten A. communicans posterior

werden häufig beobachtet, zerebrale Anfälle sogar in 25 %; daneben sind organische Psychosyndrome, affektive Störungen, schizophrenieartige Bilder, komatöse Zustände und Psychosen vorhanden. Schäden im extrapyramidalen und zerebellaren Bereich können als Tremor, Ataxie oder in Form einer Chorea bzw. Athetose in Erscheinung treten. Schließlich findet man nukleäre und periphere Läsionen mit motorischen und sensiblen Ausfällen. Im ophthalmologischen Bereich kommen neben Paresen des Okulomotorius, Abduzens und Trochlearis, Optikusatrophie, Sehstörungen, Hemianopsien, Skotome und optische Halluzinationen vor. An Veränderungen des Augenhintergrundes (26 %) sind Hämorrhagien, Exsudate, Degenerationsherde, Entzündungen und

b

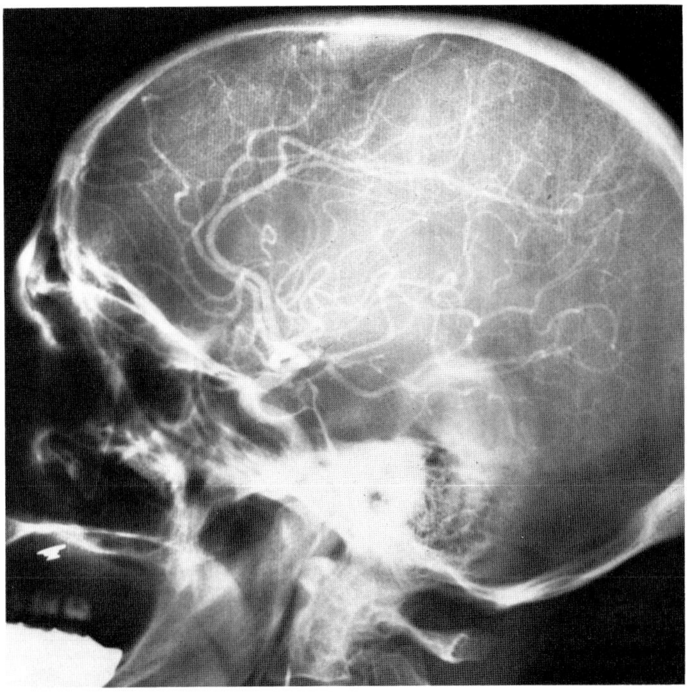

c

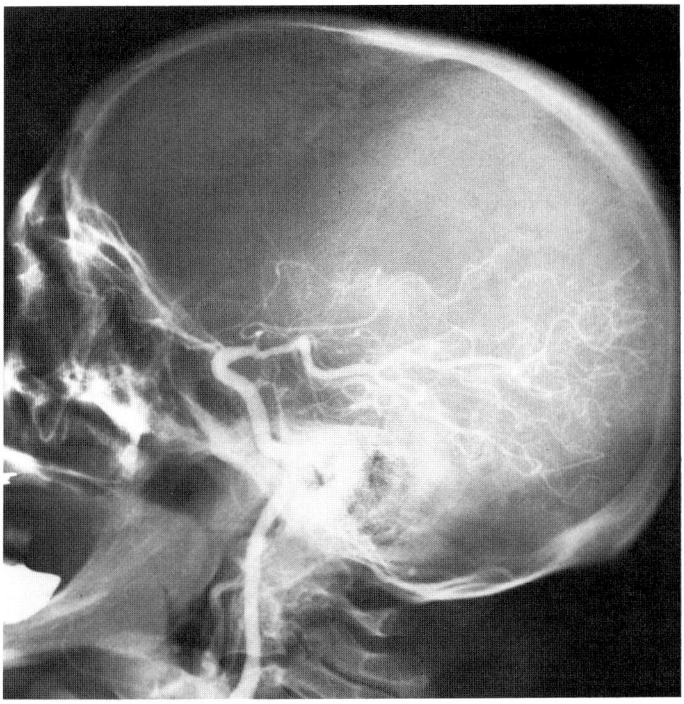

b) Das Anteriorgebiet rechts wird über die A. communicans anterior von links mit versorgt. Breite Gefäßschatten, keine Reduzierung der Gefäßfüllung in der Peripherie. Klinisch durch Anteriorverschluß keine Herdsymptome

c) Bei einer Kontrolle, 7 Monate später, ist auch die Sylvius-Gruppe nahezu vollständig verschlossen bis auf die A. temporalis posterior sowie einige kleinere aufsteigende Äste. Deutlicher Wechsel der Kontrastmitteldichte

Proliferationen der Gefäße beschrieben worden. Veränderungen im Liquor findet man in etwa 30% mit Erhöhung des Proteins auf 70–100 mm/dl und einer geringen Pleozytose, meist Lymphozyten. Im EEG zeigen sich abnorme Abläufe vorwiegend in Verbindung mit zerebralen Anfällen oder fokalen neurologischen Symptomen.

Das Bild der neurologischen Ausfälle kann mitunter dem *Verlauf einer multiplen Sklerose sehr ähnlich* sein. Auch andere neurologische Erkrankungen, z. B. eine Zerebralsklerose, ein Hirntumor oder ein subdurales Hämatom müssen differentialdiagnostisch in Erwägung gezogen werden. Dabei geben die neurologischen Symptome allein keinen Aufschluß über die Art des Prozesses.

Die Diagnose des Lupus erythematodes visceralis gelingt nur unter Heranziehung **internistischer Kriterien;** charakteristisch ist, daß immer mehrere Organe betroffen sind. Durch den Nachweis der sog. LE-Zellen und Rosetten im heparinisierten Blut oder im Sternalmark (83%) ist die Diagnose dieser Erkrankung zu erhärten, die vornehmlich Frauen im Alter zwischen 20 und 40 Jahren befällt und sich besonders durch erhöhte Blutkörperchensenkungsgeschwindigkeit und Fieber (94%), durch Arthralgien oder Polyarthritiden (89%), Herzsensationen (80%), seröse Ergüsse in Pleura oder Perikard (38%) und Peritoneum, Nieren- (50%) und Lungenaffektionen (27%) sowie eine abakterielle verruköse Endokarditis (150) bemerkbar macht. Man findet ferner: Lymphadenopathie in 49%, Lebervergrößerung in 35%, gastrointestinale Symptome in 31%, Splenomegalien in 20%, Hypertonie in 20% und periphere Durchblutungsstörungen in 16%, wie die Auswertung von 464 Fällen von Bunim u. Black (62) ergeben hat. Die Manifestation des Lupus erythematodes an der Haut kann dabei fehlen; weniger als die Hälfte der Kranken hat einen typischen Hautlupus aufzuweisen. Die Veränderungen des Blutes bestehen in Anämie, Leukopenie und Thrombozytopenie. Eine falsch positive Wassermann-Reaktion im Blut und auch im Liquor kommt in 20% der Fälle vor.

Serologische Untersuchungen sind besonders zu Beginn der Erkrankung, wenn der multiple Organbefall noch nicht erkennbar ist, von hohem diagnostischem Wert: Autoantikörper gegen native Doppelstrang-DNS (IgG) mit radioimmunologischer Technik oder mit Hilfe der Kernfluoreszenz zeigen sich in über 90% aller Fälle von viszerablem Lupus erythematodes, jedoch nur dann, wenn entzündliche Aktivitäten bestehen. Im Intervall können antinukleäre Faktoren verschwinden. Das bereits erwähnte LE-Zellphänomen, Immunglobulineinlagerungen in die Basalmembran einer äußerlich intakten Epidermis, Verminderung der Komplementaktivität (CH 50) im Serum, Verminderung der C-3- und C-4-Komplementkomponenten sowie ein Immunkomplexnachweis sind weitere Zeichen einer Aktivität des Prozesses.

In Abb. 2.**48** sind die umschriebene Lokalisation und das Forschreiten zerebraler Gefäßveränderungen beim viszeralen Lupus erythematodes in einer **Verlaufskontrolle** arteriographisch dargestellt. Anfangs war nur die A. cerebri anterior verlegt, Karotissiphon und A. cerebri media zeigten Einengungen und Kaliberschwankungen als Ausdruck eines vaskulären Prozesses (Abb. 2.**48**a). Das rechte Anteriorgebiet wurde über die Communicans anterior von der linken Seite, die eine auffallend gute Gefäßfüllung zeigte, mitversorgt, so daß keine Herdsymptome auftraten (Abb. 2.**48**b). Eine Kontrolle 7 Monate später, als der Patient über starke Kopfschmerzen klagte und spastische Zeichen der linken Körperseite aufgetreten waren, zeigt, daß nunmehr auch die Sylvius-Gruppe rechtsseitig nahezu völlig verschlossen ist (Abb. 2.**48**c).

Der 49jährige Mann war 6 Jahre zuvor erstmals mit rheumatischen Beschwerden in den oberen Extremitäten und einem Bläschenausschlag am Halse erkrankt. Es bestand eine Allergie gegen Blütenstaub. Wenige Monate vor der Klinikaufnahme wurde anläßlich einer Fingerverletzung eine hohe Blutsenkung festgestellt. Der Kranke fühlte sich schon längere Zeit müde und abgeschlagen, hatte Nachtschweiße, Gewichtsverlust und Herzjagen bei kleinsten Anstrengungen und klagte über rheumatische Beschwerden an den unteren Extremitäten. Der Allgemeinzustand war stark reduziert, die Temperatur mäßig erhöht. Im Gesicht und an beiden Händen fanden sich depigmentierte Zonen, am rechten Fuß Purpurablutungen. Es bestand über dem Herzen ein deutliches systolisches und ein sehr leises diastolisches Geräusch; die Leber war um 4 Querfinger, die Milz um 2 Querfinger vergrößert unter dem Rippenbogen tastbar. Blutsenkung 130/137 mm n.W. Im Urin konnten Eiweiß, Erythrozyten und Leukozyten nachgewiesen werden, im Liquor eine Eiweißvermehrung auf 64 mg/dl und 46/3 Lymphozyten. Auch die Vermehrung der Gammaglobuline im Blutserum auf 31% fehlte nicht. Unsere Vermutung konnte serologisch erhärtet werden.

Thrombotisch-thrombozytopenische Purpura (Moschcowitz-Syndrom)

Die thrombotisch-thrombozytopenische Purpura ist eine sehr seltene Erkrankung, die durch fünf eindrucksvolle Syndrome relativ gut zu diagnostizieren ist:

1. *Thrombozytopenie mit Purpura,*
2. *hämolytische Anämie,*
3. Fieber,
4. Nierenaffektionen,
5. umfangreiche neurologische Störungen.

Das schwere, akut verlaufende Krankheitsbild manifestiert sich an fast allen Organen durch vaskuläre Schäden an den kleinen Gefäßen mit subintimalen Ablagerungen von PAS-positivem Material und aneurysmatischen Aussackungen. Das thrombotische Phänomen entsteht als sekundäre Reaktion auf die Gefäßwandläsionen. Ausgedehnte Hyalinverschlüsse der Arteriolen und Kapillaren, die ohne wesentliche entzündlichen Reaktionen einhergehen, ermöglichen intra vitam die histologische Diagnose aus Biopsaten von Haut, Muskeln, Lymphknoten und Knochenmark.

Die thrombotisch-thrombozytopenische Purpura verläuft in der Regel sehr *rasch progredient* und führt meistens innerhalb von 3–4 Monaten zum Tode. Krampfanfälle oder komatöse Zustände können schon im Beginn der Erkrankung in Erscheinung treten; wiederholte zerebrale Anfälle, hohe Temperaturen und progredientes, zerebrales Koma sind die üblichen terminalen Symptome. Neurologische Erscheinungen zeigen sich in 92% der Fälle: Kopfschmerzen, Bewußtseinstrübungen und psychische Veränderungen sowie Paresen werden sehr häufig beobachtet, seltener Hirnnervenausfälle, Aphasien, synkopale Anfälle, Gesichtsfeldausfälle und Dysarthrien (6). Bemerkenswert ist – wenigstens im Beginn der Erkrankung – ein relativ rascher Wechsel der neurologischen Symptome bis zum völligen Verschwinden für eine kurze Zeit ohne Therapie. Bemerkenswert ist ferner, daß neurologische Symptome gelegentlich schon Monate vor der hämatologischen Manifestation auftreten können.
Die thrombotisch-thrombozytopenische Purpura ist differentialdiagnostisch durch den hämatologischen Befund von der idiopathischen-thrombozytopenischen Purpura der autoimmun-hämolytischen Anämie und dem *Evans-Syndrom* – Zusammentreffen einer immunhämolytischen Anämie und Thrombozytopenie – abzugrenzen (138). Auch an metastasierende Malignome mit disseminierter intravaskulärer Koagulopathie muß gedacht werden.

Allergische Angiitis (Hypersensivitäts-Vaskulitis)

Die allergisch bedingte Angiitis (70) hat an Bedeutung gewonnen, nachdem es gelungen ist, experimentell bei sensibilisierten Kaninchen durch Einbringen von Antigen in eine abgebundene Arterienstrecke eine granulomatöse Entzündung zu erzeugen. Berblinger (20) berichtet über einen Fall aus der humanen Pathologie, bei dem im Verlauf einer Serumkrankheit eine generalisierte eitrig-nekrotisierende Arteriitis auftrat. Endothelreaktionen und Intimagranulome werden als Zeichen der Sensibilisierung gegen Bakterieneiweiß und der infektionsbedingten Allergisierung angesehen.
Bodechtel u. Opalski (55) sowie Berblinger (21) haben gezeigt, daß es auch bei der *tuberkulösen Meningitis* neben der Blutgefäßtuberkulose mit Riesenzellen und Zerstörung der Media entzündliche Veränderungen gibt, die der allergischen Arteriitis zuzuordnen sind. Man trennt bei den allergischen Formen der Arteriitis die seröse Intimaentzündung mit Ausgang in Intimafibrose und die serös-eitrige Form mit Gefäßwandnekrose und Ruptur oder mit Übergang in produktive, obliterierende Endarteriitis. Folgen dieser Gefäßaffektionen sind schwere Zirkulationsstörungen in den Hirn- und Rückenmarksgefäßen, die neben den meningealen Erscheinungen zu zerebralen und spinalen Herd- und Ausfallsymptomen bei der Meningitis tuberculosa führen.
Nahezu alle *Infektionskrankheiten* können zerebrale Kreislaufschäden verursachen, die nicht auf enzephalitischen Veränderungen beruhen, sondern durch angiitische Prozesse hervorgerufen werden. Wir sehen sie beim Typhus, Scharlach, bei den Brucellosen, beim Fleckfieber oder bei der eitrigen Meningitis, bei der Echinokokkose und Katzenkratzkrankheit, um nur einige Beispiele zu nennen (241) (Abb. 2.**49**). Bei der klinischen *Diagnose* helfen nicht selten *immunologische „Marker“* weiter, z. B. der Nachweis von Immunkomplexen im zirkulierenden Blut und in situ, die positive Antistreptolysinreaktion (bei der Schoenlein-Henochschen Erkrankung) und vereinzelt auch der Nachweis der sog. Rheumafaktoren.

Riesenzellarteriitis (Arteriitis temporalis)

Zu den nekrotisierenden Angiitiden gehört die sog. Arteriitis temporalis. Neben entzündlichen Proliferationen und granulomatösen Infiltrationen der Media und Elastica interna ist die Arteriitis temporalis durch zahlreiche Riesenzellen vom Typ der Langhans- und der Fremdkörperriesenzellen ausgezeichnet. Sie wird deswegen auch **Riesenzellarteriitis** genannt. Der exsudativen Initialphase folgt allmählich die produktive Hauptphase mit stenosierenden Prozessen, die sich unter bindegewebigem Ersatz des Granulationsgewebes und entsprechendem narbigem Umbau der Gefäßwand im Verlauf von mehreren Monaten zurückbildet. Im Gegensatz zur Periarteriitis nodosa fehlt die Polyneuritis, während Kopfschmerzen sehr typisch sind. Die Arteriitis temporalis befällt vorwiegend die *äußeren Kopf- und Extremitätenarterien* sowie die Aorta, während die *viszeralen Organe seltener* betroffen werden. Immerhin sahen wir auch kardiale und pulmonale Erscheinungen und einmal die Symptome einer beginnenden Niereninsuffizienz mit Hochdruck im Verlauf dieser Erkrankung. Auch Okklusionen der A. carotis interna sind beschrieben worden (79). Entsprechende Beobachtungen des Schrifttums beweisen, daß es sich nicht um ein streng lokalisiertes Gefäßleiden handelt. Nach Migone u. Mortara (183) ist die Krankheit sogar nur in etwa einem Drittel der Fälle auf die A. temporalis und die übrigen Äste der A. carotis externa beschränkt. Nicht selten tritt als erstes Symptom

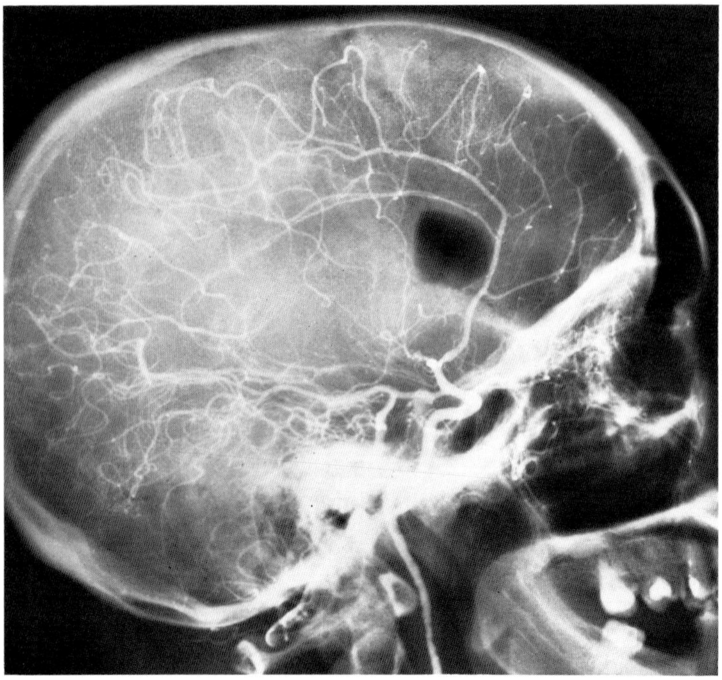

a

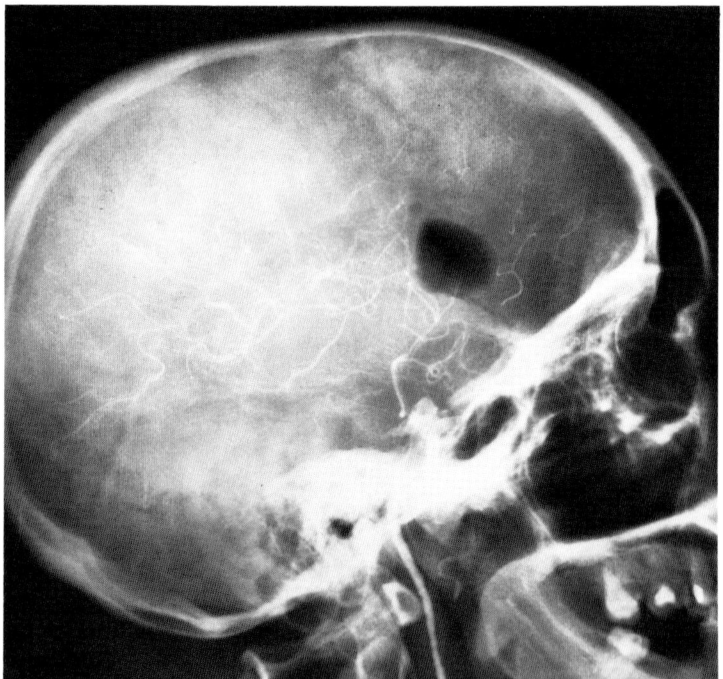

b

Abb. 2.**49** a u. b Arteriogramm einer 41jährigen Frau, die im Anschluß an eine Virusgrippe in mehreren Schüben mit Parästhesien, sensorisch-aphasischen Störungen, unvollständiger Akalkulie, Agraphie, Alexie und Autopagnosie erkrankte. Fast vollständige Rückbildung der Symptome

a) Hochgradige Einengung der Carotis interna mit deutlich sichtbaren Wanddefekten, Kaliberschwankungen und Einengung der A. cerebri anterior, besonders in Höhe ihres Ursprungs, praktisch vollständiger Verschluß der Sylvius-Gruppe, stark ausgebildete A. communicans posterior, über die eine vollständige Kontrastfüllung der A. cerebri posterior und der A. basilaris mit ihren Seitenästen zustande kommt. Zahlreiche Kollateralen zum Mediagebiet aus den Endverzweigungen der A. cerebri anterior und posterior
b) Das Gefäßgebiet der A. cerebri media hat sich weitgehend über die Kollateralgefäße dargestellt, nachdem das Kontrastmittel aus den Ästen der A. cerebri anterior und posterior bereits abgeströmt ist. (Späteres Bild der Serienangiographie.)

eine **Sehverschlechterung** *oder Erblindung* eines oder beider Augen auf. Die Kranken werden am häufigsten wegen ihrer Sehstörung, in zweiter Linie wegen der heftigen Kopfschmerzen zur stationären Behandlung eingewiesen.
Klinisch beginnt die Erkrankung nicht selten mit den Symptomen einer **Polymyalgia rheumatica,** mit Muskel- und Gelenkschmerzen, Abgeschlagenheit, Müdigkeit, Kopfweh sowie subfebrilen Temperaturen. Die nach Tagen bis Wochen plötzlich einsetztenden heftigen, unstillbaren *Schmerzen in der Schläfengegend* und der Lokalbefund in dieser Gegend mit *verdickter, geschlängelter* und *pulsloser Temporalarterie* sowie teigiger

Schwellung der Umgebung ermöglichen dann ohne Schwierigkeiten die Diagnose (Abb. 2.**50**). Wenn die Veränderungen der Temporalarterien ausgeprägt sind, besteht ein besonderes Risiko der Erblindung. Palpatorisch nachweisbare Veränderungen werden in etwa 60% der bioptisch positiven Riesenzellarteriitis gefunden. Mitunter zeigt bei der Biopsie nur die A. temporalis einer Seite den positiven histologischen Befund.

Als harmlose Komplikation einer Riesenzellarteriitis kann es zu einer schmerzlosen Weichteilschwellung im Bereich der Supraklavikulargruben und der Fossa jugularis kommen (282).

Den charakteristischen *humoralen Befund* der akuten Entzündung finden wir schon vor Beginn des proliferativen, stenosierenden Gefäßprozesses: eine stark beschleunigte Blutsenkung, eine Vermehrung der α_2-Globuline bei mäßiger Erhöhung der α_1- und ß-Globuline, eine sekundäre hypochrome Anämie mit Leukozytose und Linksverschiebung, aber ohne Lymphopenie. Die immunologischen Tests helfen in der Diagnostik nur wenig: Immunglobuline und Komplementbestimmungen zeigen keine Veränderung gegenüber der Norm; auch die Rheumafaktoren und zirkulierende Immunkomplexe sind nicht positiv; lediglich bei der Bestimmung der Immunkomplexe in situ finden sich auch positive Reaktionen; häufiger dagegen, in etwa 70% der Fälle, wird der HB_s-Antikörper positiv gefunden.

Im Verlauf von einigen Wochen gehen mit den klinischen Symptomen auch die Blutveränderungen zurück, nachdem zuvor in der chronisch-entzündlichen Phase eine Vermehrung der γ-Globuline bestanden hatte.

Meist bleibt eine Verlegung der Schläfenarterien oder eines anderen Gefäßes auch im Ausheilungsstadium zurück (89). Die Erkrankung befällt vorwiegend *Menschen jenseits des 50. Lebensjahres.* Männer und Frauen werden in gleichem Maße betroffen, Rezidive sind nicht selten. Etwa 10% der Fälle verlaufen tödlich (242).

Schwieriger für die Diagnostik wird die Erkrankung, wenn nicht in typischer Weise die Schläfenarterien befallen sind, sondern wenn z. B. vorwiegend die Okzipitalgefäße erkranken. Dann wird das Bild oft als *„Okzipitalneuralgie"* angesehen, obwohl die humoralen Symptome der Entzündung davor schützen können. Metastasen oder *entzündliche Prozesse der Halswirbelsäule* müssen ausgeschlossen werden. Der Verdacht auf eine *Meningitis* entfällt bei normalem Liquor.

Von besonderer Bedeutung im Rahmen der zerebralen Zirkulationsstörungen sind **Affektionen der Netzhaut-, Optikus- und Hirngefäße,** die in etwa 50% bei der Riesenzellarteriitis beobachtet werden. Sehstörungen treten gelegentlich schon vor dem typischen Schläfenschmerz auf. Ein- oder doppelseitige Amaurosen können sich entwickeln, die nur selten durch die am Fundus sichtbaren Hämorrhagien und Thrombosen der Netzhautgefäße und das begleitende Papillenödem erklärt werden, so daß man auch eine Beteiligung der Optikusgefäße annimmt. Mitunter geht die Sehstörung nicht in üblicher Weise nach Tagen bis Wochen zurück, sondern bleibt bestehen, wenn es zu organischen Gefäßverschlüssen gekommen ist. Da auch eindeutige Hemianopsien (selten) vorkommen, muß bei diesem Krankheitsbild noch an eine Affektion der Hirngefäße gedacht werden. Schwindelerscheinungen, Bewußtseinstrübungen, Demenzen, spastische Hemiparesen und parkinsonähnliche Bilder sind beschrieben worden (135). Engelke u. Mitarb. berichte-

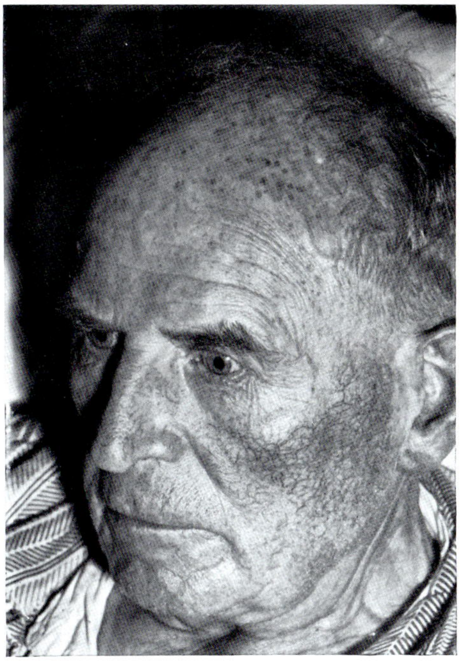

Abb. 2.**50** Arteriitis temporalis. Verdickte und geschlängelt verlaufende Temporalarterie, teigige Schwellung der Umgebung

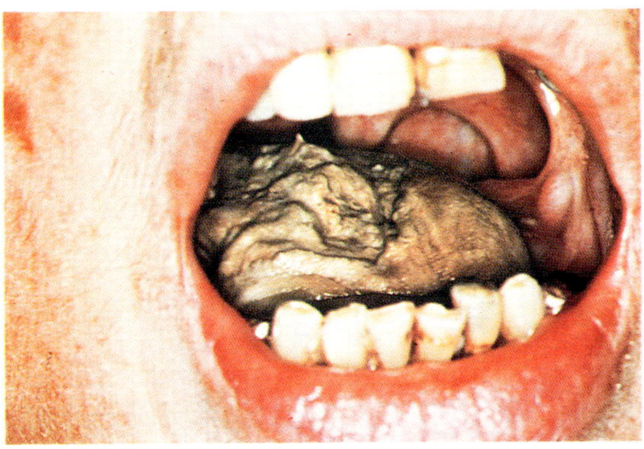

Abb. 2.**51** Nekrose der Zunge bei Arteriitis temporalis (Beobachtung von *Remky* u. Mitarb.) (217)

ten über eine Riesenzellarteriitis der Rückenmarksgefäße, die ein hohes Querschnittssyndrom ab C4 verursachte (88); eine partielle Zungennekrose (Abb. 2.**51**), der eine Erblindung folgte, sahen Remky u. Mitarb. (217).
Arteriographisch werden Gefäßveränderungen im Gebiet der A. carotis externa, aber auch an der Interna beobachtet. Für die Diagnose ist hier wie in den späteren Stadien anamnestisch von Wichtigkeit, ob vorübergehende heftige Schmerzen in Schläfen- oder Nackengegend bestanden haben. In einem unserer Beobachtungsfälle waren die beiden Aa. subclaviae und axillares mitaffiziert, so daß an den oberen Extremitäten der Blutdruck auf nicht mehr meßbare Werte absank und der Puls kaum tastbar war, während an den unteren Extremitäten ein Wert von 230/130 mmHg gemessen wurde (Pulseless disease). Die Beteiligung der Aorta an dem entzündlichen Gefäßprozeß führte später, nach Abklingen der allgemeinen entzündlichen Phase und Normalisierung der humoralen Befunde, zu einer erheblichen Ektasie der Brustaorta, wie wir sie bei der luischen Aortitis sehen. Durch Schichtaufnahmen wurde in diesem Falle auch eine Ektasie der A. pulmonalis aufgedeckt, die ebenfalls an der Gefäßerkrankung beteiligt war.

Aortenbogensyndrom – Pulseless disease

Das Aortenbogensyndrom ist dadurch gekenntzeichnet, daß stenosierende oder *obliterierende Gefäßveränderungen* im Bereich des *Aortenbogens* den Blutstrom zu den großen Arterien der oberen Extremitäten und des Kopfes stark behindern oder unterbrechen. Es resultiert eine Mangeldurchblutung der oberen Körperabschnitte (s. S. 2.24).
Das Aortenbogensyndrom hat *keine einheitliche Ätiologie.* Es darf heute als gesichert gelten, daß die **Aortenlues** dieses Syndrom erzeugen kann, auch wenn kein Aortenaneurysma besteht. Unter den bisher beschriebenen Fällen von Pulseless disease befinden sich eine ganze Reihe von Luikern. Thoraxtraumen und Mißbildungen an den großen Gefäßen im Thoraxraum sollen bei Lues und **Arteriosklerose** die Entstehung der Gefäßobliterationen begünstigen. Atheromatotische und sklerotische Gefäßveränderungen sind bei vielen Fällen mit Aortenbogensyndrom gefunden worden. Als Ursache eines Aortenbogensyndroms sind weiterhin die **Thromboangiitis obliterans** Winiwarter-Buerger, die **Periarteriitis nodosa,** die rheumatische Arteriitis und die **Riesenzellarteriitis** beschrieben worden.

Besonders interessant ist die Krankengeschichte eines 54jährigen Mannes, der unter dem Verdacht eines bösartigen Tumors in die Klinik eingewiesen wurde. Er war seit 14 Tagen bettlägerig, hatte fast keine Speisen mehr zu sich genommen und war mehr und mehr verwirrt geworden. Es bestand eine hochgradige Kachexie. Die Haut, trocken und spröde, ließ sich in Falten abheben. Das Bewußtsein war gestört, die Motilität und alle peripheren Reflexe erloschen. Am linken Auge – das rechte war vor Jahren enukleiert worden – fand sich eine stecknadelkopfgroße Pupille, die keine Reaktion auf Licht mehr aufwies. Ebenso fehlte der Kornealreflex. Das Schluckvermögen erschien gestört, ebenso die Sprache bis auf einzelne unzusammenhängende und dysarthrisch hervorgebrachte Wortreste. Am Herzen war zunächst perkussorisch und auskultatorisch kein pathologischer Befund zu erheben, jedoch konnte man an den oberen Extremitäten den Blutdruck nicht messen, und auch die Radialispulse waren nicht tastbar. Die Gefäßpulse fehlten ebenso an der A. brachialis und an den Karotiden. Die Femoralispulse waren schwach, die Fußpulse nicht zu tasten. An den unteren Extremitäten ließ sich ein Blutdruck mit hochgradig eingeengter Amplitude, links 130/120, rechts 135/110 mmHg, messen.
Interessante Anhaltspunkte über die Art und Entwicklung des Krankheitsprozesses ergaben sich einige anamnestische Daten, die von der Ehefrau mitgeteilt wurden. Der Patient hatte bereits vor 5 Jahren einen „Gehirnschlag" mit Halbseitenlähmung erlitten und klagte seither immer wieder über Kopfschmerzen. Wegen Gehbeschwerden, Schwindel und Kopfschmerzattakken sowie Parästhesien in den Händen war der Patient dann vor 3 Jahren wieder in Krankenhausbehandlung. 1 Jahr später kam es zu einer Erblindung des rechten Auges, das nach 8 Wochen wegen einer Entzündung enukleiert wurde. In der Folgezeit nahmen die Beschwerden weiter zu, und man beobachtete mehr und mehr einen geistigen und körperlichen Verfall. Nach Befund und Anamnese hatten wir klinisch eine Thrombangiitis obliterans diagnostiziert, die durch besonderen Befall der großen Gefäße zur Verlegung der Aa. subclaviae und der Karotiden geführt hatte und damit eine Pulslosigkeit der oberen Körperhälfte bewirkte. Die Diagnose wurde autoptisch bestätigt. Die Gefäßverschlüsse in Subklavia und Karotis waren teilweise rekanalisiert, in den schmalen Gefäßspalten fanden sich frische Ausscheidungsthromben.

Das Syndrom der Pulseless disease wurde auch bei einer Patientengruppe beschrieben, die fast ausschließlich aus jungen Frauen im Alter zwischen 15 und 35 Jahren bestand. Diese **„Arteriitis junger Frauen"** *(„Young female Arteritis")* (223) – auch **Takayasu-Krankheit** genannt – ist am häufigsten in Asien und Südamerika beobachtet worden. Immer fanden sich eine erheblich beschleunigte Blutkörperchensenkung und ein granulomatös entzündlicher Gefäßprozeß mit überwiegender Lokalisation in der Wand des Aortenbogens und im Anfangsteil der großen Gefäße Karotis und Subklavia. Bis heute ist die Ätiologie der Takayasu-Krankheit nicht bekannt. Eine Autoaggression gegen Elemente der Gefäßwand ist diskutiert worden; die Vermehrung von Immunglobulinen wurde mehrfach nachgewiesen (11). In der Anamnese der Erkrankten fanden sich vor dem Auftreten der Arteriitis meistens schwere Infektionskrankheiten wie Tuberkulose, septische Erkrankungen, Rheumatismus, Nephritis, Erythema exsudativum multiforme usw. Beziehungen zur Riesenzellarteriitis und eine allergische Genese der Gefäßveränderungen sind vermutet worden. Eine interessante Beobachtung der *Takayasu-Krankheit bei eineiigen Zwillingen* und die Analyse der HLA-Faktoren bei allen Familienmitgliedern haben die Vermutung aufkommen lassen, daß für die Ätiologie der Takayasu-Krankheit auch ein genetischer Faktor eine Rolle spielen müsse (195).

Venöse Zirkulationsstörungen

Als Ursache von zerebralen Durchblutungsstörungen kommt den Veränderungen im venösen Stromgebiet, den Thrombosen der Hirnvenen und der Sinus nur eine untergeordnete Bedeutung zu, wenn man sie hinsichtlich der Häufigkeit mit den arteriell bedingten Zirkulationsstörungen vergleicht. Sie dürften nach unseren Erfahrungen weniger als 1% der zerebralen Durchblutungsstörungen ausmachen.

Thrombosen der Hirnvenen und der Sinus entstehen im allgemeinen bei entzündlichen Prozessen der Venenwand; sie sind als **septische** oder **phlebitische Thrombosen** gefürchtete *Komplikationen bei eitrigen Erkrankungen der Nasennebenhöhlen, der Siebbeinzellen* sowie bei otitischen und mastoiditischen Prozessen; so die Thrombophlebitis des Sinus cavernosus und des Sinus sigmoideus. Mittelohreiterungen gehen nicht selten auf den Sinus petrosus superior und inferior und durch deren Vermittlung auf den Sinus cavernosus über. Am häufigsten wird der größte venöse Abflußweg des Hirns ergriffen, der Sinus transversus, der sich zwischen den beiden Blättern der Dura vom Hinterhauptspol bogenförmig am Felsenbein vorbei nach der V. jugularis interna erstreckt und an der Einmündungsstelle den Bulbus venae jugularis bildet. Er ist der Infektion durch eitrige Prozesse deshalb besonders ausgesetzt, weil sein S-förmig gekrümmter Teil, der Sinus sigmoideus, dem Warzenfortsatz mit seinen Zellen und dem Paukenboden anliegt und aus dieser Nachbarschaft kleine Knochenvenen aufnimmt. So entsteht die Sinusthrombose auf zweierlei Art: Ein knocheneinschmelzender Prozeß im Felsenbein kann nach Zerstörung der knöchernen Wand des Sulcus sinus sigmoidei allmählich auf die anliegende Durawand des Sinus übergreifen und zunächst an dieser Stelle eine wandständige, später eine obturierende septische Thrombose erzeugen. Zum anderen kann auch *ohne* Zerstörung des Knochens und *ohne* grobe Veränderungen an der Dura eine Thrombophlebitis der kleinen, aus dem Warzenfortsatz oder aus dem Paukenboden in den Sinus und Bulbus einmündenden Knochenvenen sich fortpflanzen und dort eine wandständige oder obturierende Thrombose hervorrufen.

Der phlebitische Prozeß macht zunächst mehr oder weniger schwere *Allgemeinerscheinungen der Entzündung,* vor allem Fieber, Senkungsbeschleunigung, Leukozytose usw. sowie *lokale Reaktionen im Bereich des Ohres* und der Mastoidzellen. Durch Einschwemmung von infizierten Thrombusteilen in den Kreislauf entsteht das Krankheitsbild der **Pyämie oder Septikämie** mit intermittierendem Fieber und Schüttelfrösten. Entzündlich metastatische Prozesse werden oftmals an den Lungen *(Empyem, Abszeß),* den Gelenken und am Endokard beobachtet. Diese Symptome treten oft ganz in den Vordergrund, sofern nicht, fortgeleitet oder metastatisch, die Infektion auf Meningen und Hirnsubstanz übergreift und das Bild einer eitrigen Meningitis oder eines Hirnabszesses entsteht.

Nicht ganz selten kommt auch eine isolierte wandständige oder obturierende **Thrombophlebitis des Bulbus der V. jugularis** vor. Die reinen Bulbusthrombophlebitiden offenbaren sich nur durch pyämische Symptome, einseitige Schluckschmerzen sowie Druckempfindlichkeit der V. jugularis und können oftmals nur durch die Operation sicher erkannt werden.

Bei schweren *septischen Scharlachfällen* mit nekrotisierender Angina kann gelegentlich schon in den ersten Tagen eine bösartige nekrotisierende Entzündung auftreten, die sich als Panotitis über das gesamte Mittelohr und Labyrinth, den Warzenfortsatz und das Felsenbein ausdehnt und in kürzester Zeit eine septische Sinusphlebitis hervorruft. Dabei stellen sich meistens eine Ertaubung einer oder beider Seiten, eine periphere Fazialisparese und eine starke Benommenheit der Kranken ein; der Warzenfortsatz erscheint ödematös geschwollen und stark druckschmerzhaft; aus dem Ohr tritt eine fötide Sekretion auf. Die Patienten kommen unter schweren septischen Erscheinungen in wenigen Tagen ad exitum, wenn nicht sofort operativ ausgeräumt und die Unterbindung der V. jugularis vorgenommen wird.

Bei eitrigen *Entzündungen der Nasennebenhöhlen* und Osteomyelitiden des Stirnbeins sind **thrombophlebitische Prozesse des Sinus sagittalis** bekannt, die auf dem Weg über die Diploevenen des Knochens entstehen. Gelegentlich kommt es bei vernachlässigten Fällen von Sieb- und Keilbeineiterungen zur **Thrombophlebitis des Sinus cavernosus.** Sie ist durch die charakteristischen Lokalsymptome im Bereich der Augen relativ leicht zu erkennen: entzündliche Schwellung der Stirn über dem Nasenrücken und der Augenlider, Protrusio bulbi, meist doppelseitig und pulsierend, Behinderung der Bulbusbewegungen, Chemosis der Konjunktiven und starke Kopfschmerzen. Viel häufiger werden jedoch entzündliche Kavernosusthrombosen nach *Staphylokokkeninfektion der Nase, des Gesichts* und vor allem der Oberlippe beobachtet. Da die Gesichtsvenen mit der V. ophthalmica und dadurch mit dem Sinus cavernosus in Verbindung stehen, sind Thrombophlebitiden nach Furunkeln in diesem Gebiet besonders gefährlich. Sie führen gelegentlich in wenigen Tagen unter den Zeichen einer Kavernosusthrombose und Meningitis zum Tode.

Bei allen thrombophlebitischen Erkrankungen der Hirnvenen und Sinus, die nur ganz selten einmal auch durch fernab liegende Prozesse hervorgerufen werden können – WORMS u. Mitarb. (295) haben eine Thrombophlebitis der Hirnvenen nach Cholezystektomie beschrieben –, stehen die entzündlichen Allgemeinerscheinungen und die Symptome der Infektion von Meningen und Hirnsubstanz ganz im Vordergrund, während die Rückwirkungen auf den zerebralen Kreislauf weitgehend zurücktreten.

Zu rein zirkulatorischen Schädigungen führen dagegen die **blanden Sinus-** und **Venenthrombosen.** Diese autochthonen Thrombosen gehören aber zu den Seltenheiten. Für ihre Entstehung dürften die bekannten Faktoren der Thrombusbildung – Schädigung des Endothels, Verlangsamung der Strömungsgeschwindigkeit und Veränderungen in der Zusammensetzung des Blutes – eine Rolle spielen. Demzufolge werden sie in Stadien der *Kachexie* bei Tumoren oder nach langdauernden infektiösen und toxischen Erkrankungen oder während der *Schwangerschaft* beobachtet, wenn der Kreislauf insuffizient ist. Ein gehäuftes Auftreten einer sinuvenösen Okklusion beschrieben Estanol u. Mitarb. in der postpartalen Periode zwischen dem 1. und 16. Tag (14 Fälle) sowie bei **Einnahme von Kontrazeptiva** (6 Fälle). Die Obturationen betrafen 6mal den Sinus sagittalis superior allein, 13mal den Sinus sagittalis superior zusammen mit Kortexvenen und 1mal zusammen mit tiefen Hirnvenen (92).

Bei Kindern und Säuglingen sind *Ernährungsstörungen* und *Keuchhusten,* die zur Inanition führen, oftmals die auslösende Ursache. Weiter müssen Schädigungen der Venenwand durch *Traumen* oder leukozytäre Infiltrate bei Leukämien, malignen Lymphomen, Veränderungen der Gerinnungsvalenzen des Blutes, *Polyglobulien* und Sichelzellanämien (59) sowie die obere Einflußstauung genannt werden.

Bekannt ist schließlich ein gehäuftes Auftreten von Sinus- und Hirnvenenthrombosen bei **ulzeröser Kolitis** mit einer Koinzidenz bis zu 7,5% nach der klinischen Diagnostik; pathologisch-anatomisch wird diese Komplikation noch weit häufiger beschrieben (114). Thrombozyten, Gerinnungsfaktoren und Fibrinolyse sind dabei in der Regel normal, so daß die Pathogenese der Sinusthrombose nicht auf Störungen im Gerinnungssystem zurückgeführt werden kann, was gelegentlich geschehen ist.

Zirkulationsstörungen und Veränderungen der Hirnsubstanz sind keine obligaten Folgen der blanden Sinus- und Venenthrombose; selbst bei Verschlüssen großer Sinus und der V. magna Galeni (V. cerebri magna) können sie fehlen, wenn die Thrombosierung allmählich eintritt. Rasch entstehende Thrombosen, insbesondere im Bereich der Venen der Konvexität, führen zu *Erweichungen, Blutungen und Ödembildung.* Entsprechend sind die Symptome der blanden Sinus- oder Venenthrombose wenig charakteristisch. Wie bei den arteriellen Durchblutungsstörungen gehören Kopfschmerzen, Erbrechen, Bewußtseinsstörungen, zerebrale Krampfanfälle und herdförmige Ausfälle zum Symptomenbild. Mitunter führen Papillenschwellungen oder beginnende Stauungspapillen, die infolge der ödembedingten intrakraniellen Drucksteigerung entstehen, zu Verwechslungen mit Hirntumoren. Der Übertritt von Blut in die Liquorräume nach Erweichungen erklärt meningeale Reizerscheinungen. Die Thrombose des Sinus sagittalis superior kann zu **Jackson-Anfällen** führen, die an einem Fuß beginnen und auf den anderen überspringen. Für die Diagnose dieser Sinusthrombose ist die Computertomographie oftmals hilfreich; die Befunde – meistens Zeichen einer mehr diffusen Hirnschwellung – sind zwar nicht spezifisch, unterstützen aber in Verbindung mit den klinischen Symptomen die Diagnosefindung. Die äußerst seltene blande Kavernosusthrombose hat schwere, am Fundus sichtbare Stauungserscheinungen der Netzhautvenen, Exophthalmus, Ödeme der Lider, korneale und konjunktivale Injektionen, Lähmungen der Augenmuskeln und häufig eine Pleozytose im Liquor zur Folge.

Wir haben ein analoges Zustandsbild auch bei einer arteriovenösen Fistel zwischen Carotis interna und V. jugularis interna nach Schußverletzung gesehen. Hier war wohl der arterielle Druck im Venensystem, der zu einer retrograden Darstellung der Sinus bei der Arteriographie führte, auch für den pulsierenden Exophthalmus und seine Begleiterscheinungen verantwortlich zu machen (Abb. 2.**52**), denn eine Kavernosusthrombose

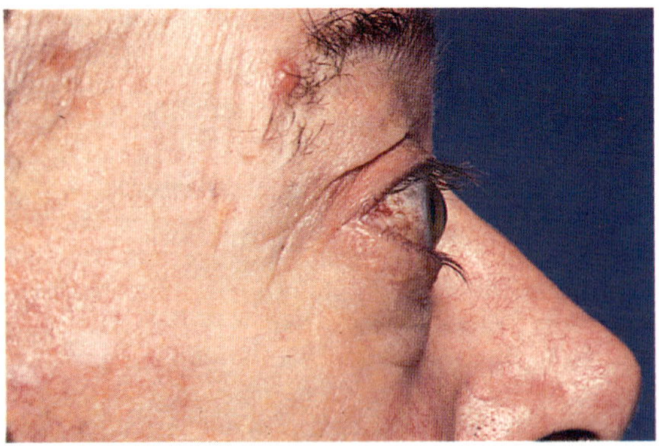

Abb. 2.**52** Pulsierender Exophthalmus mit Chemosis rechts bei einem traumatischen Karotis-Jugularis-Aneurysma. Die Protusio bulbi ging nach Unterbindung der Karotis vollständig zurück

fehlte, und die Symptome gingen nach Unterbindung des Kurzschlusses prompt zurück.

Zerebrale Durchblutungsstörungen durch Ursachen außerhalb des Gehirns

Kreislaufschäden des Gehirns kommen bei zahlreichen Erkrankungen und Funktionsstörungen der inneren Organe zur Beobachtung; sie sind durch die große Empfindlichkeit des Hirngewebes gegen Sauerstoffmangel bedingt. Als *Ursache hypoxydotischer Stoffwechselstörungen müssen Hypoxämien, Ischämien und Oligämien, histotoxische Störungen der Sauerstoffaufnahme sowie Mangel an Nährstoffen Berücksichtigung finden.*

Bei den **Hypoxämien** ist der Sauerstoffgehalt des Blutes vermindert, sei es durch Verringerung des O_2-Partialdruckes in der Atmungsluft, sei es durch pulmonale Störungen der Sauerstoffaufnahme, z.B. durch Ventilations- oder Diffusionsveränderungen. Erkrankungen der Atemwege, der Alveolen und der Lungengefäße sind hier zu nennen, aber auch Affektionen des Herzens, die zu Stauungen, Ödemen und Indurationen und damit zu Diffusionsstörungen führen. Schließlich finden wir Hypoxämien bei Veränderungen des Blutes, wenn ein Hämoglobinmangel besteht oder das Hämoglobin durch Bindung an andere Substanzen (z.B. Kohlenoxyd) für den Sauerstofftransport nicht mehr zur Verfügung steht. Im weiten Bereich können hypoxämische Störungen durch eine Steigerung der zerebralen Durchblutungsgröße kompensiert werden, so daß zunächst keine faßbare Hirnschädigung resultiert.

Zu **ischämischen Hypoxydosen** führen alle bisher besprochenen Gefäßerkrankungen. In diese Gruppe gehören aber auch die zahlreichen Erkrankungen des Herzens, die durch Blutdruckabfall und Verkleinerung des Minutenvolumens zu einer Ischämie Anlaß geben, ferner die Kollapszustände infolge eines Kreislaufversagens, die Schocks nach großen Blutverlusten, bei denen außer der Hämoglobinverminderung und Hypoxämie auch der begleitende Blutdruckabfall und die Oligämie zu berücksichtigen sind, und schließlich die lokale Drosselung der Blutzufuhr an den Karotiden. Auch die ischämischen Störungen besitzen einen bedeutenden Kompensationsmechanismus, nämlich die Möglichkeit, den Sauerstoff des arteriellen Blutes vermehrt auszuschöpfen, und damit eine große Regulationsbreite.

Die **histotoxischen Hypoxydosen** unterscheiden sich prinzipiell von den genannten Gruppen dadurch, daß die Einschränkung der zerebralen Oxydationsprozesse nicht durch einen Sauerstoffmangel des Blutes aufgezwungen wird. Es handelt sich vielmehr um eine primäre Stoffwechselinsuffizienz des Gewebes, also um eine Verwertungsstörung, die durch Schädigung des intermediären Stoffwechsels zu erklären ist. Wir finden sie bei Vergiftungen des Organismus, z.B. bei Überdosierung einer Narkose, bei der Urämie und im diabetischen Koma. Zu der histotoxischen Störung gesellt sich im allgemeinen eine hypoxische und ischämische durch Zusammenbruch von Atmung und Kreislauf, so daß eine sichere Abgrenzung oftmals unmöglich wird.

Als **Nährstoffmangelhypoxydosen** sind solche Zustände aufzufassen, bei denen nicht der Sauerstoffmangel, sondern das Fehlen von Glukose zu zerebralen Schäden führt. Die Hirnläsionen nach schweren Hypoglykämien, die unter der Insulinschockbehandlung bei prolongiertem Koma oder bei Inselzelladenomen vorkommen, stellen sich meist als typische Hypoxydoseschäden dar.

Sauerstoffmangel der Atmungsluft, Atemstörungen und Lungenerkrankungen

Nur relativ selten beobachten wir zerebrale Kreislaufschäden, die sich durch Störungen der Atemmechanik oder Sauerstoffmangel der Atmungsluft bei intakten Organen und aus normalen Stoffwechselverhältnissen heraus entwickeln. Da ist zunächst die **Höhenkrankheit** zu nennen, die eine reine hypoxämische Störung durch Absinken des Sauerstoffpartialdruckes darstellt. In Höhen von über 4000 m treten zunächst Seh- und Hörstörungen auf; das Unterscheidungsvermögen für Farben nimmt ab; die wahrnehmbare Tongrenze wird von oben und unten her eingeengt. Es folgen psychische Veränderungen mit rauschartigen Zuständen, depressiven Verstimmungen, Antriebsschwäche und Gleichgültigkeit, weiter Perseverationen, Bewußtseinsstörungen, Koordinationsstörungen und Hyperkinesen. Als präterminale Symptome der Hypoxämie sind tiefe Bewußtlosigkeit mit tonisch-klonischen Anfällen und schließlich allgemeine Lähmungen bekannt. Gelingt es, die Hypoxie rechtzeitig zu beherrschen, so werden die Erscheinungen nicht selten in umgekehrter Reihenfolge durchlaufen.

Bei der *Poliomyelitis* und der aufsteigenden Polyneuntis findet sich ein analoger pathogenetischer Ablauf, wenn es durch **Lähmung der Atemmuskulatur** mehr und mehr zu einer Hypoxämie kommt. Allerdings fehlen hier die motorischen Entäußerungen, weil die Gliedmaßen gelähmt sind. Die Poliomyelitis führt jedoch im allgemeinen schon früh zu einer Schädigung von Herz und Kreislauf, so daß meistens nicht eine reine Hypoxämie resultiert, sondern diese mit ischämischen Störungen kombiniert ist.

Lungenerkrankungen führen zu *Störungen der Ventilation* und der *Diffusion* und letztlich zu einer mangelhaften Sauerstoffsättigung des arteriellen Blutes, zur Hypoxämie, sowie zu einer Überladung des Blutes mit Kohlensäure, zur Hyperkapnie. Die Folge von *Hypoxämie* und *Hyperkapnie* ist eine erhebliche Steigerung der Hirndurchblutung, die bis auf doppelte Werte heraufgehen kann. Störungen in der Zusammensetzung der Blutgase durch mangelhafte Belüftung oder Diffusionsstörungen im Bereich der Lungen werden vom Hirnkreislauf also besonders gut kompensiert. Daher kommt es, daß wir bei Lungenerkrankungen kaum zerebrale Schäden sehen, es sei denn, die Lungenerkrankung führt zu einer Einengung des Pulmonalkreislaufs und damit zu einer Belastung des rechten Herzens, zum Cor pulmonale.

Das **akute Cor pulmonale,** das z.B. durch eine partielle Verlegung der Lungenstrombahn durch Thromboembolie oder Fettembolie entsteht, kann über einen *Druckanstieg im rechten Ventrikel* und im rechten Vorhof eine *paradoxe Hirnembolie* auslösen, wenn ein offenes Foramen ovale oder ein Septumdefekt besteht und der Druck im rechten Vorhof den des linken Vorhofs übersteigt (s. S. 2.78). Wir haben diese Komplikationen nach Lungenembolien bisher bei 3 Patienten beobachten können. Von besonderem Interesse sind die neurologischen Komplikationen beim chronischen Cor pulmonale, die im Abschnitt der Herzkrankheiten ausführlicher dargestellt sind (s. S. 2.103).

Erkrankungen und Funktionsstörungen des Herzens und des Kreislaufs

Pathogenetisch am besten zu übersehen sind die zerebralen Kreislaufstörungen bei der völligen Unterbrechung des Blutstroms, beim Herzstillstand. Der hohe oxydative Stoffwechsel des Hirngewebes und das Fehlen einer entsprechenden Sauerstoff- und Substratreserve führen dazu, daß schon nach einer kurzen **Unterbrechung des Blutstroms** (totale Ischämie) von 10–12 Sek. Dauer das Bewußtsein erlischt. Es beginnt dann die Energieversorgung der Ganglienzellen über die anaerobe Glykolyse, die ihr Maximum innerhalb der ersten 30 Sek. nach der totalen Ischämie aufweist.

Nach etwa 3–4 Min. Herzstillstand treten die ersten Nekrosen an den Ganglienzellen im Sinne einer elektiven Parenchymnekrose auf. Schon 30–40 Sek. nach einem Herzstillstand erlöschen die Aktionspotentiale in der Hirnrinde. Eine Unterbrechung von etwa 5–8 Min. hinterläßt Dauerschäden, die aber noch überlebt werden können. Ein Herzstillstand von etwa 9 Min. soll mit einem Überleben nicht vereinbar sein (288, 299). So ist ja auch die **kritische Vierminutengrenze** chirurgischerseits für das Einsetzen geeigneter Wiederbelebungsmaßnahmen immer wieder betont worden.

Diese Zeitangaben gelten nur für Individuen, deren Kreislauf im wesentlichen intakt war. Nach Cooley (75) soll bei Herzfehlern mit Mischungszyanose, also bei ungünstiger Ausgangslage der Sauerstoffversorgung, schon eine Durchblutungsunterbrechung von nur 1 Min. tödlich ausgehen. Weiter wird die zentrale Bedeutung eines gesunden Koronarkreislaufs immer wieder unterstrichen. Jugendliche Patienten haben beim Herzstillstand die größere Aussicht des Überlebens; im Alter nimmt die Widerstandsfähigkeit des Zentralnervensystems gegen Anoxieschäden ab.

Während das akute Stadium des *operativen* **Herzstillstandes** außer lichtstarren Pupillen und völligem Tonusverlust der Muskulatur nichts bietet und auch initiale Krämpfe wegen der gleichzeitigen Narkose nicht zur Beobachtung gelangen, setzen bei spontanem Herzstillstand nach erfolgreicher Herzmassage und künstlicher Atmung bald früher, bald später halbseitige oder allgemeine Krämpfe ein, die sich in Abständen wiederholen können. Manchmal kommt es auch zu dem typischen Bild der Enthirnungsstarre mit Trismus, das von einer Serie klonischer Krämpfe unterbrochen werden kann. Die Bewußtlosigkeit dauert nach gelungener Wiederbelebung oftmals noch Stunden. Die Wiederkehr der Pupillenreflexe zeigt in der Regel die endgültige Besserung an, doch vergehen vielfach Tage, bis der Kranke wieder völlig klar ist.

Wir beobachteten einen *Herzkatheterzwischenfall* bei einer 42jährigen Frau, die seit 12 Jahren an einer Mitralstenose litt. Es kam beim Einbringen des Katheters in den rechten Ventrikel zu einem Herzstillstand, der sofort einen etwa 15–20 Sek. dauernden tonisch-klonischen Krampfanfall auslöste. Die Pupillen waren lichtstarr. Als es nach 40–45 Sek. gelang, durch Thoraxreize die Herztätigkeit wieder in Gang zu bringen, trat wiederum ein kurzer zerebraler Anfall auf; etwa 2 Min. später war die Kranke ansprechbar. Sie hatte eine völlige Amnesie für die Ereignisse und die kurz davor liegende Zeit, Herdsymptome bestanden nicht.

Einen sehr bemerkenswerten Fall, bei dem sich nach einem *Herzstillstand von 15 Min.* Dauer bei einem 26jährigen Mädchen bis auf einen leichten Tremor alle neurologischen Erscheinungen zurückbildeten, beschrieben Forster u. Mitarb. (101). Es blieb jedoch eine larvierte ischämische Dauerschädigung bestehen; denn als einige Zeit später ein geringfügiger Zweitschaden (durch kurze Narkose) gesetzt wurde, traten die gleichen neurologischen Symptome verstärkt wieder auf, und es blieb ein manifester parkinsonähnlicher Tremor zurück.

Es fällt beim Studium der Literatur auf, daß die Angaben über die *Dauer des Herzstillstandes* nicht mit jenen Ergebnissen übereinstimmen, nach welchen der totale Sauerstoffentzug vom Gehirn nur bis zu einer Zeit von 8–9 Min. vertragen wird. Anscheinend besteht bei dem einen oder anderen Fall von Herzstillstand doch noch ein **Minimalkreislauf,** denn sonst könnte man

nicht verstehen, daß z.B. die Patientin von FORSTER (101) die Ischämie von 15 Min. überlebte. Dasselbe gilt von einer Kranken TOUROFFS u. ADELMANNS (269), bei welcher der Herzstillstand 40 Min. dauerte. Allerdings war sofort mit künstlicher Atmung und Herzmassage ein Minimalkreislauf unterhalten worden. Die Kranke erholte sich wieder völlig, obwohl Pyramidenbahnzeichen nachweisbar waren und eindeutige elektroenzephalographische Veränderungen die anoxische Schädigung des Gehirns demonstrierten.
Unter den psychischen Veränderungen ist die retrograde Amnesie charakteristisch. Stirnhirnsyndrome mit Vergeßlichkeit, Kritiklosigkeit und Antriebsmangel werden oft noch über lange Zeit beobachtet.

Einzig dastehend ist die Krankengeschichte eines 13jährigen Knaben, die MONRAD-KROHN (188) mitgeteilt hat. Er überlebte einen *Herz- und Atemstillstand von 10 Min. Dauer.* Der Junge lag über 1 Jahr praktisch „bewußtlos“; es resultierte eine Quadriplegie bei absolutem Fehlen jeder Willenshandlung. Dieses traurige Mittelhirnwesen beweist die altbekannte Tatsache, daß die Hirnrinde in der Hierarchie des Zentralorgans am frühesten und am stärksten durch die Anoxämie betroffen wird, während die tieferen Zentren, insbesondere die vegetativen, eine weit größere Resistenz besitzen.

Rhythmusstörungen sind ein sehr häufiges Symptom bei Herzerkrankungen. Je nach der Länge der diastolischen Füllungszeit kommt es dabei zu einem veränderten Schlagvolumen und zu Schwankungen des arteriellen Blutdruckes (Abb. 2.**53**). Trotzdem verursachen solche Rhythmusstörungen, etwa eine totale *Irregularität,* eine *Extrasystolie* usw., in der Regel keine neurologischen Ausfälle, solange die Durchblutung des Gehirns nicht erheblich gestört wird.
Das klassische Bild einer durch Rhythmusstörung ausgelösten zerebralen Ischämie mit Bewußtseinsverlust und Krampfanfall ist das **Morgagni-Adams-Stokes-Syndrom.** Nach einer Asystolie von etwa 8–10 Sek. Dauer wird der Kranke blaß; das Bewußtsein schwindet; nach 15–20 Sek. tritt eine Zyanose auf, und es kommt zu einem zerebralen Anfall, oft mit Zungenbiß und Inkontinenz. Auch Initialschrei und Aura werden mitunter beobachtet. Nach weiteren 20 Sek. ist der Anfall, der fokal beginnen kann, meistens schon vorüber, und wenn der Herzschlag inzwischen nicht wieder eingesetzt hat, erlöschen die EEG-Potentiale; die Atmung sistiert. Wenn bei länger dauerndem Herzstillstand der Herzschlag und die Durchblutung dann innerhalb der kritischen Zeit von 3–4 Min. wieder in Gang kommen, tritt zunächst wieder ein kurzer Krampfanfall auf; die einzelnen Stadien werden in umgekehrter Reihenfolge durchlaufen. Der Patient erwacht schließlich und hat für das ganze Geschehen eine retrograde Amnesie.
Bei raumfordernden Prozessen im Bereich der hinteren Schädelgrube treten gelegentlich anfallsartige Zustände, die sog. „Cerebellar fits“, auf, die gleichzeitig mit extremer Pulsverlangsamung einhergehen. Ihre Abgrenzung von den Adams-Stokes-Anfällen beim AV-Block kann nur aus den übrigen Befunden entschieden werden.
Bei intakten Hirngefäßen hinterlassen die Durchblutungsstörungen, die zum Adams-Stokes-Syndrom führen, im allgemeinen *keine bleibenden Schäden* an den Ganglienzellen, weil sie nur kurze Zeit andauern. Bei länger dauernder Asystolie treten aber peristierende neurologische Erscheinungen auf. Wir haben einen Kranken beobachten können, der noch 1–2 Tage nach einer Serie von Anfällen eine extrapyramidale Bewegungsunruhe der Extremitäten aufwies. PLAMBECK (206) beschrieb einen Fall mit histologischen Veränderungen an der Hirnrinde, bei dem der Herzstillstand infolge eines totalen Blocks 7 Min. gedauert hatte.
Zum Morgagni-Adams-Stokes-Syndrom sind nicht nur die zerebralen Symptome bei einem

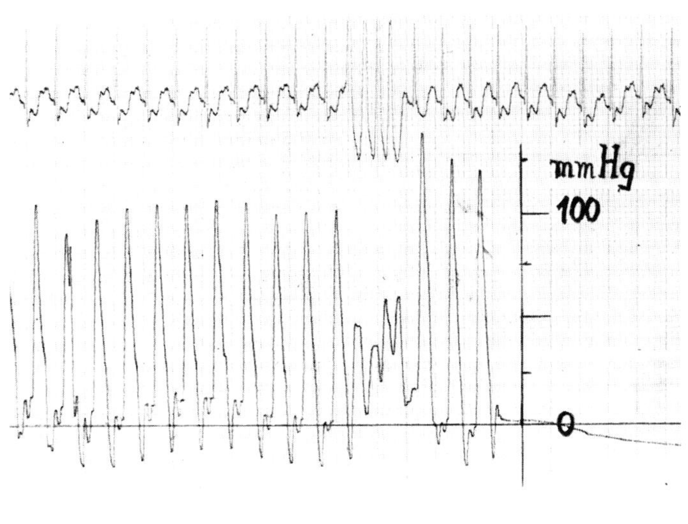

Abb. 2.**53** Elektrokardiogramm und intrakardiale Druckregistrierung bei einer Linksherzkatheterisation. Bei einer Salve von Extrasystolen fällt der Ventrikeldruck auf etwa die Hälfte des Vorwertes ab

AV-Block mit Asystolie, sondern auch die bei extremer Tachykardie ausgelösten Anfälle zu rechnen. SPANG (249) unterscheidet die **a-** *bzw.* **oligosystolische und die tachysystolische Form** des Morgagni-Adams-Stokes-*Syndroms,* HOLZMANN (130) hat entsprechend eine hypo- bzw. adyname Form von einer hyperdynamen differenziert. Eine exakte Diagnose, die im Hinblick auf die Therapie wichtig ist, läßt sich nur dann stellen, wenn man im Anfall das Elektrokardiogramm registriert. Außerhalb des Anfalles kann sich wieder ein normaler Herzrhythmus und mitunter auch ein regelrechtes Elektrokardiogramm, das keine Änderung der Reizbildung und Erregungsausbreitung erkennen läßt, einstellen (Abb. 2.**54**). Wir haben das mehrfach beobachten können, so z. B. bei einem 34jährigen, sonst völlig gesunden Mann, der an einem „zerebralen Anfallsleiden" litt. Die Genese dieses Krampfleidens wurde zufällig beim Schreiben des Elektrokardiogramms entdeckt, als sich ein passagerer Herzblock mit Asystolie einstellte. COOKSEN (74) berichtet über mehrere Fälle, die als genuines zerebrales Krampfleiden imponieren.

Uns wurde ein 14jähriges, gesund aussehendes Mädchen eingewiesen mit der Diagnose „orthostatische Kollapsneigung". Das Mädchen hatte 5 Jahre zuvor eine lymphozytäre Meningitis (wahrscheinlich Virusmeningitis) durchgemacht, die ausgeheilt werden konnte. Es hatte seit dieser Erkrankung gelegentlich über Schwäche und Ohnmachtszustände zu klagen, die nach längerem Stehen, z. B. in der Kirche, auftraten. Nach einem Infekt waren diese Ohnmachten jetzt häufiger. Das Kind war sonst sehr leistungsfähig, trieb viel Sport ohne Beschwerden und zeigte bei der Untersuchung einen völlig regelrechten internistischen und neurologischen Befund. Wir konnten eine der geschilderten „Ohnmachten" beobachten, als gerade ein Stehelektrokardiogramm durchgeführt wurde. Die Patientin klagte nach 12 Min. Stehen über Unwohlsein und wurde blaß, mußte gestützt werden, verlor das Bewußtsein und bekam dann einen kurzen generalisierten Krampfanfall mit Initialschrei und Inkontinenz.

Im Elektrokardiogramm (Abb. 2.**54**), das im Liegen einen völlig regelrechten Ablauf der Herzstromkurven mit einer Frequenz um 82 pro Minute zeigte, sah man nach 5–10 Min. Stehen einen Anstieg der Frequenz auf etwa 100 pro Minute. Im weiteren Verlauf der Stehprobe trat dann zunächst für kurze Zeit eine Sinusbradykardie von 50 Schlägen auf; dann erfolgte plötzlich ein völliger Herzstillstand. Es fällt auf, daß keine Ersatzschläge vom AV-Knoten oder vom Kammermyokard auftreten. Nach 4 Sek. Asystolie sind die ersten Muskelzuckungen des zerebralen Anfalles auch in der Ekg-Kurve ablesbar. Die Registrierung konnte nicht mehr weitergeführt werden. Der Herzschlag setzte etwa 1 Min. später wieder ein mit einem Sinusrhythmus, Frequenz um 60 pro Minute. Die Patientin erholte sich rasch und hatte für das Geschehene eine völlig Amnesie.

Das charakteristische Merkmal der **oligosystolischen Form** ist die fehlende oder zu schwach ausgeprägte Automatie der Kammern. Nach dem Ort der Leitungsstörung kann die Asystolie des Herzens bei plötzlich auftretender Hemmung der Sinusreizbildung, bei einem Sinusvorhofblock, beim Vorhofflattern mit Störung der Überleitung, am häufigsten aber beim **AV-Block** auftreten. Der Herzstillstand bei einem Block dauert im allgemeinen länger, wenn der Block unmittelbar aus voller Leistungsfähigkeit des Herzens auftritt.

Hier müssen noch die *reflektorischen Rhythmusstörungen* erwähnt werden, die bei **krankhafter Steigerung des Karotissinusreflexes** (hypersensitiver Karotissinusreflex) auftreten (103). Schon bei leichtem Druck auf den Sinus kommt es dabei zu einer längeren Asystolie mit Bewußtlosigkeit und Konvulsionen. Solche Zustände können auch spontan auftreten, wenn z. B. ein zu enger Hemdkragen, eine vergrößerte Schilddrüse, Lymphdrüsenschwellungen oder Tumoren bei Kopfbewegungen plötzlich einen Druck auf den Sinus ausüben und so den Karotissinusreflex auslösen. *Häufigkeit und Stärke des hypersensitiven Karotissinusreflexes nehmen mit dem Alter und der Ausbildung der Koronarsklerose zu.*

Von diesem *kardiovagalen Typ* des Karotissinusreflexes ist der *depressorische Reflex,* der zum Absinken des Blutdrucks bei normalem Rhythmus durch Weitstellung der Peripherie führt, abzugrenzen.

Durch Gaben von Atropin läßt sich der bradykarde Effekt des Karotisdruckes beim kardiovagalen Typ des Karotissinusreflexes aufheben, nicht jedoch der depressorische Reflex mit Blutdruckabfall.

Bei dem Versuch, den Karotissinusreflex auszulösen, kann man gelegentlich auch eine Steigerung der Herzfrequenz beobachten. Dies geschieht dann, wenn die Karotis zu weit proximal (herznahe) komprimiert wird und dadurch in der Sinusregion ein Druckabfall ausgelöst wird. Die Herabsetzung des Druckes führt reflektorisch zu einer Frequenzsteigerung.

Eine zu rasche Schlagfolge des Herzens ist nach unseren Erfahrungen häufiger Ursache des Adams-Stokes-Syndroms, als man früher angenommen hat. Abb. 2.**55**a zeigt das Elektrokardiogramm während eines Anfalls bei einem 40jährigen Kranken. Die Schädigung des Reizleitungssystems war durch einen Morbus Boeck verursacht. Je schneller und ungeordneter die Kammerkontraktionen ablaufen, um so mehr wird der Auswurf eines genügenden Minutenvolumens gestört; der Blutdruck sinkt ab, und die Hirnzirkulation wird reduziert.

Ursächlich kommen für die **tachysystolischen Formen** des Adams-Stokes-Syndroms ein akut auftretendes *Vorhofflattern* mit günstigen Überleitungsverhältnissen und dadurch bedingter hoher Kammerfrequenz, ein **paroxysmales Kammerflattern** oder ein kurzdauerndes Flimmern in Frage, selten auch paroxysmale Tachykardien vom Vorhof- und Ventrikeltyp. Wir haben Adams-Stokes-

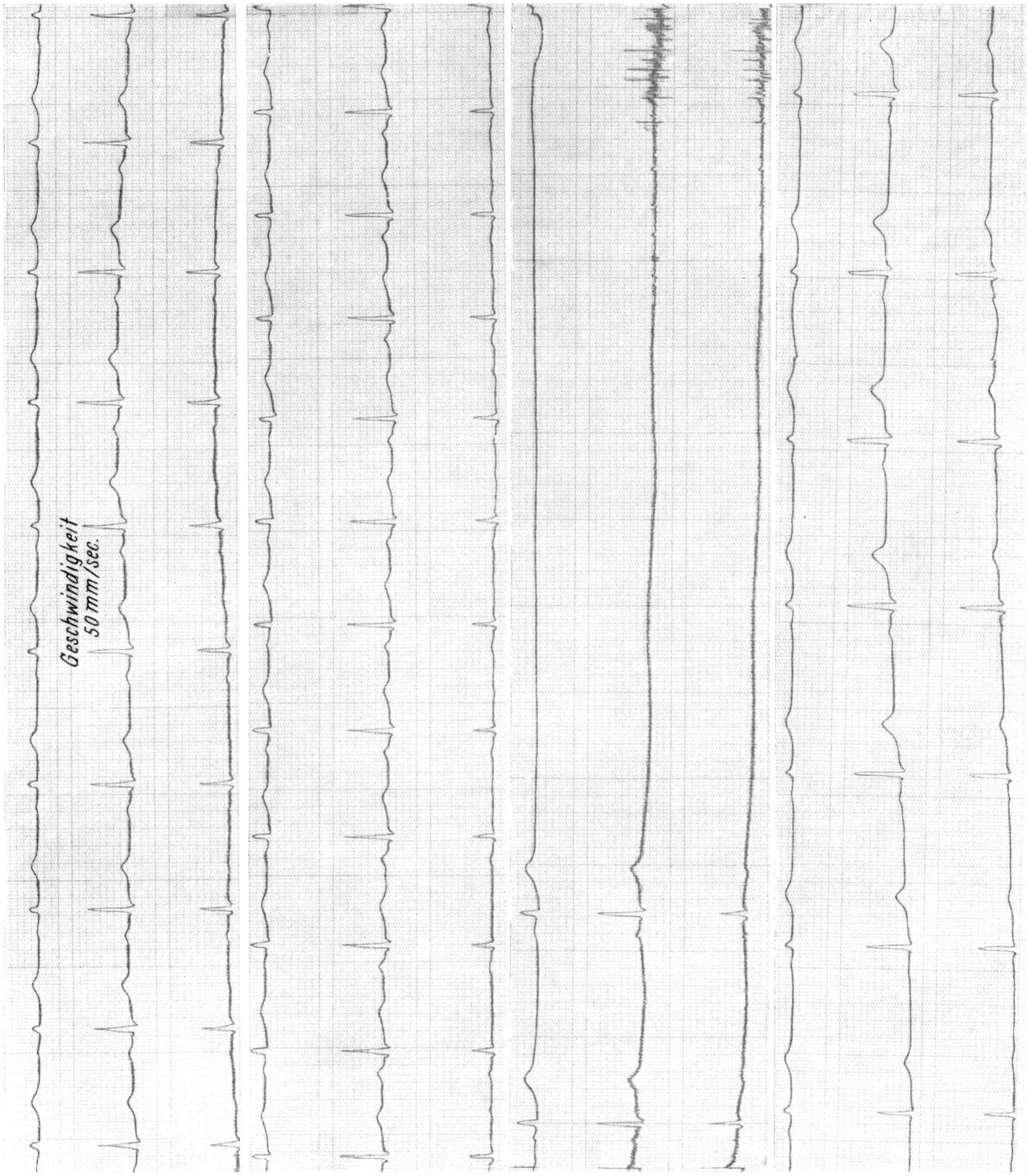

a b c d

Abb. 2.**54** a–d Elektrokardiogramm eines 14jährigen Mädchens:

a) im Liegen, Frequenz 85 pro Minute, regelrechter Ablauf der Herzstromkurven;

b) nach 10 Min. Stehen, Frequenz um 100 pro Minute;

c) spontaner Herzstillstand (sinusaurikulärer Block) nach 12 Min. Stehen, nachdem vorher für kurze Zeit eine Sinusbradykardie von etwa 50 Schlägen pro Minute eingetreten war. Nach 4 Sek. Herzstillstand sieht man auf der Kurve die ersten Muskelzuckungen eines cerebralen Krampfanfalles. Die Registrierung mußte ausgesetzt werden. Die Herzaktion kam nach etwa 1 Min. mit einem Sinusrhythmus spontan wieder in Gang;

d) 2 Min. nach Herzstillstand: Sinusrhythmus, Frequenz um 60 pro Minute, sonst keine wesentliche Änderung des Befundes

Anfälle durch paroxysmales Kammerflattern häufiger bei Patienten im Gefolge eines Herzmuskelinfarktes registriert, und zwar immer dann, wenn das Flattern länger als 20 Sek. andauerte.

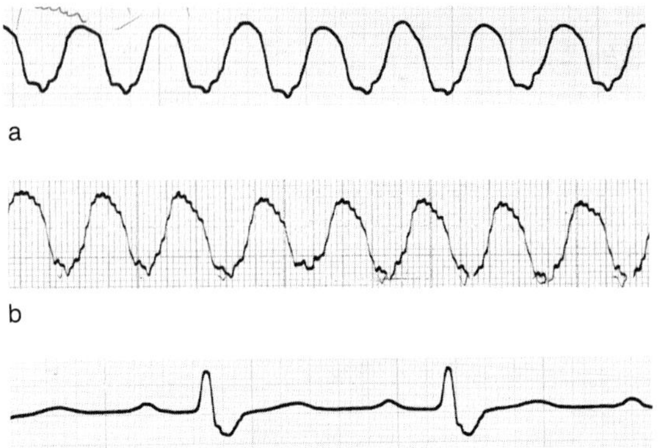

a b c

Abb. 2.**55** a–c Elektrokardiogramm eines 40jährigen Mannes, der an einem Morbus Boeck erkrankt war. Der Prozeß hatte auch das Reizleitungssystem des Herzens ergriffen und führte zu schweren Rhythmusstörungen mit Adams-Stokes-Syndromen:
a) Kammerflattern mit Adams-Stokes-Syndrom: Frequenz 212/Min., RR 170/70 mmHg,
b) Betarezeptorenblocker 2 mg i.v.; 5 Min. nach der Injektion; Frequenz 188/Min.; RR 80/65 mmHg,
c) 8 Min. später: Frequenz 75/Min.; RR 120/80 mmHg; AV-Block I; Rechtsschenkelblock

Besonders interessant sind die Beobachtungen von Hadorn (123) und Delius (82), die *Asystolien und Polysystolien nebeneinander* bei denselben Patienten *als Ursache von Adams-Stokes-Anfällen* sahen.

Den Rhythmusstörungen, die zum Adams-Stokes-Syndrom führen, liegen in der Mehrzahl der Fälle **organische Erkrankungen** des Herzens, in der Regel wohl Zirkulationsstörungen, seltener Entzündungen mit Störung des Reizleitungssystems zugrunde. Im „orthostatischen Kollaps" treten vereinzelt Asystolien über 5–60 Sek. auf. Auch **Arzneimittel** können ein Kammerflattern mit Anfällen auslösen, z.B. Chinidin, Digitalis, Procain oder Adrenalin.

Rein nerval-reflektorisch verursachte Anfälle bei völlig intaktem Herzmuskel kommen vor, z.B. bei der Glossopharyngeusneuralgie durch Reiz der im IX. Hirnnerv verlaufenden parasympathischen Fasern. Als Komplikation einer **Intubationsnarkose** gehört ein **Herzstillstand,** der reflektorisch durch tracheobronchiale Manipulationen ausgelöst wird, zu den Seltenheiten (94). Das gilt auch für Synkopen beim Einführen von Sonden durch den Ösophagus.

Anfälle von Bewußtlosigkeit mit völliger Erschlaffung der Muskulatur, die bis zu 1 Min. andauern, können bei besonders schweren Hustenattacken auftreten; sie werden als **Hustensynkope** bezeichnet. Im Anfall sind durch maximale venöse Stauung Kopf und Gesicht blaurot verfärbt; die Venen treten hervor. Vor der eigentlichen Synkope kommt es nicht selten zu Schwindelerscheinungen und zur Einschränkung des Sehens. Hustensynkopen beobachtet man nur selten. Sie sind *nicht* „Äquivalente einer Epilepsie", wie man gelegentlich zu deuten versuchte. Die Ursache ist vielmehr eine Störung der zerebralen Zirkulation. Diese entsteht dann, wenn bei der Hustenattacke der intrathorakale Druck und damit der Venendruck und der Liquordruck ungewöhnlich hoch ansteigen und dadurch der effektive intrakranielle Blutdruck, d. h. die Differenz von arteriellem und venösem Druck, so klein wird, daß die Blutzirkulation im Gewebe sistiert. Bei Hustensynkopen können Steigerungen des Liquordruckes über 200–300 mmHg gemessen werden. Solche Synkopen treten eigentlich nur bei verminderter Elastizität der Lungen, z.B. beim Lungenemphysem, auf. Tonisch-klonische Krämpfe gibt es dabei nur selten, in weniger als 10% der Fälle.

Als **Miktionssynkopen** wurden erstmals von Gastaut (105) plötzlich eintretende Bewußtseinsstörungen während der Miktion beschrieben. Die synkopalen Anfälle treten meistens nachts nach dem Schlafen und nach längerem Liegen auf, wenn die Patienten ihre Miktion im Stehen verrichten. Das Bewußtsein kehrt spontan, in der Regel innerhalb von 1 Min. zurück; neurologische Herdsymptome und prämonitorische Phänomene fehlen.

Als pathogenetischer Mechanismus dieser Synkopen wird eine durch den nächtlich überwiegenden Vagustonus akzentuierte vagovasale Reaktion bei plötzlicher Orthostase angesehen, möglicherweise verstärkt durch einen Valsalva-Mechanismus beim Pressen. So findet man im Anfall auch eine blasse Hautfarbe, kaum palpable Pulse und eine erhebliche Bradykardie. Synkopen kardialer Genese oder durch hypersensitiven Karotissinus bedingt müssen differentialdiagnostisch durch klinische und elektrokardiographische Untersuchungen ausgeschlossen werden.

Bei schwerer **Herzinsuffizienz** sind mitunter zerebrale Symptome zu beobachten, z.B. Verwirrtheit, Agitiertheit, Apathie, Konzentrationsschwäche, Bewußtseinsstörung oder auch Aphasien und herdförmige Ausfälle etc. Wir haben nachweisen können, daß in solchen Fällen die Durchblutung des Gehirns und entsprechend auch der oxydative Stoffwechsel erheblich, z.T. bis auf die Hälfte des Normwertes reduziert war. Diese Durchblutungsminderung war nur zu einem geringen Teil auf eine Reduzierung des Herzminutenvolumens zurückzuführen. Als wesentliche pathogenetische Faktoren konnten vielmehr die Einschränkung der effektiven Druckdifferenz im

Hirnkreislauf – bedingt durch arteriellen Druckabfall und Anstieg des venösen Druckes – und die bei schwerer Herzinsuffizienz auftretende Hyperventilation mit nachfolgender Hypokapnie analysiert werden. Eine Verminderung des CO_2-Partialdruckes im arteriellen Blut verursacht immer eine deutliche Drosselung der zerebralen Zirkulation. Durch Behandlung der Herzinsuffizienz können in der Regel Hypokapnie und Veränderungen arterieller und venöser Drücke beseitigt und damit die zerebrale Zirkulation normalisiert werden.

Beim **Herzinfarkt** sind zerebrale Komplikationen nicht selten. In unserem Krankengut fanden wir unter 205 ausgewerteten Fällen 11mal zerebrale Herdsymptome, also in etwa 5%. Werden auch die flüchtigen Orientierungsstörungen und Bewußtseinstrübungen usw. mitberücksichtigt, so ergibt sich eine Häufigkeit der zerebralen Erscheinungen von fast 20% (38). JACOBS (137) beobachtete unter 88 Herzinfarkten in 12,5% eine flüchtige Bewußtlosigkeit, BEAN u. Mitarb. (18) unter 300 Kranken in 26% eine Störung des Sensoriums.

Die zerebralen Komplikationen beim Herzinfarkt können einmal durch *Hirnembolien* verursacht werden. In nahezu 50% aller Herzinfarkte finden sich kleine murale Thromben; in etwa 1/3 dieser Fälle kommt es zu Embolien, z. B. in die Nieren, die Milz, die Extremitäten oder in den Hirnkreislauf. Durch die Antikoagulantientherapie des akuten Herzinfarktes sind Wandthromben und Embolien in den letzten Jahren wesentlich seltener geworden. DOZZI (84) sah bei 41 Herzinfarkten in 29% Hirnembolien, während WRIGHT u. Mitarb. (296) unter 442 Fällen in 4,9% Embolien beobachteten.

Durch die **Antikoagulantientherapie** wird auf der anderen Seite wiederum das Risiko einer Blutung im Bereich des zentralen Nervensystems erhöht. So können ohne Trauma Spontanblutungen als subdurale Hämatome, als subarachnoidale Hämorrhagien oder als intrazerebrale Blutungen auftreten und diagnostische sowie therapeutische Probleme verursachen (Abb. 2.**60**). Wir haben einmal auch ein extradurales Hämatom im Spinalkanal mit einer zunehmenden Querschnittslähmung als Blutungskomplikation beobachtet.

Aber nicht nur Embolien, sondern auch hämodynamisch bedingte *zerebrale Ischämien* können zu einer Enzephalomalazie mit entsprechenden neurologischen Ausfällen führen. Die klinische Symptomatik gibt keine sicheren diagnostischen Hinweise für den Entstehungsmechanismus. BEAN u. READ (17) fanden nur in 9 von 15 Fällen mit akuter Hemiplegie beim Herzinfarkt Embolien in den Hirngefäßen, während sich bei den restlichen 6 Kranken ein anämischer Infarkt ohne Gefäßverschluß bei ausgeprägter Arteriosklerose nachweisen ließ. Besonders für die in den ersten 3 Tagen nach dem Herzinfarkt beobachteten zerebralen Störungen kommen Embolien als Ursache nicht in Frage, da sich endokardiale Thromben erst etwa um den 4.–5. Tag nach dem Auftreten des Koronarinfarktes bilden.

Bei der chirurgischen Behandlung der koronaren Herzkrankheit beobachtet man in 2–5% der **Bypass-Operationen** zerebrovaskuläre Komplikationen, die als intermittierende Ischämien oder als Hirninfarkte in Erscheinung treten; auch die präoperative Ausschaltung von Stenosen der A. carotis hat die Komplikationen bisher nicht beseitigen können. Sehr selten sind *Ischämien bei Koronarangiographie;* wir sahen einmal eine Astembolie der A. centralis retinae.

Es ist aus klinischen Beobachtungen seit langem bekannt, daß zerebrovaskuläre Komplikationen besonders häufig beim chronischen **Cor pulmonale** auftreten (46). Als „Cor pulmonale" bezeichnen wir die Hypertrophie und Schädigung des rechten Herzens, die sich bei verschiedenen Erkrankungen der Thoraxorgane durch Veränderungen und Einengungen der Lungenstrombahn ergeben. Die *Belastung des rechten Ventrikels,* der bekanntlich besonders rasch dekompensiert, und die *pulmonalen Austauschstörungen* für Sauerstoff und CO_2 mit Zyanose und reaktiver Polyglobulie sind für die Pathogenese der zerebralen Erscheinungen von Bedeutung. Neben Apathien, Bewußtseinsstörungen, deliranten und komatösen Zuständen sind vielfach epileptiforme Krampfanfälle und plötzliche Todesfälle durch Rhythmusstörungen und zentrale Atemlähmung beobachtet worden. Daneben können Herdsymptome in Form von Lähmungen, Doppelsehen und Sprachstörungen das Bild beherrschen.

Beim Cor pulmonale ist im Zustand der kardialen Kompensation die Hirndurchblutung infolge der Hypoxämie und Hyperkapnie z. T. erheblich (um 30–40%) vermehrt, obwohl bei diesen Kranken eine Strömungsbehinderung durch erhöhte Blutviskosität bei Polyglobulie besteht. Man findet in diesem Stadium deswegen trotz herabgesetzter O_2-Sättigung des arteriellen Blutes einen normalen Sauerstoffverbrauch des Hirngewebes. Läßt aber die Förderkraft des Herzens nach, so resultiert rasch eine bedrohliche Verminderung der arteriellen Zirkulation und der Sauerstoffversorgung (37) wie bei der schweren globalen Herzinsuffizienz.

Diese besonderen Verhältnisse der zerebralen Zirkulation und des oxydativen Stoffwechsels erklären aber nicht allein die klinischen Beobachtungen, daß das chronische Cor pulmonale hinsichtlich seines zerebralen Kreislaufs besonders gefährdet ist. Wir haben bei solchen Kranken oftmals *Zeichen eines erhöhten Hirndrucks* beobachten können, verbunden mit Stauungspapille und Papillenödem. Verursacht wird die Erhöhung des intrakraniellen Druckes durch die erhöhte Kohlensäurespannung des arteriellen Blutes und die begleitende Gewebsazidose.

Das hat sich auch experimentell nachweisen lassen: Bei Beatmung mit Kohlensäure-Luft-Gemischen finden sich intrakranielle Druckerhöhungen gesetzmäßig schon nach 1 Min. auch bei Gesunden. Nach Absetzen der Kohlensäureatmung stellen sich in kürzester Zeit wieder normale Druckverhältnisse ein (Abb. 2.**56**). *Eine Erhöhung der arteriellen Kohlensäure um etwa 2 Vol. % steigert den Liquordruck auf etwa das Doppelte* (37).
Besonders interessant erscheint die Krankengeschichte eines Mannes, der mehrfach in Abständen von Monaten mit zunehmenden Kopfschmerzen und Stauungspapille unter Hirntumorverdacht bei uns eingewiesen wurde. Er hatte ein hochgradiges Lungenemphysen und eine erhebliche Polyglobulie. Die Hirndurchblutung war hoch, ebenso der CO_2-Gehalt des arteriellen Blutes. Der Sauerstoffverbrauch des Hirngewebes hielt sich zunächst noch im Bereich der Norm. Durch Behandlung gingen die Erscheinungen mehrfach rasch zurück; die arterielle Kohlensäure und die zerebralen Zirkulationsverhältnisse normalisierten sich; der erhöhte Liquordruck und die Stauungspapille verschwanden. Schließlich wurde der Patient, hochgradig dekompensiert, in komatösem Zustand wieder eingewiesen. Er reagierte nicht mehr auf die Therapie. Unter zunehmender Zyanose stellten sich zerebrale Krampfanfälle ein; der Kranke kam schließlich ad exitum. Autoptisch fand sich ein schweres Hirnödem.

Eine **Sauerstoffatmung** kann beim chronischen Cor pulmonale in entsprechend gelagerten Fällen zu schweren zerebralen Komplikationen, Hirndruckerscheinungen, Krampfanfällen und Koma führen. Es kommt dabei zu einer Erhöhung des Liquordruckes und zu einem Hirnödem. Auch hier spielt die Kohlensäure des arteriellen Blutes eine wesentliche Rolle.

Bei den chronischen Lungenaffektionen, die lange Zeit mit einer erhöhten Kohlensäurespannung des arteriellen Blutes einhergehen, ist die *Ansprechbarkeit des Atemzentrums* auf CO_2 herabgesetzt oder erloschen. Durch eine Sauerstoffatmung wird außerdem der durch Hypoxämie bedingte Antrieb zur Ventilation über die chemorezeptoren des Karotissinus vermindert; das Atemminutenvolumen sinkt ab. Es kommt also in solchen Fällen unter der Sauerstoffatmung zu einer respiratorischen Azidose mit Vermehrung des CO_2-Gehaltes im arteriellen Blut und dadurch zum Hirnödem und zur Steigerung des intrakraniellen Druckes, zu Störungen der zerebralen Zirkulation und zu neurologischen Komplikationen.
Durch *passive Hyperventilation* kann man selbst bei Kranken mit schweren Gasaustauschstörungen das Auftreten von zerebralen Komplikationen vermeiden, weil die Kohlensäure dann abgeatmet wird und die intrakranielle Drucksteigerung ausbleibt.

Schon seit langem wird vor der Anwendung von **Morphium** bei respiratorischer Insuffizienz gewarnt, da immer wieder plötzliche Todesfälle vorkommen. Auch nach Morphingaben geht bekanntlich die Ventilationsgröße zurück. Es wird weniger Kohlensäure abgeraucht. Dadurch kommt es zu einem Anstieg des CO_2-Gehaltes in Blut und Gewebe, zur Azidose und damit zur Auslösung der beschriebenen zerebralen Störungen. Auch morphinähnliche, synthetische Analgetika, manche Neuroplegika und Distraneurin verursachen eine Atemdepression und können bei Kranken mit Ventilationsstörungen zur respiratorischen Azidose führen.
Komplikationen von seiten des Nervensystems sind bei **Herzfehlern** häufig. Unter den *erworbenen Vitien* werden vor allem bei den Mitralfehlern neurologische Symptome beobachtet, die in der Regel durch Hirnembolien zustande kommen.
Wir haben bei Mitralstenosen in 11% Embolien gesehen; davon hatten 3/4 ihre Embolien ausschließlich im Hirnkreislauf und etwa 1/10 im Hirnkreislauf und in der Peripherie, der Rest nur in den peripheren Gefäßprovinzen. Bei rund 1/3 der Kranken traten Embolien mehrfach auf.
Die Arterien des Gehirns sind also bei **Mitralstenosen** in besonders hohem Maße emboliegefährdet. Bodechtel (49) hat gezeigt, daß eine Hirnembolie in etwa 10% der Fälle erstes Symptom einer bis dahin nicht erkannten „stummen Mitralstenose" sein kann. Nach unseren Untersuchungen, die sich mit den Erfahrungen anderer Autoren decken, sind die Fehler der Mitralklappe mit 60–70% die häufigste Ursache der Hirnembolie überhaupt (s. S. 2.77).

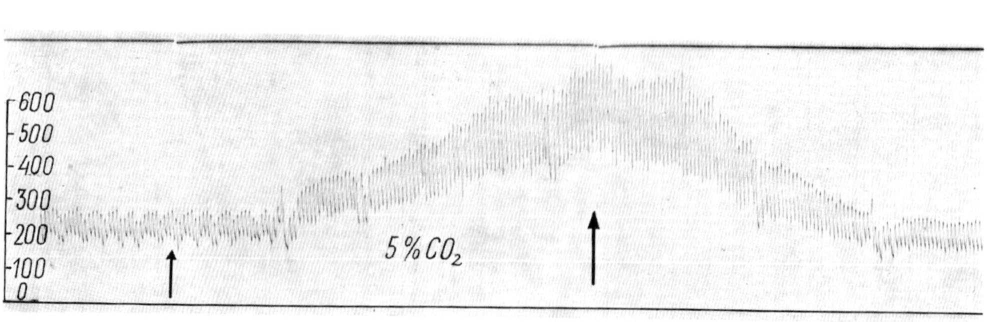

Abb. 2.**56** Registrierung des lumbalen Liquordruckes mit Kondensatormanometer bei gesunder Versuchsperson. Zwischen den Pfeilen Beatmung mit einem kohlensäurehaltigen Luftgemisch (5% CO_2). (Eichung am linken Bildrand mm H_2O.)

Eine nach ihrem Verlauf und der neurologischen Symptomatik ungewöhnliche Krankengeschichte fanden wir bei einer Patientin, die seit 16 Jahren an einer schweren Mitralstenose mit totaler Irregularität litt. Im Verlaufe von 3 Jahren kam es viermal zu Hirnembolien, die beiderseits im Mediagebiet, einmal im Anteriorbereich lokalisiert waren. Hemiparesen traten immer nur vorübergehend für einige Tage in Erscheinung und gingen bis auf geringe Restsymptome zurück. Eine motorische Sprachstörung blieb nach der dritten Embolie bestehen. Nach der letzten Embolie geriet die Patientin in eine kardiale Dekompensation – sie war inzwischen im Stadium IV der Mitralstenose angelangt –, und es entwickelte sich innerhalb von 2 Wochen ein schweres extrapyramidales Syndrom mit doppelseitiger Athetose. Im linksseitigen Serienangiogramm der Karotis war zunächst in einem weiten Bereich des Versorgungsgebietes der Media und Anterior nur eine sehr spärliche und ungenügende Gefäßfüllung zu sehen. Die Gefäße stellten sich 1–2 Sek. später über stark verbreiterte und z.T. sehr geschlängelte Kollateralgefäße dar. Entsprechend war die Durchblutungsgröße mit 35 ml pro 100 g und Minute stark vermindert und die Sauerstoffextraktion hoch.

Unter den Mitralstenosen findet sich bei 25 % aller Kranken eine *Thrombose des linken Vorhofs*, vorwiegend dann, wenn ein Vorhofflimmern besteht. Rund 90 % der Mitralstenosen mit Hirnembolien haben eine totale Irregularität des Herzschlages.

Die Häufigkeit der bei der Operation ausgelösten Thromboembolien einschließlich der *Kalkembolie* dürfte bei etwa 5 % liegen. Bei der **Mitralinsuffizienz** ist die Gefahr einer Hirnembolie nur etwa halb so groß wie bei der Stenose.

Neben Hirnembolien findet man bei einem Teil der Kranken unter körperlicher Belastung flüchtige neurologische Symptome wie Schwindel, Verwirrtheitszustände, Parästhesien usw. Wir haben in 5 % **synkopale Anfälle** registriert. In etwa gleicher Häufigkeit finden sich diese auch bei Mitralinsuffizienzen. Abgesehen von einem Fall hatten alle diese Kranken eine temporäre oder permanente Arrhythmie. Etwa die Hälfte zeigte außerdem Symptome einer Herzinsuffizienz.

Ursache der synkopalen Anfälle und der übrigen flüchtigen neurologischen Symptome sind intermittierende zerebrale Ischämie, die entweder durch temporäre Asystolien, paroxysmale Rhythmusstörungen mit Blutdruckabfall oder durch Mikroembolien ausgelöst werden.

Akute zerebrale Funktionsstörungen treten auch bei **Mitralklappenprolaps** und beim **Myxom des linken Vorhofes** auf, offenbar auch *durch Mikroembolien* bedingt, die an den geschädigten Mitralsegeln ihren Ursprung nehmen (284). Wir beobachteten blande Hirninfarkte und transistorisch ischämische Attacken. Vereinzelt wurden Blutungen ins Parenchym und in den Subarachnoidalraum beschrieben; auch Verschlüsse von Retinagefäßen kommen vor. Meistens treten diese zerebrovaskulären Komplikationen auf, bevor die Diagnose eines Mitralklappenprolapses gestellt ist. Man sollte deswegen bei zerebrovaskulären Störungen, wenn andere disponierende Faktoren fehlen, auch nach einem Mitralklappenprolaps und Vorhofmyxom fahnden und echokardiographische Untersuchungen durchführen.

Als weitere neurologische Komplikation haben wir bei Mitralstenosen und Insuffizienzen in etwa 0,5 % der Fälle eine *Rekurrensparese* mit Heiserkeit gefunden, die auf eine Kompression des N. laryngeus recurrens durch den stark vergrößerten linken Vorhof oder durch die erweiterte A. pulmonalis (Truncus pulmonalis) zurückzuführen ist. Bei einer Patientin kam es nach erfolgreicher Stenosenoperation mit der Verkleinerung des linken Vorhofes zu einer Rückbildung dieser Parese.

Synkopale Anfälle bei körperlichen Belastungen sind bei der **Aortenstenose** kein seltenes Ereignis. Ihre Häufigkeit schwankt zwischen 13 und 25 % in mehreren großen Untersuchungsreihen. Bei kongenitalen Aortenstenosen wurden Synkopen bei Belastung 8mal unter 40 Fällen von CAMPBELL u. KAUNTZE (65) und 6mal unter 37 Fällen von DOWNING (83) beobachtet. Wir haben synkopale Anfälle in 12 % und in 30 % in Schwindel und Schwächezuständen bei Belastung gefunden. Die Mehrzahl der neurologischen Erscheinungen wird bei der Aortenstenose durch Rhythmusstörungen ausgelöst. Sinuaurikuläre Blockierungen, Überleitungsstörungen und totale Blockierungen des HIS-Bündel durch die oft ausgedehnten Verkalkungen der Aortenklappen und des Aortenklappenringes sind bei der Aortenstenose bekannt. Kongenitale **Aortenklappenanomalien** mit **bikuspidal** angelegter Klappe verursachen gehäuft zerebrale Embolien.

Die Aortenstenose hat trotz eines verkleinerten Herzminutenvolumens eine normale Hirndurchblutung. Mit dem Auftreten einer Herzinsuffizienz nimmt die Durchblutungsgröße aber progredient ab. In solchen Fällen muß eine körperliche Belastung, wie bei der Herzinsuffizienz oder der Mitralstenose, zur Hirnischämie mit zerebralen Symptomen führen.

Von den *angeborenen Herzfehlern* ohne Mischungszyanose weist die **Pulmonalstenose** in der Regel ein erheblich verkleinertes Herzminutenvolumen auf. Da wegen der mechanischen Behinderung des Blutflusses an der Klappe oder dem Ausflußtrakt das Minutenvolumen nicht wesentlich gesteigert werden kann, kommt es wie bei der Mitralstenose unter körperlicher Belastung mit der Erweiterung der Muskelgefäße zu einem Absinken des peripheren Gefäßwiderstandes und des Blutdrucks, zur Steigerung des Venendrucks und damit zu zerebralen Durchblutungsstörungen. Wir haben solche unter dem Bild des *synkopalen Anfalles* verlaufende Ischämien unter 102 Pulmonalstenosen *10mal* (10 %) beobachtet; 3 weitere Kranke gaben Schwindel, Sehstörungen und Schwäche bei Belastung an. Bei einer valvulären Pulmonalstenose wurde durch eine poststenotische Dilatation der A. pulmonalis eine linksseitige Rekurrensparese mit Heiserkeit ausgelöst. Wood (292) hat unter 32 schweren Pulmonalstenosen in 12% der Fälle synkopale Anfälle beschrieben.

Die **Aortenisthmusstenose** verdient unsere besondere Beachtung, weil sie auf verschiedenen Wegen zu schwersten neurologischen Störungen führen kann. In dem von Gross (118) analysierten Krankengut trat bei rund 25% der Patienten der *Tod durch Komplikationen des* **Hochdrucks** der oberen Körperhälfte ein, d.h. durch eine Herzinsuffizienz oder durch eine Hirnblutung. Enzephalorrhagien sind in 10–17% der Fälle für den Exitus verantwortlich. Abbott (1) fand unter 200 Kranken 25 neurologische Schäden, davon 20 durch Blutungen, 5 durch Hirnembolien oder Rückenmarksaffektionen bedingt.

Die Blutungen in die Hirnsubstanz und in den Subarachnoidalraum kommen am häufigsten durch *Ruptur von sackförmigen* **Aneurysmen** zustande, die als konnatale Gefäßmißbildungen überraschend häufig zusammen mit der Aortenisthmusstenose angetroffen werden. Reifenstein u. Mitarb. (214) fanden unter insgesamt 104 Aortenisthmusstenosen anatomisch bei 5 Fällen ein rupturiertes Aneurysma des Circulus Willisi, zweimal eine Subarachnoidalblutung ohne nachgewiesenes Aneurysma, einmal eine ausgedehnte *Arteriosklerose der Hirngefäße* und in einem Fall schließlich eine *Hirnembolie,* die von einer Thrombose in der aneurysmatisch erweiterten Aorta ihren Ursprung genommen hatte. Wir haben unter 43 Isthmusstenosen in der relativ kurzen Zeit der präoperativen Beobachtung und Diagnostik eine intrazerebrale Massenblutung, die innerhalb von wenigen Stunden zum Tode führte, bei einem 12jährigen Mädchen, eine Subarachnoidalblutung bei einer 28jährigen Frau und eine Embolie bei einer 30jährigen Patientin erlebt.

Am Augenhintergrund (vgl. Abb. 2.**32**) und im Karotisangiogramm (Abb. 2.**57**) können mitunter Gefäßveränderungen mit Einengung der Arterien nachgewiesen werden. Bei einer durch die Operation bedingten, brüsken Blutdrucksenkung besteht die Gefahr der zerebralen Ischämie, die auch zu Enzephalomalazie führen kann. Groves u. Effler (120) berichten über einen 49jährigen Mann, der am 8. Tag nach der Operation an einer Erweichung starb. Der Blutdruck lag vor der Operation bei 290/120, post operationem um 140/90 mmHg.

Neben diesen zerebrovaskulären Störungen kommen bei der Aortenisthmusstenose auch *Rückenmarksschäden* vor. Hier sind einmal *Myelomalazien* zu nennen, die durch Kompression des Rückenmarks entstehen, wenn die A. spinalis anterior in den Kollateralkreislauf der Isthmusstenose mit einbezogen und stark erweitert wird (69, 159). Nur selten wurden bisher Ischämien als Operationskomplikationen nach längerer Abklemmung der Aorta beobachtet, wohl deswegen, weil die Gefäßversorgung des Rückenmarks durch zahlreiche miteinander anastomosierende Kollateralgefäße besonders gut gesichert ist und weil die vordere Spinalarterie und mit ihr die Vasokorona in verschiedenen Segmenten über die Wurzelarterien Zuflüsse erhält (s. S. 2.133).

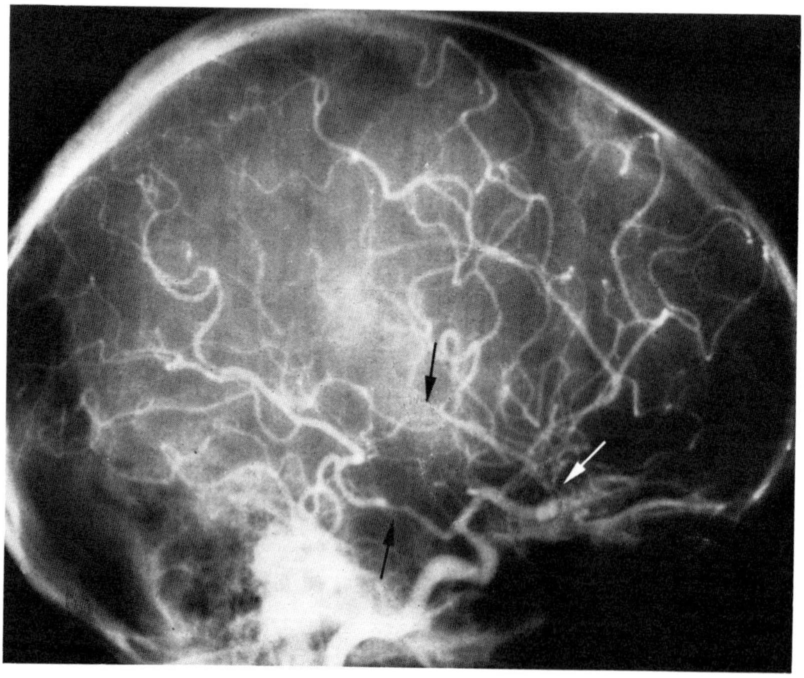

Abb. 2.**57** Karotisangiogramm bei einer Aortenisthmusstenose (24jährige Patientin). An den Hirngefäßen zeigen sich umschriebene Gefäßveränderungen mit Einengung des Lumens (Pfeile). Als Komplikation war eine intermittierende Ischämie aufgetreten; der Blutdruck betrug an den oberen Extremitäten 230/120 mmHg und war an den unteren Extremitäten nicht zu messen. Die Patientin konnte erfolgreich operiert werden. In einer postoperativen Beobachtungszeit von 4 Jahren zeigten sich keine neurologischen Komplikationen

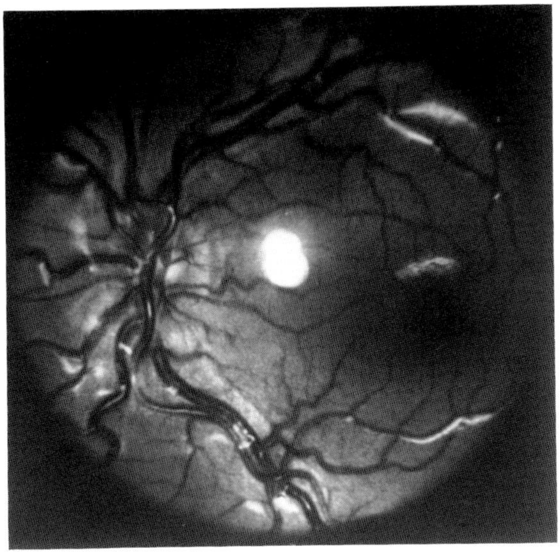

Abb. 2.**58** Fundusbild bei einer Fallot-Tetralogie. Erweiterte und prallgefüllte Gefäße, Papillenödem

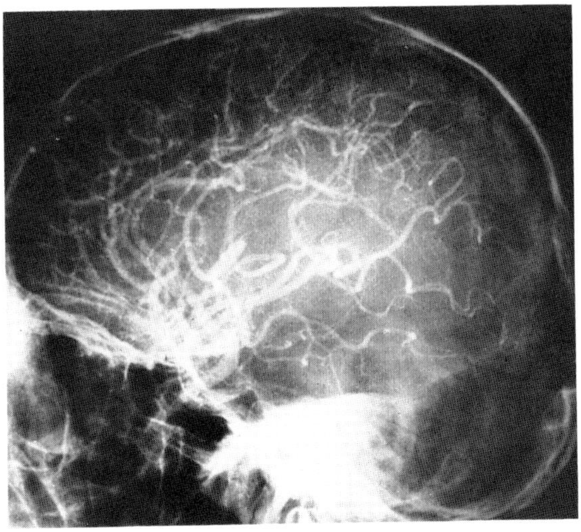

Abb. 2.**59** Angiographie bei einer Fallot-Tetralogie. Die Hirngefäße kommen erweitert und bis zur Peripherie stark gefüllt zur Darstellung

Komplikationen von seiten des Nervensystems sind bei den angeborenen **Herzfehlern mit Rechts-links-Shunt** besonders häufig (285). Tyler u. Clark (272) fanden solche in 25,4% der Fälle, Shev u. Robinson (240) in 28,5%. Ein abnormes Elektroenzephalogramm war sogar in mehr als 50% der konnatalen Herzfehler zu objektivieren (240).

Die Analysen des Hirnkreislaufs und des oxydativen Stoffwechsels bei 22 Patienten der Fallot- und Eisenmenger-Gruppe zeigen, daß trotz Polyglobulie und Hypokapnie die Hirndurchblutung normal groß ist und daß auch die Sauerstoffversorgung des Hirngewebes im Bereich der Norm liegt. Eine Verminderung der Hirndurchblutung kann somit primär nicht die Ursache der zahlreichen neurologischen Komplikationen des Morbus caeruleus sein.

Nun hat Bodechtel (46) bereits 1932 nachgewiesen, daß bei diesen Kranken eine starke *Erweiterung der Blutgefäße* in Mark und Rinde besteht. Wir haben die Gefäßerweiterung auch an den Augenhintergrundgefäßen (Abb. 2.**58**) und angiographisch (Abb. 2.**59**) darstellen können. Sie wird durch den permanenten Sauerstoffmangel des arteriellen Blutes ausgelöst. Die Vergrößerung des Gefäßdurchmessers kompensiert den hemmenden Einfluß der hohen Blutviskosität; die *Strömungsgeschwindigkeit in den Gefäßen* ist aber verlangsamt. Dadurch wird das Auftreten von arteriellen und venösen Thrombosen und von Infektionen mit *Bildung von Hirnabszessen* begünstigt. Das gilt für alle angeborenen Herzfehler, bei denen durch den Rechts-links-Shunt auch Blutkoagula und infektiöses Material aus den peripheren Venen unter Umgehung des Lungenkreislaufs in das arterielle System gelangen können.

Berthrong u. Sabiston (40) fanden autoptisch 25 Erweichungen durch Thrombosen oder paradoxe Embolien und 5 Hirnabszesse bei 135 zyanotischen Vitien. Maronde (177) diagnostizierte bei 81 kongenitalen Herzfehlern 11 Hirnabszesse und konnte auf Grund seiner umfangreichen Sektionsstatistik feststellen, daß 10% aller Hirnabszesse durch angeborene Vitien verursacht werden. die Größe des Rechts-links-Shunts ist für das Auftreten der Hirnabszesse von ausschlaggebender Bedeutung. Das beweisen die Befunde von D. N. Ross (pers. Mitt.), der nach einer Blalock-Anastomose zwischen A. pulmonalis und A. subclavia, die den intrakardialen Rechts-links-Shunt nicht beeinflußt, unter 106 Fällen noch 12 Hirnabszesse auftreten sah, während in einer zweiten Gruppe von 106 Patienten, die eine Brock-Operation durchgemacht hatten und dadurch eine Verkleinerung des Rechts-links-Shunts bekamen, nur noch 1 Hirnabszeß auftrat.

Der Hirnabszeß soll bei der **Fallot-Tetralogie** häufiger sein als bei allen anderen angeborenen Kardiopathien (219). Wir haben unter 104 Fällen nur einmal einen Hirnabszeß und zweimal eine Enzephalomalazie diagnostizieren können, von denen eine wahrscheinlich durch eine Embolie verursacht war. Hier muß jedoch berücksichtigt werden, daß wir die Kranken nur während der sehr kurzen Zeit der präoperativen Diagnostik unter Beobachtung hatten.

Synkopale Anfälle sind bei der Fallot-Tetra- und Pentalogie sehr häufig, nach unseren Beobachtungen in 25% der Fälle, während in weiteren 5% nur Schwindel- und Schwächezustände ohne Bewußtseinsstörungen vorliegen.

Die synkopalen Anfälle treten bei der Fallot-Tetralogie spontan auf. Sie können bis zu mehreren Stunden anhalten und sind mit einer erheblichen Atemnot und Hyperpnoe verbunden. Ursache ist eine *Verstärkung des Rechts-links-Shunts,* kenntlich an der Zunahme der zentralen Zyanose und an der Verkürzung des systolischen Durchflußgeräusches an der stenotischen Pulmonalklappe. Die arterielle Sauerstoffsättigung kann dabei bis auf 20% abfallen. Wood (292) fand während der Synkope auch einen Abfall des Druckes in der A. pulmonalis. Er glaubt, daß diese hämodynamischen Veränderungen durch eine Konstriktion des hypertrophierten und eingeengten Infundibulums des rechten Ventrikels verursacht werden. Dadurch wird die Blutzufuhr zu den Lungen weiter gedrosselt, der Shunt verstärkt, die arterielle Hypoxie vermehrt und damit die zerebrale Funktionsstörung durch eine hypoxische Hypoxydose ausgelöst. Auch die Einengung des stenotischen Pulmonalostiums durch einen Katheter kann solche zyanotischen Attacken bei der Fallot-Tetralogie hervorrufen, ebenso eine größere Gabe von Noradrenalin, die eine Gefäßverengung verursacht. Die zyanotischen Anfälle werden durch Narkotika gebessert.

Interessant sind die Beobachtungen, daß *synkopale Anfälle* mit Vermehrung der Zyanose auch bei **Atresien der Pulmonalis** auftreten. Hier kann die Ursache nicht in einer Konstriktion des Infundibulums gesucht werden. Da solche Anfälle besonders bei Belastungen vorkommen, ist es wahrscheinlich, daß die Vergrößerung des Rechts-links-Shunts durch einen Abfall des peripheren Widerstandes und des Blutdrucks im großen Kreislauf bei Belastung ausgelöst wird. Wir konnten unter 8 Pulmonalatresien in 2 Fällen synkopale Anfälle nachweisen; Wood (292) fand solche bei 25% seiner Kranken.

Der gleiche Mechanismus, nämlich der Abfall des Gefäßwiderstandes und des Blutdrucks im großen Kreislauf bei körperlicher Belastung, dürfte auch die Ursache der synkopalen Anfälle beim **Eisenmenger-Syndrom** sein. Nach Wood (293) werden in 10–15% der Fälle derartige Erscheinungen beobachtet; wir haben unter 55 Fällen 8mal, d.h. in 14%, Synkopen registrieren können, in weiteren 7 Fällen wurde nur Schwindel angegeben, einmal eine Heiserkeit beobachtet, die durch eine Rekurrenslähmung infolge einer starken Pulmonalisektasie ausgelöst war.

Von allen internistischen Erkrankungen führt bekanntlich die **Hypertonie** am häufigsten zu neurologischen Komplikationen, deren klinische Symptomatologie und Differentialdiagnose schon in dem Abschnitt Schlaganfall, Erweichung und Massenblutung behandelt wurden. Nur einige Gesichtspunkte zur Pathogenese und prognostischen Beurteilung sind hier noch wichtig.

Die Folgen der arteriellen Blutdrucksteigerung am Gehirn lassen sich zumeist auf zwei Ursachen zurückführen:

1. auf die vermehrte Arbeit des Herzens, die zur Hypertrophie des Muskels und zur Dekompensation führt, mit allen daraus resultierenden Folgen für die zerebrale Zirkulation, die wir von der kardialen Insuffizienz her kennen;
2. auf die Druckbelastung der Gefäße, die eine hypertonische Arterio- und Arteriolosklerose nach sich zieht.

Dem Verhalten der Gefäße kommt eine besondere Bedeutung zu, da mit dem Fortschreiten der anatomischen Wandveränderungen nicht nur zeitlich, sondern auch ursächlich die Fixierung der Hypertension aus dem labilen in den manifesten Hochdruck parallel geht. Aus dem Umfang und der Lokalisation der hypertonischen Arteriosklerose an den verschiedenen Organen sind die meisten Komplikationen zu erklären, die die Prognose des Hochdrucks wesentlich mitbestimmen. Dabei spielen nicht die Ätiologie der Hypertension oder das Alter des Kranken, sondern Dauer und Intensität der Blutdrucksteigerung eine ausschlaggebende Rolle.

Neben dem diastolischen Blutdruck ist der Befund des **Augenhintergrundes** klinisch ein wichtiges Kriterium zur Beurteilung der Art und Prognose des Hochdrucks.

Es finden sich bei der Hypertonie in allen Stadien der Fundusveränderungen Fälle mit neurologischen Komplikationen vaskulärer Genese. Diese klinischen Beobachtungen stehen im Einklang mit den anatomischen Befunden von Smith (244) u. Mitarb., die bei der autoptischen Kontrolle akute zerebrovaskuläre Störungen als Todesursache in allen Stadien des Augenhintergrundbildes in fast gleicher Anzahl feststellen konnten.

Die Zirkulationsgrößen und Strömungswiderstände des zerebralen Gefäßsystems gehen den Gefäßveränderungen des Augenhintergrundes nicht parallel, wie aus den Durchblutungsbestimmungen an größeren Untersuchungsreihen hervorgeht (39, 227). Die Messung des zerebralen Stromvolumens zeigt beim Hypertoniker auch keine sichere Abhängigkeit vom systolischen oder diastolischen Blutdruck. Wohl kristallisieren sich zwei Gruppen heraus, wenn man die zerebrovaskulären Komplikationen zum Ordnungsprinzip macht:

1. Hypertoniker ohne neurologische Symptome haben eine normale oder leicht erhöhte Hirndurchblutung und eine regelrechte Sauerstoffaufnahme bei mäßig erhöhtem Strömungswiderstand, der durch den erhöhten Mitteldruck ausgeglichen wird. In dieser Gruppe werden Netzhautveränderungen aller Stadien beobachtet.
2. Bei Hypertonikern, die zerebrovaskuläre Störungen mit neurologischen Symptomen bieten oder geboten haben, findet man eine verminderte Hirndurchblutung und stark erhöhte Gefäßwiderstände, die etwa dem doppelten Normwert entsprechen. Der Sauerstoffverbrauch des Hirngewebes ist gegenüber der Norm etwas herabgesetzt. Wie bei den unkomplizierten Fällen zeigen die Veränderungen der Netzhautgefäße auch hier ein wechselvolles Bild.

Es ergibt sich somit kein direkter Zusammenhang zwischen der Schwere der Augenhintergrundsveränderungen, der Größe der Hirndurchblutung, den Widerstandsverhältnissen des zerebralen Gefäßsystems und der Häufigkeit der neurologischen Komplikationen beim Hochdruck.

Erkrankungen und Funktionsstörungen der Nieren

Unter akuter Blutdrucksteigerung manifestieren sich die zerebralen Symptome der **Eklampsie,** die besonders häufig bei Erstgravidität (3/4 aller Fälle) und Zwillingsschwangerschaft beobachtet wird. Am Gehirn kommt es zu einer Schrankenstörung mit Ödem und zu einer Schädigung der Großhirnrinde mit Erweichungen, Erbleichungen und Blutungen; dabei sind auch vasale Schäden nachzuweisen. Es ist jedoch, wie Bodechtel (47) betont hat, aus dem histologischen Bild nicht zu entnehmen, ob es sich um eine mehr „passive Ischämie“ als Folge des Hirnödems oder um einen „Angiospasmus“ handelt.

Bei der Eklampsie ruft weder ein Angiospasmus noch das Hirnödem allein die beobachteten Hirnschäden hervor. Die Ursache ist vielmehr in der Allgemeinerkrankung zu suchen. Dem eigentlichen eklamptischen Stadium geht die Nephropathie voraus, die klinisch durch Oligurie, Ödem, Eiweiß- und Zylinderausscheidung im Urin und beginnende Blutdrucksteigerung gekennzeichnet ist. Die vaskuläre und parenchymatöse Schädigung, die offenbar durch plazentare und fetale Eiweißabbauprodukte in Gang gesetzt wird – deswegen auch die Bezeichnung „Schwangerschaftstoxikose“ –, bleibt nicht auf die Nieren beschränkt.

Rein klinisch ist die Diagnose Eklampsie im Rahmen der Schwangerschaft bei entsprechendem Nierenbefund nicht schwer. Meist kommt es unter zunehmender Eiweißausscheidung auf 10–15‰ bei sinkender Harnmenge und Blutdrucksteigerung zu Kopfschmerzen, Erbrechen, Flimmern vor den Augen, Sehstörungen und Trübung des Sensoriums – dem Zustand der Präeklampsie. Diesem kann dann in jedem Augenblick der Ausbruch des „eklamptischen Krampfes“ folgen, der sich nicht von den zerebralen Anfällen anderer Genese unterscheidet. Nur selten treten Anfälle ohne die prämonitorischen Zeichen der Präeklampsie auf. Hirnblutungen, Embolien und Thrombosen, Hämatome der Haut, Blutungen in der Leber sowie Lebernekrosen mit schwerem Ikterus sind als ernste Komplikationen zu nennen. Differentialdiagnostisch sollte man aber immer auch an zerebrale Anfälle anderer Genese denken, vor allem an intrakranielle Angiome und Aneurysmen, die unter der Belastung der Schwangerschaft und der Geburt erstmalig zerebrale Symptome auslösen.

So sahen wir bei einer 31jährigen Frau 14 Tage vor der zu erwartenden Entbindung ein epileptiformes Zustandsbild, das ohne weiteres dem eklamptischen Formenkreis zugeordnet werden konnte. Allerdings war die Eiweißausscheidung im Urin mit 2‰ relativ gering, die Ödeme nur an den unteren Extremitäten ausgebildet und der Blutdruck mit 180/110 mmHg nur mäßig erhöht. Trotz entsprechender Therapie steigerten sich die Anfallsserien, die auch nicht sistierten, nachdem die Schwangerschaft durch Schnittentbindung beendet wurde. Man dachte an eine Wochenbetteklampsie. Es kam innerhalb von wenigen Tagen zu erheblichen Hirndruckzeichen mit Stauungspapille; Streckkrämpfe traten auf, und die Patientin kam ad exitum, ohne das Bewußtsein wiedererlangt zu haben. Erst autoptisch wurde die Ursache der zerebralen Symptome geklärt. Es bestand ein relativ ausgedehntes kavernöses Hämangiom in unmittelbarer Nähe des Aquäduktes. Dieses hatte im Stadium der Ödembereitschaft bei der vorhandenen geringgradigen Nephropathie zu einer schweren Hirnschwellung und zum Tode geführt.

Ähnliche Verhältnisse wie bei der Schwangerschaftseklampsie finden wir bei dem Syndrom der **akuten Pseudourämie** oder Hochdruckkrise, das besonders bei der akuten Nephritis und namentlich bei jüngeren Menschen vorkommt, aber auch die Endstadien der Schrumpfniere älterer Leute nicht verschont. Vaskuläre und parenchymatöse Schäden sowie Permeabilitätsstörungen und Ödeme, die auch das Gehirn betreffen, liegen auch bei der Hochdruckkrise vor. Bemerkenswert ist, daß bei ödematösen Nierenkranken gerade z. Z. der Ausschwemmung der Ödeme Krampfanfälle vorkommen. Der Anfall kann ohne Vorboten eintreten; meistens gehen ihm aber Kopfdruck und Kopfschmerzen voraus. Als *prämonitorische Symptome* des Vollbildes der Pseudourämie gelten unerträgliche Kopfschmerzen, Extrablutdrucksteigerungen über den schon vorher deutlich erhöhten Wert hinaus, Steigerung der Sehnenreflexe, pathologische Reflexe der Babinski-Gruppe und Hirndruck mit beginnender Nackensteifigkeit. Die Anfälle selbst haben tonisch-klonischen Charakter und sind nicht von solchen anderer Ätiologie zu unterscheiden. Auch *Jackson-Anfälle* kommen vor. Häufig ist ein Status epilepticus, der Stunden und Tage dauert, wenn nicht durch Liquorentnahme oder Ganglienblocker die Anfallsserien unterbrochen werden können. Neben den Anfällen finden sich nicht selten herdförmige Lähmungen, Amaurosen oder Hemianopsien, Hör- und Sprachstörungen als vorübergehende oder auch als bleibende Störungen. Die Herdsymptome entstehen im Rahmen der pseudourämischen Permeabilitäts- und Ernährungsstörung von Gefäßen und Geweben auch ohne Anfall. Sie sind ein Bestandteil des akuten pseudourämischen Syndroms und eigentlich nicht als „Anfallsäquivalente“ anzusprechen.

Von der echten oder stillen Urämie unterscheidet sich das Krankheitsbild dadurch, daß Erhöhungen des Reststickstoffs, des Harnstoffs, der Harnsäure und des Kreatinins fehlen. Allerdings sind die Grenzen hier nicht ganz scharf zu ziehen, denn es gilt zu berücksichtigen, daß einerseits der Grad der echten Urämie durchaus nicht proportional der Höhe des Reststickstoffs zu sein braucht, während andererseits auch bei typischer eklamptischer Urämie, z. B. im Gefolge der Scharlachnephritis, Erhöhungen des Rest-N im Blut und Liquor nicht ganz selten sind. Von der klinischen Symptomatik aus gesehen, kommen schließlich auch Kombinationsformen häufiger vor.

Die **echte azotämische Urämie** ist im allgemeinen der Endzustand eines chronischen Nierensiechtums. Im Vordergrund stehen auch hier die zentralnervösen Ausfalls- und Reizerscheinungen neben den Symptomen von seiten des Kreislaufs und der Atmung, der Magen-Darm-Funktion und der Haut.

Der oxydative Stoffwechsel des Hirngewebes ist bei der Urämie primär im Sinne einer *histotoxischen Hypoxydose* geschädigt. Trotz annähernd normaler oder sogar erhöhter Hirndurchblutung finden wir nur eine geringe Sauerstoffaufnahme des Gewebes und entsprechend eine sehr kleine arteriovenöse Sauerstoffdifferenz des Hirnblutes.

Die internistische Befunderhebung schützt vor diagnostischen Irrtümern, die sich insbesondere zur „arteriosklerotischen Pseudourämie", zur Apoplexie und zu den komatösen Zuständen anderer Genese ergeben.

Die **Sehstörungen** bei Nierenerkrankungen und urämischen Zustandsbildern geben gelegentlich Anlaß zu Verwechslungen. Die bekannte Retinitis angiospastica, die mit Verschlechterung des Sehens und häufig auch mit Gesichtsfelddefekten einhergeht, kommt bei allen malignen Hypertonien und namentlich in den Endstadien aller Formen von Schrumpfnieren vor. Bei akuten Nephropathien kann mit Heilung des Nierenleidens auch die Retinopathie weitgehend ausheilen. Ödeme der Papille und der Netzhaut sind oftmals sowohl bei den akuten wie bei den chronischen Formen der Nephritis und bei der malignen Hypertonie Begleitsymptome. Sie verursachen meistens keine subjektiven Symptome. Blutungen am Augenhintergrund mit Störungen des Sehvermögens werden ähnlich wie bei Nierenerkrankungen auch beim Hochdruck, der Arteriosklerose und beim Tumor cerebri beobachtet. Bei Eklampsie und Pseudourämie treten Sehstörungen in Form von Hemianopsien oder Amaurosen in Erscheinung, ohne daß krankhafte Befunde am Augenhintergrund objektivierbar sind; sie sind meist flüchtiger Natur, durch hypoxydotische Störungen im Bereich der Fissura calcarina (Sulcus calcarinus) bedingt. Um die Augen- und Sehstörungen bei Nierenerkrankungen und urämischen Zustandsbildern differenzieren zu können, ist es erforderlich, daß bei allen Erkrankungen dieser Art das Auge und der Augenhintergrund mit dem Augenspiegel untersucht werden.

Weil eine solche Untersuchung unterblieben war, wurde die forensische Aufklärung eines Falles durchgeführt, zu dem wir gutachtlich Stellung zu nehmen hatten. Eine 36jährige Frau stand wegen einer „Erkältung" mit leichten Temperaturen und Halsschmerzen, die in wenigen Tagen abklangen, in ambulanter hausärztlicher Behandlung. Sie erkrankte 10 Tage später mit starken Kopfschmerzen, Sehverschlechterung und „Schleier vor den Augen". Nach wenigen Stunden traten Erbrechen und Benommenheit auf. Der hinzugezogene Internist fand eine schwerkranke Frau, die leicht benommen war, aber alle anamnestischen Fragen noch prompt beantwortete. Das Gesicht erschien gedunsen; es bestanden Lidödeme beiderseits mit subkonjunktivalen Blutungen, und die Pupillen reagierten nur träge auf Licht und Konvergenz. Die Patientin gab an, nichts sehen zu können. Der Blutdruck war auf 190/100 mmHg erhöht, die Zunge trocken, der Leib etwas meteoristisch aufgetrieben. Der internistische Facharzt diagnostizierte auf Grund der Befunde ein pseudourämisches Zustandsbild, betrachtete die Amaurose als sog. Anfallsäquivalent und nahm auf Grund der anamnestischen Angaben an, daß durch die Angina eine entzündliche Nierenaffektion im Sinne der Nephritis mit Lidödemen und Blutdrucksteigerung verursacht worden sei. Er wurde in seiner Diagnose bestärkt, als auf Behandlung mit ganglienblockierenden Substanzen am dritten Tag eine Besserung des Allgemeinbefindens eintrat und auch das Sehvermögen in geringem Umfang wiederkam. Es handelte sich aber nicht um eine Pseudourämie, sondern um ein *akutes Glaukom* beiderseits, das erst 14 Tage später erkannt wurde, zu einem Zeitpunkt, wo durch einen augenärztlichen Eingriff kein Erfolg für die Besserung der Sehkraft mehr erreicht werden konnte. Die Fehldiagnose kam dadurch zustande, daß man eine Untersuchung der Augen und des Augenhintergrundes nicht durchführte; ebenso fehlten Urinuntersuchungen.

Auch Glaukomanfälle können gelegentlich mit erheblichen Allgemeinreaktionen und Störungen der vegetativen Funktionen einhergehen. Ganglienblocker senken den Hirndruck bei der Pseudourämie, aber auch den Augeninnendruck beim Glaukom und führen somit in beiden Fällen eine Besserung der Allgemeinerscheinungen herbei (34).

Vergiftungen und Stoffwechselkrankheiten

Narkosezwischenfälle und schwere **Barbituratvergiftungen** zeigen primär eine Verwertungsstörung des Sauerstoffs. Das kommt auch klinisch zum Ausdruck, denn wir beobachten bei den Barbituratvergiftungen eine frischrote Hautfarbe, solange der Kreislauf intakt ist. Nur die ganz schweren Vergiftungen führen zu bleibenden Schäden mit Ganglienzellnekrosen in Groß- und Kleinhirnrinde und im Ammonshorn. Offenbar muß ein zweiter Störungsfaktor – meistens eine kardial bedingte Ischämie – hinzukommen, um permanente Ausfälle hervorzurufen. Wir haben mehrfach schwere Barbituratvergiftungen behandelt, die in tiefem Koma völlig reflexlos waren. Auch Korneal- und Pupillenreflexe fehlten, ohne daß ein nachweisbarer Schaden zurückblieb. In solchen Fällen ist es nicht erlaubt, von histotoxischer Hypoxydose zu sprechen. Vielmehr muß man den herabgesetzten oxydativen Stoffwechsel dann als Ausdruck der stark verminderten Tätigkeit des Gewebes auffassen und eine echte Verbrauchssenkung oder *Hypochreose* annehmen, die wir auch bei der Unterkühlung und unter *Phenothiazinwirkung* messen können (31).

Über das Auftreten von **Hirninfarkten** bei jungen Frauen nach **Kontrazeptiva** hat Cole (73) berichtet. Disponierende Faktoren wie Hypertonie,

Stoffwechselerkrankungen oder Gefäßanomalien waren ausgeschlossen.
In die Gruppe der histotoxischen Hypoxydosen gehört das mit Azidose und großer Atmung einhergehende **Coma diabeticum.** Die Hirndurchblutung ist hier zunächst normal oder gar kompensatorisch erhöht; trotzdem liegt der oxydative Hirnstoffwechsel mit einer O_2-Aufnahme, die kleiner als 2 ml pro 100 g und Minute ist (normal 3,7 ml), unter der kritischen Grenze. Beim diabetischen Koma stellt sich aber ungewöhnlich rasch, mitunter schon zu Beginn der Erkrankung, eine ischämische Hypoxydose ein, weil praktisch immer, durch den Diabetes begünstigt, sklerotische Gefäßveränderungen bestehen und schnell auch eine kardiale Insuffizienz oder ein toxisches Kreislaufversagen, der diabetische Kollaps, auftritt.
Vom diabetischen Koma müssen streng die **hypoglykämischen Zustände** unterschieden werden, die auch bei Diabetikern nicht selten auftreten, wenn Insulin zu hoch dosiert wurde. Die Bestimmung des Blutzuckers entscheidet sofort die Differentialdiagnose. Die zerebralen Symptome sind nicht auf eine histotoxische Stoffwechselstörung, sondern auf eine *Nährstoffmangelhypoxydose* zurückzuführen. Im akuten hypoglykämischen Schock ist die Hirndurchblutung erhöht, gleichsam als Kompensationsmechanismus gegen die Drosselung der Glukosezufuhr; der Sauerstoffverbrauch aber bleibt erniedrigt, weil die oxydierbare Substanz fehlt. Die bei Hypoglykämien gelegentlich beobachteten Störungen der Durchblutung sind sekundärer Natur. Die Hirnläsionen nach schweren Hypoglykämien, die beim *prolongierten Insulinschock* oder bei *Inselzelladenomen* vorkommen, zeigen anatomisch keinen Unterschied zu den ischämisch bedingten Schäden. Für die Zelle ist es offenbar gleichgültig, ob die Zufuhr von Sauerstoff oder Kohlenhydraten unterbrochen wird.

Wir untersuchten eine 60jährige Patientin, die seit 20 Jahren über häufige, meist nachts auftretende Zustände mit Zittern, Schweißausbruch, Angstzuständen und manchmal auch mit Bewußtlosigkeit, Krämpfen der Extremitäten und Inkontinenz zu klagen hatte. Lange Zeit waren diese Anfälle als Epilepsie fehlgedeutet worden. Es handelte sich um ein *Inselzelladenom,* das zu Blutzuckerstürzen bis 25 mg % führte. Sie war durch die häufige hypoglykämische Hirnschädigung bereits stark wesensverändert. Das Luftenzephalogramm zeigte entsprechend einen erheblichen Hydrozephalus. Neurologische Herdsymptome fehlten.
Sehr dramatisch verlief der vierte therapeutische Insulinschock bei einem 14jährigen Jungen, der an einer Schizophrenie litt. Trotz großer peroraler und intravenöser Traubenzuckergaben kam es zu einem sog. *prolongierten Insulinkoma* mit Krampfanfällen, die sich bis zu Streckkrämpfen steigerten. Nach 28 Std. sistierten die Krämpfe; es bestand eine tiefe Bewußtlosigkeit, die allmählich in Unruhezustände mit extrapyramidalen, choreatisch-athetotischen Bewegungen und den Erscheinungen einer Torsionsdystonie überging. Kornealreflex, Schluck- und Hustenreflex waren erhalten, die primitiven Saug- und Schmatzreflexe stellten sich ein. Beiderseits konnte das Babinski-Phänomen ausgelöst werden, ohne daß sonstige Zeichen einer Spastik nachweisbar waren. Dagegen bestand ein Rigor. Am Ende der 1. Woche reagierte der Kranke wieder auf Schmerzreize; nach 10 Tagen konnte er aus der Flasche saugend trinken. Erst nach 3 Wochen begann er wieder den ersten Kontakt mit der Umgebung aufzunehmen und sprach stotternd und unkoordiniert die ersten Wörter. Es blieb auch später ein erheblicher geistiger Defekt zurück, eine Koordinationsstörung bei allen Bewegungen und eine extrapyramidale Bewegungsstörung mit Zittern, choreatisch-athetotischer Unruhe und Rigor.

Wir finden hier eine deutliche Parallele zu der Symptomenreihe, die STRAUSS (259) bei seinen Untersuchungen an *wiederbelebten Erhängten* aufstellen konnte. Dem komatösen Zustand folgt eine Streckstarre, die wie eine Enthirnungsstarre imponiert und in eine Bewußtseinstrübung mit epileptiformen Anfällen, choreatisch-athetotischen Bewegungen und torsions-dystonischen Erscheinungen übergeht. Ein amnestisches Syndrom mit aphasischen Störungen, Dysarthrie und Rigor beschließt die akuten Erscheinungen, die sich vollkommen zurückbilden können.

Frühkindliche Hirnschäden

Große Bedeutung haben die Hypoxydoseschäden des Gehirns für das Auftreten der sog. **zerebralen Kinderlähmung.** Zwei Faktoren sind es, die vorwiegend in Groß- und Kleinhirnrinde, Stammganglien und Ammonshorn fokale oder laminäre Parenchymnekrosen hervorrufen, die *Ischämie* und die *Hypoxämie.* Pränatale Allgemeinstörungen des mütterlichen Kreislaufs und des Plazentakreislaufs, angeborene Herzmißbildungen, die Geburtsasphyxie und die verschiedensten Infektionskrankheiten des Säuglingsalters und die Ernährungsstörungen, die zu Kollapssyndromen führen, ferner der Kernikterus müssen hier als Ursachen genannt werden. Trotz eingehender Anamnese und Befunderhebung bleibt später ein Großteil der frühkindlichen Hirnschäden ätiologisch ungeklärt.
Klinisch stehen *Schwachsinnsformen* und *epileptiforme Anfälle* an der Spitze aller Ausfallserscheinungen. Zerebrale Anfälle sind in etwa der Hälfte aller frühkindlichen Hirnschäden zu verzeichnen. Die Krämpfe können vorübergehender Natur sein und ganz verschwinden. Das geschieht oftmals z. Z. der Pubertät. Eine größere Zahl der Patienten behält sie dauernd. Entsprechend der Mannigfaltigkeit der Hirnschäden finden wir die verschiedensten Kombinationen von neurologischen Ausfällen und Herdsymptomen, die sich ebenso wie die zerebralen Anfälle im weiteren Verlauf des Lebens noch zurückbilden können.

Bei den *Hemiplegien* ist gewöhnlich der Arm schwerer betroffen als das Bein. Die betroffenen Extremitäten pflegen im Wachstum zurückzubleiben; Kontrakturen neben einer Spastik bilden sich aus, wobei die Flexoren und Pronatoren des Armes und die Flexoren des Beines überwiegen. Die *Beteiligung des extrapyramidalen Systems* dokumentiert sich in Mitbewegungen, Tremor sowie in athetotischen und choreatischen Bewegungsstörungen, die gelegentlich auch als einzige Residuen zurückbleiben und nur bei Aufforderung zu bestimmten Bewegungen zu erkennen sind.

Doppelseitige Schädigungen führen zur *spastischen Diplegie,* die ebenso an den Armen stärker ausgebildet sein kann als an den unteren Extremitäten. Nur selten findet man dabei Symptome einer Pseudobulbärparalyse mit starrer Mimik, Sprach- und Schluckstörungen. Häufiger ist bei den paraplegischen Störungen der *Little-Typ,* wobei besonders die Beine spastisch paretisch sind. Die Kranken halten durch Spasmen der Adduktoren die Oberschenkel einwärts gerollt, die Knie fest aneinandergepreßt, während nur die Fußspitzen der leicht begeugten Unterschenkel den Boden berühren. Bei Bewegungen reiben die Beine aneinander und überkreuzen sich. Neben den spastischen sind extrapyramidale Störungen des Tonus und der Motilität zu erkennen. Die Störungen können denen bei der *spastischen Spinalparalyse* ähneln.

Zerebellare Symptome mit Ataxie und Störung der Koordination findet man isoliert selten, meistens im Zusammenhang mit pyramidalen und besonders mit extrapyramidalen Erscheinungen. Eine allgemeine Hypotonie der Muskulatur kann zu dem *atonisch-astatischen Typus* der zerebralen Kinderlähmung führen. Dabei ist jede Bewegung ausfahrend und schleudernd; Stehen, Gehen und Aufrichten sind nicht möglich; der Kopf kann nicht gehalten werden. Die Muskeln sind aber elektrisch erregbar und die Sehnenreflexe auszulösen. Schließlich müssen noch im Rahmen der zerebralen Kinderlähmung *Sprachstörungen, Hörstummheit, Agrammatismus und Leseschwäche* genannt werden. Die Diagnose einer zerebralen Kinderlähmung ist bei den Endzuständen nicht schwer, wenn man den Verlauf überblicken kann; die Ätiologie und auch die Lokalisation und Ausdehnung der Prozesse sind oftmals nicht mit Sicherheit zu bestimmen.

Erkrankungen des Blutes

Bei den primären Erkrankungen des Blutes haben wir im wesentlichen vier pathogenetische Faktoren zu berücksichtigen, die zu zentralnervösen Störungen führen: 1. *die Blutung,* 2. *die Hypoxämie* durch Mangel an Hämoglobin für den Sauerstofftransport, 3. *die Ischämie* durch hämodynamische Störungen bei Blutverlusten und 4. die *Wucherungen von weißen Blutzellen* und retikulären Elementen.

Bei den **hämorrhagischen Diathesen** sind die zerebralen Komplikationen durch Blutungen bedingt. Von der Purpura angefangen bis zur Massenblutung mit gut abgrenzbaren Herdsymptomen sowie Blutergüssen in die Hirnhäute und in die Ventrikel kommen alle Übergänge vor und verursachen demzufolge ein sehr buntes Bild der Symptomatologie. Es mag genügen, hier nur auf einige Besonderheiten hinzuweisen, nachdem die Hirnblutungen bereits ausführlich behandelt wurden (s. S. 2.51).

Im Rahmen der **plasmatischen Gerinnungsstörungen** des Blutes bei der Hämophilie, der Hypoprothrombinämie und den Fibrinmangelzuständen ist eine Beteiligung des Gehirn an dem Blutungsübel auffallend selten. Wenn Blutungen auftreten, sind ursächlich meistens noch andere Noxen, z. B. Gefäßerkrankungen, mitbeteiligt. Bei größeren Blutungen außerhalb des Gehirns muß weiter an zerebrale Anämiefolgen gedacht werden.

Ungleich häufiger werden Massenblutungen, meningeale Sanguinationen und Purpuralblutungen bei den **Thrombopathien und Thrombopenien** beobachtet. Vielfach schließt sich die Blutung an eine vorausgehende Gefäßschädigung an, die z. B. durch eine Insolation oder durch ein Schädeltrauma ausgelöst werden kann (s. S. 2.62). Wir finden lokalisatorisch, abgesehen vielleicht von dem Marklager der Hemisphären, keine besondere Bevorzugung bestimmter Hirnregionen und somit auch keine Besonderheiten der Symptomatologie. Hirnblutungen kommen auch nicht nur bei der essentiellen Thrombopenie vor, sondern ebenso bei den symptomatischen Formen. Hier müssen die splenogenen und infektiös **toxischen sowie immunologisch** bedingten **Thrombozytenmangelzustände** (z. B. nach Chinin, Salvarsan, Sedormid etc.) genannt werden. Besondere Beachtung – auch wenn sie sehr selten ist –, die heparininduzierte Thrombozytopenie bei der Behandlung (und Prophylaxe) von Thrombosen. Am häufigsten finden sich thrombopenisch bedingte neurologische Komplikationen bei der essentiellen Thrombopenie (Morbus Werlhof) sowie bei Thrombozytenmangelzuständen, die bei Panmyelopathien, bei Leukämien, bei der Karzinose oder bei der Verbrauchskoagulopathie auftreten.

Die **vaskulär** *bedingten* **hämorrhagischen Diathesen** bevorzugen offenbar Haut und Schleimhäute oder auch die serösen Häute der Körperhöhlen, die Muskulatur und die Nervenscheiden. Das Gehirn ist höchst selten an der Blutung beteiligt. Das gilt auch für den *Skorbut* und für die C-Avitaminose im Säuglingsalter, die *Moeller-Barlow-Krankheit.* Kommen weitere pathogenetische Faktoren hinzu (Infekte, Kreislaufstörungen), so häufen sich auch die zerebralen Komplikationen.

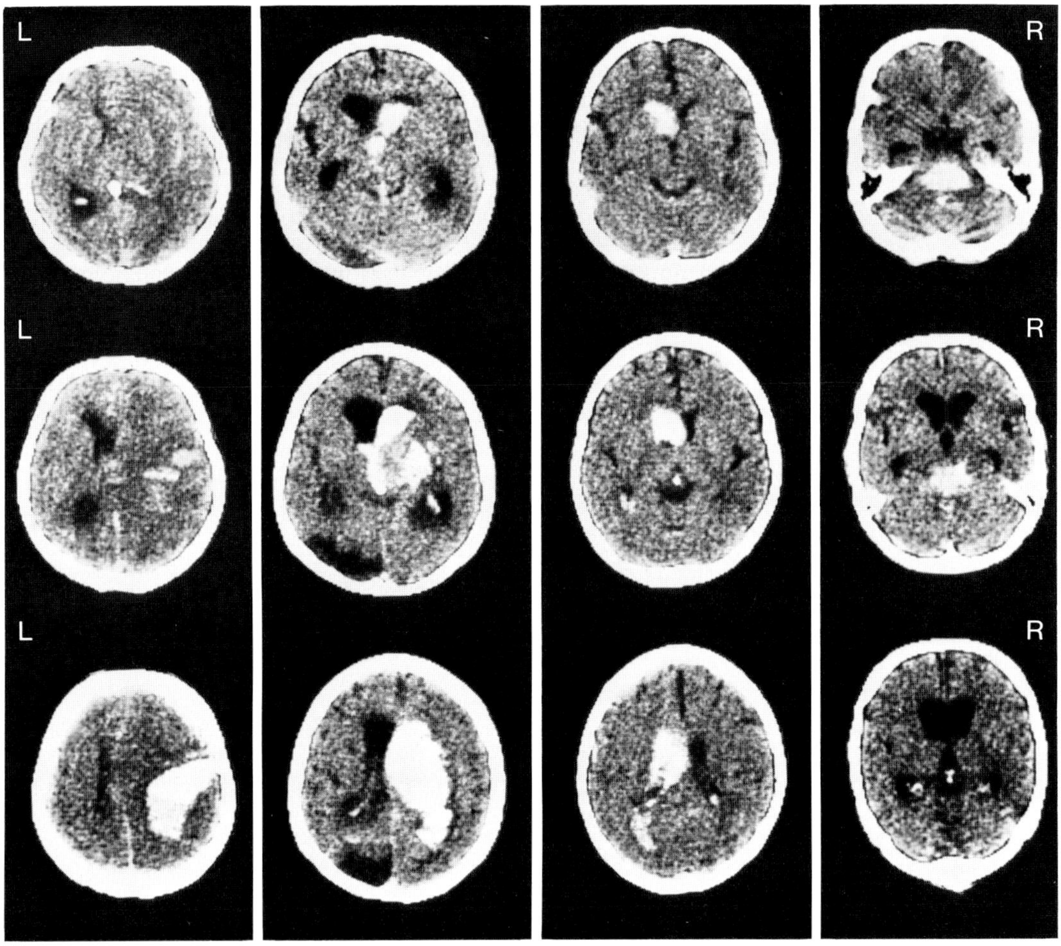

Abb. 2.**60** a–d Computertomographie bei 4 Patienten, die unter einer Antikoagulantientherapie Hirnblutungen in verschiedenen Regionen erlitten:

a) Intrazerebrales Hämatom rechts temporookzipital bei Antikoagulantientherapie 4 Jahre nach prothetischem Ersatz der Mitral- und Aortenklappen. Die Antithrombinzeit war regelrecht eingestellt
b) Ausgedehntes intrazerebrales Hämatom im Marklager rechts frontotemporoparietal mit Ventrikeleinbruch bei einem im therapeutischen Bereich liegenden Quick-Wert. Daneben hypodense Zone durch Posteriorinfarkt links
c) Hirnblutung im Bereich der Stammanglien und des III. Ventrikels bei Antikoagulantienbehandlung mit Marcumar, die wegen einer desoblitertierenden Gefäßoperation durchgeführt wurde. Der Quick-Wert lag mit 16% an der unteren Grenze des therapeutischen Bereiches
d) Hirnblutung im Ponsbereich bei Marcumartherapie 4 Jahre nach Gefäßplastik. Der Quickwert lag im therapeutischen Bereich. Der Patient wurde im tiefen Koma mit Streckkrämpfen sowie weiten und reaktionslosen Pupillen eingeliefert. (CT: Prof. Dr. *H.-P. Jensen,* Kiel)

Bei der *Osler-Krankheit,* der hereditären hämorrhagischen Teleangiektasie, ist eine Blutung immer auf die Ruptur dieser kapillären Mikroangiome zurückzuführen. Bei der *Schoenlein-Henoch-Purpura* stehen pathogenetisch die immunologisch entzündlichen Gefäßaffektionen im Vordergrund.

An dieser Stelle müssen auch die durch **Antikoagulantientherapie induzierten Blutungen** genannt werden, die im Bereich des Schädels, des Spinalkanals und der peripheren Nerven auftreten können und erhebliche Schäden verursachen. Dabei ist es nicht von Bedeutung, ob die Antikoagulation mit Cumarin-Derivaten oder mit Heparin durchgeführt wurde. Selbst ohne Trauma und unter den Bedingungen einer therapeutisch angepaßten Einstellung und Kontrolle der Prothrombinzeit, der Gerinnungszeit oder der partiellen Thromboplastinzeit wurden solche Blutungen beobachtet, die meistens als subdurale Hämatome, weniger häufig als intrazerebrale Blutungen oder subarachnoidale Hämorrhagien in Erscheinung treten (Abb. 2.**60**). Wir haben einmal eine Blutung im Spinalkanal beobachtet, die in Form eines extraduralen Hämatoms auftrat und eine zunehmende Querschnittslähmung verursachte. Blutungen in die periphere Nervenscheide führen häufig im Bereich des N. femoralis oder des N. ischiadicus zu Kompressionen und zu lokalen Ausfällen.

Bei den akuten **Leukämien** werden neurologische Störungen in etwa 25% der Fälle beobachtet; *chronische Myelosen* und *Lymphadenosen* zeigen solche klinisch in 15–20%, anatomisch in einer weit höheren Zahl, weil vielfach die zerebralen Schäden erst kurz ante finem entstehen (90). Die Hirnkomplikationen der Leukämie treten meistens akut als Massenblutung in Erscheinung. Zuweilen stehen meningeale Reizerscheinungen ganz im Vordergrund. Auch subdurale und epidurale Hämatome kommen vor, die ebenso wie die leukämischen Infiltrationen der Hirnhäute zu Hirndruckerscheinungen und isolierten Nervenausfällen an der Hirnbasis und am Rückenmark führen können (189).

Seltener zeigen sich *Erweichungen* der Hirn- und Rückenmarkssubstanz, die auch zusammen mit kleinen Blutungen auftreten können. Sie werden durch Verlegung eines Gefäßes infolge leukämischer Infiltrationen, zum anderen aber auch durch die allgemeinen Kreislaufstörungen bei diesen Erkrankungen mit Ischämie und Hypoxämie erklärt. Dabei spielen Anämien und Blutverluste durch ausgedehnte Sanguinationen in anderen Organen eine wesentliche Rolle. Abgesehen von den leukämischen Infiltrationen, die den Tumoren entsprechen, werden zerebrovaskuläre Komplikationen bei leukämischen Erkrankungen immer dann beobachtet, wenn die leukämischen Wucherungen im Knochenmark zu einer Verdrängung der anderen blutbildenden Elemente geführt haben, so daß sich im peripheren Blut bereits ein Mangel an Erythrozyten und Thrombozyten bemerkbar macht. Diese Beobachtung erscheint von besonderer Bedeutung für die Differentialdiagnose der zerebralen Ausfälle bei der Leukämie.

Bei **Thrombozythämien** (primäre Thrombozytose) werden zerebrovaskuläre Komplikationen meistens nach Art transitorisch-ischämischer Attacken beobachtet, insbesondere dann, wenn die Thrombozytenzahl über 1 Million pro mm^3 hinausgeht.

Im Verlauf von **Anämien** sind hypoxämische Schäden am Zentralnervensystem selten und meist wenig umfangreich. Die Hypoxämie erreicht selbst bei schwersten chronischen Hämoglobinmangelzuständen nur durch Hinzutreten von zusätzlichen Schädigungsfaktoren einen für die Gewebsernährung kritischen Grad. Das ist auf einen sehr wichtigen Regulationsmechanismus zurückzuführen, den wir bei allen chronischen Anämien, deren Blutmenge insgesamt nicht reduziert ist, nachweisen können. Es steigt nämlich mit Verringerung der roten Blutkörperchen und des Hämoglobins die Größe der Hirndurchblutung an. Die Vermehrung der Zirkulation kann das Doppelte des Normalwertes erreichen und noch darüber hinausgehen. Gleichzeitig ist der Strömungswiderstand mit der Abnahme der Blutviskosität deutlich herabgesetzt. So kommt es, daß selbst bei einem Hämoglobinwert von 30%, der nur selten unterschritten wird, im Hirnvenenblut noch eine Sauerstoffspannung von etwa 25 mmHg besteht, die deutlich über der kritischen Schwelle von 19 mmHg liegt (198).

Bei **Sichelzellanämien** werden zerebrovaskuläre Komplikationen häufiger in etwa 15% der Fälle beobachtet. Dabei sind in fast 80% Jugendliche unter 15 Jahren betroffen. Überwiegend, in 75%, treten Hirninfarkte auf, die gelegentlich auch hämorrhagisch sein können; in etwa 20% findet man intrazerebrale Hämorrhagien und in 2% auch Subarachnoidalblutungen. Die zerebrovaskulären Komplikationen beginnen nicht selten mit fokalen oder generalisierten Krampfanfällen; meist treten sie in Begleitung von thrombotischen Krisen mit Fieber, Leib-, Knochen- oder Brustschmerzen und Meningitis auf. Die ischämischen Schäden wurden nicht nur im Gehirn und im Hirnstamm, sondern vereinzelt auch im Bereich des Rückenmarks beschrieben. Alle Schweregrade von flüchtigen neurologischen Ausfällen bis zu schweren komatös verlaufenden Bildern werden beobachtet. Meistens kommt eine weitgehende Restitution zustande.

Die **perniziöse Anämie** nimmt wegen der zugrundeliegenden B_{12}-Avitaminose, die unmittelbar zu Störungen der Funktion und Struktur der Nervenzellen Anlaß gibt, unter den chronischen Anämien eine Sonderstellung ein. Die diagnostischen Besonderheiten werden an anderer Stelle ausführlich besprochen. Bei den *hämolytischen Anämien* beobachtet man mitunter während er hämolytischen Krisen starke Kopfschmerzen, Schwindelzustände und auch generalisierte Krampfanfälle, das sog. „Syndrome neurohémolytique". Auf die Möglichkeit eines allgemeinen peripheren Kreislaufstillstandes mit zerebralem Tod infolge intravasaler Agglutination der roten Blutkörperchen bei der sog. *Kälteagglutinationskrankheit* haben Ranz u. Borchers aufmerksam gemacht (213).

Für die akuten **Anämien nach Blutverlusten** ist es von besonderer Bedeutung, daß neben der allgemeinen Hypoxämie eine Oligämie durch den Verlust an zirkulierender Blutmenge entsteht. Schock- und Kollapserscheinungen sind die Folge. Klinisch treten neben Schwindel, Nausea, Ohnmachten, Erbrechen und anderen Allgemeinsymptomen am häufigsten vorübergehende oder bleibende Amaurosen auf. Daneben werden andere herdbedingte Ausfälle beobachtet, z.B. extrapyramidale Störungen bis zu parkinsonistischen Zustandsbildern und Pyramidenbahnsymptomen. Die symmetrischen Pallidumnekrosen und Erweichungen sowie Optikusatrophien nach schweren Blutverlusten sind allgemein bekannt. Sie treten erst nach einem Intervall von Tagen bis zu 2 Wochen auf. Bei Blutverlusten beginnt die Gefahr, wenn der *Hämoglobinwert unter 40%* absinkt. Auffallend ist indes, daß solche Schäden häufiger bei Blutungen aus dem Magen-Darm-Trakt oder bei Uterusblutungen als nach traumatischen Blutverlusten, z. B. infolge von Kriegsverletzungen, beobachtet werden (294).

In einem hohen Prozentsatz führt die **Polycythaemia vera (Vaquez-Osler)** zu neurologischen Komplikationen. Neben den subjektiven Beschwerden wie Kopfschmerzen, Schwindelerscheinungen, Flimmern vor den Augen, Schlaflosigkeit, Übelkeitszuständen und Parästhesien, die von den Kranken mit großer Regelmäßigkeit geklagt werden, sind in etwa 20% der Fälle auch objektive Symptome und neurologische Ausfallserscheinungen nachweisbar. Wir haben uns schon bei der Besprechung des Cor pulmonale und der zyanotischen Herzfehler mit den Problemen der Erythrozyten- und Hämoglobinvermehrung beschäftigen müssen (s. S. 2.103). Die essentielle Polyzythämie unterscheidet sich von den reaktiven Polyglobulien prinzipiell dadurch, daß nicht nur die roten Blutkörperchen vermehrt sind, sondern auch die Leukozyten und die Blutplättchen.

Bei der echten Polyzythämie finden wir primär keine Fehlerformen des Herzens und auch keine Austauschstörungen im Lungenkreislauf. Die arterielle Sauerstoffsättigung liegt demzufolge in normalen Grenzen, und auch die Kohlensäure des Blutes ist im Gegensatz zu den pulmonalen Austauschstörungen nicht erhöht. Gemeinsam ist beiden Formen die Erhöhung der Blutviskosität durch Vermehrung der zellulären Elemente; sie ist bei der essentiellen Polyzythämie besonders stark ausgeprägt. Die erhöhte Blutviskosität bedingt erhöhte Widerstandsverhältnisse im Hirnkreislauf. Das hat zur Folge, daß die Hirndurchblutung stark herabgesetzt ist. Nach unseren Meßergebnissen läßt sich zeigen, daß ein Ansteigen des Hämatokrits über den Normalwert von 0,46 zu einer zunehmenden Drosselung der zerebralen Zirkulation führt. Trotzdem finden wir eine ausreichende Sauerstoffversorgung des Gewebes. Sie wird durch das reichliche Angebot bei dem hohen Hämoglobingehalt und durch eine vermehrte Ausschöpfung des arteriellen Blutes gewährleistet. Die Geschwindigkeit des Blutstroms ist aber erheblich verlangsamt. Berücksichtigt man, daß auch die Thrombozyten vermehrt gebildet werden, so überrascht es nicht, daß Thrombosen mit nachfolgenden Erweichungen die häufigsten Komplikationen der Polycythaemia vera darstellen. Schon geringe, meist sklerotische Gefäßveränderungen begünstigen eine solche Entwicklung.

Bei Thrombosen im Bereich der Hirnvenen kommt es nicht selten zu mehr oder weniger großen, meistens lokal begrenzten Blutungen in den Liquorraum. Intrakranielle Massenblutungen sind bei der Polyzythämie selten, kommen aber ebenso wie kleinere Kugelblutungen und meningeale Apoplexien vor und sind dadurch zu erklären, daß die im Übermaß neugebildeten Thrombozyten oft funktionell nicht ausgereift sind. Deswegen kommt gelegentlich auch eine hämorrhagische Diathese zustande. Schließlich werden vereinzelt Embolien als Ursache der zerebralen Komplikationen bei der Polyzythämie beobachtet.

Die *neurologischen Symptome,* die der Lokalisation des Prozesses entsprechen, treten wie eine intermittierende zerebrale Ischämie oder wie ein Hirninfarkt in Erscheinung. Häufig beobachtet man auch multiple, teilweise flüchtige Herdsymptome verschiedener Lokalisation, unter denen Gleichgewichtsstörungen, Sehstörungen (Amaurosis fugax) und Augenmuskelparesen dominieren. Auch anatomisch finden sich meistens nicht die ausgedehnten Hirnerweichungen wie bei der Arteriosklerose, sondern vielfach *multiple kleine Erweichungsherde in der Hirnrinde,* die den thrombotischen Verschlüssen kleinster Gefäße entsprechen und oftmals verschiedenen Alters sind.

Bei einer 75jährigen Frau war die Bluterkrankung lange Jahre ohne besondere Beschwerden verlaufen, obwohl eine hochgradige Vermehrung der Blutzellen mit 7,99 Millionen Erythrozyten und ein charakteristisches Sternalmark bestand. Erst 1 Jahr vor ihrem Tode begannen Sehstörungen und ménièreartige Zustände mit Drehschwindel und Ohrensausen, die sich auf Blutentnahme besserten. Die Polyzythämie war durch eine nur leichte Arteriosklerose und einen mäßigen Altershochdruck kompliziert. Apoplektiform geriet die Patientin dann in einen Verwirrtheitszustand, in dem sie nach mehreren Tagen verstarb. Autoptisch konnten multiple ältere Erweichungsherde, subarachnoidale Herdblutungen und eine Stirnhirnatrophie nachgewiesen werden.

Eine relativ langsame und intermittierende Entwicklung der neurologischen Symptome kann gelegentlich zu Verwechslungen mit einem Hirntumor führen, zumal am *Augenhintergrund* nicht selten neben der plethorischen Blutfülle der Gefäße ein Papillenödem oder gar eine Stauungspapille sichtbar wird.

Gefäßstörungen im Bereich der Hirnhäute

Epidurales Hämatom – akutes subdurales Hämatom

Die Gefäßstörungen im Bereich der Hirnhäute betreffen nahezu ausschließlich Hämorrhagien, die nach ihrer Lokalisation in **epidurale, intradurale** und **subdurale** sowie **subarachnoidale Blutungen** eingeteilt werden.
Relativ selten sind epidurale und subdurale Blutungen als Folge von *Antikoagulantienbehandlungen,* bei *Hämoblastosen, Thrombozytopenien* und anderen *Gerinnungsstörungen* beobachtet worden. In der Regel entstehen epidurale Blutergüsse sowie die akuten und subakuten subduralen Hämatome im Gefolge von **Kopfverletzungen** bei intensiver Gewalteinwirkung auf den Schädel, so daß es zur Ruptur von Brückenvenen und kleinen kortikalen Gefäßen sowie zu Rindenprellungsherden kommt. Innerhalb von Stunden bis zu wenigen Tagen entwickelt sich dann akut bis subakut das Hämatom mit den klinischen Symptomen Kopfschmerzen, Verwirrtheitszustände, psychotische Reaktionen, Bewußtseinstrübung, Erregungszustände, Hemiparesen und andere neurologische Ausfälle sowie Pupillendifferenzen. Blutbeimengungen zum Liquor cerebrospinalis sind bei den akuten und subakuten Hämatomen häufig. Subdurale Blutungen treten bevorzugt über der Konvexität der Großhirnhemisphären im parietalen Bereich auf. In der hinteren Schädelgrube und an der Basis findet man sie selten.
Sehr selten sind epidurale und subdurale Hämatome im Rückenmarkskanal beobachtet worden (s. S. 2.142), meistens zusammen mit einer mehr oder weniger ausgeprägten subarachnoidalen Blutung. Ein Trauma oder eine Antikoagulantientherapie kann die Ursache sein (278).
Da **akute subdurale Hämatome** fast ausnahmslos in engem Zusammenhang mit Schädelverletzungen auftreten, werden die besonderen differentialdiagnostischen Probleme im Abschnitt der traumatischen Schäden des zentralen Nervensystems behandelt.

Chronisches subdurales Hämatom – Pachymeningeosis haemorrhagica interna

Das chronisch subdurale Hämatom unterscheidet sich ganz wesentlich von den akuten und subakuten Verläufen. Die Schwere des Schädeltraumas ist hier pathogenetisch offenbar nicht von entscheidender Bedeutung. Schon *leichtere Kopfverletzungen* und Kontusionen können bei entsprechend vulnerablem Gefäßsystem als Ursache verantwortlich sein. Oft vergehen Wochen und Monate, vereinzelt sogar Jahre bis zum Auftreten der ersten klinischen Symptome, so daß eine leichte Kopfverletzung gar nicht mehr erinnert und angegeben wird. Von besonderer Bedeutung sind *prädisponierende Faktoren:* höheres Lebensalter, chronischer Alkoholmißbrauch, chronische, konsumierende Erkrankungen etc., ähnlich wie bei der Pachymeningeosis haemorrhagica interna, die als nichtentzündliche chronische Erkrankung der fibrösen Innenschicht der Dura zu einem intraduralen Hämatom führt. Zu den häufig anzutreffenden Grunderkrankungen gehören chronische Intoxikationen, Erkrankungen des Blutes, der Nieren, Gefäßschäden, Affektionen des Magen-Darm-Kanals, die mit Resorptionsstörungen einhergehen, und Leberleiden, die zu Stoffwechselstörungen führen. Weiter findet man Alters- und Aufbraucherkrankungen sowie Hirnschrumpfungsprozesse. Die intraduralen Blutungen, die häufig beidseits ausgebildet sind und oftmals Schwankungen in der zerebralen Symptomatik aufweisen, verursachen nur in etwa 10–15 % eine wesentliche intrakranielle Raumbeengung. Sie verlaufen oft subklinisch und werden erst bei der Obduktion als Nebenbefund entdeckt.
Klinisch ist eine Differenzierung zwischen Pachymeningeosis haemorrhagica interna und chronisch subduralem Hämatom nicht möglich. Eine pathogenetische Zuordnung gelingt auch unter Einsatz technischer Untersuchungsmethoden meist nicht. Für die praktischen Belange ist es von Bedeutung, bei Patienten in *höherem Lebensalter* und bei Alkoholikern an ein chronisch subdurales Hämatom zu denken, wenn sich zerebrale Herdsymptome langsam progredient und mit intermittierendem Verlauf entwickeln. Oftmals werden die auftretenden Erscheinungen, wie zunehmende Kopfschmerzen, Somnolenz, Verwirrtheit und delirante Zustände, Bewußtseinstrübungen und Entwicklung eines Komas, Herdsymptome, Halbseitenlähmung oder Tetraparese, einseitige Mydriasis, als Folgen zerebraler Durchblutungsstörungen oder vaskulärer Hirnschäden fehlgedeutet. Seltener findet man Hirntumor oder Altersgliom als Vermutungsdiagnose, obwohl in manchen Fällen eine beginnende Stauungspapille beobachtet werden kann. Es ist bei entsprechendem Verlauf unbedingt der Einsatz der modernen technischen Untersuchungsmethoden für die Aufklärung der Differentialdiagnose erforderlich.
Ohne wesentliche Belästigung des Patienten können neben Schädelleeraufnahmen die Echoenzephalographie, die Hirnszintigraphie und die Computertomographie durchgeführt werden.
Bei der Echoenzephalographie ist eine Verschiebung des Mittelechos schon sehr früh zu beobachten; sie ist damit eine wichtige Screening-Methode für die Seitenlokalisation. Die Hirnszintigraphie zeigt meistens erst in der späteren Entwick-

lung des Hämatoms einen positiven Befund, der sich durch eine in der a.-p. Aufnahme ausgebildete Aktivitätsvermehrung in der Zirkumferenz darstellt.

Die **kranielle Computertomographie** ist den genannten Methoden deutlich überlegen. Bei noch frischen subduralen Hämatomen zeigt sich im Schnittbild eine charakteristische, sichelförmig ausgebildete hyperdense Zone (Abb. 2.**61**), die nach einigen Wochen, wenn keine Nachblutung erfolgt, in eine entsprechende Zone verminderter Dichte übergeht (Abb. 2.**62**). Zwischenzeitlich ergibt sich eine Phase, in der Hämatom und umgebendes Hirngewebe gleiche Dichte aufweisen. Dann ist ein subdurales Hämatom nur durch indirekte Zeichen auf eine Raumverschiebung zu vermuten. Ein doppelseitig ausgebildetes subdurales Hämatom ist in dieser Phase durch die Computertomographie nicht zu erkennen.

Bei entsprechendem Verdacht kann die Diagnose

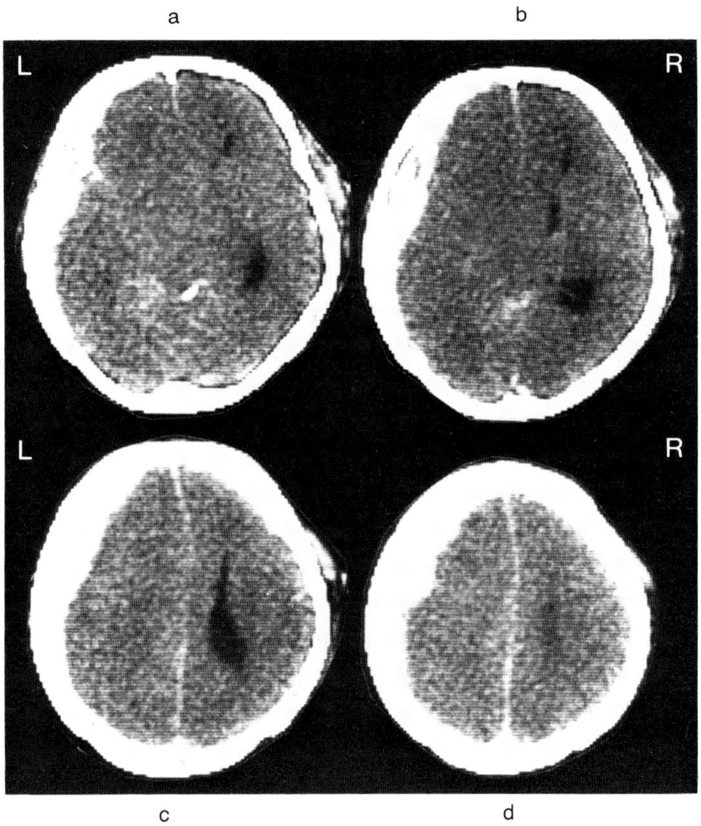

Abb. 2.**61** a–d Computertomographie: akutes subdurales Hämatom links frontoparietal mit Kompression und Massenverschiebung. Kopfschwartenhämatom rechts. (Aufnahmen: Prof. Dr. *H.-P. Jensen,* Kiel)

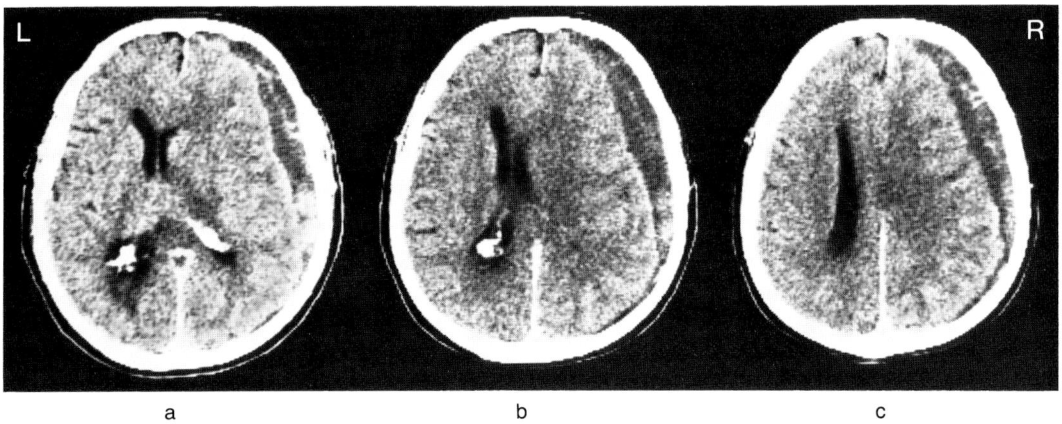

Abb. 2.**62** a–c Computertomographie: chronisches subdurales Hämatom rechts mit hypodensen Zonen unter der Schädelkalotte; erhebliche Massenverschiebung; daneben hyperdense Regionen als Ausdruck von frischen Einblutungen. (Aufnahmen: Prof. Dr. *H.-P. Jensen,* Kiel)

durch die zerebrale Angiographie gesichert werden. Das subdurale Hämatom drängt die arteriellen, kapillären und venösen Gefäße von der Schädelkalotte ab.

Subarachnoidalblutungen

Die spontane, nicht traumatisch bedingte Blutung im Bereich der weichen Hirnhäute, die Subarachnoidalblutung, führt zu einem einheitlichen, klinisch gut faßbaren Syndrom, das durch den *plötzlichen Beginn,* die *Reizerscheinungen der Meningen* und den *blutigen Liquor* ausgezeichnet ist.
Die Subarachnoidalblutung wird als **Komplikation bei verschiedenen Erkrankungen** beobachtet, am häufigsten, in mehr als der Hälfte der Fälle, durch Ruptur eines *sackförmigen Aneurysmas* (s. S. 2.123). In 10–15% tritt die Subarachnoidalblutung bei der hypertonischen Arterio- und *Arteriolosklerose der Hirngefäße* auf und in knapp 10% bei arteriovenösen Angiomen. Relativ häufig begegnen wir bei internistisch Kranken Blutungen in den Subarachnoidalraum, z. B. bei den *hämorrhagischen Diathesen,* vor allem beim Morbus Werlhof, bei den Leukämien und schließlich als Komplikation der *Antikoagulantientherapie,* seltener bei der Polyzythämie, Urämie und der Eklampsie.

Schließlich können *Infektionskrankheiten* wie Scharlach, Typhus, Keuchhusten oder septische Prozesse und Intoxikationen, vor allem die Kohlenmonoxydvergiftung mit Blutungen in den Liquorraum einhergehen.
Pettiti u. Wingerd (203) haben gezeigt, daß das Risiko einer Subarachnoidalblutung für Frauen bei Einnahme von *oralen Kontrazeptiva* 6½mal höher liegt als ohne Kontrazeptiva und daß Zigarettenrauchen ein 1,5fach erhöhtes Risiko beinhaltet. Beide Faktoren zusammen erhöhen das Risiko auf das 22fache.
Man muß ursächlich auch an Mikroaneurysmen und *Mikroangiome* denken, die sich dem klinischen Nachweis entziehen. Im Schrifttum sind etwa 500 Fälle beschrieben worden, bei denen eine Subarachnoidalblutung durch Rückenmarkstumoren, z. B. durch Ependymome der Cauda equina, Neurofibrome oder Hämangioblastome, verursacht wurde. In etwa 10% der Fälle kann die Ursache einer Subarachnoidalblutung weder klinisch noch angiographisch noch autoptisch geklärt werden.

Subarachnoidalblutungen bei hämorrhagischen Diathesen, Leukämien und bei hypertonischer Arteriosklerose haben eine sehr schlechte *Prognose.* Blutungen aus sackförmigen Aneurysmen verlaufen primär etwas günstiger. Die Letalität beträgt bei der ersten Blutung 10–15%; sie steigt aber schon beim ersten Rezidiv auf 42% an (170). Das *Risiko der* **Rezidivblutung** aus einem Aneurysma ist in der 2. Woche mit etwa 12% am größ-

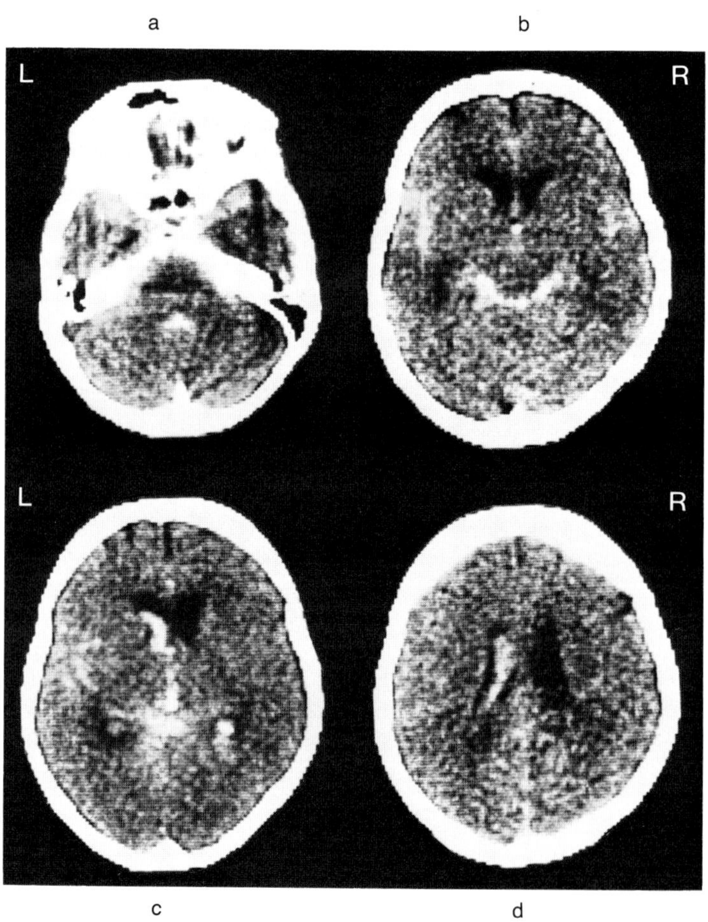

Abb. 2.**63** a–g Kranielle Computertomographie und Angiographie nach Subarachnoidalblutung aus einem Aneurysma:
a–d) Tamponade der basalen Zisternen und Bluteinfluß in den IV., III. und linken Seitenventrikel
e) Vertebralisangiogramm (links) mit guter Füllung des Vertebralisstromgebietes und Darstellung eines sackförmigen Aneurysma an der linken A. vertebralis
f) Die später durchgeführte Karotisangiographie zeigt links eine Prästase. Der obere Siphonschenkel und die Aufgabelung der Carotis interna sind eben noch sichtbar mit Kontrastmittel gefüllt
g) Die Karotisangiographie rechts, die kurze Zeit später durchgeführt wurde, zeigt ebenfalls eine Prästase mit Abbruch der Kontrastdarstellung der Carotis interna an der Durchtrittsstelle durch die Dura. Sichtbare Kontrastmittelmengen sind nicht in den intraduralen Raum gelangt. (Aufnahmen: Prof. Dr. *H.-P. Jensen,* Kiel)

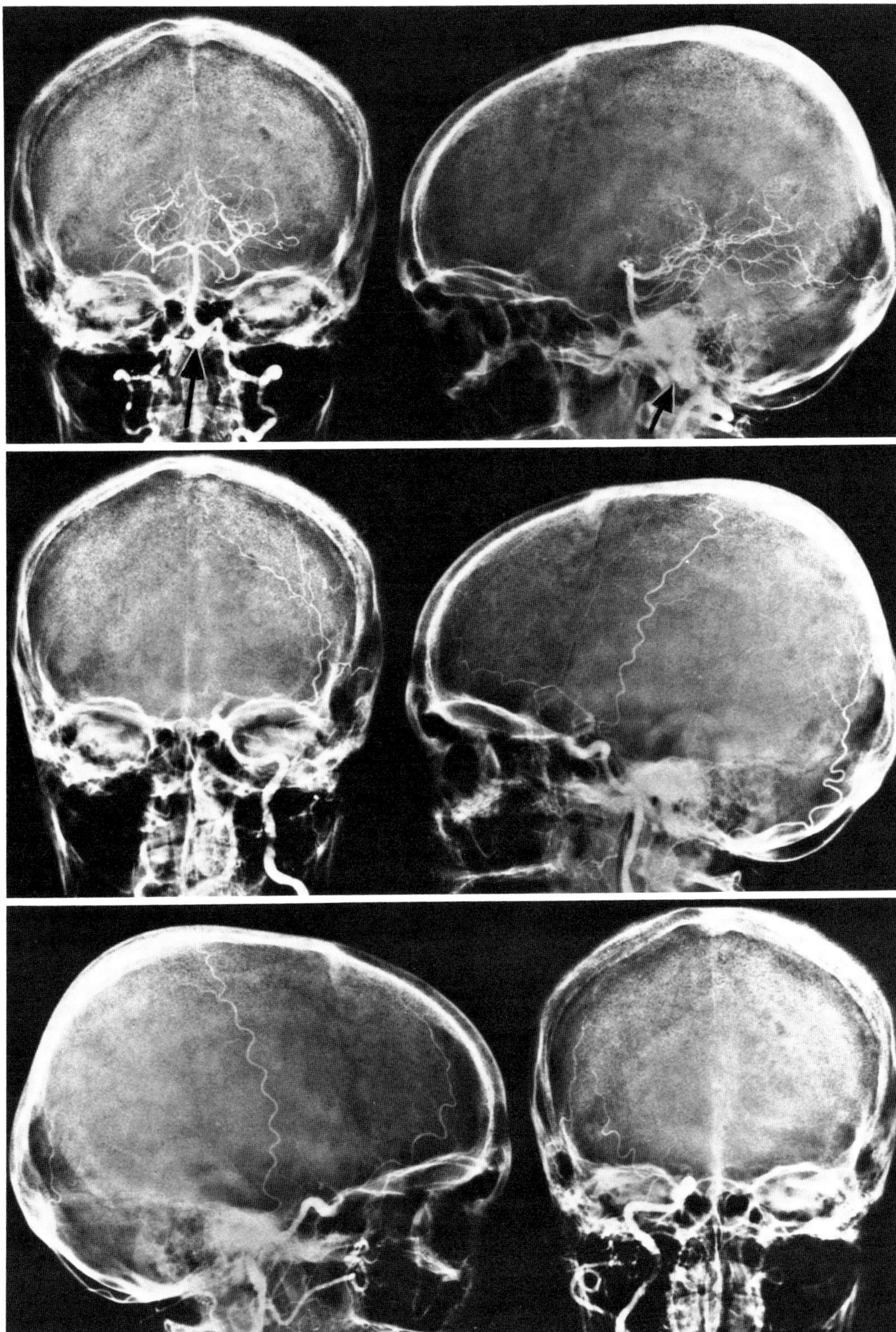

e

f

g

ten; es beträgt in der 1. Woche 10% und in der 3. und 4. Woche nach der ersten Blutung etwa 6–8%, nach 1 Jahr noch 11%. Aneurysmen der A. carotis interna und der A. communicans anterior sowie der A. cerebri media neigen vor allem zu Rezidivblutungen. Das Rupturrisiko ist offenbar besonders hoch, wenn die Aneurysmen eine Größe von 6–15 mm im Durchmesser erreicht haben.
Bisher ist nicht sicher geklärt, ob **äußere Faktoren** eine wesentliche Teilursache für die Blutung aus einem Aneurysma darstellen. In Einzelfällen besteht durchaus die Möglichkeit, daß ein Blutdruckanstieg bei körperlicher oder emotionaler Belastung auslösender Faktor ist. Die Mehrzahl der Aneurysmablutungen (ca. 70%) tritt ohne besondere Belastung oder während des Schlafes auf. Heben oder Bücken wird in etwa 12%, die emotionale Belastung in 4%, die Defäkation in 4% und die Kohabitation ebenfalls in 4% als Faktor der Aneurysmaruptur angegeben (170).
Der Subarachnoidalblutung gehen nicht selten Krankheitserscheinungen voraus. Häufig sind es frühere nicht erkannte Blutungen leichter Art, die anamnestisch geschildert werden. Die Kranken berichten über hartnäckige rezidivierende Kopfschmerzen, die auch nach Art einer Migräne verlaufen können. Auch flüchtige Bewußtseinstrübungen, „rheumatische" Beschwerden der Halswirbelsäule, Parästhesien und temporäre Lähmungsgefühle werden geklagt.
Die **klinischen Symptome** der Subarachnoidalblutung beginnen ganz akut mit heftigen Kopfschmerzen, „als ob etwas gerissen wäre" oder „als ob jemand einen Schlag in den Nacken" gegeben hätte. Seltener entwickelt sich der *Kopfschmerz,* der in der Regel in den Nacken oder in die Stirn lokalisiert wird, schubweise im Verlauf von Stunden zur vollen Höhe. Bei massiven Blutungen stürzen die Kranken mit einem Aufschrei bewußtlos zusammen. Die *Bewußtseinsstörung* kann von Minuten bis zu mehreren Tagen anhalten und alle Grade von einer leichten Schläfrigkeit bis zum tiefen Koma annehmen. Dämmerzustände, psychomotorische Unruhe und Delirien lösen mitunter das Koma ab. Wir beobachteten einen 34jährigen Mann, bei dem diese Unruhezustände fast 2 Monate anhielten, um dann folgenlos abzuklingen. Im akuten Stadium hatten 2 Tage lang Blickkrämpfe bestanden. Nur in etwa 10–15% der Fälle ist das Bewußtsein völlig klar. Da in seltenen Fällen auch generalisierte oder herdbetonte *zerebrale Anfälle,* Halbseitenlähmung, Monoparesen, hemianopische Störungen oder eine Déviation conjuguée beobachtet werden, vor allem dann, wenn es zum Einbruch der Blutung aus einem Aneurysma in die Hirnsubstanz gekommen ist, kann eine *differentialdiagnostische Abgrenzung* gegenüber einer zerebralen bzw. zerebromeningealen *Massenblutung* sehr schwierig, in manchen Fällen unmöglich werden.

Die Abb. 2.**63**a–f demonstriert eine schwere, letal verlaufende Subarachnoidalblutung, die mit zerebralen Anfällen, Tetraparesen und Streckkrämpfen einherging. Im kraniellen Computertomogramm (Abb. 2.**63**a–d) sieht man die Tamponade der basalen Zisternen und einen Blutfluß in den IV. Ventrikel, den Aquädukt, den III. Ventrikel und in den linken Seitenventrikel. Angiographisch findet sich an der linken A. vertebralis kurz vor ihrer Vereinigung mit der A. vertebralis rechts ein sackförmiges Aneurysma (Abb. 2.**63**e). Das Vertebralis-Basilaris-Stromgebiet ist insgesamt noch regelrecht dargestellt, während bei der daraufhin durchgeführten Karotisangiographie die intrakraniellen Gefäßabschnitte dieser Arterien nicht mehr ausreichend kontrastiert waren, offenbar infolge einer Hirnschwellung mit Prästase in diesem Gebiet. Die linke Karotis (Abb. 2.**63**f) ist im Angiogramm nur schwach bis zur Aufgabelung der Carotis interna zu verfolgen; rechts (Abb. 2.**63**g) stellt sich die A. carotis interna nur noch bis zur Durchtrittsstelle der Dura dar.

Kurzdauernde **Herdsymptome,** pathologische Reflexe, Augenmuskellähmungen, seltener Paresen anderer Hirnnerven treten auch zusammen mit *Hirndurckzeichen* und *meningitischen Reizerscheinungen* auf und sind nicht sicher auf eine erfolgte Zerstörung des Hirngewebes zu beziehen. Eine Nackensteifigkeit mit positivem Kernig- und Lasègue-Zeichen haben wir bei etwa 60% der Subarachnoidalblutungen beobachtet, vereinzelt auch eine *Hyperalgesie* der Haut. Diese Symptome geben zur Verwechslung mit einer *Meningitis* Anlaß, insbesondere dann, wenn die Erscheinungen nicht ganz akut aufgetreten sind und zu Beginn der Erkrankung nur Erbrechen und uncharakteristischer Schwindel mit Kopfschmerzen geklagt wurden. Temperatursteigerung und Leukozytose finden sich neben anderen Symptomen einer allgemeinen *vegetativen Reizung* nahezu konstant. Hier ermöglicht der Liquorbefund sofort eine Abgrenzung auch gegenüber den seltenen hämorrhagischen Meningitiden, weil initial nicht segmentkernige Leukozyten, sondern Blut gefunden wird. Auch wenn die Blutkörperchen nach einigen Tagen bereits weitgehend aufgelöst sind, zeigt noch die Xanthochromie, daß eine Blutung vorgelegen hat. Ist diese nicht mehr nachweisbar, so sind auch die Symptome der Subarachnoidalblutung vorüber. Im **Computertomogramm** kann bei Subarachnoidalblutungen schon nach wenigen Stunden in etwa 90% der Fälle Blut im Subarachnoidalraum als Zone erhöhter Dichte nachgewiesen werden, in etwa 75% ist die subarachnoidale Blutansammlung noch 2 Wochen nach dem akuten Ereignis sichtbar.
Von besonderer Bedeutung ist der Nachweis von Blutgerinnseln in den basalen Zisternen, weil diese in der Regel mit angiographisch nachweisbaren **Angiospasmen** einhergehen, die in etwa der Hälfte der Fälle ein zerebrales Ischämiesyndrom auslösen, das üblicherweise gegen Ende der 1. Woche nach der Blutung mit Bewußtseinstrübung,

Unruhezuständen und Dysphasien beginnt. Diese Symptome bedeuten eine ernste Prognose. Wenn im Computertomogramm keine oder eine nur geringe und diffus verteilte subarachnoidale Blutung nachgewiesen wird, sind Angiospasmen und Ischämiesyndrome nicht zu erwarten; die Prognose ist in solchen Fällen gut (86).

Im Echoenzephalogramm sieht man bei Subarachnoidalblutungen gelegentlich eine Massenverschiebung mit Verlagerung des Mittelechos.

Wie die Meningitis, so ist auch eine stürmisch einsetzende Enzephalitis am sichersten durch den **Liquorbefund** abzugrenzen. Man muß darauf achten, daß nicht artefizielle Blutbeimengungen, die trotz einwandfreier Punktion immer vorkommen können (s. S. 2.3), für eine Blutung in den Liquorraum gehalten werden. Wenige Tage nach dem akuten Ereignis deuten eine Pleozytose und eine Eiweißvermehrung auf einen meningealen Reizzustand im Sinne der „Fremdkörpermeningitis" durch die Blutung hin. Daß die Diagnose einer Subarachnoidalblutung aus einem Aneurysma auch große Schwierigkeiten bereiten kann, soll das folgende Beispiel zeigen.

Die 20jährige Tochter eines Kollegen wurde eines Morgens bewußtlos aufgefunden. Aus dem verschlossenen Zimmer hörte man sie stöhnen; weil sie nicht aufmachte, brach man die Tür auf. In den frühesten Morgenstunden war ein durchgehender Ofen angeheizt worden; dabei kam es zu einer starken Rauchentwicklung. Deshalb wurde zunächst an eine CO-Vergiftung gedacht. Die neurologische Untersuchung zeigte eine durchgehende schlaffe Hemiparese links; rechts kam es zu einer Art von Hemichorea. Es bestand keine wesentliche Nackensteifigkeit. Der Hausarzt führte eine Lumbalpunktion durch und brachte ein Gläschen mit etwas blutigem Liquor, betonte aber, daß es sich um eine artefizielle Blutbeimengung handeln dürfte, da die Patientin sehr unruhig war. Wir kamen zu keiner entscheidenden Diagnose und veranlaßten schließlich die stationäre Einweisung. Während der nächsten 2 Tage hellte sich das Bewußtsein auf, die linksseitige Hemiparese bildete sich zurück. Die choreiforme Unruhe rechts war schon vorher abgeklungen. Unter dehydrierenden Maßnahmen besserte sich das Zustandsbild allmählich weiter; aber zu unserem Erstaunen entwickelte sich nach 8–10 Tagen eine beiderseitige Stauungspapille. Eine Arteriographie, die wir wegen der vorübergehenden linksseitigen Hemispastik rechts durchführten, deckte ein intrazerebral gelegenes Angiom auf. Eine nochmalige Liquorkontrolle ergab eine deutliche Xanthochromie und meningeale Reizpleozytose nach einer Subarachnoidalblutung, die in diesem Falle nicht zum Meningismus geführt hatte und bei der Punktion als artefizielle Blutbeimengung fehlgedeutet worden war.

Zu den selteneren Symptomen einer Subarachnoidalblutung gehören *Pupillenstörungen* und **Veränderungen des Augenhintergrundes.** Wir beobachteten in etwa ¼ der Fälle eine Miose oder Mydriase, gelegentlich auch eine Anisokorie. Die Reaktion auf Licht kann einseitig oder beiderseits aufgehoben sein. Besondere Beachtung verdienen die Fundusveränderungen, die gewöhnlich nur als Venenstauung oder Papillenödem in Erscheinung treten. Ungemein rasch, im Verlauf von einigen Stunden, kann sich auch eine *Stauungspapille* von 2–3 Dioptrien herausbilden. Wir haben eine solche Entwicklung gerade bei Subarachnoidalblutungen mehrfach verfolgen können. Werden die Patienten dann in bewußtlosem Zustand eingewiesen, so ist die *Fehldiagnose Hirntumor* schnell gestellt, insbesondere dann, wenn anamnestische Daten nicht zugänglich sind und im Rahmen von Hirndruckerscheinungen oder Läsionen der Hirnsubstanz Herdsymptome oder zerebrale Ausfälle aufgetreten sind. Diese Symptome können aber auch durch ein Aneurysma oder Angiom selbst ausgelöst werden. Am *Augenhintergrund* treten ebenfalls gelegentlich auch streifige oder flächenhafte *Blutungen* ein; sie werden allgemein auf eine Abflußbehinderung der Zentralvene durch ein Hämatom an der Optikusscheide bezogen.

Bei einem 36jährigen Mann waren während einer Kohabitation die klassischen Symptome einer Subarachnoidalblutung aufgetreten, zu denen sich innerhalb von 30 Min. eine Sehstörung des rechten Auges hinzugesellte. Mit leichter Trübung des Sensoriums, meningitischen Reizerscheinungen und heftigen Kopfschmerzen wurde er in die Klinik eingeliefert. Die Sehstörung konnte als Durchbruch einer Blutung in den Glaskörper geklärt werden, offenbar ausgehend von flächenhaften Blutergüssen in der Umgebung der Papille. Die Subarachnoidalblutung entstammte einem Karotisaneurysma, das arteriographisch nachgewiesen wurde (Abb. 2.**64**).

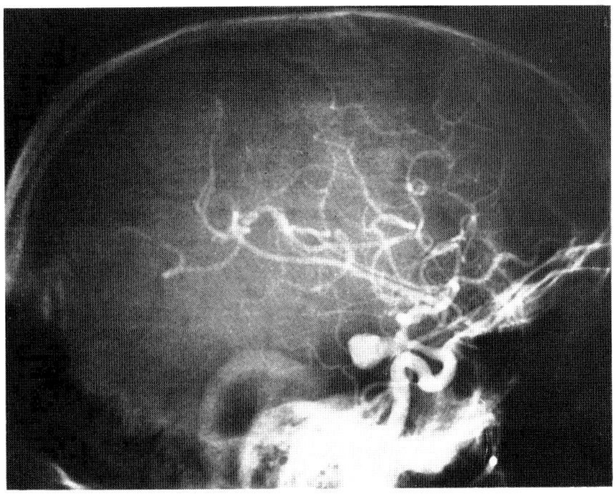

Abb. 2.**64** Großes sackförmiges supraklinoidal gelegenes Karotisaneurysma, das zur Subarachnoidalblutung und Netzhautblutung mit Glaskörpereinbruch führte

Schließlich muß daran erinnert werden, daß im Rahmen der schon erwähnten **vegetativen Reizsymptome** bei Subarachnoidalblutungen neben Temperatursteigerungen, Leukozytose, Druckschwankungen und Herzrhythmusstörungen in der akuten Phase Albuminurien, Glykosurien, Meteorismus und eine mäßige Senkungsbeschleunigung beobachtet werden. Die einseitige Wertung solcher vorübergehenden Störungen – die wir in ähnlicher Form als vegetatives Syndrom auch bei anderen in der Peripherie angreifenden Noxen beobachten, z. B. beim Herzinfarkt, bei Embolien, bei Traumen oder auch bei akuten kraniellen Prozessen, z. B. auch bei der Luftenzephalographie – kann im Zusammenhang mit einer Bewußtlosigkeit an ein diabetisches oder urämisches Koma denken lassen. Die interne Untersuchung des Kranken schützt jedoch immer vor folgenschweren Verwechslungen.

Bei einem Teil der Subarachnoidalblutungen finden sich im akuten Stadium Veränderungen des Elektrokardiogramms. sehr häufig werden supra- oder ventrikuläre Extrasystolen in den ersten 48 Std. nach der Blutung registriert, in etwa 20% der Fälle auch gravierende Rhythmusstörungen, ohne daß eine primäre Herzerkrankung besteht. Weiter finden sich Veränderungen im Ablauf der Herzstromkurven: ein verlängertes QT-Intervall oder eine breite negative T-U-Welle, während die mechanische Erregungsdauer der Kammern im Normbereich bleibt.

Eine *gutachterlich entscheidende* Frage ergibt sich bei Kranken, die bewußtlos mit einer **Schädelverletzung** aufgefunden werden und eine Blutbeimengung im Liquor aufweisen. Die plötzlich aufgetretene Bewußtlosigkeit bei einer Subarachnoidalblutung kann zu dem Sturz und der Schädelverletzung geführt haben; umgekehrt ist es möglich, daß ein Hinstürzen aus anderer Ursache eine Schädel-Hirn-Verletzung mit Blutaustritt in den Liquorraum verursachte.

Bei einer 34jährigen Frau, die im Flur eines Geschäftshauses aufgefunden wurde und eine Schädelbasisfraktur mit Brillenhämatom aufwies, war diese Frage zu entscheiden. Sie selbst konnte sich nach Aufhellung des Bewußtseins an nichts erinnern, war früher immer gesund und zeigte auch einen völlig regelrechten internistischen Befund. Erst durch die Arteriographie konnte die Klärung herbeigeführt werden. Es fand sich ein Aneurysma der A. communicans anterior.

Die Rückbildung dieser Veränderungen verläuft über ein Zwischenstadium, in dem T- und U-Wellen wieder abgrenzbar werden, aber noch teilweise miteinander verschmolzen sind; sie dauert etwa 2–4 Wochen. Ekg-Befund und Schweregrad des klinischen Bildes scheinen nicht selten parallel zu gehen (87). Die negative T-U-Welle kann in den Extremitäten- und in den Brustwandableitungen nachweisbar sein. Es *handelt sich nicht um eine spezifische Veränderung.* Holzmann (130) beschrieb die negative T-U-Welle bei Lungenembolien und bei der bradykarden Kammerautomatie nach Adams-Stokes-Anfällen als Begleiterscheinung einer myokardialen Stoffwechselstörung, Pollock (208) bei akuten Pankreatitiden. Aschenbrenner u. Bodechtel (10) haben schon 1938 mitgeteilt, daß vorübergehende Ekg-Veränderungen bei einer Reihe von zerebralen Erkrankungen auftreten können. Man beobachtet sie z. B. bei *Tumoren, Massenblutungen* oder intrakraniellen *Drucksteigerungen* anderer Genese und selbst nach Enzephalographien. Die breiten negativen T-U-Wellen finden sich jedoch nur selten (163).

Die Ekg-Veränderungen bei der Subarachnoidalblutung erinnern am ehesten an das elektrokardiographische Bild im Folgestadium eines Herzinfarktes. Hier liegen auch die Möglichkeiten zu diagnostischen Fehlschlüssen, wenn die Ursache einer Bewußtlosigkeit bei einem komatösen Patienten analysiert werden muß. Cropp u. Mannin (78) z. B. setzten die Operation eines rupturierten Hirnbasisaneurysmas aus, weil sie auf Grund des Ekg-Befundes einen Herzinfarkt annahmen; die Kranke starb. Bei der Autopsie zeigte sich, daß die Koronargefäße und der Herzmuskel intakt waren. Im allgemeinen wird man aber das elektrokardiographische Bild eines Herzinfarktes abgrenzen können, denn so tiefe und so breite negative T-U-Wellen findet man beim Infarkt nur ausnahmsweise, und bei einer Subarachnoidalblutung fehlen die typischen Veränderungen des Infarktes im QRS-Komplex (R-Verlust, Q-Zacken usw.). Die Ursache der negativen T-U-Welle bei der Subarachnoidalblutung ist bisher nicht sicher geklärt worden; es werden reflektorische Einflüsse über das autonome Nervensystem, vasomotorische Reflexe oder Folgeerscheinungen des Schocksyndroms als Arbeitshypothese angenommen.

Bei Subarachnoidalblutungen nach Ruptur eines Aneurysmas können in etwa der Hälfte der Fälle meistens vom 4.–10. Tag **Gefäßspasmen** nachgewiesen werden, die nicht nur in der näheren Umgebung der Blutungsquelle lokalisiert sind (Abb. 2.**65**). Im Computertomogramm sind dabei in der

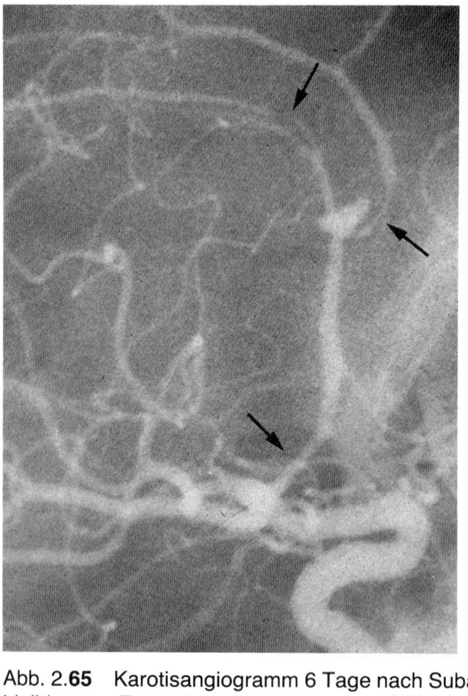

Abb. 2.**65** Karotisangiogramm 6 Tage nach Subarachnoidalblutung. Es stellt sich ein kleines sackförmiges Aneurysma an der Teilungsstelle der A. cerebri anterior dar. Im Bereich des Gefäßgebietes der A. cerebri anterior sind an mehreren Stellen spastische Gefäßreaktionen sichtbar.

Regel ausgedehnte subarachnoidale Blutauflagerungen und Blutgerinnsel in den Fissuren und in den basalen Zisternen zu erkennen. Bei nachweisbaren Angiospasmen kommt es in etwa 50% zu einem Ischämiesyndrom, das leicht verlaufen kann mit temporärer Bewußtseinseinschränkung und Unruhezuständen, aber auch zu zerebralen Infarkten mit schweren neurologischen Ausfällen führt und eine schlechte Prognose hat (86, 200).

Sackförmige Aneurysmen der Hirnarterien

Sackförmige Aneurysmen an den Hirnarterien sind kein ganz seltener Befund. Nach Sektionsstatistiken wird der Anteil der Aneurysmenträger mit rund 1% angegeben (194); das entspricht der **Häufigkeit,** die auch in früheren Untersuchungen ermittelt wurde. Man findet sie vorwiegend an den *Basisgefäßen,* und zwar im vorderen Abschnitt des Circulus arteriosus Willisi und an den dort abgehenden Arterien. Nach McDonald u. Korb (171) gehen 48% aller intrakraniellen Aneurysmen von der Carotis interna und der A. cerebri media aus, 15% von der A. communicans anterior, und 28% betreffen die hinteren Schädelgefäße, vorwiegend die A. basilaris und die A. communicans posterior, seltener die A. vertebralis und die A. cerebri posterior. Beide Seiten sind etwa in gleicher Häufigkeit befallen. Die **Größe** ist sehr unterschiedlich; sie wechselt von kaum sichtbaren Ausbuchtungen der Arterienwand bis zur Ausdehnung eines kleinen Apfels; am häufigsten werden linsen- bis erbsengroße Aneurysmen angetroffen (vgl. Abb. 2.**39** u. 2.**64**).

Über die **Entstehung** der sackförmigen Aneurysmen der basalen Hirngefäße sind im Schrifttum recht verschiedene Hypothesen geäußert worden. Nach umfangreichen Untersuchungen der letzten Jahrzehnte kann es als gesichert gelten, daß der *Arteriosklerose* nur eine geringe Bedeutung zukommt. Auch das *luische Aneurysma* (261) ist eine ausgesprochene Seltenheit. Die weitaus meisten Aneurysmen entstehen *kongenital* von Mediadefekten aus, die sehr oft an den Teilungsstellen der Hirnarterien vorhanden sind. (172) Unter der Einwirkung des Blutdrucks soll es dann mit der Zeit zum Untergang der überdehnten Elastika und damit zur Aussackung des Gefäßes kommen. Es besteht indes eine gewisse Diskrepanz zwischen der Häufigkeit solcher Gefäßwandanomalien und der Seltenheit der Aneurysmen. Interessant erscheint in diesem Zusammenhang noch eine statistische Angabe von McDonald u. Korb (171), daß Aneurysmen mitunter schon bei Säuglingen festgestellt werden, in höherem Alter aber entschieden häufiger zu finden sind. Unter den ausgewerteten 545 Fällen betrafen 8% das Alter von 1–20 Jahren, 35% die mittlere Altersstufe zwischen 21 und 40 Jahren und 54% das Alter zwischen 41 und 87 Jahren. Suter (261) weist auf eine allgemeine mesenchymale Bildungsstörung hin. Kombinationen mit Dysplasien oder Aneurysmen anderer Gefäßprovinzen (Lungen- und Leberangiome, Osler-Krankheit), Zystennieren, Aortenisthmusstenose, fibromuskulärer Dysplasie und sonstigen Mißbildungen sind häufig.

Mykotische Aneurysmen finden sich nach den Untersuchungen von Frazee u. Mitarb. (104) bei etwa 3% aller Patienten, die wegen einer bakteriellen Endokarditis in stationäre Behandlung eingewiesen wurden. Alle Kranken hatten schon vor der Diagnose des Aneurysmas neurologische Symptome, die auf eine intrakranielle Affektion hinwiesen. In der Regel werden diese mykotischen Aneurysmen durch embolische Verschleppung von Streptokokken verursacht. Bakterielle Aneurysmen haben mit einer Letalität von etwa 50% eine sehr schlechte Prognose; diese kann durch frühzeitige chirurgische Intervention wesentlich verbessert werden. Wenn bei einer bakteriellen Endokarditis fokale neurologische Symptome, Krampfanfälle oder plötzlich schwere Kopfschmerzen auftreten, sollte deswegen eine angiographische Diagnostik ggf. mehrfach erfolgen.

Die **traumatische Genese** eines reinen sackförmigen Aneurysmas ist sehr selten. Etwa 30 Fälle sind in der Weltliteratur beschrieben worden, meistens als Folgen von Geschoßverletzungen. Über ein „echtes" traumatisches Aneurysma im intrakraniellen Abschnitt der A. carotis interna nach einer gedeckten Hirnverletzung hat Yonas berichtet (298). Im Gegensatz zu kongenitalen Aneurysmen haben traumatisch bedingte keine Beziehung zu Gefäßverzweigungen.

Die *klinische* **Diagnose** sackförmiger Aneurysmen stützt sich auf zwei Symptomengruppen: einmal auf die Erscheinungen, die durch eine **Blutung** in den Subarachnoidalraum oder in das umgebende Hirngewebe ausgelöst werden, zum anderen auf die unmittelbaren Drucksymptome, die ein an Größe zunehmender Aneurysmasack allgemein und in der Nachbarschaft auslöst, also auf ein Tumorsyndrom. Vielfach fehlen klinisch jegliche Symptome, insbesondere bei kleinen Aneurysmen. Die Gefäßveränderung wird bei der Obduktion als Nebenbefund festgestellt. Das kommt nach den Untersuchungen von Beadles (16), der 555 Fälle auswerten konnte, bei 16,6% vor. Am häufigsten führen Blutungen (46,3%) zur Diagnose. Ausschließlich Tumorsymptome bestanden nur bei 16,4% der Fälle, und in 20,7% waren den Blutungen Verdrängungserscheinungen der Nachbarschaft vorausgegangen. Jede *Subarachnoidalblutung,* deren Genese nicht geklärt ist, aber auch jede Massenblutung, insbesondere bei jüngeren Menschen, die nicht sicher auf eine organische Gefäßerkrankung zurückgeführt werden kann, *sollte an ein sackförmiges Aneurysma denken lassen.* Reine Hirnblutungen, ohne daß auch

ein Blutaustritt in den Subarachnoidalraum erfolgt, sind allerdings bei Aneurysmen selten.
Neben der häufigen Blutung aus einem Aneurysma muß als nichthämorrhagische Komplikation die **Embolie** genannt werden, die dann eintreten kann, wenn ein größeres Aneurysma partiell thrombosiert. Solche Embolien, die als „Mikroembolie" Ursache einer intermittierenden zerebralen Ischämie oder als Makroembolie Ursache eines Hirninfarktes sein können, stammen in der Regel aus größeren Aneurysmen der A. carotis interna sowohl des extra- wie des intrakraniellen Abschnittes (12, 265).
Für die Artdiagnose und die exakte **Lokalisation** des Aneurysmas ist eine *Arteriographie* unerläßlich. Sie kann perkutan im Stromgebiet beider Karotiden und der Vertebralis durchgeführt werden, wenn bei Blutungen in den Subarachnoidalraum klinisch verwertbare Herdsymptome fehlen. Die Komplikationsrate der Angiographie nach Subarachnoidalblutungen liegt weit unter 1%. Den lokalisatorischen Wert der Elektroenzephalographie konnten wir nur bedingt bestätigen. Nur 20% der Aneurysmablutungen unseres Krankengutes weisen Störungen der hirnelektrischen Tätigkeit auf, von denen ein geringer Teil seitenlokalisatorisch zu verwerten war. Leider gelingt auch angiographisch nach erfolgter Blutung nur in etwa ⅔ der Fälle die Darstellung der sackförmigen Aneurysmen, weil diese gerade dann sehr klein sind und vielfach noch Thrombosierungen vorliegen; sie gelingt dann mitunter bei späteren Kontrolluntersuchungen.
Die kranielle **Computertomographie** hat als nichtinvasive Methode für die Diagnostik größerer Aneurysmen zunehmend an Bedeutung gewonnen (s. S.2.6), Aneurysmen der Hirngefäße verursachen nach Ruptur in mehr als 50% angiographisch einen **Angiospasmus** (Abb. 2.**65**), der oft proximal von der Rupturstelle, aber auch weiter entfernt liegen kann. Im Computertomogramm finden sich in solchen Fällen ausgedehnte Blutansammlungen in den Subarachnoidalräumen und Fissuren sowie Blutgerinnsel in den basalen Zisternen (Abb. 2.**66**, vgl. Abb. 2.**63**). Demgegenüber werden Gefäßspasmen dann nicht beobachtet, wenn im Computertomogramm größere Blutansammlungen und Blutkoagl nicht nachweisbar sind. In etwa der Hälfte der Fälle geht der Vasospasmus, ohne klinische Symptome zu verursa-

a

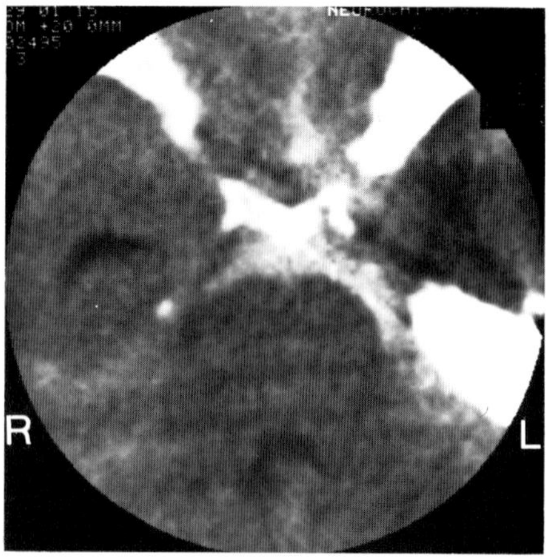

Abb. 2.**66** a–d Computertomographie nach Subarachnoidalblutung aus einem Karotisaneurysma bei 68jähriger Patientin. Blutansammlungen in den basalen Zisternen prä- und parapontin, im frontalen Hinterhemisphärenspalt, der Zisterna chiasmatis und vor allem in der Fissura lateralis links. Die Pedunculi cerebri sind besonders gut abgrenzbar. (Aufnahmen: Prof. Dr. *H.-P. Jensen,* Kiel)

b

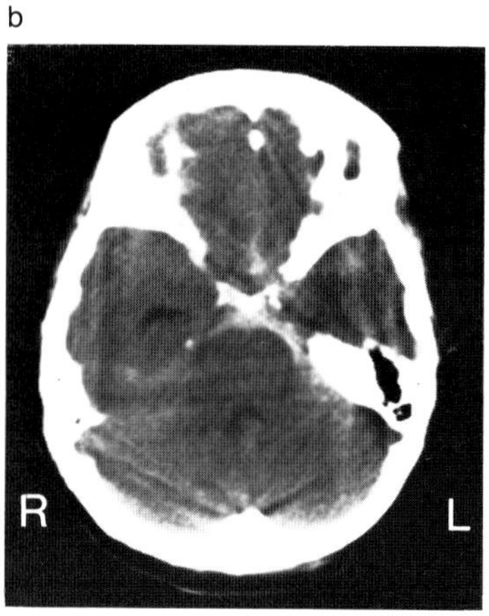

c

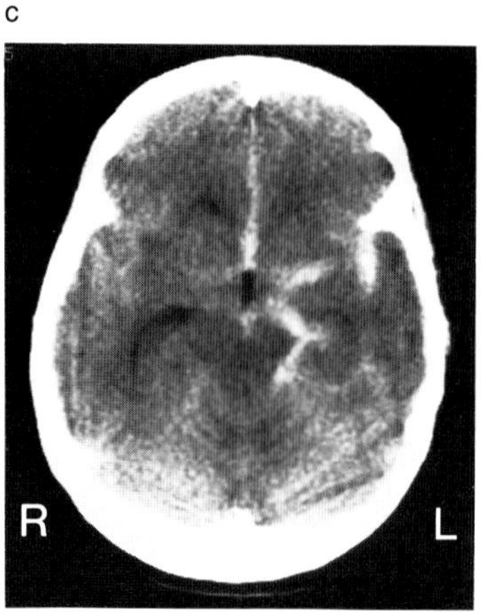

d

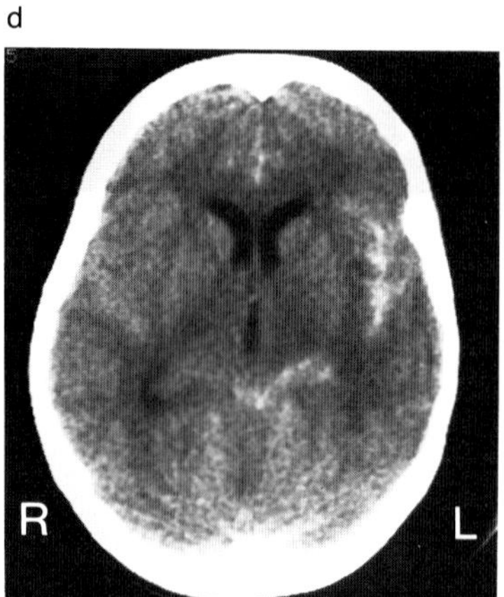

chen, nach 10–14 Tagen spontan wieder zurück. Bei anderen entwickelt sich im Laufe der 1. Woche ein progressives Ischämiesyndrom, das in unterschiedlicher Stärke von temporären Bewußtseinstrübungen und Unruhezuständen bis zu schweren neurologischen Ausfällen variieren kann und oft eine sehr schlechte Prognose hat (86).

In etwa 10% der Fälle muß man mit **mehreren Aneurysmen** rechnen. Eine Ruptur kann dann in etwa 90% angiographisch identifiziert werden; es ist in der Regel das größte der vorhandenen Aneurysmen. Nach klinischen Erfahrungen haben alle Aneurysmen, die größer als 1 cm im Durchmesser sind, eine besondere Disposition zur Ruptur, ferner die Aneurysmen der A. communicans anterior und schließlich die sackförmigen Aneurysmen, deren Wandung unregelmäßig ist und die sekundäre Aussackungen aufweisen.

Die **Herdsymptome,** durch Druck des Aneurysmasackes auf die Nachbarschaft hervorgerufen, entsprechen weitgehend den Symptomen bei intrakraniellen Tumoren (Abb. 2.**67**). Allerdings werden die Allgemeinerscheinungen der chronischen intakraniellen Drucksteigerung seltener beobachtet, es sei denn im Gefolge einer Sanguination, die auch einmal ohne das klassische Syndrom der Subarachnoidalblutung die Symptome einer Hirndrucksteigerung auslösen kann.

Die **Aneurysmen der Carotis interna,** die im Bereich des Sinus cavernosus liegen, zeichnen sich durch eine besondere Symptomatologie aus.

Bei einem 70jährigen Mann traten zunächst dumpfe Kopfschmerzen auf, die von der Orbita aus in die linke Stirn und Schläfengegend ausstrahlten und dann im Ausbreitungsgebiet des 1. Trigeminusastes neuralgiformen Charakter annahmen. Einige Tage später verlor der Patient das Sehvermögen auf dem linken Auge, und es stellte sich eine vollständige Lähmung aller Augenmuskeln ein. Die Schmerzen im Trigeminusgebiet ließen nach; sie traten nur nach dem Aufstehen vorübergehend in der alten Heftigkeit auf, es kam aber zu deutlichen Sensibilitätsstörungen, die vorwiegend den 1. Trigeminusast betrafen, weniger ausgeprägt aber auch im 2. und 3. Ast nachweisbar waren. Ophthalmologisch fanden sich eine Optikusatrophie und ein mäßiger, leicht pulsierender Exophthalmus. Eine Stauungspapille fehlte; ebenso waren Knochenveränderungen an der Schädelbasis nicht nachweisbar. Schon das klinische Syndrom machte die Diagnose eines Aneurysmas im vorderen Bereich des Sinus cavernosus wahrscheinlich, die auch ihre Bestätigung fand.

Die Patientin der Abb. 2.**68** litt seit einigen Wochen unter einer Schlaflosigkeit und hatte über leichte Kopf-

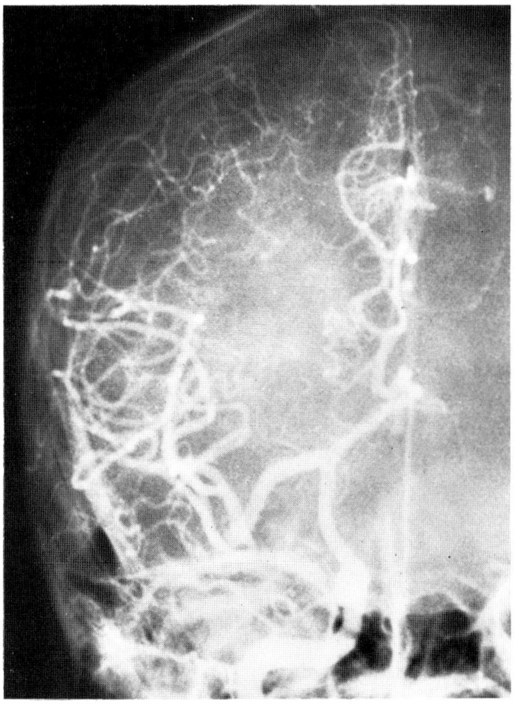

a

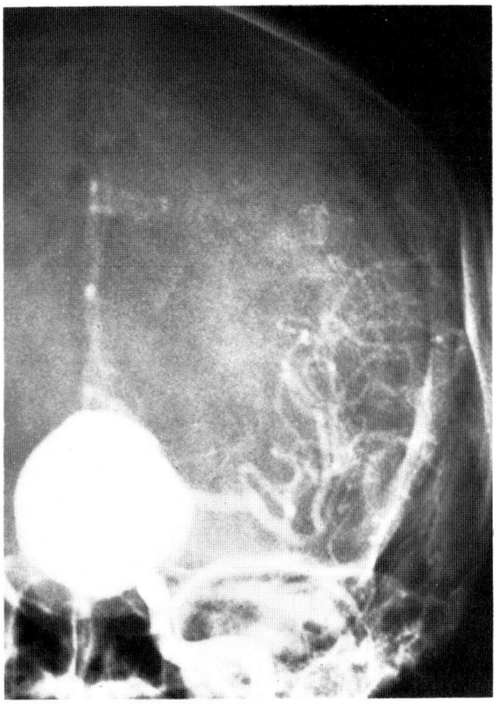

b

Abb. 2.**67** a u. b Sehr großes Aneurysma, das von der A. cerebri anterior der linken Seite ausgeht und zu erheblichen Verdrängungen der Anterior der Gegenseite sowie der Karotis führt. Klinisch bestanden lediglich Herdsymptome: Der Anamnese zufolge hatte sich seit 3 Jahren allmählich eine zunehmende Sehverschlechterung mit Einengung des Gesichtsfeldes entwickelt. Bei der Aufnahme fanden sich links eine vollständige, rechts eine nahezu vollständige Amaurose, eine amaurotische Pupillenstarre, beiderseits eine Optikusatrophie, die rechts eine Spur geringer ausgebildet war, sowie eine sehr auffällige Blässe der Gesichtshaut bei normalen Hämoglobin- und Erythrozytenwerten. Durch die Arteriographie wurde geklärt, daß nicht ein Hypophysentumor, sondern ein Aneurysma Ursache dieser Symptomatik war

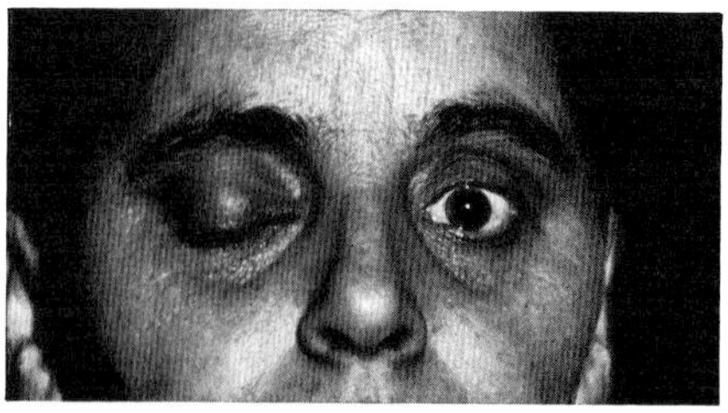

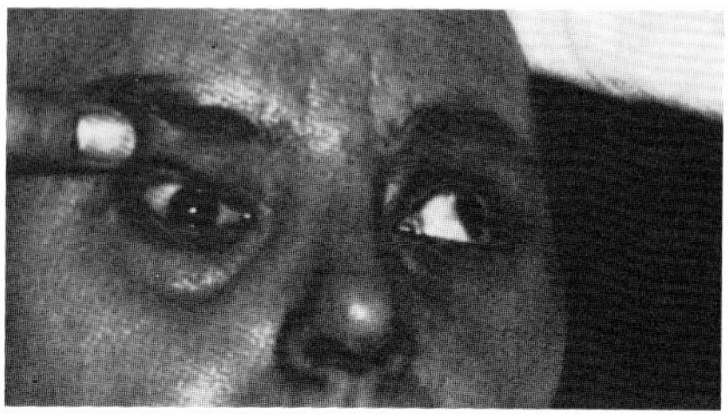

Abb. 2.**68** a–c

a u. b) Totale Ophthalmoplegie rechts bei einer 53jährigen Patientin, die außerdem an neuralgiformen Kopfschmerzen und einer Hypästhesie im 1. Trigeminusast rechts litt. Die Symptome wurden durch ein Karotisaneurysma ausgelöst, das im vorderen Bereich des Sinus cavernosus gelegen war

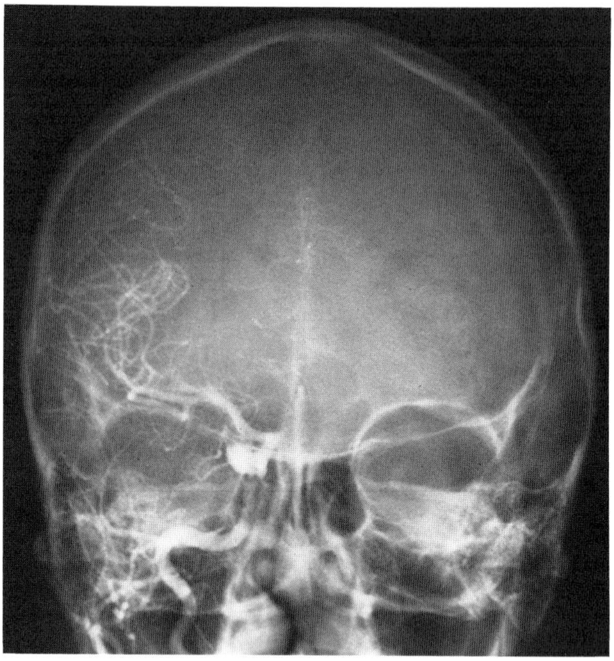

c) Darstellung des Aneurysmas im a.-p. Strahlengang

schmerzen zu klagen. Etwa 10 Tage vor der Krankenhausaufnahme verstärkten sich die Kopfschmerzen; sie nahmen stechenden Charakter an und waren zeitweise sehr heftig, so daß die Patientin auch erbrechen mußte. Weil die Kopfschmerzen immer im Bereich des rechten Auges, der rechten Schläfe und der rechten Stirn lokalisiert waren, diagnostizierte man ein Glaukom. Die ophthalmologische Untersuchung konnte den Verdacht aber nicht bestätigen. Unter Verstärkung der neuralgiformen rechtsseitigen Stirn-Augen-Kopf-Schmerzen kam es dann zu einer Gefühlsstörung der rechten Gesichtsseite und zu einer Bewegungsstörung des rechten Auges. Mit diesen Symptomen wurde die Kranke zur stationären Behandlung eingewiesen. Es fanden sich bei der Klinikaufnahme eine totale Ophthalmoplegie rechts (Abb. 2.**68a u. b.**) sowie eine Hypästhesie im Ausbreitungsgebiet des 1. Astes des N. trigeminus rechts mit aufgehobenem Kornealreflex. Angiographisch wurde dann als Ursache der Symptome ein infraklinoidal im Bereich des vorderen Sinus cavernosus gelegenes Aneurysma der A. carotis interna nachgewiesen (Abb. 2.**68**).

Seit Jefferson (141) unterscheiden wir ein **vorderes, mittleres und hinteres Kavernosussyndrom** *bei Aneurysmen der Karotis*. Beim ersten ist nur der 1. Ast des Trigeminus betroffen, beim mittleren Kavernosussyndrom der 1. und 2. Ast, und beim hinteren sind alle 3 Trigeminusäste affiziert. Wie in unserem Beispiel wird der dumpfe Kopfschmerz in Stirn, Schläfe und Orbita von anfallsweise auftretenden, reißenden und brennenden Gesichtsschmerzen abgelöst, die dann einer partiellen oder völligen Sensibilitätsstörung Platz machen. Diese kann sich ganz oder teilweise zurückbilden, ebenso die Augenmuskellähmung, die keineswegs immer total sein muß.

Auch große *Aneurysmen im Bereich des Sinus cavernosus führen nicht zur Subarachnoidalblutung.* Sie liegen außerhalb der Dura, verdrängen aber gelegentlich weitgehend die Dura im Bereich der mittleren Schädelgrube, stauen den venösen Blutstrom im Sinus cavernosus und rufen *Optikusatrophien, Exophthalmus* mit oder ohne Pulsation, Papillenödem oder Stauungspapille, aber auch *Destruktionen der knöchernen Schädelbasis* an der Sella, den hinteren Klinoidfortsätzen, den Keilbeinflügeln und an der Pyramidenspitze hervor. Weiter sind Erweiterungen der oberen Orbitalfissur und des Foramen opticum (Canalis opticus) beschrieben worden (157).

Befindet sich das Aneurysma der Carotis interna mehr *im Bereich der Sella,* so werden neben Augenmuskellähmungen *bitemporale Hemianopsien* durch Schädigung des Chiasma opticum beobachtet, die meist plötzlich mit einseitigen Kopfschmerzen entstehen. Dabei ist eine Erweiterung der Sella selten, häufiger eine Destruktion der hinteren Sattellehne röntgenologisch nachzuweisen. Auch dieses Aneurysma macht, weil extradural gelegen, keine Subarachnoidalblutungen. Diese können aber auftrteten bei allen **supraklinoidal gelegenen Karotisaneurysmen,** nachdem die Arterie an der medialen Seite des Processus clinoideus anterior die Dura durchbrochen hat (vgl. Abb. 2.**64**). Die Aneurysmen sind meist an der Abgangsstelle der A. communicans posterior bzw. der A. cerebri posterior, wenn diese direkt aus der Karotis entspringt, und der A. cerebri media lokalisiert. Man beobachtet *Okulomotoriusparesen,* Kopfschmerzen oder *neuralgiforme Schmerzen* im Bereich des 1. Trigeminusastes, mitunter auch geringe Sensibilitätsstörungen in diesem Bereich und eine lichtstarre, meist weite Pupille. Das supraklinoidale Karotissyndrom bei einem Aneurysma gleicht in vielen Symptomen dem infraklinoidalen vorderen Kavernosussyndrom, jedoch ist bei letzterem der Trigeminusausfall deutlicher und meist auch eine Lähmung anderer Augenmuskeln festzustellen. Eine Abgrenzung gegenüber dem Aneurysma der A. communicans posterior ist klinisch nicht möglich, zumal auch die supraklinoidalen Karotisaneurysmen an der Abgangsstelle der A. communicans posterior sitzen.

Bei einer 30jährigen Patientin entwickelte sich im Verlauf von 6 Wochen eine vollständige Okulomotoriusparese rechts bei leichten, zeitweise ziehenden Kopfschmerzen im Stirn- und Orbitalbereich. Sensibilitätsstörungen im Trigeminus waren nicht nachweisbar, Trochlearis- und Abduzensfunktionen intakt. Wir dachten an ein supraklinoidales Karotisaneurysma, konnten ein solches arteriographisch aber nicht darstellen. Die A. communicans posterior fehlte im Angiogramm. Es handelte sich um ein Aneurysma dieser Arterie, das zu einer Thrombosierung geführt hatte, so daß dieses Gefäß auch durch die Vertebralisangiographie nicht sichtbar gemacht werden konnte. Das Aneurysma hatte indes eine leichte Arrosion an der Pyramidenspitze verursacht, die in der Röntgenleeraufnahme des Schädels und den Schichtbildern zu erkennen war.

Vereinzelt wurden bei supraklinoidalen Karotisaneurysmen durch Druckwirkung auf den benachbarten Hirnschenkel *kontralaterale Hemiparesen,* durch Kompression der A. cerebri media eine *Erweichung mit Mediasyndrom,* durch Druckschädigung der Sehbahn *Störungen im Bereich des Optikus,* des Chiasmas oder des Traktus mit entsprechenden Visusausfällen beschrieben (140, 157). Verkalkungen im Aneurysma sind gelegentlich röntgenologisch zu erkennen.

Die hier beschriebenen Herdsymptome der Aneurysmen der Carotis interna und der A. communicans posterior geben nicht selten Anlaß zu differentialdiagnostischen Schwierigkeiten, insbesondere wegen der halbseitigen, oft periodisch stärker werdenden Kopfschmerzen. In erster Linie sind hier die **Fehldiagnosen „Migräne“** oder **„Trigeminusneuralgie“** zu nennen. Gleichzeitige Augenmuskelstörungen, die sich auch bei Aneurysmen bessern können, werden als „ophthalmoplegische Migräne“ aufgefaßt. Man sollte sich vor solchen Diagnosen hüten, bevor nicht auch mittels der Arteriographie ein organischer Prozeß ausgeschlossen ist. Wir haben mehrfach gerade bei Aneurysmen ernsthafte Komplikationen erlebt, weil dieser Grundsatz nicht befolgt wurde und kostbare Zeit verlorenging.

Die Aneurysmen der A. cerebri anterior, der A. communicans anterior und der A. cerebri media haben nicht so charakteristische Nachbarschaftssyndrome. Hemianopsien, Hemiparesen, psychische Veränderungen, zerebrale Anfälle und andere Herdsymptome sind beschrieben worden (157). Für die Diagnostik stehen aber die viel häufigeren Subarachnoidalblutungen im Vordergrund. Gegenüber *Hirntumoren,* insbesondere solchen der Schädelbasis, ist eine Differentialdiagnose vielfach nur mit Hilfe der Arteriographie möglich. Wichtige Hinweise gibt gelegentlich die Anamnese, weil sich Herdsymptome bei den Aneurysmen in der Regel schnell oder plötzlich entwickeln und sich auch zurückbilden können.

Ein **Aneurysma der A. basilaris** oder **vertebralis** ist mitunter an zerebellären und bulbären Symptomen zu erkennen. Paraplegien, doppelseitige Fazialisparesen, Ausfälle des Okulomotorius und Abduzens, Schluck- und Sprachlähmungen, aber auch vegetative Störungen mit Erbrechen, Atemstörungen und Unregelmäßigkeiten der Herztätigkeit werden beobachtet (4). Die Symptome entwickeln sich einmal in schneller, einmal in langsamer Folge, oder sie haben mehr flüchtigen Charakter. Hemiparesen, die wechselnd die eine oder andere Seite befallen, kommen vor, daneben Koordinationsstörungen bei Bewegungen und Hypotonie der Muskulatur. Für die Diagnose entscheidend ist auch hier die Angiographie, die von einer Vertebralis aus durchgeführt werden muß.

Eine 34jährige Frau wurde uns unter der Verdachtsdiagnose Myasthenie eingewiesen. Die Muskulatur war auffallend schlaff, hypoton, die Koordination der Extremitätenbewegungen leicht gestört. Es bestanden eine mimische Fazialisparese und eine Dysarthrie. Die Frau machte einen schwerkranken Eindruck, hatte Tachykardien und dyspnoische Zustände, die immer schnell vorübergingen, und schwitzte stark. 3 Wochen zuvor hatte für kurze Zeit ein Lähmungsgefühl der Beine bestanden, das nicht näher beschrieben werden konnte; 12 Tage später war eine Bewußtseinstrübung mit Sprachlähmung aufgetreten, die ebenfalls vorüberging. Wir beobachteten nach der Aufnahme eine kurzdauernde Bewußtlosigkeit mit Apnoe und Bradykardie, anschließend für etwa 1 Std. einen horizontalen Nystagmus mit vertikaler Komponente und eine gewisse Nackensteifigkeit. Noch bevor weitere Maßnahmen zur Klärung des Prozesses der hinteren Schädelgrube durchgeführt werden konnten, fiel die Patientin unter Streckkrämpfen wieder in ein tiefes Koma mit Bulbärparalyse, völliger Reflexlosigkeit und Atemlähmung. Sie kam trotz ausreichender künstlicher Beatmung unter hochgradiger Tachykardie schon 1½ Std. später ad exitum. Autoptisch fand sich ein großes Aneurysma der A. basilaris, aus dem es mehrfach geblutet hatte (Abb. 2.**69**).

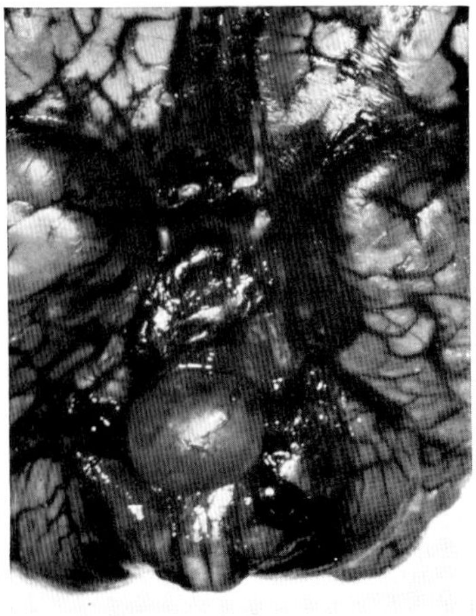

Abb. 2.**69** Aneurysma der A. basilaris bei einer 34jährigen Patientin, die nach einer Blutung im Zustand der Bulbärparalyse ad exitum kam

Über eine Subarachnoidalblutung, die durch ein rupturiertes Aneurysma der A. spinalis anterior ausgelöst wurde, hat Vincent (277) berichtet und diese Rarität mit angiographischen Darstellungen belegt.
Nur selten kommen im Bereich der zerebralen Arterien **dissezierende Aneurysmen** vor, die intra vitam nur durch sorgfältige arteriographische Befunderhebung, mitunter aber selbst dadurch nicht zu diagnostizieren sind. Manz u. Mitarb. (175) haben aus der Literatur 20 Fälle bei Kindern und Jugendlichen zusammengestellt; die Prognose dieser dissezierenden Aneurysmen ist sehr schlecht. Es bestand eine Letalität von 76% in den ersten 2 Monaten.
Spontane dissezierende Aneurysmen, die nicht durch ein Trauma ausgelöst wurden, finden sich vereinzelt im Halsteil der A. carotis interna und auch der A. communis. Es kommt dabei zu einem Einriß der Intima und einer Dissektion in der Media der Gefäßwand. Angiographisch wird dadurch ein charakteristischer Befund verursacht, der die Diagnose gestattet. Hypertonie und fibromuskuläre Dysplasie sind disponierende Faktoren der spontanen Dissektion der A. carotis (196). Im Vertebralis-Basilaris-Gebiet sind dissezierende Aneurysmen eine Rarität; sie verursachen klinisch das Syndrom einer Stenose.

Arteriovenöse Kurzschlußverbindungen und Angiome

Die angiomatösen Gefäßanomalien und blastomatösen Gebilde, zu denen die kavernösen und razemösen Angiome, die Lindau-Tumoren und Angiogliome gehören (24), sind vorwiegend durch ihr **raumforderndes Wachstum** charakterisiert und deswegen in ihrer Symptomatik und Differentialdiagnose in dem Kapitel Hirntumoren ausführlicher dargestellt. Es sollen uns hier deswegen nur die Gefäßmißbildungen beschäftigen, die auch durch Zirkulationsstörungen im Bereich der Hirnhäute eine Bedeutung besitzen. Das sind die arteriovenösen Angiome, die eine Kurzschlußverbindung zwischen arteriellem und venösem System über einzelne stark erweiterte Gefäßstämme oder über ein Konvolut von Gefäßen unter Umgehung des Kapillargebietes bilden. **Größe und Lage dieser Angiome wechseln außerordentlich stark.** Olivecrona u. Ladenheim (197) fanden unter 125 Beobachtungen das Karotisgebiet mit 107 Fällen weitaus am häufigsten befallen, davon im Bereich der Anterior 24, der Media 64, der Posterior 1, Anterior-Media kombiniert 10, Media-Posterior 6 und Posterior-Vertebralis 3. Nur 6 Angiome waren im Vertebralisgebiet lokalisiert und 12 im Bereich der Carotis externa. Ex-

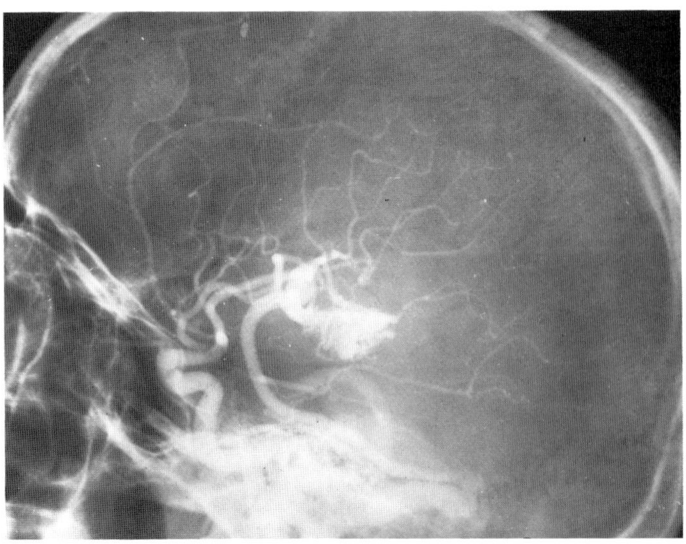

Abb. 2.**70** Angeborenes arteriovenöses Angiom bei einer 36jährigen Frau, das lediglich zu kardialen und allgemeinen Beschwerden geführt hatte

a
b
c

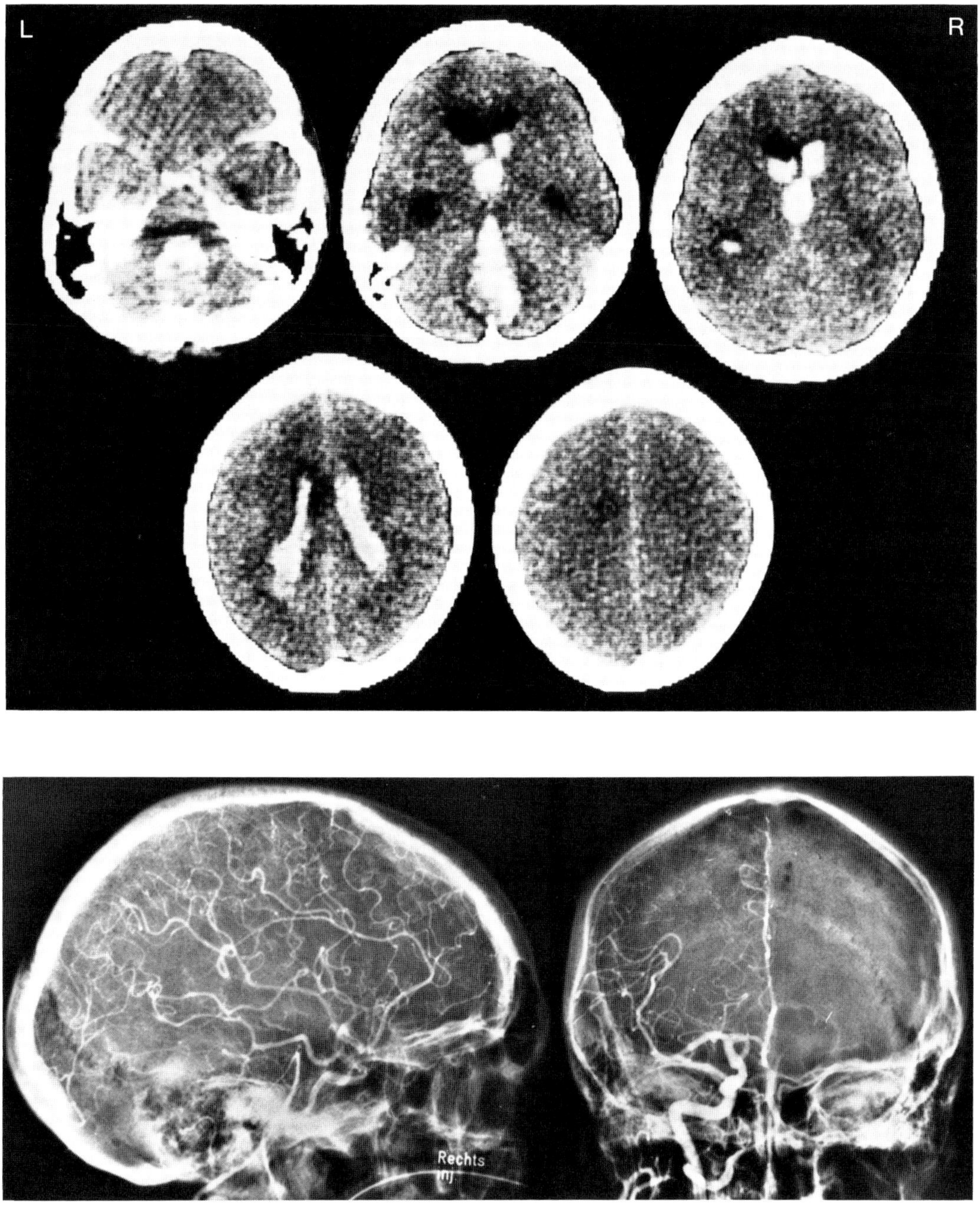

Abb. 2.**71** a–c Computertomographie: Einblutung in das Ventrikelsystem aus einem im IV. Ventrikel gelegenen Angiom. Im Angiogramm war das Angiom nicht sicher erkennbar, weil es durch den Druck des Hämatoms komprimiert wurde. (Aufnahmen: Prof. Dr. *H.-P. Jensen,* Kiel)

trakranielle Mißbildungen sind gelegentlich mit intrakraniell gelegenen Angiomen kombiniert; dann ist die Diagnose leicht. Als besondere Lokalisation muß das Gebiet der V. magna Galeni genannt werden, das in etwa 60 Fällen als Sitz der arteriovenösen Kurzschlußverbindung beschrieben wurde, am häufigsten bei Kindern, die unter Ausbildung eines Hydrocephalus internus occlusus durch Verlegung des Aquäduktes meist innerhalb des 1. Lebensjahres ad finem kamen. Während die sackförmigen Aneurysmen **hämodynamisch** keine besondere Rolle spielen, sind infolge der Kurzschlußverbindungen bei den arteriovenösen Angiomen das zerebrale Stromvolumen und der venöse Druck auf 2–4fache Werte erhöht, der intrakranielle Gefäßwiderstand und die Sauerstoffausschöpfung des arteriellen Blutes signifikant herabgesetzt (35). BODECHTEL (48) hat gezeigt, daß solche Kurzschlußverbindungen bis zu 75% des normalen Ruheherzminutenvolumens aufnehmen können und daß durch eine entsprechende Vermehrung der Schlag- und Minutenvolumina sowie der Herzarbeit kardiale Komplikationen, von der Herzhypertrophie angefangen bis zu Dilatation und Insuffizienz des Herzens mit allen Symptomen, auftreten können.

Wir beobachteten eine Patientin, die schon jahrelang wegen kardialer und anginöser Beschwerden in Behandlung stand, die man immer wieder als „vegetative Dystonie" gedeutet hatte, obwohl eine erhebliche Herzhypertrophie bestand. Weil ihr ambulant niemand geholfen hatte, kam sie zu uns in stationäre Behandlung. Ursache ihrer Beschwerden war ein großes arteriovenöses Angiom (Abb. 2.**70**) mit einem Shunt-Volumen von etwa 21 pro Minute. Es war niemals zu irgendwelchen Kopfbeschwerden oder neurologischen Ausfällen gekommen; auch ein Strömungsgeräusch fehlte bei der Auskultation des Schädels. Die allgemeinen Beschwerden und kardialen Sensationen klangen sofort ab, nachdem das Angiom entfernt war.

Bei einem 44jährigen Mann betrug die Hirndurchblutung 196 ml pro 100 g Gewebe in der Minute, also fast 3 l für das gesamte Gehirn. Nach Exstirpation der Gefäßmißbildung stellte sich mit 56 ml pro 100 g Gewebe in der Minute sogleich wieder eine normale Durchblutungsgröße ein.

Unter den *neurologischen Symptomen* sind **zerebrale Anfälle** am häufigsten zu beobachten; sie treten als generalisierte oder fokale Konvulsionen in fast der Hälfte aller Fälle als erstes Krankheitszeichen auf, und zwar vorwiegend im Alter von 30–40 Jahren, auch wenn es sich um konnatale Angiome handelt.

An zweiter Stelle sind **Blutungen** in den Liquorraum und in das Hirngewebe zu nennen, die vielfach auch als erstes Symptom (nach OLIVECRONA u. LADENHEIM (197) in 36%) in Erscheinung treten. Sie können durch eine Computertomographie rasch diagnostiziert werden; dagegen sind die Angiome selbst im Tomogramm oftmals nicht deutlich zu erkennen (s. S. 2.12), sondern nur durch die Angiographie darzustellen. Die Kombination Krampfanfälle und Subarachnoidalblutung läßt mit großer Wahrscheinlichkeit auf ein Angiom schließen.

Anlaß zu Blutungen können auch *Mikroangiome* sein, die sich angiographisch in der Regel nicht darstellen lassen; darüber haben JENSEN u. Mitarb. berichtet (110, 143, 144). Neurologische Symptome treten erst nach stattgehabter Blutung auf, die durch eine Computertomographie aufgedeckt und lokalisiert werden kann (Abb. 2.**71** vgl. Abb. 2.**31**) (s. S. 2.129).

Fokale Symptome, die der Lokalisation des Angioms entsprechen, kommen im späteren Verlauf meistens hinzu. Als Besonderheit sei die Beobachtung eines einseitigen, nicht pulsierenden Exophthalmus erwähnt, der durch die pathologischen venösen Abflüsse eines großen Angioms des rechten Stirnhirns verursacht wurde (Abb. 2.**72**). Im Gefolge einer Subarachnoidalblutung trat die Protrusio bulbi wesentlich stärker hervor; sie bildete sich wenige Tage nach der gelungenen Operation zurück.

Kann noch ein systolisches **Gefäßgeräusch** bei Auskultation des Kopfes oder röntgenologisch eine *Gefäßverkalkung* nachgewiesen werden, so ist die Diagnose sicher. Im Röntgenbild des Schädels sieht man mitunter auch deutlich erweiterte Gefäßimpressionen und große Emissarien im Parietalbereich der betroffenen Seite, verursacht durch die verbreiterten venösen Abflüsse. Die herdförmigen Ausfälle, die besonders nach Anfällen oder Blutungen in Erscheinung treten, entsprechen nach Art und Lokalisation den Symptomen der Hirntumoren. Allerdings sind allgemeine Tumorzeichen mit Erhöhung des intrakraniellen Druckes selten, abgesehen von den Hirndruckerscheinungen im Anschluß an eine Blutung (vgl. 2.**38**). Im Zweifelsfall klärt die *Arteriographie* ohne weiteres die manchmal schwierige *Differentialdiagnose gegen Hirntumor, Epilepsie,* sackförmiges *Aneurysma* oder andere *zerebrale Gefäßprozesse.*

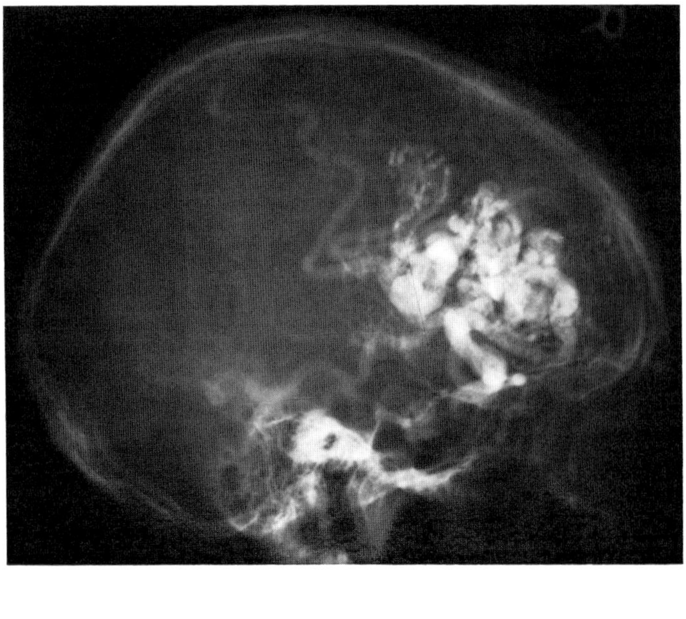

Abb. 2.**72** Angiom im Bereich des rechten Stirnhirns, das einen starken, nichtpulsierenden Exophthalmus rechts, eine Lähmung des M. rectus lateralis, kardiale und vasomotorische Störungen sowie eine Subarachnoidalblutung verursachte. Nach erfolgreicher Operation des Angioms ging der Exophthalmus in wenigen Tagen weitgehend zurück

Die Diagnose eines intrakraniellen Angioms ist im allgemeinen nicht schwer, wenn man daran denkt (Abb. 2.**73**).

Erworbene arteriovenöse Fisteln innerhalb der Schädelkapsel sind äußerst selten. Im allgemeinen besteht die Kurzschlußverbindung zwischen der Carotis interna und dem Sinus cavernosus wegen der engen nachbarlichen Beziehungen durch direkte Verletzung der Arterienwand, die auch über eine Fraktur der Schädelbasis möglich ist. Gelegentlich kann die Art des Traumas nicht geklärt werden, z. B. bei jenen *Karotis-Kavernosus-Fisteln,* die bald nach der Geburt in Erscheinung treten und die man auch als konnatale Mißbildungen gedeutet hat, ohne die geburtstraumatischen Faktoren zu berücksichtigen. Immerhin spielen hier gewisse hereditäre Faktoren, insbesondere eine Gefäßwandschwäche an der Stelle des Ab-

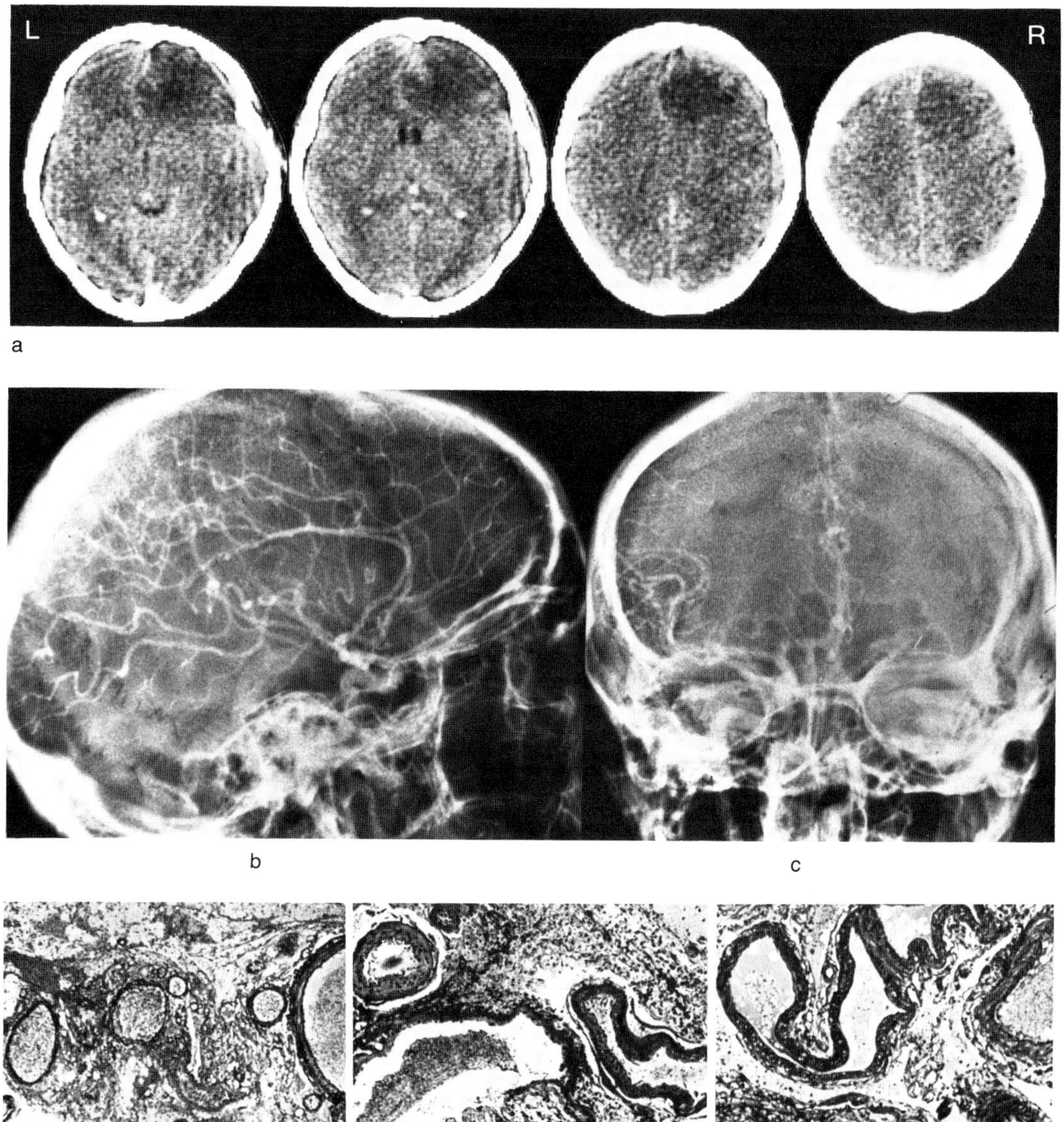

Abb. 2.**73** a–d

a) Computertomographien bei einem 36jährigem Mann, der an starken anhaltenden Kopfschmerzen litt: Es zeigt sich im rechten Stirnhirnbereich eine umschriebene, vorwiegend hypodense Zone mit kleinen hyperdensen Regionen im Randbereich, eine Verdrängung und Engstellung der Ventrikel und eine geringe Dichteminderung der rechten Hemisphäre durch Ödem

b u. c) Die Angiographien bestätigen die Verdrängung der A. cerebri anterior und media. Nach diesen Befunden wurde ein Stirnhirntumor diagnostiziert

d) Die Operation deckte die Fehldiagnose auf: Es handelte sich um eine angiomatöse Mißbildung mit entsprechendem histologischem Befund, die als Besonderheit einen auffallend geringen Blutgehalt aufwies. (Aufnahmen: Prof. Dr. *H.-P. Jensen,* Kiel)

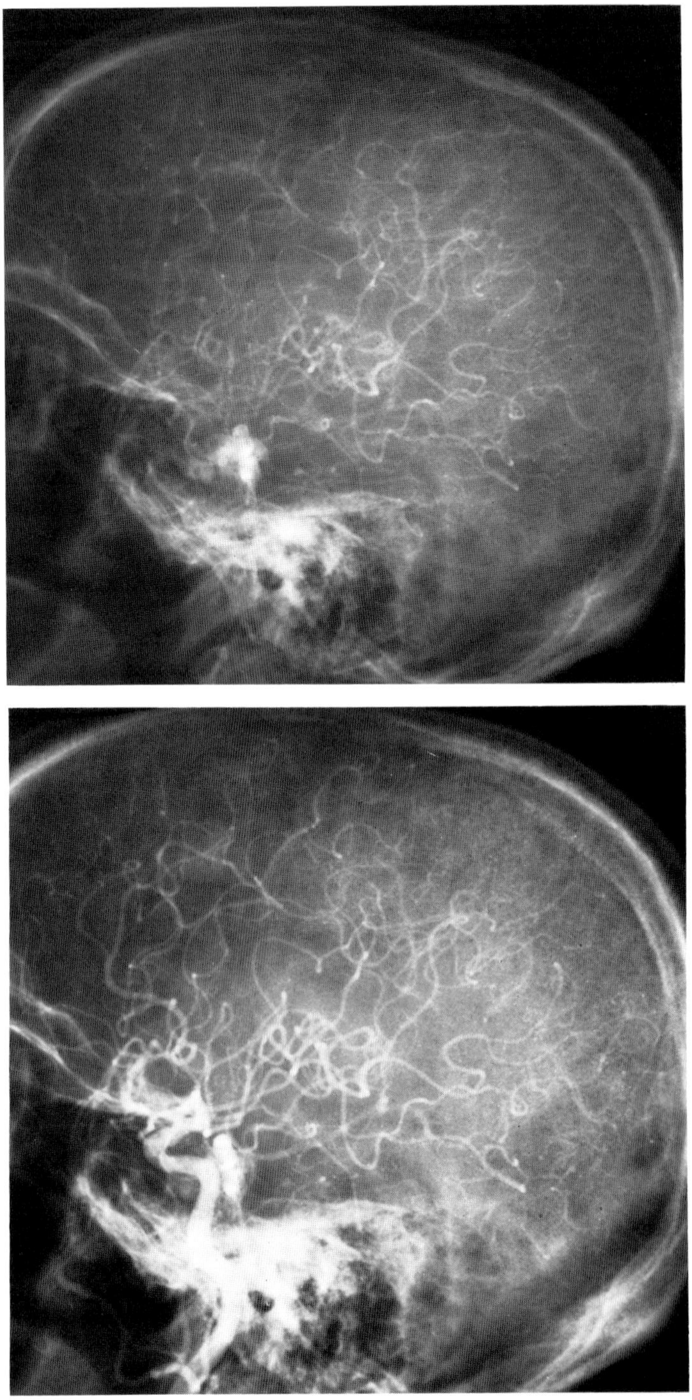

a

b

Abb. 2.**74** a u. b Spontan aufgetretene Karotis-Kavernosus-Fistel bei Arteriosklerose der Hirngefäße (66jährige Frau)
a) Serienangiogramm mit beginnender Kontrastmitteldarstellung der intrakraniellen Arterien und gleichzeitiger Füllung des Sinus cavernosus durch die Fistel
b) Spätere Aufnahme des Serienangiogramms

gangs der *primitiven Trigeminusarterie,* sicherlich eine Rolle. Nach Dandy (80) findet man eine traumatische Genese der Karotis-Kavernosus-Fisteln 3mal häufiger als die spontane, die durch Ruptur eines sackförmigen Aneurysmas im Sinus cavernosus an solchen wandveränderten Stellen erklärt wird. Auch eine Thrombendarteriektomie der Karotis mit dem Fogarty-Katheter kann wegen der geschädigten Gefäßwand eine Karotis-Kavernosus-Fistel verursachen; es sind bisher in der Literatur 7 Fälle bekanntgeworden.

Zu einer **spontanen** Ausbildung einer **Karotis-Kavernosus-Fistel** kann es selten auch auf dem Boden von Gefäßerkrankungen, insbesondere bei der Arteriosklerose, kommen (260). Wir haben 2 solche Fistelbildungen bei einer 68jährigen bzw. einer 66 jährigen Frau beobachten können. Arteriographisch ergibt sich das charakteristische Bild der Kontrastmitteldarstellung im Venengebiet schon während der beginnenden arteriellen Phase (Abb. 2.**74**). Auch doppelseitige Fisteln kommen vor, sind aber außergewöhnlich selten (180).

Bei unserer 68jährigen Patientin kam die Ausbildung der Karotis-Kavernosus-Fistel akut auf dem Friedhof bei der Beerdigung ihres Mannes zustande, als sie stark bewegt und erregt war. Die Patientin wurde durch ein starkes Schwindelgefühl und durch ein rhythmisches Rauschen im Kopf darauf aufmerksam. Kopfschmerzen kamen erst später hinzu und verschwanden auch wieder; ein Exophthalmus, venöse Stauungen der Konjunktivalgefäße und eine teilweise Lähmung der Augenmuskeln wurden am nächsten Morgen bemerkt.

Arteriovenöse Karotis-Kavernosus-Fisteln verschließen sich mitunter wieder spontan oder auch nach einer Arteriographie (211). Die bei großen Kurzschlüssen erforderliche operative Ausschaltung führt nicht selten zu Mißerfolgen, weil große kollaterale Zuflüsse über die A. communicans posterior und anterior oder über die A. ophthalmica bestehen.

Die Diagnose bereitet keine Schwierigkeiten. Kopfschmerzen und ein auskultierbares *Strömungsgeräusch,* das auch subjektiv sehr lästig und quälend sein kann, sind konstante Symptome und machen eine Verwechslung mit anderen Erkrankungen unwahrscheinlich. Für die *Seitenlokalisation hat die Kompression einer Karotis,* die das Geräusch abschwächt oder zum Verschwinden bringt, große Bedeutung. Drucksteigerung und venöse Stauung im Sinus cavernosus führen häufig zu einem mehr oder weniger *pulsierenden Exophthalmus,* der auch doppelseitig sein kann, zu verstärkten Venenfüllungen der Konjunktiva und des Augenhintergrundes sowie der Nasenschleimhaut. *Blutungen an der Netzhaut* und im Glaskörper, Papillenödem, intraokulare Drucksteigerung, selbst Optikusatrophie und Dislokation des Bulbus nach unten außen mit Augenmuskelsymptomen werden beobachtet. Sehr selten ist bei Karotis-Kavernosus-Fisteln ein isolierter kontralateraler Exophthalmus beobachtet worden. Differentialdiagnostisch kann eine Kavernosusthrombose durch das Strömungsgeräusch praktisch immer abgegrenzt werden. Daß auch extrakranielle Karotis-Jugularis-Aneurysmen zu ähnlichen venösen Stauungs- und Druckerscheinungen Anlaß geben können, haben wir an Hand eines Falles (s. S. 2.96) bereits demonstriert.

Zirkulationsstörungen des Rückenmarks

Gefäßerkrankungen und Zirkulationsstörungen spielen als Ursache neurologischer Störungen am Rückenmark nur eine untergeordnete Rolle. Das gilt auch für die Durchblutungsstörungen, deren Ursachen außerhalb der Rückenmarksgefäße zu suchen sind, z. B. bei Herz- und Nierenerkrankungen, Intoxikationen durch Kohlenoxyd oder Morphium, und auch für die Embolien durch Blutgerinnsel, Luft oder Fett. Das ist nicht zuletzt auf die ausgezeichnete **Blutversorgung** mit Zuflüssen aus den Vertebral- und Segmentalarterien sowie die zahlreichen Anastomosen innerhalb des Lumbalkanals zurückzuführen.

Das intravertebrale *arterielle Gefäßnetz* setzt sich aus dem paarigen arteriellen Tractus spinalis posterior, der Fortsetzung der Aa. spinales posteriores und dem unpaaren vorderen Tractus der A. spinalis anterior, die sich in Höhe des mittleren Zervikalmarkes aus den beiden ventralen Spinalarterien der Vertebrales bildet, zusammen. Beide Längssysteme werden horizontal durch die Vasokorona vielfach verbunden, die seitlich als weitere Anastomosenkette den Tractus arteriosus lateralis und ventrolateralis besitzt. Von der Vasokorona und den arteriellen Längssystemen senken sich die kleinen Äste senkrecht in die peripheren Teile des Rückenmarks. Sie versorgen im wesentlichen die weiße Substanz und Teile des Hinterhorns, während von der A. spinalis anterior die Aa. fissurae anteriores entspringen, die den größten Teil der Vorderhörner und die Basis der Hinterhörner, die Seitenhörner, das Gebiet der vorderen und hinteren Kommissur, die Vorderseitenstränge und kleinere Bezirke der benachbarten weißen Substanz durchbluten.

Die arterielle Anastomosenkette erhält in ihrem Verlauf variable Zuflüsse aus den segmentalen Arterien, von denen allerdings ein Teil obliteriert ist oder nur wenig Blut führt. Die persistierenden größeren Gefäße folgen in der Regel den vorderen Wurzeln von C 6 oder C 7 (seltener auch C 8), im Thorakalbereich D 9–D 10, seltener D 6–D 8, im Lumbalbereich L 1–L 2, gelegentlich auch L 3. Es ergeben sich somit drei große, funktionell wichtige Stromgebiete: ein oberes, das über die Zufuhr von den Vertebralarterien bis etwa zur Mitte des Halsmarks reicht, ein mittleres mit dem Zufluß über die Segmentalarterien von C 6–C 7 und ein unteres Gebiet, das meistens über zuführende Segmentalarterien bei D 9–D 10 und L 1–L 2 verfügt und die Blutversorgung des Rückenmarks bis herauf zum 4. Thorakalsegment übernimmt. Eine Grenze zwischen den großen Versorgungsgebieten finden wir somit im Bereich des Halsmarks in Höhe des 3. bis 4. Zervikalsegments und im Brustmark bei D 3 bis D 4. Diese Grenzzone der Blutversorgung im Thorakalbereich hat in der menschlichen Pathologie vielleicht eine Bedeutung, auf die wir noch zurückkommen werden. Die Zuflüsse des hinteren arteriellen Systems, die aus 5–8 persistierenden kleinen Ästen der segmentalen Hinterwurzelarterien in den dorsalen Traktus münden, spielen in funktioneller Hinsicht für die Durchblutungsstörungen des Rückenmarks keine besondere Rolle.

Spinalis-anterior-Syndrom

Die umfangreiche Anastomosierung und die kollaterale Blutversorgung des Rückenmarks bringen es mit sich, daß bei vaskulär bedingten Schädigungen die *topische Zuordnung der Symptome nur bei der A. spinalis anterior* möglich ist. Anatomisch findet sich beim Verschluß dieses Gefäßes eine deutlich **abgrenzbare Erweichung der ventralen und zentralen Teile** des Rückenmarksquerschnittes, entsprechend den oben beschriebenen Versorgungsbereichen. Eine mehr oder weniger starke Einbeziehung der Randgebiete wird dadurch erklärt, daß auch die vorderen Anteile der Vasokorona von dem Verschluß mitbetroffen werden können. Ebenso ist die Ausdehnung des Erweichungsherdes in der Längsrichtung mit der Ausdehnung des Verschlusses nach oben und unten in gewissen Grenzen variabel. Die Nekrose erreicht im Querschnittsbild die Basis der Hinterhörner, mitunter auch die vordersten Teile der Hinterstränge. Die Pyramidenbahnen sind regelmäßig, aber in wechselndem Ausmaß betroffen, ebenso die Vorderseitenstränge. Die verschieden große Ausdehnung der Pyramidenbahn in den oberen und unteren Segmenten des Rückenmarks erklärt ohne weiteres diese Unterschiede, je nach Lokalisation des Prozesses. Im untersten Thorakal- und im Lumbalmark breitet sich die Erweichung bei Spinalis-anterior-Verschlüssen gelegentlich über den ganzen Querschnitt aus, dann nämlich, wenn die dorsalen Gefäßabschnitte ihre Blutversorgung in der Hauptsache über den ventralen arteriellen Traktus beziehen.

Die charakteristischen *Merkmale des Spinalis-anterior-Syndroms* sind: akute Paraplegie der Beine mit dissoziierten Empfindungslähmungen und Blasen-Mastdarm-Störungen. Als Ursache finden sich Arteriosklerose, entzündliche Gefäßaffektionen, Lues oder Embolie. Der Ausbildung des sehr rasch einsetzenden partiellen Querschnittssyndroms pflegen **Prodromalerscheinungen** in Form von ein- oder doppelseitigen radikulären Parästhesien und gürtelförmigen Schmerzen, gelegentlich von lanzinierendem Charakter, vorauszugehen, die in Höhe des nachfolgenden Verschlusses liegen und mit Ausbildung der motorischen Lähmungen wieder verschwinden. Auch Schwäche, Tonusverlust und Steifigkeit sowie Parästhesien der distalen Abschnitte werden anamnestisch geklagt. Nicht immer entwickelt sich die folgende Lähmung ganz akut; vielmehr sind auch Latenzzeiten von Stunden bis Tagen beschrieben worden. Die motorischen Ausfälle differieren naturgemäß mit der Höhe des Verschlusses. Bei Affektionen im Bereich des Lumbalmarks finden wir schlaffe Paresen der unteren Extremitäten. Verschlüsse im Zervikal- und Thorakalbereich haben oft, wenigstens initial, Pyramidenbahnzeichen und Spastik im Gefolge. *Differentialdiagnostisch* ist bei primärer Spastik, die dann in eine schlaffe Parese übergehen kann, zunächst an extramedulläre *raumfordernde Prozesse* zu denken, die anfangs eine spastische Lähmung als Drucksymptom und später erst eine schlaffe Parese infolge der sekundären Nekrose des Rückenmarks verursachen. Erhebliche Seitendifferenzen der Paresen sind vereinzelt beschrieben worden. In Höhe des Gefäßverschlusses finden sich segmental entsprechend dem Ausfall der Vorderhörner *neurogene Muskelatrophien* mit fibrillären Zukkungen, die im Bereich des Thorax an den Interkostalmuskeln oftmals sehr schwer zu erkennen sind.

Die **Sensibilitätsstörungen** in Höhe der Läsion und kaudalwärts betreffen nur den Schmerz und die Temperaturempfindung. Sie sind immer vorhanden, während Hinterstrangsymptome fehlen. Die anfänglichen spontanen Schmerzen im radikulären Gebiet klingen rasch ab. Die *Störungen der Blase* äußern sich meist in einer Atonie mit Urinretention; sie werden nie vermißt. Ebenso ist der sphincter ani schlaff. Die Symptome bleiben nach Eintritt der partiellen Querschnittslähmung zunächst eine gewisse Zeit stationär, um sich dann z. T. zurückzubilden. Im *Liquor* findet sich meistens kein pathologischer Befund; eine geringe Eiweiß- und Zellvermehrung ist jedoch möglich, wenn eine ausgedehnte Erweichung besteht.

Als Beispiel sei die Krankengeschichte einer 48jährigen Frau berichtet, die an einem fieberhaften Infekt mit Halsschmerzen und Appetitlosigkeit erkrankte. Obwohl die Beschwerden nicht besonders groß waren, erholte sie sich nicht. 12 Tage später trat eine Schwäche zunächst im rechten, dann auch im linken Bein ein, die sich innerhalb eines Tages so ausdehnte, daß sie nicht mehr stehen und gehen konnte. Als die Patientin wegen der begleitenden Zuckungen und Kribbelgefühle ein heißes Fußbad nehmen wollte, fiel ihr auf, daß sie die Temperatur des Wassers an den Beinen nicht mehr bemerkte. Es bestanden bei der anschließenden Klinikaufnahme eine mäßig spastische Paraparese beider Beine, Blasen und Mastdarmstörungen, eine hyperalgetische Zone im Bereich von D 7–D 8 und eine dissoziierte Empfindungsstörung, die bis zur hyperalgetischen Zone heraufreichte und rechts stärker als links ausgeprägt war. Im lumbalen Liquor fanden sich $^{5}/_{3}$ Zellen und ein Eiweißwert von 42 mg/de bei einer links gelagerten Zacke der Normomastixreaktion. Nachdem eine funikuläre Spinalerkrankung ausgeschlossen war und sich für einen raumfordernden Prozeß kein Anhalt fand, mußten wir uns zunächst mit der Diagnose „unvollständige, thorakale Querschnittslähmung, Spinalis-anterior-Syndrom", zufriedengeben. Nach etwa 14 Tagen besserte sich die Spastik wesentlich; Blase und Mastdarm funktionierten wieder leidlich, und die Sensibilitätsstörungen bildeten sich bis auf eine leichte Hypalgesie und Thermhypästhesie weitgehend zurück.

Etwa 6 Wochen später stellte sich noch während der Klinikbehandlung nach einer unbedeutenden Belastung am Vortag ein Rezidiv ein, zunächst mit Zuckungen an den Beinen und Parästhesien. Innerhalb von wenigen Stunden waren wieder eine spastische Paraparese, Blasen- und Mastdarmstörungen und eine dissoziierte Sensibilitätsstörung zu objektivieren, die jetzt bis D 2 heraufragte und mehr die Temperaturempfindung als den Schmerz betraf. Die epikritische Sensibilität blieb bis auf eine ganz geringe Herabsetzung an den Füßen vollständig erhalten. Bauchdeckenreflexe und Patellarsehnenreflexe fehlten; die Achillessehnenreflexe waren gesteigert und pathologische Reflexe der Babinski-Gruppe auslösbar. Kurze Zeit später konnten deutliche Atrophien der Interkostalmuskulatur mit fibrillären Zuckungen im Bereich von D 3–D 7 nachgewiesen werden.

Der auffallend remittierende Verlauf läßt differentialdiagnostisch an eine *multiple Sklerose* denken, jedoch finden sich keine disseminierten Herdsymptome, sondern immer wieder das Syndrom einer Herdbildung im Versorgungsbereich der Spinalis anterior, so daß eine Enzephalomyelitis auszuschließen ist. Auch bei Gefäßaffektionen im spinalen Bereich sind *schubweise Verlaufsformen* nicht selten und können durch Anlagerung von Thromben und begleitendes Ödem erklärt werden. Auf Grund der allgemeinen Symptomatologie und des Verlaufes ist auch ein raumfordernder Prozeß unwahrscheinlich. Die Annahme einer *para- oder postinfektiösen Querschnittsmyelitis* kann schon wegen des Freibleibens der Hinterstränge und des Fehlens von Liquorveränderungen nicht aufrechterhalten werden. Ungeklärt bleibt aber die Ursache des Gefäßverschlusses. Zwar fanden sich bei der Patientin auf internem Fachgebiet Zeichen einer Herzinsuffizienz und einer dekompensierten Hypertonie, doch gehören Zirkulationsstörungen des Rückenmarks auf dem Boden von hypertonischen oder arteriosklerotischen Gefäßveränderungen zu den ausgesprochenen Seltenheiten.

Rückenmarkserweichung (vaskuläre Myelomalazie)

Das Spinalis-anterior-Syndrom bezeichnet nicht nur die topische Lokalisation der Gefäßstörung, sondern besagt gleichzeitig, daß es sich um eine Erweichung in bestimmten Rückenmarksbezirken handelt. Die Ortsdiagnose gibt also auch gewisse Auskunft über die Art des Prozesses, nicht dagegen über die pathogenetischen und ätiologischen Faktoren. Neben diesem Spezialfall kommen auf dem Boden von Zirkulationsstörungen auch andere **Myelomalazien** vor, die wegen der umfangreichen Kollateralversorgung *topistisch nicht auf ein bestimmtes Gefäßgebiet zu lokalisieren* sind. Weiter ist zu berücksichtigen, daß zirkulatorische Störungen nicht immer eine vollständige Nekrose aller Gewebsteile zur Folge haben. Wie am Gehirn kommen auch unvollständige Erweichungen und isolierte Ganglienzellschäden vor.
Topographisch finden wir vor allem die *graue Substanz,* mit Vorliebe das Hinterhorngebiet und das *ventrale Hinterstrangfeld* befallen, wie bei der *Hämatomyelie.* In anderen Fällen ist mehr das Vorderhorngebiet affiziert. Neben den zentral gelegenen Erweichungen, die sich im späteren Stadium anatomisch oft höhlenförmig darstellen und an eine Syringomyelie erinnern, kommen keilförmige Erweichungsherde in den peripheren Abschnitten des Rückenmarkes vor, die auf Zirkulationsstörungen im Bereich der Vasokorona beruhen. Auch am Rückenmark werden im akuten Stadium durch das perifokale Ödem neurologische Symptome hervorgerufen, die weit über den nekrotischen Herd hinausgehen.
Die *klinische Symptomatologie* ist abhängig vom Sitz der Myelomalazie. Die Symptome entwikkeln sich akut oder subakut, jedoch im allgemeinen nicht so plötzlich, „apoplektiform“ wie bei der Rückenmarksblutung. Anfangs beobachtet man nicht selten **Reizerscheinungen** in Form von Zuckungen, Parästhesien und radikulären Schmerzen, die aber relativ rasch wieder verschwinden. Meist stehen bei der Rückenmarkserweichung **motorische Paresen** im Vordergrund, die zunächst schlaff, später bei Schädigungen im Hals- und Brustmark in etwa der Hälfte der Fälle, bei Affektion des Lendenmarks seltener (in ca. 5–10% der Fälle), spastisch sind, wenn die Pyramidenbahn in Mitleidenschaft gezogen ist. Im Bereich des Erweichungsherdes bilden sich bei Affektionen des Vorderhorns *Muskelatrophien* und fibrilläre Zuckungen aus. Auch mono- oder gar hemiplegische Bilder kommen bei entsprechender Lokalisation des Prozesses vor, ähnlich wie beim Rückenmarkstumor und bei der Myelitis.
Unter den **sensiblen Störungen** finden sich häufig dissoziierte Empfindungslähmungen distal des Herdes, auch wohl halbseitige Ausfälle im Sinne eines Brown-Séquard-Querschnittssyndroms, aber auch totale Sensibilitätsausfälle für alle Qualitäten.
Blasen- und Mastdarmlähmungen gehören regelmäßig zum klinischen Bild. Bei tiefem Sitz der Erweichung im Konusbereich ist auch die *Sexualfunktion* gestört. Schädigungen der vegetativen Areale des Vorderseitenstranges im Hals- und Brustmark machen sich durch *vasomotorische und trophische Störungen,* Ödeme, periphere angioparalytische Zyanose, abnorme Schweißsekretion oder Trockenheit und abnorme Abschilferung und Verfärbung der Haut bemerkbar.
Entsprechend dem perifokalen Ödem bildet sich ein Teil der klinischen Ausfälle zurück. Auch beobachtet man mitunter einen Verlauf in mehreren Schüben, wie der oben zitierte Fall des Spinalis-anterior-Syndroms zeigt. Insgesamt ist die Prognose einer massiven Erweichung aber recht ungünstig; nur kleinere Herde können klinisch ausheilen. Das gilt als wichtigstes Kriterium gegenüber der entzündlichen Affektion des Rücken-

marks, bei der eine ungleich bessere Rückbildungstendenz besteht. Allgemein ist die *differentialdiagnostische* Abgrenzung der Myelomalazie gegen die Myelitis außerordentlich schwierig. Die vaskuläre Myelomalazie entwickelt in der Regel ihre Symptome rascher und zeigt keinen pathologischen Liquorbefund; nur ganz selten werden geringe Pleozytosen beobachtet. Häufig wird die Diagnose Rückenmarkserweichung erst auf dem Sektionstisch gestellt. Klinisch kann die Frage nach der Art des Prozesses nur durch den Nachweis der primären Ursache, d.h. durch die *Klärung der* **Pathogenese und Ätiologie,** beantwortet werden. Dabei muß von vornherein betont werden, daß Myelomalazien auf dem Boden von primären Gefäßerkrankungen eine Rarität darstellen. Bei der Mehrzahl der Myelomalazien handelt es sich wohl um Erkrankungen im Rahmen einer *vaskulären* **Lues.** Eine luische Endangiitis haben auch wir als Ursache eines Spinalis-anterior-Syndroms beobachtet. Die **Arteriosklerose** der Rückenmarksgefäße hat als Ursache der Myelomalazie keine große Bedeutung; selbst bei schwerer allgemeiner Gefäßsklerose kann sie klinisch nicht diagnostiziert werden (56). Auch STAMMLER (255) fand unter 60 Rückenmarkssektionen bei schwersten Arteriosklerosen, malignen Nephrosklerosen und Zerebralsklerosen die Rükkenmarksarterien kaum oder nur unbedeutend verändert. Die früher vielfach aufgestellte Behauptung, der Greisengang und die allgemeine Muskelrigidität seien auf arteriosklerotische Veränderungen der Rückenmarksgefäße zurückzuführen, hat sich als irrig erwiesen. Es gibt in der Literatur nur wenige gesicherte Beobachtungen, bei denen sich im Bereich spinaler arteriosklerotischer Gefäßveränderungen arterielle Thrombosen mit nachfolgenden Myelomalazien entwickelten (9, 264). Trotz der Seltenheit der arteriosklerotischen Veränderungen an den Rückenmarksgefäßen glauben JELLINGER (142) und NEUMAYER (192), als besonderes Krankheitsbild eine „vaskuläre Myelopathie des höheren Lebensalters" abgrenzen zu können. Diese soll unter dem Symptomenbild eines inkompletten Querschnittssyndroms oder einer atypischen amyotrophischen Lateralsklerose verlaufen.

Zu den Faktoren, die einer arteriellen Gefäßthrombose Vorschub leisten, gehören auch am Rückenmark die **post- oder parainfektiösen Angiitiden.** Es handelt sich dabei um infektiöse Intimaschäden oder um immunologische Wandveränderungen mit Fibrosen und Hyalinosen der intramedullären Gefäße. Die symptomatische Arteriitis bei der *Meningitis tuberculosa* oder auch bei anderen Meningitisformen ist als proliferativer und obliterierender endangiitischer Prozeß ebenfalls in der Lage, Rückenmarkserweichungen hervorzurufen oder eine entsprechende Disposition für das Auftreten von Zirkulationsstörungen zu schaffen. Wir haben solche Komplikationen mehrfach beobachten und sichern können. Nach der Hauptlokalisation dieser Rückenmarksschädigung wird sie auch *„thorakale Randentmarkung"* genannt und ist nach WECHSLER (286), der 10 Fälle histopathologisch untersucht hat, unschwer von myelitischen, dystrophischen und degenerativen Erkrankungen durch die örtlichen Beziehungen zur Vasokorona zu unterscheiden.

Bei den **verschiedenen chronischen Meningitiden** schreitet der stenosierende Gefäßprozeß und damit die Entmarkung langsam von außen nach innen bilateral symmetrisch fort und greift vorzugsweise im dorsalen *Seiten- und Hinterstrang des oberen Brustmarkes* auf weiter innen liegende Gebiete über. Dadurch werden auf- und absteigende Degenerationen verursacht. Diesem anatomischen Befund entspricht die klinische Symptomatik des fortschreitenden, zirkulatorisch bedingten Krankheitsbildes. Als Frühsymptome treten spastisch-ataktische Erscheinungen an den unteren Extremitäten, ferner Blasenstörungen und Impotenz, gelegentlich auch Parästhesien auf. Die ataktischen Symptome kommen durch Schädigung der Kleinhirnseitenstrangbahnen und der Hinterstränge zustande.

Im Spätstadium finden sich nach meist chronisch progredientem Verlauf, der durch Remissionen unterbrochen sein kann, spastische Paraparesen der Beine, Blasen- und Mastdarmstörungen und schwere Sensibilitätsstörungen. Wenn bei den chronischen Meningopathien die klassischen Symptome der Meningitis fehlen, können besonders im Frühstadium wegen der Ataxie Verwechslungen mit multipler Sklerose vorkommen und vorübergehend auch differentialdiagnostische Probleme gegenüber einem Rückenmarkstumor auftreten. Die Untersuchung des Liquors und ggf. eine Myelographie helfen dann weiter. Solche progressiven Myelomalazien mit *thorakaler Randentmarkung* auf dem Boden chronisch meningitischer Arteriitiden sind bisher bei der *syphilitischen Meningitis,* bei *tuberkulösen Infektionen* des Zentralnervensystems, beim Morbus Besnier-Boeck, bei chronischen Meningitiden unbekannter Ätiologie sowie bei der *Periarteriitis nodosa* bekanntgeworden. Bei der Periarteriitis nodosa oder einer allergischhyperergischen Arteriitis ist die Beteiligung der Rückenmarksgefäße, die niemals isoliert vorkommt, im Rahmen der allgemeinen Krankheitserscheinungen relativ leicht zu diagnostizieren.

Über eine akute Querschnittslähmung durch Myelomalazie im Bereich des unteren Brustmarkes nach intravenöser Injektion von 0,3 ml Asthmolysin (= 0,25 mg Adrenalin + Hypophysin) bei einem 44jährigen Mann hat KNORRE (156) berichtet. Der Autor vermutet, daß die i.v. Adrenalininjektion auslösende Ursache der Myelomalazie war, bei latenter lokaler Schädigung der Rückenmarkszirkulation.

Auf spinale Gefäßschäden und **Myelomalazien nach Röntgenbestrahlung** der Halsregion haben Stevenson u. Eckhard (257) aufmerksam gemacht. Sie beobachteten nach einer Herddosis von etwa 6000 R auf das Rückenmark ein Querschnittssyndrom, das auf eine primäre Gefäßschädigung bezogen wurde. Die Arteriolenwände waren fibrotisch verdickt, ihre Lumina z.T. verschlossen. Wir beobachteten einen analogen Fall. Ähnliche Befunde wurden bei Spätmyelomalazien nach Spinalanästhesie beschrieben. Schott (233) u.a. berichten über Myelomalazien bei Thrombose der A. spinalis anterior nach flüchtigen Wirbelluxationen. *Embolische Gefäßverschlüsse* werden gelegentlich bei entzündlichen Prozessen des Herzens und der Aorta hervorgerufen.

Myelomalazien werden auch **nach stumpfen Wirbelsäulentraumen** beobachtet, ausgelöst durch Kontusion und Zerrung des Rückenmarks und der hinteren Wurzeln. Sie sind nicht auf organische Gefäßveränderungen, sondern auf funktionelle, hämodynamische Störungen der Zirkulation zurückzuführen. Die Kontusionsschädigung des Rückenmarks kann sich dabei auf initiale kleine Rhexisblutungen beschränken, die im Augenblick der Gewalteinwirkung zustande kommen und ggf. durch Konfluieren eine stiftförmige Blutung, eine Hämatomyelie, hervorrufen (154). Auch wenn sich in der Nachbarschaft der punktförmigen Blutungen kleine Parenchymnekrosen ausbilden, liegt noch keine Myelomalazie vor. Diese ist vielmehr dadurch ausgezeichnet, daß, *perifokal durch Ödem und intralumbale Drucksteigerung bedingt, funktionelle Zirkulationsstörungen mit Stasen und Abflußbehinderungen entstehen,* die über eine Ischämie zur mehr oder minder vollständigen Erweichung in weiteren Abschnitten des Rückenmarks sowohl in der Längsals auch in der Querrichtung führen.

Den typischen Verlauf der posttraumatischen Myelomalazie mit *abortivem Schockstadium* (Commotio spinalis) und dem Auftreten der *spinalen Lähmungserscheinungen* nach einem mehr als 12stündigen Intervall haben Bodechtel u. Guttmann (53) klinisch und anatomisch demonstriert und die Bedeutung der Zirkulationsstörungen hervorgehoben. Zwischen Trauma und Beginn der Querschnittslähmung bestehen gewisse *Brückensymptome* wie gürtelförmige Schmerzen, Parästhesien, Spontanzuckungen und andere flüchtige spinale Reizsymptome. Das schwere Zustandsbild einer partiellen oder totalen Querschnittslähmung bleibt in den ersten Tagen nicht unverändert. Lähmungen, Sensibilitätsstörungen und Inkontinenzerscheinungen schwanken in gewissen Grenzen. Der Prozeß kann aufsteigen und zum Tode führen oder sich auch etwas zurückbilden, bis sich das Stadium der *Restparese* ausbildet, das anatomisch dem bindegewebigen und gliösen Narbenstadium entspricht. Mit Ausbildung eines stationären Residualsyndroms ist aber eine erneute Exazerbation der Lähmung keineswegs ausgeschlossen, weil die von nekrotischen Prozessen betroffenen und vernarbten Rückenmarksanteile eine hohe Empfindlichkeit aufweisen und außerdem durch überschießende Gliawucherung im Bereich der Rückenmarksnarbe neue Lähmungserscheinungen ausgelöst werden können (53). Tönnies (267) hat an Hand von 285 Querschnittslähmungen nach Wirbelsäulentraumen die pathogenetische Bedeutung der Rückenmarkszirkulation untersucht und ist zu dem Schluß gekommen, daß für das Zustandekommen der neurologischen Symptome Durchblutungsstörungen eine weit größere Rolle spielen als eine direkte mechanische Schädigung des Rückenmarks durch das Trauma. Die Grenze der Querschnittssymptome entsprach auch keineswegs immer der Höhe der Wirbelverletzung; Ausfälle des Halsmarkes waren am häufigsten in Höhe von C 5 lokalisiert, im Brustmark bei D 4 oder D 10 und im Lendenmark bei L 1. Zwischen der Schwere der Wirbelsäulenverletzungen und dem Ausmaß der neurologischen Symptomatik bestand keine sichere Korrelation.

Die posttraumatische Myelomalazie stellt somit eine vaskulär bedingte Sekundärreaktion des traumatisch lokal geschädigten Rückenmarks dar, die einmal nach kurzer Latenzzeit von Stunden bis Tagen, zum andern aber auch noch nach Monaten bis Jahren als sog. *posttraumatische Spätmyelomalazie* in Erscheinung treten kann. Prädilektionsstellen der posttraumatischen Myelomalazie sind die zervikale und lumbale Anschwellung des Rückenmarks. Auch nach Operationen am Rückenmark und Hinterwurzelzerrung sind Myelomalazien bekannt, ebenso als Folge von Detonationsschäden und elektrischen Unfällen, die unter analogen pathogenetischen Bedingungen entstehen (43). Als Rarität sei noch eine histologisch gesicherte vaskuläre Myelomalazie erwähnt, die durch Verschleppung von Faserknorpelnestern aus degenerierten Bandscheiben mit Verlegung der Strombahn hervorgerufen wurde (50, 191). Man nimmt an, daß die Faserknorpelzellen durch traumatische Schädigung und Steigerung des intrathorakalen Druckes retrograd in die Venenplexus des Spinalkanals und die Rückenmarksvenen verschleppt werden.

Bei der **Caisson- oder Taucherkrankheit** treten nach längerem Aufenthalt in einem Überdruck bei zu schneller Dekompression der umgebenden Luft bläschenförmige Ansammlungen von Stickstoff auf, der unter dem höheren Druck im Blut und im Gewebe adsorbiert war. Neben zerebralen Symptomen werden durch die Gasembolien häufiger spinale Erscheinungen verursacht (58) (s. S. 2.71). Anatomisch handelt es sich um das Bild der ischämischen Nekrose, selten verbunden mit einer Hämatomyelie. Klinisch setzen mit einer Latenz von Minuten bis Stunden allgemeine Störungen der Herz- und Kreislauffunktion sowie der Atmung und herdförmige spinale Ausfälle ein, die von leichten, vorübergehenden Muskelparesen und umschriebenen Sensibilitätsstörungen bis zum Vollbild der Querschnittslähmung reichen. Sekundäre Myelomalazien nach Art der posttraumatischen Erweichungen können sich aufpfropfen und schwere Dauerschäden verursachen. Wir haben bei 16 Caissonkranken 9 Patienten mit einer spinalen Symptomatik beobachtet; in 4 Fällen klangen die Erscheinungen schnell wieder ab. Immer waren spastische Paresen, Sensibilitätsstörungen und Parästhesien nachzuweisen, einmal auch dissoziierte Empfindungsstörungen, bei 2 Patienten Entleerungsstörungen der Blase.

Als Rarität sind noch Beobachtungen von *Rückenmarksschäden nach intraarterieller Sauerstoff- bzw. Ozoninsufflation in die A. femoralis zu erwähnen,* die akut im Anschluß an die Gasinjektion auftreten und nach Art eines Brown-Séquard-Syndroms, eines Spinalis anterior-Syndroms oder eines Querschnittsyndromes verlaufen, und die in der Regel mehr oder weniger große Dauerschäden durch eine vasculär bedingte Myelomalazie zurücklassen. Man erklärt sich das Zustandekommen dieser schwerwiegenden Komplikationen dadurch, daß die arterielle Strombahn bei zu großer oder zu rascher Injektion temporär durch das Gas verlegt wird, und dadurch eine rückläufige Verschleppung von Gasblasen stattfindet, die dann zu Störungen der Zirkulation in den arteriellen Gefäßen des Rückenmarks oder auch des Gehirns mit der entsprechenden klinisch-neurologischen Symptomatik führen (45, 201). Durch ein zu schnelles Aufstehen nach einer Gasinsufflation kann offenbar diese Komplikation gefördert werden.

Unter den **extraspinalen Faktoren,** die zur Ischämie des Rückenmarks und zur Myelomalazie führen können, sind zunächst die Affektionen der Aorta zu nennen. Über akute Rückenmarkssymptome bei der **Aortenisthmusstenose** hat als erster HABERER (122) berichtet. Eine 47jährige Frau erkrankte plötzlich an einer schlaffen Lähmung der unteren Extremitäten, einer Sensibilitätsstörung von D 10 an abwärts und an Blasen- und Mastdarmstörungen. Erst die Autopsie brachte die Klärung, daß ein ausgedehnter *Kollateralkreislauf* über die Vertebralarterien, die spinalen Gefäße und die Interkostalarterien bei einer Isthmusstenose der Aorta eine Myelonekrose durch Raumbeengung verursacht hatte. 2 weitere Fälle schildern CHRISTIAN u. NODER (69) mit nur geringen Ausfällen der Motorik und Sensibilität, die sich teilweise zurückbildeten. Der Kollateralkreislauf über die Spinalarterien ist nur wenig bekannt und in der Regel auch nicht besonders ausgebildet. Erst bei stärkerer Druckdifferenz zwischen oberen und unteren Aortenabschnitten kann eine Umkehr der Strömungsrichtung in den Rr. spinales und den unteren Interkostalarterien auftreten. Die spinalen Komplikationen sind durch eine vermehrte Belastung der Spinalarterien, sekundär degenerative Veränderungen der Gefäße, Kaliberzunahme der Intervertebralarterien und Druckläsionen des Rückenmarks zu erklären. Auch durch den operativen Eingriff zur Beseitigung einer Isthmusstenose kann selten einmal eine Zirkulationsstörung des Rückenmarks mit mehr oder weniger ausgeprägten Querschnittssymptomen verursacht werden, wenn es erforderlich wird, größere Spinalarterien zu unterbinden.

BODECHTEL (50) beobachtete eine spinale Zirkulationsstörung mit Querschnittslähmung nach mehrfacher Anwendung des Kristeller-Handgriffes zur Expression der Plazenta bei einer hochgradig anämischen Patientin. Als Ursache der Lähmungen, die sich weitgehend zurückbildeten, sind Anämie und temporäre Ischämien durch Kompression der Aorta anzusehen.

Bei den **Aortenaneurysmen,** die in etwa ⅕ der Fälle neurologische Komplikationen aufweisen (224) – von 424 Fällen hatten 28 eine vollständige Paraplegie –, stehen der Häufigkeit nach nicht die Myelomalazien, sondern die zerebrovaskulären Schäden an erster Stelle. Als pathogenetischer Faktor ist die Ischämie infolge der abnormen Druck- und Strömungsverhältnisse in Aorta und Karotis zu nennen, die zu Ohnmachts- und Bewußtlosigkeitszuständen, Hemiparesen, Sensibilitätsstörungen, Aphasien und Optikusausfällen sowie anderen Herdsymptomen führt. Bei bleibenden Störungen muß naturgemäß auch an eine Embolie aus dem Aneurysmasack gedacht werden.

Die spinalen Zirkulationsstörungen beim Aortenaneurysma, die partielle Ausfälle bis hin zur Querschnittslähmung verursachen können, entstehen auf verschiedene Weise:

1. durch Druck und Destruktion der Wirbelsäule. Die Schädigung entspricht dem Krankheitsbild der extramedullären raumbeengenden Prozesse und steht als pathogenetischer Faktor bei weitem an erster Stelle;
2. durch Thrombosierung oder Abriß einer oder mehrerer Interkostalarterien (146, 215);
3. durch Ausbreitung des aneurysmatischen Prozesses auf die abgehenden Interkostalarterien.

Abriß, Thrombose und Aneurysma der Interkostalarterien führen zu Störungen der Blutzufuhr zum Rückenmark über die Segmentalarterien, die so erheblich sein können, daß ausgedehnte ischämische Myelomalazien entstehen. Betrifft die Behinderung nur einen der Hauptzuflüsse, so wird in der Regel dieser Ausfall durch die vorhandenen Anastomosen kompensiert. Die Myelomalazie

tritt erst dann auf, wenn zusätzlich eine zirkulatorische Belastung erfolgt.
Myelomalazien mit entsprechenden klinischen Erscheinungen sind bei den **Thrombosen der Aorta** bekannt. Die dabei auftretenden Lähmungen der Beine, Sensibilitätsstörungen und Parästhesien lassen sich aber nur dann auf eine Rükkenmarkserweichung zurückführen, wenn die Verlegung der Aorta sehr hoch hinaufreicht und den Blutstrom zum Rückenmark über die Segmentalarterien drosselt. Die *klinische Symptomatologie bietet kein einheitliches Bild.* Es sind Fälle beschrieben worden, bei denen selbst bei totalen Verschlüssen der Bauchaorta keine klinischen Erscheinungen auftraten. Dragescu u. Petrescu (85) fanden nur in 20% der Thrombosen der unteren Aorta Paraplegien. In anderen Fällen treten ganz akut Parästhesien und Lähmungen der unteren Extremitäten auf. Häufiger gehen diese Symptome aber mit heftigsten Schmerzen in beiden Extremitäten einher, die sich im Gefäßverlauf ausbreiten und mit Sensibilitätsstörungen vergesellschaftet sind.
Bei den akuten Verschlüssen handelt es sich oft um eine Embolie der Aorta. Ein *reitender Embolus* sitzt dann über der Teilungsstelle in die beiden Aa. iliacae. Wir sahen bei einer Mitralstenose einen reitenden Embolus, der die untere Aorta abdominalis vollständig verlegte, ohne daß die charakteristischen Schmerzen geklagt wurden. Man ist klinisch oftmals nicht in der Lage, einen reitenden Embolus von einer Rückenmarkserweichung infolge Thrombose der mittleren Aorta zu unterscheiden. Auch das Fehlen von Schmerzen schließt eine Embolie nicht aus. Blasen- und Mastdarmstörungen können durch die Unterbrechung der Zirkulation im Gebiet der Hypogastrika (A. iliaca interna) entstehen, die schlaffen Paresen und Sensibilitätsausfälle durch Zirkulationsstörungen im Bereich der Nerven- und Muskelgefäße hervorgerufen werden.
Sorgo (246) berichtet über einen Patienten, bei dem es innerhalb von wenigen Stunden zu einem Querschnittsbild in Höhe von D 11–D 12 kam. Dies wurde hervorgerufen durch eine **retroperitoneale Geschwulst,** *die Aorta und V. cava ummauert hatte* und zu einer schweren Stauung der Vv. lumbales und intercostales sowie der Venenplexus im Rückenmarkskanal geführt hatte. Nach Entfernung des Tumors ging auch die Querschnittslähmung zurück. Sie war durch die venöse Abflußbehinderung der V. cava bedingt.
Vereinzelt sind spinale Schädigungen auch bei der **Aortographie** aufgetreten. Wir haben solche Komplikationen nach röntgenologischer Darstellung der Nierengefäße mit der sog. hohen Aortographie beobachtet, bei der die Injektion in Höhe des 11. bis 12. Brustwirbelkörpers erfolgt, Unmittelbar nach der Einspritzung des konzentrierten, jodhaltigen Kontrastmittels durch die weitlumige Punktionskanüle tritt dabei eine partielle oder totale Querschnittslähmung mit Paraparese der Beine, Blasen- und Mastdarmstörungen und eine Herabsetzung der Oberflächen- und Tiefensensibilität auf, die bis in Höhe von D 9/D 10 reicht. In der Regel bilden sich in den folgenden Tagen die Symptome weitgehend zurück. Es können aber auch erhebliche Dauerschäden zurückbleiben (234).
Als Ursache dieser seltenen Komplikationen konnten paraarterielle Kontrastmittelinjektionen ausgeschlossen werden. Offenbar kommen die myelomalazischen Rückenmarksschäden durch direkte Einwirkung des Kontrastmittels zustande, wenn dieses in hoher Konzentration ohne Verdünnung mit Blut in den spinalen Kreislauf gelangt. Das kann dann geschehen, wenn die Injektionskanüle oder der Seldinger-Katheter unglücklicherweise unmittelbar an der Abgangsstelle einer der segmentalen Arterien gelegen ist, welche die Blutversorgung des unteren Rückenmarks aufrechterhalten. Dann wird bei der Injektion das Kontrastmittel unter Druck direkt in eine Segmentalarterie gespritzt. die jetzt gebräuchlichen trijodierten Kontrastmittel sind nach tierexperimentellen Untersuchungen für das Nervengewebe des Rückenmarks weniger toxisch als die früher verwandten Dijodide, so daß diese Komplikationen der Aortographie heute weniger zu fürchten sind.
Rückenmarkssymptome mit Paraplegie, Sensibilitätsausfällen und Blasen-Mastdarm-Störungen bei den **Skoliosen** und **Kyphoskoliosen** der Wirbelsäule sind früher immer als Druckschäden des Rückenmarks aufgefaßt worden. Das Auftreten der Querschnittssymptome um das 20. Lebensjahr erklärte man sich damit, daß zu diesem Zeitpunkt ein Mißverhältnis zwischen dem Längenwachstum der Wirbelsäule und dem vollentwikkelten Rückenmark besonders hervortritt. Die Dura, die am Foramen magnum fixiert ist, wird mit dem Längenwachstum allmählich gedehnt und mit dem Rückenmark immer mehr gegen die konvexe Krümmung des Wirbelkanals gepreßt (162). Diese rein mechanische Theorie läßt zahlreiche Beobachtungen und Befunde bei solchen Erkrankungen unberücksichtigt. Bodechtel (49) hat darauf hingewiesen, daß bei vorliegender Einengung des Wirbelkanals durch Kyphoskoliose *für die Auslösung derartiger Komplikationen die Herzleistung und die Hämodynamik* eine ausschlaggebende Rolle spielen. Bekanntlich besteht bei allen Kyphoskoliotikern eine erhebliche Belastung des rechten Herzens, die zu frühzeitiger Insuffizienz neigt. Sie tritt oft schon vor dem 20. Lebensjahr ein. Die Querschnittssymptome werden aber immer dann beobachtet, wenn auch kardiale Insuffizienzerscheinungen aufgetreten sind. So berichtet Bodechtel (49) über 2 Fälle von schwerer Kyphoskoliose und Rechtsinsuffizienz,

die mehrfach bei Verschlechterung ihres Herzbefundes und zunehmender Stauung eine progrediente Paraparese mit wechselnden Sensibilitätsstörungen bis in Brustwarzenhöhe zeigten. Besserte sich der Kreislauf nach Herzbehandlung, dann gingen auch die Rückenmarkssymptome weitgehend zurück, um später bei erneuter Dekompensation wieder aufzutreten.
Die **Querschnittserscheinungen** werden am häufigsten bei D 4 angetroffen. Eine Erklärung dafür bietet die *Grenzzone zwischen den einzelnen Versorgungsgebieten,* die wir oben näher beschrieben haben (s. S. 2.133). Gerade die Gegend von D 3–D 4 ist eine solche *„letzte Wiese"* im Sinne SCHNEIDERS, die bei Zirkulationsstörungen am ehesten Mangel leidet. Das hat auch ZÜLCH (301) an Hand von mehreren Beispielen eindrucksvoll belegen können. Daß solche hämodynamischen Störungen am Rückenmark im Gegensatz zum Gehirn selten und nur unter besonderen Bedingungen vorkommen, ist auf die besonders gute Vaskularisation zurückzuführen. Damit erklären sich auch die autoptischen Beobachtungen, daß bei der Kyphoskoliose kaum eine direkte Druckschädigung des Marks, sondern eine Schwellung, bedingt durch Lymph- und Blutstauung, als Ursache der Lähmungen in Betracht kommt. In einem von BODECHTEL (49) histologisch untersuchten Fall war bei einer 41jährigen Frau mit schwerer Kyphoskoliose in großen Abschnitten des Brustmarks eine umfangreiche Myelomalazie festzustellen. An der hämodynamischen Genese dieser Erweichung kann nach den klinischen und histologischen Befunden kein Zweifel bestehen. Daß solche Zirkulationsstörungen auch bei anderen raumbeengenden Prozessen im Wirbelkanal, z. B. bei der Lymphogranulomatose und den leukämischen sowie sarkomatösen Wucherungen, als sog. symptomatische Myelomalazien neben den direkten Kompressionserscheinungen eine Rolle spielen, sei erwähnt (90).

Angiome – „Myelitis necroticans" (Foix-Alajouanine)

Als kongenitale Mißbildungen der Rückenmarksgefäße findet man bei den intralumbalen Gefäßanomalien vor allem das Angioma racemosum arteriovenosum, das auch arteriovenöses Aneurysma oder Rankenangiom genannt wird. Rückenmarksangiome sind selten. Sie machen etwa 5% der Rückenmarkstumoren aus. Männer sind zweimal häufiger befallen als Frauen.
Es kann heute auf Grund von zahlreichen histologischen Untersuchungen als gesichert gelten, daß auch die sog. Myelitis necroticans Foix-Alajouanine durch angiomatöse Gefäßbildungen verursacht wird, also keine entzündliche Affektion ist, wie lange Zeit vermutet wurde. Dabei sind die Angiome, die hauptsächlich die Venen nach Art des Haemangioma venosum betreffen, intramedullär lokalisiert und können sich auch auf der Oberfläche des Rückenmarks zeigen. Die **Varicosis spinalis** als extramedulläre Gefäßbildung steht zwar in enger Beziehung der Foix-Alajouanine-Krankheit, ist mit dieser aber nicht in jedem Falle identisch (52, 231).
Das *morphologische* Bild ist durch zentral gelegene Nekrosen nach der sog. Koagulationsnekrosen und Gefäßveränderungen der Venen mit Dilatation und Wandschwäche, Lumeneinengungen durch Intimaproliferationen, regressive Umbildungen, plasmatische Infiltrationen und auch Gefäßneubildungen in Gestalt konvolutartiger Gefäß- und Kapillarsprossungen charakterisiert. Dilatationen und Ektasien der mittleren und größeren extramedullären Venen vermitteln den Eindruck einer Varikose. Die intramedullären Gefäße sind infolge ihrer Veränderungen histologisch oft nur noch schwer als Venen zu identifizieren.
Klinisch kann man bei den Angiomen und der **angiodysgenetischen Myelomalazie** *Typen* unterscheiden, die durch eine verschiedenartige Lokalisation und Ausbreitung des Prozesses entstehen:
1. eng begrenzte Veränderungen, die vorwiegend lokale, thorakolumbale, seltener rein zervikale Erscheinungen verursachen,
2. eine diffuse Ausbreitung der angiodysgenetischen Störungen über das gesamte Rückenmark mit entsprechenden multilokulären klinischen Symptomen.
In der Mehrzahl der Fälle bildet sich ein thorakolumbales Querschnittssyndrom aus, mitunter in einem gleichmäßig progredienten Verlauf, nicht selten aber auch mit Schüben und Remissionen, die durch umschriebene Blutungen, perifokale Ödeme und Störungen der lokalen Sauerstoffversorgung oder infolge mechanischer Irritation durch das pulsierende Gefäßkonvolut hervorgerufen werden. Die Paresen sind schlaff bei gleichzeitigen Pyramidenbahnsymptomen oder seltener auch spastisch. Die Empfindungsstörungen haben zunächst einen dissoziierten Charakter; im späteren Stadium fehlen alle Qualitäten bis zur Höhe der anatomischen Läsion. Radikuläre Reizerscheinungen können wie bei anderen intramedullären Prozessen während der ganzen Krankheitsdauer bestehen, sie werden gelegentlich als Frühsymptome, z. B. in Form von Ischiasschmerzen, beschrieben. Mit Ausbildung der Querschnittssymptome treten auch Blasen- und Mastdarmstörungen sowie Muskelatrophien auf.
Bei den seltenen zervikalen und diffusen Lokalisationen der Gefäßmißbildungen können entsprechend der Höhe der Störung auch spinale Erscheinungen der oberen Extremitäten, weitere Ausdehnung der Sensibilitätsstörungen oder gar spinale Syndrome in zwei verschiedenen Etagen auftreten. Gelegentlich wird auch bei der angio-

dysgenetischen Myelomalazie ein *Konus- bzw. Epikonussyndrom* beobachtet.

Im **Liquor** findet sich eine geringe Zellvermehrung bis zu 50/3 Zellen und meistens eine mäßige Erhöhung der Eiweißwerte mit einer linksgelagerten Zacke in der Normomastixreaktion. Blutbeimengungen im Liquor kommen vor. Stärkere Erhöhungen der lumbalen Eiweißwerte bei regelrechtem subokzipitalem Liquor bereiten Schwierigkeiten in der Differentialdiagnose gegenüber raumfordernden Prozessen des Wirbelkanals.

Bei einer 59jährigen Patientin nahm die Erkrankung einen klassischen Verlauf im Sinne von Foix und Alajouanine. Sie begann mit heftigen krampfartigen Schmerzen im linken Bein, die bis in die Hüfte ausstrahlten und vorwiegend nachts in Erscheinung traten. Etwa 4 Wochen später traten die Schmerzen auch rechts auf, verbunden mit einem pelzigen Gefühl und einer zunehmenden Sensibilitätsstörung beider Beine. Weil bei der Kranken seit Jahren ein Diabetes bestand, dachte man zunächst an eine *diabetische Neuropathie,* dann, als alle Therapie vergeblich war, an einen *Bandscheibenschaden,* weil röntgenologisch Osteochondrosen der Lendenwirbelsäule bestanden. Als sich jedoch Paresen an den Beinen einstellten, wurde die Patientin in die stationäre Behandlung eingewiesen. Sie war bettlägerig, konnte nicht gehen und aktiv die Beine fast nicht bewegen. Es bestanden beiderseits eine schlaffe Parese und schon eine deutliche Muskelatrophie an den unteren Extremitäten. Die Patellarsehnenreflexe fehlten, während die Achillessehnenreflexe rechts normal, links noch angedeutet ausgelöst werden konnten. Blasen- und Mastdarmstörungen bestanden nicht. Die Sensibilität war nur angedeutet bis in Höhe von L 1 herabgesetzt. Im Liquor fand sich lumbal eine Eiweißerhöhung auf 72 mg% bei normaler Zellzahl. Wir nahmen eine beginnende Querschnittslähmung bei einem *extramedullären Tumor* an, zumal auch bei der Myelographie ein Kontrastmittelstopp in Höhe von L 1 festgestellt wurde. Die Laminektomie erbrachte aber nicht den erwarteten Tumor, sondern einen Erweichungsherd im Myelon in L 1–L 2 mit meningealen Verwachsungen als Ursache des Kontrastmittelstopps. Außerdem fielen Veränderungen der benachbarten Gefäße auf, die vermehrt, varikös erweitert und plexusartig geschlängelt waren. Nach dem Eingriff traten auch die Sensibilitätsstörungen und Blasen-Mastdarm-Symptome deutlich in Erscheinung. dann setzte überraschend eine erhebliche Besserung ein, die nicht nur die Blasenstörung und Sensibilität betraf, sondern auch die Motorik teilweise wieder in Gang brachte.

In einem anderen Fall begann die Erkrankung bei einer 60jährigen Frau mit mehrfachem plötzlichem Versagen der Beine in einem Zeitraum von 2 Jahren, so daß zunächst eine *paroxysmale Lähmung* diskutiert wurde. Als dann eine bleibende Schwäche zurückblieb und Atrophien im Beckengürtel sich einstellten, dachte man vorübergehend an eine *myasthenische* Komponente bei einer *Muskeldystrophie.* Erst die eingehende klinische Analyse ergab dissoziierte Empfindungsstörungen von D 11 abwärts und linksseitig eine Aufhebung des Vibrationsempfindens. Die grobe Kraft der unteren Extremitäten war deutlich herabgesetzt, die Patellarsehnenreflexe fehlten, die Achillessehnenreflexe waren gesteigert. Achillessehnenkloni und pathologische Reflexe der Babinski-Gruppe konnten ausgelöst werden. Von seiten der Blase machte sich eine Detrusorschwäche bemerkbar. Im lumbalen Liquor war der Eiweißgehalt auf 84 mg/de bei normaler Zellzahl erhöht. Die artdiagnostische Klärung – als Diagnose wurden *intramedullärer Tumor* oder *Gefäßgeschwulst* erwogen – blieb auch in diesem Fall der Biopsie durch Laminektomie vorbehalten, die im dorsolumbalen Übergangsbereich ein extramedulläres Gefäßkonvolut erkennen ließ, von dem aus eine Reihe von Gefäßen ins Rückenmark zog. Eine Röntgenbestrahlung führte zu einer geringen Besserung der Motilitäts- und Sensibilitätsstörungen.

Bei einem 55jährigen Patienten wurde die Erkrankung trotz operativer Freilegung des Halsmarks intra vitam nicht diagnostiziert. auch der Verlauf und die Lokalisation bieten einige Besonderheiten, die kurz skizziert werden sollen.

Die Symptome begannen mit einer atonischen Mastdarmstörung. Darauf entwickelte sich subakut ein unvollständiges, halbseitenbetontes Querschnittssyndrom in Höhe des unteren Brustmarks mit spastischer Parese und dissoziierter Empfindungsstörung für die Dauer von 2–3 Tagen. Nach einer völligen Remission kam es 4 Wochen später zu einer langsam zunehmenden Querschnittslähmung in Höhe des zervikothorakalen Überganges, also in einer anderen Etage, mit spastischer Parese der Beine, aufsteigenden Sensibilitätsstörungen, nicht nur für Schmerz und Temperatur, sondern für alle Qualitäten, schweren Blasen- und Mastdarmstörungen und schließlich schlaffen Paresen an den Armen mit ausgedehnten nukleären Atrophien. Bei der Probelaminektomie, die wegen des Verdachtes auf einen *intramedullären Tumor* durchgeführt wurde, war eine deutliche Auftreibung des Halsmarks mit einer starken Gefäßfüllung, besonders auf der linken Seite, zu beobachten. Damit schien die Verdachtsdiagnose bestätigt. Erst anatomisch konnte das Krankheitsbild als angiodysgenetische Myelomalazie mit diffus verbreiterten intramedullären Gefäßmißbildungen und Myelonekrosen bei nur ganz geringer extramedullärer Varikose geklärt werden.

Die *Diagnose* der Rückenmarksangiome ist aus dem neurologischen Befund allein, wie die Beispiele zeigen, kaum zu stellen. Das Hervortreten eines spinalen Syndroms mit *Lokalisation in zwei verschiedenen Ebenen des Rückenmarks* hat einen gewissen differentialdiagnostischen Wert gegenüber den Querschnittslähmungen bei *Rückenmarkstumoren,* mit denen das Krankheitsbild wegen der langsamen Progredienz und der Liquorveränderungen meistens verwechselt wird. Als wichtige Hilfsmittel für die Diagnose haben sich die Myelographie und die Angiographie erwiesen. Bei der Myelographie findet man gelegentlich pathologisch erweiterte Gefäße, die in der Kontrastmitteldarstellung als wurmförmige, geschlängelte Aussparungen zu sehen sind.

Eine direkte Darstellung des Angioms gelingt durch die **Angiographie.** Angiome des Halsmarks können bei entsprechender Größe der Gefäßveränderungen durch die Vertebralisangiographie erfaßt werden. In den tiefergelegenen Rückenmarksabschnitten, besonders auch im thorako-

lumbalen Bereich, kann man die pathologischen Gefäße durch die Aortographie sichtbar machen. Der Aortographie sollte bei entsprechendem Befund noch eine selektive Angiographie über die zuführenden Spinalarterien folgen.
Die ungünstige Prognose der Angiome läßt eine schnelle chirurgische Intervention angezeigt erscheinen, auch wenn die totale Exstirpation oftmals nicht möglich ist. Bei entsprechendem Verdacht ist auch eine Probelaminektomie angezeigt, da die Diagnose in den meisten Fällen durch extramedulläre Gefäßbildungen gesichert werden kann und die Entfernung der Wirbelbögen bzw. die Freilegung der Dura gelegentlich die Zirkulationsverhältnisse im Rückenmark bei der Foix-Alajouanine-Krankheit wesentlich begünstigt, wie unsere Beobachtungen zeigten.

Rückenmarksblutung

Die Blutungen in das Rückenmark (**Hämatomyelie**) die sich den anatomischen Bedingungen zufolge vorwiegend in der Längsrichtung ausdehnen und bevorzugt die graue Substanz, oft nur das Hinterhorn befallen, sind nach großen Statistiken in mehr als 90% der Fälle *Folgen eines Traumas.* Ihre Symptomatik und Differentialdiagnose ist deswegen in dem Kapitel über die traumatischen Schäden des Zentralnervensystems dargestellt. Es sollen hier nur noch einige Hinweise auf die ätiologischen Faktoren der *nichttraumatischen Hämatomyelien* angefügt werden.
Die hypertonische *Arteriosklerose,* die bei den Hirnblutungen als Ursache bekanntlich weitaus an erster Stelle steht, führt nur höchst selten zur Hämatomyelie. Das gilt auch für *aneurysmatische Blutungen* aus einer Rückenmarksarterie. Im Gefolge von **Blutkrankheiten,** bei den hämorrhagischen Diathesen, vorwiegend bei den thrombopenischen Formen, den akuten myeloischen und lymphatischen Leukämien und schließlich auch einmal bei der perniziösen Anämie, der Agranulozytose und der Polyglobulie, sind Rückenmarksblutungen zu beobachten, nicht selten zusammen mit Hirnblutungen oder subarachnoidalblutungen. Wir haben solche Komplikationen vor allem bei den Hämoblastosen gesehen. Hämatomyelien kommen auch bei septischen Prozessen im Puerperium, beim Typhus, bei Gelbfieber oder bei der Malaria vor.

Spinales subdurales Hämatom

Nur selten führt ein spinales sudurales Hämatom durch Kompression und Störung der Mikrozirkulation zu Schäden des Rückenmarkes.

Wir haben ein solches Krankheitsbild bei einer 74jährigen Patientin beobachtet, die unter einer Antikoagulantienbehandlung stand. Die Patientin bemerkte bei der Gartenarbeit einen plötzlich einschießenden Schmerz im Bereich der oberen Lendenwirbelsäule, der von einer vegetativen Symptomatik (Übelkeit, Erbrechen und Schweißausbruch) begleitet war. Gleichzeitig stellte sich eine leichte Schwäche der unteren Extremitäten ein, die etwas zunahm, und es kam zu heftigen Schmerzen im Rücken- und Thoraxbereich. 2 Tage später wurde uns die Patientin unter dem Verdacht eines Myokardinfarktes eingewiesen, weil neben den Thoraxschmerzen Zeichen einer Lungenstauung, elektrokardiographische Veränderungen in der ST-Strecke und eine Erhöhung der Transaminasen (GOT 172 U/l, GPT 32/l und CK 2660 U/l) gefunden wurden.
Wir konnten klinisch und elektrokardiographisch eine Myokardischämie nicht bestätigen. Die Erhöhung der Kreatinkinase war nicht durch die myokardspezifische CK-MB bedingt; diese war vielmehr regelrecht. Inzwischen hatte die neurologische Symptomatik weiter zugenommen. Es hatte sich eine fast totale Querschnittslähmung mit Paraparese der unteren Extremitäten, Reflexverlust und Sensibilitätsstörungen ab D 12 ausgebildet. Blasen- und Mastdarmfunktionen waren gestört. Die durch Antikoagulantienmedikation bewirkte Gerinnungshemmung des Blutes lag mit einem Quickwert von 18% im unteren therapeutischen Bereich. Nach medikamentöser Erhöhung der Gerinnungsfunktion wurde eine lumbale Liquorpunktion durchgeführt, die rein venöses Blut ergab. Eine von subokzipital durchgeführte Myelographie zeigte einen Kontrastmittelstopp von D 8 an distalwärts. Unsere Verdachtsdiagnose eines spinalen subduralen Hämatoms wurde durch die Operation bestätigt; die Rückenmarksfunktion konnte weitgehend wiederhergestellt werden.

In der Literatur sind nur etwa 20 Fälle von spinalen suduralen Hämatomen als *Komplikation einer hämorrhagischen Diathese und nach Lumbalpunktion* beschrieben worden: 3 Fälle traten als Komplikation einer *Antikoagulantientherapie* auf (56). Die Blutungen sind in der Regel im dorsolumbalen Bereich lokalisiert. Eine schnelle operative Dekompression durch Laminektomie ist erforderlich, um die neurologischen Funktionen wiederherzustellen.

Spinales epidurales Hämatom

Nichttraumatische epidurale Hämatome des Spinalkanals sind nur vereinzelt beschrieben worden, z. B. bei plötzlich starker Drucksteigerung durch Pressen, Hustenattacken oder bei Antikoagulantienüberdosierung. Die klinischen Symptome treten plötzlich auf mit Nacken- oder Rückenschmerzen und führen im Verlauf von Stunden zu Paraparesen und Sensibilitätsstörungen. Eine frühzeitige Diagnose ist von besonderer Wichtigkeit, denn nur die rechtzeitige chirurgische Behandlung führt zur Restitution. Nach 48 Std. wird die Prognose des epiduralen Hämatoms im Spinalkanal schlecht; die Letalität steigt auf über 40%.

Literatur

1 Abbott, M. E.: Statistical study and historical retrospect of 200 recorded cases, with autopsy, of stenosis or obliteration of the descending arch. Amer. Heart J. 3 (1928) 392

2 Acheson, J., E. C! Hutschinson: Observations on the natural history of transient cerebral ischemia. Lancet 1964/II, 871

3 Alajouanine,, T., R. Thurel: La pathologie de la circulation cérébrale. Rev. neurol. 65 (1936) 1276

4 Alajouanine, Th., J. le Beau, R. Houdart: Las symptomatologie tumorale des volumineux anévrismes des artères vertebrales et basilaires. Rev. neurol. 80 (1948) 321

5 Althoff, H.: Multiple hämorrhagische Nekrosen des Gehirns als Komplikation einer Disulfiram-(Antabus-)Behandlung. Dtsch. med. Wschr. 99 (1968) 172

6 Amorosi, E. L. , J. E. Ultmann: thrombotic thrombocytopenic purpura: Report of 16 cases and review of the literature. Medicine 45 (1966) 139

7 Arietti, S.: Histopathologic changes in cerebral malaria and their relation to psychotic sequels. Arch. Neurol. Psychiat. (Chic.) 56 (1946) 79

8 Arkin, A.: A clinical and pathological study of periarteriitis nodosa. A report of five cases, one histologically healed. Amer. J. Path. 6 (1930) 401

9 Arndt, H., W. Wunscher: Beitrag zur Arterio- und Arteriolosklerose der Rückenmarkgefäße. Psychiat. Neurol. med. Psychol. 6 (1954) 69

10 Aschenbrenner, R., G. Bodechtel: Über Ekg-Veränderungen bei Hirntumorkranken. Klin. Wschr. 17 (1938) 298

11 Asherson, R! A., G. L. Asherson, V. Schrire: Immunological studies in arteritis of the aorta and great vessels. Brit. med. J. 1968/III, 589

12 Baddie, H. G.: Transient ischemic attacks and stroke due to extracranial aneurysm of internal carotid artery.

13 Bailey, C. P., A. K. Olsen, K. K. Keown, H. T. Nichols, W. L. Jamison: Commissurotomy for mitral stenosis technique for prevention of cerebral complications. J. Amer. med. Ass. 149 (1952) 1085

14 Bauer, G., F. Gerstenbrand, E. Rumpel: Varieties of the „locked-in" syndrome. J. Neurology 221 (1979) 77

15 Bayliss, W. M.: On the local reactions of the arterial wall to changes of internal pressure. J. Physiol (Lond.) 28 (1902) 220

16 Beadles, C. F.: Aneurysms of the larger cerebral arterias. Brain 30 (1907) 285

17 Bean, W. B., C. T. Read: Central nervous system manifestations in acute myocardial infarction. Amer. Heart. J. 23 (1942) 362

18 Bean, W. B., G. Flamm, A. Sapadin: Hemiplegia attending acute myocardial infarction. Amer. J. Med. 7 (1949) 765

19 Benninghoff, H.: Blutgefäße und Herz. Gehirnarterien. In Bargmann, W.: Handbuch der mikroskopischen Anatomie des Menschen, Bd. VI/1. Springer, Berlin 1930

20 Berblinger, W.: Schwere generalisierte Arteriitis bei Serumkrankheit des Menschen. Virchows Arch. path. Anat. 318 (1950) 155

21 Berblinger, W.: Die allergische Arteriitis, besonders bei der meningealen Tuberkulose. Medizinische (1954) 590

22 Berger, H.: Über das Elektrocardiogramm des Menschen. Arch. Psychiat. Nervenkr. 98 (1933) 331

23 Bergmann, V. G.: Funktionelle Pathologie. Springer, Berlin 1936

24 Bergstrand, H., H. Olivecrona, W. Tönnis: Gefäßmißbildungen und Gefäßgeschwülste des Gehirns. Thieme, Leipzig 1936

25 Bernsmeier, A.: Zur Diagnose und Therapie der Cerebralsklerose und ihrer Komplikationen. Therapiewoche 7 (1957) 253

26 Bernsmeier, A.: Probleme der Hirndurchblutung. Z. Kreisl.-Forsch. 48 (1959) 278

27 Bernsmeier, A.: Probleme der Hirndurchblutung. Z. Kreisl.-Forsch. 48 (1959) 278

28 Bernsmeier, A.: Der sogenannte angiospastische Insult. Acta neurochir., Suppl. 7 (1961) 126

29 Bernsmeier, A.: Komplikationen des Hirnkreislaufs bei der essentiellen Hypertonie. Verh. dtsch. Ges. Kreisl.-Forsch. 28 (1962) 137

30 Bernsmeier, A., H.-D. Bruhn: Intermittierende zerebrale Ischämie – transitorisch-ischäme Attacken. Schattauer, Stuttgart 1981

31 Bernsmeier, A., U. Gottstein: Die Sauerstoffaufnahme des menschlichen Gehirns unter Phenothiacinen, Barbituraten und in der Ischämie. Pflügers Arch. ges. Physiol 263 (1956) 102

32 Bernsmeier, A., U. Gottstein: Die cerebrale Haemodynamik bei Krankheiten mit Mitralstenose und kombiniertem Mitralvitium. Klin. Wschr. 38 (1960) 1025

33 Bernsmeier, A., U. Gottstein: Der Schlaganfall, kardiale und hämadynamische Faktoren als Ursache der intermittierenden zerebralen Ischämie. Internist 4 (1963) 55

34 Bernsmeier, A., H. Pau: Über den Einfluß der Ganglien-Blockade mit 9295 (CIBA) auf die Kreislaufegulation und den normalen und erhöhten Augeninnendruck. Ärztl. Forsch. 5 (1951) 69

35 Bernsmeier, A., K. Siemons: Gesamtkreislauf und Hirndurchblutung bei intracraniellen Angiomen und Anceuryymen. Dtsch. Z. Nervenheilk. 169 (1953) 421

36 Bernsmeier, A., K. Siemons: Die Messung der Hirndurchblutung mit der Stickoxydulmethode. Pflügers Arch. ges. Physiol. 258 (1953) 149

37 Bernsmeier, A., H. Blömer, W. Schimmler: Cerebrale Komplikationen beim chronischen Cor pulmonale. Verh. dtsch. Ges. Kreisl.-Forsch. 21 (1955) 365

38 Bernsmeier, A., U. Gottstein, W. Rudolph: Herzkrankheiten als Ursache cerebraler Zirkulationsstörungen. 1. Mitteilung: Zur Pathogenese neurologischer Komplikationen bei Rhythmusstörungen, Herzinsuffizienz und Herzinfarkt. Dtsch. med. Wschr. 87 (1962) 16

39 Bernsmeier, A., H. Sack, K. Siemons: Hochdruck und Hirndurchblutung. Klin. Wschr. 32 (1954) 971

40 Berthrong, M., D. C. Sabiston jr.: Cerebral lesions in congenital heart disease. A review of autopsy on one hundred and sixty-two cases. Bull. Johns Hopk. Hosp. 89 (1951) 384

41 Biemond, A.: Thrombosis of the basilar artery and the vascularization of the brain stem. Brain 74 (1951) 300

42 Binswanger, O.: Die Abgrenzung der allgemeinen progressiven Paralyse. Klin. Wschr. 49 (1894) 1103, 1137

43 Bleifeld, W.: Cerebrale „Fett"-Embolie nach Operationen mit der Herz-Lungen-Maschine. Thoraxchirurgie 9 (1961) 12

44 Bock, H. E.: Die Bedeutung der allergischen Pathogenese bei der Arteriitis. Verh. dtsch. Ges. inn. Med. 60 (1954) 391

45 Bodechtel, G.: Persönliche Mitteilung.

46 Bodechtel, G.: Gehirnveränderungen bei Herzkrankheiten. Z. ges. Neurol. Psychiat. 140 (1932) 657

47 bodechtel, G.: Die Veränderungen an der Calcarina bei der Eklampsie und ihre Beziehungen zu den eklamptischen zentralen Sehstörungen. Albrecht v. Graefes Arch. Ophthal. 132 (1934) 34

48 Bodechtel, G.: Zerebrale arterio-venöse Aneurysmen. Verh. dtsch. Ges. Kreisl.-Forsch. 18 (1952) 305

49 Bodechtel, G.: Zur Klinik der zerebralen Kreislaufstörungen, mit besonderer Berücksichtigung ihrer kardialen Genese. Verh. dtsch. Ges. Kreisl.-Forsch. 19 (1953) 109

50 Bodechtel, G.: Über differentialdiagnostische Schwierigkeiten auf den Grenzgebieten der inneren Medizin zur Neurologie. Münch. Wschr. 110 (1967) 969

51 Bodechtel, G., G. Döring: Cerebrale Zirkulationsstörung bei Hirngeschwülsten. Z. ges. Neurol. Psychiat. 161 (1938) 166

52 Bodechtel, G., F. Erbslöh: Die Foix-Alajouanische Krankheit. („Myélite nécrotique subaiguë" – Angiodysgenetische Myelomalacie). In Uehlinger, E.: Handbuch der speziellen pathologischen Anatomie und Histologie, Bd. XIII/1B. Springer, Berlin 1957

53 Bodechtel, G., E. Guttmann: Zur Begutachtung der Rückenmarksschädigungen bei „leichten" Unfällen. Dtsch. Z. ges. gerichtl. Med. 14 (1929) 284

54 Bodechtel, G., G. Müller: Djie geweblichen Veränderungen bei der experimentellen Gehirnembolie. Z. ges. Neurol. Psychiat. 124 (1930) 764

55 Bodechtel, G., A. Opalski: Gefäßbedingte Herde bei der tuberkulösen Meningitis. Z. ges. Neurol. Psychiat. 125 (1930) 401

56 Bodechtel, G., A. Schrader: Die Erkrankungen des Rückenmarks einschließlich multipler Sklerose und Neurofibromatose Recklinghausen. In Schwiegk, H.: Handbuch der inneren Medizin. Springer, Berlin 1953
57 Bodechtel, G. F. W. Wichmann: Cerebrale Kreislaufstörungen nach der Arteriographie. Z. ges. Neurol. Psychiat. 151 (1934) 673
58 Bornstein, A.: Versuche über die Prophylaxe der Preßluftkrankheit. Berl. klin. Wschr. 47 (1910) 1272
59 Bridgens, W. H.: Cerebral vascular disease accompanying sickle cell anemia. Amer. J. Path. 15 (1939) 353
60 Brobeil, A.: Hirndurchblutungsstörungen. Thieme, Stuttgart 1950
61 Büdingen, H. J., M. Hennerici, K. Voigt, K. Kendel, H. J. Freund: Die Diagnostik von Stenosen oder Verschlüssen der A. carotis interna mit der direktionellen Ultraschall-Doppler-sonographie der A. supratrochlearis. Dtsch. med. Wschr. 101 (1976) 269
62 Bunlim, J. J., R. L. Black: Connective tissue collagen diseases. Ann. Rev. Med. 8 (1957) 389
63 Caldwell, H. W., F. C. Hadden: Carotid artery thrombosis. Report of eight cases due to trauma. Ann. intern. Med. 28 (1948) 1132
64 Cameron, D. J., J. S. Wright: Subclaivan steal syndrome with olfactory hallucinations. Ann. intern. Med. 61 (1964) 128
65 Campell, M., R. Kauntze: Congenital aortic valvular stenosis. Brit. Heart. J. 15 (1953) 179
66 Caplan, L. R., W. L. Schoene: Clinical features of subastical arteriosclerotic encephalopathie (Binswanger disease). Neurology 28 (1978) 1206
67 Cervos-Navasso, J.: Morphologische Befunde zu Innervation der Hirngefässe: In Schiffter, R.: Zentral-vegetative Regulationen und Syndrome, Springer, Berlin, 1980
68 Chiray, M., Ch. Foix, J. Nicolesco: Hémitremblement du type de la sclérose en plaques, lésion rubro-thalamo-sous-thalamique: syndrome de la région. Rev. neurol. 30 (1923) 305
69 Christian, P., N. Noder: Akute Rückenmarkssyndrome bei Isthmusstenose der Aorta als Folge eines pathologischen Kollateralkreislaufs über die A. spinalis ant. Z. Kreisl.-Forsch. 43 (1954) 125
70 Churg, J., L. Strauss: Allergic granulomatosis, allergic angiitis, and periarteritis nodosa. Amer. J. Path. 27 (1951) 277
71 Coakham, H. B., L. W. ducken: Moya-moya disease: Clinical and pathological report of a case with associated myopathy. J. Neurol. Neurosurg. Psychiat. 49 (1979) 289
72 Cogan, D. G., C. C. Kubik, W. I. Smith: Unilateral internuclear ophthalmoplegia. Arch. Ophthal. 44 (1950) 783
73 Cole, M.: Strokes in young women using oral contraceptives. Arch.intern. Med. 120 (1967) 551
74 Cokkson, H.: Paroxysmal ventricular standstill. Brit. Heart J. 14 (1952) 350
75 Cooley, D. A.: Cardiac resuscitation during operations for pulmonic stenosis. Ann. Surg. 132 (1950) 930
76 Countee, R. W., T. Vijayanathan: Intracranial embolisation via external carotid artery: Report of a case with angiographic documentation. Stroke 11 (1980) 465
77 Critchley, M.: Anterior cerebral artery and its syndromes. Brain, 53 (1930) 120
78 Cropp, G. J., G. W. Manning: Electrocardiographic changes simulating myocardial ischemia and infarction associated with spontaneous intracranial hemorrhae. Circulation 22 (1960) 25
79 Cull, R. E.: Internal carotid artery occlusion caused by giant cell arteriitis. J. Neuro. Neurosurg. Psychiat. 42 (1979) 1066
80 Dandy, W. E.: Carotid cavernous aneurysms (Pulsating exophthalmos). Zbl. Neurochir. 2 (1937) 165
81 Davis, L., G. Perret: Cerebral Thrombo-angiitis obliterans. Brit.J. Surg. 34 (1947) 307
82 Delius, L., C. H. Keller: Die paroxysmalen Rhythmusstörungen des Herzens als klinisch-pathogenetische Einheit. Dtsch. med. Wschr. 84 (1959) 462
83 Downing, D. F.: Congenital aortic stenosis. Clinical aspects and surgical treatment. Circulation 14 (1956) 188
84 Dozzi, D. L.: Unsuspected coronary thrombosis in patients with hemiplegia,a clinical study. Ann. intern. Med. 12 (1938/39) 1991
85 Dragescu, R., M. Petrescu: Contribution a l'étude de la pathogénie de la paraplégie consécutive à la thrombose aortique. Bull. Soc. méd. Hôp. Buc. 11 (1929) 243
86 Drake, C. G.: Management of cerebral aneurysm. Stroke 12 (1981) 273
87 Effert, S., F. Grosse-Brockhoff, R. Rippert: Elektrokardiographische Befunde bei Subarachnoidalblutungen. Dtsch. med. Wschr. 86 (1961) 1508
88 Engelke, W. D., D. Döstelmann: Hohes Querschnittssyndrom (C_4) durch Riesenzellarteriitis (Arteriitis temporalis) Horton. Fortschr. Neurol. Psychiat. 47 (1979) 91
89 Erbslöh, F.. Nosologische und klinische Besonderheiten der sogenannten Arteriitis temporalis. Verh. dtsch. Ges. inn. Med. 60 (1954) 702
90 Erbslöh, F.: Das Zentralnervensystem bei Krankheiten des Herzens und der Lunge. In Uehlinger, E.: Handbuch der speziellen pathologischen Anatomie und Histologie, Bd. XIII/2B. Springer, Berlin 1958
91 Erbslöh, F., F. Kazmeier: Polyneuritis bei Thrombangiitis obliterans. Arch. Psychiat. Nervenkr. 183 (1950) 703
92 Estanol, B., A. Rodriguez, G. Conte, J. M. Aleman, M. Loyo, J. Pizzuto: Intracranial venous thrombosis in young women. Stroke 10 (1980) 680
93 Feine, U., K. zum Winkel: Nuklearmedizin, Szintigraphische Diagnostik, 2. Aufl. Thieme, Stuttgart 1980
94 Finer, B. L., B. O. Nylin: Double cardiac arrest with survival. Brit. med. J. 1959/I, 624
95 Finnerty, F. A., L. Witkin, A. J. Fazekas: Cerebral hemodynamics during cerebral ischemia induced by acute hypotension. J. clin. Invest. 33 (1954) 1227
96 Fisher, Z. M.: Observations of the fundus oculi intrasient monocular blindness. Neurology 9 (1959) 333
97 Foix, Ch., Th. Alajouanine: La myélite nécrotique subaiguë. Rev. neurol. (1926) 1
98 Foix, Ch., P. Hillemand: Arteries of brain. C. R. Soc. Biol. 92 (1925) 31
99 Foix, Ch. G. Lévy: Cjontribution à l'étude du ramollissement cérébral envisagé au point de vue de sa fréquence, de son siège et de l'état anatomique des artères du territoire nécrosé. J. Neurol. (Brux.) 27 (1927) 658
100 Foix, Ch., P. Hillemand, I. Schalit: Note sur la disposition générale des artères de l'axe encéphalique. C. R. So. Biol. 92 (1925) 31
101 Forster, E., S. Forster, A. Maier: Suites neurologiques après arrêt cardiaque de 15 minutes. Sem Hôp. Paris 28 (1952) 1527
102 Förster, O.: Die traumatischen Läsionen des Rückenmarks auf Grund der Kriegserfahrungen. In Förster, O.: Handbuch der Neurologie, Erg.-Bd. II/4. Springer, Berlin 1929
103 Franke, H.: Beitrag zur Klinik und Pathogenese der kardialen Form des gesteigerten Sinus-caroticus-Reflexes. Arch. Kreisl.-Forsch. 15 (1949) 198
104 Frazee, J. G., L. D. Cahan, J. Winter: Bacterial intracranial aneurysms: J. Neurosurg. 53 (1980) 633
105 Gastaut, H. Y.: Etude alectroencéphalique des syncopes III: Formes cliniques des syncopes vasovagales. Differentiation avec l'èpilepsie. Ref. Neurol. 95 (1956) 547
106 Gastaut, H., G. Bekeny, J. Krump, J. Lesny, C. Loeb, H. Regis, E. Shey: Étude électroencéphalographique des affections cardiaques vasculaires. Proc. 7th int. Congr. Neurol. II. Societa Grafica Romana, Rom 1961 (S. 439)
107 Genet, L.: Atrophie optique partielle et maladie des caissons. Bull. Soc. Ophtal. Paris 45 (1933) 318
108 Geraud, J., A. Rascol, A. Bes: La methode de Ring dans le diagnostic des occlusions des branches de l'artere cerebrale mogenne. Rev. Neurol. 123 (1970) 387
109 Gerbis, H., R. Koenig: Drucklufterkrankungen (Caissonkrankheiten). Thieme, Leipzig 1939
110 Gerlach, J., H. P. Jensen: Mikroangiome des Gehirns. Langenbecks Arch. klin. Chir. 293 (1960) 41
111 Gilbert, N. C., G. de Takats: Emergency treatment of apoplexy. J. Amer. med. Ass. 136 (1948) 659
112 Gottstein, U., A. Bernsmeier, H. Lehn, W. Niedermeyer: Hämodynamik und Stoffwechsel des Gehirns bei Schlafmittelvergiftungen. Dtsch. med. Wschr. 86 (1961) 2170

113 Gould, S. E.: Pathology of the Heart, 2nd ed. Thomas, Springfield/III. 1959
114 Graef, V., A. H. Baggenstoss, W. G. Sauer: Venous thrombosis occuring in non-specific ulcerative colitis. Arch. intern. Med. 17 (1966) 377
115 Greitz, T., S. Cronquist: Angiographic evaluation of cerebral circulation time and regional cerebral blood flow. Scand. J. clin. Lab. Invest., Suppl. 102 (1968)
116 Greving, H., A. Stender: Über Carotis-interna-Verschluß bei Djiphtherie. Dtsch. Z. Nervenheilk. 160 (1949) 99
117 Grimme, Th., W. Lanksch, E. Kazner, A. Aulich, W. Meese, S. Lange, H. Steinhoff, S. Wende: Zur Diagnose des chronischen subduralen Hämatoms im Computer-Tomogramm. Neurochirurgia 9 (1976) 95–103
118 Gross, R. E.: Coarctation of the aorta. Circulation 7 (1953) 757
119 Gross, S. W., J. A. Lisa, L. Soffer: Thrombosis of basilar artery. J. nerv. ment. Dis. 113 (1951) 362
120 Groves, L. K., D. B. Effler: Problems in the surgical management of coarctation of the aorta. J. thorac. cardiovasc. Surg. 39 (1960) 60
121 Guthikonda, M., H. H. Schmidek: Spinal subdural hematoma: Case report and review of the literatur. Neurosurg. 5 (1979) 614
122 Haberer, H.: Ein Fall von seltenem Collateralkreislauf bei angeborener Obliteration der Aorta und dessen Folgen. Z. Heilk. 24 (1903) 26
123 Hadorn, W.: Bewußtseinsstörungen bei kardiovasculären Erkrankungen. Schweiz. med. Wschr. 89 (1959) 65
124 Hardesty, W. H.: Minimum brain deficiency with occlusion of carotid and vertebral arteries bilaterally. J. Amer. med. Ass. 205 (1968) 527
125 Harrison, E. G., J. C. Hunt, P. E. Bernatz: Morhology of fibromusculär dysplasia of the renal artery in renovascular hypertension. Amer. J. Med. 43 (1967) 97
126 Harzer, K., G. Töndury: Zum Verhalten der Arteria vertebrans in der alternden Halswirbelsäule. Fortschr. Röntgenstr. 104 (1966) 687
127 Hass, W. K., W. S. Fields, R. R. North, J. J. Kicheff, N. E-. Chase, R. Bauer: Joint study of extracranial arterial occlusion. J. Amer. med. 203 (1968) 159
128 Hausner, E., E. V. Allen: Cerebrovascular complications in thrombo-angiitis obliterans. Ann. intern. Med. 12 (1938) 845
129 Hillemacher, A., U. Sturm: Zum Wert der Echo-Encephalographie. Nervenarzt 49 (1978) 303
130 Holzmann, M.: Klinische Elektrokardiographie, 5. Aufl. Thieme, Stuttgart 1965
131 Hornisberger, B.: Schwere pulmonale und cerebrale Zirkulationsstörungen nach hochdosierter pareneraler Zufuhr einer Fettemulsion. Schweiz. med. Wschr. 96 (1966) 1065
132 Horton,m B. T.: The outlook in thromboangiitis obliterans. J. Amer. med. Ass. 111 (1938) 2184
133 Houser, O. W., H. L. Baker jr: Fibromuscular dysplasia and other uncommon diseases of the cervical carotid artery: Angiographic aspect. Amer. J. Roentgenol. 104 (1968) 201–212
134 Hust, J. W., L. C. Hopkins, R. B. Smith: Noises in the neck. New Engl. J. Med. 302 (1980) 302
135 Huston, K. A., G. G. Hunder: Temporal arteritis. A 25 – Jear epidemiologic, clinical and pathologic, study. Amer. intern. Med. 88 (1978) 162
136 Iosue, A., E. L. Kier, D. Ostrow: Fibromuscular dysplasia involving the in tracranial vessels. J. Neurosurg. 37 (1972) 749–752
137 Jacobs, T. P.: The initial attack of acute myocardial infarction. Ann. intern. Med. 34 (1951) 114
138 Jaffe, E. A., R. L. Nachman, C. Merskey: Thrombotic thrombocytopenic purpura – coagulation parameters in twelve patients. Blood 42 (1973) 499
139 Janzen, R. W. C., P. Götze, D. Kuhne: Über das Wallenberg Syndrom = Leitsymtom des isolierten Vertebralisverschlusses? Fortschr. Neurol. Psychiat. 47 (1979) 123
140 Jefferson, G.: Compression of the chiasma optic nerves and optic tracts by intracranial aneurysms. Brain 60 (1937) 444
141 Jefferson, G.: On the saccular aneurysms of the internal carotid artery in the cavernous sinus. Brit. J. Surg. 26 (1938) 267
142 Jellinger, K.: Zur Orthologie und Pathologie der Rückenmarksdurchblutung. Springer, Berlin 1966
143 Jensen, H. P., H. Klinge, J. Lemke, U. Muhtaroglu, M. Rautenberg: Computerized tomography in vascular malformations of the brain. Neurosurg. Rev. 3 (1980) 119
144 Jensen, H. P., U. Mutaroglu, M. Rautenberger: Microangioma of the brain and computed tomography. Seare med. Neurocir. 4 (1979) 411
145 Jung, R.: Hirnelektrische Befunde bei Kreislaufstörungen und Hypoxieschäden des Gehirns. Verh. dtsch. Ges. Kreisl.-Forsch. 19 (1953) 170
146 Kalischer, O.: Aneurysma dissecans der Aorta mit Parplegie. Berl. klin. Wschr. 27 (1914) 1286
147 Kazner, E.: Indikation und Aussagefähigkeit der Echo-Encephalographie bei cerebralen Erkrankungen. Internist 17 (1976) 565
148 Kazner, E., W. Lanksch, H. Steinhoff, J. Wilske: Dic axiale Computer-Tomographie des Gehirnschädels-Anwendungsmöglichkeiten und klinische Ergebnisse. Fortschr. Neurol. Psychiat. 43 (1975) 487–574
149 Kety, S. S.: Circulation and metabolism of the human brain in heart disease. Amer. J. Med. 8 (1950) 205
150 Kety, S. S., C. F. Schmidt: The nitrous oxide method for the quantitative determination of cerebral blood flow in man; theory, procedure and normal values. J. clin. Invest. 27 (1948) 476
151 Kety, S. S., H. A. Shenkin, C. F. Schmidt: The effect of increases in intracranial pressure on cerebral circulatory functions in man. J. clin. Invest. 27 (1948) 499
152 Killian, H.: Die traumatische Fettembolie. Dtsch. Z. Chir. 231 (1931) 97
153 Kinkel, W. R., L. Jacobs, R. Kinkel: Gray matter enhancement: A computerized tomographic sign of cerebral hypnoxia. Neurology 30 (1980) 810
154 Klaus, R.: Beitrag zur pathologischen Anatomie der Verletzungen des Rückenmarkes mit besonderer Berücksichtigung der Rückenmarkskontusion. Arch. Psychiat. Nervenkr. 180 (1948) 206
155 Klemperer, P.: The concept of collagen diseases. Amer. J. Path. 26 (1950) 505
156 Knorre, D.: Rückenmarkserweichung nach intravenöser Asthmolysininjektion. Dtsch. med. Wschr. 86 (1961) 1615
157 Krayenbühl, H.: Das Hirnaneurysma. Schweiz. Arch. Neurol. Psychiat. 47 (1941) 155
158 Krayenbühl, H.: Zur Diagnostik und chirurgischen Therapie der zerebralen Erscheinungen bei der Endangiitis obliterans v. Winiwarter-Buerger. Schweiz. med. Wschr. 75 (1945) 1025
159 Kremer, K.: Chirurgie der Arterien. Thieme, Stuttgart 1959
160 Lanksch, W., E. Kazner: Cranial Computerized Tomography. Springer, Berlin 1976
161 Lassen, N. A., D. H. Ingvar: The blood flow of the cerebral cotex determined by radioactive krypton 85. Experientia (Basel) 17 (1961) 42
162 Lechler, H.: Über Querschnittsschädigungen bei Kyphoskoliosen. Nervenarzt 22 (1951) 328
163 Lepeschkin, E.: Das Elektrokardiogramm, 3. aufl. Steinkopff, Leipzig 1957
164 Letterer, E.: Allgemeine Pathologie des Bindegewebes (unter Einschluß der sogenannten Kollagenosen). Verh. dtsch. Ges. inn. Med. 65 (1959) 9
165 Lewisohn, P. M., M. A. Mikhael: Cerebrovascular change in neurofibromatosis. Develop. Med. Child Neurol. 20 (1978) 789
166 Lhermitte, J., O. Trelles: L'artério-sclérose du tronc basilaire et ses conséquences anatomo-cliniques. Jb. Psychiat. Neurol. 51 (1934) 91
167 Libmann, E., B. Sacks: A hitherto undescribed form of valvular and mural endocarditis. Arch. intern. Med. 33 (1924) 701
168 Lindenberg, R., H. Spatz: Über die Thromboendarteriitis obliterans der Hirngefäße (Cerebrale Form der von Winiwarter-Buergerschen Krankheit). Virchows Arch. path. Anat. 305 (1939) 531
169 Llavero, F.: Thromboendangiitis obliterans des Gehirns. Schwabe, Basel 1948
170 Locksely, H. B.: Report on the cooperative study of intracra-

nial aneurysms and subarachnoid hemorrhage. Section V, part. I and II. Nabusal history of subarachnoid hemorrhage, intracranial aneurysms and arteriovcnous malformations based on 6368 cases in the cooperative study. J. Neurosurg. 25 (1966) 219, 321
171 McDonald, C. A., M. Korb: Intracranial aneurysms. Arch. Neurol. (Chic.) 42 (1939) 289
172 McMenemey, W. H.: The central nervous system. In: Systemic Pathology, 2nd ed., vol. V/5. Churchill-Livingstone, Edinburgh 1979 (p. 2077)
173 Magee, C. G.: Spontaneous subarachnoid haemorrhage, review of 150 cases. Lancet 1943/I, 497
174 Magoun, H. W., R. Thines: Inhibitory mechanism in bulbar reticular formation. J. Neurophysiol. 9 (1946) 165
175 Manz, H. J., J. Vester, B. Lavenstein: Dissecting aneurysm of cerebral arteries in childhood and adolescence. Case report and literature review of 20 cases. Virchows Arch. Path. Anat. 384 (1979) 325
176 Marchesani, O.: Thrombangiitis obliterans am Auge. Arch. Augenheilk. 109 (1935) 124
177 Maronde, R. F.: Brain abscess and congenital heart disease. Ann. intern. Med. 33 (1950) 602
178 Marshall, C.: Experimental lesions of pyramidal tract. Arch. Neurol. Psychiat. (Chic.) 32 (1934) 778
179 Marshall, J.: The Management of Cerebrovascular Disease. Blackwell scientific publications, Oxford, London 1976
180 Mason, T. H., G. M. Swain, H. R. Osteroff: Bilateral carotid-cavernous fistula. J. Neurosurg. 11 (1954) 323
181 Meessen, H., O. Stochdorph: Erweichung und Blutung. In Uehlinger, E.: Handbuch der speziellen pathologischen Anatomie und Histologie, Bd. XIII/1B. Springer, Berlin 1957
182 Meyer, J. E.: Studien zur cerebralen Thrombangiitis obliterans. Arch. Psychiat. Nervenkr. 180 (1948) 647
183 Migone, L., H. Mortara: L'artérite temporale. Minerva med. 40 (1949) 477
184 Millikan, C. H.: A classification and outline of cerebrovascular diseases II. Stroke 6 (1975) 565–616
185 Millikan, C. H., R. G. Sjiekert: Studies in cerebrovascular disease. I. The syndrome of intermittent insufficiency of the basilar arterial system. Proc. Mayo cein. 30 (1953) 61
186 Mitchinson, M. J.: The hypotensive stroke. Lancet 1980 I, 244
187 Momose, K. J., P. F. New: Non-atheromatous stenosis and occlusion of the internal carotid artery and its main branches. Amer. J. Roentgenol. 118 (1973) 550–566
188 Monrad-Krohn, G. H.: Anoxaemia cerebri. Zbl. ges. Neurol. Psychiat. 120 (1952) 223
189 Moore, E. W., L. B. Thomas, R. K. Shaw, E. J. Freireich: The central nervous system in acute leukemia. Arch. intern. Med. 105 (1960) 451
190 Muci-Mendoza, R., J. Arruga, W. O. Edward, W. F. Hoyt: Retinal fluorescein angiographic evidence for atheromatous microembolism. Stroke 11 (1980) 154
191 Naiman, J. L., W. L. Djonohue, I. S. Prichard: Fatal nucleus pulposus embolism of spinal cord after trauma. Neurology (Minneap.) 11 (1961) 83
192 Neumayer, E.: Die vasculäre Myelopathie. Springer, Berlin 1967
193 Noel, W., M. Schneider: Über die Durchblutung und die Sauerstoffversorgung des Gehirns. IV. Die Rolle der Kohlensäure. Pflügers Arch. ges. Physiol. 247 (1944) 514
194 Norlen, G., A. Barnum: Surgical treatment of aneurysms of anterior communicating artery. J. Neurosurg. 10 (1953) 634
195 Numano, F., I. Isohisa, U. Kiski, M. Anita, H. Maezawa: Takayasus disease in twin sisters. Circulation 58 (1978) 173
196 O'Dwyer, J. A., N. Moscow, R. Trevor, W. K. Ehrenfeld, T. H. Newton: Spontaneous dissection of the carotid artery. Radiology 137 (1980) 379
197 Olivecrona, H., L. Ladenheim: Congenital arteriovenous aneurysms of the carotid and vertebral arterial systems. Springer, Berlin 1957
198 Opitz, E., M. Schneider: Über die Sauerstoffversorgung des Gehirns und den Mechanismus von Mangelwirkungen. Ergebn. Physiol. 46 (1950) 126
199 Ortfeld, A. M., R. B. Shekelle, H. L. Klawans: Transient ischemicattack and ris. Stroke in an elderly poor population. Stroke 4 (1973) 980
200 Paal, G.: Cerebrale Insulte bei Subarachnoidalblutung. Nervenarzt 46 (1975) 197
201 Perecz, A.: Gasembolien nach intravasaler Sauerstoff/Ozon-Injektion. Diagn. u. Intensivther. 10, 106 (1978)
202 perkins, C.: Apoplexy, a study of 801 cases admitted to the king's County Hospital during the five years from 1923 to 1928. Ann. intern. Med. 6 (1933) 1386
203 Pettiti, D. B., J. Wjingerd: Use of contraceptives, cigarette smoking and risk of subarachnoid haemorrhage. Lancet 1980/II, 234
204 Pilcher, C., Ch. Thuss: Cerebral blood flow. Arch. Surg. 29 (1934) 1024
205 Pilz, P., H. J.: Fjibromuscular dysplasia and multiple dissecting aneurysms of intracranial arteries. A further cause of moyamoya synddrome. Stroke 7 (1976) 393–398
206 Plambeck, H.: Veränderungen des menschlichen Gehirns bei chronischem und akutem allgemeinem Sauerstoffmangel. Beitr. path. Anat. 111 (1950) 77
207 Poli, G. L., J. Zucha: Beiträge zur Kenntnis der Anomalien und der Erkrankungen der Arteria carotis interna. Zbl. Neurochir. 5 (1940) 209
208 Pollock, A. V.: Acute Pancreatitis. Analysis of 100 Patients. Brit. med. J. 1959/I, 6
209 Poppen, J. L.: Über die Verhütung dauernden postoperativen Comas bei Ligatur der linken Art. cerebri anterior. Nervenarzt 12 (1939) 126
210 Popper, L.: Die zereralen Insulte. Wien. Z. inn. Med. 30 (1949) 1
211 Potter, J. M.: Carotid-cavernous fistula. Brit. med. J. 1954/II, 786
212 Raney, A. H.: Cerebral embolism following minor wounds of carotid artery; report of autopsy. Arch. Neurol. Psychiat. (Chic.) 60 (1948) 425
213 Ranz, H., H. G. Borchers: Ein außergewöhnlicher Fall von Kälteagglutininkrankheit. Zbl. allg. Path. path. Anat. 101 (1960) 229
214 Reifenstein, G. H., N. X. Syracuse, S. A. Levins, R. E-. Gross: Coarctation of the aorta. Amer. Heart J. 33 (1947) 146
215 Reitter, K.: Aneurysma dissecans und Paraplegie, zugleich ein Beitrag zur Pathologie der Blutzirkulation im Rückenmark. Dtsch. Arch. klin. Med. 119 (1916) 561
216 Reivich, M., H. W. Holling, B. Roberts, J. F. Toole: Reversal of blood flow through the vertebral artery and its effect on cerebral circulation. New Engl. J. Med. 265 (1961) 878
217 Remky, A., M. Pellkofer, H. Spitzer: Zungennekrose und beidseitiger Opticusbefall bei Arteriitis cranialis. Münch. med. Wschr. 123 (1981) 225
218 Resh, A. J., A. F. Baker: Etiologic mechanisms in cerebral atherosclerosis. Arch. Neurol. (Chic.) 10 (1964) 617
219 Robbins, S. L.: Brain abscess associated with congenital heart disease. Arch. intern. Med. 75 (1945) 279
220 Rösler, H., P. Huber, M. Hesse: Serienscintigraphische Befunde beim Schlaganfall. Schweiz. med. Wschr. 100 (1970) 1401–1410, 1446–1454
221 Rössle, R.: Über die Luftembolie der Capillaren des großen und des kleinen Kreislaufs. Virchows Arch. path. Anat. 313 (1944) 1
222 Rössle, R.: Ursachen und Folgen der arteriellen Luftembolien des großen Kreislaufes. Virchows. Arch. path. Anat. 314 (1947) 511
223 Ross, R. S., V. A. McKusick: Aortic. arch. syndromes. Arch. intern. Med. 92 (1953) 701
224 Roy, W., S. Scott, M. Sansetta: Dissecting aneurysm of aorta with hemorrhagic infarction of the spinal cord and complete paraplegia. Amer. Heart J. 38 (1949) 747
225 Sandok, B. A., O. W. Houser, H. L. Baker jr.: Fibromuscular dysplasia: Neurologic disorders associated with disease involving the great vesse in the neck. Arch. Neurol. 24 (1971) 462–466
226 Savaliew, N.: Gehirnembolie. Virchows Arch. path. Anat. 135 (1894) 112

227 Scheinberg, O., H. W. Yayne: Factors influencing cerebral blood flow and metabolism. Circulation 5 (1952) 225
228 Schneider, M.: In: Die Chemie und der Stoffwechsel des Nervengewebes. Springer, Berlin 1952 (S. 105)
229 Schneider, M.: Die Physiologie der Hirndurchblutung. Dtsch. Z. Nervenheilk. 162 (1950) 113
230 Schneider, M.: Durchblutung und Sauerstoffversorgung des Gehirns. Verh. dtsch. Ges. Kreisl.-Forsch. 19 (1953) 3
231 Scholz, W., E. E. Manuelidis: Myélite nécrotique (Foix-Alajouanine). Angiodysgenetische nekrotisierende Myelopathie. Dtsch. Z. Nervenheilk. 165 (1951) 56
232 Scholz, W., D. Nieto: Studien zur Pathologie der Hirngefäße. I. Fibrose und Hyalinose. Z. ges. Neurol. Psychiat. 162 (1938) 675
233 Schott, E.: Schwere Rückenmarkläsion nach leichtem Trauma. Med. Klin. 11 (1915) 43
234 Schrader, A.: Die Komplikationen der translumbalen Aortographie; ihre Erklärung und Vermeidung. Fortschr. Röntgenstr. 83 (1955) 476
235 Schretzenmayr, V.: Beitrag zur Kasuistik der cerebralen Form der von Winiwarter-Bürgerschen Krankheit. Nervenarzt 16 (1943) 313
236 Schumacher, M., P. Stoeter, K. Voigt: Computertomographische Diagnose u. Differentialdiagnose cerebraler Gefäßbildungen. Radiologie 20 (1980) 91–104
237 Schwanghart, F.: Die Echo-Encephalographie in der internistischen Intensivmedizin. Intensivmedizin 16 (1979) 270
238 Schwanghart, F., H. Klinge: Zirkulationsstörungen im Gebiet der A. basilaris. Med. Welt 29 (1978) 1674
239 Scotti G., Melancon, A. Olivier: Hypoglossus paralysis due to compression by a tortuous internal carotid artery in the neck. Neuroradiology 14 (1978) 263
240 Shev, E. E., S. J. Robinson: Electroencephalographic findings associated with congenital heart diseases. Electroenceph. clin. Neurophysiol. 10 (1958) 251
241 Selby, G., G. L. Walker: Cerebral arteritis in Cat-Scratch-Disease. Neurology 29 (1979) 1413
242 Siegenthaler, W., G. Siegenthaler: Arteriitis temporalis Horton (Riesenzellarteriitis). Dtsch. med. Wschr. 86 (1961) 425
243 Silbert, S.: Etiology of thromboangiitis obliterans. J. Amer. med. Ass. 129 (1945) 5
244 Smith, D. E., M. Odel, J. W. Kernohan: Causes of death in hypertension. Amer. J. Med. 9 (1950) 516
245 Sorgo, W.: Über den durch Gefäßprozesse bedingten Verschluß der Art. carotis interna. Zbl. Neurochir. 4 (1939) 161
246 Sorgo, W.: Paraplegie durch venöse Stauung des Rückenmarks. Zbl. Neurochir. 11 (1951) 109
247 Souqfues, A., O. Crouzon, J. Bertrand: Révision du syndrome de Bendeikt à propos de l'autopsie d'un cas de ce syndrome, forme trémochoréo – athétoide et hypertonique du syndrome du noyau rouge. Rev. neurol. 37 (1930) 377
248 Soyka, D., Klinge, M. Rautenberg: Die Computer-Tomographie bei intrakraniellen Gefäßaffektionen. Kopfklinik 2 (1978) 194–200
249 Spang, K.: Rhythmusstörungen des Herzens. Thieme, Stuttgart 1957
250 Spatz, H.: Über die Beteiligung des Gehirns bei der v. Winiwarter-Bürgerschen Krankheit (Thrombo-endangiitis obliterans). Dtsch. Z. Nervenheilk. 136 (1935) 86
251 Spatz, H.: Pathologische Anatomie der Kreislaufstörungen des Gehirns, Z. ges. Neurol. Psychiat. 167 (1930) 301
252 Spielmeyer, W.: Über örtliche Vulnerabilität. Z. ges. Neurol. Psychiat. 118 (1928) 1
253 Spielmeyer, W.: Funktionelle Kreislaufstörungen und Epilepsie. Z. ges. Neurol. Psychiat. 148 (1933) 285
254 Stammler, A.: Neurologische Syndrome bei der Periarteriitis nodosa. Fortschr. Neurol. Psychiat. 18 (1950) 606
255 Stämmler, M.: Beiträge zur normalen und pathologischen Anatomie des Rückenmarks. I. Zur Pathologie der Blutgefäße des Rückenmarks. Z. ges. Neurol. Psychiat. 164 (1939) 179
256 Starkoff, O.: Embolia parassituria dei capillari cerebrali ad trypanosoma brucel. Arch. ital. med. sper. 4 (1939) 1025
257 Stevenson, L. D., R. E. Eckhard: Myelomalacia of the cervical portion of the spinal cord, probably the result of roentgen. therapy. Arch. Path. 39 (1945) 109
258 v. Stockert, F. G.: Untersuchungen über einen Fall mit beiderseitigem Gefäßverschluß der Arteria cerebri posterior mit besonderer Berücksichtigung der konsekutiven sekundären Degeneration. Arb. Neurol. Inst. Univ. Wien 34 (1932) 23
259 Strauss, H.: Strangulationsfolgen und Hirnstamm. Z. ges. Neurol. Psychiat. 131 (1931) 363
260 Sunder-Plassmann, P., T. Tiwisina: Die Behandlung der Aneurysmen im Sinus cavernosus (Exophthalmus pulsans). Chirurg 23 (1952) 376
261 Suter, W.: Das kongenitale Aneurysma der basalen Gehirnarterien und Cystennieren. Schweiz. med. Wschr. 79 (1949) 471
262 Suzuki, J., A. Takaku: Cerebrovascular „moya-moya" disease. Disease showing abnormal vet-like vessels in base of brain. Arch. Neurol. 20 (1969) 288
263 Taptas, J. N., J. Pecker: Les thromboses de la carotide interne et de des branches. Rev. neurol. 80 (1948) 3
264 Thill, O.: Über anämische Erweichung des Rückenmarkes. Virchows Arch. path. Anat. 253 (1924) 108
265 Thomas, J. E., Regan T. J.: Non hemorrhagic complications of intracranial aneuryms of the internal carotid artery. Neurology 20 (1970) 1043
266 Thorn, W.: Über die anaerobe Glykolyse des Warmblütergehirns in situ. Biochem. Z. 321 (1951) 361
267 Tönnis, D.: Mangeldurchblutung als Ursache von Rückenmarksschädigungen. Münch. med. Wschr. 103 (1961) 1338
268 Toole, J. F., C. P. Yuson, R. Janerway, F. Johnston, C. Davis, A. R. Cordell, G. Howard: Transient ischemic attacks: a prospective study of 225 patients. Neurology 28 (1978) 746
269 Touroff, A. S. W., H. M. Adelmann: Resuscitation after forty minutes of cardiac arrest. J. Amer. med. Ass. 139 (1949) 844
270 Tower, S. J.: Dissociation of cervical exitation from cortical inhibition by pyramid section, and syndrome of that lesion in cat. Brain 58 (1935) 238
271 Tower, S.: Pyramidal lesion in monkey. Brain 63 (1940) 36
272 Tyler, R., G. B. Clark: Incidence of neurological complications in congenital diseases. Arch. Neurol. Psychiat. (Chic.) 77 (1957) 12
273 Utterback, R. A., W. Haymaker: Fatal complications from the use of diedrast for cerebal and thyroid angiography. A clinicopathological report of four cases. J. nerv. ment. Dis. 116 (1952) 739
274 Veall, N., B. L. Mallet: Regional cerebral blood flow determination by 133 Xe inhalation and external recording: The effect of arterial recirculation. Cin. Sci. 30 (1966) 353
275 Villaret, M., R. Cachera: Les embolies cérébrales. Masson, Paris 1939
276 Villaret, M., R. Cachera: Les répercussions vasculaires tardives de l'embolie cérébrale en pathologie expérimentale Presse méd. 47 (1939) 267
277 Vincent, F. M.: Anterior spinal artery aneurysm presenting as a subarachnoid hemorrhage. Stroke 12 (1981) 230
278 Vinters, H.V., H. J. M. Barnett, J. C. E. Kaufmann: subdurale hematoma of the spinal cord and widespread subarachnoid hemorrhage complicating anticoagulant therapy. Stroke 11 (1980) 459
279 Vogt, U.: Zur Bedeutung obturierender Prozesse in zuführenden Hirngefäßen. Thieme, Stuttgart 1973
280 Waddingston, M. M., B. A. Ring: Syndromes of occlusiones of middle cerebral artery branches. Brain 91 (1963) 685
281 Wagley, P. F.: A study of spasticity and paralysis. Bull. Johns Hopk. Hosp. 77 (1945) 218
282 Wagner, A., U. Braun: „Supraclavicularpolster" als Symptom der Riesenzellenarteriitis (Arteriitis temporalis). Schweiz. med. Wschr. 98 (1968) 1720
283 Wallenberg, A.: Embolie der Arteria cerebelli posterior inferior sinistra. Arch. Psychiat. Nervenkr. 34 (1901) 823
284 Watson, R. T.: TIA, stroke and mitral valve prolapse. Neurology 29 (1979) 886
285 Weber, G.: Hirnabszesse und cerebrale venöse Thrombose bei kongenitalen Herzfehlern. Schweiz. med. Wschr. 87 (1957) 159
286 Wechsler, W.: Progressive Myelopathien auf der Grundlage chronisch-meningitischer Angiitiden. Acta neurochir,. Suppl. 7 (1961) 534
287 Weil-Malherbe, H.: Die Chemie und der Stoffwechsel des

Nervengewebes.3. Colloquium der Gesellschaft für Physiologische Chemie in Mosbach. Springer, Berlin 1952
288 Weinberger, L. M., M. H. Gibbon, J. H. Gibbon: Temporary arrest of the circulation to the central nervous system. Arch. Neurol. Psychiat. (Chic.) 43 (1940) 615
289 Weinrauch, L. A., S. R. Friedberg, J. A. D'Ella: Acute renal failure after cerebral arteriography in diabetic patient. Neuroradiology 12 (1977) 197
290 Wilson, G., C. Rupp, H. E. Riggs, W. W. Wilson: Factors influencing the development of cerebral vascular accidents. J. Amer. med. Ass. 145 (1951) 1227
291 Wood, D. H.: Cerebrovascular complications of sickle cell anaemia. Stroke 9 (1978) 73
292 Wood, P.: Disease of the heart and circulation. Eyre & Spottiswoode, London 1956
293 Wood, P.: The Eisenmengersyndrome. Brit. med. J. 1958/II, 755
294 Worms, R.: Les accidents nerveux consécutifs aux pertes de sang. Doin, Paris 1931
295 Worms, R., G. Menegaux, J. Grüner, R. Mercier: Thrombophlébite cérébrale dans la convalescence d'une cholécystectomie. Presse méd. 68 (1954) 1628
296 Wright, J. S., C. D. Marple, D. F. Beck: Myocardial infarction: A study of 1031 cases. Grune & Stratton, New York 1954
297 Wüllenweber, R., K. zum Winkel, Th. Grimme, S. Lange, W. Meese: Differentialdiagnose des Schlaganfalles im Computer-Tomogramm. Neurochirurgie 19 (1976) 1
298 Yonas, H.: „True" Traumatic aneurysm of the intracranial internal carotid artery: Case report. Neurosurgery 7 (1980) 499
299 Zängl, A.: Der operative Herzstillstand. Pathophysiologie-Diagnostik-Therapie. Ärztl. Forsch. 6 (1952) 235
300 Zeidler, U., S. Kottke, H. Hundeshagen: Hirnscintigraphie, Technik und Klinik, 2. Aufl. Springer, Berlin 1975
301 Zülch, K. J.: Neue Befunde und Deutungen aus der Gefäßpathologie des Hirns und Rückenmarks. Zbl. allg. Path. path. Anat. 90 (1953) 402

3 Entzündliche Erkrankungen

Infektiös-entzündliche Erkrankungen*

Von D. Pongratz und R. Spatz

Allgemeine klinische Symptome

Während sich die nachfolgende spezielle Differentialdiagnose der einzelnen Krankheitsbilder vorrangig am pathologisch-anatomischen Substrat orientieren und die daraus resultierenden topischen Besonderheiten berücksichtigen wird, ist es für die einleitende Besprechung der allgemeinen klinischen Symptomatik von Bedeutung, die am Krankenbett ins Auge springenden Leitbefunde besonders hervorzuheben. In diesem Sinne gliedern sich die erregerbedingten entzündlichen Erkrankungen des Zentralnervensystems in drei große Gruppen, nämlich:
1. die Meningitiden
2. die Enzephalitiden sowie
3. die Myelitiden.

Auch wenn man gegen diese grobe Gliederung im Einzelfall berechtigte Einwände erheben mag, so ist sie doch zunächst einmal als diagnostisches Gerüst festzuhalten und sollte auch dann gedanklich beibehalten werden, wenn sich die Symptomatik zwar überlappt, jedoch schwerpunktsmäßig eine der drei genannten Erscheinungsformen den Befund beherrscht. So sollte man im klinischen Alltag nicht bei jedem als Meningitis imponierenden Krankheitsbild den Terminus Meningoenzephalitis benützen, wenn keine sicheren Zeichen der begleitenden Enzephalitis faßbar sind, auch wenn man sehr wohl weiß, daß dies pathologisch-anatomisch cum grano salis fast immer zutreffend ist. Eine ähnliche Einschränkung ist etwa auch für das Erscheinungsbild der akuten Poliomyelitis zu machen, bei welcher im Regelfall die schlaffen Lähmungen auf dem Boden des bevorzugten Befalls der Vorderhörner im Sinne einer Myelitis den Leitbefund darstellen und die additiven enzephalitischen Symptome eher diskret erscheinen.

* Herrn Prof. Dr. F. Deinhardt, Vorstand des Max-von-Pettenkofer-Instituts für Hygiene und medizinische Mikrobiologie der Universität München, danken wir herzlich für die hilfreiche Beratung bei der Erstellung des Manuskriptes.

Meningitisches Syndrom

Das Syndrom ist in seiner vollen Ausprägung bekanntermaßen geprägt durch:
1. Kopfschmerzen
2. *meningeale Reizerscheinungen* sowie
3. *vegetative Begleitsymptome.*

Additive neurologische Befunde (Hirnnervenausfälle, Eintrübung, zerebrale Anfälle) richten sich nach Art und Ausprägung.
Die Kopfschmerzen werden meist diffus, seltener auch frontal oder okzipital betont angegeben. Neben der Nackensteife, im ausgeprägten Falle mit Opistotonus, finden sich die bekannten Dehnungsphänome im Sinne des Kernigschen, Brudzinskischen sowie Lasègueschen Zeichens. Häufig besteht zusätzlich eine ausgesprochene Berührungsempfindlichkeit, welche nicht nur die Haut, sondern auch die darunterliegenden Weichteile betrifft. Vegetative Begleiterscheinungen in Form von Übelkeit und Erbrechen, Schwitzen und vermehrtem Dermographismus stehen manchmal ganz im Vordergrund. Die Frage der entzündlichen Allgemeinreaktion des Organismus ist abhängig von der zugrundeliegenden Infektion. Mehrheitlich wird sie nicht vermißt. Jedoch gibt es immer wieder Fälle, bei welchen der entzündliche Prozeß sich schwerpunktsmäßig oder isoliert an den Meningen manifestiert, was nicht oder nur sehr gering zu den allgemeinen Zeichen einer Entzündung Anlaß gibt.
Differentialdiagnostisch besonders gefährlich und wegen der gering ausgeprägten klinischen Symptomatik leicht zu übersehen sind meningitische Syndrome im frühen Kindesalter sowie beim alten Menschen. Ähnliches gilt für den Bewußtlosen, so daß man hier als Faustregel sicher empfehlen sollte, unter diesen Bedingungen lieber einmal zu oft als einmal zu wenig die diagnostisch entscheidende Lumbalpunktion durchzuführen.
Prinzipiell ist das Vorliegen des klinischen Syndromes verdächtig, jedoch per se nicht pathognomonisch für eine infektiöse Meningitis. Auch andere meningeale Reizerscheinungen können das Syndrom nachahmen. Sie reichen von der Subarach-

noidalblutung über die intrakranielle Raumforderung vorwiegend der hinteren Schädelgrube, die Insolation, die Exsikkose, bestimmte Formen von Intoxikationen bis hin zur Meningeosis leucaemica bzw. carcinomatosa. Entzündliche Nachbarprozesse können ohne eine direkte Infektion der Hirnhäute zur sympathischen Meningitis führen. Allenfalls kann man aus den fakultativen neurologischen Zusatzsymptomen grobe Hinweise auf eine Differentialdiagnose zwischen den beiden Haupttypen von Meningitis, nämlich der basalen auf der einen und der Haubenmeningitis auf der anderen Seite, gewinnen. So sprechen initiale Hirnnervenausfälle (insbesondere N. oculomotorius bzw. N. abducens) eher für eine Prädilektion des entzündlichen Prozesses an der Schädelbasis und Krampfanfälle bzw. eine stärkere Bewußtseinseintrübung mehr für eine Beteiligung der Konvexität.
Zur Diagnosesicherung ist man auf eine weitere technische Zusatzdiagnostik angewiesen, welche von der an erster Stelle stehenden Liquoruntersuchung vor allem hals-nasen-ohrenärztliche und internistische Befunde berücksichtigen muß. Bei fokalen neurologischen Ausfällen wird auch eine entsprechende neuroradiologische bzw. neurophysiologische Zusatzdiagnostik erforderlich.

Enzephalitisches Syndrom

Läßt man die Vielfalt enzephalitischer Krankheitsbilder in Gedanken Revue passieren, so fällt es außerordentlich schwer, ein charakteristisches klinisches Syndrom herauszuschälen. Allenfalls ist es möglich, das relativ monotone Erscheinungsbild der akuten diffusen Enzephalitis der sog. Herdenzephalitis mit topisch neurologischen Besonderheiten gegenüberzustellen. Dann bleibt aber einschränkend immer noch darauf hinzuweisen, daß es als dritte klinische Sonderform mitigierte und per se uncharakteristische Formes frustes des Krankheitsbildes gibt.
Die akute diffuse Enzephalitis manifestiert sich mehrheitlich unter drei verschiedenen Leitbildern, nämlich:
1. einer *vorwiegend somnolenten,*
2. einer *somnolent konvulsiven* sowie
3. einer *vorwiegend mit psychischen Symptomen einhergehenden Verlaufsform.*
Weitere allgemeine Charakteristika sind Kopfschmerzen, Schlaf-Wach-Störungen sowie vegetative Symptome. Art und Ausprägung der Allgemeinreaktion des Organismus richten sich auch hier nach der jeweiligen Infektion. Sie ist z.T. etwa bei der Endocarditis lenta oder bei Septikopyämien ganz evident und im Krankheitsbild dominierend, z.T., beispielsweise bei den postinfektiösen Enzephalitiden, äußerst diskret oder überhaupt nicht greifbar.
Nach klinisch-topischen Gesichtspunkten faßbare herdförmige neurologische Ausfälle im Sinne einer *Herdenzephalitis* haben ihre Prädilektionen:
1. im *Temporallappen* (z.B. Herpes-simplex-Enzephalitis)
2. im *Stammganglienbereich* (z.B. Enzephalitis epidemica)
3. im *Hirnstamm* (z.B. zentraleuropäische Enzephalitis) bzw.
4. im *Zerebellum* (z.B. Varizellenenzephalitis).
Daraus resultieren, soweit nicht durch den diffusen Hirnbefall kaschiert, Halbseitensymptome, extrapyramidale Bewegungsstörungen, bulbärparalytische Bilder, meist in Kombination mit Hirnnervenausfällen oder ataktische Syndrome.
Vor allem die metastatische Herdenzephalitis hat die Besonderheit des ausgesprochen apoplektiformen Auftretens der Ausfallserscheinungen, was differentialdiagnostisch gegenüber Zirkulationsstörungen abzugrenzen ist.
Ein Charakteristikum der *Formes frustes* herauszuarbeiten, ist praktisch nicht möglich, es sei denn, man gibt sich mit der Aussage zufrieden, daß hier gerade das Atypische und Abortive die Besonderheit darstellt. Sie werden in jüngerer Zeit relativ häufig beobachtet (55).
Die nötige schnelle Sicherung der klinischen Verdachtsdiagnose kann im Einzelfall größte Schwierigkeiten bereiten. So und so oft ist man nur per modum exclusionis in der Lage, den dringenden Verdacht auszusprechen. Der übliche Diagnosegang beginnt auch hier mit der Liquoruntersuchung und dem EEG. Häufig ist man zusätzlich auf eine eingehende neuroradiologische Diagnostik und den Ausschluß einer Intoxikation bzw. einer metabolischen Störung dringend angewiesen. Wie im speziellen Teil darzustellen sein wird, haben Fortschritte der Virologie speziell für die schweren Verlaufsformen eine rasche Identifizierung des Erregers möglich gemacht. Im Hinblick auf erste therapeutische Möglichkeiten ist beim dringenden Verdacht auf eine Herpes-simplex-Enzephalitis sogar eine Hirnbiopsie mit elektronenmikroskopischer Untersuchung als indiziert anzusehen.

Myelitisches Syndrom

Diese schwerpunktsmäßig das Rückenmark befallenden entzündlichen Prozesse manifestieren sich vor allem im Sinne einer **akuten Querschnittsmyelitis** auf der einen bzw. einer **aszendierenden Myelitis** auf der anderen Seite. Klinisches Leitsymptom ist die akute Querschnittslähmung bzw. ein aszendierendes Paresebild, welches differentialdiagnostisch gegenüber einer Polyradikuloneuritis abgegrenzt werden muß. Insbesondere beim Querschnittssyndrom ist der Ausschluß einer intraspinalen Raumforderung klinisch oft sehr

schwierig und ohne Myelographie kaum zu treffen.
Als Sonderformen sind Krankheitsbilder einzustufen, bei welchen sich der Entzündungsprozeß isoliert an bestimmten Strukturen des Rückenmarksquerschnittes abspielt. Dies trifft vorrangig für den isolierten Vorderhornbefall bei der Poliomyelitis acuta anterior zu, die demzufolge isoliert mit schlaffen Paresen einhergeht.
Neben diesen wichtigsten Formen systemisch verlaufender entzündlicher Prozesse des Nervensystems kommen natürlich auch *lokalisierte Abszesse* vor. Ihr klinischer Leitbefund ist das Symptom eines raumfordernden Prozesses, weshalb sie diagnostisch bzw. differentialdiagnostisch schwerpunktsmäßig im Kapitel der Tumoren besprochen werden.

Liquordiagnostik bei Meningoenzephalitis

Die *Liquoruntersuchung* stellt die wesentlichste Methode zur Diagnostik und zum Verlauf der entzündlichen Erkrankungen des ZNS dar. Neben der Bestimmung der *Zellzahl* und des *Liquordrucks* kommen der *Liquorzytologie* mit den zusätzlichen diagnostischen Möglichkeiten wie *Fluoreszenz, Autoradiographie, Phasen-* und *Interferenzkontrast,* dem *Erregernachweis* mit seinem *Kulturverfahren,* der Bestimmung des Gesamteiweißes mit *Elektrophorese* und *Immunelektrophorese* der *Liquorproteine* sowie der *Glukose-* und *Elektrolytbestimmung* im Liquor, im Einzelfall auch den *Kolloidreaktionen, Enzym-* und *Aminosäurebestimmungen* eine große Bedeutung zu (32, 52).

Die *Zellzahl* im lumbal entnommenen Liquor beträgt normalerweise für die erste Menge von ca. 5 ml 1–10/3 Zellen. Die darauffolgenden Mengen können 20–30/3 Zellen enthalten. *Lymphozyten* und *Monozyten* finden sich in einem annähernden Verhältnis von 70:30. Die *Monozyten,* doppelt so groß und in vitro weniger widerstandsfähig als die Lymphozyten, entstehen entweder aus den leptomeningealen Mutterzellen oder hämatogen. Im Verband auftretende *Ependym-* und *Plexus-chorioideus-Zellen* erscheinen vermehrt nach Zisternen- und Ventrikelpunktionen, Pneumenzephalographien oder nach intrathekaler Medikamentenanwendung (Zytostatika) sowie bei Kleinkindern mit Hydrozephalus. Vereinzelt auftretend haben sie keine pathognomische Bedeutung.
Die Zellen des mononukleären Phagozytosesystems (Makrophagen) entstehen aus Stammzellen der Leptomeninx (52). Erst durch einen entzündlichen Prozeß im ZNS werden sie aktiviert und treten dann vermehrt auf. Neben den *monozytoiden Zellen,* die bereits im normalen Liquor etwa 2% betragen, kommt den *Leukozyten* eine hohe Phagozytosetätigkeit zu. Sie passieren bei entzündlichen Prozessen rasch die Blutliquorschranke und betätigen sich überwiegend als Bakteriophagen. Die Makrophagen haben eine enorme Phagozytosepotenz auf alles, was als Fremdkörpereffekt erkannt wird. Neben Zellen, Bakterien und Viren werden auch Pigmente, Lipide und alle intrathekal applizierten Substanzen angegriffen. Dabei entstehen sog. *Gitterzellen,* wenn fremdes Material massenhaft in der Zelle gespeichert wird, oder *Siegelringzellen,* wenn große Vakuolen in der Zelle sich vereinigen und den Zellkern sowie das Zytoplasma an den Rand drängen. Eosinophile Granulozyten findet man im normalen Liquor nicht. Bei entzündlichen Pleozytosen machen sie nur etwa 1% aus. Bei allergischen Prozessen (Urtikaria, Asthma bronchiale), oder bei Ventrikeldränage (aseptische eosinophile Meningitis) können sie beträchtlich vermehrt sein. Parasitosen mit chronischen Meningitiden verursachen noch häufig ausgeprägte *Eosinophilien.* Auch *Plasmazellen,* die wahrscheinlich aus B-Lymphozyten entstehen und hämatogen einwandern, kommen im normalen Liquor nicht vor und weisen auf einen entzündlichen Zustand hin. Sie zeigen eine *Basophilie* und synthetisieren spezifische Antikörper in Zytoplasmavakuolen, die in den Liquor sezerniert werden (Schaumzellen). Gehäuftes Vorkommen von Plasmazellen wird besonders bei viralen Prozessen des ZNS, Lues, Tbc, multipler Sklerose, Panarteriitis nodosa, Zoonosen und nach Subarachnoidalblutungen, malignen Tumoren und Guillain-Barré-Syndrom angetroffen (32).

Die *Liquordruckmessung* kann entweder einfach mit dem Steigrohr oder fortlaufend mit einer extraduralen Druckkapsel und elektronischem Schreiber durchgeführt werden. Normal beträgt der Liquordruck 50–250 mm H_2O in Horizontallage. Im Durchschnitt werden täglich 200 ml Liquor vom Plexus sezerniert. Die Drucksteigerungen bei entzündlichen Prozessen des ZNS haben durch die gezielte Antibiotikatherapie abgenommen. *Hypo-* und *Aliquorrhöen* mit negativen Druckverhältnissen können gelegentlich bei entzündlichen und posttraumatischen Prozessen sowie im Status migraenosus und nach Intoxikationen auftreten (52).

Die *Eiweißwerte* im normalen Liquor liegen bei kolorimetrischer Bestimmung im Bereich von 0,15–0,45 g/l. Als grobe Orientierung einer Eiweißerhöhung dient immer noch die Pandy-Reaktion. Die quantitative Bestimmung nach *Kafka* verliert an Bedeutung und wird durch die *Biuret-Methode* weitgehend ersetzt. Die erhöhte Permeabilität der Membranen und Endothelien im akuten entzündlichen Stadium führt zur Vermischung des eiweißarmen Liquors mit Bestandteilen des Blutserums und somit zur Erhöhung des Eiweißgehaltes. Die höchsten *Eiweißvermehrungen* verursachen die bakteriellen entzündlichen Affektionen des ZNS, weniger die viralen. Zunehmende Bedeutung hat die elektrophoretische Auftrennung der *Liquorproteine* gefunden. So konnte man die früher angewendeten Kolloidreaktionen (Mastisol, Goldsol, Kollargol) durch die *Liquorspherographie* ersetzen. Das *Liquorspherogramm* zeigt bei der akuten Entzündung der Meningen eine Verminderung der sog. V-Fraktion und eine Vermehrung der Albumine. Die übrigen Fraktionen der *Liquorelektrophorese* spiegeln häufig die Art und die Schwere eines Prozesses im ZNS wider. So tritt bei der *Virusmeningitis* oft nach der Albuminvermehrung in der akuten Phase eine *Alpha-*, dann eine *Gammaglobulinvermehrung* auf. Die *bakterielle Meningitis* macht ein *Mischpherogramm* analog dem Serum und im chronischen Stadium ebenfalls eine Vermehrung der *Gammaglobuline,* die nur bei Ausschluß einer Serum-Gamma-

globulinvermehrung verwertbar ist. Es gibt aber auch divergierende *Dysproteinosen* bei gleichen Erkrankungen mit entzündlichem Befall des Liquorraumes. Betaglobulinerhöhungen hat man bei *Pneumokokkenmeningitis* gefunden. Gammaglobulin-Dysproteinosen sind meist bei immunologisch aktiven Prozessen üblich. Der *IgG-Typ* hat die größte Bedeutung mit 30% Anteil z. B. bei der *Leuko-* und *Panenzephalitis,* gelegentlich auch bei der *MS.* Die *IgG*-Komponente zeigt im Verlauf von *Virusmeningitiden* mit dem Anstieg eine Immunaktivierung an. IgM- und Alpha$_2$-Makroglobulinerhöhungen sieht man bei *bakteriellen Meningitiden.*
Die *Liquorzuckerbestimmung* ergibt Werte zwischen 40 und 85 mg%. Bei den akuten *bakteriellen Meningitiden* und besonders bei der *tuberkulösen Meningitis* ist der *Liquorzucker* erniedrigt, weniger oder gar nicht bei den viralen Formen.
Der *Ionengehalt im Liquor* wird trotz Erkrankung meist verhältnismäßig stabil gehalten, ebenso das Säuren-Basen-Gleichgewicht mit einem p_H von 7,368 pCO_2 bei 37,3 Torr (1 Torr Druckeinheit = 1 mm Hg).
Manchmal findet man bei der *tuberkulösen Meningitis* erniedrigte Chloridwerte.

Liquorsyndrome

Bei den *Meningoenzephalitiden* kann man einige charakteristische *Liquorsyndrome* teils nach Erregergruppen abgrenzen. Von den insgesamt *15 Liquorsyndromen,* die Sayk 1974 beschrieb, kann man 11 bei entzündlichen Prozessen des ZNS finden.
1. Das *akute bakterielle* (eitrige) *Liquorsyndrom* ist durch eine Pleozytose von mehr als 3000/3 Zellen, im Extremfall über 30 000/3 Zellen, gekennzeichnet. Der Liquor ist klar, trüb oder eitrig, das *Gesamteiweiß* erhöht. Die neutrophilen Granulozyten machen etwa 90% aller Zellen aus. Mikroskopisch läßt sich häufig (40%) ein Bakteriennachweis führen. *Bakterienkultur* und *Antibiogramm* müssen folgen. Elektrophoretisch liegen Mischtypen vor. Nach der akuten exsudativen Phase, die meist nach einer wirksamen Antibiotikatherapie einsetzt, folgt die Proliferationsphase (6.–14. Tag). Die Granulozytose geht zurück; es erscheinen mehr Makrophagen aus der Monozytenreihe. In der *Reparationsphase* (2.–5. Woche) sind die Granulozyten fast völlig verschwunden. Die Makrophagen beginnen zu altern; die Lymphozytentransformation nimmt ab, und es erscheinen kleine, inaktive Lymphozyten. Kommt es nicht zu der geschilderten Normalisierung im Verlauf einer Entzündung, so herrschen bei chronisch-entzündlichen Liquorsyndromen gleiche Zahlenverhältnisse von Lymphozyten, Granulozyten, Monozyten und Makrophagen vor. Ähnliche Verhältnisse bestehen beim *Hirnabszeß.* Der Zuckergehalt kann absinken und im Heilungsverlauf wieder ansteigen.
2. Das *Liquorsyndrom bei Virusmeningitis und Enzephalitis* mit mäßiger lymphozytärer (meist unter 1000/3 Zellen), aber initial auch einmal *granulozytärer Pleozytose* und plasmozytärem Anteil. So entsteht ein bunteres Liquorzellbild. Das Gesamteiweiß ist gering erhöht, die Gammaglobulinfraktion betont. Es zeigt sich eine lymphozytäre Transformation mit verschieden großen Lymphozyten und ein- sowie mehrkernigen Plasmazellen. Mit Einsetzen der Heilungsphase nehmen die lymphozytären Reizformen ab. Die Höhe der Zellzahl und die Schwere der Erkrankung korrelieren nicht miteinander.
Eine Besonderheit im *Liquorzellbild* stellt die *tuberkulöse Meningoenzephalitis* dar. Hierbei ist ein Nebeneinander von vielen Granulozyten, lymphoplasmozytären Zellen und Plasmazellen vorhanden. Die Lymphozyten zeigen eine Basophilie.
3. Das *symptomatische Meningitisliquorsyndrom* zeigt eine *granulozytäre-lymphozytäre Pleozytose,* gering erhöhte Eiweißwerte und keinen direkt oder indirekt erbrachten Erregernachweis.
4. Das *Enzephalitissyndrom* weist normal bis geringgradig vermehrte Zellzahlen mit *plasmozytären Zellen* und *Lymphoidzellanteilen* sowie normale bis gering erhöhte Gesamteiweißwerte auf. Die *IgG-Fraktionen* sind erhöht.
5. Beim *Hirnabszeßsyndrom* kommen entweder normale Zellzahlen oder Pleozytosen mit *Makrophagen, Speicherzellen* und *fibrozytären Zellen* vor. Die Gammaglobulinfraktion ist meist erhöht.
6. Das *Enzephalomyelitissyndrom* hat bei normalem Gesamteiweiß stark vermehrte Immungammaglobuline. Bei normal bis leicht erhöhten Zellzahlen kommen besonders lymphoplasmozytäre *Transformationsformen* vor.
7. Die *polyneuritischen Dissoziationssyndrome* zeigen eine starke Eiweißvermehrung bei normalen Pherogrammtypen und erhöhten Albuminfraktionen bei fehlender *V-Fraktion.*
8. und 9. *Akute und subakute Reizungssyndrome* weisen in der Regel wechselnde, meist geringe *Pleozytosen* mit vereinzelten neutrophilen, selten eosinophilen (akut) sowie monozytären Zellen oder *Transformationsformen* (subakut) auf. Das *Eiweiß* ist etwas erhöht.
10. Das *syphilitische Liquorsyndrom* imponiert durch eine lymphoplasmozytäre Pleozytose und erhöhte Immungammaglobuline bei gering bis deutlich erhöhtem Eiweißwert.
11. Schließlich kann man noch ein besonders geartetes *Meningoenzephalitissyndrom* mit granulolymphozytärer Pleozytose, Riesenzellen und (evtl.) Myeloblasten oder Lymphoblasten abgrenzen.

Entzündliche Erkrankungen der Meningen

Akute eitrige Meningitis

Die Diagnose einer *akuten eitrigen Meningitis* oder *Meningoenzephalitis* bedeutet nicht immer, daß eine bakterielle Infektion vorliegt, da *Pilze, Amöben* und andere *Parasiten* zum gleichen *eitrigen Liquorsyndrom* mit einer *granulozytären Pleozytose* führen können (54). Das männliche Geschlecht wird mit 75% deutlich häufiger befallen als das weibliche (45).
Die *Prognose* der eitrigen Meningoenzephalitis wird neben der *Erregerexposition* und dem *Lebensalter* entscheidend von der allgemeinen *Immunitätslage,* komplizierenden Vor- und Begleiterkrankungen sowie dem Beginn der antibakteriellen Therapie bestimmt (67, 69). Säuglinge und alte Menschen sind besonders gefährdet.
Wichtig ist die Frühdiagnose, damit die wirksamen *liquorgängigen Antibiotika* rechtzeitig einge-

setzt werden können, wobei in der Normalbevölkerung Problemkeime kaum ins Gewicht fallen (66, 67). Aber trotz gezielter Antibiotikatherapie ist die *akute eitrige Meningoenzephalitis* mit oder ohne Erregernachweis immer noch mit einer durchschnittlichen *Letalität* von 22,6% belastet (3).

In einer aktuellen Übersicht betrug der Prozentsatz an eitrigen Meningoencephalitiden des Jugend- und Erwachsenenalters bei einer Gesamtzahl von 1244 akuten Infektionen des ZNS aus den Jahren 1950–1975 unter Ausschluß der tuberkulösen Meningoenzephalitis 46% (45). Fast in der Hälfte dieser Fälle von *Meningitis purulenta* konnten keine Erreger mehr nachgewiesen werden. Am häufigsten wurden *Pneumokokken* in 180 Fällen, gefolgt von den *Meningokokken* mit 62 Fällen und *Staphylokokken* mit 11 Fällen gesichert. Es folgten *Chlamydien,* die Erreger der Ornithose mit 10 Fällen, *Streptokokken* mit 9, *Escherichia coli, Proteus* und *Listeriose* mit jeweils 4 und *Haemophilus influencae* und *Leptospiren* mit jeweils 3 Fällen. Nur zweimal waren *Typhus, Klebsiella* und *Pseudomonas aeruginosa* vertreten (45). Der Anteil der *tuberkulösen Meningoenzephalitis* mit 156 Fällen = 12% aller entzündlichen Affektionen des ZNS und einer *Letalität* von 22% war hoch.

Betrachtet man die *Meldezahlen* an *übertragbarer Meningitis* aus den Jahren 1962–1972 an das BGA in Berlin, so nahmen diese von 3,4 auf 100 000 Einwohner im Jahr 1962 fast kontinuierlich auf 10,6 im Jahre 1972 zu. Im Jahr 1968 wurden insgesamt 4482 Fälle gemeldet, die sich zu 38% in Virusmeningitiden, 38% bakterielle Meningitiden und 19% sog. parainfektiöse Meningitiden aufteilten.

Die Erreger einer Meningitis können im wesentlichen auf drei Wegen in die Liquorräume gelangen.

1. *Im Generalisationsstadium* einer Infektionskrankheit oder eines septischen Krankheitsbildes kann es auf *hämatogem metastatischem Weg* zu einer Keimbesiedelung der Liquorräume kommen, wobei bakterielle Endokarditiden, Pneumonien sowie eitrige urologische und gynäkologische Erkrankungen häufig die primäre Eintrittspforte der verschiedensten Erreger sein können. Für die *Meningokokken* kommt der Nasen-Rachen-Raum in Frage.

2. Eine *fortgeleitete Meningitis* entsteht, wenn aus eitrigen Prozessen der Umgebung Keime die Meningen durchwandern. Besonders häufig sind osteomyelitische Prozesse des Schädels sowie eitrige Affektionen von Hals, Nase, Ohr und Nebenhöhlen (Sinusitis, Otitis media, Mastoiditis, Ethmoiditis).

3. Durch *direkte Inokulation* bei Traumen, kongenitalen Fisteln oder nach ärztlichen Eingriffen gelangen Keime in den Liquorraum.

Positive Blutkulturen findet man häufig in den ersten Krankheitstagen einer hämatogenen Meningitis. Die Erreger sind meist Meningo-, Pneumo-, Staphylo-, Streptokokken, Haemophilus influencae oder Kolibakterien. *Hauterscheinungen* mit punktförmigen und in schweren Fällen auch flekkenhaften Blutungen, speziell bei der Meningokokkenmeningitis können auf das septische Geschehen hinweisen. Ein Herpes simplex labialis tritt zusätzlich in 20–70% auf (34).

In der Kinderheilkunde ist das schwere meningozerebrale Bild des *Waterhouse-Friderichsen-Syndroms* mit Endotoxinschock, Verbrauchskoagulopathie und konsekutiven Blutungen auch in die Nebennieren gefürchtet, welches vorwiegend Kleinkinder bis zum 2. Lebensjahr betrifft.

In Epidemiezeiten ist die Diagnose der **Meningokokkenmeningitis** leicht zu stellen, da die Erkrankung in Familien, Kasernen oder Lagern auftritt. Der *Erregernachweis* (Neisseria meningitides) aus dem Nasen-Rachen-Abstrich fällt diagnostisch weniger ins Gewicht, weil ohnehin mit einer größeren Anzahl von gesunden Keimträgern in 30% gerechnet werden muß. Schwierigkeiten bereiten die sporadischen Fälle, die alle 7–11 Jahre gehäuft auftreten und welche mit anderen eitrigen Meningitiden oder mit einer mehr subakut ablaufenden *lymphozytären Meningitis* verwechselt werden können. Das Verhältnis Männer zu Frauen beträgt bei der Meningitis epidemica 3 : 2, die Morbidität in Deutschland und USA 2/100 000. Die Ansteckung erfolgt aerogen durch Tröpfcheninfektion. Die *Letalität* liegt in der BRD bei 10% und ist im Säuglingsalter höher. Bis zum 5. Lebensjahr sind ca. 50% aller *Meningokokkenmeningitiden* aufgetreten. Sehr häufig sind begleitende Myokardschäden bei den tödlichen Fällen (80%) festgestellt worden. In den letzten Jahren haben die *Meningokokkenmeningitiden* bei Erwachsenen zugunsten der Pneumokokken abgenommen. Auch eine Zunahme der Mischinfektionen, besonders nach Traumen, ist zu verzeichnen.

Der **Streptococcus pneumoniae** (Pneumokokken) ist z. Z. der häufigste Erreger der *Meningitis purulenta* und tritt besonders bei Kindern im 1. Lebensjahr und bei alten Patienten nach dem 50. Lebensjahr auf. Der *Infektionsweg* geht über eitrige Nachbarschaftsprozesse (Ohr, Nebenhöhlen) oder als Durchwanderungsmeningitis nach Schädel-Hirn-Traumen mit traumatischen Duralücken und Liquorfisteln. Seltener kommt die hämatogen-metastatische Entstehung (Pneumokokkenpneumonie) in Frage. Der oft *schwere Verlauf* mit haubenförmiger Eiteransammlung der Hirnkonvexität bedingt eine *Letalität* von durchschnittlich 10–20%, die bei Neugeborenen und im höheren Alter bis auf 45–50% ansteigt (54). Defektheilungen mit Hirnnervenausfällen (II, III, IV, VIII) und Hydrozephalus sind mit 20–38% häufig.

Auch *post vaccinationem* sind zwischen dem 4. und 21. Tag im Rahmen einer möglichen Resistenzminderung eitrige Meningokokken- oder Pneumokokkenmeningitiden beschrieben worden (28).

Im Anfangsstadium *akuter eitriger Meningitiden* können sich differentialdiagnostische Schwierigkeiten gegenüber der *Poliomyelitis* und anderen Viruskrankheiten ergeben. Am 1. oder 2. Tag sind beide Krankheitsprozesse praktisch nicht unterscheidbar. Selbst die *Liquoruntersuchung* ist in diesem Stadium nur wenig verläßlich, da man auch im meningealen Stadium der Poliomyelitis zunächst polynukleäre Leukozyten findet, wenn auch ihre Zahl in der Regel beschränkt bleibt. Weiter kann z. B. die jahreszeitliche Häufung der *Meningokokkenmeningitis* im Frühjahr gegenüber der *Poliomyelitis* im Spätsommer und Herbst die Unterscheidung erleichtern. Die *Fieberkurve* kann nützlich sein, da die epidemische Meningitis häufig unter Schüttelfrost mit einem plötzlichen Temperaturanstieg bis auf 40° C und initial mit einer Bewußtseinstrübung einhergeht. Im weiteren Verlauf herrscht, sofern eine entsprechende Behandlung unterbleibt, eine *Kontinua* vor. Dagegen steigt bei der *Poliomyelitis* unter katarrhalischen Erscheinungen die Temperatur stufenförmig an, fällt nach 1–2 Tagen wieder lytisch ab, um nach einem kurzen Intervall erneut anzusteigen *(Dromedartyp)*. Auch wenn die Kinderlähmung im meningealen Stadium stehenbleibt, findet man schon Anzeichen der charakteristischen Adynamie, eine Unfähigkeit, den Kopf zu heben oder sich aus dem Liegen aufzurichten, und das Bedürfnis, sich im Sitzen mit den Armen abzustützen. Wenn erst einmal die für die Kinderlähmung bezeichnenden schlaffen Paresen aufgetreten sind, ist die Diagnose leicht. Eine Verwechslung mit lokalen zerebralen Ausfällen bei der epidemischen Meningitis ist dann nicht mehr möglich, da diese im Gegensatz zu den Paresen der Poliomyelitis spastisch sind.

Krämpfe, Herdsymptome und Ausfallserscheinungen basaler Hirnnerven sind bei den *akuten eitrigen Meningitiden* verhältnismäßig selten, eine Schwerhörigkeit dagegen häufiger.

Die Differentialdiagnose gegenüber der *tuberkulösen Meningitis* kann schwierig sein, besonders für die ersten Krankheitstage, wenn lediglich Kopfschmerzen, Erbrechen, Nackensteifigkeit und Fieber bestehen und der Liquor noch segmentkernige Leukozyten enthält. Das *Prozeßtempo* ist aber unterschiedlich. Dem plötzlichen Beginn der *eitrigen Meningitis* steht die langsamere Entwicklung der *tuberkulösen Hirnhautentzündung* gegenüber. Die einfache *Liquoruntersuchung* gibt später genügend Klarheit. Der stark eiterhaltige oder zumindest trübe Liquor der epidemischen Meningitis kontrastiert deutlich mit dem anfangs klaren, in späteren Stadien häufig xanthochromen lymphozytenhaltigen Liquor der Meningealtuberkulose mit hohem Eiweiß- bzw. Fibringehalt *(Spinnwebgerinnsel)*. So wertvoll die Liquoruntersuchung auch ist, die übrigen fachinternen Befunde (Lungenveränderungen, Chorioidealtuberkel am Augenhintergrund, positive Diazoreaktion, Veränderungen des Blutbildes) dürfen nicht außer acht gelassen werden.

Bei zahlreichen Infektionskrankheiten kann eine *Meningitis* vorkommen. Bei der *Pneumonie* ist es ohne Liquorkontrolle schwierig zu entscheiden, ob es sich lediglich um einen *Meningismus* oder um eine *metastatisch-eitrige Pneumokokkenmeningitis* handelt. Der Meningismus ist bei der Pneumonie bereits initial vorhanden und verschwindet mit Ausbildung der Lungeninfiltrate. Am häufigsten sind derartige unangenehme Reizsymptome bei den Oberlappenpneumonien im Kindesalter. Auch der grippale Infekt kann in den ersten Krankheitstagen einen Meningismus verursachen.

Die **Meningitis durch Haemophilus influencae** nimmt in der Häufigkeit bereits die dritte Stelle hinter Pneumo- und Meningokokken ein. Es ist eine Erkrankung des Kleinkindes und bis zum 5. Lebensjahr sind 87 % aller Infektionen aufgetreten. Meist geht ein Infekt der oberen Luftwege voraus. Die *Letalität* liegt bei 7 % (38).

Beim **Typhus abdominalis** mit einer Morbidität von 0,8 auf 100 000 in der BDR (1975) kommt ebenfalls eine *eitrige Meningitis* im Rahmen einer *Septikämie* mit Keimbesiedelung der Liquorräume vor. Gelegentlich wird ein *epiduraler Abszeß* beobachtet, der wohl von einer typhösen Osteomyelitis des Schädels oder der Wirbelsäule sowie von einer Otitis media ausgehen kann. Sowohl typhöse als auch Influenzameningitiden bieten als Besonderheit gelegentlich einen sanguinolenten Liquor. Defekte nach überstandener typhöser Meningoenzephalitis sind besonders bei Kindern mit 50 % häufig. Der VII. und der VIII. Hirnnerv werden bevorzugt geschädigt. *Eitrige Meningitiden* durch die zahlreichen *Salmonellentypen* sind im Säuglings- und Kleinkindesalter etwa viermal häufiger als beim Erwachsenen und machen nach Schätzungen ca. 3 % aller eitrigen Meningitiden im Säuglingsalter aus, wobei nicht immer eine akute Gastroenteritis vorausgeht. Die Frühdiagnose bei der Salmonellenmeningitis ist besonders wichtig, da sie eine sehr schlechte Prognose hat (59).

Auch die **Leptospirosen** mit insgesamt 712 gemeldeten Fällen in der BDR (1959–1969) und einer *Letalität* von ca. 10 % können bereits in den ersten Krankheitstagen zu Verwechslungen mit einer Meningitis durch andere Eitererreger Anlaß geben, zumal auch hier der Beginn akut ist und sich sehr rasch Nackensteifigkeit und Bewußtseinstrübung einstellen. *Im Liquor* findet sich eine starke Vermehrung der polynukleären Leukozyten bis auf 3000/3 Zellen. Bei den 50 mitgeteilten Fällen von *Leptospirosen* aus Südostungarn kam es 11mal zu einer Meningitis serosa (29). Von den Leptospirosen verursachen vor allem der Morbus Weil, die Schweinehüterkrankheit, das Feld-, Schlamm- und Erntefieber sowie das Kanikola-Fieber, Affektionen des ZNS mit anfänglicher segmentkerniger, später lymphozytärer Meningitis (54).

Ein *grippeähnliches Vorstadium,* gastroenteritische, hepatolienale oder anginös-septische Erscheinungen mit Drüsenschwellungen, Mononukleose und Konjunktivitis gehen der *Meningitis purulenta* bei der **Listeriose,** verursacht durch *Listeria monocytogenes* voraus. In den Jahren 1950–1966 wurden 2004 Fälle in Deutschland gemeldet. Es gibt 14 serologisch unterscheidbare Typen, von denen in der BRD bisher nur die Serotypen I und IV B isoliert wurden (57). Der Anteil an allen Meningitiden beträgt ca. 0,8%. Neugeborene und alte Menschen sind besonders gefährdet und haben eine hohe Mortalität von 70%, die erst in den letzten Jahren durch den gezielten Einsatz von Ampicillin gesenkt werden konnte.

Die Durchseuchung im Schulalter beträgt 88%. Etwa die Hälfte der Patienten mit einer *Listerienmeningitis* haben gleichzeitig *konsumierende Prozesse* wie Leukämien, Diabetes, Tuberkulose oder Tumoren, einen Alkoholismus, eine Gravidität oder eine resistenzschwächende Zytostatika- und Steroidtherapie. Es kommen *Zellzahlen* zwischen 150 und 3000/3 Zellen vor. Charakteristisch sind die mononukleären Zellen im Liquor. Die immunologischen Reaktionen bleiben unsicher, da auch bakteriologisch nachgewiesene Listeriosen ohne Titererhöhungen einhergehen können. Die ernste Prognose wird durch meningoenzephalitische Komplikationen z.B. Hirnabszesse, bedingt. Ebenso führt die isolierte *Listeriosenenzephalitis,* die etwa 8 Tage nach einem grippalen Prodrom akut mit hohem Fieber einsetzt, meist zum Tode. Psychoorganische Syndrome sind im Kindesalter beschrieben worden.

Lungenabszesse, Bronchiektasen und ulzeröse Endokarditiden können durch Hirnembolien zu zerebralen Herderscheinungen und meningialen Reaktionen führen. Auch von einem Erysipel von Phlegmonen, Furunkulosen und Abszessen kann eine hämatogene Verschleppung von Erregern in die Liquorräume erfolgen. Als Ausgangspunkt einer *hämatogenen Meningitis* kommen auch Dekubitalgeschwüre und Osteomyelitiden in Frage.

Selten kann eine *eitrige Meningitis* durch den früher mit Pyozyaneus bezeichneten Keim **Pseudomonas aeruginosa** hervorgerufen werden. Eiterungen zeichnen sich hierbei durch den eigenartigen Geruch und die bläulichgrüne Verfärbung des Eiters aus. Der besonders beim Hospitalismus und im Rahmen von intrathekalen Eingriffen auftretende Keim kann im Rahmen einer septischen Streuung die Meningen besiedeln.

Amöben führen relativ selten *zu eitrigen Meningitiden.* Nur in 0,7–4% bei Infektionen mit *Entamoeba histolytica* kommt es beim Vorliegen eines Leberabszesses (2–3% aller Infektionen) zur Komplikation eines Hirnabszesses.

Über *akute eitrige Meningitiden* aus Nordböhmen wurde in den Jahren 1962–1965 berichtet. Junge Patienten erkrankten nach einem Bad in einer Schwimmhalle innerhalb weniger Tage an einer tödlichen eitrigen Meningitis. Die bakteriologische Untersuchung konnte keinen Erreger aufdecken. Jegliche antibiotische Therapie versagte. Erst im Obduktionsmaterial fand man *Limaxamöben* (12). Seit 1960 sind über 100 Fälle durch diese freilebenden Wasseramöben mit den Gattungen Naegleria, Hartmanella und Acantamoeba, die durch die Nasenschleimhaut eindringen und sich über die Nervenscheide des N. olfactorius zum Stirnhirn ausbreiten, beschrieben worden (54).

Angaben über abgelaufene oder noch bestehende Eiterungen des Ohres oder der Nasennebenhöhlen, die Sekretion fötiden Eiters aus dem Gehörgang und der HNO-Befund einer epitympanalen Perforation sind für eine chronische, mit Knochendestruktion einhergehende *Otitis media* bezeichnend. Diese kann im fortgeschrittenen Stadium zum *Gradenigo-Syndrom* mit Abduzensparese, heftigen Schmerzsensationen im Bereich des ersten und zweiten Trigeminusastes, besonders auch in der Schläfengegend und Verlust des Kornealreflexes führen. Besondere Vorsicht ist bei der durch den *Streptococcus mucosus* verursachten *Otitis* geboten, weil gerade hier die initialen Beschwerden einer Mittelohreiterung und die Veränderung am Trommelfell mehr in den Hintergrund treten. Um so größer ist aber die Neigung zur Knochenzerstörung und zum Durchbruch in den Liquorraum. Temporäre Kopfschmerzen, häufig einseitiger Eiterabfluß aus der Nase mit Eiterstraße an der Rachenhinterwand und der Lokalbefund in der Nasenhöhle, mit oder ohne Polypenbildung, verraten den Nasennebenhöhlenprozeß. Es sollte deshalb jeder Patient mit Meningitis dem HNO-Arzt vorgestellt werden.

Eine fortgeleitete eitrige Hirnhautentzündung und eine *symptomatische Meningitis* können bei Nebenhöhlenprozessen der Nase und des Ohres auch auf dem Umweg über einen *Epiduralabszeß* zustande kommen.

Eitrige Hirnhautentzündungen, ausgehend von einer Nebenhöhleninfektion, können auch durch *Thrombophlebitiden der Sinus* ausgelöst werden. Neben den Symptomen, die auf eine Nebenhöhlenentzündung hinweisen, findet man Stauungserscheinungen infolge der venösen Abflußbehinderung aus dem Quellgebiet. Eine Klopf- und Druckempfindlichkeit des Warzenfortsatzes und eine ödematöse Schwellung der Weichteile hinter dem Ohr – das Ohrläppchen steht ab – weisen auf die Jugularisthrombose hin.

Die *eitrige Thrombophlebitis* des Sinus cavernosus geht am häufigsten von einem *Gesichtsfurunkel* im Nasen- und Oberlippenbereich aus. Intermittierende Temperaturen mit Schüttelfrösten sind das führende Symptom.

Orbitalphlegmonen können gleichfalls zu meningealen Reizerscheinungen und zur eitrigen Meningitis führen.

Auch ein *Hirnabszeß* kann Ursache einer Hirnhautentzündung sein. Der *Pyozephalus* mit Durchbruch des Hirnabszesses in die Subarachnoidal- und Ventrikelräume führt innerhalb kürzester Zeit zu schwersten Ausfallserscheinungen mit Enthirnungsstarre und Bewußtlosigkeit. Weder die Leukozytose noch die erhöhte Blutsenkungsgeschwindigkeit gestatten die Entscheidung, ob eine eitrige Meningitis mit oder ohne Hirnabszeß verläuft. Eher spricht das Vorkommen von Herdsymptomen für einen gleichzeitigen Hirnabszeß, besonders wenn eitrige Affektionen der Nasennebenhöhlen oder des Mittelohrs vorliegen, Traumen vorausgegangen sind oder aber ein Lungenabszeß bzw. Bronchiektasen bestehen.

Offene Hirnverletzungen können auch noch nach Jahren *Spätabszesse* verursachen, die zunächst zu vieldeutigen zerebralen Allgemein- oder Herdbefunden führen. Reizerscheinungen in der Umgebung der Narbe oder an der Knochenlücke mit lokalem Ödem oder mangelnder Pulsation sowie Meningismus oder entsprechenden Herdsymptomen erleichtern es, einen *Hirnabszeß* als Ursache der Meningitis zu erkennen. Die Punktion an entsprechender Stelle ergibt Eiter. Selbstverständlich wird bei Verdacht auf einen posttraumatischen Spätabszeß eine sofortige neuroradiologische Diagnostik mit kranialer Computertomographie, EEG und evtl. zerebrale Angiographie durchgeführt.

Bei *stumpfen Schädeltraumen* mit Basisfrakturen kommt es nicht selten zu Fissuren im Bereich der Stirnhöhle oder der Siebbeinzellen, die eine *Infektion der Meningen* begünstigen. Bei der *Felsenbeinfraktur* deuten Blutungen aus dem Ohr, eine Fazialisparese und auch das Röntgenbild den Ursprung der *Meningitis* an. Der röntgenologische Nachweis von *Ethmoidalfrakturen* ist schwer zu erbringen. *Anosmie* oder Abfluß von Liquor aus der Nase können darauf aufmerksam machen. Eine geringe *Liquorrhoe* wird leicht übersehen, besonders wenn das Trauma schon längere Zeit zurückliegt (35). Auch *kongenitale Fisteln* können neben traumatischen Fistelgängen Ursache rezidivierender *eitriger Meningitis* sein. Die Patienten verkennen häufig einen wasserhellen Schnupfen, der oft erst auf Befragen als gezieltes Syndrom einer Liquorrhö aufgedeckt wird.

Ein 18jähriger Patient hatte im Laufe eines Jahres dreimal unsere Klinik wegen einer rezidivierenden Pneumokokkenmeningitis aufgesucht. Wir konnten uns die Rezidive erst erklären, als die Sekretion einer wasserklaren Flüssigkeit aus dem oberen Nasengang auffiel. Nun erst ergab sich, daß 2 Jahre vorher ein Polyp aus der linken Nase entfernt worden war. Das nachfolgende Abtropfen wasserklarer Flüssigkeit wurde vom Patienten nie besonders bewertet. Der Kranke war im Alter von 7 Jahren aus dem 2. Stock eines Hauses gestürzt und hatte sich eine Schädelverletzung zugezogen. Vermutlich war es dabei zu einer Ethmoidalfraktur mit Liquorfistel gekommen, die sich aber unter Bildung eines Nasenpolypen wieder geschlossen hatte. Erst die Polypenextraktion vor 2 Jahren hatte die Fistel wieder geöffnet. In der Fistelflüssigkeit fanden sich während der meningitisfreien Intervalle Lymphozyten und Makrophagen in wechselnder Zahl von 30/3–200/3 Zellen. Nach plastischer Deckung der Liquorfistel kam es nie mehr zur Meningitis.

Die *artefizielle,* durch Punktion entstandene *Meningitis* muß ebenfalls berücksichtigt werden. Meist handelt es sich um sog. *postpunktionelle Sickerblutungen,* die eine sterile Meningitis mit Erbrechen und Temperaturen hervorrufen. Nach einigen Tagen klingt ein solches Zustandsbild wieder ab. Ähnliches kann nach intrathekalen Injektionen auftreten. Für das Vorliegen einer solchen *„medikamentösen" Meningitis* spricht das Nichtabsinken bzw. Wiederansteigen der Liquorzellen bei fortlaufender Normalisierung der entzündlichen Erscheinungen in Blut und Serum. Sofortiges Absetzen der intrathekalen Medikation bestätigt meist die Diagnose und bringt die Zellzahl zum Verschwinden (51). Auch an die Möglichkeit einer Infektion der Liquorräume durch unsterile Instrumente oder Injektionsmittel ist zu denken. Solche Komplikationen treten gelegentlich auch nach intraspinaler Injektion anästhesierender Substanzen auf.

Wir konnten 3 Patienten mit Meningitiden beobachten, bei denen zur Durchführung von Gesichtsoperationen Anästhesien des Ganglion sphenopalatinum vorgenommen wurden. Die bakteriologische Untersuchung des Liquors sowie die Kontrolle des verwendeten Anästhetikums ergaben Kolibakterien.

Als Restsymptome einer *eitrigen Meningitis* kommen in seltenen Fällen chronische Zustandsbilder infolge eines Verschlusses der Foramina Luschkae und Magendii oder von Verklebungen der basalen Zisternen mit Hydrocephalus internus occlusus vor. Auch Syndrome einer Kauda- oder Rückenmarkskompression mit einer *Arachnopathia adhaesiva* sind bekannt. Postmeningitische Herdsymptome, die durch begleitende arteriitische Prozesse der Hirngefäße entstanden sind, können auch einmal persistieren.

Die **Mimeen-Meningoenzephalitis** wird durch *grammnegative Diplokokken* hervorgerufen und ist erst in den letzten Jahren teils als *Mischinfektion* mit *Meningokokken* beschrieben worden

(64). Die Gruppe der Mimeen wurde früher teils als harmlose Sprophyten angesehen, kann aber auch schwere *eitrige Meningitiden* verursachen.

Nichteitrige (lymphozytäre) Meningitis

Die nichteitrigen, *lymphozytären Meningitiden* kommen bei zahlreichen, recht differenten Krankheitsprozessen vor. Da auf die Ätiologie des *Meningitissyndroms* klinisch nur mit Vorbedacht geschlossen werden kann, erlangen *mikrobiologische* und *serologische Nachweismethoden* eines Viruslaboratoriums ausschlaggebende Bedeutung. Weitaus häufiger als die eitrigen Entzündungen der Hirnhaut gehen die nichteitrigen, *lymphozytären Meningitiden* mit einer Mitbeteiligung des nervösen Parenchyms einher. Es resultieren Krankheitsbilder, die man als *Meningoenzephalitis* bzw. *Meningomyelitis* bezeichnet. Hauptsächlich sind es *Viruserkrankungen,* die diese Komplikationen hervorrufen, wobei entweder die Affektion der Meningen oder des nervösen Parenchyms im Vordergrund stehen kann. Um Überschneidungen zu vermeiden, werden diese Affektionen im folgenden, je nach Schwerpunkt des Befalls, bei den *Meningitiden* oder *Enzephalitiden* beschrieben. Aber selbst wenn die *Virusenzephalitis* oder die *Virusmyelitis* das Bild beherrscht, werden meningitische Begleitsymptome praktisch nie vermißt. Es sei in diesem Zusammenhang an die Kinderlähmung, die Encephalitis St. Louis oder japonica und an die epidemischen Enzephalitiden erinnert. Auch die *lymphozytären Meningitiden* bei den sog. *Kollagenkrankheiten* sowie den immunologisch bedingten *Angiopathien* sind in diesen Formenkreis des Syndroms der lymphozytären Meningitis einzureihen. Ähnlich liegen die Verhältnisse bei der *Lues,* den *Pilzerkrankungen,* der *Toxoplasmose* und bei den *para-* und *postinfektiösen Enzephalomyelitiden,* die bei und nach *Masern, Variola, Varizellen* und *Mumps* auftreten. Hier tritt im klinischen Bild die Meningitis zurück; Nackensteifigkeit und Dehnungsphänomene sind nur angedeutet vorhanden. Beweisend für die meningeale Mitbeteiligung ist hierbei das *Liquorsyndrom.*

Die **Meningitis tuberculosa** nimmt in Mitteleuropa ab und hat seit Einführung der *Tuberkulostatika* nicht mehr die schlechte Prognose. In einem Zeitraum von 10 Jahren (1960–1970) wurden allein über die deutschen Rentenversicherungsträger noch 2180 Patienten mit einer *tuberkulösen Meningoenzephalitis* behandelt, von denen 877 verstarben. In dem großen Krankengut einer Universitätsnervenklinik hatten 12% aller Patienten mit einer akuten Meningoenzephalitis (n = 1244) eine tuberkulöse Ätiologie, wobei die *Letalität* 22% betrug (45).

Wichtig ist die *Frühdiagnose,* da Stunden für das weitere Schicksal entscheidend sein können (14, 61). Die Diagnose ist einfach, wenn eine *Tuberkulose* bekannt oder ein typischer Lungenbefund erhoben wird. Allerdings werden gerade bei Erwachsenen frische tuberkulöse Lungenveränderungen häufig vermißt. Sind andere tuberkulöse Organaffektionen vorhanden oder vorausgegangen (exsudative Pleuritis, Polyserositis, Lymphadenitis, Karies, Nieren- oder Genitaltuberkulose), so entstehen keine wesentlichen diagnostischen Schwierigkeiten.

Frühzeichen der *tuberkulösen Meningitis* sind besonders bei Kindern mit einem Erkrankungsgipfel zwischen dem 2. und 6. Jahr allgemeines Unlustgefühl, Weinerlichkeit, langsam steigendes Fieber, Brechreiz und Erbrechen. Der Krankheitsbeginn ist meist protrahierter als bei der purulenten Meningitis. Wir haben Kranke beobachten können, bei denen bis zu 2 Wochen vor dem Auftreten meningealer Symptome lediglich Erbrechen bestand, so daß man zunächst an eine Magen-Darm-Affektion dachte.

Zwei Varianten der Krankheitsentwicklung bei der *tuberkulösen Meningoencephalitis* lassen sich unterscheiden:

1. Formen, bei der zunächst Allgemeinsymptome bestehen (Kopfschmerzen, Appetitlosigkeit, Gewichtsabnahme, Meningismus), ehe sich im weiteren Verlauf die *basalen Hirnnervensymptome* entwickeln;

2. der sog. *Typus inversus,* wobei *Herdsymptome* im Vordergrund stehen. Es liegt eine zunächst umschriebene *Meningealtuberkulose* vor, deren besondere Lokalisation entweder an der Hirnbasis zu Ausfallserscheinungen der Hirnnerven (Abduzens, Fazialis, Okulomotorius) führt oder im Bereich der Fossa Sylvii fokale zerebrale Erscheinungen macht. So können dysarthrische Sprachstörungen, motorische Aphasien, ein Jackson-Anfall der Gesichtsmuskulatur sowie Schluckstörungen die ersten Anzeichen einer tuberkulösen Affektion sein. Ursache dieser Herdsymptome ist meist die *spezifische Angiitis.* Der häufig beobachtete Trismus ist Ausdruck entzündlicher Erscheinungen in der Umgebung des Trigeminusaustrittes an der Brücke, da die Cisterna pontis eine Prädilektionsstelle tuberkulöser Veränderungen ist. Hier liegt auch eine Ursache für die Ausbildung eines *Hydrocephalus internus.*

Im *Liquor* sind eine vorwiegend lymphozytäre *Pleozytose* von mehreren 100/3, in Ausnahmen bis 1000/3 Zellen, und eine mäßige Eiweißvermehrung, oft mit Bildung von *Spinngewebgerinnseln* nachzuweisen. Die *Erniedrigung* des *Liquorzukkers* und des Chloridgehaltes gilt als besonders charakteristisch. Für die Frühdiagnose ist zu bedenken, daß initial eine *polynukleäre Pleozytose* und fast regelmäßig eine Erhöhung des Liquorzuckers vorkommen.

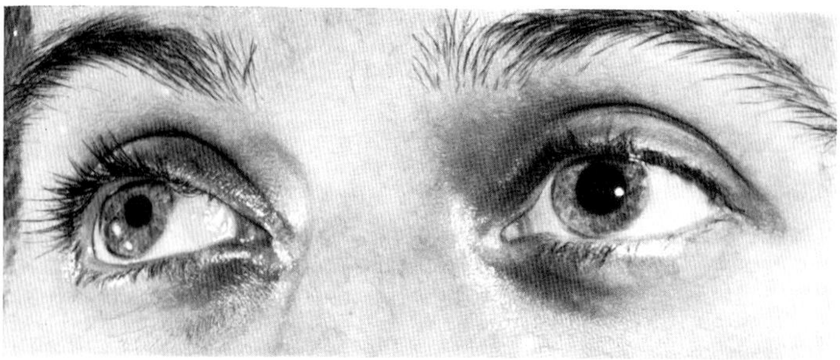

Abb. 3.**1** Absolute linksseitige Pupillenstarre mit Internusparese bei rezidivierender tuberkulöser Meningitis

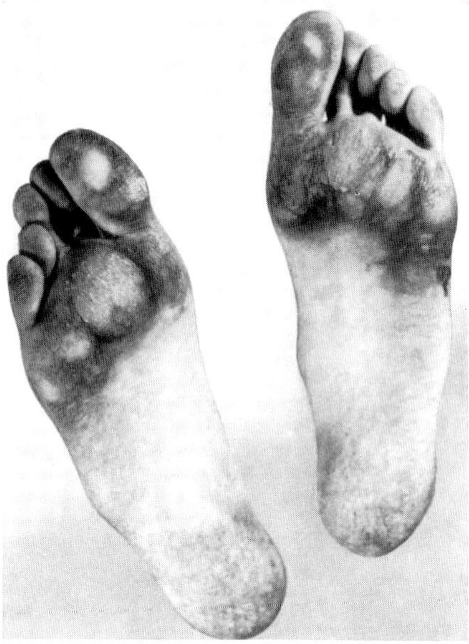

Abb. 3.**2** Tuberkulöse Meningitis: trophische Störungen (hochgradige Hyperkeratose) nach über 10monatigem Krankenlager

Der Nachweis von *Tuberkelbazillen* ist schwer zu erbringen. Am leichtesten sind diese im Spinngewebsgerinnsel oder nach Zentrifugieren im Bodensatz zu finden. Das Ergebnis des *Kulturverfahrens* und des *Tierversuches,* der in 4–5 Wochen in 70% ein positives Ergebnis bringt, sollte nicht abgewartet werden, da der Erfolg der antibiotischen Behandlung von einem frühzeitigen Beginn abhängt. Eine größere Bedeutung für die Frühdiagnose kommt, namentlich bei Kindern, dem Hauttest zu. Die *positive Tuberkulinprobe* hat auch nur im Säuglingsalter eine diagnostische Bedeutung. Die Komplementbindungsreaktion nach ESSEN ergibt zu unsichere Ergebnisse; die Antikörperbestimmung ist sehr aufwendig. An tuberkulinbeladenen Liquorzellen kommt es bei der *tuberkulösen Meningitis* zu einer spezifischen zellständigen Komplementbindung, die fluoreszenzimmunohistochemisch nachweisbar ist (18).

Differentialdiagnostisch ist es wichtig, daß bei der epidemischen Enzephalitis höhere Zellwerte und ein stärkerer Meningismus sehr selten sind. Wenn auch die ophthalmoplegisch-lethargische Form an eine basale Meningitis tuberculosa denken lassen kann, so treten bei der *tuberkulösen Meningitis* doch nur ausnahmsweise extrapyramidale Bewegungsstörungen (Hypo- und Hyperkinesen, choreiforme Muskelunruhe, Myoklonien) auf. Im übrigen hilft die häufig vorhandene, gleichzeitige *hämatogene Aussaat* in andere Organsysteme (Miliartuberkulose der Lunge, Chorioidealtuberkel) die Diagnose zu sichern. Beim *Typhus* ist die Liquorpleozytose nicht hoch, und der übrige internistische Befund bringt im allgemeinen innerhalb weniger Tage Klarheit. Die *Leukopenie* mit relativer Lymphozytose spricht eher für den Abdominaltyphus, die polynukleäre für die *tuberkulöse Meningitis.* Bei der *Endocarditis lenta* werden gelegentlich infolge Stauung oder multipler kleinster Abszesse Lungenveränderungen beobachtet, die an eine Miliartuberkulose denken lassen. Besteht zugleich eine Meningitis, so wird man die richtige Diagnose um so leichter verfehlen.

Bei einem 48jährigen Röntgeningenieur der mit einem meningitischen Syndrom (543/3 Zellen) zu uns kam, leiteten miliare Knötchen in der Lunge zur Diagnose „tuberkulöse Meningitis". Unter zunehmender Benommenheit und finalem Singultus kam der Patient trotz antibiotischer Behandlung 7 Tage nach der Aufnahme ad exitum. Bei der Sektion fand sich eine frische ulzeröse Endokarditis mit hämatogenen Mikroabszessen in allen Organen. Vom Herzen her bestanden lediglich eine Tachykardie und ein tiefer diastolischer Blutdruck.

Die *wechselnden neurologischen Herdsymptome* entstehen durch die Druckwirkung eines *lokalen Exsudates* und durch endarteriitische sowie panarteriitische Veränderungen. So finden Mono- und Hemiplegien, Hirnnervensymptome, Pupillenstörungen (Abb. 3.**1**) und zerebellare Ausfallserscheinungen ihre Erklärung. Im Karotisangiogramm sind derartige Gefäßprozesse sichtbar (8). Reflexausfälle, Blasen-Mastdarm-Störungen und trophische Veränderungen (Abb. 3.**2**) als Folge einer *Wurzelschädigung* durch den spinal-arachnitischen Prozeß können hinzukommen. Terminale *vegetative Störungen* (Schlaf-, Temperaturregulierung, Kachexie) sind Ausdruck einer direkten Schädigung des Infundibulargebietes durch tuberkulöse Gefäßveränderungen.

Von besonderer Wichtigkeit für die Diagnose sind die Veränderungen am *Augenhintergrund* mit den pathognomischen *Chorioidealtuberkeln*

(Abb. 3.3). Man findet sie in der Peripherie des Augenhintergrundes, und sie können deshalb auch übersehen werden. Eine Sonderform stellt die mehr spinal lokalisierte *Arachnoidaltuberkulose* mit schweren proliferativen Entzündungen dar. Sie verläuft subakut und bietet vor allem ein *Kompressionsliquorsyndrom,* verbunden mit einer inkompletten oder kompletten *Querschnittslähmung.* auch progressive nukleäre und radikuläre *Muskelatrophien* können bei diesen spinalen Manifestationsformen auftreten (Abb. 3.4). Basale Hirnnervensymptome fehlen dann häufig, weil sich der Prozeß im Liquorraum des Rückenmarks abkapselt. Gegenüber der *tuberkulösen Spondylitis* (Klopfempfindlichkeit der WS, Senkungsabszeß, Gibbusbildung) fehlen sichtbare Veränderungen am Knochen.

Die arachnitischen Verwachsungen im spinalen Subarachnoidalraum neigen zur *Zystenbildung.* Die Prognose von Querschnittslähmungen bei der Meningitis tuberculosa muß nicht immer schlecht sein.

Eine 47jährige Lehrerin mit einer tuberkulösen Meningitis entwickelte ein Querschnittssyndrom mit schlaffer Paraplegie, Blasen-Mastdarm-Lähmungen und Sensibilitätsstörungen ab D 3 bis D 4. Außerdem trat beiderseits eine Stauungspapille auf. Im Lumballiquor (640/3 Zellen und 148,8 mg% Eiweiß) fanden sich im Spinngewebgerinnsel Tuberkelbakterien. Angesichts der kompletten Querschnittslähmung lag es nahe, eine Rückenmarkskompression durch tuberkulöses Granulationsgewebe anzunehmen. Freie Liquorpassage und normales Myelogramm sprachen dagegen. Nach einer Streptomycinbehandlung von insgesamt 239,9 g, teils intramuskulär, teils intralumbal, normalisierte sich nicht nur der Liquor, sondern es ging auch die Querschnittslähmung weitgehend zurück. Es handelte sich somit wahrscheinlich um einen intramedullären Prozeß mit perifokalem Ödem.

Die *chronische Meningealtuberkulose* verläuft als rein produktiv-granulomatöse Entzündung ohne nennenswerte Exsudatbildung über Monate oder Jahre und tritt vor allem unter dem Bild eines meningealen Reizzustandes in Erscheinung. Von anderen Meningitiden unterscheidet sie sich durch den Bakterienbefund im Liquor, die Vorgeschichte und durch tuberkulöse Manifestationen an anderen Organen. Immunbiologische Verhältnisse dürften für den mehr gutartigen Verlauf eine Rolle spielen.

Ein *Diabetes insipidus* kann sich im Verlauf einer tuberkulösen Meningitis entwickeln, wenn es zu arachnitischen Verwachsungen im Infundibularbereich kommt.

Die *Sarkoidose* (Morbus Besnier-Boeck-Schaumann) als ätiologisch unklare Erkrankung des retikulohistiozytären Systems mit nicht verkäsenden Granulomen ist von der Tuberkulose abzugrenzen und befällt das ZNS in ca. 5%, wobei nur in der Hälfte aller Fälle eine Lungenbeteiligung nachweisbar ist.

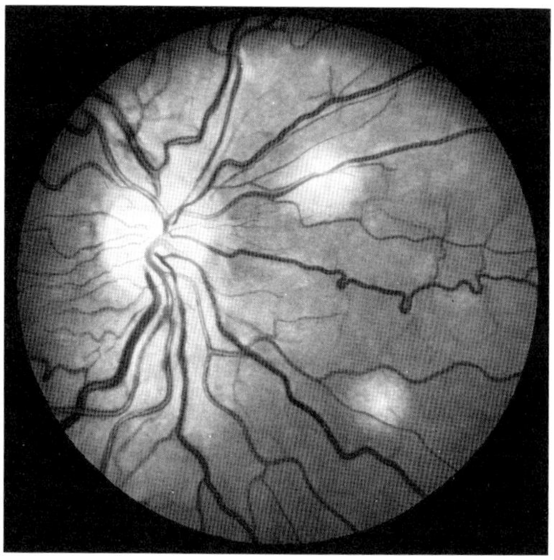

Abb. 3.3 Zentral und peripher lokalisierte Chorioidealtuberkel bei einer jugendlichen Patientin mit Miliartuberkulose; neurologisch keine Ausfallserscheinungen

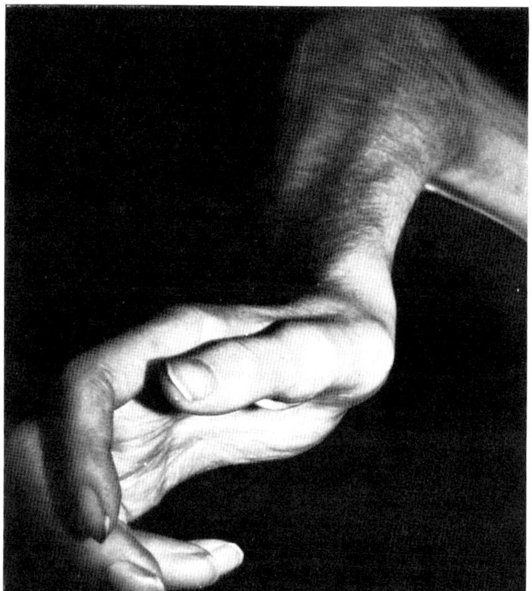

Abb. 3.4 Schwere radikuläre Atrophien ohne Sensibilitätsstörungen bei chronischer, vorwiegend spinaler Meningitis tuberculosa

Man kann nach ZEMAN eine diffuse oder *umschriebene Meningoencephalitis,* eine *metastatische Herdenzephalitis* und eine *arteriitische Form der Sarkoidose* des *ZNS* unterscheiden. Häufiger sind die chronischen Formen mit teils schubweisem Verlauf, die klinisch von einer Encephalomyelitis disseminata nur schwer zu unterscheiden sind. Die *Meningitis* ist dabei das führende Symptom, wenngleich zerebrale Ausfälle (Ataxie, Nystagmus, Extremitätenparesen, zerebrale Anfälle, Stauungspapillen, Hirnnervenausfälle) auf eine Mitbeteiligung der Hirnsubstanz hinweisen

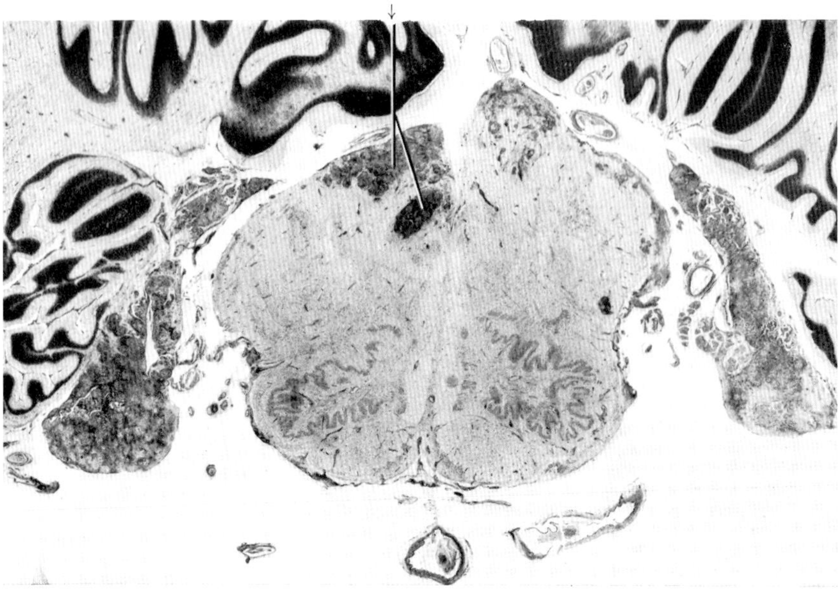

Abb. 3.**5** Meningoencephalitis granulomatosa Boeck mit multiplen Hirnnervenstörungen. Der Querschnitt durch die Medulla oblongata in Höhe der unteren Oliven zeigt das Granulationsgewebe im Bereich der Meningen und bei ↓ subependymal auf das Vagus- und Hypoglossuskerngebiet übergreifend (Sammlung Deutsche Forschungsanstalt für Psychiatrie, München)

(Abb. 3.**5**). Wie bei der *tuberkulösen Meningitis* kann es auch hier infolge arachnitischer Veränderungen zu einem Diabetes insipidus kommen. Während die meningo-zerebralen Syndrome uncharakeristisch sind, geben eine *Iridozyklitis* und eine länger bestehende *Parotisschwellung* mit *Fazialisparese* und Fieber *(Heerfordt-Syndrom)* einen Hinweis. Die Diagnose ist durch histologische Untersuchung mit Biopsie aus Haut, Leber, Muskel oder Lymphknoten zu sichern.

Eine 45jährige Frau hatte bei der Aufnahme seit 4 Jahren eine Iridozyklitis. Ein halbes Jahr später kam es zur Schwellung beider Ohrspeicheldrüsen. 3 Jahre später stellten sich unter Abgeschlagenheit, Müdigkeit, Muskelschwäche und Kopfschmerzen langsam zunehmend Gleichgewichtsstörungen mit einer Fallneigung nach hinten, Pyramidenbahnzeichen mit linksseitigem Babinski-Reflex und eine linksseitige motorische Schwäche ein. Die Liquorkontrolle ergab ein Gesamteiweiß von 52,8 mg% und eine Zellvermehrung von 51/3 Zellen, vorwiegend Segmentkernige. Auffallend waren leicht erhabene Hautveränderungen im Bereich der behaarten Kopfhaut, wobei es sich histologisch um ein Boeck-Sarkoid handelte. Die Tuberkulinreaktion war hierbei mit 1/1000 positiv.

Die **Tularämie** (Hasenpest), eine seltene *Zoonose,* vor allem bei Nagern und hervorgerufen durch *Francisella tularensis,* ist vor allem durch Ulzerationen an der Eintrittsstelle des Erregers im Bereich von Haut und Schleimhäuten mit entzündlichen Veränderungen an den Lymphdrüsen der Haut, des Lungenhilus und des Bauchraumes gekennzeichnet. Wenn der Krankheitsprozeß nicht im Stadium des sog. Primärkomplexes stehenbleibt und es zur Generalisation kommt, kann auch das ZNS in Form einer *Meningoenzephalitis* befallen werden (44). Eine chronische *Konjunktivitis* und die Berufsanamnese können ein diagnostisches Hilfsmittel darstellen, weil vor allem Jäger, Wildhändler und Personen, die mit Nagern in engen Kontakt kommen, erkranken. Die **Brucellosen** sind relativ weit verbreitete *Anthropozoonosen,* die in unseren Breiten als *Morbus Bang* (Febris undulans bovina) oder *Maltafieber,* (Febris undulans meltensis) auftreten. Eine *Neurobrucellose* kommt in ca. 17% aller Fälle vor (46). Neben einer *Polyneuritis* und *Enzephalomyelitis* wird nicht selten eine gutartig verlaufende akute, subakute oder *chronische Meningitis* beobachtet, die lymphozytär ist.

Auch gegenüber der *Meningealtuberkulose* können bei den mehr chronisch verlaufenden Formen mit proliferativen Veränderungen an der basalen Hirnhaut und Hirnnervenausfällen (Augenmuskelparesen) diagnostische Schwierigkeiten auftreten. Zusätzlich gibt es Behinderungen der Liquorpassage mit Erweiterung der Hirnkammern oder einen spinalen Block. Bei den *Brucellosen* ist der *Liquorzucker* ebenfalls deutlich erniedrigt; die *Liquoreiweißwerte* sind erhöht; Spinnwebgerinnsel können auftreten.

Die Differentialdiagnose ist einfach, wenn sich die meningitischen Symptome in deutlichem zeitlichem Zusammenhang mit den akuten Krankheitserscheinungen entwickeln. Ein *undulierender Fiebertyp* ist charakteristisch. Manchmal gelingt es, aus dem Liquor Brucellen zu züchten. Ein positiver Titer im Liquor kann schon den Ausschlag geben. In den meisten Fällen von *chronischer Brucellose* lassen ein derber *Milztumor* und eine *Leukopenie* die *tuberkulöse Meningitis* ausschließen. Andererseits sind es gerade wieder eine *Spondylitis* oder eine *Orchitis,* die zu Verwechslungen mit einer Tuberkulose Anlaß geben können. Eventuell können Hinweise (rohe Milch,

Verkalbung bei Rindern) weiterhelfen. Seit dem zweiten Weltkrieg wurden vereinzelte Fälle von *Maltafieber* in Deutschland beobachtet. Der Erreger kommt hauptsächlich bei Schafen vor, und Schäfer sind unter den Erkrankten zu finden (16).
Aufgrund der Verbesserung der bakteriologisch-serologischen Untersuchungsmethoden ist erst in den letzten Jahrzehnten die **Leptospirenmeningitis** mehr beachtet worden. Heute kennt man 18 verschiedene *Serogruppen* der *Leptospiren* mit 123 Serotypen (54). Alle zeichnen sich durch eine starke Affinität zu Leber- und Nierengewebe oder zum Nervensystem aus. Der Schwerpunkt des Organbefalles wechselt. Während bei der *Weil-Krankheit (Leptospira ictero-haemorrhagica)* die Leberparenchymerkrankung und die Nephritis im Vordergrund stehen, verlaufen Infektionen mit *Leptospira grippo-typhosa* (Schlamm-, Feld-, Sumpffieber) oder mit *Leptospira canicola* (Stuttgarter Hundeseuche) zumeist anikterisch (sog. benigne Leptospirosen), obwohl auch bei diesen wie bei der *Schweinehütermeningitis* (Leptospira pomona) gar nicht selten Anzeichen einer leichten Lebermitbeteiligung gefunden werden.
In der BRD ereigneten sich in 10 Jahren (1959–1969) 712 Leptospireninfektionen, die meist im Herbst auftraten und eine Letalität von 2,4% hatten. *Meningitiden* werden in einem gewissen Prozentsatz bei allen *Leptospirosearten* angetroffen. Sie wurden erstmals 1933 beschrieben und haben große Ähnlichkeit mit der luischen Meningitis (62). Eine starke konjunktivale und sklerale Injektion wird fast nie vermißt und ist differentialdiagnostisch mit zu verwerten. Erscheinungen des Magen-Darm-Traktes sind gegenüber den *Virusmeningitiden* wichtig. Der Gesamteindruck mit starker Exsikkose und intensivem Zungenbelag verrät zumeist die Allgemeininfektion. Bei allen *Leptospireninfektionen* entwickelt sich die *Meningitis* in der zweiten Krankheitsphase, wenn das initiale, etwa 5–6 Tage anhaltende Fieber abgefallen ist und nun erneut Temperaturen auftreten. Nur selten werden Reflexstörungen sowie Paresen der Hirnnerven und der Extremitäten gesehen. Vereinzelt hat man mononeuritische und polyneuritische Symptomenbilder und *Querschnittsmyelitiden* beobachten können, so daß die Abgrenzung gegenüber anderen Meningoenzephalomyelitiden Schwierigkeiten bereiten kann. Eine *Liquorpleozytose* wird meist erst am 6. Krankheitstag gefunden, wobei sich die Erreger schon ab dem 3. Krankheitstag aus dem Liquor züchten lassen. Bereits in der ersten Phase kann ein *meningitisches Symptomenbild* vorgetäuscht werden, wenn wegen der Schmerzhaftigkeit der Muskulatur Nackensteifigkeit und Hyperästhesie bestehen.
Die *Agglutinin-Lysis-Reaktion* ist ab 6.–10. Krankheitstag positiv. Die diagnostischen Titer betragen im Blut 1 : 400, im Liquor 1 : 2 mit einem Maximum in der 3.–6. Woche (54). Im Hygieneinstitut der Universität Frankfurt besteht ein *zentrales Leptospirenlabor*. Die Höhe der Pleozytose mit Werten zwischen 50/3 und 1000/3 Zellen sagt nichts über die Schwere der Allgemeininfektion aus. Entscheidend ist nicht der Grad der meningealen Reaktion, sondern die Beteiligung anderer Organe (Leber und Niere). Auch die Dauer der Liquorveränderungen – die überwiegend lymphozytäre Pleozytose kann sehr hartnäckig sein – hat keine prognostische Bedeutung.
Der zweigipfelige Fieberverlauf, das Auftreten im Sommer und Herbst und die meningealen Zeichen können zur Verwechslung mit einer *Poliomyelitis* führen. Schwierigkeiten bestehen besonders dann, wenn sich *isolierte Hirnnervenlähmungen* (Gaumensegel-, Fazialis-, Augenmuskelparesen) oder *Plexusneuritiden* entwickeln. Man hat solche poliomyelitisähnlichen Verlaufsformen mit schlaffen Gliedmaßenlähmungen bei der *Weil-Erkrankung* bereits vor Eintreten eines Ikterus gesehen, wobei die Diagnose nur durch die positive Leptospirenkultur aus Blut, Urin oder Liquor gesichert werden konnte. Auch bei der *Schweinehütermeningitis* sind Hirnnervenlähmungen und myelitische Bilder beobachtet worden. Ein einfaches, aber wesentliches differentialdiagnostisches Hilfsmittel kann das Verhalten der Blutsenkungsgeschwindigkeit sein, die bei den Leptospirosen oft stark erhöht, bei der Poliomyelitis aber normal ist. Die *tuberkulöse Meningitis* bereitet keine differentialdiagnostischen Schwierigkeiten, da Prozeßtempo und Fieberentwicklung durchaus verschieden sind. Wenn man den Kranken aber erst spät zu Gesicht bekommt und infolge einer Bewußtseinsstörung keine Vorgeschichte erheben kann, sind Verwechslungsmöglichkeiten insofern gegeben, als die seltenen basalen Hirnnervenausfälle bei den *Leptospirenmeningitiden* an eine *tuberkulöse Meningitis* denken lassen.
Der *Liquor* kann nur beschränkt zur Abgrenzung herangezogen werden. Bei der tuberkulösen Meningitis nimmt der Liquor frühzeitig ein xanthochromes Aussehen an; sein Eiweißgehalt ist größer, und ein Spinnwebgerinnsel wird häufiger gesehen. Anamnestisch ergeben sich aus dem Umgang mit Tieren und aus der Saisongebundenheit wichtige Verdachtsmomente auf das Vorliegen einer *Leptospirose*.
Rickettsiosen führen ebenfalls zu meningitischen Bildern. So verursacht das *epidemische Fleckfieber* (Rickettsia prowazeki) neben enzephalitischen Symptomen eine Liquorpleozytose. Die Abgrenzung von anderen Infektionskrankheiten mit zentralnervösen Komplikationen ist in den ersten Tagen schwer, solange lediglich Kopfschmerzen, Hinfälligkeit, hohes Fieber, Konjunktivitis und ein Milztumor bestehen, aber das Exanthem noch vermißt wird. Die Erkrankung kommt z. Z. in Europa und den USA nicht vor und beschränkt

sich momentan auf die Bergländer Afrikas und Südamerikas. 1977 wurden der WHO noch 6780 Krankheitsfälle mit 88 Todesfällen gemeldet.
Eine isolierte *Fleckfiebermeningitis* ist selten, da sie meist als Begleitmeningitis bei vorherrschender Fleckfieberenzephalitis auftritt. Erhebliche Spätschäden nach *Fleckfieberenzephalitis* sind zu beachten. Bei einer Nachuntersuchung von 200 Patienten, die im Zweiten Weltkrieg eine Fleckfieberenzephalitis hatten, wurden in 32 % unterschiedlich stark ausgeprägte Halbseitensymptome und psychoorganische Abbausyndrome, in 25 % eine Epilepsie und in 6 % extrapyramidale Symptome nachgewiesen. Davon abzugrenzen ist das *Spätrezidiv* beim *Fleckfieber* (11) ohne erneute Infektion (Brill-Zinsser-Krankheit, 1898 und 1934), bei dem sich noch Jahre nach überstandener Fleckfiebererkrankung möglicherweise bei Resistenzminderung durch andere Krankheiten ein Bild entwickelt, das dem akuten Fleckfieber gleicht (73).
Das **Siebentagefieber,** *Q-Fieber* oder die *Balkan-Grippe* (Rickettsia burneti) ist eine Zoonose, vor allem bei Rindern, Schafen und Ziegen, und verläuft vorwiegend grippeartig febril oder pneumonisch. Isolierte meningitische Verlaufsformen sind dabei selten (21).
Auch enzephalitische Manifestationsformen sind beim Q-Fieber bekannt. Verwechslungen mit *Leptospirosen* und *Typhus abdominalis* sind in den ersten Tagen möglich. Andere durch *Rickettsiosen* verursachte meningoenzephalitische Komplikationen kommen überwiegend außerhalb Europas als *murines Fleckfieber, amerikanisches Felsengebirgsfieber, Mittelmeerfieber, sibirisches Zeckenbißfieber, North Queensland Zeckenbißfieber, japanisches Fleckfieber* und das durch die Kleiderlaus übertragene *Wolhynische Fieber* oder *Schützengrabenfieber* vor.
Die *nichteitrigen lymphozytären Meningitiden* werden hauptsächlich durch **Viren** verursacht. Die große Zahl der menschenpathogenen Viren, die durch die virologischen Nachweismethoden gefunden wurden, bedingt, daß die Ausführungen lückenhaft bleiben müssen. In Mitteleuropa sind bisher allein über 50 Virusarten bekanntgeworden, die das ganze Spektrum *meningoenzephalomyelitischer Syndrome* von leichten, prognostisch belanglosen Meningitiden bis zu den schwersten Krankheitsprozessen mit irreparablen Restschäden oder letalem Ausgang hervorrufen können. Da die pathogenen Eigenschaften der Viren sehr variabel sind, gestattet das klinische Bild der virusbedingten Meningitiden bzw. Meningoenzephalitiden keine verläßlichen Aussagen über den Erreger. Dies ist nur im *Viruslabor* durch subtile Diagnostik möglich. Von den vielen Typen der Viren, die eine Erkrankung des Nervensystems hervorrufen können, sollen die wichtigsten aufgeführt werden. Laufend kommen neue Typen hinzu, die bei verschiedensten neurologischen Symptomenbildern nachgewiesen wurden. Bisher sind etwa 95 verschiedene, virusbedingte Erkrankungen des ZNS einschließlich der *Slow-virus-Infektionen* bekannt. Am wichtigsten sind die Gruppen der *Paramyxo-* und *Picornaviren (Polio, Coxsackie),* daneben spielen auch seltener *Adenoviren, Arenaviren, Arboviren, Hepatitisviren, Herpesviren, Myxoviren, Pockenviren* und *Rhabdoviren* eine Rolle (54).
Insgesamt verursachen virale Entzündungen weniger ausgeprägte meningitische Bilder als die bakteriellen Entzündungen. Die *Letalität* ist auch mit ca. 8 % deutlich niedriger. Die *lymphozytären Meningitiden* und *Enzephalitiden* stellen das größte Kontingent, gefolgt von den *Enzephalomyelitiden.*
Nur in sehr engen Grenzen ist es möglich, von der Symptomatik auf den Erreger zu schließen. Beispielsweise affiziert das ubiquitär verbreitete *Herpesvirus* nur selten das Nervensystem, geht dann aber mit schwersten enzephalitischen Komplikationen einher, die gewöhnlich letal enden. Demgegenüber tendieren *Coxsackie-* und *Echoviren* in erster Linie zu meningitischen Syndromen. Gewisse Typen der *Coxsackie-* und *Echogruppe* können jedoch schwerste poliomyelitische Lähmungsbilder verursachen, während die *Poliomyelitis* als aparalytische Form auch bisweilen unter dem Bild einer bakteriellen lymphozytären Meningitis verläuft. So bleibt eine Zuordnung des Krankheitsbildes zum Erregertyp letzten Endes dem Viruslaboratorium vorbehalten.

Es ist das Ziel jeder *virologischen Untersuchung,* das Virus selbst zu isolieren, wobei Stuhl, Rachenabstrich oder Rachenspülwasser und Liquor möglichst mehrmals schnellstens dem Viruslabor überbracht werden sollten. Ist ein längerer Transport nicht zu vermeiden, so ist das Untersuchungsgut einzufrieren und unter den üblichen Vorsichtsmaßregeln zu versenden. Außer der direkten Virusisolierung kann durch Nachweis neutralisierender oder komplementbindender Antikörper oder im Hämagglutinationshemmtest auf das Vorliegen einer Virusinfektion geschlossen werden. Dabei sind einmalige Titerbestimmungen wertlos, da es vielmehr auf signifikante Titeranstiege ankommt. Deshalb soll das Blut mindestens zweimal, d.h. sofort nach Erkrankungsbeginn und frühestens 8–14 Tage später, eingesandt werden. Über die Bestimmung von spezifischen IgM-Antikörpern läßt sich heute jedoch in den meisten Fällen bereits mit einem Serum aus der Akutphase eine sichere serologische Diagnose stellen.

Wie bei den bakteriellen Erkrankungen erfolgt die meningitische bzw. enzephalitische Manifestation im Zuge der *hämatogenen Aussaat* (Virämie). Dabei kann man Veränderungen der Blutzellen antreffen (37). Außerdem beobachtet man lokalisierte oder generalisierte Lymphdrüsenschwellungen, eine Leber- und Milzbeteiligung, makulopapulöse oder exanthematische Hautveränderungen sowie Ulzerationen der Schleimhäute

(Mund und Genitale). Der Infektionsmodus ist besonders gut bekannt bei den *Enteroviren* mit den Erregern der *Poliomyelitis (Typ 1 = Brunhilde, Typ 2 = Lansing, Typ 3 = Leon)*, den *Coxsackieviren* (Gruppen A und B mit 23 bzw. 6 Typen) und der Gruppe der *Echoviren*, die ebenfalls über 30 Typen erfaßt (22, 40, 68).
Bei diesen *Virosen* folgt auf die enterale Phase das Stadium der Virämie, welches zur neuralen Phase überleitet. In gleicher Weise setzt der Befall des ZNS bei Viruserkrankungen, die von anderen Organsystemen ausgehen, das Stadium der Virämie voraus.
Wiederholt sind von uns in Schüben verlaufende, protrahierte *Virusmeningitiden* beobachtet worden, die mit wechselnden myalgischen, neuralgiformen und radikulären Schmerzsensationen und Reizerscheinungen einhergingen. Virologisch konnten in einigen Fällen Echoviren, in anderen Poliomyelitisviren nachgewiesen werden. Die einzelnen Rezidive spiegelten sich immer auch im Liquor wider, der unter Verlaufskontrolle bei normalen Zuckerwerten hochgradige *Pleozytosen* und mäßig erhöhte Eiweißwerte zeigte. In einzelnen Fällen klangen die pathologischen Liquorbefunde erst nach einem halben Jahr ab. Rückenmarkssymptome oder Ausfallserscheinungen von seiten der Hirnbasis fehlten in der Regel. Zwei Fälle endeten infolge Hirnstammbeteiligung tödlich. Die protrahierten Verlaufsformen der *Virusmeningitis* sind ohne Virusnachweis klinisch nur durch den Krankheitsverlauf von der *tuberkulösen Meningitis* abzugrenzen.
Mit 8–10% aller Virusmeningitiden ist die *Mumpsmeningitis* eine der häufigsten Infektionen des ZNS (44, 50). Die Erkrankung, auch *Ziegenpeter* oder *Parotitis epidemica* genannt, tritt hauptsächlich zwischen dem 6. und 50. Lebensjahr durch Tröpfcheninfektion auf. Der Prozeß verläuft nicht selten unter dem Bild eines uncharakteristischen fieberhaften Infektes. In den charakteristischen Fällen kommt es zur ein- oder doppelseitigen Parotitis (75%), *Orchitis* (30–40%), *Epididymitis*, selten auch einmal zur *Pankreatitis, Mastitis* oder zur *Meningitis sine parotitis*. Zur zentralnervösen Beteiligung der Mumpsinfektion schwanken die Häufigkeitsangaben von 0,2 bis 70% und dürften etwa bei 30% liegen (50). Bei der *Mumpsmeningitis* ist das Allgemeinbefinden gewöhnlich nur wenig beeinträchtigt. Meist sind die meningitischen Zeichen nur schwach ausgeprägt und flüchtig. Ohne daß klinische Anhaltspunkte für eine Erkrankung der Hirnhäute zu erfassen sind, kann ein *Liquorsyndrom* mit einer langdauernden Zellvermehrung bis zu 2000/3 Lymphozyten überraschen. Das Eiweiß im Liquor ist nur gering erhöht. In Ausnahmefällen entwickeln sich schwere *Meningitiden* bzw. *Meningoenzephalitiden*, die selten letal oder mit Defekt ausgehen. Die schweren Verlaufsformen bieten zerebrale Herdsymptome, Schläfrigkeit, Benommenheit oder Bewußtlosigkeit sowie Erregungszustände. Besonders im Kindesalter können *zerebrale Krampfanfälle* hinzutreten. Augenmuskelparesen, *Neuritiden* des N. statoacusticus und des N. opticus, Anisokorie, *Paresen* der mimischen Gesichtsmuskulatur, Dysarthrie, spastische Paresen, Parästhesien, Störungen der Sensibilität und Koordination sowie choreatische Hyperkinesen und ein Trismus kommen vor (33).
Die Frage, ob die im Anschluß an eine *Mumpsinfektion* auftretenden *Meningoenzephalitiden* durch das Virus selbst oder als Ausdruck eines parainfektiösen, immunologischen Geschehens auftreten, ist noch nicht eindeutig geklärt (48). Fehlen die übrigen Organmanifestationen der *Mumps* (Parotitis), kann die Diagnose nur durch virologische Untersuchungen gesichert werden. Der direkte Erregernachweis gelingt selten, da die Virusausscheidung nur einige Tage vor bis etwa 5 Tage nach Ausbruch der Erkrankung erfolgt. Beweisend ist ein vierfacher *Titeranstieg* der KBR. Eine Diagnose ist außerdem möglich durch Differenzierung zwischen Antikörpern gegen das Mumps-S- oder V-Antigen und noch präziser durch die Bestimmung der Antikörperklassen, d.h. IgG vs. IgM.

Ein 34jähriger Patient erkrankte mit einer Parotitis epidemica. Nachdem die Parotitis abgeklungen war, stellten sich 3 Wochen nach Beginn der Erkrankung Stirnkopfschmerzen mit Erbrechen und heftiges Krankheitsgefühl ein. Nach weiteren 9 Tagen traten hohe Temperaturen auf, und weitere 4 Tage später konnte er nur noch bruchstückhaft reden. Somnolenz, sensorische Aphasie und Kopfschmerzen nahmen zu. Bei der Aufnahme war der Patient desorientiert. Es bestand ein Meningismus, die rechte Pupille war weiter als links und reagierte schlechter auf Licht. Im Liquor bestand eine Pleozytose von 485/3 Zellen mit einer Eiweißvermehrung von 4,2 Kafka und normalem Liquorzucker. Im EEG fand sich ein Herdbefund links temporal. Im Zusammenhang mit der 3 Wochen vorher durchgemachten Parotitis epidemica dürfte es sich um eine parainfektiöse Meningoenzephalitis bei Mumps gehandelt haben, die im weiteren Verlauf ausheilte.

Auch die Viren der *Coxsackie-A-Gruppe* können gelegentlich eine Parotitis mit meningitischen Syndromen hervorrufen. Die meist leichten meningealen Reaktionen bei Masern sind flüchtig und machen keine differentialdiagnostischen Schwierigkeiten, da sie erst dann auftreten, wenn das Exanthem bereits entwickelt ist. Ähnlich liegen die Verhältnisse bei *Rubeolen, Varizellen, Variola* und *Herpes simplex*. Während bei diesen Infektionen die Meningitis in den Hintergrund tritt, beobachtet man meist schwere *Enzephalitiden* und *Enzephalomyelitiden*.
Die *infektiöse Mononukleose* oder das Pfeiffersche Drüsenfieber macht in ca 3% zentralnervöse Komplikationen. Erreger ist das *Epstein-Barr-Virus* (EBV), welches zur Herpesgruppe gehört. Es

kommen akut einsetzende, im ganzen aber flüchtige und prognostisch günstige *Meningitiden* sowie seltener auch *Polyneuritiden* und *Enzephalomyelitiden* vor. Diese Fälle haben eine Letalität von 15–40%. Die Meningitis bei der *Mononukleose* verläuft im allgemeinen gutartiger. Bezeichnend sind die Angina, die nicht nur regionär beschränkten Lymphdrüsenschwellungen, ein Milztumor, eine Mitbeteiligung der Leber und ein häufig flüchtiges Exanthem.

Der Nachweis heterophiler *Antikörper* nach PAUL und BUNNEL gelingt in ca. 90% ab dem 6. Krankheitstag mit Maximum in der 2.–3. Woche. Eine spezifische Diagnose kann heute durch Nachweis von Antikörpern gegen die verschiedenen EBV-Antigene geführt werden.

Die *lymphozytäre Choriomeningitis,* hervorgerufen durch das LCM-Virus aus der Gruppe der *Arenaviren* ist erst 1934 beschrieben worden. Das Virus kommt bei Nagern (Meerschweinchen, Goldhamster, Ratten und Mäusen) vor. Für die meisten Infektionen des Menschen sind Hausmäuse sowie auch der syrische Goldhamster (4) verantwortlich. Etwa 1000 Fälle kommen pro Jahr sporadisch vor. Die Übertragung erfolgt als *Schmutz-* oder *Schmierinfektion* mit Kontakt zum Urin oder Kot der Tiere. Selten wird das *Virus* durch den Biß des Tieres übertragen. Eine große Häufung der Erkrankung findet sich im Winter, wenn die Mäuse in menschlichen Behausungen Unterschlupf suchen (53). Die Durchseuchung der Hausmäuse in der BRD mit dem LCM-Virus zeigte ein Nord-Süd-Gefälle. Inzwischen ist mit einem positiven Antikörpertiter von ca. 10% in Norddeutschland und 3,9% in der übrigen Landbevölkerung zu rechnen (54). Meist geht der *lymphozytären Choriomeningitis,* die sich unter Kopfschmerzen, Übelkeit, Erbrechen und Nackensteifigkeit manifestiert, ein Wochen bis Monate andauerndes Prodromalstadium voraus, in dem die Kranken sich schlapp, leistungsunfähig, appetitlos fühlen sowie über Schlaflosigkeit klagen. Der Krankheitsprozeß kann auch akut einsetzen. Differentialdiagnostisch können Schwierigkeiten zur *tuberkulösen Meningitis* auftreten, zumal im Liquor oft eine lymphozytäre Pleozytose, kombiniert mit einer Zuckerverminderung, angetroffen wird und sich gelegentlich auch Spinnwebgerinnsel nachweisen lassen. Das Allgemeinbefinden ist aber im Vergleich zur Tuberkulose weniger gestört, und das Bewußtsein ist nur in etwa 50% stärker beeinträchtigt. Eine endgültige Diagnose ist nur mit Hilfe virologischer Methoden möglich (53). Dabei ist die KBR oft unzuverlässig und die diagnostische Methode der Wahl der Nachweis eines Titeranstieges im indirekten *Immunfluoreszenztest.* Auch eine Virusisolierung aus Liquor, Blut und Urin ist während der Fieberphase möglich. Verwechslungen mit einer *Poliomyelitis* können vorkommen, zumal auch bei der *Choriomeningitis* enzephalitische Syndrome mit Reflexdifferenzen, flüchtigen Paresen und Augenmuskelstörungen bekannt sind (71). Im allgemeinen beträgt die Krankheitsdauer etwa 4 Wochen. Auch diaplazentare Übertragungen in der 2. Schwangerschaftshälfte mit bleibenden Hirnschädigungen (Hydrozephalus, Chorioretinitis) wurden mitgeteilt (1). Insgesamt ist die Prognose der LCM günstig.

Die Gruppe der pathogenen Enteroviren umfaßt *Coxsackie, Echo-, Poliomyelitis-* und *Hepatitis-A-Viren.* Klinisch können diese Erreger zu meningitischen, enzephalitischen und myelitischen (Vorderhorn) Affektionen führen und treten als *intestinale Virosen,* besonders in den Sommer- und Herbstmonaten, auf. Die Erkrankungen kommen sporadisch und auch epidemisch vor. Die nahe Verwandtschaft der *Enteroviren* untereinander führt dazu, daß sie von den klinischen Symptomen her nicht zu unterscheiden sind. Deshalb sind die virologischen Nachweismethoden besonders wichtig. Hierzu gehört in erster Linie die *Virusisolierung,* danach erst der Nachweis neutralisierender Antikörper und wohl in Zukunft in zunehmendem Maße hochspezifische und empfindliche Radioimmun- bzw. Enzymtests. Mit Hilfe des Nachweises dieser *antiviralen Antikörper,* die zur IgA, IgM oder IgG-Klasse gehören, kann häufig schon durch eine einzige Serumuntersuchung eine definitive Diagnose gestellt werden.

Die Verbreitung erfolgt als Schmutz- und Schmierinfektion. Die Coxsackieviren führen in ca. 27% nach einem kurzen Prodromalstadium von 2 Tagen bis zu 2 Wochen unter biphasischem oder mehrphasischem Fieberanstieg zur lymphozytären Meningitis. Besonders bei der *Gruppe A (24 Serotypen)* sind schwere meningitische Verlaufsformen mit heftigen Kopfschmerzen, Übelkeit, Erbrechen, Nackensteifigkeit und anhaltender Pleozytose beobachtet worden. *Enzephalomyelitische Komplikationen* sind hauptsächlich durch *Coxsackieviren der Gruppe A und B* möglich und können zu *poliomyelitischen Lähmungsbildern* führen. Selten entwickelt sich eine schwere Dermatomyositis mit heftigen Muskelschmerzen, Pleurodynien, einer Konjunktivitis oder einem urämisch-hämolytischen Syndrom (54).

Infektionen mit Viren der *Coxsackie-B-Gruppe (6 Serotypen)* sind durch heftige Muskelschmerzen gekennzeichnet (Myalgia epidemica bzw. Meningoencephalitis myalgica, Bornholmsche Krankheit oder Teufelsgriff). Meningitische und besonders meningoenzephalitische Komplikationen sind bei der B-Gruppe weitaus seltener und auch leichter als bei der A-Gruppe (23). Die Muskelschmerzen, verstärkt durch Bewegung, Husten, Lachen und Pressen, lokalisieren sich im Bereich des Thorax (Pleurodynie) oder des Abdomens, so daß Verwechslungen mit einer Pleuritis oder Appendizitis naheliegen. Eine begleitende *Perikardi-*

tis oder *Myokarditis* kommt besonders bei Neugeborenen vor. Eine entzündliche Miterkrankung des Herzmuskels ist auch von anderen Virusinfektionen (Mumps, Masern, Röteln, Herpes simplex, Herpes zoster, infektiöse Mononukleose, epidemische Enzephalitis, Hepatitis, Psittakose) bekannt. Heftige *Myalgien* der Extremitätenmuskulatur können, infolge Schonhaltung, eine neurogene Parese vortäuschen. Da Muskelschmerzen auch bei *Echoinfektionen* und bei der *Poliomyelitis* im präparalytischen Stadium auftreten können, ist zur Sicherung der Diagnose der Erregernachweis erforderlich.

Ein kombiniertes Auftreten von meningoenzephalitischen Syndromen und Herzmuskelentzündung charakterisiert auch die *Enzephalomyokarditisgruppe,* eine virale Infektion der Mäuse, die allerdings nur selten auf den Menschen übertragen wird. Bisher sind nur sporadische Infektionen bekannt geworden. Das Jugendalter scheint besonders gefährdet. Nach einem kurzen fieberhaften Vorstadium entwickeln sich meningoenzephalitische Syndrome. Der *Enzephalitis* geht eine *Myokarditis* parallel, die letal (ca. 50%) enden kann. Der Nachweis von *Coxsackieviren* ist in den ersten Tagen aus Blut, Liquor und Rachenspülflüssigkeit, bis zur 6. Woche aus dem Stuhl, oder durch serologische Untersuchungen mit Nachweis von signifikanten Antikörperanstiegen bzw. von IgM-Antikörpern möglich.

Die *Echoviren* („*e*nteric, *c*ytopathogenic, *h*uman, *o*rphan") stellen das Hauptkontingent der aseptischen *lymphozytären Meningitiden.* Unter den *Echoviren (37 Typen)* kommt vor allem den Typen 1, 2, 4, 6, 16 und in Europa Echo 9 große klinische Bedeutung zu, da inzwischen zahlreiche sommerliche Epidemien bekanntgeworden sind. Bei der Mehrzahl aller früher beobachteten aparalytischen Verlaufsformen der *Poliomyelitis* mit meningitischen Syndromen dürfte es sich um Infektionen mit Echoviren gehandelt haben. Tatsächlich kann das klinische Bild beider Erregergruppen in zahlreichen Punkten übereinstimmen, zumal *Doppelinfektionen* von Echo- und Poliomyelitisviren vorkommen. Wiederholt sind enzephalomyelitische Komplikationen mit Muskelschwäche, Paresen, Reflexstörungen usw. bei Echoinfektionen, besonders mit den Typen 4, 6 und 9, beobachtet worden, die im allgemeinen aber flüchtiger als die Ausfallserscheinungen bei der *Poliomyelitis* sind. Hauptsächlich verursachen die *Echoviren* eine abakterielle *lymphozytäre Meningitis,* die sich nach einem kurzen, fieberhaften Prodromalstadium unter Kopfschmerzen, Erbrechen und zweigipfeligem Temperaturanstieg, besonders im Kindes- und Jugendalter manifestiert. Regelmäßig findet man ein *Liquorsyndrom* mit vorwiegend *lymphozytärer Pleozytose.* Das *Liquoreiweiß* erreicht Werte um 50–100 mg%; der Glukosegehalt ist unverändert. Die durchschnittliche Inkubationszeit beträgt 3–5 Tage, die Krankheitsdauer 2–3 Wochen. Im allgemeinen hat die Meningitis eine gute Prognose.

Ist der *meningitische Symptomenkomplex* trotz der verschiedenen Erregertypen recht monoton, so sind Begleitsymptome zugeordnet, die schon frühzeitig diagnostische Hinweise geben können. Die *intestinale Phase* geht bisweilen mit Durchfällen, die virämische mit Lymphknotenschwellungen einher. Häufig sind bei Kindern makulöse, morbilliforme oder skarlatiniforme *Exantheme* (ca. 35%) zu beobachten. Die angegebenen Rükken-, Leib- und Muskelschmerzen sind weniger intensiv als bei den Coxsackieinfektionen. Bei vielen Kranken bestehen eine *Pharyngitis* und *Konjunktivitis,* während Ulzerationen der Schleimhäute seltener sind.

Über eine vom Frühjahr bis Sommer 1956 im Raum Düsseldorf sich hinziehende Epidemie mit lymphozytärer Meningitis und poliomyelitisartigen Lähmungen ist berichtet worden. Schätzungsweise waren 40 000 bis 50 000 Personen, vorwiegend Kinder und Jugendliche, erkrankt. Ähnliche Epidemien, durch Echovirus 9, sind in Nord- und Süddeutschland, in der Schweiz, in Schweden, Dänemark, England und Belgien gesehen worden.

Es muß hervorgehoben werden, daß während solcher Epidemien gleichzeitig auch andere Viruserkrankungen, wie Poliomyelitis und Hepatitis epidemica, auftreten können.

Fast sämtliche Typen der *Echovirusgruppe* sind bei uns stark verbreitet, so daß jederzeit Erkrankungen, besonders bei den noch nicht durch Antikörper geschützten Jugendlichen und Kindern, auftreten können (22). Neben den häufigen *Meningitiden* durch *Echoviren* kommen gelegentlich auch meningoenzephalitische und meningomyelitische Krankheitsbilder zur Beobachtung. Der Nachweis der Viren im Liquor und Stuhl sowie ein signifikanter Anstieg der spezifischen neutralisierenden Antikörpern sind beweisend für eine frische *Echovirusinfektion.* In der Zukunft wird durch Nachweis von IgM-Antikörpern in einem Einzelserum diese Diagnose vereinfacht werden.

Die *Poliomyelitisviren* mit dem im Vordergrund stehenden spinalen Befall der Vorderhörner werden in einem eigenen Kapitel besprochen.

Die *Arboviren* („*ar*thropod-*bo*rne-animal-virus") bilden eine große Gruppe von 381 Arten, von denen etwa 100 auch beim Menschen zu Infektionen führen (54). Zum Vermehrungszyklus ist ein blutsaugendes Insekt (meist Zecke oder Mücke) und ein Wirbeltier einschließlich des Menschen erforderlich. Von den vier Hauptgruppen der *Arboviren,* A (Togaviren), B, C und Bunyamvera, ist in unseren Breiten die Gruppe B, die meist durch Zecken (Holzbock) übertragen wird und zur *zentraleuropäischen Enzephalitis* (s. S. 3.27) führt, am wichtigsten. Vermutlich die *Lyme-Spirochaete* ist dagegen der Erreger der durch Zek-

kenbiß übertragenen *Meningopolyneuritis Garin-Bujadoux-Bannwarth* (2, 27).
Im Vordergrund stehen anhaltende, sich von der Bißstelle ausbreitende Schmerzen, periphere Paresen, sowie eine *lymphozytäre Meningitis* und eine beträchtliche *Eiweißvermehrung*. In ca. 65% sind die *Hirnnerven* beteiligt; besonders Paresen des N. facialis, auch beidseits, des N. trigeminus und abducens kommen vor. Der Erkrankungsgipfel liegt im August und erstreckt sich bis in den Herbst. Ein *Erythema migrans* kommt in ca. 30% vor (27). Sehr quälend sind die sensiblen Reizerscheinungen mit wechselnder Schmerzausbreitung. Die Extremitätenparesen können hochgradig sein, klingen erst über Monate ab und hinterlassen manchmal Restsymptome. Die Prognose ist aber insgesamt günstig.
Differentialdiagnostisch ist wegen der asymmetrischen, peripheren Ausfälle an eine myelitische Form der *zentraleuropäischen Enzephalitis* (CEE), eine *Periarteriitis nodosa*, ein *Morbus Boeck* oder eine sog. *serogenetische Polyneuritis* zu denken. Die *chronische Meningitis* macht darüber hinaus eine Abgrenzung gegenüber der *tuberkulosen, blastomatösen* oder *Pilzmeningitis* erforderlich.
Die *Adenoviren* mit ca. 30 Virustypen führen in seltenen Fällen überwiegend bei Kindern neben den im Vordergrund stehenden akuten Erkrankungen des Respirationstraktes (Pharyngokonjunktivitis, Pneumonie) zu einer entzündlichen Beteiligung von Meningen, Hirn- und Rückenmarksgewebe. Die serologische Diagnose in der Komplementbindungsreaktion mit gruppenspezifischen Antigenen bringt zwischen dem 10. und 25. Tag signifikante Titeranstiege. Erhebliche diagnostische Schwierigkeiten bereiten die **chronisch-aseptischen Meningitiden** mit ihrem langen Verlauf. Das Auftreten von spastischen Zeichen und Hirnnervenlähmungen sowie die Entwicklung einer *Querschnittsmyelitis* lassen an herdförmige Entzündungen denken. Bei remittierendem Verlauf sind Verwechslungen mit der multiplen Sklerose gegeben. Dabei sprechen eine höhere Pleozytose, die sich über Jahre hinziehen kann, sowie eine stärkere Eiweißvermehrung gegen die multiple Sklerose. Auch die *atypische Lues* und die *tuberkulöse Meningitis* müssen differentialdiagnostisch ausgeschlossen werden. Bemerkenswert erscheint manchmal der Wechsel von Zellzahl und Eiweiß im Liquor. Über Ätiologie und Pathogenese der *chronisch-aseptischen Meningitiden* ist noch recht wenig bekannt. Nicht selten tritt sie im Anschluß an *intrathekale Applikationen* verschiedener *Arzneimittel* und nach *Lumbalanästhesie* auf. Einmal fanden wir autoptisch eine rekurrierende verruköse *Endokarditis*. Die Patientin wies außer den *meningitischen Symptomen* eine *Optikusatrophie* und später eine *komplette Querschnittslähmung* auf. Eine gutartige, seltene *aseptische Meningitis* von rekurrierendem Verlauf mit unklarer Ätiologie ist das *Mollaret-Syndrom* (30, 39). Es kommt zu akuten meningitischen Schüben von 2–3tägiger Dauer mit wochen- bis monatelangen Intervallen. Im Liquor findet sich eine mäßige Zellvermehrung mit großen mononukleären Zellen.
Pilzinfektionen verursachen relativ selten chronische *Meningitiden* und *Meningoenzephalitiden*. Bei der *Pilzmeningitis* handelt es sich um eine chronische *basale Meningitis,* die im Gegensatz zur *tuberkulösen Meningitis* durch einen ausgesprochen rezidivierenden Verlauf mit symptomfreien Intervallen ausgezeichnet ist. Der *Liquor* kann dickflüssig-gallertig sein; *Liquorzucker* und Liquorchloridgehalt sind wie bei der *tuberkulösen Meningitis* oft erniedrigt. *Pilzinfektionen* treten besonders bei schweren konsumierenden Erkrankungen wie *Hämoblastosen* und *Karzinosen* sowie bevorzugt nach langdauernden Antibiotika-, Zytostatika- und Steroidbehandlungen auf. Auch nach Organtransplantationen mit *immunsuppressiver Therapie* kommen schwere *Pilzinfektionen* vor. Wie bei der Tuberkulose ist die Lunge häufig der Ausgangspunkt. Wenn auch seltener als bei der Tuberkulose, deckt die Röntgenuntersuchung eine Pilzaussaat in der Lunge auf. Meningitische, enzephalitische und myelitische Bilder können nebeneinander bestehen. Im *Liquor* findet man einige 100/3 lymphozytäre Zellen, manchmal auch eine *Eosinophilie*. Das Eiweiß ist erhöht. Im Spinalkanal kann eine *granulomatöse Arachnitis* mit raumfordernden oder radikulären Symptomen auftreten. Da bei einmaliger Liquoruntersuchung der Erregernachweis nicht immer gelingt (Tusche-Nativpräparat nur in ca. 15% positiv), sind wiederholte Kontrollen unter Einschluß von Kulturverfahren, neutralisierenden Antikörpern und Latex-Agglutinations-Test aus Serum und Liquor notwendig, um die Diagnose zu sichern. Die Prognose der *Pilzinfektion* des ZNS ist immer noch schlecht (7).
Am häufigsten von den Pilzerkrankungen des ZNS tritt die *Kryptokokkose* oder *europäische Blastomykose,* früher *Torulose* genannt, auf, die durch den Hefepilz *Cryptococcus neoformans* (Torula hystolytica) verursacht wird. Die Pilze kommen besonders im Taubenmist vor und gelangen so in den Erdboden, wobei die aerogene Infektion die wichtigste ist. Das mittlere Lebensalter wird besonders betroffen; es erkranken mehr Frauen. Eine bestehende Resistenzschwäche (z. B. bei Karzinom, Sarkom, Diabetes, Tbc, Polyarthritis, LE, Hämoblastosen) fördert bis zu 50% eine Pilzinfektion mit Kryptokokkus. Differentialdiagnostisch können größere Schwierigkeiten in der Abgrenzung gegenüber der Meningitis tuberculosa, Meningiosis carcinomatosa und sarcomatosa und Prozessen mit intrakranieller Drucksteigerung bestehen.

Die *Kokzidioidomykose* (Posada-Verusche-Erkrankung), verursacht durch *Coccidioides immitis,* wurde bei Gefangenen in Lagern der Südstaaten der USA besonders häufig gefunden. Südkalifornien, Mexiko, Mittel- und Südamerika sind die Hauptverbreitungsgebiete. Sporadische Fälle kommen auch in Italien und im Balkan vor. Man rechnet, vor allem bei dunkelhäutigen Menschen, mit ca. 100 000 Erkrankungen pro Jahr. In etwa 1% entstehen, ausgehend von den Lungen, überwiegend basal lokalisierte meningitische Symptome. Die *Letalität* beträgt noch 40%, und unbehandelt sterben fast alle Patienten nach 3 Wochen. Auch asymptomatische Infektionen kommen vor.

Der Erreger der *Moniliasis* oder *Kandidiasis* ist häufig und kommt mit 30 Erregertypen als *Saprophyt* auf Haut und Schleimhäuten vor. Bei langdauernder Behandlung mit Antibiotika und Steroiden sowie bei abwehrgeschwächten Kranken wird der Pilz pathogen und besiedelt dann rasenartig die Schleimhäute von Rachen, Gastrointestinaltrakt und Lungen. Eine Ausbreitung auf das ZNS ist sehr selten. Bis 1970 sind etwa 66 Fälle mitgeteilt worden (54). Die Ausbreitung ins ZNS erfolgt im Rahmen einer Sepsis hämatogen, ausgehend von pulmonalen oder gastrointestinalen Prozessen. Es kann zu *basalen Meningitiden* und sehr selten zu *Meningoenzephalitiden* kommen.

Die *Aspergillose* (Aspergillus fumigatus et niger) kommt weltweit als Saprophyt in Heu, Getreide und bei Haustieren vor. Eine Affektion des ZNS ist in der Regel nur bei Resistenzschwäche oder, wie bei fast allen Pilzerkrankungen, nach langdauernden Behandlungen mit Zytostatika, Antibiotika, Kortikoiden, bei Drogenabhängigen und nach Herz- und Nierentransplantationen möglich. Respirationstrakt, Nebenhöhlen und Ohr sind die Eintrittspforten. Das ZNS wird nur selten (ca. 15%) mit überwiegend meningealer Beteiligung betroffen. Chronische Verlaufsformen überwiegen. Der Erregernachweis erfolgt mikroskopisch; die KBR ist unsicher.

Die *Histoplasmose* (Histoplasma capsulatum) kommt nur vereinzelt in Europa vor, ist aber in ländlichen Gegenden Norditaliens (Tauben, Hühner) endemisch.

Die Infektion erfolgt aerogen durch Staub, der die Histoplasmasporen enthält. Die Lungen werden primär befallen, wobei bis zu 95% nur röntgenologische Veränderungen auftreten. Zirka 5% zeigen einen grippalen Infekt oder eine Pneumonie. Das ZNS ist nur selten im Generalisationsstadium der *Lungenhistoplasmose* (ca. 1,5%) beteiligt. Es imponiert dann eine überwiegend *chronische basale Meningitis*, wobei aber auch größere *Granulome,* die evtl. raumfordernd wirken, auftreten können. Auch intrazerebrale Blutungen wurden beschrieben. Die übrigen *Pilzerkrankungen,* welche sehr selten auch einmal zum Befall des ZNS führen, sind die *Phykomykosen, Geotrichosen, Torulopsiasis, afrikanische Histoplasmose, Banti-Mykose, nordamerikanische* und *südamerikanische Blastomykose, Sporotrichose, Chromoblastomykose, Allescheriose, Zephalosporiose, Rhinosporiose, Paecilomyces, Ustilagomykose* (Maisbrand) und *Fusariose.* Die Differentialdiagnose der *chronischen Meningopathien* schließt die Neoplasien der Hirnhäute, vor allem die diffuse *Karzinomatose, Sarkomatose* und *Melanoblastose* der Meningen ein. Es liegen dabei schwere zerebrale und meningeale Allgemeinsymptome vor. Kopfschmerzen, Erbrechen, psychische Veränderungen, ferner Bewußtseinsstörungen und zerebrale Anfälle sowie selten auch eine Stauungspapille werden beobachtet. Pleozytose, Xanthochromie und Eiweißvermehrung sowie Nackensteifigkeit weisen auf die vorwiegend meningeale Lokalisation hin. Der Nachweis von Tumorzellen gelingt nicht immer. Zerebrale Herdsymptome als Ausdruck einer Parenchymalteration sind verhältnismäßig selten.

Bei den *Melanoblastomen* gelingt es manchmal mit Hilfe der Thormälen-Reaktion, im Liquor Pigment nachzuweisen.

Einen für die karzinomatöse Meningitis ungewöhnlichen Verlauf beobachteten wir bei einer Patientin mit primärem Genitalkarzinom, das nach intensiver Behandlung klinisch inaktiv war. Innerhalb weniger Tage führte die metastatische Meningealkarzinose zu einer doppelseitigen Ertaubung, zunächst ohne stärkere meningeale Reizerscheinungen oder andere zerebrale Herdsymptome. Der Nachweis von Tumorzellen im sterilen Liquor sicherte die Diagnose (Abb. 3.**6**).

Bei *Leukämien* im Stadium der Remission des peripheren Blutbildes werden gelegentlich meningitische Symptome beobachtet. Hierbei ist die *Pleozytose* bzw. die „Meningitis" Ausdruck einer *leukämischen Infiltration* der Meningen. Im Liquor lassen sich Paramyeloblasten nachweisen. Möglicherweise läßt die Blut-Liquor-Schranke dabei keine genügend hohe Konzentration der Zytostatika im Liquorraum zu. Diese *leukämische Meningopathie* findet sich in 15–20%, besonders bei *akuten Leukosen* mit einer Bevorzugung des männlichen Geschlechts. Durch arachnitische Adhäsionen kann es zur *Liquorabflußbehinderung* mit *Hydrozephalus* und *Stauungspapille* kommen. Zerebrale Krämpfe, Bewußtseinsstörungen und Hirnnervenausfälle vervollständigen das Bild. Auf der anderen Seite kann gerade bei den Leukämien eine bakterielle oder viral bedingte Meningitis infolge zellulärer oder humoraler Abwehrschwäche auftreten.

Die Abgrenzung einer *primären Blastose* der Hirnhäute gegenüber einem Hirntumor mit *Liquormetastasen* bereitet weniger Schwierigkeiten, wenn den meningealen Symptomen schon längere Zeit Erscheinungen vorausgegangen sind, die einen Tumor annehmen lassen. Dies ist oft beim

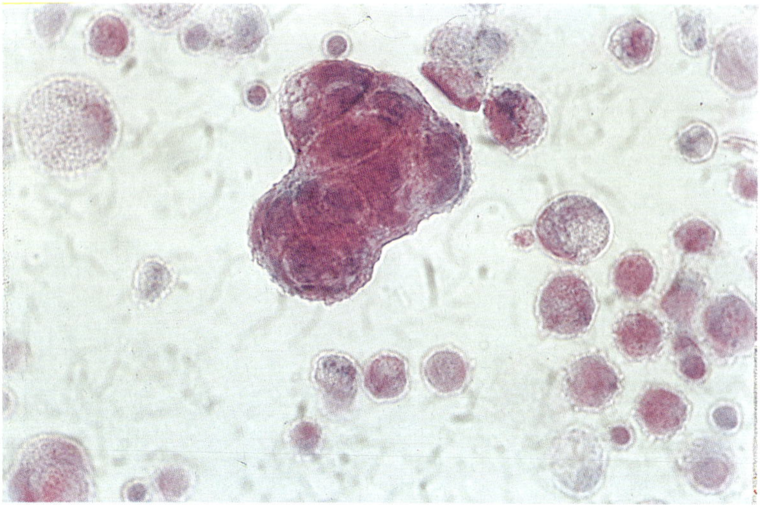

Abb. 3.**6** Liquorsediment bei Meningeosis carcinomatosa im Rahmen eines metastasierenden Adenokarzinoms

Medulloblastom des *Kleinhirns* der Fall, obwohl besonders bei kleinen Kindern der Tumor länger stumm bleiben kann. Das *Medulloblastom* führt am häufigsten zu einer diffusen Aussaat in den Meningealraum. Erst im weiteren Abstand folgen Glioblastome, Oligodendrogliome, Astrozytome und selten Pinealoblastome. Einen der ersten Fälle eines Medulloblastoms des Kleinhirns hat NONNE beschrieben, weshalb man die Kombination von meningealen, radikulären und zerebrospinalen Symptomen infolge diffuser *Meningoblastose* auch als *Nonnesche Krankheit* bezeichnet. Am häufigsten ist das Syndrom bei der Metastasierung von Karzinomen des Erwachsenen (Magen-, Mamma- bzw. Bronchialkarzinom).

Entzündliche Erkrankungen des Gehirns sowie des Rückenmarks

Seit Jahrzehnten bemühen sich die Neuropathologen um eine genauere morphologische Einordnung entzündlicher Reaktionen im Zentralnervensystem. Dabei geht es zunächst um die Frage, inwieweit einem infiltrativen Prozeß eine primär infektiöse Genese zugrunde liegt bzw. wie er sich von einer sekundären nicht erregerbedingten Gewebsreaktion abtrennen läßt. Kein geringerer als SPIELMEIER hat immer wieder darauf hingewiesen, daß der Histologie hier enge Grenzen gesetzt sind. So können Schädigungsmodalitäten der verschiedensten Ätiologie, wie Zirkulationsstörungen, toxische oder traumatische Noxen, ja sogar blastomatöse Veränderungen des Parenchyms symptomatische Gewebsreaktionen verursachen, welche die Kriterien eines entzündlichen Geschehens aufweisen.

Unter den als primär infiltrativ zu identifizierenden Gewebsreaktionen ist dann wiederum zu unterscheiden zwischen solchen, welchen nach heutiger Kenntnis eine erregerbedingte Infektion zugeordnet werden kann, und anderen, bei welchen ein Erregernachweis nicht zu führen ist bzw. allenfalls hypothetisch eine Slow-virus-Genese im Raum steht.

Aus pathologisch-anatomischer Sicht erscheint die Einteilung von HUGO SPATZ in sechs verschiedene Gruppen von Enzephalitiden bzw. Myelitiden immer noch am brauchbarsten, auch wenn man sie für einige erst in jüngerer Zeit identifizierte Krankheitsbilder mit einer 7. Kategorie: Sonderformen erweitern muß. Demgemäß ergibt sich folgende Klassifikation (63):

1. *Fleckförmige Polioenzephlitis.* Hierzu gehören als Modellkrankheiten die Poliomyelitis acuta anterior auf der einen und die Encephalitis epidemica (von Economo) auf der anderen Seite. Ein der Encephalitis lethargica analoges pathologisch-anatomisches Substrat liegt aber auch der Lyssa bzw. der Frühsommerenzaphlitis zugrunde.
2. *Kontinuierliche Polioenzephalitis vom Paralysetyp.* Sie stellt das Substrat der Encephalitis japonica, der St.-Louis-Enzephalitis oder der in Amerika beobachteten Pferdeenzephalitis dar.
3. *Herdförmige Entmarkungsenzephalitis.* Diese Form repräsentiert die gesondert zu besprechende multiple Sklerose und bleibt deshalb in der nachfolgenden Darstellung ausgespart.
4. *Perivenöse Leukenzephalitis.* Hierunter zu subsummieren sind enzephalitische Krankheitsbilder nach Lyssa- oder Pockenschutzimpfung sowie im Gefolge einiger viraler Infektionen (Masern, Varizellen, Röteln, Mumps etc.).
5. *Metastatische Herdenzephalitis.* Dieser Form begegnet man vorwiegend im Rahmen bakterieller Entzündungen, etwa bei der Endocarditis lenta oder bei Septikopyämien. Daneben laufen aber auch die Toxoplasmose, die Listeriose oder die Candidaenzephalitis analog ab.

6. *Meningoenzephalitis.* Bei dieser Form ist die entzündliche Affektion der Meningen das Primäre und der Übergriff auf das Zentralnervensystem nachgeordnet. Zu nennen sind neben der luetischen Basalmeningitis vor allem die Tuberkulose, virale Prozesse oder bestimmte Mykosen. Die Klinik der Krankheitsbilder ist in den Abschnitten über die Meningitiden bzw. die Lues subsummiert.

7. *Sonderformen.* Pathologisch anatomische Sonderformen einer Enzephalitis, die nicht zwanglos in das Spatzsche Klassifizierungsschema einzuordnen sind, gehen z. B. mit Gliaknötchen einher (Fleckfieberenzephalitis, Marburg-Virus-Enzephalitis). Eine weitere Sonderform mit morphologischen Besonderheiten ist die akute oder subakute nekrotisierende Enzephalitis mit Einschlußkörperchen, wie sie z. B. durch das Herpes-simplex-Virus hervorgerufen wird. Schließlich werden hier noch sog. postinfektiöse Enzephalitiden, wie die durch das Masernvirus verursachte subakute sklerosierende Leukenzephalitis sowie Slow-virus-Erkrankungen des Zentralnervensystems, subsummiert. Bei allen Gruppen sind die Meningen fakultativ jedoch keineswegs obligat am entzündlichen Prozeß beteiligt. Davon hängt es ab, ob eine Pleozytose im Liquor nachweisbar ist oder nicht. Die klinischen Erscheinungsbilder sind qualitativ relativ uniform, variieren jedoch quantitativ erheblich in ihrem Schweregrad. Die Stellung der Diagnose ist schwierig. Vielfältige Differentialdiagnosen von Intoxikationen über Zirkulationsstörungen bis hin zu metabolischen Affektionen müssen bedacht werden. Letztendlich ist der Beweis erst erbracht, wenn der Erregernachweis gelungen ist. Für einschlägige Überlegungen am Krankenbett sollte man den Satz PAUL VOGELS im Gedächtnis behalten: „Die Güte einer Klinik scheint im umgekehrten Verhältnis zur Häufigkeit der in ihr gestellten Diagnose einer Enzephalitis zu stehen“ (25).

Fleckförmige Polioenzephalitiden

Poliomyelitis acuta anterior

Die Poliomyelitis anterior hat in unseren Breiten zweifellos durch die erfolgreiche Einführung der aktiven Immunisierung mit dem oral zu verabreichenden attenuierten Lebendimpfstoff weitgehend ihre Schrecken verloren. Die *Immunitätslage der Bevölkerung* ist nach einer von der Deutschen Vereinigung zur Bekämpfung der Kinderlähmung 1975 vorgelegten großen Untersuchung als sehr gut zu bezeichnen. Dennoch lauern erneut zwei Gefahrenquellen für ein Wiederaufflakkern dieser früher in großen herbstlichen Epidemien aufgetretenen Volksseuche. Dies ist auf der einen Seite ein Nachlassen in der Impffreudigkeit, weil das Krankheitsbild in den Augen der Öffentlichkeit weitgehend ausgerottet erscheint. Auf der anderen Seite belegen Erhebungen des nationalen Referenzzentrums für Enteroviren in Freiburg aus den Jahren 1972–1975 eine Tendenz zur Zunahme sporadischer Erkrankung mit Poliowildviren, vorwiegend bei Kindern, wobei nicht zu verkennen ist, daß diese im Rahmen des Tourismus im wesentlichen aus südlichen Ländern (Türkei, Südostasien, Persien) eingeschleppt werden. Die publizierten Zahlen weisen für das Jahr 1972 14, für das Jahr 1973 27, für das Jahr 1974 21 und für das Jahr 1975 sogar 36 Erkrankungsfälle aus. In diesem Jahr brach auch erstmals wieder in einem Stadtteil von Freiburg eine Kleinraumepidemie mit 5 Fällen innerhalb von 6 Wochen aus (24, 36, 41–43).

Dies beleuchtet, daß man die akute Poliomyelitis aus neurologischer Sicht weiterhin nicht vergessen darf, um so mehr, als die diagnostische Erkennung einer gegenwärtig seltenen sporadischen Manifestation wesentlich schwieriger geworden ist, weil man zu wenig daran denkt.

Abgesehen davon beanspruchen die nicht so seltenen Residualsymptome einer abgelaufenen, jedoch diagnostisch aus welchem Grund auch immer nicht erkannten Erkrankung großes differentialdiagnostisches Interesse.

Akute Erkrankung

Das akute Krankheitsbild entwickelt sich nach einer Inkubationszeit von 5–35 Tagen, zunächst meist mit katarrhalischen Erscheinungen im Nasen-Rachen-Raum, weniger häufig mit gastrointestinalen Symptomen. Abortive Verlaufsformen, die über diese sog. Vorphase nicht hinausgehen, sind sehr häufig (ca. 98%). Nur in 1–2% manifestieren sich einige Tage später zentralnervöse Erscheinungen. Dabei kommt es unter erneutem Fieberanstieg (Dromedartyp des Status febrilis) zunächst meist zur Ausbildung eines *meningitischen Syndroms* mit begleitender Beeinträchtigung des Allgemeinbefindens, vegetativen Zeichen sowie Schmerzen, vor allem entlang der Wirbelsäule, gelegentlich aber auch ubiquitär in der Muskulatur, wodurch vielfältige Möglichkeiten einer initialen Fehldiagnose entstehen.

Auch in diesem meningitischen Stadium kann das Krankheitsbild zum Stillstand kommen und abklingen. Wenn dies nicht der Fall ist, setzt im folgenden relativ akut das vorwiegend myelitische, seltener enzephalitische Symptomenbild ein. Bei der häufigsten *spinalen Manifestation* entwickeln sich *schlaffe Lähmungen* ohne faßbare Sensibilitätsstörungen innerhalb kurzer Zeit, gewissermaßen über Nacht („paralysis of the morning“). Noch vor Auftreten der Paresen kann man wohl nicht selten einen Nystagmus beobachten, was wegen der genannten zeitlichen Reihenfolge jedoch leicht übersehen wird. Enzephalitische Formen sind durch vielfältige Hirnnervenparesen,

Bewußtseinstrübung, initiale Anfälle sowie zentrale Herdsymptome charakterisiert.
Die durch die akute Entzündung im Bereich der Vorderhörner ausgelösten schlaffen Paresen entstehen meist schlagartig und zeigen gegenüber anderen Rückenmarksprozessen in aller Regel eine unsystematische Verteilung. Letzteres mag allerdings im akuten Stadium oder auf dem Kulminationspunkt der Lähmungen im Hinblick auf ihre Schwere nicht immer eindeutig ablesbar werden. In der Reparationsphase kommt es immer heraus. Größte diagnostische Schwierigkeiten können auftauchen, wenn eine Poliomyelitis in seltenen Fällen additive objektivierbare Sensibilitätsstörungen zeigt. Wenn dann noch durch eine Parese der Bauch- bzw. Beckenbodenmuskulatur und des M. levator ani Blasen-Mastdarm-Störungen hinzutreten, ist in einem sporadischen Erkrankungsfall die Differentialdiagnose gegenüber einem Querschnittssyndrom etwa auf dem Boden einer intraspinalen Raumforderung klinisch kaum zu stellen.
Mehrheitlich jedoch fehlen Sensibilitätsstörungen und weist der dann diagnostisch entscheidende *Liquorbefund* eine leichte bis mittelstarke, ganz initial leukozytäre, wenige Tage später lymphozytäre Pleozytose auf. In der Folge steigt meist auch der Eiweißgehalt an, was rein vom Liquorsyndrom her vor allem in der 3.–4. Woche Schwierigkeiten in der Abgrenzung von einem Stoppliquor oder einem Guillain-Barré-Syndrom machen kann, weil dann die Pleozytose meist schon wieder rückläufig ist. Es muß angemerkt werden, daß in seltenen Fällen sichere Poliomyelitiserkrankungen auch ohne pathologischen Liquorbefund beobachtet wurden. Zwischen dem Ausmaß der Zellzahlvermehrung und dem der Paresen besteht keine Korrelation. Die höchsten Pleozytosen bis zu 2000/3 Zellen findet man im Rahmen des meningitischen Stadiums der Poliomyelitis, welches, wie vorher bereits ausgeführt, nicht eo ipso zu Lähmungen führen muß. Dagegen geht die Liquorproteinvermehrung mit dem Schweregrad des Vorderhornbefalles parallel, wobei sie vom Zeitverlauf der Manifestation der Symptome allerdings nachhinkt. Bezüglich der *Letalität* einer akuten paralytischen Poliomyelitis kann man nur auf Zahlen aus den Epidemien der 60er Jahre zurückgreifen, welche rund 9% belegen. Sie ist jedoch außerordentlich altersabhängig und steigt z.B. in der Gruppe der über 40jährigen auf 30% an. Hauptgefahrenquellen sind die Notwendigkeit einer längeren maschinellen Beatmung bzw. das Auftreten einer Myokarditis. Mit Residualsymptomen im Sinne eines Defektes ist bei ca. 30% der Erkrankten zu rechnen. Die wesentlich seltenere *akute bulbäre Poliomyelitis* (Abb. 3.**7**) ist initial wiederum im Falle einer sporadischen Erkrankung nur schwer von anderen enzephalitischen bzw. enzephalomyelitischen Krankheitsbildern abzugrenzen. Hier und da setzen die klinischen Symptome akut ein, wo hingegen polyneuritische Hirnnervenausfälle meist eine längere Anlaufzeit beanspruchen. Sehr häufig findet sich bei dieser Form, zumal im Anfangsstadium ein *Nystagmus,* während eine retrobulbäre Neuritis, wie sie für die multiple Sklerose bezeichnend ist, fehlt. Die äußeren Augenmuskeln bleiben meist ausgespart. Allenfalls sieht man gelegentlich eine Abduzensparese. Führend unter den *Hirnnervenmanifestationen* ist die *Fazialislähmung* (Abb. 3.**7**). Bei isoliertem Auftreten kann dabei die Differentialdiagnose zu einer sog. „rheumatischen" Fazialisparese klinisch Schwierigkeiten bereiten. Im Gegensatz zu den weiter peripher gelegenen Schädigungen des Nervs fehlen jedoch bei der Poliomyelitis Ausfallserscheinungen von seiten des Ganglion geniculi, wie sie sich vor allem in Form von Geschmacksstörungen an der Zunge manifestieren.
Ausfälle weiterer Hirnnerven, wie z.B. des N. accessorius (Abb. 3.**9**) gehören zu den Raritäten. Immer wieder ist diese vorwiegend bulbäre Verlaufsform der Poliomyelitis auch von einem bunten Bild vegetativer Störungen begleitet. Sie reichen von einer wohl zentralnervösen Blutdrucksteigerung über passagere Hyperglykämien, Hyperhidrose, Alterationen der Osmoregulation bis

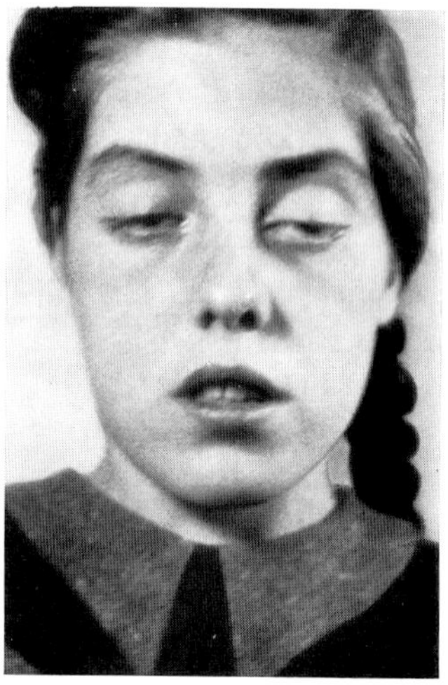

Abb. 3.**7** Poliomyelitis acuta: bulbäre Form mit beidseitiger Fazialisparese bei einem 17jährigen Mädchen

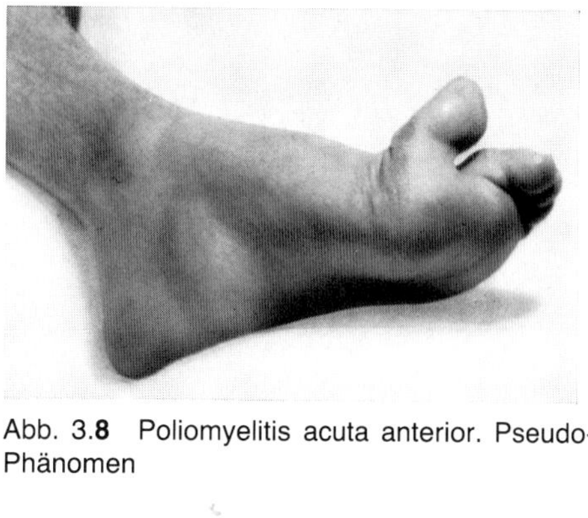

Abb. 3.**8** Poliomyelitis acuta anterior. Pseudo-Babinski-Phänomen

hin zu einer Beeinträchtigung des Schlaf-Wach-Rhythmus. Sehr selten beobachtet man ein Horner-Syndrom, möglicherweise im Sinne einer Affektion des Centrum cilio-spinale.

Das große Schreckgespenst der Poliomyelitis, nämlich die *respiratorische Insuffizienz* kann natürlich auch nicht nur durch eine Lähmung der entsprechenden Muskelgruppen, sondern speziell bei den enzephalitischen Formen durch eine Störung der zentralen Atemregulation entstehen.

Eine dritte Verlaufsvariante der akuten Poliomyelitis ist die *enzephalitische Form.* Fanconi u. Mitarb. (15) haben diese in früheren Epidemien der Jahre 1936–1941 immerhin in mehr oder minder ausgeprägter Form in 19% aller Fälle gesehen. Dabei treten klinisch neben einer *Bewußtseinstrübung* sowohl *Pyramidenbahnzeichen* als auch *extrapyramidalmotorische Symptome* auf.

Aus tierexperimentellen Daten ist die Mitaffektion der motorischen Zentralregion im Rahmen der akuten Poliomyelitis wohlbekannt. Insbesondere die 5. Schicht der motorischen Hirnrinde erscheint häufig mitbefallen. Klinisch sind Zeichen einer zentralen Parese allerdings eher selten und aufgrund der großen Erfahrungen von Fanconi (15) sowie Pette (47) meist reversibel. Das Phänomen nach Babinski findet sich nur in Ausnahmefällen. Sehr viel häufiger beobachtet man einen sog. Pseudo-Babinski-Reflex bei der spinalparalytischen Verlaufsform. Er kommt zustande durch eine bevorzugte Schädigung der vom N. tibialis versorgten Zehenbeuger bei gut erhaltenem M. extensor hallucis longus (Abb. 3.**8**).

Die möglichen extrapyramidalen Symptome reichen von Rigor, Tremor und Akinese bis zur akuten Ataxie.

Für die Differentialdiagnose zwischen der enzephalitischen Form der Poliomyelitis und den para- oder postinfektiösen Enzephalomyelitiden anderer Genese haben Fanconi u. Mitarb. (15) herausgestellt, daß bei letzteren die Pleozytose im Liquor im Gegensatz zur Poliomyelitis weniger ausgeprägt ist und erst in späteren Krankheitstagen auftritt. Im Prinzip muß jedoch betont werden, daß vom klinisch-neurologischen Erscheinungsbild eine verläßliche Differentialdiagnose der verschiedenen Enzephalitisformen so gut wie nie gelingt und für die exakte Einordnung entsprechende bakteriologische bzw. virologische Untersuchungsverfahren unerläßlich sind.

Unter den akuten Manifestationen des Krankheitsbildes muß natürlich auch noch die sog. *Impfpoliomyelitis* erwähnt werden, wie sie sehr selten im Gefolge der Schluckimpfung mit dem oralen attenuierten Lebendimpfstoff auftritt. Nach größeren Erhebungen liegt das Risiko von Impfschäden etwa bei 1 : 1 000 000, ist also verschwindend klein. Ein *derartiger Impfschaden* kann grundsätzlich nur angenommen werden, *wenn unter Berücksichtigung der Inkubationszeit* (hier 5–15 Tage, im Mittel 11,6 Tage) *ein Krankheitsbild auftritt, das klinisch mit dem einer spontanen Poliomyelitis* übereinstimmt. Demgemäß konnten gutachterlich Bodechtel u. Mitarb. (10) bei 150 Fällen, bei welchen im Anschluß an eine Impfung neurologische Symptome als Folgen angeschuldigt wurden, nur 6mal mit hoher Wahrscheinlichkeit oder Sicherheit die Zusammenhangsfrage bejahen. Alle übrigen Erkrankungen mußten als zufälliges Zusammentreffen der Schluckimpfung mit der Diagnosestellung einer ätiologisch differenten neurologischen Erkrankung angesehen werden, wobei es sich teilweise um eine Encephalomyelitis disseminata, nicht selten aber auch um degenerative Erkrankungen gehandelt hat.

Virologische Untersuchungen

Grundsätzlich ist die Diagnose einer akuten Poliomyelitis, so typisch im Einzelfall das klinisch-neurologische Syndrom, insbesondere bei vorwiegendem Vorderhornbefall, auch sein mag, erst als gesichert anzusehen, wenn entsprechende virologische Untersuchungsergebnisse vorliegen. Dabei ist die Virusisolierung im Rachenabstrich und im Stuhl das wichtigste Nachweisverfahren. Insbesondere im Stuhl gelingt sie bis in das Rekonvaleszenzstadium, also durchaus mehrere Wochen. Dabei ist dann wiederum durch entsprechende Markeruntersuchungen zwischen dem Wildvirus und dem Impfvirus zu differenzieren. Für die Annahme eines spontanen Erkrankungsfalles ist heute in unseren Breiten der *Nachweis von Wildviren* zu fordern.

Serologische Untersuchungen auf neutralisierende Antikörper im Blut haben grundsätzlich nur bei einem diagnostisch signifikanten Titeranstieg im Verlauf der akuten Erkrankung eine Aussagekraft. Sie erscheinen meist schon in der abklingenden Vorphase, erreichen ihr Maximum während der akuten Krankheitserscheinungen und bleiben dann jahrelang im Serum nachweisbar. Komplementbindende Antikörper dagegen steigen wesentlich langsamer an. Dabei sind anfänglich nur die H-Antikörper, 1–2 Wochen später H- und N-Antikörper, in der Rekonvaleszenzphase nur die N-Antikörper zu erfassen (54).

Folgezustände nach durchgemachter Poliomyelitis

Bei der Darstellung des akuten Lähmungsbildes wurde bereits darauf aufmerksam gemacht, daß die Paresen bei der Poliomyelitis sich durch eine sehr unsystematische Verteilung auszeichnen, welche im Reparationsstadium meist noch deutlicher zutage tritt. Demgemäß sind auch die möglichen Restschäden z.T. ausgesprochen lokalisiert und können so zu vielfältigen differentialdiagnostischen Problemen Anlaß geben. Dies gilt insbe-

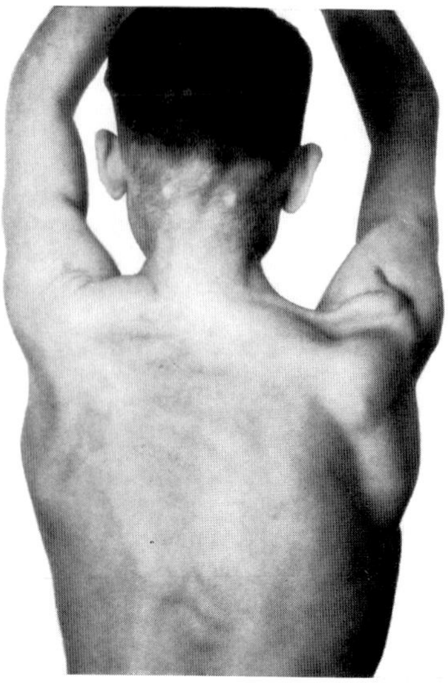

Abb. 3.**9** Zustand nach unbemerkt durchgemachter Poliomyelitis mit Atrophie im Bereich des Trapezius rechts. Die Schulter steht etwas tiefer und weicht seitlich etwas ab. Es besteht außerdem eine Lähmung des Rhomboideus

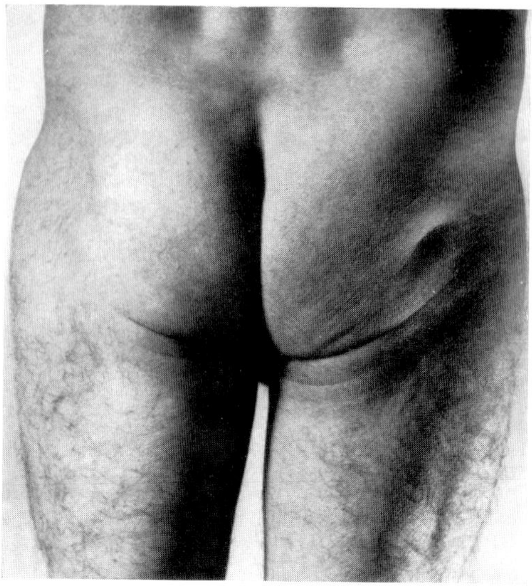

Abb. 3.**10** Zustand nach Poliomyelitis mit lokaler Atrophie des Glutaeus medius und minimus

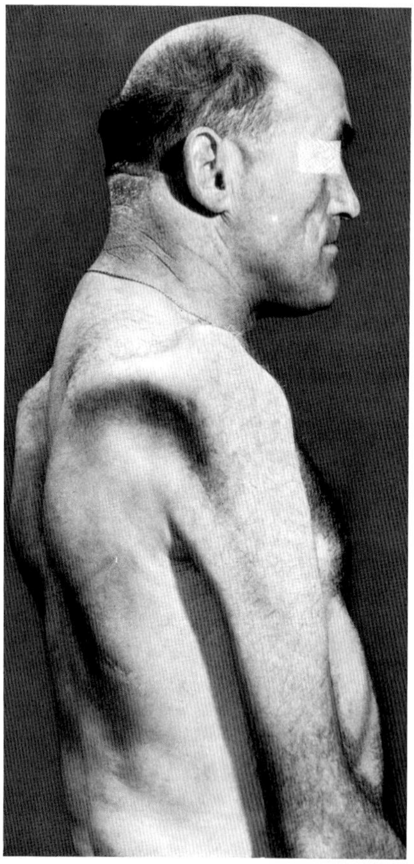

Abb. 3.**11** Schwere postpoliomyelitische Atrophien mit Ausgleichshypertrophie der Levatoren

sondere für Patienten, bei welchen die akute Infektion nicht diagnostiziert wurde oder sogar unbemerkt ablief.

Die Palette der zu beobachtenden, z.T. ganz isolierten *Muskelatrophien* ist breit gestreut. Man steht beispielsweise vor isolierten Lähmungen des M. trapezius (Abb. 3.**9**) oder M. triceps. Man beobachtet eine lokale Atrophie der Mm. glutaei, welche einseitig zunächst an die Differentialdiagnose zu einer lokalen Muskelschädigung etwa im Rahmen einer i.m. Injektion denken lassen kann (vgl. Abschnitt Myopathien) oder symmetrisch eine beginnende muskuläre Systemerkrankung in die Differentialdiagnose einbeziehen läßt (Abb. 3.**10**). Man findet isolierte Lähmungen der Bauchmuskeln, die auf den ersten Blick eine Hernie vorzutäuschen vermögen oder isolierte Zwerchfellparesen, welche an eine lokalisierte Phrenikusaffektion denken lassen.

Je ausgeprägter die *Residuen* sind, desto verläßlicher wird man in der Vorgeschichte das akute paralytische Krankheitsbild identifizieren können. Aber selbst hier ist man manchmal vor Fehlinterpretationen nicht sicher.

Der in der Abb. 3.**11** dargestellte 48jährige Mann bemerkte nach einem schweren Sturz erstmals eine Motilitätsstörung der Arme, welche in der Folgezeit noch weiter fortschritt. Man diagnostizierte eine progressive spinale Muskelatrophie. Erst im Rahmen der weiteren Beobachtung ließ der völlig stationäre Verlauf an dieser Diagnose Zweifel aufkommen. Schließlich wurde eruierbar, daß kurz vor dem Trauma eine schwere fieberhafte meningitische Erkrankung vorgelegen hatte, die aller Wahrscheinlichkeit nach einer Poliomyelitis zugeordnet werden kann.

Besonderes Kopfzerbrechen bereiten Folgezustände nach *Poliomyelitis,* die Jahre bis Jahrzehnte nach der akuten Erkrankung eine weitere *Progredienz* erkennen lassen. Die früher teilweise getroffene Einordnung als chronische Poliomyelitis ist heute sehr umstritten. Sofern sich in solchen Fällen die Zunahme der Muskelschwäche und Atrophie isoliert oder zumindest schwerpunktsmäßig an Muskelgruppen hält, welche dem postpoliomyelitischen Defektsyndrom entsprechen, ist es am wahrscheinlichsten, dies mit einer zunehmenden *Begleitmyopathie* des funktionell überlasteten Restparenchyms in Verbindung zu bringen. Aus der Myopathologie ist es wohlbekannt, daß man im Rahmen eines postpoliomyelitischen Defektssyndroms im Skelettmuskel neben einer irreversiblen neurogenen Atrophie nicht denerviertes Restparenchym vorfindet. Dieses hat zunächst die Möglichkeit, im Rahmen einer Hypertrophie die Parese bis zu einem gewissen Grad zu kompensieren. Jedoch ist in Analogie zu den Gesetzmäßigkeiten, welche LINZBACH für das Myokard erarbeitet hat, ab einer gewissen Faserdicke die nutritive Versorgung der Zelle nicht mehr gewährleistet. Daraus resultieren regressive Veränderungen, wie sie erstmals von DRACHMAN bzw. MITTELBACH als sog. Begleitmyopathie bei neurogener Muskelatrophie beschrieben wurden. Derartige Phänomene verlaufen natürlich um so akzentuierter, je älter die Patienten werden, wobei sie insbesondere durch eine sich entwickelnde obliterierende Angiopathie erheblich verstärkt werden können.

Im Rahmen des üblichen technischen Diagnoseganges findet sich dann eine zunehmende Erhöhung der CK-Aktivität im Serum als Ausdruck des Muskelparenchymuntergangs. Elektromyographisch tritt neben dem abgeschlossenen neurogenen Umbau ein sog. myogenes Innervationsmuster zutage. Gegen eine erneute Aktivierung eines Vorderhornzelluntergangs spricht in solchen Fällen der nicht zu führende Nachweis sog. pathologischer Spontanaktivität.

Abgesehen davon sind seltene Fälle beschrieben worden, bei welchen sich Jahre bis Jahrzehnte nach einer abgelaufenen Poliomyelitis *progressive spinale Muskelatrophien* entwickelt haben. In diesen Fällen kommt es zu einer Generalisation der Paresen mit progredienter Schwäche und Atrophie im Verein mit meist nachweisbarem profusem Faszikulieren. Elektromyographisch läßt sich ein florider Denervierungsprozeß nachweisen. Der lumbal entnommene Liquor ist unauffällig. Virologische Hinweise auf eine erneute Poliomyelitisinfektion sind nicht zu gewinnen. Man kann hier nur von der Vorstellung ausgehen, daß eine durchgemachte Poliomyelitis möglicherweise die Vulnerabilität des Nervensystems für die Entstehung einer sporadischen progressiven Muskelatrophie erhöht (vgl. Abschnitt spinale Muskelatrophien), da die Statistik ausweist, daß die genannte Syntropie überdurchschnittlich häufig vorkommt (Abb. 3.**12**) (9).

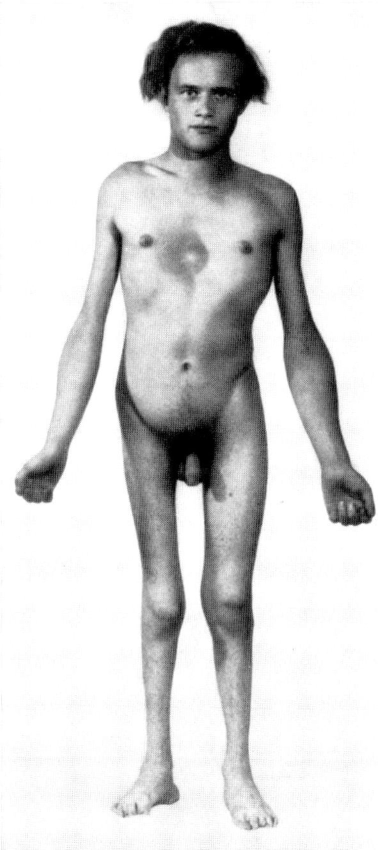

Abb. 3.**12** Zustand nach Poliomyelitis mit hochgradiger Atrophie im Bereich der oberen Extremitäten und des rechten Oberschenkels. Nach 20jährigem stationärem Verlauf Generalisation der Paresen mit ubiquitärem Faszikulieren. Es handelt sich um eine progressive spinale Muskelatrophie, die sich auf eine früher durchgemachte Poliomyelitis acuta aufgepropft hat

Encephalitis epidemica (lethargica) v. Economo

Die Encephalitis lethargica als akutes Krankheitsbild beansprucht heute nur noch historisches Interesse, da sie seit Jahrzehnten weltweit nicht mehr angetroffen wurde. Demgemäß ist die Darstellung jedoch keineswegs zu unterlassen, da es sich um eine klinisch sowie pathologisch-anatomisch sehr gut untersuchte Modellform der fleckförmigen Polioenzephalitis mit bestimmten Prädilektionsorten im Zentralnervensystem handelt. Auch die Folgekrankheiten im Sinne des *postenzephalitischen Parkinson-Syndroms* sieht man heutzutage bereits kaum mehr.

Die großen Epidemien betrafen insbesondere die Jahre 1916–1920. Später kam es nur noch zu kleineren Eruptionen, zuletzt wohl während des Zweiten Weltkrieges. Seither sind keine sicheren Fälle mehr bekanntgeworden.

Im Regelfall verlief das *akute Krankheitsbild* initial mit Allgemeinsymptomen wie Fieber, Kopfschmerzen, Schwindel, Appetitlosigkeit und Erbrechen. Daran anschließend entwickelte sich meist ein längerer Status febrilis mit Somnolenz, Schlaf-Wach-Störungen, Augensymptomen im Sinne von Pupillenstörungen bzw. Augenmuskelparesen sowie einem allgemeinen Rigor. Weiterhin kam es zu einem ausgesprochenen Maskengesicht bzw. Speichelfluß. Der Liquor wies im Regelfall nur eine geringgradige Pleozytose auf. Nennenswerte Eiweißvermehrungen wurden gleichfalls mehrheitlich vermißt. Als diagnostisch wichtigster Befund wurde eine deutliche Erhöhung des Liquorzuckers beschrieben.

Pathologisch-anatomisch zeichnet sich das Krankheitsbild durch einen fleckförmigen Untergang der grauen Substanz mit Schwerpunkt um den Aquädukt herum, im darunterliegenden Okulomotoriuskern und der Substantia nigra aus. Daneben können das Höhlengrau des Zwischenhirns und die hypothalamischen Kerngebiete betroffen sein; weiter distal werden gelegentlich Veränderungen in der Umgebung des IV. Ventrikels, der Haube, des Locus coeruleus, der dorsalen Hirnnervenkerne sowie des Deiterschen Kerns gefunden.

In ca. 25% der Fälle resultierte aus der Erkrankung ein postenzephalitisches Parkinson-Syndrom, welches sich z.T. unmittelbar an das akute Stadium anschloß, mehrheitlich jedoch erst nach einer längeren Latenz von Jahren bis Jahrzehnten in Erscheinung trat. Hier sind pathologisch-anatomisch irreversibel schwerpunktsmäßige Veränderungen im Bereich der Substantia nigra nachweisbar, welche depigmentiert ist und gliös-fibrös verändert erscheint.

Der Erreger des Krankheitsbildes – aller Wahrscheinlichkeit nach ein Virus – wurde wegen mangelnder methodischer Möglichkeiten nie identifiziert.

Da das Krankheitsbild heute keine praktische Bedeutung mehr beansprucht, sind differentialdiagnostische Überlegungen kaum am Platze. Allenfalls sei der Hinweis erlaubt, daß Scheid u. Mitarb. (53) sowie Silcott u. Neubuerger klinisch ähnliche Symptome in jüngerer Zeit bei einer anderen Enzephalitisform, nämlich der mit Gliaknötchenbildung einhergehenden lymphozytären Choriomeningoenzephalitis (vgl. Sonderformen), beobachtet haben und daß rein formal der neurologische Befund gewisse Analogien zur Pseudoencephalitis haemorrhagica superior Wernicke (vgl. Abschnitt Stoffwechsel) aufweist.

Lyssa

Auch die Tollwut (Lyssa, Rabies) ruft eine fleckförmige Polioenzephalitis hervor, welche in ihrem histopathologischen Bild den vorgenannten Formen sehr ähnlich ist. Schwerpunktslokalisationen stellen das Mittelhirn, die Brücke und die Medulla oblongata dar. Besonders starke Veränderungen weist auch hier wieder die Substantia nigra auf. Weitere Manifestationsorte betreffen die graue Substanz des Rückenmarks, insbesondere im Bereich der Vorderhornzellen. Eine strukturelle Besonderheit stellen die sog. Negri-Körperchen dar. Darunter sind runde oder ovale, gelegentlich auch geschichtete Einschlüsse in Nervenzellen zu verstehen, wie man sie vor allem im Ammonshorn sowie in den Purkinje-Zellen des Kleinhirns antrifft. Eine fleckförmige Mitbeteiligung der Meningen ist keine Seltenheit.

Das Lyssavirus ist weltweit verbreitet. Endemische Herde sind u.a. im Iran, in Nordafrika sowie in Südost- und Osteuropa bekannt. In unseren Breiten erfolgte die Durchseuchung von Ost nach West. Seit 1968 gibt es auch Erkrankungsfälle westlich des Rheins. Primär erkranken Tiere, wobei es sich derzeit in unserer Gegend überwiegend um Wildtiere handelt (80% Rotfuchs, 10% Reh, der Rest verteilt sich auf mehrere weitere Tierspezies wie Hund, Katze, Rinder, Marder, Dachs u.a.) (54).

Die Infektion des Menschen erfolgt in aller Regel durch den Biß kranker Tiere, wesentlich seltener über kontaminierte Gegenstände oder im Laboratorium. Im allgemeinen ist eine kleine Verletzung der Haut Voraussetzung für das Eindringen des Erregers. Die Möglichkeit einer Übertragung von Mensch zu Mensch ist bis heute nicht gesichert. Bezüglich der Häufigkeit weist die Meldestatistik in Deutschland in den Jahren 1960–1974 19 Erkrankungs- und 7 Todesfälle aus.

Vom *klinischen Erscheinungsbild* entwickelt sich nach einer Inkubationszeit von 20–60 Tagen (Mittelwert 28 Tage) (58) zunächst ein uncharakteristisches Prodromalstadium mit Kopfschmerzen, Fieber, depressiver Verstimmung, Angstgefühl sowie insbesondere sehr auffälligen vegetativen Störungen (Speichelfluß, Schwitzen, Tachykardie, Mydriasis). An der Bißstelle treten meist heftige neuralgiforme Schmerzen auf. Nach 2–8 Tagen geht das Krankheitsbild dann in das meist im Vordergrund stehende Exzitationsstadium der Enzephalomyelitis über. Dieses äußert sich durch eine zunehmende motorische Unruhe bzw. durch tonisch-klonische Krämpfe, was differentialdiagnostisch an einen Tetanus denken lassen kann. In ausgeprägten Fällen kommt es zu reflektorischen Schlingkrämpfen. Besonders bezeichnend ist eine hochgradige *Hydrophobie*. Meist erfolgt in diesem Stadium der Exitus. Wenn nicht, kann nach einer vorübergehenden Besserung eine pa-

ralytische Phase erreicht werden, die neurologisch einer sich rasch manifestierenden Landryschen Paralyse entspricht.
Der *Liquor* ist im allgemeinen unauffällig. Nur selten finden sich leichte Pleozytosen bzw. Eiweißvermehrungen.
Die genaue diagnostische Einordnung beruht beim erkrankten bzw. krankheitsverdächtigen Tier auf dem Nachweis von Virusantigen mit Fluoreszenzserologie, ggf. ergänzt durch den Tierversuch sowie die histologische Untersuchung des Gehirns. Beim Menschen dient die indirekte Immunfluoreszenz, welche an Speziallaboratorien gebunden ist, der schnellen Information. Ihr Ergebnis ist nach 2 Std. greifbar. Additiv sind aus Speichel, Korneaabstrich, Urin- bzw. Liquor Virusisolierungen zu veranlassen. Eine Antikörperbildung ist wegen des schnellen Verlaufs nicht zu erfassen.
Im Regelfall wird heute bei jeder möglichen oder gesicherten Infektion sofort die *aktive Immunisierung* mit der HDC-(„human diploid cell"-)Vaccine durchgeführt. Dieser aus inaktiviertem Tollwutvirus gewonnene Impfstoff steht in der Bundesrepublik Deutschland seit 1980 zur Verfügung. Im Gegensatz zu der alten Hempt-Vakzine oder auch dem bis vor kurzem gebräuchlichen inaktivierten Entenembryoimpfstoff bedingt er keine zentralnervösen Komplikationen, so daß er ohne jede Bedenken sogar prophylaktisch verabreicht werden kann (Förster, Tierärzte, Waldarbeiter etc.). Insbesondere mit der Hempt-Vakzine war es früher ja gelegentlich zu Impfkomplikationen gekommen (vgl. Abschnitt perivenöse Herdenzephalitis), was jetzt nicht mehr der Fall ist.

Zentraleuropäische Enzephalitis

Die zentraleuropäische Enzephalitis, synonym auch Frühsommer-Meningoenzephalitis genannt, stellt die gegenwärtig sicher wichtigste, durch Arthropoden übertragene Viruskrankheit Europas dar. Der Erreger gehört zur Familie der *Togaviren,* Genus Flaviviren. Die Übertragung erfolgt überwiegend durch *Zecken* (Ixodes ricinus). Daneben unterhält das Virus auch einen Zyklus über kleine Nagetiere und Insektenfresser. In der Bundesrepublik Deutschland sind endemische Herde vorwiegend in Bayern und im Württemberger Raum bekannt. Schätzungsweise erkranken pro Jahr 1000 Personen, von denen etwa ⅓ eine Beteiligung des Zentralnervensystems aufweist (54).
Klinisch kommt es in der Regel nach einer relativ kurzen Inkubationszeit von 3–8 Tagen, selten länger, zu Prodromi im Sinne eines fieberhaften grippalen Infekts mit Kopfschmerzen, Übelkeit und leichten gastrointestinalen Störungen. Hier kann genauso wie bei der Poliomyelitis die Erkrankung enden oder nach einem beschwerdefreien Intervall von 8–14 Tagen unter erneutem Fieberanstieg mit Organmanifestationen weiter fortschreiten (ca. 8% der Fälle) (3, 54). Neben einer selteneren, rein meningitischen Verlaufsform (9–25%), handelt es sich vorwiegend um enzephalitische bzw. myelitische Bilder. Die Enzephalitis äußert sich dabei neben einer Bewußtseinstrübung in einem bunten möglichen Spektrum neurologischer Ausfallserscheinungen in Form von Hirnnervenlähmungen, Sprachstörungen, Kopftremor, Ruhe- oder Intentionstremor bzw. Gangataxie. Auch Hemiparesen oder Anfälle kommen vor. Die myelitische Manifestation mit schlaffen Paresen vom Vorderhorntyp ist klinisch nicht von der Poliomyelitis acuta anterior zu differenzieren. Während mehrheitlich der Verlauf nach Wochen eine weitgehende Restitution erkennen läßt, bleiben Spätschäden bei einem Teil der Fälle in unterschiedlichem Umfang zurück. Als postenzephalitische Folgezustände handelt es sich dabei um spastische Mono-, Para- oder Hemiparesen sowie um extrapyramidalmotorische Störungen oder Krampfanfälle. Parkinsonähnliche Bilder sind bekanntgeworden, jedoch verhalten sich diese im Gegensatz zum Parkinson-Syndrom nach Encephalitis epidemica im weiteren Verlauf stationär. Seitens der Myelitis sind dauerhafte Ausfälle vor allem an den oberen Extremitäten beobachtet worden.
Der *Liquor* weist im Regelfall eine Pleozytose zwischen 300 und 600/3 Zellen auf. Gleichzeitig ist das Liquoreiweiß mäßig erhöht. Der Beweis des Krankheitsbildes gelingt grundsätzlich nur durch virologische Untersuchungen. Am schnellsten sichert der Nachweis von spezifischen IgM-Antikörpern mittels empfindlicher Enzymimmunoassays die Diagnose.
Rein vom pathologisch-anatomischen Einteilungsprinzip her gehört auch die **Borna-Pferdeenzephalitis** in diesen Rahmen, wenngleich diese derzeit vorwiegend in Amerika zu beobachtende Erkrankung z.T. auch als Mischinfektion mit anderen neurotropen Viren auftritt und somit fließende Übergänge zur kontinuierlichen Polioenzephalitis vom Paralysetyp erkennen läßt.

Kontinuierliche Polioenzephalitis vom Paralysetyp

Pathologisch-anatomisch zeichnen sich diese Krankheitsbilder in Analogie zur progressiven Paralyse durch eine schwerwiegende *Schädigung der grauen Substanz* im Bereich der Großhirnhemisphären aus. Daneben nimmt auch, wie bei den fleckförmigen Polioenzephalitiden die Marksubstanz am Krankheitsprozeß teil. Vorzugslokalisationen im Bereich der Hirnrinde finden sich im Frontalhirn.
Bei der einleitend bereits mehrmals betonten klinischen Monotonie enzephalitischer Krankheits-

bilder erscheint es deshalb sinnvoll und legitim, auch in der Besprechung der klinischen Differentialdiagnose am ehesten einen Leitfaden vom neuropathologischen Befund abzuleiten, weil er über uncharakteristische Allgemeinsymptome hinaus bezüglich bestimmter topischer Besonderheiten weiterhelfen kann.

Während, wie dargestellt, bei den fleckförmigen Polioenzephalitiden die schlaffen Paresen durch den Befall der Vorderhörner, die akuten extrapyramidal motorischen Symptome durch eine bevorzugte Lokalisation im Marklager oder auch die zentralen Lähmungen im Rahmen einer Beteiligung der motorischen Hirnrinde Leitbefunde darstellen, sind die Polioenzephalitiden vom Paralysetyp gemäß dem ausgeprägten Rindenbefall initial häufig durch *psychopathologische Auffälligkeiten* geprägt. Vorwiegend handelt es sich dabei um Verwirrtheitszustände oder delirante Phasen. Schwere Verläufe entwickeln ein zunehmend komatöses Bild.

Nach heutiger Kenntnis handelt es sich genau wie bei der zentraleuropäischen Enzephalitis um Arboviren. Die Übertragung erfolgt hier durch Stechmücken. Im einzelnen wurden bekannt:

1. *Encephalitis japonica.* Diese trat insbesondere in Japan, daneben aber auch in weiteren Ländern des Fernen Ostens sowie in Rußland, zuletzt in den Sommermonaten des Jahres 1958, epidemisch auf. Der Erreger ist schwer zu isolieren. Diagnostisch relevante Titer in der KBR bzw. im Neutralisationstest können frühestens ab der 6. Woche erwartet werden. Die Letalität ist wie bei allen übrigen Formen dieser Gruppe hoch.
2. *St.-Louis-Enzephalitis.* Diese Form stellt die wichtigste epidemisch bzw. sporadisch auftretende Arboviruserkrankung in den USA dar. Vom Verlauf her entspricht sie weitgehend der Encephalitis japonica.
3. *Murray-Valley-Enzephalitis.* Der Erreger hat zu zahlreichen Epidemien in Australien (zuletzt 1971) sowie in Neuguinea Anlaß gegeben.
4. *Westnilfieber.* Es handelt sich um den im Nahen und Mittleren Osten, schwerpunktsmäßig in Ägypten, beobachteten Erreger mit einem den vorgenannten Erkrankungen weitgehend analogen klinischen Bild.

Weitere, noch seltenere Krankheitsbilder sollen im Rahmen dieser Darstellung unberücksichtigt bleiben.

Perivenöse Leukenzephalitis

Das pathologisch-anatomische Substrat dieser Gruppe von Erkrankungen, welche vorwiegend im Gefolge teils exanthematischer (Masern, Röteln, Varizellen) teils aber auch nicht exanthematischer Virusinfekte (Mumps, Influenza, infektiöse Mononukleose) sowie andererseits auch als seltene Komplikation einer Lyssa- oder Pockenschutzimpfung auftreten, stellt die *perivenöse Mikro- und Oligodendrogliawucherung* dar. Die Veränderungen bevorzugen dabei die weiße Substanz. Es ist anzunehmen, daß es vorwiegend im venösen Abschnitt des zerebralen Gefäßsystems zu einer Permeabilitätsstörung kommt. Bestimmte austretende plasmatische Substanzen verhalten sich in der Folge wohl histotoxisch und führen zu einem mehr oder minder ausgeprägten Untergang von Markscheiden und Axonen. Bei manchen Erregern, insbesondere beim Influenzavirus, kommt es zusätzlich zu Diapedeseblutungen, welche zur Ausbildung einer hämorrhagischen Enzephalitis, in ausgeprägten Fällen sogar einer Purpura cerebri führen. Das Krankheitsbild hat morphologisch weitgehende Analogien zur experimentell-allergischen Enzephalomyelitis, weshalb ätiologisch neuroallergische Prozesse vermutet werden.

In der Regel ist es keine große Kunst, im Gefolge exanthematischer Viruskrankheiten akut sich manifestierende zentralnervöse Erscheinungen mit der Verdachtsdiagnose einer parainfektiösen Enzephalitis zu versehen. Wesentlich schwieriger kann es für kurze Zeit allerdings sein, wenn, wie bei den Varizellen möglich, das enzephalitische Bild wenige Tage dem Exanthem vorauseilt.

Bei den **Masern** werden neurologische Komplikationen nach Erhebungen von Allerdist (5) an 3093 Fällen jeweils von Jahr zu Jahr wechselnd in 2 bis maximal 16% aller Fälle beobachtet. Sie treten im allgemeinen zwischen dem 3. und 7. postexanthematischen Tag, vorwiegend in Form einer Enzephalitis auf, welche sich mit Kopfschmerzen sowie einer zunehmenden Bewußtseinstrübung dokumentiert. Häufig sind zusätzlich hirnorganische Anfälle, seltener fokale neurologische Ausfälle. Bei epileptischen Manifestationen oder Entwicklung eines Komas ist die Prognose ernst und die Letalität im Durchschnitt mit 22% anzugeben. Auch Defektheilungen kommen durchaus vor. Das Krankheitsbild ist klinisch abzutrennen von der schleichend sich entwickelnden *subakuten sklerosierenden Panenzephalitis (SSPE),* für welche eine chronische Masernvirusinfektion mit einer defekten Virusvermehrung verantwortlich ist.

Der Liquorbefund läßt z. T. im Stich oder zeigt allenfalls geringfügige Veränderungen. Die Diagnose einer parainfektiösen Enzephalitis ist am schnellsten durch den Nachweis von IgM-Antikörpern zu stellen. Bei der SSPE finden sich dagegen extrem hohe Masern-IgG-Antikörper-Titer.

Im Gefolge einer **Rötelnerkrankung** sind Enzephalitiden zwar beschrieben, jedoch äußerst selten. Als Richtzahlen werden 0,4–2,5% aller Fälle angenommen. Die Symptome manifestieren sich meist am 3.–4. postexanthematischen Tag. Mehrheitlich leitet ein hirnorganischer Anfall die nachfolgende Bewußtseinseintrübung ein. Der

Liquorbefund ist wie bei den Masern unzuverlässig. Die Letalität wird mit rund 20% angegeben. Diagnostisch entscheidend ist wiederum der entsprechende virologische Nachweis von IgM-Antikörpern bzw. die Virusisolierung.
Bei den **Varizellen** ist die Zahl nachfolgender Enzephalitiden gleichfalls selten. Das Krankheitsbild manifestiert sich in der Regel ca. 6 Tage nach Auftreten des Exanthems, kann diesem jedoch in seltenen Fällen, wie oben bereits erwähnt, wenige Tage vorauseilen. Abortive Verläufe sind bekannt. Vom neurologischen Erscheinungsbild her steht die Ataxie ganz im Vordergrund, was pathologisch-anatomisch mit einer Schwerpunktsmanifestation im Zerebellum korreliert. Ein entzündliches Liquorsyndrom im Sinne einer lymphozytären Pleozytose wird mehrheitlich beobachtet. Die diagnostische Einordnung entspricht dem bei den vorgenannten Krankheitsbildern bereits erwähnten.
Aus der Gruppe der in diesem Rahmen zur Debatte stehenden nicht exanthematischen Viruskrankheiten sollen nur die drei wichtigsten Vertreter, nämlich die infektiöse Mononukleose, die Influenza und die Parotitis epidemica, kurz herausgegriffen werden. Grundsätzlich muß man allerdings anfügen, daß eine Fülle weiterer viraler Infekte neben der häufigeren Meningoenzephalitis (vgl. Abschnitt Meningitiden) in seltenen Fällen eine isolierte perivenöse Herdenzephalitis bedingen können. Die durch das Epstein-Barr-Virus hervorgerufene **infektiöse Mononukleose,** deren internistische Kardinalsymptome bekanntermaßen die Angina, die Lymphknotenschwellung sowie die Hepatosplenomegalie darstellen, bedingt, sofern sie eine Manifestation am Nervensystem nach sich zieht, ähnlich wie die meisten nachfolgend, abgesehen von der Influenza, zu beschreibenden Viruskrankheiten, mehrheitlich eine reine lymphozytäre Meningitis. Ein isoliert enzephalitisches oder enzephalomyelitisches Krankheitsbild dagegen ist grundsätzlich selten. Topisch weist es oft eine Hauptmanifestation im Hirnstamm auf. Neben einer Bewußtseinstrübung und Anfällen addieren sich fakultativ bulbärparalytische, extrapyramidale oder zerebelläre Symptome.
Die immer wieder in Epidemien bzw. Pandemien auftretenden **Influenzainfektionen** führen in einer Häufigkeit von 1 : 1000 zu Komplikationen von seiten des Nervensystems, insbesondere unter dem Bild der hämorrhagischen perivenösen Leukenzephalitis. Diese schweren Fälle entsprechen vom klinischen Verlauf her weitgehend der früheren Encephalitis lethargica. Daneben gibt es aber auch benignere Manifestationen, welche sich nur durch flüchtige, wieder vorwiegend in den Hirnstamm zu lokalisierende neurologische Ausfälle auszeichnen.
Bei der **Parotitis epidemica** ist das Auftreten einer lymphozytären Meningitis ausgesprochen häufig (vgl. Abschnitt Meningitiden). Sie kann auch ohne Erkrankung der Speicheldrüse auftreten. Eine reine Enzephalitis stellt dagegen eine Rarität dar. Die Literatur weist Einzelfälle aus, welche schwerwiegende, vor allem myelitische Organmanifestationen gezeigt haben.
Unter den im Gefolge von **Impfungen** auftretenden, zahlenmäßig außerordentlich seltenen enzephalitischen Reaktionen ist die *postvakzinale Herdenzephalitis* nach Pockenschutzimpfung sicher am besten untersucht. Sie tritt bekanntermaßen praktisch nur jenseits des 2. Lebensjahres auf und hält sich an eine streng festgelegte Inkubationszeit von 12,8 ± 2,1 Tagen. Ihre Rarität (1 : 2 000 000) ist wohl belegt. Klinisch stehen neben diskreten meningitischen Zeichen eine rasch progrediente Bewußtseinseintrübung sowie fokale neurologische Ausfälle in Form von Halbseitensyndromen, bulbären Manifestationen oder Querschnittsbildern im Vordergrund. Daneben kommen aber auch abortive Verläufe vor.
Das Krankheitsbild hatte bereits Anfang der 70er Jahre durch die Vorimpfung mit Vakziniaantigen nach HERRLICH einen erheblichen Rückgang erlebt. Inzwischen ist es im Rahmen der abgeschafften allgemeinen Impfpflicht eine Rarität geworden.
Eine ähnliche Entwicklung kündigt sich bezüglich der seltenen postvakzinalen Enzephalitis nach *Tollwutimpfung* an. Während bei der bis 1974 in Deutschland gebräuchlichen Hempt-Vakzine Komplikationen in der Literatur in der Häufigkeit von 0,01–0,12% angegeben wurden, treten sie unter der seit 1980 verwendeten HDC-Vaccine nach bisherigen Erfahrungen nicht mehr auf.
Die wenigen im Schrifttum erfaßten einschlägigen Komplikationen nach *Influenzaimpfung* (13, 26) sind in ihrem Erscheinungsbild bunt gestreut und lassen die Zusammenhangsfrage allenfalls im Sinne einer möglichen Eiweißallergie bejahen.

Metastatische Herdenzephalitis

Das pathologisch-anatomische Substrat der metastatischen Herdenzephalitis sind disseminierte, hämatogen entstandene Entzündungsherde sowohl in der grauen als auch in der weißen Substanz. Entsprechend der starken Entwicklung des Kapillarnetzes im Bereich der Hirnrinde ist dort die Herdbildung häufig besonders betont. Das Ausmaß der gliös-mesenchymalen Reaktion wird von der Art der Keime sowie von der Abwehrlage des Organismus bestimmt. Das Bild der Entzündung wieder erscheint abhängig von der Art des Erregers. Das Spektrum der dabei in Frage kommenden Infektionen erscheint breit gestreut. Im Gegensatz zu den bisher besprochenen Krankheitsbildern spielen Viren so gut wie keine Rolle. Schwerpunktsmäßig handelt es sich um Bakte-

rien, daneben aber auch um Pilze sowie Parasiten. Weiterhin wird dieses pathologisch-anatomische Substrat auch von einer Reihe nach heutiger Kenntnis nicht erregerbedingter, wohl autoimmunologischer entzündlicher Reaktionen nachgeahmt. Strukturelle Sonderformen stellen granulomatöse Herdenzephalitiden dar.
Unter den durch *Bakterien* hervorgerufenen Krankheitsbildern ist als Modell die bakterielle Endokarditis zu besprechen. Daneben müssen die hämatogene Aussaat etwa von pulmonalen Prozessen, insbesondere Bronchiektasen, sowie die Septikopyämien Erwähnung finden. Schließlich gibt es auch einige seltenere bakterielle Infektionen wie die Listeriose, welche diesem Modus entsprechen.
Bei den durch *Pilze* hervorgerufenen Erkrankungen sollen vor allem die Candidamykose und die Torulose Erwähnung finden. Unter den Protozoen sind die Toxoplasmose, die Malaria, die afrikanische Schlafkrankheit sowie die Amöbenruhr zu bedenken. Beim *Parasitenbefall des Zentralnervensystems* durch Würmer stellen die Zystizerkose und die Echinokokkose die wichtigsten Krankheitsbilder dar.
Schließlich wird hier auch noch der eitrige Hirnabszeß subsummiert, der allerdings neben der hämatogen metastatischen Genese noch einen zweiten Entstehungsmodus per continuitatem aufweist.

Bakterielle metastatische Herdenzephalitis

Noch vor Jahren waren angeborene sowie insbesondere erworbene rheumatische Herzklappenfehler die mit Abstand häufigste Ursache für die Entstehung einer *bakteriellen Endokarditis*. Inzwischen hat die Penizillintherapie der Angina tonsillaris zu einem weitgehenden Rückgang des akuten rheumatischen Fiebers geführt. Demgegenüber sind andere Entstehungsursachen des Krankheitsbildes, z.B. nach Herzoperationen oder bei immunsuppressiver Therapie bzw. die sog. marantische Endokarditis im Rahmen konsumierender Erkrankungen, eher im Steigen begriffen. Das Erregerspektrum hat sich demgemäß ebenfalls erweitert. Neben dem Streptococcus viridans, dem weitaus häufigsten Erreger der Endocarditis lenta, sind Enterokokken, Staphylokokken sowie auch gramnegative Bakterien und schließlich Pilze zu berücksichtigen.
Das meist schwere internistische Krankheitsbild verläuft unter dem Leitsymptom eines Status febrilis. Der durch die Klappenauflagerungen bedingte Morbus embolicus betrifft u.a. die Leber, die Milz, die Niere oder die Haut in Form der bezeichnenden Oslerschen Knötchen. Daneben kommen in rund 70% aller Fälle *zerebrale Embolien* vor, welche sich mehrheitlich durch flüchtige fokale neurologische Ausfallserscheinungen vom Typ eines *Schlaganfalls* auszeichnen. Art und Umfang des daraus resultierenden klinischen Syndroms stehen in enger Korrelation zur Frequenz bzw. Größe der embolischen Komplikationen. Der weitere Verlauf wird bestimmt durch die rasche internistische Diagnosestellung sowie antibiotische Therapie nach Antibiogramm. Gelingt es, das Krankheitsbild rasch zu beherrschen, ist die konsekutive Gefahr der zunächst sich entwikkelnden *bakteriellen oder mykotischen Aneurysmen der Hirngefäße* sowie der sekundären perivaskulären Abszedierung weitgehend vermeidbar. Wenn nicht, ist ein letaler Ausgang nicht zu verhindern, wobei das final häufig auftretende zerebrale Koma neben den lokalen Abszessen meist zahlreiche additive zirkulatorische bzw. metabolische Ursachen aufweist.
Etwas anders gestaltet sich klinisch in der Regel die Ausbildung der *metastatischen Herdenzephalitis bzw. des hämatogenen Hirnabszesses bei pulmonalen bakteriellen Infektionen,* vorwiegend auf dem Boden von *Bronchiektasen.* Hier können die internistischen Symptome oft recht stumm sein. Die Patienten haben sich an ihre chronischen bronchitischen Beschwerden sowie die Expektoration seit langem gewöhnt. Auch muß bei einer Exazerbation keine nennenswerte Störung des Allgemeinbefindens auftreten. Die Temperaturen sind z.T. allenfalls subfebril. Die sich bei dem Krankheitsbild potentiell entwickelnde metastaische Herdenzephalitis kündigt sich zunächst, ähnlich wie bei der Endocarditis lenta, durch das Symptom eines *Schlaganfalls* an. Danach entwikkeln sich, sofern die Diagnose nicht gestellt und eine entsprechende antibiotische Therapie eingeleitet wird, chronische Kopfschmerzen sowie zunehmend die Zeichen der intrakraniellen Raumforderung fakultativ mit meningealen Reizerscheinungen. Der sich ausbildende *Hirnabszeß* läßt demgemäß in Analogie zum hirneigenen Tumor bzw. zur Metastase vordergründig die Zeichen der zerebralen Raumforderung erkennen. Die primär entzündliche Genese kann sowohl im symptomatischen Erscheinungsbild als auch aufgrund der entsprechenden allgemeinüblichen Laborkriterien weitgehend verborgen bleiben. Erst die weiteren neuroradiologischen Untersuchungsmaßnahmen, insbesondere die kraniale Computertomographie, führen zur Diagnose. Auf entsprechende Darstellungen im Abschnitt „Hirntumoren" darf verwiesen werden. Dort wird der differentialdiagnostische Aspekt ausführlich dargelegt.
Ähnlich wiederum wie die Endokarditis verhält sich die von anderen Organentzündungen ausgehende *Septikopyämie.* Das schwere internistische Krankheitsbild mit Status febrilis und organbezogenen Beschwerden steht im Vordergrund. Sofern die Diagnose nicht schnell gestellt und der Sepsisherd im Regelfall operativ beseitigt wird,

entwickeln sich rasch ein septischer Schock sowie eine Verbrauchskoagulopathie. Die pyämische Streuung ins Zerebrum, oft im Verein mit Blutungen im Rahmen der hämorrhagischen Diathese, geht dann mehrheitlich in der Vielfalt der Symptome des tödlich endenden Krankheitsbildes unter. Erst der neuropathologische Befund dokumentiert das Ausmaß der faßbaren Strukturveränderungen.

Abgesehen von den genannten hämatogenen, mehr oder minder schwer verlaufenden Streuungen organbezogener bakterieller Krankheitsbilder, sind in diesem Zusammenhang auch noch einige wenige bakterielle Infektionen zu bedenken, welche neurologisch mehrheitlich zwar eine Meningitis, in seltenen Fällen aber auch eine metastatische Herdenzephalitis bedingen. So findet man etwa im Rahmen der *Listeriose* selten Ausfälle seitens des kaudalen Hirnstamms oder der Medulla spinalis. Klinisch imponiert ein akutes Hirnstammsyndrom bzw. ein Querschnittsbild, das meist innerhalb weniger Tage trotz antibiotischer Therapie tödlich endet.

Metastatische Herdenzephalitis im Rahmen von Mykosen

Eine mykotische Enzephalitis ist zweifellos eine Rarität. So fand Vorreith unter 29 659 Autopsien 11mal ein einschlägiges Krankheitsbild (65). Dabei ist, was das Erregerspektrum anlangt, in Europa im wesentlichen mit der Candida albicans, dem Cryptococcus neoformans und allenfalls noch dem Aspergillus zu rechnen.

Bei *Candida* und *Aspergillus* handelt es sich dann überwiegend um eine Pilzsepsis, wie sie in der Regel nur in einem bestimmten Krankengut, z. B. unter immunsuppressiver oder langfristiger antibiotischer Therapie, auftritt. Sofern diese systemisch beherrscht werden kann, können im Verlauf raumfordernde *mykotische Abszesse* entstehen, welche ggf. neurochirurgisch angegangen werden müssen.

Demgegenüber verläuft die *Torulose*, d. h. die Infektion mit Cryptococcus neoformans, meist subakut bis chronisch. Sie ist auch keineswegs immer an das Vorhandensein eines chronischen Krankheitsbildes gebunden, sondern kommt bei entsprechender Exposition (z. B. Taubenmist) durchaus auch beim Gesunden vor. Während die meningitische Verlaufsform überwiegt, kommt es in selteneren Fällen über den Weg der metastatischen Herdenzephalitis durchaus auch einmal zu einem raumfordernd wirkenden Hirnabszeß.

Durch Protozoen hervorgerufene metastatische Herdenzephalitis

Am wichtigsten in unseren Breiten erscheint in diesem Zusammenhange die *Toxoplasmose*, welche neben der häufigeren akuten lymphozytären Meningitis bzw. Meningoenzephalitis in seltenen Fällen eine reine Enzephalitis bzw. Myelitis bedingen kann. Ganz besonders gilt dies natürlich für die *konnatale bzw. postnatale Infektion*, welche durch eine *schwerwiegende granulomatöse Herdenzephalitis* mit ausgedehnten Gewebsnekrosen gekennzeichnet ist und im Regelfall, sofern es nicht zum intrauterinen Fruchttod kommt, schwerwiegende Residuen in Form von Hydrozephalus, Mikrozephalus, intrazerebralen Verkalkungen, Anfällen, spastischen Paresen bzw. Demenz nach sich zieht.

Im Rahmen der akuten generalisierten Infektion des Erwachsenen im Regelfall durch Genuß von rohem zystenhaltigem Fleisch bzw. im Rahmen einer Laborinfektion stehen zunächst die internistischen Symptome mit Allgemeinsymptomatik, Muskelschmerzen sowie Lymphdrüsenschwellung im Vordergrund. Als zentralnervöse Komplikationen sind, abgesehen von der geläufigen Meningitis bzw. Meningoenzephalitis, in letzter Zeit eine Reihe rein enzephalitischer bzw. myelitischer Prozesse bekanntgeworden. Die Manifestation der Enzephalitis wird meist durch einen Krampfanfall eingeleitet. Anschließend können fokale Herdbefunde nachweisbar werden. Myelitische Prozesse äußern sich als akutes Querschnittssyndrom (31, 60). Auch eine immunsuppressive Therapie kann als Wegbereiter fungieren (74).

Die sicherste Methode für einen schnellen Erregernachweis ist die indirekte Membranfluoreszenz im Liquor. Er beweist allerdings keine frische Toxoplasmainfektion, da jeder zerebrospinale Prozeß zum Aufbrechen intrazerebraler Parasitenzysten (latente Form der Toxoplasmose) führen kann. Demgemäß ist der typische Titerverlauf im Serum und im Liquor in der Folgezeit für die Sicherung der Diagnose zu fordern. Der Liquorbefund weist ansonsten nur teilweise entzündliche Veränderungen aus.

Eine wichtige diagnostische Hilfe, welche schnell auf die richtige Fährte führen kann, stellen *chorioretinitische Herde am Augenhintergrund* dar.

Ein differentialdiagnostisches Problem in der Neurologie stellen immer wieder auch *intrazerebrale Verkalkungen* dar; sie sollten differentialdiagnostisch neben anderen Prozessen (z. B. verkalktes Oligodendrogliom, verkalkter Plexus chorioideus, andere verkalkte Parasiten, Morbus Fahr o. a.) immer auch an eine abgelaufene Toxoplasmose denken lassen.

Im Rahmen einer *Malaria*, mit welcher wir durch den zunehmenden Tourismus auch wieder vermehrt konfrontiert werden, führt eine ausgeprägte Parasitämie zum Bild der sog. Flohstichenzephalitis mit sog. Dürkschen Malariagranulomen. Kleine intrazerebrale Gefäße werden durch die Parasiten verschlossen. Es bilden sich konsekutive perivenöse Nekrosen und Zellansammlungen aus.

Die Häufigkeit einer Mitbeteiligung des Gehirns im Rahmen einer Malaria wird mit rund 2% angegeben. Typisch sind generalisierte oder fokale hirnorganische Anfälle mit nachfolgender anhaltender Bewußtseinstrübung, seltener auch fokalen neurologischen Ausfällen. Auch Querschnittsmyelitiden sind beschrieben. Der Liquorbefund ist unzuverlässig.
Der Nachweis der akuten Infektion gelingt am schnellsten aus dem Blut mittels eines *dicken Tropfens*. Die Antikörperbestimmung hinkt wiederum zeitlich nach. Insbesondere bei der Malaria tropica stellen zentralnervöse Ausfälle eine ernstzunehmende Komplikation dar. Die Letalität des Krankheitsbildes ist in diesem Falle auch heute noch nicht gering.
Die *afrikanische Schlafkrankheit,* hervorgerufen durch Trypanosoma gambiense oder rhodiense, kommt praktisch nur in Zentral- und Westafrika vor. Sie zeichnet sich neurologisch, sofern es zur Ausbildung einer Enzephalitis kommt, durch vorwiegend psychische Auffälligkeiten im Verein mit einer lang anhaltenden Bewußtseinstrübung aus. Daneben sind auch hirnorganische Anfälle, extrapyramidale Störungen, insbesondere ein Tremor der Zunge, Schädigungen seitens der langen Bahnen und Hirnnervenausfälle beschrieben worden. Der Liquor zeigt meist ausgeprägte Veränderungen, insbesondere mit einer zunehmenden Eiweißvermehrung, begleitet von einer geringeren Pleozytose. Auch hier ist die Anfertigung eines dicken Tropfens der schnellste Weg zur diagnostischen Erkennung. Erst im Verlauf kann der IgM-Test im Blut und im Liquor zur Bestätigung der Diagnose dienen.
Als letztes soll die *Amöbiasis,* hervorgerufen durch Entamöba histolytica, Erwähnung finden, welche in tropischen und subtropischen Zonen sehr verbreitet ist.
Nach oraler Aufnahme infektiöser Zysten, meist durch verunreinigte Nahrungsmittel oder Trinkwasser, entwickeln sich zunächst die bekannten internistischen Symptome mit im Vordergrund stehenden blutig-schleimigen Diarrhöen. Fakultativ sind weitere Organe (Lunge, Pankreas, Haut, Auge u.a.) beteiligt. Eine Aszension der Parasiten in die Leber führt zur gefürchteten Komplikation der Ausbildung von Leberabszessen. Die wesentlichste neurologische Komplikation ist die Entstehung von Hirnabszessen, vorwiegend links temporal.
Der *Nachweis der Erreger* gelingt am schnellsten aus dem Stuhl.
Die vollständige Darstellung weiterer, in unseren Breiten außerordentlich seltener parasitärer Herdenzephalitiden erscheint in diesem Rahmen nicht sinnvoll. Hier sei auf entsprechende tropenmedizinische Lehrbücher verwiesen.

Metastatische Herdenzephalitis im Rahmen von Wurmkrankheiten

Während eine größere Anzahl systemisch verlaufender Wurmkrankheiten eine akute eosinophile Meningitis bedingen, ist die Zahl der Erreger, welche auf dem Blutweg in das Zentralnervensystem eindringen, geringer. Erwähnt werden sollen aus der Gruppe der Fadenwürmer die Trichinose sowie aus der Gruppe der Bandwürmer die Zystizerkose bzw. die Echinokokkose. Mehrheitlich entwickeln sich zentralnervöse Ausfälle in einer gewissen Latenz nach der akuten Infektion (56).

Trichinose

Der weltweit verbreitete Wurm führt trotz Fleischbeschau auch in der Bundesrepublik Deutschland sowie in den umliegenden Ländern immer wieder zu Erkrankungsfällen (20). Die Infektion erfolgt im wesentlichen durch den Genuß von rohem Fleisch. Im akuten Krankheitsbild stehen hohes Fieber, Lidödeme, Muskelschmerzen sowie eine Konjunktivitis im Vordergrund. Die Symptome klingen in der Folgezeit mit oder ohne Therapie ab. Die Trichinen bleiben jedoch im Gewebe liegen und verkalken.
Die während dieser akuten Phase in einem Teil der Fälle zu beobachtende Invasion ins Zentralnervensystem kann teilweise inapparent erfolgen, teilweise aber auch mit fokalen Herdsymptomen, Anfällen, deliranten Syndromen sowie dem Symptom der intrakraniellen Drucksteigerung einhergehen. Auch Querschnittsbilder, Vorderhornsyndrome und isolierte Hirnnervenstörungen wurden beschrieben. Sofern die Meningen nicht mitbeteiligt sind, kann der Liquorbefund völlig im Stich lassen. Diagnostisch ist man, abgesehen vom bioptischen Nachweis, z.B. in der Muskulatur, auf serologische Untersuchungen angewiesen, die frühestens nach 2–3 Wochen positiv werden.

Zystizerkose

Das durch Taenia solium (Schweinebandwurm) hervorgerufene Krankheitsbild ist in Europa selten. Aber immerhin spielt auch hier der Tourismus möglicherweise in Zukunft eine zunehmende Rolle. Die durch den Genuß von ungekochtem Schweinefleisch hervorgerufene Infektion führt zu einer hämatogenen und lymphogenen Aussaat, wobei das Zentralnervensystem in ca. 40% der Fälle beteiligt ist. Sowohl intrazerebrale als auch subpiale Absiedelungen der zystischen Gebilde sind bekannt. Im Verlauf haben sie die Tendenz zur Verkalkung. Mit einer Latenz von Monaten bis Jahrzehnten kommt es zu neurologischen Störungen, welche bei intrazerebraler Manifestation mehrheitlich als raumfordernde Prozesse oder auch als vaskuläre Insulte imponieren. In ca. 40%

der Fälle treten Anfälle auf. Zysten im IV. Ventrikel sind für das Syndrom der intermittierenden Aquäduktstenose verantwortlich. Als Rarität wurde auch der zystische Befall der Medulla spinalis beschrieben.
Neben einer Eosinophilie im Liquor kann serologisch nur die KBR diagnostisch weiterhelfen. Häufig ist eine neurochirurgische Intervention indiziert.

Echinokokkus

Die auch in Deutschland immer wieder beobachtete Infektion mit dem Hundebandwurm (Echinococcus granulosus bzw. alveolaris) geschieht vorwiegend durch Kontakt mit infizierten Hunden. Die Larven gelangen wiederum über den Darm vorwiegend in die Leber, wo sie zur Ausbildung von Zysten führen. Bei Überwinden der Leber- und auch der Lungenschranke können sie ins Zentralnervensystem verschleppt werden und ähnlich wie bei der Zystizerkose zu raumfordernden Prozessen Anlaß geben. Diese sind vorwiegend temporookzipital, selten alio loco lokalisiert und führen meist gleichfalls neben Anfällen bzw. Halbseitensymptomen zur Ausbildung einer intrakraniellen Drucksteigerung. Sofern möglich, ist eine neurochirurgische Entfernung die Therapie der Wahl. Serologische Untersuchungen sowie der Intrakutantest nach Casoni untermauern die Diagnose.
Bezüglich weiterer seltenerer Wurmerkrankungen sei gleichfalls der Hinweis auf entsprechende Spezialliteratur erlaubt.

Herdenzephalitiden ohne Erregernachweis

Abgesehen von der vorgenannten, auf bestimmte Erreger zurückzuführende metastatische Herdenzephalitiden findet man in Analogie zur sog. „akuten oder chronischen abakteriellen Meningitis ungeklärter Ätiologie“ klinisch einer Enzephalitis entsprechende Krankheitsbilder ohne Erregernachweis, die teilweise nach heutiger Kenntnis der Gruppe der sog. Kollagenosen zugehören, anderteils möglicherweise Infektionen repräsentieren, die noch nicht aufgeklärt sind.
Das pathologisch-anatomische Substrat ist auch hier wieder die gefäßbezogene entzündliche Reaktion, wobei teilweise, insbesondere in der Gruppe der systemischen nekrotisierenden Arteriitiden, eine Destruktion der Gefäßwand mit Medianekrose nachweisbar wird.
Die wesentlichen hier zu subsummierenden Krankheitsbilder sind die *Panarteriitis nodosa und ihre Sonderformen,* der *Lupus erythematodes disseminatus* sowie einige seltenere Krankheitsbilder, wie z. B. das *Behçet-Syndrom.* Weiterhin gehören in diesen Rahmen eine Reihe *granulomatöser Enzephalomyelitiden* ohne Erregernachweis (Sarkoidose, retikulohistiozytäre Enzephalitis).
Bezüglich der erstgenannten Gruppe von Erkrankungen darf schwerpunktsmäßig auf die Ausführungen im Kapitel „2 Zirkulationsstörungen des Gehirns, der Meningen und des Rückenmarks“ verwiesen werden, da sie zumindest, sofern etwas größere Gefäße betroffen sind, neurologisch in der Regel unter dem Leitsymptom der apoplektiformen vaskulären Störung verlaufen. Bei disseminiertem Befall kleiner Gefäße können jedoch auch Bilder entstehen, welche eine Enzephalitis täuschend zu imitieren vermögen.
Besonders bunt ist das Spektrum neurologischer Ausfälle beim *Morbus Behçet.* Hier finden sich immer wieder im Zentralnervensystem, abgesehen von rezidivierenden Meningitiden, multilokuläre enzephalitische Herde, deren Verlaufscharakteristik jedoch mehrheitlich an die Encephalomyelitis disseminata erinnert. Aus einer Reihe neuerer, gut dokumentierter Fallbeschreibungen (19, 70) geht ein buntes Spektrum möglicher, teils mit psychischen Auffälligkeiten, andererseits mit einer Schwerpunktslokalisation im Hirnstamm oder auch mit Paresen einhergehender Verläufe hervor. Der lumbal entnommene Liquor zeigt im Regelfall eine mäßige Pleozytose mit geringer Eiweißerhöhung. Ein Erregernachweis konnte bis heute nicht erbracht werden. Richtungweisend für die Diagnose ist das übrige internistische Bild mit *Schleimhautulzera, Uveitis* und Vaskulitis der Haut, meist in Kombination mit *polyarthritischen Beschwerden.*

Granulomatöse Enzephalitiden ohne Erregernachweis

Äußerst schwierig in der klinischen Einordnung und oft nur im Rahmen eines neurochirurgischen Eingriffes bzw. aufgrund des neuropathologischen Befundes näher zu klassifizieren sind eine Reihe granulomatöser entzündlicher Prozesse des Zentralnervensystems, wie sie mit einer gewissen Häufung im *Hypothalamus* sowie im kaudalen Hirnstamm vorkommen, jedoch seltener auch in den Hemisphären angetroffen werden können. Teilweise sind die Krankheitsbilder aufgrund einer additiven Organmanifestation im internistischen Bereich, insbesondere einer Lymphadenopathie am Hilus, der Sarkoidose zuzuordnen. Zum Teil jedoch sind sie nach heutiger Kenntnis als retikulohistiozytäre granulomatöse isolierte Enzephalitiden ungeklärter Ätiologie anzusprechen.
Bei der *Sarkoidose (Morbus Boeck-Besnier-Schaumann)* fanden WIEDERHOLT u. SICKERT (72) unter 807 Fällen eine Manifestation im Zentralnervensystem in 3,5 %. Andere Statistiken geben sie bis zu 5 % an. Topisch führen neben der basalen Meningitis die Infiltration des *Hypophysenstils;* in abfallender Reihenfolge werden Beteiligungen des *Zwischenhirns,* des Mittelhirns und

der Medulla berichtet. Ventrikelnahe Prozesse bedingen einen Hydrocephalus internus. In der Symptomatik führen neben einer Wesensänderung Pyramidenbahnzeichen, endokrine Ausfälle sowie Symptome seitens des N. opticus. Weiterhin kommen immer wieder generalisierte oder fokale Anfälle vor (49).
Die vorwiegend dienzephal angesiedelte *retikulohistiozytäre granulomatöse Enzephalitis* ohne Nachweis einer Sarkoidose am Hilus ist intra vitam nur per modum exclusionis in Form dienzephaler Ausfälle, verbunden mit einem entzündlichen Liquorsyndrom und fehlendem Nachweis einer tumorösen Raumforderung, zu diagnostizieren (17). Der Beweis bleibt dem Neuropathologen vorbehalten. Klinisch führen im Regelfall die endokrinologischen Ausfälle im Verein mit einer entsprechenden psychischen Alteration.

Sonderformen

In diesem Abschnitt sind, wie eingangs bereits erwähnt, eine Reihe zunächst pathologisch-anatomisch als Sonderformen zu klassifizierende Krankheitsbilder zusammenzufassen, die sich zumindest teilweise auch klinisch vom bisher Dargestellten abheben. Die wichtigsten Vertreter der *akuten erregerbedingten Infektionen sind* vor allem das Fleckfieber, die lymphozytäre Choriomeningitis, die Marburg-Viruskrankheit sowie die Herpes-simplex-Enzephalitis.
Der Abschnitt umfaßt weiterhin die sog. *postinfektiösen Enzephalitiden,* d.h. Krankheiten, bei denen sich die zentralnervösen Ausfälle nach Infektion mit einem konventionellen Virus nur sehr schleichend entwickeln. Hierzu gehören die subakute sklerosierende Panenzephalitis sowie die progressive multifokale Leukoenzephalopathie. Schließlich sind hier noch die *Slow-virus-Krankheiten* (Jakob-Creutzfeldsche Erkrankung und Kuru) zu besprechen.
Die durch Rickettsia prowazeki hervorgerufene *Fleckfieberenzephalitis* kommt heute in Europa nicht mehr vor. Weltweit hat die WHO jedoch im Jahre 1977 noch 6087 Krankheitsfälle erfaßt, von denen 88 tödlich endeten.
Die Infektion erfolgt durch den Kot von Läusen. Nach einer Inkubationszeit von 5–23 Tagen tritt Fieber vom Kontinuatyp im Verein mit Konjunktivitis, Exanthem, Bronchopneumonie, gastrointestinalen Störungen sowie einer potentiellen Beteiligung des Herzens und der Niere auf. Besonders bezeichnend sind häufig der Haarausfall sowie Nagelveränderungen. In über 90% der Fälle manifestieren sich nach initial meningitischen Zeichen schwere enzephalitische Symptome mit ausgeprägten Kopfschmerzen, Ohrensausen sowie einer zentral bedingten Schwerhörigkeit. Mehrheitlich addieren sich psychische Auffälligkeiten, teils im Sinne der Bewußtseinseinschränkung, teils der Agitiertheit. Bei bevorzugtem Befall des Hirnstamms entstehen mannigfache extrapyramidale Syndrome, teilweise auch pseudobulbäre bzw. bulbäre Bilder. Relativ häufig ist eine additive Optikusneuritis. Unter antibiotischer Therapie ist die Mortalität des Fleckfiebers auf unter 1% zurückgegangen. Die Rekonvaleszenz der zerebralen Ausfälle dauert jedoch Wochen.
Irreversible Folgen sind selten und werden nur beobachtet, wenn es zu einer Miterkrankung der Gefäße im Sinne einer *Endangitis* (Randerath) gekommen ist. Die Folgen dieses Gefäßprozesses sind dann für Spätschäden verantwortlich zu machen (11).
Der Liquor weist fast immer, vorwiegend im akuten Stadium, eine lymphozytäre Pleozytose auf. Serologisch sind die Weil-Felix-Reaktion sowie die spezifische KBR entscheidend. Positive Befunde sind bei der ersteren ab dem 5., bei der zweiteren ab dem 8. Tag zu erwarten.

Lymphozytäre Choriomeningitis

Das Virus der lymphozytären Choriomeningitis ist weltweit verbreitet. In Deutschland wurde es 1956 erstmals von Scheid und Jochheim isoliert. Das Virus wird von chronisch infizierten Mäusen und Goldhamstern im Urin ausgeschieden.Demgemäß geht der Infektionsmodus im wesentlichen über eine Schmierinfektion, seltener über den Biß der Tiere. Die internistische Symptomatik erscheint wechselhaft und reicht von inapparenten Verläufen über grippeartige Bilder bis hin zu typhusähnlichen Manifestationen oder einem hämorrhagischen Status febrilis. Das Nervensystem reagiert mehrheitlich mit einer lymphozytären Meningoenzephalitis (vgl. Abschnitt Meningitiden); seltener sind jedoch auch reine Enzephalitiden bzw. Myelitiden berichtet worden. So beobachteten Scheid u. Mitarb. (53) ein durch das genannte Virus hervorgerufenes Krankheitsbild unter dem klinischen Syndrom einer Encephalitis lethargica und konnten Werner u. Wolf (71) eine akute Querschnittsmyelitis im Rahmen einer lymphozytären Choriomeningitis beschreiben.

Marburg-Virus-Krankheit

Erstmals 1967 wurde in Marburg ein Krankheitsbild beobachtet, das damals 23 Patienten betraf, von denen sich 20 durch direkten Kontakt mit Blut, Organen oder Zellkulturen aus Uganda importierter Affen (grüne Meerkatze) infiziert hatten. Später wurden weitere Fälle in Frankfurt sowie in anderen Ländern beobachtet, wobei eine Übertragung von Mensch zu Mensch angenommen werden muß.
Das Krankheitsbild äußert sich nach einem kurzen Prodromalstadium mit schweren Allgemein-

symptomen, Kopf-, Gelenk- und Muskelschmerzen. Gleichzeitig treten Fieber, Durchfälle, Übelkeit und Erbrechen auf. Tage danach manifestiert sich ein Exanthem, später ein Enanthem mit hämorrhagischer Diathese. Weitere internistische Symptome sind seitens der Niere, des Pankreas, der Leber und der Lymphknoten zu beobachten. Auf dem Höhepunkt des Krankheitsbildes werden die Patienten psychisch auffällig. Zum Teil kommt es zu Verwirrtheitszuständen, z. T. zur Eintrübung, bis hin zum apallischen Syndrom. Eine Bewegungsunruhe, Myoklonien oder ein grobschlägiger Tremor treten fakultativ auf.
Die Virusisolierung ist nur in Speziallaboratorien möglich. Ein direkter Antigennachweis mittels Immunfluoreszenz im dicken Tropfen führt am schnellsten zur Diagnose.

Herpes-simplex-Enzephalitis

Die Herpes-simplex-Enzephalitis ist die heute häufigste sporadisch auftretende Enzephalitis. Sie soll 20–74% aller sporadischen Enzephalitiden ausmachen. Pathologisch-anatomisch führt sie zu ausgedehnten, *im Temporallappen sowie im subkortikalen Marklager schwerpunktsmäßig lokalisierten Nekrosen.* Typisch sind die intranukleären Einschlußkörperchen.
Prinzipiell können Patienten in jedem Lebensalter, auch im Säuglingsalter, betroffen sein. Es kann sich sowohl um eine primäre als auch um eine sekundäre Infektion mit dem Virus handeln. Nach einem meist uncharakteristischen Infekt kommt es nach wenigen Tagen zu einem flüchtigen fieberhaften meningealen Reizsymptom,

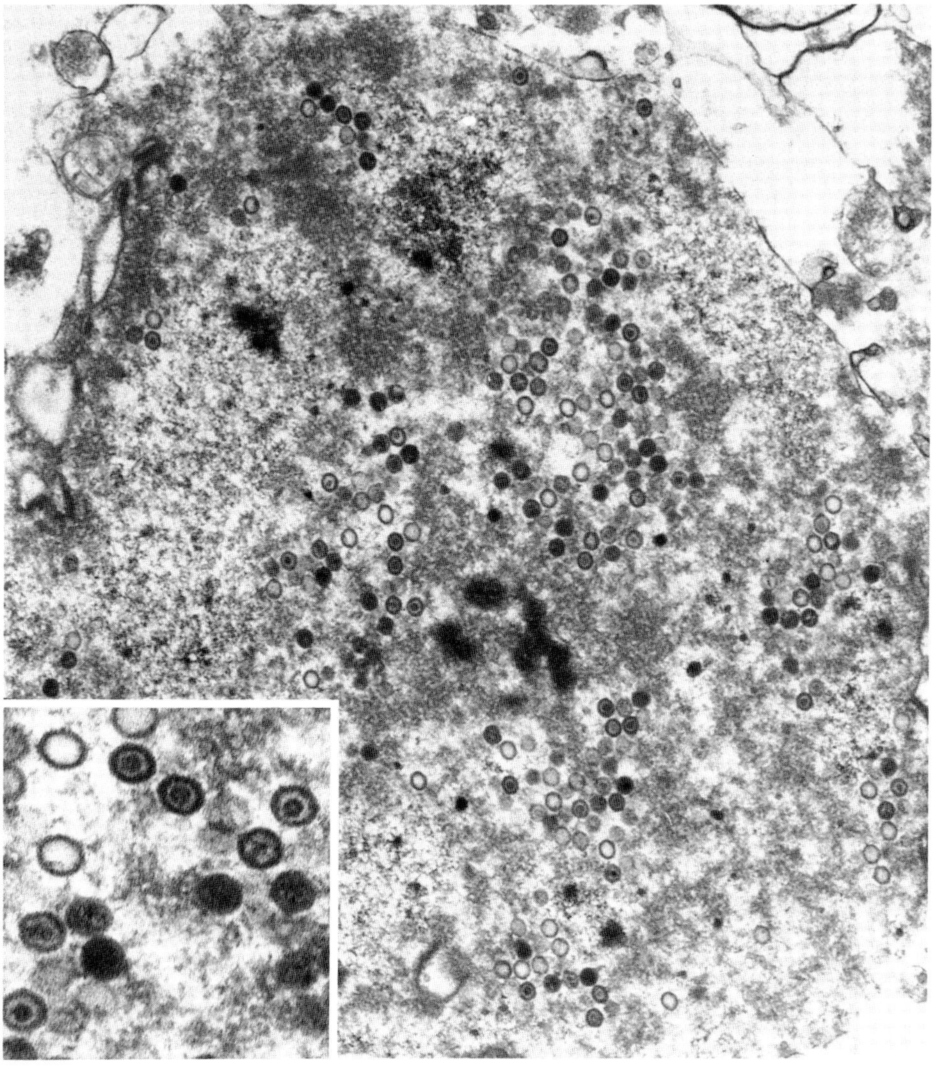

Abb. 3.**13** Herpes-simplex-Enzephalitis: Im Zellkern einer Gliazelle zahlreiche Viruspartikel (Nukleokapside) (Vergr. 26000mal, Inset 64000mal). (Aufnahme: Prof. Dr. *G. Hübner,* München)

rasch gefolgt von einer schweren Bewußtseinseintrübung bis hin zum Koma bzw. apallischen Syndrom. Neurologische Herdzeichen sind fokale oder generalisierte Anfälle. Das progrediente Krankheitsbild ist geprägt durch einen sich zunehmend entwickelnden *Hirndruck mit Stauungspapille.*
Der lumbal entnommene Liquor zeigt meist eine mäßige lymphozytäre Pleozytose. Im Hinblick auf die Zeichen der intrakraniellen Raumforderung sind differentialdiagnostisch neuroradiologische Untersuchungsverfahren meist unumgänglich. Entscheidend, insbesondere auch in Anbetracht einer hohen Mortalität und erster Möglichkeiten einer virustatischen Therapie, ist die möglichst frühe Diagnose, welche bei qualifiziertem Verdacht die Indikation für eine *Hirnbiopsie* mit nachfolgender Immunfluoreszenzuntersuchung bzw. Elektronenmikroskopie ergibt (Abb. 3.**13**). Im Vergleich zu diesen morphologischen Untersuchungen benötigen die Virusisolierung sowie der serologische Nachweis einer akuten Infektion wesentlich mehr Zeit.

Ornithose–Psittakose

Der den Mijagawanellen zugeordnete Erreger der Papageienkrankheit bedingt mehrheitlich ein charakteristisches internistisches Bild mit Fieber, Husten und Pharyngitis. Fast immer ist das Beschwerdebild jedoch mit erheblichen, vorwiegenden Stirnkopfschmerzen vergesellschaftet. Darüber hinaus treten zerebrale Symptome im Sinne einer Enzephalitis nur sehr selten auf. Die wenigen pathologisch-anatomisch untersuchten Fälle weisen Gliarosetten und Neurophagien auf. Zusätzlich konnte Walton in mononukleären Zellen basophile Einschlußkörperchen vom Levinthal-Coles-Lilli-Typ nachweisen, die wahrscheinlich mit dem Erreger identisch sind.
Die bevorzugte Schädigung der Enzephalitis bei Ornithose liegt nach Gibbels u. Jakob im Hirnstamm, seltener auch im Schläfenlappen und in der Inselregion. Häufig stehen psychopathologische Auffälligkeiten klinisch im Vordergrund. Daneben kommen Hypo- und Hyperkinesen, Tremor, Paresen sowie Hirnnervenausfälle vor. Der Erregernachweis gelingt am schnellsten mikroskopisch bzw. durch Blutkultur.

Zytomegalie (Goodpasture und Talbot)

Eine gleichfalls sehr seltene glionoduläre Enzephalitisform findet sich im Rahmen der Zytomegalieinfektion. Charakteristisches morphologisches Zeichen sind Einschlußkörper vom Typ A (nach Lowdry) im Kern und im Zytoplasma von Nervenzellen, Mikrogliazellen, Astrozyten, Ependymzellen und Gefäßwandzellen des Zentralnervensystems. Elektronenmikroskopisch hat Minder im Kern und im Zytoplasma Granula von der halben Größe des Pockenvirus festgestellt. Die wesentlichen Veränderungen finden sich subendymal im Marklager um die Seitenventrikel, wobei es zu Blutungen und Nekrosen, später zu Verkalkungen kommen kann. Im Erwachsenenalter sind bisher nur 5 Fälle beschrieben; 3 davon traten im Anschluß an eine immunsuppressive Therapie auf. Der Liquor war jeweils unauffällig. Diagnostisch wichtig sind die Virusisolierung sowie der Nachweis von IgM-Antikörpern. Am schnellsten sichert die Zytologie von Urin oder Speichel das Vorhandensein sog. Eulenaugenzellen.

Chronisch verlaufende Enzephalitiden mit konventionellen Erregern

Im Gegensatz zur akuten Manifestation eines üblichen Virusinfektes kennt man einige chronisch verlaufende Erkrankungen, welche nach klinischen Kriterien natürlich ein ganz anderes Gepräge haben. Es handelt sich hier um langsam progrediente Ausfallserscheinungen, wie sie differentialdiagnostisch je nach Lebensalter am ehesten an eine Speicherkrankheit, eine diffuse Sklerose, eine Paralyse bzw. eine präsenile oder senile Hirnatrophie denken lassen.

Subakute sklerosierende Panenzephalitis mit eosinophilen intranukleären Einschlüssen (Bodechtel u. Guttmann, van Bogaert, Dawson)

Das erste hier zu nennende Krankheitsbild, dessen eindrucksvolles pathomorphologisches Substrat bereits 1931 von Bodechtel u. Guttmann, später von Dawson sowie Pette und Döring beschrieben wurde, ist nach heutiger Kenntnis ätiologisch als *chronische Masernvirusinfektion mit defekter Virusvermehrung* aufzufassen. Im Liquor und im Serum finden sich extrem hohe Masern-IgG-Antikörper-Titer. Im Gehirn gelingt zugleich der Nachweis von Masernantigen.
Das seltene Krankheitsbild (Häufigkeit 1–5 : 1000000) verläuft typischerweise in drei Phasen: Nach einem schleichenden Beginn mit langsamem Verfall der geistigen Leistungsfähigkeit, Wesensänderung und gelegentlich auch schon hirnorganischen Anfällen treten extrapyramidale Hyperkinesien mit Rigor und Myoklonien auf. In der Endphase kommt es zu einer allgemeinen Muskelsteife, zur Rindenblindheit sowie zu recht ausgeprägten vegetativen Störungen. Präterminal entwickelt sich eine Bewußtseinsstörung. Im Liquor ist meist eine recht ausgeprägte Gammaglobulinvermehrung zu verzeichnen. Das EEG zeigt diffuse schwere Allgemeinveränderungen. Sofern eine Stauungspapille sich entwickelt, ist differentialdiagnostisch natürlich ein raumfordernder Prozeß auszuschließen. Ansonsten ist bei den meist jugendlichen Patienten differentialdiagnostisch am ehesten eine diffuse Sklerose bzw.

allenfalls noch eine Paralyse in Betracht zu ziehen.

Progressive multifokale Leukoenzephalopathie

Die *progressive multifokale Leukoenzephalopathie,* erstmals 1958 von ASTRÖM u. Mitarb. beschrieben, tritt als progredientes neurologisches Krankheitsbild isoliert *im Rahmen maligner Erkrankungen,* vorwiegend hämatologischer Systemkrankheiten, auf. Neurologisch zeichnet sie sich durch ein buntes Nebeneinander von Hemi- oder Tetraparesen, Koordinationsstörungen, Demenz, Krampfanfällen und nicht selten Gesichtsfelddefekten aus. Der lumbal entnommene Liquor ist im Regelfall unauffällig.
Die Diagnose kann intra vitam zwar vermutet, jedoch nicht mit Sicherheit gestellt werden, da die vorrangig befallenen Areale in der weißen Marksubstanz einer Biopsie nicht zugänglich sind. Im Regelfall führt das Krankheitsbild innerhalb von Monaten, selten in einem etwas längeren Zeitraum zum Tode.
Pathologisch-anatomisch finden sich wölkchenförmige Demyelinisierungen mit schwerwiegender Schädigung der Oligodendroglia. In deren Kernen werden ultrastrukturell Einschlüsse im Sinne von Papovavirionen nachweisbar. Diese sind wahrscheinlich auch der Erreger, welcher ähnlich wie bei der subakuten sklerosierenden Panenzephalitis eine extrem chronische Manifestation des Krankheitsbildes bedingt.

Slow-virus-Erkrankungen des Zentralnervensystems

Eine andere Gruppe chronisch verlaufender, von der klinischen Differentialdiagnose sehr an degenerative Prozesse erinnernder Krankheitsbilder betrifft die *Slow-virus-Infektionen* im strengen Sinne. Der Begriff wurde erstmals am Modell der Skrapie, einer zentralnervösen Erkrankung bei Schafen in Island, erarbeitet. Definitionsgemäß handelt es sich um *Erkrankungen mit nichtkonventionellen Erregern,* welche nach einer langen Inkubationszeit von Monaten bis Jahren ein chronisch progressives, letal endendes zentralnervöses Krankheitsbild induzieren.
Abgesehen von der *Kuru,* welche lediglich in einigen Bergregionen von Neuguinea endemisch beobachtet wird und auf Kannibalismus beruht, ist dieser Mechanismus beim Menschen bisher nur für die *subakute spongiöse Enzephalopathie (Creutzfeld-Jakobsche Krankheit)* belegt. Darüber hinaus wird er allerdings bei einer Reihe weitere zentralnervöser Prozesse (myatrophe Lateralsklerose, bestimmte Formen des Parkinson-Syndroms, präsensile Hirnatrophie) diskutiert, was ihm gegenwärtig ein besonderes theoretisches Interesse verleiht.

Subakute spongiöse Enzephalopathie (Jakob-Creutzfeld)

Die subakute spongiöse Enzephalopathie stellt einen bevorzugt im Präsenium sich manifestierenden progredienten Hirnabbauprozeß dar, bei dem die Entwicklung einer schweren Demenz meist im Vordergrund steht. Zusätzlich manifestieren sich neurologisch je nach Prozeßlokalisation sehr wechselnde Befunde, welche von spastischen Paresen über einen allgemeinen Rigor, hyperkinetische Bewegungsunruhe, insbesondere Myoklonien bis hin zu einem Mitbefall der Vorderhornzellen mit daraus resultierenden schlaffen Lähmungen reichen.
Das Krankheitsbild ist klinisch nur per modum exclusionis zu differenzieren.
Der Liquor ist im Regelfall unauffällig. Das EEG zeigt dagegen schwerwiegende Veränderungen. Die Diagnose ist intra vitam ausschließlich durch eine Hirnbiopsie zu untermauern.
Die Krankheit endet mehrheitlich innerhalb 1 Jahres letal. Selten sind prolongiertere Verläufe bis zu 3 Jahren beobachtet worden. Die Übertragbarkeit und damit die primär infektiöse Genese ist gesichert, der Erreger allerdings noch nicht charakterisiert.

Infektiös-toxische Erkrankungen des Zentralnervensystems

Abschließend müssen noch zwei Krankheitsbilder differentialdiagnostisch beleuchtet werden, welche als akute Infektionen das Zentralnervensystem in Form einer Toxinbildung in Mitleidenschaft ziehen. Es geht um den Tetanus und den Botulismus.

Tetanus

Die Infektion mit dem weltweit verbreiteten Clostridium tetani spielt auch in der Bundesrepublik Deutschland trotz der zur Verfügung stehenden aktiven Immunisierung immer noch eine gewisse Rolle.
Der Eintritt des sporenbildenden Bazillus erfolgt meist über Bagatellwunden, die nicht weiter beachtet werden und im Falle nicht ausreichender Immunisierung zur Erkrankung führen können.
Das neurologische Vollbild mit Trismus, Risus sardonicus und generalisierter Muskelstarre sollte diagnostisch nicht verkannt bleiben. Schwieriger wird es jedoch bei mitigierten Formen, insbesondere beim sog. lokalen Tetanus, der immer wieder die vielfältigsten Differentialdiagnosen schmerzhafter Muskelkrämpfe erwägen lassen kann.
Am häufigsten ist der lokale Tetanus im Bereich des Kopfes (Kopftetanus). Dabei kann nach einem initialen Trismus im Gefolge auch immer wieder eine periphere Fazialisparese auftreten.

Auch weitere Hirnnervenparesen sowie periphere schlaffe Lähmungen sind beobachtet worden. Der lumbal entnommene Liquor ist unauffällig. Die Diagnose beruht neben dem klinischen Bild sowie entsprechenden elektromyographischen Befunden auf dem Toxinnachweis aus Blut oder Liquor. Die sofortige Einleitung einer entsprechenden Therapie ist heutzutage eine Selbstverständlichkeit. Das Krankheitsbild des **Botulismus** wird wegen der meist im Vordergrund stehenden Ausfälle seitens des peripheren Nervensystems im Kapitel „Erkrankungen des peripheren Nervensystems" dargestellt.

Literatur

1 Ackermann, R.: Lymphozytäre Choriomeningitis: diaplazentare Übertragung. Münch. med. Wschr. 118 (1976) 689–690
2 Ackermann, R.: Durch Zecken übertragene Meningopolyneuritis. Münch. med. Wschr. 118 (1976) 1621–1622
3 Ackermann, R., B. Rehse-Küpper: Die zentraleuropäische Enzephalitis in der Bundesrepublik Deutschland. Fortschr. Neurol. Psychiat. 47 (1979) 103–122
4 Ackermann, R., W. Stiller, W. Blumenthal, E. B. Helm, K. Keller, O. Baldus: Syrische Goldhamster als Überträger von lymphozytärer Choriomeningitis. Dtsch. med. Wschr. 97 (1972) 1725–1731
5 Allerdist, H., W. Ehrengut: Masern und ihre Komplikationen in Hamburg von 1960–1973. Immun. Infekt 4 (1976) 116
6 Arns, W., H. Wahle: Über die Dauerschäden des Nervensystems nach einer Fleckfieberenzephalitis. Fortschr. Neurol. Psychiat. 33 (1965) 113–144
7 Berger, M. P., J. Paz: Diagnosis of cryptococcal meningitis. J. Amer. med. Ass. 236 (1976) 2517–2518
8 Betz, H.: Das Carotisarteriogramm bei der Meningitis tuberculosa. Fortschr. Röntgenstr. 107 (1967) 141–145
9 Bodechtel, G.: Die nucleären Atrophien – ein postpoliomyelitisches Zustandsbild? Dtsch. Z. Nervenheilk. 158 (1948) 439–448
10 Bodechtel, G., R. Haas, G. Joppich, H. Lennartz, R. Siegert: Zur Frage der Impfschäden nach der Poliomyelitis-Schluckimpfung. Münch. med. Wschr. 119 (1977) 521–528
11 Bürkle, G.: Zur Ätiologie progredienter Spätschäden nach Fleckfieberenzephalitis. Dtsch. med. Wschr. 88 (1963) 2039–2050
12 Cerva, L., M. Ferdinandova, K. Novak, V. Zimak: Eitrige Amoeben-Meningoencephalitis. Münch. med. Wschr. 110 (1968) 1364–1368
13 Ehrengut, W., H. Allerdist: Über neurologische Komplikationen nach der Influenzaschutzimpfung. Münch. med. Wschr. 119 (1977) 705–710
14 Engelhardt, P., J. Haas: Diagnostik der tuberkulösen Meningoencephalitis. Dtsch. med. Wschr. 104 (1979) 453–454
15 Fanconi, G., H. Zellweger, A. Botsztejn: Die Poliomyelitis und ihre Grenzgebiete. Schwabe, Basel 1945
16 Felten, H.: Brucellose-Encephalitis bei Maltafieber. Nervenarzt 34 (1963) 36–38
17 Foerster, K., R. Baum: Diencephale Granulomencephalitis – psychiatrische und neurologische Aspekte. Nervenarzt 50 (1979) 590–592
18 Frick, E.: Über den fluroeszenzserologischen Nachweis einer zellständigen Komplementbindung durch Tb-Antikörper bei der tuberkulösen Meningitis. Klin. Wschr. 45 (1967) 1049–1050
19 Fröscher, W., J. Meyer-Lindenberg, F. Schlieter, F. Gulotta, H. Bechtelsheimer: Klinisch-morphologische Befunde beim Morbus Behçet. Dtsch. med. Wschr. 98 (1973) 105–109
20 Fröscher, W.: Trichinose des Nervensystems. Fortschr. Neurol. Psychiat. 45 (1977) 269
21 Germer, W. D., W. Schauber: Q-Fieber-Meningitis in einem endemisch verseuchten Gebiet. Dtsch. med. Wschr. 78 (1953) 1209–1210
22 Gibbels, E., W. Scheid: Echo-Virusinfektionen und ihr Vorkommen in Westdeutschland. Dtsch. med. Wschr. 88 (1963) 1349–1352
23 Haas, R., D. Neumann, U. Oeding, M. Paradels: Ein Ausbruch von Coxsackie B_5-Meningitiden bei Neugeborenen einer Entbindungsabteilung. Dtsch. med. Wschr. 97 (1972) 1203–1207
24 Haas, R., E. E. Petersen, D. Neumann-Haefelin, H. W. Doerr, E. Eggert, G. Enders, R. Firtzlaff, E. Kuwert, H. Lennartz, W. A. K. Schmidt: Untersuchungen über die Immunitätslage gegen Poliomyelitis. Dtsch. med. Wschr. 100 (1975) 3–8
25 Hallen, O.: Entzündliche Erkrankungen des Zentralnervensystems mit vorwiegend zerebraler Symptomatik. Med. Welt 28 (1977) 515–518
26 Hennessen, W., H. Jacob, U. Quast: Neurologische Affektionen nach Influenza-Impfung. Nervenarzt 49 (1979) 90–96
27 Hörstrup, P., R. Ackermann: Durch Zecken übertragene Meningopolyneuritis (Garin-Bujadoux-Bannwarth). Fortschr. Neurol. Psychiat. 41 (1973) 583–606
28 Hohenegger, M.: Bakterielle Meningitis. Wien. Z. inn. Med. 44 (1963) 477–496
29 Ivanyi, J., J. Pluhar, J. Libor: Leptospirosen in Südost-Ungarn. Med. Welt 24/39 (1973) 1484–1486
30 Klawans, H. L., C. Goetz: Aseptic meningitis. In Vinken, J. P., G. W. Bruyn: Handbook of Elsevier, Clinical Neurology, vol. XXXIV. Amsterdam 1978 (pp. 83–91)
31 König, P., G. Strobl: Gesicherter Fall einer Toxoplasmenencephalitis (ein kasuistischer Beitrag). Nervenarzt 48 (1977) 554–556
32 Kölmel, H. W.: Liquorzytologie. Springer, Berlin 1978
33 Küpper, R., W. Bartholomé, B. Minnigerode: Über die Beteiligung des N. statoacusticus bei parotitis epidemica. Dtsch. med. Wschr. 101 (1976) 1229–1233
34 Lewin, S., A. A. Harvis, S. J. Sokalski: Bacterial meningitis. In Vinken, J. P., G. W. Bruyn: Handbook of Clinical Neurology, vol. XXXIII/1. Elsevier, Amsterdam 1978 (pp. 1–19)
35 Loser, R., R. Ackermann: Eitrige Meningitiden: Die nasale Liquorfistel als Ursache. Med. Welt (1966) 2078–2080
36 Luthardt, Th., H. Helwig, D. Neumann-Haefelin, H. Steinitz, B. Weineck, F. Staudt, R. Staudt: Poliomyelitisausbruch in einem Stadtteil von Freiburg i. Br. im Herbst 1975. Dtsch. med. Wschr. 101 (1976) 1345–1348
37 Lyon, E.: Blutzellenveränderungen bei virusbedingten Infektionskrankheiten des Nervensystems und ihre Bedeutung. Fortschr. Neurol. Psychiat. 11 (1959) 632
38 Marget, W.: Verlauf und Prognose der akuten bakteriellen Meningitis im Kindesalter. Münch. med. Wschr. 118 (1976) 1587–1590
39 Mollaret, P.: La méningite endothélio-leucocytaire multirecurrente bénigne. Rev. neurol. 133 (1877) 225–244
40 Munk, K.: Die Enteroviruskrankheiten. Med. Klin. 14 (1959) 682
41 Neumann-Haeflin, D., R. Haas, E. E. Petersen: Poliomyelitis in der Bundesrepublik. Sporadische Erkrankungen durch importierte Poliowildviren. Dtsch. med. Wschr. 98 (1973) 970–972
42 Neumann-Haeflin, D., Ch. Neumann-Haeflin, H. G. Baumeister, K.-W. Knocke: Poliomyelitis in der Bundesrepublik Deutschland. Rückblick auf das Jahr 1973. Dtsch. med. Wschr. 99 (1974) 2597–2602
43 Neumann-Haeflin, D., Ch. Neumann-Haeflin, H. G. Baumeister, K.-W. Knocke: Poliomyelitis in der Bundesrepublik Deutschland Übersicht 1974–1975. Dtsch. med. Wschr. 101 (1976) 1343–1345
44 Parnas, J.: Die Tularämie. Diagnostik 7 (1974) 182
45 Passarge, Chr.: Akute Meningoenzephalitiden im Jugend- und Erwachsenenalter. Med. Klin. 74 (1979) 1665–1680
46 Pedro-Pons, A., M. Foz, A. Codina, C. Rey: Neurobrucellose. Eine Studie über 41 Fälle. Münch. med. Wschr. 115 (1973) 531–536
47 Pette, H.: Die akut-entzündlichen Erkrankungen des Nervensystems. Thieme, Leipzig (1942)

48 Pette, H.: Die Virusmeningitis. Dtsch. Z. Nervenheilk. 171 (1954) 261–274
49 Pongratz, D., D. Burg: Sarkoidose. Neurologische Organ-Manifestationen – Ein kasuistischer Beitrag. Münch. med. Wschr. 121 (1979) 853–854
50 Radl, H.: Die Bedeutung der Mumpsmeningitis. Dtsch. med. Wschr. 94 (1969) 1599–1603
51 Regli, F.: Die Meningitis purulenta. Fortschr. Neurol. Psychiat. 34 (1966) 449–510
52 Sayk, J.: Die klinische Bedeutung der Liquordiagnostik. Dtsch. Ärzteblatt 20 (1974) 1476–1481
53 Scheid, W., R. Ackermann, K. Felgenhauer: Lymphozytäre Choriomeningitis unter dem Bild der Encephalitis lethargica. Dtsch. med. Wschr. 19 (1968) 940–943
54 Schorre, W.: Die Infektionskrankheiten des Nervensystems. Urban & Schwarzenberg, München 1979
55 Schrader, A.: Zur Klinik primärer Viruserkrankungen des ZNS. Therapiewoche 30 (1980) 4771–4775
56 Seitz, D.: Parasitäre Erkrankungen des Nervensystems. Med. Welt 28 (1977) 572
57 Sigl, H.: Differentialdiagnostische Gesichtspunkte bei der Listeriosemeningitis. Münch. med. Wschr. 118 (1976) 1601–1602
58 Stickl, H., F. Schmid: Impfprobleme-Problemimpfungen. Ein Ratgeber für die Praxis. Deutscher Ärzteverlag, Köln 1975
59 Stille, W., H. D. Schoop: Salmonellenmeningitis beim Erwachsenen. Dtsch. med. Wschr. 91 (1966) 891–894
60 Stöckli, H. R., H. E. Kaeser, R. Kocher, R. Dietrich, H. P. Rieder: Neue Aspekte zur zerebrospinalen Toxoplasmose anhand des Parasitennachweises im Liquor mittels indirekter Membranfluoreszenz. Fortschr. Neurol. Psychiat. 48 (1980) 303–313
61 Tandon, P. N.: Tuberculous meningitis. In Vinken, J. P., G. W. Bruyn: Handbook of Clinical Neurology, vol. XXXIII, chapt. 12. Elsevier, Amsterdam 1978 (pp. 195–262)
62 Troisier, J. G., Y. Boquien: La spirochétose méningée. Masson, Paris 1933
63 Ule, G.: Nervensystem. In Doerr, W.: Organpathologie, Bd. III. Thieme, Stuttgart 1974
64 Ulrich, G.: Mimeen-Meningoencephalitis. Fortschr. Neurol. Psychiat. 40 (1972) 220–226
65 Vorreith, M.: Mycotic Encephalitis. Acta neuropath. 11 (1958) 55–68
66 Wegmann, T.: Prognose der Meningitis purulenta unter besonderer Berücksichtigung von Behandlungsbeginn und Alter des Patienten. Münch. med. Wschr. 118 (1976) 1583
67 Wegmann, T.: Meningitis heute. Münch. med. Wschr. 118 (1976) 7–8
68 Weiner, L. P.: Enterovirus infectious of the nervous system other than poliovirus. In Vinken, J. P., G. W. Bruyn: Handbook of Clinical Neurology, vol. XXXIV. Elsevier, Amsterdam 1978 (pp. 133–143)
69 Weipl, G., M. Eibl, G. Harasek, H. Kucera, F. Unger: Bedeutung von Immundefekten für die Prognose der eitrigen Meningitis. Münch. med. Wschr. 118 (1976) 1595–1596
70 Weisner, B., A. Müller-Jensen: Behçet-Syndrom mit den Leitsymptomen: rezidivierende Meningitis sowie seitenwechselnde Papillitiden. Nervenarzt 44 (1973) 550–552
71 Werner, W., G. Wolf: Akute Querschnittssyndrome bei lymphocatärer Choriomeningitis. Fortschr. Neurol. Psychiat. 40 (1972) 662–670
72 Wiederholt, W. C., R. G. Siekert: Neurological manifestations of sarcoidosis. Neurology (Minneap.) 15 (1965) 1147–1154
73 Wilhelm, D.: Fleckfieberspätrezidiv (Brill-Zinsersche Krankheit). Münch. med. Wschr. 111 (1969) 234–237
74 Wuttke, H.: Lymphogranulomatose mit Toxoplasmose-Enzephalitis. Dtsch. Med. Wschr. 99 (1974) 1689–1691

Syphilitische Erkrankungen

Von G. Bodechtel und A. Schrader

Artdiagnose und Einteilung

Als Zugabe der Indios zu dem Gold, das ihnen die weißen Eroberer raubten, hat die Syphilis seit ihrem Auftreten in Europa vom Mittelalter bis in die Neuzeit einen hohen Tribut an Glück und Gesundheit gefordert. Erst nach Einführung einer erfolgreichen Chemotherapie durch P. Ehrlich und der Malariabehandlung durch Wagner v. Jauregg konnte einer weiteren Verbreitung der Seuche wirksam begegnet werden. Nach einer Statistik des damaligen Reichsgesundheitsamtes war es durch gezielte und konsequent durchgeführte Maßnahmen gelungen, die Morbidität der Lues im Zeitraum von 1927–1935 um rund 45% zu senken. Das betraf nicht allein die Hautlues, die luischen Erkrankungen der inneren Organe, sondern auch die luischen Nach- und Späterkrankungen der Gefäße und des Nervensystems.

Während des letzten Weltkrieges hat sich die Syphilis erneut ausgebreitet. Die ausgezeichnete Wirksamkeit der inzwischen allgemein üblich gewordenen Penizillinbehandlung ließ zunächst erwarten, den kriegsabhängigen Anstieg rasch wieder abfangen zu können. Im letzten Jahrzehnt ist es aber – wie aus den Veröffentlichungen der Weltgesundheitsorganisation hervorgeht – zu einer ständigen Zunahme an syphilitischen Neuerkrankungen gekommen, z. Z. etwa 40 Millionen pro Jahr.

Bereits während der Salvarsanära hat A. Hoche den prophetischen Ausspruch getan: „Es wird die Zeit kommen, wo man die progressive Paralyse und die Tabes dorsalis nur noch vom Hörensagen kennt!" Trotz der modernen Behandlungsmethoden hat jedoch die Lues erneut an Aktualität gewonnen. Zwar spielt die Neurolues längst nicht mehr die dominierende Rolle von ehedem; immerhin soll sich zur Zeit ihr Anteil am Gesamtkrankengut nach der Oslo- bzw. Tuskejee-Studie von 1978 auf 3,7–9,2% belaufen (1, 2). Allerdings gelangen die bedrohlichen Zustandsbilder, wie sie um die Jahrhundertwende als *maligne Syphilis* bekannt waren, nur noch selten zur Beobachtung. Erscheinungs- und Verlaufsformen der Lues II und III sind durchweg milder geworden. Statt profilierter, lehrbuchmäßiger Krankheitsbilder begegnet man heute mehr verkappten oligosymptomatischen Randformen, die sich kaum von andersartigen neuropsychiatrischen Krankheitsprozessen abheben. Um so mehr ist differentialdiagnostisch bei neurologischen oder psychiatrischen Krankheitsbildern die Syphilis mit ihren verschiedenen Manifestationsformen in Betracht zu ziehen.

Die Schwierigkeit, derartige Grenzfälle zu erkennen, wird jedoch durch die großen Fortschritte der modernen *Luesserologie* weitgehend aufgehoben. Gemeinsam mit der Liquordiagnostik erlangen die serologischen Untersuchungsergebnisse für die Diagnose der Neurolues zur Erkennung von Rezidiven und als Indikatoren zur Therapie ausschlaggebende Bedeutung.

Vereinfacht läßt die moderne Luesserologie zwei Testgruppen unterscheiden: die *primären treponemeninduzierten humoralen Immunreaktionen* einerseits, die wegen ihrer Spezifität als Such- und Bestätigungsmethoden einzusetzen sind, und andererseits die *infektionsbedingten sekundären Lipoid-Autoantikörperreaktionen,* die therapeutisch-prognostische Informationen vermitteln.

Bereits 2 Wochen nach Infektion sind im Blut zirkulierende, antitreponemale Antikörper der 19S-Immunglobulin-M-Klasse nachzuweisen. Nach 6–8 Wochen, also gegen Ende des Primärstadiums, treten Antikörper vom Typ der 7S-Immun-G-Globuline auf, die sich durch eine hohe Antigenspezifität auszeichnen. Während die initial hohen IgM-Titer auch ohne Behandlung allmählich wieder absinken, resultiert ein signifikanter Titerabfall der IgG-Antikörper erst dann, wenn bereits im Primärstadium, spätestens aber zu Beginn der Lues II, eine ausreichende antitrepomenale Therapie durchgeführt werden konnte. Unterbleibt die Frühbehandlung oder wird die Therapie erst im weiteren Verlauf durchgeführt, so lassen sich zeitlebens (entsprechend der Memory-Cell-Klone) treponemenspezifische IgG-Antikörper nachweisen, gleichgültig ob die Lues als aktiver Prozeß fortbesteht oder spontan bzw. therapiebedingt abheilt (3–7, 24). Es kommt zur *Serumnarbe,* die als solche lediglich dokumentiert, daß eine luische Infektion stattgefunden hat.

Um diesen diagnostisch wichtigen Nachweis anzutreten, empfiehlt sich als *Suchreaktion* der Treponema-pallidum-Hämagglutinationstest (TPHA-Test), der schon 3 Wochen nach stattgehabter Infektion positiv ausfällt. Zusätzlich sollten als Bestätigungsreaktionen der Fluoreszenz-treponema-antibody-Absorptionstest (FTA-ABS-Test, ab 3.–4. Woche positiv) und der Treponema-pallidum-Immubilisationstest (TPI-Test nach Nelson-Mayer, positiv ab 8.–9. Woche) durchgeführt werden (8–10, 10a u.a.). Zeigen FTA- und ABS-Test und TPHA-Test divergente Befunde, so entscheidet der Ausfall des TPI-Testes (3). Dank einer praktisch hundertprozentigen Treffsicherheit zählen negative Reaktionen in Blut, Liquor oder Körperergüssen zu den Ausnahmen. In solchen Einzelfällen kann eine negative Immunantwort unter Penizillintherapie nach Art des Booster-Effektes positiv werden.

Gemeinsam mit den treponemenspezifischen Testverfahren sind die *klassischen Seroreaktionen* durchzuführen, da sie wichtige Rückschlüsse auf die jeweilige Prozeßaktivität gestatten. Sie gehen bekanntlich auf die von Wassermann eingeführte Komplementbindungsreaktion (KBR) zurück, die ihre vormals überragende Bedeutung inzwischen eingebüßt hat. Statt dessen verwendet man heute u.a. die Cardiolipin-KBR, die Meinicke-Klärungsreaktion II (MKR II) und den Veneral-disease-research-Laboratory-Test (VDRL-Test). Als Lipoid-Autoantikörperreaktionen gegen verändertes körpereigenes Gewebe gerichtet, sind die Komplementbindungsreaktionen unspezifisch. Erfahrungsgemäß können die Reagine beispielsweise bei viralen Infektionen – etwa bei Masern, Scharlach, Pfeifferschem Drüsenfieber, epidemischer Hepatitis oder viralen Pneumonien –, ferner bei akuter Myoendokarditis, bei florider Tuberkulose, bei den Kollagenosen, speziell beim Lupus erythematodes, besonders auch bei Hämoblastosen und Karzinosen oder bei der Lepra positiv ausfallen. Dementsprechend sind sie nur in Verbindung mit den „spezifischen" treponemeninduzierten Immunreaktionen für die Diagnose Lues zu verwerten. Hier aber zeigen die Lipoidreaktionen in Korrelation zur Prozeßaktivität deutliche Titerbewegungen in Blut oder Liquor. Da in der Mehrzahl der Fälle der Effekt einer antiluischen Therapie durch einen signifikanten Titerabfall gekennzeichnet ist, erlangen die unspezifischen Lipoid-Autoantikörperreaktionen für Verlaufskontrolle und Prognose ausschlaggebende Bedeutung.

Als dritte Komponente liefern neben den Luesreaktionen die *Liquorbefunde* der Neurolues wertvolle diagnostisch-therapeutische Hinweise. Ein pathologischer Ausfall des TPHA-Testes, der als Suchreaktion bei allen Kranken durchgeführt werden sollte, erfordert prinzipiell die Liquorkontrolle. Bei pathologischen Liquorwerten (Zellzahl, Eiweißgehalt, Kolloidreaktionen) hat eine ausreichende Penizillintherapie zu erfolgen. Auch bei intaktem neurologischem Befund – beispielsweise im Sekundärstadium der Lues – stellen Liquorveränderungen die Mitbeteiligung des Nervensystems unter Beweis. Ebenso geben sie frühzeitig neuroluische Rezidive zu erkennen. Zudem ermöglicht das Verhältnis von Zellzahl, Eiweißgehalt und Kolloidreaktionen Rückschlüsse auf Manifestationsform und Krankheitsverlauf, so daß akut-entzündliche oder mehr chronisch-degenerative Prozesse zu unterscheiden sind.

Zumeist findet sich eine leichtere, bisweilen deutliche Erhöhung des Gesamteiweißgehaltes, speziell eine Vermehrung der Gammaglobuline mit Verschiebung des Globulin-Albumin-Quotienten. Zusätzlich sind die Immunglobuline (Gamma-G-Globuline) erhöht. Bezeichnend ist ferner ein pathologischer Ausfall (tiefstehende Linkskurven) der verschiedenen Kolloidreaktionen (Mastix, Normomastix, Benzoereaktion u.a.). Vor allem aber sind Zahl und Zusammensetzung der Liquorzellen (vorwiegend Lymphozyten, Plasmazellen, aber auch granulozytäre Makrophagen) zu beachten, da sie als feiner Indikator über die jeweilige Prozeßaktivität orientieren, mithin Aufschluß über Indikation und Erfolg einer luesspezifischen Behandlung geben.

Dementsprechend ist schon bei leicht erhöhter Zellzahl eine Penizillinbehandlung angezeigt. Nach den heute geltenden Richtlinien sollen im Zuge einer Behandlungsserie etwa 14–15 Mill. I. E. Penizillin durch intramuskuläre Injektionen von täglich 1 Mill. I. E. Procain- oder Clemizol-Penizillin verabfolgt werden. Anzustreben ist die „Liquorsanierung". Während sich die Pleozytose bereits innerhalb weniger Wochen zurückbildet, sinken die erhöhten Eiweißwerte ebenso wie die anfänglich erhöhten Titerwerte der unspezifischen Lipoidreaktionen erst allmählich, bisweilen erst nach Monaten, ab. Unter günstigen Umständen genügt eine Behandlungsserie. Um aber neuroluischen Spätkomplikationen vorzubeugen, werden abweichend vom üblichen Schema mehrere Penizillinkuren im Abstand von 3–6 Monaten empfohlen. Dabei soll jeweils 6 Wochen nach Beendigung einer Kur der Liquor kontrolliert und der Kranke mehrere Jahre überwacht werden. Ungeachtet der treponemenspezifischen Immunreaktion ist besonders Scheid (11) dafür eingetreten, selbst bei normalem Liquorbefund die übliche Penizillintherapie einzusetzen, wenn die Komplementbindungsreaktionen im Blut oder im Liquor pathologisch ausfallen. Die korrespondierenden Liquorsyndrome der verschiedenen luischen Manifestationsformen sind in den einzelnen Abschnitten kurz aufgeführt.

Wenn auch neuerdings die neuropsychiatrischen Krankheitsbilder der Lues an Profil verloren haben, so kann man bei Beteiligung des Zentralnervensystems nach wie vor drei *Formenkreise* unterscheiden, nämlich:

1. die Lues cerebrospinalis,
2. die Tabes dorsalis,
3. die progressive Paralyse.

Man hat die beiden letzteren als vorwiegend *ektodermale, parenchymatöse* Prozesse der vorwiegend *mesodermalen* Lues cerebrospinalis gegenübergestellt.

Alle drei Formen der Neurolues haben *gemeinsame Symptome,* nämlich Pupillen- und Reflexstörungen. Wohl ist es richtig, daß ein Fehlen der Patellarsehnenreflexe *(Westphal-Zeichen)* und die reflektorische Pupillenstarre am häufigsten bei der Tabes dorsalis beobachtet werden; man findet aber diese beiden klassischen Pänomene in relativ vielen Fällen auch bei der Paralyse und bei der Lues cerebrospinalis. Ursache der Pupillen- und Reflexstörungen sind die bei allen drei Spielarten vorkommenden meningealen Veränderungen, speziell deren Auswirkungen auf die Reflexbahnen im Okulomotorius einerseits und in den lumbosakralen hinteren Wurzeln andererseits. Damit haben wir aber eine pathogenetisch wichtige, gemeinsame Begleiterscheinung angeführt, nämlich die chronische Meningitis, die klinisch meist stumm bleibt und von der man deshalb nicht weiß, zu welchem Zeitpunkt nach der Infektion sie sich abgespielt hat.

Für die Diagnose einer progressiven Paralyse muß außer Areflexie und Pupillenstörungen ein typisches paralytisches Symptom gefordert werden; in gleicher Weise ist für die Tabes und die Lues cerebrospinalis ein jedem dieser Krankheitsprozesse allein zukommendes Leitsymptom zu erbringen. Wir heben dies hervor, weil man immer wieder auf die Anschauung stößt, daß beispielsweise die Diagnose Tabes dorsalis mit dem Nachweis einer reflektorischen Pupillenstarre und eines Verlustes der Patellarsehnenreflexe ausreichend fundiert sei.

In diesem Zusammenhang sei auf die Tatsache hingewiesen, daß sich bei mehr als 50% aller Lueskranken schon während des Sekundärstadiums, z. T. bereits vor Aufschießen des Exanthems, vorübergehende Veränderungen im Liquor, namentlich eine Pleozytose, eine Eiweißvermehrung und eine Veränderung der Kolloidreaktionen, nachweisen lassen, die allerdings klinisch zumeist unterschwellig verlaufen. Ungeachtet der serologischen Untersuchungsergebnisse sind sie als Ausdruck oder Folge einer *spezifischen Meningitis* aufzufassen, weshalb man auch von einem *luischen „Meningealkatarrh"* gesprochen hat. Daraus folgt, daß der Nachweis einer Pupillenstörung oder einer Areflexie allein keineswegs ausreicht, von einer noch in Gang befindlichen luischen Erkrankung des Zentralnervensystems schlechthin zu sprechen und eine spezifische Behandlung einzuleiten, ganz davon abgesehen, daß eine Pupillenstörung oder ein Verlust der Sehnenreflexe zwar auf eine Syphilis verdächtig sind, als Einzelsymptome die luische Genese aber noch nicht beweisen. Besonders bei älteren Patienten ist zu berücksichtigen, daß die Reflextätigkeit überhaupt abnimmt. Auch die Akkommodation ist durchweg in einem Alter von 60 Jahren erloschen, weil die rigide Iris oftmals einen verlangsamten Ablauf der Pupillenreaktion vortäuscht.

Lues cerebrospinalis

Angesichts der außerordentlichen Variationsbreite, mit der die Lues cerebrospinalis klinisch in Erscheinung tritt, hat sich das alte anatomische Einteilungsprinzip in *meningitische, vasale* und *gummöse* Formen in diagnostischer Hinsicht durchaus bewährt. Allerdings muß dabei in Rechnung gestellt werden, daß man es vielfach mit Mischformen zu tun hat. So geht die meningitische Form auch mit spezifischen Gefäßalterationen einher, und umgekehrt werden bei der Gefäßlues des Nervensystems meningitische Begleiterscheinungen praktisch nie vermißt. Sowohl bei den luischen Gefäßerkrankungen, bei den meningovaskulären Übergangsformen als auch bei der meningitischen bzw. meningoenzephalomyelitischen Form, der sog. Lues interstitialis, kann es zur Gummenbildung kommen.

Im Krankheitsablauf der Syphilis verdient die **Frühlues des Nervensystems** eigens herausgestellt zu werden, bei der häufig schon im Sekundärstadium neurologische Symptome, namentlich meningitische Reizerscheinungen, nachzuweisen sind. Soweit die pathologisch-anatomischen Untersuchungsergebnisse erkennen lassen, liegen bei den Frühfällen ähnliche Verhältnisse vor wie bei den Spätformen der Lues cerebrospinalis. Neben der Meningitis finden sich z. T. hochgradige perivaskuläre Infiltrate im Zentralnervensystem.

Demgemäß zeigen auch die klinischen Syndrome der Früh- und Spätformen weitgehende Parallelen. Allerdings haben die meningealen Manifestationsformen der Frühlues im allgemeinen ein akuteres Prozeßtempo als die Spätformen. Meist gehen die meningealen und vaskulären Komplikationen des Sekundärstadiums mit ausgeprägten Liquorveränderungen einher. Es findet sich eine z.T. hochgradige Pleozytose von 100/3–1000/3 und mehr Zellen, vorwiegend Lymphozyten und Plasmazellen. Dabei kann der Liquor unter Druck stehen und trübe erscheinen. Das Gesamteiweiß ist erhöht, speziell die Fraktion der Gamma- bzw. Immunglobuline.

Die Kolloidreaktionen zeigen vorwiegend tiefe Linkskurven, gelegentlich aber auch rechtsgelagerte Kurven oder Normalwerte. Die Luesreaktionen sind durchweg positiv. Fehlen dabei neurologische Symptome, so spricht man von einer liquorpositiven Lues II, dem sog. Meningealkatarrh der älteren Literatur. Bei normalen Liquorbefunden des Sekundärstadiums soll die Prognose günstiger sein. Doch hat kein Geringerer als NONNE (12) darauf hingewiesen, daß ein „negativer Liquor der Frühperiode kein Freibrief für die Zukunft ist".

Ähnlich wie andersartige Meningitiden setzen auch die **meningitischen Syndrome der Früh- oder Spätlues** zumeist mit den üblichen Prodromi ein und führen zu heftigen meningealen Reizerscheinungen und zerebralen Allgemeinsymptomen. Floride Verlaufsformen können infolge pathologischer Liquorproduktion bzw. Resoptions- oder Abflußstörungen, vor allem auch bei raumfordernden Gummen (computertomographisch darzustellen) zur *intrakraniellen Drucksteigerung* führen, die mit Bewußtseinstrübung, Stauungspapille, Urinverhalten usw. einhergeht. Bei vorwiegend basaler Meningitis resultieren Augenmuskel- oder Fazialisparesen, Trigeminusneuralgien, Störungen des Hörvermögens oder andere Hirnnervensymptome. Da vom klinischen Bild her eine Unterscheidung gegenüber anderen akut verlaufenden Meningitiden im Frühstadium kaum möglich ist, erlangen die serologischen Untersuchungsmethoden differentialdiagnostisch ausschlaggebende Bedeutung. Bisweilen gelingt der Nachweis von Krankheitserregern aus dem Liquor. Charakteristisch für eine akute luische Meningitis ist das prompte Ansprechen auf eine antiluische Therapie. Ebenso wie früher die Salvarsanbehandlung hat auch die Penizillintherapie eine prompte Besserung des Zustandsbildes zur Folge.

Die **vaskuläre Form** der zerebrospinalen Lues zeigt gewöhnlich in ihrer Symptomatologie alle Eigentümlichkeiten einer *herdförmigen Erkrankung,* wie sie bei anderen Affektionen des zerebrospinalen Gefäßsystems ebenfalls zu konstatieren sind. Dabei ist die Lues cerebrospinalis in der Mehrzahl der Fälle durch gleichzeitige Hirnnervenstörungen gekennzeichnet, die – wie bereits erwähnt – ihre Entstehung basalmeningitischen Prozessen verdanken. Die zumeist schlaganfallsartig einsetzenden, mitunter sich aber auch protrahiert entwickelnden Herdsymptome entsprechen variablen Komplikationen, wie man sie bei der *Hochdruckenzephalopathie* ebenfalls sieht. Allerdings sind die luischen Ausfallserscheinungen flüchtiger, besonders dann, wenn kleinere Gefäßabschnitte befallen werden. Als Vorboten zerebraler Komplikationen sind häufig diffuse Kopfschmerzen, Leistungsabfall, Schlafstörungen oder Schwindelattacken zu erfassen. Hervorzuheben sind weiterhin isolierte oder kombinierte Augenmuskelparesen, ein- oder doppelseitige Fazialisparesen, neuralgiforme Gesichtsschmerzen oder bei Befall der kaudalen Hirnnerven eine klosig-verwaschene, bulbäre Sprache mit Schluckstörungen. In anderen Fällen resultieren zerebrale Monoparesen von Arm oder Bein, brachiofaziale Hemiplegien, z.T. mit Aphasie und homonymen Gesichtsfelddefekten sowie Para- oder Tetraparesen.

Motorische Reizerscheinungen des Kortex sind bei der vaskulären Form der Frühlues nicht ungewöhnlich. Man hat Fälle beobachtet, bei denen es wenige Monate nach der Infektion zu lokalen oder generalisierten zerebralen Krampfanfällen kam. Nur vereinzelt finden sich sensible *Jackson-Anfälle.* Eine *Apoplexie* bei jugendlichen Personen ohne Hochdruck ist immer verdächtig auf eine Lues. Noch vor wenigen Jahrzehnten galt es sogar als feststehende Regel, eine Lues zu diagnostizieren, wenn bei einem Patienten in den Dreißigerjahren ein Schlaganfall auftrat, ohne daß ein

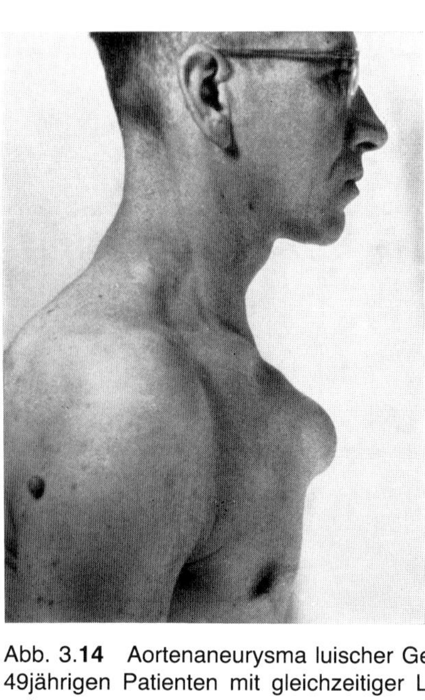

Abb. 3.**14** Aortenaneurysma luischer Genese bei einem 49jährigen Patienten mit gleichzeitiger Lues cerebrospinalis

Hochdruck vorlag. Fand man keine luesspezifischen Blut- und Liquorveränderungen, so sprach man eben von einer *„seronegativen Lues"*. Wir wissen heute, daß längst nicht jeder jugendliche apoplektiforme Insult luischer Genese ist. Außer der *Thrombangiitis obliterans,* der *Periarthritis nodosa,* der *granulomatösen Angiitis* und anderen entzündlich-immunologischen Gefäßerkrankungen (Riesenzellarteriitis, Lupus erythematodes, Moyamoya) sind u.a. *arteriovenöse Angiome, kongenitale* oder *mykotische Aneurysmen,* angeborene oder erworbene *Herzfehler* oder floride *Endokarditiden* mit rezidivierenden Hirnembolien in Betracht zu ziehen. Bei den Affektionen des Herzens muß selbstverständlich die Aortenlues differentialdiagnostisch berücksichtigt werden (Abb. 3.**14**), die ebenfalls zu zerebralen und spinalen Kreislaufstörungen führen kann. Diagnostisch entscheidend sind auch hier die spezifischen treponemeninduzierten Such- und Bestätigungsreaktionen, vor allem gegenüber den entzündlich-immunologischen Systemerkrankungen.

Einer kurzen Erwähnung bedarf in diesem Zusammenhang das sog. **Neurorezidiv.** Man versteht darunter ein mehr oder minder akutes Einsetzen von Herdsymptomen (Mono- oder Hemiplegien, Aphasien, Hemianopsien, vor allem aber Hirnnervenparesen), die man vormals häufiger bei der Salvarsanbehandlung zumeist nach der 2.–4. Injektion während der ersten Kur gesehen hat. Derartige Jarisch-Herxheimer-Reaktionen können auch bei der modernen Penizillintherapie nach den ersten Injektionen auftreten. In etwa 50% der Fälle führen sie bei der Frühlues zu einem kurzdauernden Fieberanstieg mit Aufflammen oder Rezidivieren des Exanthems. In seltenen Fällen können der rasche Zerfall der Spirochäten und das prompte Einschmelzen der syphilitischen Granulome auch bei der Spätlues u.a. flüchtige zerebrale Ausfallserscheinungen im Sinne des Neurorezidivs verursachen. Zur Prophylaxe wird eine 15tägige Vorbehandlung mit 1 g Jodkalium pro die empfohlen oder gleichzeitig zur Penizillininjektion die Applikation von Kortikosteroidpräparaten, etwa 40 mg täglich i. m., jedoch an einer anderen Körperstelle (8). Tritt im Zuge einer antiluischen Therapie eine Jarisch-Herxheimer-Reaktion auf, so darf gefolgert werden, daß das applizierte Mittel therapeutisch wirksam ist. Man kann nach Abklingen des interkurrenten Ereignisses die spezifische Therapie mit entsprechender Vorsicht fortsetzen. Darüber hinaus können aber Penizillinpräparate eine *echte Anaphylaxie* hervorrufen, die u.U. ernste Komplikationen im Gefolge hat. Zu Beginn einer Penizillinbehandlung ist deshalb Vorsicht geboten, zumal eine bestehende Penizillinüberempfindlichkeit – etwa durch orientierende Hautteste – nur schwer aufzudecken ist. Erfahrungsgemäß ist die Überempfindlichkeitsreaktion am häufigsten dem Procainanteil, weniger dem Penizillinmolekül zur Last zu legen, so daß man notfalls auf procainfreie Penizilline ausweichen kann. Ist eine Penizillinüberempfindlichkeit bekannt, so können Tetrazykline (etwa 1–2 g/die, insgesamt 50–60 g) eingesetzt werden, die jedoch bei Schwangeren kontraindiziert sind, da die Gefahr einer fetalen Mißbildung besteht. Bei schwerwiegenden oder gar tödlichen Zwischenfällen mit forensischen Konsequenzen muß gutachterlich berücksichtigt werden, daß unabhängig von jeder Behandlung hochgradige luische Gefäßveränderungen vorliegen können, die pathogenetisch in Rechnung zu stellen sind.

Wir sahen bei einem Tabiker kurz vor Beendigung einer lege artis eingeleiteten und durchgeführten Penizillinkur eine einseitig betonte, schwere Polyradikulitis im Lumbalbereich, die mit hochgradiger lymphozytärer Pleozytose, ausgedehnter Urtikaria und allergischen Gesichtsödemen einsetzte und mit einem Restschaden abheilte. Hier war es unter der Penizillinbehandlung sogar zu einer immunologischen *Spätreaktion* gekommen.

Während die *blande Optikusatrophie* zu den Leitsymptomen der Tabes gehört, ist den vasalen, meningitischen und gummösen Formen der Lues in der Hauptsache die *Neuritis n. optici* zugeordnet. Es muß hervorgehoben werden, daß es bei der Lues cerebrospinalis, aber auch infolge einer *spezifischen Arachnitis opticochiasmatica* oder auch durch gummöse Prozesse zur Atrophie des Sehnervs kommen kann. Bevor die Amaurose eintritt, resultieren aber als Folge der Schädigung des Sehnervs durch die ummauernde Arachnitis *konzentrische oder sektorenförmige Gesichtsfelddefekte,* die als alarmierendes Symptom eine energische antiluische Behandlung erfordern. Im Gegensatz zur blanden *tabischen Optikusatrophie* kennzeichnet die Sehnervenaffektion der Lues cerebri der durchschlagende Erfolg einer antiluischen Behandlung – vorausgesetzt, daß der Sehnerv infolge Druckwirkung arachnitischer Verwachsungen nicht bereits irreversibel geschädigt ist. Übrigens sieht man gelegentlich am Optikus sowohl im Frühstadium als auch in Spätfällen eine *Papillitis* sowie *Blutungen.* Eine begleitende spezifische Erkrankung der Optikusgefäße ist der Grund dafür, daß die seltene *luische Stauungspapille* bereits frühzeitig mit einer objektiven Sehverschlechterung einhergeht. Sie begegnet uns vor allem als Begleiterscheinung der meningovaskulären Lues cerebrospinalis, erreicht dabei aber keine stärkere Prominenz.

Daß sich bei ausgedehnten *Gummen* eine Stauungspapille entwickelt, leuchtet ohne weiteres ein, wenn man die resultierenden Verdrängungserscheinungen bzw. die intrakranielle Drucksteigerung in Rechung stellt. Es ist selbstverständlich, daß derartige raumfordernde Prozesse das Bild eines *Hirntumors* nachahmen.

Es kommt erschwerend hinzu, daß auch beim

Hirntumor positive serologische Ergebnisse im Sinne einer „unspezifischen Komplementbindungsreaktion“ vorkommen, die früher bei gleichzeitiger Stauungspapille an ein Hirngumma denken ließen.

Ein 33jähriger Mann suchte 1949 wegen einer inkompletten Hemiparese rechts mit gleichzeitiger Abduzensparese unsere Klinik auf. Der Fundus war intakt; seit Beginn des sich relativ rasch entwickelnden Beschwerdekomplexes hatten Kopfschmerzen bestanden, die sich nicht wieder verloren. Da eine Lues zugegeben wurde und die Komplementbindungsreaktion in Blut und Liquor positiv war, leiteten wir in der Annahme einer Lues cerebrospinalis eine kombinierte Neosalvarsan-Bismogenol-Kur ein. Bereits nach wenigen Injektionen klangen die Kopfschmerzen ab; gleichzeitig bildeten sich die Ausfallserscheinungen praktisch völlig zurück, weshalb die Diagnose durchaus berechtigt schien und wir von weiteren diagnostischen Maßnahmen Abstand nahmen. Die Besserung war jedoch nur vorübergehend. Wenige Wochen nach Abschluß der ersten Kur entwickelten sich massive, halbseitige Lähmungserscheinungen mit beginnender Stauungspapille unter gleichzeitiger Benommenheit. Wiederum waren die serologischen Reaktionen in Blut und Liquor stark positiv. Bei der nunmehr durchgeführten Enzephalographie fand sich ein linksseitiges *Gliom*, an dem der Kranke postoperativ ad exitum kam.

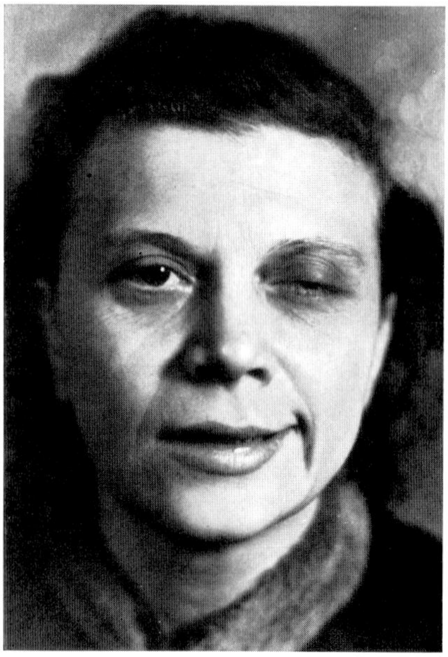

Abb. 3.**15** Externe Ophthalmoplegie links mit gleichzeitiger rechtsseitiger peripherer Fazialisparese bei Lues cerebrospinalis. 18/3 Zellen. Vor 14 Tagen apoplektiformes Auftreten unter Kopfschmerzen (37jährige Frau)

Salvarsan entfaltet beim Hirndruck eine entquellende Wirkung, so daß eine vorübergehende Besserung, u. U. auch eine Rückbildung der Stauungspapille zustande kommen kann. Es wäre aber falsch, einer Diagnose ex juvantibus nur den therapeutischen Erfolg der ersten Tage zugrunde zu legen, wie der erwähnte Fall zeigt. **Solitäre Gummen** sind an sich sehr selten. Meist resultieren **multiple Gummen,** die mit Vorliebe im Bereich der Hirnbasis sitzen, und zwar in der mittleren und hinteren Schädelgrube. Weitaus häufiger befallen solche Granulome die Leber, die Lunge, die Muskulatur, vor allem aber die Haut, speziell den Gesichts-, Stirn- und Nasenbereich. Es gibt aber intrazerebral spezifische Granulome, die keine Herdsymptome hervorrufen und auch nicht zu allgemeinen Hirndruckerscheinungen führen. Gelegentlich werden ausschließlich die Meningen befallen, wo sie ebenfalls multipel auftreten, so daß man von einer *Meningitis gummosa* gesprochen hat. Im Röntgenbild stellen sich verkalkte Gummen, ebenso wie verkalkte tuberkulöse Granulome als dichte, herdförmige Verschattungen dar.

Bei der Unterscheidung zwischen *gummöser Hirnlues* und *Tumor cerebri* sind neben der „spezifischen“ Vorgeschichte die klinischen und humoralen bzw. serologischen Untersuchungsergebnisse zu berücksichtigen. Eine stärkere Liquorpleozytose, der Nachweis von Plasmazellen, das positive Resultat der treponemeninduzierten Immunreaktionen in Blut und Liquor, Pupillen- und Reflexstörungen, vor allem ein wechselnder Krankheitsverlauf und multiläsionelle Ausfallserscheinungen entscheiden zugunsten der Lues, von welcher sich die Geschwulstbildung durch einen mehr kontinuierlichen Progreß mit herdbetonter Symptomatologie abhebt. Darüber hinaus liefern die technischen Verfahren EEG, Echoenzephalographie, Computertomographie, Hirnszintigraphie und Arteriographie wertvolle diagnostische Hilfen. In diesem Zusammenhang ist weiterhin zu berücksichtigen, daß auch die luischen Gefäßprozesse infolge arterieller Mangeldurchblutung oder venöser Abflußbehinderung zum Hirnödem bzw.

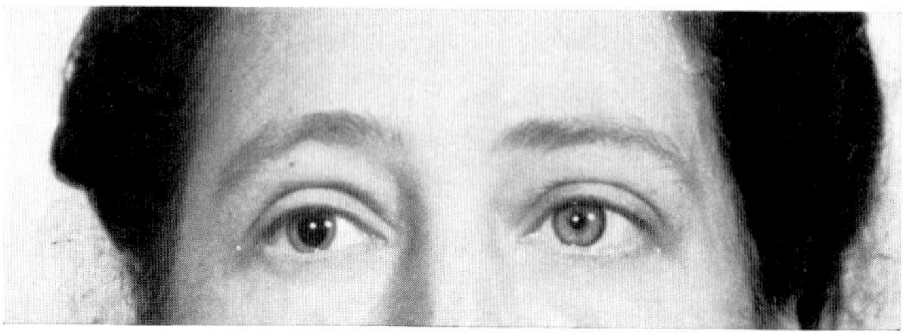

Abb. 3.**16** Adie-Syndrom bei Lues cerebrospinalis mit Mydriase und reaktionsloser Pupille. Spezifische Reaktionen im Blut und im Liquor positiv, 153/3 Zellen

zum Syndrom eines Tumors cerebri führen können.
Wie gesagt, sind gerade bei gummösen Formen, speziell bei der *gummösen Meningitis,* Hirndruckerscheinungen und Stauungspapillen zu erwarten. Das gleichzeitige Vorkommen von Lähmungen anderer Hirnnerven weist in solchen Fällen auf einen ausgedehnten Prozeß an der Hirnbasis hin, wie er in gleicher Weise bei chronisch lymphozytären Meningitiden anderer Genese (Tbc), bei metastatischen, *karzinomatösen* oder *sarkomatösen Prozessen* oder beim Durchbruch eines *Epipharynxkarzinoms* gesehen wird. *Epidermoide der Hirnbasis* und *Liquormetastasen der intrazerebralen Gliome* verschiedenen Sitzes und verschiedener Art kommen ebenfalls differentialdiagnostisch in Betracht.
Augenmuskellähmungen sind bereits im Frühstadium der Hirnlues, hauptsächlich aber im Spätstadium zu konstatieren. In erster Linie wird der *Okulomotorius* betroffen. Zumeist resultiert eine partielle Okulomotoriusparese, während eine totale seltener gesehen wird. Die äußeren und inneren Okulomotoriusanteile sind etwa gleich häufig affiziert. Von den äußeren Augenmuskeln wird am ehesten der Levator palpebrae betroffen, so daß schon vom Aspekt her eine Ptose auffällt. Die Beteiligung der inneren Augenmuskeln hat zumeist eine absolute *Pupillenstarre* zur Folge, während die *reflektorische* seltener ist. Die licht- und konvergenzstarren Pupillen sind meist weit, doch konstatiert man gelegentlich auch eine Miose. Gegenüber der Tabes und der progressiven Paralyse ist hervorzuheben, daß bei der Hirnlues die Pupillenstörungen häufiger einseitig auftreten. In solchen Fällen erinnere man sich der *Pupillotonie (Adie-Syndrom),* die auch auf spezifisch luischer Basis entstehen kann (Abb. 3.**16**). Ferner ist zu beachten, daß die Pupillenstörungen der Lues cerebri, ganz gleich welcher Art, reversibel sein können, was bei der Tabes zu den größten Seltenheiten gehört (12). Nicht nur die basale Meningitis, sondern auch gefäßbedingte Alterationen im Mittelhirngebiet können zu Pupillenstörungen führen, die sich zurückbilden, sobald das betreffende Gebiet wieder normal vaskularisiert ist. Dabei sind derartige Ausfallserscheinungen des öfteren mit Lähmungen anderer Hirnnerven kombiniert.
Neben Okulomotoriuslähmungen kommen, wenn auch seltener, *Abduzens-* und *Trochlearisparesen* sowie kombinierte Blicklähmungen vor. Die initialen Augenmuskelparesen der Hirnlues sind relativ inkonstant bzw. reversibel, so daß sie ebenso wie die der multiplen Sklerose oftmals nur anamnestisch zu erfassen sind. Da sie zumeist apoplektiform einsetzen, sind sie vor allem gegenüber anderen gefäßbedingten Augenmuskellähmungen (Aneurysmen, Angiome, Venenthrombosen, arteriitischen bzw. arteriosklerotischen Systemerkrankungen, diabetischen Angiopathien, Hirnembolien u. a.) abzugrenzen. Ferner sind bei doppelseitiger Lidheberschwäche die Myasthenie und die okulären Myopathien zu berücksichtigen. Kombinierte Augenmuskellähmungen mit Pupillenstörungen begegnen uns auch als Residualsyndrom nach erfolgreicher Chemotherapie der tuberkulösen Basalmeningitis.
Nicht zuletzt sind die nach subakuter oder chronischer Otitis media auftretenden *Affektionen der Felsenbeinspitze* differentialdiagnostisch zu berücksichtigen *(Gradenigo-Syndrom),* da Kombinationen von Augenmuskelparesen mit *Affektionen des N. trigeminus* bei der Gefäßlues keineswegs selten sind. Auch bei blastomatösen Prozessen der Schädelbasis ist die gestörte Augenmotorik häufig mit Gesichtsschmerzen vergesellschaftet. Überhaupt sind neuralgiforme Schmerzphänomene im Versorgungsgebiet des Trigeminus, speziell im 2. Ast, als symptomatisches Geschehen bei der Lues häufig, wie auch neuralgiforme Schmerzphänomene im Versorgungsgebiet des Trigeminus, hauptsächlich im 2. Ast, als symptomatisches Geschehen bei der Lues vorkommen, so daß differentialdiagnostische Erwägungen gegenüber der genuinen *Trigeminusneuralgie* erforderlich werden können. Auch bei der *Migräne* steht die Frage an, ob sie genuin oder symptomatisch-luisch bedingt ist. Der paroxysmal auftretende Beschwerdenkomplex einschließlich Flimmerskotom, vorübergehender Augenmuskelparesen und Pupillenstörungen ist beiden Prozessen gemeinsam, doch hat die idiopathische Migräne durchweg ein jahrelanges Vorspiel, das gewöhnlich bis in die Pubertät zurückreicht. Besondere Beachtung erfordern jene zumeist äußerst heftigen **Kopfschmerzen,** die bei *ossaler Lues,* d. h. bei den höchst seltenen gummösen Veränderungen innerhalb des Schädelknochens, angegeben werden.
Bei luischer Ostitis der Kalotte sind infolge Druckschädigung des Kortex zerebrale Krampfanfälle beobachtet worden; eine Felsenbeinostitis kann zur *Ertaubung* führen. *Kombinierte Störungen der motorischen Hirnnerven* – etwa des Fazialis, des motorischen Trigeminus, des Hypoglossus, Akzessorius usw. – imitieren bisweilen das Bild einer **Bulbärparalyse** (Abb. 3.**17** u. 3.**18**).
Gleichgültig, welches Ergebnis die Seroreaktionen in solchen Fällen haben, die pathologischen Liquorbefunde gestatten es, derartige Krankheitsbilder von der idiopathischen Bulbärparalyse abzugrenzen. Größere Schwierigkeiten bereitet die Unterscheidung gegenüber anderen symptomatischen Formen der Bulbärparalyse. Außer Tumoren sind hier besonders die Arteriosklerose, embolische oder thrombotische Prozesse der Aa. vertebrales und der A. basilaris sowie kleine Blutungsherde in der Medulla und im Brückenfuß

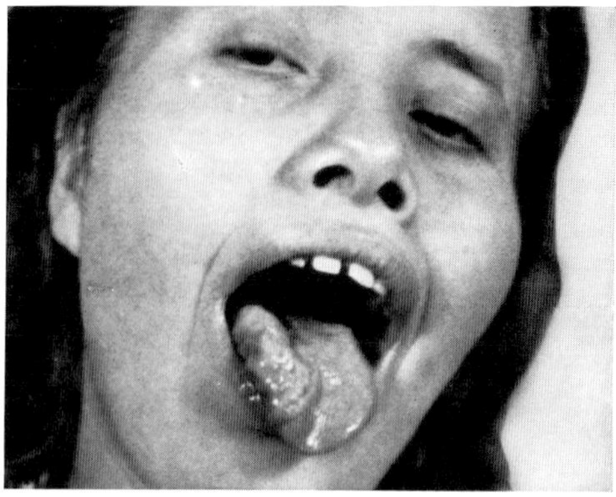

Abb. 3.**17** Luische Hypoglossusparese rechts bei 20jährigem Mädchen (Lues congenita). Gleichzeitig bestand eine rechtsseitige Rekurrensparese. Die Patientin hatte aus völligem Wohlbefinden dreimal ein apoplektiformes Zustandsbild mit bulbären Symptomen

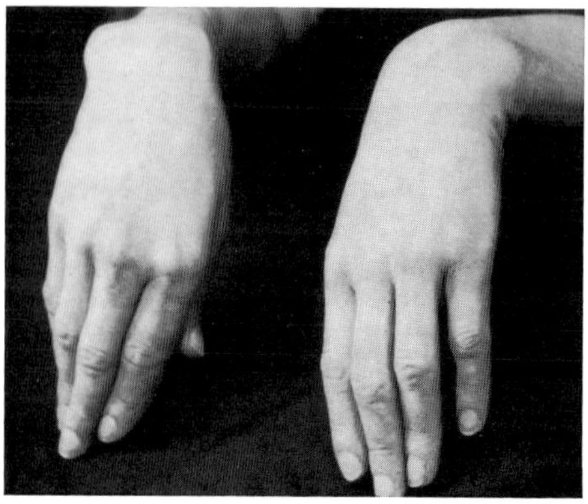

Abb. 3.**19** Beiderseitige Radialislähmung mit Fallhand bei luischem Vorderhornprozeß (spezifische Form der spinalen Muskelatrophie)

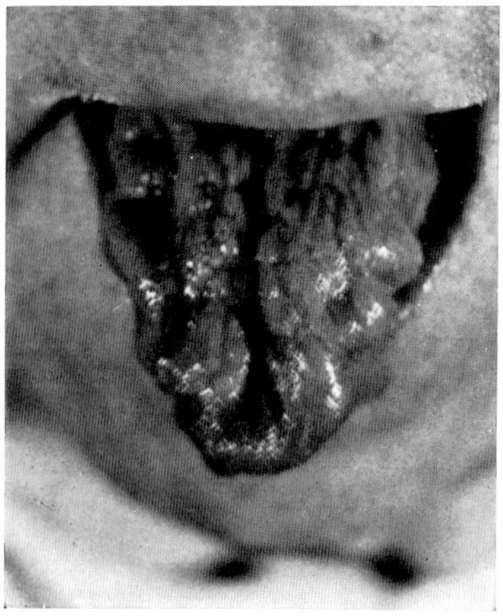

Abb. 3.**18** Hochgradige Zungenatrophie (mit fibrillären Zuckungen) bei Bulbärparalyse und amyotrophischer Lateralsklerose auf luischer Basis (PSR und ASR fehlen, Pupillenstörungen rechts)

beim Hochdruck oder bei hämorrhagischer Diathese zu berücksichtigen.

Ursache der spezifischen Bulbärparalyse ist meist eine *Heubner-Endarteriitis* kleiner bulbopontiner Gefäße. Da durch diese Gefäßveränderungen die Pyramiden bevorzugt affiziert werden, resultiert in solchen Fällen, u. U. auch ohne gleichzeitige Hirnnervensymptome, eine *Para-* bzw. *Tetraspastik,* so daß der klinische Befund an eine Rückenmarksaffektion denken läßt.

Hirnnervenparesen, namentlich eine Fazialisparese mit Pyramidenbahnsymptomen, eine Stauungspapille, ataktische Phänomene, Ausfallserscheinungen von seiten des Statoakustikus machen die Abgrenzung einer *Sarkoidose des Nervensystems* erforderlich, die mit uncharakteristischen, oligosymptomatischen Beschwerden einsetzen kann und ebenfalls das mittlere Lebensalter befällt. Bezeichnend für die Sarkoidose sind die gleichzeitigen Herde in Lunge, Augen, Haut, Parotis, Leber, Milz, Knochen und Lymphdrüsen, so daß die radiologische bzw. histologische Kontrolle die Diagnose sichert. Auch bei der *Toxoplasmose* und der *Listeriose* können, ähnlich wie bei der Gefäßlues, meningoenzephalitische, bulbopontine oder spinale Syndrome in den Vordergrund treten, so daß erst die entsprechenden serologischen Reaktionen Aufschluß geben.

Die **isolierten syphilitischen Gefäßprozesse innerhalb des Rückenmarks** stellen eine seltene Spielart der Lues cerebrospinalis dar. Zumeist sind derartige Prozesse mit Wurzelaffektionen und einer mehr oder minder ausgeprägten chronischen Meningitis vergesellschaftet, vor allem aber mit zerebralen Ausfallserscheinungen gekoppelt, so daß die zerebrospinale Prozeßausbreitung immer wieder durchschlägt, eine differentialdiagnostisch wichtige Erfahrungstatsache. Bezeichnenderweise klagen die Kranken im Beginn der vaskulären Lues spinalis beim Gehen über eine *intermittierende Schwäche,* die sie zwingt, stehenzubleiben. Es resultiert also infolge einer Durchblutungsnot im Bereich der motorischen Vordersäulen ein Syndrom nach Art eines intermittierenden Hinkens *(„Claudication de la moelle“),* das aber im Gegensatz zur Klaudikatio bei peripheren Durchblutungsstörungen ohne Wadenschmerzen, jedoch mit belastungsabhängigen Dysästhesien einhergeht. Gelegentlich fallen die Patienten wie beim akuten Tonusverlust zusammen. Endarteriitische Verschlüsse der Versorgungsarterien der motorischen Vordersäulen und der Pyramidenseitenstrangbahnen haben spastische Syndrome sowie Muskelatrophien im Gefolge, wobei bald die eine, bald die andere Komponente überwiegt. Demnach sind Zustandsbilder anzutreffen, die entweder einer *progressiven spinalen Muskelatrophie* (Abb. 3.**19**) oder einer *myatrophischen Lateralsklerose* gleichen (14).

Rein spastische Syndrome werden eigentlich nur bei vasalen Herden innerhalb der Hirnschenkel bzw. des Brückenfußes angetroffen. Sie ähneln der *hereditären spastischen Spinalparalyse,* weshalb man jene Krankheitsbilder nach ERB auch als *syphilitische Spinalparalyse* bezeichnet. Da den luischen Syndromen die obligate, familiäre Belastung der hereditären Spinalparalyse fehlt, ist die Unterscheidung ohne weiteres möglich, selbst wenn es sich um oligosymptomatische, rein motorische Formen handelt, die nicht durch andere luische Phänomene belegt sind. Zudem sind bei der hereditären spastischen Spinalparalyse die Serologie und der Liquor intakt. Dagegen können sich gegenüber *hochsitzenden Geschwülsten* differentialdiagnostische Schwierigkeiten ergeben, die erst durch den weiteren Krankheitsverlauf beseitigt werden. Die paraspastischen, besonders aber die spastisch-ataktischen Syndrome der spinalen Lues erfordern eine Abgrenzung von analogen Erscheinungen der funikulären Spinalerkrankung, die unter Berücksichtigung der Blut- und Liquorbefunde im allgemeinen ohne Schwierigkeiten möglich ist.

Wohl nur in einzelnen Fällen wird man auf Grund von uncharakteristischen Schmerzphänomenen, *dissoziierten Empfindungsstörungen,* Muskelatrophien und Paresen eine *Syringomyelie* näher in Betracht ziehen müssen. Denn der Lues spinalis fehlen die für die Syringomyelie so bezeichnenden Arthropathien und trophischen Störungen der Peripherie.

Weitaus größere differentialdiagnostische Schwierigkeiten können sich, zumal im Frühstadium, gegenüber der **multiplen Sklerose** ergeben, mit der die Lues cerebrospinalis die multilokuläre Prozeßausbreitung und das Kommen und Gehen der Symptome gemeinsam hat. Wiederum liefern die Seroreaktionen oder luische Ausfallserscheinungen von seiten anderer Organe wertvolle Hinweise; meist liegt das Manifestationsalter der Lues höher. Immerhin können Hirnnervensyndrome paraspastische Zustandsbilder, die beiden Prozessen zukommen, schwer gegeneinander abzugrenzen sein. Erfahrungsgemäß bleiben aber die BHR bei der Lues zumeist erhalten. Weiterhin gehören Blasenstörungen mehr der Endphase der spinalen Lues an, während sie bei der multiplen Sklerose ein häufiges, remittierendes Frühsymptom darstellen, ebenso wie die partielle Optikusatrophie, die nur ausnahmsweise bei der Lues gesehen wird. Auch ist bei der Lues der spastischataktische Symptomenkomplex weniger prägnant. Allerdings kann ein MS-Kranker eine Lues aquirieren, so daß beide Prozesse zusammentreffen.

Die **luische Rückenmarksaffektion (Lues spinalis)** ist neben den Pyramidenbahnsymptomen durch Sensibilitätsstörungen, radikuläre Phänomene und besonders durch Blasen-Darm-Störungen gekennzeichnet. Die Kranken klagen etwa über gürtelförmige Schmerzsensationen am Stamm oder über in die Extremitäten einschießende Schmerzattacken. Der hauptsächlichen zervikothorakalen Prozeßlokalisation entsprechend finden sich häufig lästige Nacken- und Schulterschmerzen, die sich nachts intensivieren, nach Art einer *Plexusneuralgie* in die Arme ausstrahlen und vielfach mit Hyper- oder Hypästhesien vergesellschaftet sind. Hinzukommende Muskelatrophien, etwa der Schulter-, Arm- oder Handmuskulatur, erklären sich aus einer Mitbeteiligung der motorischen Vorderwurzeln. Meist handelt es sich um eine meningovaskuläre Affektion. Schreitet der meningeale Prozeß fort, so kann schließlich unter Mitbeteiligung der Dura das Rückenmark ringförmig ummauert werden, ein Vorgang, den bereits CHARCOT als **Pachymeningitis hypertrophicans** bezeichnet hat. Der resultierende Symptomenkomplex liegt auf der Hand: Bei zervikaler Lokalisation entwickeln sich tetra- oder paraspastische Syndrome mit Muskelatrophien, so daß ein degeneratives Krankheitsgeschehen im Sinne einer *amyotrophischen Lateralsklerose* vorgetäuscht wird. Blasen-Mastdarm-Störungen, bisweilen ein Priapismus, objektive Ausfallserscheinungen der Sensibilität – speziell dissoziierte Empfindungsstörungen infolge intramedullärer Höhlenbildung, hervorgerufen durch konsekutive Zirkulationsstörungen –, weiterhin ein *Horner-Symptomenkomplex* bei Befall des 6.–8. Zervikalsegmentes, evtl. Ausfallserscheinungen von seiten der spinozerebellaren Bahnen gestatten jedoch, die luische Affektion gegenüber den degenerativen Systemerkrankungen zu sichern. Besondere Aufmerksamkeit verdienen allerdings in diesem Zusammenhang die hochsitzenden *Rückenmarksgeschwülste* und die *chronischen Meningopathien, Bandscheibenprotusionen* oder *Skelettanomalien,* die zu ähnlichen Krankheitsbildern führen können (s. S. 12.16). Die serologischen Reaktionen, eine Liquorpleozytose und vor allem andere luische Phänomene, nach denen stets zu fahnden ist, heben die Lues von jenen Krankheitsprozessen ab. Die Pachymeningitis bei der spinalen Lues hat im allgemeinen einen chronisch-progredienten Verlauf, so daß sich **Querschnittssyndrome** allmählich ausbilden. Ein akuter Beginn, der innerhalb weniger Stunden bis Tage zu inkompletten oder kompletten Querschnittsbildern führt, ist den syphilitischen Gefäßaffektionen der Spinalarterien und ihrer Versorgungsgebiete zur Last zu legen (12, 13). Gleichgültig in welchem Höhenbereich sich eine Querschnittslähmung manifestiert, weit mehr als die besagten meningitischen bzw. pachymeningitischen Manifestationen, die von außen das Rükkenmark komprimieren, sind die vasalen, myelitischen und gummösen Formen zu fürchten, weil sie binnen kurzem zu massiven Parenchymschäden führen. Dabei können sich erhebliche differentialdiagnostische Schwierigkeiten gegenüber einer unspezifischen Querschnittsmyelitis und vor allem gegenüber den ausgedehnten, oft multilokulären Myelomalazien bei der *Foix-Alajouanine-Krankheit* ergeben, bei der wir zuweilen eine unspezifisch positive Komplementbindungsreaktion im Liquor beobachtet haben. Als Folge der luischen Angiitis kann sich akut das *Syndrom der vorderen Spinalarterie* oder auch ein *Sulcus-commissuralis-Syndrom* entwickeln. Ersteres ist charakterisiert durch ein plötzlich einsetzendes Schmerzgefühl im entsprechenden Segmentbereich, durch eine initial schlaffe Paraparese, durch dissoziierte Sensibilitätsstörungen bei erhaltener Tiefensensibilität und durch Blasen-Darm-Störungen, während das Sulcus-commissuralis-Syndrom durch einen ipsilateralen Segmentschmerz, durch eine ipsilaterale schlaffe Parese und durch kontralaterale dissoziierte Sensibilitätsstörungen mit Funktionsausfall der Blase festgelegt ist.

Wurzelaffektionen können unter mehr oder minder starker meningealer Beteiligung als *Polyradiculitis luica* Symptomenbilder hervorrufen, wie man sie bei andersartigen Polyradikulitiden bzw. Polyneuritiden ebenfalls sieht. Man findet beispielsweise an den unteren Extremitäten eine Areflexie, schlaffe Paresen im Peronäus- und Tibialisgebiet sowie distal zunehmende Sensibilitätsstörungen oder Lähmungserscheinungen im Bereich des Schultergürtels, Paresen der Arme mit Betonung im Radialisgebiet: also die ganze Skala des **polyneuritischen Symptomenkomplexes** bis hin zur aufsteigenden Lähmung nach Art der prognostisch äußerst dubiösen Landry-Paralyse. Auch eine Zell-Eiweiß-Dissoziation im Sinne eines *Guillain-Barré-Syndroms* läßt sich gelegentlich im Liquor konstatieren; allerdings sind in solchen Fällen die Luesreaktionen positiv, so daß schon von hier aus die spezifische Genese gegenüber andersartigen Prozessen gesichert werden kann. Daß die Lues zu *Mononeuritiden,* etwa zur isolierten Fazialisparese, zur Ulnaris-, Radialis- oder Peronäuslähmung führt, bedarf keines besonderen Hinweises. In vielen Fällen gehen die Wurzelaffektionen mit Ausfallserscheinungen von seiten der Hinterstrangareale einher, so daß außer mehr oder minder ausgeprägten polyradikulitischen Syndromen *ataktische Phänomene* resultieren, die sich relativ rasch entwickeln und die Szene völlig beherrschen können. Sie sind im Gegensatz zur Tabes durch eine antiluische Therapie rasch zu beseitigen. Man hat solche Verlaufsformen als *„Pseudotabes syphilitica"* eigens herausgestellt, da sie prima vista an ein *tabisches Syndrom* denken lassen. Angesichts der akuten Prozeßentwicklung, der rasch wechselnden Reflexverhältnisse, der Sensibilitätsausfälle und der schlaffen Paresen sind Verwechslungen mit einer Tabes kaum möglich.

Tabes dorsalis

Seit der Jahrhundertwende hat die Diagnostik der Tabes dorsalis gegenüber den Zeiten CHARCOTS, ERBS und STRÜMPELLS dank der grundlegenden Arbeiten NONNES (12) eine entscheidende Bereicherung erfahren (23). So gelingt es uns heute weitaus häufiger als früher, auch die Formes frustes der Tabes zu erfassen, also jene Fälle, die nicht das Vollbild der *„Ataxie locomotrice progressive" (Duchenne)* bieten. Allerdings genügt zur Diagnose der Tabes dorsalis – wie einleitend bereits angeführt und hier nochmals hervorgehoben werden muß – nicht allein der Nachweis der reflektorischen Pupillenstarre und der Areflexie; vielmehr ist zu fordern, daß zu diesen Symptomen noch andere charakteristische, **„spezifisch" tabische Symptome** hinzutreten.

Hierzu rechnen in erster Linie die *lanzinierenden Schmerzen,* die sich an der unteren Extremität am häufigsten im Ischiasgebiet abspielen, an der oberen Extremität den Ulnaris bevorzugen. Weiterhin sind als spezifische Symptome zu nennen: die *tabischen Krisen,* die namentlich den Magen-Darm-Kanal und den Genitaltrakt befallen, fernerhin die ataktischen Phänomene, die *verlangsamte Schmerzleitung (Remak-Zeichen),* sodann die *Kältehyperästhesie,* die *viszeralen Analgesien,* etwa die *Hodenanalgesie,* die *Hypotonie der Muskulatur,* die *Arthropathien,* die *Blasenstörungen,* das *Mal perforant du pied,* nicht zuletzt die *Optikusatrophie.*

Pupillenveränderungen, die eben nicht zu den spezifischen Symptomen zählen, kommen bei der Tabes häufig vor. Im Frühstadium beobachtet man sie in 70–80%, im Spätstadium in 90–95%. Die gleichen Veränderungen werden bei der Lues cerebrospinalis in etwa 20–30%, bei der progressiven Paralyse in 60–90% gefunden.

Auf die Tatsache, daß Areflexie und Pupillenstörungen bei sonst symptomlosen Luikern vorkommen, kann nicht häufig genug hingewiesen werden. Immer wieder wird der Irrtum begangen, Pupillenstörungen, die bei einer längst abgelaufenen Syphilis beobachtet und festgestellt werden, prognostisch ungünstig auszudeuten, wodurch der Patient, der ja häufig um die ernsten Spätfolgen der Syphilis weiß, in eine Phobie hineingetrieben wird, so daß er sich immer wieder spezifischen Kuren, ja sogar einer Fieber- bzw. Malariatherapie unterzieht.

Erfahrungsgemäß zeigen die Pupillenstörungen bei der Tabes ein sehr wechselndes Gepräge. Keineswegs kommt regelmäßig ein komplettes *Argyll-Robertson-Phänomen* – also eine reflektorische Pupillenstarre mit Anisokorie und Miose (Pupillendurchmesser unter 0,5 mm) – zur Beobachtung. Gar nicht so selten findet man *mydriatische Pupillen,* wobei bald die eine, bald die andere Pupille wechselweise weiter sein kann. Immer-

hin kommt die *reflektorische Pupillenstarre* bei der Tabes am häufigsten vor, während die *absolute Pupillenstarre* mehr bei der progressiven Paralyse und bei der Lues cerebrospinalis beobachtet wird. Die reflektorische Pupillenstarre kann in eine absolute Starre übergehen, wie auch die Pupille der einen Seite nur lichtstarr, die der anderen absolut starr sein kann. Auch Intoxikationen, namentlich der *chronische Alkoholismus* (Wernike-Enzephalopathie), haben relativ häufig Pupillenstörungen im Gefolge. Außerdem findet man gelegentlich polyneuritische und ataktische Symptome, also insgesamt Erscheinungsbilder, die – wie schon der Name *„Pseudotabes alcoholica"* zu erkennen gibt – der Tabes dorsalis außerordentlich ähnlich sehen können. Bei der akuten Äthyl- und Methylalkoholvergiftung treten Pupillenstörungen nur zusammen mit schweren Stammhirnschäden vorübergehend auf.
Von den entzündlichen Affektionen des Nervensystems sei in diesem Zusammenhang die *Encephalitis epidemica (Economo)* bzw. der *postenzephalitische Parkinsonismus* genannt. Im Gegensatz zur Tabes besteht dabei in der Regel aber eine Konvergenzlähmung. Bei der *multiplen Sklerose* kommen Pupillenstörungen nur ausnahmsweise vor. Zudem treten sie in der Regel einseitig auf. Gelegentlich wird bei der Optikusatrophie nach retrobulbärer Neuritis eine amaurotische Pupillenstarre angetroffen; aber eine totale Amaurose ist bei der multiplen Sklerose außerordentlich selten. Ob *Zirkulationsstörungen* auf dem Boden nichtluischer Gefäßkrankheiten, die sich im Bereich der Mittelhirnhaube, also im Kerngebiet des Okulomotorius, abspielen, eine Pupillenstarre hervorrufen können, ist noch umstritten. NONNE (12) hat dies für die *Arteriosklerose* verneint. Pupillenanomalien beim Diabetes mellitus geben zu Verwechslungen mit der Tabes dorsalis Anlaß, wenn sie mit einer Areflexie infolge diabetischer Neuropathie und mit einer vasal bedingten *Opticusatrophie* gekoppelt sind *(Pseudotabes diabetica).*
Unter den *blastomatösen Prozessen,* die zu Pupillenstörungen führen und ggf. diagnostische Schwierigkeiten der Tabes gegenüber bereiten, seien die *Tumoren der Vierhügelregion*, namentlich die Pinealome, eigens hervorgehoben. Durch ihre Wachstumsrichtung auf die Vierhügelplatte zu können derartige Geschwülste zur totalen wie auch zur reflektorischen Pupillenstarre führen, die den charakteristischen Tumorzeichen wie Stauungspapille, Erbrechen, Kopfschmerzen zuweilen längere Zeit vorausgehen. Infolge Läsion der pontozerebellaren Bahnen können solche Kranke auch ataktische Störungen, etwa ein positives Romberg-Zeichen, einen torkelnden Gang, ähnlich dem des Tabikers, aufweisen.
Weiterhin sind differentialdiagnostisch jene Prozesse zu berücksichtigen, die mit *Optikusatrophie* und *amaurotischer Pupillenstarre* einhergehen. Eine blande Optikusatrophie kann das einzige Symptom einer Tabes dorsalis sein. Da bei kompletter Amaurose der Pupillenreflex in Fortfall kommt, weil der einfallende Lichtreiz nicht mehr pertizipiert werden kann, sind die Pupillen der amaurotischen Starre weiter als die der reflektorischen. Demgemäß sind enge, lichtstarre Pupillen bei einer schon bestehenden, aber noch inkompletten Amaurose als reflektorisch anzusprechen. *Tumoren der Olfaktoriusrinne* und der Hypophyse können ebenfalls mit amaurotischen Pupillenstörungen, gelegentlich auch mit Areflexie einhergehen. Der Nachweis von Geruchsstörungen und anderen Ausfallserscheinungen, namentlich auf psychischem Gebiet, hilft hier weiter. Allerdings können bei taboparalytischen Kombinationsformen auf Grund der psychischen Alterationen und der Optikusatrophien durchaus ähnliche Zustandsbilder resultieren. Auch *Schädeltraumen* führen gelegentlich zu Pupillenstörungen, häufiger zu einer absoluten, seltener zu einer reflektorischen Starre. Im Gegensatz zur Tabes ist dabei die Pupillenstörung einseitig, und die miotische Pupille läßt sich durch Atropin oder Kokain erweitern.

Wir hatten beispielsweise einen Bergmann zu begutachten, der nach einem Unfall unter Tage jahrelang Rente bezog. Fachärztlicherseits hatte man die neurologischen Ausfallserscheinungen, u.a. die reflektorische Starre und die psychischen Alterationen, auf das relativ schwere Kopftrauma bezogen, ohne jemals den Liquor zu kontrollieren. Die 5 Jahre nach dem Unfall bei uns erstmals durchgeführte Liquoruntersuchung ergab eine ausgesprochene Paralysekurve mit hochgradiger Pleozytose, Eiweißvermehrung und stark positiver WaR. Es war unverkennbar, daß das derzeitige Zustandsbild nichts mehr mit dem Trauma zu tun hatte, sondern ausschließlich auf die vom Trauma unabhängige Paralyse zurückgeführt werden mußte. Der therapeutische Effekt bestätigte diese Annahme.

Ein relativ wichtiges Phänomen, als dessen Ursache u.a. konstitutionelle Anomalien, Avitaminosen und infektiös-toxische Faktoren angeschuldigt worden sind, muß im Zusammenhang mit der Neurolues hervorgehoben werden, nämlich die *Pupillotonie.* Das wichtigste Kennzeichen dieser zumeist einseitigen, in etwa 15% der Fälle jedoch doppelseitig auftretenden Anomalie ist eine tonische Reaktion der häufig entrundeten Pupille. Im Hellen ist die tonisch gestörte Pupille meist mydriatisch, im Dunkeln dagegen miotisch. Die tonische Pupille spricht im Gegensatz zum Argyll-Robertson-Phänomen auf *Mydriatika* prompt an und verengt sich auf *Miotika.* Auch wird die Lichtreaktion nach subkutanen Strychningaben im Verlaufe einer halben Stunde deutlich besser.
Die differentialdiagnostische Entscheidung wird in jenen Fällen noch wesentlich erschwert, in welchen die Pupillotonie als sog. *Adie-Syndrom* mit

einem Verlust der PSR und ASR vergesellschaftet ist. Dieser Symptomenkomplex, der in etwa 60% der Pupillotonien angetroffen wird und das weibliche Geschlecht bevorzugt, gibt oft genug zu Verwechslungen Anlaß. Es ist geradezu eine Tükke der Natur, daß sich das gleiche Phänomen einmal als völlig harmlose Anomalie, ein andermal als Begleiterscheinung einer Neurolues herausstellt. Man tut in gesicherten Fällen von Adie-Syndrom gut daran, dem Patienten ein entsprechendes Attest in die Hand zu geben, denn sonst ist zumal ein etwas ängstlicher Patient in Zukunft vor wiederholten diagnostischen Eingriffen nicht sicher. Solche Kranke werden nur zu oft – wie eigene Beobachtungen lehrten – immer wieder subokzipital oder lumbal punktiert.
In etwa 10% der Fälle konstatiert man das Pupillotoniesymptom auch bei der Syphilis. Als Beispiel sei folgender Fall mitgeteilt:

Eine 30jährige Frau, die von ihrem Ehemann eine Lues akquirierte, war lege artis sechsmal einer antiluischen Kur unterzogen worden. Die WaR in Blut und Liquor war längst negativ, der Liquor auch hinsichtlich Zellzahl und Eiweißgehalt intakt. Ein halbes Jahr nach der letzten Kur erschien die Patientin in der Sprechstunde, weil sie einige Wochen vorher auf die entstellende Weite der linken Pupille aufmerksam geworden war. Die eingehende Pupillenuntersuchung, speziell die pharmakologische Analyse der Pupillenstörung, ergab eine sichere Pupillotonie.

Wir konnten in mehreren Fällen unseres Krankengutes ein verhältnismäßig rasches Auftreten der tonischen Pupillenstörung beobachten. Auch die Feststellung, daß eine Pupillotonie nie angeboren vorkommt, läßt sich in etwa gegen eine anlagemäßig fundierte Störung ins Feld führen. Demgegenüber sind aber in einigen Sippen bereits im jugendlichen Alter „Mikrosymptome" der tonischen Pupillenstarre nachgewiesen worden, so daß die Frage endogen oder exogen dahingestellt bleiben mag.
Unter den motorischen **Augenmuskellähmungen** bei der Tabes dorsalis überwiegen bei weitem die totalen oder partiellen *Okulomotoriusparesen,* die mit anderen Augenmuskelparesen einhergehen können. Nur selten findet man den N. abducens oder trochlearis isoliert befallen. Die tabischen Augenmuskelparesen beruhen möglicherweise auf entzündlichen Reaktionen an der Wurzeleintrittsstelle im Rahmen einer chronischen Meningitis. Es ist deshalb nicht berechtigt, sie zu den „spezifisch" tabischen Veränderungen zu rechnen, vielmehr sind sie als Produkt einer Kombination von Tabes dorsalis und Lues cerebrospinalis anzusehen, einer Kombination, der wir relativ häufig begegnen. Hierher gehören auch noch andere Hirnnervensymptome, beispielsweise die Hypoglossuslähmung.
Dem Komplex **Optikusatrophie** mit Augenmuskelstörungen begegnet man außer bei der Tabes, bei den *Aneurysmen der Carotis interna,* nach Schädel-Hirn-Traumen, bei retroorbitalen Tumoren und gelegentlich auch bei den Entmarkungskrankheiten. Die *Migraine ophtalmoplégique* läßt sich gegeüber den tabischen Augenmuskel- und Sehstörungen im allgemeinen ohne Schwierigkeiten abgrenzen. Das gleiche gilt für die Augenmuskellähmungen im Gefolge der *Enzephalomyelitis* bzw. multiplen Sklerose. Allerdings treten bei der multiplen Sklerose die Augenmuskelparesen ebenso wie bei der Tabes zumeist passager auf. Erschwerend kommt hinzu, daß bei beiden Krankheiten bereits im Frühstadium Sehstörungen vorkommen. Kennzeichnend für die retrobulbäre Neuritis der multiplen Sklerose ist der akute bis subakute Beginn, der zunächst eine hochgradige Visusverschlechterung bedingt, die sich aber zum Unterschied von den tabischen Sehstörungen innerhalb kurzer Zeit wieder zurückbildet. Typisch für die tabische Optikusatrophie ist bereits zu Beginn des Prozesses die *mangelhafte Hell-Dunkel-Adaptation.* Eine völlige Amaurose ist bei der multiplen Sklerose ungewöhnlich, wohingegen die tabische Optikusatrophie praktisch immer zur Blindheit führt. Außerdem ist eine doppelseitige retrobulbäre Neuritis erheblichen Ausmaßes bei der multiplen Sklerose seltener, während der tabische Prozeß in der Regel beide Augen gleichermaßen in Mitleidenschaft zieht. Bei der multiplen Sklerose deckt die Spiegeluntersuchung die temporale Abblassung der Papille als Zeichen der partiellen Optikusatrophie auf, ein Phänomen, das bei der Tabes äußerst selten vorkommt. Die porzellanweiße Sehnervenscheibe ist bei der tabischen Optikusatrophie scharf begrenzt.
Die Differentialdiagnose der tabischen Optikusatrophie gegenüber den ebenfalls chronisch-progressiven Optikusaffektionen bei heredodegenerativen Krankheiten *(Leber-Optikusatrophie,* Friedreich-Ataxie und kombinierte Systematrophien) sowie bei den Stoffwechselanomalien (Niemann-Pick-Krankheit, amaurotische Idiotie, Pfaundler-Hurler- und andere Speicherkrankheiten, degenerative diffuse Sklerose) haben wir bei der Besprechung des Optikus und im Kapitel über die degenerativen Erkrankungen abgehandelt. Berücksichtigt man Lebensalter, Vorgeschichte – Fehlgeburten, durchgemachte spezifische Kuren und andere „spezifische" Hinweise –, interne Organmanifestationen der Syphilis, Seroreaktionen und fahndet man nach den Stigmata der konnatalen Lues, so ergeben sich höchstens im Initialstadium, wenn andere tabische Symptome noch fehlen, diagnostische Schwierigkeiten.
Die Optikusatrophien, die sich im Gefolge einer *Arachnitis opticochiasmatica* entwickeln, sind unter Beachtung der klinischen Symptome im allgemeinen ohne Schwierigkeiten von der tabischen Optikusaffektion abzugrenzen. Allerdings kom-

men auch bei der Tabes arachnitisch bedingte Optikusschädigungen vor, wenn sie mit einer meningealen Lues cerebrospinalis kombiniert ist. Derartige Formen mit konzentrischer Gesichtsfeldeinschränkung sprechen im Gegensatz zur tabischen Optikusatrophie gut auf eine antiluische Behandlung an. Differentialdiagnostisch sind weiterhin *traumatische Schädigungen* des Optikus, etwa durch Frakturen des Canalis opticus, durch Hämatome der Optikusscheiden, Zerrungen der Chiasmagegend, als Ursache der Optikusatrophie in Betracht zu ziehen, schließlich *Ernährungsstörungen des Optikus nach akuten großen Blutverlusten* und bei *Gefäßkrankheiten,* beispielsweise der Periarteriitis nodosa und der Arteriitis temporalis. Die Kriegserfahrungen haben gezeigt, daß auch *extreme Avitaminosen* zur Optikusatrophie führen können.

In diesem Zusammenhang erlangt weiterhin die Tatsache besonderes Interesse, daß gelegentlich bei *Hypophysentumoren* und anderen suprasellären Tumoren außer der Optikusatrophie eine Areflexie an den unteren Extremitäten, ja sogar ataktische Phänomene beobachtet werden. In Anlehnung an die Tabes dorsalis hat man solche Zustandsbilder als die *„Pseudotabes pituitaria"* bezeichnet. Die Areflexie jener Fälle ist sehr wahrscheinlich durch die chronische Schädelinnendrucksteigerung bedingt, die zur Degeneration der besonders vulnerablen lumbalen hinteren Wurzeln führt. Es sei noch der Sehnervenatrophie im Gefolge von *Optikusgliomen* bzw. *Spongioblastomen* gedacht, die ein- oder beidseitig lokalisiert vornehmlich im *Kindes-* oder *Jugendalter* auftreten. Derartige Geschwülste gehören zum Formenkreis der Neurofibromatose Recklinghausen, kommen aber auch bei der tuberösen Sklerose vor. Die *Optikusatrophien,* die man zuweilen beim *Turmschädel,* beim *Morbus Paget* oder bei der *Marmorknochenkrankheit* beobachtet, zeigen ebenso wie die tabische einen langsam fortschreitenden Verlauf.

Die **lanzinierenden Schmerzen** der Tabes dorsalis erfordern differentialdiagnostisch schon deshalb eine eingehende Besprechung, weil sich diese eigenartigen Schmerzphänomene vornehmlich in jenen Gebieten abspielen, in denen auch Neuralgien zumeist auftreten, z. B. im Versorgungsbereich des N. ischiadicus. Es ist daher verständlich, daß die landläufige Bezeichnung *„Ischias"* gegenüber den lanzinierenden Sensationen der Tabes eine häufige Fehldiagnose darstellt. Derartige Verwechslungen sind verständlich, wenn die lanzinierenden Schmerzen als Vorboten längere Zeit anderen tabischen Syndromen vorausgehen. Die lanzinierenden Schmerzen der Tabes dorsalis sind durch ihren Charakter eindeutig gekennzeichnet. Die Patienten beschreiben den Schmerz so, als ob ihnen plötzlich ein Messer in den Körper oder in die Gliedmaßen gestoßen würde. Demnach ist der Schmerzcharakter blitzartig stechend, also „lanzinierend" und sehr intensiv. Das Schmerzphänomen klingt nach wenigen Sekunden wieder ab, um sich kurz darauf oder nach längeren beschwerdefreien Intervallen serienmäßig zu wiederholen. Der Ischiaskranke schildert seine Beschwerden als Dauerschmerz, der bei Husten, Pressen, Niesen oder bei bestimmten Bewegungen verstärkt werden kann. Eben diese kurzdauernden Schmerzexazerbationen, die der Ischiaskranke so gut kennt und die er durch die typische Schonhaltung möglichst hintanzuhalten sucht, ähneln den lanzinierenden Schmerzen der Tabes dorsalis. Daneben aber gibt es noch objektive Unterscheidungsmerkmale, die klinisch ausschlaggebend sind. So zeigt der Tabiker mit lanzinierenden Schmerzen im Ischiadikusgebiet kaum jemals ein *Laségue-Zeichen,* also keinen Überdehnungsschmerz, der für die Ischias so charakteristisch ist. Im Gegenteil findet man bei der Tabes häufig eine *Hypotonie der Muskulatur* (Abb. 3.**20**). Weiterhin bleibt bei der Ischias die Schmerzausbreitung weitgehend konstant an einige wenige Segmente gebunden, wohingegen die lanzinierenden Schmerzen der Tabes bald hier, bald dort einschießen. Der Hypotonie und in der Regel doppelseitigen Areflexie der Tabes stehen die kennzeichnende *Schonhaltung und Abwehrspannung* des Ischiaskranken mit dem durchweg *einseitigen Reflexverlust* gegenüber. Relativ häufig werden Gürtelschmerzen geklagt, die vom Rücken aus den Brustkorb oder das Abdomen umschnüren. SCHEID (15) hat darauf aufmerksam gemacht, daß die üblichen radikulären Schmerz-

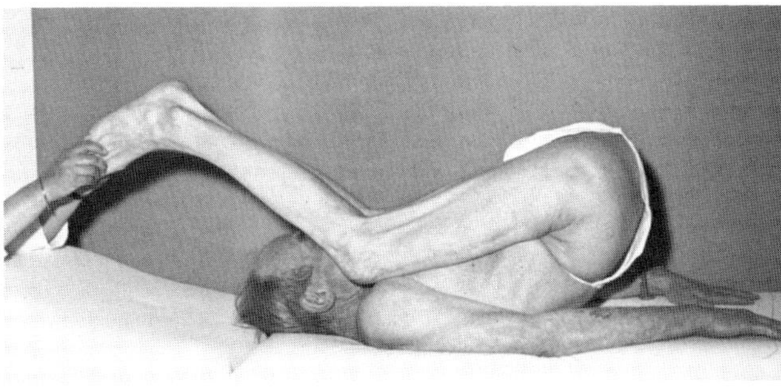

Abb. 3.**20** Extreme Hypotonie bei Tabes dorsalis

phänomene, wie sie bei Wurzelkompressionen in Erscheinung treten, durch eine gleichzeitig bestehende Tabes dorsalis nach Art der typischen lanzinierenden Schmerzen abgewandelt und verfälscht werden können. Daraus ergibt sich die Forderung, bei Tabikern, falls lanzinierende Schmerzen geklagt werden, degenerative Wirbelsäulenerkrankungen bzw. Bandscheibenschäden, vor allem primäre Geschwülste des Rückenmarks oder metastasierende Wirbelprozesse mit Kompression der Kaudafasern, durch Röntgenkontrolle des Skeletts, durch Liquoruntersuchungen, durch Elektroneurographie usw. auszuschließen, um nicht Gefahr zu laufen, auf Grund einer tabischen Rückenmarkserkrankung andersartige Prozesse zu übersehen (15). Die krisenhaften radikulären Schmerzen im Initialstadium bestimmter Polyneuritiden (Thallium, Arsen, Triorthokresylphosphat) sind differentialdiagnostisch nur von untergeordneter Bedeutung, da sich das Grundleiden, die Polyneuritis, schon wenige Tage später durch die Paresen zu erkennen gibt.

Wenn auch die *lanzinierenden* Schmerzen der Tabes am häufigsten an den *unteren Extremitäten* in Erscheinung treten – wie ja auch der lumbosakrale Typ der Tabes einer der häufigsten ist –, so finden wir beim zervikalen Typ analoge Schmerzphänomene auch an den *oberen Extremitäten*. Dabei kommt es zu unangenehmen Schmerzsensationen vor allem an der ulnaren Seite des Armes und der Hand, die sonst in ähnlicher Intensität nur bei radikulären bzw. segmentalen Prozessen im Bereich des unteren Halsmarkes (C 7–D 2) beobachtet werden. Handelt es sich um radikuläre Reizerscheinungen im Gefolge eines *Halsmarktumors,* einer lokalen *Pachymeningitis, Arachnitis* oder *zervikalen Pulposushernie,* dann können differentialdiagnostische Schwierigkeiten gegenüber der Tabes auftreten, solange weder Liquorveränderungen noch sensible oder motorische Ausfallserscheinungen nachzuweisen sind. Die längs des Ober- und Unterarmes ausstrahlenden Schmerzen der *Angina pectoris* haben nicht das Blitzartige des lanzinierenden Schmerzes der Tabes. Es muß jedoch berücksichtigt werden, daß auch eine luische Affektion der Koronarostien bei der Aortitis luica zu Angina-pectoris-Anfällen führen kann.

Die für die Tabes so charakeristische **Kältehyperästhesie** finden wir in gleichem Ausmaße bei keinem anderen Prozeß. Bei der *funikulären Spinalerkrankung* wird häufig über ein merkwürdiges allgemeines *Kältegefühl* geklagt, das spontan auftritt und nicht wie die Kältehyperästhesie des Tabikers durch Kältereize in besonderen Körpergebieten (Rücken, Brust oder Bauch) ausgelöst wird. Manche Tabiker sind außerstande, sich mit kaltem Wasser zu waschen; schon die bloße Berührung mit einem kalten Gegenstand vermag diese unangenehmen Empfindungen hervorzurufen.

Eine besondere Besprechung erfordern die **tabischen Krisen,** die sich nicht nur im Bereich des *Magen-Darm-Kanals* abspielen, sondern in allen möglichen muskulären Hohlorganen auftreten können. Am häufigsten beschäftigen uns die *gastrischen Krisen* im Hinblick auf das Ulcus ventriculi und duodeni. Die Magenkrisen der Tabes treten ausgesprochen unregelmäßig und im allgemeinen kurzdauernd auf. Hier und da läßt sich zwar ein opulentes Mahl als auslösende Ursache ansprechen; in der Regel vermißt man jedoch eine Abhängigkeit der Schmerzattacken von äußeren Anlässen. Ebenso plötzlich, wie die Krisen gekommen sind, klingen sie wieder ab. Das Wohlbefinden kehrt zurück; der Kranke erholt sich rasch und kann wieder essen, was er will, ohne daß zunächst eine neue Attacke zu befürchten wäre. Hierzu im Gegensatz kennzeichnet die *geschwürigen Wandveränderungen des Magens* oder des *Zwölffingerdarms* ein durchweg konstanter Zusammenhang zwischen Diätfehlern und nachfolgendem Beschwerdenkomplex. Zudem sind die krisenhaften Zustände des Tabikers oft von einem *unstillbaren Erbrechen* begleitet. Ein derartiges, kaum zu beeinflussendes Erbrechen wird allenfalls bei Steinkoliken, Pylorusstenose und hochsitzenden Darmverschlüssen beobachtet. Bei manchen tabischen Magenkrisen kommt es zum Bluterbrechen (Crises noires). Es gibt freilich auch gastrische Krisen, die ohne Erbrechen einhergehen und die, falls röntgenologisch ein Reizzustand der Magenschleimhaut gefunden wird, verkannt werden können.

Bei einem 57jährigen kaufmännischen Direktor wurden wegen Verdachts auf Magengeschwüre 16 (!) Breipassagen durchgeführt. Der Kranke war von Arzt zu Arzt, von Institut zu Institut gewandert, ohne daß jemals mehr als ein Reizzustand der Magenschleimhäute festgestellt und als Ursache der Beschwerden angesehen wurde. Die Ehefrau hatte mehrere Aborte gehabt. Dem Patienten selbst war in den letzten Jahren eine ausgesprochene Kälteempfindlichkeit und eine zunehmende Unsicherheit im Dunkeln aufgefallen. Objektiv fanden sich eine inkomplette reflektorische Pupillenstarre, Mamillenanästhesie, verzögerte Schmerzleitung, hochgradige Muskelhypotonie, beginnende Arthropathien der Kniegelenke und Verlust der ASR beiderseits. Es handelte sich um gastrische Krisen.

Bei der großen Verbreitung der Magen-Darm-Geschwüre darf allerdings nicht außer acht gelassen werden, daß auch die Tabiker relativ häufig an einem Ulcus ventriculi oder duodeni erkranken. Aber nicht hinter jeder Magenkrise steckt ein Ulkus. Die Schmerzen bei den tabischen Krisen sind meist so intensiv, daß sie mit dem *Perforationsschmerz* verglichen werden können. Nur so ist es zu erklären, daß Tabiker in einem solchen Zustand irrtümlicherweise laparotomiert werden, besonders dann, wenn der Palpationsbefund eine Abwehrspannung ergibt. Daß aber selbst bei bekannter Luesinfektion diagnostische Fehlentscheidungen unterlaufen können, lehrt folgender Fall:

Eine bei der stationären Aufnahme 71jährige Patientin hatte 40 Jahre zuvor eine Lues akquiriert, weshalb sie mit mehreren spezifischen Kuren behandelt und des öfteren neurologisch kontrolliert worden war. Wegen heftiger „kolikartiger" Schmerzen im Oberbauch wurde 1955 in der Annahme einer Cholezystitis die Gallenblase entfernt. Da aber die Koliken postoperativ andauerten, wurde 4 Wochen später erneut laparotomiert, wobei „Verwachsungen" gelöst wurden. 1959 kam es ohne faßbaren Grund wiederum zu heftigen, anhaltenden Oberbauchschmerzen bei sonst relativ gutem Allgemeinzustand. Nachdem eine Leberparenchymerkrankung und eine Porphyrie ausgeschlossen werden konnten, vermutete man eine Pankreopathie, weshalb die Patientin mehrere Wochen stationär konservativ behandelt wurde. Im Januar 1963 entschloß man sich in einer chirurgischen Universitätsklinik erneut zur Operation, da sich wieder quälende, therapieresistente Oberbauchschmerzen eingestellt hatten. Bei der Operation wurden nochmals „Verwachsungen" gelöst und angeblich ein neuer Gallengang angelegt. Abgesehen von der Anamnese mit der bekannten Luesinfektion, bestand 1964 bei Aufnahme in unserer Klinik wegen erneut aufgetretener, anfallsartiger Oberbauchschmerzen ein typisches tabisches Syndrom, nämlich eine reflektorische Pupillenstarre, eine verzögerte Schmerzleitung, ein Fehlen der ASR und beim Blindgang eine deutliche tabische Ataxie.

Umgekehrt kann es vorkommen, daß perforierende Ulzera beim Tabiker übersehen werden. In der irrigen Anschauung, es handele sich um eine Krise, werden die Perforation und die sich anschließende Peritonitis nicht erkannt, zumal eine gleichzeitige *viszerale Analgesie* die Entstehung einer reflektorischen Bauchdeckenspannung verhindert. Sebstverständlich sind während solcher Krisen, die mit stärksten vegetativen Reizerscheinungen einhergehen, die Pulsqualitäten, die Leukozytenwerte usw. gar nicht zu verwerten. Es ist verständlich, daß bei den tabischen, viszeralen Analgesien bei der rektal-digitalen Untersuchung auch der *Douglas-Schmerz* aufgehoben ist. Gar mancher Tabiker ist aus diesen Gründen an seiner *Perforationsperitonitis* nach durchgebrochenem Magengeschwür oder nach perforierender Appendizitis zugrunde gegangen. Angesichts dieser Situation soll man sich trotz manifester Tabes bei Verdacht auf Perforationsperitonitis zur Probelaparotomie entschießen.

Die Oberbauchschmerzen bei der *Periarteriitis nodosa,* die häufiger auf der linken als auf der rechten Seite lokalisiert sind, unterscheiden sich von den tabischen Krisen durch die längere Dauer der einzelnen Attacken und durch ihre Häufung. Davon abgesehen weisen die entzündlichen Allgemein- und Organsymptome, evtl. eine Polyneuritis, auf die Gefäßerkrankung hin. Auch bei der Addison-Krankheit, beim Phäochromozytom und im Praecoma diabeticum kann es zu krisenhaften Schmerzzuständen im Bauchraum kommen.

Ungleich seltener als die eben besprochenen Magenkrisen sind *tabische Krisen im Bereich der Leber und der Gallenwege.* Stauungsikterus, acholische Stühle, bierbrauner Urin usw. kommen bei derartigen Sensationen praktisch nicht vor. Auch sind entsprechende hyperalgetische Zonen nicht nachweisbar; vielmehr wird gerade das Gegenteil beobachtet, nämlich gürtelförmige Hypästhesien. Die Verknüpfung von Schmerzparoxysmen mit vegetativen Reizsymptomen und Hypalgesie charakterisiert in gleicher Weise die *krisenhaften Zustände im Bereich des Urogenitaltraktes (Klitoris- und Urethrakrisen)* sowie die *Mastdarmkrisen.* Immer wieder steht als wichtiges Kriterium der negative Organbefund im Gegensatz zur Heftigkeit der paroxysmalen Schmerzattacken.

Sehr selten sind die tabischen *Mammakrisen,* bei denen es unter heftigsten Schmerzen zur Milchsekretion kommen kann. Die *Galaktorrhö* hält nach Aufhören der Krisen an, so daß an innersekretorische Störungen gedacht werden mag. Die Abdominalkrisen der akuten intermittierenden *Porphyrie* können leicht zu diagnostischen Irrtümern Anlaß geben, weil sie mit Areflexie und Ataxie im Rahmen des polyneuritischen Syndroms einhergehen, wenn auch an der Regel festzuhalten ist, daß sowohl bei der Porphyrie als auch bei der Periarteriitis nodosa die abdominellen Schmerzen nachlassen oder verschwinden, sobald sich die polyneuritischen Symptome durchsetzen. Weitere seltene Lokalisationsformen der tabischen Krisen sind die schmerzhaften *Augen-* und *Nasenkrisen* mit starker Schleimhautschwellung und -rötung und dem kaum stillbaren Nasen- bzw. Tränenfluß. Die sog. *Kehlkopfkrisen (Larynxkrisen)* sind häufiger; sie führen zu äußerst quälendem Hustenreiz, Erstickungsgefühl und Stridor. Die *Pharynx-* und *Ösophaguskrisen* zeichnen sich durch schmerzhafte Schlingkrämpfe und Speiseröhrenspasmen aus. Die sog. *Herzkrisen* ahmen gelegentlich Angina-pectoris-Anfälle nach. Eine spezielle Krisenform, die durch Anfälle von Atemstillstand, Blässe, Bewußtlosigkeit und Bradykardie dem Karotissinussyndrom ähneln, werden von Dusser de Barenne (16) als *Oblongatakrisen* bezeichnet. Paroxysmale vegetative Innervationsstörungen im Sinne von *Zwerchfellkrisen* und *Pal-Gefäßkrisen* sind bei der Tabes ebenfalls bekanntgeworden. Alle diese Krisen gehen mit starken motorischen, sensiblen und sekretorischen Reizerscheinungen einher und unterscheiden sich kaum von den entsprechenden Koliken bzw. Gefäßkrisen bei anderen Organerkrankungen.

Die **ataktischen Störungen** der Tabes galten früher als *das* tabische Syndrom. Man hat Ataxien bei anderen neurologischen Affektionen, die nichts mit der Tabes dorsalis zu tun hatten, als Pseudotabes bezeichnet. Wir stehen heute auf dem Standpunkt, daß die Ataxie bei der Tabes ein „Kann"-, aber keineswegs ein „Muß-Syndrom" ist. Gemessen an der großen Anzahl von Tabesfällen, die ohne schwere Ataxie einhergehen, erscheint heute die *„tabes locomotrice progressive" (Duchenne)* als ausgesprochene Seltenheit. Die ausfahrenden, dysmetrischen Bewegungen des Tabikers, die besonders beim Gehen in Erscheinung treten und nur mühsam durch ständige Korrekturbewegungen des Rumpfes und der Arme abgefangen werden, sich aber auch in dem unruhigen Körperschwanken beim Stehen verraten, ähneln durchaus den Bewegungsstörungen einer *zerebellaren Ataxie,* die bei den verschiedenartigen Kleinhirnprozessen degenerativer, blastomatöser, entzündlicher oder toxischer Art vorkommt. Zudem kann auch hier die Hyper- bzw. Dysmetrie mit einer ausgesprochenen Muskelhypotonie einhergehen. Ein wichtiges Unterscheidungsmerkmal der spinalen gegenüber der zerebellaren Ataxie ist die Zunahme der spinalataktischen Phänomene im Dunkeln, etwa beim *Romberg-Stehversuch* oder beim Gehen mit geschlossenen Augen. Mit Recht hat man gesagt, der spinalataktische Tabiker hält sich mit den Augen im Raum fest, wohingegen der Augenkontrolle bei der zerebellaren Ataxie längst nicht diese überragende Bedeutung zukommt. Bei dem *totalen beiderseitigen Ausfall des vestibulären Apparates,* z.B. nach Streptomycin, ist der Kranke ebenfalls beim Gehen und Stehen auf die Kontrolle durch seine Augen angewiesen.

Die *spinozerebellaren Heredoataxien (Friedreich, Pierre Marie)* lassen sich durch zahlreiche Symptome abgrenzen. Ataktische Phänomene, die weitaus intensiver als bei der Tabes nicht nur an den Beinen, sondern auch an Armen, Kopf und Rumpf in Erscheinung treten, Nystagmus, eine dysarthrische Sprache, tapetoretinale Degenerationen, Schwachsinn und Psychopathie und nicht zuletzt Skelettanomalien (Friedreich-Fuß, Skoliosen usw.) liefern hinreichende Unterscheidungsmerkmale. Außerdem sind häufig die Pyramidenbahnen am Krankheitsprozeß beteiligt, so daß im Gegensatz zur Tabes Muskelspasmen, Kloni und Pyramidenbahnreflexe auftreten. Auch bei den *olevo-ponto-zerebellären Ataxien* ist die dysmetrisch-ataktische Gangstörung durchweg mit pyramidal- oder extrapyramidal-motorischen Ausfallserscheinungen oder auch mit Hyperkinesen kombiniert, wodurch sie sich von der Hinterstrangataxie der Tabes dorsalis deutlich abheben. Die *Kleinhirnrindenatrophie des höheren Lebensalters* ist in erster Linie gegenüber symptomatischen, speziell medikamenttoxischen, alkoholischen oder paraneoblastischen Ataxiesyndromen abzugrenzen. Bereits die Luesserologie ermöglicht es, die Tabes von den dominant erblichen Systematrophien zu differenzieren. Das gilt auch für die Abgrenzung der *Heredopathia atactica polyneuritiformis* Refsum, die u.a. durch ein Polyneuropathiesyndrom mit Gliedmaßenataxie, durch Schwerhörigkeit, Retinitis pigmentosa, Eiweißvermehrung im Liquor und durch die erhöhte Phytansäure im Serum festgelegt ist. Da bei der Tabes die Ataxie im allgemeinen an den unteren Extremitäten vorherrscht, kommt eine Verwechslung mit der *frontalen* oder *parietalen Ataxie* kaum in Frage. Nur ausnahmsweise hat man bei der Tabes *halbseitige Ataxien* beobachtet, und zwar dann, wenn bei einer zunächst doppelseitigen Ataxie durch Hinzukommen *spinaler* oder *zerebraler Durchblutungsstörungen* im Bereich der Pyramidenbahn auf dem Boden einer *luischen Gefäßerkrankung* die resultierenden spastischen Erscheinungen die ataktischen Phänomene auf seiten der Lähmung überlagern.

Von großer praktischer Bedeutung, schon in Hinsicht auf die Therapie, ist die Differentialdiagnose zwischen der Tabes dorsalis und der *funikulären Spinalerkrankung.* Hier ergeben sich insofern Schwierigkeiten, als sich die resultierenden ataktischen Bewegungsstörungen durchaus ähneln, weil bei beiden Krankheitsprozessen vornehmlich die langen Hinterstrangbahnen in Mitleidenschaft gezogen werden. Es sei daran erinnert, daß noch in der Mitte des vorigen Jahrhunderts, bevor die pathogenetischen Zusammenhänge zwischen der megalozytären hyperchromen Anämie und der funikulären Spinalerkrankung aufgeklärt waren, Fälle mit voll ausgeprägter Perniziosa und funikulären Symptomen im Schrifttum als Tabes dorsalis mit gleichzeitiger Anämie registriert wurden. Gar nicht selten sind die ataktischen Frühsymptome der funikulären Spinalerkrankung ebenso wie bei der Tabes mit Hypotonie der Muskulatur und Areflexie vergesellschaftet. Die späterhin zu beachtenden und differentialdiagnostisch entscheidenden Pyramidenbahnzeichen können in solchen Krankheitsstadien fehlen, wohingegen Störungen der Lage- und Vibrationsempfindung als Symptome der Hinterstrangaffektion zur Verwechslung mit der Tabes beitragen. Die ataktischen Störungen der *multiplen Sklerose* bedürfen im Hinblick auf die Tabes keiner detaillierten Besprechung. Abgesehen von der schubweise remittierenden Krankheitsentwicklung und der Polysymptomatologie des Erscheinungsbildes handelt es sich bei der multiplen Sklerose infolge der meist gleichzeitigen Affektion der Pyramidenbahnen durchweg um spastisch-ataktische Paresen. Nicht zu vergessen sind schließlich die ataktischen Störungen bei der Polyneuritis, bei der häufig hypermetrische und dysmetrische Bewegungen gesehen werden. Es ist viel darüber diskutiert worden, ob der tabischen Ataxie *Störungen der Lageempfindung,* des Gelenksinnes und der Tiefensensibilität zugrunde liegen. In der Regel ist dies der Fall, aber es gibt tabische Ataxien ohne wesentliche Beeinträchtigung der Lageempfindung. Demgegenüber werden Lageempfindungsstörungen bei der polyneuritischen Ataxie kaum ver-

mißt. Außerdem zeigt die polyneuritische Ataxie, die zwar mit der tabischen die Areflexie gemeinsam hat, einen anderen Ausbreitungstyp der objektiven Sensibilitätsstörungen.
Gelegentlich zeigt sich bei der Tabes eine rasche Entwicklung ataktischer Symptome. Derartige akute Ataxien haben eine andere Pathogenese. Es handelt sich bei diesen ataktischen Phänomenen nicht um einen typisch tabischen Hinterstrangprozeß, sondern um *Kombinationsformen der Tabes mit einer Lues spinalis,* wobei sich eine spezifisch luische Polyradikulitis entwickelt. Im Gegensatz zu den echten tabischen Ataxien, die bekanntlich therapeutisch kaum zu beeinflussen sind, spricht die Ataxie infolge luischer Radikulitis auf eine spezifische Behandlung ausgezeichnet an.
Die **Sensibilitätsstörungen** der Tabes dorsalis, speziell die abnorme Kälteüberempfindlichkeit und die segmental-regionären Hypästhesien für Berührungs- und Schmerzreize, sind zwar für die Diagnose von Wert, da sie das Bild abrunden, doch sind sie für sich genommen nicht entscheidend. Derartige „Kann-Symptome" spielen auch in der Anamnese keine bedeutende Rolle. Es kommt nur in Ausnahmefällen vor, daß sich ein Kranker der Hypästhesie gewisser Körperpartien bewußt wird.

So suchte uns ein 35jähriger Mann mit der Frage auf, woher es komme, daß seine Brustwarzen nicht mehr so empfindlich seien: Er werde von dort aus nicht mehr so wie früher erotisiert, und das beunruhige ihn. Die neurologische Untersuchung deckte eine reflektorische Pupillenstarre und eine Areflexie an den Beinen auf. Ferner ergab eine eingehende Exploration, daß der Kranke gelegentlich immer wieder über lanzinierende Schmerzen zu klagen hatte.

Ähnliches gilt von Empfindungsstörungen in der Genitalgegend, die der Patient wohl gewahr wird, über welche er sich aber aus begreiflichen Gründen nur ungern äußert.
Das **Remak-Zeichen,** die **verzögerte Schmerzleitung,** ist in ausgeprägter Form ein Leitsymptom der Tabes. Dabei empfindet der Tabiker das Ansetzen der Nadel zunächst nur als Druck, während die eigentliche Schmerzkomponente erst Sekunden später und verstärkt wahrgenommen wird. Mit den dissoziierten Empfindungsstörungen der Syringomyelie (s. S. 8.8) kann das Remak-Phänomen nicht verwechselt werden, zumal die Temperaturempfindung des Tabikers nicht gestört ist. Häufiger als das Remak-Zeichen findet man bei der Tabes *analgetische Zonen,* ohne daß eine Dissoziation resultiert, wie sie den Affektionen des Hinterhorns zukommt.
SPIELMEYER (17) hat gezeigt, daß die tabische Hinterstrangdegeneration nicht immer Folge einer Hinterwurzelerkrankung mit aufsteigender Degeneration ist, sondern daß sie auch als primäre Strangaffektion auftreten kann. Vielleicht gibt gerade das Nebeneinander von Hinterwurzel- und Hinterstrangprozeß bei der Tabes eine Erklärung für das eigenartige Zusammentreffen von Schmerzkrisen und Reizerscheinungen mit Sensibilitätsstörungen, das wir in dieser Weise bei anderen Hinterstrangaffektionen nicht beobachten.
Eine Sonderstellung nehmen die *viszeralen Analgesien* der Tabes ein, die allenfalls mit den Analgesien der Syringomyelie und der totalen Querschnittslähmung verglichen werden können. Schon CHARCOT hat einen Syringomyeliekranken erwähnt, der an einer Blasenruptur infolge Durchbruchs einer schmerzlosen Ulzeration ad exitum kam.

Ein 14jähriges Artistenkind wurde von uns wegen einer nahezu kompletten Querschnittslähmung nach intrathekaler Sulfonamidinjektion konsiliarisch untersucht und später wiederholt wegen Zystopyelitiden, bei der nie Schmerzen auftraten, stationär behandelt. 3 Jahre später kam es zu einer Schwangerschaft. Die Geburt eines gesunden Knaben verlief völlig schmerzlos.

Wir erinnern uns dagegen nicht eines Falles von intramedullärem Rückenmarkstumor, bei dem es infolge der viszeralen Analgesien beispielsweise zu einer völlig schmerzlos verlaufenen Perforationsperitonitis oder schmerzlosen Geburt gekommen wäre, wie bei Fällen mit Tabes inferior.

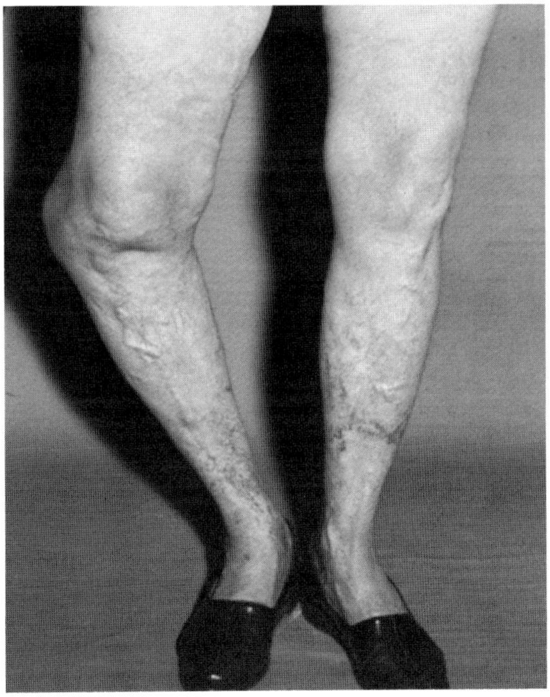

Abb. 3.**21** Schmerzlose tabische Arthropathie besonders des rechten Kniegelenkes bei 62jähriger Patientin. Keine gravierende Funktionseinschränkung. (Bildarchiv Prof. Dr. *A. Bernsmeier,* Kiel)

Charcot u. Pierrets haben bereits auf **myatrophische Prozesse** bei der Tabes dorsalis als Folge einer Schädigung der zugeordneten motorischen Vorderhornzellen aufmerksam gemacht. Derartige Myatrophien, welche die unteren Extremitäten bevorzugen, aber auch an den Händen vorkommen, treten bei der Tabes zumeist nur einseitig in Erscheinung. Gelegentlich greifen die Muskelatrophien auf andere Muskelgruppen über und zeigen eine allmähliche Progredienz, ähnlich der spinalen Muskelatrophie. Daneben beobachtet man Fälle, bei denen sich lediglich die charakteristischen tabischen Symptome verschlechtern, während die Myatrophien stationär bleiben. Diese verdanken ihre Entstehung wohl spezifisch luischen Erkrankungen der Rückenmarksgefäße.

Die **isolierten peripheren Lähmungen** bei der Tabes dorsalis im Gefolge von Vorderhornprozessen haben schon immer zu lebhaften Diskussionen Anlaß gegeben, weil sie mit dem eigentlichen tabischen Rückenmarksprozeß nichts zu tun haben. Kommt dagegen bei einer *tabischen Arthropathie* – beispielsweise der Kniegelenke – eine isolierte motorisch-sensible Peronäuslähmung oder bei der Arthropathie der Ellenbogengelenke eine Ulnarislähmung zur Beobachtung, so bereitet die Erklärung keine Schwierigkeiten. Die mechanische Ursache derartiger *Druckneuropathien,* die sich auch als *Karpaltunnelsyndrom* am Medianus auswirken können, liegt auf der Hand. Ebenso einfach ist die traumatische Genese peripherer Lähmungen zu erklären, die sich im Anschluß an die *tabischen Spontanfrakturen* ausbilden. Demgegenüber ergeben sich aber Schwierigkeiten, wenn es gilt, die Genese jener peripheren Lähmungen zu klären, denen keine primären Knochen- oder Gelenkaffektionen zugrunde liegen. Hier hat man sich zu erinnern, daß außer der Lues nicht selten übertriebener Alkoholgenuß oder andere Einflüsse, etwa Berufsschäden, mit im Spiele sein können.

Bei den **tabischen Arthropathien** tritt eine gewisse Vorliebe für bestimmte Gelenke offen zutage. Am häufigsten finden wir bei der Tabes die *großen Gelenke* befallen, in erster Linie die Knie- und Hüftgelenke (Abb. 3.**16**), sodann die Ellenbogengelenke, seltener die Fußgelenke, die Wirbelsäulengelenke, die Daumen- und Großzehengrundgelenke. Eigentlich ist in differentialdiagnostischer Hinsicht unter allen neurologischen Krankheitsbildern nur ein Prozeß zu berücksichtigen, der zu ähnlichen Gelenkveränderungen führt, nämlich die *Syringomyelie,* die aber vorwiegend die Schultergelenke beeinträchtigt. Differentialdiagnostisch sind hier einerseits der Nachweis von dissoziierten Empfindungsstörungen, von Pyramidenbahnsymptomen, von Mißbildungen im Sinne des Status dysrhaphicus, ferner das jugendliche Manifestationsalter der Syringomyelie, andererseits der Krankheitsbeginn in den

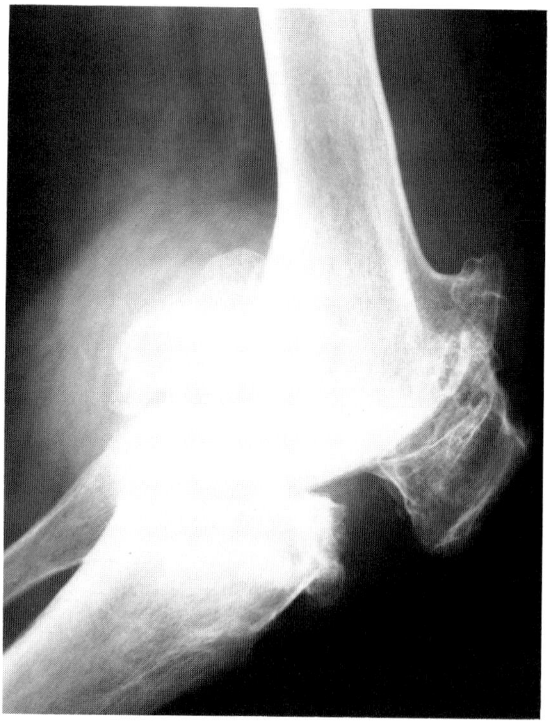

Abb. 3.**22** a Röntgenaufnahme des rechten Knies bei derselben Patientin: erhebliche Deformierung mit massiven periartikulären Knochenanlagerungen

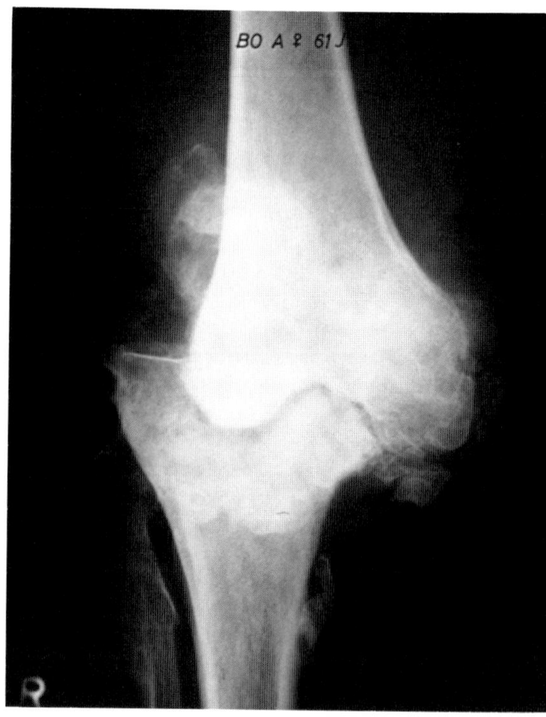

Abb. 3.**22** b Deutliche Luxation des Tibiakopfes nach lateral

mittleren Lebensjahren und das Vorkommen von typisch tabischen Symptomen von entscheidender Bedeutung. Gelegentlich können im Frühstadium der Tabes, falls die Arthropathien das führende Symptom darstellen, Verwechslungen mit andersartigen Gelenkaffektionen unterlaufen, so beispielsweise mit den *diabetischen Arthropathien,* bei denen ebenfalls die Schmerzen zurücktreten können, die aber durch vegetativ-trophische Begleitphänomene (Rubeosis an den Zehen, Ödemkissen, perforierende Ulzera) gekennzeichnet sind und sich im Gegensatz zur tabischen Arthropathie vorwiegend an den distalen Gelenken (Diabetesfuß) manifestieren (30).

Eines der wichtigsten Kennzeichen der tabischen Arthropathie ist die *Schmerzlosigkeit* der oft hochgradig deformierten Gelenke (Abb. 3.**22**), selbst wenn gleichzeitig Reizerscheinungen, nämlich erhebliche Gelenkergüsse, bestehen. Allerdings können bei beginnender Arthropathie, zumal im Frühstadium der Tabes, wenn sich ein massiver Hydrops entwickelt, vorübergehend Schmerzen geklagt werden, die von einer Kapselspannung oder überstreckten Bändern und Sehnenansätzen herrühren. Derartige Schmerzsensationen stehen aber in gar keinem Verhältnis zu den intensiven Schmerzen eines Arthritikers mit ungestörter Schmerzempfindung. Bemerkenswerterweise sind die tabischen Arthropathien nicht notwendig an eine gleichzeitige Ataxie der betreffenden Extremitäten gekoppelt. Auch die Lageempfindung kann völlig normal sein.

Alle schmerzhaften Gelenkerkrankungen, etwa die Polyarthritis chronica, die Arthrosis deformans, die Gelenkaffektionen bei der Gicht oder bei der Hämophilie, unterscheiden sich durch eine entsprechende Schonhaltung der betroffenen Extremitäten, wohingegen man beim Tabiker gerade das Umgekehrte erlebt, z. B. ein brüskes Dahermarschieren trotz erheblicher Deformierung der Fuß-, Knie- oder Hüftgelenke. Infolge der oft gleichzeitig bestehenden Koordinationsstörungen, also der Störung der maßvollen Zusammenarbeit von Synergisten und Antagonisten, werden auf Schritt und Tritt kleinere Gelenkstraumen gesetzt, die zur weiteren Reizung, Deformierung und Destruktion Anlaß geben und schließlich zu abnormen Verkalkungen führen. Die Erfahrung hat gezeigt, daß man Gelenkstraumen, die viele Jahre zurückliegen, als auslösendes Moment solcher Arthropathien würdigen muß. Welche Rolle ihnen zumindest im Sinne der Verschlimmerung zukommt, geht daraus hervor, daß die stärksten und unförmigsten Auftreibungen, die geradezu an Knochentumoren erinnern, nach Gelenkverletzungen gesehen werden. Röntgenologisch gibt es wohl kaum eine Gelenkerkrankung, die mit der neurogenen Arthropathie verwechselt werden könnte. Auch das isolierte Befallensein nur eines Gelenkes spricht gegen die Annahme einer generalisierten Gelenkerkrankung. Das Malum coxae senile macht hier eine Ausnahme, aber dabei steht ja die starke Schmerzhaftigkeit schon zu Beginn im Vordergrund. Übrigens können die Gelenkergüsse des Tabikers bei serologischen Kontrollen positiv ausfallen, selbst wenn die luischen Reaktionen im Blut und im Liquor negativ sind.

Die Arthropathie der Wirbelsäule, die sich mit Vorliebe im Bereich des 3. und 4. Lumbalwirbels abspielt, führt gar nicht selten zu kyphoskoliotischen Veränderungen und damit zu Haltungsanomalien, die häufig zuerst den Angehörigen auffallen. Die Entwicklung solcher Prozesse vollzieht sich zumeist innerhalb von 1–2 Jahren. Erhebt man die Vorgeschichte, so ist man gerade bei hochgradigen Veränderungen immer wieder erstaunt, wie wenig der Kranke selbst davon gemerkt hat. Die Beweglichkeit der Wirbelsäule ist eben wegen des Fortfalls der schmerzbedingten reflektorischen Muskelkontraktion relativ gut.

Die Arthropathien des Daumen- und des Großzehengrundgelenkes werden häufig übersehen, eben weil sie schmerzlos verlaufen und den Patienten kaum belästigen. Bei den Großzehenaffektionen fällt gelegentlich auf, daß diese erheblich verkürzt erscheinen. Dabei ist das Fehlen einer Druckschmerzhaftigkeit trotz starker Veränderung in der Gelenkumgebung gegenüber anderen Affektionen (Gicht) von entscheidender Bedeutung.

Außer den Arthropathien finden sich in einem Teil der Fälle *umschriebene Entkalkungsvorgänge,* die sich besonders an größeren Röhrenknochen abspielen und schließlich die bekannten **Spontanfrakturen** des Tabikers im Gefolge haben. Verwechslungen mit Spontanfrakturen anderer kalzipriver Osteopathien bei Avitaminosen, schweren Infektionen, bei Unterernährung oder bei endokrinen Störungen, etwa beim Morbus Cushing, bei der Ostitis fibrosa generalisata Recklinghausen und bei Knochenmetastasen, sind angesichts der jeweils bezeichnenden Ana-

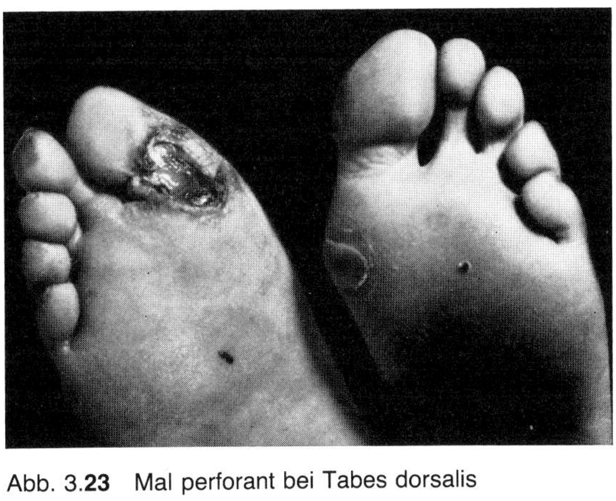

Abb. 3.**23** Mal perforant bei Tabes dorsalis

mnese und der klinischen Befunde kaum zu befürchten. Hervorzuheben ist wiederum, daß die Spontanfrakturen der Tabes *schmerzlos* sind.
Unter den trophischen Störungen der Haut und ihrer Anhangsgebilde ist vor allem das **Mal perforant du pied (Fournier)** hervorzuheben (Abb. 3.**23**). Solche *trophischen Ulzera* sind aber keineswegs auf die Tabes beschränkt, sondern kommen auch bei anderen neurologischen Krankheitsprozessen vor, etwa im Gefolge einer massiven Poliomyelitis, bei Querschnittslähmungen und vor allem bei einigen periphernervösen Affektionen (neurale Muskelatrophie, neurovaskuläre Dystrophie). Ebenso wie die Arthropathien und Spontanfrakturen kennzeichnet das trophische Ulkus der Tabes die völlige Schmerzlosigkeit. Schon damit hebt es sich aus dem Rahmen der äußerst schmerzhaften vasal bedingten Ulzerationen heraus, wie man sie z. B. bei der Endarteriitis obliterans oder beim Diabetes mellitus infolge schwerer arteriosklerotischer Gefäßveränderungen sieht. Andere trophische Störungen, so *Hyperkeratosen, herpetiforme Hauteffloreszenzen, Haarausfall und schmerzloser Ausfall der Zähne,* kommen bei der Tabes ebenfalls vor. Prognostisch ernst zu werten ist die *starke Kachexie* der sog. *marantischen Tabes,* bei der innersekretorische Störungen im Spiele sind.
Eine ungewöhnliche Beobachtung hat Schalch (24) mitgeteilt. Es handelte sich um eine 50jährige Patientin, bei der ausgedehnte ulzeröse Hautveränderungen mit Affektionen der Knochen und Gelenke im Sinne eine *Arthritis mutilans* vergesellschaftet waren. Auch hier wurde die luische Genese nachgewiesen. Die syphilitische Polyarthritis mutilans in Kombination mit Ulzerationen der Haut ist eine Seltenheit.
Blasenstörungen bei der Tabes gehören den Spätstadien an, wo sie in etwa 60% der Fälle nachzuweisen sind. Infolge der *viszeralen Analgesie* kommt es – zuweilen bereits im Initialstadium – zum Fortfall des Harndrangs. Die Patienten können trotz prall gefüllter Blase, die sich palpatorisch und häufig schon aspektmäßig zu erkennen gibt, ohne Beschwerden stundenlang das Wasser halten. Schließlich entwickelt sich eine *Ischuria paradoxa,* die sich bei indolenten Kranken schon durch den urinösen Geruch verrät. Hin und wieder trifft man Tabiker, die wegen einer „Zystitis" jahrelang medikamentös oder mit Blasenspülungen erfolglos behandelt worden sind, weil man eben die eigentliche Ursache, nämlich die Tabes, verkannte. Selbstverständlich kommt es in differentialdiagnostischer Hinsicht bei Entleerungsstörungen der Blase immer darauf an, durch eine gründliche urologische Untersuchung mechanische Hindernisse (Harnröhrenstriktur, Prostatahypertrophie, Blasensteine, blastomatöse Prozesse) auszuschließen.
Der **Liquorbefund** der Tabes ist weitgehend uncharakteristisch. In unbehandelten Fällen findet sich eine Pleozytose von 30–60/3 Zellen; höhere Zellwerte, maximal bis 200/3 Zellen, sind sehr selten und wohl durchweg auf Kombinationen der Tabes mit einer Paralyse oder einer Lues cerebrospinalis zurückzuführen. Außer der Pleozytose findet sich eine geringfügige Eiweißvermehrung mit Werten um 2,0 Kafka bei einem Eiweißquotienten unter 1,0. Die Kolloidkurve zeigt ähnlich wie bei der Lues cerebrospinalis eine links- oder mittelständige Zacke, wobei der stärkste Ausfall gewöhnlich zwischen dem 2. und 4. Röhrchen liegt. Selbstverständlich sind damit nur allgemeingültige Werte angegeben, die im Einzelfalle starken Schwankungen unterliegen können. Ein normaler Liquorbefund, speziell ein normaler Zellgehalt, deutet auf einen stationären Prozeß hin. Wie eingangs bereits ausgeführt, sind die Liquorwerte durch die moderne Luesserologie zu ergänzen. Bei positiven Lipoid-Autoantikörperreaktionen in Blut oder Liquor – erfahrungsgemäß bei der Tabes in etwa 50% der Fälle zu konstatieren – empfiehlt es sich, aus Sicherheitsgründen unter Titerkontrolle eine Penizillinkur durchzuführen.

Progressive Paralyse

Obwohl die progressive Paralyse zu den psychiatrischen Krankheitsbildern gehört, wird der Internist und Neurologe häufiger gezwungen sein, derartige Kranke zu beraten. Die bei der progressiven Paralyse vorkommenden psychotischen Zustandsbilder wären einfach zu diagnostizieren, wenn man es immer nur mit „Größenwahnsinnigen" zu tun hätte. Weitaus häufiger als die *expansiven Psychosen,* die nur in 15–20% der Fälle vorkommen, sind die stumpf dementen und depressiven Formen, die bei etwa 60–70% aller Kranken angetroffen werden und mehr schleichend einsetzen, so daß der Krankheitsbeginn retrospektiv manchmal nur schwer festzulegen ist.
Als **Achsensyndrom der paralytischen Geistesstörung** hat Hoche das Absinken des Persönlichkeitsniveaus herausgestellt. Diese Wesensveränderungen sind es, die häufig als erstes Symptom den Angehörigen auffallen. Der Paralytiker klagt nicht viel; allenfalls werden bei dementen Formen *Erschwerung des Denkens* und *Nachlassen des Gedächtnisses* oder bei depressiven Formen *Verstimmungszustände* zugegeben.
Man darf sich nicht allein auf die Angaben des Patienten verlassen. Erst die objektive Anamnese versetzt uns in die Lage, das Verhältnis des Kranken zu seiner Umwelt und die Persönlichkeitsveränderungen richtig zu beurteilen. Neurasthenische Symptome, Affektlabilität, Distanzlosigkeit, Apathie, Senkung des geistigen Niveaus, primitive Fehlleistungen und evtl. Wahnvorstellungen (Größen- oder Kleinheitsideen) zwingen uns, an

eine progressive Paralyse zu denken, selbst wenn in der Vorgeschichte eine luische Infektion nicht zu eruieren ist. Neurologische Ausfallserscheinungen, wie z.B. eine verwaschene, pseudobulbäre Sprache, das bekannte *Silbenstolpern, Schreib-* und *Rechenstörungen* sowie eine allgemeine Hirnleistungsschwäche vervollständigen das Krankheitsbild (25–29).

Nun ist es wichtig, daß psychische Veränderungen nicht nur bei der progressiven Paralyse zu beobachten sind, sondern auch bei der *Lues cerebrospinalis* auftreten. So kann die vaskuläre Hirnlues bei großer Ausdehnung des endarteriitischen Prozesses zur Hirnatrophie führen und ein psychisch ähnliches Bild wie die Paralyse bieten, weshalb man von einer syphilitischen Pseudoparalyse gesprochen hat. Der Persönlichkeitsverfall ist jedoch bei der Lues cerebrospinalis nicht so tiefgreifend wie bei der Paralyse. Die psychotischen Symptome der Lues cerebrospinalis sind außerdem weniger durch Wahnvorstellungen gekennzeichnet, sondern imponieren in erster Linie als Orientierungsstörungen, Gedächtnisschwäche, Nachlassen der Merkfähigkeit, Urteilsschwäche, Apathie, Demenz und dergleichen mehr. Entsprechende Symptome begegnen uns aber auch bei der einfach dementen Form der Paralyse. Die psychischen Alterationen der Lues cerebrospinalis sind jedoch durchweg mit organneurologischen Ausfallserscheinungen, wie Lähmungen der äußeren oder inneren Augenmuskeln, Optikusaffektionen, Mono- oder Hemiparesen, Tremor, zerebralen Krampfanfällen oder Hinterstrangsymptomen, vergesellschaftet, so daß auf Grund der bunten neurologischen Symptomatologie die Unterscheidung möglich wird. Die Differentialdiagnose zwischen Lues cerebrospinalis und Paralyse wird durch die *Lissauer-Herdparalyse,* jene eigenartige Kombination eines echt paralytisch-enzephalitischen Prozesses mit gleichzeitigen vaskulären Störungen, erschwert.

Wichtige Hinweise für die Differentialdiagnose liefern die serologischen Reaktionen und die *Liquorbefunde.* Schon früher galt ein positiver Ausfall der WaR selbst bei niedriger Konzentration (ab 0,2) für die progressive Paralyse als beweisend. Die älteren statistischen Angaben über negative Befunde der Komplementbindungsreaktion in Blut und Liquor bei der progressiven Paralyse halten sich in engen Grenzen von 0,6 bis maximal 5,5%. Die neuzeitigen Luesreaktionen sind ebenso wie in höheren Konzentrationen die Lipoid-Autoantikörperreaktionen in Blut und Liquor immer positiv.

Fast stets sind eine Pleozytose und eine deutliche Vermehrung des Eiweißes, insbesondere der Immunglobuline, im Liquor vorhanden. Entsprechend dem chronischen Ablauf des Entzündungsvorganges handelt es sich in erster Linie um Lymphozyten, daneben findet man aber auch polymorphkernige Leukozyten, Plasma- und Gitterzellen sowie Makrophagen. Die Zellzahl beträgt im allgemeinen nicht mehr als 250–300/3 pro m^3. Sie spiegelt in etwa die Intensität des Prozesses wider. Höhere Pleozytosen mit Werten bis zu 1000/3 Zellen kommen aber vor. Diagnostische Bedeutung kommt ferner der sog. Paralysekurve der Kolloidreaktionen zu. Einen tief links liegenden Ausfall der Kurve sieht man allerdings auch bei der multiplen Sklerose (nach unseren Erfahrungen in 33%), bei der Subarachnoidalblutung, den nichtluischen Meningitiden (in 20%) und beim Tumor cerebri (in 10%).

Die Differentialdiagnose der *paralytischen Wesensveränderung* setzt große psychiatrische Erfahrung voraus. Schon die Unterscheidung des pseudoneurasthenischen Vorstadiums bei der einfach dementen Paralyse von der *echten Neurasthenie* stößt auf große Schwierigkeiten, da beide Krankheitsbilder mit gleichartigen Beschwerden einsetzen können (allgemeine körperliche und geistige Leistungsschwäche, vorschnelle Ermüdbarkeit, Schlaflosigkeit, Stimmungsschwankungen, Gedächtnisstörungen usw.). Gegenüber der echten Neurasthenie ist evtl. die mangelnde Krankheitseinsicht des Paralytikers hervorzuheben. Ebenso problematisch ist die Abgrenzung der einfach dementen Formen vom neurasthenischen Frühsymptom der *Zerebralsklerose* oder anderer Hochdruckenzephalopathien. Daß vom Paralytiker Kopfschmerzen oder Schwindelanfälle seltener geklagt werden, ist für den Einzelfall ohne Bedeutung. Grundsätzlich sollte deshalb bei Verdacht auf eine Paralyse die Serologie zur Entscheidung herangezogen werden.

Das gilt auch für die Differentialdiagnose der progressiven Paralyse gegenüber der *präsenilen Demenz,* speziell gegenüber der Pickschen oder Alzheimerschen Hirnatrophie, übrigens Krankheitsprozesse, die weitaus häufiger vorkommen als im allgemeinen angenommen wird. Hier wie dort können sich die organischen Wesensveränderungen überschneiden, so daß eine Trennung nach rein psychischem Befund nur schwer möglich ist. Es kommt hinzu, daß sowohl bei der Pickschen und Alzheimerschen Demenz als auch bei der progressiven Paralyse pneumoenzephalographisch oder computertomographisch ähnliche Veränderungen gefunden werden, vor allem eine Rindenatrophie, Erweiterung der inneren und äußeren Liquorräume mit lagunenartiger Einstülpung der Subarachnoidalräume. Letzten Endes sind auch in derartigen Grenzfällen die obligaten Liquorbefunde und die pathologischen Ergebnisse der Luesserologie auf der einen Seite, die normalen Blut-Liquor-Verhältnisse auf der anderen Seite diagnostisch ausschlaggebend.

Bei wenig ausgeprägten psychischen Alterationen muß man gelegentlich an den *Stirnhirntumor* denken. In der Regel ist jedoch der Tumor bereits durch die nichtinvasiven technischen Verfahren (Ultraschall, Echoenzephalogramm, Computertomographie, EEG) von der progressiven Paralyse abzugrenzen. Zudem ist der Persönlichkeitsverfall des Tumorkranken kaum jemals so tiefgehend wie der des Paralytikers. Manchmal beobachtet man beim Stirnhirntumor Optikusatrophien, die an die *Optikusatrophie der Paralyse* denken lassen. Dazu muß jedoch bemerkt werden, daß die Optikusatrophie, die beim Stirnhirntumor durch direkten Druck auf den Sehnerv zustande kommt, in der Regel mit gleichseitiger Anosmie und mit einer kontralateralen Stauungspapille einhergeht (Syndrom von Kennedy).

Differentialdiagnostische Schwierigkeiten gegenüber andersartigen Psychosen ergeben sich auch bei der *expansiven klassischen Form der Paralyse,* die heute allerdings nur noch selten gesehen wird. Die Patienten fallen durch Kritiklosigkeit, Größenwahnsinn, Prahlereien und Taktlosigkeit auf. Bei stürmisch verlaufenden Prozessen können sich Dämmerzustände oder schwere delirante Psychosen entwickeln, die bisweilen als galoppierende Paralyse innerhalb von wenigen Tagen tödlich enden. In seltenen Fällen lassen paranoid-halluzinatorische Paralysen an eine Schizophrenie denken.

Besonderes Interesse erfordert der **paralytische Anfall,** der nach der umfassenden Statistik von Kral u. Leffmann (18) in 28,5% der Fälle vorkommt. Zuweilen stehen die Anfälle derart im Vordergrund des Krankheitsbildes, daß man von einer Anfallsparalyse gesprochen hat *(Status paralyticus).* Dabei zeigen die Anfälle ein durchaus verschiedenes Gepräge. Einerseits handelt es sich um ein mehr apoplektiformes Geschehen, gelegentlich auch ohne Bewußtseinsverlust, das zur Parese einer kontralateralen Extremität, zu Halbseitenlähmungen, apraktischen Phänomenen, Sprachstörungen, Seelenblindheit oder andersartigen, meist flüchtigen Herderscheinungen führt, anderseits resultieren *generalisierte Krampfanfälle, Anfälle vom Jackson-Typ,* evtl. auch eine *Epilepsia partialis continua.* Dementsprechend sind im EEG verschiedenartige Störungen des Grundrhythmus zu erwarten. Vor allem sieht man bei noch floriden progressiven Paralysen längere bilaterale Thetaserien. In anderen Fällen finden sich herdförmige Veränderungen oder lokalisierte bzw. generalisierte Krampfstrompotentiale. Während das Anfallsgeschehen im allgemeinen die psychischen Veränderungen intensiviert, zeigen die somatischen Anfallsfolgen eine bemerkenswerte Rückbildungstendenz, so daß die während des paralytischen Insultes aufgetretenen Herdsymptome schon nach wenigen Stunden oder Tagen wieder verschwinden.

Von besonderer Tragik war das Geschick eines hochbegabten 40jährigen Naturwissenschaftlers, dem man wegen hervorragender Arbeiten als Universitätsassistent eine glänzende berufliche Laufbahn voraussagte. Eines Tages kam von ihm ein Brief, der nach Form und Inhalt völlig unauffällig war. Der Kollege fragte um ärztlichen Rat, weil seit kurzer Zeit eigentümliche halbseitige Anfälle aufgetreten seien, derentwegen er auf Drängen seiner Frau eine Klinik aufgesucht habe. Dort sei eine Neurolues festgestellt worden; er sei aus allen Wolken gefallen, da er sich bestimmt keine geschlechtliche Infektion zugezogen habe. Die uns überlassenen Krankenunterlagen trugen als Überschrift die Diagnose *progressive Paralyse.* Beim Durchlesen fiel folgender Eintrag auf: „Heute morgen sprach Herr Dr. X. mit einem anderen Kranken auf dem Korridor. Im Verlaufe des Gespräches erzählte Herr Dr. X., er habe in einem wissenschaftlichen Institut gearbeitet und sei durch seine dortige Tätigkeit bekanntgeworden!" Auf Grund dieses Gespräches hatte die behandelnde Ärztin vermerkt: „Größenideen evident!" Da der erkrankte Kollege sich unverstanden fühlte, suchte er eine andere Klinik auf, wo er kurz darauf in einem Anfall verstarb. Die histologische Untersuchung ergab einwandfrei eine progressive Paralyse. Die Tragik lag in diesem Falle darin, daß man seine tatsächlichen Verdienste, von welchen er beiläufig erzählt hatte, als Phantastereien und Ausdruck des paralytischen Größenwahnsinnes deutete. Sehr wahrscheinlich hatte er sich die luische Infektion bei seinen entwicklungsgeschichtlichen Studien durch Verarbeitung syphilitisch abgestorbener Feten zugezogen.

Die paralytischen Anfälle machen weitgehende differentialdiagnostische Überlegungen erforderlich, die unter den Leitsymptomen Bewußtlosigkeit und zerebraler Krampfanfall ausführlich dargestellt sind. Es verdient in diesem Zusammenhang hervorgehoben zu werden, daß symptomatische zerebrale Krampfanfälle auch bei der Lues cerebrospinalis vorkommen, die überhaupt differentialdiagnostische Schwierigkeiten gegenüber der progressiven Paralyse, namentlich gegenüber der Lissauer-Herdparalyse, bereiten kann.

Die **Lissauer-Herdparalyse** spielt sich weniger im Stirnhirn ab als vielmehr in der Parietal- und Okzipitalrinde, gelegentlich auch in den Stammganglien. Der spezifisch enzephalitische Prozeß ist dabei durch ausgeprägte Gefäßveränderungen nach Art der *Heubner-Endarteriitis* kompliziert, so daß auch außerhalb der paralytischen Anfälle persistierende Herdsymptome auftreten (kortikale Lähmungen, Aphasien, Hemianopsie, extrapyramidale Bewegungsstörungen usw.). Der psychische Abbau tritt gegenüber diesen Herdsymptomen lange Zeit zurück. Die differentialdiagnostische Abgrenzung der paralytischen Anfälle und Insulte von den zerebralen Herderscheinungen bei anderen Gefäßkrankheiten ist ohne weiteres möglich, wenn man die Liquorbefunde und die serologischen Reaktionen heranzieht. Gerade bei der *jugendlichen Apoplexie* kann der Wert dieser Untersuchungsmethoden nicht hoch genug eingeschätzt werden.

Es ist durchaus verständlich, daß unter den **Augenstörungen** ein im Formenkreis der Neurolues so häufiges Phänomen wie *Pupillenstörungen* auch im Symptomenbild der progressiven Paralyse einen breiten Raum einnimmt. Statistischen Erhebungen zufolge sind Pupillenstörungen in 60–90% der Paralyse zu erwarten. In Übereinstimmung mit diesen Zahlenwerten fand BUMKE (19) bei seinen Paralytikern in 45,5% der Fälle eine fehlende, in 41,5% eine träge Lichtreaktion. Auch die gemeinhin als tabisches Phänomen angesprochene *blande Optikusatrophie* wird bei der progressiven Paralyse zuweilen beobachtet. MENDEL (20) ermittelte sie beispielsweise in 12% seiner Paralysekranken. GUDDEN (21) konstatierte sie in 4,9% seiner Fälle, während BRUETSCH (22), der sich auf ein Material von 1000 Paralysen stützt, bei 32 Paralytikern eine Sehnervendegeneration histologisch verifizieren konnte. Auf Grund pathogenetischer Überlegungen erscheint es berechtigt, dieselben Faktoren, die bei der Tabes die Sehnervendegeneration bewirken, auch für die bei der Paralyse vorkommende Optikusatrophie anzuschuldigen und infolgedessen solche Fälle bereits als Taboparalyse zu bezeichnen, selbst wenn die blande Optikusatrophie das einzige Symptom einer Tabes bei der progressiven Paralyse darstellt. Wiederholt trifft man bei der progressiven Paralyse und ebenso bei der Tabes dorsalis auf Pupillendifferenzen sowie Entrundung der Pupillen, wohingegen *Paresen der äußeren Augenmuskeln* im Gegensatz zur Lues cerebrospinalis relativ selten sind und auch nur vorübergehend auftreten. Lediglich der Levator palpebrae wird häufiger affiziert, so daß eine mehr oder minder starke Ptose resultiert, die den ohnehin schlaffen Gesichtsausdruck noch stärker hervortreten läßt.

Die amimisch-leeren Züge des Paralytikers sind nicht immer Ausdruck des geistigen Verfalls, sondern können auch auf einer *zentralen Fazialisschwäche* im Rahmen des pseudobulbären Syndroms beruhen. Sehr charakteristisch für die progressive Paralyse ist das „*Wetterleuchten*" im Gesicht, das beim Sprechen oder bei Gemütsbewegungen auftritt und für Sekunden die gewöhnlich schlaffen Gesichtszüge zu beleben scheint.

Vor allem erlangen die eigentümlichen **Sprachveränderungen** des Paralysekranken große diagnostische Bedeutung, und zwar weniger die aphasischen Störungen als vielmehr die artikulatorischen, mit denen der Prozeß vielfach einsetzt. Durch Verlust der Klangfarbe, durch Mangel an Modulationsfähigkeit verarmt die Sprache mehr und mehr an persönlicher Note, während gleichzeitig das *Silbenstolpern* den Sprachablauf in zunehmendem Maße beeinträchtigt, so daß schließlich nur noch ein unverständliches Lallen resultiert. Die artikulatorischen Sprachstörungen erinnern bis zu einem gewissen Grade an die Sprachalteration der *multiplen Sklerose;* dabei fehlt aber das typische Skandieren. In Analogie zu der hepatolentikulären Degeneration hat SPATZ (29) für die artikulatorischen Sprachstörungen der progressiven Paralyse die Erkrankung des Streifenhügels verantwortlich gemacht.

An Symptomen, die jeder Manifestationsform der Neurolues zugeordnet sein können, findet man bei der progressiven Paralyse fernerhin **Reflexstörungen,** speziell *Verlust der Achilles- und Patellarsehnenreflexe,* wohingegen *spastische Phänomene* verhältnismäßig selten sind und durchweg auch nur im Gefolge paralytischer Insulte oder in Kombination mit einer Lues cerebrospinalis auftreten.

Nicht ungewöhnlich sind *Ausfallserscheinungen von seiten der Hinterstränge,* also **Störungen der Oberflächen- und Tiefensensibilität,** wie überhaupt jede Kombination mit tabischen Symptomen, namentlich mit lanzinierenden Schmerzen, tabischen Krisen, ataktischen Gangstörungen, Arthropathien und dergleichen mehr, zur Beobachtung kommt. Solche Mischformen, die man als *Taboparalyse* bezeichnet, sind im allgemeinen leicht zu erkennen.

Unter Umständen können gewisse *exogene* **Intoxikationen** zerebrale Krankheitsbilder veranlassen, die allein vom Aspekt her der progressiven Paralyse durchaus ähneln. Wir denken hier in erster Linie an den *chronischen Abusus von Veronal, Luminal, Phanodorm, Brom* und anderen Narkotika. In hohen, womöglich steigenden Dosen über längere Zeit genommen, haben derartige Pharmaka, insbesondere das Brom oder auch das Diazepan, Muskelzittern, Tremor sowie Koordinationsstörungen im Gefolge, welche die gezielten, feineren Handbewegungen beeinträchtigen und auch den Gang unsicher, schwerfällig und taumelig werden lassen. Bei allgemeiner Hypotonie der Muskulatur konstatiert man gelegentlich eine Herabsetzung der Sehnenreflexe. Hier und da finden sich Nystagmus oder Augenmuskelparesen sowie Anisokorie und träge Lichtreaktion der meist mydriatischen Pupillen. Ebenso wie bei der progressiven Paralyse werden die Gesichtszüge schlaff und ausdruckslos; vor allem aber resultieren artikulatorische Sprachstörungen, die denen der Paralyse vollkommen entsprechen können. Auch die sog. *Tranquilizer* bzw. *Psychopharmaka,* etwa die Gruppen der Promazine und Phenothiazine, können bei längerem Gebrauch zu ähnlichen klinischen Syndromen führen. Bezeichnend für solche chronischen Intoxikationen sind jedoch die Störungen der Koordination, die extrapyramidalen Begleiterscheinungen mit unwillkürlichen Bewegungsabläufen und Änderung des Muskeltonus. In manchen Fällen kommt es zu einem hochgradigen, an einen Tetanus erinnernden Trismus. Nicht zuletzt sind es die psychischen Alterationen des Narkomanen, welche an die progressive Paralyse erinnern. Von der progressiven Paralyse lassen sich derartige Zustandsbilder

mit Hilfe der Liquoruntersuchung und der Luesreaktionen ohne weiteres differenzieren.
Nächst dem Schlafmittelabusus ist hier die Sucht nach *Morphium, Kokain, Dolantin, Marihuana* usw. zu erwähnen. Differentialdiagnostisch fallen die *Rauschmittel* im allgemeinen weniger ins Gewicht. Das gilt u. a. auch für die neu aufgekommenen *Halluzinogene,* beispielsweise für das D-Lysergsäurediäthylamidtartrat (LSD 25), das wie verwandte Substanzen zu akuten psychotoxischen Bewußtseinsveränderungen führt und unberechenbare Späterscheinungen mit depressivem Stimmungsabfall im Gefolge hat. Auf den ersten Blick kann zwar der allgemeine Kräfteverfall, der sich als unausbleibliche Folge eines fortgesetzten Reizmittelmißbrauches einstellt, an das marantische Bild einer progressiven Paralyse denken lassen, doch sind Verwechslungen auf die Dauer kaum zu fürchten. Die zahlreichen Klagen des Süchtigen kontrastieren in auffallender Weise mit der mangelnden Krankheitseinsicht des Paralytikers. Diagnostisch von großer Bedeutung ist auch hier wie bei allen anderen Intoxikationen der Ausfall der Luesreaktionen.
Ein kurzes Eingehen erfordert in diesem Zusammenhang der *chronische Alkoholismus,* zumal die unkoordinierten Bewegungen, die stumpfen, schlaffen Gesichtszüge, die lallende Sprache, vor allem die akuten Psychosen eines verfallenen Trinkers weitgehend an die Paralyse erinnern. Mit der Lues des Nervensystems hat die alkoholische Pseudoenzephalitis (Wernicke-Enzephalopathie) – der oft polyneuritische Symptome, Kopfschmerzen, Schwindel und Erbrechen vorausgehen – hauptsächlich Doppelbilder, Pupillenstörungen oder eine mehr oder minder komplette Ophthalmoplegie gemeinsam. Im Hinblick auf die progressive Paralyse führen vor allem die Überschneidungen im psychischen Sektor zu Verwechslungen. Hier sind es nicht so sehr die intellektuellen Störungen, die Affektlabilität, die Rohheit des Gemütes, der Mangel an Distanzgefühl, durch die der Trinker seiner Umwelt auffällt, als vielmehr die akut einsetzende Alkoholpsychose und das Delirium tremens, die wegen der drohenden Gefahren ärztliche Behandlung erfordern. Derartige Zustandsbilder haben im allgemeinen eine langjährige Trunksucht zur Voraussetzung, die durch die objektive Anamnese immer bestätigt wird, so daß auch bei unzurechnungsfähigen Kranken oder bei solchen, die ihren Alkoholkonsum bagatellisieren, die wahre Ursache der Sinnestäuschungen, der Bewußtseinstrübung, der *Wahnbilder* und *Verfolgungsideen* sowie der motorischen Unruhe und vegetativen Begleiterscheinungen zu erkennen ist. Gar nicht selten aber „gehen Venus und Bacchus Hand in Hand“, so daß Kombinationen von Neurolues und chronischem Alkoholismus vorkommen. Schließlich kann der amnestische Symptomenkomplex *(Korsakow-Psychose)* beim chronischen Alkoholismus differentialdiagnostische Schwierigkeiten gegenüber entsprechenden amnestischen Störungen der Paralyse bereiten.
Von den *Metallvergiftungen* kann die *Bleiintoxikation* paralyseähnliche Syndrome zustande bringen, die mit Trübung des Sensoriums, mit Klagen über Kopfschmerzen, Schwindel, Ermüdbarkeit, Gedächtnisschwäche usw. einhergehen. Die Überschneidungsmöglichkeiten sind um so verständlicher, als auch das morphologische Substrat der Encephalopathia saturnina – im wesentlichen schwere arteriosklerotische Veränderungen der Hirngefäße mit konsekutiver granulärer Atrophie der Großhirnrinde – eine gewisse Ähnlichkeit mit den paralytischen Hirnveränderungen aufweist. Da die neurologischen und psychischen Syndrome der Bleivergiftung bisweilen mit Liquorveränderungen kombiniert sind und auch hie und da das Blut nichtsyphilitischer Bleikranker eine positive Komplementbindungsreaktion aufweisen kann, erlangen die Symptome der Bleiintoxikation und des konsekutiven allgemeinen sklerotischen Gefäßleidens differentialdiagnostisch größte Bedeutung.
Infolge Beteiligung der *vegetativ-dienzephalen Zentren am paralytischen Prozeß* gesellen sich den neurologisch-psychischen Phänomenen bald früher, bald später **neurovegetative Syndrome** hinzu, die zunächst ein vielgestaltiges Gepräge zeigen können, letzten Endes aber zum *Zwischenhirnmarasmus* und zum Erlöschen sämtlicher vegetativer Regulationen führen. Seit Einführung der Fiebertherapie durch Wagner v. Jauregg ist dem Gros der Kranken dieses hoffnungslose Dahinsiechen erspart geblieben, wobei jedoch die Frühdiagnose Vorbedingung ist. Im allgemeinen ist die Frühdiagnose angesichts der prägnanten Trias *Abbau der Persönlichkeit, neurologische Ausfallserscheinungen und pathologischer Liquorbefund mit positivem Ausfall der Komplementbindungsreaktionen in Blut und Liquor* ohne weiteres zu stellen.
Zuweilen entwickeln sich im Verlauf der progressiven Paralyse *striopallidäre Syndrome,* die das Gepräge hyperkinetischer Zwangsbewegungen annehmen können oder als akinetische Versteifung bzw. als parkinsonähnliche Bewegungsstarre imponieren. Die Lues cerebrospinalis ruft übrigens häufiger als die progressive Paralyse hyperkinetische oder akinetische Bewegungsstörungen hervor. Selbst bei der Tabes ist, wenn auch selten, ein Parkinson-Syndrom beobachtet worden (12).
Als Spätfolge einer Infektion, die jederzeit durchgemacht sein kann, ist die Paralyse an kein bestimmtes Lebensalter gebunden. Immerhin kann aber die mittlere Lebensepoche, etwa das 30.–50. Lebensjahr, als das *Hauptmanifestationsalter* der Paralyse angesehen werden, da die Paralyse in der Regel 10–20 Jahre post infectionem

aufzutreten pflegt. Doch sind Frühmanifestationen der Paralyse bekanntgeworden, bei welchen sich das Leiden bereits nach einer 3- bis 5jährigen Latenz entwickelte; ja sogar 1jährige Intervalle hat man beschrieben. Allerdings können bei derartigen Extremen sehr leicht Verwechslungen mit der *diffusen Meningitis des syphilitischen Sekundärstadiums* unterlaufen.

Die generalisierten und lokalen *Syphilide der Haut* gehören durchweg dem Sekundärstadium an. Nur die ausgesprochen chronischen, produktiv-granulomatösen Hautprozesse im Sinne der tuberoulzeroserpiginösen Syphilide und kutanen Gummata werden zur tertiären Lues gerechnet. Im allgemeinen gilt die Regel, daß die Patienten mit tertiärer Haut- und Knochensyphilis keine Kandidaten für Paralyse und Tabes sind. Wir sahen allerdings ein serpiginöses Syphilid bei einem malariabehandelten Patienten mit progressiver Paralyse. Solche Beobachtungen von Hautsyphilis bei bestehender Tabes oder Paralyse gelten als Ausnahme, doch sind sie im Anschluß an Malariafieberkuren häufiger gesehen worden (27).

Das schmerzlose *Mal perforant* (Abb. 2.**23**), das auch als trophisches Ulkus die Hände und das Gesicht befallen kann, gehört zu den symptomatischen Folgezuständen der Tabes und ist von den seltenen ulzerösen, tuberkuloiden oder gummösen Syphiliden der tertiären Lues abzugrenzen. Hyperkeratosen, Nagelverlust, allgemeiner Haarausfall – im Gegensatz zur spezifischen Alopezie des Generalisationsstadiums –, schmerzloser Zahnausfall begegnen uns bei der Paralyse seltener als bei der Tabes. Auf die nicht ganz seltene Komplikation einer Tabes durch einen Herpes zoster sei abschließend hingewiesen. Raynaudartige Gefäßsyndrome mit Nekrosen an den Händen und Füßen sind auch bei der Lues cerebrospinalis gesehen worden; sie beruhen möglicherweise auf organischen Gefäßveränderungen am Abgang der großen Gefäße aus der syphilitisch veränderten Aorta.

Konnatale Lues

Abschließend sei kurz auf die angeborene, während der Embryonalperiode übertragene Syphilis hingewiesen, die man im Kindesalter als *Lues congenita,* bei Manifestation im Adoleszentenalter oder in späteren Lebensjahren als *Lues congenita tarda* anspricht. Das wesentliche Moment der angeborenen Lues liegt darin, daß die Infektion zu einer Zeit erfolgt, in der sich die Organe ausbilden. Dementsprechend resultieren ähnlich wie bei anderen infektiösen Embryopathien Fruchtschäden, die sich an allen Organen einschließlich des Zentralnervensystems als Mißbildungen auswirken. Ungleich häufiger als diese frühembryonal determinierten Mißbildungen sind spätfetale und neonatale Entwicklungs- und Reifungsstörungen des Gehirns auf luischer Basis, die mit angeborenen geistigen Defekten (*kongenitaler Schwachsinn,* Idiotie), aber auch konnatalen und *frühkindlichen Hirnschäden* (Little-Krankheit) sowie mit Störungen des Körperwachstums und *polyglandulärer Insuffizienz* einhergehen. Macht sich die spezifische Organaffektion des Zentralnervensystems erst nach Abschluß der Hirnentwicklung bemerkbar, so können sämtliche Formen der Neurolues, also die Lues cerebrospinalis, die Tabes dorsalis und die progressive Paralyse, auftreten. Ebenso wie beim Erwachsenen gelangen *meningitische Symptome* zur Beobachtung, die mit relativ akuten Erscheinungen einhergehen können, die aber auch als rudimentäre Formen mit belanglosen Restsymptomen (Pupillenstörung, Areflexie) lediglich zu erkennen geben, daß die Meningen bzw. das Nervensystem einmal syphilitisch erkrankt waren. Da sich die entzündlichen Affektionen an den Auskleidungen der Liquorräume abspielen und hier zu Verklebungen führen können, resultiert gelegentlich ein *Hydrocephalus internus occlusus.* In anderen Fällen, bei denen die luischen *Gefäßveränderungen* vorherrschen, kommt es zu zerebrospinalen Herdsymptomen, zu *zerebralen Krampfanfällen,* also zu Erscheinungen, die denen des Erwachsenen durchaus an die Seite zu stellen sind. Das gilt auch für Tabes und progressive Paralyse. Allerdings muß eingeräumt werden, daß diese Spätformen der konnatalen Lues, die ebenfalls nach einer Latenz von 15–20 Jahren in Erscheinung treten, im großen und ganzen milder verlaufen als die Parallelformen des Erwachsenen. Dies bestätigt vor allem die tabische Optikusatrophie, die bei der konnatalen Lues nur selten gesehen wird. Zum Teil mögen die Unterschiede des Krankheitsverlaufes altersbedingt sein, z.T. beruhen sie aber offenbar auf einer Abschwächung des Erregers durch die Generationsfolge. Differentialdiagnostisch bietet die *juvenile Tabes* im allgemeinen keine Abgrenzungsschwierigkeiten gegenüber anderen Prozessen, wenn man die Ataxie, die Areflexie, die lanzinierenden Schmerzen oder andere tabische Symptome berücksichtigt. Das gleiche gilt für die juvenile Paralyse, die häufig durch *paralytische Anfälle* eingeleitet bzw. kompliziert wird, um im ganzen als einfach demente Form durchweg chronischer als die Paralyse des Erwachsenen zu verlaufen. Wie die Statistik lehrt, gehören Tabes und Paralyse bei Lues congenita zu den selteneren Manifestationsformen. In den meisten Fällen wird die kongenitale Lues entweder durch *Skelettanomalien, wie Turmschädel, Mikrozephalie, Olympierstirne, Scapula scaphoidea,* durch die charakteristische *Sattelnase* oder durch die bekannte *Hutchinson-Trias (Keratitis parenchymatosa, Tonnenform der Zähne, Labyrinthtaubheit)* belegt, so daß die neurologischen

Komplikationen ohne weiteres als syphilitisch zu erkennen sind, selbst wenn sie monosymptomatisch als zerebrales Anfallsleiden, progressive Muskelatrophie, Muskeldefekte, isolierte Paresen und andere zerebrospinale Symptome in Erscheinung treten. Zudem liefern die serologischen Untersuchungen, die auf beide Eltern auszudehnen sind, wertvolle Hinweise. Die *Liquorveränderungen* der konnatalen Lues sind nicht einheitlich. Bei leichter Vermehrung des Eiweißgehaltes tritt vor allem *Immunglobulin G* auf. Eine höhere Pleozytose deutet auf einen noch floriden Krankheitsprozeß hin, so daß wie bei den erworbenen Manifestationsformen eine spezifische Behandlung angezeigt ist.

Literatur

1 Storm-Mathisen, A.: Syphilis. In Vinken, P. J., G. W. Bruyn: Handbook of Clinical Neurology, vol. XXXIII, chapt. 17. Elsevier, Amsterdam 1978 (pp. 337–394)

2 Benedek, Th. G.: The Tuskegee study of syphilis. J. chron. Dis. 31 (1978) 35–50

3 Braun-Falco, O., R. Scherer: Diagnostische Bedeutung der Luesserologie. Dtsch. med. Wschr. 104 (1979) 275–277

4 Luger, A.: Syphilis. In Korting, G. W.: Dermatologie in Praxis und Klinik, Bd. IV. Thieme, Stuttgart 1981

5 Hagedorn, H. J.: Syphilisantikörper im Liquor cerebrospinalis und ihre diagnostische Bedeutung. Dtsch. med. Wschr. 105 (1980) 155–161

6 Matiar-Vahar, H., J. Müller: Zur Diagnostik der Neurolues. Fortschr. Neurol. Psychiat. 42 (1974) 1–27

7 Ritter, G., H. Prange: Neurosyphilis, Diagnostik, Klinik und Therapie. Neurol. Psychiat. 6 (1980) 295–299

8 Heite, H. J., H. Walther: Gonorrhoe und Syphilis. Werk-Verlag Banaschewski, München 1976

9 Hippius, H.: Klinische und serologische Diagnostik der Neurolues. Dtsch. med. Wschr. 14 (1963) 429–431

10 Müller, F.: Syphilis-Serodiagnostik aus der Sicht des Immunologen. Hautarzt 28 (1977) 167

10a Müller, F., G. Ritter: Bedeutung treponemenspezifischer Antikörper im Liquor cerebrospinalis für die Diagnose und Therapie der Neurosyphilis. Nervenarzt 49 (1978) 185–188

11 Scheid, W.: Lehrbuch der Neurologie, 4. Aufl. Thieme, Stuttgart 1980

12 Nonne, M.: Syphilis und Nervensystem. Karger, Berlin 1924

13 Von Sarbo, A.: Syphilitische Erkrankungen des Zentralnervensystems. In Bumke, O., O. Foerster: Handbuch der Neurologie, Bd. XII. Springer, Berlin 1935

14 Bodechtel, G., A. Schrader: Die Erkrankungen des Rückenmarks einschließlich multipler Sklerose und Neurofibromatose Recklinghausen. In Schwiegk, H.: Handbuch der inneren Medizin, 4. Aufl. Bd. V/2. Springer, Berlin 1953

15 Scheid, W.: Lanzinierende Schmerzen im Verlauf der Tabes als Hinweis auf andersartige organische Prozesse. Fortschr. Neurol. Psychiat. 5 (1959) 262

16 Dusser de Barenne, J. G.: Über einen Fall von Tabes-Paralyse mit „Medulla-oblongata-Krisen". Z. ges. Neurol. Psychiat. 14 (1913) 545

17 Spielmeyer, W.: Histopathologie des Nervensystems, Bd. I. Springer, Berlin 1922

18 Kral, A., H. Leffmann: Zur Frage der paralytischen Anfälle. Mschr. Psychiat. Neurol. 96 (1937) 292

19 Bumke, O.: Lehrbuch der Geisteskrankheiten. Bergmann, München 1924; 7. Aufl. 1948

20 Mendel, E.: Über die hereditäre Syphilis. Westphals Arch. 1 (1863) 308

21 Gudden, P.: Zur Ätiologie und Symptomatologie der progressiven Paralyse. Westphals Arch. 26 (1894) 2

22 Bruetsch, W. L.: Penicillin or malaria therapy in treatment of generalised paralysis? Dis. nerv. Syst. 10 (1949) 368

23 Bodechtel, G.: Tabes dorsalis. In Schwiegk, H.: Handbuch der inneren Medizin, 4. Aufl. Bd. V/2. Springer, Berlin 1953 (S. 348)

24a Hoff, F., K. Weingarten: Die Lues des Nervensystems. In Marchionini, A.: Handbuch der Haut- und Geschlechtskrankheiten, Ergänzungswerk, Bd. VI/2. Springer, Berlin 1962

24b Schalch, E.: Arthritis mutilans luica. Schweiz. med. Wschr. 14 (1956) 364

25 Bostroem, A.: Die progressive Paralyse. In Bumke, O.: Handbuch der Geisteskrankheiten, Bd. VIII. Springer, Berlin 1930

26 Demme, H.: Die Paralyse. In Schwiegk, H.: Handbuch der inneren Medizin, 4. Aufl. Bd. III. Springer, Berlin 1953

27 Kirschbaum, W.: Tertiär-luische Erscheinungen bei progressiver Paralyse. Dtsch. Z. Nervenheilk. 96 (1927) 61

28 Jahnel, P.: Pathologische Anatomie der progressiven Paralyse. In Bumke, O.: Handbuch der Geisteskrankheiten, Bd. XI. Springer, Berlin 1930

29 Spatz, H.: Zur Pathologie und Pathogenese der Hirnlues und der progressiven Paralyse. Z. ges. Neurol. Psychiat. 101 (1926) 644

30 Schrader, A.: Diabetische Polyneuropathie. Med. Welt 24 (1980) 916–919

4. Multiple Sklerose

Von A. Schrader und J. Neu

Kaum eine andere neurologische Krankheit hat einen derartigen Formenreichtum des Erscheinungsbildes und des Verlaufes aufzuweisen wie die multiple Sklerose. Wenn CHARCOT (6) seinerzeit versuchte, mit der nach ihm benannten **Symptomentrias** *Intentionstremor, Nystagmus, skandierende Sprache* das klinische Bild der multiplen Sklerose zu umreißen, so wird diese Trias den geläufigen Erscheinungsformen der multiplen Sklerose nicht mehr gerecht; hat doch ihre Symptomatologie im Laufe einer hundertjährigen Geschichte, namentlich unter dem Einfluß von OPPENHEIM, NONNE, MARBURG, MÜLLER, PETTE u.a., eine ungemeine Bereicherung erfahren (3–6, 9, 12, 16, 17, 21, 23, 26, 28). Die Variationsbreite der multiplen Sklerose, gleichgültig ob man sie im Querschnitt als Erscheinungsbild oder im Längsschnitt als Verlaufsform betrachtet, findet ihre Begründung in jenem eigenartigen Entmarkungsprozeß, dessen zahlreiche sklerotisierende Herde dem Krankheitsvorgang den Namen „multiple Sklerose" eingetragen haben. Vergegenwärtigt man sich die pathologisch-anatomischen Verhältnisse, die willkürliche Ausbreitung der multiplen Plaques über alle Teile des Zentralnervensystems, das Nebeneinander frischer und älterer Demyelinisationsphasen, so wird verständlich, daß sich zwar gewisse Kernformen abgrenzen lassen, daß diese Normen aber infolge der sich dauernd ändernden Konstellation der Herde jederzeit durchbrochen werden können. Immerhin lassen sich auf Grund der Erfahrung zwei Kriterien herausstellen, die sich wie ein roter Faden durch die Klinik der multiplen Sklerose ziehen und infolgedessen für Diagnose und Differentialdiagnose entscheidende Bedeutung haben, nämlich von seiten des Erscheinungsbildes die *Kopplung multilokulärer Symptome,* von seiten des Verlaufes das Kommen und Gehen der Symptome, die *Schübe* und *Remissionen.*

So einfach sich nun die Diagnose in vollausgeprägten Fällen gestaltet, so schwierig können Diagnose und Differentialdiagnose sein, wenn es sich um initiale Phänomene oder um Grenzfälle handelt, bei welchen die genannten Kriterien fehlen, wie etwa bei den oligosymptomatischen Formen oder bei jenen Zustandsbildern, die ohne greifbare Vorboten mit vieldeutigen und komplexen Ausfallserscheinungen, z.B. mit Hirndruck- oder Querschnittssyndrom, subakut einsetzen (4, 23, 25).

Wie gesagt, ist das übliche Erscheinungsbild der multiplen Sklerose *polysymptomatisch.* Wenn auch topographisch neben der zerebrospinalen Hauptform eine vorwiegend zerebrale und eine vorwiegend spinale Variante unterschieden werden können, so ist die Mehrzahl der Fälle doch durch den von MARBURG (17) als Achsensyndrom angegebenen **Symptomenkomplex,** temporale Abblassung der Papille als Folge einer retrobulbären Neuritis, Fehlen der BDR, spastische Zeichen und Blasen-Mastdarm-Störungen gekennzeichnet, während die *Charcot-Trias* (6), die einer vorwiegenden Herdlokalisation im Kleinhirnbindearmbereich entspricht, sich auf einen kleineren Anteil (10–15% aller Kranken) beschränkt (Tab. 4.**1**).

Diagnose und Differentialdiagnose stoßen auf Schwierigkeiten, wenn greifbare Schübe und Remissionen fehlen oder nicht zu erfassen sind. Das gilt in besonderem Maße für die *chronisch-progredienten* Verlaufsformen oder für die *oligosymptomatischen Formen,* die sog. *Formes frustes,* bei denen uncharakteristische Einzelsymptome – eine retrobulbäre Neuritis, geringgradige Inkontinenzerscheinungen von seiten der Blase, leichtere Motilitätsstörungen, neuralgiforme Mißempfindungen – über Jahre, selbst über Jahrzehnte isoliert bestehen. Man kommt trotz wiederholter Kontrolluntersuchungen in derartigen Fällen über die Verdachtsdiagnose nicht hinaus; kennen wir doch, wie OPPENHEIM bereits unterstrichen hat, weder ein spezifisches Einzelsymptom noch eine klinische Untersuchungsmethode, die es gestattet, die Diagnose in atypischen Einzelfällen zu sichern. Es muß eingeräumt werden, daß neurologische oder auch psychopathische Rudimentärformen zeitlebens ungeklärt bleiben können, so daß die Diagnose erst in tabula zu sichern ist. Auf klinisch latent verlaufende, *„gutartige" Formen,* die überhaupt erst bei der Autopsie festgestellt werden, hat GEORGI erneut hingewiesen (12).

Von den klinischen Laboratoriumsmethoden hat praktisch nur die **Liquoruntersuchung** für die Diagnose Bedeutung erlangt. Wie den zahlreichen einschlägigen Untersuchungen zu entnehmen ist,

Tabelle 4.1 Häufigkeit neurologischer Symptome bei multipler Sklerose (n = 500) (aus A. Schrader, O. Stochdorph: Klin. Wschr. 47 1969 501)

Symptome	%
Charcotsche Trias	14
(Nystagmus, skandierende Sprache, Intentionstremor)	
Symptomentrias Marburg-Pette	78
(Augensymptome, zerebellare Ataxie, spastische Paresen bei fehlenden BDR)	
Pyramidalmotorische Störungen	88
(spastische Paresen der unteren Extremitäten)	72
(schlaffe Paresen der unteren Extremitäten)	17
(spastische Paresen der oberen Extremitäten)	30
(schlaffe Paresen der oberen Extremitäten)	4
ataktische Phänomene	
untere Extremitäten	38
obere Extremitäten	61
typischer Intentionstremor	42
Kopf- und Rumpfwackeln	12
Reflexstörungen	
untere Extremitäten	93
obere Extremitäten	37
fehlende Bauchdeckenreflexe	97
Nystagmus	56
Augensymptome	66
Optikusaffektion	41
Augenmuskelparesen	25
Störungen der übrigen Hirnnerven	24
Gleichgewichtsstörungen, Schwindel	23
Sensibilitätsstörungen und Mißempfindungen insgesamt	60
(objektive Sensibilitätsstörungen)	32
(subjektive Reizerscheinungen, Parästhesien)	40
Schmerzphänomene	4
Blasenstörungen	57
kombinierte Blasen-Darm-Störungen	17
extrapyramidale Störungen	
Rigor-Hyperkinese	7
Zwangslachen, Zwangsweinen	12
pathologische Liquorbefunde	84

liegt die Zellzahl im Durchschnitt um 20/3–40/3 Zellen. Dabei handelt es sich gewöhnlich um kleine Lymphozyten, doch kommen auch Plasmazellen und Leukozyten zur Beobachtung. In der Regel ist die Pleozytose im Gefolge des ersten Schubes sowie bei akuten Verlaufsformen hochgradiger als in späteren Stadien oder bei chronisch-progredient verlaufenden Prozessen. Als obere Grenze gelten 100/3 Zellen; Pleozytosen, welche diesen Maximalwert überschreiten, sind durch eine ungewöhnlich starke Mitbeteiligung der Meningen verursacht. Der Eiweißgehalt übersteigt selbst im lumbalen Liquor kaum jemals 60 mg %, was besonders bei der Abgrenzung der vorwiegend spinalen Erscheinungsformen von den raumfordernden Prozessen des Rückenmarks ins Gewicht fällt.

Von großer Bedeutung für die Diagnose einer multiplen Sklerose ist darüber hinaus die Bestimmung der IgG-Fraktion in der zerebrospinalen Flüssigkeit. Die heute gebräuchlichste Methode zur Bestimmung des IgG ist die radiale Immundiffusion nach Mancini, obwohl sich auch die Lasernephelometrie zur Bestimmung des IgG in einer Reihe von Laboratorien bewährt hat. Unter Normalbedingungen entfallen auf die IgG-Fraktion bis zu 12% der Gesamtliquorproteine. Werte über 15% unterstützen die Diagnose einer multiplen Sklerose, sind jedoch nicht – wie übrigens überhaupt kein Test – für die Diagnose „multiple Sklerose" beweisend (10, 22, 27). Die früher gebräuchlichen Kolloidreaktionen (Goldsol und Normomastix) zeigen zumeist unvollständige Ausfällungen im Anfangsteil der Kurve, während tiefstehende Linkskurven (sog. Paralysekurve) sowie mittelständige oder rechtsstehende Kurven weniger häufig zur Darstellung gelangen. Man hat sich bemüht, bestimmte Relationen zwischen Albuminen und Gammaglobulinen in Serum und Liquor festzulegen. Die diagnostisch interessanteste Veränderung in der Liquor-Eiweißstruktur besteht in der autochthonen Bildung von Liquorproteinen. Um diese nachzuweisen, wurde der sog. Liquor-IgG-Index eingeführt, ein Quotient, der speziell IgG in Liquor und Serum in Beziehung setzt und diese gleichzeitig zu dem entsprechenden Verhältnis der Albumine in Liquor und Serum betrachtet:

$$\text{Liquor-IgG-Index} = \frac{\dfrac{\text{Liquor-IgG}}{\text{Serum-IgG}} : \dfrac{\text{Liquor-Albumin}}{}}{\text{Serum-Albumin}}$$

$$\approx \frac{2{,}5}{1360} : \frac{17}{4400}$$

$$= 0{,}5 \text{ (mittlerer Normwert)}$$

Ein deutlicher Anstieg dieses Index über 0,5 zeigt, daß eine Liquor-IgG-Synthese unabhängig vom Serum-IgG besteht, die nicht durch eine gesteigerte Schrankenpermeabilität bedingt sein kann. Ähnlich kann dieser Index auch für andere Makroproteine gebildet werden. Bei entsprechenden anamnestischen und klinischen Gegebenheiten kann ihr eine gewisse diagnostische Bedeutung zukommen. Liquorveränderungen bei der multiplen Sklerose sind in 70–90% der Fälle zu erheben, besonders im Initialstadium. Obwohl die einzelnen Liquorbefunde unspezifisch sind und nur mit Vorbehalt Rückschlüsse in diagnostischer und prognostischer Hinsicht gestatten, wird man auf die Liquordiagnostik nicht verzichten wollen, da sie bei der multiplen Sklerose oftmals die uncharakteristischen Beschwerden des Initialstadiums als organneurologisch zu objektivieren vermag.

Ein wesentliches Moment für die Diagnose stellt das **Manifestationsalter** der multiplen Sklerose dar. Gegen Ende des 2. Lebensjahrzehnts steigt die Morbiditätskurve steil an, um im 3.–4. Jahr-

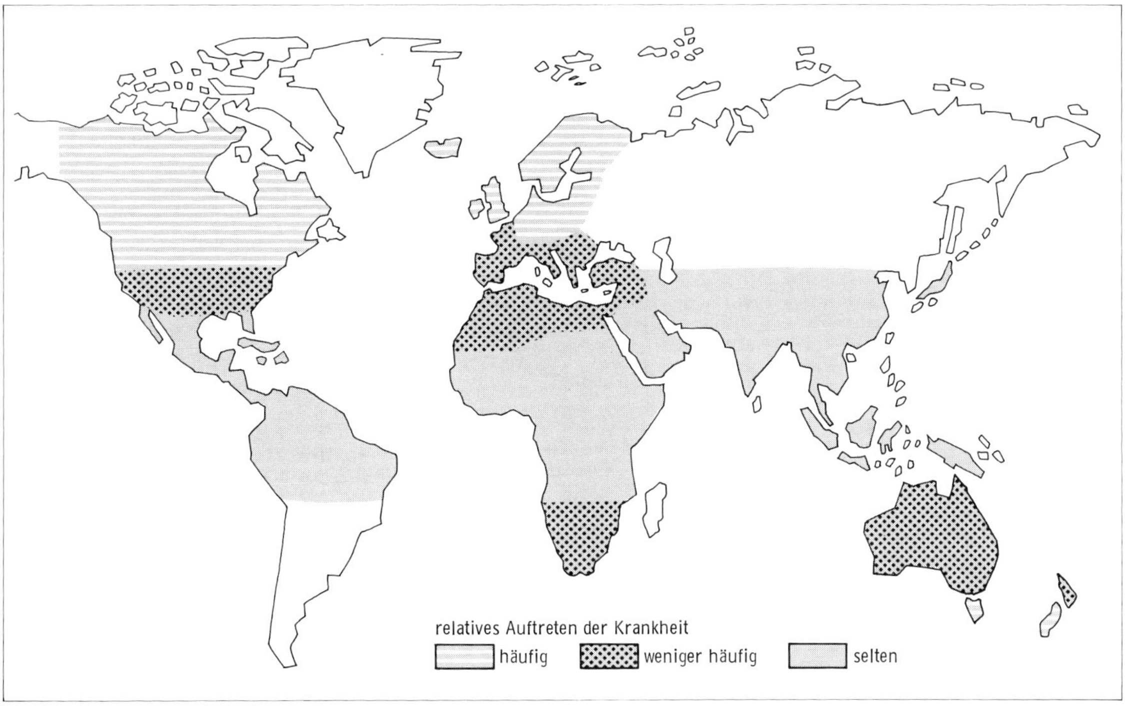

Abb. 4.1 Verbreitung der multiplen Sklerose

zehnt zu kulminieren und nach dem 45. Lebensjahr wieder kontinuierlich abzufallen. Die mittlere Schubrate in den ersten Krankheitsjahren erreicht mit 0,1–1,5 Schüben ihren höchsten Gipfel. Zudem sind in der Frühphase der Erkrankung in etwa 70–90% der Fälle Spontanremissionen zu registrieren. Mit zunehmender Krankheitsdauer nimmt die Schubfrequenz, ebenso wie die Tendenz zu Spontanremissionen, mehr und mehr ab. Innerhalb von durchschnittlich 10 Jahren geht das akute, wechselvolle Frühstadium nach ungefähr 5–10 Schüben in das mehr chronische Stadium über. Der Großteil der Patienten ist nach 10 Jahren an den Rollstuhl gefesselt. Die Lebenserwartung wird durch interkurrente Infekte der Atmungsorgane und ableitenden Harnwege sowie durch Thromboembolien eingeschränkt und liegt bei unterschiedlichen Literaturangaben nach unseren Erfahrungen bei etwa 20–25 Jahren (26).

Umfangreiche geomedizinische Untersuchungen in allen Erdteilen haben die seit langem bekannte Beobachtungstatsache erneut bestätigt, daß mit zunehmender Entfernung vom Äquator das Leiden nach Norden hin, ebenso auch nach Süden hin, zunimmt (Abb. 4.**1**). Geographisch kann man zwischen Ländern mit niedrigem und hohem *Multiple-Sklerose-Risiko* unterscheiden. Dabei zeigte sich, daß Einwanderer aus Ländern, wo die Krankheit selten ist, in Gebiete mit hohem Multiple-Sklerose-Risiko nach einiger Zeit genauso gefährdet sind wie die dort ansässige Bevölkerung. Andererseits bleibt – wie u.a. am Beispiel Israel demonstriert werden konnte – das individuelle Multiple-Sklerose-Risiko konstant, wenn Mittel- oder Nordeuropäer bzw. Nordamerikaner nach dem 15. Lebensjahr in tropische Länder übersiedeln, wo die Krankheit wenig verbreitet ist. *Klima, Umweltfaktoren, Ernährungsweise* (evtl. Krankheitserreger) scheinen demnach für die Morbidität der multiplen Sklerose Bedeutung zu erlangen, ohne daß z.Z. definitivere Aussagen möglich sind. Auch die sog. Felduntersuchungen, die sich auf kleinere Wohnbezirke beschränken, oder die Berücksichtigung sozialer Probleme sind über Hypothesen nicht hinausgekommen. Von allen Autoren ist aber immer wieder die Tatsache unterstrichen worden, daß die multiple Sklerose heute zu den häufigsten Erkrankungen des Nervensystems zählt (16).

Die **kindliche multiple Sklerose** ist sehr selten. Man hat den im Schrifttum publizierten Beobachtungen von infantiler multipler Sklerose entgegengehalten, daß es sich meist um Fehldiagnosen handelt. Danach ist gegenüber der Diagnose einer kindlichen multiplen Sklerose eine gewisse Skepsis durchaus am Platze. Bekanntlich wird nämlich gerade das Kindes- und Adoleszentenalter von diffus-sklerosierenden Entzündungen des Hemisphärenmarkes bevorzugt, die symptomatologisch der multiplen Sklerose weitgehend ähneln können. Differentialdiagnostisch sind in erster Linie die leukodystrophischen Entmarkungsprozesse im Kindesalter zu berücksichtigen (Tab. 4.**2**). Während die leukodystrophischen Erkrankungen

Tabelle 4.2 Angeborene leukodystrophische Entmarkungskrankheiten im Kindesalter.
Synonyma: familiäre diffuse Sklerosen, Lipoiddystrophie der Markscheiden (Sphingolipoidose) (fermentative Störung des Markscheidenstoffwechsels mit Gliafaservermehrung)

Benennung	Erkrankungsalter (Lbj. = Lebensjahr)	Klinische Erscheinungen	Liquorbefund	Ätiologie, Nachweis	Pathologisch-anatomischer Befund	Spezielle Therapie	Prognose
1. infantile metachromatische Leukodystrophie, Typ Scholz, Bielschowsky, Henneberg; Synonyma: familiäre, juvenile diffuse Sklerose	ab 2. Lbj., selten bis Pubertät	Pes valgus, allgemeine Hypotonie, spastische Tetraparese, psychische Veränderungen, zerebellare, seltener choreoathetotische Störungen, Dysarthrie, Optikusatrophie, Ertaubung, epileptische Anfälle, Opisthotonus, Hyperkinesen, Enthirnungsstarre, Pyramidenzeichen	Eiweißerhöhung von Anfang an	rezessiv autosomal, ENG, Nervenbiopsie, Nierenbiopsie, Arylsulfatase A im Urin vermindert	Entmarkung mit Nachweis metachromatischer Verfärbung der Ganglienzellen, mäßige Glykolipoidspeicherung	keine	infaust; 1–5 Jahre
2. Leukodystrophie, Typ Krabbe, Synonyma: Globoidzellendystrophie, familiäre, infantile diffuse Sklerose	1.–2. Lbj.	Unruhe, Schreien, Rigidität der Muskulatur, spastische Paresen, Pyramidenzeichen, Optikusatrophie, Hörverlust, Krämpfe, Streckstarre, Enthirnungsstarre	Eiweißvermehrung	rezessiv autosomal, s. 1.	Entmarkung im Großhirn, Nachweis von typischen Riesenzellen im Prozeßgebiet (Globoidzellen)	keine	infaust; 1–2 Jahre
3. sudanophile Leukodystrophie; Synonyma: degenerative diffuse Sklerose vom Neutralfettyp	s. 1. u. 2.	s. 1. u. 2., klinisch davon nicht zu unterscheiden	Eiweißvermehrung	im Marklager sudanophile Lipoide bei Fehlen von Metachromasie		keine	infaust
4. Pelizäus-Merzbacher-Krankheit; Synonyma: chronische infantile Zerebralsklerose	postpartum bis 5. Lbj., selten nach Pubertät	Unfähigkeit, den Kopf aufrecht zu halten, Tremor, zerebelläre Ataxie, Nystagmus, spastische Paraparese, Dysarthrie, Demenz	Eiweißvermehrung rezessiv autosomal	s. 1.–3., in befallenen Gebieten bleiben Markinseln stehen		keine	einige Jahre, aber infaust

durch spezielle lipidchemische Veränderungen festgelegt sind, können die *entzündlich-diffusen Sklerosen, Typ Schilder*, des Kindes-, Adoleszenten- und Erwachsenenalters eine multiple Sklerose imitieren. Allerdings fehlt den diffusen Sklerosen der für die multiple Sklerose charakteristische schubweise-remittierende Krankheitsverlauf. Im allgemeinen führen die diffusen Sklerosen subakut innerhalb weniger Monate zum Tode, während bei Multiple-Sklerose-Kranken ein sich über Jahre oder sogar Jahrzehnte erstreckendes Siechtum zu beobachten ist (8, 14, 15, 29). Ausgeprägte Zustandsbilder sind vor allem durch pseudobulbäre Syndrome und durch eine hochgradige Tetraspastik charakterisiert, die häufig mit Tremor, tonischen Krämpfen, ticartigen Zuckungen oder choreiformen Bewegungsanomalien vergesellschaftet ist und massive Kontrakturen an Armen und Beinen im Gefolge hat. Gelegentlich resultiert bei ausgedehnter Zerstörung der subkortikalen Regionen ein Bild nach Art der Enthirnungsstarre, das ebenso wie die extrapyramidale Hypermotilität der multiplen Sklerose völlig fremd ist. Weitaus intensiver als bei der multiplen Sklerose treten Zwangsaffekte, namentlich Zwangsweinen, Zwangslachen sowie Schreikrämpfe, in Erscheinung, die häufig mit zerebralen Krampfanfällen einhergehen. Darüber hinaus ist die diffuse Sklerose durch den geistigen Abbau, mitunter bis zur völligen Verblödung, ge-

Tabelle 4.**3** Entzündliche Entmarkungskrankheiten

Benennung	Erkrankungsalter (Lbj. = Lebensalter	Klinische Erscheinungen	Liquorbefund	Ätiologie, Nachweis	Pathologisch-anatomischer Befund	Spezielle Therapie	Prognose
1. diffuse Sklerose, Schilder	Kindesalter	s. 3. fokale Anfälle zu Beginn, zunehmende Paresen, gelegentlich Hirndruck, Demenz, beide Geschlechter betroffen	s. 3.	unbekannt, s. 3.	s. 3.	s. 1.	infaust, wenige Jahre
2. konzentrische Sklerose; Synonyma: Enzephalitis periaxialis concentrica Balo	vorwiegend Kindes- und Jugendalter, aber auch im Erwachsenenalter bekannt	Hemi- und Tetraspastik, allmähliche Progredienz, s. 1. u. 3.	s. 1.	unbekannt, s. 1.	Entmarkung schalenartig um ein Zentrum, immer wieder myelisierte Schichten erhalten	s. 1.	relativ infaust, wenige Jahre, günstiger im Vergleich zu 2.
3. subakut sklerosierende Panenzephalitis SSPE	Schulalter, Knaben bevorzugt betroffen	Hyperkinesien, extrapyramidal-motorische Syndrome, rigider Muskeltonus, schwere Tetraspastik, Hirnnervenbeteiligung, Krämpfe, emotionale Störungen (Zwangslachen und -weinen), Zwischenhirnstörungen, zentrales Fieber, s. auch 1.	Pleozytose bis 1000/3 Zellen, s. auch 1.	unbekannt, s. 1. (Maserninfektion)	s. 1. Entmarkung im Halsmark und Nn. optici, Optikusatrophie	s. 1.	infaust, wenige Jahre
4. Neuromyelitis optica (Devic); Synonyma: entspricht wahrscheinlich der japanischen akuten myelooptischen Neuropathie (SMON)	Jugendliches und Erwachsenenalter, auch Kindesalter	rascher Eintritt und Verlauf, beidseitige Retrobulbärneuritis, Myelitis bis zum Halsmark, nicht selten auch Befall bulbärer Zentren	s. 1.	unbekannt, s. 1.			

kennzeichnet. Schwere Funktionsstörungen der vegetativen Regulationen, Anomalien des Schlaf-Wach-Rhythmus, Blasen-Mastdarm-Störungen vervollständigen das Krankheitsbild. Gelegentlich entwickelt sich im Endstadium ein extremer dienzephaler Marasmus mit Störungen des Endokriniums und des Wasser- und Elektrolythaushaltes.

Während die Auswirkungen von Entmarkungsherden im Optikus den gewohnten Befunden der multiplen Sklerose entsprechen, scheinen manifeste Augenmuskelparesen bei der diffusen Sklerose seltener vorzukommen. Statt dessen beobachtet man häufig eine zentrale Beeinträchtigung des Seh- und Hörvermögens, die bis zur totalen Amaurose bzw. Taubheit gehen kann. Überhaupt stehen die zerebralen Symptome, speziell solche von seiten des Telenzephalons, weit mehr als bei der multiplen Sklerose im Vordergrund. Die zerebellaren Ausfallserscheinungen, der Nystagmus, die Sensibilitätsstörungen, das Verhalten der BDR sowie der Liquorbefund bieten gegenüber der multiplen Sklerose keine eindeutigen differentialdiagnostisch verwertbaren Kriterien. Ein massiver Hydrozephalus spricht gegen eine multiple Sklerose.

Mit der Gegenüberstellung der diffusen Sklerosen ist die Differentialdiagnose der multiplen Sklerose im Kindes- und Jugendalter noch längst nicht abgeschlossen. Man denke nur an die *spinalen* und *zerebellären Heredoataxien,* an die *erworbenen* und *symptomatischen* Kleinhirnprozesse, so daß differentialdiagnostisch u. a. die Krankheitsentwicklung zu berücksichtigen ist. Gleichermaßen sind die exogen-entzündlichen Affektionen des Nervensystems, speziell die *parainfektiösen* und *postvakzinalen Enzephalomyelitiden*, zu erwähnen, die sich mit einer gewissen Vorliebe während der ersten 2 Lebensjahrzehnte manifestieren, initial mit ähnlichen Symptomen einhergehen und infolgedessen die Differentialdiagnose ungemein vielseitig und schwierig gestalten (12). In diesem Zusammenhang ist eine seltene enzephalitische Erkrankung zu besprechen, die erstmals von Bodechtel u. Guttmann (3) beschrieben wurde. Es handelte sich um einen 8jährigen Knaben mit subakutem, tödlich endendem Krankheitsverlauf. Neuropathologisch fand sich eine diffuse Enzephalitis mit sklerosierender Entzündung des Hemisphärenmarks. Entsprechende Krankheitsprozesse sind später von Pette und Döring als **einheimische Panenzephalitis,** von Dawson als *Einschlußkörperchenenzephalitis* und von van Bogaert als *Leucoencéphalite sclérosante subaiguë* bezeichnet worden. Inzwischen haben derartige Krankheitsbilder, die man heute als *subakute sklerosierende Panenzephalitis* (SSPE) zusammenfaßt, auch für die ätiologische Erforschung der multiplen Sklerose große Bedeutung erlangt. Es konnte nämlich serologisch, durch histochemische Untersuchungen und durch Immunfluoreszenz gezeigt werden, daß aus der Gruppe der Myxoviren speziell das Masernvirus als initialer Ursachenfaktor einer SSPE angeschuldigt werden muß. Die virale Genese der SSPE und die eigenartige geomedizinische Verbreitung der multiplen Sklerose haben der alten Infektionstheorie erneuten Auftrieb gegeben. Man denkt dabei an eine örtlich gebundene Slow-virus-Infektion, ein Begriff, der aus der Veterinärmedizin stammt. Dabei handelt es sich um die seuchenartig unter Schafherden auftretende Scheuerkrankheit (Visna und Scrapie), die mit enzephalomyelitischen Entmarkungsvorgängen einhergeht und nach langzeitiger Infektion durch kleinste übertragbare Eiweißpartikel hervorgerufen wird. Gestützt auf derartige Beobachtungen hat man die Frage aufgeworfen, ob nicht auch der multiplen Sklerose eine regionale Slow-virus-Infektion durch einen Langzeiterreger zugrunde liegt, der bereits im Kindesalter entweder eine stille Feiung bewirke oder aber z. Z. der Markreifung eine Reaktionslage schaffe, die unter zusätzlicher immunologischer Belastung beim Erwachsenen den schubförmig remittierenden Entmarkungsprozeß in Gang setze (23, 26).

Die SSPE bevorzugt das Kindes- und Jugendalter. Der *Krankheitsverlauf,* der drei Stadien unterscheiden läßt, kann sich unter schubförmigen Verschlimmerungen bis zum Tode über Jahre erstrecken. Das erste Stadium ist durch schleichend einsetzende *Wesensveränderungen* mit allmählicher Abnahme der geistigen Leistungsfähigkeit gekennzeichnet. Initiale Störungen des Sehvermögens, Reflexveränderungen oder ataktische Phänomene können an eine jugendliche multiple Sklerose denken lassen. Auch das Liquorsyndrom kann dem der multiplen Sklerose entsprechen. Es finden sich eine geringgradige Eiweißerhöhung, eine tiefe Auszackung der Normomastixkurve im Anfangsteil und eine Pleozytose um 20–40/3 Zellen. Die ausgesprochenen *Affektstörungen* und vor allem die *extrapyramidalen Bewegungsanomalien* heben aber die Leukenzephalitis von der multiplen Sklerose ab. Das zweite Stadium ist mit der multiplen Sklerose nicht mehr zu verwechseln, da choreatische, athetotische, hemiballistische Bewegungsstörungen in Verbindung mit zeitweiliger Bewußtlosigkeit, unmotiviertem Schreien und Weinen, mit Erbrechen und zerebralen Krampfanfällen mehr und mehr die Szene beherrschen. Charakteristisch sind in diesem Stadium blitzartige rhythmische Zuckungen, die unvermittelt an der Körper- oder Extremitätenmuskulatur auftreten. In der dritten Krankheitsphase klingen die motorischen Entäußerungen allmählich wieder ab. Statt dessen entwickelt sich eine extrapyramidale Tonussteigerung, wodurch die Kranken zunehmend versteifen. Schwere vegetative Regulationsstörungen, zentrales Fieber, heftige Schweißausbrüche und vor allem eine extreme Abmagerung nach Art eines Zwischenhirnmarasmus gehen dem Tode unmittelbar voraus.

Auf eine Slow-virus-Infektion wird auch die Kuru-Zitterkrankheit, die als subakute Enzephalopathie nach Kannibalismus auf Neuguinea beobachtet wurde, zurückgeführt (11). Die Jakob-Creutzfeld-Pseudosklerose (7, 13) gilt als deren europäisch-nordamerikanische Variante. Sie wurde vereinzelt nach Hornhauttransplantationen und neurochirurgischen Eingriffen beobachtet. Beide Krankheitsformen sind demnach übertragbar; der Erreger konnte bisher nicht isoliert werden.

Diagnose und Differentialdiagnose der **Spätererkrankungen** an multipler Sklerose erfordern ebenfalls besondere Vorsicht, schon deswegen, weil die multiple Sklerose auch jenseits des 50. Lebensjahres, allerdings verhältnismäßig selten angetroffen wird. Bei vielen vermeintlichen Späterkrankungen enthüllt eine gründliche Anamnese, daß der eigentliche Krankheitsbeginn um Jahre vorverlegt werden muß. Passagere Frühsymptome werden allzu leicht übersehen, wenn man nicht eindringlich nach ihnen fragt. Zweifellos kommen aber echte Späterkrankungen an multipler Sklerose vor, in erster Linie bei Frauen z. Z. des Klimakteriums. Die Spätformen der multiplen Sklerose, die meist ein vorwiegend spinales Erscheinungsbild zeigen, setzen schleichend ein und verlaufen gewöhnlich chronisch-progredient (23). Die Unterscheidung solcher wenig markanter Prozesse, die im Verlauf Schübe und Remissionen, im Erscheinungsbild die gewohnte zerebrospinale Symptomatologie, speziell das Leitsymptom, die retrobulbäre Neuritis, vermissen lassen, von anderen vorwiegend spinalen Erkrankungen des mittleren und höheren Lebensalters stößt mitunter auf größte Schwierigkeiten. Besonders sind hier die funikuläre Spinalerkrankung bei Mangelkrankheiten oder Stoffwechselstörungen, die Hämoblastosen mit initialer Rükkenmarksbeteiligung (Hodgkin-Syndrom, Leukämie), die chronischen Infektionskrankheiten, etwa Tuberkulose, Toxoplasmose, Listeriose, und vor allem auch die vaskulären Prozesse der Medulla spinalis, namentlich die allergischen Arteriitiden, die spinale Angiodysgenesie oder die degenerativ-sklerotischen Gefäßveränderungen zu berücksichtigen. Darüber hinaus sind die posttraumatischen Hals- und Rückenmarksschäden abzugrenzen, die u.U. erst nach einem vieljährigen freien Intervall manifest werden. Schließlich hat bei spinalen Krankheitsbildern immer die Rükkenmarkskompression durch Geschwülste, Bandscheibenschäden oder durch andersartige Prozesse der Wirbelsäule, speziell durch Fehlbildungen im okzipitozervikalen Übergangsbereich, im Mittelpunkt differentialdiagnostischer Überlegungen zu stehen. Der allgemeinen Durchseuchung entsprechend fanden sich oftmals grenzwertige Toxoplasmosetiter, die unter Behandlung mit ACTH oder Nebennierenrindenhormonen auf pathologische Werte anstiegen und eine spezifische Chemotherapie erforderlich machten. Bei derartigen Konstellationen ist die Diagnose multiple Sklerose erst durch wiederholte Kontrolluntersuchungen zu sichern (Abb. 4.**2**).

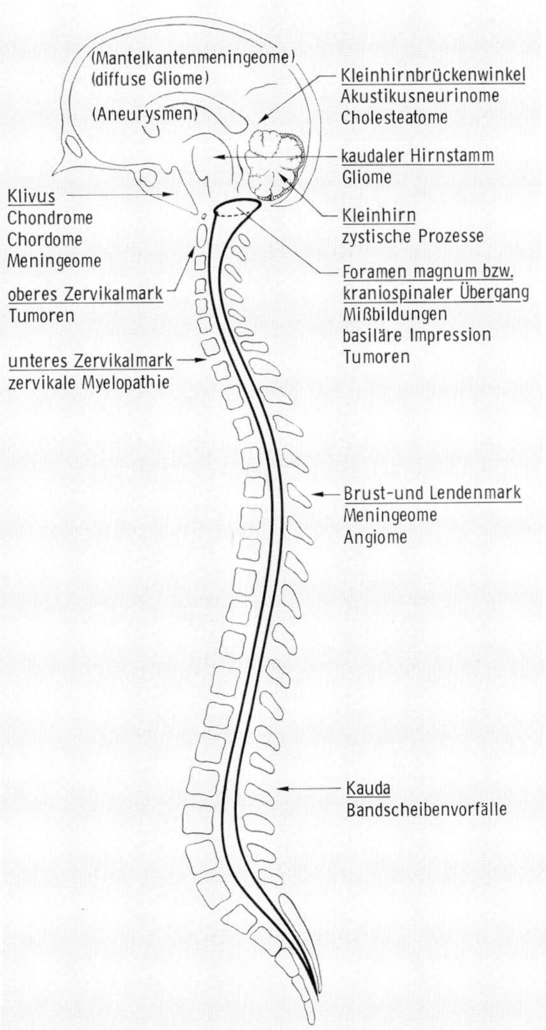

Abb. 4.**2** Kritische Regionen des zentralen Nervensystems für die Differentialdiagnose der multiplen Sklerose (nach *Schiefer*)

In diesem Zusammenhang soll hervorgehoben werden, daß sich die Diagnosen multiple Sklerose und juveniler Diabetes mellitus gegenseitig auszuschließen scheinen (Schrader). Überhaupt findet sich bei Multiple-Sklerose-Kranken nur selten ein subklinischer oder insulinpflichtiger Diabetes mellitus. Demgegenüber ist bei Multiple-Sklerose-Kranken jedoch häufig eine gleichzeitige Vitamin-B_{12}-Resorptionsstörung nachzuweisen, die zudem oft mit einer Achylia gastrica gekoppelt ist (26).

Auch während des Prädilektionsalters der multiplen Sklerose begegnet man in einem kleineren Prozentsatz einem **chronisch-progredienten Krankheitsverlauf.** Je nach Prozeßlokalisation stehen zunächst zerebrale, besonders aber spinale Symptome, beispielsweise eine inkomplette Paraspastik der Beine, tabiforme Ausfallserscheinungen oder bei den lumbosakralen Formen ein echtes Konussyndrom, im Vordergrund, denen sich im Laufe der Zeit ohne eigentliche Schübe andere Symptome hinzugesellen. Ebenso sind die *plötzlich einsetzenden* und **akut verlaufenden Formen** hervorzuheben. Klinisch stehen Sehstörungen, akute Hemi-, Para- oder Tetraplegien mit schlaffen Paresen der Extremitäten, Areflexie sowie Blasen-Mastdarm-Störungen, besonders aber pontine oder bulbäre Syndrome obenan. Daneben beobachtet man gar nicht selten Hirndruckerscheinungen, Bewußtseinsstörungen, bei starker Mitbeteiligung der Hirnhäute einen Meningismus und ante finem subfebrile Temperaturen. Hier und da kommen derartig besorgniserregende Krankheitsbilder doch noch zur Remission; zumeist aber tritt infolge Atem- und Kreislaufstörungen oder Aspirationspneumonien innerhalb kurzer Zeit der Exitus letalis ein. In differentialdiagnostischer Hinsicht ist zu bemerken, daß apoplektiform einsetzende zerebrale Ausfallserscheinungen, wie wir sie von den vasalen Prozessen her kennen, bei der multiplen Sklerose selten sind. Bei den akuten Verlaufsformen und ebenso bei

Tabelle 4.4 Nichtentzündliche Entmarkungskrankheiten bei Vitamin-B_{12}-Mangel, z. B. spongiöse Dystrophien, Stoffwechselstörungen und Mangelsyndrome mit vorwiegender Beteiligung des Rückenmarks

Benennung	Erkrankungsalter (Lbj. = Lebensjahr)	Klinische Erscheinungen	Liquorbefund	Ätiologie, Nachweis	Pathologisch-anatomischer Befund	Spezielle Therapie	Prognose
1. funikuläre Spinalerkrankung; Synonyma: funikuläre Myelose, anämische Myelose	mittleres und höheres Lebensalter (Ausnahme: kongenitale Vit.-B_{12}-Malabsorption, Typ Gräsbeck und Kvist)	Beginn zumeist rasch progredient bis zur Gehunfähigkeit, distal betonte Parästhesien, aufsteigende Sensibilitätsstörungen, Verlust der Tiefensensibilität, ataktische, schlaffe, aber auch spastische Paraparesen, taktile Hypästhesien, Hypalgesie, auch Analgesie, Reflexe abgeschwächt, Pyramidenzeichen, auch tabische oder polyneuritische Form, Visusabnahme, Zentralskotom, Amblyopie, neurasthenische Symptome, amnestische Syndrome, Demenz, selten Krämpfe	zumeist normal, selten geringe Pleozytose	Vitamin-B_{12}-Mangel, Intrinsic-Faktor, Malabsorption, Achylie, Wurmbefall, Magenresektion, Leberzirrhose, Tuberkulostatika, Antikonvulsiva; Schilling-Test, Bestimmung der Magensäure	reversibler Verlust der Myelinscheiden, später: irreversibler Zerfall der Axone; Neurogliazunahme, bevorzugt Hinterstränge im Thorakalbereich, dann auch übrige Stränge Gehirn: perivaskuläre Demyelisationen	lebenslange parenterale Vitamin-B_{12}-Substitutionen	anfangs gut, später irreversible Restschäden
2. kongenitale Vit.-B_{12}-Malabsorption, Typ Gräsbeck und Kvist (24)	Säuglingsalter bis Pubertät	megalozytäre, perniziöse Anämie, Achylie, Hepatomegalie, Zungenbrennen, Glossitis, gelbes Hautkolorit	s. 1.	s. 1., Proteinurie obligatorisch	s. 1.	s. 1.	s. 1.

chronischen Krankheitsbildern mit akutem Schub, dem man als solchem immerhin eine Dauer von 2–3 Wochen zubilligen muß, entwickeln sich die Symptome kaum jemals schlaganfallsartig, sondern gewöhnlich im Laufe von wenigen Tagen.

Im Vergleich zu den genannten Extremen zeigt das Gros der Kranken die charakteristischen *Schübe und Remissionen.* Welche Faktoren das Auf und Ab des anatomischen Prozesses verursachen, das der Klinik der multiplen Sklerose seinen kennzeichnenden Stempel aufdrückt, wissen wir nicht. Ebensowenig wissen wir, warum einige Prozesse allmählich einsetzen und chronisch fortschreiten, andere dramatisch beginnen und innerhalb weniger Wochen, ja weniger Tage tödlich enden oder warum die eine Verlaufsform in die andere übergeht.

Wir gehen bei der Differentialdiagnose der multiplen Sklerose vom Symptom aus. In einem Großteil der Fälle bestehen **sensible Reizerscheinungen,** die häufig als Initialsymptome in Erscheinung treten, ohne jedoch die späteren Prozeßstadien zu verschonen. Aber gerade zu Beginn des Leidens sind isolierte Mißempfindungen schwer zu deuten, zumal sie bei der multiplen Sklerose ebenso wie bei anderen Affektionen alle möglichen Abstufungen und Schattierungen zeigen können. Gelegentlich kommen echte *Schmerzphänomene* vor; zumeist handelt es sich aber um *Parästhesien,* die sich vornehmlich an Händen und Armen, sodann an den unteren Extremitäten, im Gesicht oder am Rumpf lokalisieren. Die Kranken klagen über Pelzigsein oder Ertaubung der Gliedmaßen, über Handschuh- oder Strumpfbandgefühle, über lästiges Kribbeln und Ameisenlaufen in Händen und Füßen, zuweilen über Kalt-Warm-Mißempfindungen oder über Gürtel- sowie Korsettgefühle am Rumpf. In tieferen Körperschichten imponieren die Mißempfindungen als Muskelkater oder als unangenehme Straffung der Muskulatur, wodurch ein Gefühl entsteht, als seien die Sehnen zu kurz oder bestünden aus Gummiband. Es besteht kein Zweifel, daß derartige Sensationen erster Ausdruck der sich entwickelnden Spastik sind. Namentlich an den Beinen lassen sie eine gewisse Abhängigkeit von der Muskelleistung erkennen. Nach jeder Belastung nehmen sie an Intensität zu, um in Ruhe wieder abzuklingen. Erfahrungsgemäß gesellen sich diesen „kinästhetischen“ Reizerscheinungen sehr bald objektive Störungen der Sensibilität, der Koordination, vornehmlich aber der Motorik hinzu, oder sie gehen von Anfang an mit faßbaren neurologischen Symptomen einher. Man erfährt beispielsweise, daß Gegenstände unwillkürlich aus der Hand fallen oder bei geschlossenen Augen nicht erkannt werden.

Die initialen Mißempfindungen bei der multiplen Sklerose treten ohne Vorboten aus völligem Wohlbefinden auf, wohingegen die Parästhesien bei anderen Krankheiten zumeist irgendein Vorspiel haben, welches auf das Grundleiden hindeutet. Auch setzen die Parästhesien bei der multiplen Sklerose selten streng symmetrisch ein und bleiben nur ausnahmsweise regional gebunden, wie etwa bei der *funikulären Spinalerkrankung,* bei den *luischen Affektionen* des Zentralnervensystems, bei den *raumfordernden* sowie *degenerativen Rückenmarksprozessen* oder bei den toxischen, postinfektiösen und avitaminotischen *Polyneuritiden,* beim *Ergotismus* und *Lathyrismus.* Der rasche Wechsel in qualitativer, quantitativer und lokalisatorischer Hinsicht ist für die Mißempfindungen der multiplen Sklerose so charakteristisch, daß er sich als diagnostisches Moment gegenüber Parästhesien anderer Genese verwerten läßt. Freilich bestätigt auch hier die Ausnahme die Regel; so beobachteten wir einen Patienten, bei dem ein konstant bestehendes, lästiges Jucken an den Händen den späteren Symptomen etwa 1 Jahr vorausging. Gar nicht selten wird eine Überempfindlichkeit gegenüber Wärmereizen angegeben, wobei über vegetative Reflexmechanismen latente Paresen vorübergehend manifest werden können. Auch das *Geschmacksschwitzen* oder eine starke *Tränensekretion* beim Essen heißer Speisen kommt bei Multiple-Sklerose-Kranken vor (23).

Mißempfindungen bei den *Vasoneurosen (Raynaud-Krankheit, Sklerodermie, Akrozyanosen* und *Erythromealgien)* geben sich gewöhnlich an den charakteristischen Hauterscheinungen zu erkennen. Auch die Mißempfindungen des *Klimakteriums* fallen differentialdiagnostisch weniger ins Gewicht, da sie jenseits des eigentlichen Prädilektionsalters der multiplen Sklerose auftreten.

Weitaus eindrucksvoller als die initial zumeist flüchtigen Parästhesien sind für den Kranken eigentliche **Schmerzphänomene,** mit denen das Leiden gelegentlich einsetzt. Schmerzqualität und Schmerzausbreitung sind jedoch häufig so uncharakteristisch, daß zunächst nicht einmal die neurologische Genese der Schmerzphänomene gesichert, geschweige denn die multiple Sklerose als Ursache erkannt werden kann.

Kopfschmerzen werden von Multiple-Sklerose-Kranken selten beklagt. Lediglich bei stärkerer Beteiligung der Hirnhäute, speziell bei subakuten Verlaufsformen, können in Verbindung mit meningealen Reizerscheinungen heftige Kopf-, Rükken- oder Gliederschmerzen auftreten, die mit einer deutlichen Liquorpleozytose einhergehen. Infolgedessen entstehen häufig große differentialdiagnostische Schwierigkeiten gegenüber *viralen* oder *parainfektiösen Meningoenzephalitiden.* Bei solchen, meist subakuten Zustandsbildern kommt es gelegentlich zu Hirndruckerscheinungen wie Übelsein, Erbrechen, Benommenheit und Papillenschwellung, so daß selbst die Diagnose eines Hirntumors zur Diskussion steht.

Lokalisierte, neuralgiforme Reizerscheinungen erfordern differentialdiagnostische Überlegungen, besonders wenn sie zu Beginn des Leidens auftreten. Hier sind die symptomatischen *Trigeminusneuralgien* zu nennen, die bei der multiplen Sklerose vergleichsweise häufiger in Erscheinung treten, jedoch als Initialsymptom selten sind.

Häufiger als Prosopalgien werden initiale Schmerzphänomene und Reizerscheinungen angegeben, die z. T. am Rumpf als radikuläre Gürtelschmerzen oder aber als unscharf begrenzte Gliederschmerzen geklagt werden.

Hier und da kommt es bei sakraler Prozeßausbreitung zu Kokzygodynien oder bei lumbalen Herden zu neuralgischen Beschwerden im Kruralisgebiet mit Schmerzen an der Vorderseite des Oberschenkels nach Art einer Neuralgia paraesthetica. Überhaupt können die *hyperalgetischen Verlaufsformen,* besonders im Gefolge eines Schubes, heftige, tiefbohrende Schmerzen in der Skelettmuskulatur oder in anderen Körperregionen verursachen.

Die neuralgiformen Reizerscheinungen bleiben aber nur ausnahmsweise über längere Zeit isoliert; in der Regel treten bald Ausfälle hinzu, etwa Sensibilitätsdefekte, Störungen der Motorik und der Reflexe, besonders aber Blasen-Mastdarm-Störungen, wodurch die Differentialdiagnose solcher initialer Schmerzphänomene schon eingeengt wird. Schwierigkeiten ergeben sich bei derartigen Zustandsbildern überhaupt nur so lange, wie die multiple Sklerose ein monoläsionelles Geschehen vorspiegelt, das initial bisweilen als neuralgiformes, seltener als radikuläres Schmerzphänomen in Erscheinung tritt. Eine sorgfältige Untersuchung der *Wirbelsäule* ist stets erforderlich, um vertebral bedingte Schmerz- und Mißempfindungen zu erfassen. Hervorgehoben sei hier die Ischialgie, weil ähnliche Schmerzphänomene auch bei der multiplen Sklerose vorkommen. Doch sind hier die Schmerzen längst nicht so intensiv und treten weniger plötzlich auf als bei der eigentlichen Ischias, die dem Kranken jene so bezeichnende Schonhaltung aufzwingt. In einzelnen Fällen können sich hartnäckige ischialgiforme Reizerscheinungen über Jahre hinziehen, ehe sich das Vollbild einer multiplen Sklerose entwickelt.

Differentialdiagnostisch können sich zudem Schwierigkeiten ergeben, wenn sich zu den ischialgiformen Initialsymptomen spastische Reflexe und Blasen-Mastdarm-Störungen hinzugesellen; denn das Syndrom neuralgiform-radikuläre Schmerzen mit spastischen Symptomen und Blasenstörungen läßt mehr an komprimierende Rückenmarksprozesse als an eine multiple Sklerose denken.

In diesem Zusammenhang muß bemerkt werden, daß bei einer sich im Zervikalbereich abspielenden multiplen Sklerose ähnlich wie bei anderen Prozessen dieser Gegend ein *Lhermitte-Zeichen* vorhanden sein kann. Dabei wird durch maximale Beugung des Kopfes gegen die Brust ein heftiger, vom Nacken bis in die Zehen einschießender Schmerz ausgelöst, der nach Retroflexion des Kopfes sofort wieder verschwindet. Bei solchen Kranken sichern aber in der Regel ein Nystagmus, Gleichgewichtsstörungen und Ausfallserscheinungen der Hirnnerven die Diagnose „Sclerosis multiplex".

Ebenso wie jedes andere Symptom unterliegen auch die objektiven **Sensibilitätsstörungen** einem häufigen Wechsel, wobei bald einzelne Empfindungsqualitäten ausfallen, bald komplexe Störungen nachzuweisen sind. Diese Regellosigkeit findet sich auch im Ausbreitungsmuster der Sensibilitätsdefekte wieder. Zumeist gelangen flächenförmige, unregelmäßige und unscharf begrenzte Sensibilitätsstörungen zur Beobachtung. Ein segmental angeordneter, scharf abgesetzter Sensibilitätsausfall, der differentialdiagnostisch große Verwirrung stiften kann, ist selbst in fortgeschritteneren Stadien nur ausnahmsweise anzutreffen. Auch dissoziierte Empfindungsstörungen sind als konstantes Phänomen relativ selten. Recht permanent sind mitunter stereognostische Störungen, wodurch die Gebrauchsfähigkeit der Hände erheblich beeinträchtigt wird. Wir beobachteten einen Kranken, bei dem eine isolierte Astereognosie der rechten Hand viele Jahre den späteren Ausfallserscheinungen vorausging.

Wenn auch Sensibilitätsstörungen und Mißempfindungen als häufiges Initialsymptom der multiplen Sklerose zu gelten haben, so wird man die so schwerwiegende Diagnose doch nur mit Vorbehalt von derartig vieldeutigen Beschwerden abhängig machen. Erst wenn sich den Mißempfindungen und Sensibilitätsstörungen andere Ausfallserscheinungen, vornehmlich der Motilität, hinzugesellen, wird die Diagnose multiple Sklerose in greifbare Nähe gerückt.

Die große Bedeutung, welche die **Bewegungsstörungen** differentialdiagnostisch erlangen, beruht nicht zuletzt auf der Tatsache, daß Störungen im Bewegungsablauf weitaus leichter zu erfassen sind als etwa subjektive oder selbst objektive Empfindungsstörungen, wie ja auch der Kranke durch eine Bewegungsbehinderung nachhaltiger beeinträchtigt wird als durch Sensibilitätsstörungen. Infolge Läsion der Pyramidenbahn einerseits und des Kleinhirns mit seinen Verbindungssystemen andererseits resultieren durchweg *spastisch-ataktische Phänomene,* die den Bewegungen des Polysklerotikers ein charakteristisches Gepräge geben, wobei allerdings bald die eine, bald die andere Komponente überwiegt. Die Kombination von spastisch-ataktischen Symptomen, die bei der Mehrzahl aller Kranken, namentlich bei raschen und intendierten Bewegungen, zutage tritt, begegnet uns vor allem noch bei der funikulären Spinalerkrankung, bei den diffusen Sklerosen, bei Hirntumoren und bei den diffus verteilten entzündlichen Gefäßerkrankungen, z. B. bei der Lues cerebrospinalis oder bei anderen Angiopathien. Differentialdiagnostisch sind außerdem jene Affektionen zu beachten, die nach Art der spastischen Spinalparalyse, der myatrophischen Lateralsklerose, der Tabes dorsalis oder der heredodegenerativen Ataxien mit vorwiegend spastischen oder aber ataktischen Störungen einhergehen.

Die *Veränderungen der Motorik* gehören zu den häufigsten Symptomen der multiplen Sklerose. Bald dominieren Ausfälle der motorischen Hirnnerven, bald zerebrale Paresen vom Halbseitentyp, bald pontine Lähmungen im Sinne der alternierenden oder gekreuzten Hemiplegien, bald Tetraparesen, bald spinal bedingte Mono- oder Paraparesen. Gerade im motorischen Sektor gelangt die eigentümliche und für die Diagnose so bezeichnende Dynamik des Entmarkungsvorganges in der jeweils wechselnden Symptomenkonstellation unmittelbar zur Beobachtung. Dies gilt besonders für die motorischen Hirnnerven – wofür die rezidivierenden Fazialis- und Augenmuskelparesen ein Beispiel geben – und für die initial häufig wechselnden Ausfallserscheinungen der Pyramidenbahn. Zuweilen besteht eine ausgesprochene Inkongruenz zwischen Muskeltonus, Reflexverhalten und Muskelkraft. Man findet beispielsweise eine hochgradige Muskelschwäche ohne Reflexstörungen und umgekehrt einen positiven Babinski-Reflex, Oppenheim-Reflex usw. ohne wesentliche Änderungen der Kraft und des Muskeltonus, in anderen Fällen einen lebhaften Fußklonus bei abgeschwächtem PSR oder sogar eine Spastik ohne Reflexanomalien der Babinski-Gruppe. Die Reflexe der Babinski-Gruppe kommen allerdings häufig noch zum Vorschein, wenn man den Patienten belastet, ihn etwa längere Zeit gehen läßt oder ihn auffordert zu hüpfen – übrigens ein sehr feiner Test, um eine latente Parese zu demonstrieren. Diese Inkongruenz, wie man sie auch bei anderen multiläsionellen Prozessen, wohl am häufigsten bei der funikulären Spinalerkrankung, konstatieren kann, wird bei der multiplen Sklerose vornehmlich zu Beginn des Leidens angetroffen.

Im großen und ganzen sind schon frühzeitig **Reflexanomalien,** namentlich Pyramidenbahnreflexe, zu erfassen, so daß selbst bei schleichend beginnenden Krankheitsprozessen die vieldeutigen initialen Ermüdungserscheinungen, die sich mit Vorliebe an den unteren Extremitäten manifestieren und oft mit vagen Rückenschmerzen einhergehen, als latente Parese erkannt werden können. Darüber hinaus gestatten die bei der multiplen Sklerose gesteigerten Sehnenreflexe oder ein Babinski-Zehenphänomen, ein positiver Oppenheim-, Mendel-Bechterew- oder Rossolimo-Reflex und nicht zuletzt die Seitendifferenzen im Reflexstatus, die uncharakteristischen Frühformen bereits von polyneuritischen Syndromen, tabischen Prozessen oder von larvierten Poliomyelitiden zu unterscheiden.

Nächst den Sehnenreflexen ist den Hautreflexen, vor allem dem Verhalten der Bauchdeckenreflexe, größte diagnostische Bedeutung einzuräumen, da das *Fehlen der Bauchdeckenreflexe* ein frühzeitiges und häufiges Symptom der multiplen Sklerose darstellt, das etwa in 60–90% aller Fälle vermerkt wird. Selbst bei gutartigen Verlaufsformen mit langjährigen Intervallen und praktisch vollständiger Restitution können die BDR als einziges Residuum vorausgegangener Schübe erloschen bleiben. In gewissen Grenzen unterliegen allerdings auch die BDR dem gewohnten Auf und Ab des Krankheitsverlaufes, besonders zu Beginn des Leidens. Es gibt Fälle, die trotz ausgeprägter zerebrospinaler Symptomatologie wenigstens zeitweilig normale BDR zeigen, so daß das Fehlen der BDR für die Diagnose nicht unbedingt gefordert werden muß. Selbstverständlich ist jeweils die Beschaffenheit der Bauchdecken in Rechnung zu setzen; so darf das Fehlen der BDR bei schlaffen Bauchdecken, wie sie etwa im Gefolge von Schwangerschaften zu sehen sind, oder bei stark entwickeltem Fettpolster, ferner bei muskulären Veränderungen, z. B. im Bereich von Operationsnarben, nicht als neurologisches Symptom gewertet werden. Bekanntlich lassen sich die BDR außer durch den kutanen, mit der Nadel gesetzten Reiz auch durch Beklopfen der Muskelansätze an den Rippenbögen auslösen. Dabei verdient das *jeweilige Verhältnis der kutan zu den muskulär ausgelösten BDR* besondere Beachtung, weil das Fehlen der kutanen bei erhaltenen muskulären Reflexen als feines Symptom einer Pyramidenbahnläsion angesehen werden kann.

Das hängt sicherlich mit dem verschiedenartigen Reflexmechanismus zusammen. Während nämlich durch Beklopfen der Muskelansätze ein Eigenreflex ausgelöst wird, der segmental, also auf einer relativ kurzen Strecke abläuft, wird der Reflexbogen der kutan ausgelösten BDR als Fremdreflex in der Medulla spinalis oder noch höher, möglicherweise erst in den Großhirnhemisphären geschlossen, wobei die Pyramidenbahn als efferenter Schenkel fungiert. Infolge seiner Länge ist aber der pyramidale Reflexschenkel in weit größerem Maße als der segmentale Reflexbogen Schädigungen jeglicher Art ausgesetzt.

Vereinzelt und meist zu Beginn des Leidens können Reflexdifferenzen bestehen, dergestalt, daß die kutanen BDR auf einer Seite rasch erschöpflich, abgeschwächt oder aufgehoben sind, hingegen auf der anderen Seite normal reagieren. In der Regel verhalten sich jedoch die BDR seitengleich, selbst wenn die übrigen Symptome ausgeprägte Seitendifferenzen zeigen. Hierfür folgende Beobachtung:

Ein 42jähriger Mann suchte wegen rechtsseitiger Lähmungserscheinungen, die sich im Laufe weniger Monate entwickelt hatten, die Klinik auf. Das Enzephalogramm, das zum Ausschluß eines raumfordernden, intrakraniellen Prozesses bereits anderenorts durchgeführt worden war, ließ eine deutliche Erweiterung des linken Ventrikelsystems erkennen. Es bestand eine rechtsseitige, inkomplette Hemiparese mit leichteren stereognostischen Störungen der rechten Hand. Die Hirnnerven und der Augenhintergrund waren intakt. Im Liquor fanden sich 17/3 Zellen, eine angedeutete Linkskurve der Normomastixreaktion und ein Eiweißgehalt von 1,7 Kafka. Die WaR war im Blut und Liquor negativ. Da jedoch bei der rechtsseitigen Hemiparese die kutanen BDR rechts wie links fehlten, wurde bei Fehlen von Hirndrucksymptomen ein multiläsioneller Prozeß angenommen und der Verdacht auf eine multiple Sklerose geäußert. Im Laufe einer mehrjährigen Beobachtung konnte die Diagnose durch den schubweise remittierenden Krankheitsverlauf, später auch durch links auftretende Motilitätsstörungen, passagere Hirnnervenparesen, Blasenstörungen usw. gesichert werden.

Die **Spastik** äußert sich in mannigfaltigen Formen. Ausgesprochen *hemiplegische Syndrome,* wie wir sie hauptsächlich bei zerebralen Zirkulationsstörungen und kardiovaskulären Krankheiten, ferner bei Geschwülsten antreffen, sind freilich bei der multiplen Sklerose seltener zu finden. Abgesehen von den *Monoparesen des Initialstadiums,* die sich bald an dieser, bald an jener Extremität manifestieren, kommt es beim Gros der Fälle über kurz oder lang zu *paraplegischen Syndromen,* wenngleich gewisse Seitenunterschiede bestehenbleiben, besonders an den oberen Gliedmaßen. *Tetraplegische Zustandsbilder* kommen gewöhnlich erst in den Spätstadien des Leidens zur Beobachtung, weshalb bei tetraplegischen Syndromen, wenn Schübe und Remissionen fehlen, weit eher an blastomatöse und vasale Prozesse des oberen Halsmarks oder der Medulla oblongata als an eine multiple Sklerose zu denken ist. Bei den Hirnnervenparesen sind Seitendifferenzen geradezu die Regel. Doppelseitige Fazialis-, Okulomotorius-, Trochlearis- oder Hypoglossusparesen sind nur vereinzelt, meist im Gefolge eines akuten Schubes zu finden.

An den Beinen kann die Spastik solche Ausmaße

erreichen, daß die koordinativen Störungen völlig überlagert werden, während umgekehrt an den oberen Extremitäten und am Kopf ataktische bzw. koordinative Störungen dominieren, die als *Intentionstremor, Kopf-* und *Rumpfwackeln, Nystagmus, skandierende Sprache* usw. die Willkürbewegungen verzerren.
Je nach Intensität und Lokalisation des Prozesses innerhalb des Kleinhirns und seiner Verbindungssysteme (Pedunculi cerebellares superiores, medii und inferiores) findet man bald den typischen Intentionstremor, bald hochgradige *dysmetrisch-ataktische Phänomene.* Die Bewegungen werden vorzeitig und abrupt gestoppt oder schießen weit über das Ziel hinaus. In extremis kann schon der Versuch, den Arm zu heben, ausfahrende, geradezu jaktierende Bewegungsabläufe auslösen, welche sich dem ganzen Körper mitteilen. Häufiger beobachtet man ein eigenartiges, mehr oder minder feinschlägiges Kopf- und Rumpfwackeln, das zwar analog dem Intentionstremor in Ruhe sistiert, sich aber dem Kranken bei jeder Bewegung, ja schon bei freiem Sitzen oder beim Stehen aufdrängt. Als Symptom fortgeschrittener Fälle ist das Kopf- und Rumpfwackeln durchweg mit anderen Ausfallserscheinungen, etwa mit Pyramidenbahnsymptomen, Blickparesen, Blasenstörungen, vor allem aber mit ataktisch-dysmetrischen Phänomenen vergesellschaftet.
Auch im *breitbeinigen Stehen,* im unruhigen Spiel der Fuß- und Beinmuskulatur, in dem ständigen Körperwackeln, welche der Kranke durch dauernde Korrekturen mit Verlagerung des Körperschwerpunktes nach vorn auszugleichen versucht, finden die *ataktischen Funktionsstörungen* ihren Niederschlag. Läßt sich die Unsicherheit beim Stehen noch einigermaßen kompensieren, so treten beim Gehen selbst leichtere Grade der Ataxie offen zutage, so daß man zumeist von *Zielübungen* – Gehen über eine Linie, plötzliches Halten aus einer schnellen Gangart heraus, Kehrtwendungen usw. – absehen kann. Solange die dämpfende Komponente der Spastik an den unteren Extremitäten fehlt, erscheint der Gang unkoordiniert, ausfahrend und torkelnd, weshalb man ihn mit dem eines Betrunkenen vergleichen kann. Bei jedem Schritt werden die Beine schleudernd nach vorn gebracht und auf den Boden gestampft; dabei müssen der Rumpf und die Arme zu Hilfe genommen werden, um die überschießenden Bewegungsimpulse abzufangen und das Gleichgewicht aufrechtzuerhalten. Bemerkenswerterweise werden alle ataktisch-koordinativen Störungen durch psychische Momente verstärkt. Der Kranke, der sich beobachtet weiß, kann völlig die Gewalt über seine Bewegungen verlieren, die er sonst notdürftig beherrscht.
Nach und nach tritt aber bei den meisten Kranken die ataktische Komponente in den Hintergrund, indem sie einer zunehmenden Spastik Platz macht. Der Kranke versteift immer mehr, bis endlich die hochgradig spastischen Syndrome des Spätstadiums zustande kommen. Dann können die Füße kaum noch angehoben werden; sie schleifen hörbar über den Boden. Bei vorgebeugter Körperhaltung wird der Gang wie bei der spastischen Spinalparalyse oder myatrophischen Lateralsklerose kleinschrittig und wippend, und schließlich sind die Beine wegen des enorm gesteigerten Muskeltonus überhaupt nicht mehr auseinanderzubringen, so daß der Kranke endgültig ans Bett gefesselt ist.
Nur sehr vereinzelt kommen tonisch-athetotische oder choreoide Bewegungsstörungen zur Beobachtung. Derartige Hyperkinesen sprechen eher gegen als für die multiple Sklerose. Demgemäß ist der Formenkreis der **striopallidären Affektionen,** bei denen extrapyramidale Störungen das Leitsymptom darstellen, ohne weiteres von der multiplen Sklerose zu differenzieren. Dies gilt für die *Chorea Huntington,* die *Chorea minor (Sydenham),* die *Chorea gravidarum* und ebenso für die *choreatischen Bilder im Gefolge blastomatöser, toxischer oder infektiös-entzündlicher, speziell luischer Affektionen des Striatums.* Aus gleichem Grunde bedürfen hier auch die übrigen zum Formenkreis der extrapyramidalen Hyperkinesen gehörenden Krankheitsbilder, etwa die *Athetose,* der *Torticollis spasticus* und die erblichen *Torsionsdystonien,* keiner näheren Erörterung. Der Ruhetremor des Parkinson-Kranken hebt sich schon aspektmäßig von den zerebellar-ataktischen Tremorformen der multiplen Sklerose ab, die bei intendierten Bewegungen in Erscheinung treten.
Auch die *Pseudosklerose Jakob-Creutzfeld* läßt sich angesichts der striopallidären Symptomatik und der häufigen Myoklonien von der multiplen Sklerose ohne weiteres abgrenzen. Charakteristisch sind weiterhin Gedächtnis- und Orientierungsstörungen, Kritiklosigkeit mit Stimmungslabilität und Wesensveränderungen bis hin zur Demenz (7, 13). Außerdem sprechen das familiäre Auftreten, die *deliranten Psychosen* und ein unaufhaltsam progredienter Krankheitsverlauf mit zunehmender Versteifung, *Orientierungsstörungen* und Intelligenzverlust gegen die multiple Sklerose. Zudem führt das Leiden innerhalb eines Jahres zum Tode.
Einen breiten Raum im Krankheitsgeschehen der multiplen Sklerose nehmen die Hirnnervensymptome ein. In erster Linie gilt das für die **Augenstörungen,** die derart häufig sind, daß sie zu den Leitsymptomen der multiplen Sklerose gehören. Daß die fein aufeinander abgestimmte, hochdifferenzierte Funktion des binokularen Sehens so häufig gestört wird, geht schon aus der Tatsache hervor, daß 5 von den 12 Hirnnerven das Auge sensorisch, sensibel und motorisch versorgen. Dementsprechend haben die multiplen Entmar-

kungsherde eine breite Angriffsfläche. Durch das Hinzutreten von Augensymptomen werden ja von vornherein alle auf die Medulla spinalis beschränkten Affektionen, insbesondere die funikuläre Spinalerkrankung und die raumfordernden Rückenmarksprozesse, in Frage gestellt. Auch die schwer zu objektivierenden Parästhesien und Mißempfindungen, Rückenschmerzen und Ermüdungserscheinungen erhalten ein ganz anderes Gewicht, wenn sie mit Sehstörungen oder Augenmuskellähmungen vergesellschaftet sind – oder gewesen sind.

Man wird bei jüngeren Individuen, die ohne äußeren Anlaß bei vorher voller Gesundheit von einer *Sehstörung* befallen werden, immer an eine beginnende multiple Sklerose denken müssen. Gar nicht selten gehen nämlich solche Sehstörungen den späteren Krankheitserscheinungen um Jahre und Jahrzehnte voraus. Diese Tatsache veranlaßte OPPENHEIM seinerzeit, die Sehstörungen geradezu als *„Vorpostensymptome"* der multiplen Sklerose zu bezeichnen. Daß solche oligosymptomatischen Erscheinungsbilder im Sinne der ophthalmischen Form OPPENHEIMS bzw. der „forme à début oculaire" (GUILLAIN) sehr schwer zu deuten sind, liegt auf der Hand.

Die Kranken werden bald plötzlich, bald schleichend von einer zunächst mehr diffusen Verschleierung des Blickfeldes befallen. Flüchtige, namentlich einseitige Sehstörungen werden von indolenten Patienten zuweilen übergangen und lassen sich erst auf Grund von Residuen am Fundus erschließen. In anderen Fällen klagen die Kranken spontan über *Dunkelsehen,* das sich ausnahmsweise bis zur *Amaurose* steigern kann. Gewöhnlich ist dieser alarmierende Zustand jedoch befristet, und der Visus hellt sich über kurz oder lang, vielfach allerdings um den Preis einer leichten Amblyopie, wieder mehr und mehr auf. Im Gegensatz zu den meisten anderen Krankheitsprozessen unterliegen die Sehverschlechterungen der multiplen Sklerose nicht nur hinsichtlich ihrer Intensität einem häufigen Wechsel, sondern sie treten zumeist auch seitendifferent, gewöhnlich sogar nur einseitig auf, was jedoch nicht ausschließt, daß im Gefolge weiterer Schübe einmal das rechte, ein andermal das linke Auge ausfällt.

Ursache dieser Sehstörungen ist eine **retrobulbäre Neuritis,** die als entzündliche Affektion des N. opticus bereits am Anfang ihrer Manifestation zu Funktionsausfällen führt. Am Augenhintergrund findet man initial meist noch keine Veränderungen der Papille, es sei denn, daß die Sehnervenentzündung bis zur Papille reicht *(Neuritis n. optici).* Das ist gegenüber der Stauungspapille bei raumfordernden intrakraniellen Prozessen von größter differentialdiagnostischer Bedeutung, weil hier trotz hochgradiger Veränderungen im Bereich der prominenten Papille das Sehvermögen lange Zeit erhalten bleibt. Erst wenn die Stauungspapille in Atrophie übergeht – ein bei Tumoren verhältnismäßig spätes Ereignis –, kommt es zur fortschreitenden, irreparablen Visusverschlechterung mit konzentrischer Gesichtsfeldeinengung. Gelegentlich wird auch bei der multiplen Sklerose eine *Papillenprominenz,* ja sogar eine echte *Stauungspapille* beobachtet, vor allem dann, wenn es im Zuge eines akuten Schubes zu *Hirndruckerscheinungen* kommt. Dabei kann die Stauungspapille Werte von 2–3 dpt erreichen und – wie beim Hirntumor – mit typischen *amblyopischen Attacken* einhergehen. Im allgemeinen zählen aber ein- oder doppelseitige Stauungspapillen bei der multiplen Sklerose zu den Ausnahmen. Außer mit einem *Zentralskotom* geht die retrobulbäre Neuritis schon frühzeitig mit verschiedenartigen Einschränkungen und völlig unregelmäßigen Defekten des peripheren Gesichtsfeldes einher. Diese wechselnden, auch von Fall zu Fall verschiedenen Ausfallserscheinungen werden erklärlich, wenn man sich die anscheinend wahllos angeordneten, zahlreichen Entmarkungsherde im N. und Tractus opticus sowie im Chiasma vergegenwärtigt.

Ein typisches *Chiasmasyndrom,* d.h. eine bitemporale Hemianopsie, wird allerdings nur selten gesehen, obwohl das Chiasma zu den Prädilektionsstellen des Entmarkungsprozesses zählt. Augenklinischerseits ist mehrfach bei Multiple-Sklerose-Kranken auf eine *Periphlebitis retinae* hingewiesen worden, die in einem größeren Prozentsatz zu beobachten ist. Die Phlebitis kann einer retrobulbären Neuritis voraus oder parallel gehen, aber auch völlig isoliert am Auge auftreten. Ihre pathogenetische Bedeutung ist unklar, wobei man jedoch auf die Zuordnung von Demyelinationsherden zum Abflußgebiet kleiner Hirnvenen hingewiesen hat und Permeabilitätsstörungen der Blut-Hirn-Schranke diskutierte.

Meist suchen Patienten, die aus voller Gesundheit heraus von einer Sehstörung befallen werden, zunächst den Ophthalmologen auf, der nun seinerseits die Frage stellt: Handelt es sich angesichts der vorliegenden retrobulbären Neuritis um eine beginnende multiple Sklerose oder nicht? Wir besitzen keine Handhabe, diese so schwerwiegende Frage definitiv zu beantworten. Nach statistischen Erhebungen erkranken 30–40% aller Patienten mit isolierter retrobulbärer Neuritis später an anderen Symptomen einer multiplen Sklerose. Häufig wird man bei völlig intaktem klinischem Untersuchungsergebnis die Frage offenlassen müssen. In vielen Fällen gehen klinisch latente Entmarkungsherde innerhalb des optischen Systems auf visuelle Reize (evozierte Potentiale) mit einer verlängerten Latenz der Aktionspotentiale über der Okzipitalpolregion einher. In solchen Fällen läßt sich die zerebrospinale Prozeßausbreitung, selbst bei spinalen Verlaufsformen der multiplen

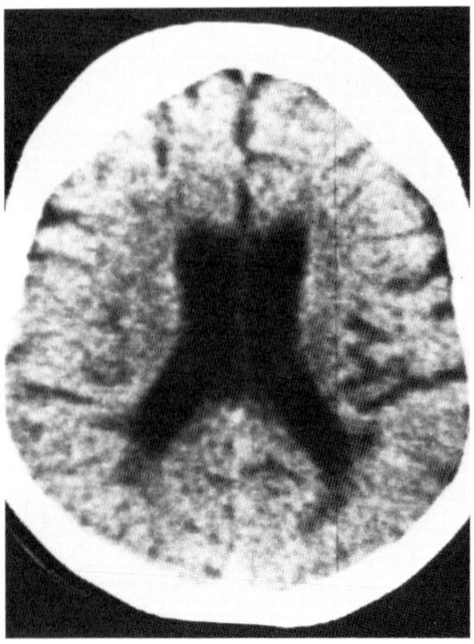

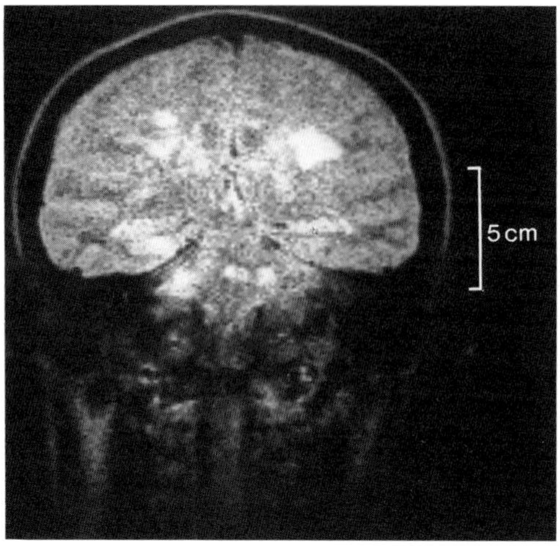

a b

Abb. 4.**3a u. b** a) 22jährige Patientin mit schubweise remittierendem Krankheitsverlauf. In der axialen Computertomographie des Schädels kommen eine pathologische Erweiterung der Subarachnoidalräume und des Ventrikelsystems sowie Zonen verminderter Dichte b) Kernspinresonanz-Tomographie. Multiple Plaques bei einer 34jährigen Patientin mit multipler Sklerose in beiden Marklagern und im Hirnstamm (Bildarchiv: Dr. *Heller*, Dr. *Igl*, München)

Sklerose und intaktem Fundus, neurophysiologisch wahrscheinlich machen. Gelegentlich lassen sich darüber hinaus disseminierte Herdprozesse bei oligosymptomatischen Formen als hyper- oder hypodense Zonen im Marklager mit Erweiterung der Ventrikel- und Subarachnoidalräume in der axialen Computertomographie des Schädels erfassen (Abb. 4.**3**). Bekanntlich können der retrobulbären Neuritis auch andere Erkrankungen zugrunde liegen, unter welchen chronische Infektionen (Tuberkulose, Toxoplasmose, Zystizerkose, Listeriose), entzündliche Erkrankungen der Nasennebenhöhlen oder des Gebisses, ferner Intoxikationen durch Äthyl- oder Methylalkohol, durch Medikamente, durch Metallverbindungen und nicht zuletzt Mangelkrankheiten, längere Laktationsperioden, Störungen des intermediären Stoffwechsels (Thyreotoxikose, Diabetes mellitus, Hepato- und Nephropatien), allergisch-rheumatische Gefäßerkrankungen und im höheren Lebensalter arteriosklerotische Gefäßveränderungen zu berücksichtigen sind.

Es verdient hervorgehoben zu werden, daß auch die *Liquoruntersuchungen* keine sicheren Anhaltspunkte dafür liefern, ob es sich bei einer isoliert bestehenden retrobulbären Neuritis um das Vorpostensyndrom einer multiplen Sklerose handelt. Einmal können Liquorveränderungen überhaupt fehlen; zum anderen kennen wir Fälle mit isolierter retrobulbärer Neuritis, deren Liquorbild dem der multiplen Sklerose entsprach, ohne daß sich während einer langjährigen Kontrolle eine solche entwickelte.

Als Narbenzustand hinterläßt die retrobulbäre Neuritis in der Regel eine partielle **Sehnervenatrophie**. Da das empfindliche papillomakuläre Bündel, das dem Entmarkungsprozeß im besonderen Maße ausgesetzt ist, die temporalen Bezirke des Sehnervenkopfes einnimmt, findet sich die atrophische Abblassung der Papille am häufigsten im temporalen Sektor *(temporale Abblassung)*.

Seltener gelangen ausgedehnte postneuritische Atrophien mit diffuser Abblassung der Sehnervenscheiben zur Beobachtung. Bisweilen sind ausgedehntere Optikusatrophien mit *Störungen der Pupillenreaktion* im Sinne einer mehr oder minder vollständigen *amaurotischen Starre* vergesellschaftet. Die atrophischen Veränderungen am Augenhintergrund bereiten nur geringe differentialdiagnostische Schwierigkeiten, da sie gewöhnlich erst in späteren Stadien der multiplen Sklerose angetroffen werden, ein gewisses Sehvermögen praktisch immer erhalten bleibt, der Prozeß durchweg seitendifferent auftritt und sich gerade am Optikus der schubweise remittierende Verlauf des Leidens widerspiegelt. Schon hierdurch heben sich die Optikussymptome der multiplen Sklerose von den luischen Affektionen, speziell der blanden Optikusatrophie der Tabes, ab, obgleich bei beiden Krankheiten Kombinationen mit Augenmuskelparesen gesehen werden.

Unter den Hirngeschwülsten, welche zur Optikusatrophie führen, sind außer den Optikusgliomen die intra- und parasellären Geschwulstbildungen besonders hervorzuheben. Im Gegensatz zur multiplen Sklerose entwickeln sich die Sehstörungen bei den Hypophysentumoren infolge Druckatrophie des Sehnervs ganz allmählich, vor allem ohne Remissionen, weshalb schon die Anamnese wertvolle Unterscheidungsmerkmale liefert. Klinisch sind bitemporale Gesichtsfelddefekte für den Tumor charakteristisch, die merkwürdigerweise bei der multiplen Sklerose trotz nahezu regelmäßiger Prozeßbeteiligung des Chiasmas kaum gesehen werden.

Es sei darauf hingewiesen, daß auch andersartige, prozeßunabhängige Augenerkrankungen mit Sehstörungen der multiplen Sklerose vorausgehen oder diese komplizieren können. Beispielsweise wird bei Multiple-Sklerose-Kranken gelegentlich eine rheumatische Uveitis beobachtet. Sehstörungen in Verbindung mit enzephalomyelitischen Symptomen begegnet man beim *Morbus Behçet* (6), der in ausgeprägten Fällen durch aphthöse Veränderungen der Mundschleimhaut, durch *ulzeröse Genitalveränderungen* und durch eine rezidivierende *Hypopyoniritis* gekennzeichnet ist. Nur wenn die ophthalmologischen und dermatologischen Kardinalsymptome anfangs in den Hintergrund treten, können eine retrobulbäre Neuritis, Doppelbilder, Gleichgewichtsstörungen, eine skandierende, dysarthrische Sprache, pyramidalmotorische, ataktische oder aphasische Symptome differentialdiagnostische Schwierigkeiten bieten. Zudem können die neurologischen Symptome beim Morbus Behçet unter ausgesprochenen Schüben und Remissionen verlaufen. Das gleiche gilt auch für andere *uveo-kutaneo-enzephalomyelitische Krankheitsgruppen,* die gar nicht so selten sind und bei denen man ebenso wie beim Behçet-Syndrom ein Virus als auslösendes Agens vermutet.

Ein bereits im Frühstadium sehr häufig anzutreffendes Syndrom sind die einseitigen, doppelseitigen oder kombinierten **Augenmuskelparesen,** die in etwa 40–60% der Fälle zu konstatieren sind. Für die Diagnose ist der anamnestische Hinweis auf Augenmuskelparesen, die der Kranke als Doppelbilder empfindet, oftmals wichtiger als der Status praesens, zumal die Störungen der Augenmotorik bei der multiplen Sklerose eine ausgesprochene Remissionstendenz besitzen, ebensooft aber auch rezidivieren. Am häufigsten scheint der *Abduzens* betroffen zu sein, dem ja generell eine besondere Vulnerabilität eigen ist. Daneben kommen aber auch *Okulomotorius-* sowie *Trochlearisparesen* vor. Da die wahllose Ausbreitung der Herdprozesse im Kerngebiet der motorischen Augennerven durchweg einen gewissen Rest von Funktion garantiert, tragen die Augenmuskelstörungen in der Regel den Charakter einer Parese mit inkomplettem Funktionsausfall. Demgemäß kommt beispielsweise eine komplette Okulomotoriusparese praktisch nicht vor. Gelegentlich beobachtet man eine doppelseitige, seitendifferente Ptose. Im Gegensatz zu ähnlichen Ausfallserscheinungen bei intrazerebralen Gefäßprozessen, bei Diabetes mellitus, bei der Lues oder bei Geschwülsten sind die Augenmuskelparesen bei der multiplen Sklerose durch einen stärkeren Wechsel gekennzeichnet. Die Augenmuskelparesen, namentlich die Ptose bei der Myasthenia gravis pseudoparalytica, heben sich durch ihre unverkennbare Abhängigkeit von Belastungen im Tagesrhythmus gegenüber analogen Symptomen der multiplen Sklerose ab. Ein *Horner-Syndrom* gehört zu den seltenen Symptomen bei der multiplen Sklerose; häufiger ist eine Blickparese nach oben.

Bei Augenmuskelparesen, besonders in Verbindung mit Sehstörungen, muß an die **basale Arachnitis** gedacht werden. Zwar setzen die Augenstörungen bei der Arachnitis schleichend ein, doch ist der weitere Verlauf oft remittierend, so daß Verwechslungen durchaus möglich sind. Die Spiegeluntersuchung des Fundus deckt je nach Prozeßstadium bald neuritische Veränderungen mit Ödembildung oder Stauungsphänomenen, bald eine partielle oder komplette Optikusatrophie auf. Durch die Gesichtsfeldprüfung wird zumeist eine bitemporale Hemianopsie, also ein für die multiple Sklerose ungewöhnlicher Befund, objektiviert, gelegentlich aber auch seitendifferente Zentralskotome oder konzentrische Einengungen. Greift die Arachnitis auf den Kleinhirnbrückenwinkel und die hintere Schädelgrube über, so daß Symptome wie Nystagmus, Schwindel, Brechreiz, ataktische Phänomene, Gesichts- und Hinterkopfschmerzen, Verschlechterung des Hörvermögens hinzutreten, so kann die Differentialdiagnose größte Schwierigkeiten bereiten. Da auch die Liquoruntersuchung keinen sicheren Aufschluß gibt, wird man die Anamnese sorgfältig analysieren und häufig die Entscheidung von der weiteren Krankheitsentwicklung abhängig machen müssen. In diagnostischer Hinsicht ist aber schon viel gewonnen, wenn man überhaupt an arachnitische Verklebungen und chronische Meningitiden denkt und nach vorausgehenden Schädeltraumen, viralen, tuberkulösen und luischen Infektionen, ferner nach Eiterungen im Bereich des Ohres und der Nebenhöhlen fahndet.

Große Schwierigkeiten können sich beim **Kleinhirnbrückenwinkeltumor** ergeben. Ähnlich wie bei der Arachnitis begegnet man auch hier neben den Augenmuskelstörungen (Abduzens) vielfältigen Hirnnervensymptomen, die zusammen mit Ataxien, Pyramidenbahnsymptomen und Sensibilitätsstörungen zunächst eine multiple Sklerose vortäuschen können. Bei der multiplen Sklerose kommen aber eine Eiweißvermehrung von mehr als 60 mg % und eine echte Stauungspapille, die gerade bei Geschwülsten der hinteren Schädelgrube angetroffen werden, relativ selten vor. Weiterhin sprechen ein permanentes Fortschreiten der Hörverschlechterung, besonders auch subjektive Ohrgeräusche, Ausfall und Reizerscheinungen des motorischen und sensiblen Trigeminus, ein aufgehobener Kornealreflex eher für den Tumor als für die multiple Sklerose. Schließlich darf nicht vergessen werden, daß es sich bei den Kleinhirnbrückenwinkeltumoren häufig um Akustikusneurinome auf dem Boden eines Morbus Recklinghausen handelt, so daß dessen kutane Erscheinungen diagnostische Hinweise liefern können. Daß aber selbst bei bestehender *peripherer Neurofibromatose* ein typischer, schubweise remittierender Krankheitsverlauf irrtümlich zur Diagnose einer multiplen Sklerose führen kann, mag folgender Fall demonstrieren:

Eine 43jährige Frau erkrankte erstmals 1937 mit

Gleichgewichtsstörungen und Doppelsehen. Nach etwa 2 Monaten klangen die Beschwerden wieder ab. 1947 traten erneut Gleichgewichtsstörungen mit Nystagmus und Fallneigung nach rechts auf. Ophthalmologisch wurde eine Neuritis n. optici festgestellt. Der subokzipitale Liquor zeigte bei normalen Eiweißwerten 15/3 Zellen. Man diagnostizierte eine multiple Sklerose, zumal auch dieser „zweite Schub" wieder abklang, das Gehen allerdings schlechter blieb. Februar 1948 wurde ein Neurofibrom des linken Ulnaris entfernt; seitdem bestand eine Hyperästhesie im ulnaren Bereich der linken Hand. Nach einem grippalen Infekt kam es 1951 zu einem „dritten Schub", der wieder mit Gleichgewichtsstörungen und Gehverschlechterung einsetzte und nach einigen Wochen abklang. März 1955 erneute Beschwerden, speziell an den unteren Extremitäten mit enormer Ermüdbarkeit, Sensibilitätsstörungen am linken Fuß, Spannungsgefühl in der Wadenmuskulatur beiderseits und Kreuzschmerzen. Die Beschwerden nahmen in der Folgezeit allmählich zu. Bei der Untersuchung fanden sich ein Nystagmus sowie Doppelsehen beim Blick nach links. An den unteren Extremitäten bestand eine erhebliche Ataxie mit Gangunsicherheit und motorischer Schwäche links. Pyramidenbahnzeichen fehlten; die BHR waren rasch erschöpfbar. Ohne scharfe Begrenzung fand sich ab D 12 eine zunehmende Hypästhesie mit Störung der Lage- und Vibrationsempfindung, besonders am linken Bein. Der Augenhintergrund war intakt. Wiederum kam es vorübergehend zu einer Besserung. Etwa 2 Jahre später entwickelten sich unter wechselnden Hinterkopfschmerzen und Gleichgewichtsstörungen ein imperativer Harndrang, eine Hörverschlechterung links und schließlich eine doppelseitige Stauungspapille, die an einen raumfordernden Prozeß der hinteren Schädelgruppe denken ließ, der operativ angegangen wurde. Infolge Hirndrucks kam die Patientin ad exitum. Bei der Sektion fanden sich multiple Durameningeome und doppelseitige Kleinhirnbrückenwinkeltumoren. Außerdem hatte sich in der Medulla oblongata ein großes zystisches Spongioblastom entwickelt, dessen Volumenschwankungen offenbar die Schübe und Remissionen verursacht hatten. Diese waren so typisch, daß vor Auftreten der Stauungspapille an der multiplen Sklerose nicht gezweifelt wurde, obwohl eine periphere Neurofibromatose bestand.

Akut einsetzende *vestibuläre Störungen* mit Dreh- oder Schwankschwindel kommen bei der multiplen Sklerose als initiale Leitsymptome vor, im allgemeinen sind sie aber relativ selten. Die häufigen Klagen über subjektive Schwindelerscheinungen beruhen in der Mehrzahl der Fälle auf Störungen der pyramidalen Motorik, der Sensibilität oder der Koordination, speziell auf zerebellar-ataktischen Ausfallserscheinungen.
Gelegentlich treten bei langsam wachsenden, vom Klivus ausgehenden Geschwülsten (Cholesteatomen und Chordomen) differentialdiagnostische Schwierigkeiten auf, wie nachfolgendes Beispiel zeigen mag:

Eine 38jährige Frau hatte seit einem Vierteljahr über eine verhältnismäßig akut einsetzende Gangunsicherheit, über Sehstörungen und über remittierende Parästhesien in der linken Gesichtshälfte zu klagen. Da auch Blasenstörungen im Sinne einer Detrusorschwäche bestanden, bei der Untersuchung spastische Zeichen an den unteren Extremitäten und ein Verlust der BHR konstatiert wurden, die Beschwerden zudem wechselten, glaubten wir mit einiger Sicherheit, eine beginnende multiple Sklerose annehmen zu dürfen. 1 Jahr später hatte sich aber eine doppelseitige hochgradige Stauungspapille entwickelt. Es handelte sich um ein operativ bestätigtes Chordom, das vom Klivus ausging.

In solchen Zweifelsfällen, die weder durch manifeste Tumorzeichen noch durch den Krankheitsverlauf festzulegen sind, wird man letzten Endes nicht umhin können, die Diagnose durch Arterio- und Computertomographie zu klären. Verwechslungen mit den Gliomen der Brücke und des unteren Hirnstammes kommen zustande, wenn die an sich umschriebene Geschwulstbildung auf Grund von Durchblutungsstörungen und Hirndruck Fernsymptome hervorruft, die ein multiläsionelles Geschehen vorspiegeln. Das Glioblastoma multiforme zeigt überdies häufig einen subakuten schubweisen Verlauf.
Unter den **Gefäßanomalien** lassen sackförmige Aneurysmen gelegentlich an eine multiple Sklerose denken, wenn sie multipel vorhanden sind und entsprechend ihrer Lokalisation mal hier, mal dort Herdsymptome hervorrufen. So verursachen die basalen Aneurysmen gerade auch Augenmuskelparesen, Nystagmus, Schwindel und Gleichgewichtsstörungen, Lähmungserscheinungen und Sensibilitätsstörungen im Trigeminusgebiet. Im großen und ganzen heben sich aber zerebrale Gefäßanomalien von der multiplen Sklerose deutlich ab. Das gilt vor allem für die *enzephalotrigeminale Angiomatose Sturge-Weber,* die in der Regel durch einen Naevus flammeus im Gesicht, an den Mund- und Rachenschleimhäuten oder durch Angiome der Aderhaut und durch Krampfanfälle gekennzeichnet ist. Differentialdiagnostische Schwierigkeiten kann dagegen die *erbliche Angioblastose des Kleinhirns,* der sog. *Lindau-Tumor,* bereiten, der sich im 2.–5. Lebensjahrzehnt manifestiert. Dabei können „schubförmig" auftretende Hirnnervenparesen, spastische, speziell zerebellär-ataktische Syndrome zunächst an eine multiple Sklerose denken lassen. Die Diagnose wird erleichtert, wenn gleichzeitig eine Angiomatosis retinae oder weitere Zysten in Pankreas und Nieren zu objektivieren sind. Erst in fortgeschrittenen Fällen kann der vom Dach des IV. Ventrikels ausgehende Tumor zur Liquorblockade mit Stauungspapille und Hirndruckerscheinungen führen.
Unter den **zerebralen Kreislaufstörungen** sind besonders die kleineren und vor allem rezidivierenden Hirnembolien bei Endokarditis von Interesse, weil sie ohne Bewußtseinsstörungen zu akut einsetzenden, flüchtigen und vor allem wechselnden Symptomen führen. Es bedarf hier nur eines kurzen Hinweises, daß von den **Gefäßerkrankungen** die sog. *Kollagenosen* (nekrotisierende Angi-

itis, Periarteriitis nodosa, Lupus erythematodes visceralis) ebenfalls wechselnde, z. T. polysymptomatische zerebrale Zustandsbilder hervorrufen können. Die schwere progressive Allgemeinerkrankung mit den charakteristischen internen Befunden läßt aber eine Verwechslung mit der multiplen Sklerose nicht zu.

Eine Fehldeutung passagerer neurologischer Symptome kann bisweilen bei hämorrhagischer Diathese bei der Polyglobulie, die oftmals mit Kopfschmerzen und Schwindelerscheinungen einsetzt, und besonders bei den Paraproteinämien, bei den Leukoblastosen und Lymphadenosen unterlaufen. Derartige Grundkrankheiten sind bisweilen Schrittmacher der *progressiven multifokalen Leukenzephalopathie,* da sie intranukleäre Viren aktivieren, die ihrerseits degenerative Kernveränderungen der Oligodendrozyten und multiple Entmarkungsprozesse unter Schonung der Achsenzylinder verursachen. Klinisch können zerebrale Paresen, ataktische Phänomene, Sprachstörungen, Nystagmus, Sehstörungen oder Hirnnervenparesen die neurologische Zweiterkrankung ganz in den Vordergrund stellen. In späteren Stadien überwiegen schwere Allgemeinsymptome mit fortschreitender Bewußtseinstrübung, die der multiplen Sklerose fremd sind. Zudem tritt im weiteren Verlauf das Grundleiden mehr und mehr in Erscheinung. Auch bei der Sarkoidose, bei chronischer Tuberkulose, bei der Karzinomatose und bei anderen konsumierenden Prozessen hat man multifokale Leukenzephalopathien gesehen.

In diesem Zusammenhang sind differentialdiagnostisch auch die *paraneoplastischen Syndrome bei malignen Grundkrankheiten* zu berücksichtigen. Dabei können im Zuge diffuser Enzephalopathien bulbopontine Syndrome, psychische Alterationen oder zerebellär-ataktische und spinale Ausfallserscheinungen schon vor Nachweis des Primärtumors in Erscheinung treten. Ein- oder doppelseitige Lähmungen von Hirnnerven, speziell Augenmuskelparesen, spastische Syndrome oder Blasen-Mastdarm-Störungen werden als Initialsymptom auch bei der *Lues cerebrospinalis* angetroffen. Aber selbst bei schubförmigen Verlaufsformen befällt die vaskuläre Lues nicht allein die Gefäße des zentralen Nervensystems, sondern das gesamte Gefäßsystem, unter anderem die Koronarien und den Aortenbogen (Mesaortitis luica), so daß sich schon deshalb grundlegende Unterschiede zur multiplen Sklerose ergeben. Ausschlaggebend sind vor allem aber die spezifischen Such- und Bestätigungsreaktionen in Blut und Liquor cerebrospinalis, die eine verläßliche Abgrenzung ermöglichen.

Wir haben bereits erwähnt, daß die multiple Sklerose selten einmal relativ plötzlich mit Halbseitensymptomen einsetzt. In solchen Fällen sind Verwechslungen mit zerebralen Zirkulationsstörungen infolge embolischer Komplikationen, kleinerer aneurysmatischer Blutungen, entzündlicher oder hypertonischer Hirngefäßerkrankungen möglich. Die Unterschiede der Krankheitsentwicklung und die begleitenden Blut-, Herz- und Kreislaufveränderungen können jedoch nicht übersehen werden. Die Arteriosklerose läßt sich in der Regel schon durch das unterschiedliche Manifestationsalter abgrenzen. Gewöhnlich gehen auch irgendwelche Vorpostensymptome einer Halbseitenlähmung bei der multiplen Sklerose voraus.

Im Alter von 35 Jahren hatte eine Patientin nach vorausgehendem Sehen von Doppelbildern mit retrobulbärer Neuritis einen akuten Schub durchgemacht, der eine linksseitige *Hemiparese* bedingte. Im Laufe der Zeit bildete sich die Halbseitenlähmung wieder zurück. 9 Jahre später trat erneut eine Hemiparese, diesmal auf der rechten Seite, auf. Klinisch fanden sich eine temporale Abblassung der rechten Papille, ein Nystagmus beim Blick nach rechts und merkwürdigerweise eine rasche Ermüdbarkeit der BDR auf der linken Seite, während die rechten normal auslösbar waren. Herz und Kreislauf waren intakt.

Die zerebrale *Thrombangiitis obliterans (v. Winiwarter-Buerger),* die praktisch nur das männliche Geschlecht befällt, pflegt schubförmig zu verlaufen und multiple, vorwiegend apoplektiform auftretende Herdsymptome zu verursachen. In der Regel resultieren dabei aber massivere Hemisphärensymptome, etwa aphasische oder hemianopische Störungen, sowie tiefgreifende psychische Alterationen mit präseniler Demenz, Störungen, wie sie in gleichem Ausmaße bei der multiplen Sklerose kaum beobachtet werden. Der Nachweis peripherer arterieller Durchblutungsstörungen gibt weitere, oft entscheidende diagnostische Hinweise.

Die spinal lokalisierte *Foix-Alajouanine-Krankheit (angiodysgenetische Myelomalazie)* kann gegenüber den spinalen Erscheinungsformen der multiplen Sklerose differentialdiagnostisch größte Schwierigkeiten bereiten. Da sich die Erweichungen im Rückenmark bei diffuser Ausbreitung der Gefäßveränderungen über mehrere Etagen erstrecken und die Symptome mitunter schubweise in Erscheinung treten, gestatten weder das Symptomenbild noch der Krankheitsverlauf eine sichere Abgrenzung. Auch der infraläsionell entnommene Liquor erlaubt keine eindeutige Diagnose. Tiefgehende und andauernde Remissionen, vor allem aber zerebrale Symptome sprechen für eine multiple Sklerose. Im Zweifelsfall sollten die axiale Computertomographie des Schädels und der Wirbelsäule, Myelographie und die spinale Angiographie herangezogen werden.

Es ist verständlich, daß die multiple Sklerose bei entsprechender Herdausbreitung schwere **endokrinvegetative Syndrome** hervorrufen kann. Im Verhältnis zu der häufigen Prozeßbeteiligung der

Mittel- und Zwischenhirnregionen sind aber manifeste, endokrinvegetative Funktionsstörungen ausgesprochen selten. Zudem kommt es gewöhnlich erst in fortgeschrittenen, diagnostisch bereits geklärten Prozeßstadien zu solchen Begleiterscheinungen. Hier hat man beispielsweise *zentrale Hyperthermien* beobachtet, vorwiegend im Anschluß an symptomatische *zerebrale Krampfanfälle,* die zuweilen bei der multiplen Sklerose auftreten. Ferner sind vereinzelt Fälle mit Zwischenhirnmarasmus bekannt geworden. Wir haben bei zwei Frauen mit multipler Sklerose das Bild eines *Diabetes insipidus,* in einem anderen Falle Striae distensae wie beim *Morbus Cushing* gesehen. Eine Patientin zeigte bei eindeutiger Symptomatik eine *Hemihypertrophie* der rechten Gesichtspartie. Leichtere endokrinvegetative Störungen, speziell Amenorrhöen, tetanische und hyperthyreotische Symptome, kommen bereits zu Beginn des Leidens häufiger vor, so daß der sich anbahnende Grundprozeß leicht übersehen wird. Sehr verbreitet sind *Angioneurosen.* Bei allgemeiner Vasolabilität, gesteigertem Dermographismus beobachtet man besonders an den Akren eine vermehrte Schweißsekretion mit Zyanose, Mißempfindungen und Kältegefühl. Ausgeprägtere trophische Störungen, Herabsetzung der Kapillarresistenz, Pigmentverschiebungen und Ödeme sind gewöhnlich den Spätstadien mit langjährigen Paresen vorbehalten. Dabei können auffällige Seitendifferenzen bestehen. *Störungen der Blasen-Darm-Funktion* kommen in der Mehrzahl aller Fälle vor. Allerdings sind Blasenstörungen weitaus häufiger als Störungen der Darmfunktion, die hauptsächlich in späteren Krankheitsstadien auftreten, während Blasenstörungen gar nicht selten den Prozeß einleiten. Im Initialstadium treten die Inkontinenzerscheinungen oder die Austreibungsstörungen der Blase zumeist nur vorübergehend in Erscheinung. Dabei wird alternierend bald über ein erschwertes Wasserlassen, bald über einen imperativen Harndrang geklagt. Gerade zu Beginn des Leidens unterliegen die Blasenstörungen der multiplen Sklerose dem schubförmig-remittierenden Krankheitsverlauf, wodurch sie sich von analogen Störungen der funikulären Spinalerkrankung oder einer Rückenmarkskompression unterscheiden.

Psychische Veränderungen finden sich bei der multiplen Sklerose hauptsächlich in fortgeschritteneren Stadien. Oft sind Intelligenzdefekte, Herabsetzung der Aufmerksamkeit, *Gedächtnisschwäche* und *Konzentrationsstörungen* festzustellen; seltener begegnet man dementen Zustandsbildern. Vielfach geht das Leiden mit einer *Euphorie* einher, die mit den schweren Lähmungen lebhaft kontrastiert. In anderen Fällen finden sich depressive Verstimmungen, Affektlabilität oder sogar Zwangsaffekte, besonders bei zerebellären Formen, nach dem bekannten Motto: Wer wakkelt, lacht! Ausgeprägte Psychosen vom exogenen Reaktionstyp gehören zu den Seltenheiten.

Ein häufiges Symptom ist der **Nystagmus,** der im Rahmen der multiplen Sklerose verschiedenartig ausgeprägt sein kann. Bald begegnet man einem langsamen Pendelnystagmus, bald einem Rucknystagmus mit horizontaler oder rotatorischer Komponente, bald gelangt ein dissoziierter Nystagmus zur Beobachtung, der dadurch gekennzeichnet ist, daß die Oszillationen am abduzierten Auge isoliert oder doch ausgiebiger auftreten als am adduzierten. Die Erfahrung lehrt, daß der Nystagmus bei der multiplen Sklerose kaum jemals als Initialsymptom auftritt oder über längere Zeit isoliert besteht, wie etwa der *Nystagmus der Bergleute (Kohlenmonoxidintoxikation)* oder der *hereditäre Nystagmus.* Bei der multiplen Sklerose ist der Nystagmus zumeist mit anderen Koordinationsstörungen (Intentionstremor, skandierende Sprache, Kopf- und Rumpfwackeln) oder auch mit Ausfallserscheinungen der motorischen und sensiblen Leitungsbahnen vergesellschaftet. Auch dem isolierten, okulär bedingten *Pendelnystagmus* des rechten Auges beim Blick nach oben, den eine 20jährige Patientin bot, war eine retrobulbäre Neuritis rechts mit nachfolgender Optikusatrophie 3 Jahre vorausgegangen. Zudem wurde die Diagnose durch einen pathologischen Liquorbefund mit Pleozytose und Linkszacke der Normomastixreaktion wahrscheinlich gemacht.

Auch bei isoliert bestehendem **Ruhe-** oder **Aktionstremor** wird man weniger an eine multiple Sklerose denken als vielmehr an toxisch bedingte Tremorformen nach Kohlenmonoxid- oder Bleivergiftung, nach Alkohol-, Nikotin- und Barbituratabusus oder Morphinismus. Differentialdiagnostisch können die essentiellen, z. T. hereditär verankerten Tremorformen als monosymptomatische Krankheitsbilder auch dadurch abgegrenzt werden, daß sie in Ruhe vorhanden sind, während der Tremor bei multipler Sklerose erst bei Bewegungsintention auftritt. Einen typischen Intentionstremor sieht man gelegentlich auch einmal bei den *zerebellaren Heredoataxien* und bei der *hepatolentikulären Degeneration,* Krankheitsbildern, die sich durch ihren chronisch-progredienten Verlauf und ihr familiäres Auftreten von der multiplen Sklerose unterscheiden. Die Differentialdiagnose gegenüber der multiplen Sklerose kann aber durch eine diesen Krankheiten gemeinsame Sprachstörung erheblich erschwert werden.

So charakteristisch die **skandierende Sprache** des Multiple-Sklerose-Kranken ist, so schwer ist es, sie exakt zu beschreiben. Die einzelnen Wörter werden zerpflückt, während die Sprache insgesamt verlangsamt und übertrieben akzentuiert erscheint. Es muß hervorgehoben werden, daß auch die skandierende Sprache nicht als isolierter Symptomenkomplex, sondern als Spätsymptom durchweg in Kombination mit anderen Ausfallserscheinungen auftritt. In fortgeschrittenen Prozeßstadien gesellt sich der eigenartigen Sprechstörung bisweilen ein sakkadierender Atemrhythmus hinzu. Die Atmungsstörung zwingt den Kranken, unter laut hörbarer, jauchzender Inspiration mitten im Wort Luft zu holen, wobei nicht nur die einzelnen Worte zerrissen, sondern auch bei wechselnder Lautstärke Silbe für Silbe mühsam und abgehackt hervorgebracht werden. Bei Affektion des motorischen Vagus und Hypoglossus hört sich die Sprache des Multiple-Sklerose-Kranken kloßig-verwaschen und näselnd an, so daß sie an die Sprachstörungen bei der Bulbärparalyse erinnert.

Äußerst schwierig kann sich die Diagnose gestalten, wenn die multiple Sklerose mit einem mehr oder minder akut einsetzenden **Schwindel** beginnt. In der Regel lassen sich zugleich ein Nystagmus und andere vestibuläre Symptome nachweisen. Das Zustandsbild kann zunächst einem Ménière-Syndrom sehr ähnlich sein. Vestibuläre Reiz- und Ausfallserscheinungen, die eine beiderseitige Ertaubung einleiten, in Kombination mit einer nichtsyphilitischen Keratitis, sind als *Cogan-Syndrom* bekanntgeworden, dessen Genese noch nicht geklärt werden konnte. Wenn die Gleichgewichtsstörungen mit zerebellar-ataktischen Phänomenen einhergehen, sind differentialdiagnostisch in erster Linie Durchblutungsstörungen des Hirnstammes und Kleinhirns auszuschließen; ferner von den entzündlichen Affektionen des Hirns und seiner Hüllorgane die *parainfektiösen Enzephalomyelitiden,* die sich bisweilen schwerpunktmäßig in diesem Bereich auswirken, die *fortgeleiteten Meningitiden,* die bereits erwähnte Arachnitis der hinteren Schädelgrube und besonders der *metastatische Kleinhirnabszeß.* Dabei ist aber differentialdiagnostisch hervorzuheben, daß die eitrigen, entzündlichen Prozesse im Gegensatz zur multiplen Sklerose mit massiver Liquorpleozytose und anderen meningealen Erscheinungen, ferner mit schwerer Beeinträchtigung des Allgemeinbefindens einhergehen oder aber – wie der Kleinhirnabszeß – als raumfordernder Prozeß der hinteren Schädelgrube eine Stauungspapille, Hirndruckerscheinungen oder Haltungsanomalien des Kopfes (häufig zur kranken Seite hin geneigt) verursachen. Naturgemäß finden sich hier Verhältnisse, wie man sie ähnlich auch bei den extraduralen Abszessen oder bei den Tumoren der hinteren Schädelgrube antrifft, die im allgemeinen weniger dramatisch einsetzen und in der Regel ohne Spontannystagmus einhergehen, falls Tumorblutungen oder Hirndrucksymptome das Bild komplizieren.

Die meist sehr eindrucksvollen *ataktischen Symptome* bei der multiplen Sklerose erfordern diagnostische Überlegungen im Hinblick auf die **Heredoataxien.** Überschneidungen können weiterhin dadurch zustande kommen, daß die hereditären Ataxien gar nicht selten mit Pyramidenbahnsymptomen sowie mit Störungen der Vibrations- und Lageempfindung und außerdem mit einer Herabsetzung von Schmerz- und Berührungsreizen einhergehen. Fernerhin können die BHR fehlen, zuweilen auch Inkontinenzerscheinungen von seiten der Blase und des Mastdarms vorhanden sein. Auch das Manifestationsalter kann sich mit der multiplen Sklerose überschneiden. Trotz der besagten weitgehenden Übereinstimmung lassen sich beide Formenkreise relativ sicher gegeneinander abgrenzen, wenn man den chronisch fortschreitenden Verlauf und die charakteristischen Begleiterscheinungen der Heredoataxien berücksichtigt: Erblichkeit, koordinierte Mißbildungen, Deformitäten des Skeletts (Friedreich-Fuß, Kyphoskoliose, Status dysrhaphicus), ferner eine zusätzliche hereditäre Ertaubung, tapetoretinale Degeneration oder neurogene Muskelatrophien.

Während die *spinale Heredoataxie Friedreich* bei autosomalrezessivem Erbgang das Kindes- und Jugendalter bevorzugt, gelegentlich durch eine Kardiomyopathie, einen Diabetes mellitus und vor allen Dingen durch eine zunehmende Demenz gekennzeichnet ist, bevorzugt die *zerebelläre Form,* die *Nonne-Mariesche Kleinhirnatrophie,* das mittlere und höhere Lebensalter. Im Gegensatz zur multiplen Sklerose fehlen bei derartigen Krankheitsprozessen entzündliche Liquorveränderungen. Das gilt auch für die *olivo-ponto-zerebellären Atrophien* (Typ Menzel, Typ Déjerine-Thomas), die infolge einer Beteiligung des extrapyramidalmotorischen Systems durch choreatisch-athetotische Hyperkinesen, Myoklonien, Ruhetremor und Intelligenzabbau festgelegt sind. Berücksichtigt man den chronisch-progredienten Verlauf, das Manifestationsalter und den klinischen Allgemeinbefund, so lassen sich die angeborenen Kleinhirnrindenatrophien, ebenso wie die „atrophie cerebelleuse tardive" (Marie-Foix-Alajouanine), die das höhere Lebensalter bevorzugen, von der multiplen Sklerose ohne weiteres abgrenzen.

Zum Formenkreis der hereditären Ataxien zählt weiterhin das in den letzten Jahren mehrfach beschriebene *Refsum-Syndrom,* das – wie die Bezeichnung *Heredopathia atactica polyneuritiformis* zu erkennen gibt – durch die Kombination zerebellar-ataktischer Phänomene mit polyneuritischen Ausfallserscheinungen festgelegt ist. Initial können eine Abblassung der Papille, Skotome, ein Nystagmus und Koordinationsstörungen an eine multiple Sklerose denken lassen. Die Vollbilder heben sich jedoch durch eine Retinitis pigmentosa, durch Innenohrschwerhörigheit, durch Herzrhythmusänderungen und durch die typische polyneuritische Symptomentrias von der multiplen Sklerose ab. Charakteristisch sind ein starker Eiweißanstieg im Liquor und als Ausdruck des gestörten Eiweißmetabolismus der Nachweis von pathologisch erhöhter Phytansäure in Blut und Liquor.

Eine zerebellare Ataxie bis hin zu einer ausgeprägten *Abasie* und *Astasie* mit skandierender Sprache wird bei der *zerebello-okulo-kutanen Teleangiektasie,* dem *Louis-Bar-Syndrom,* angetroffen, das den Phakomatosen zugerechnet wird und bereits im Kindes- und Jugendalter einsetzt. Auch beim *Louis-Bar-Syndrom* ist die zerebelläre Symptomatik gelegentlich mit einem Polyneuropathiesyndrom vergesellschaftet; häufig beobachtet man jedoch extrapyramidal-motorische Begleitphänomene mit Maskengesicht, Hypersalivation, Akinese oder Hyperkinese oder aber auch Myoklonien. Bei Manifestation im Kindesalter sind Wachstums- und Entwicklungsstörungen, Ergrauen der Haare oder multiforme Dermatosen anzutreffen. Charakteristisch sind dabei symmetrisch angeordnete Teleangiektasien der Schleimhäute und der Konjunktiven.

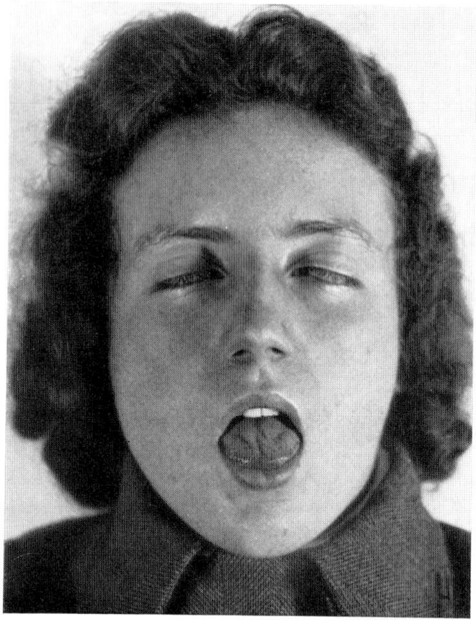

Abb. 4.**4** Bulbäre Form der Enzephalomyelitis mit beidseitiger Fazialisparese (Facies myopathica) und Zungenlähmung. Patientin ist aufgefordert, die Zunge herauszustrecken (17jähriges Mädchen)

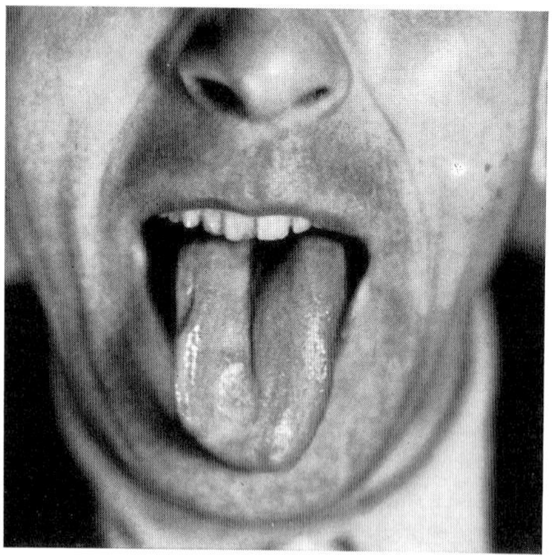

Abb. 4.**5** Rechtsseitige Zungenatrophie mit fibrillären Zuckungen bei bulbärer multipler Sklerose. Gleichzeitig bestanden eine linksseitige spastische Hemiplegie und eine skandierende Sprache. BHR fehlten (30jähriger Mann)

Die lokomotorische Hinterstrangataxie der *Tabes dorsalis,* die bei geschlossenen Augen zunimmt, ist kaum mit den dysmetrisch-ataktischen Leitsymptomen der multiplen Sklerose (Intentionstremor, skandierende Sprache) zu verwechseln. Größere differentialdiagnostische Schwierigkeiten können die toxischen Kleinhirnschäden verursachen, die u. a. bei Alkohol- und Tablettenmißbrauch oder nach längerer antikonvulsiver Medikation mit Diphenylhydantoin zu konstatieren sind. Zerebelläre Symptome sind darüber hinaus nach einer tuberkulostatischen Langzeittherapie mit INH, nach einer Kohlenmonoxydintoxikation, nach akuten Blutungsanämien, Stoffwechsel- und Kreislauferkrankungen und schließlich auch im Rahmen paraneoplastischer Kleinhirnprozesse bei Karzinomen von ähnlichen Symptomen der multiplen Sklerose abzugrenzen.

Die vorwiegend bulbopontin lokalisierten multiplen Sklerosen können zu schweren *Sprech-, Kau-* und *Schluckstörungen* mit Lähmungen der mimischen Muskulatur führen (Abb. 4.**4**); jedoch sind Verwechslungen mit der echten *Bulbärparalyse* kaum möglich. Selbst wenn es zu Zungen- und Kaumuskelatrophien (Abb. 4.**5**), zu vermehrtem Speichelfluß, zu bulbär verwaschener Sprache kommt, so sind doch derartige Zustandsbilder weder streng symmetrisch angeordnet noch zeigen sie die unaufhaltsame Progredienz der nukleären **Atrophien.** Vor allem beschränken sich die Entmarkungsvorgänge keineswegs ausschließlich auf das motorische Areal, so daß im Gegensatz zur genuinen Bulbärparalyse Sensibilitätsstörungen, Sehstörungen oder zerebellare Ausfälle praktisch nie vermißt werden. Die gleichen Gegebenheiten grenzen die multiple Sklerose auch von der *progressiven spinalen Muskelatrophie,* der *spastischen Spinalparalyse* und der *myatrophischen Lateralsklerose* ab, die sich mit der Bulbärparalyse häufig kombiniert. Den bei der multiplen Sklerose vereinzelt zu beobachtenden *Muskelatrophien* fehlt der Systemcharakter; statt dessen befällt die Atrophie regellos einzelne Muskelgruppen und bildet sich häufig wieder zurück. Differentialdiagnostische Schwierigkeiten gegenüber der myatrophischen Lateralsklerose und spastischen Spinalparalyse erheben sich eigentlich nur bei den sog. chronisch-progredienten, rein spinalen Formen der multiplen Sklerose, bei denen die motorischen Ausfallserscheinungen ganz im Vordergrund stehen. Grundsätzlich ist bei derartigen Krankheitsbildern die Diagnose multiple

Sklerose nur dann zu stellen, wenn sich das Leiden durch frühere Schübe und Remissionen, durch Fehlen der BHR, Inkontinenzerscheinungen der Blase, entzündliche Liquorveränderungen und visuell evozierte Potentiale sichern läßt.

Bulbärparalytische Syndrome, zumeist nach initialen meningoenzephalitischen Allgemeinerscheinungen wie Kopfschmerzen, Erbrechen und Nackensteifigkeit, werden bei der *Listeriose* des Zentralnervensystems gesehen, die in letzter Zeit an Bedeutung gewinnt. Differentialdiagnostische Schwierigkeiten sind beim Erwachsenen in jenen Fällen zu erwarten, bei denen die septischen Frühsymptome mit bedrohlichen Atem- und Kreislaufstörungen oder die Mitbeteiligung des lymphatischen Systems nicht zu erfassen sind, statt dessen nach schubförmigem Verlauf bulbopontine Syndrome mit kloßiger, dysarthrischer Sprache, mit Schluckstörungen, Myatrophien, gelegentlich in Kombination mit Nystagmus, Papillenatrophie, Blasen-Darm-Störungen und Extremitätenparesen das Bild beherrschen. Wie eigene Beobachtungen lehren, können derartige Erscheinungsformen einer akut verlaufenden multiplen Sklerose durchaus ähneln. Dementsprechend ist man diagnostisch auf den Erregernachweis oder auf die serologischen Untersuchungsergebnisse angewiesen.

Ein sehr wichtiges Kapitel mit schwerwiegenden praktischen Konsequenzen ist die Differentialdiagnose zwischen **raumfordernden intraspinalen Prozessen** und multipler Sklerose. Angesichts der so grundverschiedenen Krankheitsvorgänge sollte man meinen, es sei ohne weiteres möglich, beide Prozesse gegeneinander abzugrenzen. Dies ist in der Regel auch der Fall. Indessen können sich auch weitgehende Überschneidungen ergeben, sei es, daß bei der multiplen Sklerose statt der eigentümlichen, schubweise remittierenden zerebrospinalen Prozeßausbreitung eine rein spinale Lokalisation mit chronischem Verlauf in Erscheinung tritt, sei es, daß die Rückenmarkskompression weder das bezeichnende Syndrom eines Sperrliquors noch die allmähliche Progression mit segmental begrenzten Ausfallserscheinungen bietet, sondern einen wechselnden Krankheitsverlauf mit angedeuteten Remissionen. Es dürfte in diesem Zusammenhang von Interesse sein, daß selbst so erfahrene Kliniker wie NONNE und MARBURG (17) in der Annahme eines Rückenmarkstumors irrtümlicherweise laminektomieren ließen. Die umgekehrte Fehlentscheidung, nämlich einen operablen Rückenmarkstumor zu übersehen und sich mit der Diagnose „spinale Erscheinungsform der multiplen Sklerose“ zu begnügen, ist unvergleichlich folgenschwerer. Es sei dringend davor gewarnt, sich bei atypischer Symptomatologie auf die multiple Sklerose festzulegen. Allein innerhalb dreier Jahre konnten wir 7 Fälle von operablen Rückenmarkstumoren in noch rückbildungsfähigen Prozeßstadien erfassen, die jahrelang unter der Diagnose multiple Sklerose gelaufen waren (25). Ein wertvolles differentialdiagnostisches Hilfsmittel stellt die Liquoruntersuchung dar. Der multiplen Sklerose ist ein *Sperrliquor* fremd. Nach unseren Beobachtungen sprechen bereits Eiweißwerte von mehr als 60 mm % gegen die multiple Sklerose, doch ist zu bedenken, daß ein ausgesprochener Sperrliquor durchweg späteren Tumorstadien vorbehalten ist. Zudem spielt die Höhenlage des Tumors eine wesentliche Rolle; Geschwülste des oberen Brust- oder Zervikalmarkes lassen häufiger ein derartiges Liquorsyndrom vermissen. In seltenen Fällen können auch bei der multiplen Sklerose im Gefolge arachnitischer Verklebungen und Schwielen höhere Eiweißwerte angetroffen werden. Hier läßt sich aber der zisternale Liquor differentialdiagnostisch verwerten, der bei der multiplen Sklerose im Gegensatz zu den Tumoren oft eine Pleozytose aufweist.

Im Frühjahr 1937 traten bei einem 16jährigen Jungen erstmals eigenartige Mißempfindungen am linken Bein auf, denen sich bald eine motorische Schwäche hinzugesellte. Die Beschwerden bildeten sich vollständig zurück, so daß der Patient bis 1941 als Soldat voll dienstfähig war. November 1941 kam es erneut zu Motilitätsstörungen, die sich dieses Mal auf beide Beine erstreckten. Der Liquor war völlig intakt. Februar 1942 war der Patient wieder dienstfähig. Anfang 1946 stellte sich erneut eine leichte Kraftlosigkeit in den Beinen ein, die sich kontinuierlich verschlimmerte. Das Gehen war schließlich derart behindert, daß sich der Kranke nur noch an Stöcken fortbewegen konnte. Bei der Untersuchung fanden sich eine ausgesprochene Paraspastik der unteren Extremitäten und Sensibilitätsstörungen ab L1. Der Sphinkter war schlaff, die BHR leicht erschöpflich. Angesichts dieses durch Schübe und Remissionen gekennzeichneten Krankheitsverlaufes erschien die Diagnose einer spinalen Form der multiplen Sklerose zunächst gerechtfertigt. Im lumbalen Liquor fand sich aber neben einem Zellgehalt von 26/3 eine Eiweißvermehrung von 148 mg %. Obwohl die Myelographie kein Passagehindernis ergab, ließen wir laminektomieren (Prof. Dr. KUHLENDAHL), wobei ein intramedulläres Gliom in Höhe des oberen Lendenmarks zur Darstellung kam (weitere Fälle s. im Beitrag „Rückenmarkstumoren“).

Die Möglichkeit einer totalen Querschnittsunterbrechung ist zwar auch bei der multiplen Sklerose gegeben, aber es besteht insofern ein wichtiger Unterschied, als beim komprimierenden Tumor, speziell beim *intraduralen,* die Aufeinanderfolge der Ausfälle gesetzmäßiger abläuft, wobei sich motorische und sensible Symptome höhenlokalisatorisch entsprechen. Segmental scharf abgegrenzte Sensibilitätsstörungen, allmählich sich steigernde radikuläre Schmerzphänomene, die ein häufiges Frühsymptom *extraduraler Kompression* darstellen, kommen ebenso wie funikuläre, tiefbohrende Schmerzen oder die dissoziierten Empfindungsstörungen der *intramedullären Pro-*

zesse nur selten bei der multiplen Sklerose vor; als Frühsymptom sind sie geradezu als Gegenargument gegen die multiple Sklerose zu werten. *Blasenstörungen* bei der multiplen Sklerose bilden sich immer wieder einmal zurück, während sie beim Rückenmarkstumor konstant bleiben. Ein Kaudasyndrom mit Blasen-Mastdarm-Störungen und Reithosenanästhesie kommt ohne Schübe und Remissionen bei der multiplen Sklerose nur ausnahmsweise vor.

Gar nicht selten gehen die Geschwulstbildungen des oberen Halsmarks mit Nystagmus, Störungen der Gaumensegelinnervation, der Zungenmotorik oder des Schluckaktes einher, so daß ein multilokulärer Krankheitsprozeß vorgetäuscht wird. Diese bulbären Ausfälle sind jedoch als *Nachbarschaftssymptome des Rückenmarkstumors zu deuten.* Erst höher gelegene Ausfallserscheinungen wie Augenmuskelparesen, Störungen im Fazialis und Trigeminus usw., sprechen mehr für die multiple Sklerose. Einschränkend ist jedoch darauf hinzuweisen, daß multiple Tumoren, wie sie besonders bei der *Neufibromatose Recklinghausen* gesehen werden, die Polysymptomatologie eines herdförmigen, enzephalomyelitischen Entmarkungsprozesses imitieren können. Auch die Kombinationen von singulären oder multiplen Geschwülsten des Zentralnervensystems und seiner Häute mit einer multiplen Sklerose kommen immer wieder einmal vor. Klinisch sind solche Fälle nur mit Vorbehalt abzuklären, da weder die Liquorkontrolle noch die radiologischen und elektrophysiologischen Untersuchungsmethoden noch etwa vorhandene kutane Veränderungen eines Morbus Recklinghausen weiterhelfen. Zumeist wird die gleichzeitig mit einem Tumor des Nervensystems einhergehende multiple Sklerose erst in tabula festgestellt. Ein positives Lhermitte-Zeichen wird bei beiden Krankheiten angetroffen. Die Halsmarktumoren führen aber in der Regel zu einer relativ konstanten, reflektorisch bedingten, schmerzhaften Steifhaltung des Kopfes. Ähnliche Beschwerden, besonders persistierende Nacken-Schulter-Schmerzen oder radikuläre Reizerscheinungen, die bei der multiplen Sklerose selten sind, werden bei den vertebral bedingten Halsmarkkompressionen ebenfalls geklagt. Erleichtert wird die Diagnostik durch die axiale Computertomographie im Zervikal- und Lumbalbereich.

Differentialdiagnose zur multiplen Sklerose:

Eine 43jährige Krankenschwester, die unter dem Verdacht einer multiplen Sklerose eingewiesen wurde, klagte über Mißempfindungen, die sich allmählich auf die Ober- und Unterarme ausbreiteten. Nach vorübergehender Besserung kam es zu spinal-ataktischen Syndromen und einem deutlichen Intentionstremor rechts bei fehlenden Bauchhautreflexen. Schließlich entwikkelte sich eine rechts betonte Paraspastik mit Blasenstörungen. Der lumbal gewonnene Liquor war unauffällig. Die axiale Computertomographie des kraniospinalen Überganges (Abb. 4.**6**) zeigte ein Neurinom, das sich auch myelographisch durch eine hochgradige Verengung der wasserlöslichen Kontrastmittelsäule darstellen ließ.

Wie im Schrifttum wiederholt hervorgehoben, sind bei zervikalen Bandscheibenschäden, bei traumatischen Läsionen der oberen Halswirbelsäule mit reaktiver Pachymeningitis und bei den atlantookzipitalen Mißbildungen, speziell bei Anomalien von Atlas und Epistropheus mit basilarer Impression, nicht selten spinobulbäre Syndrome mit schubförmigem Verlauf und häufigem Wechsel der resultierenden Ausfallserscheinungen zu beobachten. Derartige Fälle von spondylogener Myelopathie können, wie eigene Erfahrungen bestätigen, durchaus an eine multiple Sklerose erinnern. Darüber hinaus sind differentialdiagnostisch chronische Meningitiden nach Lues, Tuberkulose, Pilzerkrankungen und anderen Infektionen in Betracht zu ziehen.

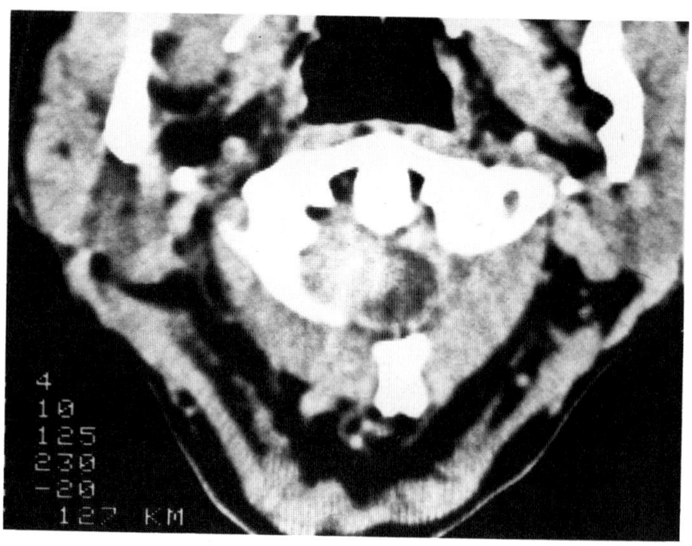

Abb. 4.**6** Axiale Computertomographie des kraniozervikalen Überganges mit Darstellung eines Neurinoms. (Aufnahme: Dr. *B. Sommer*, München)

In diesem Zusammenhang muß der **Rückenmarksabszeß** genannt werden, der klinisch weitgehend den akuten, nichteitrigen *Querschnittsmyelitiden* ähnelt. Ist die Diagnose, wenn eine eitrige Meningitis und ein Kompressionssyndrom im Liquor fehlen, schon an sich schwierig, so können multiple Abszeßbildungen in Hirn und Rückenmark ein polysymptomatisches Krankheitsbild verursachen, das der multiplen Sklerose zunächst ähnelt. Ein umschriebener Klopf- und Stauchungsschmerz der Wirbelsäule und die rasch sich entwickelnden Ausfallserscheinungen schützen vor Verwechslungen.

Die Kardinalsymptome der **Syringomyelie,** dissoziierte Empfindungsstörungen, Pyramidenbahnsymptome, Muskelatrophien, heben die Erkrankung deutlich von der multiplen Sklerose ab. Jedoch sind *Kombinationen* von multipler Sklerose und Syringomyelie gelegentlich beobachtet und in tabula gesichert worden. Klinisch sind derartige Kombinationen wohl nur dann mit hinlänglicher Sicherheit zu erkennen, wenn sich im typischen Manifestationsalter eine klassische Syringomyelie entwickelt, der sich später eine typische multiple Sklerose – etwa mit Sehverschlechterung, entsprechenden Veränderungen am Fundus, mit Koordinationsstörungen, fehlenden BHR usw. – hinzugesellt. Die bei der Syringomyelie häufig zu beobachtenden schmerzfreien *Arthropathien* kommen bei der multiplen Sklerose praktisch nicht vor. Nur bei 1 Kranken unter mehr als 600 Fällen von multipler Sklerose haben wir eine schwere Arthropathie des Hüftgelenkes gesehen, die auf Grund des Röntgenbefundes und der Schmerzlosigkeit mit den neurogenen Arthropathien der Syringomyelie oder der Tabes dorsalis verglichen werden konnte.

Ebenso wichtig wie die Differentialdiagnose gegenüber den Rückenmarkskompressionen ist im Hinblick auf die Möglichkeit, eine erfolgreiche Therapie zu betreiben, die Abgrenzung der multiplen Sklerose von der **funikulären Spinalerkrankung** (vgl. Tab. 4.**4**). Während die Mehrzahl der spinalen Strangsymptome, vor allem die spastisch-ataktische Gangstörung, die Parästhesien und Blasenstörungen, beiden Krankheitsprozessen eigen sind, entscheiden bulbopontine und zerebrale Ausfälle sowie ein pathologischer Liquorbefund für die multiple Sklerose. Die Krankheitsentwicklung der funikulären Spinalerkrankung ist im Vergleich zur multiplen Sklerose eintöniger. Zwar kommen in unbehandelten Fällen schubförmige Verschlimmerungen vor, auch sieht man gelegentlich Spontanremissionen; die tiefgehenden, wiederholten Remissionen der multiplen Sklerose und deren typischer Symptomenwechsel sind der funikulären Spinalerkrankung jedoch fremd. Ataktische Phänomene, die bei der multiplen Sklerose die oberen Extremitäten bevorzugen, beschränken sich bei der funikulären Spinalerkrankung entsprechend der Hauptlokalisation der Entmarkungen im Thorakalbereich meist auf die unteren Extremitäten. Im Gegensatz zur multiplen Sklerose ist eine Neuritis retrobulbaris bei der funikulären Spinalerkrankung eine seltene Ausnahme. Da die funikuläre Spinalerkrankung eine Teilerscheinung der allgemeinen B_{12}-Avitaminose darstellt und hauptsächlich bei der Biermer-Anämie vorkommt, sind die internen Befunde diagnostisch von größter Bedeutung. Bei allen spinalen Prozessen, die auch nur andeutungsweise an eine funikuläre Spinalerkrankung denken lassen, sollte man Blutbild und Magensaft kontrollieren, den Schilling-Test mit Intrinsikfaktor durchführen bzw. den Vitamin-B_{12}-Spiegel im Blut testen. Es wurde bereits darauf hingewiesen, daß häufig auch bei Kranken mit klassischer multipler Sklerose eine Anazidität des Magensaftes, seltener eine Achylia gastrica und auch ein Vitamin-B_{12}-Defizit besteht.

Bei einer Kranken war im 20. Lebensjahr eine multiple Sklerose manifest geworden, die bei einem schubweise remittierenden Krankheitsverlauf u. a. zu Sehen von Doppelbildern, zu vorübergehender retrobulbärer Neuritis, zu Schwindelerscheinungen, passagerer Inkontinenz von seiten der Blase und allmählich zu einem paraspastischen Symptomenkomplex geführt hatte. Immer wieder waren langjährige Remissionen mit nahezu völliger Beschwerdefreiheit aufgetreten. Rein zufällig wurde Jahre später, nachdem die multiple Sklerose praktisch stationär geworden war, eine Biermer-Anämie mit Achylia gastrica aufgedeckt, wegen der uns die Patientin überwiesen wurde. Trotz hochgradiger Anämie mit einem Hämoglobin zwischen 35 und 40% war es nicht zur Verschlimmerung der spinalen Erscheinungen gekommen.

Nicht zu vergessen sind differentialdiagnostisch die **Intoxikationen,** besonders der Barbituratabusus, da er offenbar zunimmt. Ist der Schlafmittelmißbrauch nicht regelmäßig, so täuschen bisweilen die wechselnden Erscheinungen einen schubförmigen Verlauf vor, der um so mehr an eine multiple Sklerose denken läßt, als eine bulbär-kloßige Sprache, Gleichgewichtsstörungen, ein Nystagmus, ein torkelnder Gang häufig bestehen.

Bei einem 40jährigen Arzt traten seit 2 Jahren Gleichgewichtsstörungen mit taumelndem Gang auf, die durchschnittlich 8 Tage anhielten, sich dann besserten, um aber nach mehreren Wochen immer wieder zu kommen. Gleichzeitig wurden aphasische und agraphische Störungen beobachtet. Im Gefolge eines „Schubes" hatte eine vorübergehende Blaseninkontinenz bestanden. Da ein Ophthalmologe eine temporale Abblassung der Papillen, ein Otologe einen nach links gerichteten Nystagmus diagnostiziert hatten, wurde an eine multiple Sklerose gedacht. Außer einem Endstellungsnystagmus war der neurologische Status bei der Klinikaufnahme intakt. 2 Tage später lag plötzlich ein schweres bulbär-zerebellares Zustandsbild mit hochgradiger Rumpfataxie, Unsicherheit beim Nasen-Zeigefinger-Versuch und mit dysarthrischer Sprachstörung vor. Das akute Auftreten dieser Syndrome ließ an der Diagnose multiple Sklerose zweifeln; dies um so mehr, als keine Residualsymptome früher durchgemachter Schübe zurückgeblieben waren. Es stellte sich heraus, daß der Patient einen erheblichen Schlafmittelabusus betrieben hatte.

Während der Kriegszeit stand gelegentlich die *Triorthokresylphosphatvergiftung* zur Diskussion. Die differentialdiagnostischen Erwägungen betrafen dabei aber weniger den polyneuritischen Symptomenkomplex, als vielmehr das spinal-spastische Syndrom, das nach Abklingen der Polyneuritis zur Beobachtung gelangt. Anamnestische Angaben über vorausgegangene Magen-Darm-Beschwerden, sodann die intakte Blasenfunktion und nicht zuletzt das Erhaltenbleiben der BHR lassen sich gegenüber der multiplen Sklerose in die Waagschale werfen.

Wohl nur ausnahmsweise und nur im Frühstadium der multiplen Sklerose sieht man sich vor die Alternative gestellt: beginnende multiple Sklerose oder Polyneuritis. Immerhin kommen Fälle von multipler Sklerose vor, die unter dem Bild einer bisweilen sogar mehrfach rezidivierenden **Neuritis multiplex** oder einer **Polyneuritis** mit neuralgiformen Beschwerden mit symmetrisch angeordneten, distal zunehmenden Sensibilitätsstörungen, schlaffen Paresen und Areflexie in Erscheinung treten. Die Liquorbefunde können einander entsprechen, und es können trophische Störungen bei beiden Erkrankungen vorhanden sein. Bei voll entwickelten Krankheitsbildern liefern die Augenhintergrundsveränderungen, das Fehlen der BHR und besonders die spastisch-ataktischen Phänomene auf der einen Seite, die symmetrisch angeordneten, nach distal zunehmenden Empfindungsstörungen, die Areflexie und die schlaffen Paresen auf der anderen Seite hinreichende Unterscheidungsmerkmale. Polyneuritische Symptome, namentlich schlaffe Paresen der unteren Extremitäten mit Areflexie, Ataxie und Akroparästhesien, ja sogar mit heftigen Schmerzphänomenen, kommen bei der multiplen Sklerose, besonders bei den lumbosakralen Formen, zwar ebenfalls vor, doch sind dabei Blasen-Mastdarm-Störungen, die der Polyneuritis fremd sind, die Regel. Zudem sind die Ausfallserscheinungen bei der multiplen Sklerose häufiger seitendifferent. Während Paresen der motorischen Hirnnerven beiden Krankheitsbildern zugehören können, werden Akkommodationsparesen, wie sie gerade bei der postdiphtherischen Polyneuritis zur Beobachtung gelangen, bei der multiplen Sklerose so gut wie nie gesehen. Entscheidende Hinweise liefert die Elektromyo- und Neurographie.

Die **Poliomyelitis** als akute Infektionskrankheit mit isolierten, peripher-motorischen Lähmungen spielt im Rahmen der differentialdiagnostischen Erörterungen bei der multiplen Sklerose keine nennenswerte Rolle. In Epidemiezeiten können jedoch diagnostische Irrtümer bei verstecktem Krankheitsverlauf insofern unterlaufen, als in der Annahme einer poliomyelitischen Lähmung der erste Schub einer multiplen Sklerose verkannt wird.

Ein 16jähriges Mädchen erkrankte während einer Poliomyelitisepidemie subakut mit einer schlaffen Paraparese. Da sich bei der Untersuchung ein Fehlen der PSR und ASR bei völlig intakter Sensibilität sowie eine Pleozytose von 63/3 Zellen im Liquor mit leichter Eiweißerhöhung herausstellten, wurde zunächst eine Poliomyelitis angenommen und die Patientin zur stationären Behandlung eingewiesen. Bei der ausführlich erhobenen Anamnese ergab sich jedoch, daß schon längere Zeit vorher eine Schwäche in der rechten Hand bestanden hatte, die erstmals beim Klavierspielen bemerkt wurde. Insbesondere fehlte dem kleinen Finger der rechten Hand die Kraft für den Anschlag. Zudem ergab die Sensibilitätsprüfung feine Ausfallserscheinungen am Handrücken. Im Laufe der folgenden Monate bildete sich die Parese der Beine völlig zurück; auch die Kraft in der rechten Hand kehrte wieder. Es blieben lediglich geringfügige Sensibilitätsstörungen bestehen. 2 Jahre später trat eine Unsicherheit im rechten Bein auf, weshalb die Patientin erneut eingewiesen wurde. Nunmehr ließen sich eindeutige Zeichen einer multiplen Sklerose erfassen, u. a. ein positiver Babinski-Reflex rechts, gesteigerte Sehnenreflexe, fehlende BHR und temporale Abblassung beider Papillen.

Die **akut entzündlichen Krankheiten des Hirns und Rückenmarks** lassen sich ohne Schwierigkeiten von der multiplen Sklerose abgrenzen, wenn man die Prozeßentwicklung und Symptomatologie genügend berücksichtigt. Das gilt nicht nur für die Virusaffektionen des Zentralnervensystems, sondern auch für die große Krankheitsgruppe, die durch mikroskopisch sichtbare Erreger hervorgerufen wird. Ein mehr oder minder ausgeprägtes, fieberhaftes Prodromalstadium, ein durchweg schweres Krankheitsgefühl, die Entwicklung neurologischer Ausfallserscheinungen, zumeist auf dem Höhepunkt des infektiösen Krankheitsgeschehens, der Nachweis massiver Liquorveränderungen, meningitischer Erscheinungen, evtl. der Erregernachweis, ferner die epidemiologischen Verhältnisse liefern zahlreiche verläßliche Unterscheidungsmerkmale gegenüber der multiplen Sklerose, welche ohne Vorboten auftritt und sich charakteristischerweise aus voller Gesundheit heraus ohne eine nennenswerte Beeinträchtigung manifestiert.

Am Schluß unserer Betrachtungen sind Krankheitsprozesse zu besprechen, die formalgenetisch – ebenso wie die multiple Sklerose – den Leukenzephalopathien zugeordnet werden. Sie sind durch perivenöse Entmarkungsvorgänge in Hirn und Rückenmark gekennzeichnet und werden deshalb unter der Gruppenbezeichnung der **Entmarkungsenzephalomyelitiden** zusammengefaßt. Hier sind zunächst jene Enzephalomyelitiden zu nennen, die bei Jugendlichen und Erwachsenen nach *Vakzination,* nach *Serumapplikation,* gelegentlich auch nach *Frischzellentherapie* auftreten und demgemäß als *postvakzinale* oder *serogenetische Enzephalomyelitiden* bezeichnet werden. Die Genese dieses Formenkreises ist ungeklärt; die vorausgehenden Antigenbelastungen und die Manifestation neurologischer Komplikationen nach einem determinierten Intervall sprechen jedoch für eine immunologische Genese. Perivenöse Entmarkungsenzephalomyelitiden werden auch im Gefolge von Infektionskrankheiten, speziell nach viralen Infektionen, u. a. nach Masern, Röteln, Mumps, Varizellen, Lyssa usw. gesehen. Auch hier vertritt man die Ansicht, daß dem Formenkreis der parainfektiösen Enzephalomyelitiden ein neuroallergischer, perivenöser bzw. immunologischer Mechanismus zugrunde liegt. Hierfür spricht u. a. die Tatsache, daß erregerdifferente Infektionskrankheiten ebenso wie Vakzinationen, Serumgaben u. a. zu formalgenetisch gleichartigen, perivenös-gliösen Entmarkungsvorgängen führen. Zudem läßt sich im Tierversuch – wie die moderne Enzephalitisforschung gezeigt hat – mit antigenen Substanzen geradezu regelmäßig eine „allergische Enzephalitis" auslösen und durch Immunsuppression unterdrücken (26). Eindeutige Unterschiede bestehen zwischen einer unmittelbaren virusbedingten Polioenzephalitis bzw. Poliomyelitis einerseits und jenen leukenzephalomyelitischen Komplikationen im Gefolge erregerdifferenter Infektionen. Selbst spontan finden sich bei manchen Virusinfektionen des Zentralnervensystems morphologisch divergente Gewebsreaktionen, wobei man neben den typischen, das Bild beherrschenden polioenzephalitischen Veränderungen auch diskretere perivenös-gliöse Entmarkungsvorgänge beobachtet hat. Angesichts dieser beiden formalgenetisch differenten Reaktionstypen fragt es sich, ob nicht den Viren im Zusammenspiel mit dem Organismus ein bivalentes Verhalten einzuräumen ist, das bei größerer Parenchymaggressivität zu polioenzephalitischen Gewebsveränderungen führt, dagegen bei größerer Immunopathogenität ein perivenös-gliöses Entmarkungssyndrom hervorruft (27, 28).

Bekanntlich hat man auch die multiple Sklerose für die „neuroallergischen" bzw. immunopathologischen Entstehungsvorgänge verantwortlich gemacht (21). Allerdings konnte bisher nicht geklärt werden, durch welche Initialfaktoren der Entmarkungsprozeß in Gang gesetzt wird. Der Nachweis von myelinolytischem basischem Markscheidenprotein und zytotoxischen Antikörpern in Serum und Liquor Multiple-Sklerose-Kranker oder die Darstellung von fluoreszierenden Antikörpern an Gliamembranen und Myelinscheiden hat unser Wissen enorm bereichert; Ätiologie und Pathogenese der multiplen Sklerose sind aber nach wie vor unbekannt. Weder ist bislang ein spezifischer Multiple-Sklerose-Erreger nachgewiesen worden noch haben die biochemischen Untersuchungen ein tragfähiges Fundament geliefert. Von besonderem Interesse ist jedoch der nachgewiesene Mangel an essentiellen Fettsäuren in den Blutzellen, im Serum, im Liquor und in der weißen Substanz von Multiple-Sklerose-Kranken (1, 15, 18–20, 24). Die bei Multiple-Sklerose-Kranken im akuten Schub nach Zugabe von enzephalitogenem Protein nachgewiesene Steigerung der Thrombozytenaggregation scheint sich – vorläufigen Untersuchungsergebnissen zufolge – sogar zu diagnostischen Zwecken zu eigenen (20). Die besagten Komplikationen nach Lyssaschutzimpfung, aber auch nach Frischzellentherapie oder nach andersartiger Antigenbelastung stellen gewissermaßen als Experimentum crucis ein wichtiges Bindeglied zwischen den tierexperimentellen und den menschlichen Entmarkungsprozessen dar. Gelegentlich können die nach bekannter Antigenbelastung auftretenden Enzephalomyelitiden ebenso wie die multiple Sklerose unter schubförmig remittierendem Verlauf ein typisches polysymptomatisches Krankheitsbild hervorrufen, das auch pathologisch-anatomisch schwer gegenüber der multiplen Sklerose abzugrenzen ist. Dementsprechend sieht sich der Kliniker bei der Differentialdiagnose der genannten Entmarkungskrankheiten häufig vor eine unlösbare Aufgabe gestellt. Im allgemeinen treten jedoch die parainfektiösen, postvakzinalen und serogenetischen Enzephalomyelitiden, wie schon gesagt, erst nach einem bestimmten Intervall in Erscheinung, mit einem Häufigkeitsgipfel zwischen dem 8. und 12. Tag, so daß sich hieraus gewisse diagnostische Anhaltspunkte gewinnen lassen. Die Anamnese liefert allerdings keine zuverlässigen Hinweise, da gelegentlich auch einmal die multiple Sklerose nach Antigenbelastung mit schweren akuten Schüben beginnen kann. Eine gewisse Handhabe bietet das Manifestationsalter, da die parainfektiösen, postvakzinalen oder serogenetischen Myelitiden generell das Kindes- und Jugendalter bevorzugen; gar nicht so selten kommen aber auch Späterkrankungen vor. Symptomatologie und Liquorverhältnisse bieten ebenfalls keine sicheren Differenzierungsmöglichkeiten, doch darf man – von Grenzfällen abgesehen – bei den genannten Entmarkungskrankheiten in der Regel schwerwiegendere und komplexere Veränderungen als bei einer beginnenden multiplen Sklerose erwarten. Die Entmarkungsenzephalomyelitiden sind vor allem durch einen akuten Prozeßbeginn gekennzeichnet. Ausgedehnte zerebrale, bulbopontine oder spinale Paresen, häufig in Verbindung mit extrapyramidaler Bewegungsunruhe, Bewußtseinsstörungen, ferner Krampfanfälle lassen in erster Linie an eine parainfektiöse, postvakzinale oder serogenetische Enzephalomyelitis denken. Allerdings können auch diese Enzephalomyelitiden eine mehr umschriebene Prozeßlokalisation mit geringen Liquorveränderungen zeigen, beispielsweise einen bestimmten Rückenmarksquerschnitt oder das Kleinhirn befallen, so daß Verwechslungen mit der multiplen Sklerose in jeder Hinsicht möglich sind.

Entscheidend ist bis zu einem gewissen Grad der weitere Krankheitsverlauf. Während die parainfektiösen, serogenetischen und postvakzinalen Enzephalomyelitiden durchweg einen *monophasischen* Krankheitsverlauf nehmen, nach einem determinierten Intervall akut einsetzen und innerhalb kurzer Zeit tödlich enden oder mit Restschaden ausheilen, sprechen erneute Schübe und Remissionen mehr für die multiple Sklerose. Wie bereits gesagt, sind jedoch nach Vakzinationen und Frischzellentherapie protrahiert verlaufende Enzephalomyelitiden mit Schüben und Remissionen bekanntgeworden, wobei eine Abgrenzung gegenüber der multiplen Sklerose weder nach klinischen noch nach histopathologischen Gesichtspunkten möglich war. Wie sehr sich die Grenzen zwischen beiden Krankheitsgruppen verwischen können, mögen folgende Beobachtungen zeigen:

Bei einem ehemaligen Seeoffizier entwickelte sich etwa 8–10 Tage nach einer Choleraschutzimpfung eine Parese des linken Beines. Außerdem bestand eine flüchtige Sehstörung auf beiden Augen. Nach Lazarettbehandlung kam es zur völligen Remission, so daß der Patient wieder dienstfähig wurde. In den folgenden Jahren traten ohne faßbaren Anlaß wiederholt Schübe auf. Heute besteht eine hochgradige Tetraspastik mit Blasen-Darm-Inkontinenz, Nystagmus, temporaler Papillenabblassung und skandierender Sprache.

Ein anderer Fall betraf einen 40jährigen Mann aus Pakistan, der 1955 anläßlich eines Hundebisses lege artis 20 Injektionen einer Lyssavakzine erhielt. Etwa 3 Wochen nach der letzten subkutanen Injektion kam es zu einer Paraparese der Beine und gleichzeitig zu einer Detrusorschwäche der Blase. Nach weitgehender Remission erfolgte 1957 ein zweiter Schub, der multiple Restsymptome hinterließ. Bei der klinischen Untersuchung 1959 fanden wir u.a. eine motorische Schwäche in beiden Beinen mit erheblicher Gangstörung und Pyramidenbahnreflexen, außerdem einen Nystagmus beim Blick nach rechts, ein Fehlen der Kornealreflexe rechts, eine Hypästhesie der rechten Gesichtshälfte sowie unregelmäßig hypästhetische Zonen an den Extremitäten.

Derartige Ereignisse bei Schwangeren hat man früher als Schwangerschaftsmyelitis der multiplen Sklerose gegenübergestellt.

Eine 33jährige Frau erkrankte im 7. Monat ihrer 2. Schwangerschaft mit rechtsseitigen ischialgiformen Beschwerden, die zunächst als einfache Ischias angesehen und mit Impletol behandelt wurden, obwohl schon eine Reithosenanästhesie und Inkontinenzerscheinungen von Blase und Mastdarm bestanden. Während die Schmerzen und Parästhesien abklangen, fanden sich ein Fehlen des rechten ASR, ein vollkommen schlaffer Sphincter ani mit Ausfall des Analreflexes sowie eine Anästhesie für alle Qualitäten rechts im Bereich S 3–S 5, links im Bereich S 4–S 5. Ein raumfordernder Prozeß ließ sich mit dem normalen Liquorbefund und dem normalen Myelogramm nicht in Einklang bringen. Die bestehende Reithosenanästhesie sprach weiterhin gegen eine monoradikuläre Läsion, etwa durch einen Bandscheibenprolaps. Entsprechend der Prozeßlokalisation waren die BHR erhalten, zerebrale Ausfallserscheinungen fehlten. Die Verdachtsdiagnose Schwangerschaftsmyelitis wurde durch den weiteren Verlauf bestätigt. Schon kurz nach der Entbindung besserte sich die Blasen-Mastdarm-Funktion. Auch der ASR rechts war wiedergekommen, blieb aber abgeschwächt. Die Reithosenanästhesie war dagegen konstant. Auch in der folgenden Zeit traten keine wesentlichen Änderungen des Befundes auf. 4 Jahre später kam es während einer erneuten Schwangerschaft zur Intensivierung der früheren Symptome, vor allem zu schweren Blasen-Mastdarm-Störungen.

Die Verhältnisse liegen hier ähnlich wie bei der Neuritis retrobulbaris, von der bekannt ist, daß sie gerade während einer Schwangerschaft oder während der Laktation – besonders im Zuge der ersten Gravidität – aufzutreten pflegt. Aufsteigende Lähmungen nach Art der Landry-Paralyse lassen in erster Linie an eine *Schwangerschaftspolyneuritis* bzw. *Radikulitis* denken. Differentialdiagnostisch sind weiterhin Hirn-Rückenmarks-Symptome abzugrenzen, die gelegentlich bei Gestosen gesehen werden. Bei Schwangeren in reduziertem Allgemeinzustand, namentlich bei Multiparen mit rasch aufeinanderfolgenden Geburten, lassen zerebellar-ataktische Phänomene, akute Psychosen, Polyneuritiden oder auch eine retrobulbäre Neuritis an ein *Vitaminmangelsyndrom* denken. Zu berücksichtigen ist vor allem die *Schwangerschaftsperniziosa*, die sich durch einen pathologischen Schilling-Test bzw. einen Vitamin-B_{12}-Mangel im Blut objektivieren läßt. In manchen Fällen von retrobulbärer Neuritis, die sich während der Schwangerschaft oder in der Stillperiode manifestiert, scheint ein Vitamin-B_{12}-Defizit mit im Spiele zu sein. Mangelerscheinungen der Vitamin-B_6-Gruppe können bei Erwachsenen peripherneurale Störungen, zerebellar-ataktische oder psychische Ausfallserscheinungen im Gefolge haben, während im Kindesalter u.a. zerebrale Krampfanfälle gesehen werden.

Die Kombination von Sehstörungen und Querschnittssyndromen charakterisiert die *Neuromyelitis optica (Allbutt-Erb-Devic)*, die ebenfalls zum Formenkreis der Entmarkungsenzephalomyelitiden gezählt und hauptsächlich in Japan beobachtet wird. Gleichgültig, ob die Neuromyelitis optica mit Rückenmarkssymptomen oder mit Sehstörungen einsetzt, das Krankheitsbild ist gegenüber dem engeren Formenkreis der multiplen Sklerose durch einen akuten bzw. subakuten, unaufhaltsam fortschreitenden Verlauf gekennzeichnet, der nach völliger Erblindung infolge der vom Dorsalmark aufsteigenden Querschnittslähmung meist innerhalb kurzer Zeit tödlich endet. Gelegentlich erfordern Kopfschmerzen, Erbrechen, Schwindel, Benommenheit, vor allem eine Stauungspapille die Abgrenzung gegenüber raumfordernden oder infektiös-entzündlichen Hirnerkrankungen. Der Amaurose können *visuelle Halluzinationen* (Farbkleckse, Funkensehen usw.) vorausgehen. Häufig beobachtet man erhöhte Temperaturen, Leukozytose und erhöhte Blutsenkungsgeschwindigkeit, Begleiterscheinungen, die bei der multiplen Sklerose höchstens präfinal auftreten, die es aber im allgemeinen gestatten, auch eine subakute, mehr schubförmig verlaufende Neuromyelitis optica von der multiplen Sklerose zu unterscheiden. Die Pathogenese der Neuromyelitis optica ist noch völlig dunkel. Innerhalb eines größeren Krankengutes beobachtet man bisweilen *Übergangsformen zwischen Neuromyelitis optica und multipler Sklerose,* die im Einzelfall schwer einzuordnen sind, aber die engen nosologischen Beziehungen zwischen den beiden Krankheitsbildern zu erkennen geben. Auch können beide Krankheitsprozesse innerhalb einer Sippe alternierend auftreten. Bei einem unserer Kranken mit Neuromyelitis optica ergab die Familienanamnese, daß die Großmutter und einer ihrer Söhne an einer schubförmig verlaufenden Rückenmarkserkrankung gelitten hatten, während die Eltern unseres Patienten gesund waren.

Es seien hier einige Bemerkungen über funktionelle **psychogene Paresen** und **Haltungsanomalien** angefügt, die gerade einer beginnenden multiplen Sklerose gegenüber schwer zu differenzieren sind. Dies gilt freilich weniger für die plumpen, zur Schau gestellten Zitter- und Schüttelbewegungen, deren Psychogenese NONNE an Kriegszitterern des Ersten Weltkrieges aufgedeckt hat, sondern bezieht sich weit mehr auf Störungen, die als Paresen, Schwäche oder Kraftlosigkeit geklagt werden. Da sich sekundär bei solchen psychogenen Lähmungen, wenn sie längere Zeit bestehen, Haltungsanomalien, Kontrakturen, Inaktivitätsatrophien sowie vegetativ-trophische und kausalgiforme Phänomene entwickeln, so daß der resultierende Symptomenkomplex schließlich organische Züge trägt, bedarf es einer sorgfältigen Diagnostik, die wahre Natur derartiger Krankheitsbilder aufzuklären. Entscheidendes leistet hier die Anamnese, die besonders sorgfältig die Lebenssituation des Kranken erfassen muß, um Konflikte oder rentenneurotische Tendenzen, nicht zuletzt auch die Angst vor einem organischen Nervenleiden, namentlich vor der allgemein bekannten und gefürchteten multiplen Sklerose, aufzudecken.

Wenn auch im Einzelfall stets mit Überraschungen zu rechnen ist, so kann man sich differentialdiagnostisch doch an die Regel halten, daß psychogene Paresen vorwiegend an den Extremitäten entstehen und Störungen von seiten der Hirnnerven und der Blasen-Darm-Funktion vermißt werden. Gegenüber den fehlenden objektiven Symptomen kontrastieren beim Neurotiker die massiven „Lähmungen" der Extremitäten, die demonstrierten Ataxien, ein Pseudointentionstremor oder eine Fallneigung beim Romberg-Stehversuch, Phänomene, die sich zudem suggestiv aggravieren oder durch Ablenkung zurückdrängen lassen. In vielen Fällen gelingt es durch Anwendung von Hydrotherapie, Bewegungsübungen, faradisch-galvanischen Strömen usw., dem Kranken gewissermaßen eine Brücke zu bauen und den Beschwerdekomplex zu beseitigen. Selbstverständlich gehören schwere neurotische Zustandsbilder in die Hand eines erfahrenen Psychotherapeuten. Alles das setzt aber voraus, daß eine gründliche Untersuchung und eine sorgfältige Anamnese zunächst einmal die Diagnose sicherstellen.

Jeder Erfahrene weiß, wie schwierig die Diagnose der multiplen Sklerose im Anfangsstadium sein kann und wie häufig man sich täuscht, selbst wenn alle diagnostischen Maßnahmen herangezogen werden. Die Zeit ist da der beste Konsiliarius.

Literatur

1 Baker, R. W. R., R. H. S. Thompson, S. K. J. Zilkha: Serum fatty acid in multiple sclerosis. Brit. Neurosurg. Psychiat. 27 (1964) 408

2 Behcet, H.: Über rezidivierende, aphtöse, durch ein Virus verursachte Geschwüre am Mund, am Auge, an den Genitalien. Derm. Wschr. 105 (1937) 1152

3 Bodechtel, G., E. Guttmann: Diffuse Encephalitis mit sklerosierender Entzündung des Hemisphärenmarkes. Z. ges. Neurol. Psychiat. 133 (1931) 601

4 Bodechtel, G., A. Schrader: Die Erkrankung des Rückenmarkes. In v. Bergmann, G., W. Frey, H. Schwiegk: Handbuch der Inneren Medizin, Bd. V/2. Springer, Berlin 1953

5 Carswell, R.: Pathological Anatomy, Illustrations of the Elementary Form of Disease. London 1838

6 Charcot, J. M.: Histologie de la sclérose en plaques. Gaz. Hôp. (Paris) 41 (1868) 554, 557, 566

7 Creutzfeldt, H. G.: Über eine eigenartige herdförmige Erkrankung des Zentralnervensystems. Z. ges. Neurol. Psychiat. 57 (1920) 1

8 Diezel, P. B.: Histochemische Untersuchungen an den Globoidzellen der familiären diffusen Sklerose Typ Krabbe. Virchows Arch. path. Anat. 327 (1955) 206

9 v. Frerichs, F.: Über Hirnsklerose. Häses Arch. 10 (1849) 334

10 Frick, E., L. Scheid-Seydel: Untersuchungen mit 131 J-markiertem Gammaglobulin zur Frage der Abstammung der Liquoreiweißkörper. Klin. Wschr. 36 (1958) 857

11 Gajdusek, D. C., C. J. Gibbis jr., M. Alpers: Experimental transmission of a Kuru-like syndrom to chimpanzees. Nature (Lond.) 209 (1966) 794

12 Georgi, W.: Multiple Sklerose, pathologisch-anatomischer Befund bei klinisch nicht diagnostizierten Krankheiten. Schweiz. med. Wschr. 91 (1961) 605

13 Jakob, A.: Über eigenartige Erkrankungen des Zentralnervensystems mit bemerkenswerten anatomischen Befunden. Z. ges. Neurol. Psychiat. 64 (1921) 147

14 Jatzkewitz, B. H.: Die Leukodystrophie Typ Scholz. Hoppe-Seylers Z. physiol. Chem. 318 (1959) 230

15 Kanig, H., H. Woelk: Lipidstoffwechselstörungen des Nervensystems. Med. Welt 25 (1974) 1064–1071

16 McAlpine, D. Ch., E. Lumsden, E. D. Acheson: Multiple Sclerosis. Livingstone, Edinburgh 1965
17 Marburg, O.: Multiple Sklerose. In Bumke, O., O. Foerster: Handbuch der Neurologie, Bd. XIII. Springer, Berlin 1936
18 Neu, I.: Essential fatty acids in the serum and cerebrospinal fluid of multiple sclerosis patients. Acta neurol. scand. 67 (1983) 151–163
19 Neu, I., H. Woelk: Investigations of the lipid metabolism of the white matter in multiple sclerosis: Changes in glycero-phosphatides and lipid-splitting enzymes. Neurochem. Res. 7 (1982) 162
20 Neu, I., M. Prosiegel, V. Pfaffenrath: Platelet aggregation and multiple sclerosis. Acta neurol. scand. 66 (1982) 497–504
21 Pette, H.: Die akut entzündlichen Erkrankungen des Nervensystems. Thieme, Leipzig 1942
22 Sandberg-Wollheim, M.: Immunglobulin synthesis in vitro by cerebrospinal fluid cells in patients with multiple sclerosis. Scand. J. Immunol. 3 (1964) 717
23 Schrader, A.: Die Multiple Sklerose. In Schwiegk, H.: Handbuch der Inneren Medizin, Bd. V/2. Springer, Berlin 1953
24 Schrader, A., K. Schwarz: Fettstoffwechsel im Liquor cerebrospinalis. Münch. med. Wschr. 50 (1963) 2493–2500
25 Schrader, A., H. Weise: Kasuistischer Beitrag zur Differentialdiagnose zwischen spinaler Erscheinungsform der Multiplen Sklerose und Rückenmarkstumor. Nervenarzt 22 (1951) 447
26 Schrader, A., I. Neu: Klinischer Beitrag zur Multiplen Sklerose. Augenärztl. Fortbild. 5/2 (1978) 242–267
27 Seitelberger, F.: Autoimmunologische Aspekte der Entmarkungsencephalitiden. Nervenarzt 12 (1967) 525
28 Sluga, E.: Ultrastruktur der Multiplen Sklerose. In: Multiple Sklerose. VEB Fischer, Jena 1979 (S. 209–297)
29 Ulrich, J.: Die cerebralen Entmarkungskrankheiten im Kindesalter. Springer, Berlin 1971

5 Raumfordernde Prozesse

Zerebrale Raumforderungen

Von G. Bodechtel und A. Kollmannsberger

Allgemeine Vorbemerkungen

Die Diagnose eines intrakraniellen raumfordernden Prozesses ist in den letzten 10 Jahren durch die Einführung der kranialen Computertomographie wesentlich problemloser geworden. Diese Entwicklung birgt jedoch auch Gefahren: Der persönliche Kontakt mit dem Patienten wird mehr und mehr durch apparative Untersuchungen verdrängt. Nicht selten werden auch computertomographisch festgestellte Prozesse, die mit der Symptomatik des Patienten nichts zu tun haben, überbewertet bzw. falsche Bezüge hergestellt. Wir erleben das z. B. bei den sog. Arachnoidalzysten, die dann für jahrelang bestehende Kopfschmerzen oder andere psychosomatische Beschwerden verantwortlich gemacht werden. Geradezu erschreckend ist die teilweise Hilflosigkeit dem Patienten gegenüber, wenn bei der Computertomographie „nichts" herauskommt.

Die ausführliche Anamnese und die subtile neurologische Untersuchung muß daher nach wie vor in der Regel an erster Stelle der Diagnostik auch der intrakraniellen raumfordernden Prozesse stehen.

Die Symptomatik einer Hirngeschwulst wird im wesentlichen bestimmt durch ihre Lage und Ausdehnung (Lokalsymptome), durch die Massenverschiebung und die allgemeine intrakranielle Drucksteigerung in fortgeschrittenen Stadien.

Von den Symptomen der intrakraniellen Drucksteigerung sind Kopfschmerzen, Stauungspapille und Erbrechen die bekanntesten. Diese Trias ist mit Ausnahme des Verschlußhydrozephalus jedoch Spätsymptom einer Hirngeschwulst.

Das konstanteste der drei Symptome ist der **Kopfschmerz.** Die wesentliche Problematik der Differentialdiagnostik des Kopfschmerzes fängt meistens allerdings erst nach Ausschluß eines Tumors an, so daß weitere Ausführungen dazu den Rahmen dieses Kapitels sprengen würden.

Wichtig ist die Kenntnis der Symptome der lebensgefährlichen Einklemmungen. Bei der Mittelhirneinklemmung im Tentoriumschlitz, auch als obere Einklemmung bezeichnet, finden wir häufig eine Blickparese nach oben (Parinaud-Syndrom), sowie lichtstarre weite Pupillen und Strecksynergismen. Früh- und Leitsymptom der oberen Einklemmung ist die Bewußtseinsstörung. Im Gegensatz dazu tritt bei der bulbären oder sog. unteren Einklemmung (Einpressung der Kleinhirntonsillen ins Foramen occipitale magnum mit Kompression der Medulla oblongata) die Bewußtseinsstörung erst nach Einsetzen zentraler Atem- und Kreislaufstörungen und des Opisthotonus auf (106).

Die Symptome einer intrakraniellen Drucksteigerung können sich auch beim schweren Bluthochdruck entwickeln. In diesen Fällen finden sich neben der Stauungspapille jedoch andere hypertoniebedingte Augenhintergrundveränderungen. Die Stauungspapille kann auch in diesen Fällen Seitenunterschiede aufweisen.

Bei einem 53jährigen Kaufmann bestand schon seit 6 Jahren ein fixierter Hochdruck von 220/140 mmHg. Einen Monat vor der Klinikaufnahme ließ die Sehkraft nach. Es wurde eine beginnende Stauungspapille mit typischen, spastisch verengten Gefäßen ohne Blutungen oder Herde in der Netzhautperipherie festgestellt. Die Stauungspapille nahm rasch zu; sie war auf einer Seite erheblich stärker ausgebildet als auf der anderen. Die Schädelübersichtsaufnahme zeigte eine auffallend enge hintere Schädelgrube bei einem Langschädel. Der Hochdruck war nephrogen bedingt; ein Tumor konnte ausgeschlossen werden. Vermutlich hatte der nephrogene Hochdruck im Zusammenhang mit der Schädelanomalie die starke Schädelinnendrucksteigerung hervorgerufen.

Bei der Häufigkeit der Hypotonie überrascht es nicht, immer wieder einmal die Kombination Hochdruck und Hirntumor anzutreffen.

Treten zur Stauungspapille und zu den Kopfschmerzen noch zerebrale Anfälle und Herdsymptome, so ist die Abgrenzung der Hochdruckenzephalopathie vom intrakraniellen Tumor durch die Computertomographie erheblich leichter geworden.

Bei Anfällen mit Kopfschmerzen und Erbrechen in der Spätschwangerschaft oder im Wochenbett ist differentialdiagnostisch eine Eklampsie in Erwägung zu ziehen.

Eine chronische Niereninsuffizienz mit Urämie als Ursache von Zeichen intrakranieller Drucksteigerung und psychischer Veränderungen ist durch die internistische Untersuchung gegenüber der Hirngeschwulst abzugrenzen.
Wir haben immer wieder die Erfahrung gemacht, daß das Phäochromozytom wegen der heftigen Kopfschmerzen als intrakranieller raumfordernder Prozeß verkannt wurde.
Umgekehrt kommen auch beim Hirntumor krisenartige Blutdruckanstiege infolge plötzlicher Steigerung des Schädelinnendrucks vor.

So stellten wir bei einem 50jährigen Mann zuerst die Diagnose einer chronischen Pseudourämie, weil der Patient apoplektiform an einem Verwirrtheitszustand erkrankte und bei der Einlieferung eine Hypertonie von RR 210/120 bestand. Hinweise auf eine Niereninsuffizienz waren nicht gegeben; der Augenhintergrund zeigte keine krankhaften Veränderungen. Auf entsprechende Therapie fiel der Blutdruck zur Norm ab. Im weiteren Verlauf wurden immer wieder plötzliche Blutdrucksteigerungen beobachtet; als Ursache fand sich ein linkstemporales Glioblastom.

Blutdrucksteigerungen als Folge erhöhten intrakraniellen Druckes wurden erstmals von CUSHING (21) beobachtet. Sie sind jeweils vorübergehender Natur.
Ebenso wie die zerebralen Komplikationen des Hochdrucks, können auch die Symptome des Hirntumors apoplektiform einsetzen („Tumorapoplexie").

Eine Patientin verlor unmittelbar im Anschluß an einen Kopfsprung unter Wasser die Orientierung. Anstatt mit dem Kopf hochzusteigen, tauchte sie entgegen den physikalischen Gesetzen immer wieder unter, so daß das Gesäß dauernd aus dem Wasser ragte, was den am Ufer stehenden Mann bewog, sie schließlich herauszuholen. Die Kranke versicherte uns später, sie wäre ohne seine Hilfe ertrunken, da sie nicht mehr nach oben gefunden hätte. Im Anschluß an dieses Ereignis kam es zu heftigem Erbrechen und Kopfschmerzen. Es entwickelte sich eine Stauungspapille. Die Operation ergab ein Angioblastom im Kleinhirn. Vermutlich hatte der Tumor im Gefolge des Kopfsprunges die Liquorpassage innerhalb des IV. Ventrikels plötzlich verlegt und damit die schwere zerebellar-vestibuläre Funktionsstörung ausgelöst.

Plötzliche Exazerbationen bei Hirntumoren können auch durch Blutungen in eine bis dato latente Geschwulst bedingt sein. Kommt es dabei zum Austritt von Blut in die Liquorräume, kann auch der Symptomenkomplex einer Subarachnoidalblutung entstehen.

Eine 34jährige Frau wurde in bewußtlosem Zustand mit kompletter Hemiparese links eingewiesen. Sie habe während des Abendbrotes plötzlich laut aufgeschrien, sich an den Kopf gegriffen und sei dann bewußtlos vom Stuhl gefallen. Bereits seit Jahren stand sie wegen einer Mitralstenose in ärztlicher Behandlung. Der Liquor war stark blutig. Die Ursache der plötzlichen Erkrankung war ein rechtsparietales Glioblastom, in das es geblutet hatte.

Zu einer dem Hirntumor ähnlichen Symptomatik kann das chronisch subdurale Hämatom führen. Die Abgrenzung dieser und anderer raumfordernder intrakranieller Blutungen ist computertomographisch ohne Schwierigkeiten möglich. Am leichtesten übersieht man ein doppelseitiges Subduralhämatom, wenn es computertomographisch isodens ist und wegen seiner Doppelseitigkeit nicht zur Massenverlagerung führt.
Neben den traumatischen Hämatomen ist immer auch an die Möglichkeit zu denken, daß ein Hirntumor einen Unfall verursacht, weil der Tumorkranke plötzlich infolge eines Schwindelanfalls oder einer Bewußtseinsstörung stürzt. Das Trauma, das dann erst Beschwerden von seiten des Tumors auslöst, kann dabei relativ gering sein.

So traten beispielsweise bei einem Jungen mit einem Tumor der hinteren Schädelgrube die ersten Symptome unmittelbar nach einem Sturz vom Reck in Erscheinung.
Ein 55jähriger Patient fiel vom Heuboden und war sekundenlang bewußtlos. Etwa 1 Woche später setzte nach seinen Angaben eine zunehmende Schwäche im rechten Arm und Bein ein. Die objektive Anamnese ergab jedoch, daß schon vor dem Unfall eine geringfügige Gangstörung mit Zirkumduktion des rechten Beines und Spastik des Armes bestanden hatte. Bei dem Patienten lag ein frontales Glioblastom vor.

Auf der anderen Seite gehen auch Hirnkontusionen gelegentlich mit einer intrakraniellen Drucksteigerung und einer Stauungspapille einher. Im Laufe eines Jahres konnten wir 2 Fälle von posttraumatischer Stauungspapille beobachten.

Ein 46jähriger Mann erkrankte mit ziehenden Kopfschmerzen, nachdem er am Tag zuvor beim Fußballspiel mit dem Hinterkopf gegen die Torlatte geprallt war. Eine Kopfplatzwunde mußte geklammert werden. Wegen Doppelbilder- und Dunkelsehens ging er einige Tage später zum Augenarzt, der eine beidseitige Stauungspapille, rechts von 2, links von 4 Dioptrien, sowie eine Abduzensparese feststellte. An der linken unteren Extremität bestanden Pyramidenbahnsymptome. 3 Wochen später hatten sich alle Symptome zurückgebildet.
Der zweite Fall betraf einen 30jährigen Mann, der einen Konvexitätsbruch mit Kommotionssyndrom erlitten hatte. Die im Anschluß daran aufgetretene Stauungspapille von rechts 2 und links 1 Dioptrie bildete sich im Laufe von 4 Wochen völlig zurück. Die klinische Untersuchung und die weitere Beobachtung ergaben keine Hinweise auf einen intrakraniellen raumfordernden Prozeß (die Computertomographie stand uns in beiden Fällen noch nicht zur Verfügung).

Die Neurolues, speziell Lues cerebrospinalis und progressive Paralyse, führt selten einmal zur intrakraniellen Drucksteigerung. Zum ausgesprochenen Tumorsyndrom kommt es beim Auftreten syphilitischer Gummen.

Ein 50jähriger Patient wurde jahrelang wegen einer Ataxie mit Fehlen der Reflexe ohne Pupillenstörung auf Tabes behandelt und wiederholten Kuren unterworfen, bis sich eines Tages eine Stauungspapille entwickelte. Erst jetzt fand die bei ihm schon lange bestehende Hörstörung die gebührende Beachtung. Statt der Tabes handelte es sich um ein Akustikusneurinom. Hier wurde ebenfalls infolge Besserung der Liquorwerte das Akustikusneurinom nicht erkannt, zumal ein erfahrener Otologe die vom Patienten geklagten Hörstörungen als luesbedingt angesehen hatte.

Auch das Tuberkulom kann alle Erscheinungen einer Hirngeschwulst nachahmen. Die Häufigkeit der Tuberkulome wird recht unterschiedlich angegeben. Vagenen, Olivecrona u. a. (83) fanden das Tuberkulom unter ihren Hirntumoren in 1,4–2,7%, Marburg u. Rampi in 11,9%, Anderson sogar in 15%, während es Tönnes (101) an seinem Krankengut nur in 0,5% sah. Dastur u. Lalithass (25) fanden in Bombay unter 1100 Hirntumoren 215 Tuberkulome (54,4%). In ihrer Statistik der Hirngeschwulste stehen Tuberkulome an 2. Stelle nach den Gliomen, ein Hinweis darauf, daß in den ärmeren Ländern mit dieser spezifischen Tumorart wesentlich häufiger gerechnet werden muß.

Unter Umständen kann die **Lymphogranulomatose** durch Befall der Hirnhäute, sehr selten auch durch Infiltrate innerhalb der Hirnsubstanz, zu meningitischen Reizerscheinungen oder zu zerebralen Komplikationen, so zu Hirnnervensymptomen, Paresen und Stauungspapille, führen. Wir kennen allerdings auch zerebrale Allgemeinsymptome, insbesondere Krampfanfälle und exogene Psychosen bei schwerer Lymphogranulomatose ohne Befall der Schädelhöhle, lediglich auf Grund der schweren Allgemeinschädigung. Dabei kann es sogar zur Papillenprominenz mit peripapillären Blutungen kommen. Gelegentlich greift das **Retothelsarkom** vom Nasen-Rachen-Raum her auf die Hirnbasis über (26). Die Abgrenzung solcher Geschwülste von den sich ähnlich verhaltenden Epipharynxkarzinomen wird durch die histologische Untersuchung der durchweg befallenen Hals- und Achsellymphknoten ermöglicht.

Bei der **Cholesteringranulomatose** des Erwachsenen (Hand-Schüller-Christian) und des Kindes (Abt-Letterer-Siwe) kann ein Exophthalmus und ein Diabetes insipidus an den Hirntumor denken lassen. Die bereits initial bestehenden Hautveränderungen der Cholesteringranulomatose (Xanthoma disseminatum, papillöses Exanthem), die Purpura an der behaarten Kopfhaut, am Stamm oder an den Extremitäten, die Milz- und Lebervergrößerung, vor allem aber die Skelettveränderungen liefern ausreichende Unterscheidungsmerkmale. Charakteristisch sind weiterhin die hartnäckigen Schmerzen der befallenen Wirbel-, Röhren- und Kieferknochen, während die Knochendefekte am Hirnschädel gewöhnlich ohne Schmerzen einhergehen.

Gelegentlich können **leukämische Infiltrate,** und zwar sowohl bei der lymphatischen als auch bei der myeloischen Leukämie, eine intrakranielle Drucksteigerung mit Stauungspapille bedingen. Gar nicht selten sind dabei Schwerhörigkeit, Ohrensausen und Schwindel als Folge leukämischer Infiltrate innerhalb des N. vestibulocochlearis zu registrieren. Außer einer Stauungspapille sieht man noch häufiger die sog. *Retinopathia leucaemica,* die durch Trübungen der Netzhaut und durch beetförmige Infiltrate ausgezeichnet ist. Gelegentlich führt eine spontane Blutung ins Marklager zur Hirnschwellung mit Symptomen der intrakraniellen Drucksteigerung (s. S. 5.3). Der interne Allgemeinstatus, Lymphknotentumoren, eine Milz- und Lebervergrößerung und eine hämorrhagische Diathese, „schiffchenartige" Blutungsherde am Augenhintergrund, geben zusammen mit den Blutbildbefunden die Ursache derartiger Zustandsbilder zu erkennen.

Von den Knochenprozessen verursacht vor allem die **Osteopathia deformans (Paget)** Schädelinnendrucksteigerung und Stauungspapille.

Die *Symptomentrias* der Schädelinnendrucksteigerung – Kopfschmerz, Erbrechen und Stauungspapille – kann auch einmal bei *diffus entzündlichen Prozessen* beobachtet werden. Bei der **multiplen Sklerose** ist das allerdings äußerst selten. Unter vielen hundert Fällen ist uns lediglich ein Kranker bekannt, bei welchem vom Ophthalmologen angeblich eine vorübergehende Stauungspapille diagnostiziert worden war. Die Unterscheidung einer beginnenden Stauungspapille vom Papillenödem der Neuritis optica, die wir bei der Enzephalomyelitis am häufigsten antreffen, ist allein schon durch den Nachweis einer frühzeitigen objektiven Visusverschlechterung bei der Neuritis gegeben.

Bei der **epidemischen Enzephalitis** hat man ebenfalls Stauungspapillen beschrieben; aber auch das scheint nur höchst selten der Fall zu sein. Es können jedoch aus anderen Gründen erhebliche Schwierigkeiten in dem einen oder anderen Fall auftauchen, wenn es um die Frage geht: Enzephalitis oder Hirntumor. Charakteristische Phänomene der Enzephalitis Economo, speziell ein ausgesprochenes Schlafbedürfnis und häufiges Gähnen, findet man beim Tumorkranken ebenfalls, desgleichen Augenmuskelstörungen. Eigentliche Hyperkinesen, insbesondere Myoklonien, sind dagegen beim Tumor viel seltener, ausgenommen lokale Klonismen, die man gelegentlich als Reizsymptom im herdgleichen Fazialisgebiet, z. B. bei einem Kleinhirnbrückenwinkeltumor, konstatieren kann. Die unwillkürlichen Zuckungen in der kontralateralen Gesichtshälfte bei Tumoren im Bereich der unteren Partien der Regio centralis anterior oder bei Schläfenlappengeschwülsten, die entweder mit oder ohne Bewußtseinsverlust als Jackson-Anfall verlaufen, lassen sich unschwer von den Myoklonien der epidemischen Enzephalitis abgrenzen, die nicht einseitig herdbetont, sondern bilateral entwickelt sind. Besteht dann noch eine psychoorganische Verlangsamung, die auch bei Hirntumoren und intrakranieller Drucksteigerung beobachtet wird, so sind Verwechslungen möglich.

Daß gelegentlich auch einmal eine **Meningitis** diagnostische Überlegungen gegenüber dem Hirntumor veranlaßt, ergibt sich schon aus den Kopfschmerzen und dem Erbrechen. Außerdem geht die Meningitis hin und wieder mit einer Stauungspapille einher, besonders dann, wenn dabei noch eine Sinusthrombose oder ein Hirnabszeß besteht. Beim Hirntumor finden wir aber im allgemeinen keinen stärkeren Meningismus, abgesehen von solchen Fällen, wo es infolge Blutungen in die Geschwulst auch in den Subarachnoidalraum hineinblutet. Lediglich die Einklemmung der Kleinhirntonsillen bei Geschwülsten der hinteren Schädelgrube geht mit stärkerem Opisthotonus einher (s. S. 5.1). Wenn wir auch zuweilen Pleozytosen bei Epidermoiden und Kraniopharyngeomen sowie bei anderen ventrikelnahen oder der Hirnoberfläche benachbarten Tumoren finden, so erreichen sie doch nicht derartige Ausmaße wie bei einer Meningitis.

Entscheidend für die Artdiagnose **Hirnabszeß** oder **epidurales Empyem** gegenüber dem Tumor sind Eiterungen der Nebenhöhlen und des Ohres, der Lungen (Bronchiektasen, Abszesse, Gangrän), ferner Pyodermien und schließlich infizierte Schädelverletzungen, auch wenn sie schon Jahre zurückliegen. Die neurologischen Symptome und Röntgenbefunde können sich bei Abszessen und Tumoren weitgehend entsprechen.

Unter den nichteitrigen Meningitiden gibt die *Meningitis tuberculosa* nicht selten ein Rätselraten gegenüber dem Hirntumor auf, hat sie doch viel Ähnliches mit dem Prozeßverlauf mancher Hirngeschwülste. Besonders hat die *kindliche Meningitis tuberculosa* den schleichenden Beginn und den allmählichen Progreß mit dem Hirntumor gemeinsam, so daß sich die Differenzierung äußerst schwierig gestalten kann. Bei zunächst mehr isolierten, chronisch verlaufenden Meningealtuberkulosen gibt vor allen Dingen die Erniedrigung des Liquorzuckers eine wichtige diagnostische Handhabe, bei den übrigen die stärkere Lymphopleozytose.

Bei den entzündlichen *Aquäduktverschlüssen* bildet sich mit Auftreten eines hochgradigen **Hydrocephalus internus** in der Regel eine beidseitige Stauungspapille heraus. In solchen Fällen mit chronisch erhöhtem Schädelinnendruck kann der Krankheitsverlauf sehr wechselnd und remittierend sein. Bei Kindern verrät sich der chronische Hydrocephalus internus occlusus schon aspektmäßig durch den großen Kopfumfang. Tönnis (101) betont ausdrücklich, daß eine hochgradige Erweiterung der Hirnkammern beim entzündlichen Aquäduktverschluß häufiger zu beobachten ist als beim tumorbedingten. Gelegentlich waren wir auf Grund der klinischen Untersuchungsergebnisse selbst nach einer Ventrikulographie nicht in der Lage, über die Ursache des Aquäduktverschlusses, ob durch eine Entzündung, einen kleinen Tumor oder eine Mißbildung im Aquäduktbereich bedingt, etwas Näheres auszusagen. Nur in seltenen Fällen läßt sich an Hand der Vorgeschichte eine Entzündung der Hirnhäute wahrscheinlich machen. Heute können der tumorbedingte Aquäduktverschluß und auch einige seltenere Ursachen des Hydrocephalus occlusus (z. B. Aneurysma der V. magna galeni) computertomographisch erfaßt werden.

Diagnostische Bedeutung zerebraler Allgemein- und Herdsymptome

Ein ungemein wichtiges Symptom, das bei raumfordernden intrakraniellen Prozessen immer berücksichtigt werden muß, ist der **zerebrale Krampfanfall.** Dabei gibt das symptomatische Anfallsgeschehen weder Auskunft über die Artdiagnose, noch gestattet es sichere Rückschlüsse auf den Sitz des Tumors. Allgemein ist zu sagen, daß Neoplasmen der Zentralregion eher zu fokalen, insbesondere zu Jackson-Anfällen und ein Schläfenlappentumor eher zu psychomotorischen Anfällen führt, während bei Stirnhirntumoren häufiger generalisierte Krampfanfälle nicht selten in Form eines Status epilepticus auftreten. Dieser kann sogar Erstsymptom der Geschwulst sein.

Nicht selten treten bei der Tumorepilepsie zunächst ausschließlich große Anfälle auf. Im weiteren Verlauf können diese in fokale Anfälle übergehen. Auch umgekehrte Verläufe kommen vor (90).

Folgendes Beispiel demonstriert das Auftreten generalisierter Anfälle bei einem Meningiom der Zentralregion:

Bei einer 52jährigen Frau waren seit 4 Jahren generalisierte zerebrale Krampfanfälle mit vegetativer Aura, Bewußtlosigkeit und terminaler Schläfrigkeit aufgetreten, die ohne jegliche Herdbetonung verliefen. Die Patientin hatte niemals über Kopfschmerzen zu klagen gehabt. Auch eine Stauungspapille fehlte. Verdächtig auf ein symptomatisches Anfallsleiden war die späte Manifestation. Operativ konnte ein kinderfaustgroßes Meningiom über der rechten Zentralregion entfernt werden, das außer den Krampfanfällen keine neurologischen Symptome verursacht hatte.

Der fokale Charakter des Anfallsgeschehens kann gelegentlich schwer zu erkennen sein. Daß fokale Symptome erst nach der Manifestation von

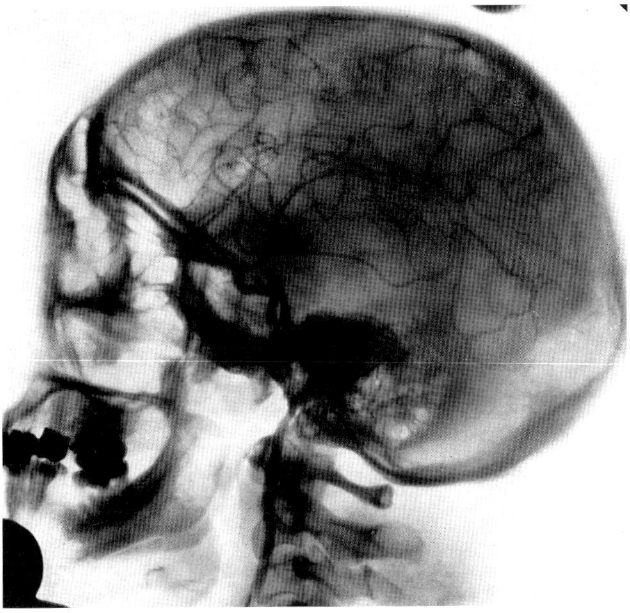

Abb. 5.1 Hochdrängung der Sylvius-Gefäßgruppe bei einem Astroblastom im rechten Schläfenlappen. Die Patientin, eine 36jährige Ärztin, war 3 Jahre unter dem Verdacht einer genuinen Epilepsie behandelt worden

Grand-mal-Anfällen in Erscheinung treten können, demonstriert folgendes Beispiel:

Bei einer 36jährigen Frau kam es aus voller Gesundheit heraus plötzlich des Nachts zu einem großen zerebralen Krampfanfall, der sich von da an alle 14 Tage wiederholte und dem sich schließlich typische Dämmerattakken hinzugesellten. Weitere Herderscheinungen wurden nicht beobachtet. Deswegen wurde eine genuine Spätepilepsie angenommen und antikonvulsiv behandelt. 2 Jahre nach Krankheitsbeginn kam es zu fokalen klonischen Zuckungen im *rechten* Fazialisgebiet mit Speichelfluß und zur Hyperkinese an der rechten Hand, gefolgt von völliger Bewußtlosigkeit. Kopfschmerzen hatten nie vorgelegen; auch war zunächst keine Stauungspapille zu sehen. Erst im 3. Jahr nach Einsetzen der Krampfanfälle ließen sich rechts eine beginnende Stauungspapille und eine *linksseitige* mimische Fazialisschwäche objektivieren. Die Arteriographie ergab nunmehr eine typische Hochdrängung der *rechten* Sylvius-Gefäßgruppe (Abb. 5.**1**). Bei der Operation stellte sich ein großes, zellreiches *Astroblastom* des rechten Temporallappens als Ursache der Anfälle heraus. Die zum Tumor *homolateralen* Fazialisklonismen und Hyperkinesen der rechten Hand ließen sich nur als indirekte Drucksymptome der gegenüberliegenden Hemisphäre erklären, da sie nach der operativen Entfernung des Tumors nicht mehr auftraten, während die Dämmerattacken persistierten. Die eingehende Anamnese ergab nachträglich, daß jeweils den Anfällen *Geruchshalluzinationen* vorausgingen (Unzinatussyndrom), die jedoch nicht so imponierend waren, daß sie von der Kranken spontan geäußert wurden.

Wenn man in derartigen Fällen mit allgemeinen Krampfparoxysmen solche Mahnzeichen wie eine fokale Aura (z.B. Geruchshalluzinationen) oder eine beginnende Stauungspapille übersieht, so läuft man Gefahr, daß man sich mit der Diagnose eines genuinen Krampfleidens zufriedengibt und wertvolle Zeit verstreichen läßt. Bei Hirntumoren, die mit zerebralen Anfällen einhergehen, und wenn außerdem ein Psychosyndrom vorliegt, ist Gelegenheit zu diagnostischen Irrtümern dann gegeben, wenn die Wesensänderung als Folge der Epilepsie gewertet wird. Nur kurz sei an dieser Stelle auf ein tragisches Ereignis aus der Gutachtertätigkeit hingewiesen:

Dabei war einem Internisten zum Vorwurf gemacht worden, er habe bei einem 8jährigen Jungen, der wegen zerebraler Anfälle von ihm behandelt worden war, nicht rechtzeitig den Hirntumor erkannt, weil er es unterlassen habe, den Augenhintergrund zu spiegeln. Der Junge war zu spät an einem benignen Tumor operiert worden, zu einem Zeitpunkt, als die Stauungspapille bereits zu einer Atrophie mit Amaurose geführt hatte.

Große Bedeutung für die Tumordiagnostik kommt den *rindenfokalen Anfällen* nach Jackson zu, die zu umschriebenen motorischen Entladungen führen. Das gleiche gilt für generalisierte Paroxysmen, denen eine bestimmte, konstant wiederkehrende Aura vorausgeht. In solchen Fällen hat man es praktisch immer mit Herdzeichen zu tun, die zumeist eine exakte Lokaldiagnose gestatten. Einer unserer Patienten mit einer Karzinommetastase erlebte bei vollem Bewußtsein sog. *Sprechanfälle*. Er mußte mitten im Satz ständig bestimmte Worte wiederholen, ohne davon loszukommen. Er sagte selbst, er handele wie unter einem Zwang. Es sei wie bei einer rillendefekten Schallplatte, in der die Nadel immer an gleicher Stelle hängenbleibt. Wenn man solche präzisen Angaben bekommt, steht der *Tumorsitz im Bereich der Broca-Windung* fest.

Bei den symptomatischen Krampfanfällen sind u. a. auch Hirnduranarben und vaskuläre Prozesse zu berücksichtigen, z. B. die *hypertonische* und *arteriosklerotische Gefäßerkrankung,* die *luische Endarteriitis* und die *Thrombangitis obliterans.* Gibt sich die luische Endarteriitis aus der Vorgeschichte, durch Pupillen- und Reflexstörungen, nicht zuletzt durch den Ausfall der Seroreaktionen zu erkennen, so läßt sich die Thrombangitis obliterans angesichts einer Mitbeteiligung anderer Gefäßgebiete und der charakteristischen intermittierenden Beschwerden erfassen. Bei vorwiegend zerebraler Manifestation sichert die Arteriographie die Diagnose. Bei der zerebralen Gefäßsklerose ist das klinische Erkennen im einzelnen Fall trotz ihrer Häufigkeit oft sehr schwierig. Ferner sind die *paralytischen Anfälle* zu nennen, die aber durch die Pleozytose im Liquor und durch die stark positiven Komplementbindungsreaktionen ohne weiteres abzugrenzen sind, selbst wenn die Anfälle initial auftreten. Im Kapitel über den zerebralen Krampfanfall wird auf die Differentialdiagnose näher eingegangen.

Was psychische Veränderungen bei Hirntumoren anbelangt, so neigt man heute eher zu der Ansicht, daß es ein hirnlokales organisches Psychosyndrom nicht gibt. Organische Psychosyndrome sind durchweg Ausdruck einer zerebralen Globalerkrankung. So kann es beim Kleinhirntumor, wenn dieser die Liquorpassage verlegt, infolge der Hydrocephalus occlusus zu Wesensveränderungen kommen.

Bei einem Kranken trat die Antriebslosigkeit ausgesprochen paroxysmal in Erscheinung. Dabei war der Patient völlig teilnahmslos, fast mutistisch, ließ den Urin unter sich gehen. Auf die Frage, ob er das denn gar nicht bemerkt habe, gab er nach dem Paroxysmus zur Antwort, natürlich habe er es gefühlt, aber nichts dagegen machen können, er wäre einfach willenlos gewesen. Diese Zustände, die wiederholt am Tage auftraten, waren das erste Krankheitszeichen eines *Stirnhirnglioms,* das im Bereich des linken Marklagers ventrikelnah saß.

Die psychischen Veränderungen haben verständlicherweise schon immer das Interesse der Neurologen und Psychiater gefunden. Schon vor Jahrzehnten haben sich Foerster, Marburg, Pfeiffer u. a. mit dem pseudoneurasthenischen Vorstadium beschäftigt, das der somatischen Tumorsymptomatik lange Zeit vorausgehen kann. Die initialen psychischen Störungen, die als nervöse Erschöpfung oder als neurasthenisch-hypochondrische Zustände aufgefaßt werden, veranlassen gar nicht selten zuerst eine psychotherapeutische Behandlung. Oft dauert es dann lange, ehe das Grundleiden entdeckt wird.

Ein 47jähriger Mann hatte sich seit 1 Jahr zunehmend psychisch verändert. Er fühlte sich seiner Arbeit nicht mehr gewachsen, war mißmutig und depressiv. Beim Autofahren mußte er nach ¼ Std. pausieren, weil er sich nicht mehr konzentrieren konnte. Der Nervenarzt diagnostizierte psychoneurotische Zwangszustände und leitete eine zunächst erfolgreiche Psychotherapie ein. Als der Patient 3 Monate später bei uns wegen gastrointestinaler Symptome eingewiesen wurde, fanden sich ein organisches Psychosyndrom mit Anosmie und eine doppelseitige Stauungspapille von 2 Dioptrien.

Andere Tumorkranke bieten mehr das Bild der exogenen Psychose im Sinne Bonhoeffers. Am Krankengut der Riechertschen Klinik in Freiburg fand Hemmer (43, 96) auch schizophrenieartige Zustandsbilder. Es erscheint bemerkenswert, daß sich die psychischen Störungen beim Hirntumor schon zu einer Zeit manifestieren, zu der neurologische Symptome noch fehlen.

Wo **Herdsymptome** bestehen und diese durch Erscheinungen erhöhten Schädelinnendruckes noch nicht überlagert sind, läßt sich im allgemeinen der Sitz einer Geschwulst ohne Schwierigkeiten festlegen. Pathogenetisch gibt es drei Möglichkeiten für die Entstehung von Herdsymptomen:

1. Reizung oder Ausschaltung eines Zentrums durch Druck auf die Hirnsubstanz
2. Zerstörung eines Zentrums durch infiltratives (substitutives) Wachstum der Geschwulst
3. Störung der Durchblutung durch Kompression von Gefäßen in der Umgebung der Geschwulst mit dadurch verursachtem, weiter um sich greifendem Hirnödem. Durch das Hinzukommen allgemeiner Symptome intrakranieller Drucksteigerung werden einerseits die Lokalsymptome überlagert, andererseits Fernsymptome ausgelöst. Wir erinnern an die relativ häufige Abduzensparese, die bei intrakranieller Drucksteigerung nicht als Lokalsymptom gewertet werden darf.

Motorische Herdsymptome treten am markantesten bei solchen Tumoren auf, die in der Zentralregion, im Strahlkranz, in der inneren Kapsel oder im weiteren Verlauf der Pyramidenbahn liegen. Man unterscheidet zwischen Reiz- und Ausfallserscheinungen. Setzt man voraus, daß die *Reizerscheinungen* in Form von motorischen **Jackson-Anfällen** über eine Rindenreizung zustande kommen, so müßte man erwarten, daß bei rindennahem Sitz zunächst Jackson-Anfälle auftreten und Lähmungen erst bei weiterem Wachstum der Geschwulst mit zunehmender Kompression oder Infiltration der motorischen Reize resultieren. Daß derartige Überlegungen nicht immer zutreffen, beweist der folgende Fall:

Bei einem 50jährigen Patienten entwickelte sich zu Beginn des Leidens eine langsam zunehmende Schwäche im rechten Fuß. Man hatte deswegen irrtümlicherweise zunächst eine rheumatische Peronäuslähmung angenommen, bis sich ein Vierteljahr später krampfartige Zuckungen im linken Fuß einstellten, die jeweils in den Zehen begannen, zunächst auf den Unterschenkel und später auf die ganze linke Körperseite einschließlich Arm und Gesicht übergriffen. Während der Patient anfangs den Ablauf der etwa 2–3 Min. andauernden und sich in Abständen von 2–3 Wochen wiederholenden Anfälle bei vollem Bewußtsein erlebte, kam es schließlich im Anschluß an diese motorischen Reizerscheinungen, die auch das rechte Bein ergriffen, zum Bewußtseinsverlust. Es handelte sich um ein *parasagittales Meningiom,* welches zunächst auf das rechte, später auf das linke Parazentralläppchen gedrückt hatte.

Motorische Reizerscheinungen, die den entsprechenden Lähmungen vorausgehen, deuten zwar auf eine extrazerebrale oder kortikale Lokalisation des Tumors hin, sind dafür aber nicht beweisend.

Bei einem 25jährigen Patienten mit einem inoperablen, nach Enzephalo- und Arteriogramm in der Tiefe des rechten Parietallappens liegenden, sehr gefäßreichen Tumor waren erstmalig 1 Jahr vor Klinikeinweisung Jackson-Anfälle mit Krämpfen in der linken Hand und im Arm aufgetreten, denen sich später regelmäßige, in Abständen von 4–6 Wochen wiederkehrende Paroxysmen im linken Bein hinzugesellten. Erst längere Zeit danach entwickelte sich eine linksseitige Parese.

Wie diese Beobachtung zeigt, kommen Krampfanfälle mit fokalen motorischen Erscheinungen nicht nur bei Tumoren der motorischen Rinde vor, sondern auch bei Geschwülsten, die tiefer im Markbereich liegen. Die *Kopf- und Augenwendungen* zu Beginn eines Krampfanfalles sind ebenfalls lokalisatorisch vieldeutig. Nicht allein vom frontalen Adversivfeld (1. und 2. Stirnhirnwindung) (31) her werden solche konjugierten Bewegungen eingeleitet, sondern man begegnet ihnen auch bei Geschwülsten der Parietookzipitalregion, wo sich ebenfalls ein Adversivfeld befindet. Sog. Kleinhirnanfälle, auch als „cerebellar fits" bezeichnet, sind nicht Symptom des Kleinhirns selbst, sondern Anfälle von Enthirnungsstarre. Sie können beim Tumor der hinteren Schädelgrube auftreten, wenn dieser den unteren Hirnstamm komprimiert und die Liquorpassage und Blutzirkulation akut beeinträchtigt. Beim supratentoriellen Tumor sind diese Anfälle Zeichen einer Mittelhirneinklemmung (s. S. 5.1).

Auch die Analyse der zentralmotorischen **Lähmungserscheinungen** kann lokalisatorische Hinweise geben. Dabei ist es wichtig, sich daran zu erinnern, daß die Ausfälle um so größer sind, je mehr Pyramidenbahnaxone unterbrochen werden. Dementsprechend findet man bei Tumoren im Bereich der Brücke bis herauf zur inneren Kapsel, solange die Pyramidenbahn als geschlossenes Faserbündel verläuft, ausgedehnte und massive Lähmungen. Bei rindennahem Sitz der Schädigung entstehen dagegen mehr umschriebene Paresen. Mitunter werden nur Muskelgruppen oder gar einzelne Muskeln von einer zentralen Lähmung betroffen, z. B. bei Zystizerken in der motorischen Zentralregion. Oft geht der kortikalen oder subkortikalen Parese von Gliedmaßen (Monoparese) oder Gliedmaßenteilen eine Hyperreflexie in der betroffenen Extremität oder Körperhälfte voraus. Gelegentlich sieht man auch ein Kommen und Gehen der Lähmungen, eine Erscheinung, die man sich nur durch Durchblutungsstörungen oder Hirnödem in der Nachbarschaft eines Tumors erklären kann.

So behandelten wir einen 57jährigen Mann, der eines Tages sein Auto zur Werkstatt brachte, weil er glaubte, die Steuerung sei nicht in Ordnung, denn der Wagen tendierte immer nach links. Am gleichen Tag fiel ihm auf, daß er Akten links neben seinen Schreibtisch legte, so daß sie hinunterfielen. Man nahm zunächst Zirkulationsstörungen an und glaubte sich um so mehr dazu

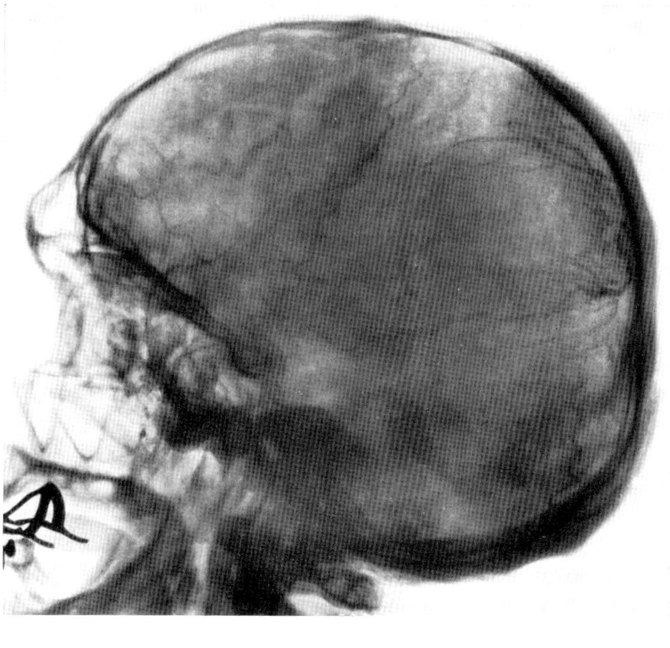

Abb. 5.2 Angiographische Darstellung eines faustgroßen Parietalhirntumors bei 57jährigem Architekten

berechtigt, als sich bald darauf eine rezidivierende Halbseitenschwäche einstellte. Der Patient ließ dabei Gegenstände aus der linken Hand fallen und knickte mit dem linken Fuß um. Bei der rechtsseitigen Arteriographie (Abb. 5.**2**) fand sich ein Tumor im rechten Parietookzipitalgebiet. Operativ konnte ein kleinapfelgroßes *Glioblastom* in toto ausgeschält werden (Privatdozent Dr. WEBER). Die rezidivierende linksseitige Halbseitenschwäche war auf Zirkulationsstörungen im Bereich des benachbarten zentralen Marklagers zu beziehen.

Homolaterale Gliedmaßenparesen können dadurch hervorgerufen werden, daß der Hirnschenkel bei starker Schwellung gegen den Tentoriumrand oder die Felsenbeinpyramide der Gegenseite gepreßt wird, wodurch die dem Tumor kontralaterale Pyramidenbahn Schaden leidet (Abb. 5.**3**). Da diese erst unterhalb der Druckstelle zur Gegenseite kreuzt, resultieren eine Hemiplegie, gelegentlich auch motorische Reizerscheinungen auf der Herdseite des Tumors. Das verwirrt zunächst sehr, ist uns aber nicht nur vom Hirntumor, sondern auch vom epiduralen und subduralen Hämatom her geläufig.

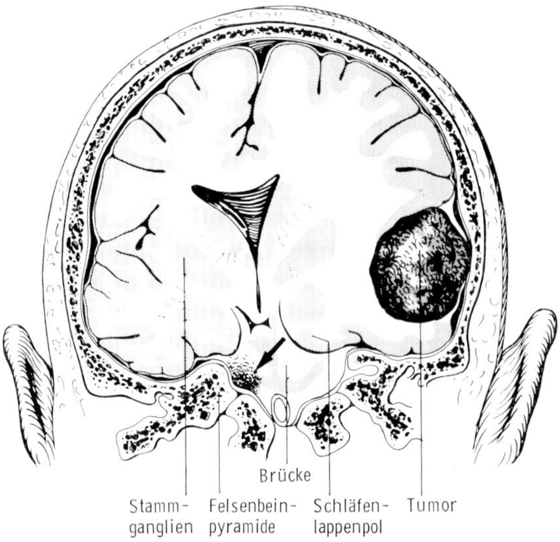

Abb. 5.**3** Schädigung der dem Tumor kontralateralen Pyramide durch Druck gegen die Felsenbeinkante (homolaterale Hemiparese!)

Bei **Lähmungen oder Reizerscheinungen im Fazialisgebiet** gilt es zu überlegen, ob ihr Ursprung supranukleär, nukleär oder infranukleär liegt. Die Fazialisklonismen bei einem Tumor der hinteren Schädelgrube, z. B. beim Kleinhirnbrückenwinkeltumor, können ggf. mit rindenfokalen Anfällen verwechselt werden. Bei Zirkulationsstörungen in der einen Hälfte der mittleren Oblongata kommt es im Zusammenhang mit einer Blickparese und mit einer kontralateralen Hemispastik gelegentlich auch zu akuten Fazialisklonismen auf der Herdseite (sog. Brissaud-Syndrom).

Auch bei anderen Hirnnervenparesen ist zu entscheiden, ob sie auf eine periphere oder auf eine supranukleäre Schädigung zu beziehen sind. Gerade die Pupilleninnervation verlangt hier Beachtung. Eine einseitige Pupillenerweiterung kommt bei Mittelhirntumoren nur selten vor, da im Engpaß des Mittelhirns im allgemeinen auch die Gegenseite durch den raumfordernden Prozeß in Mitleidenschaft gezogen wird. Eine einseitige Druckschädigung eines Okulomotoriusstammes mit Mydriase ist häufig durch eine Schwellung des Uncus hippocampi mit Seitenverdrängung bedingt (Klivuskantensyndrom). Allerdings ist für die einseitige Mydriase gelegentlich auch ein Reizzustand im sympathischen Geflecht der A. carotis interna verantwortlich zu machen.

Eine Differenzierung der verschiedenen **Ataxieformen** und ihre Auswertung für die topische Diagnose ist nicht ganz einfach. Wir können bei allen Tumoren der Großhirnhemisphären ataktische Erscheinungen oder eine Fallneigung beobachten. Am deutlichsten läßt sich noch die *Kleinhirnataxie* bei Affektionen des Wurmes herausschälen, weil hier die Astasie und die Abasie sehr ins Auge fallen (s. S. 5.16). Aber bei *Stirnhirntumoren* muß man sich immer fragen, ob die ataktischen Phänomene wirklich Ausdruck einer Läsion der frontalen Steuerungszentren sind oder ob sie ein Fernsymptom vom Kleinhirn her darstellen. Nur die eigenartige, von POETZL als „Übersteigen" bezeichnete Gangstörung ist für die Frontalhirnläsion charakteristisch. Nicht immer ist das Unvermögen, die Richtung einzuhalten, Ausdruck einer vestibulozerebellären oder frontalen Störung, denn auch bei einer *halbseitigen motorischen Schwäche* kann sich eine Gangabweichung einstellen. Bisweilen beobachten Kranke mit einem Hemisphärentumor die initial auftretende Richtungsstörung unter merkwürdigen Umständen.

So berichtete ein Patient mit einem *faustgroßen Meningiom über der rechten Zentralregion,* daß ihm 2 Jahre vor der Klinikaufnahme, und zwar schon vor Auftreten der Kopfschmerzen, aufgefallen sei, daß er beim *Schwimmen im Meer* immer nach links abgewichen sei, offenbar wegen einer latent schon bestehenden linksseitigen Schwäche. Das hätte ihn, der ein begeisterter Schwimmer war, so beeindruckt, daß er es gar nicht mehr gewagt habe, hinauszuschwimmen.

Im großen und ganzen ist die **Mitbeteiligung des extrapyramidalen Systems** bei Tumoren, die ja zumeist nur einseitig sitzen, nie derartig imponierend wie beispielsweise bei der epidemischen Enzephalitis oder bei anderen entzündlichen oder vaskulären Prozessen. Allerdings läßt sich eine gewisse Mimikverarmung, eine allgemeine Verlangsamung, ähnlich wie sie der Parkinson-Kranke bietet, relativ häufig konstatieren, namentlich bei Hemisphärenprozessen. Auch hierfür ist u. E.

die allgemeine intrakranielle Drucksteigerung verantwortlich zu machen. Besonders deutlich ausgeprägt und gelegentlich mit einer erheblichen Rigidität verbunden ist die allgemeine Bewegungsverarmung bei Stirnhirntumoren. Hyperkinesen (choreiform, athetoid oder tremorartig) treten in der Regel nur dann auf, wenn die Stammganglien – z.B. von Geschwülsten, die von den Markpartien übergreifen – beeinträchtigt werden oder wenn sie, wie bei den paramedianen Spongioblastomen, primärer Sitz des Tumors sind (s. S. 5.25). Tumorbedingte extrapyramidale Reiz- und Ausfallserscheinungen sind dementsprechend meist einseitig. Das gilt auch von den Mittelhirnsyndromen, weil der Nucleus ruber oder die Substantia nigra zunächst nur einseitig von blastomatösen Prozessen in Mitleidenschaft gezogen werden.

Sensible Reiz- und Ausfallserscheinungen können auf Störungen der sensiblen Leitungsbahnen beruhen und auch vom Thalamus oder vom Parietalhirn ausgehen. Die *thalamischen Sensationen,* die klinisch am häufigsten als Kombination einer kontralateralen Hemihypästhesie mit unangenehmen Schmerzphänomenen in Erscheinung treten, werden in reiner Form nur selten angetroffen. Gewöhnlich sind sie mit motorischen Ausfallserscheinungen, Hemiparese, Ataxie, Rigor oder extrapyramidaler Hyper- bzw. Hypokinese vergesellschaftet. Die anfallsweise auftretenden Parästhesien, die „sensiblen Jackson-Anfälle“ mit oder ohne Übergang in eine allgemeine Krampfentladung, kommen überwiegend bei Herdprozessen innerhalb der Körperfühlsphäre in der hinteren Zentralregion vor. Auch diese gehen zumeist mit Hemiparesen einher. Nur bei umschriebenen Geschwülsten, die von den Meningen ausgehen, können sie isoliert beobachtet werden. Kennzeichnend für eine *kortikale oder subkortikale Sensibilitätsstörung* sind der Verlust der epikritischen Sensibilität und eine Stereoagnosie, während im auffallenden Gegensatz hierzu die protopathischen Qualitäten (Schmerz- und Temperaturempfindung) kaum beeinträchtigt sind. Beachtet man diese Charakteristika der Stereoagnosie, so kann es kaum zu einer Verwechslung mit der z.B. bei Halsmarkprozessen (häufig bei der multiplen Sklerose) beobachteten Stereoanästhesie kommen, bei der der Kranke ebenfalls unfähig ist mit geschlossenen Augen Dinge zu erkennen, die man ihm in die Hand gibt.

Von großem lokaldiagnostischem Wert sind Störungen des Geruchs, Geschmacks sowie des Sehens und Hörens. Eine initiale **Anosmie** weist auf eine direkte Läsion der *Riechfasern* und des Bulbus olfactorius hin. Seltener ist der Ausfall der Geruchsfunktion Folge einer langanhaltenden intrakraniellen Drucksteigerung. Eine „kortikale“ Anosmie kommt bei Tumoren nicht vor. Zwischenhirntumoren können durch Affektion der Riechbahn gelegentlich einmal Geruchsstörungen auslösen, doch findet man dabei in der Regel eine komplexe Störung des Oralsinnes, also auch einen Ausfall der Geschmacksfunktion. Selbstverständlich muß man sich bei den Geruchsstörungen vergewissern, daß sie nicht rhinogen bedingt sind. Sehr eindrucksvoll werden die *olfaktorischen* und *gustatorischen Auren* bei **Unzinatussyndrom** infolge Schläfenlappentumoren geschildert.

Ein 40jähriger Wachtmeister mit einem Glioblastom im Unkusgebiet berichtete folgendes: „Herr Doktor, Sie können sich keine Vorstellung machen, welch köstlichen Geschmack ich im Mund und in der Speiseröhre verspüre, bevor ich das Bewußtsein verliere. Es kann überhaupt nichts geben, was so herrlich schmeckt. Mir läuft buchstäblich das Wasser im Munde zusammen; dann erst stürze ich hin und werde bewußtlos.“

Häufiger ist allerdings das anfallsweise Auftreten von ekelhaften Gerüchen, die nach kurzer Dauer wieder verschwinden. Es braucht dabei nicht immer ein zerebraler Krampfanfall zu folgen.

Störungen des *optischen Systems* sind angesichts der großen räumlichen Ausdehnung der optischen Leitung und ihrer Zentralstellen bei Hirntumoren sehr häufig. Nach Huber (48) sind **Gesichtsfeldveränderungen** in etwa 50% der Hirntumoren, bei Schläfenlappentumoren sogar in 70–80% aller Fälle nachzuweisen. Die Form der Gesichtsfelddefekte – homonyme und bitemporale Hemianopsie, Quadrantenhemianopsie, sektorenförmige, konzentrische oder zentrale Gesichtsfeldausfälle sowie einseitige Amaurose – haben eine sehr große lokaldiagnostische Bedeutung. Den Kranken wird allerdings ein Gesichtsfeldausfall oft gar nicht bewußt. Aber schon bei grober Prüfung sind Hemianopsien oft zu objektivieren. Bei gezielter Anamnese kann man dann doch erfahren, daß der Kranke, ohne zu wissen warum, des öfteren mit Personen oder Gegenständen zusammenprallt, und zwar bei homonymer Hemianopsie auf der Seite des Defektes, bei bitemporaler auf beiden Seiten. Huber (48) erwähnt als Beispiele, daß ein Autofahrer mit seinem Wagen gegen seine Garagenmauer stieß, daß ein Radfahrer Passanten auf der einen Straßenseite übersah und daß ein eifriger Schreiber über den Papierrand hinausschrieb. Quadrantenhemianopsien, die wir sowohl bei Chiasmaaffektionen als auch bei Läsionen der weiteren zentralen Sehleitung perimetrisch erfassen können, fallen dem Kranken nur dann auf, wenn er Präzisionsarbeit zu leisten hat.

Reizerscheinungen von seiten des optischen Systems können von verschiedener Art sein. Bei Okzipitallappengeschwülsten sind sie meist indifferent (Sternchen, Lichter, Funken, Farbkleckse). Okzipitotemporale und okzipitoparietale Tumoren führen mehr zu komplexen Störungen: Gestaltsehen, Makropsie, Mikropsie, Metamorphopsie, panoramaartige Szenen und andere **visuelle Halluzinationen.**

Ein 37jähriger Lehrer mit einem über faustgroßen *Glioblastom* im rechten Schläfenlappen hatte zerebrale Anfälle, denen außer gelegentlichen Geruchsauren *optische und akustische Halluzinationen* vorausgingen. Er schilderte seine Aura folgendermaßen: „Mir ist, als säße ich im Kino und sähe auf der Leinwand farbenleuchtende Bilder aus Gegenden der Erde, die ich noch nie in meinem Leben bereist habe. Einmal sah ich einen japanischen Garten vor mir; der Gärtner mit einem Strohhut beschnitt gerade die Bäume; ich hörte das Klappern der Baumschere. Ein andermal erlebte ich eine arktische Landschaft mit Pinguinen; ich hörte das Plätschern des Wassers und sah Walrosse sich prustend im blaugrünen Polarmeer tummeln. Das alles lief wie ein Farbtonfilm vor mir ab!" Auch die *Geschmacks- und Geruchsauren* wurden von ihm sehr lebhaft empfunden; er bezeichnete die Geruchssensationen als köstlich und intensiv, bald glaubte er starke aromatische Drogen, bald phantastische Blumendüfte zu riechen.

Akustische Reizerscheinungen sind als isolierte Gehörshalluzinationen selten. Sie imponieren entweder als grobe Geräusche oder Lärm, etwa als Hammerschläge, Trommeln, Brüllen, oder sie werden mehr differenziert als Musik, als Glokkenläuten oder als Stimmen wahrgenommen. Wenn wir von Ohrgeräuschen hören, dann denken wir weniger an kortikale Prozesse oder Bahnläsionen (Schläfenlappengeschwulst oder Hirnstamm- bzw. Vierhügeltumor), sondern in erster Linie an das Akustikusneurinom. Das gleiche gilt für die zunehmende oder wechselnde *Schwerhörigkeit* bzw. *Ertaubung,* über die auch bei intrapontinen Geschwülsten und Mittelhirntumoren gelegentlich geklagt wird (s. S. 5.28).
Störungen der gnostischen Leistung *(akustische, optische und taktile Agnosie)* sind für die topische Diagnose der Hirntumoren in der Parietookzipitalregion oder im angrenzenden Schläfenlappen äußerst wichtig. Sie sind deshalb ebenso wie die Störungen der Sprache, des Lesens, des Schreibens und Rechnens im folgenden Abschnitt über die Lokaldiagnose der Hirntumoren entsprechend berücksichtigt. Die amnestische Aphasie (Wortfindungsstörung) kann jedoch nicht als ausgesprochenes Lokalsymptom gewertet werden, wenn sie auch am häufigsten bei Parietalhirnprozessen vorkommt. Auch die ideatorische Apraxie gibt keinen sicheren lokaldiagnostischen Hinweis, wohl aber die motorischen (gliedkinetischen) Apraxien, die auf Läsionen im Scheitelhirn, speziell in der motorischen Rinde, hindeuten (s. Hirnwerkzeugstörungen).

Lokal- und Artdiagnose der Hirntumoren

Stirnlappen

Unter den Tumoren im Bereich der vorderen Schädelgrube ist einer Geschwulstart ein fest umrissenes Syndrom zugeordnet, nämlich dem **Meningiom der Olfaktoriusrinne.** Die Diagnose bereitet keine Schwierigkeiten, wenn – was äußerst

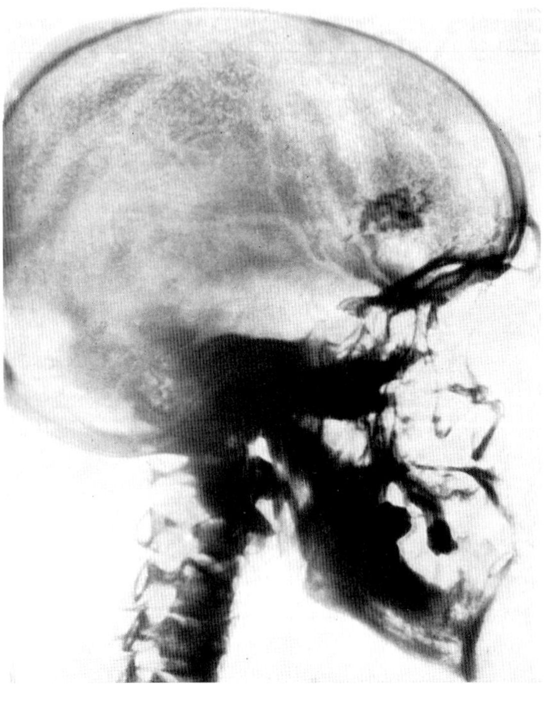

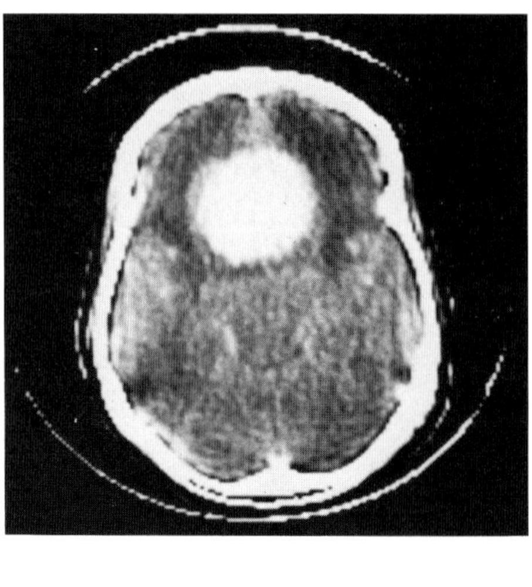

Abb. 5.4 „Darstellung eines verkalkten Meningioms der Olfaktoriusrinne
a) im konventionellen Röntgenbild und
b) in der Computertomographie"

selten vorkommt – das Foster Kennedy-*Syndrom* voll entwickelt ist: homolaterale blande Optikusatrophie und gegenseitige Stauungspapille. In der zeitlichen Entwicklung gehen meist Hyp- bzw. Anosmie und Optikusatrophie dem Psychosyndrom voraus. Gelegentlich bestätigt schon ein Kalkschatten oberhalb der Siebbeinplatte im Röntgenbild des Schädels die klinische Diagnose (Abb. 5.**4**). Weitere röntgenologische Zeichen sind eine „Drucksella", Hyperostosen und Destruktionen der vorderen Schädelgrube und die Rarefizierung der Crista galli (34). Differentialdiagnostisch sind vor allem jene Prozesse auszuschließen, die mit einer einseitigen Optikusatrophie einhergehen. Unter den Tumoren können im Orbitalhirn gelegene *Astrozytome,* ferner *Spongioblastome,* die vorn basal sitzen, eine gleiche Symptomatik entfalten, ebenso das *Meningiom des inneren kleinen Keilbeinflügels.* Von entzündlichen Prozessen und ihren Folgeerscheinungen ist die *Arachnitis opticochiasmatica* zu nennen, die zwar im allgemeinen mehr oder weniger symmetrische Gesichtsfelddefekte verursacht, sich aber gelegentlich nur einseitig auswirkt.

Auch ein *Aneurysma der A. cerebri anterior* (24, 62) kann eine ähnliche Symptomatik wie ein Meningiom der Olfaktoriusrinne hervorrufen, wie folgender, äußerst ungewöhnlicher Fall zeigt:

Ein 43jähriger Mann hatte schon seit längerer Zeit eine Abnahme der Sehkraft auf dem linken Auge bemerkt. Bereits viermal war er unter heftigen Kopfschmerzen bewußtlos geworden. Die unter dem letzten Anfall vorgenommene Punktion ergab bluthaltigen Liquor. Der linke Optikus zeigte eine blande Atrophie. Im linksseitigen Arteriogramm fanden sich an der A. cerebri anterior zwei etwa erbsengroße *Aneurysmen* unmittelbar nach dem Abgang aus der Karotis. Im Laufe von 2 Jahren entwickelten sich eine Amaurose des linken Auges und ein völliger Ausfall des Geruchsvermögens.

Die **Meningiome des Keilbeinflügels** (21, 25) können ebenfalls zu Optikusatrophien, oft einseitig, selten mit kontralateraler Stauungspapille im Sinne des Foster-Kennedy-Syndroms, führen. Die enge Nachbarschaft der Hirnnerven, welche durch die Knochenlücke der Augenhöhle aus der mittleren Schädelgrube austreten, bedingt noch weitere Symptome von seiten der Hirnbasis. Frühzeitig wird der Okulomotorius durch Druck geschädigt. Dem peripheren Sitz der Läsion entsprechend findet man zumeist eine Ptose als erstes Symptom der Okulomotoriusschädigung. Obgleich dabei die Fasern für die inneren Augenmuskeln mitgeschädigt werden, trifft man nur selten eine Mydriase an: Oft ist die Pupille auf der kranken Seite sogar enger, weil der Sympathikus (Karotisgeflecht) gelähmt, der Sphinktertonus aber vom Ganglion ciliare aus aufrechterhalten wird. Das Initialstadium ist recht uncharakteristisch. Kopfschmerzen, die mitunter in den Nakken ausstrahlen, und Schwindelgefühl sind häufig die ersten Beschwerden. Relativ oft entwickelt sich auf der Tumorseite eine Protrusio bulbi.

So hatte eine bei der Klinikaufnahme 46jährige Frau seit ihrem 29. Lebensjahr diffuse Schmerzen im Kopf, die in wechselnden Abständen, hauptsächlich aber dann auftraten, wenn sie auf dem Rücken lag. Seit ihrem 40. Lebensjahr war das linke Auge etwas hervorgetreten; eine Röntgenaufnahme hatte nach Angabe der Kranken keinerlei Veränderungen gezeigt. 1 Jahr später trat eine leichte Anschwellung des linken Unterlides auf. Es wurde eine orbitale Geschwulst angenommen; ein entsprechender Eingriff blieb aber ergebnislos. Seither soll die Protrusio bulbi verschieden starke Intensität gezeigt haben. In einem auswärtigen Krankenhaus dachte man an einen einseitigen Exophthalmus bei klimakterischem Morbus Basedow. Um diese Zeit wurde die Patientin einer Augenklinik überwiesen. Die linke obere Gesichtshälfte zeigte eine deutliche Schwellung über dem Jochbein, die sich teigig anfühlte, keine Fluktuation erkennen ließ und sich nach oben bis in die Schläfengegend, nach unten über die Wange erstreckte. Im Gebiet des 1. und 2. Trigeminusastes bestand eine Hypästhesie. Das linke Auge war deutlich nach vorn und unten nasal verdrängt. In der Annahme, daß es sich um einen Orbitaltumor oder um Verdrängungserscheinungen bei einer halbseitig lokalisierten Osteopathia deformans (Paget) handelte, wurde aus dem Orbitaldach eine höckerig erscheinende Wucherung probeexzidiert, deren histologische Untersuchung aber keine Diagnose gestattete. Durch die Verlagerung des Bulbus waren nunmehr auch Doppelbilder aufgetreten, die schließlich zur Diagnose eines *Keilbeinmeningioms* führten.

Die Beobachtung zeigt, daß die subjektiven Beschwerden trotz eines langjährigen Verlaufes, wie bei allen Meningiomen, relativ gering sein können; sie weist ferner darauf hin, welche diagnostische Bedeutung der einseitigen Protrusio bulbi zukommen kann. Vor allem bringt sie ein Symptom in Erinnerung, auf welches Mylius (80) aufmerksam gemacht hat, nämlich die leichte Verschwellung des herdseitigen Auges. Huber (48) führt dieses Begleitsymptom auf eine Stauung im Gebiet der V. ophthalmica bzw. des Sinus cavernosus zurück. Daß im vorstehenden Fall ein Orbitatumor diagnostiziert wurde, ist nicht weiter verwunderlich, ist doch gerade die Verdrängung des Augapfels aus seiner Achse mit einer Verlagerung nach nasal oder temporal, oben oder unten eines der wichtigsten Symptome der hinter dem Bulbus gelegenen raumfordernden Prozesse. Beim Keilbeinmeningiom wird der Bulbus entweder nach lateral und unten (sog. *Chamäleonauge*) oder nach vorn oder leicht seitlich verdrängt, ähnlich wie bei den *Tumoren der Sehnervenscheide,* die, wenn sie innerhalb des Muskeltrichters liegen, den Bulbus median nach vorn drücken. Man denke daran, daß ein Keilbeinmeningiom via Fissura orbitalis superior in die Orbita einwachsen kann, was die Schwierigkeiten einer Differenzierung vom rein orbitalen Tumor noch wesentlich vermehrt.

Im oben erwähnten Fall war vorübergehend auch ein *Morbus Basedow* vermutet worden. Tatsächlich ist ein einseitiger Exophthalmus beim Morbus Basedow nicht selten und kann mit muskulär bedingten Doppelbildern einhergehen, so daß Verwechslungen mit einem tumorbedingten Exophthalmus leicht möglich sind. Der pulsierende Exophthalmus, den man bei der Kavernosusthrombose und beim Karotis-Kavernosus-Aneurysma beobachtet, bietet im allgemeinen keine differentialdiagnostischen Schwierigkeiten, ebensowenig der *intermittierende Exophthalmus.*

Die Unterteilung der Keilbeinmeningiome nach ihrer Lokalisation im äußeren, mittleren oder inneren Drittel des Keilbeinflügels trägt den therapeutisch-operativen Maßnahmen Rechnung. Für die lateralen Meningiome, die gegen die mittlere Schädelgrube vorwachsen, sind Weichteilschwellungen im Schläfenbereich mit entsprechenden Strukturveränderungen der Kalotte im Röntgenbild bezeichnend, während die mehr medial liegenden Gewächse Symptome von seiten der durch die Fissura orbitalis superior ziehenden Nerven bedingen (IV., VI., III. Hirnnerv, oberer Ast des Trigeminus) oder den Optikus affizieren. Bei den vom *großen Keilbeinflügel* ausgehenden Tumoren entsteht gelegentlich eine Stauungspapille, während bei den Meningiomen des kleinen Keilbeinflügels der Optikus schon so frühzeitig durch Druck atrophiert, daß sich eine Stauungspapille nicht mehr entwickeln kann. Die üblichen Zeichen intrakranieller Drucksteigerung können recht spärlich sein, so daß ihr Fehlen keineswegs gegen den Tumor spricht. In Frühfällen ist es kaum möglich, die später charakteristischen Verdickungen oder Destruktionen des Keilbeinflügels röntgenologisch nachzuweisen (Abb. 5.**5**). Das Arteriogramm zeigt bei großen Tumoren die charakteristische Anhebung der A. cerebri media nach oben medial.

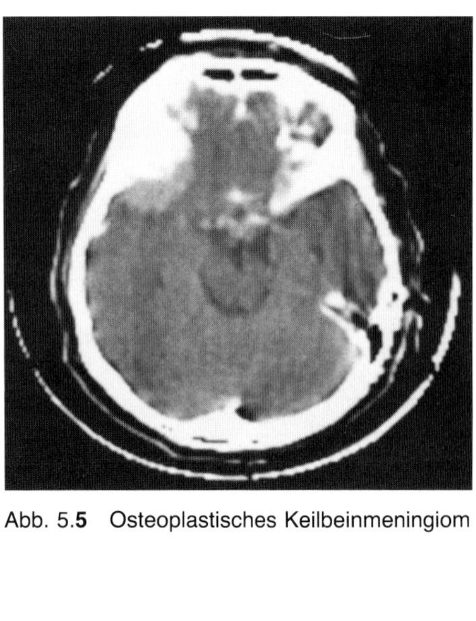

Abb. 5.**5** Osteoplastisches Keilbeinmeningiom links

Entkalkungen im Bereich der Keilbeinflügel sieht man gelegentlich auch bei Konvexitätsmeningiomen. Sie sind dann ein indirektes Symptom der Schädelinnendrucksteigerung, ebenso wie die Entkalkung des Dorsum sellae, und dürfen nicht dazu verführen, den Tumor fälschlich dorthin zu lokalisieren. Die Diagnose eines Keilbeinmeningioms kann sich auch einmal schwierig gestalten, besonders dann, wenn die klinischen Befunde atypisch sind und die Anamnese unsere Aufmerksamkeit auf Erkrankungen lenkt, die gar nichts mit dem neurologischen Prozeß zu tun haben.

So erging es einer 59jährigen Patientin. Sie klagte seit einem halben Jahr über Kopfschmerzen im Bereich des Stirnbeins, die anfallsweise auftraten und im allgemeinen 1–1½ Std. anhielten. Die Schmerzen strahlten über den Scheitel zum Hinterkopf aus. Ein halbes Jahr zuvor hatte sich bei ihr im Anschluß an eine ausgedehnte Furunkulose ein großer Karbunkel entwickelt, der inzidiert werden mußte. Etwa 5 Monate später bemerkte sie ein Nachlassen der Sehkraft auf dem linken Auge. Ein Augenarzt stellte die Diagnose retrobulbäre Neuritis, ließ die Patientin dann aber stationär bei uns beobachten. Es war bei normaler Zellzahl die Mastixkurve mittelständig vertieft, das Gesamteiweiß auf 2,9 Kafka erhöht, also für eine *Enzephalomyelitis* zu hoch. Schließlich einigte man sich auf die Diagnose einer *Chiasmaarachnitis,* die man als Folge des Karbunkels ansah. Dazu paßte die *asymmetrische Optikusaffektion* mit einem linksseitigen zentralen Skotom bei einer gleichzeitigen Einschränkung des nasalen Gesichtsfeldes für Farben; auch war der linke Optikus partiell atrophisch. 1 Jahr später kam die Patientin plötzlich in das Stadium einer akuten Hirnschwellung; sie hatte trotz dringender Vorstellungen sich nicht entschließen können, sich öfters kontrollieren zu lassen, und starb an einer zentralen Atemlähmung. Bei der Sektion fand sich ein *faustgroßes Meningiom* am linken *Keilbeinflügel.*

Auch beim **Meningiom des Tuberculum sellae** leiten in der Regel Sehstörungen das Krankheitsbild ein, und zwar häufig asymmetrische Gesichtsfelddefekte im Sinne eines Parazentralskotoms und später einer vollständigen bitemporalen Hemianopsie. Verwechslungen mit *Hypophysentumoren* und gelegentlich der Encephalomyelitis disseminata liegen auf der Hand. Die Sella selbst ist in der Regel nicht formverändert; gelegentlich findet man eine Hyperostose der Klinoidfortsätze. Bei weiterem Fortschreiten ist eine *Optikusatrophie,* gelegentlich infolge einer Druckschädigung des Bulbus olfactorius auch eine *Anosmie* nachzuweisen. Wichtig ist auch hier die Frühdiagnose, die am besten computertomographisch erfolgt.

Das **multiforme Glioblastom,** das häufigste Gliom überhaupt, dessen Anteil an den Gliomen mit 38–50% angegeben wird, hat seinen Lieblingssitz im Marklager der Großhirnhemisphären; hier wieder bevorzugt es besonders den *Stirnhirnpol.* Nach dem makroskopischen Verhalten unterscheidet man die diffusen von den mehr umschriebenen Glioblastomen, wobei die letzteren nur ¼ dieser Tumorgattung ausmachen (54, 79). Der Krankheitsverlauf ist ausgesprochen alarmierend. Schon relativ früh führen diese Tumoren zur Hirnschwellung, die am stärksten auf der Herdseite ausgeprägt ist. Beim Sitz im Orbitalhirn können somatische Herdsymptome völlig fehlen; der Persönlichkeitsverfall steht im Vordergrund. Relativ häufig findet man eine Abstumpfung, einen Antriebsmangel, der von den Angehörigen als Gleichgültigkeit empfunden wird; doch kann diesem Zustand eine kurzdauernde allgemeine nervöse Unruhe mit Orientierungsstörungen hinsichtlich Ort und Zeit vorangehen. Bei einem Teil der Kranken fällt das häufige Gähnen auf. Die allgemeine Adynamie ist an eine gewisse „Dösigkeit" und Schlafsucht gebunden. Manchmal läßt sich ein Greifreflex in der kontralateralen Hand mit Nachgreifen konstatieren, ein Symptom, das am deutlichsten dann herauskommt, wenn der Kranke auf der Tumorseite liegt (35). Beim Übergreifen des Tumors auf die Präzentralregion oder auch durch ein starkes Ödem kommt es zu kontralateralen Pyramidenbahnsymptomen, oft nur in Form eines positiven Oppenheim-Reflexes. Fast immer sind die entsprechenden BHR abgeschwächt oder aufgehoben. Häufig ist auch das Hüpfen auf dem gegenseitigen Bein unsicher – ein einfacher und sicherer Test für eine beginnende Pyramidenbahnläsion. An der oberen Extremität zeigt oft nur eine Ungeschicklichkeit der feineren Fingerbewegungen die Mitbeteiligung der Motorik an. Kontralaterale Fazialislähmungen konnten wir selbst bei Tumoren im hinteren Anteil des Stirnlappens nicht in gleicher Häufigkeit beobachten wie andere Autoren (105), die sie als konstantes Symptom bezeichnen. Relativ selten werden die als Stirnhirnataxie bezeichneten Koordinationsstörungen angetroffen. Am häufigsten resultiert eine Fallneigung, die jedoch keine Gesetzmäßigkeit zwischen Richtung und Tumorseite erkennen läßt.

Die Stauungspapille entwickelt sich beim Glioblastom frühzeitig und kann hohe Dioptrienzahlen erreichen. Wie hochgradig die Auswirkungen auf die nähere und weitere Umgebung gerade bei dieser malignen Geschwulst sein können, zeigen auch die Computertomogramme, die meist eine Zuschwellung des gleichseitigen und eine Erweiterung des gegenseitigen Ventrikelsystems zur Darstellung bringen. Angesichts der engen Beziehungen zum Liquorraum ist es nicht erstaunlich, daß nach Scheller (97) unter 300 Stirnhirngliomen in 71% der Fälle eine *pathologische Liquorzusammensetzung* resultiert. Meistens findet man eine Eiweißvermehrung mittleren Grades; hohe Eiweißwerte sind selten. Die Zellzahl ist in der Mehrzahl der Fälle normal. Bei ventrikelnahen Tumoren, insbesondere bei solchen im Bereich des Balkens, kann sich eine stärkere Pleozytose, mitunter auch Fieber entwickeln.

In einem unserer Fälle fand sich eine Pleozytose von 342/3 Zellen, eine Eiweißvermehrung auf 110 mg% und eine Normomastixzacke bis X im 5. Röhrchen. Hier lag der Verdacht auf eine Enzephalitis nahe, da sich im Anschluß an eine Entbindung nach vorausgegangener Grippe starke Kopfschmerzen und ein auffallendes Durstgefühl eingestellt hatten. Es handelte sich aber um ein vom Balkenknie ausgehendes Schmetterlingsgliom.

Der Krankheitsverlauf ist beim Glioblastom relativ rasch, mithin die Anamnese kurz. Mit der intrakraniellen Drucksteigerung kommt es schon früh zu Erbrechen und Anfällen verschiedener Art. Gelegentlich erinnern diese an die „cerebellar fits" (s. S. 5.7).

Im Initialstadium des Tumors können isoliert auftretende Anfälle selbst gegenüber einer **Tetanie** differentialdiagnostische Schwierigkeiten bereiten. Daß man beim Auftreten von zerebralen Krampfanfällen immer an den Hirntumor denken muß, beweist folgender Fall:

Die 45jährige Kranke wurde mit 14 Jahren erstmals wegen eines Kropfes operiert. Wegen mehrerer Rezidive wurden Nachoperationen erforderlich. Im Anschluß an die letzte Operation im Alter von 30 Jahren kam es zu typischen tetanischen Anfällen mit Parästhesien an den Akren und perioral sowie zu typischen Karpalspasmen. Im Alter von 43 Jahren trat erstmals nachts aus dem Schlaf heraus ein tonisch-klonischer Anfall mit Zungenbiß und Sezessus auf. Ähnliche Anfälle wiederholten sich bis zu 3mal wöchentlich. Neurologisch konnten keine Ausfälle festgestellt werden. Auch der internistische Befund war regelrecht. Das humorale und zelluläre Blutbild zeigte abgesehen von einer Hypokalzämie keine pathologischen Werte. Es lag zunächst nahe, die zerebralen Krampfanfälle auf die Hypokalzämie zurückzuführen. Kontrastmitteldiagnostisch konnte jedoch ein Konvexitätsmeningiom rechts paramedian nachgewiesen werden.

In diesem Zusammenhang möchten wir auf eine Beobachtung bei einer *postoperativen Nebenschilddrüseninsuffizienz* hinweisen. Außer tetanischen Symptomen entwickelte sich hier eine beidseitige *Stauungspapille* mit psychischer Alteration, vorwiegend im Sinne einer Enthemmung. Außerdem bestanden sehr heftige Kopfschmerzen, die sich aber ebenso wie die Stauungspapille und die übrigen Symptome unter einer Dauerbehandlung der Tetanie prompt zurückbildeten und nicht wiederkehrten.

Ein Teil der Glioblastomkranken zeigt einen rapiden *körperlichen Verfall,* so daß der Verdacht auf eine Karzinommetastase auftaucht. Die Differenzierung eines Glioblastoms gegenüber den **Hirnmetastasen** einer bösartigen Organgeschwulst ist besonders schwierig.

Einmal wurde uns ein Kranker mit den Zeichen eines Stirnhirntumors in somnolentem Zustand eingeliefert. Auf der Lungenaufnahme fand sich im rechten Hilusbereich eine diffuse Verschattung, die an ein Bronchialkarzinom denken ließ. Es handelte sich jedoch um eine

Aspirationspneumonie nach einem zerebralen Anfall bei Glioblastom.

Ein plötzliches Auftreten von Herdsymptomen beim frontalen Glioblastom, hervorgerufen durch eine Blutung in den Tumor, kann einem **apoplektischen Insult** infolge kardiovaskulärer Störungen völlig entsprechen.

Eine 48jährige Patientin mit einer mäßigen Blutdruckerhöhung war 8 Monate vor der Klinikaufnahme plötzlich mit einer rechtsseitigen Hemiparese erkrankt, die im Gesicht begann und über den rechten Arm auf das Bein übergriff. Im Anschluß daran kam es zu vorübergehendem Sprachverlust. Nach 3 Monaten hatte die Parese sich etwas zurückgebildet; eine zweite Lähmung verlief in gleicher Weise und dauerte 10–15 Min. Nach einem dritten Rezidiv, das wiederum 1 Monat später auftrat, hatte sie die Sprache völlig verloren, verstand aber noch alles. Es handelte sich um ein linksseitiges frontales *Glioblastom,* das auf die Präzentralregion und das Broca-Zentrum übergegriffen hatte. Irrtümlicherweise war zunächst an zerebrale Durchblutungsstörungen bei einer klimakterischen Hypertension gedacht worden.

Im Gegensatz zu den Glioblastomen, die eine relativ kurze Anamnese haben und rasch verlaufen, entwickeln sich Astrozytome und Oligodendrogliome, die ebenfalls häufig frontal lokalisiert sind, langsamer. *Glioblastome* bevorzugen das 40.–60. Lebensjahr; fibrilläre und protoplasmatische **Astrozytome** entstehen bereits in jüngeren Jahren (25.–45. Lebensjahr). Astrozytome sitzen oft frontozentral. Typisch ist die Lokalisation am Fuß der vorderen Zentralwindung, von wo der Tumor langsam auf die Umgebung übergreift, große Zysten bildet und ins Temporalhirn sowie in die Insel einwächst. Der Tumor kann dabei schon erhebliche Ausmaße erreicht haben, bevor wesentliche Ausfallserscheinungen auftreten, weil das Parenchym trotz des Tumorwachstums lange funktionstüchtig bleibt. Bei dieser Lokalisation ist es verständlich, daß der Beginn häufig durch *fokale Anfälle* gekennzeichnet ist.

Bei einer 22jährigen Frau, deren 20jährige Schwester ebenfalls an einem Hirntumor gestorben war, traten erstmalig während der ersten Schwangerschaft Anfälle mit Zuckungen in der linken Körperhälfte auf. Die Patientin war dabei nur selten bewußtlos; gelegentlich hatte sie anfallsweise Drehschwindel nach links. Da die Anfälle immer häufiger auftraten und man einen Hirntumor annahm, wurde trepaniert, jedoch nichts gefunden. Die Patientin nahm in der Folgezeit Antikonvulsiva, worauf sich die Anfälle wesentlich besserten und sich schließlich nur noch während der Periode einstellten. Dieses Zustandsbild bestand trotz 5 weiterer Schwangerschaften unverändert über 12 Jahre. Erst kurz vor der Aufnahme in unsere Klinik kam es zu gehäuften Anfällen, zuletzt mit fortwährenden Zuckungen in der linken Hand, die 2 Wochen andauerten, ehe sie in eine Lähmung übergingen. Schließlich entwickelte sich eine spastische Hemiparese links. Eine Luftfüllung ergab eine geringe Verdrängung des Ventrikelsystems nach links; das rechte Vorderhorn war nur wenig gefüllt und erschien von oben her eingeengt. Kontrastmitteldiagnostisch ergaben sich Hinweise auf einen rechtshirnigen raumfordernden Prozeß (die Computertomographie, mittels derer genauere Aussagen über Lokalisation und Art des Tumors möglich sind, stand uns damals noch nicht zur Verfügung). Bei der Operation (Professor TÖNNIS) fand sich ein diffuser, derb wachsender Tumor, histologisch ein Astrozytom.

Je nach Tumorsitz wechseln die Krankheitsbilder. Der Beginn mit fokalen Anfällen ist bei Lokalisation in der vorderen Zentralwindung bezeichnend. Bemerkenswert ist das späte Hinzukommen von Symptomen intrakranieller Drucksteigerung, die man selbst in fortgeschrittenen Fällen vermissen kann. Auf den Schädelübersichtsaufnahmen läßt sich gelegentlich eine Verkalkung des Astrozytoms in Form feiner Kalkschatten beobachten.

Von den übrigen Geschwülsten, die häufiger verkalken, sind die **Oligodendrogliome** näher zu besprechen. Sie sind allerdings seltener im Bereich des Stirnhirns lokalisiert. Auch ihre Entwicklung zieht sich über Jahre hin; die durchschnittliche Krankheitsdauer ist mit 5–6 Jahren anzunehmen. Ebenso wie die Astrozytome sitzen sie mit Vorliebe in der 2. und 3. Frontalwindung und greifen auf das Parietalhirn und die Insel über, oder sie durchwachsen den Balken und das Septum pellucidum. Das Manifestationsalter umfaßt die Spanne zwischen dem 25. und 50. Lebensjahr. Die

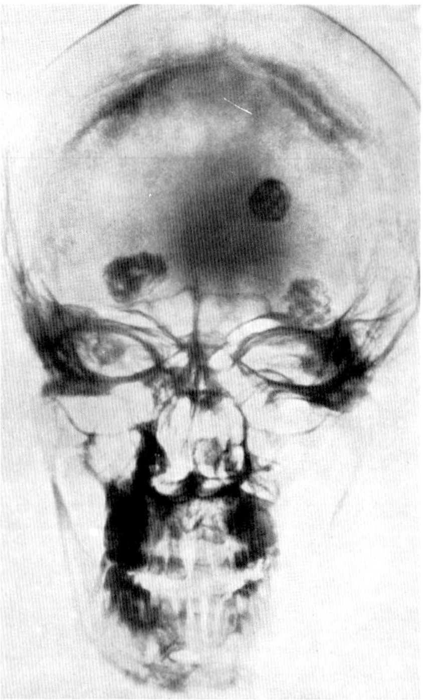

Abb. 5.**6** Multiple intrazerebrale Verkalkungen. Zufallsbefund bei einem Zigeuner. Es bestanden keine neurologischen Ausfälle; die Ursache konnte nicht geklärt werden

Kalkschatten im Röntgenbild sind uncharakteristisch und in gleicher Art auch bei *Plexuspapillomen* und *Ependymomen* anzutreffen. Auch bei den *Hypophysengangstumoren* und bei den *Meningiomen* können wir ähnliche Kalkgebilde finden, doch läßt ihre Lokalisation meist eine Unterscheidung zu. Die Abgrenzung gegenüber den verkalkenden *Gefäßmißbildungen* ist röntgenologisch ohne Angiogramm oft nicht möglich (6). Nur bei der Sturge-Weber-Krankheit treffen wir charakteristische girlandenförmige Verkalkungen an, die dem Verlauf der betroffenen Hirnwindungen entsprechen. Allerdings können dabei auch diffuse, mehr homogene Verkalkungen vorkommen, wie sie auch von verkalkten Hämatomen bekannt sind (54, 70, 86). Höchst selten sind im Stirnhirnbereich verkalkte *Gummen, Solitärtuberkel* und *Parasiten* (Abb. 5.**6**).

Stirnhirnmeningiome werden nicht nur an der Hirnbasis, sondern auch über der Konvexität angetroffen. Sie kommen mitunter multipel vor, besonders im Zusammenhang mit der Neurofibromatose Recklinghausen. Das Meningiom wächst sehr langsam, so daß sich die Krankengeschichte über Jahre erstreckt. Bei den Meningiomen im vorderen Sinusdrittel lassen klinische Ausfallserscheinungen lange Zeit auf sich warten, bis dann plötzlich einsetzende Symptome gesteigerten Schädelinnendruckes mit einem Schlage die bedrohliche Lage zu erkennen geben. In solchen Situationen können Verwechslungen mit den rasch wachsenden Glioblastomen unterlaufen. Die folgende Krankheitsgeschichte soll zeigen, daß eine akute Anamnese nicht gegen ein Meningiom spricht.

Ein 40jähriger Patient verspürte seit etwa 2 Monaten drückende Stirnkopfschmerzen nach anstrengender Arbeit, besonders nach dem Lesen. Dabei hatte er über Verschwommensehen zu klagen. Eines Tages stand er hilflos auf dem Marktplatz seiner Heimatstadt vor der Straßenbahn, wußte nicht mehr, wo er sich befand und daß er in die Straßenbahn einsteigen wollte, und mußte sich von Passanten nach Hause bringen lassen. Solche Zustände von Hilflosigkeit mit ausgesprochener Orientierungsstörung hatte er noch zweimal. Der Ehefrau war eine psychische Veränderung aufgefallen; er hatte nicht mehr die alte Initiative und war seinem Kinde gegenüber gleichgültiger. Einem alten Freund stellte er sich umständlich vor, als ob er ihn niemals vorher gesehen hätte, erkannte ihn erst nach mehreren Minuten plötzlich wieder. Bei der Untersuchung fielen lediglich eine zentrale Fazialisschwäche links und ein schlechtes Hüpfen auf dem linken Bein auf. Die ophthalmologische Untersuchung ergab eine hochgradige beidseitige Stauungspapille, rechts stärker als links. Während der Klinikbeobachtung hatte er vorübergehend Absencen und Verwirrtheitszustände, die 1–2 Min. dauerten. Dabei war die rechte Pupille weiter, die Fazialisschwäche deutlich ausgeprägt. Trotz der kurzen Anamnese, die eher an ein Glioblastom denken ließ, entschlossen wir uns zur Operation. Es konnte ein faustgroßes *Meningiom* über dem rechten Stirnhirn entfernt werden (Prof. Dr. KUHLENDAHL). Der Tumor hatte sich vom *vorderen Sinusdrittel* aus entwickelt. Die Orientierungsstörungen waren als kurzdauernde Verwirrtheitszustände aufzufassen, nicht etwa als eigentliche Raumsinnstörungen, wie wir sie bei der Affektion im parietookzipitalen Übergangsbereich beobachten.

Wie bei Glioblastomen können auch bei Meningiomen – sowohl im Bereich des *Orbitalhirns* als auch an der *Konvexität* – die Wesensveränderungen völlig im Vordergrund stehen (Abb. 5.**7**). Den Angehörigen fällt dann auf, daß die Kranken

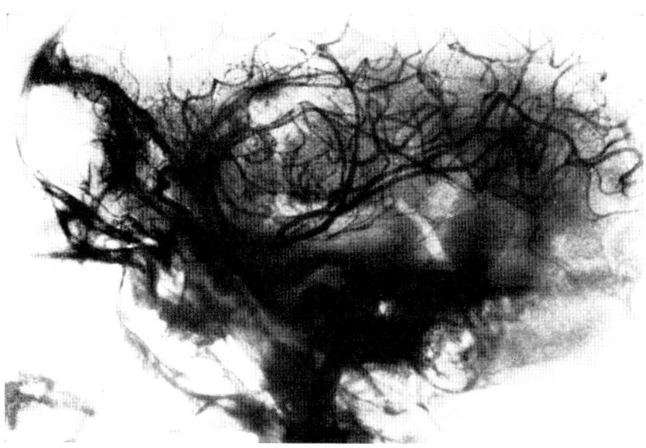

a

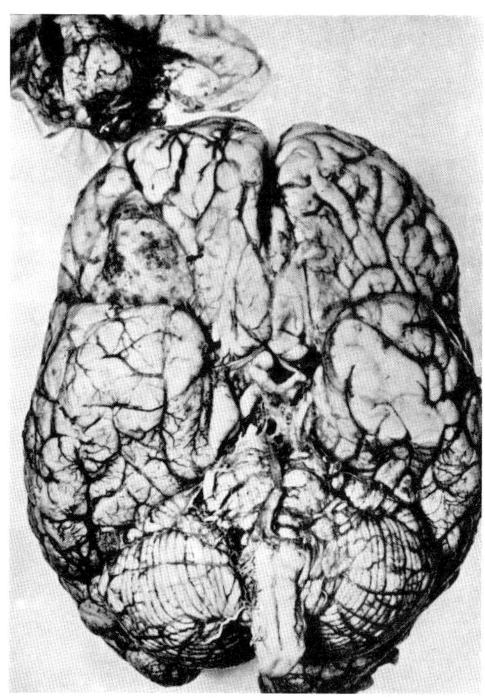

b

Abb. 5.**7** a u. b Meningiom im Bereich des Orbitalhirns bei einer 47jährigen Frau. Die Patientin fiel lediglich durch Antriebslosigkeit und geringe Sprachhemmung auf. Bei der Klinikaufnahme bestand bereits eine erhebliche intrakranielle Drucksteigerung, der Eingriff erfolgte zu spät. a) Arteriogramm mit ringförmiger Verdrängung der Gefäße. b) Hirnbasis mit erheblicher Druckschädigung durch den fest am Orbitaldach haftenden Tumor sich nicht mehr um ihre Geschäfte kümmern, als Hausfrauen den Haushalt vernachlässigen, unsauber und unordentlich werden, sogar vergeßlich für alltägliche kleine Verrichtungen, z. B. die Zubereitung des Essens nicht mehr beherrschen, eine Abstumpfung zeigen, insgesamt also Veränderungen, wie wir sie ähnlich etwa bei der zerebralen Gefäßsklerose sehen. Das kommt aber nicht nur bei frontalem, sondern auch bei temporalem Tumorsitz vor.

Die neurologischen Herderscheinungen sind oft nur geringgradig ausgeprägt, selbst dann, wenn das Meningiom auf die motorische Zentralregion übergreift. Wenn außer Kopfschmerzen und Erbrechen klinisch keine Herdsymptome zu erfassen sind, kann ein Meningiom mit Hilfe der Computertomographie nachgewiesen werden.

Bei einer 36jährigen Patientin, welche Symptome intrakranieller Drucksteigerung und eine beidseitige Stauungspapille, aber keine Herd- oder Seitensymptome geboten hatte, zogen wir einen tiefsitzenden Stirnhirntumor – wegen einer positiven Flockungsreaktion im Blut vorübergehend auch ein Gumma – in Betracht. Bei der Operation (Professor Tönnis) stellte sich ein *parasagittales Meningiom* im vorderen Sinusdrittel von Mannsfaustgröße dar.

Auch bei einer 23jährigen Patientin mit einem *parasagittalen Meningiom* waren nur die Erscheinungen erhöhten Schädelinnendruckes stark ausgeprägt, während Lokalsymptome ganz in den Hintergrund traten. 4 Jahre vorher waren einmal vorübergehend eine Fazialisparese und Doppelbilder festgestellt worden; dann klagte sie über zunehmende Kopfschmerzen. Das Sehvermögen hatte bis zur völligen Erblindung allmählich abgenommen. Außer einer beidseitigen Optikusatrophie fand sich noch ein Ausfall der Riechfunktion, außerdem eine geringe spastische Parese der linken Gliedmaßen.

Es wurde im allgemeinen Teil bereits erwähnt, daß bei einem Tumor, der extrazerebral liegt und besonders die Hirnrinde in Mitleidenschaft zieht, häufig Anfälle mit mehr oder weniger deutlichem Herdcharakter auftreten, insbesondere Paroxysmen, die infolge Reizung des frontalen Adversivfeldes von krampfartigen Kopf- und Augenwendungen eingeleitet werden. Obwohl eine klassische Apraxie nicht zur Frontalhirnsymptomatik gehört, können bei Stirnhirnläsionen zwei Sonderformen der Apraxie auftreten: die Gangapraxie und die Apraxie der Blickbewegungen.

Die Gangapraxie, die vor allem bei frontalen Tumoren, die auf das Corpus callosum übergreifen, oder bei bifrontalen Tumoren, aber auch bei hirnatrophischen Prozessen gesehen wird, kann diagnostisch erhebliche Schwierigkeiten bereiten: Die Kranken können nicht gehen, obwohl weder eine motorische Schwäche noch Sensibilitätsstörungen nachweisbar sind. Das oben bereits erwähnte Überkreuzen der Beine beim Gehversuch ist ein typisches Phänomen. Es erlaubt die Abgrenzung gegenüber dem zerebellär-ataktischen, breitbeinigen Gang (18).

Bei der Apraxie der Blickbewegungen in ihrer schwersten Form fehlen alle willkürlichen Blickbewegungen. Bei leichteren Störungen besteht eine Unfähigkeit, Kommandobewegungen der Bulbi auszuführen, während Führungsbewegungen möglich sind. Daneben gibt es eine Reihe von Übergangsstadien. Differentialdiagnostisch sind Blickparesen, die in der Regel nur in eine bestimmte Richtung gehen, nicht mit der Blickapraxie zu verwechseln (18).

Auch Aphasien werden beobachtet. Sie sind meist passagerer Art oder bieten lediglich das Bild einer Wortfindungsstörung. Die Motilitätsstörungen können flüchtiger Art und geringen Grades sein, also anders als bei den im Hemisphärenmark liegenden Geschwülsten.

Ein 48jähriger Patient klagte seit 1 Jahr über zeitweise heftige, drückende Kopfschmerzen im Hinterkopf, über Sehverschlechterung und eine wechselnde, leichte Schwäche im linken Bein. Schließlich kam es zweimal zu generalisierten Krampfanfällen ohne Seitenbetonung. Neurologisch war lediglich das Hüpfen auf dem linken Bein etwas schlechter als rechts. Später entwickelte sich eine Stauungspapille. Es konnte ein walnußgroßes *Meningiom* exstirpiert werden, das von der rechten Fossa lateralis cerebri nach vorn gewachsen war.

Bei den parasagittal sitzenden Meningiomen findet man eine Stauungspapille relativ häufig. Auf den Schädelübersichtsaufnahmen ist eine unilaterale Erweiterung der Diploevenen auf der Tumorseite bezeichnend.

Die Meningiome können auch erhebliche Veränderungen in den bedeckenden Knochen bewirken, vor allem *Hyperostosen* (Abb. 5.**8**). Bald sitzen sie mehr innen, bald mehr außen und können groteske Ausmaße annehmen (21). Dabei liegt der Tumor jeweils unter der Knochenverdickung. Solche Hyperostosen sind am häufigsten und stärksten über dem Parietalhirn entwickelt; man sieht sie aber auch frontal und temporal. Manchmal wird der über dem Tumor liegende Knochen auch papierdünn atrophisch (Abb. 5.**9** u. 5.**10**), so daß man an *osteoklastische Prozesse,* etwa an ein Plasmozytom, oder an Metastasen anderer maligner Geschwülste erinnert wird. Die Meningiome können sogar durch die Schädelknochen hindurchwachsen und auf diese Weise eine tumoröse Vorwölbung am Schädel hervorrufen. Verwechslungen mit *Osteomen* und *Osteosarkomen* sind somit gegeben, obwohl diese Knochengeschwülste seltener gegen das Schädelinnere vorwachsen. Verwechslungen der frontalen *Hyperostosen* mit einem dort sitzenden verkalkten Meningiom sind wohl nicht möglich. Was das sog. Morgagni-Morel-Stewart-Syndrom angeht, das eine Hyperostosis frontalis interna mit Hirsutismus und Fettsucht beinhaltet, so steht wohl außer Zweifel, daß es sich dabei nicht um eine nosologi-

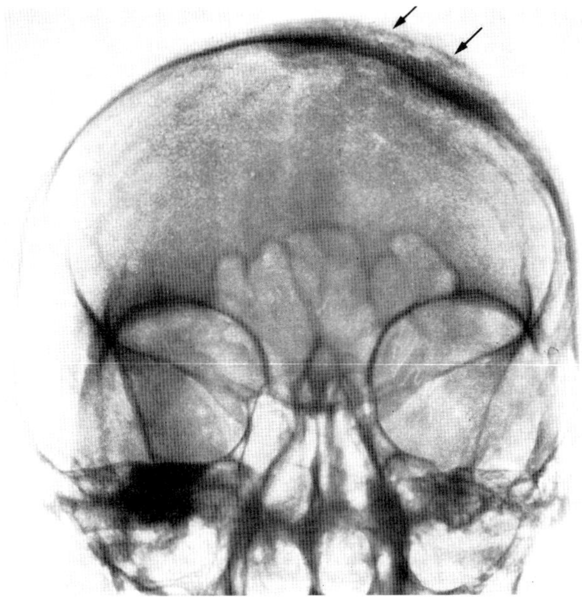

Abb. 5.8 Hyperostotische Veränderungen bei linksseitigem Konvexitätsmeningiom

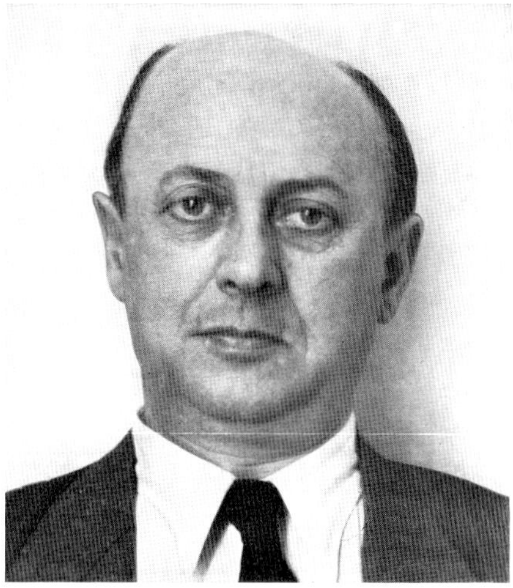

Abb. 5.9 Asymmetrische Knochenvorwölbung am rechten Scheitelbein über einem Meningiom des mittleren Sinusdrittels. Der Knochen war nicht hyperostotisch, sondern entkalkt und destruiert

sche Einheit, ja nicht einmal um ein eigentliches Syndrom handelt. Es ist zu den Pseudoendokrinopathien zu rechnen. Diesen frontalen Hyperostosen kommt keine pathologische Bedeutung zu. Es ist wenig über die Bedingungen bekannt, unter denen Meningiome Kalk einlagern. Da auch Gliome, insbesondere langsam wachsende *Astrozytome* und *Oligodendrogliome,* Kalkschatten zeigen können, lassen sich diese Tumorarten allein nach dem Röntgenbild kaum gegeneinander abgrenzen.

Schläfenlappen

Im Schläfenlappen trifft man auf die gleichen Tumorarten wie im Stirnhirn. Unabhängig von der Lokalisation bleiben die speziellen Merkmale der verschiedenen Geschwulstarten jeweils gleich.

Bei **Glioblastomen** des Schläfenlappens können beim Rechtshänder mit linkshirniger Tumorlokalisation psychische Alterationen dem Auftreten der charakteristischen Temporallappensymptome vorauseilen, wenn auch im allgemeinen die *Sprach-, Lese-* und *Schreibstörungen* das klinische Bild beherrschen. Relativ häufig ist dabei eine zentrale Fazialisparese als Ausdruck der Druckwirkung des Tumors auf den unteren Teil der Präzentralregion. Halbseitenstörungen mit spastischer Hemiparese und Hemihypästhesie der gegenüberliegenden Körperseite stellen sich bei entsprechender Geschwulstausbreitung ein. Beim Übergreifen auf das tiefere Marklager kommt es schließlich auch zur homonymen Hemianopsie, meist von Quadrantencharakter. Häufig wird eine Fallneigung zur kontralateralen Seite beobachtet, wie überhaupt ataktische Phänomene, Gangabweichungen und Gleichgewichtsstörungen nicht ausschließlich eine Domäne des Frontalhirns oder des Zerebellums sind, sondern auch bei Temporallappengeschwülsten vorkommen.

Greift der Prozeß auf die Gegend des Gyrus angularis, also auf den unteren Parietallappen, über, was wir beim Glioblastom der hinteren Sylvius-Furche nicht selten sehen, so ruft ein linkshirniger Tumor beim Rechtshänder auch **gnostische Störungen** hervor. Orientierungsstörungen, derentwegen der Kranke sich in der gewohnten Umgebung nicht mehr zurechtfindet, rechts und links verwechselt, oder das Unvermögen, Gestal-

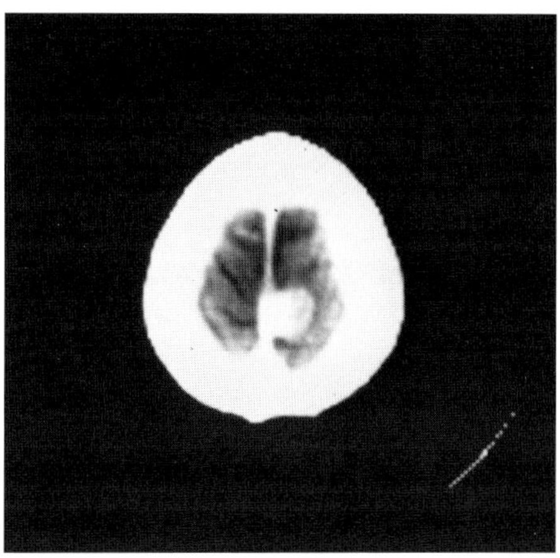

Abb. 5.10 Meningiom des mittleren Sinusdrittels rechts

ten als Ganzes zu erfassen (sog. Gestaltzerfall), sprechen für eine Schädigung der Grenzgebiete zum Okzipitallappen.
Bezeichnend ist für die Glioblastome, daß die ursprünglichen Herdsymptome von **Nachbarschaftssymptomen** überlagert werden. Da es gerade bei Schläfenlappengeschwülsten von der Tumorseite her zur Tamponade der Cisterna ambiens kommt, können Okulomotoriusstörungen auftreten. Doppelbilder und die häufiger zu beobachtende gleichseitige Pupillenerweiterung sind im Sinne des Klivuskantensyndroms zu werten. Manchmal fällt eine Okulomotoriusparese allerdings auch als erstes neurologisches Symptom eines Schläfenlappentumors auf.

Bei einem 45jährigen Mann mit Glioblastom war nach Angabe der Ehefrau 4 Wochen vor der Klinikaufnahme im Anschluß an heftige Kopfschmerzen eine rechtsseitige Pupillenerweiterung aufgetreten. Kurz darauf entwickelte sich eine Ptose. Der Patient sah schließlich Doppelbilder, wurde zusehends gleichgültiger, stumpfer und schläfriger. An Seitensymptomen fanden sich nur eine Abweichung beim Blindgang nach links und die rechtsseitige Okulomotoriusparese. Beiderseits bestand eine geringgradige Stauungspapille. Relativ rasch kam es zur Hirnschwellung und Atemlähmung. Die Sektion deckte ein *Glioblastom* auf, das sich zwischen dem Chiasma opticum und dem Schläfenpol aus der Hirnsubstanz heraus entwickelt und den Okulomotorius direkt komprimiert hatte.

Die **aphasischen Störungen** können außerordentlich ausgeprägt sein. Außer Wortfindungsstörungen konstatiert man unter anderem sensorische Aphasien oder eine gemischte motorisch-sensorische Aphasie. Es ergeben sich hier oft Schwierigkeiten in der Abgrenzung gegenüber apoplektiformen Insulten, besonders dann, wenn die Kranken in einer anfallsartigen Bewußtseinsstörung eingeliefert werden. Derartige Zustände mit Bewußtseinsstörungen beim Glioblastom haben verschiedene Ursachen. Eine transitorische Hirnschwellung, funktionelle Zirkulationsstörungen oder Blutungen in den Tumor hinein können sie auslösen.
Zerebrale Anfälle im Sinne von Dämmerattacken mit oder ohne generalisierte Krampfanfälle sind beim Temporallappentumor häufig.

So war z.B. ein 45jähriger Schreiner wegen epileptischer Anfälle in ständiger ambulanter Behandlung einer psychiatrischen Klinik. Er lief unter der Diagnose genuine Epilepsie. Eines Tages wurde der Patient in unsere Klinik eingeliefert, weil sich im Anschluß an einen zerebralen Anfall Bluterbrechen eingestellt hatte und man deshalb ein Magenulkus vermutete. Nach der Anamnese war der Patient im Jahre 1917 (16 Jahre vor der jetzigen Klinikaufnahme) im Schützengraben verschüttet worden. Kurze Zeit später hatte sich der erste Krampfanfall eingestellt. Die Anfälle wiederholten sich in unregelmäßigen Intervallen. Sie wurden als allgemeine tonisch-klonische Krämpfe ohne fokalen Charakter geschildert, mit Initialschrei, Zungenbiß und gelegentlichem Einnässen. Zuweilen zeigte der Patient Dämmerattacken. Die Ehefrau konnte angeben, daß er sich jeweils unmittelbar vor den Anfällen mit beiden Händen die Augen oder die Nase reibe (Wartenberg-Zeichen). Eine angedeutete linksseitige zentrale Fazialisschwäche und fragliche linksseitige Pyramidenbahnsymptome ließen einen rechtshirnigen Prozeß vermuten. Zu unserer Überraschung bestand beiderseits eine hochgradige Stauungspapille mit Blutungen. Im Arteriogramm war die Sylvius-Gefäßgruppe hochgedrängt. Aus dem rechten Temporallappen wurde ein graurötlicher, etwa hühnereigroßer Tumor entfernt, dessen histologische Untersuchung ein *Glioblastom* ergab. Epikritisch läßt sich sagen, daß dieses Glioblastom unmöglich die seit 16 Jahren bestehenden Krampfanfälle verursacht haben kann.

Angesichts eines derartigen Verlaufes ist die Frage zu diskutieren, ob nicht durch die Verschüttung entstandene posttraumatische gliöse Vernarbungen tumorös entartet sind. Damit wäre das Problem **Hirntumor und Trauma** angeschnitten.
Zülch (112) gibt etwa folgende Richtlinien für den Nachweis eines Zusammenhanges zwischen Trauma und Hirngeschwulstentstehung: Symptome des Hirntumors dürfen nicht schon vor dem Trauma vorhanden gewesen sein. – Der zeitliche Abstand zwischen Trauma und ersten Symptomen der Hirngeschwulst muß mit der Wachstumsgeschwindigkeit des Tumors korrelieren. Brükkensymptome sind nicht erforderlich. – Es muß sich um ein „adäquates" Schädeltrauma gehandelt haben, d.h., es muß im Gehirn Zerstörungen oder an den Meningen Zerreißungen verursacht haben. – Die Stelle, an der sich ein Tumor entwickelt, muß mit dem Ort der Traumaeinwirkung übereinstimmen.
Es ist hier auf eine besondere Art von fokalen Anfällen aufmerksam zu machen, auf die **Unzinatusanfälle,** die für sich allein bestehen oder als Aura einem allgemeinen Krampfanfall vorausgehen können. Als Charakteristika solcher Unzinatusanfälle sind Reizerscheinungen von seiten der Oralsphäre anzusehen: Schmatz-, Kau- und Saugbewegungen oder Geruchs- und Geschmackssensationen. Seltener treten bei Temporallappentumoren optische und akustische Halluzinationen zu den gustatorischen und olfaktorischen Sensationen hinzu. Die Lebhaftigkeit und Natürlichkeit dieser Wahrnehmungen läßt die Szenen fremd und doch wieder vertraut (z.B. „Déjà-vu-Erlebnis") erleben.
Es ist zu beachten, daß bei Glioblastomen des Schläfenlappens gelegentlich **Hörstörungen** auftreten, die als Perzeptionsstörungen gekennzeichnet sind, ohne daß es gelingt, sie näher zu lokalisieren. In der Regel dürfte es sich um Folgen der intrakraniellen Drucksteigerung handeln (hypertone Labyrinthdegeneration nach Wittmaack). Selbst eine kontralaterale Herabsetzung des Hörvermögens kann beim Temporallappentumor nicht als Lokalsymptom gewertet werden, denn

die kortikalen Zentren des Gehörs sind doppelseitig angelegt.

Es ist hervorzuheben, daß die Symptome beim Tumor des Schläfenlappens, besonders im Initialstadium, sehr variabel sind. Während der eine Kranke seiner Umgebung durch plötzliche Verwirrtheitszustände auffällt, erlebt ein anderer bei gleichem Tumorsitz eine äußerst heftige Kopfschmerzattacke; beim dritten äußert sich der Beginn in einem zerebralen Krampfanfall mit oder ohne Fokalzeichen; bei einem vierten steht ein Herd- oder Seitensymptom, z. B. eine Fazialisschwäche, eine Okulomotoriusparese oder eine Hemianopsie, im Vordergrund. Ein anderer Kranker wird nach einem kurzdauernden Intervall nervöser Gereiztheit zusehends stumpfer, unsauber und vernachlässigt seine Aufgaben. Angesichts derart verschiedener Initialsymptome wird es verständlich, daß differentialdiagnostische Irrtümer an der Tagesordnung sind. Wenn wir aber Manifestationsalter und Häufigkeit des Glioblastoms – nächst dem Stirnhirn sitzt es am häufigsten im Schläfenlappen – berücksichtigen, so ist bei Hirntumoren dieser Gegend in erster Linie an diese Geschwulstart zu denken.

Wie wir bereits bei den Glioblastomen des Stirnhirns besprochen haben, zeichnet sich diese Tumorart durch einen raschen Verlauf aus. Eine Krankheitsdauer von durchschnittlich 3–4 Monaten – gerechnet vom Auftreten der ersten Symptome – ist die Regel. Zieht sich die Krankheit länger hin, dann muß man an andere Gliomarten denken, etwa an ein Oligodendrogliom, an ein Ependymom oder an das Astrozytom Grad II/III WHO. Die Erfahrungstatsache, daß man gelegentlich Glioblastome histologisch verifizieren kann, die einen viel längeren, ja einen jahrelangen Verlauf zeigen – Bailey u. Cushing (4) haben mehrere derartige Fälle beschrieben –, berechtigt zu der Annahme, daß die eine oder andere gutartige Gliomart in Richtung des multiformen Glioblastoms maligne entarten kann.

Die Lokalsymptome der zytologisch benignen Schläfenlappentumoren, der **Astrozytome** (Abb. 5.**11**) und **Oligodendrogliome** ebenso wie der seltenen **Meningiome** der Fossa temporalis, bieten keine wesentlichen Unterschiede gegenüber Glioblastomen gleicher Lokalisation. Lediglich der Verlauf ist langsamer; die Symptome entwickeln sich weniger stürmisch. Die Krankheit kann sich über mehrere Jahre erstrecken. Diese Geschwulstarten neigen besonders zur Verkalkung (Abb. 5.**12**). Das Astrozytom des Schläfenlappens bevorzugt die Nachbarschaft der Sylvius-Furche; das Oligodendrogliom sitzt mit Vorliebe in der ersten und zweiten Temporalwindung.

Die *Arteriographie* liefert bei verschiedenartigen Schläfenlappentumoren durch die Hochdrängung der Sylvius-Gefäßgruppe lokalisatorisch eindeutige Resultate (vgl. Abb. 5.**1**). Allerdings sieht man gleiche Bilder auch beim temporalen Hirnabszeß. Durch die Tumoranfärbung im Arteriogramm

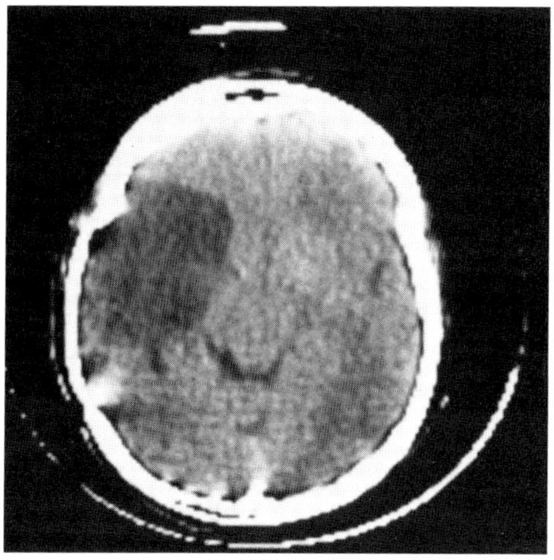

Abb. 5.**11** Astrozytom (Grad II WHO) links temporal

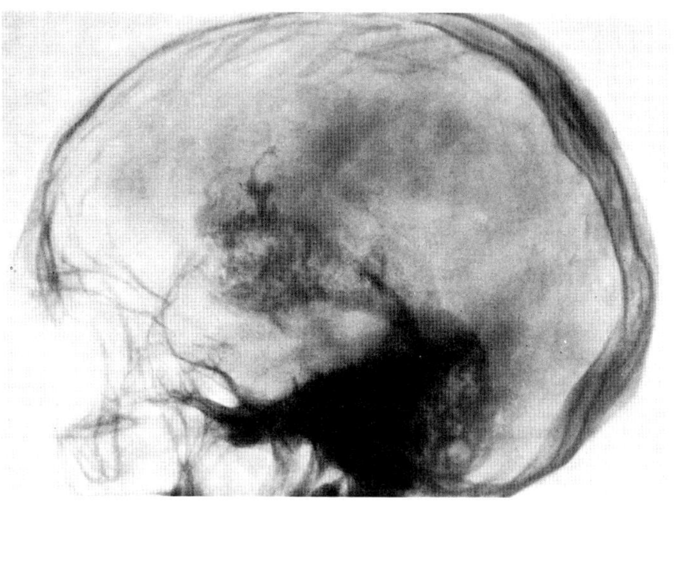

Abb. 5.**12** Schädelübersichtsaufnahme mit verkalktem Oligodendrogliom

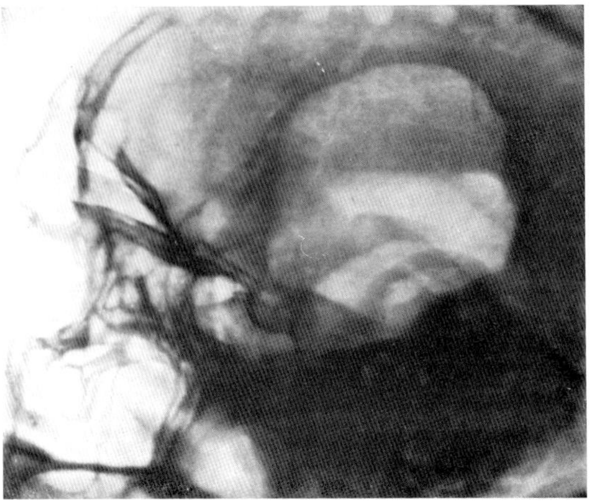

Abb. 5.**13** Spontanpneumatozystozele im Bereich der rechten Temporoparietalregion als Spätfolge nach Schädel-Hirn-Trauma mit Liquorfistel

läßt sich oft die Artdiagnose schon präoperativ stellen; Glioblastome und Metastasen sind allerdings häufig nicht zu unterscheiden. Eigenartig ist die Krankengeschichte eines 49jährigen Patienten, bei dem wir zunächst an einen Schläfenlappentumor gedacht haben:

Er war seit Jahren Kassenbeamter. Vor 8 Wochen wurden anläßlich einer Revision erstmalig Unstimmigkeiten festgestellt. Seine Addierungen stimmten nicht. Wenig später traten stechende Kopfschmerzen in der rechten Seite und eine Schwäche im linken Arm auf. Bei der Untersuchung bestanden außerdem eine Hemihypästhesie und eine Stauungspapille von 2 Dioptrien beiderseits. Er klagte außerdem über unangenehme Geruchs- und Geschmackshalluzinationen und über visuelle Erscheinungen, wobei er bunte Flächen und Gestalten, vorwiegend in roter Farbe, sah. Während des Klinikaufenthaltes war er von einer merkwürdigen Unruhe befallen, lief von Zimmer zu Zimmer und äußerte, das komme ihm alles so bekannt vor, als sei er schon einmal hier gewesen (Déjà-vu-Erlebnis). Seine Angabe über ein Plätschern in der rechten Kopfhälfte fand eine rasche Aufklärung durch die Schädelübersichtsaufnahme, auf welcher sich im Bereich der rechten mittleren Schädelgrube eine über apfelgroße, luftgefüllte Zyste darstellte (Abb. 5.**13**). Erst nach der Operation erinnerte sich der Patient, daß ihm seit einigen Monaten immer wieder größere Flüssigkeitsmengen aus der Nase abgetropft seien, obwohl er eigentlich keinen Schnupfen gehabt habe (Liquorrhö). Im Kriege hatte er eine Verschüttung mit Schädel-Hirn-Verletzung durchgemacht und seither immer etwas über Stirnkopfschmerzen zu klagen gehabt. Nach dem Operationsbefund (Prof. Dr. Kuhlendahl) bestand eine *posttraumatische Schläfenlappenzyste* mit Hirnduranarbe und Fistel in die Keilbeinhöhle.

Scheitellappen

Reine Parietalhirnsyndrome werden bei Tumoren nur selten beobachtet. Es kommt kaum vor, daß man die typischen gnostischen Funktionsstörungen allein antrifft; meist sind sie kombiniert mit Symptomen der angrenzenden Hirnteile. Wohl mag es Einzelfälle geben, die das bei Zirkulationsstörungen und nach Hirnverletzungen häufiger beschriebene Syndrom einer Rechts-links-Störung, Fingeragnosie, Autotopagnosie und anderer Orientierungsstörungen sowie der Alexie, Akalkulie und Agraphie bieten; bei den Glioblastomen jener Gegend ist ein solches Angularissyndrom jedoch selten. Die Tumoren des hinteren Parietalhirns, selbst die schnellwachsenden Glioblastome der linken Seite, können längere Zeit hindurch vollkommen stumm bleiben. Bei Tumorlokalisation im Lobulus posterior superior ist vor allem die **Stereognosie gestört.** Die Kranken finden sich in der Hosentasche nicht mehr zurecht. Bei der Sensibilitätsprüfung fällt auf, daß die Reize zwar noch wahrgenommen, aber nicht richtig identifiziert werden. Oft kann auch nicht mehr angegeben werden, ob eine Berührung ein oder mehrmals stattgefunden hat. Die Tiefensensibilität und das Lageempfinden sind in der Regel beeinträchtigt, was eine leichte Ataxie zur Folge hat. Ist die hintere Zentralwindung mitbetroffen, so resultieren gröbere Sensibilitätsstörungen und sensible Reizerscheinungen in entsprechenden Glieder- und Körperabschnitten.

Auch **motorische Reizerscheinungen** (Krampfanfälle), die nicht selten durch Mißempfindungen eingeleitet werden, sind bei Parietaltumoren häufig (Abb. 5.**14**).

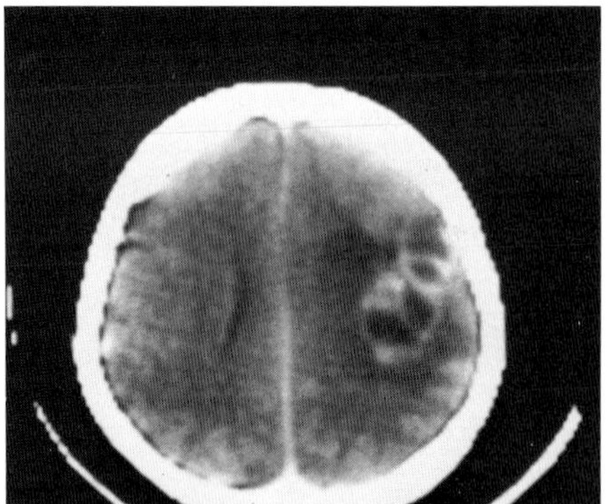

Abb. 5.**14** Rechts parietales Glioblastom

Foerster (31) hat am freigelegten Gehirn mit Hilfe elektrischer Reizung ein „parietales Adversivfeld" aufdecken können; bei Tumoren dieses Hirnlappens dürften aber die zu Beginn eines Krampfanfalles auftretenden Kopf- und Augenwendungen zur Gegenseite hin mehr auf eine Mitbeteiligung der angrenzenden motorischen Rinde zu beziehen sein, wofür im folgenden Fall auch die Jackson-Anfälle im Fazialisgebiet sprachen.

Eine 46jährige, bisher gesund gewesene Frau machte eine Glomerulonephritis durch, die keinen Nierenschaden hinterließ. Auch der Blutdruck war normal. Einige Monate später traten erstmals ein Krampfanfall mit Kopfwendung nach rechts und Zuckungen im rechten Fazialis auf. Sie hatte in der Folgezeit mehrere derartige Anfälle, bekam Kopfschmerzen und Sprachstörungen. Weiterhin entwickelte sich eine leichte durchgehende Halbseitenschwäche rechts ohne sichere spastische Zeichen und ohne Sensibilitätsstörungen. Schließlich traten faßbare aphasische Störungen mit Agraphie, Alexie und Akalkulie auf. Die Kranke verwechselte rechts und links. Eine Stauungspapille bestand nicht. Wir nahmen ein Glioblastom im linken Parietalhirn an. Bei der Sektion – die Kranke verstarb an einer plötzlich aufgetretenen intrakraniellen Drucksteigerung – fand sich ein kinderfaustgroßes *Gliom* im Bereich von Rinde und Mark des Parietallappens (Pathologisches Institut Düsseldorf, Prof. HUEBSCHMANN).

Auch im folgenden Fall fehlten Sensibilitätsstörungen, während wiederum motorische Reiz- und Ausfallserscheinungen im Vordergrund standen. Allerdings wies eine *Hemianopsie* schon von vornherein darauf hin, daß der Tumor mehr okzipital liegen mußte.

Wir vermuteten anfangs einen Hirnabszeß, da der Patient rechts eine Trommelfellperforation hatte, aus der es bis vor einem halben Jahr geeitert hatte. Jedoch war die Hörfähigkeit nicht wesentlich beeinträchtigt, und außerdem mußte die bestehende Vestibularisübererregbarkeit der rechten Seite zentraler Natur sein. Linksseitig bestand eine leichte durchgehende Hemiparese ohne wesentliche Reflexveränderung und ohne sensible oder gnostische Störungen. Ein Jackson-Anfall im linken Arm wies wiederum auf die Beteiligung der Zentralregion hin. Die Stauungspapille betrug rechts 9, links 8 Dioptrien. Die linksseitige Hemianopsie war komplett. Bei der Arteriographie stellte sich ein ausgedehntes Gefäßkonglomerat im rechten Parietookzipitalbereich dar. In Anbetracht der kurzen Anamnese von 5 Monaten konnte bei dem Gefäßreichtum des Gebildes ein *Glioblastom* angenommen werden.

Bei Parietalhirntumoren muß man auch an **Gefäßmißbildungen** denken, die im Scheitellappen häufiger als in den übrigen Großhirnteilen vorkommen (Abb. 5.**15**). Die Differenzierung zwischen dem überall im Zentralnervensystem vorkommenden *Angioma cavernosum* und den verschiedenen Abarten des *Angioma racemosum* (teleangiectaticum, Angioma racemosum arteriale, venosum, arteriovenosum) ist in erster Linie von pathologisch-anatomischem Interesse. Die klinischen Erscheinungen ähneln sich bei allen Arten so sehr, daß eine differentialdiagnostische Unterscheidung auf Grund der neurologischen Befunde nicht möglich ist. Diese Gefäßmißbildungen können lange Zeit vollkommen stumm bleiben. Bei arteriovenösen Angiomen und Karotis-Kavernosus-Fisteln sind gelegentlich *Gefäßgeräusche* am Schädel zu hören. Vielfach werden die Geräusche auch vom Patienten selbst als lästiges pulssynchrones Rauschen im Kopf empfunden. Bisweilen ist der Verlauf remittierend, seltener chronisch progredient.

Einmal konnten wir die Diagnose eines arteriovenösen Angioms per Telefon stellen. Der Ehemann einer Patientin rief uns an, daß seine Frau an lästigen Kopfschmerzen und einem eigentümlichen Rauschen im Kopf leide. Sie sei vor kurzem in einer Ohrenklinik und in einer Nervenklinik untersucht worden, und man habe das „Kopfrauschen" als „rein nervös" und nicht organisch bedingt bezeichnet. Die Kopfgeräusche würden immer lästiger, ließen aber nach, sobald seine Frau mit der Hand gegen die linke Halsseite drücke. Es war naheliegend, eine linksseitige Gefäßanomalie anzunehmen, die sich bei der klinischen und arteriographischen Untersuchung bestätigte.

Es kann zu Kopfschmerzanfällen mit sensiblen Herdsymptomen, bei Übergreifen auf das Okzipitalhirn auch zu Flimmerskotomen kommen, Symptome, die zur Verwechslung mit einer Migräne führen können. Nicht selten stellen sich *zerebrale*

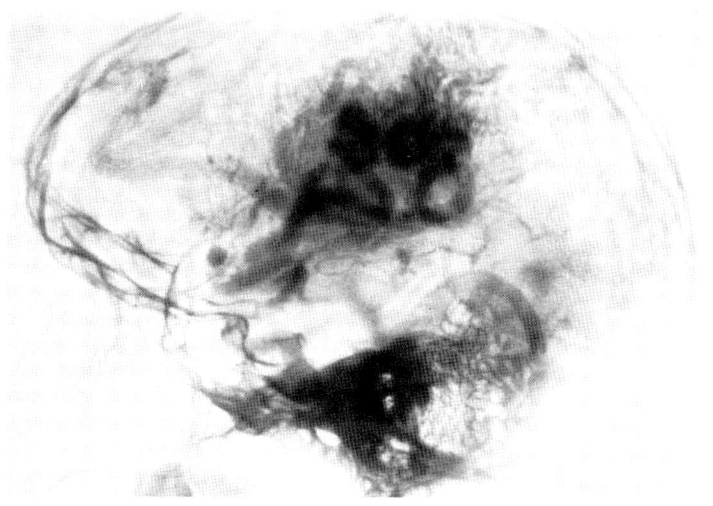

Abb. 5.**15** Angioma racemosum im Bereich des Parietalhirns. Auskultatorisch deutliches Gefäßgeräusch

Anfälle mit flüchtigen oder bleibenden Sensibilitätsstörungen und Hemiparesen ein. Wichtig ist für die Klinik, daß sich bei den Angiomen nur selten eine intrakranielle Drucksteigerung entwickelt. Dementsprechend fehlen auch meist Stauungspapille, Benommenheit, Pulsverlangsamung, wenn man von den akuten Exazerbationen absieht, die durch eine intrazerebrale oder subarachnoidale Blutung verursacht sind. Ein Krankheitsbild verdient im Zusammenhang mit den Tumoren des Großhirns erwähnt zu werden, nämlich der **Morbus Sturge-Weber,** die sog. *enzephalotrigeminale Angiomatose.* Diese ist durch folgende Symptomentrias gekennzeichnet: *Naevus flammeus des Gesichts* (Abb. 5.**16**), *Glaukom* und *zerebrale Symptome,* die selbstverständlich je nach Sitz der zerebralen Gefäßmißbildungen wechseln können. Am häufigsten ist die Angiomatose im Okzipital- und Parietalbereich lokalisiert. Im klinischen Bild treten hauptsächlich Reizerscheinungen, weniger Ausfallserscheinungen hervor. Insbesondere sind Migräneanfälle häufig. Da die Veränderungen nahezu ausschließlich die Meningen und die Hirnrinde betreffen und nur selten ins subkortikale Gewebe reichen, kommen häufig rindenfokale, aber auch generalisierte Anfälle vor.

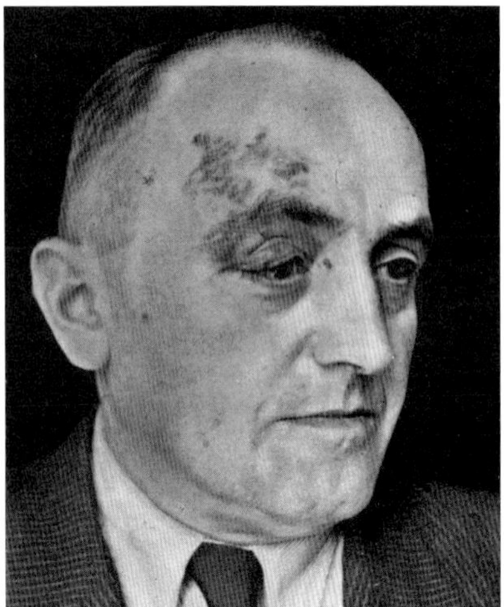

Abb. 5.**16** Typische enzephalotrigeminale Angiomatose Sturge-Weber

Ein 21jähriger Mann mit einem kongenitalen großen Naevus flammeus der rechten Gesichtsseite hatte bereits seit dem 1. Lebensjahr zerebrale Anfälle. Die Paroxysmen kündeten sich durch Kribbeln im linken Arm und Bein an und gingen ohne Bewußtlosigkeit lediglich mit einer tonischen Starre der Glieder einher. Es fanden sich eindeutige linksseitige Symptome wie Dysdiadochokinese, Trömner-, Babinski-Reflex, Astereognosie, Störungen des Spitz-stumpf-Erkennens und Unsicherheit beim Nasen-Zeigefinger-Versuch sowie eine Hemianopsie nach links. Die hämangiomatöse Mißbildung beschränkte sich nicht nur auf die Haut des Halses und Gesichtes; es fanden sich auch Angiomschlingen im Bereich der rechten Nasenschleimhaut und der rechten Rachenhinterwand, die bis in den Recessus piriformis reichten. Auch auf der rechten Aderhaut war ein Naevus flammeus nachzuweisen. Eine Drucksteigerung des rechten Auges fand sich nicht, doch ließen eine große Exkavation der Papille und ein Keratokonus auf vorausgegangene glaukomatöse Anfälle schließen. Auch das rechte Felsenbein war vom Hämangiom durchsetzt. Es handelte sich um eine Sturge-Weber-Krankheit mit einer entsprechenden Angiomatose im Parietookzipitalgebiet.

Die Diagnose ist leicht, wenn man den Gesichtsnävus in Hinblick auf entsprechende Beschwerden und Ausfallserscheinungen richtig deutet und eine Röntgenaufnahme des Schädels anfertigt. Hier finden sich häufig kalkdichte Schatten, nicht selten in Girlanden, die infolge der Projektion doppelt konturiert erscheinen. Bemerkenswert ist die Kombination der Sturge-Weber-Krankheit mit der Recklinghausen-Neurofibromatose, mit der tuberösen Sklerose und dem Morbus v. Hippel-Lindau, jener mit Hämangiomen des Kleinhirns und Angiomatose der Netzhaut einhergehenden Mißbildungskrankheit. Die Sturge-Weber-Erkrankung kann auch ohne Gesichtsnävus einhergehen (86). Dann ist natürlich die Diagnose schwieriger und muß vor allem andere, zur Verkalkung führende Geschwülste berücksichtigen.

Selbstverständlich wird das Parietalhirn ebenso wie die anderen Großhirnteile auch von **Astrozytomen, Oligodendrogliomen** und Meningiomen befallen. Der Verlauf dieser Geschwülste ist gegenüber dem rasch wachsenden Glioblastom wesentlich langsamer. Hinsichtlich der Prädilektionsstellen im Parietallappen ist zu erwähnen, daß das Astrozytom die Nähe der Sylvius-Furche bevorzugt, während Oligodendrogliome und Meningiome mit Vorliebe an der Mantelkante sitzen (Abb. 5.**17**).

Bei den **parasagittalen Meningiomen** des mittleren Sinusdrittels, die auf das Parazentralläppchen drücken, wechseln zu Beginn die Lähmungserscheinungen im Bereich der kontralateralen unteren Extremitäten in ihrer Intensität; erst bei weiterer Größenzunahme des Tumors und zunehmendem Druck bleiben die Paresen bestehen. Bezeichnend für das parasagittale Meningiom der Mantelkante ist das Auftreten von motorischen Reizerscheinungen (Jackson-Anfällen) und progressiver Spastik, die vom kontralateralen Fuß allmählich aufsteigen, meist aber sehr früh auch auf das andere Bein übergreifen. Bei Ausbreitung der Geschwülste nach parietal sind Sensibilitätsstörungen, Parästhesien und sensible Jackson-Anfälle zu beobachten.

Ist das hintere Sinusdrittel Sitz des parasagittalen oder des Falxmeningioms, so kommt es neben den sensiblen Reizerscheinungen (Abb. 5.**17**) auch zu optischen Sensationen und Gesichtsfelddefekten, meist allerdings sehr spät. Eine Stauungspapille ist selten. Bei fehlenden Symptomen intrakranieller Drucksteigerung ist die Unterscheidung von progredienten Gefäßprozessen, wie sie z. B. die Endangiitis obliterans der Hirngefäße kennzeichnet, klinisch oftmals sehr schwer. Außer hirneigenen Geschwülsten sind differentialdiagnostisch auch andere raumfordernde Prozesse in Betracht zu ziehen.

So beobachteten wir bei einer 21jährigen Frau, die vor 5 Jahren eine Pleuritis tuberculosa durchgemacht hatte, das Syndrom eines raumfordernden Prozesses im linken Parietalhirn mit Stereoagnosie, Tonusvermehrung im rechten Arm und Bein, vorübergehenden aphasischen Störungen sowie einer Stauungspapille von 7–8 Dioptrien beiderseits. Es handelte sich um ein *Tuberkulom* im Marklager des Parietallappens. 1 Jahr später entwickelte sich ein kalter Abszeß am linken Unterschenkel.

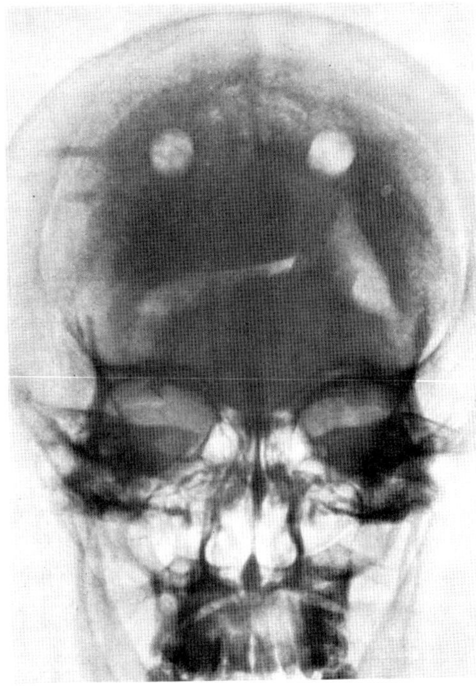

Abb. 5.**17** Luftfüllungsbild bei einem parasagittalen Meningiom des hinteren Sinusdrittels mit Herabdrängung des homolateralen Hinterhorns und mäßiger Erweiterung des kontralateralen Seitenventrikels

Hinterhauptlappen

Im Vordergrund der Erscheinungen von seiten des Okzipitalhirns stehen **Sehstörungen,** die allerdings nur von einem Teil der Kranken spontan angegeben werden. Zentrale Störungen des Farbensehens und -erkennens sind bei Okzipitallappengeschwülsten ein häufiges und lokalisatorisch zuverlässiges Symptom. Optische Halluzinationen, Makropsien und Mikropsien kommen seltener vor; häufiger sind Paroxysmen von primitiven Lichtempfindungen nach Art feuriger Kugeln und Blitze oder streifen- und scheibenförmige Sensationen, meist im halbseitigen Gesichtsfeld. Bei der Gesichtsfeldprüfung fällt oft eine totale homonyme Hemianopsie auf. Ist die Makula ausgespart, so spricht dies gegen die Leitungsunterbrechung der gesamten Sehbahn und eher für einen kleinen, mehr kortikal gelegenen Tumor.

Tritt zu einer okzipitalen Hemianopsie eine Raumsinnstörung, eine Alexie oder Agraphie hinzu, so hat der Tumor auf das angrenzende Parietalhirn übergegriffen. Bezeichnend für raumfordernde Prozesse der Okzipitalregion ist eine hemianopische Gesichtsfeldeinschränkung mit oder ohne Stauungspapille. Hat der Gesichtsfeldausfall zunächst mehr den Charakter einer Quadrantenhemianopsie, insbesondere einer oberen Quadrantenhemianopsie, und bestehen komplexe visuelle Halluzinationen, so spricht dies für einen mehr temporalen Sitz der Geschwulst.

Was die **Geschwulstart** angeht, so herrscht im Okzipitalgebiet wie in den anderen Großhirnregionen das *Glioblastom* vor. Die Anamnese ist auch hier durchweg kurz. Die selten beschriebenen *Astrozytome* haben eine entsprechend längere Vorgeschichte oder bleiben klinisch lange stumm. *Meningiome* können entweder vom Tentorium oder Confluens sinuum her die Funktion des einen oder beider Okzipitalpole beeinträchtigen und zu den oben geschilderten Syndromen führen. Unter 295 Meningiomen haben Cushing u. Eisenhardt (22) 12mal solche *peritorkulären Meningiome* beobachten können, was den seltenen Sitz der Meningiome in dieser Gegend beleuchtet. Da auch *primäre Zirkulationsstörungen* zu schweren Schädigungen des Okzipitalpols führen, sind sie differentialdiagnostisch zu berücksichtigen. Allerdings ist zu bemerken, daß die Kalkarina vaskulären Störungen gegenüber auffallend resistent ist.

Balken

Tumoren des Balkens können oft lange Zeit asymptomatisch bleiben. Tönnis schildert drei verschiedene Verläufe:

1. rasche Zunahme des intrakraniellen Druckes,
2. zunehmendes Psychosyndrom,
3. langsamer Verlauf mit Epilepsie.

Tumoren des Balkens bieten im allgemeinen ganz besonders eindrucksvolle psychische Symptome, wie man sie in ähnlicher Weise bei Tumoren des Stirnhirns oder bei Prozessen mit starker Hirnschwellung antrifft: verlangsamte Reaktionen, eine durch Mangel an Spontaneität bedingte Akinese und vor allem emotionelle Gleichgültigkeit. Weil die vorderen zwei Drittel des Balkens Kommissurenfasern im Dienste der Bewegungskoordination führen, treten häufig leichte motorische Ausfälle ohne Babinski-Reflex in Erscheinung, vor allem eine Apraxie der linken oder auch beider Hände. Gelegentlich sind die benachbarten Stammganglien in Mitleidenschaft gezogen, so daß als Nachbarschaftssymptome extrapyramidale Störungen (Chorea, Tremor, Rigor) resultieren. Bei Gliomen im hinteren Drittel des Balkens wird die Sehstrahlung häufig mitlädiert; man findet dann entsprechende Gesichtsfeldausfälle. Oft aber ist man überrascht von der Größe des Tumors, der als sog. **„Schmetterlingsgliom"** weit nach beiden Seiten reichen kann, ohne die Sehstrahlung zu tangieren (Abb. 5.**18**).

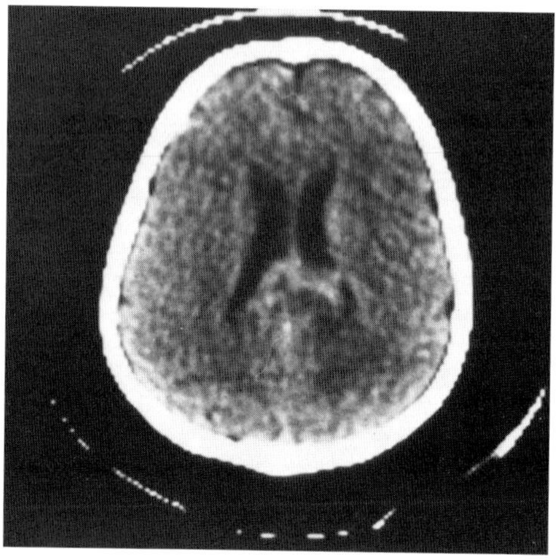

Abb. 5.**18** Balkentumor

Bei einer Patientin, bei der ein zystisches Glioblastom des Balkenspleniums histologisch verifiziert wurde, das nach beiden Seiten in den Okzipitallappen eingewuchert war, bestanden seit 5 Monaten psychische Veränderungen. Außer einer beidseitigen Stauungspapille von 3 Dioptrien und angedeuteten linksseitigen Pyramidenbahnsymptomen fanden sich zunächst weder optische Reizerscheinungen noch Gesichtsfeldausfälle. Diese traten erst nach einer Punktion zweier über dem Kammerdreieck liegenden zystischen Hohlräume auf.

Die klinischen Symptome der Balkentumoren hängen sehr vom Prozeßtempo ab. Die Stauungspapille ist in Anbetracht der Neigung zu beiderseitiger Hirnschwellung ein relativ konstantes Symptom. Für ein reines Balkensyndrom bleibt somit wenig übrig.

Besondere diagnostische Schwierigkeiten können sich beim Lipom der Region des Corpus callosum, das mit einem Balkenmangel einhergehen kann, ergeben. Klinisch ist es häufig stumm und dann ein Zufallsbefund bei der Sektion. In anderen Fällen führt es zu zerebralen Anfällen verschiedener Prägung. Die Diagnose ist durch die Computertomographie zu klären, wo es ein relativ typisches Bild bietet (56).

Die Tumorarten, mit denen wir es hier zu tun haben, sind einerseits große **parasagittale Meningiome** aller Sinusdrittel, die das Kommissurensystem des Balkens schädigen, und andererseits intrazerebrale Tumoren, vor allem wieder die im tieferen Hemisphärenmark liegenden Glioblastome, die dann als *Schmetterlingsgliome* über den Balken in die andere Hemisphäre hinüberwachsen. Dabei brauchen sich die Symptome der Gegenseite anfangs gar nicht bemerkbar zu machen, da Herd- und Seitensymptome von den stark ausgebildeten Erscheinungen intrakranieller Drucksteigerung oft überlagert werden. Auch das **Oligodendrogliom** neigt dazu, den Balken und das Septum pellucidum mit einzubeziehen. Hier aber ist der Verlauf langsamer. Die Schmetterlingsgliome können ausnahmsweise einen raschen, subakuten Verlauf nehmen, so daß die Abgrenzung von vaskulären Prozessen große Schwierigkeiten bereitet.

Wir beobachteten einen 76jährigen Mann, der noch 4 Wochen vor Klinikeinweisung ein größeres wissenschaftliches Werk beendete. Seiner Frau war zu diesem Zeitpunkt aufgefallen, daß er wortkarger geworden war. Als die Motorik unsicher wurde, erinnerte sich die Ehefrau an einen kurz zuvor durchgemachten Unfall, wobei der Patient mit dem Hinterkopf aufgeschlagen war, ohne Zeichen eines Kommotionssyndroms zu bieten. Bei der Klinikaufnahme fiel eine ausgesprochene Antriebsarmut auf. Eine sicher vorliegende sensomotorische Aphasie versuchte er durch allgemeine Redewendungen zu kaschieren. Sonstige Herdsymptome waren nicht zu objektivieren. Auffallend war lediglich ein Greifreflex rechts. Angesichts des erlittenen Traumas und des hohen Lebensalters dachten wir an ein chronisches subdurales Hämatom. Bei der linksseitig durchgeführten Arteriographie stellte sich ohne Verdrängung des Gefäßsystems eine fragliche Tumoranfärbung links dar. Die daraufhin durchgeführte Luftfüllung ließ aber eine luftgefüllte Zyste rechts erkennen, die seitlich neben dem Vorderhorn lag. Das Zustandsbild verschlechterte sich; es traten pseudobulbäre Symptome auf, u. a. Schluckstörungen und ein Kloßigwerden der restlichen Sprache. Da die luftgefüllte paraventrikuläre Zyste mit dem Ventrikelsystem kommunizieren mußte, diskutierten wir neben dem links dargestellten Tumor eine rechtsseitige, vaskulär bedingte Erweichung. Bei der Obduktion fand sich zu unserer Überraschung ein Schmetterlingsgliom, das rechts zystisch erweicht war.

Das sog. „disconnection syndrome" kommt bei Läsionen von Assoziations- bzw. Kommissurenfasern zwischen Assoziationsfeldern der gleichen oder gegenseitigen Hemisphäre vor. So ist es auch gelegentlich bei Balkenläsionen zu beobachten. Heene (41) beschrieb 1966 einen 22jährigen Pa-

tienten, der wegen eines Lipoms der vorderen Teile des Corpus callosum operiert wurde. Mittels psychologischer Testbatterie konnte gezeigt werden, daß die Übertragung taktil-kinästhetischer Eindrücke von der einen Seite zur anderen gestört war, wogegen die optischen und akustischen Übermittlungen fehlerlos erfolgten.
KRETSCHMER (64–66) gab folgende Übersicht über die verschiedenen Funktionseinbußen und ihre Beziehung zur Lokalisation der Läsion beim „disconnection syndrome“: Posteriores Corpus-callosum-Syndrom (Läsion im Splenium corporis callosum): Alexie der linken Gesichtsfeldhälfte (beim Rechtshänder), manchmal Schwierigkeiten beim Farbenbenennen. Anteriores Corpus-callosum-Syndrom (Lokalisation: Rostrum genu und Truncus des Corpus callosum): Dyspraxie oder Apraxie der linken Hand (beim Rechtshänder).

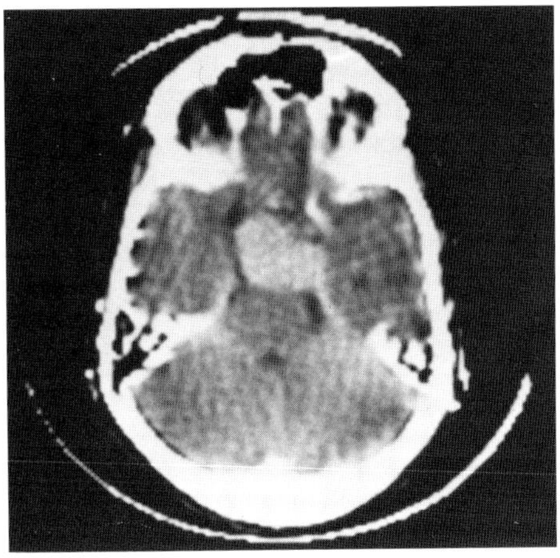

Abb. 5.**19** Hypophysenadenom mit suprasellärer Ausdehnung

Stammganglien

Bei der oft großen Ausdehnung der Glioblastome im Hemisphärenmark werden auch die Stammganglien in Mitleidenschaft gezogen. Trotzdem sind Reiz- und Ausfallserscheinungen von dorther relativ selten. Gelegentlich sieht man transitorische, in der Regel halbseitige, choreiforme oder athetotische Hyperkinesen, die aber erst zu bereits vorhandenen Symptomen hinzukommen; denn Glioblastome, die von den Stammganglien ihren Ursprung nehmen, gehören zu den Seltenheiten. In den meisten Fällen wachsen sie vom Hemisphärenmark ein.
Der häufigste Tumor der Stammganglien ist das **Spongioblastom,** das solitär und multipel vorkommt. Gar nicht selten ist das Spongioblastom mit einer *Recklinghausen-Neurofibromatose* kombiniert. In solchen Fällen handelt es sich mehr um tumorartige Hyperplasien (sog. Spongioblastosen), die nur eine geringere Wachstumstendenz erkennen lassen und folglich erst spät zu extrapyramidalen Störungen und anderen neurologischen Ausfallserscheinungen führen. Das Spongioblastom ist eine Geschwulst des jugendlichen Lebensalters; das Manifestationsalter liegt zwischen dem 10. und 15. Lebensjahr. Es geht so gut wie nie vom Hemisphärenmark aus und hält sich immer streng an die Mittellinie. Es wird im ganzen Hirnstamm, von der Chiasmagegend und dem Hypothalamus bis zur Medulla oblongata und selbst im Rückenmark beobachtet.
Bemerkenswert ist die Abhängigkeit der klinischen Symptome von innersekretorischen Einflüssen. So kann man z. B. während einer Gravidität eine plötzliche Verschlimmerung oder das Manifestwerden einer solchen Geschwulst feststellen.

Eine 18jährige Frau hatte im Alter von 16 Jahren während ihrer ersten Schwangerschaft die ersten Tumorzeichen, die sich in einer durchgehenden linksseitigen Halbseitenlähmung bemerkbar machten. Die langsam fortschreitende Lähmung erreichte ihren Höhepunkt mit Ende der Schwangerschaft und bildete sich noch im Wochenbett bis auf eine geringfügige Schwäche des linken Beines zurück. Schon während dieses „Schubes“ war sie auswärts enzephalographiert worden; ein pathologischer Befund konnte jedoch nicht erhoben werden. Während einer erneuten Schwangerschaft 2 Jahre später wiederholten sich die Symptome in genau der gleichen Weise. Man dachte an eine Enzephalomyelitis und unterbrach die Schwangerschaft. Trotzdem verstärkte sich die linksseitige Lähmung, bei der die Tonuserhöhung den Charakter eines extrapyramidalen Rigors trug. Es kamen Halbseitenparästhesien, vermutlich infolge Mitbeteiligung des Thalamus, hinzu, und schließlich entwickelte sich eine beidseitige Stauungspapille von 4–5 Dioptrien. Das Ventrikulogramm zeigte eine erhebliche Einengung und Lateralverdrängung des rechten Seitenventrikels.

Diesen remittierenden Verlauf eines Spongioblastoms hat auch JOSEPHY (52) bei einem 16jährigen Mädchen beschrieben, das nach zweimaliger Remission der endokrinen und neurologischen Symptome im Alter von 22 Jahren verstarb. Ein Spongioblastom hatte den rechten Thalamus, das orale Pallidum und die innere Kapsel eingenommen.
Andere Tumoren dieser Gegend sind **Astrozytome,** die sich in ihrem klinischen Verlauf nicht wesentlich vom Spongioblastom unterscheiden. Einmal sahen wir ein *Parkinson-Syndrom* bei einem Patienten mit einem lange Zeit nicht erkannten chromophoben **Adenom** des Hypophysenvorderlappens (Abb. 5.**19**), das riesige Ausmaße angenommen und von unten her auf die Stammganglien gedrückt hatte. Die Optikusveränderungen und die Ausweitung der Sella hätten eigentlich schon früher den Tumor erkennen lassen müssen.

Eine bemerkenswerte Beobachtung sei hier noch angeführt. Ein 65jähriger Mann, der uns zur Feststellung einer Invalidität eingewiesen war, bot keinerlei neurologische Symptome, klagte auch nicht über Kopfschmerzen. Auffallend war lediglich eine Haltungs- und Gangstörung. Unbeobachtet stand er immer mit leicht gebeugten Knien oder schlurfte ebenso schlaff und schwerfällig daher. Auf energisches Zureden konnte er diese Störungen völlig kompensieren, um, wenn er sich unbeobachtet glaubte, die merkwürdige Haltungsanomalie wieder einzunehmen. Die Störung erinnerte an den sog. „Mimegang", den Strümpell bei extrapyramidalen Erkrankungen zuerst beschrieben hat, der aber auch von H. Spatz (persönl. Mitt.) bei Fällen mit Pick-Atrophie beobachtet worden ist. Unser Fall zeigte nun röntgenologisch zu unserer Überraschung einen großen, pilzförmigen, basal sitzenden Tumor (Abb. 5.**20a**). Wir dachten in erster Linie an ein *chromophobes Adenom;* irgendwelche innersekretorischen Störungen und auch die sonst bei solchen Geschwülsten vorhandene Scheinanämie fehlten, desgleichen Erscheinungen von seiten des Optikus. Angesichts des Alters und der Aussichtslosigkeit, diese paramediane Geschwulst, welche die Sellagegend und den oberen Klivus völlig zerstört hatte, zu exstirpieren, war es uns nicht möglich, zu einer sicheren Artdiagnose zu gelangen. Eine Kompression der Stammganglien oder des Mittelhirnfußes war als Ursache des „Mimeganges" in Analogie zu der von Spatz beschriebenen Entmarkung der dort verlaufenden frontopontinen Bahnsysteme denkbar. Andere extrapyramidale Störungen, Pyramidenbahnsymptome oder Hirnnervenstörungen konnten auch bei Kontrolle nach einem halben Jahr nicht eruiert werden. Andererseits kann natürlich eine Koinzidenz von Hypophysenadenom und Morbus Parkinson nicht ausgeschlossen werden.

Thalamus

Relativ schwer sind nach dem klinischen Bild Thalamusgeschwülste zu diagnostizieren, denn sie sind manchmal außerordentlich symptomenarm.

So konnte ein Fall mit einem beiderseitigen Thalamusgliom beobachtet werden, der, abgesehen von Erscheinungen intrakranieller Drucksteigerung, keinerlei neurologische Symptome geboten hatte, obwohl beide Tumoren über pfirsichgroß waren. Die histologische Untersuchung ließ sowohl bei der Nervenzellfärbung als auch im Markscheidenpräparat erkennen, daß das funktionstragende Parenchym relativ intakt war.

Es ist eine Eigenart des **Astrozytoms** und des **Spongioblastoms** – diese Tumoren sind es hauptsächlich, die im Thalamus vorkommen –, daß trotz einer weitgehenden Infiltrierung der Umgebung Symptome fehlen können, weil das Parenchym relativ gut und lange erhalten bleibt. Die Geschwülste wachsen gleichsam durch ein „Maschenwerk" hindurch; sie benützen dabei die „Lücken des Netzes" und lassen die „Gewebefäden" unversehrt. Dies ist auch der Grund, warum wir im Gegensatz zu Zirkulationsstörungen dieser Gegend das klassische Thalamussyndrom beim Tumor so häufig vermissen. Nur dann, wenn die Struktur dieses sehr zellreichen Gebietes, z.B. durch zystische Entartung des Blastoms, zerstört

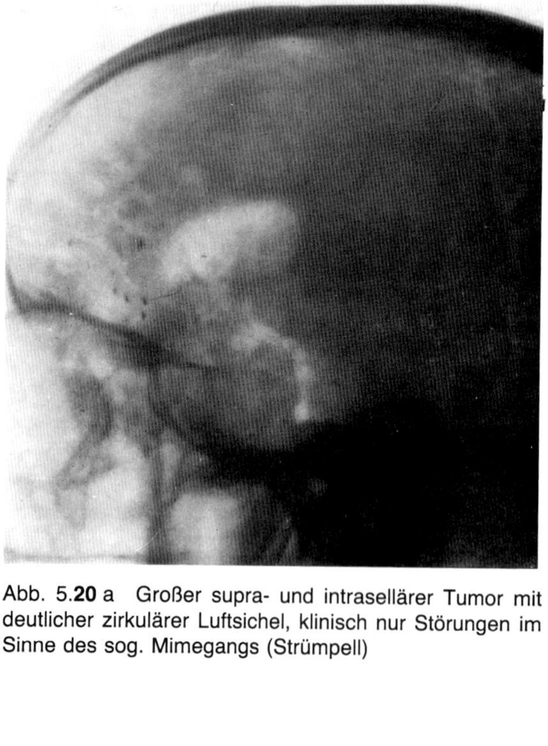

Abb. 5.**20** a Großer supra- und intrasellärer Tumor mit deutlicher zirkulärer Luftsichel, klinisch nur Störungen im Sinne des sog. Mimegangs (Strümpell)

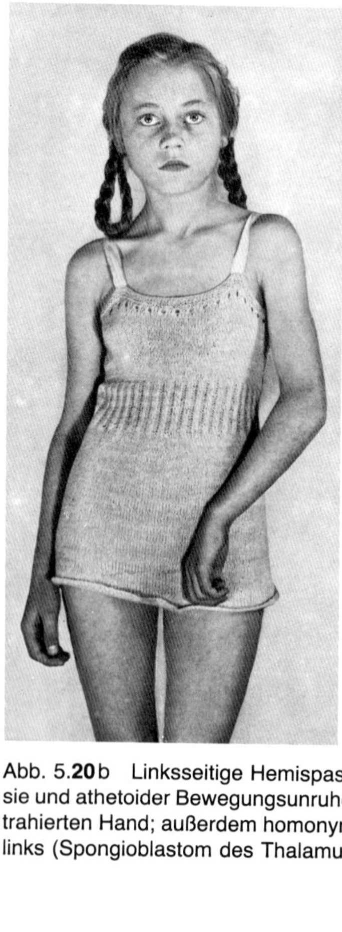

Abb. 5.**20** b Linksseitige Hemispastik mit Heminypästhesie und athetoider Bewegungsunruhe in der spastisch kontrahierten Hand; außerdem homonyme Hemianopsie nach links (Spongioblastom des Thalamus)

wird, können wir ein klassisches Thalamussyndrom erwarten, nämlich die kontralateralen, unangenehmen Schmerzsensationen, die sich besonders nach sensiblen Hautreizen bemerkbar machen, ferner Sensibilitätsstörungen vom Halbseitencharakter. Bei Mitschädigung der Pyramidenbahn finden sich außerdem halbseitige Lähmungen und, wenn der Tumor weiter nach hinten lateral gegen den retrolentikulären Teil der inneren Kapsel reicht, auch homonyme Hemianopsien (Abb. 5.**20b**). Kontralaterale extrapyramidale Hyperkinesen im Sinne einer choreiformen oder athetoiden Bewegungsunruhe können sich hinzugesellen. Häufig sind jedoch Kopfschmerzen, zu denen bald weitere Zeichen intrakranieller Drucksteigerung hinzukommen, das erste Symptom. Das gilt auch für Glioblastome, die vom Mark her den Thalamus durchwachsen können. Sehr eindrucksvoll und relativ eindeutig sind die Luftfüllungsbilder (Abb. 5.**20** u. 5.**21**). (Pneumenzephalographien sind seit der Einführung der Computertomographie für die Diagnostik von Thalamustumoren nicht mehr erforderlich.)

Bei einer 21jährigen Verkäuferin traten die ersten Krankheitserscheinungen ein halbes Jahr vor der Klinikfnahme auf. Sie hatte sehr heftige Stirn- und Hinterkopfschmerzen, wurde beim Gehen unsicher, erbrach öfter und verlor dabei gelegentlich das Bewußtsein. Außer einer rechtsseitigen Abduzensparese wurde zunächst nur eine doppelseitige Stauungspapille, links von 4, rechts von 6 Dioptrien, festgestellt. Psychisch war die Patientin nicht alteriert. Bei der Ventrikulographie zeigte sich ein starker Hydrocephalus internus. In das erweiterte linke Kammerdreieck ragte ein taubeneigroßer Tumor vor, den wir als Thalamusgliom ansprachen. Trotz Teilresektion kam es zu einer „postpapillitischen" Atrophie mit Amaurose. Erst nach einigen Wochen traten gleichseitige Halbseitensymptome mit Hypästhesie und Hypalgesie und einer Rechts-links-Störung auf. Als Ausdruck der hochgradigen Schädelinnendrucksteigerung fehlten außerdem die Sehnenreflexe an den unteren Extremitäten. Die Patientin erlag dem Tumorrezidiv (Abb. 5.**22**).

Bei einem 46jährigen Patienten traten zunächst heftige, an- und abschwellende Kopfschmerzen in Hinterhaupt und Nacken auf. 1 Monat später bekam er beim Gehen eine Schlagseite nach links; kurz darauf wurde die linke Hand ungeschickter. Dann entwickelten sich eine linksseitige Halbseitenlähmung und ein taubes Gefühl der linken Gesichtshälfte. Hinzu kam eine rechtsseitige Okulomotoriusparese. In psychischer Hinsicht war er euphorisch, ermüdete rasch und war seinem Zustand gegenüber völlig gleichgültig. Die langsame Entwicklung des Zustandsbildes mit der Hemiplegia alternans ließ an einen Mittelhirnprozeß denken. Auffallend waren dabei eine Anosmie und eine Hypogeusie der gesamten linken Zungenseite. Bei der Ventrikulographie fand sich ein erheblicher Hydrocephalus internus; in das rechte hintere Ventrikelsystem projizierte sich ein

a

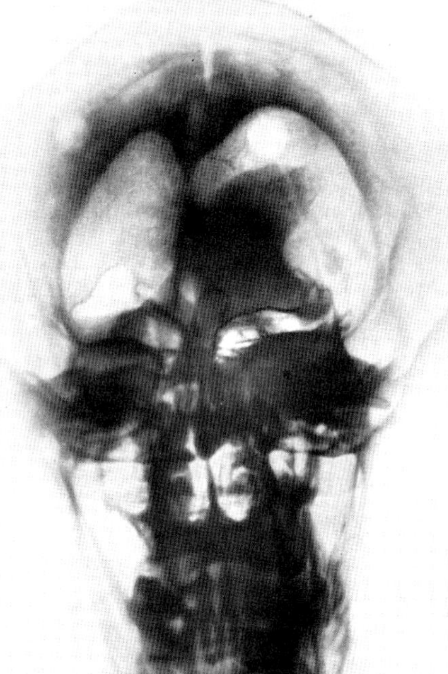

b

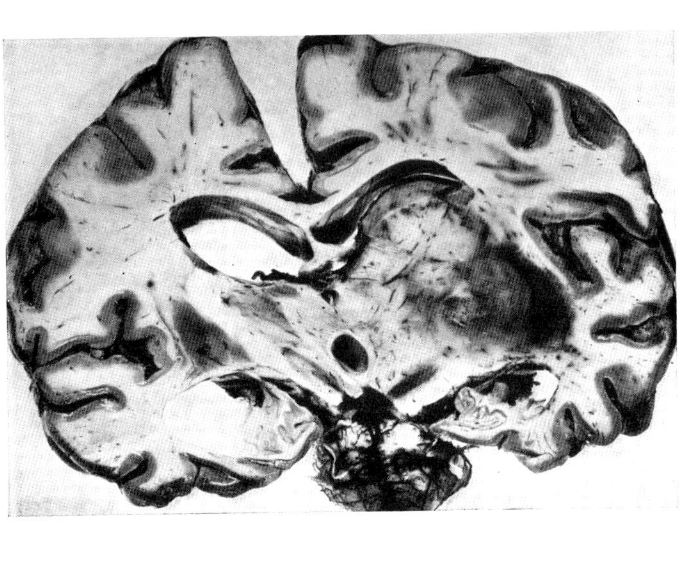

Abb. 5.**21** a u. b Thalamusgliom links. a) Charakteristisches Luftfüllungsbild. b) Hirnschnitt vom selben Fall

kleinhühnereigroßer Schatten, der sich aus dem Thalamus heraus entwickelte. Auch hier haben wir auf Grund der Luftfüllungsbilder ein *Thalamusgliom* diagnostiziert.

Das Vorkommen von **Mittelhirnsymptomen,** insbesondere von solchen der Vierhügelplatte, bei einem in Thalamus, Hypothalamus oder in dessen Nachbarschaft liegenden Tumor ist nichts Ungewöhnliches. Zum Teil handelt es sich dabei um indirekte Druckwirkung, z. T. um direkte blastomatöse Infiltrationen der Mittelhirnhaube und des Mittelhirnfußes. Gerade die direkte Infiltration der Mittelhirnhaube, ja einer Mittelhirnhälfte durch Tumoren aus dem Thalamus, aus dem Temporallappenmark oder aus der inneren Kapsel über den Hirnschenkelfuß ist nicht selten. Pass (85) hat 1938 über solche Beobachtungen aus der Petteschen Klinik berichtet. Sie ahmen die Symptomatik des primären Vierhügeltumors (konjugierte vertikale Blicklähmung, Pupillenstörungen und wechselnde Hörstörungen usw.) nach. Da es sich in der Regel um maligne Gliome handelt, ist der Verlauf progredient. Thalamussymptome treten ganz in den Hintergrund.

Die folgende Beobachtung bei einer 59jährigen Frau, bei der wir eine schwerwiegende Fehldiagnose stellten, mag die Schwierigkeiten bei derartigen Fällen beleuchten. Die Patientin hatte schon vor 3 Jahren eine kurzdauernde rechtsseitige Fazialisparese, vor 2½ Jahren zweimal hintereinander eine flüchtige Sprachstörung gehabt und nunmehr, 2 Wochen vor der Klinikaufnahme, eine Schwäche im linken Arm und Bein, Schwindel, eine Gangunsicherheit und schließlich Doppelbilder bemerkt. Es bestand das Bild der Weber-Hemiplegie mit einer linksseitigen spastischen Lähmung und einer rechtsseitigen totalen Okulomotoriusparese. Im Liquor fanden sich 145/3 Zellen, 43,2 mg% Gesamteiweiß und eine schwach positive KBR, so daß auf Grund des Liquorbefundes und des remittierenden Verlaufes zunächst an eine Neurolues gedacht wurde. Weil Pupillensymptome links fehlten und die WaR im Blut negativ war, wurden auch zerebrale Durchblutungsstörungen auf dem Boden eines Hochdruckes diskutiert. Zwar waren die Blutdruckwerte mit 160/90 nicht wesentlich erhöht, aber es wurde angegeben, daß z. Z. des ersten „apoplektiformen Insultes" ein Blutdruck von über 200 mmHg bestanden habe. 5 Wochen nach der Verlegung in ihr Heimatkrankenhaus nach Solingen (Chefarzt Professor Dr. Wendt) wurde uns mitgeteilt, daß die Patientin nach plötzlich aufgetretenen rechtsseitigen tonisch-klonischen Krampfanfällen verstorben sei. Die Sektion (Professor Dr. Dormanns) ergab ein Gliom im linken Stirnhirn mit hühnereigroßer frischer Blutung und ein weiteres Gliom im rechten Thalamus, im Pallidum und im angrenzenden Teil der inneren Kapsel mit Übergreifen auf den Hirnschenkel und auf die Brücke rechts. An derartige *Doppelgliome* denkt man natürlich nur in den seltensten Fällen.

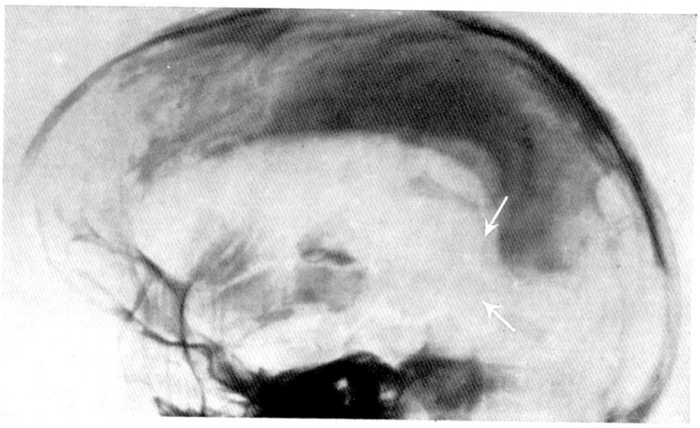

a

b

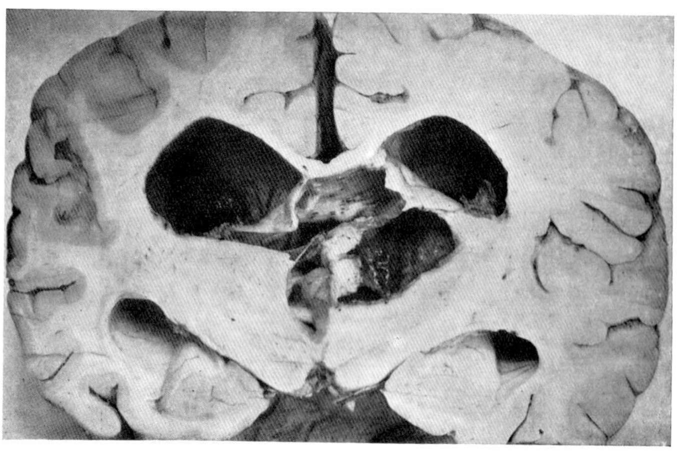

Abb. 5.**22** a u. b Zystisches Gliom des Thalamus. a) Luftfüllungsbild mit Hydrocephalus internus und Darstellung des zystischen Tumors. b) Hirnschnitt des gleichen Falles

Mittelhirn

Unter den Geschwülsten des Mittelhirns sind **Gliome** (*Spongioblastome* und *Astrozytome*) an erster Stelle zu nennen. Bei Affektion der Mittelhirnhaube muß man besonders an Tumoren der Pinealisregion denken. Das Erscheinungsbild eines Tumors der Vierhügelgegend bietet neben der konjugierten Blicklähmung nach oben und Pupillenstörungen im Sinne der totalen oder der reflektorischen Starre (Parinaud-Syndrom) gelegentlich auch isolierte Lähmungen des Okulomotorius und des Trochlearis sowie zentrale Hörstörungen als Ausdruck einer Affektion der hinteren Vierhügel bzw. der lateralen Schleife. Eine Blicklähmung nach unten ist wesentlich seltener (das Zentrum für den Blick nach unten liegt weiter ventrokaudal). Bei den Hörstörungen ist uns immer wieder der Wechsel der Intensität aufgefallen. Greift der Tumor von der Haube auf das Gebiet des Nucleus ruber über, so können neben der homolateralen Okulomotoriusparese kontralaterale Ataxien und Hyperkinesen *(Benedikt-Parese)*, durch Druck auf den Hirnschenkelfuß spastische Paresen *(Weber-Parese)* (Abb. 5.**23a**) und durch Affektion der medialen Schleife halbseitige Gefühlsstörungen auftreten. Psychische Veränderungen sind bei Mittelhirntumoren häufig, meist werden Erregungszustände (manieartig), selten Somnolenz und Stupor beobachtet. Wenn vom Marklager der Hemisphäre der Tumor über den Thalamus infiltrierend in das Mittelhirn eindringt, resultieren außer den Mittelhirnsyndromen als Ausdruck einer Läsion des Corpus geniculatum laterale Hemianopsien mit oder ohne hemianopische Pupillenstarre oder infolge Schädigung des Corpus geniculatum mediale Hörveränderungen (Dysakusien), die allerdings außerordentlich schwer zu erfassen sind. Häufiger als neurologische Symptome sind jedoch Kopfschmerzen als Zeichen intrakranieller Drucksteigerung (Hydrocephalus occlusus) Erstsymptom der Geschwülste der Vierhügelregion. Das erklärt sich aus der engen Beziehung dieses Gebietes zum Aquäduct.

Pinealistumoren neigen zu Absiedelungen auf dem Liquorwege. Die Vorgeschichte dieser Geschwülste enthält wechselnde initiale Beschwerden. Im Vordergrund stehen sehr starke Kopfschmerzen, Schwindelerscheinungen, Unsicherheit beim Gehen mit Schlagseite nach links oder rechts und schließlich auch Dysakusien. Da es zur Behinderung der Liquorpassage kommt, können durch Ausweitung des III. Ventrikels die in seinen Wänden liegenden Regulationsstellen geschädigt und hypophysär-dienzephale Syndrome, insbesondere eine geschlechtliche Frühreife, verursacht werden (32, 33). Diese kommen also wahrscheinlich nicht durch eine Störung der Pinealisfunktion zustande, wie man früher allgemein annahm – eine Anschauung, der Ottfried Foerster als erster widersprochen hat. Durch den oft erheblichen Hydrocephalus internus können neben allgemeinen, röntgenologisch nachweisbaren Hirndruckzeichen auch Ausweitungen des Sellaeingangs beobachtet werden, so daß bei stärkeren innersekretorischen Störungen an einen

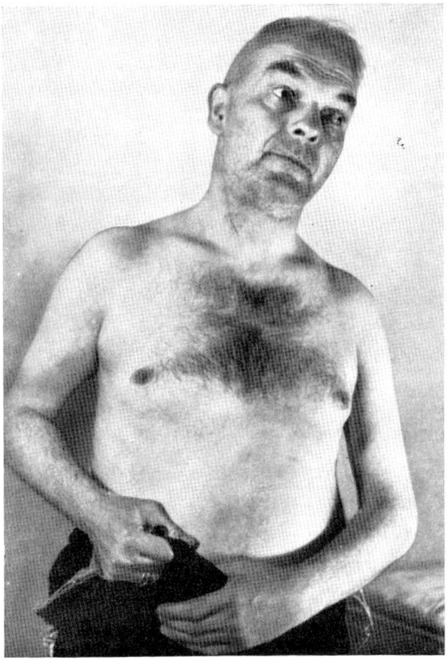

Abb. 5.**23** a Typisches Weber-Syndrom: Hemiplegia alternans oculomotoria links mit rechtsseitiger Okulomotoriusparese. Patient ist aufgefordert, nach links zu blicken. Großer Tumor, der vom Thalamus auf das Mittelhirn infiltrierend übergreift

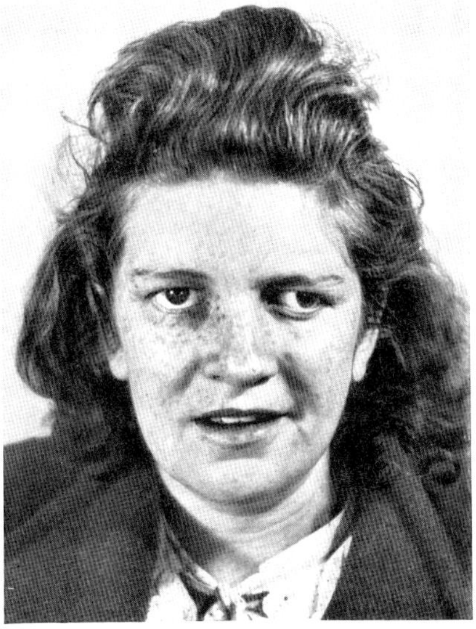

Abb. 5.**23** b Partielle Okulomotoriusparese rechts (die Kranke ist aufgefordert, nach links zu blicken) und rechtsseitige Fazialisschwäche bei einem Tuberkulom im Grenzbereich von Brücke zu Mittelhirn. Später entwickelte sich ein Weber-Benedikt-Syndrom

Zwischenhirntumor gedacht wird. Bei *verkalkenden Tumoren* finden wir im Röntgenbild größere Verschattungen. Derartige Kalkschatten dürfen natürlich nicht mit den regulären Kalkeinlagerungen der Zirbel, dem „Hirnsand", verwechselt werden.

Wenden wir uns der differentialdiagnostischen Analyse zu, so ist vor allem an die Lues und an andere **entzündliche Affektionen** zu denken, desgleichen an *Solitärtuberkel,* die allerdings häufiger in der unteren Hälfte des Mesenzephalons sitzen (Abb. 5.**23b**). Relativ leicht ist die Unterscheidung der durch den Tumor verursachten Augenmuskelstörungen gegenüber der *progressiven Ophthalmoplegie* (Graefe) und gegenüber der *Myasthenie,* bei denen Kopfschmerzen, Nystagmus, konjugierte Blicklähmung und weitere Mittelhirnsymptome fehlen. Es muß jedoch ausdrücklich vermerkt werden, daß gelegentlich isolierte Okulomotoriusparesen mit Pupillenstörungen vor Auftreten einer Blicklähmung zunächst an eine Affektion dieser Hirnnervenkerne durch einen Gefäßprozeß oder lokale Entzündungen denken lassen. Wir haben vertikale *Blicklähmungen* auch bei Zirkulationsstörungen gesehen, einmal auch nach einer Schußverletzung; dabei drang das Geschoß in den linken Parietallappen ein und hatte offenbar die Mittellinie in der Nähe der Vierhügel tangiert, denn es fanden sich Pupillenstörungen und eine Blicklähmung nach oben.

Vor Verwechslungen mit der *Lues* schützt der positive Ausfall der serologischen Reaktionen. Daß gelegentlich auch einmal eine *multiple Sklerose* eine Blicklähmung verursachen kann, leuchtet ein, gehört aber zu den Seltenheiten. Hier entscheiden Vorgeschichte und übriger Befund. Gelegentlich sind die Tumoren, die eine konjugierte Blicklähmung oder Pupillenstörungen bedingen, von nur geringer Ausdehnung.

Bei einem differentialdiagnostisch bemerkenswerten Fall mit einem großen *Osteom* an der hinteren Zirkumferenz des Hinterhauptloches glaubten wir die Vierhügelsymptome als indirektes Drucksymptom auffassen bzw. auf Zirkulationsstörungen zurückführen zu dürfen. Wir kennen dies auch von Hirnmassenverschiebungen aus dem infratentoriellen Raum, bei dem ein Vierhügelsyndrom durch Einklemmung in den Tentoriumschlitz hervorgerufen werden kann. Im erwähnten Fall fand sich aber bei der Sektion doch ein kleines Gliom der Vierhügelplatte.

Liegt eine **Pubertas praecox** vor, so muß außer an die Pinealome auch an *Geschwülste in der Regio tuberalis und im Bereich der Corpora mamillaria hypothalami* gedacht werden. Die hormonelle Wirksamkeit derartiger Tumoren aus der Glia- und Ganglienzellreihe, die oft, wie die Beobachtungen von H. Spatz (persönl. Mitt.) zeigen, relativ klein sind, hat ein Teil der Forscher in Analogie zu den Beobachtungen aus der Zoologie (37) auf aktive Sekretion der in solchen Geschwülsten nachgewiesenen Nervenzellen bezogen (sog. Neurokrinie). Gagel (36) betont, daß bei Hypothalamustumoren aber viel öfter ein **Hypogenitalismus** gesehen wird. Die differentialdiagnostische Entscheidung, ob Hypothalamustumor oder Pinealom mit Hydrozephalus, ist computertomographisch möglich.

Infratentorielle Tumoren

Die praktisch so wichtige Unterscheidung, ob ein Tumor *supra-* oder *infratentoriell liegt,* ist gar nicht so einfach. Von einigen Autoren wurden verschiedene „sichere" Unterscheidungsmerkmale angegeben; trotzdem gehörten Täuschungen zur Tagesordnung, bevor die moderne Diagnostik, insbesondere die Computertomographie, eingeführt war. So hat man beispielsweise als besonders charakteristisch für den Großhirnhemisphärentumor die psychischen Veränderungen bezeichnet, die beim infratentoriellen Tumor fehlen sollen. Wir haben aber lernen müssen, daß auch bei blastomatösen Prozessen im infratentoriellen Raum psychische Veränderungen vorkommen, die nicht nur durch einen hochgradigen Hydrozephalus, sondern auch durch Behinderung der Zirkulation, beispielsweise im Gebiet der V. cerebri magna, bedingt sein können.

Die Ausbildung einer **Stauungspapille** hängt weitgehend von Störungen der Liquordynamik (Hydrocephalus occlusus) ab. Sie wird in der Regel bei infratentoriellen Geschwülsten häufiger gesehen als bei supratentoriellen. Unter 14 Fällen von intrabulbären und intrapontinen Tumoren konstatierten Chavany u. Feld (19) aus der Vincentschen Klinik nur 8mal eine Stauungspapille. Selbst bei einem von Ferey u. Duchene (28) beobachteten Medulloblastom des Kleinhirnwurms bei einem 32jährigen Manne fand sich trotz des starken Hydrocephalus internus keine Stauungspapille. Insgesamt fehlt bei über 10% der Patienten mit Kleinhirntumor die Stauungspapille. Ist eine Stauungspapille schon vorhanden und sind bereits Zeichen intrakranieller Drucksteigerung ausgeprägt, so wird man wohl dann mit einiger Sicherheit den infratentoriellen Tumor diagnostizieren dürfen, wenn gleichzeitig noch kennzeichnende Kopfschmerzen im Hinterhaupt (als anhaltender Druck oder intermittierende Schmerzausstrahlung) bestehen, eine fehlerhafte Kopfhaltung resultiert und sich die Schmerzen bei Lageänderung verstärken. Wenn es sich nicht gerade um das sehr charakteristische *Akustikusneurinom* handelt, dessen Diagnose allein schon durch die nachweisbare Beteiligung des VIII., V. und VII. Hirnnervs und die Ausweitung des Porus acusticus internus sichergestellt werden kann, so wird man beim leisesten Zweifel eben doch die Com-

putertomographie und ggf. auch die Zisternographie anwenden. Bei Verdacht auf ein Kleinhirnangioblastom kann neben der Computertomographie auch die Vertebralisangiographie indiziert sein.
Besonders wichtig für das Erkennen der Tumoren der hinteren Schädelgrube ist die exakte Analyse der Funktion des *Vestibularisapparats*. Die Untersuchung hat ihre Tücken; denn rotatorische und kalorische Belastung lösen bei der häufig vorhandenen vestibulären Übererregbarkeit Nausea und Erbrechen aus, so daß solche Prüfungen vorzeitig abgebrochen werden müssen. Wie erwähnt, ist aber auch die intrakranielle Drucksteigerung allein imstande, labyrinthäre Funktionsstörungen zu verursachen. Wir stehen somit auch beim Tumor der hinteren Schädelgrube vor der Frage: Ist die gefundene labyrinthäre Funktionsstörung das Zeichen einer Kern- oder Stammläsion des Vestibularis und seiner sekundären Verbindungsbahnen zu höher gelegenen Zentralstellen oder aber Folge des allgemein erhöhten Schädelinnendrucks? Eine differenzierte neuro-otologische Untersuchung ist deshalb unbedingt erforderlich.
Wenn wir die praktisch wichtige Frage zu entscheiden haben, ob eine Geschwulst der hinteren Schädelgrube im Hirnstamm, im Kleinhirn oder parenzephal liegt, so tauchen neue Schwierigkeiten auf. Man kann sich im allgemeinen nach der Erfahrung richten, daß bei intrapontinen und intrabulbären Tumoren Stauungspapille und Liquorveränderungen seltener, Hirnnervensymptome zusammen mit Erscheinungen von seiten der langen Bahnsysteme häufiger und frühzeitiger auftreten. Auch Haltungsanomalien des Kopfes sind zu beachten. Bei Tumoren einer Kleinhirnhälfte oder auch des Kleinhirnbrückenwinkels wird in der Regel der Kopf leicht gegen die Tumorseite gebeugt und dabei so gedreht, daß das Kinn etwas erhoben nach der gesunden Seite zeigt. Die Kranken liegen, wenn eine solche Ausgleichshaltung besteht, gern auf der kranken Seite. Bei Tumoren in der Mittellinie (des Wurmes, der Brücke und der Oblongata), die zu einer Verlegung des Aquädukts führen, wird dagegen der Kopf aufgerichtet, mit angezogenem Kinn gehalten; die Kranken machen einen ausgesprochen „steifen" Eindruck.
Nystagmus, Gangabweichung, Vorbeizeigen, Hypermetrie sind allein keine zuverlässigen zerebellaren Symptome; sie weisen jedenfalls nicht unbedingt auf den intrazerebellaren Sitz hin, sondern können ebenso durch Druck von außen auf die eine Kleinhirnhemisphäre oder auf den tiefen Hirnstamm hervorgerufen werden. Unter den „Kleinhirnanfällen", den sog. **„cerebellar fits"** von Jackson, versteht man das anfallsweise Auftreten heftigster Schmerzen in der Hinterkopf- und Nackengegend, wobei der Kopf zwangsweise nach hinten gezogen wird und sich oft eine „Streckstarre" einstellt; dabei erbricht der Kranke im Strahl. Er kann in einem solchen Anfall bewußtlos und zyanotisch werden. Gelegentlich kommt eine Pupillenerweiterung zur Beobachtung. Solche tonischen Streckkrämpfe entsprechen einer anfallsweise auftretenden Enthirnungsstarre. Sie sind häufig an der oberen Extremität mit Innenrotation der Schulter und Pronation des Unterarms kombiniert. Die Gesichtsmuskulatur bleibt in der Regel unbeteiligt. Bei einseitigen „Kleinhirnanfällen" sind die tonischen Krämpfe mit Adduktionshaltung auf der Herdseite stärker ausgeprägt. Rotation des gesamten Körpers um die Längsachse zur gesunden Seite hin kommt dabei ebenfalls vor. Man bezieht die Anfälle auf eine akute infratentorielle Drucksteigerung mit Einklemmung von Kleinhirnanteilen in den Tentoriumschlitz und gleichzeitiger Kompression der Mittelhirngegend (84, 102).

Bereich des kaudalen Hirnstamms

Unter den bulbopontinen Tumoren treffen wir das pilozytische Astrozytom wieder, das entsprechend seiner Entstehung aus der Flügelplatte die Mittellinie bevorzugt (53). Die *Astrozytome* des Hirnstammes zeigen im Gegensatz zu den Astrozytomen des Kleinhirns und des Großhirns ein mehr infiltratives Wachstum. Meist bleiben die Geschwülste auf eine Hirnstammhälfte beschränkt. Multiple Glioblastome – nach der Foersterschen Klinik ⅓ aller Fälle – sind seltener und bevorzugen das Kindesalter. Sie zeigen, was ihre differentialdiagnostische Abgrenzung erleichtert, einen erheblich kürzeren Verlauf als die pilozytischen Astrozytome, meist nur einige Monate. Letztere haben eine durchschnittliche Krankheitsdauer von etwa 3 Jahren, ja man hat auch einen Verlauf bis zu 14 Jahren und mehr beobachten können. Geschwülste vom Typ des Großhirnastrozytoms und des pilozytischen Astrozytoms unterscheiden sich durch das mittlere Manifestationsalter (35. bzw. 15. Lebensjahr).
Bei Tumoren im Bereich des kaudalen Hirnstammes ist der ein- oder auch doppelseitige **Ausfall bulbärer Hirnnerven** besonders hervorzuheben; meist sind mehrere zur gleichen Zeit affiziert, vom Okulomotorius bis zum Hypoglossus, wobei der Abduzens am häufigsten beteiligt ist. Ihm folgen der motorische und sensible Trigeminus und der Fazialis. Aber auch Störungen der Hörfunktion durch blastomatöse Infiltrationen der Kochleariskerne sind nicht selten, desgleichen Affektionen des Vagus und des Glossopharyngeus, wobei die motorischen und sensiblen Ausfälle meist unvollständig sind und häufig das Gaumensegel und den Pharynx bevorzugen. Zentral, vom Kerngebiet des Trigeminus ausgelöste Schmerzen sind bei intrapontiner Tumorentwick-

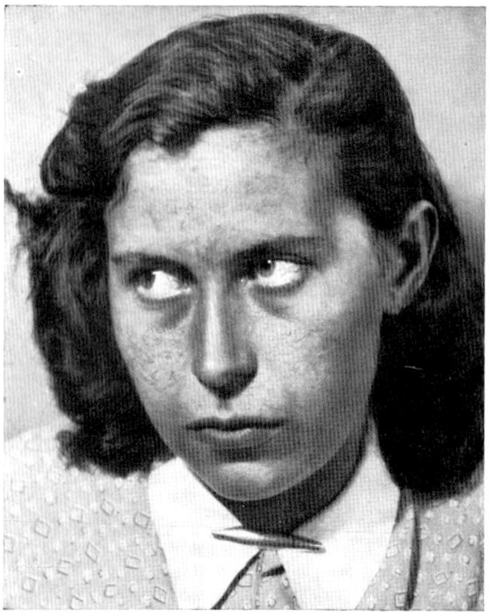

Abb. 5.**24** a Temporalisatrophie links bei vermutlich intrapontinem Gliom als Ausdruck einer Läsion des motorischen Trigeminus

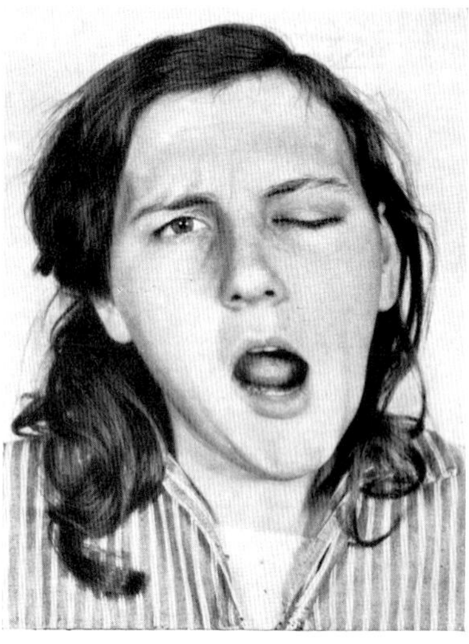

Abb. 5.**24** b Abweichen des Unterkiefers nach links als Folge einer Affektion des linken motorischen Trigeminus sowie totale Okulomotoriusparese; intrapontines Gliom

lung auffallend selten, im Gegensatz zu parapontinen Prozessen, z.B. Meningiomen, Epidermoiden oder Akustikusneurinomen. Relativ selten sind der Akzessorius und der Hypoglossus beteiligt. Manchmal kommt es zum Trismus oder zur motorischen Lähmung des V. Hirnnervs, die wegen der Kaumuskelatrophie und des Abweichens des Kiefers bei geöffnetem Mund zur gelähmten Seite hin nicht übersehen werden kann (Abb. 5.**24a** u. 5.**24b**). Fazialiskontrakturen sind gelegentlich bei Astrozytomen zu beobachten. Meist ist auch das Gleichgewicht stark beeinträchtigt; dann läßt sich meist zugleich eine erhebliche Ataxie mit oder ohne Hypotonie der betroffenen Extremitätenmuskulatur feststellen. In Anbetracht der Lage des pontinen Blickzentrums im Grenzbereich von Oblongata zur Brücke wird das gehäufte Vorkommen einer konjugierten Blicklähmung zur Seite und eines Blickrichtungsnystagmus verständlich. Pyramidenbahnsymptome sind entweder auf der Gegenseite der Hirnnervenlähmung *(Hemiplegia alternans)* oder doppelseitig ausgebildet. Das gilt auch für Störungen von seiten der sensiblen Bahnen. Eine Beteiligung der kortikobulbären Bahnen, die zu Schluckstörungen und Dysarthrien nach Art der *Pseudobulbärparalyse* führt, kommt bei Prozessen oberhalb des Vagus-Glossopharyngeus-Kernareals zustande. Relativ häufig ist ein *Singultus,* der oft stunden- und tagelang anhält – namentlich bei rasch wachsenden Glioblastomen – und der durch Kopfbewegungen ausgelöst oder verstärkt werden kann (31). *Blasen- und Mastdarmstörungen* sind ebenfalls nicht selten.

Angesichts der Inoperabilität solcher Tumoren mag es den Anschein haben, als besitze eine derartige Differenzierung nur theoretisches Interesse. Es verbleibt uns aber doch die Röntgenbestrahlung, mit der sich manchmal eine Besserung erzielen läßt. Auch metastatische Geschwülste, die am häufigsten von einem Bronchialkarzinom ausgehen, ferner **Tuberkulome** müssen differentialdiagnostisch in Betracht gezogen werden.

Ein 45jähriger Mann erkrankte mit einer motorischen und sensiblen Halbseitenschwäche links, mit Fallneigung nach links und mit Libido- und Potenzstörungen. Auch die Harn- und Stuhlentleerung war erschwert. Da sich auf der Lungenaufnahme eine keilförmige, nach lateral breiter werdende Verschattung des rechten Unterfeldes mit strangförmiger Verdichtung zum rechten Hiluspol darstellte, dachten wir zunächst an die Metastase eines Bronchialkarzinoms. Jedoch stellte sich im weiteren Verlauf heraus, daß es sich um eine Lungentuberkulose handelte. Die neurologischen Ausfälle nahmen allmählich zu; es entwickelte sich eine beidseitige Abduzenslähmung. Auch der Trigeminus wurde affiziert; es kam zu einer Atrophie des M. temporalis beiderseits und einem „Spinnwebgefühl" im Gesicht. Eine Blicklähmung, zuerst nach rechts, dann nach links, sowie ein Horizontalnystagmus nach links kamen hinzu. Die Annahme eines *intrapontinen Tuberkuloms* war bei dem Lungenbefund am wahrscheinlichsten. Tatsächlich ergab die Sektion 2 kirschkerngroße, zusammenhängende Konglomerattuberkel in der Brücke (Pathologisches Institut Düsseldorf, Professor HUEBSCHMANN).

Besonders schwierig gestaltet sich gelegentlich die Differenzierung von Tumoren im Bereich des unteren Hirnstammes gegenüber der bulbären Form einer **multiplen Sklerose**.

Bei einem 41jährigen Mann hatten sich die ersten neurologischen Symptome in Form einer Gangunsicherheit bemerkbar gemacht, die sich spontan besserte. Man diagnostizierte eine multiple Sklerose, was um so berechtigter erschien, als sich 2 Jahre später zu der wieder schlimmer gewordenen Gangstörung eine Erschwerung der Harn- und Stuhlentleerung hinzugesellte. Er sprach langsamer, verwaschen und verschluckte sich häufig. Bei der Untersuchung bestanden eine durchgehende Hemiparese mit Hemihypästhesie links, ein Abweichen der Zunge nach links, des weichen Gaumens nach rechts und ein Horizontalnystagmus beiderseits. Beim Nase-Zeigefinger-Versuch bestand links ein Intentionstremor; rechts waren die Bewegungen mehr ausfahrend. Die BHR waren in allen Quadranten rasch erschöpfbar. Außerdem bot der Patient eine periphere linksseitige Fazialisparese und eine Lähmung des Trigeminus rechts mit einer Atrophie der Kaumuskulatur (Abb. 5.**25**), Befunde, die bei einer Enzephalomyelitis ausgesprochen selten sind. Als Folge einer Zwerchfelllähmung kam es zu einer Bronchopneumonie, welcher der Patient erlag. Bei der Autopsie fand sich ein unregelmäßig gestalteter, perlmutterglänzender Tumor, der den unteren Hirnstamm röhrenförmig umhüllte und nach oben bis zur mittleren Schädelgrube reichte. Histologisch handelte es sich um ein echtes *Cholesteatom,* besser *Epidermoid* genannt. Bemerkenswert war das Ergebnis der Liquoruntersuchungen. Bei der ersten Untersuchung war der Liquor normal; dann kam es zu leichten meningitischen Symptomen mit 1300/3 Zellen. Kurze Zeit später betrug die Pleozytose 7680/3 Zellen, bei einem Gesamteiweiß von 50 mg% und einem Eiweißquotienten von 0,7. Innerhalb von 14 Tagen klang die Pleozytose spontan wieder ab.

Das seltene Krankheitsbild eines **Epidermoids** mit multiplen Hirnnervenausfällen wird präoperativ zumeist verkannt, ausgenommen jene Fälle, bei welchen sich Cholesterinmassen aus dem Tumorinnern dem Liquor beimischen, eine aseptische Meningitis erzeugen und im Mikroskop nachweisbar werden. Auf Grund der hochgradigen Pleozytose und angesichts des stark erniedrigten Liquorzuckers war im zitierten Fall die Möglichkeit eines intrabulbären bzw. bulbopontinen Tuberkuloms mit meningitischen Symptomen nicht von der Hand zu weisen. Daß die Liquorwerte sich aber wieder besserten, ist wohl darauf zurückzuführen, daß sich keine weiteren Cholesterinprodukte vom Tumor absonderten. Oft beginnt diese „aseptische Meningitis" plötzlich mit starken Kopfschmerzen, die zunächst an eine Subarachnoidalblutung denken lassen. Computertomographie und Liquoruntersuchung können hier Klärung verschaffen. Der parapontine Sitz der Geschwulst ist der häufigere (Abb. 5.**26** u. 5.**27**). Die Statistik MAHONEYS (72) aus dem Jahre 1936 nennt u. a. 57 parapontine, 44 parapituitäre, 23 diploische, 15 intraventrikuläre Epidermoide. Gerade beim parapontinen Sitz hat MAHONEY bei ⅔ seiner Fälle psychische Störungen feststellen können, für infratentorielle Tumoren ein hoher Prozentsatz. Als besonderes Charakteristikum gelten bei parapontinen Epidermoiden die häufigen Parästhesien im Trigeminusgebiet.

Sehr selten und sehr schwer zu differenzieren sind

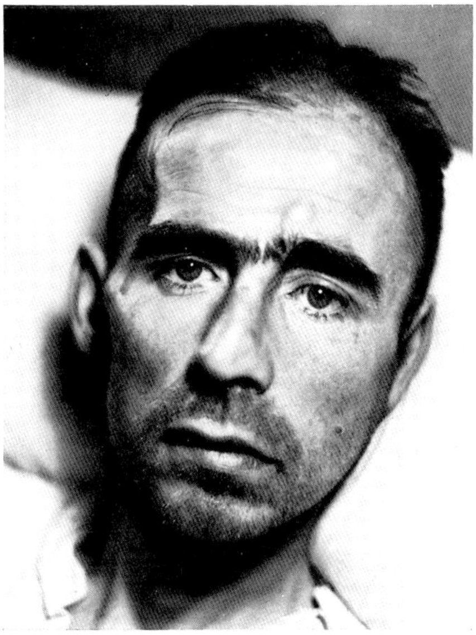

Abb. 5.**25** Kaumuskelatrophie rechts bei parapontinem Epidermoid

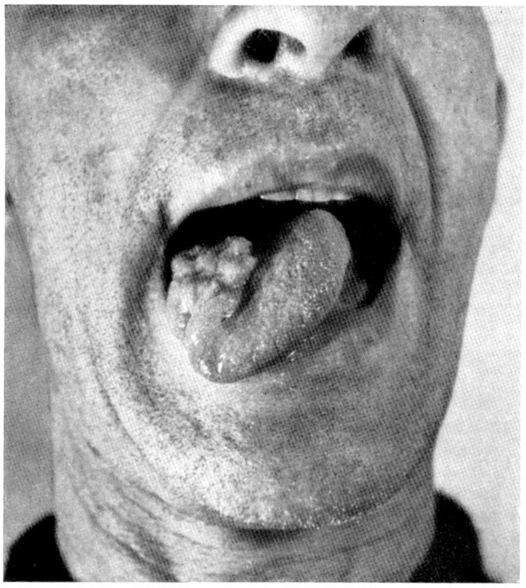

Abb. 5.**26** Zungenatrophie rechts bei Cholesteatom der hinteren Schädelgrube. Gleichzeitig Hypalgesie und Hypästhesie im Trigeminusbereich rechts und Gaumensegel-, Rekurrensparese sowie Schluckstörung. Zur Affektion des IX., X. und XII. Hirnnervs gesellten sich eine zentrale Schwerhörigkeit und eine Unerregbarkeit der Radix vestibularis rechts

Meningiome, die sich über dem **Klivus** entwickeln und von ventral her zu einer Einengung der kraniospinalen Übergangsregion mit dem Hinterhauptsloch führen.

Ein 53jähriger Mann hatte seit ½ Jahr über zunehmendes Kältegefühl in der rechten Hand und eigenartiges Zucken in beiden Händen, später auch in beiden Beinen zu klagen. Nach 2 Monaten ließ die grobe Kraft in den Beinen, vor allem links, nach; schließlich konnte er Stuhl und Urin nicht mehr halten. Die Zunge war rechts stark atrophisch und wich nach rechts ab. Auch der Sternokleidomastoideus und der Trapezius zeigten eine Schwäche und Atrophie. Im Bereich von C 2 und C 3 rechts waren alle Empfindungsqualitäten einschließlich des Vibrationsempfindens deutlich herabgesetzt. Während der Subokzipitalliquor eine normale Zusammensetzung zeigte, war im lumbalen Liquor das Gesamteiweiß auf 120 mg% erhöht. Es wurde eine subokzipitale Trepanation mit Entfernung der Bögen des Atlas und des 2. und 3. Halswirbels durchgeführt; es gelang aber nicht, den Tumor darzustellen. Unter zentraler Hyperthermie kam der Patient am selben Tage ad exitum. Ein kleinhandtellergroßes *Meningiom* hatte sich in einer Stärke von 14 mm flächenhaft über den Klivus, den ventralen Anteil der hinteren Schädelgrube und die ventrale und rechte Zirkumferenz des Hinterhauptloches ausgebreitet und besonders auf der rechten Seite das Foramen magnum und den oberen Wirbelkanal von vorn her eingeengt.

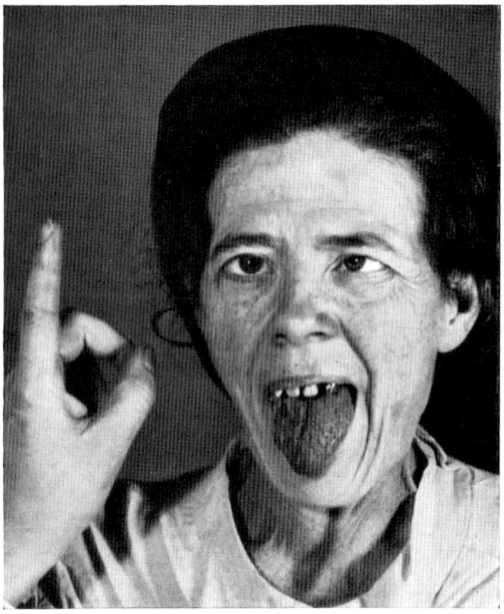

a

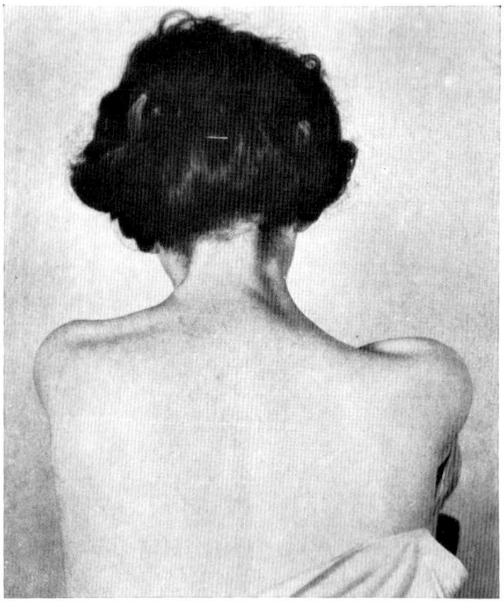

b

Abb. 5.**27** a u. b Multiple rechtsseitige Hirnnervenparesen (VI., XI., XII. Hirnnerv) bei einem parapontinen Tumor, vermutlich Epidermoid. b) Dieselbe Patientin; obere Trapeziusparese mit Tiefstand der rechten Schulter

Die *Meningiome der hinteren Schädelgrube* wachsen sehr langsam; der Krankheitsverlauf ist sehr protrahiert. Infolge der großen Ausdehnung solcher Geschwülste, die sich bis in die mittlere Schädelgrube ausbreiten können, werden nach und nach immer weitere Hirnnerven in Mitleidenschaft gezogen. Im Gegensatz zum Akustikusneurinom, welches fast regelmäßig mit einer Eiweißvermehrung des Liquors einhergeht, findet man beim Klivusmeningiom, solange es nicht in den Wirbelkanal eingewachsen ist und dadurch eine stärkere Behinderung der Liquorpassage hervorgerufen hat, nur geringe Veränderungen des Eiweißgehaltes. So hatten zwei weitere von uns beobachtete Fälle mit ausgedehnten Störungen von seiten der Hirnnerven normale Eiweißwerte, allerdings pathologische Normomastixreaktionen, die links einen tiefen Ausfall zeigten.

Wie sehr der Kliniker in die Irre geführt werden kann, mag die folgende Krankengeschichte demonstrieren:

Eine 47jährige Frau kam wegen starker Kopfschmerzen, Nasenbluten und Doppelbildersehens zur Klinikaufnahme. In der Anamnese war eine generalisierte Lymphknotenschwellung am Hals, in den Achselhöhlen und den Leistenbeugen bemerkenswert, die mit Fieber einherging und mit einer Röntgentiefenbestrahlung behandelt worden war. Die Patientin bot linksseitig *multiple Hirnnervensymptome,* nämlich eine partielle Okulomotoriusparese, eine Hypästhesie im Trigeminusbereich mit Abschwächung des linken Kornealreflexes, eine kombinierte Schwerhörigkeit, eine Gaumensegelparese, eine Herabsetzung der Geschmacksempfindung auf der linken Zungenhälfte. Im Liquor fanden sich 40/3 Zellen, 21,6 mg% Gesamteiweiß und ein links tiefer Ausfall in der Normomastixkurve. In der Annahme, es handele sich um ein *lymphogranulomatöses, parapontines Infiltrat* im linken Kleinhirnbrückenwinkel, wurde eine Röntgentiefenbestrahlung durchgeführt, auf welche sich der Zustand besserte. 1 Jahr später kam es jedoch zur Ptose, zur Lähmung des motorischen Trigeminus und zur Fazialisparese (Abb. 5.**28**). Im Blutbild zeigte sich eine sekundäre Anämie mit einem Hämoglobin von 54%. Die Blutsenkung war auf 54/98 erhöht. Schließlich gesellte sich noch eine Hypoglossus- und Glossopharyngeusparese mit Motilitäts- und Sensibilitätsstörung der linken Rachenhälfte hinzu. Die Kranke magerte hochgradig ab und kam schließlich ad exitum. Die Sektion ergab neben einer Lymphogranulomatose ein mandelgroßes, z.T. nekrotisches, narbig durchsetztes *Meningiom,* das an der Hinterfläche der linken Felsenbeinpyramide lag und zweifellos für die kaudale Hirnnervenaffektion verantwortlich zu machen war.

In anderen Fällen wiederum haben wir es leichter, besonders, wenn röntgenologische Veränderungen einen topischen Hinweis geben:

Eine 33jährige Frau klagte über anfallsweise Kopfschmerzen, die zunächst mehr über dem Vorderschädel, später auch im Hinterkopf und im Nacken sich einstellten, mit bald rechts, bald links auftretendem Ohrensausen und gerichtetem Schwindel verbunden waren, zu welchem sich mehrmals täglich Erbrechen im Strahl hinzugesellte. Diese Beschwerden hatten sich vor 9 Jahren im Anschluß an eine Schwangerschaft zuerst bemerkbar gemacht. Bei der klinischen Aufnahme fiel die Einschränkung der Kopfbewegungen auf; der Kornealreflex war rechts herabgesetzt, auch zeigten sich im rechten Trigeminusbereich zusätzlich eine Hypästhesie und eine Hypalgesie. Ein gewisser Druckpuls und unscharf begrenzte Sehnervenpapillen ließen angesichts einer Herabsetzung des rechtsseitigen Hörvermögens und einer auffallenden Hypotonie an den unteren Extremitäten an einen raumfordernden, im Bereich der hinteren Schädelgrube sitzenden Prozeß denken. Im Röntgenbild wurden kirschgroße Kalkeinlagerungen an der hinteren Begrenzung des Foramen occipitale magnum darstellbar, die auf ein verkalktes Meningiom hinwiesen, das operativ von Herrn Kollegen Weber (Chirurgische Klinik München) in Pflaumengröße entfernt werden konnte. Es war vornehmlich nach rechts entwickelt, hatte einen erheblichen zerebellaren Druckkonus bedingt und durch Druck zu den Erscheinungen von seiten des Trigeminus geführt.

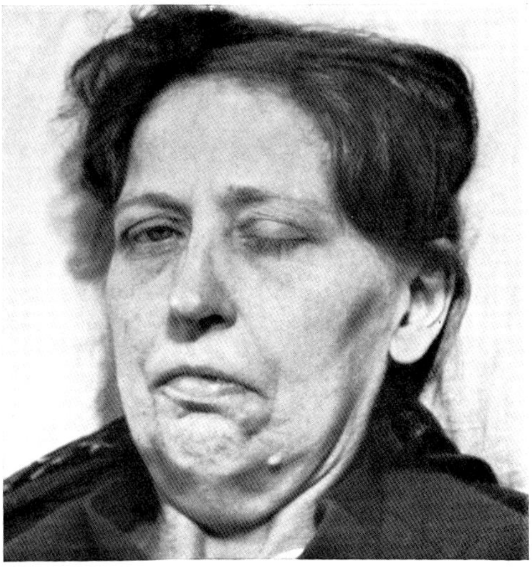

Abb. 5.**28** Linksseitige Okulomotoriusparese, Atrophie der linken Kaumuskulatur und periphere Fazialisparese bei Meningiom hinter der linken Felsenbeinpyramide

Noch schwieriger als die Diagnose des Klivusmeningioms ist die Erkennung eines **Tentoriummeningioms.** Sie ist ohne Computertomographie wohl überhaupt nicht möglich. Bei der Karotisangiographie können diese Geschwülste der Darstellung entgehen; gelegentlich sind sie gut darstellbar, wenn die A. tentorii (Bernasconi-Cassinari) aus der Carotis interna besonders kräftig entwickelt ist (Abb. 5.**29**). Ihre Symptomatik ist in fortgeschrittenen Fällen schwer zu analysieren, da solche Geschwülste oft mit erheblichen Symptomen intrakranieller Drucksteigerung einhergehen, die u. a. auf Stauungen im Bereich der venösen Blutleiter zu beziehen sind. Infolgedessen werden die Lokalsymptome durchweg überlagert. Bei Druckschädigung des Okzipitallappens können frühzeitig Sehstörungen im Sinne einer *kontralateralen Hemianopsie* auftreten, die allerdings

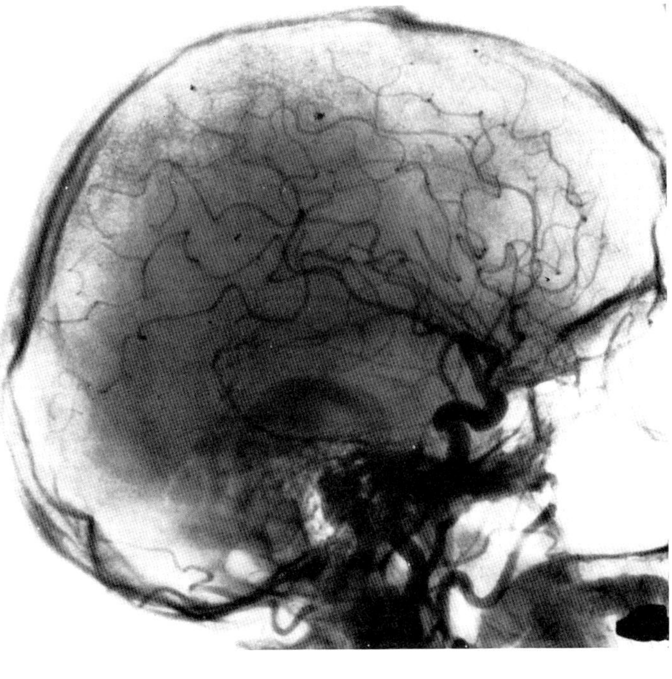

Abb. 5.**29** Karotisangiogramm mit Darstellung des bogenförmigen Verlaufes der A. tentorii (Bernasconi-Cassinari) bei einem 52jährigen athletischen Patienten, der durch Vergeßlichkeit und Verlangsamung zunächst mehr an einen Großhirntumor denken ließ. Aber die ausgeprägten Kleinhirnsymptome (Asynergie, ataktischer Gang, Neigung des Kopfes nach rechts) sprachen für eine Mitbeteiligung des Zerebellums. Es fand sich ein tomatengroßer Tumor im okzipitobasalen Übergang rechts bei der Gammaszintigraphie (Entfernung des Tumors durch Herrn Prof. *Marguth*, Neurochirurgische Klinik München)

initial sehr flüchtig sind. Entwickelt sich das Meningiom mehr gegen den infratentoriellen Raum, so resultieren oft Symptome eines Kleinhirnhemisphärentumors. Kommen die Patienten in einem späteren Stadium zur Untersuchung, wo bereits eine hochgradige Schädelinnendrucksteigerung zu erheblichen, auch röntgenologisch nachweisbaren Druckwirkungen im Bereich der Schädelbasis geführt hat, dann ist man allen möglichen Täuschungen ausgesetzt.

Eine 39jährige Frau, die sich seit einem halben Jahr besonders im Anschluß an die Periode nicht mehr wohl fühlte, sehr heftige Stirnkopfschmerzen und schließlich nicht näher zu beschreibende Sehstörungen bekam, wurde uns mit der Verdachtsdiagnose *Hypophysentumor* eingewiesen. Die allmählich zunehmende Sehverschlechterung fand ihre Erklärung in einer beidseitigen atrophischen Stauungspapille mit einer konzentrischen Einschränkung des Gesichtsfeldes bis auf einen zentralen Rest. Die Protrusion des rechten Bulbus und die leichte Schwellung in der Umgebung des rechten Auges ließen an eine venöse Abflußbehinderung denken, wie sie bei den bereits besprochenen *Meningiomen des kleinen Keilbeinflügels* auftritt. Bei der Röntgenaufnahme zeigte sich eine stark ausgeweitete Sella mit entkalktem Boden; die Processus clinoidei posteriores waren entkalkt. Ventrikulo- und Arteriogramm wiesen aber auf einen infratentoriellen Prozeß mit Anhebung des linken Kammerdreiecks und des Hinterhornes hin. Bei der Operation (Professor Tönnis) fand sich ein *kleinapfelgroßes Meningiom,* das von dem vorderen freien Rand des *Tentoriums* ausgegangen war und sich in den linken Hinterhauptlappen hinein entwickelt hatte.
Auch hier war die Protrusio bulbi rechts lediglich Folge einer venösen Stauung innerhalb der Sinus. Warum sie sich gerade kontralateral zum Tumor entwickelte, ließ sich nicht klären. Die Entkalkung der Schädelbasis mit der erweiterten Sella war Ausdruck der starken Schädelinnendrucksteigerung.

Die Schwierigkeiten der Art- und Ortsdiagnose peritorkulärer Geschwülste beleuchtet die folgende Krankengeschichte:

Der 52jährige Kaufmann hatte 4 Monate vor der Klinikaufnahme einen „leichten Unfall“, als er aus der Straßenbahn heraussprang und „etwas unsanft mit den Füßen auf dem Pflaster landete“. Er spürte einen starken Ruck im Kopf und war für einige Minuten benommen. 4 Wochen später wurden ihm die beiden Füße schwerer, die Arme kraftlos, die Hände ungeschickter und der Gang unsicher. Schließlich kam es zu einem nach rechts gerichteten Drehschwindel. Erschreckend wurde seine Vergeßlichkeit. Der Appetit blieb gut; der Patient nahm nicht an Gewicht ab, klagte aber über Hustenreiz. Neurologisch bot er lediglich eine Gangabweichung und eine Fallneigung nach rechts und ein Absinken des rechten Armes. Die ganze Extremitätenmuskulatur machte einen etwas hypotonen Eindruck. Der Liquor war eiweißreich (3.0 Kafka) mit tiefer Linkszacke in der Normomastixkurve. Irgendwelche krankhaften Befunde auf internem Gebiet ließen sich nicht erfassen; lediglich die Blutsenkung war etwas erhöht. Bei der Ventrikulographie stellte sich ein allgemeiner Hydrocephalus internus dar, mit einer deutlichen Knickung des Aquädukts. Bei der Eröffnung der hinteren Schädelgrube fand sich ein gut kirschgroßes, derbes Gebilde an der Unterfläche des Tentoriums, direkt am Confluens sinuum gelegen, das als Meningiom imponierte. Aber die histologische Untersuchung ließ eine maligne Neubildung von papillärer Struktur erkennen. Wie sich später bei der Sektion herausstellte, handelte es sich um eine Metastase eines *haselnußgroßen Bronchialkarzinoms* am linken Oberlappenbronchus. Dabei hatte die Röntgenkontrolle der Lunge nichts Pathologisches aufgedeckt.

Angesichts der Tatsache, daß hoch heraufreichende Tumoren des oberen Halsmarkes supraläsionelle Symptome auslösen, die an einen Tumor der hinteren Schädelgrube denken lassen, sei kurz auf diese im Kapitel Rückenmarkstumoren näher besprochenen Affektionen verwiesen. Sie führen, in unmittelbarer Nachbarschaft des Foramen occipitale magnum liegend, zu Einklemmungserscheinungen in Form von Kopf- und Nackenschmerzen mit heftigem Erbrechen und zum Hydrocephalus occlusus. Als Folge der Beeinträchtigung der Zirkulation der A. vertebralis kommt es zu Syndromen nach Wallenberg oder zum sog. intermittierenden Basilarissyndrom mit Paresen der Gesichts-Zungen-Muskulatur, zu Dysphagien, bulbären Sprachstörungen, zu Paresen oder Sensibilitätsstörungen an den Extremitäten (76).

Kleinhirnbrückenwinkel

Als ein leicht zu diagnostizierender Tumor der hinteren Schädelgrube gilt das **Akustikusneurinom,** die Kleinhirnbrückenwinkelgeschwulst schlechthin. Doch auch diese Diagnose hat ihre Tücken.
Neurinome sind histologisch gut charakterisierte Gebilde, die bei der Recklinghausen-Krankheit an den Wurzelabschnitten der Hirn- und Spinalnerven als Gegenstück zu den Neurofibromen der peripheren Nervenstrukturen und des autonomen Endnetzes auftreten. Gerade bei der Neurofibromatose sind Akustikustumoren relativ häufig, oft sogar auf beiden Seiten. Man muß wissen, daß diese familiäre Erkrankung keineswegs immer augenfällige Symptome bietet. Bekanntlich gibt es Formes frustes, die nur einige wenige, kleine Neurofibrome aufweisen. Zur sicheren Diagnose der Neurofibromatose gehören als obligate Zeichen u.a. die sog. Milchkaffeeflecke (5). Es muß aber auch auf ein meist dominant vererbtes, relativ seltenes Krankheitsbild, das Peutz-Touraine-Jeghers-Syndrom, hingewiesen werden, das hinsichtlich der Symptomatik und der Pathogenese große Ähnlichkeit mit der Recklinghausen-Neurofibromatose aufweist. Es finden sich ebenfalls Pigmentanomalien, die bevorzugt im Bereich der Mundschleimhaut und der Lippen auftreten. Auch beim Peutz-Touraine-Jeghers-Syndrom ist ein Akustikusneurinom beobachtet

worden (59, 104). Das Akustikusneurinom kommt aber häufiger solitär ohne Neurofibromatose vor.

Die Symptomatik ist durch fünf Kardinalsymptome gekennzeichnet:

1. durch eine allmählich zunehmende Schwerhörigkeit bis zur Ertaubung, die dem Kranken erstaunlich spät oder rein zufällig, z. B. beim Telefonieren, auffallen kann. Dazu können Ohrgeräusche verschiedener Art (Ohrensausen, Gong- oder Glockenschläge u. a.) kommen, sind aber nicht obligat;
2. durch Erscheinungen von seiten des Vestibularis, der in der Regel unter- und schließlich völlig unerregbar wird;
3. durch Nachbarschaftssymptome besonders des Trigeminus und Fazialis, seltener auch des Abduzens sowie des Kleinhirns;
4. durch eine röntgenologisch nachweisbare Erweiterung des gleichseitigen Porus acusticus internus, darzustellen auf halbaxialen Schädelaufnahmen sowie durch Spezialaufnahmen nach Stenvers (Abb. 5.**30**) (evtl. direkte Darstellung der Zisterne mittels Pantopaque sowie die Computertomographie evtl. in Kombination mit einer Pneumozisternographie) (56);
5. durch deutliche Liquorveränderungen mit Eiweißvermehrung.

Den Patienten wird ihre Hörstörung oft erst dann bewußt, wenn durch die Hörprüfung die Schwerhörigkeit oder Ertaubung auf einem Ohr nachgewiesen wird. Manche Kranke geben dagegen genau an, seit welchem Zeitpunkt sie auf dem betreffenden Ohr taub sind. In vielen Fällen geht die **Schwerhörigkeit** den späteren Symptomen um Jahre voraus; 10, 12 und mehr Jahre sind keine Seltenheit. Auch die subjektiven Ohrgeräusche werden von der Mehrzahl der Patienten bagatellisiert. Erst wenn Schwindelerscheinungen, Erbrechen usw. hinzukommen, suchen sie den Arzt auf. Falls noch keine völlige Ertaubung vorliegt, besteht zumeist eine gleichmäßige Einengung im

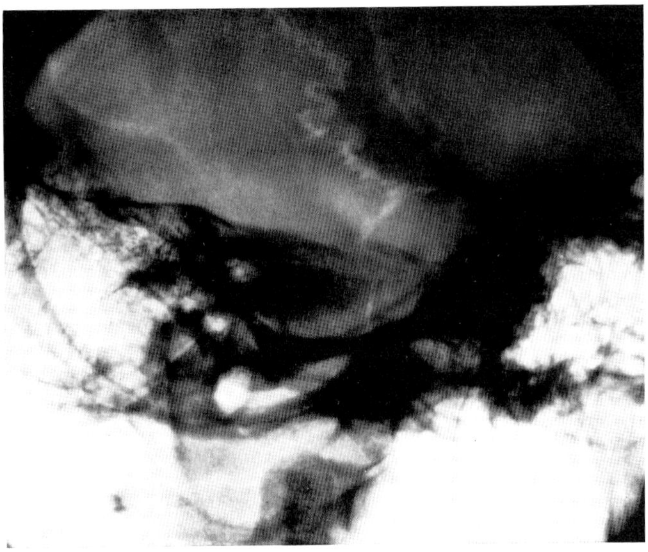

a

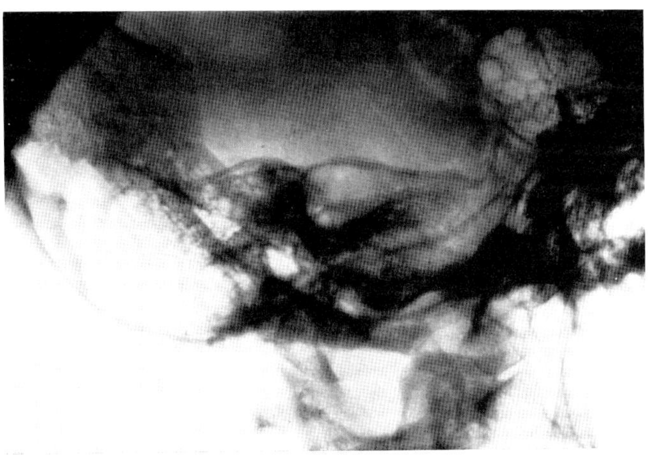

b

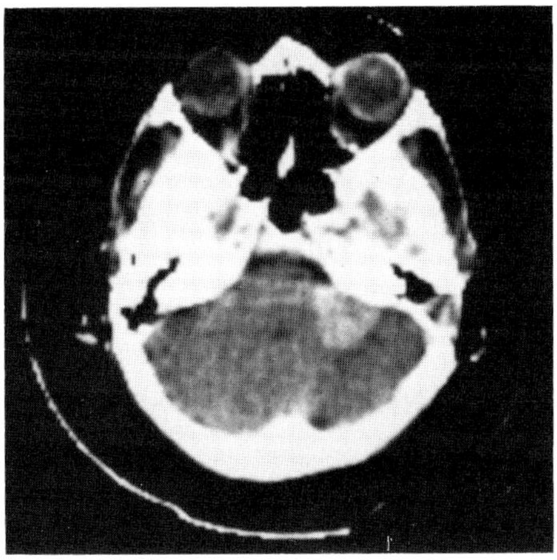

c

Abb. 5.**30** a–c a) Normal weiter innerer Gehörgang. b) Erweiterung des inneren Gehörganges bei Akustikusneurinom. c)

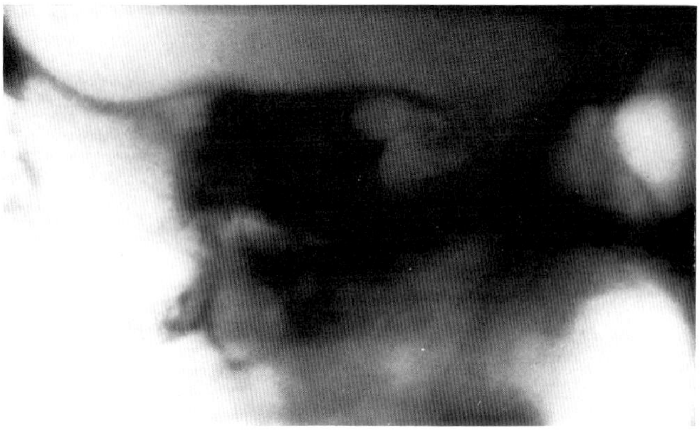

Abb. 5.**31** Tomogramm: große Pneumatisationszelle des Hypotympanums, die auf den Stenvers-Übersichtsaufnahmen eine Erweiterung des Porus acusticus internus vortäuschte (Prof. *Frey,* Röntgenabteilung der Medizinischen Poliklinik München)

Bereich der oberen und unteren Tongrenze; der Rinne-Versuch ist negativ, und die auf den Schädel gesetzte Stimmgabel wird in das gesunde Ohr lokalisiert (Weber-Versuch). Bei exakter Gehörprüfung läßt sich allerdings nicht immer die typische reine Innenohrschwerhörigkeit, sondern oft eine kombinierte Schwerhörigkeit nachweisen; das erschwert mitunter die Frühdiagnose. Von otologischer Seite findet sich neben der kalorischen Un- oder Untererregbarkeit des Labyrinths der charakteristische Ausfall des Audiogramms mit dem Fehlen des sog. Lautheitsausgleichs (negatives Recruitment). Die Seitenlokalisation wird dadurch kompliziert, daß auf dem anderen Ohr in fortgeschrittenen Stadien gleichfalls die Funktion des Kochlearis und des Vestibularis beeinträchtigt sein kann. Ursache dieser kontralateralen Symptome kann die *hypertone Labyrinthdegeneration (Wittmaack)* als Folge der Druckwirkung von der Gegenseite sein. Jedoch muß in diesen Fällen auch an einen Morbus Recklinghausen mit beiderseitig entwickelten Neurinomen gedacht werden. Bei Freilegung der hinteren Schädelgrube hat man zudem feststellen können, daß der kontralaterale Flokkulus des Kleinhirns in den Gehörgang eingepreßt sein kann.

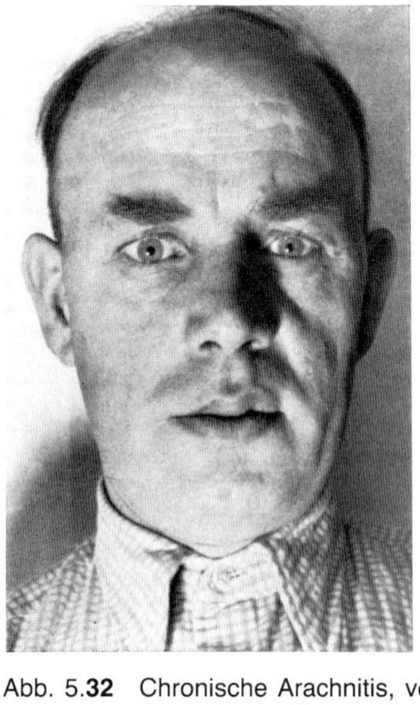

Abb. 5.**32** Chronische Arachnitis, von Otitis media links fortgeleitet, mit isolierter Fazialislähmung links und Kontraktur

Häufig wird über **Schwindelerscheinungen** (Drehschwindel) geklagt. Denn in den meisten Fällen geht der Tumor aus dem vestibulären Anteil des N. vestibulocochlearis hervor und entwickelt sich gerade an jener Stelle, wo die Nerven in den inneren Gehörgang eintreten. Dennoch stehen die Ausfallserscheinungen von seiten des Kochlearis im Vordergrund, ja es kann vorkommen, daß trotz völliger Ummauerung des Vestibularis durch Tumormassen keine Gleichgewichtsstörungen zu registrieren sind. Ähnlich resistent ist auch der Fazialis. Oft wechselt die Intensität der Symptome; das gilt besonders für die Schwindelanfälle. Jedenfalls ist es wichtig, die Labyrinthfunktion exakt zu prüfen, um latente Störungen zu erfassen (neurootologische Untersuchung).

Der *Ménière-Anfall* mit seinem plötzlich auftretenden Drehschwindel, Erbrechen und Vasomotorenkollaps läßt sich durch den ausgesprochen paroxysmalen Charakter von den Schwindelzuständen beim Akustikustumor abgrenzen. Da auch beim Akustikusneurinom einmal Drehschwindelattacken auftreten können, ist die Differentialdiagnose zum Morbus Ménière gelegentlich schwierig, und auch eine detaillierte neurootologische Untersuchung kann nicht immer die erwünschte Klarheit bringen. Eine Eiweißvermehrung im Liquor oder Symptome von seiten benachbarter Hirnnerven (z. B. Fazialis, Trigeminus) kommen beim Ménière-Anfall nicht vor. Initial werden die Schwindelanfälle und subjektiven Ohrgeräusche des Akustikusneurinoms häufig als Ménière-Symptomenkomplex fehlgedeutet.

Ein 38jähriger Architekt erkrankte mit anfallsweise auftretender Übelkeit, Schweißausbruch und heftigen, reißenden Schmerzen hinter dem linken Ohr. Die Attacken waren so heftig, daß er bis zu 6 Tagen im Bett liegen mußte. Dann war alles vorbei; die Zustände kamen aber ab und zu wieder, hauptsächlich nach Sonnenbestrahlung. Seit dieser Zeit hörte er auf dem linken Ohr schlechter. Man diagnostizierte ein Ménière-Syndrom. 1½ Jahre später entwickelte sich eine periphere Fazialisparese links, und es kamen sensible und motorische Trigeminusausfälle hinzu. Jetzt konnte auf Grund des einseitigen Ausfalls des VIII., VII. und V. Hirnnervs an einem Akustikusneurinom nicht gezweifelt werden. Nach der Stenvers-Aufnahme bestand eine Erweiterung des linken Porus acusticus internus. Bei der Operation fand sich ein kleinapfelgroßes *Akustikusneurinom* links.

Der N. facialis ist nicht immer gelähmt; man beobachtet in seltenen Fällen auch Reizerscheinungen, speziell Myoklonien und -rhythmien in der herdgleichen Gesichtshälfte nach Art eines Tics. **Fazialiszuckungen** sind auch bei intrapontinen Prozessen anzutreffen, nicht nur bei Tumoren (Astrozytom), sondern auch bei Zirkulationsstörungen, Enzephalomyelitiden und selten einmal bei der bulbären Form der Poliomyelitis. Für den Kleinhirnbrückenwinkeltumor ist es wichtig, daß sich die unwillkürlichen Zuckungen unmittelbar vor dem Manifestwerden der Fazialislähmung zeigen, und zwar nur für eine kurze Zeit.

Von seiten des **Trigeminus** finden sich als häufigstes Symptom **Parästhesien** in der herdgleichen Gesichtshälfte, vom Patienten häufig als taubes oder Spinnwebgefühl geschildert. Schon früh fehlt der Kornealreflex. Als einzige Störung von seiten des Trigeminus kann eine Hypästhesie am Tragus (sog. Ramsey-Hunt-Zone) vorhanden sein. Seltener sind bei Kleinhirnbrückenwinkeltumoren Lähmungserscheinungen des motorischen Trigeminus mit Beeinträchtigung der Kaufunktion und Abweichen des Unterkiefers beim Öffnen des Mundes zur Herdseite hin. Ebenso lassen sich nur in einzelnen Fällen Atrophien des Temporalis und des Masseters erkennen.

Doppelbildersehen infolge Zug- oder Druckwirkung auf den *Abduzens* wird gleichfalls beobachtet, sogar eine konjugierte Blickparese zur Herdseite. Diagnostische Irrtümer können dadurch unterlaufen, daß der Tumor die kontralaterale Pyramidenbahn gegen den Tentoriumrand preßt, so daß halbseitige Lähmungen und auch halbseitige Par- und Hypästhesien auf der Tumorseite resultieren (Spätsymptome).

Die *Röntgenuntersuchung* kann im Stich lassen. Nur in einem Fünftel aller Fälle findet sich ein normaler Befund (92). Die einseitige Ausweitung des Porus acusticus internus fehlt zuweilen, da die Neurinome dem Hirnstamm eng anliegen können, so daß sie den inneren Gehörgang nicht erweitern. Bei lange bestehenden Tumoren ist die Felsenbeinpyramide gelegentlich destruiert; beim Verschlußhydrozephalus findet man außerdem eine Drucksella.

Wenn auch die Akustikusneurinome unter den Kleinhirnbrückenwinkelaffektionen an Häufigkeit bei weitem an der Spitze liegen – unter 300 Fällen des Krankengutes der Tönnisschen Klinik befanden sich 237 Akustikusneurinome –, so müssen doch alle möglichen anderen Prozesse differentialdiagnostisch in Erwägung gezogen werden (93).

Manchmal bietet auch das Röntgenbild Schwierigkeiten bezüglich der Deutung einer Erweiterung des Meatus acusticus internus. Unsere 49jährige Patientin litt an typischen Drehschwindelanfällen ohne Gehörbeteiligung und ohne Liquorveränderungen. Auf Grund der Stenvers-Aufnahmen mit der anscheinenden Erweiterung des Porus acusticus internus der einen Seite glaubte der Otologe, auf das Vorhandensein eines Akustikusneurinoms schließen zu können, eine Diagnose, die der Neurologe auf Grund des Fehlens greifbarer Hörstörungen nicht akzeptierte. Erst die Schichtung zeigte, daß es sich um eine große Pneumatisationszelle handelt, die vom Hypotympanum aus mit den hypolabyrinthären Zellzügen zum übrigen Pneumatisationssystem Verbindung zeigte (Abb. 5.**31**). Der innere Gehörgang selbst war nicht erweitert.

Meningiome sind in dieser Gegend viel seltener. Es ist bemerkenswert, daß bei der Neurofibromatose Recklinghausen Meningiome und Neurinome nebeneinander vorkommen.

Ferner sind entzündliche Prozesse von Bedeutung, vor allem die **Arachnitis cerebellomedullaris** (Abb. 5.**32**). Bei Lokalisation im Kleinhirnbrückenwinkel führt sie zu Erscheinungen, die durchaus jenen beim Akustikusneurinom gleichen.

Einer 50jährigen Hausfrau war vor Monaten der Schwengel einer Waschmaschine gegen den Kopf geschlagen. Sie bekam daraufhin Kopfschmerzen, Schwindelgefühl und eine Unsicherheit beim Gehen. Außerdem war die Geschmacksempfindung auf der linken Zungenhälfte beeinträchtigt. Nach der ohrenklinischen Prüfung waren Kochlearis- und Vestibularisfunktion links völlig ausgefallen. Rechts bestand nur eine Einschränkung der oberen und unteren Tongrenze; der Vestibularis war intakt. Der linke Warzenfortsatz war druckschmerzhaft, der linke Kornealreflex aufgehoben. Der Nasen-Zeigefinger-Versuch war links unsicher, der Gang schwankend, mit Fallneigung nach hinten. Im Subokzipitalliquor fand sich bei normaler Zellzahl ein Gesamteiweiß von 67,2 mg%. Obwohl eine Erweiterung des linken Porus acusticus internus nicht nachzuweisen war, nahmen wir einen linksseitigen Akustikustumor an. Bei der Operation (Prof. Dr. KUHLENDAHL) stellte sich eine walnußgroße Arachnoidalzyste dar, die eröffnet und abgetragen wurde. Nach der Operation bildeten sich die Beschwerden zurück.

Es ist zu beachten, daß gar nicht selten um das eigentliche Neurinom herum eine Arachnitis entwickelt ist.

Ein *Pseudocholesteatom* bei einer chronischen Otitis media kann durch Läsion des N. facialis und vestibulocochlearis einen Kleinhirnbrückenwinkeltumor vortäuschen. Verwechslungen sind auch mit einem eitrigen Prozeß der Felsenbeinspitze *(Gradenigo-Syndrom)* und mit einem oto-

genen Kleinhirnabszeß denkbar. Das Vorhandensein einer Otitis media mit fötidem Sekret und der otologische Nachweis von Cholesteatommassen im Mittelohr verhindern Fehldiagnosen.
Schwieriger können sich das Erkennen und die Abgrenzung eines sehr langsam wachsenden **Epidermoids** gestalten, das wir als parapontines Blastom schon erwähnt haben. Dabei kann sogar einmal durch Einbruch ins Felsenbein und in die Paukenhöhle infolge sekundärer Infektion eine Mittelohreiterung zustande kommen. Derartige Komplikationen sind jedoch selten. Das Epidermoid kann sich auf Grund von Hörstörungen und Fazialisparese weitgehend mit den Symptomen des Akustikusneurinoms überschneiden. Die Röntgenaufnahme, die eine Destruktion des Felsenbeins erkennen läßt, gestattet ebenfalls keine sichere Abgrenzung; denn auch bei großen Neurinomen kann sich eine weitgehende Zerstörung der Felsenbeinspitze zeigen. Die Computertomographie ist auch hier die entscheidende Untersuchung (56).
Karzinome, meist Plattenepithelgeschwülste, können, wenn sie sich im Felsenbeinbereich entwickeln, eine ähnliche Symptomatik bedingen. Der Prozeßverlauf ist jedoch kürzer; eine Probeexzision, soweit diese von der Pauke aus möglich ist, sichert die Diagnose. Im Kindesalter sind *Sarkome* des Schläfenbeins zu berücksichtigen, die sich sowohl zum Labyrinth als auch zur hinteren Schädelgrube hin ausbreiten und dann zu multiplen Hirnnervenläsionen Anlaß geben. Auch sie entwickeln sich rasch und gehen außerdem mit Lymphknotenschwellungen einher. Durch eine Probepunktion läßt sich der zugrundeliegende Prozeß klären. *Osteome* und *Hämangiome* des Felsenbeins sind sehr selten und aus dem Röntgenbild zu erkennen.
Eine besondere Art von **Tumoren** in diesem Bereich entwickeln sich aus dem sog. **Glomus jugulare** (39, 58). Dieses ähnelt in seiner histologischen Struktur dem Glomus caroticum. Als ½ mm großes Gebilde sitzt es im Foramen jugulare mit Vorliebe am N. tympanicus. Größere Tumoren dehnen sich gegen den Kleinhirnbrückenwinkel aus und zeigen einen exzessiv chronischen Verlauf. Nur äußerst selten wurden sie vor Freilegung der hinteren Schädelgrube erkannt. In der Regel klagen die Patienten über heftige Ohrenschmerzen, besonders dann, wenn die Geschwulst die Pauke erreicht hat. Dann kann der Tumor bisweilen am hinteren unteren Trommelfellquadranten entdeckt werden, wenn er nicht schon vorher in breiter Front in den äußeren Gehörgang durchgewuchert ist. Der Ausfall der kaudalen Hirnnervengruppe ist das führende neurologische Syndrom, wie der folgende Fall zeigt:

Die Krankengeschichte des 52jährigen Mannes zog sich über 10 Jahre hin. Er beobachtete zunächst Stirn- und Schläfenkopfschmerzen und eine zeitweilig auftretende Heiserkeit. Eine stationäre Beobachtung 6 Jahre nach Beginn der ersten Symptome objektivierte Ausfallserscheinungen im Bereich des IX., X. und XI. Hirnnervs links. Als wir ihn 1 Jahr später wiedersahen, fanden sich außerdem eine linksseitige periphere Fazialisschwäche, eine zentrale Taubheit auf dem linken Ohr, eine Hypästhesie des Schlundes links und eine Lähmung des linken Gaumensegels sowie eine Rekurrens- und Hypoglossusparese links. Zudem bestand eine Atrophie des vom N. accessorius links versorgten M. sternocleidomastoideus und trapezius. Bemerkenswert waren ferner eine skandierende Sprache, eine zerebellare Ataxie und ein Drehschwindel. Die Röntgenaufnahme des Schädels und die Sellaschichtaufnahmen ergaben eine hochgradige Entkalkung des Dorsum sellae und des oberen Klivus. Auf den Stenvers-Aufnahmen ließen sich keine sicheren krankhaften Veränderungen erkennen. Nach dem Operationsbefund handelte es sich um einen *Glomustumor,* eine weiche, sehr gefäßreiche Geschwulst, die sich vom Glomus jugulare bis in die Paukenhöhle und das Antrum erstreckte.

Gelegentlich führen auch infiltrierend wachsende Gliome, z. B. intrapontine **Glioblastome** und **Medulloblastome,** zu einem Kleinhirnbrückenwinkelsyndrom, namentlich dann, wenn sie sich parapontin ausbreiten. Die Anamnese ist in solchen Fällen relativ kurz und geht höchstens über 3–6 Monate. Die Symptome treten in rascher Reihenfolge hintereinander auf, wobei den Hirnnervenausfällen häufig noch andere Erscheinungen vorausgehen.

Bei einem 22jährigen Landwirt entwickelte sich unter starken Kopfschmerzen, Erbrechen, Schwindelerscheinungen und Hörverschlechterung innerhalb von 4 Monaten ein Kleinhirnbrückenwinkelsyndrom mit hochgradiger zerebellarer Ataxie und Lähmungen des VIII., VII., V., X. und XI. Hirnnervs. Eine Stauungspapille war nicht aufgetreten. Bei der Operation konnte ein weicher, graurötlicher Tumor, histologisch ein *Medulloblastom,* das aus der linken Brückenhälfte in den Kleinhirnbrückenwinkel eingewachsen war, teilweise entfernt werden.

Kleinhirn

Die Symptomatik des Kleinhirntumors richtet sich ganz danach, ob die Geschwulst medial im Wurm liegt oder mehr in einer Kleinhirnhemisphäre. Bei den *Wurmtumoren* herrscht die Rumpfataxie vor. Ohne Zuhilfenahme der Arme kann der Kranke sich nicht aus der Rückenlage aufrichten. Beim Hinsetzen läßt er sich, ohne die Bewegung abfangen zu können, nach rückwärts plump in den Stuhl fallen. Auch beim Aufstehen fällt auf, daß das Gefühl für den Schwerpunkt des eigenen Körpers verlorengegangen ist. Der Gang ist breitbeinig und stampfend, wobei der Kopf aufgerichtet und steif gehalten wird. Bei Einwachsen der Geschwulst in eine Kleinhirnhemisphäre kann eine Neigung des Kopfes, meist zur Tumorseite hin, resultieren. Schließlich wird es dem Kranken unmöglich zu gehen, zu stehen (Abasie und Astasie) oder auch nur zu sitzen. Bei langsam wachsenden Tumoren kann allerdings die schwere Wurmataxie fehlen.

Die Hypermetrie des Kleinhirnkranken, die durch den Bremsversuch nachgewiesen werden kann, ist besonders ausgeprägt bei Tumoren, die von vornherein in einer *Kleinhirnhemisphäre* liegen oder vom Wurm her in die eine oder andere Seite hineinwachsen. Man findet dann aber auch noch weitere Seitensymptome, etwa eine homolaterale Fallneigung oder Gangabweichung, eine Unsicherheit beim Nase-Zeigefinger-Versuch, wobei der Finger zur Tumorseite hin abweicht, schließlich folgendes Symptom: Beim Finger-Finger-Versuch mit geschlossenen Augen treffen sich die Finger in einer Ebene, die zur Tumorseite hin verschoben ist. Die Fallneigung ist immer vorhanden; meist fällt der Kranke zur Tumorseite hin. Analoge Verhältnisse beobachtet man bei der Gangabweichung. Ein Nystagmus läßt sich für die Seitendiagnose nur bedingt verwerten. Zwar wird häufig die langsame Phase bei Augenwendung zur Tumorseite hin noch langsamer, die schnelle Phase beim Blick zur Gegenseite noch rascher, doch ist dieses Symptom nicht gesetzmäßig vorhanden. Oft führt der Hemisphärentumor zu einer homolateralen Muskelhypotonie mit Absinken und Seitenabweichung der vorgestreckten Arme beim Augenschluß.

Bestehen *Kopfschmerzen,* so werden sie ins Hinterhaupt, in den Nacken oder in die *Stirn* lokalisiert. Das ist darauf zurückzuführen, daß der Trigeminus mit seinen Rr. tentorii sowohl die frontale Dura als auch das Tentorium versorgt. Häufig tritt eine *Stauungspapille* auf; aber selbst bei Ausbildung eines Hydrocephalus internus, z.B. bei einem Medulloblastom des Wurmes, kann sie fehlen. Bei Kleinhirntumoren treten zerebelläre Symptome und Zeichen intrakranieller Drucksteigerung häufig vor Hirnnervenausfällen auf. Das sind wichtige Unterscheidungsmerkmale gegenüber dem Kleinhirnbrückenwinkeltumor, bei dem schon im Beginn Reizsymptome oder Ausfallserscheinungen des N. vestibulocochlearis, des Trigeminus und später des Fazialis auftreten. Selbst beim Kleinhirnmedulloblastom, das in den IV. Ventrikel einbricht, sind die bulbären Hirnnerven nur selten beteiligt. Eine Ausnahme macht der Abduzens, der durch allgemeine intrakranielle Drucksteigerung geschädigt werden kann. Überhaupt spielen Drucksymptome eine große Rolle. Vierhügelsymptome und Pyramidenzeichen werden durch Massenverschiebung nach oben in den Tentoriumschlitz hinein verursacht. Homolaterale Pyramidenbahnsymptome entstehen durch Anpressen des Hirnschenkelfußes an die Tentoriumecke. Nicht zu vergessen ist hier die Einpressung des Flokkulus in den Meatus acusticus internus, wodurch vestibuläre und kochleäre Symptome hervorgerufen werden. Das Einpressen der Kleinhirntonsillen in das Hinterhauptloch mit der gefährlichen Tamponade der Medulla oblongata führt zum plötzlichen Exitus durch Schädigung der lebenswichtigen bulbären Zentren.

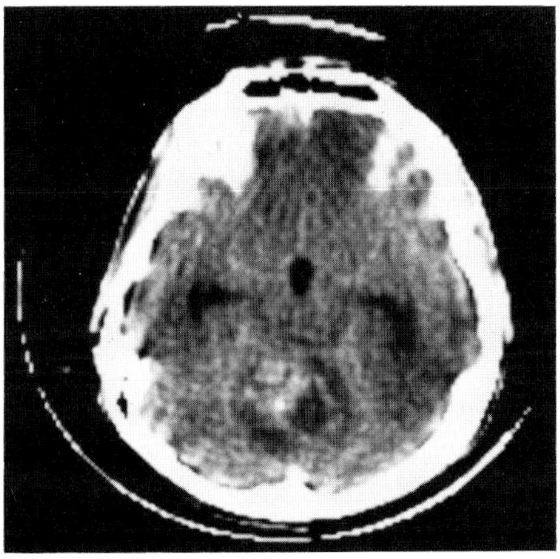

Abb. 5.**33** Pilozytisches Kleinhirnastrozytom

Unter den Tumoren des Kleinhirns steht an erster Stelle das pilozytische Astrozytom (auch als Spongioblastom oder Kleinhirnastrozytom bezeichnet), welches häufig zystisch entartet (Abb. 5.**33**). Es ist im Bereich des Großhirns wesentlich seltener und kommt vorwiegend im Kindes- und Adoleszentenalter vor. Die zerebellaren Symptome treten beim Hemisphärenbefall nicht immer deutlich in Erscheinung. Häufig bestehen nur Allgemeinsymptome und eine Gangabweichung, deren unsichere Bedeutung für die Seitendiagnose bereits erwähnt wurde.

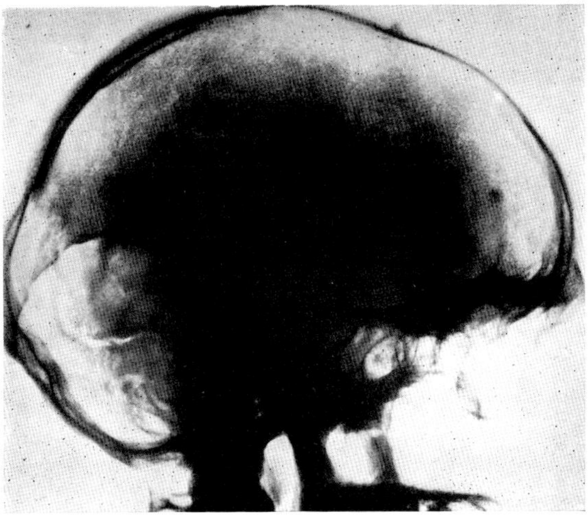

Abb. 5.**34** Luftgefüllte Astrozytomzyste des Kleinhirns, die bei der Subokzipitalpunktion entleert wurde

Bei einem 40jährigen Patienten hatte das Zustandsbild mit Stirnkopfschmerzen begonnen, die sich immer mehr verstärkten und besonders nach längerem Stehen unerträglich wurden. Außerdem hatten sich leichte Schwindelanfälle ohne Drehschwindel, aber mit Brechreiz bemerkbar gemacht. Bei der neurologischen Untersuchung fanden sich nur eine leichte Gangabweichung nach rechts und eine beginnende Stauungspapille. Bei der Subokzipitalpunktion entleerte sich eine gelbliche Flüssigkeit, die sofort gerann. Ihr Eiweißgehalt betrug 864 mg%. Im lumbalen Liquor fanden sich völlig normale Werte. Bei einer zweiten Punktion wurde nach Absaugung des Zysteninhaltes vorsichtig Luft eingeblasen; auf dem Röntgenbild stellte sich anstelle der linken Kleinhirnhemisphäre eine kinderfaustgroße Zyste dar (Abb. 5.**34**) (2). Auffallend war, daß der Kranke nach der Luftfüllung der Zyste den Kopf nach rechts geneigt hielt und beim Gehen eine deutliche Schlagseite nach rechts zeigte. Die Zyste konnte total entfernt werden (Prof. Dr. Kuhlendahl). An ihrem kaudalen Grund fand sich ein solider Tumor von graurötlichem Gewebe, histologisch ein *Astrozytom.*

Wie uncharakteristisch, symptomarm und wechselvoll die Zustandsbilder sich uns darbieten, mögen noch zwei weitere Fälle von zystischen pilozytischen Astrozytomen demonstrieren.

Ein 16jähriges Mädchen wurde uns wegen einer beidseitigen, in Atrophie übergehenden Stauungspapille vom Augenarzt zugeschickt. Seit 1 Jahr hatte es über zunehmende Hinterhauptkopfschmerzen zu klagen. Vorübergehende Doppelbilder konnten nicht mehr objektiviert werden. Seit etwa 6 Monaten hatte es häufiger heftiges Erbrechen. Außerdem klagte es über Drehschwindel nach links und rechtsseitiges Ohrensausen; beim Gehen knickte es plötzlich ein. Die ohrenklinische und neurologische Untersuchung konnte kein Kleinhirnsymptom aufdecken; die Röntgenaufnahme ließ einen Wolkenschädel erkennen. Nach dem Ventrikulogramm mußte es sich um einen linksseitigen Kleinhirnhemisphärentumor handeln, der entfernt werden konnte und sich nach der histologischen Untersuchung als *Astrozytom* erwies.

Bei einem anderen Fall fanden sich ein zerebellares Syndrom, nämlich Nystagmus nach links, Drehschwindel mit Fallneigung nach rechts, Hypotonie und Ataxie des rechten Armes und Beines; feinere Fingerbewegungen gelangen nicht. Bei geschlossenen Augen kam es im Gehen zu einer Abweichung nach rechts. Die Hinterhauptschuppe war druckempfindlich, besonders an der Austrittsstelle des N. occipitalis major rechts. Links bestand eine Stauungspapille von 5 Dioptrien; das rechte Auge war früher enukleiert worden. Es wurde über dem rechten Hinterhaupt eingegangen und ein *zystisches Astrozytom* entfernt.

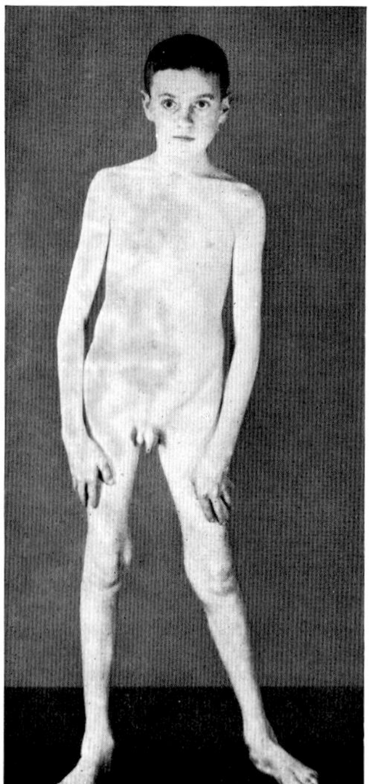

Abb. 5.**35** Hypogenitalismus, hervorgerufen durch einen starken Hydrozephalus des III. Ventrikels bei Kleinhirnastrozytom (16jähriger Junge)

Die *pilozytischen Astrozytome* können wie die meisten übrigen Tumoren der hinteren Schädelgrube und vor allem die entzündlichen Aquäduktverschlüsse infolge eines *Hydrocephalus occlusus* zu Ausfalls- oder Reizerscheinungen von seiten des *Hypothalamus* Anlaß geben, die wir beim Pinealom schon gestreift haben, vor allem zu Pubertas praecox, Hypogenitalismus oder zu Störungen des Wachstums. Manchmal sieht man auch eine dienzephale Mager- oder Fettsucht. So stammt Abb. 5.**35** von einem 16jährigen Jungen mit pilozytischem Astrozytom.

Das **Medulloblastom** sitzt in der Regel im Kleinhirnwurm oder entspringt im Bereich des Velum medullare superius, um von dort her in den Wurm oder in die Kleinhirnhemisphäre einzudringen. Häufig füllt es auch den IV. Ventrikel aus. Als Prädilektionsalter ist das 8.–12. Lebensjahr anzusehen. Nach der Statistik von Zülch macht es 4% aller Hirntumoren aus, in der Gruppe unter 20 Jahren aber 23%. Auch im Erwachsenenalter kommt es, wenn auch seltener, vor. Eine histologische Differenzierung gegenüber den Medulloblastomen des Kindesalters ist nicht möglich. Die Lebenserwartung beträgt bei Kindern höchstens 3½ Jahre; sie ist bei Erwachsenen gelegentlich wesentlich größer. Diese Geschwülste sind in der Regel sehr strahlensensibel. Penfield u. Feindel (88) haben bei einem Medulloblastom eines 22jährigen Patienten sogar eine Überlebensdauer von 17 Jahren gesehen. Bei der Neigung dieser Geschwülste zu Rezidiven gehören derart lange postoperative Verläufe jedoch zu den Ausnahmen. Das Medulloblastom wächst rasch und führt häufig durch Absprengung von Geschwulstpartikeln zu **Implantationsmetastasen in den Liquorräumen** (Abb. 5.**36** u. 5.**37**). Dabei wird oft nur der dorsale Subarachnoidalraum des thorakalen Marks befallen; in manchen Fällen wird aber der ganze Subarachnoidalraum von Medulloblastomzellen ausgefüllt. Man sprach früher in derartigen Fällen von einer „Meningealsarkomatose“ (Nonne-Olivier-Krankheit). Auch in den Subarachnoidalräumen an der Hirnbasis, über der Konvexität und innerhalb der Ventrikel siedeln sich Metastasen ab. Das ist sogar relativ häufig; Polmeteer u. Kernohan (91) sahen derartige Metastasierungen unter 20 Medulloblastomen 8mal. Auch bei anderen Gliomen, namentlich bei Glioblastomen, bei den Oligodendrogliomen, bei Ependymomen, bei Astrozytomen, Retinoblastomen und besonders bei Pinealomen können, wenn auch sehr viel seltener, Liquormetastasen angetroffen werden (14, 40). Das Medulloblastom kann, wie auch andere intrakranielle Geschwülste, extrem selten auch einmal zu Metastasen im übrigen Körper Anlaß geben (60).

Raumfordernde Prozesse im Kindesalter gehen, solange die Schädelnähte noch nachgeben, ohne wesentliche subjektive Beschwerden, auch ohne Kopfschmerzen einher, so daß die Kinder erst durch irgendwelche Fehlleistungen auffällig werden.

Hier die Krankengeschichte eines 8jährigen Jungen aus Hamburg mit besonders tragischen Umständen: Anläßlich der Weihnachtsbescherung hatte der Junge ein „Heureka“-Gewehr bekommen und sollte nun nach der Scheibe schießen. Er schoß aber mit dem rechten Auge zielend immer vorbei, so daß der Vater stutzig wurde und den sich sonst völlig wohl fühlenden Jungen zum Augenarzt brachte. Dieser stellte eine hochgradige, schon in Atrophie übergehende Stauungspapille rechts und eine Stauungspapille bei normalem Visus links fest; er schickte den Jungen in die neurologische Klinik. Es fanden sich auf der Schädelübersichtsaufnahme mächtig verbreiterte Nähte. Wir vermuteten einen infratentoriellen Tumor, wegen des jugendlichen Alters ein *Medulloblastom,* eine Ansicht, die sich bei der Freilegung der hinteren Schädelgrube bestätigte. Der Tumor füllte den ganzen IV. Ventrikel aus und hatte zu einer ausgedehnten Metastasierung innerhalb der Liquorräume geführt.

Diese Beobachtung führt uns eine Eigentümlichkeit innerhalb der 1. Lebensdekade, nämlich das Nachgeben der noch nicht verknöcherten Schädelnähte und der Fontanellen beim erhöhten Schädelinnendruck und **Hydrozephalus,** vor Augen. Der Kopfumfang nimmt zu; es kommt trotz des hochgradigen Wasserkopfes erst spät zu Kopfschmerz und Erbrechen. Beklopfen wir den Schädel, dann hört man es deutlich „scheppern“, ähnlich dem „Geräusch des gesprungenen Topfes“; außerdem fühlt man die klaffenden Nähte. Im Kindesalter sind jedoch auch Hydrozephalusformen zu berücksichtigen, die sowohl durch Mißbildungen als auch durch entzündlich-vernar-

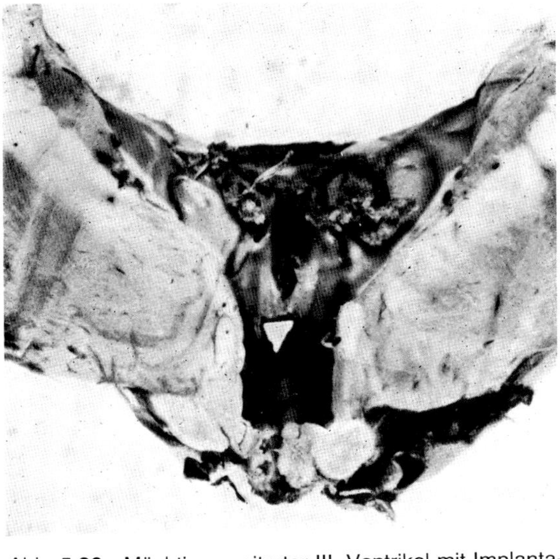

Abb. 5.**36** Mächtig erweiterter III. Ventrikel mit Implantationsmetastasen eines Medulloblastoms des Kleinhirnwurms (13jähriges Mädchen)

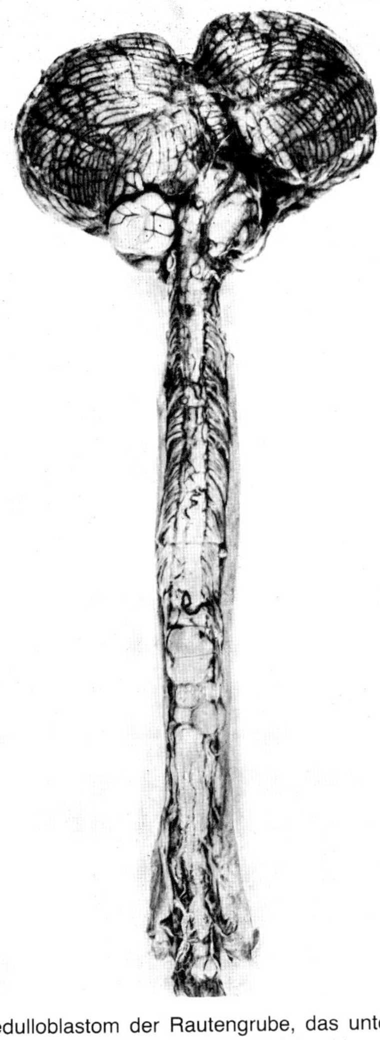

Abb. 5.**37** Medulloblastom der Rautengrube, das unter dem Kleinhirn herausgewachsen war und infolge Liquormetastasen das Brustmark ummauerte

bende Veränderungen am Ependym mit Verschluß des Aquäduktes oder der Apertura lateralis und mediana ventriculi quarti zustande kommen. Diese sind durch die Anamnese und durch das ungewöhnliche Ausmaß gekennzeichnet. Der „Sonnenuntergangsblick", häufig bei Hydrocephalus communicans zu beobachten, wird durch die von oben her erfolgende Impression des Orbitaldaches hervorgerufen, wobei der Bulbus nach unten gedrängt wird. Dieses Phänomen kann sich auch einmal bei einem während der ersten Lebensmonate auftretenden Okklusionshydrozephalus entwickeln.

Die **Angioblastome** des Kleinhirns sind Geschwülste des mittleren Lebensalters. Sie beschränken sich zumeist auf eine Kleinhirnhemisphäre und bilden größere Zysten, in die das eigentliche Hämangiom als kleiner bräunlicher, gefäßreicher Tumor hineinragt. Sie können mit Angioblastomen des Rückenmarks und anderer Organe (Leber, Pankreas) oder einer *Angiomatosis retinae* vergesellschaftet sein. Man spricht dann von der *Hippel-Lindau-Erkrankung* oder von *Lindau-Tumoren.* Die *Zystenbildung* bedingt ein Undulieren der Symptome, wodurch gelegentlich schwerwiegende diagnostische Irrtümer unterlaufen können.

Bei einem 52jährigen Mann machten sich einige Monate vor der Klinikaufnahme ein drückender Kopfschmerz, zunächst nur beim Husten und Pressen, und ein vertikaler Schwindel von sekundenlanger Dauer bemerkbar. Einige Zeit später trat plötzliches Erbrechen auf. Anamnestisch wurde eine luische Infektion angegeben. Beruflich hatte der Kranke viel mit Ärzten zu tun und war deshalb über die Neurolues durchaus im Bilde. Obwohl alljährliche Kontrollen von Blut und Liquor stets negativ ausgefallen waren, kam er von der Angst, eine Neurolues zu haben, nicht los. Organneurologisch war nichts festzustellen. Es bestand zwar ein angedeutetes positives Romberg-Zeichen; der Patient ging etwas breitbeinig, aber bei Ablenkung hatte man den Eindruck, daß die Unsicherheit verschwand. Einmal fiel der Patient, anscheinend in einem Zustand von Bewußtlosigkeit, aus dem Bett und näßte sich ein. Auffallend war, daß nach der Enzephalographie (die Computertomographie stand uns damals noch nicht zur Verfügung), bei der die Hirnkammern sich nicht anfüllten, für ½ Std. eine beidseitige Fazialisparese der unteren Äste auftrat. In der Annahme, es handele sich um Zirkulationsstörungen auf dem Boden einer seronegativen Gefäßlues, führten wir eine spezifische Kur durch. Der Patient verfiel in einen depressiven Verstimmungszustand, zog sich vollständig zurück und lag teilnahmslos im Bett. Schließlich entließen wir ihn, da er sich in einem Sanatorium gründlich erholen wollte. Aber 4 Monate später wurde er in desolatem Zustand wieder eingewiesen, war desorientiert und ließ unter sich. Infolge einer rasch auftretenden Atemlähmung kam er unerwartet ad exitum, ohne daß es uns möglich war, noch ante mortem zu einer genauen Diagnose zu kommen. Bei der Sektion fand sich eine *hühnereigroße Zyste* der linken *Kleinhirnhemisphäre* mit einem kleinen Hämangiom und einer hochgradigen Hirnschwellung.

Da auch eine meningovaskuläre oder gummöse **Syphilis** ein Kleinhirnsyndrom hervorrufen kann, ergeben sich mitunter schwierige diagnostische Probleme.

Ein 37jähriger Seemann wachte eines Nachts unter unangenehmen Schwindelerscheinungen auf; in der nächsten Nacht die gleichen Beschwerden. Als er morgens aufstehen wollte, hatte er Schlagseite nach links. In den folgenden Wochen verstärkten sich die Schwindelzustände mehr und mehr, so daß er bei Klinikeintritt kaum noch gehen oder stehen konnte. Bei der neurologischen Untersuchung bestand ein geringer Nystagmus beim Blick nach links, der später in einen Spontannystagmus überging, ferner ein Vorbeizeigen und eine Fallneigung nach links. Der Augenhintergrund war normal, ebenso die ohrenklinischen Befunde. Da die Citocholreaktion positiv war und die Normomastixreaktion eine geringe Zacke aufzeigte, dachten wir bei dem akuten Beginn an eine luische Gefäßerkrankung im Bereich der linken Kleinhirnhemisphäre. Aber die spezifische Kur brachte keine Besserung, im Gegenteil, die Beschwerden nahmen zu; es kam zum Erbrechen, und bei Kopfwendung nach links traten Parästhesien in der linken Gesichtshälfte auf. Schließlich zeigte sich eine beginnende Stauungspapille. Nach Freilegung der hinteren Schädelgrube (Prof. Dr. Kuhlendahl) konnte ein kleinfaustgroßes, von der Unterfläche des linken *Tentoriums* ausgehendes Meningiom entfernt werden.

Benigne Tumoren der hinteren Schädelgrube sind besonders schwer zu diagnostizieren, wenn keine Vorboten in Form zunehmender Kopfschmerzen oder anderer langsam fortschreitender Symptome vorhanden sind. Bei apoplektiformem Krankheitsbeginn erinnern sie an *bulbopontine Zirkulationsstörungen,* ferner auch an *Blutungen ins Labyrinth* und plötzlich auftretende Vestibularisschädigungen bei Vergiftungen *(Alkoholintoxikation).*

Es sei noch ein Fall angeführt, bei dem es sich nach Vorgeschichte und Befund um einen Tumor des Kleinhirns handeln mußte und bei dem sich ein **tuberkulöses Granulom** fand.

7–8 Monate vor der Klinikaufnahme setzten stechende Kopfschmerzen ein. Der Patient mußte in Abständen von 14 Tagen regelmäßig morgens nüchtern erbrechen. Es fanden sich eine Stauungspapille von beiderseits 3 Dioptrien, ein Horizontalnystagmus nach beiden Seiten, eine Abduzensparese sowie eine Unsicherheit beim Nase-Zeigefinger-Versuch. Am rechten Bein bestanden Pyramidenbahnsymptome. Es wurde die Diagnose Tumor der hinteren Schädelgrube gestellt. Bei der operativen Freilegung fand sich ein kastaniengroßer, glatter, runder Tumor in der linken Kleinhirnhemisphäre, der sich histologisch als Solitärtuberkel erwies und zu einem erheblichen Hydrozephalus geführt hatte.

Manchmal verkalken solche Solitärtuberkel und heilen klinisch weitgehend aus.

Ependymome im Bereich des Kleinhirns nehmen ähnlich wie die *Medulloblastome* ihren Ursprung vom Velum medullare superius oder von der Rinne des IV. Ventrikels und breiten sich zunächst in der Medianebene aus. Häufig wachsen sie aus

dem unteren Ende des IV. Ventrikels zapfenförmig durch das Foramen magnum nach unten hinaus, ziehen an der Dorsalseite des Rückenmarks entlang und erreichen manchmal die mittleren Halssegmente. Sie bohren sich auch paramedian in den Wurm ein.
Zu den atypischen Medulloblastomen des Erwachsenenalters werden von einem Teil der Autoren die sog. **„Arachnoidalsarkome“** gezählt, die man auch als *„zerebellare Sarkome“* bezeichnen kann. Ihre Diagnose kann zumal im initialen Stadium große Schwierigkeiten bereiten. Auch dann, wenn zerebellare Zeichen vorliegen, können schädelinnendrucksteigernde Symptome, insbesondere eine Stauungspapille, fehlen. Die folgende Krankengeschichte mag das schwierige Erkennen solcher Geschwülste bei einer 43jährigen Patientin beleuchten, deren Störungen zunächst als psychogenes Zustandsbild angesprochen worden waren.

Mit 40 Jahren war bei der Kranken wegen eines Myoms eine supravaginale Uterusamputation unter teilweiser Exzision der Ovarien durchgeführt worden. Die Kenntnis dieser verstümmelnden Operation, die zu entsprechenden Ausfallserscheinungen bei der noch relativ jungen Frau geführt hatte, mochte den zugezogenen Arzt angesichts des Fehlens greifbarer Hirnnervensymptome zu der Auffassung gebracht haben, daß die sehr demonstrativ wirkende Gangunsicherheit psychogen ist. Der hinzugezogene Konsiliarius war sich bei der ersten Untersuchung auch nicht darüber im klaren, ob hinter der Gangstörung etwas Organisches steckt. Die Vorgeschichte gab aber doch gewisse Hinweise. Seit 7 Jahren litt die Patientin an anfallsweisen heftigen Kopfschmerzen in der Stirnpartie mit Übelkeit und Benommenheit. Dann kam es zu wechselnden Doppelbildern und zu einer Gangunsicherheit, die besonders anläßlich eines Aufenthaltes an der Riviera auffiel. Als die Kranke nämlich versuchte, sich am Badestrand durch die sich sonnenden Badegäste hindurchzulancieren, hatte sie, wie sie erzählte, die Angstvorstellung, sie „würde über jemand fallen“ oder „den Leuten auf den Kopf steigen“. Außerdem gab sie an, daß das Schreiben ihr sehr schwer falle, sie könne die Zeilen nicht einhalten. Die Schrift wäre verzerrt und unleserlich.
Bei der Untersuchung bot sie das typische Bild der Astasie und Abasie und konnte sich nur mit Hilfe zweier Personen auf den Beinen halten. Bei der klinischen Beobachtung erwies sich der Liquor als normal. Am Fundus zeigte sich keine Stauungspapille, auch kein sicherer Nystagmus, aber es bestand eine ausgesprochene Unsicherheit beim Nase-Finger-Versuch rechts mit Hypotonie des rechten Armes und ein „Rebound-Phänomen“. Bei der Ventrikulographie fand sich eine Abknickung und Vordrängung des Aquäduktes nach vorn bei einer hydrozephalen Erweiterung der vorderen Ventrikelabschnitte. Bei der Trepanation zeigte sich in der rechten Kleinhirnhemisphäre ein walnußgroßer Tumor (Prof. Marguth), der total ausgeschält werden konnte und dessen Histologie ein *Arachnoidalsarkom* (Prof. Stochdorph) ergab.

Ventrikel

Ependymome können ihren Sitz nicht nur im IV. Ventrikel, sondern auch in den Seitenkammern, im III. Ventrikel und im Aquädukt haben. Erfahrungsgemäß kommen sie in jedem Lebensalter vor. Sie werden bevorzugt in der Jugend angetroffen; dann sitzen sie vor allem an den Ventrikelaußenwänden oder intraventrikulär, vom Foramen interventriculare ausgehend. Selten sind **Plexuspapillome,** die ebenfalls den IV. Ventrikel bevorzugen, aber auch im III. Ventrikel und in den Seitenkammern anzutreffen sind, merkwürdigerweise auf der linken Seite häufiger als auf der rechten. Vom Dach des IV. Ventrikels gehen **Medulloblastome** aus. Sie werden fast ausschließlich bei Kindern, bei Knaben häufiger als bei Mädchen, angetroffen.
Die Tumoren des III. oder IV. Ventrikels haben eine mehr oder minder gleichartige Krankengeschichte. Hier ist die Verlegung der Liquorpassage entscheidend, denn Herdsymptome können völlig fehlen, abgesehen von jenen Geschwülsten, die infiltrierend, z. B. in den Boden der Rautengrube, einwachsen. Die Verlegung der Liquorpassage führt in der Regel zu heftigen Kopfschmerzen, die oft anfallsweise auftreten, besonders wenn es bei brüsken Kopfbewegungen oder beim Bücken zum Verschluß der Kommunikationsstellen kommt (**intermittierender Okklusionshydrozephalus** – Ventilkopfschmerz).
Trotzdem ist die Diagnose, solange noch keine Stauungspapille besteht, äußerst schwierig. Da derartige Patienten häufig einen Nystagmus zeigen und gelegentlich auch über Doppelbilder klagen, sind Verwechslungen mit der multiplen Sklerose denkbar, besonders in jenen Fällen, bei denen die BHR fehlen. Von der Liquoruntersuchung können wir im Anfangsstadium nicht viel erwarten. Die heftigen intermittierenden Kopfschmerzen, Haltungsanomalien des Kopfes und die sog. Kleinhirnanfälle („cerebellar fits“) (s. S. 5.7) jedoch schließen eine multiple Sklerose grundsätzlich aus. Differentialdiagnostische Hinweise kann uns auch das Erkrankungsalter geben, da eine multiple Sklerose im Kindesalter extrem selten ist. Gelegentlich zeigt sich beim Medulloblastom des Kindesalters, aber auch beim Ependymom des Erwachsenen ein Meningismus oder ein Trismus.

Eine 36jährige Lehrerin wurde uns wegen eines starken Meningismus und Trismus unter Meningitisverdacht eingewiesen. Im Liquor fand sich eine Pleozytose von 324/3 Zellen mit 144 mg% Gesamteiweiß und tiefgelagerter Normomastixkurve. Sonst war nur der Vestibularis übererregbar. Da früher eine tuberkulöse Rippenfellentzündung bestanden hatte, dachte man an eine Meningitis tuberculosa. Bei nochmaliger Liquorkontrolle fand sich ein Sperrliquor mit Xantochromie und hohem Eiweißgehalt. Zunehmender Opisthotonus und „cerebellar fits“ machten eine Eröffnung der hinteren Schädelgrube erforderlich (Prof. Dr. FREY). Unter dem Kleinhirn ragte aus der Rautengrube ein daumenendgliedgroßer, histologisch als Ependymom klassifizierter Tumor hervor.

Die Symptome der *Ependymome* und *Plexuspapillome* entwickeln sich langsam und beschränken sich meist auf die allgemeinen Erscheinungen des intermittierenden Okklusionshydrozephalus. Zudem können sich Symptome durchsetzen, die auf einer Reizung oder Schädigung der hypothalamischen Kerne beruhen. Bei der Vorliebe der *Zystizerken* für die Liquorräume trifft man die Parasiten nicht nur im Subarachnoidalraum an, wo sie, über der Konvexität sitzend, zu fokalen Anfällen oder zu Paresen führen, sondern auch an den Plexus und Ventrikelwänden. Flottiert der Zystizerkus im IV. Ventrikel, dann treten in Analogie zu den schon genannten Plexustumoren bei raschen Kopfbewegungen heftige Schwindelanfälle, Kopfschmerzattacken und plötzlich einsetzendes Erbrechen und „cerebellar fits“ auf, Symptome, die durch eine augenblickliche Verlegung der Liquorpassage zustande kommen (s. S. 5.7).

Die **Tumoren der Seitenventrikel** sind, wie DANDY (23) sagt, gerade durch ihr „Stummsein“ ausgezeichnet. Infiltrieren sie die Wände, dann können sich Herdsymptome einstellen, oder aber es kommt zu Liquorzirkulationsstörungen durch Blockade des Foramen Monroi. Anfallsweise Kopfschmerzen, die von der Stirn bis in den Nakken ausstrahlen, ja manchmal bis in die Höhe der unteren Halswirbelsäule, sind die Regel. Mit Größerwerden der Geschwülste verkürzen sich die schmerzfreien Intervalle zwischen den einzelnen Attacken. Zudem resultieren uncharakteristische Schwindelerscheinungen ohne Ohrensausen, subjektive Augenerscheinungen wie Flimmern, Funkensehen und häufig auch zerebrale Anfälle. Eine Stauungspapille kann längere Zeit auf sich warten lassen. Es ist verständlich, daß man angesichts einseitiger Kopfschmerzanfälle an eine Migräne denkt. Außer den Plexuspapillomen kommen im Seitenventrikel auch Meningiome und *Epidermoide* vor.

Bei einem 46jährigen Patienten fand sich im linken Vorderhorn ein faustgroßes Epidermoid, das aber wahrscheinlich nicht an Ort und Stelle entstanden, sondern von der Basis des Stirnhirns her durchgewuchert war. Es bestanden eine totale Anosmie, eine rechtsseitige Amaurose bei Optikusatrophie und eine konzentrische Einengung des linken Gesichtsfeldes. Außerdem fanden sich psychische Symptome, die sehr häufig beim Epidermoid angetroffen werden, und zerebrale Anfälle (97).

Nur selten bereiten die in den Ventrikelwänden liegenden Tumoren der tuberösen Sklerose, die subependymären Riesenzellastrozytome, differentialdiagnostische Schwierigkeiten, vor allem dann nicht, wenn die übrigen Erscheinungen wie Adenoma sebaceum, subuunguale Fibrome etc. vorhanden sind.

Hirnbasis und Chiasmagegend

Die Geschwülste der vorderen und mittleren Hirnbasis beeinträchtigen in erster Linie die Funktion des N. opticus im Bereich seiner Kreuzung, führen also zu charakteristischen Gesichtsfelddefekten, zur Optikusatrophie, selten zur Stauungspapille, gelegentlich zum Kennedy-Syndrom und relativ häufig zu Erscheinungen von seiten des Hypophysen-Zwischenhirn-Systems. Außerdem verursachen sie meist röntgenologisch faßbare Veränderungen der Sella und ihrer Umgebung. Sie beeinträchtigen je nach Sitz und Größe bestimmte Hirnnerven, und zwar den III., IV. und VI., ausnahmsweise auch einmal den Trigeminus. Ihre Symptomatik ist bei ausgeprägten Fällen scharf umrissen, doch stellt uns der einzelne Fall, besonders im Initialstadium, gelegentlich vor große diagnostische Schwierigkeiten.

Intraselläre Tumoren

Unter den Hypophysentumoren stehen die Adenome an erster Stelle. Die äußerst seltenen Adenokarzinome bieten diagnostisch keine besonderen Gesichtspunkte. Das **chromophobe Adenom** ist gekennzeichnet durch Symptome der Hypophysenvorderlappeninsuffizienz, wobei in der Regel der Ausfall der Gonadenfunktion (Amenorrhö oder Impotenz) das Krankheitsbild einleitet. Das voll entwickelte Krankheitsbild – der Panhypopituitarismus – entspricht der Post-partum-Nekrose (Sheehan). Das blaßgelbliche Hautkolorit des Patienten mit einer Hypophysenvorderlappeninsuffizienz verleitet häufig zur Annahme einer Anämie:

So war eine unserer Kranken, eine 39jährige, sehr blasse Frau, monatelang wegen Anämie behandelt worden, weil man trotz des normalen Blutbildes wegen der allgemeinen Leistungsunfähigkeit bei aussetzender Periode eine perniziöse Anämie vermutet hatte. Über 7 Jahre hin ließ sich die Entwicklung des Zustandsbildes verfolgen. Die Interesse- und Antriebslosigkeit – die Patientin blieb meist bis Mittag im Bett liegen – ließ auch an eine Depression denken, weshalb man eine Psychologin zu Rate zog. Dieser fiel die Einschränkung des Gesichtsfeldes auf, und sie schickte die Kranke zu einer Augenärztin, welche eine bitemporale Hemianopsie und eine beginnende Optikusatrophie fand und sie in der Annahme eines Hypophysentumors in die Klinik verlegte.

Unter den endokrin aktiven Geschwülsten sind die Prolaktinome am häufigsten. Die klinischen Symptome sind wie auch bei anderen Hypophysentumoren bestimmt durch den Hormon-

exzeß und durch den intra- und suprasellären raumfordernden Prozeß.
Das eosinophile Adenom führt zur Akromegalie. Diese geht häufig mit starken Kopfschmerzen einher, die in der Regel nicht zur Symptomatik des Hypophysentumors gehören. Sie werden ganz verschieden geschildert. Am häufigsten werden sie über der Nasenwurzel empfunden; manchmal wird ein drückendes Reifengefühl wie beim hydrozephalen Kopfschmerz angegeben; selten werden sie in das Hinterhaupt lokalisiert. Im allgemeinen gilt, daß Kopfschmerzen erst spät auftreten, wenn schon eine Zeitlang akromegale Erscheinungen bestanden haben.

Eine junge Frau war wegen zunehmender Sehverschlechterung und retroorbitaler Kopfschmerzen zu uns gekommen. Sie hatte eine Amenorrhö. Man sah ihr die Akromegalie auf den ersten Blick an. Die Veränderung war bei Vergleich mit Lichtbildern aus früheren Jahren ganz besonders auffallend (Abb. 5.**38**). Die Röntgenaufnahme zeigte eine Vergrößerung des Türkensattels. Es bestand eine bitemporale Farbenhemianopsie bei beginnender Optikusatrophie. Als wir dem Ehemann an Hand der Fotografien die deutliche Veränderung des Gesichts zu demonstrieren versuchten, bestritt er energisch, daß sich das Gesicht seiner Frau verändert habe. Wir konnten später in Erfahrung bringen, daß er zuerst an unsere Diagnose nicht geglaubt hatte.

Differentialdiagnostisch wichtig ist die Abgrenzung beginnender Akromegalien vom konstitutionellen Akromegaloid. Dieses tritt familiär auf, besteht schon seit der Kindheit, schreitet nicht fort und läßt Sellaveränderungen und Stoffwechselstörungen vermissen.
Sehstörungen treten erst auf, wenn sich das Adenom aus der Sella heraus entwickelt und auf die Sehnervenkreuzung drückt; dadurch wird ein Chiasmasyndrom ausgelöst. Zunächst werden vom Kranken subjektive Sehstörungen wie Nebel- und Schleiersehen geklagt. Der eine oder andere meint, er brauche eine neue Brille. Bei anderen Patienten fällt die Abnahme der Sehkraft zuerst im Dämmerlicht auf. Der typische Gesichtsfeldausfall beim Hypophysenadenom ist die bitemporale Hemianopsie. Da der Tumor von unten her gegen das Chiasma drückt, auf jene Stelle, an der die aus den unteren nasalen Quadranten beider Retinae stammenden Faserbündel sich kreuzen, findet sich zuerst eine beidseitige obere temporale Quadrantenhemianopsie. Bei weiterem Progreß fällt dann der untere temporale Quadrant ebenfalls aus, so daß das typische Scheuklappengesichtsfeld zustande kommt. Schließlich wird auch der untere Quadrant des nasalen Gesichtsfeldes mit betroffen, während der obere am längsten erhalten bleibt. Die Abnahme des Sehvermögens geht dabei einer am Fundus nachweisbaren blanden Optikusatrophie voraus. Es kann allerdings auf dem einen Auge schon eine Optikusatrophie bestehen, während sich auf dem anderen Auge erst eine Hemianopsie entwickelt. In diesen Fällen sind das Meningiom des Keilbeinflügels und des Tuberculum sellae sowie die Arachnitis opticochiasmatica differentialdiagnostisch in Erwägung zu ziehen. Plötzlich auftretende Sehstörungen kommen nur bei Blutungen in das Adenom vor. Das ist differentialdiagnostisch wichtig gegenüber der retrobulbären Neuritis, die wir deshalb hier eigens anführen, weil selläre Geschwülste auch ein zentrales oder parazentrales Skotom verursachen können. Aus der Sicht des Ophthalmologen muß besonders darauf hingewiesen werden, daß die meisten Hypophysentumoren rein zufällig bei der Verordnung einer Brille oder einer interkurrenten Fremdkörperbehandlung entdeckt werden. Die Faustregel, daß eine Stauungspapille gegen einen Hypophysentumor spricht, hat Ausnah-

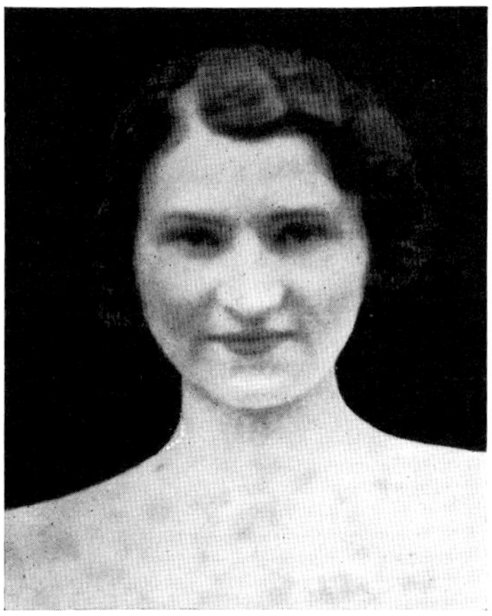

a

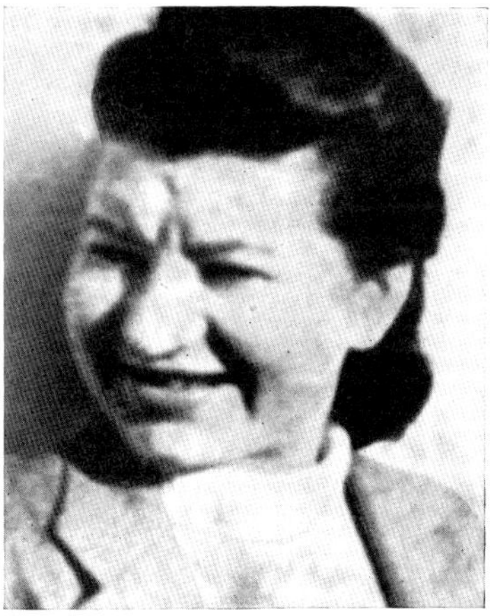

b

Abb. 5.**38** a u. b Akromegalie bei einer 35jährigen Patientin; a) vor der Erkrankung, b) auf der Höhe der Erkrankung

men. Bei extrem großen Geschwülsten, die in den III. Ventrikel eingewachsen sind und auf diese Weise einen Hydrocephalus occlusus durch Foramen-Monroi-Blockade verursacht haben, kann eine Stauungspapille beobachtet werden.
Es verdient hervorgehoben zu werden, daß Hypophysenadenome gelegentlich eine besonders große Ausdehnung erreichen können. Sie wachsen dann pilzförmig gegen den Hypothalamus und bewirken **vegetativ-innersekretorische Regulationsstörungen,** einen Diabetes insipidus, Störungen des Kohlenhydratstoffwechsels, insbesondere Hypoglykämien, ein Versagen des Wärmehaushaltes und der Schlafregulation. Durch paraselläres Wachstum können Symptome von seiten des III., IV. und VI. Hirnnervs hervorgerufen werden. Die Sella ist beim Hypophysentumor balloniert, ihr Boden verdünnt (Abb. 5.**39**). Ihre untere Begrenzung ragt tief in die Keilbeinhöhle hinein. Die hintere Sattellehne ist oft aufgerichtet; die Processus clinoidei sind dann arrodiert. Bei der Drucksella ist dagegen der Processus clinoideus posterior atrophisch und entkalkt und der Sellaeingang entsprechend erweitert. Beim Kraniopharyngeom ist die Geschwulst häufig verkalkt. Beim Meningiom des Tuberculum sellae ist die Sella meist intakt; es finden sich eine Hyperostose am Tuberculum sellae und Veränderungen lediglich an den vorderen Klinoidfortsätzen.
Da bei großen, fortgeschrittenen Adenomen der Hypophyse eine doppelseitige Optikusatrophie mit Lichtstarre der Pupillen und Potenzstörungen resultieren, wird man an eine Tabes dorsalis erinnert **(Pseudotabes pituitaria).** Nonne (82) berichtet über solche Fälle, bei denen die Fehldiagnose Tabes gestellt und erst bei der Obduktion der Hypophysentumor erkannt wurde.

Wir beobachteten eine 54jährige Frau, die, obohl sie seit 12 Jahren eine zunehmende Sehverschlechterung bemerkte, die schließlich zur fast völligen Erblindung führte, mit einem riesigen chromophoben Adenom zu uns kam. Beide Nn. optici waren porzellanweiß; am rechten Auge ließ sich gerade noch bei der Perimetrie ein kleiner obernasaler Gesichtsfeldrest erfassen; die Pupillen waren amaurotisch starr, und die Reflexe fehlten als Folge der lang anhaltenden intrakraniellen Drucksteigerung.

Schwierigkeiten in der Unterscheidung einer tabischen Optikusatrophie und einer Druckatrophie bei einem Hypophysentumor wird es heute wohl kaum noch geben; das gilt auch für Fälle von Optikusatrophie bei basaler Lokalisation der Lues cerebrospinalis. Die Sellaerweiterung einerseits sowie andererseits die Liquorveränderungen, der Ausfall der spezifischen Reaktion und der Nachweis der so häufig gleichzeitigen Aortenlues helfen weiter. Ein von unten her durch die Schädelbasis hereinbrechendes Epipharynxkarzinom kann ebenfalls zu einem Chiasmasyndrom im obigen Sinne führen. Dann aber ist die Schädelbasis, insbesondere im Bereich der Processus pterygoidei, zerstört bzw. die Felsenbeinspitze entkalkt, und der postrhinoskopische Befund im Epipharynx klärt die Situation.
Das **basophile Adenom** ist in der Regel so klein, daß es weder den Optikus drückt noch andere basale Hirnnervensymptome auslöst und auch die Sella nicht verändert. Bekanntlich hat Cushing (20) das nach ihm benannte Syndrom auf ein solches basophiles Mikroadenom bezogen.

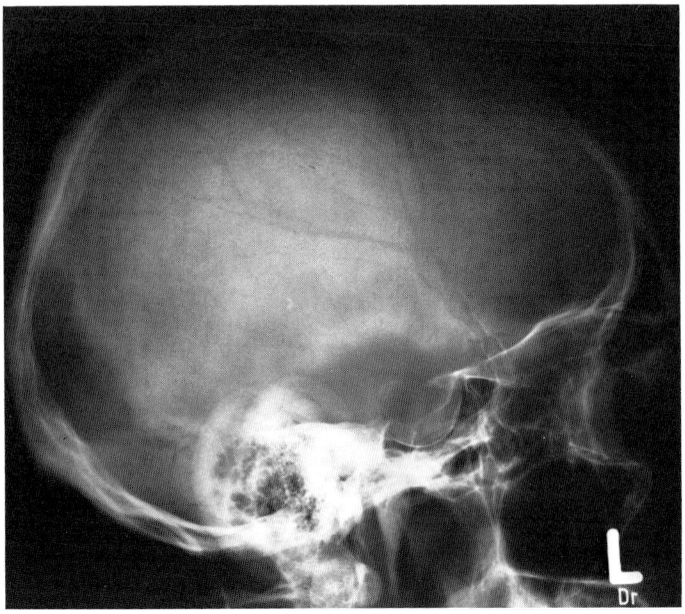

Abb. 5.**39** Ballonsella bei chromophobem Hypophysenadenom (Aufnahme: Radiologische Klinik und Poliklinik der Universität München, Klinikum Großhadern)

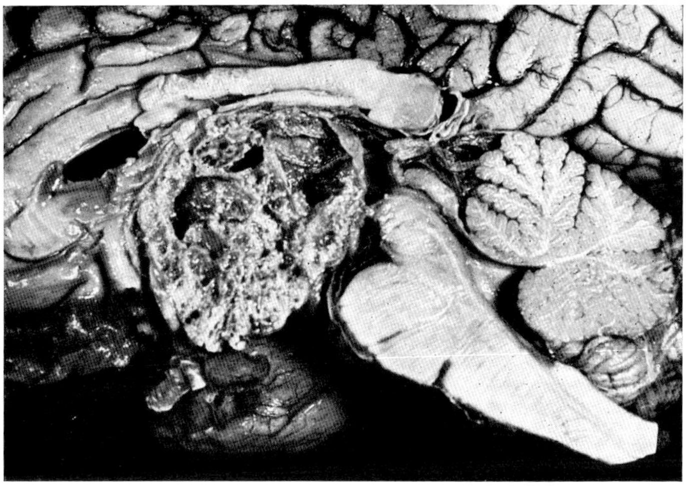

Abb. 5.**40** Großer Erdheim-Tumor bei einem 55jährigen Mann, der, abgesehen von einer Optikusatrophie und Scheuklappenhemianopsie, keine Störungen zeigte

Supra- und paraselläre Tumoren

Gut die Hälfte aller Tumoren der Chiasmagegend sind Hypophysenadenome (ZÜLCH). Es folgen in der Häufigkeit die **Kraniopharyngeome** (Erdheim-Tumor), die supra- und intrasellär entwikkelt sein können. Ihre Entwicklung aus dem Canalis craniopharyngeus, der die Rathke-Tasche mit dem Vorderlappen der Hypophyse verbindet, erklärt, daß man auch intraselläre Erdheim-Tumoren zu sehen bekommt. Es handelt sich um langsam wachsende Geschwülste, die oft eine ganz beträchtliche Größe erlangen und große Zysten bilden; diese enthalten eine gelblich oder bräunlich verfärbte Flüssigkeit mit zahlreichen Cholesterintafeln. Oft lagern sie Kalk ein und lassen im Röntgenbild feinste Verschattungen erkennen. Sehr häufig wachsen sie gegen den Hypothalamus vor, walzen den Boden des III. Ventrikels aus und schieben ihn vor sich her; ja, sie füllen den ganzen III. Ventrikel pilzförmig aus und *blockieren die Foramina interventricularia* (Abb. 5.**40**). Die Folge ist eine hochgradige hydrozephale Erweiterung der Seitenkammern. Aus dieser Störung der Liquorpassage resultiert im Wachstumsalter eine Schädelvergrößerung, die in der Regel nicht so hohe Grade erreicht wie beim kommunizierenden Hydrozephalus.

Allerdings sind die Kranken meist gegen Infektionen und Belastungen aller Art sehr anfällig. Schon die an sich harmlose Luftfüllung kann katastrophale Folgen im Sinne des „Zwischenhirngewitters" FOERSTERS haben, an dessen Spitze die zentrale Hyperthermie steht. (Die Luftfüllung ist heute durch die Computertomographie weitgehend verdrängt worden, so daß man dem Kranken in der Regel diese sehr schmerzhafte Prozedur ersparen kann.)

Daß gelegentlich bei suprasellärer Geschwulstlokalisation eine *Optikusatrophie* das einzige Symptom ist, zeigt die folgende Beobachtung:

Bei einem 7jährigen Knaben konnte zunächst die Ätiologie einer beidseitigen Optikusatrophie nicht geklärt werden. Die Mutter hatte eine stark positive Wassermann-Reaktion, und eine Schwester des Kranken stand wegen einer Lues congenita in Behandlung. Neurologische Ausfälle bestanden nicht. Die vegetativen Regulationen waren nicht gestört, der Liquor normal. Die Schädelübersichtsaufnahme zeigte feine Verkalkungen. Bei der Luftfüllung stellte sich ein taubeneigroßer Tumor dar, der sich von der Sella her in das Zwischenhirngebiet vorwölbte. Bei der operativen Freilegung der Chiasmagegend (Prof. Dr. KUHLENDAHL) konnte ein zystischer Erdheim-Tumor dargestellt werden.

Folgende Krankengeschichte zeigt, daß klinisch eine Aquäduktstenose gegenüber einem großen Erdheim-Tumor (vor der Ära der Computertomographie) große Schwierigkeiten bereiten konnte.

So beobachteten wir ein 17jähriges Mädchen, das schon seit 2–3 Jahren wegen innersekretorischer Störungen behandelt worden war. Die Menses hatten zwischen dem 13. und 14. Lebensjahr eingesetzt, waren dann unregelmäßig geworden, um schließlich ganz zu sistieren. Die Kranke hatte auffällig an Gewicht zugenommen; die sekundären Geschlechtsmerkmale waren nicht entwickelt. Man dachte zunächst an hormonell bedingte Entwicklungsstörungen, unter anderem auch an ein Myxödem. Bei der Augenuntersuchung fand sich ein asymmetrischer Gesichtsfelddefekt bei doppelseitiger Optikusatrophie. Auffällig war der große Kopf, der auf Beklopfen schepperte. Die Röntgenaufnahme ließ einen ausgeprägten Wolkenschädel mit Nahtverbreiterung, eine Erweiterung der Sella und eine Zerstörung der hinteren Sattellehne erkennen. Wegen des asymmetrischen Gesichtsfelddefektes diagnostizierten wir zunächst ein Kraniopharyngeom und veranlaßten die Aufnahme der Kranken bei Herrn TÖNNIS. Dort wurde ventrikulographisch ein *hochgradiger Hydrocephalus internus ohne Anhalt für einen Tumor* festgestellt, der mittels Drainage nach Torkildsen erfolgreich angegangen wurde.

Wenn auch die Mehrzahl der Kraniopharyngeome schon im Kindes- oder Adoleszentenalter auftritt, so muß doch auch bei Patienten des 4.–6. Lebensjahrzehnts daran gedacht werden, wenn wir ein Chiasmasyndrom oder andere für einen Prozeß an der Basis sprechende Erscheinungen finden. Unter 100 Fällen der Mayo-Klinik entfielen 15 auf das 4. und 11 auf das 5. Dezennium (71).

Das **Meningiom des Tuberculum sellae** entwickelt sich erst im mittleren oder höheren Lebensalter. Dieser Tumor ist ebenfalls durch eine langsam auftretende blande Optikusatrophie mit einer bitemporalen Hemianopsie charakterisiert. Dabei ist die Asymmetrie bezeichnend; häufig ist der eine Optikus atrophisch, während sich am anderen Auge lediglich eine temporale Hemianopsie findet. Die röntgenologischen Veränderungen unterscheiden sich von den Hypophysentumoren dadurch, daß die Sella nicht ausgeweitet ist; lediglich die vorderen Klinoidfortsätze zeigen Entkalkungen oder Destruktionen. Außerdem kann man eine Hyperostose am sog. Tuberculum sellae und mitunter Tumorkalk nachweisen. Von der Größe des Tumors ist auch das Ausmaß der Nachbarschaftssymptome abhängig, insbesondere die Mitbeteiligung des Zwischenhirn-Hypophysen-Systems (vgl. Abb. 5.**39**). Bei einigen fehlen jegliche Ausfälle. Kopfschmerzen werden in der Regel vermißt, was wir z. B. bei einer Kranken mit einem kastaniengroßen Meningiom erlebten.

Hypophysen-Zwischenhirn-Syndrome werden auch bei den seltenen Tumoren der Chiasmagegend, den *Spongioblastomen, Gangliozytomen* und basal gelegenen *Astroblastomen* gesehen.

Ein Kardinalsymptom von Geschwülsten in der Hypophysen-Zwischenhirn-Region sind endokrine Störungen.

Daneben kann es zu Störungen der Thermoregulation kommen. Eine Hyperthermie, falls sie nicht tödlich endet, dauert in der Regel nur Stunden. Aus der passageren Blutdrucksteigerung bei Affektionen im Hypothalamus entwickelt sich praktisch nie ein Dauerhypertonus.

Unter den Geschwülsten der Chiasma-Infundibular-Gegend lösen am häufigsten die Kraniopharyngeome einen Diabetes insipidus aus; es folgen die Tumoren des III. Ventrikels, des Optikus und schließlich die Hypophysenadenome sowie die Meningiome des Tuberculum sellae, bei denen die Wasserharnruhr äußerst selten ist. Von den metastatischen Geschwülsten dieser Gegend sind vor allem die Bronchialkarzinome zu nennen. Wir beobachteten einen Kranken mit einer Bronchialkarzinommetastase, die direkt im III. Ventrikel saß, der Wand fest anhaftete und die dort gelegenen Kernareale infiltriert hatte (Abb. 5.**41**). Nach einer Röntgenbestrahlung verschwand der Diabetes insipidus völlig, während andere vegetative Regulationsstörungen noch weiter fortbestanden. Foerster (31) operierte eine Patientin mit einer pflaumengroßen traumatischen Arachnoidalzyste im Bereich des Chiasmas, die den Boden des III. Ventrikels hochgedrängt hatte und mit einem Diabetes insipidus einherging. Die operative Entleerung dieser verdrängenden Geschwulst brachte schlagartig den Diabetes insipidus zum Verschwinden. Zur Klärung der Ursache eines Diabetes insipidus sind neben endokrinologischen häufig apparative Untersuchungen (Computertomographie, evtl. Zisternographie) erforderlich. Das gilt besonders für solche Fälle, bei welchen wir Optikusveränderungen, Gesichtsfelddefekte, Augenmuskelstörungen und Ausfälle anderer dienzephalhypophysärer Regulationsmechanismen vermissen.

Zur Differentialdiagnose erinnere man sich daran, daß die basale gummöse oder meningeale Lues – auch gelegentlich die Lues congenita – als einziges Symptom einen Diabetes insipidus auslö-

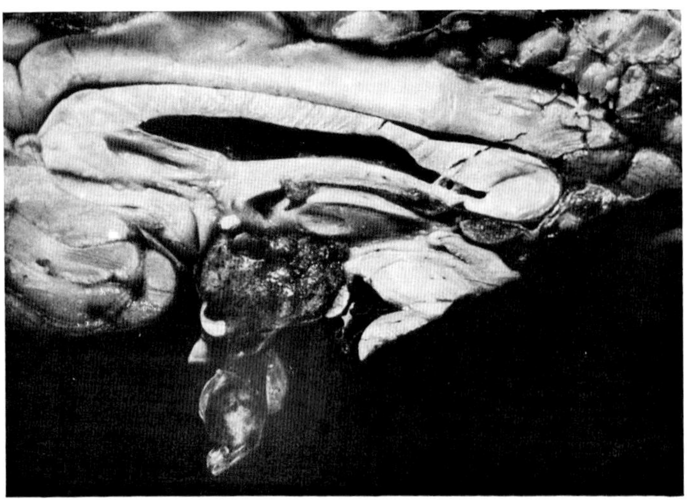

Abb. 5.**41** Bronchialkarzinommetastase im III. Ventrikel, die zu einem vorübergehenden Diabetes insipidus geführt hatte

sen kann. Weiterhin sei auf die *epidemische Enzephalitis* und auf *para- und postinfektiöse Enzephalomyelitiden* aufmerksam gemacht, desgleichen auf die Cholesteringranulome bei der *Hand-Schüller-Christian-Krankheit,* auf *leukämische Infiltrate* und auf *Granulome* beim *Boeck-Sarkoid.* Nur selten sehen wir einen Diabetes insipidus bei der *tuberkulösen Meningitis* und ihren Folgezuständen, was um so mehr überrascht, als wir dabei oft ausgedehnte Zerstörungen der Kerne in der Wand des III. Ventrikels nachweisen können (13). Die Abgrenzung einer Polydipsie bei Diabetes mellitus oder bei chronischer Nephritis ist leicht, schwerer das Erkennen von Gewohnheitstrinkern und einer psychogenen Polydipsie.

Eine Reihe verschiedenartiger **Tumoren,** die an **der Hirnbasis** im Bereich des *Sinus cavernosus* liegen, ist wegen ihrer nachbarlichen Beziehungen zum III.–VI. Hirnnerv durch eine besondere, gemeinsame Symptomatik ausgezeichnet. Sie verursachen neuralgiforme Schmerzen und Sensibilitätsstörungen im 1., 2. oder auch in allen Trigeminusästen, je nach ihrer Lage zum Sinus cavernosus (vorderes, mittleres, hinteres *Kavernosussyndrom*) (47, 62). Partielle und komplette einseitige Ophthalmoplegien, zu denen sich außerdem häufig Sehstörungen durch die Mitbeteiligung des homolateralen Optikus oder des lateralen Chiasmawinkels hinzugesellen, vervollständigen das jeweilige Syndrom. In Frage kommen Geschwülste, die vom N. trigeminus selbst ausgehen (Neurinome), außerdem Keilbeinmeningiome, Karzinommetastasen und vor allem Aneurysmen der Karotis. Ferner können die selteneren basalen Tumoren, wie Chondrome und Myxome, sowie die sich aus dem Nasen-Rachen-Raum entwickelnden bösartigen Tumoren (Karzinome, Sarkome, Retothelsarkome) ein Sinus-cavernosus-Syndrom hervorrufen. Schichtaufnahmen der Sella, der Felsenbeinspitzen und der übrigen Schädelbasis lassen gewöhnlich entsprechende Veränderungen erkennen. Auch die Arteriographie gibt oft entscheidende Hinweise, besonders bei den Aneurysmen der A. carotis interna im Bereich des Sinus cavernosus, die hier noch extradural liegen und deshalb nicht zu Subarachnoidalblutungen führen. Durch Hochdrängen der Dura können erhebliche venöse Stauungen im Sinus cavernosus und dadurch Exophthalmus, Lidödem und andere Symptome hervorgerufen werden, die eine *Kavernosusthrombose* vortäuschen. Von den *Epipharynxtumoren* sei in diesem Zusammenhang das sog. *Adenofibrom* genannt, das zweifellos zu den Neurofibromen (Recklinghausen) zu rechnen ist und das in die Orbita, in die mittlere oder hintere Schädelgrube durch die naturgegebenen Foramina hindurchwachsen kann und dann neben heftigen Kopfschmerzen und lokalen Venenstauungen (Exophthalmus) meist zu einseitigen multiplen Hirnnervenausfällen Anlaß gibt. Dieses „Halbbasissyndrom" verläuft aber im Gegensatz zum *Epipharynxkarzinom* oder dem gleichfalls aus dem Nasen-Rachen-Raum durchbrechenden Retothelsarkom meist über mehrere Jahre. Die Diagnose kann durch die gründliche Inspektion des Nasen-Rachen-Raums mit anschließender Probeexzision erhärtet werden. Auf gewöhnlichen Schädelübersichtsaufnahmen ist oft nicht viel zu erkennen. Vor allem sind Basisaufnahmen erforderlich, auch erlaubt die Tomographie meist eine Diagnose.

Zu den parasellären Tumoren gehören die *primären* **Gliome des Optikus** (Abb. 5.**42** u. 5.**43**) mit oder ohne Übergreifen auf das Chiasma. Wir finden sie in erster Linie bei der *Neurofibromatose Recklinghausen.* Hier stellen sie besonders im Kindesalter häufig die erste und einzige zentrale Veränderung dar. Dabei kann die kutane Neurofibromatose ganz in den Hintergrund treten, so daß nur ein paar Milchkaffeeflecke die Grundkrankheit verraten (10). Wir sahen sie gleichzeitig bei Bruder und Schwester. Die Differenzierung gegenüber anderen basalen Prozessen wird durch die gelegentliche Mitbeteiligung des Hypothalamus und das Auftreten eines einseitigen Exophthalamus erschwert. In der Anamnese steht die allmähliche Abnahme der Sehschärfe auf einem, bei Lokalisation im Chiasma auf beiden Augen vornan. Dabei können einseitige temporale und bitemporale Gesichtsfeldausfälle nachzuweisen sein. Der Optikus ist in der Regel primär atrophisch. Gegenüber dem Kraniopharyngeom und dem Hypophysentumor ist der Nachweis der Erweiterung des Canalis opticus entscheidend.

Es gibt besonders bei älteren Leuten auch **Meningiome,** die sich in **der Sehnervenscheide** entwikkeln und zu gleichartigen Sehstörungen führen. Ebenso wie für die Gliome gilt auch für die Meningiome, daß sie sowohl intrakraniell als auch intrakanalikulär und selbst in der Orbita lokalisiert sein können.

In diesem Zusammenhang sei noch erwähnt, daß das Chiasma nicht nur durch direkten Tumordruck geschädigt werden kann, sondern auch durch einen **Hydrozephalus** des III. Ventrikels, insbesondere bei Aquäduktstenosen oder bei infratentoriellen Geschwülsten (Kleinhirn). Dabei können ebenfalls bitemporale Hemianopsien resultieren, die uns irreleiten und an einen Hypophysentumor oder an ein para- bzw. supraselläres Blastom denken lassen. Häufig tritt dabei eine Stauungspapille auf. Die Differenzierung der röntgenologisch faßbaren Veränderung am Türkensattel (Drucksella) kann hier differentialdiagnostisch weiterhelfen. Nicht ungewöhnlich ist auch das Vorkommen von zentralen Skotomen, hervorgerufen durch Druck des erweiterten III. Ventrikels gegen den hinteren Chiasmarand.

Arachnitis opticochiasmatica

Die Diagnose der an sich seltenen Arachnitis opticochiasmatica (16, 61, 74, 81) ist nicht einfach. Die Ätiologie bleibt, wenn kein Trauma und keine Lues vorausgegangen sind, oft dunkel. Auch chronische Nebenhöhlenentzündungen, die als Ursache in Frage kommen, bleiben unerkannt, solange sie keine Beschwerden verursachen. Schwieriger ist die differentialdiagnostische Abgrenzung gegen das Meningiom des Tuberculum sellae, da hier Veränderungen an der Sella fehlen können. Die Sella bleibt auch bei der Arachnitis unverändert, das wichtigste Unterscheidungsmerkmal gegenüber den blastomatösen Prozessen, insbesondere gegenüber den Hypophysentumoren. Das Sehvermögen geht allmählich zurück, die Störung betrifft meist zuerst das eine und dann das andere Auge. Die Gesichtsfelddefekte sind uncharakteristisch. Bei längerem Bestehen resultiert eine blande Optikusatrophie. Differentialdiagnostisch ist das Fehlen anderer neurologischer, insbesondere auch vegetativer Regulationsstörungen wichtig (95). Riechert erwähnt einen Fall mit sicherer Arachnitis opticochiasmatica, der eine pathologische Fettsucht und einen Diabetes insipidus hatte, eine ausgesprochene Rarität, solange sich auf dem Boden der Arachnitis keine raumfordernde Zyste entwikkelt.

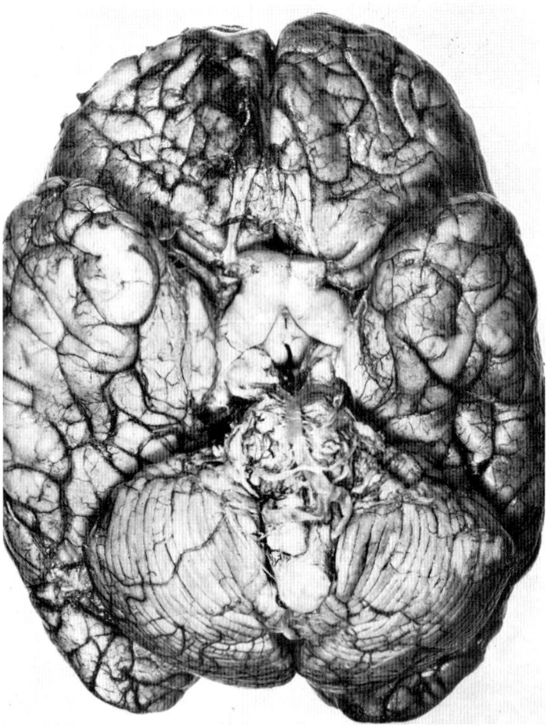

Abb. 5.**42** Beiderseitiges Optikusgliom von der Basis gesehen (Sammlung Prof. Dr. *Pette,* Hamburg)

Daß die posttraumatische Arachnitis im Bereich des Chiasmas schon innerhalb weniger Tage zu schwerwiegenden Störungen führen kann, mag der Krankheitsverlauf bei einem 25jährigen Polizeiwachtmeister demonstrieren.

Dieser schlug anläßlich eines Jiu-Jitsu-Kampfes bei angespannter Nackenmuskulatur mit dem Hinterkopf auf, verspürte daraufhin heftige anhaltende Kopfschmerzen und blutete aus der Nase. 8 Tage später sah er besonders rechts verschwommene Konturen. Ophthalmologisch wurde bereits am 10. Tage nach dem Unfall eine beginnende Sehnervenatrophie auf beiden Augen festgestellt. Die Ursache der isolierten Sehstörungen konnte klinisch selbst mit Hilfe von Luftfüllung und Karotisangiographie nicht festgestellt werden. Da die Sehstörungen und die Optikusatrophie weiter zunahmen, entschlossen wir uns in der Annahme einer posttraumatischen Arachnitis zur Operation (Professor Dr. Weber). Dabei fand sich eine derbe Arachnoidalmembran zwischen Chiasma, Karotis und Keilbein ausgespannt; das Chiasma war von einer dicken Schwarte umgeben; der rechte Optikus erschien makroskopisch schmaler und war wie von einer alten Blutung her bräunlich verfärbt.

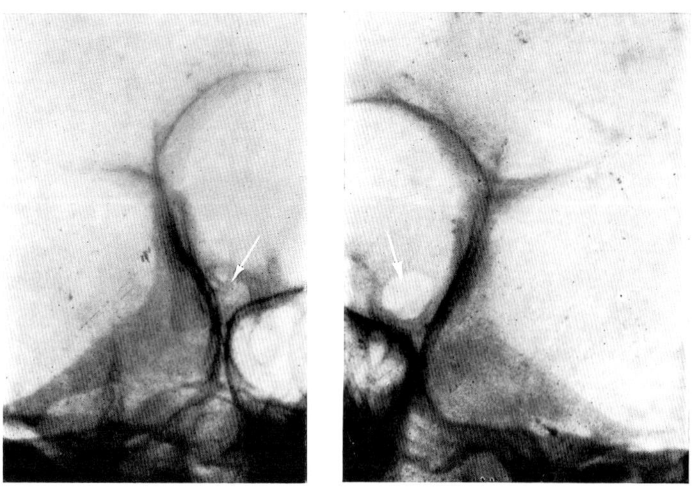

Abb. 5.**43** Erweiterung des Canalis opticus rechts bei einem 7jährigen Kind mit Morbus Recklinghausen (Rheese-Aufnahme)

Nach der Operation kehrte das Sehvermögen des Patienten weitgehend wieder.

Diese Beobachtung hat uns erhebliche differentialdiagnostische Schwierigkeiten gegenüber der Neuritis n. optici bereitet, zumal die beginnende Sehnervenatrophie bereits 10 Tage nach dem Unfall beobachtet wurde. Ob die beginnende Sehnervenatrophie nicht doch schon vor dem Unfall bestanden hatte, konnte anamnestisch nicht eruiert werden. Nur die operative Freilegung sicherte schließlich die Diagnose.

Die Differentialdiagnose muß außer den erwähnten Krankheitsbildern vor allem die *multiple Sklerose* berücksichtigen, zumal auch bei der Arachnitis opticochiasmatica eine Neigung zu Remissionen und Verschlimmerungen besteht. Aber abgesehen von den für die multiple Sklerose charakteristischen multilokulären Symptomen entwickelt sich die Sehstörung infolge einer retrobulbären Neuritis rasch, von einer Stunde zur anderen. Die subjektiven Störungen sind eindrucksvoller. Der Liquorbefund läßt keine Unterscheidung zu. Auch an die *tabische Optikusatrophie* ist hier zu denken.

Metastatische Hirntumoren

Einen nicht geringen Prozentsatz der Hirntumoren stellen die Metastasen; doch schwanken die statistischen Angaben erheblich. Cushing (21) gibt 4,2%, Tönnis (101) und Zülch (111, 112) 4%, Elsberg 4,7%, Olivecrona (83) 3,5%, Elsaesser 8,5% an. Gutting sah unter 28831 Fällen von Hirntumor am Sektionsgut sogar 25,95%. Es kommt sehr darauf an, wo eine solche Statistik aufgestellt wird. In einer neurochirurgischen Klinik werden Metastasen zweifellos viel seltener beobachtet als in einer inneren. Für die differentialdiagnostischen Überlegungen sind solche Verhältniszahlen sicher von großer Bedeutung, denn sie zwingen dazu, Metastasen weitgehend zu berücksichtigen. An dem Material innerer Kliniken spielen die Hirnmetastasen eine relativ große Rolle. So ist man gewohnt, bei Menschen jenseits des 50. Lebensjahres mit Verdacht auf einen intrakraniellen raumfordernden Prozeß reflektorisch an eine Karzinommetastase zu denken. Es werden aber auch jüngere Menschen von malignen Geschwülsten mit Hirnmetastasen befallen.

Bei den Hirnmetastasen gibt es keine typischen Zustandsbilder. Metastasen können alle möglichen Symptome verursachen; das ist verständlich, wenn wir berücksichtigen, daß sich von der kleinsten, mikroskopisch gerade nachweisbaren bis zur faustgroßen und von der solitären Metastase bis zur multiplen Karzinomatose oder Sarkomatose alle Übergänge finden. Konnten wir bei den verschiedensten Hirntumorgattungen besondere Syndrome herausstellen, so gibt es bei den Metastasen keine Gesetzmäßigkeiten, ja man kann sagen, daß das klinische Bild von vielen akzidentellen Faktoren bestimmt wird. Allerdings muß hervorgehoben werden, daß die Entwicklung des Zustandsbildes eher akut als langsam progredient ist. Der Nachweis von Tumorzellen im Liquor ist bei Beteiligung der Meningen ein wichtiges diagnostisches Hilfsmittel.

Auf Grund unseres Krankengutes müssen wir die besondere Häufigkeit der *Karzinome* gegenüber den *Sarkommetastasen* unterstreichen. An erster Stelle steht das *Bronchialkarzinom,* dann folgen *Mammakarzinom, Grawitz-Tumor, Magenkarzinom, Schilddrüsenkrebs* und *Genitalkarzinome.* Von den *Sarkomen* ist das *Lymphosarkom* mit seiner besonderen Neigung zu symmetrischer Metastasierung in die Hirnnerven zu nennen. Nicht unerwähnt dürfen die *Leukämien* und das *Plasmozytom* bleiben.

Zu den metastatischen Tumoren gehören die **Melanoblastome,** die meist primär in der Haut oder der Chorioidea des Auges sitzen und sich am häufigsten zwischen dem 30. und 60. Lebensjahr finden. Koordinierte Melanoblastosen der kutanen und meningealen Pigmenthülle bevorzugen allerdings das Kindes- und Jugendalter. Beim primären Chorioidealmelanom ist der ophthalmologische Befund für die Diagnose maßgebend. Die Betrachtung des Fundus kann auch den Nachweis von Tumormetastasen erbringen.

Die altbekannte Regel, daß kleine Primärtumoren, die sich dem klinischen Nachweis lange entziehen können, frühzeitig zu ausgedehnten Metastasen führen können, ist auch für die Diagnose des metastatischen Hirntumors besonders wichtig. Steht z. B. bei einem **Bronchialkarzinom** das Geschehen der Lunge vornan, hat der Patient Hustenreiz, gelegentlich blutiges Sputum, magert er ab und fühlt sich im Allgemeinbefinden stark beeinträchtigt, so lassen sich hinzutretende neurologische Symptome leicht als Metastase deuten. Bei der Analyse primärer neurologischer Ausfallserscheinungen ist die Diagnose eines metastatischen Hirntumors aber äußerst schwer. Wir stehen dann vor einem neurologischen Syndrom, das auf eine lokale Affektion dieser oder jener Hirngegend hinweist, finden aber zunächst keine Anhaltspunkte für die Erkrankung irgend eines inneren Organs. Auch der Erfahrene wird gelegentlich – in der Meinung, einen primären Hirntumor vor sich zu haben – trepanieren. Erst die histologische Untersuchung deckt dann die Metastase auf. In der Mehrzahl der Fälle werden aber schon die hohe Blutsenkung und die pathologische Elektrophorese, die den hirneigenen Geschwülsten, auch den Glioblastomen, nicht zukommen, einen Fingerzeig geben. Aus unserem Krankengut der letzten 5 Jahre haben unter 62 Bronchialkarzinomen mit Hirnmetastasen nur 3

Kranke vorübergehend eine normale Senkung geboten. Da die Metastasen auf dem Blutweg entstehen, sind sie in der Regel multipel. Gerade dieser Umstand bedingt eine Symptomatik, die sich nicht auf einen einzigen Herd zurückführen läßt. Multiple Metastasen können am besten computertomographisch erfaßt werden (56a). Warum der eine oder andere Tumor symmetrisch in die motorischen Hirnnerven metastasiert, dafür gibt es ebensowenig eine Erklärung wie für die symmetrische Aussaat mancher maligner Tumoren in die Nebennieren. Selbst kleine Metastasen können zu eindrucksvollen fokalen Erscheinungen führen.

Bei einem 44jährigen Mann war das erste Symptom ein halbseitiger Zungenkrampf rechts, der schließlich gehäuft auftrat und sich mit Verkrampfung der Kaumuskulatur und Klonismen des Unterkiefers kombinierte, ohne daß andere Reizerscheinungen im Verlauf des Krankheitsbildes zu beobachten waren. Nachdem diese Jackson-Anfälle 2–3 Monate gedauert hatten, wurde die Sprache verwaschen, dysarthrisch. Schon bei der ersten Untersuchung fühlten wir die vergrößerte höckrige Leber. Die Röntgenaufnahme deckte ein kleines *Bronchialkarzinom* auf.

Wichtig sind die zeitlichen Verhältnisse. Überhaupt sind Vorgeschichte und Verlauf bei metastatischen Hirntumoren relativ kurz. In den meisten Fällen kommen die Kranken innerhalb von 4–5 Monaten ad exitum. Nur ausnahmsweise ist die Krankheitsdauer länger. Wie sehr man Täuschungen ausgesetzt sein kann, zeigt der folgende Fall:

Bei einer 48jährigen Frau hatte sich innerhalb von 2–3 Monaten eine linksseitige spastische Halbseitenparese entwickelt. Wir schlossen zunächst auf eine rechtshirnige Metastase eines Bronchialkarzinoms, weil sich im rechten Unterfeld klinisch und röntgenologisch ein pneumonischer Prozeß und eine auffallende Hilusverdichtung fanden. Der Ehemann und auch die Patientin versicherten uns aber, daß sie schon vor 2 Jahren auffallend oft mit dem linken Fuß umgeknickt sei; angeblich hätte sich dann eine gewisse Schwäche in diesem Fuß bemerkbar gemacht, die innerhalb der letzten 3 Monate von der unteren Extremität über den Arm aufsteigend schließlich zu der spastischen Halbseitenlähmung geführt hatte. Da unmittelbar vor der Aufnahme ein zerebraler Anfall mit länger dauernder Bewußtlosigkeit bestanden hatte und sich der pneumonische Lungenprozeß relativ schnell wieder zurückbildete, nahmen wir schließlich angesichts der langen Anamnese einen primären Hirntumor an und deuteten die Lungenkomplikation als Schluckpneumonie nach einem Anfall. Wir entschlossen uns zur operativen Intervention über der rechten Zentroparietalgegend (Prof. Dr. KUHLENDAHL). Der Tumor ließ sich darstellen. Seine histologische Untersuchung deckte doch eine *Adenokarzinommetastase* auf. Bei der späteren Sektion fanden sich auch in anderen Hirnpartien Metastasen eines Bronchialkarzinoms.

Es ist besonders darauf hinzuweisen, daß gerade das Bronchialkarzinom zu einem Zeitpunkt Metastasen setzen kann, zu dem es noch derart klein ist, daß von seiten der Lungen keine Beschwerden bestehen. Wird der Patient bewußtlos eingeliefert, so vermehrt dies die Schwierigkeiten. Zerebrale Allgemeinsymptome mit Bewußtlosigkeit werden durch die große Neigung der Metastasen zum Hirnödem besonders begünstigt. Selbst relativ kleine Tumorknoten einer Karzinommetastase können wie die Glioblastome zu einem extremen Hirnödem führen, welches das klinische Bild völlig beherrscht. Auch kommt es mitunter zu Blutungen in die Hirnmetastasen.

Ein 45jähriger Patient erkrankte plötzlich unter grippalen Erscheinungen und bekam eine linksseitige Otitis media mit Kopfschmerzen, die im Laufe von 2 Wochen immer mehr zunahmen. Er war zeitweise verwirrt, konfabulierte und erbrach. Bei der Aufnahme in unsere Klinik war der Kranke nicht ansprechbar, hatte eine starke Nackensteifigkeit und hielt den Kopf etwas nach rechts gedreht. Sonstige neurologische Symptome fehlten. Am Augenhintergrund bestand ein geringes Papillenödem rechts. Der Liquor war etwas sanguinolent, eine stärkere Pleozytose fehlte, so daß eine Meningitis ausgeschlossen werden konnte. Schon 2 Tage später kam der Patient ad exitum. Außer zahlreichen metastatischen Tumoren in fast allen Organen, die auf ein primäres *Nebennierenkarzinom* zurückzuführen waren, fand sich im Stirnhirn eine fast faustgroße, in den rechten Seitenventrikel durchgebrochene Geschwulst, die blutig erweicht war.

Bei **Mammakarzinomen** sind Hirnnervenmetastasen, besonders am Trigeminus, Abduzens und Hypoglossus, relativ häufig. Intrazerebrale Solitärmetastasen kommen ebenfalls vor und sind meist sehr gefäßreich. Gelegentlich bringt die Probepunktion bzw. -exzision tastbarer Lymphknoten Aufklärung. Hier ist außerdem von Interesse, daß wir nach Radikaloperationen infolge der dabei üblichen Ausräumung der Achselhöhle gelegentlich auch Ausfälle im Bereich des Armplexus antreffen, die durch narbige Verwachsungen entstehen, wobei die Röntgennachbestrahlung solche *Plexusschädigungen* begünstigt. Die typischen Ausfallserscheinungen von seiten der Plexus oder der peripheren Nerven sind bei derartigen Komplikationen stets mit heftigen Schmerzen verbunden.

Heftige neuralgiforme Schmerzen stellen sich auch immer ein, wenn sich maligne Geschwülste auf dem Wege der perineuralen und perivaskulären Gewebsspalten und Lymphbahnen aus der Peripherie in das Zentralnervensystem hinein ausbreiten. Die Kauda und die basalen Hirnnerven werden von den lymphogen bzw. perineural fortgeleiteten Geschwülsten bevorzugt. Es sei auch noch darauf aufmerksam gemacht, daß wir mitunter bei Karzinomen eine *paraneoplastische Polyneuritis* sehen, deren Abgrenzung gegenüber den Symptomen bei Metastasen im Bereich des Hirns und Rückenmarks jedoch keinerlei Schwierigkeiten bereitet.

Bei Mamma- und Prostatakarzinomen finden wir bekanntlich **Knochenmetastasen** besonders häufig. Solche Tochtergeschwülste in den Schädelknochen können heftige Kopfschmerzen verursachen; zerebrale Symptome sind dabei aber selten. Die Röntgenuntersuchung läßt häufig die zirkumskripten Aufhellungen der osteoklastischen Karzinose erkennen. Man muß bei Skelett- und Schädelmetastasen immer auch an ein Schilddrüsenkarzinom denken.

Hirnmetastasen treten beim **Schilddrüsenkarzinom** meist multipel, gelegentlich nach Art einer miliaren Aussaat auf. Das sahen wir bei einem 49jährigen Mann, der lediglich ein ausgesprochenes Stirnhirnsyndrom und generalisierte zerebrale Anfälle geboten hatte. Die klinische Diagnose wurde durch Probeexzision einer Sternummetastase bioptisch gesichert.

Die Vorliebe des **Hypernephroms,** in Gehirn und Skelett zu metastasieren, ist bekannt.

In einem unserer Fälle zeigte sich beispielsweise bei einem typischen Syndrom der inneren Kapsel eine Eiweißvermehrung auf 168 mg%. Die Halbseitensymptome hatten sich apoplektiform entwickelt. 1 Jahr vorher war die linke Niere wegen eines Hypernephroms entfernt worden. Differentialdiagnostisch waren Zirkulationsstörungen auf dem Boden eines Hochdrucks in Erwägung gezogen worden. Im vorliegenden Fall sprach die starke Eiweißvermehrung für einen raumfordernden Prozeß.

Bei einem 46jährigen Kranken lag der Beginn der Beschwerden ½ Jahr zurück. Er machte zunächst durchaus den Eindruck, als hätte er eine primäre Hirngeschwulst. Er bot das Bild der schweren allgemeinen Schädelinnendrucksteigerung mit einer beiderseitigen Abduzensschwäche und doppelseitiger Stauungspapille von 2–3 Dioptrien, hatte eine durchgehende geringe linksseitige Hemispastik und eine linksseitige Hemihypästhesie. Eine rechtsseitige Karotisangiographie zeigte eine Auseinanderdrängung der Gefäße der Inselgruppe, die ein apfelgroßes kugeliges Gebilde umrahmte, das in der lateralen oberen Parietalregion saß. Das Urogramm ermöglichte die Feststellung des Primärtumors, eines rechtsseitigen Hypernephroms.

Bemerkenswert ist für das Hypernephrom, daß der Krankheitsverlauf auch bei erfolgter Metastasierung sich über viel längere Zeit erstrecken kann als bei anderen Karzinomen.

Bei einem 70jährigen Patienten wurde 1946 am Hinterkopf (Abb. 5.**44**) eine angeblich pulsierende Blutgeschwulst subtotal entfernt, deren histologische Diagnose auf Hypernephrom lautete. Er war nachbestrahlt worden und darauf 2 Jahre beschwerdefrei, erkrankte dann aber an einer zunehmenden Ataxie beider Beine, die schließlich so hochgradig wurde, daß er ganz vom Gehen abkam. Man diagnostizierte trotz der normalen Pupillenreaktion eine Tabes dorsalis, um so mehr, als er ein Gefühl des elektrischen Schlages bis in die Füße angab, das als lanzinierender Schmerz aufgefaßt wurde. Im Verlauf der nächsten Monate kam es zu einem völligen Querschnittssyndrom in Höhe des 1. und 2. Zervikalsegmentes. Bei der Röntgenaufnahme zeigte sich ein unregelmäßiger Knochendefekt im Bereich der Hinterhauptschuppe. Bei der Sektion waren Hinterhauptschuppe und Atlas völlig zerstört. Eine handtellergroße Hypernephrommetastase hatte das oberste Zervikalmark und das Kleinhirn komprimiert.

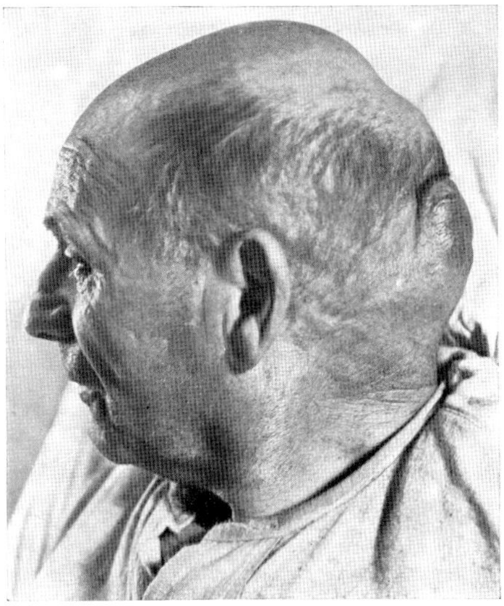

Abb. 5.**44** Große Tumormetastasen bei Hypernephrom an der Hinterhauptschuppe, die nach Zerstörung des Knochens zu zerebellaren Symptomen und dann zu einem hochgelegenen Querschnittssyndrom C 1–C 2 führten

Hirnstamm, Brücke und Medulla oblongata sind besonders häufig von Metastasen befallen. Da diese oft klein und multipel sind, finden wir alle möglichen Symptomenkonstellationen, vor allem auch Augenmuskelparesen.

Wir beobachteten beispielsweise eine 51jährige Patientin, bei der sich Heiserkeit und Verschlucken innerhalb eines Tages einstellten. Man dachte zunächst an einen blastomatösen Prozeß im Hypopharynx, übersah aber die völlige Lähmung der Hypopharynxmuskulatur. Erst als sich später eine Hypoglossus-, Akzessorius- und Abduzenslähmung hinzugesellten und sich heftige Nackenkopfschmerzen einstellten, konnte die Diagnose auf einen karzinomatösen Prozeß an der Basis gestellt werden.

Differentialdiagnostisch müssen bei diesen basalen Tumoren alle anderen schon besprochenen Geschwülste, Kraniopharyngeom, Klivusmeningiom, Chordom, Epidermoid oder auch die eigentlichen Hirnstammtumoren, daneben die pontinen Glioblastome und andere Gliomarten, aber auch Tuberkulome, berücksichtigt werden. Die vielseitige Symptomatik der Basisprozesse stellt große Anforderungen an unser diagnostisches Können und an unsere Erfahrung.

Ganz besonders schwer kann das Erkennen eines **von den Nasennebenhöhlen** bzw. vom Epipharynx **ausgehenden Karzinoms** sein. Durch Einwachsen von Tumorelementen vom oberen Nasen-Rachen-Raum gegen den Klivus zu kann es dort zur Affektion der basalen Hirnnerven kommen, so daß differentialdiagnostisch die im vorhergehenden Abschnitt aufgezählten Geschwulstarten diskutiert werden müssen, darunter auch das Akustikusneurinom. Oft wird ja das ganze von Hörstörungen mit Ohrensausen, Druckgefühl im Ohr und schließlicher Hörverschlechterung eingeleitet. Aber es fehlen meist die zum Akustikusneurinom gehörenden Erscheinungen von seiten des Vestibularis; doch auch sie können uns verwirren, wie der folgende Fall zeigt:

Bei einem 47jährigen Patienten hatten sich erstmals anfallsartig brennende linksseitige Kopfschmerzen mit Ohrgeräuschen und gleichzeitiger Hörverschlechterung eingestellt. Ohne eigentlichen Schwindel kam es gelegentlich zum Erbrechen. Außerdem empfand der Patient nebeneinanderstehende Doppelbilder beim Blick nach beiden Seiten, denen eine beidseitige Abduzensparese mit einer partiellen Okulomotorius- und Trochlearisparese (Ptose, Lähmung des M. rectus superior und des M. obliquus superior) entsprach. Er konnte auch schlecht schlucken, und die Zungenbeweglichkeit war erschwert. An der Zunge sah man eine linksseitige Atrophie und ein Abweichen derselben nach links. Außerdem war das Gaumensegel nach rechts verzogen, und der rechte Fazialismundast wurde schwächer innerviert. Die fachärztliche Untersuchung beim HNO-Arzt sprach bei einer linken zentralen Hörstörung von einer Herabsetzung der Erregbarkeit des linken Vestibularis und hielt deswegen den Verdacht auf einen Kleinhirnbrückenwinkeltumor für gegeben. Dem entsprach aber keinerlei Veränderung des Meatus acusticus internus auf den Stenvers-Schüller-Aufnahmen.
Als aber das Liquoreiweiß sich auf 5,3 Kafka erhöhte und die rechtsseitige Fazialisschwäche unter Hinzukommen eines Bell-Phänomens zunahm, verlegten wir den Patienten in die neurochirurgische Klinik. Der nochmals konsiliarisch zugezogene HNO-Arzt führte wegen des Verdachtes auf eine begleitende eitrige Mittelohrentzündung eine Parazentese durch. Das Zustandsbild des Patienten verschlechterte sich aber derartig rasch, daß von einem größeren Eingriff abgesehen werden mußte. Lediglich eine Ventrikelpunktion konnte durchgeführt werden, die aber einen normalen Liquordruck ergab. Unter Kreislaufversagen kam der Patient dann ad exitum. Bei der Sektion fand sich ein Nasennebenhöhlenkarzinom mit Infiltration der mittleren Schädelbasis, des Sinus sphenoidalis und der Dura an der Unterseite der Pons cerebri. Dieses infiltrierend wachsende Malignom hatte also zu diesen basalen Hirnnervenausfällen geführt. Sein Verlauf erinnerte an ein Epipharynxkarzinom. Für die Malignität sprach von vornherein die stark erhöhte *Senkung.*

In Zusammenhang mit den Metastasen maligner Geschwülste sei darauf hingewiesen, daß es auch im Zentralorgan in Analogie zu den Myopathien, z.B. im Rahmen des Eaton-Lambert-Syndroms bei Bronchuskarzinom und in Analogie zu gewissen Polyneuritiden, **paraneoplastische Prozesse** (5, 50) gibt, die möglicherweise zu Verwechslungen mit eigentlichen Metastasen oder mit hirneigenen Geschwülsten Anlaß geben können. So ist schon seit langem die sog. subakute zerebelläre Atrophie, bzw. der sog. Purkinje-Zell-Schwund, gelegentlich kombiniert mit bulbären und Augenmuskelparesen bei primären malignen Neoplasmen verschiedensten Sitzes (Bronchus- und Ovarialkarzinom, Morbus Hodgkin usw.), bekannt. Außerdem zählt man zu den paraneoplastischen Krankheitsbildern auch diffuse Enzephalopathien mit vorwiegendem Befall der grauen Substanz. Wir erinnern an die sog. Wernicke-Polioenzephalopathie, die bekanntlich nicht nur im Rahmen einer schweren alkoholischen Intoxikation, sondern auch bei Leberzirrhosen und bei Karzinomen beschrieben wurde. Ob der Begriff der sog. „limbischen Enzephalopathie" („limbic encephalitis") (17, 20), bei der klinisch psychische Symptome mit Merkfähigkeitsstörungen usw. im Vordergrund stehen, wirklich berechtigt ist, erscheint auf Grund der zitierten pathologisch-anatomischen Befunde mehr als fragwürdig. Denn „Ganglienzellausfälle im Bereich des Hippokampus" mit herdweiser Gliose und inkonstanter lymphozytärer Infiltration als pathologisch-anatomisches Substrat von Merkfähigkeitsstörungen und anderen psychischen Symptomen zu deklarieren, dürfte mehr als zweifelhaft sein; ist uns doch gerade vom Ammonshorn mit seinem vulnerablen Sommer-Sektor und auch vom Corpus amygdaloideum bekannt, wie häufig Zellausfälle bei allen möglichen Prozessen auch interner Natur dort gefunden werden können, ohne daß ihnen ein klinisches Korrelat entspricht (8). Ergänzungsweise sei noch erwähnt, daß man spinale und medulläre Affektionen, die klinisch und pathologisch-anatomisch einer myatrophischen Lateralsklerose entsprechen, als paraneoplastische Prozesse beschrieben hat. Aber das letzte Wort ist hier sicherlich noch nicht gesprochen, insbesondere hinsichtlich der Pathogenese.
Außerdem erscheint die Zahl der Beobachtungen doch recht klein. In gewissem Sinne gehören hierher auch die bei Leukosen, Retikulosen und auch bei Myelomen beobachteten sog. *progressiven multifokalen Leukoenzephalopathien,* auf die erstmals ÅSTRÖM u. Mitarb. (2) hingewiesen haben. Die klinische Symptomatologie ist dabei sehr mannigfaltig (Hemiparesen, Aphasien, Hemianopsien usw.). Die Krankheitssymptome treten in der Regel erst im Terminalstadium der Grundkrankheit auf und führen rasch zum Tode (15). In den Zellen der Gliareihe findet man dabei polyomavirusähnliche Partikel, die man auf die stark reduzierte Abwehr des Organismus bezieht. Eine Züchtung dieses Virus ist bei solchen Fällen bis dato noch nicht gelungen. Bemerkenswerterweise hat man diese Leukoenzephalopathien auch bei Fällen von Morbus Boeck, bei Tuberkulose und bei Silikose beobachtet.

Im Gegensatz zu früher wird heute die Luftfüllung zur Lokalisation einer Hirngeschwulst in der Regel nur noch bei Prozessen im Bereich der Mittellinie und im infratentoriellen Raum durchgeführt. Bei den Geschwülsten der Großhirnhemisphären und einem Teil der basalen Tumoren läßt sich mittels der Karotisangiographie nicht nur der Prozeß lokalisieren, sondern auch artdiagnostisch zuordnen. Eine Ausnahme können Geschwülste im oberen hinteren Parietalbereich machen; diese Region gilt als schwacher Bereich des Karotisangiogramms.

Literatur

1 Adams, C. D.: Headache. In: Harrison's Principles of Internal Medicine, 9th ed. Kosaido, Tokio 1980

2 Åström, K. E., E. L. Mancall, E. P. Richardson jr.: Progressive multifocal leucoencephalopathy; a hitherto unrecognized complication of chronic lymphatic leucemia and Hodgkin's disease. Brain 81 (1958) 93–111

3 Bailey, P.: Die Hirngeschwülste, 2. Aufl. Enke, Stuttgart 1951

4 Bailey, P., H. Cushing: Die Gewebsverschiedenheiten der Hirngliome und ihre Bedeutung für die Prognose. Fischer, Jena 1930

5 Bamberger, K., M. Mumenthaler: Neurologische Symptome als Fernwirkung maligner Tumoren. Schweiz. med. Wschr. 101 (1971) 452–460

6 Bergstrand, H., H. Olivecrona, W. Tönnis: Gefäßmißbildungen und Gefäßgeschwülste des Gehirns. Thieme, Stuttgart 1954

7 Bernsmeier, A., K. Siemons: Hirndruck und Hirndurchblutung. Klin. Wschr. 31 (1953) 166

8 Bodechtel, G.: Die Topik der Ammonshornschädigung. Z. ges. Neurol. Psychiat. 123 (1930) 485

9 Bodechtel, G.: Zur Klinik des vegetativen Nervensystems. Verh. dtsch. Ges. inn. Med. 54 (1949) 57

10 Bodechtel, G.: Zur Klinik der zentralen Formen der Neurofibromatose (Recklinghausen). Arch. Psychiat. Nervenkr. 185 (1950) 326

11 Bodechtel, G., R. Aschenbrenner: EKG-Veränderungen bei Hirntumoren. Klin. Wschr. 17 (1938) 298

12 Bodechtel, G., G. Döring: Zerebrale Zirkulationsstörungen bei Hirngeschwülsten. Z. ges. Neurol. Psychiat. 161 (1938) 166

13 Bodechtel, G., O. Gagel: Die Histopathologie der vegetativen Kerne des menschlichen Zwischenhirns am Beispiel der tuberkulösen Meningitis und Polioencephalitis. Z. ges. Neurol. Psychiat. 132 (1931) 755

14 Bodechtel, G., K. Schüler: Zur Klinik und Pathologie der Liquormetastasen bei Glioblastomen. Z. Nervenheilk. 142 (1937) 85

15 Bodechtel, G., H. Borchers, A. Kollmannsberger: Encephalopathien bei Blutkrankheiten. Dtsch. med. Wschr. 91 (1966) 673–682

16 Bollack, J., M. David, P. Puech: Les arachnoïdites optochiasmatiques. Masson, Paris 1937

17 Brierley, J. B., J. A. N. Corsellis, R. Hierons, S. Nevin: Subacute encephalitis of later adult life mainly affecting the limbic areas. Brain 83 (1960) 357–368

18 Brown, J. W.: Aphasie, Apraxie und Agnosie. Fischer, Stuttgart 1975

19 Chavany, J. A., M. Feld: Les tumeurs intrabulbaires. Rev. neurol. 79 (1947) 14

20 Corsellis, J. A. M., G. J. Goldberg, A. R. Norton: Limbic encephalitis and carcinoma. Brain 91 (1968) 481–495

21 Cushing, H.: Intrakranielle Tumoren. Bericht über 2000 Fälle. Springer, Berlin 1935

22 Cushing, H., L. Eisenhardt: Meningiomas. Thomas, Springfield/Ill. 1938

23 Dandy, W. E.: Hirnchirurgie. Barth, Leipzig 1938

24 Dandy, W. E.: Intracranial arterial aneurysma. Comstock, New York 1944

25 Dastur, D. K., V. S. Lalithaß: Pathological analysis of intracranial spaceoccupying lesions in 1000 cases, including children.

26 Döring, G.: Über Retothelsarkome des Nasenrachenraumes mit neurologischen Komplikationen. Z. ges. Neurol. Psychiat. 168 (1940) 432

27 Duke-Elder, S.: Parasellar meningiomata. In: Textbook of ophthalmology. Kimpton, London 1949

28 Ferey, W., G. Duchene: Médulloblastome du vermis chez un adulte. Rev. neurol. 79 (1947) 356

29 Fischgold, H., C. Dreyfus-Brisac: Savoir interpréter un électroencéphalogramme, 3. Aufl. Visscher, Brüssel 1957

30 Flipse, R., M. Vuksanovic, E. A. Fonts: Sequential brain scanning in radiation therapy of malignant tumors of the brain. Amer. J. Roentgenol. 102 (1968) 93–96

31 Foerster: zit. nach Gagel 1949

32 Foerster, O., O. Gagel, W. Mahoney: Die encephalen Tumoren des verlängerten Markes, der Brücke und des Mittelhirnes. Arch. Psychiat. Nervenkr. 110 (1939) 1

33 Foerster, O., O. Gagel, W. Mahoney: Die encephalen Tumoren der Oblongata, Pons und des Mesencephalon. Z. ges. Neurol. Psychiat. 168 (1940) 295

34 Friedmann, S.: Zum röntgenologischen Nachweis der Olfaktoriusmeningiome im Übersichtsbild. Zbl. Neurochir. 18 (1958) 206

35 Fulton, J. F.: Forced grasping and groping in relation to the syndrome of premotor area. Arch. Neurol. Psychiat. 31 (1934) 221

36 Gagel, O.: Einführung in die Neurologie. Springer, Berlin 1949

37 Gaupp, R.: Die morphologischen Grundlagen zur Theorie einer Neurosekretion des vegetativen Systems. Z. ges. Neurol. Psychiat. 165 (1939) 273

38 Gerlach, I.: Zur Frage der Metastasierung von Hirngeschwülsten in den Körper. Zbl. Neurochir. 19 (1959) 292

39 Grcevic, N.: Tumors of the glomus jugulare. Zbl. Neurochir. 16 (1956) 260

40 Hasenjäger, T.: Über die Ausbreitung ventrikelnaher Gliosarkome auf dem Weg des inneren Liquors. Z. ges. Neurol. Psychiat. 161 (1938) 153

41 Heene, R.: Klinische Untersuchungen bei Defekten des Corpus callosum. Dtsch. Z. Nervenheilk. 188 (1966) 62–69

42 Heine, G.: Vergleichende Untersuchungen über Hirndurchblutungsgröße und Hirnstrombild beim Menschen. Verh. dtsch. Ges. Kreisl.-Forsch. 19 (1953) 196

43 Hemmer, R.: Die Verkennung der Hirntumoren infolge psychischer Veränderungen. Dtsch. med. Wschr. 81 (1956) 1305

44 Henschen, F.: Tumoren des Zentralnervensystems und seiner Hüllen. In E. Uehlinger: Handbuch der speziellen pathologischen Anatomie und Histologie, Bd. XIII/3. Springer, Berlin 1955

45 Hess, R.: Electroencephalographische Studien bei Hirntumoren. Thieme, Stuttgart 1958

46 Hill, D., G. Parr: Electroencephalography, 2. Aufl. MacDonald, London 1963

47 Huber, A.: Über das Syndrom des Sinus cavernosus. Ophthalmologica 121 (1951) 118

48 Huber, A.: Augensymptome bei Hirntumoren. Huber, Bern 1956

49 Jäger, F., U. Handfest: Unsere Erfahrungen mit dem chronischen subduralen Hämatom. Langenbecks Arch. klin. Chir. 197 (1940) 742

50 Janzen, R.: Reaktion des Nervensystems auf Malignome. In E. H. Bock: Krebsforschung und Krebsbekämpfung, Bd. VI. Urban & Schwarzenberg, München 1967 (S. 252–263)

51 Joseph, K., W. Lang, E. H. Graul, E. Herrmann, V. Calatyus: Nuklearmedizinische Diagnostik in der Neurologie. Dtsch. Ärztebl. 17 (1968) 967

52 Josephy, H.: Ein Fall von Porobulbie und solitärem zentralem Neurinom. Z. ges. Neurol. Psychiat. 93 (1924) 62

53 Kaufmann, O.: Zur Frage zerebraler Kreislaufstörungen nach Hirntumoroperationen. Z. ges. Neurol. Psychiat. 162 (1938) 89

54 Kautzky, K.: Zur Kenntnis intrazerebraler Verkalkungen. Dtsch. Z. Nervenheilk. 159 (1948) 490

55 Kazner, E., St. Kunze, W. Schiefer: Echoencephalography as

an aid to the diagnosis of space-occupying lesions in the posterior fossa by measuring the size of the third and lateral ventricles. J. Neurosurg. 26 (1967) 511–520
56 Kazner, E., S. Wende, Th. Grumme, W. Lanksch, O. Stochdorph: Computertomographie intrakranieller Tumoren aus klinischer Sicht. Springer, Berlin 1981
57 Kety, S. S., H. A. Shenkin, C. F. Schmidt: The effects of increased intracranial pressure on cerebral circulatory functions in man. J. clin. Invest. 27 (1948) 493
58 Kleinsasser, O.: Die Tumoren des Glomus jugulare und der anderen nicht chromaffinen Paraganglien im Bereich der Schädelbasis. Zbl. Neurochir. 17 (1957) 155
59 Klostermann, G. F.: Pigmentfleckenpolypose. Thieme, Stuttgart 1960
60 Kollmannsberger, A., E. Kazner, K. Prechtel, O. Stochdorph: Zur Frage der extrakraniellen Metastasierung meningealer Tumoren. Malignes Meningiom mit regionalen Lymphknotenmetastasen. Zbl. Neurochir. 36 (1975) 27–36
61 Kravitz, D.: Arachnoiditis. Arch. Ophthal. 37 (1947) 199
62 Krayenbühl, H.: Das Hirnaneurysma. Schweiz. Arch. Neurol. Psychiat. 47 (1941) 155
63 Krayenbühl, H., G. G. Nono: Das intrakranielle subdurale Hämatom. Huber, Berlin 1949
64 Kretscher, H.: Zur Klinik des Balkensyndroms. Arch. Psychiat. Nervenkr. 211 (1968) 250–265
65 Kretscher, H.: Augensymptome bei Balkenläsionen. Klin. Mbl. Augenheilk. 153 (1968) 69–84
66 Kretscher, H.: Klinische Funktionsanalyse des Corpus callosum cerebri. Psychiat. Neurol. med. Psychol. (Lpz.) 21 (1969) 458–463
67 Lanksch, W. L., E. Kazner: Cranial Computerized Tomography. Springer, Berlin 1976
68 Lassen, N. A., D. H. Ingvar: The blood flow of the cerebral cortex determined by radioactive krypton^{85}. Experientia 17 (1961) 42
69 Lassen, N. A., D. H. Ingvar: Regional cerebral blood flow measurement in man. Arch. Neurol. (Chic.) 9 (1963) 615
70 Lorenz, R.: Röntgendiagnostik des Schädels, 2. Aufl. Thieme, Stuttgart 1971
71 Love, J. G., T. M. Marshall: Craniopharyngiomas (pituitary adamantinomas). Surg. Gynec. Obstet. 90 (1950) 591
72 Mahoney, W.: Die Epidermoide des Zentralnervensystems. Z. ges. Neurol. Psychiat. 155 (1936) 416
73 Matricalli, B.: Brain scanning by means of 197 Hg-labelled neohydrin. Psychiat. Neurol. Neurochir. 72 (1969) 89–95
74 Meier, F. W.: Zur Symptomatologie der Arachnoiditis opticochiasmatica. Klin. Mbl. Augenheilk. 107 (1941) 274
75 Mishkin, F. S., J. Mealey jr.: Use and interpretation of the brain scan. Thomas, Springfield/Ill. 1969
76 Mittner, K.: Supraläsionelle Störungen bei Geschwülsten des oberen Halsmarkes. Zbl. Neurochir. 19 (1959) 2
77 Mumenthaler, M.: Neurologische Differentialdiagnostik, 2. Aufl. Thieme, Stuttgart 1983
78 Mundinger, F., H. Gerhard: Untersuchungen über die Verteilung der zur Hirntumordiagnostik verwendeten Radioisotope in der Blutbahn, in experimentellen Tumoren und menschlichen Hirngeschwülsten. Acta neurochir. 11 (1963) 398–415
79 Muratorio, A., L. Perria, N. Sacchi: Betrachtungen über die sog. umschriebenen Glioblastome. Zbl. Neurochir. 16 (1956) 72
80 Mylius, K.: Über das Meningeom des Keilbeinflügels. Klin. Mbl. Augenheilk. 113 (1948) 105
81 Nibbeling, H. G.: Diagnostik und Therapie der Arachnoiditis opticochiasmatica. Zbl. Neurochir. 17 (1957) 12
82 Nonne, M.: Syphilis und Nervensystem. Karger, Berlin 1924
83 Olivecrona, H.: Die chirurgische Behandlung der Hirntumoren. Springer, Berlin 1927
84 Ostertag, B., O. Stockdorph, G. Schmidt: Zur Spongioblastose und Spongioblastomatose des Gehirns, ihrer Charakteristik und pathogenetischen Bedeutung. Arch. Psychiat. Nervenkr. 182 (1949) 249
85 Pálvölgyi, R.: Regional cerebral blood flow in patients with intracranial tumors. J. Neurosurg. 31 (1969) 149–163
86 Parnitzke, K. H.: Die Bedeutung von Verkalkungen im Plexus chorioideus. Dtsch. Z. Nervenheilk. 160 (1949) 116
87 Pass, K. E.: Zur Klinik der zerebralen Karzinommetastasen. Nervenarzt 11 (1938) 385
88 Penfield, W., W. Feindel: Medulloblastoma of the cerebellum, with survival for seventeen years. Arch. Neurol. Psychiat. 57 (1947) 481
89 Pia, H. W., C. L. Geletneky: Echoenzephalographie. Thieme, Stuttgart 1968
90 Poeck, K.: Neurologie, 5. Aufl. Springer, Berlin 1978
91 Polmeter, T. E., J. W. Kernohan: Meningeal gliomatosis. A study of forty-two cases. Arch. Neurol. Psychiat. 57 (1947) 593
92 Rausch, F., F. Rembold: Die Bedeutung der Röntgenuntersuchung für die Diagnose des Acusticusneurinoms. Zbl. Neurochir. 16 (1958) 220
93 Rembold, F., W. Tönnis: Die Differentialdiagnose der Erkrankungen des Kleinhirnbrückenwinkels. Dtsch. Z. Nervenheilk. 175 (1956) 329
94 Reulen, H. J., F. Medzihradsky, F. Marguth, W. Brendel: Electrolytes, fluids, and energy metabolism in human cerebral edema. Arch. Neurol. (Chic.) 21 (1969) 517–525
95 Riechert, T.: Zur Klinik und operativen Therapie der Arachnitis optico-chiasmatis. Nervenarzt 13 (1940) 5
96 Riechert, T., R. Hemmer: Pseudoneurotische Zustandsbilder bei Gehirntumoren. Münch. med. Wschr. 98 (1956) 543
97 Sack, H.: Ein Epidermoid des Seitenventrikels. Zbl. Neurochir. 9 (1949) 230
98 Scheller, A.: Liquorbefunde bei Hirngeschwülsten. Mschr. Psychiat. Neurol. 95 (1937) 257
99 Schiefer, W., E. Kazner, St. Kunze: Ergebnisse der Echoenzephalographie bei supratentoriellen Geschwülsten. Zbl. Neurochir. 26 (1965) 281–295
100 Tanaka, K.: Diagnosis of brain disease by ultrasound. Shindan-To-Chiryo Sha, Tokio 1969
101 Tönnis, W.: Die Chirurgie des Hirns und seiner Häute. In M. Kirschner-Nordmann: Die Chirurgie, 2. Aufl., Bd. III. Urban & Schwarzenberg, München 1948
102 Tönnis, W., D. Reissner, K. J. Zülch: Über die Formveränderungen des Hirns (Massenverschiebungen, Zisternenverquellungen bei raumbeengenden Prozessen). Zbl. Neurochir. 5 (1940) 1
103 Valvassori, G. E.: The abnormal internal auditory canal. The diagnosis of acoustic neuroma. Radiology 92 (1969) 449
104 Vankos, J., L. Dreissiger, T. Balazs: Beiträge zur Nosologie des Peutz-Touraine-Jeghers-Syndroms. Med. Welt 1962, 1255
105 Vincent, C.: Neurochirurgische Betrachtungen über die Funktionen des Zentrallappens. Dtsch. med. Wschr. 62 (1936) 41
106 Vinken, P. J., G. W. Bruyn: Handbook of Clinical Neurology, Bd. 16/1. North-Holland Publishing, Amsterdam 1961
107 Vinken, P. J., G. W. Bruyn: Handbook of Clinical Neurology, Bd. 17. North-Holland Publishing, Amsterdam 1975
108 Vinken, P. J., G. W. Bruyn: Handbook of Clinical Neurology, Bd. 18. North-Holland Publishing, Amsterdam 1975
109 van Wagenen, W. P.: Tuberculoma of the brain. Arch. Neurol. Psychiat. 17 (1927) 57
110 Zeidler, U., K. Summer, C. V. Brunngraber, S. Kotte, H. Hundeshagen: Untersuchungen zur pathophysiologischen Grundlage der Hirnszintigraphie mit ^{99m}Tc-Pertechnetat. Arch. Psychiat. Nervenkr. 213 (1970) 200–214
111 Zülch, K. J.: Biologie und Pathologie der Hirngeschwülste. In W. Krenkel, H. Olivecrona, W. Tönnis: Handbuch der Neurochirurgie, Bd. III. Springer, Berlin 1956
112 Zülch, K. J.: Die Hirngeschwülste in biologischer und morphologischer Darstellung, 3. Aufl. Barth, Leipzig 1958

Rückenmarkstumoren

Von A. Schrader und *A. Ross*

Klinische Symptome

Diagnose oder Ausschluß einer Rückenmarksgeschwulst sind außerordentlich verantwortungsvoll. Wenn die Entscheidung – von drohenden Querschnittsbildern abgesehen – auch nicht so dringend ist wie etwa beim akuten Bauch, so ist sie doch im Hinblick auf die ausgezeichneten Ergebnisse rechtzeitig operierter Rückenmarkstumoren einerseits und auf das unabwendbare Siechtum verkannter Fälle andererseits derart schwerwiegend, daß jedes Für und Wider sorgfältig gegeneinander abzuwägen ist.

Der Begriff „Rückenmarkstumor" umfaßt nicht nur die Geschwulstbildungen der Rückenmarkssubstanz (Ependymome, Glioblastome), sondern auch jene Neubildungen, die von den Wurzeln (Neurinome) und von den Rückenmarkshäuten (Endotheliome, Meningiome) ausgehen. Während bei den Hirntumoren die Geschwülste der Gliomreihe vorherrschen, überwiegen im Spinalkanal eindeutig die Neurinome und Meningiome. Neben diesen primären Tumoren des Rükkenmarks und seiner Hüllen gibt es sekundär-metastatische Geschwülste (hämatogene oder lymphogene Metastasen von Karzinomen und Sarkomen anderer Organe). Schließlich sind Neubildungen der Wirbelsäule und ihrer Weichteile zu berücksichtigen, die wiederum primär oder sekundär-metastatisch entstanden sein können und das Rückenmark komprimieren.

In der **Klinik** pflegt man die Rückenmarksgeschwülste weniger nach morphologischen Gesichtspunkten einzuteilen; vielmehr geht man bei der diagnostischen Einordnung von den topischen Beziehungen des Tumors zum Rückenmark aus. Demgemäß unterscheidet man zwischen *intramedullären und extramedullären* Tumoren, wobei man die extramedullär wachsenden Geschwülste noch in *intradurale und extradurale* Tumore aufgliedert.

Das Häufigkeitsverhältnis zwischen Hirntumoren und Rückenmarkstumoren beträgt etwa 6:1. Dennoch nimmt die Differentialdiagnose der raumfordernden Prozesse des Spinalkanals einen breiten Raum ein, da auch entzündliche und vaskuläre Erkrankungen oder traumatische Schäden zu ähnlichen spinalen Erscheinungen mit medullären bzw. funikulären Syndromen oder zu radikulären Reiz- und Ausfallserscheinungen führen können wie die raumfordernden, das Rückenmark komprimierenden Prozesse.

Unter den Symptomen des Rückenmarkstumors sind die **radikulären Reiz- und segmentalen Ausfallserscheinungen** vor allem für die *Höhendiagnose* wichtig. Bereits die mechanische Alteration einer *hinteren Wurzel* verursacht die charakteristischen *einschießenden Schmerzen,* die sich beim Husten, Pressen, Lachen, Niesen, also bei Steigerung des intraspinalen Drucks, verstärken. Faßbare Sensibilitätsstörungen in den zugeordneten segmentalen Versorgungsgebieten sind dagegen erst bei Läsionen mehrerer Wurzeln zu erwarten.

Im Frühstadium des Rückenmarkstumors werden *Wurzelschmerzen* nicht selten als irradiierende Schmerzphänomene bei Erkrankungen innerer Organe und des Bewegungsapparates oder aber als einfache „Neuralgien" fehlgedeutet. Bei *hochsitzenden Halsmarktumoren* begegnet man z.B. immer wieder der Diagnose „Okzipitalneuralgie". Ein- oder doppelseitige *„Interkostalneuralgien"* konnten wir häufig als Fehldiagnose eines Brustmarktumors registrieren.

Ein von uns beobachteter Patient hatte bereits 3 Jahre vor der Einweisung über stärker werdende, schließlich heftigste Schmerzen in der linken Brustseite zu klagen, die fälschlicherweise zu der Diagnose Pleuritis geführt hatten. Operativ konnte in Höhe D 4 ein bleistiftdickes Neurinom entfernt werden.

Eine 54jährige Kranke wurde uns mit der Diagnose Polyneuropathie zugewiesen, da sich an den unteren Extremitäten eine Schwäche der distalen Muskelgruppen mit Areflexie entwickelt hatte. Außerdem wurden intensive, in beide Beine ausstrahlende Schmerzen geklagt, die schließlich so stark wurden, daß die Patientin wegen schmerzreflektorischer Verspannung im Thorakolumbalbereich kaum noch zu betten war. Der wechselnde, uncharakteristische Beschwerdekomplex ließ zunächst an eine erhebliche psychogene Überlagerung denken. Im lumbalen Liquor fand sich aber ein Nonne-Froin-Syndrom mit einem Eiweißgehalt von etwa 500 mg% bei normaler Zellzahl. Bei der Myelographie zeigte sich ein Kontrastmittelstopp in Höhe L 2–3. Operativ konnte ein kleinfingergroßes *Wurzelneurinom* entfernt werden (Prof. Marguth, München).

Radikuläre Schmerzen im Bereich des Abdomens werden vielfach als Gallenblasen- und Nierenkoliken, als chronische Appendizitis oder Eierstockentzündung behandelt, bis schließlich hinzukommende Strangsymptome, etwa spastische Paresen, aufsteigende Sensibilitätsstörungen oder Blasen-Mastdarm-Beschwerden, den wahren Charakter solcher Schmerzzustände erkennen lassen.

Wie oft sich hinter einer Ischialgie ein komprimierender Prozeß im lumbosakralen Bereich verbirgt, hat uns das in den letzten Jahren so viel diskutierte Bild des Bandscheibenprolapses gelehrt.

Aber nicht immer wird ein komprimierender

Rückenmarksprozeß von charakteristischen radikulären Reizerscheinungen eingeleitet. Zudem können bei fortschreitender Wurzelkompression die Reizsymptome schon frühzeitig abklingen und in ein analgetisches Stadium *(Wurzeltod)* übergehen. Fehlen Wurzelschmerzen, so sind wir um so mehr auf den Nachweis einer segmentalen Sensibilitätsstörung angewiesen, die durch Zerstörung einer oder mehrerer hinteren Wurzeln oder durch Läsionen im Bereich der Wurzeleintrittszone verursacht wird. Nach dem Sherrington-Gesetz soll es erst dann zu einem sicheren Sensibilitätsausfall kommen, wenn wenigstens zwei oder drei nebeneinanderliegende Wurzeln affiziert sind. Die Erfahrungen bei monoradikulären Wurzelaffektionen haben indessen gelehrt, daß die Läsion einer einzigen Wurzel genügt, einen streifenförmigen Sensibilitätsausfall zu bedingen, der freilich nur eine geringere Intensität und Breitenausdehnung besitzt und deshalb nur durch subtile Untersuchung aufgedeckt werden kann. Paradoxerweise ist das von Hypästhesie und Hypalgesie betroffene Hautsegment gegenüber schwächeren äußeren Reizen häufig überempfindlich. Diese *hyperästhetischen Zonen,* die entsprechend der jeweiligen Wurzelläsion am Rumpf gürtelförmig, an den Extremitäten bandförmig segmental angeordnet sind, lassen sich leichter erfassen, wenn die Sensibilität grundsätzlich von mehreren Richtungen her geprüft wird. Überhaupt sind derartige Frühsymptome nur durch subtile und wiederholte Untersuchungen aufzudecken, bevor man sich bei gegebenem Verdacht festlegt.

Reiz- und Ausfallserscheinungen von seiten der *vorderen Wurzeln* können wie die radikulären Schmerzen und Sensibilitätsstörungen wichtige Hinweise auf die Höhendiagnose geben. So verraten örtlich begrenzte Muskelzuckungen die Höhe der Vorderwurzelkompression. Relativ leicht sind motorische Wurzelsymptome zu diagnostizieren, wenn sie sich als *isolierte Paresen oder Muskelatrophien* an den Kennmuskeln der Extremitäten manifestieren, wo sie häufig schon aspektmäßig zu erkennen sind. Seltener werden Spontanbewegungen von Fingern oder Zehen beobachtet, die auf eine intramedulläre Geschwulst hinweisen. Auch die Abschwächung oder der Verlust eines Reflexes als Folge einer radikulären Affektion läßt sich für die Höhendiagnose verwerten, so z. B. das Fehlen der BHR bei einer Kompression des Dorsalmarkes oder der Verlust des PSR mit gleichzeitigem Fußklonus bei Kompression des oberen Lumbalmarkes. Ebenso kennzeichnend für die Höhendiagnose sind Zwangshaltungen des Halses, des Rumpfes und der Gliedmaßen, die uns z. B. als Beugekontraktur im Hüftgelenk, als Beugung der Unterarme, als Abduktions- und Außenrotationshaltung der Arme, als Torticollis paralyticus usw. entgegentreten.

Ferner können lokal entwickelte, **trophische** und **vegetative Veränderungen,** etwa Störungen der Schweißsekretion (An- oder Hyperhidrose), höhendiagnostische Hinweise geben, wobei allerdings zu berücksichtigen ist, daß die Ausbreitung der Schweißstörung von dem üblichen segmentalen Innervationsschema abweicht. Auch das Verhalten des Dermographismus, der weitgehend peripher – in einem Axonreflex – verankert ist, gestattet in diesem oder jenem Fall die Höhendiagnose. So findet man gelegentlich eine scharfe segmentale Grenze der Hautschrift entsprechend dem Niveau der Kompression. Man achte bei der Prüfung des Dermographismus auch auf die Reaktion der Piloarrektoren, die manchmal isoliert im geschädigten Segment ausfallen. Auf eine Schädigung in Höhe von D 4 weist auch das Fehlen des Brustwarzenreflexes hin. Ein Horner-Syndrom muß an einen Prozeß am Übergang vom Hals- zum Brustmark denken lassen (Centrum ciliospinale). Als vegetatives Kuriosum beobachteten wir einmal bei einem intramedullären Brustmarkstumor das einseitige Auftreten von Striae distensae paravertebral entsprechend dem oberen Tumorpol. Bei Kauda-Konus-Prozessen kann es schon frühzeitig zu Blasen-Darm-Störungen kommen. Gewöhnlich resultiert zunächst eine Blasenentleerungsstörung, später eine Inkontinenz. Besteht eine neurogene Ejakulationshemmung bei erhaltener Erektion, so verhilft auch dieser Befund zu einer exakten Höhendiagnose, da das Erektionszentrum in Höhe von S 2, das Ejakulationszentrum in Höhe von S 3 gelegen ist. Bei Schädigung der Cauda equina kann eine Hodenatrophie resultieren.

Häufig weist ein umschriebener *Klopfschmerz* der Dornfortsätze auf die Höhe der Raumforderung hin. Ebenso läßt sich ein lokaler Stauchungsschmerz der Wirbelsäule für die Höhendiagnose verwerten. Für die Höhendiagnose bedeutsam ist auch der sog. *Hinterhornschmerz.* Er zeigt ein charakteristisches, spontanes An- und Abschwellen, häufig begleitet von äußerst unangenehmen, dumpfen, tief lokalisierten Schmerzsensationen, die schon durch leichte Berührung der entsprechenden Hautareale provoziert werden.

In letzter Zeit hat man versucht, die Höhendiagnose von Rückenmarksquerschnittssyndromen mittels *kortikaler Reizantwortpotentiale* durch das EEG zu ermitteln, und zwar war es zunächst DAWSON (1), der nach elektrischer Reizung peripherer Nerven über der kontralateralen Hemisphäre „evoked potentials" ableiten konnte. Oftmals lassen sich mit dieser Methode topische Hinweise ermitteln, bevor klinisch Sensibilitätsstörungen zu erfassen sind. Das Verfahren erfordert jedoch viel Zeit. Zudem kann im Hinblick auf neurochirurgische Interventionen auf eine Myelographie nicht verzichtet werden, weshalb die Elektrodiagnostik nur in besonders gelagerten Fällen zur Frühdiagnose herangezogen wird (2).

Im Gegensatz zu den radikulären Symptomen sind Ausfallserscheinungen von seiten der langen

Rückenmarksbahnen *(funikuläre Symptome)* für die Höhendiagnose ohne größere Bedeutung. Die von Fall zu Fall wechselnden motorischen oder sensiblen Störungen hängen in erster Linie von der Querschnittsausbreitung der von dorsal, lateral oder ventral vordringenden Rückenmarksgeschwulst ab. Immerhin lassen die *Strangsymptome* eine gewisse Gesetzmäßigkeit erkennen, die auf der unterschiedlichen Vulnerabilität der einzelnen Strangsymptome beruht. Schon frühzeitig können sich *Pyramidenbahnsymptome* entwickeln, die, angefangen von initialen Ermüdungserscheinungen, allmählich fortschreitend alle Schweregrade bis zur kompletten Paraspastik oder Tetraspastik durchlaufen. Infolge zunehmender dorsaler oder zervikaler Kompression gesellen sich den motorischen Ausfallserscheinungen Funktionsstörungen der Blasen-Mastdarm-Tätigkeit hinzu, zumeist eine Detrusorparese, in Spätstadien auch oft eine Sphinkterlähmung. Schließlich kommt es zu Ausfällen von seiten der sensiblen Bahnen, die von distal aufsteigen. Foerster hat zwar auf die besondere Anfälligkeit der Hinterstränge hingewiesen, welche schon frühzeitig zu Störungen der epikritischen Sensibilität führen oder eine kompressionsbedingte initiale Ataxie bedingen soll, doch scheint nach unseren Erfahrungen der Beginn mit Pyramidenbahnsymptomen häufiger zu sein; diese sind zudem leichter faßbar. So kann z.B. eine initiale Ataxie schon früh von spastischen Pyramidenbahnstörungen überlagert werden. Manchmal muß eigens nach vorausgegangenen ataktischen Störungen gefragt werden, weil sie der Kranke vergessen hat:

So ist uns ein Patient mit einem extramedullären Halsmarkstumor (C 3–C 4) in Erinnerung, der vor Auftreten der eigentlichen spastischen Paraparese erzählte: Als erstes Symptom sei ihm eine Unsicherheit der Hände beim Fotografieren aufgefallen. Es machte ihm Schwierigkeiten, das betreffende Objekt in den Sucher zu bringen, so hätten ihm die Arme gewackelt. Erst als die Beine anfingen, schwerer zu werden, und die Kraft in den Armen nachließ, habe das „Wackeln" der Hände aufgehört.

Als *funikuläre Reizerscheinungen* werden relativ häufig dumpfe, diffuse Schmerzsensationen geklagt, die als uncharakteristische Vorboten über längere Zeit die Szene beherrschen können (3). Derartige Schmerzphänomene werden vom Kranken als „Muskelkater" oder als „Rheumatismus" geschildert. In anderen Fällen werden gliedabschnittsweise bald handschuh- oder strumpfbandartig begrenzte Mißempfindungen, bald manschettenförmige oder korsettähnliche Dysästhesien angegeben.

Als Besonderheit müssen wir beachten, daß selbst bei praktisch kompletter Querschnittsläsion infolge Kompression des Thorakalmarkes die sakralen Dermatome nach Art einer Reithose von der Sensibilitätsstörung ausgespart bleiben können. Dieses Verhalten läßt sich nicht mit der somatotopischen Gliederung der sensiblen Bahnen im Rückenmarksquerschnitt erklären; man hat deshalb angenommen, daß die Perinealregion sensibel mehrfach gesichert ist.

Charakteristisch für den Rückenmarkstumor ist eine unaufhaltsam fortschreitende *Krankheitsentwicklung*. Ein Stillstand, der sogar eine vorübergehende Besserung vortäuschen kann, wird gelegentlich im Initialstadium beobachtet. Massive, akut einsetzende Querschnittssymptome lassen eher an Zirkulationsstörungen oder, wenn sie sich innerhalb kurzer Zeit wieder bessern, auch an eine multiple Sklerose denken (18).

Erfahrungsgemäß wirkt sich eine *extradurale Kompression* weit intensiver und rascher als ein *intraduraler* raumfordernder Prozeß auf das Rückenmark, auf seine Wurzeln oder auf die Kauda aus. Im Gefolge einer extraduralen Druckwirkung wird nämlich nicht allein das Rückenmarksgewebe, sondern der Gesamtinhalt des Duralsakkes komprimiert. Dabei leidet besonders die ableitende venöse Gefäßversorgung, so daß innerhalb des Rückenmarksquerschnittes eine Stase auftritt, die zusätzlich eine mehr oder minder schwere Parenchymschädigung hervorruft. Bei hochsitzenden, extramedullären Tumoren des Halsmarks kann der Druck sogar zu Zirkulationsstörungen im Versorgungsgebiet der A. spinalis anterior führen, so daß sich als Folge einer ischämischen Vorderhornschädigung in den infraläsionellen Segmenten Myatrophien an der Unterarm- und Handmuskulatur entwickeln, bisweilen in Kombination mit dissoziierten Sensibilitätsstörungen. Das reaktive Muskelfaszikulieren und der umschriebene Muskelschwund verführen dann den Untersucher dazu, den Prozeß nicht nur tiefer zu lokalisieren, sondern statt einer extramedullären Kompression einen intramedullären bzw. nukleären Prozeß zu diagnostizieren, etwa eine Syringomyelie oder eine progressive spinale Muskelatrophie.

Abgrenzung intramedulläre – extramedulläre Geschwülste

Die Differenzierung zwischen den intramedullären und extramedullären Tumoren setzt die Kenntnis der in Frage kommenden Geschwulstarten voraus.

Hält man sich an das von Cushing und Bailey gegebene histogenetische Einteilungsprinzip, so ist als häufigster intramedullärer Tumor das relativ scharf abgesetzte, sich langsam entwickelnde *Ependymom* zu nennen, das etwa 50% aller intramedullären Rückenmarksgeschwülste ausmacht. An zweiter Stelle steht das rasch wachsende, diffus infiltrierende *Glioblastom*. Metastasen kommen im Rückenmark seltener als im Gehirn vor

(Verhältnis 1:8). Den größten Teil der extramedullären Geschwülste stellen die *Neurinome* und *Meningiome,* während *Angiome, Fibrome* oder *Lipome* seltener sind (3, 4).

Initiale Wurzelreizsymptome, die den extramedullären Tumor kennzeichnen, sind den *intramedullären Geschwülsten* fremd. Statt dessen hört man im Frühstadium Klagen über lästige Parästhesien, über an- und abschwellende Hinterhornschmerzen oder über dumpfe, in der Tiefe der Glieder lokalisierte Schmerzphänomene, die sich von den Wurzelschmerzen des extramedullären Tumors schon deshalb leicht unterscheiden lassen, weil sie sich nicht wie jene auf Husten, Pressen, Niesen usw. verstärken.

Bedingt durch die zwiebelschalenartige Schichtung der langen Bahnen und durch ihre Lage im Rückenmarksquerschnitt, zeigen die *Sensibilitätsstörungen* bei intra- oder extramedullären Geschwülsten eine unterschiedliche Verteilung. Bekanntlich sind im Vorderseiten- und Hinterstrang die afferenten Axone aus der oberen Körperpartie zentral gelegen, während die von kaudal aufsteigenden Axone an der Peripherie angeordnet sind. Dementsprechend werden bei extramedullärer Kompression zunächst die in der Zirkumferenz liegenden, von kaudal stammenden Fasern geschädigt. Die Sensibilitätsstörung steigt auf („Hose rauf!"). Demgegenüber zerstört der intramedulläre Tumor zuerst die zentral gelegenen Bahnen. Die Sensibilitätsstörung steigt ab („Hose runter!") – eine alte Faustregel, die allerdings Ausnahmen zuläßt.

Überhaupt sind bei intramedullären Geschwülsten, bevor sich das terminale Querschnittsbild entwickelt, unterschiedliche Sensibilitätsstörungen anzutreffen, die initial der Tumorausbreitung im Rückenmarksquerschnitt entsprechen können. Beispielsweise kann es bei lateralem Tumorsitz infolge isolierter Schädigung des Tractus spinothalamicus schon frühzeitig zu einer Beeinträchtigung der Schmerz- und Temperaturempfindung bei erhaltener epikritischer Funktion kommen, also zu *dissoziierten Sensibilitätsstörungen* auf der Gegenseite. Bei homolateraler Schädigung von Pyramidenbahn, Hinterstrang und Tractus spinothalamicus kann sich eine *Brown-Séquard-Halbseitenlähmung* entwickeln. Allerdings wird ein mehr oder weniger prägnantes Brown-Séquard-Syndrom auch bei extramedullärer Kompression gesehen, in einzelnen Fällen sogar bei einem thorakalen, dorsomedialen Bandscheibenvorfall. Mit Größerwerden des Tumors werden schließlich auch die Hinterstränge lädiert, so daß Oberflächen- und Tiefensensibilität gemeinsam ausfallen. In solchen Fällen kann der Kranke bei geschlossenen Augen nicht mehr sicher stehen (positives Rombergsches Zeichen). Eindeutig *ataktisch-dysmetrische Störungen* deuten auf eine Beteiligung der Kleinhirnseitenbahnen hin. Sind einseitig die Hinterstränge betroffen, so können strumpf- bzw. handschuhförmige Sensibilitätsdefekte resultieren, die beispielsweise bei aufgehobener Tastempfindung an der Hand als *astereognostische Beschwerden* geklagt werden. Bei isolierter Hirnhinterhornläsion fällt ipsilateral die Schmerz- und Temperaturempfindung aus. Eine derartige topische Zuordnung (5, 6) ist jedoch nur mit Vorbehalt möglich, da Zirkulationsstörungen und perifokales Ödem den Tumorsitz bzw. die Primärschädigung oftmals überlagern (17). Zudem führen sie bei intramedullären Geschwülsten häufig zu Ausfallserscheinungen oberhalb des eigentlichen Tumorsitzes, so daß dieser zu hoch angenommen wird, während man den extramedullären Tumor eher zu tief lokalisiert. Schließlich gehen die initialen Ausfallserscheinungen je nach Wachstumstempo der Geschwulst über kurz oder lang in eine Querschnittslähmung über.

An *motorischen Ausfällen* können je nach Lage und Ausdehnung des intramedullären Tumors spastische oder auch schlaffe Paresen mit umschriebenen Muskelatrophien auftreten. Als Ausdruck einer einseitigen intramedullären Pyramidenbahnaffektion sind mitunter Lähmungen nur einer Extremität, ja selbst einzelner Muskelgruppen zu konstatieren, etwa ein Funktionsausfall der Peronäusgruppe eines Fußes. Entsprechende motorische Symptome werden aber auch bei extramedullären Geschwülsten beobachtet, weshalb im Einzelfall die Frage intra- oder extramedullär offenbleiben muß. Während der extramedulläre Tumor fast immer mit *radikulären Schmerzen* einhergeht, sprechen *spinalmotorische Reizerscheinungen,* speziell spinale Klonismen, faszikuläres Muskelzucken oder spontane *Streck- und Beugesynergien,* in erster Linie für eine intramedulläre Tumorlokalisation. Allerdings können sie auch bei extramedullärer bzw. extraduraler Kompression auftreten. Zudem werden spinalmotorische Reizerscheinungen nicht nur bei Geschwülsten beobachtet; weit häufiger sind sie bei entzündlichen, vaskulären oder traumatischen Querschnittsprozessen zu konstatieren. Offenbar spielen in solchen Fällen zirkulatorisch bedingte Rückenmarksschäden eine Rolle, wie sie gleichfalls auch von intra- und extramedullären Geschwülsten bekannt sind. Gelegentlich gestatten die spinalmotorischen Reizerscheinungen eine Höhendiagnose. Entschieden zuverlässiger sind jedoch die radikulären Initialschmerzen, die bei extramedullären Geschwülsten im zugeordneten Segment auftreten. Bei längerem Bestehen kann, wie bereits erwähnt, der initiale Wurzelschmerz infolge Leitungsunterbrechung abklingen, so daß auch beim extramedullären Tumor Strangsymptome in den Vordergrund treten. Als Hinweis auf eine intramedulläre Raumforderung verdienen *Miktions- und Defäkationsstörungen* Beachtung, vor allem ein imperativer Harndrang, der häufig

schon frühzeitig zu eruieren ist. Dagegen treten Blasen-Darm-Störungen bei extramedullären Tumoren gewöhnlich erst im Zuge der sich anbahnenden Querschnittslähmung auf, von Geschwülsten der Kauda-Konus-Region abgesehen.
In diesem Zusammenhang sei daran erinnert, daß die Rückenmarkssegmente topographisch nicht den Wirbelkörpern entsprechen – das Sakralmark endet bekanntlich schon in Höhe des 1.–2. Lendenwirbelkörpers.
Es ist schließlich zu beachten, daß Kranke mit intramedullären Tumoren wegen der über lange Zeit geringen Beschwerden und der unsicheren Symptome häufig erst in späteren Prozeßstadien den Arzt aufsuchen. Nach unseren Erfahrungen ließ sich die Vorgeschichte intramedullärer Geschwülste im Durchschnitt 3 Jahre bis zur endgültigen Diagnose zurückverfolgen, bei extramedullären Tumoren dagegen nur 1–2 Jahre. Der extramedulläre Tumor verursacht eben schon relativ frühzeitig hartnäckige radikuläre Schmerzen, die den Kranken und den Arzt alarmieren.
Zusammenfassend ist festzustellen, daß anhand der klinisch-neurologischen Befunde eine sichere Unterscheidung zwischen intramedullärem oder extramedullärem Tumor nicht zu gewährleisten ist. Auch die Krankheitsdauer ist vieldeutig, da sowohl bei extramedullärer als auch bei intramedullärer Tumorkompression akute Verlaufsformen gesehen werden, die innerhalb von Stunden zur Querschnittslähmung führen können. Die Überschneidung der Krankheitssyndrome beruht auf der Raumforderung, die sich innerhalb des engen Spinalkanals unmittelbar auf den Rückenmarksquerschnitt auswirkt, wobei venöse Zufluß- und arterielle Abflußstörungen mit reaktiver Ödembildung bald diese, bald jene Ausfallserscheinung in den Vordergrund stellen (19).

Liquorbefunde

Ergänzend zur klinischen Untersuchung vermittelt die *Liquorkontrolle* wichtige Aufschlüsse. Dabei ist einmal die Zusammensetzung des Liquors hinsichtlich Zellzahl und Eiweißgehalt, andererseits die Druckausbreitung bzw. die *Liquordynamik* in Rechnung zu setzen. Zur Druckbestimmung sollten grundsätzlich bei jeder lumbalen Liquorentnahme die Jugularvenen komprimiert werden. Im Normalfall ist ein vermehrtes Abtropfen zu konstatieren *(normales Queckenstedt-Zeichen)*. Mit zunehmender Verlegung der spinalen Liquorräume resultiert ein pathologisches Queckenstedt-Zeichen, bei dem ein vermehrtes Abtropfen unterbleibt.
Im Zuge der verfeinerten neuroradiologischen Untersuchungsmethoden kann heute auf das vormals bedeutungsvolle Queckenstedt-Zeichen meist verzichtet werden. Diagnostisch weit wichtiger zum Nachweis komprimierender Rückenmarksprozesse ist die Beschaffenheit des Liquors. In etwa 75–80% der Fälle ist infraläsionell das Gesamteiweiß erhöht (3, 4).
Als *Kompressionsliquor* bezeichnet man einen stark erhöhten Eiweißgehalt bei durchwegs normaler Zellzahl. Manchmal ist der Kompressionsliquor so eiweißreich, daß der frisch entnommene Liquor nach kurzem Stehen im Glase gerinnt *(Nonne-Froin-Zeichen)*. Die Eiweißvermehrung ist in der Hauptsache auf eine Schrankenfunktionsstörung der Blutgefäße mit Behinderung der Rückresorption zurückzuführen, Faktoren, die das Einschwemmen von Serumproteinen in den Liquorraum verursachen. Gelegentlich kann eine Gelbverfärbung *(Xanthochromie)* bestehen. Parallel zur Vermehrung des Gesamteiweißes zeigen auch die drei Hauptgruppen der *Immunglobuline* (IgM, IgG, IgA) erhöhte Werte. Das Verhältnis der Globuline zu den Albuminen, der sog. *Eiweißquotient,* ist in der Regel zugunsten der Globuline verschoben. Die Veränderungen beziehen sich auf den infraläsionellen, lumbalen Liquor. Im supraläsionellen Liquor zeigt sich dagegen zumeist eine völlig normale Zusammensetzung, wenngleich hervorzuheben ist, daß bei hochsitzenden Halsmarkstumoren auch der Zisternalliquor verändert sein kann. Selbst bei einem Kaudaependymom fanden wir im supraläsionellen Liquor eine Gesamteiweißerhöhung auf 50 mg% mit einer Ausfällung in der Normomastixkurve bis VIII im 3. Röhrchen.
Beim *extramedullären Tumor* konstatiert man fast regelmäßig einen Kompressionsliquor. Es ist dabei gleichgültig, ob der Prozeß intradural oder extradural sitzt. Allerdings steht die Schwere des Liquorbefundes nicht immer im Verhältnis zum Ausmaß der klinischen Ausfallserscheinungen.

Beispielsweise beobachteten wir bei einer tuberkulösen Spondylitis der Halswirbelsäule einen Kompressionsliquor mit Eiweißwerten von 96 mg%, obwohl noch keine neurologischen Ausfallserscheinungen nachzuweisen waren. Die Patientin klagte lediglich über ein steifes Gefühl in den Beinen und über einen Stauchungsschmerz im Bereich der Halswirbelsäule.
Umgekehrt war es in einem anderen Fall, bei dem sich im Gefolge eines ausgedehnten Epiduralabszesses eine komplette Querschnittslähmung in Höhe von D 5 entwickelt hatte. Trotz totaler Blockade und entsprechend pathologischem Queckenstedt-Versuch zeigte der infraläsionelle Liquor völlig normale Verhältnisse.

Ebenso können extramedulläre Tumoren, wenn sie hoch sitzen oder erst im Anfang der Entwicklung stehen, längere Zeit auch ohne signifikante Liquorveränderungen einhergehen.

Eine 30jährige Patientin stellte 2 Jahre bevor sie unsere Klinik aufsuchte nach einem Partus eine zunehmende Schwäche des rechten Beines mit Unsicherheit und Steifigkeit fest. Wärmeunterschiede des Badewassers konnte sie links nur schlecht erkennen. Vorübergehend hatte sie auch Parästhesien in den Händen; schließlich entwickelte sich eine Schwäche im rechten Arm; zeitweilig wurde ein imperativer Harndrang empfunden. Differentialdiagnostisch zogen wir außer einem hochsitzenden Rückenmarkstumor auch eine multiple Sklerose in Betracht, zumal der Liquor keine Eiweißvermehrung zeigte. 2 Jahre später, nachdem sich mittlerweile eine ausgesprochene Tetraspastik mit rechts stärkerer Parese und linksseitigen dissoziierten Empfindungsstörungen entwickelt hatte, konnte eine konstante obere Grenze der Sensibilitätsstörungen bei C 4–5 nachgewiesen werden. Wir waren, als wir auch jetzt noch keine Liquorveränderungen fanden, geneigt, angesichts des Brown-Séquard-Syndroms einen intramedullären Tumor anzunehmen. Eine Laminektomie war indiziert, weil sich eine Erweiterung des rechten Foramen intervertebrale zwischen dem 1. und 2. Halswirbel zeigte. Bei der Operation fand sich an der rechten 2. Zervikalwurzel ein 5 × 3 cm großes *Wurzelneurinom,* das in toto entfernt werden konnte (Operation: Prof. Dr. KUHLENDAHL, Düsseldorf).

Im Gegensatz zu den extramedullären Kompressionen findet sich bei *intramedullären Geschwülsten* selbst in Fällen, in denen das Rückenmark stark aufgetrieben ist, häufig ein normaler Eiweißgehalt oder eine nur geringfügige Eiweißvermehrung. Eiweißwerte über 70 mg% sind selten. Höhere Werte bei intramedullären Tumoren gelangen besonders dann zur Beobachtung, wenn Komplikationen, etwa perifokale Erweichungen, Blutungen oder Nekrosen, auftreten. In solchen Fällen konstatiert man außer der Eiweißvermehrung auch eine starke Pleozytose, die ihrerseits differentialdiagnostische Überlegungen gegenüber entzündlichen Rückenmarksprozessen erforderlich macht. Gefäßreiche intramedulläre Tumoren führen bei entsprechender Größe der Geschwulst und dadurch bewirkter Auftreibung des Rückenmarks gelegentlich eine völlige Verlegung der Liquorpassage mit Kompressionsliquor herbei.

So betrug bei einem Patienten mit einem Querschnittssyndrom ab D 8 die Eiweißerhöhung im xanthochromen Lumballiquor 1580 mg%. Es handelte sich um ein histologisch-bioptisch bestätigtes *intramedulläres Angiolipom.*

Eine „Dissociation albuminocytologique" kommt nicht nur beim Kompressionssyndrom, sondern auch bei gewissen Polyneuritisformen als Guillain-Barré-Zeichen vor. Differentialdiagnostische Schwierigkeiten sind jedoch nicht zu befürchten, da sich die schlaffen, vornehmlich distal entwikkelten Paresen bei Polyneuritiden, die symmetrisch an Armen und Beinen auftreten, ohne weiteres von den Ausfallserscheinungen einer Rükkenmarkskompression abgrenzen lassen. Selbst bei Kaudatumoren, die ähnlich wie die Polyneuritis an den unteren Extremitäten schlaffe Paresen verursachen können, bietet die Klinik sichere Anhaltspunkte, die eine Unterscheidung ermöglichen, insbesondere die vorzeitigen Blasen-Mastdarm-Störungen, die segmentalen, häufig asymmetrischen Sensibilitätsausfälle (auch im Reithosenbereich) und nicht zuletzt die heftigen, vorwiegend in der Perinealregion auftretenden Schmerzen. In einzelnen Fällen ermöglicht die *Liquorzytologie* artdiagnostische Hinweise, so bei der meningealen Melanoblastose, beim malignen Lymphom und bei der Meningealkarzinose. Bei Verdacht auf einen komprimierenden Rückenmarksprozeß empfiehlt es sich, die Liquorkontrolle mit der Myelographie zu kombinieren. Anderenfalls kann ein postpunktioneller Beschwerdekomplex und/oder ein Liquorunterdruck die Technik des Kontrastmittelverfahrens erschweren.

Röntgenuntersuchung der Wirbelsäule, Myelographie und Szintigraphie

Die Röntgenuntersuchung der Wirbelsäule, die jeweils in verschiedener Strahlenrichtung erfolgen sollte, läßt bei den Rückenmarkstumoren in etwa 30% der Fälle sog. *indirekte Tumorzeichen* erkennen. Bei gegebenem Verdacht ist der Röntgenbefund durch Schichtaufnahmen und Knochenszintigraphie zu ergänzen. Als indirekte Tumorzeichen sind u. a. *Strukturveränderungen* an den Ansatzstellen der *Bogenwurzeln* zu objektivieren. Diese sind entweder unscharf markiert oder überhaupt nicht mehr abzugrenzen. In anderen Fällen ist der Abstand zur Gegenseite, der sog. *Interpedunkularabstand,* vergrößert bzw. auseinandergedrängt. Nach TÖNNIS u. Mitarb. (8) manifestieren sich derartige Tumorzeichen bei Gliomen, Sarkomen, Ependymomen und Epidermoiden vorwiegend im oberen Brustbereich, speziell am Übergang der Halswirbelsäule zur Brustwirbelsäule. Bei solchen Geschwulstarten lassen sich die Veränderungen in der Regel beidseitig an mindestens drei Wirbeln nachweisen. Dagegen sind bei den benignen Meningiomen und Neurinomen höchstens zwei Wirbelsegmente verändert.

Als indirektes Tumorzeichen besonders zu beachten ist eine umschriebene *Ausweitung der Foramina intervertebralia* im schrägen Strahlengang. Sie wird am häufigsten bei Neurinomen (Sanduhrgeschwülste), selten einmal bei einem Sympathikoblastom gesehen. Bei solchen *Sanduhrgeschwülsten* wächst der eine Tumorpol innerhalb des Wirbelkanals, der andere, durch eine schmale Gewebsbrücke mit jenem verbunden, außerhalb, also paravertebral. Gerade bei Sanduhrgeschwülsten kommt es deshalb vor, daß ein paravertebral gelegener Tumor bei Röntgenkontrolle an ein Bronchialkarzinom, an eine Dermoidzyste oder an andere Geschwülste im Thoraxbereich denken läßt (Abb. 5.**45**). In der Regel läßt die leicht festzustellende Erweiterung des zugehörigen Intervertebralloches die wahre Natur des Prozesses ohne weiteres erkennen. Die operative Entfernung einer Sanduhrgeschwulst bereitet im allgemeinen keine Schwierigkeiten, doch kann man auch dabei Überraschungen erleben.

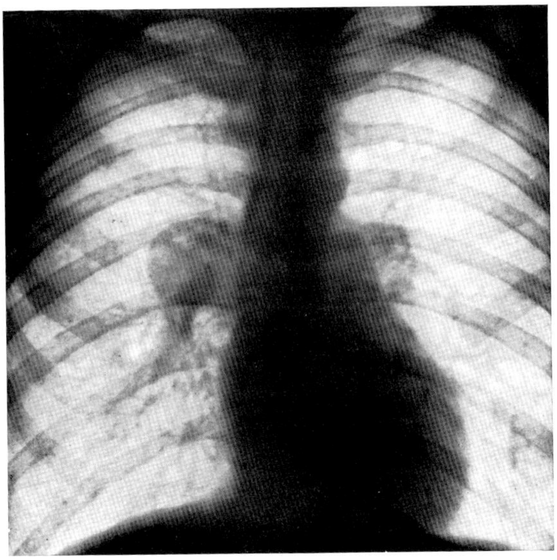

Abb. 5.**45** Sanduhrgeschwulst beim Morbus Recklinghausen im mittleren Thoraxbereich. Der Tumor war als Bronchialkarzinom fehlgedeutet worden

Bei einem 33jährigen Mann, der wegen eines Zoster ophthalmicus auch einer Thoraxdurchleuchtung unterzogen wurde, fand sich zufällig paravertebral in der Höhe des 9.–10. Brustwirbels ein doppelt faustgroßer Tumor, der bis dato weder Beschwerden noch Symptome hervorgerufen hatte. Bei der Thorakotomie (Chirurgische Klinik München) gelang es, den Tumor zu entfernen, der mit einem Stiel zwischen den Kostovertebralgelenken des 9.–10. Brustwirbels zum Wirbelkanal zog. Bei dem Versuch, den Tumorstiel zu exstirpieren, kam es zu einer Blutung, die durch Kompression zum Stillstand gebracht werden konnte. Der Tumor erwies sich als ein Neurofibrom. Am 2. postoperativen Tag trat eine rasch zunehmende schlaffe Paraplegie auf, die eine Laminektomie notwendig machte, wobei der Duralsack nach medial durch ein epidurales Hämatom verdrängt war. Die zunächst schlaffe Paraparese wurde spastisch; es kam zu Blasenstörungen mit nachfolgender Zystopyelitis. Langsam bildete sich das Querschnittssyndrom vollständig zurück. 3 Monate später setzte aber ein unangenehmer, quälender Hustenreiz ein. Auf der linken Thoraxseite fand sich eine bis oben heraufreichende Dämpfung, der im Röntgenbild eine massive Verschattung entsprach. Bei der abermaligen Thorakotomie ließen sich zwei untereinander kommunizierende kindskopfgroße, mit einer klaren Flüssigkeit gefüllte Zysten darstellen. Sie waren auf eine Liquorfistel zurückzuführen, deren Deckung mit Streifen von verdicktem Pleuralgewebe erreicht werden konnte. Die Heilung erfolgte ohne weitere Komplikationen.

Bei jedem paravertebralen Tumor, ob er nun mit oder ohne neurologische Symptome einhergeht, weist uns die Erweiterung der benachbarten Intervertebrallöcher auf eine Sanduhrgeschwulst hin. Beim operativen Angehen des Tumors hat man auf die Kommunikation mit dem Spinalkanal zu achten, um die oben geschilderten Komplikationen zu vermeiden. Eine myelographische Darstellung des spinalen Anteils des Tumors ist dabei gar nicht notwendig.

Nur ausnahmsweise gelangt im Röntgenbild der Tumor selbst zur Darstellung, z. B. verkalkte Meningiome oder Teratome. Schließlich können auch *kartilaginäre Exostosen* gelegentlich eine Rückenmarkskompression verursachen. Sie sind röntgenologisch ohne weiteres zu erkennen. Da es sich dabei zumeist um multiple Exostosen handelt, die häufig familiär auftreten (Pfaundler-Hurler-Krankheit), ist die Diagnose relativ einfach.

Eine wertvolle diagnostisch-technische Bereicherung stellt die moderne *Computertomographie* dar. Vor allem bei Verdacht auf ein hochsitzendes Kompressionssyndrom, etwa bei Geschwülsten des okzipitozervikalen Überganges oder bei solchen im Zervikalbereich, vermittelt die Computertomographie wichtige differentialdiagnostische Aufschlüsse. Hier sind nicht allein Strukturveränderungen am Skelett zu erkennen; häufig können auch die Verhältnisse im Spinalkanal näher analysiert werden. Nach zusätzlicher Gabe von Kontrastmitteln läßt sich bisweilen sogar die Konfiguration des Tumors darstellen. Die mittleren Abschnitte der Wirbelsäule bzw. des Rückenmarks sind z. Z. der Computertechnik noch schwer zugängig.

Die *Röntgenkontrastdarstellung des Wirbelkanals,* die *Myelographie,* erfordert eine strenge Indikation. Anamnese, interner Status und klinisch-neurologische Untersuchungsergebnisse schaffen überhaupt erst die Voraussetzung für die Anwendung dieser technischen Hilfsuntersuchung (20, 21). Die bekannte Forderung von Cushing, weniger Jodöl – mehr Neurologie, bezieht sich in erster Linie auf *wasserunlösliche* Kontrastmittel, die beim Verbleiben im Spinalkanal relativ häufig zu chronischen Arachnopathien mit persistierenden Wurzelirritationen oder quälenden Kokzydodynien führen. Derartige Spätschäden werden heute bei Verwendung neuerer, *wasserlöslicher* Kontrastmittel nur noch ausnahmsweise gesehen. Zudem haben die wasserlöslichen Kontrastmittel wegen ihrer geringeren Viskosität den Vorteil, daß sich Details, namentlich im Bereich der Wurzeltaschen, besser beurteilen lassen. Obwohl die Mittel kaum toxisch sind, sollten sie vorsichtig eingegeben werden, um das Auftreten von Kopfschmerzen, Übelkeit und Erbrechen zu vermeiden. Bei Untersuchung in Kopftieflage kann es nämlich durch Eindringen von wasserlöslichen

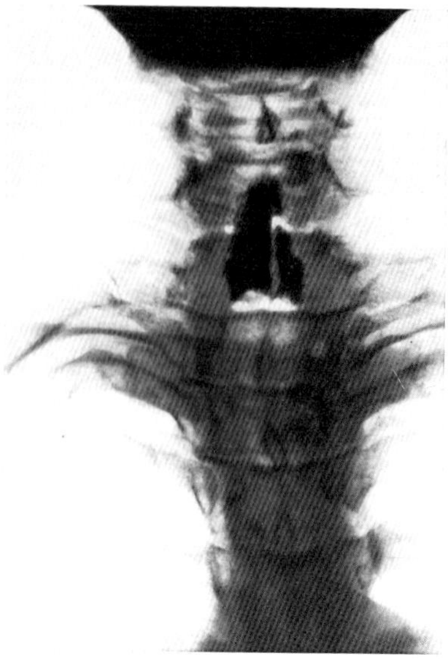

Abb. 5.**46** Kappenförmiger Stopp des Kontrastmittels bei extramedullärem Tumor in Höhe des 2. Brustwirbels (Meningiom)

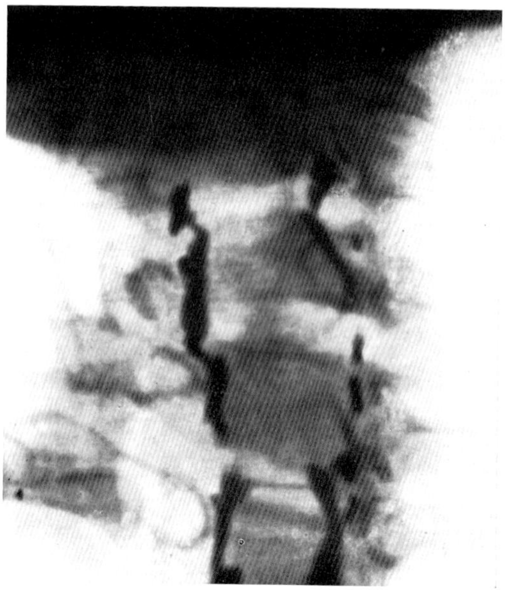

Abb. 5.**47** Auseinanderdrängung des Kontrastmittels in die Wurzeltaschen bei intramedullärem Halsmarktumor

Kontrastmitteln in die zerebralen Liquorräume zu Kollapserscheinungen oder Verwirrtheitszuständen kommen.

Bei Verwendung öliger Kontrastmittel ist stets eine Untersuchung in Bauch- oder Rückenlage erforderlich, um nicht von dorsal oder von ventral ausgehende Geschwülste mit partieller Rückenmarkskompression zu übersehen. Hier ist bei Umlagerung des Patienten zu beachten, daß das ölige Kontrastmittel erst in Höhe der Kauda von ventral nach dorsal oder von dorsal nach ventral gelangen kann, da das in Längsrichtung ausgespannte Lig. denticulatum oberhalb der Kauda als Barriere fungiert. Die Gefahr, einen Rückenmarkstumor zu übersehen, ist bei wäßrigen Kontrastmitteln wegen der besseren Verteilung geringer. In der Mehrzahl der Fälle gelingt es, den Tumor bereits bei Untersuchung in Bauchlage zu objektivieren. Lediglich bei Verdacht auf spinale Angiome sollte in Bauch- und Rückenlage kontrolliert werden. Spinale Angiome sind in etwa 50–60% der Fälle bereits myelographisch zu erfassen. Zur spezielleren Diagnostik hat sich als Methode der Wahl die selektive spinale *Arteriographie* mit dem Seldinger-Katheter durchgesetzt. Die *Wirbelkörperangiographie,* d.h. die vertebrale *Ossovenographie,* findet demgegenüber heute nur noch selten Verwendung. Gleiches gilt für die *Gasmyelographie,* die durch die moderne Computertomographie z.T. ersetzt werden konnte. Ebenso kann auf die *Diskopathie* verzichtet werden, zumal die Methode des öfteren erhebliche Beschwerden zur Folge hat und praktisch nur bei schon degenerativ veränderten Bandscheiben durchzuführen ist.

Ganz allgemein ergeben sich für die Beurteilung myelographischer Befunde folgende Anhaltspunkte: Beim *extramedullären Tumor* – eine entsprechende Größe vorausgesetzt – zeigt das Kontrastmittel am unteren bzw. oberen Tumorpol in der Regel eine glattrandige, kappenförmige Begrenzung (Abb. 5.**46**). Oft stellen sich dabei in Tumornähe auch die vorderen und hinteren Wurzeln dar. Bei *extraduraler Kompression,* bedingt durch entzündliche oder blastomatöse Wirbelerkrankungen, sieht man häufig den bogenförmig begrenzten Kontrastmittelstopp nach unten spitz auslaufen. Gleichartige Bilder werden gelegentlich auch beim extramedullären Rückenmarkstumor beobachtet. In solchen Fällen ist aber das Rückenmark insgesamt zur Seite verschoben.

Intramedulläre Tumoren sind myelographisch ebenfalls nur dann zu erfassen, wenn die Auftreibung des Rückenmarks einen gewissen Grad erreicht hat. Dementsprechend schließt eine im Frühstadium durchgeführte unauffällige Myelographie den intramedullären Tumor nicht aus. Bei hinreichender Größe der Geschwulst führt die Auftreibung zunächst zu einer doppelseitigen Behinderung der Kontrastmittelpassage, schließlich auch zum Stopp. Relativ oft fließt ein Teil des Kontrastmittels in die Wurzeltaschen ab, so daß die Kontrastmittelsäule eine „rosendornartige“ Konfiguration zu erkennen gibt. Bisweilen sind sogar die gestauten Venen dargestellt (Abb. 5.**47**).

Vor Injektion der schattengebenden Substanz soll man sich durch Ansaugen von Liquor mehrmals davon überzeugen, daß die Nadel tatsächlich mit ihrer ganzen Öffnung in der Cisterna cerebellomedullaris liegt.

Trotzdem kann es vorkommen, daß das Kontrastmittel von der Zisterne aus in die hintere Schädelgrube gelangt, hier subdural hängenbleibt und einen Stopp vortäuscht, der an einen hochsitzenden Halsmarkstumor denken läßt (Abb. 5.**48**).

Bei einer 70jährigen Patientin hatte sich im Laufe eines Jahres eine Paraspastik mit Sensibilitätsstörungen für alle Qualitäten ab D 10 entwickelt. Da sich ein Sperrliquor fand, mußte an eine Kompression des unteren Brustmarks gedacht werden. Bei der mit Immetal durchgeführten subokzipitalen Myelographie gelangte das Kontrastmittel in die hintere Schädelgrube; es war trotz Lagerung nicht möglich, das Kontrastmittel zu mobilisieren und nach unten abfließen zu lassen (Abb. 5.**48**). Ein hochsitzender Halsmarkstumor war aber nach dem klinischen Bild unwahrscheinlich. Wir veranlaßten deshalb eine Luftmyelographie (Prof. Dr. Decker, Nervenklinik München), die entsprechend dem klinischen Befund eine Tumoraussparung in Höhe von D 10–D 11 erkennen ließ. Bei der Operation konnte ein fingerkuppengroßes, ventral gelegenes *Meningiom* entfernt werden (Prof. Dr. Weber, München).

Grundsätzlich sollte das Kontrastmittel nach jeder Myelographie abgesaugt oder bei der nachfolgenden Operation entfernt werden. Das gilt auch für Ein- und Ablagerungen von Kontrastmittel, das bei fehlerhafter Injektionstechnik in den Subduralraum gelangen kann, wo es in den Spalträumen zwischen harter und weicher Rückenmarkshaut liegenbleibt.
Während der Myelographie kann eine behinderte Kontrastmittelpassage diagnostische Schwierigkeiten bereiten. Ein vorgetäuschter Stopp, wie er des öfteren bei einer stark degenerativ veränderten Wirbelsäule zu sehen ist, läßt sich durch Umlagerung des Kranken als inkonstant erweisen. Besondere Beachtung erfordert die relativ häufige Arretierung des Kontrastmittels an den physiologischen Engstellen des Wirbelkanals, speziell am Übergang von der Halswirbelsäule zur Brustwirbelsäule. In anderen Fällen bleibt Kontrastmittel an arachnitischen Verwachsungen hängen, die sich reaktiv bei extra- und intramedullären Geschwülsten entwickeln können. Diese wenigen Beispiele zeigen bereits, daß Durchführung und Beurteilung der Myelographie große Erfahrung voraussetzen, weshalb sie dem Neurologen oder Neurochirurgen vorbehalten bleiben müssen. Nur in Übereinstimmung mit dem klinisch-neurologischen Status sind myelographische Befunde zu verwerten. Letzten Endes entscheidet die Myelographie über das weitere therapeutische Vorgehen, namentlich über die Indikation zur neurochirurgischen Intervention.

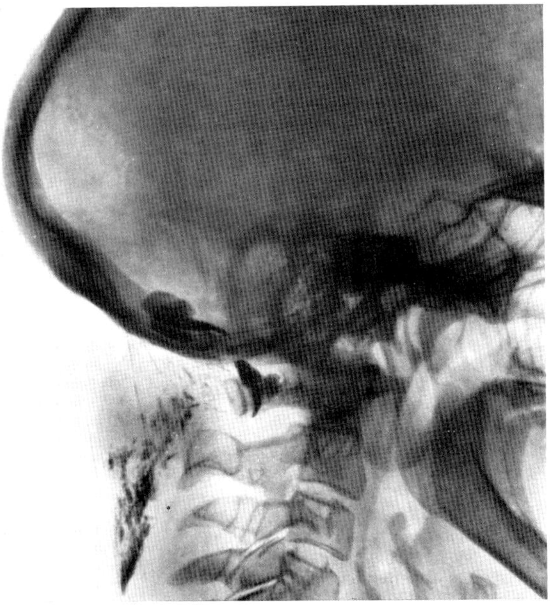

Abb. 5.**48** Pseudostopp des Kontrastmittels im Bereich der Cisterna cerebellomedullaris bei einer subokzipitalen Myelographie. Obwohl vor der Injektion Liquor abtropfte, gelangte ein Teil des Kontrastmittels in den Subduralraum und in die hintere Schädelgrube, wo es unbeweglich liegenblieb

Geschwulstarten

Bereiten schon die Höhenlokalisation und die Ortsdiagnose (intramedullär und extramedullär) große Schwierigkeiten, so ist die Feststellung der Geschwulstart klinisch kaum möglich. Manifestationsalter und Verlaufstempo geben allerdings gewisse Anhaltspunkte. Unter den **intramedullären Geschwülsten** ist das Ependymom am häufigsten anzutreffen (50–60%). Es gehört zum Formenkreis der Gliome, bevorzugt das mittlere Lebensalter und nimmt einen langsamen Verlauf. Ependymome können relativ groß werden, ehe sie klinisch in Erscheinung treten, besonders wenn sie vom Filum terminale ausgehen. Auch die Astrozytome (etwa 20%) und Oligodendrogliome (4%) wachsen nur langsam, während die multiformen Glioblastome (7%) wegen ihres Gefäßreichtums schon relativ früh Rückenmarksschäden verursachen und rasch fortschreiten. Die intramedullären Angioblastome setzen ebenso wie die seltenen Karzinommetastasen des Rückenmarks mit subakuten oder sogar akuten spinalen Ausfallserscheinungen ein und können innerhalb kurzer Zeit zur Querschnittslähmung führen. Sie sind deshalb von Myelomalazien infolge Gefäßerkrankungen und vom Formenkreis der Querschnittsmyelitiden schwer abzugrenzen.
Der häufigste **extramedulläre Tumor** ist das Wurzelneurinom (etwa 30%). Es bevorzugt das 4. bis 5. Dezennium. Nur ausnahmsweise beobachtet man intramedulläre Neurinome, die von den Wurzelein- oder -austrittszonen ausgehen. Praktisch kommen derartige Lokalisationen nur im Rahmen der Neurofibromatose Recklinghausen vor; häufiger aber sind bei dieser Mißbildungskrankheit multiple extramedulläre Wurzelneurinome. Die spinalen Meningiome oder Duraendotheliome (etwa 25%) rangieren der Häufigkeit nach an 2. Stelle, bevorzugen aber ein höheres Lebensalter (40–60) und überwiegen im Thorakalbereich. Vor dem 10. Lebensjahr kommen juxtamedulläre Rückenmarkstumoren, also Neurinome oder Meningiome, praktisch nicht vor. Daneben gibt es noch eine Reihe andersartiger Tumoren, die bei extramedullärem, intra-

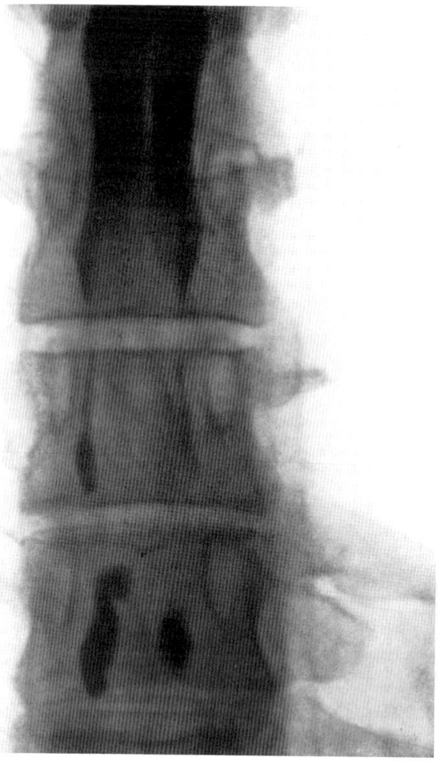

Abb. 5.**49** Stoppbildung in Höhe des 7.–8. Brustwirbelkörpers bei extradural gelegenem, kavernösem Hämangiom mit fast komplettem Querschnittssyndrom

duralem Sitz ebenfalls zur Kompression des Rückenmarks führen können. Wir denken hier an Geschwülste des Mesoderms, an Angiome, Angiosarkome, Fibrome und Lipome, die aber ungleich seltener sind als die Neurinome und Meningiome. Auch variköse Veränderungen der pialen Venen können einmal ein Kompressionssyndrom verursachen.

Estradurale primäre Geschwülste sind relativ selten. Die extraduralen Neurinome, die ebenso wie die Sympathikoblastome als Sanduhrgeschwülste auftreten können, wurden bereits erwähnt. Lipome, Chondrome und Hämangiome, auch eigentliche Wirbelangiome verursachen vereinzelt von extradural her ein Kompressionssyndrom.

Eine 27jährige Bäuerin bemerkte 1 Jahr vor Klinikaufnahme beim Beugen des Kopfes gegen die Brust einschießende Schmerzen, die nach Art eines Lhermitte-Zeichens längs der Wirbelsäule vom Nacken zur Kreuzbeingegend ausstrahlten. 2 Monate später trat ein anhaltendes, dumpfes Schmerzgefühl im Thorakolumbalbereich auf, das sich beim Gehen, beim Anheben oder Tragen von Gegenständen verstärkte und zunächst als statischer Beschwerdekomplex auf Bandscheibenschaden und Senkfußbildung zurückgeführt wurde. Wenig später entwickelten sich jedoch unter Mißempfindungen progrediente Lähmungserscheinungen und Sensibilitätsstörungen, von den Füßen allmählich aufsteigend. Vereinzelt war es zu Inkontinenzerscheinungen von seiten des Darmes gekommen; die Blasenfunktion war intakt. Bei der Untersuchung fand sich eine spastische Paraparese mit Pyramidenbahnreflexen und Klonismen. Der Sphinktertonus war herabgesetzt; die BHR fehlten. Die Sensibilität war unterhalb D 9 für alle Qualitäten aufgehoben, lediglich die sakralen Dermatome waren nach Art einer Reithose ausgespart. Obwohl der Eiweißgehalt im lumbalen Liquor mit 24 mg% im Normbereich lag, führten wir wegen Verdachts auf einen komprimierenden Rückenmarksprozeß eine Kontrastmittelmyelographie durch. Hierbei zeigte sich auf der a.-p. Aufnahme ein kappenförmiger Stopp in Höhe des 7.–8. Brustwirbelkörpers. Die Seitenaufnahme brachte eine bogenförmige Eindellung des Kontrastmittelschattens von dorsal her zur Darstellung, so daß ein gutartiger, extradural gelegener Tumor angenommen wurde (Abb. 5.**49**). Bei der Laminektomie (Prof. Dr. Weber, München) konnte eine 4 cm lange, extradurale Geschwulst in toto entfernt werden. Der bioptische Befund war wenig charakteristisch. Die histologische Untersuchung ergab ein *kavernöses Hämangiom.*

Extradurale, extra- und intramedulläre Tumoren

Von den Primärtumoren im Spinalkanal abzugrenzen ist die große Gruppe der extraduralen *metastatischen* Geschwülste und Infiltrate (Karzinome, Sarkome, Leukämien, Plasmozytome usw.). Das gilt ebenso für alle nichtblastomatösen Prozesse, die das Rückenmark komprimieren.

Zunächst sei hier auf die entzündlich bedingten Rückenmarkskompressionen eingegangen, die sich als **arachnitische Liquorzysten** (Arachnitis chronica cystica adhaesiva) im Zuge meningomyelitischer Prozesse entwickeln können. Derartige Zysten haben eine ganz ähnliche Symptomatologie wie die extramedullären Tumoren. Angefangen von den initialen Wurzelschmerzen bis zur Entwicklung einer partiellen Querschnittsläsion, finden sich alle Krankheitsstufen. Indessen ist die Krankheitsentwicklung im allgemeinen weniger gleichförmig als beim Tumor. Remissionen und Exazerbationen wechseln miteinander ab; ein massives Querschnittssyndrom wird aber nur selten hervorgerufen. Das gilt auch für die *angeborenen Durazysten,* die häufig mit Mißbildungsgeschwülsten (Epidermoide, Teratome) oder Entwicklungsstörungen (Meningozelen) vergesellschaftet sind.

Man hat die Anschauung vertreten, daß im Gegensatz zum Kompressionsliquor bei der Arachnitis cystica eine stärkere Pleozytose in den lumbalen wie den subokzipitalen Liquorfraktionen vorhanden ist und die infra- und supraläsionellen Eiweißwerte weniger stark differieren. Eine sichere Unterscheidung läßt sich jedoch an Hand der Liquorwerte nicht treffen. Man hat weiterhin das tropfenförmige Hängenbleiben des Kontrastmittels bei der Myelographie als besonders charakteristisch für die Arachnitis chronica cystica bezeichnet, ein Befund, der für die Diagnose nicht überschätzt werden darf. Eindrucksvolle Beobachtungen haben uns gelehrt, welche Vorsicht und Zurückhaltung bei der Diagnose *spinale Arachnitis* geboten ist, selbst wenn ein solches Krankheitsgeschehen durch anamnestische Hinweise und klinische Befunde sehr wahrscheinlich ist. Man soll immer zunächst an den eigentlichen Rückenmarkstumor denken. Jeder Neurochirurg kennt aus der eigenen Erfahrung Fälle, die bei der Eröffnung der Dura eine Arachnoidalzyste vermuten lassen, unter der sich dann aber der extramedulläre Tumor, in der Regel ein Neurinom, förmlich versteckt vorfindet. Man stelle deshalb die Diagnose *zystische Arachnitis* nur mit Vorbehalt, gleichsam mit „schlechtem Gewissen" bzw. per exclusionem, und soll den Kranken immer wieder kontrollieren, um einen Tumor nicht zu übersehen.

Bei einer 55jährigen Patientin, bei der bis zur Leistengegend reichende Mißempfindungen, eine Gangunsicherheit sowie leichtere Blasenstörungen bestanden, hatten wir 4 Jahre vor der endgültigen diagnostischen Klärung eine Arachnitis angenommen, weil die Myelographie eine tropfenförmige Verteilung des Kontrastmittels erkennen ließ. Liquorveränderungen fehlten. Da die Jodipinisierung des Duralsackes und eine anschließend durchgeführte Endojodinkur eine deutliche Besserung im Gefolge hatten, schien die Arachnitis gesichert. Allein 4 Jahre später sah die Situation anders aus. Im Laufe der Jahre hatte sich ein Querschnittssyndrom in Höhe von D 10 mit spastischer Paraparese und einem Blasenautomatismus entwickelt. Damit war die Indikation zur Laminektomie gegeben. Der Höhenlage entsprechend konnte ein *fingergliedgroßes Meningiom* operativ entfernt werden (Operation Prof. Dr. KUHLENDAHL, Düsseldorf).

Pathogenetisch sind Traumen und auch operative Eingriffe, vor allem Infekte, Tonsillitiden, Furunkulose, Abszesse usw. zu berücksichtigen, in deren Gefolge sich die Arachnitis cystica ebenso entwickeln kann wie beispielsweise ein postinfektiöses Rheumatoid. Auch an die Lues oder an andere spezifische Entzündungen, ferner an Pilzerkrankungen, wie Aktinomykose, Torulainfektionen usw. ist zu denken.

Auch bei der Arachnitis cystica mit fortschreitendem Querschnittsbild und Kompressionsliquor muß man laminektomieren. Nach Entfernung der Wirbelbögen stellt sich dann eine prallgespannte, nicht pulsierende Dura dar.

Nicht weniger wichtig sind die entzündlichen Veränderungen an der Dura, die **Pachymeningitis interna** und **externa,** die wir am häufigsten im Bereich des Halsmarkes antreffen. Früher hat man diese Veränderungen nur auf die *Lues* bezogen (Pachymeningitis cervicalis hypertrophicans). Heute wissen wir, daß reaktive Verdickungen der harten Hirn- oder Rückenmarkshaut nicht nur bei der Lues oder bei der Tuberkulose vorkommen, sondern weitaus häufiger nach Traumen der Wirbelsäule gesehen werden. An erster Stelle ist hier das *Schleudertrauma der Halswirbelsäule* (Whiplash-Phänomen) zu nennen, das besonders nach Auffahrunfällen zu Luxationen, Infraktionen der Wirbelkörper oder zur Schädigung des Bandscheibenapparates mit Wurzelläsionen führt. Derartige Unfallfolgen können sich unmittelbar nach stattgehabtem Unfall bei Röntgenkontrolle dem Nachweis entziehen. Auch bei unauffälligem Befund sind kleinere Absprengungen am inneren Wirbelring nicht auszuschließen, die auf längere Sicht eine hypertrophische Pachymeningitis verursachen. Aus *versicherungsrechtlichen Gründen* sollte in jedem Falle etwa 4 Wochen nach dem Trauma elektromyographisch bzw. neurographisch kontrolliert werden, ob eine unfallbedingte Wurzelschädigung vorliegt. Die durch die fortschreitende Pachymeningitis bzw. -meningiose bedingte Einschnürung des Halsmarks kann sich erst viele Jahre später unter dem Bild einer *myatrophischen Lateralsklerose* oder einer *spinalen multiplen Sklerose* manifestieren. Derartige Fehldiagnosen sind gar nicht so selten, weil das Trauma nicht mehr erinnert oder anamnestisch nicht entsprechend gewertet wird. Pathogenetisch sind für derartige Spätkomplikationen außer der fortschreitenden Kompression des Halsmarks reaktive Zirkulationsstörungen verantwortlich zu machen.

In ähnlicher Weise können lokalisierte, bisweilen ossifizierende Verdickungen des Lig. flavum ein Kompressionssyndrom hervorrufen. Derartige Veränderungen sind zumeist im Bereich der Kauda zu konstatieren; bisweilen sind aber die Bänder der Halswirbelsäule befallen. Das ist besonders bei der *primär chronischen Polyarthritis* von Atlas und Epistropheus der Fall, deren Veränderungen an Bandapparat und Rückenmarkshäuten ein hochsitzendes Querschnittssyndrom hervorrufen können.

Nach den klinischen Untersuchungsergebnissen lassen sich derartige Krankheitsbilder nur schwer gegenüber den extramedullären Tumoren abgrenzen. So verfügen wir über mehrere Beobachtungen, bei denen eine extramedulläre Geschwulstbildung nach dem klinischen Symptomenbild und nach dem Kontrastmittelstopp gesichert schien. Die chirurgische Intervention brachte jedoch lediglich eine starke, umschriebene Verdickung der Dura zur Darstellung, deren histologische Untersuchung unspezifische Entzündungsvorgänge erkennen ließ.

Eine besondere Form der Pachymeningitis stellt der **epidurale Abszeß** (Pachymeningitis externa purulenta) dar, der mehr oder weniger akut sowohl metastatisch nach Furunkeln, Abszessen und Phlegmonen auftritt, der sich aber auch fortgeleitet von einem Pleuraempyem oder infolge einer eitrigen Spondylitis entwickeln kann. Am häufigsten lokalisieren sich solche Eiterungen über dem mittleren und unteren Thorakalmark. Bei der akuten epiduralen Eiterung sind Vorgeschichte und klinischer Befund zumeist recht eindrucksvoll. Der Patient klagt über plötzlich auftretende, heftige Schmerzen, die häufig in den Bereich der Wirbelsäule lokalisiert werden und zunächst als „Hexenschuß" imponieren können. Innerhalb weniger Stunden können sich die Schmerzen bis zur Unerträglichkeit steigern. Vor allem ist eine lokale Klopf- und Druckempfindlichkeit der Dornfortsätze über dem Entzündungsherd zu konstatieren, die an eine Osteomyelitis der Wirbelsäule denken läßt. Über einschießende Wurzelschmerzen (Gürtelgefühl, Ischialgie usw.) kommt es innerhalb weniger Tage zu einer spastischen Paraparese und häufig zu einem starken Meteorismus mit Hochdrängung des Zwerchfells. Blasenstörungen, vornehmlich eine Detrusorschwäche mit nachfolgender Ischuria paradoxa, und Sensibilitätsstörungen vervollständigen den Symptomenkomplex, der schließlich in eine komplette Querschnittslähmung ausläuft. Wie bei den metastasierenden malignen Tumoren ist aber auch mit multiplen Absiedlungen zu rechnen, so daß der Prozeß nicht zu lokalisieren ist. In solchen Fällen kann der myelographische Befund mit dem klinischen Symptomenkomplex erheblich differieren. Wird nicht rechtzeitig eingegriffen, so sucht sich der Eiter in der Regel den Weg nach außen. Es kommt zur Weichteilschwellung und zur Vorwölbung neben der Wirbelsäule. Das Entzündungsgebiet fühlt sich heiß an; dabei läßt sich häufig eine Fluktuation feststellen.

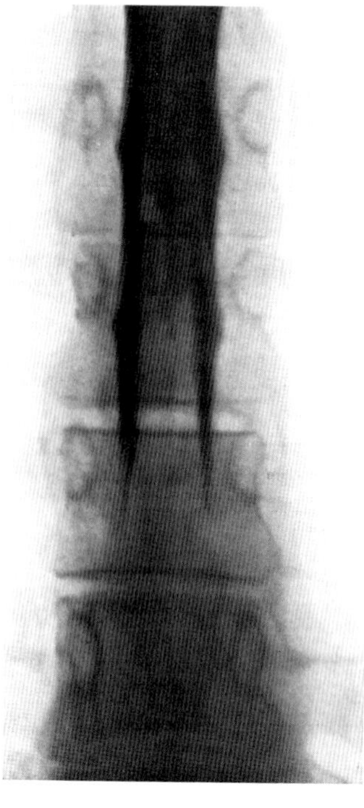

Abb. 5.**50** Stoppbildung bei epiduralem Abszeß nach Furunkel in Höhe des 5. bis 6. Brustwirbelkörpers

Die Dura bildet eine feste Barriere und verhindert die Infektion des Subarachnoidalraumes. Infolgedessen zeigt der Liquor gewöhnlich keine entzündlichen Veränderungen, dagegen häufig das Bild eines Kompressionssyndroms. Stößt man bei der Lumbalpunktion vor Erreichen der Dura auf Eiter, so ist eine sofortige Laminektomie angezeigt. Seltener greift die pachymeningitische Eiterung auf die weichen Rückenmarkshäute über. Allerdings scheint dies bei Kindern und Jugendlichen häufiger der Fall zu sein. Die Röntgenaufnahmen der Wirbelsäule geben bei epiduraler, hämatogen-metastatischer Eiterung, die sich in unseren Fällen mehrfach an einen harmlos erscheinenden kleinen Furunkel anschloß, gelegentlich auch von Lungenabszessen ausging, keine diagnostisch verwertbaren Anhaltspunkte. Entwickelt sich dagegen ein epiduraler Abszeß im Anschluß an eine Spondylitis, so kann man gelegentlich, falls der Knochenprozeß schon längere Zeit bestanden hat, den Herd durch Schichtaufnahmen röntgenologisch erfassen. Eine wertvolle Ergänzung zur Frühdiagnose spondylitischer Prozesse stellt in solchen Fällen die *Knochenszintigraphie* dar, eine Methode, die bei umschriebenem und konstantem Klopf- oder Stauchungsschmerz eines Wirbelkörpers routinemäßig eingesetzt werden sollte.

Trotz der diagnostischen Schwierigkeiten, die sich im Frühstadium – namentlich bei weniger dramatisch einsetzenden Prozessen – ohne schmerzhafte radikuläre Reizerscheinungen ergeben, ist Eile geboten, um das Rückenmark durch operatives Vorgehen so rasch wie möglich zu entlasten. Die Gefahr irreparabler Restschäden darf nicht unterschätzt werden; jedenfalls ist die Prognose der Epiduralabszesse stets ernst.

Eine 20jährige Patientin wurde uns während der letzten Poliomyelitisepidemie unter der Diagnose Kinderlähmung eingewiesen, da sich nach einem katarrhalischen Infekt innerhalb von 2 Tagen eine komplette schlaffe Papaparese der Beine mit Austreibungsstörungen der Blase entwickelt hatte. Zu den initial erträglichen und uncharakteristischen Kreuz- und Rückenschmerzen waren wenig später Mißempfindungen an den Beinen hinzugetreten, die allmählich aufstiegen und ohne scharfe Begrenzung bis in Nabelhöhe reichten. Bei der Untersuchung stellte sich eine auffällige Klopfschmerzhaftigkeit mehrerer Wirbelkörper der mittleren Brustwirbelsäule heraus. Vor allem aber fand sich im Lumballiquor ein typisches Kompressionssyndrom mit Xanthochromie und einer Eiweißvermehrung von 480 mg% bei 213/3 Zellen. Der subokzipitale Liquor zeigte bei 146/3 Zellen normale Eiweißwerte. Wegen eines nahezu abgeheilten Furunkels am Gesäß, den die Patientin wenige Tage vorher ausgedrückt hatte, wurde unter der Verdachtsdiagnose *epiduraler Abszeß* sofort myelographiert. Es fand sich ein Kontrastmittelstopp in Höhe des 5.–6. Brustwirbelkörpers (Abb. 5.**50**), dem bei der anschließenden Laminektomie (Dr. Jacoby, München) ein metastatischer Epiduralabszeß entsprach, der sich vom 5.–12. Brustwirbelkörper erstreckte. Trotz ausgedehnter Entlastung des Rückenmarks 2 Tage nach Einsetzen der initialen Lähmungserscheinungen blieben schwere, später spastische Restparesen der Beine zurück.

Gegenüber dem *intramedullären Rückenmarksabszeß*, der *Myelitis purulenta*, läßt sich die Kompression infolge epiduraler Eiterung im allgemeinen relativ leicht abgrenzen, fehlt doch bei der eitrigen Myelitis das charakteristische Initialstadium mit den Wurzelschmerzen. Der Liquor zeigt beim Rückenmarksabszeß stets eine hochgradige leukozytäre Pleozytose; außerdem ist der Krankheitsverlauf ausgesprochen stürmisch.

Die **tuberkulöse Spondylitis** kann eine extradurale Kompression mit allen sich daraus ergebenden Symptomen hervorrufen. Das Gros der Fälle verläuft allerdings ohne Beteiligung des Rückenmarks, weil sich die Karies auf die Wirbelkörper beschränkt. Es kann als Regel gelten, daß sich schon frühzeitig intensive Wurzelschmerzen einstellen, längst bevor es infolge Zusammensinterns der Wirbelkörper oder durch Luxation und Gibbusbildung zu Kompressionserscheinungen am Rückenmark kommt. Außerdem verrät sich das Grundleiden durch Fixation der erkrankten Wirbelsäulenabschnitte. Diese reflektorisch bedingte Ruhigstellung tritt am sinnfälligsten bei Erkrankungen der funktionell besonders beanspruchten Hals- und Lendenwirbelsäule in Erscheinung. Gelegentlich kann man neurologische Ausfallserscheinungen bei der tuberkulösen Spondylitis beobachten, die lediglich auf einer *einseitigen Wurzelkompression* beruhen.

So sahen wir einen Patienten, bei dem sich nach Zusammenbruch des *turberkulösen 5. Halswirbels* eine rechtsseitige obere Plexuslähmung entwickelt hatte. Die Parese ging mit Atrophie des M. supra- und infraspinatus, des Deltoideus, Bizeps und Brachialis, ferner mit einer totalen Entartungsreaktion im Bizeps einher. In den gelähmten Muskeln fanden sich fibrilläre Zukkungen. Es bestanden Sensibilitätsstörungen im Bereich von C 5 und C 6.

In einem anderen Fall waren bei einer 37jährigen Patientin 16 Jahre nach einer klinisch abgeheilten Meningitis tuberculosa heftige doppelseitige Wurzelschmerzen im Schulter-Arm-Bereich aufgetreten. Operativ fand sich eine schwartige, kalzifizierende Pachymeningitis in Höhe C 4–C 7. Nach kurzer Besserung im Anschluß an die operative Entlastung setzten erneut qualvolle therapieresistente Schmerzen ein, die schließlich zum Suizid führten.

Sind bei der tuberkulösen Wirbelkaries Rückenmarkssymptome nachzuweisen, so hat sich zumeist auch schon ein **Senkungsabszeß** herausgebildet, der uns diagnostisch auf die richtige Fährte bringt. Schwerer zu erkennen als die sackförmige Vorwölbung des massiven Psoasabszesses unterhalb des Leistenbandes sind die weniger ausgedehnten Senkungsabszesse, die sich durch eine reflektorische Spannung und einen starken *Dehnungsschmerz des Iliopsoas* verraten, wenn man den Oberschenkel in Bauchlage dorsal flektiert. Ähnliche, mehr oder weniger schmerzhafte Pseudoparesen findet man auch am Zwerchfell und im Bereich der Pharynxmuskulatur, wenn sich dort ein Senkungsabszeß ausgebildet hat.

Die *akuten Spondylitiden*, welche durch die verschiedenen Eitererreger (Staphylo-, Strepto-, Pneumokokken, Typhusbakterien, Aktinomyzeten, Brucella melitensis) verursacht werden, bieten die gleichen Lokalsymptome wie die tuberkulöse Spondylitis. Rückenmarkskompressionen sind dabei außerordentlich selten. Im Vergleich zur tuberkulösen Spondylitis ist der Verlauf dieser Spondylitiden meist stürmischer, und die Allgemeinerscheinungen sind stärker. Besondere Beachtung verdient die *typhöse Spondylitis*, die oft Wochen, Monate, aber auch Jahre nach dem Abklingen des Abdominaltyphus in Erscheinung treten kann. Auch bei ihr können im Initialstadium heftige neuralgiforme, bei lumbaler Prozeßlokalisation hexenschußartige Schmerzen, die in die Leistengegend oder in das Ischiadikusgebiet ausstrahlen, die Szene beherrschen. Bei spinalen Symptomen im Gefolge eines Typhus abdominalis ist differentialdiagnostisch an die *posttyphöse Enzephalomyelitis* zu denken.

Die *Spondylitis ankylopoetica (Bechterew-Erkrankung)* fällt differentialdiagnostisch kaum ins Gewicht. Sie verursacht keine Kompressionssyndrome. Die alte französische Bezeichnung „Spondylite rhizomyélique“ ist in erster Linie auf arthrogene Schmerzsensationen zu beziehen. Trotz hochgradiger Versteifung findet man bei der rheumatischen Wirbelsäulenaffektion, speziell beim Morbus Bechterew, so gut wie nie pathologische Liquores.

Kyphoskoliosen können ausnahmsweise zu Querschnittsbildern mit Kompressionsliquor führen. Dabei wird das Dorsalmark bevorzugt befallen. Wurzelschmerzen stehen dabei mehr im Hintergrund; dagegen beherrschen spastische Phänomene sowie Schmerzsensationen funikulären Charakters das Bild. Die Sensibilitätsstörungen sind im allgemeinen weniger scharf abgesetzt als beim Rückenmarkstumor. Die Querschnittssyndrome entwickeln sich relativ rasch. Wahrscheinlich spielen hierbei nicht nur mechanische Momente eine pathogenetische Rolle; zusätzlich sind intramedulläre Durchblutungsstörungen zu berücksichtigen. Relativ selten treten Blasen-Mastdarm-Störungen oder Dekubitalgeschwüre auf. Der Liquor zeigt nur in einzelnen Fällen ein Kompressionssyndrom.

So beobachteten wir einen 16jährigen Patienten, der trotz einer von Kind an bestehenden Kyphoskoliose nach Schulentlassung als Stukkateur schwere Lasten tragen mußte. Er bekam im Verlauf von 2 Jahren eine inkomplette Querschnittslähmung in Höhe von D 10. Im Bereich der Brustwirbelsäule fand sich eine linkskonvexe Kyphoskoliose mit ausgesprochener Gibbusbildung des 5.–8. Brustwirbelkörpers. Im lumbalen Liquor ließ sich eine Eiweißvermehrung von 120 mg% konstatieren. Im Gipsbett bildeten sich die spastische Paraplegie und die Sensibilitätsstörungen langsam wieder zurück. Erst als sich trotz laufender Kontrolluntersuchungen eine tuberkulöse Spondylitis nicht erfassen ließ und die Ausfallserscheinungen mehr und mehr abklangen, war klar, daß die fortschreitende *Kyphose* selbst die Ursache der Querschnittsläsion gewesen war.

Mit Nachdruck muß darauf hingewiesen werden, daß sich auch einmal hinter einem Querschnittssyndrom bei einer Kyphoskoliose ein *extramedullärer Tumor* verbergen kann, wie wir mehrfach beobachtet haben. Sobald sich ein typisches Querschnittsbild mit scharfer oberer Begrenzung herausstellt, sollte man deshalb die Myelographie unter allen Umständen zu Hilfe nehmen. Differentialdiagnostisch bedenke man, daß die Kyphoskoliose die häufigste Skelettdeformität bei der *Syringomyelie* und bei anderen Mißbildungskrankheiten ist. Man vergesse nicht, daß bei älteren Kyphoskoliotikern mit einem Cor pulmonale eine Rechtsinsuffizienz zu relativ akut auftretenden Querschnittszeichen führen kann, die sich wieder zurückbilden, wenn durch eine entsprechende Behandlung die Stauungsinsuffizienz beseitigt ist.

Unter den vertebral bedingten Rückenmarksschädigungen sind außer den blastomatösen und traumatogenen Prozessen vor allem auch die **Fehlbildungen von Atlas, Epistropheus** und **Schädelbasis** zu berücksichtigen. Infolge Kompression des Halsmarks können dabei allmählich sich entwickelnde para- oder tetraplegische Krankheitsbilder auftreten, die wegen gelegentlich bestehender dissoziierter Sensibilitätsstörungen mit einer Syringomyelie, häufiger aber wegen ausgeprägter Muskelatrophien oder auf Grund eines schubförmigen Krankheitsverlaufes mit einer myatrophischen Lateralsklerose bzw. mit den spinalen Erscheinungsformen der multiplen Sklerose verwechselt werden. Die Verhältnisse entsprechen den Spätfolgen, die nach Schleudertraumen der Halswirbelsäule zu beobachten sind.

Ein 40 Jahre alter Mann erlitt mit 19 Jahren einen Motorradunfall, wobei er über die Straße geschleudert wurde und heftig mit der Schulter-Nacken-Partie aufprallte. Außer Hautabschürfungen und tagelang anhaltenden Rückenschmerzen habe er keine Unfallfolgen davongetragen. Eine Röntgenuntersuchung der Wirbelsäule sei nicht erfolgt. Bei einem Gepäckmarsch, 2 Jahre später, habe er erstmals ein eigenartiges, ziehendes Gefühl in beiden Beinen verspürt. Die Beine seien auch nach Beendigung des Marsches nicht zur Ruhe gekommen; unwillkürlich habe er sie immer wieder bewegen müssen. Etwa 3 Jahre später sei ein allmählich sich steigerndes Schmerzgefühl im linken Bein mit zunehmender Kraftlosigkeit aufgetreten. Wenig später habe sich eine motorische Schwäche auch im rechten Bein bemerkbar gemacht. Die anfängliche Diagnose Ischias links habe man daher fallenlassen; statt dessen sei wegen der erheblichen Gangstörung nach stationärer Beobachtung eine multiple Sklerose angenommen worden. Während eines 15jährigen Krankheitsverlaufes sei es mehrfach zu vorübergehenden Besserungen des Gehvermögens gekommen, im ganzen sei der Prozeß aber unaufhaltsam fortgeschritten. Schließlich habe sich ein Muskelschwund im Schulter-Nacken-Bereich mit Lähmungserscheinungen der Arme eingestellt. Daraufhin sei eine myatrophische Lateralsklerose diagnostiziert worden. Jahre später bestand bei der stationären Aufnahme eine hochgradige Tetraspastik mit Beugestellung der Arme und Streckstellung der Beine, mit Pyramidenbahnreflexen beiderseits und mit ausgedehnten Muskelatrophien im Schulter-, Nacken- und Oberarmbereich. Bei passiven Drehbewegungen des Kopfes imponierte eine deutliche Sperre. Blasen-Darm-Störungen oder Sehstörungen wurden verneint. Es fanden sich allerdings ein grobschlägiger Rucknystagmus beim Blick nach rechts und eine angedeutete, jedoch augenklinischerseits noch nicht als pathologisch gewertete temporale Abblassung der linken Papille. Die BHR waren erhalten, Sensibilitätsstörungen fehlten. Bei der Röntgenkontrolle der Schädelbasis und der Halswirbelsäule zeigte sich eine *Platybasie mit hochgradiger basilärer Impression.* Zudem war der Atlas asymmetrisch angelegt und wies eine Hypoplasie des Bogens mit Spaltbildung auf. Der Dens axis war verplumpt und disloziert. Trotz Entlastungsoperation (Prof. Dr. Weber, München) konnte die Tetraspastik nur wenig beeinflußt werden.

Besonders hervorzuheben sind die degenerativen bzw. osteochondrotischen Veränderungen der Halswirbelsäule, da sie oftmals eine sich chronisch entwickelnde *diskogene Myelopathie* verursachen (22, 23). Pathogenetisch spielen dabei sowohl mechanische Faktoren, ein konstitutionell enger Spinalkanal, vorspringende Osteophyten bzw. Bandscheibenschäden als auch reaktive Zirkulationsstörungen sowie bewegungsabhängige dynamische Faktoren eine Rolle. Im Gegensatz zum akuten zervikalen Bandscheibenprolaps, der mit äußerst intensiven Schmerzen zum Hinterkopf und zum Arm einsetzt und zur reflektorischen Schonhaltung der Schulter-Nacken-Partie führt, stellt uns die chronische, diskogene Myelopathie vor größte differentialdiagnostische Schwierigkeiten. Die Anamnese ist in der Mehrzahl der Fälle unergiebig, weshalb regelmäßige Kontrolluntersuchungen einschließlich Röntgen- und Liquordiagnostik sowie Computertomographie erforderlich sind, um nicht einen operablen Halsmarkstumor zu übersehen. Die Patienten klagen anfangs über eine sich allmählich entwickelnde Schwäche in den Beinen, bevor sich in späteren Stadien eine ausgeprägte Para- oder Tetraspastik entwickelt. Sensibilitätsstörungen werden zumeist verneint, ebenso Blasen-Darm-Störungen. Läßt sich eine mehr schubförmige Krankheitsentwicklung erfragen, so wird bei derartigen Patienten irrtümlich eine spinale Form der multiplen Sklerose diagnostiziert. Ehe man sich aber auf diese Diagnose festlegt, ist der disseminierte Entmarkungsprozeß bei Fehlen von klinisch faßbaren Hirnnervensymptomen u. a. durch visuelle „Evoked potentials" zu sichern.

Mitunter gelangen Rückenmarkssymptome oder Querschnittssyndrome bei **generalisierten Skeletterkrankungen** zur Beobachtung. Bei typischem Skelettbefund ist die Ursache der neurologischen Komplikationen ohne weiteres zu erkennen. Wie eigene Beobachtungen lehren, ist hier vor allem der *Morbus Paget* zu berücksichtigen, der sich gelegentlich auf die Wirbelsäule, ja auf einzelne Wirbelkörper beschränkt. Ausnahmsweise kann sich dem Morbus Paget ein komprimierender Rückenmarkstumor hinzugesellen, der erst durch die Kontrastmittelmethode bzw. durch die Operation zur Darstellung gelangt.

Wir sahen einen 50jährigen Kranken, der seit 1 Jahr vor der Klinikaufnahme an zunehmenden Gehstörungen litt, welchen sich bald ein taubes Gefühl an beiden Beinen, verbunden mit unangenehmen Kälteempfindungen im Bereich des Unterleibs, mit einer gleichzeitigen Harninkontinenz und schließlich einer Harnsperre, hinzugesellte. Sein Gang war spastisch-ataktisch, die grobe Kraft an Ober- und Unterschenkeln war herabgesetzt. Trotz des Fehlens der PSR und ASR ließen sich Pyramidenzeichen auslösen. Von D 8 abwärts waren alle Gefühlsqualitäten abgestumpft. Der Lumballiquor bot eine Eiweißvermehrung von 48 mg%. Die Röntgenaufnahmen zeigten eine weitgehende Destruktion und Plattwirbelbildung des 3. und 4. Brustwirbelkörpers mit Gibbusbildung. Obwohl eine Beckenaufnahme die für den Morbus Paget charakteristischen grobwabigen und sklerotischen Veränderungen bot, entschlossen wir uns zur Entlastungslaminektomie (Prof. Dr. WEBER), der ein rascher Rückgang der spinalen Symptome folgte.

Bei einem anderen Kranken fand sich ein inkomplettes Querschnittssyndrom mit Sensibilitätsstörungen ab C 7. Die Röntgenkontrolle zeigte am Becken den für den Morbus Paget typischen Knochenumbau. Im Bereich der Halswirbelsäule, also in Höhe der Kompression, war die Knochenstruktur unverändert. Der Liquor mit einem Eiweißgehalt bis zu 50 mg% sprach für einen komprimierenden Prozeß, der durch das Myelogramm bestätigt werden konnte. Als Ursache der spinalen Symptome wurde ein daumengliedgroßes Neurinom bei der Laminektomie gefunden, dessen Exstirpation eine Rückbildung des unvollständigen Querschnittes zur Folge hatte.

Skelettveränderungen bei *Störungen des Mineralhaushaltes* führen relativ selten zu Rückenmarksschäden. Selbst schwere osteoporotische Umbauprozesse beim Morbus Cushing sind nur ausnahmsweise Ursache von Querschnittssyndromen. Zu beachten ist allerdings, daß bei vermindertem Kalkgehalt bereits Bagatelltraumen zu Frakturen von Wirbelkörpern führen können, die dann ihrerseits das Rückenmark schädigen. Peripher-neurologische Randsymptome (Kraftlosigkeit, Reflexausfall, Mißempfindungen, Sensibilitätsstörungen) bei Morbus Cushing lassen an eine prozeßabhängige diabetische Polyneuropathie denken.

Schließlich müssen im Rahmen der komprimierenden Rückenmarksprozesse die blastomatösen Veränderungen der Wirbelsäule differentialdiagnostisch berücksichtigt werden. Unter den gutartigen **Knochengeschwülsten** ist vor allem das *Hämangiom* zu nennen, das vornehmlich in den Wirbelkörpern auftritt. Als Prädilektionsort gilt der Thorakalbereich. Dagegen nehmen die *Osteome* ihren Ausgang meist vom Wirbelbogen oder von deren Fortsätzen. *Chondrome,* die singulär oder multipel auftreten können, begegnen uns gelegentlich als sog. Sanduhrgeschwülste. Die selteneren *Chordome* der Hals- und Brustwirbelsäule sind im Gegensatz zum intrakraniellen und lumbosakralen Chordom prognostisch ungünstig, weil sie früh zur extraduralen Rückenmarkskompression führen. Sie betreffen das höhere Lebensalter. Ähnlich verhalten sich die primären osteogenen Wirbelsarkome.

Bei weitem die Mehrzahl aller Wirbeltumoren mit Kompressionssyndrom wird von **metastatischen, malignen Geschwülsten** gestellt, deren Klinik im Abschnitt Wirbelsäulenerkrankungen im einzelnen aufgeführt ist. Die Spätmetastasen beim Mammakarzinom sind differentialdiagnostisch insofern wichtig, als die subjektiven Beschwerden und die neurologischen Erscheinungen (Wurzelsymptome, Kompressionssyndrom) oft längere Zeit dem Röntgenbefund vorausgehen. Allerdings vermittelt sie Skelettszintigraphie schon frühzeitig wichtige Hinweise. Im Gegensatz zur tuberkulösen Karies finden sich Gibbusbildungen bei metastatischen Wirbelgeschwülsten selten. Durch ihre enorme Schmerzhaftigkeit unterscheiden sich die blastomatös-metastatischen und die entzündlichen Wirbelaffektionen zumeist von den primären Geschwulstbildungen des Rükkenmarks, der Wurzeln und der Meningen. Zum radikulären Schmerz gesellt sich der charakteristische, hochgradige Klopf- und Stauchungsschmerz der Wirbelsäule hinzu. Aber auch hier kann man Überraschungen erleben.

Bei einem 46jährigen Patienten führten schon die Erschütterungen des Fußbodens durch den ans Bett herantretenden Arzt zu derartig heftigen Schmerzäußerungen, daß wir bei ihm angesichts des Alters und der raschen Entwicklung des Zustandsbildes einen metastatischen Wirbelprozeß annahmen, zumal die Röntgenaufnahme verdächtige Veränderungen an den Wirbelkörpern erkennen ließ. Eine umfassende Untersuchung konnte wegen der enormen Schmerzhaftigkeit nicht mit genügender Sorgfalt durchgeführt werden. Das Zustandsbild mit den kaum zu beherrschenden Schmerzen zwang schließlich zur Laminektomie. Dabei zeigte sich, daß keine Wirbelsäulenmetastase, sondern ein *Ependymom* an der 2. Lumbalwurzel rechts vorlag (Operation: Prof. Dr. KUHLENDAHL, Düsseldorf).

In diesem Zusammenhang sind die Strahlenschäden des Rückenmarks hervorzuheben, die Mona-

te oder Jahre später unter schubförmigem oder chronisch progredientem Verlauf zu Querschnittssyndromen führen. Besonders gefährdet ist das Halsmark bei Bestrahlung von Mamma-, Mund- oder Rachenkarzinosen.
Gar nicht selten führen die geschwulstartigen Erkrankungen der blutbildenden Organe, nämlich die **Leukämie** und das **Plasmozytom,** zu Kompressionserscheinungen des Rückenmarks. Bei den Leukämien sind es vor allem extradurale Infiltrate, die sich meist ohne Beteiligung des Knochens im Epiduralraum entwickeln und relativ schnell massive Querschnittssyndrome hervorrufen. Ein den Kompressionserscheinungen vorausgehender Herpes zoster kann bei der myeloischen oder lymphatischen Leukämie die Höhendiagnose der Infiltrate anzeigen. Im allgemeinen sind die Blutveränderungen schon bekannt, ehe neurologische Komplikationen auftreten. Bei den Lymphosarkomatosen und Retikulosarkomen sind Beteiligungen des Zentralnervensystems mit spinaler Kompression nicht ganz selten. Ihre Diagnose hängt von der rechtzeitigen Erkennung des Grundleidens ab.

Einer unserer Fälle hat uns erhebliche differentialdiagnostische Schwierigkeiten bereitet. Es handelte sich um einen 28jährigen Mann, der im Juni 1949 zunächst mit starken Schmerzen in der rechten Brustseite erkrankte. Wegen einer Diplopie wurde er zu uns eingewiesen. Eine totale Okulomotoriusparese links mit zeitweise auftretenden Kopfschmerzattacken ließ an eine Lues cerebrospinalis denken, zumal im subokzipitalen und lumbalen Liquor eine Pleozytose bestand (49/3 Zellen). Die Luesreaktionen in Blut und Liquor waren negativ, was allerdings bei der damaligen Methodik eine seronegative Lues nicht ausschließen konnte. Nach 3 Neosalvarsaninjektionen gingen die Augenmuskelstörungen und die Brustschmerzen völlig zurück, und die KBR und die Meinicke-Reaktion im Liquor wurden sogar positiv. Als sich im Laufe der fortgeführten spezifischen Behandlung eine zunehmende schlaffe Parese der unteren Extremitäten mit Hyperpathie der Fußsohlen und distal zunehmende Sensibilitätsstörungen einstellten, dachten wir an eine Salvarsanpolyneuritis, fest davon überzeugt, die luische Ätiologie des Krankheitsbildes ex juvantibus erkannt zu haben. Diese Vermutungsdiagnose wurde aber widerlegt, als eine vollständige Querschnittslähmung mit Blasen-Mastdarm-Störung auftrat und der Eiweißgehalt des lumbalen Liquors auf 175 mg% anstieg, der des subokzipitalen Liquors aber praktisch normal blieb. Ein komprimierender Prozeß im Konus-Kauda-Bereich wurde hierdurch wahrscheinlich. Die Diagnose wurde schließlich zur Gewißheit, als Hautknoten auftraten, deren histologische Untersuchung ein *Lymphosarkom* ergab. Bei der Sektion fanden sich in allen Organen massenhaft Sarkommetastasen.

Ganz ähnliche Kombinationen von basalen Hirnnervensymptomen mit Querschnittslähmungen begegnen uns beim *multiplen Myelom* (Plasmozytom), das röntgenologisch durch rundliche Aufhellungszonen in fast allen Knochen, aber auch lokalisiert in der Wirbelsäule und klinisch durch eine Paraproteinämie (Bence-Jones-Eiweißkörper im Urin, Globulinämie) zu diagnostizieren ist. Im Kompressionsliquor findet man dabei eine der Serumeiweißveränderung entsprechende Globulinvermehrung. In einzelnen Fällen ist bei normalen Bluteiweißwerten lediglich die Liquorelektrophorese pathologisch.
Gerade beim Plasmozytom erlebt man immer wieder Überraschungen, wenn man über den neurologischen Befund den internen Blutstatus vergißt oder wenn es sich um die schwer zu erkennenden lokalen Plasmozytome handelt, die nicht bzw. noch nicht zu den typischen paraproteinämischen Veränderungen geführt haben.
Häufiger noch treffen wir spinale Kompressionserscheinungen im Gefolge der **Lymphogranulomatose** an, was um so verständlicher ist, als bei ihr die Wirbelsäule sehr oft mitbeteiligt wird. Daneben kommen allerdings auch rein epi- und subdurale Infiltrate vor, die das Rückenmark oder die Wurzeln komprimieren, während die Wirbelsäule frei bleibt. Handelt es sich bei solchen epi- oder subduralen Infiltraten um Ersterscheinungen einer Lymphogranulomatose, so stellen sich der Artdiagnose einer solchen Rückenmarkskompression außerordentliche Schwierigkeiten entgegen. In derartigen Fällen wird die Ursache zumeist erst während der Operation geklärt (19). Gleich große Schwierigkeiten können sich bei initialen intramedullären, zerebralen oder isolierten peripheren Granulombildungen ergeben.
Grundsätzlich können neurologische Symptome bei allen blastomatösen Prozessen dem konsumierenden Grundleiden um Monate bis Jahre vorausgehen. Außer Tumortoxine mit unmittelbarer Auswirkung auf das periphere oder zentrale Nervensystem sind klinisch latente Virusinfekte zu berücksichtigen, die bei Versagen der Immunbarriere aufschießen und zu enzephalomyelitischen Komplikationen führen. Gerade beim Morbus Hodgkin haben wir wiederholt polysymptomatische Krankheitsbilder gesehen, die zunächst an eine multiple Sklerose denken ließen, nicht zuletzt wegen schubförmiger Verlaufsformen. Ebenso können sich schwere Polyneuropathien als Vorboten entwickeln. Zumeist sind derartige Komplikationen dem Formenkreis der *paraneoplastischen Syndrome des Nervensystems* zuzurechnen, die als Frühsymptome oder Begleiterscheinungen u. a. beim Morbus Hodgkin oder bei Karzinosen anzutreffen sind und als paraneoplastische bzw. paraproteinämische Enzephalopathien, Myelopathien oder Neuromyopathien in Erscheinung treten. Seltener sind fortschreitende enzephalomyelitische Syndrome Ausdruck einer *progressiven multifokalen Leukenzephalopathie,* die bei konsumierenden Grundkrankheiten offenbar durch Papova-Viren verursacht wird. Jedenfalls ist bei ungeklärter zentral- oder peripherneu-

rologischer Symptomatik immer auch nach einer kryptogenen malignen Primärerkrankung zu fahnden (9, 10).

Daß selbst, wenn auch selten, Stoffwechselerkrankungen wie die Gicht differentialdiagnostisch bei einer extraduralen Kompression in Betracht gezogen werden müssen, zeigt eine Beobachtung von Koskoff u. Mitarb. (11). Ein intraduraler **Gichttophus** hatte zu einer Paraplegie geführt. Diese kasuistische Mitteilung beleuchtet wieder einmal die große Bedeutung der internen Anamnese und des internen klinischen Befundes, die bei jeder Querschnittsaffektion berücksichtigt werden müssen. In einzelnen Fällen kann die Gicht auch Ischialgien hervorrufen.

Die *traumatischen Wirbelsäulenaffektionen,* bei welchen die „Kompressionsmyelitis" eine gefürchtete Komplikation darstellt, geben differentialdiagnostisch keine Rätsel auf. Dagegen kann die *posttraumatische Spätmyelomalacie* schon eher mit einem Rückenmarkstumor verwechselt werden. Wie bereits gesagt, entwickeln sich dabei reaktive Meningopathien, die das Rückenmark zunehmend einschnüren. Derartige, als Pachymeningitis hypertrophicans oder Arachnitis chronica aufzufassende Prozesse können sich auch *ohne Trauma* auf dem Boden von Skelettmißbildungen, kartilaginären Exostosen, osteophytären Leisten am inneren Wirbelring oder infolge chronisch-degenerativer Bandscheibenveränderungen entwickeln. Die Differentialdiagnose der dadurch bedingten Rükkenmarksschädigung kann erhebliche Schwierigkeiten bereiten. Auch bei schon länger bestehender Para- oder Tetraspastik ist häufig selbst neuroradiologisch kein sicheres Ergebnis zu erzielen, zumal vorwiegend das mittlere bzw. höhere Lebensalter betroffen ist, wo degenerative Wirbelsäulenveränderungen ohnehin die Regel sind. Ob aber Tumor oder diskogene Hals- bzw. Rückenmarkskompression, die Indikation zur operativen Entlastung ist bei regelmäßiger Befundkontrolle immer wieder mit dem Neurochirurgen zu erörtern. Differentialdiagnostisch sind u. a. die degenerativen Systemerkrankungen (progressive spinale Muskelatrophie, spastische Spinalparalyse, myatrophische Lateralsklerose), die funikuläre Spinalerkrankung und Fälle einer spinalen Form der multiplen Sklerose abzugrenzen.

Merkwürdige anamnestische Gegebenheiten stellen manchmal ein Trauma so in den Vordergrund, daß man einen Rückenmarkstumor zunächst nicht in Erwägung zieht.

Eine junge Frau wurde 1930 auf einer Wanderung ebenso wie ihr Ehemann vom *Blitz* getroffen. Der Mann war auf der Stelle tot; die Patientin wurde mehrere Meter fortgeschleudert und verlor das Bewußtsein. In den ersten 2–3 Monaten nach dem Unfall konnte sie die Beine nicht mehr bewegen, doch bildeten sich die Lähmungserscheinungen während einer längeren Krankenhausbehandlung wieder restlos zurück. Die Blitzschlagverletzung hinterließ eine zirkuläre Brandnarbe am Hals entsprechend einer goldenen Halskette, welche die Patientin bei der Wanderung getragen hatte (elektrische Metallisation). 12 Jahre später entwickelte sich nach vorausgehenden Mißempfindungen im rechten Bein eine motorische Schwäche der unteren Extremitäten. Diese nahm allmählich zu, so daß innerhalb 1 Jahres das Gehen unmöglich wurde und die Patientin dauernd ans Bett gefesselt war. Bei der stationären Aufnahme in unserer Klinik (1950) ähnelte das Zustandsbild dem Syndrom einer spastischen Spinalparalyse mit hochgradiger Streck- und Spitzfußstellung mit Bewegungseinschränkung, auch der Knie- und Hüftgelenke. Trotz subtiler Untersuchung konnten keine Sensibilitätsstörungen erfaßt werden. Die Blasen-Mastdarm-Funktion war ungestört. Die anfängliche Diagnose einer Spätschädigung des Rückenmarks nach Blitzschlag mußte revidiert werden, als sich im Liquor eine Eiweißvermehrung von 240 mg% zeigte. Die Myelographie brachte in Höhe der alten Brandmarke einen kappenförmigen Stopp zur Darstellung. Bei der Operation konnte ein *gefäßreiches Meningiom* entfernt werden, das sich in Höhe der alten Verbrennungsnarbe entwikkelt hatte.

Es erscheint notwendig, darauf hinzuweisen, daß auch im höheren Alter gutartige raumfordernde Prozesse gar nicht so selten sind (24). Man soll also keinesfalls angesichts eines Querschnittssyndroms die Hände in den Schoß legen und von dem Gedanken ausgehen: Was soll es denn schon sein, in dubio eine Karzinommetastase! Gerade angesichts der Erfahrungstatsache, daß auch im höheren Alter die Laminektomie mit Entfernung eines extramedullären Tumors eine völlige Wiederherstellung bedeuten kann, muß man alles daransetzen, um zunächst unklare spinale Ausfallserscheinungen ätiologisch zu klären. Daß differentialdiagnostisch neben dem Verdacht auf einen malignen Tumor auch Durchblutungsstörungen, etwa eine progressive vaskuläre Myelopathie des höheren Lebensalters, eine nekrotisierende Myelopathie bei Angiodysgenesie, epi- oder intramedulläre Hämatome bei spinalen Angiomen und Angioblastomen, ein akut einsetzendes A.-spinalis-anterior-Syndrom oder sogar Spätformen der multiplen Sklerose zur Diskussion stehen, unterstreicht die Vielzahl von Krankheitsprozessen, die zu berücksichtigen sind (12). Im höheren Alter überwiegen in der Häufigkeit unter den benignen Geschwülsten die Meningiome (24).

Auch ein extramedullärer Tumor kann zu der so drastisch auftretenden Querschnittslähmung, zum **akuten Querschnittssyndrom** führen. Das mag zunächst überraschend erscheinen, denn viel häufiger sehen wir diese dramatische Situation in erster Linie bei Traumen, bei Myelitiden, bei Zirkulationsstörungen und bei dem gar nicht so seltenen medialen Bandscheibenprolaps. Unsere differentialdiagnostischen Überlegungen müssen aber sehr in die Breite gehen und alle Einzelheiten der Anamnese, des internen Status und der Laboratoriumsbefunde einschließlich der Blut- und Liquorbefunde entsprechend würdigen. Das ist um so notwendiger, als der Neurochirurg mit Recht den Standpunkt vertritt: „Bei einem akuten Querschnittssyndrom darf die Sonne nicht untergehen, bevor man sich nicht im klaren ist, ob man laminektomieren muß oder nicht." Je früher man entlastet, um so günstiger sind die Voraussetzungen für eine weitgehende Rückbildung der Symptome; je länger man wartet, um so mehr ist zu befürchten, daß der Schaden des Parenchyms irreparabel ist. Angesichts statistischer Erhebungen an Patienten mit Rückenmarkstumoren, bei welchen in einem Fünftel der Fälle die Kompressionserscheinungen plötzlich einsetzten, müssen wir beim akuten Querschnittssyndrom auch den extramedullären Tumor stets im Auge behalten. Sicherlich spielen bei solchen Situationen zusätzliche Zirkulationsstörungen, evtl. auch Blutungen eine Rolle. Auch wird gelegentlich eine Rückenmarksgeschwulst durch ein akzidentelles Trauma erst manifest. Das trifft allerdings in erster Linie für Gefäßgeschwülste oder für primär internistische Affektionen zu, etwa für ein Plasmozytom oder für epidurale, leukämische oder lymphogranulomatöse Infiltrate. Nur selten handelt es sich dabei um eine primäre, benigne extramedulläre oder extradurale Geschwulst im Sinne der Meningiome, Neurinome, Fibrome, Chondrome, Lipome usw. Viel häufiger sind es Tumormetastasen, die von der Wirbelsäule oder vom Epiduralraum ausgehen. Aber selbst bei malignen Tumoren mit akutem Querschnittssyndrom sollte das Für und Wider einer Laminektomie eingehend mit dem Neurochirurgen erörtert werden. Bei relativ gutem Allgemeinstatus bedeutet die Operation selbst keine besondere Belastung. Dagegen lassen sich oftmals das qualvolle Dahinsiechen, die Urosepsis und das Auftreten von Dekubitalgeschwüren hinausschieben bzw. vermeiden. Eine erfolgreiche Operation mit Besserung der neurologischen Situation vermittelt dem Patienten wenigstens vorübergehend einen enormen psychischen Auftrieb. Sah er sich doch schon zeitlebens an den Rollstuhl gefesselt.

Es würde zu weit gehen, wenn wir in diesem Zusammenhang alle möglichen Affektionen, die zum akuten Querschnittssyndrom führen, im einzelnen aufzählen würden. Nur auf ein Zustandsbild muß kurz hingewiesen werden, weil es alle Symptome des extramedullären Tumors, allerdings in raschem Tempo, ablaufen läßt, nämlich die initialen Reizerscheinungen, die segmentalen und radikulären Ausfallserscheinungen und die funikulären Symptome und Erscheinungen der Blasen- und Mastdarmstörungen. Das ist der *mediale Bandscheibenprolaps*. Bei zervikaler Lokalisation resultieren gewöhnlich akut einsetzende, äußerst schmerzhafte Schulter-, Nacken-, Armparesen in Verbindung mit einem mehr oder weniger kompletten Querschnittsbild. Weitaus häufiger kommt es zu einem medialen Massenprolaps im Lumbosakralbereich, zumeist spontan, gelegentlich nach paravertebraler Injektion von Analgetika bei akuter Ischialgie. Dadurch wird nämlich die Muskelverspannung, gewissermaßen der physiologische Schutzmechanismus, durchbrochen, so daß die Bandscheibe nach medial durchrutschen kann. Der dorsomediale Bandscheibenprolaps, der unter intensiven Schmerzen im Genitalbereich ein akutes Kauda-Konus-Syndrom zur Folge hat, erfordert als *Notfall* die sofortige neurochirurgische Entlastung, andernfalls irreparable Paresen, speziell Inkontinenzerscheinungen von Blase und Darm hinterbleiben.

Wir haben mit Absicht bei der Differentialdiagnose der Rückenmarkstumoren die Kompression als das wesentliche Moment herausgestellt und deshalb die große Reihe intramedullärer Krankheitsprozesse nur beiläufig erörtert. Hier sind nun die entzündlichen Affektionen, die vaskulären und degenerativen Erkrankungen des Rückenmarks differentialdiagnostisch zu berücksichtigen.

Unter den entzündlichen Erkrankungen kann u. U. die **multiple Sklerose** sowohl den intramedullären als auch den extramedullären Geschwülsten gegenüber diagnostische Schwierigkeiten bereiten. Darf als Regel gelten, daß der Tumor im Gegensatz zur multiplen Sklerose einen chronisch-progredienten Verlauf nimmt, so ist doch ein gewisses Kommen und Gehen von Symptomen mit zeitweiligem Stillstand oder scheinbarer Besserung des Leidens auch beim Rückenmarkstumor zu beobachten. Wie schwer die Differentialdiagnose der multiplen Sklerose selbst einem extramedullären Tumor gegenüber sein kann, mag folgende Beobachtung demonstrieren.

Eine Tänzerin bemerkte im Alter von 31 Jahren, wenige Monate nach einer gynäkologischen Operation, eine allmähliche Stuhl- und Blaseninkontinenz. Ein halbes Jahr später traten Mißempfindungen in den Beinen auf, denen sich schließlich ziehende Schmerzen in der Kreuzbeingegend hinzugesellten. Nach einer längerdauernden Besserung setzten später Gehstörungen ein, so daß die Patientin ihren Beruf schließlich aufgeben mußte. Ein erfahrener Neurologe nahm wegen Parästhesien in den Beinen mit spastischen Paresen, fehlender BHR und wegen eines Nystagmus eine multiple Sklerose an. Der lumbale Liquor war uncharakteristisch, bot jedenfalls keinen Hinweis auf eine Rückenmarkskompression. Die Diagnose multiple Sklerose schien lange Zeit gesichert, bis sich schließlich ein zunehmendes Querschnittssyndrom ab D 9–D 10 mit kompletter Paraplegie entwickelte, derentwegen sie zu uns in stationäre Behandlung kam. In Übereinstimmung mit dem jetzigen Symptomenbild ergab die gegen heftigen Widerstand durchgeführte Liquorkontrolle eine Eiweißvermehrung auf 72 mg% bei sonst normalen Verhältnissen. Operativ konnte ein *Neurinom* in Höhe von D 9 entfernt werden; es kam zur Restitutio ad integrum. Bei dem Nystagmus, der weiterhin be-

stand, handelte es sich um eine belanglose konstitutionelle Anomalie, wie man sie häufiger sieht (Operation Prof. Dr. KUHLENDAHL, Düsseldorf).
Abb. 5.**51** stammt von einer 23jährigen Patientin, die seit 6 Jahren an einer zunehmenden spastischen Paraparese litt und unter der Diagnose einer multiplen Sklerose lief. Schließlich kam es zu Myatrophien an den kleinen Handmuskeln, links stärker als rechts, mit Krallenhand und Schwäche auch der Extensorengruppen an den Unterarmen. Es handelte sich um eine große Sanduhrgeschwulst, die zu der erheblichen Erweiterung der rechten Foramina C 4/C 5 geführt hatte. Der intraspinale Teil hatte das mittlere Halsmark sehr stark komprimiert. Leider kam es nur zu einer teilweisen Rückbildung der über 6 Jahre bestehenden spinalen Symptome nach der geglückten Entferung des Tumors (Prof. MARGUTH, München).

Nach unseren Beobachtungen schließt eine Eiweißvermehrung im Liquor von mehr als 60 mg% eine multiple Sklerose weitgehend aus, vorausgesetzt allerdings, daß die multiple Sklerose nicht durch arachnitische Verwachsungen mit Behinderung der Liquorpassage kompliziert ist. Derartige Arachnitiden können sich bei der multiplen Sklerose besonders auf die hinteren Wurzeln auswirken und radikuläre Reizerscheinungen auslösen. Aber selbst in solchen Fällen sind als Ausdruck des entzündlich-immunologischen Geschehens die Gammaglobuline des Liquors erhöht. In Zweifelsfällen ist die Diagnose nur durch ständige Verlaufskontrollen zu sichern. Auf Dauer werden bei der multiplen Sklerose nur ausnahmsweise zerebrale Symptome oder Remissionen vermißt. Bei spastisch-spinalen Erscheinungsbildern läßt sich die zerebrale Mitbeteiligung nahezu immer durch visuelle Evoked potentials objektivieren. Zudem finden sich computertomographisch iso-, hypo- oder hyperdense Herde, bei älteren Prozessen bisweilen eine globale Hirnatrophie.
Jeder, der ein größeres Krankengut überblickt, kennt Fälle, wo in der Annahme einer multiplen Sklerose der operable Rückenmarkstumor übersehen wurde; oder aber man übernimmt den Patienten als Multiple-Sklerose-Kranken, weil die Diagnose andernorts bereits „gesichert" wurde. Zwar ist „das Häufige häufig, das Seltene selten", wie LUDWIG KREHL im Kolleg des öfteren zitiert hat, dennoch muß bei allen spinalen Syndromen grundsätzlich an einen raumfordernden Prozeß gedacht werden.
Die Differentialdiagnose gegenüber der multiplen Sklerose stößt besonders bei **hochsitzenden Halsmarksgeschwülsten,** bei posttraumatischen Pachymeningopathien oder bei Mißbildungen der okzipitozervikalen Übergangsregion auf große Schwierigkeiten. Gerade Übergangstumoren zur Medulla können mit Nystagmus, mit Ausfallserscheinungen seitens der Hirnnerven, mit Mißempfindungen, Sensibilitätsstörungen, Schwäche in Armen und Beinen oder paraspastischen Syndromen einhergehen, so daß ein multilokuläres zerebrospinales Krankheitsgeschehen imitiert wird. Zudem führen hochsitzende Geschwülste oder andersartige komprimierende Prozesse im oberen Halsmarksbereich gar nicht selten zu intervallären Einklemmungserscheinungen mit wechselnder Symptomatik. Dabei können sich ein Hydrocephalus occlusus oder infolge Kompression der Vertebralarterien bulbopontine bzw. medulläre Symptome entwickeln. Nackensteifigkeit, Muskelatrophien, eine einseitige Zwerchfellparese oder ein Horner-Syndrom und besonders eine Stauungspapille sprechen in erster Linie für einen raumfordernden Prozeß und gegen die Annahme einer multiplen Sklerose.

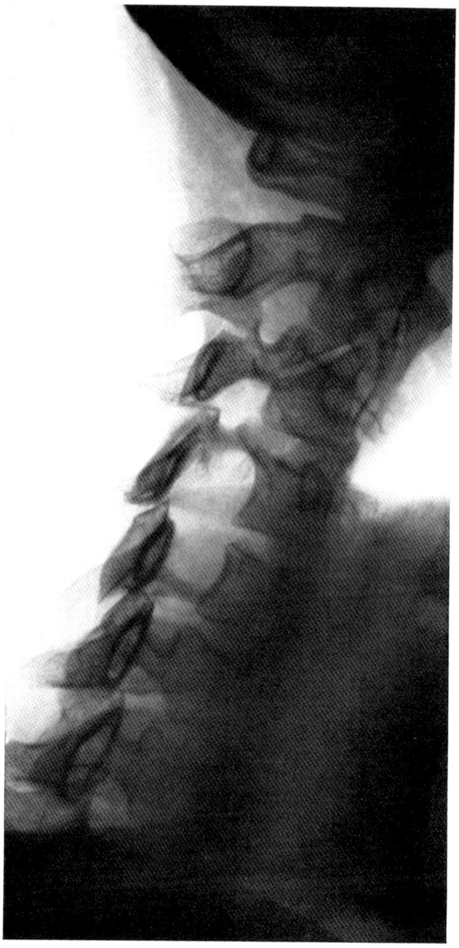

Abb. 5.**51** Große Sanduhrgeschwulst mit Erweiterung der rechten Foramina C 4/C 5 und Komprimierung des mittleren Halsmarks

Bei einem 45jährigen Bergmann entwickelte sich 1944 eine Gangunsicherheit. Nach einer Remission kam unter allmählicher Progredienz der Gehstörungen im November 1946 eine Blaseninkontinenz hinzu. Bei der Krankenhausaufnahme im August 1947 ließ die Vielzahl der Symptome – Paraspastik, Intentionstremor,

Hirnnervenausfälle, Fazialis-, Hypoglossus-, Glossopharyngeusparese links, Trigeminuslähmung mit Atrophie des Temporalis rechts, beidseitige Vaguslähmung, Muskelatrophien an den Händen – zunächst an eine Enzephalomyelitis denken, zumal der lumbale Liquor keine Eiweißvermehrung zeigte. Der Patient kam kurz darauf infolge einer Phrenikusparese mit schwerer hypostatischer Pneumonie ad exitum. Bei der Sektion fand sich ein echtes *Cholesteatom,* welches den unteren Hirnstamm röhrenförmig ummauert hatte und vom mittleren Halsmark bis in die hintere Schädelgrube reichte, wobei der gesamte rechte Kleinhirnbrückenwinkel ausgefüllt war.

Wie schwierig sich gerade Tumoren am Übergang des Rückenmarkes zur Medulla oblongata – also in Höhe der Zirkumferenz des Foramen occipitale magnum – erkennen lassen, mag der folgende Fall beleuchten, der einen 39jährigen Mann betraf:

Die Vorgeschichte des Patienten war insofern verwirrend, als im Alter von 16 Jahren nach Probeexzision eines Halslymphknotens ein *Retothelsarkom* diagnostiziert worden war. Eine energische Röntgenbestrahlung führte zur klinischen Heilung. Etwa 23 Jahre nach der Bestrahlung stellten sich an der linken Hand handschuhförmige Mißempfindungen ein. Die Parästhesien mit starker Kälteempfindlichkeit dehnten sich allmählich auf die linke Körperhälfte aus. Eine Liquorkontrolle ergab kein greifbares Resultat. Bald gesellte sich links eine Tastlähmung hinzu. Schließlich griffen die Mißempfindungen auf die rechte Körperhälfte über. Außerdem klagte der Patient über ein zirkuläres Schmerzgefühl um den Hals. Dazu kamen Neuralgien im Trigeminusbereich links. Eine erneute Klinikaufnahme ein halbes Jahr später brachte trotz Anwendung aller technischen Hilfsmittel keine Klärung. Der negative Liquor- und der Röntgenbefund ließen entfernt an die Möglichkeit einer *Röntgenschädigung* des oberen Halsmarks denken. Gegen diesen Verdacht sprach jedoch das lange Intervall von nahezu 23 Jahren. Wie die Erfahrung lehrt, entwickeln sich Bestrahlungsschäden des Rückenmarks oder der peripheren Nerven spätestens nach 8–10 Jahren. Als das Zustandsbild trotz vorübergehender Besserung sich nach einem Kuraufenthalt weiter verschlimmerte, der Gang unsicher wurde, eine Fallneigung sowie Blasenstörungen auftraten und sich die Schmerzen im linken Trigeminus verstärkten, zweifelten wir nicht mehr an dem Vorliegen eines komprimierenden Prozesses, zumal der Liquor jetzt eine geringe Eiweißvermehrung bot. Da aber die Myelographie und die Vertebralisangiographie keine sicheren Resultate zeigten und der Patient zur Operation sich zunächst nicht entschließen konnte, wurde der Eingriff zurückgestellt.
2 Jahre nach dem Krankheitsbeginn wurde angesichts des dauernden Fortschreitens der Erscheinungen noch einmal der Liquor kontrolliert, dessen Eiweißgehalt jetzt auf 98 mg% angestiegen war. Bei der abermaligen Myelographie erfolgte der Kontrastmittelübertritt in die basalen Zisternen nur links in Form einer dünnen Straße, die nach lateral leicht bogenförmig verlief. Die massive Verschlechterung zwang jetzt zur Operation mit Freilegung der hinteren Schädelgrube einschließlich des atlantookzipitalen Überganges. Dort konnte ein mandarinengroßer Tumor entfernt werden (Prof. MARGUTH), der einerseits in die Apertura mediana ventriculi quarti reichte, andererseits das oberste Halsmark lappenförmig zusammengedrückt hatte. Die Geschwulst entpuppte sich als Meningiom. Der Patient erholte sich auffallend rasch unter schneller Rückbildung der Symptome.

Durch die verbesserten neurotechnischen Untersuchungsmethoden (Myelographie, Knochenszintigraphie, Computertomographie) sind raumfordernde Prozesse der Okzipitozervikalregion heutzutage leichter zu erfassen. Voraussetzung ist allerdings, daß man überhaupt an den Tumor denkt. Als weiterführende Untersuchungsmethode sei auf die Magnet-Resonanz-Tomographie hingewiesen, mit der u. a. die Strukturen der kraniozervikalen Übergangsregion dargestellt werden können (Abb. 5.**52**).
Daß die **Lues cerebrospinalis** gelegentlich ein Querschnittssyndrom mit Kompressionszeichen hervorruft, leuchtet ohne weiteres ein, wenn man sich vergegenwärtigt, daß gerade bei der Lues spinalis neben Gefäßalterationen lokale meningeale Reaktionen und selbst Gummaknoten auftreten können. Die Diagnose eines isolierten Rückenmarksgummas ist jedoch zu Lebzeiten kaum mit Sicherheit zu stellen. Gegenüber dem Rückenmarkstumor fällt differentialdiagnostisch ins Gewicht, daß sich die Lues cerebrospinalis nur selten auf das Rückenmark beschränkt. Die Vielseitigkeit luischer Manifestationsformen bedingt durchweg multilokuläre Erscheinungsbilder im neurologischen und im internen Sektor. Es ist verständlich, daß sich auch bei der **Tuberkulose** im Gefolge von Solitärtuberkeln innerhalb des Rückenmarks oder an den Häuten Zustandsbilder entwickeln können, die mit einem Kompressionssyndrom einhergehen. Derartige Prozesse sind aber relativ selten. In Analogie zur Lues ist auch das spinale Tuberkulom stets mit einer chronischen Meningitis und Angiitis vergesellschaftet, so daß meningomyelitische Mischbilder resultieren; für die Artdiagnose solcher Prozesse sind anamnestische Hinweise und tuberkulöse Affektionen anderer Organe entscheidend.

Bei einem 17jährigen Patienten gingen der spezifischen Meningitis eine Ileozäkaltuberkulose und eine tuberkulöse Epididymitis voraus. Im weiteren Krankheitsverlauf wurde die Meningitis durch eine *proliferierende Arachnitis tuberculosa* in Höhe von D 7–8 kompliziert, die zur Querschnittslähmung mit Kompressionsliquor und Kontrastmittelstopp führte. Nach operativer Entlastung des Rückenmarks (Prof. Dr. WEBER, München) und unter massiver tuberkulostatischer Behandlung bildete sich die Querschnittslähmung bis auf leichtere paraspastische Restsymptome zurück.

Andere Infektionskrankheiten, etwa die *Viruserkrankungen* des Zentralnervensystems, spielen differentialdiagnostisch gegenüber den Rückenmarkstumoren nur eine untergeordnete Rolle, selbst wenn das Rückenmark isoliert befallen wird. Die epidemiologischen Verhältnisse, die rasche Krankheitsentwicklung, die klinischen und humoralen Begleiterscheinungen und vor allem die Liquorbefunde mit der durchweg hochgradigen Pleozytose liefern hinreichende Unterscheidungsmerkmale. Allerdings haben wir in letzter Zeit mehrfach virale Radikulomyelitiden mit inkompletten und kompletten Querschnittsbildern und infraläsionellem Kompressionsliquor gesehen, ohne daß anamnestisch eine Virusinfektion zu eruieren war. Daß in solchen Fällen, von virologisch-serologischen Untersuchungen abgesehen, die Diagnose auch myelographisch gesichert werden muß, zeigt folgende Beobachtung.

Ein 16jähriges Mädchen wurde uns unter dem Verdacht virale Radikulomyelitis zuverlegt, da sich das Krankheitsbild im Zuge eines fieberhaften grippalen Infektes innerhalb weniger Tage entwickelt hatte. Klinisch bestand eine komplette schlaffe Tetraparese mit oberflächlicher Atmung, aufgehobener Bauchmuskelpresse und Austreibungsstörungen der Blase. Keine segmental abgesetzten Sensibilitätsstörungen, keine Nackensteife. Der lumbale Liquor zeigte 37/3 Zellen, 65 mg% Eiweiß. Bei der Myelographie fand sich ein totaler Kontrastmittelstopp in Höhe C 6. Operativ konnte anschließend ein über mehrere Segmente reichender Tumor subtotal entfernt werden (Dr. Jacobi, München). Histologisch handelte es sich um ein rasch wachsendes Glioblastom des Halsmarks.

Gefäßerkrankungen des Rückenmarks sind wegen ihres akuten oder auch subakuten Verlaufs mit den Rückenmarkstumoren kaum zu verwechseln. Blutungen in einem Tumor oder perifokale Zirkulationsstörungen mit Nekrosen können allerdings die Tumorsymptomatik verschleiern und den Verdacht auf einen primären vaskulären Prozeß lenken. Nicht weniger schwierig liegen die Verhältnisse bei den *Gefäßmißbildungen* mit nachfolgender **Myelomalazie,** die uns vor allem bei der Foix-Alajouanine-Krankheit begegnen. Für derartige Prozesse, die oft im Lumbosakralbereich lokalisiert sind, ist ein subakut oder in Schüben auftretendes Epikonussyndrom bezeichnend. Daneben kommen jedoch auch chronische Verlaufsformen vor, die gegenüber Rückenmarksgeschwülsten schwerer abzugrenzen sind, weil häufig radikuläre Symptome geklagt werden und sich im lumbalen Liquor eine mäßige Eiweißvermehrung findet. Die *Hämatomyelie* und ihre Folgeerscheinungen lassen sich unschwer von den Rückenmarkstumoren differenzieren. Das Trauma und der apoplektiforme Beginn sind so bezeichnend, daß keine diagnostischen Bedenken entstehen. Auch die Rückbildung der zunächst massiven Ausfallserscheinungen steht im Gegensatz zu den fortschreitenden Symptomen des intramedullären Tumors. Unter dem Begriff der „spinalen Apoplexie" versteht man nicht nur intramedulläre Blutungen oder Myelomalazien, sondern auch das, was schon beim akuten Querschnittssyndrom gesagt worden ist, wobei neben Traumen, Entzündungen und Tumoren auch epidurale Eiterungen und Gefäßgeschwülste genannt werden müssen. Halsmarksangiome können auch zu rezidivierenden „spinalen" Insulten führen (13, 25), die z. T. recht uncharakteristische Beschwerden verursachen, so daß sie bei älteren Patienten mit spondylochondrotischen Veränderungen der Halswirbelsäule als schmerzhaftes „Schulter-Arm-Syndrom" verkannt und krankengymnastisch behandelt werden. Bezeichnend ist der blutige Liquor, der gezielte neuroradiologische Untersuchungen (Myelographie, selektive Arteriographie) erfordert, um die Blutungsquelle zu erfassen. Weiterhin sind differentialdiagnostisch immer auch Blutungs- und Gerinnungsstörungen, evtl. eine Antikoagulantientherapie zu beachten, die einer akuten Spinalblutung Vorschub leisten können.

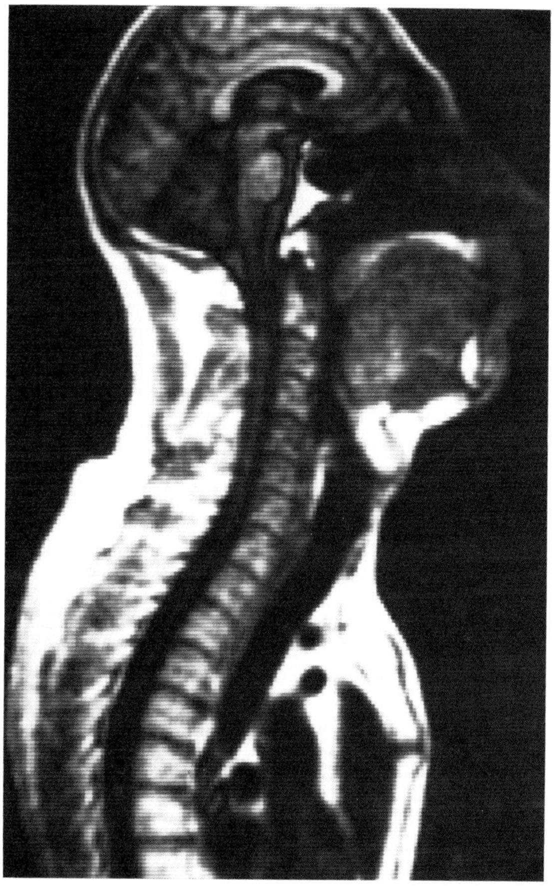

Abb. 5.**52** 55jähriger Patient mit ausgedehnter Höhlenbildung bzw. Syringomyelie im Hals- und oberen Brustmark. Sagittaler Schnitt durch das Myelon. Magnet-Resonanz-Tomographie: supraleitender Magnet der Fa. Picker – 0,15 Tesla; Spinechosequenz: Tr 500 ms, 20 ms; im Halsmark bis Th 2 zentral bandförmig vermindertes Signal (Syrinx) (Aufnahme: Institut für Radiologie Dres. *K. Wallnöfer, F. Weber, K. F. Scheid,* München)

Schwieriger kann sich die Differenzierung einer **Syringomyelie** von einem raumfordernden intraspinalen Prozeß gestalten. Allein schon der Umstand, daß die Syringomyelie mit dem *Gliastift* eine nosologische Einheit darstellt, beleuchtet die mannigfaltigen Überschneidungsmöglichkeiten mit den intramedullären Geschwülsten. Von ausschlaggebender Bedeutung für die Differentialdiagnose ist hier der Krankheitsverlauf. Im Vergleich zur Syringomyelie treten die Symptome des intramedullären Tumors innerhalb einer kürzeren Zeitspanne auf. Charakteristisch für die Syringomyelie sind das frühzeitige Manifestationsalter, der Status dysrhaphicus und der intakte Liquorbefund. Bei intramedullären Geschwülsten im zervikalen oder thorakalen Bereich treten im allgemeinen die vegetativ-trophischen Störungen mehr zurück, die bei der Syringomyelie das Bild beherrschen.

Die Abgrenzung der **funikulären Spinalerkrankung** von den Rückenmarksgeschwülsten stellt im allgemeinen an die Diagnostik keine besonderen Anforderungen. Auf den ersten Blick können zwar die bei der funikulären Spinalerkrankung gelegentlich auftretenden Wurzelschmerzen und die fortschreitende Paraspastik in Kombination mit Sensibilitätsstörungen und Störungen der Blasenfunktion an eine langsam fortschreitende Kompression denken lassen, doch bieten der Schilling-Test, die Bestimmung des Vitamin-B_{12}-Serumspiegels oder der Ganzkörpertest verläßliche Unterscheidungsmerkmale (14a). In klassischen Fällen der perniziösen Anämie ist das enterogene Mangelsyndrom durch die hämatologischen und gastrointestinalen Begleiterscheinungen gekennzeichnet. Zu berücksichtigen sind vor allem auch die symptomatischen Formen der funikulären Spinalerkrankung, wie sie u.a. nach Magen- oder Dünndarmresektion bei Hepatopathien, Pankreopathien, beim Alkoholismus, beim Diabetes mellitus und bei den Karzinosen gesehen werden. In diesem Zusammenhang ist darauf hinzuweisen, daß sich bei Krebspatienten in etwa 3% der Fälle paraneoplastische Myelopathien entwickeln. Zudem können Metastasen in den Spinalkanal gelangen.

Schließlich sind differentialdiagnostisch noch die **systematischen Atrophien** zu berücksichtigen, insbesondere jener Formenkreis, der sich am pyramidalmotorischen System abspielt. Bei derartigen Krankheitsprozessen, nämlich der spastischen Spinalparalyse, der progressiven spinalen Muskelatrophie und der myatrophischen Lateralsklerose, sind Verwechslungen mit den spastisch-myatrophischen Syndromen bei extra- und intramedullären Rückenmarkstumoren möglich. Im besonderen Maße gilt das für Geschwulstbildungen im oberen Brust- oder Halsmarkbereich, weil hier der infraläsionelle Liquor häufig eine Eiweißvermehrung vermissen läßt. Der klinische Symptomenkomplex bei der myatrophischen Lateralsklerose kann in fortgeschrittenen Fällen dem Erscheinungsbild hochsitzender Halsmarksgeschwülste durchaus entsprechen, zumal auch beim degenerativen Leiden gar nicht selten Mißempfindungen und uncharakteristische Schmerzsensationen geklagt werden und außerdem mitunter eine geringfügige Eiweißvermehrung vorkommt. Derartige Fälle bedürfen fortlaufend ärztlicher Kontrolle. Dabei gestatten die modernen elektromyo- und neurographischen Untersuchungsmethoden, eine myatrophische Lateralsklerose oder eine progressive spinale Muskelatrophie von einer lokalen Halsmarkskompression zu unterscheiden.

Kauda-Konus-Affektionen

Im Rahmen der raumfordernden intraspinalen Prozesse müssen die *Kauda-Konus-Affektionen* wegen der Eigentümlichkeiten ihrer Symptomatologie besonders besprochen werden. Bekanntlich ist eine *Konusaffektion* durch Störungen der Blasen-Darm-Funktion, beim Mann auch durch Störungen der Erektion und Ejakulation, festgelegt. Dagegen ist das Kompressionssyndrom der *Kauda* lediglich durch schlaffe Paresen mit Reflexverlust und durch segmentale Sensibilitätsstörungen im Bereich der sakralen Dermatome (Reithosenhypästhesie) gekennzeichnet. Allerdings kann eine nähere topische Zuordnung raumfordernder Prozesse der Kauda-Konus-Region im Einzelfall Schwierigkeiten bereiten. Einerseits können die hier vorkommenden Geschwülste dank der räumlichen Verhältnisse im unteren Spinalkanal eine beträchtliche Größe erreichen, die zu den klinisch geringfügigen Ausfallserscheinungen in keinem Verhältnis steht; andererseits ist der Konus von Kaudafasern eingehüllt, so daß sich die Kauda-Konus-Symptome häufig überlagern, also kombiniert auftreten.

Als Frühsymptom einer Kaudakompression bestehen durchweg äußerst heftige Schmerzen, die häufig als Ischias oder Hexenschuß geklagt werden. Im weiteren Verlauf können die zunächst einseitigen Ischialgien auch im anderen Bein auftreten, so daß eine **doppelseitige Ischias** vorliegt, die nach der Regel: „Die doppelseitige Ischias ist keine Ischias" einen höchst alarmierenden Symptomenkomplex darstellt. Strahlen die brennenden, lanzinierenden Schmerzsensationen in die Segmente S 2–S 3 aus, also in die Genital- und Dammgegend, so entsteht ein äußerst qualvolles Zustandsbild. Die initialen Schmerzphänomene können bei den Kaudatumoren derart intensiv sein, daß prima vista an einen osteomyelitischen Wirbelprozeß gedacht wird.

Unter den intraduralen Kaudatumoren spielen vor allem die Angiome und das Ependymom des Filum terminale eine Rolle, unter den extramedullären, intraduralen Geschwülsten jedoch die Neurinome. Von den extraduralen Geschwülsten sind außer den Lipomen und Fibromen die dysontogenetischen Prozesse von Bedeutung, die Epidermoide und Dermoidzysten und Teratome. Weiterhin sind Geschwülste der Sakralwirbel, u. a. Hämangiome, Myelome, Osteome oder Karzinome, zu berücksichtigen. Die Meningozelen sind im allgemeinen einfach zu erkennen. Am häufigsten wird die Kauda von extradural her durch einen medialen *Bandscheibenprolaps* komprimiert. In diesem Zusammenhang ist hervorzuheben, daß die so häufige Lumbalgie keineswegs zur Anhiebsdiagnose „Bandscheibenschaden" berechtigt, auch nicht bei typisch einseitiger Ischias. Wir konnten mehrere Fälle von *neuraler Muskelatrophie* beobachten, die wegen Ischialgien operiert worden waren, ohne daß ein Bandscheibenvorfall vorgelegen hatte (14b). Auch entzündliche Prozesse der Iliosakralgelenke, anlagebedingte Fehlbildungen, etwa eine Megakauda oder Stenosen des unteren Wirbelkanals, können unter dem Bild einer Ischias auftreten. Vor allem können sogar Rückenmarksgeschwülste im oberen Thorakalbereich, wie von BRONISCH hervorgehoben, mit einer atypischen „zentralen pseudoradikulären Ischias" einsetzen. Derartige Fern- und Nahsymptome mit ischiasartigen Beschwerden sind bei Tumoren unterhalb des 12. Brustwirbelkörpers relativ häufig anzutreffen. Beiläufig sei darauf hingewiesen, daß abgesprengte Bandscheibensequester in den unteren Sakralkanal abrutschen können, wodurch quälende *Kokzygodynien* ausgelöst werden.

Die *Artdiagnose* einer Kaudakompression kann sich im Einzelfall äußerst schwierig gestalten, da weder die Krankheitsentwicklung noch der klinische Befund verläßliche Hinweise geben. Die Diagnose wird oft erst durch die Laminektomie geklärt. Schon die Abgrenzung des häufigen Bandscheibenprolapses von den selteneren Geschwülsten ist nur mit Vorbehalt möglich. Beim Bandscheibenprolaps ist der akute Beginn bezeichnend, dem jedoch rezidivierende Ischiasbeschwerden oder Rückenschmerzen oft vorausgehen. Demgegenüber beginnen die Kaudageschwülste mehr schleichend und schreiten dann stetig fort, so daß sich die Anamnese mitunter viele Jahre zurückverfolgen läßt. Aber auch bei Diskushernien wird bisweilen ein allmählich zunehmendes Kompressionssyndrom beobachtet. In solchen Fällen finden sich zumeist zystische Veränderungen der Rückenmarkshäute, besonders im Bereich der epidural-perineuralen Wurzeltaschen, die mit erheblicher Eiweißvermehrung im Liquor einhergehen. Ausnahmsweise können Kaudatumoren auch einmal klinisch akut einsetzen.

Bei einem 49jährigen Mann traten etwa 4 Wochen vor der Klinikeinweisung aus voller Gesundheit ohne jegliche Prodrome heftige Schmerzen auf, die vom Kreuz in beide Beine ausstrahlten und sich bei ungeschickten Bewegungen, beim Husten, Pressen, Niesen usw. verstärkten. Innerhalb von 8 Tagen wurden das Gehen und das Stehen wegen zunehmender motorischer Schwäche in den Beinen unmöglich. Gleichzeitig kam es zur Detrusorparese mit Erschwerung beim Wasserlassen und zu einer Hypästhesie im Reithosenbereich. Im lumbalen Liquor zeigte sich bei regelrechtem Zellgehalt eine Eiweißvermehrung von 64 mg%. Die Myelographie ergab einen Stopp in Höhe des 2. Lendenwirbelkörpers. Die Laminektomie brachte ein die Kaudawurzeln umgebendes *Ependymom* zur Darstellung, das entfernt werden konnte (Operation Prof. Dr. KUHLENDAHL, Düsseldorf).

Die Geschwulstbildungen, die auf den oberen Kaudabereich übergreifen, also den Konus mitbeteiligen, sind durch Blasen-Mastdarm-Störungen ausgezeichnet, die bei den üblichen Bandscheibenvorfällen zwischen L 5 und S 1 nur ausnahmsweise gesehen werden. Daß sich auch hieraus keine sicheren differentialdiagnostischen Anhaltspunkte ableiten lassen, mag die folgende Beobachtung zeigen:

Einer unserer Patienten, der als Schmied besonders häufig kleinen Bagatelltraumen der Wirbelsäule ausgesetzt war, hatte seit mehr als 30 Jahren über einen immer wieder rezidivierenden Hexenschuß zu klagen. Beim Aufheben einer Kiste verspürte er einen heftigen Schmerz im Kreuz. Es trat innerhalb einer halben Stunde unter Parästhesien eine Lähmung zunächst des linken, kurz darauf auch des rechten Beines auf. Am folgenden Tag bestand bereits ein komplettes Querschnittssyndrom mit Blasen-Mastdarm-Störungen. Ungeachtet der charakteristischen Anamnese lag der Patient über 8 Wochen in hilflosem Zustand in einem Krankenhaus. Bei der Aufnahme in unsere Klinik fanden wir den Patienten in einem durch Dekubitus und Urosepsis stark heruntergekommenen Zustand, so daß wir schon angesichts des vorhandenen Marasmus und der nach der Vorgeschichte raschen Entwicklung die ab L 5 bestehende schlaffe Querschnittslähmung auf ein Neoplasma mit Metastasenbildung in der Lendenwirbelsäule zurückführen wollten. Jedoch die Diskrepanz zwischen dem eklatanten Liquorbefund (465 mg% Eiweiß) und dem normalen Röntgenbild der Wirbelsäule veranlaßten uns zur Laminektomie, bei der ein riesiger *dorsomedianer Prolaps* der 4. Lendenwirbelbandscheibe gefunden wurde. Trotz erfolgreicher Operation (Prof. Dr. KUHLENDAHL, Düsseldorf) blieb ein Residualsyndrom mit Peronäusschwäche und Parästhesien der Füße sowie Blasen-Mastdarm-Störungen bestehen, weil die Kompression zu lange bestanden hatte.

Es muß mit Nachdruck darauf hingewiesen werden, daß gerade *extradurale Kompressionen eine frühzeitige Operation erfordern.* Sonst kann es vorkommen – und dafür ist der besprochene Fall ein Beispiel –, daß trotz der Entfernung einer gutartigen komprimierenden Geschwulst irreparable Schäden bestehenbleiben. Bei älteren Männern werden **Detrusorparesen** im Gefolge raumfordernder Prozesse im Kauda-Konus-Bereich immer wieder verkannt. Man neigt dazu, im höheren Lebensalter auftretende Austreibungsstörungen beim Wasserlassen einer *Prostatahypertrophie* zur Last zu legen. In mehreren Fällen unseres Krankengutes wurde wegen Harnverhaltung eine Prostataresektion durchgeführt, ohne daß man die geklagten Rückenschmerzen gebührend berücksichtigt hätte. Diese waren aber ebenso wie die Detrusorschwäche Frühsymptome einer Kauda-Konus-Kompression, die bei subtiler Untersuchung ohne weiteres schon früher zu diagnostizieren gewesen wäre.

Bei der Differentialdiagnose zwischen medianem Bandscheibenprolaps und Kaudatumor läßt die Liquorkontrolle meist im Stich, da alle raumfordernden Prozesse dieses Höhenbereiches eine mehr oder minder hochgradige Eiweißvermehrung im Gefolge haben. Liegen größere Tumoren vor, die den Lumbalsack ausfüllen, so erhält man u. U. trotz einer lege artis durchgeführten Lumbalpunktion keinen Liquor, weil die Punktionsnadel innerhalb der Tumormasse liegt (sog. *trockene Punktion*). In solcher Situation muß notfalls einige Etagen höher punktiert werden. Bei hochsitzenden, den Spinalraum ausfüllenden Kaudatumoren gewinnt man infraläsionell zumeist einen erheblich eingedickten Liquor, der oft spontan gerinnt (Nonne-Proin-Syndrom), gelegentlich auch im Punktat Tumorzellen erkennen läßt.

Für die Diagnose entscheidend war der Liquorbefund bei einem 53jährigen Rentner, der schon seit 15–20 Jahren immer wieder über Kreuzschmerzen geklagt hatte. Man hatte seine Schmerzen jedoch als psychogen abgetan, zumal sich röntgenologisch nichts Krankhaftes an der Wirbelsäule feststellen ließ. Im Lauf der Jahre nahmen die Beschwerden langsam, aber stetig zu. Bei der Aufnahme fanden sich schlaffe Paresen mit Blasen-Darm-Störungen, trophische Veränderungen der Haut und Muskelatrophien an den Füßen. Ab L 1 war die Sensibilität deutlich herabgesetzt. Der xanthochrome Liquor enthielt derartig viel Eiweiß, daß er sofort gerann. Das veranlaßte uns zur Laminektomie, bei der sich ein ausgedehnter extramedullärer zystischer Tumor im Bereich von L 1–L 5 fand, der sich histologisch als *Lymphangiom* herausstellte (Operation Prof. Dr. Kuhlendahl, Düsseldorf).

Bei den Cauda-equina-Tumoren kann man gelegentlich auch Remissionen beobachten (15), die zu allen möglichen Überlegungen gegenüber einer lumbosakralen Form der multiplen Sklerose oder gegenüber einem Bandscheibenprolaps, der sich ja auch spontan zurückbilden kann, Anlaß geben. Wie oben schon erwähnt, spricht aber gerade dabei der hohe Eiweißgehalt im Liquor für den Kaudatumor. Bemerkenswert ist das Vorkommen einer Stauungspapille, sogar bei symptomenarmen bzw. bei symptomlosen Kaudatumoren, bei deren Entstehung die Resorptionserschwerung des Liquors in Analogie zu der Beobachtung einer Stauungspapille bei einer Polyneuritis mit dem Guillain-Barré-Strohl-Liquorsyndrom den Ausschlag gibt (16).

Literatur

1 Dawson, G.: A summation technique for the detection of small evoked potentials. Electroenceph. clin. Neurophysiol. 6 (1954) 65

2 Baust, W., A. W. Ilsen, I. Jörg, G. Wambach: Höhenlokalisation bei Rückenmarksquerschnittssyndromen mittels kortikaler Reizantwortpotentiale. Nervenarzt 43 (1972) 292

3 Nittner, K.: Raumbeengende Prozesse im Spinalkanal. In Olivecrona, H., W. Tönnis, W. Krenkel: Handbuch der Neurochirurgie, Bd. II. Springer, Berlin 1972

4 Bodechtel, G., A. Schrader: Die Erkrankungen des Rückenmarkes. In v. Bergmann, G., W. Frey, H. Schwiegk: Handbuch der Inneren Medizin, Bd. II, Springer, Berlin 1953

5 Duus, P.: Neurologisch-topische Diagnostik. Thieme, Stuttgart 1976; 2. Aufl. 1980

6 Hossmann, K. A., J. N. Petrovici: Lokalsymptome des Rükkenmarkes. In Hopf, H. Ch., K. Poeck, H. Schliack: Neurologie in Praxis und Klinik, Bd. I. Thieme, Stuttgart 1983

7 Bannwarth, A.: Zum Liquorsyndrom des Rückenmarktumors. Arch. Psychiat. Nervenheilk. 107 (1938) 61

8 Tönnis, W. G., G. Friedmann, K. Nittner: Zur röntgenologischen Diagnose und Differentialdiagnose der intraspinalen Tumoren. Fortschr. Röntgenstr. 88 (1958) 288

9 Croft, P. B., M. Wilkinson: The incidence of carcinomatous neuromyopathy. Brain 88 (1965) 427

10 Lücking, C. H.: Paraneoplastische Syndrome des Nervensystems. In Schrader, A.: Neuropsychiatrische Krankheitsbilder, 95. Wanderversammlung Südwestdeutscher Neurologen und Psychiater, Baden-Baden. TM Verlag, Bad Oeynhausen 1979

11 Koskoff, Y. D., L. E. Morris, L. G. Lubic: Paraplegia as complication of gout. J. Amer. med. Ass. 152 (1953) 117

12 Jellinger, K., E. Neumayer: Claudication of the spinalcord and cauda equina. In Vinken, J. P., G. W. Bruyn: Handbook of Clinical Neurology, vol. XII. Elsevier, Amsterdam 1972

13 Dressler, F., H. Schliack, S. Wende: Halsmarkangiom mit rezidivierenden Insulten. Dtsch. med. Wschr. 93 (1968) 1852

14a Kunze, K., K. Leitenmaier: Vitamin B 12 deficency and subacute combined degeneration of the spinal cord. In Vinken, J. P., G. W. Bruyn: Handbook of Clinical Neurology, vol. XXVIII. Elsevier, Amsterdam 1976

14b Ross, A., A. Schrader: Ischias-Neurale Muskelatrophie. Zum Krankheitsbild der neuralen Muskelatrophie und hypertrophischen Neuritis. Arch. orthop. Unfall-Chir. 78 (1974) 160

15 Ramee, H., R. Houdart, I. Pecker, H. Pouyanne, M. Salles: Les formes remittentes des tumeurs de la queue des cheval. Presse méd. 73 (1965) 461

16 Dietrich, J., H. Fried, H. J. Hommel: Stauungspapille bei neurologisch symptomlosem Caudatumor. Nervenarzt 34 (1963) 412

17 Kalm, H., K. E. Guttmann: Die spinale Mangeldurchblutung und ihre Folgen. Verh. dtsch. Ges. inn. Med. 72 (1966)

18 Oesterreich, K.: Zur Differentialdiagnose zwischen multipler Sklerose und Rückenmarks- bzw. Hirntumor. Med. Welt 57 (1962) 1685

19 Nonne, M.: Weitere Erfahrungen zum Kapitel der Diagnose von komprimierenden Rückenmarkstumoren. Dtsch. Z. Nervenheilk. 47 (1913) 478

20 Friedmann, G.: Querschnittssyndrom und Myelographie. Nervenarzt 35 (1964) 88

21 Habel, I.: Die Darstellung der Ausdehnung von Raumforderungen im Spinalkanal mittels kombinierter Myelographie mit positiven negativen Kontrastmitteln. Nervenarzt 39 (1968) 413

22 Kuhlendahl, H.: Der thorakale Bandscheibenprolaps als extramedullärer Spinaltumor. Ärztl. Wschr. 6 (1951) 154

23 Kuhlendahl, H., H. Felten: Die chronische Rückenmarksschädigung spinalen Ursprungs. Langenbecks Arch. klin. Chir. 283 (1956) 93

24 Thomalske, G., E. Kaemmerer: Gutartige spinale raumfordernde Prozesse bei alten Menschen. Münch. med. Wschr. 107 (1965) 418

25 Pia, H. W., H. Vogelsang: Neuere Methoden in der Diagnostik spinaler Angiome. Dtsch. med. Wschr. 9 (1966) 173

6 Metabolische und endokrin bedingte Enzephalopathien – dystrophische Prozesse des Zentralnervensystems

Systematik

Von F. Erbslöh †

Die primären Stoffwechselkrankheiten des Menschen gehen ebenso wie die Intoxikationen meist mit neurologischen und psychischen Reiz- und Ausfallserscheinungen einher. Diese beruhen letztlich alle auf Funktionsstörungen des spezifischen neuronalen Parenchyms, also der Nervenzellen mit ihren Dendriten, Axonen, Markscheiden und Synapsen. Dabei spielen humorale und bioelektrische Mechanismen eine bedeutende Rolle. Im Rahmen metabolisch bedingter nervöser Funktionsstörungen können die Strukturen von Parenchym und Glia histologisch weitgehend unversehrt bleiben. In solchen Fällen sprechen wir von einer *vorwiegend funktionellen metabolischen Enzephalopathie.*

Allgemeine Stoffwechselstörungen des Zentralnervensystems, die erhebliche Funktionsstörungen mit sich bringen, ziehen aber doch häufig bei längerem Bestehen *strukturelle Substanzverluste* nach sich, sei es infolge einer kritischen Beeinträchtigung des oxydativen Hirnstoffwechsels mit Nervenzellnekrosen, sei es infolge eines verstärkten Abbaus mit mangelhafter Regeneration der Strukturbausteine („Defizitkatabolismus") (11). Derartige Defekte können mit einer Hirnatrophie einhergehen, die sich im Enzephalogramm als Hydrozephalus darstellen läßt.

Die vorwiegend funktionellen metabolischen Enzephalopathien dürfen nicht mit den *degenerativen Prozessen* gleichgesetzt werden. Wir verstehen unter einer Degeneration einen fortschreitenden, zunächst jeweils nur bestimmte Gewebsbestandteile betreffenden Untergangsprozeß (7). Diesem liegt stets eine Strukturstoffwechselstörung am nervösen Parenchym oder der Glia zugrunde, die das Fortbestehen der Zell- oder Gewebsbestandteile in Frage stellt.

Bei den degenerativen Prozessen gehen die zerebralen Funktionsstörungen entweder mit den morphologischen Veränderungen parallel, oder aber sie folgen dank funktioneller Kompensationsmöglichkeiten den strukturellen Ausfällen erst nach.

Sowohl die erste Gruppe der vorwiegend funktionellen metabolischen Enzephalopathien als auch die zweite Gruppe der degenerativen Prozesse des Zentralnervensystems beruhen demnach auf zerebralen Stoffwechselstörungen und können unter dem Oberbegriff *„metabolische Nervenkrankheiten"* zusammengefaßt werden. Ihnen liegen entweder ererbte, d.h. genbedingte Stoffwechselanomalien oder aber erworbene Stoffwechselstörungen zugrunde. Wir unterscheiden dementsprechend zwischen den *hereditären* bzw. *endogenen* und den *erworbenen* bzw. *exogenen* metabolischen Nervenkrankheiten.

Vorwiegend funktionelle metabolische Enzephalopathien

Unter den vorwiegend funktionellen metabolischen Enzephalopathien sind die **allochthonen** oder **symptomatischen Formen** weitaus am häufigsten. Denn zu ihnen gehört die ganze Fülle der unspezifischen zerebralen Begleitsyndrome innerer Erkrankungen, und zwar nicht nur der internen Stoffwechselleiden.

Die schwersten krisenhaften Entgleisungen des Gehirnstoffwechsels führen zum lebensbedrohenden Koma, das zwar bei Behebung der zugrundeliegenden Stoffwechselkrise vollständig zurückgehen kann, von dem aber auch einmal die eingangs erwähnten Defekte von seiten der grauen und der weißen Substanz zurückbleiben können.

Genbedingte metabolische Enzephalopathien

Es gibt eine große Zahl von verschiedenartigen autochthonen, in der Regel genbedingten metabolischen Enzephalopathien, die mit schweren Funktionsstörungen des Zentralnervensystems einhergehen, aber keine oder nur geringe strukturelle Defekte hinterlassen.

Bei dieser Gruppe bestehen im Hinblick auf die zerebralen Allgemeinsymptome, ihre Ausgestaltung, ihre Verlaufscharakteristik und auch bezüglich des Ausgangs in Defektsyndromen entscheidende Unterschiede, je nachdem ob die Erkrankung im *Erwachsenenalter* oder in der *Jugend,* in der frühen *Kindheit* oder der *Neugeborenenperiode* manifest wird (5).

Die meisten überwiegend funktionellen metabolischen Enzephalopathien auf der Grundlage von **„inborn errors of metabolism“** (angeborene Stoffwechselfehler) (14, 20) manifestieren sich **im frühen Kindesalter.** Zu ihnen gehören die zahlreichen verschiedenartigen genbedingten Stoffwechselanomalien, insbesondere des Aminosäurenstoffwechsels, die von Bickel u. Cleve (3) unter dem Begriff der **metabolischen Schwachsinnsformen** zusammengefaßt worden sind.

Etliche dieser metabolischen Enzephalopathien des frühen Kindesalters sind für eine Behandlung zugänglich. Deshalb kommt alles auf eine frühe Diagnose im Zuge einer „Screening-Untersuchung“ an, bevor die schweren krisenhaften Stoffwechselentgleisungen zu sekundären Hirndefekten geführt haben.

Die **Phenylketonurie** ist die häufigste, zuerst entdeckte (13) und inzwischen bekannteste unter den genbedingten metabolischen Enzephalopathien, die im frühen Kindesalter beginnen. Sie ist auch ätiologisch und pathogenetisch inzwischen weitgehend aufgeklärt und für eine diätetische Spezialbehandlung zugänglich (3).

Im Erwachsenenalter ist die **intermittierende hepatische Porphyrie** die bekannteste endogene, überwiegend funktionelle metabolische Erkrankung des Nervensystems. Bei ihr dominieren eine Hepatopathie und eine mit ihr koordinierte Enzephalomyelo- und Polyneuropathie (10, 30). Auch diese genbedingte Stoffwechselanomalie, die erst im Erwachsenenalter manifest wird, verläuft klinisch unter dem Bild akuter lebensgefährlicher psychoneurovegetativer Allgemeinsyndrome. Diese beruhen auf sekundären Enzymhemmungen, insbesondere in der Leber (Leberkatalase) (30) und im Nervengewebe (25). Werden die krisenhaften Stoffwechselentgleisungen überstanden, so ist eine völlige Restitutio ad integrum möglich. Es können aber auch reversible Entmarkungen und irreversible diffuse, z. T. auch lokal akzentuierte Parenchymausfälle als Defektsyndrom übrigbleiben.

Endogene Psychosen und Epilepsie als metabolische Hirnkrankheiten

Zu den Kardinalsymptomen der vorwiegend funktionellen metabolischen Enzephalopathien gehören *organische Psychosyndrome* und *zerebrale Krampfanfälle.* Es liegt daher nahe, auch bei den endogenen Psychosen (6, 16, 17, 32) einerseits und der erblichen Epilepsie (18) andererseits nach biochemischen Störungen oder gar nach „inborn errors of metabolism“ als letzte Ursachen zu suchen. Die moderne Neurochemie und Neuropharmakologie ermutigen zu solchen Hypothesen.

Die bekannten Beziehungen der Katecholamine und des Serotonins zu den Halluzinogenen einerseits und zu den Antidepressiva andererseits (1, 2, 19) machen es wahrscheinlich, daß die *endogenen Psychosen* in die Gruppe der Stoffwechselkrankheiten des Zentralnervensystems im weiteren Sinne eingereiht werden müssen (Abb. 6.**1**).

Auch die *familiäre Epilepsie* gehört zu den endogenen Funktionsstörungen, deren Ursachen auf dem weiten Feld des Aktionsstoffwechsels im Nervensystem, insbesondere auf dem Gebiet der Regelung der humoralen Vorgänge bei der synaptischen Tätigkeit, zu suchen sind. Als Modell für

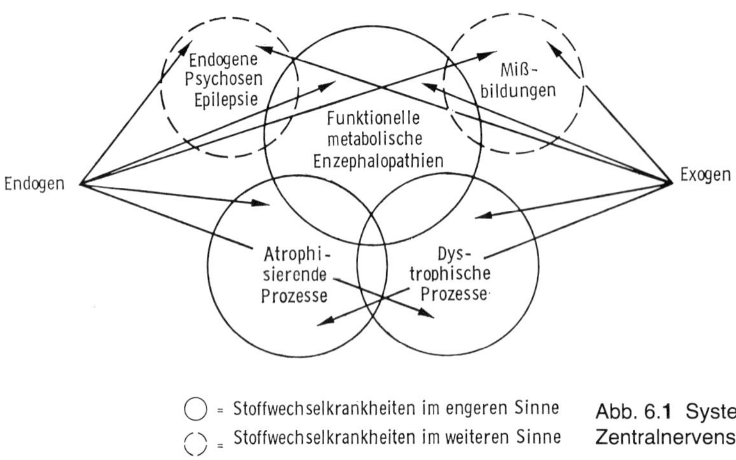

Abb. 6.1 Systematik der Stoffwechselkrankheiten des Zentralnervensystems

diese Vorstellung von der biochemischen Verursachung der Epilepsie im Bereich des synaptischen Feldes bietet sich das zerebrale Anfallsleiden bei Pyridoxin-(Vitamin-B_6-)Mangel an, insbesondere im Rahmen der primären zerebralen Pyridoxinverwertungsstörung im Kindesalter (8, 12).

Degenerative Prozesse

Bei den degenerativen Nervenkrankheiten handelt es sich immer um morphologisch faßbare Prozesse. Sie verlaufen unter dem Bild einer *Dystrophie* der weißen oder der grauen Substanz oder aber als diffuse, systematische oder lokalisierte *progressive Atrophie.*

Dystrophische und atrophisierende Prozesse unterscheiden sich morphologisch, prozeßdynamisch und im Hinblick auf das von ihnen bevorzugte Manifestationsalter. Bei den Dystrophien, die eher zu subakuten und subchronischen Verläufen neigen, sind die destruktiven Erscheinungen am Parenchym und an der Glia mit lebhaften reaktiven Veränderungen, insbesondere von seiten der Astroglia und des Mesenchyms, verknüpft. Für die atrophisierenden Prozesse sind ausgesprochen chronische, schleichend fortschreitende Krankheitsverläufe charakteristisch. Dementsprechend überwiegen regressive Parenchymveränderungen, die keine nennenswerte Gewebsreaktionen nach sich ziehen (28).
Bezüglich des Manifestationsalters gilt die Faustregel, daß bei den dystrophischen Prozessen mehr das Kindes- und Jugendalter, bei den atrophisierenden Prozessen mehr das Erwachsenenalter bis ins Senium betroffen wird.
Bezüglich der *klinisch-anatomischen Korrelation* lehrt die Erfahrung, daß sich klinische Ausfälle und anatomisches Substrat bei den dystrophischen Prozessen weitgehend decken, während bei den atrophisierenden Prozessen der Struktur- und Zelluntergang klinisch lange latent, d. h. funktionell kompensiert zu bleiben pflegt.

Unter den metabolischen Nervenkrankheiten gibt es eine zahlenmäßig kleine Gruppe, bei denen der primäre Stoffwechseldefekt unmittelbar im neuronalen Parenchym oder in der Glia lokalisiert ist. Bei derartigen **autochthonen degenerativen Nervenkrankheiten** kann sich der metabolische Defekt auf das ganze zentrale, periphere und vegetative Nervensystem erstrecken (z. B. Gangliosidosen) oder aber sich auf bestimmte Systeme oder Lokalitäten beschränken (z. B. Parkinson-Krankheit). Der Stoffwechseldefekt kann aber – und das ist häufiger der Fall – neben dem Nervengewebe auch andere Organe und Organsysteme des Körpers mitbefallen (z. B. metachromatische Leukodystrophie).
Die meisten degenerativen Erkrankungen des Nervensystems beruhen aber nicht auf primären Stoffwechselstörungen am Manifestationsort im Nervensystem selbst, sondern werden an das Gehirn- und Rückenmarksgewebe sowie an das periphere somatische und vegetative Nervensystem von außen herangetragen **(allochthone degenerative Nervenkrankheiten).** Primäre Ursache kann dabei einer der vielen inzwischen bekanntgewordenen oder noch unentdeckten Enzymdefekte außerhalb des Nervensystems sein. Es können aber auch erworbene, exogene, meist komplexe Stoffwechselstörungen, Organerkrankungen, Mangelzustände, ja selbst chronische Intoxikationen zugrunde liegen. Weiterhin gibt es metabolische Krankheitsprozesse des Zentralnervensystems, bei deren Entstehung hereditäre und erworbene Organstörungen des Körpers pathogenetisch zusammenwirken. Das wird z. B. bei einigen Großhirnatrophien und dystrophischen Prozessen im Präsenium allgemein angenommen (21).
Differentialdiagnostisch besonders interessant sind diejenigen metabolisch bedingten Nervenkrankheiten, die bei identischer Pathogenese ätiologisch sowohl auf dem Boden einer endogenen Organerkrankung als auch als Folge einer erworbenen Stoffwechselstörung entstehen können. Als klassisches Beispiel hierfür ist die funikuläre Spinalerkrankung zu nennen.

Dystrophische Prozesse

Dystrophische Prozesse betreffen entweder vorwiegend die graue Substanz, oder sie imponieren als primäre Entmarkungsprozesse vorwiegend in der weißen Substanz. Dementsprechend unterscheidet man zwischen Poliodystrophien und Leukodystrophien. Der Befall der grauen Substanz bei den **Poliodystrophien** äußert sich klinisch je nach Lokalisation und Ausdehnung in meist subakutem psychischem Abbau, psychotischen Begleitsymptomen, Persönlichkeitsverfall, zerebralen Anfällen, Hirnwerkzeugstörungen, extrapyramidalen (insbesondere thalamischen) und zerebellaren Störungen sowie Vorderhornausfällen.
Demgegenüber dominiert bei den **Leukodystrophien** neben allgemeinen zerebralen Abbausymptomen vor allen Dingen die pyramidale Spastik bis hin zur Enthirnungsstarre.
Die wichtigste, weil häufigste und therapeutisch angehbare Gruppe der „allochthonen" metabolischen Nervenkrankheiten stellen die **topisch begrenzten dystrophischen Prozesse** dar, die als exogene *„spongiöse Dystrophien"** zusammengefaßt werden können (9). Zu ihnen gehören die funikuläre Spinalerkrankung, die Wernicke-Enzephalopathie, die pontine Myelinolyse, der umschriebene dystrophische Zerfallsprozeß des Balkens (Marchiafava-Bignami-Krankheit) und die diffusen Entmarkungsprozesse im Hemisphärenmark

* Das Adjektiv „spongiös" bezeichnet dabei nur eine histopathologische Gemeinsamkeit hinsichtlich der neuropathologischen Bilder bei den verschiedenen Krankheiten, nämlich die heterogene Bildung lockerer Gewebszerfallsherde (Lückenfeld, Status spongiosus) (29).

bei chronischen Leberkrankheiten. Während bei den genannten Formen der exogenen spongiösen Dystrophien pathogenetische und z. T. auch ätiologische Faktoren bekannt sind, begegnen uns ausgedehntere spongiöse Dystrophien im Präsenium und Senium als Abbauprozesse mit subakutem Verlauf, wie z. B. bei der Creutzfeldt-Jakob-Krankheit, deren Genese noch weitgehend im dunkeln liegt (15).

Die *multifokale Leukoenzephalopathie* wird im Endstadium maligner lymphoretikulärer Systemerkrankungen und karzinomatöser Prozesse gesehen. Sie nimmt als auch neuropathologisch abgrenzbarer dystrophischer Prozeß vermutlich ätiologisch eine Sonderstellung ein. Es ist wahrscheinlich, daß es sich um eine „Slow-virus"-Infektion durch ein noch unbekanntes Agens handelt, wobei die Art des multifokalen dystrophischen Prozesses durch eine infolge des malignen Grundleidens darniederliegende Infektabwehr des Organismus mitbestimmt wird.

Endogene dystrophische Prozesse bevorzugen das Kindes- und Jugendalter. Unter denen, die ausgeprägte *topische Schwerpunkte* bilden, ist die *Wilson-Krankheit* (hepatolentikuläre Degeneration) die bekannteste.

Die *diffusen,* insbesondere die kortikal ausgebreiteten endogenen *dystrophischen Prozesse der grauen Substanz* sind anatomisch meist ebenfalls durch einen Status spongiosus gekennzeichnet. Sie kommen vor allen Dingen im frühen Kindesalter vor und lassen Übergänge zu den endogenen Schwachsinnsformen auf metabolischer Basis erkennen.

Eine letzte Gruppe dystrophischer Prozesse umfaßt die **seltenen familiären autochthonen Dystrophien.** Hierzu rechnen wir die Leukodystrophien mit der Hauptgruppe der familiären diffusen Sklerose und die Poliodystrophien mit den herausragenden Lipoid- und Polysaccharidspeicherkrankheiten. Die *familiäre metachromatische Leukodystrophie* gehört zu den generalisierten dystrophischen Prozessen im Bereich des Markweißes und der peripheren Nerven und ist pathogenetisch zugleich als Lipoidspeicherkrankheit charakterisiert (22).

Es hat sich klinisch bewährt, die Speicherkrankheiten und die Leukodystrophien in einer gemeinsamen Gruppe unter der Bezeichnung seltene familiäre Dystrophien zusammenzufassen. Denn alle hierher gehörigen endogenen Krankheiten sind durch bestimmte kennzeichnende humorale, biochemische oder sonstige körperliche Befunde ausgezeichnet. Dies aber erleichtert, wenn man an die Möglichkeit einer solchen Erkrankung auf Grund des jugendlichen Manifestationsalters und des raschen Fortschreitens der Enzephalopathie überhaupt denkt, die Artdiagnose.

Atrophisierende Prozesse

Die atrophisierenden Prozesse des Zentralnervensystems (28) sind durch einen chronisch-progressiven Verlauf, primäre neuronale bzw. neuroaxonale Degeneration und das Fehlen nennenswerter geweblicher Reaktionen gekennzeichnet.

Spatz (28) und Peters (24) haben diesen Formenkreis von Erkrankungen aufgeteilt in die Gruppe der *diffusen Atrophien* (senile Atrophien und Alzheimer-Krankheit) und die für den Neurologen besonders bedeutsame, weil zahlenmäßig größte Gruppe der *systematischen Atrophien.*

Das Gemeinsame und zugleich Charakteristische der **endogenen progressiven Systematrophien** des Zentralnervensystems ist der disseminierte Untergang von Ganglienzellen bzw. ihrer Axone innerhalb bestimmter funktionell und anatomisch abgrenzbarer Neuronensysteme (elektive Lokalisation). Dabei ist nur ganz ausnahmsweise ein Kerngebiet oder ein Neuronensystem isoliert befallen; doch kommt das vor (z. B. die spinale progressive Muskelatrophie als elektive systematische Degeneration der motorischen Vorderhornzellen). In der Regel gruppieren sich aber um das bevorzugt betroffene System noch weitere, allerdings leichtere Ausfälle in anderen Neuronensystemen nach Art einer kombinierten Systemerkrankung.

Die vier großen *Hauptgruppen der Systematrophien* sind:

1. die *Stirn-* und *Schläfenlappenatrophien* (Pick-Krankheit) mit dem Achsensyndrom Persönlichkeitsabbau und Hirnleistungsstörungen infolge Ausfalls des „basalen Neokortex" (28);
2. die atrophisierenden Prozesse des *extrapyramidalen Systems* im engeren Sinne (Huntington-Chorea und Morbus Parkinson) mit dem Achsensyndrom Dyskinesie und Dystonie;
3. der Formenkreis der *spinopontozerebellaren Atrophien* mit dem Achsensyndrom Ataxie und Hypotonie;
4. die Atrophien des *ersten und zweiten pyramidal-motorischen Neurons* mit dem Achsensymptom motorische Parese („upper and lower motor neuron diseases").

Alle diese Erkrankungen treten nicht nur familiär als sog. Heredodegeneration, sondern auch als **sporadische Systematrophien** auf. Man spricht in solchen Fällen, um nicht zu präjudizieren, von „idiopathischen" Formen. Eng mit diesen verwandt sind exogene Formen von Systematrophien, die im Anschluß an akute Entzündungen mit mehr oder weniger langer Latenzzeit auftreten. Die Beispiele des postenzephalitischen Parkinsonismus und der postpoliomyelitischen nukleären Atrophien (4) lassen an die Entstehung von Systematrophien im Zuge von Virusinfektionen analog den „Slow-virus"-Krankheiten denken. Dies gilt auch für die idiopathische myatrophische Lateralsklerose. In diesem Zusammenhang sind auch die „paraneoplastischen Formen" der systematischen Atrophien im Zentralnervensystem zu erwähnen.

Neben den endogenen, den idiopathischen unbekannter Ätiologie und den als Zweitkrankheit auftretenden Systematrophien gibt es aber auch noch solche, die durch ganz bestimmte äußere Noxen verursacht sind. So vermögen verschiedene chronische Infektionen und Intoxikationen des Zentralnervensystems bestimmte Systematrophien klinisch, ja auch anatomisch weitgehend zu imitieren. Das sind dann die **symptomatischen Formen** (z. B. spinale Muskelatrophie und Bulbärpara-

lyse spezifisch luetischer Genese, symptomatische myatrophische Lateralsklerose nach Triorthokresylphosphatvergiftung usw.).
Die „idiopathischen" primären und sekundären und die symptomatischen systematischen Atrophien sollen im folgenden aus Gründen der Differentialdiagnose jeweils zusammen mit den hereditären Parallelkrankheiten behandelt werden.
Es bestehen enge nosologische Beziehungen zwischen den degenerativen Prozessen und den **Mißbildungen und Mißbildungskrankheiten des Zentralnervensystems** (vgl. Abb. 6.**1**). Diese empirische Feststellung steht nicht im Gegensatz zu der modernen Auffassung, daß den endogenen Systematrophien ebenso wie den Dystrophien letzten Endes ferment- bzw. strukturchemische Defekte nach Art „chemischer Mißbildungen" zugrunde liegen, die je nach den örtlichen Kompensationsmöglichkeiten des Stoffwechsels länger oder kürzer, stets aber nur beschränkte Zeit funktionell und strukturell ausgeglichen werden können. Bei entsprechend früher Dekompensation im Embryonalleben wird eine derartige Zellstoffwechselstörung ebenso wie eine exogene Schädigung notwendig zu Mißbildungen Anlaß geben (7).

Literatur

1 Abood, L. G., J. H. Biel: Anticholinergic psychomimetic agents. Int. Rev. Neurobiol. 4 (1962) 218
2 Axelrod, J.: The fate of catecholamines and the effect of psychoactive drugs. In Martin, G. J., B. Kisch: Enzymes in Mental Health. Lippincott, Philadelphia 1966
3 Bickel, H., H. Cleve: Metabolische Schwachsinnformen. In Becker, P. E.: Humangenetik, Bd. V/2. Thieme, Stuttgart 1967 (S. 206)
4 Bodechtel, G.: Die nucleären Atrophien – ein postpoliomyelitisches Krankheitsbild. Dtsch. Z. Nervenheilk. 158 (1948) 439
5 van Bogaert, Ludo: Maladies nerveuses génétiques d'ordre métabolique. Verlag der Revue médicale de Liège, Lüttich 1962
6 Brune, G.: Biogenetic amines in mental illness. Int. Rev. Neurobiol. 8 (1965) 197
7 Büchner, F.: Allgemeine Pathologie, 5. Aufl. Urban & Schwarzenberg, München 1956
8 Cramer, H.: Die pyridoxinabhängigen Säuglingskrämpfe. Dtsch. med. Wschr. 32 (1962) 1577
9 Erbslöh, F.: Zur Systematik der spongiösen Dystrophien des Nervensystems. In Uehlinger, E.: Handbuch der speziellen pathologischen Anatomie und Histologie, Bd. XIII/2. Springer, Berlin 1958 (S. 1681)
10 Erbslöh, F.: Neurologische Aspekte der akuten Porphyrie. Gastroenterologia (Basel) 97 (1962) 384
11 Erbslöh, F.: Hypoglykämie – die Hypoglykämien. Mkurse ärztl. Fortbild. 10 (1970) 435
12 Erbslöh, F., M. Abel: Deficiency neuropathies. In Vinken, P. J., G. W. Bruyn: Handbook of Clinical Neurology, vol. VII/1. North-Holland, Amsterdam 1970 (p. 581)
13 Fölling, A.: Über die Ausscheidung von Phenylbrenztraubensäure in den Harn als Stoffwechselanomalie in Verbindung mit Imbezillität. Hoppe-Seylers Z. physiol. Chem. 227 (1934) 169
14 Garrod, A. E.: Inborn Errors of Metabolism. Frowde, London 1909
15 Guazzi, G. L., F. Seitelberger: Symposium über präsenile spongiöse Encephalopathien. Springer, Berlin 1967
16 Hayashi, T.: Gamma-aminobutyric acid and its derivatives in mental health. In Martin, G. J., B. Kisch: Enzymes in Mental Health. Lippincott, Philadelphia 1966
17 Heath, R. G.: Schizophrenia: Studies of pathogenesis. In: Biologie und Klinik des Zentralnervensystems. Sandoz, Basel 1967 (S. 189)
18 Hillmann, H.: Chemical basis of epilepsy. Lancet 1970/II, 23
19 Hoffer, A.: Enzymology of hallucinogens. In Martin, G. J., B. Kisch: Enzymes in Mental Health. Lippincott, Philadelphia 1966
20 Hsia, D. Y.: Inborn Errors of Metabolism. Yearbook Medical Publishers, Chicago 1959
21 Jacob, H.: Differentialdiagnose perniciöser Involutionspsychosen, praeseniler Psychosen und Psychosen bei Involutionspellagra. Arch. Psychiat. Nervenkr. 201 (1960) 17
22 Jatzkewitz, H.: Die Leukodystrophie, Typ Scholz (metachromatische Form der diffusen Sklerose) als Sphyngolipoidose. Hoppe-Seylers Z. physiol. Chem. 318 (1960) 265
23 Menkes, J. H., G. G. Eliasson, B. W. Agranoff: Slow viruses and inborn metabolic errors. Arch. Neurol. (Chic.) 21 (1969) 645
24 Peters, G.: Klinische Neuropathologie, 2. Aufl. Thieme, Stuttgart 1970
25 Price, J. M., R. R. Brown, H. A. Peters: Tryptophanmetabolism in porphyria, schizophrenia and a variety of neurological and psychiatrics diseases. Neurology (Minneap.) 9 (1959) 456
26 Roberts, E., J. Wein, D. G. Simonson: γ-aminobutyric acid (GA-BA), vitamin B_6 and neuronal function. Vitam. and Horm. 22 (1964) 530
27 Seitelberger, F.: Allgemeine Neuropathologie der Alterns- und Aufbrauchkrankheiten des Gehirns. Verh. dtsch. Ges. Path. 52 (1968) 32
28 Spatz, H.: Die „systematischen Atrophien". Arch. Psychiat. Nervenkr. 108 (1938) 1
29 Spielmeyer, W.: Histopathologie des Nervensystems. I. Allgemeiner Teil. Springer, Berlin 1922
30 Stich, W.: Neue Ergebnisse über Porphyrie-Stoffwechsel und Porphyriekrankheiten. Klin. Wschr. 37 (1959) 681
31 Vogt, C., O. Vogt: Sitz und Wesen der Krankheiten im Lichte der topistischen Hirnforschung und des Variierens der Tiere. Bd. I/II. Barth, Leipzig 1937/1938
32 Woolley, D. W.: Serotonin and schizophrenia. In Martin, G. J., B. Kisch: Enzymes in Mental Health. Lippincott, Philadelphia 1966

Metabolische Enzephalopathien

Von F. Erbslöh †, K. Kunze und U. Gottstein

Zerebrale Allgemeinsyndrome

Bewußtseinsstörungen

Stoffwechselentgleisungen des Organismus treffen durch Vermittlung des in seiner chemischen Zusammensetzung an anorganischen und organischen Substanzen veränderten Blutes immer das ganze Nervensystem, also Gehirn, Rückenmark, periphere Nerven und vegetative Peripherie, wenn auch nicht überall mit gleicher Intensität. Am leichtesten wird dabei der zerebrale Funktionsstoffwechsel beeinträchtigt (Abb. 6.**2**). Seine Störungen äußern sich klinisch in zerebralen Allgemeinsyndromen. Deren schwerste Form ist das tiefe Koma mit Bewußtlosigkeit, Areflexie und Verlust zahlreicher zentralnervöser motorischer Reaktionen: „Alle kinetischen Melodien sind zum Schweigen gebracht" (168).

Den komatösen Zuständen gehen in mehr oder weniger rascher Abfolge verschiedene Stufen der Beeinträchtigung der psychischen Leistungsfähigkeit einerseits voran (74).

Das Bewußtsein im weiteren Sinne läßt neben der polaren Bewußtseinsdynamik parallel zur Schlaf-Wach-Skala (Bewußtsein im engeren Sinne) eine insgesamt spezifisch menschliche, der Selbstvergegenwärtigung dienende Bewußtseinskomponente erkennen (186). Allgemeine zerebrale Funktionsstörungen berühren daher ohne Störungen des Wachbewußtseins bereits die hochdifferenzierten speziellen psychischen Funktionen wie Wahrnehmung und Auffassung, Merkfähigkeit, Kurzzeitgedächtnis, Langzeitgedächtnis, Orientierung, affektives Verhalten, Antrieb, Denkleistungen, welche in den Bereich dieser spezifisch menschlichen Bewußtseinskomponenten gehören. Auch einzelne zerebrale Allgemeinsymptome, wie z.B. Wahrnehmungsstörungen oder Episoden mit vollständiger Amnesie, kommen vor (47, 158). Sie sind Bestandteil der **exogenen Psychosen.**

Insbesondere werden vor Eintritt des eigentlichen Bewußtseinsverlustes psychische **Durchgangssyndrome** – nämlich auf dem Wege zur Bewußtseinsstörung und aus ihr heraus – durchschritten,

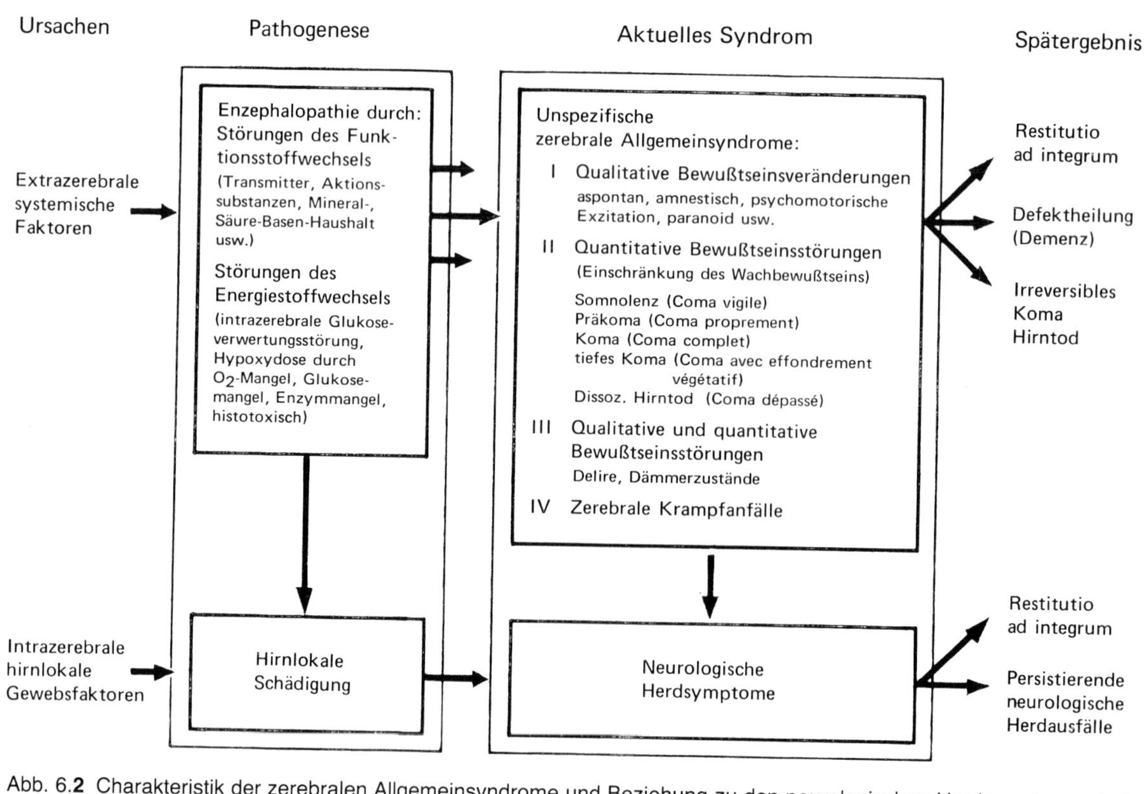

Abb. 6.**2** Charakteristik der zerebralen Allgemeinsyndrome und Beziehung zu den neurologischen Herdsymptomen bei exogenen metabolischen Enzephalopathien

mit Konzentrations-, Merkfähigkeits- und Gedächtnisstörungen, Orientierungserschwerungen, Beeinträchtigung von Reaktionsvermögen und Antrieb und auch mit produktiven psychotischen Phänomenen und psychomotorischen Exzitationen (179–181).
Schon in dieser frühen Durchgangsphase der exogenen Psychosen mit qualitativ verändertem Bewußtsein treten aber häufig auch *neurologische Symptome,* und zwar vor allem sensorische, sensible, neuromuskuläre und vegetative Reizerscheinungen wwie Hyperakusis, Lichtempfindlichkeit, Muskelfaszikulieren, Parästhesien, Schmerzen, Nausea, Schwindel, vasomotorische und sudomotorische Störungen mit vegetativer, insbesondere den Kreislauf betreffenden Labilität in Erscheinung.

Eine besondere Form der leichten endogenen Psychose, die weniger flüchtig ist als die Durchgangssyndrome, ist das Psychosyndrom von Bleuler (11) mit Störungen der Stimmung, des Antriebs und der intellektuellen Leistungsfähigkeit, das vor allen Dingen bei endokrinen Krankheitsbildern (Erkrankungen der Schilddrüse, Nebennieren, Gonaden) vorkommt.

Schwere Formen der exogenen oder „körperlich begründeten" **Psychosen** (17) gehen mit Amnesie, Desorientiertheit, Verwirrtheitszuständen, hochgradiger psychomotorischer Unruhe und Halluzinosen einher (147, 30, 11).
Neurologisch können in diesem Stadium der zerebralen Allgemeinsyndrome ganz differenzierte motorische Exzitationsphänomene wie Myoklonien, Springzuckungen, Streckautomatismen, aber auch fokale und generalisierte zerebrale Krampfanfälle hervortreten.
Diese nach Eintrittszeit, Intensität und Verweildauer, aber auch qualitativ symptomatisch höchst mannigfaltig ausgestalteten **psychoneurovegetativen Allgemeinsyndrome** sind bei allen Stoffwechselstörungen des Gehirns ein wichtiges Warnsignal für eine drohende oder unmittelbar bevorstehende Dekompensation der Hirntätigkeit (162), die dann unter dem *Leitsymptom Bewußtseinsstörung* im engeren Sinne und den sie begleitenden neurologischen und psychischen Reiz- und Ausfallserscheinungen in kürzester Zeit bis ins tiefe Koma führen kann.
Schon in den psychotischen Stufen der zerebralen Allgemeinsyndrome kommt es häufig über eine zunehmende Schläfrigkeit bereits zur Beeinträchtigung des Wachbewußtseins. Wir nähern uns über Somnolenz und Stupor dem Präkoma. Fischgold u. Mathis (47a) haben die **komatösen Bewußtseinsstörungen** nach klinischen und elektroenzephalographischen Kriterien in vier Stadien eingeteilt:
1. das *„Coma vigile"* (Somnolenzphase) mit Erweckbarkeit und dann sinnvollen koordinierten Reaktionen auf Anruf und Schmerzreize;
2. das *„Coma proprement"* (Präkoma) mit unkoordinierter Reaktion in Form ungezielter Abwehrbewegungen und motorischer Unruhe auf Schmerzreize;
3. das *„Coma complet"* (Koma) mit Verschwinden der Kornealreflexe, der Pupillenreaktionen auf Licht, dem Auftreten von Fragmenten der Enthirnungsstarre und dem schließlichen Verschwinden der Eigenreflexe;
4. das *„Coma avec effondrement végétatif"* (sehr tiefes Koma) mit Zusammenbruch der spontanen Atmung und Auftreten eines Nullinien-EEG.
Es schließt sich bei entsprechend beatmeten und reanimierten Patienten das von Mollaret (108) definierte
5. *„Coma dépassé",* das „überschrittene" Koma, an, bei welchem ausgedehnte irreversible zerebrale Parenchymschäden zum Erlöschen der vitalen zentralnervösen Regulationen geführt haben und bei dem eine echte Wiederbelebungschance dementsprechend nicht mehr besteht (dissoziierter Hirntod). Es ist immer mit einem tamponierenden Hirnödem und intrazerebralem Kreislaufstillstand verbunden, dem später ein zentrales Kreislaufversagen mit schließlichem Herzstillstand nachfolgt.

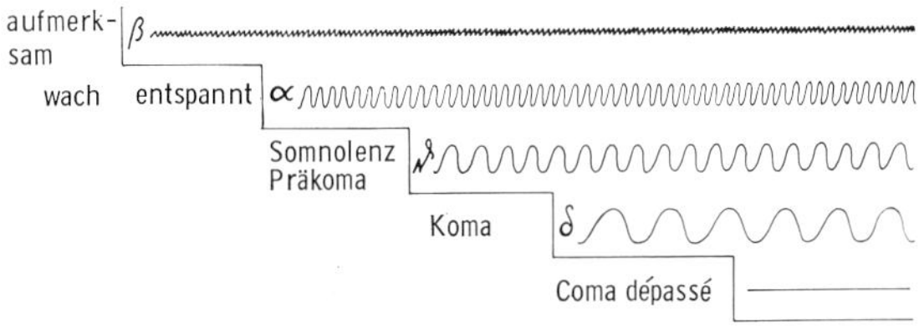

Abb. 6.**3** Abnehmende Frequenzen der Wellenproduktion im EEG bei den verschiedenen Stufen quantitativer Bewußtseinsstörungen (Schema)

Im *Elektroenzephalogramm* geht mit der stufenweisen Dekompensation der Hirntätigkeit im Koma eine fortschreitende Verlangsamung mit Auftreten von Theta- und Deltawellen parallel (Abb. 6.**3**). Häufig sind auch steile Wellen und andere Graphoelemente während der reversiblen Komastufen vorhanden, die eine gesteigerte Krampfbereitschaft des Gehirns anzeigen. Bei der Rückbildung der Komata auf dem Wege der verschiedenen Stufen der zerebralen Allgemeinsyndrome wird diese EEG-Reihe wieder rückläufig bis zur Ausbildung eines normalen Alpharhythmus durchschritten (s. S. 6.11, Abb. 6.**6**).

Zerebrale Allgemeinsyndrome vom Durchgangssyndrom über die exogene Psychose bis in die Komata hinein beruhen immer auf komplexen **Störungen des zerebralen Funktionsstoffwechsels.** Sie gehen dementsprechend mit neurophysiologischen Veränderungen der neuronalen Reizbarkeit, der Erregungsausbreitung und der synaptischen Erregungsübertragung einher. Anhaltende Funktionsstoffwechselstörungen ziehen meist auch Veränderungen im Strukturstoffwechsel mit der

Stufe	Bezeichnung (Nach Himwich)	Bewußtseinslage	Hauptsymptome	Rückbildungsfähigkeit
I	kortikale Phase ↓	Verlangsamung Benommenheit ↓	psychische Veränderung, psychotische, evtl. Herdstörungen	voll reversibel ↓
		Somnolenz ↓	Schweißausbruch Blutdruckanstieg Tachykardie	
II	subkortikale Phase ↓	Sopor ↓	motorische Reizerscheinungen (Schnalzen, Schmecken etc.) allgemeine Exzitation	
		Bewußtlosigkeit ↓	selten: zerebrale Anfälle	bis auf subtile Krampfschäden reversibel ↓
III	mesenzephale Phase ↓	Koma ↓	tonische Krämpfe Torsionsspasmen Streckstarre der Beine Beugungskrampf der Arme Kornealreflexe etc. ∅	weitgehend reversibel ↓
IV	pontine Phase ↓		Enthirnungsstarre (allgemeine Streckstarre mit Spontan-Babinski-Reflex)	beginnende irreversible Schädigung ↓
V	medulläre Phase ↓	meist nicht mehr erweckbar ↓	allgemeine nervöse Unerregbarkeit und Atonie Bradykardie flache Atmung	schwere irreversible Hirnschäden ↓
			Tod an Atemlähmung	

Abb. 6.**4** Zerebrale Funktionsstörungen, Bewußtseinslage und Reversibilität bei Insulinhypoglykämie (aus *Himwich* [1951])

schließlichen Folge eines „Defizitkatabolismus" nach sich (41, 148). Das läßt sich am Beispiel der zerebralen Hypoglykämiefolgen am besten zeigen (Abb. 6.**4**).

Differentialdiagnostisches Programm – Hinweisende Symptome

Die wichtigsten und dringlichsten differentialdiagnostischen Fragen, vor denen wir angesichts eines akuten zerebralen Allgemeinsyndroms mit seinen begleitenden vegetativen Reaktionen immer stehen – in welchem Stadium es im Einzelfalle sich auch befinden mag, ob es langsam oder rasch anläuft oder abklingt, ob es zum Koma führt oder bereits vorher umkehrt –, sind schon aus Gründen einer möglichst frühzeitig einsetzenden gezielten Therapie immer die gleichen:

1. Ist das zerebrale Allgemeinsyndrom die Begleit- oder Folgeerscheinung eines primären zerebralen bzw. intrakraniellen Prozesses (Enzephalopathie oder Enzephalitis [Abb. 6.**5**], speziell: Tumor, Blutung, Hirninfarkt, sonstige primäre zerebrale Zirkulationsstörungen, Abszeß, Enzephalitis, Meningitis u.a.m.)?
2. Ist dieser Primärprozeß einer sofortigen gezielten, womöglich kausalen Therapie zugänglich? Wenn ja, ist eine neurochirurgische Intervention erforderlich und wann?
3. Beruht das zerebrale Allgemeinsyndrom auf einem Versagen der Sauerstoffversorgung des Gehirns (Schock, Kollaps, Herzversagen, Herzrhythmusstörungen, pulmonale Ventilations-, Verteilungs- oder Diffusionsstörungen, Hyperkapnie, respiratorische Azidose, schwere Anämien u.a.m.)?
4. Handelt es sich um ein metabolisch bedingtes Versagen des zerebralen Funktionsstoffwechsels? Wenn ja, auf welcher Basis (endogen, exogen; interne Komata, Hyper- und Hypoglykämie, Störungen des Säure-Basen-, Wasser- und Mineralhaushaltes)?

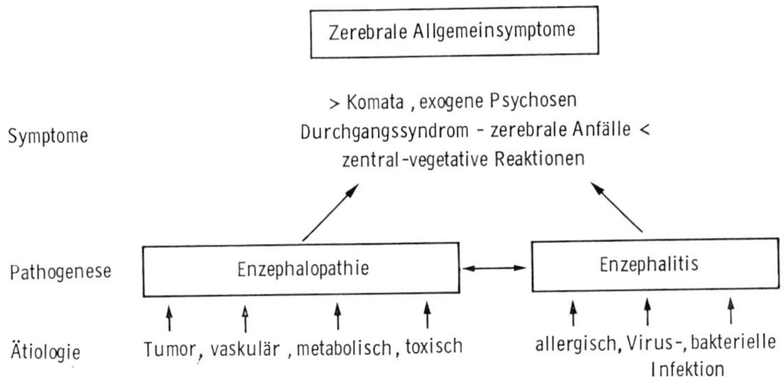

Abb. 6.5 Pathogenese und Ätiologie der zerebralen Allgemeinsyndrome

5. Handelt es sich um eine äußere Vergiftung und um welche?
Handelt es sich um ein Entziehungsdelir (z. B. Alkohol, Opiate)?
6. Bestehen Anhaltspunkte für eine Summation von mehreren Noxen, die zusammen das Versagen des zerebralen Funktions-, ggf. auch des Energiestoffwechsels verursacht haben?
7. Wird das zerebrale Allgemeinsyndrom durch sekundäre Störungen von Atmung, Kreislauf und Stoffwechsel prolongiert, unterhalten oder gar deletär verschlimmert?

Wegen der Dringlichkeit einer Beantwortung dieser Fragen schon auf der ersten Stufe der Differentialdiagnostik kommt es darauf an, die besonderen neurologischen und psychischen Symptome sowie körperliche Befunde jedes einzelnen Falles in der Abfolge ihrer Entstehung sorgfältig aufzunehmen und dann in Verbindung mit dem klinischen Gesamtbild, Krankheitsverlauf und den objektiven anamnestischen Angaben auszuwerten.

Dabei wird es wiederum auf die Kenntnis und die diagnostische Berücksichtigung der auf bestimmte Komaursachen *hinweisenden* oder für sie *kennzeichnenden Symptome* ankommen. Auf dem Hintergrund der Beeinträchtigung und Verlangsamung der zerebralen Leistungen bestimmen besonders Art und Intensität der neurologischen und psychomotorischen **Exzitationssymptome** das jeweilige Krankheitsbild: Zentrale, insbesondere motorische Reizerscheinungen, also Myoklonien, Jaktationen, bis hin zum zerebralen Krampfanfall dominieren z. B. beim akuten Sauerstoffmangel und beim psychoneurovegetativen *Hypoglykämiesyndrom* und lassen dessen differentialdiagnostische Unterscheidung zu, z. B. vom *diabetischen Präkoma* und *Koma*. Ähnlich wie bei der Hypoglykämie und bei anderen Formen einer metabolisch verursachten Membranstörung führen auch die meisten Narkoseformen erst über ein kurzes Exzitationsstadium zum Zusammenbruch der Membranfunktionen mit Unerregbarkeit (33).

Beim *Coma hepaticum* und *uraemicum* treten als Exzitationsphänomene besonders Faszikulationen, Myoklonien und Tremores deutlich in Erscheinung; doch hängt das Durchschlagen von zentralmotorischen Reizerscheinungen bis zu eklamptischen Anfällen bei der Urämie nicht allein von dem Auftreten von Extrablutdrucksteigerungen mit entsprechender Reaktion der Hirngefäße im Sinne des Bayliss-Effekts und Erhöhung des zerebralen Gefäßwiderstandes und Auftreten eines Hirnödems ab, sondern u. a. auch von kardialen Komplikationen und vor allem vom Grad der Wasser- und Natriumretention oder der Hypokalzämie (171).

Beim schlaffen oder **stillen Koma** mit Areflexie beim dekompensierten Urämiker oder Diabetiker verhüten Azidose, Hyperosmolarität und Hypokaliämie als Faktoren, welche die zentral-nervöse und neuromuskuläre Erregbarkeit herabsetzen, derartige zentrale und peripher-neurologische Reizerscheinungen.

Das besondere Bild eines komatösen Patienten mit reaktionslosen Pupillen, fehlenden Kornealreflexen und dem exzitatorischen **Dezerebrationssyndrom,** nämlich Trismus und Streckautomatismen aller Extremitäten mit beiderseitigem Spontan-Babinski-Reflex – am besten auszulösen durch Schmerzreize über dem Sternum –, zeigt eine tiefgehende zerebrale Schädigung an. Es tritt in der Endphase metabolischer Komata, besonders aber immer dann auf, wenn es im Rahmen einer Hirnvolumenzunahme zur subtentoriellen Kompression mit Gefäßstörungen im Hirnstamm kommt (52). Bei diesem Zustandsbild sind besonders die **vegetativen Krisensymptome** (Hyperthermie, Maschinenatmung, Tachykardie, parenchymatöse Blutungen – diese sind Folge eines zerebral ausgelösten Schocksyndroms in den verschiedenen Organen, insbesondere im Magen-Darm-Trakt) – gefürchtet. Das Syndrom der **Enthirnungsstarre** geht dem finalen Zusammenbruch der bulbospinalen Automatismen und dem Erlöschen der Reflextätigkeit voraus.

Bei jeder Form und Stufe der zerebralen Allgemeinreaktionen muß differentialdiagnostisch ein Hirntumor oder sonstiger intrakranieller raumfordernder Prozeß ausgeschlosen werden. Durchgangssyndrome und spezielle psychotische Krankheitsbilder, Antriebsstörungen, Verlangsamung, Denkstörungen sind ein häufiges Frühsymptom

des Hirntumors. Fehlt eine Stauungspapille oder ist sie vorhanden, so besagt das allein noch nichts Entscheidendes für oder gegen die Diagnose Hirntumor.
Auch eine dekompensierte Hochdruckenzephalopathie und bestimmte intrakranielle Gefäßverschlüsse (insbesondere Karotissiphonverschluß, Verschluß der A. cerebri media) führen auf dem Umwege über Hirnödem und Hirndruck zum Einklemmungs- und Dezerebrationssyndrom mit ihren motorischen und vegetativen lebensbedrohlichen Begleiterscheinungen. Die symptomatischen und primären metabolischen Enzephalopathien lassen demgegenüber eine dominierende Herdsymptomatik von seiten einer Hemisphäre in der Regel vermissen.
Die gruppendiagnostische Unterscheidung zwischen Enzephalopathien und Enzephalitiden gehört, rein neurologisch gesehen, zu den schwierigsten differentialdiagnostischen Fragen.
Ein *akuter Beginn* mit Fieber, Erbrechen, Kopfschmerzen und Nackensteife im Anschluß an ein Prodromalstadium spricht für eine Meningitis oder Enzephalitis und gestattet meist eine Abgrenzung von metabolischen Enzephalopathien. Die zuletzt genannten Initialsymptome kennzeichnen jedoch auch das akute Leberkoma. Die früher außerordentlich große Schwierigkeit, das akute Leberzerfallskoma ohne Ikterus von einer Panenzephalitis mit foudroyantem Verlauf zu unterscheiden, ist erst durch die *moderne Enzymdiagnostik* behoben worden. Diese ergibt bei dem akuten Leberzerfallskoma massive Anstiege, insbesondere der Glutamat-Pyruvat-Transaminase (GPT) und der Glutamat-Oxalazetat-Transaminase (GOT).
Allerdings finden sich leichte Anstiege der GPT und GOT, insbesondere aber auch der Laktat-Dehydrogenase (LDH) und der Kreatin-Phosphokinase (CPK) auch als unspezifische Begleiterscheinungen zerebraler Allgemeinreaktionen anderer Genese häufig.
Sämtliche Stufen, Formen und Ausgestaltungen zerebraler Allgemeinsyndrome mit ihren vegetativen Reaktionen, vom Durchgangssyndrom über die exogenen Psychosen und die zerebralen Anfälle bis zu den komatösen Zustandsbildern, können auch durch äußere, akute und subakute, selbst chronische **Vergiftungen** hervorgerufen werden. Die differentialdiagnostische Aufgabe liegt dabei nicht nur in der ätiologischen Unterscheidung der analogen Auswirkungen endogener und exogener Intoxikationen, sondern man muß auch mit der Möglichkeit schwerer krisenhafter **Störungen** des Hirnmetabolismus **bei der Entziehung** von Medikamenten und Giften rechnen (Schmerzmittel, Schlafmittel, Opiate, Alkoholabusus). Die Entziehungssituation löst dabei häufiger delirante Psychosen mit Unruhe, Hyperkinesen und vor allem optische Halluzinationen aus (*Entziehungsdelir*), die eine eingehende psychiatrische Analyse erforderlich machen.
Ähnlich komplex wie die Entstehung des Entziehungsdelirs ist die Pathogenese bei akuten zerebralen Allgemeinsyndromen, die als **Summationseffekte von intern-metabolischen und medikamentös-toxischen Ursachen** zustande kommen. Man denke etwa an die Auslösung exogener Psychosen und Stupores durch Barbiturate oder Opiate bei Leber- oder Nierenkranken. Akute zerebrale Allgemeinsyndrome werden auch bei Kranken mit diffuser zerebrovaskulärer Insuffizienz nicht selten durch die vom Arzt verordneten Beruhigungspillen ausgelöst. Das folgende Beispiel ist besonders geeignet, eine metabolische Enzephalopathie infolge eines Summationsschadens im Ablauf der klinischen Zustandsbilder und korreliert mit den EEG-Befunden zu demonstrieren.

Der 38jährige Musikant K. leidet seit 5 Jahren an einem schweren *Diabetes mellitus*. Als unverheirateter Caféhausmusikant führt er ein unstetes Leben, trinkt gern, ißt unregelmäßig, soll jedoch die Insulininjektionen sehr gewissenhaft vorgenommen haben. Offenbar ist es deswegen häufig zu *hypoglykämischen Zuständen* gekommen. Es sei nämlich durchaus üblich gewesen, daß er des Abends, mitunter mehrmals, während des Musizierens Benommenheitszustände durchgemacht und dabei die Zugposaune oder das Saxophon vom Munde genommen habe. Diese Geste und der dann folgende lallende Hilferuf an seine Kollegen führte jeweils dazu, daß diese ihm einige Stückchen Würfelzucker in den Mund schoben und er nachher weitermusizieren konnte.
Nach einer durchzechten Nacht ohne Nahrungsaufnahme und nach der üblichen morgendlichen Injektion von 60 IE Komb-Insulin wird K. am Abend des gleichen Tages inmitten erbrochener Speisereste tief komatös in seinem Zimmer aufgefunden. In einem auswärtigen Krankenhaus wird das *prolongierte hypoglykämische Koma* sofort erkannt und behandelt. Der Blutzuckerwert beträgt 25 mg/100 ml, außerdem besteht eine *Hypokaliämie*. Trotz Dauertropfinfusionen mit hochprozentiger Traubenzuckerlösung und Kaliumzufuhr bleibt der Patient tief bewußtlos. Die Hoffnung auf Rekonvaleszenz und Rückbildung unter dieser Behandlung wird nach 10tägigem Verlauf aufgegeben. Man entschließt sich zur Verlegung auf die Intensivstation der neurologischen Klinik.
Hier bietet der Patient als spezielle Ausgestaltung eines schweren zerebralen Allgemeinsyndroms das typische Bild eines akinetischen, mutistischen, negativistischen *Stupors*. Bei jeder Berührung kommt es zu massivem Gegenhalten. Irgendwelche geordneten Bewegungsabläufe werden auch auf Reize hin nicht ausgeführt. Beim Bestreichen der Fußsohlen kommt es zu übersteigerten Verkürzungsreflexen. Dabei lassen sich Paresen der Fußheber nachweisen. Elektromyographisch findet sich eine nach distal zunehmende neurogene Schädigung mit positiven und biphasischen Denervationspotentialen.
Die motorische Nervenleitungsgeschwindigkeit ist an den oberen und unteren Gliedmaßen verlängert. Es liegt also zusätzlich eine *Polyneuropathie* vor.

Die Hirnstromkurve zeigt eine Allgemeinveränderung mittleren Grades mit erheblicher Verlangsamung (Abb. 6.**6**).
Im Laufe der folgenden Wochen stellen sich im Zuge der Rückbildung allmählich motorische Schablonen als Ausdruck einer beginnenden motorischen Reintegration ein. Sie bestehen in stereotypen Grimassen und vor allen Dingen in automatischen Bewegungsabläufen in Form eines Wegwendens des Kopfes sowie eines Streichens über die Haare mit der linken Hand auf Anruf und auf alle üblichen sensorischen und sensiblen Reize hin. Das Gegenhalten verstärkt sich.
Im Lauf einer 6monatigen Behandlung geht der mutistische Stupor in das Bild einer *Korsakow-Psychose* mit allseitiger Desorientiertheit über und mündet in eine *Demenz* mittleren Grades ein. Im Lauf der mehrmonatigen stationären Behandlung läßt aber auch diese noch eine weitere Rückbildungstendenz erkennen. Als auffälliges neurologisches Residuum bleiben eine Neigung zu Stereotypien und eine merkwürdige monoton-dysarthrische Sprache. Parallel mit der klinischen Rückbildung der zerebralen Allgemeinreaktionen und dem Hervortreten eines Defektsyndroms findet sich im täglich abgeleiteten EEG eine allmähliche Rückbildung auf einen monomorphen 5–6/Sek.-Thetarhythmus. Nach weiteren Wochen kehrt der physiologische 9–10/Sek.-Alpharhythmus wieder. Zu keiner Zeit läßt sich eine herdförmige Abänderung der Rindentätigkeit nachweisen (Abb. 6.**6**).
Die katamnestische Untersuchung 18 Monate später bestätigt das *Defektsyndrom mit Demenz* mittleren Grades, Minutengedächtnis, Wortschatzverarmung, Antriebsminderung, erheblicher räumlicher Desorientiertheit. Letztere macht es im Zusammenhang mit der hochgradigen Merkschwäche dem Patienten unmöglich, von dem 150 m von seiner Wohnung gelegenen Supermarkt ohne Begleitung nach Hause zu gelangen oder sich in seiner kleinen Heimatstadt zurechtzufinden. Die Demenz verbirgt sich hinter einer unverbindlich freundlichen, höflichen Fassade mit schablonenhaften Verhaltensweisen.
Die *Diagnosen* lauten: schwerer juveniler Diabetes mellitus mit diabetischem Spätsyndrom. Rezidivierende Insulinhypoglykämie mit schließlich schwerem prolongiertem hypoglykämischem Koma. Posthypoglykämischer Zerebralschaden mit Demenz. Zerebrale Summationsschädigung bei zusätzlichem chronischem Alkoholismus und florider Leberzirrhose. Kombinierte diabetische und posthypoglykämische Polyneuropathie.

Bei diesem schweren und anhaltenden zentralen und peripheren Summationsschaden, welcher aus dem tiefen prolongierten Koma über das Bild des akinetischen Stupors und die Korsakow-Psychose schließlich in einen **dementiellen Defektzustand** einmündete, handelt es sich nicht um einen Einzelfall (41, 87).
Besonders eindrucksvoll ist die Gegenüberstellung der EEG-Veränderungen und der sich rückbildenden zerebralen Allgemeinreaktionen. Dabei kommt es trotz verbleibenden Defektzustandes mit Hirnatrophie zu einer Normalisierung des EEG nach Ablauf eines halben Jahres (Abb. 6.**6**).

Verlaufsformen

Die Verlaufscharakteristik zerebraler Allgemeinsyndrome ist differentialdiagnostisch ebenfalls von großer Bedeutung. Bei den schweren **akuten metabolischen Enzephalopathien** hängt der Verlauf einmal davon ab, ob es überhaupt gelingt, die Stoffwechselkrise mit der Anreicherung toxischer

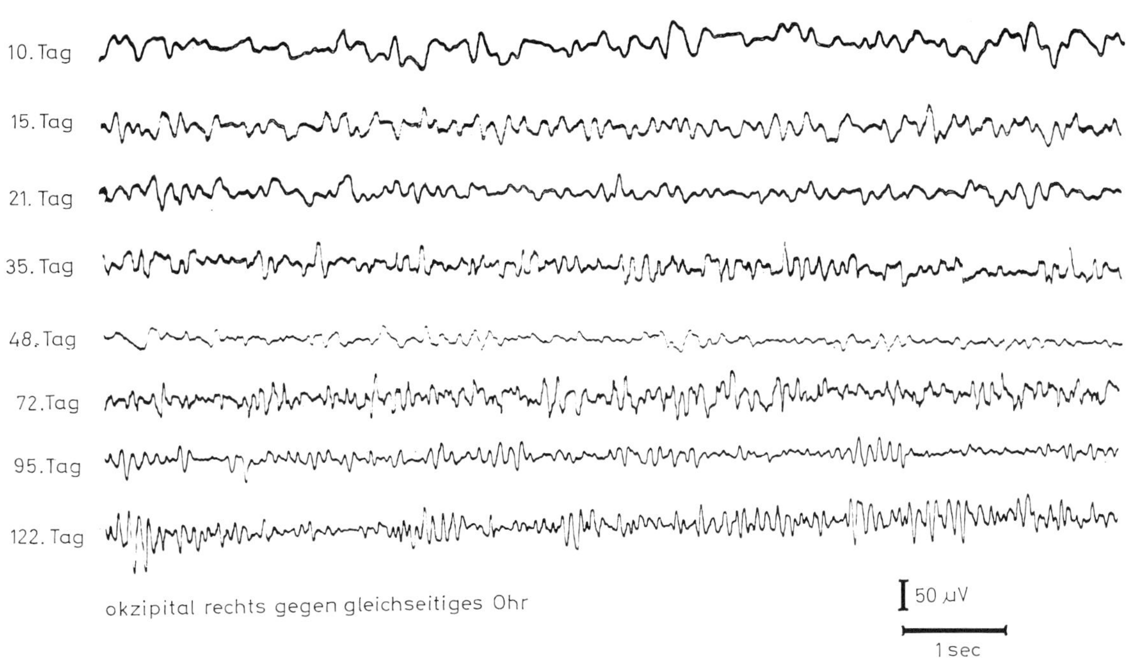

Abb. 6.**6** EEG-Verlaufskontrolle bei metabolischer Enzephalopathie: allmähliche Rückbildung der schweren Allgemeinveränderung über Delta- und Thetawellen bis zum normalen Alpharhythmus

Metaboliten, den sekundären Störungen des Säure-Basen- und Mineralhaushaltes sowie davon abhängigen Hemmungen enzymatischer Reaktionen zu unterbrechen. Das ist die Voraussetzung für eine allmähliche Wiederherstellung des zerebralen Stoffwechselgleichgewichtes. Gelingt die Durchbrechung der zerebralen Stoffwechselkrise mit ihren sekundären Komplikationen nicht, so ist ein tödlicher Verlauf des Komas mit Versagen der zentralen Kreislaufreaktionen zu befürchten. Gelingt die Durchbrechung zwar noch, aber spät, so können sich chronische Enzephalopathien zwar über Monate hinziehen, sich aber immer noch weitgehend zurückbilden. Auch Dauerschäden am Hirnparenchym können dann als zerebrale Defektzustände zurückbleiben. Sie äußern sich als irreversible psychische Abbauerscheinungen und motorische, vorwiegend extrapyramidale und zerebellare, aber auch pyramidale Störungen.

Eine modifizierte Verlaufscharakteristik ergibt sich, wenn die exogenen zerebralen **Stoffwechselkrisen wiederholt** auftreten. Dies disponiert im besonderen Maße, und zwar in Abhängigkeit von der Zahl und Schwere der Stoffwechselkrisen, zu einem progressiven zerebralen Defektsyndrom, wie es bei rezidivierenden Spontanhypoglykämien, beim rezidivierenden Stupor der Leberzirrhotiker, beim rezidivierenden Alkoholdelir und bei der intermittierenden hepatischen Porphyrie meist gefunden wird (s. S. 6.18). Die neurologische und neuropsychiatrische Symptomatologie bei körperlichen Allgemeinerkrankungen und damit ihre differentialdiagnostische Problematik läßt sich also nicht auf die akuten oder subakuten exogenen Allgemeinreaktionen, ggf. bis hin zum Koma, beschränken.

Ein weiteres differentialdiagnostisch wichtiges Kapitel stellen die **chronischen symptomatischen Psychosen** mit Persönlichkeitsabbau und Demenz dar, die Ausdruck einer langdauernden, vorwiegend funktionellen metabolischen Enzephalopathie sind und auf Grund anhaltender, energetisch noch kompensierter Stoffwechselveränderungen entstehen. Auch diese chronischen symptomatischen Psychosen und Allgemeinreaktionen sind prinzipiell *reversibel,* naturgemäß in Abhängigkeit von der Grundstörung. Diese Abhängigkeit macht es auch verständlich, daß sie andererseits sehr *dekompensationsanfällig* sind. So pfropfen sich auf die chronischen Psychosyndrome als Untergrundveränderungen häufig akute zerebrale Allgemeinreaktionen auf. Diese sind übrigens nicht immer Ausdruck einer Dekompensation der Grundstörung (z. B. Leberzirrhose, Niereninsuffizienz, Diabetes mellitus). Sie können auch durch zusätzliche Schäden (Medikamente, Sauerstoffmangel, toxische Faktoren, insbesondere Alkohol, auch Infekte) im Sinne einer Summationswirkung zustande kommen. Besonders wichtig ist die Kombination chronischer metabolischer funktioneller Enzephalopathien mit der zerebralen Arteriosklerose und ihren Folgen.

Hepatoportale Enzephalopathien und hepatische Komata

Man unterscheidet das *Leberzerfallskoma* bei akuter und massiver diffuser Lebernekrose (sog. akute gelbe Leberatrophie) und das *Leberausfallskoma* bei portal dekompensierter Leberzirrhose.

Bei der Leberzirrhose kommt es infolge eines akuten Schubes von Lebernekrosen häufig zu Mischbildern zwischen Leberausfalls- und -zerfallskoma. Die eigentliche Besonderheit der portal dekompensierten Leberzirrhose ist aber das Auftreten *chronischer hepatoportaler Enzephalopathien* bei weitgehender Leberausschaltung infolge ausgeprägter, spontan entstandener oder operativ herbeigeführter portosystemischer Kollateralkreislauf- bzw. Shuntbildung.

Das Leberzerfallskoma ist viel seltener Gegenstand neurologischer differentialdiagnostischer Erwägungen als die Leberausfallskomata und die hepatoportalen Enzephalopathien.

Enzephalopathien bei Leberzirrhosen und Leberausfallskoma

Die Leberzirrhose führt im Gegensatz zur akuten Leberdystrophie nicht zwangsläufig zu neurologischen und psychischen Reiz- und Ausfallserscheinungen. Auch das EEG ist bei Leberzirrhotikern oft lange unauffällig (38, 117), ist aber ein besonders empfindlicher Indikator für die beginnende Stoffwechseldekompensation. Im Bereich des peripheren Nervensystems sind unter diesen Bedingungen allenfalls nur subklinische Befunde nachzuweisen, die in einer segmentalen Demyelinisierung bzw. in einer Vergrößerung der internodalen Abstände bei Einzelfaserpräparationen bestehen (20, 81). Das bedeutet: Hirn- und Nervenstoffwechsel sind bei *metabolisch kompensierter Leberzirrhose* zunächst und auch für längere Zeit nicht wesentlich beeinträchtigt.

Die **chronische subklinische Zirrhoseenzephalopathie** läßt sich bei noch normalem EEG am ehesten durch gezielte psychiatrische Exploration früh genug erfassen (117). Bei den auf den ersten Blick unauffälligen Patienten durch ein leichtes, neurasthenisch gefärbtes Psychosyndrom aufmerksam gemacht, findet der Psychiater doch bereits eindeutige Persönlichkeitsveränderungen und psychische Abbauerscheinungen. Diese treten klinisch deutlicher unter leichten Belastungen hervor, wie z. B. Infekten, erneuten Alkoholexzessen, Hypoglykämien oder auch nach Verabfolgung von Schlafmitteln. Unter solchen Belastungen treten dann nicht nur die psychischen Allgemeinsymptome hervor, sondern auch neurologische Störungen, wie Bewegungsarmut, starre Haltung und Mimik, dazu auch Reizerscheinungen, insbesondere ein leichter Halte- und Aktionstremor, Lidflattern, Myoklonien, Parästhesien: Die Untergrundenzephalopathie tritt für kurze Zeit, manchmal nur für Stunden, klinisch deutlich hervor.

In die neurologischen und psychiatrischen Kliniken gelangen vorwiegend Patienten mit *intermittierendem Stupor,* bei denen die Leberzirrhose nicht bekannt ist oder aber der Zusammenhang zunächst nicht gesehen wird. Dabei führt nicht die absolute Leberinsuffizienz wie beim Leberzerfallskoma, sondern die portale Dekompensation der Zirrhose die zerebralen Komplikationen herbei. Es handelt sich dabei um eine nicht mehr ausgleichbare Ausschaltung der Leber aus dem Kreislauf infolge spontaner extra- und intrahepatischer oder operativ hergestellter portokavaler Anastomosen (124). Ursache der intermittierenden portalen Dekompensation ist oft eine rezidivierende Eiweißintoxikation (47a) nach nicht mehr tolerierten Eiweißmahlzeiten oder nach Magen-Darm-Blutungen aus Ösophagusvarizen. Immer lebensgefährlich ist ein frischer Schub einer Lebernekrose, durch den sich ein Leberausfallskoma aufpfropft.

Das *klinische Bild und der Verlauf* der **manifesten hepatoportalen Enzephalopathie** sind, wie schon Frerichs (51) erwähnt hat, vom klassischen Bild des Coma hepaticum verschieden. Die Patienten versinken unauffälliger in Schwerbesinnlichkeit, zwanghaftes Schlafbedürfnis, Wesensveränderungen und schließlich Somnolenz. Sie erscheinen wie distanziert von ihrer Umwelt, beharrlich an den alten Gewohnheiten ihres täglichen Lebens festhaltend. Sie werden kraftloser und starrer und machen dafür ggf. die allgemeine Abzehrung und Verschmächtigung ihrer Skelettmuskeln verantwortlich.

Motorische Störungen treten auf. Die Hände, auch der Gang und die Sprache werden unsicher und unbeholfen. Es treten Hyperkinesen, meist in Form eines 3–7/Sek.-Tremors der Hände, auf. In Verbindung mit einer leichten Bewußtseinstrübung kommt es dann meist zu einem merkwürdig arhythmischen und asynchronen Flattern der ausgestreckten Hände und Füße oder gleichzeitigen unregelmäßigen myoklonischen Fingerbewegungen („Asterixis") (53), was Adams (1) als *Flapping-Tremor* beschrieben und analysiert hat. Dieses Symptom gilt seitdem mit Recht als neurologischer Hinweis auf eine beginnende zerebrale Stoffwechseldekompensation beim Leberzirrhotiker. Doch ist es nicht für die Zirrhoseenzephalopathie spezifisch. Wir fanden es auch beim dekompensierten Cor pulmonale, bei Kreislaufpsychosen und Urämien sowie beim Alkoholismus und bei moribunden Patienten mit Krankheiten anderer Pathogenese.

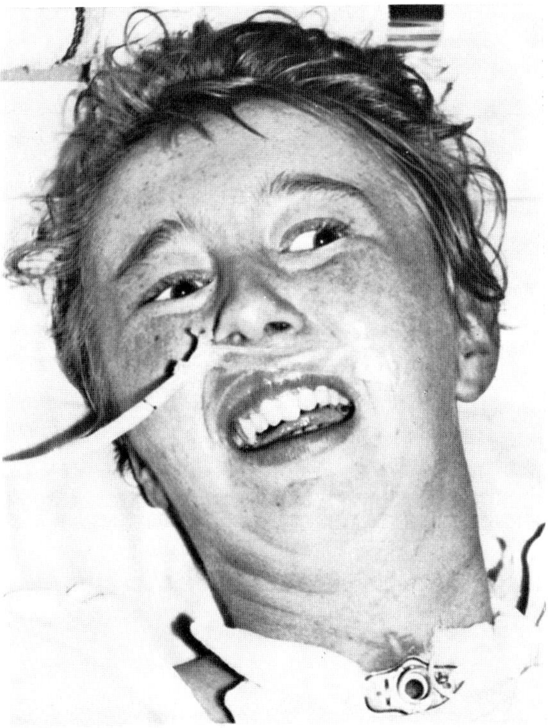

Abb. 6.7 Orofaziale und okuläre Automatismen bei apallischem Durchgangssyndrom nach Herzstillstand und Reanimation

Man muß dieses Symptom des Flapping-Tremors abgrenzen von jenem plötzlichen globalen Abbruch der Willkürinnervation, der als Folge einer zerebralen Antriebsstörung und Bewußtseinsbeeinträchtigung immer dann zu sehen ist, wenn wir einen Stuporösen durch lebhafte Aufforderung zu einer Haltebewegung veranlassen wollen. Auch dieses neuropsychologisch interessante Symptom ist kein „leberspezifisches" und kommt nicht nur beim hepatischen Stupor vor.

Schreitet nun die zerebrale Stoffwechseldekompensation weiter fort, so gesellen sich zu der vom Parkinson-Syndrom durchaus verschiedenen extrapyramidalen Bewegungsverarmung eine gröbere ataktische Stand- und Gangunsicherheit mit Hinterstrangs- und zerebellaren Symptomen, in der Regel auch gleichzeitig verbunden mit einer hervortretenden *Polyneuropathie.* In manchen Fällen bestimmen das zerebrale Allgemeinsyndrom und die extrapyramidalen Störungen, in anderen mehr die spinal- und peripher-ataktische oder auch eine spinal-spastische Symptomatologie (s. S. 6.9) das klinische Bild in dieser Phase.

Der Übergang von der chronischen Enzephalomyelopathie zum **Präkoma** und **Coma hepaticum (Leberausfallskoma)** ist durch Stupor und tiefere Störungen des Wachbewußtseins markiert. Gleichzeitig kommt es zu offenbar von subkortikal aus organisierten rhythmischen Massenbewegungen des Schulter- und Beckengürtels zu Jaktationen auf Berührung durch das Pflegepersonal, vor allem aber auch zu Schmatz-, Schmeck- und

Schnalzbewegungen und anderen oralen und fazialen Automatismen (Abb. 6.**7**).
Manchmal sind diese Bewegungsstörungen verbunden mit einem Zubeißen, so daß der Kiefer wie beim Trismus passiv nicht geöffnet werden kann. Dies entspricht offenbar dem Gegenhalten der Extremitäten bei der Tonusprüfung durch den Untersucher.
Der präkomatöse Zustand bei der portosystemischen Enzephalopathie kann auch sehr viel stiller verlaufen. In den Endstadien mündet das Bild dann ein in ein schlaffes Coma complet mit Areflexie, aufgehobenen Kornealreflexen und allgemeiner motorischer Stille.
Die *Differentialdiagnose* der motorischen, insbesondere oralen und fazialen Begleiterscheinungen des Stupors reicht vom Parkinson-Syndrom bis zu den passageren Dystonien nach Phenothiazinmedikation und von den Enzephalitiden bis hin zum Tetanus. Hier kommt es auf eine sehr genaue klinische Beobachtung an.
Auch dystrophische Prozesse von der Art der Creutzfeld-Jakob-Krankheit und des Wilson-Pseudosklerose-Komplexes können mit ähnlichen Symptomen einhergehen, doch ist das Bild meist weniger undulierend und ausgesprochen hyperkinetisch-dyston und schließlich mit einem progressiven zerebralen Abbau verbunden. Auf der anderen Seite fehlen rezidivierende Stupores und tiefere Bewußtseinsstörungen. Bei Reanimierten, z. B. nach Narkosezwischenfällen, Herzstillständen, schweren Schocksyndromen und Atemkrisen, können analoge extrapyramidale und zerebellare Syndrome entstehen, die ebenfalls durch orofaziale Automatismen beim schweren zerebralen Allgemeinsyndrom charakterisiert sind (Abb. 6.**7**).
Anhaltend manifeste psychische und neurologische Störungen treten beim Leberzirrhotiker erst auf, wenn der Hirnstoffwechsel faßbar verändert ist. Es stellt sich zunächst eine zerebrale Glukoseverwertungsstörung mit negativer Stickstoffbilanz ein und erst im Zustand des Komas auch eine *Dekompensation des oxydativen Hirnstoffwechsels* (37, 80).
Nach wie vor lassen sich der Schweregrad der Enzephalopathie und die biochemischen Befunde nur unzureichend korrelieren mit der Ausnahme, daß in etwa 90% der Fälle der Blutammoniak-Spiegel bei hepatischer Enzephalopathie erhöht ist, was auch von differentialdiagnostischer Bedeutung ist. Die komplexen metabolischen Funktionsstörungen, die zur hepatischen Enzephalopathie führen (54, 69), bedingen EEG-Veränderungen, die einerseits mit dem Blutammoniak-Spiegel zunehmen und andererseits mit den klinischen Befunden der Bewußtseinsstörungen korrelieren. Die EEG-Veränderungen bestehen in einer Frequenzverlangsamung bis in den Delta-Bereich, z. T. mit Auftreten einer Delta-Pararhyth-

a

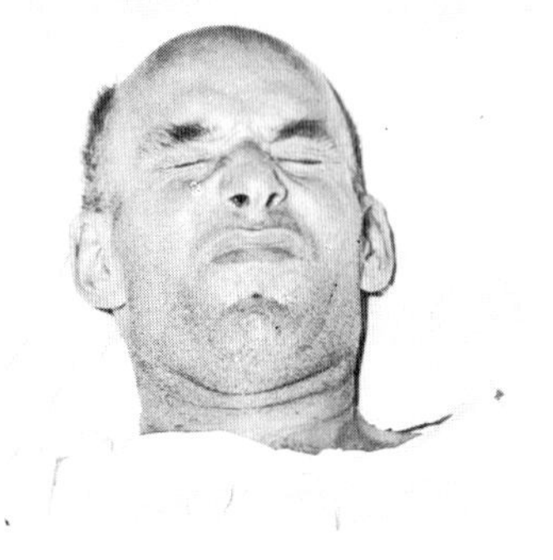

b

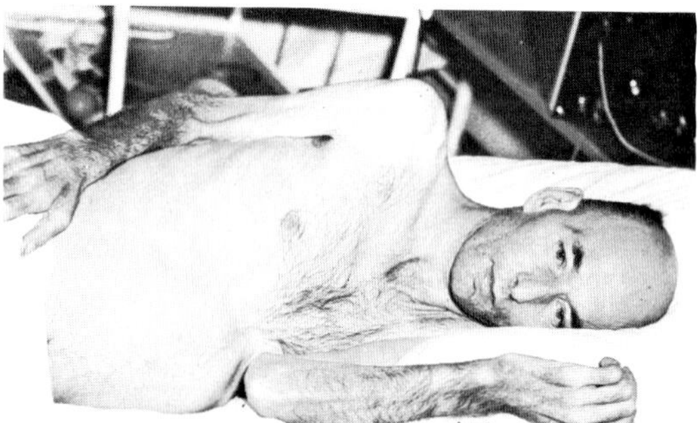

c

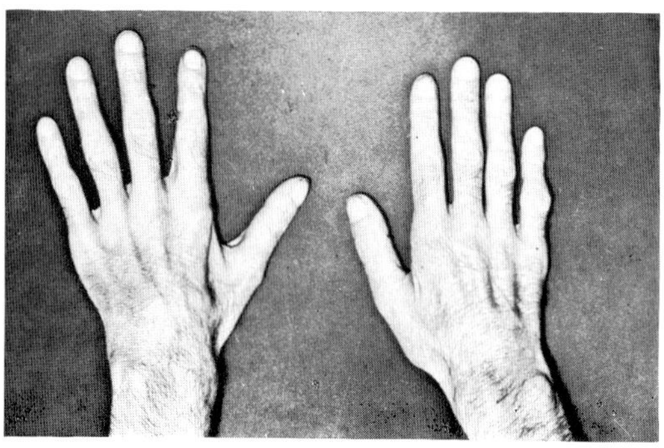

Abb. 6.**8** a–f Leberausfallskoma bei portal dekompensierter atrophischer Leberzirrhose. 41jähriger Mann. a) Zentrale, orale und faziale Automatismen des komatösen Patienten. b) Typisches Krankheitsbild mit Aszites, Caput medusae, Abzehrung, Subikterus, Hyperpigmentation, stuporösem Gesichtsausdruck (Präkoma). c) Polyneuropathie mit hochgradiger Atrophie der Mm. interossei und Hyperpigmentation (links Hämatomreste bei hämorrhagischer Diathese). d)–f) EEG-Veränderungen im Präkoma und Coma hepaticum (Leberausfallskoma). d) Präkomatöser Zustand: EEG mit formunregelmäßiger, verlangsamter Grundtätigkeit. e) Leberausfallskoma: Zunahme der Allgemeinveränderung mit Deltaparenrhythmien. f) Postkomatöser Zustand: Persistieren einer leichten bis mittelschweren Allgemeinveränderung (obwohl klinisch wieder ansprechbar, prognostisch ungünstiges Zeichen!)

mie, gelegentlich auch in einer Aidio-Rhythmie mit langsamen bilateral synchronen Delta-Wellen, vor allem über den vorderen und hinteren Hirnabschnitten, die nicht mit einem Petit-mal-Status verwechselt werden dürfen.

Die diagnostische und prognostische Bedeutung einer parallelen klinisch-neurologischen und elektroenzephalographischen Überwachung soll anhand einer Gegenüberstellung von zwei Patienten mit portal **dekompensierter Leberzirrhose,** Aszites und intermittierendem Stupor aufgezeigt werden:

Der jüngere, 41jährige Bo. A. bot einen bedauernswerten Gesamtaspekt mit erheblicher Abzehrung, Gelbsucht und Wasserbauch bei großer allgemeiner Schwäche. Psychisch wach, aber übermäßig reizbar, affektlabil, dazwischen schläfrig, lag er da, in den gedanklichen Abläufen und psychischen Reaktionen verlangsamt und eingeengt. Es bestand eine Polyneuropathie (Abb. 6.**8**b und c).

Im EEG zeigten sich entsprechend dieser manifesten chronischen Enzephalopathie doch bereits Allgemeinveränderungen mit Ersatz des Alphawellenrhythmus durch einen 5–7/Sek.-Thetawellenrhythmus von erheblicher Unregelmäßigkeit (Abb. 6.**8**d) und eingestreuten Deltawellenpassagen nach Art der Deltaparenrhythmie von Penin (117). Auf Lidschluß kein Effekt mehr. Der arterielle und hirnvenöse Ammoniakspiegel lag mit über 2,6 mg/100 ml sehr hoch.

4 Tage später verfiel der Patient über Nacht in tiefe Bewußtlosigkeit mit erhaltenen Reflexen, ja gesteigerter Antwort auf äußere Reize. Es traten stereotype Grimassen und Schnauz- bzw. Kauautomatismen auf (Abb. 6.**8**a), die sich in dem nun diffus auf 2–3/Sek.-Wellen verlangsamten EEG als Muskelaktionspotentiale in rhythmischen Passagen wiederfanden (Abb. 6.**8**d). Der Patient befand sich im *Leberausfallskoma* mit schwerer Hypokaliämie und Hyponatriämie, also einem zusätzlichen Elektrolytkoma (Tab. 6.**1**), das durch Kaliumchlorid, Ringer- und Glutaminsäureinfusionen in Verbindung mit Lävulose zunächst beherrscht werden konnte. Doch zeigten die EEG-Kontrollen weiter

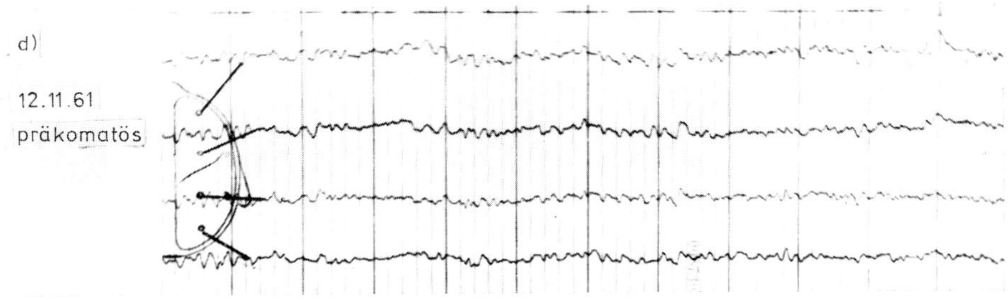

d) Präkomatöser Zustand: EEG mit formunregelmäßiger, verlangsamter Grundtätigkeit.

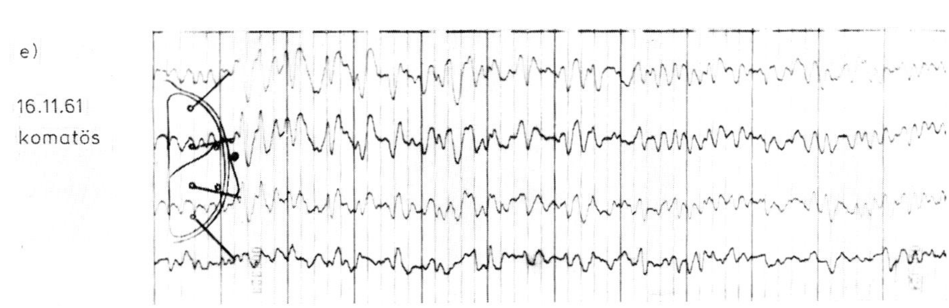

e) Leberausfallskoma: Zunahme der Allgemeinveränderung mit Deltaparenrhythmien.

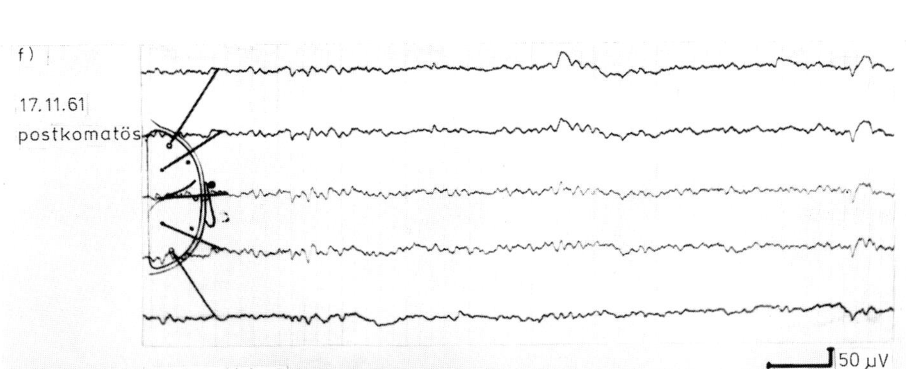

Tabelle 6.2 Auslösende Ursachen des Coma hepaticum bei Leberzirrhose

Leberausfallskoma	Mischform mit Zerfallskomponente	Elektrolytkoma
1. portokavale Shunt-Operation 2. Narkotika, Barbiturate 3. Alkoholabusus 4. zu hohe Proteinzufuhr 5. Ösophagusvarizenblutung 6. Ulkusblutungen 7. Aszitespunktionen 8. Diuretika 9. Ammoniumchlorid 10. Methionin per os in hohen Dosen 11. Schock (postoperativ) 12. schwere Infekte	1. Serumhepatitis bei zirrhotisch geschädigter Leber 2. akute nekrotische Schübe einer Leberzirrhose 3. Cholestase infolge Medikamentennebenwirkung, Intoxikationen u. a.	1. Aszitespunktionen 2. Quecksilberdiuretika 3. Karboanhydrasehemmer 4. schwere Durchfälle und Erbrechen

eine deutliche Allgemeinveränderung und damit das Fortbestehen der schweren Hirnstoffwechseldekompensation an. Der Patient wurde wieder komatös und verstarb 8 Tage später nach tiefem Koma an zentralem Kreislaufversagen. Die Sektion ergab eine ganz ungewöhnliche hochgradige atrophische Leberzirrhose mit entsprechendem Milztumor. Das Lebergewicht war mit 450 g auf weniger als ein Drittel des Solls reduziert.

Der andere, 60jährige Patient verfiel wenige Tage nach dem ersten Patienten über einen *Stupor* in ein tiefes, motorisch stilles Koma mit ebenso schweren Allgemeinveränderungen im EEG. Auf entsprechende Infusionsbehandlung war er 3 Tage später wieder völlig wach. Sein EEG zeigte aber im Gegensatz zum ersten Patienten einen Alpharhythmus ohne sichere Abweichungen von der Norm. Wir stellten daraus eine günstige Prognose.

2 Tage später kam es aber doch zu einem überraschenden, sehr schweren Rückfall, der wiederum beherrscht werden konnte. Als der Stationsarzt ihn am nächsten Tage, als der Patient sich wieder frisch fühlte, überraschend während der Mittagspause aufsuchte, „verdrückte" er gerade die ihm streng verbotene „Brotzeit" mit einem halben Pfund Wurst, die er sich in der Klinikskantine gekauft hatte. Er hatte ein so schlechtes Gewissen, daß er die angegessene Wurstportion sogleich verschenkte und demgemäß auch am folgenden Tag von einer neuen Stupor- bzw. Komaepisode verschont blieb.

Hier handelte es sich also um das klassische Bild der *Fleischintoxikation* bei portal dekompensierter Leberzirrhose (47a). Das Syndrom ist für die weitgehende Ausschaltung der Leber aus dem Pfortaderkreislauf charakteristisch und kann dementsprechend experimentell mit Eck-Fisteln an Hunden nachgeahmt werden (15).

Das klinische Bild des **rezidivierenden Stupors** als einer besonderen Verlaufsform des zerebralen Allgemeinsyndroms kann differentialdiagnostisch erheblich in die Irre führen, zumal wenn ein Ikterus fehlt. Die anfängliche Vermutung eines Stirnhirntumors – bei älteren Menschen und bei langsamem Verlauf meist lange Zeit ohne Stauungspapille verlaufend! – kann einen erheblichen diagnostischen Aufwand nach sich ziehen, der schon wegen der Prämedikation zur Angiographie usw. für den infolge seiner unerkannten Leberzirrhose internistisch dringend behandlungsbedürftigen Patienten nicht gefahrlos ist. In solchen Fällen kann selbst *Hämatemesis* aus Ösophagusvarizen infolge der vorgefaßten diagnostischen Meinung als zerebrales Erbrechen mit schließlicher Blutbeimengung fehlgedeutet werden.

Ähnliches gilt für die *Subarachnoidalblutungen* mit schweren exogenen Psychosen und Komata (5) und vor allem für den rezidivierenden Stupor mit diskreten Halbseitenbefunden beim subduralen Hämatom, der jeweils von heftigen Kopfschmerzen eingeleitet wird.

Diagnose der Leberzirrhose: Die bekannten hepatoportalen Symptome – Spidernävi, Palmar- und Plantarerythem, glatte rote Zunge und „Lacklippen", Gynäkomastie, Verlust der Axillar- und Schambehaarung und nicht zuletzt eine Gammaglobulinvermehrung im Blutserum – zwingen auch ohne palpatorischen Leberbefund und ohne *Subikterus* immer zum Ausschluß einer Leberzirrhose. Die Leberdiagnostik bis hin zur Magen-Darm-Passage zum Ausschluß von Ösophagusvarizen und zur Laparoskopie und Leberbiopsie hat den Vorrang vor der zerebralen, insbesondere der neuroradiologischen Diagnostik.

Die **neurologische Differentialdiagnose** der hepatoportalen bzw. portosystemischen Enzephalopathie wird verwirrend schwierig, wenn sich zu den zerebralen Allgemeinreaktionen und Psychosen noch *lokalisierte spinale und zerebrale Dystrophien* hinzugesellen, die Augenmuskel- und Blickparesen oder eine spinale spastische Paraplegie verursachen. Tatsächlich können Hirnstammsyndrome nach Art der Wernicke-Enzephalopathie, extrapyramidale und thalamische Syndrome im Sinne des sporadischen Wilsonismus und funikuläre Syndrome mit Pyramidenbahnzeichen, Ataxie und aufgehobenem Vibrationsempfinden neben einer Polyneuropathie eine Leberzirrhose, insbesondere die alkoholische Leberzirrhose, begleiten. Sie sind dann nicht allein Folge der Ausschaltung der Lebern, sondern Zeichen einer Mangel-*Enzephalomyelopolyneuropathie* bei portosystemischem Shunt mit begleitendem Malabsorptionssyndrom (42). So ist es kein Zufall, daß sich solche ausgebreiteten oder generalisierten degenerativen dystrophischen Prozesse am gesamten Nervensystem bevorzugt bei gastrektomierten Patienten mit Leberzirrhose und bei solchen mit Alkoholzirrhosen finden (43).

Wenig bekannt ist im Rahmen der hepatogenen Nervenstörungen bei Zirrhotikern das Auftreten einer **progressiven spastischen Paraplegie** (183). Hier handelt es sich nicht um eine symptomatische funikuläre Spinalerkrankung infolge Vitamin-B_{12}-Mangels, sondern um einen spinalen, und zwar anterolateralen, d.h. die Vorderseitenstränge bevorzugt betreffenden Schwerpunkt der *Shunt-Enzephalomyeloneuropathie.* Dabei ist zu berücksichtigen, daß gerade bei den chronischen hepatischen Enzephalopathien nicht selten auch Zeichen einer Myelopathie mit gesteigerten Reflexen und gelegentlich auch einer Tonussteigerung vor allem in der Muskulatur der unteren Extremitäten zu beobachten sind.

Der 50jährige Rentner T. P. kommt in die Klinik mit der Einweisungsdiagnose einer *symptomatischen spastischen Spinalparalyse.* In russischer Kriegsgefangenschaft machte er eine Hungerdystrophie durch. Seitdem leidet er an einem chronisch rezidivierenden Ulkusleiden, so daß 1952 eine *Zweidrittelresektion des Magens* erforderlich wurde.

Bei dieser Operation wurde eine *Leberzirrhose* bioptisch gesichert. In den folgenden Jahren traten immer wieder ikterische und hepatargische Schübe auf, 1967 und 1968 je eine schwere Ösophagusvarizenblutung, schon damals mit rezidivierendem Stupor. Es wurde deshalb 1968 eine *portokavale Seit-zu-Seit-Anastomose* angelegt. Der Patient fühlte sich daraufhin besser.

Mitte November 1969 bemerkte er eine Schwäche und Gehbehinderung in den Beinen; er stürzte deshalb und brach sich den Unterarm. Als er am 19.2. aus dem Krankenhaus entlassen wurde, konnte er nur noch ganz schwerfällig gehen und bei weiterer Progredienz schließlich auch die Beine im Liegen kaum noch bewegen. Seitdem ist er bettlägerig bzw. an einen Rollstuhl gebunden.

4 Wochen später wurde uns der Patient überwiesen. Bei der Aufnahmeuntersuchung dominiert das Bild einer hochgradigen spastischen Paraplegie mit leichter Ataxie. Keine Blasen-Mastdarm-Störungen. Psychisch besteht ein erheblicher Abbau ohne Bewußtseinsbeeinträchtigung. Im EEG deutliche mittelschwere Allgemeinveränderungen mit Überwiegen von Thetawellen. Enzephalographisch findet sich ein mäßiger Hydrocephalus internus. Die neurologische Untersuchung erbrachte keine Anhaltspunkte für eine periphere Nervenschädigung. Die extensive Elektromyographie und Neurographie deckten aber eine klinisch latente generalisierte Polyneuropathie mit erheblich verminderten motorischen Nervenleitgeschwindigkeiten auf: N. peronaeus rechts 33,0, links 33,2 m/Sek. gegenüber normal 45 m/Sek. N. medianus rechts 44,8, links 49,2 m/Sek. gegenüber normal 54 m/Sek. Die schwere chronische Hepatopathie äußerte sich in einem erhöhten Bilirubingehalt im Serum (2,53 mg/100 ml Gesamtbilirubin, direkt 1,6) und in einer erhöhten Serumkonzentration der Transaminasen (SGOT 67, SGPT 87 U/l).

Latente Ödeme und ein Gesamteiweißgehalt von nur 5,5 g/l zeigten den bestehenden Eiweißmangelzustand an. Dabei erhebliche Gammaglobulinvermehrung im Serum (32 Relativprozent, übrigens auch im Liquor 17 Relativprozent).

Alkalische Phosphatase mit 3,6 erhöht, auf 40% verkürzte Prothrombinzeit. Ein klinisch nachweisbares komplexes Malabsorptionssyndrom spiegelt sich auch in einer erheblichen Anämie mit gesteigerten Retikulozytenwerten (23%) wider. Der Schilling-Test ist normal.

Diagnose: Anterolaterale Myelopathie bei portosystemischer Shunt-Enzephalomyelopolyneuropathie.

Ursächlich liegt dieser permanenten und progressiven anterolateralen Myelopathie nach Shunt-Operation offensichtlich eine ganz spezielle *pathogenetische Situation* zugrunde: Außer der Leberausschaltung und der sekundären Malabsorptionssituation kommen als spezielle Faktoren eine langjährige eiweißarme Diät und auf der anderen Seite rezidivierende Eiweißintoxikationen infolge Diätfehler oder gastrointestinalen Blutungen hinzu. LAW u. Mitarb. (91) sprechen deshalb von einer „proteininduzierten chronischen hepatischen Enzephalomyelopathie mit Paraplegie". Die Autoren sahen dieses Krankheitsbild bei einem Patienten 8 Jahre nach einer splenorenalen Shunt-Operation und entsprechend langer Einnahme einer proteinarmen Diät.

Die eigene Beobachtung hat uns gelehrt, daß auch bei der Enzephalomyelopathie nach portokavalen Shunt-Operationen das Krankheitsbild nicht auf das Zentralnervensystem beschränkt bleibt, sondern auch die Peripherie mitbetrifft.

Leberzerfallskoma

Die Differentialdiagnose des Leberzerfallskoma ist in der Regel ein rein internistisches Problem. Doch läßt schon die klassische Beschreibung von FRERICHS (51) ablesen, daß hier das klinische Bild der großen **Intoxikation** vorliegt, das in gleicher oder ähnlicher Weise von vielen anderen endogenen und exogenen Intoxikationen hervorgerufen wird, auch von Enzephalitiden und der diffusen hämorrhagischen Pseudoenzephalitis (160), wie sie z.B. bei Penicillinallergien und bei massiven Hypernatriämien (103) vorkommt.

„Man kann in den meisten Fällen zwei *Perioden* unterscheiden, die der *Exzitation* und der *Depression,* von welchen die erstere durch Delirien, auch durch Konvulsionen, die zweite durch ein progressiv zunehmendes und allmählich zur Hirnparalyse führendes Hirnkoma sich auszeichnet. Selten nur, in einem sechsten Teil der Fälle, fehlt das Stadium der Aufregung. Die Kranken verfielen von vornherein in typhoide Prostration, welche zur Unbesinnlichkeit, Somnolenz und so zum Koma überführte. Die nervösen Störungen entwickelten sich meistens gleichzeitig mit der ikterischen Hautfärbung; sie ziehen gewöhnlich eher die Aufmerksamkeit des Beobachters auf sich als

der schwache ikterische Anflug, welcher die Konjunktiva und die Umgebung der Nasenflügel färbt" (51).
Besonders leicht wird das *initiale Stadium* des Leberzerfallskomas übersehen, wenn der Patient vollständig oder fast anikterisch bleibt. Wir haben es unter zahlreichen Fällen von akutem Coma hepaticum 3mal erleben müssen, daß uns erst die Sektion Aufklärung über die wahren Ursachen eines schweren zerebralen Zustandsbildes mit tödlichem Ausgang gegeben hat, nämlich über die *akute gelbe Leberatrophie.* In einem Fall wurde eine schwere Schlafmittelintoxikation vermutet, in einem anderen eine Enzephalopathie nach artifiziellem Abort. Der letzte Fall dieser Art ist besonders geeignet, die ganze Dramatik des neurologischen Krankheitsbildes und die differentialdiagnostischen und damit therapeutischen Schwierigkeiten bei einem solchen **anikterisch verlaufenden hepatischen Koma** eindrucksvoll vor Augen zu führen:

Auf dem Flug von San Francisco nach London erkrankte ein 41jähriger amerikanischer Chirurg, der mit seiner Frau einen 6wöchigen Urlaub in Tirol verbringen wollte, unter Schüttelfrost und Schweißausbruch und bekam auf dem Weiterflug nach München zunehmendes Zittern der Arme. Beim Aussteigen in Riem torkelte der Patient, warf einige Mitpassagiere um und fiel seitlich über den Laufsteg nach rechts. Er hatte Artikulationsschwierigkeiten und konnte, nachdem man ihn aufgehoben hatte, nicht mehr richtig gehen. Immerhin gab er Anordnung, ihn mit einer Taxe ins Hotel zu fahren. Dort erbrach er mehrmals, konnte die ganze Nacht nicht schlafen und warf sich im Bett hin und her, redete wirr, fast ununterbrochen, bis in die frühen Morgenstunden. Er meinte, daß etwas Weißes an seinen Fingern klebe. Dann mußte er zur Toilette, hatte erheblichen Durchfall. Danach wurde er immer unruhiger, *delirierte* unter ständigem Redefluß, um schließlich gegen 10 Uhr mit lautem Schrei aufzufahren. Nun streckte er den linken Arm nach oben, drehte sich auf die linke Seite und lag alsbald quer über dem Bett. Es erfolgte ein generalisierter *zerebraler Krampfanfall* mit toxischem Streckkrampf, schwerster Zyanose, Einnässen und klonischen Zuckungen. Völlig verwirrt, konfabulierend, mit *choreiformen Hyperkinesen* an den Fingern, kam der Patient in die psychiatrische Klinik und wurde von dort wegen eines *Harnbefundes* und eines *Subikterus* mit *hohem Fieber* unter der Verdachtsdiagnose eines *Morbus Weil* auf unsere Intensivstation verlegt. Wir vermuteten ein schweres *infektiöses, enzephalitisches Zustandsbild;* der Liquorbefund war aber völlig normal. Alle serologischen und virologischen Untersuchungen blieben negativ.
Akustische und visuelle Halluzinationen, Singultus, atemsynchrone Jaktationen bei sonst aber starrem Gesicht wechselten. Immer wieder traten Hyperkinesen an den Händen auf, teils als Myorrhythmien, teils als flatternder Intentionstremor oder auch Flockenlesen und Pillendrehen, unterbrochen von choreiformen, blitzartigen Zuckungen. Jede Prüfung des Tonus war durch das sofort einsetzende Gegenhalten unmöglich gemacht. Die Reflexe waren gesteigert, die Pupillen weit, reagierten aber.
Im Rahmen dieses nun als *pseudoenzephalitisches Syndrom* gedeuteten Krankheitsbildes schien der Kreislauf bei zunächst normotonen Werten sowie Tachykardie nicht gefährdet. Die üblichen Lebertests gaben keinen Hinweis. Enzymuntersuchungen waren damals noch nicht möglich. Der Mineralhaushalt war normal. Auf hohe Kortisongaben schien sich das Zustandsbild zunächst zu bessern. Unter Blutzucker- und Rest-N-Anstieg kam es dann aber am 8. Krankheitstag rasch zu zentralem Fieber mit Azidose und nachfolgendem unbeeinflußbarem Kreislaufkollaps mit Exitus.
Die *Sektion* deckte eine sehr schwere Leberverfettung mit Nekrosen bei Fettzirrhose der Leber auf. Außerdem eine schwere tubuläre Nephrose. Das Gehirn zeigte lediglich eine erhebliche Schwellung mit Einklemmung der Tonsillen.

Ähnliche Beobachtungen haben Thorling (169) und Salvesen u. Lödöen (136) in den Jahren 1939–1947 in der Klinik von Waldenström aus Uppsala berichtet. Stokes u. Mitarb. (161) geben die Häufigkeit dieser Formen von akuter Lebernekrose im Jahre 1944 mit fast 400 in ganz England an. Die meisten Fälle von akutem Leberzusammenbruch entstanden dabei auf dem Boden einer „malignen" Hepatitis; nur ein kleiner Teil war toxisch bedingt.

Derartig schwere maniakalisch-agitierte exogene Psychosen mit extrapyramidalen Hyperkinesen kommen auch bei Kreislaufstörungen, beim akuten Nierenversagen, bei Pankreopathien, bei der Addison-Krise oder beim Coma basedowicum vor. Sie sollten vor allem auch an ein beginnendes **Alkoholdelir** denken lassen. Dabei ist zu berücksichtigen, daß der dem Delir zugrunde liegende Alkoholentzug sich auch während eines Krankenhausaufenthaltes aus anderen Gründen infolge der damit verbundenen Alkoholkarenz entwikkeln kann. Bezeichnend für das Alkoholdelir sind u. a. optisch-akustische Halluzinationen, psychomotorische Unruhe, Suggestibilität, trivialer Beschäftigungsdrang und Desorientiertheit bei ängstlicher Grundstimmung. Darüber hinaus resultieren vegetative, dienzephale Regulationsstörungen, vor allem starkes Schwitzen mit erheblichem Wasserverlust und Tachyarrhythmien mit drohendem Herz-Kreislauf-Versagen. Im Rahmen des chronischen Alkoholabusus geht das Delir häufig in eine mehr oder weniger ausgeprägte *Korsakow-Psychose* über, deren Leitsymptome: mnestische Störungen und Konfabulieren, zumeist reversibel sind.
Seltener entwickelt sich im Anschluß an ein Alkoholdelir eine *Wernicke-Enzephalopathie,* die aber häufiger ohne delirantes Vorspiel akut oder subakut mit Augenmuskelparesen, zerebellärer Ataxie, Störungen der Vigilanz, vegetativen Begleiterscheinungen und Bewußtseinstrübung einsetzt. Lebensrettend ist eine hochdosierte, parenterale Vitamin-B_1-Substitution. Im Zuge eines langjährigen Alkoholabusus – gelegentlich in Kombination mit einer Wernicke-Enzephalopathie –, aber

auch bei chronischen Leber-Pankreas-Erkrankungen anderer Genese können im Brückenbereich dystrophische Entmarkungen auftreten, die als *zentrale pontine Myelinolyse* unter pseudobulbär-paralytischen Ausfallserscheinungen, fortschreitender Tetraparese und Bewußtseinsstörung zumeist tödlich endet. Relativ selten ist das *Marchiafava-Bignami-Syndrom*, das nach 3–6jährigem Alkoholismus fast nur bei Männern gesehen wird. Schubförmig oder chronisch progredient manifestieren sich aphasisch-agnostische Störungen, eine zunehmende Demenz sowie spastische Paresen, z.T. seitenbetonte Ausfälle, wobei zerebrale Krampfanfälle die Terminalphase mit fortschreitendem körperlichen Verfall einleiten.

Als häufigere Folgeerscheinungen des chronischen Alkoholismus erfordern die *alkoholische Polyneuropathie* und *Myopathie* und die *alkoholtoxische Kleinhirnatrophie* differentialdiagnostische Überlegungen, da gleichartige Ausfallserscheinungen auch bei anderen Intoxikationen, bei Stoffwechselstörungen, konsumierenden Prozessen oder auch bei Herz- und Gefäßerkrankungen gesehen werden.

Der *akute Alkoholrausch* nach hohem Alkoholkonsum ist unter Berücksichtigung der Gesamtsituation kaum zu verkennen. Eine diagnostische Klippe stellt allerdings ein bewußtloser Patient mit deutlichem *Foetor alkoholicus* dar. In solchen Fällen sind grundsätzlich zerebrale Komplikationen als eigentliche Ursache der Bewußtlosigkeit auszuschließen, etwa eine posttraumatische Epi- oder Subduralblutung. Zu berücksichtigen ist weiterhin der *pathologische Rausch*, der bei vorgegebener Hirnschädigung – etwa durch Blei-Benzin-Vergiftung oder durch Intoxikation mit kalk-stickstoffhaltigen Düngemitteln – schon durch geringe Alkoholmengen ausgelöst wird. Bezeichnend ist die raptusartige Aggressivität mit akut einsetzender Umdämmerung, ohne daß Motorik und Koordination stärker beeinträchtigt sind. Im Zusammenhang mit akuter oder chronischer Alkoholintoxikation können *zerebrale Krampfanfälle* auftreten, die sich zumeist in der Entzugsphase oder in den ersten 24 Std. nach vorausgegangener Alkoholintoxikation manifestieren. Bisweilen entwickelt sich dabei ein Status epilepticus, der die stationäre Behandlung erfordert.

Die Differentialdiagnose des Leberzerfallskomas ist heute durch die *Enzymdiagnostik* ganz entscheidend erleichtert. Die Aktivitäten der Serumtransaminasen, insonderheit der Glutamat-Pyruvat-Transaminase, sind bei der Hepatitis und Leberdystrophie schon im präikterischen Stadium erheblich erhöht. Das gleiche gilt für die Serumaldolase (Fruktose-1-Phosphat-Aldolase) und auch für die leberspezifische Fruktose-1,6-Diphosphat-Aldolase.

Auch bei Leberzirrhosen kündigen sich eine akute Parenchymschädigung und eine Nekrose durch eine Anhebung dieser Enzymwerte im Serum an. Doch muß man, um bei einem beginnenden Koma an eine primäre hepatische Ursache zu denken, doch mindestens Werte verlangen, die um den Faktor 10 über dem normalen Serumenzymwert liegen.

Denn auch bei anderen Allgemeinerkrankungen, vor allen Dingen bei Schock und Kollaps, bei Intoxikationen, auch nach zerebralen Anfällen und bei primären intrakraniellen Erkrankungen, sehen wir symptomatische begleitende Leberschäden, die mit Serumenzym-Aktivitätsanstiegen einhergehen. Doch erreichen diese nicht die genannten Größenordnungen, es sei denn, daß ein schweres Schocksyndrom vorliegt. Ein zu Leberparenchymnekrosen führender Schockzustand („Schockleber“) läßt sich aber durch das primäre Kreislaufversagen und den weiteren Verlauf von einem primären Leberzerfallskoma unterscheiden.

In Zweifelsfällen muß ein breiteres Enzymmuster unter Einschluß der Isoenzyme biochemisch-differentialdiagnostisch mit herangezogen werden. Zu einer Komadiagnostik gehört daher auch in jedem Falle eine Enzymverlaufsdiagnostik.

Ohne Enzymdiagnostik sind auch das **stille Leberkoma** und sein Vorstadium für eine Artdiagnose nur schwer zugänglich. Vom neurologischen Aspekt läßt es sich nämlich kaum von einer Barbituratintoxikation oder einer stillen Urämie unterscheiden.

Ebenso können bei chronisch progredienter Pankreatitis Erbrechen, Resorptionsstörungen, Verdauungsinsuffizienz und anhaltende Steatorrhöen zum Bild einer *Encephalopathia pancreatica* führen. Als Folge der Stoffwechselstörung resultieren bisweilen neuropsychiatrische Syndrome u.a. ängstlich depressive Verstimmungszustände, delirante Psychosen oder auch Hirnnervenparesen sowie motorische und ataktische Syndrome.

Hier begegnet uns wieder das Kernproblem der neurologischen Differentialdiagnose komatöser Zustände, nämlich die Tatsache, daß die Symptomenausgestaltung des einzelnen endogen oder exogen bedingten oder durch intrakranielle Prozesse hervorgerufenen Komafalles weniger von dem Grundleiden als von dem jeweiligen sekundären Muster des allgemein entgleisten Stoffwechsels bestimmt wird, also von Alkalose oder Azidose, Hypo- oder Hyperkaliämie, Hypo- oder Hypernatriämie, Hypo- oder Hyperkalzämie, vegetativen Krisen oder Versagen der vegetativen Vitalreaktionen einschließlich der des Kreislaufs und der Hämostase. Auch das EEG hilft hier nicht weiter (9, 84), sondern allein die rasche und vollständige körperliche, intern-neurologische und klinisch-chemische Durchuntersuchung mit ständiger Überwachung.

Nephrogene Enzephalopathien und urämische Komata

Enzephalopathien bei chronischer Niereninsuffizienz

Die **Urämie** als Endergebnis der chronischen Niereninsuffizienz stellt den Neurologen seltener vor artdiagnostische Probleme. Ihre zerebrale Symptomatologie ist meist eingebettet in ein durch Anamnese, *internistische Befunde* und Verlauf gut charakterisiertes chronisch-renales Krankheitsbild: Die Artdiagnostik des Nierenleidens ist nephrologisch aufgeklärt. Seine Entwicklung über die Stufen der verminderten exkretorischen Funktionsreserven der Nieren und der chronischen, vom Organismus noch kompensierten Niereninsuffizienz (kompensierte Retention [137]) zum schließlich vollständigen Nierenversagen (dekompensierte Retention) mit den dazugehörigen internen Symptomen der Nierenkrankheit selbst ist meist zu überblicken. Fehlen anamnestische Daten, so weisen das fahlgelbe Hautkolorit, die renale Osteodystrophie und Anämie auf das Grundleiden hin.

Die Urämie ist auch kein vorwiegend zerebrales Krankheitsbild. Azotämie, Azidose, Hyperphosphatämie, Hypokalzämie als das urämisch-humorale Syndrom und die bekannten stomatogastrointestinalen, kardiovaskulären und hämatologischen Folgeerscheinungen als *späturämische Organkomplikationen* beherrschen den klinischen Aspekt. Zu ihnen gehören in wechselseitiger Abhängigkeit vom urämisch-humoralen Syndrom und den übrigen Organstörungen auch die bekannten – bereits von ADDISON (2a) und von FRERICHS (50) genau beschriebenen – zerebralen Allgemeinsyndrome im Coma uraemicum.

Die schweren körperlichen Allgemeinsymptome des urämischen Terminalstadiums chronischer Nierenerkrankungen, nämlich Dyspepsie, quälender Durst, Austrocknung, borkige Mund- und Zungenbeläge, Fieber als Ausdruck der hypertonen Dehydratation (132), sodann die chemisch-toxisch bedingten, schweren entzündlichen Reaktionen an der Haut und den Schleimhäuten mit hämorrhagischen und pseudomembranösen Diarrhöen und vor allem an den serösen Häuten mit der Polyserositis uraemica, insbesondere der urämischen Perikarditis, werden zwar ebenso wie die schweren Elektrolytkomata dank der modernen Intensivpflege und fortlaufender symptomatischer Therapie in dieser massiven Form nur noch selten gesehen. Urämien verlaufen heute mehr protrahiert, weniger quälend und dramatisch. Sie münden aber, wenn die dekompensierte Retention nicht mehr durch die modernen Dialyseverfahren oder durch eine Nierentransplantation aufgehalten werden kann, in das Finalstadium des „stillen urämischen Komas“.

Die **azotämische Enzephalopathie bei progressiver Niereninsuffizienz** macht sich zunächst in Lethargie und Schläfrigkeit, Konzentrationsunfähigkeit und geistiger Beeinträchtigung bemerkbar, verbunden mit innerer Ruhelosigkeit, Affektlabilität, Reizbarkeit, nächtlichem Wachliegen und Erregungszuständen. Sie bietet dementsprechend alle Kriterien eines unspezifischen psychoneurovegetativen Allgemeinsyndroms (s. S. 6.6). Der Weg zur Bewußtseinsbeeinträchtigung und zum schließlichen Koma vollzieht sich auch hier häufig über die Zwischenstufe der exogenen Psychosen mit deliranten Ausgestaltungen.

Parallel zu den **psychischen Erregungszuständen** manifestieren sich **motorische Reizerscheinungen** als obligate Befunde: Reflexübererregbarkeit, myoklonische Zuckungen, Asterixis, Tremores, Springzuckungen, Streckreaktionen, welche die Beteiligung des Hirnstamms an der zerebralen Allgemeinreaktion anzeigen.

Je sicherer die Führung der internistischen symptomatischen Therapie mit dem Ausgleichen von Wasser- und Mineralhaushaltsstörungen und der Vermeidung von Blutdruckanstieg und Blutdruckkrisen ist, um so „stiller“ und um so weniger „exzitatorisch“ bzw. „konvulsiv“ bleibt das urämische Koma, hervorgerufen durch die azotämisch-toxische Veränderung des zerebralen Funktions-, Struktur- und schließlich auch des Energiestoffwechsels (14, 44, 60, 68), um so stiller mündet es bei Fortschreiten des renalen Grundleidens schließlich in das finale Versagen der Herz-Kreislauf-Regulationen ein.

Die **Differentialdiagnose** zwischen Urämie und Meningitis kann problematisch sein: Bei Patienten mit azotämischer Enzephalopathie werden meningeale Reizerscheinungen klinisch meist vermißt. Eine Nackensteife im urämischen Koma wird klinisch oft als *Meningismus* fehlgedeutet. Gegenhalten in der Psychose, reflektorische Nackensteife infolge Hirndruck sind in den meisten Fällen Ursache dieses sog. Meningismus. Pleozytosen von 100/3 Zellen kommen dennoch vor. Sie sind entweder Ausdruck der azotämischen Gewebsreizung oder aber Folge der finalen pulmonalen Entzündungen und Allgemeininfektionen, die in zwei Dritteln aller Fälle beobachtet werden. Stärkere meningitische Reizungen bei Urämien sind immer verdächtig auf eine *Subarachnoidalblutung* (hämorrhagische Diathese!).

Die neurologischen Spätkomplikationen chronischer Nierenleiden sind nicht auf das Präkoma und das Coma uraemicum beschränkt. Schon in der präurämischen Phase ist immer mit einer **azotämischen Untergrundenzephalopathie** zu rechnen. Sie ist Folge der schleichenden Retention und äußert sich in pseudoneurasthenischen Verstimmungszuständen, Kopfschmerzen,

Schlafstörungen und unspezifischen organischen Psychosyndromen (12). Sie ist im „noch normalen" EEG meist nicht zu fassen (125), es sei denn, man verfügt über Verlaufsanalysen des EEG vom Beginn des Nierenleidens an oder über Schlafableitungen (187).
Die azotämische Untergrundenzephalopathie tritt in der Phase der beginnenden renalen Dekompensation schon bei geringen Anlässen, z. B. nach eiweißreichen belastenden Mahlzeiten, Flüssigkeits-, Alkohol- und auch medikamentösen Belastungen (Barbiturate) aus der klinischen Latenz als **Praecoma uraemicum** heraus. Dabei sind alle Formen akuter exogener Reaktionstypen mit den geschilderten motorischen Reizerscheinungen möglich. Insofern besteht eine Parallelität zum *episodischen Stupor* bei der Zirrhoseenzephalopathie (s. S. 6.13). Im EEG spiegeln sich diese Episoden in vorübergehender Rhythmusverlangsamung und Aufschießen von Dysrhythmien mit hochamplitudigen, u. U. steilen Wellen wider (86, 125). Solche Patienten bedürfen immer einer strengeren internistischen Kontrolle und Führung, da sie hochgradig dekompensationsgefährdet sind.
Bereits vor dem Hervortreten der azotämischen Enzephalopathie mit ihren episodenhaften Exazerbationen kommt es zur Entwicklung der **azotämischen Polyneuropathie.** Sie muß von der akuten *Komapolyneuropathie* (105) unterschieden und differentialdiagnostisch abgegrenzt werden, welche als Folge der „vita reducta" (99) besonders bei akuten Kreislaufkomata (Narkosezwischenfällen, Herzstillstand), Barbituratintoxikation, Verbrennungsschock und dgl. durch schockbedingte Mikrozirkulationsstörungen im peripheren Nervengewebe zustande kommt.

Die **Komapolyneuropathie** ist immer asymmetrisch und befällt die durch Lagerung, Druck, Zerrung usw. hinsichtlich ihrer zirkulatorischen Situation besonders ungünstig gestellten Nerven schwerpunktmäßig stärker als die anderen.
Die azotämische Polyneuropathie ist dagegen immer systematisch, typisch akrodistal-symmetrisch lokalisiert. Sie beginnt mit sensiblen Reizerscheinungen, denen leichte Paresen und Hyporeflexie nachfolgen. In schweren Fällen kann sich daraus die „Paraplégie urinaire" von Charcot (25) entwickeln.
Enzephalopathie und Polyneuropathie treten in Abhängigkeit vom Schweregrad und der Dauer der Azotämie ein, d.h. parallel mit dem Fortschreiten der Niereninsuffizienz (93).
Prill (125) hat eine kritische Schwelle des *Kreatininspiegels* von 6–8 mg/100 ml angegeben, von der aufwärts sich die azotämische Polyneuropathie zu entwickeln pflegt. Da der Kreatininspiegel ein besonders empfindlicher Indikator des Grades der Niereninsuffizienz ist, kann man daraus auf eine durchschnittliche Einschränkung der Nierenfunktion auf nur noch ca. 10% schließen. Dobbelstein u. Mitarb. (36a) und Riecker (132) geben eine Reduktion des Glomerulusfiltrates auf unter 20 ml/Min. als kritische Schwelle an; das entspricht einer Reduktion der glomerulären Nierenleistung auf ca. 15% oder ⅙ der Norm.
Als wichtigster pathogenetischer Faktor ist die *metabolische Azidose* anzusehen, die mit einer Beeinträchtigung (62) der aeroben Glykolyse und damit auch der Energieverwertung im Gehirn einhergeht. Dies führt zu funktionellen und schließlich strukturellen Störungen der Zellmembranen.
Derartige *Membranstörungen* sind bekanntlich auch die pathogenetische Grundlage für den vermehrten Zerfall von roten Blutkörperchen bei der chronischen Niereninsuffizienz (13). Sie sind von Bolte u. Riecker (16) auch als Ursache der Muskelschwäche während der Azotämie anhand einer erheblichen Erniedrigung des Membranruhepotentials nachgewiesen worden. Mindestens ebenso gefährdet wie die Zellmembranen der Erythrozyten und Muskelzellen sind aber auch die Membranen der Nervenzellen und vor allen Dingen die der Markscheiden als besonders hochdifferenzierte Zellmembranen der Oligodendroglia- bzw. Schwann-Zellen.

Elektrolytkomata

Eine sehr gefährliche, wenn auch seltene Form des *Elektrolytkomas* ist durch das Symptom der **Hypernatriämie** gekennzeichnet. Sie ist Ausdruck einer hypertonen Dehydratation der Gewebe, insbesondere auch des intrazerebralen Raumes, und immer mit Exsikkation und Serumhyperosmolarität verbunden. Bei schlechter Kreislauflage stehen die zentral-nervösen Symptome ganz im Vordergrund: verstärkte psychomotorische Unruhe, Reizbarkeit, dann Verflachung, Stupor, Anfälle, Koma, Kreislaufversagen. Ursächlich spielt bei der chronischen Niereninsuffizienz für die Entstehung einer Hypernatriämie mangelhafte Flüssigkeitszufuhr, mitunter infolge künstlicher Ernährung, eine Rolle. Das Kreislaufversagen verstärkt im Circulus vitiosus dann die Niereninsuffizienz. Wird das Zustandsbild zu spät erkannt, so bleiben irreversible Hirnschäden zurück. In Todesfällen imponiert das Bild der *hämorrhagischen Pseudoenzephalitis* (97).
Das Hypernatriämiesyndrom als eine der schwersten Formen des Elektrolytkomas ist nach Riecker (131) bei chronischer Niereninsuffizienz selten. Scheler u. Mitarb. (141) sowie Prill (126) haben es bei ihren intern-neurologischen Analysen von 133 Urämiekranken nicht so selten gesehen (ca. 10%) und heben die Bedeutung der begleitenden zellulären und schließlich globalen Kaliumverluste sowie der Hypokalzämie für die Symptomausgestaltung hervor.
Für die neurologische Differentialdiagnose ist das Hypernatriämiesyndrom trotz seiner relativen Seltenheit von sehr großer Bedeutung, weil es außer bei der chronischen Niereninsuffizienz und als Begleiterscheinung des renalen wie des zentralen Diabetes insipidus und des Diabetes mellitus auch bei einer Reihe von primären intrakraniellen Prozessen vorkommt (106).

Zentral-nervös ausgelöste Hypernatriämien gehen mit einer in diesem Ausmaß sonst unbekannten Einschränkung der Natriumausscheidung im Harn einher und beruhen auf einer veränderten Regeleinstellung des Wasser- und Natriumstoffwechsels in Verbindung mit einem sekundären Hyperaldosteronismus (83).
Sie sind besonders nach *Hirntraumen* und *Hirnoperationen* (175), bei Enzephalitiden und nach Hirnblutungen, insonderheit aber bei frontalen bzw. das Strombahngebiet der A. cerebri anterior und das Zwischenhirn betreffenden Läsionen beobachtet worden (31, 121). Sie führen dann rückläufig zu einem hyperosmolaren, meist deletären zerebralen Koma mit Hirnödem. Auch im Zusammenhang mit Poliomyelitis (2a) sind Hypernatriämiesyndrome beschrieben worden, die nicht auf eine zu eiweiß- und kochsalzreiche Sondenernährung mit profusen Durchfällen zurückzuführen waren.
Als eine weitere neurologische Besonderheit vermag die Hypernatriämie via Hirnödem eine *zentrale pontine Myelinolyse* auszulösen (75). Zu derartigen umschriebenen dystrophischen Prozessen, wie es die Myelinolyse darstellt, kommt es nicht nur im Verlauf von Urämien mit Hypernatriämiesyndrom, sondern vor allen Dingen bei extremer Mangelernährung nach Ileus und nach wiederholtem, auch zerebralem Erbrechen (145).
Weniger dramatisch verlaufen die Salzmangelsyndrome mit **Hyponatriämie,** die bei der chronischen Niereninsuffizienz durch das Zusammentreffen von Polyurie mit gastrointestinalen Salzverlusten zustande kommen können und bei denen schließlich Hypochlorämie und Kreislaufschwäche resultieren: Kopfschmerzen, allgemeines Schwächegefühl und Lethargie, Anorexie und ein sich selbst unterhaltendes Erbrechen stehen dabei im Vordergrund. Sie können das klinische Bild der azotämischen Enzephalopathie verstärken. Einen klinischen Hinweis auf eine bestehende Hyponatriämie bzw. ein Salzmangelsyndrom geben mitunter heftige Wadenschmerzen und Krampi.
Störungen des Kaliumstoffwechsels sind bei der Entstehung des urämischen Komas häufig mitbeteiligt. Eine **Hypokaliämie** (weniger als 3 mmol/l) schlägt in Verbindung mit Azotämie und Azidose bei der chronischen Niereninsuffizienz allerdings nur dann neurologisch durch, wenn sie rasch eintritt und sich deshalb der intra-extrazelluläre Kaliumgradient plötzlich vergrößert. Das führt zu einer Hyperpolarisation der erregbaren Zellmembranen im Nervensystem und der Skelettmuskulatur (132).
Die Aufklärung von Hypokaliämien ist für die Differentialdiagnose von Funktionsenzephalopathien von großer Bedeutung. Führendes Symptom des Hypokaliämiesyndroms ist die **hypokaliämische Muskellähmung** mit Areflexie, die sich von den gleichartigen Lähmungsbildern bei der familiären periodischen Lähmung und dem Conn-Syndrom nicht unterscheidet. Doch fehlt bei diesen Formen der hypokaliämischen Lähmung eine zerebrale Beteiligung, während bei den Urämikern die Enzephalopathie durch die Hypokaliämie nur noch verstärkt wird: Es kommt zum beschleunigten Abfall in ein stilles, reflexloses Koma. Die Verhältnisse liegen hier bezüglich des Gehirns ähnlich wie beim Hypokaliämiesyndrom im Rahmen des Coma diabeticum.
Einen diagnostischen Hinweis auf das Hypokaliämiesyndrom können eine plötzlich auftretende *Harnretention infolge Blasenatonie* und ein *paralytischer Ileus* geben. Auch die Fischmaulatmung gilt als charakteristisch. Sicherer ist aber die Beachtung der Ekg-Zeichen mit Senkung von ST, Abflachung der T-Welle und präterminaler T-Negativität sowie das Auftreten einer T-U-Verschmelzungswelle (10).
Die **Hyperkaliämie** und die Kaliumintoxikation spielen für die Ausgestaltung und Prognose des urämischen Komas eine ungleich größere und gefährlichere Rolle als die Hypokaliämie. Vor allem ist die akute Kaliumintoxikation infolge plötzlicher kritischer Anstiege der Kaliumwerte zu fürchten. Als klinisch suspekt müssen *zentrale* und *periphere Exzitationserscheinungen* gelten, die in der neuromuskulären Peripherie mit spontanen Faszikulationen und Gliedersteife einhergehen und zentral zu einer Steigerung der motorischen Reizerscheinungen und der psychomotorischen Unruhe bis hin zu deliranten Psychosen und zum zerebralen Krampfanfall führen.
Auch hier hält man sich am besten an die laufende Überwachung der Kaliumbilanz und der Serumkaliumkonzentration (kritische Grenze 6 mmol/l, bei raschem Anstieg schon zwischen 5 und 6 mmol/l [121]) in Verbindung mit der Ekg-Überwachung im Rahmen der Intensivpflege. Sinustachykardie, Rhythmusstörungen und atrioventrikuläre Überleitungsstörungen sind meist vorhanden, ebenso – wenn auch nicht ausnahmslos – die charakteristische zeltförmig spitz deformierte, hochamplitudige T-Welle, QR-Verlängerung und QRS-Verbreiterung; sie deuten auf die drohende Gefahr für das Herz im Zustand der Kaliumintoxikation hin (cave: Herzstillstand!).
Eine Verminderung der renalen Kaliumausscheidung als *Ursache* des Hyperkaliämiesyndroms kommt in der oligurischen Phase des akuten Nierenversagens mit Schädigung der distalen Tubulusanteile häufiger vor als bei den chronischen Niereninsuffizienzen. Hier zeigt sie die Endphase maximal eingeschränkter Nierenleistung mit bereits wesentlich reduzierter Diurese an. Die dabei immer erhebliche und progressive Azotämie und Azidose fördern über eine allgemeine toxische Zellschädigung zugleich die zellulären Kaliumverluste und damit die hyperkaliämische Intoxika-

tion. Die brüske Verminderung des physiologischen intra-extrazellulären Kaliumgefälles wird dann zur Ursache der zentral-nervösen und peripheren neuromuskulären Übererregbarkeit.
Die hyperkaliämisch bedingte neuromuskuläre und zentrale Übererregbarkeit kann durch eine gleichzeitige **Hypokalzämie** gesteigert werden. Trotz der bei dekompensierter Retention regelmäßig vorhandenen Hypokalzämie entstehen in der Regel keine tetanischen Anfälle. Sie werden durch die gleichzeitige Azidose verhindert. Prill (125) sah sie nur 3mal unter 133 Fällen von Niereninsuffizienz. Bei unvorsichtiger therapeutischer Alkalisierung, etwa mit Natriumbikarbonat, kann aber mit der Verschiebung des pH zur alkalischen Seite die **Tetanie** manifest werden.
Zerebrale Anfälle treten bei chronischer Niereninsuffizienz mit urämischer Enzephalopathie in 15–25% der Fälle auf (125, 171). Sie können aber durch Azotämie, Azidose und durch die genannten Bedingungen des Elektrolytkomas nur in seltenen Fällen erklärt werden, z. B. beim Hypernatriämie- und beim Hyperkaliämiesyndrom.
Für die differentialdiagnostische Analyse der Ursachen zerebraler Anfälle bei Patienten mit chronischer Niereninsuffizienz kann der *Anfallstyp* erste Hinweise geben. Die meisten Anfälle verlaufen als *große generalisierte Krampfanfälle.* Nur in einem Drittel der Fälle werden *fokale Anfallsformen* beobachtet. Diese lassen sich ebenso wie die übrigen flüchtigen Herdsymptome beim Urämiker, insonderheit die zentralen Amaurosen, Aphasien, Hemiparesen, immer auf funktionelle und organische *zerebrovaskuläre Störungen im Rahmen eines Hochdruckleidens* zurückführen (hypertensive Enzephalopathie). Insbesondere spielen Blutdruckkrisen als Ursache generalisierter Anfälle im Rahmen einer akuten Hochdruckenzephalopathie ursächlich eine maßgebliche Rolle (104).
Eine *chronische Hochdruckenzephalopathie* kann den Untergrund zu den akuten zerebralen Reaktionen abgeben. Neurologisch ist sie durch die Kombination von zerebralen Allgemeinsymptomen bis hin zu exogenen Psychosen einerseits und zerebralen Krampfanfällen andererseits mit rezidivierenden oder auch bleibenden multifokalen zerebralen Herdsymptomen charakterisiert.
Weiter wirken sowohl die *Überwässerung* durch übermäßige Flüssigkeitszufuhr (Trinken, Infusionen) als auch eine zu rasche Dialyse mit nachfolgendem Einstrom von Wasser durch die Blut-Hirn-Schranke in das Hirngewebe (Dysäquilibriumsyndrom) über eine Hirnödembildung anfallsprovozierend.
Überwässerung und *Hypertonie,* beide verbunden durch die *Hypervolämie,* stellen die häufigste Ursachenkonstellation für das Auftreten zerebraler Krampfanfälle bei der chronischen Urämie dar. Prill (125) hat diese Konstellation bei zwei Dritteln seiner Anfallspatienten mit chronischer Niereninsuffizienz und zerebralen Anfällen gefunden. Die Krampfbereitschaft wird in manchen Fällen noch weiter durch die oben erwähnten Elektrolytstörungen gesteigert, insbesondere durch Hyperkaliämie und Hypokalzämie.
Die zerebrale Dialysereaktion ist von Scheitlin u. Hunzicker (140) sowie Kennedy u. Mitarb. (79) aufgeklärt und als **Dysäquilibriumsyndrom** bezeichnet worden. Dabei handelt es sich um eine Überwässerung und Ödematisierung des Hirngewebes, zu der es im Anschluß an die Dialyse kommt, wenn durch eine zu rasche Harnstoffelimination ein osmotisches Gefälle vom Blut zum Hirngewebe und zum Liquorraum hin entsteht (132). Das Dysäquilibriumsyndrom führt zu Kopfschmerzen, Erbrechen, Bradykardie als Hirndrucksymptomen sowie zu Bewußtseinsverlust, motorischen Reizerscheinungen und zerebralen Anfällen. Man kann dementsprechend das Dysäquilibriumsyndrom durch eine Anhebung der Osmolarität des Dialysats über die des Serums verhüten.
Vom Dysäquilibriumsyndrom ist die eigentliche **Dialyseenzephalopathie** (Dialysedemenz) zu unterscheiden (4a, 26, 72, 115). Sie tritt in den ersten Monaten, angeblich auch bis zu 7 Jahren nach Beginn der Dialyse auf und ist durch eine chronische Aluminiumintoxikation über das Dialysat bedingt. Klinisch zeichnet sie sich neben dem zerebralen Allgemeinsyndrom mit deliranter, paranoid-halluzinatorischer Psychose vor allem durch früh und oft auch initial nur episodisch auftretende dysarthrische und dysphasische Symptome und durch myoklonische und generalisierte tonisch-klonische Krampfanfälle aus. Charakteristische EEG-Veränderungen, die auch schon vor den klinischen Zeichen auftreten können, erlauben die Abgrenzung von anderen Formen von Enzephalopathien. Es handelt sich dabei um eine symmetrische, paroxysmale hochamplitudige Deltaaktivität und um bilaterale Spitze/langsame Welle-Aktivität, häufig frontal betont.

Daß unter der gleichen Bedingung einer zerebralen Überwässerung und akuten Ödematisierung auch bei Kranken mit primären zerebralen Krankheitsprozessen, Hirntumoren, Enzephalitiden, zerebraler Arteriosklerose u.a.m. Krampfanfälle ausgelöst werden können, ist schon lange bekannt.

Enzephalopathien beim akuten Nierenversagen

Vorkommen, Heftigkeit und Art der **zerebralen Symptome, die in Verbindung mit einem akuten Nierenversagen** auftreten, hängen in erster Linie von der jeweiligen Ursache ab, die zum Nierenversagen führt.
In 70–80% der Fälle ist dies ein Schocksyndrom mit zirkulatorisch bedingtem Nierenversagen

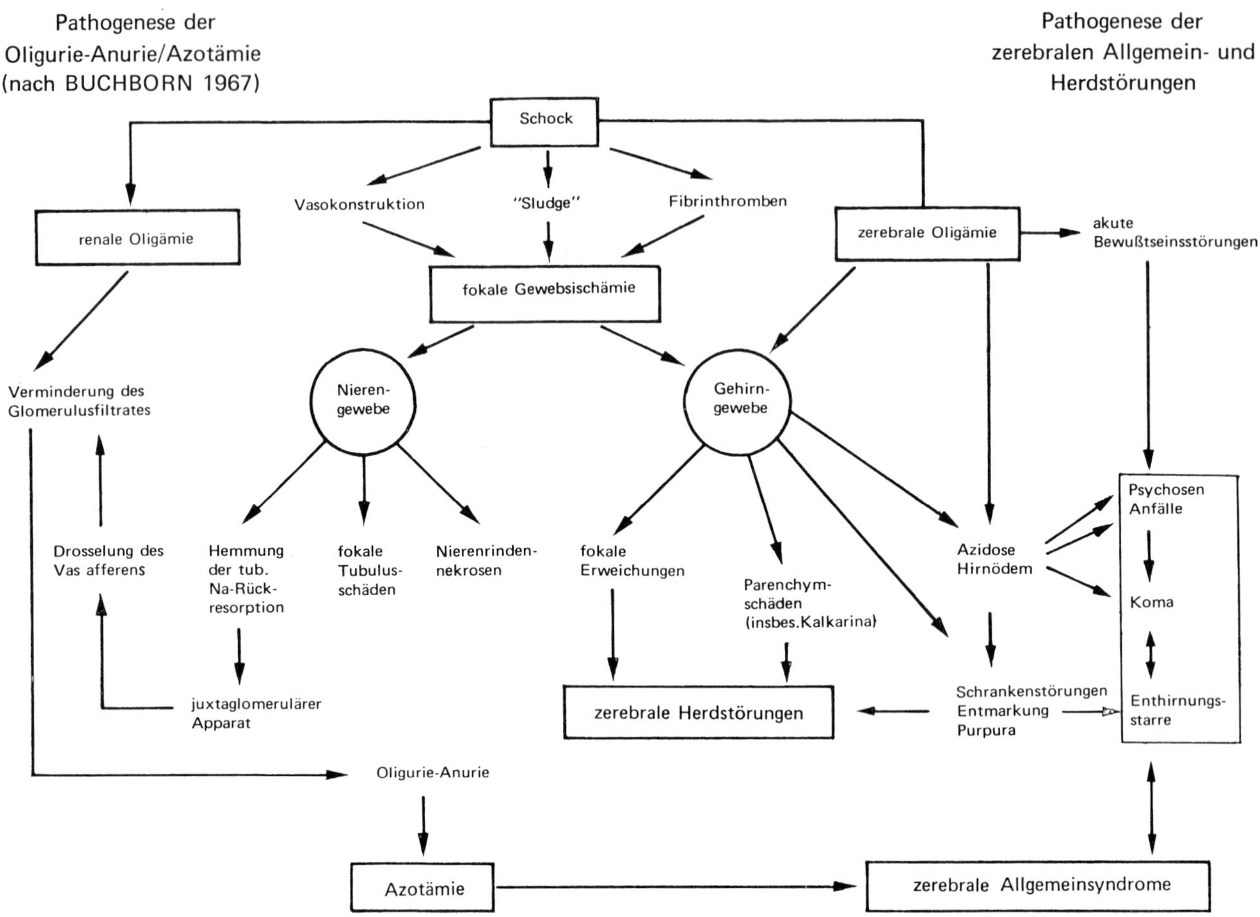

Abb. 6.**9** Nieren und Gehirn im Schock

(Schockniere). In zweiter Linie entsteht es durch nephrotoxische Wirkungen (Tetrachlorkohlenstoff, Quecksilbersalze, Medikamente u.a.m.) im Sinne der *akuten toxischen Nephrose* oder Nephropathie mit Tubulusnekrose (18). Der Rest verteilt sich auf *entzündliche* und *vaskuläre Nephropathien,* insbesondere die akute und subakute *Glomerulonephritis* (8–10%).

Bei den vielen Krankheiten und insbesondere den schweren *Unfällen,* die zur Entwicklung einer *Schockniere* Anlaß geben können, ist immer mit einer unmittelbaren Hirnschädigung oder aber einer mittelbaren Schädigung durch das schockauslösende Kreislaufversagen und die gleichzeitigen Gerinnungsstörungen im Sinne der Verbrauchskoagulopathie zu rechnen. Nach schweren Unfällen spielen dabei *Fettembolien* eine beachtliche Rolle (152–154).

Doch konvergieren die verschiedenen Störungsfaktoren des Kreislaufs und der Hämostase oft besonders in Richtung auf die Nieren mit Ausbildung von Schocknieren und darüber hinaus von bilateralen Nierenrindennekrosen (88, 153).

Die gleichen pathogenetischen Faktoren, die eine Schockniere mit Nierenrindennekrosen nach sich ziehen, können also immer auch zu einer primären Beeinträchtigung der Hirndurchblutung führen und mit einer entsprechenden akuten Bewußtseinsstörung einhergehen (Abb. 6.**9**).

In der **initialen Schädigungsphase,** die dem akuten Nierenversagen vorausgeht, wird klinisch eine stärkere Schocksymptomatologie mit Blutdruckabfall und entsprechender Bewußtseinsbeeinträchtigung häufig vermißt. Der abortiv verlaufende Schock und die auch von ihm hervorgerufene Schockniere offenbaren sich dann erst durch die nachfolgende Oligurie und den mit ihr verbundenen Rest-N-Anstieg einerseits und das sich phasisch anschließende polyurische Stadium andererseits.

Im Zuge der **Oligurie** (in schweren Fällen Anurie) werden Hyperkaliämie, Hypokalzämie und Überwässerung beobachtet. Sie sind als Ursache der dann hervortretenden Kopfschmerzen und akuten Psychosen vom exogenen Reaktionstyp bis hin zu zerebralen Anfällen anzusehen und verschwinden mit dem Eintritt der polyurischen Phase meist rasch. Dabei kann der Blutdruck sowohl angestiegen als abgefallen sein (18).

Eine länger anhaltende zerebrale Allgemeinreaktion mit **Koma, Anfallshäufung** und zerebralen Herdausfällen weist immer auf eine schwere Gewebszerstörung, wie z.B. bei Schock und Verbrauchskoagulopathie, hin.

Die **hereditäre chronische Nephritis** mit **nervöser Taubheit** (Alport-Syndrom) kann bei Kindern ebenfalls unter dem Bild rezidivierender zerebraler Anfälle in Erscheinung treten. Sie ist häufig mit Schwachsinn kombiniert. Diese Kinder sterben nicht selten an Urämie, und zwar unter dem Bild eines konvulsiven urämischen Komas (3, 120). Auch dabei ist charakteristisch, daß die Zeichen der renalen Dekompensation gern im Zusammenhang mit Infekten, insbesondere Pyelonephritiden, episodisch auftreten.

Die Differentialdiagnose zerebraler Anfälle und Komazustände im Zusammenhang mit einer Niereninsuffizienz beginnt und endet, auch bei den akuten Formen des Nierenversagens, immer mit der Frage nach der **pathogenetischen Bedeutung des Hochdrucks,** d.h. der Abschätzung des Faktors Hochdruck gegenüber den toxischen Faktoren und den Elektrolytstörungen. Für das „vaskuläre Geleise" sprechen immer begleitende passagere Herdstörungen. Unter ihnen geben zentrale Sehstörungen, die bis zur flüchtigen Amaurose gehen können, einen wichtigen Hinweis.

Morgendliche Kopfschmerzen mit Erbrechen, symptomatische generalisierte zerebrale Krampfanfälle und eine beginnende Stauungspapille legen beim akuten *renovaskulären Zerebralsyndrom* meist zunächst den Gedanken an einen Hirntumor nahe. Dies gilt nicht nur für die rezidivierenden zerebralen Komplikationen der malignen Nephrosklerose und der Nierenarteriosklerose mit chronischem renalem Hochdruck, sondern insbesondere für die akuten Verschlußkrankheiten der größeren Nierengefäße infolge Arteriosklerose, Thrombangiitis obliterans und fibromuskulärer Angiohyperplasie der Nierengefäße (eigene Beobachtung mit Kracht) (85, 174).

Die zerebralen Frühkomplikationen der **akuten Glomerulonephritis** sind selten geworden. Sie entwickeln sich rasch unter Kopfschmerzen, Erbrechen, Nackensteife, zerebralen Herdstörungen, insbesondere Sehstörungen, zur akuten Psychose und zu fokalen und generalisierten zerebralen Anfällen mit Koma. Dabei fehlen Schlaganfälle mit bleibenden Paresen. Die klassische Symptomatologie der Glomerulonephritis mit Ödemen, Proteinurie und Hämaturie, Oligurie und Blutdruckanstieg macht die Diagnose leicht. Nur in 2–3% der Fälle, insbesondere bei subakutem Verlauf, kommt es zu diesen Bildern der akuten Enzephalopathie. Schon die immer vorhandenen zerebralen Herdstörungen weisen dabei auf die zerebrovaskuläre, hypertonische Genese hin. Meist besteht in solchen Fällen ein Papillenödem, in 40% der Fälle sogar eine Stauungspapille, oft mit Blutungen.

In den akut anurisch verlaufenden Fällen von Glomerulonephritis mit heftiger initialer zerebraler und kardialer Symptomatologie ist die differentialdiagnostische Unterscheidung von anderen, insbesondere extrarenalen Ursachen des akuten Nierenversagens, ja selbst von primären akuten intrakraniellen Prozessen gelegentlich sehr schwierig. Wiederum sind akuter Hochdruck und entsprechende Augenhintergrundveränderungen von großer differentialdiagnostischer Bedeutung (172), insbesondere dann, wenn Hinweise auf Streptokokkeninfekte fehlen.

Bei der **Schwangerschaftseklampsie** kommt es ebenso wie bei der akuten Glomerulonephritis zu akuten Enzephalopathien mit Kopfschmerzen, zerebralen Anfällen und Herdstörungen, insbesondere zentralen Sehstörungen. Pathogenetisch steht neben der akuten Blutdrucksteigerung und strukturellen Endothelläsionen vor allem ein Hirnödem durch Schrankenstörung im Vordergrund. Ein akutes Nierenversagen kann sich aufpfropfen und die akute schwere hypertensive Enzephalopathie mit Hirndruck verstärken.

Ein **Zusammentreffen von Hirnsymptomatologie und chronischer Niereninsuffizienz** oder anderen Nierensymptomen muß nicht immer Ausdruck einer nephrogenen Enzephalopathie sein. Zahlreiche Systemerkrankungen der Gefäße oder der blutbildenden Gewebe, auch maligne Tumoren, und Allgemeininfektionen führen sowohl zu Nierenerscheinungen als auch zu zerebralen Prozessen.

Es sei an den *Lupus erythematodes visceralis* und andere **Kollagenosen** erinnert, an die *Endocarditis lenta,* an die *Amyloidose* und die *multiplen Myelome.*

Die **multiplen Myelome** (Plasmozytome) verursachen eine degenerative Nierenerkrankung im Sinne der Myelomniere und nicht selten – unabhängig davon – einen zerebralen dystrophischen Prozeß, ähnlich der **multifokalen Leukoenzephalopathie** bei Lymphadenosen. Psychischer Abbau, auch akute exogene Psychosen und Herdsymptome kommen in diesem Zusammenhang vor (35, 112, 159).

Ein gemeinsames pathogenetisches Moment sind dabei Veränderungen der Bluteiweißkörper. Die Anämie der Plasmozytomkranken und kardiogene Störungen kommen hinzu. Eine urämische Enzephalopathie kann sich bei fortschreitender Niereninsuffizienz, die in 60–90% der Plasmozytomkranken das Ende herbeiführt, aufpfropfen (67).

Kombinierte Mißbildungen von Niere und Gehirn sind differentialdiagnostisch zu beachten. *Zystennieren* sind nicht ganz selten mit Meningozelen und anderen Hemmungsmißbildungen des Zentralnervensystems verbunden (14b). Das *kongenitale Aneurysma* der *Hirnarterien* kommt etwa 60mal so häufig in Kombination mit Zystennieren

vor, als es nach der Wahrscheinlichkeitsrechnung vorkommen dürfte (164). Das ist bei Subarachnoidalblutungen im Zusammenhang mit Niereninsuffizienz differentialdiagnostisch zu beachten.
Die **koordinierten metabolischen Erkrankungen von Niere und Gehirn** auf der Grundlage einer genbedingten Stoffwechselanomalie manifestieren sich meist schon im Säuglings- und Kleinkindesalter.

Metabolische Enzephalopathien infolge genbedingter Stoffwechselanomalien

Die überwiegend funktionellen Enzephalopathien infolge angeborener enzymbedingter Stoffwechselanomalien spielen in der Pädiatrie neben den perinatalen Zerebralschäden eine zunehmende Rolle. Sie sind aber auch im Jugend- und Erwachsenenalter differentialdiagnostisch sehr zu beachten. Der *kongenitale Enzymdefekt* ruft infolge Hemmung oder Blockade eines bestimmten Stoffwechselschrittes einen Mangel an den jeweils nachfolgenden Reaktionsprodukten hervor.
Die Tatsache, daß von den bekannten enzephalopathisch wirksamen Stoffwechselanomalien sich etliche nicht sogleich nach der Geburt klinisch manifestieren, zeigt an, daß zelluläre und humorale *Kompensationsmechanismen* zur Verfügung stehen. Diese können spontan, vor allem aber unter mannigfaltigen äußeren Belastungen des Stoffwechsels, zu denen insbesondere auch chemische Arzneimittelwirkungen gehören, dekompensieren. Die Folge sind die bekannten schweren *krisenhaften,* gleichsam kumulativen *Entgleisungen des Stoffwechsels,* die für alle genbedingten Stoffwechselleiden, vor allem aber für die erst relativ spät in der Jugend oder im Erwachsenenalter manifestierten so charakteristisch sind. Erst im Zustand der *Dekompensation* oder unter Belastung treten daher über die unspezifischen neurologischen Allgemeinsymptome hinaus die für die einzelnen Krankheitsbilder kennzeichnenden klinisch-biochemischen Syndrome hervor, die uns die Artdiagnose ermöglichen.

Enzymopathien im Jugend- und Erwachsenenalter

Die **hepatische Porphyrie** als ein autosomal dominant erbliches Stoffwechselleiden, bei dem der letztursächliche Stoffwechseldefekt immer noch unbekannt ist, tritt klinisch-neurologisch mit *akuten zerebralen Allgemeinsymptomen* in Erscheinung. Ihr intermittierendes Auftreten mit *vegetativen Prodromen* und *peripher-nervösen Ausfällen* kann als Modell für die erwähnte Verlaufscharakteristik metabolischer Enzephalopathien mit krisenhaften Stoffwechselentgleisungen gelten; dies hat sich auch in der Krankheitsbezeichnung **intermittierende Porphyrie** (173) niedergeschlagen.
Es ist wenig bekannt, daß die abdominellen Schmerzkrisen und die Polyneuropathie bei der porphyrischen Krise fehlen oder weitgehend in den Hintergrund treten können und nur die *psychotischen Episoden* als zerebrales Allgemeinsyndrom das Krankheitsbild markieren. Diese werden dann leicht als hysterische oder psychopathische Reaktionen, als Schizophrenieschub, zerebraler Anfall oder aber als symptomatische Enzephalopathie bei internen Krankheitsbildern (hepatogenes Koma, Eklampsie) fehlgedeutet (40, 63, 128). Die reinen oder überwiegend psychotischen Episoden bei der akuten hepatischen Porphyrie werden psychiatrischerseits als reversible Funktionspsychose bezeichnet. Reichenmiller u. Zysno (128) machen auf die zentralen okzipitalen passageren *Sehstörungen* als lokales Zerebralsyndrom aufmerksam. Außerdem kann es zu einem *Papillenödem* unter dem Bild eines Pseudotumor cerebri kommen.
Wir fanden neurologisch bei derartigen Fällen von ganz im Vordergrund stehenden zerebralen Allgemeinsyndromen im Rahmen der porphyrischen Krise mit entsprechender Latenzzeit im Elektromyogramm und bei der Neurographie immer auch Zeichen einer klinisch latent bleibenden *Polyneuropathie.* Das **kennzeichnende biochemische Syndrom** mit der erhöhten Porphobilinogen- und Deltaaminolävulinsäure-Ausscheidung im Harn gestattet in solchen Fällen die Diagnose, wenn man rechtzeitig daran denkt und eine Analyse der Porphyrie durchführt (36b).
Krisenhafte Schmerzzustände mit psycho-neurovegetativen Allgemeinreaktionen hat die intermittierende Porphyrie mit den Initialerscheinungen des diabetischen und hepatischen Komas, aber auch vielen Vergiftungen gemeinsam, nicht nur Bleivergiftungen. Das Krisenhafte in der weiteren vegetativen Symptomatologie (Hypermotilität des Magen-Darm-Traktes, Tachykardie, Blutdruckanstieg, Temperaturen, Schweißausbrüche usw.) deutet darauf hin, daß hier vor allem der Metabolismus der Transmittersubstanzen gestört ist. Differentialdiagnostisch ist bei derartigen vegetativen akzentuierten Krisen und Schmerzanfällen auch an die Migräne und besonders an die Phäochromozytomkrankheit mit ihren Blutdruckkrisen, kardiozephal betonten Schmerzanfällen (134) und den mitunter schweren zerebralen Allgemeinsymptomen zu denken, die durch die Adrenalin- bzw. Noradrenalinausschüttung hervorgerufen werden.
Interessant ist auch der Vergleich mit dem **Karzinoidsyndrom** bei den metastasierenden argentaffinen Karzinoiden des Magen-Darm-Traktes und der Bronchien, bei denen neben dem bekannten „Flush" und den sie begleitenden Kreislaufreak-

tionen auch Anfälle von krampfhaften Leibschmerzen und episodischen Durchfällen zum speziellen Syndrom gehören. Die Patienten klagen im Anfall über Schwindelerscheinungen, Ohnmachtsanwandlungen, Taubheitsgefühle und Sehstörungen (77, 170), danach über Abgeschlagenheit und Muskelschwäche.

Die Anfälle sind bekanntlich eine Folge der massiven Ausschüttung eines weiteren biogenen Amins, nämlich des 5-Hydroxytryptamins (Serotonin) aus dem Tumorgewebe in die Blutbahn. Die vermehrte Ausscheidung des Serotoninmetaboliten 5-Hydroxyindolessigsäure mit dem Harn in Mengen von 10, 25 oder mehr mg pro die ist für das Krankheitsbild kennzeichnend (77).

Obwohl das in die Blutbahn ausgeschüttete Serotonin normalerweise die Blut-Hirn-Schranke nicht überschreiten soll, kommt es dennoch bei solchen Kranken mit der Zeit auch zu deutlichen zerebralen Allgemeinreaktionen und exogenen Psychosen (146).
Diese sind allerdings nicht eine Begleiterscheinung der „Flush“-Anfälle, also nicht unmittelbar durch die Ausschüttung von Serotonin bedingt, sondern treten erst in fortgeschrittenen Stadien der metastatischen Geschwulstbildung und Allgemeinsymptomatologie in Erscheinung. Es könnte sich dabei um **Pellagrapsychosen** infolge eines beim Karzinoidsyndrom häufiger eintretenden enterogenen und auch durch Mehrverbrauch verursachten *Nikotinsäureamidmangels* handeln. Tatsächlich werden auch *pellagröse Hautveränderungen* im Spätstadium des Karzinoidsyndroms nicht selten angetroffen (ca. 6,5 % der Fälle). Ein wichtiges Unterscheidungsmerkmal gegenüber der intermittierenden Porphyrie ist der für das endokrin aktive Karzinoid zugleich pathognomonische Befund einer humoral bewirkten *Endokardfibrose* mit den nachfolgenden Vitien des rechten Herzens (Pulmonalstenose und Trikuspidalinsuffizienz).
Die *Kombination von psychoneurovegetativen Krisen* mit einer *Photodermatose* kennzeichnet die **Porphyria variegata,** die bei der weißen Bevölkerung Südafrikas endemisch ist.

Ein intermittierender Verlauf mit krisenhaften Episoden und Exazerbationen charakterisiert auch andere familiäre Stoffwechselkrankheiten, die das Nervensystem nicht oder kaum betreffen, wie z. B. die *Gicht,* das hereditäre rezidivierende *Quincke-Ödem* (61) und den *Icterus juvenilis intermittens* (56, 107), der übrigens auch mit vegetativen Krisensymptomen einhergeht.

Auch der **Favismus,** der als primaquinsensitive hämolytische Anämie auf einem angeborenen Glukose-6-Phosphat-Dehydrogenasemangel beruht, kann in diesem Zusammenhang genannt werden (22, 95). Mit dieser Erkrankung teilt die intermittierende Porphyrie auch das bezeichnende Phänomen, daß die Krisen durch bestimmte Medikamente ausgelöst werden.

Diese mediterrane hämolytische Anämie wird durch den Genuß roher Vicia-faba-Bohnen oder nach massiver Inhalation der Pollen dieser Leguminosen ausgelöst. Das hat ihr den Namen Favismus eingebracht.

Das **Hartnup-Syndrom** ist ebenfalls durch eine *neurokutane Symptomenkonstellation* mit intermittierendem Verlauf gekennzeichnet, die nur selten im Erwachsenenalter, häufiger in der Jugend und in der Kindheit manifest wird. Bei dieser genbedingten Stoffwechselanomalie kommt es unter dem Einfluß der Sonnenbestrahlung zu einer schweren rezidivierenden bzw. intermittierenden *Photodermatose,* die jeweils innerhalb von einigen Wochen wieder abheilt. Parallel mit der Hautaffektion treten rezidivierend und intermittierend auch neurologische Störungen hervor, und zwar vor allen Dingen *zerebellare Funktionsstörungen* (Ataxie, Hypotonie, Nystagmus, Intentionstremor), dazu auch Steppergang, selten verbunden mit Pyramidenbahnzeichen. Verwechslungen mit der *multiplen Sklerose* liegen rein neurologisch nahe.
Als zerebrales Basissyndrom besteht auch im Intervall ein leichtes *organisches Psychosyndrom* im Sinne des exogenen Reaktionstyps, auf das sich im Schub dann schwere produktive psychotische Reaktionen bis hin zum *Präkoma* aufpfropfen können. Dementsprechend bleiben nach dem Schub mitunter psychische *Defektsymptome* zurück (178).

Die pellagraähnliche Photodermatose und die neurologischen Störungen beruhen beim Hartnup-Syndrom auf einer sekundären Störung der endogenen *Nikotinamidsynthese* infolge eines primären *Tryptophanmangels.* Das Tryptophan ist die Ausgangssubstanz für die Nikotinsäureamidsynthese. Der Tryptophanmangel beim Hartnup-Syndrom ist wahrscheinlich Folge eines Defekts der Tryptophanresorption im Darm bei gleichzeitig verstärkter Ausscheidung dieser Aminosäure durch die Nieren im Rahmen einer allgemeinen erheblichen renalen Aminoazidurie.

Das *biochemische Leitsymptom* des Hartnup-Syndroms ist die allgemeine renale *Aminoazidurie,* die sich als hinweisender Befund nicht nur im Schub des neurokutanen Krankheitsbildes, sondern auch im Intervall findet und zusammen mit einer abnormen Indolausscheidung auch außerhalb der Stoffwechselkrisen die Diagnose ermöglicht.
Bei der echten tropischen, der endemischen und der sporadischen **Pellagra** durch Nikotinsäureamidekto- bzw. -enterokarenz kommen zwar auch undulierende Verläufe der psychischen und neurologischen, insbesondere spinalen Pellagrasymptome vor, und zwar in Abhängigkeit von dem jeweiligen Zustand der zugrundeliegenden Magen-Darm-Affektion oder der jeweiligen Ernährungslage; doch gibt es bei der echten exogenen Pellagra keine so massive Aminoazidurie. Differentialdiagnostische Schwierigkeiten gegen-

über der *multiplen Sklerose* können nur entstehen, wenn man die charakteristische Photodermatose nicht als diagnostischen Hinweis bewertet und deshalb versäumt, mittels säulenchromatographischer Screening-Untersuchung des Harns nach der auf das Hartnup-Syndrom hinweisenden Aminoazidurie zu suchen.

Differentialdiagnostisch ist aus dem Kreis der hereditären Stoffwechselanomalien auch an das **Refsum-Syndrom,** die Heredopathia atactica polyneuritiformis (127) sowie an eine weitere kongenitale Lipoidstoffwechselstörung, die **Abetalipoproteinämie** (135), zu denken, die neurologisch durch eine Ataxie bei Akanthose und Pigmentdegeneration der Retina charakterisiert ist.

Enzymopathien im Kindesalter (inborn errors of metabolism Garrod)

Die hereditären metabolischen Enzephalopathien des frühen Kindesalters stimmen hinsichtlich der Manifestation schwerer zerebraler Allgemeinsyndrome und hinsichtlich ihres intermittierenden Verlaufs mit anfallsartigen Exazerbationen mit denen des Jugend- und Erwachsenenalters überein. Doch lassen sie stärker als etwa die intermittierende Porphyrie ein *progressives Basissyndrom* erkennen, das zwar zunächst durch überwiegend funktionelle zerebrale Störungen, in späteren Stadien aber auch durch strukturell verankerte Veränderungen, insbesondere Entwicklungsstörungen und Myelinisationshemmungen charakterisiert ist. Im Mittelpunkt des progressiven klinischen Basissyndroms steht der *fortschreitende Schwachsinn* als Ausdruck einer gestörten und zurückbleibenden funktionellen und strukturellen Hirnentwicklung.

Die **genbedingten metabolischen Schwachsinnsformen** sind als Krankheitsgruppe zunächst differentialdiagnostisch von allen übrigen endogenen und exogenen Formen des kindlichen Schwachsinns abzugrenzen, also insbesondere vom *idiopathischen Schwachsinn* unbekannter Genese (182), vom **Mongolismus** und den übrigen Chromosomenanomalien, weiter von den mit Schwachsinn einhergehenden *Mißbildungskrankheiten,* seltenen erblichen Syndromen mit Schwachsinn (82) sowie besonders von den Defektzuständen nach *perinatalen* oder *frühkindlichen Hirnschäden* (z.B. Asphyxie, Traumen, Kernikterus usw.).

Die Erkennung und Differentialdiagnose der „inborn errors of metabolism" unter diesen frühkindlichen Enzephalopathien und Hirnschäden ist besonders wichtig geworden, seitdem es in zahlreichen Fällen gelungen ist, den zugrundeliegenden Enzymblock biochemisch aufzuklären und durch Substitutionsmaßnahmen zu behandeln.

Ergeben sich Verdachtsmomente, so wird die Diagnose mittels *Blut- und Harnanalysen,* z.T. sogar bereits im Rahmen klinisch-chemischer oder mikrobiologischer Routinetests gesichert. Prophylaktisch und eugenisch wichtig ist die Aufdeckung von *heterozygoten Merkmalsträgern* der jeweiligen Stoffwechselanomalie durch Belastungstests mit Substanzen, für deren Abbau ein partieller Enzymdefekt vermutet wird.

Die **klinischen Krankheitsbilder** bei den speziellen Formen des infantilen genbedingten metabolischen Schwachsinns sind in ihren Grundzügen einheitlich:

Die Erkrankung beginnt immer mit einem zerebralen Allgemeinsyndrom, das sich in Trinkunlust, Apathie und Bewegungsarmut äußert. Falls die Störung mit dem Überleben vereinbar ist, kommt es zu meist mittelschweren bis schweren Schwachsinnsformen (IQ selten über 50%), verbunden mit progressiven zerebralen Bewegungsstörungen, die über einen einfachen Entwicklungsrückstand hinausgehen (Koordinationsstörungen, Ataxie, Hyperkinesen, Hypotonien und Hypertonien, Paresen). Aus diesem progressiven *Basissyndrom* heben sich dann die *Episoden* krisenhafter Steigerung des zerebralen Allgemeinsyndroms mit Bewußtseinsveränderungen, zerebralen Anfällen, Streckkrämpfen und Komata heraus.

Für die Symptomausgestaltung spielt dabei das *Manifestationsalter,* d.h. der Entwicklungsstand des Gehirns, und außerdem die *Art* der zugrundeliegenden *Enzymopathie* eine wichtige Rolle. Wir haben demnach zu unterscheiden zwischen:

1. einer kleinen Gruppe von Enzymopathien mit Manifestation der zerebralen Symptome in der *Neugeborenenperiode* (charakteristisches Beispiel: Die Valinleuzinose = Ahornsirupurinkrankheit),
2. der größeren Gruppe mit Manifestation im *Säuglingsalter* (charakteristisches Beispiel: Phenylketonurie = Phenylbrenztraubensäure-Schwachsinn).

Genbedingte metabolische Enzephalopathien in der Neugeborenenperiode und in den ersten Lebenswochen

Enzymopathien mit Manifestation der zerebralen Symptome in der Neugeborenenperiode sind eine Rarität. Statistisch gesehen, können sie gegenüber den frühkindlichen zerebralen Allgemeinschäden durch Asphyxien, konnatale Herzfehler, Kernikterus und gegenüber den Enzephalitiden der Neugeborenenperiode fast vernachlässigt werden (76).

Unter 211 Neugeborenen, die in der 1. Lebenswoche von SCHULTE u. Mitarb. (151) in Göttingen wegen prä-, peri- und postnataler Hirnschäden untersucht worden

sind, fand sich kein Fall einer genbedingten Enzephalopathie; demgegenüber wurden 45 Fälle von Icterus gravis, 5 Fälle von symptomatischer Enzephalopathie nach Eklampsie der Mutter, 7 Fälle von symptomatischer Enzephalopathie nach Diabetes der Mutter und weitere 7 Fälle von symptomatischer Enzephalopathie bei kindlichen exogenen Ernährungsstörungen und Exsikkose festgestellt. So sind die frühkindlichen diffusen Zerebralschäden fast *zu einem Drittel auf symptomatische metabolische Enzephalopathien* zurückzuführen.
Asphyxiefolgen, geburtstraumatische Schäden und *Erkrankungen von Lunge und Herz* machen demgegenüber fast zwei Drittel der frühkindlichen diffusen Hirnschäden aus. Nur 3 Kinder litten an einer *Enzephalitis* der Postnatalperiode.

Ahornsirupurinkrankheit

Als charakteristischer Vertreter der früh manifestierten metabolisch-genetischen Enzephalopathien, die bald nach der Geburt hervortreten, kann die **Ahornsirupurinkrankheit** (Synonyma: Verzweigtketten-Ketonurie, **Valinleuzinose**) gelten. Sie gehört zu den schweren Formen metabolisch-genetischer Enzephalopathien in der Neugeborenenperiode, deren diätetische Einstellung außerordentlich schwierig ist.

Die Krankheitsbezeichnung rührt von dem auf die Diagnose hinweisenden charakteristischen, süßlich-scharfen Uringeruch bei den betroffenen Kindern her, der an den Harzgeruch einer amerikanischen Ahornart erinnert (102); er wird auch als curry-, suppengewürz-, maggiähnlich beschrieben und soll auch an den Geruch, der sich in Mäuseställen entwickelt, erinnern (116, 143).
Ursachen dieses Uringeruchs sind Metaboliten der desaminierten Ketosäuren von *Leuzin, Isoleuzin* und *Valin,* die wegen eines Defektes bei ihrer oxydativen Dekarboxylierung angereichert und dann im Urin ausgeschieden werden. Ihr Anstau in Blut und Geweben, insbesondere in Leukozyten und Leber, führt zu zahlreichen metabolischen Sekundärstörungen und Hemmungen enzymatischer Aktivitäten, die eine schwere Beeinträchtigung des Funktions- und schließlich auch des Strukturstoffwechsels im Gehirn bewirken, insbesondere eine Synthesestörung der γ-Amino-Buttersäure (101).

Die Enzephalopathie bei der Ahornsirupurinkrankheit äußert sich schon in den ersten Lebenswochen im Erlöschen des Saugreflexes, in Trinkschwierigkeiten, Apathie, Hypotonie und Fehlen des Umklammerungsreflexes nach Moro. Unter den Zeichen der frühkindlichen Ernährungsstörung kommt es zur Verstärkung des *Apathie-Hypotonie-Syndroms* mit Auftreten von *Streckreaktionen.* Das Basissyndrom bringt bereits einen Stillstand der geistigen Entwicklung mit sich; im EEG sind die Zeichen der Krampfbereitschaft bei schweren Allgemeinveränderungen zu sehen.

Wenn nicht in der Frühphase der noch funktionellen metabolischen Enzephalopathie, d.h. in den ersten 1–3 Lebenswochen, die Diagnose gestellt wird und dementsprechend keine praktisch leuzin-, isoleuzin- und valinfreie Diät zugeführt wird, sterben die Kinder in den ersten 4–6 Lebenswochen. Zu den zerebralen Bewegungsstörungen treten dann *zentrale Atemkrisen* (Preßatmung, Apnoe-Anfälle) und *epileptische Anfälle* hinzu; gleichzeitig kommt es zum Dauerstrecktonus der unteren Extremitäten im Koma *(Dekortikalisationsstarre),* schließlich auch mit Einschluß der oberen Extremitäten *(Dezerebrationsstarre).*
Einen Hinweis auf die Diagnose gibt bei entsprechendem Uringeruch die chemische Auffindung einer Vermehrung von α-Ketosäuren im Urin. Die Diagnose wird dann *biochemisch* durch den Nachweis stark erhöhter Serumwerte der Aminosäuren Valin, Leuzin und Isoleuzin sowie durch die Feststellung der im normalen Serum nicht vorhandenen Aminosäure Alloisoleuzin gestellt. Die genannten Aminosäuren werden auch im Harn vermehrt ausgeschieden.
Die Ahornsirupurinkrankheit wird *rezessiv vererbt.* Heterozygote Merkmalsträger lassen unter diätetischer Belastung mit den speziellen Aminosäuren pathologische Serumspiegel und Ausscheidungswerte erkennen. Der partielle Enzymdefekt bleibt aber klinisch immer kompensiert.

Bei rechtzeitiger, biochemisch gesicherter Diagnose und entsprechender *diätetischer Aminosäurenkarenz verläuft die Erkrankung weniger dramatisch* und kann sogar in Einzelfällen weitgehend klinisch latent bleiben (111, 176b).
Störungen des Valin- und Leuzinstoffwechsels infolge Blockierung wichtiger Enzyme liegen auch bei der **Hypervalinämie,** die mit kortikaler Blindheit einhergehen kann, und bei der **Isovalerianazidämie** vor. Beide Krankheiten sind durch Lebensschwäche und intermittierende Komata in Abhängigkeit von proteinreicher Nahrung gekennzeichnet, werden aber meist erst im *Säuglingsalter* manifest (Tab. 6.**2** B).
Ähnlich wie bei der Ahornsirupurinkrankheit, aber stürmischer setzt die Enzephalopathie bereits in den ersten Lebenstagen bei den **Hyperglyzinämien** (Methylmalonazidämie und Propionazidämie als ketotische Formen) ein und kann in wenigen Tagen im *azidotischen Koma zum Tode* führen. Besonders charakteristisch für die Hyperglyzinämie mit Azidose ist das frühe *azetonämische Erbrechen,* das durch Protein- (insbesondere Leuzin-)Zufuhr ausgelöst wird (100b).

In protrahiert verlaufenden Fällen umrahmt ein komplexes Krankheitsbild mit wiederholten azetonämischen Krisen, Leukopenie, Thrombozytopenie, Purpura, Hypogammaglobulinämie und Osteoporose das apathisch-hypotone Allgemeinsyndrom mit dem progressiven Schwachsinn und begleitenden zerebralen Anfällen (27).
Die Diät soll ebenso wie bei der Ahornsirupurinkrankheit valin-, isoleuzin- und auch threoninarm sein (139).

Galaktosämien

Von den angeborenen Kohlenhydratstoffwechselstörungen, die in der Neugeborenenperiode manifest werden, sind die **Galaktosämien** die wichtigsten. Sie sind im Vergleich zu den Aminosäurenstoffwechselstörungen leicht zu diagnostizieren und diätetisch zu behandeln.

Die Galaktosämie beruht entweder auf einem Enzymdefekt der Galaktose-1-Phosphat-Uridyltransferase (klassische Galaktosämie II) (78) oder aber auf einem hereditären Galaktokinasemangel (Galaktosämie I) (59).

Die **klassische Galaktosämie** (II) ist identisch mit der kongenitalen Galaktoseintoleranz von v. Reuss (130) und Göppert (59) und wird mit dem Beginn der Muttermilchernährung bereits in den ersten Lebenstagen manifest. Dabei treten die Zerebralsymptome zunächst hinter den Zeichen der *Ernährungsstörung* und der *Leberinsuffizienz* zurück. Mit zunehmender Dyspepsie, mit Erbrechen, Neugeborenenikterus und Hepatomegalie stellen sich dann aber auch mit der Zeit zerebrale Allgemeinsymptome mit Apathie, Atonie und Stillstand der geistigen Entwicklung ein, schließlich ins Koma fortschreitend.

In den mehr chronisch verlaufenden Fällen, bei denen offenbar nur ein enzymatischer Teildefekt besteht, der besser kompensiert werden kann, kommt es zum **Spätsyndrom der Galaktosämie:** Schwachsinn, Leberzirrhose, Aszites, Ödeme, hämorrhagische Diathese, lamelläre Katarakt, Proteinurie und Aminoazidurie.

Die Hirnstörungen sind dabei Folge *sekundärer Aminosäurenstoffwechselstörungen,* der Ablagerung von Galaktit im Gewebe und vor allem von hypoglykämischen Zuständen.

Galaktitanreicherung, hypoglykämische Anfälle und *Katarakt* dominieren bei dem leichter kompensierbaren Galaktokinasemangel (Galaktosämie I).

Den Verdacht auf eine Galaktosämie wecken muß außer den klinischen Spezialsymptomen eine *positive Reduktionsprobe im Harn ohne Glukosenachweis.* Die Diagnose kann dann mit Hilfe der chemischen Bestimmungen der Galaktosekonzentration in Blut und Harn mit dem kolorimetrischen Entfärbungstest von Beutler (16) oder mit Hilfe des mikrobiologischen Galaktosehemmtestes an einem Tropfen Neugeborenenblut nach Guthrie (64) rasch geklärt werden.

Die wichtigste Differentialdiagnose der klassischen Galaktosämie ist der *Kernikterus* mit seinen verschiedenen Ursachen, insbesondere aber der Rh-Inkompatibilität zwischen Mutter und Kind. Außerdem ist auch an die kongenitale und frühkindliche Form der *Niemann-Pick-Krankheit* zu denken. Auf der anderen Seite der Differentialdiagnose der kongenitalen Galaktosämie stehen die idiopathischen *frühkindlichen Hypoglykämieformen,* insbesondere die leuzinempfindlichen.

Der **Kernikterus** ist das klassische Beispiel für eine symptomatische Hirnschädigung im Neugeborenenalter infolge einer einmaligen, vorübergehenden endogenen Intoxikation. Seine Symptomatologie ist angesichts der schweren zerebralen Reizerscheinungen und der Exzitationsneigung weniger mit dem apathisch-atonischen Bild der Galaktosämie als mit dem Exzitationssyndrom bei der Ahornsirupurinkrankheit und der Hyperglyzinämie klinisch verwandt.

Die *Symptomatologie* des Kernikterus ist in charakteristischen Fällen etwa die folgende:

Der Icterus gravis entwickelt sich bereits innerhalb der ersten 24 Lebensstunden. 1–2 Tage nach Auftreten des allgemeinen Ikterus kommt es zu den uncharakteristischen zerebralen Allgemeinsymptomen der Trinkunlust und der schweren Apathie. Das erste neurologische Reizsyndrom ist ein *Opisthotonus* mit Zurückwerfen des Kopfes als Ausdruck der gesteigerten tonischen Labyrinth- und Halsreflexe. Rigidität, muskuläre Hypertonie und *Streckstarre* treten hinzu. Bald kommen Atemstörungen auf, Tachypnoe, pathologische Atemrhythmen und schließlich vorübergehende Atemstillstände. Leichte Hyperkinesen können zu schweren Konvulsionen überleiten. Die zentralen Bewegungsstörungen erfassen schließlich auch die Augenbewegungen. Der Tod erfolgt meist infolge *zentraler Atemstörungen.*

In den Überlebensfällen spielen sekundäre Hypoxidoseschäden eine wichtige zusätzliche Rolle für den späteren zerebralen Defektzustand (39, 118).

In *weniger schweren* oder in den durch Austauschtransfusionen vorbehandelten *Fällen* fehlen die dramatischen zerebralen Erscheinungen der akuten Phase. Wird das Krankheitsbild nicht ganz verhütet, so können Apathie und Trinkunlust sowie Atemunregelmäßigkeiten einziger Ausdruck der Hirnschädigung durch den Kernikterus sein. In solchen Fällen ist die Differentialdiagnose zur Galaktosämie rein vom klinischen Bild her sehr viel schwieriger.

Nach Abklingen der akuten zerebralen Symptomatologie bilden sich die zerebralen Störungen in der Mehrzahl der Fälle von Kernikterus wieder zurück. Wenn schwere Hypoxidoseschäden des Hirnstamms in der akuten Phase eingetreten sind, machen sich diese erst nach einem Intervall von einem halben Jahr oder länger in einer Retardierung der geistigen und motorischen Entwicklung, verbunden mit extrapyramidalen Hyperkinesen und Ataxien, bemerkbar: **Encephalopathia posticterica infantum** (118).

Crigler-Najjar-Syndrom

Ein prozeßhaftes Fortschreiten oder ein intermittierender Verlauf der zerebralen Störungen bei Persistieren des Ikterus ist mit der Diagnose eines Icterus gravis infolge Rh-Inkompatibilität zwischen Mutter und Kind nicht zu vereinbaren. Dies kommt lediglich bei der kongenitalen familiären nichthämolytischen Gelbsucht mit Kernikterus (Crigler-Najjar-Syndrom) vor. Hier ist die Gelbsucht ebenfalls sehr viel schwerer als bei der Galaktosämie.

Dem Crigler-Najjar-Syndrom liegt ein kongenitaler **Defekt der Glukuronyltransferase** zugrunde, so daß die Koppelung des „indirekten", unlöslichen Bilirubins an die Glukuronsäure und damit die Ausscheidung des „direkten", wasserlöslichen Bilirubins durch die Galle und den Urin unmöglich gemacht werden.

Tabelle 6.**2** Die wichtigsten funktionellen metabolischen Enzephalopathien infolge genbedingter Stoffwechselanomalien

Teil A Neugeborenenperiode und erste Lebenswochen

Krankheitsbezeichnung	Enzymdefekt	Erbgang (heterozygot +/—)	Nichtneurologische Leitsymptome
1. Ahornsirupurinkrankheit (Maple syrup urine disease)	Verzweigtkettenketosäurendekarboxylase	autosomal rezessiv (+)	scharfer Geruch von Urin und Schweiß (Maggi, Mäuse u.a.). Hypoglykämie
2. Hyperglyzinämie (ketotische Formen)	?	autosomal rezessiv (+)	azetonämisches Erbrechen, Leukopenie, Thrombozytopenie, Hypogammaglobulinämie
3. Galaktosämie	Galaktose-1-phosphat-Uridyltransferase	autosomal rezessiv (+)	Hepatosplenomegalie, Linsenkatarakte, Osteoporose, schwere Ernährungsstörung
4. *Crigler-Najjar*-Syndrom	Glukuronyltransferase	autosomal rezessiv (+)	Verdinikterus der Neugeborenenperiode, Kernikterus
5. Hyperammonämie	Ornithintranskarbamyltransferase (b. Typ II)	autosomal rezessiv (—)	Hepatomegalie
6. Zitrullinämie	Argininbernsteinsäuresynthetase	autosomal rezessiv (+)	
7. Argininbernsteinsäureschwachsinn	Argininsukzinatlyase	autosomal rezessiv (+)	Hepatomegalie, Haut- und Schleimhautläsionen
8. Lysinintoleranz mit Hyperammonämie	sekundäre Hemmung von Arginase?	autosomal rezessiv?	Erbrechen in Abhängigkeit von Eiweißnahrung
9. idiopathische frühkindliche Hypoglykämie (*Mc Quarrie*), z.T. leuzinempfindlich	?	?	hypoglykämische Anfälle kurz nach der Nahrungsaufnahme, insbesondere bei Leuzinempfindlichkeit
10. Pyridoxinabhängigkeit	Pyridoxinverwertungsstörung	autosomal rezessiv (+)	nur zerebrale Anfälle

Teil B Säuglings- und Kleinkindesalter

1. Phenylketonurie	Phenylalaninhydroxylase	autosomal rezessiv (+)	gelegentlich Hypopigmentation (hellblond, blauäugig), Dermatosen
2. Histidinämie	Histidase	autosomal rezessiv (+)	keine Besonderheiten
3. Hypersarkosinämie	Sarkosindehydrogenase	geschlechtsgebunden rezessiv (+)	Entwicklungsrückstand, Floppy infant

Tabelle 6.2 Die wichtigsten funktionellen metabolischen

Krankheitsbezeichnung	Enzymdefekt	Erbgang (heterozygot +/—)	Nichtneurologische Leitsymptome
4. Hypervalinämie	Valintransaminase (?)	?	
5. Isovalerianazidämie	Isovaleryl-CoA-Dehydrogenase	?	Schweißfuß, Käsegeruch
6. a) Hyperprolinämie ohne Nephopathie	δ-Pyrrolin-5-Karbonsäuredehydrogenase	fraglich	
b) Hyperprolinämie mit Nephropathie	Prolinoxydase	?	Hypoplasie der Nieren, Harnwegsmißbildungen, mitunter Taubheit
7. *Lowe*-Syndrom, okulozerebrorenales Syndrom	?	geschlechtsgebunden rezessiv (—)	Katarakt, Glaukom, dystrophischer Kleinwuchs, Floppy infant, Skelettverkrümmungen, Stirnhöcker, Kraniosynostose
8. Homozystinurie	Zystathioninsynthetase	autosomal rezessiv (+)	Linsenektomie, Linsenkatarakte, Netzhautdegeneration, Seidenhaar, auffällige Wangenröte, Skelettdeformitäten (Genu valgum, Hohlfuß, Arachnodaktylie usw.), multiple thrombotische Gefäßverschlüsse
9. Zystathioninurie	Zystathionase	autosomal rezessiv (+)	langsamer gutartiger Verlauf
10. Hydroxykynureninurie	Kynureninase?	?	Pellagrasymptome! (Dermatose, Anämie, Gastrointestinalsymptome)
11. Tryptophanmalabsorption	?	?	Pellagrasymptome! (Dermatose, Anämie, Gastrointestinalsymptome) und Blauverfärbung der Windeln
12. *Hartnup*-Syndrom (frühinfantile Form *Hooft*)	enzymatische Störung des renalen und enteralen Aminosäurentransportes (Permease- oder Konzentrasesystem)	autosomal rezessiv (+)	Kardinalsymptom: endogene Pellagra

Angeborene enzymatische Störungen im Harnstoffzyklus

Von der Nahrungsaufnahme abhängig sind die akuten *postprandialen Stupor-* und *Komaepisoden* bei den mit **Ammoniakintoxikation** einhergehenden primären genbedingten *Enzymopathien im Krebs-Harnstoffzyklus.*
Sie beginnen in den ersten beiden Lebenswochen, mit Episoden von Erbrechen, Fieber, zerebralen Allgemeinsyndromen, insbesondere Stupor und zerebralen Anfällen, und gehen mit hohen Ammoniakkonzentrationen im Serum und eher noch höheren im Liquor einher (49). Durch drastische Beschränkung der Eiweißzufuhr werden die Episoden von Hyperammonämie verhütet. Es handelt sich um die folgenden genbedingten metabolischen Enzephalopathien:
1. Kongenitale Ammoniakintoxikation. Hyperammonämie, Typ 1. Defekt: Karbamylphosphatsynthetase (49, 70);

Enzephalopathien infolge genbedingter Stoffwechselanomalien (Fortsetzung)

a) Serumbefunde b) Urinbefunde	Liquor	Organnachweis	Klin.-chem. Nachweismethode	Diätetische Beeinflußbarkeit + (+) /—
Leuzin, Isoleuzin und Valin stark erhöht, Ketoazidurie		Leukozyten, Erythrozyten, Leber (Enzymdefekt)	Aminosäurenscreening, Säulenchromatographie, mikrobiologisch nach *Guthrie*	+
a) Hyperglyzinämie b) Hyperglyzinurie	—	Leber, Blutkörperchen	Aminosäurenscreening, Dünnschicht- bzw. Säulenchromatographie	(+)
a) Galaktosämie, Hypoglykämie b) Reduktionsprobe + bei negativem Glukosetest	—	Blutkörperchen Leber	Galaktosennachweis chemisch nach *Beutler,* mikrobiologisch nach *Guthrie*	+
a) indirektes Bilirubin +++, oft mehr als 20 b) keine Gallenfarbstoffe im goldgelben Urin	ikterisch	Leber	klin. Bestimmung des indirekten Bilirubins nach *van den Bergh*	(—) wiederholte Austauschtransfusionen
a) Ammoniak 300–1000 b) Ammonurie	—	Leber	chem. Ammoniakbestimmung	++
a) Zitrullin +, Ammoniak + b) Zitrullinurie, Aminoazidurie ++	Zitrullin +	Leber	chem. Aminosäurescreening (*Scriver*)	(+)
a u. b) Argininbernsteinsäure ++ Ammoniak +	++	Erythrozyten, Haut, Schleimhäute, Leber	Dünnschicht- oder Säulenchromatographie	(+)
a) Ammoniak ++, Lysin + b) Harnstickstoff ++	Ammoniak, Lysin +	Leber	Lysinnachweis, Dünnschichtchromatographie	+
a) Blutzucker stark erniedrigt	—	Pankreas?	Hypoglykämieanalyse (Tab. 2–19), S. 529)	+
—	—	ZNS	Testinjektionen von Vitamin B_6	Dauersubstitution von Vitamin B_6
a) Phenylalanin +, Serotonin — b) Phenylpyruvat +, Phenylazetat ++, Phenyllaktat ++ Indikan +	Phenylalanin ++	Leber	$FeCl_3$-Probe, mikrobiologischer *Guthrie*-Test, Screening (Dünnschicht- oder Säulenchromatographie)	+
a) Histidin ++ b) Histidin ++	Histidin +	Haut	mikrobiologischer *Guthrie*-Test	+
a) u. b) Sarkosin ++	—	Leber	Dünnschicht- oder Säulenchromatographie	(—)

2. Hyperammonämie, Typ 2. Defekt: Ornithin-Karbamyl-Transferase (28, 31, 92, 133);
3. Zitrullinämie. Defekt: Argininosukzinatsynthetase (98, 109);
4. Argininbernsteinsäureschwachsinn. Defekt: Argininsukzinatlyase (110, 176b, 177);
5. Argininämie. Defekt: Arginase (167).

(Fortsetzung)

a) Serumbefunde b) Urinbefunde	Liquor	Organnachweis	Klin.-chem. Nachweismethode	Diätetische Beeinflußbarkeit + (+)/—
a) Valin + b) Valin ++	—	?	nach Tryptophanbelastung: Indolessigsäure im Urin ++	—
Isovalerianazidämie	?	?	Screening:Chromatographie	—
a) Prolin +++ b) Pyrrolin-5-Karboxylat +++, Aminoazidurie	+	Leber, Nieren Leber, Nieren	Screening-Chromatographie	—
a) Prolin ++ b) Prolin +, Oxyprolin +, Glyzin +, Aminoazidurie	+	Leber Nieren	Screening-Chromatographie	—
a) Hypophosphatämie b) Proteinurie, Aminoazidurie	—	Niere	klinisch	—
a u. b) Homozystein ++++ Homozystin ++++ Methionin +	+	Leber	Zyanid-Nitroprussidnatrium-Probe, Chromatographie, Screening	+
a u. b) Zystathion ++	?	Leber	Chromatographie, Screening	(+) Pyridoxingaben
a u. b) Kynurenin ++ d-Hydroxykynurenin ++ Xanthurensäure ++		Leber, Haut, Blut, ZNS	Methioninprovokation: Urinscreening	(+) Pyridoxingaben
a u. b) Kynurenin ++ d-Hydroxykynurenin ++ Xanthurensäure ++		Haut, ZNS	Urinscreening	(+) Pyridoxinsubstitution, Nikotinsäureamid
a) — b) Aminoazidurie ++ Indikan ++, Indolsäuren++ a) u. b) Kynurenin +		Haut ZNS	Tryptophanbelastung	(+) Pyridoxinsubstitution, Nikotinsäureamid

Die höchsten, durch Eiweißmahlzeiten provozierten Anstiege des Ammoniaks im Blut, die dem Krankheitsbild auch seinen Namen **„Hyperammonämie"** gegeben haben, finden sich bei dem Defekt im Ornithintranskarbamylasesystem, das den Harnstoffzyklus mit der Bildung des Zitrullins aus dem Ammoniakfänger Karbamylphosphat und Ornithin einleitet (Typ 2).

Etwas weniger, aber immerhin bis zum Dreifachen steigen die Ammoniakwerte im Blut und im Gewebe bei der **Zitrullinurie** an, bei der die NH_2-Gruppe aus der Asparaginsäure nicht mehr in den Harnstoffzyklus eingeschleust werden kann, weil das kondensierende Enzym, das die Asparaginsäure mit dem Zitrullin unter Verbrauch von 1 Mol ATP verbindet, defekt ist.

Der Block im dritten Schritt des Harnstoffzyklus, nämlich bei der enzymatischen Spaltung von Argininbernsteinsäure in Fumarsäure, führt zu dem nicht ganz seltenen **Argininbernsteinsäureschwachsinn,** der außerdem durch *Lebervergrößerung* und durch *Haut-* und *Schleimhautläsionen* charakterisiert ist (150).

Da das Gehirn sich zur Ammoniakentgiftung

nicht nur der Glutaminbildung aus Glutaminsäure bedient, sondern auch zur Harnstoffsynthese befähigt ist (80), müssen derartige *Enzymdefekte* zu besonders schweren zerebralen Funktionsstörungen führen, die sich schließlich auch in *Strukturveränderungen* nach Art eines Status spongiosus äußern. *Differentialdiagnostisch* ist als metabolische Schwachsinnsform mit periodischer Ammoniakintoxikation auf dem Boden sekundärer Enzymhemmungen besonders die kongenitale **Lysinintoleranz** (29) zu nennen. Mit Erbrechen in Abhängigkeit von der Eiweißernährung und krisenhaften zerebralen Allgemeinsyndromen und Komaepisoden parallel zu einer sekundären Hyperammonämie gehen auch die **hereditäre Hyperlysinämie** (55) und die **Proteinintoleranz** mit gestörtem Transport basischer Aminosäuren von Perheentupa (119) einher.

Ein Zusammenhang der genannten Hyperammonämien mit den von Rett (129) herausgestellten *symptomatischen Erhöhungen des Blutammoniaks* bei zerebral geschädigten Mädchen mit psychischen und motorischen Defekten verschiedener Ätiologie besteht nicht.

Neugeborenenepilepsie

Eine Sonderstellung unter den genbedingten metabolischen Enzephalopathien in der Neugeborenenperiode nehmen die Krankheitsbilder ein, die schon in den ersten Lebenstagen zu einer allgemein gesteigerten motorischen Erregbarkeit mit *Streckanfällen* und zu *zerebralen Krampfanfällen* führen. Ursache eines solchen zerebralen Anfallsleidens auf metabolischer Grundlage in der Neugeborenen- und frühen Säuglingsperiode kann eine idiopathische Hypoglykämie, vor allem aber eine Pyridoxin-(Vitamin-B_6-)Verwertungsstörung sein.

Unter der **frühkindlichen idiopathischen Hypoglykämie** (Typ McQuarrie [101]) versteht man eine familiär gehäuft auftretende, wahrscheinlich hereditäre Stoffwechselkrankheit, bei der schon in der 1. Lebenswoche oder auch später hypoglykämische, durch *leuzinhaltige Nahrung* provozierte zerebrale Anfälle verschiedener Art in wechselnder Folge auftreten, die von der üblichen Anfallstherapie mit Hydantoin und Barbituraten unbeeinflußt bleiben. Den Anfällen gehen die charakteristischen vegetativen Reizerscheinungen des Hypoglykämiesyndroms voraus.

Alimentäre und symptomatische Hypoglykämien bei kindlichen Leber- und Nierenleiden, bei den Glykogenosen und anderen definierten genbedingten Stoffwechselkrankheiten sind auszuschließen. Die idiopathische Hypoglykämie ist in der frühen Kindheit die relativ häufigste Hypoglykämieform. In der Hälfte der Fälle kommt es nach allgemeinen oder fokalen zerebralen Anfällen zu Defektsyndromen als Hypoglykämiefolge.

Einen diagnostischen Hinweis auf derartige enzymopathische leuzinempfindliche Hypoglykämien gibt uns die Beobachtung, daß in solchen Fällen die hypoglykämischen Anfälle nicht im Zustand der Nüchternheit auftreten, sondern gerade auch durch eiweißreiche Mahlzeiten provoziert werden. Die *Abhängigkeit von der Eiweißbelastung* teilt diese Erkrankung also mit der Leuzinose und der Glyzinose und anderen Aminosäurenstoffwechselkrankheiten. Die Nahrungsabhängigkeit erschwert die Differentialdiagnose zur **Galaktosämie** mit ihrer symptomatischen Hypoglykämieneigung. Hier bedarf es dann spezieller chemischer Blut- und Harnuntersuchungen.

Bei den **pyridoxinabhängigen Krampfanfällen der Neugeborenen** und Säuglinge handelt es sich um eine *autosomal rezessiv vererbte metabolische Enzephalopathie,* bei der das Gehirn infolge eines unbekannten enzymatischen Defekts zur Aufrechterhaltung seiner hohen physiologischen γ-Aminobuttersäurekonzentration einen um eine Zehnerpotenz höheren Pyridoxinbedarf hat als das normale Gehirn. Wird dieser abnorm hohe Bedarf nicht gedeckt, so fällt die Konzentration an γ-Aminobuttersäure rapide ab, und der Mangel an dieser wichtigen synaptisch-inhibitorischen Transmittersubstanz schafft die Voraussetzung für das Auftreten schwerer generalisierter zerebraler Anfälle und einer extremen zentralen und peripheren sensorischen und motorischen Hyperirritabilität und Hyperexzitabilität (73, 142).

Die Kinder zeigen schon bald nach der Geburt reaktive und spontane neuromuskuläre Reizerscheinungen, Hypermotorik, motorische Unruhe und Krämpfe mit einer *enormen Schreckhaftigkeit* bei allen sensiblen und sensorischen Reizen. Das erinnert an das Verhalten bei der kongenitalen und frühkindlichen amaurotischen Idiotie. Es kann zum Laryngospasmus und zur zentralen Apnoe kommen.

Die schließlich nach Art eines **Status epilepticus** aufeinanderfolgenden zerebralen Anfälle können nicht durch Hydantoinderivate kupiert werden. Demgegenüber bewirken 50–100 mg Pyridoxin i.m. eine schlagartige Senkung der Anfallsbereitschaft. Bei Dauerbehandlung sind tägliche Gaben von 5–10 mg Pyridoxinhydrochlorid erforderlich, will man die zerebralen Anfälle und einen metabolischen Schwachsinn verhüten. Die pyridoxinempfindlichen Anfälle der Neugeborenen und Säuglinge müssen nach Coursin (32) von einem *Pyridoxinmangel* infolge genetisch bedingtem Mehrverbrauch unterschieden werden, der erst im Kleinkindesalter zur Erregbarkeitssteigerung und zu zerebralen Anfällen führt.

Es kann auch ein *exogener Pyridoxinmangel* der Mutter während der Schwangerschaft bei Neugeborenen Krämpfe, Spastik und Ataxie verursachen.

Das Krankheitsbild der pyridoxinabhängigen Anfälle des Neugeborenen ähnelt gerade wegen der Abhängigkeit der Krampfzustände von den geringsten akustischen, optischen oder sensiblen Reizen auch dem Tetanus neonatorum wie auch der *Tetanie des Neugeborenen* (23).

Beim *Hypokalzämiesyndrom* der Neugeborenen und Säuglinge fehlt jedoch der *Trismus*. Dieser ist beim Tetanus neonatorum vorhanden. Das Krankheitsbild kann aber differentialdiagnostisch von den pyridoxinabhängigen Krämpfen durch den prompten Effekt der Vitamin-B_6-Injektion bei letzteren unterschieden werden.

Genbedingte metabolische Enzephalopathien im Säuglings- und Kleinkindesalter

Phenylketonurie (Fölling-Krankheit)

Die Mehrzahl der genbedingten metabolischen Enzephalopathien mit vorwiegend funktionellen Hirnstörungen wird erst im späteren Säuglings- und Kleinkindesalter manifest. Der Erbmodus ist autosomal rezessiv. Hauptvertreter ist die Phenylketonurie, die Fölling-Krankheit. Ihre Bedeutung geht schon daraus hervor, daß 16 von 1000 Schwachsinnigen Phenylketonuriker sind und bei einer Morbiditätsrate von 1:10000 Neugeborenen jährlich in der Bundesrepublik mit einer Zuwachsrate von ca. 100 neugeborenen Phenylketonurikern gerechnet werden muß.

Biochemie: Der genetisch bedingte *Enzymdefekt* betrifft die *Phenylalaninhydroxylase,* die im Lebergewebe von Phenylketonurikern jegliche Aktivität, Phenylalanin in Tyrosin überzuführen, vermissen läßt. Dadurch kommt es zum Anstau von Phenylalanin im Serum auf das 10–30fache der Norm und demzufolge auch im Gehirn. Die wichtigsten Phenylalaninmetaboliten, Phenylbrenztraubensäure, Phenylmilchsäure und Phenylessigsäure, werden vermehrt im Urin ausgeschieden.
Daß dabei ein *progredienter Schwachsinn* als Ausdruck einer schweren Enzephalopathie entsteht, beruht auf einer Beeinträchtigung des Stoffwechselgleichgewichts verschiedener Aktionssubstanzen des Zentralnervensystems infolge der Anreicherung von Phenylalanin, Phenylbrenztraubensäure und o-Hydroxyphenylmilchsäure. Diese Substanzen wirken nämlich kompetitiv als Hemmstoffe für die nächstfolgenden enzymatischen Stoffwechselschritte bei der Melanin-, Serotonin-, Adrenalinsynthese und der Synthese von γ-Aminobuttersäure (101).

Nachweis der Phenylketonurie: Im Urin lassen sich insbesondere die Phenylbrenztraubensäure und ihre Analogen bei entsprechend hoher Konzentration (über 12 mg/100 ml, normal 0,5–2 mg/100 ml) mit der bekannten Föllingschen $FeCl_3$-Probe (48) nachweisen.

So wichtig dieser einfache *Suchtest* ist, zur Frühdiagnose ist er ungeeignet. Außerdem erhält man leicht positive Reaktionen auch bei anderen Stoffwechselkrankheiten, insbesondere auch beim *Vitamin-C-Mangel* wegen der dabei vorhandenen vermehrten Ausscheidung von p-Hydroxyphenylbrenztraubensäure.

Zur Früherfassung eignen sich die *mikrobiologischen Wachstumstests* mit Bacillus subtilis, die einen gezielten Phenyl-Alaninnachweis im Urin und im Blut ermöglichen (Guthrie-Tests) (64, 65).

Die diagnostische Bedeutung dieser Methoden zur *Früherfassung* der Phenylketonurie ist außerordentlich groß, da nur durch eine rechtzeitige diätetische Behandlung der sonst zwangsläufig eintretende Schwachsinn verhütet werden kann. Dementsprechend sind umfangreiche Suchtestprogramme nach Guthrie in den meisten Staaten auf Kosten des öffentlichen Gesundheitsdienstes angelaufen (65).

Wird die Erkrankung nicht durch eine routinemäßige Blutanalyse des Neugeborenen bzw. eine wiederholte Untersuchung des Säuglingsharns noch rechtzeitig erkannt, so *verläuft* die metabolische Enzephalopathie bei der Phenylketonurie zwangsläufig progredient: Die *geistige* und *motorische Entwicklungsstörung* macht sich meist am Ende der Säuglingszeit bemerkbar. Dazu gesellen sich in schweren Fällen ausgeprägte *extrapyramidal-motorische Störungen* und *Komaepisoden,* die auch von *Krampfanfällen* (Blitz-Nick-Salaamkrämpfe) begleitet sein können.
Später steht der Schwachsinn ganz im Vordergrund, der in unbehandelten oder spät behandelten Fällen schließlich so hochgradig ist, der der IQ um oder unter 20% liegt.

Seltene Störungen des Aminosäurenstoffwechsels mit funktioneller Enzephalopathie

Ähnlich der Phenylketonurie ist das klinische Bild der **Histidinämie.** Sie geht mit Schwachsinn leichteren Grades einher, außerdem mit Sprachentwicklungsstörungen. Diese sehr seltene Enzymopathie führt ebenfalls zu leicht positiven Ferrichloridproben. Der Histidasemangel ist in der Haut nachzuweisen. Die Histidinvermehrung im Blut läßt sich mit einem modifizierten mikrobiologischen Test nach Guthrie mit Bacillus subtilis eindeutig sichern (Tab. 6.**2** B).

In der Reihe der Aminosäuren, deren Abbau oder Umbau durch genbedingte Enzymopathien gestört wird und deren Anstau vorwiegend funktionelle Enzephalopathien des frühen Kindesalters hevorruft, sind einige weitere wegen ihrer Seltenheit nur kursorisch zu erwähnen (Tab. 6.**2** B).
So neben dem Phenylalanin die Gruppe der genbedingten Störungen des *Tryptophanstoffwechsels,* neben dem Glyzin das *Sarkosin* **(Hypersarkosinämie),** neben dem Leuzin das *Valin* **(Hypervalinämie),** das *Prolin und das Hydroxyprolin* **(Hyperprolinämie).**
Letztere kommt als leichte Schwachsinnsform im Rahmen des Alport-Syndroms mit Nephropathie, aber auch ohne Nephropathie vor (s. S. 6.25).

Eine weitere genbedingte metabolische Enzephalopathie ist die **Homozystinurie** (21), die mit einer Häufigkeit von 3 auf 1000 Schwachsinnige zahlenmäßig eine nicht unbeträchtliche Rolle spielt und nach der Phenylketonurie die zweithäufigste der definierten genbedingten metabolischen Schwachsinnsformen darstellt. Der Schwachsinn wird bei der Homozystinurie nicht sehr hochgradig. Die

Kinder überleben dementsprechend und werden oft erst spät in Heilanstalten bei Routinedurchsuchungen des Harns erfaßt. Nicht in allen Fällen kommt es dabei auch zu krisenhaften Exazerbationen und zerebralen Anfällen.

Im Urin wird bei dieser relativ leichten Schwachsinnsform massenhaft *Homozystein,* das demethylierte Methionin, ausgeschieden, das mit der einfachen Zyanid-Nitroprussidnatrium-Probe ebenso wie das Zystein erfaßt werden kann. Das Homozystein und das Methionin sind auch im Blutplasma und im Liquor bei diesen Kindern erhöht.

Die vorwiegend funktionelle, in ihrer biochemischen und neurophysiologischen Pathogenese noch nicht geklärte Störung der Hirntätigkeit bei der Homozystinurie wird nun kompliziert durch eine krisenhaft dekompensierende **Hyperkoagulabilität des Blutes mit arteriellen Thrombosen,** auch der Hirngefäße. Sie beruht auf einer erhöhten Thrombozytenadhäsivität. Das führt zu plötzlich auftretenden intraarteriellen Thrombosen, die neben der Hirnstrombahn vor allen Dingen auch die Lungenstrombahn betreffen können.
Die Homozystinurie bietet in vielen, aber nicht in allen Fällen die *charakteristischen äußeren Anomalien,* die sie von anderen Schwachsinnsformen deutlich abgrenzt:
Dysplastischer Habitus mit Skelettveränderungen (Genu valgum, Hohlfuß, Arachnodaktylie, Hüftgelenkluxation). Häufig ist ein leicht spastischer Watschelgang. Sehr selten ist die bei dieser Erkrankung beschriebene *Linsenektopie.*
Eine lebhafte Wangenröte läßt in Verbindung mit den Skelettanomalien und der Linsenektopie auch an ein *Marfan-Syndrom* denken, doch fehlen beim Marfan-Syndrom Schwachsinn und eben die Homozystinurie. Es kommt dagegen beim Marfan-Syndrom zur Ausbildung von multiplen Aneurysmen der Aorta und der Pulmonalarterien. Das Marfan-Syndrom ist dominant erblich, während die Homozystinurie rezessiv vererbt wird (Tab. 6.**2** B).
Die Aminosäurenstoffwechselstörungen, die beim Marfan-Syndrom zu Fehlbildungen, insbesondere von elastischen Fasern, führen, sind von einer *Hyperprolin-* bzw. *Hyperoxyprolinurie* begleitet.
Bei der eigentlichen **Hyperprolinämie,** die mit *schwersten Stoffwechselkrisen* und *zerebralen Anfällen* einhergeht, kommt es zu exzessiven Anstiegen des Prolinspiegels mit erheblicher Urinausscheidung von δ-Pyrrolin-5-Karboxylat als kennzeichnendem biochemischem Symptom. Daneben besteht eine allgemeine Aminoazidurie, aber kein Anhalt für einen sonstigen Nierentubulusschaden. Ein Ausfall der δ-Pyrrolin-5-Karbonsäuredehydrogenase wird als genetischer Enzymdefekt angenommen (156).
Ein genbedingter metabolischer Schwachsinn mit *zerebralen Anfällen* und *Taubheit* sowie einer *kongenitalen Nephropathie* charakterisiert das von Schafer u. Mitarb. (138) beschriebene **zerebrorenale Syndrom (familiäre Hydroxyprolinämie).**

Auch hier liegt eine Aminosäurenstoffwechselstörung zugrunde, auf die eine *Hydroxyprolinämie* sowie eine *Aminoazidurie* für die Aminosäuren Prolin, Hydroxyprolin und Glyzin hinweisen. Es bestehen Beziehungen zum hereditären Nephropathie-Taubheitssyndrom (Alport-Syndrom).
Differentialdiagnostisch ist davon das nicht ganz so seltene **okulozerebrorenale Syndrom** von Lowe (96) abzugrenzen. Das Syndrom erinnert an die *Galaktosämie* wegen seiner Kombination von Schwachsinn, Linsenkatarakt mit Mikrophthalmus und Phosphaturie. Die Säuglinge und Kleinkinder zeigen aber einen *dysplastischen Kleinwuchs* auf dem Boden der renalen Phosphatverluste mit sekundären Skelettveränderungen. Nierensteine kommen vor.

Das Zusammentreffen von zerebralen und renalen Symptomen begegnet uns noch bei einer weiteren hereditären Erkrankung, nämlich der **Hyperurikämie** und **Hyperurikurie im frühen Kindesalter,** die Catel u. Schmidt (24) zuerst beschrieben haben. Diese Erkrankung wurde als X-chromosomal rezessives, also nur Knaben betreffendes Erbleiden genetisch aufgeklärt (24, 113). Neben dem uncharakteristischen zerebralen Allgemeinsyndrom mit meist nur mittelgradigem Schwachsinn steht eine besonders durch *spastische* und *athetotische Bewegungsabläufe* charakterisierte zerebrale Motilitätsstörung bei diesen Kindern im Vordergrund.

Biochemisch unterscheidet sich die Erkrankung von der *gichtischen Diathese* durch eine stärkere Mitausscheidung der beiden anderen Oxypurine: Hypoxanthin und Xanthin. Bei der Gicht wird die Überexkretion der Oxypurine insgesamt durch Allopurinol reduziert; bei der kongenitalen Hyperurikosurie wird nur die Harnsäureexkretion bei entsprechend hohen Allopurinoldosen normalisiert, die Hypoxanthin- und Xanthinausscheidung steigt aber entsprechend an, so daß die Gesamtausscheidung an Oxypurinen im Gegensatz zur Gicht nicht vermindert ist.
Eine weitere humorale Besonderheit der kongenitalen Hyperurikosurie mit Enzephalopathie ist die Umkehr des normalen Verhältnisses der Ausscheidungsraten von Xanthin zu Hypoxanthin von 2:1 bis 3:1 bei normalen Kindern auf 1:2 bis 1:3 bei kranken.
Die Stoffwechseluntersuchungen zeigen an, daß die Reutilisation des Adenylderivats Hypoxanthin, d.h. sein Wiedereinbau in die Nukleinsäuren, bei diesem kongenitalen Stoffwechselleiden gestört ist. Tatsächlich haben Seegmiller u. Mitarb. (155) den Enzymdefekt hier lokalisiert: Es handelt sich um das Enzym Hypoxanthin-Guaninphosphoribosyl-Transferase, welches die Rückumwandlung von Hypoxanthin zu Inosinsäure katalysiert. Das Krankheitsbild hat also nichts mit der gichtischen Diathese zu tun.

Der **frühkindliche Autismus,** eine geistige Retardierung mit fehlender Kontaktaufnahme von Säuglingen und Kleinkindern zur Umgebung

(163), auch als „passive Ausklammerung aus den sinnvollen allgemeinverbindlichen Umweltbeziehungen" beschrieben (165), kann in schweren Fällen zu *Sprachentwicklungsstörungen* und schließlich zur völligen Isolation der Kinder führen. Unter den verschiedenen organischen Ursachen gibt es auch metabolisch bedingte Formen, die mit einem erheblich *erhöhten Serotoninspiegel* im Blut einhergehen.

Der Autismus kommt auch zusammen mit *zerebralen Anfallsleiden* bei Kleinkindern vor. In derartigen Fällen ist eine *Tryptophanabbaustörung* auf dem Nebenweg über 5-Hydroxytryptamin zur 5-Hydroxyindolessigsäure wahrscheinlich.

Auf die große **Bedeutung des Tryptophans** – als einer der 10 beim Kleinkind vorhandenen, für den Funktions-, Struktur- und Energiestoffwechsel des Nervensystems essentiellen Aminosäuren – weisen nicht nur derartige letztlich ungeklärte familiäre Abweichungen hin, sondern auch solche, die mit dem Hauptabbauweg des Tryptophans, der zur Biosynthese des Nikotinsäureamids führt, zusammenhängen. Auf diesem Wege führt ein genbedingter Defekt der *Kynureninase* zu einem metabolisch bedingten Schwachsinn, ebenfalls verbunden mit Haut- und Schleimhautsymptomen und mit hypochromer Anämie. Hier liegen Beziehungen zu den endogenen Pellagraformen nahe, die uns beim *Hartnup-Syndrom*, das allerdings erst in der späteren Kindheit manifest wird, bereits begegnet sind (s. S. 6.27). Tatsächlich ist die Störung bei der Kynureninurie ebenfalls durch Gaben von Nikotinsäureamid zu beheben (85).

Literatur

1 Adams, R. D., J. M. Foley: The neurological disorders associated with liver disease. Ass. Res. nerv. Dis. Proc. 32 (1953) 198

2a Addison, Th.: On the disorders of the brain connected with disease of the kidneys. Guy's Hosp. Rep. 4 (1839) 1

2b Allott, E. N.: Hypernatriemia and hyperchloremia in bulbar poliomyelitis. Lancet 1957/I, 246

3 Alport, A. C.: Hereditary familial congenital haemorrhagic nephritis. Brit. med. J. 1927/I, 504

4a Arieff, A. J., J. D. Cooper, D. Armstrong, V. C. Lazarowitz: Dementia, renal failure, and brainaluminium. Ann. intern. Med. 90 (1979) 741

4b Baethke, R., A. Scholz: Das urämische Koma unter „neuzeitlichen" therapeutischen Gesichtspunkten. Internist 10 (1969) 419

5 Bauer, H.: Die Symptome der Encephalopathien aus der Sicht des Neurologen. Verh. dtsch. Ges. inn. Med. 72 (1966) 142

6 Beutler, E., M. Baluda, G. N. Donnell: A new method for the detection of galactosemia and its carrier state. J. Lab. clin. Med. 64 (1964) 694

7 Bickel, H.: Phenylketonurie. In Linneweh, F.: Erbliche Stoffwechselkrankheiten. Urban & Schwarzenberg, München 1962 (S. 175ff.)

8 Bickel, H., H. Cleve: Metabolische Schwachsinnsformen. In Becker, P. E.: Humangenetik, Bd. V/2. Thieme, Stuttgart 1967 (S. 206ff.)

9 Bickford, R. G., H. R. Butt: Hepatic coma: Electroencephalographic pattern. J. clin. Invest. 34 (1955) 790

10 Bland, J. H.: Störungen des Wasser- und Elektrolythaushaltes. Thieme, Stuttgart 1959

11 Bleuler, M.: Lehrbuch der Psychiatrie, 11. Aufl. Springer, Berlin 1969

12 Bleuler, M., J. Willi, H. R. Bühler: Akute psychische Begleiterscheinungen körperlicher Krankheiten. Thieme, Stuttgart 1966

13 Bock, H. E.: Die Blutarmut der Nierenkranken. Schattauer, Stuttgart 1963

14a Bodechtel, G.: Beziehungen der Leber zu neurologischen Affektionen. Verh. dtsch. Ges. Verdau.- und Stoffwechselkr. 15 (1950) 227

14b Bodechtel, G., F. Erbslöh: Die Veränderungen des Zentralnervensystems bei Nierenkrankheiten. In Uehlinger, E.: Handbuch der speziellen pathologischen Anatomie und Histologie, Bd. XIII/2. Springer, Berlin 1958 (S. 1392–1427)

15 Bollmann, J. L., F. C. Mann: The physiology of the impaired liver. Ergebn. Physiol. 38 (1936) 445

16 Bolte, H. D., G. Riecker: Das Membranpotential einzelner Skelettmuskeln bei Elektrolytstörungen. In Kienle, G.: Hydrodynamik, Elektrolyt- und Säure-Basen-Haushalt im Liquor und Nervensystem. Thieme, Stuttgart 1967 (S. 204)

17 Bonhoeffer, K.: Die Psychosen im Gefolge von akuten Infektionen, Allgemeinerkrankungen und inneren Erkrankungen. In Aschaffenburg, G.: Handbuch der Psychiatrie. Deuticke, Wien 1912

18 Buchborn, E., H. Edel: Akutes Nierenversagen. In Schwiegk, H.: Handbuch der inneren Medizin, Bd. VIII/2. Springer, Berlin 1968 (S. 942)

19 Bull, G. M.: The uremias. Lancet 1955/I, 731; 777

20 Chari, V. R., B. C. Katiyar, B. L. Rastogi, S. K. Bhattacharya: Neuropathy in hepatic disorders. J. neurol. Sci. 31 (1977) 93–111

21 Carson, N. A. J., C. E. Dent, C. M. B. Field, G. E. Gaull: Homocystinuria. J. Pediat. 66 (1965) 565

22 Carson, P. E., C. L. Flanagan, E. W. Ickes, A. S. Alving: Encymatic deficiency in primaquine sensitive erythrocytes. Science 124 (1956) 484

23 Catel, W.: Differentialdiagnose von Krankheitssymptomen bei Kindern und Jugendlichen, 3. Aufl., Bd. III. Thieme, Stuttgart 1964 (S. 628)

24 Catel, W., J. Schmidt: Über familiäre gichtische Diathese in Verbindung mit zerebralen und renalen Symptomen bei einem Kleinkind. Dtsch. med. Wschr. 48 (1959) 2145

25 Charcot, J. M.: Des paraplégies urinaires. Leçon sur les maladies du système nerveux fait à la salpêtrière. 2ième série, no. 16, hrsg. von A. Delahaye. Paris 1873. Englische Übersetzung: G. Sigerson. Hafner, New York 1962 (p. 249)

26 Chokroverty, S., M. E. Bruetman, V. Berger, M. G. Reyer: Progressive dialytic encephalopathy. J. Neurol. Neurosurg. Psychiat. 39 (1976) 411

27 Childs, B., W. L. Nyham, M. Borden, L. Bard, R. E. Cooke: Idiopathic hyperglycinemia and hyperglycinuria: A new disorder of aminoacid metabolism. Pediatrics 27 (1961) 522

28 Colombo, J. P.: Die hereditären Enzymdefekte des Harnstoffzyklus. Ergebn. inn. Med. Kinderheilk. 31 (1971) 97

29 Colombo, J. P., R. Richterich, A. Donath, A. Spahr, E. Rossi: Congenital lysine intolerance with periodic ammonia intoxication. Lancet 1964/I, 1014

30 Conrad, K.: Die symptomatischen Psychosen. In Gruhle, H. W., R. Jung: Psychiatrie der Gegenwart, Bd. II. Springer, Berlin 1960 (S. 367ff.)

31a Cooper, J. S., C. S. McCarthy: Unusual electrolyte abnormalities associated with cerebral lesions. Proc. Mayo Clin. 26 (1951) 354

31b Corbeel, L. M., J. P. Colombo, M. van Sande, A. Weber: Periodic attacks of lethargy in a baby with ammonia intoxication due to a congenital defect in ureagenesis. Arch. Dis. Childh. 44 (1969) 681

32 Coursin, D. B.: Convulsive seizures in infants with pyridoxinedeficient diet. J. Amer. med. Ass. 154 (1954) 406

33 Creutzfeldt, O. D., J. J. Maisch: Changes of cortical neuronal activity and EEG during hypoglycemia. Electroenceph. clin. Neurophysiol. Suppl. 24 (1963) 158

34 Dalessio, D. J.: On migraine headache: Serotonin and serotonin antagonism. J. Amer. med. Ass. 181 (1962) 318
35 Davison, Ch., B. H. Balser: Myeloma and its neural complications. Arch. Surg. 35 (1937) 913
36a Dobbelstein, H., B. Altmeyer, H. Edel, H. J. Gurland, R. Müller, H. Pichlmaier, A. Jabour: Periphere Neuropathie bei chronischer Niereninsuffizienz, bei Dauerdialysebehandlung und nach Nierentransplantation. Med. Klin. 63 (1968) 616
36b Doss, M.: Porphyrins in Human Disease. Karger, Basel 1976
37 Erbslöh, F.: Über die Glucosebilanz von Leber und Gehirn und ihre Belastungs- und Schadensstufe. Habil., Düsseldorf und München 1953
38 Erbslöh, F.: Das Zentralnervensystem bei Leberkrankheiten. In Uehlinger, E.: Handbuch der speziellen pathologischen Anatomie und Histologie, Bd. XIII/2. Springer, Berlin 1958 (S. 1645)
39 Erbslöh, F.: Kernikterus. In Uehlinger, E.: Handbuch der speziellen pathologischen Anatomie und Histologie, Bd. XIII/2. Springer, Berlin 1958 (S. 1602)
40 Erbslöh, F.: Neurologische Aspekte der akuten Porphyrie. Gastroenterologia (Basel) 97 (1962) 384
41 Erbslöh, F.: Hypoglykämie – Die Hypoglykämien. MKurse ärztl. Fortbild. 20 (1970) 435
42 Erbslöh, F., M. Abel: Deficiency neuropathies. In Vinken, P. J., G. W. Bruyn: Handbook of Clinical Neurology, vol. VII/1. North-Holland, Amsterdam 1970 (pp. 608ff.)
43 Erbslöh, F., M. Abel, K. Kohlmeyer: Der funikuläre Symptomenkomplex als führendes neurologisches Krankheitsbild bei Malabsorption. Z. klin. Med. 64 (1969) 679
44 Erbslöh, F., A. Bernsmeier, H. R. Hillesheim: Der Glucoseverbrauch des Gehirns und seine Abhängigkeit von der Leber. Arch. Psychiat. Nervenkr. 196 (1958) 611
45 Etheridge jr., J. E., J. G. Millichap: Hypoglycemia and seizures in childhood. Neurology (Minneap.) 14 (1964) 397
46 Finkelstein, J. D., S. H. Modd, F. Irreverre, L. Laster: Homocystinuria due to cystathionine synthetase deficiency. The mode of inheritance. Science 146 (1964) 785
47a Fischer, C. M., R. D. Adams: Transient global amnesia. Acta neurol. scand., Suppl. 9 (1964) 7
47b Fischgold, H., P. Mathis: Obnubilations, comas et stupeurs. Études électroencéphalographiques. Masson, Paris 1959
48 Fölling, G.: Über die Ausscheidung von Phenylbrenztraubensäure in den Harn als Stoffwechselanomalie in Verbindung mit Imbezillität. Hoppe-Seylers Z. Physiol. Chem. 227 (1934) 169
49 Freeman, J. M., J. F. Nicholson, W. S. Masland, L. P. Rowland, S. Carter: Ammonia intoxication due to a congenital defect in urea synthesis. J. Pediat. 65 (1964) 1039
50 Frerichs, F. T.: Die Bright'sche Nierenkrankheit und deren Behandlung. Vieweg, Braunschweig 1851
51 Frerichs, F. T.: Klinik der Leberkrankheiten. Vieweg, Braunschweig 1858
52 Friede, R. L., U. Roessmann: The pathogenesis of secondary midbrain hemorrhages. Neurology (Minneap.) 16 (1966) 1210
53 Gabudza, G. J.: Hepatic coma: clinical considerations, pathogenesis and management. Advanc. intern. Med. 9 (1962) 11
54 Gerok, W.: Biochemische Aspekte der hepatischen Enzephalopathie. Intern. Welt 10 (1980) 343
55 Ghadimi, H., P. Kottmeier, R. Achs, R. Prabhu, B. Jatte: Hereditary hyperlysinemia and lysin-induced crises. J. Pediat. 67 (1965) 945
56 Gilbert, A., A. Lereboullet, M. Herscher: Les trois cholémies congénitales. Bull. Soc. méd. Hôp. Paris 24 (1907) 1203
57 Gitzelmann, R.: Galactokinase deficiency, a new inborn error of metabolism. In Holt, K. S., V. P. Coffey: Some recent advances in inborn errors of metabolism. Livingstone, Edinburgh 1968
58 Goldstein, J.: Ein atypischer Fall von Endophlebitis obliterans hepatica mit striären Erscheinungen. Wien. Arch. inn. Med. 21 (1931) 243
59 Göppert, P.: Galaktosaemie nach Milchzuckergabe bei angeborenen, familiären, chronischen Leberleiden. Berl. klin. Wschr. 54 (1917) 473
60 Gottstein, U.: Zirkulation, Sauerstoff- und Glucosestoffwechsel des Gehirns bei den Encephalopathien. Verh. dtsch. Ges. inn. Med. 72 (1966) 186
61 Gottstein, U., D. J. Yoo, H. Büttner: C'1-Exterase und C'1-Esterase-Inhibitor im Serum von Kranken mit hereditärem genuinen Quincke-Ödem. Klin. Wschr. 45 (1967) 230
62 Gottstein, U., K. Held, J. Sedlmeyer, K. Steiner, K. U. Haberland, W. Berghoff: Hirndurchblutung und cerebraler Stoffwechsel bei Kranken mit chronischer Niereninsuffizienz. Klin. Wschr. 50 (1972) 594
63 Grewe, W.: Neuropsychiatrische Verlaufsformen der akuten hepatischen Porphyrie. Nervenarzt 545 (1966) 12
64 Guthrie, R.: Routine screening for inborn errors in the newborn: Inhibition assays, instand bacterial and multiple tests. Proc. int. Copenhagen Congr. sci. Stud. ment. Retard. 2 (1964) 495
65 Guthrie, R., A. Susu: A simple phenylalanine method for detecting phenylketonuria in large populations of newborn infants. Pediatrics 32 (1963) 338
66 Hager, H.: Die feinere Cytologie und Cytopathologie des Nervensystems. Fischer, Stuttgart 1964
67 Harvey, A. Mc.Gehee, W. G. Walker, J. H. Yardley: Renal involvement in myeloma, amyloidosis, systemic lupus erythematosus and other disorders of connective tissue. In Strauss, M. B., L. G. Welt: Diseases of the Kidney. Little & Brown, Boston 1963
68a Himwich, H. E.: Brain metabolism and cerebral disorders. Williams & Wilkins, Baltimore 1951
68b Heintz, R.: Die Niereninsuffizienz. In Schwiegk, H.: Handbuch der inneren Medizin, Bd. VIII/1. Springer, Berlin 1968 (S. 674)
69 Holm, E.: Ammoniak und hepatische Encephalopathie. Fischer, Stuttgart 1975
70 Hommes, F. A., C. J. de Groot, C. W. Wilmin, J. H. P. Jonxis: Carbamylphosphate synthetase deficiency in an infant with severe cerebral damage. Arch. Dis. Childh. 44 (1969) 688
71 Hsia, D. Y. Y.: Detection and treatment of inborn errors of metabolism. In: Martin, G. J., B. Kisch: Enzymes in Mental Health. Lippincott, Philadelphia 1966 (p. 121)
72 Hughes, J. R., M. T. Schreeder: EEG in dialysis encephalopathy. Neurology 30 (1980) 1148
73 Hunt jr., A. D., F. Stockes jr., W. W. McGrory, H. H. Strond: Pyridoxine dependency: Report of a case of intractable convulsions in an infant controlled by pyridoxine. Pediatrics 13 (1954) 140
74 Jackson, J., S. Hugling: Particularly the croonian on evolution and dissolution of the nervous system. Brit. med. J. 1884/II, 591; 660; 703
75 Jacob, H., G. Spalke: Klinik und Neuropathologie zentralnervöser Komplikationen nach akuten Elektrolyt- und Wasserhaushaltsstörungen unter besonderer Berücksichtigung der zentralen pontinen Myelinolyse. Fortschr. Neurol. Psychiat. 39 (1971) 169
76 Joppich, G., F. J. Schulte: Neurologie des Neugeborenen. Springer, Berlin 1968
77 Kähler, H. J.: Das Karzinoid. In Leuthardt, F., R. Schoen, H. Schwiegk, A. Studer, H. U. Zollinger: Experimentelle Medizin. Pathologie und Klinik, Bd. XIX. Springer, Berlin 1967
78 Kalckar, H. M., E. P. Anderson, K. J. Isselbacker: Galactosemia: A congenital defect in a nucleotide transferase. Biochim. biophys. Acta 20 (1956) 262
79 Kennedy, A. C., A. L. Linton, J. C. Eaton: Urea levels in cerebrospinal fluid after hemodialysis. Lancet 1962/I, 410
80 Knauff, H. G.: Der Aminosäurenstoffwechsel bei den Encephalopathien (unter besonderer Berücksichtigung des Leberkomas). Verh. dtsch. Ges. inn. Med. 72 (1966) 165
81 Knill-Jones, R. P., C. J. Goodwill, A. D. Dayan, R. Williams: Peripheral neuropathy in cironic liver disease – clinical, electrodiagnostic and nerve biopsy findings. J. Neurol. Neurosurg. Psychiat. 35 (1972) 22–30
82 Koch, G.: Sondertypen des Schwachsinns (erbliche Syndrome mit Schwachsinn). In Becker, P. E.: Humangenetik, Bd. V/2. Thieme, Stuttgart 1967 (S. 431ff.)
83 Koczorek, Kh. R., H. Angstwurm, A. Baethmann, D. Engelhardt, H. J. Reulen, P. Schmiedek, W. Vogt, B. Simon, E. Frick, W. Brendel: Aldosteronausscheidung beim Pseudotumor cerebri, einer klinischen Form des Hirnoedems unbekannter Ursache. In Bücherl, E. S., F. Krück, W. Leppla, F.

Scheler: Postoperative Störungen des Elektrolyt- und Wasserhaushaltes. Schattauer, Stuttgart 1968 (S. 177)
84 Kollmannsberger, A., J. Kugler, K. P. Eymer: Über Encephalopathien bei Leberkrankheiten (unter besonderer Berücksichtigung electroencephalographischer Befunde). Verh. dtsch. Ges. inn. Med. 72 (1966) 230
85 Komrower, G. M.: A case of anormal tryptophan metabolism probably due to a deficiency of kynureninase. Arch. Dis. Childh. 39 (1964) 250
86 Krump, J. E.: Die klinische Bedeutung des Elektroencephalogramms bei Vergiftungen, Endotoxikosen und Endokrinopathien. In Bürger, M., F.-H. Schulz: Deutsche Internisten-Tagung, Leipzig 1955. VEB Volk und Gesundheit, Berlin 1956
87 Lachnit, N.: Alkoholbedingte Hypoglykämie bei Diabetes mellitus? Wien. Z. inn. Med. 48 (1967) 324
88 Lasch, H. G.: Coagulation sanguine en cours des états de choc. Méd. et. Hyg. 21 (1963) 1097
89 Lasch, H. G.: Pathophysiologie des Endotoxinschocks. In Zander, J.: Septischer Abort und bakterieller Schock. Springer, Berlin 1967
90 Lasch, H. G.: Endotoxinschock. Verh. dtsch. Ges. inn. Med. 74 (1968) 352
91 Law, D. H., S. H. Dillard, J. H. Foster: Chronic hepatic encephalomyelopathy with paraplegia. Gastroenterology 54 (1968) 1252
92 Levin, B., J. M. Abraham, V. G. Oberholzer, E. A. Burgess: Hyperammonemia: A deficiency of liver ornithine transcarbamylase occurrence in mother and child. Arch. Dis. Childh. 44 (1969) 152
93 Lindholm, T.: The influence of uraemia and electrolyte disturbances on muscle action potentials and motor nerve conduction in man. Acta med. scand. Suppl. 491, 1968
94 Linneweh, F., M. Ehrlich, E. H. Graul, H. Hundeshagen: Über den Aminosäurentransport bei phenylketonurischer Oligophrenie. Klin. Wschr. 41 (1963) 253
95 Löhr, G. W., H. D. Waller: Biochemie und Pathogenese der enzymopenischen haemolytischen Anaemien. Dtsch. med. Wschr. 86 (1961) 27; 87
96 Lowe, C. U.: Oculo-cerebral-renalsyndrome. Maandschr. Kindergeneesk. 28 (1960) 77
97 Luttrell, Ch. N., L. Finberg: Haemorrhagic encephalopathy induced by hypernatriaemia. Arch. Neurol. Psychiat. 81 (1959) 424
98 McMurray, W. C., P. Mohynddin, R. J. Rossiter, J. C. Rathbun, G. H. Valentine, S. J. Koegler, D. E. Zarfas: Citrullinuria: A new aminoaciduria associated with mental retardation. Lancet 1962/I, 138
99 Masshoff, W.: Allgemeine und spezielle Pathologie der Vita reducta. Verh. dtsch. Ges. inn. Med. 69 (1963) 59
100a McQuarrie, E. T. Bell, B. Zimmermann, W. S. Wright: Deficiency of alpha cells of pancreas as possible etiological factor in familial hypoglycogenosis. Fed. Proc. 9 (1950) 337
100b Mehnert, H., H. Förster: Stoffwechselkrankheiten. Thieme, Stuttgart 1970; 2. Aufl. 1975
101 Menkes, J. H.: The pathogenesis of mental retardation in phenylketonuria and other inborn errors of amino-acid metabolism. Pediatrics 39 (1967) 297
102 Menkes, J. H., P. L. Hurst, J. M. Craig: A new syndrome: Progressive familial infantile cerebral dysfunction associated with an unusual urinary substance. Pediatrics 14 (1954) 462
103 Mérei, F. T.: Über die pathologischen Veränderungen des ZNS bei Hypernatriämie. Dtsch. Z. Nervenheilk. 181 (1960) 174
104 Merrill, J. P.: Acute renal failure. In Black, S. A. K.: Renal Disease, 2nd ed. Blackwell, Oxford 1967
105 Mertens, H. G.: Die disseminierte Neuropathie nach Koma. Nervenarzt 32 (1961) 71
106 Metz, R. J. S., W. Cooper: Salt retention and uremia in brain injury. Brit. med. J. 1958/I, 435
107 Meulengracht, E.: Icterus intermittens juvenilis. Klin. Wschr. 18 (1939) 118
108 Mollaret, P.: Über die äußersten Möglichkeiten der Wiederbelebung. Die Grenzen zwischen Leben und Tod. Münch. med. Wschr. 104 (1962) 1534
109 Morrow, G., L. A. Barnes, M. L. Efron: Citrullinemia with defective urea production. Pediatrics 40 (1967) 565
110 Moser, H. W., M. L. Efron, H. Brown, R. Diamand, C. G. Neumann: Arginino-succinic aciduria. Amer. J. Med. 42 (1967) 9
111 Müller, H., H. Bickel, D. Feist, P. Lutz: Ahornsirupkrankheit mit intermittierendem, relativ gutartigem Verlauf. Dtsch. med. Wschr. 96 (1971) 1552
112 Nelson, J. S., R. M. Woolsen, G. O. Broun: Cortical degeneration. J. Neuropath. exp. Neurol. 25 (1966) 489
113 Newcombe, D. S., S. L. Shapiro, G. L. Sheppard, F. E. Dreyfuss: Treatment of sex-linked primary hyperuricemia with allopurinol. J. Amer. med. Ass. 198 (1966) 315
114 Nyhan, W. L., J. Pesek, L. Sweetman, D. G. Carpenter, C. H. Carter: Genetics of an x-linked disorder of uric acid metabolism and cerebral function. Pediat. Res. 1 (1967) 5
115 O'Hare, J. A., N. M. Callaghan, D. J. Murnaghan: Dialysis encephalopathy. Medicine 62 (1983) 129
116 Pare, C. M. B., M. Sandler, R. S. Stacey: 5-hydroxytryptamine deficiency in phenylketonuria. Lancet 1957/I, 551
117 Penin, H.: Über den diagnostischen Wert des Hirnstrombildes bei der hepatoportalen Encephalopathie. Fortschr. Neurol. Psychiat. 35 (1967) 173
118 Pentschew, A., G. Ujznoff: Encephalopathia posticterica infantum. Arch. Psychiat. Nervenkr. 180 (1948) 118
119 Perheentupa, J., J. K. Visakorpi: Protein intolerance with deficient transport of basic aminoacids. Lancet 1965/I, 813
120 Perkoff, G.: Hereditary chronic nephritis. In Strauss, M. B., L. G. Welt: Diseases of Kidney. Little & Brown, Boston 1963
121 Pezold, F. A., M. Kessel: Das akute Nierenversagen. Internist 1 (1960) 85
122 Pia, H. W.: Central Dysregulation. Z. Neurol. 204 (1973) 1
123 Pollak, E.: Zur Frage der Beziehungen zwischen Leber- und Gehirnerkrankungen. Arb. neurol. Univ. Inst. Wien 30 (1927) 148
124 Popper, H.: Das morphologische Substrat der Leberinsuffizienz. Verh. dtsch. Ges. inn. Med. 75 (1969) 25
125 Prill, A.: Die neurologische Symptomatologie der akuten und chronischen Niereninsuffizienz. Springer, Berlin 1969
126 Prill, A., E. Volles, E. Quellhorst, A. Gottesleben, F. Scheler: Beobachtungen über akute nephrogene Elektrolyt- und Wasserhaushaltsstörungen in ihren Auswirkungen auf das Zentralnervensystem. In Kienle, G.: Hydrodynamik, Elektrolyt- und Säure-Basen-Haushalt im Liquor und Nervensystem. Thieme, Stuttgart 1967 (S. 84)
127 Refsum, S.: Heredopathia atactica polyneuritiformis. Acta psychiat. scand., Suppl. 38 (1946) 1
128 Reichenmiller, H. E., E. A. Zysno: Neuropsychiatrische Untersuchungen bei vier Fällen von akuter intermittierender Porphyrie. Verh. dtsch. Ges. inn. Med. 75 (1969) 748
129 Rett, A.: Über ein zerebral-atrophisches Syndrom bei Hyperammonaemie. Hollinek, Wien 1966
130 v. Reuss, A.: Zuckerausscheidung im Säuglingsalter. Wien. med. Wschr. 58 (1908) 799
131 Riecker, G.: Encephalopathien als Folge von Elektrolytstörungen (unter besonderer Berücksichtigung der Niereninsuffizienz). Verh. dtsch. Ges. inn. Med. 72 (1966) 125
132 Riecker, G.: Störungen des Wasser- und Elektrolytstoffwechsels bei Nierenkrankheiten. In Schwiegk, H.: Handbuch der inneren Medizin, 5. Aufl., Bd. VIII/1. Springer, Berlin 1968 (S. 760)
133 Russel, A., B. Levin, U. G. Oberholzer, L. Sinclair: Hyperammonaemia: A new instance of an inborn enzymatic defect of the biosynthesis of urea. Lancet 1962/II, 699
134 Sack, H., J. F. Koll: Erkennung, Beurteilung und Behandlung des symptomatischen Hochdrucks. Enke, Stuttgart 1959
135 Salt, H. B., O. H. Wolff, J. K. Lloyd, A. S. Fosbrooke, A. H. Cameron, D. v. Hubble: On having no beta-lipoprotein. Lancet 1960/II, 325
136 Salvesen, H. A., O. Lödöen: Clinical studies on malignant hepatitis. Acta med. scand. 137 (1950) 305
137 Sarre, H.: Nierenkrankheiten, 3. Aufl. Thieme, Stuttgart 1967; 4. Aufl. 1976
138 Schafer, I. A., C. R. Scriver, M. L. Efron: Familial hyperpro-

linemia, cerebral dysfunction and renal anomalies occuring in a family with hereditary nephropathy and deafness. New Engl. J. Med. 267 (1962) 51

139 Schaub, J., H. J. Bremer: Diätetische Behandlung angeborener Stoffwechselkrankheiten. Med. Klin. 65 (1970) 1429

140 Scheitlin, W., A. Hunzicker: Die Beeinflussung des Liquorchemismus durch Hämodialyse beim urämischen Patienten. Schweiz. med. Wschr. 92 (1962) 673

141 Scheler, F., W. Wigger, E. Quellenhorst, B. Wiums: Zur Klinik des Hypernatriämie-Syndroms. Verh. dtsch. Ges. inn. Med. 72 (1966) 640

142 Schmidt, E.: Zum Krankheitsbild der Vitamin-B_6-(Pyridoxin-) Abhängigkeit bei Neugeborenen. Z. Kinderheilk. 89 (1964) 211

143 Schmidt, G. W.: Diätetische Langzeitbehandlung der Valin-Leucin-Urie (Ahornsirupkrankheit). Z. Kinderheilk. 99 (1967) 273

144 Schmidt, G. W., G. Benecke, J. Peiffer: Über einen diätetisch langfristig behandelten Säugling mit Valin-Leucin-Urie (Ahornsirupurinkrankheit). Helv. paediat. Acta 20 (1965) 147

145 Schneck, S. A.: Neuropathological features of human organ transplantation. J. Neuropath. exp. Neurol. 25 (1966) 18

146 Schneider, H.: Die Psychopathologie des 5-Hydroxydtryptamin-(Serotonin-)Stoffwechsels speziell beim Dünndarm-Karzinoid. Schweiz. Arch. Neurol. Psychiat. 81 (1958) 344

147 Schneider, K.: Klinische Psychopathologie, 9. Aufl. Thieme, Stuttgart 1970; 12. Aufl. 1980

148 Schrader, A.: Parenchymatöse Organe; hämopoetisches Syndrom. Wiener Z. Nervenheilkunde 29 (1971) 38–56

149 Schrader, A.: Zur Frage der Beziehungen zwischen endokrin-exokrinen Pankreaserkrankungen und Nervensystem. Nervenarzt 51 (1980) 699–703

150 Schreier, K., K. Leuchte: Argininbernsteinsäure-Krankheit. Dtsch. med. Wschr. 90 (1965) 864

151 Schulte, F. J., R. Michaelis, E. Filipp: Neurologie des Neugeborenen: I. Ursachen und klinische Symptomatologie von Funktionsstörungen des Neugeborenen. Z. Kinderheilk. 93 (1965) 242

152 Schütterle, G., H. J. Dengler, H. J. Krecke, G. Busch: Über die akute anurisch verlaufende Glomerulonephritis. In Ullrich, K. J., K. Hierholzer: Normale und pathologische Funktionen des Nierentubulus. Huber, Bern 1965

153 Schütterle, G., C. Mittermayer, G. Benecke, H. G. Lasch: Zur Pathophysiologie und Klinik der bilateralen Nierenrindennekrose. Verh. dtsch. Ges. Kreisl.-Forsch. 33 (1967) 151

154 Schütterle, G., H. H. Sessner, H. J. Krecke, M. Strauch, E. Trill: Zur Frage der Urämie bei Fettembolie. In Reubi, F., H. G. Pauli: Das nephrotische Syndrom. Thieme, Stuttgart 1963

155 Seegmiller, J. E., F. M. Rosenbloom, W. H. Kelly: Enzyme defect associated with a sexlinked human neurological disorder and excessive purine synthesis. Science 155 (1967) 1682

156 Selkoe, D. J.: Familial hyperprolinemia and mental retardation. Neurology (Minneap.) 19 (1969) 494

157 Sessner, H. H., G. Schütterle: Embolie graisseuse et coagulation sanguine. Méd. et Hyg. 21 (1963) 1104

158 Shuttleworth, E. C.: The transient global amnesia syndrome. Arch. Neurol. (Chic.) 15 (1966) 515

159 Snapper, J., L. G. Turner, H. L. Moscovitz: Multiple Myeloma. Grune & Stratton, New York 1953

160 Spatz, H.: Encephalitis. In Bumke, O.: Handbuch der Geisteskrankheiten, Bd. XI. Springer, Berlin 1930

161 Stokes, J. F., J. R. Owen, E. G. Holmes: Neurological complications of infectious hepatitis. Brit. med. J. 1945/II, 642

162 Störring, W.: Zur Problematik psychischer Störungen bei Diabetes, Leber- und Nierenkrankheiten. Verh. dtsch. Ges. inn. Med. 77 (1967) 155

163 Stutte, H.: Kinder- und Jugendpsychiatrie. In Gruhle, H. W., R. Jung, W. Mayer-Gross, M. Müller: Psychiatrie der Gegenwart, Bd. II. Springer, Berlin 1960 (S. 1019)

164 Suter, W.: Das kongenitale Aneurysma der basalen Hirnarterien und Cystennieren. Schweiz. med. Wschr. 79 (1949) 471

165 Tarnow, G.: Autismus in der Reifungszeit als differentialdiagnostisches Problem. Habil., Kiel 1965

166 Teasdale, G., B. Jennett: Assessment of coma and impaired consciousness. A practical scale. Lancet 1974/II, 81–84

167 Terheggen, H. G., A. Schwenk, A. Lowenthal, M. van Sande, J. P. Colombo: Argininenia with arginase deficiency. Lancet 1969/II, 748

168 Thölen, H., F. Bigler: Zur Pathogenese des Urämie-Syndroms. Schweiz. med. Wschr. 94 (1964) 66

169 Thorling, L.: Neurological complications in acute infectious hepatitis. Acta med. scand. 137 (1950) 322

170 Thorson, A.: Hemodynamic changes during flush in carcinoidosis; the carcinoid syndrome. Amer. Heart J. 52 (1956) 444

171 Tyler, H. R.: Neurological complications of acute and chronic renal failure. In Merrill, J. P.: The Treatment of Renal Failure, 2nd ed. Grune & Stratton, New York 1965

172 Volhard, F.: Die doppelseitigen haematogenen Nierenerkrankungen. In v. Bergmann, G., R. Staehelin: Handbuch der inneren Medizin, 2. Aufl., Bd. VI. Springer, Berlin 1931

173 Waldenstroem, J.: Studien über Porphyrie. Acta med. scand., Suppl. 82 (1937) 1–254

174 Wellington, J. S.: Fibro-muscular hyperplasia of renal arteries in hypertension. Amer. J. Path. 43 (1963) 955

175 Wesemann, W., H. W. Pia: Aldactone-Kalium in der Neurochirurgie. In Bücherl, E. S., F. Krück, W. Leppla, F. Scheler: Postoperative Störungen des Elektrolyt- und Wasserhaushaltes. Schattauer, Stuttgart 1968 (S. 259)

176a Westall, R. G.: Arginino-succinic aciduria: Identification and reactions of the abnormal metabolite in a newly described form of mental disease. Biochem. J. 77 (1960) 135

176b Westall, R. G.: Dietary treatment of maple syrup urine disease. Amer. J. Dis. Child. 113 (1967) 58

177 Westall, R. G.: Treatment of arginino-succinic aciduria. Amer. J. Dis. Child. 113 (1967) 160

178 Weyers, H., H. Bickel: Photodermatose mit Aminoacidurie, Indolaceturie und cerebralen Manifestationen. (Hartnup-Syndrom.) Klin. Wschr. 36 (1958) 893

179 Wieck, H. H.: Zur klinischen Stellung der Durchgangssyndrome. Schweiz. Arch. Neurol. Psychiat. 88 (1961) 409

180 Wieck, H. H.: Lehrbuch der Psychiatrie. Schattauer, Stuttgart 1967

181 Wieck, H. H., K. Stäcker: Zur Dynamik des „amnestischen" Durchgangssyndroms. Arch. Psychiat. Nervenkr. 205 (1964) 479

182 Zerbin-Rüdin, E.: Idiopathischer Schwachsinn. In Becker, P. E.: Humangenetik, Bd. V/2. Thieme, Stuttgart 1967 (S. 158ff.)

183 Zieve, L., D. F. Mendelsohn, M. Goepfert: Shunt-encephalomyelopathy. II. Occurence of permanent myelopathy. Ann. intern. Med. 53 (1960) 53

184 Zillig, G.: Neurologische und psychopathologische Befunde bei Lebererkrankungen. Arch. Psychiat. Nervenkr. 181 (1948) 21

185 Zollinger, H. U.: Pathologische Anatomie der internmedizinisch bedeutsamsten Nierenkrankheiten. In Schwiegk, H.: Handbuch der inneren Medizin, 5. Aufl., Bd. VIII/1. Springer, Berlin 1968

186 Zutt, J.: Über die Struktur des Bewußtseins. Nervenarzt 10 (1943) 145

187 Zysno, E., F. Dörr, H. Nieth, H. E. Reichenmüller: Wechselwirkungen des akuten und chronischen Nierenversagens auf das menschliche Hirnstrombild. In Dittrich, P. V., F. K. Kopp: Aktuelle Probleme der Dialyseverfahren und Niereninsuffizienz. Brudernagel, Friedberg/Hessen 1968

Funikuläre Spinalerkrankungen – funikuläre Syndrome

Von H. D. Bruhn

Bei Vitamin-B12- und bei Folsäuremangelzuständen kommt es pathologisch-anatomisch in der weißen Substanz des Rückenmarks, also in den aufsteigenden und absteigenden Leitungsbahnen und Strangsystemen, zu einem **herdförmigen Markscheidenzerfall** mit charakteristischer klinisch-neurologischer *Symptomatologie:* Nach einem Frühstadium mit Parästhesien, Tiefensensibilitätsstörungen und Gliederschwäche sowie leichter Hinterstrangataxie kommt es meist in subakutem Verlauf zum Vollbild der ataktisch-spastischen Paraparese mit aufsteigenden Sensibilitätsstörungen und Harnretention. Typisch ist in dieser Krankheitsphase die Symptomenkonstellation *Ataxie, Hypotonie, fehlende ASR und beiderseits positiver Babinski-Reflex.* Das Finalstadium der Erkrankung wird bestimmt vom Syndrom der hochgradigen spastischen Paraplegie mit Areflexie und Pyramidenbahnzeichen bei anhaltend schweren Sensibilitätsstörungen und zunehmenden Beugekontrakturen. Leichtere psychische Veränderungen fehlen im Krankheitsverlauf selten, aber auch schwerere, psychiatrisch relevante Störungen kommen vor. Die neurologischen Symptome können nicht selten längere Zeit, gelegentlich sogar Jahre, vor klinischer Manifestation der hämatologischen Symptome auftreten.

Klinisch und **hämatologisch** sind noch folgende Symptome von Bedeutung: Zungenbrennen (Huntersche Glossitis), Achylia gastrica, LDH-Anstieg im Serum, Hyperchromasie des roten Blutbildes, übersegmentierte neutrophile Granulozyten im Blutausstrich, Riesenformen der Granulopoese. Weitere wesentliche diagnostische Hinweise ergeben sich aufgrund der jeweiligen *Pathogenese* des Krankheitsbildes:

1. Sind die Vitamin-B12-Mangelzustände durch Fehlen des Intrinsicfaktors bedingt, so handelt es sich um die *genuine perniziöse Anämie* = **Biermersche Krankheit.**
2. Die **„symptomatischen" Formen der Perniziosa** finden sich nach partieller oder totaler Gastrektomie, bei verstärkter Vitamin-B12-Konsumption (Fischbandwurmbefall), bei Malabsorption des Komplexes aus Vitamin B12 und Intrinsicfaktor im Ileum.
3. **Folsäuremangelzustände** sind häufig Folge von Mangelernährung, Malabsorption, Alkoholismus, vermehrtem Bedarf an Folsäure oder Behandlung mit Folsäureantagonisten.

Neurologische Differentialdiagnose der funikulären Syndrome

Die Abgrenzung der funikulären Syndrome von der **multiplen Sklerose** kann Schwierigkeiten bereiten. Bei beiden Krankheitsbildern dominieren ataktische Paraparesen mit spastischen Symptomen. Diese sind zwar bei der multiplen Sklerose häufiger, d. h. in mehr als ¾ der Fälle vorhanden, gehören aber bei der funikulären Spinalerkrankung ebenfalls zum voll ausgebildeten Krankheitsbild. Dabei ist die Ataxie bei der spinalen Form der multiplen Sklerose in besonderer Weise mit der Spastizität verknüpft, indem sie über die unteren Extremitäten hinausgehend ein kinetösataktisches Körper-, insbesondere Rumpf- und Kopfwackeln erkennen läßt. Fehlen bei der funikulären Spinalerkrankung häufig die ASR, mitunter auch die PSR, so sind sie bei der multiplen Sklerose immer lebhaft oder gesteigert. Bei der Analyse der Sensibilitätsstörungen dominieren bei der funikulären Spinalerkrankung die Tiefensensibilitätsstörungen und die Aufhebung des Vibrationsempfindens, bei der multiplen Sklerose dagegen neben dem Verlust des Vibrationsempfindens eher Oberflächenhypästhesien. Imperativer Harndrang, der bei der multiplen Sklerose der Harnretention meist als Initialsymptom vorausgeht (2), kommt bei der funikulären Spinalerkrankung selten vor; hier wird über eine Entleerungserschwerung der Harnblase geklagt, die dann meist in die uncharakteristische atonische Blase mit Harnretention und schließlicher Ischuria paradoxa einmündet. Differentialdiagnostisch ist eine Prostatahypertrophie abzugrenzen.

Die Bauchdeckenreflexe fehlen bei der multiplen Sklerose in 76% der Fälle, bei der funikulären Spinalerkrankung dagegen nur in etwa 15% (9). Optikusschäden sind bei der multiplen Sklerose 8–20mal häufiger als bei der funikulären Spinalerkrankung. Hier begegnet uns nur in 2–5% der Fälle eine partielle, ganz selten eine totale Optikusatrophie. Augenmuskellähmungen machen das Vorliegen einer funikulären Spinalerkrankung unwahrscheinlich. Der Liquor cerebrospinalis ist im Gegensatz zur multiplen Sklerose bei der funikulären Spinalerkrankung in der Regel nicht oder nur geringfügig verändert. Geringgradige Vermehrungen des Gesamteiweißes im Liquor bis 80 mg/dl können vorkommen (9). Das *Manifestationsalter* der funikulären Spinalerkrankung liegt in der Regel um 2 Jahrzehnte über demjenigen der multiplen Sklerose. Während die funikuläre Spinalerkrankung schleichend beginnt und dann subakut weiterläuft oder stationär bleibt, zeigt die multiple Sklerose im Gegensatz dazu die bekannte Remissionsneigung mit wechselnden Lokalisationen der Herdausfälle.

Das Frühstadium der funikulären Spinalerkrankung mit seinen Parästhesien, die z.T. schmerzhaft sein können, fordert nicht selten auch, besonders bei älteren Patienten, die Differentialdiagnose peripherer **Durchblutungsstörungen** heraus. Bei jüngeren Patienten kann wiederum differentialdiagnostisch an eine **Tetanie** gedacht werden. Auch eine beginnende **Polyneuropathie** auf dem Boden von chronischen Intoxikationen oder Stoffwechselleiden muß abgegrenzt werden.

Ein spinal-ataktisches Syndrom ohne oder auch mit Pyramidenbahnzeichen wird an Heredoataxie denken lassen. Die **Friedreich-Ataxie** beginnt aber meist schon im Kindesalter. Wenn auch die Symptomatologie bei ataktisch-spastischer Gangstörung und Fehlen der PSR manches mit dem funikulären Syndrom gemeinsam hat, so sprechen doch Skelettdeformitäten (Friedreich-Fuß, Kyphoskoliose), Nystagmus, ataktische Sprachstörungen und die ungleich schwerere, ganz allmählich über Jahre entstandene spinozerebellare Ataxie neben der familiären Belastung für die Friedreichsche Erkrankung.

Hochgradige Ataxien mit Tonusverlust, Abasie und Astasie bei der funikulären Spinalerkrankung können aber ihre Abgrenzung von den **exogenen Spätatrophien der Kleinhirnrinde** und gegenüber vaskulär bedingten zerebellaren Syndromen oft schwierig machen. Man achte deshalb besonders auf die Symptome ataktische Sprachstörung, Intentionstremor und Nystagmus, die bei der funikulären Spinalerkrankung fehlen.

An eine **Tabes dorsalis** erinnern diejenigen Spielarten der funikulären Spinalerkrankung, die durch ataktische Gangstörungen und andere Hinterstrangsymptome bei Fehlen der ASR, ja auch der PSR, ausgezeichnet sind. So kann ein „pseudotabisches“ Krankheitsbild entstehen. Jedoch fehlen bei der funikulären Spinalerkrankung die neurogenen Arthropathien. Die neuralgischen Gliederschmerzen der Patienten mit funikulärer Spinalerkrankung haben nicht den lanzinierenden Charakter der Tabes dorsalis. Die gastrischen Krisen der Tabiker können mit den Magenschmerzen der Patienten mit perniziöser Anämie kaum verwechselt werden. Die Blasenstörungen der Tabiker treten meist viel langsamer ein als bei der funikulären Spinalerkrankung und sind auch weniger Ausdruck der Detrusorschwäche als einer mangelhaften Viszeralsensibilität. Der Tabiker verzeichnet seine Blasenstörung oft gar nicht als solche, sondern empfindet das Seltenerwerden des Harndranges, wenn überhaupt, zunächst eher als angenehm. Bei der funikulären Spinalerkrankung wird die Erschwerung der Blasenentleerung dagegen meist als unangenehm empfunden.

Insgesamt kann die **Lues cerebrospinalis** sowohl in ihrer vaskulären als auch in ihrer chronisch-meningitischen Form nicht selten zu multiplen Strangsymptomen führen, die dem funikulären Symptomenkomplex ähnlich sind (15). Eine Verwechslung ist am ehesten mit solchen Formen der funikulären Spinalerkrankung möglich, bei denen die Paraspastik über die Hinterstrangsymptomatologie vorherrscht. Auch andere chronisch-entzündliche Erkrankungen des Rückenmarks können gelegentlich multiple Strangsymptome hervorrufen, z.B. bei der chronischen Meningomyelitis, der Boeck-Sarkoidose und bei spinaler Beteiligung des Lupus erythematodes visceralis.

Vaskuläre Myelopathien, d.h. zirkulatorisch bedingte spinale, vorwiegend spastische oder spastisch-ataktische Syndrome, werden wegen des häufig höheren Manifestationsalters bei gleichzeitig vorhandener unspezifischer Achylia gastrica fälschlich als funikuläre Spinalerkrankung klassifiziert. Beim **Spinalis-anterior-Syndrom** bleibt der Hinterstrang, der bei der funikulären Spinalerkrankung immer zuerst betroffen ist, frei. Dies gilt allerdings nicht grundsätzlich für alle arteriosklerotisch bedingten ischämischen Myelomalazien (12).

Spinalsyndrome bei raumfordernden Prozessen im Spinalkanal (Rückenmarkstumoren, Infiltrate bei Leukämien oder bei Morbus Hodgkin) können den vorwiegend spastisch-paretischen Formen der funikulären Spinalerkrankung dem neurologischen Bilde nach ähnlich sein. Dies gilt auch für die zervikalen Myelopathien infolge **medialer Bandscheibenprotrusionen** im Halswirbelsäulenbereich. Allerdings kommen radikuläre sensible Ausfälle im Zervikalbereich oder durch Vorderwurzelausfälle bedingte Muskelatrophien im Schultergürtel und in den kleinen Handmuskeln bei der funikulären Spinalerkrankung nicht vor. In diesen Fällen kann die Myelographie die entscheidende differentialdiagnostische Abklärung bringen. Symptome im Sinne einer Interkostalneuralgie oder radikulärer Reizerscheinungen kommen bei der funikulären Spinalerkrankung nur ausnahmsweise vor.

Die *Perniziosapsychosen* sind meist Ausdruck einer metabolischen Enzephalopathie (8). Sie können aber auch mit neurohistopathologischen Veränderungen nach Art von Lückenfeldern im Marklager der großen Hemisphären, also mit einer mehr oder weniger ausgeprägten spongiösen Dystrophie, verbunden sein. Leichtere Psychosyndrome mit Antriebshemmung, Affektlabilität und Verstimmungszuständen, Merkschwäche und Desorientiertheit stehen in etwa ⅓ der Fälle schon am Anfang der perniziösen Anämie (16).

Allerdings wird die pathogenetische Zuordnung dieser Symptome dadurch erschwert, daß bei den älteren Kranken zusätzlich zur perniziösen Anämie auch noch eine *zerebrale Arteriosklerose* besteht, deren Symptomatologie häufig nicht mehr sicher von derjenigen einer Perniziosapsychose abzugrenzen ist.

Differentialdiagnose der funikulären Syndrome nach der Pathogenese

Die Ursachen megaloblastärer Anämien sind **Vitamin-B12-Mangel und Folsäuremangel.** Der Mangel des einen oder anderen Vitamins führt zu identischen hämatologischen Veränderungen (5, 10): megaloblastäre Erythropoese, Riesenformen der Myelopoese, Hyperchromasie des roten Blutbildes, mäßige Hämolyse, Leukopenie mit übersegmentierten Neutrophilen und Thrombopenie. Die Auswirkungen des Vitaminmangels sind im Hinblick auf das Nervensystem (funikuläre Spinalerkrankung) und die Schleimhäute (Hunter-Glossitis) fast ausschließlich, allerdings nicht in allen Fällen auf den Vitamin-B12-Mangel beschränkt. Bei bestimmten Formen von Resorptionsstörungen sind Vitamin-B12- und Folsäuremangel miteinander kombiniert, so daß die Ätiologie der funikulären Spinalerkrankung nicht mehr sicher dem Mangel des einen oder des anderen Vitamins zugeordnet werden kann.
Da Vitamin B12 für den regulären Ersatz von Schleimhautzellen erforderlich ist, führt ein Vitamin-B12-Mangel zur Zungenschleimhautatrophie (Hunter-Glossitis, ein irreführender Ausdruck, da es sich um eine Zungenschleimhautatrophie und nicht um eine Entzündung handelt).
Pathologisch-anatomisches Substrat *der funikulären Syndrome* ist ein **herdförmiger Markscheidenzerfall** in der weißen Substanz des Rückenmarkes, also in den aufsteigenden und absteigenden Leitungsbahnen und Strangsystemen. Dabei schwellen einzelne Nervenfasern oder kleine Gruppen von Nervenfasern unter z. T. bullöser Aufblähung ihres Markscheidenmantels und Aufsplitterung der Marklamellen an und zerfallen. Der herdförmige Markscheidenzerfall geht mit regressiven Veränderungen und Ausfällen der Oligodendrogliazellen einher und führt zum histologischen Bild des Lückenherdes (1, 7). Derartige Lückenherde treten zuerst in den Hintersträngen des Brust- und unteren Halsmarkes auf. Der Prozeß macht eigentümlicherweise in der Regel im oberen Halsmark halt (7). Nur vereinzelt entstehen kleine Lückenherde in der Mitte der Medulla oblongata, im Hemisphärenmark und im N. opticus (2–5% der Fälle).
Die geschilderten Veränderungen des zentralen Nervensystems bestehen bei der perniziösen Anämie bei bis zu 75% der Kranken (13). Weiterhin finden sich als Tertiärveränderungen im Gefolge einer perniziösen Anämie ein Ikterus durch Vermehrung des indirekten Bilirubins und eine mäßige allgemeine Siderose. Die atrophische Gastritis kann zu vollkommenem Schwund der Fundusdrüsen des Magens und zu einem Ersatz durch Dünndarmepithel (intestinale Metaplasie) führen. Die atrophische Gastritis birgt die Gefahr der späteren Entwicklung eines Karzinoms in sich: Perniziosakranke entwickeln etwa 5–10mal häufiger ein Magenkarzinom als der Durchschnitt der Bevölkerung. Eine Atrophie der Schleimhaut des Verdauungstraktes findet sich auch im Bereich des Plattenepithels der Mund- und Rachenhöhle (Hunter-Glossitis) sowie des Ösophagus.
Bei allen *megaloblastären Anämien* finden sich charakteristischerweise Megalozyten und eine Hyperchromasie des HbE-Wertes. In einem von uns analysierten Krankengut (112 Fälle) zeigten 85% die erwartete Hyperchromasie. Bei 15% der Fälle (hauptsächlich handelte es sich um Patienten mit einer Mangelernährung oder zusätzlichen Resorptionsstörung für Eisen) war das rote Blutbild normochrom oder sogar hypochrom, d. h. die charakteristische Hyperchromasie war durch den Eisenmangel überlagert. Dementsprechend fanden sich im Sternalmark nur partiell megaloblastäre Veränderungen. Erst der **Schilling-Test** gestattet in allen Fällen die diagnostische Sicherung einer Vitamin-B12-Resorptionsstörung (in unserem Krankengut besaß der Schilling-Test die höchste diagnostische Signifikanz und war in keinem Fall negativ) (3).
Normalisiert sich der pathologische Schilling-Test nach Verabreichung von Intrinsicfactor, so liegt eine Biermersche Krankheit vor. Auf diese Weise kann die klinisch und therapeutisch relevante *Differentialdiagnose zwischen Morbus Biermer und symptomatischer perniziöser Anämie* abgeklärt werden. Zur *Differenzierung zwischen* **Folsäuremangel und Vitamin-B12-Mangel** bieten sich folgende Möglichkeiten:
1. Anstieg der Reticulozytenzahl nach Substitution von Vitamin B12 oder Folsäure in physiologischen Dosen (1 ug B12 täglich i. m. bzw. 200 ug Folsäure täglich i. m.).
2. Die Konzentration von Vitamin B12 und Folsäure im Serum. Vitamin-B12-Spiegel im Serum von unter 100 pg/ml und Folsäurespiegel von unter 3 ng/ml gelten als pathologisch. Bei der klassischen perniziösen Anämie (= Morbus Biermer) ist der Serumfolsäurespiegel normal oder leicht erhöht, je nach pathogenem Mechanismus kann er jedoch auch erniedrigt sein.
Als weitere diagnostische Kriterien zur Erfassung der perniziösen Anämie (Biermerschen Anämie) sind heranzuziehen:
Immunologische Bestimmung von Antikörpern gegen die Parietalzellen des Magens, die in bis zu 90% der Fälle nachweisbar sein können, und von

Antikörpern gegen Intrinsicfactor im Serum und im Magensaft, die in bis zu 60% der Fälle nachweisbar sein können. Der Magensaft enthält bei Patienten mit perniziöser Anämie im allgemeinen auch nach Stimulation mit Gastrin keine Salzsäure. Wenn ein Vitamin-B12-Mangel mit einem Eisenmangel kombiniert ist (z. B. wie bei der einheimischen Sprue), dann können die charakteristischen megalozytären Blutbildveränderungen fehlen, so daß die zusätzliche Analyse des Serumeisenspiegels Aufklärung bringt. Bei anbehandelter perniziöser Anämie (besonders nach Gabe von Mischpräparaten) können der Schilling-Test, die Magensaftanalyse, die Gastroskopie mit Magenbiopsie und die Suche nach Antikörpern doch eine diagnostische Sicherung herbeiführen.

Ursachen einer gestörten Vitamin-B12-Absorption können sein:

1. der kongenitale Intrinsicfactormangel, bei dem weder Veränderungen der Magenschleimhaut noch Antikörper gegen Intrinsicfactor nachgewiesen werden konnten. Der Defekt ist durch Gaben von Intrinsicfactor korrigierbar.
2. Äußerst selten kommt es zur Bildung eines biologisch unwirksamen Intrinsicfactors.
3. Eine selektive Malabsorption für Vitamin B12 liegt beim Imerslund-Gräsbeck-Syndrom vor (5, 10). Das Krankheitsbild ist charakterisiert durch eine megaloblastäre Anämie in Kombination mit Proteinurie. Es besteht eine erhöhte Ausscheidung von Methylmalonsäure im Urin. Gleichzeitig kann eine generalisierte Aminoazidurie bestehen (10).

Meist weniger schwerwiegend und ohne zeitlichen Zusammenhang treten der hämatologische, der gastrointestinale und der spinale degenerative Prozeß bei den **„symptomatischen“ Formen** *der funikulären Spinalerkrankung* in Erscheinung, bei denen entweder die Intrinsicfactorproduktion durch *Magenresektion oder Magenschleimhauterkrankungen* kritisch vermindert ist oder aber trotz erhaltener Intrinsicfactorproduktion der Vitamin-B12-Mangel durch unzureichende Zufuhr bzw. Absorption des Vitamins zustande kommt. Wie schon vorangehend diskutiert wurde, können auch Transport- und Verwertungsstörungen des Vitamins B12 eine symptomatische Perniziosa hervorrufen; in gleicher Weise ist die Pathogenese von Folsäuremangelzuständen bei Malassimilationssyndromen (Maldigestion, Malabsorption) gastroenterologisch bedingt.

Das *Blind-loop-Syndrom* entsteht durch anatomische Veränderungen im Darmlumen wie Strikturen oder Anastomosen, die zu einem verlangsamten Transport des Darminhaltes führen und damit das überschießende Wachstum von Vitamin-B12-verbrauchenden Bakterien begünstigen. *Malabsorption* von Vitamin B12 kann auch durch Verlust des Dünndarmepithels bei Nahrungsmittelintoleranz (Zöliakie) oder als Folgezustand einer Ileitis terminalis (Morbus Crohn) oder einer Dünndarmresektion auftreten. Die idiopathische (einheimische) und die tropische *Sprue* induzieren ebenfalls eine Malabsorption des Vitamin-B12-Intrinsicfactor-Komplexes im Ileum. Eine Enzephalomyeloneuropathie findet sich in etwa 15% der Fälle von einheimischer (idiopathischer) Sprue mit im Vordergrund stehenden Symptomen einer funikulären Spinalerkrankung (9).

Pankreaserkrankungen mit exokriner Insuffizienz (chronische Pankreatitis, Mukoviszidose) können von Vitamin-B12-Malabsorption begleitet sein, da es zur Verminderung eines vom Pankreas sezernierten Proteins kommt, das zur optimalen Resorption von Vitamin B12 erforderlich ist. Die Differentialdiagnose zwischen Malabsorption bei idiopathischer Sprue einerseits und chronischer Pankreasinsuffizienz andererseits wird erleichtert durch den d-Xylosetest, durch die Stuhlfettbestimmung und durch die gezielte Erfassung der exokrinen Pankreasinsuffizienz mit Hilfe des oralen Fluoreszein-Dilaurat-Tests (4).

Fischbandwurmbefall (Diphyllobothrium latum) führt schon im Dünndarm zum Verbrauch des durch die Nahrung zugeführten Vitamins B12. Ein *hereditärer Mangel* an Transcobalamin I und II wurde beschrieben (11).

Folsäuremangelzustände führen nur selten zu isolierten Folsäureanämien und zur funikulären Spinalerkrankung. Folgende *Ursachen* kommen in Frage: Mangelernährung, Malabsorption, besonders auch infolge der idiopathischen Sprue oder von Jejunumresektionen (Resorption der Folsäure im oberen Dünndarm). Der *Alkoholismus* dürfte bezüglich des Folsäuremangelzustands eine Kombination von Mangelernährung, Malabsorption und ungenügender Vitaminspeicherung darstellen. Der chronische Alkoholismus als Ursache von funikulären Spinalerkrankungen wurde schon frühzeitig beschrieben (14). Im Gegensatz zu früheren Auffassungen, daß hierbei auch ein Vitamin-B12-Mangel vorrangig sei, muß heute der Folsäuremangel des Alkoholikers in der Pathogenese in den Vordergrund gerückt werden.

Vermehrter Bedarf in der Gravidität und im Wachstumsalter kann zu Folsäuremangelsituationen führen. In der Klinik als Medikamente eingesetzte *Folsäureantagonisten* blockieren des Enzym Dihydrofolat-Reductase, wodurch die DNS-Synthese gestört wird (Amethopterin = Methotrexat, Trimethoprim = Bactrim und Pyrimethamin = Daraprim). Eine kongenitale Folsäuremalabsorption wurde als extrem seltene Erkrankung beschrieben (6).

Die *Pellagra* geht nicht nur mit brennenden Hautsensationen am ganzen Körper einher und mit neuralgiformen Kopf-, Rücken- und Gliederschmerzen sondern auch mit spinalen funikulären Ausfällen einher. Charakteristische Haut- und Schleimhautveränderungen (Hyperkeratose, Hyperpigmentation) führen auf die Diagnose hin. Anhaltende Fehl- und Mangelernährung ist pathogenetisch entscheidend (primäre Pellagra). Wenn gastrointestinale Erkrankungen ursächlich hinzukommen, kann die gastroenterologische Differentialdiagnose schwierig sein (sekundäre Pellagra).

Strachan-Stannus-Scott-Syndrom: Es handelt sich um eine ausgeprägte posterolaterale Myelopathie mit vorwiegend ataktischem funikulären Syndrom (17). Häufig finden sich als Begleitsyndrom Amblyopien, retrobulbäre Neuropathien sowie Optikusatrophien und nervöse Taubheit. Ursächlich wird bei dem erstmals in Jamaika beschriebenen Krankheitsbild ein jahreszeitlich akzentuierter Mangel an Zufuhr von tierischem Eiweiß diskutiert, möglicherweise auch in Kombination mit Aminosäurestoffwechselstörungen. Außerdem soll bei dem ebenfalls in Zentralafrika und in arabischen Ländern beobachteten Krankheitsbild der Genuß von Früchten mit zyanhaltigen Alkaloiden (Kassavearten) von Bedeutung sein.

Funikuläre Syndrome können – wenn auch seltener – noch bei folgenden hämatologischen Erkrankungen auftreten, wenn dabei eine entsprechende Rückenmarksbeteiligung vorliegt: *maligne Lymphome* und *Hämoblastosen* mit Markinfiltrationen, aber auch mit Einblutungen (Thrombopenien, andere Gerinnungsstörungen). Weiter sind differentialdiagnostisch funikuläre Syndrome bei *Diabetes mellitus* und bei *Neoplasien* (paraneoplastisches Syndrom) abzugrenzen.

Literatur

1 Bodechtel, G.: Zur Histopathologie der funikulären Spinalerkrankung mit besonderer Berücksichtigung der bei der Perniziosa zu sehenden Großhirnveränderungen. Z. ges. Neurol. Psychiat. 137 (1931) 104

2 Bodechtel, G., A. Schrader: Die Erkrankungen des Rückenmarks einschl. der Multiplen Sklerose und Neurofibromatose Recklinghausen. In Schwiegk, H.: Handbuch der Inneren Medizin, 4. Aufl., Bd. V/2. Springer, Berlin 1953 (S. 433)

3 Bruhn, H. D.: Laboratoriumsdiagnostik der Anämien. Schlesw. Holst. Ärzteblatt 32 (1979) 323

4 Bruhn, H. D., G. R. Storm, C. Struve: Funktionsdiagnostik des exokrinen Pankreas. Vergleich der Stuhlfettanalyse mit einem oralen Pankreasfunktionstest (Fluoreszein-Dilaurat). Diagn. u. Intensivther. 9 (1982) 209

5 Chanarin, I.: The Megaloblastic Anemias. Blackwell, Oxford 1969

6 Erbe, R. W.: Inborn errors of folate metabolism, I + II. New Engl. J. Med. 293 (1975) 753, 807

7 Erbslöh, F.: Funikuläre Spinalerkrankung. In Uehlinger, E.: Handbuch der speziellen pathologischen Anatomie und Histologie, Bd. XIII/2. Springer, Berlin 1958 (S. 1526)

8 Erbslöh, F., P. Klärner, A. Bernsmeier: Über die Milchsäureabgabe des Gehirns. Pflügers Arch. ges. Physiol. 268 (1958) 120

9 Erbslöh, F.: Dystrophische Prozesse des zentralen Nervensystems. Spongiöse Dystrophien. Funikuläre Spinalerkrankung – funikuläre Syndrome. In Bodechtel, G.: Differentialdiagnose neurologischer Krankheitsbilder. Thieme, Stuttgart 1974 (S. 554)

10 Frick, P.: Blut. In Siegenthaler, W.: Klinische Pathophysiologie. Thieme, Stuttgart 1979 (S. 468); 5. Aufl. 1982.

11 Hakami, N., P. E. Neiman, G. P. Canellos, J. Lazerson: Neonatal megaloblastic anemia due to inherited transcobalamin II deficiency in two siblings. New Engl. J. Med. 285 (1975) 1163

12 Jellinger, K.: Zur Orthologie und Pathologie der Rückenmarksdurchblutung. Springer, Wien 1966

13 Lennert, K.: Blut und Knochenmark. In Eder, M., P. Gedigk: Lehrbuch der Allgemeinen Pathologie und der Pathologischen Anatomie. Springer, Berlin 1977 (S. 349)

14 Nonne, M.: Über anatomische Heilung von funikulärer Myelose. Z. ges. Neurol. Psychiat. 161 (1907) 221

15 Nonne, M.: Syphilis des Nervensystems. Karger, Berlin 1927

16 Spatz, R., U. Wenderoth, K. W. Frey: Diagnostik der Vitamin-B12-Mangelkrankheiten. Münch. med. Wschr. 110 (1968) 1471

17 Strachan, H.: On a form of multiple neuritis prevalent in the West-Indies. Practitioner 59 (1897) 447

Innersekretorische Krankheitsbilder und Nervensystem

Endokrin bedingte Enzephalopathien*

Von P. C. Scriba

Nach der speziellen neurologisch-psychopathologischen Symptomengestaltung ist die differentialdiagnostische Zuordnung der metabolischen bzw. der endokrin bedingten Enzephalopathien zu einer Grundkrankheit allenfalls grob möglich. Betrachtet man die in der Tab. 6.**3** zusammengestellten Symptome der endokrin bedingten Enzephalopathien, so fällt vor allem auf, wie wenig beweisend einzelne oder mehrere Symptomgruppen für eine spezifische endokrine Erkrankung sind. Die *Symptomengestaltung* ist bei der Mitbeteiligung des Zentralnervensystems an endokrin bedingten Stoffwechselstörungen *unspezifisch* und verhältnismäßig stereotyp. Die *Differentialdiagnose* ist in erster Linie Aufgabe der intern-medizinischen Diagnostik. Daher soll in diesem Abschnitt das Auftreten der Symptome der Enzephalopathie unter differentialdiagnostischer Betrachtung der

* Die in den ersten drei Auflagen von H. Sack u. J. F. Koll bzw. K. Schwarz und P. C. Scriba bearbeiteten Kapitel wurden dem vorliegenden Abschnitt auszugsweise zugrunde gelegt.

Tabelle 6.**3** Neurologisch-psychopathologische Symptomatik der endokrin bedingten Enzephalopathien nach *Bleuler* (6)

1. akute, körperlich begründbare Psychosen: Bewußtseins- und Orientierungsstörungen, Durchgangssyndrom, delirante Psychosen
2. zerebrale Krampfanfälle (sog. Gelegenheitskrämpfe)
3. paranoid-halluzinatorische Bilder (akut und chronisch)
4. zerebrale Herdsymptome: z. B. Hemiparesen, Jackson-Anfälle
5. „endokrines" Psychosyndrom: Störungen von Stimmung, Triebhaftigkeit und Intellekt
6. diffuse organische Hirnschädigung (Defektsyndrom, Demenz): amnestisches Psychosyndrom (chronisch)

endokrinen Krankheitsbilder beschrieben werden. Dabei unterteilt man zweckmäßigerweise in akute *krisenhafte Exazerbationen* der Krankheitsbilder und in ihren *chronischen Verlauf,* dies auch unter Berücksichtigung peripher-neurologischer Symptome. Die Berührung des psychiatrisch-internistischen Grenzgebietes ist dabei nicht zu umgehen, was die dringende Wichtigkeit gemeinsamer konsiliarischer Betreuung dieser Patienten unterstreicht.

Die mit dem Titel suggerierte *Kausalverknüpfung* zwischen endokrin-metabolischer Erkrankung und Enzephalopathie ist nicht unproblematisch. Im Einzelfall kann die ursächliche Beziehung offensichtlich sein, wie z. B. bei hypoglykämisch bedingten zerebralen Krampfanfällen (Gelegenheitskrämpfe). In anderen Fällen, wie z. B. bei der „Kortison"-Psychose (58) besteht der Eindruck, daß die hormonelle Störung präformierte, endogene psychische Krankheitsanlagen zur Manifestation bringt; ferner kann das Zusammentreffen einer endokrinologischen Erkrankung mit einer psychischen Störung rein zufällig sein. Die mit dem Begriff „endokrine Enzephalopathien" zusammengefaßten Phänomene sind selbstverständlich auch bei anderen organischen Erkrankungen zu beobachten und *keineswegs spezifisch* für Endokrinopathien.

Schilddrüse

Hyperthyreose

Grundsätzlich werden zwei Haupttypen der Schilddrüsenüberfunktion unterschieden (45), der Morbus Basedow und das autonome Adenom. Beim *Morbus Basedow* finden sich im typischen Fall eine schwirrende Struma, die klinischen Zeichen der Intoxikation mit Schilddrüsenhormonen und der Exophthalmus; die Erkrankung ist heute den organspezifischen Autoimmunerkrankungen zuzurechnen (57, 77). Beim *autonomen Adenom* handelt es sich dagegen um ein der hypophysären Regulation entkommenes, selbständig Schilddrüsenhormon ausschüttendes Adenom, das szintigraphisch nachgewiesen wird (45); funktionell autonomes Schilddrüsengewebe kommt auch disseminiert oder multifokal vor (57).

Bei jeder Form der Schilddrüsenüberfunktion kann es zum Auftreten der gefürchteten *Basedow-Krise* kommen. Friedrich von Müller hat 1883 die **thyreotoxische Krise** als eine akute zerebrale Verlaufsform der Schilddrüsenüberfunktion beschrieben. Diese Stoffwechselkrise ist gekennzeichnet durch eine zunehmende *Adynamie* (54) mit bulbärer Symptomatik (verwaschene Sprache, Verschlucken; DD: myasthenisches Syndrom, Tab. 6.**4**), Tachykardie oder Tachyarrhythmie, Inappetenz, Oberbauchbeschwerden mit Erbrechen oder Durchfällen, Temperaturanstieg, u. U. auf über 40° C, und schließlich durch *akute zerebrale Symptome.* Im englischen Sprachgebiet heißt das Basedow-Koma auch treffend „thyroid storm". – Im Anfangsstadium kann eine **Landry-Paralyse** differentialdiagnostisch an eine Basedow-Krise denken lassen. In einem Fall von Schwangerschaftspolyneuritis wurden wir erst durch die in den Vordergrund tretende Ateminsuffizienz (DD: Phrenikusparese) auf die richtige Diagnose gebracht.

Tabelle 6.**4** Diagnostische Wertigkeit des Symptoms Muskelschwäche, nach *Pongratz D. Scriba P.C.* (54)

Muskelschwäche als Warnsymptom:	Muskelschwäche als Leitsymptom:
thyreotoxische Krise	Akromegalie
akute Nebennierenrindeninsuffizienz	Hypophysenvorderlappeninsuffizienz
hyperkalzämische Krise	Hyperthyreose
hypophysäres Koma	Hypothyreose
akutes Cushing-Syndrom	Hyperparathyreoidismus
Hypoglykämie	Osteomalazie
	Cushing-Syndrom
	Conn-Syndrom
	Morbus Addison
	organischer Hyperinsulinismus

Die differentialdiagnostischen Schwierigkeiten zeigt auch die Krankengeschichte einer 51jährigen Gastwirtsfrau, die in eine neurochirurgische Klinik eingewiesen wurde, da sie verwirrt war und einen taumelnden Gang zeigte und man deshalb an einen Hirntumor dachte. Bei zunehmender Gangunsicherheit, verwaschener Sprache und einem psychotisch-deliranten Zustandsbild vermutete man dann eine *Alkoholentzugsdelir* – die Patientin verlangte u. a. ständig nach Bier. So kam die Patientin in eine Nervenklinik. Das neurologische Zustandsbild war mit Adynamie und schwach auslösbaren Reflexen uncharakteristisch. Internistischerseits dachte man wegen einer hochgradigen Tachykardie und eines Systolikums an eine Endokarditis. Nach einer beiderseitigen Karotisangiographie mit jodhaltigem Kontrastmittel kam es zu einer leichten Besserung! Bei nochmaliger sorgfältiger Erhebung der Anamnese stellte sich heraus, daß die Patientin seit 2 Jahren an den Symptomen einer Thyreotoxikose litt und eine Basedow-Krise mit thyreotoxischer Enzephalopathie vorlag. Der Hausarzt der Patientin war von der Diagnose nicht überrascht. Er hatte vorher schon zur Operation geraten, war als guter Freund des Hauses mit seiner Ansicht jedoch nicht durchgedrungen.

Das akut *lebensbedrohliche* Bild des **Basedow-Komas** läßt meist keine Zeit, mit der Therapie auf beweisende Laboratoriumsuntersuchungen zu warten (62, 65). Ohne Zweifel handelt es sich beim Basedow-Koma um eine Thyroxinvergiftung und nicht, wie früher angenommen, um ein Thyroxinentzugskoma. Bei der Basedow-Krise nach Strumaresektion kommt es infolge der Latenzzeit einiger biologischer Thyroxineffekte u. U. erst 2 Tage nach der Operation zur Entwicklung der Krise. Die Schilddrüsenhormonspiegel im Blut sind unter Berücksichtigung der Plasmaproteinbindung der Schilddrüsenhormone erhöht, allerdings nicht immer exzessiv hoch (45). So entscheidend die *schnelle klinische Diagnose* (65) ist, so wichtig ist die sofortige *intensive Therapie* (23).
Wichtig ist die Beachtung klinischer Zeichen, die für eine *drohende* thyreotoxische Krise sprechen (65). Im Stadium dieser *Präkrise* ist der rasche Wechsel zwischen motorischer Unruhe und flüchtigen Verwirrtheitszuständen und Zuständen von Apathie oder ausgeprägter Adynamie (54) charakteristisch (vgl. Tab. 6.**4**). Auch die pseudobulbäre Sprache ist ein *Alarmsymptom.* Bei Verlaufsbeobachtungen des *EEG* können unspezifische Veränderungen wie das Auftreten langsamer Rhythmen (32, 60) einen Hinweis auf eine zerebrale Mitbeteiligung an der Thyreotoxikose geben (Abb. 6.**10a**).

Bei dem 54jährigen Feinmechaniker S. L. zeigten sich schwere *Allgemeinveränderungen mit Frequenzverlangsamung* (Beobachtung mit A. Kollmannsberger). Der Patient wurde unter dem Verdacht auf einen Herzinfarkt eingewiesen. Es stellte sich heraus, daß er an einer schweren Thyreotoxikose mit Koronarinsuffizienz litt. Nach den Angaben der Ehefrau bestanden seit einem halben Jahr gelegentliche Verwirrtheitszustände und eine ausgesprochene Unruhe. Die *Thyreotoxikose* wurde durch einen beschleunigten Radiojodumsatz in der Schilddrüse und eine Erhöhung des $PB^{127}I$ auf 11,0 μg/dl bewiesen. 1 Tag nach der Radiojodtherapie kam es zu einer Exazerbation der Thyreotoxikose im Sinne einer Basedow-Krise. Es bestanden eine verwaschene, bulbäre Sprache, eine extreme Adynamie, Exsikkose und Desorientiertheit. Phasen motorischer Unruhe wechselten rasch mit apathischen Zuständen. Daneben bestanden Tachykardie und Durchfälle (60). Durch Behandlung mit Endojodin*, Favistan* und Prednisolon wurde die Krise beherrscht. Das 4 Monate nach der Basedow-Krise abgeleitete EEG war wieder normal; der EEG-Befund normalisierte sich in anderen Fällen zeitlich parallel zur Beherrschung der Krise.

Die *auslösenden Ursachen* der thyreotoxischen Krise sind recht unterschiedlich. Wir sahen Basedow-Krisen vor allem nach Verabfolgung jodhaltiger Röntgenkontrastmittel (23, 62), ferner nach diagnostischen Trijodthyroningaben und TSH-Stimulationstesten, nach Radiojodtherapie bei Morbus Basedow oder autonomem Adenom, nach Flüssigkeitsverlusten bei Erbrechen oder Durchfällen, nach extrathyreoidalen Operationen (Appendektomie, Zweidrittelresektion des Magens) und nur noch in 2 Fällen nach Strumaresektion wegen Schilddrüsenüberfunktion (13).
Akute Psychosen (exogener Reaktionstyp, von Bonhoeffer) im Sinne der **symptomatischen Psychosen** kommen nach Bleuler (6) bei leichten Hyperthyreosen nur selten vor, während sie bei Krisen oder bei Präkrisen sehr häufig sind. Zwischen der Schwere der thyreotoxischen Krise und dem Ausmaß der psychischen Störung besteht aber keine direkte Beziehung. Es finden sich überwiegend „toxische Erschöpfungspsychosen", ferner *akut-delirante Zustandsbilder* und nur selten manisch-depressive oder halluzinatorische Psychosen sowie katatone Bilder. Während bei der **chronischen Hyperthyreose** Psychosen und zerebrale Krampfanfälle also selten sind, findet sich mit großer Regelmäßigkeit in diesen Fällen ein **„endokrines" Psychosyndrom.** Nach Bleuler sind *innere Spannung,* „die sich hastig, ungeordnet und *wenig produktiv* mit erhöhter Ermüdbarkeit entlädt", ferner *Verstimmbarkeit* und *Konzentrationsschwäche* charakteristisch. Besonders typisch ist auch ein übermäßiger Bewegungsdrang, ein *Bewegungsüberfluß* und eine motorische Unruhe. Andere Patienten fallen durch Gleichgültigkeit, Passivität oder Lässigkeit auf. Im Gegensatz zu euthyreoten Patienten mit ausgeprägter vegetativer Labilität ist bei der Hyperthyreose häufig eher eine Dissimulationstendenz festzustellen.
Die *Diagnose* der Schilddrüsenüberfunktion erfolgt durch die Schilddrüsenhormonbestimmung im Blut (T_4- und T_3-RIA) unter Berücksichtigung der Bindung der Schilddrüsenhormone an Serumproteine (TBG-Bestimmung oder T_3-Bindungstest) und durch den sehr empfindlichen TRH-Stimulationstest (49). Nach der Sicherung der Hyperthyreose wird durch weitere Verfahren wie Szintigraphie, Schilddrüsenantikörperbestimmung etc. die zugrundeliegende *Schilddrüsenkrankheit* abgeklärt (49). Das Beispiel der Muskelschwäche mit der möglichen Differentialdiagnose einer Myasthenie mag zeigen, daß die sichere Zuordnung der Hyperthyreose z. B. zum Typ des Morbus Basedow diagnostisch keineswegs unwichtig ist, da man beide Erkrankungen heute den gehäuft assoziiert auftretenden *organ-*

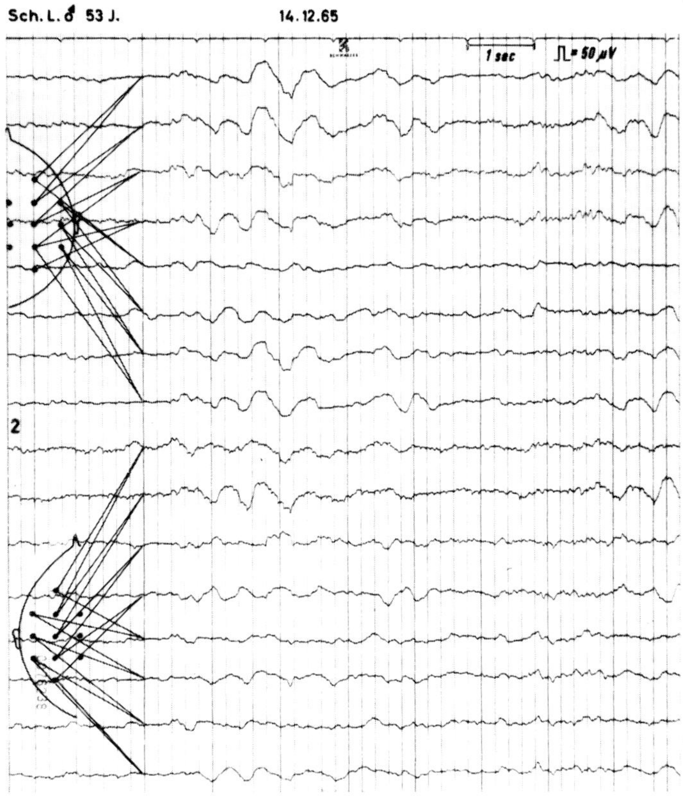

a

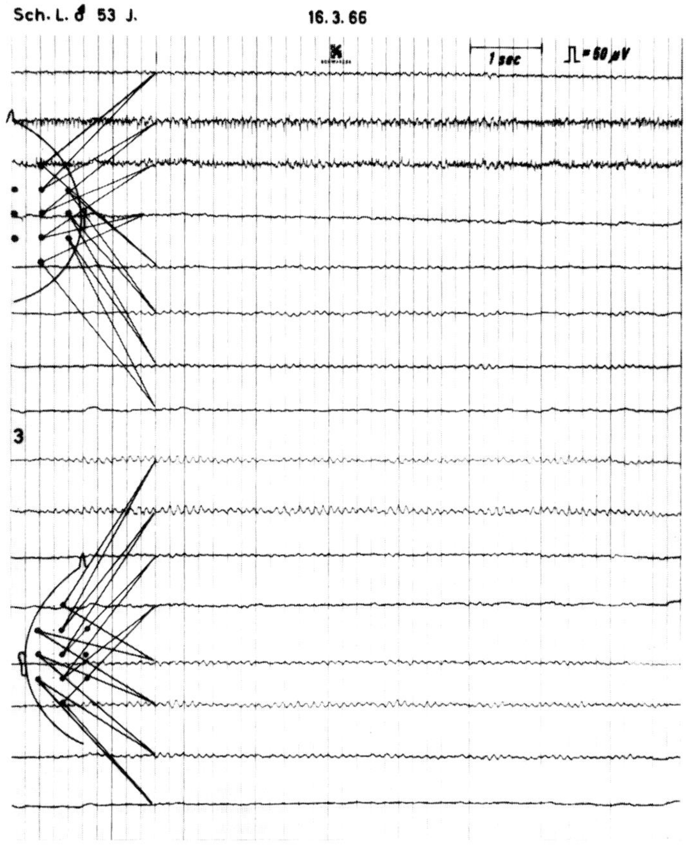

b

Abb. 6.**10** a u. b EEG-Veränderungen bei schwerer Thyreotoxikose mit Koronarinsuffizienz und Verwirrtheitszuständen:
a) schwere Allgemeinveränderung mit Verlangsamung bis in den Deltabereich;
b) Normalisierung nach erfolgreicher Behandlung der Thyreotoxikose (aus *Schwarz, K., P. C. Scriba:* Verh. dtsch. Ges. inn. Med. 72 [1966] 238)

spezifischen Autoimmunerkrankungen zurechnet (57, 77). Das Symptom *endokrine Orbitopathie* (s. u.) hat eine besondere diagnostische Bedeutung für die Zuordnung einer bestehenden Hyperthyreose zum Morbus Basedow, da eine endokrine Ophthalmopathie bei autonomen Adenomen der Schilddrüse, bei deren Vorstadien und bei TSAb-negativer disseminierter oder multifokaler Autonomie nicht gefunden wird.

Bei 60–90% der chronischen Hyperthyreosen besteht eine ausgeprägte **Adynamie** (54). Diese kann in schweren Fällen den Patienten hindern, das Bett zu verlassen, und führt im Falle der Basedow-Krise zu der erwähnten myopathisch-bulbären Sprache. In einzelnen Fällen besserte sich die Muskelschwäche (vgl. Tab. 6.**4**) nur langsam nach Beseitigung der Hyperthyreose. Differentialdiagnostisch muß eine **Myasthenia gravis** ausgeschlossen werden (Elektromyographie und Bestimmung von Antikörpern gegen Acetylcholinrezeptor). **Periodische Lähmungen** werden in Europa bei der Hyperthyreose selten gesehen. In Japan sind sie dagegen häufiger (42) und weisen Beziehungen zu der kohlenhydratinduzierbaren hypokaliämischen paroxysmalen Lähmung auf.

Besondere differentialdiagnostische Schwierigkeiten bietet nicht selten die **endokrine Orbitopathie.** Auch für diese Erkrankung wird heute eine Autoimmunpathogenese weitgehend akzeptiert, während die Rolle des hypophysären „exophthalmusproduzierenden Faktors" (EPF) nicht gesichert werden konnte (51, 77). Es gibt eine ganze Reihe von Beobachtungen von Basedow-Fällen mit endokriner Orbitopathie, die *nach Hypophysektomie* (53) auftraten.

Wir sahen einen 49jährigen Patienten, der nach Yttrium-90-Implantation wegen einer Akromegalie eine substitutionsbedürftige sekundäre Nebennierenrindeninsuffizienz und einen sekundären Hypogonadismus entwickelte. 7 Monate nach der Yttrium-90-Implantation bekam der Patient einen typischen Morbus Basedow mit schwirrender Struma und Exophthalmus (Abb. 6.**11**). Der TSH- und der EPF-Nachweis waren negativ, der LATS-Nachweis mit + 280% positiv (Prof. Dr. A. Horster, Düsseldorf). Wegen der Schilddrüsenüberfunktion wurde eine Strumaresektion durchgeführt (53).

Nach den Symptomen wird die endokrine Orbitopathie in sechs *Schweregrade* eingeteilt (51, 76); bei der Therapie wird nach schneller Beseitigung der Hyperthyreose auf die sichere Einstellung einer Euthyreose geachtet, wobei dieses Vorgehen und die Behandlung mit Kortikoiden oder Retrobulbärbestrahlung die Prognose deutlich gebessert haben: Wir haben in mehr als 15 Jahren und bei Hunderten von Patienten kein Auge verloren und bis auf seltene Tarsorrhaphien und „Schieloperationen" keine chirurgischen Maßnahmen veranlassen müssen.

Wichtig ist, daß der *endokrine Exophthalmus einseitig* beginnen und bleiben kann. Gelegentlich beobachtet man später eine Orbitopathie der Gegenseite bei Rückbildung der Augenzeichen auf der zuerst befallenen Seite. Die einseitige oder doppelseitige Orbitopathie kann das *Initialsymptom* einer sich evtl. erst Monate später dazu gesellenden Schilddrüsenüberfunktion sein. Manche Patienten mit endokriner Orbitopathie, die primär euthyreot sind, bekommen jedoch nie eine Hyperthyreose. Zusammen mit der endokrinen Orbitopathie findet sich gelegentlich das sog. *zir-*

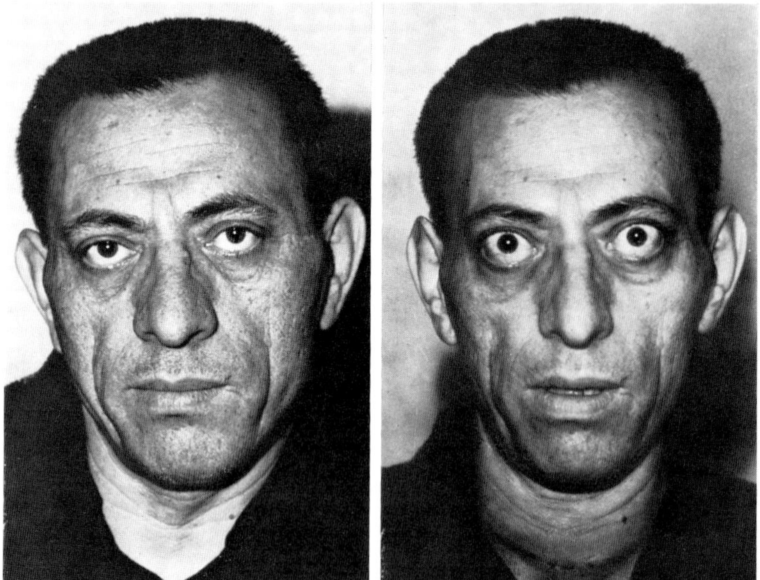

a b

Abb. 6.**11** a u. b Links Akromegalie, rechts Morbus Basedow bei Hypophysenvorderlappeninsuffizienz nach einer ^{90}Y-Implantation in die Sella turcica sowie kurz nach Strumaresektion (aus *Pickardt, C. R., P. C. Scriba:* Dtsch. med. Wschr. 95 [1970] 2166) *kumskripte Myxödem* und selten eine Osteoarthropathia hypertrophicans (E.M.O.-Syndrom).

Die Abb. 6.**12** zeigt einen 64jährigen Mann, bei dem wegen eines linksseitigen Exophthalmus der linke Sinus maxillaris operativ revidiert wurde. Anfänglich war der Patient euthyreot und hatte einen beschleunigten Radiojodumsatz, der durch Trijodthyronin nicht zu supprimieren war. Später entwickelte er einen typischen Morbus Basedow. Nach Beseitigung der Schilddrüsenüberfunktion durch Radiojodtherapie bekam er später einen überwiegend rechtsseitigen Exophthalmus.

Differentialdiagnostische Schwierigkeiten treten auf, wenn die endokrine Orbitopathie *initial* zu *Doppelbildern* führt. Diese Doppelbilder können Kopfschmerzen verursachen und entstehen nicht neurogen, sondern myogen durch Augenmuskel-„Paresen“ infolge **okulärer Myopathie**, wobei der meist zuerst von der entzündlichen Infiltration befallene M. rectus inferior den Antagonisten, den M. rectus superior, blockiert (fälschlich „Heberparese“). Die typische Verdickung (und Verkürzung) der äußeren Augenmuskeln (Abb. 6.**13**) kann heute diagnostisch durch *Computertomographie* gezeigt werden (38, 76). Die Doppelbilder können, vielleicht mit Lidödem kombiniert, den übrigen Zeichen der endokrinen Orbitopathie,

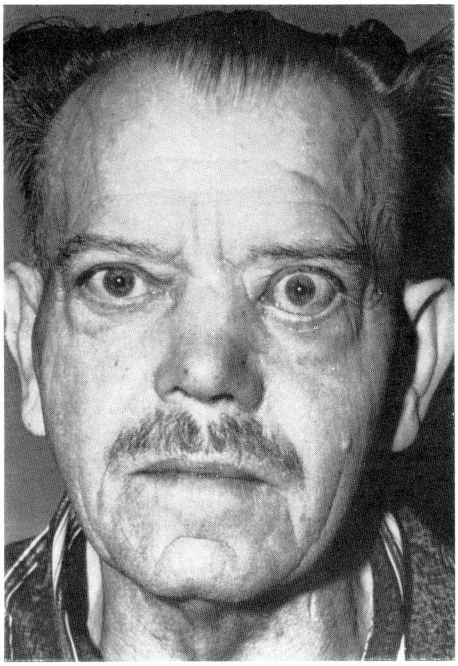

Abb. 6.**12** Einseitiger endokriner, noch euthyreoter Exophthalmus bei einem 64jährigen Mann

a b

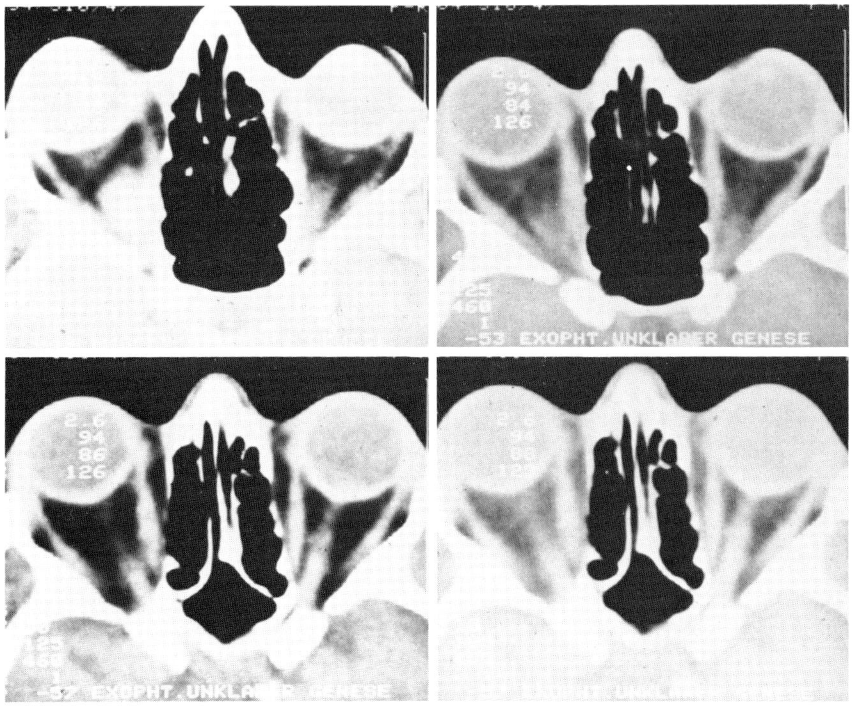

c d

Abb. 6.**13** a–d Computertomographie bei beidseitiger Orbitopathie. Der transversale Strahlengang zeigt vor allem die Infiltration der M. recti mediales. Man sieht ferner eine kissenartige Infiltration in der linken Orbitaspitze, welche zum Konuskompressionssyndrom mit Sehnervenschädigung führen kann (76). Quantitativ ist die Augenmuskelverdickung einschließlich derjenigen des M. levator palpebrae im koronaren Strahlengang besser zu beurteilen (S. T., w., 33 J.). Klinisch bestand ein zumindest überwiegend linksseitiger Exophthalmus (Beobachtung mit dem Institut für Radiologie, Medizinische Hochschule Lübeck) insbesondere der Protrusio bulbi, der Konjunktivitis und der Oberlidretraktion, vorauseilen.

Wir sahen ferner eine 68jährige Patientin mit Hyperthyreose vom Typ des Morbus Basedow und isolierter okulärer *Myasthenie,* gesichert durch Elektromyogramm und positiven Tensilontest.

Der *intermittierende* Exophthalmus infolge Hämangioms der Orbita ist durch Bücken und Pressen provozierbar. Abgegrenzt werden müssen ferner der *pulsierende* Exophthalmus (Gefäßgeräusche) und der Exophthalmus bei *Sinus-cavernosus-Thrombose.* In seltenen Fällen kann ein *allergisches Ödem* einen Exophthalmus bedingen (Abb. 6.**14**) oder ein *Pseudotumor orbitae* vorliegen. Das Pseudotumor-orbitae-Syndrom (26) ist durch plötzlichen, meist schmerzhaften Exophthalmus mit Ophthalmoplegie, einseitigen Beginn, Remissions- und Rezidivneigung, drohenden Visusverlust und oft gutes Ansprechen auf die Kortikoidtherapie charakterisiert.
Besonders wichtig ist bei einseitigem Exophthalmus der Ausschluß eines **retrobulbären raumfordernden Tumors** (Abb. 6.**15**). Doppelbilder und Lidödem können hier mit der Protrusio bulbi kombiniert sein. Eine *Achsenabweichung* des Bulbus ist dabei ein besonderes Alarmzeichen. In einem ophthalmologischen Krankengut wurde bei 16% von 230 Patienten mit raumforderndem Prozeß in der Orbita eine endokrine Orbitopathie diagnostiziert (56).

Die Abb. 6.**15** zeigt den 36jährigen Patienten Z. F., der wegen eines Kropfes mit Stridor operiert werden mußte. Sein linksseitiger Exophthalmus wurde zunächst für endokrin bedingt gehalten. Später wurde auf Grund einer in der Schädelübersichtsaufnahme fehlenden Linea innominata (vgl. Abb. 6.**23**) die Orbita revidiert und ein Tränendrüsenkarzinom gefunden.

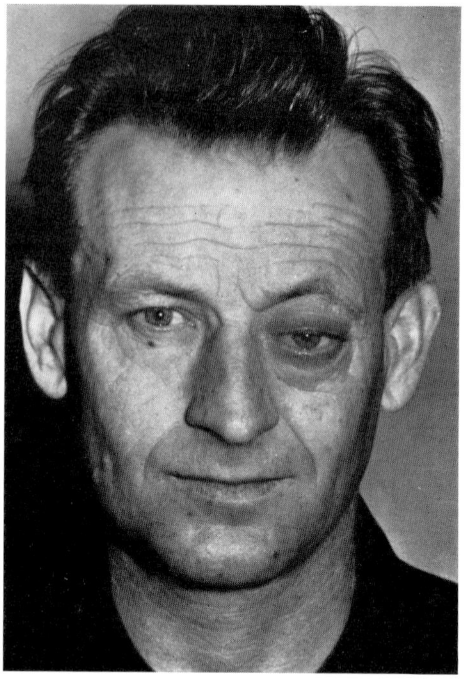

Abb. 6.**15** Einseitiger Exophthalmus links mit Lidödem und Verlagerung des Bulbus nach unten bei Tränendrüsenkarzinom (Achsenabweichung des Bulbus mit Doppelsehen)

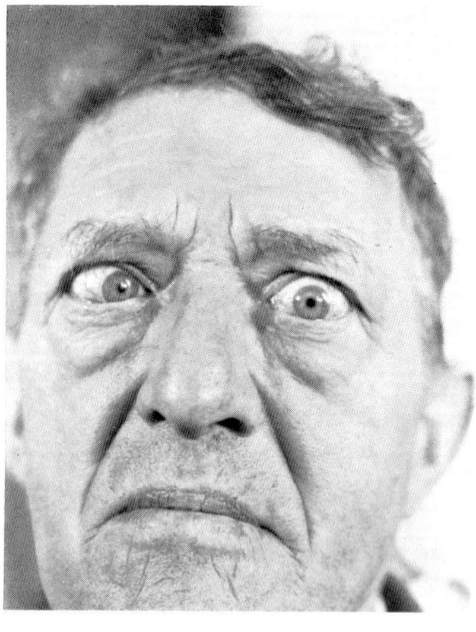

Abb. 6.**14** Doppelseitiger Exophthalmus mit allergischem Lidödem und Augenmuskelparesen bei Serumkrankheit (Tetanusserum)

Der nicht immer feinschlägige Basedow-Tremor wird kaum mit anderen neurologisch verursachten **Tremorarten** verwechselt. Der **chronische Alkoholismus** mit warmer Haut, Gewichtsabnahme, Durchfällen, Tremor und verschiedenen vegetativen Symptomen läßt differentialdiagnostisch leicht an eine Hyperthyreose denken. Gelegentlich muß beim **Parkinsonismus** eine Hyperthyreose ausgeschlossen werden (Cave: oligosymptomatische Altershyperthyreose). – Allerdings sind der Basedow-Tremor und mehr noch die anderen *vegetativen* Symptome (Schweißneigung, Nervosität, Herzklopfen usw.) beim Morbus Basedow zwar häufig, aber nur von beschränkter diagnostischer Wertigkeit. Unspezifische vegetative Symptome werden z. B. bei Patienten mit blander Struma mit großer Regelmäßigkeit gefunden. Die rein klinische Diagnose einer Schilddrüsenüberfunktion bleibt immer eine Verdachtsdiagnose und muß durch die erwähnten Laboratoriumsmethoden gesichert werden (49).

Schilddrüsenunterfunktion

Für die meist *schleichend* einsetzende krisenhafte Exazerbation der chronischen Hypothyreose, das sog. **Myxödemkoma,** sind neben Bewußtseinsstörungen *Hypothermie,* extreme *Bradykardie* und alveoläre *Hypoventilation* charakteristisch. Pathogenetisch ist das Koma eine Resultante der Stoffwechselverlangsamung und Hypothermie, der verminderten zerebralen Zirkulation als Folge der Bradykardie und Hypotonie, der Hyperkapnie und weiterer Faktoren. So findet man beim Myxödemkoma z. B. ziemlich regelmäßig eine *Hyponatriämie* und eine generalisierte Ödemneigung, welche mit einer evtl. hinzukommenden Oligurie die Entstehung des beim tödlich verlaufenden Myxödemkoma beschriebenen *Hirnödems* begünstigen können. Die Prognose des Myxödemkomas war früher sehr schlecht (80% von 51 in der englischen Literatur [60] erwähnten Fällen überlebten nicht) und ist auch heute trotz intensiver Therapie (65) noch ernst.

Der 27jährige Installateur G. R. war nach einem Wirtshausbesuch unter Alkoholeinfluß gestürzt und zur Versorgung von Gesichtsverletzungen in eine chirurgische Klinik eingeliefert worden. Bei der Aufnahme bestanden Somnolenz, eine deutlich verlangsamte Sprache und kaum auslösbare, träge Reflexe. RR 80/60 mm Hg, Puls 45. Im Ekg außer einer Niedervoltage keine Auffälligkeiten. Der pO_2 war mit 54 mm Hg erniedrigt, der pCO_2 mit 46 erhöht bei erniedrigtem Blut-pH von 7,35. Alle anderen Laborbefunde waren normal mit Ausnahme einer extremen Hyponatriämie von 108 mval/l. Ein wegen der persistierenden Somnolenz befragter neurologischer Konsiliarius diagnostizierte einen Zustand nach *Schädel-Hirn-Trauma* und hatte den Verdacht auf eine *alkoholische Polyneuropathie.* Eine zusätzlich veranlaßte Computertomographie zeigte eine Hirnrindenatrophie mit erweitertem Ventrikelsystem.
Nach Ausgleich der Hyponatriämie kam der Patient bei bilanzierter Flüssigkeitszufuhr und bei unverändert normalen enddiastolischen Pulmonalisdrücken in ein *Lungenödem,* so daß eine Intubation und die maschinelle Beatmung mit 80% O_2 erforderlich waren. Der Blutdruck war nur unter Dauerinfusion von Dopamin und Noradrenalin auf Werte um 80 mm Hg systolisch zu halten, so daß der Patient auf die internistische Intensivstation verlegt wurde. Hier implizierte die typische Symptomatologie (Somnolenz, Hypothermie von 33,8° C, teigig-ödematöse, trocken-kalte Haut, extrem verlangsamte Sehnendehnungsreflexe, arterielle Hypotonie, Sinusbradykardie mit Niedervoltage, Hyperkapnie sowie Hyponatriämie) die Verdachtsdiagnose eines *Myxödemkomas,* wie es durch die Schilddrüsendiagnostik nachträglich bestätigt wurde (Thyroxin: 0,6 µg/dl bei normalem TBG von 1,0 mg/dl, TSH basal auf 45 µE/ml erhöht, positiver Immunfluoreszenznachweis von Schilddrüsenantikörpern). 2 Tage nach Einleitung einer Substitutionsbehandlung mit insgesamt 50 µg Trijodthyronin und zusätzlich 200 mg Hydrocortison täglich bestand kein Dopamin- und Arterenolbedarf mehr, und die Sauerstoffkonzentration bei der Beatmung konnte von initial 80 auf 20% gesenkt werden. In den Vordergrund traten jetzt septische Temperaturen (bronchopulmonale Infektion), die zuvor durch das Myxödemkoma maskiert waren. Nach schrittweiser Erhöhung der Schilddrüsenhormondosis konnte der Patient am 8. Tag extubiert und schließlich remobilisiert werden. Er ist zeitlich und örtlich orientiert, zeigt eine depressive Verstimmung und Antriebsminderung und vermutlich bleibende Intelligenzminderung im Sinne des *Defektsyndroms* (erweiterte Ventrikel) nach wahrscheinlich langfristig vorbestehender, unbehandelter Hypothyreose.

Exogene symptomatische Psychosen werden bei *chronisch* Hypothyreosekranken aller Schweregrade beobachtet (engl. Myxedema madness).

Differentialdiagnostische Schwierigkeiten machte ein 36jähriger Mann, der wegen einer schizoiden (?) Psychose und eines Myxödems in psychiatrischer Beobachtung stand (Abb. 6.**16**a). Psychiatrischerseits wurde zunächst an das Vorliegen einer symptomatischen exogenen agitierten Psychose gedacht, wofür auch die Rückbildung der Psychose unter der Trijodthyroninbehandlung (Abb. 6.**16**b) sprach.
Der Patient war aggressiv; es gelang ihm u. a., den Leiter einer psychiatrischen Anstalt in die für ihn vorgesehene „Gummizelle" einzusperren und selbst zu entkommen. Inzwischen ist der Mann trotz laufender Substitutionsbehandlung wiederholt wegen seiner Psychose in Anstaltsbehandlung gekommen, da er wegen seiner Aggressivität für seine Umgebung nicht ganz ungefährlich ist. Hier mußte die Diagnose revidiert werden; es handelt sich wohl doch um eine endogene manische Psychose bei gleichzeitig bestehendem Myxödem, wobei interessant ist, daß dieses „idiopathische" Myxödem mit exzessiv hohen Antikörpertitern gegen Thyreoglobulin einhergeht (TRC-Test = 1:250000), so daß als Ursache des Myxödems eine Schilddrüsenatrophie nach *Immunthyreoiditis* angenommen werden kann.

Psychotische Zustandsbilder, aber auch **zerebrale Krampfanfälle** wurden beim postoperativen Myxödem früher häufiger beobachtet. Obwohl man seit langem besser auf eine Schonung der Epithelkörperchen bei der Strumaresektion achtet, muß differentialdiagnostisch bei strumiprivem Myxödem und Krampfanfällen auch an eine gleichzeitige latente oder manifeste **Tetania parathyreopriva** (s. S. 6.67) gedacht werden.
Das *Elektroenzephalogramm* zeigt bei unbehandelter Hypothyreose gelegentlich eine Verlangsamung des im übrigen oft sehr regelmäßigen Grundrhythmus sowie selten langsame Wellen mit großer Amplitude. Das EEG kann sich unter Substitutionsbehandlung mit Schilddrüsenhormonen bessern. Der *Liquor cerebrospinalis* zeigt beim Myxödem in über 90% der Fälle eine Eiweißvermehrung, in Einzelfällen bis auf 3,0 g/l, wobei eine Zunahme der Gammaglobuline elektrophoretisch nachweisbar sein kann.
Hypercholesterinämie und Neigung zur Arteriosklerose begünstigen beim Myxödem das Entstehen von neurologischen **zerebralen Herdsymptomen.** Die zerebrale *Gefäßsklerose* des Myxödemkranken geht dabei meist mit niedrigen Blutdruckwerten einher. Unter den herdförmigen neurologischen Ausfällen beim Myxödem sind auch *zerebellare Symptome* anzuführen, welche mit Dysarthrie, Intentionstremor, Dysdiadochokinese und Nystagmus einhergehen können. – Es

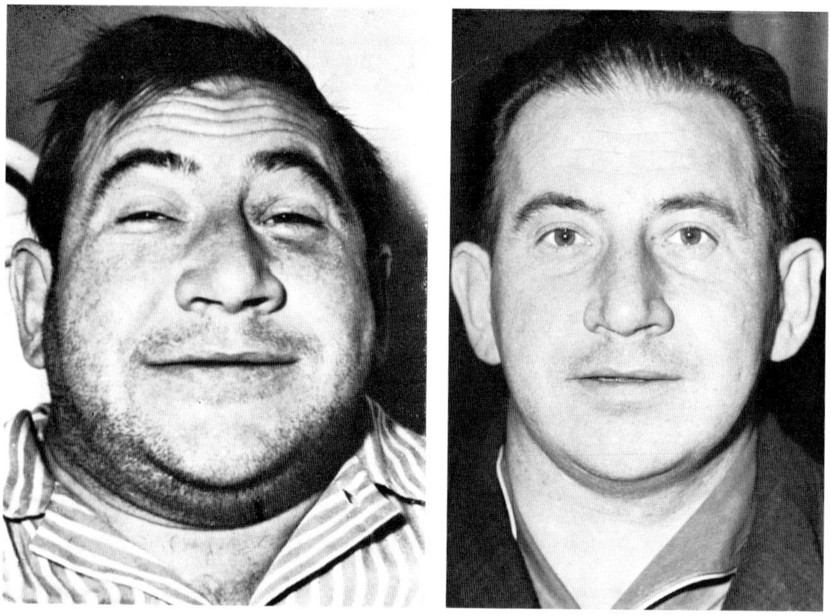

a b

Abb. 6.**16** a u. b Myxödem bei ausgebrannter Immunthyreoiditis a) vor und b) nach Trijodthyroninbehandlung. 36jähriger Mann mit einer vom endokrinen Krankheitsbild unabhängigen endogenen manischen Psychose, Beobachtung mit *P. Dieterle*, München

ist sowohl beim Myxödemkoma als auch bei zerebralen Krampfanfällen nicht ganz einfach, die pathogenetische Bedeutung zerebraler Gefäßkomplikationen von der des veränderten zerebralen *Stoffwechsels* zu trennen. Aus Untersuchungen von GOTTSTEIN (21) ist bekannt, daß die Hirndurchblutung und der zerebrale Glukose- und Sauerstoffverbrauch beim Myxödem herabgesetzt sind.

Das Eingehen auf die psychischen Beschwerden im Sinne des **„endokrinen" Psychosyndroms** ist für den behandelnden Arzt eines Kranken mit Hypothyreose wichtig, da die psychische Retardation bei Schilddrüsenunterfunktion von vielen Kranken im Beginn ihres Leidens noch bewußt empfunden wird. Die Kranken leiden unter subjektiver und objektiver *Verlangsamung*. Eine lang bestehende Schilddrüsenunterfunktion kann aus dem Stadium der reversiblen funktionellen Enzephalopathie in den **irreversiblen Defektzustand mit diffuser organischer Hirnschädigung** übergehen. Das resultierende *amnestische Psychosyndrom* umfaßt auch beim Myxödem in erster Linie die Störungen der *Intelligenz* (35) und der *affektiven Regungen*. Manche indolente Myxödempatienten sind in ihrer Rolle als *„Käuze"* so gut an ihre Umgebung angepaßt, daß sie sich der Schilddrüsenhormonbehandlung widersetzen, die sie subjektiv und objektiv unfriedlich machen kann. Das Nachlassen geistiger Fähigkeiten und die Verstumpfung kann solche Ausmaße annehmen, daß diese Patienten in psychiatrische Anstalten eingewiesen werden. Auch bei ausreichender Substitutionsbehandlung bleibt bei einer gewissen Anzahl von Patienten eine *dauernde Demenz*.

Eine endokrine Störung ruft je nach Alter des betroffenen Organismus recht verschiedene Zustandsbilder hervor, wobei im allgemeinen der noch nicht ausgereifte Organismus schwerer gestört ist. Das zeigt die Gegenüberstellung des *amnestischen Psychosyndroms* beim Myxödem des Erwachsenen (Defektsyndrom) einerseits und des **Kretinismus** bei angeborener oder sehr früh erworbener Schilddrüsenunterfunktion andererseits. Der Kretinismus (29, 45) ist nach der Definition von KLEIN „das gemeinsame Vorkommen oder die irreparable Folge einer im Fetalleben ungenügenden Schilddrüsenfunktion mit typischen *Entwicklungsstörungen des Skeletts* (allgemeiner Rückstand der Knochenentwicklung und diaphysäre sowie epiphysäre Verkalkungsstörungen – Bradyzephalie, Kretinenhüfte, Wachstumslinien) sowie Entwicklungsstörungen des *Zentralnervensystems* in verschieden starker Ausprägung". Bei rechtzeitiger Substitutionsbehandlung mit Schilddrüsenhormonen sind die Skelettveränderungen zu bessern oder zu vermeiden. Der *Intelligenzquotient* des Kretins erreicht dagegen meist nur 30–70% und war nur in einem kleinen Bruchteil der schweren angeborenen Hypothyreosen durch Substitutionsbehandlung auf einen IQ von über 90 zu bringen (68). Man muß abwarten, ob die weltweiten Früherkennungsaktionen *(Screening)* für angeborene *Hypothyreosen* (30) mit sofortiger Behandlung der betroffenen Neugeborenen die erhoffte Normalisierung des IQ bewirken. Der

Kretinismus findet sich sowohl im *endemischen* Kropfgebiet als auch *sporadisch* (45), entweder bei Schilddrüsendysplasie oder -aplasie oder bei den z.T. familiären Dyshormonogenesen (Jodfehlverwertungen).

Die Herabsetzung des *Hörvermögens* und die Taubheit bzw. Taubstummheit sind bei den verschiedenen Formen des *Kretinismus* unterschiedlich häufig. Bei angeborener Hypothyreose infolge von Anlagestörungen der Schilddrüse (z.B. Zungengrundschilddrüse) sind diese Störungen nicht obligat. Die Schwerhörigkeit des Kretins ist eine *kombinierte Schalleitungsstörung* (Mittelohrschwerhörigkeit, gestörte Verknöcherung) und *Schallempfindungsstörung,* wobei letztere meist überwiegt. Der familiäre sporadische Kretinismus mit Kropf (Dyshormonogenese) und mit Taubheit wird **Pendred-Syndrom** genannt (29). Es ist noch nicht sichergestellt, ob der Enzymdefekt bei der Schilddrüsenhormonsynthese und die Hörstörung gekoppelt vererbt werden. – Bei Erwachsenenhypothyreose findet sich in 45% der Fälle eine z.T. reversible *Hypakusis* (25), Taubheit ist sehr viel seltener. Auch Geschmacks- und Geruchsstörungen sind erstaunlich häufig objektivierbar (41).

Zu den peripher-neurologischen Erscheinungen bei der *Hypothyreose* gehört die **Mitbeteiligung des Muskels** (54). Das Symptom der muskulären Schwäche (vgl. Tab. 6.**4**) wird fast regelmäßig angegeben. Auf eine gesteigerte Permeabilität der Muskelzellmembran wird die häufig erhöhte *Serumkreatinkinase* (CK) bezogen. Selten findet sich bei der Schilddrüsenunterfunktion eine nichtfamiliäre *Myotonie* oder auch eine Verschlechterung einer *Myotonia congenita (Thomsen).* Die *„Pseudomyotonie"*, die ohne die charakteristischen elektromyographischen Befunde der Myotonie verbleibt, ist dagegen häufig und entspricht der *Verlangsamung der Sehnenreflexe.* Die für die orientierende Schnelldiagnose durchaus brauchbare Verlangsamung des Achillessehnenreflexes ist durch Verlängerung der Kontraktionszeit und der Erschlaffungsphase bedingt. Der Ablauf des ASR kann auch registriert werden (Abb. 6.**17**); allerdings finden sich verlangsamte ASR auch bei Unterkühlung der Extremitäten, bei diabetischer Polyneuropathie und bei Niereninsuffizienz. Der *Beweis* einer Schilddrüsenunterfunktion erfolgt heute durch Schilddrüsenhormonbestimmung im Serum und am empfindlichsten durch die radioimmunologische TSH-Bestimmung (49). Obwohl diese Verfahren es erlauben, schon leichteste Hypothyreosegrade zu erkennen, kommen immer wieder Patienten mit unbehandeltem, schwerem Myxödem wegen des schleichenden Beginns der Symptome und der krankheitsbedingten Indolenz der Patienten erst nach jahrelanger Verzögerung zu der ihnen zustehenden Schilddrüsenhormonbehandlung.

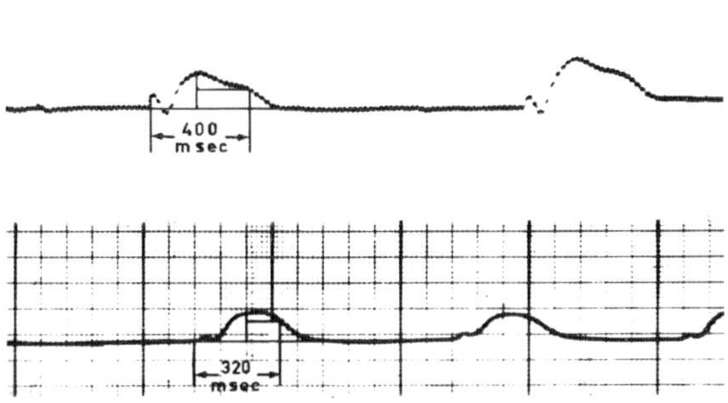

Abb. 6.**17** Achillessehnenreflex-Zeit bei Hypothyreose (oben) sowie nach zweimonatiger Behandlung mit Schilddrüsenhormonen (unten) (aus *Pongratz, D., P. C. Scriba:* Verh. dtsch. Ges. inn. Med. 84 [1978] 846)

Periphere, vor allem nächtliche *Parästhesien,* auch Muskel- oder Gliederschmerzen, die oft fälschlich als rheumatische Beschwerden deklariert werden, sind bei erworbenen Hypothyreosen aller Ursachen (45) häufig. Besonders charakteristisch sind auch die tiefe rauhe *Stimme* und das *langsame Sprechen* der Patienten mit ausgeprägter Schilddrüsenunterfunktion. Einen Überblick über Veränderungen der Sprache bei endokrinen Erkrankungen (4) gibt Tab. 6.**5**. – Ergänzend sei noch auf die **Rekurrensparese,** die bei einer blanden Struma auch schon vor der Strumaresektion vorliegen kann, und auf den **peripheren Horner-Symptomenkomplex** beim Kropf hingewiesen (45).

Nebennierenrinde

NNR-Insuffizienz

Das klinische Bild der **Addison-Krise** ist durch *internmedizinische Symptome* wie Schock, Exsikkose, Durst, Fieber, Erbrechen, evtl. Durchfälle, Oberbauchschmerzen (Pseudoperitonitis), Hypoglykämie, Hyponatriämie und evtl. Retention harnpflichtiger Substanzen gekennzeichnet (64, 65). In der Addison-Krise entwickeln sich *Bewußtseinsstörungen* im allgemeinen relativ spät, Desorientiertheit und *Koma* treten erst präterminal auf. Die *Adynamie* (54) des Addison-Patienten kann extreme Ausmaße annehmen, so daß die Patienten „tetraplegisch" im Bett liegen (vgl. Tab. 6.**4**). Die *Sehnenreflexe* sind in der Addison-Krise meist nicht auslösbar.

Der 17jährige Patient R. W., der schon wiederholt wegen einer unzuverlässig eingehaltenen Substitutionsbehandlung in Addison-Krisen war, kam erneut mit den typischen Zeichen einer Addison-Krise zur Aufnahme. Dabei bestanden ein starker *Salzhunger* – der Patient verlangte wiederholt Salzheringe –, eine außerordentlich heftige *Schmerzhaftigkeit der Muskulatur* der Extremitäten und eine ausgeprägte *Hyperpathie,* so daß man die Haut des Patienten kaum berühren durfte.

Irgendwann kommt praktisch jeder Patient mit einer Nebennierenrindeninsuffizienz mindestens einmal in eine Krise (62). Unter den von uns bis 1970 beobachteten 50 Fällen mit Nebennierenrindeninsuffizienz trat eine krisenhafte Verschlechterung nur 17mal nicht oder noch nicht ein.

Exogene symptomatische Psychosen werden beim Morbus Addison nicht nur im Zusammenhang mit einer *Krise* bzw. als Durchgangssyndrom (vgl. Tab. 6.**3**) gesehen. Symptomatische Psychosen werden auch ohne unmittelbaren Zusammenhang mit einer klinischen Verschlechterung beim **chronischen Morbus Addison** beobachtet (72). Beschrieben wurden Verwirrtheitszustände bis zum Bild eines akuten Delirs, Erregungszustände, stuporöse Bilder, Halluzinationen und Wahnbildungen (6).

Eine weitere wichtige Komplikation stellen **zerebrale Krampfanfälle** beim Morbus Addison dar. Generalisierte zerebrale Anfälle mit und ohne Konvulsionen (Grand mal und Absencen), Myoklonien und epileptische Äquivalente sind beschrieben. Auch die Krampfanfälle und das abnorme EEG sind sowohl in der Krise als auch ohne eine solche anzutreffen. Die Krampfanfälle werden somit als Ausdruck einer akuten diffusen Störung der Hirnfunktion (sog. Gelegenheitskrämpfe), aber auch bei chronischer organischer Hirnschädigung, also z. B. auf Grund von „Hirnnarben", als fokal bedingte zerebrale Krampfanfälle mit und ohne Generalisation beobachtet.

THORN hat schon 1942 gezeigt (24), wie regelmäßig beim Addison-Patienten *EEG-Veränderungen* nachweisbar sind. Schon damals wurde geklärt, daß diese EEG-Veränderungen nicht durch Glukosemangel hervorgerufen werden; jedenfalls wurde das EEG durch Glukoseinjektionen nicht gebessert. Auch durch das zuerst verfügbare Desoxykortikosteron wurde das pathologische EEG seinerzeit nicht normalisiert. Die rasche Normalisierung des EEG unter *Kortisol*therapie ist ein weiteres Argument, den Patienten mit Morbus Addison über den Tag verteilt ca. 30 mg Kortisol zu geben und bei persistierender Hypotonie zusätzlich Mineralokortikoide zu verabreichen (59). 22 Std. nach Kortisolentzug finden sich bei Addison-Patienten im allgemeinen außer erhöhten ACTH-Spiegeln (66) und einer häufig erhöhten Glukosetoleranz klinisch neben der vermehrten Thetaaktivität im EEG (59) noch keine Zeichen des Kortisolmangels.

Die chronische Nebennierenrindeninsuffizienz kann zu *diffusen organischen Hirnschädigungen* (Defektsyndrom) führen (72). Psychopathologisch finden sich in diesen Fällen ein Intelligenzabbau, Vergeßlichkeit, Kritiklosigkeit, gelegentlich eine organische Verblödung und Affektstörungen. Dieses *organische Psychosyndrom* mit gleichzeitigen Krampfanfällen wurde von KLIPPEL (28) **„Encéphalopathie addisonienne"** genannt.

Bei der protrahierten Nebennierenrindeninsuffizienz kommt es gelegentlich zu **Hirnödem** und manchmal auch zu einer *Stauungspapille*. Den pathogenetisch keineswegs geklärten, sog. **Pseudotumor cerebri** (Nonne) findet man u. a. auch bei chronischem *Hypoparathyreoidismus* (5, 69). Aus Ödemnekrosen können sich Zustandsbilder entwickeln, die anatomisch der Gruppe der **diffusen Sklerosen** entsprechen. Daneben gibt es das familiäre Auftreten (16) eines „idiopathischen Morbus Addison" im Kindesalter in Kombination mit orthochromatischer *Leukodystrophie* und ferner mit Hypoparathyreoidismus und Moniliasis. In diesen genetisch bedingten Fällen liegt eine „angeborene Hypoplasie" (Atrophie und Fibrose) der Nebenniere vor.

Ursache des Morbus Addison war früher in erster Linie die *Tuberkulose*. Heute überwiegen die Fälle von „idiopathischem Morbus Addison" mit Fibrose und Atrophie der Nebennieren, bei denen zirkulierende Antikörper gegen Nebennierengewebe gefunden werden, so daß man eine *Autoimmungenese* (77) diskutiert. Bestehen mehrere organspezifische Autoimmunerkrankungen gleichzeitig, so wird von Autoimmunpolyendokrinopahie gesprochen. *Metastatische Zerstörung* der Nebennieren (Bronchialkarzinom) und *Blutungen* in die Nebennieren (Nebennierenapoplexie) bei hämorrhagischer Diathese (Antikoagulantienbehandlung, vaskuläre Purpura usw.) sind keine ganz seltenen Ursachen der Nebennierenrindeninsuffizienz.

Beim **Waterhouse-Friderichsen-Syndrom** ist die hämorrhagische Infarzierung beider Nebennieren im Rahmen einer *Meningokokkensepsis* im Kindesalter bekannt. Das Bild der akuten Addison-Krise ist hier durch zerebrale Allgemeinsymptome (Anfälle, Stupor, Atemstörungen, Koma) und durch die Zeichen der schwersten Sepsis sowie einer ausgeprägten hämorrhagischen Diathese (Verbrauchskoagulopathie) kompliziert.

Die **iatrogene Nebennierenrindeninsuffizienz** nach *Entzug* einer Kortikoidbehandlung spielt z. B. für den Anästhesisten eine beträchtliche Rolle, da bei geplanten Operationen eine solche *Kortikoidbehandlung* häufig unterbrochen wird. Auch bei dieser iatrogenen Nebennierenrindeninsuffizienz kann es zu einer akuten Addison-Krise kommen. – Eine nicht ganz seltene perinatale Todesursache sind schließlich die sog. *salzverlierenden adrenogenitalen Syndrome*.

Geradezu gesetzmäßig findet sich beim chronischen Morbus Addison eine erhebliche **Adynamie** (54), erkennbar am schwachen Händedruck und an der *phonasthenischen Sprache* (vgl. Tab. 6.**5**). Eine laute, hellklingende Sprache spricht gegen die Diagnose Nebennierenrindeninsuffizienz. Die proximale Muskulatur ist bevorzugt betroffen. Dabei gilt für die Adynamie (vgl. Tab. 6.**4**) ebenso wie für die Klage über die rasche Ermüd-

barkeit, daß die Leistungsschwäche im Laufe des Tages bei Belastungen zunimmt, während sie sich z. B. bei *psychogenen Störungen* im Laufe des Tages eher bessert. Für die Adynamie spielen die *Hyponatriämie* und die *Hyperkaliämie* des Addison-Patienten eine entscheidende Rolle. Die *Minderung der Leistungsfähigkeit* bessert sich bei Patienten, die mit synthetischen reinen Glukokortikoiden behandelt werden, oft nicht ausreichend; hierfür ist die Mineralokortikoidwirkung des physiologischen Kortisols oder eines zusätzlichen Mineralokortikoids erforderlich.
Fast alle Addison-Patienten kommen mit der Klage über *Anorexie, Gewichtsabnahme* und mit einer nachweisbaren **Hypotonie.** Die *Synkopen* des Addison-Patienten finden hier ihre Erklärung. Für die Hypotonie spielen der Mineralokortikoidmangel sowie das Fehlen der permissiven Wirkung der Glukokortikosteroide für die Adrenalin- und Angiotensinwirkung auf die Gefäße eine Rolle. Der Natriumverlust des Addison-Patienten führt zur *Hypovolämie;* das Herz ist röntgenologisch klein. Die internistische *Differentialdiagnose der Hypotonie* umfaßt die konstitutionelle Hypotonie, die Hypotonie in einer verzögerten Rekonvaleszenz, die Hypotonie bei manchen neurologischen Erkrankungen, wie Tabes und Syringomyelie, und schließlich das Krankheitsbild der **idiopathischen Positionshypotonie** (1, 33). Es handelt sich um Fälle von extremer orthostatischer Hypotonie, die mit *Anhidrose* und *Impotenz* und *weiteren neurologischen Ausfällen* zusammen vorkommen. Die vielleicht etwas unglücklichen Bezeichnungen „autonomic insufficiency" und „asympathikotone Hypotension" verführen zu der Auffassung, daß hier eine selbständige Erkrankung des vegetativen Nervensystems vorläge oder in allen Fällen nachzuweisen wäre. Bei diabetischer Polyneuropathie (19) wird die „asympathikotone Hypotonie" gemeinsam mit anderen Zeichen der *„autonomen Insuffizienz"* (34) beobachtet.
Die **Hyperpigmentierungen** des Addison-Patienten lassen differentialdiagnostisch an addisonähnliche Pigmentierungen bei Pellagra, Malabsorptionssyndrom, Niereninsuffizienz, Hämochromatose und Tumorkachexie denken. Diese Pigmentierungen sind nicht pathognomonisch. Diagnostisch wichtig ist vor allem eine Zunahme der Pigmentation. Ursache der Hyperpigmentierung ist sowohl eine gesteigerte MSH-Sekretion als auch die MSH-Wirkung des bei Addison-Patienten vermehrt sezernierten ACTH (66).
Relativ oft findet sich beim Morbus Addison eine *Anazidität,* wobei pathophysiologisch u. a. das gemeinsame Auftreten von Autoantikörpern gegen Nebennierengewebe und Magenschleimhaut interessant ist. *Perniziosa* und Morbus Addison kommen kombiniert vor, so daß eine **funikuläre Spinalerkrankung bei Morbus Addison** Veranlassung zur Behandlung eines Vitamin-B_{12}-Mangels geben kann (77).
Kalkharte Ohrmuscheln finden sich bei Addison-Patienten, die lange ausschließlich mit Desoxykortikosteron behandelt wurden. Es ist nicht geklärt, welche Beziehung die beim Addison-Patienten gelegentlich zu findende *Hyperkalzämie* zu diesen Verkalkungen der Pinnae hat.
Die *Laboratoriumsdiagnose* des Morbus Addison erfolgt durch Bestimmung des Kortisols im Serum vor und nach i. v. ACTH-Belastung und evtl. durch ACTH-Bestimmungen. Bei klinischem Verdacht auf eine *drohende* Addison-Krise sollte aber mit der Kortisolsubstitution keinesfalls bis zum Eintreffen der Laborwerte gewartet werden (62, 65).
Gerade bei *chronischer* Nebennierenrindeninsuffizienz (Morbus Addison) lassen sich Wesensveränderungen im Sinne des **„endokrinen" Psychosyndroms** häufig feststellen (72). Bleuler (6) fand nur bei 3 von 40 Patienten keine Störungen der *Stimmungslage,* wie Schwankungen zwischen euphorischen und depressiven Phasen und Reizbarkeit, und keine Störungen der *Triebhaftigkeit,* wie Antriebslosigkeit, Abbau des Verantwortungsgefühls, Gleichgültigkeit und Apathie. Die *intellektuelle Leistung* ist durch rasche Ermüdbarkeit, Merkschwäche und Konzentrationsunfähigkeit beeinträchtigt. Die schlagartige Besserung dieser Beschwerden wie der internistischen Symptome nach Einsetzen einer Kortisolsubstitutionsbehandlung gehört zu den erfreulichsten Erfahrungen des klinischen Endokrinologen.

NNR-Überfunktion

Eine krisenhafte Exazerbation des **Cushing-Syndroms** ist eine große Seltenheit, die wir nur bei exzessiv erhöhten ACTH-Werten im Plasma (Hypophysentumor oder paraneoplastisch z. B. beim Bronchialkarzinom) beobachteten (10). *Extreme Adynamie* (vgl. Tab. 6.**4**), generalisierte Ödeme und eine kaum beherrschbare hypokaliämische Alkalose prägen das Bild.
Neben der exogenen Zufuhr von Kortikoiden, der häufigsten Form des Cushing-Syndroms, kennt man das Cushing-Syndrom bei *Nebennierenrindentumoren* (Adenome, Karzinome, homologe Tumoren, z. B. des Ovars), die beim Erwachsenen in etwa ⅓ der Fälle gefunden werden. Beim Nebennierenrindentumor ist die hypophysäre ACTH-Sekretion vermindert; es findet sich eine gegenseitige Atrophie der Nebennierenrinde (63, 66). Das Cushing-Syndrom des Erwachsenen ist in etwa 60 % hypothalamisch-hypophysär bedingt, wobei große *basophile Hypophysenvorderlappenadenome* (Morbus Cushing) oder auch chromophobe Adenome selten sind. Neuerdings weiß man aber, daß ACTH-produzierende *Mikroadenome* des Hypophysenvorderlappens neu-

rochirurgisch in einem großen Teil der Fälle von zentralem Cushing-Syndrom angehbar sind (63, 74). Durch selektive transsphenoidale Entfernung dieser Tumoren konnten 13 von 16 Patienten von ihrem Cushing-Syndrom geheilt werden, und zwar unter Erhaltung sämtlicher normaler HVL-Funktionen, so daß man die meisten der Erkrankungen jetzt als *primär hypophysär* interpretiert (Beobachtung mit R. Fahlbusch und O. A. Müller, München). Beim hypothalamisch-hypophysären Cushing-Syndrom findet sich eine *bilaterale*, z. T. adenomatöse Hyperplasie der Nebennierenrinde. Die ACTH-Sekretion ist mindestens im Verhältnis zu den erhöhten Kortisolspiegeln im Serum erhöht. – Das Auftreten oder der Nachweis von ACTH-produzierenden Hypophysenvorderlappenadenomen nach beidseitiger totaler Adrenalektomie ist als **Nelson-Syndrom** bekannt; *invasives* Wachstum konnten wir bei 2 von 15 Fällen (43) sichern. Im Einzelfall weiß man natürlich nie, ob nicht doch schon ein Mikroadenom vor der Adrenalektomie bestand.

Schließlich wird seit einigen Jahren dem sog. **ektopischen ACTH-Syndrom** gesteigerte Aufmerksamkeit geschenkt. Eine *extrahypophysäre* ACTH-Sekretion durch meist maligne Tumoren wird in ca. 9% der Fälle von Cushing-Syndrom beim Erwachsenen gefunden. Umgekehrt fanden wir bei 64 Karzinompatienten (davon 50 Bronchialkarzinome) in 9 Fällen radioimmunologisch deutlich erhöhte ACTH-Werte (> 400 pg/ml) im Plasma (Beobachtung mit H. Blaha und O. A. Müller, München). Beim ektopischen ACTH-Syndrom bestehen neben den üblichen Zeichen des Cushing-Syndroms meist eine extreme *Pigmentierung* und ein ausgeprägtes *Mineralokortikoidsyndrom* (hypokaliämische Alkalose). Die Diagnose gelingt nur selten bereits im Stadium z. B. des *okkulten*, potentiell kurablen Bronchialkarzinoms (8, 67).

Symptomatische Psychosen sind beim Cushing-Syndrom keine Rarität (6). Ausgeprägte Depressionen mit Suizidgefahr, Angstpsychosen, Erregungszustände, apathische Bilder bis zum Stupor, Halluzinationen und wahnhafte Vorstellungen werden beobachtet. Diese meist *episodischen* Psychosen werden nicht nur bei ausgeprägtem Cushing-Syndrom, sondern u. U. schon als *Initialsymptom* beobachtet, so daß diese Patienten immer wieder irrtümlich in psychiatrische Anstalten kommen.

Die *Suizidrate* ist beim Cushing-Syndrom etwa 1000mal größer als in der Normalbevölkerung. Manchmal ist die akute *Psychose* Anlaß für eine eilig durchgeführte Adrenalektomie im Sinne der Notfalloperation. Schon die auffallende Häufigkeit der Psychosen beim Cushing-Syndrom spricht u. E. dagegen, daß es sich bei diesen Störungen lediglich um eine Aktivierung prämorbider Züge handelt. Für die Differentialdiagnose ist wichtig, daß umgekehrt auch bei manisch-depressiver Psychose erhöhte Kortisolwerte und eine fehlende Supprimierbarkeit im Dexamethasonhemmtest beobachtet werden (66). – Man wundert sich immer wieder, wie lange in Einzelfällen ein vielleicht tatsächlich im Vordergrund stehendes Einzelsymptom des bunten Krankheitsbildes beim Cushing-Syndrom (63) differentialdiagnostisch falsch eingeordnet wird und wie lange ein solcher Kranker, z. B. als einfache essentielle Hypertonie, fehlbehandelt werden kann.

Bei weitem häufiger als symptomatische Psychosen sind beim Cushing-Syndrom die Zeichen des **„endokrinen“ Psychosyndroms.** Persönlichkeitsveränderungen sollen in 35–60% der Fälle vorkommen. Es finden sich vor allem Störungen der *Stimmungslage* im Sinne depressiver Verstimmungszustände und akute Stimmungsschwankungen mit plötzlichem Wechsel von euphorischer zu depressiver Verstimmung. Reizbarkeit, Angst und Schlafstörungen sind häufig. Daneben werden Störungen der *Triebhaftigkeit* im Sinne von über- oder unteraktiven Zuständen beobachtet; die Sexualität ist im allgemeinen vermindert, der Bewegungsdrang eher gesteigert. Störungen der *intellektuellen Leistungen* im Sinne der Verlangsamung oder Interesselosigkeit kommen ebenfalls vor.

Die **psychischen Störungen bei der Kortikoidbehandlung** unterscheiden sich von denen des Cushing-Syndroms zumindest qualitativ. Euphorische Züge oder auch eine allgemeine Steigerung des Wohlbefindens werden relativ häufig gesehen. Bleuler hat eine *„Kortisonsucht“* beschrieben (6). Depressive Stimmungen und Schlafstörungen sind selten. Psychische Nebenwirkungen bei der Kortikoidtherapie finden sich bei bis zu 5% der Behandelten. Es ist wichtig, auf diese Störungen bei der Kortikoidtherapie in ihren Anfängen bereits zu achten, um eine Exazerbation und die Ausbildung einer symptomatischen Psychose nach Möglichkeit zu verhindern (58).

Zerebrale Krampfanfälle kommen sowohl beim Cushing-Syndrom als auch bei der Kortikoid- bzw. ACTH-Behandlung vor. Sie sind z. T. vermutlich durch die bekannten Wasser- und Elektrolytverschiebungen begünstigt. Zerebrale Krampfanfälle, abnorme EEG-Befunde und *herdförmige* neurologische Ausfälle sind vor allem auch auf vaskuläre zerebrale Komplikationen zurückzuführen, die beim Cushing-Syndrom schon aufgrund der fast regelmäßig zu beobachtenden *Hypertonie* und *Polyglobulie* als Spätkomplikationen zu erwarten sind.

Für die Differentialdiagnose sind *periphere neurologische Symptome* zu beachten. Die Patienten klagen häufig über Müdigkeit, die im Gegensatz zu dem „blühenden Aussehen“ steht. Verhältnismäßig regelmäßig findet sich eine **Adynamie** (vgl. Tab. 6.**4**), die ihre Erklärung in dem durch den

gesteigerten Proteinkatabolismus begründeten Muskelschwund findet (54, 66).
In Einzelfällen erreichen die Atrophien besonders im Beckengürtel- und Quadrizepsbereich ein solches Ausmaß, daß die Patienten bettlägerig werden. Der Sonderfall der Adynamie beim paraneoplastischen ACTH-Syndrom ist als Mischform aus Glukokortikosteroidexzeß (Muskelschwund) und Mineralokortikosteroidexzeß (hypokaliämische „Lähmung") zu interpretieren. Abzugrenzen ist das paraneoplastische Lambert-Eaton-Syndrom (myasthenisches Syndrom mit verminderter Azetylcholinfreisetzung und Ansprechen auf eine Guanidintherapie).
Die rotblauen **Striae distensae** sind nicht pathognomonisch für das Cushing-Syndrom. Sie finden sich auch bei rascher Gewichtszunahme oder sonstiger schneller Vergrößerung des Bauchinhaltes (Aszites, Tumoren, Gravidität). Differentialdiagnostisch zu beachten sind die sog. **neurogenen Striae.** Die Abb. 6.**18** zeigt neurogene Striae nach Laminektomie wegen eines thorakalen intramedullären Tumors, wobei im Operationsbereich einige hintere Wurzeln geopfert werden mußten. 3 Wochen post operationem entwickelten sich tiefblaurot verfärbte Striae distensae.

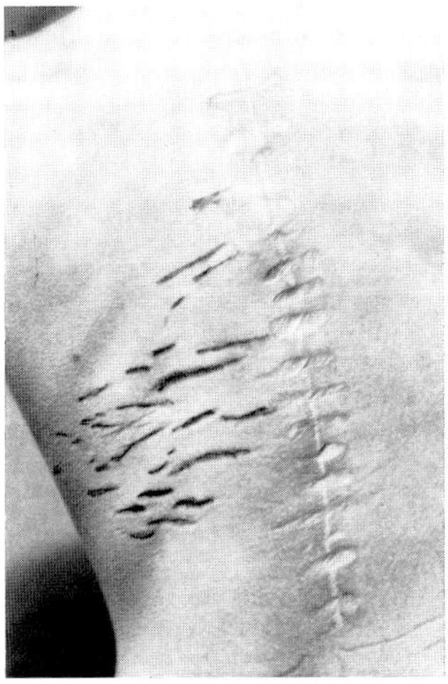

Abb. 6.**18** Neurogene Striae distensae nach Hinterwurzeldurchschneidung im unteren Thorakalbereich

Die meist stammbetonte **Osteoporose** beim Cushing-Syndrom ist Ursache der von den Patienten häufig geklagten Kreuzschmerzen und kann zu Spontanfrakturen mit segmentalen neurologischen Ausfällen und sehr selten auch zu Querschnittssymptomen führen. Die Differentialdiagnose der Querschnittsaffektionen ist im Beitrag Rückenmarkstumoren dargestellt.

Ein Mineralokortikosteroidsyndrom (Hyperaldosteronismus) findet sich nicht nur bei dem bereits erwähnten ektopischen ACTH-Syndrom, sondern auch beim **primären Aldosteronismus,** z. B. auf dem Boden eines aldosteronsezernierenden Nebennierenrindenadenoms. Für die neurologische Differentialdiagnose des sog. **Conn-Syndroms** ist die in diesen Fällen zu beobachtende hypokaliämische Alkalose mit *tetanischen Symptomen* sowie die oft periodische *Adynamie* (vgl. Tab. 6.**4**), die in schweren Fällen zu Muskelschmerzen (Krampi) oder sogar „Lähmungen" führen kann, von Bedeutung.
Eine Ursache des Hyperaldosteronismus ist das sog. **Bartter-Syndrom,** bei dem es infolge einer vasalen Angiotensinresistenz bzw. gesteigerter *Prostaglandinbildung* (17) zu Natriumverlust und hypokaliämischer Alkalose bei Hyperplasie des juxtaglomerulären Apparates, gesteigerter Reninsekretion, erhöhten Angiotensinspiegeln und vermehrter Aldosteronsekretion kommt. – Differentialdiagnostisch ist beim Hyperaldosteronismus mit *intermittierenden Paresen* an die **familiären paroxysmalen Lähmungen** zu denken.

Gonaden

Endokrine Krisen auf Grund einer Erkrankung der Gonaden sind nicht bekannt. Es sei allerdings an ein foudroyant verlaufendes delirant-amentielles Zustandsbild **(Delirium acutum),** welches nach einer Entbindung mit und ohne Eklampsie gelegentlich auftritt, erinnert (9). Dabei besteht ein weitgehender Verlust der Erinnerung an die Psychose. Bekanntlich treten bei der genuinen Epilepsie die **Krampfanfälle im Prämenstruum** manchmal *gehäuft* auf, was auf die natrium- und wasserretinierende Wirkung der Östrogene bezogen wurde. Es ist noch nicht gesichert, ob das auch für die Behandlung mit Östrogen-Gestagen-Gemischen (Antiovulantien) gilt. Ein „endokrines Psychosyndrom" und Thrombosen der Hirngefäße wurden auch bei Benutzung hormonaler Kontrazeptiva beschrieben (12, 48).
Zur Differentialdiagnose der **virilisierenden Tumoren** (79) bei der Frau sei hier angeführt, daß durch die leider immer noch verbreitete Behandlung mit *anabolen Steroiden,* welche alle einen Rest androgener Wirkung besitzen, nicht selten die Symptome des Hirsutismus oder des *Virilismus* hervorgerufen werden. Insbesondere ist die Mutation der Stimme ein irreversibles iatrogenes Symptom, welches nicht selten zu Regreßansprüchen geführt hat (Tab. 6.**5**). Klimakterische Frauen klagen häufig über schlecht definierte Parästhesien an den unteren Extremitäten, welche sich nach hormoneller Substitutionsbehandlung (Östrogene) bessern.

Tabelle 6.5 Stimmstörungen als mögliche Leitsymptome endokriner Erkrankungen, nach *H. Bauer* (4)

Menses:
Hyperämie der Stimmlippen (Sängerinnenindisposition)
Gravidität:
tiefere Stimme (Laryngopathia gravidarum, Rückbildung post partum)
Pubertät:
Stimmwechsel (Mutation bei Männern und Frauen), verschiedene Störungen (ausbleibende, vorzeitige und verzögerte Pubertät)
androgene, anabole Steroide:
Virilisierung (bei Frauen bleibend tiefere Stimme), Warnung vor Anwendung bei stimmabhängigen berufstätigen Frauen
Akromegalie:
Vergrößerung des Kehlkopfes – tiefe, hohle, plumpe Stimme
HVL-Insuffizienz:
Phonasthenie (Ermüdbarkeit)
Morbus Addison:
Phonasthenie
Hyperthyreose:
schwache, nervöse, zittrige, ermüdbare Stimme, myopathisch-bulbäre Sprache bei Basedow-Koma
Myxödem:
rauhe, krächzende, tiefe Stimme, Ausdrucksarmut, langsame Sprache
Hyperparathyreoidismus:
Phonasthenie

Intelligenzdefekte im Sinne einer *Oligophrenie* kommen bei bestimmten Formen des **genetisch bedingten Hypogonadismus** vor, z. B. beim Klinefelter-Syndrom (XXY- oder Mosaikformen), beim Turner-Syndrom (X0) oder beim Laurence-Moon-Bardet-Biedl-Syndrom. Hypogonadismus und Infantilismus mit Adipositas und Kleinwuchs, also die Symptomatologie der Dystrophia adiposogenitalis (s. u.), aber verbunden mit tapetoretinaler Degeneration, Schwachsinn, Polydaktylie und anderen fakultativen Mißbildungen und Dysplasien kennzeichnen das rezessiv erbliche **Laurence-Moon-Bardet-Biedl-Syndrom** (73). Beim Klinefelter-Syndrom handelt es sich um einen hypergonadotropen Hypogonadismus mit Infertilität, Gynäkomastie und mit hoher Inzidenz (1‰ der männlichen Neugeborenen). Ggf. sind die verminderte intellektuelle Leistungsfähigkeit und auch psychopathologische Phänomene bei Klinefelter-Syndrom (58) wohl nicht Folge des oft nur mäßigen endokrinen Hypogonadismus, sondern Symptom der hier zugrundeliegenden genetischen Störung. – Andere Formen des chronischen männlichen Hypogonadismus mögen ein durch Antriebsminderung und Verstimmbarkeit (6) geprägtes Psychosyndrom aufweisen. Aber nur selten führen diese Beschwerden oder die gestörte Sexualität den Kranken zum Arzt; meist sind es vielmehr das „Aussehen" oder andere somatische Symptome (44). Spontane Klagen über Libido- und Potenzverlust entsprechen dagegen meist einer psychogenen Impotenz oder sonstigen organischen Erkrankungen. – Die Beziehungen zwischen Hypogonadismus und *Muskelkrankheiten* (insbesondere der myotonischen Dystrophie) sind an anderer Stelle dargestellt.

Hypothalamus und Hypophyse

Die Symptomatik des **akuten Hypophysenvorderlappenausfalles** ist von der der *chronischen Hypophysenvorderlappeninsuffizienz* prinzipiell verschieden. Der akute Hypophysenvorderlappenausfall wird z. B. nach Hypophysektomie und auch bei Blutungen in die Hypophyse, nach Implantation von radioaktiven Trägern oder bei Hypophysentumoren (Autohypophysektomie bei Akromegalen) gesehen. Nach einer Hypophysektomie kann es unmittelbar, seltener auch nach Wochen oder Monaten zur akuten Hypophysenvorderlappeninsuffizienz mit Blutdruckabfall und *Kollapsneigung, Synkopen* oder zu Müdigkeit, *Apathie, Adynamie* (vgl. Tab. 6.**4**) und *Bewußtseinstrübung* kommen. Das sind die Zeichen einer mehr oder weniger **akuten sekundären Nebennierenrindeninsuffizienz.** Eine geringere Rolle spielen dabei die Zeichen der *sekundären Hypothyreose,* die beim Hypophysenausfall erst später manifest wird. Es ist im Einzelfall oft schwer zu verstehen, warum die akute Manifestation der Hypophysenvorderlappeninsuffizienz nach einer Hypophysektomie bei den meisten Patienten schon kurz nach dem Eingriff, bei anderen Patienten aber erst nach Wochen oder Monaten auftritt.

Zu den Ursachen eines akuten Hypophysenvorderlappenausfalles gehört das als *„Post-partum-Nekrose"* bezeichnete *Sheehan-Syndrom.* Einige dieser Patientinnen haben eine röntgenologisch verhältnismäßig kleine Sella; es besteht eine Beziehung zu starken postpartalen Blutverlusten (Schock!). Auch *andere Schockzustände* (Verbrennungsschock) können Hypophysenvorderlappennekrosen verursachen. Trotz der *akuten* Hypophysenvorderlappennekrose nach der Entbindung kommt es in den meisten Fällen – offenbar durch zunehmende Destruktion der Hypophyse – erst nach Wochen, Monaten oder vielen *Jahren* zu den klinisch manifesten endokrinen Störungen einer *chronischen Hypophysenvorderlappeninsuffizienz,* und nur in seltenen Fällen besteht das Bild einer akuten Hypophysenvorderlappeninsuffizienz. Sowohl bei sekundärer als auch bei primärer Nebennierenrindeninsuffizienz beobachteten wir Krisen vor allem, wenn bei interkurrenten Erkrankungen die Kortisoldauersubstitution nicht an den 5–10fach *erhöhten* Bedarf angepaßt wird (62, 65).

Die **chronische Hypophysenvorderlappeninsuffizienz** weist eine andere Reihenfolge der endokrinen Ausfälle auf. Der *hypogonadotrope Hypogonadismus* tritt meist als erstes Symptom auf; die sekundäre *Amenorrhö* ist beim Sheehan-Syndrom z. B. so obligat, daß ihr Fehlen ernstlich an der Diagnose zweifeln läßt. Die Gonadotropinsekretion ist somit die empfindlichste Funktion des Hypophysenvorderlappens; erst später folgt der Ausfall der TSH- und der ACTH-Sekretion (66). Die Differenzierung zwischen einem primären und einem sekundären Hypogonadismus gelingt, wenn Röntgenbefunde, die auf einen sellanahen Prozeß hinweisen, fehlen, am besten durch die Bestimmung der Gonadotropinsekretion (66).

Neben der erwähnten Krise beim akuten Hypophysenvorderlappenausfall kennt man auch das **hypophysäre Koma,** das sich aus der chronischen Hypophysenvorderlappeninsuffizienz, deren verschiedene Ursachen in Tab. 6.**6** zusammengefaßt sind, entwickelt (46). Beim hypophysären Koma stehen meist die Zeichen des *sekundären Myxödems* im Vordergrund, erst final manifestiert sich auch eine kritische sekundäre Nebennierenrindeninsuffizienz. Das hypophysäre Koma ist somit durch Hypothermie, Bradykardie, Hypoventilation, Hyperkapnie, Hypotonie und Neigung zu Hypoglykämie gekennzeichnet.

Tabelle 6.**6** Pathologisch-anatomische Ursachen hypothalamisch-hypophysärer Krankheitsbilder, nach *H. Orthner* (46)

Tumoren:
- HVL-Adenome, Kraniopharyngeome, sellanahe Tumoren (Meningiom, Epidermoid, Teratoid, Chondrom, Chordom, Ependymom des III. Ventrikels, Neurofibromatose u. a.)
- Hirntumoren (selten, z. B. Pinealom, Metastasierung auf dem Liquorweg)
- Metastasen (Mammakarzinom, Bronchialkarzinom, Hypernephrom, malignes Melanom, Infiltrate hämatologischer Systemerkrankungen)

Granulome:
- Hand-Schüller-Christian-Krankheit, Sarkoidose (Morbus Boeck), Tuberkulom, Gumma, primäre maligne Lymphome des Gehirns

Entzündungen:
- Hypophysitis, Meningitis (akute, purulente, tuberkulöse, luische u. a.), Enzephalitis

regressive Veränderungen:
- Altersveränderungen, Amyloid, Nekrosen (Morbus Sheehan), Zirkulationsstörungen

Entwicklungsstörungen:
- Zysten, Hypoplasie

Trauma:
- neurochirurgische Eingriffe, offene Verletzungen, Syndrome der leeren Sella (gedeckte Traumen?)

Ein 1936 geborener Patient fiel 1951 durch einen Hypogonadismus (Ausbleiben des Stimmbruches, fast fehlende Sekundärbehaarung, schwächliche Entwicklung der Muskulatur [vgl. Tab. 6.**4**] und Gewichtszunahme) auf. Da die Sella röntgenologisch seinerzeit fast unauffällig war, wurde er nur mit Testosteron behandelt und schließlich sogar invalidisiert. 1965 kam der Patient mit Schwindel, Hypotonie, Kälteempfindlichkeit, Obstipation, Anämie und geringer körperlicher Leistungsfähigkeit wieder zur Aufnahme. Jetzt fand sich ein supra- und retrosellär wachsendes *Kraniopharyngeom,* das operativ entfernt wurde (Prof. Marguth, München). Unter Substitution der weiter bestehenden Hypophysenvorderlappeninsuffizienz (sekundäre Nebennierenrindeninsuffizienz, Hypothyreose und sekundärer Hypogonadismus) sowie des dazugekommenen milden Diabetes insipidus wurde der Patient, der keinerlei Gesichtsfelddefekt aufweist, bis heute wieder arbeitsfähig.

Wie wesentlich die *Differenzierung in primären (hypergonadotropen) und sekundären (hypogonadotropen)* **Hypogonadismus** (44, 66) also ist, zeigt dieser Fall. Eine seitliche Röntgenaufnahme des Schädels sollte in keinem dieser Fälle unterlassen werden. Bei 32 Hypophysenvorderlappenadenomen und 10 Kraniopharyngeomen, die zusammen mit Marguth bis 1969 beobachtet wurden, war in 48% der Fälle der sekundäre Hypogonadismus anamnestisch das erste Symptom. Nur 3 von diesen 42 Patienten gingen jedoch wegen dieses Symptoms zum Arzt, während es bei 32 Fällen erst zu *Gesichtsfelddefekten* kommen mußte, ehe die Diagnose gestellt wurde. – Umgekehrt wird der Endokrinologe häufig vor die *Differentialdiagnose* zwischen der **Dystrophia adiposogenitalis** (Fröhlich), bei der Adipositas, hypogonadotroper Hypogonadismus und Minderwuchs auf Grund von Tumoren im Hypothalamusbereich vorliegen, und der sehr viel häufigeren **Pubertätsadipositas** gestellt. Bei der Pubertätsadipositas liegt vor allem eine überreichliche Kalorienzufuhr vor; bei Mädchen wird dabei eher eine frühzeitige Pubertät beobachtet, bei Knaben eine verzögerte Pubertät. – Der hypogonadotrope Eunuchismus mit Anosmie ist als *Kallmann-Syndrom* bekannt; hypothalamisch-hypogonadotrop ist auch der Hypogonadismus beim *Prader-Labhart-Willi-Syndrom* mit Adipositas Kleinwuchs, Kryptorchismus, Oligophrenie, Myatonie im Neugeborenenalter und weiteren degenerativen Merkmalen (44).

Umgekehrt können Tumoren im Hypothalamusbereich Ursache einer **Pubertas praecox** sein (Abb. 6.**19**). Diese wird bei tumorförmigen oder hyperplastischen Wucherungen von Nerven- und Gliazellen im Bereich des Tuber cinereum oder des Infundibulums, bei Pinealomen, Neurofibromatose, aber auch nach Enzephalitis oder Hirntraumen beobachtet (Tab. 6.**6**). Der Ausschluß anderer Ursachen einer Pubertas praecox ist Aufgabe der endokrinologischen Differentialdiagnose (Ovarialtumoren, Chorionepitheliom, Nebennierentumoren, adrenogenitales Syndrom usw.).

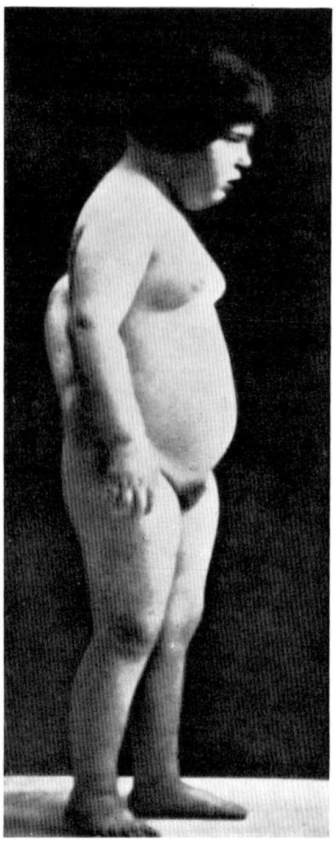

a

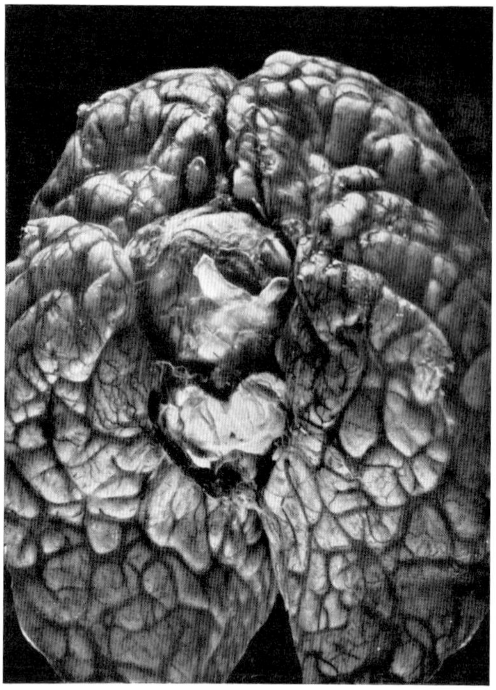

b

Abb. 6.**19** a u. b Pubertas praecox bei 6jährigem Mädchen (a) mit einem großen basalen Gangliozytom, das im Bereich und vor dem Chiasma opticum liegt (b) (Präparat von Herrn Prof. *J. E. Meyer*)

Während die Zeichen des sekundären Hypogonadismus bei bekanntem Hypophysentumor früher fast ausschließlich einem Gonadotropinmangel zugeordnet wurden, weiß man heute, daß prolaktinproduzierende Hypophysenvorderlappenadenome sowohl beim Mann (Libido- und Potenzverlust) als auch bei der Frau (sekundäre Amenorrhö) einen *funktionellen* Hypogonadismus hervorrufen können. So fanden wir nur bei 7 von 52 Patienten mit einem prolaktinproduzierenden HVL-Adenom und mit einer Amenorrhö einen fehlenden Anstieg der LH- und FSH-Spiegel nach LHRH-Stimulation (18). Für eine zentrale Wirkung des Prolaktins spricht die Normalisierung von Libido- und Potenz bzw. der zyklischen Gonadotropinsekretion nach Beseitigung der **Hyperprolaktinämie** (66). Differentialdiagnostisch sind bei Hyperprolaktinämie die *Prolaktinome* von der *Begleithyperprolaktinämie* (Enthemmung des Hypophysenvorderlappens bei gestörter Wirkung oder Bildung des hypothalamischen prolaktininhibierenden Faktors, PIF) und medikamentöser Hemmung der PIF-Sekretion (z. B. Paspertin) abzugrenzen. Die enorme Bedeutung der Hyperprolaktinämie wird dadurch unterstrichen, daß etwa 15% aller Patienten mit *Amenorrhö* als Ursache eine Hyperprolaktinämie aufweisen (66), von denen wiederum 10–20% einen *Hypophysentumor* haben. Prolaktinbestimmung und seitliche Schädelaufnahme gehören heute ganz an den Anfang der diagnostischen Abklärung einer Amenorrhö (18). Historische Bezeichnungen für das Syndrom der inappropriaten Laktation wie Forbes-Albright-Syndrom etc. sind zugunsten der Begriffe *Amenorrhö-Galaktorrhö-Syndrom* bzw. Hyperprolaktinämiesyndrom aufgegeben worden. Differentialtherapeutisch steht neben dem neurochirurgischen Eingriff die vor allem bei *Mikroprolaktinom* und Kinderwunsch geeignete Behandlung mit dem dopaminergen Bromocriptin (Pravidel) zur Verfügung (18, 66, 78). Pravidel hat aber auch einen antiproliferativen Effekt auf den Tumor (18), der wiederholt gezeigt werden konnte (Abb. 6.**20**).

In aller Regel bietet die differentialdiagnostische Abgrenzung einer **Anorexia mentalis** keine Schwierigkeiten. Im Gegensatz zur Hypophysenvorderlappeninsuffizienz *(Simmonds-Krankheit)*, bei welcher nur in einem Fünftel der Fälle Gewichtsabnahme und noch seltener eine Kachexie gefunden wird, hat die Patientin mit Anorexia mentalis eine anamnestisch mehr oder weniger leicht aufzudeckende Vorgeschichte mit Nahrungsverweigerung, habituellem Erbrechen und Laxantienabusus. Eine sekundäre Amenorrhö ist dabei obligat. Die endokrinologische Laboratoriumsdiagnostik zeigt oft Befunde, die für eine anorexiebedingte hypothalamische Funktionsstörung sprechen (3). Am elegantesten ist die Differenzierung durch Bestimmung der Wachstumshormonspiegel, die bei der Anorexia mentalis infolge des langen Fastens erhöht sind, während bei

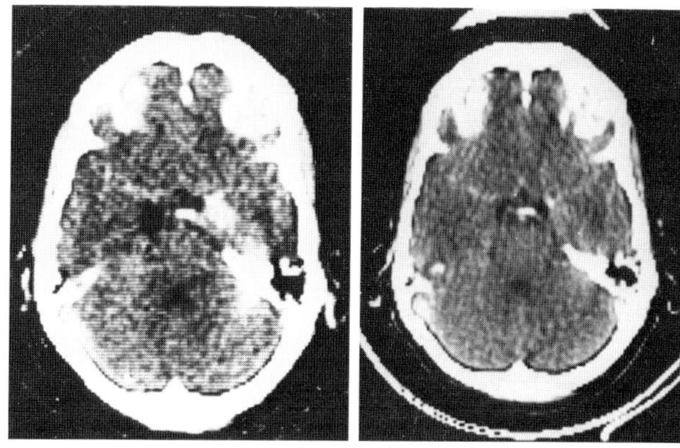

Abb. 6.**20** a u. b Antiproliferative Wirkung einer Bromocryptintherapie bei rechtsparasellärem Makroprolaktinom: a) vor, b) nach 1½jähriger Behandlung mit 7,5 mg Pravidel pro Tag (Beobachtung mit *K. v. Werder* und *R. Fahlbusch* (18))

der Hypophysenvorderlappeninsuffizienz niedrige Wachstumshormonspiegel vorliegen (66). Die Patientin mit Anorexia mentalis ist geistig eher wach, rührig und emotional empfindlich, während das **endokrine Psychosyndrom bei der Hypophysenvorderlappeninsuffizienz** durch Antriebsminderung, Gleichgültigkeit, Apathie und geistigen Abbau charakterisiert ist. In den Fällen von postoperativer (transfrontaler) oder traumatischer Hypophysenvorderlappeninsuffizienz sind die psychopathologischen Ausfälle gelegentlich durch eine zusätzliche *Stirn-Hirn-Schädigung* mitbedingt.

Pathologische Prozesse im Bereich von Hypothalamus und Hypophyse können typische, gut charakterisierte Krankheitsbilder oder aber Mischbilder neuroendokriner Syndrome mit *vegetativen Regulationsstörungen* hervorrufen, je nachdem ob die Störung nur auf den Hypothalamus, den suprasellären Raum oder auf die Sella beschränkt ist oder das ganze Gebiet betrifft. Ganz allgemein besteht eine *schlechte Korrelation zwischen anatomischer Ausdehnung der Läsion und Art und Ausmaß der Funktionsstörungen.* So rufen große supraselläre Tumoren, z. B. Kraniopharyngeome oder Traumen u. U. keine endokrinen Ausfälle hervor (Abb. 6.**21**).

Im Verlauf eines hypothalamischen Prozesses kann das Krankheitsbild einen Wandel erkennen lassen, so daß ein Umschlag eines oder mehrerer Symptome in das gegensätzliche Verhalten eintritt. Ein solcher *Symptomenwechsel* kann z. B. dadurch eintreten, daß ein Tumor zunächst die Sekretion hypophyseotroper Hormone oder hypophysärer Hormone durch Reiz steigert, dann aber bei weiterem Wachstum zur Zerstörung der Bildungsstätte dieser Hormone führt (66).

Die in der Tab. 6.**6** zusammengefaßten Ursachen der hypothalamisch-hypophysären Krankheitsbilder haben neben den endokrinen Störungen **neurologische Ausfälle** zur Folge. Häufig tritt aber z. B. ein *Chiasmasyndrom* erst nach den ersten endokrinen Ausfällen auf, die somit eine große Bedeutung als *Frühsymptome* haben. Kopfschmerzen, Gesichtsfeldausfälle, die keineswegs immer als klassische bitemporale Hemianopsie

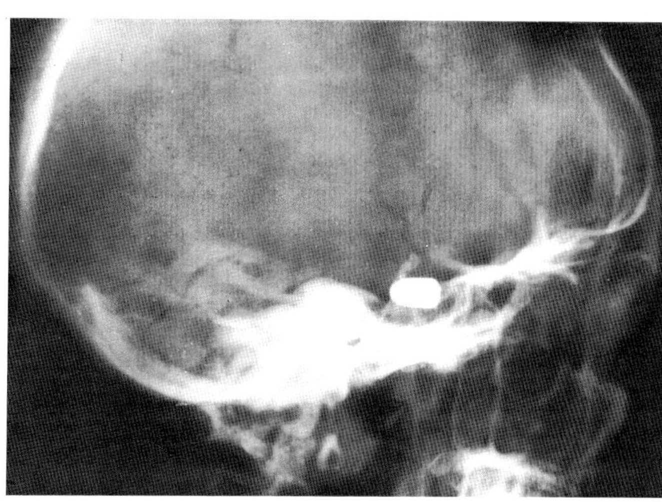

Abb. 6.**21** Pistolenprojektil in der Sellagegend (parasellär). Die Verwundung führte lediglich zu einer vorübergehenden Störung des Wasserhaushalts (aus *Sack, H.:* Arch. Psychiat. Nervenkr. 178 [1948] 1)

auftreten, *extrapyramidale Symptome* bei Schädigung der Stammganglien, z.B. durch ein Kraniopharyngeom, und der *Okklusionshydrozephalus* stellen die wichtigsten neurologischen Komplikationen dar. Diagnose und Verlaufsbeurteilung der ursächlichen Grundkrankheit (vgl. Tab. 6.**6**) sind durch die Möglichkeiten der *Computertomographie* heute wesentlich erleichtert.

Eine deutliche *extrapyramidale Symptomatik* (Amimie, Pillendrehen, Rigor) sahen wir bei dem 62jährigen Patienten S. K. mit einem weit in den III. Ventrikel eingebrochenen *Kraniopharyngeom.* Nach der Anamnese bestand erst seit 2 Jahren eine sekundäre *Hypothyreose,* seit einem halben Jahr eine Kollapsneigung (sekundäre *Nebennierenrindeninsuffizienz*). Im Zuge eines akuten Verwirrtheitszustandes mit Bewußtseinstrübung kam es wegen des gleichzeitig vorliegenden *Diabetes insipidus* zu einer beträchtlichen Exsikkose. Leider gelang die operative Entfernung des Kraniopharyngeoms nur unvollständig. Autoptisch zeigte sich ein verkalktes, weit in den III. Ventrikel reichendes Kraniopharyngeom.

Auch **sellaferne intrakranielle Tumoren** können zu *endokrinen Ausfällen führen.* Insbesondere Stirnhirngeschwülste können durch axiale Hirnmassenverschiebung den Hypophysenstiel gegen die Sattellehne abdrücken und so z.B. einen sekundären Hypogonadismus verursachen (39).
Nach den Prolaktinomen (s.o.) sind *wachstumshormon*-produzierende Hypophysenvorderlappenadenome die zweithäufigsten endokrin aktiven Hypophysentumoren (66) sowie Ursache der **Akromegalie,** und, falls die Erkrankung vor der Pubertät, also vor Schluß der Epiphysenfugen, beginnt, Ursache des *hypophysären Riesenwuchses.* Differentialdiagnostisch muß der **familiäre primordiale Riesenwuchs** vom hypophysären Gigantismus abgegrenzt werden. Unter *zerebralem Gigantismus* versteht man einen hypothalamisch bedingten Gigantismus, bisweilen mit Hirnatrophie und Intelligenzdefekt. – Bei der Akromegalie lassen sich die Auswirkungen des Wachstumshormons an den typischen *Skelettveränderungen,* der *Viszeromegalie* (Herzvergrößerung, Angina pectoris, Leber-, Nieren-, Magenvergrößerung, Struma) und den *Stoffwechselwirkungen* des Wachstumshormons (Diabetes mellitus, Hyperphosphatämie) erkennen (66). *Peripher-neurologische Symptome* der *Akromegalie* sind z.B. *Medianuslähmungen* durch Kompression (Karpaltunnelsyndrom) oder durch eine Hypertrophie des Perineuriums (Wurzelkompression) sowie *Akroparästhesien* (verdickte Haut). *Stimmveränderungen* (vgl. Tab. 6.**5**), *Adynamie* (vgl. Tab. 6.**4**), *Rückenschmerzen* auf Grund der „Osteoporose“ (gesteigerter Knochenumbau) sowie auf Grund von Bandscheibenverkalkungen und Kyphose der Brustwirbelsäule kommen häufig dazu.
Bei Mangel an Wachstumshormon, der isoliert oder im Rahmen einer Hypophysenvorderlappeninsuffizienz (Abb. 6.**22**) vorkommen kann, resultiert ein verlangsamtes, aber nicht vollständig fehlendes Wachstum der Kinder. Bei **hypophysärem Zwergwuchs** mit Hypophysenvorderlappeninsuffizienz machen der TSH- und der ACTH-Mangel anfangs nur selten Symptome, der Gonadotropinmangel wird erst mit der Pubertät manifest. Für die Diagnose des hypophysären Zwergwuchses ist das Ausbleiben eines Anstieges des Wachstumshormonspiegels beim Insulinhypoglykämietest oder Argininprovokationstest beweisend (66). Die Intelligenz dieser Kinder ist im Ge-

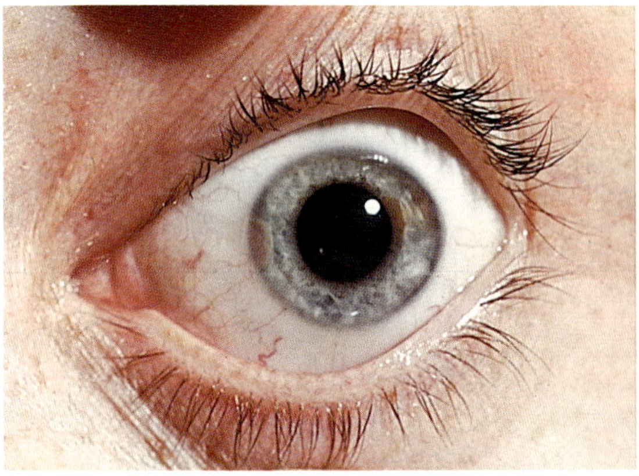

a

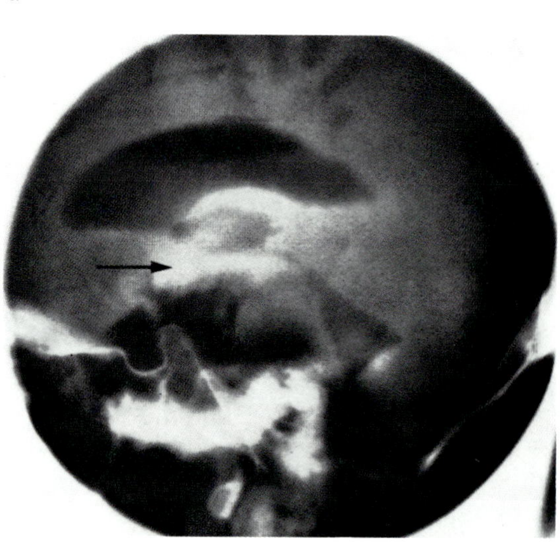

b

Abb. 6.**22** a u. b Minderwuchs, extrapyramidales Syndrom, Iristumor (a) sowie hirnatrophischer Prozeß mit Hydrocephalus externus et internus und Füllungsdefekt (lokaler Tumor?) im vorderen basalen Anteil des III. Ventrikels (b) und Tierfellnaevus an der linken Schulter. Verdacht auf zentrale Form der Neurofibromatose (von Recklinghausen) (Beobachtung mit Prof. *Marguth,* München) gensatz zum hypothyreoten Zwergwuchs normal. Bei der Kombination von Hypogonadismus und Kleinwuchs hat man im internistischen Krankengut kaum Schwierigkeiten, den hypophysären Zwergwuchs zu diagnostizieren.

Der **Diabetes insipidus** verursacht schwere *akute zerebrale Bilder,* wenn die Regulation der Osmolalität akut dekompensiert. Das kommt z. B. bei unzureichender Flüssigkeitszufuhr (Durstversuch, Anästhesie, Bewußtlosigkeit) vor, wobei dann schwerste Exsikkose, *„Salzfieber"*, *Koma* und Exitus eintreten können. – Besondere Probleme bringt der akute Diabetes insipidus nach operativen Eingriffen im Hypothalamus-Hypophysen-Gebiet oder nach Schädel-Hirn-Traumen mit sich. Der *postoperative Diabetes insipidus* ist durch eine außerordentliche Instabilität gekennzeichnet. Tagen mit relativer Oligurie können Tage mit exzessiver Polyurie (bis zu 40 l pro Tag, eigene Beobachtung) folgen. Bei den häufig bewußtseinsgetrübten Patienten ist die Gefahr einer bedrohlichen *Exsikkose* groß.

Der *chronische Diabetes insipidus,* also die Ausscheidung eines verdünnten Urins bei Tendenz zu Anstieg der Osmolalität der Körperflüssigkeiten, ist die Folge des Mangels an Arginin-Vasopressin (antidiuretisches Hormon = ADH) oder ADH-Resistenz (renaler Diabetes insipidus). Die Ursachen des *zentralen* Diabetes insipidus können der Tab. 6.**6** entnommen werden. Die Polyurie dieser Patienten setzt z. T. allmählich, z. T. schlagartig ein. Polyurie und Polydipsie stören die Nachtruhe des Patienten, so daß dieser *„neurasthenisch"* wirken kann. So kann es zu Verwechslungen mit der **psychogenen Polydipsie,** bei der es sich um eine neurotische Fehlhaltung handelt, kommen. Der Durstversuch mit Bestimmung der Serum- und Urinosmolalität sowie der Abnahme des Körpergewichtes zeigt, ob ein ADH-Mangel vorliegt (66). Bei bestehender Polydipsie kann durch Be-

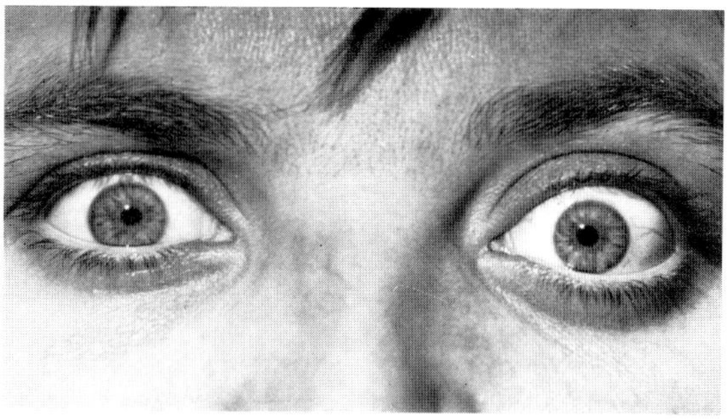
a

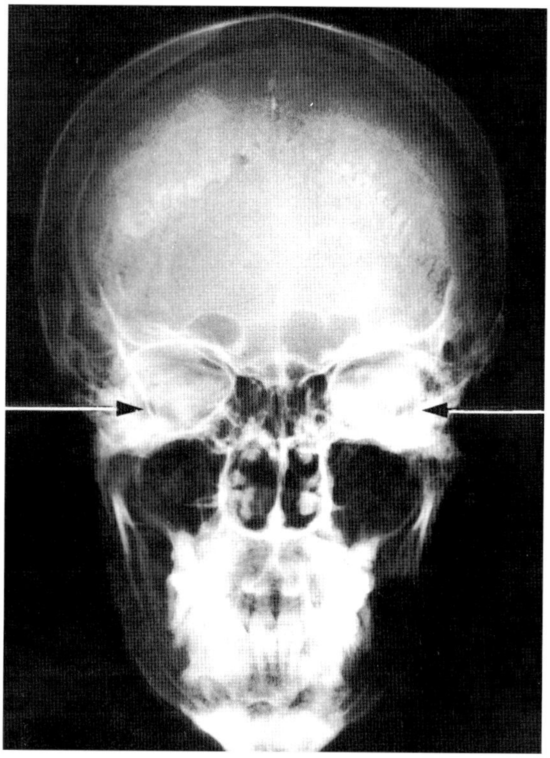
b

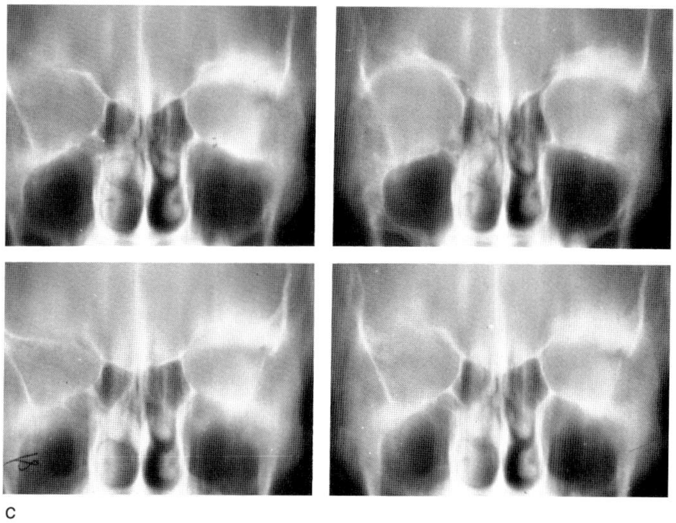
c

Abb. 6.**23** a–c Linksseitiger Exophthalmus, Diabetes insipidus, sekundäre Amenorrhö bei Keilbeinmeningiom links:
a) linksseitiger Exophthalmus; b) Sklerosierung der Orbita mit Fehlen der Linea innominata links (s. Pfeil) (1963). Im Vergleich dazu normale Orbita mit deutlich ausgeprägter Linea innominata (s. Pfeil); c) Sklerosierung und Hyperostose des Orbitadaches, wiederum Fehlen der Linea innominata (1967) (Schichtaufnahmen durch die Orbita)

lastung mit hypertoner Kochsalzinfusion zwischen Diabetes insipidus und psychogener Polydipsie unterschieden werden (Hickey-Hare-Test). Es gibt Fälle von *partiellem Diabetes insipidus*, bei denen die Urinosmolalität beim Durstversuch zwar steigt, aber keine Maximalwerte erreicht (66). Kommt zu einem Diabetes insipidus eine *Hypophysenvorderlappeninsuffizienz* hinzu, so *bessert* sich der Diabetes insipidus, weil die Steigerung der Glomerulusfiltration durch Kortikosteroide und Wachstumshormon entfällt.

Es scheint eine anatomische oder funktionelle Trennung eines *„Durstzentrums"* von den *zentralen Osmorezeptoren*, die für die ADH-Ausschüttung verantwortlich sind, zu bestehen. Das zeigen Fälle von **primärer Polydipsie,** bei denen eine bestimmte Serumosmolalität schon Durst auslöst, aber noch keine ADH-Ausschüttung hervorruft. Ferner können zerebrale Erkrankungen (zerebrale Gefäßsklerose, Tumoren) bei funktionellem Ausfall des „Durstzentrums" eine chronische Hyperosmolalität mit *Adipsie* hervorrufen (52). Bei dieser **„zerebralen Hypernatriämie"** werden Serumnatriumwerte bis zu 170 mmol/l beobachtet. Die chronische Hyperosmolalität ist durch Zufuhr von Wasser nicht zu korrigieren.

Überdosierung von antidiuretischem Hormon und Überwässerung können beim Diabetes insipidus zu *Wasserintoxikation* mit *Krampfanfällen, Verwirrtheitszuständen,* Hirnödem und evtl. letalem *Koma* führen. Eine überschießende ADH-Wirkung wird bei dem Syndrom der *inappropriaten Sekretion von ADH* (75) beobachtet, welches mit renalem Salzverlust (trotz Hyponatriämie) und – im Vergleich zur erniedrigten Serumosmolalität – erhöhter Urinosmolalität einhergeht. Es handelt sich u.a. um Fälle, bei denen von Bronchialkarzinomen oder anderen malignen Tumoren eine ADH-ähnliche Substanz sezerniert wird.

Kombinationen des *Diabetes insipidus* mit Störungen der *Hypophysenvorderlappenfunktion* werden bei verschiedenen Erkrankungen im Bereich von Hypothalamus und Hypophyse gesehen (vgl. Tab. 6.**6**). Die entscheidende Frage ist immer, ob ein *symptomatischer* oder ein *„idiopathischer" Diabetes insipidus* vorliegt (66).

Die 1934 geborene Patientin O. E. kam erstmals 1963 wegen eines *symptomatischen Diabetes insipidus* und eines *linksseitigen Exophthalmus* (Abb. 6.**23**) zur Aufnahme. Seit 4 Jahren bestand eine *sekundäre Amenorrhö.* Wegen eines später als unspezifisch erkannten serologischen Befundes wurde zunächst an das Vorliegen eines *Gumma* gedacht. Die weitere Beobachtung der Patientin zeigte dann eine zunehmende *Destruktion der Linea innominata* und *Sklerosierung des Orbitadaches* (Abb. 6.**23**). Es handelte sich um ein *Keilbeinmeningiom,* das 1967 operativ entfernt wurde (Prof. MARGUTH, München).

Epithelkörperchen

Tetanie und Hypoparathyreoidismus

Der **akute Hypoparathyreoidismus** wurde in der Anfangszeit der Strumachirurgie bei zu radikalem Vorgehen relativ häufig beobachtet. Diese Komplikation der Strumaresektion wird heute in weniger als 2% der Fälle beobachtet (61), wobei dieser *parathyreoprive Hypoparathyreoidismus* häufig vorübergehend ist, weil sich z.B. die bei der Operation geschädigte Gefäßversorgung der Epithelkörperchen wieder erholen kann. Deswegen versucht man, die meist am 2.–3. postoperativen Tag auftretende Tetanie nur mit oralen Kalziumgaben zu behandeln und vermeidet eine Suppression des evtl. verbliebenen Parathyreoideagewebes durch zu hohe parenterale Kalziumgaben. Erst 4–6 Wochen nach der Strumaresektion ist man bei bleibender Neigung zu Hypokalzämie und Tetanie berechtigt, einen persistierenden Hypoparathyreoidismus anzunehmen, welcher dann der konsequenten Dauerbehandlung (s.u.) zugeführt werden muß (61). – Besonders *dramatische* Verlaufsformen des *akuten* Hypoparathyreoidismus beobachteten wir im Anschluß an die Operation von Epithelkörperchenadenomen bei primärem oder tertiärem Hyperparathyreoidismus und intensiver Skelettbeteiligung. Neben schweren *anhaltenden* tetanischen Anfällen sind vor allem generalisierte *Krampfanfälle* zu fürchten, die bei vorgeschädigtem Skelett übelste Frakturen zur Folge haben können. Außerdem kommt es gelegentlich zu akuten Verwirrtheitszuständen sowie deliranten, paranoid-halluzinatorischen oder katatonen Bildern (6, 60, 65).

Eine 29jährige Patientin wurde ein halbes Jahr nach einer Strumaresektion mit einem nicht erkannten parathyreopriven Hypoparathyreoidismus wegen einer akuten *schizoiden Psychose* ohne Tetanie aufgenommen. Serumkalzium 1,8 mmol/l, verlängerte QT-Zeit: 0,38" = 135%. Die Patientin war nach wenigen Behandlungstagen wieder völlig unauffällig. Erst ein Jahr später kam es zu einem Psychoserezidiv bei normalem Kalzium, so daß doch eine zugrundeliegende endogene Psychose diagnostiziert werden mußte.

Exogene *symptomatische Psychosen* sind also nicht nur bei dem relativ seltenen akuten Hypoparathyreoidismus, sondern auch bei der insuffizient- oder unbehandelten **chronischen Nebenschilddrüseninsuffizienz** wohlbekannt. Delirant-halluzinatorische Erregungszustände, manisch-depressive Bilder und psychomotorische Zustandsbilder sind verschiedentlich beschrieben worden. Manche Autoren sehen die Tetaniepsychosen als Dämmerzustände an, die somit den epileptischen Psychosen nahestünden. – Zerebrale *Krampfanfälle* werden besonders bei kindlichem Hypoparathyreoidismus oder Pseudohypoparathyreoidismus, gelegentlich aber auch einmal beim Hypoparathyreoidismus des Erwachsenen beobachtet (61, 80). Wenn diese Anfälle nach Beseitigung der Hypokalzämie verschwinden, spricht man von Gelegenheitskrämpfen. Beruhen sie dagegen auf irreversiblen strukturellen Schädigungen des Gehirns, z. B. bei Basalganglien- oder Marklagerverkalkungen (s. u.), so persistieren diese fokal bedingten Anfälle auch nach Beseitigung der Hypokalzämie. Auf diese wichtige Differentialdiagnose der *Epilepsie* sei besonders hingewiesen. – Das EEG zeigt bei Hypokalzämie eine Verminderung des Alpharhythmus mit vorwiegend frontalen 2–5–7/Sek.-Gruppen, zu denen sich auch Spikes und Waves gesellen können. Diese Anomalien werden durch Hyperventilation verstärkt.

Da eine chronische Hypokalzämie in etwa 10% der Fälle tetanische Anfälle vermissen läßt, wird der Hypoparathyreoidismus manchmal längere Zeit nicht erkannt oder unzureichend behandelt. In diesen Fällen entwickeln sich die *trophischen Störungen* des chronischen Hypoparathyreoidismus (61). Die rauhe, trockene und rissige Haut neigt zu Pigmentationen und zu Hautinfektionen bzw. Moniliasis. Die Fingernägel zeigen Querrillen und Nagelfalzdegenerationen. Zahnschmelzdefekte sind bei und nach kindlichem, chronischem Hypoparathyreoidismus zu beobachten. Eine tetanische *Katarakt* kann schon innerhalb von 2 Monaten nach Parathyreoidektomie auftreten. Bei längerem Bestehen kommt es schließlich zu einem zerebralen Defektsyndrom (*Demenz*, Wesensänderung). Gelegentlich entwickelt sich eine Steigerung des intrakraniellen Drucks *(Stauungspapille)* ohne Hirntumor, der sog. *Pseudotumor cerebri* (5, 69). Besonders eindrucksvoll sind die nahezu pathognomonischen *Verkalkungen* der *Basalganglien* und manchmal auch des Kleinhirns, die Fahrsche Krankheit (Abb. 6.**24**). Dinkel (11) bevorzugt die Bezeichnung *zerebrale Kernkalzinose* für Stammganglienverkalkungen und hat auf ihr Vorkommen bei Hypoparathyreoidismus und Pseudohypoparathyreoidismus (50) hingewiesen. Die zerebrale Kernkalzinose kann familiär mit extrapyramidalen Symptomen, Ataxie, Oligophrenie, zerebralen Krampfanfällen und Minderwuchs beobachtet werden. Differentialdiagnostisch müssen die unspezifischen *Pseudokalkablagerungen* und symptomatische zerebrale Verkalkungen, z. B. bei *Toxoplasmose,* abgegrenzt werden (15).

Die Differentialdiagnose des **tetanischen Symptomenkomplexes** erfordert wegen ihrer außerordentlichen Häufigkeit noch eine kurze Erläuterung (61). Der große tetanische Anfall wird wohl selten verkannt. Tonische Kontraktionen der quergestreiften und glatten Muskulatur bewirken die einzelnen Symptome des *tetanischen Anfalls,* von denen Karpopedalspasmen, Laryngospasmus

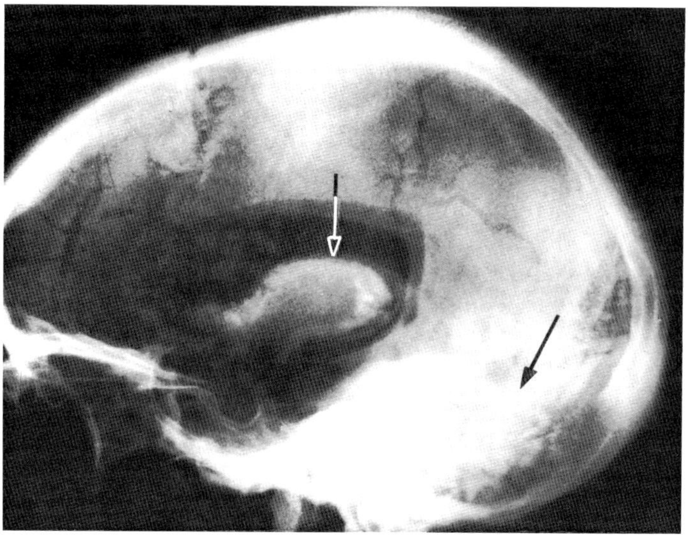

a

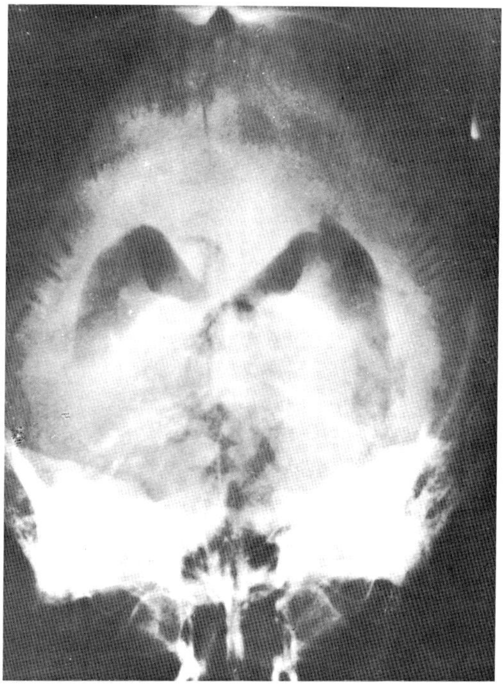

b

Abb. 6.**24** a u. b Symmetrische, nichtarteriosklerotische intrazerebrale Gefäßverkalkungen *(Fahr)* der Stammganglien und des Kleinhirns bei langjähriger, nicht ausreichend behandelter parathyreopriver Tetanie bei 59jährigem Mann: a) streifig-kleinfleckige Verkalkungen der Stammganglien, die besonders den Nucleus caudatus röntgenologisch hervorheben (weiß umrahmter Pfeil); b) Pneumenzephalogramm von demselben Patienten in halbaxialer p.-a. Richtung. Außer den Verkalkungen im Bereich der Kleinhirnhemisphären und der Stammganglien ist die linksbetonte Ventrikelerweiterung auch hier deutlich und Karpfenmund wohl am geläufigsten sind; weniger bekannt sind vielleicht das tetanische Bronchialasthma und kolikartige abdominelle Schmerzen. Man sollte darauf achten, daß der Pfötchenstellung im tetanischen Anfall tatsächlich eine schwer zu lösende Kontraktion zugrunde liegt, da Verwechslungen oder Überlagerungen mit hysterisch-demonstrativen Bildern (Arc de cercle) vorkommen. Von *manifester* Tetanie wird nur gesprochen, wenn ein tetanischer Anfall zuverlässig beobachtet oder geschildert wird. – Im *Intervall* zwischen tetanischen Anfällen wird über kontinuierliche oder intermittierende uncharakteristische Allgemeinbeschwerden geklagt wie Müdigkeit, Übelkeit, funktionelle Herzbeschwerden und migräneartige Kopfschmerzen. Diese können zeitweise übergehen in die charakteristischen *Vorbotensymptome* des tetanischen Anfalls wie Akroparästhesien (perioral, Hände und Füße) und ein Psychosyndrom, das durch Angst, Unruhe und depressive Verstimmung gekennzeichnet ist. Es wäre sicher gut, wenn bei diesen insgesamt unbestimmten Beschwerden öfter an die Möglichkeit einer Tetanie gedacht würde. Nur bei manchen Patienten läßt sich im Intervall zwischen tetanischen Anfällen oder auf Grund verdächtiger Intervallbeschwerden die Bereitschaft zu tetanischen Anfällen durch die bewährten *Provokationsmethoden* zeigen: Trousseausches Zeichen bei dreiminütiger Anämiesierung und standardisierte Hyperventilation nach von Bonsdorff (1 Min.), bzw. Elektromyogramm. Von *latenter* Tetanie sollte nur gesprochen werden, wenn die Patienten noch keine manifeste Tetanie, d.h. tetanische Anfälle, haben und die regelrecht durchgeführten Provokationsmethoden positiv ausfallen.

Wenn eine Tetanie erkannt und richtig eingeordnet ist, muß unter allen Umständen ihre *Ursache* geklärt werden. Die wichtigste Maßnahme bei Patienten mit manifester oder latenter Tetanie oder mit tetanoiden Intervallbeschwerden ist eine Blutentnahme für die Kalziumbestimmung. Wegen der völlig unterschiedlichen Behandlung muß geklärt werden, ob die vermutete oder festgestellte Tetanie *normokalzämisch* oder *hypokalzämisch* ist.

Nur in einem kleinen Teil der tetanischen Anfälle liegt eine *hypokalzämische Tetanie* und noch seltener eine *Nebenschilddrüseninsuffizienz* vor (61). Die Differentialdiagnose der hypokalzämischen Tetanie umfaßt u.a. das *Malabsorptionssyndrom* und die *Rekalzifizierungstetanie* bei Vitamin-D-Behandlung der Rachitis bzw. Osteomalazie. Die radioimmunologische Parathormonbestimmung trennt den echten Hypoparathyreoidismus von der Gruppe aller anderen *Hypokalzämien,* welche einschließlich des Pseudohypoparathyreoidismus (80) mit regulativ erhöhten Parathormonwerten einhergehen. Hypokalzämie ohne tetanische Symptome wird bei Hypoproteinämie und z.B. bei renaler Azidose beobachtet. Eine *Hypomagnesiämie* ist nur sehr selten Ursache der Tetanie. Die häufigste Ursache der Tetanie ist die *Hyperventilation,* wobei es sich um eine *normokalzämische Tetanie* handelt. Ob die verhältnismäßig geringfügige respiratorische Alkalose und die Minderung des ionisierten Kalziums zugunsten des undissoziierten Kalziums allein zur Tetanie führt oder ob zusätzliche Faktoren, wie z.B. eine Adrenalinausschüttung, eine Rolle spielen, ist noch nicht ganz klar (61). Die *Hyperventilationstetanie* ist subjektiv für den Betroffenen sehr unangenehm und beunruhigend, kann aber andererseits durch Aufklärung des Patienten und durch einfache *Plastikbeutelrückatmung* bei rechtzeitiger Anwendung vermieden werden. Diese Patienten sollten keiner unnötigen AT-10- oder Vitamin-D-Behandlung ausgesetzt werden. Kalziuminjektionen (Handrückenvene!) sind in manchen Fällen, wenn die Plastikbeutelrückatmung zu spät begonnen wurde oder die Symptomatik schon zu weit fortgeschritten ist, jedoch nicht zu vermeiden. Die Hyperventilationstetanie kann in ausgesprochenen *Endemien* (Schulklassen!) auftreten, was zu beträchtlicher Verwirrung führen kann (61).

Nicht nur zum Repertoire von Psychopathen und Hysterikern gehört die willkürlich eingeleitete Hyperventilationstetanie. Gerade bei der Schuljugend ist die Auslösung eines Bewußtseinsverlustes durch Hyperventilation bekannt. Die Londoner Schuljungen kennen den sog. „Mess trick", bei dem der eine Lausbub hyperventiliert und ein anderer von hinten den Thorax kräftig zusammendrückt. Beim „Fainting lark" muß nach längerer Hyperventilation plötzlich kräftig gepreßt werden. Das Ergebnis ist fast stets eine kurzdauernde *Synkope* (60). Bei ihrem Zustandekommen spielt neben der Verkleinerung des Schlagvolumens infolge Pressens auch eine *verminderte Hirndurchblutung* infolge Hypokapnie eine Rolle. Fazekas zeigte, daß eine Hyperventilation von erstaunlich kurzer Dauer eine Minderung der zerebralen Durchblutung um 40% hervorruft (vgl. Hustensynkopen.

Abgegrenzt werden muß schließlich noch das sog. *Hyperventilationssyndrom* (61) mit tetaniformen Intervallbeschwerden, bei denen Angst, Akroparästhesien, Pseudoangina pectoris, Lufthunger und funktionelle Abdominalbeschwerden häufig im Vordergrund stehen, ein manifester tetanischer Anfall dagegen fehlt und die Provokationsteste zum Nachweis einer latenten Tetanie negativ sind. Die zugrunde liegende Hyperventilation kann bei diesen Patienten sehr diskret sein; die Beschwerden sprechen auf eine richtige und rechtzeitige Plastikbeutelrückatmung aber an.

Hyperparathyreoidismus

Die *hyperkalzämische Krise* gehört zweifellos zu den bedrohlichsten Stoffwechselentgleisungen. Neben Kalkausfällungen in Niere, Lunge, Herzmuskel etc. (sog. *Kalkmetastasen*) sind für das lebensbedrohliche Bild der Übergang von Polydipsie und Polyurie zu Exsikkose und Olig-/Anurie, ferner Erbrechen, Meteorismus, Obstipation bis zum akuten Oberbauchsyndrom, tachykarde Herzrhythmusstörungen und ausgeprägte *Adynamie* (vgl. Tab. 6.**4**) kennzeichnend. Orientierungs- und Bewußtseinsstörungen bis zum Koma, aber auch delirante oder halluzinatorische Bilder und – seltener – Krampfanfälle werden beobachtet (60). Die *EEG-Veränderungen* in der Hyperkalzämie sind wiederum unspezifisch. Diffuse Allgemeinveränderungen und gruppenweise oder fortlaufend auftretende langsame Wellen werden beobachtet und können als Warnsymptom für eine drohende Krise dienen (65).

Beruht die hyperkalzämische Krise auf einem **akuten Hyperparathyreoidismus,** so stellt dieser eine vitale Indikation zur operativen Entfernung des oder der Epithelkörperchenadenome nach Senkung (65) der Serumkalziumwerte (forcierte Diurese, Furosemid, Kalzitonin, Phosphatinfusion) dar. Hyperkalzämische Krisen sieht man vor allem auch bei *Skelettkarzinose* sowie ferner paraneoplastisch und bei *Vitamin-D-Intoxikation*. Nachdem die differentialdiagnostische Abgrenzung eines Hyperparathyreoidismus von anderen Ursachen einer Hyperkalzämie (40, 70) durch die radioimmunologische Parathormonbestimmung jetzt einfacher ist, liegt eine der Hauptschwierigkeiten heute in der Beurteilung der Frage, von welchem Moment an man eine Hyperkalzämie als *lebensbedrohlich* anzusehen hat. Besonders zu fürchten ist dabei die plötzliche Exazerbation eines zunächst nur mit mäßiger Hyperkalzämie und vielleicht sogar ohne eindeutige klinische Symptome einhergehenden primären Hyperparathyreoidismus.

Wir beobachteten eine 41jährige Patientin, die am Freitagabend noch beim Abschlußball ihrer Tochter getanzt hatte. Sie wurde am Wochenende wegen zunehmender Muskelschwäche bei einem Kalzium von 5,2 mmol/l (!) aufgenommen. Es bestand bereits eine Anurie; am Montag verstarb die Patientin in der intraktablen Hyperkalzämie bei autoptisch gesichertem, primärem Hyperparathyreoidismus (4 g schweres Epithelkörperchenadenom).

Das klinische Bild des **chronischen** primären Hyperparathyreoidismus wird heute durch die *Urolithiasis* beherrscht (40, 70); Spelsberg u. Mitarb. (70) berichteten über zwei und mehr Steinepisoden bei 84 % von 88 Patienten. Auch mit empfindlichster Technik (Röntgen, Myelotomie) ist nur bei einem Teil dieser Patienten eine Knochenbeteiligung nachweisbar; die klassische *Ostitis fibrosa cystica generalisata* (von Recklinghausen) ist selten geworden (40). Immer häufiger wird eine Hyperkalzämie zufällig durch Screening entdeckt, ohne daß klinische Symptome nachweisbar sind. Beim chronischen Hyperparathyreoidismus können differentialdiagnostische Schwierigkeiten infolge des psychopathologischen Bildes auftreten. Es finden sich als Ausdruck des *„endokrinen" Psychosyndroms* Vergeßlichkeit, Reizbarkeit, depressive Phasen, ferner Durst (DD: chronischer Alkoholismus, eigene Beobachtung). *Psychosen vom exogenen Reaktionstypus* sind im Gegensatz zum akuten beim chronischen Hyperparathyreoidismus nur selten anzutreffen (47). Folge der bei Hyperkalzämie **herabgesetzten neuromuskulären Erregbarkeit** sind Aphonie (vgl. Tab. 6.**5**) und Adynamie (vgl. Tab. 6.**4**). Die Adynamie kann so hochgradig sein, daß Lähmungen vorgetäuscht werden. Neben hypotoner, teils überdehnbarer Muskulatur findet sich eine Hyporeflexie bis Areflexie. Ferner wurden Kopfschmerzen, Papillenödem, Hypakusis und Amaurose beschrieben (27). – Parathormon spielt eine ursächliche Rolle bei der keineswegs seltenen *Polyneuropathie* des Patienten mit chronischer Niereninsuffizienz und *sekundärem Hyperparathyreoidismus* (20). – Auf die ausgeprägte *Adynamie* und den nicht selten als psychogen fehlgedeuteten *Watschelgang* des Patienten mit *Osteomalazie* (vgl. Tab. 6.**4**) kann hier nur andeutungsweise hingewiesen werden.

Hypoglykämie, Diabetes mellitus

Hypoglykämie

Eine besonders bunte neurologisch-psychopathologische Symptomatik bietet die Hypoglykämie. Die Abgrenzung des *hypoglykämischen Symptomenkomplexes* (14, 60) gegenüber der Epilepsie, den akuten endogenen Psychosen und schweren komatösen Zustandsbildern, z. B. bei Vergiftungen, kann schwierig sein und zu schwerwiegenden Irrtümern führen.

Bei der Entwicklung einer Hypoglykämie bildet sich *stufenweise* eine immer schwerwiegendere Symptomatik aus. So kommt es beim plötzlichen Entstehen einer Hypoglykämie über die normale Mißlaunigkeit des Hungrigen hinaus zu *Fehlhandlungen,* gelegentlich auch krimineller Art (58), zu besonnen wirkendem *Dämmerzustand* (amnestische Episoden) oder *Verwirrtheitszuständen*. Diese kurzdauernden Episoden treten besonders nach schwerer Muskelarbeit auf. Ferner werden psychomotorische Krisen, z. B. mit Schmatzbewegungen und Amnesie, nach Art einer symptomatischen Temporallappenepilepsie bzw. von *Dämmerattacken* gesehen. Weitere **Exzitationssymptome** sind die bei der Hypoglykämie zu beobachtenden *zerebralen Krampfanfälle* (Gelegenheitskrämpfe). Bei 37 von 95 Patienten mit *Inselzelltumoren* (Mayo-Klinik) wurden Krampfanfälle beobachtet (60). Auch im Münchener Krankengut von 46 Patienten hatten 16 zerebrale Krampfanfälle in der Vorgeschichte (71).

Den Exzitationssymptomen stehen herdförmige zerebrale Ausfälle auf Grund einer fokalen Hirnschädigung gegenüber, welche natürlich zu einer eigenständigen symptomatischen Epilepsie führen kann. Neurologische **herdförmige zerebrale Ausfälle** entstehen auf dem Boden einer Hypoglykämie aber vor allem, wenn gleichzeitig vaskuläre zerebrale Vorschäden oder Gefäßanomalien vorliegen. Ganz analog zum intermittierenden Ischämiesyndrom, bei dem Gefäßstenose und O_2-Mangel zum herdförmigen neurologischen Ausfall führen, kommt es hier bei Gefäßstenose und Hypoglykämie zum fokalen Ausfall (31). Das Gehirn ist auf den Nährstoff Glukose angewiesen und deshalb gegenüber Glukosemangel so empfindlich. Kontinuierliche Messungen zeigten die Abnahme der zerebralen Glukoseaufnahme und Durchblutung bei arteriellen Blutzuckerwerten unter 50 mg/dl (22). Es ist noch offen, wie weit die besondere Vulnerabilität der Motoneurone gegenüber einer Hypoglykämie auch einmal zu einer lokalen, rein stoffwechselbedingten peripheren Symptomatik mit neurogenen Muskelatrophien führen kann.

Im Sommer 1964 versuchte der Ehemann der 48jährigen Patientin D. K., seine Frau zu wecken. Sie gab sinngerechte Antworten, wurde aber nicht richtig wach. *Müdigkeit* und asystematischer *Schwindel* besserten sich nach dem Essen. Am nächsten Morgen erwachte sie mit einer *rechtsseitigen Hemiparese.* Am folgenden Tag hatte sich die Lähmung wieder vollständig zurückgebildet. 1 Woche später trat eine 2 Std. anhaltende Bewußtlosigkeit ohne Parese auf. In der Folgezeit kam es wiederholt zu *Bewußtlosigkeiten.* Im September 1964 trat zweimal Bewußtseinsverlust mit anschließender *motorischer Aphasie* auf. Nach einem weiteren Bewußtseinsverlust kam es zu einer diesmal *linksseitigen Hemiparese.* – Die klinische Untersuchung dieser Patientin ergab starke Blutzuckerabfälle unter Rastinon, Leuzin und nach einmaliger intravenöser Glukosegabe, während die Insulinkonzentration im Serum erhöht anstieg; seinerzeit wurden noch biologische, insulinähnliche Aktivität (ILA) und antikörperhemmbares Insulin bestimmt. – Die Ausbildung *zerebraler Symptome* folgt keineswegs gesetzmäßig der *absoluten Höhe des Blutzuckerspiegels.* So konnten wir bei dieser Patientin während eines Tolbutamidtestes trotz eines wahren Blutzuckerspiegels von nur 2,9 mg/dl und wesentlich erhöhten Seruminsulinspiegeln nur Symptome wie Müdigkeit, leichte Apathie und einen profusen Schweißausbruch beobachten. Als Ursache fand sich leider ein *Inselzellkarzinom* mit Lebermetastasen.

Gerade bei der Hypoglykämie kann das Nach- und Nebeneinander der verschiedenen Symptome einer metabolischen Enzephalopathie eindrucksvoll beobachtet werden. Am Beginn einer Hypoglykämie besteht eine *„parasympathikotone"* Reaktion (Himwich) mit Heißhunger, Übelkeit, Erbrechen und *Adynamie* (vgl. Tab. 6.**4**). Je nach Schwere und Dauer der Hypoglykämie kommt es dann zu weiteren **vegetativen Symptomen,** die als *„Adrenalinsymptome"* bezeichnet werden: Tremor, Schweißausbruch, Tachykardie, Hypertonie, Kopfschmerzen und Mydriase. Da es gleichzeitig zu Unruhe, Hyperventilation und Parästhesien kommt, muß differentialdiagnostisch eine **Hyperventilationstetanie,** welche häufiger bei Frauen auftritt, die zu funktionellen Hypoglykämien (2) neigen, berücksichtigt werden. Parallel zu diesen vegetativen Symptomen besteht ein **„endokrines" Psychosyndrom** mit Verstimmung, Reizbarkeit und Beeinträchtigung der intellektuellen Leistungsfähigkeit durch Konzentrationsunfähigkeit und Merkschwäche.

Mit zunehmender Schwere und Dauer der Hypoglykämie entstehen aus diesen Vorstadien neurologisch-psychopathologische Symptome, die den **körperlich begründbaren Psychosen** zuzuordnen sind. So müssen *akute Psychosen* bei Hypoglykämien in der psychiatrischen Differentialdiagnose berücksichtigt werden. Von besonderer Bedeutung sind die verschiedenen *Grade der Bewußtseinsstörung,* die in Abhängigkeit von Schwere und Dauer der Hypoglykämie auftreten. Aus der anfänglichen Benommenheit entwickeln sich Somnolenz, Sopor und schließlich tiefe Bewußtlosigkeit und **Koma.** Ebenso wie bei der stufenweisen Entwicklung der Bewußtseinsstörung *psychotische Bilder* beobachtet werden, sind solche Bilder auch bei der Rückbildung der Bewußtseinsstörung als **Durchgangssyndrom** zu sehen (vgl. Tab. 6.**3**). Bei langanhaltender Hypoglykämie kommt es zur *irreversiblen* Hirnschädigung, welche je nach Schwere zum **Defektsyndrom** (amnestisches Psychosyndrom) mit schwerer Demenz oder sogar zur *Enthirnungsstarre* mit Streckkrämpfen und Spontan-Babinski-Reflex und zum Tode an Atemlähmung führen kann. – Von **posthypoglykämischem Koma** spricht man in Fällen, bei denen die Hypoglykämie selbst nicht mehr nachweisbar, die diffuse organische Hirnschädigung jedoch so schwer ist, daß eine über die eigentliche Hypoglykämie hinaus persistierende Bewußtseinsstörung vorliegt.

Posthypoglykämische Defektzustände nach Suizidversuch mit Tolbutamid sind beschrieben (6). Bei der heute weitverbreiteten Therapie mit wirksameren *oralen Antidiabetika,* wie z. B. Glibenclamid, ist die Gefahr einer Hypoglykämie beachtlich (62). Insbesondere sind ältere Patienten bedroht, wenn sie z. B. bei interkurrenten Erkrankungen die Nahrungsaufnahme für 1–3 Tage unterbrechen, ihre Tabletten aber weiter einnehmen. – Schwere Defektzustände im Sinne des posthypoglykämischen Komas wurden auch nach der früher sehr verbreiteten *Insulinschockbe-*

handlung (55) von Patienten mit endogener Psychose wiederholt beobachtet. – Eine diffuse organische Hirnschädigung kann sich auch bei Neugeborenen diabetischer Mütter finden. Während das Neugeborene einer stoffwechselgesunden Mutter im allgemeinen eine niedrige Glukosetoleranz zeigt (niedriger kG-Wert, Conrad-Konstante), ist die Glukosetoleranz beim Neugeborenen einer diabetischen Mutter eher erhöht. Daraus resultieren gefürchtete **Neugeborenenhypoglykämien** (Differentialdiagnose!).

Sieht man von den prolongierten Komata und Defektsyndromen nach Hypoglykämie sowie den herdförmigen neurologischen Ausfällen ab, so sind sowohl vegetative Symptome (DD: Phäochromozytom, als auch zerebrale Exzitationssymptome, „endokrines" Psychosyndrom, symptomatische Psychosen einschließlich der Bewußtseinsstörung von *paroxysmalem Charakter.* Die *neurologische Differentialdiagnose* wird daher paroxysmal auftretende Bewußtseinsstörungen, symptomatische Psychosen, zerebrale Exzitationssyndrome usw. der verschiedensten Ursachen zu berücksichtigen haben. Die *endokrinologische Differentialdiagnose* hat nach den *Ursachen der Hypoglykämie* zu suchen. Verbreitet ist die Gruppierung in *Spontan*-Hypoglykämien (reaktive Hypoglykämien, Fastenhypoglykämien) und *pharmakologisch-toxische* Ursachen (37).

Bei Verdacht auf das Vorliegen eines **organischen Hyperinsulinismus** als Ursache der Hypoglykämie soll man die *Whipple-Trias* beachten: 1. paroxysmales Auftreten von z. B. Bewußtseinsstörungen und vegetativen Symptomen, 2. Nachweis einer Hypoglykämie und 3. promptes Ansprechen auf eine Glukoseinjektion. Zusätzlich zu dieser Whipple-Trias muß heute der Nachweis eines *Hyperinsulinismus* zum Zeitpunkt der Hypoglykämie verlangt werden. Es muß also vor der therapeutischen Glukoseinjektion Blut zur Insulinbestimmung (neuerdings auch Proinsulin!) abgenommen und das Serum sofort eingefroren werden. Tritt die Hypoglykämie nicht spontan auf, so muß man sie provozieren. *Provokationsmethoden* (37, 71), können zu einer exzessiven Ausschüttung von Insulin führen und sind wegen der möglicherweise langanhaltenden Hypoglykämie nicht ganz ungefährlich. Daher hat es sich bewährt, z. B. während der Tolbutamidbelastung das *EEG* zu kontrollieren (7, 60), da hier Veränderungen – meist eine rasch zunehmende Frequenzverlangsamung – kurz vor dem Auftreten anderer klinischer Symptome, vor allem vor dem Eintreffen der erniedrigten Meßwerte des Blutzuckers, gesehen werden. Eine gefährlichere Hypoglykämie läßt sich dann durch Abbrechen der Untersuchung durch Glukoseinjektion vermeiden.

Bei dem Patienten S. L. (Abb. 6.**25**), bei dem ein kirschgroßer Inselzelltumor bestand, war das EEG zu Beginn der Tolbutamidbelastung unauffällig; nach 15 Min. zeigte sich eine zunehmende Frequenzverlangsamung. Etwa 10 Min. später fing der Patient an, unruhig zu werden, war jedoch voll orientiert und subjektiv beschwerdefrei. Als das EEG nur mehr überwiegend diffuse Deltatätigkeit zeigte (Abb. 6.**25**b), wurde die Untersuchung durch intravenöse Glukosegabe abgebrochen. 9 Sek. später war das EEG wieder normal (Abb. 6.**25**c). Durch die Tolbutamidbelastung war eine Hypoglykämie von 20 mg/dl bei gleichzeitig erhöhten Seruminsulinspiegeln (IMI = 890 μE/ml) provoziert worden.

Diabetes mellitus

Der Stoffwechsel bei akutem, relativem oder absolutem Insulinmangel schweren Grades ist dadurch gekennzeichnet, daß neben einer gesteigerten Glukoneogenese die Ketonkörperproduktion den normalen peripheren Verbrauch an Ketonkörpern übersteigt, so daß es zu *Ketonämie* und *Ketoazidose* kommt. Wenn die metabolischen Korrektur- und respiratorischen Kompensationsmöglichkeiten des Körpers gegenüber dieser metabolischen Azidose versagen, so resultiert das Bild des **diabetischen Komas.** Bei diesem liegt ferner eine extrazelluläre und zelluläre Exsikkose *(hyperosmolare Dehydratation)* bei Hyperglykämie vor. Sinkt der Blut-pH unter Werte von

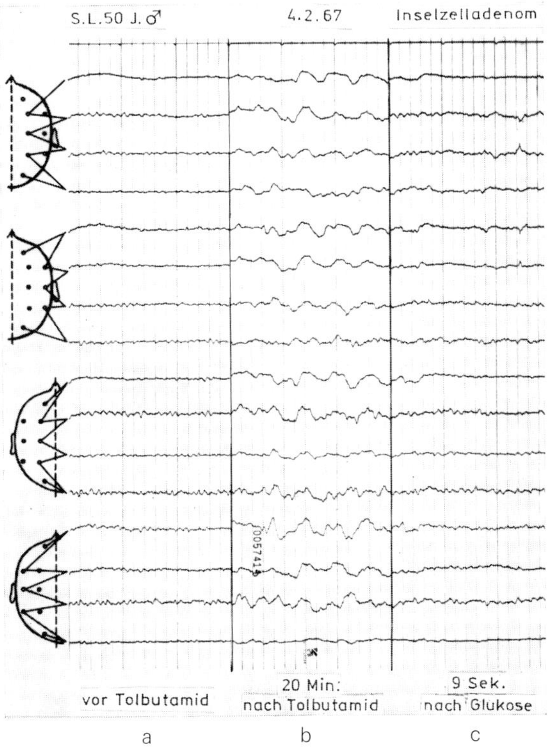

Abb. 6.**25** a–c EEG bei Tolbutamidprovokationstest im Falle eines Inselzelltumors (aus *Bottermann, P., A. Kollmannsberger, K. Schwarz, K. Kopetz:* Verh. dtsch. Ges. inn. Med. 73 [1967] 1083)

7,0–7,1, so kommt es nach primärer Steigerung der Atmung *(große Kussmaul-Atmung)* zu sekundärer *Atemlähmung*. Die hyperosmolare Dehydratation kann ihrerseits zum Tod im Kreislaufversagen oder Nierenversagen führen (64).

Das diabetische Koma kann sich *schleichend* bei bekanntem Diabetes mellitus oder *rasch* innerhalb von Stunden, z. B. bei vorher nicht bekanntem juvenilem Diabetes mellitus, entwickeln. Müdigkeit, Appetitlosigkeit – diese im Gegensatz zum hypoglykämischen Koma, bei dem eher Hungergefühl vorliegt –, Übelkeit, Erbrechen, Durchfälle, Oberbauchschmerzen, diffuser Druckschmerz (DD: Appendizitis, Cholezystitis, Peritonitis), Exsikkose, *verminderter Bulbusdruck, Reflexausfälle,* Fieber bei Komplikationen und die große Kussmaul-Atmung beherrschen das klinische Bild. *Bewußtseinsstörungen* sind bei diabetischer Ketoazidose zunächst *nicht obligat.* Der Tod kann auch ohne längere vorhergehende Bewußtseinsstörung eintreten. **Psychische Frühsymptome** wie *Apathie, Paraphasien, psychotische Episoden, Stupor* und *flüchtige Bewußtseinsstörungen* können auf die drohende Gefahr hinweisen. – Bei der *Therapie* des diabetischen Komas ist neben der intravenösen Behandlung mit Insulin und hypotonen Salzlösungen die meist von der 3.–4. Std. nach Beginn der Insulinbehandlung an notwendige Substitution mit Kalium zu beachten, da sonst eine gefährliche, u. U. tödliche *Hypokaliämie* auftreten kann (36, 64).

Eine der **Sonderformen des Coma diabeticum** (36) ist das hyperosmolare Koma, bei dem extreme Hyperglykämien (bis 2000 mg/dl!) ohne Ketoazidose beobachtet werden und die zerebrale Symptomatik ausschließlich auf der hyperosmolaren Dehydratation des Zentralnervensystems beruht. Diese Komaform wird besonders bei Patienten mit Altersdiabetes beobachtet. Schwere Azidosen mit exzessiv hohen Laktätspiegeln ohne oder mit geringer Hyperglykämie kennzeichnen die *Laktazidose,* die insbesondere bei Kreislaufkomplikationen (Biguanidtherapie!) gesehen wurde. – Die Differentialdiagnose des diabetischen Komas und des **hypoglykämischen Schocks** ist auf Grund der bei der Hypoglykämie zu findenden vegetativen Symptome (s. o.) und der paroxysmalen neurologisch-psychopathologischen Erscheinungen gegenüber den erwähnten Symptomen beim diabetischen Koma meist kein Problem und durch einfache Laboratoriumsuntersuchungen wie Blutzuckerbestimmung, Urinuntersuchung auf Zucker und Azeton und evtl. eine Blutgasanalyse zu sichern.

Arterio- und Arteriolosklerose sind beim Diabetes mellitus häufiger als beim Stoffwechselgesunden anzutreffen. Dementsprechend finden sich auch **zerebrale vaskuläre Komplikationen** beim Patienten mit Diabetes mellitus mit besonderer Häufigkeit (DD: Formen des Coma diabeticum).

Etwa 80 % aller Patienten mit juvenilem Diabetes mellitus (Typ I), der durch plötzlichen Beginn, Neigung zu Ketoazidose, Insulinabhängigkeit und meist normales Körpergewicht oder Untergewicht gekennzeichnet ist, weisen nach ca. 20jähriger Krankheitsdauer eine **diabetische Retinopathie** (81) auf. Die Frühdiagnose der diabetischen Retinopathie wird durch die *Fluorescein*-Angiographie ermöglicht. – Weitere *diabetische Augenerkrankungen* (81) sind die *Katarakt,* die bei Diabetikern 4–6mal häufiger als bei Nichtdiabetikern gefunden wird (Prüfung der Glukosetoleranz bei allen Kataraktpatienten!), die *transitorische Myopie,* bei welcher die Refraktionsanomalien auf Grund osmotischer Veränderungen der Linse zum Zeitpunkt der Manifestation eines Diabetes mellitus oder auch bei drohendem Coma diabeticum vorkommen, und schließlich die *diabetische Iridopathie,* bei der mottenfraßähnliche Depigmentationen der Iris und Neovaskularisation gesehen werden. Bei der diabetischen Iridopathie werden Vorderkammerblutungen, u. U. mit Glaukomanfall, beobachtet. – Eine *Optikusatrophie* ohne Retinopathie wird bei etwa 1 % der Fälle von Diabetes mellitus beobachtet (persönliche Mitteilung von Prof. LUND, München).

Zusammenfassung

Die differentialdiagnostischen Überlegungen können selbstverständlich auch von den neurologischen oder psychiatrischen Symptomen ausgehen, deren Auftreten bei innersekretorischen Erkrankungen im folgenden zusammenfassend und *vereinfachend* dargestellt wird. Die Seitenhinweise sollen dem Leser erleichtern, sich über die spezifische Rolle eines Symptoms im Ablauf der einzelnen Krankheiten genauer zu orientieren.

Bewußtseinsstörungen (Koma), Orientierungsstörungen oder Synkopen werden beobachtet bei:
thyreotoxischer Krise (s. S. 6.48), Myxödemkoma (s. S. 6.53), Addison-Krise (s. S. 6.56), akutem Cushing-Syndrom (s. S. 6.58), akuter Hypophysenvorderlappeninsuffizienz (s. S. 6.61), dekompensiertem Diabetes insipidus (s. S. 6.65), Hyperventilation (s. S. 6.69), akutem Hyperparathyreoidismus (s. S. 6.69), Hypoglykämie (s. S. 6.71), Coma diabeticum (s. S. 6.72), Phäochromozytomanfall (s. S. 6.75).

Zerebrale Krampfanfälle werden beobachtet bei:
Myxödem (s. S. 6.54), Morbus Addison (s. S. 6.56), Cushing-Syndrom (s. S. 6.59), hormonaler Antikonzeption (s. S. 6.60), Osmoregulationsstörungen (s. S. 6.66), akutem und chronischem Hypoparathyreoidismus (s. S. 6.67), akutem Hyperparathyreoidismus (s. S. 6.69), Hypoglykämie (s. S. 6.70), Phäochromozytom (s. S. 6.75).

Delirante sowie paranoid-halluzinatorische Bilder und andere symptomatische Psychosen im engeren Sinne werden beobachtet bei:

thyreotoxischer Krise (s. S. 6.50), chronischer Hyperthyreose (s. S. 6.50), chronischer Hypothyreose (s. S. 6.54), chronischer Nebennierenrindeninsuffizienz (s. S. 6.56), Cushing-Syndrom (s. S. 6.58), postpartal (s. S. 6.60), akutem und chronischem Hypoparathyreoidismus (s. S. 6.67), Hyperparathyreoidismus (s. S. 6.69), Hypoglykämie (s. S. 6.71).

Zerebrale Herdsymptome und vaskuläre Komplikationen werden beobachtet bei:

Hyperthyreose (s. S. 6.50), Myxödemkoma (s. S. 6.53), chronischer Hypothyreose (s. S. 6.54), Cushing-Syndrom (s. S. 6.59), hormonaler Antikonzeption (s. S. 6.60), Hypoglykämie (s. S. 6.70), Diabetes mellitus (s. S. 6.72), Phäochromozytom (s. S. 6.75).

Ein zerebrales Defektsyndrom bzw. eine Oligophrenie wird beobachtet bei:

chronischer Hypothyreose (s. S. 6.55), Kretinismus (s. S. 6.55), chronischer Nebennierenrindeninsuffizienz (s. S. 6.56), genetischem Hypogonadismus (s. S. 6.60), chronischer Hypophysenvorderlappeninsuffizienz (s. S. 6.63), chronischem Hypoparathyreoidismus (s. S. 6.68), Hypoglykämie (s. S. 6.71).

Das sog. „endokrine" Psychosyndrom ist praktisch bei allen innersektretorischen Erkrankungen beschrieben worden, vgl. 6.58.

Das Elektroencephalogramm ist von Bedeutung bei:

thyreotoxischer Krise (s. S. 6.48), Hypothyreose (s. S. 6.54), Nebennierenrindeninsuffizienz (s. S. 6.56), Hypoparathyreoidismus (s. S. 6.68), hyperkalzämischer Krise (s. S. 6.69), Hypoglykämie (s. S. 6.71), Phäochromozytom (s. S. 6.75).

Augensymptome wie endokrine Orbitopathie, Katarakt, Retinopathie etc. finden sich bei:

Hyperthyreose vom Typ des Morbus Basedow (s. S. 6.51), hypothalamisch-hypophysären Erkrankungen (s. S. 6.64), chronischem Hypoparathyreoidismus (s. S. 6.68), Diabetes mellitus (s. S. 6.73).

Veränderungen der Stimme (vgl. Tab. 6.**5**), des Gehörs- und Geruchssinns spielen eine Rolle bei:

thyreotoxischer Krise (s. S. 6.48), Hypothyreose (s. S. 6.56), Virilisierung (s. S. 6.60), Akromegalie (s. S. 6.64).

Kopfschmerzen spielen eine Rolle bei:

endokriner Orbitopathie (s. S. 6.51), hormonaler Kontrazeption (s. S. 6.60), hypothalamisch-hypophysären Krankheitsbildern (s. S. 6.64), Hypoparathyreoidismus (s. S. 6.68), Hyperparathyreoidismus (s. S. 6.70), Hypoglykämie (s. S. 6.71), Phäochromozytom (s. S. 6.75).

Die neurologischen Symptome der hypothalamisch-hypophysären Krankheitsbilder werden an anderer Stelle dargestellt (s. S. 6.75).

In die differentialdiagnostischen Überlegungen bei Polyneuropathie sind einzubeziehen:

Hypothyreose (s. S. 6.56), Cushing-Syndrom (s. S. 6.59), Akromegalie (s. S. 6.64), sekundärer Hyperparathyreoidismus (s. S. 6.70), Diabetes mellitus (s. S. 6.73).

Hypotonie bzw. „autonome Insuffizienz", Libido- und Potenzverlust werden beobachtet bei:

Nebennierenrindeninsuffizienz (s. S. 6.57), Hypogonadismus (s. S. 6.60), Hypophysenvorderlappeninsuffizienz (s. S. 6.62), Hyperprolaktinämie (s. S. 6.63), Diabetes mellitus (s. S. 6.57).

Eine reversible Areflexie wird bei Addison-Krise (s. S. 6.56) und hyperkalzämischer Krise (s. S. 6.69) beobachtet; verlangsamter Achillessehnenreflex (s. S. 6.55).

Tremor wird beobachtet bei:

Hyperthyreose (s. S. 6.53), Hypoglykämie (s. S. 6.71), Phäochromozytom (s. S. 6.75).

Der tetanische Symptomenkomplex wird beobachtet bei:

Mineralokortikoidsyndrom (s. S. 6.60), akutem und chronischem Hypoparathyreoidismus (s. S. 6.68), Hypoglykämie (s. S. 6.71), Phäochromozytom (s. S. 6.75).

Symptom Muskelschwäche: vgl. Tab. 6.**4**.

Literatur

1 Anlauf, M., U. Werner, P. Merguet, T. Nitzsche, N. Graben, K. D. Bock: Klinisch-experimentelle Untersuchungen bei Patienten mit asympathikotoner Hypotonie. Dtsch. med. Wschr. 100 (1975) 924

2 Anthony, D., S. Dippe, F. D. Hofeldt, J. W. Davis, P. H. Forsham: Personality disorder and reactive hypoglycemia. Diabetes 22 (1973) 664

3 Aro, A., B.-A. Lamberg, R. Pelkonen: Hypothalamic endocrine dysfunction in anorexia nervosa. Acta endocr. (Kbh.) 85 (1977) 673

4 Bauer, H.: Der Einfluß endokriner Störungen auf die Stimme. Wien. klin. Wschr. 79 (1967) 850

5 Benini, A.: Pseudotumor cerebri. Gutartige intrakranielle Drucksteigerung. Schweiz. med. Wschr. 103 (1973) 921

6 Bleuler, M.: Endokrinologische Psychiatrie. Thieme, Stuttgart 1954

7 Bottermann, P., A. Kollmannsberger, K. Schwarz, K. Kopetz: Zur Diagnostik von Inselzelltumoren. Verh. dtsch. Ges. inn. Med. 73 (1967) 1083

8 Brossmann, D., W. Blanke, K.-J. Wießmann: Paraneoplastisches ACTH-Syndrom bei okkultem kleinzelligem Bronchialcarcinom. Intern. Prax. 21 (1981) 669

9 Bürger-Prinz, H., P. A. Fischer: Psychiatrie und Neurologie der Schwangerschaft. Enke, Stuttgart 1968

10 Dieterle, P., P. Bottermann, E. Dirr, F. Fahlbusch, H. Hamelmann, F. Kluge, K. Schwarz, P. C. Scriba: Akutes Auftreten eines Cushing-Syndroms bei Akromegalie. Verh. dtsch. Ges. inn. Med. 76 (1970) 911

11 Dinkel, L.: Die zerebrale Kernkalzinose. Ein Beitrag zur Ätiologie und Nosologie vom Röntgenbild her. Med. Klin. 62 (1967) 897

12 Editorial: Mortality among oral-contraceptive users. Lancet 1977/II, 727

13 Emrich, D., V. Bay, P. Freyschmidt, K. Hackenberg, J. Herrmann, A. von zur Mühlen, C. R. Pickardt, C. Schneider, P. C. Scriba, P. Stubbe: Therapie der Schilddrüsenüberfunktion. Dtsch. med. Wschr. 102 (1977) 1261
14 Erbslöh, F.: Das Zentralnervensystem bei Krankheiten der Drüsen mit innerer Sekretion. In Scholz, W.: Handbuch der speziellen pathologischen Anatomie und Histologie, Bd. XIII/2. Springer, Berlin 1958 (S. 1740)
15 Erbslöh, F., H. Bochnik: Symmetrische Pseudokalk- und Kalkablagerungen im Gehirn. In Scholz, W.: Handbuch der speziellen pathologischen Anatomie und Histologie, Bd. XIII/2. Springer, Berlin 1958 (S. 1769)
16 Fettes, I., D. Killinger, R. Volpé: Adrenoleukodystrophy: Report of a familiar case. Clin. Edocr. 11 (1979) 151
17 Fichman, M. P., N. Telfer, P. Zia, P. Speckart, M. Golub, R. Rude: Role of prostaglandins in the pathogenesis of Bartter's syndrome. Amer. J. Med. 60 (1976) 785
18 Flückiger, E., E. del Pozo, K. von Werder: Prolactin. Physiology, Pharmacology and Clinical Findings. Monographs on Endocrinology, vol. XXIII. Springer, Berlin 1982
19 Glück, Z., H. Boll, P. Weidmann, J. Flammer, W. H. Ziegler: Evaluation of autonomic neuropathy in diabetes mellitus. Comparison of clinical, functional and biochemical parameters. Klin. Wschr. 57 (1979) 457
20 Goldstein, D. A., L. A. Chui, S. G. Massry: Effect on parathyroid hormone and uremia on peripheral nerve calcium and motor nerve conduction velocity. J. clin. Invest. 62 (1978) 88
21 Gottstein, U.: Der Hirnkreislauf bei Hyperthyreose und Myxoedem. Verh. dtsch. Ges. inn. Med. 70 (1964) 921
22 Gottstein, U., F. H. Gabriel, K. Held, Th. Textor: Continuous monitoring of arterial and cerebral-venous glucose concentrations in man. Adventage, procedure and results. Horm. metabol. Res., Suppl. 7 (1977) 127
23 Hermann, J.: Neuere Aspekte in der Therapie der thyreotoxischen Krise (Übersicht). Dtsch. med. Wschr. 103 (1978) 166
24 Hoffmann, W. C., R. A. Lewis, G. W. Thorn: The electroencephalogram in Addison's disease. Bull. Johns Hopk. Hosp. 70 (1942) 335
25 Jahnke, K., B. Maas, G. Mödder: Hypakusis bei erworbener Hypothyreose. H.N.O. 27 (1979) 1
26 Jellinek, E. H.: The orbital pseudotumour syndrome and its differentiation from endocrine exophthalmus. Brain 92 (1969) 35
27 Karpati, G., B. Frame: Neuropsychiatric disorders in primary hyperparathyroidism. Arch. Neurol. (Chic.) 10 (1964) 387
28 Klippel, M.: Encéphalopathie addisonienne. Rev. neurol. 7 (1899) 898
29 König, M. P.: Was versteht man unter Kretinismus? In Oberdisse, K., E. Klein: Fortschritte der Schilddrüsenforschung. Thieme, Stuttgart 1962
30 König, M. P., Ch. Beckers, F. Delange, R. Höfer, F. Monaco, S. Varrone: Screening-Methoden zur Entdeckung der Hypothyreose bei Neugeborenen – Empfehlungen der Europäischen Schilddrüsen-Gesellschaft. Dtsch. med. Wschr. 103 (1978) 833
31 Kollmannsberger, A., J. Kugler: Zerebrale Herdsymptome während Hypoglykämien. Münch. med. Wschr. 109 (1967) 2222
32 Kollmannsberger, A., J. Kugler, K. Schwarz, P. C. Scriba: L'encéphalopathie thyréotoxique. Rev. neurol. 117 (1967) 124
33 Kramer, H. J.: Pharmakotherapie der hypotonen Regulationsstörung. Dtsch. med. Wschr. 103 (1978) 1899
34 Krönert, K., D. Luft, M. Eggstein: Die diabetische Neuropathie des autonomen Nervensystems. Dtsch. med. Wschr. 108 (1983) 749
35 Krüskemper, G., H. L. Krüskemper: Intelligenzhöhe und -struktur bei Schilddrüsenfunktionsstörungen. Dtsch. med. Wschr. 98 (1973) 2175
36 Landgraf, R.: Die Formen des Coma diabeticum. Z. Allg.-Med. 53 (1977) 1441
37 Landgraf, R., M. M. C. Landgraf-Leurs: Hypoglykämische Krisen. Diagn. u. Intensivther. 2 (1977) 81
38 Mann, K., W. Schöner, K. Maier-Hauff, R. Rothe, D. Jüngst, H. J. Karl: Vergleichende Untersuchung der endokrinen Ophthalmopathie mittels Ultrasonographie, Computertomographie und Fischbioassay. Klin. Wschr. 57 (1979) 831
39 Marguth, F.: Differentialdiagnostik der Geschwülste im Bereich des Türkensattels. Dtsch. med. Wschr. 89 (1964) 1839
40 Marschner, I., F. Spelsberg, W. G. Wood, P. C. Scriba: Diagnostik und Therapie des Hyperparathyreoidismus (Teil 1–3). Arzt im Krankenh. 34 (1981) 619, 690, 757
41 McConnell, R. J., C. E. Menendez, F. Rees Smith, R. I. Henkin, R. S. Rivlin: Defects of taste and smell in patients with hypothyroidism. Amer. J. Med. 59 (1975) 354
42 McFadzean, A. J. S., R. Yeung: Periodic paralysis complicating thyreotoxicosis in Chinese. Brit. med. J. 1967/I, 451
43 Müller, O. A., X. Baur, R. Fahlbusch, M. Madler, F. Marguth, C. Uhlig, P. C. Scriba, J. M. Bayer: Diagnosis and treatment of ACTH-producing pituitary tumors. In Fahlbusch, R., K. von Werder: Treatment of Pituitary Adenomas. Thieme, Stuttgart 1978 (p. 343)
44 Nieschlag, E.: Der männliche Hypogonadismus. Internist 20 (1979) 57
45 Oberdisse, K., E. Klein, D. Reinwein: Die Krankheiten der Schilddrüse, 2. Aufl. Thieme, Stuttgart 1980
46 Orthner, H.: Hypophysär-hypothalamische Krankheiten. In Uehlinger, E.: Handbuch der speziellen pathologischen Anatomie und Histologie, Bd. XIII/5. Springer, Berlin 1955
47 Petersen, P.: Die Psychiatrie des primären Hyperparathyreoidismus. Springer, Berlin 1967
48 Petersen, P.: Seelische Veränderungen bei hormonaler Kontrazeption der Frau. Dtsch. Ärztebl. 75 (1978) 1075
49 Pfannenstiel, P., W. Börner, M. Droese, D. Emrich, F. Erhardt, K. Hackenberg, H. G. Heinze, J. Herrmann, R. D. Hesch, K. Horn, F. A. Horster, K. Joseph, E. Klein, H. L. Krüskemper, A. von zur Mühlen, E. Oberhausen, D. Reinwein, K. H. Rudorff, H. Schatz, H. Schleusener, P. C. Scriba, K. W. Wenzel: Methoden und ihr stufenweiser Einsatz bei der Diagnostik von Schilddrüsenerkrankungen. Intern. Welt 2 (1979) 99
50 Piechowiak, H., W. Gröbner, H. Kremer, D. Pongratz, J. Schaub: Pseudohypoparathyroidism and hypocalcemic „myopathy". A case report. Klin. Wschr. 59 (1981) 1195
51 Pickardt, C. R., K. P. Boergen, H. G. Heinze: Endokrine Ophthalmopathie. Internist 15 (1974) 497
52 Pickardt, C. R., R. Fahlbusch: Chronische Hyperosmolalität, Adipsie und „sekundäre" Hypophysenvorderlappeninsuffizienz bei Hypothalamus-Schädigung. Internist 13 (1972) 45
53 Pickardt, C. R., P. C. Scriba: Schilddrüsenwachstum und Schilddrüsenüberfunktion bei Hypophysenvorderlappeninsuffizienz. Dtsch. med. Wschr. 95 (1970) 2166
54 Pongratz, D., P. C. Scriba: Muskelschwäche als Leit- und Warnsymptom bei Endokrinopathien (Referat). Verh. dtsch. Ges. inn. Med. 84 (1978) 846
55 Reimer, F.: Das Hirnoedem als Zwischenfall der Insulin-Subkomabehandlung. Schweiz. Arch. Neurol. Neurochir. Psychiat. 100 (1967) 203
56 Reinwein, D.: Diagnostik der endokrinen Ophthalmopathie (Verhandlungsbericht). Dtsch. med. Wschr. 104 (1979) 758
57 Schleusener, H., G. Schernthaner, W. R. Mayr, P. Kotulla, U. Bogner, H. Habermann, R. Finke, H. Meinhold, K. Koppenhagen, D. Emrich, K. W. Wenzel, K. Joseph: HLA-Typisierung und Bestimmung schilddrüsenstimulierender Antikörper bei hyperthyreoten Patienten (Referat). Verh. dtsch. Ges. inn. Med. 87 (1981) 389
58 Schrappe, O.: Psychosen bei Endokrinopathien. Internist 16 (1975) 10
59 Schwarz, K., P. Dieterle, W. Hochheuser, A. Kollmannsberger, M. Müller-Bardorff, P. C. Scriba: Zur Klinik der Nebennierenrindeninsuffizienz. Med. Klin. 62 (1967) 551
60 Schwarz, K., P. C. Scriba: Endokrin bedingte Encephalopathien (Referat). Verh. dtsch. Ges. inn. Med. 72 (1966) 238
61 Scriba, P. C.: Tetanie und Hypoparathyreoidismus, Pseudohypoparathyreoidismus (Referat). Verh. dtsch. Ges. inn. Med. 85 (1979) 304
62 Scriba, P. C.: Typische Risiken und vermeidbare Fehler der Therapie: Endokrinologie und Stoffwechsel. Internist 23 (1982) 155

63 Scriba, P. C., O. A. Müller, R. Fahlbusch: Hypothalamisch-hypophysäres Cushing-Syndrom. Verh. dtsch. Ges. inn. Med. 86 (1980) 51
64 Scriba, P. C., H. Djonlagic, G. Müller-Esch: Endokrines System und Schock. Internist 23 (1982) 433
65 Scriba, P. C., C. R. Pickardt: Endokrin-metabolische Krisen. Diagn. u. Intensivther. 1 (1976) 13
66 Scriba, P. C., K. von Werder: Hypothalamus und Hypophyse. In Siegenthaler, W.: Klinische Pathophysiologie, 5. Aufl. Thieme, Stuttgart 1982 (S. 294)
67 Scriba, P. C., K. von Werder, J. Richter, K. Schwarz: Ein Beitrag zur klinischen Diagnostik des ektopischen ACTH-Syndroms. Klin. Wschr. 46 (1968) 49
68 Smith, D. W., R. M. Blizzard, L. Wilkins: The mental prognosis in hypothyroidism of infancy and childhood. A review of 128 cases. Pediatrics 19 (1957) 1011
69 Spatz, R.: Pseudotumor cerebri? Über die nichttumorös bedingte Stauungspapille. Münch. med. Wschr. 109 (1967) 1097
70 Spelsberg, F., M. A. Dambacher, P. C. Scriba: Klassifikation, Diagnostik und Behandlung des primären Hyperparathyreoidismus im Umbruch. Chirurg 46 (1975) 215
71 Spelsberg, F., R. Landgraf, R. Wirsching, G. Heberer: Klinik, Diagnostik und Behandlung des organischen Hyperinsulinismus. Münch. med. Wschr. 120 (1978) 547
72 Stoll, W. A.: Die Psychiatrie des Morbus Addison, insbesondere seiner chronischen Formen. Thieme, Stuttgart 1953
73 Toledo, S. P. A., G. A. Medeiros-Néto, M. Knobel, E. Mattar: Evaluation of the hypothalamic-pituitary-gonadal function in the Bardet-Biedl syndrome. Metabolism 26 (1977) 1277
74 Tyrrell, J. B., R. M. Brooks, P. A. Fitzgerald, P. B. Cofoid, P. H. Forsham, C. B. Wilson: Cushing's disease. Selective transsphenoidal resection of pituitary microadenomas. New Engl. J. Med. 298 (1978) 753
75 Uhlich, E.: Das Syndrom der inadäquaten ADH-Sekretion (SIADH) „Schwartz-Bartter-Syndrom“. Klin. Wschr. 55 (1977) 307
76 Ullerich, K., O. Fischedick, D. Uhlenbrock, R. Rohwerder: Die Bedeutung der Computertomographie für die Diagnose und Therapiebeurteilung der endokrinen Orbitopathie. Akt. Endokr. Stoffw. 4, Suppl. 1 (1983) 30
77 Volpé, R.: The role of autoimmunity in hypoendocrine and hyperendocrine function. With special emphasis on autoimmune thyroid diseases. Ann. intern. Med. 87 (1977) 86
78 v. Werder, K., R. Fahlbusch, R. Landgraf, C. R. Pickardt, H. K. Rjosk, P. C. Scriba: Medical treatment of hyperprolactinemia associated with pituitary tumor. In Fahlbusch, R., K. von Werder: Treatment of Pituitary Adenomas. Thieme, Stuttgart 1978 (S. 377)
79 v. Werder, K., R. Goebel, O. A. Müller: Hirsutismus. Ursachen, Diagnostik, Therapie. Internist 20 (1979) 75
80 Werder, E. A., J. A. Fischer, R. Illig, H. P. Kind, S. Bernasconi, A. Fanconi, A. Prader: Pseudohypoparathyroidism and idiopathic hypoparathyroidism: Relationship between serum calcium and parathyroid hormone levels and urinary cyclic adenosine-3'-5' monophosphate response to parathyroid extract. J. clin. Endocr. 46 (1978) 872
81 Wessing, A., G. Meyer-Schwickerath, M. Spitznas, M. Vogel: Diabetes und Auge. In Oberdisse, K.: Handbuch der inneren Medizin, 5. Aufl., Bd. VII/2B: Diabetes mellitus. Springer, Berlin 1977 (S. 364)

Nebennierenmarkstumor – Phäochromozytom

Von H. Sack

Das Phäochromozytom ist ein Tumor des chromaffinen Zellsystems. Es kann sich überall dort entwicklen, wo chromaffines Gewebe vorkommt. In etwa 80% wächst es in der *Marksubstanz der Nebennieren;* ca. 20% der Geschwülste liegen *extraadrenal,* wobei die Ganglien des abdominellen Anteils vom Grenzstrang und vor allem des Zukkerkandlschen Organs an der Aortenbifurkation bevorzugt werden. Bei Erwachsenen tritt es in 5 bis 10%, bei Kindern in etwa 20% *doppelseitig* oder *multipel* auf. Das Phäochromozytom kann familiär gehäuft auftreten; daher ist eine Untersuchung der Familienmitglieder angezeigt. Nicht selten besteht eine Kombination von Phäochromozytom und Phakomatose (Neurofibromatose Recklinghausen, von Hippel-Lindau-, Sturge-Weber-Krankheit, tuberöse Hirnsklerose) (9).
Wesentliche Bedeutung hat das Phäochromozytom in den letzten Jahren im Rahmen der multiplen endokrinen Adenopathie (MEA) erhalten. Beim Typ MEA 24 kommt es im Zusammenhang mit einem medullären Schilddrüsenkarzinom vor (Sipple-Syndrom) (1). Beim Typ 2B (13) findet sich ein bilaterales Phäochromozytom im Zusammenhang mit medullären Schilddrüsenkarzinomen, oraler und intestinaler Ganglieneuromatose sowie marfanoidem Habitus und Skelettanomalien.
Maligne metastasierende Phäochromozytome sind relativ selten. Neben Leber, Lungen, Knochen und speziell auch neurologisch relevanten Wirbelmetastasen (LWS-Syndrom bis zum kompletten Querschnitt) kann das Gehirn von Metastasen befallen sein, die mitunter nach Art einer miliaren Aussaat auftreten und unter schweren zerebralen Allgemeinsymptomen rasch zum Tode führen (6).
Die **hormonelle Zusammensetzung** der intraadrenalen Tumoren weist eine erhebliche Beimengung von Adrenalin auf. Extraadrenale Tumoren, die dem sympathischen Gewebe entstammen, produzieren fast ausschließlich Noradrenalin. Art und Menge der gebildeten Katecholamine und die keiner nervalen Steuerung unterliegende Wirkstoffabgabe bestimmen die bunten klinischen Erscheinungsbilder, die für die intern-neurologische Diagnostik von besonderem Interesse sind, da sie eine Fundgrube für Fehldiagnosen bilden. Bei Verlaufsbeobachtungen maligner Phäochromozytome stellten wir fest, daß sich die Werte zunächst für Adrenalin, später für Noradrenalin normalisierten, während die Abbauprodukte, insbeson-

dere das Methylnoradrenalin deutlich pathologisch erhöht blieben. Ein zusätzlicher Hinweis für Malignität ist die vermehrte Ausscheidung von Dopa, Dopamin (Vorstufen von Adrenalin und Noradrenalin) und Homovanillinsäure. Das Phäochromozytom zeigt in 80% *Anfallscharakter,* wobei der Blutdruck im Intervall normoton oder dauernd hyperton ist, aber eindeutig aufgepfropfte Krisen erkennen läßt. Die **typische Krise** überfällt den Kranken *plötzlich* und *brutal* mit *Blutdruckspitzen* bis über 300 mmHg systolisch und 200 mmHg diastolisch. Damit verbunden sind *starke pulsierende Kopfschmerzen* mit *Leichenblässe* sowie *Schweißausbruch, Zittern, Unruhe, Herzklopfen, Arrhythmien, Engegefühl in der Brust, Schwindel, Übelkeit, Erbrechen, Hitzegefühl, Atemnot, Orthostaseneigung* und *Sehstörungen.* Der Kopfschmerz kann Halbseitencharakter haben und damit zu der Diagnose *Migräne, Menière-Krankheit* oder *Hirntumor* führen.

Die **klinische Symptomatik** ist vielgestaltig. Sie kann von Anfall zu Anfall wechseln und ist abhängig von dem Allgemeinzustand und dem Alter des Patienten (10). So ertragen gelegentlich Jugendliche extrem hohe Blutdruckanstiege ohne nennenswerte subjektive Beschwerden. Bei ihnen stehen dann **häufig neurologische Erscheinungen** so weit im Vordergrund, daß sie unter *Verdacht auf* **Enzephalitis, Apoplexie, zerebrales Anfallsleiden** (8) sowie *nervöser Übererregbarkeit* in ein Krankenhaus eingewiesen werden.

Der 11jährige Junge R.B. wurde am 28. 6. wegen Gewichtsverlust, starkem Durst, schneller Ermüdbarkeit, Kopfschmerzen untersucht. Diagnose: Herzfehler bei Herzinnenhautentzündung. 5. 7.: Zahnextraktion mit Lokalanästhesie zu Hause. Nach kurzer Zeit Bewußtlosigkeit mit tonisch-klonischen Krämpfen. Krankenhausaufnahme: tief komatöses, mageres Kind, fahle Blässe, schweißbedeckt, tachykard, Areflexie, Trismus, enge Pupillen, RR nicht mitgeteilt. Nach Klinikaufnahme: Liquor: 16/3 Zellen, Gesamteiweiß 428 mg%, Liquorzucker 85 mg%; auf Schmerzreize wieder reagierend, starke Unruhe, sehr blaß, schweißbedeckt, hyperkinetische Gesichtsmimik, schrilles Schreien, Babinsky-Reflex bds. positiv, Spastik, Tachykardie von 140 Schlägen/Min., RR 90/55 mmHg, Meningismus, Leukozytose von 21 600, Liquor blutig. Allmähliche Erholung. 10 Tage später wieder akute Verschlechterung: Opistotonus, Blick nach rechts oben, starre weite Pupillen, Schlucklähmung, verwaschene Sprache, Kreislaufverfall, unstillbares Erbrechen. Liquor: Gesamteiweiß 208 mg%, Zellzahl normal. Augenhintergrund: starkes Papillenödem und frische Blutungen, Sehverschlechterung; Verdacht auf Hirntumor bzw. Hirnabszeß nicht bestätigt. RR und Katecholaminausscheidung erhöht. Diagnose: Phäochromozytom. Nach alphaadrenerger Blockade mit Dibenzyran Besserung und in der Folgezeit unter Dibenzyrantherapie Normalisierung der Symptome und des Blutdrucks, Besserung des Augenhintergrundes und Rückbildung der Hemiparese: EKG und EEG normal. Operation: 19,8 g schweres Phäochromozytom der Nebenniere.

In diesem Fall hatten die hypertonischen Krisen mit Enzephalopathie zum Hirnödem, zur Ischämie und zu Blutungen geführt.

So können **zerebrale Krämpfe** auch unter dem Bild von *Jackson-Anfällen* auftreten. In dem von Koffler u. Mitarb. (2) mitgeteilten Fall bestanden 2½ Jahre Krisen mit zerebralen Anfällen, so daß man eine Epilepsie annahm. Erst die plötzlich aufgetretene Hemiparese lenkte die Aufmerksamkeit auf das vaskuläre Geschehen.

Die Phäochromozytomkrankheit führt häufig und frühzeitig zu **zerebrovaskulären Herdausfällen,** wenn sich ein Dauerhochdruck entwickelt hat oder rasch aufeinanderfolgende Krisen auftreten.

Bei dem 56jährigen W. T. war das dramatische Ereignis einer Apoplexie (schlaffe Hemiparese links, Fazialis- und Okulomotoriusparese rechts) das erste Symptom (Hemiplegia alternans superior Weber), das eine permanente Hypertonie und nachfolgend deren hormonelle Ursache erkennen ließ. Bei der Aufnahme: neben den neurologischen Ausfällen RR 300/200 mmHg, mit Schwankungen zwischen 230/190 mmHg und 170/115 mmHg und eine ausgeprägte orthostatische Regulationsstörung mit Blutdruckabfall auf 130/120 mmHg. Augenhintergrund: frische und alte Blutungen, Degenerationsherde. Postoperativ (Phäochromozytom der Nebenniere rechts 28 g) blieb eine Hypertonie von 160/100 mmHg; die Hemiparese bildete sich weitgehend zurück, die Okulomotoriusparese war unverändert.

Dieses Beispiel zeigt, daß Phäochromozytom-Patienten mitunter ohne wesentliche Vorboten an einer Apoplexie erkranken (8).

Gelegentlich geben **flüchtige Paresen, Sprachstörungen** und **Verwirrtheitszustände** den ersten Hinweis auf einen vaskulären Prozeß.

Der 17jährige S. K. litt seit 6 Jahren unter anfallsweise auftretenden migräneartigen Kopfschmerzen mit Erbrechen und Anfällen von Herzjagen sowie Kreislaufregulationsstörungen. Bei einem solchen Anfall kam es zu motorischen Sprachstörungen und einer Parese des rechten Armes. Wir stellten neben den charakteristischen Phäochromozytomsymptomen Blutdruckkrisen von normalen Ausgangswerten bis zu 300/220 mmHg fest. Die Katecholaminausscheidung im Urin war erhöht. Nach Entfernung des Phäochromozytoms Normalisierung des Befundes.

Bei einer anderen Patientin kam es im Gefolge einer schon längere Zeit bestehenden Hypertonie zu einer akuten Hirnschwellung, die mit Herdsymptomen und einem Verwirrtheitszustand einherging.

Die 43jährige Frau M. H. verlor 1945 durch einen Unfall die rechte Niere. Seit 1957 labile Hypertonie. Seit 1963 litt sie an anfallsweisen Kopfschmerzen, Schweißausbruch, innerer Unruhe, Herzklopfen, Angstgefühl und Übelkeit. April 1967 nach mehrstündiger Bückarbeit im Garten plötzlich Verwirrtheitszustand von 40 Min. Dabei konnte sie nicht sprechen, erkannte ihre Kinder nicht mehr und lief ziellos durch den Garten. Bei uns – bereits unter Ruhebedingungen – Blutdruckspitzen von 300/190 mmHg. Leitsymptome dieser akuten hypertonischen Enzephalopathie infolge des später nachgewiesenen Phäochromozytoms waren eine passagere Totalaphasie als Herdsymptom und ein exogen-psychotisches Allgemeinsyndrom.

Psychische Veränderungen in Form von hochgradiger Erregbarkeit, Angstgefühlen und Agitationen, die sich vorwiegend in der Krise, aber auch im Intervall äußern, gehören zu den häufigsten Symptomen beim Phäochromozytom. Nach unseren Erfahrungen beobachtet man sie besonders bei einer stark erhöhten Adrenalinproduktion.
Nervöse Störungen und hysteriforme Reaktionen, gepaart mit Tachykardie, Hyperhidrose, Abmagerung, Heißhunger, systolischer Blutdrucksteigerung, erhöhtem Grundumsatz, Tremor, Schwellung der Schilddrüse verleiten zur Annahme einer *Thyreotoxikose* (8).
Synkopale Anfälle – nichtepileptische Paroxysmen – mit Bewußtseins- und Tonusverlust können allein oder in Verbindung mit Kopfschmerzen oder Herzsensationen das klinische Erscheinungsbild beherrschen (10).

Die 37jährige I. B. litt seit ihrem 16. Lebensjahr vor der Menstruation an kurzdauernder Bewußtlosigkeit ohne zerebrale Entäußerungen. In den letzten 3 Jahren: anfallsweise krampfartige, hämmernde und pulssynchrone Kopfschmerzen, verbunden mit Schweißausbruch, Herzklopfen, Angstgefühl und Nervosität. Eines Tages trat nach Anstrengung eine Unregelmäßigkeit des Herzschlages auf, und sie verlor für Sekunden das Bewußtsein. Blutdruck 240 mmHg systolisch. 2 Monate später kam es erneut zu einer Sekunden anhaltenden Synkope, der kardiale Sensationen vorausgegangen waren. Auf Grund extrem labiler Hypertonie und orthostatischer Regulationsstörung sowie einer Erhöhung der Katecholaminausscheidung im Urin stellte man die Verdachtsdiagnose Phäochromozytom, die bei uns bestätigt wurde. Neurologischer Status und EEG o.B. EKG: gehäufte multifokale Extrasystolen, intraventrikuläre Störung des Erregungsrückganges. Nach der Operation des Phäochromozytoms EKG und Blutdruck normalisiert. Keine synkopalen Anfälle mehr.

In der *Schwangerschaft* sollte bei Blutdrucksteigerungen nicht nur an eine Eklampsie gedacht werden, sondern auch an das Vorliegen eines Phäochromozytoms.
Die sicherste Methode zum Nachweis eines Phäochromozytoms ist die *quantitative* **Bestimmung der Katecholamine:** Adrenalin und Noradrenalin sowie ihrer Metaboliten 0-Methyladrenalin und 0-Methylnoradrenalin und der Vanillinmandelsäure im 24-Stunden-Urin. Durch Fortschritte in der Bestimmungsmethode dieser Hormone im Blut und im Urin gelingt in hohem Prozentsatz der Nachweis auch kleinerer Tumoren. Eine alleinige Bestimmung der Vanillinmandelsäure im Urin ist nicht ausreichend, da sie in 20–30% falsche Werte ergibt. In vereinzelten Fällen, in denen bei begründetem Verdacht eines Phäochromozytoms die beweisende Erhöhung der Katecholamine und ihrer Metaboliten nicht eindeutig ist, kann man nach individueller Alpharezeptorenblockade als **Provokationsmethode** ohne Risiko den Glukagon-Dibenzyran-Test durchführen (5).
Als einfache Screening-Methode hat sich in den letzten Jahren der **Katecülttest** (12) durchgesetzt, da er einerseits keinen wesentlichen Laboraufwand erfordert, andererseits die Treffsicherheit bei ca. 90% liegt.
Wenn auch aus der Art und der Menge der ausgeschiedenen Katecholamine gewisse Rückschlüsse auf die Tumorlage gezogen werden können, so bleibt das *Problem der* **Lokalisation** dieser Tumoren unverändert bestehen. Welche *Untersuchungstechniken zur Lösung des Lokalisationsproblems* können angewandt werden?
Als primäre Untersuchung die *konventionelle Röntgendiagnostik* einschließlich einer Tomographie der Nieren- und Nebennierenregion sowie der Thorax- und Abdominalübersichtsaufnahme.
Als Vorfelddiagnostik sollte die *Sonographie* angewandt werden, da die fortgeschrittene Technik es erlaubt, auch kleinere Tumoren im Bereich der Nebennieren nachzuweisen. Die Untersuchung belästigt den Patienten nicht und ist frei von jeder Strahlenbelastung, was im Hinblick auf das meist jugendliche Alter der Patienten nicht unwesentlich ist. Als weiteren Schritt sollte man die **Computertomographie** (3) einsetzen. Sie ist für den Kranken wenig belastend und ihre Strahlendosis nicht größer als bei einem i.v. Urogramm. Sie vermag Raumforderungen im Nebennierenmark darzustellen ab 0,5–1 cm Durchmesser. So ist ihre Treffsicherheit groß. Aber auch mit dieser Methode ist der Nachweis kleiner extraadrenal gelegener Tumoren nicht unproblematisch (1).
Sollte mit diesen Methoden noch keine Lokalisationsdiagnostik gelungen sein, steht der *Vena-cava-***Etagenkatheter** mit etagenweiser Bestimmung der Katecholamine zur Verfügung, wobei gleichzeitig bei der Untersuchung auch eine beidseitige *Nierenphlebographie* (4) erfolgen sollte.
Die *Arteriographie* (4, 7) hat den Vorteil, daß man oft besser zusätzliche extraadrenale Tumoren erkennen kann. Meist gelingt auch der Nachweis ossärer Metastasen, die in den Anfangsstadien stark vaskularisiert sind. Die Arteriographie hat weiterhin den Vorteil, daß man bei solitären adrenalen Tumoren die Möglichkeit der präoperativen Tumorembolisation in geeigneten Fällen ausnutzen kann, womit man Kreislaufkomplikationen für die geplante Operation erheblich vermindert. Eine Arteriographie sollte nur durchgeführt werden, wenn die pressorische Wirkung der Katecholamine durch vorhergehende Blockade der adrenergen Rezeptoren unterbunden ist.
In neuester Zeit hat die Aussagefähigkeit der Szintigraphie bei der Lokalisation des Phäochromozytoms außerordentlich an Bedeutung gewonnen. Durch die Untersuchung mit ^{131}J-metaiodo-

benzylguanidin ist es gelungen, auch extrarenale sowie multiple, benigne oder maligne Phäochromozytome mit großer Treffsicherheit nachzuweisen (11, 14, 15).
Die rechtzeitige operative Entfernung des Phäochromozytoms bedeutet eine echte Heilung.

Literatur

1 Dabels, J., P. Sander, H. Bormann: Multiple endocrine Adenopathie Typ 2B. Dtsch. med. Wschr. 107 (1982) 1515–1551
2 Koffler, J. A., G. Buck, H. Wingard, Ph. Hitschkock, G. Gutheric, R. S. Teague: A case of pheochromocytoma. J. Endocr. 10 (1950) 897
3 Mödder, U., R. Lang, J. Rosenberger, G. Friedmann: Einsatz der Computertomographie in der Diagnostik von Nebennierenerkrankungen. Internist 23 (1982) 99–105
4 Mühlhoff, G., D. Pohle, H. Sack: Röntgendiagnostik beim Phäochromozytom unter besonderer Berücksichtigung der Angiographie und ihrer spezifischen Vorbehandlung. Fortschr. Röntgenschr. 199 (1973) 3
5 Mühlhoff, G., H. Sack: Zur Problematik von Provokationsmethoden beim Phäochromozytom. Med. Welt (1976) 24
6 Mühlhoff, G., H. Sack: Atypische und maligne Phäochromozytome. In Kröpelin, T.: Pathologie und Radiologie von Hochdruck- und Nierenerkrankungen. Thieme, Stuttgart 1977 (S. 130–149)
7 Neuhaus, J., H. Sack: Arteriographie beim Phäochromozytom. Angiographie und ihre Leistungen. Thieme, Stuttgart 1968 (S. 152)
8 Sack, H.: Neurologische Erscheinungen beim Phäochromozytom. Münch. med. Wschr. 111 (1969) 535–541
9 Sack, H., J. F. Koll: Erkennung, Beurteilung und Behandlung des symptomatischen Hochdrucks. Enke, Stuttgart 1959
10 Sack, H., J. F. Koll: Das Phäochromozytom. Ergebn. inn. Med. Kinderheilk. 19 (1963) 446–555
11 Sisson, J. C., M. S. Fragaer, T. W. Valk, D. M. Wieland, M. C. Tobes, W. H. Beierwaltes, N. W. Thompen: Scintigraphic localisation of pheochromocytoma. New. Engl. J. Med. 305 (1981)
12 Strobach, H.: Ein Screening-Test zur Diagnose des Phäochromozytoms und des Neuroblastoms. Kassenarzt 16 (1976) 1947
13 Steiner, A. L., A. D. Goodmann, S. R. Powers: Study of a kindred with pheochromocytoma, medullary thyroid carcinoma, hyperparathyreoidism and Cushing's disease: Multiple endocrine neoplasia type 2. Medicine (Baltimore) 47 (1968) 371
14 Fischer, M., W. Vetter, B. Winterberg, J. Friemann, H. Vetter: ^{131}J-metaiodobenzylguanidin-Scintigraphie zum Nachweis eines Phaeochromocytoms. Nuc. Compact. 14, 356–360
15 Fischer, M., W. Vetter, B. Winterberg, J. Hengstmann, W. Zidek, J. Friemann, H. Vetter: Scintigraphic localization of phaeochromocytomas. Clin. Endocrin. 20 (1984) 1–7

Dystrophische Prozesse des Zentralnervensystems

Von F. Erbslöh † und K. Kunze

Spongiöse Dystrophien

Wernicke-Enzephalopathie

Unter den exogenen, metabolisch bedingten dystrophischen Prozessen des Zentralnervensystems ist die *Wernicke-Enzephalopathie* („akute hämorrhagische Polioencephalitis superior" [349]) die gefährlichste. Denn sie ist im Hirnstamm lokalisiert und führt über die charakteristische Wernicke-Trias: *Ophthalmoplegie, Ataxie* und *Bewußtseinsstörung* hinaus zu lebensgefährlichen vegetativ-systemischen Krisen mit Erbrechen, Temperatur- und Pulsanstieg, Hypothermie, Atemstörungen und zerebral ausgelösten Kreislaufschocksymptomen (136). Nur eine frühzeitige Erkennung macht es möglich, durch sofortige hochdosierte Vitamin-B_1-Zufuhr im Rahmen einer neurologischen Intensivüberwachung und -behandlung die Lebensgefahr abzuwenden.
Nicht nur die unterschiedlich ausgeprägte Symptomatik, sondern vor allem auch unterschiedliche Verläufe mit akuten bzw. subakuten Formen einerseits und chronischen bzw. subklinischen Verlaufsformen andererseits machen die Abgrenzung gegenüber anderen Enzephalopathien initial durchaus schwierig. Nicht selten wird die Diagnose erst bei der Sektion gestellt, wie Harper (130) in Australien mit einer Analyse von 51 Fällen zeigen konnte, die nur in 14% klinisch diagnostiziert wurden. Die Häufigkeit der Wernicke-Enzephalopathie in einem größeren Sektionsgut wird mit 2% angegeben (335a), wobei selbst unter Berücksichtigung der Tatsache, daß der Alkoholismus bei Männern häufiger ist als bei Frauen, auffällt, daß diese Enzephalopathie bei Frauen unverhältnismäßig häufiger ist, was nur z. T. mit unterschiedlichen Trinkgewohnheiten erklärt werden kann (335b).
Die zentral-vegetativen Systemreaktionen werden durch die Einbeziehung des Dienzephalons, des Mesenzephalons und bulbopontiner vegetativer Zentren in den dystrophischen Zerfallsprozeß hervorgerufen. Die Prozeßlokalisation im Bereich der periventrikulären Grisea des Hirnstammes, der akute Beginn und das neurohistopathologische Prozeßbild des spongiös-dystrophischen Zerfalls mit pseudoenzephalitischem Gewebssyndrom (36, 92, 246, 300) kennzeichnen das Krankheitsbild und bestimmen seine klinische Symptomatologie, Verlaufscharakteristik und damit auch die Gefährdung der Patienten.

Neuropathologie und Vorkommen

H. Spatz hat wegen der *neurohistopathologischen Befunde* die Wernicke-Enzephalopathie auch als „Pseudoenzephalitis" (300) bezeichnet. Das pseudoenzephalitische Gewebssyndrom ist durch ein Nebeneinander von regressiven Veränderungen mit spongiösen Markauflockerungen und unvollständigen Gewebsnekrosen, Schrankenstörungen mit serös-plasmatischen Exsudationen und erheblichen reaktiven Glia- und Gefäßwandproliferationen gekennzeichnet (92, 246). Der spongiöse Zerfall beruht auf einer progressiven intrazytoplasmatischen Vakuolenbildung in Glia- und Endothelzellen und einer lamellären Markscheidenauftreibung (119). Axonale Degenerationen und Nervenzellnekrosen werden erst in fortgeschrittenen Stadien des degenerativen Prozesses gefunden (36). Kleine perivasale Blutungen sind nur in ca. 20% der Fälle vorhanden (335a), also kein charakteristischer Bestandteil des besonderen Krankheitsprozesses. Sie entstehen erst sekundär im Läsionsbereich durch präfinale Kreislaufstörungen und sind als Schockfolgen am lokal vorgeschädigten Gefäßsystem zu deuten.

Die *Prozeßlokalisation* der Wernicke-Enzephalopathie im Hirnstamm ist charakterisiert durch einen symmetrischen Befall der periventrikulären Grisea bis hinauf zum Hypothalamus mit Corpora mamillaria und Infundibulum sowie zum Thalamus (70) und Fornix einerseits und kaudalwärts über den Aquäduktbereich hinunter bis zur Höhe der Abduzenskerne andererseits.

Die kaudale motorische Hirnnervengruppe bleibt mit Ausnahme der Gegend der dorsalen Vaguskerne immer frei. Daher rührt das Attribut „superior", das WERNICKE (349) zur Abgrenzung von den echten entzündlichen Krankheitsbildern des Hirnstammes, bei denen die kaudale motorische Hirnnervengruppe bevorzugt betroffen ist, hinzufügte (z. B. „Polioencephalitis inferior" bei der Poliomyelitis). WERNICKE weist auch auf die Beteiligung des *N. opticus,* VICTOR (335a) auf die des Lobus anterior des *Kleinhirns,* COLMANT (70) auf die des *Thalamus* hin.

Das *Zentralnervensystem* ist nicht nur mit dem topistisch begrenzten dystrophischen Hirnstammprozeß an der Erkrankung beteiligt, sondern auch mit einer überwiegend funktionellen Allgemeinstörung, die sich in exogenen Psychosen und Bewußtseinsveränderungen äußert. Dabei kommt es in 80% der Fälle zu dem charakteristischen psychotischen Syndrom der **Korsakow-Psychose,** d. h. des amnestischen Symptomenkomplexes mit Konfabulationstendenz. Diese besondere Form der Psychose wird durch das Zusammentreffen der stoffwechselbedingten zerebralen Allgemeinstörung mit einem besonders ausgeprägten dystrophischen Prozeß im Bereich der dorsomedialen Thalamuskerne (335) und der Corpora mamillaria (105) erklärt.

Das *periphere Nervensystem* ist mit großer Regelmäßigkeit im Sinne einer Polyneuropathie miteinbezogen (165). Das *Rückenmark* ist nur ausnahmsweise und in Abhängigkeit vom jeweiligen Grundleiden, z. B. Alkoholismus, im Sinne eines funikulären Syndroms mitbetroffen.

Die Wernicke-Enzephalopathie kommt in mehr als 80% der Fälle beim **chronischen Alkoholismus** vor. Sie ist unter den Spätkomplikationen des Alkoholismus am Nervensystem am meisten gefürchtet. Ihre relative Häufigkeit bei Alkoholikern hat eher abgenommen.

Klinisches Bild und Verlauf

Die klinische Symptomatik der Wernicke-Enzephalopathie, sowohl bei den akuten wie auch chronischen Formen, die in *okulären Symptomen,* der *Ataxie* und dem *Korsakow-Syndrom* besteht, tritt in unterschiedlicher und wechselnder Kombination auf und bereitet besonders im Fall einer initialen Monosymptomatik diagnostische Schwierigkeiten. Allerdings kommt es praktisch in allen Fällen zu *okulären Symptomen,* so daß diesem im Zusammenhang mit dem Psychosyndrom die Bedeutung einer Leitsymptomatik zukommt (32, 216, 335).

Dabei handelt es sich im wesentlichen um doppelseitige Abduzensparesen, horizontale Blickparesen und Nystagmus. Weniger häufig bis selten findet sich eine ein- oder doppelseitige Ptosis oder Pupillenanomalie. Die *Ataxie* ergibt sich durch die Beteiligung des vestibulären Systems und des Zerebellums und zeigt sich vor allem in einer *Gangataxie,* die in schweren Fällen auch dazu führen kann, daß die Patienten überhaupt nicht stehen können. Sie findet sich in 60–100% der Fälle, zahlenmäßig nicht ganz so häufig wie die *Polyneuropathie,* mit der sich von seiten der Symptomatik hier Überschneidungen ergeben können.

Bei der Polyneuropathie handelt es sich um eine akrodistale, an den unteren Extremitäten stärker ausgeprägte, vorwiegend sensible und geringer motorisch ausgeprägte Neuropathie, die sowohl mit Markscheiden- wie auch Axonschädigungen einhergeht.

Die Zunahme der Ophthalmoplegie mit Auftreten von Miose und Pupillenträgheit bzw. -starre und eine Progression der *motorisch-dystaktischen Störungen* unter schwerer Dysarthrie und extrapyramidalen Hyperkinesen, schließlich das Hinzutreten der gefürchteten, zentral ausgelösten *vegetativen Systemreaktionen* zeigen ein rasches Fortschreiten des dystrophischen Prozesses an, der dann innerhalb weniger Tage zum *Tod im Koma* unter Kreislaufversagen führen kann. Bei rechtzeitigen, hier ausnahmsweise intravenösen Vitamin-B_1-Gaben und Intensivbehandlung beträgt die Mortalität der Wernicke-Enzephalopathie beim chronischen Alkoholismus nur noch 10–20%; bei anderen Grundleiden hängt der Ausgang von deren therapeutischer Beeinflußbarkeit ab. Wird die akute Phase der Wernicke-Enzephalopathie mit Hilfe der Vitamin-B_1- und Schocktherapie überwunden, so bilden sich die vegetativen Reaktionen und die Ophthalmoplegien rasch zurück, während die Ataxie und das Korsakow-Syndrom noch persistieren. Hier ist die Rückbildungszeit sehr viel länger und hängt nicht allein von der Thiaminzufuhr ab (250).

Es kann vorkommen, daß lediglich das Delirium tremens das Ganze einleitet und es ohne weitere greifbare vegetative Störungen bzw. Augensymptome zum Exitus kommt. Die Diagnose der „hämorrhagischen Polioenzephalopathie“ wird dann erst auf dem Sektionstisch gestellt. Der Prozeß verläuft ebenso rapide, daß die klassischen neurologischen Symptome gar nicht zur Beobachtung kommen können, weil der Kranke schon tief bewußtseinsgestört ist.

Die **Differentialdiagnose** der Wernicke-Enzephalopathie ist nicht schwer, wenn die Alkoholanamnese bekannt ist und man an diese Komplikation denkt.

Ein *basilärer Schlaganfall mit vorwiegend zerebellarer Symptomatologie* kann einer Wernicke-Enzephalopathie außerordentlich ähnlich sein, insbesondere wenn ein- oder beidseitige Augenmuskelstörungen vorhanden sind, doch vermißt man dabei in der Regel nicht den *vaskulären Drehschwindel.*

Vaskuläre, mediane und paramediane Hirnstammsyndrome können die Wernicke-Enzephalopathie imitieren. Castaigne u. Mitarb. (63) haben die Schwierigkeiten der Abgrenzung medianer pedunkulärer und tegmentothalamischer Erweichungsherde mit Ophthalmoplegie und Hypersomnie von der Wernicke-Enzephalopathie anhand einer klinisch-neuropathologischen Studie dargestellt. Tatsächlich müssen eine beidseitige komplette externe Ophthalmoplegie mit Ptose und ein- oder doppelseitige Beteiligung der Pupilleninnervation mit weiter, reaktionsloser Pupille eher an einen vaskulären Herd denken lassen. Ähnliches gilt für diskrete sensible, motorische, pyramidale und extrapyramidale Halbseitensymptome und blande „quantitative“ Bewußtseinsstörungen ohne Korsakow-Psychose, die auch bei Alkoholikern auf einen primären Gefäßprozeß hinweisen.

Auch die vertikale Blicklähmung, das *Parinaud-Syndrom,* gehört nicht zum Bild der Wernicke-Enzephalopathie, sondern eher zu ischämischen Insulten, Blutungen und Tumoren im Bereich der Mittelhirnhaube, der Umgebung des Aquaeductus cerebri und besonders bei Befall des Nucleus interstitialis Cajal. Auf vaskulärer Basis führt der Verschluß der kleinen retromamillären Aa. pedunculares thalamoperforantes zu vertikalen Blicklähmungen mit Pupillenstörungen, Ataxie und Tremor (19).

Hier kommt es sehr auf die exakte neurologische Analyse an, die den umschriebenen mesenzephalen Herd von der oral- und kaudalwärts weiter ausgreifenden Wernicke-Enzephalopathie abzugrenzen hat, wobei leichte pyramidale und extrapyramidale Halbseitensymptome oder Seitenbetonungen auf den vaskulären Herdprozeß hinweisen.

Die Abgrenzung von *vaskulären Hirnstammsyndromen* oder *kleinen Blutungen* in diesem Bereich ist auch nach Einführung der Computertomographie aufgrund technischer Schwierigkeiten noch nicht ausreichend möglich. Immerhin verfügen wir über 2 Beobachtungen, bei denen bei chronischem Alkoholabusus kleine Blutungen im Hirnstammbereich im Rahmen der klinischen Gesamtsymptomatik für das aktuelle Auftreten einer akuten Wernicke-Enzephalopathie verantwortlich zu machen waren.

Primäre und sekundäre *Vierhügeltumoren* führen zu schwerer Ataxie, zentralen Hörstörungen und oft zu Blickerschwerungen nach beiden Seiten. Das kann zu erheblichen Abgrenzungsschwierigkeiten gegenüber der Wernicke-Enzephalopathie führen. Man darf sich also nicht auf die alte Faustregel von Bruns (58) verlassen, daß Vierhügeltumoren im Unterschied zu der Wernicke-Enzephalopathie immer eine vertikale Blickparese verursachen.

Bei den *Mittelhirntumoren* und besonders bei den mesenzephalen *Einklemmungssyndromen* infolge supratentorieller Raumbeengung sind neben Abduzens-, Okulomotorius- inkl. Pupillenstörungen und den gefürchteten vegetativen Reaktionen (Tachykardie [195]) besonders die frühen Zeichen der Enthirnungsstarre, beiderseitiger Spontan-Babinski-Reflex und Streckmechanismen der unteren Extremitäten als Unterscheidungsmerkmal zur Wernicke-Enzephalopathie zu beachten. Analoges gilt auch für die traumatischen Mittelhirnläsionen bei schweren Unfällen.

Die Differentialdiagnose zum *supratentoriellen Hirntumor* muß das isolierte Auftreten von Abduzenslähmungen, häufiger bei frontoparietalen Tumoren, und von Okulomotoriuslähmungen, häufiger bei temporalen Tumoren, berücksichtigen (235).

Die differentialdiagnostische Abgrenzung der nichtalkoholischen Wernicke-Enzephalopathie von *pontinen Metastasen* maligner Tumoren kann insbesondere beim Bronchialkarzinom auf allergrößte Schwierigkeiten stoßen, da man an eine paraneoplastische metabolische Hirnstamm- und Kleinhirnaffektion unter dem Bild der Wernicke-Enzephalopathie nur selten denkt, während die Annahme von Metastasen immer naheliegt.

Ebenso wie die Gefäßmißbildungen und Tumoren des Hirnstamms und des Kleinhirns müssen auch die *Hirnstammenzephalitiden* und Meningoenzephalitiden ggf. von der Wernicke-Enzephalopathie differentialdiagnostisch abgegrenzt werden, dies insbesondere, wenn kein Alkoholismus vorliegt. Die Wernicke-Enzephalopathie geht nicht mit einem Meningismus, wohl aber häufig mit einer durch Gegenhalten vorgetäuschten Nackensteife einher. Große Bedeutung kommt daher dem *Liquorbefund* zu, der bei der Wernicke-Enzephalopathie über eine leichte bis mäßige Eiweißvermehrung und minimale Pleozytose nicht hinausgeht.

Zur Abgrenzung der *Entmarkungsenzephalitiden* ist die Analyse der motorischen Störungen aufschlußreich. Bulbäre und pseudobulbäre Dysarthrien und entsprechende Tetraplegien sprechen gegen die Wernicke-Enzephalopathie, während den entzündlichen Prozessen, selbst der akuten multiplen Sklerose, eine akut hervortretende hochgradige Gang- und Standataxie ohne Pyramidenbahnzeichen fremder ist.

Pathogenese und Biochemie

Wernicke hat schon 1877 anhand seines ersten Falles gezeigt, daß die „akute hämorrhagische Polioencephalitis superior" nicht nur beim Alkoholismus, sondern auch bei einer schweren Magenerkrankung vorkommen kann. Es handelte sich um eine 20jährige Näherin, welche 2 Monate nach einer Schwefelsäurevergiftung mit schwersten Ösophagus- und Magenschleimhautstrikturen eine Pylorusstenose entwickelte und häufig erbrach. Nach diesem klassischen Fall sind weitere Beobachtungen von „gastrogenen" Wernicke-Enzephalopathien bei Pylorusstenosen und Magenkarzinomen, aber auch bei Gastrektomierten mit gastrogenen Digestionsstörungen und Malabsorptionssyndromen bekanntgeworden (214).
Wichtig, wenn auch selten sind die Wernicke-Enzephalopathien bei akuten Pankreatitiden und Pankreasnekrosen, schließlich bei Mangelernährungs- und Fehlernährungszuständen in Gefangenenlagern und nach Gastroenteritiden (92, 344). Auch andere schwere Allgemeinerkrankungen wie fieberhafte Infekte, Pneumonien, maligne Tumoren können zur Wernicke-Enzephalopathie führen.
Die Erkennung der Wernicke-Enzephalopathie bei Nichtalkoholikern mit internistischen, insbesondere gastrointestinalen Grundleiden, malignen Tumoren und anderen schweren Allgemeinerkrankungen ist besonders schwierig und wichtig.

Ein gemeinsamer pathogenetischer Faktor der *alkoholischen* und der *nichtalkoholischen* Wernicke-Enzephalopathie ist der **Thiaminmangel,** dessen metabolische Auswirkungen auf den Kohlenhydratstoffwechsel des Gehirns offenbar unter den Bedingungen akuter zusätzlicher Stoffwechselbelastungen, Infekte, Erbrechen, Hypochlorämie, Hypernatriämie, Azidose, Sauerstoffmangel, Intoxikationen u.a.m., zu plötzlicher Dekompensation neigen. Durch akuten Thiaminmangel läßt sich bei zahlreichen Versuchstieren ein der Wernicke-Enzephalopathie analoger zerebral-dystrophischer Prozeß hervorrufen, während chronischer Thiaminmangel parallel zur Gewichtsabnahme der Tiere eher eine Polyneuropathie hervorruft (92).

Ein *akuter Mangel des Thiaminpyrophosphats* (TPP) führt in dem auf kontinuierliche Kohlenhydratverwertung angewiesenen Hirnstoffwechsel zu schwerwiegenden metabolischen Störungen des Struktur-, Aktions- und Energiestoffwechsels (92, 93).

Schon zu Beginn des Glukoseabbauweges ist TPP für eine geregelte Verarbeitung von Glukose-6-phosphat im Zytoplasma erforderlich. Es ist nämlich Koenzym der Transketolasen, die eine Schlüsselstellung im Pentosephosphatzyklus einnehmen. Das Gehirn ist besonders reich an Transketolasen, insbesondere der Hirnstamm von den Corpora mamillaria bis zur Brücke.

Einen weiteren, wenn auch weniger spezifischen Hinweis auf den Vitamin-B_1-Mangel gibt ein Anstieg des *Brenztraubensäure-* und nachfolgend des *Milchsäurespiegels im Blut* bei der Wernicke-Enzephalopathie.

Wernicke-Enzephalopathie beim Alkoholismus

Sie ist die weitaus häufigste Form. Ihre Pathogenese ist eng an die besonderen Konditionen des Alkoholkonsums und an die gastrointestinalen Folgekrankheiten des chronischen Alkoholismus gebunden. Die durch die Alkoholintoxikation hervorgerufene habituelle Stoffwechselabänderung infolge der Metabolisierung des Äthylalkohols selbst stellt nicht die eigentliche Ursache der Wernicke-Enzephalopathie dar, wohl aber eine zusätzliche Belastung, insbesondere für den NAD-abhängigen Energiestoffwechsel.
Wichtig ist, daß sich eine zusätzliche Behinderung der Thiaminabsorption durch große Einzeldosen von Äthanol akut hervorrufen läßt (320). Eine weitere Voraussetzung für das Effektivwerden des Thiaminmangels ist eine gewohnheitsmäßig kohlenhydratreiche Ernährung, die ebenfalls beim Alkoholiker häufig mit gegeben ist.

Gastrogene Wernicke-Enzephalopathien

Sie kommen besonders bei Pylorusstenosen und rezidivierenden Ulzera mit Penetration ins Pankreas sowie beim Magenkarzinom vor (59, 108, 215). Sie sind auch nach weitgehenden Magenresektionen beschrieben worden. Tatsächlich läßt sich bei diesen Krankheiten eine verminderte Absorption von Thiamin häufig nachweisen.
Es ist nicht richtig, allein von „gastrogenen" Wernicke-Enzephalopathien zu sprechen. *Pankreas-, Leber- und Dünndarmfunktionsstörungen* wirken nicht nur beim chronischen Alkoholismus, sondern auch bei primären Magenleiden an der Entstehung des B_1-Defizits im Körper mit. Auch *Hyperemesis* sowie Mangel- und Fehlernährungszustände kommen als Ursachen in Frage (344).

Eine 51jährige Frau wird stuporös in eine Klinik eingewiesen. Wegen einer Hyperglykämie (273 mg/100 ml), Glykosurie und Azetonausscheidung vermutet man ein beginnendes diabetisches Koma und beginnt eine Insulinbehandlung mit Glukose- und Kochsalzinfusionen. Die Patientin erbricht dauernd; die Bewußtseinsstörungen nehmen zu; aus einem Rucknystagmus nach allen Seiten entwickelt sich eine Blickparese nach oben. Nach Absetzen des Insulins schwanken die Blutzuckerwerte spontan zwischen 250 und 50 mg/100 ml. Wir werden zugezogen und finden das Bild einer typischen Wernicke-Enzephalopathie. Die klinisch-chemischen Untersuchungen ergeben nun Anzeichen von durch das schon 3 Wochen bestehende Erbrechen ausgelöster Hypochlorämie, Hypokaliämie und „Salzmangelurämie". Ursache des *habituellen Erbrechens* war ein psychotischer Schub mit der Zwangsvorstellung, sämtliche Speisen seien vergiftet.

ESTHER FRANTZEN (99) hat einen tödlich verlaufenden Fall von Wernicke-Enzephalopathie bei einem 56jährigen Mann im Anschluß an einen 4 Monate langen *Hungerstreik* mit 7 Wochen langer minimaler Fehlernährung gesehen. Das Krankheitsbild verlief klassisch mit Ophthalmoplegie, Nystagmus und Ataxie, und am 11. Tag folgte der Ausbruch der deliranten Psychose und des Korsakow-Syndroms.

Ähnlich schwere Verläufe mit 40% Todesfällen sind von WARDENER u. LENNOX (344) noch 1947 im Verlauf von *„nutritional neuropathies"* in den Gefangenen- und Konzentrationslagern im Fernen und Mittleren Osten beobachtet und beschrieben worden.

Weiter tritt die Wernicke-Enzephalopathie als Komplikation der *akuten Pankreatitis* und der *subakuten Pankreasnekrose* auf, wie wir in 2 Fällen beobachten konnten.

Wernicke-Enzephalopathie bei anderen internistischen Allgemeinerkrankungen

Die im Schrifttum beschriebenen Fälle von Wernicke-Enzephalopathie bei schweren fieberhaften Infekten, Pneumonien, Tumoren, nach Operationen entwickeln sich meistens aus einem Schocksyndrom mit Kreislaufkollaps und Koma. Oft wird das neurologische Syndrom dabei gar nicht mehr recht manifest, sondern die Patienten verbleiben im Koma, und erst die Sektion fördert die Wernicke-Enzephalopathie als Komplikation zutage. Die Differentialdiagnose der *postkomatösen Defektzustände nach Narkosezwischenfällen,* Herzstillständen usw. zur Wernicke-Enzephalopathie kann außerordentlich schwierig sein.

Infantile Wernicke-Enzephalopathie infolge Malnutrition

Sie kommt bei *Säuglingen* und *Kleinkindern* vor. Sie kündigt sich durch große allgemeine Muskelschwäche und Fieber an und wird unter akuter Tetraparese mit Tonusvermehrung und Pyramidenbahnzeichen, Ataxie, Krämpfen und Koma manifest. Augenmuskelparesen können fehlen.

Die Erkrankung wurde zuerst 1916 in Japan als *„Brustmilchintoxikation"* beobachtet (284, 314). Vitamin-B_1-Gaben können eine dramatische Besserung hervorrufen (121). Nicht immer liegt eine Unterernährung oder Fehlernährung bzw. ein Ernährungsschaden zugrunde (62, 96, 326).

Bei Kindern jenseits des 1. Lebensjahres kommen chronische Verläufe von bis zu 1 Jahr Dauer und tödlichem Ausgang vor (326, 328). Differentialdiagnostisch sind diese nicht auf eine B_1-Avitaminose oder eine Malnutrition zurückzuführenden „idiopathischen" Formen der **spongiösen Dystrophien des frühen Kindesalters** von der echten Wernicke-Enzephalopathie klinisch kaum abzugrenzen, es sei denn durch den längeren Verlauf, das Fehlen einer Erhöhung des Pyruvatspiegels im Blut (168) und das therapeutische Versagen der Vitamin-B_1-Zufuhr. Familiäre Fälle sind beschrieben worden (96, 190). Nach subakutem Verlauf zeigt sich *neuropathologisch* bei derartigen Kindern das Bild der subakuten nekrotisierenden Enzephalomyelopathie (Leigh) mit Bevorzugung des Hirnstammes (192). Über den spongiös-dystrophischen Entmarkungsprozeß hinaus kommt es dabei auch zu einer erheblichen neuroaxonalen Dystrophie.

Der *Tractus opticus* ist im Gegensatz zur echten Wernicke-Enzephalopathie bei diesen nicht avitaminotischen Wernicke-Syndromen in der Regel mitbetroffen.

Zentrale pontine Myelinolyse

Bei der zentralen pontinen Myelinolyse als weiterer lokaler Sonderform exogener spongiöser Dystrophien des Zentralnervensystems kann der lokale neurologische Prozeß ganz hinter dem *zerebralen Allgemeinsyndrom* verborgen bleiben.

So sahen JACOB u. SPALKE (149) einen 50jährigen Alkoholiker, der wegen psychischer Erregungszustände bei chronischem Alkoholismus schon mehrfach stationär behandelt worden war. Auffällig waren bei dem bewußtseinsgetrübten Patienten die allgemeine Muskelschwäche und die respiratorische Insuffizienz. Der Patient verstarb innerhalb von 10 Tagen an einer einschmelzenden Pneumonie. Neuropathologisch fanden sich eine schwere zentrale pontine Myelinolyse und eine auf die Corpora mamillaria beschränkte Wernicke-Enzephalopathie.

Für die *Klinik* der zentralen pontinen Myelinolyse ist charakteristisch, daß sie mit einer **deliranten Psychose** beginnt, in die hinein sich eine schwere, rasch fortschreitende **Tetraparese** und **Bulbärparalyse** entwickelt (2, 116b).

Sie ist Ausdruck der dystrophischen Markscheidendegeneration bei lebhafter Gliaprogressivität im Bereich des Brückenfußes. Die Axone bleiben analog den Verhältnissen beim Lückenherd im Rahmen der funikulären Spinalerkrankung lange erhalten und werden erst in fortgeschrittenen Fällen in den dystrophischen Prozeß einbezogen (280). Ausgeprägte Entmarkungen der Kleinhirnbäumchen mit entsprechender Gliaproliferation werden regelmäßig neben dem Hauptprozeß der zentralen pontinen Myelinolyse gefunden.

Die Reihe der *Grundkrankheiten,* bei denen es zu dieser Spezialform einer exogenen spongiösen Dystrophie kommt, entspricht weitgehend dem Spektrum von Grundkrankheiten bei der Wernicke-Enzephalopathie. Eine besondere pathogenetische Nuance liegt allerdings darin, daß *Mineralhaushaltsstörungen* mit Hypernatriämie und Dehydratation in der Vorgeschichte auffällig häufig gefunden werden (149, 209, 335b). Auch Kinder sind davon betroffen. Profuse Durchfälle im Rahmen von Darminfektionen gehen dem Prozeß voraus (206). Fälle mit schwerer Pankreatitis und nachfolgendem Malabsorptionssyndrom sind bekanntgeworden.

Wir sahen dies ebenso wie Sherins u. Verity (293) bei einer *jungen Alkoholikerin,* allerdings in 2 Schüben mit im Intervall verbleibendem pontozerebellarem Defekt. Colmant (69) spricht deshalb von „pontozerebellarer Dystrophie".
In einem weiteren, anatomisch gesicherten Fall hatten wir bei einem hochgradig abgezehrten Patienten mit Bronchialkarzinom wegen der innerhalb weniger Wochen aufgetretenen Pseudobulbärparalyse mit zerebellar-ataktischer Komponente eine *pontine Metastase des Bronchialkarzinoms* vermutet. Im Szintigramm war allerdings ebensowenig wie neuroradiologisch in der Vertebralisangiographie etwas Pathologisches gefunden worden. Die Sektion erbrachte die überraschende diagnostische Klärung: zentrale pontine Myelinolyse mit pellagraähnlichen Nervenzellchromatolysen und Kleinhirnatrophie.

Die zentrale pontine Myelinolyse mit ihrem bulbopontinen, oft pseudobulbären Syndrom kommt auch als Komplikation bei Urämikern vor, insonderheit ist sie bei Fällen von Nierentransplantation beobachtet worden, bei denen die immunosuppressive Therapie eine Abstoßung der transplantierten Nieren nicht verhüten konnte (280).

Marchiafava-Bignami-Syndrom (spongiöse Dystrophie des Balkens)

Sherins u. Verity (293) beobachteten bei einem 48jährigen überernährten, chronisch rückfälligen *Alkoholiker* einen akuten Schub einer rezidivierenden Pankreatitis mit Hyperlipämie und hyperosmotischem, nicht ketonämischem hyperglykämischem Koma und danach am 3. Tag Auftreten eines Delirium tremens mit nachfolgendem akinetischem Mutismus. Neuropathologisch fand sich neben einer zentralen pontinen Myelinolyse eine schwere Demyelinisierung im Corpus callosum und Gyrus occipitotemporalis lateralis, also die Kombination mit der von Marchiafava u. Mitarb. (205) erstmals beschriebenen symmetrischen Degeneration der zentralen Gebiete des Balkens. Die Kombination des Marchiafava-Bignami-Syndroms mit einer Wernicke-Enzephalopathie ist öfter beschrieben worden (335a).

Der *spongiös-dystrophische Entmarkungsprozeß* geht bei längerer Prozeßdauer über den Balken hinaus und befällt auch die Hirnschenkel, die vordere Kommissur, den N. opticus und die Sehstrahlung, die Hirnschenkel und das Hemisphärenmark (289). Verwirrtheitszustände, psychischer Abbau, akinetischer Mutismus und Koma sowie Krämpfe, Tremor, Tonusvermehrung und schließlich auch Lähmungen werden klinisch beobachtet.
Auch bei diesem Syndrom, das in Deutschland nur vereinzelt, häufiger dagegen in Italien (Wermut?) beschrieben wurde, scheint der chronische Alkoholismus nicht der einzige Ursachenkomplex zu sein.

Progressive multifokale Leukoenzephalopathie

Bei den symptomatischen, nichtalkoholischen Formen der Wernicke-Enzephalopathie und der pontinen Myelinolyse, insbesondere jenen Fällen mit einseitig beginnender Herdsymptomatik, muß differentialdiagnostisch eine andere erworbene Erkrankung aus dem Formenkreis der subakuten leukodystrophischen Prozesse beachtet werden, die progressive multifokale Leukoenzephalopathie von Aström u. Mitarb. (11). *Neuropathologisch* liegen dem Krankheitsbild größere subkortikale und zerebellare Entmarkungsprozesse mit Neigung zum nekrotischen Zerfall zugrunde. Charakteristisch sind ein Übergreifen der großen Entmarkungsherde von den subkortikalen Marklagern in die Windungstäler der Hirnrinde hinein, eine starke Beteiligung des Kleinhirns einschließlich der Körnerschicht und vor allen Dingen eine überschießende progressive Reaktion der Astroglia mit Alzheimer-Formen.
Die Erkrankung beginnt *klinisch* meist mit Halbseitenstörungen und ataktischen Symptomen, führt zu Tetraparesen, Dysarthrien, zentralen Sehstörungen und schließlich über psychotische Episoden zu einem schweren dementiellen Abbau oder zum Koma. Der Verlauf ist immer konsequent progredient, meist subakut. Es gibt aber auch akute und eher subchronische Verlaufsformen als Ausnahme.
Bei gleichem Altersspektrum wie bei der Creutzfeldt-Jakob-Krankheit dominieren aber multiple Herdsymptome und weniger extrapyramidale Störungen.
Das *Elektroenzephalogramm* bringt nur unspezifische Veränderungen teils allgemeiner, teils fokaler Art; der *Liquor* bleibt meist normal. Deshalb liegt pathogenetisch eher ein degenerativer als ein entzündlicher Prozeß nahe.
Es hat sich gezeigt, daß die progressive multifokale Leukoenzephalopathie eine *Zweitkrankheit bei malignen Herderkrankungen* ist, so bei chronischer lymphatischer und myeloischer Leukämie, Lymphosarkom, Polycythaemia vera, Lymphogranulomatose, Sarkoidosen (67), Tuberkulosen und Karzinomatosen. Sie kommt nur ausnahmsweise ohne diese malignen Basiskrankheiten vor, mitunter bei alten leber- und herzkranken Patienten (258).
Die Differentialdiagnose zur multiplen Sklerose spielt eine besondere Rolle: das späte Lebensalter, fehlende immunologische Abwehrreaktionen und damit insbesondere das Fehlen einer Gammaglobulinvermehrung im Liquor cerebrospinalis stellen die maßgeblichen Unterscheidungsmerkmale dar.

Creutzfeldt-Jakob-Krankheit

(spastische Pseudosklerose Jakob; subakute präsenile spongiöse Enzephalomyelopathie; präsenile kortikostriothalamospinale Dystrophie)

Unter den *spongiösen Dystrophien* nimmt die Creutzfeldt-Jakob-Krankheit eine Sonderstellung ein, und zwar was das präsenile Manifestationsalter (40.–70. Lebensjahr), den Krankheitsprozeß selbst (glioneuronale Dystrophie [287]) sowie seine kortikostriothalamospinale Lokalisation mit verschiedenen Schwerpunkten anbetrifft und weil schließlich bei ihr zwar sporadische Beobachtungen die Regel sind (95%), Heredität (dominanter Vererbungsmodus) aber als Ausnahme ebenfalls vorkommt.

Bei der Creutzfeldt-Jakob-Krankheit handelt es sich um einen autochthonen, weitgehend auf die graue Substanz beschränkten, alle motorischen Systeme und den Thalamus bevorzugenden *glioneuronalen dystrophischen Prozeß*. Er ist neurohistopathologisch durch eine massive Astrogliaprogressivität bei zurücktretender neuronaler Degeneration und durch eine Neigung zum gliogenen Status spongiosus in der grauen Substanz charakterisiert. Biochemisch haben sich keine Charakteristika gefunden (309); extrazerebral fehlen sowohl kennzeichnende als hinweisende Befunde.

Das **klinisch-neurologische Bild** ist gekennzeichnet durch:

1. progressive psychische Veränderungen mit psychotischen Reaktionen, Anfallsepisoden und fortschreitender Demenz,
2. motorische Reiz- und Ausfallserscheinungen, die mehr oder weniger alle motorischen Systeme betreffen (kortikal-pyramidal, striär-extrapyramidal, zerebellar, bulbospinal-nukleär).

Regelmäßig sind striäre Hyperkinesen, Myoklonien und artikulatorische Sprachstörungen vorhanden. Letztere können bis zur Anarthrie führen. Kortikale Sehstörungen (131) und eine hochgradige Ataxie (57, 98) können früh in Erscheinung treten.

Die Krankheit *verläuft subakut* bis subchronisch-progredient und führt in 50% der Fälle innerhalb von 6 Monaten, in weiteren 40% innerhalb von 18 Monaten meist über einen Dezerebrationszustand zum Tode.

Das *Manifestationsalter* läßt einen breiten Gipfel im Präsenium mit ca. 40% aller Fälle zwischen 50 und 60 Jahren, 30% der Fälle zwischen 40 und 50 Jahren und 20% zwischen 60 und 70 Jahren erkennen. Heredität ist die Ausnahme.

In einzelnen Familien ist die Krankheit gehäuft beobachtet worden, am eindrucksvollsten unter den 10 bekannten Familien mit Creutzfeldt-Jakob-Krankheit über 4 Generationen in der berühmten Familie Backer (150, 171, 172). Die *endogene Form* wird um das 45. Lebensjahr manifest, in einem Fall auch 10 Jahre später, und verläuft ½–2 Jahre progressiv. Die Erkrankung wird *autosomal dominant* mit hoher Penetranz vererbt. Äußere und interne *Ursachen* sind nicht bekannt. In 8% der Fälle spielt chronischer Alkoholismus anamnestisch mit herein (172). Deshalb sind zunächst metabolische Enzephalopathien, insbesondere der symptomatische Wilsonismus mit dementiellem Abbau bei chronischem Alkoholismus und Leberzirrhose sowie die Pellagraenzephalopathie, abzugrenzen.

Bei der Creutzfeldt-Jakob-Krankheit fehlen entsprechend schwere chronische Leberschäden und das von äußeren Umständen abhängige Undulieren und Remittieren der psychischen und neurologischen Symptome.

Chronische Intoxikationen, insbesondere die phänomenologisch sehr ähnliche Manganenzephalopathie sowie die Enzephalopathia mercurialis und saturnina, müssen erwogen werden (247).

Zerebrovaskuläre Krankheitsbilder, z.B. die Hochdruckenzephalopathie mit vaskulärem Parkinson-Syndrom und progressiver Pseudobulbärparalyse und die ihr verwandte progressive vaskuläre subkortikale Enzephalopathie Binswanger, sind nicht leicht von der Creutzfeldt-Jakob-Krankheit zu unterscheiden. Berücksichtigt man aber die massiven extrapyramidalen Hyperkinesen und Myoklonien, die zerebellare Ataxie und die bulbären und spinalen nukleären Atrophien bei der Creutzfeldt-Jakob-Krankheit, so wird auch hierbei die Abgrenzung erleichtert.

Die genannten psychischen und neurologischen Schwerpunktsymptome bezeichnen die Richtungen, in denen die **differentialdiagnostischen** Erwägungen gehen müssen: Stehen die psychischen Symptome im Vordergrund, so ist zunächst an die präsenilen atrophisierenden Prozesse, insbesondere an den *Morbus Pick,* zu denken, der allerdings nicht so rasch verläuft. Das gleiche gilt bei Dominieren der extrapyramidalstriären Hyperkinesen oder zerebellar-ataktischer Symptome für die Differentialdiagnose zur Chorea Huntington, aber auch zur olivopontozerebellaren Atrophie (162), dies insbesondere, wenn es sich um die seltenen Fälle mit dominantem Erbgang handelt. Weiterhin ist an die *Spätfälle* der familiären diffusen Sklerose und der Myoklonusepilepsie zu denken. Die meisten der letztgenannten Krankheiten beginnen allerdings ebenfalls sehr viel früher und neigen zum chronischen und nicht zum subakuten Verlauf.

Bei einem 69jährigen Mann mit dem Krankheitsbild der spastischen Pseudosklerose im Sinne von Jakob (191) stand die an den Beinen aufsteigende spastisch-rigide *Tetraparese* mit *Pseudobulbärparalyse* im Vordergrund. Gleichzeitig kam es zu einem schweren organischen Psychosyndrom, das bemerkenswerterweise nach 1jährigem Verlauf teilweise remittierte. Im EMG gelang uns hier der Nachweis einer *nukleären Atrophie* mit Faszikulationspotentialen und Denervationszeichen.

Dieser Typ der Creutzfeldt-Jakob-Krankheit mit *Schwerpunkt im Bereich der spinalen und bulbären Nuklei* ist differentialdiagnostisch besonders zu beachten. Er verläuft als myatrophische Lateralsklerose mit progressiver Demenz, bietet aber auch außer der besonders schweren Dysarthrie immer auch extrapyramidale Hyperkinesen, mitunter auch zerebrale Krampfanfälle.

Besonders bedeutsam ist die differentialdiagnostische Abgrenzung der Creutzfeldt-Jakob-Krankheit gegenüber subakuten entzündlichen Erkrankungen des Zentralnervensystems. Dies gilt insbesondere wieder für die sporadischen Fälle.

Die subakute sklerosierende Panenzephalitis (SSPE) (Pette-Döring: Panenzephalitis, van Bogaert: subakute sklerosierende Leukoenzephalitis, von Bodechtel u. Guttmann [37] zuerst beschrieben) betrifft zwar vor allem Kinder und Jugendliche, das Krankheitsbild ist aber dem Bild der subakuten spongiösen Enzephalopathie Creutzfeldt-Jakob klinisch sehr ähnlich: Abbau der intellektuellen Leistungen und extrapyramidale, speziell myoklonische, ataktische und pseudobulbäre Symptome, zentrale bzw. kortikale Erblindung und progressive Demenz führen schließlich zu einem Dezerebrationssyndrom. Der Verlauf ist wie beim Morbus Creutzfeldt-Jakob subakut und dauert Monate, nur selten 2–3 Jahre. Partielle Remissionen kommen vor (358). Charakteristisch für die subakute sklerosierende Panenzephalitis sind eine IgG-Vermehrung und der Nachweis von oligoklonalen Banden im Liquor, der serologische Nachweis von Masernantigenen mit Titeranstieg sowie EEG-Veränderungen.

Gibbs u. Mitarb. (114) haben 1968 durch Inokulation von suspendiertem Hirngewebe aus Biopsien von Patienten mit Creutzfeldt-Jakob-Krankheit Schimpansen infiziert und bei ihnen eine spongiöse glioneurale Dystrophie mit psychischer Beeinträchtigung, Ataxie, Intentionstremor und Myoklonieanfällen der oberen Extremitäten ausgelöst. Die Krankheit begann nach einer Inkubationszeit von etwa 13 Monaten und verlief subakut. Die weitere Übertragung von den infizierten auf gesunde Schimpansen gelang ebenfalls (112, 114). Auch auf andere Affen gelang die Übertragung (104).

Auf diesem **ätiologischen Hintergrund** ist die klinische Analogie der Creutzfeldt-Jakob-Krankheit zu anderen gesicherten *„slow virus infections"*, zu *Scrapie* und *Visna* der Schafe, zur *subakuten sklerosierenden Panenzephalitis* der Kinder und Jugendlichen und vor allen Dingen zur *Kuru-Krankheit* bei der Urbevölkerung im östlichen Hochland von Neuguinea von allergrößter Bedeutung (324). Diese Krankheiten sind nämlich *neuropathologisch* sämtlich durch eine glioneuronale Dystrophie mit Neigung zum Status spongiosus und überschießender zellulärer Astrogliaprogressivität charakterisiert, also durch ein eigenes, vom enzephalitischen Gewebssyndrom verschiedenes dystrophisches neurohistopathologisches Krankheitsbild. *Klinisch* ist für diese Gruppe das Zusammentreffen von psychischem Abbau mit hochgradigen motorischen, insbesondere extrapyramidalen und zerebellaren Störungen und entsprechend fortschreitendem Nachlassen des Geh- und Stehvermögens bis zur Bewegungsunfähigkeit charakteristisch.

Es ist aber in dem Zusammenhang zu berücksichtigen, daß, selbst wenn Hinweise für einen Virusnachweis und entsprechende immunologische oder serologische Befunde bisher fehlen, eine Übertragung auf dem Blutwege wahrscheinlich ist und deshalb entsprechende Vorsichtsmaßnahmen grundsätzlich geboten sind (28b; 350). Die Vorsichtsmaßnahmen beziehen sich insbesondere auf Kanülen, Nadelelektroden und den Umgang mit Blut, Liquor oder Gewebe von Patienten, bei denen der Verdacht auf eine Creutzfeldt-Jakob-Krankheit besteht, bzw. bei Patienten, bei denen aufgrund der klinischen Symptomatik mit raschem Verlauf einer Demenz ein solcher Verdacht in Frage kommen könnte. Andererseits ist es auch notwendig, bei allen solchen Verdachtsfällen die Anamnese sehr genau im Hinblick auf vorangegangene chirurgische Eingriffe bzw. zahnärztliche Eingriffe zu durchforschen.

Die Ähnlichkeit der **Kuru-** mit der Creutzfeldt-Jakob-Krankheit ist frappierend, denn auch hierbei findet sich eine progressive lokomotorische Ataxie bis zur völligen Gebrauchsunfähigkeit der Gliedmaßen mit Hyperkinesen, Tremor, Sprachverlust, emotionalen Störungen und Demenz. Die Krankheit verläuft subakut, innerhalb von 3 Monaten bis 2 Jahren zum Tode. Sie wird durch ein filtrierbares Agens übertragen und kann vom Menschen auf Schimpansen und von Schimpansen auf zweite Schimpansen und auf andere Affenrassen übertragen werden (104). Die Erkrankung bleibt beschränkt auf die Urbevölkerung im östlichen Hochland von Neuguinea. Die subklinisch infizierten Einheimischen können auch nach Jahren noch andernorts manifest erkranken. Die Erkrankung tritt in allen Lebensaltern auf, wegen ihrer langen Latenzzeit nach der stillen Infektion aber kaum vor dem 12. Lebensjahr (362).

Wilson-Krankheit (hepatolentikuläre Degeneration) und symptomatischer Wilsonismus

Prozeßcharakteristik und Manifestationstypen

Die familiäre Wilson-Krankheit, auch Wilson-Pseudosklerose-Komplex (89), „hepatolentikuläre Degeneration" (125) oder „hepatozerebrale Degeneration" (55) genannt, ist gekennzeichnet durch das Zusammentreffen einer *grobknotigen Leberzirrhose mit renaler Aminoazidurie* und einer progressiven *spongiösen Dystrophie der Putamina,* von dort ausgehend weniger auch der Nuclei caudati, der Pallida, der Hirnrinde und des Kleinhirns. Zu diesem hepatorenozerebralen Syndrom gesellt sich als *pathognomonisches* klinisches Kennzeichen des ausgeprägten Krankheitsbildes der Kayser-Fleischer-Kornealring (97, 169) (Abb. 6.**26**). *Biochemisch* ist die abnorme Kupferspeicherung bei Mangel an dem Trägerprotein des Serumkupfers Zäruloplasmin *kennzeichnend.* Neben dem obligaten Symptom der renalen Aminoazidurie (133) kommen hämolytische Krisen vor (203).

Die Wilson-Krankheit ist ein autosomal rezessives Erbleiden (170, 177). Man kann unterscheiden zwischen dem rascher fortschreitenden juvenilen Typ mit stärkerem spongiösem Gewebszerfall **(Wilson-Typ)** und dem erst im Erwachsenenalter manifesten, chronisch-progredienten Typ, bei dem die **Pseudosklerosekomponente** (307, 350) klinisch und auch histopathologisch im Vordergrund steht. Von besonderer, prophylaktisch-ärztlicher Bedeutung ist die Erkennung und Unterscheidung von klinisch latent Kranken und von asymptomatischen Trägern der noch kompensierten Stoffwechselanomalie. Denn eine rechtzeitige langfristige Behandlung läßt solche Krankheitsträger auch weiterhin symptomenfrei bleiben (7, 306).

Nach den Erfahrungen von Walshe (343) bei 112 Patienten mit gesicherter Wilson-Krankheit fanden sich nur bei 43 Patienten Ausfälle von seiten des Nervensystems, während fast die Hälfte aller Patienten Leberschädigungen aufwies, wobei nicht ausgeschlossen ist, daß das Nervensystem später befallen wird. Das mittlere Manifestationsalter für Ausfälle von seiten des Nervensystems lag mit 18,9 Jahren später als das für Leberschädigungen mit 11,4 Jahren.

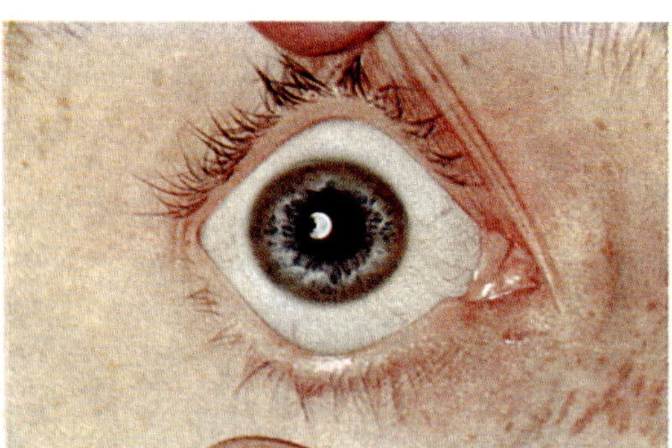

Abb. 6.**26** Kayser-Fleischer-Kornealring bei Wilson-Krankheit. Beachte die Lentiginose der Haut des Nasenflügels

Bei der Wilson-Krankheit handelt es sich um eine Stoffwechselkrankheit, bei der dem **koordinierten Untergang und Umbau von Leber- und Hirngewebe** (201, 265) eine Speicherung von metallischem Kupfer vorausgeht (77, 79).

Die **Kupferspeicherung** erreicht in der Leber das 5–10fache der Norm und kann chemisch-quantitativ in Zweifelsfällen durch Leberbiopsie festgestellt werden. Auf diese Weise ist die Sicherung der Diagnose möglich (77). Im Gehirn, insbesondere im Putamen, hat man in tödlich verlaufenden Fällen Höchstwerte von 20–45 mg/100 g Trockensubstanz (normal 3–10 mg) ermittelt.

Der *Kupferspiegel im Blut* ist erniedrigt. Als oberer Grenzwert bei der unbehandelten Wilson-Krankheit gelten 80 µg/100 ml (77, 79). Dagegen ist die *Kupferausscheidung mit dem Harn* erhöht, und zwar mindestens auf das Doppelte der Norm (über 100 mg/die statt normal 50 mg/die), mitunter bis zu exzessiven Mengen von 2 g/die (347). Darüber hinaus wird in den *Nieren* Kupfer gespeichert. Gleichzeitig besteht eine Tubulusfunktionsstörung mit allgemeiner Aminoazidurie (333).

Die Kupferspeicherung ist die Folge eines Mangels an proteingebundenem Kupfer im Blutserum mit einer anteilmäßigen Erhöhung des freien Serumkupfers von normal 2–5% auf bis zu 40%. Das proteingebundene Kupfer liegt im Serum als Zäruloplasmin vor. Zäruloplasmin läßt sich als Kupferoxydase rasch kolorimetrisch bestimmen (145) und wird bei der Wilson-Krankheit immer erniedrigt gefunden (25, 64, 77, 79), und zwar mit Werten unter 20 mg/100 ml statt normal 20–35 mg/100 ml.

Die infolge Mangels an Zäruloplasmin gestörte spezifische Proteinbindung des Kupfers im Serum führt zu einer shuntartigen Beschleunigung der Kupferabgabe an die Gewebe, zu der erwähnten Vermehrung der Kupferausscheidung durch die Nieren und zu einer Durchbrechung der physiologischen Kupferabsorptionsregulation mit massiver und beschleunigter Kupferaufnahme durch den Darm.

Für die klinische Diagnose und Differentialdiagnose ist der Nachweis des Kayser-Fleischer-Kornealringes von entscheidender Bedeutung (Abb. 6.**26**). Er wird durch die Ablagerung von Kupfer in der Descemet-Membran der Kornea hervorgerufen (111, 263). Der Nachweis dieses Kayser-Fleischer-Kornealringes, der im Zweifelsfall mit der Spaltlampe geführt werden muß, ist so spezifisch, daß bisher Wilson-Fälle ohne diesen Ring nicht bekanntgeworden sind (343).

Adulter Typ der hepatolentikulären Degeneration (Westphal-Strümpell)

Wilson-Krankheit und Westphal-Strümpell-Pseudosklerose sind nur durch ihr verschiedenes Hauptmanifestationsalter und durch die Verlaufscharakteristik voneinander unterschieden, bilden aber zusammen eine nosologische, auch genetisch völlig gleichartige Krankheitseinheit. Überwiegt die sog. *Pseudosklerosekomponente,* so setzt der zerebrale Prozeß später ein, meist erst im 3. oder 4. Lebensjahrzehnt, schreitet langsam fort und verläuft chronisch über Jahre. Die führenden Symptome dieser Spielart, nämlich *Intentionstremor, Hyperkinesen, Sprachstörungen* und *Nystagmus,* erinnern sehr an die Charcot-Trias der multiplen Sklerose. Die Differentialdiagnose wird aber dadurch erleichtert, daß einmal die Charcot-Trias bei der multiplen Sklerose nur relativ selten beobachtet wird und daß zum anderen bei der hepatolentikulären Degeneration meist kein reiner Intentionstremor, sondern ein ausgesprochener Aktionsantagonistentremor mit aufgepfropften myoklonischen, choreatischen oder athetotischen, ja dystonischen Hyperkinesen zustande kommt.

Von der neurologischen Symptomatologie her gesehen schwierig ist die Abgrenzung gegenüber einer frühmanifestierten Huntington-Chorea oder aber einer systematischen Atrophie des Kleinhirns, wenn diese sich im 3. oder 4. Lebensjahrzehnt manifestiert. Die extrapyramidale hyperkinetisch-hypertone Symptomatik mit dem Aktionstremor verbindet die spätmanifestierten Fälle von Wilson-Krankheit (Pseudosklerosetyp) auch mit der spongiösen Dystrophie von Creutzfeldt und Jakob (s. S. 6.84). Doch dominieren bei dieser präsenilen Degeneration von Anfang an auch die kortikalen Reiz- und Ausfallssymptome mit zerebralen Anfällen und psychischem Abbau bis hin zu rasch progredienter Demenz. Diese Symptome sind Ausdruck der bei der spastischen Pseudosklerose (Creutzfeldt-Jakob) neben der spongiösen Gliadegeneration mit Markscheidenzerfall vorhandenen neuroaxonalen Degeneration, die auch die Kleinhirnkerne, die motorischen Hirnnervenkerne und die spinalen motorischen Vorderhornzellen klinisch faßbar mitbetreffen kann.

Sporadische Wilson-Krankheit und symptomatischer Wilsonismus

Besonders schwierig wird die Differentialdiagnose in Fällen von Wilson-Krankheit im Sinne des später manifestierten Pseudosklerosetyps, bei denen sich noch keine Anhaltspunkte für eine Leberzirrhose und auch noch kein Kayser-Fleischer-Kornealring nachweisen läßt, schließlich in Fällen, bei denen der Nachweis der familiären Natur des rezessiv erblichen Leidens nicht erbracht werden kann. Gerade die sporadischen Formen der Wilson-Krankheit treten häufig erst im mittleren Lebensalter auf und verlaufen dann chronisch-progredient, eben mehr nach der Pseudosklerosespielart des Leidens.

Ein 35jähriger Gärtner hatte im Rußlandfeldzug eine sehr schwere Ruhr mit hochgradiger Exsikkation, Koma und nachfolgendem postinfektiösem Rheumatoid durchgemacht. Nach einer Verwundung mit erheblichem Blutverlust erkrankte er im Lazarett an einer Gelbsucht, die als infektiöse Hepatitis gedeutet wurde. In den Jahren nach dem Kriege kam es immer wieder zu Ikterusschüben. 12 Jahre nach der ersten Gelbsucht mußte er wegen heftiger Durchfälle und kolikartiger Oberbauchschmerzen erneut eine Klinik aufsuchen, wo klinisch und bioptisch eine Leberzirrhose diagnostiziert wurde. Wegen eines zeitweiligen leichten Zitterns an den Armen wurde ein Fachneurologe zugezogen, der eine hepatolentikuläre Degeneration annahm. Als uns der Patient eingewiesen wird, besteht ein heftiger Aktions- und Wackeltremor, gelegentlich auch ein Ruhetremor der Arme und des Kopfes mit Exazerbation bei jeder Bewegung, ja bereits bei einem Bewegungsentschluß. An der Halsmuskulatur sind Myorrhythmien mit einer Frequenz von 5–6/Sek. zu sehen. Der Ruhetonus der Gelenke ist herabgesetzt, doch bestehen keine Paresen oder Reflexanomalien. Die Sprache ist bedächtig bis stockend, dabei ungleichmäßig phoniert und schlecht artikuliert. Ein Nystagmus ist nur beim Blick nach links deutlich.

An der Haut ist eine gewisse Hyperpigmentation der belichteten Stellen auffällig.

Der Kupferspiegel im Serum beträgt 88 μg/100 ml, liegt also an der unteren Grenze der Norm. Er steigt nach Behandlung mit BAL (Sulfactin) auf den mittleren Normalwert von 105 μg/100 ml an. Die Kupferausscheidung mit dem Harn erreicht unter BAL-Behandlung 800–900 μg/die, ist also erheblich erhöht.

Am Auge ist ein Kayser-Fleischer-Kornealring deutlich nachzuweisen. Es bestehen auffallende Trommelschlegelfinger und -zehen. Es handelt sich demnach um einen sporadischen Fall von Wilson-Krankheit, nicht aber um einen symptomatischen Wilsonismus bei Leberzirrhose.

Über eine familiäre Belastung ist nichts bekannt; lediglich die Mutter habe gelegentlich über Gallenbeschwerden geklagt.

Die **symptomatischen Hirnstörungen chronisch Leberkranker** (s. S. 6.12) sind vom klinischen Bild der lentikulären Degeneration bei der Wilson-Krankheit verschieden. Der rezidivierende Stupor der Zirrhotiker bei portokavalem Shunt ist auch bei Hervortreten extrapyramidaler Symptome an der deutlichen Bewußtseinseinschränkung bis hin zum Koma zu erkennen. Während des Stupors sind faziale, orale und periphere Automatismen vorhanden, die mit Abklingen der Ammoniakintoxikation unter entsprechender Nahrungskarenz und Antibiotikabehandlung wieder weitgehend verschwinden. Der arrhythmische Flapping-Tremor ist vom intentionalen und Aktionstremor des meist viel jüngeren Wilson-Kranken in der Regel nicht schwer zu unterscheiden.

Schwierig ist die Unterscheidung der Zirrhoseenzephalopathie beim jugendlichen Zirrhotiker von der Wilson-Krankheit insbesondere dann, wenn es sich um die seltenen Fälle von familiärer Zirrhose auf anderer Basis handelt. In solchen Fällen helfen eine Untersuchung auf Aminoazidurie und die Bestimmung des Kupferspiegels im Blut weiter. Letzterer ist bei der einfachen Leberzirrhose erhöht, bei der Wilson-Krankheit erniedrigt. Analoges gilt für die Erniedrigung des Zäruloplasminspiegels bei der Wilson-Krankheit im Gegensatz zu anderen Zirrhoseformen. Allerdings dürfen die Zäruloplasminbestimmungen nicht während einer Kortisonbehandlung erfolgen, da diese den Serumkupfer- und Zäruloplasminspiegel herabsetzt (20).

Eine differentialdiagnostisch schwierige Aufgabe ist die Unterscheidung des familiären Wilson-Pseudosklerosekomplexes vom **symptomatischen „Wilsonismus" chronischer Alkoholiker** im mittleren Lebensalter. Bei dieser Sonderform der Zirrhoseenzephalopathie des Alkoholikers tritt der Flapping-Tremor besonders stark hervor, und es kommt zu einer Bewegungsstarre mit Spontanhyperkinesen, insbesondere Myokloni, und dementiellem Abbau. Weil ein Kayser-Fleischer-Kornealring und die entsprechenden Kupferstoffwechselstörungen immer fehlen, sprechen wir vom symptomatischen Wilsonismus. Er ist auch bei nichtalkoholischer Pigmentzirrhose, Leberlues, Magenkarzinom und Pankreasinsuffizienz beobachtet worden (91).

Differentialdiagnostisch wichtig ist, daß der symptomatische Wilsonismus bei der Alkoholzirrhose regelmäßig mit einer klinisch manifesten oder auch nur durch die Leitungsgeschwindigkeitsmessung faßbaren latenten Polyneuropathie einhergeht. Diese begegnet uns bei der Wilson-Krankheit nicht.

Juveniler Typ der Wilson-Krankheit (Wilson-Typ)

Die Wilson-Spielart der hepatolentikulären Degeneration ist durch ihren frühen Beginn im 2. Lebensjahrzehnt oder schon in der Kindheit und ihren anfangs subchronischen bis subakuten Verlauf sowie durch das Hinzutreten eines mehr oder weniger deutlichen und fortschreitenden Schwachsinns zu dem komplexen extrapyramidalen Störungsbild gekennzeichnet (265).

Wir beobachteten über mehrere Jahre 2 Schwesternpaare mit Wilson-Krankheit, bei denen ein *Parkinson-Syndrom* mit Salbengesicht und Hypersalivation lange Zeit im Vordergrund stand. Nur die dysarthrische und verlangsamt-stockende Sprache war anders als die aphonische Verschliffenheit der Sprache beim postenzephalitischen Parkinsonismus. Die Hyperkinesen traten demgegenüber zurück.

In der Regel beseitigen schon die Inspektion und die Palpation des übrigen Körpers bei den jungen Menschen mit dem ausgesprochen hepatischen Habitus den Verdacht auf ein postenzephalitisches Syndrom und weisen auf die koordinierte Erkrankung von Leber und Gehirn hin (Abb. 6.**27**). Ergibt sich die Trias: *mimische Starre, hepatischer Habitus* und *Hyperpigmentation,* so wird man sofort nach einem Kayser-Fleischer-Kornealring suchen und die Diagnose auf diese Weise rasch absichern können. Neben den Sprechstörungen sind Veränderungen des Schriftbildes ein häufiges Frühzeichen auftretender Koordinationsstörungen (Abb. 6.**28**).

Differentialdiagnose gegenüber anderen degenerativen Erkrankungen mit progressiven extrapyramidalen Störungen

Bei den Frühfällen von Chorea Huntington, bestimmten Fällen von Leukodystrophien, den seltenen progressiven Pallidumatrophien und der Hallervorden-Spatz-Krankheit gilt vor allem das *Fehlen des Kornealringes* als erstes wichtiges Unterscheidungsmerkmal. Das hyperkinetische Syndrom läßt eine solche Differenzierung meist nicht sicher zu. Auch die pallidäre Starre gibt als solche noch keine artdiagnostisch sicheren Unterscheidungsmöglichkeiten. Die Abgrenzung der Chorea Huntington ist allerdings meistens aufgrund familienanamnestischer Daten (dominanter Erbgang) möglich.

Enzephalopathien infolge von Blei- und Manganvergiftungen können klinisch und neuropathologisch das Bild eines symptomatischen Wilsonismus hervorrufen (247). Hier erfolgt die Abgrenzung von der Wilson-Krankheit durch Feststellung oder Ausschluß der für den Morbus Wilson *kennzeichnenden Kupferstoffwechselstörungen.* Auf diese Weise wird bei einem extrapyramidalen hypertonen und hyperkinetischen Syndrom mit auffälliger Dysarthrie und psychischen Störungen im jugendlichen Alter die Diagnose einer Wilson-Krankheit als eines der wenigen Erbleiden, die einer gezielten Therapie zugänglich sind, nicht übersehen werden können. Zum Ausschluß einer derartigen Kupferstoffwechselstörung reicht allerdings anfangs das Fehlen eines Kayser-Fleischer-Kornealringes nicht aus, da dieser bereits eine bestimmte Quantität der Kupferspeicherung voraussetzt.

Wilson-Krankheit ohne Leberzirrhose

Wichtig zu wissen ist auch, daß in der Mehrzahl der Fälle von Wilson-Krankheit die Leberzirrhose den Hirnveränderungen voraus oder wenigstens parallel geht. Es gibt aber auch Fälle, bei denen das neurologisch-psychiatrische „Geleise" der Erkrankung lange vor dem hepatischen „Geleise" befahren wird. Manchmal sterben die Patienten an ihrer progressiven lentikulären Degeneration, bevor die Leberaffektion klinisch manifest geworden ist (89). In diesen Ausnahmefällen sind nur durch Kupferbilanzuntersuchungen Fehldiagnosen zu vermeiden.

Endokrine Begleiterscheinungen

Klinisch beachtenswert sind bei der Wilson-Krankheit endokrine Begleiterscheinungen, die den Leber- wie den Hirnveränderungen parallel, aber auch vorausgehen können. Hierbei ist an Glukoseverwertungsstörungen bis zum leichten Diabetes mellitus, an Strumen und myxödematöse Züge gedacht, die gelegentlich beobachtet und im Schrifttum erwähnt werden. Recht regelmäßig werden Störungen der Gonadenfunktion, die sich als primäre oder sekundäre Amenorrhö, als Hypogonadismus oder sekundäre Hodenatrophie manifestieren können, beobachtet. Im Zusammenhang mit der Leberzirrhose kommt es auch zur Gynäkomastie oder zu Striae distensae der Mammae (vgl. Abb. 6.**27**).

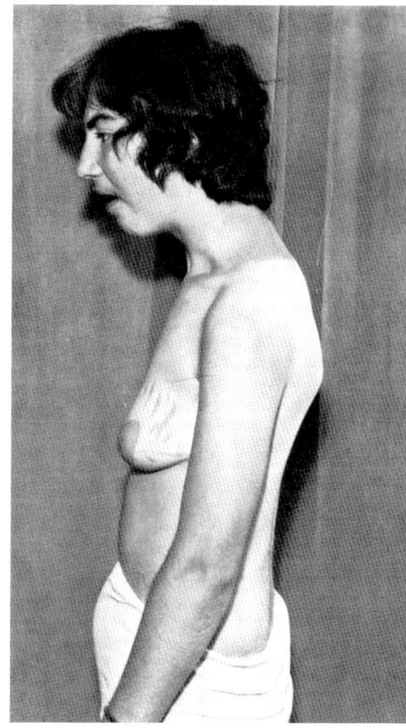

Abb. 6.**27** *Wilson*-Krankheit bei 17jährigem Mädchen. Beachte die starre Fixationshaltung des Kopfes und die rigide mimische Starre mit geöffnetem Mund. Neurogene Striae distensae an der Brust

Seltene familiäre Dystrophien

Einführung

Diese Gruppe umfaßt eine Reihe familiärer, z. T. auch sporadischer Degenerationen des Nervensystems, bei denen metabolische Defekte sich von vornherein als dystrophische Strukturveränderungen an Bestandteilen des spezifischen Parenchyms manifestieren. Betroffen sein können die Nervenzellen und ihre Fortsätze, die Glia, die Markscheiden, übrigens auch mesenchymale Bauelemente, und zwar des zentralen, peripheren

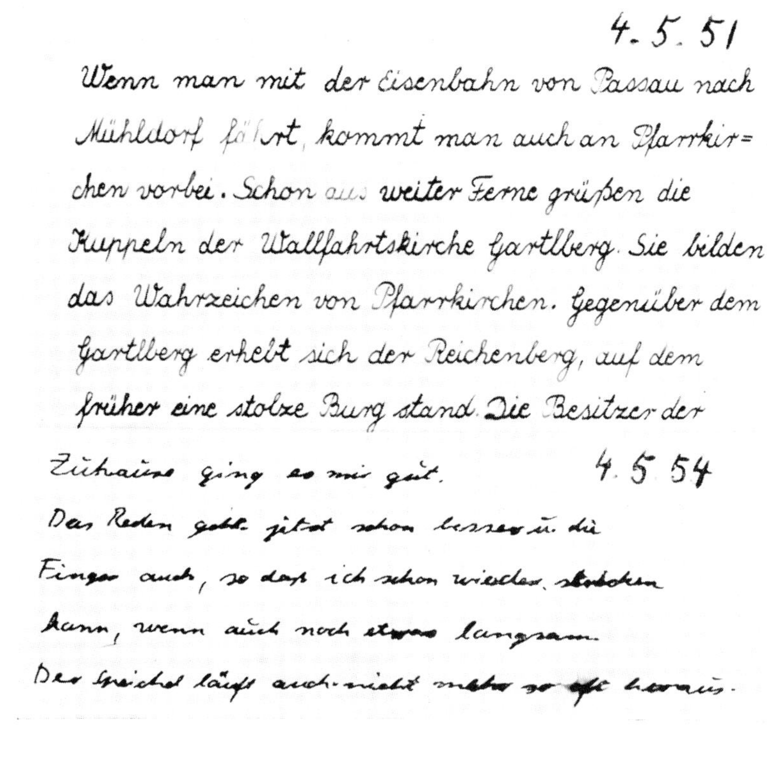

Abb. 6.**28** Schriftproben vor und nach Ausbruch der *Wilson*-Krankheit (juveniler Typ).
a) 11 Jahre alt, vor Beginn der Erkrankung.
b) 14 Jahre alt, nach Manifestation des extrapyramidalen Syndroms (die zunächst noch stärkere Schreibstörung ist durch eine erfolgreiche medikamentöse Kupferentspeicherung bereits gebessert)

und vegetativen Nervensystems. In etlichen Fällen sind auch innere Organe, Herz und Skelettmuskeln, speziell auch die Blutzellen miterkrankt.
Dominieren die dystrophischen Veränderungen an den neuronalen Systemen, so spricht man von *Poliodystrophien;* sind vor allem die Markscheidenstrukturen befallen, so handelt es sich um *Leukodystrophien.*
Dystrophische Prozesse können durch Defekte im Protein- (Aminosäuren-), Kohlenhydrat- und besonders im Lipoidstoffwechsel verursacht sein. Der Mangel an bestimmten Schlüsselenzymen des Strukturstoffwechsels wird meist *rezessiv* vererbt und führt oft mit oder auch noch vor dem dystrophischen Strukturenzerfall zur Ablagerung von abnormen Produkten bis hin zu ausgesprochenen Speicherungsvorgängen *(Thesaurismosen).*
Klinisch haben die seltenen familiären Dystrophien das *Basissyndrom des progressiven metabolischen Schwachsinns* mit den überwiegend funktionellen genbedingten Enzephalopathien gemeinsam (s. S. 6.26). Auch zerebrale Anfälle kommen vor. Doch fehlt bei den dystrophischen Prozessen das krisenhafte Hervortreten zerebraler Allgemeinsyndrome, und es tritt neben die progressive Demenz in der Regel die dominierende neurologische Symptomatik, insbesondere globale und *massive Störungen der Motorik* einerseits und schwere *sensorische Ausfälle* andererseits. Dabei entwickelt sich das in der Regel unbeeinflußbare, oft bis zur Enthirnung fortschreitende neurologische Krankheitsbild immer aus initialen Schwerpunktsyndromen, die z. B. das Kleinhirn, die Stammganglien oder auch den Optikus betreffen können.
Die Differentialdiagnose dystrophischer Prozesse des Nervensystems muß sich zuerst am *Manifestationsalter* orientieren und dementsprechend zwischen Dystrophien des Säuglings- und Kindesalters, des Jugendlichen- und des Erwachsenenalters sowie des Präseniums und Seniums unterscheiden.
Diese Gruppierung in drei Hauptaltersstufen schränkt bereits die differentialdiagnostischen Möglichkeiten jeweils erheblich ein und hebt in Verbindung mit *Verlaufstyp* und *Initial-* sowie *Kernsyndrom* bereits bestimmte Wahrscheinlichkeitsdiagnosen heraus.

Poliodystrophien (Gangliodystrophien und neuroaxonale Dystrophien) des Säuglings- und Kindesalters

Modellkrankheit dieser Gruppe ist die *infantile zerebroretinale Degeneration* (amaurotische Idiotie Tay-Sachs), die sich dank spezifischer Kennzeichen von einer Reihe weiterer *Lipoidspeicherkrankheiten* des Kindesalters abhebt. Diese Untergruppe der Lipoidspeicherkrankheiten ist nicht nur von den *Leukodystrophien* abzugrenzen, sondern muß differentialdiagnostisch in dieser Altersklasse zunächst auch von der Untergruppe der *Mukopolysaccharidosen* (147, 273) und von der Untergruppe der infantilen *neuroaxonalen Dystrophien* (66) unterschieden werden. Letztere ist wiederum von der *familiären subakuten nekrotisierenden Enzephalomyelopathie des Kindesalters* (192) abzugrenzen.

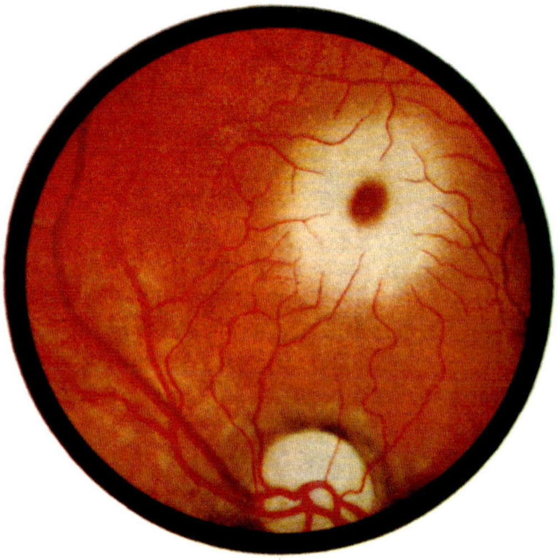

Abb. 6.**29** „Kirschroter Fleck" bei infantiler amaurotischer Idiotie *(Tay-Sachs).*
Beachte die ausgedehnte Makuladegeneration und die blande Optikusatrophie (Aufnahme Prof. *Remky,* Universitätsaugenklinik München)

Infantile zerebroretinale Degeneration (amaurotische Idiotie Tay-Sachs)

Die Kinder lassen vom 3.–7. Monat an, selten später beginnend, einen *Abbau ihrer zerebralen Leistungen* erkennen, mit Verlust der bis dato normal entwickelten motorischen und psychoreaktiven Funktionen. Es kommt zu einem uncharakteristischen *apathisch-hypotonischen Syndrom,* das durch die allmählich aufkommende *Erblindung* noch verstärkt wird. Im Kontrast hierzu stellen sich aber schon früh eine auffällige allgemeine *Reizüberempfindlichkeit* und Schreckhaftigkeit ein, die sich in übersteigerten motorischen Reaktionen, insbesondere auf Geräusche, mit ausgebreiteten Zuckungen, komplexen Bewegungsabfolgen, Schreianfällen, allgemeinen Jaktationen bis hin zum Opisthotonus und zu generalisierten Krämpfen äußern (279, 339).
Erst relativ spät, im 2. Lebensjahr, finden sich im EEG die Zeichen erhöhter Krampfbereitschaft

mit Abfolgen steiler Wellen und Spitzen bei verlangsamtem Grundrhythmus. Die Beteiligung der Nervenzellen der Retina äußert sich in dem bekannten *kirschroten Fleck* und einer *sekundären Optikusatrophie* (315) (Abb. 6.**29**).

Der Progreß der kortikalen Entparenchymisierung führt zur vollständigen *Verblödung* und über die motorische Immobilisation hinaus zu *spastischen Quadriplegien,* Kontrakturen und Nystagmus und mündet schließlich in das Zustandsbild eines dezerebrierten, nur noch rein vegetativ existierenden Wesens ein. Trotz der Entparenchymisierung kommt es infolge der Lipoidspeicherung zu einer mäßigen Vergrößerung des Gehirns *(Megalbarenzephalie)* und damit auch des Kopfumfangs.

Die Kinder sterben im 3., spätestens im 4. Lebensjahr. Die Erkrankung wird autosomal rezessiv vererbt (29).

Hinweisende körperliche Befunde sind:

1. eine porzellanartige pastöse Haut mit Aufschießen gelber Flecken, besonders an den Fußsohlen,
2. vakuolisierte Lymphozyten (18),
3. Anstiege von GOT und LDH im Liquor und im Serum, insbesondere im Beginn der Erkrankung,
4. der kirschrote Fleck; gemeint ist eine charakteristische Makulaveränderung, nämlich eine grau-weißliche Degeneration infolge Lipoidose der Makulanervenzellen, die zu dem erhaltenen kirschroten Untergrund im Bereich der nervenzellfreien Fovea eindrucksvoll kontrastiert (Abb. 6.**29**).

Optikusatrophie und Pigmentdegenerationen der Retina können hinzutreten.

In *Hirnrindenbiopsien* bei Kindern mit Tay-Sachs-Krankheit findet man in geblähten Nervenzellen charakteristische intrazytoplasmatische Körperchen, die elektronenmikroskopisch durch ihren Aufbau aus spiralenförmig geschichteten Membranen, die sich wieder in mehrere Lamellen untergliedern, charakterisiert sind (MCB = membranous cytoplasmatic bodies von Terry [317]). Es handelt sich um unter Verwendung von frei im Zytoplasma abgelagertem **Tay-Sachs-Gangliosid** und Einbau von Cholesterin und Phospholipoiden synthetisierte Membranen (1, 174, 318).

Zur Speicherung des *Tay-Sachs-Gangliosids* GM_2 (176, 311, 312), das normalerweise nur ca. 5% der Ganglioside des Gehirns ausmacht, kommt es mangels fehlender Abbaumöglichkeiten infolge Defekts an A-Hexosaminidase (268) mit kompensatorischer Anreicherung von B-Hexosaminidase (226).

Die gleichen zytopathologischen Veränderungen können in vegetativen Ganglienzellen der Rektumschleimhaut durch *Rektumbiopsie* dargestellt werden.

Es ist heute möglich, das Fehlen der *Enzymaktivitäten von Hexosaminidase A* in der Leber, der Haut und den Nieren an Biopsiematerial nachzuweisen und in Fibroblastenkulturen darzustellen, so daß es einer diagnostischen Hirnbiopsie nicht mehr bedarf (183, 228).

Erniedrigte Serumaktivitäten für Hexosaminidase A in der Größenordnung unter $\frac{1}{10}$ der Norm lassen die sichere Diagnose des Defekts bereits beim neugeborenen, noch nicht manifest erkrankten Kind zu (226). Bei den nicht von der Krankheit betroffenen heterozygoten Merkmalsträgern sind Aktivitätswerte der Serumhexosaminidase A von 25–45% gegenüber normal 50–70 rel. %, bezogen auf die Total-Hexosaminidaseaktivität, zu erwarten (102). Ähnlich niedrig liegen die Relativwerte der Hexosaminidase A in Fibroblastenkulturen von heterozygoten Merkmalsträgern (226).

Juvenile Formen der Gangliosidosen sind äußerst selten (81). Sie werden im 2.–6. Lebensjahr manifest und erreichen das 10.–15. Lebensjahr. Es treten die Zeichen der Hyperexzitabilität mit den komplexen motorischen Schreckreaktionen und mit zerebralen Anfällen deutlicher hervor; dazu kommen motorische Störungen. Am Fundus fehlt bei den Kindern häufig der kirschrote Fleck. Sie werden erst spät blind. Es fehlt auch die Megalbarenzephalie. Beim **Typ Bernheimer-Seitelberger** wird das *Tay-Sachs-Gangliosid* GM_2 gespeichert.

Das bei der **Derry-Form** (81) gespeicherte Gangliosid GM_1 ist vom Tay-Sachs-Gangliosid etwas verschieden, gehört aber zu den normalerweise stärker im Gehirn vertretenen Gangliosiden (157). Es wird auch in Histiozyten und Nierenepithelien gefunden. Dies unterscheidet diese Erkrankung von den beiden „klassischen" Spätformen der amaurotischen Idiotie, der spätinfantilen Form von Jantzky-Bielschowsky und der juvenilen von Spielmeyer-Sjögren, bei denen es sich ja nicht um Gangliosidosen, sondern um Zeroidlipofuszinosen handelt (360).

Eine **atypische Tay-Sachs-Gangliosidose** mit Fehlen beider Hexosaminidasen (A und B) ist durch ausgedehnte *viszerale Globosidspeicherungen* ausgezeichnet (254, 271).

Die **kongenitale Sonderform der familiären amaurotischen Idiotie** (1 auf 100 Tay-Sachs-Fälle) macht sich schon in der Neugeborenenperiode mit Trinkunfähigkeit, Apnoe sowie Krampfanfällen bemerkbar und führt unter Dezerebrationssymptomen innerhalb der ersten Lebenswochen zum Tode (339).

Generalisierte neuroviszerale Gangliosidosen, bei denen das Gangliosid GM_1 zerebral und viszeroneuronal gespeichert wird (225), werden klinisch ebenfalls bereits in der *Neugeborenenperiode* manifest. Vom äußeren Aspekt her ähneln sie nicht nur hinsichtlich der Fazies dem Gargoylismus Pfaundler-Hurler; vielmehr bieten sie auch eine Hepatosplenomegalie und Skelettdeformitäten, insbesondere Kyphoskoliose und Dysostosis multiplex (189).

Besonderes Kennzeichen der kongenitalen Form ist die Speicherhistiozytose in den retikuloendothelialen Geweben, insbesondere Leber und Milz, Knochenmark und Lymphknoten, aber auch in den Nieren-Glomeruli-Epithelien mit PAS-positiven, wasserlöslichen Mukopolysacchariden (283).
Die Mukopolysaccharid- und Glykoproteinspeicherung kommt durch einen Mangel an β-Galaktosidase bei der GM_1-Gangliosidose zustande (308).

Nur bei diesen seltenen generalisierten neuroviszeralen Gangliosidosen kann auch die differentialdiagnostische Abgrenzung zu den viszeralen Lipoidspeicherkrankheiten mit Hepatosplenomegalie, nämlich der *infantilen Niemann-Pick-Krankheit* (Sphingomyelinlipoidose) und der *infantilen Gaucher-Krankheit,* Schwierigkeiten bereiten. Hier bedarf es dann der Aufdeckung jeweils kennzeichnender Symptome.

Morbus Gaucher

Die infantile Form des Morbus Gaucher läßt sich als **vorwiegend extrazerebrale Zerebrosidose mit Hepatosplenomegalie** meist leicht von der infantilen familiären amaurotischen Idiotie Tay-Sachs abgrenzen.
Schwieriger ist die Unterscheidung von der Niemann-Pick-Krankheit (220, 221).
Für die Differentialdiagnose ist es wichtig zu wissen, daß der **Morbus Gaucher im Säuglingsalter** meist wie eine *akute oder subakute metabolische Enzephalopathie* mit raschem zerebralem Verfall, epileptischen Anfällen und vegetativen Krisen verläuft. Es kommt zum Opisthotonus mit Trismus und Enthirnungsstarre. Laryngospasmus und Dyspnoe, Erbrechen, profuse Schweißausbrüche sowie Fieberschübe ergänzen das Krankheitsbild. Am Ende steht eine völlige Starre (224). Die schwere Mazies bringt die Vergrößerung des Abdomens mit der Hepatosplenomegalie besonders deutlich zur Anschauung. Diese *akute oder maligne infantile Form der Gaucher-Krankheit* (190) macht etwa ⅔ aller Fälle aus. Die Kinder sterben im 1., spätestens im 2. Lebensjahr.
Zerebral handelt es sich um eine typische *Poliodystrophie.* Die Ganglienzellen gehen dabei überwiegend ohne massive Glukozerebrosidspeicherung unter Schwellung, Nekrose und Schrumpfung zugrunde (222), dies besonders parietookzipital und in den Stammganglien (313).
Kennzeichnender klinischer Befund ist der hämatologische oder bioptisch-histologische Nachweis der typischen retikulären Speicherzellen, der *Gaucher-Zellen* im Leukozytenkonzentrat des Blutes, in Milz, Leber, Knochenmark oder Lymphknoten. Sie erinnern nach Pick an zerknüllte und zerknitterte Papierbällchen und geben neben ihrem hohen Glukozerebrosidgehalt histochemisch eine starke saure Phosphatasereaktion (75). Dementsprechend steigt auch die *Aktivität der sauren Phosphatase im Blutserum* bei der Gaucher-Krankheit erheblich an. Die Plasmazerebrosidwerte sind doppelt so hoch wie normal (138).
Der *Enzymdefekt beim Morbus Gaucher* betrifft die *Glukozerebrosidglukosidase* (52, 236), die den letzten Schritt des Abbaus der Zellmembran- und Gerüstglukolipoide vom Zerebrosid zum Zeramid (Sphingosin) katalysiert.
Bei **spätmanifestierter Gaucher-Krankheit** nach dem 2. Lebensjahr oder noch später resultiert ein mehr *chronischer Verlauf.* Dabei treten, von wenigen Ausnahmen abgesehen, die zerebralen Symptome um so mehr in den Hintergrund, je später das Stoffwechselleiden manifest wird. Bei spät manifestierten Formen ist der Enzymdefekt bekanntlich meist nur partiell und bleibt entsprechend lange kompensiert. Dementsprechend treten dann die systemischen, körperlichen Zeichen der generalisierten retikulären Zerebrosidspeicherkrankheit wie Hepatosplenomegalie, Deformierungen des Skelettsystems, Knochenmarkschäden bis hin zu Blutungsneigung, Anämie und Leukopenie mehr in den Vordergrund.

Infantile Niemann-Pick-Krankheit (Sphingomyelinlipoidose)

Die Abgrenzung der infantilen, „klassischen“ Form der Niemann-Pick-Krankheit von der amaurotischen Idiotie einerseits und der Gaucher-Krankheit andererseits ist trotz des gleichen Manifestationsalters und des ebenfalls im 2., höchstens 3. Lebensjahr tödlich endenden Krankheitsablaufs neurologisch gesehen nicht schwierig, wenn man, durch die klinisch-neurologischen Besonderheiten aufmerksam gemacht, die kennzeichnenden körperlichen Befunde berücksichtigt.
Das *zerebrale Krankheitsbild* entspricht der Entwicklung eines metabolischen Schwachsinns im Sinne der Funktionsenzephalopathie innerhalb der ersten Lebensmonate. Wir finden ein zerebrales „floppy infant“ mit zentralen Hör- und Sehstörungen. In 20–50% der Fälle ist ein *„kirschroter Fleck“* ophthalmoskopisch nachzuweisen. Die *ausdruckslose Fazies* mit geöffnetem Mund und vorfallender Zunge bietet, auch wenn sie mongoloide Züge aufweist, nichts Spezifisches.
In späteren Stadien kommt es zu Enthirnungssymptomen mit Streckstarre.
Hinweisende körperliche Befunde sind:

1. die primäre Hepatomegalie,
2. Lymphknotenvergrößerungen,
3. vakuoläre Veränderungen in den agranulozytären Leukozyten (Lymphozyten und Monozyten),
4. Lipoidämie, Hautxanthome, Gelbsucht und
5. dysplastische Skelettveränderungen, insbesondere die Hüftgelenke und die Ossa metacarpalia betreffend.

Kennzeichnender Befund sind die maulbeerähnlichen *histiozytären Niemann-Pick-Schaumzellen,* in denen das gespeicherte Sphingomyelin, das infolge Mangels an Sphingomyelinase (Sphingomyelin-Phosphocholin-Hydrolase [53]) nicht abgebaut werden kann, histochemisch (z. B. mit der Smith-Dietrich-Färbung) und biochemisch, insbesondere chromatographisch, als Phospholipoid nachgewiesen wird.

Die Niemann-Pick-Schaumzellen werden am besten zytologisch oder histologisch in vergrößerten Lymphknoten aufgesucht, können aber auch in Leber- und Milzbiopsien (175), in manchen Fällen auch zytologisch im Bronchialsekret dargestellt werden.

Die **Herabsetzung der Sphingomyelinaseaktivität** in den genannten Viszeralorganen, insbesondere im retikuloendothelialen System, aber auch in den Lymphozyten und Monozyten des peripheren Blutes, auf weniger als 10% der normalen Aktivität ermöglicht ohne jeden weiteren diagnostischen Eingriff die Diagnose und markiert den genetischen Defekt bei der Niemann-Pick-Krankheit am nächsten (72, 73).

Genetisch-nosologisch ist die Niemann-Pick-Krankheit wohl nicht einheitlich (103); sporadische Fälle sind relativ häufig (bis zu 50, ja 70%). Familiäre Fälle folgen immer dem autosomal rezessiven Erbgang.

Poliodystrophien bei Mukopolysaccharidosen und Glykogenosen

Eine weitere Gruppe von Poliodystrophien begegnet uns bei einigen frühinfantil und infantil beginnenden Formen der **systematischen Mukopolysaccharidosen.** Der zerebrale dystrophische Prozeß ist dabei neben einer interstitiellen Mukopolysaccharidspeicherung vor allem durch eine der Tay-Sachs-Krankheit ähnelnde Ballonierung von Nervenzellen, insbesondere in der Groß- und Kleinhirnrinde, ausgezeichnet. Die Poliodystrophie verläuft aber leichter und langsamer progressiv als beim Morbus Tay-Sachs; insbesondere gilt dies für den Typ II. Schwerer ist die *zerebroretinale Degeneration,* verbunden mit progressiven Seh- und Hörstörungen, beim klassischen **Morbus Pfaundler-Hurler, dem Gargoylismus** oder **Typ I der Mukopolysaccharidosen.** Besonders hochgradig werden Schwachsinn, hyperkinetische und paretische Symptome unter wiederholten epileptischen Anfällen bei dem infantilen, frühestens im 2. Lebensjahr neurologisch manifestierten **Typ III von Sanfilippo** (273).

Beim **Hurler-Hunter-Syndrom** – wie man die **Typen I und II** auch zusammenfaßt (9) – steht aber nicht das unspezifische neuropsychiatrische Krankheitsbild der Poliodystrophie im Vordergrund, sondern die *hinweisenden und kennzeichnenden körperlichen, dysplastischen Symptome.* Sie betreffen:

1. das *Skelettsystem (Dysostosis multiplex),* speziell die Hände und die übrigen oberen Extremitäten mit Gelenkkontrakturen, die Wirbelsäule mit Zwergwuchs, den Schädel mit Mikrozephalie und typischen Gesichtsdeformitäten sowie multiplen Anomalien des Nasen-Rachen-Raums;
2. die *Haut* mit auffallender Lanugobehaarung bei schlaffem Haut- und Unterhautgewebe;
3. die *Schwäche des Bandapparates* (Hernien);
4. *Schäden an inneren Organen,* insbesondere Leber, Nierentubuli sowie Herzmuskel und Endokard.

Diagnostisch kennzeichnend sind wiederum – wie bei der Niemann-Pick-Krankheit – *histiozytäre Schaumzellen* aus den lymphoretikuloendothelialen Geweben, in denen nur eben Mukopolysaccharide gespeichert werden. Auch die *Urinausscheidung an Mukopolysacchariden* ist erhöht und kann mit dem Filtrierpapiertest von Berry mit Toluidinblau grob erfaßt werden (85, 316).

Ist der Toluidinsuchtest auf Filterpapier positiv, d. h. werden vermehrt saure Mukopolysaccharide ausgeschieden, so ist eine chemisch-quantitative Analyse nach Auftrennung der Harnmukopolysaccharide unerläßlich (304). Auch in *Fibroblastenkulturen* lassen sich beim Hurler-Hunter-Syndrom die entsprechenden sauren Mukopolysaccharide chemisch-quantitativ nachweisen.

Biochemie: Bei den Typen I und II der Mukopolysaccharidosen (Hurler-Hunter-Syndrom) werden insbesondere Chondroitinsulfat B und Heparitinsulfat gespeichert, die normalerweise besonders in der Grundsubstanz von Knorpel, Knochen und Blutgefäßen vorkommen, bei der *„polydystrophischen Oligophrenie"* Sanfilippo (Typ III) dagegen nur Heparitinsulfat.

Die Differentialdiagnose muß aber nicht nur die Niemann-Pick-Krankheit, sondern auch den Hypoparathyreoidismus mit den intrazerebralen Kapillarverkalkungen und den Kretinismus sowie die Chondrodystrophie wenigstens vom äußeren Aspekt her berücksichtigen.

Da die frühkindliche generalisierte „kardiomegale" Form der **Glykogenspeicherkrankheiten (generalisierter Typus Pompe)** auch mit kretinähnlichem, mongoloidem Habitus, genetischem Schwachsinn und dem klinischen Bild des „floppy infant" einhergeht, ist differentialdiagnostisch im Zusammenhang mit den frühkindlichen Poliodystrophien auch in dieser Richtung klinisch und biochemisch zu fahnden.

Hinweisende Befunde sind beim Morbus Pompe die Kardiomegalie und die Vergrößerung des Zungenmuskels. *Kennzeichnend* ist der bioptische Nachweis der *Glykogenspeicherung* mit nachfolgender parenchymatöser *Dystrophie des Skelettmuskels und auch der Leber.*

Verlauf: Die Kinder sterben entweder schon im Säuglingsalter an ihrer Herzinsuffizienz infolge

der Kardiomyopathie oder bulbärparalytisch, ähnlich wie bei der Werdnig-Hoffmann-Krankheit, oder aber sie gehen an den Folgen der progressiven Poliodystrophie zugrunde.
Eine *Hepatosplenomegalie* kommt im Gegensatz zur klassischen Gierke-Form der Glykogenose und auch im Gegensatz zum Hurler-Hunter-Syndrom und zur Niemann-Pick-Krankheit bei diesem Typ der Glykogenose nicht vor.

Die gewisse klinische Ähnlichkeit der drei frühinfantilen bzw. infantilen Speicherkrankheiten, nämlich der Niemann-Pick-Krankheit, der infantilen Mukopolysaccharidose und auch der frühinfantilen Glykogenose, ist, worauf Hsia (146), Crocker (74) und Brady (51) hingewiesen haben, grundsätzlicher Natur und beruht auf der Tatsache, daß in allen diesen Fällen der *„inborn error of metabolism"* Enzyme betrifft, die den Abbau makromolekularer Strukturelemente von Zellen und Geweben katalysieren. So kommt es zur Aggregation von komplexen Materialien in den Zellen des retikuloendothelialen Gewebes (73) und in parenchymatösen Organen, zu Wachstumsstörungen und architektonischen Abweichungen bei der Entwicklung des Skelettsystems und schließlich zu Veränderungen der Nervenzellen des zentralen und autonomen Nervensystems infolge Störungen ihres Strukturstoffwechsels.

Die **infantile progressive Poliodystrophie (Christensen-Krabbe** [66, 217]**)** oder infantile neuroaxonale Dystrophie (163, 259) ist im Vergleich zur amaurotischen Idiotie Tay-Sachs eine sehr seltene Form unter den Poliodystrophien des frühen Kindesalters. Die Kinder erkranken im 1. oder 2. Lebensjahr mit den Erscheinungen komplexer zerebellar-, pyramidal- und extrapyramidalmotorischer Störungen, progressiver Demenz, Erblindung, nachfolgender Optikusatrophie, Ertaubung und bieten besonders initial mitunter epileptische Anfälle. Sie sterben im Zustand der Dekortikalisation und Pseudobulbärparalyse unter schwerstem Marasmus im 3.–5. Lebensjahr, selten später. Die Mehrzahl dieser offenbar heterogenen Poliodystrophieformen ist familiär; wahrscheinlich werden auch sie autosomal rezessiv vererbt. Das Leiden kommt aber auch sporadisch und exogen vor.
Kennzeichnende Befunde sind im Gegensatz zur amaurotischen Idiotie und den anderen Speicherkrankheiten nicht vorhanden.

Leukodystrophien (degenerative diffuse Hirnsklerose) des Säuglings- und Kindesalters

Die Leukodystrophien sind primäre, degenerative, in der Mehrzahl der Fälle hereditäre Entmarkungskrankheiten. Unter dem Oberbegriff der *degenerativen diffusen progressiven Hirnsklerose* kommen sie kongenital und im Kindesalter, im Jugend- und im Erwachsenenalter vor. Die meisten Fälle aber betreffen das frühe Kindesalter. Die *Abgrenzung von den Poliodystrophien*, speziell von der amaurotischen Idiotie Tay-Sachs, ist unter Verwertung klinisch-neurologischer Hinweise meist nur anhand *kennzeichnender Spezialbefunde* mittels bioptisch-histochemischer, neurophysiologischer und biochemischer Hilfsmethoden möglich.
Als *klinisch-neurologische Hinweise* dienen dabei:
1. frühe *Augenmotilitätsstörungen* mit variablem Strabismus, Nystagmus und unkoordinierten, z.T. spontan-hyperkinetischen Augenbewegungen,
2. *hypoton-ataktisch-paretische* Haltungs- und Bewegungsstörungen, einschließlich der Kopfhaltung und des Sprechvermögens, und – besonders in den fortgeschrittenen Stadien –
3. *tetraspastische Syndrome,* die zum Opisthotonus und zur Dezerebrationsstarre überleiten.

Verstärkte psychische Reizbarkeit, zerebrale Anfälle und eine progrediente Demenz sind Ausdruck der *kortikalen Beteiligung; extrapyramidale Hyperkinesen* zeigen eine Miterkrankung der Stammganglien an; dies dokumentiert vom Klinischen her die Überlappung von *Leukodystrophien und Poliodystrophien,* die neuropathologisch und biochemisch durch die Zugehörigkeit der metachromatischen und globoidzelligen Leukodystrophien zu den *Lipoidspeicherkrankheiten* begründet ist.

Tabelle 6.7 Systematik der Leukodystrophien (nach *Hallervorden, Peiffer* und *Seitelberger*)

1. *Lipoidspeicherkrankheiten:*
   a) metachromatische Leukodystrophie (*Scholz*)
   b) Globoidzelleukodystrophie (*Krabbe*)
2. *Primäre Demyelinisationsdystrophien (Pelizaeus-Merzbacher):*
   a) konnataler myelodysgenetischer Typ *(Seitelberger)*
   b) klassischer infantiler Typ der *Pelizaeus-Merzbacher*-Krankheit
   c) adulter Typ *Löwenberg-Hill* (sog. familiäre multiple Sklerose)
3. *Einfache orthochromatische Leukodystrophien (Hallervorden):*
   a) reine orthochromatische Leukodystrophie (*Globus* und *Strauss*)
   b) kombinierte Formen der orthochromatischen Leukodystrophie (Kombination mit Meningealangiomatose, kortikalen Kapillarverkalkungen, Mikrozephalie, Pachygyrie, Balkenaplasie und anderen Mißbildungen, Systematrophien, Morbus *Addison* und anderen endokrinen Krankheitsbildern usw.)
4. *Megalenzephaler, fibrinoider Typ der kongenitalen Leukodystrophie (Alexander-Krankheit)*
5. *Symptomatische orthochromatische Leukodystrophien* bei *Cockayne*-Krankheit, Phenylketonurie und anderen familiären Aminosäurenstoffwechseldefekten, familiärer spongiöser Degeneration *van Bogaert-Bertrand* u.a.m.

Bei den subakuten, vorwiegend enzephalopathischen Verlaufsformen mit Hervortreten der psychischen Veränderungen und der Spastizität, die uns vor allem, aber nicht ausschließlich bei den kongenitalen und frühkindlichen Leukodystrophien begegnen, steht die Abgrenzung von den entzündlichen Formen der diffusen Sklerose, d. h. der *Schilder-Krankheit* im engeren Sinne (= „sklerosierende Entzündung des Hemisphärenmarkes" von SPIELMEYER [302]) mehr im Vordergrund der differentialdiagnostischen Erwägungen (37).

Unter den in Tab. 6.**7** systematisch aufgeführten Leukodystrophieformen ist die *metachromatische Leukodystrophie (Scholz)* die häufigste. Dies gilt insbesondere für die infantile Form. Hauptsächlich im frühen Kindesalter kommen außerdem vor: die *Globoidzelleukodystrophie (Krabbe)* mit Beginn im 4.–8. Monat (Krankheitsdauer 3 Monate bis 2½ Jahre), die *Pelizaeus-Merzbacher-Krankheit* mit ihrem häufigeren klassischen Typ, der im Spielalter oder im Säuglingsalter beginnt und sich chronisch bis in die späte Reifungsperiode hinzieht, und dem *konnatalen Typus Seitelberger,* der das 2. Lebensjahr nur selten überlebt.

Die *einfachen orthochromatischen Leukodystrophien* können vom frühen Kindesalter bis zur Pubertät beginnen.

Die *megalenzephale Leukodystrophie Alexander* und die *familiäre spongiöse Degeneration van Bogaert-Bertrand* beginnen meist im Säuglingsalter und nehmen einen subakuten bis chronischen Verlauf.

Metachromatische Leukodystrophie (Scholz)

Die Erkrankung beginnt im 1. oder 2. Lebensjahr mit Haltungs- oder Gehstörungen sowie Nystagmus, Strabismus, Ptose und schließlicher Unfähigkeit zu sitzen. Spastische Symptome deuten auf die Pyramidenbahnläsion, Areflexie und Hypotonie auf die Beteiligung des peripheren Nervensystems. Dysarthrie, Schluckstörungen und Apathie folgen; auch eine Amaurose kann relativ früh eintreten.

Mit Zunahme der motorischen Störungen kommt es zur Tonuszunahme und gleichzeitig zu einer dann rasch progredienten Demenz. Die Krankheit dauert 2 bis höchstens 3 Jahre bis zum Ende. Hyperexzitabilität auf sensorische Reize und zerebrale Anfälle können sich einstellen.

Die Verdachtsdiagnose einer metachromatischen Leukodystrophie setzt ein *familiäres, autosomal rezessives Leiden* voraus. Bei Ersterkrankungen in der Familie sind differentialdiagnostisch neben den übrigen Formen der Leukodystrophien und der familiären amaurotischen Idiotie Tay-Sachs vor allen Dingen Defektzustände nach frühkindlichen Hirnschäden, nach Sauerstoffmangel und CO-Vergiftung sowie nach Meningoenzephalitiden und die Schilder-Krankheit in Erwägung zu ziehen.

Wir sahen ein 5jähriges Mädchen mit einem gesunden 4jährigen Bruder. Die Eltern beobachteten bei dem Kind am Ende des 1. Lebensjahrs zuerst eine Spitzfußstellung mit Tonussteigerung. Am Ende des 2. Lebensjahrs verschlechterte sich die Sprache; bald darauf kam es zu einem auffälligen Auswärtsschielen und zu einigen generalisierten tonisch-klonischen Krampfanfällen. Aufgrund dieser Symptome wurde an eine perinatale Hirnschädigung mit *Diplegia spastica infantilis und zerebralen Anfällen* gedacht (166).

Anläßlich einer Nachuntersuchung 1 Jahr später war das Krankheitsbild motorisch, psychisch und den Allgemeinzustand betreffend erheblich fortgeschritten: deutlicher Strabismus divergens, Tetraspastik mit Opisthotonusstellung der gestreckten und überkreuzten Beine, temporale Papillenabblassung am Fundus mit entsprechender Sehstörung, massive Hörstörung und starke Schreckreaktion auf Schmerzreize. Sprechen ist nicht möglich; es bestehen eine Schluckstörung und eine erhebliche Abzehrung. Unter der Verdachtsdiagnose einer *progressiven Leukodystrophie* wurden die *Nervenleitungsgeschwindigkeiten* der motorischen Nerven an den oberen und unteren Extremitäten gemessen. Sie ergaben eine extreme Verminderung auf 10–12 m/Sek. statt normal 47 m/Sek. sowie in den distalen Abschnitten entsprechend verlängerte Latenzzeiten.

Mit diesem Befund, der die erhebliche Beteiligung des *peripheren Nervensystems* anzeigt, war der Verdacht auf eine *metachromatische Leukodystrophie* bestätigt.

Die Diagnose wurde durch die Nachweise metachromatischer Substanzen im Harn sowie ihrer Ablagerung in Rektumnerven (Rektumbiopsie) und im Zahnpulpanerven gesichert.

Der *hinweisende Befund* einer peripheren Nervenbeteiligung mit erheblicher Verringerung der Leitungsgeschwindigkeiten zieht eine *diagnostische Nervenbiopsie* (N. suralis, Zahnpulpanerven, vegetative Nerven in der Rektumschleimhaut [241]) nach sich. Dort findet man überraschend keine nennenswerte Entmarkung, wohl aber die *kennzeichnenden metachromatischen Ablagerungen,* vorwiegend in den leicht vermehrt anzutreffenden Schwann-Zellen (148).

Bei der metachromatischen Substanz handelt es sich um intrazellulär gespeicherte Lipoide, die bei Färbung mit basischen Anilinfarben (Toluidin, Thionin, essigsaures Kresylviolett nach VON HIRSCH u. PEIFFER [140]) bräunlich-metachromatisch hervortreten. *Elektronenmikroskopisch* finden sich im Bereich der lipoidhaltigen Ablagerungen dicht lamellierte und z. T. kristallin hexagonal angeordnete Einschlußkörper (317).

Biochemisch enthalten die Ablagerungen reichlich *Zerebrosidsulfatide,* die infolge Fehlens von Arylsulfatase A, des hitzelabilen Anteils der Zerebrosidsulfatase, besonders in den markscheidenbildenden Schwann-Zellen und Oligodendrogliazellen gestapelt werden (14, 15).

Die metachromatischen Ablagerungen infolge gespeicherter Zerebrosidsulfatide lassen sich auch im *Urinsediment* nach AUSTIN (12, 13) darstellen: Hierbei handelt es sich um die einfachste diagnostische Nachweismethode, bei der sich die metachromatischen Speichersubstanzen bei Färbung des Sediments mit Toluidinblau-O-Lösung goldbraun gegenüber der blaßblauen Anfärbung der Sedimentzellen herausheben (16).

Globoidzelleukodystrophie (diffuse zerebrale Sklerose, Typus Krabbe)

Unter den heredodegenerativen diffusen Sklerosen des frühen Kindesalters ist wegen seines malignen Verlaufes der **„Typus Krabbe“** bemerkenswert. Die Kinder erkranken schon im 3.–6. Lebensmonat mit grundlosen Schreiattacken und Entwicklungsstillstand als Eingangssymptomen, die rasch zu Apathie und *psychischem Verfall* führen (181, 182). Dieser wird durch eine progressive Erblindung mit *Optikusatrophie* kompliziert. Auf den initialen motorischen Entwicklungsstillstand folgt bald ein Rückschritt mit progressiven, zunächst schlaffen, später *spastisch-rigiden Tetraparesen* mit pseudobulbärer Beteiligung. Nach Entwicklung eines extremen Hydrozephalus erfolgt unter *tonischen Krämpfen* und Enthirnungsstarre nach 3monatigem bis 1jährigem, selten über 2jährigem Verlauf der Exitus letalis (338).

Einen diagnostischen Hinweis geben *hohe Liquoreiweißwerte bis über 200 mg/100 ml,* ähnlich dem Guillain-Barré-Syndrom. Dabei finden sich eine Vermehrung der α_2-Globuline und der Albumine im Liquor auf Kosten der β- und γ-Globuline. Dieses Liquorsyndrom ist wichtig wegen der Abgrenzung von der *subakuten sklerosierenden Panenzephalitis* van Bogaert (SSPE), an die wegen des subakuten Verlaufs zunächst immer gedacht wird.

Ganz analog dem Typus Krabbe können auch die seltenen frühinfantilen Formen der reinen **orthochromatischen Leukodystrophie** verlaufen, während die konnatale Pelizaeus-Merzbacher-Leukodystrophie vom Typ Seitelberger eben noch früher manifest wird und bei ähnlicher Symptomatik rascher verläuft.

Differentialdiagnostisch kommt daher wiederum alles auf den *Nachweis kennzeichnender Befunde* an.

Zunächst galt nur der durch *Hirnbiopsie* gewonnene pathognomonische histopathologische Befund der perivaskulär angereicherten *Globoidzellen* und deren epitheloider Vorstufen als diagnostisch beweisend (117, 238). Es handelt sich dabei um adventitiell-histiozytäre bzw. mikrogliöse Elemente, welche PAS-positive, zerebronreiche Glukolipoproteinkomplexe gespeichert haben (84) und eine starke saure Phosphatasereaktion geben (341).

Neuerdings hat man auch eine Beteiligung des *peripheren Nervensystems,* die lange Zeit bestritten war, mit neurophysiologischen und bioptischen Methoden nachgewiesen (5, 141, 188).

Mehrkernige *globoidähnliche Zellen* wurden auch in Lungen, Lymphknoten, Milz, Knochenmark und Nierentubuli gefunden. Hager u. Oehlert (124) glauben, echte Globoidzellen als Ausdruck einer generalisierten Lipoidose vor sich zu haben.

Die **reinen orthochromatischen Leukodystrophien** des Kleinkindesalters verlaufen zwar etwas langsamer, manifestieren sich aber sonst ähnlich wie der Typus Krabbe. Kennzeichnende Befunde fehlen. So kommt es wiederum auf den Ausschluß der *diffusen subakuten sklerosierenden Leukoenzephalitis van Bogaert* an. Das geschieht u.a. durch *Vergleich der Liquores* mit der entzündlichen Globulinvermehrung hier und der nichtentzündlichen Albumin- und α_1-Globulinvermehrung im Liquor dort bei in beiden Fällen relativ hohen Eiweißwerten.

Auch der *Vergleich der EEG-Veränderungen* führt hier weiter, da bei der sklerosierenden Leukoenzephalitis sehr viel schwerere Veränderungen mit periodischen Spitzenserien vorkommen, die dem Bild der Hypsarrhythmie ähneln, während bei der degenerativen diffusen Sklerose sowohl beim Typ Krabbe als auch bei der orthochromatischen Form nur Allgemeinveränderungen mit Grundrhythmusverlangsamung ohne Krampfspitzen in Erscheinung treten.

Spongiöse Dystrophien

Den orthochromatischen Leukodystrophien sind klinisch und pathogenetisch bestimmte **spongiöse Formen der degenerativen Entmarkungskrankheiten** im Säuglingsalter verwandt, die als **„Typ Canavan“ der Leukodystrophie** oder als „Ödemkrankheit des Zentralnervensystems“ (211), zuerst aber als „idiotie familiale avec dégénérescence spongieuse du névraxe“ herausgestellt wurden (44).

Diese **diffuse Form der spongiösen Dystrophie** im Säuglingsalter unterscheidet sich von der Leukodystrophie klinisch durch das allmähliche Hervortreten einer *Kopfumfangsvergrößerung* auf dem Boden einer Megalobarenzephalie, dies anstelle des Hydrozephalus der orthochromatischen und globoidzelligen Leukodystrophie. Eine Megalenzephalie kommt auch bei dem etwas später im Kindesalter manifest werdenden **Typus Alexander der Leukodystrophie** vor.

Das Krankheitsbild dieser Prozesse ist neurologisch jedoch kaum von dem des Typus Krabbe und der orthochromatischen Leukodystrophie zu unterscheiden: Rückgang der geistigen Entwicklung, Hypotonie, später Hypertonie, Nystagmus, Augenmuskelstörungen und schließliche Erblindung.

Kennzeichnende Befunde sind jeweils nur durch das histologische und histochemische Ergebnis von *Hirnbiopsien* zu erwarten (100, 243, 353).

Es ist von klinischem und differentialdiagnosti-

schem, aber auch von nosologischem Interesse, daß es im Säuglings- und Kleinkindesalter neben der überwiegend familiären diffusen spongiösen Dystrophie mit Entmarkung und axonaler Degeneration auch gleichartige Prozesse gibt, die fokal-disseminiert auftreten und ihren Schwerpunkt im Hirnstamm haben (96) *(infantile Wernicke-Enzephalopathie)*.
Klinisch tritt dementsprechend der psychische Abbau hinter einem motorischen *hypoton-hyperkinetischen Syndrom* zurück, das in eine Immobilisation einmündet und über pseudobulbäre Symptome zu Ernährungsschwierigkeiten mit Atrophie und pulmonalen Komplikationen führt.

Pelizaeus-Merzbacher-Krankheit

Es handelt sich um eine Gruppe heterogener, überwiegend familiärer Erkrankungen, die durch einen selektiven Defekt der Oligodendrozyten im Hinblick auf ihre Funktion, die Markscheidenbildung und -erhaltung, charakterisiert sind. Im Unterschied zu den Lipoidspeicherkrankheiten, den metachromatischen Leukodystrophien, den orthochromatischen einfachen Leukodystrophien und den spongiösen Dystrophien beschränkt sich bei der Pelizaeus-Merzbacher-Krankheit der dystrophische Prozeß auf die Markscheiden des Zentralnervensystems. Dementsprechend sind weder die Axone noch die Nervenzellen miterkrankt, noch greift der Prozeß auf das periphere Nervensystem über wie bei den anderen orthochromatischen und den metachromatischen Leukodystrophien. Zum Überwiegen des Markscheidenabbaus über Bildung, Wiederaufbau und die Markscheidenerhaltung kommt es entweder bereits von der Geburt an (*konnataler Typ Seitelberger* [288]) oder erst im Laufe der Kindheitsentwicklung *(klassischer Typ)*. Schließlich gibt es einen *Erwachsenentyp* (196) und eine Form, die mit disproportioniertem Zwergwuchs mit langen Extremitäten, Beugekontrakturen, Retinitis pigmentosa, Taubheit und weiteren Gesichts- und Hautdysplasien verbunden ist (*Cockayne-Syndrom* [68]).
Differentialdiagnostisch interessiert hier die klassische und die konnatale Form. Dabei gibt es *keine kennzeichnenden metabolischen, neurologischen oder Organsymptome*.
Diagnostische Hinweise ergeben sich aber aus der Entwicklung der neurologischen, insbesondere der motorischen Störungen in Verbindung mit Kyphoskoliose und Skelettanomalien bei einer zunächst raschen Symptomenentwicklung mit dann anschließendem langsamerem chronisch-progredientem Verlauf.
Beim **klassischen Typ** kommt es anfänglich immer zu einer nystagmiformen Bewegungsunruhe der Augen und zu Haltungs- und Bewegungsstörungen in Form von Ataxie, Intentionstremor und spastischen Kontrakturen. Am Ende läßt sich meist auch eine Optikusatrophie nachweisen (245, 285, 359). Der Tod tritt postpubertal oder in der späten Reifungsperiode nach 10–20jährigem Krankheitsverlauf ein (34).
Die klassische Form wird überwiegend *geschlechtsgebunden rezessiv* vererbt und betrifft dementsprechend nur Knaben. Die differentialdiagnostische Abgrenzung von einem langsam progressiven Hydrozephalus auf dem Boden *raumfordernder Prozesse* oder *chronisch entzündlicher Veränderungen*, insbesondere in der hinteren Schädelgrube, ergibt sich aus der bei der Pelizaeus-Merzbacher-Krankheit fehlenden Fixationshaltung des Kopfes und dem Fehlen von Hirndruckkrisen. Die Kinder sind früh unfähig, den Kopf zu halten, und haben keine Zwangshaltung des Kopfes wie bei den Prozessen in der hinteren Schädelgrube.
Bei der **konnatalen Form** spielt sich der Prozeß im Prinzip gleichermaßen ab, nur daß die psychomotorische Entwicklung nach der Geburt erst gar nicht in Gang kommt und die Kinder mit dem schweren Krankheitsbild innerhalb des 1. bis höchstens 8. Lebensjahres versterben.

Auch hierbei gibt es einen X-chromosomal rezessiven, daneben aber auch wohl dominante und autosomal rezessive Erbformen. Sporadische Fälle kommen vor. Die Erwachsenenform der Pelizaeus-Merzbacher-Krankheit wird dominant vererbt.

Poliodystrophien des Jugend- und Erwachsenenalters

Bei den spätinfantilen, juvenilen und adulten Formen der seltenen familiären Dystrophien treten unter meist chronischem Krankheitsverlauf bestimmte neurologische Syndrome als Schwerpunkte anhaltend in den Vordergrund. Immer kommt es aber auch zu einem mentalen Abbauprozeß. Differentialdiagnostisch zeigt sich bei dieser Krankheitsgruppe besonders deutlich, daß nicht die Art des Prozesses, sondern seine jeweilige Vorzugslokalisation für das klinische Bild maßgeblich ist.

Zeroidlipofuszinose (Batten-Spielmeyer-Vogt)

Man hat diese Krankheitsgruppe mit ihrem spätinfantilen Typ Jantzky-Bielschowsky (31), dem juvenilen Typ Spielmeyer-Sjögren (296, 302) und dem Erwachsenentyp von Kufs (184) bis vor kurzem der amaurotischen Idiotie Tay-Sachs zugezählt (78). Inzwischen hat sich herausgestellt, daß es sich hierbei nicht um spezielle Formen von Gangliosidosen handelt, sondern um Zeroidlipofuszin-Speicherkrankheiten (360).

Die neuronale Zeroidlipofuszin-Speicherung kann in *Hirnrindenbiopsien* nachgewiesen werden (360). Man findet aber Akkumulationen der autofluoreszierenden Lipopigmente auch in den parenchymatösen Viszeralorganen und in histiozytären und retikulären Zellelementen. So sind z. B. sowohl die *Leberzellen* als auch die Kupffer-Sternzellen betroffen, und im *Skelettmuskel* findet man ebenfalls eine reichliche subsarkolemmale Ansammlung von Lipopigment am Rand der Muskelfasern. Einen weiteren diagnostischen Hinweis geben *vakuolisierte Lymphozyten.*

Die differentialdiagnostischen Aspekte der Zeroidlipofuszinose hängen ganz vom Manifestationsalter und von der jeweiligen Schwerpunktbildung im initialen Krankheitsbild ab.

Der **spätinfantile Typ Jantzky-Bielschowsky** beginnt als zerebrales Anfallsleiden und zeichnet sich durch leichte ataktische und spastische Symptome sowie durch einen Stillstand der geistigen Entwicklung aus.

Das Hervortreten der *zerebralen Anfälle* macht die Differentialdiagnose zu frühkindlichen Hirnschäden einerseits und zur Myoklonusepilepsie andererseits schwierig. Da muß man immer sehr darauf achten, ob wirklich ein progressiver zerebraler Abbauprozeß im Gange ist oder lediglich ein Entwicklungsrückstand bei frühkindlichem Hirnschaden besteht.

Bei der **juvenilen Form (Spielmeyer-Sjögren),** die zwischen dem 6. und 10. Lebensjahr beginnt und sich über 7–10 Jahre hinzieht, dominiert oft die *progressive Demenz* mit einer nachfolgenden, schließlich totalen *Amaurose* (296). Gegenüber dieser *zerebroretinalen Degeneration* treten die motorischen Störungen meist in den Hintergrund oder imponieren höchstens als Begleiterscheinung der progressiven Demenz. In den Endstadien münden aber auch sie in eine allgemeine spastisch-rigide Immobilisation mit Beugekontrakturen ein. Der kirschrote Fleck fehlt.

Wegen der Pigmentdegeneration der Retina kann es zu differentialdiagnostischen Schwierigkeiten bezüglich der Abgrenzung von erblichen Formen der Retinitis pigmentosa mit Schwachsinn kommen (178), zumal auch diese in der Regel autosomal rezessiv vererbt werden.

Das andere symptomatische Geleise, in das hinein sich die spät manifestierte familiäre Zeroidlipofuszinose entwickelt, entspricht vom Initialsyndrom her dem Bild einer *Heredoataxie mit spastischen Symptomen und Oligophrenie.* Dabei sind Familien bekanntgeworden, in denen der eine Zweig ein derartiges zerebellares Syndrom mit nachfolgender Spastik und Oligophrenie bot, während bei dem anderen die Zeroidlipofuszinose als Epilepsie mit myoklonischen Erscheinungen und Kyphoskoliose in Erscheinung trat, beide mit exzessiv-chronischem Verlauf (42, 46, 204). Die Kombination von Schwachsinn und epileptischen Anfällen mit myoklonischen Symptomen bei der juvenilen Form macht eine differentialdiagnostische Abgrenzung von *progressiven Myoklonusepilepsien* einerseits und der *subakuten sklerosierenden Leukoenzephalitis* andererseits erforderlich.

Die noch später manifestierte **adulte Form von Kufs** ist äußerst selten. Dabei treten zu den zerebellaren und extrapyramidal-motorischen Symptomen organische Psychosyndrome mit psychotischen Episoden und nachfolgender Demenz, mitunter als führendes Symptom. Auch in diesen Fällen fehlt der kirschrote Fleck im Sinne von Tay (315). Vakuoläre Veränderungen in den Lymphozyten und hypergranulierte neutrophile Leukozyten geben einen diagnostischen Hinweis. Der Nachweis fluoreszierender Lipopigmente in der Skelettmuskulatur, besser noch in Hirnbiopsien sichert die Diagnose (360).

Progressive Myoklonusepilepsie

Die progressiven Myoklonusepilepsien sind in ihren klassischen Formen nach Unverricht (331) und nach Lundborg (200) charakterisiert durch die *Symptomentrias: Myoklonie, epileptische Anfälle und progressives organisches Psychosyndrom.* Dazu tritt in fortgeschrittenen Stadien ein komplexes zerebellar-extrapyramidal-motorisches Syndrom mit Ataxie, Bradykinese und Dyssynergie, auf das sich die generalisierten Myoklonien charakteristisch aufpfropfen (82).

Der **klassische Typ Unverricht** bietet nach klinischer Symptomatologie und EEG-Befunden, bei Beginn zwischen dem 6. und 15. Lebensjahr, selten später, und unaufhaltsam progredientem Verlauf ein insgesamt einheitliches Krankheitsbild, so daß die Verdachtsdiagnose meist schon klinisch gestellt werden kann. Die Sicherung der Diagnose sollte schon wegen der schlechten Prognose dieses rezessiven Erbleidens früh genug erfolgen. *Kennzeichnend* ist der hirnbioptische Nachweis der *spezifischen Myoklonuskörperchen* als zytoplasmatische Nervenzelleinschlüsse in der Hirnrinde.

Mit den *elementaren Myoklonien,* von Unverricht (331) klassisch beschrieben als blitzartige, wahllos anspringende Zuckungen einzelner Muskelpartien oder Muskeln mit geringem Bewegungseffekt, beginnt klinisch das Krankheitsbild in vielen Fällen. Die Myoklonien werden unter gleichbleibender Progredienz des Leidens häufiger und komplexer, generalisieren und steigern sich mitunter bis zu Bewegungsstürmen, lassen aber die Augenmuskeln frei, wenn man von einem Nystagmus absieht.

Generalisierte schwere Krampfanfälle mit postparoxysmalen Dämmerzuständen, die besonders nächtlich oder in den frühen Morgenstunden auftreten, folgen bald nach. Sie können aber die Krankengeschichte auch wie mit einem Paukenschlag einleiten. Die zerebralen Anfälle steigern sich nicht selten zum Status epilepticus. Absencen und Propulsiv-petit-mal-Zustände kommen vor.

Im EEG heben sich aus einer erheblich verlangsamten Grundaktivität diffuse hochamplitudige Deltawellen und Gruppen von Spikes, Polyspikes und Spikes-waves-Komplexen hervor, die auch im Schlaf abzuleiten sind, während die Myoklonien sistieren. Der Grundrhythmus wird in Abhängigkeit vom Fortschritt des Leidens langsamer.

Ein *organisches Psychosyndrom* entwickelt sich aus unspezifischen, z. T. halluzinatorischen initialen psychotischen Syndromen parallel mit den übrigen Kardinalsymptomen, zu einem schließlich mittelschweren intellektuellen Abbau (28a, 82).
In der Endphase muß mit einem hochgradigen psychischen und körperlichen Verfall mit Immobilisation, sekundären Kontrakturen und trotz künstlicher Ernährung mit Marasmus gerechnet werden. Die pflegerischen Aufgaben sind hier groß. Immer bleibt das komplexe myoklonische Syndrom führend.
Die **differentialdiagnostische Abgrenzung** der progressiven Myoklonusepilepsie Unverricht vom Batten-Spielmeyer-Vogt-Syndrom ist dann besonders problematisch, wenn dieses mit heftigen Myoklonien einhergeht und jene mit Optikusdegeneration und Erblindung verbunden ist (356).
Eine sichere Feststellung der klassischen Myoklonusepilepsie Unverricht ist immer durch die Hirnbiopsie möglich, bei der auch in Frühfällen typische Lafora-Körperchen histologisch und histochemisch dargestellt werden können (237, 291).
Die *Hirnbiopsie* sollte nicht frontal und zentral bzw. parietal, sondern temporookzipital auf der Minorseite erfolgen (33).
Die Differentialdiagnose der **progressiven Myoklonusepilepsie Lundborg** hat neben den anderen Myoklonusepilepsien und den Poliodystrophien bei Lipoidspeicherkrankheiten vor allen Dingen die *Dyssynergia cerebellaris myoclonica (Hunt)* zu berücksichtigen. Insbesondere das Hervortreten des Psychosyndroms bis zum dementiellen Abbau erleichtert die Unterscheidung.
Der benigne Typ Lundborg (200) unterscheidet sich vom klassischen malignen Typ Unverricht durch den insgesamt späteren Krankheitsbeginn nach dem 10. bis etwa zum 25. Lebensjahr und durch den sehr viel langsameren, von stationären Phasen und Teilremissionen unterbrochenen Krankheitsverlauf. Dieser Verlauf bringt eine viel breiter gestreute Symptomatik mit sich. Der Tod tritt erst zwischen dem 20. und 70. Lebensjahr, meist um das 45. Lebensjahr herum, ein. Lafora-Körperchen sind ebenfalls vorhanden, sollen aber mehr zu den Ganglienzellfortsätzen hin als im Zentrum der Zellkörper liegen (291).
Der **Typ Hartung** wird als dritter, dominant erblicher Typ der progressiven Myoklonusepilepsie meist zunächst als „essentielle Myoklonie" verkannt. Der Krankheitsbeginn liegt um das 20. Lebensjahr, bei einer hohen interfamiliären Variabilität. Während die benignen chronischen Fälle mit relativ später Manifestation zunächst nur mit Myoklonien oder auch als Epilepsien in Erscheinung treten, ohne zunächst den Verdacht auf eine metabolische dystrophische Enzephalopathie zu lenken, erinnern die Frühfälle mit ihren motorischen Erscheinungen bis hin zu den schweren Endstadien mit Dezerebrationssyndrom klinisch und auch anatomisch an die Hallervorden-Spatz-Krankheit.
Kennzeichnende körperliche oder biochemische Befunde sind bisher nicht bekannt.

Hallervorden-Spatz-Krankheit

Sie gehört ebenfalls zu den Poliodystrophien des späten Kindesalters, des Jugend- und des Erwachsenenalters. Die Krankheit beginnt meist im Spiel- oder Schulalter und verläuft über 10–20 Jahre.
Die klinische Verwandtschaft zu der juvenilen amaurotischen Idiotie bzw. zur Zeroidlipofuszinose wird durch das Zusammentreffen von progredienter Rigidität und Spastizität, Dysarthrie, extrapyramidalen Hyperkinesen mit progredienter Demenz, nicht selten auch durch *Optikusatrophie und Pigmentdegeneration der Retina* unterstrichen. Eine klinisch-neurologische Besonderheit stellt die bevorzugte Beteiligung der *Hinterstränge* an der neuroaxonalen Dystrophie dar (212). Charakteristisch ist dabei die Entwicklung von Spitzhohlfüßen bzw. Klumpfüßen.
Kennzeichnende Befunde: Die Diagnose kann nur durch eine *Hirnbiopsie* gesichert werden. Dabei ergeben sich typische Befunde im Sinne der neuroaxonalen Dystrophie mit Schollenbildungen („spheroids") und Axonauftreibungen in Ganglienzellnähe. Neuropathologisch findet man darüber hinaus die bekannte exzessiv gesteigerte Pigmentierung des Pallidums und der roten Nigrazone mit Anreicherung von physiologischen eisenhaltigen Pigmenten.

Leukodystrophien des Jugend- und Erwachsenenalters und Spätformen

Die klassische Arbeit von Scholz (281) über die **familiäre diffuse Sklerose** handelt von einer Familie, bei der zwei Brüder im 8. Lebensjahr an einer fortschreitenden Spastik mit Optikusatrophie und an progredientem psychischem Abbau erkrankten. Sie verstarben völlig immobilisiert mit spastischen Kontrakturen an allen Gliedmaßen, opisthotonischen Streckkrämpfen, ohne Sprache, blind und taub im 12. bzw. 13. Lebensjahr. Bei zwei Vettern begann die Krankheit schon etwas früher. Der eine Fall wurde von Pfister (249) publiziert, da er außer der degenerativen diffusen Sklerose eine starke Melaninpigmentierung ähnlich wie bei einem Morbus Addison und autoptisch eine Nebennierenatrophie geboten hatte. In der Aszendenz waren uncharakteristische Hemiplegien und Monoplegien beobachtet worden. Analoge Krankheitsbilder wurden auch noch später, am häufigsten in der postpubertalen späten Reifungsperiode und im Erwachsenenalter bis etwa zum 40. Lebensjahr hin, beschrieben (142, 255).

Damit liegt das Manifestationsalter bei **juvenilen und adulten Formen der metachromatischen Leukodystrophie** in der Nähe des Hauptmanifestationsalters der subakuten sklerosierenden Panenzephalitis van Bogaert bzw. der diffusen Enzephalitis mit sklerosierender Entzündung des Hemisphärenmarks im Sinne von Bodechtel u. Guttmann (37). Allerdings verläuft diese meist rascher und unter stärkerem Hervortreten der zerebralen Reizerscheinungen, wie zerebralen Anfällen, Streckkrämpfen, atonischen Anfällen und komplexen Myoklonien.

Differentialdiagnostisch sei hier auf das *Elektroenzephalogramm* hingewiesen, mit den charakteristischen repetierenden Komplexen langsamer steiler Wellen bei der *subakuten sklerosierenden Enzephalitis,* die sich jeweils aus einer Phase der Suppression der hirnelektrischen Tätigkeit herausheben und den komplexen Myoklonien unmittelbar vorausgehen.

Auch der *Liquor cerebrospinalis* bietet deutliche Unterscheidungsmerkmale mit der charakteristischen Vermehrung der γ-Globuline im Liquor *bei der subakuten sklerosierenden Enzephalitis,* die sich besonders in der Immunoelektrophorese darstellen läßt und dort Werte bis zu 60 rel. % erreicht (24). Die Liquor-γ-Globuline sind reich an γ-Glukoproteinen und gehören in charakteristischen Fällen zu den langsam wandernden γ_4-, γ_5- und γ_6-Globulinen, die sich im normalen Liquor nicht finden (198).

Schon wegen des häufigeren Vorkommens der subakuten Panenzephalitis wird man zunächst in dieser Richtung denken und die *Liquordiagnostik* in Gang setzen. Bringt sie keine entzündlichen Veränderungen, so wird man an die Spätfälle der Leukodystrophie denken müssen und dazu konsequent die *peripheren Nervenleitgeschwindigkeiten* durchmessen, um eine klinische Beteiligung des peripheren Nervensystems am zerebralen Prozeß sicherzustellen bzw. auszuschließen. Findet man dann eine Verminderung der Leitgeschwindigkeiten, so muß man in erster Linie an die metachromatische Leukodystrophie denken und nach ihren *kennzeichnenden Merkmalen* suchen (s. S. 6.95): metachromatische Substanzen im Harnsediment, vermehrte Sulfatidausscheidung und bioptisch-histologische Darstellung metachromatischer Einlagerungen in den der Biopsie zugänglichen peripheren Nerven von Zahnpulpa oder Rektumschleimhaut bzw. des N. suralis (essigsaure Kresylviolettfärbung [140]).

Die **Spätformen der orthochromatischen Leukodystrophien** (47) gehen ebenfalls mit einer Kombination von Demenz und Paraspastik einher. Gesellen sich Herdsymptome dazu, so läßt dies eher an eine Pelizaeus-Merzbacher-Krankheit oder an eine multiple Sklerose denken.

Kennzeichnende körperliche Befunde sind bei den einfachen orthochromatischen Leukodystrophien auch im Jugend- und Erwachsenenalter nicht bekannt.

Das Zusammentreffen von *Morbus Addison mit orthochromatischer Leukodystrophie* bzw. ausgedehntem Entmarkungsprozeß im Hemisphärenmark hat seit den Beobachtungen von Siemerling u. Creutzfeldt (294) viel Beachtung gefunden. Fanconi u. Mitarb. (95) haben 1963 darauf aufmerksam gemacht, daß es sich wohl um eine besondere, *rezessiv-geschlechtsgebunden vererbte Krankheitseinheit* handelt mit primärer Nebennierenrindenatrophie und im Großhirn prädominierender, aber oft im Kleinhirn beginnender Entmarkungskrankheit. Differentialdiagnostisch ist sie von den symptomatischen Enzephalopathien bei chronischer primärer Nebenniereninsuffizienz abzugrenzen („encéphalopathie addisonienne“). Man darf auch umgekehrt nicht vergessen, daß addisonähnliche Pigmentierungen als *Melanodermien* auch bei der Friedreich-Krankheit, beim Morbus Gaucher sowie bei der juvenilen Form der Niemann-Pick-Krankheit vorkommen, auf die man erst in den letzten Jahren mehr geachtet hat (77, 231).

Die **Pelizaeus-Merzbacher-Krankheit** kann sich als juvenile Form bis in die späte Reifungsperiode hinein manifestieren (202, 261). Dabei gibt es Kombinationen mit proportioniertem Zwergwuchs, Mikrozephalie, tapetoretinaler Degeneration und Hodenatrophie.

Bei der *adulten Form* der Pelizaeus-Merzbacher-Krankheit, die erst im 3. und 4. Lebensjahrzehnt, selten auch später manifest werden kann (61, 361), treten die charakteristischen Symptome der Frühform wie Nystagmus, Kopftremor, Immobilisation mit Kontrakturen und Deformierung des Skelettsystems und psychischer Abbau in den Hintergrund. Vielmehr ist das Krankheitsbild ähnlich der multiplen Sklerose charakterisiert durch Ataxie, Intentionstremor, leichte ataktische Sprechstörungen, vorübergehende Sehstörungen und vor allen Dingen auch Blasenentleerungsstörungen. Weil die Spätform auch dominant vererbt wird, handelt es sich sicherlich trotz ähnlichem histopathologischem Substrat um eine selbständige Unterform der Leukodystrophie, die weiterer Bearbeitung im Hinblick auf kennzeichnende körperliche und biochemische Merkmale bedarf.

Schlußbemerkungen zu den seltenen familiären Dystrophien

Die Bedeutung der seltenen familiären Dystrophien mit ihren beiden Hauptgruppen, den Poliodystrophien und den Leukodystrophien, ist viel größer als die geringe Zahl der Beobachtungen, über die selbst auf diesem Spezialgebiet erfahrene Fachärzte verfügen, anzeigt. Denn diese Krankheitsbilder haben uns überhaupt erst gelehrt, den pathogenetisch nichtssagenden Begriff der degenerativen Erkrankungen des Zentralnervensystems mit bestimmten stoffwechsel- und speziell enzympathologischen Vorstellungen zu erfüllen. Zwar ergeben sich in den meisten Fällen aus der artdiagnostischen Klärung heute noch keine kausaltherapeutischen Konsequenzen. Dennoch bleibt die Frühdiagnose von größter Bedeutung für die Prognose, für eine vorausschauende ärztliche und soziale Betreuung der Kranken und für eine verantwortungsbewußte Familienplanung. Es läßt sich heute in manchen Fällen sogar schon eine *pränatale Embryonaldiagnose* durch Kultivierung von Amniongewebe erbringen. Die konsequente Analyse der metabolisch-enzymatischen Ursachen derartiger, meist rezessiv vererbter dystrophischer Prozesse hat auch Wege zur Erfassung der heterozygoten Merkmalsträger und Konduktoren eröffnet. In jedem derartigen Fall sind deshalb weitere Umgebungsuntersuchungen in der Familie anzustellen.

Literatur

1 Adachi u. Mitarb.: zit. nach R. D. Terry 1971
2 Adams, R. D., M. Victor, E. L. Mancall: Central pontine myelinolysis. Arch. Neurol. Psychiat. 81 (1959) 154
3 Adels, B. R., D. C. Gajdusek, C. J. Gibbs, J. P. Albrecht, N. G. Rogers: Attempts to transmit subacute sclerosing panencephalitis and isolate a measles related agent with a study of the immune response in patients and experimental animals. Neurology (Minneap.) 18 (1968) 30
4 Alexander, W. S.: Progressive fibrinoid degeneration of fibrillary astrocytes associated with mental retardation in a hydrocephalic infant. Brain 72 (1949) 373
5 Allen, N., E. de Veyra: Microchemical and histochemical observations in a case of Krabbe's leukodystrophy. J. Neuropath. exp. Neurol. 26 (1967) 456
6 Alzheimer, A.: Über eigenartige Krankheitsfälle des späteren Alters. Z. ges. Neurol. Psychiat. 4 (1911) 356
7 Arima, M., I. Sano: Genetic studies of Wilson's disease in Japan. Birth Defects: original article series. 4 (1968) 54
8 Aronson, S. M.: Epidemiology. In Volk, B. W.: Tay-Sachs Disease. Grune & Stratton, New York 1964 (pp. 118ff.)
9 Aronson, S. M., B. W. Volk: Mucopolysaccharidoses. In Vinken, P. J., G. W. Bruyn: Handbook of Clinical Neurology, vol. X. North-Holland, Amsterdam 1970 (p. 427)
10 Aronson, S. M., S. Saifer, G. Perle, B. W. Volk: The biochemical identification of the carrier state of Tay-Sachs disease. Proc. Soc. exp. Biol. (N.Y.) 111 (1962) 664
11 Aström, K. E., E. L. Mancall, E. P. Richardson jr.: Progressive multifocal leukoencephalopathy; a hitherto unrecognized complication of chronic lymphatic leukaemia and Hodgkin disease. Brain 81 (1953) 93
12 Austin, J. H. F.: Metachromatic form of diffuse cerebral sclerosis. Diagnosis during life by urine sediment examination. Neurology (Minneap.) 7 (1957) 415
13 Austin, J. H. F.: Metachromatic form of diffuse cerebral sclerosis. Diagnosis during life by isolation of metachromatic lipids from urine. Neurology (Minneap.) 7 (1957) 716
14 Austin, J. H. F., D. Armstrong, M. Bischel: Patterns of sulphatase deficiency in four patients with metachromatic leucodystrophy (MLD); histochemical and biochemical correlations. J. Neuropath. exp. Neurol. 25 (1966) 139
15 Austin, J. H. F., D. Armstrong, L. Shearer: Metachromatic form of diffuse cerebral sclerosis. 5. The nature and significance of low sulfatase activity: A controlled study of brain, liver and kidneys in four patients with metachromatic leucodystrophy. Arch. Neurol. (Chic.) 13 (1965) 593
16 Austin, J. H. F., D. Armstrong, L. Shearer, D. McAftee: A rapid test for the sulfatase. A deficiency in metachromatic leucodystrophy urine. Arch. Neurol. (Chic.) 14 (1966) 259
17 Badenoch, J.: The use of labelled vitamin B_{12} and gastric biopsy in the investigation of anaemia. Proc. roy. Soc. Med. 47 (1954) 426
18 van Bagh, K., H. Hortling: Blodfynd vid irevenil amaurotisk idioti. Nord. Med. 38 (1948) 1072
19 Balthasar, K.: Gliomas of the quadrigeminal plate and eye movements. Ophthalmologica 155 (1968) 249
20 Bammer, H.: Caeruloplasmin und Kupferstoffwechsel bei der Multiplen Sklerose. Dtsch. Z. Nervenheilk. 189 (1966) 312
21 Barry, Th. H., H. Myle, C. Trock, R. Matthys, J. J. Martin: La dyssynergie cérébelleuse myoclonique (R. Hunt). Affection autonome ou variante du type dégénératif de l'épilepsie myoclonique progressive (Unverricht-Lundborg). Approache anatomo-clinique. J. neurol. Sci. 8 (1969) 111
22 Batten, F. E.: Cerebral degeneration with symmetrical changes in the maculae in two members of a family. Trans. ophthal. Soc. U.K. 23 (1903) 386
23 Bauer, H. J.: Der sogenannte hirnatrophische Prozeß – neurologische Differentialdiagnostik. Mschr. Kinderheilk. 115 (1967) 247
24 Bauer, H. J.: Cerebrospinal findings in panencephalitis. In van Bogaert, L., J. Radermecker, J. Hozay, A. Lowenthal: Encephalitides. Elsevier, Amsterdam 1961
25 Bearn, A. G., H. G. Kunkel: Abnormalities of copper metabolism in Wilson's disease and their relationship to the amino-aciduria. J. clin. Invest. 33 (1954) 400
26 Begemann, H.: Klinische Hämatologie. Thieme, Stuttgart 1970; 2. Aufl. 1975
27 Benko, Ch., E. Ovary, R. Gombi: Morphological methods in the cerebrospinal fluid (CSF) testing of subacute sclerosing panencephalitis (SSPE). VIe Congrès international neuropathologie, Paris 1970. Masson, Paris 1970 (p. 960)
28a Bergener, M., L. Gerhard: Myoklonuskörperkrankheit und progressive Myoklonusepilepsie. Nervenarzt 41 (1970) 166
28b Bernoulli, C., J. Siegfried, G. Baumgartner, et al.: Danger of accidental person-to-person transmission of Creutzfeldt-Jacob disease by surgery. Lancet 1977/I, 478
29 Bickel, H., H. Cleve: Metabolische Schwachsinnsformen. In Becker, P. E.: Handbuch der Humangenetik, Bd. V/2. Thieme, Stuttgart 1967 (S. 293ff.)
30 Bielschowsky, M.: Myelitis und Sehnervenentzündung. Karger, Berlin 1901
31 Bielschowsky, M., R. Henneberg: Über familiäre diffuse Sklerose (Leukodystrophia cerebri progressiva hereditaria). J. Psychol. Neurol. 36 (1928) 131
32 Birchfield, R. J.: Postural hypotension in Wernicke's disease. A manifestation of autonomic nervous system involvement. Amer. J. med. 36 (1964) 404–414
33 Blackwood, W.: Cerebral biopsy. In Vinken, P. J., G. W. Bruyn: Handbook of Clinical Neurology, vol. X. North-Holland, Amsterdam 1970 (p. 681)
34 Bodechtel, G.: Zur Frage der Pelizaeus-Merzbacherschen Krankheit. Z. ges. Neurol. Psychiat. 121 (1929) 487
35 Bodechtel, G.: Die Krankheiten des Rückenmarks. In von Bergmann, G., R. Staehelin: Handbuch der inneren Medizin, 3. Aufl., Bd. V/2. Springer, Berlin 1939 (S. 919)
36 Bodechtel, G., O. Gagel: Die Histopathologie der „vegetativen“ Kerne des menschlichen Zwischenhirns am Beispiel der

tuberkulösen Meningitis und Polioencephalitis. Z. ges. Neurol. Psychiat. 132 (1931) 755
37 Bodechtel, G., E. Guttmann: Diffuse Encephalitis mit sklerosierender Entzündung des Hemisphärenmarkes (Nissl's Beiträge). Z. ges. Neurol. Psychiat. 133 (1931) 601
38 van Bogaert, L.: La polyneurite anémique. Ann. Méd. 22 (1927) 321
39 van Bogaert, L.: Une leucoencéphalite sclérosante subaigue. J. Neurosurg. Psychiat. 8 (1945) 101
40 van Bogaert, L.: Études anatomo-cliniques sur les dystonies d'origine hépato-lenticulaire et d'origine abiotrophique dans une même famille. Mschr. Psychiat. Neurol. 114 (1947) 331
41 van Bogaert, L.: Sur une forme familiale très tardive de l'idiotie amaurotique. Dtsch. Z. Nervenheilk. 168 (1952) 267
42 van Bogaert, L.: Sur une idiotie amaurotique à évolution très prolongée, sans troubles visuels et se présentant, dans deux fratries, comme une hérédoataxie de type spastique avec oligophrénie. J. Génét. hum. 10 (1961) 1
43 van Bogaert, L.: La dégénérescence hepato-lenticulaire. In: Maladies nerveuses génétiques d'ordre métabolique. Verlag der Revue médicale de Liège, Lüttich 1963 (S. 129)
44 van Bogaert, L., I. Bertrand: Sur une idiotie familiale avec dégénérescence spongieuse du névraxe. Acta neurol. belg. 49 (1949) 572
45 van Bogaert, L., I. Bertrand: Spongy Degeneration of the Brain in Infancy. North-Holland, Amsterdam 1967
46 van Bogaert, L., D. Klein: Observations sur l'hérédité des idioties amaurotiques et de la spléno-hépatomégalie lipidienne (11 familles). J. Génét. hum. 4 (1955) 23
47 van Bogaert, L., R. Nyssen: Le type tardif de la leucodystrophie progressive familiale. Rev. neurol. 65 (1936) 21
48 van Bogaert, L., W. Scholz: Klinischer, genealogischer und pathologisch-anatomischer Beitrag zur Kenntnis der familiären diffusen Sklerose. Z. ges. Neurol. Psychiat. 141 (1932) 510
49 van Bogaert, L., J. Radermecker, J. Hozay, A. Lowenthal: Encephalitides. Elsevier, Amsterdam 1961
50 Bots, E. Th.: Viruslike particles in brain tissue from two patients with Jakob-Creutzfeldt disease. Acta neuropath. 18 (1971) 267–270
51 Brady, R. O.: The ups and downs of complex lipid metabolism. In Bernson, J., H. J. Grossmann: Lipid Storage Diseases. Academic Press, New York 1971 (p. 275)
52 Brady, R. O., J. N. Kanfer, D. Shapiro: Metabolism of glucocerebrosides. II. Evidence of an enzymatic deficiency in Gaucher's disease. Biochem. biophys. Res. Commun. 18 (1965) 221
53 Brady, R. O., J. N. Kanfer, M. B. Mock, D. S. Fredrickson: zit. nach R. O. Brady 1971
54 Brante, G.: Chemical pathology in gargoylism. In Cumings, J. M., M. Lowenthal: Cerebral lipidoses. Blackwell, Oxford 1957 (p. 164)
55 v. Braunmühl, A.: Die Rindenmarkkomponente im anatomischen Bild der Wilson-Pseudosklerosegruppe. Z. ges. Neurol. Psychiat. 130 (1930) 1
56 Brouwer, B.: The spleen, the liver and the brain. Proc. roy. Soc. Med. 29 (1936) 27
57 Brownell, Betty, D. R. Oppenheimer: An ataxic form of subacute presenile polioencephalopathy (Creutzfeldt-Jakob disease). J. Neurol. Neurosurg. Psychiat. 28 (1965) 350
58 Bruns, L.: Zur differentiellen Diagnose zwischen den Tumoren der Vierhügel und des Kleinhirns. Arch. Psychiat. Nervenkr. 26 (1899) 299
59 Büssow, H.: Polyneuritis und delirante Psychose bei Achylia gastrica. Nervenarzt 11 (1938) 198
60 Caddell, J. L., R. Whitemore: Observations on generalized glycogenosis with emphasis on EKG changes. Pediatrics 29 (1962) 743
61 Camp, C. D., K. Löwenberg: An American family with Pelizaeus-Merzbacher disease. Arch. Neurol. Psychiat. 45 (1941) 201
62 Campbell, A. C. P., W. R. Russel: Wernicke's encephalopathy: the clinical features and their probable relationship to vitamin-B-deficiency. Quart. J. Med. 10 (1941) 34
63 Castaigne, P., A. Buge, R. Esconrolle, M. Masson: Ramollissement pédonculaire médian, tegmento-thalamique avec ophthalmoplégie et hypersomnie (Étude anatomo-clinique). Rev. neurol. 106 (1962) 357
64 Charbonenel, A., P. Vercelletto, P. le Mouroux, G. Bésancon, J. R. Feve: La pénicillamine dans le traitement de la dégénérescence hepato-lenticulaire. J. Méd. Nantes 5 (1965) 129
65 Christensen, E., M. Fog: A case of Schilder's disease in an adult with remarks to the etiology and pathogenesis. Acta psychiat. scand. 30 (1954) 141
66 Christensen, E., K. Krabbe: Poliodystrophia cerebri progressiva (infantilis). Arch. Neurol. Psychiat. 61 (1949) 28
67 Christensen, E., J. C. Melchior, S. Negri: A comparative study of 16 cases of diffuse sclerosis with special reference to the histo-pathological findings. Acta neurol. scand. 37 (1961) 163
68 Cockayne, E. A.: Dwarfism with retinal atrophy and deafness. Arch. Dis. Childh. 11 (1936) 1
69 Colmant, H. J.: Die „pontocerebellaren Dystrophien". Arch. Psychiat. Nervenkr. 206 (1965) 612
70 Colmant, H. J.: Enzephalopathien bei chronischem Alkoholismus, insbesondere Thalamusbefunde bei Wernicke'scher Encephalopathie. Enke, Stuttgart 1965
71 Creutzfeldt, H. G.: Über eine eigenartige herdförmige Erkrankung des Zentralnervensystems. Z. ges. Neurol. Psychiat. 57 (1920) 1
72 Crocker, A. C.: The cerebral defect in Tay-Sachs disease and Niemann-Pick disease. J. Neurochem. 7 (1961) 69
73 Crocker, A. C.: Comparison of biology of Niemann-Pick disease and of Hurler's disease. In Bernsohn, J., H. J. Grossmann: Lipid Storage Diseases. Academic Press, New York 1971 (p. 27)
74 Crocker, A. C., S. Farber: Niemann-Pick disease: A review of eighteen patients. Medicine (Baltimore) 37 (1958) 1
75 Crocker, A. C., B. H. Landing: Phosphatase studies in Gaucher's disease. Metabolism 9 (1960) 341
76 Cruickshank, E. K.: Wernicke's encephalopathy. Quart. J. Med. 19 (1950) 327
77 Cumings, J. N.: The copper and iron content of brain and liver in the normal and in hepatolenticular degeneration. Brain 71 (1948) 10
78 Cumings, J. N.: The lipidoses. In Vinken, P. J., G. W. Bruyn: Handbook of Clinical Neurology, vol. X. North-Holland, Amsterdam 1970 (p. 325)
79 Cumings, J. N.: Biochemistry of the basal ganglia. In Vinken, P. J., G. W. Bruyn: Handbook of Clinical Neurology, vol. VI. North-Holland, Amsterdam 1968 (p. 116)
80 Curschmann, H.: Gehirn und Leberkrankheiten. Med. Klin. 30 (1934) 458
81 Derry, D. M., J. S. Fawcett, F. Andermann, L. S. Wolfe: Late infantile systemic lipidosis. Neurology (Minneap.) 18 (1968) 340
82 Diebold, K., H. Häfner, F. Vogel: Zur Klinik der progressiven Myoklonusepilepsien. Dtsch. Z. Nervenheilk. 190 (1967) 199
83 Dieckmann, H.: Cervicale Myelopathie. Internist 7 (1966) 94
84 Diezel, P. B.: Histochemische Untersuchungen an den Globoidzellen der familiären infantilen diffusen Sklerose vom Typus Krabbe. Virchows Arch. path. Anat. 327 (1955) 206
85 Dorfmann, A., A. E. Lorincz: Occurence of urinary acid mucopolysaccharides in the Hurler syndrome. Proc. nat. Acad. Sci. 43 (1957) 443
86 Dreyfus, P. M., G. Hauser: The effect of thiamine deficiency on the pyruvate decarboxylase system of the central nervous system. Biochim. biophys. Acta 78 (1965) 104
87 Dreyfus, P. M., M. Victor: Effects of thiamine deficiency on the central nervous system. Amer. J. clin. Nutr. 9 (1961) 414
88 Dynes, J. B., J. W. Nocross: Peripheral neuritis as a complication of pernicious anemia and combined system disease. J. Amer. med. Ass. 122 (1943) 586
89 Eicke, W. J.: Wilson'sche Krankheit – Pseudosklerose. In Uehlinger, E.: Handbuch der speziellen pathologischen Anatomie und Histologie, Bd. XIII/1. Springer, Berlin 1957 (S. 841)
90 Ender, F.: Occurrence, properties and physiological importance of thiaminases and other thiamine antimetabolites in nutrition. In v. Kress, H., K.-U. Blum: B-Vitamine. Schattauer, Stuttgart 1966
91 Erbslöh, F.: Das Zentralnervensystem bei Leberkrankheiten.

In Uehlinger, E.: Handbuch der speziellen pathologischen Anatomie und Histologie, Bd. XIII/2. Springer, Berlin 1958 (S. 1645 ff., 1677)

92 Erbslöh, F.: Veränderungen des Zentralnervensystems bei Erkrankungen des Magen-Darm-Traktes und der Bauchspeicheldrüse. In Uehlinger, E.: Handbuch der speziellen pathologischen Anatomie und Histologie, Bd. XIII/2. Springer, Berlin 1958 (S. 1699)

93 Erbslöh, F., A. Bernsmeier, H. R. Hillesheim: Der Glucoseverbrauch des Gehirns und seine Abhängigkeit von der Leber. Arch. Psychiat. Nervenkr. 196 (1958) 611

94 Erbslöh, F., K. Rompel, A. Sterzing: Magen-Darm-Blutungen bei akuten zentralnervösen Erkrankungen, insbesondere nach apoplektischen Insulten. In: Wiederbelebung, Organersatz und Intensivmedizin, Bd. VIII, Suppl. 1. Steinkopff, Darmstadt 1971 (S. 230–240)

95 Fanconi, A., A. Prader, W. Isler, F. Lüthy, R. Siebenmann: Morbus Addison mit X-chromosomaler Vererbung. Helv. paediat. Acta 18 (1963) 480

96 Feigin, I., A. Wolf: A disease in infants, resembling chronic Wernicke's encephalopathy. J. Pediat. 45 (1954) 243

97 Fleischer, B.: Über eine der „Pseudosklerose“ nahestehende bisher unbekannte Krankheit (gekennzeichnet durch Tremor, psychische Störungen, bräunliche Pigmentierung bestimmter Gewebe, insbesondere auch der Hornhautperipherie, Leberzirrhose). Dtsch. Z. Nervenheilk. 44 (1912) 179

98 Foley, J. M., D. Denny-Brown: Subacute progressive encephalopathy with bulbar myoclonus. J. Neuropath. exp. Neurol. 16 (1957) 133

99 Frantzen, Esther: Wernicke encephalopathy. Acta neurol. scand. 42 (1966) 426

100 Friede, R. L.: Alexander's disease. Arch. Neurol. (Chic.) 11 (1964) 414

101 Friede, R. L., R. J. Allen: Enzyme histochemical studies of Tay-Sachs disease. J. Neuropath. exp. Neurol. 23 (1964) 619

102 Friedland u. Mitarb.: zit. nach B. W. Volk u. Mitarb. 1970

103 Fuhrmann, W.: Genetic aspects of lipidosis. In Schettler, G.: Lipids and lipidoses. Springer, Berlin 1967 (S. 497 ff.)

104 Gajdusek, D. C., C. J. Gibbs jr.: Transmission of two spongiform encephalopathies of man (Kuru and Creutzfeldt-Jakob disease) to South American monkeys. Nature (Lond.) 230 (1971) 588

105 Gamper, E.: Zur Frage der Polioencephalitis haemorrhagica der chronischen Alkoholiker. Dtsch. Z. Nervenheilk. 102 (1928) 122

106 Gardner, D. G., W. Zeman: Biopsy of the dental pulp in the diagnosis of metachromatic leucodystrophy. Develop. Med. Child Neurol. 7 (1965) 620

107 Gaucher, E.: De l'épithélioma primitif de la rate. Diss. Paris 1882

108 Gaupp jr., R.: Wernicke's Krankheit und Polyneuritis auf nichtalkoholischer Grundlage. Nervenarzt 10 (1937) 309

109 Gee, S.: On the coeliac affection. St. Bart. Hosp. Rep. 24 (1888) 17

110 Gerhard, L., M. Bergener, V. Reinhardt, L. Renkert, M. Eischenauer: Vitamin-B_1-Mangel und chronischer Alkoholismus. Zbl. ges. Neurol. Psychiat. 192 (1967) 115

111 Gerlach, W., W. Rohrschneider: Besteht das Pigment des Kayser-Fleischerschen Hornhautringes aus Silber? Klin. Wschr. 13 (1934) 48

112 Gibbs jr., C. J., D. C. Gajdusek: Charakterization and nature of viruses causing subacute spongiform encephalopathies. VIe congrès international de neuropathologie, Paris 1970. Masson, Paris 1970 (p. 779)

113 Gibbs jr., C. J., D. C. Gajdusek, J. Hooks, A. Lowenthal, B. R. Adels: Measles antibody level as an aid to the diagnosis of subacute sclerosing panencephalitis. Pediat. Res. 3 (1969) 495

114 Gibbs jr., C. J., D. C. Gajdusek, D. M. Asher, M. P. Alpers, E. Beck, P. M. Daniel, W. B. Matthews: Creutzfeldt-Jakob disease (spongiform encephalopathy): Transmission to the chimpanzees. Science 161 (1968) 388

115 Gilliatt, R. W., T. A. Sears: Sensory nerve action potentials in patients with peripheral nerve lesions. J. Neurol. Neurosurg. Psychiat. 21 (1958) 109

116a Globus, J. H., J. Strauss: Progressive degenerative subcortical encephalopathy (Schilder's disease). Arch. Neurol. Psychiat. 20 (1928) 1190

116b Goebel, H. H., P. Herman-Ben Zur: Central pontine myelinolysis. In Vinken, P. J., G. W. Bruyn: Handbook of Clinical Neurology, vol. XXVIII. North-Holland, Amsterdam 1976 (pp. 285–316)

117 Greenfield, J. G.: The classification of diffuse demyelinating sclerosis of the brain on the basis of pathogenesis. Folia psychiat. neerl. 53 (1950) 255

118 Greenfield, J. G., E. A. Carmichael: The peripheral nerves in cases of subacute combined degeneration of the cord. Brain 58 (1935) 483

119 Gruner, J. E.: Spongiose aunaminique expérimentale, structure fine. Acta neuropath. Suppl., 3 (1967) 131

120 Guazzi, G. L., F. Seitelberger: Symposium über präsenile spongiöse Encephalopathien. Acta neuropath., Suppl. 3 (1967)

121 Guerrero, R. M.: Wernicke's syndrome due to vitamin-B-deficiency; report of two cases in infants. Amer. J. Dis. Child. 78 (1949) 88

122 Hagberg, B., P. Sourander, L. Thorén: Peripheral nerve changes in diagnosis of metachromatic leucodystrophy. Acta paediat. (Uppsala), Suppl. 135 (1962) 438

123 Hagberg, B., L. Svennerholm, B. Wranne: The excretion of urinary sulfatides in health and neurological disease. Acta paediat. scand. 54 (1965) 409

124 Hager, H., W. Oehlert: Ist die diffuse Hirnsklerose des Typ Krabbe eine entzündliche Allgemeinerkrankung? Z. Kinderheilk. 80 (1957) 82

125 Hall, H. C.: La dégénérescence hépato-lenticulaire. Masson, Paris 1921

126 Hallervorden, J.: Die degenerative diffuse Sklerose. In Uehlinger, E.: Handbuch der speziellen pathologischen Anatomie und Histologie, Bd. XIII/1. Springer, Berlin 1957 (S. 716 ff.)

127 Hallervorden, J.: Die Markscheidenentwicklung und die Rosenthal'schen Fasern. Dtsch. Z. Nervenheilk. 181 (1961) 547

128 Hamilton, A. S., C. E. Nixon: Sensory changes in the subacute combined degeneration of pernicious anemia. Arch. Neurol. Psychiat. 6 (1921) 1

129 Hansotia, P., Ruth Harris, J. Kennedy: EEG changes in Wilson's disease. Electroenceph. clin. Neurophysiol. 27 (1969) 523

130 Harper, Cl.: Wernicke's encephalopathy: A more common disease than realised. A neuropathological study of 51 cases. J. Neurol. Neurosurg. Psychiat. 42 (1979) 226–231

131 Heidenhain, A.: Klinische und anatomische Untersuchungen über eine eigenartige organische Erkrankung des Zentralnervensystems im Praesenium. Z. ges. Neurol. Psychiat. 118 (1928) 49

132 Heller, H. M.: Wernicke's syndrome. New Engl. J. Med. 259 (1958) 1009

133 Henneberg, R.: Beiträge zur Kenntnis der kombinierten Strangdegenerationen. Arch. Psychiat. Nervenkr. 32 (1899) 555

134 Henneberg, R.: Über kombinierte Strangdegenerationen. Mschr. Psychiat. Neurol. 16 (1904) 409

135 Herbert, V.: The Megaloblastic Anemias. Grune & Stratton, New York 1959

136 Hess, W. R.: Das Zwischenhirn, 2. Aufl. Schwabe, Basel 1954

137 Hillborg, P. O., B. Estborn: Acid phosphatase activity in serum thrombocytes and erythrocytes in a juvenile form of Gaucher's disease. Acta paediat. (Uppsala) 53 (1964) 558

138 Hillborg, P. O., L. Svennerholm: Blood level of cerebrosides in Gaucher's disease. Acta paediat. (Uppsala) 49 (1960) 707

139 Hirano, A., S. Levine, H. M. Zimmermann: Experimental cyanide encephalopathy: electron microscopic observations of early lesions in white matter. J. Neuropath. exp. Neurol. 26 (1967) 200

140 v. Hirsch, Th., J. Peiffer: Über histologische Methoden in der Differentialdiagnose von Leukodystrophien und Lipoidosen. Arch. Psychiat. Nervenkr. 194 (1955) 88

141 Hogan, G. R., L. Gutmann, S. M. Chou: The peripheral neuropathy of Krabbe's (globoid) leucodystrophy. Neurology (Minneap.) 19 (1969) 1094

142 Holländer, H.: Über die metachromatische Leukodystrophie. II. Relation zwischen Erkrankungsalter und Verlaufsdauer. Arch. Psychiat. Nervenkr. 205 (1964) 300
143 Holländer, H., H. Pilz: Über metachromatische Leukodystrophie. I. Kasuistische Mitteilung. Arch. Psychiat. Nervenkr. 205 (1964) 293
144 Holz, H. W., F. Lüthy: Funikuläre Spinalerkrankung bei einheimischer Sprue. Helv. med. Acta 6 (1939) 415
145 Houchin, O. B.: A rapid colorimetric method for the quantitative determination of copper oxidase activity (caeruloplasmin). Clin. chem. 4 (1958) 519
146 Hsia, D. Y.: Inborn Errors of Metabolism. Yearbook Medical Publishers, Chicago 1959
147 Hurler, G.: Über einen Typ multipler Abartungen, vorwiegend am Skelettsystem. Z. Kinderheilk. 24 (1919) 220
148 Isler, W., A. Bischoff, E. Esslen: Die metachromatische Leukodystrophie. Diagnose durch Biopsie eines peripheren Nerven und Nachweis einer starken Verlangsamung der Nervenleitgeschwindigkeit bei einem Fall mit früh-infantiler Form. Helv. paediat. Acta 18 (1963) 107
149 Jacob, H., G. Spalke: Klinik und Neuropathologie zentralnervöser Komplikationen nach akuten Elektrolyt- und Wasserhaushaltsstörungen unter besonderer Berücksichtigung der zentralen pontinen Myelinolyse. Fortschr. Neurol. Psychiat. 39 (1970) 169
150 Jacob, H., W. Pyrkosch, H. Strübe: Die erbliche Form der Creutzfeldt-Jakob'schen Krankheit. Arch. Psychiat. Nervenkr. 184 (1950) 653
151 Jakob, A.: Über eigenartige Erkrankungen des Zentralnervensystems mit bemerkenswertem anatomischem Befund. Z. ges. Neurol. Psychiat. 64 (1921) 147
152 Janeway, R., J. R. Ravens, L. A. Pearce, D. L. Odor, K. Suzuki: Progressive myoclonus epilepsy with Lafora inclusion bodies. I. Clinical, genetic, histopathologic and biochemic aspects. Arch. Neurol. (Chic.) 16 (1967) 565
153 Jantzky, J.: zit. bei W. Zeman u. Mitarb. 1970
154 Jatzkewitz, H.: Die Leukodystrophie, Typ Scholz (metachromatische Form der diffusen Sklerose) als Sphingolipoidose (Cerebrosid-Schwefelsäureester-Speicherkrankheit). Hoppe-Seylers Z. physiol. Chem. 318 (1960) 263
155 Jatzkewitz, H.: Zwei Typen von Cerebrosid-Schwefelsäureestern als sogenannte Praelipoide und Speichersubstanzen bei der Leukodystrophie Typ Scholz. Hoppe-Seylers Z. physiol. Chemie 311 (1958) 297; 318 (1960) 264; 320 (1960) 134
156 Jatzkewitz, H., E. Mehl: Cerebrosid-sulphatase and arylsulphatase-A-deficiency in metachromatic leucodystrophy. J. Neurochem. 16 (1969) 19
157 Jatzkewitz, H., K. Sandhoff: On a biochemically special form of infantile amaurotic idiocy. Biochim. biophys. Acta 70 (1963) 354
158 Jatzkewitz, H., H. Pilz, H. Holländer: Biochemische und vergleichende histochemische Untersuchungen in umschriebenen Gebieten des Gehirns bei Fällen von adulter und infantiler metachromatischer Leukodystrophie. Acta neuropath. 4 (1964) 75
159 Jeejeebhoy, K. N., N. H. Wadia, H. G. Desai: Role of vitamin B_{12} deficiency in tropical, ‚nutritional‘ neuromyelopathy. J. Neurol. Neurosurg. Psychiat. 30 (1967) 7
160 Jellinger, K.: Nuclear inclusions in subacute spongiofotun encephalopathy. Acta neuropath. 17 (1971) 283–286
161 Jellinger, K., F. Seitelberger: Subacute necrotizing encephalomyelopathy (Leigh). Ergebn. inn. Med. Kinderheilk. 29 (1970) 155
162 Jellinger, K., E. Tarnowska-Dziduszko: Die ZNS-Veränderungen bei den olivo-ponto-cerebellaren Atrophien. Z. Neurol. 199 (1971) 192
163 Jellinger, K., F. Seitelberger, A. Rosenkranz: Infantile neuroaxonale Dystrophie. Acta neuropath. 10 (1968) 123
164 Jervis, G. A.: Familial mental deficiency, amaurotic idiocy and gargoylism. An apparently new type. Arch. Neurol. Psychiat. 47 (1942) 943
165 Joliffe, N., H. Wortis, H. D. Fein: The Wernicke's syndrome. Arch. Neurol. Psychiat. 46 (1941) 569
166 Kaftan, H. D., K. Kunze, J. Peiffer, C. Santamouris: Die metachromatische Leukodystrophie (Scholz) und ihre Diagnose intra vitam. Pädiat. Fortbild. Prax. 7 (1968) 601
167 Kahlke, W.: Metachromatic leucodystrophy. In Schettler, G.: Lipids and lipidosis. Springer, Berlin 1967 (S. 310ff.)
168 Kato, K., P. Li: Quantitative determination of the pyruvic acid content of the blood in infants and children; an attempt to diagnose subclinical deficiency of vitamin B_1. Amer. J. Dis. Child. 61 (1941) 122
169 Kayser, B.: Über einen Fall von angeborener grünlicher Verfärbung der Cornea. Klin. Mbl. Augenheilk. 40 (1903) 22
170 Kehrer, F. A.: Zur Ätiologie und Nosologie der Pseudosklerose Westphal-Wilson. Z. ges. Neurol. Psychiat. 129 (1930) 488
171 Kirschbaum, W. R.: Zwei eigenartige Erkrankungen des Zentralnervensystems nach Art der spastischen Pseudosklerose (Jakob). Z. ges. Neurol. Psychiat. 92 (1924) 175
172 Kirschbaum, W. R.: Jakob-Creutzfeldt Disease. Elsevier, Amsterdam 1968
173 Klenk, E.: Beiträge zur Chemie der Lipoidosen. Hoppe-Seylers Z. physiol. Chem. 262 (1939/40) 128; 267 (1940) 128
174 Klenk, E.: Über die Ganglioside, eine neue Gruppe von zukkerhaltigen Gehirnlipoiden. Hoppe-Seylers Z. physiol. Chem. 273 (1942) 76; 288 (1951) 216
175 Klenk, E.: Über die Natur der Phosphatide in der Milz bei Niemann-Pickscher Krankheit. Hoppe-Seylers Z. physiol. Chem. 229 (1964) 161
176 Klenk, E., U. Liedtka, W. Gielen: Das Gangliosid des Gehirns bei der infantilen amaurotischen Idiotie vom Typ Tay-Sachs. Hoppe-Seylers Z. physiol. Chem. 334 (1963) 186
177 Koch, G.: Hepato-lenticuläre Degeneration (Westphal-Strümpell-Wilson'sche Krankheit). In Becker, P. E.: Humangenetik, Bd. V/1. Thieme, Stuttgart 1966 (S. 177)
178 Koch, G.: Retinitis pigmentosa und Schwachsinn. In Becker, P. E.: Humangenetik, Bd. V/2. Thieme, Stuttgart 1967 (S. 440)
179 Kolkmann, F. W., E. Völzke: Über die spongiösen Dystrophien des Nervensystems im frühen Kindesalter. I. Die diffuse Form – Typ Canavan. Z. Kinderheilk. 97 (1966) 222
180 Kolkmann, F. W., E. Völzke: Über die spongiösen Dystrophien des Nervensystems im frühen Kindesalter. II. Fokaldisseminierte Formen mit Bevorzugung des Hirnstammes (infantiles Wernicke-Syndrom und subakute nekrotisierende Encephalopathie). Z. Kinderheilk. 98 (1967) 287
181 Krabbe, K.: Beitrag zur Kenntnis der Frühstadien der diffusen Sklerose. Z. ges. Neurol. Psychiat. 20 (1913) 108
182 Krabbe, K.: A new familial infantile form of diffuse brain sclerosis. Brain 39 (1916) 74
183 Kristensson, K., S. Rayner, P. Sourander: Visceral involvement in juvenile amaurotic idiocy. Acta neuropath. 4 (1965) 421
184 Kufs, H.: Über eine Spätform der amaurotischen Idiotie und ihre heredo-familiären Grundlagen. Z. ges. Neurol. Psychiat. 95 (1925) 169
185 Kuipers, E. L.: Over hemochromatosis met hepato-cerebral degeneration. Haarlem 1932. Ref. in Dtsch. Z. Nervenheilk. 128 (1932) 120
186 Kunze, K., N. Schneemann: Neurologische und psychiatrische Affektionen bei Alkoholkranken (unveröffentlichtes Manuskript, Gießen 1971)
187 Lafora, G. R., B. Glueck: Beitrag zur Histopathologie der myoklonischen Epilepsien. Z. ges. Neurol. Psychiat. 6 (1911) 1
188 Lake, B. D.: Segmental demyelination of peripheral nerves in Krabbe's disease. Nature (Lond.) 217 (1968) 171
189 Landing, B. H., F. N. Silverman, J. M. Craig, M. D. Jacoby, M. D. Lahey, D. L. Chadwick: Familial neurovisceral lipidosis. Amer. J. Dis. Child. 108 (1964) 503
190 de Lange, C.: Über die maligne Form der Gaucher'schen Krankheit. Acta paediat. (Uppsala) 27 (1940) 24
191 Leevy, C. M., H. Baker: Vitamins and alcoholism. Amer. J. clin. Nutr. 21 (1968) 1325
192 Leigh, D.: Subacute necrotizing encephalopathy in an infant. J. Neurol. Neurosurg. Psychiat. 14 (1951) 216
193 Levi, A. J., S. Sherlock, P. J. Scheuer, J. N. Cumings: Presymptomatic Wilson's disease. Lancet 1967/I, 575
194 Lolli, G.: Marchiafava's disease. In Jellinke, E. M.: Alcohol Addiction and Chronic Alcoholism. Yale University Press, New Haven 1942 (p. 263)
195 Lorenz, R.: Wirkungen intracranieller raumfordernder Prozes-

se auf den Verlauf von Blutdruck und Atmung. Habil., Gießen 1971

196 Löwenberg, K., T. S. Hill: Diffuse sclerosis with preserved myelin islands. Arch. Neurol. Psychiat. 29 (1933) 1232

197 Lowenthal, A.: Agar Gel Electrophoresis in Neurology. Elsevier, Amsterdam 1964

198 Lowenthal, A., M. van Sande, D. Karcher: Serum gamma globulin in 84 typical cases of subacute sclerosing panencephalitis. Neurology (Minneap.) 21 (1971) 227

199 Lowenthal, A., S. Moya, R. Poiré, J. Macken, R. Desmedt: Subacute sclerosing panencephalitis. J. neurol. Sci. 15 (1972) 267

200 Lundborg, H.: Die progressive Myoklonus-Epilepsie. Almqvist & Wiksell, Stockholm 1903

201 Lüthy, F.: Über die hepato-lenticuläre Degeneration (Wilson, Westphal, Strümpell). Dtsch. Z. Nervenheilk. 123 (1931) 101

202 Lüthy, F., A. Bischoff: Die Pelizaeus-Merzbacher'sche Krankheit, ihre Zuordnung zu den Leukodystrophien anhand von drei eigenen familiären Fällen. Acta neuropath. 1 (1961) 113

203 McIntyre, N., H. M. Clink, A. J. Levi, J. N. Cumings, S. Sherlock: Hemolytic anemia in Wilson's disease. New Engl. J. Med. 276 (1967) 439

204 Maere, M., G. Muyle: Syndrome ataxique progressif avec oligophrénie chez deux jeunes israélites. J. belg. Neurol. Psychiat. 38 (1938) 96

205 Marchiafava, E., A. Bignami, A. Nazari: Über Systemdegeneration der Commissurenbahnen des Gehirns bei chronischem Alkoholismus. Mschr. Psychiat. Neurol. 29 (1911) 181, 315

206 Mathieson, G., J. Olszewski: Central pontine myelinolysis with other cerebral changes. Neurology (Minneap.) 10 (1960) 345

207 Mayer, R. F.: Peripheral nerve function in vitamin B_{12} deficiency. Arch. Neurol. (Chic.) 13 (1965) 355

208 Mehl, E., H. Jatzkewitz: Evidence for the genetic block in metachromatic leucodystrophy. Biochem. biophys. Res. Commun. 19 (1965) 407

209 Merei, F. T.: Über die pathologischen Veränderungen des ZNS bei Hypernatriaemie. Dtsch. Z. Nervenheilk. 181 (1960) 174

210 Merzbacher, L.: Eine eigenartige familiäre Erkrankungsform (Aplasia axialis extracorticalis congenita). Z. ges. Neurol. Psychiat. 3 (1910) 1

211 Meyer, J. E.: Über eine Oedemkrankheit des Zentralnervensystems im frühen Kindesalter. Arch. Psychiat. Nervenkr. 185 (1950) 35

212 de Myer, W., D. H. Harter, W. Zeman: Familial spasticity, hyperkinesia and dementia. Acta neuropath. 4 (1964) 28

213 Nelson, E., G. Aurebeck, K. Osterberg, J. Berry, J. T. Jabbons, J. Bornhofen: Ultrastructural and chemical studies on Krabbe's disease. J. Neuropath. exp. Neurol. 22 (1963) 414

214 Neubürger, K.: Über Hirnveränderungen nach Alkoholmißbrauch (unter Berücksichtigung einiger Fälle von Wernickescher Krankheit mit anderer Ätiologie). Z. ges. Neurol. Psychiat. 135 (1931) 159

215 Neubürger, K.: Über die nicht-alkoholische Wernicke'sche Krankheit, insbesondere über ihr Vorkommen beim Krebsleiden. Virchows Arch. path. Anat. 298 (1936) 68

216 Neundörfer, B., St. Gössinger: Klinische Diagnose und Verlauf der Wernicke-Encephalopathie. Nervenarzt 48 (1977) 500–504

217 Noetzel, H.: Poliodystrophia cerebri progressiva (infantilis). In Uehlinger, E.: Handbuch der speziellen pathologischen Anatomie und Histologie, Bd. XIII/1. Springer, Berlin 1957 (S. 611)

218 Nonne, M.: Weitere Beiträge zur Kenntnis der im Laufe letaler Anaemie beobachteten Spinalerkrankungen. Dtsch. Z. Nervenheilk. 6 (1895) 313

219 Nonne, M.: Klinischer und anatomischer Beitrag zum Kapitel der Prognose der anaemischen Spinalerkrankungen. Mitt. Hamburg. Staatskrk.-Anst. 7 (1907) 145

220 Norman, R. M.: Gaucher's disease. In Vinken, P. J., G. W. Bruyn: Handbook of Clinical Neurology, vol. X. North-Holland, Amsterdam 1970 (p. 509)

221 Norman, R. M.: Niemann-Pick-disease. In Vinken, P. J., G. W. Bruyn: Handbook of Clinical Neurology, vol. X. North-Holland, Amsterdam 1970 (p. 484)

222 Norman, R. M., H. Ulrich, O. C. Sloyd: The neuropathology of infantile Gaucher's disease. J. path. Bact. 72 (1956) 121

223 Norman, R. M., H. Ulrich, A. H. Tingley, R. A. Goodboy: Tay-Sachs disease with visceral involvement and its relationship to Niemann-Pick's disease. J. Path. Bact. 78 (1959) 409

224 Oberling, C., P. Woringer: La maladie de Gaucher chez le nourrisson. Rev. franç. Pédiat. 3 (1927) 475

225 O'Brien, J. S.: Generalized gangliosidosis. In Vinken, P. J., G. W. Bruyn: Handbook of Clinical Neurology, vol. X. North-Holland, Amsterdam 1970 (p. 462)

226 O'Brien, J., Sh. Okada, M. Wan Ho, D. L. Fillerup, M. L. Veath, K. Adams: Gangliosid storage diseases. In Bernsohn, J., H. J. Grossmann: Lipid Storage Diseases. Academic Press, New York 1971 (p. 225)

227 Odor, D. L., R. Janeway, L. A. Pearce, J. R. Ravens: Progressive myoclonus epilepsy with Lafora inclusion bodies. II. Studies of ultrastructure. Arch. Neurol. (Chic.) 16 (1967) 583

228 Okada, S., J. W. O'Brien: Tay-Sachs disease. Generalized absence of beta-D-N-acetyl-hexosaminidase component. Science 165 (1969) 698

229 Oldendorf, W. H., M. Kitano: Increased brain radiocopper uptake in Wilson's disease. Arch. Neurol. (Chic.) 12 (1965) 533

230 Olivarius, B. de Fine, L. Jensen: Retrobulbar neuritis and optic atrophy in pernicious anemia. Acta ophthal. (Kbh.) 39 (1961) 190

231 Oppenheimer, D. R., R. M. Norman, A. H. Tingey, W. A. Herne: Histological and chemical findings in juvenile Niemann-Pick's disease. J. neurol. Sci. 5 (1967) 575

232 Osborn, S. B., J. M. Walshe: Studies with radiocopper (Cu 64) in Wilson's disease: the liver/thigh ratio. Clin. Sci. 27 (1964) 319

233 Osborn, S. B., J. M. Walshe: Dynamics of copper transport. Clin. Sci. 29 (1965) 575

234 Ostertag, B.: Zur Histopathologie der Myoklonusepilepsie. Arch. Psychiat. Nervenkr. 73 (1925) 632

235 Parsons, Th. C.: Extraocular motor disturbances in primary brain tumors. Arch. Neurol. Psychiat. 81 (1959) 182

236 Patrick, A. D.: A deficiency of glucocerebrosidase in Gaucher's disease. Biochem. J. 97 (1965) 17

237 Pearce, L. A., R. Janeway, J. R. Ravens, D. L. Odor, K. Suzuki: An ultrastructural and biochemical investigation of Lafora's disease. Trans. Amer. neurol. Ass. 90 (1965) 102

238 Peiffer, J.: Zur formalen Genese der Globoidzellen bei der diffusen Sklerose vom Typus Krabbe. Arch. Psychiat. Nervenkr. 195 (1957) 446

239 Peiffer, J.: Über die metachromatischen Leukodystrophien (Typ Scholz). Arch. Psychiat. Nervenkr. 199 (1959) 386

240 Peiffer, J.: Über die nichtmetachromatischen Leukodystrophien. Arch. Psychiat. Nervenkr. 199 (1959) 417

241 Peiffer, J.: Differentiation of various types of leucodystrophy. Wld. Neurol. 3 (1962) 580

242 Peiffer, J.: Kindlicher Schwachsinn: Durch Stoffwechselstörungen bedingte Encephalopathien. In Schulte, W.: Almanach für Neurologie und Psychiatrie. Lehmann, München 1967 (S. 167)

243 Peiffer, J.: The pure leucodystrophic forms of orthochromatic leucodystrophies (simple type, pigment type). In Vinken, P. J., G. W. Bruyn: Handbook of Clinical Neurology, vol. X. North-Holland, Amsterdam 1970 (p. 105)

244 Peiffer, J., E. Zerbin-Rüdin: Zur Variationsbreite der Pelizaeus-Merzbacher'schen Krankheit. Acta neuropath. 3 (1963) 87

245 Pelizaeus, F.: Über eine eigentümliche Form spastischer Lähmung und Cerebralerscheinungen auf hereditärer Grundlage (multiple Sklerose). Arch. Psychiat. Nervenkr. 16 (1885) 698

246 Pentschew, A.: Intoxikationen. In Uehlinger, E.: Handbuch der speziellen pathologischen Anatomie und Histologie, Bd. XIII/2. Springer, Berlin 1958 (S. 1907 ff.)

247 Pentschew, A.: Schwermetallvergiftungen. In Uehlinger, E.: Handbuch der speziellen pathologischen Anatomie und Histologie, Bd. XIII/2. Springer, Berlin 1958 (S. 1929 ff.)

248 Pentschew, A., K. Schwarz: Systematische axonale Dystrophie in Vitamin-E-defizienten erwachsenen Ratten. Acta neuropath. 1 (1962) 313

249 Pfister, R.: Beitrag zur Kenntnis der diffusen Sklerose. Arch. Psychiat. Nervenkr. 105 (1936) 1

250 Phillips, G. B., M. Victor, R. D. Adams, Ch. S. Davidson: A study of the nutritional defect in Wernicke's syndrome. J. clin. Invest. 31 (1952) 859

251 Pilz, H.: Die Sphingolipoidveränderungen bei der Leukodystrophie Typ Krabbe im Vergleich zum akuten und chronischen sudanophilen Markzerfall. Acta neuropath. 4 (1964) 16

252 Pilz, H.: Neurochemie und Klinik. Nervenarzt 42 (1971) 337

253 Pilz, H., H. Jatzkewitz: Dünnschichtchromatographische Bestimmungen von C18- und C24-Sphingomyelin in normalen und pathologischen Gehirnen einschließlich eines Falles von Niemann-Pick'scher Krankheit. J. Neurochem. 11 (1964) 603

254 Pilz, H., D. Müller, K. Sandhoff, V. ter Meulen: Tay-Sachssche Krankheit mit Hexosaminidase-Defekt. Dtsch. med. Wschr. 93 (1968) 1833

255 Pilz, H., H.-A. Paul, D. Müller, E. Volles, H. C. Hopf, A. Prill, R. Krönke: Metachromatische Leukodystrophie (Sulfatid-Lipidose) im Erwachsenenalter. Z. Neurol. 199 (1971) 234

256 Porter, H.: Tissue copper proteins in Wilson's disease. Arch. Neurol. (Chic.) 11 (1964) 341

257 Reinauer, H. G. Grassow, S. Hollmann: Vitamin-B_1-Mangel und chronischer Alkoholismus. Zbl. ges. Neurol. Psychiat. 192 (1967) 116

258 Richardson jr., E. P.: Progressive multifocal leukoencephalopathy. In Brain, B., F. H. Norris jr.: The Remote Effects of Cancer on the Nervous System. Grune & Stratton, New York 1965 (p. 6)

259 Richter, E.: Ein Beitrag zur infantilen neuro-axonalen Dystrophie. Z. Neurol. 201 (1972) 160

260 Richter, R. B.: Infantile subacute necrotizing encephalopathy with predilection for the brain stem. J. Neuropath. exp. Neurol. 16 (1957) 281

261 Richter, R. B.: An unusual example of degenerative diffuse sclerosis (form Pelizaeus-Merzbacher). In Jacob, H.: IV. Internationaler Kongreß für Neuropathologie, Bd. III. Thieme, Stuttgart 1962 (S. 80)

262 Ricker, G.: Striatum, Hypothalamus und Leber in der Wilsonschen Krankheit. Z. ges. Neurol. Psychiat. 140 (1932) 725

263 Rohrschneider, W.: Untersuchungen über den in der Hornhaut des Auges bei der hepatolentikulären Degeneration abgelagerten Farbstoff (Kayser-Fleischer'scher Ring). Arch. Augenheilk. 108 (1934) 391

264 van Rossum, A.: Spastic pseudosclerosis (Creutzfeldt-Jakob disease). In Vinken, P. J., G. W. Bruyn: Handbook of Clinical Neurology, vol. X. North-Holland, Amsterdam 1970 (p. 726)

265 Rumpel, A.: Über das Wesen und die Bedeutung der Leberveränderungen und der Pigmentierungen bei den damit verbundenen Fällen von Pseudosklerose, zugleich ein Beitrag zur Lehre von der Pseudosklerose (Westphal-Strümpell). Dtsch. Z. Nervenheilk. 49 (1913) 54

266 Sachs, B.: On arrested cerebral development with special reference to its cortical pathology. J. nerv. ment. Dis. 14 (1887) 541

267 Saifer, A.: The biochemistry of Tay-Sachs' disease. In Volk, B. W.: Tay Sachs' Disease. Grune & Stratton, New York 1964 (pp. 68ff.)

268 Samuels, S., S. R. Korey, J. Gonatas, R. D. Terry, M. Weiss: Studies on Tay-Sachs' disease. J. Neuropath. exp. Neurol. 22 (1963) 81

269 Sandbank, U., P. Lerman, M. Geifman: Infantile neuroaxonal dystrophy: cortical axonic and presynaptic changes. Acta neuropath. 16 (1970) 342

270 van Sande, M., Y. Mardens, K. Adriaenssens, A. Lowenthal: The free amino acids in human cerebrospinal fluid. J. Neurochem. 17 (1970) 125

271 Sandhoff, K., U. Andreä, H. Jatzkewitz: Deficient hexosaminidase activity in an exceptional case of Tay-Sachs' disease with additional storage of kidney globoside in visceral organs. Path. europ. 3 (1968) 278

272 Sandner, E., B. Gassmann: Über eine Thiaminpyrophosphokinase im Pankreassaft der Ratte. Z. Ernährungswiss. 8 (1967) 222

273 Sanfilippo, S. J., R. Podosin, L. Langer, R. A. Good: Mental retardation associated with acid mucopolysacchariduria (heparitin sulfate type). J. Pediat. 63 (1963) 837

274 Scheer, W. H., H. C. Kock: Peripheral nerve lesions in cases of pernicious anemia. Acta psychiat. (Kbh.) 13 (1938) 61

275 Scheinberg, P.: Cerebral blood flow and metabolism in pernicious anemia. Blood 6 (1951) 213

276 Scheller, W. F., H. N. Newman: Liver therapy for combined sclerosis. Arch. intern. Med. 58 (1938) 45

277 Schettler, G., W. Kahlke: Neurovisceral gangliosidoses. In Schettler, G.: Lipids and Lipidoses. Springer, Berlin 1967 (pp. 242ff.)

278 Schilder, P.: Zur Kenntnis der sogenannten diffusen Sklerose. Über Encephalitis periaxialis diffusa. Z. ges. Neurol. Psychiat. 10 (1912) 1

279 Schneck, L.: The clinical aspects of Tay-Sachs' disease. In Volk, B. W.: Tay Sachs' Disease. Grune & Stratton, New York 1964 (pp. 17ff.)

280 Schneck, S. A.: Neuropathological features of human organ transplantation. II. Central pontine myelinolysis and neuroaxonal dystrophy. J. Neuropath. exp. Neurol. 25 (1966) 18

281 Scholz, W.: Klinische, pathologisch-anatomische und erbbiologische Untersuchungen bei familiärer diffuser Hirnsklerose im Kindesalter. Z. ges. Neurol. Psychiat. 99 (1925) 651

282 Scholz, W.: Über Wesen, nosologische und pathogenetische Bedeutung der atypischen Abbauvorgänge bei den familiären Markerkrankungen. Mschr. Psychiat. Neurol. 86 (1933) 111

283 Scott, C. R., D. Lagunoff, B. F. Trunp: Familial neurovisceral lipidosis. J. Pediat. 71 (1967) 357

284 Segawa, M.: zit. nach T. Tanaka 1934, 1935

285 Seitelberger, F.: Die Pelizaeus-Merzbacher'sche Krankheit. Wien. Z. Nervenheilk. 9 (1954) 228

286 Seitelberger, F.: Eine eigenartige Stoffwechselerkrankung der Ganglienzellen im Zentralnervensystem. In: Proceedings of the Vth International Congress of Neurology. Lissabon 1954 (S. 484)

287 Seitelberger, F.: Allgemeine Neuropathologie der Alterns- und Aufbrauchkrankheiten des Gehirns. Verh. dtsch. Ges. Path. 52 (1968) 32

288 Seitelberger, F.: Pelizaeus-Merzbacher disease. In Vinken, P. J., G. W. Bruyn: Handbook of Clinical Neurology, vol. X. North-Holland, Amsterdam 1970 (p. 150)

289 Seitelberger, F., P. Berner: Über die Marchiafava'sche Krankheit. Virchows Arch. path. Anat. 326 (1955) 257

290 Seitelberger, F., E. Gootz, H. Gross: Beitrag zur spätinfantilen Form der Hallervorden-Spatz'schen Krankheit. Acta neuropath. 3 (1963/64) 16

291 Seitelberger, F., H. Jacobs, J. Peiffer, H. J. Colmant: Die Myoklonuskrankheit. Fortschr. Neurol. Psychiat. 32 (1964) 305

292 Selye, H.: Lathyrism. Rev. canad. Biol. 16 (1957) 1

293 Sherins, R. J., M. A. Verity: Central pontine myelinolysis associated with acute haemorrhagic pancreatitis. J. Neurol. Neurosurg. Psychiat. 31 (1968) 583

294 Siemerling, E., H. G. Creutzfeldt: Bronzekrankheit und sklerosierende Encephalomyelitis. Arch. Psychiat. Nervenkr. 68 (1923) 217

295 Siemerling, E., H. Oloff: Pseudosklerose (Westphal-Strümpell) mit Cornealring (Kayser, Fleischer) und doppelseitiger Schein-Katarakt, etc. Klin. Wschr. 1 (1922) 1087

296 Sjögren, T.: Die juvenile amaurotische Idiotie. Hereditas 14 (1931) 197

297 Smith, A. D. M.: Veganism: a clinical survey with observations on vitamin B_{12} metabolism. Brit. med. J. 1962/I, 1655

298 Smith, E. L.: Purification of antipernicious factors from liver. Nature (Lond.) 161 (1948) 638

299 Spalke, G., K. Rompel: Subakute spongiöse Encephalitis. Acta neuropath. 22 (1972) 88

300 Spatz, H.: Über den mikroskopischen Befund bei der Polioencephalitis Wernicke. Allg. Z. Psychiat. 91 (1929) 247

301 Spatz, R., A. Kollmannsberger: Die sog. hepatische Encephalopathie. Münch. med. Wschr. 113 (1971) 1250

302 Spielmeyer, W.: Klinische und anatomische Untersuchungen über eine besondere Form von amaurotischer Idiotie. Habil., Freiburg 1907; Neurol. Cbl. 25 (1906), 51; Nißls Beitr. Nerv.-Geisteskr. 2 (1908) 193

303 Spielmeyer, W.: Die histopathologische Zusammengehörigkeit der Wilson'schen Krankheit und der Pseudosklerose. Z. ges. Neurol. Psychiat. 57 (1920) 312
304 Spranger, J.: Hereditäre Mucopolysaccharidosen. Med. Klin. 66 (1971) 1108
305 Steger, J., R. Steger: Die Störungen des Kupfer- und Aminosäurenstoffwechsels bei der hepatocerebralen Degeneration und deren Behandlung mit BAL. Dtsch. Z. Nervenheilk. 172 (1954) 321
306 Sternlieb, I., I. M. Scheinberg: Prevention of Wilson's disease in asymptomatic patients. New Engl. J. Med. 278 (1968) 352
307 von Strümpell, A.: Über die Westphal'sche Pseudosklerose und über diffuse Hirnsklerose, insbesondere bei Kindern. Dtsch. Z. Nervenheilk. 12 (1898) 115
308 Suzuki, K.: Cerebral GM_1-gangliosidosis: chemical pathology of visceral organs. Science 159 (1968) 1471
309 Suzuki, K., G. Cheu: Chemical studies on Jakob-Creutzfeldt disease. J. Neuropath. exp. Neurol. 25 (1966) 396
310 Suzuki, K., Y. Suzuki, Y. Eto: Deficiency of galactocerebroside betagalactosidase in Krabbe's globoid cell leucodystrophy. In Bernsohn, J., H. J. Grossmann: Lipid Storage Diseases. Academic Press, New York 1971 (p. 111)
311 Svennerholm, L.: The nature of ganglioside in Tay-Sachs' disease. In van Bogaert, L., J. N. Cumings, A. Lowenthal: Cerebral Lipidoses. Blackwell, Oxford 1957 (p. 139)
312 Svennerholm, L.: The chemical structure of normal human brain and Tay-Sachs gangliosides. Biochem. biophys. Res. Commun. 9 (1962) 436
313 Svennerholm, L., P. Sourander: Investigations on brain autopsy material in lipidosis. In Lüthy, F., A. Bischoff: Proceedings of the Fifth International Congress of Neuropathology, Zürich 1965. Excerpta medica Foundation, Amsterdam 1966 (p. 342)
314 Tanaka, T.: So-called breast milk intoxication. Amer. J. Dis. Child. 47 (1934) 1286; 49 (1935) 1264
315 Tay, W.: Symmetrical changes in the region of the yellow spot in each eye of an infant. Trans. ophthal. Soc. U.K. 1 (1881) 155
316 Teller, W.: Die Ausscheidung saurer Mucopolysaccharide im menschlichen Urin. Mschr. Kinderheilk. 112 (1964) 538; 113 (1965) 244
317 Terry, R. D.: Electron microscopy of selected neurolipidoses. In Vinken, P. J., G. W. Bruyn: Handbook of Clinical Neurology, vol. X. North-Holland, Amsterdam 1970 (p. 362)
318 Terry, R. D.: Some morphologic aspects of the lipidoses. In Bernsohn, J., H. J. Grossmann: Lipid Storage Diseases. Academic Press, New York 1971
319 Terry, R. D., Suzuki, K., M. Weiss: Biopsy study in 3 cases of metachromatic leucodystrophy. J. Neuropath. exp. Neurol. 25 (1966) 141
320 Thomson, A., H. Baker, C. M. Leevy: Thiamine absorption in alcoholism. Amer. J. clin. Nutr. 21 (1968) 537
321 Thormar, H.: Slow infections of the central nervous system. Z. Neurol. 188 (1971) 151
322 Tillmann, A. J. B.: Two fatal cases of hyperemesis gravidarum with retinal hemorrhages. Amer. J. Obstet. Gynec. 27 (1934) 240
323 Tomasulo, P. A., R. M. H. Kater, F. L. Iber: Impairment of thiamine resorption in alcoholism. Amer. J. clin. Nutr. 21 (1968) 1340
324 Tsu Teh Chen, J. Watanabe, W. Zeman, J. Meales jr.: Subacute sclerosing panencephalitis; propagation of measles virus from brain biopsy in tissue culture. Science 163 (1969) 1193
325 Tuchman, L. R., H. Suna, J. J. Carr: Elevation of serum acid phosphatase in Gaucher's disease. J. Mt Sinai Hosp. 23 (1956) 227
326 Tuthill, C. R., R. Henn: Wernicke-Syndrom im Kindesalter ohne Anzeichen von Mangelernährung. Arch. Psychiat. Nervenkr. 205 (1964) 116
327 Tyler, H. R.: Pelizaeus-Merzbacher disease. Ann. med. Ass. 80 (1958) 162
328 Ule, G.: Über eine der Wernicke'schen Pseudoencephalitis entsprechende Encephalopathie bei Kindern. Virchows Arch. path. Anat. 332 (1959) 204
329 Ule, G.: Zur Ultrastruktur der Astroglia und des Status spongiosus. Acta neuropath. 4 (1968) 98
330 Ullrich, O.: Die Pfaundler-Hurler'sche Krankheit. Dysostosis multiplex. Ergebn. inn. Med. Kinderheilk. 63 (1943) 929
331 Unverricht, H.: Die Myoclonie. Deuticke, Leipzig 1891
332 Unverricht, H.: Über familiäre Myoklonie. Dtsch. Z. Nervenheilk. 7 (1895) 32
333 Uzman, L. L., D. Denny-Brown: Amino-aciduria in hepatolenticular degeneration. Amer. J. med. Sci. 215 (1948) 599
334 Vernon, M. L., L. Horta-Barbosa, D. A. Fuccillo, J. L. Sever, J. R. Baringer, G. Birnbaum: Virus like particles and nucleoproteintype filaments in brain tissue from two patients with Creutzfeldt-Jacob disease. Lancet 1970/I, 964
335a Victor, M.: The Wernicke-Korsakoff syndrome. In Vinken, P. J., G. W. Bruyn: Handbook of Clinical Neurology, vol. XXVIII/2. North-Holland, Amsterdam 1976 (pp. 243–270)
335b Victor, M.: Neurologic disorders due to alcoholism and malnutrition. In Baker, A. B., L. H. Baker: Clinical Neurology, vol. II/22, 2nd ed. Harper & Row, Philadelphia 1981 (pp. 1–83)
336 Victor, M., A. Lear: Subacute combined degeneration of the spinal cord. Amer. J. Med. 20 (1956) 896
337 Vogt, H.: Über familiäre amaurotische Idiotie und verwandte Krankheitsbilder. Mschr. Psychiat. Neurol. 18 (1905) 161
338 Volk, B. W., M. Adachi: Diffuse cerebral sclerosis, Typus Krabbe. In Vinken, P. J., G. W. Bruyn: Handbook of Clinical Neurology, vol. X. North-Holland, Amsterdam 1970 (p. 67)
339 Volk, B. W., L. Schneck, M. Adachi: Clinic, pathology and biochemistry of Tay-Sachs disease. In Vinken, P. J., G. W. Bruyn: Handbook of Clinical Neurology, vol. X. North-Holland, Amsterdam 1970 (p. 383)
340 de Vries, E., L. van Bogaert, G. W. Edgar: Nouvelles observations d'idiotie familiale avec dégénérescence spongieuse des centres nerveux. Rev. neurol. 98 (1958) 271
341 Wallace, B. J., S. M. Aronson, B. W. Volk: Histochemical and biochemical studies of globoid cell leucodystrophy. (Krabbe's disease.) J. Neurochem. 11 (1964) 367
342 Wallace, B. W., L. Schneck, H. Kaplan, B. W. Volk: Fine structure of the cerebellum in children with lipidosis. Arch. Path. 80 (1965) 466
343 Walshe, J. M.: Wilson's disease (Hepatolenticular degeneration). In Vinken, P. J., G. W. Bruyn: Handbook of Clinical Neurology, vol. XXVII. North-Holland, Amsterdam 1976 (pp. 379–414)
344 de Wardener, H. E., B. Lennox: Cerebral beriberi (Wernicke's encephalopathy). Lancet 1947/I, 11
345 Warner, R. R. P., N. Cohen: Blood serotonin in malabsorption states. Amer. J. dig. Dis. 7 (1962) 553
346 Warnock, J. G., V. J. Burkhalter: Evidence of malfunctioning blood barrier in experimental thiamine deficiency in rats. J. Nutr. 94 (1968) 2, 256
347 Warren, C. B. M., P. M. G. Brougthon: Basal copper excretion in Wilson's disease. Arch. Dis. Childh. 205 (1964) 265
348 Wechsler, W.: Progressive Myelopathien auf der Grundlage chronisch-meningitischer Angiitiden. Acta neurochir., Suppl. 7 (1961) 534
349 Wernicke, C.: Die akute haemorrhagische Polioencephalitis superior. In: Lehrbuch der Gehirnkrankheiten für Ärzte und Studierende, Bd. II. Fischer, Kassel 1881 (S. 229)
350 Will, R. G., W. B. Matthews: Evidence for case-to-case transmission of Creutzfeldt-Jakob disease. J. Neurol. Neurosurg. Psychiat. 45 (1982) 235–238
351 Wilson, S. A. K.: Progressive lenticular degeneration: a familial nervous disease associated with cirrhosis of the liver. Brain 34 (1911/12) 295
352 Wohlwill, F.: Zum Kapitel der pathologisch-anatomischen Veränderungen des Gehirns und Rückenmarks bei perniziöser Anaemie und verwandten Zuständen. Dtsch. Z. Nervenheilk. 68/69 (1921) 438
353 Wohlwill, F. J., J. Bernstein, P. J. Yakovley: Dysmyelinogenic leucodystrophy. J. Neuropath. exp. Neurol. 18 (1959) 359
354 Woltman, H. W.: Brain changes associated with pernicious anemia. Arch. intern. Med. 21 (1918) 791
355 Woltman, H. W.: The mental changes with pernicious anemia. Amer. J. Psychiat. 3 (1924) 435
356 Yanoff, M., G. A. Schwarz: Lafora's disease – A distinct genetically determined form of Unverricht's syndrome. J. Génét. hum. 14 (1965) 235

357 Zeman, W.: Observations on the propagation and isolation of viruses from slow infections of the human brain. VI. Congrès international de neuropathologie, Paris 1970. Masson, Paris 1970 (p. 845)
358 Zeman, W., O. Kolar: Reflections on the etiology and pathogenesis of subacute sclerosing panencephalitis. Neurology (Minneap.) 18 (1968) 1
359 Zeman, W., W. de Myer, H. F. Falls: Pelizaeus-Merzbacher disease. J. Neuropath. exp. Neurol. 23 (1964) 224
360 Zeman, W., Sh. Donatine, B. Dyken, J. Green: Neuronal ceroid-lipofuscinosis. In Vinken, P. J., G. W. Bruyn: Handbook of Clinical Neurology, vol. X. North-Holland, Amsterdam 1970 (pp. 588ff.)
361 Zerbin-Rüdin, E., J. Peiffer: Ein genetischer Beitrag zur Frage der Spätform der Pelizaeus-Merzbacher'schen Krankheit. Humangenetik 1 (1964) 107
362 Zigas, V.: Kuru in New Guinea: Discovery and epidemiology. Amer. J. trop. Med. Hyg. 19 (1970) 230

7 Degenerativ-atrophisierende Erkrankungen

Atrophisierende Prozesse des kortikospinalen Systems

Von A. Struppler und A. Hofmann

Zentrale Motorik

Unsere verschiedenen motorischen Leistungen, wie z. B. aufrechte Körperhaltung, Lokomotion, Mimik und Gestik, ein kräftiger Faustschluß oder – als differenzierteste Leistung – die isolierte, feinabgewogene Fingerbewegung, werden durch das Zusammenwirken verschiedener sensomotorischer Systeme ausgeführt und kontrolliert.

In unserer zentralen Motorik können wir zwei Systeme unterscheiden: ein mediales und ein laterales (11). Das *mediale,* phylogenetisch und ontogenetisch ältere dient vorwiegend der Stützmotorik, also der automatischen Aufrechterhaltung von Körperstellung und -haltung sowie der Unterstützung von Zielbewegungen; es hat sich aus den alt angelegten spinalen Interneuronensystemen entwickelt und umfaßt die retikulo-, vestibulo- und tektospinalen Bahnen. Das *laterale,* jüngere System dient der Ziel- und Feinmotorik unserer Extremitäten. Es hat sich mit der Evolution des Großhirns und speziell des assoziativen Kortex entwickelt und umfaßt die kortiko- und rubrospinalen Bahnen. Über dieses mediale und/oder laterale System modifizieren Basalganglien und Kleinhirn unsere motorischen Leistungen.

Unseren Bewegungen geht der Bewegungsentwurf durch den assoziativen Kortex voraus. Während des Planens und Programmierens einer Bewegung, ca. 700 ms bevor die Betzschen Zellen im Motorkortex aktiviert werden, erfolgt ein Einstrom vom assoziativen Kortex nicht nur zum Motorkortex (Area 4, MSI), sondern auch zum Kleinhirn und zu den Basalganglien, die durch Koordination gespeicherter Bewegungsprogramme die Bewegungsausführung entsprechend dem Bewegungsziel vorbereiten. Erst nachdem die Impulse aus den Feldern des assoziativen Kortex durch die Basalganglien und das Kleinhirn verrechnet und koordiniert sind, erfolgt die Ausführung der Bewegung über das kortikospinale System.

Während einer Bewegung aktivieren kortikospinale Impulse nicht nur die motorischen Vorderhornzellen, sondern geben auch Meldungen über Kollaterale via Brückenkerne zum Kleinhirn (intermediäre Zone der Kleinhirnrinde); gleichzeitig erreicht der während einer Bewegung aus der Peripherie einströmende Signalfluß die Kleinhirnrinde. Durch Vergleich und Koordination von beiden Zuströmen, aus dem Motorkortex und aus der Körperperipherie, kontrolliert das Kleinhirn fortlaufend die Bewegungsausführung. Die „kontrollierten“ Antriebe werden dann einerseits via Thalamus zum Kortex, andererseits über den Tractus rubrospinalis zu den Motoneuronen des Rückenmarks geleitet. Dieser Schaltkreis von der motorischen Rinde (MSI, Area 4) durch das Kleinhirn und zurück zur motorischen Rinde beansprucht ungefähr 10–20 ms und modifiziert fortlaufend unsere Bewegungen.

Die Rolle der Basalganglien bei der motorischen Kontrolle ist noch ziemlich ungeklärt; sie kann nur verstanden werden durch Fehlfunktionen ihrer Neuronensysteme. Der Nucleus caudatus und das Putamen erhalten einen massiven Einstrom von breiten Gebieten der Hirnrinde. Neurone im Putamen und Globus pallidus entladen vor dem Bewegungsbeginn. Nach modernen Anschauungen spielen die Basalganglien eine entscheidende Rolle in der Erstellung eines motorischen Planes durch geeignete Zusammenfassung und Abstimmung einzelner, erlernter Bewegungsprogramme. Sie sind auch eine zentrale Stelle für Beziehungen zwischen Emotionen und Bewegungen.

Mit der Entwicklung des assoziativen Kortex gewinnt die Großhirnrinde eine zunehmende Bedeutung im Ausarbeiten der Bewegung und besonders in der Verwertung der Erfahrung, die mit jeder weiteren Ausführung einhergeht. Hierdurch können komplizierte Leistungen immer genauer und fehlerfreier durchgeführt werden.

Störungen der Motorik können durch Ausfälle auf allen Ebenen des oben skizzierten Gesamtsystems verursacht werden. Je nach Funktion der betroffenen Strukturen gehen sie mit einer charakteristischen klinischen Symptomatik einher.

Tractus corticospinalis

Der Tractus corticospinalis, im klassischen Sinne als Pyramidenbahn bezeichnet, ist zwar ein quantitativ nur kleiner Anteil unseres motorischen Systems, doch stellt er offensichtlich eine phylogenetische Errungenschaft der Primaten und des Menschen dar. Er hat sich aus Kortikoretikulärfasern entwickelt, die sich ins Rückenmark ausbreiten, und ist die einzige monosynaptische Verbindung von kortikalen Neuronen zu Motoneuronen des Rückenmarks (12). Dieses System ermöglicht den direkten Antrieb vieler Alphamotoneurone durch den Motorkortex; seine Axone kommen nicht – wie früher angenommen – ausschließlich von Betzschen Riesenzellen („Pyramidenzellen") der kortikalen Area 4, sondern zu etwa 96% von kleineren Zellen dieses Feldes und von angrenzenden Gebieten, einschließlich der Areae 1, 2 und 3, dem „sensiblen Kortex" (primäre Rindenfelder, siehe auch Abb. 7.**56**).

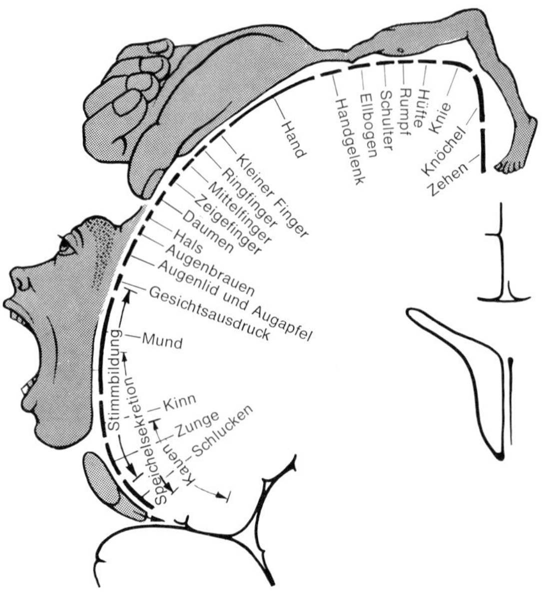

Abb. 7.**1** Die Größenverhältnisse der primären motorischen Rindenfelder beim Menschen (aus *W. Penfield, P. Rasmussen.* The Cerebral Cortex of Man. McMillan, New York 1950)

In den **primären motorischen Feldern** wie auch im Tractus corticospinalis besteht eine somatotopische Gliederung. Jeder Extremitätenabschnitt ist dort, entsprechend seiner funktionellen Bedeutung, verschieden groß repräsentiert (Abb. 7.**1**). Dadurch entsteht eine große Trennschärfe für die Aktivierung distaler Muskelgruppen, die selektive, unabhängige Einzelbewegungen möglich macht. Zudem bekommen diese Neurone einen großen exterozeptiven (somästhetischen) Zustrom aus dem assoziativen Kortex; sie sind deshalb besonders für Fein- und Geschicklichkeitsbewegungen geeignet.

Zusätzlich zu dem motorischen Rindenfeld (MS1/MI) liegt auf der Medianfläche der Hemisphäre das **supplementäre motorische Feld (SMA)** sowie das analoge *supplementäre sensible Feld (SSA).* Das SMA erhält Afferenzen aus dem primären sensiblen Rindenfeld. Efferente Fasern projizieren divergent zu zahlreichen Anteilen des assoziativen Kortex, von dem Verbindungen rückläufig zur SMA projizieren. Das gleiche Verschaltungsprinzip wird zwischen dem Gyrus postcentralis, der SSA und dem assoziativen Kortex gefunden. Dieses phylogenetisch spät erworbene System scheint nicht nur den Muskeltonus zu hemmen, sondern auch im Sinne einer „höheren Kontrolle" von Bewegung und Sprache zu wirken (Abb. 7.**2**) (19).

Rostral vom Motorkortex liegt der sog. **prämotorische Kortex** (Area 6 und 8), der seine Zuströme aus dem visuellen System bekommt; er projiziert zusammen mit den Efferenzen aus der SMA über die Capsula interna und den ventromedianen Hirnstamm, gekreuzt und ungekreuzt, zur pontinen Formatio reticularis („parapyramidaler" Trakt). Dieser Trakt hemmt die absteigenden retikulospinalen Antriebe, so daß Läsionen des Kortex, bei denen auch die Areae 6 und 8 betroffen sind, eine spastische Lähmung hervorrufen.

Im Bereich der Area 8 liegt das **frontale Augenfeld,** das die für die visuelle Wahrnehmung notwendigen koordinierten Bewegungen wie Drehen des Kopfes und Zuwendungen der Augen steuert. Bei elektrischer Reizung oder umschriebener Schädigung dieses Gebietes kann es zu Adversivanfällen kommen (Abb. 7.**5**).

Vom Motorkortex verlaufen die kortikospinalen bzw. -nukleären Fasern über die Corona radiata in die Capsula interna, wo sie eng zusammengedrängt einen relativ kleinen Raum am dorsalen Ende des hinteren Schenkels einnehmen. Sie sind dort ebenfalls somatotopisch angeordnet, doch nicht mehr so selektiv wie ihre Ursprungszellen auf dem Kortex (Abb. 7.**3**, b).

Fast auf allen Ebenen, aber besonders im Bereich der inneren Kapsel, sind diesem System andere Fasern beigemischt, teils aus dem „EPMS", teils afferente sensible Fasern. Nach dem Verlassen der Capsula interna ziehen die kortikospinalen Bahnen über den Hirnschenkel zur Pons. Über dem Fuß des Hirnstamms liegen diese Fasern aus beiden Großhirnhemisphären eng benachbart.

In der Brücke spalten sie sich in zahlreiche Faserbündel auf; ein Teil (Tractus corticopontinus) wird in den Brückenkernen als Projektion zum Kleinhirn umgeschaltet. Die absteigenden Fasern vereinigen sich an der kaudalen Brückengrenze zu einem kompakten Bündel und bilden dann die Pyramide der Medulla oblongata. Während des Verlaufs durch den Hirnstamm gehen die Fasern zu den motorischen Hirnnervenkernen ab; sie bilden den *Tractus corticonuclearis.*

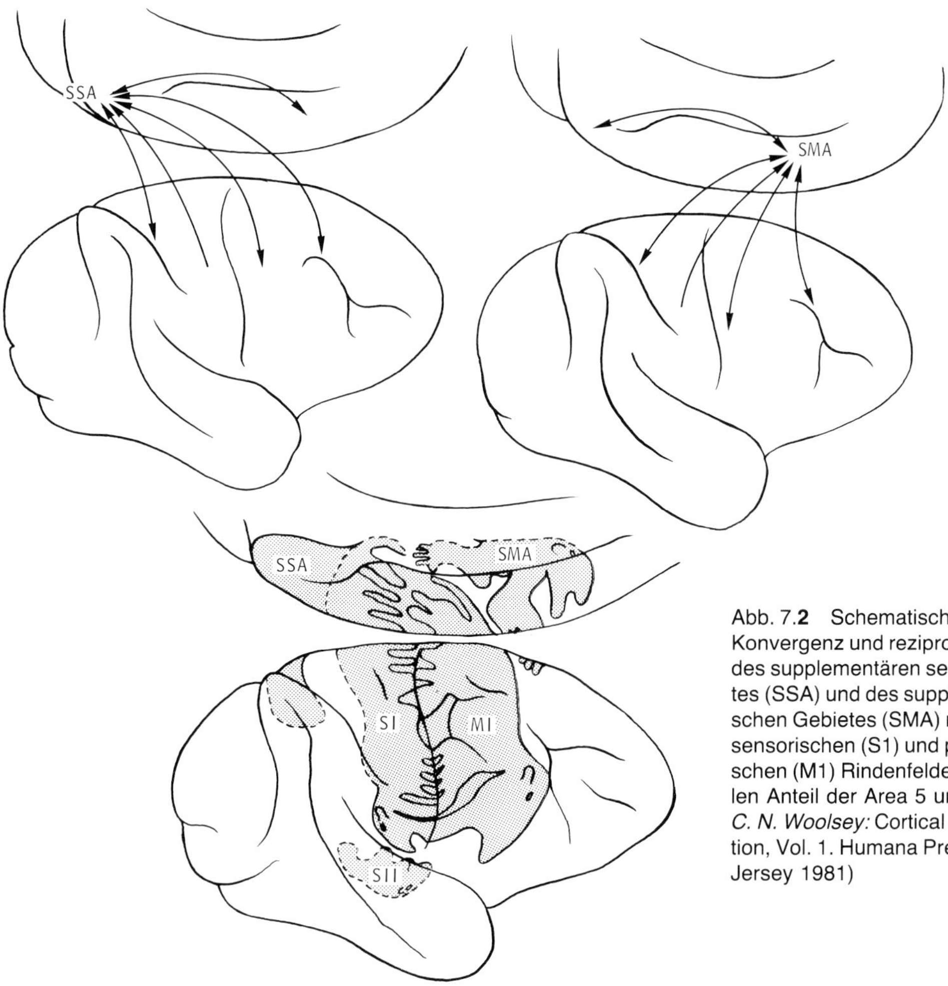

Abb. 7.**2** Schematische Darstellung von Konvergenz und reziproken Verbindungen des supplementären sensorischen Gebietes (SSA) und des supplementären motorischen Gebietes (SMA) mit den primären sensorischen (S1) und primären motorischen (M1) Rindenfeldern und dem lateralen Anteil der Area 5 und 6 am Affen (aus *C. N. Woolsey:* Cortical Sensory Organization, Vol. 1. Humana Press, Clifton, New Jersey 1981)

Im Bereich der Medulla oblongata kreuzt der Hauptteil der kortikospinalen Bahnen in der Decussatio pyramidum zur Gegenseite und zieht im Rückenmark als *Tractus corticospinalis lateralis* nach kaudal. Die kürzesten Fasern liegen dabei am weitesten medial, die längsten mehr oberflächlich. Der kleinere, nicht gekreuzte Anteil verläuft im Vorderseitenstrang als *Tractus corticospinalis anterior* und kreuzt später überwiegend im gleichen oder benachbarten Segment durch die vordere Kommissur. Im zervikalen und thorakalen Bereich ziehen wahrscheinlich einige Fasern auch zu den Vorderhornzellen derselben Seite, so daß im Bereich der Rumpf- und Nackenmuskulatur eine bilaterale kortikale Innervation vorhanden ist. Die Fasern des Tractus corticospinalis sind z.T. monosynaptisch, kaudal vom oberen Thorakalmark nur noch über Interneurone mit den Alphavorderhornzellen verschaltet.

Die *physiologische Wirkung des Tractus corticospinalis* ist sehr selektiv. Wie Ableitungen an Pyramidenzellen von Primaten während konditionierter Handbewegungen zeigten, ist dort hauptsächlich die Kraft der Kontraktion, nicht jedoch die Bewegungsrichtung kodiert (7, 8). Läsionen der primären motorischen Rindenfelder führen deshalb bei Tier und Mensch zu Parese, Hypotonie und Bewegungsverlangsamung der entsprechenden Muskeln. Es geht aber nicht nur die Fähigkeit zu einer raschen Zielbewegung, sondern auch zur selektiven Einzelbewegung, z.B. eines Fingers, verloren; denn sie erfordert eine reziproke Hemmung antagonistischer Muskeln und eine Differenzierung in kleine funktionelle Untereinheiten.

Läsionen im Bereich der kortikalen Hemisphären und des Marklagers

Läsionen der Hirnrinde können die Motorik durch **Affektionen im motorischen Kortex** beeinträchtigen oder durch Störungen im Bereich des vorgeschalteten **assoziativen Kortex,** der die kortikospinalen Antriebe im Motorkortex modifiziert; dann werden entsprechende neokortikale Funktionsstörungen, z.B. des Frontal-, Parietal- oder Temporallappens, zu einem Leitsymptom.

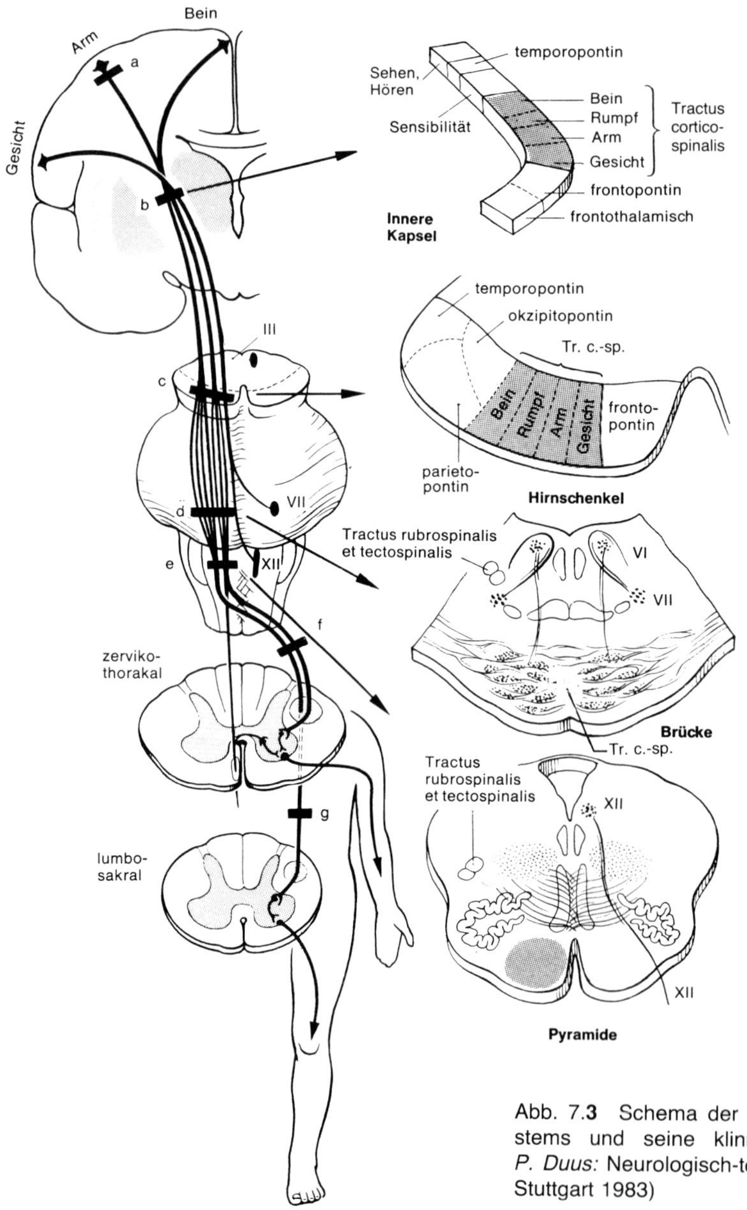

Abb. 7.**3** Schema der Repräsentation des kortikospinalen Systems und seine klinisch wichtigsten Läsionsebenen (aus *P. Duus:* Neurologisch-topische Diagnostik, 3. Auflage, Thieme, Stuttgart 1983)

Läsionen im **Gyrus praecentralis** führen entsprechend der somatotopischen Repräsentation zu Monoparesen (Abb. 7.**3**, a). Sie können eine periphere Schädigung vortäuschen, z. B. bei Paresen der ersten drei Finger einer Hand eine Medianusläsion, bei isolierter Parese eines Daumens eine Ulnarisläsion und bei Schwäche der Dorsalflexion des Fußes eine Peronäusschädigung. Im Unterschied zu peripheren Lähmungen finden sich bei zentralen jedoch keine Zeichen einer degenerativen Atrophie; Pyramidenzeichen sind oft auslösbar. Bei Gesichtslähmungen verhalten sich *willkürliche und mimische Ausdrucksbewegungen oft dissoziiert.* So können bei einer zentralen Fazialisparese auch einfache Mundbewegungen auf Aufforderung hin nicht mehr ausgeführt werden; bei emotioneller Erregung mit Lachen oder Weinen sind sie dagegen oft übersteigert ausgeprägt. Die Dissoziation zwischen willkürlichen motorischen Einzelleistungen und mimischer Ausdrucksbewegung ist ein eindeutiges Zeichen einer zentralen Gesichtslähmung.

Eine Läsion im Bereich der **Mantelkante** führt zur Parese hauptsächlich im *kontralateralen Bein,* während Bewegungen des Armes weniger gestört sind und die Gesichtsmuskulatur verschont bleibt. Liegt der Herd vor allem am unteren Rand des Gyrus praecentralis, findet sich eine besonders ausgeprägte Parese der gegenseitigen unteren Gesichtshälfte und des Armes (vgl. Abb. 7.**1**).

Läsionen des **sensomotorischen Kortex** können sich auch als **Krampfanfälle** infolge erhöhter zerebraler Erregbarkeit manifestieren. Eine Läsion im Bereich des *frontalen Augenfeldes* kann durch umschriebene Übererregbarkeit zu *kontralateraler Blickwendung* und Adversivanfällen führen; liegt jedoch eine Zerstörung vor, dann entsteht eine Deviation zur Herdseite infolge Blicklähmung zur Gegenseite (Abb. 7.**5**).

Auf eine Schädigung im Bereich des **Frontallappens** können drei Anfallstypen hinweisen, die allein oder in Kombination mit Paresen auftreten (14):

1. *Adversivanfälle:* Hier besteht eine Irritation in der lateralen oder medialen Frontalregion; der Patient zeigt für Sekunden nystagmusartige Seitwärtsbewegungen der Augen und eine tonische Drehung des Kopfes, wobei Kopf und Augen sich von der Läsionsstelle abwenden.
2. *Fokale Anfälle:* Sie beginnen mit tonischen bzw. klonischen Zuckungen oder auch nur Sensationen in umschriebenen Körperarealen, vor allem in Gebieten mit großer kortikaler Repräsentation (Gesicht, Hand, Fuß), und breiten sich in Armen und Beinen meist nach distal auf benachbarte Bezirke aus, oder sie springen, vom Gesicht ausgehend, auf Hände und Arme über. Bei Beobachtung der den Anfall einleitenden Kontraktionen läßt sich oft der Ort der kortikalen Läsion bestimmen. Das Bewußtsein bleibt meistens erhalten; das EEG zeigt im Anfall meist umschriebene Anfallsmuster über der entsprechenden Hirnregion.
3. Bei den *generalisierten Anfällen* breiten sich die epileptischen Entladungen durch Absteigen zum Thalamus und der Formatio reticularis des Hirnstamms symmetrisch über beide Hemisphären aus; es kommt zur Bewußtlosigkeit.

Läsionen der Capsula interna

Sie können prinzipiell der kortikalen Monoplegie entsprechende Symptome hervorrufen; dies tritt jedoch nur selten auf, da im Kapselbereich Faserzüge verschiedener Funktionssysteme eng beisammenliegen (Abb. 7.**3**, b). Bei der kapsulären Läsion wird – im Gegensatz zur kortikalen – die Parese gleichmäßig untere und obere Extremitäten einbeziehen; auch die kortikonukleären Bahnen sind beteiligt. Anfälle treten hier nie auf. Bei einer Hemiplegie finden sich meist eine distal betonte Spastik und eine typische Haltung der Gliedmaßen (Wernicke-Mann) durch Betonung der Antischwerkraftmuskeln.

Ist auch der hintere Bereich der Capsula interna bzw. des *Nucleus posteroventralis des Thalamus* mit einbezogen, manifestieren sich, entsprechend der somatotopischen Anordnung der Projektionsbahnen, neben der Hemiplegie *Gefühlsstörungen,* hauptsächlich der Tiefensensibilität. Bei ausgedehnten Herden oder im Verlauf eines progredienten Prozesses kann sich dabei eine Hemihypästhesie entwickeln, die u. U. auf Grund einer Schädigung der Sehstrahlung von einer Hemianopsie begleitet ist.

Lokalisation von Läsionen im Hirnstammbereich

Eine isolierte Schädigung durch eine umschriebene Läsion ist im Hirnstamm, außer im Pyramidenanteil der Medulla oblongata, extrem selten, da eine enge räumliche Beziehung zu benachbarten, in Schichten angeordneten Strukturen besteht. Ventral liegen die motorischen Bahnen (Tractus corticospinalis und corticonuclearis), medial vor allem sensible Fasern (Lemniscus medialis, Tractus spinothalamicus, sensible Trigeminusfasern einschließlich Afferenzen des Kornealreflexbogens); dorsal davon schließen sich die Hirnnervenkerne an. Im **Hirnstammquerschnitt** wird eine Läsion deshalb durch Symptome lokalisiert, die sich aus der Schichtung der langen Bahnen ergeben, wie z. B. Mono-, Hemi-, Tetraplegie, Sensibilitätsstörungen und evtl. Horner-Syndrom.

Die **Höhenlokalisation** ist dadurch möglich, daß meist gleichzeitig einer oder mehrere Hirnnervenkerne beteiligt sind. Betrifft die Läsion den Hirnstamm nur halbseitig, kommt es häufig zur *Hemiplegia alternans,* einer charakteristischen Hirnstammschädigung mit gekreuztem Symptomenkomplex. Auf der Seite der Läsion bestehen Hirnnervenausfälle vom nukleären Typ, auf der Gegenseite eine spastische Hemiparese.

Grob läßt sich die Höhe einer Hirnstammläsion bereits durch die **Beobachtung der Fazialisfunktion** bestimmen: Liegt der Herd oberhalb der Brücke, besteht eine zentrale Fazialisparese kontralateral zur Läsion (Abb. 7.**4**, A), bei einer Läsion in Höhe der Brücke eine ipsilaterale, supranukleäre (Abb. 7.**4**, b) bzw. nukleäre Lähmung (Abb. 7.**4**, B); ein kaudal davon gelegener Defekt beeinträchtigt die Fazialiskernneurone jedoch nicht mehr.

Eine bilaterale Schädigung führt zu spastischer Tetraplegie, die von Syndromen der Pseudobulbär- bzw. Bulbärparalyse begleitet ist.

Elektrophysiologisch lassen sich mit Hilfe des elektrisch evozierten *Orbicularis-oculi-Reflexes* (OOR) Lokalisation und Ausdehnung von Hirnstammaffektionen, die das Trigeminus-Fazialis-System mit einbeziehen (4), beurteilen.

Läsionen im Mittelhirnbereich (Mesenzephalon)

Im oberen Mittelhirnabschnitt liegt der Tractus corticospinalis, im mittleren Drittel der Basis der Hirnschenkel (vgl. Abb. 7.**3**, c), medial davon die kortikonukleären Fasern; eine Läsion verursacht

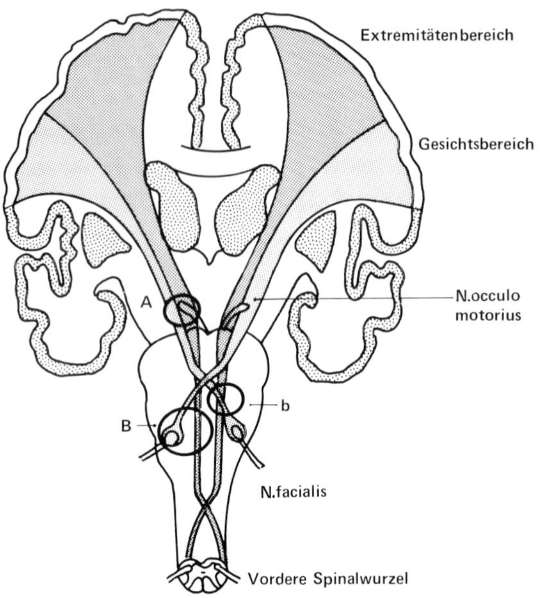

Abb. 7.**4** Schema der Höhenlokalisation von Hirnstammläsionen bei gleichzeitiger Facialisparese (aus *R. Bing, R. Brückner:* Gehirn und Auge. Schwabe, Basel 1954)

dann neben einer kontralateralen spastischen Hemiplegie (infolge supranukleärer Schädigung) auch Paresen der unteren Gesichtshälfte und der Zunge.

Häufig kommt es durch Beteiligung sensibler Systeme (Tractus spinothalamicus, Lemniscus medialis) zu einer kontralateralen Analgesie und Thermoanästhesie.

Eine *einseitige Läsion* im Bereich des Okulomotoriuskerns kann ein für das obere Mittelhirn charakteristisches Syndrom („Weber-Syndrom") hervorrufen: ipsilaterale komplette Okulomotoriuslähmung, kontralaterale spastische Hemiplegie, kontralateraler Rigor (Substantia nigra), kontralaterale Ataxie (Tractus corticopontinus). Eine isolierte *Ophthalmoplegia externa* beruht meist auf einer umschriebenen *nukleären Läsion;* bei peripherer Schädigung, z. B. durch ein Aneurysma, fallen die empfindlichen autonomen Fasern früher aus als die somatischen.

Bei einer Schädigung kaudal vom Okulomotoriuskern kann der *N. trochlearis* betroffen sein: Neigt der Patient den Kopf zur Seite der Lähmung und fixiert dabei mit dem gesunden Auge, weicht das kranke Auge nach oben innen ab, da der M. obliquus superior (Senkung, Auswärtswendung) ausgefallen ist.

Bei einer Läsion im *dorsalen Mittelhirnbereich* kann durch Unterbrechung der zentralen Sympathikusbahn ein *Horner-Syndrom* entstehen; ipsilateral finden sich dann Miosis, Ptosis, Enophthalmus und eine gestörte Schweißsekretion am oberen Körperquadranten. Da die zentralen Sympathikusfasern im Mittelhirn nahe dem Tractus spinothalamicus verlaufen, ist ein Horner-Syndrom nach Hirnstammläsion häufig mit Störungen der kontralateralen Schmerz- und Temperaturempfindung verbunden.

Für eine Mittelhirnschädigung charakteristisch sind ferner **vertikale Blickparesen,** wobei meist die Hebung, seltener die Senkung oder beides beeinträchtigt sind. Aufwärtsbewegungen werden

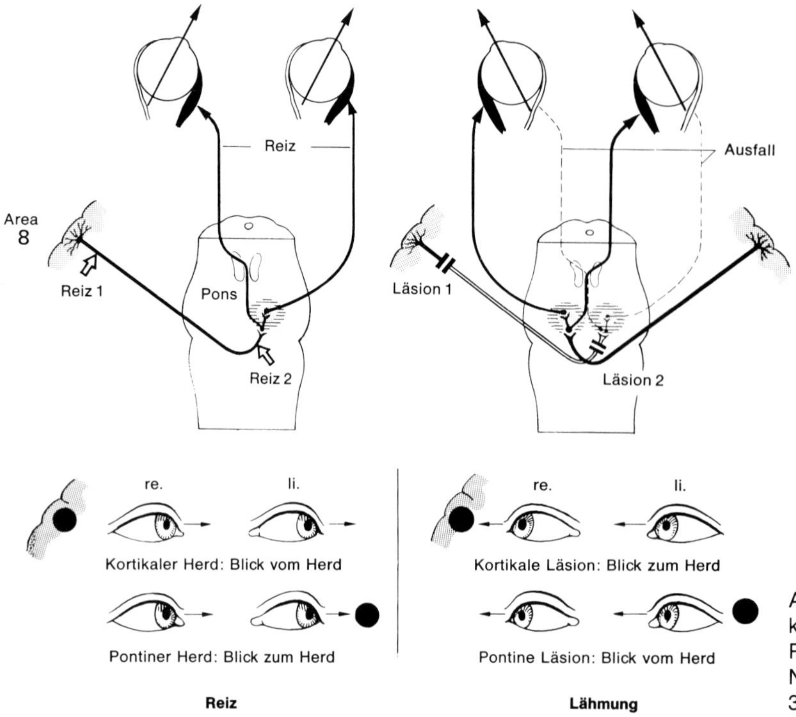

Abb. 7.**5** Déviation conjuguée bei kortikalen und pontinen Herden (bei Reiz oder Läsion) (aus *P. Duus:* Neurologisch-topische Diagnostik, 3. Auflage, Thieme, Stuttgart 1983)

von Zellgruppen im Bereich des *Colliculus superior,* Abwärtsbewegungen von der Formatio reticularis in Höhe des *Colliculus inferior* geregelt – rostrales mesenzephales Blickzentrum. Die vertikale Parese betrifft in der Regel nur die willkürlichen Augenbewegungen, während die reflektorischen bei aktiver und passiver Senkung und Hebung ungestört sind (Puppenkopfphänomen).

Läsionen im Bereich der Brücke

Läsionen im ventralen (Pars basilaris) und dorsalen (Tegmentum) Bereich der Brücke führen im allgemeinen zu **gekreuzten Symptomenkomplexen** (s. S. 7.**5**).
Durch Schädigung der Brückenkerne oder ihrer Afferenzen bzw. Efferenzen werden kortiko-ponto-zerebelläre Projektionen unterbrochen; es finden sich eine meist ipsilaterale *Ataxie* und eine Hypotonie der Extremitäten.
Ein weiteres Zeichen einer pontinen Läsion ist eine **horizontale Blickparese,** die auf einer Schädigung des Tractus frontopontinus bzw. des retikulären Blickzentrums im mittleren Drittel der Brücke beruht. Da sich die frontopontinen Bahnen in der Brücke bereits gekreuzt haben, besteht im Gegensatz zur kortikalen oder subkortikalen Blickparese hier eine Blicklähmung zur Seite des Herdes. Infolge der engen anatomischen Verhältnisse werden oft Kerngebiete mitgeschädigt, so daß zusätzlich Augenmuskel- und Pupillenstörungen auftreten (Abb. 7.**5**).
Liegt die Läsion in der Höhe eines Hirnnervenkerns oder kaudal davon, entstehen *ipsilaterale nukleäre Hirnnervensymptome.* Somit ergibt sich die Lokalisation aus dem Befall der in kaudaler Richtung aufeinanderfolgenden Hirnnerven V, VI, VII und VIII im Kerngebiet (vgl. Abb. 7.**3**, d).

Läsionen im Bereich der Medulla oblongata

In der **Pyramide** liegen die kortikospinalen und die extrapyramidalen Fasersysteme relativ weit auseinander (vgl. Abb. 7.**3**, e), so daß hier bei eng umschriebener Läsion der Tractus corticospinalis eher isoliert ausfallen kann als in anderen Ebenen des Hirnstamms. Dabei entsteht zunächst eine *schlaffe, kontralaterale Parese* ohne Beteiligung der Gesichtsmuskulatur, die sich später bis auf eine Einschränkung der Fingerfertigkeit ohne Tonus- und Reflexsteigerung zurückbildet (sog. echtes Pyramidensyndrom).
Im Bereich der *Pyramidenkreuzung* kreuzen sich die Beinfasern kaudal von den Armfasern; eine umschriebene Läsion führt deshalb zur Parese des ipsilateralen Armes und des kontralateralen Beines, sog. *Hemiplegia cruciata* (Abb. 7.**6**). Im Gegensatz zur Hemiplegia cruciata kortikalen Ursprungs setzt hier die Lähmung an beiden betroffenen Extremitäten gleichzeitig ein. Zusätzlich finden sich oft auf der Seite der Läsion Ausfälle der kaudalen Hirnnerven, ein Horner-Syndrom und Sensibilitätsverlust in Arm oder Bein.
Eine größere Läsion führt neben einer spastischen Hemiplegie durch Einbeziehung sensibler Systeme zu einer *kontralateralen Hemianalgesie und Hemithermoanästhesie* des Rumpfes, der Extremitäten und gelegentlich auch des Gesichts. Der Tractus spinothalamicus verläuft nach Kreuzung auf spinaler Ebene in der Medulla oblongata dorsal vom Nucleus olivaris inferior (als Tractus spinothalamicus lateralis) und erhält hier von medial gekreuzte Fasern vom Nucleus spinalis trigemini.
Durch Läsion der *unteren Olive* können *Myorhythmen*, besonders des weichen Gaumens, des Pharynx und evtl. des Zwerchfells (Singultus) entstehen (s. S. 7.**35**).

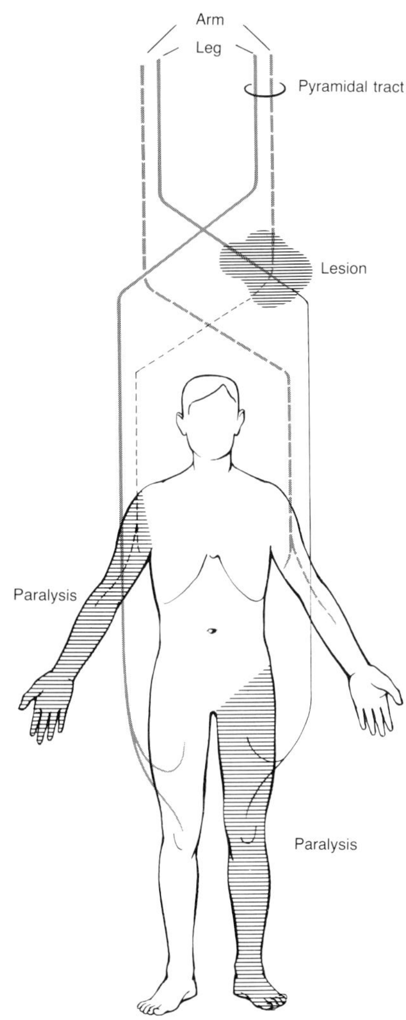

Abb. 7.**6** Hemiplegia cruciata (aus *P. Duus:* Neurologisch-topische Diagnostik, 3. Auflage, Thieme, Stuttgart 1983)

Bahnen für Berührungs-, Lage- und Vibrationssinn verlaufen nach Verlassen des Nucleus cuneatus und Nucleus gracilis zur Gegenseite und ziehen als Lemniscus medialis nach kranial. Dabei kreuzen die Fasern der unteren Extremitäten, die dem Nucleus gracilis entspringen, am weitesten kaudal, um anschließend ventral im Lemniscus medialis nahe der Pyramide zu verlaufen. Dorsal davon liegen die Fasern von Rumpf-, Arm- und Handmuskulatur, die teilweise an den Tractus tectospinalis angrenzen.

Eine Unterbrechung dieser Bahnen unterhalb ihrer Kreuzung ruft eine Ataxie und den *Verlust der Tiefensensibilität* der ipsilateralen Körperhälfte hervor; bei Läsionen oberhalb finden sich dieselben Symptome kontralateral.

Lädt die Schädigung weiter nach dorsal aus, ist der Fasciculus longitudinalis medialis mitbetroffen, und es entsteht ein *rotierender Spontannystagmus* als charakteristischer Hinweis auf die medulläre Lokalisation dieser Läsion.

Die Höhenlokalisation einer *medullären* Läsion erfolgt ebenso wie bei Mittelhirn- bzw. Brückenläsionen vor allem durch die Bestimmung der Mitschädigung von Hirnnervenkernen.

Der *Nucleus ambiguus* ist das motorische Kerngebiet des N. glossopharyngeus, des N. vagus und des kranialen Anteils des N. accessorius. Er erhält Zuflüsse aus beiden Hirnhemisphären, so daß eine einseitige Unterbrechung dieser Fasern meist keine besonderen Ausfälle zur Folge hat. Afferenzen vom Nucleus tractus spinalis n. trigemini sowie vom Nucleus tractus solitari stellen Teile von Reflexbögen dar, die von den Schleimhäuten des Respirations- und Verdauungstraktes ausgehen und Husten, Würgen oder Erbrechen auslösen.

Läsionen des Tractus corticospinalis kaudal vom Hirnstamm (vgl. Abb. 7.**3**f u. g) führen zu spastischer, ipsilateraler Hemi- oder Monoplegie, da der Tractus corticospinalis gekreuzt hat und extrapyramidale Fasern beigemischt sind.

Klinik und Pathophysiologie der Spastik

Klinisch versteht man unter Spastik eine **pathologische Steigerung der Muskeldehnungsreflexe.** Je rascher der Muskel gedehnt wird, um so größer wird die Reflexkontraktion. Diese von der Geschwindigkeit der Dehnung abhängende Reflexsteigerung kann bis zum *Klonus* führen. Zusätzlich zu dieser *dynamischen Komponente* kann sich auch eine *tonische* entwickeln; dann entsteht auch bei langsamer Dehnung eine längenabhängige Reflexkontraktion. Wird der Reflextonus dann z. B. in den Kniestreckern zu groß, kann er plötzlich zusammenbrechen („Taschenmesserphänomen"). Bei der spinalen Spastizität sind zusätzlich die Flexorreflexe enthemmt.

Diese reine Spastik ist entsprechend der Läsion meist kombiniert mit einer Parese. Ist z. B. nur das kortikospinale System mitbetroffen, dann sind an der oberen Extremität besonders die isolierten Feinbewegungen der Finger beeinträchtigt. Beim Versuch einer *isolierten Zielbewegung* der paretischen Hand kommt es häufig zu den bekannten Mitbewegungen. Am Bein ist vorwiegend die Dorsalflexion des Fußes abgeschwächt; das Babinskische Zeichen ist positiv.

Bei der spastischen Parese, gleichgültig ob spinal oder supraspinal, liegt die Störung im medialen („extrapyramidalen") und lateralen („pyramidalen") System (11).

Da aber alle sensomotorischen Funktionskreise *rückgekoppelt* sind, müssen Läsionen in deszendierenden Systemen zwangsläufig Veränderungen auch in den aszendierenden sensomotorischen Antrieben hervorrufen; dies kann auf verschiedenen Ebenen des ZNS prä- und/oder postsynaptisch erfolgen. Für klinische Belange ist wichtig, auf welcher Höhe im ZNS absteigende, kontrollierende Antriebe für kaudaler gelegene motorische Schaltsysteme ausfallen.

Bei einer Unterbrechung prämotorischer und motorischer Bahnen *zwischen Kortex und Mesenzephalon* (Abb. 7.**7**, a) entsteht die sog. **Dekortikationsspastik** (Prädilektionstyp nach Wernicke-

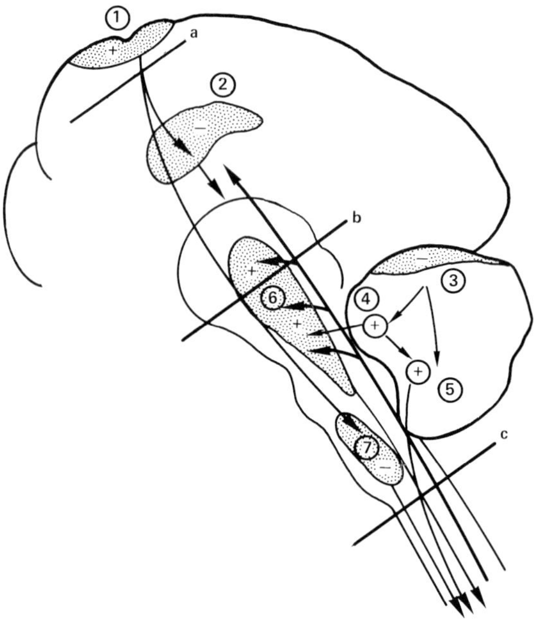

Abb. 7.**7** Schema der bahnenden und hemmenden aufsteigenden und absteigenden Antriebe für die tonische Innervation. a, b und c veranschaulichen Läsionsmodelle mit jeweils unterschiedlichen Veränderungen der tonischen Innervation

1 = Sensomotorischer Kortex, 2 = N. caudatus, 3 = Kleinhirnrinde, 4 = zerebelläre Kerne, 5 = N. vestibularis lateralis, 6 = exzitatorische Formatio reticularis, 7 = inhibitorische Formatio reticularis (nach *Lindsley* et al.)

Mann) mit Flexionshaltung an der oberen und Extensorhypertonie der unteren Extremität. Dabei werden die phylogenetisch älteren motorischen Systeme wie das vestibulo- und retikulospinale enthemmt. Wird z. B. der Spastiker von der Rücken- zur Bauchlage gedreht, nimmt die Flexorspastik ab, während die Extensorspastik zunimmt – als Folge des unkontrollierten Einflusses der *tonischen Halte- und Stellreflexe* (tonischer Halsreflex, tonischer Vestibularreflex). Diese Phänomene sprechen von vornherein gegen eine spinale Spastik, da hier Einflüsse aus supraspinalen Systemen nicht mehr auftreten können.

Eine Läsion *rostral der Vestibulariskerne* (Abb. 7.**7**, b) führt zu einem Überwiegen des *Streckertonus* (sog. Dezerebrierungsrigidität), ebenfalls als Folge einer Enthemmung vestibulo- und retikulospinaler Systeme.

Eine Läsion *kaudal retikulo- und vestibulospinaler Ursprungsstellen* (Abb. 7.**7**c) verursacht zunächst eine *Hypotonie* („spinaler Schock"); sie wird jedoch später durch eine *gesteigerte spinale Automatie* überlagert. Da alle absteigenden kontrollierenden Einflüsse wegfallen, werden die peripheren Afferenzen wirksamer.

Im *Rückenmark* entscheidet dann die *Lateralität* der Läsion über den Schwerpunkt der Symptomatik, die bei einer spinalen spastischen Parese entstehen kann. Läsionen im ventromedialen System beeinflussen vorwiegend die Rumpf- und die proximalen Extremitätenmuskeln, also Haltung und Fortbewegung; Schädigungen im lateralen System betreffen in erster Linie die distalen Extremitätenmuskeln.

Krankheitsbilder mit Degeneration vorwiegend im kortikospinalen System

Spastische Spinalparalyse

Die spastische Spinalparalyse scheint ein Modell einer Läsion des medialen motorischen Systems (11) zu sein, denn hier beruht die typische Spastizität der Stützmotorik vorwiegend auf einer Läsion des retikulospinalen Systems; die Schädigung liegt also weniger in den lateralen Rückenmarksstrukturen, sondern mehr in den medialen.

Dieses seltene Krankheitsbild zeigt eine *deutliche familiäre Häufung* mit gewöhnlich autosomal dominantem, seltener autosomal rezessivem und in Einzelfällen X-chromosomal rezessivem Erbgang (1). Die Erstmanifestation kann stark variieren

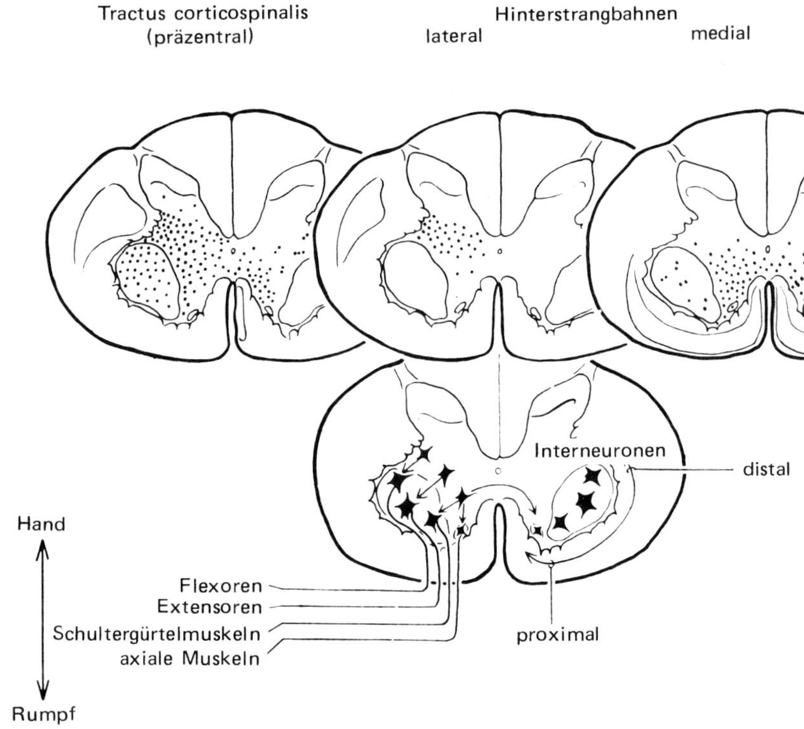

Abb. 7.**8** Oben: schematische Darstellung der Endigungspunkte der absteigenden kortikalen und subkortikalen Bahnen im unteren Halsmark des Rhesus-Affen; unten: schematische Darstellung der somatotopischen Gliederung der Endigungspunkte im unteren Halsmark der Katze (aus *D. G. Lawrence, G. J. M. Kuypers:* Brain 91 [1968] 15)

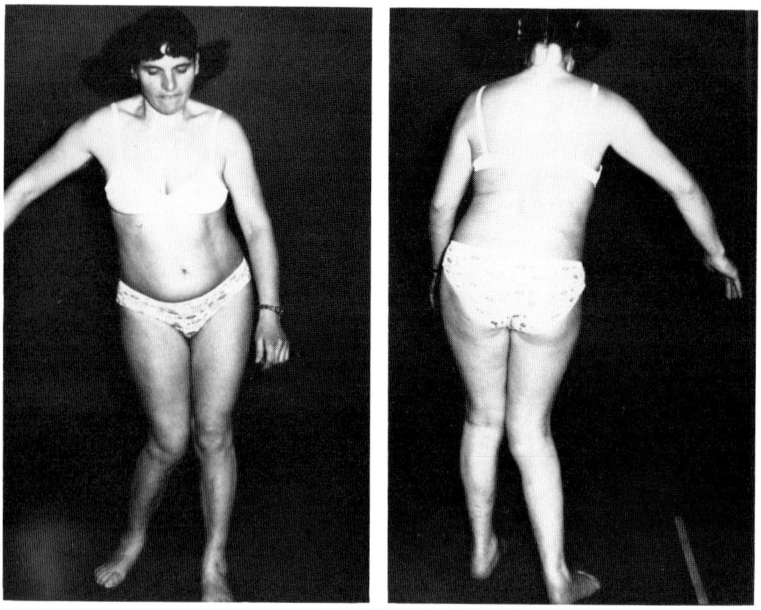

Abb. 7.**9** a u. b 43jährige Patientin mit spastischer Spinalparalyse

von den ersten Lebensjahren bis in höhere Lebensjahrzehnte. Dabei ist allerdings zu bedenken, daß die Frühmanifestation bei dem nur ganz langsam progredienten Krankheitsbild oft nicht beachteet wird. Beginnt die Krankheit bereits im 1. Lebensjahr, wird die Lokomotion nur schwer erlernt. Bei späterem Beginn berichten die Patienten zuerst über Schweregefühl und *Steifigkeit* in den Beinen, meist seitenbetont, ohne Sensibilitäts- und Blasenstörungen. Infolge der zunehmenden Spastizität im Bereich der proximalen unteren Extremitäten wird der Gang kleinschrittig; die Patienten stolpern häufig und haben Schwierigkeiten beim Treppensteigen. Auch die Beweglichkeit des Rumpfes wird zunehmend eingeschränkt. Diese vorwiegend proximale und rumpfnahe Lokalisation der Spastik bedingt dann den typischen **Adduktorenspasmus** (Abb. 7.**9**). Erst sehr spät im Verlauf der Erkrankung und auch nur geringgradiger werden die oberen Extremitäten mit einbezogen. Früh schon sind dagegen die Muskeleigenreflexe, besonders die Dehnungsreflexe der proximalen Muskulatur, gesteigert. Da die Spastik im Vordergrund steht und weniger die „Pyramidenbahnsymptomatik", kann das Babinskische Zeichen lange fehlen; auch die Bauchhautreflexe bleiben relativ lange normal. Der reine *„Strümpell-Typ"* läßt sich klinisch dadurch abgrenzen, daß hier ausschließlich oder vorwiegend nur diese Symptome bestehen. Bei der familiär gebundenen spastisch-spinalen Paralyse finden sich jedoch häufig Symptome, die zusätzlich auf einen Befall weiterer Systeme hinweisen; dies sind z. B. Intelligenzstörungen, zerebrale Krampfanfälle, extrapyramidale Zeichen, zerebelläre Symptome, Retinaveränderungen, Zeichen der Hinterstrangerkrankung, neurogene Muskelatrophien, Myopathien und kardiale Komplikationen. Diese Krankheitsbilder kann man unter dem Begriff der *komplizierten Formen der spastischen Spinalparalyse* zusammenfassen (16).

Die *rezessiv erbliche Form* setzt meist früher und auch akuter ein, verläuft rascher und ist häufiger kombiniert mit einem mentalen Defizit. Vor allem die *dominant erbliche Form* zeigt oft nur eine ganz geringe Progredienz, so daß die Patienten trotz der spastischen Gangstörung noch lange Zeit arbeitsfähig bleiben.

Kasuistik

Wegen zunehmender Gangunsicherheit seit 1 Jahr, die schließlich zu schweren Stürzen geführt hatte, kam ein 15jähriger Junge zur stationären Aufnahme. Klinisch imponierte eine spastische beinbetonte Tonuserhöhung der Extremitätenmuskulatur mit spastischem Gangbild und gesteigerten Muskeldehnungsreflexen. Von den 3 Geschwistern des Patienten zeigten die beiden jüngeren Brüder (12 und 14 Jahre) schwere spastische Paraparesen, die bereits in den ersten Lebensjahren aufgetreten waren und sich seither progredient verschlechtert hatten. Bei der Mutter fanden sich eine mäßig schwere spastische Paraparese der Beine, ein Adduktorenspasmus, eine Kontraktur der Wadenmuskeln und ein Pes equino varus et cavus. Der Vater sowie die 13jährige Schwester waren gesund.

Familienanamnestisch war zu eruieren, daß die Großmutter mütterlicherseits sowie ein Stiefbruder der Mutter an einer spastischen Gangstörung litten.

Aufgrund eingehender klinischer und elektrophysiologischer Untersuchungen sowie der Familienanamnese ließ sich die Diagnose einer familiären spastischen Spinalparalyse vom reinen Strümpell-Typ mit autosomal dominantem Erbgang und großer Penetranz stellen.

Differentialdiagnose der spastischen Spinalparalyse

Das Krankheitsbild ist also charakterisiert durch die typischen Symptome der spinalen Spastik, vor allem in der Stützmotorik und durch den Erbgang. Bevor diese Diagnose eines relativ seltenen Erbleidens gestellt wird, sollten alle anderen Krankheitsbilder, die eine derartige Symptomatik hervorrufen können, ausgeschlossen werden.

Auch die **spinale Form der multiplen Sklerose** ist nur langsam progredient und kann die typische, proximal betonte Spastik der Beine aufweisen, doch liegen hier meist Blasen- und Sensibilitätsstörungen vor, selbst wenn sich nur ein unilokulärer Prozeß nachweisen läßt. In zwei Dritteln der Fälle findet sich eine typische Liquorveränderung.

Auch der **intramedulläre Tumor** oder das **spinale Angiom** können eine langsam progrediente Paraspastik hervorrufen, doch stellen sich bald auch Symptome medianer Leitsysteme, wie z. B. dissoziierte Empfindungsstörungen oder Blasenstörungen, ein. Hier ist eine neuroradiologische Diagnostik mit Myelographie, Computertomographie und ggf. spinaler Angiographie notwendig.

Eine **extramedulläre Raumbeschränkung,** wie z. B. ein Meningiom, Wurzelneurinom oder lateraler Bandscheibenvorfall, kann sich zunächst in einer langsam zunehmenden Spastik manifestieren, doch kommt es hier bald zu radikulären Schmerzsyndromen und entsprechenden Sensibilitätsausfällen. Auch hier wird eine neuroradiologische Abklärung Klarheit schaffen. Eine Liquoruntersuchung ist in all diesen Fällen angezeigt, denn oft kann allein eine Eiweißvermehrung diagnostisch weiterführen.

Auch angeborene **Mißbildungen des atlantookzipitalen Übergangs** können zunächst nur eine beinbetonte Spastik auslösen, die aber wiederum mehr distal betont ist. Hier entwickeln sich bald eine schmerzhafte Einschränkung der Beweglichkeit des Kopfes sowie Symptome von seiten der kranialen Zervikalsegmente. Die Röntgenleeraufnahme des Schädels wird hier eine Klärung schaffen.

Das **Mantelkantensyndrom** kann sich anfangs lange Zeit nur durch eine Paraspastik manifestieren, doch ist die Spastik hier aufgrund der kortikalen Genese mehr distal betont. Später stellen sich dann Blaseninnervationsstörungen ein. Das Computertomogramm wird hier am schnellsten eine Klärung bringen.

Unter den medullären Erkrankungen mit langsam zunehmender Spazitität ist differentialdiagnostisch in erster Linie die **myatrophische Lateralsklerose** zu erwähnen. Hier ist die Spastik aber viel mehr extremitätenbetont; früher oder zumindest gleichzeitig entwickelt sich die nukleäre Symptomatik mit degenerativer Atrophie und Faszikulieren.

Bei der **funikulären Myelose** ist die Spastik nur Randsymptom, meist distal und extremitätenbetont; die Hinterstrangsymptomatik mit Ataxie und Sensibilitätsstörungen steht ganz im Vordergrund. Zur weiteren Abklärung sind der Schilling-Test und die Bestimmung des Vitamin-B_{12}-Spiegels durchzuführen.

Auch beim **Morbus Friedreich** ist die beinbetonte Spastik Begleitsymptom; hier stehen die spinozerebelläre Symptomatik und evtl. auch Sensibilitätsstörungen im Vordergrund.

Auch die **olivo-ponto-zerebelläre Atrophie** kann zunächst mit einer mehr beinbetonten Spastik beginnen, doch entwickelt sich hier sehr bald die typische zerebelläre Symptomatik. Sie ist dann so charakteristisch wie bei der spastischen Spinalparalyse die Symptome der spinalen Spastik.

Beim **Creutzfeldt-Jakob-Syndrom** werden neben der Spastik sehr bald andere zentral und periphermotorische Symptome manifest, wie z. B. Rigor, zerebelläre Symptome und nukleäre Atrophie mit Faszikulieren; meist steht hier die mentale Beteiligung im Vordergrund.

Beim **frühkindlichen Hirnschaden** kann sich – je nach Lokalisation – eine beinbetonte Zerebralspastik entwickeln, die häufig auch die proximale Extremitätenmuskulatur mit einbezieht. Im allgemeinen dominiert hier aber die Kombination mit Basalgangliensymptomen, z. B. Dystonie oder Athetose. Hier führt die eingehende klinische und evtl. auch die elektromyographische Aufschlüsselung der motorischen Störungen sowie die radiologische Untersuchung zu einer Differenzierung.

Diffuse zerebrale Läsionen, wie bei der **diffusen Sklerose,** der **Arteriosklerose** und der **Leukodystrophie,** können eine beinbetonte Spastik hervorrufen, doch ist der Verlauf wesentlich progredienter, und bald sind andere Systeme mitbetroffen.

Pseudobulbärparalyse

Die Pseudobulbärparalyse beginnt im mittleren bis höheren Lebensalter, teils gleichmäßig, teils phasenhaft progredient. Sie sie meist **zirkulatorisch** bedingt im Rahmen einer allgemeinen Gefäßsklerose, vorwiegend der A. basilaris, die zu multiplen Malazien im Hirnstamm führt. Daraus resultieren eine meist beidseits symmetrische Schwäche und ggf. eine *Spastizität* vorwiegend der kaudalen Hirnnerven als Zeichen der supranukleären Lähmung. Hiervon sind Pharynx, Larynx, Zunge, Gesicht und Kaumuskulatur betroffen.

Im Anfangsstadium finden sich oft Sprachstörungen; der Sprachfluß wird ungleichmäßig und schleppend. Infolge der Lähmungen von Zunge und Lippen ist die *Artikulation* besonders für labiale (b, m, p, w) und linguale (r, s, l, t) Laute

erschwert. Die Stimme wird leiser – bei Gaumensegelparese näselnd, bei Stimmbandlähmung heiser. Bei fortschreitender Lähmung kommt es zu einer *Anarthrie;* gleichzeitig werden Kauen und Schlucken immer schwieriger. Bei einer Gaumensegelparese werden die Speisen wegen der ungenügenden Abdichtung des Nasenraumes durch die Nase oft regurgiert oder gelangen in die Trachea. Bei der progressiven supranukleären Bulbärparalyse findet sich die Neigung zu Zwangslachen oder Zwangsweinen; durch die Störung der kortikonukleären Bahnen sind hier wahrscheinlich limbische oder striäre Zuströme enthemmt.
Entsprechend der supranukleären Läsion *fehlen Muskelatrophien,* wie z. B. die typische Zungenatrophie bei der Bulbärparalyse, und Denervierungszeichen im EMG. Für die zentrale Enthemmung sprechen die *Steigerung des Masseterreflexes,* die Übererregbarkeit des Mundöffnungsreflexes oder der enthemmte Orbicularis-oris-Reflex. Im Computertomogramm finden sich – entsprechend dem diffusen Gewebsausfall – oft Zonen verminderter Dichte. Bei der Messung der regionalen Hirndurchblutung läßt sich manchmal eine lokale Minderdurchblutung, entweder im Hirnstamm oder im Kortexbereich, nachweisen.

Differentialdiagnose der Pseudobulbärparalyse

Auch bei der **echten Bulbärparalyse** besteht eine beidseits symmetrische Parese der kaudalen Hirnnerven; hier finden sich aber als Ausdruck nukleärer Affektionen degenerative Muskelatrophien mit Faszikulieren, wie z. B. das Zungenfaszikulieren, jedoch keine Reflexenthemmung. Liegt eine kombinierte Lähmung vor, d. h. eine nukleäre und supranukleäre Affektion, spricht dies zwangsläufig gegen eine Pseudobulbärparalyse und weist auf eine motorische Systemerkrankung, evtl. im Rahmen einer myatrophischen Lateralsklerose, hin.
Affizieren **multiple Metastasen** vorwiegend nur kortikonukleäre absteigende Systeme, so können weitgehend bilateral symmetrische supranukleäre Lähmungen der kaudalen Hirnnerven auftreten. Hier kann das Computertomogramm am schnellsten eine Klärung bringen.
Kortikale, atrophisierende Prozesse können im Anfangsstadium vorwiegend solche Rinden- oder Marklagerareale befallen, deren Läsion eine Pseudobulbärparalyse hervorrufen.
Auch **entzündliche bzw. spezifisch entzündliche Prozesse,** wie z. B. die Lues der Hirngefäße, können bei entsprechender Lokalisation zum Symptom einer Pseudobulbärparalyse führen.

Creutzfeldt-Jakobsche Krankheit

Die Erkrankung beginnt geschlechtsunspezifisch im allgemeinen zwischen dem 40. und 70. Lebensjahr; der Verlauf ist in der Regel *subakut,* die Krankheitsdauer beträgt in den meisten Fällen nur wenige Monate, selten über 2 Jahre.
Die Creutzfeldt-Jakobsche Krankheit zeigt eine gewisse Ähnlichkeit mit der Scarpie der Schafe; durch Inokulation ist die Übertragung vom Menschen auf das Primatengehirn möglich (9); *Übertragungen* von Mensch zu Mensch durch Transplantation der Kornea und neurochirurgische Eingriffe wurden wiederholt beobachtet (2, 5). Ätiologisch kann auf Grund dieser Befunde sowie tierexperimenteller und epidemiologischer Untersuchungsergebnisse eine **Slow-virus-Genese** als gesichert gelten, obwohl das Virus bisher nicht nachgewiesen werden konnte (10); aufgrund seiner physikalischen und chemischen Eigenschaften wird es zu den *unkonventionellen Viren* gerechnet.
Der Beginn der Krankheit ist oft durch eine *Demenz* gekennzeichnet; am auffallendsten sind Gedächtnisstörungen, besonders des Kurzzeitgedächtnisses. Relativ früh manifestieren sich Affektstörungen, Persönlichkeitsveränderungen und psychotische Reaktionen. Gewöhnlich folgen *motorische Ausfälle* durch Befall von kortikospinalen, extrapyramidalen, zerebellären sowie mesenzephalen motorischen Systemen. *Muskelfaszikulationen* infolge Läsion der motorischen Vorderhornzellen treten bei der Hälfte der Patienten auf. Es entwickeln sich zunehmend Zeichen einer spastischen Parese, wobei die Spastik im Vordergrund stehen kann. Häufig finden sich ein hyperton-hypokinetisches Syndrom, mehr mit Rigidität und weniger mit Bradykinese, eine *zerebelläre Symptomatik,* vorwiegend des vestibulozerebellären Systems mit Rumpfwackeln und Nystagmus, pseudo-bulbäre und bulbäre Symptome mit Schluckstörungen und artikulatorischen Sprachstörungen. Wie bei allen kortikalen und subkortikalen Läsionen können auch hier *generalisierte Krampfanfälle* auftreten sowie *Myoklonien.* Bei entsprechendem kortikalem Befall finden sich gehäuft neuropsychologische Ausfallserscheinungen. Das Endstadium ist durch Dekortikation bzw. Dezerebration gekennzeichnet.
Abhängig von der Verlaufsform und dem Krankheitsstadium zeigt das Computertomogramm unterschiedlich lokalisierte und ausgeprägte hirnatrophische Veränderungen; meist ist eine Erweiterung der Ventrikel, besonders im Vorderhornbereich, erkennbar, weniger häufig eine Rindenatrophie im Groß- und Kleinhirnbereich (21). Das **EEG** zeigt zu Beginn der Erkrankung einen Rückgang der Alphaaktivität sowie frontal betont vermehrt Deltawellen. Wellenkomplexe mit einer Frequenz von 1–2/Sek. und paroxysmalem Auftreten sind ein Charakteristikum der Creutzfeldt-Jakobschen Krankheit im fortgeschrittenen Stadium (Abb. 7.**10** a), während es im Endstadium zu einer völligen Abflachung des EEG kommt

(17). Der Liquor ist meist unauffällig, die Eiweißkonzentration ist manchmal leicht erhöht.
Die Diagnose kann heute intra vitam durch *Biopsie* gesichert werden, wobei das durch ein Bohrloch entnommene Hirngewebe licht- und elektronenmikroskopisch sowie virologisch aufgearbeitet wird.

Kasuistik

Ein 52jähriger Mann bemerkte erstmals 1 Jahr vor Klinikaufnahme eine gelegentliche Unsicherheit beim Gehen sowie Schwindel. ½ Jahr später entwickelte sich dann ein rasch progredientes Beschwerdebild mit Gangstörungen, Ungeschicklichkeit beider Hände, Verschwommensehen, Merkfähigkeits- und Gedächtnisstörungen, Schlafstörungen, schlechtem Allgemeinbefinden mit Ermüdbarkeit, Gewichtsabnahme und in den letzten Wochen rasch zunehmendem körperlichem Verfall.
Die klinisch-neurologische Erstuntersuchung ergab: pendelnde Bulbusbewegungen, vertikale konjugierte Blickparese, Einschränkung der konjugierten Blickbewegung nach links, gesteigerte Masseterreflexe, spastisch dysphonische Sprache, Schluckstörung; weiterhin Hypomimie, Myoklonien an allen Extremitäten und choreiform-athetoide Bewegungen an den Händen; Muskeltonus spastisch gesteigert, teilweise Zeichen der Rigidität; koordinative Störungen mit Rumpf- und Standataxie sowie ataktischen Zeigeversuchen. Psychisch war der Patient bei Aufnahme bewußtseinsklar, zeitlich und örtlich desorientiert.
Innerhalb weniger Wochen entwickelte sich eine zunehmende Bewußtseinsstörung. Tief komatös zeigte der Patient bald nur noch ungezielte Abwehrreaktionen bei sensorischen Reizen, bis er schließlich an zentraler Atemlähmung verstarb.

a
b
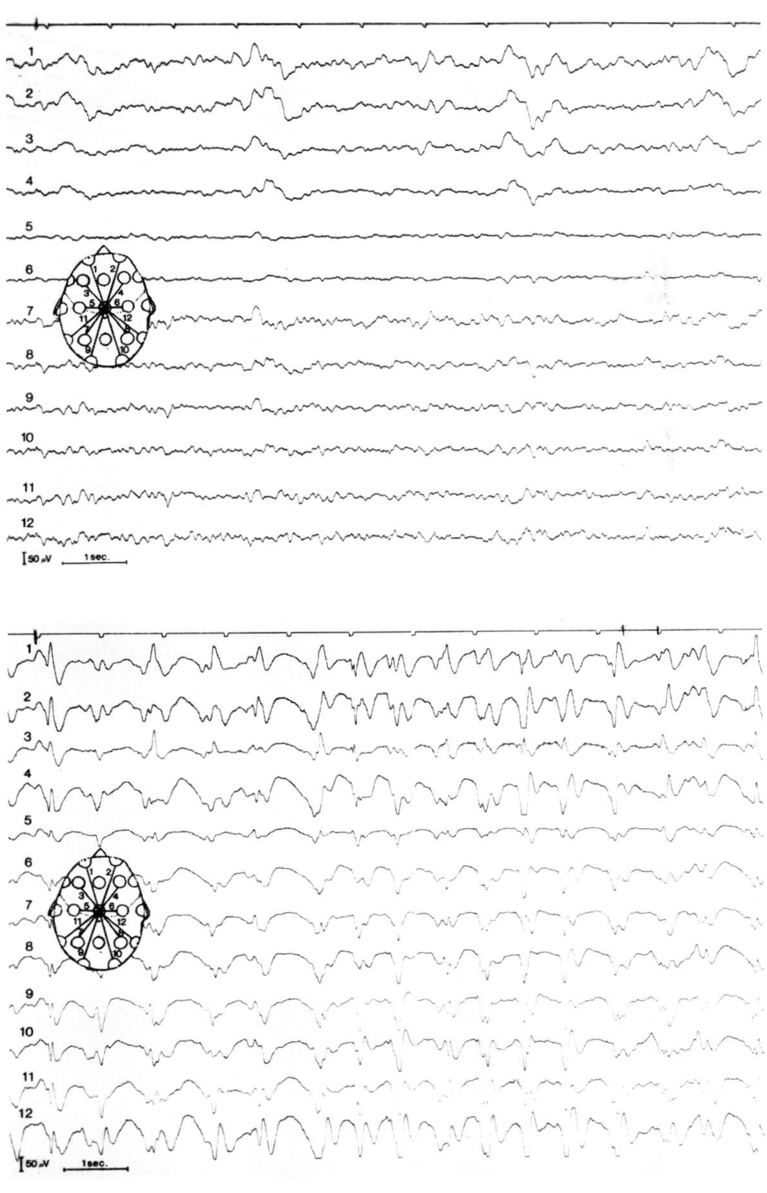

Abb. 7.**10** EEG-Veränderungen im Verlauf einer Creutzfeldt-Jakobschen Erkrankung: a) typische periodische 1–2/Sek.-Wellen, b) 2 Wochen später: triphasische S/W-Komplexe

Routinelabor, Liquordiagnostik, Computertomogramm und partielle zerebrale Angiographie waren unauffällig.
Wiederholte EEG-Kontrollen zeigten zunehmend mittel- bis hochgradige Allgemeinveränderungen mit Theta- und teilweise gruppierter Deltaaktivität (Abb. 7.**10**).

Differentialdiagnose der Creutzfeldt-Jakobschen Krankheit

Es kommen alle relativ rasch verlaufenden, diffusen zerebralen Abbauprozesse mit Demenz in Betracht.
Die **Zerebralsklerose** ist charakterisiert durch Hirnleistungsschwäche und Persönlichkeitsveränderungen. Auch sie kann relativ rasch progredient verlaufen und psychotische Bilder bieten, doch kommt es hier nie zu einem so ausgeprägten Befall sämtlicher motorischer Systeme. Beim **Morbus Alzheimer** mit bereits früh manifestem intellektuellem Verlust treten zwar auch Persönlichkeitsstörungen auf, jedoch nicht im Sinne einer Psychose. Wenn auch häufig kortikal-motorische Störungen zu finden sind, so kommt es doch nie zu einem diffusen Befall aller motorischen Systeme einschließlich Faszikulieren und Myoklonussyndrom. Beim **Morbus Pick** stehen die Persönlichkeitsveränderungen im Vordergrund, während die „formale" Intelligenz lange Zeit erhalten bleibt.
Die subakute **sklerosierende Panenzephalitis** betrifft diffus das ganze Gehirn; die Kombination von Parese, Spastizität und Rigidität sowie die psychischen Auffälligkeiten kennzeichnen die Erkrankung. Durch den Beginn bereits im Kindesalter, der sich auch später anamnestisch eruieren läßt, kann eine Creutzfeldt-Jakobsche Erkrankung ausgeschlossen werden. Außerdem finden sich hier vermehrt Gammaglobuline im Liquor.
Auch bei der **multiplen Sklerose** können infolge der multilokulären Läsionen mehrere motorische Systeme gleichzeitig befallen sein. Selbst wenn Hirnnerven intramedullär affiziert sind, wie z. B. der N. facialis oder der N. trigeminus, so findet sich doch niemals ein Faszikulieren als Zeichen einer nukleären Beteiligung; es kommt höchstens zu Fazialismyokymien. Psychische Veränderungen im Sinne von Demenz und psychotischen Reaktionen sind hier äußerst selten, häufig dagegen Euphorie. Einen gleichmäßigen progredienten Verlauf zeigt nur die spinale Form, doch hier steht eben ganz die spinale Symptomatik im Vordergrund, während bei der klinisch manifesten multilokulären Form im allgemeinen ein rezidivierend-remittierender Verlauf vorliegt.
Auch die chronisch progrediente **Bulbärparalyse** zeigt eine nukleäre Atrophie mit Faszikulationen. Sind die kortikonukleären Bahnen mitbeteiligt, dann besteht daneben eine Spastizität. Auch hier können psychische Veränderungen und Verhaltensstörungen auftreten. Zerebelläre und extrapyramidal-motorische Systeme sowie die Sensibilität sind ungestört.
Bei der **myatrophischen Lateralsklerose** mit ihrer kombinierten Lähmung erstrecken sich die nukleären Atrophien mit Faszikulationen bis ins Lumbalmark, auch hier sind andere motorische Systeme nicht mitbeteiligt; Blaseninnervation und Sensibilität sind ungestört.

Literatur

1 Becker, P. E.: Humangenetik, Bd. V/1. Thieme, Stuttgart 1966
2 Bernoulli, C., J. Siegfried, G. Baumgartner, F. Regli, T. Rabinowicz, D. C. Gajdusek, C. J. Gibbs jr.: Danger of accidental person-to-person transmission of Creutzfeldt-Jakob disease by surgery. Lancet 1977/I, 478
3 Brodal, A.: Neurological Anatomy in Relation to Clinical Medicine, 3rd ed. Oxford University Press, London 1981
4 Dengler, A., A. Struppler: Beurteilung der Lokalisation und Ausdehnung von Hirnstammaffektionen mit Hilfe des Orbicularis-oculi-Reflexes. Z. EEG-EMG 12 (1981) 70–155
5 Duffy, P., J. Wolf, G. Collins, A. G. de Voe, B. Streeten, D. Cowen: Possible person-to-person transmission of Creutzfeldt-Jakob disease. New Engl. J. Med. (1974) 299–693
6 Duus, P.: Neurologisch-topische Diagnostik, 3. Aufl. Thieme, Stuttgart 1983
7 Evarts, E. V.: Relation of discharge frequencies to conduction velocity in pyramidal tract neurons. J. Neurophysiol. 28 (1965) 216–228
8 Evarts, E. V.: Activity of pyramidal tract neurons during postural fixation. J. Neurophysiol. 32 (1969) 375–385
9 Gajdusek, D. C.: Slow virus disease of the central nervous system. Amer. J. clin. Path. 56 (1971) 320
10 Gibbs jr., G. J., D. C. Gajdusek: Atypical viruses as the cause of sporadic, epidemic and familial chronic diseases in man: slow viruses and human diseases. In M. Pollard: Perspectives in Virology. Raven, New York 1978 (S. 161–198)
11 Lawrence, D. G., G. J. M. Kuypers: The functional organization of the motor system in the monkey. II. The effects of lesions of the descending brainstem pathways. Brain 91 (1968) 15–36
12 Nyberg-Hansen, R.: Functional organization of descending supraspinal fibre systems to the spinal cord. Ergebn. Anat. Entwickl.-Gesch. 39 (1966) 1–48
13 Patten, J.: Neurologische Differentialdiagnose. Springer Verlag, Berlin 1982
14 Penfield, W., H. Jasper: Epilepsy and the Functional Anatomy of the Human Brain. Little, Brown, Boston 1954
15 Ruch, T. C., H. D. Patton: Physiology and Biophysics, 19th ed. Saunders, Philadelphia 1965
16 Sutherland, J. M.: Familial spastic paraplegia. In P. J. Vinken, G. W. Bruyn: Handbook of Clinical Neurology, Part I. North-Holland Publ., Amsterdam 1981
17 Traub, R. D., T. A. Pedley: Virus-incluced electrotonic Coupling: Hypothesis on the mechanism of periodic EEG discharges in Creutzfeldt-Jakob disease. Ann. Neurol. 10 (1981) 405–410
18 Walton, J. N.: Brain's Diseases of the Nervous System, 9th ed. Oxford University Press 1977
19 Wiesendanger, M.: Organization of secondary motor area of cerebral cortex. In V. B. Brooks: Handbook of Physiology – the Nervous System II. American Physiological Society, Washington Dc 1981
20 Woolsey, C. N.: Cortical Sensory Organization, Vol. 1: Humana Press, Clifton, New Jersey 1981
21 Zieger, A., D. Vonofakos, H. Vitzthum: Creutzfeldt-Jakob'sche Krankheit: Das Computertomogramm in Korrelation zu klinischen, elektroencephalographischen und neuropathologischen Befunden. Nervenarzt 52 (1981) 685–691

Atrophisierende Prozesse der Basalganglien

Von A. Struppler und A. Hofmann

Wir verwenden den Begriff „Basalganglien" für den konventionellen Begriff „extrapyramidal-motorisches System", weil die Unterscheidung pyramidal-extrapyramidal die verschiedenen, funktionell gut differenzierbaren motorischen Systeme nicht berücksichtigt, da sie auf anatomischen Befunden basiert.

Die Basalganglien sind funktionell-anatomisch folgendermaßen charakterisiert (6): Sie erhalten keine direkten sensibel-sensorischen Afferenzen, sondern überwiegend einen bereits hochgradig verarbeiteten Einstrom aus dem assoziativen Kortex und den intralaminären Kernen des Thalamus. Zwischen den einzelnen Kernen besteht eine präzise topographische Relation. Efferent beeinflussen sie hauptsächlich den Motorkortex und nur in geringem Ausmaß Hirnstammechanismen (Abb. 7.**11**).

Das *Striatum* (STR) stellt den rezeptiven Teil der Basalganglien dar und bekommt Zuströme vom gesamten Kortex, den intralaminären Kernen des Thalamus, der Pars compacta (pc), der Substantia nigra (SN) und dem Nucleus raphe dorsalis. Das Striatum seinerseits projiziert zum äußeren (PAe) und inneren (PAi) Segment des *Globus pallidus* und zur Pars reticulata der Substantia nigra. Das innere Segment des Globus pallidus und die Pars reticulata der *Substantia nigra* scheinen funktionell zusammen zu gehören und sind nur durch die innere Kapsel getrennt.

Die meisten Efferenzen aus den Basalganglien stammen dann vom äußeren Segment des Globus pallidus und der Pars reticulata der Substantia nigra. Diese projizieren aber nur zum geringen Teil zu Strukturen des Hirnstamms; die Hauptprojektion geht über den lateralen (VL) und den vorderen (VA) Ventralkern des Thalamus (TH) zum motorischen Kortex. Dadurch können die Basalganglien den Antrieb aus dem Motorkortex zum Hirnstamm und Rückenmark modulieren (20).

Während einer Bewegung werden nicht nur Rükkenmark und Hirnstamm in Reflexe einbezogen,

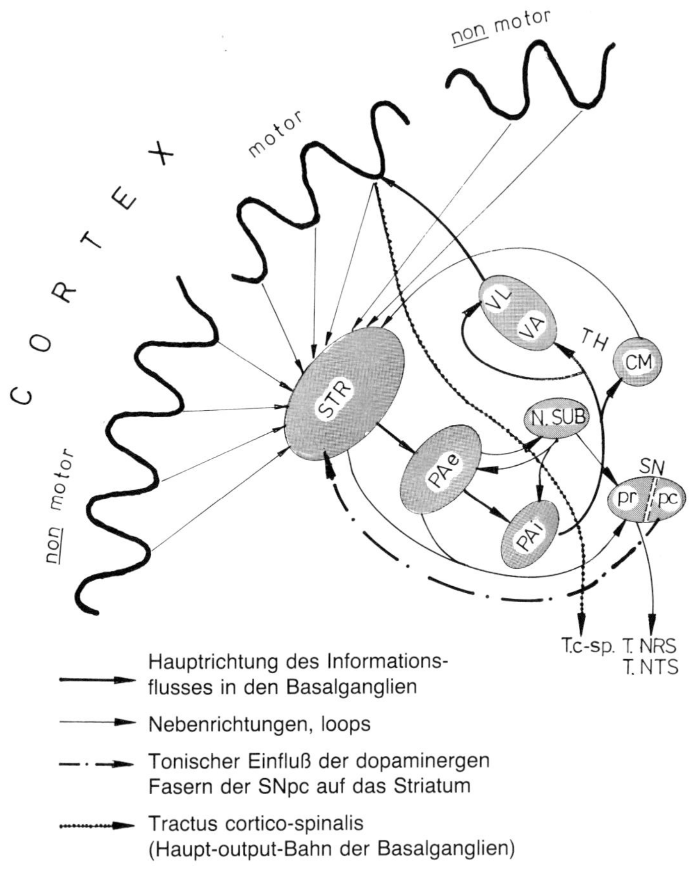

Abb. 7.**11** Schematische Darstellung der Hauptverbindungen der Basalganglien und ihre Einbindung in die Kontrolle der Motorik (nach *H. Gnahn*)

CM = Centre median
T. NRS = Tractus nigro-reticulo-spinalis
T. NTS = Tractus nigro-tecto-spinalis
(weitere Abkürzungen s. Text)

sondern auch der Motorkortex (10). Antriebe aus den Basalganglien modulieren dann, gemeinsam mit denen aus dem Kleinhirn, die Aktivität des Motorkortex und somit die Bewegung.
Der *Nucleus subthalamicus* (N. SUB) scheint eine Population von „displaced interneurons" für den Globus pallidus und die Pars reticulata der Substantia nigra darzustellen, da er Zuströme vom äußeren Segment des Globus pallidus erhält und zurück zum äußeren und inneren Segment des Globus pallidus und der Pars reticulata der Substantia nigra projiziert.
Ein großer Teil der Neurone im Motorkortex, im Striatum, im äußeren und inneren Segment des Globus pallidus, in der Pars reticulata der Substantia nigra und im Nucleus subthalamicus wird bei aktiven Bewegungen bestimmter Körperteile simultan aktiviert, und alle zeigen eine somatotopische Neuronenanordnung. Anders verhalten sich die Neurone der Pars compacta der Substantia nigra, deren Axone die sog. nigrostriatale Bahn bilden und Zielneurone im Striatum innervieren. Diese Bahn ist für die Funktion der Basalganglien von zentraler Bedeutung. Ihre Neurone sind dopaminerg; sie zeigen ein für das motorische System ungewöhnliches Verhalten, denn ihre konstante Entladungsrate ist unabhängig von Vigilanz und Bewegung. Die Neurone der Zona compacta der Substantia nigra können deshalb im Gegensatz zu denen der Zona reticularis innerhalb des motorischen Systems als „tonisches System" mit einer eher generellen Rolle angesehen werden.
Den Basalganglien und ihren assoziierten Hirnstammkernen kommt auch in biochemischer Hinsicht eine Sonderstellung zu. Sie enthalten besonders hohe Konzentrationen bestimmter *Neurotransmitter:* Dopamin, Noradrenalin, Serotonin, Acetylcholin, GABA (γ-Aminobuttersäure) und einige Peptidhormone, wie die Substanz P und die Endorphine (13). Zwischen den neurochemisch unterschiedlichen Neuronensystemen bestehen funktionelle Wechselwirkungen. Der Ausfall eines Neuronensystems bewirkt in einer Art Kettenreaktion sekundäre Funktionsstörungen in den anderen Neuronensystemen. Neben spezifischen Funktionsausfällen wird so eine allgemeine Störung der Kontrollfunktion der Basalganglien ausgelöst.
Die physiologische *Funktion* der Basalganglien ist bisher wenig gesichert. Sie scheinen in erster Linie den Zustrom, vorwiegend aus dem assoziativen Kortex und dem limbischen System, zu verrechnen und die Aktivität von Motor- und Prämotorkortex zu modifizieren. Ableitungen der neuronalen Aktivität aus dem Putamen und Pallidum am Primaten ließen jedenfalls erkennen, daß die Aktivität hier der Aktivierung des Motorkortex vorausläuft. Vorprogrammierte Bewegungsmuster werden durch Störungen in diesem System ungenügend oder überschießend ins Spiel gebracht und nicht mehr mit dem kortikalen Kommando abgeglichen, was sich klinisch als Akinese oder Hyperkinese äußert. Beginn und Ende nicht nur langsamer, sondern auch rascher Bewegungen sind beeinträchtigt. Durch die Verschaltung mit dem limbischen System modulieren emotionelle Einflüsse die Motorik, so daß dieses System als Bindeglied zwischen Motorik und Psyche betrachtet werden darf.

Basalgangliensyndrome und ihre Ursachen

Das **Parkinson-Syndrom** läßt sich klinisch als *hypokinetisch-hypertones* Syndrom charakterisieren mit dem „Minussymptom" *Hypo- bzw. Akinese*

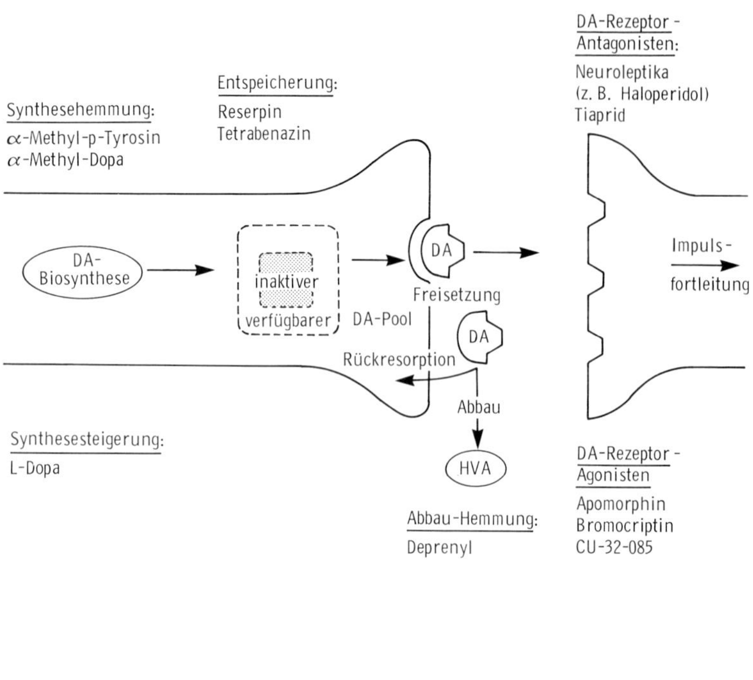

Abb. 7.**12** Schema einer dopaminergen Synapse im ZNS

und den „Plussymptomen“ *Rigor und Tremor,* wobei der Tremor nicht obligat ist. Hinzu kommen können vegetative Störungen und gelegentlich eine subkortikale Demenz.

Das echte Parkinson-Syndrom beruht auf einer Degeneration dopaminerger nigrostriärer Neurone, so daß es zu einem *Defizit an Dopamin* im Striatum kommt; die sehr viel seltenere primär postsynaptische Störung dopaminerger Synapsen im Striatum hat den gleichen Effekt (Abb. 7.**12**) (s. auch S. 7.**21**).

Dadurch wird wahrscheinlich der tonische „motivierende“ dopaminerge Antrieb der Pars reticulata der Substantia nigra auf die Basalganglien reduziert und so die Funktion beeinträchtigt, aus dem Einstrom vom prämotorischen Kortex einen Bewegungsplan zu erstellen und über den Thalamus an den Motorkortex weiterzugeben. Klinisch äußert sich dies als Hypo- bzw. Akinese, charakterisiert durch seltene, langsame und oft unvollständige Bewegungen. Die dopaminerge Unterfunktion im Striatum bewirkt zugleich eine Überfunktion des striatalen cholinergen Systems im Sinne eines striatalen *dopamin-cholinergen Antagonismus.* Dadurch kommt es wahrscheinlich zu einer erhöhten Aktivität der Alphamotoneurone, die nicht mehr unter dem indirekten hemmenden Einfluß der nigrostriären Neurone stehen (3). Symptom dieser Funktionsstörung ist der Rigor, der durch eine Erhöhung des Muskeltonus charakterisiert ist. Er äußert sich durch den plastischen Widerstand gegenüber passiven Bewegungen und durch übersteigerte Haltungsreflexe. Dies sei durch ein stark vereinfachtes Schema veranschaulicht (Abb. 7.**13**).

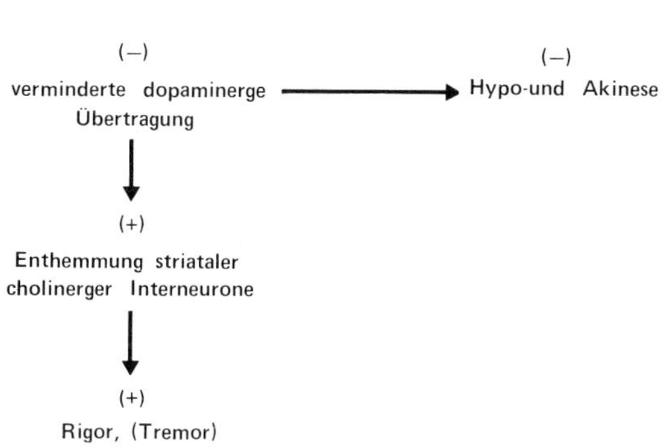

Abb. 7.**13** Konzept zur Entstehung der Minus-(Hypokinese) und Plus-(Rigor-)Syndrome infolge Dopamin-Defizit (nach *Bartholini* u. *Stadler*)

Der Tremor beim Parkinson-Syndrom ist ein sog. *Ruhetremor;* er nimmt typischerweise bei allgemeiner Tonisierung zu und wird bei Zielbewegungen unterdrückt. Der Tremor ist kein obligates Parkinson-Syndrom und wird durch Substitution der Transmitter-Vorstufe L-Dopa therapeutisch meist nur relativ wenig beeinflußt; eine nigrostriatale Läsion scheint hier deshalb eher eine untergeordnete Rolle zu spielen. Durch eine isolierte Läsion der Substantia nigra läßt sich beim Menschenaffen ein Tremor jedenfalls nicht erzeugen, wohl aber durch eine paranigrale Läsion zusätzlicher Systeme (24). Wenn bei vielen Parkinson-Patienten ein Tremor auftritt, so beruht dies wohl darauf, daß das nigrostriatale System nicht allein geschädigt ist (s. auch S. 7.**35**).

Die **Dystonie** ist charakterisiert durch eine langsam einsetzende, über viele Sekunden andauernde *Tonussteigerung* agonistischer und auch antagonistischer Muskelgruppen, die zu *abnormen Bewegungen* und Haltungen führt und nur allmählich wieder nachläßt. Läsionen finden sich vor allem im Putamen und Centrum medianum des Thalamus, die pathophysiologischen Zusammenhänge sind auch hier nicht geklärt.

Die **Athetose** ist gekennzeichnet durch distal betonte, bizarre, *wurmförmige* und träge Bewegungen, die durch Hyperextension, vorwiegend der metakarpophalangealen oder interphalangealen Gelenke, entstehen. Anatomisch lassen sich oft diffuse Zell- und Faserdegenerationen im Striatum und Pallidum, seltener im Thalamus oder in den vorgeschalteten Kernen, nachweisen. Welche Transmittersysteme dabei verändert werden, ist noch ungeklärt.

Bei der **Chorea** handelt es sich um ein *hyperkinetisch-hypotones* Syndrom, das charakterisiert ist durch unwillkürliche, plötzlich *einschießende Kontraktionen* einzelner Muskeln oder Muskelgruppen mit unterschiedlich großem Bewegungseffekt. Anatomisch besteht eine Atrophie der Stammganglien sowie der Rinde; biochemisch findet sich in den Basalganglien eine verminderte Konzentration von γ-Aminobuttersäure (GABA) sowie der an der GABA-Synthese beteiligten Glutaminsäure-Decarboxylase (Abb. 7.**14**) (23).

Während beim Parkinson-Syndrom die nigrostriatalen dopaminergen Bahnen ausfallen, degeneriert bei der Chorea Huntington die striatonigrale Verbindung, die GABA als Transmitter benutzt (GABA-erg). Dadurch ist die Atrophie der Pars reticularis der Substantia nigra größer als die der Pars compacta. Die topographische Organisation der nigrostriatalen und striatonigralen Bahnen ist *spiegelbildlich.* Bei der Chorea ist nun die Dichte der GABA-Rezeptoren, die auf den Dendriten der Dopaminneurone in der Pars reticulata der Substantia nigra lokalisiert sein sollen, gegenüber dem Normalwert verdoppelt als Folge einer Denervierungs-Hypersensitivität (4). Da GABA eine hemmende Wirkung auf die nigralen Dopaminneurone besitzt, werden diese bei GABA-Mangel hyperaktiv und im Striatum wird vermehrt Dopamin freigesetzt; klinisch äußert sich dies in Hyperkinesen als pathophysiologisches

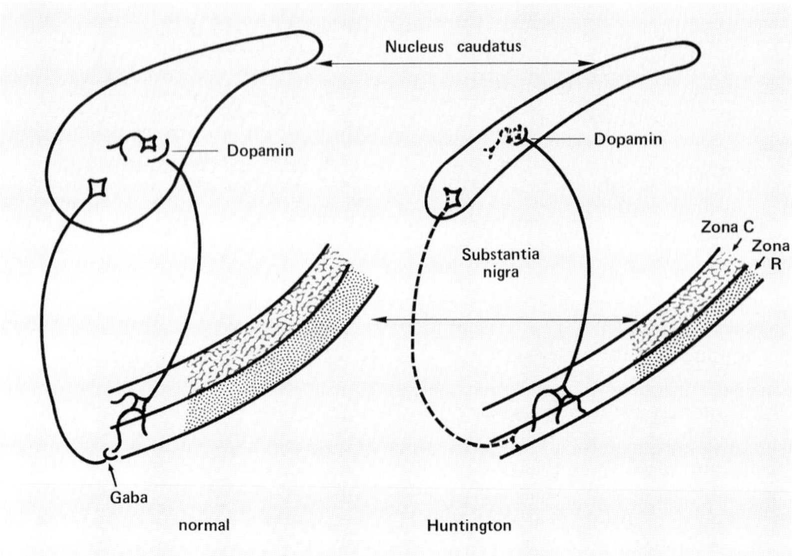

Abb. 7.**14** Schematische Darstellung der strionigralen Verbindungen. Als Modell werden die dopaminergen Fasersysteme von der Zona compacta der Substantia nigra zum Striatum und die GABAergen Systeme vom Striatum zur Zona reticulata der Substantia nigra unter normalen und pathologischen Bedingungen (Choreasyndrom) symbolisiert (aus *E. D. Bird:* Trends Neurosci 1 [1978] 57–59)

Spiegelbild zum Parkinson-Syndrom. Diese Störung im GABA-ergen γ-System scheint aber nicht die alleinige Ursache zu sein, sondern bewirkt Störungen in anderen Transmittersystemen, so daß das Konzept erweitert werden muß (12). Die medikamentös induzierten Hyperkinesen bei L-Dopa-Therapie des Parkinson-Syndroms sind pathophysiologisch ebenfalls durch Dopaminüberschuß im Striatum zu erklären. Dies gilt auch für die abnormen Bewegungen, die bei chronischer Amphetaminanwendung (indirekter Dopaminagonist) und bei der sog. Spätdyskinesie nach langfristiger Neuroleptikagabe auftreten; durch chronische Dopamin-Rezeptor-Blockade werden die Dopaminrezeptoren hypersensitiv und verursachen eine relative Dopaminhyperaktivität (15).
Beim **Ballismus** treten blitzartig *schleudernde,* ausfahrende, proximal betonte Bewegungsstörungen in den Extremitäten auf. Durch Läsion des Nucleus subthalamicus wird die hemmende Projektion zum Globus pallidus unterbrochen. Der Ballismus manifestiert sich aber nur, wenn dabei das innere Pallidumglied und seine Verbindungen zu den kortikalen Arealen der Pyramidenbahn funktionstüchtig sind. Die schleudernden Bewegungen beruhen wohl auf einer Enthemmung prämotorischer Rindenfelder, die durch die Unterbrechung der Bahnen zwischen Nucleus subthalamicus und Pallidum entstehen. Beim Primaten sind die Projektionen des Motorkortex zum Nucleus subthalamicus parallel mit der Projektion des Motorkortex zum Rückenmark zunehmend ausgebaut.

Tics sind gekennzeichnet durch unwillkürliche, schnelle, *stereotype* Kontraktionen funktionell zusammengehöriger Muskelgruppen, die in einem umschriebenen Areal, wie z. B. im Gesicht, aber auch generalisiert auftreten können. Die blitzartigen und unregelmäßigen Kontraktionen oft nur weniger motorischer Einheiten sprechen in Analogie zu anderen Hyperkinesen, wie z. B. der Chorea, für eine striäre Symptomatik, obwohl morphologisch entsprechende Veränderungen nicht gefunden wurden. Da chronische Tics auffallend häufig in Kombination mit anderen zerebralen Läsionen, wie z. B. frühkindlichen Hirnschäden oder Speicherkrankheiten, einhergehen, handelt es sich dabei nur selten um eine primär psychogene Erkrankung (26).

Krankheitsbilder und ihre Differentialdiagnose

Parkinson-Syndrome

Das Parkinson-Syndrom befällt in den Industrieländern ca. 2% der Bevölkerung; es hat in den letzten 2 Jahrzehnten zugenommen, wobei allerdings die höhere Lebenserwartung zu berücksichtigen ist.
Das klinische Bild ist gekennzeichnet durch die beiden Kardinalsymptome Hypo- bzw. Akinese und Rigidität; zusätzlich kann noch ein Parkinson-Tremor auftreten. Liegen diese klassischen Symptome vor, ist die Diagnose leicht. Da sie sich aber erst langsam zunehmend entwickeln, können andere Krankheitsbilder vorgetäuscht werden.
Das „Minussyndrom" der Akinese bzw. Hypokinese, ein Defizit der Spontanmotorik, äußert sich in einer *Verminderung der psychomotorischen Ausdrucksbewegungen* (Hypomimie) und der Unterstützungsbewegungen, z. B. beim Gang (Bradykinese) (Abb. 7.**15**). Das Gesicht wird aus-

drucksarm und starr, die Sprache leise und monoton, die Schriftzüge zunehmend kleiner. Der Gang ist kleinschrittig; wird er plötzlich gestoppt, kommt es zur Ante- bzw. Retropulsion. Der Beginn der Lokomotion wird durch *Startschwierigkeiten* verzögert. Akinese und Hypokinese werden durch die sich oft gleichzeitig entwickelnde Rigidität modifiziert, so daß neben der Minderung der Spontanbewegungen eine allgemeine Verspannung der Muskulatur auftritt, das typische Zeichen der „Gliederpuppe". Wird die Spontanmotorik zunehmend weniger und die Rigidität immer mehr, kann sich eine völlige Bewegungslosigkeit einstellen. Das fehlende Mitschwingen der Arme beim Gehen bewirkt eine Instabilität in der Gleichgewichtsregelung. Die Akinese kann für wenige Sekunden durch entsprechend starke psychische Aktivierung, z. B. bei Lebensgefahr, kompensiert werden, so daß für diese Zeit die Bewegungsfähigkeit ungestört erscheint („paradoxe Kinesie"). Der *Parkinson-Tremor* entsteht als „Ruhetremor", meist an den Händen, nimmt in typischer Weise bei allgemeiner Tonisierung zu und wird bei Zielbewegung unterdrückt. Er kann zunächst isoliert als reziprok alternierender Tremor nur an wenigen distalen Muskelgruppen auftreten und später auch proximale Muskeln mit einbeziehen. Manifestiert sich der Tremor an den Unterarm- und Handmuskeln, so kommt es zum typischen *Pillendrehen* oder *Münzenzählen* (s. Differentialdiagnose der verschiedenen Tremorformen, S. 7.**35**).

Die klinische Diagnostik gründet sich in erster Linie auf die Beobachtung motorischer Leistungen, wie z. B. leicht nach vorn gebeugte Körperhaltung, kleinschrittiger Gang, Ausfall der Pendelbewegungen der Arme, Minderung der mimischen Ausdrucksbewegungen, Mikrographie, vorwiegend als Zeichen der Akinese bzw. Bradykinese. Die Rigidität zeigt sich klinisch durch Beobachtung des *Zahnradphänomens* während passiver Streckung des Unterarms im Ellenbogengelenk oder durch den *Kopffalltest*, wobei der durch den Untersucher gehaltene Kopf des Patienten nach Freigabe nur langsam auf die Unterlage fällt. Ein klinisch latenter Parkinson-Tremor läßt sich durch Rückwärtszählen manifestieren. Bei einseitigem Tremor kann durch Festhalten des am

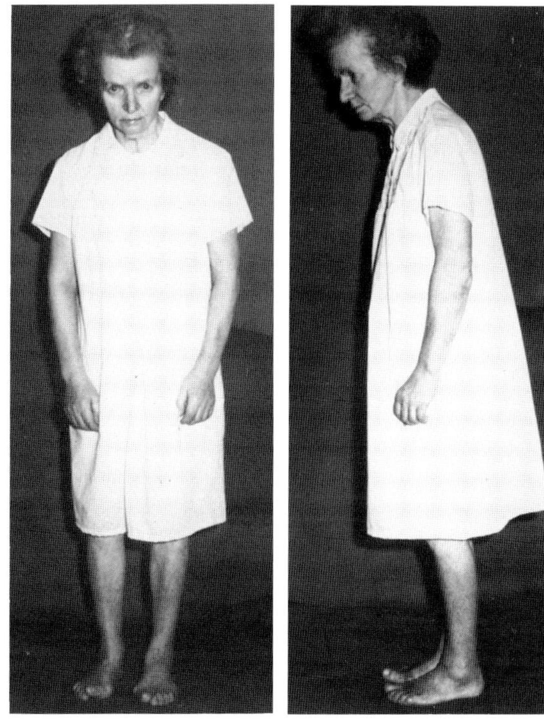

a b

Abb. 7.**15** a u. b 72jährige Patientin mit ausgeprägtem Parkinson-Syndrom

Tremor beteiligten Armes und Beines oft auch auf der scheinbar gesunden bzw. noch nicht betroffenen Seite ein leichter Tremor ausgelöst werden.

Sind diese Symptome klinisch nicht erfaßbar, so kann durch die *elektromyographische* Untersuchung zumindest eine klinisch latente Rigidität oder auch ein klinisch latenter Tremor verifiziert werden (vgl. Abb. 7.**33** d). Den empfindlichsten Nachweis für die Rigidität bietet die Untersuchung des sog. Releasephänomens: Wird ein Muskel passiv plötzlich verkürzt, so kommt es zum Freisetzen einer tonischen Aktivität, z. B. in den Handstreckern oder in den Dorsiflexoren des Fußes (Abb. 7.**16**). Ein klinisch latenter Tremor läßt sich durch Ableitung einzelner motorischer Einheiten während Rückwärtszählens nachweisen. Ein pharmakologischer Test durch klinische

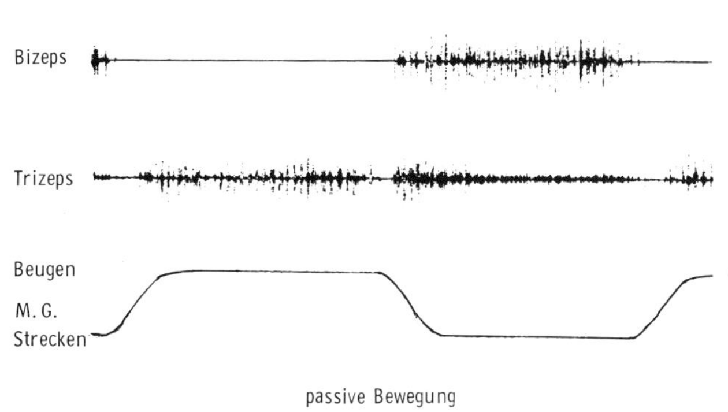

Abb. 7.**16** Tonischer Dehnungsreflex und Verkürzungsreaktion während passiver Bewegung des Unterarms im Ellenbogengelenk bei Rigor. Die tonische Aktivität tritt nicht nur während der Dehnung, sondern auch im Beginn der passiven Verkürzung auf, besonders deutlich im M. triceps. M. G. = Mechanogramm (aus *H. Dietz, W. Umbach, R. Wüllenweber:* Klinische Neurologie, Band I. Thieme, Stuttgart 1982)

Beobachtung des Dopamineffektes ist bei Verdacht auf eine Akinese angezeigt, wenn weitere Parkinson-Syndrome fehlen. Wird nach i. v. Applikation die verminderte Spontanmotorik normalisiert, darf zumindest ein Dopaminmangelsyndrom angenommen werden.

Differentialdiagnose des Parkinson-Syndroms

Syndrome, die klinisch als Bewegungsstörung wie das Parkinson-Syndrom imponieren, also eine Bradykinese bzw. eine Akinese vermuten lassen, müssen vom Parkinson-Syndrom differenziert werden.

Eine **Depression** kann dann ein beginnendes Parkinson-Syndrom vortäuschen, wenn die Motorik „eingefroren" ist und die *Bewegungsarmut* als Zeichen der Antriebsstörung im Vordergrund steht. Allerdings ist zu berücksichtigen, daß ein Parkinson-Syndrom auch mit depressiven Verstimmungszuständen beginnen kann. Auch hier kann evtl. ein pharmakologischer Test weiterführen, wenn sich das Zustandsbild auf antidepressive Behandlung (z. B. Amitryptilin oder Imipramin) eindeutig bessert, jedoch einen Dopamineffekt vermissen läßt.

Zwangsläufig können auch alle **arthrogenen Bewegungsstörungen,** speziell der großen Gelenke, oder ein Morbus Bechterew durch Einschränkung der Beweglichkeit zu einem parkinson-ähnlichen Bild führen. Besonders die Arthrosis des *Schultergelenks* kann eine Minderung der Pendelbewegungen der Arme und damit ein beginnendes Parkinson-Syndrom vortäuschen. Hier ist die Gelenkbeweglichkeit aber nicht schmerzreflektorisch eingeschränkt. Beim *Morbus Bechterew* imponiert die nach vorn gebeugte Körperhaltung, doch finden sich hier typische röntgenologische Veränderungen der Wirbelsäule.

Da unsere motorischen Leistungen Antriebe aus subkortikalen bzw. kortikalen Motivationsarealen benötigen, können auch Störungen dieser Systeme zu einem parkinson-ähnlichen Bild führen. Dies betrifft vor allem die **atrophisierenden Prozesse im frontobasalen Bereich,** wie z. B. den Morbus Pick oder virusbedingte neokortikale Erkrankungen, z. B. die Creutzfeldt-Jakobsche Erkrankung. Der Morbus Pick wird sich in erster Linie durch die Störungen des Verhaltens und Veränderungen der Persönlichkeit erkennen lassen, im Computertomogramm findet sich eine frontale Atrophie. Beim Creutzfeldt-Jakob-Syndrom ist die gesamte Motorik gestört; es finden sich nicht nur pyramidale und zerebelläre Symptome, sondern auch nukleäre mit Faszikulieren.

Auch die **progressive supranukleäre Lähmung** kann mit Bewegungsarmut beginnen. Hier wird aber die Augenmotilität bis zur völligen Aufhebung der Augenbewegungen eingeschränkt, während das „Puppenkopfphänomen" bei passivem Drehen des Kopfes auslösbar bleibt; außerdem entwickelt sich hier zunehmend eine Demenz.

Beginnt die **olivo-ponto-zerebelläre Atrophie** mit einem Verlust der mimischen Ausdrucksbewegungen, Rigidität und typischen Gangstörungen, kann sie zunächst zu einer Verwechslung mit einem Parkinson-Syndrom Anlaß geben. Hier kann nur eine genaue Prüfung der Koordination weiterführen, um diskrete zerebelläre Zeichen zu eruieren. Das Computertomogramm kann relativ früh den entsprechenden Gewebsuntergang erkennen lassen.

Fehlt beim **Morbus Wilson** zunächst die typische striäre Symptomatik und imponiert mehr die hypertone Bewegungsstörung, so kann in diesem Stadium ein Parkinson-Syndrom vorgetäuscht werden. Der Nachweis des Kayser-Fleischerschen Kornealrings und vor allem der der Kupferstoffwechselstörung können dann den entscheidenden Hinweis liefern.

Steht bei einem **Shy-Dräger-Syndrom** mit orthostatischer Hypotension die Bradykinese ganz im Vordergrund, so kann dies an ein Parkinson-Syndrom denken lassen; hier würden aber die autonomen (sympathischen und parasympathischen) Funktionsstörungen des Krankheitsbildes klären, z. B. ein orthostatischer Blutdruckabfall ohne Pulsbeschleunigung und Darmatonien.

Differentialdiagnose der verschiedenen Parkinson-Formen

Die im folgenden geschilderten verschiedenartigen Parkinson-Syndrome unterscheiden sich weniger durch die Symptomatik, als vielmehr durch die jeweilige Ätiologie.

Beim **idiopathischen Parkinson-Syndrom** mit seinem typischen Manifestationsalter und langsam progredientem Verlauf läßt sich weder anamnestisch noch klinisch eine Ursache eruieren. Ob es sich dabei um die Folgen einer klinisch latent verlaufenden Virusinfektion handelt oder nicht, ist bis heute ungeklärt.

Ist jedoch anamnestisch eine Enzephalitis eruierbar, dann darf eine **postenzephalitische Form** angenommen werden. Hier liegen über das eigentliche hyperton-hypokinetische Niger-Syndrom hinaus noch weitere neurologische Syndrome vor. So deutet das häufige Auftreten von Schauanfällen auf die Einbeziehung mesenzephaler Systeme, z. B. der Blickmotorik, hin. Da das Manifestationsalter von der durchgemachten Enzephalitis abhängt, kann diese Form schon in relativ frühen Jahren auftreten.

Ist ein Parkinson-Syndrom über mehrere Jahre im Sinne eines Hemi-Parkinson nur einseitig manifest, so kann dies Folge einer **umschriebenen Enzephalitis** sein oder evtl. auch **zirkulatorische Ursachen** haben. Häufig besteht hier eine Kombination mit somatosensorischen oder pyramidal-motorischen Störungen, deren Ursache meist auch durch die Angiographie oder das Computertomogramm nur selten geklärt werden kann. Diese Formen erlauben aber klinisch eine Abgrenzung von der idiopathischen Form und sprechen erfahrungsgemäß auf eine L-Dopa-Therapie nur geringgradig an, was auf eine postsynaptische striäre Störung hinweist (16).

Die **arteriosklerotische** Genese des Parkinson-Syndroms ist umstritten, denn die idiopathische Form tritt im allgemeinen in einem Lebensalter auf, in dem bereits normalerweise eine Gefäßsklerose besteht. Jedenfalls wurden bei Autopsien von Gehirnen von Parkinson-Patienten nicht mehr Gefäßsklerosen gefunden als in Gehirnen altersentsprechender Nicht-Parkinson-Patienten.

Interkurrente und rasch einsetzende **Sauerstoffmangelerscheinungen,** wie z.B. im Schock, können ein parkinson-ähnliches Zustandsbild erzeugen, das dann in einem klaren zeitlichen Zusammenhang zur Kreislaufinsuffizienz steht. Da es hierbei nicht nur zu einer Mangeldurchblutung im nigrostriatalen System kommt, sondern auch andere subkortikale und kortikale Systeme mitbetroffen werden, liegt hier meist eine Kombination von Symptomen vor. In ähnlicher Weise kann sich auch im Rahmen einer **Polycytaemia vera** eine derartige Symptomatik entwickeln, als Folge einer chronischen Durchblutungsstörung.

Die **posttraumatische** Form des Parkinson-Syndroms hängt vom Ort der Gewebsschädigung ab und ist deshalb meist halbseitig. Bei Boxern soll ein beidseitig symmetrisches Parkinson-Syndrom vorkommen, allerdings meist kombiniert mit neokortikalen Ausfallserscheinungen; als Ursache werden multiple Mikrotraumen bzw. petechiale Blutungen angenommen.

Als **Spätkomplikation des postoperativen Hypoparathyreoidismus** kann neben anderen neurologischen Störungen wie Tetanie, zerebrale Anfälle und Choreasyndrom auch ein Parkinson-Syndrom auftreten. Im Computertomogramm findet sich dabei gewöhnlich eine *Verkalkung der Basalganglien.* Da eine L-Dopa-Therapie nur selten das hyperton-hypokinetische Syndrom bessert, muß auch hier eine postsynaptische striäre Funktionsstörung angenommen werden. Durch Normalisierung des Serumcalciumspiegels läßt sich manchmal das Parkinson-Syndrom kompensieren.

Das **medikamentös** bedingte Parkinson-Syndrom tritt mit zunehmender Anwendung der *Psychopharmaka* immer häufiger auf. Hier entwickelt sich ein hyperton-hypokinetisches Syndrom während einer Behandlung vor allem mit Phenothiazinen und Butyrophenonen sowie reserpinhaltigen Präparaten. Die Parkinson-Symptome sprechen schlagartig auf parenterale Applikation von Biperiden an und bilden sich nach Absetzen der entsprechenden Präparate zurück. Das Auftreten des medikamentös induzierten Parkinson-Syndroms ist nicht nur von der Dosis der Psychopharmaka bzw. reserpinhaltigen Präparate abhängig, sondern auch von individuellen Faktoren. Tritt es schon bei niedriger Dosierung auf, so darf eine Vorschädigung der Basalganglien angenommen werden.

Intoxikationen, besonders mit Schwermetallen, Thallium, Schwefelkohlenstoff und Methylalkohol, können ein Parkinson-Syndrom verursachen, allerdings nie in der typischen Form, sondern meist kombiniert mit anderen kortikalen und subkortikalen Funktionsstörungen. Auch bei der *Kohlenmonoxyd-Vergiftung* kann durch Hypoxie des Hirngewebes innerhalb kurzer Zeit ein Residualsyndrom mit einer typischen Parkinson-Symptomatik auftreten.

Eine eigenartige Kombination eines **Parkinson-Syndroms mit Demenz,** oft auch mit **myatrophischer Lateralsklerose,** fand sich unter den Eingeborenen der Insel *Guam.* Ob es sich hierbei um eine erbliche Prädisposition für das gleichzeitige Auftreten zweier unterschiedlicher Erkrankungen handelt oder um eine bei uns unbekannte Slow-virus-Infektion, ist noch offen. Auch Umweltfaktoren sind möglicherweise mitverantwortlich.

Dystone Syndrome

Das Charakteristikum der dystonen Bewegungsstörung besteht darin, daß Stütz- und Zielbewegungen *unwillkürliche tonische Kontraktionen antagonistischer Muskelgruppen* auslösen, so daß Teile des Körpers oder der ganze Körper in abnormer Haltung vorübergehend fixiert sind. Ursache ist eine pathologische und willkürlich wenig oder gar nicht beeinflußbare Tonussteigerung in den Agonisten und in etwas geringerer Ausprägung auch in den Antagonisten. Die dystone Symptomatik kann auch beim einzelnen Patienten in ihrer Ausprägung stark wechseln; sie verstärkt sich emotionell und verschwindet im Schlaf. Die Diagnostik beruht auf der klinischen Beobachtung der dystonen Bewegungsstörung. Das EMG zeigt Perioden von tonisch aktivierten niederschwelligen motorischen Einheiten. *Differentialdiagnostisch* sind die dystonen Bewegungsstörungen gegen psychogene Bewegungsstörungen und Myotonien, besonders Neuromyotonien, abzugrenzen.

Die dystonen Syndrome lassen sich nach Ätiologie und Manifestation einteilen. Die hereditären Dystonien, wie z.B. die Dystonia musculorum deformans, werden in ca. 60% als generalisierte Torsionsdystonien unterschiedlicher Ausprägung manifest. Die idiopathischen, bei denen eine Ursache nicht zu eruieren ist, können fokal, segmental oder generalisiert auftreten. Die fokale Form ergreift nur einzelne Muskelgruppen; die segmentale beschränkt sich auf eine oder beide Extremitäten (Abb. 7.**17**); die generalisierte Form betrifft den ganzen Körper (8). Die symptomatischen Torsionsdystonien können z. B. metabolisch, postinfektiös oder im Rahmen eines degenerativen Prozesses auftreten und sind häufig durch einseitige bzw. asymmetrische Störungen charakterisiert; abhängig von der Grunderkrankung zeigen sie meist keinen progredienten Verlauf.

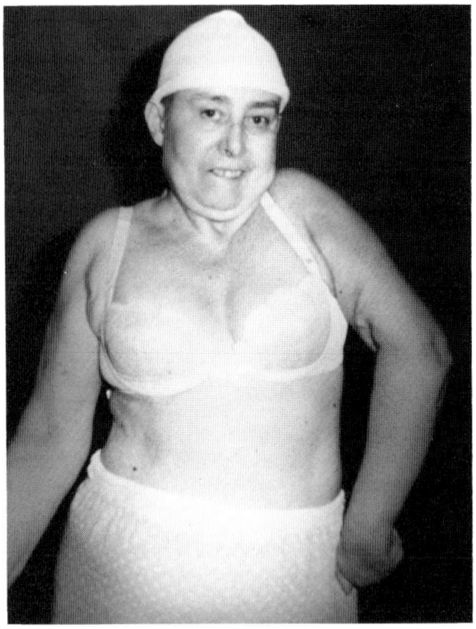

Abb. 7.**17** 56jährige Patientin mit segmentaler Dystonie, vorwiegend im Bereich der linken oberen Extremität und der Schulter

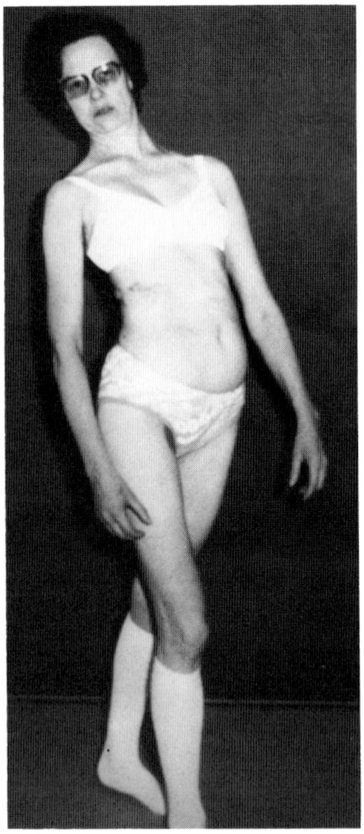

Abb. 7.**18** 43jährige Patientin mit Torsionsdystonie

Hereditäre Torsionsdystonien

Die hereditären Dystonien können auf Grund verschiedener Erbgänge untergliedert werden. Neben der autosomal dominanten Vererbungsform ist eine autosomal rezessive und eine x-chromosomal rezessive Form bekannt. Alle drei Formen werden nach Oppenheim unter der Bezeichnung „Dystonia musculorum deformans" zusammengefaßt, um damit die Veränderungen im Muskeltonus als typisches Zeichen der Erkrankung hervorzuheben. Vor wenigen Jahren wurde eine weitere hereditäre Form beschrieben, bei der die dystonen Bewegungen je nach Tageszeit unterschiedlich stark ausgeprägt sind.

Die ersten Symptome der **Dystonia musculorum deformans** treten bei etwa ⅔ der Patienten bereits in der *Kindheit* als lokalisierte, unwillkürliche Muskelkontraktionen auf, zunächst im Bereich der unteren Extremitäten, z. B. als Plantarflexion und Supination des Fußes. Von dort breitet sich die dystone Störung nach kranial aus, springt zur Gegenseite über und betrifft schließlich auch die Rumpf- und Halsmuskulatur. Das Bild ist durch die langsam ablaufenden, vorwiegend rotierenden Bewegungen von Kopf, Schultergürtel und Rumpf, begleitet von Torsionsbewegungen der Extremitäten, gekennzeichnet; die einmal eingenommene Haltung wird oft lange beibehalten (Abb. 7.**18**). Auf Grund des Hypertonus der Muskulatur kann die abnorme Körperhaltung aktiv oder passiv kaum korrigiert werden, so daß es im Laufe der Zeit zu Gelenkkontraktionen in oft bizarren Stellungen kommt.

Der *Verlauf* der hereditären Dystonien ist *uneinheitlich;* Alter und Lokalisationsort bei Beginn der Dystonie sind wesentlich für die Diagnose. Dystone Störungen, die bereits vor Erreichen des 15. Lebensjahres auftreten und sich zunächst im Bereich der unteren Extremitäten manifestieren, haben im allgemeinen eine ungünstige Prognose, weil sich häufig aus der lokalisierten eine generalisierte Dystonie entwickelt. Demgegenüber entspricht ein späterer Krankheitsbeginn mit der Erstmanifestation im Hals- oder Armbereich eher für eine benigne Verlaufsform, wobei die Störungen vielfach lokalisiert bleiben, z. B. im Hals- und Nackengebiet nach Art des Tortikollis.

Die Diagnose einer hereditären Dystonie ist durch die *Anamnese* und den *klinischen Verlauf* möglich. Sind mehrere Mitglieder einer Familie in verschiedenen Generationen mit unterschiedlich starker Ausprägung der dystonen Symptome betroffen, so spricht dies für ein *autosomal dominantes Vererbungsmuster*. Tritt eine Torsionsdystonie bei nur einem Familienmitglied auf und läßt sich die Blutsverwandtschaft der Eltern oder Zugehörigkeit des Patienten zu einer spezifisch ethnologischen Gruppe eruieren, so kann ein *autosomal rezessiver Erbgang* angenommen werden. Weil die autosomal dominanten Torsionsdystonien ein weites Spektrum von abortiven, über lokalisierte bis zu generalisierten Verlaufsformen zeigen, wird der genetische Ursprung der Erkrankung gelegentlich übersehen und die Torsionsdystonie als sporadische, idiopathische Form diagnostiziert.

Eine *hohe Erkrankungsrate* an Torsionsdystonie fand sich auf den Philippinen, besonders bei Bewohnern der Insel *Panay*. Da alle untersuchten Patienten, die in der Regel erst nach dem 30. Lebensjahr erkrankten, männlichen Geschlechts waren, scheint bei den beschriebenen Fällen eine *x-chromosomal* rezessive Vererbung vorzuliegen.

1976 wurde erstmals eine weitere Form einer hereditären Dystonie beschrieben (25). Die Patienten erkranken im Alter von 1–9 Jahren an dystonen Bewegungsstörungen, die sich im Laufe der Zeit progressiv verschlechtern. Während zuerst nur eine Extremität betroffen ist, beobachtet man nach und nach ein Übergreifen der Dystonie auf die übrigen Extremitäten und den Rumpf. Der Unterschied gegenüber anderen hereditären Dystonien liegt jedoch in der *charakteristischen Änderung des dystonen Syndroms während des Tages*. Morgens nach einer längeren Schlafperiode sind die abnormen Bewegungen kaum vorhanden, doch sie verschlechtern sich zunehmend bis zum Abend. Auf Grund polygraphischer Untersuchungen konnte festgestellt werden, daß bei diesen Patienten die phasischen Muskelkontraktionen während des REM-Schlafes reduziert sind und daß durch REM-Schlafentzug die positive Wirkung des Schlafes auf die dystone Störung vermindert wird.

Symptomatische Dystonien

Dystone Bewegungsstörungen können im Rahmen von benignen degenerativen Krankheiten, Infektionen, Geburtstraumen, Neoplasien, Durchblutungsstörungen oder Intoxikationen auftreten. Am häufigsten werden sie **medikamentös** ausgelöst, speziell durch Phenothiazine und Butyrophenone. 2–5% aller Patienten, die derartige Neuroleptika erhalten, zeigen *innerhalb der ersten 48 Std.* eine dystone Reaktion, die sich vorwiegend im Zungen-Schlund-Bereich manifestiert und nach Absetzen des Präparates oder nach Gabe von Biperiden wieder zurückbildet. Ein Teil der Patienten, die jahrelang Neuroleptika erhalten haben, entwickeln sog. *Spätdyskinesien*. Diese manifestieren sich vorwiegend im Bereich der Hals-Nacken- sowie der Gesichts- und der Zungen-Schlund-Muskulatur. Sie sind weder durch Absetzen des Präparates noch durch Biperiden oder eine andere neurotrope Substanz beeinflußbar (21).

Von den **degenerativen Erkrankungen,** die eine dystone Symptomatik aufweisen können, müssen *Morbus Wilson, Chorea Huntington und Hallervorden-Spatz-Krankheit* erwähnt werden. Die exakte Diagnose ist vor allem bei Erkrankungen wie bei einer hepatozerebralen Degeneration wichtig, weil dabei die dystone Störung ein teilweise reversibles Symptom darstellt. Da bei einer Dystonia musculorum deformans nie ein Intelligenzdefekt auftritt, ist sie von einer Chorea Huntington abzugrenzen. Zu den **Infektionskrankheiten,** die eine Dystonie auslösen können, zählen *Enzephalitiden, Syphilis und Tuberkulose*. Eine **Zirkulationsstörung,** z. B. im Rahmen einer frühkindlichen Hirnschädigung, kann u. U. zu einer Torsionsdystonie führen.

Torticollis spasmodicus

Von den Dystonien ungeklärter Genese ist der Torticollis spasmodicus die häufigste Form. Ob es sich hierbei um die Folgen einer klinisch latent verlaufenden umschriebenen Enzephalitis handelt, ist unklar; lichtmikroskopisch konnten bisher nur in wenigen Fällen in den entsprechenden Hirnstrukturen umschriebene Gewebsausfälle gefunden werden (11). Er beginnt vorwiegend im mittleren Lebensalter, im allgemeinen um das 3.

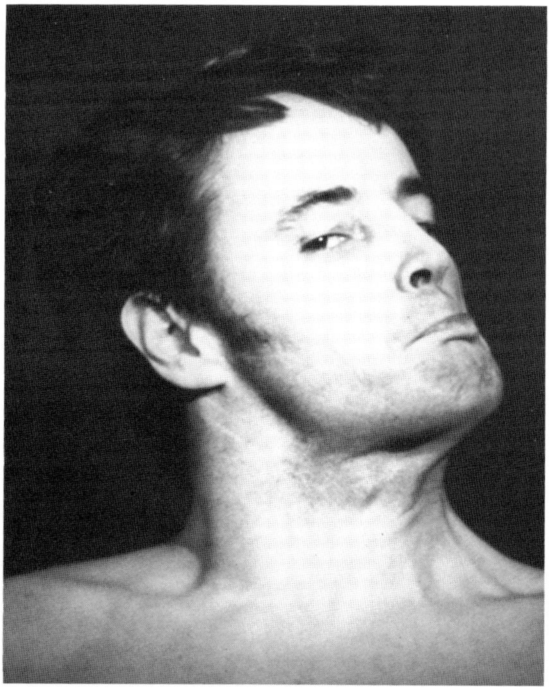

Abb. 7.**19** 39jähriger Patient mit Torticollis spasmodicus

und 4. Dezennium. Zunächst tritt ein Spannungsgefühl in der Nackenmuskulatur auf; später wird der Kopf unwillkürlich zur Seite gedreht und gleichzeitig gegen die oft etwas angehobene Schulter geneigt. Erstreckt sich die Dystonie auch auf die ventrale bzw. dorsale Nackenmuskulatur, kommt es zum *Ante- bzw. Retrokollis.* Der Verlauf ist auffallend *intermittierend;* selbst ein massiver Tortikollis mit hochgradigen dystonen Bewegungsstörungen und weitgehend fixierter Stellung des Kopfes kann sich oft spontan monatelang wieder weitgehend zurückbilden. Die Dystonie bevorzugt in typischer Weise den M. sternocleido mastoideus der einen und den M. splenius capitis der anderen Seite, die *simultan* aktiviert sind. Dies läßt sich durch die elektromyographische Ableitung aus beiden Sternocleidomastoidei und beiden Splenii capitis verifizieren (Abb. 7.**20**). Als Ausdruck einer extrapyramidal bedingten Hypertonie zeigt sich ein typisches *Releasephänomen:* Bei passiver Verkürzung des befallenen M. sternocleidomastoideus kommt es paradoxerweise zu einer einschießenden Aktivität, wie z.B. beim Rigor.

Differentialdiagnose

Ein typischer Tortikollis ist klinisch diagnostizierbar und dürfte kaum zu Verwechslungen Anlaß geben. Besteht dagegen nur eine tonische Verspannung der Hals- oder Nackenmuskulatur, dann ist an eine **reflektorische Hypertonie** radikulärer oder medullärer Genese zu denken. *Komprimierende oder entzündliche* Prozesse im Bereich der Schädelbasis und der oberen HWS können zu einem Schiefhals (Caput obstipum) führen. In Frage kommen hierbei das Zervikalsyndrom ohne strukturell faßbaren Befund, ein Wurzelneurinom oder Meningeom und raumfordernde Prozesse im Bereich der hinteren Schädelgrube mit Irritation von Trigeminusfasern, die auf die Bewegungssegmente C1–C3 konvergieren. Nur in seltensten Fällen werden **knöcherne Veränderungen der oberen HWS** zu einer Verwechslung Anlaß geben, da hier ein konstantes Zustandsbild mit Schiefhals besteht.

Weitere fokale Dystonien, die spontan im Erwachsenenalter auftreten können, sind Blepharospasmen, oromandibuläre Dystonien und Schreibkrämpfe.

Blepharospasmen

Unwillkürliche Kontraktionen eines oder beider Mm. orbicularis oculi führen zum Lidschluß. Sie können so häufig auftreten (alle 20 Sek.), daß die Patienten beim Sehen behindert sind. Die Störungen verstärken sich besonders bei intensiver Anstrengung der Augen wie Lesen, Autofahren oder Fernsehen, ebenso im hellen Sonnenlicht und bei

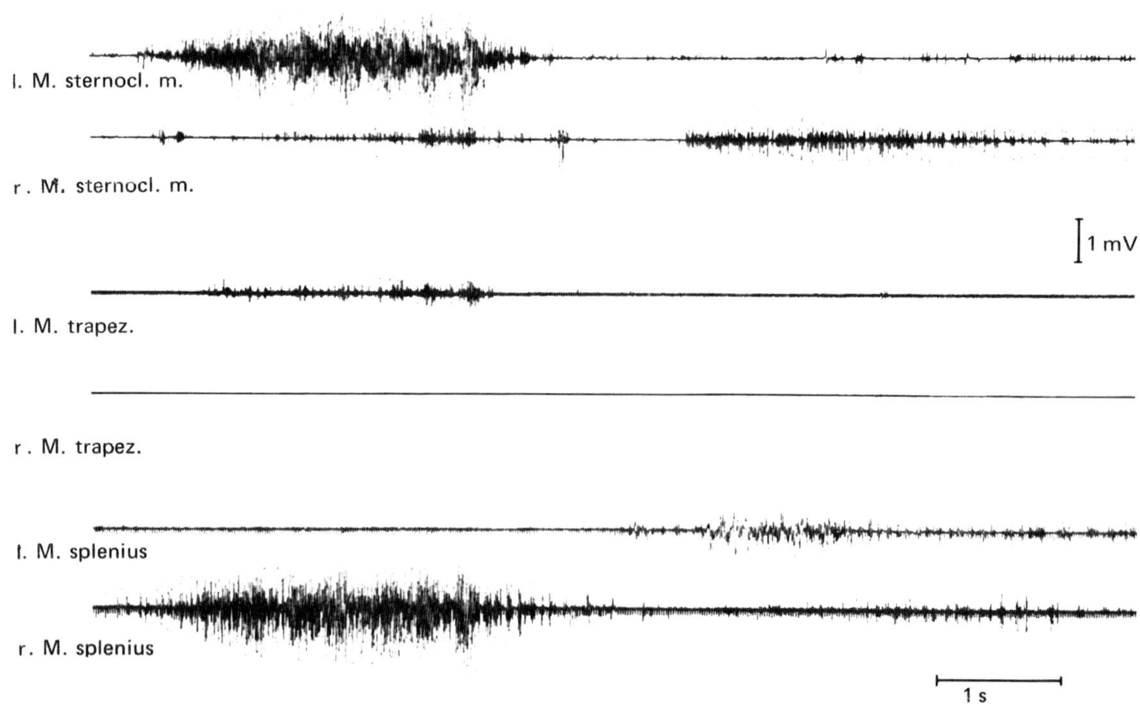

Abb. 7.**20** EMG beim Torticollis spasmodicus. Die weitgehend synchrone Aktivität im linken M. sternocleidomastoideus, linken M. trapezius und rechten M. splenius verursacht die unwillkürliche Kopfdrehung nach rechts (aus *G. Schaltenbrand, A. E. Walker:* Stereotaxy of the Human Brain. Thieme, Stuttgart 1982)

Ermüdung. Differentialdiagnostisch ist zu klären, ob es sich um einen psychogenen Blepharospasmus handelt oder um pathologisch gesteigerte, d.h. enthemmte Lidschlußreflexe als Folge einer kortikalen Disinhibition, wie sie bei frontalen Atrophien auftritt.

Oromandibuläre Dystonien

Es treten Kontraktionen der Gesichts- und Halsmuskulatur auf, die eine Entstellung des Gesichtsausdrucks bewirken. Besonders provoziert werden diese unwillkürlichen Bewegungen beim Versuch zu sprechen oder zu essen. Oft können die dystonen Attacken durch bestimmte Tricks, wie durch Schließen der Augen oder durch Schütteln des Kopfes, beendet werden.

Orofaziale Dyskinesien

Ihr Bewegungsablauf erinnert eher an choreatische Störungen, weil sie kontinuierlich ineinanderfließen. Charakteristisch sind kauende und schmatzende Lautäußerungen und abnorme Zungenbewegungen. Häufig treten sie als sog. „Spätdyskinesien" nach langfristiger Neuroleptikatherapie auf (s. S. 7.**23**). Orofaziale Dyskinesien können auch als Begleitsymptom einer Chorea Huntington entstehen.

Schreibkrampf

Auch der Schreibkrampf kann Ausdruck einer *lokalen Torsionsdystonie* sein. Typischerweise kommt es bei dem Versuch zu schreiben zu einer spontanen Kontraktion der Hand- und Unterarmmuskulatur mit Extension der Finger, so daß die Tätigkeit nicht mehr ausgeführt werden kann. Dieselben Störungen treten auch bei dem Versuch, einen Gegenstand zu greifen, oder ein Instrument zu spielen, auf. Auch hier ist zunächst *differentialdiagnostisch* eine *psychogene Genese* auszuschließen. Dies gelingt meist durch eine genaue Beobachtung der verschiedenen zielmotorischen Leistungen. Besteht klinisch tatsächlich der Verdacht auf eine fokale Dystonie, dann kann dies durch die Kontrolle des *Innervationsmusters* mittels EMG, besonders durch den Nachweis eines Releasephänomens, bestätigt werden. Die simultane elektromyographische Ableitung aus Streckern und Beugern von Hand und Fingern läßt auch eine Versteifungsinnervation durch Störung der reziproken Innervation erkennen.

Athetosen

Sie sind gekennzeichnet durch bizarre, wurmförmige, träge Bewegungen, vorwiegend im Bereich der Finger-, Hand- und Fußgelenke mit zeitlich und örtlich regellosem Auftreten. Die unphysiologische simultane Kontraktion von Agonisten und Antagonisten führt zu abnormen Stellungen von Hand, Fingern, Fuß und Zehen (Abb. 7.**21**); nur bei stärkerer Ausprägung sind auch proximale Muskelgruppen und das Gesicht betroffen. Gleichzeitig treten häufig Sprach- und Schluckstörungen auf.

a
b
c

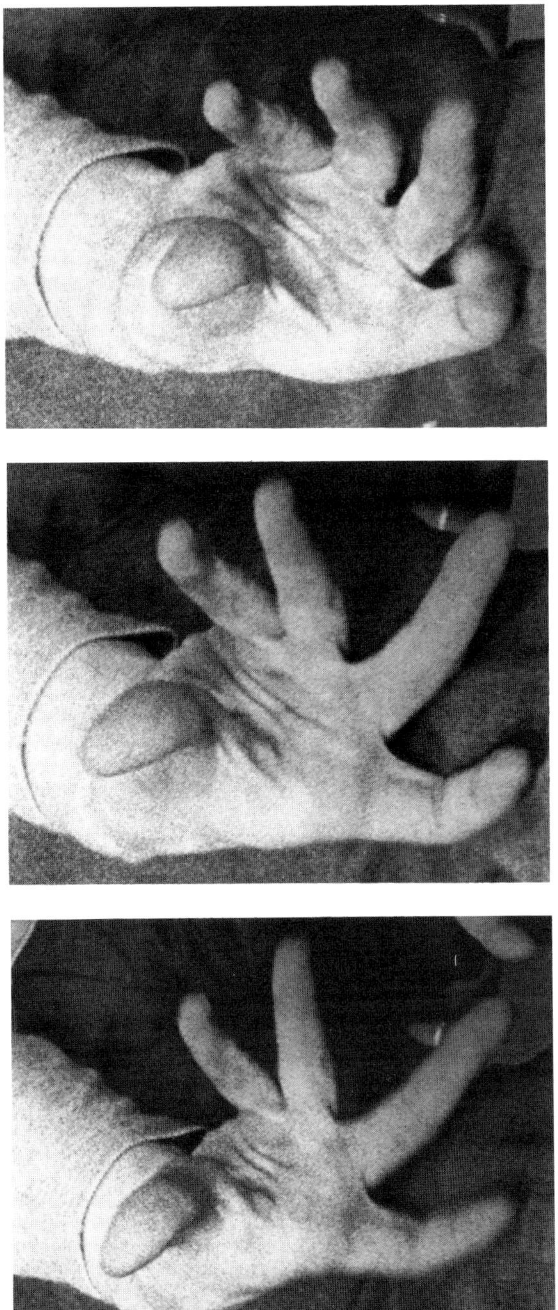

Abb. 7.**21** a–c 25jähriger Patient mit Athetose der rechten Hand in drei nacheinander folgenden Bewegungsphasen

Die Athetose kann sich *einseitig* (Hemiathetose) oder *doppelseitig* (Athetose double) manifestieren; sie ist meist *kombiniert* mit anderen zentralmotorischen Syndromen.
Die Diagnostik beruht im wesentlichen auf der Beobachtung der Bewegungsstörung; die simultane Aktivierung von Agonisten und Antagonisten kann im EMG objektiviert werden.
Differentialdiagnostisch sind Athetosen in erster Linie von **psychogenen Bewegungsstörungen** abzugrenzen. Des weiteren können alle **Erkrankungen der distalen Gelenke, Muskeln und Sehnen** derartige Symptome nachahmen; jedoch treten diese nicht unregelmäßig intermittierend auf, sondern sind konstant. Dies läßt auch **periphere oder zentrale Teilparesen** abgrenzen.
Die **Hemiathetose des frühen Kindesalters** ist meist durch eine zerebrale *Mangeldurchblutung* während der Geburt bedingt oder Folge einer frühkindlichen oder pränatalen *Viruserkrankung*. Athetosen können oft einige Jahre *klinisch latent* bleiben, da eine frühkindliche, nur gering ausgeprägte Athetose von normalen Bewegungsmustern des Kindesalters nur schwer zu unterscheiden ist.
Auch eine **beidseitige Athetose beim Kind** kann Folge eines *perinatalen Traumas* sein; häufiger wird sie jedoch durch einen *Icterus neonatorum* als Folge einer Rhesusunverträglichkeit hervorgerufen.
Auch **Stoffwechselstörungen** wie die Diphenylketonurie oder die Hyperurikämie können zu vorwiegend beidseitiger Athetose im frühen Kindesalter führen (Lesch-Nyhan-Syndrom). Das gleiche gilt für die amaurotische Idiotie (Tay-Sachs). Die Hallervorden-Spatzsche Krankheit beruht auf einer Störung des Pigmentstoffwechsels, die zu amorphen Eisen-Calcium-Ablagerungen im Globus pallidus und der Substantia nigra führt. Dabei kommt es im 1. oder 2. Lebensjahrzehnt zu Choreoathetose, progressiver Demenz, Rigidität und epileptischen Anfällen. Auch der Morbus Wilson als erbliche Kupferstoffwechselerkrankung kommt als Ursache eines athetotischen Syndroms in Frage.
Die progressive Pallidum-Atrophie, ein sporadisch auftretendes Erbleiden, das zwischen dem 5. und 15. Lebensjahr beginnt, entwickelt ebenfalls neben anderen „extrapyramidalen" Störungen und einer Spastik athetotische Bewegungsmuster. Auch andere **heredodegenerative Erkrankungen**, wie die Pelizaeus-Merzbacher-Erkrankung und die Picksche Atrophie, zeigen eine Athetose. Schließlich können auch akute **Zirkulationsstörungen** zu einer ischämisch bedingten Hemiathetose führen.

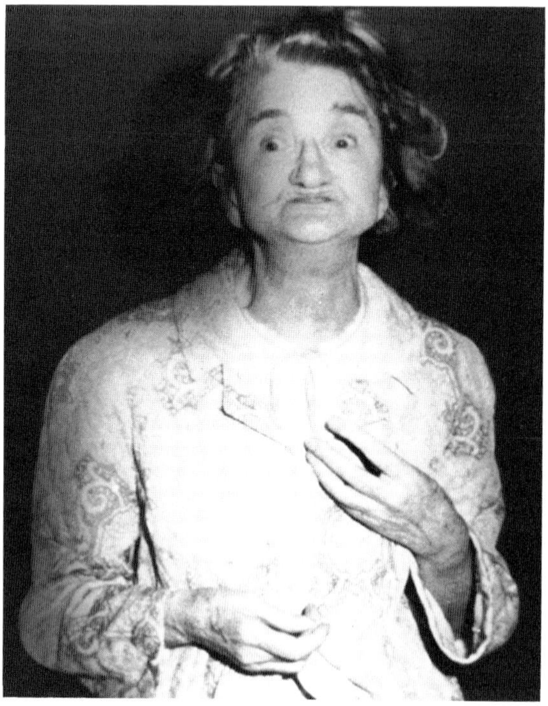

Abb. 7.**22** 74jährige Patientin mit seniler Chorea

Choreasyndrom

Bei der choreatischen Bewegungsstörung können die unwillkürlichen Kontraktionen einzelner Muskeln oder Muskelgruppen in unregelmäßiger Verteilung an allen Skelettmuskeln auftreten. Im Bereich der mimischen Muskulatur äußern sie sich als *Grimassieren;* die Extremitäten zeigen *überschießende* ungeordnete Bewegungsabläufe (Abb. 7.**22**), die bei entsprechend stärkerer Ausprägung programmierte Bewegungsmuster so sehr überlagern, daß z. B. eine selbständige Nahrungsaufnahme oder das Gehen nicht mehr möglich sind. Auch die Sprache ist durch die choreatische Bewegungsstörung verändert; es treten *unwillkürliche Lautentäußerungen* auf. Die Hyperkinesen treten oft schon „in Ruhe" auf und nehmen bei vermehrter Tonisierung zu.
Die *klinische Diagnose* beruht auf der genauen Beobachtung besonders stützmotorischer Leistungen; leichtere Störungen im Bereich der oberen Extremitäten werden bei Zielbewegungen wie Schreiben oder Zeichnen deutlicher. Läßt sich die Chorea klinisch auch während leichter tonischer Innervation nicht klar feststellen, dann kann die *elektromyographische Untersuchung* durch Beobachtung des Aktivitätsmusters einzelner motorischer Einheiten weiterhelfen (Abb. 7.**23**).
Differentialdiagnostisch muß in erster Linie eine **psychogene Bewegungsstörung** ausgeschlossen werden; sie wird im Gegensatz zur Chorea durch leichte Tonisierung nicht verstärkt. Einfache oder generalisierte **Tics** sind ebenfalls unwillkürlich auftretende paroxysmelle Bewegungsstörungen;

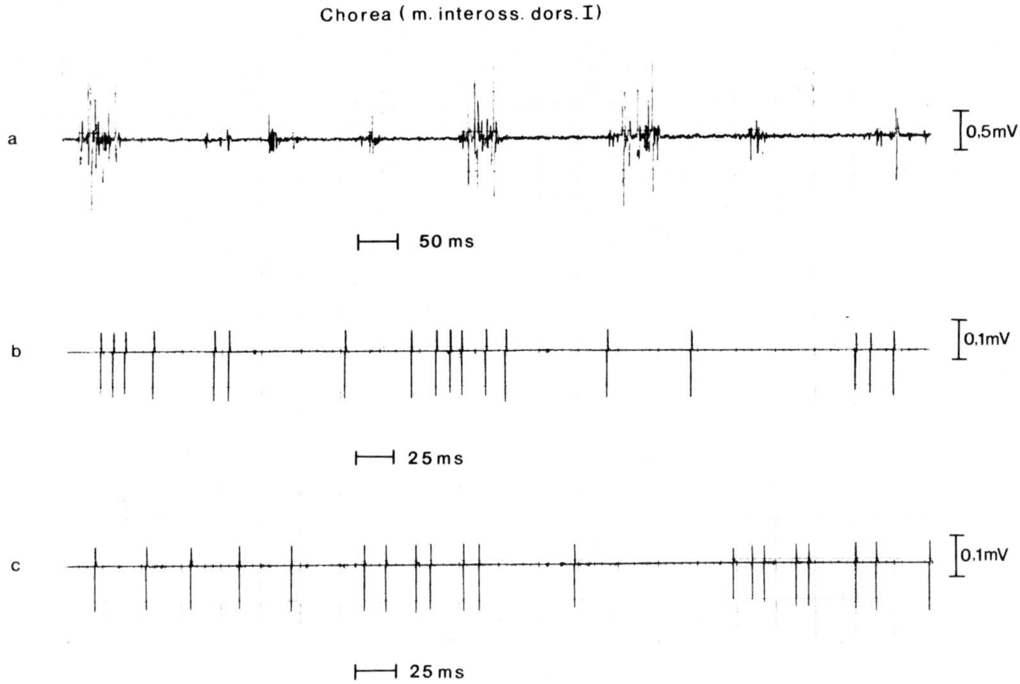

Abb. 7.**23** a–c a) Choreaaktivität, Ableitung mehrerer motorischer Einheiten b u. c) Aktivität einzelner Einheiten

sie passen sich jedoch den physiologischen Ausdrucksbewegungen stark an und sind gegenüber der choreatischen Bewegungsstörung mehr uniform. Der **Aktionsmyoklonus** tritt mehr synchron auf und bleibt in seiner Ausbreitung weitgehend konstant. Bei der **Athetose** laufen die Bewegungsstörungen langsamer ab und führen zu drehenden, wurmartigen Verwindungen der distalen Extremitäten.

Die einzelnen choreatischen Krankheitsbilder unterscheiden sich durch die Kombination mit weiteren, vorwiegend neurologischen und psychiatrischen Auffälligkeiten sowie durch ihre unterschiedliche Ätiologie.

Chorea Huntington

Diese *autosomal dominante Erbkrankheit* tritt mit einer Häufigkeit von 5–10 Erkrankungsfällen pro 100000 Einwohner auf. Innerhalb der betroffenen Familien erkranken ca. 50% der Nachkommen; allerdings kann die Symptomatik klinisch weitgehend latent bleiben, so daß viele Fälle sporadisch erscheinen. Der Krankheitsbeginn liegt im allgemeinen zwischen dem 35. und 50. Lebensjahr, vereinzelt jedoch auch schon im Kindesalter. Den choreatischen Hyperkinesen gehen oft viele Jahre *psychische Störungen* im Sinne von Verstimmungs- und Enthemmungszuständen voraus. Die Bewegungsstörungen entwickeln sich ganz langsam und betreffen zunächst die *mimische und pharyngeale* Muskulatur. Im weiteren Verlauf werden alle Stütz- und Zielbewegungen durch die striäre Symptomatik modifiziert; im Endstadium kann auch die *Atemmuskulatur* mit einbezogen werden. Durch Beteiligung der proximalen Extremitäten- und Rumpfmuskulatur können athetoid-dystone Bewegungsmuster entstehen. Im Gegensatz zu der im Erwachsenenalter auftretenden Form verläuft die *juvenile* rascher und ist durch *Rigor* und *Akinese* gekennzeichnet.

Die Diagnose basiert auf der klinischen Beobachtung der *Bewegungsstörungen* und der *psychischen Auffälligkeiten* sowie der positiven *Familienanamnese*. Da die Transmitterstörung, wie oben geschildert, nicht nur das GABA-erge System betrifft, sondern mittelbar andere Transmittersysteme einbezieht, ist eine pharmakologische Testung ähnlich der Dopamin-Applikation beim Morbus Parkinson heute noch nicht möglich. Im lumbalen Liquor von Patienten mit Chorea Huntington konnte in jüngster Zeit eine hochsignifikante Verminderung von Somatostasin nachgewiesen werden (5). Die im Pneumenzephalogramm häufig feststellbare Striatumatrophie (sog. Stammganglientaille) läßt sich heute durch das Computertomogramm detaillierter und früher nachweisen; dies trifft auch für die meist gleichzeitig vorhandene kortikale Atrophie zu. Durch die bisher noch nicht routinemäßig einsetzbare Positronen-Emissions-(PET) und Kernspintomographie (NMR) (Abb. 7.**24**) können bereits die

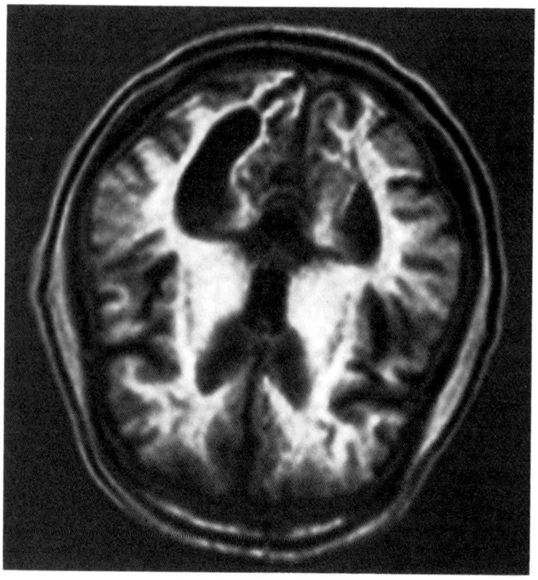

Abb. 7.**24** NMR eines 42jährigen Patienten mit Chorea Huntington. Es zeigen sich eine Atrophie des Caudatumkopfes sowie ein Einsinken des insulären Cortex als Hinweis auf eine Putamenatrophie. Außerdem ubiquitäre Mark- und Rindenatrophie.

Funktionsstörungen auf Grund umschriebener Stoffwechselveränderungen im Striatum nachgewiesen werden, bevor ein morphologischer Defekt eingetreten ist.

Kasuistik

Eine 43jährige Patientin litt seit 3 Jahren unter einem zunehmenden, distal betonten hyperkinetischen Syndrom an den Extremitäten sowie oralen Dyskinesien. Seit 2 Jahren bemerkten die Angehörigen das Versiegen des Sprachantriebs sowie den Verlust der Initiative und der affektiven Schwingungsfähigkeit. Seit ½ Jahr traten vermehrt Desorientiertheit und mnestische Störungen auf; eine selbständige Tätigkeit, z.B. im Haushalt, war nicht mehr möglich.

Familienanamnese: Der Vater ist mit 62 Jahren an einer ungeklärten Nervenkrankheit, möglicherweise an einer Chorea, verstorben, der Halbbruder mit 50 Jahren. Ein 35jähriger Neffe ist seit 2 Jahren wegen einer progredienten Chorea mit dementiellem Abbau berentet; ihre 15jährige Tochter ist gesund (s. auch Stammbaum, Abb. 7.**25**). Klinisch fand sich ein hypoton-hyperkinetisches Syndrom, das sich intentionell verstärken ließ. Sie war zeitlich, örtlich und zur Person nur unscharf orientiert; die intellektuelle Leistungsfähigkeit war deutlich reduziert, und sie wirkte antriebsarm und affektiv wenig moduliert. Im Computertomogramm fand sich eine deutliche Atrophie der inneren und äußeren Liquorräume; die kortikale Atrophie war im temporalen Okzipitalbereich betont, die Basalganglienteile verstrichen. Das EEG war mit Ausnahme einer wenig ausgeprägten Alphaaktivität unauffällig.

Chorea Sydenham

Sie tritt im Gegensatz zur Chorea Huntington vorwiegend im Kindesalter auf und wird als Spätkomplikation einer *zerebralen Streptokokkeninfektion* angesehen. Häufig werden einige Monate nach Beginn der Chorea rheumatische Krankheitsbilder wie Myokarditis, Endokarditis oder Polyarthritis beobachtet; sie können aber auch gleichzeitig auftreten oder vorausgehen. Das typische Manifestationsalter liegt vor der Pubertät; die Erkrankungschance ist bei Mädchen gegenüber Knaben deutlich erhöht. Nach anfänglichen

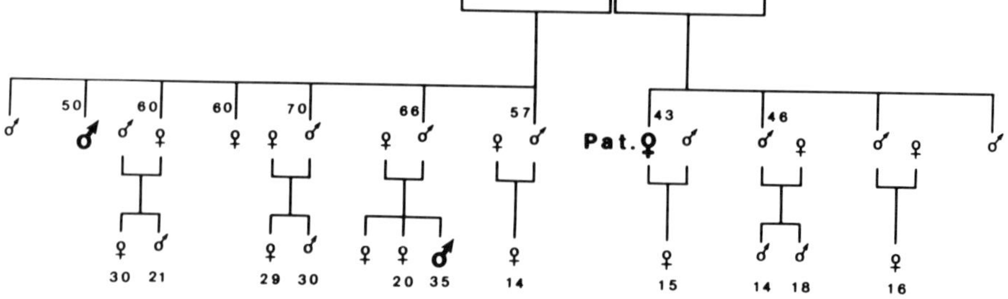

Abb. 7.**25** Stammbaum einer Patientin mit Chorea Huntington. Die fettgedruckten Symbole kennzeichnen die Familienmitglieder, bei denen die Chorea klinisch manifest wurde

uncharakteristischen Allgemeinbeschwerden wie psychische *Labilität, Reizbarkeit* und Antriebsschwäche entwickeln sich die distal betonten, *blitzartigen Hyperkinesen,* die zunächst oft als „Nervosität" fehlgedeutet werden. Häufig wird die Symptomatik dadurch verstärkt, daß die organische Ursache verkannt und durch entsprechende Erziehungsmaßnahmen das Kind zusätzlich einer vermehrten psychischen Belastung ausgesetzt ist.
Die Krankheitserscheinungen verschwinden im Verlauf von mehreren Wochen praktisch vollständig; spätere *Rezidive* treten bei etwa einem Drittel der Kinder auf.

Chorea gravidarum

Die Chorea gravidarum wird gehäuft bei Frauen beobachtet, die in der Kindheit an einer Chorea minor erkrankt waren. Sie tritt zwischen dem *3. und 5. Schwangerschaftsmonat* auf, klingt nach der Entbindung vollständig ab und gleicht in ihrer Symptomatik im wesentlichen der infektiösen Chorea.

Alterschorea

Die *senile, nicht hereditäre Chorea* tritt meist im Rahmen einer senilen Demenz in Erscheinung, kommt jedoch auch in seltenen Fällen als selbständiges Krankheitsbild im Präsenium vor. Die spontanen, unkontrollierten, unbeeinflußbaren Bewegungsstörungen betreffen vorwiegend die Zunge sowie die orale und bukkale Kaumuskulatur. Phänomenologisch ist sie von einer Chorea Huntington nicht zu unterscheiden.

Benigne, hereditäre, nicht progressive Chorea

Dieses relativ seltene, von Haerter und Pinkus 1966 erstmals beschriebene Choreasyndrom, beginnt im Kindesalter mit geringgradig ausgeprägten choreaformen Bewegungsstörungen. Im Gegensatz zur Chorea Huntington ist es nicht progredient und führt auch nicht zum intellektuellen Abbau; der Erbgang ist *autosomal dominant.* Die Differenzierung gegenüber der Chorea Huntington ist für die eugenische Beratung wichtig.

Symptomatische Choreasyndrome

Die **zirkulatorisch bedingte Chorea** kann in zwei Formen auftreten: entweder als apoplektiform einsetzende Hemichorea, meist im früheren Lebensalter als Folge einer umschriebenen Zirkulationsstörung, oder als hemiplegische Chorea, die mit anderen Ausfallserscheinungen wie Hemiparesen und dergleichen kombiniert ist.
Ein choreatisches Syndrom kann auch nach **frühkindlichen Hirnschäden,** z. B. infolge von Ph-Inkompatibilität, perinatalen Traumen oder postinfektiös auftreten und manifestiert sich dementsprechend in enger zeitlicher Koinzidenz. Sie ist dann meist mit einer anderen extrapyramidalen Symptomatik kombiniert und bleibt konstant bestehen.
Einige Präparate, die in den Transmitterstoffwechsel des ZNS eingreifen, können eine **medikamentös** induzierte Chorea auslösen. Dies ist z. B. bei einer Langzeittherapie mit *L-Dopa* die häufigste Nebenwirkung. Das klinische Bild ist dem der Huntingtonschen Chorea sehr ähnlich.
Chronische *Amphetaminverabreichung* führt ebenfalls oft zu einer medikamentös induzierten Chorea. Sie ist dabei zusammen mit der Amphetaminpsychose der häufigste Nebeneffekt.
Auch *Hydantoine* können eine Chorea erzeugen: 1. als Folge einer Enzephalopathie bei akuter Vergiftung, 2. bei längerer Behandlung von Patienten, bei denen bereits eine striäre Funktionsstörung vorlag. Pathophysiologisch noch weitgehend ungeklärt ist das durch *Kontrazeptiva* ausgelöste Choreasyndrom. Bei den meisten Patientinnen läßt sich anamnestisch eine Chorea Sydenham in der Kindheit nachweisen.

Choreoathetosen

Häufig sind die vorwiegend distal manifestierten Syndrome von Athetose und Chorea kombiniert; es kommt dann zum typischen Bild der Choreoathetose.

Paroxysmale Choreoathetose

Sie stellt ein eigenes Krankheitsbild dar, das durch plötzlich einschießende unwillkürliche Bewegungsstörungen nach Art der Choreoathetose mit dystonen Drehbewegungen charakterisiert ist; es scheint, daß hierbei die normale Funktion der Basalganglien *intermittierend* massiv gestört ist. Die Krankheit beginnt gewöhnlich im 1. und 2. Lebensjahrzehnt. Männer sind häufiger betroffen als Frauen; meist läßt sich eine Heredität nachweisen. Es gibt zwei verschiedene Formen: Bei der **paroxysmalen kinetischen Choreoathetose** kommt es durch plötzliche Willkürbewegungen, besonders nach Ruhepausen, zu brüsken Bewegungsstörungen, die nur wenige Minuten andauern und sich täglich mehrmals wiederholen können (Abb. 7.**26**). Die zweite Form, die **paroxysmale dystone Choreoathetose,** zeigt attackenartige Bewegungsstörungen, die bis zu 4 Std. anhalten und durch Ermüdung, aber auch Streß,

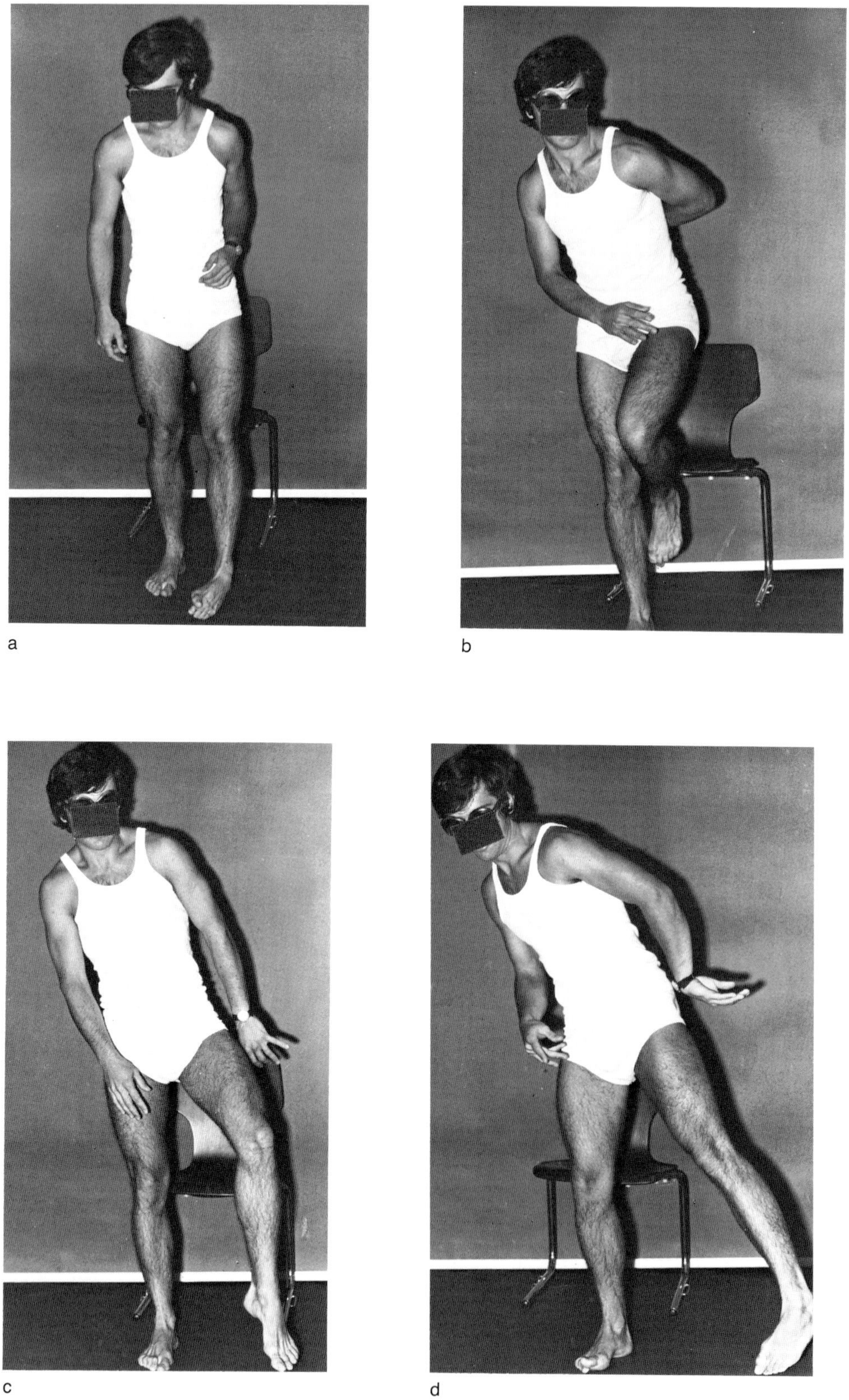

a b

c d

Abb. 7.**26** a–d Halbseitig choreatische Hyperkinesen bei 20jährigem Patienten. Die eben begonnene Laufbewegung wird plötzlich durch eine Choreoathetose linksseitig modifiziert (aus *Ch. Lücking, H.-M. Weinmann, Ch. Förster:* Paroxysmale Choreoathetose. In *H. Doose:* Aktuelle Neuropädiatrie. Thieme, Stuttgart 1977)

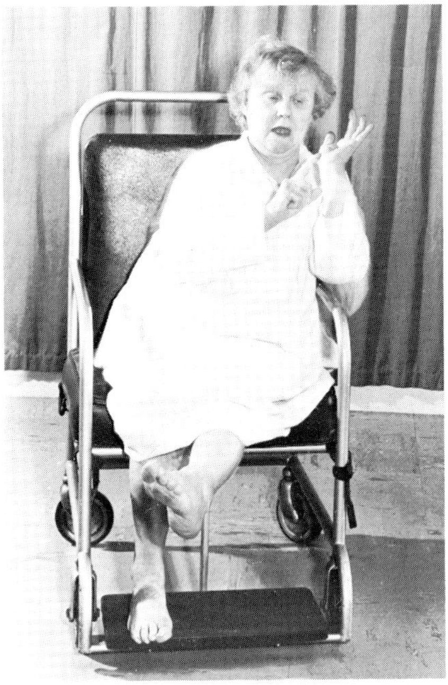

a

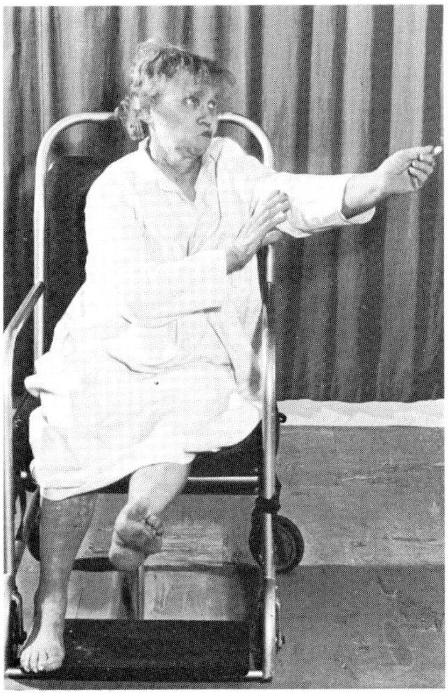

b

Genuß von Kaffee oder Alkohol ausgelöst werden. Die Ursache ist unbekannt. Wahrscheinlich beruhen die interkurrenten Bewegungsstörungen auf einer Unterbrechung der kortikalen oder subkortikalen Kontrolle der Basalganglien, entweder als transitorisches epileptiformes Phänomen oder als eine länger dauernde, mehr komplexe Neurotransmitterstörung (17).

Differentialdiagnostisch ist die Abgrenzung von **psychogenen Bewegungsstörungen** oft nur schwer möglich, da im Intervall neurologische Ausfallserscheinungen nicht eruiert werden können. Der normale Muskeltonus zwischen den Attacken läßt die klinisch ähnlich erscheinende idiopathische **Torsionsdystonie** ausschließen.

Ballismus

Der Ballismus ist charakterisiert durch ausfahrende, *schleudernde,* proximal betonte Hyperkinesen in den Extremitäten, vorwiegend in den Armen; sie werden durch Stütz- und Zielbewegungen gebahnt. Da die ungesteuerten Exkursionen sehr ausfahrend und kraftvoll sind, kommt es häufig zu Verletzungen. Die Hyperkinesen folgen in schweren Fällen oft in kurzen Abständen aufeinander, besonders unter emotionellen Einflüssen. Der Ballismus tritt in der Mehrheit der Fälle nur einseitig als **Hemiballismus** auf und wird meist durch umschriebene *Zirkulationsstörungen im Gebiet des Nucleus subthalamicus* oder seiner Verbindungen mit dem Globus pallidus hervorgerufen.

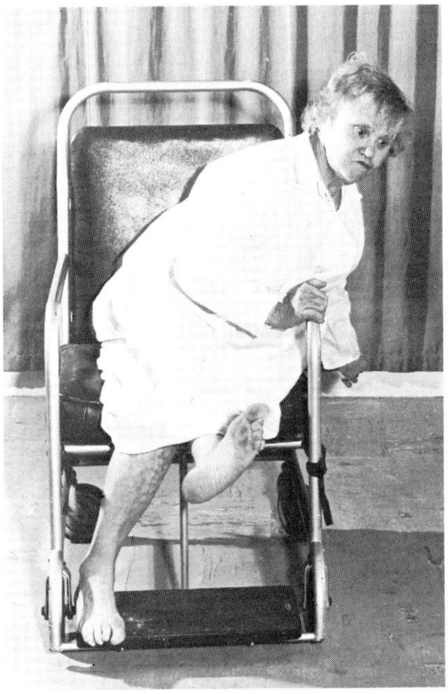

c

Abb. 7.**27** a–c 70jährige Patientin mit linksseitigem Hemiballismus (aus *J. D. Spillane:* Atlas der klinischen Neurologie. Thieme, Stuttgart 1981)

In seltenen Fällen können auch Metastasen, Granulome oder umschriebene entzündliche Gewebsveränderungen einen Hemiballismus auslösen. In ca. 50% der Fälle bildet sich der Ballismus inner-

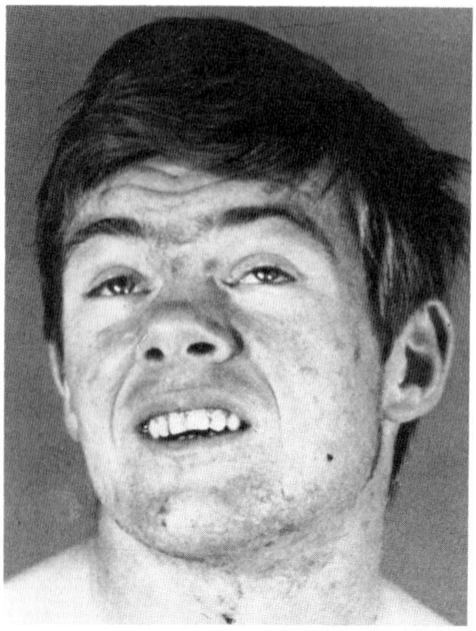

a

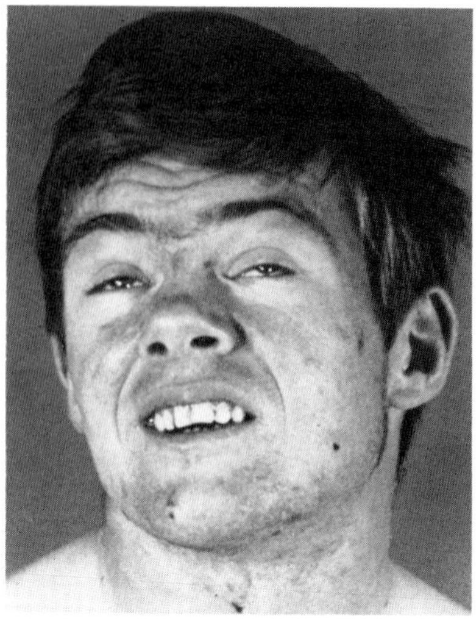

b

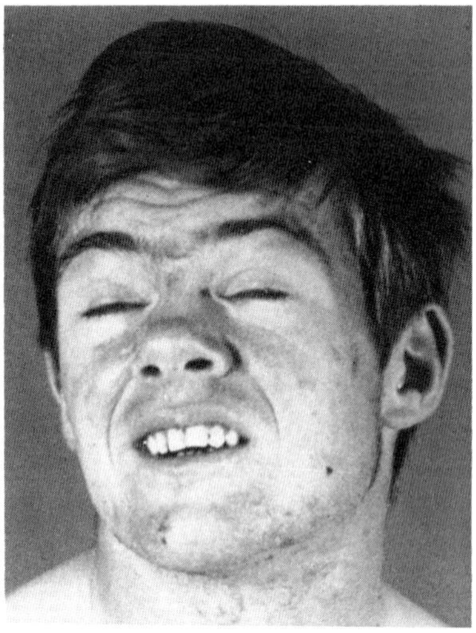

c

Abb. 7.**28** a–c 17jähriger Patient mit beidseits symmetrischem Gesichtstic bei striärer Erkrankung

halb von Wochen bis Monaten fast vollständig wieder zurück; manchmal bleibt noch über mehrere Monate hinaus eine leichte Hyperkinese bestehen (Abb. 7.**27**).

Einfache und generalisierte Tics

Der Tic ist charakterisiert durch unwillkürliche, stereotype Kontraktionen einzelner oder funktionell zusammengehöriger Muskelgruppen, häufig verbunden mit unwillkürlichen Laut- oder Wortentäußerungen. Die Symptome treten plötzlich unerwartet mit variabler Intensität und unregelmäßigen Zeitintervallen auf. Da sie oft lange Zeit willkürlich zu unterdrücken sind und emotionelle Einflüsse ihr Auftreten provozieren, entsteht leicht der Eindruck einer psychogenen Störung.

Tic-Syndrom im Kindesalter

Die *vorübergehende Tic-Erkrankung im Kindesalter* ist die häufigste Ursache von Tics. Die Krankheit beginnt meist im Schulalter und dauert gewöhnlich nicht länger als *1 Jahr*. Am häufigsten kommt es dabei zu Augenzwinkern oder Zuckungen im Gesicht (fazialer Tic). Bei dieser Lokalisation ist er in erster Linie gegenüber einem **Spasmus facialis** zu differenzieren, am sichersten durch das EMG. Es kann jedoch auch zu einer Mitbeteiligung des Kopfes, des Rumpfes und der Extremitäten kommen (Abb. 7.**28**–7.**30**).

Chronischer Tic

Er beginnt in der Kindheit oder nach dem 40. Lebensjahr. Bei frühem Beginn bleibt er meist auf eine *einzelne Muskelgruppe* beschränkt. Vokale Tics sind dabei selten; sie werden hervorgerufen durch Kontraktionen der Interkostalmuskulatur, der abdominalen Muskulatur oder des Diaphragmas. Die Erkrankung dauert *lebenslänglich,* wobei Ausprägung und Umfang der Symptomatik meist keine Progredienz zeigen. *Differentialdiagnostisch* ist in erster Linie an alle umschriebenen ausgeprägten **striären Hyperkinesen** zu denken. Auch **zerebrale Anfälle** im Kindesalter, besonders mit Myoklonien, Adversivkrämpfen oder bei einer progressiven Myoklonusepilepsie, können eine ähnliche Symptomatik hervorrufen. Sind besonders die Extremitäten betroffen, ist an einen **Ballismus** zu denken; seine Schleuderbewegungen lassen jedoch kein geordnetes Programm erkennen.

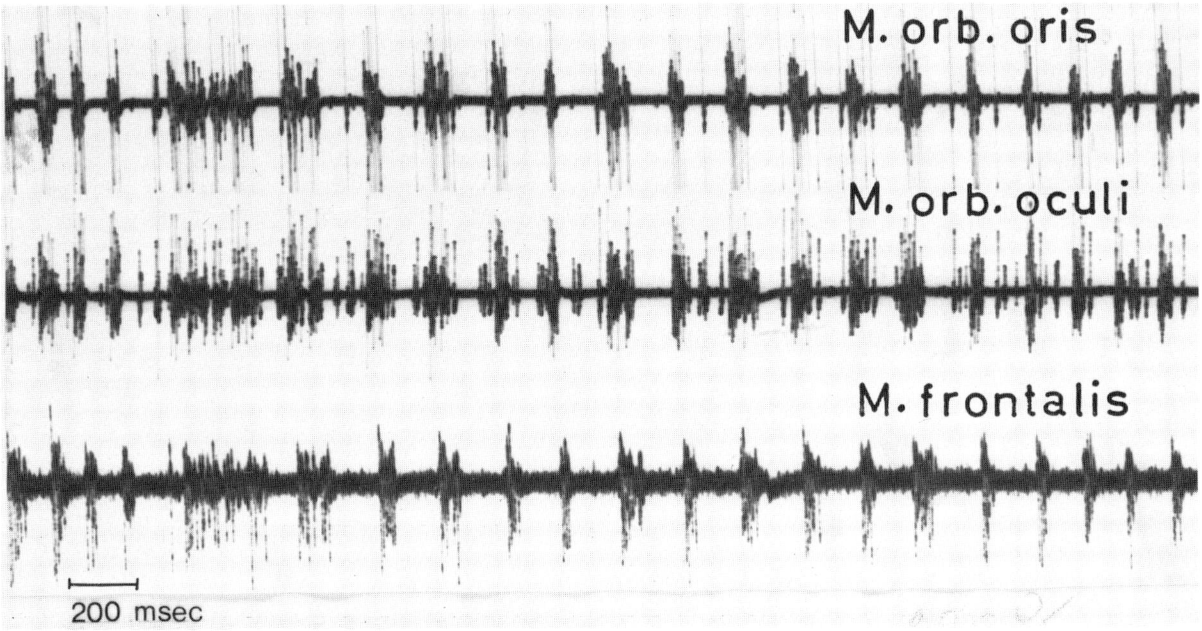

Abb. 7.**29** EMG eines Spasmus hemifacialis. Beachte die synchrone Aktivität in allen drei abgeleiteten Muskeln! (aus *H. C. Hopf, A. Struppler:* Elektromyographie. Thieme, Stuttgart 1974)

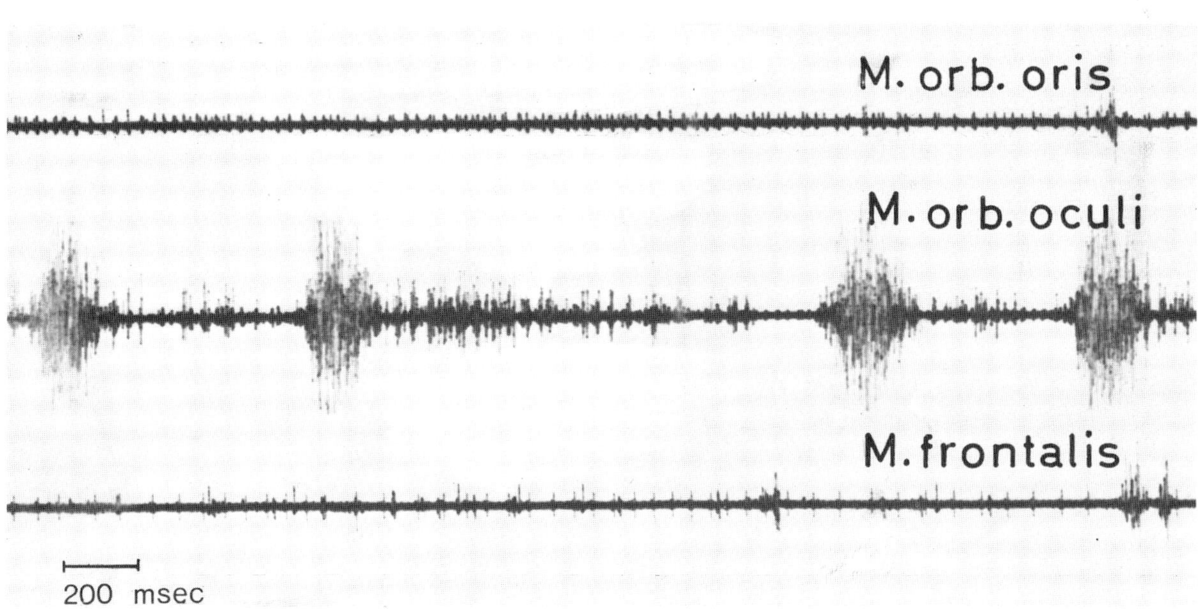

Abb. 7.**30** Psychogener Fazialistic. Die Aktivität, die hier nur im M. orbicularis oculi auftritt, ist wesentlich weniger synchronisiert als beim unwillkürlichen Spasmus facialis (aus *H. C. Hopf, A. Struppler:* Elektromyographie. Thieme, Stuttgart 1974)

Gilles-de-la-Tourette-Syndrom

Beim Gilles-de-la-Tourette-Syndrom greifen die Tics vor allem auf die Muskulatur von *Rumpf, Schultern und Extremitäten* über. Die tic-artigen Bewegungen der Extremitäten ahmen normale, rasch ablaufende Zielbewegungen nach. Bevorzugt sind die Kau-, Larynx- und die Pharynxmuskulatur betroffen. In der Regel treten auch *vokale Tics* auf; sie können sich in Melodien und Worten im Sinne einer Koprolalie oder Echolalie ausdrücken. Gleichzeitig kommt es zu deutlichen *psychischen Veränderungen,* manchmal mit paranoiden Symptomen. Die Krankheit beginnt meist zwischen dem 2. und 15. Lebensjahr; Zahl, Art und Ausprägung der Symptome zeigen eine ausgeprägte *Fluktuation;* der Verlauf ist gewöhnlich chronisch mit langsamer Progredienz. Die Ätiologie ist unbekannt; Knaben sind etwa im Verhältnis 4:1 häufiger betroffen als Mädchen (32).

Differentialdiagnostisch ist an symptomatische Psychosen, z. B. im Rahmen zerebrovaskulärer Erkrankungen, an das Lesch-Nyhan-Syndrom, an Schizophrenien sowie, besonders im Kindesalter, an zerebrale Anfälle, wie z. B. Adversivkrämpfe und progressive Myoklonusepilepsie, zu denken. Fehlen die typischen Lautäußerungen, so kommen auch choreatische Erkrankungen, Athetosen, Dystonien, die Hallervorden-Spatz-Erkrankung, der Morbus Pelizaeus-Merzenbacher, der Morbus Wilson, eine Manganvergiftung sowie angeborene Stoffwechselstörungen wie Phenylketonurie in Betracht.

Klinik, Pathophysiologie und Differentialdiagnose des Tremors

Der Tremor ist charakterisiert durch *unwillkürliche rhythmische Kontraktionen* und entsteht durch rhythmisch auftretende gruppierte Aktivierung motorischer Einheiten einzelner Muskeln oder Muskelgruppen. Da die Entladungsraten und die Rekrutierung der einzelnen Einheiten von Tremorburst zu Tremorburst leicht variieren, sind Amplitude und Intervalle der einzelnen Bursts nie konstant. Falls der Tremor den Antagonisten mit einbezieht, wechselt die Tremoraktivität reziprok-alternierend zwischen Agonisten und Antagonisten. Beim Tremor ist also die Rekrutierung niemals gleichmäßig; einzelne Einheiten können innerhalb des Tremorzyklus oft mehrfach oder auch gar nicht entladen.

Die rhythmischen Kontraktionen der **Myorhythmie** beruhen dagegen auf der tonischen Aktivierung einzelner Einheiten; Rekrutierung und Entladungsfolge sind also konstant (vgl. Abb. 7.**33**g). Auch beim **Klonus** besteht eine ziemlich konstante Rekrutierung innerhalb der Reflexkontraktion, jedenfalls solange der Dehnungsreiz konstant ist. Der **Myoklonus,** z. B. die spinale Form, besteht aus mehr oder minder rhythmischen, jedoch stark synchronisierten Spontanentladungen, vorwiegend nur in Synergisten. Ist der Antagonist mit einbezogen, dann ist die Aktivität synchron, also nicht reziprok. Der sog. **„flapping tremor“** ist nicht ein Tremor im eigentlichen Sinn; hier wird die Halteinnervation durch Perioden von Innervationsstillen unterbrochen. Folgen diese Perioden rhythmisch aufeinander, kann ein Tremor vorgetäuscht werden. Diese Bewegungsstörung wird auch **Asterixis** („absence of fixed position“) genannt.

Ein **physiologischer Tremor** kann bereits ohne jede Synchronisation von motorischen Einheiten auftreten; diese Art des physiologischen Tremors

Tremorarten	Charakteristika	Vorkommen	Beteiligte Systeme
physiologischer Tremor	8–12 Hz; distal betont; Verstärkung durch Streß (betaadrenerg), Ermüdung, Kälte	Gesunde	peripherer Regelkreis
Ruhetremor	4–6 Hz; distal betont; reziprok alternierend; modifizierbar	meist Parkinson-Syndrom	zerebello-thalamo-kortikale Systeme?
Haltungstremor (posture)	4–8 Hz; Stützmuskulatur (bes. Rumpf, Kopf)	Parkinson-Syndrom essentieller Tremor Kleinhirnaffektionen	Pars intermedia des Kleinhirns? sonst s. oben
Sonderform: Myorhythmie	1–3 Hz; Mundboden, Pharynx, Platysma; modifizierbar	Hirnstammläsionen (meist Infarkte)	olivo-zerebello-rubrales System (Molaretsches Dreieck)
Aktionstremor: a) Haltearbeit z.B. Arme gegen Schwerkraft	6–8 Hz; distal betont	essentieller Tremor Kleinhirnaffektionen (Parkinson-Syndrom)	Pars intermedia des Kleinhirns? zerebello-rubro-kortikale Systeme
b) kräftige Willkürinnervation	6–10 Hz; distal u. proximal	essentieller Tremor (Kleinhirnaffektionen)	
c) Intentionstremor (z.B. FNV)	3–5 Hz;	zerebellomesenzephale Läsionen	Neozerebellum (afferente u. efferente Systeme)
Asterixis („lack of innervation“)	irregulär (Intervall 1–7 Sek.) distal, fakultativ proximal	toxisch, metabolisch, meist hepatogen	unbekannt

Abb. 7.**31** Übersicht über die klinisch wichtigsten Tremorformen und ihre Modifikation durch die zugrundeliegenden Krankheitsbilder

ist dann verursacht durch einen inkompletten Tetanus. Die klinisch manifeste Form beruht dagegen auf einer Synchronisation motorischer Einheiten und kann am Gesunden unter bestimmten Bedingungen, z. B. Streß, entstehen.

Zur klinischen Differenzierung des Tremors prüfen wir, unter welchen **motorischen Leistungen** der **Tremor** auftritt, sich verstärkt oder abnimmt. Wir unterscheiden:

1. *optimale Entspannung,* also im Liegen, wobei nur eine geringe tonische Innervation der Stützmuskulatur, also der Rumpf- und proximalen Extremitätenmuskulatur besteht.
2. *aufrechte Körperhaltung gegen Schwerkraft,* also freies Sitzen oder Stehen; bei dieser Bewegungsautomatie sind in erster Linie Antriebe aus dem Kleinhirn-Vestibularis-System maßgebend.
3. *Willkürbewegung,* z. B. Faustschluß, unabhängig von der Halteinnervation gegen Schwerkraft.
4. *isolierte Zielbewegungen* und *intendiertes Zielhalten:* Diese gesteuerte Bewegung wird gleichzeitig sensorisch kontrolliert.

Durch Zuordnung zu diesen verschiedenen motorischen Leistungen lassen sich vier Tremorformen unterscheiden:

1. Der **Ruhetremor** wird im Zustand der Entspannung manifest und wird durch psychische Aktivierung wie Rückwärtszählen gebahnt; im Schlaf ist er nur während der REM-Phasen zu beobachten (2). Er tritt hauptsächlich an den *distalen Extremitäten* auf, häufig als eine komplexe Bewegung mehrerer Muskeln, z. B. beim sog. Pillendrehen. Manchmal entsteht er nur in wenigen motorischen Einheiten, abhängig von der Gelenkstellung; gewöhnlich tritt er aber in Synergisten und Antagonisten als *reziprok-alternierender Tremor* auf. Unter Willkürinnervation wird er desynchronisiert und dadurch unterdrückt. Der Ruhetremor findet sich besonders häufig beim Parkinson-Syndrom. Eine andere Art des Ruhetremors mit Frequenzen zwischen 8–12 Hz kann auch durch Kälteexposition und durch Injektion von Adrenalin (18) ausgelöst werden.

2. Der **Haltetremor** entsteht besonders während der *tonischen Innervation* der Extremitäten, vorwiegend in den distalen Extremitätenmuskeln. Er kann sich auch am Stamm manifestieren; dabei ist die statische, gegen die Schwerkraft gerichtete Innervation in den *Antischwerkraftmuskeln* durch den Tremor modifiziert. Dieser Tremor tritt gewöhnlich nicht in einem einzelnen Muskel, sondern in mehreren gegen die Schwerkraft gerichteten Muskeln auf und wird durch die Haltung modifiziert. Der Haltetremor findet sich besonders bei Erkrankungen des Kleinhirns oder der afferenten Verbindungen, z. B. Läsionen des Nucleus ruber. Sowohl der physiologische Tremor als auch der hormonell und medikamentös induzierte Tremor werden auch unter Halteinnervation manifest. Der essentielle Tremor hat häufig eine Komponente des Haltetremors, aber charakteristischerweise ist er ein Aktionstremor. Der „Gaumensegelmyoklonus" ist eine spezielle Form des Haltetremors bzw. der Myorhythmie mit der typischen EMG-Charakteristik (vgl. Abb. 7.**33**f). Er persistiert im Schlaf, da die Schlundmuskulatur permanent aktiviert ist (22).

3. Der **Aktionstremor** tritt ausschließlich bei *kräftigen Bewegungen* auf, z. B. beim Faustschluß. Eine aktive Innervation wirkt deutlich verstärkend, allgemeine Tonisierung, z. B. durch Streß, kaum. Der essentielle Tremor ist ein typischer Aktionstremor.

4. Der **Intentionstremor** tritt bei *zielgerichteten Bewegungen* der Extremitäten auf und wird klinisch durch den Finger-Nase-Test und den Knie-Hacken-Test geprüft. Der Intentionstremor tritt besonders bei Läsionen des Neozerebellums (Kleinhirnhemisphären) und des Nucleus dentatus sowie der dentatorubralen Faserverbindungen auf, z. B. im Rahmen einer multiplen Sklerose, beim Morbus Wilson, als Traumafolge oder bei heredodegenerativen Erkrankungen. Er kann durch eine zerebelläre oder spinale Ataxie modifiziert werden. Andererseits können die bei einer Ataxie notwendig werdenden Korrekturbewegungen einen zerebellären Tremor vortäuschen.

Bei zentralmotorischen Störungen sind unabhängig von der Ätiologie gewöhnlich mehr als eine Art von motorischen Leistungen betroffen. Der daraus resultierende individuelle Tremor ist häufig eine Mischung von zwei oder mehr Tremorformen, also ein komplexer Tremor (Abb. 7.**32**).

Tremor bei neurologischen und nichtneurologischen Krankheiten

Der **Parkinson-Tremor** manifestiert sich vorwiegend an den distalen Extremitätenmuskeln. Meist tritt er als Ruhetremor, selten auch als Haltetremor, auf. Beim vollentwickelten Parkinson-Syndrom wird er durch die Begleitsymptome *Akinese* und *Rigor* modifiziert. Die Größe der Tremoramplituden hängt auch vom Rigor im Antagonisten ab (Rigorbremse). Es ist ein typisches Zeichen des Parkinson-Tremors und unterscheidet ihn vom essentiellen Tremor, daß er sich durch *Willkürinnervation leicht unterdrücken* läßt (Abb. 7.**33**c). Wird ein einseitiger Parkinson-Tremor passiv unterdrückt, läßt er sich hierdurch meist an der kontralateralen, scheinbar gesunden Seite provozieren. Besteht Verdacht auf ein Parkinson-Syndrom und sind nur Bradykinese und Rigidität manifest, so kann das EMG durch Ableitung der Aktivitäten einzelner motorischer Einheiten einen klinisch latenten Ruhetremor aufdecken (Abb. 7.**33**g). Welches motorische System beim **essentiellen Tremor** gestört ist, ist noch unge-

Motorische Leistung	Tremorart	Typische Manifestation
optimale Entspannung	Ruhetremor	distale Extremitäten
aufrechte Körperhaltung	Haltungstremor	Rumpf, Kopf
aktive Innervation		
a) leicht (z.B. gegen Schwerkraft)	Aktionstremor	Extremitäten
b) kräftig (z.B. Faustschluß)	Aktionstremor	Extremitäten
c) Zielbewegung (z.B. FNV)	Intentions-tremor	Extremitäten distal

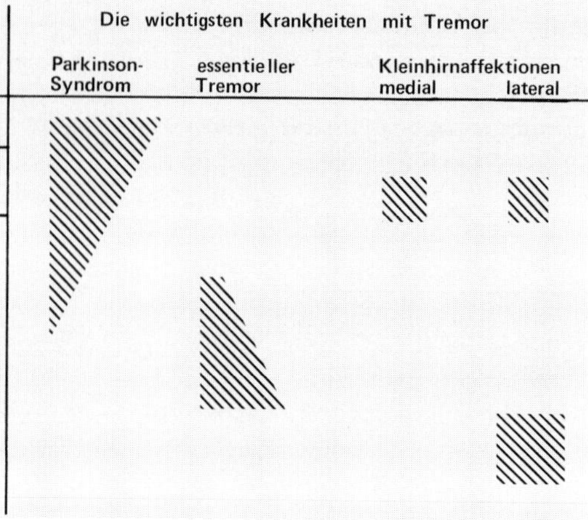

Abb. 7.**32** Abhängigkeit der klinisch wichtigsten Tremorformen von den verschiedenen motorischen Leistungen

klärt. Es werden verschiedene Lokalisationen für eine Läsion diskutiert (2). Im Gegensatz zum Parkinson-Tremor wird der essentielle Tremor durch zunehmende *Willkürkontraktion verstärkt* (Abb. 7.**33**a) und erst bei relativ großer Muskelkraft unterdrückt. Der essentielle Tremor tritt bei Innervationsbeginn sofort in voller Stärke auf; ein langsames „Aufschaukeln" wie beim Parkinson-Tremor findet sich nicht. Er wird also von der Stärke der Willkürinnervation modifiziert und ist relativ unabhängig von Zielbewegungen oder Zielhalten. In der Regel manifestiert es sich zuerst an den Fingern und Händen; selten nur werden Rumpf, Kopf, Kinn, Zunge oder Kehlkopf mit einbezogen. Für die juvenile Form wird ein autosomal dominanter Erbgang angenommen; etwa ein Drittel der Fälle tritt spontan auf. Alkohol unterdrückt den essentiellen Tremor, so daß die Gefahr einer sekundären Trunksucht besteht.

Beim **zerebellären Tremor** bestimmt das Defizit in den verschiedenen Funktionssystemen die jeweilige Modifikation des Tremors. Läsionen der archi- und paläocerebellären Systeme verursachen einen *Rumpftremor,* der sich bei aufrechter Körperhaltung manifestiert. Läsionen im neozerebellären System rufen einen *Intentionstremor* besonders der oberen Extremitäten hervor, der durch die Begleitsymptome Dysmetrie und Hypotonie modifiziert werden kann. Dieser Tremor mit seiner *terminalen Verstärkung* im Finger-Nase-Test ist unabhängig von der Körperhaltung.

Der **Mittelhirntremor,** auch **Nucleus-ruber-Tremor** genannt, wird durch Läsionen im Bereich des Nucleus ruber bzw. seiner efferenten und afferenten Verbindungen verursacht. Da diese zum zerebello-rubro-spinalen System und zum rubro-olivo-zerebello-rubralen Neuronenkreis gehören, gehen diese Erkrankungen mit einem Tremor vom zerebellären Typ einher.

Tritt der Tremor gleichzeitig mit einer *Athetose, Chorea oder Dystonie* auf, wird er durch die jeweilige extrapyramidale Hyperkinese entsprechend modifiziert (z. B. beim Morbus Wilson und bei der Chorea Huntington).

Ein **hormonell induzierter Tremor** tritt besonders bei Thyreotoxikose auf. Man kann ihn gut beim *Fingerspreizen* erkennen. Als adrenerger Effekt ist er dem klinisch manifesten, physiologischen Tremor ähnlich und kann deshalb nicht sicher unterschieden werden. Bei entsprechend großer Amplitude wird er als pathologisch angesehen.

Der **Tremor bei Intoxikationen** wird in seiner Ausprägung davon abhängen, welche Systeme des zentralen Nervensystems durch ein Gift geschädigt werden. So können z. B. bei *Alkoholismus* verschiedene Formen von Tremor beobachtet werden, da hier der Zell- und Faseruntergang jedes motorische System in wechselnder Kombination betreffen kann. Der Alkohol hat von allen tremorproduzierenden organischen Substanzen die größte klinische Bedeutung, gefolgt von Alkaloiden, Nikotin und Morphin. Unter der Einnahme von *Psychopharmaka,* besonders Phenothiazinen, tritt ein Tremor gewöhnlich in Verbindung mit Akinese und Rigidität auf. Diese Präparate bewirken eine Störung des Dopamin- und Serotoninstoffwechsels. Bleibt der Tremor nach Absetzen des Präparates bestehen, muß eine irreversible toxische Läsion angenommen werden. Auch bestimmte Metalle, wie z. B. das Leichtmetall Lithium, können einen Tremor erzeugen. Selten wird ein Tremor als Nebenwirkung einer Therapie mit adrenergen Präparaten wie Broncholytika beobachtet.

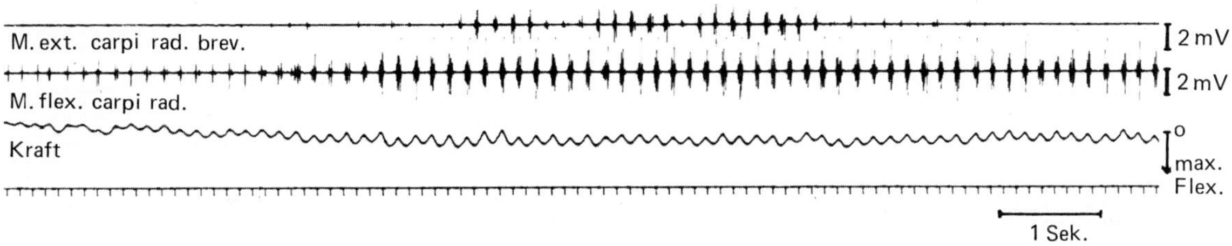
M. ext. carpi rad. brev.
2 mV
M. flex. carpi rad.
2 mV
Kraft
o
max.
Flex.
1 Sek.

a

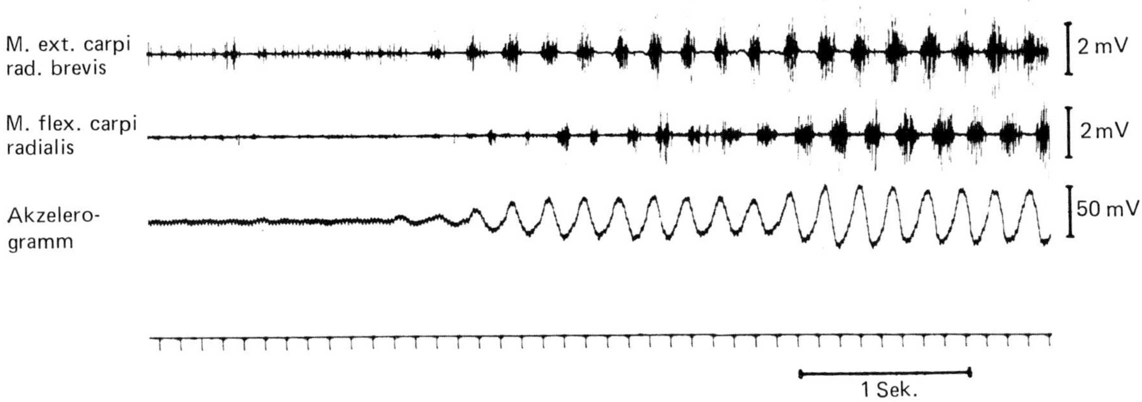
M. ext. carpi rad. brevis
2 mV
M. flex. carpi radialis
2 mV
Akzelerogramm
50 mV
1 Sek.

b

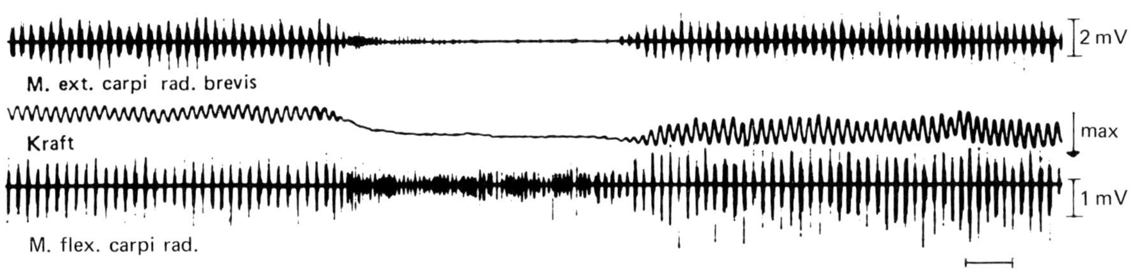
2 mV
M. ext. carpi rad. brevis
Kraft
max
1 mV
M. flex. carpi rad.

c

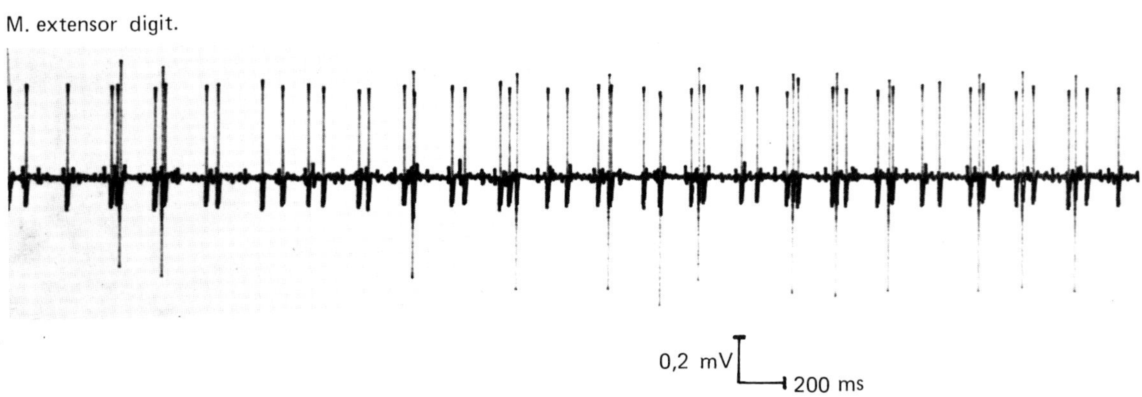
M. extensor digit.
0,2 mV
200 ms

d

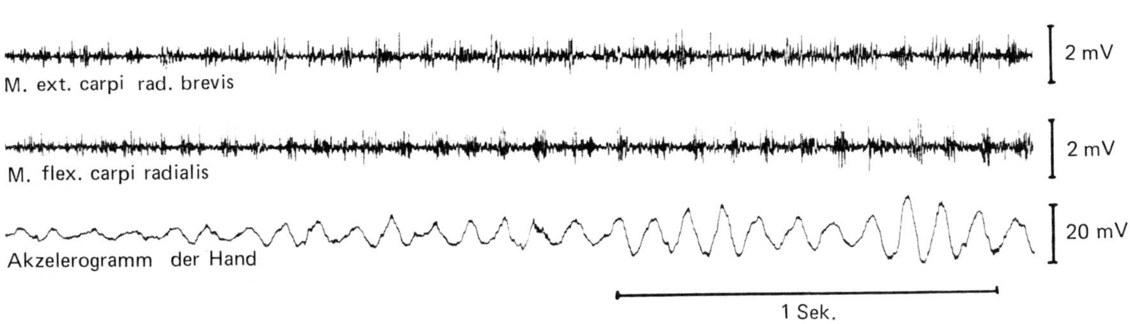
2 mV
M. ext. carpi rad. brevis
2 mV
M. flex. carpi radialis
20 mV
Akzelerogramm der Hand
1 Sek.

e

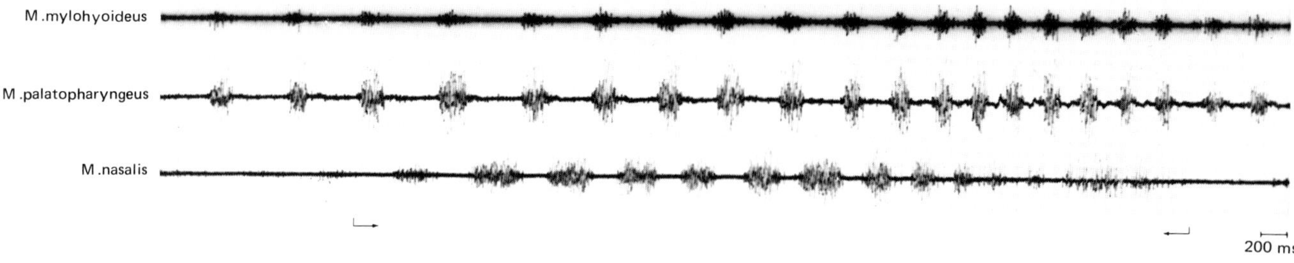

f

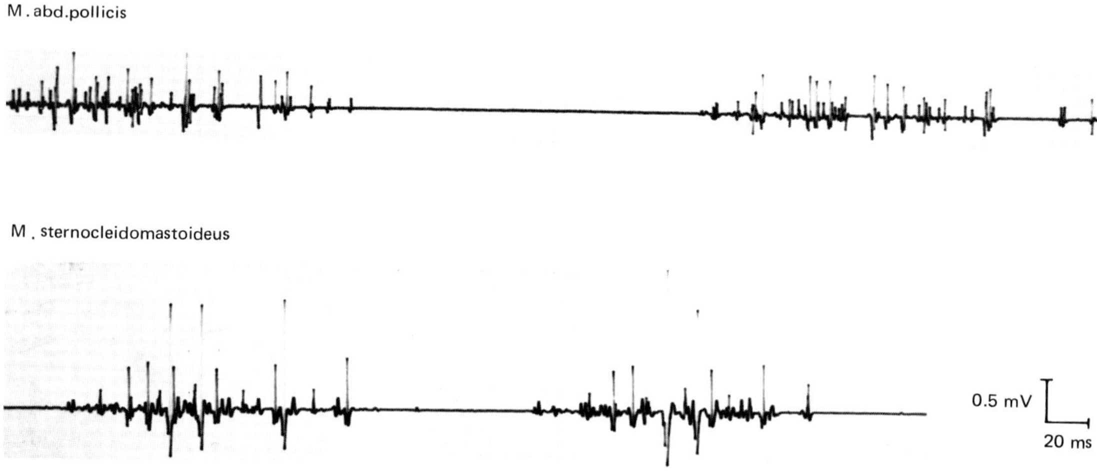

g

Abb. 7.**33** a–g

a) Familiärer essentieller Tremor. Mit zunehmender Beugung der Hand kommt es zur Zunahme des Tremors, vereinzelt auch zu einer reziprok alternierenden Aktivität in den Streckern
b) Intentionstremor. Die tonische Halte-Innervation des M. extensor carpi radialis brevis wird beim Versuch, einen Zielpunkt genau zu halten, in einen mit dem M. flexor carpi radialis reziprok alternierenden Tremor übergeführt
c) Parkinson-Tremor mit vorwiegendem Ruhetremor. Eine Willkürkontraktion des M. flexor carpi radialis führt zunächst zu einem Tremorstopp, der sich dann unter den neuen statischen Bedingungen wieder aufschaukelt
d) Klinisch latenter Ruhetremor. Die Entladungsraten der einzelnen motorischen Einheiten zeigen einen Tremorrhythmus
e) Versteifungstremor. Eine willkürliche Versteifung der Hand führt zu einer reziprok alternierenden Aktivität in Streckern und Beugern. Der Tremor wird besonders im Akzelerogramm der Hand sichtbar
f) Gaumensegelmyorhythmie (sog. „Gaumensegelmyoklonus"). Es handelt sich um einen Haltetremor, vorwiegend im M. palatopharyngeus, z. T. mit reziproker Beteiligung des M. nasalis
g) Myorhythmie bei einem 18jährigen Patienten. Die rhythmisch ablaufenden tonischen Kontraktionen sind, besonders im M. abductor pollicis, durch die repetitive Aktivität weniger Einheiten hervorgerufen

(Abb. a, b u. e aus *F. Erbel:* Pathophysiologie des Tremors. Urban & Schwarzenberg, München 1979; Abb. c aus *G. Schaltenbrand, A. E. Walter:* Stereotaxy of the Human Brain. Thieme, Stuttgart 1982; Abb. f aus *K. Meier-Ewert, E.-O. Ruprecht, A. Struppler:* Z. EEG-EMG 1 [1970] 94)

Myoklonussyndrome

Die Myoklonie ist charakterisiert durch unwillkürlich auftretende und „blitzartig" ablaufende Muskelkontraktionen, vergleichbar einer Muskelzuckung, wie man sie nach direkter oder indirekter elektrischer Reizung erhält. Myoklonien können einen oder mehrere Muskeln betreffen, symmetrisch oder asymmetrisch verteilt sein und rhythmisch oder irregulär auftreten. Es lassen sich **Ruhe- von Aktionsmyoklonien** unterscheiden. Vorwiegend auslösend wirken optische Reize und Bewegungsintention; die Lokomotion kann sowohl auslösend als auch hemmend auf die Myoklonie wirken. Durch psychische Belastung lassen sich Myoklonien häufig unspezifisch aktivieren.

Bei der elektromyographischen Ableitung von myoklonen Zuckungen kann man die synchrone Aktivierung einer jeweils wechselnden Anzahl motorischer Einheiten registrieren (Abb. 7.**34**). Die Bursts dauern zwischen 20 und 400 ms; sie

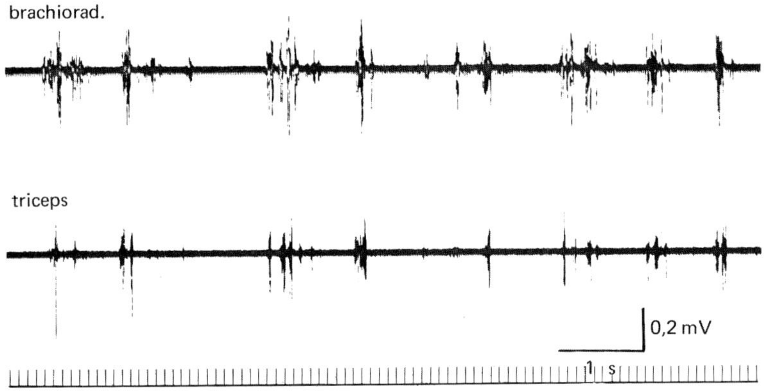

a

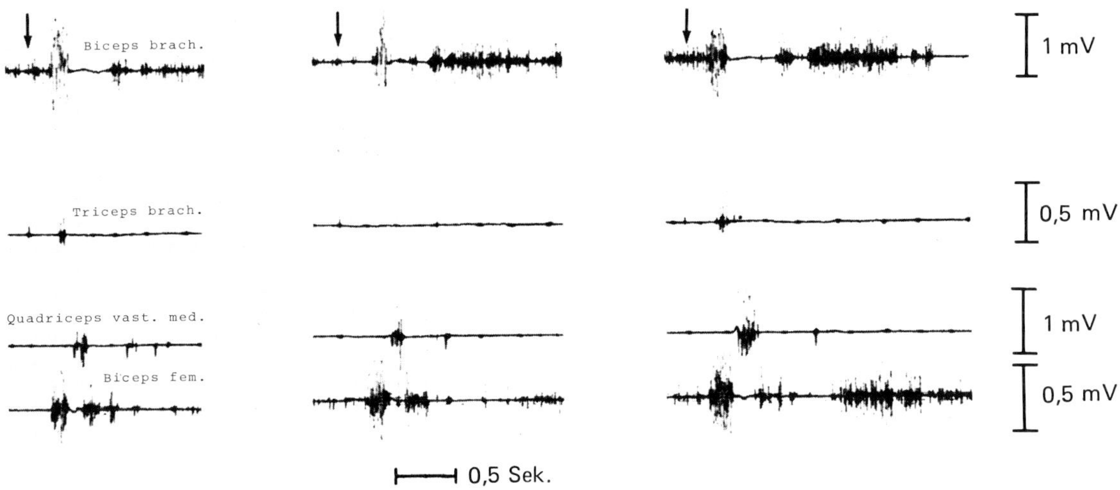

b

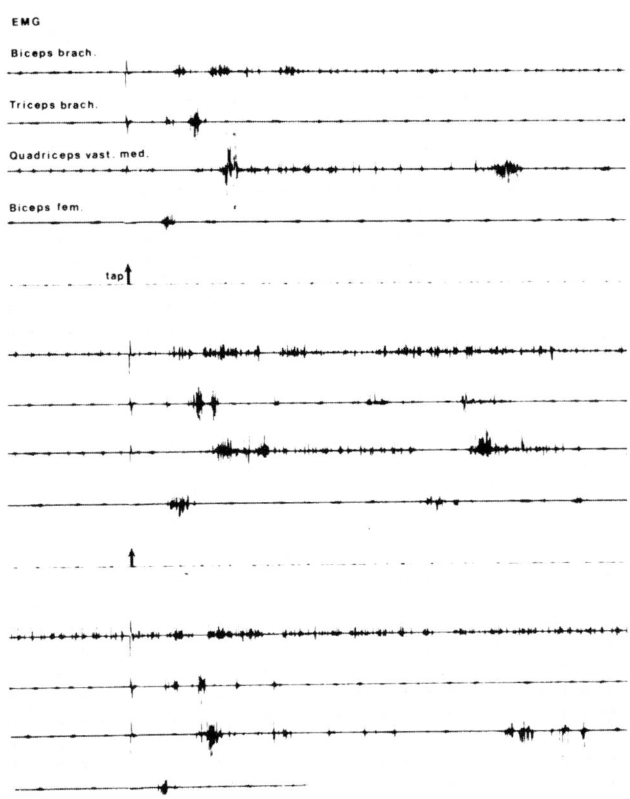

c

Abb. 7.**34** a–c
a) Spinaler Myoklonus. Beachte die synchrone Aktivität in Synergisten und Antagonisten!
b) Reflexmyoklonus. Nach elektrischer Stimulation des rechten N. medianus
c) Myoklonusepilepsie („Reflexmyoklonus"). Nach leichtem Beklopfen der Glabella (Pfeil) kommt es regelmäßig zu einer Hemmung in Quadrizeps und reziproker Aktivität im Biceps femoris, an den oberen Extremitäten zu einer Innervationsstille im Bizeps und zur brüsken Aktivierung im Trizeps (a aus *G. Schaltenbrand, A. E. Walker:* Stereotaxy of the Human Brain. Thieme, Stuttgart 1982)

entstehen in einem Teil des Muskels, einem ganzen Muskel oder in einer Gruppe von Muskeln, einschließlich des Antagonisten.
Auf Grund der verschiedenen elektrophysiologischen Befunde können die Myoklonien in drei Gruppen unterteilt werden:

1. **Kortikale Reflexmyoklonien** („pyramidale" Myoklonien)
   Hier zeigt das EEG über der kontralateralen Zentralregion *Spikes-* oder *Spike-waves* mit konstanter Latenz zum EMG (zum Thenar 15–25 ms). Die somatosensiblen evozierten Potentiale sind in dieser Gruppe vergrößert, in der Form gleichen sie den Spontan-Spikes, gefolgt von einem Reflexmyoklonus.
2. **Myoklonien ohne evozierte kortikale Potentiale** („extrapyramidale" Myoklonien)
   Bei diesen Myoklonien gibt es keine konstante zeitliche Beziehung zwischen pathologischer EEG-Aktivität und Muskelzuckung. Die Bursts dauern länger und zeigen ein Kreszendo-Dekreszendo-Verhalten der einzelnen Entladungen. Es kommt auch zu tetanieformen Entladungen mit Neigung zu generalisierter Ausbreitung. Im EEG können Veränderungen in Form von Spikes oder Sharp-slow-wave-Komplexen auftreten, manchmal finden sich lediglich Allgemeinveränderungen unterschiedlicher Ausprägung oder EEG-Veränderungen fehlen gänzlich. Die kontralateralen somatosensiblen evozierten Potentiale sind nicht vergrößert; Reflexmyoklonien kommen nicht vor.
3. **Segmentale oder spinale Myoklonien**
   Hier finden sich auch bei Untersuchung des gemittelten EEG keine Muster, die den Myoklonien zugeordnet werden können. Treten Reflexmyoklonien vereinzelt auf, dann mit Latenzen von mehr als 100 ms. Die Häufigkeit der Zuckungen schwankt zwischen 40 und 130/Min.; im Einzelfall ist sie jedoch meist konstant. Sie lassen sich bestimmten Rückenmarkssegmenten bzw. Hirnstammsystemen zuordnen. Im Gegensatz zu den Myoklonien der erstgenannten Gruppen laufen die spinalen Myoklonien auch im Schlaf unbeeinflußt weiter.
   Eine weitere Einteilung nach elektrophysiologischen Gesichtspunkten unterscheidet lediglich zwischen Myoklonien mit und ohne EEG-Veränderungen; diese Differenzierung soll sich für die Indikation von Antikonvulsiva bewähren (14).
   Beim Myoklonus, gleichgültig welcher Ursache, ist die physiologische Hemmung der Motoneurone vermindert. Welche spinalen bzw. supraspinalen hemmenden Antriebe hierbei ausgefallen sind, ist noch nicht geklärt. Wahrscheinlich können Läsionen in verschiedenen Systemen einen Myoklonus auslösen.

Differentialdiagnose der Myoklonien gegenüber ähnlichen Bewegungsstörungen

Faszikulationen sind unregelmäßige Kontraktionen einer oder mehrerer motorischer Einheiten, die vorwiegend bei Affektionen im Vorderhorn- bzw. Vorderwurzelbereich auftreten. Da sie in der Regel *ohne Bewegungseffekt* einhergehen, sind sie nur mit umschriebenen arrhythmischen Myoklonien zu verwechseln.
Der Terminus **Myokymie** wird nicht einheitlich gebraucht. Phänomenologisch handelt es sich um ein kontinuierliches Muskelwogen. Meist liegen Prozesse im Bereich der Vorderhörner und Vorderwurzeln bzw. der motorischen Hirnnervenkerne zugrunde. Sie verschwinden im Schlaf nicht, so daß in erster Linie eine Verwechslungsmöglichkeit mit segmentalen oder spinalen Myoklonien besteht. Meist fehlt hier ein Bewegungseffekt; es ist nur ein leichtes *Wogen* über den Muskeln zu beobachten.
Vom **Parkinson-Tremor** sind rhythmische Myoklonien durch das Fehlen der reziproken Innervation von Agonisten und Antagonisten abzugrenzen.
Auch **choreatische Bewegungsstörungen** können mit Myoklonien verwechselt werden. Diese dauern jedoch weniger lang und sind im Bewegungsablauf brüsker. Choreatische und myoklonische Bewegungsanomalien können auch nebeneinander vorkommen.
Einfache Tics können von segmentalen Myoklonien nicht immer sicher abgegrenzt werden. In schneller rhythmischer Abfolge treten Tics nicht auf; willkürlich sind sie meist für kurze Zeit unterdrückbar.
Die Unterteilung der verschiedenen Krankheitsbilder mit Myoklonien erfolgt am besten nach klinischen Gesichtspunkten (28). Dabei werden Myoklonien, die das einzige oder wesentliche Symptom darstellen, zu einer Gruppe zusammengefaßt. In einer weiteren Gruppe sind die Myoklonien eines von mehreren wesentlichen Symptomen; in der 3. Gruppe schließlich finden sich Myoklonien nur als Begleitsymptom, jedoch mit diagnostischer Bedeutung.

Gruppe 1: Myoklonien als Leitsymptom

Die **essentiellen Myoklonien,** auch **Paramyoklonus-Multiplex** genannt, äußern sich in unregelmäßigen Muskelkontraktionen, die etwa 10–50mal pro Minute auftreten. Der neurologische und psychische Status ist normal. Die Erkrankung beginnt im Kindes- oder Erwachsenenalter; es besteht keine wesentliche Progredienz; die Patienten sind in ihrer Lebensführung kaum behindert. Sie tritt sporadisch oder familiär gehäuft auf; da das autosomal dominante Gen nur geringe Penetranz besitzt, ist eine Heredität auch bei spora-

disch erscheinenden Fällen nicht sicher auszuschließen.
Bei den **spinalen** oder **segmentalen Myoklonien** treten die Zuckungen meist bilateral symmetrisch über mehrere Segmente auf; seltener sind sie einseitig oder monosegmental (s. oben).
Beim **Polymyoklonus-Opsoklonus-Ataxie-Syndrom** manifestieren sich die abnormen Zuckungen an den Augen, an der proximalen Muskulatur der Extremitäten, am Rumpf und im Gesicht, begleitet von ataktischen Gangstörungen. Dieses Erscheinungsbild ist typisch für die infantile polymyoklonische Enzephalopathie, deren Ursache häufig ein Neuroblastom ist.
Isolierte Opsoklonien (konjugierte Gegenbewegungen der Augen mit Frequenzen bis 10 pro Sek.) werden bei ca. 10% aller Patienten im Verlauf einer *Poliomyelitisepidemie* gefunden.
Aktions- bzw. Intentionsmyoklonien werden durch intendierte und unwillkürliche Bewegungen, wie z. B. Gähnen, ausgelöst. Die Zuckungen treten meist in rhythmischen Salven von 1–3 pro Sek. auf. Man beobachtet die Myoklonien nach zerebralen Hypoxämien (Herzstillstand, Atemwegsobstruktion, Geburtstrauma) und im Rahmen der Dyssynergia cerebellaris myoclonica, seltener auch bei der progressiven Myoklonusepilepsie. Auch endogene und exogene Intoxikationen können diese Symptomatik hervorrufen.

Gruppe 2: Myoklonien im Symptomenkomplex

Die zu dieser Gruppe gehörenden Erkrankungen gehen alle mit fokalen oder generalisierten *Krampfanfällen* einher, die im einzelnen an anderer Stelle geschildert werden.
Als **Neugeborenenkrämpfe** bezeichnet man fokale oder halbseitige Myoklonien wechselnder Lokalisation und Ausbreitung während der ersten 6 Lebenswochen.
Blitzsalaamkrämpfe sind komplexe Myoklonien, die eine Vorwärtsbewegung des Kopfes, des Rumpfes und der Arme sowie eine Beugung der Beine bewirken. Die Erstmanifestation ist meist im Säuglingsalter.
Bei den **myoklonisch-astatischen Anfällen** (Lennox-Syndrom) beobachtet man einerseits Lidmyoklonien, daneben abrupte Kopf-, Arm- und Rumpfbewegungen, einzeln oder in kurzen Salven, manchmal von einem Sturz gefolgt. Den myoklonischen Zuckungen folgen regelmäßig paroxysmale Muskelatonien. Das Erkrankungsalter liegt zwischen dem 2. und 5. Lebensjahr.
Pyknoleptische Absencen (retropulsiv-petitmal, myoklonische Absencen) nennt man Bewußtseinsstörungen, die mit rhythmischen Zuckungen (3 pro Sek.) im Gesicht und an den Armen einhergehen. Sie treten meist zwischen dem 5. und 10. Lebensjahr auf.
Myoklonische Anfälle des Pubertätsalters (impulsiv-petitmal) manifestieren sich mit bilateral massiven Muskelstößen, vorwiegend in der Arm- und Schultergürtelregion, seltener in den Beinen.
Die **progressive Myoklonusepilepsie** (Unterricht Lundborg) beginnt in der Regel in der Pubertät mit Veränderungen des Verhaltens und der Intelligenz sowie zerebralen Anfällen. Später kommen Sprach- und Gangstörungen sowie elementare und komplexe Myoklonien hinzu, die sich bevorzugt an den Extremitäten und im Gesicht manifestieren. Im weiteren Verlauf reduziert sich die Häufigkeit der zerebralen Anfälle, während die Myoklonien so zunehmen, daß die Patienten wegen der permanenten Bewegungsstörungen schließlich bettlägerig werden. Im Endstadium finden sich schwerste Demenz und allgemeiner Marasmus. Die Krankheit zeigt Heredität mit rezessivem Erbgang. Histologisch finden sich unterschiedliche Befunde: einerseits Lafora-Körperchen als Ausdruck einer Mukopolysaccaridose sowohl im Gehirn als auch im Herzmuskel und in der Leber, andererseits Atrophie extrapyramidaler und zerebellärer Systeme.
Bei der **Asynergia cerebellaris myoclonica** (Hunt) finden sich neben der ausgeprägten zerebellären Symptomatik mit Intentionstremor und Ataxie komplexe Myoklonien des Rumpfes und der proximalen Extremitätenmuskulatur, vorwiegend als Aktionsmyoklonus. Nur ein Teil der Patienten entwickelt eine Epilepsie im Sinne einer Myoklonusepilepsie. Psychische Abbauerscheinungen finden sich hierbei nicht. Diese seltene Krankheit beginnt meist in der Kindheit oder in der frühen Jugend; die formal genetischen Verhältnisse sind noch nicht vollständig geklärt; gesichert ist lediglich das Vorkommen des dominanten Erbganges.
Auch bei der **Zeroidlipofuszinose,** einer Speichererkrankung, die sich im späten Kindes- und Jugendalter manifestiert, kommen Myoklonien vor. Sie treten zunächst an den Extremitäten und im Gesicht auf, ergreifen später den ganzen Körper und werden bei den meisten Patienten durch optische Reize gebahnt. Gleichzeitig finden sich in unterschiedlich starker Ausprägung zerebrale Anfälle, Demenz, zerebelläre, extrapyramidale und pyramidale Symptome sowie Sehstörungen.
Auch bei weiteren **Speicherkrankheiten** können Myoklonien auftreten; genannt seien hier die neuroaxonale Dystrophie Alpers, die Hallervorden-Spatz-Krankheit, die Niemann-Pick-Krankheit, die Globuid-Zell-Leuko-Dystrophie Krabbe, die Pelizaeus-Merzbacher-Krankheit, der Morbus Leigh und die Okulopidosen.
Die **Epilepsia partialis continua** geht mit elementaren oder komplexen, rhythmischen Zuckungen vorwiegend im Bereich des Gesichts und der distalen Extremitätenabschnitte einher. Die einzelnen Zuckungen dauern durchschnittlich 0,5 Sek., die Intervalle zwischen den Zuckungen 1–2 Sek.

Stärke, Ausdehnung und Frequenz der Myoklonien können bei ein und demselben Patienten variieren und über Stunden, Tage und auch Monate andauern. Bewußtseinsstörungen treten nicht auf; im EEG finden sich vorwiegend über den motorischen Hirnarealen fast immer Sharp-wave-Komplexe, die häufig den Muskelkontraktionen zeitlich zugeordnet werden können. Ätiologisch kommen vaskuläre Läsionen, Tumoren, entzündliche Prozesse, Hirntraumen, Stoffwechselstörungen oder Enzephalitiden in Frage.

Gruppe 3: Myoklonien als Begleitsymptom

Bei den in dieser Gruppe zusammengefaßten Krankheitsbildern haben die Myoklonien nur geringen Krankheitswert, erleichtern aber die Diagnose.

Bei der **subakuten spongiösen Enzephalopathie** (Creutzfeldt-Jakob-Syndrom) handelt es sich um einen diffusen zerebralen Abbauprozeß mit Hirnleistungsschwäche, Persönlichkeitsstörungen und Bewegungsstörungen, die auf einen Befall sämtlicher motorischer Systeme hindeuten (s. S. 7.12). Demgegenüber stellen die Myoklonien eher ein Begleitsyndrom dar, das zunächst fokal, dann häufig generalisiert auftritt. Parallel dazu findet man im EEG rhythmische synchrone steile oder langsame Wellen mit wenigen Phasen und großer Amplitude.

Die **subakute sklerosierende Panenzephalitis** des Kindes- und Jugendalters äußerst sich in zunehmender Verwirrtheit und Demenz, in agnostischen, apraktischen und aphasischen Störungen, extrapyramidalen Hyperkinesen und Myoklonien. Sie sind besonders zu Beginn der Erkrankung häufig nur auf eine Extremität beschränkt, treten bald doch als bilateral-synchrone Myoklonie auch im Stehen und Gehen auf, so daß es zum Einknicken der Beine und sogar zum Stürzen kommt. Den rhythmischen Myoklonien sind im EEG generalisierte, polyphasische Gruppen aus steilen und langsamen Wellen zugeordnet. Während die Muskelzuckungen im Schlaf verschwinden, bleiben die EEG-Paroxysmen bestehen oder nehmen sogar zu. Im Endstadium der Erkrankung entwickelt sich eine extrapyramidale Tonussteigerung, häufig kombiniert mit einer Spastik und progredienter Bewußtseinstrübung; im allgemeinen kommt es nach 6–18 Monaten zum Exitus. Die subakute sklerosierende Panenzephalitis wird heute zu den sog. Slow-virus-Krankheiten gerechnet.

Symptomatische Myoklonien können bei zahlreichen Erkrankungen unterschiedlichster Genese entstehen.

Bei vielen **Enzephalitiden** gehören myoklone Symptome zum Erscheinungsbild. Bei der seltenen Encephalitis epidemica sind sie meist rhythmisch, entstehen spontan und haben im akuten Stadium eine Häufigkeit von 10–40/Min., bei der chronischen Form von 60–80/Min. Eher Randsymptom sind die Myoklonien bei der Herpes-simplex-Enzephalitis; entsprechend der oft einseitigen Temporallappennekrose treten sie meist einseitig auf. Das EEG weist auf der kontralateralen Seite im Schläfenlappenbereich rhythmische steile Wellen mit großer Amplitude (0,3–0,5/Sek.) auf.

Myoklonien bei **exogenen Intoxikationen** treten vorwiegend als Nebenwirkungen verschiedener *Medikamente* auf. Wismutsalze, zur Therapie gastrointestinaler Beschwerden verwendet, können akute Enzephalopathien und Aktionsmyoklonien erzeugen, die sich nach Absetzen des Präparates wieder zurückbilden. Auch nach chronischer Vergiftung mit organischen Quecksilbersalzen wurden Myoklonien beschrieben. Nach Vergiftungen mit Methylbromid treten Aktionsmyoklonien auf, und zwar sowohl im akuten Stadium als auch nach Abklingen des akuten Zustandes als Residualzeichen. In sehr seltenen Fällen wurden nach der Gabe von Antidepressiva wie Imipramin und Amitryptilin sowie nach Intoxikation mit piperazinhaltigen Wurmmitteln Myoklonien beobachtet.

Massive, bilaterale Myoklonien werden durch Anwendung zerebraler *Kampfgifte* (z. B. Pentetrazol oder Benegrid) ausgelöst, die mit EEG-Paroxysmen einhergehen.

Als Folge **toxisch-metabolischer** Störungen treten Myoklonien bei der urämischen und hepatischen Enzephalopathie sowie bei der Hypoglykämie auf. Die Muskelkontraktionen sind symmetrisch oder asymmetrisch verteilt, uni- oder bilateral, eher elementar, gelegentlich aber auch komplex und generalisiert.

Sog. **akzidentielle Myoklonien** können leicht zu falschen diagnostischen Überlegungen führen. Man findet sie gelegentlich bei progressiver Paralyse, alkoholischen Prädeliren, Delirium tremens, zerebellärer Heredoataxie Nonne-Pierre-Marie, Friedreichscher Heredoataxie, tuberöser Sklerose, Enzephalitis bei Whipple-Krankheit, Morbus Wilson, Chorea Huntington u. a.

Literatur

1 Baldessarini, R. J.: The pathophysiological basis of tardive dyskinesia. Trends Neurosci. 2 (1979) 133–135
2 Barbeau, A.: Symposium tremens. In Stern: On Experimental Tremor, vol. 17. Dept. of Med. Sciences (S. 275–278)
3 Bartholini, G., H. Stadler: Neurotransmitter interaction in the basal ganglia: relation to extrapyramidal disorders. In Birkmayer, W., O. Hornykiewicz: Advances in Parkinsonism. Roche, Basel 1976 (S. 115–123)
4 Bird, E. D.: Huntington's disease (chorea). Trends Neurosci. 1 (1978) 57–59

5 Cramer, H., J. Kohler, G. Oepen, G. Schomburg, E. Schröter: Huntington's chorea – measurements of somatostatin, substance P and cyclic nucleotides in the cerebrospinal fluid. J. Neurol. 225 (1981) 183–187
6 DeLong, M. R., A. P. Georgopoulos: Motor functions of the basal ganglia as revealed by studies of single cell-activity in the behaving primate. In Poirier, L. J., T. L. Sourkes, P. J. Bédard: Advances in Neurology, vol. 24. Raven, New York 1979 (pp. 131–140)
7 Eccles, J. C.: The inhibitory pathways of the central nervous system. The Sherrington Lectures IX. Thomas, Springfield, Ill., 1969
8 Eldridge, R., S. Fahn: Dystonia. Advances in Neurology, vol. 14.: 1–5 Raven, New York 1976
9 Erbel, F.: Pathophysiologie des Tremors. Urban & Schwarzenberg, München 1979
10 Evarts, E. V., H. T. Teräväinen, D. E. Beuchert, D. B. Calne: Pathophysiology of motor performance in Parkinson's disease. In Fuxe, K., D. B. Calne: Dopaminergic Ergot Derivatives and Motor Functions. Pergamon, Oxford 1979
11 Hassler, R.: Extrapyramidal-motorische Syndrome und Erkrankungen. In Jung, R.: Handbuch der inneren Medizin, Bd. V/3, 4. Aufl. Springer, Heidelberg 1953 (S. 676–904)
12 Hayden, M. R.: Huntington's Chorea. Springer, Berlin 1981
13 Hornykiewicz, O.: Pharmacology of Huntington's disease. In Chase, T. N., N. S. Wexler, A. Barbeau: Advances in Neurology, vol. 23. Raven, New York 1979 (pp. 679–686)
14 Kelly jr., J. J., F. W. Sharbrough, J. R. Daube: A clinical and electrophysiological evaluation of myoclonus. Neurology (Minneap.) 31 (1981) 581–589
15 Klawans, H. L., R. Rubovits: Central cholinergic-anticholinergic antagonism in Huntington's chorea. Neurology (Minneap.) 22 (1972) 107–116
16 Klawans, H. L.: Hemiparkinsonism as a late complication of hemiatrophy: a new syndrome. Neurology (Minneap.) 31 (1981) 625–628
17 Lance, J. W.: Familial paroxysmal choreoathetosis and its differentiation from related syndromes. Ann. Neurol. 2 (1977) 285
18 Landau, W. M., A. Struppler, O. Mehls: A comparative electromyographic study of the reactions to passive movement in parkinsonism and in normal subjects. Neurology (Minneap.) 16 (1966) 34–38
19 Lücking, C. H., H.-M. Weinmann, Ch. Förster: Paroxysmale Choreoathetose. In Doose, H.: Aktuelle Neuropädiatrie. Thieme, Stuttgart 1977 (S. 200–203)
20 Marsden, C. D.: Motor activity and outputs of the basal ganglia. Trends Neurosci. 3 (1980) 284
21 Marsden, C. D., P. Jenner: Pathophysiological mechanisms of extrapyramidal side-effects of neuroleptic drugs. Psychol. Med. 10 (1980) 55
22 Meier-Ewert, K., E.-O. Ruprecht, A. Struppler: Zur Beeinflußbarkeit von Hirnnervenmyorhythmien durch Atmung und Sinnesreize. Z. EEG–EMG 1 (1970) 94–101
23 Perry, T. L., S. Hansen, M. Kloster: Huntington's chorea: deficiency of gamma-aminobutyric acid in brain. New Engl. J. Med. 288 (1973) 337–342
24 Poirier, L. J., T. L. Sourkes: Lesions of the stratopetal dopamine and serotonin pathways: anatomy and chemistry. Pharm. Ther. B. 2 (1976) 19–27
25 Segawa, M., A. Hosaka, F. Miyagawa, Y. Nomura, H. Imai: Hereditary progressive dystonia with marked diurnal fluctiation. In Eldridge, R., S. Fahn: Dystonia, Advances in Neurology, vol. 14. Raven, New York 1976 (pp. 215–233)
26 Shapiro, A. K., E. Shapiro, R. D. Sweet: Treatment of tics and Tourette syndrome. In Barbeau, A.: Disorders of Movement. MTP, Lancester 1981 (pp. 105–132)
27 Spillane, J. D.: Atlas der klinischen Neurologie. Thieme, Stuttgart 1981
28 Schenk, E.: Myoklonien. In Hopf, H. Ch., K. Poeck, H. Schliack: Neurologie in Praxis und Klinik, Band I. Thieme, Stuttgart 1981
29 Struppler, A., F. Erbel, F. Velho: An sverview on the pathophysiology of Parkinsonian and sterh pathological tremors. In Desmedt, J. E.: Progress in Clinical Neurophysiology, vol. 5. Karger, Basel 1978 (pp. 114–128)
30 Struppler, A.: Elektrodiagnostik (Elektromyographie und Elektroneurographie) peripherer und zentraler Bewegungsstörungen. In Dietz, H., W. Umbach, R. Wüllenweber: Klinische Neurochirurgie, Bd. I. Thieme, Stuttgart 1982 (S. 344–363)
31 Struppler, A.: Contributions of electromyography to stereotaxy. In Schaltenbrand, G. A., A. E. Walker: Stereotaxy of the Human Brain. Thieme, Stuttgart 1982 (S. 436–448)
32 Trimble, M.: Gille de la Tourette syndrome. Trends Neurosci. 4 (1981) 12/XIII–XV

Atrophisierende Prozesse der Kleinhirnsysteme

Von A. Struppler und A. Hofmann

Das Kleinhirn wirkt wie die Basalganglien modifizierend auf das mediale und laterale motorische System ein (4). Es ist mit Hirnstamm, Rückenmark und Kortex eng verschaltet und dadurch an der Kontrolle und Steuerung von Haltung und Bewegung beteiligt.
Man unterscheidet phylogenetisch und anatomisch drei verschiedene Anteile (Abb. 7.**35**a):

1. Das **Urkleinhirn (Archizerebellum)** stellt den ältesten Kleinhirnanteil dar und besteht aus dem verhältnismäßig kleinen Lobus floculo nodularis.
2. Das **Altkleinhirn (Paläozerebellum)** besteht aus dem Wurmanteil des Vorderlappens (Culmen lobus centralis), aus Uvula und Pyramis des unteren Wurmanteils (Vermis inferior) sowie aus dem Parafloculus.
3. Das **Neukleinhirn (Neozerebellum)** hat sich mit der Entwicklung des Großhirns herausgebildet und besitzt mit seinen beiden Hemisphären die größte Ausdehnung, so daß es die alten Kleinhirnanteile überlagert.

Aufgrund des afferenten Zustroms wurden die genannten Kleinhirnteile auch als **Vestibulo-, Spino- und Pontozerebellum** bezeichnet.
Funktionell bedeutsamer ist die Einteilung in drei Längszonen: **Wurmanteil, Pars intermedia** und **Hemisphären;** denn sie berücksichtigt die Zuordnung der Funktion zur Struktur (Abb. 7.**35**b).
Die **Kleinhirnrinde** besteht aus drei Schichten:

1. der inneren Körnerschicht (Stratum granulosum),
2. der Schicht der großen Purkinje-Zellen und
3. der äußeren zellarmen, dendriten- und neuri-

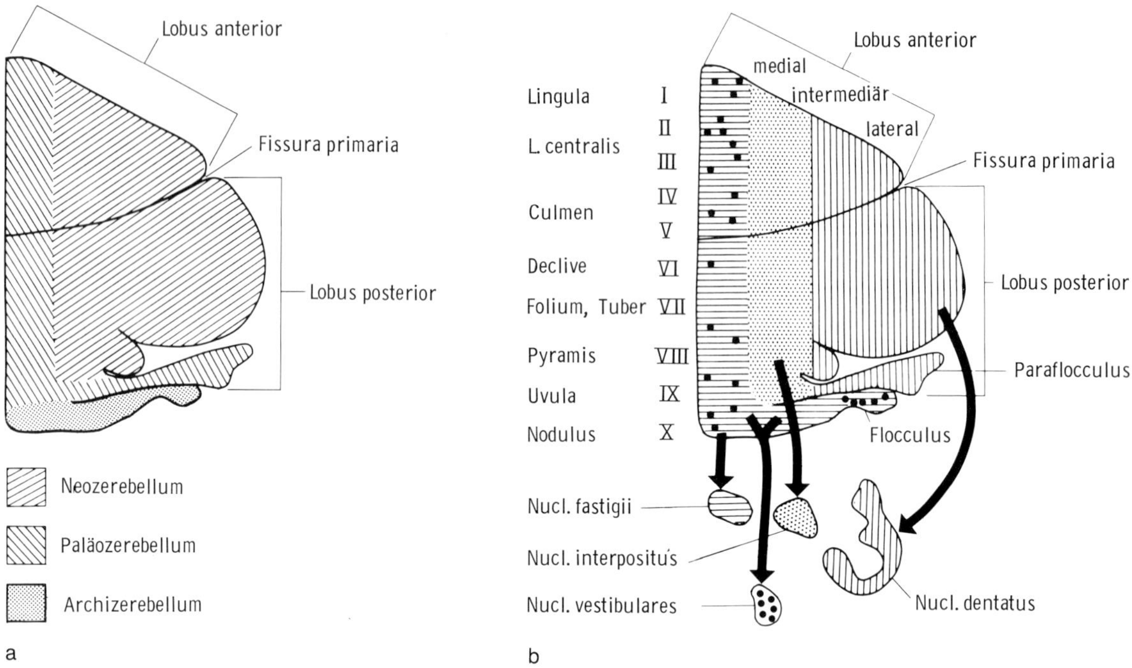

tenreichen Molekularschicht (Stratum moleculare) (Abb. 7.**36**).

In diesen drei Schichten liegen sechs verschiedene Neuronentypen, von denen nur *Purkinje-Zellen* und *Körnerzellen* direkten Zustrom aus den anderen Teilen des ZNS erhalten: Die Impulse aus dem Spinalmark, den Vestibulariskernen und der Pons gelangen fast ausschließlich über *Moosfasern* in das Stratum granulosum zu den Körnerzellen. Über *Kletterfasern* erhalten die Dendriten der Purkinje-Zellen ihre Afferenzen direkt aus der unteren Olive (3). Die Axone der Purkinje-Zellen ziehen durch das Mark zu den Kleinhirnkernen; sie sind die einzigen Kleinhirnzellen, die efferente Impulse von der Kleinhirnrinde leiten können (25). In das Kleinhirn gelangen also Afferenzen aus der Großhirnrinde, dem Hirnstamm und dem Spinalmark und werden in der Rinde verrechnet; die Efferenzen gehen über die Purkinje-Zellen an die Kleinhirnkerne und projizieren von hier zu jeweils unterschiedlichen Strukturen im Hirnstamm und im Großhirn.

Im Kleinhirn wird wie im gesamten zentralmotorischen System das Prinzip aufrechterhalten, daß die medial gelegenen Anteile vorwiegend auf die medialen Muskelgruppen, die mehr lateral liegenden Anteile vorwiegend auf die lateralen Muskelgruppen Einfluß nehmen (Abb. 7.**35**c).

Der **vermale Anteil** der Kleinhirnrinde erhält seine Afferenzen vorwiegend aus der *Somatosensorik* und projiziert zum Nucleus fastigii und teilweise direkt zum Nucleus Deiters; seine Efferenzen

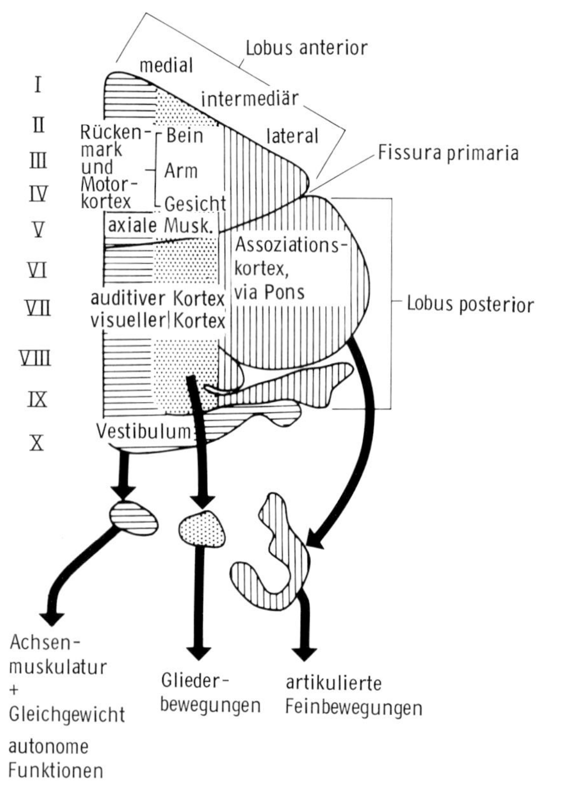

Abb. 7.**35** a–c Schematischer Aufbau des Kleinhirns: a) Phylogenetische Unterteilung des Kleinhirns, b) Einteilung in funktionelle Längszonen, c) Projektionsfelder und Funktionen des Kleinhirns

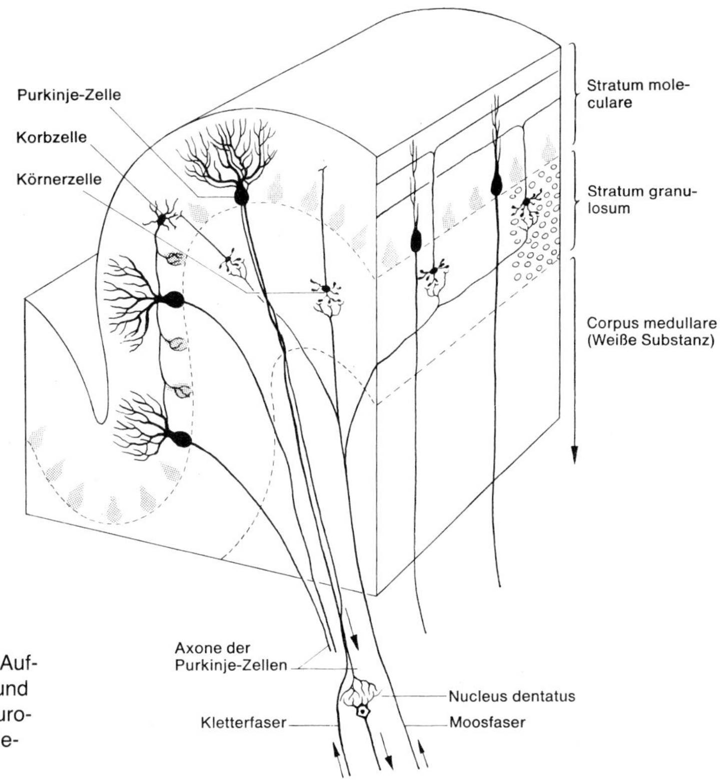

Abb. 7.**36** Schematische Darstellung des Aufbaus der Kleinhirnrinde mit den afferenten und efferenten Verbindungen (aus *P. Duus:* Neurologisch-topische Diagnostik, 3. Auflage, Thieme, Stuttgart 1983)

modulieren das *vestibuläre System* sowie die *pontine und medulläre Formatio reticularis.* Dieser mediale Kleinhirnanteil projiziert aufsteigend zu den Kernen des Hirnstamms, die die Augenbewegungen kontrollieren (13), und absteigend über die Tractus reticulospinalis und vestibulospinalis zu den Vorderhornzellen des Rückenmarks. Er hat hierdurch unmittelbar Einfluß auf die stützmotorischen Zentren im Hirnstamm und ihre absteigenden Antriebe. Die Entfernung der vermalen Anteile des Kleinhirns enthemmt bekanntlich den Nucleus Deiters und verstärkt die Extensorstarre, während eine Reizung den Extensortonus vermindert. Somit können von hier aus Afferenzen, welche die jeweilige Haltung und Bewegung melden, über eine Rückkopplung für die *automatische Aufrechterhaltung bzw. Änderung der Körperstellung* nutzbar gemacht werden (Abb. 7.**37**a).

Die **Pars intermedia** erhält ihre Afferenzen sowohl aus der *Somatosensorik* als auch aus dem *motorischen Kortex* über Kollaterale des Tractus corticospinalis. Die efferenten Impulse projizieren zum Nucleus interpositus und von dort einerseits zum *Nucleus ruber,* andererseits zum *ventrolateralen Thalamuskern.*

Über den Nucleus ruber gewinnt das Kleinhirn Anschluß an den Tractus rubrospinalis und damit an medial und lateral gelegene Vorderhornzellen, die ihrerseits proximale und distale Extremitätenmuskeln steuern. Die Vorausmeldungen zielmotorischer Intentionen über die Kollateralen des Tractus corticospinalis und die Rückmeldungen aus der Somatosensorik ermöglichen es der Pars intermedia, die *Stützmotorik mit der Zielmotorik zu koordinieren,* also rechtzeitig das Gleichgewicht zu verlagern und Kurskorrekturen auszuführen; sie können über den Nucleus ruber oder direkt über den motorischen Kortex vermittelt werden (7) (Abb. 7.**37**b).

Die lateral liegenden, phylogenetisch jüngeren **Kleinhirnhemisphären** bekommen über die Brückenkerne einen massiven Einstrom aus dem *assoziativen Kortex;* er enthält ca. 20 Millionen Fasern, also 20mal mehr als der Tractus corticospinalis. Die Efferenzen aus den Kleinhirnhemisphären ziehen zum Nucleus dentatus, dem größten Kleinhirnkern, und werden hauptsächlich über den Nucleus ventralis lateralis des Thalamus zum *Motorkortex* weitergeleitet (26). Die Bewegungsentwürfe des assoziativen Kortex werden von den Kleinhirnhemisphären in *Bewegungsprogramme* umgesetzt und an den Motorkortex zur Bewegungsausführung weitergeleitet (9). Der laterale Anteil des Kleinhirns steuert also die schnellen zielmotorischen Bewegungen der Extremitäten sowie Sprech- und sakkadische Augenbewegungen (Abb. 7.**37**c).

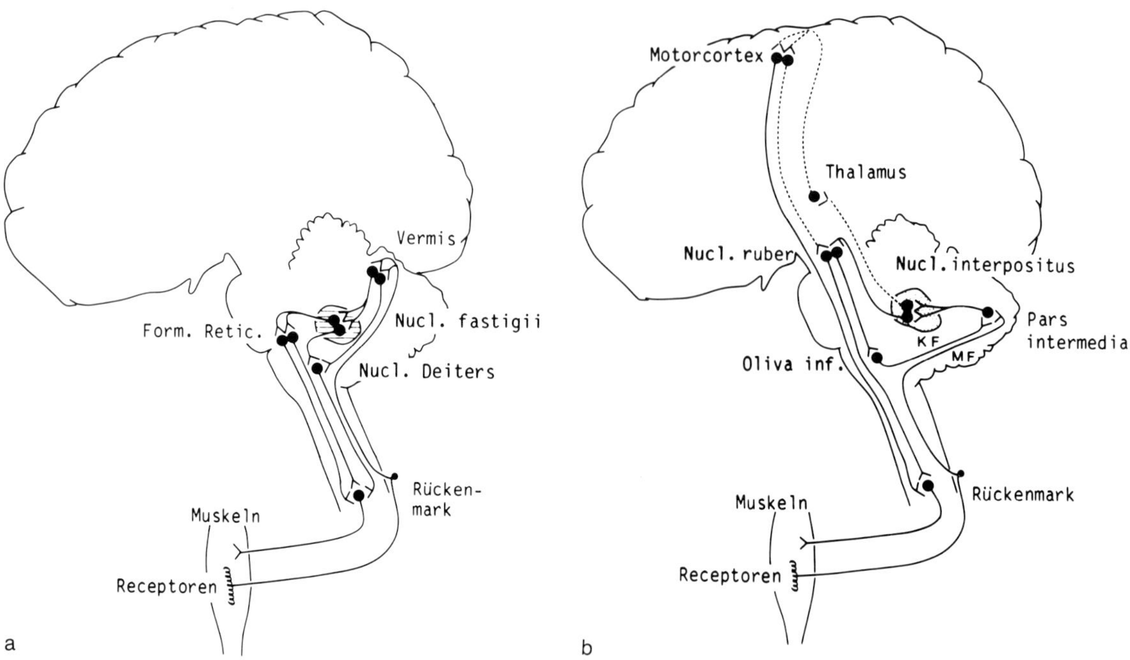

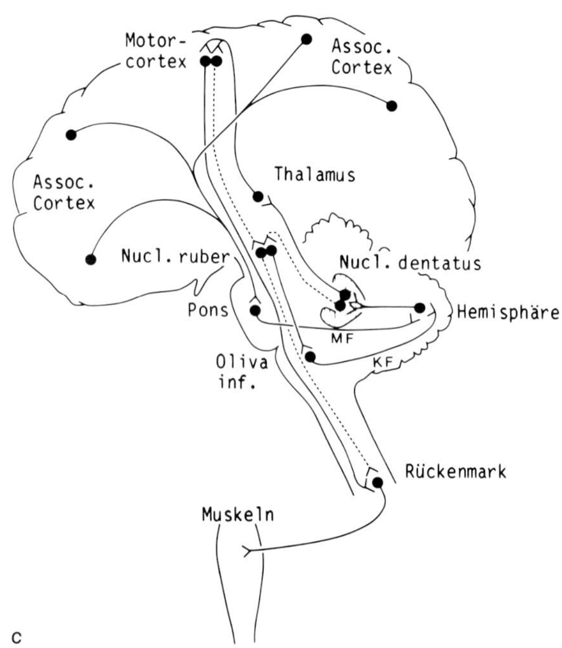

Abb. 7.**37** a–c Schema der drei verschiedenen Funktionskreise des Kleinhirns bei der Modifizierung der motorischen Kontrolle (nach *A. Weindl*)
MF = Moosfasern, KF = Kletterfasern

Kleinhirnsymptome

Die Symptome bei zerebellären Erkrankungen lassen sich auf zwei grundlegende Funktionsstörungen zurückführen: Störungen der Muskelkoordination (Asynergie, Ataxie) und des Muskeltonus (Hypotonie) (16).

Asynergie

Bei der Asynergie als typischer *Koordinationsstörung* werden die zu einer Bewegung notwendigen motorischen Einheiten nicht mehr dem Bewegungsentwurf entsprechend optimal programmiert, d. h. koordiniert. Durch diese Bewegungsdekomposition geraten die Bewegungen zu kurz oder zu lang und werden anschließend überkompensiert; es fehlt das zeitliche und quantitative Maß der geplanten Bewegung. Bei einer *Dysmetrie* kann eine Zielbewegung nicht rechtzeitig vor dem Ziel gestoppt werden. Bei der *Dysdiadochokinese* gelingt das rasche Wechselspiel antagonistischer Muskelgruppen nur ungenügend. Ist auch in der Sprechmuskulatur die Synergie gestört, so ist die Sprache *skandierend*. Die Störung der Schrift beruht wohl hauptsächlich auf einer Asynergie (Dysmetrie), ist wohl aber komplexer Natur und auch Folge der Hypotonie.

Ataxie

Die Ataxie ist in erster Linie Zeichen einer gestörten Bewegungskomposition; der Bewegungsablauf scheint in einzelne Bewegungssegmente zerbrochen. Krankheitsbilder mit Ataxie können durch Störungen in verschiedenen Funktionsebenen des Nervensystems entstehen (24).

	STRUKTUR	FUNKTION	KLINIK	ÄTIOLOGIE
periphere (sensible) Ataxie	peripherer Nerv	propriozeptive und exterozeptive Bewegungskontrolle	Tiefensensibilitätsstörung (Lage- und Bewegungsempfindung)	diabetische oder alkoholische Polyneuropathie
spinale (sensible) Ataxie	Hinterstränge und spinozerebelläre Bahnen			Tabes dorsalis, Vit.-B_{12}-Mangel
zerebelläre Ataxie	Archizerebellum (Lobus flocculonodularis)	Steuerung und Korrektur von Stützmotorik und Gleichgewicht	Rumpf- und Standataxie, zentraler Lagerungsnystagmus	Tumoren
	Paläozerebellum (Lobus anterior)	Koordination der Stützmotorik mit der Zielmotorik, Kurskorrektur, „error-control"	Sprachstörungen (skandierende Sprache), Gliedmaßenataxie (besonders der Beine)	atrophische Prozesse, chron. Alkoholabusus
	Neozerebellum /–(Lobus posterior) =/–(Hemisphären)	Umsetzen von Bewegungsentwürfen in Bewegungsprogramme, für schnelle Zielmotorik	ipsilat. Extremitäten, Ataxie, Dysdiadochokinese, Dysmetrie, pos. Rebound-Phänomen, Hypotonie, Intentionstremor	multiple Sklerose vaskuläre Prozesse
frontale Ataxie	fronto-ponto-zerebellare Bahnen	zerebro-zerebellärer Funktionskreis	Abasie und Astasie	Stirnhirnprozesse

Abb. 7.**38** Ataxieschema (aus *A. Struppler, J. Perwein:* Klinik und Pathophysiologie der Ataxie. Krankengymnastik 30 [1978] 386–389)

Die **zerebelläre Ataxie** kann hervorgerufen werden durch ein Defizit im Einstrom aus der Körperperipherie und/oder aus dem assoziativen Kortex und der Präzentralregion, durch Störung der Verrechnung im Kleinhirn und durch Störung des efferenten Signalflusses. In jedem Fall ist die gleichförmige, stets dem Ziel angeglichene, ökonomische, tonische Innervation, sei es bei aufrechter Körperhaltung oder in der Unterstützung von Zielbewegungen, gestört, d.h. ataktisch. Sind die Symptome einseitig vorhanden, zeigen sie eine ipsilaterale Schädigung des Kleinhirns an. Prozesse im Archizerebellum (z.B. das Medulloblastom im Kindesalter) verursachen vor allem eine *Rumpf- und Standataxie* mit Fallneigung im Sitzen bzw. im Stehen und Abweichen beim Gehen. Läsionen im Paläozerebellum führen zu skandierender Sprache und beinbetonter *Gliedmaßenataxie,* die sich als ausgeprägte Gangunsicherheit bemerkbar macht. Eine Affektion im Neozerebellum erzeugt neben einer Muskelhypotonie eine Extremitätenataxie, häufig mit *Intentionstremor.*

Differentialdiagnostisch sind von der zerebellären Ataxie abzugrenzen:

Kortikale Ataxien werden bei Läsionen sowohl des vorderen Parietallappens (assoziativer Kortex) als auch der präzentralen Region (Motorkortex) sowie der entsprechenden kortiko-pontinen Bahnen beobachtet. Da auch hierbei der Zustrom zum Kleinhirn, besonders zu den Kleinhirnhemisphären, vermindert ist, handelt es sich letzten Endes um eine zerebellär verursachte Ataxie; sie ist nur schwer von einer rein zerebellären zu unterscheiden, wenn weitere Symptome fehlen. Besonders Stirn-Hirn-Erkrankungen können Störungen in der Koordination der Extremitäten und des Ganges hervorrufen, weniger dagegen Fallneigung, Abweichtendenz der Arme oder Nystagmus. Die im vorderen Parietallappen verursachte Ataxie beruht auf einem verminderten Antrieb aus dem assoziativen Kortex zum Kleinhirn (Hemisphärenanteil). Dabei ist meist auch die Kinästhesie, z.B. an der oberen Extremität, gestört. Häufig sind die kortikalen Ataxien mit Paresen kombiniert, bei präzentraler Läsion mit, bei parietaler ohne Spastik.

Bei der **spinalen Ataxie** fällt die propriozeptive Kontrolle der Motorik aus; die Zielbewegungen sind deshalb ataktisch. Der Ausfall der Kontrolle durch die Tiefensensibilität kann jedoch durch andere sensorische Informationen, z.B. visuelle, weitgehend kompensiert werden. Dies sowie die gleichzeitig vorhandenen Sensibilitätsstörungen vorwiegend der sog. epikritischen Sensibilität sind differentialdiagnostisch wichtige Kriterien zur Abgrenzung gegenüber einer zerebellären Ataxie.

Die **periphere sensible Ataxie,** wie z.B. bei einer Polyneuropathie, zeigt im allgemeinen die Symptome einer peripheren bzw. radikulären Affektion, also einen Verlust auch anderer Sinnesmodalitäten und besonders der Eigenreflexerregbarkeit (Abb. 7.**38**).

Hypotonie

Die tonische Innervation gegen die Schwerkraft ist vermindert; oft finden sich gleichzeitig eine Muskelschwäche und eine *rasche Ermüdbarkeit* der Muskulatur (Asthenie). Sie ist vor allem ein Symptom der Hemisphärenläsion.
Im Positionsversuch (Hochhalten der Arme bei geschlossenen Augen) sinkt der Arm ab, da die Tonisierung nicht mehr genügend konstant aufrechterhalten wird. Dies kann unter Augenkontrolle wieder kompensiert werden.
Weiter findet sich meist ein pathologisches *Reboundphänomen,* das jedoch auch bei peripher bedingten Hypotonien und postoperativ nach stereotaktischem Eingriff auf thalamischer bzw. subthalamischer Ebene auftritt. Dieses Phänomen ist komplexer Natur; es beruht wahrscheinlich auf einer Dyskoordination und einer Hypotonie. Hier ist die adaptive Komponente unserer Motorik vermindert als Folge eines veränderten Innervationsmodus.
Wahrscheinlich ist ein konstanter Antrieb der Gammamotoneurone durch das Zerebellum für die tonische Innervation erforderlich (11).

Zerebellärer Tremor

Der zerebelläre Tremor tritt – im Gegensatz zum Ruhetremor des Parkinson-Patienten – nur bei *tonischer Innervation* gegen die Schwerkraft, also als sog. **Haltungstremor** auf; er betrifft vorwiegend den Rumpf und den Kopf. Der **Intentionstremor** mit seiner terminalen Verstärkung *bei Zielbewegungen* manifestiert sich besonders an den oberen Extremitäten und beruht vor allem auf einer *Hemisphärenläsion.* Er ist häufig modifiziert durch die zerebelläre Ataxie und hat manchmal eine Myoklonuskomponente. Auch bei Bindearmläsionen tritt er häufig auf, möglicherweise als Folge einer Läsion an der Stelle der dicksten Bündelung der Fasern zwischen Nucleus dentatus und Nucleus ruber. Die Ursache des Intentionstremors konnte bisher nicht eindeutig geklärt werden (Differentialdiagnose des Tremors s. S. 7.34).

Nystagmus

Nystagmus ist kein wesentliches Merkmal einer Kleinhirnerkrankung. Tritt er hierbei auf, dann sind wohl vestibuläre Systeme mitbetroffen; andererseits fand sich bei 56% eng umschriebener Kleinhirnläsionen ein Nystagmus (15). Der *Blickrichtungsnystagmus* überwiegt bei zerebellären Prozessen gegenüber den anderen Formen des Nystagmus.

Lokalisation von Kleinhirnaffektionen

Um Körperhaltung, Lokomotion und Zielbewegungen ökonomisch und präzise durchführen zu können, muß das Kleinhirn in seiner Gesamtheit tätig sein. Kleinhirnaffektionen sind nur selten auf einen bestimmten Abschnitt begrenzt; bei langsam progredienten Prozessen können die Ausfälle zunächst weitgehend *kompensiert* werden. Sind allerdings die Kleinhirnkerne mitgeschädigt, werden die Funktionsstörungen relativ früh manifest. Sind Kleinhirnsymptome einseitig vorhanden, zeigen sie eine gleichseitige Schädigung des Kleinhirns an, da eine doppelte Kreuzung besteht: Die Kreuzung der Bahnen vom Kleinhirn zum Nucleus ruber wird durch die Kreuzung des Tractus rubrospinalis kompensiert.
Die Lokalisation einer Schädigung innerhalb des Kleinhirns ergibt sich aus der besprochenen funktionellen Gliederung. Allgemein gilt, daß Vorderlappen und Unterwurmläsionen die *Stützmotorik,* Hemisphärenschädigungen die *Zielmotorik* beeinträchtigen.
Bei Zirkulationsstörungen hält sich die Läsion im wesentlichen an das jeweilige Versorgungsgebiet; bei einer Entmarkung, wie z. B. bei einer multiplen Sklerose, entstehen multiple Läsionen vorwiegend im Marklager. Ein intrazerebellärer Tumor erzeugt überwiegend diffuse Läsionen; lediglich beim Medulloblastom ist nur das Archizerebellum betroffen (s. u.); bei einer Kompression von außen, wie z. B. bei einem Tumor der hinteren Schädelgrube, können umschriebene Rinden- und Markschädigungen auftreten.

Syndrom des Archizerebellums

Eine umschriebene Schädigung des Lobus flocculonodularis findet sich in erster Linie beim Medulloblastom des Kindesalters. Wegen der engen Beziehung zum vestibulären System stellt die Gleichgewichtsstörung mit *Stand- und Gangunsicherheit* das Kardinalsymptom der *Unterwurmaffektion* dar. Häufig treten gleichzeitig Nystagmus, systematischer Schwindel und Nausea auf. Dieses Ataxiesyndrom ist von der vestibulären Ataxie klinisch kaum zu unterscheiden, weshalb Vestibularistests erforderlich sind. Typisch sind die Gleichgewichtsstörungen ohne Seitenbetonung: Rumpfataxie im Sitzen, Standataxie mit Fallneigung besonders nach rückwärts. Die Zeigeversuche sind, besonders im Liegen, nicht beeinträchtigt; es besteht weder Intentionstremor noch eine skandierende Sprache. Vereinzelt findet sich ein zentraler Lagerungsnystagmus.

Syndrom des Paläozerebellums

Das Syndrom des Paläozerebellums oder Spinozerebellums resultiert aus Läsionen im *mittleren* oder *intermediären Vorderlappen.* Dieser Teil des Kleinhirns kontrolliert Körperhaltung und -stellung durch Integration von propriozeptiven und vestibulären Informationen mit Signalen aus dem Motorkortex. Bei chronischem Alkoholismus ist die zerebelläre Degeneration gewöhnlich auf den mittleren und rostralen Vorderlappen beschränkt. Wegen der somatotopischen Gliederung des Spinozerebellums ist dabei fast ausschließlich die Synergie der unteren Extremitäten gestört: Der Gang ist breitschrittig und schwankend. Ein Extensorenhypertonus wurde bei Vorderlappenerkrankungen beschrieben. Manche Patienten mit chronischem Alkoholismus zeigen auch sehr brüske Streckreflexe; in der Regel aber haben sie eine muskuläre Hypotonie. Spinozerebelläre Läsionen kaudal des Vorderlappens sind durch eine mangelhaft artikulierte, verwaschene Sprache und Störungen der Okulomotorik zu erkennen.

Syndrom der Kleinhirnhemisphären- oder Hinterlappenaffektion

Das Neozerebellum ist über reziproke Verbindungen mit dem sensomotorischen Kortex verknüpft. Neben den Vorausmeldungen aus dem assoziativen und dem motorischen Kortex erhält das Kleinhirn Informationen über die motorische Aktivität in der Peripherie und kann so Kurskorrekturen und Abgleichen der momentanen *Zielbewegung* vornehmen. Im Vordergrund des neozerebellären Syndroms stehen deshalb die *Störung der Synergie* mit der Unfähigkeit, Bewegungen rechtzeitig zu starten und zu stoppen, das Reboundphänomen, die Dysdiadochokinese, die Dekompensation von Bewegung und Sprache sowie die Dysarthrie. Des weiteren finden sich Hypotonie, Halte- und Intentionstremor, Gangataxie mit Fallneigung zur Seite der Läsion und Nystagmus.

Syndrom der Kleinhirnaffektion

Hier sind nicht nur die bewußt intendierten Bewegungen ataktisch verändert, wie bei den Kleinhirnrindenläsionen, sondern auch die unwillkürlichen. Da über den Nucleus dentatus, den größten Kleinhirnkern, das Kleinhirn mit den Basalganglien verbunden ist (5), finden sich entweder extrapyramidale Hyperkinesen, wie Flügelschlagen, Gaumensegelmyorrhythmie, Kopfwackeln und Myoklonien, oder hyperton-hypokinetische Syndrome. Charakteristisch ist ein irregulärer, grobschlägiger Intentionstremor.

Differentialdiagnose der degenerativen Kleinhirnerkrankungen

Unter den degenerativen, nichtsymptomatischen Kleinhirnerkrankungen stehen differentialdiagnostisch im wesentlichen fünf Krankheitsbilder zur Diskussion, die sich durch Manifestationsalter, Befall der verschiedenen zerebellären Systeme, Mitbeteiligung anderer neuronaler Systeme und Verlauf unterscheiden:
Nonne-Pierre-Marie'sche Erkrankung (Heredoataxie),
olivo-ponto-zerebelläre Atrophie,
Atrophie cérébelleuse tardive (zerebelläre Spätatrophie),
Asynergia cerebellaris myoclonica (Hunt) und
die Friedreichsche Erkrankung.

Morbus Nonne-Pierre-Marie – zerebelläre Heredoataxie

Die Krankheit ist dominant erblich und beginnt meist zwischen dem 20. und 45. Lebensjahr. Sie ist gekennzeichnet durch die zerebelläre Ataxie, typische Sprachstörungen, Hirnnervenstörungen und später Demenz. Die Ataxie ist vorwiegend eine *Stand- und Gangataxie;* die Zielbewegungen sind nur wenig gestört. Bei der Sprache besteht eine *Artikulationsstörung;* sie ist skandierend; die Patienten sprechen langsam, stoßweise, explosiv mit ataktischer Innervation. Die Muskulatur ist nicht hypoton; häufiger besteht eine eher *spastische Parese* der Beine. Die Eigenreflexe sind normal bzw. gesteigert, die Bauchhautreflexe erloschen. Typisch sind *Hirnnervenstörungen,* besonders Augenmuskelparesen (selten Optikusatrophie, Makuladegeneration), Hörstörungen, bulbäre Schluckstörungen, Retinitis pigmentosa; falls das pontine Blickzentrum mitbetroffen ist, bestehen *horizontale Blickparesen.* Psychisch wirken die Patienten euphorisch, kritiklos bis hin zur *Demenz* (20).
Liquorveränderungen sind unspezifisch. Im Computertomogramm findet sich eine Kleinhirnatrophie. Die Verlaufsdauer schwankt zwischen mehreren Jahren und einigen Jahrzehnten.
Bei der Differentialdiagnose gegenüber den anderen degenerativen Kleinhirnerkrankungen sollte in erster Linie ein **Morbus Friedreich** ausgeschlossen werden. Beiden gemeinsam sind Vererbbarkeit, Hirnnervenstörungen, zerebelläre Sprache und Demenz. Unterschiedlich sind sie im Verlauf und vor allem im Systembefall. Während der Morbus Friedreich bereits im 2. Dezennium mit einer vorwiegend spinalen Symptomatik beginnt und relativ früh periphere und medulläre Sensibilitätsstörungen auftreten, beginnt der Morbus Nonne-Pierre-Marie meist im 4. Dezennium mit

einer zerebellären Symptomatik, meist kombiniert mit Pyramidenbahnsymptomen. Auch die heredodegenerative **zerebelläre Spätatrophie** (Atrophie cérébelleuse tardive) beginnt mit einer Stand- und Gangataxie und kann in die Demenz übergehen; das Manifestationsalter liegt aber viel später. Sie zeigt außer der Kleinhirnsymptomatik keine weiteren neurologischen Ausfallserscheinungen, wie z. B. Hirnnervenstörungen. Auch die **olivo-ponto-zerebelläre Atrophie** beginnt mit einer zerebellären Symptomatik und zeigt eine Hypertonie der Extremitäten; doch kommt es durch Nucleus-ruber-Befall zu den typischen rhythmischen Bewegungen beispielsweise der Schlundmuskulatur im Sinne der Gaumensegelmyorrhythmie. Außerdem unterscheidet sie sich noch durch das Auftreten von Blasen- und Darminkontinenz. Sie beginnt im allgemeinen später und verläuft rascher. Der **Morbus Hunt** läßt sich durch die Kombination seiner zerebellären Symptomatik mit Myoklonien und Hyperkinesen sowie durch das frühe Auftreten im Kindesalter leicht abgrenzen.

Olivo-ponto-zerebelläre Atrophie

Die Krankheit setzt meist im 5. Dezennium ein, in Einzelfällen auch früher, und befällt beide Geschlechter gleichmäßig. Die Heredität mit vorwiegend dominantem, selten rezessivem Erbgang kann in den meisten Fällen nachgewiesen werden; nur vereinzelt tritt sie sporadisch auf (2). Der Verlauf ist chronisch progredient über Jahre bis Jahrzehnte. Zunächst entwickelt sich eine *zerebelläre Gangstörung,* die bald zur völligen Gehunfähigkeit führen kann. An den oberen Extremitäten finden sich die Zeichen von *Dysmetrie und Dysdiadochokinese,* die Sprache wird *dysarthrisch.* Es treten *Myorrhythmien* im Schlundbereich auf. Später kommen *Parkinson-Syndrome,* vor allem Rigor, aber auch Akinese und Tremor dazu. Häufig entwickelt sich eine Incontinentia urinae et alvi. Die Eigenreflexe bleiben erhalten; Pyramidenbahnzeichen treten im allgemeinen nicht auf. Hirnnerven können beteiligt sein, und es können Blickparesen entstehen, jedoch kein Nystagmus. Psychisch verfallen die Kranken zunehmend einer Demenz. Die neurologischen Symptome können in ihrer Kombination stark variieren (6). Das oben angeführte Krankheitsbild wird in der Literatur vielfach als **Typ Dejerine-Thomas** bezeichnet; beim sog. **Typ Menzel** bestehen darüber hinaus noch eine Spastizität mit *Pyramidenbahnzeichen* sowie eine *Hirnnervenbeteiligung;* das Erkrankungsalter liegt hier im 3.–6. Dezennium, und der Verlauf ist relativ *protrahiert.*

Die wesentlichen Symptome sind also zerebelläre Störungen von Gang und Sprache, Myorrhythmien im Schlundbereich, Rigidität und Bradykinese sowie – je nach Typ – Pyramidenbahnsymptomatik. In der Differentialdiagnose gegenüber den anderen Kleinhirnatrophien wird man am ehesten an einen **Morbus Nonne-Pierre-Marie** denken, da die zerebelläre Symptomatik sehr ähnlich ist; hier sind aber die Hirnnerven immer mitbeteiligt; das Erkrankungsalter ist jedoch früher und der Verlauf langsamer. Auch die **Atrophie cérébelleuse tardive** zeigt vorwiegend die paläozerebelläre Störung, doch bleibt hier der Systembefall auf das Kleinhirn beschränkt und die Krankheit beginnt später. Auch ein **Morbus Friedreich** kann erwogen werden, wenn er sich relativ spät und zunächst mit zerebellären Symptomen entwickelt. Im allgemeinen manifestiert sich hier aber früh die periphere und spinale, speziell spinozerebelläre Symptomatik.

Kasuistik

In der Kindheit fiel eine Patientin dadurch auf, daß sie häufig ohne erkennbare Ursache stürzte. Im Alter von 40 Jahren bemerkte sie Schriftbildveränderungen, mit 50 Jahren Sprechstörungen, in den folgenden Jahren zusätzlich progrediente Gangstörungen. Der Vater der Patientin litt unter einem ähnlichen Beschwerdebild; weitere Erkrankungen in der Familie waren der Patientin nicht bekannt.

Bei der klinisch-neurologischen Untersuchung der 70jährigen Patientin konnten folgende pathologische Befunde erhoben werden: sakkadierende Folgebewegungen der Augen; skandierende, dysarthrische Sprache; generalisierte Hypotonie der Skelettmuskulatur; Überstreckbarkeit der Gelenke; Feinmotorik behindert; deutliche Stand- und Gangataxie mit vorwiegend hypermetrischer Störung; Zeigeversuche unsicher; positives Reboundphänomen, ausgeprägte Dysdiadochokinese beidseits, leichter Intentionstremor.

Bei der computertomographischen Untersuchung wurde eine ausgeprägte Kleinhirnatrophie mit Erweiterung der Kleinhirnbrückenwinkelzisternen sowie der präpontinen Zisternen mit Darstellung der Kleinhirnwindungsfurchen gefunden (Abb. 7.**39**).

Späte systematische Kleinhirnrindenatrophie

(Atrophie cérébelleuse tardive à prédominance corticale)

Der Beginn der Erkrankung fällt im allgemeinen ins 6.–8. Lebensjahrzehnt; Männer und Frauen sind etwa gleich häufig betroffen. In vielen Fällen läßt sich ein dominanter Erbgang nachweisen; bei den sporadischen Fällen wird eine metabolische Ursache, z. B. Alkoholabusus, diskutiert. Klinisch steht im Vordergrund des Krankheitsbildes die *Rumpfataxie,* weniger die Extremitätenataxie, infolge einer paläozerebellären Schädigung. Es handelt sich also um das typische Syndrom der Kleinhirnvorderlappenaffektion. Dementsprechend wird die *Sprache schleppend* und *skandierend;* die Reflexe sind häufig gesteigert, und manchmal kommt es zu einer *Tonussteigerung* in

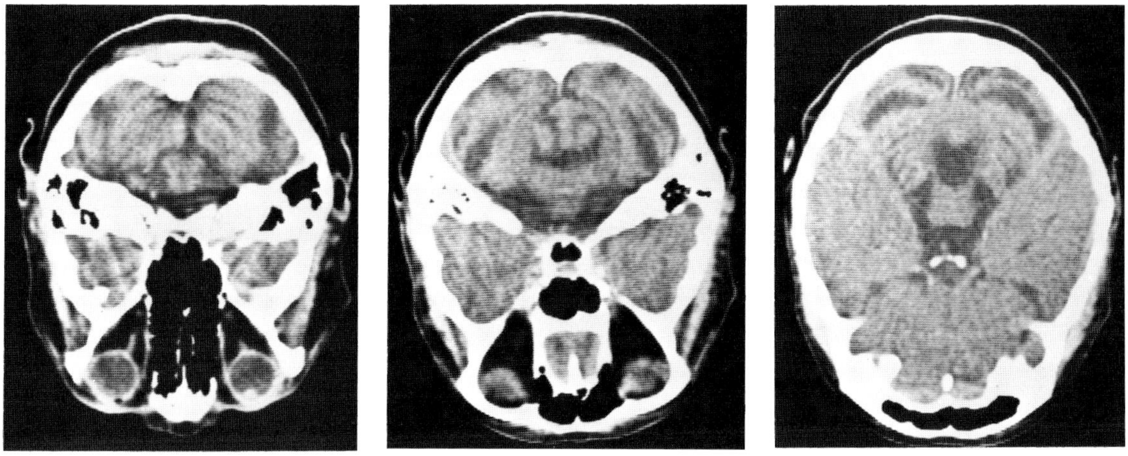

a b c

Abb. 7.39 a–c Kraniales CT einer Kleinhirnatrophie

den Extremitäten. Schwere psychische Veränderungen gehören nicht zum Krankheitsbild; vereinzelt kann sich in späteren Stadien eine leichte Demenz entwickeln. Der Verlauf ist ausgesprochen langsam; es gibt längere Intervalle ohne erkennbare Progredienz. Das Computertomogramm zeigt die Kleinhirnatrophie mit Erweiterung besonders der Vorderlappenfurchen.

Wesentlich sind das späte Manifestationsalter, die beidseits symmetrische Rumpfataxie, die Extremitätenhypertonie sowie die skandierende Sprache.

Gegenüber den anderen beschriebenen Kleinhirnatrophien ist differentialdiagnostisch zunächst eine **olivo-ponto-zerebelläre Atrophie** auszuschließen. Hier stehen die Extremitätenataxie sowie die extrapyramidale Symptomatik mit Rigidität und Bradykinese im Vordergrund, in späteren Stadien häufig Blaseninkontinenz; der Verlauf ist hier wesentlich rascher und das Manifestationsalter im allgemeinen früher. Beim **Morbus Nonne-Pierre-Marie** besteht zwar auch eine Rumpfataxie, doch gleichzeitig eine deutliche Extremitätenataxie und spastische Zeichen; die Sprachstörung ist hier mehr explosiv und nicht nur skandierend. Ein **Morbus Friedreich** und ein **Morbus Hunt** dürften kaum zu diskutieren sein, da bei beiden das Manifestationsalter wesentlich früher liegt.

Dyssynergia cerebellaris myoclonia

(Ramsay-Hunt-Syndrom)

Dieses seltene Krankheitsbild beginnt meist in der *Kindheit* oder im frühen Jugendalter. Die formal genetischen Verhältnisse sind noch ungeklärt, manches spricht für eine Heterogenie; gesichert ist das Vorkommen des dominanten Erbgangs (2). Die ersten Krankheitserscheinungen sind Zeichen der zerebellären Symptomatik: Intentionstremor der Arme, der schnell bis zum *Flügelschlagen* zunehmen kann, sowie dysphonische Sprachstörung. Bald gesellen sich komplexe *Myoklonien* des Rumpfes und der proximalen Extremitätenmuskulatur, vorwiegend als Aktionsmyoklonus, hinzu; vereinzelt tritt ein Kopftremor auf; ein Teil der Patienten entwickelt eine Epilepsie im Sinne einer Myoklonusepilepsie. Die einzelnen Symptome sind unterschiedlich ausgeprägt; allgemein werden sie unter psychischer Belastung deutlicher; der Verlauf zeigt eine unterschiedliche Progredienz; in ungünstigen Fällen bestehen bereits nach wenigen Jahren eine Gehunfähigkeit und eine völlige Hilflosigkeit. Im Falle von epileptischen Anfällen finden sich im EEG oft bilateral synchrone Anfallsmuster.

Es handelt sich also um eine typische Symptomenkombination von zerebellärer Ataxie, vorwiegend der oberen Extremitäten, mit einem Myoklonussyndrom (19). In Anbetracht des sehr frühen Manifestationsalters ist differentialdiagnostisch gegenüber den anderen atrophischen Prozessen höchstens ein sich früh manifestierender **Morbus Friedreich** zu diskutieren; er müßte sich dann allerdings in atypischer Weise in einer deutlichen Extremitätenataxie, besonders der Arme, manifestieren, bevor er die typischen peripheren und spinalen sensiblen und motorischen Symptome entwickelt. Wenn sich ein Morbus Hunt später manifestiert und die überschießende Ataxie der oberen Extremitäten mit dem Flügelschlagen ganz im Vordergrund steht, könnte eine **Chorea** angenommen werden. Hier besteht allerdings eine striäre Hyperkinese und nicht ein sich bei Zielbewegungen verstärkender Intentionstremor, abgesehen vom charakteristischen Choreasyndrom.

Differentialdiagnose der degenerativen Kleinhirnerkrankungen gegenüber ähnlichen Krankheitsbildern

Bei allen o. a. degenerativen Kleinhirnerkrankungen sind zwangsläufig differentialdiagnostisch immer die symptomatischen Formen in Erwägung zu ziehen. Je nach Manifestationsalter, Symptomatik und Verlauf wird man dabei an metabolische, toxische, blastomatöse, entwicklungsbedingte, vaskuläre, infektiöse oder demyelinisierende Prozesse denken.
Eine **Stoffwechselstörung** (z. B. Morbus Refsum) kann sich in jedem Alter manifestieren; die zerebellären Funktionsstörungen werden gleichermaßen die Stütz- und Zielmotorik betreffen und beidseits symmetrisch sein, der Verlauf langsam progredient. Entsprechend der Empfindlichkeit der neuronalen Leit- und Schaltsysteme wird z. B. auch das periphere Nervensystem mit einbezogen, so daß gleichzeitig eine Neuropathie auftreten kann.

In gleicher Weise wird sich eine **toxische Läsion** altersunabhängig entwickeln, abhängig von dem Gradienten der Intoxikation. Auch hier werden im allgemeinen alle Kleinhirnsysteme gleichermaßen betroffen sein. Der Verlauf hängt von der Relation zwischen funktioneller und struktureller Schädigung ab. In der Regel sind andere Systeme mitbetroffen, z. B. besteht bei der Alkoholschädigung des Kleinhirns auch eine Polyneuropathie.
Die **immunologische Schädigung** der Kleinhirnfunktionen im Laufe einer Malignomerkrankung beeinträchtigt – im Gegensatz zu den metabolischen und toxischen Störungen – oft die Kleinhirnfunktion allein, ohne andere neurologische Ausfallserscheinungen zu erzeugen. Zum Zeitpunkt der neurologischen Manifestation ist der Primärtumor oft noch nicht zu erfassen.
Raumbeschränkende Prozesse, gleichgültig ob primärer Kleinhirntumor, Metastasen, Abszeß oder auch Gummen, können in jedem Lebensalter auftreten. Die Symptomatik wird sich nach der Lokalisation richten und meist einseitig sein, wenn es sich um Hemisphären oder Lappensyndrome handelt; sie ist mehr symmetrisch und manchmal leicht seitenbetont, wenn median gelegene, mehr den Vermis einbeziehende Prozesse vorliegen. In diesem Zusammenhang ist auch an extrazerebelläre Raumbeschränkungen zu denken, wie z. B. den Kleinhirnbrückenwinkeltumor mit seiner typischen hemizerebellären Symptomatik im Sinne der Hemiataxie. Median gelegene Raumbeschränkungen, wie z. B. ein Aneurysma der A. basilaris oder ein Tumor im Bereich des IV. Ventrikels mit Liquorabflußbehinderung und Hydrozephalus, können oft jede Lateralisierung vermissen lassen und sich nur in einer leichten Stand- und Rumpfataxie manifestieren. Die rascheste Differenzierung wird hier das Computertomogramm ermöglichen. Grundsätzlich ist zu berücksichtigen, daß die zerebelläre Symptomatik oft nur ganz geringgradig ausgeprägt sein kann, wenn der Tumor sich nur langsam entwickelt, da dann die Ausfallserscheinungen lange kompensiert werden können.
Dieser Faktor spielt besonders bei **Anlagestörungen** des Kleinhirns, z. B. bei der Kleinhirn-A- oder -Hypogenesie eine Rolle. Obwohl das Kleinhirn morphologisch nur unvollständig angelegt ist, bedarf es genauester Prüfung verschiedener motorischer Leistungen, um hier zerebelläre Funktionsstörungen zu erkennen.
Eine arterielle **Zirkulationsstörung** im Kleinhirnbereich wird sich durch das Versorgungsgebiet der betroffenen Kleinhirnarterie manifestieren und – falls es sich nicht um eine langsam zunehmende arterielle Thrombose handelt – mehr apoplektiformen Charakter haben. Bilateral-symmetrische Symptome sind äußerst selten. Die endgültige Differenzierung wird eine Domäne der Angiographie sein. Kam es dagegen zu einer rasch einsetzenden *Hypoxidose,* wie z. B. bei einem plötzlichen Blutdruckabfall, so kann nach anfänglichen hochgradigen Funktionsstörungen eine symmetrische Restsymptomatik zurückbleiben.
Spezifische **Entzündungen** wie die Lues können in bestimmten Stadien das Bild einer zerebellären Störung vortäuschen; hier liegt dann aber meistens mehr eine spinale Ataxie zugrunde.
Bei **demyelinisierenden Prozessen,** z. B. der multiplen Sklerose, kann die zerebelläre Symptomatik relativ plötzlich auftreten und – je nach Lokalisation – vorwiegend im Kerngebiet mehr die Blickmotorik, d. h. das vestibulozerebelläre System betreffen oder mehr das spinozerebelläre, so daß eine Rumpfataxie auftritt. Die zerebelläre Symptomatik, gleichgültig, welche Systeme betroffen sind, ist meist beidseits symmetrisch. Sie ist gekennzeichnet durch den rezidivierend und teilweise remittierenden Verlauf.
Zeigen hemizerebelläre Syndrome vorwiegend Störungen der Zielbewegung, so ist bei unklarer Genese anamnestisch nach einem **Trauma** zu fahnden, da derartige Symptome häufig nach einer traumatischen Bindearmschädigung auftreten.

Friedreichsche Ataxie

Die Krankheit beginnt gewöhnlich vor der Pubertät, meist im 2. Lebensjahrzehnt, in Einzelfällen auch bis zum 25. Lebensjahr. Der Verlauf ist langsam progredient; die durchschnittliche Krankheitsdauer beträgt 20–30 Jahre. Der Erbgang scheint autosomal rezessiv zu sein (2). Früh- und Hauptsymptom ist eine Unsicherheit beim Gehen, die als vorwiegend *sensible Ataxie* zunächst noch durch Augenkontrolle gebessert wer-

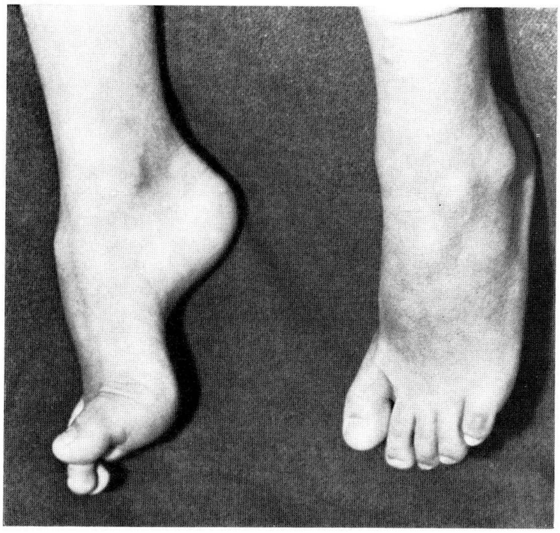

a

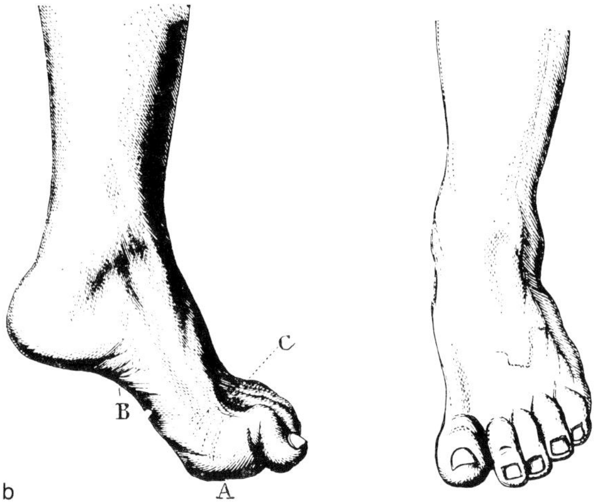

b

Abb. 7.**40** a u. b Pes equinovarus bei Friedreich-Krankheit und peripheren Paresen:
a) Friedreich-Fuß: Hohlfuß mit Myatrophien des Fußgewölbes, Hammerstellung der Zehen, bei 14jährigem Patienten eigener Beobachtung
b) vgl. hierzu den paretischen Pes equinovarus nach einer Skizze von Duchenne (aus *F. Erbslöh:* Regensburger ärztliche Fortbildung 13 [1965] 325)

den kann, jedoch bald den Charakter einer *zerebellären Ataxie* mit schwerer Stand- und Gangataxie annimmt. Dann tritt die Rumpfataxie mehr und mehr hervor. Bald werden Parästhesien an Füßen und Unterschenkeln bemerkt. Die unteren Extremitäten erscheinen hypoton mit Asynergie und Hypermetrie. Der „Friedreich-Fuß", d.h. Hohlfuß mit Überstreckung im Grundgelenk und Beugung in den Interphalangealgelenken der Zehen sowie Atrophie der kleinen Fußmuskeln, ist charakteristisch (10) und weist oft rasch auf das Erbleiden hin (Abb. 7.**40**). Seltener ist dagegen die „Friedreich-Hand" mit der Krallenstellung der Finger bei Überstreckung der Grundgelenke. Bei längerem Verlauf lassen sich Kyphoskoliosen und dysraphische sowie dysplastische Skelett- und Thoraxveränderungen feststellen. Die Eigenreflexe erlöschen zunächst häufig, werden später jedoch infolge Pyramidenbahnläsionen wieder lebhaft, oder es finden sich deutliche *Pyramidenbahnzeichen* neben fehlenden Muskeleigenreflexen. Der Gang ist meist spastisch-ataktisch mit Betonung der ataktischen Komponente. Eine schwere Spastik ist selten. Die Sprache ist skandierend, dysarthrisch und oft dysphonisch. Die Schrift ist infolge der Ataxie verwackelt. Beim Zielversuch zeigt sich oft ein Intentionstremor; außerdem besteht eine Dysdiadochokinese. Bei mehr als der Hälfte der Patienten ist das vestibulozerebelläre System betroffen, und es entsteht ein Fixationsnystagmus. Es finden sich häufig strumpfförmig verteilte *Sensibilitätsstörungen* an den distalen Extremitätenabschnitten; das Vibrationsempfinden ist infolge Hinterstrangdegeneration besonders an den Beinen vermindert, ebenso die epikritische Sensibilität an den Füßen. Manchmal kommt es zu Dysästhesie und Hyperpathie. In seltenen Fällen treten eine Optikusatrophie, eine Retinitis pigmentosa und Störungen der Augenmotilität im Sinne einer okulären Dysmetrie auf (1).

Internistisch finden sich häufig ein Diabetes mellitus und *Kardiomyopathien,* die durch das EKG eruierbar sind. Manchmal entstehen auch endokrine Begleiterkrankungen, z.B. Hypogonadismus.

Kombinationen des Morbus Friedreich mit spinaler progressiver Muskelatrophie, neuraler Muskelatrophie und hypertrophischer Neuritis im Rahmen eines Refsum-Syndroms wurden beschrieben. Die Schädigung des sensiblen und motorischen peripheren Neurons zeigt sich in einer Verlangsamung besonders der sensiblen, weniger der motorischen NLG (17). Im EMG finden sich vereinzelt leichte neurogene Veränderungen in den distalen Muskeln. Der Liquor zeigt manchmal mäßige Eiweißvermehrungen; die Albumine sind zugunsten der Betaglobuline relativ vermindert.

Das Krankheitsbild ist also charakterisiert durch ein familiär gehäuftes Auftreten einer zerebellär und spinal kombinierten Ataxie, pyramidale sowie periphere sensible und motorische Störungen, zusammen mit der typischen Hohlfußbildung.

Differentialdiagnose des Morbus Friedreich

Beginnt eine **Nonne-Pierre-Marie-**Erkrankung relativ früh, so kann sie mit einem Morbus Friedreich verwechselt werden, bei dem Ataxie und Pyramidenbahnsymptomatik im Vordergrund stehen und die peripheren Symptome noch nicht entwickelt sind. Skelettdeformitäten kommen dabei aber nur selten vor; auch die für den Morbus Friedreich typische kardiale Beteiligung tritt in der Regel nicht auf. Im Gegensatz zum Morbus Friedreich kommt es hier aber häufig zu Hirnnervenstörungen.

Der **Morbus Hunt** beginnt zwar im gleichen Lebensabschnitt; hier dominieren aber die hochgradige Störung der Zielbewegungen der Arme sowie das Myoklonussyndrom. Die **olivo-ponto-zerebelläre Atrophie** und die **Atrophie cérébelleuse tardive** manifestieren sich erst jenseits des 50. Lebensjahres.

Auch die **Charcot-Marie-Toothsche Erkrankung** ist dominant erblich und zeigt Stand- und Gangataxie, Myatrophien und Hohlfußbildung; zerebelläre Störungen finden sich hier aber nicht. Während der Morbus Friedreich Pyramidenzeichen aufweisen kann, bestehen hier nur schlaffe Lähmungen.

Auch beim **Polyneuropathiesyndrom** kann eine Stand- und Gangataxie im Vordergrund stehen, doch beruht sie auf einer Afferenzstörung im peripheren Nerv und ist verbunden mit einer Arreflexie und einer peripheren motorischen Parese.

Bei der **funikulären Spinalerkrankung** steht die Hinterstrang- und Pyramidenbahnsymptomatik mit der variablen Verteilung und dem wechselnden Verlauf im Vordergrund. Sie tritt als Vitamin-B_{12}-Stoffwechselstörung im allgemeinen später auf.

Der **Morbus Refsum** ist einem Morbus Friedreich mit Retinopathia pigmentosa und Katarakt sehr ähnlich, doch besteht neben der progressiven spinozerebellären Ataxie mit Nystagmus eine stark ausgeprägte, hypertrophische Polyneuropathie mit starker Eiweißvermehrung im Liquor. Diese Lipoidose kann durch Serumfettsäure-Analysen objektiviert werden.

Auch beim **Bassen-Kornzweig-Syndrom,** einer A-beta-Lipoproteinämie, kann eine Ataxie mit einer Retinopathia pigmentosa einhergehen; hier finden sich weitere charakteristische Laborbefunde wie Stachelzellenerythrozyten, erniedrigter Cholesterin-Phospholipoid-Glycerin- und Triglyceridspiegel im Serum.

Die Ataxie bei der **Tabes dorsalis** ist charakterisiert durch die periphere und spinale Afferenzstörung mit Arreflexie, Hinterwurzel- und Hinterstrangataxie bei stütz- und zielmotorischen Leistungen; das spinozerebelläre System und das Pyramidenbahnsystem sind jedoch ausgespart. Zusätzlich findet sich die typische Störung der Pupilleninnervation, evtl. kombiniert mit einer Optikusatrophie. Die Luesreaktionen sind in Serum und Liquor positiv.

Auch bei einer multiplen Sklerose des **Jugendlichen** können einmal zerebelläre ataktische Zeichen und Pyramidenbahnsymptome für einige Zeit dominieren, solange die Beteiligung anderer Systeme nicht mehr oder noch nicht manifest ist. Hier kann die Verifizierung subklinischer Funktionsstörungen, wie z. B. Befall des N. opticus, durch Messung der EVPs weiterführen. Im allgemeinen wird aber der rezidivierend-remittierende Verlauf eine eindeutige Unterscheidung ermöglichen.

Das **Luis-Bar-Syndrom** ist gekennzeichnet durch progressive Ataxien, Teleangiektasien und Hypoplasien des thymolymphatischen Systems mit immunologischem Defekt. Anamnestisch läßt sich jedoch diese Erkrankung bereits auf die ersten Lebensjahre zurückführen.

Auch die **traumatischen perinatalen Kleinhirnschäden** mit Ataxie können durch eine gezielte Anamnese eruiert werden; darüber hinaus finden sich häufig entsprechende neuroradiologische Veränderungen.

Literatur

1 Barbeau, A.: Friedreich's ataxia. Canad. J. Neurol. Sci. 3 (1976) 389

2 Becker, P. E.: Krankheiten mit hauptsächlicher Beteiligung des spino-zerebellaren Systems. In Becker, P. E.: Humangenetik, Bd. V/1. Thieme, Stuttgart 1966 (S. 208)

3 Bloedel, J. R., J. Courville: A review of cerebellar afferent systems. In V. B. Brooks: Handbook of Physiology. American Physiological Society, Bethesda, Md. 1981

4 Brooks, V. B.: Roles of cerebellum and basal ganglia in initiation and control of movements. Canad. J. neurol. Sci. 2 (1975) 265–277

5 Chan-Palay, B.: Cerebellar Dentate Nucleus: Organization, Cytology, and Transmitters. Springer, New York 1977

6 Dejerine, J., A. Thomas: L'atrophie olivo-ponto-cérébelleuse. Nouv. Iconogr. Salpêt. 13 (1900) 330

7 De Long, M. R., P. L. Strick: Relation of basal ganglia, cerebellum and motor cortex units to ramp and ballistic limb movements. Brain Res. 71 (1974) 327–335

8 Duus, P.: Neurologisch-topische Diagnostik, 3. Aufl. Thieme, Stuttgart 1983

9 Eccles, J.: Cerebellar function in the control of movement. In Rose, F. C.: Physiological Aspects of Clinical Neurology. Blackwell, Oxford 1977 (pp. 157–178)

10 Friedreich, N.: Über hereditäre Ataxie. Allg. Z. Psychiat. 32 (1875) 539

11 Gilman, S.: The mechanism of cerebellar hypotonia. An experimental study in the monkey. Brain Res. 70 (1969) 1–18

12 Gilman, S., J. R. Bloedel, R. Leuchtenberg: Disorders of the cerebellum. Davis, Philadelphia 1981

13 Ito, M.: Learning control mechanisms by the cerebellum investigated in the flocculo-vestibulo-ocular system. In Tower, D. B.: The Nervous System, vol. 1. Raven, New York 1975 (pp. 245–252)

14 Lance, J. W., J. G. McLeod: A physiological approach to clinical neurology, 3. Aufl. Butterworths, London 1981

15 Leuchtenberg, R., S. Gilman: Localization of function in the cerebellum. Neurology (Minneap.) 28 (1978) 376

16 Marsden, C. D., P. A. Merton, H. B. Morton, M. Hallett, J. Adam, D. N. Rushton: Disorders of movement in cerebellar disease in man. In Rose, F. C.: Physiological Aspects of Clinical Neurology. Blackwell, Oxford 1977 (pp. 179–199)

17 McLeod, J. G.: An electrophysiological and pathological study of peripheral nerves in Friedreich's ataxia. J. neurol. Sci. 12 (1971) 333

18 Niewenhuys, R.: Comparative anatomy of the cerebellum. In Fox, C. A., R. S. Snider: The Cerebellum. Progress in Brain Research, 25. Elsevier, Amsterdam 1967 (S. 1–93)

19 Noad, K. B., J. W. Lance, R. J. Walsh: Familial myoclonic epilepsy and its association with cerebellar disturbance. Brain 83 (1960) 618–630
20 Nonne, M.: Über eine eigentümliche familiäre Erkrankungsform des Centralnervensystems. Arch. Psychiat. Nervenkr. 22 (1891) 283
21 Patten, J. P.: Neurologische Differentialdiagnose. Springer, Berlin 1982
22 Patten, J. P.: Neural Sciences. Course manual. Part 5. University of Rochester, Rochester 1977
23 Schmidt, R. F., G. Thews: Physiologie des Menschen, 21. Aufl. Springer, Berlin 1983
24 Struppler, A., J. Perwein: Klinik und Pathophysiologie der Ataxie. Krankengymnastik 30 (1978) 386–389
25 Thach, W. T.: Cerebellar output: properties, synthesis and uses. Brain Res. 40 (1972) 89–97
26 Thach, W. T.: Single unit studies of long loops involving the motor cortex and cerebellum during limb movement in monkeys. In Desmedt, J. E.: Progress in Clinical Neurophysiology, vol. 4. Karger, Basel 1978 (S. 94–106)

Degenerative Erkrankungen des pyramidalmotorischen Systems

Von D. Pongratz und D. Burg

Spinale Muskelatrophien

Systematik der reinen spinalen Muskelatrophien

Speziell im Hinblick auf differentialdiagnostische Überlegungen soll sich dieser Beitrag isoliert mit Krankheitsbildern beschäftigen, bei denen die *nukleäre Systemdegeneration,* d.h. die progressive spinal bedingte Muskelatrophie, den neurologischen Befund prägt. Dabei darf natürlich nicht verkannt werden, daß es darüber hinaus eine Vielzahl weiterer Syndrome gibt, welche als Kombinationen einer Vorderhornaffektion mit anderen spinalen bzw. supraspinalen Schädigungsmodalitäten anzusprechen sind und somit sowohl in ihrem Erscheinungsbild als auch der daraus resultierenden Differentialdiagnose sich wesentlich variabler gestalten. Hier spannt sich der Bogen von der myatrophen Lateralsklerose bis hin zur Jakob-Creutzfeldschen Erkrankung, welche zumindest fakultativ eine nukleäre Mitbeteiligung aufweisen kann. Entsprechend den jeweiligen Schwerpunktsmanifestationen darf diesbezüglich, soweit zentrale Ausfälle im Vordergrund stehen, auf den vorangegangenen Beitrag verwiesen werden. Über eine isolierte Vorderhornaffektion hinausgehende, jedoch vorwiegend das Rückenmark betreffende degenerative Syndrome sind Gegenstand des nachfolgenden Abschnittes.

Man ist in der neurologischen Differentialdiagnose auf topische Leitsymptome angewiesen, wenngleich man wohl zu beachten hat, daß sich die Schädigungsmodalitäten des Nervensystems durchaus nicht immer an eine bestimmte anatomische Struktur halten. Bereits in der Gruppe der „reinen Vorderhornaffektionen" sind durchaus heterogene klinische Bilder zu subsummieren, welche neben hereditären auch sporadische degenerative Erkrankungen betreffen und insbesondere im Hinblick auf Manifestationsalter, Krankheitsbeginn, Ausbreitungsmodus, Lokalisation der Myatrophien sowie Prognose sehr variabel erscheinen. Im einzelnen hat die Systematik folgende wesentlichen klinischen Formen zu berücksichtigen:

I. Hereditäre spinale progressive Muskelatrophien:

1. Infantile progressive spinale Muskelatrophie (Werdnig-Hoffmann):
Sie wird autosomal rezessiv vererbt und kommt in drei Verlaufsformen vor (23, 24, 26, 41, 51, 69):

a) einer *frühinfantilen bzw. kongenitalen malignen Generalisationsform (Morbus Werdnig-Hoffmann im strengen Sinne)*
b) einer *infantilen benigneren Generalisationsform* mit langsamem Fortschreiten sowie
c) einer *spätinfantilen Manifestation* mit proximalem Schwerpunkt und nur langsamer Generalisation.

2. Juvenile pseudomyopathische progressive spinale Muskelatrophie vom Beckengürteltyp (Wohlfart-Kugelberg-Welander):
Diese Krankheit ist heterogen und tritt überwiegend in der *Kindheit und in der Jugend* als autosomal rezessive Beckengürtelatrophie mit sekundärer Generalisation in Erscheinung. Ein Teil der Fälle ist wohl mit 1c identisch. *Manifestationen im Erwachsenenalter* (80) und *Spätformen* kommen vor. Letztere sind teilweise aber auch autosomal dominant (2) bzw. X-chromosomal rezessiv vererbt (78, 93).

3. Seltene hereditäre Formen der progressiven spinalen Muskelatrophie (vorwiegend dominant erblich):

Sie sind nach dem Krankheitsbeginn einzuteilen in infantile, juvenile, adulte und Spätformen. Nach der klinischen Manifestation sind folgende Schwerpunktsbildungen bei latenter oder auch manifester Generalisation der nukleären Atrophie hervorzuheben:
Schultergürtelform, skapuloperonäale Form, fazioskapuloperonäale Form, akrodistale Form, Kombinationsfälle mit Bulbärparalyse.

II. Sporadische progressive spinale Muskelatrophien:

Ein Kardinalmerkmal der sporadischen Formen ist der *monoparetische Beginn.* Initiale diplegische oder Generalisationstypen sind seltener. Beim ausgebildeten Krankheitsbild sind vor allem die folgenden Lokalisationstypen hervorzuheben:

1. *Typ Duchenne-Aran* (Schwerpunkt kleine Handmuskulatur) (1)
2. *Typ Vulpian-Bernhardt* (Schwerpunkt Schultergürtelmuskulatur) (4, 5)
3. *Typ Dyck-Lambert* (akrodistaler Schwerpunkt, Fußmuskeln, Unterschenkel und Handmuskeln) (25).

III. Progressive nukleäre Bulbärparalyse und Ophthalmoplegie:

1. *Infantile Form* der progressiven Bulbärparalyse
2. *X-chromosomal rezessive Form* der progressiven Bulbärparalyse
3. *Sporadische Form* der progressiven Bulbärparalyse
4. *Nukleäre Ophthalmoplegie* (Graefe).

Hereditäre progressive spinale Muskelatrophien

Infantile progressive spinale Muskelatrophie

Morbus Werdnig-Hoffmann (47–50, 95, 96)
Der heute nur noch historisch zu verstehende Begriff der *Myatonia congenita* (Oppenheim) faßt bekanntlich eine Vielzahl ätiologisch verschiedener Krankheitsbilder zusammen, welche, sofern sie zu einer progredienten Schwäche und Atrophie der Muskulatur führen, sowohl primär myogen (vgl. Myopathien, S. 11.24, 11.28) als auch primär neurogen bedingt sein können. Unter Letztgenannten ist die *infantile, meist rasch generalisierende nukleäre Systematrophie (Morbus Werdnig-Hoffmann)* die häufigste Ursache. Das Krankheitsbild hat insgesamt eine schlechte Prognose, weist jedoch bezüglich der Manifestation sowie der Lebenserwartung unterschiedliche Verläufe auf. Es tritt als autosomal rezessives Erbleiden in drei Formen in Erscheinung:

1. Als *prä-, peri- oder postnatale generalisierte nukleäre Atrophie* mit rasch progredientem Verlauf und Tod meist an Aspirationspneumonie bzw. respiratorischer Insuffizienz innerhalb des 1. oder 2. Lebensjahres. Es handelt sich dabei um die maligne subakute Verlaufsform, welche etwa ⅓ der Fälle ausmacht.
2. Als *progressive spinale Muskelatrophie des Säuglingsalters* mit proximalem Schwerpunkt langsamerer Generalisation und somit protrahiertem Verlauf. Man kann als Faustregel sagen, daß bei dieser malignen chronisch progressiven Form die Kinder *teilweise noch das Sitzen, jedoch nie das Stehen erlernen,* bis sich das Krankheitsbild manifestiert. Die Kinder sterben meist zwischen dem 4. und 8. Lebensjahr, selten später.
3. Als seltenere *spätinfantile Manifestation* mit Beginn meist erst jenseits des 2. Lebensjahres. Diese Form geht häufig über lange Zeit mit deutlicher proximaler Betonung der Myatrophien, zunächst im Beckengürtel, später auch im Schultergürtel einher. Der Zeitpunkt der Generalisation ist sehr variabel, so daß eine bindende Prognose praktisch nicht zu stellen ist. Diagnostisch erscheint der Hinweis wichtig, daß diese Kinder *meist bereits das Laufen erlernt* haben, bevor sich die Erkrankung manifestiert. Entsprechend dieser großen Variabilität der einzelnen Unterformen sind das klinische Bild sowie die jeweiligen differentialdiagnostischen Überlegungen breit gefächert.

Klinisches Bild

1. Frühkindliche maligne Form

Das klinische Bild ist geprägt durch ein schweres generalisiertes *Muskelhypotoniesyndrom mit Hypokinese und fehlenden Reflexen,* welches entweder bereits bei der Geburt manifest ist oder sich recht dramatisch in den ersten Lebensmonaten entwickelt. Hat man Gelegenheit, seine Entstehung zu beobachten, so beginnen die Ausfälle meist symmetrisch im Bereich des Beckengürtels sowie der unteren Extremitäten, um rasch zu aszendieren. Bezeichnend ist die sog. *Froschstellung* mit Außenrotation der Beine, welche meist im Hüft- und Kniegelenk eine leichte Beugestellung zeigen. Schwerere Kontrakturen sind ungeläufig, leichtere, insbesondere im Bereich von Hüfte und Knie, können vorkommen. Zusätzlich entwickelt sich ein paretischer Spitzfuß. Während sich relativ rasch eine komplette Bewegungsunfähigkeit der Oberschenkelmuskulatur ausbildet, sind jedoch Bewegungen der Füße und Zehen noch längere Zeit möglich. Generell sind *die unteren Extremitäten stärker betroffen als die oberen.* Sichtbare Myatrophien oder Faszikulationen sind durch das subkutane Fettgewebe der Säuglinge lange kaschiert. An den oberen Extremitäten steht die Schwäche der proximalen Muskulatur meist im Vordergrund, während die Beweglichkeit im Bereich der Ellenbogen und Hände noch längere Zeit erhalten bleibt. Demgemäß fallen frühzeitig „lose Schultern" auf. Die Rumpfmuskulatur ist erheblich mitbetroffen, was sich an einer fehlenden Kopfkontrolle, dem sog. *Taschenmesserphänomen,* beim Versuch, das Kind aufzusetzen, sowie einem ausgeprägten Froschbauch manifestiert. Auch die Interkostalmuskeln sind frühzeitig mitbeteiligt; das Zwerchfell dagegen wird erst im späteren Verlauf erfaßt, was häufig gar nicht erlebt wird. Die Gesichtsmuskulatur ist im Regelfall nicht betroffen. Dagegen kommen *bulbäre Ausfälle* mit Schluckstörungen, seltener auch Faszikulationen und Atrophie der Zunge vor. Das Schreien erscheint leise und kraftlos. Die Kinder sterben im Regelfall an bronchopulmonalen Infekten, zum Teil auf dem Boden einer Aspiration. Der Herzmuskel ist nicht mitbeteiligt. Anamnestisch weist in ca. ⅓ der Fälle eine Verminderung der Kindsbewegungen in utero auf einen bereits embryonalen Beginn der Erkrankung hin.

2. Benignere frühinfantile Verlaufsform

Diese Kinder zeigen meist *während des 1. Lebenshalbjahres eine völlig unauffällige statomotorische Entwicklung* und erlernen mehrheitlich noch das *freie Sitzen.* In der Folgezeit fällt dann eine zunehmende *proximal betonte symmetrische Schwäche der Beine* auf, so daß *niemals freies Stehen* möglich wird. Erst später gesellt sich dazu ein Mitbefall der Rumpf- und proximalen Armmuskulatur (Abb. 7.**41**). Die Reflexe fehlen. Die Interkostalmuskeln werden erst wesentlich später betroffen. Klinisch faßbare bulbäre Ausfallserscheinungen sind meist nicht zu verzeichnen. Faszikulationen sowie eine Atrophie im Bereich der Zunge kommen jedoch relativ häufig vor (23). Während Faszikulationen der Skelettmuskulatur ebenso wie Atrophien durch das subkutane Fett-

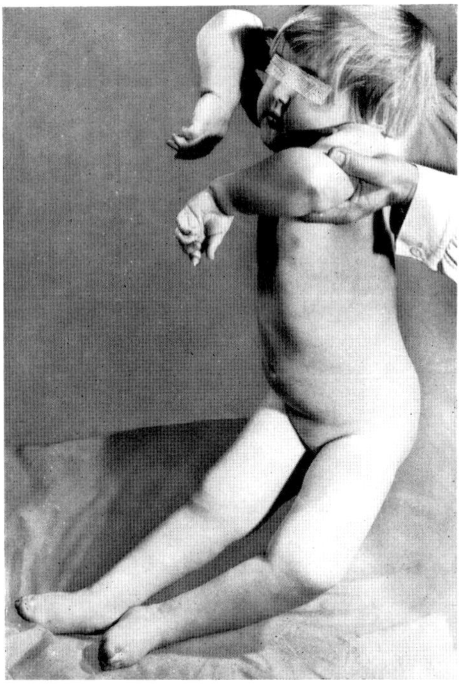

a

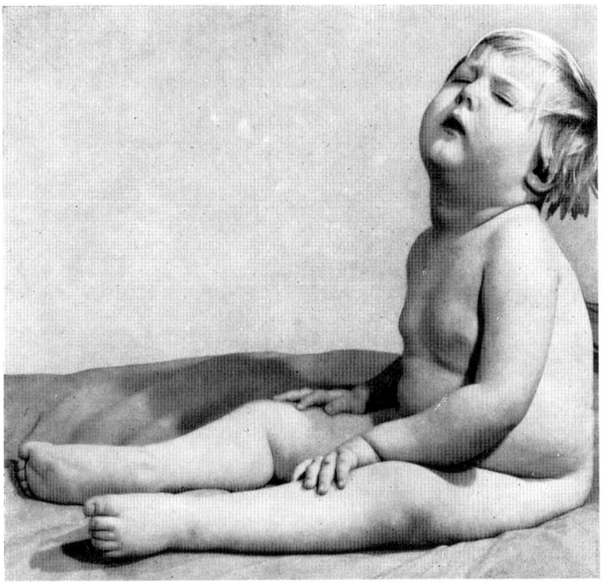

b

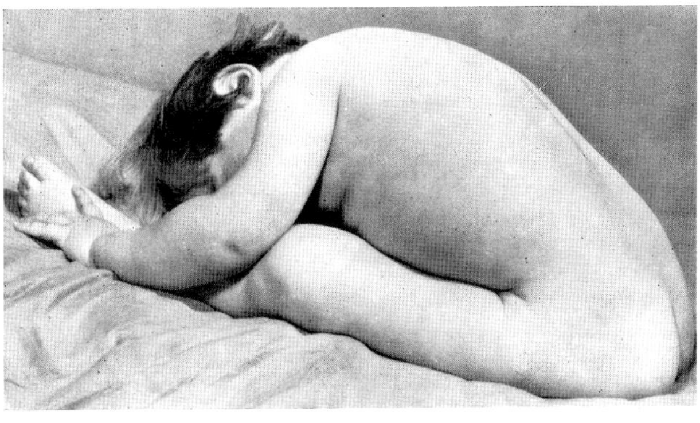

c

Abb. 7.**41** a–c Infantile progressive spinale Muskelatrophie (Werdnig-Hoffmann) bei einem 2jährigen Mädchen. Protrahierter maligner Verlaufstyp mit zu diesem Zeitpunkt generalisierten Paresen. Das Ausmaß der Muskelatrophien ist durch das kräftig ausgebildete Unterhautfettgewebe verdeckt. a) Atonischer Schultergürtel mit losen Schultern, schlaffe Parese der Beine; b) beim Aufsitzen Rundrücken, Froschbauch, Schwierigkeiten den Kopf zu halten; pseudomyopathische Fazies; c) extreme Muskelhypotonie mit Taschenmesserphänomen; das Kind klappt spontan nach vorn zusammen polster meist kaschiert bleiben, manifestiert sich oft ein *feinschlägiger Tremor der Hände.* Der weitere Verlauf ist abhängig vom Befall der Interkostalmuskeln; komplizierend kommt nicht selten eine progrediente *Skoliose* der Wirbelsäule dazu. Mehrheitlich sterben diese Kinder im Verlauf des 1. Lebensjahrzehnts.

3. Spätinfantile Verlaufsform

Klinisches Kennzeichen dieser Verlaufsform ist zumeist, daß die Kinder normal Stehen und Gehen gelernt haben, bis dann *im Verlauf des 2. Lebensjahres eine symmetrische proximal beinbetonte Schwäche* auffällt, welche langsam auch die Rumpfmuskulatur und den Schultergürtel mitbefällt. Die Reflexe schwinden. Erst im 2. Lebensjahrzehnt kommt es zur Generalisation der nukleären Atrophie, welche die Patienten an den Rollstuhl fesselt. Häufig prägen sich erhebliche *Skoliosen* aus (Abb. 7.**43**). Es ist keine Seltenheit, daß diese Kranken das 20. Lebensjahr erreichen, bevor meist auch hier ein bronchopulmonaler Infekt zum Tode führt. Alle übrigen nicht wiederholten Charakteristika entsprechen, wenngleich quantitativ weniger ausgeprägt, der zuvor geschilderten frühinfantilen Verlaufsform. Es darf nicht verschwiegen werden, daß gelegentlich dieser spätinfantile Typ der progressiven spinalen Muskelatrophie klinisch nicht von der juvenilen Form (Kugelberg-Welander) abgegrenzt werden kann.

Technische Untersuchungsbefunde

Wie bei den Myopathien (s. S. 11.5) ausführlich dargestellt wird, umfaßt jede klinisch nicht eindeutig zuzuordnende neuromuskuläre Erkrankung obligat folgende Trias technischer Untersuchungen:

1. Bestimmung der Serumenzyme, insbesondere der *Kreatinkinase (CK)*
2. Elektromyographie und Elektroneurographie
3. Muskelbiopsie (Abb. 7.**42**), ggf. Nervenbiopsie.

Beim Verdacht auf eine primär neurogene Muskelatrophie ist die Diagnostik zusätzlich im Regelfall durch eine *Liquoruntersuchung* zu ergänzen. Eine Nervenbiopsie sollte dann erwogen werden, wenn differentialdiagnostisch, z. B. an Hand einer stark verzögerten Nervenleitgeschwindigkeit (vgl. Abschnitt Polyneuropathien), u. a. eine hereditäre demyelinisierende Neuropathie in die Überlegungen mit einbezogen werden muß.

Liquor: Bei sämtlichen progressiven spinalen Muskelatrophien ist der Liquorstatus regelrecht. Allenfalls kann bei rasch progredienten Verläufen eine leichte Eiweißvermehrung auftreten (bis maximal 800 mg/l). Im Falle einer Pleozytose sollte differentialdiagnostisch grundsätzlich an eine erworbene *entzündliche Affektion* (z. B. Poliomyelitis acuta anterior) gedacht werden. Liegt eine stärkere Liquorproteinvermehrung vor, muß an eine erworbene *Polyradikulitis bzw. Polyradikuloneuritis,* evtl. auch an eine metachromatische Leukodystrophie gedacht werden. Des weiteren ist ein lokalisierter spinaler Prozeß zu erwägen, sofern der klinische Befund eines generalisierten Befalls des peripheren motorischen Neurons dies nicht unwahrscheinlich zu machen vermag. Die Indikation zu ergänzenden *neuroradiologischen Untersuchungen* ist von Fall zu Fall davon abhängig zu machen, wobei natürlich auch ggf. der Nachweis der Heredität in die Entscheidung mit eingeht.

Serumenzyme

Bei der *malignen frühkindlichen Form* der progressiven spinalen Muskelatrophie ist die *CK im Serum im Regelfall nicht erhöht;* je benigner und länger sich jedoch der Verlauf gestaltet, desto eher kommen leicht erhöhte CK-Werte vor, welche dann die Differentialdiagnose zu primär myogenen Prozessen erschweren. Grundsätzlich ist die CK-Erhöhung bei der infantilen Form der spinalen Muskelatrophie meist nur gering und erreicht maximal das Zehnfache der Norm. Ausgeprägtere CK-Werte bietet gelegentlich die unten zu besprechende juvenile spinale Muskelatrophie.

Elektromyographie

So aussagekräftig und heutzutage unverzichtbar im Diagnosegang einer neuromuskulären Erkrankung die elektromyographische Untersuchung im Regelfall ist, so schwierig gestaltet sie sich nicht selten bei jungen Säuglingen, um so mehr, wenn praktisch keine Spontanmotorik mehr vorhanden ist. Hier bedarf es großer Erfahrung, um an Hand des nur spärlich zu erhaltenden Innervationsmusters, etwa bei einem ausgeprägten Morbus Werdnig-Hoffmann, die typischen Kriterien der nukleären Atrophie herauszuarbeiten. Es sind dies (15) im wesentlichen die hohe Amplitude sowie die verlängerte Potentialdauer.

Nicht zu übersehen ist jedoch auch in diesem Lebensalter das Vorhandensein sog. *pathologischer Spontanaktivität.* Diese stellt, sofern sie ubiquitär gefunden werden kann, aus neurophysiologischer Sicht einen fast pathognomonischen Befund für die Annahme einer malignen infantilen spinalen Muskelatrophie dar. Differentialdiagnostisch kommen allenfalls einige im 1. Lebensjahr extrem seltene Erkrankungen (besonders früh manifest werdende progressive Muskeldystrophie vom Typ Duchenne, Polymyositis, Guillain-Barré-Syndrom, floride periphere Neuropathie bei metachromatischer Leukodystrophie) in Betracht. Letztere sind im Rahmen des üblichen Diagnosegangs nachzuweisen oder auszuschließen. Die aus

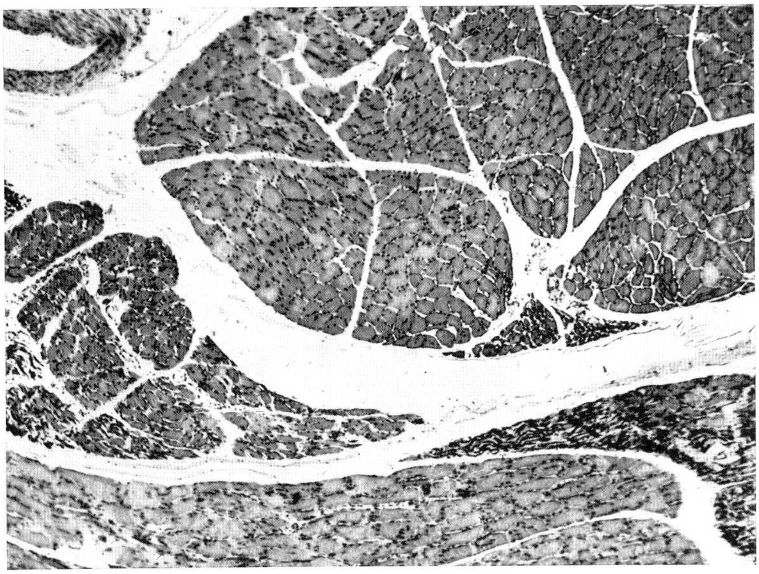

a

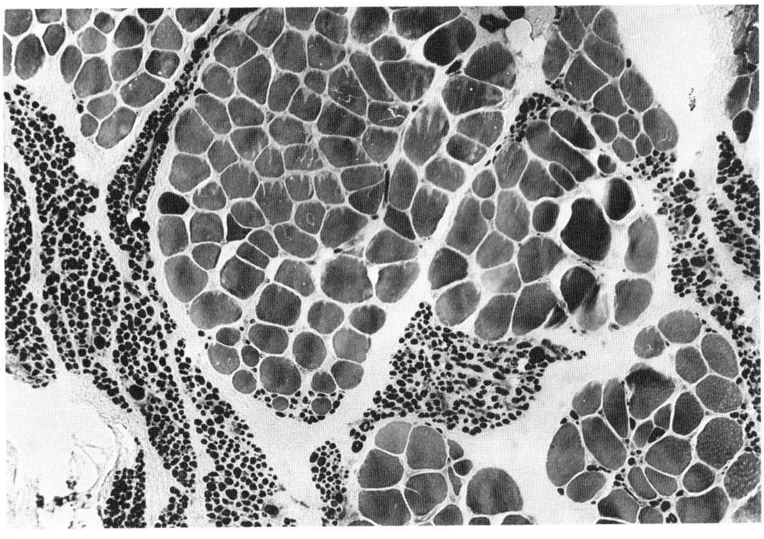

b

Abb. 7.**42** a u. b Muskelbiopsiebefund bei infantiler progressiver spinaler Muskelatrophie. a) Histologisch zeigt sich eine felderförmige neurogene Atrophie (HE-Färbung, Vergr. 60mal). b) Enzymhistochemisch setzt sich die Faseratrophie noch deutlicher vom nicht denervierten Restparenchym ab. Weiterhin zeigt sich, daß in den atrophischen Arealen die in dieser Reaktion dunkler tingierten Typ-II-Fasern (= weiße Fasern) überwiegen, während im Restgewebe neben einer Anpassungshypertrophie ein sog. Typegrouping-Phänomen der helleren Typ-I-Muskelfasern (= rote Fasern) erkennbar wird.
Myofibrilläre Adenosintriphosphatasereaktion bei pH 9,4 (Vergr. 100mal)

pathophysiologischen Überlegungen an sich als normal zu erwartende motorische *Nervenleitgeschwindigkeit* ist insbesondere bei schweren Prozessen *nicht selten geringfügig verzögert* (65, 66). Je älter die Kinder sind, desto klarer kommt das neurogene Innervationsmuster mit sog. *Riesenpotentialen* und *Faszikulationen* zum Ausdruck. Bei den benignen Varianten ist auch die motorische Nervenleitgeschwindigkeit meist normal.

Muskelbiopsie

Auch wenn mehrheitlich zumindest bei typischen klinischen Befunden die Diagnose einer progressiven infantilen spinalen Muskelatrophie mit den bisher dargestellten Maßnahmen bereits als weitgehend gesichert angesehen werden kann, ist im Hinblick auf die Tragweite dieser Diagnose, die Abschätzung der Prognose sowie eine genetische Beratung eine Muskelbiopsie zur weiteren Untermauerung stets zu empfehlen. Bezüglich ihrer Durchführung sowie der anzuwendenden morphologischen Techniken darf auf die Ausführungen bei den Myopathien (s. S. 11.5) verwiesen werden.

Das myopathologisch faßbare strukturelle Kardinalsymptom (22, 82) ist dabei die meist in größeren Gruppen angeordnete, gelegentlich ganze Faszikel umfassende *neurogene Atrophie von Fasern,* während das nicht denervierte Restparenchym meist eine Anpassungshypertrophie erkennen läßt (Abb. 7.**43**). Nicht selten sind hier große Areale histochemisch nur aus einem Fasertyp zusammengesetzt (sog. Type-grouping-Phänomen), was mit Aussprossungsvorgängen seitens intakter

Neurone in Zusammenhang gebracht wird. Je langsamer und benigner der Denervierungsprozeß verläuft, desto mehr tauchen im nicht denervierten Restparenchym auch degenerative Veränderungen im Sinne einer sog. „Begleitmyopathie" auf. Insbesondere bilden die stärker hypertrophierten Fasern wohl im Rahmen trophischer Störungen teils zentrale, teils subsarkolemmale lokalisierte Fibrillendegenerationen aus. Im Falle einer besonders starken Ausprägung einer solchen Begleitmyopathie kann es zu differentialdiagnostischen Schwierigkeiten in der Abgrenzung von einer Muskelerkrankung kommen, vor allem dann, wenn in den Präparaten die neurogene Atrophie zufällig nur gering repräsentiert ist. Dies trifft insbesondere für die im nächsten Kapitel zu besprechende juvenile spinale Muskelatrophie, gelegentlich aber auch für die benignere infantile Form zu und unterstreicht die Notwendigkeit der sorgfältigen klinischen und elektromyographischen Auswahl der Biopsiestelle. Eine gelegentlich auftauchende morphologische Schwierigkeit ergibt sich auch bei den besonders schweren akut verlaufenden postnatalen Formen der progressiven spinalen Muskelatrophie, wenn entweder das gesamte exzidierte Parenchym denerviert ist und somit eine globale Muskelatrophie resultiert oder der Denervierungsprozeß zeitlich noch nicht lange genug besteht, um im Muskel an Hand der Atrophie von Fasern ablesbar zu werden.

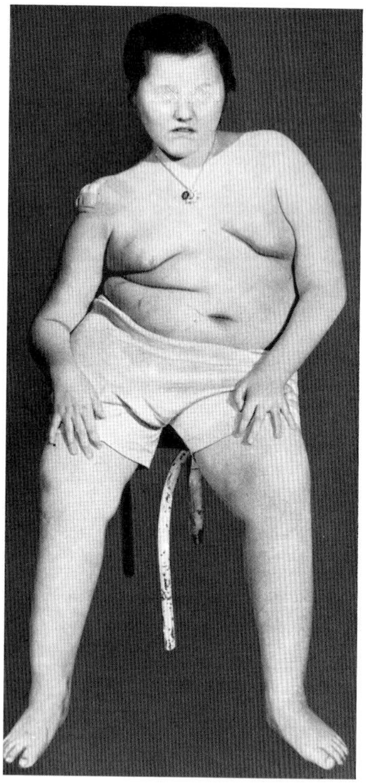

Abb. 7.**43** Spättyp der infantilen spinalen progressiven Muskelatrophie (Werdnig-Hoffmann). 11jähriges Mädchen mit generalisierten Paresen, wobei wiederum die Muskelatrophien durch die Adipositas kaschiert erscheinen. Auffallend kleine schmächtige Finger. Paretische Skoliose

Für prognostische Aussagen ist weniger das Ausmaß der Faseratrophie als vielmehr der Prozentsatz des nicht denervierten Restgewebes und die Frage, ob es eine Anpassungshypertrophie aufweist oder nicht, von Bedeutung. Es versteht sich von selbst, daß völlig paretische Muskeln dazu nicht in der Lage sind.

Differentialdiagnostische Überlegungen

Grundsätzlich erweisen sich die bei diesen Krankheitsbildern gelegentlich auftauchenden differentialdiagnostischen Überlegungen abhängig vom Lebensalter sowie vom bisher überschaubaren Verlauf. Es versteht sich von selbst, daß gelegentlich, insbesondere bei schweren generalisierten Formen, wenn alle technischen Untersuchungsbefunde eine nukleäre Atrophie untermauern und evtl. sogar noch eine hereditäre Belastung klar steht, diagnostische Zweifel überhaupt nicht am Platze sind. Im wesentlichen tauchen Fragen auf, wenn es sich um sporadische Fälle handelt und insbesondere dann, wenn nur ein kurzer akuter Verlauf zu überblicken ist oder sich das Krankheitsbild ungewöhnlich benigne gestaltet. Die dabei jeweils anzustellenden Überlegungen erscheinen different. Was das frühe Säuglingsalter anlangt, so wird jeder Pädiater bestätigen, daß die Differentialdiagnose eines sog. *„floppy infant-Syndroms"* oft erhebliche Schwierigkeiten bereiten kann. Nicht einmal die kardinale Differenzierung zwischen einem *Hypotoniesyndrom mit regelrechter Muskelkraft* und einem solchen mit *Paresen* ist im frühen Lebensalter oft mit Sicherheit zu treffen. Am klinisch brauchbarsten ist dann immer noch die Frage, ob Reflexe auslösbar sind oder nicht. Ansonsten reichen die möglichen Differentialdiagnosen von zentralen Erkrankungen über das sog. *Prader-Willi-Labhart-Syndrom* bis hin zu den mit Muskelschwäche einhergehenden neurogenen bzw. myogenen Erkrankungen. Bezüglich der myogenen Krankheiten darf auf die Myopathien (s. S. 11.24, 11.28) verwiesen werden. Es bleibt in diesem Zusammenhang darauf hinzuweisen, daß einige *kongenitale Myopathien mit strukturellen Besonderheiten,* z.B. die zentronukleäre Myopathie, ebenfalls nicht selten schwer oder nicht auslösbare Reflexe haben. Hier können nur Elektromyogramm und Muskelbiopsie zu einer verläßlichen Diagnose führen. Besondere Schwierigkeiten in der Abgrenzung können *metabolische Prozesse* bedingen. Hier sei vor allem die *Glykogenose Typ II (Pompe)* genannt, welche neben einer Speichermyopathie sowie einer Kardiomyopathie auch zu einem Befall der Vorderhornzellen führen kann, der das Bild einer infantilen spinalen Muskelatrophie täuschend imitiert. Weiterhin gilt es immer, die frühkindliche Poliomyelitis zu bedenken und durch entsprechende virologische Untersuchungen nachzuweisen bzw. auszuschließen. Bestehen stärkere Kontrakturen, ist generell an die Möglichkeit einer *Arthrogryposis multiplex congenita* zu denken, bei welcher es neben einer begleitenden Myopathie auch Muskelatrophien im Sinne einer additiven nukleären Atrophie geben kann.

Im Falle von Kontrakturen kommt differentialdiagnostisch weiterhin immer auch die *kongenitale Muskeldystrophie* in Betracht. Begleitmißbildungen (Herzfehler, Gaumenspalten o. ä.) sollten eher an eine Chromosomenanomalie denken lassen. Sie sind bei den üblichen infantilen spinalen Muskelatrophien nicht geläufig.

Andere differentialdiagnostische Überlegungen tauchen gelegentlich bei den besonders benignen Verlaufsformen auf. Hier ist es oft, je nach Manifestationsalter, praktisch nicht möglich, eine Abgrenzung von der *juvenilen spinalen Muskelatrophie (Kugelberg-Welander)* vorzunehmen. Darüber wird im nächsten Abschnitt noch ausführlich gesprochen werden. Vorwegzunehmen ist, daß alle zu erhebenden technischen Untersuchungsbefunde sich nicht qualitativ, sondern allenfalls quantitativ unterscheiden. Ist man z. B. bei fehlender Generalisation und nicht nachweisbarer Beteiligung der Zunge aufgrund eines rein proximalen Verteilungsmusters, häufig auch mit leichter CK-Erhöhung, klinisch in der Differentialdiagnose zu einer Myopathie nicht sicher, so müssen Elektromyogramm und Muskelbiopsie obligat zur Abgrenzung etwa von einer *Gliedergürteldystrophie* oder einer *kongenitalen Myopathie mit strukturellen bzw. metabolischen Besonderheiten* herangezogen werden.

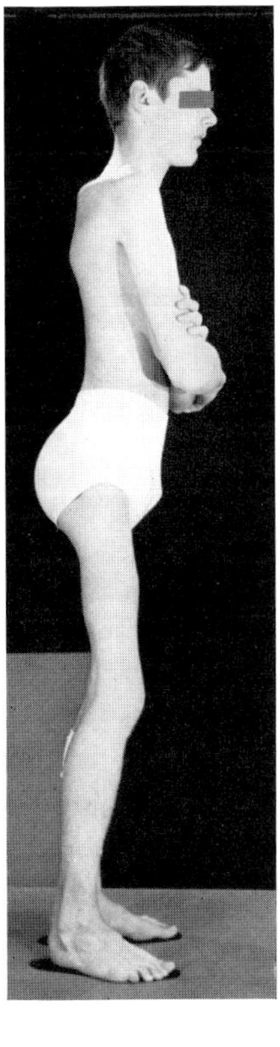

Abb. 7.**44** Pseudomyopathische juvenile spinale Muskelatrophie vom Typ Kugelberg-Welander. Beginn an den Oberschenkeln und am Beckengürtel mit Verschmächtigung der Muskulatur. Im weiteren Verlauf Aszendenz in den Schultergürtel

Juvenile (pseudomyopathische) spinale Muskelatrophie vom Beckengürteltyp

Morbus Wohlfahrt-Kugelberg-Welander (55, 56, 99)

Diese Erkrankung kommt als heterogenes, überwiegend autosomal rezessiv, gelegentlich aber auch dominant vererbtes Leiden in *allen Lebensaltern* vor und zeigt in der Regel einen exzessiv chronischen Verlauf. Fast immer läßt sich der z. T. sehr milde Beginn in das Jugend- oder Kindesalter zurückverfolgen. Das männliche Geschlecht ist häufiger betroffen als das weibliche. Vom Manifestationstyp her besteht rein klinisch eine große Ähnlichkeit zu einigen Verlaufsformen der progressiven Muskeldystrophie, insbesondere der sog. Gliedergürteldystrophie; aber auch die benigne x-chromosomale Beckengürteldystrophie Typ Becker-Kiener ahmt das Leiden weitgehend nach. Dies führte dazu, daß lange Zeit, speziell als die Myopathologie noch in den Kinderschuhen steckte, die Erkrankung als Muskeldystrophie verkannt wurde. Bezeichnungen wie „Muskeldystrophie mit fibrillären Zuckungen" geben davon Zeugnis. Erst Wohlfahrt (99) sowie insbesondere Kugelberg u. Welander (56) bewiesen eindeutig die nukleäre Genese dieses Prozesses.

Klinisches Bild

Wie bereits einleitend erwähnt, ist die klinisch evidente Manifestation extrem variabel. Mehrheitlich kommt es jedoch auf die Qualität der Anamnese an, den häufig uncharakteristischen Beginn im Kindes- bzw. Jugendalter aufzudekken. *Häufigeres Stolpern* oder die Unfähigkeit, ohne fremde Hilfe etwa aus der Hocke hochzukommen, sind dafür feine Indizien. Schließlich manifestiert sich wie bei den Beckengürteldystrophien ein *Watschelgang*. Das Treppensteigen wird zunehmend erschwert. Die Lendenwirbelsäule zeigt eine *Hyperlordose*. Immerhin ein Viertel aller Patienten fällt durch *hypertrophe Waden* auf, was differentialdiagnostisch oft weiter in die Irre führt.

Erst im weiteren Verlauf *aszendiert die Muskelschwäche auf den Schultergürtel* mit zunehmender Elevationsbehinderung sowie Ausbildung einer Scapula alata (Abb. 7.**44**). Bei ebenfalls rund einem Viertel der Patienten bilden sich *bulbäre Symptome* aus, welche natürlich in der Abgrenzung zu Myopathien sehr hilfreich sind. Ganz überwiegend findet sich eine frühzeitige Areflexie, die im Gegensatz zu den Muskelkrankheiten trotz funktionell noch gut erhaltener Unterschenkelmuskulatur mehrheitlich auch den Achillessehnenreflex betrifft. Während bei der infantilen spinalen Muskelatrophie darauf hinzuweisen war, daß Myatrophien und *Faszikulationen* häufig durch das subkutane Fettgewebe der Kinder lange Zeit oder immer kaschiert bleiben, stellen sie bei der juvenilen Form führende Leitsymptome dar. Allenfalls schwinden die sichtbaren Faszikulationen nach längerem Verlauf. Auch ein *feinschlägiger Fingertremor* wird nicht selten beobachtet. Insbesondere initial werden *Krampi* angegeben. Die Prognose ist meist als benigne einzustufen. Allenfalls im höheren Lebensalter werden einige Kranke auf den Rollstuhl angewiesen.

Technische Untersuchungsbefunde

Liquor

Wie im Abschnitt „Infantile progressive spinale Muskelatrophie" bereits ausgeführt, ist der Liquorstatus in der Regel normal.

Serumenzyme

Die *CK im Serum* ist *meist auf ca. das 5- bis 10fache der Norm erhöht,* selten auch noch stärker, was differentialdiagnostisch die Abgrenzung einer progressiven Muskeldystrophie erschwert. Lediglich in ganz frühen Stadien einerseits sowie bei finalen Krankheitsbildern andererseits kann sie normal sein.

Elektromyogramm

Entsprechend der extrem chronischen Verlaufsform des Leidens und der nachfolgend noch zu beschreibenden, auch myopathologisch faßbaren starken sog. Begleitmyopathie des Restparenchyms ergeben sich elektromyographisch oft *Mischbilder* von einem sog. *Neuropathie- bzw. Myopathiemuster,* welche diagnostisch schwer zu deuten sind. Bei intensiver Suche gelingt es jedoch mehrheitlich, zumindest stellenweise ein eindeutiges sog. Neuropathiemuster mit *Riesenpotentialen* und *pathologischer Spontanaktivität* nachzuweisen. Zusätzlich werden nicht selten pseudomyotone Entladungen registriert.

Muskelbiopsie

Auch der myopathologische Befund zeichnet sich durch eine ungewöhnlich starke sog. Begleitmyopathie aus, wie sie in dieser Form allenfalls von der hereditären neuralen Muskelatrophie geläufig ist. Von letzterer unterscheidet sich das morphologische Substrat jedoch zumindest im typischen Fall durch die Anordnung der neurogenen Atrophie, welche beim Morbus Kugelberg-Welander disseminiert in kleinen oder größeren Gruppen auftritt, während bei der neuralen Muskelatrophie meist ganze Faszikel atrophisch sind, andere dagegen nicht denerviertes Gewebe enthalten. Die Anpassungshypertrophie, welche als Wegbereiter für die *Begleitmyopathie* anzusehen ist, erscheint bei der juvenilen spinalen Muskelatrophie ausgeprägter als bei peripheren Neuropathien. Differentialdiagnostische Schwierigkeiten tauchen auf, wenn in einer Biopsie überwiegend myopathische Veränderungen nachweisbar sind und die primär neurogene Atrophie in den Schnitten nicht oder nur diskret anzutreffen ist (Abb. 7.**45**).

Differentialdiagnostische Überlegungen

Ähnlich wie im vorangegangenen Abschnitt bleibt zunächst festzustellen, daß das Krankheitsbild bei typischem klinischem Befund und entsprechenden diagnostisch eindeutigen technischen Untersuchungsbefunden ohne Schwierigkeiten zu erkennen ist. Von dieser Regel gibt es jedoch immer wieder Ausnahmen, vorwiegend dann, wenn entweder der überschaubare Verlauf noch sehr kurz ist oder es sich um extrem chronische Prozesse handelt, bei denen die myopathischen Begleitphänomene gelegentlich in den Vordergrund rücken können. So ist es oft im Kindesalter schwer zu entscheiden, ob es sich um eine benigne Variante der infantilen spinalen Muskelatrophie oder um eine juvenile Form handelt. Im Erwachsenenalter können manchmal besonders hohe CK-Werte sowie nicht eindeutige EMG- bzw. Biopsiebefunde, in denen wie dargestellt myopathische Phänomene überwiegen können, in der Differentialdiagnose zur *Gliedergürteldystrophie* bzw. zur *progressiven Muskeldystrophie Typ Becker-Kiener* Schwierigkeiten bereiten. Hier sollte man grundsätzlich den klinisch-neurologischen Unterschiedlichkeiten, insbesondere dem Nachweis von Faszikulationen, der generalisierten Areflexie bzw. ggf. bulbären Symptomen ganz besonderes Augenmerk schenken. Generell ist bei sporadischen Erkrankungsfällen die Differentialdiagnose im Hinblick auf mögliche erworbene Vorderhorn- bzw. Vorderwurzelaffektionen zu erweitern, insbesondere dann, wenn der Liquor nicht völlig regelrecht ist. Gelegentlich können initiale Stadien der Erkrankung mit der Angabe von Krampi rein klinisch die Differentialdiagnose zu metabolischen Myopathien aufwerfen.

Seltene hereditäre Formen der progressiven spinalen Muskelatrophie

Verglichen mit den bisher dargestellten relativ gut zu umreißenden Krankheitsbildern ist im folgenden eine relativ heterogene Gruppe familiärer spinaler Muskelatrophien zu beschreiben, welche z.T. möglicherweise nur Formes frustes des Morbus Kugelberg-Welander darstellen, zu einem

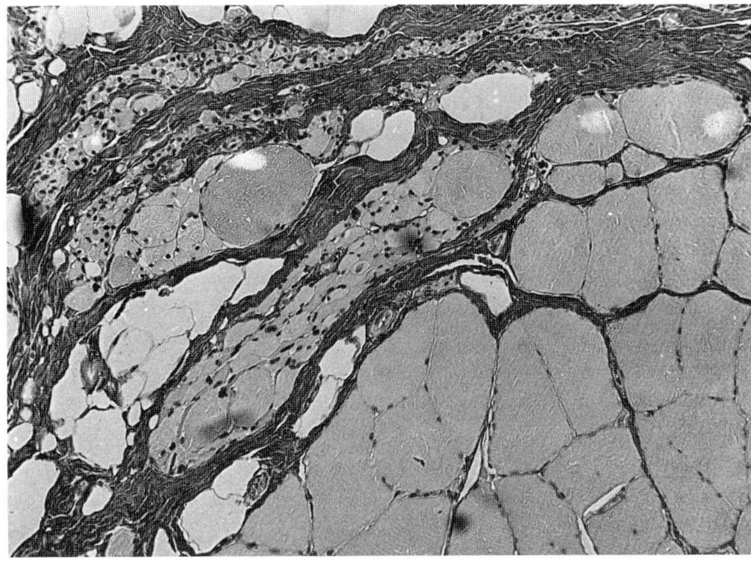

a

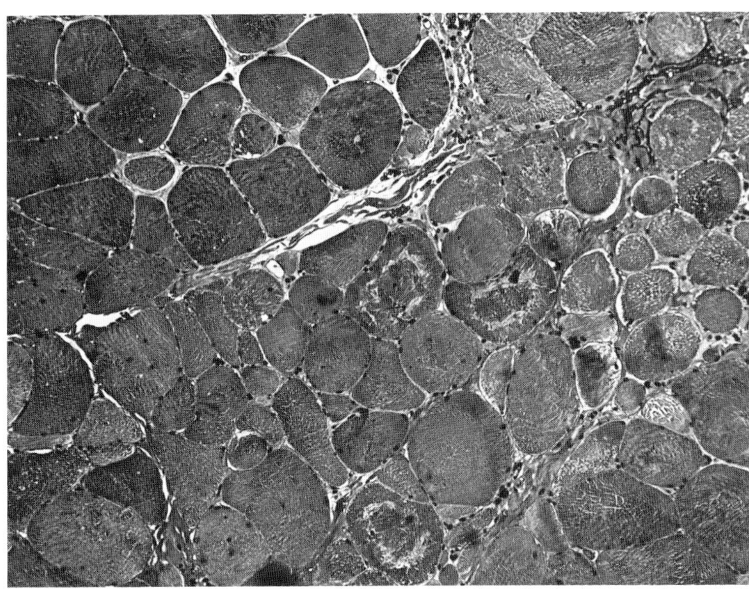

b

Abb. 7.**45** a u. b Myopathologische Befunde bei juveniler progressiver spinaler Muskelatrophie vom Typ Kugelberg-Welander. a) Neben der felderförmig angeordneten neurogenen Muskelatrophie, welche die primär neurogene Entstehung der Erkrankung belegt, hat sich eine beträchtliche Anpassungshypertrophie und sog. Begleitmyopathie des Restgewebes entwickelt. Zusätzlich findet sich ein interstitieller Umbau in Form einer perimysialen Fibrose sowie eingestreuter interfaszikulärer Vakatfetteinlagerungen (Van-Gieson-Färbung, Vergr. 100mal). b) In vorliegender Muskelbiopsie ist die neurogene Atrophie quantitativ nur sehr geringfügig erfaßt. Überwiegend fällt eine deutliche myopathische Parenchymalteration auf. Daneben sind in diesem Falle sog. „target fibers" (vgl. Fasern in der Bildmitte sowie am mittleren unteren Bildrand) mit dem kokardenähnlichen Dreischichtphänomen diagnostisch hilfreich. Diese Faseranomalie kommt nur bei primär neurogenen Prozessen vor (Trichrom-Färbung, Vergr. 100mal)

weiteren Teil fließende Übergänge zur familiären myatrophen Lateralsklerose aufweisen, in einigen Formen jedoch auch durch lokalisatorische Besonderheiten (distale bzw. skapuloperonäale Muskelatrophie) gekennzeichnet sind.

Familiäre chronische spinale Quadrizepsatrophie

Die Kenntnis des Krankheitsbildes basiert auf Einzelbeobachtungen (37), welche eine heredodegenerative Spätform einer spinalen Muskelatrophie wahrscheinlich machen, die sich fast ausschließlich symmetrisch im M. quadriceps femoris manifestiert. Aus klinisch-neurologischer Sicht handelt es sich hier um eine Rarität und im Prinzip um eine Ausschlußdiagnose, welche erst erlaubt ist, wenn alle häufigeren Formen *erworbener neurogener bzw. myogener Ursachen einer Quadrizepsatrophie* (endokrine Myopathien, Polymyositis; chronische proximal betonte periphere Neuropathie, z. B. bei Diabetes mellitus oder chronischem Alkoholismus u. a.) als ausgeschlossen betrachtet werden können.

Familiäre Schultergürtelformen der spinalen Muskelatrophie

Es handelt sich ebenfalls um seltene dominant erbliche Krankheitsbilder mit zwei Varianten im Verteilungstyp, nämlich:

1. einer *fazioskapulohumeralen Manifestation* (34) bzw.

2. einer *skapuloperonäalen Manifestation* (52, 53).

Sie sind sicher wesentlich seltener als die entsprechenden myopathischen Krankheitsbilder der gleichen Lokalisation und bedürfen somit einer sorgfältigen *differentialdiagnostischen Abgrenzung* speziell von der *fazioskapulohumeralen Muskeldystrophie,* daneben aber auch von *einigen Myopathien mit strukturellen Besonderheiten.*

Familiäre spinale Atrophie der Unterarme

Rein lokalisatorisch entspricht dieses familiär sicher ebenfalls seltene Krankheitsbild (94), abgesehen von der meist von Anfang an symmetrischen Ausprägung, der häufigeren sporadisch auftretenden *spinalen Muskelatrophie vom Typ Duchenne-Aran* und wird deshalb ausführlicher bei dieser besprochen (s. S. 7.65).

Familiäre spinale Muskelatrophie mit Bulbärparalyse

Das *x-chromosomal rezessiv* erbliche Krankheitsbild (61) bietet formal vom neurologischen Befund her sehr enge Analogien zur familiären myatrophen Lateralsklerose, unterscheidet sich von dieser jedoch ganz entscheidend durch seine wesentlich günstigere Prognose (85). Die Schwäche der Skelettmuskulatur erscheint im Regelfall proximal betont. Seltener sind auch distale Prädilektionen beschrieben. Die Symptome im Sinne einer begleitenden *Bulbärparalyse* erscheinen meist nur gering ausgeprägt.

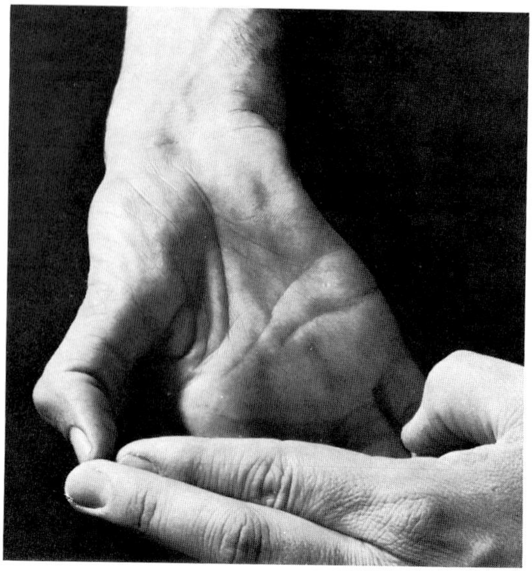

Abb. 7.**46** Monoparetischer Beginn der nukleären Atrophie bei sporadischer progressiver spinaler Muskelatrophie Typ Duchenne-Aran. Initiale Abductor-opponens-Atrophie der Arbeitshand. Im Gegensatz zum Karpaltunnelsyndrom findet sich bereits eine deutliche Atrophie des M. adductor pollicis mit entsprechender Adduktionsschwäche. Zu beachten sind auch die Hohlhand und die Hypothenaratrophie

Sporadische Formen der progressiven spinalen Muskelatrophie

Bei der sporadischen spinalen Muskelatrophie tritt das chronische Vorderhornsyndrom in seiner reinen Form hervor. Deshalb überwiegt die nukleär bedingte Muskelatrophie die Parese und geht ihr auch voraus.

Die sporadische progressive spinale Muskelatrophie kann in jedem Lebensalter beginnen. Am häufigsten erkranken Jugendliche und jüngere Erwachsene. Typisch ist der Beginn an einer Extremität, proximal oder häufiger distal, als *zunächst lokale monoparetische Manifestation der nukleären Atrophien* (Abb. 7.**46**). Dieses pathogenetische Grundprinzip aller nukleären Atrophien, das Überall-anfangen-Können, ist bei der sporadischen spinalen Muskelatrophie besonders deutlich verwirklicht. Jede Muskelgruppe an den oberen und unteren Extremitäten, am Stamm, Hals und Kopf kann einseitig oder auch doppelseitig primär erkranken. Die hohe Variabilität des lokalen Krankheitsbeginns und ebenso des sich im Lauf der Zeit entwickelnden Lähmungs- und Atrophiebildes verbietet eine nosologische Einteilung der sporadischen spinalen Muskelatrophie nach dem neurologischen Krankheitsbild. Wenn sich dennoch die Unterscheidung bestimmter *Prädilektionstypen* in der klinischen Neurologie durchgesetzt hat, dann hauptsächlich zur Vereinfachung der Differentialdiagnose, denn die lokalisatorische Variabilität zwingt zu Beginn der Erkrankung doch immer zu sehr weitreichenden differentialdiagnostischen Überlegungen. So bedeutet es schon eine Vereinfachung, wenn man die proximalen Manifestationstypen, bei denen die Abgrenzung von den entsprechenden Typen der progressiven Muskeldystrophien und anderer Myopathien die größere Rolle spielt, von den bevorzugt distal lokalisierten Formen unterscheidet, bei denen mehr periphere Nervenerkrankungen und Nervenschäden bis hinauf zu den zervikalen motorischen Wurzelkompressionssyndromen differentialdiagnostisch zu beachten sind.

Im Rahmen dieser Unterscheidung zwischen proximal und distal beginnenden Formen hat es sich eingebürgert, den Manifestationstyp „Duchenne-Aran“ mit Bevorzugung der Hand- und der Unterarmmuskeln von dem Manifestationstyp „Vulpian-Bernhardt“ mit seinem Schwerpunkt im Bereich des Schultergürtels und analog den Peronäal- von dem Femoraltyp phänomenologisch zu unterscheiden. Eine ausgebreitete proximale Manifestation im Beckengürtel entspricht dem Typ Wohlfahrt-Kugelberg-Welander und leitet über zu den Generalisationsformen der sporadischen progressiven spinalen Muskelatrophie. Eine weitere lokalisatorische Sonderform ist der ausgesprochen akrodistale Typ Dyck-Lambert, welcher an den Fuß- und Handmuskeln beginnt und deshalb rein von der Ausprägung der Myatrophien her chronische periphere Neuropathien, insbesondere die hereditäre neurale Muskelatrophie, imitiert.

Prädilektionstyp Duchenne-Aran

Klinisches Bild

Als Typ Duchenne-Aran (1) werden progressive spinale Muskelatrophien bezeichnet, die an den *kleinen Handmuskeln,* in der Regel an einer Hand, häufig der Arbeitshand, beginnen und hier auch im weiteren Verlauf dominieren (Abb. 7.**47**).
Die perifokale Ausbreitung erfolgt in der Mehrzahl der Fälle ausgehend von einer Thenar- bzw. Hypothenaratrophie sowie einem Schwund der Mm. interossei, zunächst im Bereich der initial betroffenen Hand, des Unterarms und schließlich des Schultergürtels derselben Extremität (monoparetischer Beginn) und *geht früher oder später auf die andere Hand über.* Nach jahrelangem Verlauf kann sich eine *sekundäre Generalisation* zeigen, dies ist bei frühem Beginn in der Jugend, wenn überhaupt, nach sehr viel längerer Zeit der Fall als bei späterem Beginn im mittleren Lebensalter.

Technische Untersuchungsbefunde

Im Gegensatz zu den meist von Anfang an als Systemkrankheiten imponierenden Generalisationsformen der hereditären spinalen Muskelatrophien zeigen die sporadischen Krankheitsbilder ja häufig initial ein monoparetisches Bild. Demgemäß sind in der Regel die technischen Untersuchungsbefunde über das bisher Besprochene hinaus zu erweitern, um keine *lokalisierte und möglicherweise neurochirurgisch behandelbare Schädigung* in Höhe des Rückenmarks bzw. des peripheren Motoneurons zu übersehen.
Mehrheitlich kann man sagen, daß die deskriptive Diagnose einer sporadischen spinalen Muskelatrophie erst nach Ausschluß anderer topisch abgrenzbarer Schädigungen des Nervensystems zu stellen ist. Ätiologisch muß dabei vor allem im mittleren und höheren Lebensalter zunächst immer offen gelassen werden, inwieweit sie das zum Zeitpunkt der Untersuchung einzig faßbare *Initialsymptom einer myatrophen Lateralsklerose* darstellt, welche sich später demaskiert.
Bezogen auf die Besonderheiten des Prädilektionstyps Duchenne-Aran bedeutet dies, daß entsprechend den nachfolgenden differentialdiagnostischen Überlegungen der technische Untersuchungsgang gegenüber dem bei den hereditären spinalen Muskelatrophien in folgender Weise zu modifizieren bzw. zu erweitern ist.

Liquor

Die Untersuchung des lumbal entnommenen Liquors ist auch hier unerläßlich. Sie sollte gegebenenfalls durch den Versuch einer Virusisolierung sowie die Durchführung einer Luesserologie erweitert werden. Im Falle einer stärkeren Pleozytose sind zusätzliche serologische Untersuchungen am Platze, um eine erworbene entzündliche Genese nicht zu übersehen.

Röntgendiagnostik

Im Falle einer Proteinvermehrung im Liquor ergibt sich zweifelsfrei die Indikation zur Durchfüh-

a b

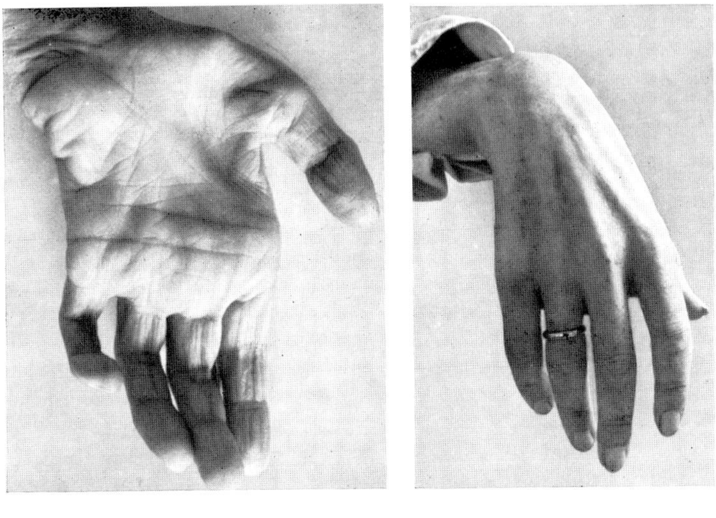

Abb. 7.**47** a u. b Progressive spinale Muskelatrophie. a) Sporadische progressive spinale Muskelatrophie vom Typ Duchenne-Aran bei einer 51jährigen Frau: Monoparetischer Beginn in der linken Hand mit ausgeprägter Muskelatrophie im Bereich des Thenars, des Hypothenars sowie der Mm. interossei. b) Monoparetischer Beginn der progressiven spinalen Muskelatrophie vom Typ Duchenne-Aran bei einem 43jährigen Mann, welcher eine Radialislähmung ohne Sensibilitätsstörungen wie beim Supinatorlogensyndrom imitiert, jedoch auch mit deutlicher Schwäche des M. extensor carpi radialis einhergeht

rung einer *Myelographie.* Aber auch bei blandem Liquor ist diese Untersuchung zur differentialdiagnostischen Abrundung wohl kaum zu unterlassen.
Röntgenuntersuchungen der Halswirbelsäule in vier Ebenen, ggf. je nach Lebensalter und übrigem internistischem Befund, ergänzt durch Tomogramme der Region bzw. szintigraphische Untersuchungen zur frühzeitigen Erkennung möglicher ossärer Destruktionen, sind regelmäßig erforderlich. Ist man sich klinisch-neurologisch in der Abgrenzung von einer unteren Plexusläsion nicht ganz sicher, empfehlen sich zusätzlich Aufnahmen der oberen Thoraxapertur zum Ausschluß einer Halsrippe bzw. eines Pancoast-Tumors. Bei differentialdiagnostischen Hinweisen auf ein peripheres Engpaßsyndrom sind Zielaufnahmen des Sulcus ni. ulnaris bzw. des Karpaltunnels von Wert.

Serumenzyme

Im Regelfall ist bei lokalisierten nukleären Atrophien die *CK-Aktivität im Serum nicht erhöht.* Sofern dies der Fall ist, muß an eine Generalisation gedacht werden, welche sich möglicherweise zum Zeitpunkt der Untersuchung noch dem klinischen Nachweis entzieht, und besonders sorgfältig nach subklinischen elektromyographisch faßbaren weiteren Manifestationen gesucht werden. Weiterhin sind bei dieser Konstellation primär myogene Erkrankungen, insbesondere eine Myopathia distalis tarda hereditaria Welander, in die Differentialdiagnose mit einzubeziehen.

Elektromyographie

Im typischen Fall ist das Elektromyogramm mit dem Nachweis neurogen veränderter motorischer Einheiten und eines gelichteten Innervationsmusters im Verein mit sog. *Riesenpotentialen* und *Faszikulationen* der entscheidende diagnostische Wegweiser. Weiterhin kommt der topischen Verteilung der abnormen EMG-Veränderungen große Bedeutung zu. Im Prinzip muß man aufgrund des neurophysiologischen Befundes in der Lage sein zu beweisen, daß sich die festgestellten Ausfälle *nicht auf das Innervationsgebiet eines einzelnen peripheren Nervs* (z. B. N. medianus oder N. ulnaris) *beschränken* und daß sie auch sicher *über die Topik eines Segments hinausreichen.* Weiterhin sollte man zumindest in frühen Stadien der Krankheitsbilder den Nachweis einer normalen Nervenleitgeschwindigkeit fordern. Besonderes Augenmerk ist im Rahmen der elektromyographischen Untersuchung auf mögliche weitere subklinische Auffälligkeiten in anderen, bei der körperlichen Untersuchung nicht sicher befallenen Muskelgruppen zu richten. Auf diese Weise kann oft schon frühzeitig eine beginnende Generalisation eines Vorderhornprozesses bewiesen werden.
Lokalisierte rein nukleäre Prozesse werden in der Regel nicht von sensiblen oder trophischen Störungen begleitet.

Muskelbiopsie

Im Gegensatz zu den hereditären progressiven spinalen Muskelatrophien, bei welchen die Muskelbiopsie für die differentialdiagnostische Einordnung eine große Rolle spielt, ist ihr Einsatz bei den lokalisierten Prozessen speziell im Bereich der Hand-Unterarm-Muskulatur nur begrenzt möglich und sinnvoll. Das liegt vorwiegend an den Schwierigkeiten, im Bereich dieser kleinen Muskeln überhaupt ein suffizientes Biopsiegewebe zu gewinnen. Allenfalls bietet sich der Einsatz dieser Methode an, wenn der Prozeß, sei es klinisch oder auch nur subklinisch, d. h. elektromyographisch größere Muskeln bereits miterfaßt hat und der Beweis der multilokulären Vorderhornaffektion angetreten werden soll.

Differentialdiagnostische Überlegungen

Die Palette der differentialdiagnostisch anzustellenden Überlegungen ist je nach klinischer Ausprägung des Befundes sowie Ausfall der technischen Untersuchungsergebnisse teilweise sehr breit zu fassen, in typischen Fällen jedoch weitgehend einzuengen.
Im Regelfall sollte es nach klinischen und elektromyographischen Kriterien zweifelsfrei möglich sein, die *Engpaßsyndrome* des N. medianus bzw. N. ulnaris, welche ebenfalls zu lokalisierten Myatrophien der Handmuskulatur führen, aufgrund entsprechender topischer Befunde sowie sensibler Zusatzsymptome bzw. des neurophysiologischen Nachweises einer strukturellen Schädigung des peripheren Nervs (vgl. Läsionen peripherer Nerven) zu erfassen. Nach der alltäglichen klinischen Erfahrung muß man allerdings darauf hinweisen, daß nicht selten am Beginn einer spinalen Muskelatrophie vom Typ Duchenne-Aran ein fälschlicherweise vermutetes *Karpaltunnelsyndrom* operativ angegangen wird.
Schwieriger ist es häufig, die Fallhand einer peripheren Radialisparese im Falle eines *Supinatorlogensyndroms* rein klinisch von einer möglicherweise dergestalt beginnenden distalen Muskelatrophie vom Typ Duchenne-Aran zu differenzieren (vgl. Abb. 7.**47**b). Hier bieten ja Sensibilitätsstörungen kein Unterscheidungskriterium. Das Elektromyogramm hilft jedoch auch bei dieser Frage entscheidend weiter.
Noch größer wird die Problematik der differentialdiagnostischen Abgrenzung einer chronischen *Vorderwurzelkompression* meist auf dem Boden einer Osteochondrose der Halswirbelsäule oder eines Diskusprolapses, gelegentlich aber auch von Tumoren in diesem Bereich. Zwar

sind im Falle raumfordernder Prozesse Nachbarsymptome von seiten der Hinterwurzeln oder auch des Rückenmarksquerschnittes in der Mehrzahl der Fälle vorhanden, doch können sie insbesondere bei der Einengung der Foramina intervertebralia auf degenerativer Basis in den Hintergrund treten oder gar fehlen. Weiterhin muß betont werden, daß die klinischen Leitsymptome der akuten Wurzelkompression, nämlich die vertebrale Symptomatik und der radikuläre Schmerz, gelegentlich bei rein motorischen Wurzelkompressionsschäden völlig fehlen können. Umgekehrt muß gleichfalls bedacht werden, daß primäre nukleäre Atrophien im Verlauf nicht selten durch Fehlbelastungen des Achsenorgans sekundäre Osteochondrosen nach sich ziehen.

Ist bei klinisch entsprechend lokalisierten Myatrophien auch nach neurophysiologischen Kriterien die Einordnung in den Rahmen einer nukleären Schädigung wahrscheinlich, so sind schließlich natürlich noch entsprechend lokalisierte Rückenmarkserkrankungen mit unsystematisiertem Untergang von Vorderhornzellen in die Überlegung mit einzubeziehen. Dies gilt insbesondere für die *Syringomyelie* und den intramedullären *Gliastift,* welche oft lange auf nukleäre Symptome beschränkt bleiben, ehe diskrete dissoziierte Empfindungsstörungen und Hinterhornschmerzen, ein Hornersches Syndrom oder Strangsymptome hervortreten. Gleiches gilt für die *Hämatomyelie* sowie für den, allerdings sehr selten, chronisch verlaufenden spinalen Gefäßprozeß nach Art eines *Spinalis-anterior-Syndroms,* welches wiederum häufig in dieser Topik durch eine zervikale raumbeengende Osteochondrose begünstigt wird.

Abb. 7.**48** a–d a u. b) Sporadische progressive spinale Muskelatrophie vom Typ Vulpian-Bernhardt. Isolierte Verschmächtigung der linken Schulter-Oberarm-Region bei einem 30jährigen Mann. Der Prozeß ist seit 10 Jahren stationär. c) Gleichförmige symmetrische Schultergürtel- und Oberarmatrophie. 52jähriger Mann mit 5jähriger Anamnese. d) Schultergürtelform einer nukleären Muskelatrophie bei ausgedehntem Defektsyndrom 12 Jahre nach Poliomyelitis

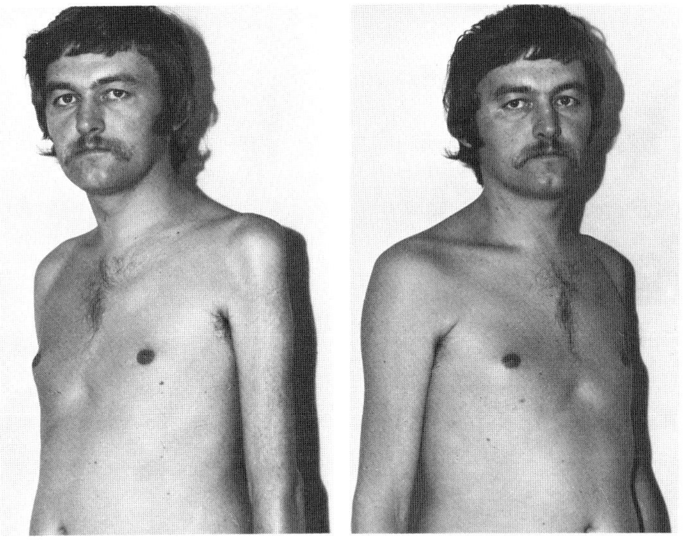

a

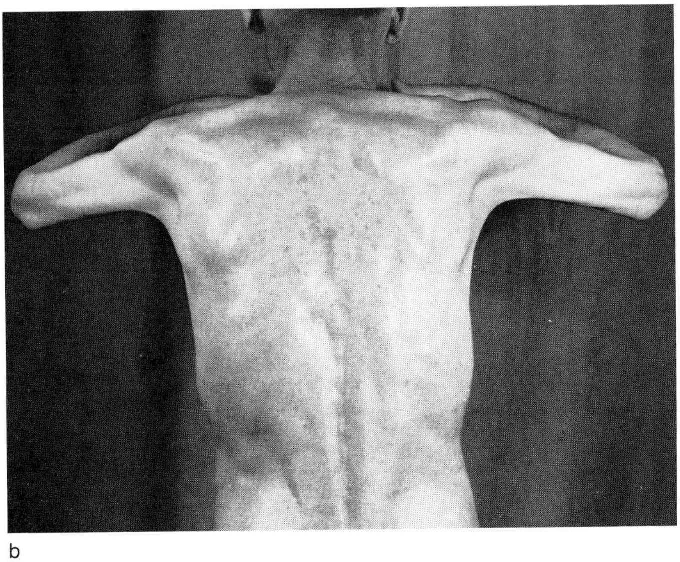

b

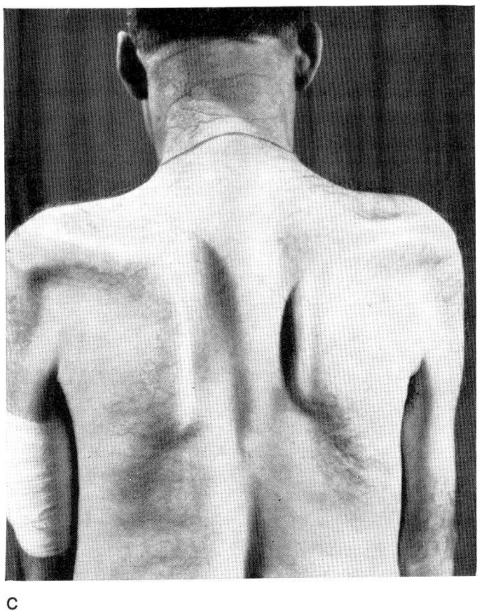

c

Prädilektionstyp Vulpian-Bernhardt

Klinisches Bild

Das klinische Kardinalsymptom dieser Krankheitsgruppe (4, 5) ist im Regelfall eine monoparetisch erscheinende oder zumindest stark *asymmetrisch ausgeprägte Atrophie und Schwäche der Schultergürtel-Oberarm-Muskulatur* (Abb. 7.**48**a+b). Auch hier gilt, ähnlich wie beim Typ Duchenne-Aran, daß im Lauf der Jahre eine weitere Ausbreitung auf die kontralaterale Seite (Abb. 7.**48**c) sowie auf die distalen Muskelgruppen der oberen Extremitäten erfolgen kann. Sekundäre *Generalisationsformen* kommen gleichfalls vor.

Technische Untersuchungsbefunde

Im Prinzip läßt sich nur das wiederholen, was beim Typ Duchenne-Aran bereits ausgeführt wurde (Abb. 7.**49**).

Differentialdiagnostische Überlegungen

Entsprechend der andersartigen Prädilektion sind die differentialdiagnostischen Überlegungen gegenüber dem Typ Duchenne-Aran in einigen Punkten zu modifizieren. Prima vista ist bei Myatrophien im Schultergürtel natürlich auch an die nicht selten asymmetrisch ausgeprägte *fazioskapulohumerale Muskeldystrophie* sowie an eine *Polymyositis* zu denken, Krankheiten, welche im Regelfall jedoch an Hand des skizzierten technischen Diagnosegangs differentialdiagnostisch auszuschließen sind. Unter den peripher neurogenen Affektionen geht es hier vor allem um die Abgrenzung einer oberen Plexusläsion, entweder traumatisch oder nach neuralgischer Schulteramyotrophie. Gleiches gilt für eine C4/C5-Wurzelläsion. Die Anamnese, der Nachweis von Sensibilitätsstörungen sowie die genaue klinische und elektromyographische topische Analyse der Ausfälle leisten hier wertvolle Hilfe. Ähnliches gilt für den Ausschluß einer serogenetischen Polyneuritis mit schwerpunktmäßiger Verteilung in diesem Bereich, bei welcher oft Sensibilitätsstörungen ganz in den Hintergrund treten können, so daß im wesentlichen die Verlaufscharakteristik sowie die Elektromyographie und insbesondere Neurographie weiterhelfen müssen. Auch bestimmte neurotrope Viren, etwa im Rahmen eines *Erythema chronicum migrans,* können über eine lokalisierte Radikulitis zu Ausfallserscheinungen führen, deren mögliche Residuen gelegentlich differentialdiagnostische Probleme aufwerfen. Hier sollte in der Regel die Anamnese ein akutes Krankheitsbild aufdecken lassen. Besonders schwierig in der Abgrenzung rein vom neurologischen Syndrom kann auch hier ein *Defektzustand nach Poliomyelitis* sein (Abb. 7.**48**d). Im Regelfall sollte jedoch die Anamnese weiterhelfen. Ein solcher Restzustand nach Poliomyelitis kann im höheren Alter durch verschiedene erworbene, völlig andersartige Faktoren (Arthrosen, vaskuläre Prozesse, Fortschreiten der sog. Begleitmyopathie des nicht denervierten Muskels im Sinne einer Überlastung) eine weitere Progredienz der Paresen bedingen, welche die Frage nach einem möglichen Wiederaufflackern der Poliomyelitis aufwirft. Dies ist jedoch meist nicht der Fall.

Nicht auszuschließen ist natürlich das mögliche Auftreten einer progressiven spinalen Muskelatrophie Jahre bis Jahrzehnte nach einer durchgemachten Poliomyelitis (41), wobei eigentümlicherweise das „Wiederaufflackern des Prozesses" sich oft an die vorgeschädigten Muskelgruppen hält. Man kann dann nur konstatieren, daß die durchgemachte Poliomyelitis offenbar die Vulnerabilität des Nervensystems gegenüber einem nach heutiger Anschauung davon unabhängigen Leiden erhöht. Die Literatur weist Zahlen auf, welche dies wahrscheinlich machen (67).

Spekulationen zu einer möglichen Ätiologie der progressiven spinalen Muskelatrophie im Sinne einer Slow-virus-Infektion mögen durch diese Zusammenhänge gestützt werden, ohne daß man bis heute eine Beweisführung antreten könnte.

Ähnlich fraglich erscheint der direkte Zusammenhang zwischen einer durchgemachten Encephalitis epidemica und einer später sich entwickelnden progressiven spinalen Muskelatrophie. Sehr viel eher als Modell einer *symptomatischen Genese* mögen die *Lues,* die *Einwirkung des elektrischen Stroms* oder *Zustände nach Commotio bzw. Contusio spinalis* angesehen werden.

Akrodistale Manifestationen der progressiven spinalen Muskelatrophie

Klinisches Bild

Es handelt sich hier um ein äußerst problematisches Krankheitsbild, weil es per se sicher sehr selten auftritt und viel häufiger im Verlauf einer rasch generalisierenden spinalen Muskelatrophie bzw. vor allem einer *myatrophen Lateralsklerose* zuzuordnen ist. Insofern ist bei der genannten Diagnose äußerste Vorsicht am Platz. Weiterhin müssen sorgfältige differentialdiagnostische Überlegungen zu vielen anderen, ebenfalls wesentlich häufigeren Schädigungsmodalitäten im peripheren Nervensystem sowie zu einigen myogenen Erkrankungen angestellt werden.

Im Prinzip kann man die Diagnose nur mit gewisser Wahrscheinlichkeit stellen, wenn man über einen längeren Zeitraum einen *extrem schleichenden Manifestationstyp* einer nukleär bedingten Schwäche und Atrophie der distalen Beinmuskulatur (symmetrisch oder häufig auch leicht asymmetrisch), meist zusätzlich im Verein mit gleichartigen, quantitativ geringeren Ausfällen in der Handbinnenmuskulatur, überschaut (Abb. 7.**50**).

Technische Untersuchungsbefunde

Sie entsprechen dem Diagnosegang der vorgenannten sporadischen spinalen Muskelatrophien.

Differentialdiagnostische Überlegungen

Wie bereits einleitend ausgeführt, sind hier vielfältige differentialdiagnostische Überlegungen am Platz, ehe man diese sehr seltene Diagnose stellt. Es geht dabei zunächst um die Abgrenzung anderer Schädigungsarten des neuromuskulären Systems, welche klinisch-neurologisch ähnliche Bilder hervorrufen können (motorisch betonte periphere Neuropathie, Radikulopathien, lokalisierte Rückenmarksaffektion, seltene distale Myopathie, seltene Verlaufsformen von Myositiden, insbesondere die sog. Einschlußkörpermyositis) (60). Dies ist im Regelfall durch die genannten technischen Untersuchungen möglich, kann jedoch gelegentlich Probleme aufwerfen.
Ist man sich in der Einordnung als spinale Muskelatrophie in der genannten Topik sicher, bleibt immer noch, wie bei allen übrigen sporadischen spinalen Muskelatrophien, ein Residualzustand nach Poliomyelitis oder eine der sehr seltenen erworbenen Schädigungen zu bedenken. Des weiteren muß der Verlauf zeigen, inwieweit eine weitere Progredienz nicht doch ein Initialstadium einer myatrophen Lateralsklerose anzeigt.

Isolierte nukleäre Quadrizepsatrophie

Auch dieses Krankheitsbild sollte man in der neurologischen Praxis als *seltene Ausschlußdiagnose* betrachten, welcher viele wesentlich häufigere andere Ursachen einer isolierten oder schwerpunktmäßigen monoparetischen bzw. bilateralen Quadrizepsverschmächtigung gegenüberstehen. Auf analoge Ausführungen im Abschnitt über die familiäre chronische spinale Quadrizepsatrophie darf verwiesen werden (s. S. 7.63).
Generell ist im Rahmen des grundsätzlich durchzuführenden technischen Diagnosegangs (vgl. vorangegangene Abschnitte) eine Fülle *andersar-*

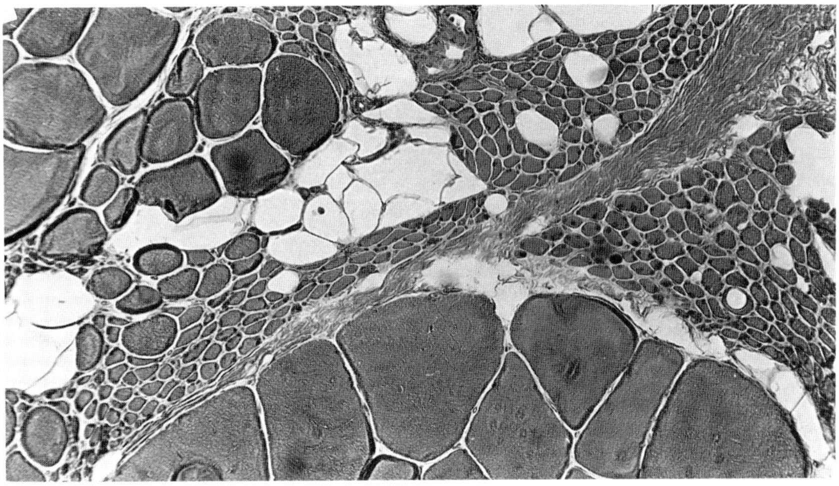

a

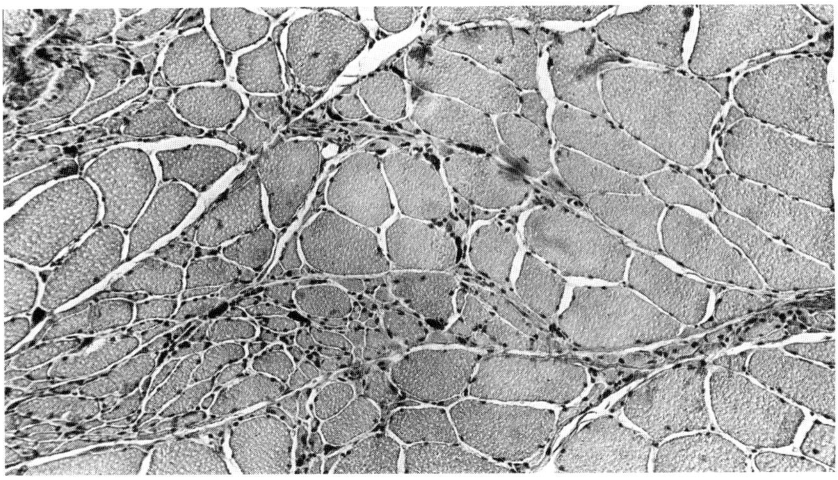

b

Abb. 7.**49** a u. b Myopathologische Befunde. a) Sporadische progressive spinale Muskelatrophie Typ Vulpian-Bernhardt. Biopsie aus dem M. biceps brachii bei 10jährigem Verlauf. Ausgeprägte, in großen Gruppen angeordnete neurogene Muskelatrophie. Erhebliche Anpassungshypertrophie und sog. Begleitmyopathie im nicht denervierten Restparenchym. Perimysiale interstitielle Umbauvorgänge (HE-Färbung, Vergr. 100mal). b) Rasch progrediente spinale Muskelatrophie im Sinne einer myatrophen Lateralsklerose. Biopsie aus dem M. biceps brachii bei bis dahin überschaubarem einjährigem Verlauf. Im Gegensatz zur chronischen Manifestation der progressiven spinalen Muskelatrophie vom Typ Vulpian-Bernhardt findet sich hier ein durch den Untergang zahlreicher motorischer Einheiten bedingtes netzförmiges Atrophiemuster, welches das gesamte Parenchym durchzieht. Die Begleitreaktion des nicht denervierten Restgewebes ist quantitativ wesentlich geringfügiger. Signifikante Umbauvorgänge haben sich nicht entwickelt (Van-Gieson-Färbung, Vergr. 100mal)

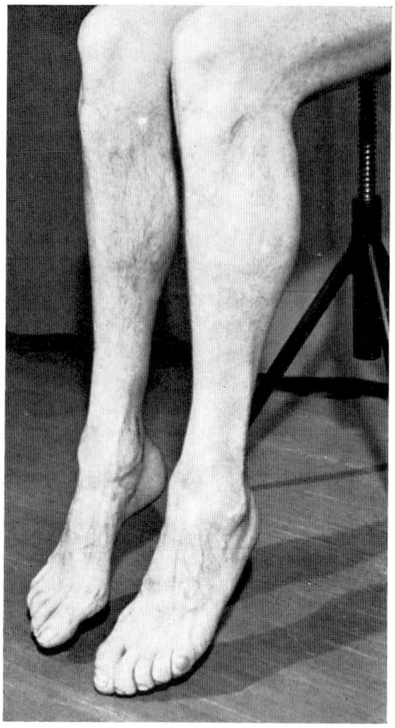

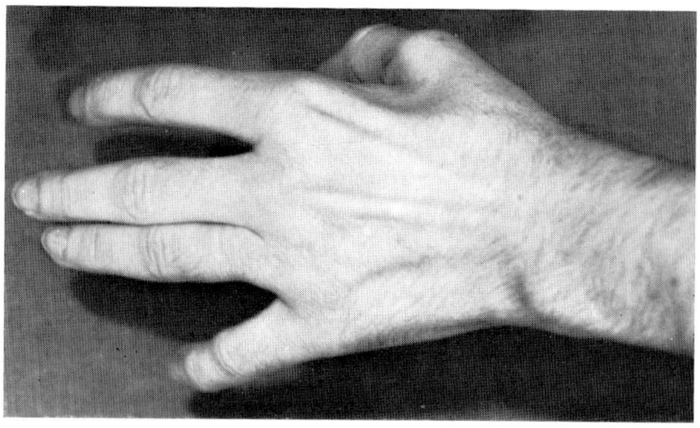

Abb. 7.**50** a u. b Progressive spinale Muskelatrophie vom akrodistalen Typ bei einem 49jährigen Mann nach über 40jährigem Verlauf. a) Beidseitige distale Verschmächtigung der Beinmuskulatur; relativ gut erhalten ist nur noch der obere Gastroknemiusanteil. b) Erhebliche nukleäre Muskelatrophien der kleinen Handmuskeln noch ohne nenneswerte Kraftminderung

tiger neurologischer Krankheitsbilder auszuschließen, welche wesentlich häufiger ein derartiges klinisches Bild hervorrufen (myogene Erkrankungen; proximal betonte Polyneuropathie, etwa bei Diabetes mellitus oder chronischem Alkoholabusus; lokalisierte spinale oder radikuläre Ausfälle; chronische Affektionen des oberen Beinplexus, etwa nach gynäkologischer Bestrahlung o.ä.). Speziell bei diesem Krankheitsbild ist auch darauf hinzuweisen, daß differentialdiagnostisch niemals *arthrogene Erkrankungen* aus dem Auge gelassen werden dürfen, welche zur *Inaktivitätsatrophie* der benachbarten Muskeln führen und somit eine neurologisch bedingte Muskelatrophie vorzutäuschen vermögen. So können arthrotische Prozesse oder auch Störungen des Bandapparates am Kniegelenk eine ganz erhebliche Quadrizepsatrophie, insbesondere der Mm. vastus medialis et lateralis nach sich ziehen. Dabei sollte allerdings auffallen, daß diese keine nennenswerte Kraftminderung bedingt und auch sonst keine faßbaren neurologischen Auffälligkeiten aufweist.

Generalisationsformen der sporadischen progressiven spinalen Muskelatrophie

Bei der Besprechung der einzelnen lokalisierten sporadischen spinalen Muskelatrophien wurde bereits mehrfach darauf hingewiesen, daß eine *Spätgeneralisation* meist nach Jahrzehnten durchaus nichts Ungewöhnliches darstellt. Dies gilt besonders für die Beckengürtelform (Morbus Wohlfahrt-Kugelberg-Welander) sowie für die distale, insbesondere peronäale Manifestation. Diagnostisch ist dies im Regelfall kein großes Problem, da man den Verlauf der Erkrankung überblickt. Wesentlich schwieriger in der Interpretation und oft intra vitam nicht von einer myatrophen Lateralsklerose abzutrennen sind seltenere, *rasch progrediente Frühgeneralisationen* spinaler Muskelatrophien häufig unter Einschluß der bulbopontinen Kerne. Derartige Patienten erinnern prima vista an eine *Simmondsche Kachexie* (Abb. 7.**51**), was nicht zuletzt durch den oft ubiquitären Fettgewebsschwund bedingt ist. Natürlich weisen die Paresen, das Faszikulieren, die jedenfalls in der kleinen Hand- bzw. Zungenmuskulatur evidente und über eine allgemeine Kachexie hinausgehende Muskelatrophie auf die wahre Genese des Leidens hin. Dem neurologisch Unerfahrenen mag jedoch die organische Schluckstörung der beginnenden Bulbärparalyse vielleicht eine Weile verborgen bleiben, was bis hin zur Fehldiagnose, z.B. einer *Anorexia nervosa,* führen kann.

Für die *neurologisch-topische Abgrenzung von einer myatrophen Lateralsklerose* muß darauf hingewiesen werden, daß der Beweis einer gleichzeitigen zentralen Parese nur erbracht werden kann, wenn in bestimmten Ebenen des Rückenmarks der Vorderhornzellenuntergang fehlt oder nur wenig ausgeprägt ist. Bei einer generalisierten nukleären Atrophie mit Tetraplegie kann eine überlagernde Pyramidenbahnläsion nicht erkennbar werden und ggf. erst neuropathologisch aufzudecken sein. Entsprechend der rapiden Progredienz weisen Frühgeneralisationen der spinalen

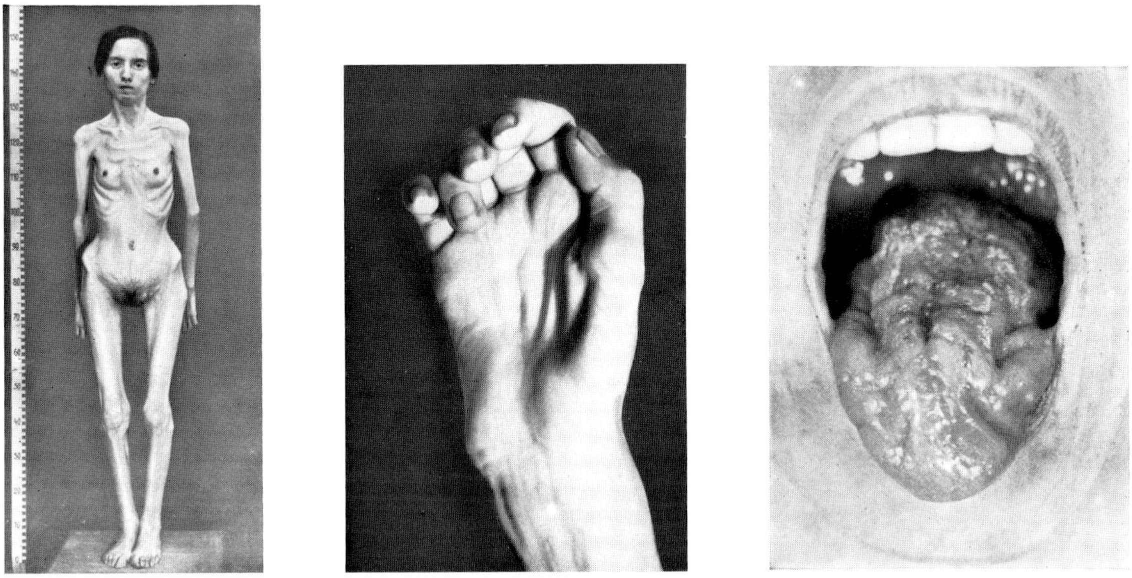

a b c

Abb. 7.**51** a–c Generalisationsform einer sporadischen progressiven Muskelatrophie. Die 20jährige Patientin wurde mit der Diagnose Simmondsche Kachexie eingewiesen. a) Hochgradige allgemeine nukleäre Atrophie im Verein mit ubiquitärem Fettgewebsschwund, b) Muskelatrophien im Bereich der Handbinnenmuskulatur mit völliger Parese der kleinen Handmuskeln, c) stark gefältelte, insbesondere an den Rändern atrophische Zunge mit noch relativ guter Beweglichkeit

Muskelatrophie oft eine Liquorproteinvermehrung auf, was dann wieder zu zahlreichen differentialdiagnostischen Überlegungen Anlaß geben muß, vor allem dann, wenn zum Zeitpunkt der Untersuchung die bulbäre Aszension noch nicht sicher nachweisbar ist. Grundsätzlich verpflichtet das genannte klinisch-neurologische Syndrom

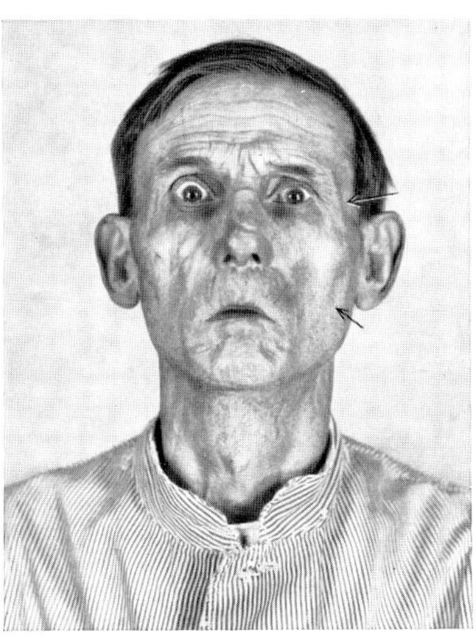

Abb. 7.**52** Sporadische progressive Bulbärparalyse bei einem 66jährigen Mann, seit einem Jahr bestehend. Ausgeprägte Atrophie der Kaumuskulatur (s. Pfeile)

zum Ausschluß eines malignen Tumors, welcher in seltenen Fällen ein derartiges *paraneoplastisches Syndrom* bedingen kann.

Progressive nukleäre Bulbärparalyse und Ophthalmoplegie

Unter dieser Gruppe von Erkrankungen sind einige sehr seltene heredodegenerative Affektionen sowie überwiegend sporadische Fälle zusammenzufassen. Letztere wiederum werfen immer die Differentialdiagnose zu einer bulbär beginnenden myatrophen Lateralsklerose auf. In der Gruppe der *progressiven Augenmuskelparesen* sind nach heutiger Kenntnis nur wenige nukleäre Atrophien einzuordnen. Die Mehrzahl dieser Krankheitsbilder gehört zu teilweise *komplexen Systemkrankheiten,* teilweise zu *primär myogenen Affektionen,* so daß hier die Differentialdiagnose besonders wichtig erscheint.

Klinisches Bild der progressiven nukleären Bulbärparalyse

Die nukleäre Atrophie manifestiert sich im Regelfall besonders früh an den großen Muskeln (Abb. 7.**52**), insbesondere der *Zunge* (vgl. Abb. 7.**51**c). Ihre Oberfläche bildet tiefe Furchen, was auf den ersten Blick zu Verwechslungen mit der Lingua scrotalis führen kann. Bald tritt jedoch auch eine Motilitätsminderung auf.

Die Zungenspitze kann nicht mehr mit voller Kraft gegen den Gaumen oder die Wangen gedrückt werden; weiterhin sieht man bald, vor allem an den Rändern, Faszikulieren. Der Patient bemerkt ein Schweregefühl sowie eine Ungeschicklichkeit beim *Sprechen,* insbesondere für die sog. Zungenlaute (r, s, l, t). Später verliert die Sprache jegliche Artikulation. Es kommt zu unverständlichem Lallen bis zur Anarthrie. Allein schon durch die Zungenlähmung ist der *Schluckakt* behindert, da die Bissen nicht mehr richtig im Mund hin und her bewegt werden können. Meist etwas später wird auch durch einen Ausfall des Kerngebietes der Nn. glossopharyngeus und vagus die Schlingmuskulatur in Mitleidenschaft gezogen. Dann bleiben Speisereste im Bereich des Hypopharynx in den ausgezogenen Recessus piriformes hängen und bedingen eine erhebliche Aspirationsgefahr. Geht der Vaguskern weiter zugrunde, resultiert zusätzlich eine Kehlkopfparese mit *Heiserkeit.* Eine entsprechende Motilitätsstörung des Gaumensegels führt zu einer *nasalen Sprache* sowie zum Austritt von Speisen durch die Nase. Seltener kommt es weiterhin zu einer nukleären Akzessoriusparese. Meist nur gering ausgeprägt ist die bilaterale Fazialisschwäche, welche ggf. zu einem beidseitigen Lagophthalmus führt. Weitere kraniale Hirnnervenkerne, insbesondere die *äußeren Augenmuskeln,* bleiben bei der progressiven Bulbärparalyse *in der Regel verschont.* Ausnahmen stellen eine Rarität dar.
Im weiteren klinischen Untersuchungsbefund ist, wie einleitend betont, besonders auf sonstige neurologische Ausfälle im Sinne einer nukleären Atrophie der Skelettmuskulatur zu achten, um eine der häufigsten Ursachen des Syndroms, nämlich die *bulbär beginnende myatrophe Lateralsklerose,* nicht zu übersehen.

Technische Untersuchungsbefunde

Sie sind gegenüber den übrigen nukleären Atrophien je nach Topik der Ausfälle geringfügig zu modifizieren. In keinem Fall wird man auch hier auf eine Liquoruntersuchung sowie die Elektromyographie verzichten können. Meist empfehlen sich auch entsprechende diagnostische Maßnahmen (iterative Nervenstimulation, Bestimmung der Acetylcholinrezeptorantikörper zum Ausschluß einer *Myasthenia gravis*). Sorgfältig ist weiterhin möglichen lokalisierten Ursachen (*Raumforderung im Hirnstamm*) neuroradiologisch nachzugehen. Die Indikation zur morphologischen Diagnostik bei der genannten Lokalisation ist eingeschränkt. Selbst wenn man sich dazu entschließt, etwa aus der fazialisinnervierten Muskulatur eine Biopsie zu entnehmen, ist das Gewebe oft so klein, daß eine verläßliche Beurteilung nur selten möglich ist. Auch die üblichen Labormethoden helfen im Regelfall nur per modum exclusionis weiter. Bei der isolierten Bulbärparalyse ist die CK im Serum nicht erhöht.

Differentialdiagnostische Überlegungen

Ihr Spektrum richtet sich vorrangig nach der Frage, wie sicher aufgrund der klinischen (sichtbare Atrophien, Faszikulationen) und elektromyographischen Untersuchungen die nukleäre Genese des bulbärparalytischen Bildes belegt ist. Es wird immer wieder Fälle geben, in welchen dies zumindest zu einem bestimmten Untersuchungstermin nicht zweifelsfrei gelingt. In diesen Fällen sind grundsätzlich *supranukleäre Ursachen* sowie auch die *Myasthenia gravis* und *bestimmte Myopathien* in die Überlegungen mit einzubeziehen. Unter den supranukleären Läsionen ist neben der wohl häufigsten *vaskulären Pseudobulbärparalyse* auch an seltenere Bedingungen, etwa die *Jakob-Creutzfeldsche Erkrankung* oder die *progressive Paralyse,* zu denken. Additive neurologisch topische Befunde helfen hier im Regelfall weiter. Die vorwiegend bulbären Manifestationsformen einer Myasthenia gravis lassen rein klinisch zumindest diskrete okuläre Symptome wohl selten vermissen. Weiterhin sollten Fluktuationen in der Ausprägung der Symptome hellhörig machen. Im Zweifelsfall empfiehlt sich jedoch die entsprechende technische Diagnostik.
Unter den differentialdiagnostisch in Frage kommenden primär myogenen Erkrankungen lassen selten andere zusätzliche Merkmale, insbesondere ein Befall der Extremitätenmuskulatur, im Stich. Dies gilt sowohl für die *okulopharyngeale Muskeldystrophie* als auch für seltene entsprechend modulierte Verlaufsformen einer *Dystrophia myotonica* bzw. einer *Polymyositis.*
Schwieriger mag im Einzelfall die Unterscheidung von einer kranialen Neuropathie sein, wenn nicht Verteilungstyp, Verlaufscharakteristik und schließlich der EMG-Befund weiterhelfen.
Ist man sich der nukleären Genese der Ausfälle sicher, bleiben im wesentlichen symptomatische Formen im Sinne von Tumoren des unteren Hirnstammes, Metastasen, paraneoplastischen Syndromen (sog. *„bulbäre Enzephalitis"*) oder allenfalls noch Mißbildungen (*Syringobulbie*) bzw. Entzündungen, u. a. *Lues* und *Sarkoidose,* zu bedenken. Die sorgfältige Untersuchung des Liquors sowie entsprechende neuroradiologische Verfahren werden hier mehrheitlich Klarheit schaffen, wenn nicht schon neurologisch-topische Symptome, vor allem im Sinne einer Schädigung der langen Strangsysteme, über einen rein bulbärparalytischen Prozeß hinausweisen. Kommt man schließlich zur Diagnose einer progressiven Bulbärparalyse, bleibt nur noch zwischen hereditären und sporadischen Formen zu unterscheiden bzw. im weiteren die Entwicklung einer myatrophen Lateralsklerose zu beobachten.

Myatrophische (amyotrophische) Lateralsklerose

Charcot-Krankheit

Die von Charcot 1874 (16) beschriebene myatrophische Lateralsklerose ist mit 1,0–3,5 Erkrankten pro 100000 Einwohner die häufigste degenerative Systemerkrankung in unserem Lebensraum (10, 40, 57, 73).

Neuropathologisch handelt es sich um eine kombinierte motorische Systemerkrankung. Sie geht mit Verlust von Ursprungszellen des *peripheren motorischen Neurons* in den Vorderhörnern und bulbären Kernen und mit degenerativen Veränderungen des *zentralen Motoneurons* einher. Letztere betreffen vor allem die Betzschen Zellen und kleineren Zellen der 3. und 5. kortikalen Schicht und führen zu einer Sklerose des Seitenstranges, die neben den Muskelatrophien der Erkrankung ihren Namen gibt (90).

Degenerative Veränderungen, die über motorische Systeme hinausgehen, wurden neuropathologisch beschrieben, sind jedoch in ihrer klinischen Manifestation nur als gelegentliche Randsymptome zu werten.

Drei Formen der myatrophischen Lateralsklerose weisen neben Gemeinsamkeiten der Symptome teilweise Besonderheiten des Verlaufes sowie genetische und histologische Merkmale auf und werden daher nach dem Vorschlag von Espinosa (33) in der folgenden Systematik getrennt dargestellt:

1. **sporadische myatrophische Lateralsklerose**
2. **familiäre myatrophische Lateralsklerose**
3. **endemische myatrophische Lateralsklerose, sog. „Guam-Typ".**

Sporadische myatrophische Lateralsklerose

Die Erkrankung beginnt in fast allen Fällen jenseits des 35. Lebensjahres mit zunehmender Frequenz in höherem Lebensalter. Während früher der Häufigkeitsgipfel zwischen dem 50. und 60. Lebensjahr (31, 40, 73) beobachtet wurde, stellt man heute eine Verschiebung zu höherem Lebensalter mit allgemeiner Verschiebung der Alterspyramide fest. Frühformen zwischen dem 20. und 35. Lebensjahr (18, 36) und juvenile Formen, die während der Pubertät und bis zum 20. Lebensjahr auftreten (20), sind bei der sporadischen myatrophischen Lateralsklerose extrem selten. Das männliche Geschlecht ist häufiger als das weibliche betroffen (15, 36, 43, 44, 81).

Klinisches Bild

Die Erkrankung *beginnt schleichend.* Sie wird meistens erst dann realisiert, wenn bereits sichtbare Muskelatrophien oder eindeutige spastische Symptome vorliegen. Nicht selten führt eine neurologische Untersuchung anläßlich einer interkurrenten Erkrankung zur Erkennung des Krankheitsbildes. Auch *uncharakteristische Beschwerden* können den Patienten zum Arzt führen. So wird oft initial über Muskelkrämpfe, Rücken- oder Nackenschmerzen, Kälteüberempfindlichkeit, allgemeinen Leistungsabfall oder Gewichtsabnahme geklagt. Auch Sensibilitätsstörungen, die dann bei der Untersuchung nicht oder nur diskret nachzuvollziehen sind, werden gelegentlich angegeben. Faszikulationen können ebenfalls Anlaß zur ersten ärztlichen Untersuchung sein. Beim bulbärparalytischen Beginn machen sich häufig zuerst Sprachstörungen bemerkbar. Nur selten werden Schluckstörungen bereits zu Beginn der Erkrankung geklagt. Spannung, Schweregefühl und Steifigkeit der Beine weisen auf ein spastisches Syndrom an den unteren Extremitäten hin. Nach den *krankheitstypischen Anfangssymptomen* kann man folgende drei klinische Initialformen voneinander abgrenzen:

1. myatrophische spinale,
2. bulbärparalytische und
3. spastische Initialform.

Das *vollständig ausgeprägte Krankheitsbild* umfaßt die drei *Hauptsymptome* der generalisierten *nukleären Muskelatrophie, der Bulbärparalyse* und der *spastischen Innervationsstörung* nebeneinander. Die Diagnose der myatrophischen La-

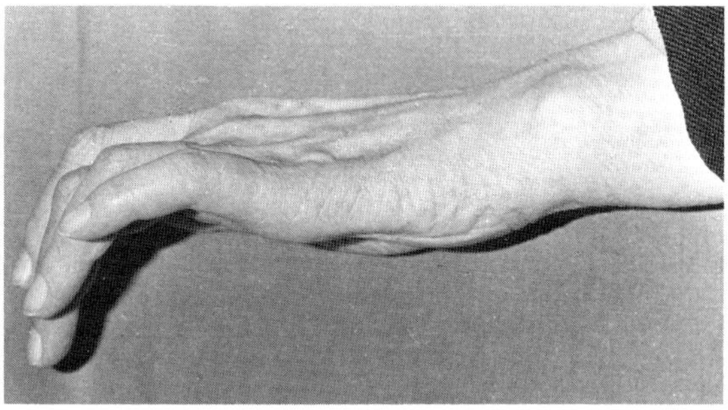

a

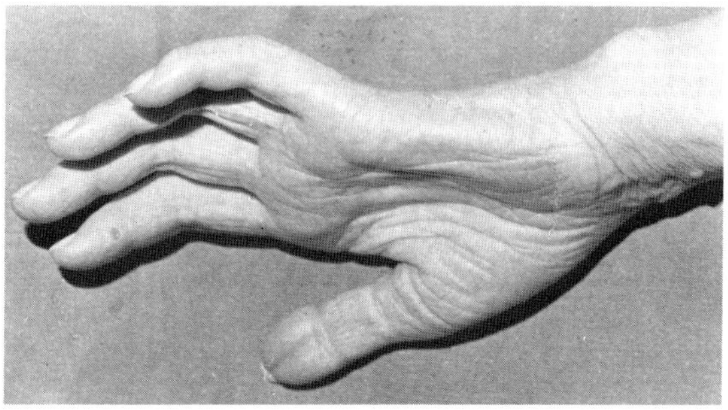

b

Abb. 7.**53** a u. b Atrophie der Handbinnenmuskulatur bei einer 58jährigen Patientin 2 Jahre nach klinischer Manifestation einer myatrophischen Lateralsklerose

teralsklerose kann nach entsprechender Ausschlußdiagnostik mit Zuverlässigkeit nur bei kombiniertem Auftreten von zwei dieser genannten Symptome gestellt werden.
Nukleäre Muskelatrophien (Abb. 7.**53**) werden, wenn sie nicht bereits von spastischen Paresen überlagert sind, von den Patienten funktionell in der Regel erst dann bemerkt, wenn schon sichtbare Veränderungen vorliegen. Dies beruht bei dem chronischen, relativ kontinuierlich fortschreitenden Prozeß im wesentlichen auf Anpassungserscheinungen erhalten gebliebener motorischer Einheiten mit Anpassungshypertrophie von Muskelfasern und kollateraler Reinnervation denervierter Fasern. Die motorischen Einheiten vermehren die Anzahl ihrer Muskelfasern um ein Vielfaches; die Faserdichte der Einheiten nimmt zu; ihr Territorium erreicht häufig mehr als das Doppelte der normalen Ausdehnung. Ein *scheinbarer vorübergehender Stillstand* der Erkrankung beruht in den meisten Fällen auf derartigen *Kompensationsmechanismen.* Das Restparenchym der Muskulatur dekompensiert bezüglich der Ausgangskraft erst, wenn ca. 50% der Skelettmuskelfasern denerviert sind (29). Danach nimmt bei einmal begonnener Dekompensation die Krankheit in der Regel einen rapiden Verlauf an. Ein schubartiges Krankheitsgeschehen kann dadurch vorgetäuscht werden.
Myatrophien werden am häufigsten zunächst an den *oberen Extremitäten* beobachtet. Dabei herrscht ein *asymmetrischer segmentaler Verteilungstyp* vor. Gelegentlich ist zunächst ein bestimmtes nervales Innervationsgebiet scheinbar ausschließlich betroffen. Nur selten dominiert initial oder auch im weiteren Verlauf ein Befall des Schultergürtels. In etwa 40% aller Fälle treten zuerst Muskelatrophien an den *unteren Extremitäten* auf. Hier ist das *Peronäusgebiet* meist bevorzugt. Myatrophien der proximalen Beinmuskulatur können lange durch eine Adipositas kaschiert sein.

Alle quergestreiften Muskeln, die von Spinal- und Hirnnerven innerviert werden, können betroffen sein. Ausnahmen stellen lediglich die *äußeren Augenmuskeln* sowie die *Blasen-Mastdarm-Schließmuskeln* dar. In der Literatur werden Ausnahmefälle mitgeteilt. Dabei muß dahingestellt bleiben, ob es sich hier um Sonderformen, die sich auch pathogenetisch unterscheiden, handelt. Besonders gefährdend ist die Beteiligung der Atemmuskulatur, die schon in frühen Stadien angetroffen werden kann.

Die Erkrankung geht häufig mit erheblichem *Gewichtsverlust* einher, der größtenteils dem *Muskelschwund,* teilweise jedoch auch dem *Schwund von subkutanem Fettgewebe* zugeschrieben wird. Besonders deutlich ist der Fettgewebsschwund an den Akren, wo er zusammen mit den Muskelatrophien eine Skelettierung der Hände und häufig auch der Unterarme bewirkt.

Faszikulationen haben als Folge der nukleären Atrophie eine hohe diagnostische Wertigkeit. Sie treten mit so großer Häufigkeit auf, daß ihr Fehlen stets Anlaß zu Zweifeln an der Diagnose geben sollte (59). Bei sorgfältiger Beobachtung, ggf. Provokation durch Kälteeinwirkung oder Perkussion, sind sie in atrophischen und auch in klinisch ansonsten unauffälligen Muskeln sichtbar und fühlbar. Bei Adipositas bietet das Palpieren eine geeignete Nachweismethode. Nicht selten werden Faszikulationen vom Arzt beobachtet, bevor der Patient selbst sie realisiert. Sie können jedoch auch bereits im Frühstadium als lästig empfunden werden und gelegentlich zum Muskelkrampf führen.
Bei den Faszikulationen handelt es sich um eine *arrhythmische,* meist niederfrequente *Aktivität* motorischer Einheiten. Meist haben sie keinen Bewegungseffekt. Handelt es sich jedoch um extrem große faszikulierende motorische Einheiten oder um Faszikulieren mehrerer Einheiten, können Spontanbewegungen insbesondere an den Fingergelenken beobachtet werden. Gelegentlich wird vom Unkundigen ein Faszikulieren mit einem *Fingertremor* verwechselt. Bewegungseffekte an großen Gelenken sind eine Rarität.
Bekanntlich können Faszikulationen auch bei *radikulären Läsionen* oder seltener bei *peripheren Nervenschäden* vorkommen. Ein wichtiges Unterscheidungskriterium ist in diesen Fällen die umschriebene und konstante Manifestation in einem bestimmten Myotom oder peripheren Innervationsgebiet. *Benignes Faszikulieren,* das bei völlig gesunden Personen vorkommt und besonders häufig Medizinstudenten aus einer gewissen Ängstlichkeit heraus zum Arzt führt, wird bevorzugt immer wieder an der gleichen Stelle bemerkt. Bei der myatrophischen Lateralsklerose hingegen treten Faszikulationen wechselnder Lokalisation auf. Ein weiteres Unterscheidungsmerkmal ist die Entladungsfolge. Sowohl bei benignem Faszikulieren als auch bei radikulärer oder peripher-neurogener Genese ist die Entladungsfrequenz meist höher (häufig über 1/Sek.) als bei der myatrophischen Lateralsklerose, bei der das Entladungsintervall häufig über 3 Sek. beträgt.

Die *Ursache* des Faszikulierens ist letztlich noch nicht geklärt. Die meisten Autoren sind heute der Ansicht, daß es in der Peripherie erkrankter Neurone seinen Ursprung nimmt. Es wird die Hypothese vertreten, daß die Erregung von einer Depolarisation gesproßter Nervenendigungen ihren Ausgang nimmt, antidrom zu Nervenverzweigungen geleitet wird und von hier aus orthodrom die Muskelfasern erreicht.

Faszikulieren kann durch *Cholinesterasehemmer* provoziert werden. Es ist in der Regel willkürlich nicht zu beeinflussen. Vorangegangene Muskelbeanspruchung und Ermüdung begünstigen das Auftreten.

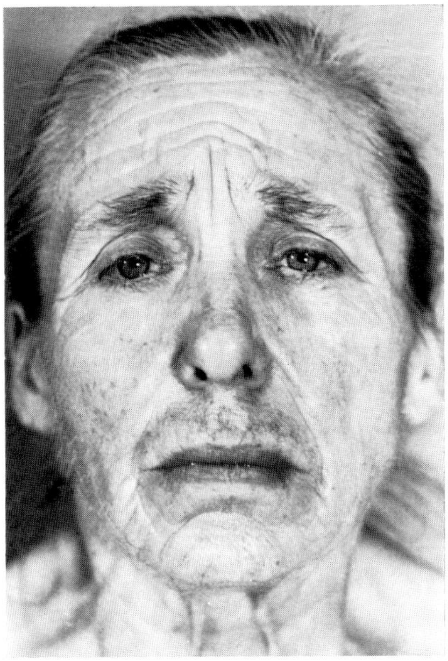

a

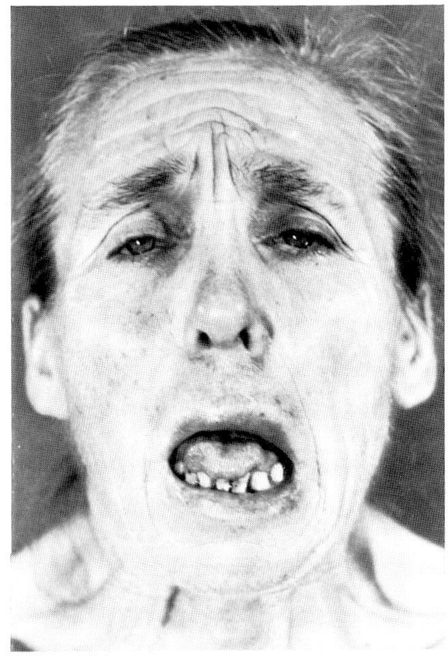

b

Abb. 7.**54** a u. b Initial bulbäre Form der myatrophischen Lateralsklerose. Krankheitsbild nach 1jährigem Verlauf bei 65jähriger Patientin. a) Charakteristische Fazies bei Bulbärparalyse mit erhaltener Fazialisinnervation im Stirnast und im M. orbicularis oculi, die gegenüber der schlaffen perioralen Muskulatur und der hochgradigen Atrophie der Kaumuskulatur kontrastiert. b) Parese bei Mundöffnung mit spastischer Komponente. Völlig immobilisierte atrophische Zunge. Starke Hilfsinnervation durch das Platysma bei der Mundöffnung

Die **Bulbärparalyse** als weiteres Hauptsymptom der myatrophischen Lateralsklerose tritt nur in 20– höchstens 30% aller Fälle (30, 31, 43, 70, 73) im Frühstadium auf. Bei den übrigen Initialformen treten Hirnnervenbeteiligungen nach sehr unterschiedlicher Krankheitsdauer hinzu. Im Verlauf trat sie in 70% von 114 selbst untersuchten Fällen auf. Betroffen sind insbesondere die *kaudalen Hirnnerven* (N. glossopharyngeus, N. vagus, N. hypoglossus und N. accessorius). Auch der V. und VII. Hirnnerv sind nicht selten ein- oder beidseitig betroffen. Die Überlagerung bulbärparalytischer Veränderungen mit der zentralen Innervationsstörung der *Pseudobulbärparalyse* verursacht auch im Hirnnervenbereich eine relativ frühe paretische Behinderung. Klinisch ist neben Atrophien auf einen lebhaften Masseterreflex (gelegentlich auch einen Palmomentalreflex) zu achten. Die Patienten klagen bevorzugt über *Sprach- und Schluckstörungen* sowie über *Heiserkeit.* Muskelatrophien und Faszikulationen der mimischen Gesichtsmuskulatur, der Kaumuskeln, der Zunge, des M. trapezius und des M. sternocleidomastoideus sind zu beobachten. Die vom N. facialis innervierte Muskulatur kann in unterschiedlicher Verteilung schwerpunktmäßig betroffen sein; so kann der Stirnast lange ausgespart bleiben (Abb. 7.**54**).

Bing (6) vermutete, daß der oberste Anteil des Hypoglossuskernes zum N.-facialis-Mundastteil beiträgt, so daß dieser bei der myatrophischen Lateralsklerose ausschließlich mitbetroffen sein kann. Eine kortikobulbäre Beteiligung könnte hier jedoch ebenfalls eine Rolle spielen. Auch eine beidseitige ausgeprägte komplette Fazialisparese mit Bell-Phänomen kommt vor.

Bemerkenswert ist, daß *bulbäre* und *pseudobulbäre Symptome,* insbesondere *Sprachstörungen,* einen *akuten Beginn* haben können (38), so daß zunächst an ein apoplektisches Geschehen gedacht wird. Fluktuationen zu Beginn der Erkrankung können diesen Verdacht zunächst noch unterstützen. Im weiteren Verlauf fällt dann eine *progrediente Ermüdbarkeit* beim Sprechen, eine verlangsamte, undeutliche und verwaschene Sprache, auf. *Schluckstörungen* treten meist erst später hinzu. Bulbärparalytische Erscheinungen sind häufig von einem *verstärkten Speichelfluß* begleitet. Über *Kauschwäche* und Schweregefühl der Zunge wird oft erst nach anderen bulbären Symptomen geklagt. Gelegentlich kann eine Kiefersperre beobachtet werden. Der weiche Gaumen wird atrophisch, kann nicht mehr gehoben werden; der Würgreflex bleibt aus. Die Patienten verschlucken sich; Speisen und Flüssigkeiten gelangen zur Nase. Es besteht die Gefahr der Aspirationspneumonie. Letztlich wird eine Sondenernährung erforderlich. In fortgeschrittenen Stadien sind die Patienten aphonisch und nicht mehr in der Lage, zu schlucken, zu gähnen oder die Nase zu putzen. Die Schwäche von Trapezius und

Sternokleidomastoideus kann dazu führen, daß der Kopf nach hinten fällt (Abb. 7.**55**).

Spastische Paresen können in Form von Mono-, Hemi-, Para- oder Tetraparesen auftreten und auch das Innervationsgebiet der Hirnnerven in Form der *Pseudobulbärparalyse* betreffen. Wenn sie zu Beginn der Erkrankung das klinische Bild beherrschen, kann es Monate oder Jahre dauern, bis nukleäre Atrophien manifest werden. Die EMG-Untersuchung läßt in diesen Fällen den additiven peripher-neurogenen Prozeß meist schon früher erkennen. Im Verlauf der Erkrankung nimmt mit zunehmender nukleärer Atrophie die spastische Symptomatik ab. So ist es erklärbar, daß bei der myatrophischen Lateralsklerose nur selten eine erhebliche spastische Hypertonie beobachtet wird. Die Patienten sind bei ausgeprägter Hyperreflexie eher hypoton. Der Diskrepanz zwischen Muskelatrophien und einer relativ lebhaften Reflextätigkeit ist diagnostisch besondere Beachtung zu schenken. Im Gegensatz zur *spinalen Spastik* kommt das Babinski-Phänomen relativ selten (in etwa 20% der Fälle) vor. Beugesynergien und gekreuzte Reflexe werden kaum beobachtet.

Fakultative Symptome

Neben den Hauptsymptomen der myatrophischen Lateralsklerose wird eine Reihe anderer Symptome gelegentlich beobachtet, die Ausdruck einer Überschreitung des motorischen Systems sind und die das differentialdiagnostische Spektrum erweitern.

Diagnostisch unspezifische *psychische Auffälligkeiten* in Form von Affektlabilität und gesteigerter Ängstlichkeit sind häufig. Von dieser *emotionellen Labilität* sind die Symptome des *Zwangslachens* oder *Zwangsweinens* abzugrenzen, die bevorzugt bei Fällen mit fortgeschrittener Bulbär- und Pseudobulbärparese zu beobachten sind und die Patienten besonders quälen. Poeck (81) bezeichnet letztere als enthemmte Innervationsschablone. Sie sind auch von der vaskulär bedingten Pseudobulbärparese, z. B. infolge einer Arteriosklerose, bekannt.

Ein *Intelligenzabbau* gehört nicht zum Krankheitsbild der myatrophischen Lateralsklerose, wird jedoch vereinzelt beobachtet. Mulder (68) gibt das Vorkommen von Demenz im Zusammenhang mit sporadischer myatrophischer Lateralsklerose in 1% seiner Fälle an und erwähnt, daß der Intelligenzabbau dabei weitgehend parallel mit dem myatrophischen Prozeß fortschreitet, so daß er nicht allein dem Alter mit begleitender Arteriosklerose zugeschrieben werden kann. In eigenen Untersuchungen fanden wir eine größere Häufigkeit (11%), wobei ein großer Teil der Patienten katamnestisch verfolgt und somit eine relativ große Anzahl fortgeschrittener Fälle erfaßt wurde (15). In diesem Zusammenhang ist auf seltene Kombinationsfälle von myatrophischer Lateralsklerose mit Pickscher Krankheit (64) oder Alzheimerscher Sklerose (83) hinzuweisen.

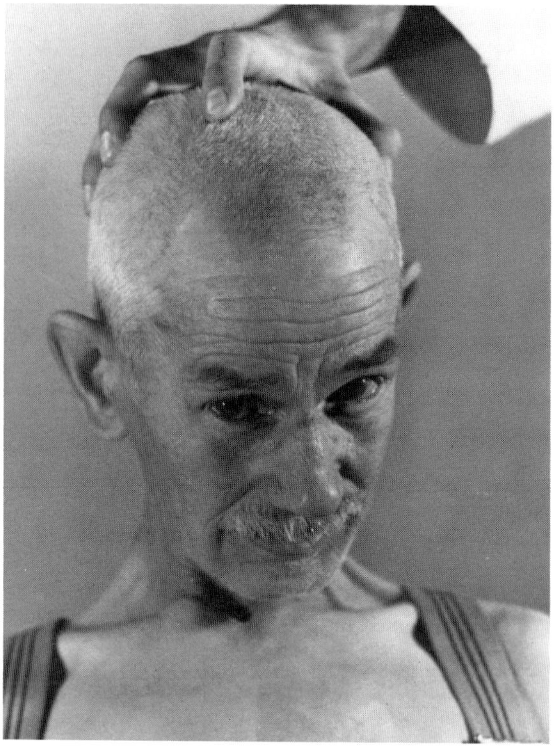

Abb. 7.**55** Hochgradige Schwäche der Nackenmuskulatur bei myatropher Lateralsklerose. Dem Kranken muß der Kopf gehalten werden, damit er nicht nach hinten fällt

Als häufiges Randsymptom bezeichnet Erbslöh (31) bei der myatrophischen Lateralsklerose einen mäßiggradigen Hypdrocephalus internus.

Nur in fortgeschrittenen Fällen kommt es zu *trophischen Störungen* in Form von Akrozyanose, Ödemen an Händen und Füßen, gelegentlich zum Sudeck-Syndrom oder zur Osteoporose der Wirbelsäule. Der Schwund von subkutanem Fettgewebe wurde bereits erwähnt.

Die Genese dieser Veränderungen ist nicht sicher geklärt. Zumindest ein Teil dürfte Folge von Inaktivität und somit gestörter Zirkulation sein. Inwieweit strukturelle Veränderungen z. B. im Bereich der Seitenhörner des Rückenmarks (11, 17, 92) hier von Bedeutung sind, ist offen. Für postganglionäre strukturelle Veränderungen des vegetativen Nervensystems besteht bisher kein Anhalt.

Sensibilitätsstörungen werden wesentlich häufiger subjektiv geklagt, als bei der Untersuchung festgestellt. Es ist darauf zu achten, daß viele Patienten, insbesondere zu Beginn der Erkrankung, den Begriff „Taubheitsgefühl" für die motorische Behinderung einsetzen.

In einer nicht geringen Anzahl von Fällen werden jedoch echte Parästhesien angegeben. Die statistischen Angaben dazu liegen zwischen 20 und 50% (36, 81). Wesentlich seltener bestehen Sensibilitätsdefekte. Dabei können diskrete Hypästhesien in unterschiedlicher Form und Lokalisation oder eine Aufhebung des Vibrationsempfindens an den Füßen beobachtet werden. Einzelne Autoren setzen diese Störungen in Beziehung zum neuropathologischen Befund einer Hinterstrangdegeneration (19, 20, 28).

Verlauf

Nach klinischer Manifestation einer myatrophischen Lateralsklerose beträgt die Überlebenszeit meist nur *1–5 Jahre* mit einem Durchschnitt von 3 Jahren. Selten werden daneben extrem kurze Verläufe von weniger als 1 Jahr und lange Verläufe über 5 Jahre sowie atypische chronische Verlaufsformen von 7–10 und mehr Jahren beobachtet. Chronische Fälle von mehr als 7 Jahren machen weniger als 10% der Fälle aus (84). Verläufe über 10 Jahre sollten in jedem Fall Anlaß geben, die Diagnose zu überdenken. Eine Korrelation zwischen Manifestationstyp und Verlauf läßt sich nicht treffen (31). Lediglich für die bulbärparalytisch beginnende Form zeichnet sich mit großer Regelmäßigkeit ein besonders kurzer Verlauf von oft weniger als 3 Jahren ab. Eine kasuistische Verlaufsanalyse gibt relativ zuverlässig einen Hinweis auf die *Prognose,* wobei eine frühe Generalisation des Prozesses nach klinischen und elektromyographischen Kriterien sowie eine frühe gleichzeitige Beteiligung des peripheren und zentralen motorischen Neurons einen raschen Verlauf erwarten lassen. Die meisten Patienten sterben an respiratorischer Insuffizienz oder bronchopulmonalen Infekten. Erwähnenswert ist, daß das Erkrankungsalter einen Einfluß auf die Krankheitsdauer zu haben scheint. Patienten, die vor dem 40. Lebensjahr erkranken, insbesondere juvenile Fälle, haben eine längere Überlebenszeit als ältere Patienten.

Technische Diagnostik

Elektromyogramm

In atrophischen Muskeln findet man stets eine erhebliche *Rarefizierung des Innervationsmusters.* Die *motorischen Einheiten* sind stark *verbreitert* und erheblich *amplitudenüberhöht.* Sie erreichen häufig Werte bis 5, gelegentlich bei 20 mV. Bei rascher Progredienz des Prozesses werden *Fibrillationspotentiale* und *positive Wellen* registriert. Bei relativ langsamer Progredienz können diese Veränderungen fehlen und zur irrtümlichen Annahme eines abgeschlossenen neurogenen Prozesses Anlaß geben. *Faszikulationen* werden in einem sehr hohen Prozentsatz sowohl in klinisch betroffenen als auch nicht betroffenen Muskeln registriert (s. S. 7.74). Besonders hervorzuheben ist die Bedeutung der Elektromyographie für den Nachweis der Generalisation des Prozesses, wenn sich die klinische Manifestation noch an ein Segment oder an ein nervales Innervationsgebiet hält.

Neurographie

Die motorische Nervenleitgeschwindigkeit liegt in der Regel im *Normbereich,* kann jedoch – wahrscheinlich durch Verlust der dickeren myelinisierten Alphaefferenzen – den Normbereich unterschreiten. Häufiger findet man eine Verzögerung der distalen motorischen Latenz. Die sensible Nervenleitgeschwindigkeit und die sensible distale Latenz sind in der Regel normal.

(Brown [13] hat erniedrigte orthodrome Nervenaktionspotentiale bei Patienten mit myatrophischer Lateralsklerose gefunden. Diese Befunde stehen im Gegensatz zu anderen Untersuchungen [21, 32, 35, 59]).

Blutchemische Befunde

Die üblichen blutchemischen Parameter haben im wesentlichen in der Ausschlußdiagnostik internistischer Erkrankungen ihre Bedeutung. Sie sind bei der myatrophischen Lateralsklerose normal. Eine Ausnahme bilden die aus der Muskulatur stammenden Serumenzyme. So ist die *Kreatinkinaseaktivität* (CK) nicht selten gering bis zum ca. 2fachen der Norm erhöht (58, 71, 77, 98). Höhere Werte sind selten. Eine Korrelation mit der Aktivität des peripher-neurogenen Prozesses scheint nicht vorzuliegen (71). Die Muskelbeanspruchung spielt offenbar eine Rolle, so daß nach Hospitalisierung der Patienten ein Abfall der CK beobachtet werden kann.

Liquor

Auch die Liquoruntersuchung dient im wesentlichen der Ausschlußdiagnostik. Eine wesentliche Eiweiß- oder Zellzahlerhöhung gehört nicht zu diesem Krankheitsbild. Sie läßt vor allem an einen raumfordernden bzw. entzündlichen Prozeß denken. Geringfügige Normabweichungen kommen andererseits häufig vor – nach Erbslöh (31) in mehr als 50% der Fälle. Selten handelt es sich dabei um eine geringfügige Pleozytose bis maximal 30/3 Zellen, relativ häufig um eine leichte Eiweißvermehrung bis höchstens 800 mg/l. Geringgradige Eiweißerhöhungen im Liquor sind bei der myatrophischen Lateralsklerose häufiger als bei anderen degenerativen Systemerkrankungen, z. B. der Friedreichschen Ataxie und der spastischen Spinalparalyse. Normabweichungen in der Liquorelektrophorese, die die $Alpha_1$- und Gammaglobulinfraktion betreffen, kommen vor (98).

Muskelbiopsie

Die Muskelbiopsie hat bei der Verdachtsdiagnose einer myatrophischen Lateralsklerose nur eine relative Indikation.

Sie kann zum Nachweis der Generalisation des Krankheitsgeschehens und zur Lokalisation der Läsion im proximalen Anteil des peripheren Motoneurons beitragen. Im Gegensatz zu der wesentlich langsamer progredienten Erkrankung der spinalen Muskelatrophie und auch der neuralen Muskelatrophie (22) mit dem Nebeneinander einer teils in großen Gruppen angeordneten neurogenen Atrophie und einer starken Anpassungshypertrophie und Begleitmyopathie im Restparenchym hält sich bei der rasch progredienten myatrophischen Lateralsklerose die Anordnung der Faseratrophie an das Bauprinzip der motorischen Einheit. Die inselförmig stehengebliebenen, nicht denervierten Parenchymbezirke vergrößern sich durch kollaterale Sprossungen. Sobald die neurogene Atrophie mehr als 50% des Gewebes ausmacht, kommt es entsprechend der klinischen Dekompensation der Parese rasch zur Verschmächtigung des gesamten Parenchyms (30, 82). Entzündliche Veränderungen im Mesenchym des Muskels werden bei der myatrophischen Lateralsklerose in der Regel nicht angetroffen. Sofern vorhanden, sollten sie differentialdiagnostisch symptomatische Krankheitsformen nahelegen.

Differentialdiagnose

Das differentialdiagnostische Spektrum ist abhängig vom *Stadium der Erkrankung*. Während dem Vollbild der Erkrankung nur einzelne differentialdiagnostische Möglichkeiten gegenüberstehen, ist bei den Frühstadien je nach Initialsyndrom an eine Reihe differentialdiagnostischer Möglichkeiten zu denken. Hier kann in aller Regel auf eine ergänzende neuroradiologische Untersuchung (Röntgennativaufnahmen, Computertomographie, Myelographie, in einigen Fällen Szintigraphie) nicht verzichtet werden.

Myatrophische Manifestation

Bei der *brachialparetisch* beginnenden myatrophischen Lateralsklerose sind Läsionen der *unteren zervikalen* und bei der sog. *„Peronäusform"* Läsionen der *unteren lumbalen Wurzeln* auf Grund des Erkrankungsalters und beim Nachweis von Faszikulationen differentialdiagnostisch besonders zu bedenken. Hilfreich sind die bei diesen Störungen meist auftretenden Schmerzen in segmentaler Ausbreitung. Sie können jedoch bei chronischen Prozessen geringfügig ausgeprägt sein oder gar fehlen. Einer sorgfältigen klinischen Sensibilitätsprüfung zum Nachweis von Ausfallserscheinungen kommt eine besondere Bedeutung zu. Es ist vor allem dem Auftreten von Faszikulationen in anderen Segmenten und dem Nachweis von EMG-Veränderungen in entlegenen Muskeln Beachtung zu schenken.

Periphere Nervenschäden, insbesondere *Engpaßsyndrome* und *Läsionen rein motorischer Nervenäste,* werden nicht selten als myatrophische Lateralsklerose verkannt. Hierbei sind besonders die *R.-profundus-Schädigung* des *N. ulnaris* mit ihrer Atrophie des Kleinfingerballens bzw. der Muskeln des Spatium interosseum I und die *R.-profundus-Schädigung* des *N. radialis,* z.B. beim Supinatorsyndrom, zu nennen. In diesen Fällen ist der Nachweis der peripher-neurogenen Schädigung nach klinischen und EMG-Kriterien ausschließlich in den genannten Innervationsgebieten zu erbringen. Da es sich ja in der Regel um Druckschäden handelt, ist neurographisch eine umschriebene verzögerte Nervenleitgeschwindigkeit nachzuweisen. Es ist jedoch hervorzuheben, daß auch bei Vorderhornerkrankungen insbesondere die distalen Latenzen in fortgeschrittenen Fällen erheblich verzögert sein können. Man muß daher fordern, daß die neurographische Untersuchung stets an mehreren Nerven durchgeführt wird. Bei einer gravierenden Latenzverzögerung nur eines einzigen Nervs ist vordergründig an ein *Engpaßsyndrom* zu denken. Auch bezüglich der Engpaßsyndrome kann das gelegentliche Auftreten von diskreten Sensibilitätsstörungen und Parästhesien bei Patienten mit einer myatrophischen Lateralsklerose zur Erschwerung der Differentialdiagnose beitragen. Nicht selten werden diese Patienten unter der Annahme eines *Sulcus-ulnaris-oder Karpaltunnelsyndroms* operiert. Wir sahen danach mehrfach eine baldige Dekompensation der Muskulatur im betroffenen Innervationsgebiet. Der *sensiblen Neurographie* mit dem Nachweis einer umschriebenen Verzögerung der sensiblen Nervenleitgeschwindigkeit kommt in der Erkennung von Engpaßsyndromen, die nicht ausschließlich einen motorischen Ast betreffen, besondere Bedeutung zu.

Polyneuropathien können nur in einzelnen Fällen – vor allem beim sog. „Peronäustyp" der myatrophischen Lateralsklerose – differentialdiagnostische Schwierigkeiten bereiten. Hier sind motorisch betonte Polyneuropathieformen zu nennen, insbesondere die idiopathische Polyradikuloneuropathie *Guillain-Barré* in ihrer *chronischen Verlaufsform.* Hilfreich ist der Nachweis einer deutlichen Verzögerung der Nervenleitgeschwindigkeit und eines erhöhten Liquoreiweißwertes.

Es muß erwähnt werden, daß Faszikulationen auch bei einzelnen Polyneuropathien, insbesondere bei der chronischen Polyradikuloneuropathie Guillain-Barré, beobachtet werden können. Auch bei der heute extrem selten gewordenen *Bleipolyneuropathie* sind motorische Störungen führend oder sogar ausschließlich vorhanden. Dabei ist schwerpunktmäßig das Radialisinnervationsgebiet betroffen. Ferner sind die *hereditären neuralen Muskelatrophien* zu nennen. Besondere Schwierigkeiten bereitet hier die neuronale Form, die auch in höherem Lebensalter auftreten kann. Im EMG findet man bei der neuronalen Form häufig hochfrequente repetitive Potentialentladungen, die bei der myatrophischen Lateralsklerose nur sehr selten sind. Die Nervenleitgeschwindigkeit ist normal oder gering verzögert. Die hypertrophische Form kommt differentialdiagnostisch kaum in Betracht, da sie wesentlich früher beginnt, einen sehr chronischen Verlauf hat und durch die stark verzögerten Nervenleitgeschwindigkeiten leicht abgrenzbar ist. Auch bei ihr kommen Faszikulationen vor und haben in manchen Fällen eine bemerkenswert niedrige Entladungsfrequenz.

Die *spinale Muskelatrophie vom Typ Duchenne-Aran oder Vulpian-Bernhardt* kann von einer beginnenden myatrophischen Lateralsklerose symptomatisch nicht unterschieden werden. Daher ist es angebracht, in diesem frühen Stadium mit prognostischen Aussagen stets sehr zurückhaltend zu sein. Wichtige Unterscheidungshilfe ist das Erkrankungsalter, wobei die spinale progressive Muskelatrophie der Typen Duchenne-Aran und Vulpian-Bernhardt häufiger im jugendlichen Alter bzw. vor dem 40. Lebensjahr manifest wird, während in diesem Alter die myatrophische Lateralsklerose selten ist. In dem für die myatrophische Lateralsklerose typischen Erkrankungsalter (s. S. 7.73) treten die spinalen progressiven Muskelatrophien im Verhältnis zur myatrophischen Lateralsklerose selten auf. Ein weiterer Hinweis kann der elektromyographische Befund einer sehr frühen subklinischen Generalisation des nukleären Prozesses sein, der eher an eine myatrophische Lateralsklerose denken läßt.

Von 44 Kranken, die MÜLLER (70) in Stockholm innerhalb von 15 Jahren unter 190 Fällen von „motor neuron disease" als spinale progressive Muskelatrophie analysiert hat, sind nach späteren katamnestischen Erhebungen nur 7 Fälle übriggeblieben, bei denen sich am Ende keine myatrophische Lateralsklerose herausgestellt hat, sondern eine reine spinale progressive Atrophie bestand und über 8–18 Jahre verfolgt werden konnte.

Global kann man sagen, daß nach langjähriger, d. h. mehr als 5jähriger Beschränkung des Prozesses auf eine oder beide obere Extremitäten der Verdacht einer progressiven spinalen Muskelatrophie berechtigt und mit einer weiteren nur langsamen Generalisation zu rechnen ist.

Die *spinale Muskelatrophie vom Typ Wohlfahrt-Kugelberg-Welander* kann nur in sehr seltenen Fällen mit der myatrophischen Lateralsklerose Verwechslungsmöglichkeiten bieten. Die juvenilen Formen der myatrophischen Lateralsklerose beginnen meist mit Atrophien der Handbinnenmuskeln, seltener der Schultergürtel- oder Peronäalmuskulatur, während diese spinale Muskelatrophie sich im Beckengürtel bzw. an den Oberschenkeln bevorzugt manifestiert. Eher kann die *akrodistale Form* der spinalen progressiven Muskelatrophie (s. S. 7.68) Verwechslungsmöglichkeiten bieten. Gelegentlich stellen sich auch im typischen Manifestationsalter der myatrophischen Lateralsklerose Patienten mit einer adulten progressiven spinalen Muskelatrophie vom Typ Kugelberg-Welander oder mit der akrodistalen progressiven spinalen Muskelatrophie vor, da eine Dekompensation des Prozesses bei gutartigen Verläufen die Untersuchung veranlaßt. Verstärkt werden kann fälschlich der Verdacht einer myatrophischen Lateralsklerose durch das Vorhandensein von Hirnnervenausfällen im Bulbärbereich. Es ist daher noch einmal zu erinnern, daß diese bei der spinalen Muskelatrophie Wohlfahrt-Kugelberg-Welander vorkommen können (s. S. 7.61). Die sorgfältige Anamnese, die das längere Bestehen von Veränderungen dokumentiert, hilft weiter. Das EMG zeigt bei dieser spinalen Muskelatrophie mit großer Regelmäßigkeit in fortgeschrittenen Stadien erhebliche begleitende myopathische Veränderungen. Letztere haben ein entsprechendes muskelhistologisches Korrelat.

Auch eine in der Kindheit oder Jugend durchgemachte *Poliomyelitis,* deren Restparesen lange Zeit kompensiert waren, kann im typischen Erkrankungsalter der myatrophischen Lateralsklerose dekompensieren. Dabei treten Faszikulationen häufig verstärkt auf. Der EMG-Befund läßt auf Grund der stark verbreiterten und amplitudenüberhöhten motorischen Einheiten an eine myatrophische Lateralsklerose denken. Gelegentlich treten in dekompensierten Muskeln auch Fibrillationspotentiale und positive Wellen auf. Histologisch kann hier eine ausgeprägte Begleitmyopathie mit regressiven Einzelfaserveränderungen nachgewiesen werden. Entsprechend ist die CK erhöht. Nicht in allen Fällen läßt sich anamnestisch die durchgemachte Poliomyelitis eruieren.

Es sei hierzu der Fall eines Patienten erwähnt, der uns mit der Verdachtsdiagnose einer myatrophischen Lateralsklerose mit Muskelatrophien und Faszikulationen ausschließlich im rechten Quadrizeps und Tibialis anterior, ohne Schmerzen und Sensibilitätsstörungen vorgestellt wurde. Die Anamnese brachte hervor, daß während der Internatszeit ein Klassenkamerad an Poliomyelitis verstorben war und daß eine gewisse Ermüdbarkeit der betroffenen Muskeln schon immer bestanden hatte. Die Dekompensation der Paresen erfolgte dann relativ rasch. Weitere Muskeln wurden in der Folgezeit nicht betroffen. Im EMG wurden neben stark verbreiterten und überhöhten motorischen Einheiten im Quadrizeps viele niederamplitudige polyphasische Einheiten registriert. Auch in klinisch unauffälligen Muskeln bestanden erhebliche Veränderungen im Sinn einer neurogenen Läsion. Eingehende anamnestische Recherchen und der weitere Verlauf bestätigten die Verdachtsdiagnose einer Dekompensation eines Zustandes nach Poliomyelitis.

Myopathien kommen wegen ihrer bevorzugt proximalen Verteilung nur selten in differentialdiagnostische Erwägung. Zu nennen sind die seltenen distalen Myopathien, unter anderem die *Myopathia hereditaria distalis tarda Welander,* die auch im Erkrankungsalter der myatrophischen Lateralsklerose manifest wird. Bei proximalen Myatrophien ist in sehr seltenen Fällen die Möglichkeit der *Spätmanifestation einer Gliedergürteldystrophie* oder einer *Myositis* und beim Peronäaltyp einer *Dystrophia myotonica Curschmann-Steinert* zu erwägen.

Brachial-atrophisch-paraspastische Form

Berücksichtigt man ausschließlich den klinischen Befund, so ist diese Form mit Muskelatrophien an den oberen Extremitäten unter Bevorzugung der Handbinnenmuskeln und Paraspastik der Beine relativ häufig. Ergänzt man jedoch den klinischen Befund durch eine sorgfältige elektromyographische Untersuchung, ist diese Form selten, da in den meisten Fällen einer myatrophischen Lateralsklerose zusätzlich peripher-neurogene Veränderungen auch an den unteren Extremitäten, insbesondere an den Fußbinnenmuskeln, gefunden werden. Man sollte jedoch hier in jedem Fall eine Ausschlußdiagnostik durchführen. Hierzu gehören neben den radiologischen Untersuchungen die Liquordiagnostik und der Ausschluß von Blasenentleerungsstörungen.

Das *lokale Spinalsyndrom* muß bei dieser Manifestationsform in jedem Fall von der generalisierten Systemdegeneration abgegrenzt werden. Es ist sicher sinnvoll, beim Syndrom der Hand- und Schultergürtelatrophie, verbunden mit Paraspastik, insbesondere bei homolateraler Betonung, von einem lokalen Spinalsyndrom zu sprechen, solange nicht darüber hinaus nukleäre Atrophien im Bulbärbereich, an den unteren Extremitäten, evidente Hyperreflexie an den oberen Extremitäten und ein gesteigerter Masseterreflex hinzutreten. Der Nachweis geringfügiger peripher-neurogener Veränderungen an den unteren Extremitäten, insbesondere in den unteren lumbalen Segmenten, oder der Nachweis lebhafter Armreflexe reicht keinesfalls aus, auf entsprechende Untersuchungen zum Ausschluß einer *zervikalen Myelopathie* durch *vertebragene Veränderungen,* durch *raumfordernde intraspinale, extra-* und *intramedulläre Tumoren, Syringomyelie* oder *vaskuläre Veränderungen* zu verzichten. Auch an die Möglichkeit entzündlicher Prozesse ist zu denken. Radiologische Untersuchungen und Liquordiagnostik sind hier obligat.

Am häufigsten wird die Fehldiagnose „myatrophische Lateralsklerose" bei der *zervikalen Radikulomyelopathie* infolge schwerer Spondylose der Halswirbelsäule gestellt (8, 89). Auch dabei können ausgeprägte Faszikulationen auftreten. Der Schultergürtelbereich oder die Handbinnenmuskulatur kann bevorzugt betroffen sein. Brachialgien, Parästhesien und Sensibilitätsstörungen sind jedoch keine obligaten Symptome.

(In diesem Zusammenhang sei jedoch noch einmal auf das Vorkommen sekundärer Osteochondrosen und Spondylosen im Zervikalbereich bei myatrophischer Lateralsklerose hingewiesen.)

Eine Kompression des Rückenmarks infolge degenerativer Veränderungen der Halswirbelsäule kommt besonders bei primär *engem Zervikalkanal* (Lumen zwischen C 4 und C 7 unter 14 mm [8, 79]), in Betracht. Dorsale spondylotische Veränderungen bewirken insbesondere bei zusätzlicher Einengung des 5. und 6. Foramen intervertebrale nicht nur eine Raumbeengung im Spinalkanal, sondern häufig zusätzlich *Zirkulationsstörungen im Bereich der A. spinalis anterior.* Der R. spinalis C 5/C 6 stellt den Hauptzufluß zum Zervikalmark dar (7). Eine unmittelbare Kompression des Stammes der A. spinalis anterior im Medianspalt des Zervikalmarks durch vertebragene Veränderungen kann ausgedehnte Zirkulationsstörungen bewirken. In diesem Fall können Myatrophien mehrere Segmente des Zervikalmarks betreffen. Das bulbäre Stockwerk wird jedoch nicht erreicht. Die Schultergürtelmuskulatur oder der M. biceps brachii ist am häufigsten betroffen, da Spondylosen die Segmente C 4/C 5 und C 5/C 6 bevorzugen. Dabei sind die entsprechenden Reflexe (Bizepsreflex, Brachioradialisreflex) abgeschwächt; der Eigenreflex der langen Fingerbeuger kann jedoch gesteigert sein. Diagnostisch sind hier Röntgenaufnahmen der Halswirbelsäule in 4 Ebenen, die zervikale Computertomographie und bei pathologischem Befund die Myelographie, welche bei Kopfflexion und Extension das Ausmaß einer Einengung des Spinalkanals erkennen läßt, von Bedeutung.

Eine *Myelopathie aufgrund abgelaufener meningitischer bzw. arachnitischer Prozesse* kann ebenfalls durch Zirkulationsstörungen zur Kombination nukleärer Atrophien an den oberen und spastischer Paresen an den unteren Extremitäten führen. Insbesondere nach durchgemachter tuberkulöser Meningitis, nach meningovaskulärer Syphilis und nach Pilzinfektion kommen derartige Veränderungen vor. Sicher extrem selten ist die sog. idiopathische adhäsive spinale Arachnoiditis. Die Myelographie zeigt in diesen Fällen einen Kontrastmittelstopp durch Adhäsionen im subarachnoidalen Raum.

Bei der *Syringomyelie* mit den bekannten ausgeprägten nukleären Atrophien in zervikalen Segmenten und Pyramidenbahnsymptomen an den unteren Extremitäten läßt die sorgfältige klinische Untersuchung als wegweisend dissoziierte Empfindungsstörungen erkennen. Häufig findet man auch ausgeprägte trophische Störungen und ein Hornersches Zeichen. Die klinische Symptomatik des *sog. Gliastiftes* und *intramedullärer Tumoren des Halsmarks* entspricht im wesentlichen den Symptomen der Syringomyelie. Die Diagnosesicherung erfolgt durch die zervikale Computertomographie und evtl. Myelographie.

Bei der Differentialdiagnose zwischen myatrophischer Lateralsklerose und *extramedullärem Halsmarktumor* ist immer die reflektorische Aufrichtung der Halswirbelsäule und ihr schmerzhafter Widerstand, insbesondere bei der passiven Vorwärtsbeugung, als Leitsymptom zu beachten. Zu dieser differentialdiagnostischen Entscheidung ist zu erwähnen, daß eine Abgrenzung radikulärer

Atrophien von nukleären Atrophien elektromyographisch und auch muskelbioptisch nicht möglich ist. Das Auftreten von Faszikulieren ist beiden Schädigungsarten gemein. Die Rückenmarkskompression durch extramedulläre Tumoren ist bei den engen Verhältnissen im Spinalkanal ein relativ frühes Symptom. Zu verwerten ist insbesondere das Vorhandensein radikulärer Schmerzen und Parästhesien als Ausdruck einer Hinterwurzelaffektion. Beachtung ist stets den Röntgenaufnahmen der Halswirbelsäule zu schenken, die Osteolysen oder einen Wirbelzusammenbruch bei Karzinommetastasen, Erweiterungen der Foramina intervertebralia, z. B. bei Neurofibromen, oder Bewegungseinschränkungen der Wirbelsäule auf den Funktionsaufnahmen zeigen.

Ein *zervikaler Diskusprolaps* kann als extramedullärer raumfordernder Prozeß differentialdiagnostisch in Erwägung zu ziehen sein. Auch hier ist besonders sorgfältig auf *Blasen-Mastdarm-Entleerungsstörungen* zu achten und stets eine Restharnbestimmung zu veranlassen.

Es sei der Fall eines 25jährigen Patienten erwähnt, der mit Myatrophien der Hand- und Unterarmmuskulatur beidseits, Faszikulationen an den oberen Extremitäten und einer Spastik, die sich langsam progredient innerhalb einiger Wochen entwickelt hatte, eingewiesen worden war. Die Reflexe der oberen Extremitäten waren sehr lebhaft trotz ausgeprägter peripher-neurogener Paresen. An den unteren Extremitäten waren keine Sensibilitätsstörungen, keine EMG-Veränderungen nachzuweisen. Die Blasen-Mastdarm-Funktion war intakt. An den oberen Extremitäten wurden diskrete Hypästhesien an beiden Händen ohne eindeutige proximale Grenzen gefunden. Die Einweisung erfolgte unter dem Verdacht einer Frühform einer myatrophischen Lateralsklerose. Die myelographische Untersuchung zeigte einen mediolateralen Diskusprolaps in Höhe C 7/C 8. Die operative Behandlung führte zu einer langsamen und unvollständigen Rückbildung der Symptome. Die begleitende Hyperreflexie an den oberen Extremitäten war in diesem Fall wohl auf sekundäre Zirkulationsstörungen zurückzuführen.

Funktionelle Zirkulationsstörungen im Versorgungsgebiet der vorderen Spinalarterien können im Anschluß an ein schweres stumpfes Rückenmarkstrauma zu kombinierten Vorderhorn- und Vorderseitenstrangschäden infolge Nekrosen oder Blutungen führen. Bei einer *Hämatomyelie* treten ebenfalls Atrophien der kleinen Handmuskeln, asymmetrisch oder symmetrisch, verbunden mit Paraspastik der unteren Extremitäten auf. Wegweisend ist das akute Auftreten der Symptome, in der Regel auch verbunden mit anderen Rückenmarkssymptomen (Sensibilitätsstörungen, Blasen-Mastdarm-Störungen).

Ein sog. *Spinalis-anterior-Syndrom* kann vor allem bei Verschluß ihrer paarigen intramedullären Hauptäste ein lokales Spinalsyndrom verursachen, das, wenn das Zervikalmark betroffen ist, Muskelatrophien an den oberen Extremitäten und Pyramidenbahnsymptome an den unteren Extremitäten verursacht. Hier ist jedoch in der Regel die Sensibilität mitbetroffen mit dem charakteristischen Befund der dissoziierten Sensibilitätsstörung.

Bulbäre Manifestation

Die Bulbärparalyse im Initialstadium gibt stets Anlaß zu vielfältigen differentialdiagnostischen Überlegungen, solange eine Generalisation nukleärer Atrophien mit gleichzeitigen spastischen Symptomen nicht auf das Vorliegen einer myatrophischen Lateralsklerose hinweist.

Unter den *Myopathien* sind differentialdiagnostisch die Polymyositis, die *okulopharyngeale Muskeldystrophie* und die *Dystrophia myotonica Curschmann-Steinert* von Interesse. Neben den begleitenden klinischen Symptomen sind hier die CK-Bestimmung und das EMG wegweisend. Die Abgrenzung von einer *Myasthenia gravis* stützt sich insbesondere auf das Fehlen okulärer Symptome bei der myatrophischen Lateralsklerose, auf den Nachweis von Muskelatrophien (die bei der Myasthenie allenfalls in Spätstadien auftreten können), auf das Ergebnis elektromyographischer (s. S. 11.64) und immunologischer (s. S. 11.65) Untersuchungen.

Kraniale Neuropathien beziehen häufig die Augenmuskeln mit ein und manifestieren sich nur selten im Anfangsstadium im Innervationsgebiet der kaudalen Hirnnerven. Bulbäre Störungen können bei der *idiopathischen Polyradikuloneuropathie,* bei der durch Zeckenbiß übertragenen *Meningopolyneuropathie* und insbesondere bei der heute extrem seltenen *Diphtherie* vorkommen. *Infiltrative und raumfordernde Prozesse,* so bei der Sarkoidose, bei hämatologischen Erkrankungen und bei soliden Tumoren, auch beim *Glomustumor,* können die mittleren und kaudalen Hirnnerven bevorzugt betreffen und das klinische Bild der Bulbärparalyse imitieren. Eine internistische Durchuntersuchung sowie sorgfältige Lokaldiagnostik und Liquoruntersuchung führen zur Diagnosestellung.

Zur Abgrenzung von einer *Syringobulbie* ist neben den auch bei der myatrophischen Lateralsklerose vorkommenden spastischen Symptomen auf sensible Strangsymptome und insbesondere auf die dort häufigen Trigeminusschmerzen infolge der Beteiligung der ausgedehnten sensiblen Trigeminuskernareale zu achten.

Differentialdiagnostische Schwierigkeiten bereitet immer eine *Pseudobulbärparalyse* mit oder ohne Tetraspastik. Das Kardinalsymptom ist die Dysarthrie bzw. Anarthrie. Die häufigste Genese ist die zerebrale Gefäßsklerose mit Erweichungen. Auch entzündliche vaskuläre Veränderungen, insbesondere bei *Lues cerebrospinalis,* kön-

nen hier ursächlich zugrunde liegen. In seltenen Fällen kommt bei der *spastischen Spinalparalyse* eine Pseudobulbärparalyse vor.
Auch nach Traumen und bei zerebralen raumfordernden Prozessen, die mit Einklemmungserscheinungen einhergehen, kann es als Folge von *mesenzephalen Querschnittssyndromen* zu persistierenden Dysarthrien kommen.
Handelt es sich um eine Bulbärparalyse mit Paresen, Atrophie und Faszikulationen der Zunge und der vom N. accessorius innervierten Muskulatur, verbunden mit spastischen Symptomen an den Extremitäten, ist die Möglichkeit einer *zervikokranialen Übergangsstörung* zu bedenken. Atlas-, Epistropheusdeformitäten und -mißbildungen wie eine *basale Impression* gehen relativ häufig mit entsprechenden bulbären Veränderungen und spastischen Symptomen an den Extremitäten einher. Dabei ist insbesondere auf Schwindelerscheinungen, Nystagmus und in manchen Fällen auf dissoziierte Sensibilitätsstörungen an den Extremitäten zu achten.
Zuletzt sei differentialdiagnostisch noch die Abgrenzung einer Bulbärparalyse im Rahmen einer myatrophischen Lateralsklerose von der früher bereits erwähnten *Bulbärparalyse* im Rahmen einer *progressiven spinalen* Muskelatrophie hingewiesen (s.S. 7.57, 7.61). Hier sind die Verlaufscharakteristik der Erkrankung mit ihrer chronischen langsamen Progredienz und das relativ frühe Manifestationsalter von entscheidender Bedeutung.
Die extrem seltene *chronische progressive Bulbärparalyse* als umschriebenes sporadisch und hereditär auftretendes degeneratives Leiden kann ebenfalls nur nach längerer Verlaufsbeobachtung diagnostiziert werden und stützt sich auf die sorgfältige Ausschlußdiagnostik o.g. Möglichkeiten und auf den Ausschluß generalisierter nukleärer Veränderungen sowie begleitender spastischer Symptome.

Initial spastische Formen

Das differentialdiagnostische Spektrum ist auch hier relativ groß, da die Spastik zunächst sowohl mono-, hemi-, para- als auch tetraparetische Symptome hervorrufen kann.
Bei früher Manifestation – im Kindes- oder Adoleszentenalter, selten auch im Erwachsenenalter – ist bei progressiver spastischer Parese ohne Sensibilitätsstörungen an die Möglichkeit einer *spastischen Spinalparalyse* zu denken und die Familienanamnese eingehend zu erheben. Diese hereditäre Erkrankung kann sowohl mit rezessivem als auch mit autosomal dominantem Erbgang auftreten. Es ist zu erwähnen, daß in der Literatur, insbesondere bei der Form mit rezessivem Erbgang, begleitende elektromyographische Veränderungen beschrieben wurden, die für eine peripher-neurogene Mitbeteiligung auch bei diesem Krankheitsbild sprechen (62). Hinweise für entsprechende histopathologische Veränderungen fehlen jedoch in den meisten Beschreibungen (87, 88).
Unter den erworbenen Erkrankungen, die aufgrund eines spastischen Syndroms mit einer myatrophischen Lateralsklerose verwechselt werden können, ist insbesondere die *multiple Sklerose* zu nennen, solange noch keine Sensibilitätsstörungen, Augenmuskel-, Optikus-, Blasen-Mastdarm- und zerebelläre Störungen auftreten. Eine geringe Erhöhung der γ-Globulin-Fraktion in der Elektrophorese bietet auch hier kein sicheres Unterscheidungsmerkmal. Auch eine geringe Pleozytose kann beiden Erkrankungen gemeinsam sein. Neben Verlaufsbesonderheiten ist auch hier das Erkrankungsalter besonders differentialdiagnostisch zu bewerten.
Bei der *funikulären Spinalerkrankung* kann insbesondere die Kombination eines spastischen Syndroms mit herabgesetzten Eigenreflexen zur Fehldiagnose einer myatrophischen Lateralsklerose verleiten. Auch hier ist sorgfältig nach den weiteren Symptomen der funikulären Spinalerkrankung zu suchen.
Raumfordernde spinale Prozesse und eine *vertebragene zervikale Myelopathie,* ein *Mantelkantensyndrom* und *Zirkulationsstörungen im Basilarisversorgungsgebiet* sind ebenfalls in die differentialdiagnostischen Überlegungen einzubeziehen.
Die *zervikale Myelopathie* ist eine der häufigsten Ursachen einer chronisch progressiven Paraspastik zwischen dem 50. und 70. Lebensjahr, also auch im Prädilektionsalter der myatrophischen Lateralsklerose. Auch hierbei ist die Spastik häufig führendes Symptom, wird jedoch in den meisten Fällen von Hinterstrangsymptomen und Hinterwurzelreiz- und Ausfallserscheinungen begleitet. Andererseits ist daran zu erinnern, daß die myatrophische Lateralsklerose zu sekundärer zervikaler Osteochondrose disponiert (97), die ihrerseits sensible Reiz- und Ausfallserscheinungen hervorrufen kann.

Differentialdiagnose bei begleitenden psychischen Veränderungen

Intellektuelle Abbauerscheinungen und extrapyramidale Störungen sind bei der sporadischen myatrophischen Lateralsklerose selten. Eine Abgrenzung von gleichzeitig bestehender Arteriosklerose mit hypertonischen Gefäßveränderungen und Erweichungsherden ist nach klinischen Gesichtspunkten nicht möglich. Hier sind von der Computertomographie ergänzende Hinweise zu erwarten.
Eine fortschreitende Demenz sollte stets auch an die Möglichkeit einer Kombination der Alzheimerschen Erkrankung (86) oder Pickschen Atrophie (64), wie sie in der Literatur beschrieben ist, oder an die Möglichkeit einer Jacob-Creutzfeld-Krankheit denken lassen.

Differentialdiagnose symptomatischer Formen

Nur seltene übergeordnete internistische Erkrankungen imitieren das Bild der myatrophischen Lateralsklerose mit einer generalisierten Muskelschwäche, mit bulbären Symptomen und spastischen Innervationsstörungen. Sie können entzündlicher, toxischer, metabolischer, endokrinologischer, neo- und paraneoplastischer und vaskulärer Genese sein. Nachfolgende Erkrankungen sind vor allem differentialdiagnostisch zu bedenken:
Die *Lues cerebrospinalis* kann das Bild der myatrophischen Lateralsklerose infolge meningovaskulärer Prozesse imitieren, die zu Zirkulationsstörungen im Vorderhorn- und Vorderseitenstrang führen. MARBURG (63) hat auf den multilokulären Charakter der Myatrophien bei der Lues cerebrospinalis hingewiesen. Es ist zu empfehlen, bei jedem Verdacht einer myatrophischen Lateralsklerose auch bei typischer Manifestation des Vollbildes serologische Zusatzuntersuchungen durchzuführen.
Unter den *toxischen* Erkrankungen sind die *Triorthokresylphosphatvergiftung* und die *chronische Bleiintoxikation* zu nennen. Die Triorthokresylphosphatvergiftung beginnt mit distal lokalisierten, myatrophischen Paresen und bleibt ohne nennenswerte Sensibilitätsstörungen. Eine sorgfältige Anamnese deckt meist die wichtigen *gastrointestinalen Initialsymptome* auf. Sie gehen den Vergiftungserscheinungen am Nerv etwa 2 Wochen voraus. Im Gegensatz zur myatrophischen Lateralsklerose bilden sich die Myatrophien nach Wochen oder Monaten wieder zurück. Gleichzeitig tritt die von den peripheren atrophischen Paresen verdeckte Affektion des zentralen motorischen Neurons hervor. Der Prozeß hat dann ein Stadium erreicht, das weitgehend dem Bild der myatrophischen Lateralsklerose gleicht, nur mit umgekehrter Tendenz: Die nukleären Paresen werden in zunehmendem Maß von der Spastizität überlagert. In extrem seltenen Fällen kann auch eine *chronische Bleiintoxikation,* die ja bekanntlich häufig ausschließlich motorische Störungen verursacht und mit Vorderhorn- und Spinalmarkbeteiligung einhergehen kann, das Bild der myatrophischen Lateralsklerose kurzzeitig imitieren. Auch Hirnnerven können mitbetroffen sein. Eine Enzephalopathie sowie sonstige internistische zerebrale Symptome treten in der Regel hinzu.
Bei einem schweren *Malabsorptionssyndrom* kann die Kombination einer Polyneuropathie und einer Spinalmarkschädigung im Sinn der funikulären Spinalerkrankung das Bild einer myatrophischen Lateralsklerose vortäuschen. In diesem Fall ist besonders sorgfältig nach Hinterstrangsymptomen als typische Läsion der funikulären Spinalerkrankung zu suchen.

Gemeinsames Vorkommen von perniziöser Anämie und myatrophischer Lateralsklerose ist in der Literatur beschrieben (45), jedoch wahrscheinlich als Zufallsbefund zu werten.

Bulbäre Symptome schließen eine funikuläre Spinalerkrankung aus.
Neoplastische Erkrankungen können durch multilokuläre Absiedelungen, die Rückenmark, Spinalwurzeln, Hirnnerven bzw. deren Kerngebiete betreffen, ebenfalls das Vollbild einer myatrophischen Lateralsklerose imitieren.
Vorderhornerkrankungen kommen auch im Rahmen eines *paraneoplastischen Syndroms* vor. Sie sind als Seltenheit anzusehen und gehen häufig mit anderen Rückenmarkssymptomen, insbesondere Sensibilitätsstörungen, einher. Von BRAIN (9) wird darauf hingewiesen, daß das Erkrankungsalter des „paraneoplastischen myatrophischen Lateralsklerosesyndroms" höher liegt als bei der sporadischen idiopathischen myatrophischen Lateralsklerose und daß die Erkrankung langsamer fortschreitet als ansonsten von der myatrophischen Lateralsklerose bekannt ist.

Die Syntropie von malignen Tumoren und myatrophischer Lateralsklerose wird in der Literatur unterschiedlich bewertet (3, 74), da die Statistiken stark divergieren.

Unter den *endokrinologischen Erkrankungen* imitieren die *Hyperthyreose* sowie der primäre und der *sekundäre Hyperparathyreoidismus* gelegentlich das klinische Bild der myatrophischen Lateralsklerose. Bei diesen Erkrankungen ist das Auftreten einer *generalisierten Muskelschwäche* geläufig. Diese geht nicht selten mit *lebhaften Eigenreflexen* und vereinzelt auch mit *Faszikulationen* einher. Bei der Hyperthyreose bilden sich diese Störungen, wenn der euthyreote Zustand wiederhergestellt ist, meist bald zurück. Auch beim Hyperparathyreoidismus sind die Symptome rückbildungsfähig. Es liegen Anhaltspunkte dafür vor, daß es sich pathogenetisch um eine neuronale Störung handelt, die die Vorderhornzellen oder das Axon betrifft. Hier können auch bulbäre Symptome wie Dysarthrie, Schluckstörung und Heiserkeit auftreten. Schließlich sind auch bei der *Hypophosphatämie* (beim Milkman-Syndrom) entsprechende Störungen mit Muskelschwäche und Muskelatrophie bei lebhaften Eigenreflexen möglich. Auch hier sind die Symptome bei Normalisierung des Phosphatspiegels rückbildungsfähig.
Besondere differentialdiagnostische Schwierigkeiten bietet die *vaskuläre Myelopathie,* die auf eine chronische vaskuläre Insuffizienz des Rükkenmarks zurückzuführen ist. Die Läsionen sind in diesen Fällen diffus ohne Beziehung zu einem bestimmten arteriellen Versorgungsgebiet. Sie betreffen bevorzugt die Vorderhornzellen mit ihrem hohen Sauerstoffbedarf und auch die weiße

Substanz, so daß generalisierte Vorderhornläsionen mit Pyramidenbahnbeteiligung kombiniert sein können. Nach NEUMAYER (72) ist das Syndrom der nukleären Amyotrophie bzw. der myatrophischen Lateralsklerose das bevorzugte Erscheinungsbild der vaskulären Myelopathie des höheren Lebensalters. Die Erkrankung beginnt meist schleichend im 7. Lebensjahrzehnt. Auch bulbärparalytische Symptome können hinzutreten. Ebenso wie bei der myatrophischen Lateralsklerose sind Sensibilitätsstörungen in der Regel nicht objektivierbar. Parästhesien werden häufig angegeben. Der Verlauf ist langsamer als bei der myatrophischen Lateralsklerose. Demgemäß ist besonders im Senium, bei langsamer Progredienz und schubweiser Verschlechterung an diese Erkrankung zu denken.

Hereditäre myatrophische Lateralsklerose

Es gehört zu den Erfahrungstatsachen bei den Systematrophien, daß sie jeweils hereditär und sporadisch vorkommen, wobei die sporadischen Fälle von entzündlichen, vaskulären und metabolischen Krankheiten bekannter Ätiologie weitgehend imitiert werden können. Bei der myatrophischen Lateralsklerose dominiert in fast allen Ländern der Welt die sporadische Form mit 90–95% der Fälle. Nur in 5–10% ist eine Heredität nachweisbar.

Differentialdiagnostisch stellt sich insbesondere die Frage nach klinischen Besonderheiten, die eine Unterscheidung zwischen der hereditären myatrophischen Lateralsklerose einerseits und der sporadischen myatrophischen Lateralsklerose andererseits ermöglichen. Hierbei ist auf die größere Häufigkeit relativ benigner Verlaufsformen bei den hereditären Fällen hinzuweisen (3, 31, 33). Neben Verläufen über mehr als 7–10, ja bis 30 Jahren werden jedoch auch typische Krankheitsverläufe um 3 Jahre beobachtet. In eigenen Untersuchungen fanden wir eine weitgehende Übereinstimmung der Verlaufsdauer bei Probanden- und Sekundärfällen. Bei diesen Erkrankungsformen überwiegen die nukleären myatrophischen Generalisationsformen, die schwerpunktmäßig die Handbinnenmuskulatur oder das Peronäusinnervationsgebiet betreffen. Der Bulbärbereich wird meist erst spät – wenn überhaupt – erreicht.
Männer und Frauen sind bei der erblichen Form offenbar gleich häufig betroffen. Das Manifestationsalter liegt meist zwischen dem 35. und 55. Lebensjahr.
Zur Symptomatik der hereditären myatrophischen Lateralsklerose ist bemerkenswert, daß in einem höheren Prozentsatz als bei der sporadischen myatrophischen Lateralsklerose das Vorkommen von Demenz und auch das Vorkommen des sog. Parkinson-Demenz-Komplexes beschrieben ist.
Eine kürzliche Beschreibung einer myatrophischen Lateralsklerose mit Parkinson-Demenz-Komplex von EMSER u. HEIMES (27) sei erwähnt. Bei Zurückverfolgen der Familie ins 17. Jahrhundert wurde der Parkinson-Demenz-Komplex in Kombination mit myatrophischer Lateralsklerose nur bei Familienmitgliedern gefunden, deren Eltern einmal untereinander verwandt waren. Es bestand das Vollbild der myatrophischen Lateralsklerose mit Myatrophien, Spastik, Bulbärparese und ein schweres stuporöses Bild. Autoptisch wurden eine schwere kortikale Atrophie, Veränderungen in der Substantia nigra und Degeneration des 2. Motoneurons gefunden.
Der *Erbgang* der hereditären myatrophischen Lateralsklerose ist in der Regel *dominant.* Eine rezessiv erbliche myatrophische Lateralsklerose mit „Lafora-Körpern" wurde von ORTHNER (76) beschrieben.
Differentialdiagnostisch ist bei der hereditären myatrophischen Lateralsklerose gelegentlich die sog. *myatrophische Ataxie* in Erwägung zu ziehen. Bei dieser Erkrankung handelt es sich um eine Kombinationsform von Symptomen des Friedreich-Formenkreises mit den Symptomen der *neuralen Muskelatrophie.* Wenn die ataktischen Störungen im klinischen Bild eher zurücktreten, kann das Vorhandensein von Pyramidenbahnzeichen in Verbindung mit akrodistal und peroneal betonten neurogenen Muskelatrophien zum Verdacht einer myatrophischen Lateralsklerose verleiten. Der Verdacht kann dadurch unterstützt werden, daß in einzelnen Fällen auch Faszikulationen beobachtet werden. Die Nervenleitgeschwindigkeit ist nicht obligat verzögert. Die Abgrenzung wird erleichtert, wenn ausgeprägte zerebelläre Symptome und ein Nystagmus auftreten. Auch Lagesinnstörungen und Störungen der Oberflächensensibilität lenken von dem Verdacht einer myatrophischen Lateralsklerose ab. Die myatrophische Ataxie kann einem dominanten oder rezessiven Erbgang folgen.
Differentialdiagnostische Schwierigkeiten zur Friedreichschen Ataxie, die einem rezessiven Erbgang folgt, treten praktisch nicht auf. Lediglich bei oberflächlicher Untersuchung kann die Kombination einer Hypo- bis Areflexie mit spastischen Symptomen zu dieser Fehldiagnose verleiten.

Endemische myatrophische Lateralsklerose, sog. „Guam-Typ"

Ungeklärt sind immer noch die Ätiologie und die Pathogenese der endemischen myatrophischen Lateralsklerose bei den Chamorros der Marianeninseln Guam, Rota und Saipan (46, 54, 68, 91). Die Todesfallrate bei myatrophischer Lateralsklerose erreicht in Guam mit 11% aller verstorbenen Männer über 20 Jahre und 6% der Frauen fast das 100fache der Todesfälle an sporadischer myatrophischer Lateralsklerose in Nordamerika und Westeuropa. Das zweite in Guam endemische degenerative Nervenleiden, der Parkinson-Demenz-Komplex, erreicht bei ca. 8–10 Jahren späterem Manifestationsalter ebenfalls eine Todesfallrate von insgesamt 12% der männlichen und 5% der weiblichen Einwohner (57). Ebenso wie bei der sporadischen myatrophischen Lateralsklerose in unserem Lebensraum ist das männliche Geschlecht etwa doppelt so häufig betroffen wie das weibliche. Zu den Symptomen der sporadischen myatrophischen Lateralsklerose, die in etwas jüngerem Lebensalter (häufig zwischen dem 30. und 40. Lebensjahr) auftreten, kommen in späterem Verlauf nicht selten die Symptome des Parkinson-Demenz-Komplexes mit extrapyramidalen Störungen (Hypomi-

mie, Bradykinese, Rigor und Tremor) und eine progrediente Demenz hinzu. Auch andere psychische Symptome wie Depression und Desorientiertheit, psychischer Verfall sind nicht selten. Entsprechend ist differentialdiagnostisch hier insbesondere an die Creutzfeld-Jakobsche Erkrankung zu denken.
Als histologische Besonderheit ist der häufige Nachweis ausgedehnter Ganglienzelldegenerationen mit Alzheimerschen Fibrillenveränderungen und granulovakuolären Zellveränderungen zu nennen. Diese Veränderungen fehlen der Jakob-Creutzfeldtschen Erkrankung.

Literatur

1 Aran, F. A.: Recherches sur une maladie non encore décrite du système musculaire (atrophie musculaire progressive). Arch. gén. Méd. 24 (1850) 172

2 Armstrong, R. M., M. H. Folgeson, D. H. Silberberg: Familial proximal spinal muscular atrophy. Arch. Neurol. (Chic.) 14 (1966) 208–212

3 Becker, P. E.: Krankheiten mit hauptsächlicher Beteiligung von Pyramidenbahn, Vorderhorn und bulbären motorischen Kernen (Spastik, spinale Muskelatrophie und Bulbärparalyse). In: Humangenetik, Bd. V/1. Thieme, Stuttgart 1966 (S. 314)

4 Bernhardt, M.: Über eine hereditäre Form der progressiven spinalen, mit Bulbärparalyse komplizierten Muskelatrophien. Virchows Arch. path. Anat. 115 (1889) 197

5 Bernhardt, M.: Weiterer Beitrag zur Lehre von den hereditären und familiären Erkrankungen des Nervensystems. Über die spinalneurotische Form der progressiven Muskelatrophie. Virchows Arch. path. Anat. 133 (1893) 259

6 Bing, R.: Gehirn- und Rückenmarks-Diagnostik, 7. Aufl. Urban & Schwarzenberg, Berlin 1927

7 Bowden, R. E. M., A. Sajida, M. R. Goodning: Anatomy of the cervical spine, membranes, spinal cord, nerve roots and brachial plexus. In Brain, W. R., M. Wilkinson: Cervical Spondylosis and Other Disorders of the Cervical Spine. Heinemann, London 1967 (p. 77)

8 Brain, W. R., M. Wilkinson: Cervical Spondylosis and Other Disorders of the Cervical Spine. Heinemann, London 1967

9 Brain, W. R., P. P. Croft, M. Wilkinson: The course and outcome of motor neuron disease. In Norris, F. H., L. T. Kurland: Motor Neuron Disease. Grune & Stratton, New York 1969 (p. 20)

10 Brewis, M., D. C. Poskanzer, C. Rolland: Neurological disease in an English city. Acta neurol. scand., Suppl. 24, 42 (1966) 1–89

11 Brink, O. A.: Vegetative Störungen bei der myatrophischen Lateralsklerose, zugleich ein Beitrag zur Sudeckschen Dystrophie. Dtsch. Z. Nervenheilk. 179 (1959) 48

12 van Bogaert, L.: La sclérose latérale amyotrophique et la paralysie bulbaire progressive chez l'enfant. Rev. Neurol. 2 (1925) 180–191

13 Brown, W. F., N. Jaatoul: Amyotrophic lateral sclerosis. Arch. Neurol. (Chic.) 30 (1974) 242

14 Buchthal, F., P. Z. Olsen: Electromyography and muscle biopsy in infantile spinal muscular atrophy. Brain 93 (1970) 15–30

15 Burg, D., W. Schmitt: Beitrag zur Klinik und Prognose der amyotrophischen Lateralsklerose. Fortschr. Neurol. Psychiat. 41 (1973) 639–652

16 Charcot, J. M.: De la sclérose latérale amyotrophique. Progr. Méd. (Paris) 2 (1874) 325, 341, 453

17 Chondkarian, O. A.: Histopathologie des Zentralnervensystems bei amyotrophischer Lateralsklerose. Z. Neuropath. Psychiat. 55 (1955) 219

18 Cognazzo, A., L. Martin: A sporadic case of juvenile amyotrophic lateral sclerosis. Europ. Neurol. 3 (1970) 211–230

19 Colmant, H. J.: Die myatrophische Lateralsklerose. In Uehlinger, E.: Handbuch der speziellen pathologischen Anatomie und Histologie, Bd. XIII/2. Springer, Berlin 1958 (S. 2624)

20 Davison, Ch., J. S. Wechsler: Amyotrophic lateral sclerosis with involvement of posterior column and sensory disturbances. Arch. Neurol. Psychiat. 35 (1936) 229

21 Drechsler, B.: The sensory nerve action potentials in man with partially deefferentated muscle (amyotrophic lateral sclerosis) and with progressive muscular dystrophy. In Gutmann, E., P. Hik: The Effect of Use and Disuse on Neuromuscular Functions. Elsevier, Amsterdam 1963 (p. 449)

22 Dubowitz, V., M. H. Brooke: Muscle Biopsy. A Modern Approach. Saunders, London 1973

23 Dubowitz, V.: Muscle Disorders in Childhood. Saunders, London 1978

24 Dubowitz, V.: Infantile spinal muscular atrophy. In Vinken, P. J., G. W. Bruyn: Handbook of Clinical Neurology, vol. XXII. Elsevier, Amsterdam 1975

25 Dyck, P. J., E. H. Lambert: Lower motor and primary sensory neuron diseases with peroneal muscular atrophy. Arch. Neurol. (Chic.) 18 (1968) 619, 625

26 Emery, A. E. H., A. M. Davie, S. Holloway, R. Skinner: Internation collaborative study of the spinal muscular atrophies, part 1: Analysis of clinical and laboratory data. J. neurol. Sci. 29 (1976) 83–94

27 Emser, W., Ch. Heimes: Studie zu einer familiären amyotrophen Lateralsklerose mit Parkinson-Dementia-Komplex. In: Pathologische Erregbarkeit des Nervensystems und ihre Behandlung. Verh. dtsch. Ges. Neurol. 1 (1980) 390–392

28 Engel, K. W., L. T. Kurland, I. Klatzko: An inherited disease similar to amyotrophic lateral sclerosis with a pattern of posterior column involvement. An intermediate form? Brain 82 (1959) 203

29 Erbslöh, F.: Kompensierte und dekompensierte Anpassungshypertrophie der Muskelfasern bei nukleärer Atrophie. Zbl. ges. Neurol. Psychiat. 192 (1968) 134

30 Erbslöh, F., K. Kunze, B. Recke, M. Abel: Die myatrophische Lateralsklerose. Dtsch. med. Wschr. 93 (1968) 1131–1141

31 Erbslöh, F.: Myatrophische Lateralsklerose. In Bodechtel, G.: Differentialdiagnose neurologischer Krankheitsbilder. Thieme, Stuttgart (1974) 684–697

32 Ertekin, C.: Sensory and motor conduction in motor neuron disease. Acta neurol. scand. 43 (1967) 499

33 Espinosa, R. E., M. M. Okihiro, D. W. Mulder, G. P. Sayre: Hereditary amyotrophic lateral sclerosis. Neurology (Minneap.) 12 (1962) 1

34 Fenichel, G. M., E. S. Emery, P. Hunt: Neurogenic atrophy simulating facioscapulohumeral dystrophy: A dominant form. Arch. Neurol. (Chic.) 17 (1967) 257–260

35 Fincham, R. W., M. W. van Allen: Sensory nerve conduction in amyotrophic lateral sclerosis. Neurology (Minneap.) 14 (1964) 31

36 Friedman, A. P., D. Freedman: Amyotrophic lateral sclerosis. J. nerv. ment. Dis. 111 (1950) 1–18

37 Furukawa, T., N. Akagami, S. Maruyama: Chronic neurogenic quadriceps amyotrophy. Ann. Neurol. 2 (1977) 528–530

38 Girke, W., J. Kovarik: Frühformen der myatrophischen Lateralsklerose mit besonderer Berücksichtigung des bulbären paralytischen Initialsyndroms. Arch. Psychiat. Nervenkr. 213 (1970) 105

39 von Graefe, A.: Bemerkungen über doppelseitige Augenmuskellähmungen basilären Ursprungs. Albrecht v. Graefes Arch. Ophthal. 12 (1866) 265

40 Haberlandt, W. F.: Amyotrophische Lateralsklerose. Klinisch-pathologische und genetisch-demographische Studie. Fischer, Stuttgart 1964

41 Hallen, O., T. Brusis, H. Pfister: Die Myatrophia spinalis postpoliomyelitica chronica. Dtsch. Z. Nervenheilk. 195 (1969) 333–343

42 Hausmanowa-Petrusewicz, I., W. Askanas, B. Badurska, B. Emeryk, A. Fidziańska, W. Garbalińska, L. Hetnarska, H. Jedrzeijowska, Z. Kamieniecka, I. 'Niebrój-Dobosz, J. Proz, E. Sawicka: Infantile and juvenile spinal muscular atrophy. J. neurol. Sci. 6 (1968) 269–287

43 Hemmer, R.: Krankheitsdauer und Prognose verschiedener Formen der amyotrophischen Lateralsklerose und spinalen Muskelatrophie nach katamnestischen Untersuchungen. Nervenarzt 22 (1951) 247

44 Hemmer, R.: Beitrag zur Krankheitsdauer verschiedener Formen der amyotrophischen Lateralsklerose. Arch. Psychiat. Nervenkr. 190 (1953) 127

45 Henneberg, R.: Über einen mit Bulbärparalyse komplizierten Fall von kombinierter Systemerkrankung. Mschr. Psychiat. Neurol. 16 (1904) 409

46 Hirano, A., N. Malamud, T. S. Elizan, L. T. Kurland: Amyotrophic lateral sclerosis and parkinsonism-dementia complex in Guam. Arch. Neurol. (Chic.) 15 (1966) 35

47 Hoffmann, J.: Über chronische spinale Muskelatrophie im Kindesalter auf familiärer Basis. Dtsch. Z. Nervenheilk. 3 (1893) 427–470

48 Hoffmann, J.: Weitere Beiträge zur Lehre von der hereditären progressiven spinalen Muskelatrophie im Kindesalter. Dtsch. Z. Nervenheilk. 10 (1897) 292

49 Hoffmann, J.: Über die hereditäre progressive spinale Muskelatrophie im Kindesalter. Münch. med. Wschr. 47 (1900a) 1649–1651

50 Hoffmann, J.: Dritter Beitrag zur Lehre von der hereditären progressiven spinalen Muskelatrophie im Kindesalter. Dtsch. Z. Nervenheilk. 18 (1900b) 217–224

51 Jerusalem, F.: Muskelerkrankungen. Klinik, Therapie, Pathologie. Thieme, Stuttgart 1979

52 Kaeser, H. E.: Scapuloperoneal muscular atrophy. Brain 88 (1965) 407–418

53 Kaeser, H. E.: Scapulo-peroneal syndrome. In Vinken, P. J., G. W. Bruyn: Handbook of Clinical Neurology, vol. XXII. Elsevier, Amsterdam 1975

54 Koerner, D. R.: Amyotrophic lateral sclerosis in Guam: a clinical study and review of the literature. Ann. intern. Med. 37 (1952) 1204

55 Kugelberg, E.: Chronic proximal (pseudomyopathic) spinal muscular atrophy. Kugelberg-Welander-Syndrome. In Vinken, P. J., G. W. Bruyn: Handbook of Clinical Neurology, vol. XXII. Elsevier, Amsterdam 1975

56 Kugelberg, E., L. Welander: Heredofamilial juvenile muscular atrophy simulating muscular dystrophy. Arch. Neurol. Psychiat. (Chic.) 75 (1956) 500–509

57 Kurland, L. T., Nung Won Choi, G. P. Sayre: Implications of incidence and geographic patterns on the classification of amyotrophic lateral sclerosis. In Norris, F. H., L. T. Kurland: Motor Neuron Disease. Grune & Stratton, New York 1969 (p. 28)

58 Koufen, H., U. Consbruch: Die Serum-Creatin-Phosphokinase-(CPK)Aktivität bei amyotropher Lateralsklerose (ALS) und anderen neurogenen Muskelatrophien unter Berücksichtigung differentialdiagnostischer Aspekte. Nervenarzt 11 (1970) 599–603

59 Lambert, E. H.: Electromyography in amyotrophic lateral sclerosis. In Norris, F. H., L. T. Kurland: Motor Neuron Diseases. Grune & Stratton, New York 1969

60 Lisson, G., D. Pongratz, G. Hübner, C. Wallesch: Klinik und Morphologie der sog. „Einschlußkörpermyositis". Fortschr. Neurol. Psychiat. 48 (1980) 121–127

61 Magee, K. R.: Familial progressive bulbar-spinal muscular atrophy. Neurology (Minneap.) 10 (1960) 293–305

62 Malin, J. P.: Beteiligung des peripher-motorischen Neurons bei hereditärer spastischer Spinalparalyse. Z. EEG–EMG 7 (1976) 140–145

63 Marburg, O.: Die chronischen progressiven nukleären Amyotrophien. In Bumke, O., O. Foerster: Handbuch der Neurologie, Bd. XVI. Springer, Berlin 1936

64 Minauf, M., K. Jellinger: Kombination von myatrophischer Lateralsklerose mit Pickscher Krankheit. Arch. Psychiat. Nervenkr. 212 (1969) 279–288

65 Moosa, A., V. Dubowitz: Spinal muscular atrophy in childhood: Two clues to clinical diagnosis. Arch. Dis. Childh. 48 (1973) 386–388

66 Moosa, A., V. Dubowitz: Motor nerve conduction velocity in spinal muscular atrophy of childhood. Arch. Dis. Childh. 51 (1976) 974–977

67 Mulder, D. W., R. A. Rosenheim, D. D. Layton: Late progression of poliomyelitis or form fruse of amyotrophic lateral sclerosis. Mayo Clin. Proc. 47 (1972) 756–761

68 Mulder, D. W.: Motor neuron disease. In Dyck, P. J., P. K. Thomas, E. H. Lambert: Peripheral Neuropathy, vol. II. Saunders, Philadelphia 1975 (pp. 759–770)

69 Munsat, T. L., R. Woods, W. Fowler, C. M. Pearson: Neurogenic muscular atrophy of infancy with prolonged survival. The variable course of Werdnig-Hoffmann disease. Brain 92 (1969) 9–24

70 Müller, R.: Progressive motor neuron disease in adults: A clinically study with special references to the course of the disease. Acta psychiat. scand. 27 (1952) 137

71 Müller-Jensen, A., W. Bernhardt: Unsere Erfahrungen bei der myatrophischen Lateralsklerose. Nervenarzt 44 (1973) 143–149

72 Neumayer, E.: Die Klinik der vaskulären Rückenmarksschäden. Wien. klin. Wschr. 80 (1968) 974–979

73 Nicklas, D.: Zum Krankheitsbild der Amyotrophischen Lateralsklerose im Saarland. Diss., Homburg 1967

74 Norris jr., F. H., W. King Engel: Carcinomatous amyotrophic lateral sclerosis. In Brain, W. R., F. H. Norris jr.: The Remote Effects of Cancer on the Nervous System. Grune & Stratton, New York 1965

75 Norris, F. H., W. H. McMenemey, R. O. Barnard: Anterior horn pathology in carcinomatous neuromyopathy compared with other forms of motor neuron disease. In Norris, F. H., L. T. Kurland: Motor Neuron Disease. Grune & Stratton, New York 1969 (pp. 100–111)

76 Orthner, H., P. E. Becker, D. Müller: Recessiv erbliche amyotrophische Lateralsklerose mit „Lafora-Köroern". Arch. Psychiat. Nervenkr. 217 (1973) 387–412

77 Panitsch, H. S., G. M. Franklin: Elevation of serum creatine phosphokinase in amyotrophic lateral sclerosis. Neurology (Minneap.) 22 (1972) 964–966

78 Paulson, G. W., L. Liss, P. J. Sweeney: Late onset spinal muscle atrophy – a sex linked variant of Kugelberg-Welander. Acta neurol. scand. 61 (1980) 49–55

79 Payne, E. E., J. D. Spillane: The cervical spine. An anatomico-pathological study of 70 specimens with particular reference to the problem of cervical spondylosis. Brain 80 (1957) 571

80 Pearn, J. H., P. Hudgson, J. N. Walton: A clinical and genetic study of spinal muscular atrophy of adult onset. Brain 101 (1978) 591–606

81 Poeck, K.: Zur Frage der Beziehungen zwischen Krankheitsform und Verlauf der amyotrophischen Lateralsklerose. Nervenarzt 25 (1954) 26

82 Pongratz, D.: Differentialdiagnose der Erkrankungen der Skelettmuskulatur an Hand von Muskelbiopsien. Enzymhistochemische und histometrische Untersuchungen zur besonderen Vulnerabilität der Typ-II-Faser. Thieme, Stuttgart 1976

83 Poppe, W., A. Tennstedt: Klinisch- und pathologisch-anatomische Untersuchungen über Kombinationsformen praeseniler Hirnatrophien (Pick, Alzheimer) mit spinalen atrophisierenden Prozessen. Psychiat. et Neurol. (Basel) 145 (1963) 22

84 Recke, B.: Die nukleären Atrophien im Gießener neurologischen Krankengut 1963–1970 unter besonderer Berücksichtigung der amyotrophischen Lateralsklerose. Diss., Gießen 1973

85 Ringel, S. P., N. S. Lava, M. M. Treihaft, M. L. Lubs, H. A. Lubs: Late-onset X-linked recessive spinal and bulbar muscular atrophy. Muscle & Nerve 1 (1978) 297–307

86 Rosen, A. D.: Amyotrophic lateral sclerosis. Arch. Neurol. 35 (1978) 638–642

87 Schwarz, G. A., C. Lui: Hereditary (familial) spastic paraplegia. Arch. Neurol. (Chic.) 75 (1952) 144

88 Schaffer, K.: Spastische Spinalparalyse. In Bumke, O., O. Foerster: Handbuch der Neurologie, Bd. XVI. Springer, Berlin 1936

89 Spillane, J. D., G. H. I. Lloyd: The diagnosis of lesions of the spinal cord in association with osteoarthritic disease of the cervical spine. Brain 75 (1952) 177

90 Strümpell, A.: Beiträge zur Pathologie des Rückenmarks. Arch. Psychiat. Nervenkr. 10 (1880) 676, 710, 712, 717

91 Tillema, S., C. Wynberg: Endemic amyotrophic lateral sclerosis in Guam. Docum. Med. geogr. trop. 5 (1953) 366

92 Tooth, H., W. A. Turner: Study of a case of bulbar paralysis. Brain 14 (1891) 473

93 Tsukagoshi, H., H. Shoji, T. Furukawa: Proximal neurogenic

muscular atrophy in adolescence and adulthood with X-linked recessive inheritance. Neurology 20 (1970) 1188–1193
94 Vignaendra, V., L. Thiam Ghee: A family with neurogenic atrophy of the distal muscles of the upper lims. Clinical and electrophysiological studies. Med. J. Aust. 2 (1976) 639–641
95 Werdnig, G.: Zwei frühinfantile hereditäre Fälle von progressiver Muskelatrophie unter dem Bilde der Dystrophie, aber auch neurotischer Grundlage. Arch. Psychiat. Nervenkr. 22 (1891) 437–481
96 Werdnig, G.: Die frühinfantile progressive spinale Amyotrophie. Arch. Psychiat. Nervenkr. 26 (1894) 706–744
97 Wild, H., E. Madlener: Gelenkerkrankungen bei amyotrophischer Lateralsklerose und anderen Nervenleiden, zugleich ein Beitrag zum segmentalen Rheumatismus. Dtsch. med. Rdsch. 3 (1949) 8
98 Willerdings, H.-J.: Die amyotrophische Lateralsklerose. Diss., München 1981
99 Wohlfart, G., J. Fex, S. Eliasson: Hereditary proximal spinal muscular atrophy – a clinical entity simulating progressive muscular dystrophy. Acta psychiat. (Kbh.) 30 (1975) 395–406

Diffuse und umschriebene Großhirnatrophien

Von A. Struppler und A. Hofmann

Bei diesen sog. Großhirnatrophien steht ein organisches Psychosyndrom mit Störungen des emotionellen Verhaltens und der intellektuellen Leistungsfähigkeit im Vordergrund.

Das *emotionelle Verhalten* beinhaltet Gefühle, Triebe und Instinkte; als anatomisches Substrat ist im wesentlichen das subkortikale limbische System anzusehen, das jedoch in Interaktion mit dem Kortex, vorwiegend mit dem Frontallappen, steht. Unter *intellektueller Leistungsfähigkeit* versteht man die höheren spezifisch menschlichen Hirnleistungen, wie z.B. verbale Kommunikationsfähigkeit, Abstraktionsfähigkeit und vorausschauende Planung. Diese Funktionen sind im wesentlichen auf den Kortex zu lokalisieren.

Das **limbische** System, ein Ring von phylogenetisch älteren Kortexanteilen und einer Gruppe von subkortikalen Strukturen, ist phylogenetisch jünger als die Hirnstammsysteme, aber älter als der Neokortex. Beim Menschen wird die Aktivität des limbischen Systems ständig durch die höheren Zentren im Neokortex kontrolliert, weshalb das emotionelle Verhalten in reiner Form nur selten beobachtet werden kann. Der Nahrungstrieb scheint hauptsächlich unter dem Einfluß des Hypothalamus zu stehen. Patienten mit Zerstörung des ventromedialen Hypothalamus zeigen eine auffällige Hyperphagie, während Patienten mit Verletzungen im lateralen Bereich des Hypothalamus unter Anorexie leiden. Das Riech-Hirn-System ist ein weiterer Teil des limbischen Systems, das engstens mit der Nahrungsaufnahme verbunden ist. Kampf- und Fluchtverhalten scheinen durch limbische Strukturen im Temporallappen kontrolliert zu werden. Klüver u. Bucy (12) beobachteten, daß aggressive Affen durch Entfernung beider Temporallappen ruhig und friedlich wurden. Aus verschiedenen Untersuchungen geht hervor, daß die frontalen limbischen Strukturen den Sexualtrieb aktivieren, während die temporalen ihn hemmen. Weiterhin hat das limbische System eine wichtige Funktion als Übergangsstelle zwischen angeborenem und erlerntem Verhalten. Hier erfahren alle Informationen aus dem Körperinneren und der Umgebung eine Wertung bezüglich ihrer Bedeutung für das Individuum; wichtige Faktoren werden in Langzeitspeicher übergeführt, während Faktoren ohne persönliche Relevanz nicht effizient erlernt werden (Gedächtnis). Auch an der Motivationsbildung ist dieses System beteiligt, ebenso an der Steuerung biologischer Rhythmen.

Die intellektuellen Funktionen, im **Neokortex** repräsentiert, setzen die Intaktheit der sensorischen und motorischen Rindenfelder voraus und stehen in enger Verbindung mit den assoziativen Arealen. Hier werden sensorische und motorische Daten aufgearbeitet und mit gespeicherten Mustern verglichen und verrechnet, so daß das Individuum auf Umweltreize entsprechend reagieren kann.

Die grundlegenden motorischen und sensorischen Systeme haben eine kortikale („primäre") Repräsentation, genannt motorischer Kortex (Areae 4, 6 und 8) und sensorischer Kortex (Area 17 – visueller Kortex; Areae 3, 1 und 2 – taktiler Kortex; und Areae 41 und 42 – auditorischer Kortex) (Abb. 7.**56**).

Das *visuelle* System bekommt Information über den okzipital gelegenen, primären visuellen Kortex (Area 17), von dem dann die Impulse zu den assoziativen Feldern (Areae 18 und 19) weitergeleitet werden. In diesen assoziativen Feldern werden dann die Basisinformationen über Hell – Dunkel, über Umrisse und Position im Raum umgesetzt in Formen und Objekte. Diese Fähigkeit, zwischen verschiedenen Formen zu unterscheiden und den aktuellen sensorischen Einstrom mit früheren Eindrücken zu vergleichen, ist die Grundlage der visuellen Perzeption. Der gleiche Ablauf findet sich bei der *auditiven* Perzeption: Die Impulse vom N. cochlearis gelangen zuerst zum primär auditorischen Kortex (Areae 41 und 42), von dort nach Umschaltung zum primär auditorischen Assoziationsfeld (Area 22) und schließlich in die

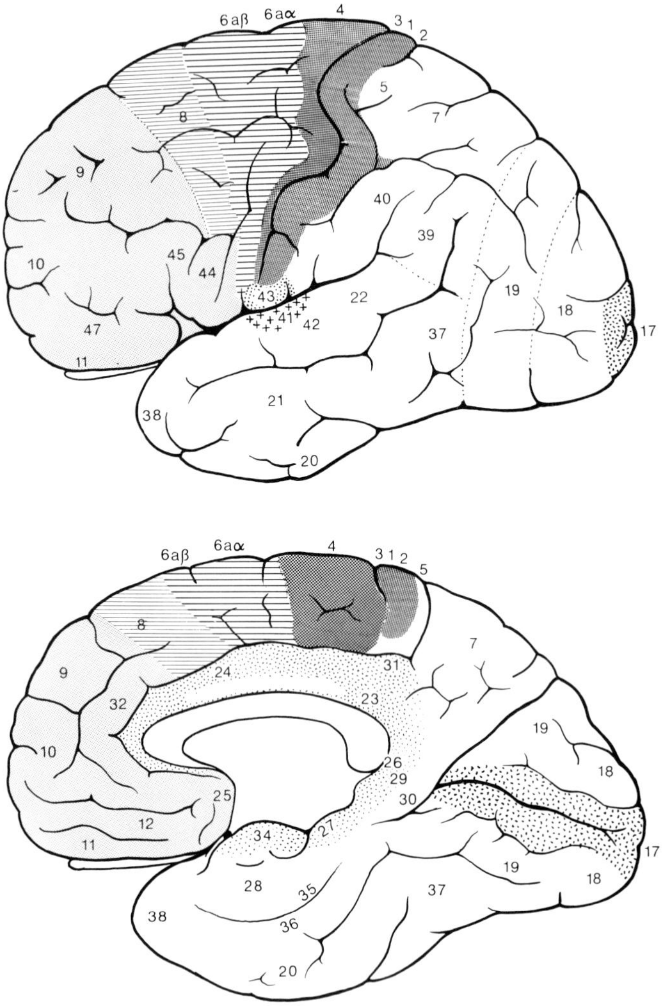

Abb. 7.**56** a u. b Schematische Darstellung der primären Rindenfelder sowie der prämotorischen und der präfrontalen Rindengebiete: a) äußere Ansicht, b) mediale Ansicht (aus *P. Duus:* Neurologisch-topische Diagnostik, 3. Auflage, Thieme, Stuttgart 1983)

sekundären Assoziationsfelder (Areae 20, 21, 37 und 38). In den auditorischen Assoziationsareae werden zuerst Geräusche gewertet, z. B. als Stimme, und können dann als Sprache erkannt werden.

Mit der *taktilen* Perzeption und der Verarbeitung verhält es sich analog. Die taktilen Reize gelangen primär in den Bereich der Areae 1 und 2 und von dort zu den assoziativen Feldern (Areae 5 und 7). Für die Funktionen, Objekte z. B. in der Hand zu lokalisieren und zu erkennen, sind auch hier sowohl die primären als auch die Assoziationsfelder erforderlich. Wahrscheinlich ist der primär taktile Kortex höher entwickelt als der primär visuelle und auditorische Kortex (22).

Der Mensch verfügt über ein großes, phylogenetisch junges Rindenfeld im unteren Parietallappen, das als *tertiäres Assoziationszentrum* dient (Gyrus supramarginalis – Area 40 und Gyrus angularis – Area 39) (Abb. 7.**57**). Dieser Assoziationskortex 3. Grades empfängt sensorische Impulse aus visuellen, auditorischen und taktilen Assoziationsfeldern. Durch die Integration aller sensorischen Zuströme kann hier eine übergreifende Assoziation sensorischer Informationen erfolgen; hierdurch können wir visuelle, auditorische und taktile Reize simultan verwerten, d. h. für visuelle Wahrnehmungen Worte finden und Gesehenes oder Berührtes beschreiben. Diese hochentwickelte Fähigkeit, alle Informationen zu assoziieren, ist die Basis aller höheren kognitiven Funktionen und somit der spezifischen intellektuellen Leistungsfähigkeit des Menschen.

Intellektuelle Funktionen ergeben sich also aus der Interaktion zwischen den sensorischen Zuströmen und den damit in Verbindung stehenden motorischen Programmen. Jede dieser Interaktionen erfolgt in einem anderen Rindenfeld; infolgedessen ergeben Läsionen in verschiedenen Teilen des Gehirns unterschiedliche klinische Syndrome. Um eine Läsion zu lokalisieren, ist deshalb die Kenntnis der kortikalen Lokalisation von kognitiven Funktionen wichtig.

Lokalisation von Funktionen

Die Fähigkeit des Menschen, die Speicherung von Informationen aktiv zu beeinflussen und daraus verschiedenartige neue Kombinationen zu entwickeln, ist die Voraussetzung für Gedanken und Kreativität. Diese hochentwickelte Hirnleistung findet in den ausgedehnten assoziativen Feldern im Bereich des postrolandischen Kortex statt. Alle nichtemotionellen, intellektuellen Prozesse nehmen ihren Ursprung in diesem Teil des Gehirns. So ist zu erklären, daß der Untergang beider **Frontallappen** eine deutliche Veränderung der Persönlichkeit bewirkt, die grundlegenden Denkprozesse jedoch relativ intakt bleiben. Während in den Parietal-, Temporal- und Okzipitallappen die intellektuellen Funktionen lokalisiert sind und im limbischen System das anatomische Substrat für Instinkte und Emotionen vorliegt, dienen die Frontallappen dazu, zwischen Intellekt und Emotionen zu vermitteln. Der Lobus frontalis erhält Afferenzen aus allen Teilen des Gehirns (15). Dieser Teil des Kortex dient als *viertes* oder *letztes assoziatives Feld;* hier werden die grundlegenden emotionalen und intellektuellen Verhaltensmuster miteinander abgeglichen. Rückwirkend werden vom Lobus frontalis aus dann die Aktivitäten des intellektuellen und emotionalen Systems moduliert und kontrolliert. Voraussetzung für eine angemessene Aktion in einer vorgegebenen Situation ist die optimale Interaktion zwischen Erfahrungen aus der Umwelt und den Antrieben aus dem limbischen System. Ohne diese Interaktion kann ein Individuum nicht aus Erfahrung lernen (1).

Die **Parietallappen** repräsentieren pauschal die assoziativen Felder für die Integration der visuellen, taktilen und auditorischen Einströme. Beim Rechtshänder besteht eine Präferenz der linken Hemisphäre für Verbales (siehe auch S. 7.90) und der rechten Hemisphäre für Visuelles. Der *linke* untere Parietallappen (Areae 39 und 40) ist spezialisiert auf visuell-auditorische Integration und deshalb notwendig zum *Lesen, Schreiben und Rechnen.* Die Planung motorischer Leistungen ist ebenfalls zum großen Teil im linken Parietallappen lokalisiert. Auch die Wertung von schmerzhaften Stimuli geschieht hier. Durch das taktile sensorische Feld können im linken Parietallappen taktile Reize zur Stereognosie integriert werden, für beide Seiten des Körpers. Der *rechte* Parietallappen dient der *Raumorientierung* und der Lokalisierung von Gegenständen im Raum. Zu diesem „geographischen" Gefühl kommt auch die abstrakte Orientierung im Raum, wie sie z.B. für das Lesen von Landkarten erforderlich ist. Das rechte parietale Feld scheint für die Integration der visuellen und taktilen Wahrnehmungen von beiden Seiten erforderlich zu sein. Dies stellt eine Voraussetzung z.B. für selbständiges Ankleiden dar. Beide Parietallappen arbeiten bei der Rechts-links-Wertung zusammen; sie sind notwendig, um die Aufmerksamkeit auf eine Seite des Körpers oder auf einen bestimmten Bereich in unserer Umgebung konzentrieren zu können.

In den **Temporallappen** liegen wichtige Funktionen für das *auditorische System.* Zusätzlich zu seiner wichtigen Funktion für das Auditorisch-Verbale (siehe auch S. 7.90) spielt der Temporallappen auch eine große Rolle in der Bewertung und Produktion von Musik. Daneben enthält er zwei wesentliche Anteile des limbischen Systems, die Corpora amygdala und den Hippokampus, die bei der Auswahl, welche Informationen gespeichert werden, eine wichtige Rolle spielen.

In den **Okzipitallappen** finden sich ausschließlich Funktionen des *visuellen Systems.* Hier befinden sich der primär visuelle Kortex sowie die Zentren

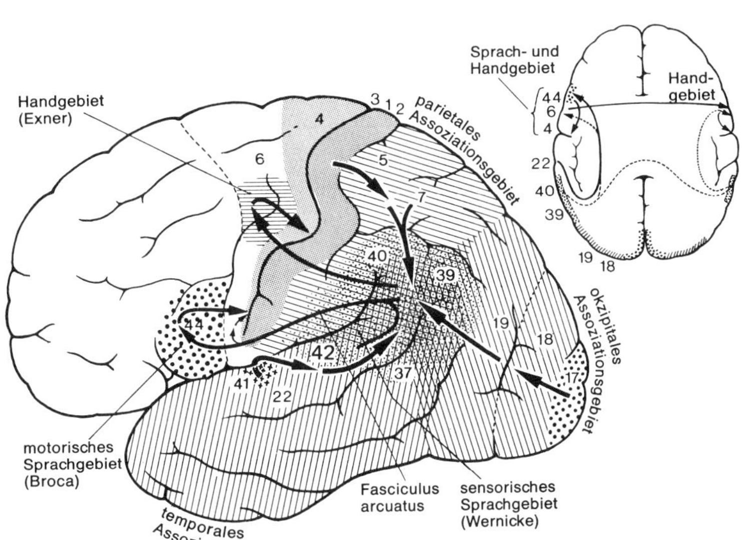

Abb. 7.**57** Die Assoziationsgebiete des Parietal-, des Okzipital- und des Temporallappens, die im Bereich des Gyrus angularis aneinandergrenzen (aus *P. Duus:* Neurologisch-topische Diagnostik, 3. Auflage, Thieme, Stuttgart 1983)

für unmittelbares räumliches Sehen, Helligkeits- und Farbensehen und für die Steuerung der Optomotorik.

Neuropsychologische Syndrome bei umschriebenen Hirnläsionen

Aphasien

Aphasie (3) ist eine *Störung der Sprache,* hervorgerufen durch Läsion der Sprachfelder bzw. ihrer subkortikalen Verbindungen. Meist liegt die Störung im Bereich der linken Hemisphäre, da diese bei Rechtshändern (mehr als 90% der Bevölkerung) sprachdominant ist. Bei Linkshändern ist diese Dominanz nicht so eindeutig; nur 60% haben eine strenge linkshirnige, während 40% eher eine Dominanz der rechten Hemisphäre für Sprache zeigen. Generell ist die Lateralisation für Sprache bei Linkshändern weniger stark ausgeprägt als bei Rechtshändern. Ausprägung und Charakteristik einer aphasischen Störung sind weitgehend durch Größe und Lokalisation der Läsion festgelegt (s. S. 13.1ff).

Differentialdiagnostisch sind die aphasischen Störungen insbesondere gegen die *Dysarthrie,* d.h. Störungen des Sprechens, abzugrenzen. Jede Läsion, welche die Funktion der für die Artikulation wichtigen Muskeln beeinträchtigt, ruft eine Dysarthrie hervor: Läsionen der motorischen Kerne des IX., X. und XII. Hirnnervs (Polio oder amyotrophe Lateralsklerose), der Muskeln oder der Muskelendplatten (Polyomyositis oder Myasthenia gravis), des Tractus cortico nuclearis (Pseudobulbärparalyse), der Basalganglien (Morbus Parkinson, Dystonie, Chorea) und des Motorkortex (Broca-Aphasie). Neben der Dysarthrie sind dementielle Prozesse und Psychosen auszuschließen.

Die **globale Aphasie,** die ausgeprägteste aphasische Störung, ist charakterisiert durch ein weitgehendes Defizit der Ausdrucksfähigkeit und durch fast völliges Fehlen von sprachlichen Äußerungen. Werden die Patienten angesprochen, wenden sie sich zwar dem Untersucher zu, verstehen jedoch meist nur einfachste Fragen oder Aufforderungen. Lesen und Schreiben sind nicht möglich, ebenso das Nachsprechen; lediglich Mitsprechen gelingt in einzelnen Fällen. Spontan oder nach Befragung geben diese Patienten häufig stereotype Silben von sich. Die Läsion, die eine globale Aphasie hervorruft, ist im allgemeinen sehr groß und betrifft vollständig das perisylvische Gebiet des frontalen, temporalen und parietalen Hirnlappens.

Die **Broca-Aphasie** („motorische" Aphasie) betrifft im wesentlichen die gesprochene und geschriebene Sprache; Probleme im Sprachverständnis treten nur bei komplexen Wortgebilden und schwierigen grammatikalischen Konstruktionen auf. Die Sprachproduktion von Patienten mit Brocascher Aphasie ist dysarthrisch, stockend, zufällig und enthält meist nur Begriffe und Wörter ohne grammatikalischen Zusammenhang. Wiederholen, lautes Lesen und Schreiben zeigen ein ähnliches Defizit. Diese Art der Sprachstörung wird häufig als Agrammatismus oder Telegrammstil bezeichnet. Auch die einzelnen Wörter können durch Silbenverdrehung oder Silbenaustausch entstellt sein. Die Broca-Aphasie wird gewöhnlich durch eine ausgedehnte Läsion im Bereich des unteren Frontallappens hervorgerufen; sie bezieht das klassische Brocasche Feld 44 mit ein. Da der motorische Kortex mitbetroffen ist, zeigen die meisten Patienten mit einer derartigen Aphasie eine rechtsseitige Hemiplegie.

Die **Wernicke-Aphasie** („sensorische" Aphasie) ist gekennzeichnet durch einen Mangel an Sprachverständnis. Die Patienten sind nicht in der Lage, ihre eigene Sprache oder die eines anderen zu verstehen. Ihre Spontansprache ist fließend, mühelos, gut artikuliert, jedoch unzusammenhängend und durch Paraphasien und Neologismen entstellt, so daß sie bei starker Ausprägung nicht mehr verständlich ist (Jargonaphasie). Die Wernicke-Aphasie tritt oft ohne weitere zerebrale Störungen wie Hemiparesen oder Gesichtsfeldausfälle auf. Sie wird verursacht durch eine Läsion in der hinteren Sprachzone; gewöhnlich ist jedoch auch der Gyrus temporalis superior (Area 22), der dem primären Assoziationskortex entspricht, mitbetroffen. Dieses Feld ist sowohl für das Verständnis als auch für die Wiederholung von Gehörtem wichtig. Ausdehnung und Lokalisation können in einem gewissen Umfang variieren; fast immer sind jedoch relativ große Bereiche des postrolandischen Temporal- und Parietalkortex betroffen.

Die **amnestische Aphasie** ist charakterisiert durch eine Wortfindungsstörung; sie betrifft besonders Hauptwörter, weniger Eigenschafts- und Tätigkeitswörter. Die gesuchten Begriffe werden durch Füllwörter, ähnliche Wörter oder Umschreibungen ersetzt. Bietet man eine Auswahl von Substantiven an, ist der Patient in der Lage, sofort das richtige zu erkennen. Der Sprachfluß wird hierdurch zwar immer wieder unterbrochen, die sprachliche Form bleibt jedoch weitgehend intakt. Diese Aphasie läßt sich lokalisatorisch nicht einordnen; verschiedene Läsionen innerhalb der Sprachzone können mit einer amnestischen Aphasie einhergehen.

In seltenen Fällen kann man Aphasien beobachten, die nicht durch Läsionen der kortikalen Sprachfelder, sondern durch subkortikale Läsionen der entsprechenden Projektionsbahnen (Abb. 7.**58**) hervorgerufen werden. So entsteht die sog. **Leitungsaphasie** durch eine Läsion, die gewöhnlich in dem Bereich des Kortex liegt, der

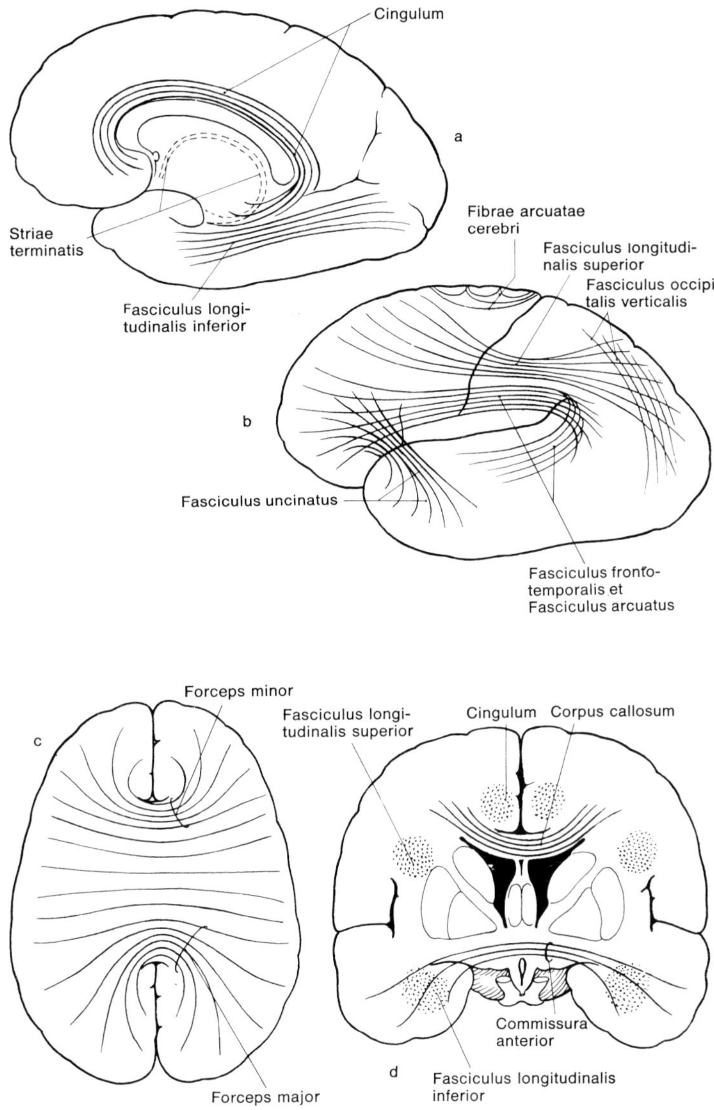

Abb. 7.**58** a–d Schematische Darstellung der wichtigsten Assoziationsbündel sowie der Balkenfaserung (Kommissurenfasern) (aus *P. Duus:* Neurologisch-topische Diagnostik, 3. Auflage, Thieme, Stuttgart 1983)

an die obere Lippe der sylvischen Fissur angrenzt; sie muß jedoch so tief reichen, daß sie den Fasciculus arquatus mit einbezieht, der das Feld für auditive Wahrnehmung direkt mit dem der Sprachmotorik verbindet. Klinisch findet sich ein Defizit in der Wiederholung von Gesprochenem bei weitgehend adäquater Spontansprache und gutem Sprachverständnis. Bei einer Läsion im Bereich des vorderen Teiles des Fasciculus longitudinalis superior zeigt der Patient ein Symptom, das als **transkortikale motorische** Aphasie bezeichnet wird: Er wiederholt perfekt, versteht gut, ist jedoch nicht zu einer adäquaten Spontansprache in der Lage. Eine Unterbrechung des Faszikels im hinteren Teil führt zur sog. **transkortikalen sensorischen** Aphasie mit deutlich gestörtem Sprachverständnis bei guter Spontansprache und ungestörter Repetition. Wird die Projektion vom primären Hörfeld zur Wernicke-Region unterbrochen, so kommt es zur **Worttaubheit;** die Patienten können nichtsprachliche Lautäußerungen hören und verstehen, sind aber nicht in der Lage, gesprochene Wörter zu verstehen.

Auch Läsionen im Bereich des Thalamus und des Putamens können zu Sprachabnormalitäten führen, die einer Aphasie ähnlich sind (2). Nach anfänglich minimaler Spontansprache sind die Patienten im weiteren Verlauf in der Lage, für kurze Zeit gut vorzutragen, verfallen dann jedoch schnell in eine Sprache mit Paraphrasen und Neologismen. Der Thalamus hat zwar keinen direkten Einfluß auf die Sprache; durch seine Zerstörung fällt jedoch die notwendige Aktivierung der kortikalen Sprachfelder aus.

Alexie

Bei der Alexie ist die Fähigkeit zu lesen gestört. Differentialdiagnostisch ist sie insbesondere von der *Legasthenie* abzugrenzen, die ohne erkennbare Läsion des Gehirns bei normaler Intelligenz auftritt. Eine Alexie wird am häufigsten durch eine Läsion im Bereich der hinteren Sprachzone hervorgerufen und ist dann mit einer Wernicke-Aphasie kombiniert (10). Auch bei Patienten mit Broca-Aphasie kann eine Alexie auftreten; dann besteht die Schwierigkeit, komplexe grammatikalische Konstruktionen zu verstehen und einen Text mit schwierigem Inhalt in logischer Reihenfolge zu lesen.

Agraphie

Agraphie ist eine spezifische Störung beim Schreiben, wobei sich das Defizit auf Syntax, Rechtschreibung und Wortwahl bezieht. Abzugrenzen sind Abnormalitäten beim Schreiben infolge zentral-motorischer Störungen wie beim Morbus Parkinson oder ähnlichen Erkrankungen. Die Agraphie wird allein nur selten beobachtet, während sie bei allen Formen der Aphasie mehr oder minder deutlich vorliegt.

Apraxie

Bei der Apraxie ist die Fähigkeit, komplexe Bewegungen auszuführen oder zu lernen, gestört. Der zielgerichtete Übergang von Einzelbewegungen zu Bewegungsfolgen oder von Bewegungen zu Handlungsfolgen ist beeinträchtigt. Sie wird besonders dann deutlich, wenn man den Patienten auffordert, einen bekannten Bewegungsablauf ohne Objekt durchzuführen oder vorgeführte Bewegungen nachzuvollziehen. Differentialdiagnostisch ist sie abzugrenzen von den Bewegungsstörungen, die durch eingeschränkte Kraft, Koordination, Sensibilität oder Aufmerksamkeit zustande kommen. Die Kontrolle komplexer Bewegungen an Arm, Bein und Mund geht von der sprachdominanten linken Hemisphäre aus, weshalb die idiomotorische Apraxie aus linkshirnigen Läsionen meist im Bereich der unteren Parietalfelder resultiert (s. S. 13.5). Wegen der Dominanz der linken Hemisphäre für Bewegungen wird hier eine Läsion eine bilaterale idiomotorische Apraxie hervorrufen. Wegen des engen anatomischen Zusammenhanges tritt sie häufig in Verbindung mit einer Aphasie auf. Dies ist deutlich zu sehen bei Patienten mit Brocascher Aphasie, die häufig eine Apraxie der nicht gelähmten Hand zeigen.

Agnosien

Die Agnosie ist ein typischer Defekt in der Objekterkennung ohne Störung der primären sensorischen Systeme.

Die häufigste Agnosie ist die **taktile Agnosie,** die in der zur Hemisphärenläsion kontralateralen Hand zu beobachten ist. Taktile Reize, z. B. an der betroffenen oberen Extremität, werden registriert; ein Gegenstand in der betroffenen Hand kann jedoch nicht identifiziert werden (Astereognosie). Läsionen mit einem derartigen Symptom liegen im postrolandischen Kortex im Bereich der Areae 3, 1, 2 und 5 des Parietallappens (s. S. 13.6).

Die **auditorische Agnosie** ist selten und tritt üblicherweise nicht allein auf, sondern ist mit anderen Hörstörungen wie partielle kortikale Taubheit, Worttaubheit und Aphasie verbunden.

Bei der **visuellen Agnosie** hat der Patient adäquate optische Eindrücke, kann jedoch die wahrgenommenen Objekte nicht identifizieren. Eine seltene visuelle Agnosie ist die *Prosopagnosie,* wobei der Patient lediglich Gesichter nicht mehr zuordnen kann. So können z. B. Familienmitglieder erst am Sprechen identifiziert werden.

Die **Fingeragnosie** ist ein seltener, sehr umschriebener Typ der Agnosie und zeigt sich dadurch, daß der Patient nicht in der Lage ist, Name und/ oder Stellung seiner eigenen Finger oder der Finger des Untersuchers zu definieren.

Anosognosie

Bei der Anosognosie wird eine Erkrankung nicht als solche gewertet. So behaupten z. B. Patienten mit einer linksseitigen Hemiplegie, sie seien vollständig gesund; lediglich der linke Arm und das linke Bein seien müde.

Frontallappensyndrom

Beidseitige Atrophien der prämotorischen Rindenfelder des Frontallappens (Areae 9, 10 und 11) gehen mit einem lange bekannten Syndrom einher: Die Betroffenen zeigen eine deutliche Veränderung ihrer Persönlichkeit und ihres Sozialverhaltens, während die intellektuellen und sensomotorischen Funktionen weitgehend ungestört bleiben. Der Symptomenkomplex kann von Patient zu Patient variieren; häufig zeigen sich verminderte Urteilsfähigkeit, Mangel an Motivation und zielgerichteten Handlungen, auffällige soziale Verhaltensweisen, Apathie, Irritierbarkeit sowie Euphorie bei einer generellen affektiven Verflachung. Die Ausprägung eines akut auftretenden Frontallappensyndroms hängt von der spezifischen Lokalisation der Läsion ab. Patienten mit Läsionen im Bereich des orbitalen Anteils tendieren zu Verhaltensauffälligkeiten, die charakterisiert sind durch triebhafte Enthemmung und grundlose Euphorie. Ist die Läsion primär in der Konvexität des Frontallappens lokalisiert, sind mehr die kognitiven Fähigkeiten beeinträchtigt und der Antrieb vermindert. Bei einer hochgradigen Frontallappenatrophie wird eine selbstverantwortliche produktive Lebensführung unmöglich. Dieses Syndrom ist in den Anfangsstadien oft schwer zu erkennen; später kann es leicht als funktionell und nichtorganisch fehlgedeutet werden. Zur Diagnosestellung bedarf es neben einer sorgfältigen Anamnese und Befunderhebung immer einer psychologischen Testung.

Parietallappensyndrome

Aus den oben geschilderten unterschiedlichen Funktionen des rechten und linken Parietallappens läßt sich die Symptomatik bei einseitiger Störung leicht ableiten. Reine Parietallappensyndrome entstehen selten; meist liegt eine Kombination mit Symptomen aus Störungen benachbarter Areale vor. Syndrome des linken Parietallappens beinhalten Alexie, Agraphie, Fingeragnosie, Rechenstörungen und Störungen der Rechts-links-Orientierung. Selten finden sich dabei eine Astereognosie der rechten Hand oder beider Hände, Störungen der Schmerzwertung, eine Apraxie und aphasische Störungen. Syndrome, die durch Läsionen im rechten Parietallappen bedingt sind, gehen mit verschiedenen Formen der Apraxie einher, mit Störungen der geographischen Orientierung, Astereognosie, Rechen- und Schreibstörungen sowie Anosognosie. Reizzustände im Bereich der Postzentralwindung können, ausgehend von beiden Parietallappen, zu sensiblen Jackson-Anfällen der kontralateralen Körperseite entweder an einer umschriebenen Körperpartie oder an der ganzen Seite führen. Sie sind meist verbunden mit Kloni der gleichseitigen Gließmaßen und Deviation conjugée der Augen sowie Adversivbewegungen des Kopfes und evtl. des Rumpfes nach der kontralateralen Seite. Als epileptische Aura können Geschmackssensationen als Reizphänomene aus dem Bereich des vorderen Parietallappens auftreten.

Temporallappensyndrome

Wie oben bereits erwähnt, liegen im Temporallappen vorwiegend die für die verbale Kommunikation wichtigen Kortexareale. Nachdem die aphasischen Störungen im einzelnen bereits erwähnt worden sind, soll hier nur nochmals darauf verwiesen werden, daß eine Schädigung des linken Temporallappens, oft nur des oberen hinteren Anteils, Wortverständnis und Sprachproduktion beeinträchtigen kann. Bei ein- oder beidseitiger Erregbarkeitssteigerung kommt es zur sog. Temporallappenepilepsie, charakterisiert durch psychomotorische und generalisierte Anfälle. Störungen der dem Temporallappen zugehörigen limbischen Strukturen, wie Hippocampus und Corpora amygdala, gehen mit Verhaltensauffälligkeiten und Amnesie einher.

Okzipitallappensyndrome

Funktionsstörungen im Okzipitallappen manifestieren sich in Störungen des visuellen Systems. Ausgedehnte bilaterale Destruktionen verursachen kortikale Blindheit; partieller und umschriebener Zelluntergang oder lokale Irritation gehen mit verschiedensten optischen Sensationen einher. Eine Unterbrechung der Verbindung zum linken Parietallappen hat eine Alexie zur Folge, wie oben bereits erwähnt wurde. Zerstörungen der visuellen Assoziationsfelder können verschiedenste visuelle Agnosien erzeugen. Läsionen beider Okzipitallappen gehen häufig mit Farbenblindheit oder Farbenagnosie einher; sie treten meist in Kombination mit einer Prosopagnosie auf. Als Perzeptionsstörungen bei Erkrankungen des Okzipitallappens können monokuläre Doppelbilder, Haftenbleiben von Bildern und das Fehlen der dreidimensionalen Wahrnehmung angesehen werden. Derartige optische Sensationen werden leicht als hysterische Symptomatik fehlinterpretiert. Fokale okzipitale Epilepsie führt zu visuellen Halluzinationen.

Limbische Syndrome

Affektionen im limbischen System zeigen sich klinisch in einer Änderung der Instinkte, der Triebe und der Gedächtnisleistung. Die häufigsten und auffälligsten Syndrome sind die *Amnesien.* Das voll ausgeprägte Syndrom ist charakterisiert durch ein massives Defizit im Neugedächtnis bei normalem Altgedächtnis und intakten übrigen intellektuellen Funktionen. Der Patient kann neue Informationen zwar kurzfristig registrieren und innerhalb einiger Sekunden wiederholen, hat sie jedoch bereits nach Minuten vergessen, während er Erinnerungsinhalte aus der Vergangenheit weitgehend normal reproduziert. Diese anterograde Amnesie ist bei akut einsetzender Schädigung häufig mit einer retrograden Amnesie für eine umschriebene Zeit verbunden. Ursache der mnestischen Störungen sind bilaterale Läsionen in verschiedenen limbischen Arealen. Neben den mnestischen Störungen sind Verhaltensauffälligkeiten ein Charakteristikum bei Erkrankungen des limbischen Kortex. KLÜVER u. BUCY (12) beschrieben eine Reihe von dramatischen Verhaltensänderungen bei Affen mit experimentell erzeugten bilateralen und temporalen Lobektomien: z. B. auffällige Unruhe, Hyperoralität, Hypersexualität und ähnliches. Das voll ausgeprägte Syndrom ist selten zu sehen und abhängig von der Ätiologie der Temporallappenstörung.

Corpus-callosum-Syndrome

Das Corpus callosum ist eine Bündelung von assoziativen Verbindungen beider Hemisphären und relativ selten in pathologische Prozesse mit einbezogen. Die Defekte, die aus einer Atrophie resultieren, sind subtil; ihr genaues Studium hat jedoch das Verständnis der funktionellen Beziehung beider Großhirnhemisphären verbessert. Kommt es z. B. zur Atrophie des linken Okzipitallappens und des hinteren Anteils des Corpus callosum, so können visuelle Informationen nur die rechte Hemisphäre erreichen und nicht auf die sprachdominante linke Hemisphäre hinüberkreuzen. Aus der daraus resultierenden Alexie wird die Funktion des Corpus callosum für die Übertragung der geschriebenen Sprache auf das Sprachfeld deutlich. Durch eine Läsion im vorderen Teil des Corpus callosum werden der rechte Frontal- und vordere Parietallappen von den Sprachfeldern der linken Hemisphäre getrennt. Dies führt zu folgenden klinischen Bildern: Agraphie bei Linkshändern, jedoch nicht bei Rechtshändern, Apraxie der linken Hand und Unfähigkeit, Objekte in der linken Hand ohne visuelle Kontrolle zu benennen. Eine komplette Durchtrennung des Corpus callosum und der vorderen Kommissurenfasern macht die bimanuale motorische Koordination, wie sie unseren alltäglichen Bewegungsabläufen und Ausdrucksbewegungen zugrunde liegt, völlig unmöglich.

Demenz

Unter Demenz versteht man eine erworbene Minderung der intellektuellen Leistungsfähigkeit infolge einer hirnorganischen Erkrankung. Je nach Art und Stadium dieser Erkrankung ist bei der Demenz das intellektuelle Defizit unterschiedlich stark ausgeprägt. Abgesehen vom Endstadium, finden sich aber lange noch Bruchstücke des früher einmal erworbenen intellektuellen Niveaus. Differentialdiagnostisch ist sie von den angeborenen Intelligenzdefekten, der Debilität, und von psychogener Störung der intellektuellen Leistungsfähigkeit, z. B. im Rahmen einer Depression, abzugrenzen. Phänomenologisch läßt sich bereits klären, ob die Grunderkrankung mehr mit kortikaler oder subkortikaler Degeneration einhergeht. Bei der *kortikalen* Demenz sind Sprache, Gedächtnis, kognitive Funktionen und Persönlichkeit deutlich gestört, während Stand, Bewegung und Sprechen weitgehend unauffällig sind. Demgegenüber steht bei der *subkortikalen* Demenz die Störung der motorischen Funktionen im Vordergrund, während die intellektuelle Leistungsfähigkeit und die Persönlichkeit später und weniger stark verändert werden (3).

Diagnostische Grundlagen der diffusen und umschriebenen Großhirnatrophien

Hier stehen im wesentlichen drei Krankheitsbilder zur Diskussion: Morbus Alzheimer, Morbus Pick und senile Demenz. Sie alle zeigen klinisch Störungen der intellektuellen Fähigkeiten, des emotionellen Verhaltens, der neuropsychologischen Funktionen und der Motorik.

Die genannten Krankheitsbilder werden heute als idiopathisch klassifiziert; ihre Genese ist noch nicht geklärt. Morbus Alzheimer und Morbus Pick gelten als klassische Formen der präsenilen Demenz. Alle diese Erkrankungen gehen im Endstadium in eine Hirnatrophie infolge Markschwundes oder Mark- und Rindenschwundes über, die sich in einer Erweiterung der inneren oder der inneren und äußeren Liquorräume zeigt.

Morbus Alzheimer

Die ersten Symptome dieser diffusen Hirnatrophie treten bei 96% der Erkrankten etwa im 5.–6. Lebensjahrzehnt auf; der jüngste bisher bekannte Fall war ein Kind mit 6 Jahren. Zuerst fallen die Patienten durch einen Konzentrationsmangel auf; meist finden sich auch schon Allgemeinsymptome wie rasches Ermüden, *diffuser Schwindel und Kopfschmerzen.* Später lassen auch die intellektuellen Fähigkeiten, z. B. Rechnen und Schreiben, nach. Verminderter Antrieb, Neigung zu *depressiver Verstimmung* und paranoide Verfolgungsideen stehen dann im Vordergrund.

Auf dem Höhepunkt der Erkrankung sind die *Orientierung* zu Zeit, Ort und Person *gestört,* die Fähigkeit zur Perzeption vermindert, das gedankliche Umstellen erschwert, und die Patienten perseverieren. Weiterhin finden sich *Gedächtnisstörungen,* vorwiegend des Neugedächtnisses. Neuropsychologische Untersuchungen zeigen oft eine amnestische und sensorische *Aphasie,* eine bilaterale *Dyspraxie* und manchmal auch eine visuelle Agnosie für Farben.

Neurologisch können Pyramidenbahnzeichen, extrapyramidale Syndrome vom hyperton-hypokinetischen Typ, Primitivschablonen und in seltenen Fällen zerebrale Anfälle und Rindenblindheit beobachtet werden.

Im Gegensatz zu den genannten Ausfallserscheinungen bleiben die emotionale Schwingungsfähigkeit, das Sozialverhalten und die Krankheitseinsicht lange Zeit erhalten, so daß die „Fassade" prima vista unauffällig erscheint.

Das Endstadium der Erkrankung ist charakterisiert durch den Ausfall neokortikaler Funktionen für Psyche und Motorik; ein Kontakt mit dem Patienten ist nicht mehr möglich.

Der Verlauf der Krankheit ist progredient und beträgt im Mittel 7 Jahre; besonders schwere Formen kommen bereits nach wenigen Jahren ad exitum. Frauen werden doppelt so häufig betroffen wie Männer.
Die Ursache konnte bisher nicht endgültig geklärt werden. Neue Untersuchungsergebnisse sprechen dafür, daß beim Morbus Alzheimer primär die cholinergen Neurone befallen werden. Biochemische Zellanalysen in stark pathologisch veränderten Hirnarealen zeigten dort eine Verminderung der Cholinacetyltransferase, einem Enzym, das aufs engste mit der cholinergischen Transmitterfunktion verbunden ist (4, 6, 18, 26). Auch eine genetische Prädisposition wurde diskutiert, da Familienangehörige von Patienten mit Morbus Alzheimer statistisch gehäuft ebenfalls an dieser Krankheit leiden oder litten (27). Ein definierter Vererbungsmodus konnte jedoch nur in wenigen Fällen nachgewiesen werden (13). Gajdusek u. Mitarb. (8) gelang es, durch Inokulation von Hirnsuspension an Morbus Alzheimer erkrankter Patienten bei Affen eine der Creutzfeldt-Jakobschen Erkrankung ähnliche Demenz hervorzurufen (9, 25); deshalb wird in jüngster Zeit auch eine Slow-virus-Erkrankung diskutiert.

Eine spezifische Diagnose des Morbus Alzheimer durch technische Untersuchungen ist nicht möglich. Das EEG ist im Beginn der Erkrankung oft lange Zeit unauffällig; später zeigt es mehr oder weniger stark ausgeprägte Allgemeinveränderungen im Sinne einer Verlangsamung des Grundrhythmus. Auch die im Computertomogramm erkennbare diffuse Erweiterung der inneren und äußeren Liquorräume ist nicht krankheitsspezifisch, sondern findet sich auch bei anderen diffusen Hirnatrophien (Abb. 7.**59**) (21). Hirnbioptisches Material zeigt häufig „senile plaques", die auch „Drusen" genannt werden, sowie *Alzheimersche Fibrillenveränderungen.* Auch aus diesem morphologischen Befund läßt sich die Diagnose der Alzheimerschen Krankheit nicht ableiten, da Plaques und Alzheimersche Fibrillen ebenfalls bei der senilen Demenz und im Gehirn von gesunden Greisen angetroffen werden.

Kasuistik bei Morbus Alzheimer

Eine 71jährige Patientin kam wegen eines erstmalig aufgetretenen Krampfanfalls zur stationären Aufnahme. In den vorangegangenen Jahren waren von den Angehörigen der Patientin in zunehmendem Maße psy-

a b
c d

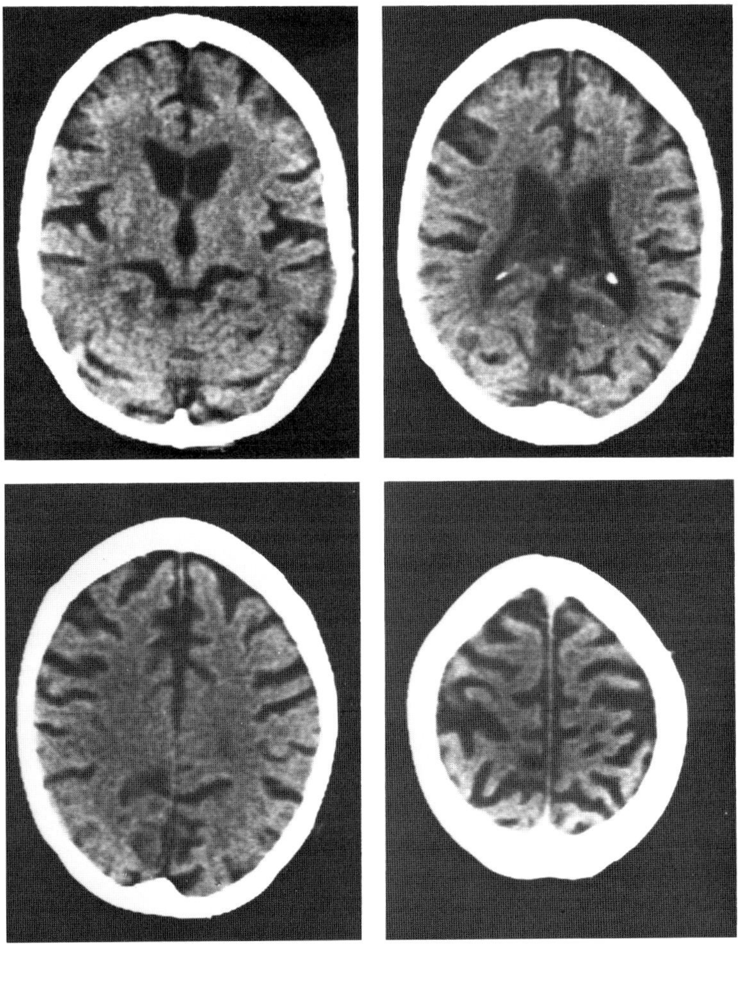

Abb. 7.**59** a–d Kraniales Computertomogramm einer diffusen Hirnatrophie

chische Veränderungen beobachtet worden. Sie berichteten über Konzentrations- und Gedächtnisstörungen, Stimmungslabilität, Verkennung von Situationen sowie Orientierungsstörungen zu Ort und Zeit.
Bei der klinisch-neurologischen Untersuchung war die Patientin bewußtseinsklar, jedoch weitgehend desorientiert; es fielen ausgeprägte Werkzeugstörungen wie Dysphasie, Dyspraxie, Körperschemastörungen, Rechts-links-Störungen, Dysgraphie sowie Rechen- und Konzentrationsstörungen auf. Die Stimmungslage war gehoben, die Kommunikationsfassade weitgehend aufrechterhalten. Die laborchemischen Untersuchungen waren unauffällig; im EEG fanden sich mittelgradige Allgemeinveränderungen. Die kraniale Computertomographie zeigte eine diffuse kortikale Atrophie sowie eine leichte Kleinhirnatrophie.

Diagnose und Differentialdiagnose orientieren sich an der klinischen Symptomatik. Sie ist charakterisiert durch eine Minderung kortikaler Leistungen wie Rechnen, Schreiben, globale Orientierung und Merkfähigkeit bei lang erhaltener emotionaler Schwingungsfähigkeit und wenig gestörtem Sozialverhalten. Entsprechend den diffusen kortikalen Störungen bestehen ggf. nebeneinander Dysphasie, Dyspraxie und optische Agnosie sowie kortikospinale und extrapyramidale Syndrome. Vom **Morbus Pick** unterscheidet sich die Erkrankung dadurch, daß hier zunächst mehr die halbautomatischen motorischen Leistungen gestört sind und später die ausgeprägte Persönlichkeitsveränderung dominiert. Auch fehlen Symptome von seiten des Parietallappens (Dyspraxie) und des Okzipitallappens (optische Agnosie) sowie zentralmotorische Störungen. Bei der **senilen Demenz** dagegen stehen Hirnleistungsschwäche und Einengung der Persönlichkeit im Vordergrund, weniger zerebrale Herdstörungen im Sinne von Dysphasie, Dyspraxie oder Agnosie.
Differentialdiagnose gegen Großhirnatrophien bekannter Genese s. S. 7.98.

Morbus Pick

Es handelt sich um eine umschriebene, progressive Großhirnatrophie, die den *frontalen* und *basalen Neokortex* betrifft. Im Beginn, meist zwischen dem 5. und 6. Lebensjahrzehnt, fällt auf, daß die häufig z. B. im Beruf geübten, halbautomatischen Handlungen nicht mehr gelingen; es kommt zu *Affektlabilität* und zu Schlafstörungen. Auch bei fortgeschrittener Erkrankung sind Konzentrationsvermögen, Gedächtnis und Orientierungs-

a b c d

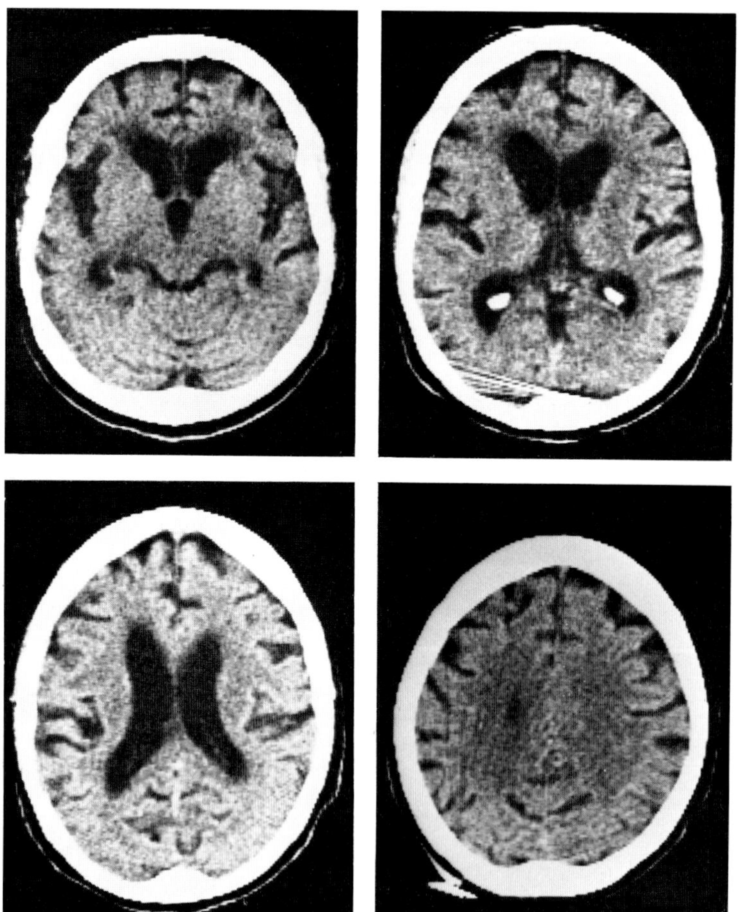

Abb. 7.**60** a–d Kraniales Computertomogramm einer frontal betonten Hirnatrophie

sinn lange Zeit erhalten. Dagegen finden sich ausgeprägte *Persönlichkeitsveränderungen* wie emotionelle Verflachung mit *läppisch-euphorischer Grundstimmung* und Witzelsucht bei fehlender Krankheitseinsicht. Die Patienten zeigen Gleichgültigkeit gegenüber ihren sozialen Verpflichtungen oder sogar ein asoziales Verhalten, sind in ihren *Trieben,* vor allen Dingen im Sexualbereich, *enthemmt;* ihre Aktionen werden zunehmend ziellos; Kritikfähigkeit und Initiative erlöschen.
Neuropsychologisch kommt es zur *Dysphasie,* die je nach Krankheitsstadium mehr amnestisch, sensorisch oder motorisch sein kann, bis hin zum völligen Erlöschen rezeptiver und expressiver Sprachleistungen. Manche Patienten zeigen eine totale *orale Enthemmung:* Sie stecken alle erreichbaren und geeigneten Gegenstände in den Mund. Bisweilen treten auch Störungen der Praxie und der Raumorientierung auf.
Neurologisch finden sich nur relativ wenig Ausfallserscheinungen; im Vordergrund stehen *Bewegungsstereotypien* und die ausgeprägten Primitivschablonen.
Schon früh werden die Patienten pflegebedürftig; das Endstadium ist durch völliges Versagen psychischer und motorischer Reaktionen charakterisiert.
Der Verlauf beträgt im Mittel 7 Jahre; er kann von 1–15 Jahren variieren. Frauen und Männer sind etwa gleich häufig betroffen.
Eine Ursache ist bisher nicht bekannt; meist tritt die Erkrankung sporadisch auf; es werden jedoch auch Familien mit dominantem Erbgang beobachtet (23). In jüngster Zeit wird auch hier die Slow-virus-Genese diskutiert (11). Es scheint, daß die Erkrankung eher in den Axonen und Zellausläufern als im Zellkörper selbst beginnt (5). Mikroskopisch läßt sich in den betroffenen Kortexarealen ein Untergang von Ganglienzellen nachweisen, dem eine mäßige Gliawucherung folgt. Vor ihrem völligen Untergang erscheinen die Ganglienzellen gebläht (Picksche Zellen) und enthalten argentophile Einschlüsse.
Im Computertomogramm läßt sich eine meist *unsymmetrische Atrophie, die schwerpunktmäßig die Frontal-, Temporal- und Parietallappen* befällt, nachweisen (Abb. 7.**60**).
Diagnose und Differentialdiagnose basieren auf dem klinischen Befund, der sich, mit Ausnahme des Endstadiums, von den anderen atrophisierenden Großhirnerkrankungen deutlich unterscheidet. Der Morbus Pick ist charakterisiert zunächst durch Beeinträchtigung der Routineleistungen; bald steht jedoch die Persönlichkeitsveränderung mit emotionaler Verflachung, Störung im Sozialverhalten und triebhafter Enthemmung im Vordergrund. Bei der neurologischen Untersuchung finden sich frontale Enthemmungsphänomene wie Bewegungsstereotypien und Primitivschablonen. Gedächtnis, Intellekt, Orientierung und Sprache sind dabei lange Zeit gut erhalten, in deutlichem Gegensatz zum **Morbus Alzheimer** und der **senilen Demenz.** Im Computertomogramm läßt sich meist eindeutig die frontale Betonung des hirnatrophischen Prozesses nachweisen.
Differentialdiagnose gegen Großhirnatrophien bekannter Genese s. S. 7.98.

Senile Demenz

Sie beginnt meistens im 7. oder 8. Lebensjahrzehnt, bei Alkoholvorschädigung ca. 1 Jahrzehnt früher, mit Hirnleistungsschwäche, die akut oder subakut oft nach äußeren Ereignissen manifest wird. Dann entsteht ein *amnestisches Syndrom* mit Beeinträchtigung vorwiegend des Neugedächtnisses. Die Orientierungsfähigkeit ist mehr bezüglich Ort und Zeit und weniger zur Person vermindert. Neben der Abnahme von Konzentrations- und Perzeptionsvermögen kommt es zur *Perseveration* in Sprache und Handlungen.
Psychisch fallen *Antriebsstörung,* Interesselosigkeit und mangelnde Krankheitseinsicht auf; einzelne prämorbide Charakterzüge werden akzentuiert und treten in den Vordergrund. Es findet sich häufig ein gereizt-depressiver Verstimmungszustand mit *hypochondrischen Ängsten,* vereinzelt symptomatische Psychosen; die Umgangsformen sind lange erhalten.
Die neurologischen Störungen, wie träge Pupillen, Reflexabschwächung, Hypo- bzw. Akinese, Ruhetremor und Störungen in der Feinmotorik, decken sich weitgehend mit physiologischen Involutionsvorgängen im Alter. Darüber hinaus kommt es zur *Dysphasie,* sensorisch bis motorisch, zu *Stereotypien in Sprache und Bewegung,* Echolalie, Neologismen und Konfabulation.
Das Endstadium ist charakterisiert durch Verwahrlosung und Inkontinenz; eine Kommunikation ist nicht mehr möglich. Der Verlauf ist rasch progredient; Männer und Frauen sind etwa gleich häufig betroffen.
Die Ursache der Erkrankung ist unbekannt; sie tritt meist sporadisch auf; es werden aber auch erbliche Fälle beschrieben.
Im EEG finden sich unspezifische *Allgemeinveränderungen,* meist mit einer Verlangsamung des Grundrhythmus. Das Computertomogramm zeigt eine *diffuse kortikal betonte Atrophie.* Die Diagnose basiert auf dem klinischen Befund: Hirnleistungsschwäche mit Störungen von Gedächtnis, zeitlicher und örtlicher Orientierung und intellektueller Fähigkeiten bei nur geringen Persönlichkeitsveränderungen mit Akzentuierung prämorbider Charakterzüge sowie Neigung zu depressiver Verstimmung und Hypochondrie. Herdsymptome, die auf eine umschriebene kortikale oder subkortikale Schädigung hinweisen, sind hier sehr selten, wodurch sich die senile Demenz vom *Morbus Alzheimer* unterscheidet. Häufig ist jedoch

eine sichere Differentialdiagnose gegenüber dem **Morbus Alzheimer** nicht möglich. Der **Morbus Pick** ist mit der senilen Demenz kaum zu verwechseln, zumindest in den frühen Stadien. Hier bleibt die formale Intelligenz relativ lange erhalten, während die Persönlichkeitsstörungen als Zeichen einer frontalen Enthemmung dominieren.

Differentialdiagnose gegenüber Großhirnatrophien mit bekannter Ätiologie

Eine **physiologische Atrophie** des Großhirns setzt schon nach dem 25. Lebensjahr ein. Die Erweiterung der Hirnkammern beginnt im Frontalhirn; basale Windungen nehmen an der Altersatrophie nicht teil; dies ist ein wichtiges Unterscheidungsmerkmal zur Pickschen Atrophie, bei der auch die basalen Frontallappen atrophisch werden. Die physiologische Altersatrophie führt zu einer gleichmäßigen Erweiterung der äußeren und inneren Liquorräume und damit zu einem Hydrocephalus externus und internus. Histologisch finden sich auch hier senile Plaques und Alzheimer-Fibrillen.

Die Zerebralsklerose unterscheidet sich von den drei degenerativen Großhirnatrophien in mehreren Punkten. Sie beginnt meist nach dem 40. Lebensjahr; der Verlauf ist chronisch progredient mit episodenhaften Verschlechterungen. Die Symptome treten oft akut auf, da die Hirnleistung durch äußere Einwirkungen rasch dekompensiert. Es kommt zu Verwirrtheits- und Erregungszuständen. Die mnestischen Störungen sind nicht durchgehend dem Alt- oder Neugedächtnis zuzuordnen, sondern betreffen nur bestimmte umschriebene Zeiträume. Affektlabilität und Störungen des Schlaf-Wach-Rhythmus sowie symptomatische Psychosen kennzeichnen das Krankheitsbild.

Die Strukturanalyse durch das Computertomogramm erlaubt keine Differenzierung gegenüber den diffusen Atrophien, wie der physiologischen Altersatrophie, dem Morbus Alzheimer und der senilen Demenz.

Die *zerebrale Angiographie* kann Hinweise auf eine Zerebralsklerose liefern, wenn sich eine Ausweitung des Gefäßsystems mit Betonung der basalen Gefäßabschnitte und eine stärkere Einengung in größeren und mittleren Arterien finden.

Patienten mit diffuser zerebraler Arteriosklerose und Demenz zeigen eine diffuse Reduktion des regionalen zerebralen Blutflusses (multifokale Gebiete); im Gegensatz dazu findet man eine fokale Reduktion des zerebralen Blutflusses in der Temporal- und Frontalregion bei der Alzheimer-Atrophie (14).

Das makroskopische Bild der Zerebralsklerose zeigt am Gehirnparenchym entweder Erweichungsherde der weißen Substanz (Status lacunaris) oder lediglich mikroskopische, perivaskuläre Veränderungen als Ausdruck einer lokalen Anoxie.

Das EEG ist nur unspezifisch verändert.

Bei lokalen Mangeldurchblutungen im Sinne von interkurrenten Ischämien oder bleibenden Verschlüssen setzen die Ausfallserscheinungen mehr oder minder paroxysmell oder apoplektiform ein und zeigen eine Verteilung, die im allgemeinen dem Versorgungsgebiet des betroffenen Gefäßes entspricht, mit fokalen, oft halbseitigen neurologischen Ausfallserscheinungen.

Der Endzustand nach diffus gestreuter, rezidivierender Embolisation in alle Gefäßbereiche kann eine diffuse, neokortikale Funktionsstörung vortäuschen wie bei einer der degenerativen Atrophien. Sollten die Anamnese und die Suche nach Risikofaktoren nicht zur Klärung führen und die neuropsychologische Untersuchung eine Zuordnung nicht erlauben, dann kann hier das Computertomogramm mit Kontrastmittelfüllung oder eine Angiographie weiterführen.

Die Unterscheidung des Morbus Alzheimer und des Morbus Pick von der **Thrombangiitis obliterans** ist häufig schwierig, da die beiden Hirnatrophien oft ähnliche Herdsymptome aufweisen, wie sie bei Gefäßprozessen zu beobachten sind. Ist die Thrombangiitis auf die Gehirngefäße beschränkt, so unterscheidet sie sich nicht von der zerebralen Arteriosklerose. Die klassische Verlaufsform der Pickschen Krankheit mit nur langsam fortschreitender Symptomatik, Sprachstörungen bei Fehlen von Halbseitensymptomen und einem charakteristischen Computertomogramm ermöglicht jedoch mit einiger Sicherheit den Ausschluß einer vaskulären Hirnerkrankung. Zu beachten ist jedoch, daß der Beginn im mittleren Lebensalter nicht pathogonomisch für die Picksche Krankheit ist: Auch die Thrombangiitis obliterans kann bei jüngeren Erwachsenen auftreten.

Das chronische einseitige **subdurale Hämatom** kann eine herdbetonte Atrophie vortäuschen, ein beidseitiges, u. U. auch eine diffuse, sowohl von der Symptomatik als auch vom Verlauf her. Hier wird das Computertomogramm rasch eine Klärung bringen; eine Angiographie wird heute nur noch in wenigen Fällen notwendig werden. Die Frage, ob das chronische subdurale Hämatom auf dem Boden einer Hirnatrophie, z. B. durch Abriß einer Brückenvene, entstanden ist oder die Atrophie Folge des subduralen Hämatoms ist, läßt sich ohne Vorbefunde häufig nicht mehr klären.

Ein **Hydrozephalus mit normalem Druck** („normal pressure hydrocephalus") kann weder klinisch noch durch neuropsychologische Untersuchungen allein von einer Großhirnatrophie abgegrenzt werden. Die klinische Symptomatik ist unspezifisch: Man beobachtet uncharakteristische Symptome wie Gedächtnisschwäche, Schlafstörungen, Kopfschmerzen; es können spastisch-paretische Gangstörungen auftreten sowie eine Demenz. Auch radiologisch ist die Abgrenzung z. B. vom Morbus Alzheimer oft nicht möglich. Im Computertomogramm zeigen sich enorm erweiterte Ventrikel, wobei der verschmälerte Kortex der Schädelinnenwand relativ eng anliegt. Ergänzend zur statischen Messung mittels Computertomogramms können die Isotopen-Zisterno-Szintigraphie sowie das Radionuklidzisternogramm differentialdiagnostisch weiterführen. Der zerebrale Blutfluß soll bei primärer zerebraler Atrophie weniger stark reduziert sein als bei Hydrozephalus mit normalem Druck. Neuerdings ist man sich nicht mehr sicher, ob dieser wirklich eine Krankheitseinheit darstellt oder doch nur eine Sonderform der Atrophie ist.

Beim **Hydrocephalus aresorptivus** soll der Subarachnoidalraum nicht zu erkennen sein, d. h. erweiterte Furchen nicht bestehen, während beim Hydrozephalus infolge einer Atrophie im Computertomogramm die kortikalen Furchen erweitert sind; außerdem ist die Ventrikelerweiterung beim Hydrocephalus aresorptivus ausgeprägter als bei Hydrozephalus durch Atrophie.

Kasuistik

Eine 75jährige Patientin entwickelte im Laufe von 3–4 Jahren ein organisches Psychosyndrom mit Störungen von Konzentration, Gedächtnis, Emotionalität und Kontaktfähigkeit. Gleichzeitig kam es zu ataktischen Gangstörungen und Harn- sowie Stuhlinkontinenz. Aufgrund einer computertomographischen Untersuchung ohne Kontrastmittel war die Diagnose eines diffusen hirnatrophischen Prozesses gestellt worden. Bei einer später durchgeführten erneuten kranialen Computertomographie mit Kontrastmittel zeigte sich ein Akustikusneurinom, das durch Behinderung der Liquorpassage zur Drucksteigerung und zum Hydrozephalus geführt hatte (Abb. 7.**61**). Nach Entlastung des Hydrozephalus durch einen Katheter bildeten sich Psychosyndrom und motorische Störungen innerhalb weniger Wochen weitgehend zurück.

Das organische Psychosyndrom, das im Beginn mancher **Hirntumoren** vorliegt, läßt im entsprechenden Alter an einen hirnatrophischen Prozeß denken. Dies trifft besonders dann zu, wenn es sich um einen langsam wachsenden, intrakraniellen Tumor, wie z. B. ein Meningeom, handelt. Im späteren Stadium wird der Hirntumor häufiger zu

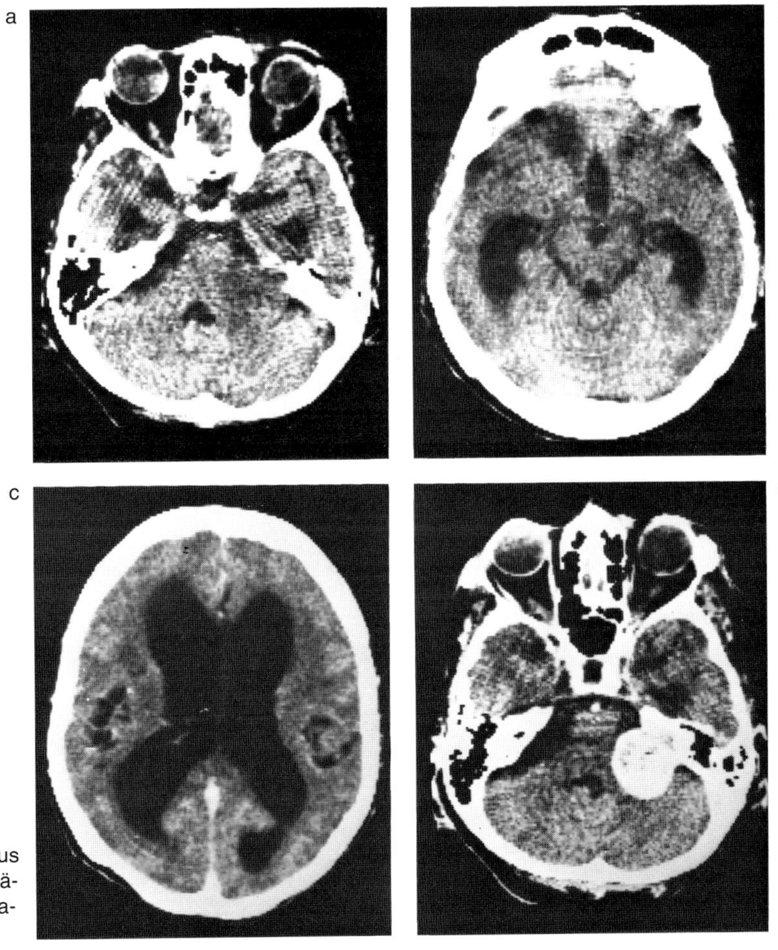

Abb. 7.**61** a–d Hydrocephalus internus infolge eines Tumors der hinteren Schädelgrube (76jährige Patientin); a–c) nativ, d) nach Kontrastmittelgabe

Herdsymptomen führen und dadurch von der Atrophie abheben. Bereits frühzeitig kann sich die Ausbildung eines Herdbefundes im EEG manifestieren.

Heute bringt fast in allen Fällen das Computertomogramm, besonders mit Kontrastmittelgabe, rasch eine Klärung. Im Liquor findet sich häufig eine Eiweißvermehrung, während dies bei der Atrophie selten der Fall ist.

Auch bei der **spastischen Spinalparalyse** beobachtet man neben den Gangstörungen manchmal organische Wesensveränderungen bis hin zur Demenz, wie bei der zerebralen Atrophie. Hier stellt sich aber bald eine beidseitige Pyramidenbahnsymptomatik mit spastischen Paresen ein, die dieses Krankheitsbild charakterisiert.

Bei der **Chorea Huntington** treten anfangs häufig Verhaltensstörungen und organische Wesensänderungen auf, die schließlich in eine Demenz münden können. Sobald sich hier aber die striäre Symptomatik entwickelt, die das Krankheitsbild kennzeichnet, wird man kaum mehr degenerative Atrophien in Betracht ziehen. Im Computertomogramm findet man bei der Chorea Huntington oft auch eine frontal betonte Atrophie wie beim Morbus Pick, doch ist für die Chorea die Atrophie der Stammganglien charakteristisch.

Die **Creutzfeldt-Jakobsche Erkrankung** gehört zu den präsenilen Demenzen und ist eine degenerative Parenchymerkrankung, die aber alle motorischen Systeme mit einbezieht. Auch hier findet sich ein organisches Psychosyndrom mit Einengung der intellektuellen Leistungen; doch entwikkeln sich während des rasch progredienten Verlaufs dann bald Symptome der Störung aller motorischen Systeme, also des corticospinalen, der Basalganglien und des Kleinhirns bis einschließlich der Vorderhornaffektion mit Faszikulieren. Das EEG zeigt hier in typischer Weise eine zunehmende Verlangsamung des Grundrhythmus; im Computertomogramm finden sich keine Zeichen einer Hirnatrophie; die endgültige Klärung intra vitam wird durch die Hirnbiopsie und die virologische Identifikation mittels Inokulation ins Primatenhirn ermöglicht.

Wenn die **Lues cerebri** zunächst zu einer fortschreitenden Persönlichkeitsveränderung führt und auch zu einem intellektuellen Versagen, kann an eine degenerative Hirnatrophie gedacht werden. Bei der zerebralen Gefäßlues treten im Tertiärstadium mehr lokalisierte Ausfallserscheinungen wie Aphasie, Hemiparesen oder Hemianopsien auf. Bei der *progressiven Paralyse* kommt es zu einem Persönlichkeitsverfall mit flacher Euphorie und triebhafter Enthemmung, ähnlich wie beim Morbus Pick. Neurologisch findet man bei der progressiven Paralyse immer Pupillenstörungen und artikulatorische Sprachstörungen. Das Computertomogramm zeigt auch hier eine frontal betonte Rindenatrophie und einen Hydrocephalus internus. Entscheidend ist aber die Liquordiagnostik mit der typischen lymphozytären Pleozytose, einer leichten bis mäßigen Eiweißvermehrung und einer starken Zunahme der Gammaglobuline. Die Luesreaktionen in Blut und Liquor sind nahezu immer positiv.

Die **Zystizerkose,** hervorgerufen durch die Eier des Schweinebandwurms, führt zu einer allmählich fortschreitenden Wesensveränderung mit Leistungsabbau, evtl. auch zu neuropsychologischen Ausfallserscheinungen. Auch hier bringt die Liquoruntersuchung den entscheidenden Befund, besonders die Agglutinationsproben.

Von den *Intoxikationen* ist in erster Linie an den **Alkoholismus** zu denken, der auch zur Hirnatrophie führt, die gleichermaßen Rinde und Mark befällt. Klinisch äußert sich auch hier der dementielle Prozeß in einem Abbau der intellektuellen Fähigkeiten sowie in einer emotionellen Verflachung; doch finden sich dabei immer die Zeichen der Leberstoffwechselstörung und relativ bald eine metabolische Neuropathie und/oder ein zerebellärer Tremor.

Auch chronischer **Medikamentenabusus** kann zu einer Beeinträchtigung der psychischen Funktionen führen und dadurch eine degenerative Hirnatrophie vortäuschen; doch steht hier die Hirnleistungsschwäche im Vordergrund. Die Differenzierung wird sich schließlich durch die Feststellung des Suchtverhaltens ergeben. Dann können toxikologische Urinuntersuchungen rasch die endgültige Klärung bringen.

Beim **Morbus Wilson,** einer Kupferstoffwechselstörung mit zerebraler Beteiligung, können episodisch symptomatische Psychosen auftreten, oft verbunden mit Euphorie, Enthemmtheit und distanzlosem Verhalten, die in ihrer Symptomatik an einen Morbus Pick erinnern. Im fortgeschrittenen Krankheitsstadium tritt auch eine Demenz auf, ähnlich wie bei den degenerativen Hirnatrophien. Die Abgrenzung geschieht durch den Nachweis der Kupferstoffwechselstörung und durch Untersuchung des Ceruloplasminverhaltens.

Kommt es bei der **Schizophrenie** zu einem Defektstadium, so finden sich dementielle Züge, die bei entsprechendem Alter an einen hirnatrophischen Prozeß denken lassen. Hier läßt die Anamnese den schubförmigen Verlauf mit zunehmender Defektbildung eruieren. Das klinische Bild der Hebephrenie mit ihrem läppischen Verhalten ist den Verhaltensauffälligkeiten des Morbus Pick sehr ähnlich, doch handelt es sich hier um eine Erkrankung des Jugendalters.

Literatur

1 Ackerly, S. S., A. L. Benton: Report of case of bilateral frontal lobe defect in the frontal lobes. Ass. Res. nerv. Dis. 27 (1947) 479

2 Archer, C. R., et al.: Aphasie in thalamic stroke: CT stereotactic localization. J. comp. Ass. Tomogr. 5 (1981) 427–432

3 Benson, D. F.: Parkinsonia dementia: Cortical or subcortical? In Hassler, R. G., J. F. Christ: Advances in Neurology. Raven, New York 1984

4 Bowen, D. M., A. N. Davison: Changes in brain lysosomal activity, neurotransmitter-related enzymes, and other proteins in senile dementia. In Katzmann, R., R. D. Terry, K. L. Bick: Alzheimer's Disease: Senile Dementia and Related Disorders, vol. 7. Raven, New York 1978 (pp. 421–426)

5 Corsellis, J. A. N.: Aging and the dementias. In Blackwood, W., J. A. N. Corsellis: Greenfield's Neuropathology. Arnold, London 1976 (pp. 796–848)

6 Davies, P., A. J. F. Maloney: Selective loss of central cholinergic neurons in Alzheimer's disease. Lancet 1976/II, 1403

7 Duus, P.: Neurologisch-topische Diagnostik, 3. Aufl. Thieme, Stuttgart 1983

8 Gajdusek, D. Ch., J. Clarence, C. J. Gibbs jr.: Kuru, Creutzfeld-Jakob disease and transmissible presenile dementias. In ter Meulen, V., M. Katz: Slow Virus Infections of the Central Nervous System. Springer, Berlin 1977 (S. 23–24)

9 Gajdusek, D. Ch.: Unconventional viruses and the origin and disappearance of kuru. Science 197 (1977) 943

10 Kertesz, A.: Aphasia and Associated Disorders, Taxonomy, Localization and Recovery. Grune & Stratton, New York 1979

11 Kimberlein, R. H.: Slow Virus Diseases of Animals and Man. North Holland Publishing, Amsterdam 1976 (pp. 295, 377)

12 Klüver, H., P. C. Bucy: Preliminary analysis of the temporal lobes in monkeys. Arch. Neurol. Psychiat. 42 (1939) 979

13 Lauter, H.: Genealogische Erhebung in einer Familie mit Alzheimerscher Krankheit. Arch. Psychiat. Nervenkr. 202 (1961) 126

14 Melamed, E.: Correlation between regional cerebral blood flow and brain atrophy in dementia. Combined study with 133 Xenon inhalation and computerized tomography. J. Neurol. Neurosurg. Psychiat. 41 (1978) 894–899

15 Nata, W. J. H.: The problem of the frontal lobe: a reinterpretation. J. Psychiatr. Res. 8 (1971) 167

16 Patten, J.: Neurological Differential Diagnosis. Springer, Berlin 1977 (S. 69–85, 106)

17 Penfield, W., L. Roberts: Speech and Brain Mechanismus. Princeton University Press, Princeton, N. J., 1981

18 Perry, E. K., R. H. Perry, G. Blessed, B. E. Tomlinson: Necrospsy evidence of central cholinergic deficit in senile dementia. Lancet 1977/I, 189

19 Platt, D.: Funktionsstörungen des Gehirns im Alter. Schattauer, Stuttgart 1981

20 Poeck, K.: Einführung in die klinische Neurologie. Springer, Berlin 1978

21 Roberts, M.: Computerized tomography and intellectual impairment in the elderly. J. Neurol. Neurosurg. Psychiat. 39 (1976) 986–989

22 Roland, P. E.: Astereognosis. Arch. Neurol. 33 (1976) 543

23 Sjögren, T., H. Sjögren, A. G. H. Lindgren: Morbus Alzheimer and Morbus Pick: genetic, clinical and pathoanatomic study. Acta psychiat. scand. Suppl. 82 (1952)

24 Strub, R. L., F. W. Black: Organic Brain Syndroms. Davis, Philadelphia 1981

25 Traub, R., D. Ch. Gajdusek, C. J. Gibbs: Transmissible virus dementia: The relation of transmissible spongiform encephalopathy to Creutzfeld-Jakob disease. In Smith, W. L., M. Kinsbourne: Aging and Dementia. Spectrum, New York 1977 (pp. 91–146)

26 White, P., M. J. Goodhardt, J. P. Keet, C. R. Hiley, L. H. Carrasco, I. E. I. Williams, D. M. Bowen: Neocortical cholinergic neurons in elderly people. Lancet 1977/I, 668

27 Zerbin-Rüdin, E.: Hirnatrophische Prozesse. In Becker, P. E.: Humangenetik, Bd. V/2. Thieme, Stuttgart 1967

8 Mißbildungen

Von R. Spatz und F. Mittelbach

Schwere Hirnmißbildungen

Die Art und die Schwere einer **zerebralen Fehlbildung** werden entscheidend durch den Zeitpunkt der einwirkenden Noxe auf die Leibesfrucht geprägt. So führen Schädigungen in der frühen Embryonalzeit noch vor Schluß der Medullarrinne zum Medullarrohr zu sog. **Spaltbildungen** (Dysrhaphien). In der späteren Entwicklungszeit des Fetus bis zum 5. Monat kommt es durch Störung in der Abwanderung der Zellen von den ventrikelnahen Bezirken zur Rinde zu **Heterotopien** sowie durch ungenügende Faltung der Hirnrinde zu **Pachy-** und **Agyrien**. Schließlich können zu einem noch späteren Zeitpunkt nach Abschluß der Neuroblastenabwanderung zum Kortex **Mikrogyrien** mit Störungen in der Differenzierung der neuronalen Zellverbände in der Hirnrinde entstehen.

Wegen der langen Entwicklungsdauer des menschlichen Gehirns sind **zerebrale Fehlbildungen** nicht selten. Neben endogenen Faktoren können Sauerstoffmangel, Röntgenstrahlen, Radium, CO und andere chemische Stoffe auslösend wirken.

Mit Einführung der kranialen Cumputertomographie ist die Darstellung von zerebralen Fehlbildungen technisch sehr viel leichter geworden. Die Abb. 8.**1**–8.**6** zeigen einige charakteristische zerebrale Fehlbildungen.

Die **Mißbildungen** des ZNS führen nur dann zu differentialdiagnostischen Schwierigkeiten, wenn ausgeprägte Defekte und sichtbare Verbildungen von Schädel und Wirbelsäule fehlen. Neugeborene mit groben **Mißbildungen** infolge frühembryonaler Entwicklungsstörungen in der Phase der Medullarplatte bei unvollständigem oder gar nicht geschlossenem Neuralrohr (Anenzephalie, Akranie, Arhaphie, Dysrhaphie) haben ebenso wie Säuglinge mit frühen Entwicklungsstörungen bei geschlossenem Neuralrohr (Zyklopie, Arrhinenzephalie) kaum eine längere Lebenschance. Dagegen rechtfertigen gering ausgeprägte **dysrhaphische Störungen** (Spina bifida occulta) bei ihrem häufigen Vorkommen nicht die Annahme einer koordinierten Mißbildung von Rückenmark und Zentralnervensystem.

Wachstums- und Formbildungsstörungen am Hirnschädel

Brady- und Mikrokranie, **Turmschädel** und Deformitäten an der Schädelbasis sind zwar häufig

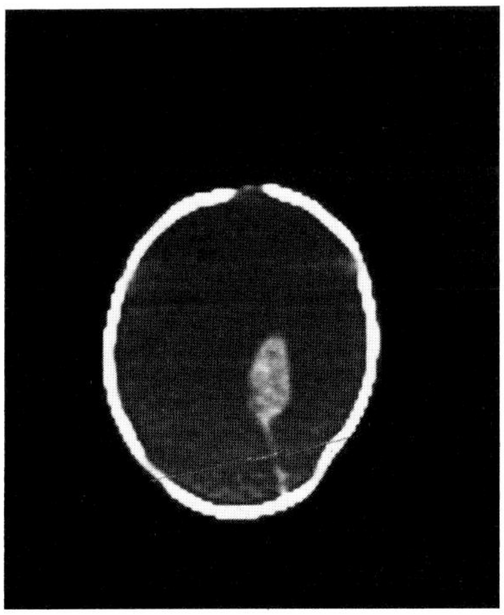

Abb. 8.**1** Hydranenzephalie bei einem 16 Tage alten Mädchen. (Aufnahme: Dr. *W. Klein*, Gabersee)

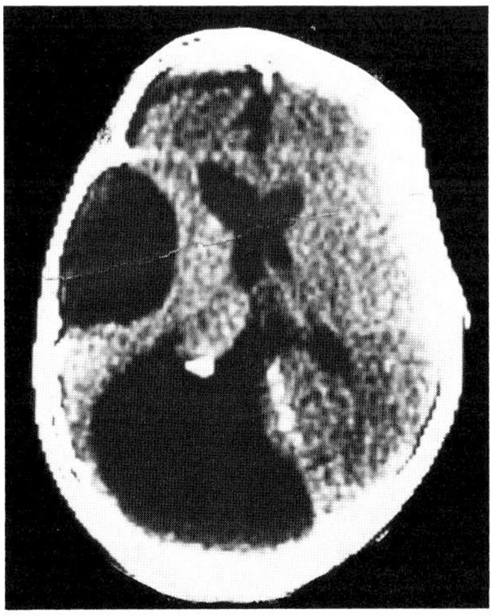

Abb. 8.**2** Porenzephalie links okzipital und Arachnoidalzyste links temporal bei einem 47jährigen Mann. (Aufnahme: Dr. *W. Klein*, Gabersee)

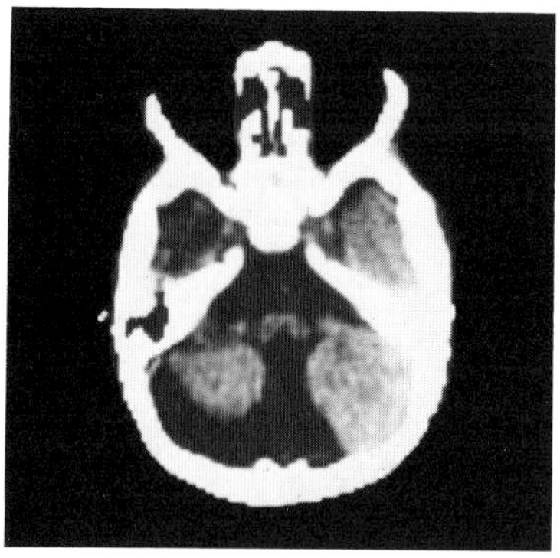

Abb. 8.**3** Dandy-Walker-Syndrom bei einem 4jährigen Mädchen. (Aufnahme: Dr. *W. Klein,* Gabersee)

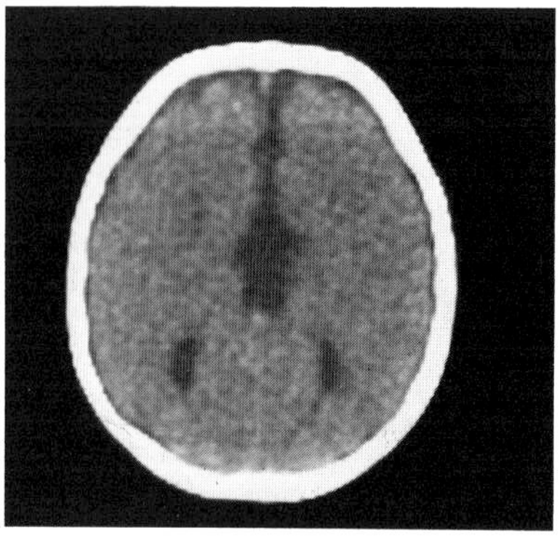

Abb. 8.**4** Balkenmangel. 10jähriger Junge. (Aufnahme: Dr. *W. Klein,* Gabersee)

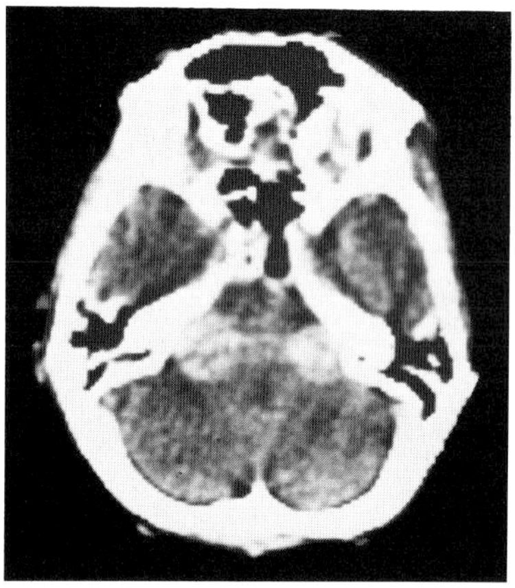

Abb. 8.**5** Morbus v. Recklinghausen mit doppelseitigem Akustikusneurinom. (Aufnahme: Dr. *W. Klein,* Gabersee)

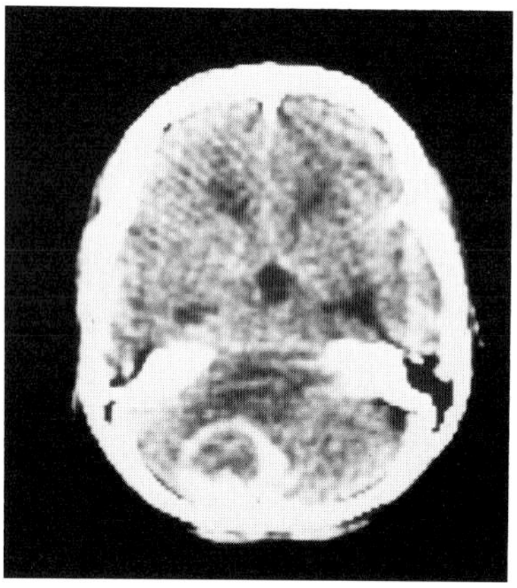

Abb. 8.**6** Morbus Hippel Lindau mit Kleinhirntumor links bei einer 41jährigen Patientin. (Aufnahme: Dr. *W. Klein,* Gabersee)

Folge von zerebralen Entwicklungsanomalien, können aber auch auf fetalen und frühkindlichen Hirnschädigungen beruhen. Besonders bedeutungsvoll sind die Schädelanomalien im Bereich der Basis und des okzipitozervikalen Übergangs. In Abhängigkeit von einer **zerebellaren Hypoplasie** erleidet die Schädelbasis eine deutliche Verminderung ihrer physiologischen Senkung gegenüber der Schädelperipherie. Diese basiläre und okzipitale **Dysplasie** muß von den selbständigen okzipitalen Hypoplasien mit oder ohne basiläre Impression abgegrenzt werden (100). Ihre wichtigste Form ist die **Atlasassimilation**, bei der sich zur partiellen knöchernen Verbindung zwischen Atlas und hypoplastischem Os occipitale mit dem Symptom der basilären Impression noch weitere Fehlbildungen wie Okzipitalwirbel oder Dysplasien der oberen beiden Halswirbel hinzugesellen. Gröbere **Schädelentwicklungsstörungen** mit Nahtdehiszenz, Synostosen und abgeflachter Schädelbasis lassen meist auch Organisationsstörungen der Nebenhöhle bis zur Aplasie erkennen (95).

Die genetisch oder durch frühe Embryopathie entstandenen Mißbildungen des ZNS stimmen mit den Hemisphärendefekten infolge von Fetopathien, Geburtsschäden und Erkrankungen des frühesten Kindesalters darin überein, daß beide zu schweren sekundären Wachstumsstörungen des Gesichtsschädels und der Extremitäten führen. Als Folge einer fetalen und frühkindlichen Hirnschädigung kann es sowohl zur **Hypoplasie** (Mikromelie) als auch zu einem **partiellen Riesenwuchs** (Makromelie) kommen.

Ein 13 ½jähriger Schüler hatte in den ersten Lebenswochen nach einer schweren Zangengeburt vorübergehend zerebrale Anfälle. Es blieben lediglich eine sensible und eine geringe motorische Hemiparese mit Hypoplasie des linken Armes sowie ein Strabismus convergens bestehen. Auffallend war eine Pubertas praecox. Weniger leicht war die Ursache einer durchgehenden rechtsseitigen Hemihypoplasie mit Bevorzugung der rechten Hand im Falle einer 24jährigen Frau zu eruieren. Ihre Mutter führte die einseitige Wachstumshemmung auf einen Sturz auf den Hinterkopf im 2. Lebensjahr mit nachfolgender beidseitiger Lähmung zurück. Es blieb eine leichte Parese des rechten Armes, der allmählich versteifte und die beschriebene Wachstumsstörung bewirkte. Die Hypoplasie nahm distalwärts zu. Röntgenologisch fand sich am Schädel eine Pneumatisationshemmung des rechten Warzenfortsatzes und der Keilbeinhöhle. Die Diaphysen von Humerus, Ulna und Radius rechts waren verschmächtigt. Eine gleichzeitig bestehende, nicht fokal betonte Epilepsie und ein ausgeprägter linksseitiger *Friedreich*-Fuß ließen bei Fehlen sicherer neurologischer Halbseitensymptome eher an eine fetale oder embryonale Störung als an eine frühkindliche Hirnschädigung denken.

Eine **Hemihypoplasie** kann auch ohne Mißbildung oder Schädigung des Gehirns entstehen (96, 116). Mißbildungen am Telenzephalon allein führen zu keinen sekundären Wachstumsstörungen des übrigen Körpers.

Bei Gesichts-, Glied- oder **Halbseitenhypoplasie** sprechen bleibende neurologische Herdsymptome, vor allem spastische, extrapyramidale oder zerebellare Zeichen, als wichtigste Symptome der zerebralen Kinderlähmung (Morbus Little) zunächst gegen die Annahme einer Mißbildung des Zentralnervensystems, da diese als Ursache stationärer neurologischer Ausfälle nur eine untergeordnete Rolle spielen. Beim **Morbus Little** handelt es sich immer um Endzustände von fetalen, perinatalen oder frühkindlichen exogenen Zerstörungsprozessen des Gehirns (85).

Der partielle oder totale **Balkenmangel** (70, 71, 110) stellt eine Fehlentwicklung der Mittellinienstrukturen des Gehirns dar und hat verschiedene Ursachen (Dysrhaphie, frühe intrauterine Schädigung der Großhirnhemisphären) (vgl. Abb. 8.**4**). Da das Corpus callosum im 3. Embryonalmonat entsteht, muß die Noxe, die zu einem totalen Balkenmangel führt, zu dieser Zeit einwirken. Andere Fehlbildungen wie **Mikro-** und **Makrozephalien**, **Schädelasymmetrien**, **Dysplasien** des Gesichtsschädels, Skelett- und Extremitätenfehlbildungen sowie Lipome, Meningiome und Fibrome können mitassoziiert sein (85, 110).

An klinischen Symptomen stehen eine Retardierung der psychomotorischen Entwicklung und zerebrale Anfälle im Vordergrund; der Prozeß kann aber auch klinisch stumm verlaufen.

Porenzephalie

Bei der **Porenzephalie** handelt es sich nur ausnahmsweise um die Folgen einer primären Mißbildung des Gehirns (vgl. Abb. 8.**2**). Meist liegt ein Endzustand nach fetalen und frühkindlichen, vor Abschluß der Markreifung entstandenen groben Hirnschädigungen mit aseptischer Gewebsnekrose vor. Neben verschiedenen Schweregraden einer Minderbegabung sind zerebrale Anfälle in 75%, Herdsymptome und Paresen in ca. 50% der Fälle zu beobachten, während extrapyramidale Bewegungsstörungen – im Gegensatz zum Status marmoratus und der Enzephalopathie nach Kernikterus – nur ganz ausnahmsweise vorkommen (15). Ob im Einzelfall Zirkulationsstörungen oder Ödemzustände die größere pathogenetische Rolle spielen, die in der Fetalperiode entstandenen Hirngewebsdefekte und Marknekrosen können

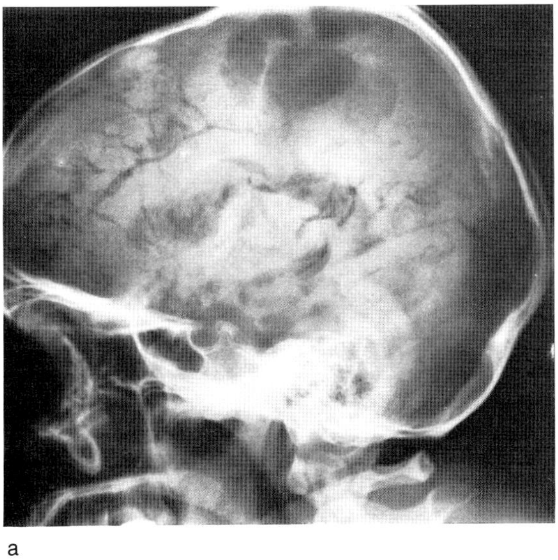

a

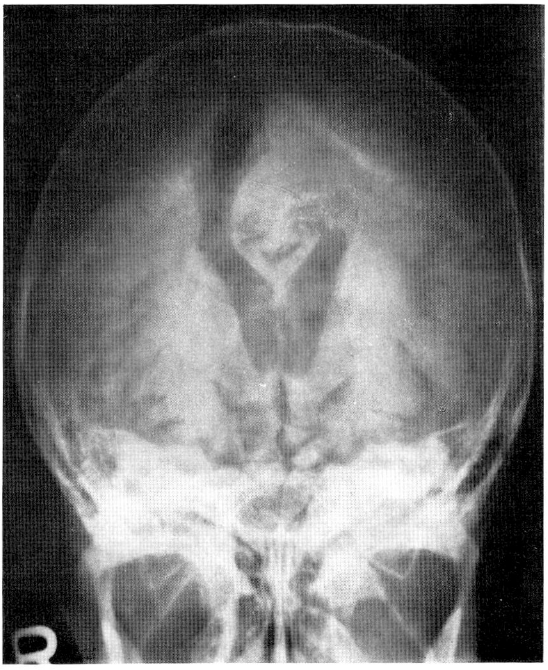

b

Abb. 8.**7** a u. b Pneumenzephalographie bei Porenzephalie. Zystischer Hohlraum in der rechten Hemisphäre mit breiter Kommunikation zum rechten Ventrikel zu dieser Zeit auch ohne Narben unter Hinterlassung einer einfachen Höhlenbildung und kleinerer spätembryonaler Entwicklungsstörungen der Hirnrinde eliminiert werden. Dagegen entstehen nach den Geburtsschäden, die zum Porus, d. h. zu interzerebraler Zerfallshöhlenbildung mit Öffnung zu den äußeren und inneren Liquorräumen führen, meist schon ausgedehntere Nekrosen mit umschriebenen Narbenbildungen, die bei postnatalen Erweichungen regelhaft zustande kommen (103, 104, 107). So sind die Übergänge zwischen **Porenzephalie** und der Gruppe der frühkindlichen Hirnschäden fließend. Je später der zerebrale Defekt entstanden ist, um so mehr neurologische Störungen gesellen sich zu der geistigen Behinderung der Patienten mit Porenzephalie hinzu. Eine **Hydranenzephalie** oder Rindenblasenporenzephalie liegt vor, wenn eine oder beide Hemisphären unter Einschmelzung der Seitenventrikel sich in eine liquorhaltige Zyste umwandeln (vgl. Abb. 8.**1**).

Eine 28jährige Frau erlitt über Nacht eine durchgehende Hemiparese links, die sich im weiteren Verlauf bis auf eine Fußheberparese zurückbildete. Liquor, Vertebralis- und Karotisangiographie waren unauffällig. Im Pneumenzephalogramm ließ sich eine Porenzephalie sichern (Abb. 8.**7**).

Dysrhaphische Störungen

Eine Differenzierung zwischen **Mißbildung** und sog. **Mißbildungskrankheit** ist möglich. Dabei versteht man unter Mißbildung eine frühembryonale Entwicklungsstörung, die zwar zahlreiche Sekundärerscheinungen nach sich ziehen kann, aber nach Abschluß der Wachstumsdifferenzierungsvorgänge stationär bleibt. Demgegenüber ist die Mißbildungskrankheit durch ein selbständiges prozeßhaftes Fortschreiten gekennzeichnet. Hier werden örtliche Wachstumspotenzen im undifferenzierten und fehlorganisierten Gewebeteil des Zentralnervensystems früher oder später im Leben des Kranken noch realisiert.
Wahrscheinlich sind humorale Wachstumsfaktoren für die Realisation dieser fokalen Hyperplasien, Dysplasien und Geschwulstbildungen verantwortlich (2). Bei den lebensfähigen Mißbildungen des Nervensystems unterscheidet man die Gruppe der **Dysrhaphien** von dem Formenkreis der **systematisierten Migrations- und Differenzierungsstörungen** (84). Den dysrhaphischen Mißbildungen entspricht als prozeßhafte Mißbildungskrankheit der sog. **Syringomyeliekomplex**. Die Dysrhaphie tritt häufig familiär auf; der Syringomyeliekomplex ist konstitutionell verankert, aber keine Erbkrankheit. Die systematischen Migrations- und Differenzierungsstörungen bei geschlossenem Neuralrohr werden am besten als **Dysplasien** des Nervensystems zusammengefaßt (19–21). Sie können das zentrale und periphere Nervensystem einschließlich der Sympathikusanlage betreffen. Da sie regelmäßig mit Dysplasien der Körperdecke verbunden sind, werden sie als **neurokutane Dysplasien** bezeichnet. Kommt es zum Auftreten von Mißbildungskrankheiten, so nennt man sie wegen der augenscheinlichen Hautsymptomatik Phakomatosen, die meist erblich sind (49, 53, 62).

Dysrhaphie, Status dysrhaphicus

Der Begriff der **Dysrhaphie** umfaßt alle neuraxialen Mißbildungen oder Verbildungen, die auf einem unvollständigen Schluß des Neuralrohrs beruhen (84). Sichtbar wird die Dysrhaphie nur, wenn zugleich eine dorsale Spalte der Wirbelsäule mit sackartigem Hervortreten des Wirbelkanalinhalts besteht. Man spricht dann je nach dem Inhalt der Vorwölbung von Myelozele, Myelomeningozele, Myelozystozele oder Meningozele und beobachtet diese Formen der dysrhaphischen Störung ganz überwiegend im lumbosakralen Bereich, nur selten als Myeloenzephalozelen bei Spaltbildungen im zervikookzipitalen Übergangsbereich (10, 11).
Eine seltene Lokalisation einer **Menigozele** findet sich im Bereich der Brustwirbelsäule, besonders wenn sie intrathorakal gelegen ist (1, 11). Differentialdiagnostisch muß gegen neurogene Tumoren des hinteren Mediastinums abgegrenzt werden. Bei lateralem Sitz können radikuläre Schmerzen imponieren. Am häufigsten ist die **Spina bifida aperta** mit freiliegender, nur durch die Hirnhäute bedeckter **Myelozele** (75%), noch relativ häufig die epidermisierte Form (20%) (61). Sehr selten, aber für die Differentialdiagnose des Rückenmarktumors äußerst wichtig ist die Spina bifida mit Tumor, wie Dermoidzysten und Teratomen. Motorische Störungen sind bei der Spina bifida aperta die Regel; jedoch ist eine vollständige Paraplegie die Ausnahme. Die neurologischen Störungen können allerdings auch ohne Tumor infolge sekundärer Schäden bis zum vollständigen **Kauda-Konus-Syndrom** voranschreiten. Trophische und angioneurotische Störungen mit Ulzera und Ödemen an den unteren Extremitäten gehören zu den prozeßeigentümlichen Begleiterscheinungen.
Die **Spina bifida aperta** ist häufig mit einem progressiven Hydrozephalus, der in der Regel durch eine Arnold-Chiari-Mißbildung (= Tiefstand von Kleinhirntonsillen und Medulla oblongata im großen Hinterhauptsloch) bedingt ist, verbunden; jedoch bestehen nur in einem Drittel der Fälle Klumpfüße und weitere Mißbildungen im Sinne des **Status dysrhaphicus**. Das **Arnold-Chiari-Syndrom** ist nicht selten mit einer basilären Impression verknüpft. Während beim reinen Arnold-

Chiari-Syndrom, einer Störung in der rechtzeitigen Bildung der Foramina des IV. Ventrikels, zerebellare und vestibuläre Störungen mit Ausfällen der kaudalen Hirnnervengruppe klinisch dominieren, kommen bei der Kombination mit einer **basilären Impression** motorische und sensible Störungen an den unteren Extremitäten dazu (3). Die Häufigkeit der Arnold-Chiari-Mißbildung beträgt 1:25 000. Die Differentialdiagnose der seltenen **Zephalozelen** bereitet nur dann Schwierigkeiten, wenn die Zephalozele epidermisiert und die Schädellücke noch nicht durch Röntgenaufnahmen belegt ist.

Ist die Ausstülpung von Wirbelsäuleninhalt aus dem nicht geschlossenen Wirbelkanal umfangreich, so besteht die Gefahr von Verletzungen mit Wundinfektionen, welche in das Innere des Wirbelkanals fortgeleitet werden und schwere Infektionen auslösen können. Plastische Operationen vermögen vor solchen Komplikationen zu schützen.

Eine Eiterung im Bereich der fistelartigen Einstülpung der äußeren Haut führte bei einer 43jährigen Patientin mit Spina bifida zur Meningitis spinalis mit erheblichen persistierenden radikulären Schmerzzuständen im Kaudabereich (Abb. 8.**8**).

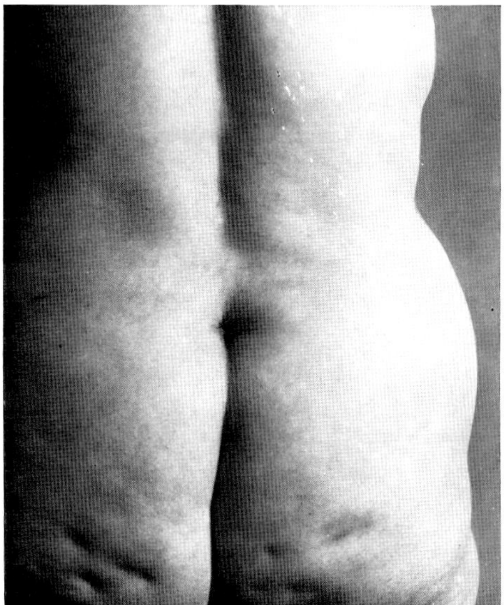

Abb. 8.**8** Dysrhaphie mit Foveola coccygea. Trichterförmige, fistelnde Hauteinziehung bei Spina bifida

Bei einer 58jährigen Frau war eine kleine Myelomeningozele erst 3 Wochen vor der Klinikeinweisung aufgebrochen. Vorher war die Meningozele mit einer dünnen Haut überdeckt. Es bestanden außerdem beidseitige Hohlfüße mit positivem Babinski-Reflex und ein rechts fehlender ASR. Geklagt wurde lediglich über Schmerzen an dem seit der Geburt bestehenden „Punkt".

Die einfachste Form einer **Dysrhaphie** ist die Spaltbildung des Wirbelbogens zwischen L 5 und S 1, die als **Spina bifida occulta** bezeichnet wird. Dabei können ausnahmsweise sicht- oder tastbare äußere Formveränderungen der Haut über der Spina bifida wie kleine Einziehungen, Hypertrichosen und subkutane Knotenbildungen oder ein auffälliger lokaler Fettpannus auf das Vorhandensein einer solchen Spina bifida occulta hinweisen. Diese dysrhaphische Störung, die etwa bei 17% aller Menschen vorkommt, stellt die leichteste Form der dorsalen dysrhaphischen Störung im lumbosakralen Wirbelbereich dar und ist nur zu einem ganz geringen Teil mit neurologischen Begleitsymptomen verknüpft. Angemerkt sei, daß Lumbalisation, Sakralisation und Blockwirbelbildung sowie ähnliche Wirbelsäulenveränderungen und Deformitäten nichts mit einer Dysrhaphie zu tun haben. Eine klinische Bedeutung erlangt die Spina bifida occulta erst dann, wenn sich um sie weitere bestimmte Deformierungen und Fehlbildungen des Skeletts, der Extremitäten oder des Urogenitaltrakts gruppieren. Man bezeichnet eine Kombination solcher multipler dysrhaphischer Störungen als **Status dysrhaphicus**. In schwersten Fällen eines solchen Status dysrhaphicus im Lumbosakralbereich bestehen zusätzlich beidseitige Klumpfüße, gelegentlich kombiniert mit Hüftgelenksluxationen, Mißbildungen am Urogenitalsystem (Hypospadie) und Analmißbildungen. In leichteren Fällen können lediglich eine Hyperlordose mit Spina bifida, einem beidseitigen Pes equinovarus, aber auch Hohl- oder Friedreich-Füße vorhanden sein. Bei gleichzeitigem Fehlen der ASR und PSR kann die differentialdiagnostische Abgrenzung von einer beginnenden **Friedreich-Ataxie** schwierig oder unmöglich werden, wobei ein Progreß der spinalen Ataxie die schwerwiegendere Diagnose der Friedreich-Heredoataxie stützt.

Das Zusammentreffen einer lumbosakralen Spina bifida mit einer spastischen Diplegie auf dem Boden einer ausgedehnten kraniovertebralen Dysrhaphie kann differentialdiagnostisch Schwierigkeiten gegenüber der **spastischen Spinalparalyse** mit sich bringen (105).

Als Teilerscheinung des lumbosakralen Typus des Status dysrhaphicus können auch gewisse Formen der Enuresis nocturna, des Kryptorchismus, der Hodenhypoplasie und Azoospermie vorkommen. Wir sahen die Kombination von Spina bifida, Azoospermie, Trichterbrust und hartnäckigem rezidivierendem Ulcus duodeni. Bremer hat bei der Abgrenzung des Status dysrhaphicus mehr Wert auf den zervikothorakalen Typ gelegt, bei dem die Spina bifida occulta zwar meistens in der Lendengegend und nicht nur ausnahmsweise an der Halswirbelsäule gefunden wird (z. B. **Klippel-Feil-Syndrom**), die übrigen Skelettverbildungen und Anomalien aber die obere Körperhälfte betreffen. Hierzu gehören Trichter- oder Rinnenbrust als Stammanomalien, Kyphoskoliose, große

Spannweite der unverhältnismäßig langen Arme, klobige Verdickung der Finger und Hände, Arachnodaktylie, Brustanomalien von leichter Mammadifferenz bis zur Aplasie, disharmonische Wachstumsstörungen an den Händen, lokales Riesenwachstum oder Kümmerwuchs einzelner Finger. Weiter sind der Horner-Symptomenkomplex – meist auf der Seite der Brustanomalie –, Irisheterochromien, Glaskörpertrübungen und auch die genuine Keratitis als Folge der Begleiterscheinung des **Status dysrhaphicus** hervorzuheben (16).

Die Symptomatik des **Status dysrhaphicus** umfaßt gelegentlich auch zerebrale, speziell medullare und zerebellare Veränderungen (Hydroventrikulie, Zysten, Gliome, Spaltbildungen des Kleinhirns und des N. opticus) (78–80). Die angeborenen Hirnnervenlähmungen einschließlich der konnatalen bzw. frühkindlichen Ophthalmoplegien gehören zum nicht geringen Teil hierher. In solchen Fällen weisen Oligophrenien, hochgradige Psychopathien und zerebrale Anfälle auf die Beteiligung des Gehirns an der Entwicklungsstörung hin.

Die Mutter einer 47jährigen Patientin war im Wochenbett an einer Hirnhautentzündung gestorben. Ihre einzige Tochter litt seit der frühen Kindheit an einem extremen Strabismus convergens infolge eines beidseitigen Abduzensausfalls. Sie blieb in ihrer körperlichen und sexuellen Entwicklung zurück. Mit 25 Jahren kam es zu einer schweren Keratitis. Seit dieser Zeit sind immer wieder Anfälle von Bewußtlosigkeit aufgetreten. Klinisch bestanden außerdem neben einer Spina bifida occulta ein beidseitiger Hohlfuß mit Areflexie, eine allgemeine Hypotonie, eine Flachbrust bei geringer Kyphoskoliose und eine Debilität. Uns wurde die Patientin mit der Frage nach einer Neurolues überwiesen. Die Liquoruntersuchung und die Seroreaktion gaben dafür keinen Anhalt. Auch klinisch-neurologisch waren keine entsprechenden Symptome vorhanden. Unsere Diagnose hätte aber auch im Falle des anamnestischen und serologischen Nachweises einer konnatalen Lues nicht anders als generalisierter Status dysrhaphicus gelautet.

Die Differentialdiagnose des **Mißbildungshydrozephalus** als zerebrale Manifestation einer Dysrhaphie ist im Kindesalter bedeutsam. Im engeren Sinne bedeutet Mißbildungshydrozephalus lediglich eine Ventrikelerweiterung als Begleiterscheinung komplexer dysrhaphischer Mißbildungen, die auf Hirnsubstanzdefekte oder Entwicklungsstörungen an den Plexus chorioidei und dem Ventrikelependym, nicht aber auf Behinderung des Liquorabflusses aus den inneren in die äußeren Liquorräume zurückzuführen ist (84). In derartigen Fällen ist die Hydrozephalie bereits aufgrund der übrigen offenkundigen Symptome des Status dysrhaphicus zu vermuten.

Im weiteren Sinne rechnet man in der Klinik aber auch die durch Mißbildungen bedingten Verschlüsse oder Einengungen der Apertura mediana ventriculi quarti, der Aperturae laterales ventriculi quarti oder des Aquädukts mit sekundärem Hydrozephalus dieser Gruppe zu (= **Dandy-Walker-Syndrom**), zumal pathogenetisch beide Faktoren eine Rolle spielen können (18, 108).

Die differentialdiagnostische Abgrenzung der **Mißbildungshydrozephalie** auf vorwiegend mechanischer Basis von den entzündlichen oder durch Tumoren bedingten Verschlüssen kann klinisch außerordentlich schwierig, manchmal unmöglich sein (92, 109). Primär für die neurologische und pädiatrische Praxis entscheidend ist auch nicht die Artdiagnose, sondern die Erkennung der meist intermittierenden Hirndrucksteigerungen mit Kopfschmerzen (bei Kindern oft fehlend), Nausea, Erbrechen, gastrointestinalen Störungen, Schwindel, Nystagmus, Diplopien und zerebralen Anfällen.

Bei einem 17jährigen Jungen bestanden seit dem 6. Lebensjahr Anfälle von Bewußtlosigkeit mit starker Nausea und initialem Erbrechen. Die neurologische Untersuchung ergab lediglich gelegentliche Reflexdifferenzen und eine retardierte geistige Entwicklung. Das Pneumenzephalogramm war gescheitert, da sich stets eine spärliche Subarachnoidalfüllung zeigte. Die Einweisung erfolgte, weil morgendliches Erbrechen, verbunden mit Nausea und heftigen gastrointestinalen Beschwerden mit Durchfällen, regelmäßig alle paar Wochen auftrat. Während eines solchen Zustandes war der Patient benommen. Er bot einen Nystagmus in beiden Seitenrichtungen, Doppelbildersehen, gesteigerte Reflexe und eine leichte ungerichtete Gangunsicherheit. Er klagte über Hinterkopfschmerzen. Es fand sich keine Stauungspapille. Das EEG zeigte Allgemeinveränderungen mit einzelnen temporalen steilen Wellen. Unter der Diagnose hydrozephaler Krisen bei unklarem Prozeß im Bereich der hinteren Schädelgrube wurde der Patient zur Ventrikulographie und Operation überwiesen (Prof. Weber). Der Hydrozephalus war noch relativ gering, allerdings im Bereich des IV. Ventrikels deutlicher. Bei der Operation fand sich eine zystische Ependymarachnoidalplatte im Bereich des Velum medullare inferius bei Wurmhypoplasie und arachnoidalen Verdickungen bis in die Cisterna cerebellomedullaris. Postoperativ sistierten die zerebralen Anfälle nur knapp 1 Jahr lang.

Diese **Dandy-Walker-Mißbildung** manifestiert sich durch Symptome von seiten der hinteren Schädelgrube und des Hydrozephalus meist schon früher, d.h. im Spiel- und Volksschulalter (vgl. Abb. 8.**3**). Es handelt sich dabei um eine Entwicklungsstörung im Bereich des Velum medullare inferius mit Hypoplasie des hinteren Anteils des Kleinhirnwurms und z.T. zystischen arachnoidalen Reaktionen der fehlentwickelten Ependymplatte. Durch sekundären Verschluß der Aperturae laterales ventriculi quarti kann ein **Hydrozephalus occlusus** entstehen.

Eine Spaltbildung des Rückenmarks über mehrere Segmente mit einer dorsoventralen Trennwand aus fibrösem, knorpeligem oder knöchernem Material, die an dieser Stelle das Rückenmark in zwei Hälften teilt, bezeichnet man als **Diastematomyelie** (23, 26). Klinisch ist dieses Syndrom durch Schwäche der unteren Extremitäten, Gangstörungen, Reflexstörungen und lokale Abnormitäten der Haut über dem betroffenen Wirbelsäulenareal charakterisiert. Die Röntgenuntersuchung sichert die Diagnose.

Syringomyeliekomplex

Bei der **Syringomyelie** handelt es sich um eine ätiologisch nicht einheitliche, chronisch progrediente Spinalaffektion mit Bildung von langgestreckten Hohlräumen in den zentralen Rückenmarksabschnitten und Gliaproliferationen in der Umgebung der Hohlräume (83, 97). Faßt man den Begriff der **Syringomyelie** weiter, so fallen darunter auch die mit Geschwülsten vergesellschafteten Höhlenbildungen im Rückenmark und die Höhlen- und Spaltbildungen, die zusammen mit einer ausgesprochenen Verdickung der weichen Rückenmarkshäute vorkommen. Nicht bei allen Syringomyeliefällen ist eine angeborene Anlagestörung nachweisbar (41). Vielleicht ist eine individuelle Tendenz zu besonders starker Bindegewebsreaktion von wesentlicher Bedeutung. Die Diskussion um die Pathogenese der **Syringomyelie** ist noch nicht abgeschlossen. Nach GARDNER (43) liegt die Ursache in einer Fehlentwicklung im Bereich der hinteren Schädelgrube. Durch Verlegung der normalen Ausgänge des IV. Ventrikels oder eine Perforationsstörung der Deckplatte des primitiven IV. Ventrikels in der 4.–8. Embryonalwoche kommt es zu liquordynamischen Störungen, die durch Steigerung des Liquordrucks zur Erweiterung des Zentralkanals und zu Höhlenbildungen im Rückenmark führen (34, 43–45). Durch Behinderung des freien Liquorausflusses in den Subarachnoidalraum wird wahrscheinlich die Liquorpulsation umgeleitet in Richtung des Zentralkanals, der sich dann erweitert. Von WILLIAMS (118) stammt der Begriff der **kommunizierenden Syringomyelie**. Durch Behinderung der Ventrikeldrainage kommt es zu einer Kommunikation zwischen Zentralkanal und IV. Ventrikel. Eine Druckerhöhung im Spinalraum (körperliche Arbeit, Niesen, Pressen, Husten) verursacht, daß der Liquor in die Cisterna magna gelangt. Der Liquor soll dann bei Entspannung und Ruhe nicht in den spinalen Subarachnoidalraum abfließen können, da die ektopischen Kleinhirntonsillen wie Klappen das Foramen magnum blockieren. Dadurch strömt der Liquor in den IV. Ventrikel und weiter durch die offene Verbindung zwischen dem IV. Ventrikel und dem Zentralkanal in die Rückenmarkshöhlen (98, 99, 118, 119). Die Häufigkeit der **Syringomyelie** beträgt etwa 8,4 Fälle auf 100 000 Einwohner (17).
Neben den spinalen Prozessen können auch analoge Veränderungen in den höheren Abschnitten des Zentralnervensystems auftreten. Man spricht von **Syringobulbi** und **-mesenzephalie**, wird sich klinisch aber meist nicht der Beteiligung des Kleinhirns und der Vierhügelplatte bewußt.

Syringomyeliesyndrom

Die Differentialdiagnose kann sich nicht allein auf das eine oder andere Kardinalsymptom wie z. B. die dissoziierten Empfindungsstörungen, nukleären Atrophien oder trophischen Störungen und nicht einmal auf eine Kombination mehrerer Kardinalsymptome der Syringomyelie mit der notwendigen Sicherheit gründen. Die Berücksichtigung des Prozeßverlaufs, des Manifestationsalters und der Lokalisation der neurologischen Ausfälle sowie der Liquorbefund sind maßgebend. Schließlich sollte man die Diagnose der idiopathischen **Syringomyelie** stets durch den Nachweis dysrhaphischer Stigmen sichern, von denen der prämorbiden Kyphoskoliose, den Thoraxdeformitäten und Brustdrüsenanomalien, den relativ langen Armen, den klobigen Tatzenhänden (Makrosomie) neben der Spina bifida größere Bedeutung zukommt (Abb. 8.**9** u. 8.**10**).

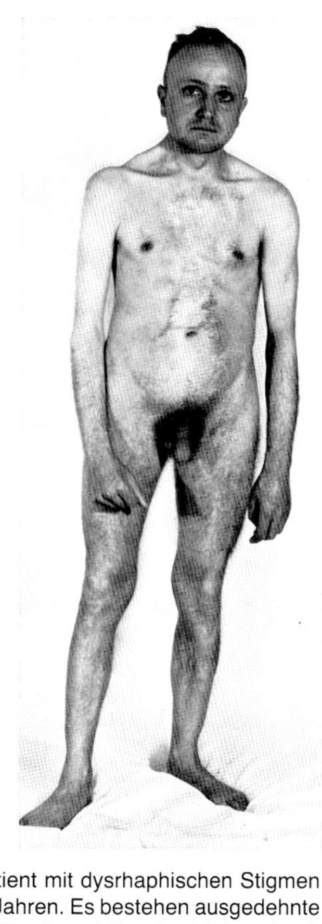

Abb. 8.**9** 36jähriger Patient mit dysrhaphischen Stigmen bei Syringomyelie seit 5 Jahren. Es bestehen ausgedehnte Verbrennungsnarben im Brust- und Bauchgebiet sowie eine Überlänge der Arme und ein kurzer Hals

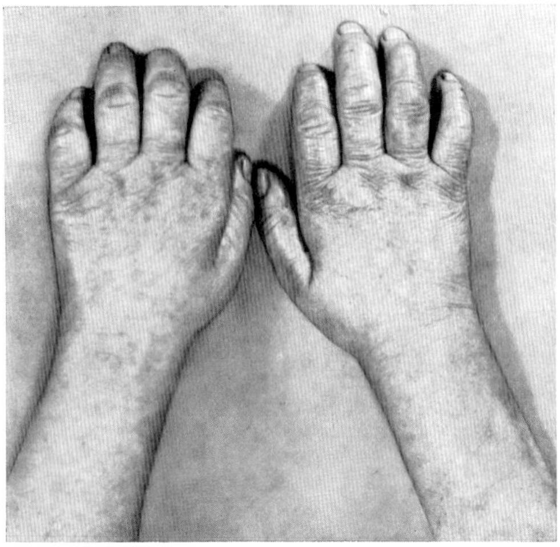

Abb. 8.10 48jährige Patientin mit einer beginnenden Syringomyelie und dysrhaphischen Stigmen mit kurzen, klobigen Fingern

Als typisches Manifestationsalter für die idiopathische **Syringomyelie** gilt das 2.–4. Dezennium. In diesem Zeitraum traten 60% aller Fälle auf (30, 51). Frühmanifestationen vor dem 2. Lebensjahr und Spätmanifestationen nach dem 40. Lebensjahr sind äußerst selten. Männer sind etwas häufiger betroffen als Frauen.

Die dissoziierten Empfindungsstörungen fehlen als Kardinalsymptom nur in wenigen Fällen vollständig. Die selektive Aufhebung der Schmerz- und Temperaturwahrnehmung ist oft das erste objektive, allen anderen Beschwerden lange vorausgehende Krankheitszeichen, das sich an versehentlichen schmerzlosen Verbrennungen, Verletzungen oder Spontanfrakturen ablesen läßt. In solchen Fällen entsprechen die **dissoziierten Empfindungsstörungen** und die Regionen mit Schmerzfreiheit für die Tiefengewebe meist der Höhenlokalisation der zentromedullären Syrinx. Diese Höhlenbildung und die ihr zugrundeliegende, oft weiter ausgedehnte zentromedulläre Gliose erstrecken sich vorzugsweise vom Halsmark bis ins mittlere Brustmark, seltener hinunter bis in das Lendenmark und in den Konus. Sie lassen sich öfter auch nach oben bis zur Medulla, zur Brücke und zum Mesenzephalon verfolgen. Bei leichteren dissoziierten Sensibilitätsstörungen an den unteren Extremitäten handelt es sich häufig um ein **funikuläres Ausfallssymptom**, das durch Einbeziehung des kontralateralen Tractus spinothalamicus in den Prozeßbereich zustande kommt. Die funikulären Ausfälle wie auch die Pyramidenbahn- und Hinterstrangssymptome sind viel weniger konstant als die Symptome von seiten der grauen Substanz und der Kommissurenfasern. Eine durchgehende **dissoziierte Empfindungsstörung** vom Sitz der Läsion abwärts begegnet uns als führendes Strangsyndrom auch bei **Verschlüssen** der **A. spinalis anterior** bzw. ihrer rechten oder linksseitigen Äste. Auch dabei ist die Kombination mit nukleären Atrophien und subläsionellen spastischen Paresen bei erhaltener Hinterstrangfunktion charakteristisch. Der akute Beginn des Verschlußsyndroms der A. spinalis anterior erlaubt auch in jungen Jahren eine sichere Unterscheidung gegenüber dem schleichenden Beginn der idiopathischen Syringomyelie.

Die **Stiftgliome** gehören ebenfalls zum Syringomyeliekomplex. Klinisch sind sie nicht voneinander zu differenzieren, da beide zu einer Auftreibung des Rückenmarks, nachweisbar am partiellen Stopp im Myelogramm, sowie zu einer Eiweißvermehrung im Liquor führen können (30).

Mit Hilfe der **Gasmyelographie** bei veränderlicher Position des Patienten war es möglich, an einem großen Prozentsatz der Syringomyeliefälle kollapsfähige Rückenmarkszysten nachzuweisen (25, 29, 30, 117).

Der intramedulläre Tumor außerhalb des **Syringomyeliekomplexes** läßt sich am Fehlen dysrhaphischer Erscheinungen und an der schnelleren Progredienz erkennen. Auch bleibt er auf eine bestimmte Segmenthöhe des Rückenmarks beschränkt (40). Eine beginnende Syringomyelie wird nicht selten als zervikaler Bandscheibenschaden, Neuritis, Periarthritis humeroscapularis, Brachialgia paraesthetica nocturna oder Interkostalneuralgie verkannt, insbesondere wenn lokale Schmerzzustände den Prozeß klinisch einleiten. Diese können außerordentlich heftig sein und werden als Mißempfindungen und unvermittelte Kälteempfindungen geschildert.

Bei einem 37jährigen Kyphoskoliotiker stellten sich starke Schmerzen im Bereich der rechten ulnaren Hand- und Armseite ein, die als Neuritis mit wechselndem Erfolg behandelt wurden. Als er 10 Jahre später auf den immer noch spontan schmerzhaften rechten Arm stürzte, war er überrascht, daß ihm die Prellungen keine Schmerzen verursachten. Es wurde eine subkapitale Humerusfraktur rechts festgestellt. Als uns der Patient 1 Jahr später vom Orthopäden überwiesen wurde, fanden wir eine Parese mit Atrophien der ulnaren Beuge- und kleinen Handmuskeln rechts, einen beiderseitigen positiven Babinski-Reflex ohne sonstige Zeichen spastischer Paresen an den Beinen. Es bestand eine deformierende schmerzlose Arthropathie an allen Gelenken der rechten oberen Extremität und den kleinen Gelenken der linken Hand mit fleckiger Aufhellung und Atrophie der Knochen. Im Bereich des 7. und 8. Zervikalsegments rechts, das den seit 10 Jahren geklagten spontanen Schmerzzuständen entsprach, war die Schmerzempfindung der Haut völlig aufgehoben. An der Diagnose einer Syringomyelie konnte nicht gezweifelt werden. Jahrelang standen die Beschwerden eines schmerzhaften Hinterhornsyndroms im Vordergrund, ehe es zu trophischen Störungen und nukleären Muskelatrophien infolge Übergreifens des Prozesses auf das Seiten- und Vorderhorn kam.

Eine so enge Verknüpfung von Schmerzen und trophischen Störungen ist uns zwar auch von an-

deren zentralen und selbst peripheren Nervenerkrankungen geläufig, sollte aber immer an eine **Syringomyelie** denken lassen (9, 32).
Die Patienten kommen häufig nicht wegen der Aufhebung der Schmerzempfindung, sondern wegen deren Folgen wie Verbrennungen, Erfrierungen oder Verletzungen mit schlechter Heilungstendenz in die Sprechstunde. Nicht immer sind die distalen Gliedmaßenabschnitte bevorzugt. Oft ist man überrascht von den grotesken Hautvernarbungen und Verstümmelungen, die trotz ihrer Schwere den Patienten wegen ihrer Analgesie gar nicht beeindrucken. So erzählte uns ein Bierkutscher, daß er im Winter trotz strenger Kälte beim Ausfahren keine Handschuhe brauche, weil es ihn an den Händen nicht friere. Ihn führten schließlich Erfrierungen dritten Grades mit langwierigen Eiterungen zum Arzt. Verbrennungsnarben sind bei der Syringomyelie besonders häufig und kommen in dieser schweren Art nur noch bei peripheren Nervenverletzungen vor.
Unmittelbar prozeßabhängig sind als trophische Störungen chronische Schwellungszustände mit Verdickung der Haut, besonders an den Akren, und Mutilationen mit Abstoßung von Fingergliedern bemerkenswert (Abb. 8.**11**).
Gegenüber anderen trophischen Störungen der Hände und der Finger ist der Nachweis einer **dissoziierten Empfindungsstörung** mit schmerzlosen Rhagaden oder Panaritien differentialdiagnostisch ausschlaggebend. Dasselbe gilt für die Abgrenzung von kombinierten Medianus- und Ulnarislähmungen, bei welchen ähnliche trophische Veränderungen an den Endphalangen einschließlich der Nägel beobachtet werden. Immerhin sollte man nicht vergessen, daß eine **Syringomyelie** sich über Jahre nur an einer Extremität auswirken kann.
Differentialdiagnostisch ist an die **Lepra** zu denken. Sie kann ebenfalls zu dissoziierten Empfindungsstörungen führen. Die schmerzlosen Abstoßungen ganzer Fingerglieder gehen bei der Lepra aber über das bei Syringomyelie vorkommende Maß hinaus. Auch kommen bei der Lepra keine Strangsymptome und bei der Syringomyelie keine umschriebenen Hautveränderungen vor. Unter den vegetativen Störungen bei der Syringomyelie werden häufig ein Horner-Symptomenkomplex, An- und Hyperhydrosen im Kopf-, Gesichts- und Halsbereich sowie Blasenstörungen beobachtet.
Die **Arthropathien** bei der **Syringomyelie** sind wie bei der Tabes dorsalis in der Regel schmerzfrei; sie finden sich aber im Gegensatz zur **Tabes dorsalis** nicht an den unteren, sondern an den oberen Extremitäten. Ist die Arthropathie führendes Initialsyndrom einer Syringomyelie, so unterlaufen immer wieder Verwechslungen mit Gelenkentzündungen und Gelenktumoren. Neurogene Arthropathien verursachen trotz ihrer hochgradigen Deformierungen wenig oder überhaupt keine Schmerzen beim Betasten oder Bewegen der erkrankten Gelenke. Da am Ellenbogen und am Handgelenk Arthropathien bei der Syringomyelie nicht selten sind, sich aber andererseits auch häufig **Myatrophien** an den kleinen Handmuskeln vorfinden, liegt eine Verwechslung mit einer arthrogenen Lähmung des Ulnaris nahe. Patienten mit einer zervikothorakalen Syringomyelie können aber auch zusätzlich eine Ulnarisparese haben, die zeitlich früher als die Arthropathien infolge gehäufter Mikrotraumatisierung am Ellenbogengelenk mit sekundärer Läsion des Nervs auftreten (56).
Die echten arthrogenen Lähmungen, z. B. bei den Engpaßsyndromen, bedingen immer eine Verzögerung der Erregungsleitung im peripheren Nerv und sind an der verminderten Nervenleitgeschwindigkeit von den **Syringomyelien** abzugrenzen (37). Die trophischen Veränderungen der Knochenstruktur führen zu einer abnormen Brüchigkeit mit Spontanfrakturen bei relativ geringfügigen Traumen.

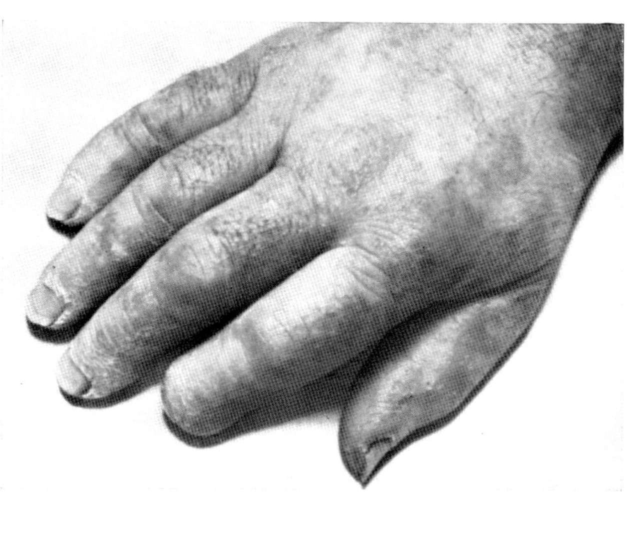

Abb. 8.**11** Mutilationen und Pigmentanomalien an der tatzenartigen, klobigen Hand bei Syringomyelie. Myxödemähnliche Hautveränderungen

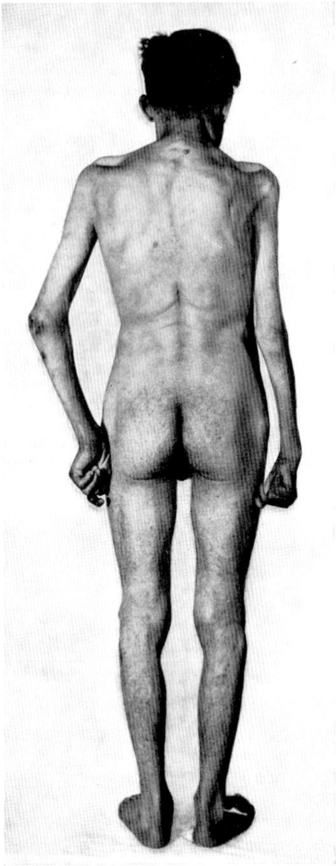

Abb. 8.**12** Muskelatrophien vom Typ Vulpian-Bernhard (Schultergürtelatrophien) bei fortgeschrittener zervikaler Syringomyelie

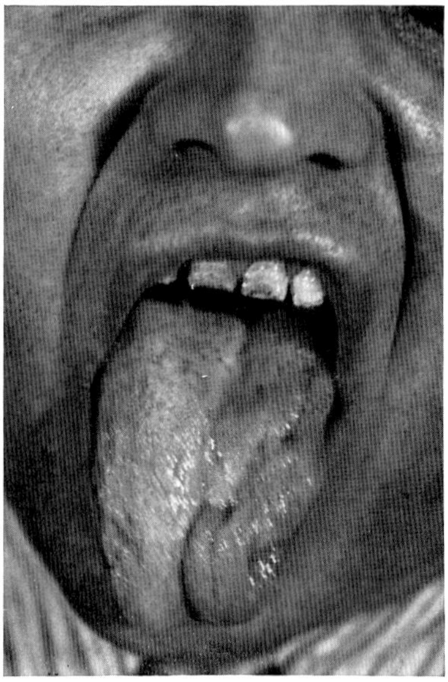

Abb. 8.**13** Syringobulbie bei 42jährigem Mann mit linksseitiger Zungenatrophie (Hypoglossusparese) und Fazialisparese. Schwere trophische Störungen (Schmelzdefekte) an den Zähnen

Bei einem 21jährigen Patienten entwickelte sich am rechten Daumen ein schmerzloses Panaritium. Bei der Untersuchung fielen dem Arzt die starke Verschwielung und Analgesie der rechten Hand sowie eine Schwellung des rechten Daumenballens auf. Bei der klinischen Durchuntersuchung fanden sich eine Lunatumnekrose rechts und eine latente Abduzenzparese links. Erst 1 Jahr später waren die Syringomyelie mit dissoziierten Empfindungsstörungen von C2-D1 und die beginnende Syringobulbi mit Zungenatrophie klinisch eindeutig.

Neurogene Arthropathien mit hochgradigen Deformierungen stellen sich bei der Syringomyelie nicht selten an der Halswirbelsäule ein.
In solchen Fällen wird die deformierende neurogene Spondylarthrose irrtümlich leicht für die Ursache der neurologischen Störung im Sinne eines sog. Halswirbelsyndroms gedeutet. Wichtig ist, daß die schweren **Spondylarthrosen** bei der **Syringomyelie** in Abhängigkeit von motorischen, insbesondere nukleären Ausfällen entstehen, die sich elektromyographisch nachweisen lassen (14). **Kyphoskoliosen** und **Thoraxdeformitäten** wie Trichter-, Rinnen- und Flachbrust werden zu den primären Wachstumsstörungen und Anomalien im Rahmen des **Status dysrhaphicus** gerechnet. Die Kyphoskoliose und die Thoraxdeformität können aber durch Muskelatrophien und Paresen und durch sekundäre trophische Störungen an den Wirbeln und Rippen mit Spontanfrakturen und reaktiven Osteochondrosen erheblich verstärkt werden. An den unteren Extremitäten kommen dysrhaphische Wachstumsstörungen, Hemiatrophien, Klump- und Hohlfüße vor. Da bei der **Syringomyelie** nukleäre, distal symmetrische Atrophien an den kleinen Handmuskeln mit zu den Kardinalsymptomen gehören, ist es erklärlich, daß diese **Myatrophien** zu Beginn der Erkrankung als **spinale Muskelatrophie** gedeutet werden. Auch als Vorläufer einer myatrophischen Lateralsklerose können solche nukleären Myatrophien differentialdiagnostisch verkannt werden (Abb. 8.**12** u. 8.**13**).

Bei einem Mann, der über 20 Jahre als Fall einer progressiven spinalen Muskelatrophie angesehen wurde, ließen Verletzungen und ein schmerzloses Gelenkempyem die richtige Diagnose stellen. Die Fingeramputation verlief völlig schmerzlos. Ein anderes Mal entdeckten wir die dissoziierten Empfindungsstörungen erst bei der Elektromyographie, bei der das Einstechen der Nadelelektroden an den nukleäratrophischen Kleinhandmuskeln völlig schmerzlos war.

Die **multiple Sklerose** wird wegen ihres anderen Verlaufscharakters nur selten Anlaß zu Verwechslungen mit einer Syringomyelie geben.
Die **Lues spinalis** führt selten zu dissoziierten Empfindungsstörungen, häufiger zu Myatrophien. Gegenüber der Syringomyelie wird sie in einem späteren Lebensabschnitt manifest und verläuft progredienter.

Entwickelt sich das syringomyelieverdächtige Syndrom bei vorhandenem Status dysrhaphicus erst ab dem 5. Dezennium, so ist an eine gleichzeitig bestehende Geschwulstbildung im Spinalkanal zu denken. Symptomatische **Syringomyelien** des Halsmarks können auch als Folge einer **Liquorabflußbehinderung** im Bereich des IV. Ventrikels bei **Anomalien** im **kraniozervikalen Übergang**, bei Meningiomen der hinteren Schädelgrube und bei anderen Mißbildungen auftreten (65, 73).

Schwere Rückenmarksschädigungen bei **Kyphoskoliosen** können erst im späteren Lebensalter durch zusätzliche zirkulations- oder kompressionsbedingte Noxen manifest werden. **Myelonekrosen** mit zentraler Höhlenbildung nach posttraumatischer Myelomalazie oder Hämatomyelie stellen zystische Endzustände dar. Es fehlen hierbei fortschreitende Gliosen oder Zerfallsprozesse wie bei der Syringomyelie. Bei ähnlichen neurologischen Erscheinungen wird man deshalb in erster Linie aus dem Krankheitsverlauf den richtigen diagnostischen Schluß zu ziehen haben. Der Prozeß verläuft bei der **Syringomyelie** extrem chronisch, undulierend, oft mit Einschaltung längerer Prozeßstillstände und pflegt über Jahre und Jahrzehnte zu gehen. Die posttraumatische Myelomalazie und Hämatomyelie treten dagegen nach dem Trauma, das häufig unmittelbar zum spinalen Schock mit kurzfristiger Unfähigkeit, die Beine zu rühren, und vorübergehender Harninkontinenz führt, mit einer Latenzzeit von Stunden, Tagen oder Wochen unter den Symptomen einer akuten oder subakuten Querschnittslähmung auf. Sie erreichen rasch ihren Höhepunkt und bilden sich dann auf das verbleibende spinale Restsyndrom, welches mit der Syringomyelie übereinstimmen kann, zurück. Allerdings sind Spätprogressionen infolge Narbenbildung möglich. Als seltene Formen der **traumatischen Hämatomyelie** dürfen die nach paravertebralen – irrtümlich intravertebralen – Injektionen und die Therapieschäden durch intraspinale Blutung bei Antikoagulantientherapie gelten (33). Kombinationen der Syringomyelie mit den Phakomatosen kommen vor (90).

Syringobulbie

Gesellen sich zu einem **zervikalen Syringomyeliesyndrom** noch bulbopontine oder zerebellare Symptome hinzu, ist die Diagnose einer **Syringobulbie** oder einer entsprechenden progressiven Dysrhaphie im Bereich des Kleinhirns, der Brükke oder des Mittelhirns nicht schwer zu stellen.

Schwieriger liegen jene Fälle, bei denen die **Syringobulbie** oder die übrigen zerebralen Manifestationen der progressiven Dysrhaphie isoliert oder initial auftreten. Eine differentialdiagnostische Abgrenzung zum Tic douloureux, zu bulbopontinen Gefäßprozessen und Tumoren sowie einer multiplen Sklerose ist dann notwendig. Vergegenwärtigt man sich die Prozeßausbreitung bei der **Syringobulbie** und berücksichtigt die Längenausdehnung der sensiblen Trigeminuswurzeln, dann wird die herausragende, meist lange Zeit isolierte Beteiligung des V. Hirnnerven ohne weiteres verständlich. Neben Trigeminusschmerzen kommen Sensibilitätsausfälle im Gesicht mit oder ohne Abschwächung des Kornealreflexes und des Trigeminusreizreflexes von der Nasenschleimhaut aus vor. Eine kontralaterale Hemihypalgesie an Stamm und Extremitäten und eine homolaterale Asynergie mit spastischen Zeichen und extrapyramidalen Hyperkinesen können zum Trigeminusausfall hinzutreten.

Gegenüber **bulbopontinen Gefäßprozessen** – die **Syringobulbie** kann z.B. ein **Wallenberg-Syndrom** imitieren – gilt der chronische Verlauf der Syringobulbie als differentialdiagnostisches Hauptkriterium. Dissoziierte Empfindungsstörungen im Gesicht, trophische Veränderungen, Hemiatrophia faciei, teigige Schwellungen einer Gesichtshälfte, Mißempfindungen im Wangenbereich, auch auf der Schleimhautseite, und grobe Zahnschmelzdefekte kommen aber bei den bulbopontinen Gefäßprozessen nur ausnahmsweise vor.

Durch Traumen bedingte Zirkulationsstörungen im bulbopontinen Bereich können das Bild der **Syringomyelie** weitgehend imitieren, jedoch sind ein- oder beidseitige Serienausfälle von Hirnnerven – wie bei fortgeschrittener Syringobulbie häufig – hierbei die Ausnahme. Eine **Syringobulbie** kann aber durch ein Schädel-Hirn-Trauma in Gang gesetzt werden.

Die chronische **Arachnitis pontis** mit multiplen Hirnnervenausfällen ist differentialdiagnostisch auch als Begleiterscheinung der Syringobulbie zu berücksichtigen.

Bei typischem Manifestationsalter wird gelegentlich eine bulbopontine multiple Sklerose anstatt der Syringobulbie diagnostiziert. Fehldiagnosen dieser Art können bei Berücksichtigung der viel rascheren Aufeinanderfolge der Hirnnerven- und Strangsymptome bei der multiplen Sklerose und ihrer weitergehenden Progressions- und Remissionstendenz vermieden werden. Vor allem fehlt bei der fortgeschrittenen Syringobulbie nur selten eine ein- oder beidseitige Zungenatrophie. Diagnostische Irrtümer sind gegenüber dem intrabulbären Gliom, besonders bei langsam wachsenden diffusen Spongio- und Astroblastomen, manchmal unvermeidlich. **Extramedulläre Tumoren** in Höhe des unteren Bulbusabschnitts können ebenfalls differentialdiagnostische Schwierigkeiten machen. Dazu gehören z.B. Epidermoide, die seltenen, langsam wachsenden Chordome und tiefsitzende, von der hinteren Schädelgrube ausgehende Meningiome. Bei diesen extramedullären komprimierenden Prozessen sind aber dissoziierte Empfindungsstörungen im Trigeminusbereich oder auch im Gebiet der oberen Zervikalsegmente ungewöhnlich. Außerdem gestattet die Liquoruntersuchung mit dem Nachweis eines Blockadesyndroms manchmal die Unterscheidung; bei der **Syringobulbie** ist der Liquorbefund im allgemeinen normal.

Phakomatosen

Die **Neurofibromatose von Recklinghausen**, die **tuberöse Sklerose Bourneville-Pringle,** die **retinozerebellare Angiomatose** von **Hippel-Lindau** und die **okulozerebrale Angiomatose Sturge-Weber** werden seit den Untersuchungen des Augenarztes VAN DER HOEVE (1921) als Phakomatosen zusammengefaßt (49, 53, 54). Bei allen vier Erkrankungen sind Hautveränderungen (phakos – Hautmal) mit verschiedenen neurologischen Affektionen kombiniert (64). Wegen der gemeinsamen Herkunft des Nervensystems und der Haut aus dem Ektoderm wurden dieser Gruppe auch eine einheitliche Pathogenese und Ätiologie zugeordnet. Später zeigte sich aber, daß nicht nur Organsysteme ektodermaler Herkunft in den Krankheitsprozeß einbezogen werden, sondern auch mesenchymale Strukturen. Die Fehlbildungen bei den Phakomatosen entstehen im 1.–4. embryonalen Monat.

Neurofibromatose v. Recklinghausen (1882)

Es handelt sich um ein vorwiegend dominant vererbbares Leiden mit diffuser Neurinombildung in der Haut und dem Zentralnervensystem (88). Die neuroektodermale Dysplasie mit blastomatösem Einschlag entsteht durch eine Bewegungshemmung der Schwannschen Zellen auf ihrem Weg von der Neuralleiste zur Peripherie. Blastomatöses, dysontogenetisches Gewebe entsteht also dort, wo es topisch fehlgelagert wurde. Die Häufigkeit beträgt 1:2000 (47).
Eine geringe Häufung **neurokutaner Dysplasien** bedeutet noch keineswegs, daß bereits ein **Morbus v. Recklinghausen** vorliegt. Dafür sind pigmentierte Hautmale und uncharakteristische Wachstumsanomalien zu weit verbreitet.

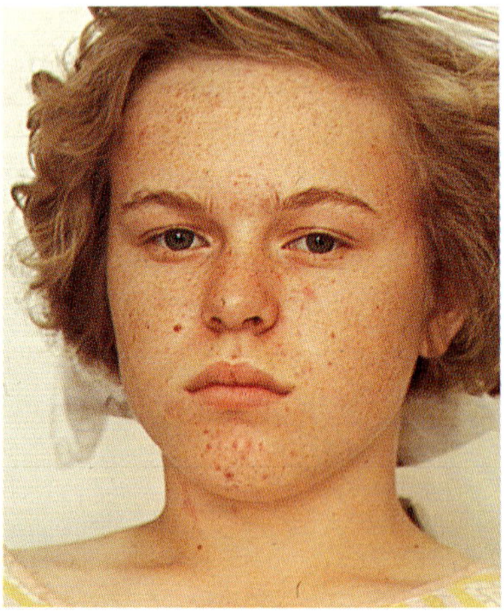
a

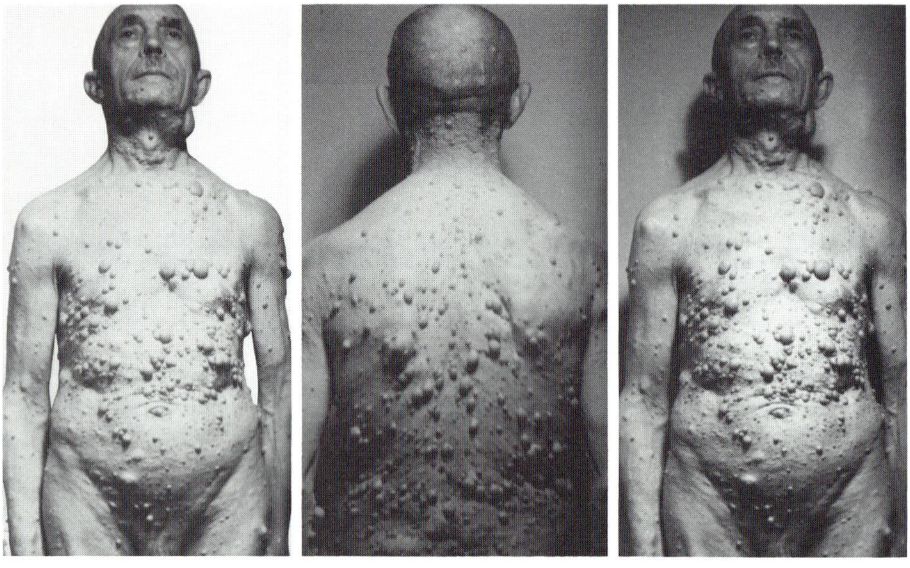
b

Abb. 8.**14** a u. b Multiple Hauttumoren im Gesichtsbereich bei Neurofibromatose
a) Ausgeprägte Hauttumoren bei Neurofibromatose im Gesicht. (Archiv Prof. Dr. *O. E. Lund,* München)
b) Ausgedehnte Neurofibrome der Haut bei Morbus von Recklinghausen. (Archiv Prof. Dr. *Bodechtel*)

Die **Hautveränderungen** gehören zu den Merkmalen erster Ordnung (101). Sie treten in sehr unterschiedlicher Ausprägung auf. Einfache Pigmentflecken, wegen ihrer charakteristischen Farbe als **Café-au-lait-Flecke** bezeichnet, lassen als relativ häufige Hauterscheinung noch nicht die Diagnose eines Morbus v. Recklinghausen zu. Treten aber neurologische Symptome hinzu, so ist an die Erkrankung zu denken, besonders, wenn zu den einzelnen kleineren oder größeren Pigmentflecken die typischen **Neurinome in der Haut** kommen, welche häufig schon sichtbar sind und manchmal erheblich entstellend sein können (Abb. 8.**14**).

Diese Neurinome sind oft nur hirsekorngroß und können vereinzelt oder multipel auftreten. Die kennzeichnenden Hautmerkmale bestehen beim Morbus v. Recklinghausen nur selten von Geburt an. Bei Kindern deuten oft nur vereinzelte Naevi pigmentosi auf das dysontogenetische Grundleiden hin. Kommen später Entwicklungsanomalien hinzu, ist die Gefahr, daß sich ein peripherer oder zentraler Morbus v. Recklinghausen im weiteren Leben auch klinisch manifestiert, sehr groß.

Ein 15jähriges Mädchen zeigte neben der Aplasia mammae und einer Kahnbrust links eine Arachnodaktylie und eine abnorme Fettverteilung vom Typ der Lipodystrophie. Die Menses waren unregelmäßig. Auch die klobige, hyperplastische Nase fiel auf. Neurologisch war kein krankhafter Befund zu erheben. Es bestand ein geistiger Entwicklungsrückstand (Abb. 8.**15**).

Zu den häufigen Begleiterscheinungen des **Morbus v. Recklinghausen** gehört der lokale Riesenwuchs an umschriebenen Hautstellen oder Gewebspartien von Kopf, Rumpf, Extremitäten, Zunge, Darm und Mesenterium (Abb. 8.**16** u. 8.**17**).

Es liegt hier sehr nahe, solche oft erst im Laufe des späteren Lebens auftretenden **Wachstumsexzesse** ursächlich auf lokal gebildete anomale Wuchsstoffe zu beziehen (36).

Skoliosen kommen bei Neurofibromatose in 3–15% vor, andere Veränderungen am Knochensystem in 20% (4, 75). Es sind Exostosen, Osteome, Osteoporosen, Osteomalazie, Defekte des Schädeldaches, Spina bifida, Syndaktilie, Fibulaaplasie, konnatale Tibiapseudoarthrosen, Prognatismus und hohe Gaumenbildung (4).

Pathologisch-anatomisch reicht der periphere Morbus v. Recklinghausen, der durch die multiplen umschriebenen oder mehr diffus wachsenden

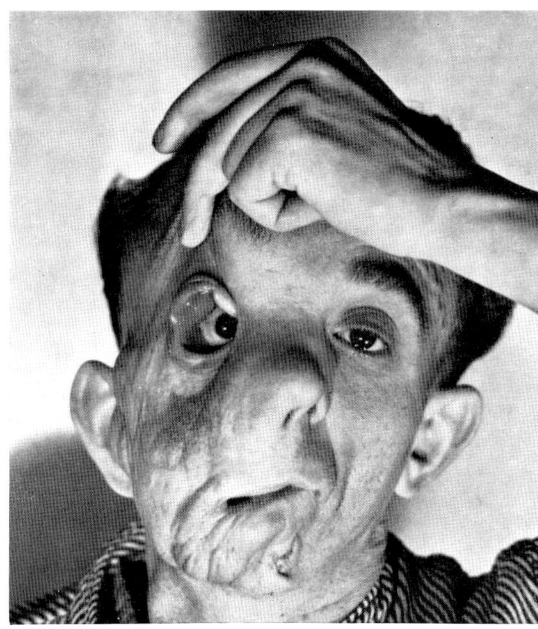

Abb. 8.**16** Lappenelefantiasis als lokaler Riesenwuchs bei Morbus v. Recklinghausen

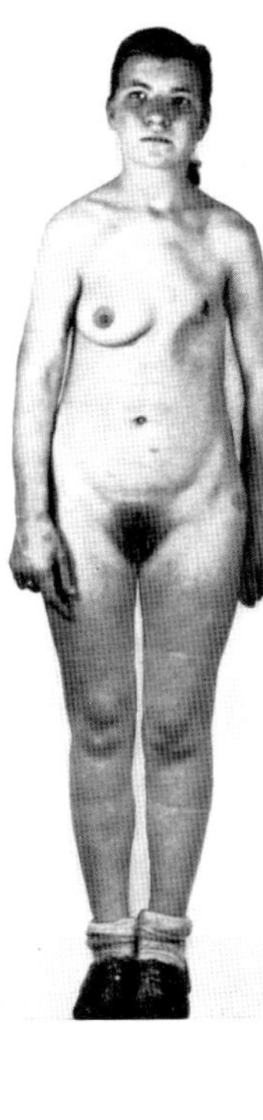

Abb. 8.**15** Multiple Dysplasien bei einem 15jährigen, geistig retardierten Mädchen. Thoraxdeformität und Mammaaplasie links

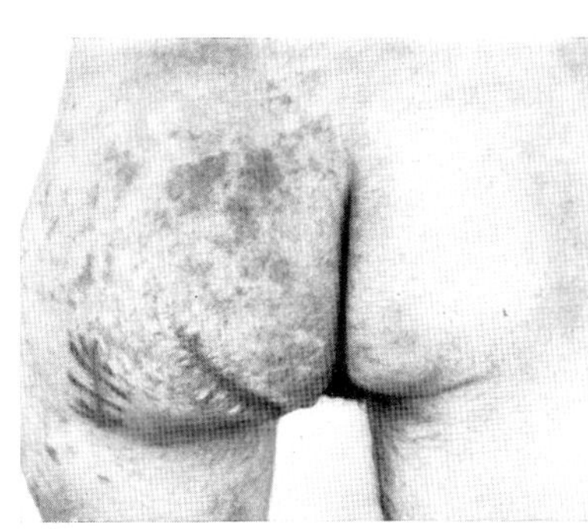

Abb. 8.**17** Riesenwuchs des ganzen linken Beines mit kutanen Angiomen und multiplen Abszeß-Operationsnarben bei Morbus v. Recklinghausen. 22jähriger Mann

Neurinome oder **„Schwannome"** charakterisiert ist, bis in den Wirbelkanal und das Schädelinnere. Hier können Wurzelneurinome und intramedulläre Neurinomknoten der austretenden Hirn- und Rückenmarksnerven als raumfordernde Prozesse auftreten. Der ein- oder beidseitige **Akustikustumor** ist die bekannteste Neurinomlokalisation im Bereich der Schädelhöhle. Klinisch gehören diese Manifestationsformen zum zentralen Morbus v. Recklinghausen, wenn sie sich auch von Bauelementen der nervösen Peripherie herleiten. Diese klinische Einteilung ist aber deshalb gerechtfertigt, weil die meisten multiplen intraspinalen oder intrakraniellen **Neurinome** bei der peripheren oder kutanen Form des Morbus v. Recklinghausen seltener sind und umgekehrt die kutanen Merkmale der Erkrankung bei zentral lokalisierten Neurinomen meist spärlich bleiben (8). Oft gehen die zentralen Neurinome der Ausbildung peripherer Dysplasien zeitlich lange voraus.

Ein junges Mädchen, welches durch Entfernung eines komprimierenden Neurinoms von einer Querschnittslähmung geheilt wurde und wieder gehen konnte, hatte 2 Jahre später Hör- und Gleichgewichtsstörungen, Kopfschmerzen und Erbrechen. Es wurde die Diagnose eines doppelseitigen Akustikusneurinoms bei Morbus v. Recklinghausen gestellt, weil erst jetzt Hauterscheinungen im Sinne einer peripheren Neurofibromatose auffielen.

Die **Kaudaneurinome,** aber auch die übrigen **Wurzelneurinome,** können nicht nur als multiple Knotenbildungen, sondern auch diffus als Auftreibungen (Wurzelschwannose) in Erscheinung treten. Werden solche Patienten wegen eines hartnäckigen Ischias operiert, so findet der Neurochirurg die verdickten, oft verbackenen Kaudawurzeln und kann nicht entscheidend helfen. Die Diagnose solcher Schwannosen der Wurzelnerven wird bei gleichzeitiger Ausdehnung innerhalb und außerhalb des Wirbelkanals als sog. **Sanduhrgeschwulst** manchmal durch eine röntgenologisch nachweisbare Erweiterung der Zwischenwirbellöcher erleichtert. Auch Plexuslähmungen sowie multiokuläre Myatrophien ohne sensible Reiz- und Ausfallserscheinungen, die auf den ersten Blick an eine spinale progressive Muskelatrophie erinnern, können durch multiple zentrale Neurinome beim Morbus von Recklinghausen bedingt sein.

Von den häufigen **Akustikusneurinomen** gehören nur wenige, vor allem die doppelseitigen (2–5%), dem Formenkreis des Morbus v. Recklinghausen an (vgl. Abb. 8.**5**) (40). Der Nachweis kutaner Veränderungen, evtl. auch ein **Adenoma sebaceum** des Gesichts, kann für die Frage der Doppelseitigkeit bedeutsam sein, wie folgende Kasuistik zeigt:

Bei einem 18jährigen Mädchen mit Schwerhörigkeit, Kopfschmerzen, Schwindel, Gangunsicherheit, Sehverschlechterung und Oberkieferschmerzen seit 1 Jahr wurde zunächst eine konnatale Lues angenommen, da beim Vater und einer Schwester diese Erkrankung bekannt war. Neurologisch bestanden ein feinschlägiger Nystagmus, eine Abduzensparese links und eine beidseitige Stauungspapille. Am rechten Arm fand sich eine ausgesprochene Hypotonie mit zerebellarer Asynergie und Vorbeizeigen bei breitspurigem zerebellarem Gang. Weiter lagen eine Schwerhörigkeit und eine Untererregbarkeit des Labyrinths, rechts stärker als links, vor. Auf der Stenvers-Aufnahme war der Porus acusticus links mehr als rechts erweitert. Außerdem fand sich ein verkalkter Tumor an der linken Felsenbeinspitze, der bis zum Klivus reichte (Abb. 8.**18**). Daneben projizierten sich noch andere kleinere Verkalkungen in die mittlere Schädelgrube. Wir stellten die Diagnose eines beidseitigen Akustikusneurinoms bei abortiver Form eines peripheren Morbus v. Recklinghausen und gleichzeitigen multiplen Meningiomen. Die Hauterscheinungen waren relativ geringfügig; es fanden sich nur einzelne weiche Hauttumoren und ein Nävus. Beachtlich war das Vorhandensein eines Adenoma sebaceum (Pringle-Nävus).

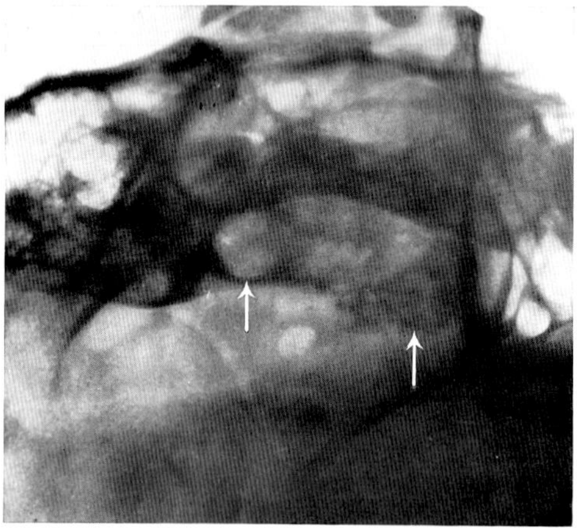

Abb. 8.**18** Zentraler Morbus v. Recklinghausen bei einem 18jährigen Mädchen. Maximal erweiterter Porus acusticus internus (X) und ausgedehnte Verkalkungen an der Felsenbeinspitze (O) der Röntgenaufnahme nach Stenvers

Das Auftreten eines Gesichtsnävus im Sinne eines **Adenoma sebaceum** wird auch einmal bei der Neurofibromatose v. Recklinghausen beobachtet. Insgesamt sind aber erst 4 sichere Fälle mitgeteilt worden (77, 87).

Neurinome des Optikus und des Olfaktorius gehören zu den Seltenheiten. Beobachtet man beim Morbus v. Recklinghausen eine primäre Optikusatrophie, so sollte dies stets an ein **Optikusgliom** denken lassen, da ca. 16% aller Optikusgliome im Rahmen der **Neurofibromatose** vorkommen; sie entstehen häufig schon in der Kindheit und treten vor den kutanen Neurofibromen auf (24, 72).

Ein 2jähriges megalozephales Kind wurde wegen Varizellen eingewiesen. Neben einer Protrusio bulbi und

einem Strabismus divergens zeigte sich am Augenhintergrund eine beidseitige Optikusatrophie. Die Liquoreiweißwerte waren mäßig erhöht. Die Differentialdiagnose der frühkindlichen Hirnerkrankung mit Oligophrenie und Optikusatrophie wurde überflüssig, als man den Hinweis der vorhandenen Café-au-lait-Flecke aufnahm und unter der Verdachtsdiagnose eines zentralen Morbus v. Recklinghausen die Canales optici röntgenologisch nach Rhese darstellte. Deren starke Erweiterung, besonders rechts, ließ an der Diagnose keinen Zweifel. Das diffuse Optikusgliom war inoperabel.
Bei dem Geschwisterpaar (Abb. 8.**19**) waren nur einige Naevi pigmentosi zu sehen. Die Mutter hatte ebenfalls Knötchen in der Haut. Das 7jährige Mädchen (links im Bild) hatte rechts eine verminderte Sehkraft und war links total erblindet. Dort fanden sich eine Katarakt, eine Hypotonie des Bulbus und eine Verfärbung der Iris als Ausdruck einer gleichzeitigen Sympathikusschädigung.
Das Sehnervenloch war beiderseits stark erweitert. Das Pneumenzephalogramm zeigte einen erheblichen Hydrocephalus internus. Der III. Ventrikel war in seinen basalen vorderen Abschnitten auf der p.-a. Aufnahme etwas von links nach rechts verdrängt. Bei dem 12jährigen Jungen (rechts auf dem Bild) war ebenfalls auf beiden Augen eine partielle Optikusatrophie vorhanden.

Dehnen sich diese **Optikusgliome** supraselIär weiter aus oder bestehen gleichzeitig andere Tumoren in dieser Gegend, so können sich Störungen des Hypophysen-Zwischenhirn-Systems mit hypophysärem Minderwuchs, Kachexie, Pubertas praecox, Dystrophia adiposogenitalis und Diabetes insipidus finden (Abb. 8.**20**). Sehr selten ist bei einem **Morbus v. Recklinghausen** ein kongenitales adrenogenitales Syndrom mit einem Mißbildungshydrozephalus kombiniert (69). Gleichzeitig können Gesichtshyperplasien und Tumoren im Kieferwinkelbereich (sog. Adenofibrome) auftreten. Intraselläre und supraselläre Tumoren können beim Morbus v. Recklinghausen auch noch im höheren Alter vorkommen.

Ein 42jähriger Mann, der bereits einen ausgeprägten kutanen Morbus v. Recklinghausen hatte, entwickelte zu den bereits bestehenden multiplen Wurzelneurinomen noch einen großen intra- und extrasellären Tumor, der zu einem pulsierenden Exophthalmus rechts mit Hemianopsie, einem latenten Diabetes insipidus und einem Hydrozephalus internus führte.

Bei **Formes frustes** einer **Neurofibromatose** können auch noch andere Augensymptome wegweisend sein. Im Bereich der Iris treten bräunliche Pigmentflecken auf, die eine umschriebene Ansammlung stark pigmentierter Spindelzellen darstellen (Abb. 8.**21**).
Episkleral, skleral und uveal können Gefäße Intimaveränderungen aufweisen, die gelegentlich als vaskuläre Neurofibromatose bezeichnet werden (10, 90). **Neurinome der Aderhaut**, der Lider und der den Lidern benachbarten Stellen der Haut bieten meist bei multiplen Neurinomen im Bereich des Gesichts keine differentialdiagnostischen Schwierigkeiten.

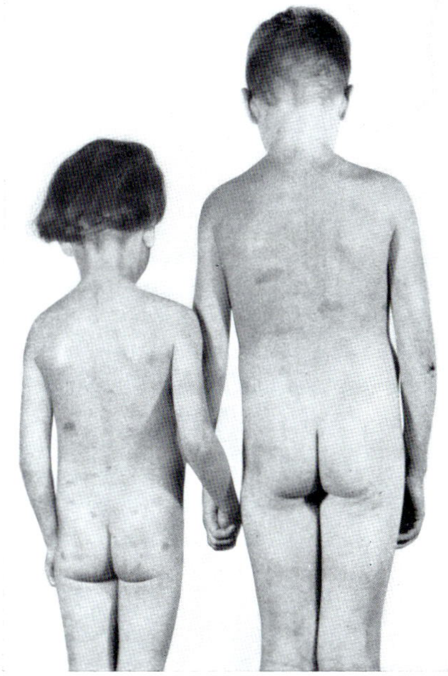

Abb. 8.**19** Geschwisterpaar mit Amaurose und Hydrocephalus internus bei diffusem Optikusgliom infolge zentralem Morbus v. Recklinghausen. Kutan nur einige Café-au-lait-Flecken

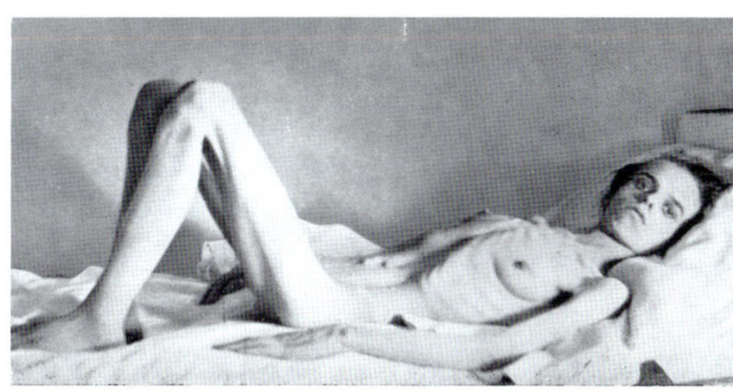

Abb. 8.**20** Hochgradige zerebrale Kachexie bei zentralem und peripherem Morbus v. Recklinghausen

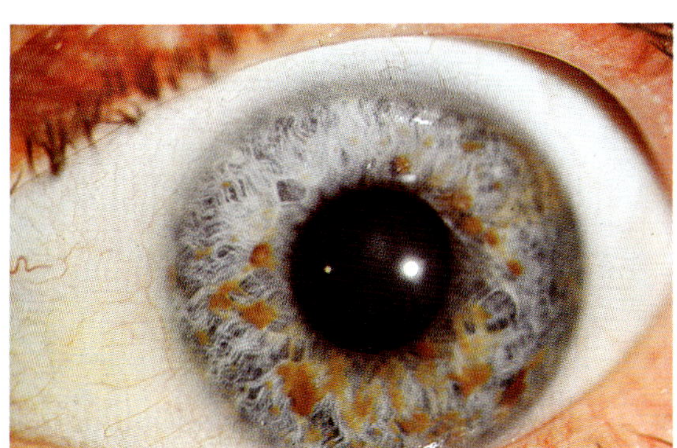

Abb. 8.**21** Pigmentflecken in der Iris bei Neurofibromatose. (Archiv Prof. Dr. *O. E. Lund*, München)

Zerebrale Komplikationen können beim **Morbus v. Recklinghausen** auch ohne Beteiligung des Zentralnervensystems an der Mißbildungskrankheit selbst auftreten, und zwar vor allem hypoglykämische Anfälle. Diese sind meist Folge größerer intraabdomineller oder retroperitonealer Tumoren von fibrosarkomartiger Beschaffenheit, können aber auch durch **Hepatome**, seltener durch **Insulome** hervorgerufen sein. Gleichzeitig wurde auch eine **Splanchnomegalie** beobachtet. In einem nicht geringen Prozentsatz findet man eine maligne Entartung der Neurofibromatose (50, 93). Zwei Fälle von Vater und Tochter werden hier angeführt:

Die Tochter, 1934 geboren, kam als Achtmonatskind auf die Welt. Seit früher Kindheit bestanden multiple kleine Neurofibrome und Café-au-lait-Flecken sowie ein etwa apfelgroßer derber Tumor des Meso- und Hypopharynx, der zu einer Gaumensegelparese führte, so daß die Patientin eine näselnde Sprache hatte. In den letzten Jahren vor dem Tod traten auch noch zwei kleinapfelgroße Tumoren am linken Ellenbogen und an der Thoraxwand auf. Mit der Zeit kam es zu einer starken Gewichtsabnahme. 1967 trat erstmals ein Fremdkörpergefühl perianal und vaginal mit einschießenden Schmerzen im Kreuzbein auf. Rectal fand sich im Bereich des linken Beckens eine Resistenz. 1967 wurde der Tumor entfernt. Es fand sich histologisch ein Spindelzellkarzinom. In den folgenden Wochen klagte die Patientin laufend über heftigste Schmerzen im Abdomen. Trotz Nachbestrahlung kam es zu einem raschen Wachstum von Tumorknoten im Bauchraum, und die Patientin starb im März 1968 an einer fortschreitenden Kachexie.
Der Vater der Patientin erkrankte mit 67 Jahren (ein halbes Jahr nach dem Tod seiner Tochter) mit Beschwerden im Unterbauch. Der Hausarzt tastete dort einen Tumor, der den Magen von unten pelottierte. Bei der Laparotomie fand sich im Bereich des Pankreasschwanzes ein Neurofibrosarkom, das entfernt wurde. Nach 1 Jahr klagte der Patient wieder über Schmerzen im Bauch sowie über Blähungen, Völlegefühl und Verwirrtheitszustände. Es fanden sich nun zahlreiche kugelige Resistenzen im Abdomen, so daß eine Metastasierung angenommen werden mußte. Nach wenigen Wochen verstarb der Patient in ausgeprägter Kachexie.

Nach operativer Entfernung eines sarkomatösen Neurofibroms kann man häufig eine Tendenz zur Aktivierung des Prozesses beobachten, wobei sowohl rasch entstehende lokale Rezidive als auch eine sarkomatöse Entartung bisher benigner Neurofibromknoten zu finden sind (12–16%).
Kommt es im Rahmen der **Neurofibromatose** zu extrapyramidalen Störungen, so wird man an Übergangsfälle zur tuberösen Sklerose, bei denen Athetosen und ein Parkinson-Syndrom häufiger sind, denken müssen. **Intrapontine Gliome** können beim Morbus v. Recklinghausen durch remittierende perifokale Ödeme und Zirkulationsstörungen Schübe und Remissionen vortäuschen. Die Fehldiagnose einer multiplen Sklerose liegt dann nahe. Verwechslungen kommen um so leichter vor, je multipler die intrakraniellen und zerebralen Tumoren entwickelt sind. Die Dura kann beim zentralen Morbus v. Recklinghausen von Hunderten kleiner und größerer, vielfach verkalkter Meningiome übersät sein (102).
Auch eine Halbseitensymptomatik bei der Neurofibromatose ist beschrieben worden (68).
Gehäuft kommen auch **Paragangliome** und **Phäochromozytome** im Rahmen eines Morbus v. Recklinghausen vor. Auch **Sympathikoblastome**, die entlang dem Grenzstrang entstehen und als Mediastinaltumoren oder Sanduhrgeschwülste fehlgedeutet werden können, kommen vor. Die Kombination einer multiplen Lipomatose mit der v. Recklinghausenschen Erkrankung ist mehrmals beschrieben worden (76).

Tuberöse Sklerose Bourneville-Pringle

Das klinische Erscheinungsbild der **tuberösen Sklerose** ist im wesentlichen durch folgende Trias gekennzeichnet (111):
1. Adenoma sebaceum,
2. zerebrale Anfälle,
3. geistiger Entwicklungsrückstand.

Hinzu kommen Befunde an zahlreichen inneren Organen. Es handelt sich um eine seltene, frühembryonale Entwicklungsstörung vorwiegend des Ekto- und Mesoderms, die in einer Häufigkeit von 1:30 000 auftritt und zu Zellwucherungen (Hamartome) in verschiedenen Organen (Gehirn, Augen, Haut, Nieren) führt (13, 28, 35, 47, 48, 86, 107). Die Prognose ist ungünstig. 30% sterben vor dem 10. Lebensjahr, die meisten vor dem 30. Lebensjahr entweder im Status epilepticus oder an einem Hydrocephalus occlusus durch die Geschwulstbildungen.
Während zerebrale Anfälle selbst in Kombination mit der geistigen Retardierung unspezifische Symptome darstellen, sind die Hautveränderungen, das **Adenoma sebaceum** (Abb. 8.**22**), für das klinische Erscheinungsbild charakteristisch. Dabei handelt es sich um eine feine, wärzchenartige, manchmal an eine Acne vulgaris erinnernde Dermatose, die sich schmetterlingsartig über die Nase bis zu den Nasolabialfalten ausbreitet. Während aber die Acne vulgaris eine Erkrankung des Pubertätsalters ist und die Acne rosacea meist im späteren Alter auftritt, ist das Manifestationsalter des Adenoma sebaceum die erste Lebensdekade. Dabei kann es als Frühmanifestation bereits bei der Geburt bestehen und tritt nach dem 9. Lebensjahr äußerst selten auf mit einem Gipfel zwischen dem 2. und 5. Lebensjahr. Die Häufigkeit des **Adenoma sebaceum** wird unterschiedlich mit 64–100% angegeben (27, 66, 81). Bei etwa zwei Drittel der Patienten mit tuberöser Sklerose, die ein Adenoma sebaceum aufweisen, findet man weitere Hautveränderungen wie Chagrinleder-

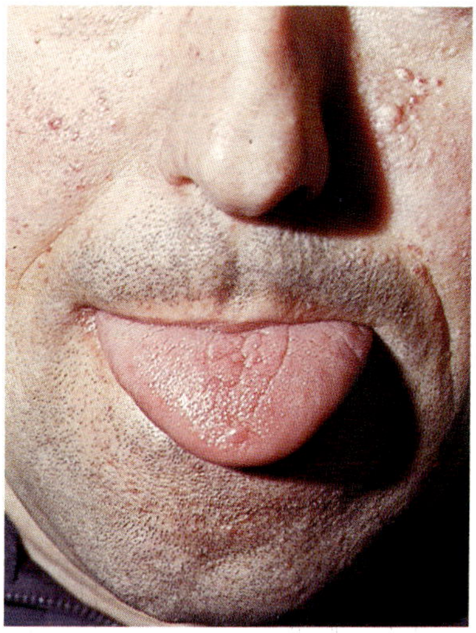

Abb. 8.**22** Adenoma sebaceum an Haut und Schleimhäuten bei tuberöser Sklerose

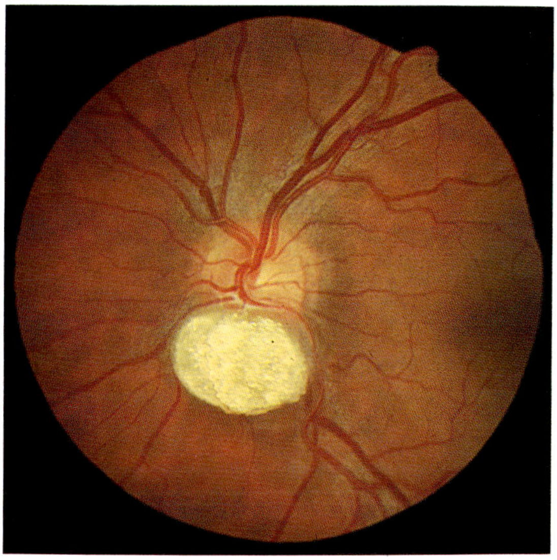

Abb. 8.**23** Gliöses Blastom am Augenhintergrund bei tuberöser Sklerose. (Archiv Prof. Dr. *O. E. Lund,* München)

herde, die besonders am Rücken und am Stamm lokalisiert sind, Vitiligo sowie peri- und subunguale Fibrome an den Fingernägeln (22, 66, 81). Den Hautveränderungen liegt eine Epithelisierungsstörung zugrunde. Ein häufiges Begleitsymptom sind Tumoren am Augenhintergrund, die meist als multiple, scharf begrenzte Tumoren am Rand der Papille und in der Netzhaut beobachtet werden können. Es handelt sich um **gliöse Blastome**, wobei sich eine Übereinstimmung der Entwicklung und Ausbildung der Erkrankung an Gehirn und Auge ergibt (Abb. 8.**23**) (72).

Die häufigen zerebralen Anfälle umfassen generalisierte und fokale Formen mit entsprechenden EEG-Veränderungen. Intrazerebrale Verkalkungen sind röntgenologisch nachweisbar und führten zur Namensgebung der Sklerose (Abb. 8.**24**).

Bei einem 42jährigen Patienten bestanden seit dem 11. Lebensjahr zerebrale Anfälle, die angeblich nach einem Unfall erstmals auftraten. Die Anfälle wurden von verbalen Äußerungen eingeleitet und gingen in klonische Anfälle über. Im 16. und 17. Lebensjahr stellten sich Dämmerattacken ein. Daneben bestanden ein Adenoma sebaceum, Papillome am Zahnfleisch und an der Zungenspitze und subunguale Fibrome im Bereich der Zehen.

Die gestörte geistige Entwicklung bei der **tuberösen Hirnsklerose** ist zwar ein häufiger, doch keinesfalls obligater Befund. Ohne daß andere typische Symptome nachweisbar sind, ist die Diagnose, solange intrazerebrale Verkalkungen und Hautveränderungen fehlen, in Frage gestellt (112). Häufig helfen dann Augenveränderungen und auch tumorartige Wucherungen (Hamartome) an den inneren Organen weiter (89). Diese **Hamartome** sind z. B. an der Niere meist doppelseitig lokalisiert und treten erst nach dem 10. Lebensjahr auf. Die Hamartome können auch in der Leber und in anderen Organen auftreten. Pathologische Herzgeräusche, EKG-Veränderungen,

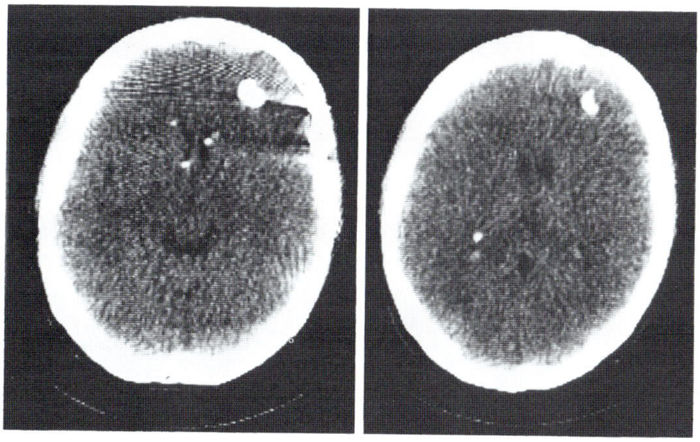

Abb. 8.**24** a u. b Axiale Computertomographie eines 30jährigen Patienten mit einer tuberösen Hirnsklerose. Man erkennt multiple intrazerebrale Verkalkungen, besonders rechts frontal und in Nachbarschaft der Ventrikel

Zyanose und plötzlicher Herztod können auf den Befall des Herzmuskels durch Rhabdomyome hindeuten.
Sehr selten kann der Prozeß die Lunge befallen. Da röntgenologisch ein miliares Lungenbild resultiert, wird die differentialdiagnostische Abgrenzung gegenüber einer Tuberkulose oder einer Sarkoidose notwendig.
Wenig bekannt sind **Knochenveränderungen**, die als zystische Gebilde (Pseudozysten) überwiegend in den Phalangen und als unregelmäßige Verdickungen der Kortikalis, am häufigsten im Bereich der Metatarsal- und Metakarpalknochen, beschrieben wurden (89). Hier können sie mit einem Morbus Paget verwechselt werden.
Alle Organbefunde sind im Einzelfall vieldeutig. Schließlich hilft die Familienanamnese weiter, da ein autosomal dominanter Erbgang vorliegt. Die Frage, ob das Adenoma sebaceum stets ein Symptom der tuberösen Sklerose ist oder ob es auch Patienten bzw. Familien allein mit einem Adenoma sebaceum gibt, ist mehr in der Richtung entschieden, daß diese Hautveränderungen stets Teil einer tuberösen Sklerose sind (5, 12, 22).

Retinozerebellare Angiomatose von Hippel-Lindau

Das gemeinsame Vorkommen von angiomatösen Tumoren in der Retina und im Kleinhirn zeichnet diese Phakomatose aus (vgl. Abb. 8.**6**) (52, 67); da in den meisten Fällen die Erkrankung mit zerebellaren Symptomen, die auf einen Tumor im Bereich des Kleinhirns hinweisen, einhergeht, wird sie im Kapitel der raumfordernden intrakraniellen Prozesse ausführlich abgehandelt. Der Befund am Augenhintergrund (Abb. 8.**25**) führt in etwa 21% zur richtigen Diagnose (58).
Die autosomal dominante, sehr seltene Erkrankung ist häufig kombiniert mit anderen Mißbildungen z. B. **Zystennieren**, die auf **Hämangioblastome** des Nierenbeckens zurückzuführen sind.

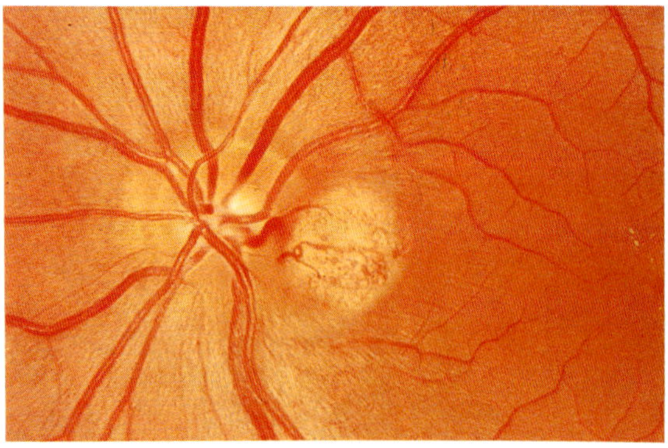

Abb. 8.**25** Fundus mit Hämangiom-Bildung bei Morbus Hippel/Lindau. (Archiv Prof. Dr. *O. E. Lund*, München)

Auch eine Doppelung von Harnleiter und Nierenbecken bei spinaler Lokalisation der retionzerebellaren Angiomatose wurde beobachtet (58, 60). Immer wieder finden sich Angaben über gleichzeitige **Polyglobulie** (5–20%). Die Vermutung, es könne sich hierbei um eine zentralnervöse Polyglobulie handeln, wird mit dem Einwand entkräftet, daß bei intra- und suprasellären Tumoren keine Polyglobulien gefunden werden (58, 74). Auch das gleichzeitige Vorkommen mit einem **Phäochromozytom** ist bekanntgeworden (82).
Ungefähr 1,2–2,4% aller Gehirngeschwülste sind Lindau-Tumoren.

Enzephalotrigeminale Angiomatose Sturge-Weber

Ein **Naevus flammeus** des Gesichts, zerebrale Anfälle, geistige Retardierung und ein Glaukom prägen das Krankheitsbild (108, 113). Das auffallendste Symptom ist der meist in der Gesichtshaut im Bereich des Ausbreitungsgebietes des N. trigeminus in der Regel homolateral zu den intrakraniellen Veränderungen lokalisierte **Flammennävus** (Abb. 8.**26**).

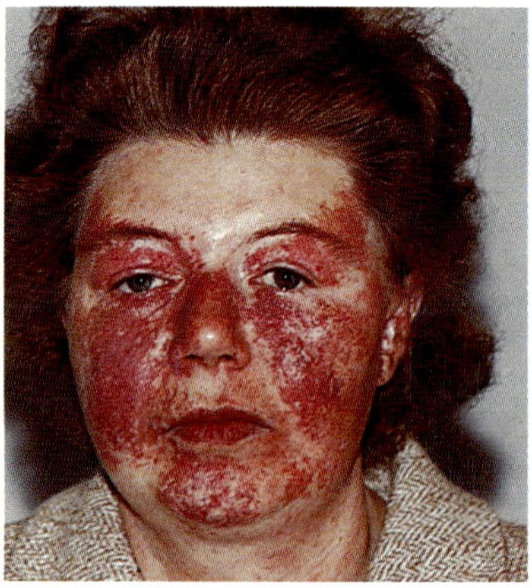

Abb. 8.**26** Flammennävus bei Morbus Sturge-Weber

Gelegentlich bleibt der Naevus flammeus nicht auf das Gesicht beschränkt, sondern breitet sich auch auf Schultern und Thoraxpartien aus. Bei doppelseitiger Lokalisation des Nävus pflegt den den zerebralen Veränderungen entsprechende Seite stärker ausgeprägt zu sein (7). Nur in 4 von 23 Fällen einer **Sturge-Weber-Erkrankung** fehlten die Hautveränderungen (112). Der Nachweis von **Aderhautangiomen** und Angiomen der Chorioidea kann differentialdiagnostisch wichtig bei der Klärung von zerebralen Anfallsleiden sein, besonders beim Fehlen der charakteristischen Hautveränderungen (59, 72). Auch das **Glaukom** wird auf die durch Aderhautangiome hervorgerufene intraokuläre Drucksteigerung zurückgeführt (72).

Mongoloide Idiotie (Trisomie 21)

Der **Mongolismus** beruht in der Mehrzahl der Fälle auf einer Chromosomenverteilungsstörung bei der Reifeteilung des unbefruchteten Eies.
Wird eine solche Eizelle befruchtet, so enthält sie dieses bestimmte Chromosom in drei- statt in zweifacher Ausfertigung (Trisomie) (63). Sehen wir von den seltenen erblichen Mongolismusfällen ab, so handelt es sich nicht um eine genbedingte Erbkrankheit, sondern um eine primäre Schädigung des mütterlichen Keimplasmas (Gametopathie). Daher ist es wichtig, eine genaue Anamnese von der Mutter zu erheben und dabei auch nach dem Alter der Mutter bei der Geburt sowie nach Stoffwechselkrankheiten und nach der Lues zu fragen.
Die Häufigkeit der mongoloiden Idiotie beträgt 2–3:1000. Der von Geburt an **abnorme Habitus** dieser Kinder mit Bradymikrozephalie, schrägstehender, nach innen geneigter Lidachse, Epikanthus und stets offenstehendem Mund sowie verkümmerten Ohrmuscheln und Plumpheit der Phalangen, dem allgemeinen Minderwuchs mit pluriglandulär-endokriner Insuffizienz und frühzeitiger Vergreisung sowie vielen dysplastischen Stigmen bietet trotz aller Vielfältigkeit der individuellen Ausprägung einen so charakteristischen Gesamtaspekt, daß auch bei leichten Formen die Diagnose ad hoc zu stellen ist. Die vom 2.–3. Lebensjahr an deutliche, meist agitierte **Imbezillität** oder Idiotie beruht auf vielfältigen Dysplasien und einer allgemeinen Entwicklungshemmung des Großhirns (57).
Das Gehirn hat eine kugelige Gestalt. Röntgenologisch sind am Schädel Nahtdehiszenzen und Synostosen (Pfeilnaht) nachweisbar. Hypoplasien und Aplasien der Nebenhöhlen sowie Herzfehler sind häufig (95).
Zum Teil gleichartige, mit Mikro- und Megalozephalie einhergehende Verbildungen und Reifungsstörungen des Gehirns findet man bei anderen angeborenen Schwachsinnszuständen als dysplastische Form etwa doppelt so häufig wie beim Mongolismus. Dabei sind alle erworbenen Schwachsinnsformen nach entzündlichen und ischämischen Hirnaffektionen sowie bei metabolischen frühkindlichen Enzephalopathien abzugrenzen.

Literatur

1 Akovbiantz, A., R. Hüni: Intrathorakale Meningozele. Schweiz. med. Wschr. 101 (1971) 19–23
2 v. Balö, G.: Tuberöse Sklerose und innere Sekretion. Arch. Psychiat. Nervenkr. 117 (1944) 333–349
3 De Barros, M. C., W. Ferias, L. Ataide, S. Lins: Basilar impression and Arnold-Chiari malformation. A study of 66 cases. J. Neurol. Neurosurg. Psychiat. 31 (1968) 596–605
4 Besirsky, H. W.: Beitrag zum klinischen Bild der Neurofibromatose von Recklinghausen. Z. Orthop. Grenzgeb. 107 (1970) 461–466
5 Björnberg, A.: Adenoma sebaceum. Acta derm.-venereol. (Stockh.) 41 (1961) 213–223
6 Böck, J.: Über eigenartige Gefäßveränderungen am Auge bei v. Recklinghausenscher Neurofibromatose. Ber. dtsch. ophthal. Ges. 54 (1948) 275–282
7 Bock, R. H.: Case of bilateral Sturge-Webersyndrome. Amer. J. Ophthal. 33 (1950) 1121–1127
8 Bodechtel, G.: Zur Klinik der zentralen Form der Neurofibromatose (Recklinghausen). Arch. Psychiat. Nervenkr. 185 (1950) 326–344
9 Bodechtel, G.: Pathogenese und Behandlung chronischer Schmerzzustände. Langenbecks Arch. klin. Chir. 270 (1951) 129–143
10 Bodechtel, G., A. Schrader: Die Erkrankungen des Rückenmarks einschließlich multipler Sklerose und Neurofibromatose Recklinghausen. In Schwiegk, H.: Handbuch der inneren Medizin, 4. Aufl., Bd. V/2. Springer, Berlin 1953
11 Booth, A. E.: Lateral thoracic meningocele. J. Neurol. Neurosurg. Psychiat. 32 (1969) 111–115
12 Borberg, A.: Clinical and genetic investigations into tuberous sclerosis and Recklinghausen neurofibromatosis. Acta psychiat. scand. 71 (1951) 3–239
13 Bourneville, B. M.: Sclérose tubereuse des circonvolutions cérebrales: idiotie et épilepsie hémiplégique. Arch. Neurol. (Paris) 1 (1880/81) 81–91
14 Brain, R., M. Wilkinson: Cervical arthropathy in syringomyelia, tabes dorsalis and diabetes. Brain 81 (1958) 275–289
15 Bredmose, G. V., E. Christensen: Value of brain microscopy for the clinic of the various forms of mental deficiency. Acta psychiat. scand. 30 (1955) 91–106
16 Bremer, F. W.: Die pathologisch-anatomische Begründung des Status dysraphicus. Dtsch. Z. Nervenheilk. 99 (1927) 104–123
17 Brewis, M., D. C. Poskanzer, C. Roland, H. Miller: Neurological disease in an English city. Acta. neurol. scand., Suppl. 42 (1966) 24
18 Brodal, A., J. Hanglie-Haussen: Congenital hydrocephalus with defective development of the cerebellar vermis (Dandy-Walker syndrome). J. Neurol. Neurosurg. Psychiat. 22 (1959) 99–108
19 Brun, R.: Epikritische Bemerkungen zur Entwicklungspathologie, Morphologie und Klinik der umschriebenen Entwicklungshemmungen des Neocerebellums. 1. Über Aplasie und Hypoplasie des Neocerebellums. Schweiz. Arch. Neurol. Psychiat. 1 (1916) 61–64
20 Brun, R.: Epikritische Bemerkungen zur Entwicklungspathologie, Morphologie und Klinik der umschriebenen Entwicklungshemmungen des Neocerebellums. 4. Zur Kenntnis der Bildungsfehler des Kleinhirns. Schweiz. Arch. Neurol. Psychiat. 2 (1917) 48–105
21 Brun, R.: Epikritische Bemerkungen zur Entwicklungspathologie, Morphologie und Klinik der umschriebenen Entwicklungshemmungen des Neocerebellums. 5. Zur Kenntnis der Bildungsfehler des Kleinhirns. Schweiz. Arch. Neurol. Psychiat. 3 (1918) 13–88
22 Bundey, S., K. Evans: Tuberous sclerosis: A genetic study. J. Neurol. Neurosurg. Psychiat. 32 (1969) 591–603
23 Burrows, F. G. O.: Some aspects of occult spinal dysrhaphm: a study of 90 cases. Brit. J. Radiol. 41 (1968) 496–507
24 Cagianut, B.: Zur operativen Behandlung der Neurofibromatose von Recklinghausen. Klin. Mbl. Augenheilk. 137 (1960) 581–590
25 Conway, L. W.: Radiographic studies of syringomyelia. The hydrodynamics of the syrinx in relation to therapy. Trans. Amer. neurol. Ass. 86 (1961) 205–206
26 Dale, A.J.D.: Diastematomyelia. Arch. Neurol. (Chic.) 20 (1969) 309–317
27 Dawson, J.: Pulmonary tuberous sclerosis. Quart. J. Med. 23 (1954) 113–145
28 Donegani, G., F. R. Grattarola, E. Wildi: Tuberous sclerosis. In Vinken, P. J., G. W. Bruyn: Handbook of Clinical Neuro-

logy, vol. XIV: The Phakomatoses. Elsevier, Amsterdam 1972 (pp. 340–389)
29 Ellertsson, A. B.: Semiologic diagnosis of syringomyelia related to roentgenologic findings. Acta neurol. scand. 45 (1969) 385–402
30 Ellertsson, A. B.: Syringomyelia and other cystic spinal cord lesions. Acta neurol. scand. 45 (1969) 304–417
31 Engelhardt, P., E. Trostdorf: Dandy-Walker-Syndrom mit luftencephalographischer Cystendarstellung. Nervenarzt 46 (1975) 539–541
32 Faulhauer, K., G. Kremer: Neuere Aspekte der Syringomyelie – Pathogenese, Diagnostik, Therapie. Nervenarzt 44 (1973) 304–309
33 Erbslöh, F., A. Puzik: Nil nocere! Rückenmarks- und Caudaläsionen als Therapieschäden nach paravertebralen Injektionen. Münch. med. Wschr. 101 (1959) 517–521, 559–563
34 Erbslöh, F.: Neuropathologische Grundlage chronischer Schmerzzustände. Acta neuroveg. 6 (1953) 355–395
35 Feaux de Lacroir, W., F. J. Schuy, W. Müller, G. Hübner: Die tuberöse Sklerose Bourneville-Pringle. Med. Welt 24 (1973) 1063–1068
36 Feyrter, F.: Über die vasculäre Neurofibromatose, nach Untersuchung am menschlichen Magen-Darmschlauch. Virchows Arch. path. Anat. 317 (1949) 221–265
37 Fincham, R. W., C. A. Cape: Sensory nerve conduction in syringomyelia. Neurology (Minneap.) 18 (1968) 200–201
38 Foster, J. B., P. Hudgson, G. W. Pearce: The association of syringomyelia and congenital cervico-medullary anomalies: Pathological evidence. Brain 92 (1969) 25–34
39 Fuchs, D.: Ein Beitrag zur Genese der Porencephalie. Diss., München 1971
40 Gagel, O.: Tumoren der peripheren Nerven. In Bumke, O., O. Foerster: Handbuch der Neurologie, Bd. IX. Springer, Berlin 1935
41 Gagel, O.: Syringomyelie. In Bumke, O., O. Foerster: Handbuch der Neurologie, Bd. XVI. Springer, Berlin 1936
42 Gänshirt, H.: Hohe Halsmarktumoren. Med. Welt 19 (1968) 2561–2565
43 Gardner, W. J.: Hydrodynamic mechanism of syringomyelia; its relationship to myelocele. J. Neurol. Neurosurg. Psychiat. 28 (1965) 247–259
44 Gardner, W. J., R. Goodall: The surgical treatment of Arnold-Chiari malformations in adults. J. Neurosurg. 7 (1950) 189–206
45 Gardner, W. J., A. F. Abdullah, L. J. McCormack: The varying expressions of embryonal atresia of the fourth ventricle in adults. J. Neurosurg. 14 (1957) 591–607
46 Gutman, A., M. Leffkowitz: Tuberous sclerosis associated with spontaneous hypoglycaemia. Brit. med. J. 1959/II, 1065–1069
47 Haberland, C.: The phakomatoses. In Vinken, P. J., G. W. Bruyn: Handbook of Clinical Neurology, vol. XXXI/II: Congenital Malformations of the Brain and Shall, chapt. I: The Phakomatoses. Elsevier, Amsterdam 1977 (pp. 1–34)
48 Hallervorden, J., W. Krücke: Die tuberöse Hirnsklerose. In Uehlinger, E.: Handbuch der speziellen pathologischen Anatomie und Histologie, 4. Aufl., Bd. XIII. Springer, Berlin 1956 (S. 602–663)
49 Hallervorden, J.: Bemerkungen zur zentralen Neurofibromatose und tuberösen Sklerose. Dtsch. Z. Nervenheilk. 169 (1952) 308–321
50 Herrmann, J.: Sarcomatous transformation in multiple neurofibromatosis. Ann. Surg. 131 (1950) 206
51 Hertel, G., S. Kramer, E. Placzek: Die Syringomyelie. Klinische Verlaufsbeobachtungen bei 322 Patienten. Nervenarzt 44 (1973) 1–13
52 von Hippel, E.: Über eine sehr seltene Erkrankung der Netzhaut. Albrecht v. Graefes Arch. Ophthal. 59 (1904) 83
53 van der Hoeve, J.: Les phakomatoses de Bourneville, de Recklinghausen et de Hippel-Lindau. J. belge Neurol. Psychiat. 33 (1953) 752–762
54 van der Hoeve, J.: Phakomatoses. In Ridly, F., A. Sorsby: Modern Trends in Opthalmology. Harper & Row, New York 1940
55 Hoff, J. T., B. S. Ray: Cerebral hemangioblastoma occurring in a patient with von Hippel-Lindau disease. Case report. J. Neurosurg. 28 (1968) 365–368
56 Jacobi, H. M., H. M. Krott: Ulnarisparesen bei Syringomyelie. Nervenarzt 46 (1975) 68–72
57 Jakob, H.: Mongolismus. In Uehlinger, E.: Handbuch der speziellen pathologischen Anatomie und Histologie, Bd. XIII/4. Springer, Berlin 1956
58 Jizuka, J.: Rückfälle bei Lindautumoren. Acta neurochir. 20 (1969) 281–298
59 Kaiser, H., R. Pfister: Sturge-Weber-Krabbe-Syndrom. Fortschr. Med. 89 (1971) 87–90
60 Kartin, P., A. Petek: von Hippel-Lindausche Krankheit mit spinaler Symptomatik und Pyelon et Ureter duplex. Nervenarzt 40 (1969) 333–335
61 Klein, M. R., L. Delegne, Ph. Engel: Le spina bifida. Neurochirurgia (Stuttg.) 2 (1960) 163–175
62 Koch, G.: Erbliche Hirngeschwülste. Z. menschl. Vererb.- u. Konstit.-Lehre 29 (1949) 400–423
63 Koch, G.: Metabolisch und chromosomal bedingte Schwachsinnszustände. Ärztl. Forsch. 15 (1961) 354–366
64 Koch, G.: Phakomatosen. In Becker, P. E.: Humangenetik, Bd. V/1. Thieme, Stuttgart 1966
65 Kosary, I. Z., J. Brobam, J. Shaked, R. Tadnor: Cervical syringomyelia associated with occipital meningoma. Neurology (Minneap.) 19 (1969) 1127–1130
66 Lagos, J. C., M. R. Gomez: Tuberous sclerosis: Reappraisal of a clinical entity. Mayo Clin. Proc. 42 (1967) 26–49
67 Lindau, A.: Studien über Kleinhirncysten. Bau, Pathogenese und Beziehungen zur Angiomatosis retinae. Acta. path. microbiol. scand., Suppl. 1 (1926) 1–128
68 Lindenmayr, W., W. Schober: Recklinghausensche Phakomatose im Schädel-Hirn-Bereich. Wien. klin. Wschr. 80 (1968) 546–548
69 Linke, W., K. Walter: Kongenitales adrenogenitales Syndrom mit Neurofibromatosis Recklinghausen. Med. Welt (1960) 31–35
70 Loeser, J. D., E. C. Alvord jr.: Clinicopathological correlations in agenesis of the corpus callosum. Neurology (Minneap.) 18 (1968) 745–756
71 Loeser, J. D., E. C. Alvord jr.: Agenesis of the corpus callosum. Brain 91 (1968) 553–570
72 Lund, O. E.: Histologische und morphogenetische Untersuchungen an Auge und Hirn bei Phakomatosen. Albrecht v. Graefes Arch. Ophthal. 162 (1960) 369–399
73 Maeder, R. P., M. Mumenthaler, H. Merkwalder: Symptomale zervikale Syringomyelie. Dtsch. med. Wschr. 95 (1970) 164–168
74 Meredith, J. M., G. R. Henninger: Cerebellar hemangiomas; a chlinicopathologic study of fourteen cases. Amer. Surg. 20 (1954) 410–423
75 Michaelis, L.: Über Wirbelsäulenveränderungen bei Neurofibromatose. Bruns' Beitr. klin. Chir. 150 (1930) 574
76 Michailov, M. L.: Multiple Lipomatose und von Recklinghausensche Neurofibromatose. Med. Klin. 70 (1975) 151–153
77 Monroe, P., J. F. Smith: The distinction between central neurofibromatosis and tuberous sclerosis. Acta neuropath. (Berl.) 11 (1968) 87–91
78 De Morsier, G.: Études sur les dysraphies cranioencéphaliques. I. Agénésie des lobes olfactifs (télencéphaloschizis latéral) et des commissures calleuse et antérieure (télencéphaloschizis médian). La dysplasie olfacto-génital. Schweiz. Arch. Neurol. Psychiat. 74 (1955) 309–361
79 De Morsier, G.: Études sur les dysraphies cranioencéphaliques: III. Agénésie du septum lucidum avec malformation du tractus optique. La dysplasie septo-optique. Schweiz. Arch. Neurol. Psychiat. 77 (1956) 267–292
80 De Morsier, G.: Études sur les dysraphies cranioencéphaliques. V. Anencéphale mésocéphalique avec dysraphie cérébelleuse et urogenitale. Schweiz. Arch. Neurol. Psychiat. 86 (1960) 100–136
81 Nevin, N. C., W. G. Pearce: Diagnostic and genetical aspects of tuberous sclerosis. J. med. Genet. 5 (1968) 273–280
82 Nibbelink, D. W., W. F. McCormick: On the association of pheochromocytoma and cerebellar hemangioblastoma. Neurology (Minneap.) 19 (1969) 455–460

83 Ollivier d' Angers, C. P.: Treité de la moelle épi niere et de ses maladies. Crévot, Paris 1827 (p. 178)
84 Ostertag, B.: Mißbildungen. In Uehlinger, E.: Handbuch der speziellen pathologischen Anatomie und Histologie, Bd. XIII/ 4. Springer, Berlin 1956
85 Peters, G.: Klinische Neuropathologie, 2. Aufl. Thieme, Stuttgart 1970
86 Pringle, J. J.: A case of congenital adenoma sebaceum. Brit. J. Derm. 2 (1890) 1–14
87 Ronneberg, K. M.: Gleichzeitiges Vorkommen von M. Pringle und M. Recklinghausen Med. Welt 23 (N.F.) (1972) 841–842
88 von Recklinghausen, F.: Über die multiplen Fibrome der Haut und ihre Beziehung zu den multiplen Neuromen. Hirschwald, Berlin 1882
89 Reed, W. B., W. R. Nickel, G. Campion: Internal manifestations of tuberous sclerosis. Arch. Derm. 87 (1963) 715–728
90 Retif, G.: Syringomyélie et phakomatose. Acta neurol. belg. 64 (1964) 832–851
91 Reubi, F.: Die Gefäße und endokrinen Drüsen bei Neurofibromatose. Schweiz. Z. allg. Path. 7 (1948) 168
92 Riechert, T., W. Umbach: Die operative Behandlung des Hydrocephalus. In Krenkel, W., H. Olivecrona, W. Tönnis: Handbuch der Neurochirurgie, Bd. IV/1. Springer, Berlin 1960
93 Ringertz, N., L. Ehrner: Über Sarkombildung bei Recklinghausenscher Neurofibromatose. Z. ges. Neurol. Psychiat. 176 (1943) 297–319
94 Ross, A. T., W. W. Dickieson: Tuberous sclerosis. Arch. Neurol. Psychiat. 50 (1943) 233–257
95 Schiffer, K. H., H. Strubel: Über Störungen der Entwicklungsmechanik des Gehirnschädels beim Mongolismus und anderen Konstitutionsanomalien. Nervenarzt 31 (1960) 340–351
96 Schilf, E., J. Seiler: Über partielle Verzwergung eines Armes. Z. menschl. Vererb.- u. Konstit.-Lehre 33 (1953) 514–523
97 Schlesinger, H.: Die Syringomyelie. Deuticke, Wien 1902
98 Schliep, G., U. Ritter: Klinik der Syringomyelie. Fortschr. Neurol. Psychiat. 39 (1971) 53–82
99 Schliep, G.: Probleme der Syringomyelie. Fortschr. Neurol. Psychiat. 47 (1979) 557–608
100 Schmidt, H., E. Fischer: Die okzipitale Dysplasie. Thieme, Stuttgart 1960
101 Schmincke, A.: Recklinghausensche Krankheit. In Uehlinger, E.: Handbuch der speziellen pathologischen Anatomie und Histologie, Bd. XIII/4. Springer, Berlin 1956
102 Schöpe, M.: Zur Pathogenese des Meningioms und des zentralen Neurinoms bei der von Recklinghausenschen Krankheit. Arch. Psychiat. Nervenkr. 186 (1951) 603–622
103 Spatz, H.: Über eine besondere Reaktionsweise des unreifen ZNS. Z. Neurol. 53 (1920) 376–394
104 Spatz, R., D. Fuchs, J. Klemm: Seltene Ursache einer Hemiparese: Porencephalie. Med. Klin. 68 (1973) 1362–1365
105 Spillane, J., L. Rogers: Lumbosacral spina bifida cystica with craniovertebral anomalies: Report of two cases presenting with neurological disorders in adult life. J. Neurol. Neurosurg. Psychiat. 23 (1959) 44–49
106 Stochdorph, O.: Pathologie des Rückenmarks. In Krenkel, W., H. Olivecrona, W. Tönnis: Handbuch der Neurochirurgie, Bd. VII/1. Springer, Berlin 1969
107 Stochdorph, O.: Mißbildungen des ZNS. In Eder, M., P. Gedigk: Lehrbuch der allgemeinen Pathologie und der pathologischen Anatomie. Springer, Berlin 1977 (S. 441–446)
108 Zander, E., G. Foroglou: Syndrome de Dandy-Walker. Schweiz. Arch. Neurol. Neurochir. Psychiat. 101 (1968) 313–333
109 Tönnis, W.: Die Chirurgie des Gehirns und seiner Häute. In Kirschner, M., O. Nordmann: Die Chirurgie, 2. Aufl. Bd. III. Urban & Schwarzenberg, Wien 1949
110 Unterharnscheidt, F., D. Jachnik, H. Gött: Der Balkenmangel. Springer, Berlin 1968
111 Vogt, H.: Beitrag zur diagnostischen Abgrenzung bestimmter Idiotieformen (weitere Fälle von tuberöser Sklerose). Münch. med. Wschr. 55 (1908) 2037–2041
112 Walter, W., G. Friedmann: Klinik und Therapie der Sturge-Weberschen Erkrankung. Dtsch. Z. Nervenheilk. 187 (1965) 50–57
113 Weber, F. P.: A note of the association of extensive hemangiomatous naevus of the skin with cerebral hemangioma, especially cases of facial vascular naevus with contralateral hemiplegia. Proc. roy. Soc. Med. 22 (1929) 431
114 Weenink, H. R., G. W. Bruyn: An unusual case of tuberous sclerosis. Europ. Neurol. 3 (1970) 241–255
115 Wende, S.: Stirnhöhlen-Hyperplasie bei frühkindlicher Hirnschädigung. Ärztl. Wschr. 14 (1959) 565–567
116 Werthemann, A.: Die Entwicklungsstörung der Extremitäten. In Uehlinger, E.: Handbuch der speziellen pathologischen Anatomie und Histologie, Bd. IX/6. Springer, Berlin 1952
117 Westberg, G.: Gasmyelography and percutaneous puncture in the diagnosis of spinal cord cysts. Acta radiol. (Stockh.), Suppl. 252 (1966) 67
118 Williams, B.: Hypothesis: The distending force in the production of communicating syringomyelia. Lancet 1969/II, 189
119 Williams, B.: Pathogenesis of syringomyelia. Lancet 1972/II, 969
120 Wright, R. L.: Familial v. Hippel-Lindau Disease. J. Neurosurg. 30 (1969) 281–285

9 Traumatische Schädigungen

Von C. H. Lücking und R. Hammers

Schädel-Hirn-Traumen

In der Differentialdiagnose neurologischer Krankheitsbilder können Traumafolgen von ebenso großer Bedeutung sein wie die übrigen Krankheitsursachen. Zwar werden häufig im *akuten* Stadium die äußeren Zeichen einer Verletzung und die Angaben zur Vorgeschichte auf ein Trauma hinweisen. Trotzdem bleibt im Einzelfall zu klären, ob das Trauma die alleinige Ursache oder wesentliche Mitursache für die neurologische Symptomatik ist oder ob es nur eine Begleitverletzung von untergeordneter Bedeutung darstellt. Denn nicht selten führen zerebrale Funktionsstörungen infolge von Ischämie, Stoffwechselstörungen oder Hirndruck oder bei epileptischen Anfällen zu Stürzen mit Verletzungen, aber auch primär bereits zu neurologischen Ausfällen, die durch das sekundäre Trauma allenfalls modifiziert oder auch gänzlich unbeeinflußt bleiben. Unabhängig von einem akuten Ereignis gehören die Auswirkungen evtl. früherer Traumen in die differentialdiagnostischen Überlegungen bei vielen neurologischen Krankheitsbildern.

Die Kenntnis der pathophysiologischen Mechanismen und der pathologisch-anatomischen Veränderungen an Gehirn und Rückenmark und der zugrundeliegenden biomechanischen Vorgänge beim Trauma ist oft eine wesentliche Voraussetzung, um einerseits die Relevanz des Traumas für das vorliegende Krankheitsbild abzuschätzen, andererseits aber auch, um die unterschiedlichen Schweregrade im Verlauf, das Auftreten von Komplikationen und Begleitsymptomen und mögliche Spätfolgen zu beurteilen. Daher müssen diese Aspekte – soweit möglich – bei der differentialdiagnostischen Zuordnung berücksichtigt werden.

Eine Reihe von Begriffen mit diagnostischer Wertigkeit ist trotz mancher bleibender Einwände in den Sprachgebrauch der Neurotraumatologie eingeführt. Das gilt insbesondere für die Einteilung in **Commotio, Contusio** und **Compressio cerebri** und **spinalis,** die durch andere Graduierungen des Schweregrades nicht allgemein ersetzt worden sind. Übereinstimmend erfolgt die Unterscheidung in **gedeckte** und **offene Schädel-Hirn-Traumen.** Hinzu kommen die **peripheren Hirnnervenschäden** bei der Schädelbasisfraktur und die **traumatischen Gefäßveränderungen.**

Ein Schädel-Hirn-Trauma wird durch eine kurze mechanische Gewalteinwirkung auf den Schädel hervorgerufen. Geringe Gewalt führt gelegentlich nur zur Einwirkung auf den Schädelknochen ohne Hirnbeteiligung (**Schädelprellung**). Stärkere Kräfte können je nach der Größe der Auftrefffläche ein **stumpfes** oder **scharfes Schädel-Hirn-Trauma** bewirken, das zu einer **gedeckten** oder **offenen Hirnverletzung** führt. Die Hirnschäden können **primär**-traumatisch sein, d.h. im Augenblick der Gewalteinwirkung einsetzen; sie können aber auch **sekundär**-traumatisch infolge von traumatischen Blutungen, traumatischem Ödem oder auch Ischämien verursacht sein (Peters 1970).

Pathomechanismen der gedeckten und offenen Schädel-Hirn-Traumen

Die **gedeckten** Hirntraumen, bei denen die Dura unversehrt bleibt, spielen die weitaus größte Rolle in den differentialdiagnostischen Erwägungen. Zugrunde liegt meistens eine *stumpfe* Gewalteinwirkung (Schlag, Stoß, Fall). Die örtliche Verteilung der Hirnschäden begrenzt sich keineswegs auf die Region der Gewalteinwirkung. Pathologisch-anatomische Untersuchungen (Mayer 1967, Jellinger 1967) und experimentelle Arbeiten (Sellier u. Unterharnscheidt 1963) haben die Lokalisation in Abhängigkeit von der Stoßrichtung der Gewalt und der Beweglichkeit des Kopfes aufgezeigt. Demnach gibt es voraussagbare Schädigungsmuster im Hinblick auf Art und Ausbreitung, die sich beim nichtfixierten Kopf als **Translationstrauma** mit Stoßachse durch die Mitte des Schädels und als **Rotationstrauma** mit tangentialer Stoßachse am Schädel deutlich unterscheiden können. Das Translationstrauma führt zu Schäden an der Stoßstelle und an der Gegenstoßstelle (**„coup“** und **„contrecoup“**). Beim Rotationstrauma treten vor allem Zug- und Scherkräfte auf, die eine Zerreißung von Gefäßen, Nerven und Gewebe vorwiegend an der Ober-

flächebewirken. Bei fixiertem Schädel kommt es am ehesten zum **Kompressionstrauma** mit Impressionsfraktur. Natürlich können die verschiedenen Formen auch kombiniert auftreten.
Das **offene** Schädel-Hirn-Trauma ist charakterisiert durch die *Eröffnung der Dura.* Es können die gleichen Schädigungsmechanismen zugrunde liegen wie bei den gedeckten Traumen. Bei stumpfen Traumen führen die frontobasalen Verletzungen eher zu einer Zerreißung der Dura als die Konvexitätstraumen. Bei scharfen Traumen mit Impressionsfraktur kommt es häufiger, bei Schuß- und Pfählungstraumen fast immer zur Duraverletzung. Liquorfluß aus der Nase oder aus dem Ohr beweist eine *Liquorfistel.* Oftmals kann die Duraeröffnung aber erst bei der operativen Revision festgestellt werden. Die wesentliche Komplikation im Gegensatz zu den gedeckten Schädel-Hirn-Traumen ist die Infektion, die schon früh zur traumatischen Meningitis und Meningoenzephalitis führen kann.

Akute Syndrome

Bewußtseinsstörungen, Amnesie und Verhaltensauffälligkeit

Das Kardinalsymptom des Hirntraumas ist die Störung des *Bewußtseins.* Grad und Dauer der Bewußtseinsstörung sind wesentliche Kriterien für die *Schwere* des Hirntraumas, insbesondere für die Einstufung als Commotio oder Contusio cerebri.
Bewußtsein ist nicht einheitlich definiert; es umfaßt einerseits die *Wachheit* oder *Vigilität* (Vigilanz ist ein mit Leistung verbundener Begriff in der Psychologie), die an die Funktion des aufsteigenden Aktivierungssystems der Formatio reticularis gebunden ist. Andererseits schließt es die Funktion der Großhirnrinde mit ein, die mit Begriffen wie Bewußtseinsinhalt, -tätigkeit und -leistungen beschrieben wird.
Unter **Bewußtseinsverlust** oder **Bewußtlosigkeit** wird allgemein ein Zustand verstanden, in dem der Patient die Augen geschlossen hat, auf verbale Reize nicht reagiert und auf Schmerzreize nur ungerichtete Abwehrbewegungen macht und nicht erweckbar ist. Die Bewußt*losigkeit* mit „leicht" oder „tief" noch zu unterteilen, ist sprachlich widersinnig. Bei schweren Hirnverletzungen kann die Bewußtlosigkeit mit einem weitgehenden Verlust der Reaktivität auf jeglichen äußeren Reiz einhergehen. Bewußtlosigkeit und Verlust der Reaktivität werden als **Koma** bezeichnet; der Ausdruck „tiefe Bewußtlosigkeit" ist entsprechend zu vermeiden. Je nach Ausmaß der Reaktionsverminderung und begleitenden Störung der Atmung, des Kreislaufs und der Pupillo- und Okulomotorik und der Körpermotorik kann ein leichter, mittlerer und schwerer, auch schwerster Komagrad angenommen werden (Plum u. Posner 1972, Lücking 1976 a u. b).
Leichtere Bewußtseinsstörungen mit Verlangsamung und Schläfrigkeit, aber jederzeitiger Erweckbarkeit werden als **Somnolenz** (Bewußtseinstrübung), mit erschwerter und nicht vollständiger Erweckbarkeit als **Sopor** bezeichnet. Die verschiedenen Grade der Bewußtseinsstörung können aufeinanderfolgend einsetzen. Die genaue Festlegung von Intensität und Dauer der Bewußtseinsstörung gelingt nur bei ununterbrochener Beobachtung und genauer Testung (Brinkmann u. Mitarb. 1975). Die Patienten selbst geben später als Dauer der Bewußtlosigkeit die Zeit ihrer Erinnerungslücke an. Diese **Amnesie** überschreitet aber häufig die Spanne der Bewußtlosigkeit. Die *Sprachrückkehr* allein beweist auch nicht die völlige Bewußtseinsaufhellung, da spontane Äußerungen wie auch sinnvolle Antworten auf detaillierte Fragen später nicht mehr erinnert werden.
Nach Jennett (1981) ist die anterograde Amnesie häufig viermal so lang wie die Zeit zwischen Trauma und Sprachrückkehr. Zu unterscheiden ist die Amnesie vor (**retrograd**) und nach dem Unfall (**anterograd**). Eine anfänglich längere retrograde Amnesie kann sich allmählich verkürzen. Es ist in diesen Fällen schwierig abzugrenzen, welcher Anteil auf Fremdschilderung zurückgeht. Die anterograde Amnesie bleibt bei Nachuntersuchungen weitgehend konstant. Gelegentlich müssen pathologische und auch tendenzielle Fehlerinnerungen abgegrenzt werden. Die Beurteilung der Länge von Bewußtlosigkeit oder Amnesie wird erschwert, wenn Auswirkungen von Alkohol oder sedierender Medikamente zu berücksichtigen sind oder wenn dem Trauma Schlaf vorausgeht (z. B. als Beifahrer) oder natürlicher Nachtschlaf folgt.
Nach Wiedererlangen des Bewußtseins können unterschiedliche Verhaltensweisen beobachtet werden. Das Verhalten kann weitgehend normal sein. Bekannt ist aber beispielsweise von Fußballspielern, daß sie unverändert gut weiterspielen, ohne sich anschließend an das Spiel zu erinnern. Ebenso kann aber auch der Spieler verwirrt sein und auf das falsche Tor spielen. Man spricht in beiden Fällen von **automatischem Verhalten** (Russell 1971). Auch *ohne* erkennbare initiale Bewußtlosigkeit kann es nach einem meist leichten Schädel-Hirn-Trauma zu Verhaltensauffälligkeiten kommen. Der **traumatische Dämmerzustand** geht mit einer Verwirrtheit, zeitlicher und örtlicher Desorientiertheit, Affektstörung mit Gereiztheit und aggressiven Tendenzen, deliranter Bewegungsunruhe und Amnesie einher und endet meistens mit einem tiefen terminalen Schlaf und beschwerdefreiem Aufwachen. Bei oberflächlicher Beobachtung kann durchaus der Ein-

druck eines geordneten Verhaltens entstehen. Es wird dann bewußtes Fehlverhalten, wie Fahrerflucht etc., unterstellt. Der traumatische Dämmerzustand wird häufiger bei Vorschädigungen durch wiederholte Traumen oder nach chronischem Alkoholabusus gesehen. Differentialdiagnostisch muß die *transiente globale Amnesie* infolge von nichttraumatischen Zirkulationsstörungen abgegrenzt werden, die sich mitunter durch eine ängstliche Ratlosigkeit wegen des plötzlichen Merkfähigkeitsverlustes kennzeichnet und meist allmählich abklingt. Außerdem können im Einzelfall *epileptische Dämmerzustände,* aber auch der *Alkoholrausch* und *psychogene Ausnahmezustände* differentialdiagnostisch Schwierigkeit bereiten.

Die *zeitliche Entwicklung* der Bewußtseinsstörung gibt wesentliche Anhaltspunkte für die Schwere der Hirnverletzung und damit für die Zuordnung als Commotio, Contusio oder Compressio cerebri. Die sofort nach dem Trauma einsetzende Bewußtlosigkeit kann sich 1. nach mehr oder weniger langer Zeit (allmählich) zurückbilden (Commotio oder Contusio), 2. nach einem wachen Intervall *erneut* wiedereinsetzen oder 3. *ohne* Intervall lange unverändert anhalten oder sich allmählich verstärken im Sinne eines vertieften Komas mit zusätzlichen neurologischen Ausfällen bis hin zur Hirnstammeinklemmung. 2. und 3. sprechen für eine sekundär-traumatische Komplikation (Compressio cerebri).

Commotio cerebri

Bei stumpfen und geschlossenen Schädel-Hirn-Traumen sind Bewußtseinsverlust oder Bewußtseinsstörung mit Amnesie die notwendige Voraussetzung für die Annahme einer Hirnbeteiligung im Sinne einer *diffusen* zerebralen Funktionsstörung. Erbringt die weitere neurologische Untersuchung keine Zeichen einer *fokalen* Hirnstörung und dauert der Bewußtseinsverlust nicht länger als 1 Std., die Amnesie längstens 8 Std. (Dichgans u. Mitarb. 1978), dann ist die Annahme einer Commotio cerebri (Gehirnerschütterung) gerechtfertigt.

Differentialdiagnostische Schwierigkeiten treten bei ganz kurzen Erinnerungslücken auf, die beispielsweise nur das eigentliche Unfallgeschehen erfassen. Hier ist die Abgrenzung von einer *Schockfolge* bei Schädelprellung oder vom *traumatischen Kollaps* oft nicht möglich. Auch kann ein gleichzeitig erfolgtes *Schleudertrauma der Halswirbelsäule* die Bewußtlosigkeit bewirkt haben (s. S. 9.**18**).

Eine im Vergleich zur anterograden Amnesie auffällig lange retrograde Amnesie läßt an vorausgehende *unfallunabhängige* Störungen der Vigilanz denken, wie physiologische Müdigkeit oder medikamentöse Sedierung, oder an eine den Unfall auslösende zerebrale Funktionsstörung (transiente Ischämie, epileptische Absenzen). Sedierung, Narkose oder physiologischer Schlaf, z. B. bei nächtlichen Unfällen, lassen die retrograde und anterograde Amnesie wesentlich länger erscheinen als es dem Ausmaß der Gewalteinwirkung entspricht.

In diesen Fällen kann das *EEG* die Entscheidung für eine traumatische Hirnschädigung wesentlich unterstützen. Bei einer Commotio cerebri finden sich leichte *Allgemeinveränderungen,* die sich innerhalb von 24 Std. zurückbilden. *Fokale* EEG-Veränderungen sprechen entweder für eine traumatische Hirnschädigung oder für unfallunabhängige Störungen. Insbesondere frontale EEG-Veränderungen haben häufig kein klinisches Korrelat und zwingen ggf. zur Diagnose einer Kontusion des basalen Frontallappens. Diese Annahme kann evtl. im Computertomogramm untermauert werden. Schädelfrakturen beweisen nicht von vornherein eine Mitbeteiligung des Gehirns.

Das **Kommotionssyndrom** ist außer durch die Bewußtlosigkeit und Amnesie häufig gekennzeichnet durch Übelkeit, Brechreiz oder Erbrechen, Kopfschmerzen und unsystematischen Schwindel, aber auch durch Blutdruckabfall und Pulsbeschleunigung sowie Verminderung des Muskeltonus und der Reflexerregbarkeit. Diese Beschwerden und Befunde sind keineswegs obligat. Kopfschmerzen und Schwindel werden auch nach Schädelprellung ohne Hirnbeteiligung geklagt. Zusammen mit Übelkeit und Brechreiz sind sie häufig auch Beschwerden nach HWS-Schleuderung. Eine sichere Abgrenzung von einer Commotio cerebri kann dann unmöglich sein, wenn eine Schädelprellung und gleichzeitig eine HWS-Schleuderung erfolgten.

Die initial heftigen Beschwerden im Rahmen des Kommotionssyndroms gehen meistens in den ersten Tagen deutlich zurück. Es kommen aber dann häufig Allgemeinbeschwerden hinzu, die sich nach der Krankenhausentlassung oft noch verstärken. Dieses **postkommotionelle Syndrom** kann aus einzelnen oder der Gesamtheit der nachfolgenden Symptome bestehen: Störung des Allgemeinbefindens, Krankheitsgefühl, Apathie; diffuse Kopfschmerzen wechselnder Intensität, verstärkt durch körperliche Belastung, Witterungsumschwung, Wärmeeinwirkung und Alkohol; Schwindelgefühl und Unsicherheit bei raschen Kopf- und Körperbewegungen; Neigung zu Übelkeit; vorzeitige Ermüdung, rasche Erschöpfung; Reizbarkeit, Schlafstörung, verminderter Antrieb, Konzentrations- und Gedächtnisstörungen; vermehrtes Schwitzen. Die Symptome Kopfschmerzen, Schwindel, vermehrte Ermüdbarkeit, Neigung zu Übelkeit und Antriebsminderung stehen anfänglich im Vordergrund (Dichgans u. Mitarb. 1978). Nach 2 Jahren klagt noch die Hälfte über vermehrtes Schwitzen, ein Drittel über

Schwindel beim Bücken, ein Fünftel über Kopfschmerzen und Reizbarkeit (Pampus 1974).
Die Pathogenese dieser Beschwerden ist weitgehend ungeklärt. Vor allem die Dauer von Wochen und Monaten bis zu 1–2 Jahren ist angesichts der für die Kommotion unterstellten flüchtigen und reversiblen Hirnfunktionsstörungen ohne nachweisbare Gewebszerstörung besonders schwierig zu erklären. Ein Teil der Symptome wie Kopfschmerz, Schwindel und Erschöpfbarkeit könnte Ausdruck einer Kreislaufregulationsstörung sein, die meistens durch eine längere Bettruhe noch verstärkt wird, so daß eine rechtzeitige Mobilisierung und ein Kreislauftraining zu einer rascheren Rückbildung beitragen können. Wahrscheinlich spielen die Persönlichkeitsstruktur und die Krankheitseinstellung wie auch die Ausgangssituation (Alter, Kreislauferkrankungen) des Patienten eine wichtige Rolle, die aber in ihrem wirklichen Anteil schwer einzuschätzen sind, was insbesondere auch bei gutachterlicher Stellungnahme berücksichtigt werden muß. Grundsätzlich ist aber stets von einer allmählichen Rückbildung auszugehen, so daß eine Persistenz oder Zunahme der Symptome Wochen oder Monate nach dem Unfall auf eine Fehlverarbeitung oder bewußte Ausgestaltung verdächtig ist, sofern eine traumatische Spätkomplikation (s. S. 9.14) ausgeschlossen werden kann. Für die chronischen Kopfschmerzen können auch ein langanhaltender Analgetikagebrauch und unfallunabhängige Ursachen wie Hypotonie und Erkrankungen im Augen- und HNO-Bereich verantwortlich sein.

Contusio cerebri

Im Gegensatz zur Commotio cerebri liegt bei der Contusio cerebri ein substantieller Hirnschaden zugrunde. Lokalisation und Ausmaß der Hirnverletzung hängen besonders von der Art und dem Grad der Gewalteinwirkung ab. Ein *scharfes* Trauma (Bolzen, Stich, Schuß) bewirkt meist eine umschriebene Schädigung an der Einwirkungsstelle im Rahmen einer Impressionsfraktur oder auch eines offenen Schädel-Hirn-Traumas. Bei einem *stumpfen* Trauma kommt es in Abhängigkeit von der Stoßrichtung (Sellier u. Unterharnscheidt 1963) zur *Rindenprellung* mit oder ohne Blutung am Stoßpol *(„coup")* und meist stärker am Gegenstoßpol *(„contrecoup")*, insbesondere am basalen Stirn- und Schläfenlappen, oder bei tangentialer Stoßrichtung durch Zug- und Scherkräfte zu *Gefäß-* und *Gewebszerreißung* in der Rinde oder an der Grenze zwischen Marklager und Kortex. Schwere Traumen führen auch zu Verletzungen im Marklager, in den Stammganglien und im Balken. Eine *primär*-traumatische Schädigung des Hirnstamms im Sinne einer **Hirnstammkontusion** ist sehr selten und tritt nur bei schwersten Gewalteinwirkungen auf oder bei einer Stoßrichtung von tief okzipital. Meist wird der Hirnstamm *sekundär* miteinbezogen (s. Compressio cerebri).
Jeder stärkere Rindenprellungsherd geht mit einer Blutung in den Subarachnoidalraum einher, die entsprechend im Liquor nachgewiesen werden kann. Eine differentialdiagnostische Bedeutung kommt der Liquoruntersuchung aber nur im Einzelfall zu. Die Subarachnoidalblutung kann zu meningealen Reizsymptomen mit Kopfschmerzen und Nackensteifigkeit führen, selten einmal zu Hirnnervenlähmungen und Gesichtsfeldausfällen.
Die *Diagnose* einer Contusio cerebri erfolgt anhand klinischer, elektroenzephalographischer und neuroradiologischer Kriterien. Eine Bewußtseinsstörung ist nicht obligat; sie fehlt häufig bei scharfen Traumen. In etwa 5% findet sich keine Amnesie. Andererseits sprechen eine *Bewußtlosigkeit* von mehr als 2 Std. und eine Amnesie von mehr als 8 Std. für eine Kontusion. Fokale motorische, sensible und neuropsychologische Ausfälle und länger anhaltende psychopathologische Syndrome (Desorientiertheit, Verwirrtheit, psychotische Symptome) rechtfertigen auch ohne nachweisbaren Bewußtseinsverlust die Annahme einer Kontusion. Entsprechenden diagnostischen Wert haben *Herdveränderungen* im EEG; aber auch über mehr als 24 Std. *persistierende Allgemeinveränderungen* im EEG sprechen für eine substantielle Schädigung, wenn andere Ursachen (Intoxikation, Stoffwechselstörungen etc.) ausgeschlossen werden können.
Wenngleich eine Fraktur der Schädelkalotte oder -basis eine Hirnverletzung nicht sichert, weist sie doch auf eine stärkere Gewalteinwirkung hin, die in etwa drei Viertel der Fälle auch zu Kontusionsherden führt. *Monokel- oder Brillenhämatome* lenken den Verdacht auf eine Schädelbasisfraktur; stets muß aber sorgfältig als Ursache eine Weichteilverletzung periokulär oder an der Nasenwurzel ausgeschlossen werden.
Die *kraniale Computertomographie* kann traumatische Schäden und vor allem Blutungsherde nachweisen. Nach Lanksch (1981) lassen sich die Computertomographiebefunde aufteilen in: Zonen verminderter Dichte (Typ I), multiple kleine oder solide intrazerebrale Blutungen in einer Hemisphäre (Typ II) oder in beiden Hemisphären (Typ III). Jedoch kann das Computertomogramm in den ersten Stunden häufig unauffällig sein (ungefähr 40% nach Snoek u. Mitarb. 1979) oder als einzigen Befund ein schmales Ventrikelsystem zeigen. Erst in Kontrolluntersuchungen finden sich dann ggf. Kontusionsherde und extra- bzw. intrazerebrale Blutungen (Abb. 9.**1**).
Primärtraumatische Hirnstammschäden haben eine ungünstige Prognose und führen meist in den ersten Stunden zum Tode (Mayer 1967, Gerstenbrand u. Lücking 1970). Die computertomogra-

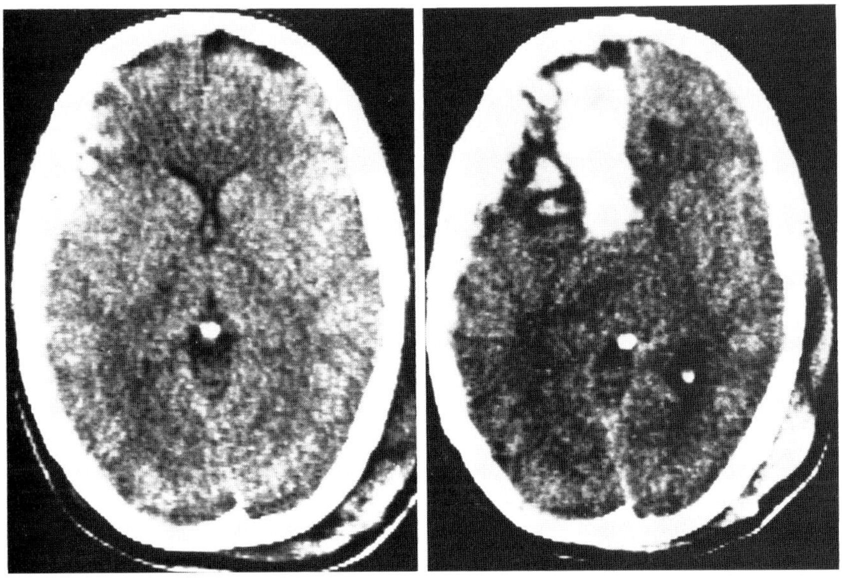

a b

Abb. 9.**1** a u. b Kraniales Computertomogramm einer 40jährigen Patientin nach schwerem Schädel-Hirn-Trauma mit Gewalteinwirkung von rechts parietal (deutliches Kopfschwartenhämatom).

a) 10 Std. nach dem Unfall: geringes Subduralhämatom mit darunterliegender kleiner Kontusionsblutung ohne erkennbare Raumforderung.
b) 48 Std. nach dem Unfall: fast unverändertes Subduralhämatom, aber ausgedehnte intrazerebrale Blutung mit Mittellinienverlagerung. (Aufnahmen: Röntgeninstitut der TU München)

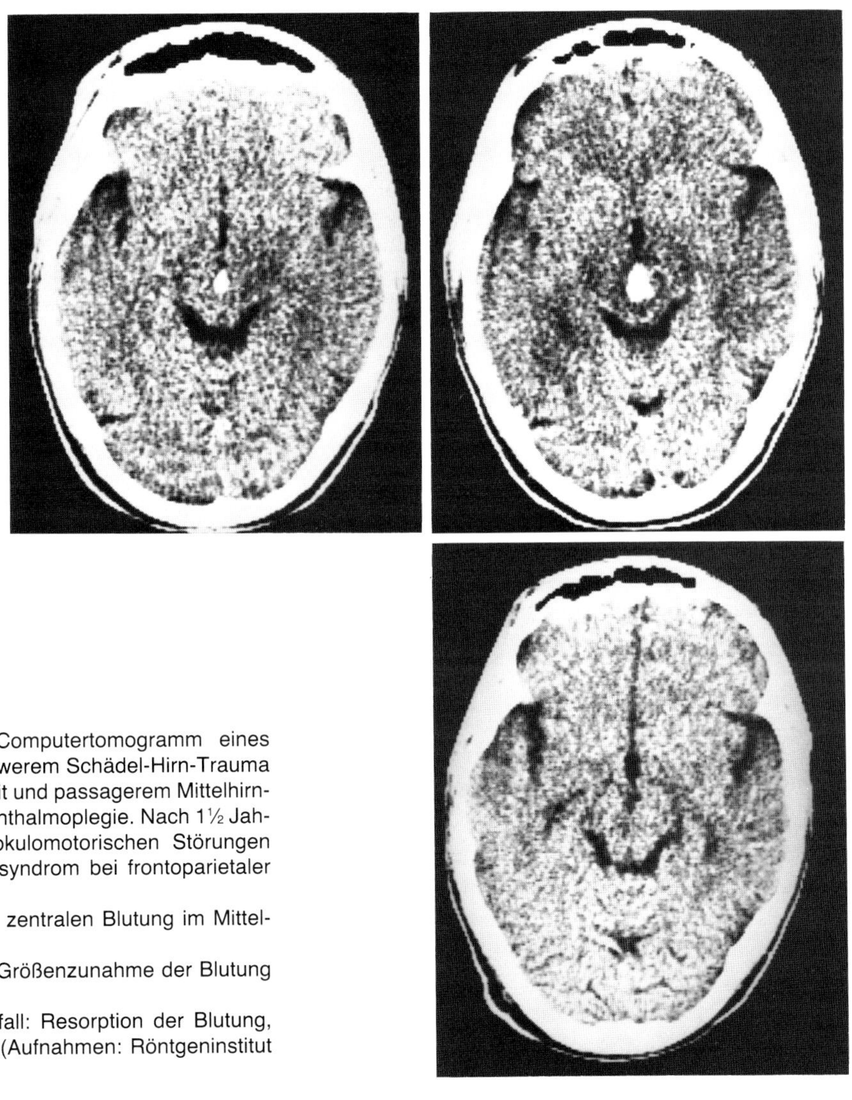

a b c

Abb. 9.**2** a–c Kraniales Computertomogramm eines 25jährigen Mannes nach schwerem Schädel-Hirn-Trauma mit 3wöchiger Bewußtlosigkeit und passagerem Mittelhirnsyndrom und linksseitiger Ophthalmoplegie. Nach 1½ Jahren außer persistierenden okulomotorischen Störungen noch mäßiggradiges Psychosyndrom bei frontoparietaler Kontusion.

a) Unfalltag: Nachweis einer zentralen Blutung im Mittelhirn.
b) 5 Tage nach dem Unfall: Größenzunahme der Blutung (klinisch: Streckkrämpfe).
c) 4 Wochen nach dem Unfall: Resorption der Blutung, geringer Substanzdefekt. (Aufnahmen: Röntgeninstitut der Univ. Freiburg)

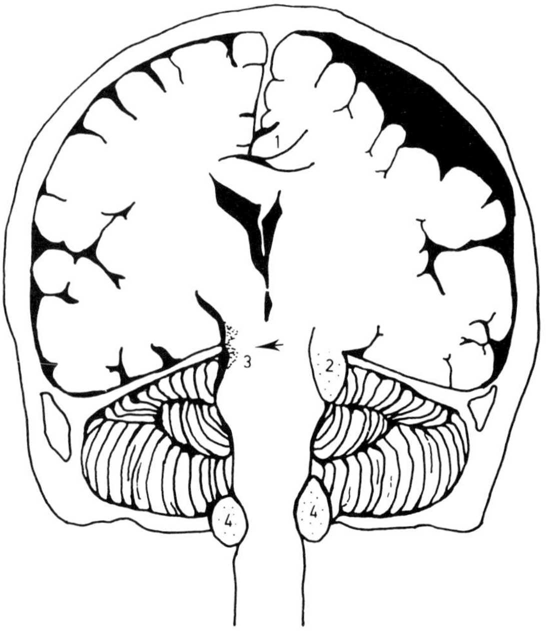

Abb. 9.**3** Schematische Darstellung einer intrazerebralen Massenverlagerung durch ein einseitiges epidurales Hämatom. 1 = zinguläre Herniation, 2 = einseitige tentorielle Herniation des Uncus gyri hippocampii, 3 = „Kernohan notch" durch Anpressung an den gegenseitigen Tentoriumrand, 4 = foraminelle Herniation der Kleinhirntonsillen. (Aus *F. Gerstenbrand, C. H. Lücking:* Das traumatische Mittelhirn- und Bulbärhirnsyndrom. In *H. Ch. Hopf, K. Poeck, H. Schliack:* Neurologie in Praxis und Klinik, Bd. I. Thieme, Stuttgart 1983)

phische Diagnostik hat Hirnstammkontusionen mit kleinen Blutungsherden aufgedeckt, die sich in ganz vereinzelten Fällen zurückbilden können (Lanksch 1981). Dem entsprechen auch eigene Beobachtungen (Abb. 9.**2**). Größere Blutungen werden nicht überlebt.

Die *klinische Symptomatik* ist neben den *Herdausfällen* von dem *postkontusionellen* Syndrom geprägt, das zahlreiche Beschwerden im Sinne des postkommotionellen Syndroms aufweist. Stärker als bei der Kommotion treten Zeichen eines *organischen Psychosyndroms* hervor, das neben einer „Hirnleistungsschwäche" vor allem auch Antriebs- und Schlafstörungen umfaßt. Ursächlich liegen häufig frontobasale Schäden zugrunde, die weder eine Amnesie noch neurologische Herdausfälle bewirken, sich aber oft im EEG manifestieren.

Die neurologischen und psychopathologischen Ausfälle können sich nach 3–6 Monaten gänzlich zurückbilden. Isolierte Hirnnervenausfälle wie auch eine Labyrinthschädigung können ohne Hirnstammbeteiligung als Folge der Schädelbasisfraktur auftreten und rechtfertigen nicht ohne weiteres die Annahme einer Kontusion.

Compressio cerebri

Die Compressio cerebri (Hirnquetschung) wird durch *sekundär*-traumatische Vorgänge bewirkt. Hier liegt eine allmähliche intrakranielle Volumenzunahme durch ein *lokales* oder *diffuses Hirnödem* oder durch eine *epidurale, subdurale* oder *intrazerebrale Blutung* zugrunde. Wenn der Reserveraum von 50–100 ml (Zisternen und Blutgefäße) aufgebraucht ist, erfolgt der Druck auf das Hirngewebe, das mit einer Massenverschiebung reagiert mit konsekutiver zingulärer, tentorieller und schließlich foramineller Einklemmung (Abb. 9.**3**). Die verschiedenen Hämatome können isoliert oder kombiniert, ein- oder beidseitig auftreten und mit einem Hirnödem zusammentreffen. Während das subdurale Hämatom stets mit einem Rindenprellungsherd verbunden ist, zeigt das epidurale Hämatom meist *keine* primäre Hirnbeteiligung. Dem rasch progredienten epiduralen Hämatom durch eine Blutung aus der A. meningica media steht das sich langsam über Tage entwickelnde epidurale Hämatom aus den venösen Blutleitern oder aus den Knochenvenen gegenüber. Das letztere geht häufig mit einem ausgedehnten subgalealen Hämatom einher, das sich in die abhängigen okzipitalen Partien ausdehnt.

Das **Epiduralhämatom,** das in 1–7% der schweren Schädel-Hirn-Traumen nachgewiesen wird, ist in typischer Weise gekennzeichnet durch die Wiedereintrübung des Bewußtseins nach einigen Minuten bis Stunden, selten bis Tage dauerndem *luziden Intervall.* Meist gehen Kopfschmerzen, Unruhe und Erbrechen voraus. Mit der erneuten Bewußtseinstrübung treten *kontralaterale* Halbseitenparesen der Extremitäten und *ipsilateral* zum Hämatomsitz eine Pupillenerweiterung auf, seltener eine Reizmiosis. Fokale, sekundär-generalisierte *Krampfanfälle* sind nicht selten. Die Stauungspapille ist kein Frühzeichen und oft erst nach 24–48 Std. zu erkennen. *Ipsilaterale Hemiparesen* werden entweder durch eine kombinierte Schädigung (Rindenprellung, Subduralhämatom) auf der anderen Seite oder als Folge der Verschiebung des Mittelhirns gegen den gegenseitigen Tentoriumrand („Kernohan notch") hervorgerufen (Abb. 9.**3**).

Bei rascher Entwicklung kommt es zu einer progredienten **Mittelhirneinklemmung** mit anfänglicher Beugestellung der Arme und Streckstellung der Beine, im Vollbild mit generalisierter Streckhaltung und Streckkrämpfen an allen Extremitäten mit rascher regelmäßiger und oberflächlicher Atmung („Maschinenatmung"), Tachykardie und Hypertension als Ausdruck vegetativer Enthemmung (Abb. 9.**4**). Dem EEG kommt keine besondere diagnostische Bedeutung zu, da es nicht zwischen Kontusion und Kompression unterscheiden läßt. Der sichere Nachweis gelingt durch das Computertomogramm oder die Angiographie.

80% der epiduralen Hämatome entwickeln sich in der Temporalregion in Abhängigkeit von dem Verlauf der A. meningica media. In seltenen Fällen kann im Frühstadium das Computertomogramm nur Zeichen der ödembedingten Massenverschiebung ohne Blut aufweisen (SNOEK u. Mitarb. 1979, LANKSCH 1981), um dann bei einer Kontrolluntersuchung die ausgedehnte epidurale Blutansammlung zu bestätigen (Abb. 9.**5**).

Eine anhaltende, in der Intensität evtl. fluktuierende, allmählich aber zunehmende Bewußtseinsstörung mit Halbseitenzeichen weist auf ein

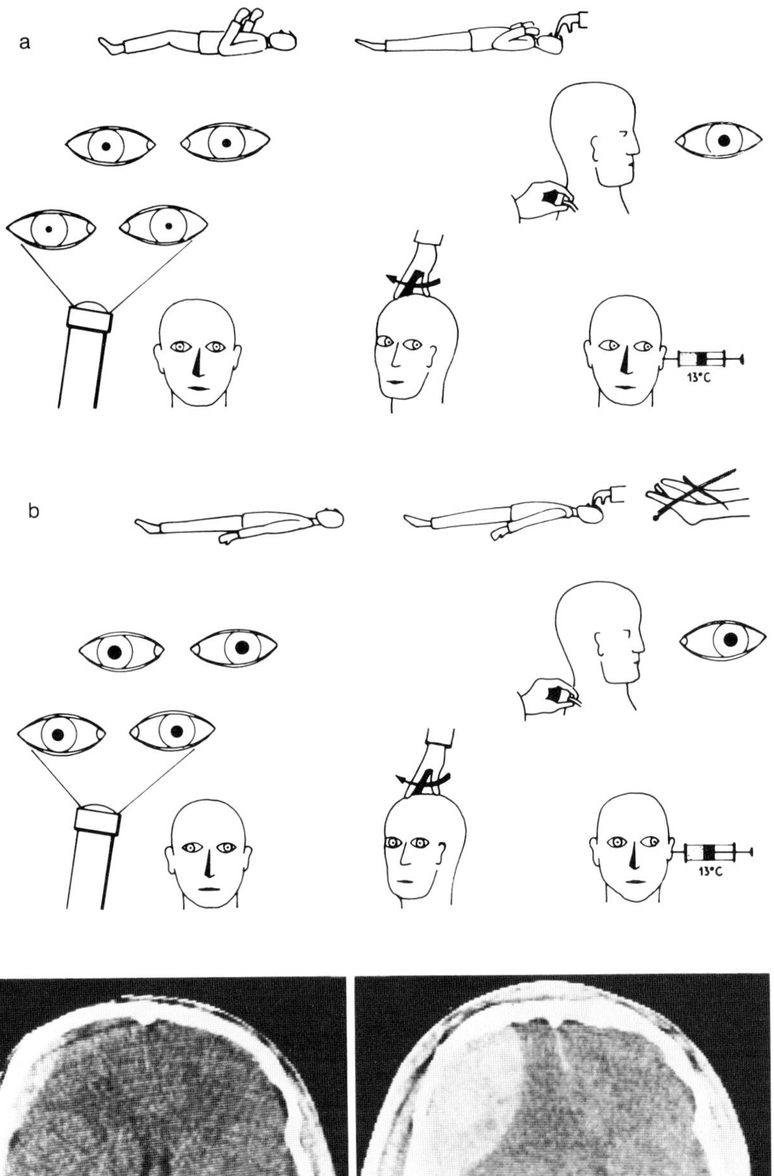

Abb. 9.**4** Schematische Darstellung der wichtigsten klinischen Kriterien der Mittelhirneinklemmung.
a) Beuge-Streck-Haltung, enge Pupillen, schwacher ziliospinaler Reflex, erhaltene Lichtreaktion, positiver okulozephaler Reflex, tonischer vestibulookulärer Reflex.
b) Vollbild des Mittelhirnsyndroms: generalisierte Streckkrämpfe; mittelweite, lichtstarre Pupillen, fehlender ziliospinaler Reflex, fehlender okulozephaler Reflex, dissoziierter vestibulookulärer Reflex. (Aus *F. Gerstenbrand, C. H. Lücking:* Arch. Psychiat Nervenkr. 213 [1970] 264)

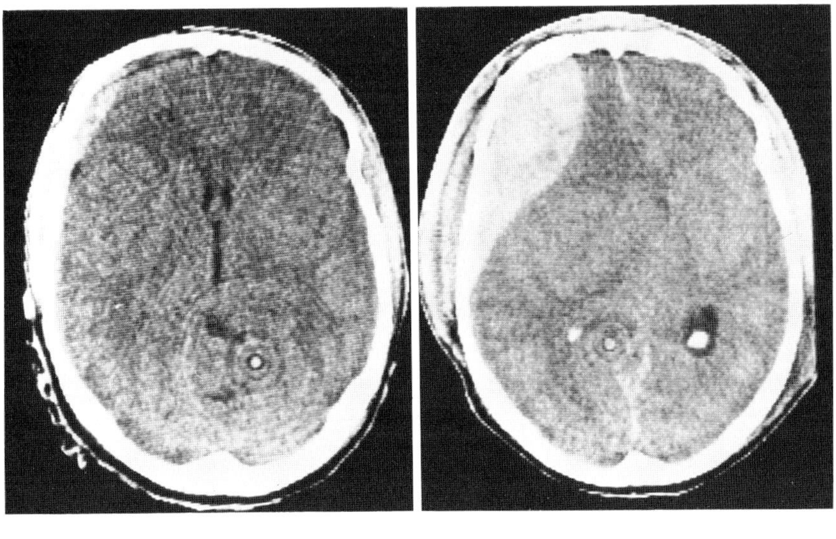

Abb. 9.**5** a u. b Kraniales Computertomogramm eines 22jährigen Patienten mit einem schweren Schädel-Hirn-Trauma mit Gewalteinwirkung links frontotemporal.
a) Unfalltag: geringes links frontales epidurales Hämatom; enges Ventrikelsystem, keine Massenverlagerung.
b) 2. Tag; nach erneuter Bewußtseinstrübung und rechtsseitiger Hemiparese: ausgedehntes frontales bis nach temporoparietal reichendes Epiduralhämatom mit typischer konvexer Begrenzung. Ausgeprägte Massenverlagerung. (Aufnahmen: Röntgeninstitut der TU München)

Subduralhämatom hin, das durch Blutungen aus den Rindenprellungsherden und/oder aus abgerissenen Brückenvenen in 5–10% der schweren Schädel-Hirn-Traumen entsteht.
In 15% findet sich ein *beidseitiges* Subduralhämatom und ebenso häufig ein Marklagerödem. Zunehmender Hirndruck führt allmählich wie beim Epiduralhämatom bis zur Mittelhirneinklemmung. Ein progredienter Hirndruck innerhalb von 3 Tagen entspricht einem *akuten* Subduralhämatom, eine Entwicklung von 3 Wochen einem *subakuten* Subduralhämatom; darüber hinaus handelt es sich um ein *chronisches* Subduralhämatom. Die entscheidende Diagnose ermöglichen das Computertomogramm und auch die Angiographie, wobei ein beidseitiges Hämatom häufig eine Verschiebung der Mittellinienstrukturen vermissen läßt. Das chronische Subduralhämatom zeigt fast immer einen progredienten Verlauf mit allmählich zunehmendem Hirndruck und entsprechender klinischer Symptomatik bis zum tiefen Koma mit Einklemmung.
Die **intrazerebralen Blutungen** treten als primärtraumatische Schädigung meist nur im Rahmen schwerer Schädel-Hirn-Traumen zusammen mit anderen intrakraniellen Läsionen auf. Die Hauptlokalisationen raumfordernder Blutungen sind im Marklager des Temporal- und Frontallappens und in den Stammganglien; seltener finden sich kleinere Blutungen auch im Balken und in der Wand des III. Ventrikels und unter dem Kontusionsherd. Damit weisen die traumatischen Blutungen ähnliche Prädilektionsstellen wie die nichttraumatischen Massenblutungen auf. Ursächlich werden traumatische Gefäßverletzungen angenommen, die mitunter nur partiell sind und zunächst zu dissezierenden intramuralen Blutungen führen (PETERS 1970). Daraus erklärt sich das gelegentliche Intervall zwischen Trauma und Ausbildung des Hämatoms mit entsprechender klinischer Symptomatik, wobei selten ein Zeitraum von 48 Std. überschritten wird. In den meisten Fällen wird aber wegen der Begleitläsionen ein Intervall nicht beobachtet.
Die differentialdiagnostische Abgrenzung der traumatischen Blutung von der *spontanen Massenblutung,* die ja ihrerseits Ursache eines Sturzes mit Schädeltrauma sein kann, muß somit von der Schwere des Schädel-Hirn-Traumas, von den obligaten zusätzlichen Läsionen, dem häufig fehlenden oder nur kurzen Intervall und von dem Ausschluß einer Gefäßerkrankung oder -anomalie und eines vorbestehenden Bluthochdrucks ausgehen. Intervalle von Wochen, Monaten oder sogar Jahren machen Zusammenhänge mit dem zurückliegenden Trauma ganz unwahrscheinlich. Entsprechend wird die sog. *Bollinger-Spätapoplexie* von den meisten Autoren angezweifelt. Vielmehr müssen neben den spontanen Massenblutungen andere Blutungsursachen wie Angiome, Aneurysmen, Gefäßerkrankungen, Gerinnungsstörungen etc. bedacht werden.
Die klinische Symptomatik der raumfordernden traumatischen intrazerebralen Blutung unterscheidet sich nicht wesentlich von dem Bild der extrazerebralen Blutung. Die Prognose ist aber ungünstiger. Die meisten Patienten sterben unter dem Bild der Hirnstammeinklemmung infolge der intrakraniellen Volumenzunahme. Die computertomographischen Analysen haben aber erbracht, daß in Einzelfällen auch ein Ventrikeleinbruch der Blutung überlebt werden kann.

Traumatische Gefäßverletzungen

Nach einem Intervall von Stunden oder Tagen nach einem Trauma auftretende akute Symptome, die vorrangig an eine intrakranielle Blutung denken lassen, können auch Folge eines **traumatischen Gefäßverschlusses** sein. Im Gegensatz zu den raumfordernden Blutungen, die zumeist mit Hirndrucksteigerung und entsprechend frühzeitiger Bewußtseinstrübung einhergehen, bevor Herderscheinungen deutlich werden, stehen bei den Gefäßverschlüssen die fokalen Ausfälle ganz im Vordergrund. Das gilt zumindestens für den Karotisverschluß.
Ursächlich werden Gefäßwandverletzungen in der Intima und auch in der Media angenommen, die durch direkte Gewalteinwirkung (Schlag, Sicherheitsgurt) oder durch Überdehnung bei Hyperextension in der HWS kombiniert mit Drehung des Kopfes (Überschlag des Fahrzeuges, Auffahrunfall, Fausthieb etc.) zustande kommen. Dieser Unfallmechanismus betrifft vor allem die Karotis im extrakraniellen Bereich, ebenso die Vertebralis und gelegentlich Basilaris wie auch die A. cerebri media. Es kann auch zu direkten Gefäßschäden im Bereich der Schädelbasis bei Frakturen kommen.
Differentialdiagnostisch muß einerseits eine unfallunabhängige Thrombosierung der Gefäße, andererseits aber auch eine durch den Unfall hervorgerufene Dekompensation eines vorbestehenden Gefäßleidens abgegrenzt werden. Da es Gefäßverschlüsse auch bei jugendlichen Patienten gibt, kann das Alter nicht besonders zur Entscheidung beitragen, es sei denn, daß ein arteriosklerotischer Gefäßprozeß nachgewiesen wird. Verläßlich sind im Einzelfall der Unfallmechanismus und der enge zeitliche Zusammenhang von Stunden bis höchstens wenigen Tagen mit dem Trauma. Monate- und jahrelange Intervalle werden ebenso wie bei den traumatischen Blutungen kaum einmal einen Zusammenhang rechtfertigen lassen.
Die Entstehung eines **Aneurysmas** an der Stelle der Gefäßwandverletzung erscheint grundsätzlich denkbar. Traumatische Aneurysmen in sicherem ursächlichem Bezug zum Trauma sind aber eher

selten (Peters 1970) und schwer von kongenitalen und arteriosklerotischen Aneurysmen abzugrenzen.
Verletzungen der Karotis an der Schädelbasis durch Frakturen oder penetrierende Knochensplitter können wegen der engen Nachbarschaft zum Sinus cavernosus zu einer **arteriovenösen Fistel** führen. Die klinische Symptomatik kann sich erst Wochen bis Monate später manifestieren. Trotzdem wird man die traumatische Genese fast immer akzeptieren, weil andere Ursachen einer Karotis-Sinus-cavernosus-Fistel (z. B. Aneurysma der Karotis, Arteriosklerose) kaum in Betracht kommen. Die Symptome beruhen zum einen auf dem venösen Rückstau in den zum Sinus cavernosus drainierenden Venen (insbesondere Vv. ophthalmica und angularis, Sinus sphenoparietalis und Sinus petrosus), zum anderen auf der arteriellen Minderversorgung infolge des Kurzschlusses. So finden sich progrediente Stauungszeichen, gelegentlich beidseitig, an den Venen der Bindehaut und Retina, Lidschwellung, erhöhter Augendruck, Visusminderung und Exophthalmus (Abb. 9.**6**). Der Durchstrom durch die Fistel läßt sich über dem Augenbulbus und über der Schläfenregion als pulssynchrones Geräusch abhören; der Patient selbst nimmt es in störender Weise wahr *(pulsierender Exophthalmus)*. Durch Druck auf die Karotis nimmt das Geräusch ab. Die neurologischen Ausfälle treten sowohl als Druckparesen der Augenmuskelnerven, die durch den Sinus cavernosus ziehen, in Erscheinung wie auch als diffuse Ausfälle in Form von Benommenheit, Schwindel, Kopfschmerzen und als fokale Hemisphärenzeichen. Differentialdiagnostisch muß an Aneurysmen der Karotis und der A. ophthalmica, an eine Sinus-cavernosus-Thrombose und auch an eine Hyperthyreose gedacht werden, bei denen aber fast immer das pulssynchrone Geräusch vermißt wird.

a

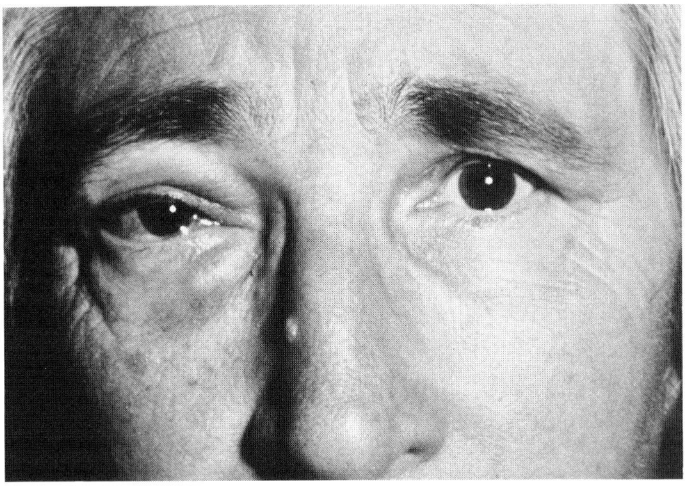

b

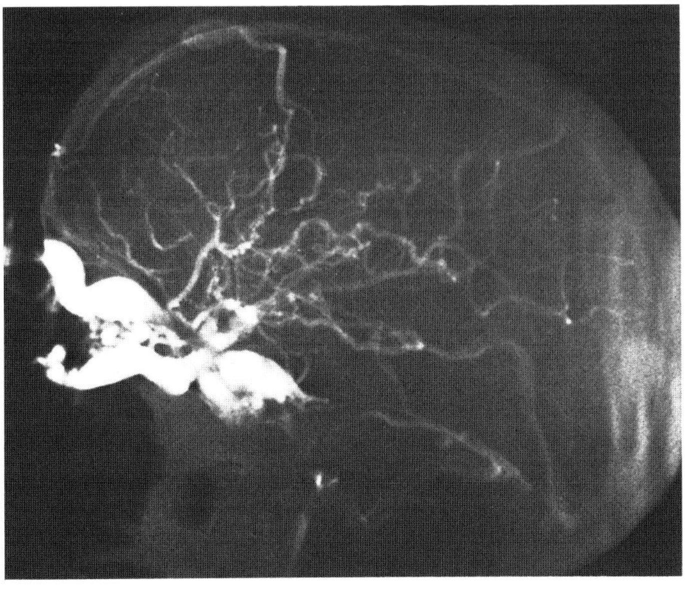

Abb. 9.**6** a u. b 60jährige Patientin, die wenige Wochen nach einem Schädel-Hirn-Trauma mit eintägiger Bewußtlosigkeit ein „pulsierendes" Geräusch in der rechten Kopfhälfte verspürte.

a) 4 Monate nach dem Unfall: ausgeprägter rechtsseitiger Exophthalmus mit Lidödem und Stauung der konjunktivalen Venen.
b) Rechtsseitige Karotisangiographie der Patientin, arterielle Phase. Auffüllung des Sinus cavernosus und erheblich erweiterte Orbitavenen. (Aufnahmen: Röntgeninstitut der TU München)

Traumatische Hirnnervenverletzungen

Symptome von seiten der *Hirnnerven* sind in der Regel Ausdruck einer direkten peripheren Nervenschädigung entweder durch Zerrung oder durch Verletzung infolge einer Schädelbasisfraktur, insbesondere wenn sie unmittelbar posttraumatisch einsetzen. Erst nach einem Intervall auftretende Symptome sprechen dagegen für eine sekundäre Schädigung durch Kompression bei erhöhtem Hirndruck oder basaler Blutung.

Der *N. olfactorius* wird bei einer vorderen Schädelbasisfraktur, aber auch bei Gewalteinwirkung von okzipital mit frontobasalem Gegenstoßpol verletzt. Diese Schädigungsmechanismen machen verständlich, daß fast immer gleichzeitig eine frontobasale Rindenprellung vorliegt. Psychische Auffälligkeiten lassen an ein frontoorbitales oder frontokonvexes Syndrom (s. S. 9.12) denken als Ausdruck einer frontalen Kontusion, wenngleich als einziges neurologisches Symptom nur eine Anosmie vorliegt.

Eine einseitige *Amaurose* tritt als Folge einer Kontusion oder Kompression oder auch eines Abrisses eines N. opticus auf. Bei komatösen Patienten ist die Frühdiagnose, die für die operative Entlastung bedeutsam ist, nur selten möglich. In der Aufwachphase kann das Fehlen des Blinkreflexes und der Lichtreaktion der Pupille einen ersten Hinweis geben. Binokuläre Gesichtsfeldausfälle weisen je nach Art auf eine Läsion des Chiasmas oder der Sehstrahlung bzw. -rinde hin. Das Chiasma nervi optici kann primär-traumatisch geschädigt werden durch eine Gewalteinwirkung von hochsagittal mit Gegenstoßpol an der mittleren Schädelbasis.

Die drei *Augenmuskelnerven* werden isoliert oder kombiniert bei Schädelbasisfrakturen, insbesondere im Bereich der Orbita, geschädigt. Die *monokuläre* Bewegungseinschränkung oder das Abweichen des Bulbus von der normalen Stellung ist Hinweis auf eine Schädigung des peripheren Nervs. Das Auftreten von Symptomen nach einem Intervall spricht für eine sekundäre Schädigung. Von besonderer Bedeutung ist dabei der N. oculomotorius mit seinem parasympathischen Anteil für die Innervation des M. sphincter pupillae. Ein sekundärer Ausfall des N. oculomotorius ist ein frühes Zeichen für eine Massenverlagerung im Bereich des Tentoriumschlitzes als Folge einer supratentoriellen Volumenzunahme (Abb. 9.**7**). Als frühestes Symptom ist die Erweiterung der Pupille zu beobachten, da die unmyelinisierten parasympathischen Fasern des N. oculomotorius am empfindlichsten auf Druck und Ischämie reagieren. Bei einer Entzündung des Nervs dagegen tritt zuerst eine Lähmung der äußeren Augenmuskeln auf.

Sind beide Augen betroffen, kommt neben einer beidseitigen peripheren Schädigung auch eine *supranukleäre* Schädigung in Betracht. Liegt eine dyskonjugierte Störung vor, wie z. B. eine dissoziierte spontane Bulbusbewegung oder eine schräge Schielstellung („skew deviation", Hertwig-Magendiesches Symptom), ist eine Läsion im Hirnstamm anzunehmen, während ein Hemisphärenherd im frühen Stadium zu einer konjugierten Abweichung („déviation conjuguée") führt.

Der *N. trigeminus* wird häufiger bei Gesichtstraumen verletzt als bei Schädelbasisfrakturen. Dagegen wird der *N. facialis* vor allem bei Felsenbeinfrakturen geschädigt. Die sofort einsetzende *Frühlähmung* des Nervs ist Folge einer Zerrung

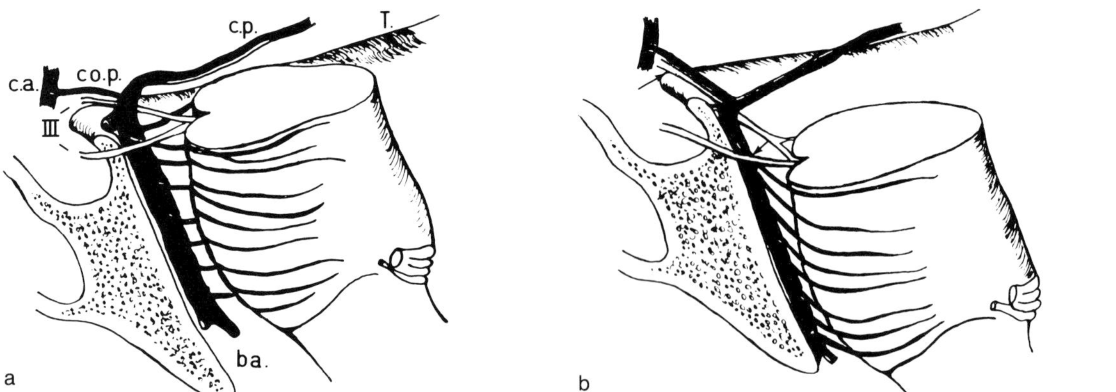

Abb. 9.**7** a u. b Schematische Darstellung der Beziehung zwischen N. oculomotorius, dem Tentoriumrand und der Gefäße im oberen Hirnstammbereich.

a) Normale Lage. c.a. = A. carotis, co.p. = A. communicans posterior, c.p. = A. cerebri posterior, ba. = A. basilaris, T. = Tentorium.

b) Kaudalverlagerter Hirnstamm mit Streckung der Gefäße und Dehnung der Nn. oculomotorii über dem Tentoriumrand und der A. cerebelli superior (Pfeile). (Aus *F. Gerstenbrand, C. H. Lücking:* Das traumatische Mittelhirn- und Bulbärhirnsyndrom. In: *H. Ch. Hopf, K. Poeck, H. Schliack:* Neurologie in Praxis und Klinik, Bd. I. Thieme, Stuttgart 1983)

oder Zerreißung im Gehörgang. Die *Spätlähmung* in den ersten 1–2 Wochen wird durch progredienten Druck infolge von Schwellung oder Blutung bewirkt. Differentialdiagnostische Schwierigkeiten kann die *inkomplette periphere Fazialisparese* bereiten, da sie nicht ohne weiteres von der nur den Mundbereich betreffenden *zentralen* Fazialisparese abzugrenzen ist. Die regelmäßige Bestimmung der elektrischen Erregbarkeit (Schwellenwert) kann aber die periphere Schädigung frühzeitig erfassen.
Der akute Ausfall des *N. vestibulo-cochlearis* ist stets Folge einer latero-basalen Fraktur. Differentialdiagnostisch muß eine *Commotio* oder *Contusio labyrinthii* abgegrenzt werden. Diese Differenzierung gelingt beim fehlenden Nachweis einer Basisfraktur häufig erst mit der Verlaufsbeobachtung. Die basalen Hirnnerven IX–XII werden nicht selten bei Frakturen, insbesondere des Foramen jugulare, miteinbezogen.

Vegetative Begleitsymptome

Im akuten Stadium nach einem Schädel-Hirn-Trauma können *hohe Körpertemperaturen* auftreten. Diesem „zentralen" Fieber liegen verschiedene Ursachen zugrunde, ohne daß die Ätiopathogenese letztlich geklärt ist. Bei der *traumatischen Subarachnoidalblutung* kommt es ähnlich wie bei der aneurysmatischen Subarachnoidalblutung zu Temperaturerhöhungen bis zu 40 °C. Über 40 °C hinaus gehen die Temperaturen bei den seltenen *dienzephalen Kontusionen* und bei der akuten *Mittelhirneinklemmung.*
Parallel der Temperaturerhöhung verläuft meist der *Pulsfrequenzanstieg.* Bei der Mittelhirneinklemmung überwiegt die Tachykardie, während zuvor bei zunehmendem Hirndruck zunächst eher eine Bradykardie bei erhöhtem Blutdruck beobachtet wird.
Die *Atmung* kann sich in typischer Weise verändern in Abhängigkeit von der Schädigungsebene. Der *Cheyne-Stokesche Atemtyp* tritt bei diffuser Großhirn- und Zwischenhirnstörung auf. Die sehr regelmäßige, rasche und flache *„Maschinenatmung"* ist typisch für die Mittelhirnschädigung. Bei einer pontinen Schädigungsebene kommt es zu längeren Apnoen sowie einzelnen Atemstößen *(„Cluster breathing")*, während die *Schnappatmung* auf die Ebene der Medulla oblongata hinweist.
Elektrolytentgleisungen und Verschiebungen des *Wasser- und Säure-Basen-Haushaltes* können einerseits Folge der Hyperthermie und Hyperventilation, zum anderen aber auch direkter Ausdruck der Zwischenhirnläsion sein. Der beim akuten Mittelhirnsyndrom z.T. extrem gesteigerte Grundumsatz mit bis zu 5000 kcal (ca. 21000 kJ) ist wahrscheinlich Folge der ausgeprägten vegetativen Enthemmung aufgrund der dienzephalen Regulationsstörungen. In seltenen Fällen findet sich im Frühstadium eine ausgeprägte *Polyurie (Diabetes insipidus)* als Zeichen einer hypothalamischen-hypophysären Störung. Die bei schweren Schädel-Hirn-Traumen zu beobachtende *Gastritis* mit blutenden *Ulzera* ist pathophysiologisch nicht geklärt. Bei Abfall des Blutdrucks und des Hämatokrits ist immer an eine derartige okkulte Blutung zu denken.

Subakute und chronische Syndrome

Posttraumatisches Koma

Im Anschluß an eine schwere Contusio cerebri, an die Compressio cerebri und auch an traumatische Gefäßverschlüsse kann es zu länger anhaltenden Bewußtseinsstörungen kommen, die erst nach Tagen, Wochen oder Monaten abklingen oder zum Tode führen oder auch über Jahre unverändert bestehenbleiben. Die Fortschritte in der Intensivbehandlung lassen Verletzungen überleben, die in früheren Jahren rasch zum Tode geführt hätten. Entsprechend gibt es unterschiedliche Arten und Schweregrade von Bewußtseinsstörungen. Die Unterschiede beruhen im wesentlichen auf verschiedenen Schädigungsmustern.
Schwere *diffuse* Hemisphärenschädigungen gehen meistens mit **langdauerndem Koma** einher; die Augen bleiben geschlossen; die spontane Motorik fehlt; allenfalls kommt es zu ungerichteten Reaktionen auf starke Schmerzreize. Im Gegensatz dazu steht das *apallische Syndrom* (Kretschmer 1940), das sich meist aus dem akuten Mittelhirnsyndrom über ein verlängertes Koma ausbildet. Das Hauptsymptom des **traumatischen apallischen Syndroms** (Gerstenbrand 1967) ist das *Coma vigile:* „Der Patient liegt wach da mit offenen Augen. Der Blick starrt geradeaus oder gleitet ohne Fixationspunkt verständnislos hin und her. Auch der Versuch, die Aufmerksamkeit hinzulenken, gelingt nicht oder höchstens spurweise; Ansprechen, Anfassen, Vorhalten von Gegenständen erweckt keinen sinnvollen Wiederhall" (Kretschmer 1940). Fakultativ finden sich über das Coma vigile hinaus eine fixierte Beugestellung der Extremitäten, vegetative Enthemmungszeichen und motorische Automatismen (Kauautomatismen, vertieftes Gähnen). Beim traumatischen apallischen Syndrom liegt die Schädigungsebene zumeist im Dienzephalon und oberen Hirnstamm; die Hirnrinde (Pallium) kann strukturell intakt sein (Lücking 1977). Der Wiederanschluß des Kortex an das mesenzephale Aktivierungssystem führt zur Rückbildung des apallischen Syndroms, das dann nur ein *Durchgangssyndrom* darstellte. Das apallische Syndrom kann aber auch

jahrelang unverändert bestehenbleiben. Im Computertomogramm finden sich extrem weite Ventrikel. Angehörige interpretieren fälschlicherweise nicht selten spontane Augenbewegungen als Zuwendung, wozu vor allem der zwingende Eindruck der Wachheit Veranlassung gibt.
Der Begriff des apallischen Syndroms sollte nur bei Vorliegen des beschriebenen Coma vigile benutzt werden. Annäherungen wie „dysapallisch" oder „unvollständiges apallisches Syndrom" müssen notwendigerweise unscharf und irreführend bleiben.
Sowohl eine dienzephale, aber auch eine mesenzephalopontine Funktionsstörung kann das Bild des **akinetischen Mutismus** (Cairns u. Mitarb. 1941) bewirken, das keineswegs mit dem apallischen Syndrom gleichgesetzt werden darf. Ursprünglich bei einer Zyste des III. Ventrikels beschrieben mit jeweils reversiblem Verlauf nach Zystenpunktion, ist darunter ein Zustand zu verstehen, der keinerlei sprachliche, motorische oder emotionelle Äußerungen erkennen läßt, bei dem aber die Augen Gegenstände verfolgen, sich akustischen Reizen zuwenden. Die Patienten sind wach und bewußt und erinnern sich an diese Zeit genau.
Für Zustände, die vom Aspekt her dem Schlaf ähneln, aber fluktuierend eine erschwerte und zeitweilig fehlende Erweckbarkeit zeigen, erscheint der Begriff **Parasomnie** (Jefferson 1944) recht treffend.
Neben diesen vier Begriffen, mit denen die meisten posttraumatischen Störungen gut erfaßt werden können, existiert noch eine Reihe weiterer Termini, die z.T. für ähnliche Zustände gebraucht werden oder einzelne Teilaspekte herausheben, wie z.B. *posttraumatische Katatonie, hypertonischer Stupor, posttraumatische Enzephalopathie, posttraumatische Demenz, anoetischer Symptomenkomplex* u.a. (Übersicht bei Bricolo 1966).

Organische Psychosyndrome

Die Rückbildung aus einem langdauernden posttraumatischen Koma und insbesondere aus dem apallischen Syndrom verläuft häufig über bestimmte psychopathologische Zustandsbilder. Dazu gehört das **Klüver-Bucy-Syndrom,** das im Vollbild eine visuelle Agnosie, orale Tendenzen, Hypersexualität, fehlende Scham und Verlust von Angst und emotionellen Reaktionen sowie eine ausgeprägte Eßsucht (Bulimie) umfaßt (Klüver u. Bucy 1973). Häufig ist das Syndrom nur inkomplett ausgeprägt mit im Vordergrund stehenden oralen und hypersexuellen Tendenzen. Analog dem Tiermodell mit beiderseitiger Ablation des Temporallappens muß ursächlich auch bei einem posttraumatischen Klüver-Bucy-Syndrom eine bilaterale Schädigung der Temporalregion mit Einbeziehung vor allem des limbischen Systems angenommen werden, die als Folge der tentoriellen Herniation mediobasaler Anteile des Temporallappens in der akuten posttraumatischen Phase auftreten (Gerstenbrand u. Lücking 1971). Differentialdiagnostisch muß auch an einen vorbestehenden zerebralen Abbauprozeß (Morbus Pick oder Morbus Alzheimer) gedacht werden, der durch das Trauma dekompensiert ist.
An das Klüver-Bucy-Syndrom schließt sich nicht selten ein schweres amnestisches Bild ähnlich dem **Korsakow-Syndrom** an, das ebenfalls auf eine Läsion im Temporallappen (Amygdalum und Corpora mamillaria) zurückgeführt wird. Neben den klassischen Korsakow-Symptomen der Amnesie, Konfabulationen und Desorientiertheit findet sich posttraumatisch meist noch eine ausgeprägte Demenz (Bricolo 1966). Im weiteren Verlauf und als Defektstadium kann die **posttraumatische Demenz** zusammen mit erheblichen neurologischen Ausfällen ganz im Vordergrund stehen.
Mehr im Frontallappen gelegene traumatische Läsionen gehen mit dem sog. **traumatischen Frontalhirnsyndrom** einher, das nach Kleist in ein *frontokonvexes* und ein *frontoorbitales* Syndrom unterteilt werden kann. Bei Schädigung der Konvexität kommt es vor allem zu Antriebsmangel und kognitiven Funktionsstörungen, bei Läsionen im Orbitalhirn dagegen zu auffälligen Verhaltensstörungen mit Verlust von Takt und Sozialgefühl, fehlender emotioneller Kontrolle und Euphorie.
Frontalhirnsyndrome, verbunden mit Affektstörung, sexueller und oraler Enthemmung und motorischer Unruhe, lassen sich als **frontolimbische Demenz** (Roberts 1979) zusammenfassen und sprechen für eine kombinierte frontotemporale Läsion.

Neurologische Ausfälle

Neurologische Herdausfälle als Folge von kortikalen Kontusionsherden bilden sich im allgemeinen gut zurück. Ausgedehnte Substanzschäden hinterlassen dagegen meist bleibende Symptome in Form von Paresen, Hemianopsien und neuropsychologischen Ausfällen als Aphasie und Apraxie sowie Agnosie.
Extrapyramidal-motorische Syndrome, insbesondere das **traumatische Parkinson-Syndrom,** seltener *Dystonien,* setzen ein schweres Trauma voraus, das entweder primär-traumatische, häufiger durch Einklemmung sekundär-traumatische Läsionen im oberen Hirnstamm bewirkt. Diese Syndrome werden bereits in der Rückbildungsphase des traumatischen Komas manifest. Ein Parkinson-Syndrom oder eine Torsionsdystonie, die nach leichtem oder mittelschwerem Schädel-

Hirn-Trauma und einer Latenz von Monaten oder Jahren auftreten, können in der Regel nicht als Traumafolge angesehen werden.
Ausgeprägte **Kleinhirnsymptome** wie Ataxie, Dysmetrie, Dysarthrie und Intentionstremor werden ebenfalls nur bei schweren Traumen mit primär-traumatischer Läsion des Zerebellums oder Einklemmung des oberen (aszendierende Herniation) und unteren Kleinhirnanteils bei Volumenzunahme in der hinteren Schädelgrube (Ödem, Blutung) beobachtet. Ein grobschlägiger posttraumatischer Tremor vom Typ des Flügelschlagens („wing beating") ist Ausdruck einer Schädigung der Bindearme (Brachia conjunctiva) infolge der Mittelhirneinklemmung (Gerstenbrand u. Mitarb. 1970).
Grundsätzlich sind posttraumatische neurologische Ausfälle eher rückläufig. Langsam fortschreitende Symptome im Sinne einer progredienten *posttraumatischen Enzephalopathie* sind nur nach *wiederholten* Traumen beobachtet worden. Untersuchungen an Gehirnen von Boxern mit einer „Boxer-Enzephalopathie" („punch drunkness", Dementia pugilistica) ergaben die Befunde einer *progressiven* neuralen Degeneration, deren Verteilung sich von dem Schädigungsmuster in Gehirnen mit präseniler oder seniler Demenz deutlich unterscheidet (Corsellis u. Mitarb. 1973). Eine frühzeitige progrediente Verschlechterung nach einem einzigen Trauma muß nach Ausschluß einer Komplikation auf andere Ursachen zurückgeführt werden, insbesondere auf einen vorbestehenden Alterungsprozeß, der durch das Trauma dekompensierte.

Vegetative und endokrine Begleitsymptomatik

Aus dem akuten Stadium der dienzephalen Störung können mehr oder minder lang anhaltende Symptome resultieren. Im posttraumatischen Koma oder apallischen Syndrom findet sich eine z. T. schwere *vegetative Dysregulation.* Schon geringe äußere und innere Reize werden mit Tachykardie, Tachypnoe, Hyperthermie und profusem Schwitzen („emergency reaction") beantwortet. Außerdem werden hypothalamisch-hypophysäre Syndrome beobachtet, als deren morphologisches Substrat petechiale Blutungen im Hypothalamus und Infarkte in der Hypophyse gelten. Die Inzidenz ist gering, da derartige Läsionen schwere Gewalteinwirkungen voraussetzen, die aufgrund der weiteren Verletzungen meist nicht überlebt werden. Im frühen Stadium entwickelt sich als Ausdruck der Hypophyseninsuffizienz eine schwere *Kachexie* (Simmondssche Kachexie) bis zum *Marasmus.*
In den Stadien fortschreitender Remission finden sich *Impotenz* und *Amenorrhö.* Vereinzelt wurde bei kindlichen Schädel-Hirn-Traumen eine *Pubertas praecox* im Alter von 8 und 9 Jahren gesehen (eigene Beobachtung). Daneben stehen die Symptome einer ausgeprägten Eßsucht (Hyperphagie) und Fettsucht. Diese Symptome können sich ebenso wie der wochenlange *Diabetes insipidus* und auch die Störung der *Schlaf-Wach-Regulation* ohne Therapie zurückbilden, aber auch über lange Zeit persistieren.
Differentialdiagnostisch muß bei diesen Symptomen an die Mitbeteiligung von Strukturen des frontalen und limbischen Kortex gedacht werden, zumal häufig ein ausgeprägtes organisches Psychosyndrom mit amnestischen Störungen, Antriebsverlust, Affektinkontinenz und Desorientiertheit gleichzeitig vorliegt.

Traumatische Epilepsie

Zerebrale Krampfanfälle manifestieren sich nicht selten im Anschluß an Schädel-Hirn-Traumen. Ein ursächlicher Zusammenhang ist wahrscheinlich, wenn eine strukturelle Hirnverletzung vorliegt oder vor dem Trauma keine epileptischen Anfälle auftraten. Eine familiäre Belastung fördert augenscheinlich die Entwicklung einer posttraumatischen Epilepsie.
Zu unterscheiden ist die eigentliche **posttraumatische (Spät-)Epilepsie** von den **Frühanfällen (Frühepilepsie).** Einige Autoren grenzen noch die *Frühestanfälle* (Immediatanfälle) ab (Paillas 1970). Diese *Frühestanfälle* treten meist Sekunden oder Minuten nach dem Trauma auf, sind vom Typ des generalisierten Anfalls, wiederholen sich nur selten und können auch durch ein geringes Schädel-Hirn-Trauma hervorgerufen werden. Der Pathomechanismus dieser eher seltenen Anfälle ist noch unklar.
Unter **Frühanfällen** werden heute im allgemeinen die in der 1.–4. posttraumatischen Woche auftretenden zerebralen Krampfanfälle verstanden. Da 80% in die 1. Woche fallen (50% am 1. Tag), wird von einzelnen Autoren nur dieser Zeitraum für die Frühanfälle berücksichtigt (Jennett 1974). Andere Autoren beziehen den gesamten Zeitraum bis zur Rückbildung der akuten Symptomatik mit ein. Die in der 1. Woche manifesten Anfälle gehen nur in 27%, die Anfälle in der 2.–8. Woche dagegen in 70% in die Spätepilepsie über (Jennett 1974). Das bedeutet, daß Patienten mit Frühanfällen etwa viermal häufiger eine Spätepilepsie entwickeln als Patienten ohne Anfälle in den ersten Wochen. Insgesamt treten in etwa 5–10% der Schädel-Hirn-Traumen Frühanfälle auf, wobei die komplizierten Traumen nicht häufiger als die unkomplizierten Traumen betroffen sind (Roberts 1979). In der Hälfte der Fälle handelt es sich um fokale Anfälle. Das EEG leistet nur wenig in der Vorhersage von Frühanfällen.

Periodische Dysrhythmien und fokale Spitzenpotentiale zeigen allenfalls ein etwas erhöhtes Risiko an.
Differentialdiagnostisch müssen die Frühanfälle streng von den *nichtepileptischen Streckkrämpfen* infolge einer Mittelhirneinklemmung abgegrenzt werden. Diagnostische Schwierigkeiten kann es auch in der Abgrenzung von *vagovasalen Synkopen* geben, die in etwa 5% der Schädel-Hirn-Traumen auftreten (Gastaut u. Mitarb. 1957). Ebenso können *Verwirrtheitszustände* mit Hinstürzen und Bewußtlosigkeit fälschlich als traumatische Epilepsie interpretiert werden.
Auch bei sicherem Nachweis eines zerebralen Anfalls muß trotzdem das Trauma nicht die eigentliche Ursache darstellen, wenn beispielsweise ein Hirntumor vorliegt. Von 400 Patienten mit einer Tumorepilepsie waren 25 zuvor als posttraumatische Epilepsie eingeschätzt worden (Krayenbühl u. Mitarb. 1970). Außerdem kann ein Vorbestehen des Anfallsleidens im Hinblick auf die Schuldfrage verschwiegen werden. Eine langjährige Anfallsfreiheit kann durch einen traumatisch bedingten Anfall unterbrochen werden, wobei dann vor allem die vorbestehende Anfallsbereitschaft in Rechnung zu setzen ist.
Die eigentliche **posttraumatische Spätepilepsie** setzt bereits in dem 1. und 2. posttraumatischen Jahr ein. Im 1. Jahr treten etwa 50% (Paillas u. Mitarb. 1970), im 2. Jahr 75–80% aller Anfälle auf (Caveness 1974). Anschließend nimmt das Risiko eines traumatischen Anfallsleidens deutlich und ständig ab, wobei zusätzliche Faktoren wie Schweregrad und Lokalisation der Hirnschädigung, familiäre Anfallsbereitschaft und Alter des Patienten eine Rolle spielen dürften. Besonders zentroparietale sowie frontale und temporale Schäden führen häufiger zu Anfällen. Die Häufigkeit der posttraumatischen Epilepsien insgesamt richtet sich vor allem nach der Art des Traumas. *Unkomplizierte* Traumen führen in Abhängigkeit von der Schwere des Traumas in 5–15% zu Anfällen. Bei den *komplizierten* Traumen entscheidet vor allem die offene Hirnverletzung die Anfallshäufigkeit mit 40–60%, während die Kompression allein durch epi- oder subdurale Hämatome etwa in 30% der Fälle zu einer posttraumatischen Epilepsie führt. Die Dauer des posttraumatischen Komas ist weniger entscheidend (Roberts 1979). Überwiegend handelt es sich um sekundär-generalisierte Anfälle. Nach geschlossenen Schädel-Hirn-Traumen kommt es häufiger auch zu psychomotorischen Anfällen, während offene Verletzungen neben den generalisierten auch fokale Anfälle aufweisen. Eine späte Manifestation nach vielen Jahren ist möglich. 10 Jahre nach dem Unfall wird die Wahrscheinlichkeit noch mit 0,1–3% eingeschätzt (Walker u. Erculei 1970). Aber selbst eine Manifestation nach 20 und mehr Jahren nach dem Unfall schließt einen Zusammenhang nicht aus, wenngleich die Absicherung zunehmend schwieriger wird. Der Nachweis eines traumatischen Substanzdefektes und vor allem auch EEG-Brückensymptome mit fokaler Dysrhythmie und Spitzenpotentiale und Spike-wave-Muster im Intervall-EEG können aber die ätiologische Zuordnung erleichtern. Das EEG leistet isoliert dagegen weder in den ersten Wochen noch in den folgenden Monaten eine relevante Aussage über die *Wahrscheinlichkeit* von epileptischen Anfällen. Die Entwicklung eines Herdes mit spitzen Wellen, die Persistenz von paroxysmalen dysrhythmischen Gruppen und ebenso die Rückbildung derartiger Veränderungen sind ähnlich häufig bei Patienten mit oder ohne posttraumatische Epilepsie (Courjon 1971).
Zusätzliche Faktoren wie Alter, zerebrovaskuläre Prozesse und Alkohol sind auszuschließen. Die Prognose der posttraumatischen Epilepsie ist insgesamt günstiger als die der genuinen Epilepsie. Insbesondere führt eine geringe Frequenz nicht selten zum völligen Sistieren der Anfälle. Unter einer konsequenten antikonvulsiven Therapie erreichen etwa 75% der Patienten eine Anfallsfreiheit.

Spätkomplikationen

Neu- oder wiedereinsetzende und progredient verlaufende Beschwerden nach zuvor guter posttraumatischer Erholung und weitgehender Rückbildung der akuten und subakuten Symptome sprechen für eine **Spätkomplikation.** Häufig handelt es sich um **allgemeine Störungen** mit vermehrten Kopfschmerzen, zunehmender Hirnleistungsschwäche, spastisch-ataktischem Gang, Benommenheit mit Übelkeit und Erbrechen. Ursächlich kann ein *Hydrocephalus malresorptivus* zugrunde liegen, der sich als Folge einer traumatischen Subarachnoidalblutung mit Verklebung der Liquorresorptionsstellen entwickelt. Differentialdiagnostisch muß der *Hydrocephalus internus* nach ausgeprägtem traumatischem Marklagerödem abgegrenzt werden, der aber selten zu progredienten Störungen führt, sondern eher das morphologische Korrelat für den *posttraumatischen Defektzustand* darstellt. Der Hydrocephalus malresorptivus kann durch eine Szintigraphie oder computertomographische Untersuchung nachgewiesen werden, wenn nämlich die radioaktive Substanz oder das Kontrastmittel in das Ventrikelsystem eintreten und nur verzögert resorbiert werden.
Außer dem Hydrozephalus kommt als Spätkomplikation, die noch nach Jahren einsetzen kann, die **traumatische Meningitis** oder **Meningoenzephalitis** in Frage, die durch nicht selten unbekannte Liquorfisteln bei vor allem frontobasaler Verletzung hervorgerufen wird. Neben typischen Zei-

chen der akuten Meningitis werden auch chronische Verläufe beobachtet.
Das Auftreten von progredienten neurologischen *Herdausfällen* oder von *fokalen* und *sekundär-generalisierten Krampfanfällen* läßt am ehesten an einen traumatischen **Spätabszeß** im Bereich einer offenen Verletzung oder eines Fremdkörpers denken. Zum anderen ist an ein **chronisches Subduralhämatom** zu denken, bei dem es sich fast immer um eine langsam progrediente Raumforderung handelt und das mitunter durch ein zusätzliches banales Trauma dekompensieren kann.

Wirbelsäulen-Rückenmarks-Traumen

In Analogie zum Gehirn werden auch beim Rükkenmark **geschlossene** und **offene** Traumaformen unterschieden. Erstere überwiegen zahlenmäßig bei weitem und sind Folge von Wirbelsäulenverletzungen durch Stauchung, Überbeugung, Überstreckung oder Torquierung sowie deren Kombination. Direkte Gewalteinwirkung in Form von Quetschung oder Stoß ist seltener. Für die Ausprägung eines Wirbelsäulen-Rückenmarks-Traumas spielen neben dem Unfallmechanismus auch *individuelle Faktoren* eine Rolle. Besonders anfällig aufgrund mangelnder Flexibilität der Wirbelsäule und des Bandapparates sind Patienten mit Bechterewscher Krankheit und anderen entzündlichen oder degenerativen Wirbelsäulenveränderungen. Die umgekehrten Verhältnisse bei Kindern schützen zwar weitgehend vor knöchernen Wirbelsäulenverletzungen, nicht aber vor z.T. schwerwiegenden Rückenmarksläsionen. *Offene* Traumen sind Folge penetrierender Gewalt (Schuß, Messerstich) und gehen mit Duraeröffnung einher. Sie geben meist keinen Anlaß zu differentialdiagnostischen Überlegungen, zumal infektiöse Spätkomplikationen wie Meningitis oder Abszeß selten sind.

Allgemeine Symptome

Das Rückenmarkstrauma ist klinisch gekennzeichnet durch die inkomplette oder komplette **Querschnittslähmung,** d.h. die Kombination einer beidseitigen zentralen Parese mit einer Sensibilitätsstörung für alle Qualitäten und als vorrangigen vegetativen Störungen Harn- und Stuhlverhaltung. Die Ausfälle haben meist eine scharfe obere Grenze, die der segmentalen Höhe der Gewalteinwirkung entspricht, aufgrund sekundärtraumatischer Veränderungen oder Durchblutungsstörungen, aber auch um einige Segmente nach oben oder unten abweichen kann. Initial besteht bei schwerer Traumatisierung fast immer ein sog. **spinaler Schock** mit kompletter motorischer Lähmung, schlaffem Muskeltonus und Areflexie. Dieses Syndrom läßt nicht notwendigerweise auf einen irreversiblen Funktionsausfall des Rückenmarks schließen; ohne manifeste Kompression ist eine weitgehende Rückbildung möglich. Gewöhnlich aber wird die Parese nach Tagen oder Wochen spastisch, Blasen- und Mastdarmtätigkeit kommen bei bleibender Willkürlähmung reflektorisch wieder in Gang.
Die Läsionshöhe des akuten Rückenmarktraumas wird anhand der segmentalen motorischen und sensiblen Innervation bestimmt. Bei Bewußtlosigkeit aufgrund eines gleichzeitigen Schädel-Hirn-Traumas lassen sich lokalisatorische Hinweise gewinnen aus dem Reflexbefund, der Reaktion auf Schmerzreize und vegetativen Parametern wie dem spontanen Schwitzen und der Piloarrektion, die unterhalb des Querschnittsniveaus aufgehoben sind.
Wesentlich ist die röntgenologische Erfassung zugrundeliegender Wirbelsäulenverletzungen. Beim Polytrauma sind folgenschwere Verzögerungen der Diagnose dadurch zu vermeiden, daß in jedem Fall HWS-Aufnahmen mit ausreichender Darstellung der Prädilektionsstellen am kraniozervikalen und zervikothorakalen Übergang, im Zweifelsfall Aufnahmen der gesamten Wirbelsäule angefertigt werden.
Neben der alle Funktionen etwa gleichmäßig betreffenden Querschnittslähmung können Traumen auch nur partielle Schädigungsmuster verursachen. Zu nennen sind hier vor allem das sog. **akute zentrale Halsmarksyndrom** (s.S. 9.18) und das **Brown-Séquard-Syndrom.** Beim letzteren handelt es sich um eine halbseitige Rückenmarksläsion durch Stich- oder Schußverletzung, aber auch bei intraspinalen Knochenfragmenten, die neurologisch durch ipsilaterale spastische Paresen und Hyperästhesie und kontralaterale Analgesie und Thermanästhesie gekennzeichnet ist.

Commotio spinalis

Die leichteste Form des Rückenmarkstraumas ist die Commotio (medullae) spinalis. Die Annahme eines der Gehirnerschütterung entsprechenden spinalen Syndroms beruht auf der klinischen Beobachtung, in praxi oft nur der anamnestischen Angabe einer beidseitigen Extremitätenschwäche oder Gefühlsstörung nach Wirbelsäulentrauma, die sich im Laufe von Minuten bis Stunden vollständig zurückbildet. Als Höchstdauer gelten

48 Std.; schwere Querschnittslähmungen mit scharfer segmentaler Begrenzung sind hierbei selten (GUTTMANN 1973). Reflexabweichungen kommen vor, ebenso eine Harnverhaltung, die im Einzelfall aber auch schmerzreflektorisch bedingt sein kann und nicht notwendigerweise auf eine Rückenmarksbeteiligung hinweist.
Bei der Commotio spinalis handelt es sich um eine kurzzeitige Funktionsstörung der Neurone und Leitungsbahnen, deren Mechanismus nicht bekannt ist. Morphologisch faßbare Veränderungen oder Spätfolgen gehören nicht zu diesem Syndrom.

Contusio spinalis

Bilden sich nach geschlossener Rückenmarksverletzung Querschnittssymptome verzögert oder nur unvollständig zurück und liegt keine anhaltende Kompression vor, so spricht man von einer Contusio (medullae) spinalis. Eine Abgrenzung von der Rückenmarkserschütterung ist somit initial nicht möglich und ergibt sich erst aus dem Verlauf. Die für diese Läsionsform charakteristischen Prellungsherde mit Rhexisblutungen in der grauen Substanz lassen sich im Gegensatz zum Gehirn meist computertomographisch nicht nachweisen.
Zu der *primären* kontusionellen Läsion kommen *sekundär-traumatische* Veränderungen hinzu, die auf ähnlichen Mechanismen wie beim Hirntrauma beruhen. Eine lebensbedrohliche Komplikation stellt unter diesen das aufsteigende, die Medulla oblongata erreichende *Ödem* bei hochsitzenden Halsmarkverletzungen dar.
Rhexisblutungen können zu einer **hämorrhagischen Zentralnekrose** konfluieren und das Bild einer zentralen Rückenmarksschädigung hervorrufen. Eine **Hämatomyelie** als echte intramedulläre Röhrenblutung ist dagegen selten und ohne entsprechend schweres Trauma eher auf eine Angiom- oder Tumorblutung, Gerinnungsstörung oder Blutung in eine präexistente Syringomyelie verdächtig.
Durchblutungsstörungen der vorderen Spinalarterie, die besonders bei Überstreckungstraumen der Wirbelsäule auftreten, können zu Erweichungen entfernt vom Ort der Gewalteinwirkung führen und so ein mehrsegmentales neurologisches Ausfallsmuster erzeugen. In schweren Fällen resultiert eine sog. **Myelomalazie.**

Compressio spinalis

Eine Einengung des Wirbelkanals mit Rückenmarksquetschung ist die häufigste Ursache der kompletten traumatischen Querschnittslähmung. Sie entsteht durch Luxation oder Luxationsfraktur, Dislokation von Knochenstücken bei Wirbelberstungsfraktur (Abb. 9.**8**), traumatischen Bandscheibenvorfall oder epidurales Hämatom. Für Luxationen gilt die Faustregel, daß ab einer Verschiebung um ⅓ Wirbelkörperbreite mit einer mechanischen Beeinträchtigung des Rückenmarks zu rechnen ist. Eine feste Korrelation zwischen Schwere der im Röntgenbild erkennbaren knöchernen Verletzung und Ausmaß der Rückenmarksläsion besteht aber nicht. *Bandscheibenzerreißung* ist die häufige Begleiterscheinung der Wirbelkörperfraktur, insbesondere der hinteren Kantenabsprengung beim Überstreckungstrauma. Besteht somit eine Diskrepanz zwischen

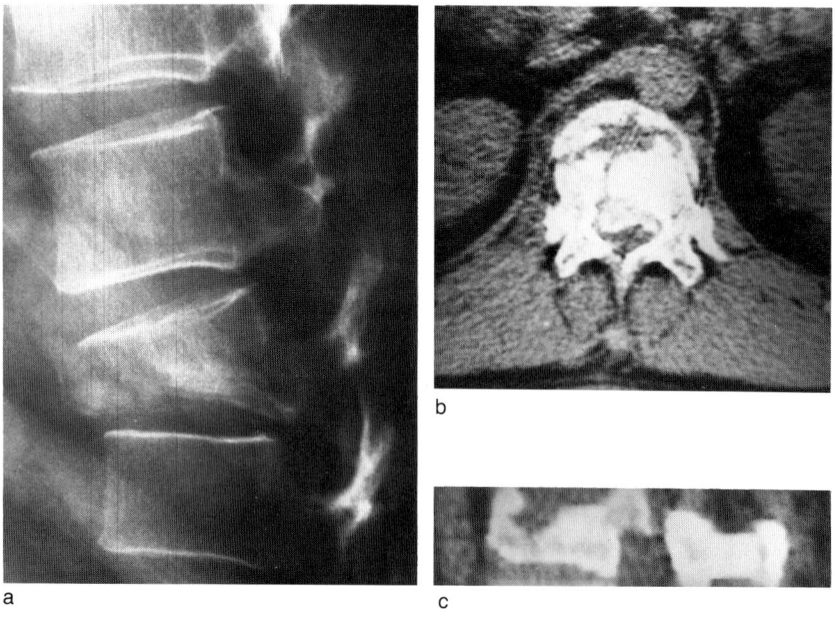

Abb. 9.**8** a–c 48jähriger Mann. Arbeitsunfall mit Sturz vom Dach und motorisch nahezu kompletter, sensibel inkompletter Querschnittslähmung ab L 1 mit positivem Babinski-Zeichen rechts sowie Blasen- und Mastdarmlähmung. Im Röntgenbild (a) Kompressionsfraktur von BWK 12, computertomographisch bei axialer Schichtung (b) und sagittaler Rekonstruktion (c) Nachweis dislozierter Knochenstücke im Spinalkanal mit rechtsbetonter Einengung bis auf 6 mm. (Aufnahmen: Röntgeninstitut der Univ. Freiburg)

Röntgennativbefund und neurologischen Ausfällen, so ist eine zusätzliche *Protrusion von Bandscheibengewebe* in den Spinalkanal zu bedenken und ggf. myelographisch abzuklären.
Ein isolierter Prolaps tritt fast nur bei präexistenter Bandscheibendegeneration auf; das auslösende Trauma kann minimal sein. Klinisch stehen bei bevorzugter Lokalisation im Zervikal- und Lumbalbereich radikuläre Syndrome im Vordergrund; thorakale Manifestationen sind selten. **Epidurale Blutungen** kommen bei spinalen Traumen meist im Gefolge knöcherner Wirbelsäulenverletzungen vor und zeigen in der Regel nur eine geringe oder flächenhafte Ausdehnung. Vereinzelt können sie aber das Rückenmark komprimieren und somit klinische Relevanz erlangen. Aus einer Übersicht von Foo u. Rossier (1982) geht hervor, daß besonders bei Patienten mit Bechterewscher Krankheit an diese Komplikation zu denken ist. Ohne Fraktur werden epidurale Hämatome vor allem bei Kindern und Jugendlichen beobachtet. In diesen Fällen können nach anfänglichen Rükkenschmerzen Stunden bis Tage vom Trauma bis zum Einsetzen der Paresen vergehen. Da jedoch im Gegensatz zum Gehirn die Mehrzahl der spinalen epiduralen Blutungen spontan auftritt, sind vor allem bei leichtem Trauma eine vaskuläre Malformation (Angiom, Varizen) oder eine hämorrhagische Diathese (u. a. Antikoagulantienbehandlung) in Betracht zu ziehen.

Der Grad der Rückenmarksschädigung ist abhängig von Schwere und Dauer der Kompression. Neben der mechanischen Zerstörung von Nervengewebe bis zur Rückenmarksdurchtrennung (Dilazeration) spielen dabei ähnlich wie bei der Kontusion auch Gefäßzerreißungen, Ödembildung und ischämische Erweichungen eine Rolle. Erholung bei primär erheblichem Gewebsuntergang mit vollständiger Querschnittslähmung ist praktisch nicht möglich.
Auch bei länger zurückliegendem Trauma können sich differentialdiagnostische Probleme ergeben, wenn eine inkomplette Querschnittslähmung sich verschlechtert oder die segmentale Grenze aufsteigt. Spätfolgen schwererer Rückenmarksverletzungen sind neben der immer eintretenden *Atrophie* infolge Strangdegeneration die **Spätmyelomalazie** durch narbige Gefäßobstruktionen und die zystische Rückenmarksdegeneration mit möglichem Übergang in die **posttraumatische Syringomyelie.** Diese ist heutzutage leicht durch die Computertomographie mit intrathekaler Gabe wasserlöslicher Kontrastmittel zu diagnostizieren (Quenzer u. Mitarb. 1983).

Radikuläre Syndrome

Auf die Verursachung von Wurzelläsionen durch traumatische Bandscheibenvorfälle mit oder ohne

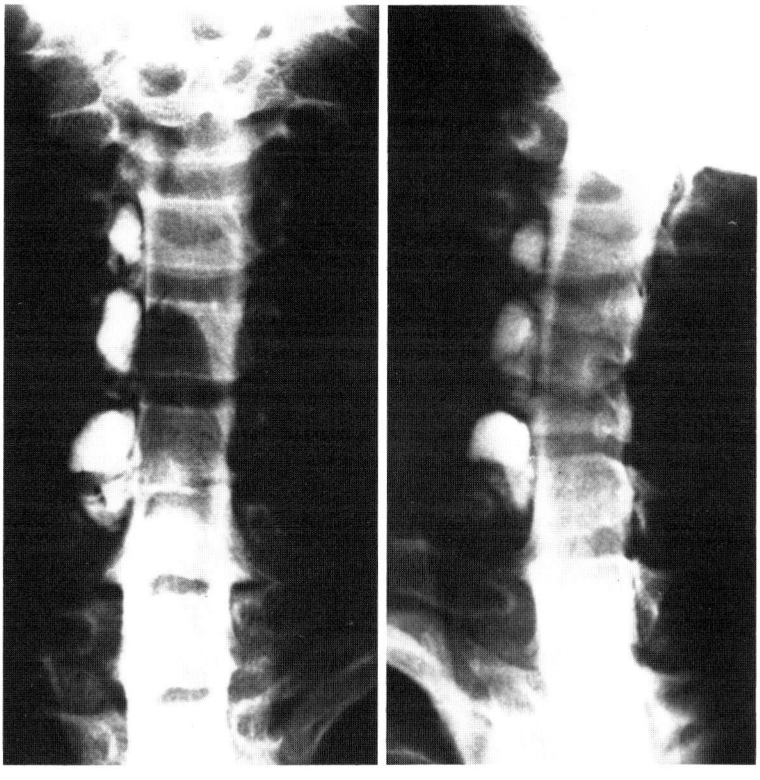

Abb. 9.**9** a u. b 17jähriger Jugendlicher. Motorradunfall mit Contusio cerebri und proximal kompletter Armparese rechts. Im Metrizamidmyelogramm hochgradiger Verdacht auf Wurzelausrisse C5–C7 rechts mit Kontrastmittelaustritt nach extradural. Ob die in der Wurzeltasche C7 erkennbare Aufhellung erhaltenen Wurzelfasern entspricht, bleibt offen. Keine operative Exploration. (Aufnahmen: Röntgeninstitut der Univ. Freiburg)

begleitende Wirbelfrakturen wurde schon hingewiesen. Differentialdiagnostische Probleme können sich dabei ergeben, wenn das auslösende Trauma schon in Vergessenheit geraten ist.

Bei einem 14jährigen Jungen traten rasch zunehmende Kreuzschmerzen auf, die nach 1 Woche in beide Beine ausstrahlten. Klinisch imponierte eine ausgeprägte Streckfehlhaltung der LWS; Rumpfbeugung war nicht möglich. Ein Trauma war zunächst nicht eruierbar, und diagnostisch wurde eine Spondylitis vermutet. Als keine Besserung erzielt werden konnte, wurde ein Computertomogramm angefertigt, welches einen Bandscheibenvorfall L 4/5 mit Absprengung des hinteren oberen Randwulstes von LWK 5 zeigte. Bei inzwischen eingetretenen neurologischen Ausfällen mit Zehenheberparese und Hypästhesie im Segment L 5 beidseits wurde das prolabierte, nicht degenerativ veränderte Bandscheibenmaterial neurochirurgisch entfernt. Als Ursache stellte sich im nachhinein ein 2 Wochen vor Beginn der Symptomatik erlittener Spielunfall heraus, bei welchem der Junge von einem erwachsenen Bekannten an den Armen durch die Beine gezogen und nach vorn geschleudert worden war. Infolge der abrupten Überstreckung waren sofort heftige Schmerzen im Kreuz aufgetreten, die aber bis zum Abend abgeklungen waren.

Ein weiterer Mechanismus ist die **Zerrung mit Einblutung** in die Wurzelaus- und -eintrittszone des Rückenmarks, wobei extreme Zugwirkung vom Arm her (Motorradunfälle) auch zu zervikalen **Wurzelausrissen** führen kann.

Für diese irreparable Läsion sprechen bei schlaffer Lähmung und Sensibilitätsausfall in einem oder mehreren Segmenten, vorwiegend C 6 bis C 8, blutiger Liquor und in Abgrenzung von der Plexusläsion das häufige Vorliegen eines Horner-Syndroms und ein positiver Ausfall des Schweißtests. Als sicherstes Zeichen gilt der myelographische Nachweis leerer Wurzeltaschen mit Kontrastmittelaustritt nach extradural (Abb. 9.**9**). Operative Freilegung hat in Einzelfällen aber gezeigt, daß trotz Kontrastmittelaustritts die Wurzel intakt sein kann und umgekehrt. Treten bei dieser Verletzung nachträglich spinale Symptome auf, so muß an eine narbige Verziehung des Halsmarks gegen die Wurzelausrißstelle gedacht werden.

Im übrigen gleicht die Symptomatik traumatischer Wurzelläsionen der anderer Genese, so daß auf Darstellung der einzelnen Syndrome verzichtet wird. Späte radikuläre Reiz- und Ausfallserscheinungen sind auf Kallusbildung nach Wirbelfraktur, Spondylose oder arachnoidale Verklebungen zurückzuführen.

Spezielle Syndrome

HWS-Schleudertrauma

Diese Verletzungsform zeichnet sich vor den übrigen spinalen Traumen durch eine Vielfalt möglicher Symptome aus, die auf die Beteiligung sowohl von Wirbelsäule wie Rückenmark als auch von Gehirn und Sinnesorganen zurückzuführen ist (auf Teilaspekte wurde im Vorangehenden schon hingewiesen). Betroffen sind vor allem Autoinsassen bei Auffahrunfällen. Der Schleuderungsvorgang besteht in einer abrupten Retroflexion mit nachfolgender Anteflexion des Kopfes.

Am häufigsten geklagt werden sofort oder mit Latenz von Stunden bis Tagen Kopf- und Nackenschmerzen, die ohne begleitende neurologische Symptome meist durch Traumatisierung der kleinen Wirbelgelenke und der Halsweichteile bedingt sind. In typischer Weise sind die Mm. sternocleido-mastoideii druckschmerzhaft und weisen gelegentlich ein Hämatom auf. Schulter-Arm-Schmerzen sprechen bei segmentaler Ausstrahlung für eine Wurzelreizung oder -kompression; Reflexabschwächungen und Paresen sind aber selten. Viele Patienten geben sofort nach dem Trauma brennende, bei leichter Berührung verstärkte Parästhesien in den Händen an, die mit einer Zerrung der Hinterwurzeln erklärt werden. Flüchtige neurologische Störungen in den Beinen sprechen für eine zusätzliche Rückenmarkserschütterung; aber auch bleibende Schäden als Ausdruck einer Kontusion oder passageren Kompression sind möglich. Ursache hierfür ist ohne röntgenologisch faßbare Veränderungen häufig ein sog. *Kneifzangenmechanismus,* bei welchem das Rückenmark durch die von dorsal vorschnellenden Ligg. flava gegen die Vorderwand des Wirbelkanals gepreßt wird. Klinisch kann ein sog. **akutes zentrales Halsmarksyndrom** resultieren mit hochgradiger, eher schlaffer Lähmung der Arme und leichterer, spastischer Lähmung der Beine sowie vergleichsweise geringen sensiblen und vegetativen Ausfallserscheinungen (Schneider u. Mitarb. 1958). Im Extremfall sind auch bleibende Tetraplegie und tödlicher Ausgang als Folge einer HWS-Schleuderung möglich.

Bewußtseinsstörungen, Schwindel, Hemianopsie oder EEG-Veränderungen weisen bei etwa der Hälfte der Traumen auf eine *zerebrale Beteiligung* hin. Diese kann sowohl durch mechanische Schädigung beim Schleuderungsvorgang selbst als auch durch Ischämie bei Traumatisierung der Aa. vertebralis und basilaris, seltener der A. carotis, zustande kommen. Initiale Bewußtlosigkeit oder auch isolierte Amnesie rechtfertigt nicht die Annahme einer zusätzlichen Commotio cerebri, sondern ist auf eine stauchungs- und zerrungsbedingte Hirnstammläsion zurückzuführen. Das häufig beobachtete freie Intervall bis zum Auftreten etwa von Schwindel, Übelkeit oder Hemianopsie läßt eher an eine vaskuläre Genese denken. Ursache der meist flüchtigen Ausfälle sind vermutlich Spasmen; traumatische Verschlüsse der Vertebralarterien sind selten.

Ein 57jähriger Mann erlitt bei einem Auffahrunfall als Beifahrer des vorderen Fahrzeuges eine typische HWS-Schleuderung. Er war nicht bewußtlos, stieg sofort aus und hielt sich ohne wesentliche Beschwerden noch über eine Stunde am Unfallort auf. Wegen zunehmender Kopfschmerzen begab er sich dann in die Klinik und wurde zur Beobachtung aufgenommen. Dort fiel er kurz darauf durch mangelnde Orientierung und Ratlosigkeit auf. Neurologischer Befund und kraniales Computertomogramm waren unauffällig. Am nächsten Tag war der Patient wieder voll orientiert, erinnerte sich an den Unfall und die Klinikaufnahme genau, hatte für die folgenden Stunden aber eine vollständige Amnesie. Wir deuteten dieses Ereignis als traumatisch ausgelöste amnestische Episode infolge flüchtiger Durchblutungsstörung im Basilarisendstromgebiet.

Progrediente neurologische Ausfälle nach isolierter HWS-Schleuderung müssen besonders bei Kindern an eine intrakranielle Blutung durch Gefäßzerreißung denken lassen.
Weiter werden nach HWS-Schleudertrauma Anosmie, Visusstörungen, Tinnitus und Schwerhörigkeit beobachtet, die sich oft nur unvollständig zurückbilden. Als Ursache werden z.T. schleuderungsbedingte Läsionen in den Sinnesorganen selbst oder Zerrung der zugehörigen Nerven angenommen.
Zerebrale Spätfolgen mit Hirnleistungsschwäche werden von BERSTAD u. Mitarb. (1975) beschrieben. Ob die im Tierexperiment gefundenen zerebralen Verletzungsfolgen mit diffusen petechialen Blutungen ohne weiteres auf den Menschen übertragen werden können, muß zunächst offen bleiben.

Zervikaler Querschnitt

Durchtrennung des Rückenmarks im Bereich der obersten Segmente führt über Atemstillstand sofort zum Tode. Bei Teilschädigung oder tieferer Lokalisation resultiert als Hauptmerkmal des zervikalen Querschnittsyndroms die *Tetraparese* (wenn vollständig: *-plegie*). Ihre Ausprägung hängt entscheidend von der Höhe der Läsion ab. Jedes erhaltene Segment bringt nicht nur einen Gewinn an Bewegungsfähigkeit, sondern schützt auch vor *vegetativen Entgleisungen* wie Atemlähmung, hypotonem Kreislaufversagen, paralytischem Ileus und Hyperthermie. Die motorische Beeinträchtigung der Arme mit teils zentraler, teils nukleärer Lähmung ergibt sich aus der segmentalen Innervation; durch unterschiedliches Betroffensein von Agonisten und Antagonisten werden charakteristische Haltungsanomalien mit Schulterhochstand (C 5–C 7) und Beugung im Ellenbogengelenk (C 6–C 7) beobachtet. Für die respiratorische Situation gilt, daß bei überlebensfähigen Läsionen ab C 5 eine reine Zwerchfellatmung besteht, die zudem durch Lähmung der Bauchmuskeln erschwert wird. Verschlechtert sich die Atmung in den ersten Tagen nach dem Trauma, so kann dies neben pulmonalen Komplikationen auf eine Einbeziehung des Phrenikuskerns (C 2–C 5) durch perifokales Ödem hinweisen.
Häufige Ursachen zervikaler Querschnittssyndrome sind Kompressionsfrakturen des 5. oder 6. Halswirbels bei Kopfsprung in seichtes Gewässer und Verschiebung des 7. Halswirbels bei Verkehrsunfall oder Absturz. Wie allgemein gilt auch hier, daß sowohl bezüglich Lokalisation als auch Schwere nur eine unscharfe Korrelation besteht zwischen knöcherner Wirbelsäulenverletzung und Rückenmarksschädigung. Selbst komplette Luxationsfrakturen der HWS bleiben vereinzelt ohne neurologische Folgen. Treten Jahre nach einer HWS-Verletzung Querschnittssymptome auf, so ist neben unfallunabhängigen Erkrankungen eine sog. **progressive Spätmyelopathie** in Betracht zu ziehen. Ursache ist meist eine Einengung des knöchernen Spinalkanals infolge posttraumatischer Spondylose oder nachträglicher Dislokation instabil verheilter Frakturen. Die *Pseudarthrose* des Dens axis stellt hierunter eine wichtige Sonderform dar, die differentialdiagnostisch von der rheumatischen Luxation abzugrenzen ist.

Thorakaler Querschnitt

Dieses Syndrom besteht im wesentlichen in einer zentralen *Paraparese* der Beine. Die Beteiligung der Rumpfmuskulatur hängt von der Läsionshöhe ab; klinisch bedeutsam ist vor allem die Lähmung der Interkostalmuskulatur mit Erschwerung der Atmung und erhöhtem Risiko pneumonischer Komplikationen. Bei Schädigung im oberen und mittleren Thorakalmark kann es durch Ausfall der Nn. splanchnici zum paralytischen Ileus kommen.
In der Spätphase, die beim Paraplegiker durch weitgehende Unabhängigkeit im Rollstuhl gekennzeichnet ist, können neben der schon erwähnten Verschlechterung durch Spätmyelomalazie oder posttraumatische Syringomyelie nicht selten auch schwere, gürtelförmige Schmerzen in Höhe der betroffenen Segmente auftreten. Als vermutliche Ursache fanden OSBORNE u. Mitarb. (1982) röntgenologisch und operativ meist eine ausgedehnte *Arachnopathie* mit Anheftung und Verziehung des Rückenmarks.

Lumbaler Querschnitt. Konus- und Kaudasyndrom

Wegen der häufigen Kompressionsfrakturen im unteren BWS-Bereich bei Absturzunfällen haben lumbale Querschnittssyndrome eine große praktische Bedeutung. Sie ähneln in Höhe L 1 noch den tiefen thorakalen Läsionen mit zentraler Paraparese und Beteiligung unterer Bauchmuskelabschnitte. Die Abb. 9.**8** zeigt einen solchen Fall. Eine Traumatisierung des übrigen Lumbalmarks resultiert meist in einer nukleären, schlaffen Lähmung der Beine; bei Quetschung und Thrombosierung der A. radicularis magna kann es zusätzlich zur Erweichung des gesamten Lumbal- und Sakralmarks kommen. Die Übergänge zum Konus-Kauda-Syndrom sind fließend. Isolierte Konusläsionen, die insbesondere traumatisch selten vorkommen (LWK 1-Fraktur), sind durch Harn- und Stuhlinkontinenz, Impotenz und sog. Reithosenanästhesie gekennzeichnet. Bei zusätzlicher oder alleiniger Schädigung der Cauda equina kommt eine schlaffe Paraparese der Beine mit Reflexaufhebung hinzu; abhängig von der Beteiligung der einzelnen Wurzeln, wird auch eine partielle Symptomatik angetroffen. Da die Mehrzahl der Kaudasyndrome durch Bandscheibenvorfälle verursacht ist, können, wie schon im Abschnitt über die radikulären Syndrome besprochen, Schwierigkeiten in der diagnostischen und gutachterlichen Gewichtung traumatischer und degenerativer Einflüsse auftreten. Rekonstruktion des Traumas und ggf. Operationsbefund lassen eine Klärung erwarten.

Literatur

1 Berstad, J. R., B. Baerum, E. A. Löchen, T.-E. Mogstadt, O. Sjaastad: Whiplash: chronic organic brain syndrome without hydrocephalus e vacuo. Acta neurol. scand. 51 (1975) 268–284

2 Bricolo, A.: Prolonged post-traumatic coma. In P. I. Vinken, G. W. Bruyn: Handbook of Clinical Neurology, Vol. 24,II. North-Holland, Amsterdam 1976 (S. 699–755)

3 Brinkmann, R., D. v. Cramon, H. Schulz: Skalierung von Aufmerksamkeitsstörungen bei neurologischen Patienten. J. Neurol. 209 (1975) 1–8

4 Cairns, H., R. C. Oldfield, J. B. Pennybaker, D. Whitteridge: Akinetic mutism with an epidermoid cyst of the 3rd ventricle. Brain 64 (1941) 273–290

5 Caveness, W. F.: Etiological and provocative factors: trauma. In: Magnus, O., A. M. Lorentz De Haas: Handbook of Clinical Neurology, Vol. 15. North-Holland, Amsterdam 1974 (S. 274–294)

6 Corsellis, J. A. N., C. I. Bruton, D. Freeman-Browne: The aftermath of boxing. Psychol. Med. 3 (1973) 270–303

7 Courjon, I.: A longitudinal electro-clinical study of 80 cases of post-traumatic epilepsy observed from the time of the original trauma. Epilepsia (Amst.) 11 (1971) 29–36

8 Dichgans, J., H. Koufen, G. Kehrle, M. Sauer, J. Klieser: Systematische klinische und EEG-Verlaufsuntersuchungen nach Schädeltraumen bei Erwachsenen: Zum klinischen Begriff Commotio/Contusio cerebri: Fortschr. Neurol. Psychiat. 47 (1978) 144–155

9 Foo, D., A. B. Rossier: Post-traumatic spinal epidural hematoma. Neurosurgery 11 (1982) 15–32

10 Gastaut, H., Y. Gastaut: Etude éléctro-clinique des syncopes post-traumatiques. Rev. neurol. 96 (1957) 423–425

11 Gerstenbrand, F.: Das traumatische apallische Syndrom. Springer, Wien 1967

12 Gerstenbrand, F., C. H. Lücking: Die akuten traumatischen Hirnstammschäden. Arch. Psychiat. Nervenkr. 213 (1970) 264–281

13 Gerstenbrand, F., C. H. Lücking: Hypersexualität im Rahmen der Klüver-Bucy-Symptomatik nach traumatischem apallischem Syndrom. J. Neuro-Visceral. Relations. Suppl. X (1971) 524–537

14 Gerstenbrand, F., C. H. Lücking: Das traumatische Mittelhirn- und Bulbärhirnsyndrom. In Hopf, H. Ch., K. Poeck, H. Schliack: Neurologie in Praxis und Klinik, Bd. I. Thieme, Stuttgart 1983 (S. 344–356)

15 Gerstenbrand, F., C. H. Lücking, G. Peters, E. Rothemund: Cerebellar symptoms as sequelae of traumatic lesions of upper brain stem and cerebellum. Int. J. Neurol. 7 (1970) 271–282

16 Guttmann, L.: Spinal cord injuries. Comprehensive management on research. Blackwell, Oxford 1973

17 Jefferson, G.: The nature of concussion. Brit. med. J. 1 (1944) 1–5

18 Jellinger, K.: Häufigkeit und Pathogenese zentraler Hirnläsionen nach stumpfer Gewalteinwirkung auf den Schädel. Wien. Z. Nervenheilk. 25 (1967) 223–249

19 Jennett, B.: Early traumatic epilepsy. Arch. Neurol. 30 (1974) 394–398

20 Jennett, B.: Severity of Brain Damage – Altered Consciousness and Other Indicators. Prog. neurol. Surg., Vol. 10. Karger, Basel 1981 (S. 164–197)

21 Klüver, H., P. C. Bucy: „Psychic blindness“ and the other symptoms following bilateral temporal lobectomy in rhesus monkeys. Amer. J. Physiol. 119 (1937) 352–353

22 Krayenbühl, H., R. Hess, G. Weber, J. Siegfried: Pseudo posttraumatic epilepsy. Epilepsia (Amst.) 11 (1970) 59–71

23 Kretschmer, E.: Das apallische Syndrom. Z. Neurol. Psychiat. 169 (1940) 576–579

24 Lanksch, W.: Diagnostik u. Behandlung von schweren Schädelhirnverletzungen. Münch. med. Wschr. 123 (1981) 556–560

25 Lücking, C. H.: Neurologische Diagnostik des Koma-Patienten. Intensivbehandlung 1 (1976 a) 65–70

26 Lücking, C. H.: Zerebrale Komplikationen bei Polytraumatisierung. Intensivbehandlung 1 (1976 b) 26–35

27 Lücking, C. H.: Clinical pathophysiology of the apallic syndrome. In Dalle Ore, G., F. Gerstenbrand, C. H. Lücking, G. Peters, U. H. Peters: The Apallic Syndrome. Springer, Berlin 1977 (S. 129–132)

28 Mayer, E. Th.: Zentrale Hirnschäden nach Einwirkung stumpfer Gewalt auf den Schädel. Arch. Psychiat. Nervenkr. 210 (1967) 238–262

29 Osborne, D. R. S., G. Vavoulis, B. S. Nashold Jr., P. J. Dubois, B. P. Drayer, E. R. Heinz: Late sequelae of spinal cord trauma: myelographic and surgical correlation. J. Neurosurg. 57 (1982) 18–23

30 Paillas, J. E., N. Paillas, M. Bureau: Post-traumatic epilepsy. Introduction and clinical observations. Epilepsia (Amst.) 11 (1970) 5–15

31 Pampus, J.: Rehabilitation Hirnverletzter. Kohlhammer, Stuttgart 1974

32 Peters, G.: Klinische Neuropathologie. Thieme, Stuttgart 1970

33 Plum, F., J. B. Posner: Diagnosis of Stupor and Coma, ed. 2. Davis, Philadelphia 1972

34 Quencer, R. M., B. A. Green, F. J. Eismont: Post-traumatic spinal cord cysts: clinical features and characterization with metrizamide computed tomography. Radiology 146 (1983) 415–423

35 Roberts, A. H.: Severe accidental head injury. An assessment of long-term prognosis. Macmillan, London 1979

36 Russel, R. W.: Traumatic Amnesias. Oxford University Press 1971

37 Schneider, R. C., J. M. Thompson, J. Bebin: The syndrome of acute central cervical spinal cord injury. J. Neurol. Neurosurg. Psychiat. 21 (1958) 216–227

38 Sellier, K., F. Unterharnscheidt: Mechanik und Pathomorphologie der Hirnschäden nach stumpfer Gewalteinwirkung. In: Hefte zur Unfallheilkunde 76. Springer, Berlin 1963

39 Snoek, J., B. Jennett, J. H. Adams, D. J. Graham, D. Doyle: Computerised tomography after recent severe head injury in patient without acute intracranial haematoma. J. Neurol. Neurosurg. Psychiat. 42 (1979) 215–225

40 Walker, A. E., F. Erculei: Posttraumatic epilepsy 15 years later. Epilepsia 11 (1970) 17–26

III Neurologische Syndrome bei Muskel- und Skeletterkrankungen

10 Muskelerkrankungen

Von D. Pongratz, F. Mittelbach, A. Struppler und A. Hofmann

Einleitung und Systematik

Muskelkrankheiten als interdisziplinäre Aufgabe

Die Erkrankungen der Muskulatur sind mit einem Januskopf zu vergleichen, welcher sich einerseits in der Endstrecke des motorischen Neurons dem Fachgebiet der Neurologie zuwendet, andererseits aber Ausblick hält in eine Reihe weiterer medizinischer Fachgebiete, nämlich die innere Medizin, die Pädiatrie und die Orthopädie. Diese Stellung zwischen den Fächern apostrophiert zugleich einerseits die Vielschichtigkeit und Buntheit der Krankheitsbilder, andererseits aber auch die Schwierigkeit, ihnen aus den verschiedenen Blickwinkeln gerecht zu werden. Hier stellt sich klinisch eine wichtige interdisziplinäre Aufgabe.

Ähnlich breit gefächert sind die Anforderungen an eine Verfeinerung der technischen Diagnostik, welche sich an die theoretischen Fachgebiete der Physiologie, der Pharmakologie, der Morphologie sowie der Biochemie wenden. Zwar kann man, was subtile klinische Beobachtung und Dokumentation der histologischen Befunde anlangt, den klassischen Arbeiten etwa von Wilhelm Erb (27) oder dem Beitrag von Ottfried Förster im Handbuch der Neurologie (13) bzw. der Darstellung v. Meyenburg im Handbuch der speziellen pathologischen Anatomie (58) bis heute nichts Wesentliches hinzufügen. Durch verbesserte Untersuchungsmethoden war es jedoch in jüngerer Zeit möglich, eine Reihe muskulärer Krankheitsbilder aus der großen bekannten Gruppe der bis heute ätiologisch ungeklärten progressiv-dystrophischen Myopathien herauszuschälen bzw. die Treffsicherheit in der diagnostischen Einordnung einiger Erkrankungen zu verbessern. Folgende Beispiele, auf welche bei der Besprechung der einzelnen Krankheitsbilder noch näher eingegangen wird, mögen dies illustrieren:

In der *Neurophysiologie* (35, 53) ist der Zugewinn an differentialdiagnostischen Informationen so beträchtlich, daß man heute auf die Elektromyographie als Routineuntersuchung bereits nicht mehr verzichten kann. Für spezielle Fragestellungen eröffnen verfeinerte Techniken, wie etwa die Einzelfasermyographie neue Wege.

Die *pharmakologische Testung* exzidierter Muskelfasern hat entscheidende Bedeutung für die Objektivierung von Krankheitsbildern wie der malignen Hyperthermie (61).

Morphologisch wurde die Untersuchung von Muskelbiopsien durch die Methoden der Enzymhistochemie und Elektronenmikroskopie erheblich verbessert. Sie waren u. a. die Grundlage für die Entdeckung einer Reihe von Myopathien mit strukturellen Besonderheiten (s. S. 10.28) sowie von Stoffwechselmyopathien (s. S. 10.34) (18, 40, 66, 76).

Für letztere wiederum ist die *biochemische Analyse* des Muskelgewebes die entscheidende diagnostische Ergänzung. Auf diese Weise wurden z. B. im Kohlenhydratstoffwechsel Krankheitsbilder mit generalisierten (z. B. Glykogenose Typ II nach Pompe) oder in der Skelettmuskulatur lokalisierten (z. B. Glykogenose Typ V nach McArdle) Enzymdefekten aufgeklärt. Störungen des Lipidstoffwechsels wie die Karnitinmangelmyopathie haben bereits gezielte therapeutische Möglichkeiten eröffnet. Dabei ist die Analyse derartiger Stoffwechseldefekte sicherlich erst im Anfangsstadium.

Ein letztes Beispiel sei die Möglichkeit des biochemischen Nachweises von Antikörpern gegen die postsynaptischen Acetylcholinrezeptoren mit der α-Bungarotoxinmethode (52). Letztere hat nicht nur den Pathomechanismus der Myasthenia gravis aufgeklärt, sondern sich bereits in der Diagnostik des Krankheitsbildes einen unbestrittenen Stellenwert erobert.

Grundlagen der klinischen Beurteilung von Muskelkrankheiten

Will man einige allgemeine Richtlinien für die Erhebung der Vorgeschichte sowie des körperlichen Untersuchungsbefundes herausarbeiten, so tut man gut daran, sich neben der Orientierung an der eigenen praktischen Erfahrung in der älteren Literatur, insbesondere den Arbeiten von Ottfried Förster (13), umzusehen.

Anamnese

Eine nicht geringe Anzahl von Muskelkrankheiten kann als hereditär angesehen werden. Hier

sollte man grundsätzlich bei der Erhebung der *Familienanamnese* kritisch vorgehen. Manche Patienten bzw. deren Eltern tendieren dazu, mit konkreten Angaben hinter dem Berg zu halten. Man sollte sich generell mindestens von zwei Generationen in der Aszendenz detaillierte Angaben verschaffen und auch die Frage einer möglichen Konsanguinität nicht vermeiden. Man sollte weiterhin in Kenntnis der Tatsache, daß speziell autosomal dominante Erkrankungen eine sehr unterschiedliche Expressivität aufweisen, nach subtilen Symptomen fragen, sich alte Fotografien zeigen lassen und ggf. auch von der Möglichkeit Gebrauch machen, die erreichbaren Familienangehörigen einmal selbst zu sehen.
Die Einstufung eines Krankheitsbildes als sporadischer Fall einer hereditären Erkrankung kann guten Gewissens erst nach Ausschöpfung all dieser Bemühungen erfolgen.
Die im Regelfall in der *Eigenanamnese* im Vordergrund stehenden Kardinalsymptome Muskelschwäche und Muskelatrophien bedürfen einer eingehenden, durch gezieltes Befragen ergänzten Analyse. Speziell was die *Muskelschwäche* anlangt, sind gute und verläßliche Angaben über

- deren *Hauptlokalisation,*
- ihr *Ausmaß* (möglichst praktische Beispiele für die konkrete Bewegungsbehinderung),
- den *zeitlichen Ablauf* ihrer Entstehung und Ausbreitung sowie
- besondere *Verlaufscharakteristiken* (z. B. episodisch, schubweise oder langsam progredient)

der Grundstein für eine richtige Enddiagnose.
Bezüglich der dem Patienten augenfälligen *Muskelatrophien* geht es, wie im Untersuchungsbefund noch näher auszuführen sein wird, vorrangig um die zeitliche Zuordnung zum Symptom der Muskelschwäche.
Fakultative Zusatzsymptome, obenan der Muskelschmerz, bedürfen einer ähnlich eingehenden anamnestischen Eingrenzung. Nur der muskelkaterähnliche, tief im Bauch der großen Extremitätenmuskeln empfundene und nicht etwa an den Sehnenansätzen akzentuierte Schmerz kann als Charakteristikum einer Myopathie gelten. Verlaufsbesonderheiten, vor allem eine mögliche Abhängigkeit von Muskelarbeit, sind herauszuarbeiten.

Körperlicher Untersuchungsbefund

Hauptsymptom Muskelschwäche

Die bei Muskelkrankheiten oft ganz im Vordergrund stehende Angabe der Muskelschwäche ist ein im Prinzip vieldeutiges Symptom, welches im wesentlichen von psychogenen Störungen auf der einen und einer sog. Allgemeinsymptomatik bei internistischen Erkrankungen auf der anderen Seite abgegrenzt werden muß. Neben weiteren Zusatzsymptomen ist dabei die Lokalisation der angegebenen Schwäche die entscheidende Hilfe. Myopathien lassen in der Mehrzahl der Fälle eine Prädilektion der proximalen Extremitätenmuskulatur, meist unter Einschluß der Rumpfmuskeln, gelegentlich auch des Gesichtes, erkennen, woraus sich typische Bewegungsmuster ableiten. Die oben angegebenen differentialdiagnostisch zu bedenkenden Bedingungen dagegen lassen meist derartige Besonderheiten vermissen.
Haltung, Gang und Gesichtsausdruck des Patienten können hier prima vista verräterisch sein.
Diesem ersten Eindruck schließt sich die detaillierte Untersuchung der einzelnen Muskelgruppen unter dem Gesichtspunkt der Kraftentfaltung im Liegen, gegen die Schwerkraft sowie gegen Widerstand an. Dabei kann zur Quantifizierung durchaus die vom Medical Research Council 1943 erarbeitete Skala angewendet werden (57). Man sollte es aber nie versäumen, sich individuelle Notizen zu Besonderheiten von Bewegungsabläufen bei jedem Patienten zu machen.
Generell zu differenzieren ist zwischen einer etwa im Rahmen von dystrophischen Myopathien oder Polymyositiden nachzuweisenden dauerhaften Muskelschwäche in Ruhe, welche sich bei Anstrengung meist verstärkt, oder einer episodisch auftretenden Symptomatik etwa bei periodischen Lähmungen, bei rezidivierenden Rhabdomyolysen oder bei der Myasthenia gravis.

Hauptsymptom Muskelatrophien

Entscheidende differentialdiagnostische Bedeutung kommt der Frage zu, ob und, wenn ja, in welchem Grade die klinisch schwachen Muskeln auch atrophisch sind. Hier muß allerdings einschränkend immer bedacht werden, daß subkutanes Fettgewebe sichtbare Atrophien kaschieren kann. Dies ist jedoch im Regelfall durch eine sorgfältige Palpation aufzudecken.
Differenzen im zeitlichen Auftreten bzw. in der Ausprägung von Schwäche und Atrophie lassen grob drei Gruppen neuromuskulärer Erkrankungen bilden. Es sind dies:

1. Krankheitsbilder, bei welchen die Atrophie der Schwäche vorauseilen bzw. quantitativ im Vordergrund stehen kann. Bei dieser eher seltenen Bedingung, welche den Patienten gelegentlich wegen eines ihm augenfälligen lokalisierten Muskelschwundes und nicht wegen der Funktionsminderung zum Arzt führt, ist obenan weniger an Myopathien als an Vorderhornerkrankungen etwa im Sinne einer langsam progredienten spinalen Muskelatrophie oder einer Syringomyelie zu denken. Generalisierte Muskelatrophien bei relativ guter Kraft finden sich, abgesehen vom Senium bei der Tumorkachexie, bei chronischen Infektionen, obenan der Tuberkulose, oder im Rahmen von Malnutritionen.

2. Daneben gibt es Krankheitsbilder, bei denen Schwäche und Atrophie, sowohl was die zeitliche Entwicklung als auch die Ausprägung anlangt, sich in etwa die Waage halten. Dies kann als das typische Verhalten der degenerativen Myopathien bzw. der Polymyositiden allerdings unter Ausschluß akuter Verläufe bezeichnet werden.
3. Besondere differentialdiagnostische Schwierigkeiten können entstehen, wenn bei bestimmten Muskelkrankheiten eine ausgeprägte Schwäche von nur geringen Atrophien begleitet ist. Im Falle einer akuten Schädigung im Bereich des peripheren Motoneurons (z. B. Poliomyelitis acuta anterior) kann hier ja die Areflexie klinisch-neurologisch gut weiterhelfen. Bei einer akuten peripheren Neuropathie sind additiv meist Sensibilitätsstörungen vorhanden. Bei den akuten primär myogenen Prozessen dagegen handelt es sich um Zustandsbilder, welche nur vom Verteilungsspektrum der Muskelsymptomatik her (Beispiel: proximale Betonung bei akuter Polymyositis) oder von Besonderheiten der Verlaufscharakteristik (Beispiel: episodischer Verlauf bei Myasthenia gravis oder periodischen Lähmungen) die organische Genese des Beschwerdebildes wahrscheinlich machen. In selteneren Fällen einiger endokrin bedingter Muskelschwächen (Beispiel: Hyperkalzämiesyndrome) können alle diese klinischen Parameter im Stich lassen.

Fakultative muskuläre Zusatzsymptome

Eine *generalisierte Muskelhypertrophie* im Sinne des muskulären Athletismus, wie er bei Leistungssportlern geläufig ist, charakterisiert unter pathologischen Bedingungen im wesentlichen die Myotonia congenita. In geringerer Ausprägung gehört ein kräftiges Muskelrelief bei reduzierter Kraft zu einigen endokrinen Myopathien, nämlich der Skelettmuskelbeteiligung bei der Akromegalie sowie Hypothyreose.
Wesentlich größere differentialdiagnostische Bedeutung beanspruchen *lokalisierte Muskelhypertrophien* bzw. in fortgeschrittenen Stadien Pseudohypertrophien. Sie stellen bezeichnende Befunde bei einigen progressiven Muskeldystrophien dar, ohne allerdings als spezifisch gelten zu können, da sie in seltenen Fällen auch bei der Polymyositis oder bei peripheren Neuropathien vorkommen können. Im Verein mit dem übrigen klinischen Erscheinungsbild ist jedoch bei der Duchenneschen Form der progressiven Muskeldystrophie der Hypertrophie im Bereich der Waden, des M. deltoideus, des M. serratus lateralis oder der Zunge Bedeutung zu schenken. Die Wadenhypertrophie gilt hier auch als empfindlichster klinischer Parameter für die Frage nach der Möglichkeit einer weiblichen Überträgerrolle. Beim Typ Becker-Kiener oder bei der Gliedergürteldystrophie sind Hypertrophien der gleichen Lokalisation ebenfalls geläufig, wenngleich meist weniger ausgeprägt. Die fazio-skapulohumerale Dystrophie dagegen läßt sie in dieser Form vermissen. Hier kann man aber nicht selten eine Hypertrophie des M. orbicularis oris (sog. Tapirschnauze) finden. In das Erscheinungsbild der übrigen primären Myopathien gehören Muskelhypertrophien nicht hinein.
Nicht in Zusammenhang mit generalisierten Skelettmuskelerkrankungen zu bringen sind die *idiopathische Hypertrophie der Kaumuskeln,* wie sie z. T. familiär, gelegentlich aber auch sporadisch vorkommen, oder die wahrscheinlich auf exogenen Faktoren beruhende isolierte Masseterhypertrophie.

Muskelkontrakturen

Das Vorhandensein myogener Kontrakturen ist, abgesehen von Finalstadien der verschiedensten neuromuskulären Erkrankungen, im wesentlichen bei degenerativen Myopathien mit besonders ausgeprägtem fibrotischen Umbau des Gewebes bekannt. Dabei handelt es sich aus der Gruppe der dystrophischen Myopathien um die kongenitale Muskeldystrophie sowie um die Bekkengürtelform Typ Duchenne, seltener die Gliedergürteldystrophie. Daneben gibt es einige seltene Sonderformen benigner Myopathien mit ebenfalls beträchtlicher Myosklerose, etwa im Rahmen der Arthrogryposis multiplex oder des sog. Rigid-spine-Syndroms.

Muskelschmerzen

Will man zur differentialdiagnostischen Wertigkeit muskulärer Schmerzen Stellung nehmen, muß man sich zunächst um eine klare Begriffsbestimmung bemühen.
Es gibt eine Vielzahl von Patienten, welche ohne klinische Hinweise auf das Vorhandensein von Muskelschwäche und Atrophien über lokale, bei der Palpation schmerzhafte Muskelverhärtungen bzw. über teils spontan auftretende, meist aber durch Bewegungen induzierte Schmerzsensationen vorwiegend im Bereich der Sehnenansätze klagen. Derartige Symptome haben nichts mit Muskelkrankheiten zu tun, sondern gehören als *lokalisierte Tendomyosen* (lokalisierte reflektorische Muskelverspannungen bei meist vom Skelettsystem ausgehenden Schmerzen), *lokalisierte Tendomyalgien* (lokalisierte Muskelverspannungen ohne begleitende degenerative Veränderungen am Skelett, meist auf dem Boden unphysiologischer Muskelbelastungen) oder *generalisierte Tendomyalgien* (generalisierte Muskelverspannungen ohne organisches Korrelat im Sinne einer psychosomatischen Erkrankung) in das weite und

diagnostisch schwer präzisierbare Gebiet des sog. „Weichteilrheumatismus“ hinein.

Organisch bedingte Muskelschmerzen im Rahmen von Myopathien treten unter zweierlei klar zu präzisierenden Erscheinungsformen auf. Es handelt sich:

1. um teilweise bereits in Ruhe vorhandene, *nach Belastung sich verstärkende muskelkaterähnliche Beschwerden,* welche in der Tiefe großer Extremitätenmuskeln am stärksten empfunden werden. Derartige Angaben sind bei knapp 50% aller Kranken mit Polymyositis zu erhalten (64). Daneben zeichnen sie in meist besonders akzentuierter Weise das klinische Erscheinungsbild der interstitiellen Herdmyositis bei anderen Kollagenosen oder bei viral bedingten Myositiden (Coxsackie-Virusinfektionen) aus. Differentialdiagnostisch kommen jedoch Wadenschmerzen auch bei etwa einem Drittel der Patienten mit Duchennescher Muskeldystrophie (19) bzw. generalisierte Myalgien bei einer Reihe endokriner Myopathien (z. B. Hypothyreose) vor.
2. Eine weitere, in ihrer diagnostischen Wertigkeit zuverlässigere Erscheinungsform eines muskulären Schmerzes ist die *schmerzhafte Kontraktur nach Muskelarbeit.* Dieses einer Claudicatio intermittens bei obliterierenden Angiopathien analoge Symptom deutet, sofern keine Angiopathie vorliegt und differentialdiagnostisch auch z. B. eine spinale Muskelatrophie oder eine Polyneuropathie als mögliche Ursache von Crampi auszuschließen ist, auf das Vorhandensein einiger seltener Stoffwechselmyopathien hin. Es sind dies im wesentlichen die Glykogenose vom Typ V und VII sowie der Karnitin-Palmityl-Transferase-Mangel.

Differentialdiagnostische Aussagekraft des übrigen neurologischen Untersuchungsbefundes

In der Interpretation des klinischen Erscheinungsbildes von Myopathien wurde bisher isoliert das Organsystem der Skelettmuskulatur in den Vordergrund gerückt und der übliche klinisch-neurologische Untersuchungsbefund zur differentialdiagnostischen Klärung einer Muskelschwäche oder aus neurologischer Sicht einer Parese noch nicht berücksichtigt. Um Wiederholungen zu vermeiden, muß hier auf ausführliche Darstellungen in den vorangegangenen Kapiteln über zentrale Paresen, spinale Muskelatrophien bzw. Polyneuropathien Bezug genommen werden. Es versteht sich in diesem Zusammenhang von selbst, daß etwa eine Hypertonie der Muskulatur, Faszikulationen bzw. sensible Störungen niemals zum Bild einer Myopathie gehören können. Einige ergänzende Bemerkungen sollen das Reflexverhalten bei Myopathien betreffen:

Im Gegensatz zu den Affektionen des peripheren Motoneurons, bei denen durch die Unterbrechung des Reflexbogens in aller Regel eine frühzeitige Areflexie zu verzeichnen ist, schwindet bei den Myopathien die Reflexantwort in Abhängigkeit vom Untergang des kontraktilen Parenchyms. Dies bedeutet, daß ein Reflexverlust erst in fortgeschrittenen Stadien auftritt und die Minderung der Reflexstärke mit der Reduktion des Muskelgewebes Hand in Hand geht. Im Falle des Vorliegens von Kontrakturen schwinden sie allerdings schneller. Muskelkrankheiten, welche nicht zum Faseruntergang führen, wie z. B. die Myasthenia gravis, weisen demzufolge keine Areflexie auf.

Technik

Der übliche Diagnosegang beinhaltet folgende Trias von Untersuchungen: Labormethoden, neurophysiologische Untersuchungen, Muskelbiopsie.

Labormethoden

Das breiteste Anwendungsgebiet unter den Labormethoden kommt der Bestimmung der *Enzymaktivität der Kreatinkinase* (CK) sowie der Transaminasen (SGOT und SGPT) zu, welche analog der enzymatischen Diagnose des Myokardinfarktes den Untergang von Skelettmuskelfasern widerspiegeln. Entsprechend den Konzentrationen der einzelnen Enzyme innerhalb der Muskelzelle und im Prinzip vergleichbar den Verhältnissen im Myokard ist die CK der empfindlichste Indikator für eine Läsion der Skelettmuskulatur, welcher entsprechend dem Schweregrad des Gewebsunterganges auch die höchsten Serumkonzentrationen erreichen kann. Die Aktivitätssteigerung der Transaminasen ist demgegenüber wesentlich geringer. Im Gegensatz zu Lebererkrankungen steigt die SGOT stärker an als die SGPT. Weitere mögliche Enzymbestimmungen (Laktatdehydrogenase, Aldolase) bringen keine zusätzliche diagnostische Aussage. Die CK-Isoenzyme können nach bisher vorliegenden Erfahrungen in der Differentialdiagnose der Myopathien keinen wesentlichen Beitrag leisten.

Der *Kreatin-Kreatinin-Stoffwechsel* ist als Indikator für die Muskelmasse des menschlichen Körpers anzusehen. Beim muskelgesunden Erwachsenen wird das in der Leber gebildete Kreatin völlig in die Skelettmuskulatur aufgenommen und in Kreatinin umgewandelt. Kommt es – gleichgültig, aus welchem Grund – zu einer Verminderung der Muskelmasse, so resultieren eine Kreatinurie sowie eine Verminderung des Serumkreatinins. Beide Befunde sind jedoch keineswegs beweisend für das Vorliegen einer Myopathie. Für die praktische Diagnostik kann der Serumkreatininwert unter der Voraussetzung einer normalen Nierenfunktion als einfach bestimmbarer biochemischer Parameter der Muskelmasse herangezogen werden.

Auf die labortechnisch aufwendigere Bestimmung der Kreatinurie kann im Regelfall verzichtet werden. Berechtigung hat diese Methode nur für die Verlaufskontrolle eines bestimmten Therapieregimes.

Der Nachweis einer *Myoglobinausscheidung* im Urin bleibt auf die Bestätigung der kleinen Gruppe der sog. myoglobinurischen Myopathien (Rhabdomyolysen der verschiedensten Genese wie z. B. die Haff-Krankheit oder das Crush-Syndrom, bestimmte Formen der akuten Polymyositits, seltene degenerative Myopathien mit Myoglobinurie) beschränkt.

Die *immunologischen Techniken* der Bestimmung von Komplement und Zellkernantikörpern haben ihren umrissenen Indikationsbereich bei Kollagenosen mit humoralen Autoimmunvorgängen (Lupus erythematodes disseminatus). Verläßliche Labormethoden bei Autoimmunprozessen vom zellulären Typ, wie sie bei der Polymyositis vorliegen, stehen bisher noch nicht zur Verfügung.

Der immunhistologische Nachweis zirkulierender Antikörper gegen quergestreifte Muskulatur ist diagnostisch nicht spezifisch. Im Falle des Vorliegens einer Myasthenia gravis weist ein positives Resultat allerdings auf das Vorhandensein eines Thymoms hin.

Anders diagnostisch wertbar ist der Nachweis von *Antikörpern im Serum gegen die Acetylcholinrezeptoren* der postsynaptischen Muskelmembran mittels der α-Bungarotoxinmethode. Er ist nach bisher vorliegenden Ergebnissen weitgehend beweisend für eine Myasthenie.

Neurophysiologische Untersuchungen

Unter dem Hinweis auf Spezialliteratur (35, 53) sollen hier nur die für die Diagnose von Myopathien relevanten Aussagen der Methoden kurz zusammengefaßt werden:

Die *elektromyographische Diagnose* einer Myopathie beruht auf dem Nachweis pathologischer motorischer Einheiten, wobei der disseminierte Muskelfaserausfall Ursache von ausgeprägten Polyphasien, Verkürzung der Potentialdauer und Erniedrigung der Amplitude ist. Durch den Ausfall von Muskelfasern entsteht ein Innervationsdefizit, das durch Erhöhung der Entladungsfrequenz und Einsetzen von mehr motorischen Einheiten kompensiert werden soll. Auf diese Weise entsteht insbesondere bei akuten Erkrankungen des Skelettmuskels ein dichtes, amplituden-erniedrigtes Interferenzbild. Es ist verständlich, daß in fortgeschrittenen Fällen aufgrund eines ausgeprägten Parenchymunterganges ein dichtes Aktivitätsmuster nicht mehr erreicht werden kann.

Auch bei Myopathien findet man eine pathologische Spontanaktivität von Muskelfasern in Form von Fibrillationspotentialen und positiven scharfen Wellen, die von der Spontanaktivität bei neurogenen Läsionen nicht zu unterscheiden ist. Sie ist bei einer Myopathie stets Ausdruck eines ausgeprägten und relativ raschen Muskelfaserunterganges und wird somit insbesondere bei Polymyositiden und bei der progressiven Muskeldystrophie vom Typ Duchenne beobachtet. Vorkommen und Ausmaß einer pathologischen Spontanaktivität wird zu den einzelnen Krankheitsbildern gesondert erwähnt.

Im Falle myasthener oder myotoner Syndrome kommt der EMG-Untersuchung die entscheidende diagnostische Bedeutung zu.

Die *Bestimmung der Nervenleitgeschwindigkeiten* liefert in aller Regel Normalbefunde.

Muskelbiopsie

Wie bereits einleitend erwähnt, ist die am Ende des diagnostischen Vorgehens stehende Muskelbiopsie unter Heranziehung der modernen Verfahren der Enzymhistochemie und Elektronenmikroskopie in der Lage, die definitive diagnostische Einordnung aller mit besonderen Strukturanomalien des Gewebes einhergehender Myopathien herbeizuführen, d. h. mit anderen Worten, daß folgende klinische Syndrome ohne die ergänzende bioptisch-morphologische Untersuchung des Muskels als nicht ausreichend diagnostiziert gelten können und somit als *obligate Indikation* zur Durchführung einer Muskelbiopsie anzusehen sind (67):

- Verdacht auf eine progressiv-dystrophische Myopathie,
- Verdacht auf Polymyositis oder Herdmyositis,
- Verdacht auf eine kongenitale Myopathie,
- Verdacht auf eine Mitaffektion des Muskels im Rahmen einer übergeordneten internen Erkrankung, sofern die Diagnose nicht schon anderweitig untermauert ist,
- alle im vorgeschalteten Untersuchungsgang nicht einzuordnenden Syndrome von Muskelschwäche oder belastungsabhängigen Muskelschmerzen.

Nur *fakultative Indikationen* für die morphologische Untersuchung des Muskels stellen dagegen (67):

- der Verdacht auf das Vorliegen primär neurogener Systemerkrankungen,
- die Störungen im Bereich des neuromuskulären Überganges sowie
- interne Krankheitsbilder mit fakultativer Beteiligung der Muskulatur dar.

Detaillierte Angaben zur technischen Durchführung und morphologischen Aufarbeitung einer Muskelbiopsie führen in diesem Zusammenhang zu weit. Hier darf auf entsprechende Monographien verwiesen werden (18, 38, 66). Was die Indikation zum Einsatz der einzelnen Untersuchungsverfahren anlangt, sei allerdings der Hinweis erlaubt, daß jede Biopsie neben der konventionellen histologischen Aufarbeitung ergänzend enzymhistochemisch untersucht werden sollte. Im Falle des daraus resultierenden Verdachtes auf das Vorliegen besonderer Strukturanomalien von Muskelfasern bzw. einer Speichermyopathie sind ergänzende ultrastrukturelle, in letzterem Falle auch biochemische Untersuchungen des Muskelgewebes erforderlich (vgl. Farbtafel, S. 10.7 bis 10.14).

Systematik

Im Zuge der durch die modernen Untersuchungsverfahren ständig zunehmenden Zahl von Untergruppen myogener Erkrankungen wird es immer schwieriger, eine einerseits praktikable, andererseits nicht zu lückenhafte Systematik zu formulieren. Auch ist für einige seltene Erkrankungen die Zuordnung zu großen Gruppen noch durchaus offen.

Der nachfolgende Versuch einer überschaubaren und im folgenden bei der Darstellung der einzelnen Krankheitsbilder angewandten Systematik orientiert sich an der Klassifikation von Walton (90), ohne diese in ihrer Ausführlichkeit zu übernehmen:

Primäre (hereditäre) Myopathien:

1. progressive Muskeldystrophien
2. kongenitale Myopathien mit strukturellen Besonderheiten
3. kongenitale Stoffwechselmyopathien
4. Dystrophia myotonica
5. periodische Lähmungen
6. Sonderformen.

Sekundäre (erworbene) Myopathien:

1. Polymyositis – Dermatomyositis
2. Herdmyositis bei anderen Kollagenosen
3. erregerbedingte Myositis
4. endokrine Myopathien
5. nutritive Myopathien
6. medikamentös-toxische Myopathien
7. vaskuläre Myopathien
8. Muskelaffektionen bei sonstigen internen Erkrankungen
9. Traumen – Tumoren.

Myotone Syndrome
Störungen der neuromuskulären Übertragung

Primäre (hereditäre) Myopathien

Die wesentliche Gemeinsamkeit dieser Gruppe von Erkrankungen ist ihre Heredität. Auf diese Weise sind sie klar abzutrennen von den erworbenen sog. sekundären Myopathien. Unter klinischen Gesichtspunkten stellen sie jedoch keineswegs eine Einheit dar. Mehrheitlich gehen sie mit nachweisbaren Strukturveränderungen des Muskels einher. In der größten Untergruppe, nämlich bei den progressiv dystrophischen Myopathien, findet sich ein teils ausgeprägter, jedoch nicht von bestimmten morphologischen Charakteristika begleiteter Parenchymuntergang. Die wesentlich kleinere Gruppe der kongenitalen, langsam progredienten Myopathien ist durch Strukturbesonderheiten, die der kongenitalen Stoffwechselmyopathien zusätzlich durch biochemische Besonderheiten ausgezeichnet. Andere heredodegenerative Erkrankungen der Muskulatur wie die myotonen Syndrome bzw. die episodischen Lähmungen dagegen zeigen überwiegend Funktionsstörungen der Fasern, welche nur von geringen strukturellen Befunden begleitet sind.

Die Zusammenordnung all dieser Krankheitsbilder unter Berücksichtigung ihrer heredodegenerativen Genese beleuchtet vorrangig die Tatsache, daß sie leider bis heute mehrheitlich nicht kausal therapierbar sind. Dieses wieder fordert aus differentialdiagnostischen Gründen geradezu heraus, sie möglichst sicher von den klinisch z.T. ähnlich erscheinenden erworbenen Myopathien abzugrenzen, welche nicht nur keine genetische Belastung darstellen, sondern auch glücklicherweise zu einem größeren Teil behandelbar sind.

Progressive Muskeldystrophien

Diese nach klinischen Kriterien außerordentlich variable Gruppe hereditärer, systemisch verlaufender und zu einem fortschreitenden Muskelfaseruntergang führender Erkrankungen der Muskulatur beinhaltet die häufigsten und somit wichtigsten primären Myopathien. Es handelt sich um Erkrankungen, welche im Kindes-, Jugend- oder frühen Erwachsenenalter manifest werden und in der Mehrzahl der Fälle zu einer schweren Körperbehinderung führen. Der besonders maligne verlaufende Typ Duchenne, welchem mehr als die Hälfte aller Fälle zuzuordnen ist, geht außerdem mit einer erheblich verkürzten Lebenserwartung einher.

Vom Muskelbefall her steht meist die Beckengürtel- oder Schultergürtelmuskulatur im Vordergrund. Ausnahmen bilden hier die okuläre, die okulopharyngeale sowie die distale Muskeldystro-

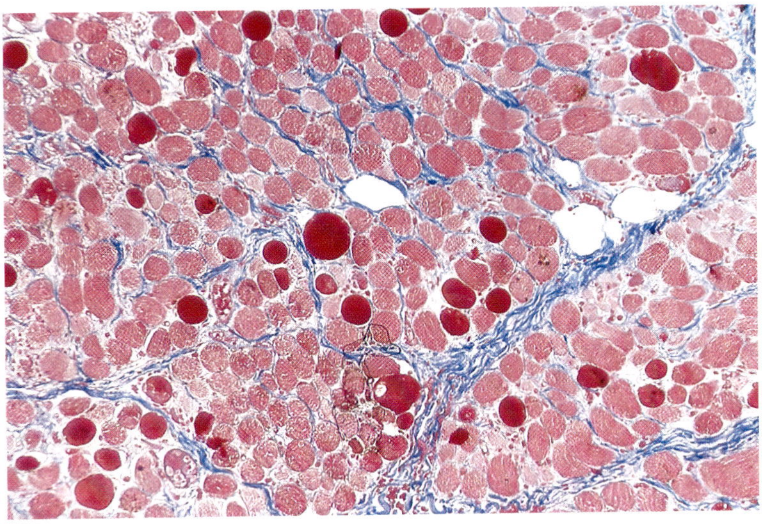

Abb. 10.**1** Progressive Muskeldystrophie vom Typ Duchenne. Azan-Färbung, Vergrößerung 40mal. Neben den interstitiellen Umbauvorgängen mit Fibrose und interfaszikulären Vakatfetteinlagerungen erkennt man die ausgeprägte allgemeine myopathische Parenchymalteration mit Abrundung der Fasern und vermehrten Kalibervariationen. Daneben werden immer wieder teils in Gruppen angeordnete Faseruntergänge nachweisbar. Weiterhin finden sich überkontrahierte Fasern

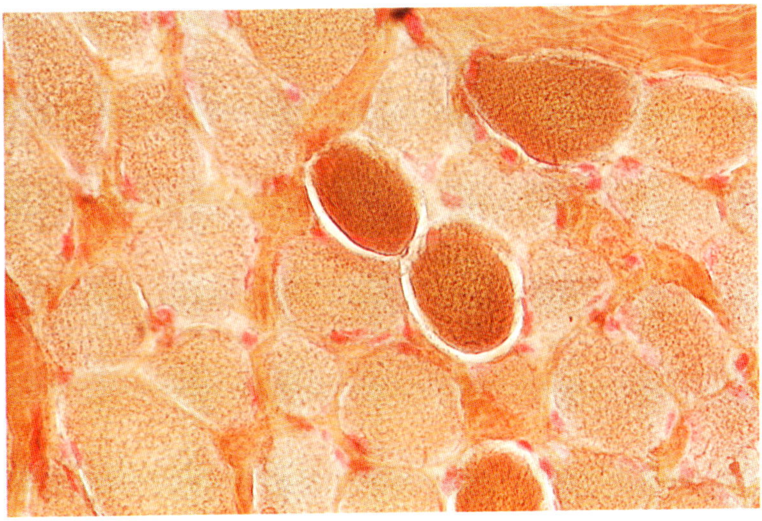

Abb. 10.**2** Progressive Muskeldystrophie vom Typ Duchenne: Cossa-Färbung, Vergrößerung 400 ×. Nachweis zahlreicher überkontrahierter opaker Fasern, welche in der Kalziumfärbung vermehrt mit Kalzium beladen sind.

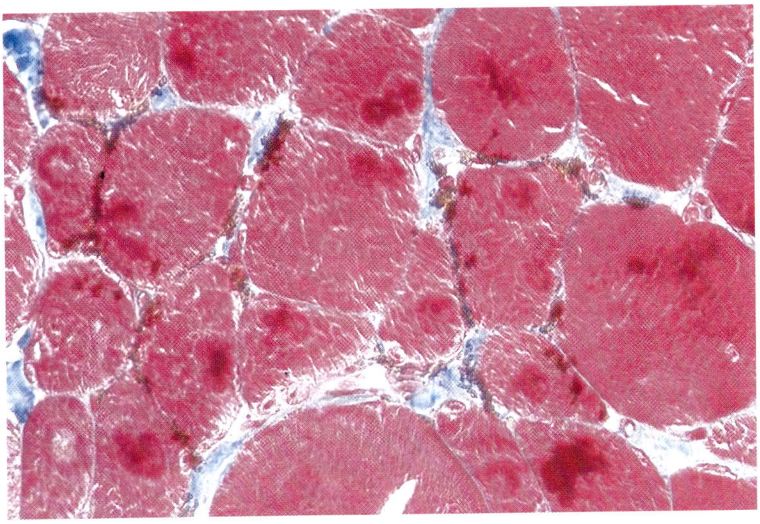

Abb. 10.**3** Central core disease mit unstrukturierten Cores. Azanfärbung, Vergrößerung 400mal. Histologisch erkennt man mit dieser Färbung angedeutet kreisrunde Areale in den Muskelfasern, welche offensichtlich eine gestörte Fibrillentextur aufweisen

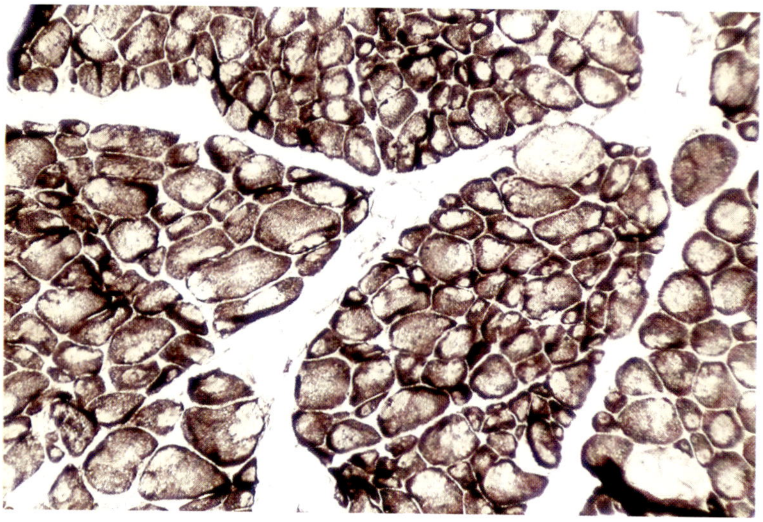

Abb. 10.**4** Central core disease mit unstrukturierten Cores. NADH-Reduktase-Reaktion, Vergrößerung 100mal. Bei der Darstellung dieses mitochondrialen Enzyms kommen die Cores wesentlich besser heraus. Sie zeichnen sich durch das Fehlen oxydativer Enzymaktivität aus

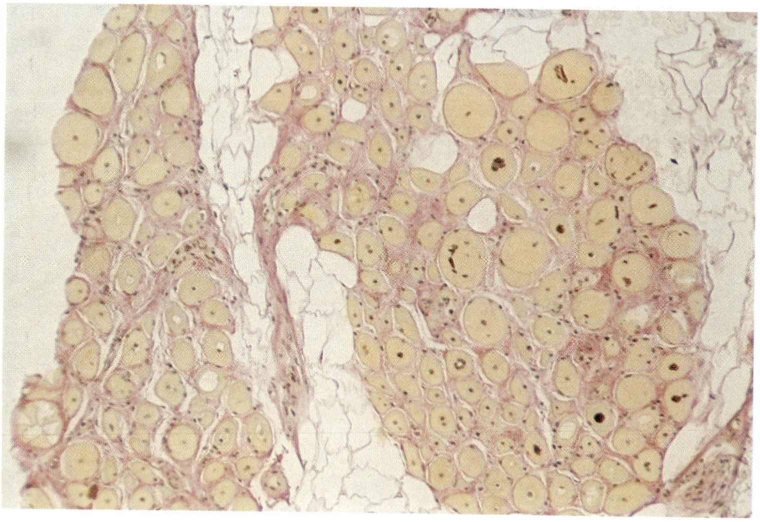

Abb. 10.**5** Zentronukleäre Myopathie. Van-Gieson-Färbung, Vergrößerung 100mal. Neben interstitiellen Umbauvorgängen sowie einer myopathischen Parenchymalteration erkennt man als führende Strukturanomalie die Zentralverlagerung fast aller Kerne, teilweise mit Haufenbildung

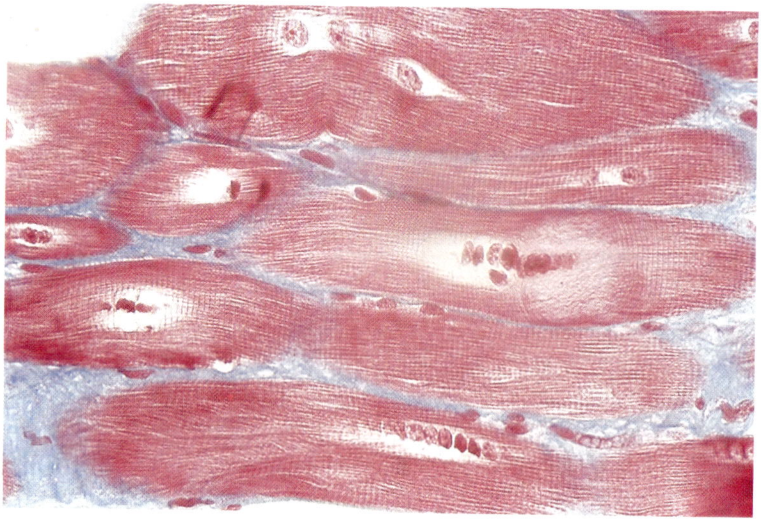

Abb. 10.**6** Zentronukleäre Myopathie. Azanfärbung, Vergrößerung 400mal. Im Längsschnitt dokumentiert sich zusätzlich die perinukleäre Zerstörung der normalen Faserarchitektur, wobei teilweise optisch leere Räume entstehen, welche im Querschnitt den myotubulusähnlichen Strukturen entsprechen

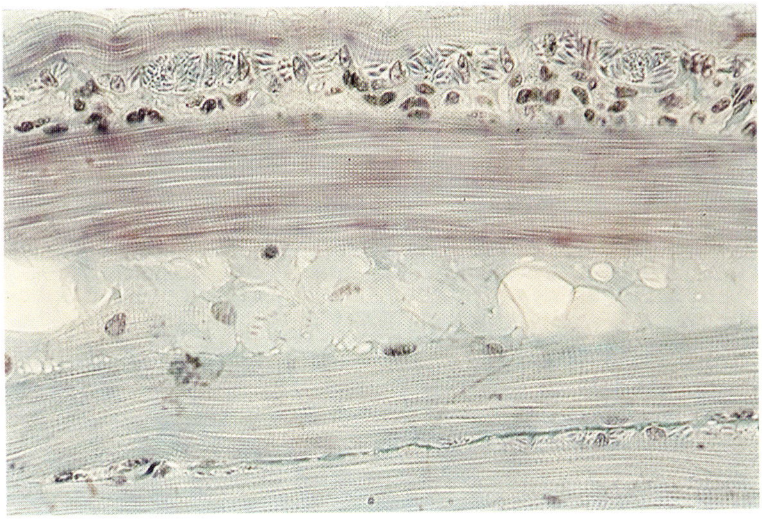

Abb. 10.**7** Stäbchenmyopathie („nemaline myopathy"). Trichromfärbung, Vergrößerung 400mal. Vorwiegend subsarkolemmal finden sich in einer Reihe von Fasern fischzugartig angeordnete stäbchenförmige Gebilde

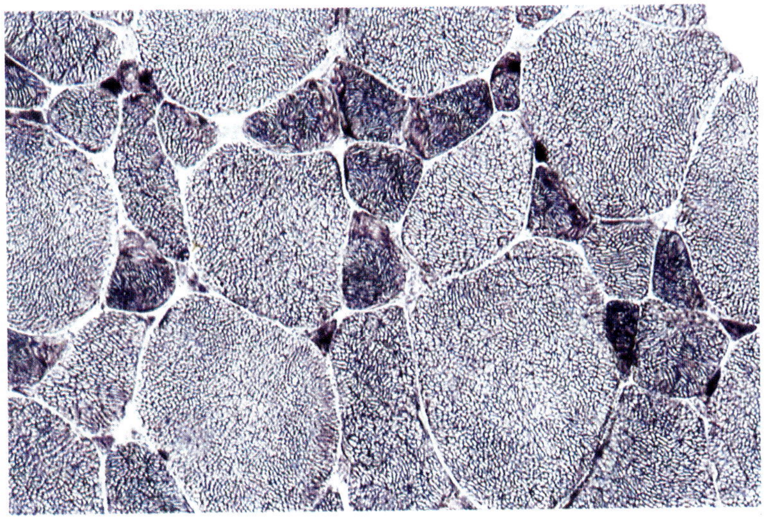

Abb. 10.**8** Stäbchenmyopathie („nemaline myopathy"). NADH-Reduktase-Reaktion, Vergrößerung 400mal. Die in dieser Reaktion dunkler tingierten Typ-I-Muskelfasern erscheinen deutlich atrophisch. In ihnen sind die stäbchenförmigen Gebilde lokalisiert

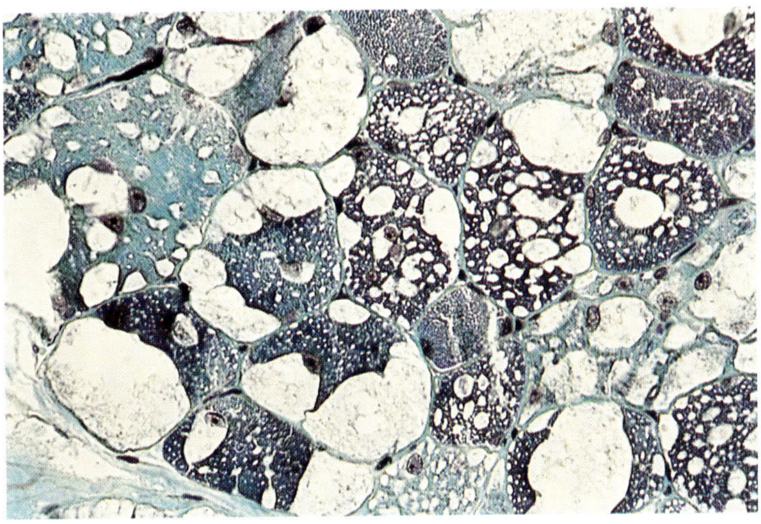

Abb. 10.**9** Juvenile Form der Glykogenose Typ II (Pompe). Trichromfärbung, Vergrößerung 400mal. Histologisch erkennt man eine ausgeprägte vakuoläre Myopathie. Die Vakuolen sind optisch leer, d. h., die Speichersubstanz ist durch die Fixierung herausgelöst

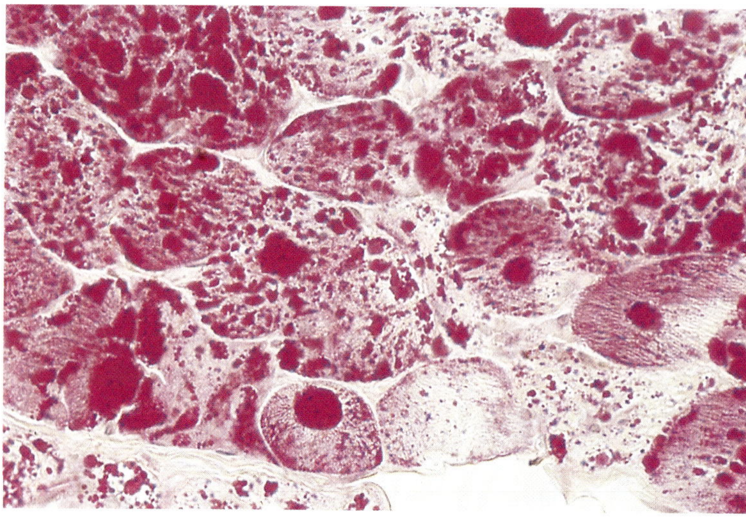

Abb. 10.**10** Juvenile Form der Glykogenose Typ II (Pompe). PAS-Reaktion, Vergrößerung 400mal. Mit dieser Reaktion läßt sich dokumentieren, daß die Vakuolen PAS-positive Materialien speichern

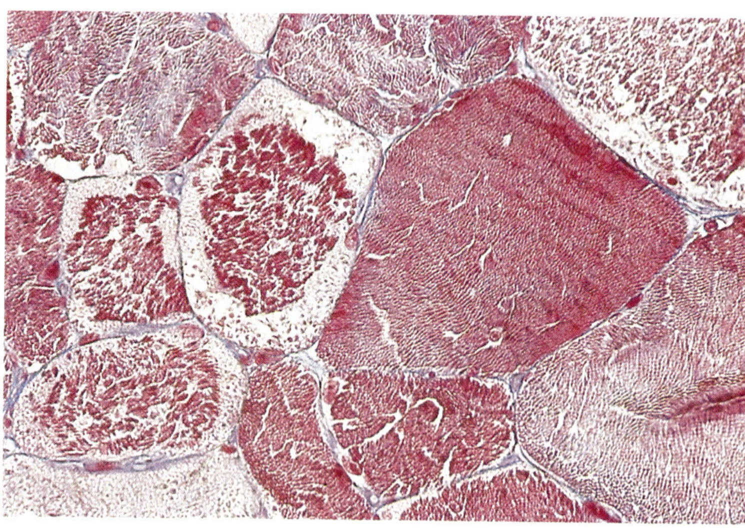

Abb. 10.**11** Karnitinmangelmyopathie, Azanfärbung, Vergrößerung 400mal. Auch bei dieser Myopathie imponiert histologisch eine vorwiegend subsarkolemmale Vakuolenbildung in zahlreichen Muskelfasern. Teilweise erkennt man innerhalb der vakuolären Degenerationen ein krümeliges Material

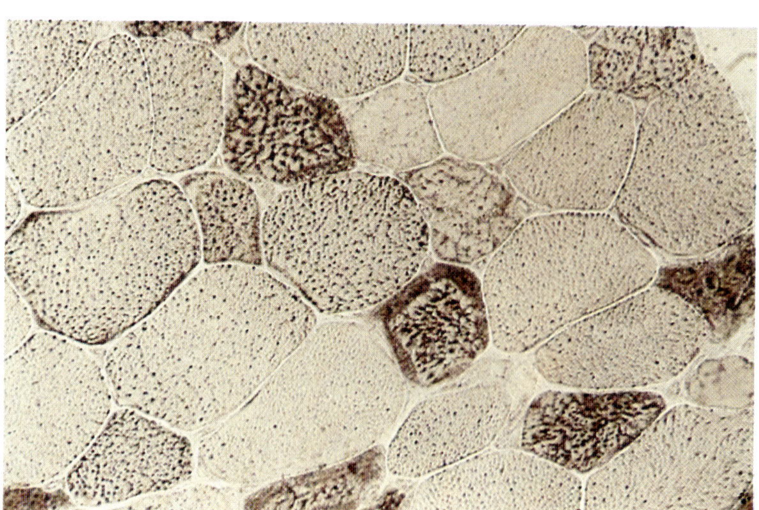

Abb. 10.**12** Karnitinmangelmyopathie. Sudan-Schwarz-Färbung, Vergrößerung 400mal. Die abnorm strukturierten Fasern zeichnen sich durch eine Lipidvermehrung aus

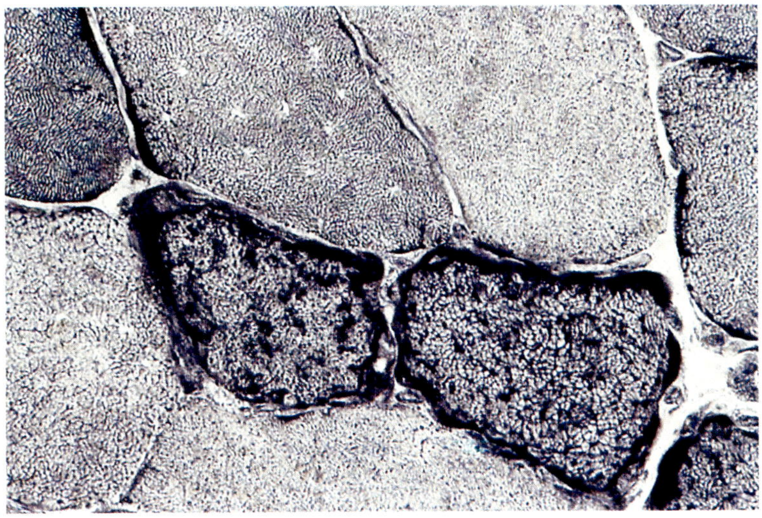

Abb. 10.**13** Karnitinmangelmyopathie. NADH-Reduktase-Reaktion, Vergrößerung 400mal. Zusätzlich findet sich in den vakuolären Bezirken eine Vermehrung und eine Vergröberung der mitochondrialen Enzymaktivität

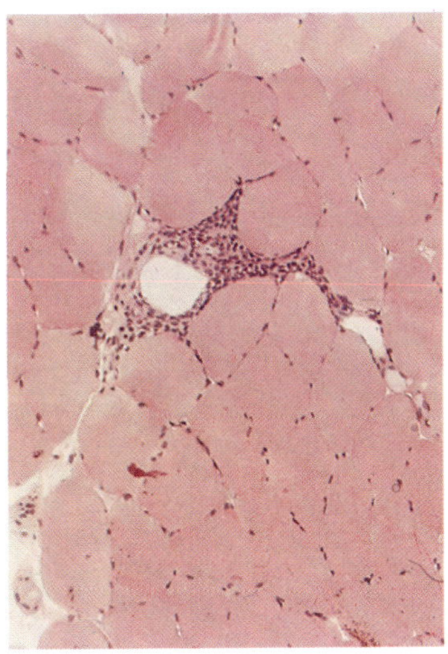

a

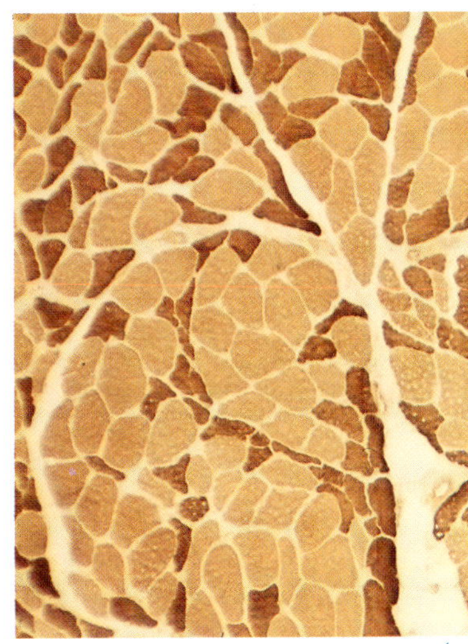

b

Abb. 10.**14** a u. b Interstitielle Myositis bei chronischer Polyarthritis: a) HE-Färbung, Vergrößerung 100mal; b) myofibrilläre ATP-ase-Reaktion bei pH 9,4, Vergrößerung 100mal. Isolierte interstitielle entzündliche Reaktion im Bereich des Gefäßbindegewebsapparats des Muskels. Das Parenchym erscheint strukturell unauffällig. Enzymhistochemisch fällt zusätzlich eine leichte, z. B. schmerzbedingte Atrophie vorwiegend der Typ-II-Fasern im Sinne einer Inaktivitätsatrophie auf

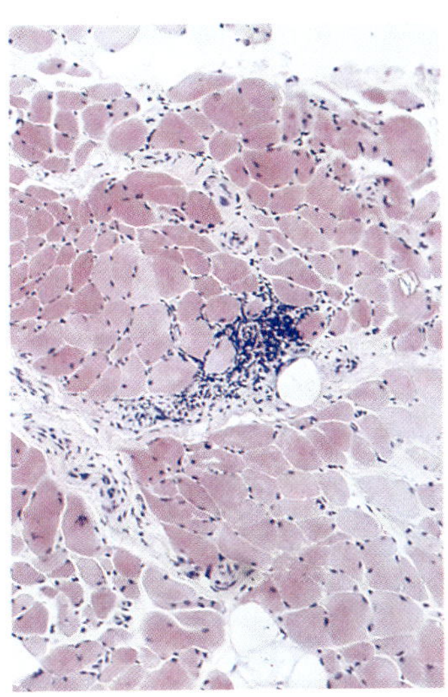

a

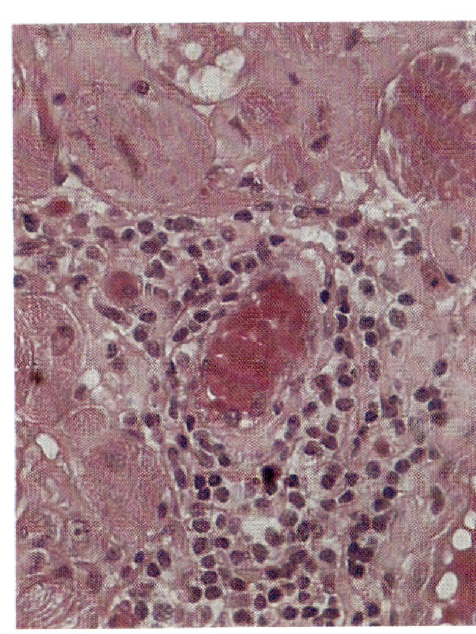

b

Abb. 10.**15** a u. b Noduläre Herdmyositis bei Lupus erythematodes disseminatus: a) HE-Färbung, Vergrößerung 100mal; b) HE-Färbung, Vergrößerung 400mal. Perivaskuläre entzündliche Reaktion im Interstitium des Muskels mit herdförmigem Parenchymuntergang

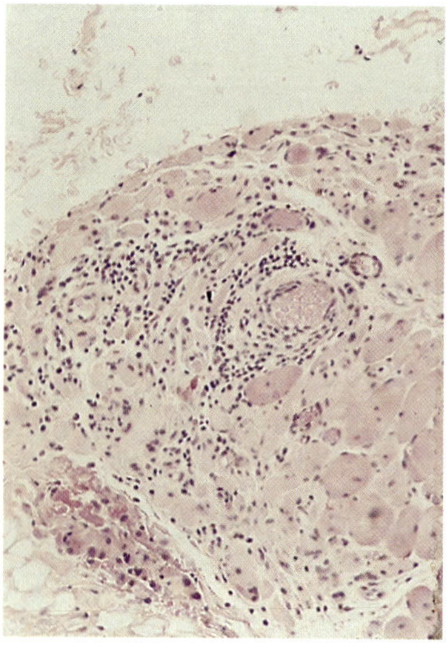
a

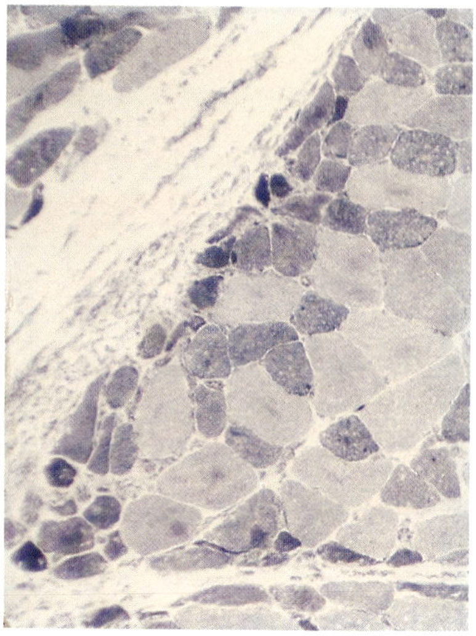
b

Abb. 10.**16** a u. b Polymyositis vom perifaszikulären Typ: a) HE-Färbung, Vergrößerung 100mal; b) NADH-Reduktase-Reaktion, Vergrößerung 100mal. Lymphohistiozytäre entzündliche Infiltration im Interstitium des Muskels mit Schwerpunkt im perimysialen und perivaskulären Bereich. Die konsekutive Parenchymzerstörung betrifft vorwiegend die Faszikelperipherie, während der Kern noch relativ gut erhalten ist

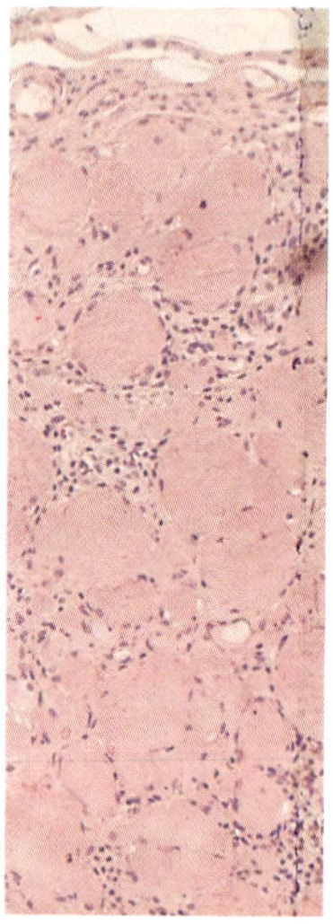
a

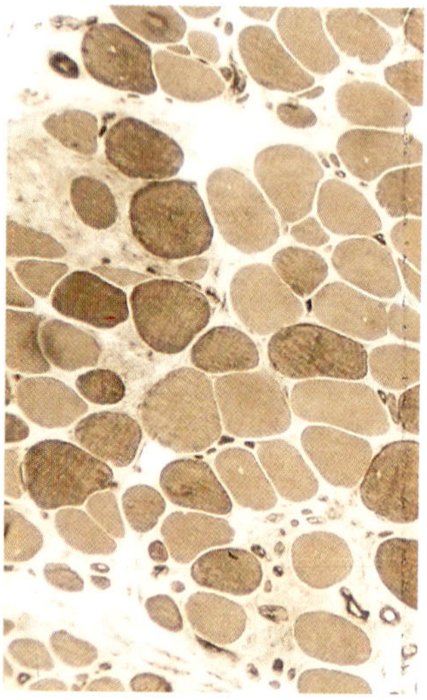
b

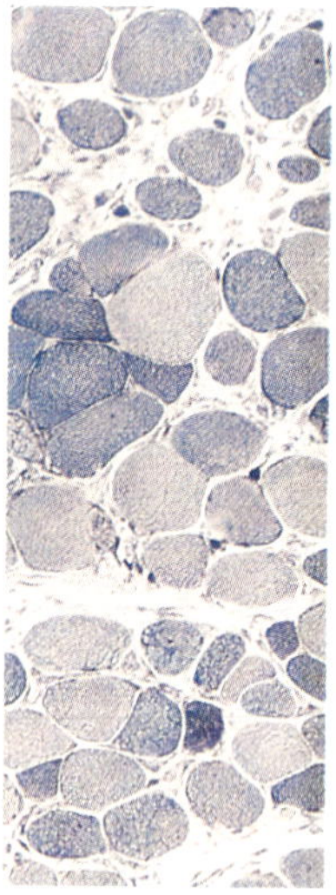
c

Abb. 10.**17** a–c Diffuse Polymyositis: a) HE-Färbung, Vergrößerung 100mal; b) myofibrilläre ATP-ase-Reaktion bei pH 9,4, Vergrößerung 100mal; c) NADH-Reduktase-Reaktion, Vergrößerung 100mal. Diffuse entzündliche Infiltration im Interstitium des Muskels mit Parenchymuntergang. Die bevorzugte perifaszikuläre Atrophie ist noch angedeutet erkennbar

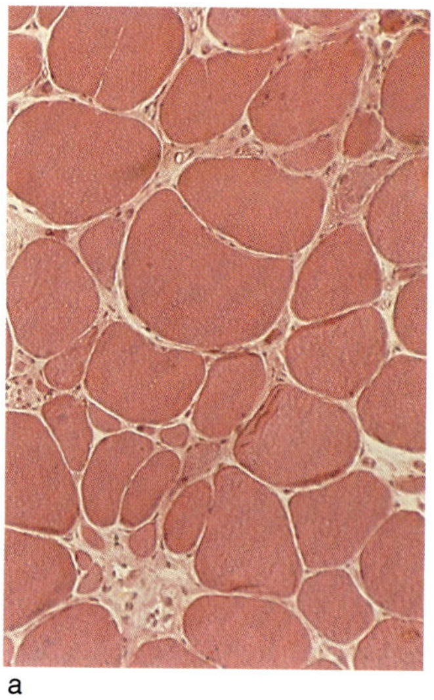
a

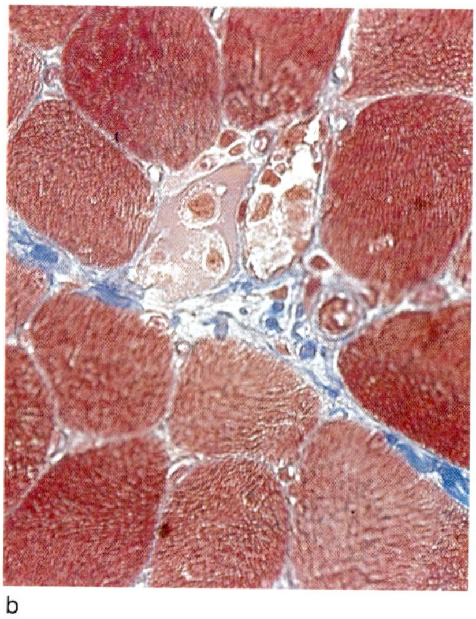
b

Abb. 10.**18** a u.b Akute nekrotisierende Myopathie: a) HE-Färbung, Vergrößerung 100mal; b) Azanfärbung, Vergrößerung 400mal. Man erkennt einen akuten Muskelparenchymuntergang, ohne daß gleichzeitig eine entzündliche Infiltration nachweisbar ist

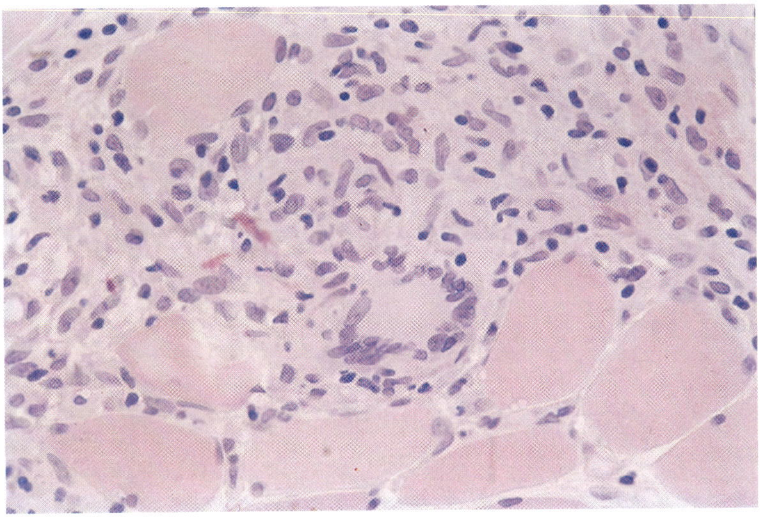

Abb. 10.**19** Granulomatöse Myositis bei Sarkoidose. HE-Färbung, Vergrößerung 400mal. Granulomatöses Infiltrat mit Lymphozyten, Epitheloidzellen sowie Riesenzellen in der Skelettmuskulatur bei histologisch gesicherter Lymphadenopathie am Hilus im Sinne einer Sarkoidose

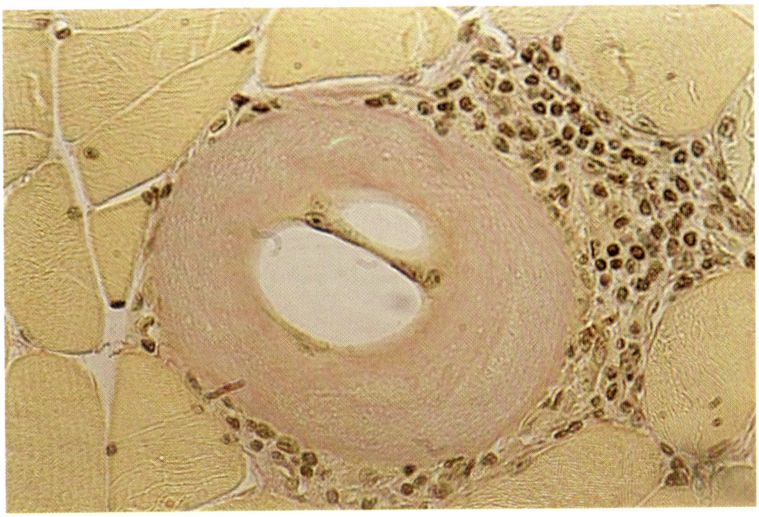

Abb. 10.**20** Trichinose. Van-Gieson-Färbung, Vergrößerung 400mal. Nachweis einer Trichine im Skelettmuskel

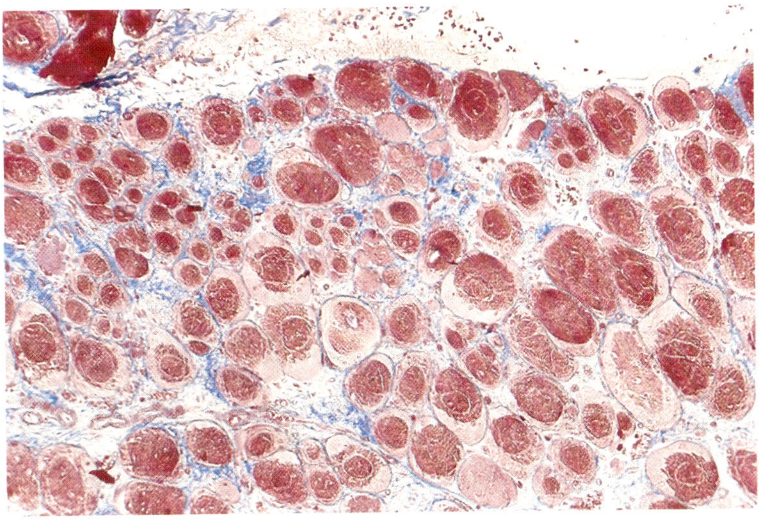

Abb. 10.**21** Dystrophia myotonica (Curschmann-Steinert). Azanfärbung, Vergrößerung 400mal. Ausgeprägte kernreiche Myopathie mit zahlreichen Ringbinden sowie sarkoplasmatischen Massen

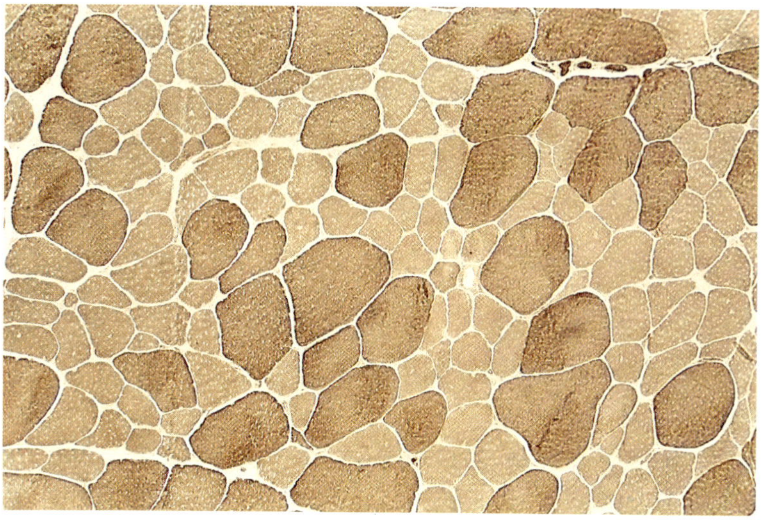

Abb. 10.**22** Dystrophia myotonica (Curschmann-Steinert). Myofibrilläre-ATP-ase-Reaktion bei pH 9,4, Vergrößerung 100mal. Deutliche selektive Typ-I-Faseratrophie

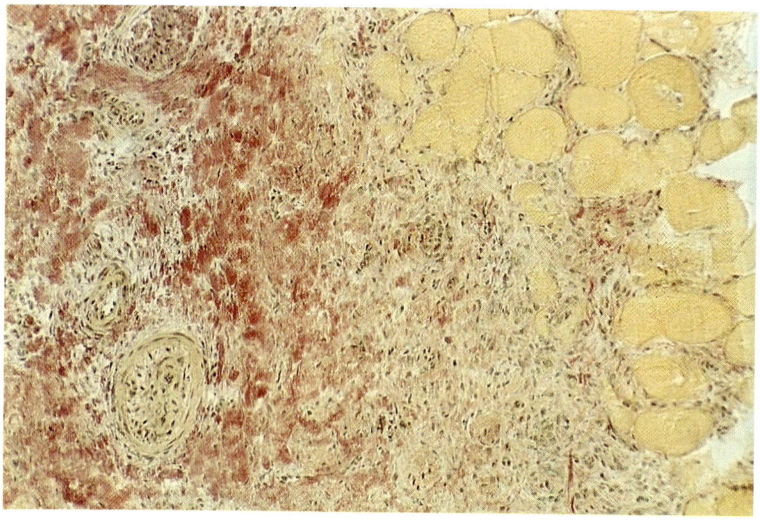

Abb. 10.**23** Tibialis-anterior-Syndrom. Van-Gieson-Färbung, Vergrößerung 100mal. Ausgeprägte, schon ältere herdförmige vaskuläre Muskelnekrose mit beginnender Fibrose

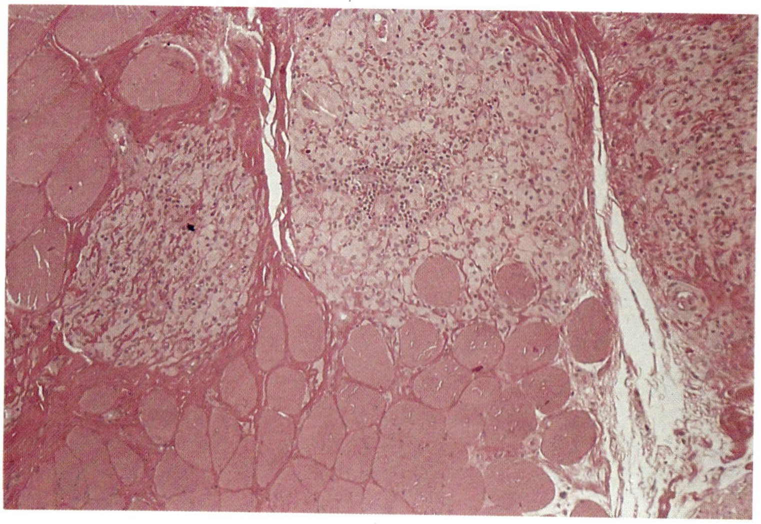

Abb. 10.**24** Granularzelltumor im Skelettmuskel. HE-Färbung, Vergrößerung 100mal. Man erkennt die gut vom Skelettmuskelparenchym abgesetzten hellen Zellen des Granularzelltumors

phie, seltene Krankheitsbilder, bei welchen man berechtigte Zweifel hat, ob sie überhaupt dieser Gruppe zugehören.
Nach klinischen und genetischen Daten sind die progressiven Muskeldystrophien in die in der Tab. 10.**1** aufgeführten wesentlichen Untergruppen zu unterteilen.

Tabelle 10.**1** Klinische und genetische Unterteilung der progressiven Muskeldystrophien

Klinisches Bild	Genetik
schwere Verlaufsform der Beckengürteldystrophie Typ Duchenne	X-chromosomal rezessiv
gutartige Verlaufsform der Beckengürteldystrophie, Typ Becker-Kiener	X-chromosomal rezessiv
Gliedergürteldystrophie; wechselnde Schweregrade mit Beginn im Beckengürtel	autosomal rezessiv
skapulohumerale Muskeldystrophie (selten)	autosomal rezessiv
fazioskapulohumerale Muskeldystrophie (FSH-Dystrophie)	autosomal dominant
okuläre Muskeldystrophie; okulopharyngeale Muskeldystrophie; distale Muskeldystrophie	autosomal dominant

Pathologisch-anatomische Grundlagen

Das histologische Bild der progressiv dystrophischen Myopathien ist im Prinzip seit den Arbeiten von Wilhelm Erb (28) wohlbekannt. Das wesentliche strukturelle Substrat besteht in dem Nebeneinander von:
- interstitiellen Umbauvorgängen mit Fibrose und Vakatfetteinlagerung,
- einer diffusen Alteration des Parenchyms mit Abrundung der Fasern, vermehrten Kalibervariationen und einer Aktivierung sowie Zentralverlagerung der Muskelzellkerne, sowie
- immer wieder nachweisbaren Faseruntergängen wechselnden Schweregrades mit konsekutiver Parenchymrarefizierung (Farbtafel, Abb. 10.1).

Entsprechend dem jeweiligen Schweregrad der Erkrankung ist das Ausmaß dieser Strukturveränderungen abgestuft. Alle vorher erwähnten ergänzenden morphologischen Untersuchungsmethoden haben hier keinen wesentlichen zusätzlichen Beitrag erbringen können. Der Faseruntergang läuft nach strukturell unspezifischen Mechanismen ab. Allenfalls gibt es erste Indizien dafür, daß primäre Läsionen der Fasermembran den Degenerationsvorgang einleiten (44, 59). Keiner der oben erwähnten histologischen Befunde weist qualitative Besonderheiten auf. Lediglich die Quantität der Parenchymzerstörung sowie das gelegentliche Vorherrschen einiger per se unspezifischer Faseranomalien gestatten im Verein mit allen klinischen Daten die Zuordnung zu maligneren oder benigneren Verlaufsformen.
Im Falle stark nekrotisierender Stadien können die dann oft reichlich anzutreffenden lymphohistiozytären Abräumreaktionen rein morphologisch große Schwierigkeiten in der Differentialdiagnose zu chronischen Polymyositiden bereiten.
Die einzige Ausnahme in der Monotonie struktureller Befunde stellt die Gruppe der okulären Myopathien dar, bei welcher charakteristische Anomalien von Einzelfasern gefunden werden.

Biochemische Grundlagen

Ähnlich dem strukturell unspezifischen Substrat der Krankheitsbilder kann auch die Biochemie trotz intensiver Bemühungen bis heute zur Pathogenese der progressiven Muskeldystrophien keine kausalen Stoffwechselanomalien beitragen. Entsprechend dem Schweregrad des Parenchymunterganges zeigt sich eine zunehmende Rarefizierung sämtlicher intrazellulärer Bestandteile. Abnorme metabolische Mechanismen oder signifikante Verschiebungen einzelner Enzyme waren jedoch bis heute nicht nachweisbar (34).
Der z. T. bereits präklinische Efflux von Enzymen aus der Muskelfaser ins Serum läßt auch aus biochemischer Sicht die Annahme einer primären Membranstörung als wahrscheinlich zu.

Infantile progressive Muskeldystrophie vom Typ Duchenne (maligne, X-chromosomal-rezessive Beckengürteldystrophie)

(20, 74)

Es handelt sich um die häufigste Dystrophieform, welche Knaben im 1. Lebensjahrzehnt betrifft und einen besonders malignen Verlauf nimmt. Etwa ⅔ der Fälle weisen eine familiäre Belastung auf; ⅓ dagegen ist als Spontanmutation anzusehen.

Klinisches Bild

Nach *anfänglich normaler* statomotorischer Entwicklung werden die Kinder im Regelfall zwischen dem 3. und 7. Lebensjahrzehnt durch eine progrediente Gehverschlechterung auffällig. Die genannte Zeitspanne der Erstmanifestation liegt nach Dubowitz (19) in 72% aller Fälle vor Vollendung des 4. Lebensjahres. Erschwerend für die differentialdiagnostische Abgrenzung von anderen Dystrophieformen muß allerdings die Tatsache gewertet werden, daß selten initiale Symptome bereits sehr früh, d.h. in Ausnahmen vor Vollendung des 1. Lebensjahres, bzw. außeror-

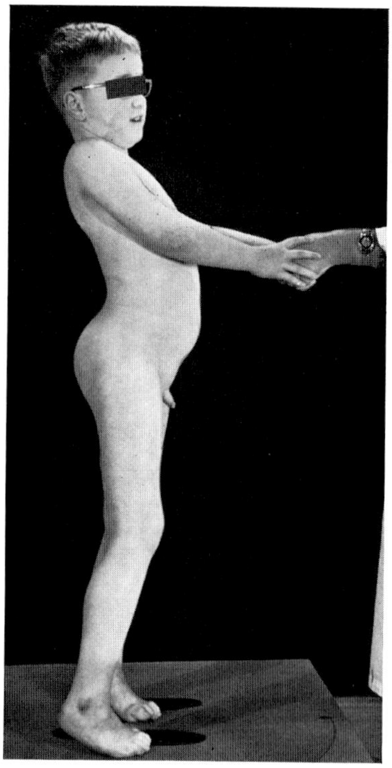

Abb. 10.**25** Infantile progressive Muskeldystrophie vom Typ Duchenne. 9jähriger Junge mit Hyperlordose, deutlicher Muskelatrophie im Bereich der Oberschenkel sowie Spitzfußkontraktur. Gleichzeitig besteht bereits Unfähigkeit, die Arme in die Horizontale zu heben. Das Ausmaß der Muskelatrophien ist teilweise durch das Unterhautfettgewebe des Kindes kaschiert

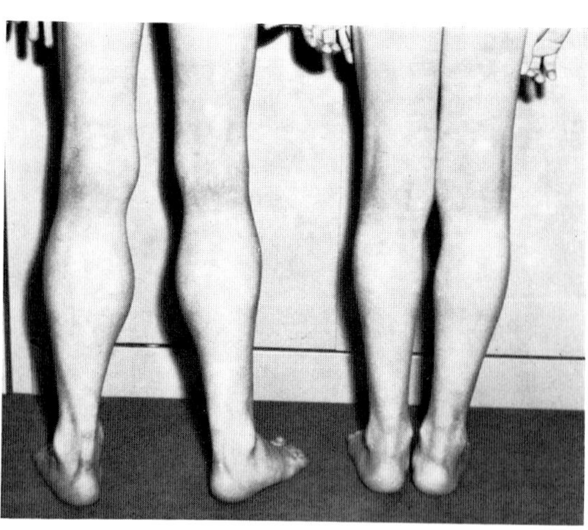

Abb. 10.**26** Wadenhypertrophie bei infantiler progressiver Muskeldystrophie vom Typ Duchenne bei einem 6jährigen Jungen (links). Rechts im Vergleich dazu die Beine eines 6jährigen gesunden Jungen

dentlich spät, in Extremfällen im 10. Lebensjahr, manifest werden.

Die *erste Auffälligkeit* stellt eine zunächst uncharakteristische Gehverschlechterung dar, aus welcher sich bald das typische watschelnde Gangbild sowie die lordotische Rumpfhaltung mit vorgestrecktem Bauch herauskristallisieren. Besonders akzentuiert ist in der Folge die Schwäche der Bekkengürtel- und Rumpfmuskulatur. Die Kinder sind nicht mehr in der Lage, Treppen zu steigen. Beim Aufrichten vom Boden kommt das sog. Vierfüßlerzeichen zur Anwendung, d.h., sie rollen sich auf die Seite, stützen sich mit den Armen ab und klettern schließlich mit den Händen an ihren Beinen empor.

Bei der *Untersuchung* fällt im wesentlichen neben der Hyperlordose die schwache und atrophische Quadrizepsmuskulatur ins Auge. Im Gegensatz dazu stehen die oft besonders kräftigen Waden (sog. Gnomenwaden). Weiterhin lassen sich teilweise auch im M. deltoideus, im M. serratus lateralis sowie an der Zunge (Makroglossie) lokalisierte Hypertrophien nachweisen (Abb. 10.**25** u. 10.**26**).

Relativ rasch bilden sich Kontrakturen im Sinne eines *Spitzfußes* aus, woraus – ähnlich wie bei der Gliedergürteldystrophie – oft ein Zehenspitzengang resultiert. Die progrediente Kraftminderung sowie die Entstehung weiterer *Kontrakturen* vor allem der Hüftbeuger, später der Kniebeuger machen das Gehen meist im Alter zwischen 7 und 13 Jahren unmöglich.

Im weiteren macht der myopathische Prozeß auch an der Schulter- sowie Atemhilfsmuskulatur nicht Halt. Das Gesicht dagegen bleibt bei dieser Dystrophieform ausgespart (Abb. 10.**27**).

Eine zunehmende restriktive Ventilationsstörung im Rahmen der Schwäche der Thoraxmuskulatur begünstigt schließlich das Auftreten rezidivierender bronchopulmonaler Infekte.

Entweder diese oder Rhythmusstörungen des Herzens im Rahmen einer weiter unten noch näher zu beschreibenden Myokardbeteiligung führen schicksalhaft zum Tod meist um das 20., selten erst um das 30. Lebensjahr.

Insgesamt ist dieser Verlauf allerdings im Einzelfall variabel. Es gibt langsam progrediente Verschlechterungen und schubweise Verläufe mit zwischenzeitlichen Stillständen. Jede Immobilisierung führt zu einer erheblichen Funktionseinbuße, die meist nicht mehr aufgeholt werden kann.

Als *Mitbeteiligung anderer Organe* ist im wesentlichen der Befall des *Myokards* zu nennen. In ca. 80% aller Fälle findet sich ein abnormes Elektrokardiogramm mit hohen R-Zacken in V_1-V_3 sowie tiefen Q-Zacken in V_5-V_6. Eine Kardiomegalie, klinische Zeichen einer Herzinsuffizienz oder schwerere Rhythmusstörungen werden dabei bis in die Finalstadien hinein nicht beobach-

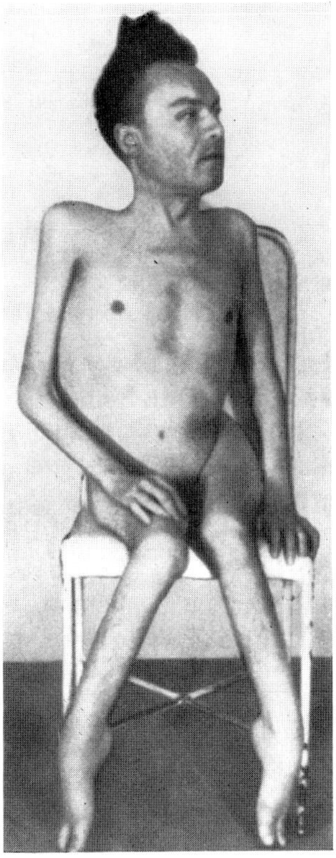

Abb. 10.**27** Infantile progressive Muskeldystrophie vom Typ Duchenne. Im Erwachsenenalter zeigt sich ein hochgradiger generalisierter Muskelschwund an Stamm und Extremitäten mit Aussparung von Kopf und Gesicht. Schwere myogene Kontrakturen an den unteren Extremitäten mit besonders extremer Spitzfußstellung

tet. Das Echokardiogramm deckt Anomalien der Kontraktilität auf und ergibt zusätzlich teilweise Anhaltspunkte für eine Wandverdickung.
Das *Skelettsystem* zeigt neben der oft frühzeitigen Entwicklung einer Skoliose dünne und osteoporotisch veränderte Röhrenknochen.
Die Veränderungen der *Lungenfunktion* sind ausschließlich Folge der Schwäche der Atem- und Atemhilfsmuskulatur.
Schwierigkeiten in der Interpretation bilden ein statistisch signifikant leicht reduzierter Intelligenzquotient sowie eine nicht seltene Pubertas tarda ohne endokrinologische Ausfälle.

Technische Untersuchungsbefunde

Von den *Laborbefunden* sind die bereits im präklinischen Stadium exzessiv erhöhten muskulären Serumenzymwerte besonders bezeichnend. Die CK ist im Schnitt auf ca. das 50fache der Norm erhöht und fällt erst im späteren Verlauf leicht ab. Dieses Verhalten ist weitgehend konstant und läßt die Aussage zu, daß zumindest im Kindesalter CK-Werte unter 1000 U/l (Norm: bis 80 mval/l) gegen die Diagnose einer Duchenne-Muskeldystrophie zu verwenden sind.

Ähnlich hohe Enzymwerte werden im Rahmen degenerativer Myopathien allenfalls beim Typ Becker-Kiener beobachtet. Aus der Reihe der erworbenen Myopathien erreichen lediglich akute Polymyositiden bzw. Rhabdomyolysen die gleichen pathologischen Werte.
Unter den Isoenzymen der CK ist die CKMB-Fraktion nach Silvermann u. Mitarb. bei der Duchenne-Muskeldystrophie signifikant höher als bei allen anderen neuromuskulären Erkrankungen (81).
Das *Elektromyogramm* deckt das typische, besonders dichte Entladungsmuster mit verkürzter Potentialdauer auf, wie es als sog. „Myopathiemuster“ zu charakterisieren ist. Entsprechend der Muskelfaserdegeneration und -regeneration findet sich zusätzlich reichlich eine sog. pathologische Spontanaktivität.
Die *Muskelbiopsie* zeigt das Vollbild der eingangs beschriebenen Strukturanomalien mit ausgeprägtem interstitiellem Umbau sowie besonders zahlreichen Faseruntergängen, in Anfangsstadien begleitet von ineffektiven regenerativen Phänomenen.
Eine strukturelle Besonderheit besteht darin, daß sich zahlreiche überkontrahierte opake Fasern auffinden lassen, welche in der Kalziumfärbung vermehrt mit Kalzium bestäubt sind (vgl. Farbtafel Abb. 10.**2**, S. 10.7). Ein weiteres strukturelles Charakteristikum, welches sich allerdings mit der Becker-Kiener-Form überlappt, ist die ausgesprochen herdförmige Anordnung der Faseruntergänge und Regenerate.

Differentialdiagnostische Überlegungen

Die Duchenne-Muskeldystrophie muß als prognostisch ungünstiges und kausal nicht therapierbares Leiden stets zu vielfältigen differentialdiagnostischen Überlegungen Anlaß geben, bevor man die Diagnose als gesichert akzeptiert. Dabei hat man sich im wesentlichen zwei Fragen vorzulegen, nämlich:

1. Kommt differentialdiagnostisch eine andere vom Verlauf her günstigere oder insbesondere therapierbare neuromuskuläre Erkrankung in Frage?
2. Sofern die Diagnose einer primären Myopathie aufgrund der Klinik und der technischen Untersuchungen klarsteht, wie sicher ist insbesondere in frühen Stadien die Einordnung als Duchenne-Muskeldystrophie bzw. wie sind benignere Verlaufsformen differentialdiagnostisch auszuschließen?

Zur ersten Frage:
Geht man rein vom klinischen Untersuchungsbefund aus und läßt man das Ergebnis der technischen Diagnostik zunächst noch außer Betracht,

so ist differentialdiagnostisch generell bei jeder progressiven Muskeldystrophie und so auch beim Typ Duchenne das Vorliegen einer hereditären, primär neurogenen Systemerkrankung in die Überlegungen mit einzubeziehen. Die dabei in Betracht kommenden Krankheitsbilder sind hier:

a) intermediäre bzw. chronische Verlaufsform der progressiven infantilen spinalen Muskelatrophie sowie
b) die progressive juvenile spinale Muskelatrophie Typ Kugelberg Welander.

Die schwere Form der infantilen spinalen Muskelatrophie (Typ Werdnig-Hoffmann) ist differentialdiagnostisch nur am Rande zu erwähnen, weil sie in aller Regel bereits unmittelbar nach der Geburt in Form eines Muskelhypotoniesyndroms in Erscheinung tritt und nicht wie die Duchenne-Muskeldystrophie anfänglich durch eine normale statomotorische Entwicklung charakterisiert ist.

Folgende klinische Besonderheiten können für das Vorliegen einer *progressiven spinalen Muskelatrophie* und gegen eine Duchenne-Muskeldystrophie verwendet werden:

- frühzeitige Areflexie,
- Nachweis von Faszikulationen,
- Übergreifen des Muskelbefalles auf distale Muskelgruppen, insbesondere auf die Hand- und Fußmuskulatur,
- fehlende Muskelhypertrophien und Frühkontrakturen.

Was die Heredität anlangt, so sind alle Formen der progressiven infantilen bzw. juvenilen spinalen Muskelatrophie dem autosomal rezessiven Erbgang zuzuordnen. Demzufolge ist bei der Anamneseerhebung darauf zu achten, ob in der Familie auch Mädchen erkrankt sind.

Die folgenden Zusatzuntersuchungen führen in der Regel schnell zu einer klaren Differentialdiagnose:

Die CK-Aktivität im Serum ist bei den spinalen Muskelatrophien entweder normal oder bei längeren Verläufen leicht über die Norm erhöht. Elektromyographisch findet sich ein neurogen verändertes Innervationsmuster mit Riesenpotentialen und Nachweis von Faszikulationen. Die Nervenleitgeschwindigkeit ist dabei im Gegensatz zu den Erkrankungen des peripheren Motoneurons bis in späte Stadien hinein nicht verzögert. Die Muskelbiopsie zeigt eine felderförmige neurogene Muskelatrophie. Nicht denerviertes Muskelparenchym weist eine Anpassungshypertrophie auf. Bei sehr chronischen Verläufen erscheint es sekundär myopathisch verändert.

Die Differentialdiagnose zwischen einer Duchenne-Muskeldystrophie und einer progressiven spinalen Muskelatrophie hat zwar gegenwärtig noch keine wesentlichen therapeutischen Konsequenzen, ist jedoch wegen der differenten Genetik sowie insbesondere Prognose mehr als ein akademisches Problem. Besonders die chronische infantile sowie die juvenile spinale Muskelatrophie sind mehrheitlich im Verlauf wesentlich günstiger einzustufen als die Duchenne-Muskeldystrophie und krankengymnastisch lange Zeit gut zu beeinflussen.

Die größte differentialdiagnostische Bedeutung wegen entsprechender therapeutischer Konsequenzen beansprucht generell der Ausschluß einer *Polymyositis*. Dieses Problem taucht bei jedem sporadischen Fall einer vermuteten dystrophischen Myopathie, so auch vom Typ Duchenne, auf und ist teilweise anhand aller durchführbaren technischen Untersuchungen nur schwer zu beantworten. Zwar sieht zweifellos klinisch eine typische akute Polymyositis oder insbesondere Dermatomyositis anders aus als das übliche Erscheinungsbild der Duchenne-Muskeldystrophie. Je chronischer jedoch eine Myositis verläuft und je weniger sie eine Mitbeteiligung anderer Organe aufweist, desto täuschender kann sie degenerative Myopathien nachahmen. Im Falle derartiger primär chronischer pseudomyopathischer Verläufe sind klinisch für die Diagnose einer Polymyositis und gegen eine Muskeldystrophie im wesentlichen folgende Besonderheiten zu verwenden:

- Asymmetrie des Muskelbefalles,
- Fehlen von Hypertrophien und frühzeitigen Kontrakturen,
- weniger ausgeprägte proximale Prädilektion,
- Befall einiger Muskeln, welche die Dystrophie häufig ausspart (z. B. M. deltoideus, M. infraspinatus, Kopfheber),
- Befall der Ösophagusmuskulatur,
- sonstige fakultative interne Symptome (Raynaud-Phänomen, Arthralgien),
- Mitbeteiligung der Haut, wobei durchaus nicht immer das typische Bild einer Dermatomyositis vorliegen muß, sondern auch ganz flüchtige Erytheme vorkommen können,
- eher schubweise Verlaufscharakteristik.

Im Einzelfall können jedoch alle diese Unterscheidungsmerkmale im Stich lassen.

Von den humoralen Befunden her ist ebenfalls keine verläßliche Differentialdiagnose möglich. Allenfalls kann man sagen, daß CK-Werte unter 1000 U/l gegen eine Duchenne-Muskeldystrophie sprechen. Finden sich – was keineswegs obligat ist – humorale Entzündungszeichen, wird man eher an eine Polymyositis denken.

Auch das Elektromyogramm vermag die Erkrankungen nicht verläßlich zu trennen. In beiden Fällen findet sich ein ausgeprägtes sog. Myopathiemuster im Verein mit meist reichlich nachweisbarer pathologischer Spontanaktivität. Allenfalls sind stärkere Fluktuationen des Befundes bei Verlaufskontrollen eher für die Annahme einer Polymyositis zu verwenden.

Im Regelfall stellt bei der genannten Differentialdiagnose die Muskelbiopsie die entscheidende Hilfe dar. So beweisen (vgl. Farbtafel, Abb.

10.**16**, S. 10.12) die Infiltration des Interstitiums durch lymphohistiozytäre Zellen mit Schwerpunkt im perivaskulären und perimysialen Bereich sowie insbesondere im Falle der kindlichen Polymyositis – Dermatomyositis die Endothelreaktionen der Gefäße das Vorliegen eines primär entzündlichen Prozesses. Auch der Untergang des Muskelparenchyms läßt im typischen Fall bei beiden Erkrankungen differente Gewebsmuster nachweisen. Bei den dystrophischen Myopathien handelt es sich um eine diffuse Parenchymalteration mit meist deutlicher Hypertrophie zahlreicher Fasern und fokal angeordneten Degenerationen bzw. Regeneraten. Bei der Polymyositis dagegen ergeben Besonderheiten der Infiltration häufig einen perivaskulär betonten Parenchymbefall bei zumindest in frühen Stadien noch gut erhaltenem Faszikelkern. Degeneration und Regeneration halten sich ebenfalls an diese Prädilektionsstellen. Hypertrophierte Fasern werden selten, allenfalls in chronischen Stadien angetroffen. Auch wenn somit die Muskelbiopsie im Regelfall eine Entscheidung herbeiführen läßt, ob es sich um einen primär progressiv dystrophischen oder myositischen Prozeß handelt, muß man aus morphologischer Sicht einräumen bzw. als Kliniker wissen, daß es selten Ausnahmen gibt, bei denen die Differentialdiagnose offen bleiben muß. Dies gilt insbesondere dann, wenn eine myogene Dystrophie mit zahlreichen Faseruntergängen und konsekutiven zellulären Abräumreaktionen von einer chronischen Polymyositis mit wenig Infiltration abgegrenzt werden soll oder wenn in bestimmten Stadien der Myositiden die entzündliche Reaktion im histologischen Schnitt weitgehend vermißt wird. In solchen Fällen ist man in dubio auf eine probatorische Glukokortikoidtheraphie sowie auf Verlaufskontrollen angewiesen.

In diesem Zusammenhang darf noch einmal auf die differentialdiagnostische Bedeutung des positiven Nachweises der Heredität bei dystrophischen Myopathien hingewiesen werden. Dabei ist insbesondere von Bedeutung, daß im Falle des bei der Duchenne-Muskeldystrophie vorliegenden X-chromosomalen rezessiven Erbganges auch bei negativer Familienanamnese die Untersuchung der Mutter sowie gesund erscheinender jüngerer Geschwister diagnostisch erheblich weiterhelfen kann. Zur Frage, ob die Mutter als *Konduktorin* (Carrier) anzusehen ist, bleibt darauf hinzuweisen, daß nur 8–10% aller Überträgerinnen klinisch eine Auffälligkeit erkennen lassen (60). Am häufigsten handelt es sich dabei um eine leichte Wadenhypertrophie; allenfalls ganz selten zeigt sich eine diskrete proximale Muskelschwäche. Mehrheitlich jedoch ist kein pathologischer Befund zu erheben. Wesentlich weiter führt in diesem Zusammenhang die – möglichst mehrmalige – Bestimmung der CK-Aktivität im Serum, welche bei ca. 70% der Konduktorinnen (73) erhöhte Werte erbringt. Die weitere technische Diagnostik in Form von Elektromyogramm und Muskelbiopsie vermag den Prozentsatz der Erfassung von Konduktorinnen nicht wesentlich zu erhöhen, allerdings die Sicherheit der Bestimmung eines Carrierstatus zu verbessern. Das gleiche Verhalten gilt für das präklinische Stadium der Duchenne-Muskeldystrophie. Daraus folgt, daß zur Frage der Heredität es sich ggf. lohnt, von allen in der Familie vorhandenen gesund erscheinenden Jungen unter 10 Jahren eine CK-Bestimmung durchzuführen. Es liegt in der Natur der Sache, daß die Ausschöpfung all dieser Möglichkeiten zum Scheitern verurteilt ist, wenn es sich bei dem Erkrankten um eine Spontanmutation handelt.

Zur zweiten Frage:
Auch zur Abgrenzung *anderer benignerer, primär vom Beckengürtel ausgehender Dystrophien* stellen genetische Daten die wesentlichste Entscheidungshilfe dar. Sämtliche technischen Untersuchungsbefunde sind hier nicht verläßlich, sondern spiegeln nur quantitative Unterschiedlichkeiten wider. Am ehesten ist noch neben dem Ausmaß der CK-Erhöhung im Serum das bei der Duchenne-Muskeldystrophie in 80% der Fälle pathologisch veränderte Elektrokardiogramm eine Entscheidungshilfe. Sind jedoch aufgrund genetischer Daten weibliche Erkrankte eruierbar, so kann die Diagnose einer Gliedergürteldystrophie als gesichert angesehen werden. Was den Typ Becker-Kiener anlangt, so kommt einem noch gehfähigen Onkel des Patienten (sog. ambulanter Onkel) die gleiche diagnostische Bedeutung zu.
Nur am Rande kommen bei der Duchenne-Muskeldystrophie differentialdiagnostisch die meist wesentlich benigner verlaufenden kongenitalen Myopathien mit strukturellen Besonderheiten sowie Stoffwechselmyopathien in Betracht. Ihre Abgrenzung gelingt generell anhand der Muskelbiopsie.

Juvenile rezessiv X-chromosomale Muskeldystrophie vom Typ Becker-Kiener (benigne Beckengürteldystrophie)

Diese, verglichen mit der Duchenne-Muskeldystrophie, wesentlich seltenere, ebenfalls X-chromosomal rezessiv vererbte Variante zeichnet sich durch eine meist spätere Manifestation der Symptome sowie insbesondere durch einen deutlich benigneren Verlauf aus.

Klinisches Bild

Der Beginn der Beschwerden ist außerordentlich variabel. Mehrheitlich ist er zwischen dem 6. und 19. Lebensjahr anzusetzen. Von einzelnen Kasuistiken ist jedoch sowohl ein früherer Beginn als

auch eine wesentlich spätere Erstmanifestation, z.T. im 5. Lebensjahrzehnt (34), belegt.
Die muskulären Symptome entsprechen qualitativ weitgehend denen der Duchenne-Muskeldystrophie, sind jedoch deutlich weniger ausgeprägt. Frühkontrakturen kommen nicht vor. In der Regel bleibt die *Gehfähigkeit bis ins mittlere Erwachsenenalter,* z.T. sogar bis zu 60 Jahren, erhalten. Eine Mitbeteiligung des Myokards wird seltener angetroffen als bei der Duchenne-Muskeldystrophie. Der Intelligenzquotient ist normal.

Technische Untersuchungsbefunde

Von den Laborbefunden zeichnet sich auch diese Dystrophieform bereits im präklinischen Stadium durch sehr hohe CK-Aktivitäten im Serum aus, welche denen der Duchenne-Muskeldystrophie analog oder geringfügig niedriger sind, jedoch deutlich höher erscheinen als bei allen übrigen Dystrophieformen. Im Verlauf der Erkrankung sind die Werte gering rückläufig.
Elektromyogramm und Muskelbiopsie ergeben, verglichen mit der Duchenne-Muskeldystrophie, qualitativ gleiche, quantitativ entsprechend dem Schweregrad der Erkrankung jedoch geringer ausgeprägte Befunde.

Differentialdiagnostische Überlegungen

Diese sind im Prinzip denen der Duchenne-Muskeldystrophie analog bzw. allenfalls entsprechend dem höheren Lebensalter und der Chronizität der Krankheitsbilder geringfügig zu modifizieren. Bezüglich der generellen Überlegungen zur Abgrenzung einer progressiven spinalen Muskelatrophie, einer Polymyositis bzw. der übrigen Beckengürteldystrophien darf auf die ausführliche Darstellung im Rahmen der Duchenne-Muskeldystrophie verwiesen werden. Besondere Schwierigkeiten kann beim Typ Becker-Kiener gelegentlich die *Differentialdiagnose zur juvenilen spinalen Muskelatrophie Typ Kugelberg-Welander* bereiten. Abgesehen von genetischen Informationen ist dabei das Ausmaß der CK-Erhöhung (bei der progressiven Muskeldystrophie Typ Becker-Kiener meist über 1000 U/l, bei der juvenilen spinalen Muskelatrophie Typ Kugelberg-Welander kaum über 250 U/l) ein besonders verläßliches diagnostisches Kriterium. EMG und Muskelbiopsie dagegen können bei besonders chronischen Verläufen einer progressiven spinalen Muskelatrophie durch die zunehmende Begleitmyopathie des nicht denervierten Restparenchyms manchmal in die Irre führen. Es gehört dann viel Erfahrung dazu, die u.U. quantitativ in den Hintergrund gedrängte primär neurogene Komponente sowohl im neurophysiologischen Befund als auch im morphologischen Bild nicht zu übersehen.

Autosomal rezessive Gliedergürteldystrophie („limb girdle dystrophy")

Was die Definition dieser Dystrophieform anlangt, so bestehen in den einzelnen Klassifikationen Unterschiede. Während einige Autoren die vom Beckengürtel ausgehende rezessive autosomale Dystrophie mit einigen seltenen vom Schultergürtel deszendierenden, ebenfalls autosomal rezessiven Krankheitsbildern zusammenwerfen, plädiert Dubowitz (19) dafür, den Terminus „limb girdle dystrophy" den *Beckengürtelformen* vorzubehalten und die seltenen autosomal rezessiven skapulohumeralen Dystrophien als genetische Sonderform abzutrennen bzw. nach klinischen Kriterien eher in die Nähe der fazioskapulohumeralen Dystrophie zu stellen. Da diese Einteilung nach topischen und differentialdiagnostischen Überlegungen einfacher ist, wird sie in vorliegender Darstellung übernommen. Auch wenn damit das Krankheitsbild der Gliedergürteldystrophie bezüglich der Prädilektion des Muskelbefalles einheitlicher wird, bleibt es von der unterschiedlichen Expressivität her dennoch außerordentlich heterogen (9).

Klinisches Bild

Das Manifestationsalter des Krankheitsbildes streut breit vom 2. bis zum 50. Lebensjahr. Der Verlauf ist außerordentlich unterschiedlich. Maligne Formen erinnern klinisch an die Duchenne-Muskeldystrophie. Die benignesten Varianten bleiben bis ins hohe Lebensalter gehfähig. Hypertrophien einzelner Muskelgruppen finden sich in ca. 20–30% der Fälle (38). Frühkontrakturen sind, abgesehen von einem gelegentlich beschriebenen myogenen Spitzfuß (Zehenspitzengang), nicht geläufig. Relativ oft kommt es dagegen zur Ausbildung einer Skoliose. Das Herz ist klinisch nur extrem selten mitbeteiligt. Pathologische EKG-Befunde werden gelegentlich, jedoch wesentlich seltener als beim Typ Duchenne, beobachtet (Abb. 10.**28**).

Technische Untersuchungsbefunde

Entsprechend der großen Variabilität des klinischen Schweregrades ist das Ergebnis der technischen Untersuchungen unterschiedlich. Die Aktivitätssteigerung der CK im Serum ist in der Mehrzahl der Fälle deutlich, wenngleich quantitativ geringfügiger als bei der Muskeldystrophie Typ Duchenne oder Becker-Kiener. Daneben gibt es aber auch besonders benigne Verlaufsformen mit nur gering erhöhter CK. Das Elektromyogramm ist stets myopathisch verändert. Die sog. pathologische Spontanaktivität ist jedoch geringer ausgeprägt als bei den anderen Beckengürteldystrophien. Die Strukturveränderungen des Muskels

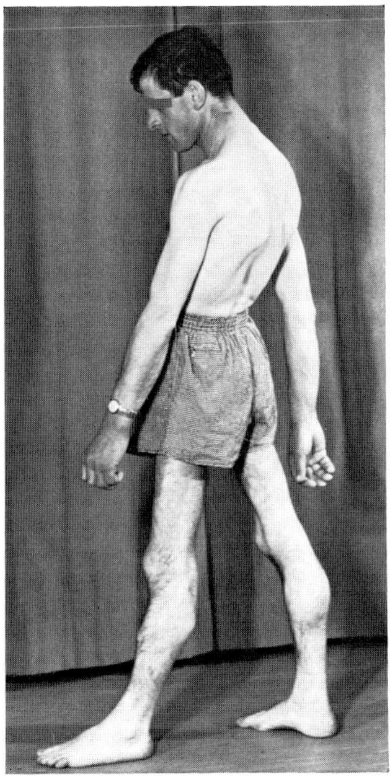

Abb. 10.**28** Autosomal rezessive Gliedergürteldystrophie. 36jähriger Mann, bei dem die Erkrankung im Alter von 19 Jahren im Beckengürtel begonnen hat. Zu beachten ist der Kontrast zwischen der Oberschenkelatrophie und der Wadenhypertrophie. Daneben bestehen eine Hyperlordose sowie eine diskretere Muskelatrophie im Schultergürtelbereich mit der Ausbildung von Scapulae alatae

zeigen gleichfalls eine breite Streuung von Befunden, welche qualitativ eindeutig einer dystrophischen Myopathie entsprechen, bis hin zu solchen, welche nur gering myopathisch verändert erscheinen und per se keine sichere morphologische Diagnose zulassen.

Differentialdiagnostische Überlegungen

Auch hier gelten im Prinzip alle bereits vorher für die anderen Beckengürteldystrophien angestellten Ausführungen. Es geht wiederum vorrangig um die Abgrenzung einer progressiven spinalen Muskelatrophie bzw. einer Polymyositis sowie um die Differentialdiagnose innerhalb der Beckengürteldystrophien. Je benigner allerdings die Verläufe werden, desto mehr erweitert sich die Differentialdiagnose. Es gilt dann, sowohl andere primäre Myopathien (kongenitale Myopathie mit strukturellen Besonderheiten, juvenile bzw. adulte Verlaufsformen der hereditären Stoffwechselmyopathien) als auch erworbene, z. B. endokrine, Muskelerkrankungen in die Überlegungen mit einzubeziehen. Erstere sind morphologisch durch die Muskelbiopsie (s. S. 10.5) zuverlässig zu erfassen. Letztere kann man bei nachgewiesener Heredität ausschließen; ansonsten sind jedoch zur diagnostischen Abrundung entsprechende internistische Untersuchungen am Platze.

Autosomal rezessive skapulohumerale Muskeldystrophie

Diese Dystrophieform umfaßt die sicherlich außerordentlich seltenen Fälle, welche *vom Schultergürtel ausgehen* und im Gegensatz zur wesentlich häufigeren autosomal dominanten fazioskapulohumeralen Muskeldystrophie die Gesichtsmuskulatur aussparen. Manche Autoren ordnen sie, wie vorher erwähnt, der Gliedergürteldystrophie zu.

Klinisches Bild

Das klinische Bild ähnelt, abgesehen von der nicht befallenen mimischen Muskulatur, weitgehend der fazioskapulohumeralen Muskeldystrophie. Bei einem Teil der Fälle findet sich im weiteren Verlauf ein Deszendieren des Muskelbefalles auf den Beckengürtel, so daß Ähnlichkeiten zur „limb girdle dystrophy" im strengen Sinne entstehen. Andere zeigen eine Mitbeteiligung der Fußheber im Sinne eines sog. *myogenen Skapuloperonealsyndroms.*

Technische Untersuchungsbefunde

Die im Rahmen der technischen Untersuchungsbefunde zu erhebenden Abweichungen von der Norm sind ähnlich wie bei der fazioskapulohumeralen Muskeldystrophie meist deutlich geringfügiger als bei allen vorher beschriebenen Beckengürteldystrophien, teilweise sogar so minimal, daß eine diagnostische Festlegung Schwierigkeiten bereitet. Die CK im Serum ist in der Mehrzahl der Fälle nicht, ansonsten nur gering erhöht. Das Elektromyogramm ergibt allenfalls ein diskretes sog. Myopathiemuster. Auch die Muskelbiopsie zeigt relativ geringe myopathische Veränderungen mit im Vordergrund stehender Vermehrung der Kalibervariationen der Fasern sowie Aktivierung des subsarkolemmalen Kernbesatzes. Floride Faseruntergänge oder stärkere interstitielle Umbauvorgänge werden dagegen in der Regel vermißt.

Differentialdiagnostische Überlegungen

Sie betreffen im Prinzip wiederum die gleichen Krankheitsgruppen wie bei den Beckengürteldystrophien (s. S. 10.17), sind aber wegen der differenten Topik des Muskelbefalles zu modifizieren. Was neurogene Systemerkrankungen anlangt, so geht es hier im wesentlichen um den Ausschluß der *progressiven spinalen Muskelatrophie vom Typ Vulpian-Bernhardt* sowie die *spinale Form des Skapuloperonealsyndroms.* Sofern aufgrund des üblichen Diagnoseganges eine primär neurogene Ursache auszuschließen ist, sind differential-

diagnostisch neben einer Polymyositis Myopathien mit strukturellen Besonderheiten in Betracht zu ziehen, welche nicht selten mit einem skapulohumeralen Schwerpunkt manifest werden.
Letztlich erhebt sich immer die Frage, ob die Erkrankung der wesentlich häufigeren fazioskapulohumeralen Dystrophie zuzuordnen und die dabei an sich obligate Beteiligung der Gesichtsmuskulatur nur gering ausgeprägt ist. Hier helfen oft eine besonders sorgfältige klinische und elektromyographische Untersuchung der mimischen Muskeln sowie eine genaue Analyse weiterer Erkrankungsfälle in der Familie.

Autosomal dominante fazioskapulohumerale Muskeldystrophie

Diese erstmals von Landouzy u. Déjérine 1884 (49) beschriebene relativ häufige autosomal dominant vererbbare Dystrophieform (14) wird im Regelfall erst relativ spät im Jugend- und frühen Erwachsenenalter manifest und zeichnet sich durch eine relativ gute Prognose aus. Eine nennenswerte Bewegungsbehinderung tritt, wenn überhaupt, erst um das 50. Lebensjahr herum auf. Topographisch entscheidend ist der gleichzeitige Befall der Gesichts- und Schultergürtelmuskulatur.

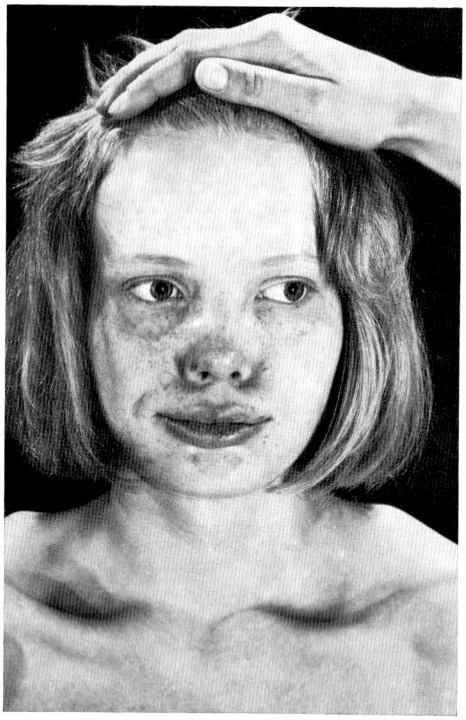

Abb. 10.**29** Fazioskapulohumerale Muskeldystrophie. Ausgeprägte Facies myopathica bei einem 18jährigen Mädchen. Die Patientin versucht, den Mund zu spitzen

Klinisches Bild

Nach völlig unauffälliger Entwicklung im ersten Lebensjahrzehnt manifestieren sich erste Symptome einer Muskelschwäche in der Regel im Alter zwischen 10 und 20 Jahren. Sie können jedoch so geringfügig sein, daß das Krankheitsbild nicht selten erst viel später, teilweise jenseits des 30. Lebensjahres erkannt wird. Oft beginnen die Erscheinungen im *Gesichtsbereich*. Dabei ist die Unmöglichkeit, zu pfeifen, das erste faßbare Symptom. In weiter fortgeschrittenen Fällen finden sich Schwierigkeiten beim Lidschluß, beim Lippenspitzen oder Backenaufblasen (Abb. 10.**29**). Das Vollbild der *Facies myopathica* schließlich ist schwer zu verkennen. Es ist geprägt durch die schlaffen, ausdrucksarmen Gesichtszüge sowie den häufig offenstehenden Mund mit herabfallendem Unterkiefer, so daß prima vista der Eindruck der Minderbegabung entsteht, was meist nicht der Fall ist. Differentialdiagnostisch wichtig in der Abgrenzung von anderen Myopathien, welche ebenfalls zu einer Mitbeteiligung der Gesichtsmuskulatur führen (okuläre Myopathien, einige kongenitale Myopathien mit strukturellen Besonderheiten, Dystrophia myotonica) ist der Umstand, daß *keine ausgeprägtere, progrediente Ptose und keine Einschränkung der Bulbusbeweglichkeit* auftritt. Als Besonderheit können weiter die wulstigen Lippen im Sinne einer Hypertrophie des M. orbicularis oris (sog. *Tapirschnauze*) gelten.

Das zweite Charakteristikum des Krankheitsbildes ist die Schwäche im Schultergürtelbereich. Sie beginnt meist unter dem Symptom der sog. *„losen Schultern“* mit abnormer Beweglichkeit im Schultergelenk. Bald sind dann vor allem die Abduktion und die Elevation der Arme eingeschränkt, später unmöglich. Durch den Schwund der Gürtelmuskulatur entsteht die typische *Scapula alata.* Bei der Ansicht von ventral steigen die Schulterblätter weit in die Supraklavikulargrube hinauf. Häufig mitbetroffen sind weiter der M. pectoralis sowie der M. biceps und der M. trizeps brachii, während der M. deltoideus meist ausgespart ist. Eine Besonderheit des Krankheitsbildes stellt nicht selten die *Asymmetrie des Muskelbefalles* dar. Dies ist bei den übrigen dystrophischen Myopathien nicht geläufig und muß differentialdiagnostisch immer an eine mögliche Polymyositis denken lassen (Abb. 10.**30** u. 10.**31**).
Ein nicht unerheblicher Prozentsatz der Kranken entwickelt im weiteren Verlauf eine additive *Beteiligung der Fußheber.* In wenigen, besonders schweren Fällen kommt es zu einer Generalisation der Myopathie mit zusätzlichem Befall der Rumpf- und proximalen Beinmuskulatur, selten auch der distalen Armmuskulatur.
Abgesehen von der erwähnten Tapirschnauze, werden Muskelhypertrophien, insbesondere der Wade, vermißt. Andere Organe, vor allem das Myokard, sind nicht mitbeteiligt.

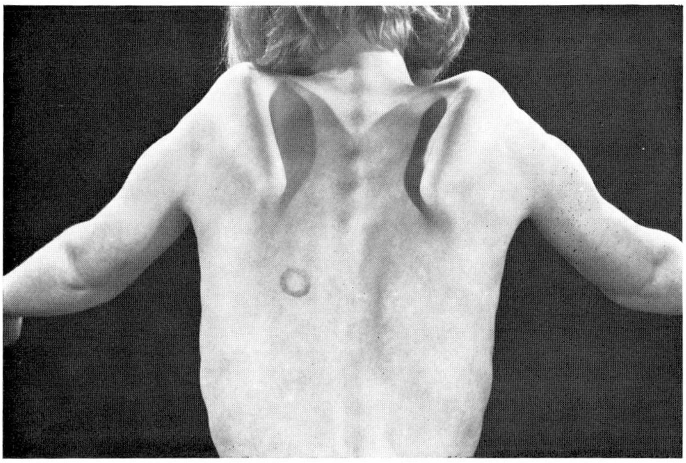

Abb. 10.**30** Fazioskapulohumerale Muskeldystrophie bei einem 18jährigen Mädchen. Ausgeprägte Schultergürtelatrophie mit Scapula alata aufgrund einer hochgradigen Atrophie insbesondere der Mm. trapezii, rhomboidei, serrati sowie der langen Rückenstrecker. Relativ gut im Relief erhalten erscheinen dagegen die Mm. infraspinati sowie der M. deltoideus

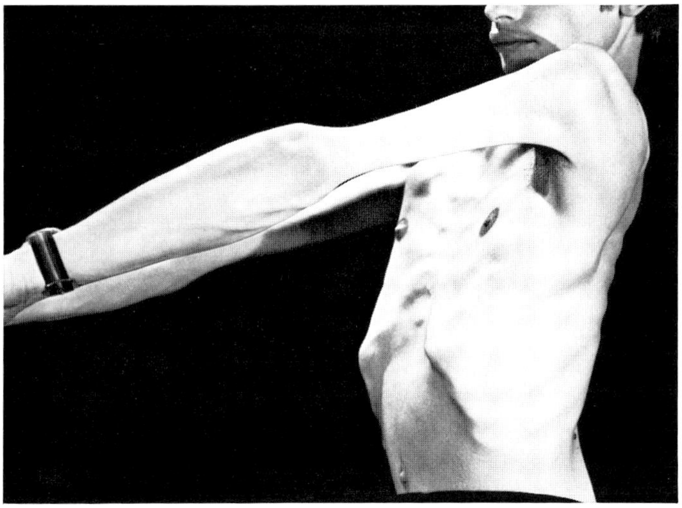

Abb. 10.**31** Fazioskapulohumerale Muskeldystrophie bei einem 24jährigen Mann. Hochgradige Atrophie des M. pectoralis sowie der Oberarme. Wulstige Lippen

Technische Untersuchungsbefunde

Die CK-Aktivität im Serum liegt bei dieser Dystrophieform im Gegensatz zu den Beckengürteldystrophien teilweise im Normbereich oder ist nur geringfügig (bis maximal auf das 5fache der Norm) erhöht. Elektromyographisch findet sich ein typisches sog. Myopathiemuster, meist allerdings ohne pathologische Spontanaktivität.

Die Muskelbiopsie zeigt entsprechend der großen Variabilität des klinischen Schweregrades unterschiedlich ausgeprägte, jedoch oft vor allem in frühen Stadien nur geringgradige strukturelle Abweichungen von der Norm. Vor allem wird ein stärkerer interstitieller Umbau meist vermißt. So kann man teilweise, ähnlich wie bei der vorher besprochenen skapulohumeralen Muskeldystrophie, vor strukturell nur unspezifischen myopathischen Befunden stehen, welche rein aus morphologischer Sicht nicht zur sicheren Formulierung der Diagnose einer dystrophischen Myopathie berechtigen.

Überhaupt beinhaltet diese Dystrophieform aus morphologischer Sicht auch im Falle ausgeprägterer Befunde eine Reihe differentialdiagnostischer Klippen. So geben gelegentlich zelluläre Reaktionen nicht nur in unmittelbarer Nachbarschaft untergehender Muskelfasern, sondern teilweise auch perivaskulär Anlaß zu Zweifeln, ob nicht eine Polymyositis vorliegt. Ab und an lassen bei dieser Erkrankung immer wieder anzutreffende, sog. „small angular fibers", d.h. besonders scharf polygonal konfigurierte atrophische Fasern mit hoher oxydativer Enzymaktivität, welche man ansonsten überwiegend von peripheren Neuropathien kennt, sogar einen Denervierungsprozeß nicht sicher ausschließen.

Differentialdiagnostische Überlegungen

Diese decken sich in grundsätzlichen Fragen mit dem, was bei den vorgenannten Dystrophieformen bereits ausgeführt wurde. Vom lokalisatorischen Schwerpunkt her entsprechen sie insbeson-

dere dem, was bei der skapulohumeralen Muskeldystrophie darzustellen war.
Im Hinblick auf die klinisch nicht selten vorhandene Besonderheit der Asymmetrie des Muskelbefalles sowie die morphologisch gelegentlich beobachteten besonderen Schwierigkeiten in der Abgrenzung von einer *Polymyositis* sei diese wichtige Differentialdiagnose hier noch einmal besonders hervorgehoben. Generell muß man sagen, daß insbesondere primär chronische Verlaufsformen der Polymyositis das Krankheitsbild der fazioskapulohumeralen Muskeldystrophie täuschend imitieren können. Auch wenn mehrheitlich bei der Polymyositis sowohl die proximale Arm- als auch Beinmuskulatur beteiligt ist, kann der Schultergürtel gelegentlich im Vordergrund stehen. Dann ist am ehesten die Mitbeteiligung der von den Hirnnerven innervierten Muskulatur vom klinischen Befund her zur Differentialdiagnose geeignet. Insgesamt ist das Gesicht bei der fazioskapulohumeralen Muskeldystrophie regelhaft befallen, bei der Polymyositis nach PEARSON (64) jedoch nur in 13% der Fälle. Die relative Seltenheit der Mitbeteiligung des Gesichts, welche, wenn vorhanden, oft auch die äußeren Augenmuskeln betrifft, stellt somit ein wertvolles, wenn auch nicht immer verläßliches klinisches Differentialdiagnostikum dar. Die besondere Bedeutung des Vorhandenseins oder Fehlens einer hereditären Belastung wurde in diesem Zusammenhange schon mehrmals apostrophiert.
Was die Differentialdiagnose zu einigen *kongenitalen Myopathien mit strukturellen Besonderheiten* anlangt, so kann ebenfalls die Topographie des Befalles der Gesichtsmuskulatur eine klinische Entscheidungshilfe liefern. Während bei der FSH-Muskeldystrophie eine stärkere Ptose sowie eine Einschränkung der Bulbusbeweglichkeit vermißt werden, ist dies bei den anderen Krankheitsbildern, sofern sie eine Mitbeteiligung der von den Hirnnerven innervierten Muskelgruppen aufweisen, nicht der Fall. Entscheidend ist hier jedoch immer der Befund der Muskelbiopsie.
Keine wesentlichen Probleme bietet aus den gleichen Gründen die Abtrennung der Facies myopathica bei der fazioskapulohumeralen Muskeldystrophie von den sog. *okulären Myopathien.* Bei letzteren ist die progressive Ophthalmoplegie mit ausgeprägter Ptose das klinische Leitsymptom.

Autosomal rezessive kongenitale Muskeldystrophie

Es handelt sich um ein sicher sehr seltenes, in seiner nosologischen Einordnung teilweise noch umstrittenes Krankheitsbild, mit welchem vorwiegend der Pädiater konfrontiert wird. Allerdings gibt es teilweise extrem chronische Verläufe, welche mit schwerer Bewegungsbehinderung auch das Erwachsenenalter erreichen (62).

Klinisches Bild

Das Krankheitsbild manifestiert sich obligat bereits bei der Geburt in Form einer *ausgeprägten Muskelhypotonie* sowie Schwäche der Becken-, Rumpf- und Gesichtsmuskulatur. Die Differenzierung in einen *malignen Typ de Lange* (50) und *benigneren Typ Batten Turner* (3, 86) beruht im wesentlichen auf der unterschiedlichen weiteren Verlaufscharakteristik.
Ein Teil der Fälle zeigt sich rasch progredient und kommt im 1. Lebensjahr nicht selten an Ateminsuffizienz ad exitum. Andere wieder entwickeln sich schleichend, wobei z. T. das Sitzen, selten das Stehen erlernt wird und gelegentlich über Jahre ein Stillstand eintritt, bis die immer stärker werdenden Kontrakturen die Patienten endgültig an den Rollstuhl fesseln.
Insgesamt sind schon sehr frühzeitig, oft bereits bei Geburt vorhandene Kontrakturen außerordentlich bezeichnend.

Technische Untersuchungsbefunde

Die CK-Aktivität im Serum ist teils leicht erhöht, teils vor allem bei etwas älteren Kindern normal. Das EMG zeigt ein sog. Myopathiemuster ohne pathologische Spontanaktivität.
Morphologisch imponiert im Gegensatz dazu die Muskulatur stark myopathisch verändert. Ganz im Vordergrund steht dabei in aller Regel der interstitielle Umbau, insbesondere eine beträchtliche Fibrose. Das Parenchym zeigt diffus abgerundete Fasern mit vermehrten Kalibervariationen und aktivierten Kernen. Besondere Strukturanomalien kommen nicht vor. Faseruntergänge werden entweder vermißt oder sind nur ganz vereinzelt nachweisbar.

Differentialdiagnostische Überlegungen

Für den Pädiater beinhaltet das Krankheitsbild im 1. Lebensjahr die ganze *Differentialdiagnose des kongenitalen Muskelhypotoniesyndroms,* d.h., er hat alle in diesem Lebensalter bereits manifest werdenden neuromuskulären Erkrankungen zu bedenken. Dabei ist die infantile spinale Muskelatrophie Typ Werdnig-Hoffmann aufgrund der auslösbaren Reflexe, fehlenden Faszikulationen sowie oft schon vorhandenen Kontrakturen bereits klinisch unwahrscheinlich zu machen, was durch ergänzende technische Untersuchungen leicht belegt werden kann. In der Differentialdiagnose der möglichen zugrundeliegenden Myopathien stellt dann die Biopsie den entscheidenden Schritt zur weiteren Klärung dar. So sind vor allen Dingen *kongenitale Myopathien mit strukturellen Besonderheiten* oder *hereditäre Stoffwechselmyopathien* zu beweisen oder auszuschließen. Am schwierigsten abzutrennen ist das Krankheitsbild der *Arthrogryposis multiplex,* von welcher es Formen mit ausgeprägter Myopathie gibt. Letztere werfen allerdings die Frage auf, ob hier eine Verwandtschaft der beiden Krankheitsbilder besteht. Die vorher besprochenen typischen Formen der progressiven Muskeldystrophie dagegen stellen im genannten Lebensalter keine ernsthafte Differentialdiagnose dar. Werden die Kinder allerdings älter und liegen keine sicheren anamnestischen Daten bezüglich des kongenitalen Beginns und entsprechender Befunde im 1. Lebensjahrzehnt bzw. einer unterschiedlichen Genetik vor, so ist differentialdiagnostisch bei Jugendlichen eine „ausgebrannte" Duchenne-Muskeldystrophie oft schwer abzutrennen.

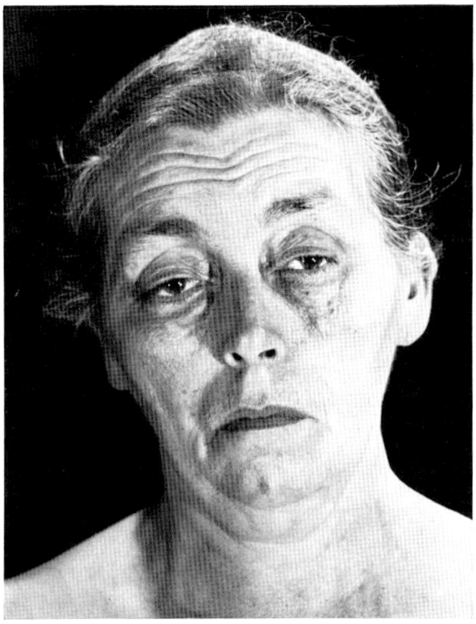

Abb. 10.**32** Progressive externe Ophthalmoplegie mit Beteiligung der Skelettmuskulatur. Ausgeprägte beidseitige Ptosis sowie Atrophie der Mm. orbiculares oculi. Kompensatorische Anhebung der Augenbrauen, leichte Schwäche der mimischen Muskulatur. Okulärer Schiefhals

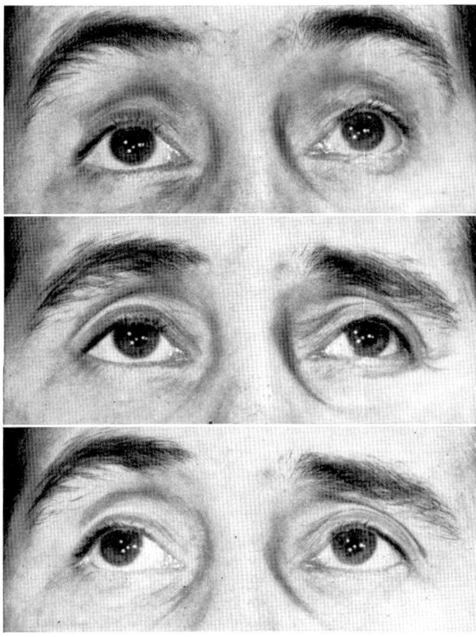

a

b

c

Abb. 10.**33** a–c Progressive externe Ophthalmoplegie mit Beteiligung der Skelettmuskulatur. Die Ptose ist in diesem Fall weniger ausgeprägt. Dagegen zeigt sich eine deutliche Einschränkung der äußeren Augenmuskelbeweglichkeit

Sogenannte okuläre Myopathie

Es handelt sich um eine Krankheitsgruppe, bei welcher der myopathische Befall der äußeren Augenmuskeln im Vordergrund der klinischen Symptomatik steht. Sie sind generell abzugrenzen von nukleären (33) oder peripheren Augenmuskelparesen und nicht selten durch eine teilweise, allerdings nur diskrete Mitbeteiligung der Skelettmuskulatur bzw. der Schlundmuskulatur ausgezeichnet. So lassen sich bereits klinisch zwei große Krankheitsgruppen bilden, welchen auch entsprechende morphologische Besonderheiten beigesteuert werden können. Es sind dies:

1. die *progressive externe Ophthalmoplegie* mit Beteiligung der Skelettmuskulatur (teilweise im Verein mit weiteren Symptomen) sowie
2. die *okulopharyngeale Muskeldystrophie.*

Von beiden Erkrankungen sind autosomal dominante Erbgänge belegt. Die Zahl sporadischer Fälle erscheint allerdings sehr hoch.

Die okulären Myopathien werden nach der heute noch üblichen Einteilung in der Gruppe der progressiv dystrophischen Muskelerkrankungen subsummiert, obgleich sich zunehmende Befunde für das Vorhandensein struktureller und z.T. auch biochemischer Besonderheiten ergeben.

Klinisches Bild der progressiven externen Ophthalmoplegie sowie der mit ihr zusammenhängenden Syndrome

Es handelt sich hier nach der Klinik um Krankheitsbilder unterschiedlicher Expressivität, deren gemeinsames Leitsymptom jedoch die teilweise schon im Kindesalter manifest werdende oder erst später *langsam progrediente externe Ophthalmoplegie mit Ptose und Einschränkung der äußeren Augenmuskelbeweglichkeit* ist (Abb. 10.**32** u. 10.**33**).

Ein Teil der Patienten zeigt ansonsten klinisch keinerlei Ausfälle; bei einem weiteren entwickelt sich eine additive, meist proximal betonte *Skelettmuskelschwäche* (sog. Kiloh-Nevin-Syndrom) (45). Es hängt sicherlich von der Gründlichkeit der Untersuchung ab, in welchem Prozentsatz man diese additive Skelettmuskelbeteiligung erfaßt. Möglicherweise ist sie sogar obligat und nur bei einem Teil der Fälle klinisch nicht manifest. Relativ gut von diesen meist sehr chronisch verlaufenden Erkrankungen läßt sich das sog. *Kearns-Sayre-Syndrom* (43) abgrenzen, welches

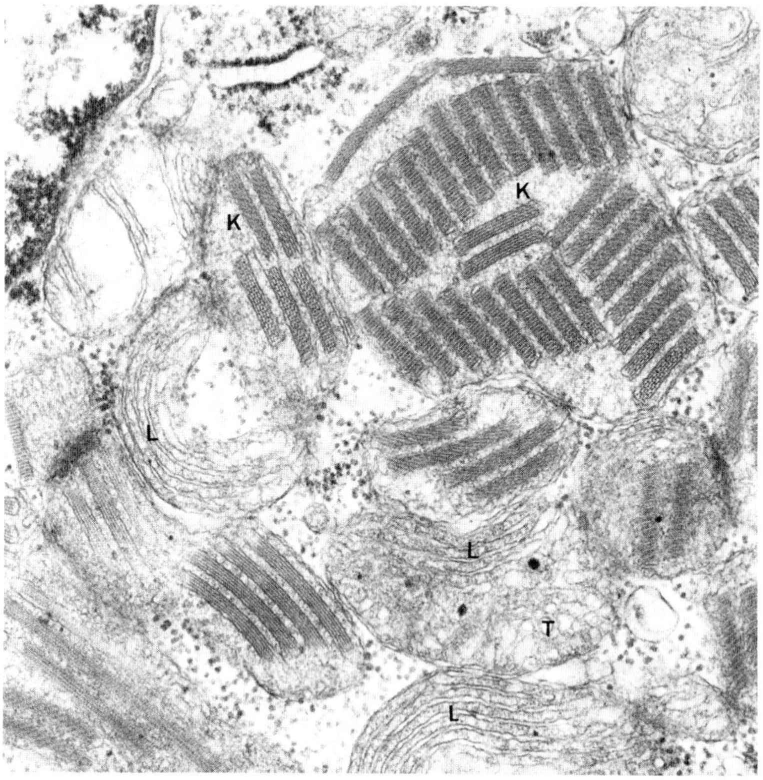

Abb. 10.**34** „Ragged red fiber" bei progressiver externer Ophthalmoplegie. Ein Ausschnitt aus der Faser zeigt mehrere abnorme Mitochondrien mit teils tubulären (T), teils lamellären (L) Cristae, sowie zahlreichen parakristallinen Mitochondrieneinschlüssen (K). Vergrößerung elektronenoptisch 20000, Endvergrößerung 64000mal (aus: *Pongratz, D.*, et al.: Klin. Wschr. 57 [1979] 779. Die elektronenmikroskopischen Befunde verdanken wir der Zusammenarbeit mit Herrn Prof. Dr. *G. Hübner*, München)

über die Symptome seitens der äußeren Augenmuskeln und der Skelettmuskulatur hinaus durch

– eine *Mitbeteiligung des Herzens,*
– *Retinaveränderungen* sowie
– Hinweise auf eine *Schädigung des Zentralnervensystems*

gekennzeichnet ist. Fakultativ können weiterhin Skelettanomalien und endokrine Störungen vorliegen. Schweregrad und Progredienz der Erkrankung sind meist wesentlich ausgeprägter als beim Kiloh-Nevin-Syndrom.

Technische Untersuchungsbefunde

Die CK-Aktivität im Serum ist bei diesen Erkrankungen im Regelfall nicht erhöht. Elektromyographisch ist im Bereich der äußeren Augenmuskeln obligat ein sog. Myopathiemuster zu registrieren. Was die Skelettmuskulatur anlangt, so mehren sich Erfahrungen dahingehend, daß auch bei teils minimaler Klinik in den proximalen Muskelgruppen diskrete Hinweise auf eine Myopathie, distal gelegentlich auch auf eine Neuropathie zu erheben sind. Es besteht von diesen neueren Ergebnissen her der Eindruck, daß letzteres vielleicht sogar regelhaft der Fall ist. Die Muskelbiopsie des Skelettmuskels zeigt in einem gegenwärtig auch noch nicht sicher anzugebenden, aber wahrscheinlich sehr hohen Prozentsatz besondere, wenngleich nicht per se spezifische Einzelfaseranomalien. Diese sog. *„ragged red fibers"* zeichnen sich im wesentlichen durch ein aufgerauhtes Fibrillenmuster, eine vermehrte Fettspeicherung sowie durch Mitochondrienanomalien aus und können, sofern der Muskel ansonsten keine wesentlichen strukturellen Befunde zeigt, als typisch für diese Gruppe von Erkrankungen gelten. In der äußeren Augenmuskulatur, welche technisch schwerer zu biopsieren und morphologisch schlechter zu beurteilen ist, sind schon seit längerem (92) analoge Veränderungen bekannt (Abb. 10.**34**).

Das Kearns-Sayre-Syndrom dokumentiert seine enge Verwandtschaft mit den vorgenannten Erkrankungen durch analoge strukturelle Veränderungen in der Augen- und Skelettmuskulatur. Weiterhin sind hier Mitochondrienanomalien auch in Haut und Gehirn beschrieben (1, 41).

Das zusätzlich vorhandene Organspektrum dokumentiert sich in folgenden Befunden: Die Kardiomyopathie führt frühzeitig zu Reizleitungsstörungen, welche oft die Implantation eines Schrittmachers erforderlich machen. Seitens des Auges ist eine Retinopathia pigmentosa vorhanden. Weiterhin können Optikusatrophien und Schädigungen des N. statoacusticus beobachtet werden. Der Mitbefall des Zentralnervensystems wird durch teils ataktische, teils spastische Ausfälle, eine organische Wesensänderung sowie ein erhöhtes Liquoreiweiß dokumentiert. Was die biochemische Basis der Erkrankung anlangt, so liegen Hinweise auf einen Regulationsdefekt der oxidativen Phosphorylierung vor (16, 75).

Klinisches Bild der okulopharyngealen Muskeldystrophie

Im Gegensatz zu den vorgenannten Erkrankungen läßt sich hier häufig eine hereditäre Belastung belegen. Die Expressivität des seltenen Leidens ist unterschiedlich, die Progredienz jedoch meistens nur langsam. Teilweise beginnt die Erkrankung mit der *Ophthalmoplegie,* teilweise auch mit der *Schluckstörung.* Ein Mitbefall vor allem der proximalen Extremitätenmuskulatur wird beobachtet. Auch hier gilt, ähnlich wie beim Kiloh-Nevin-Syndrom, daß er möglicherweise subklinisch regelmäßig ist.

Technische Untersuchungsbefunde

Die CK-Aktivität im Serum ist nicht erhöht. Elektromyographisch kann in der Augenmuskulatur obligat ein Myopathiemuster nachgewiesen werden. Im Skelettmuskel finden sich nicht selten ebenfalls, wenn auch meist diskret, Abweichungen von der Norm. Soweit Skelettmuskelbiopsien durchgeführt wurden, fiel relativ konstant in einem ansonsten strukturell weitgehend unauffälligen Parenchym eine besondere Strukturanomalie von Einzelfasern aus. Es handelt sich um sog. „rimmed vacuoles", d. h. teils subsarkolemmal, teils im Zentrum der Faser lokalisierte vakuoläre Veränderungen mit ausgefransten Rändern, wie sie in dieser Form von anderen Muskelerkrankungen nicht geläufig sind. Auch hier wird man zur diagnostischen Wertigkeit dieses Phänomens erst endgültig Stellung nehmen können, wenn größere Zahlen von Skelettmuskelbiopsien der insgesamt seltenen Erkrankung gesammelt sind. Die Tatsache, daß sie von den häufigen und in großer Zahl auch morphologisch untersuchten Muskelkrankheiten nicht geläufig sind, kann allerdings heute bereits als Indiz für ihre Besonderheit gelten. Eine biochemische Basis der Erkrankung zeichnet sich noch nicht ab.

Differentialdiagnostische Überlegungen bei den sog. okulären Myopathien

Das klinische Leitbild dieser Erkrankungen stellt die zumindest in fortgeschrittenen Stadien meist symmetrische, langsam progrediente Ptose sowie Einschränkung der Bulbusbeweglichkeit bei normaler Pupillenreaktion dar. Insofern sind sie im Regelfall leicht abzutrennen von der meist asymmetrischen hereditären oder sporadisch auftretenden sog. kongenitalen Ptose oder auch von Kernaplasien wie dem Moebius-Syndrom.
Die progressive externe Ophthalmoplegie gehört weiterhin niemals in den Rahmen der vorher besprochenen dystrophischen Myopathien oder der spinalen Muskelatrophien. Sie fordert aber vor allem bei noch nicht lange überschaubarem Verlauf zu einer Reihe anderer differentialdiagnostischer Überlegungen heraus. So gibt es einige seltene *hereditäre Neuropathien* zu bedenken, welche ebenfalls eine progressive externe Ophthalmoplegie aufweisen können. Es handelt sich um das *Refsum-Syndrom* sowie das *Bassen-Kornzweig-Syndrom* (vgl. Polyneuropathien). Hier hilft im Regelfall der klinische und elektromyographische Nachweis einer Polyneuropathie diagnostisch weiter. Besondere Bedeutung hat dabei der Nachweis oder Ausschluß einiger erworbener Krankheiten. So ist immer an eine *Myasthenie* zu denken, um so mehr, als auch bei den okulären Myopathien tageszeitliche Schwankungen vorkommen können. Es lohnt sich weiterhin, eine *endokrine Ophthalmopathie* in die Differentialdiagnose mit einzubeziehen, welche in typischen Fällen durch den Exophthalmus, die Retraktion des Oberlides (Dalrymplesches Zeichen) und somit fehlende Ptose sowie die meist im Vordergrund stehende Schwäche des M. rectus inferior nicht zu verkennen ist, aber auch in weniger typischer Form auftreten kann. Schließlich gibt es vorwiegend okuläre Formen der *Myositis,* welche in aller Regel als zusätzliches Leitsymptom, ähnlich wie die sog. „maligne endokrine Ophthalmopathie" entzündliche Veränderungen der Konjunktiva als Differentialdiagnostikum aufweisen. Ein weiteres wichtiges Kriterium für eine erworbene externe Ophthalmoplegie ist die Angabe von Doppelbildern. Letztere werden bei Prozessen, welche sich in kürzerer Zeit entwickeln (im Gegensatz zu den chronischen degenerativen Krankheitsbildern) praktisch nie vermißt.
Kommt all dies nicht in Betracht und bestehen Hinweise auf eine Mitbeteiligung der Skelettmuskulatur, so sind schließlich noch einige degenerative Myopathien ins Auge zu fassen. Es sind dies die Dystrophia myotonica sowie aus der Gruppe der kongenitalen Myopathien mit strukturellen Besonderheiten die Central core disease bzw. die mitochondrialen Myopathien. Wenn nicht schon das differente klinische Bild, vor allem im Falle der Dystrophia myotonica, richtungweisend ist, führt hier die Muskelbiopsie auf jeden Fall zur Diagnose.
Inwieweit es entsprechend der alten Graefeschen Vorstellung (33) über die initial erwähnten Kernaplasien und die anschließend dargestellten myogenen Krankheitsbilder hinaus noch in seltenen Fällen nukleäre Atrophien gibt, welche eine chronisch progressive externe Ophthalmoplegie bedingen, erscheint derzeit eher fraglich (vgl. spinale Muskelatrophien).

Seltene Sonderformen

Im Interesse einer möglichst vollständigen Darstellung der Krankheitsbilder zum Zwecke der

Differentialdiagnose sind noch einige sehr seltene Besonderheiten zu besprechen, welche den hereditären dystrophischen Myopathien zugeordnet sind.

Distale Myopathien

Generell möchte man bei einer distalen Muskelverschmächtigung (47) eher an einen neurogenen Prozeß als an eine Myopathie denken. Insofern ist es von differentialdiagnostischer Bedeutung, daß es einige allerdings sehr seltene distale Myopathien gibt.
Am besten untersucht ist die sog. *Myopathia distalis tarda Welander,* von der in Schweden 249 Fälle publiziert sind (91). Es handelt sich um eine autosomal dominante Erkrankung mit Manifestation meist zwischen dem 40. und 60. Lebensjahr sowie schleichendem Verlauf. Sie beginnt meist mit einer *Verschmächtigung der kleinen Handmuskeln,* greift später aber auch auf die distale Beinmuskulatur über.
Noch nicht zweifelsfrei in der Einordnung müssen zwei weitere distal lokalisierte bzw. beginnende Krankheitsbilder, nämlich die *Myopathia distalis juvenilis Biemond* (8) und die *kongenitale dominant autosomal erbliche Myopathie* (56), gelten.
Erstere manifestiert sich im Alter zwischen 5 und 15 Jahren und zeigt einen langsam progredienten Muskelschwund sowohl der oberen als auch der unteren Extremitäten. Aufgrund der morphologischen Befunde ist jedoch an der primär myogenen Natur des Leidens zu zweifeln und eine sehr chronische hereditäre Neuropathie mit Begleitmyopathie für fast wahrscheinlicher zu erachten (25).
Das zweite Krankheitsbild zeigt kongenital einen bilateralen Spitzfuß. Im weiteren Verlauf bleiben die myopathischen Ausfälle zumindest in der distalen Extremitätenmuskulatur betont. Rein klinisch ist die Abtrennung von den kongenitalen Myopathien mit strukturellen Besonderheiten oft schwierig.

Skapulohumerodistale Muskelatrophie mit frühzeitigen Kontrakturen und Herzrhythmusstörungen

Das Krankheitsbild hat im Prinzip klinisch Analogien zur fazioskapulohumeralen Muskeldystrophie. Die Notwendigkeit, es abzusondern, stellen folgende drei Besonderheiten dar:
1. Genetisch ist von einigen Fällen ein X-chromosomal rezessiver Erbgang belegt (72).
2. Die klinisch sehr eindrücklichen, frühzeitig einsetzenden *Kontrakturen* (Spitzfuß, Ellenbogenkontrakturen, Bewegungseinschränkung der Wirbelsäule) gehören nicht zum Bild der FSH-Dystrophie, sondern lassen teilweise differentialdiagnostisch an das sog. Rigid-spine-Syndrom denken.
3. Die *Kardiomyopathie* mit frühzeitigen Reizleitungsstörungen ist von der FSH-Dystrophie ebenfalls nicht bekannt und zeigt eher Parallelen zu Krankheiten wie dem Kearns-Sayre-Syndrom.

Insgesamt kann man bei fast all diesen Sonderformen und den okulären Myopathien die Erwartung hegen, daß es durch weitere Untersuchungen möglich sein wird, sie eines Tages aus der Gruppe der dystrophischen Myopathien abzusondern und strukturell sowie biochemisch aufzuklären.

Hereditäre kongenitale Myopathien mit strukturellen Besonderheiten

Es handelt sich hier um einen Sammeltopf nach heutiger Kenntnis seltener, möglicherweise aber auch nur bislang selten diagnostizierter Muskelerkrankungen, deren morphologisches Bild durch bestimmte Strukturanomalien entweder des kontraktilen Parenchyms oder anderer Zellorganellen geprägt ist (6). Ihre Identifizierung war erst nach Einführung der modernen Techniken der Enzymhistochemie und Elektronenmikroskopie möglich. So können Shy u. Magee (78) als die ersten gelten, die 1956 mit der Beschreibung der später sog. Central core disease auf Strukturbesonderheiten von Muskelfasern aufmerksam gemacht haben. So klar zumindest teilweise die morphologischen Befunde der einzelnen Krankheitsbilder sind, so wenig einheitlich ist ihre klinische Gestalt. Es fällt außerordentlich schwer, einen roten Faden durch die sehr variablen Erscheinungsbilder zu ziehen. Man ist genötigt, immer wieder Ausnahmen zu bedenken. Am ehesten läßt sich folgendes zusammenfassen:
Die Erkrankungen manifestieren sich überwiegend, wenngleich nicht ausschließlich, bereits im 1. Lebensjahr in Form eines *Muskelhypotoniesyndromes.* Der weitere Verlauf ist mehrheitlich benigne und wenig progredient. Allerdings gibt es Ausnahmen mit rasch progredienter Muskelschwäche und teilweise bereits im 1. Lebensjahr letalem Verlauf. Von der Lokalisation her steht teilweise die proximale Extremitätenmuskulatur im Vordergrund, so daß man am ehesten Analogien zur Gliedergürteldystrophie ziehen möchte. Muskelhypertrophien werden jedoch regelhaft vermißt. Andere Verlaufsformen manifestieren sich in einem skapulohumeralen Prädilektionstyp, was differentialdiagnostisch an eine Schultergürteldystrophie denken läßt. Teilweise sind die proximale und die distale Extremitätenmuskulatur etwa gleichmäßig betroffen, ein klinisches Erscheinungsbild, welches von progressiven Muskeldystrophien nicht geläufig ist. Manche Formen sparen auch die mimische Muskulatur sowie die Augenmuskeln nicht aus. Oft finden sich Hinweise auf eine *Mitbeteiligung des Bindegewebes* in

Form von Gelenkluxationen oder überstreckbaren Gelenken, so daß eine Ähnlichkeit mit dem Marfan- oder Ehlers-Danlos-Syndrom entsteht. Ebenfalls nicht ungeläufig sind begleitende *Skelettanomalien.*

Zweifellos gibt es viele, teilweise sehr leichte Verlaufsformen, welche früher wohl unter Diagnosen wie *kongenitale universelle Muskelhypoplasie* (46) subsummiert wurden. Die schwereren Krankheitsbilder wurden wohl eher als atypische Muskeldystrophien aufgefaßt.

Die heute vorhandene Kenntnis der Krankheitsbilder sollte Veranlassung dazu geben,

1. jedes als *myogen zu klassifizierende sog. Floppy-infant-Syndrom* einer entsprechenden technischen Diagnostik zuzuführen sowie
2. bei älteren Kindern oder Erwachsenen bei jeder Myopathie, welche nicht sicher in die großen Gruppen der progressiven Muskeldystrophien hineinpaßt, differentialdiagnostisch an eine kongenitale Myopathie mit strukturellen Besonderheiten zu denken.

Central core disease

Bei diesem erstmals 1956 von Shy u. Magee (78) beschriebenen Krankheitsbild stehen *ubiquitäre Anomalien des kontraktilen Parenchyms* morphologisch im Vordergrund. Von einigen Familien ist ein autosomal dominanter Erbgang bekannt. Sporadische Fälle sind beschrieben.

Klinisches Bild

Die Erkrankung manifestiert sich im Regelfall im Säuglingsalter durch ein Hypotoniesyndrom. Das Laufen wird dann verspätet erlernt. Die im Erwachsenenalter meist nur wenig progrediente Muskelschwäche und die Atrophie sind teils proximal betont, teils generalisiert. Eine Beteiligung der von den Hirnnerven innervierten Muskeln ist eher selten. Weitere klinische Auffälligkeiten sind ein *ovales Gesicht* mit *hohem gotischem Gaumen,* häufig bestehende *kongenitale Hüftluxationen* sowie gelegentlich nachweisbare *blaue Skleren*, wie bei der Osteogenesis imperfecta.

Technischer Untersuchungsbefund

Wie bei der Mehrzahl der Erkrankungen dieser Gruppe ist die CK-Aktivität im Serum entweder normal oder nur leicht über die Norm erhöht. Das Elektromyogramm zeigt im frühen Kindesalter oft keinen sicher pathologischen Befund bzw. erscheint allenfalls diskret myogen verändert. Bei größeren Kindern oder Erwachsenen dagegen kommt das sog. Myopathiemuster klarer heraus. Den entscheidenden Beitrag zur Diagnose liefert die Muskelbiopsie. Sie zeigt in einem ansonsten nur gering myopathisch veränderten Parenchym zahlreiche runde, scharf von der übrigen Muskelfaser abgesetzte Bezirke, welche histologisch in Routinefärbungen leicht zu übersehen sind, im Trichrom- oder Azanpräparat jedoch zur Darstellung kommen und sich elektronenmikroskopisch entweder durch eine abnorme Textur der Myofibrillen (sog. unstrukturierte Cores) oder eine deutliche Sarkomerenverkürzung (sog. strukturierte Cores) auszeichnen. Histochemisch und ultrastrukturell fehlen in ihrem Bereich Mitochondrien weitgehend. Glykogen ist deutlich vermindert. Letzteres unterstreicht, daß die genannten Faserregionen wohl keine regelrechte Funktion aufweisen (vgl. Farbtafel, Abb. 10.**3** und **4**, S. 10.7 und 8).

Wie bei allen in der Folge noch zu besprechenden Myopathien mit strukturellen Besonderheiten wird die Diagnose durch das *ubiquitäre Vorkommen der Faseranomalie* bestimmt. Vereinzelte Cores kann man als unspezifische Reaktionsweise des Muskels bei einer Vielzahl neuromuskulärer Erkrankungen beobachten.

Im Regelfall zeigen die Fasern bei der Central core disease im Querschnitt einen derartigen, teils zentral, gelegentlich aber auch randständig lokalisierten Core. Eine Variante der Erkrankung, die sog. *Multicore-Disease* (21) weist mehrere kleine Cores in den Muskelfasern auf.

Nemaline Myopathy

Ein weiteres Krankheitsbild dieser Gruppe, welches ebenfalls durch eine ubiquitäre strukturelle Alteration des kontraktilen Parenchyms ausgezeichnet ist, stellt die 1963 von Shy (79) erstmals beschriebene nemaline myopathy dar. Der in einigen Fällen geklärte Vererbungsmodus ist autosomal dominant. Sporadische Erkrankungen kommen vor.

Klinisches Bild

Auch hier wird überwiegend bereits im Säuglingsalter ein Muskelhypotoniesyndrom beobachtet. Später fällt eine *allgemein verschmächtigte Muskulatur* auf. Die statomotorische Entwicklung ist verzögert. Die Schwäche im Jugend- und Erwachsenenalter ist mehrheitlich in den Armen ausgeprägter als in den Beinen. Maligne Verläufe sind in Einzelfällen (77) beschrieben. Fast obligat ist zusätzlich ein *marfanähnliches Aussehen* mit ovalem spitzem Gesicht und dünnen langen Armen. Teilweise findet sich eine Facies myopathica.

Nicht selten sind diese Patienten wegen eines „Haltungsschadens" jahrelang in orthopädischer Behandlung, bis eines Tages die allgemeinverschmächtigte Muskulatur doch zu einer neurologischen Untersuchung Anlaß gibt, im Rahmen derer das Krankheitsbild geklärt werden kann. Skelettanomalien im Sinne eines hohen gotischen Gaumens, von Kyphoskoliosen bzw. Hühnerbrust kommen vor. Die Erkrankung kann zu einem myogenen Spitzfuß führen.

Technische Untersuchungsbefunde

Die CK im Serum ist in der Mehrzahl der Fälle nicht erhöht. Das Elektromyogramm zeigt im frühen Kindesalter oft noch keinen sicheren Befund. Später findet sich meist ein sog. Myopathiemuster. Von einigen Autoren wurde ein Mischbild aus eher myogenen und eher neurogenen Veränderungen beschrieben.

Der wesentliche Befund in der Muskelbiopsie sind *fischzugartig in den Fasern angeordnete stäbchenförmige Gebilde,* welche analog den Cores in den üblichen Färbungen schlecht herauskommen, im Trichrompräparat aber klar zu erkennen sind. Elektronenmikroskopisch entsprechen sie aberriertem Z-Streifenmaterial. Auch hier gilt, daß nur das abundante Vorkommen der Strukturanomalie diagnostische Bedeutung hat (Abb. 10.**35**, und Farbtafel, Abb. 10.**7** und **8**, S. 10.9).

Zentronukleäre Myopathie

Das erstmals von Spiro u. Mitarb. (82) beschriebene Krankheitsbild wird synonym auch als myotubuläre bzw. perizentronukleäre Myopathie bezeichnet. Die Zentralverlagerung der Kerne in fast allen Muskelfasern sowie Parenchymveränderungen in der Nachbarschaft der Kerne sind das führende morphologische Symptom. Was die Heredität anlangt, so ist von einigen Familien ein autosomal dominanter Erbgang belegt. Sporadische Fälle kommen auch hier vor.

Klinisches Bild

Mehrheitlich bestehen bei dieser Erkrankung ebenfalls ein Muskelhypotoniesyndrom im 1. Lebensjahr sowie eine verzögerte statomotorische Entwicklung. Von Einzelbeobachtungen wird dies nicht berichtet. Hier stellt sich allerdings immer die Frage, inwieweit die Symptome nur geringfügig waren und somit möglicherweise übersehen wurden.

Die Klinik des späteren Kindes- und Erwachsenenalters ist geprägt durch eine nicht oder nur leicht progrediente, teils proximal betonte, häufiger aber *generalisierte Skelettmuskelschwäche.* Nicht selten finden sich zusätzlich eine leichte *Facies myopathica* sowie eine mäßige Ptose und Einschränkung der Bulbusmotilität. Auch Krankheitsbilder mit einem skapulohumeralen Schwerpunkt des Muskelbefalles kommen vor.

Von einer morphologischen Variante, nämlich der zentronukleären Myopathie mit Typ-I-Faser-Atrophie, sind auch maligne Verläufe beschrieben (26).

Technische Untersuchungsbefunde

Die CK-Aktivität im Serum ist nicht erhöht. Elektromyographisch findet sich meist ein typisches sog. Myopathiemuster. Allerdings gilt auch hier, daß bei sehr kleinen Kindern der EMG-Befund oft nicht eindeutig ausfällt.

Das die Diagnose tragende histologische Bild zeigt bereits in der üblichen Routinehistologie als eindrucksvollsten Befund die *Zentralverlagerung und Aktivierung der Kerne* in fast allen Muskelfasern. Im Längsschnitt sind sie oft in Reihen angeordnet. Die subsarkolemmalen Kerne sind erheblich reduziert. Um die Kerne herum finden sich fibrillenfreie Höfe, welche nach dem Ergebnis der Histochemie und Elektronenmikroskopie mit Glykogen und teilweise Mitochondrien angefüllt sind. Je nach Schnittebene ist im Querschnitt gelegentlich der perizentronukleäre Hof ohne Kern angetroffen, was das Bild myotubulusähnlicher Fasern hervorruft. Bei einer Variante der Erkrankung besteht zusätzlich eine Atrophie der Typ-I-

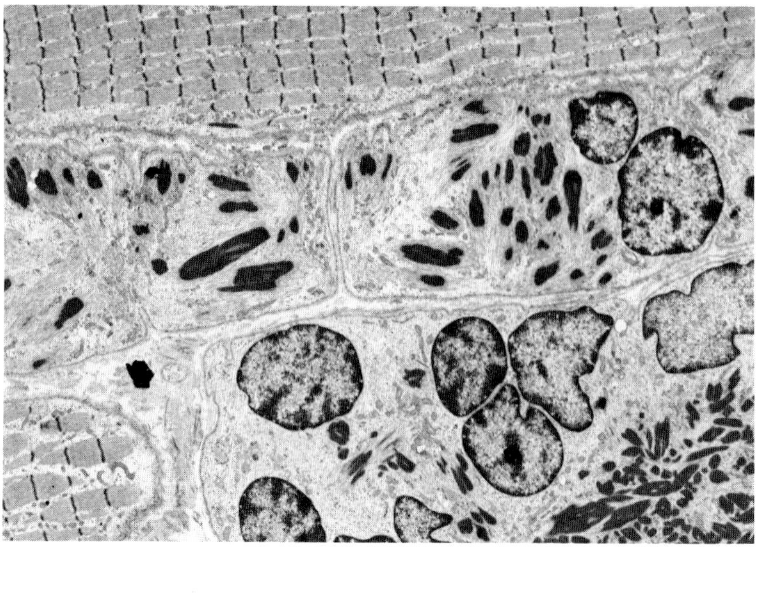

Abb. 10.**35** Stäbchenmyopathie („nemaline myopathy"). Elektronenoptisch erkennt man in einer hochgradig regressiv veränderten Muskelfaser zahlreiche stäbchenförmige strahlendichte Fasereinschlüsse. Vergrößerung 2000mal

Fasern. Die beiden Hauptfasertypen klaffen dann größenmäßig stark auseinander. Beide Formen kommen teilweise in einer Familie vor (vgl. Farbtafel, Abb. 10.**5** und **6**, S. 10.8) (69).

Congenital fiber type disproportion

Die nosologische Stellung dieses erstmals von Brooke (12) so bezeichneten Krankheitsbildes ist noch sehr umstritten. Vom morphologischen Bild her besteht eine große Ähnlichkeit zur zentronukleären Myopathie mit Typ-I-Faser-Atrophie, ohne daß aber eine strukturelle Besonderheit wie der zentrale Kern mit dem perizentronukleären Hof vorhanden ist. Insofern sind aus morphologischer Sicht Bedenken anzumelden, das Krankheitsbild überhaupt in diese Gruppe mit einzubeziehen. Nach klinischen Gesichtspunkten jedoch bestehen deutliche Parallelen zu den übrigen Erkrankungen, wenngleich im Regelfall die Prognose außerordentlich günstig ist. Leider gilt dies wiederum nicht ohne Einschränkung. Lenard u. Goebel (51) haben über einen schwer verlaufenden Fall berichtet, welcher aufgrund einer sich entwickelnden Ateminsuffizienz im Kindesalter tracheotomiert werden mußte. Von einem Teil der Fälle ist ein familiäres Auftreten belegt.

Klinisches Bild

Bei der Erkrankung ist nach derzeitiger Kenntnis ein ausgeprägtes *Hypotoniesyndrom im Säuglingsalter* obligat. Die Muskelschwäche ist sehr variabel und betrifft die Beine meist mehr als die Arme. Als häufiges Zusatzsymptom findet sich eine *kongenitale Hüftluxation;* weiterhin fallen oft ein *Kleinwuchs,* eine *Kyphoskoliose* bzw. *Fußdeformitäten* auf. Im Regelfall tritt hier im Gegensatz zu den übrigen Erkrankungen dieser Gruppe nach dem 2. Lebensjahr nicht nur ein Stillstand, sondern teilweise sogar eine Besserung der Muskelschwäche auf.

Technische Untersuchungsbefunde

CK und EMG fallen meist regelrecht aus. Gelegentlich wurde über grenzwertige EMG-Befunde berichtet.
Die Muskelbiopsie zeigt atrophe Typ-I- und eher hypertrophe Typ-II-Fasern, ansonsten aber keine nennenswerten strukturellen Abweichungen von der Norm. In diesem Verhalten ist eine Parallele zur meist gegebenen Benignität des Krankheitsbildes zu sehen, welches möglicherweise gar nicht in die primären Myopathien hineingehört.

Mitochondriale Myopathien

Diese Krankheitsgruppe stellt nach bisherigen klinischen und biochemischen Kriterien sicher keine Einheit dar. Aus morphologischer Sicht ist jedoch die diffuse Alteration der Mitochondrien die führende Strukturanomalie. Die zugrundeliegende biochemische Störung ist sicher nicht einheitlich, bisher aber nur teilweise bekannt.
Luft u. Mitarb. (54) waren die Erstbeschreiber einer mitochondrialen Myopathie mit Hypermetabolismus nichtthyreoidalen Ursprungs. Dieses bis heute insgesamt sehr seltene Krankheitsbild ist biochemisch aufgeklärt und auf eine Entkoppelung der oxydativen Phosphorylierung zu beziehen.
Später fanden Shy u. Mitarb. (80) Myopathien ohne Hypermetabolismus, welche ebenfalls eine diffuse strukturelle Alteration der Muskelmitochondrien aufweisen. Dabei ließen sich zwei Formen unterscheiden, nämlich die sog. *megakoniale Myopathie,* bei welcher alle Mitochondrien vergrößert sind, und die sog. *pleokoniale Myopathie,* bei der sie im wesentlichen zahlenmäßig vermehrt erscheinen. Weitere Sonderformen gehen mit einer *Laktazidose* oder mit einem Salzverlustsyndrom (83) einher.
Überschneidungen bestehen einerseits zu den okulären Myopathien (s. S. 10.25), andererseits zu Lipidspeichermyopathien, insbesondere dem Karnitinmangelsyndrom (s. S. 10.35).
Insgesamt kann man berechtigte Hoffnungen hegen, daß es eines Tages möglich sein wird, all diesen Erkrankungen ein sicheres biochemisches Korrelat zuzuordnen. Die Heredität ist von vielen Beobachtungen belegt.

Klinisches Bild

Entsprechend der Heterogenität der Krankheitsgruppe ist das Erscheinungsbild uneinheitlich. Es gibt *schwere schon im Säuglingsalter manifeste Erkrankungen,* welche teilweise bis zur *Ateminsuffizienz* führen. Mehrheitlich besteht jedoch lediglich eine *leichte,* wenig progrediente, *oft proximal im Schultergürtel betonte Muskelschwäche,* häufig im Verein mit einer Ptose. Nicht selten findet sich eine Mitbeteiligung des Herzens.

Technische Untersuchungsbefunde

Die CK-Aktivität im Serum ist bei den schweren Verläufen teilweise deutlich, bei den benigneren Erkrankungen nur gering oder nicht erhöht. Das Elektromyogramm zeigt mehrheitlich ein sog. Myopathiemuster.
In der Biopsie zeigt die Routinehistologie z.T. völlig uncharakteristische Befunde; seltener fallen kleine Vakuolen auf, welche durch die angehäuften Mitochondrien zustande kommen. Erst anhand der Histochemie lassen sich bei der Darstellung der oxydativen Enzyme sicher von der Norm abweichende Befunde erkennen, welche obligat der elektronenmikroskopischen Untermauerung bedürfen (Abb. 10.**36**).

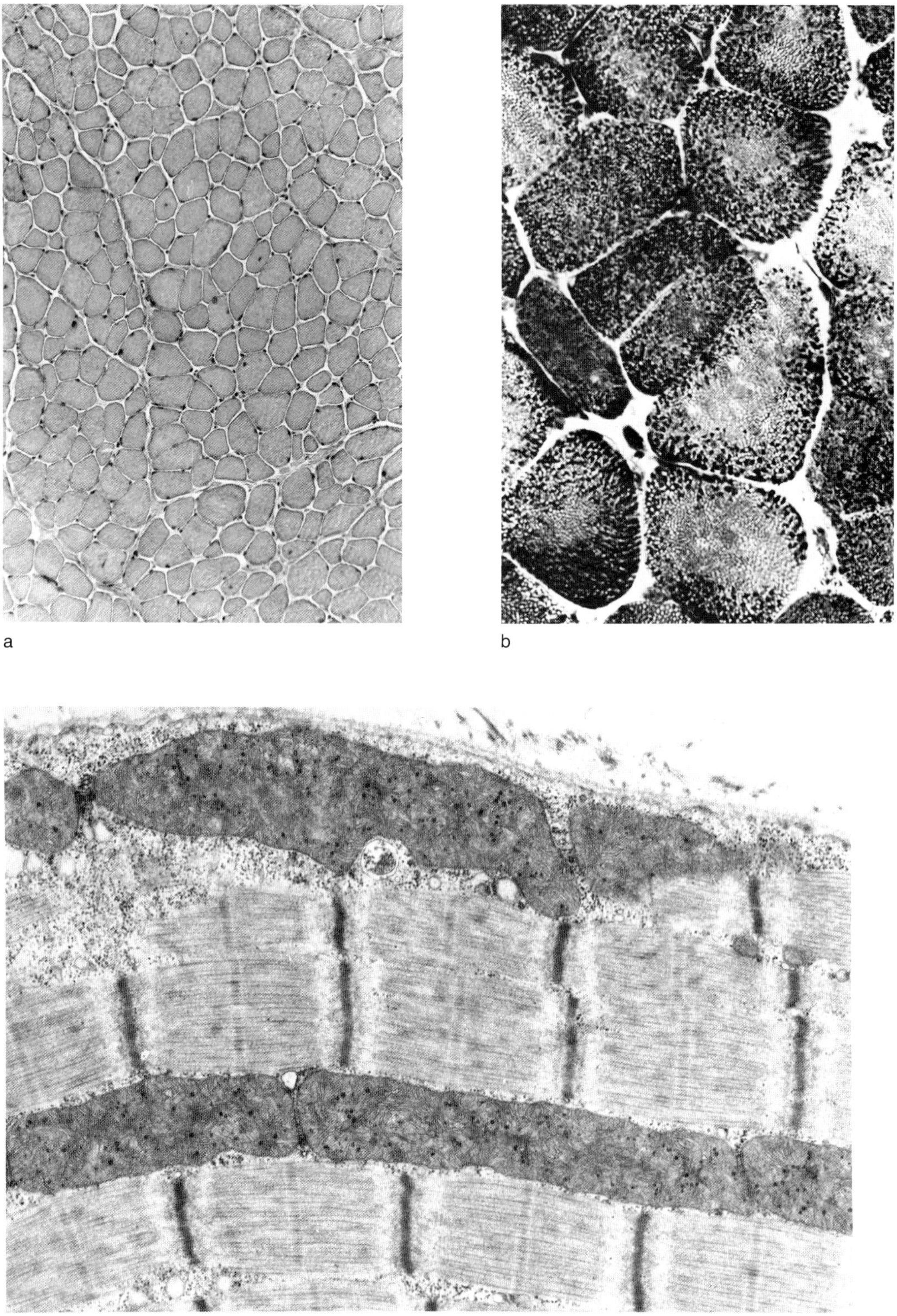

a b c

Abb. 10.**36** a–c Mitochondriale Myopathie: a) Histologisch zeigt der Muskel in der Übersicht, abgesehen von grenzwertigen Kalibervariationen der z.T. etwas abgerundet erscheinenden Fasern sowie gelegentlich nachweisbaren zentralständigen Kernen, keine Strukturanomalien. HE-Färbung, Vergrößerung 400mal. b) Bei der Darstellung der oxydativen Enzyme zeigt sich in fast allen Muskelfasern ein deutlich vergröbertes Reaktionsmuster. NADH-Reductase-Reaktion, Vergrößerung 400mal. c) Ultrastrukturell bestätigt sich die Anwesenheit zahlreicher erheblich vergrößerter und abnorm strukturierter Mitochondrien. Vergrößerung 8200mal

Seltene Sonderformen

Es ist nicht zu umgehen, den bisher genannten Erkrankungen noch eine Reihe, nach heutiger Kenntnis sehr seltener, meist nur mit singulären Fällen belegter Myopathien anzufügen, ohne daß die nachfolgende Liste Anspruch auf Vollständigkeit erhebt. Ihnen allen gemeinsam ist die morphologische Alteration bestimmter Organellen der Muskelfaser. Genannt werden sollen:

„fingerprint myopathy" (22),
sarkotubuläre Myopathie (39),
„Zebra-body myopathy" (48),
„reducing body myopathy" (11, 37) (Abb. 10.**37**),
„spheroid body myopathy" (32).

Es handelt sich durchweg um Erkrankungen, deren Diagnose nur morphologisch zu stellen ist und die klinisch eine teils kongenital manifeste, teils später auftretende und in ihrem Schweregrad sehr variable Myopathie zeigen.

Differentialdiagnostische Überlegungen bei kongenitalen Myopathien

Wie bereits einleitend ausgeführt, macht es die Variabilität der in diesem Abschnitt zusammengefaßten Myopathien außerordentlich schwer, bestimmte Charakteristika für sie herauszufinden. Auch die in den Vordergrund gestellte Benignität des Verlaufes – in manchen Lehrbüchern werden sie noch als kongenitale, nicht progrediente Myo-

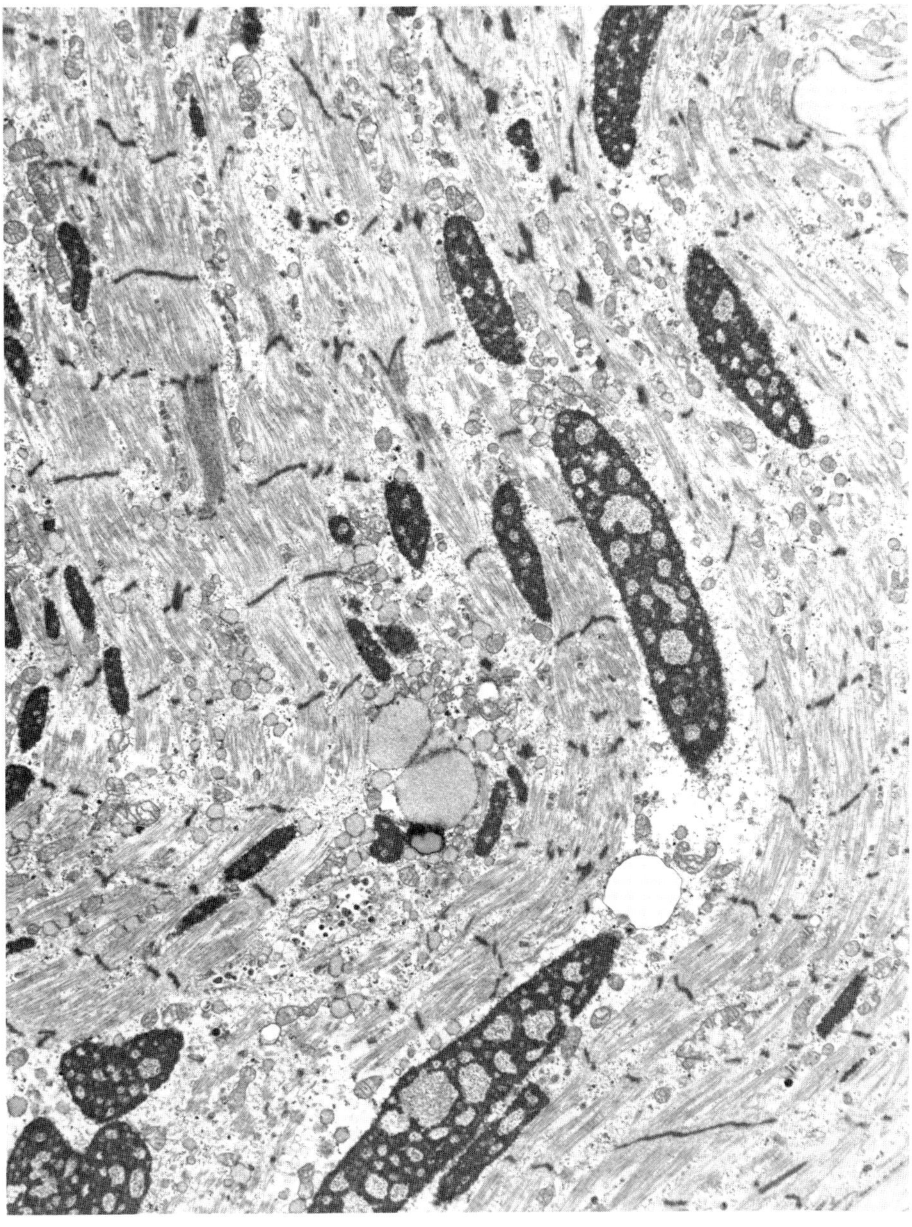

Abb. 10.**37** Feinstruktur der Granularkörpermyopathie (sog. „reducing body myopathy"). Granularkörper (sog. „reducing bodies") mit zentralen Hohlräumen, die Glykogenpartikel enthalten. Vergrößerung 10000mal (aus *Hübner, G., D. Pongratz:* Virchows Arch. Abt. A 392 [1981] 97)

pathien bezeichnet – ist durch fatale Erkrankungsformen widerlegt. Vielleicht kann man es so formulieren: Klinisch besteht ihre Besonderheit am ehesten darin, daß sie vom Bild der geläufigen, wesentlich häufigeren dystrophischen Myopathien abweichen. Insofern muß man bei jeder hereditären Erkrankung, welche nach klinischen und elektromyographischen Kriterien als myogen zu klassifizieren ist und von den typischen dystrophischen Myopathien abweicht, differentialdiagnostisch an diese Krankheitsgruppe denken, insbesondere dann, wenn die Anamnese ins frühe Kindesalter zurückverfolgbar ist.
Der morphologische Befund ist nur unter Heranziehung histochemischer und ultrastruktureller Methoden zweifelsfrei zu untermauern.
Es steht zu hoffen, daß zumindest für einen Teil der Erkrankungen bald die biochemische Basis aufgedeckt wird, womit ihre Zuordnung zu den im folgenden zu besprechenden hereditären Stoffwechselmyopathien erfolgen könnte.

Hereditäre Stoffwechselmyopathien

Diese Gruppe von Erkrankungen (16) beansprucht gegenwärtig die größte wissenschaftliche Aufmerksamkeit, weil es sich um die leider bislang wenigen biochemisch aufgeklärten hereditären Myopathien handelt, bei welchen sich zumindest teilweise erste Möglichkeiten einer kausalen Therapie eröffnen. Sie sind aufzuteilen in Anomalien des Kohlenhydrat- sowie des Lipidstoffwechsels bzw. einige Sonderformen. Ihre Heredität ist gutbelegt.

Glykogenosen

Von den 10 verschiedenen Typen der Glykogenspeicherkrankheiten gehen insgesamt 5 mit muskulären Symptomen einher. Dabei handelt es sich um zweierlei klinisch differente Syndrome, nämlich das Bild einer *Myopathie* (Typen II, III, IV) bzw. das Bild *belastungsabhängiger schmerzhafter Muskelkontrakturen* (Typen V, VII). Es genügt in diesem Zusammenhang, für die Differentialdiagnose den jeweils häufigsten Vertreter der beiden Gruppen, nämlich die Glykogenose vom Typ II bzw. V ausführlicher darzustellen.

Klinisches Bild der Glykogenose Typ II (Pompe) (65)

Diese Glykogenose, deren biochemisches Substrat das Fehlen der α-Glucosidase darstellt, zeigt im Regelfall einen schweren und meist im Kindesalter letal endenden klinischen Verlauf, wobei die Beteiligung der *Leber*, des *Herzens* und des *Skelettmuskels* im Vordergrund steht. Fakultativ können weitere Organe, insbesondere das Zentralnervensystem und die Niere, mitbeteiligt sein.
Im 1. Lebensjahr fallen diese Kinder demzufolge, was die Muskulatur anlangt, durch ein ausgeprägtes Hypotoniesyndrom mit allgemeiner Kraftminderung auf. Gelegentlich addiert sich zur Schädigung der Muskelfasern selbst eine spinal bedingte neurogene Atrophie auf dem Boden eines Mitbefalls der Vorderhornzellen.
In jüngerer Zeit wurden jedoch auch wesentlich *mildere juvenile und adulte Verlaufsformen* bekannt, deren klinisches Bild ganz überwiegend vom Befall der Skelettmuskulatur bestimmt wird. Hierbei ahmt die Erkrankung in teilweise täuschender Art die Gliedergürteldystrophie nach und gehört somit in deren Differentialdiagnose.

Technische Untersuchungsbefunde

Bei der schweren infantilen Verlaufsform stehen neben der Skelettmuskulatur Herz und Leber in der Regel im Vordergrund. Letzteres dokumentiert sich in einer Kardiomegalie mit frühzeitig nachweisbaren Anomalien auch im Elektrokardiogramm (hohe QRS-Komplexe, oft sehr kurze Überleitungszeit) sowie einer Lebervergrößerung.
Was die Muskulatur anlangt, so ist die CK-Aktivität meist auf ein Mehrfaches der Norm erhöht. Elektromyographisch finden sich neben myopathischen Veränderungen oft auch Indizien für eine proximal gelegene Schädigung des peripheren Motoneurons in Form eines Neuropathiemusters mit Riesenpotentialen und Nachweis von Faszikulationen. Zusätzlich werden immer wieder pseudomyotone Phänomene registriert.
Die Muskelbiopsie schließlich zeigt histologisch das Bild einer vakuolären Myopathie. Additiv kann eine neurogene Atrophie bestehen. Histochemisch lassen die vornehmlich in Typ-I-Muskelfasern vorhandenen Vakuolen eine vermehrte Speicherung von Glykogen erkennen (vgl. Farbtafel, Abb. 10.**9** und **10**, S. 10.9 und 10). Letzteres ist ultrastrukturell entsprechend der lysosomalen Natur der Erkrankung häufig von Einheitsmembranen umgeben (Abb. 10.**38**). Die morphologische Diagnose bedarf obligat der biochemischen Untermauerung. Hierbei ist zu fordern, daß der Glykogengehalt des Muskels erhöht ist und keine Enzymaktivität der α-Glucosidase gemessen werden kann.
Bei den selteneren mitigierten Formen des Jugend- und Erwachsenenalters steht die Myopathie meist ganz im Vordergrund. Die technischen Untersuchungsbefunde sind dem infantilen Morbus Pompe analog, jedoch weniger ausgeprägt. Ein Mitbefall der Vorderhornzellen ist dabei selten.

Klinisches Bild der Glykogenose Typ V (McArdle) (55)

Klinisches Leitsymptom dieses biochemisch als Muskelphosphorylasemangel identifizierten

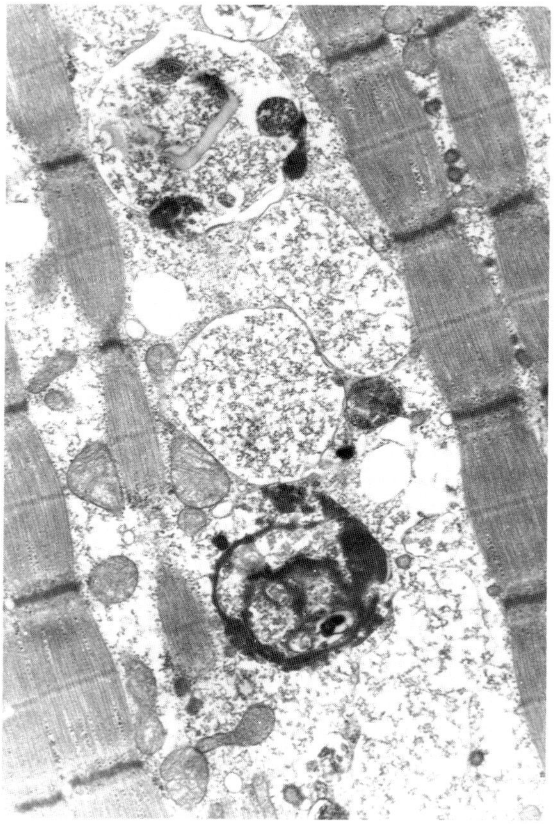

Abb. 10.**38** Glykogenose Typ II (Pompe). Elektronenmikroskopisch findet sich die Glykogenvermehrung im Zytoplasma des Muskels teils in disperser Form, teils jedoch in Vakuolen, welche von einer Einheitsmembran umgeben sind. Vergrößerung 10000mal

Krankheitsbildes ist nicht eine dauerhafte Schwäche und Atrophie der Muskulatur, sondern das Auftreten *schmerzhafter Kontrakturen nach Muskelarbeit.* Der Schweregrad wechselt sehr. Meist wird die Diagnose erst im Erwachsenenalter gestellt. Teilweise geht die Erkrankung mit einer *paroxysmalen Myoglobinurie* einher. Der Herzmuskel ist allenfalls gering mitbeteiligt.
Die Patienten erscheinen im Regelfall in Ruhe unauffällig. Nach stärkeren körperlichen Belastungen kommt es zu einer schmerzhaften Verhärtung, teilweise auch Schwellung der Muskulatur. Während der Schmerz meist rasch wieder nachläßt, löst sich die Kontraktur erst nach einigen Minuten. Die Schwellung bzw. die vorübergehende Schwäche kann Stunden anhalten.

Technische Untersuchungsbefunde

In der Regel ist man, um sich von der intermittierenden klinischen Symptomatik zu überzeugen, auf die Durchführung eines Provokationstestes angewiesen. Im sog. *Ischämiearbeitsversuch* tritt nach suprasystolischer Drosselung der Blutzufuhr am Oberarm beim Befallenen unter kontinuierlicher Muskelarbeit der distalen Muskelgruppen bereits nach 1–2 Min. eine aktiv und passiv nicht überwindbare Beugekontraktur der Finger ein. Die Symptome bilden sich nach Lösen der Stauung relativ langsam, d.h. nach ca. 15 Min. zurück. Blutchemisch ist dabei zusätzlich im Gegensatz zum Gesunden ein fehlender Laktat- und Pyruvatanstieg zu objektivieren.
Die CK-Aktivität im Serum ist bei der Erkrankung im beschwerdefreien Intervall normal, nach stärkeren Symptomen allerdings vorübergehend erhöht. Das Elektromyogramm zeigt im Intervall nur in manchen Fällen diskrete Normabweichungen, kann jedoch auch normal ausfallen. Die Muskelkontraktur ist durch eine elektrische Stille ausgezeichnet.
Morphologisch fallen im wesentlichen überwiegend subsarkolemmale Vakuolen auf, welche vermehrt Glykogen enthalten. Die histochemisch durchführbare Muskelphosphorylasereaktion fällt negativ aus, was sich mit biochemischen Methoden quantitativ erhärten läßt.

Lipidspeichermyopathien

Ähnlich wie bei den Glykogenosen läßt sich auch hier eine grobe Einteilung in zwei Krankheitsgruppen treffen, nämlich in langsam progrediente Myopathien einerseits und Syndrome mit belastungsabhängigen Muskelschmerzen und paroxysmaler Myoglobinurie andererseits. Erstere seien anhand der Karnitinmangelsyndrome, letztere am Beispiel des Karnitin-Palmityl-Transferase-Mangels dargestellt.

Karnitinmangelsyndrome

Die nach bisheriger Kenntnis überwiegend sporadisch, nur selten sicher hereditär auftretende Erkrankung manifestiert sich in zwei verschiedenen Varianten: Die Stoffwechselstörung betrifft teilweise *isoliert die Muskulatur* und geht dann mit einer dauerhaften, bei Belastung deutlich zunehmenden Muskelschwäche einher (23). Teilweise jedoch handelt es sich um einen sog. *systemischen Karnitinmangel,* bei welchem der Karnitingehalt nicht nur im Muskel, sondern auch im Serum und in der Leber vermindert ist (42). Dieses Krankheitsbild zeigt meist eine Reihe weiterer klinischer Symptome, insbesondere seitens der *Leber, des Zentralnervensystems und gelegentlich auch des Herzens.* Hier sind letale Verläufe bereits im frühen Kindesalter beschrieben.

Technische Untersuchungsbefunde

Die bei beiden Formen obligate Beteiligung der Skelettmuskulatur dokumentiert sich durch eine leichte CK-Erhöhung im Serum sowie ein Myopa-

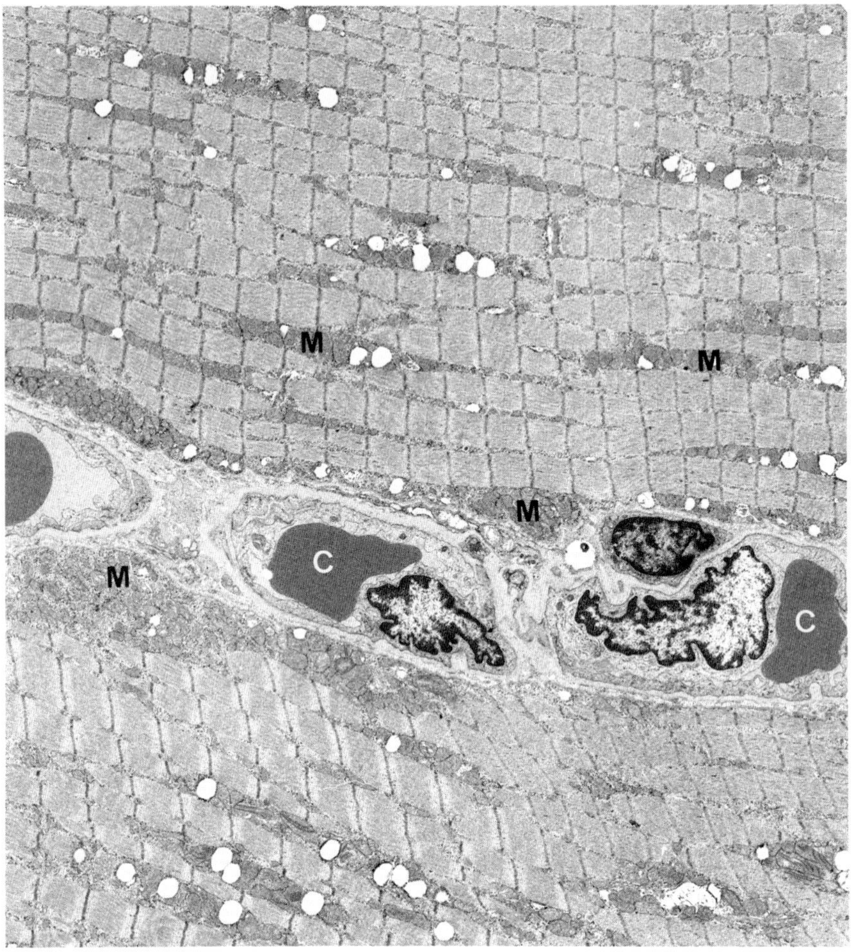

Abb. 10.**39** Karnitinmangelmyopathie. In den zwei im Ausschnitt angetroffenen, durch Kapillaren (C) getrennten Muskelfasern finden sich sowohl subsarkolemmale als auch im Innern der Faser vermehrt Mitochondrien (M). In ihrer Nähe zahlreiche rundliche strahlendurchlässige Fettvakuolen. Vergrößerung 3008mal (aus *Pongratz, D.,* et al.: Klin. Wschr. 57 [1979] 779)

thiemuster im Elektromyogramm. Die Muskelbiopsie zeigt wiederum histologisch eine Myopathie mit zahlreichen vakuolären Faserveränderungen, in welchen histochemisch überwiegend Fett gespeichert ist (vgl. Farbtafel, Abb. 10.**11** und **12**, S. 10.10). Daneben ist dort auch die mitochondriale Enzymaktivität erhöht (vgl. Farbtafel, Abb. 10.**13**, S. 10.11). Elektronenoptisch bestätigt sich die Neutralfettakkumulation; zusätzlich erscheinen die Muskelmitochondrien vergrößert und abnorm strukturiert (Abb. 11.**39**). Wie bei allen Erkrankungen dieser Gruppe kann die Diagnose erst dann als gesichert angesehen werden, wenn die entsprechende biochemische Untermauerung, in diesem Fall der Nachweis des Muskelkarnitinmangels, vorliegt. Aus differentialdiagnostischen Gründen empfiehlt es sich hierbei, immer auch den Karnitingehalt des Serums und ggf. der Leber zum Nachweis oder Ausschluß eines systemischen Karnitinmangels mit zu untersuchen.

Karnitin-Palmityl-Transferase-Mangel

Im Vordergrund des klinischen Bildes (17) stehen schmerzhafte Muskelkrämpfe im Verein mit einer vorübergehenden Schwäche und *Myoglobinurie*. Die Symptome halten im Gegensatz zum McArdle-Syndrom länger, meist Tage an. Fasten provoziert die Beschwerden.

Technische Untersuchungsbefunde

Während der Attacken ist die CK-Aktivität im Serum meist stark erhöht. Zusätzlich besteht dann eine Myoglobinurie. Im Intervall normalisieren sich diese Befunde. Das Elektromyogramm zeigt allenfalls einen Grenzbefund zum Normalen. Die Muskelbiopsie beweist eine kleinvakuoläre vermehrte Fettspeicherung vor allem in Typ-I-Fasern, welche im Gegensatz zum Karnitinmangelsyndrom nicht mit Mitochondrienanomalien einhergeht. Der entscheidende diagnostische Schritt ist der biochemische Nachweis des Enzymmangels.

Seltene Sonderformen

Um aus Gründen der Differentialdiagnose nicht lückenhaft zu erscheinen, sind noch einige weitere seltene metabolische Myopathien anzufügen, welche andere inzwischen bekannte Wege des Intermediärstoffwechsels betreffen.

So handelt es sich beim *Xanthinoxydasemangel* um eine Störung des Purinstoffwechsels (7). Seitens der Muskulatur finden sich hier wiederum Schmerzen bei körperlicher Belastung im Verein mit einer intermittierenden leichten Schwäche.

Bei der sog. *prolongierten Muskelrelaxation* (10) handelt es sich um eine Calciumtransportstörung im sarkoplasmatischen Retikulum des Muskels. Das Beschwerdebild führt ebenfalls zu belastungsabhängigen Muskelkontrakturen, welche im Gegensatz zu den vorerwähnten Erkrankungen jedoch schmerzlos ablaufen. Bezüglich der sog. *mitchondrialen Myopathien*, deren biochemische Basis bisher nur teilweise aufgeklärt ist, sei auf S. 10.31 verwiesen.

Differentialdiagnostische Überlegungen bei hereditären Stoffwechselmyopathien

Überblickt man die dargestellten klinischen Bilder, so unterteilen sie sich in zwei große Gruppen, nämlich einerseits Krankheiten mit einer unterschiedlich ausgeprägten *permanenten Muskelschwäche und Atrophie* sowie andererseits Syndrome mit im Vordergrund stehenden *belastungsabhängigen, überwiegend schmerzhaften Muskelkontrakturen* und nur vorübergehender Schwäche sowie teilweise einer *Myoglobinurie*. Die differentialdiagnostischen Überlegungen sind demgemäß unterschiedlich.

Die ersteren Krankheitsbilder sind im wesentlichen von progressiven Muskeldystrophien bzw. Myopathien mit strukturellen Besonderheiten abzugrenzen, wobei Beginn, Lebensalter und Schweregrad der Erkrankung das Spektrum jeweils etwas modifiziert. Im Einzelfall ist bei nicht erwiesener Heredität auch eine erworbene Myopathie, insbesondere eine Polymyositis, zu erwägen. Die jeweilige diagnostische Untermauerung basiert auf den Resultaten der morphologischen und biochemischen Untersuchung des Muskels. Nur in Einzelfällen (z.B. infantiler Morbus Pompe bzw. systemischer Karnitinmangel) weist das Spektrum der Mitbeteiligung anderer Organe schon klinisch darauf hin, daß es sich nicht um eine isolierte Muskelerkrankung handelt.

Die Symptomatik einer belastungsabhängigen schmerzhaften Muskelkontraktur ist im typischen Fall fast beweisend für das Vorliegen einer Stoffwechselmyopathie. Allenfalls wird sie noch von der *Claudicatio intermittens* bei obliterierenden Angiopathien bzw. von *Crampus-Syndromen* z.B. bei peripher neurogenen Erkrankungen nachgeahmt. Beide Krankheitsgruppen sind durch entsprechende Untersuchungen leicht auszuschließen oder zu beweisen.

Dem Auftreten einer Myoglobinurie ist eine breitere Differentialdiagnose einzuräumen. Neben den genannten metabolischen Störungen kommen erworbene Ursachen im Sinne toxischer (s. S. 10.50), traumatischer (s. S. 10.53) sowie insbesondere entzündlicher Art (s. S. 10.43) in Betracht. Daneben hat man noch die idiopathische paroxysmale Myoglobinurie in die Überlegungen mit einzubeziehen (s. S. 10.43), von welcher insbesondere der Typ I (die sog. Marschmyoglobinurie) analog den metabolischen Myopathien nach körperlicher Belastung auftritt. Bei letztgenanntem seltenem Krankheitsbild mehren sich jedoch in jüngerer Zeit Argumente dafür, daß es sich auch um eine primär metabolische Myopathie handelt.

Bei den erstgenannten Differentialdiagnosen entstehen immer wieder Probleme. Dabei sollte die sorgfältige anamnestische Erhebung der rezidivierenden Muskelschmerzen nach Belastung jedoch stets eher an eine hereditäre Stoffwechselmyopathie denken lassen. Ein, soweit eruierbar, einmaliges akutes Ereignis mit Myoglobinurie und meist auch länger anhaltender Schwäche der Muskulatur dagegen wird mehr den Verdacht auf einen erworbenen Muskelfaseruntergang lenken. Sofern nicht, wie etwa bei einem Crush-Syndrom, die Ursache klar ist, sind die Krankheitsbilder anhand der Muskelbiopsie weiter zu differenzieren.

Dystrophia myotonica (Curschmann Steinert)

Dieses autosomal dominant vererbte Krankheitsbild (2, 84) stellt nach der Duchenne-Muskeldystrophie die zweithäufigste heredodegenerative Myopathie dar. Es ist charakterisiert durch das gemeinsame Auftreten einer myotonen Bewegungsbehinderung (vgl. myotone Syndrome, S. 10.53) und einer fazial bzw. distal betonten Schwäche und Atrophie der Muskulatur. Im Verein mit häufig auftretenden weiteren Organmanifestationen bietet das Vollbild der Erkrankung in der Regel wenig differentialdiagnostische Probleme. Leichte bzw. oligosymptomatische Verlaufsformen dagegen können Schwierigkeiten in der Abgrenzung bereiten.

Klinisches Bild

In der Regel manifestiert sich das Krankheitsbild im Jugend- bzw. frühen Erwachsenenalter. Seltener werden jedoch auch kindliche, ja sogar kongenitale Formen beobachtet.

Meist treten als erstes die Beschwerden seitens der myotonen Bewegungsbehinderung auf, welche jedoch nur selten ein der Myotonia congenita vergleichbares Ausmaß erlangen. Ihre Hauptlokalisationen sind das *Gesicht sowie die Unterarm- und Handmuskulatur*. So sind die Lidretraktion bei raschem Augenschluß und die Unmöglichkeit, eine fest geschlossene Faust schnell wieder zu öff-

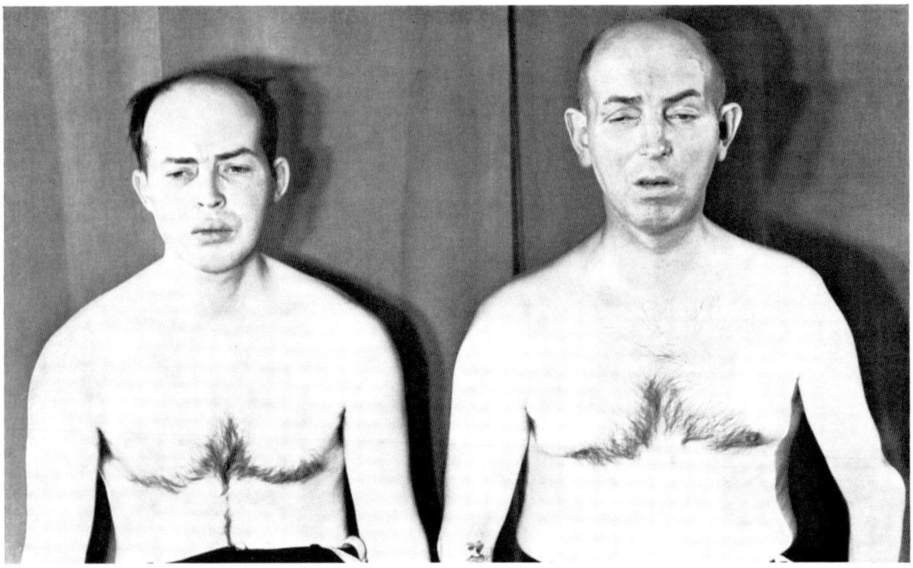

Abb. 10.**40** Dystrophia myotonica (Curschmann-Steinert) bei Vater und Sohn. Kennzeichnender Aspekt mit Stirnglatze, Facies myopathica und Ptosis. Der 51jährige Vater (rechts) ist stärker betroffen als der 24jährige Sohn und bietet auch eine deutlichere Atrophie der Hals- und Schultergürtelmuskulatur

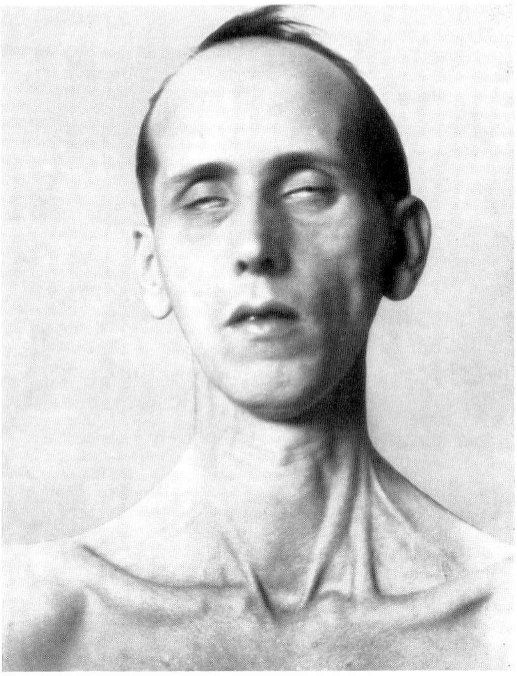

Abb. 10.**41** Dystrophia myotonica (Curschmann-Steinert) mit deutlicher faziozervikaler Schwerpunktsmanifestation des Muskelbefalles. Facies myopathica mit Bellschem Phänomen beidseits. Hochgradiger Schwund der Mm. sternocleidomastoidei, 29jähriger Mann

nen, die häufigsten Symptome. Da sie den Patienten z.T. kaum subjektiv belästigen, werden sie nicht selten erst bei der Untersuchung aufgedeckt und im Verein mit dem myotonen Wulst etwa beim Beklopfen der Zunge oder der Thenarmuskulatur als klinische Symptome einer Myotonie erkannt. Es gibt jedoch auch Verlaufsformen, bei welchen die Phänomene kaum oder nicht in Erscheinung treten.

Mehrheitlich kommt die Muskelschwäche und Atrophie erst etwas später zur Ausprägung, wobei sich dann die Myotonie eher zurückbildet. Sie zeigt einen klaren Schwerpunkt im Bereich des *Kopfes und Halses sowie der distalen Extremitätenmuskulatur.* Häufig findet sich neben einer *Schwäche der mimischen Muskulatur* auch eine *Ptose,* gelegentlich im Verein mit einer Einschränkung der Bulbusmotilität (Abb. 10.**40**). Daneben können die Kaumuskulatur, der M. temporalis sowie das Gaumensegel und die Pharynxmuskulatur beteiligt sein. Letzteres äußert sich in einer Rhinolalia aperta bzw. einer dysarthrischen Sprache. Die für das Krankheitsbild diagnostisch sehr bezeichnenden Schluckstörungen sind der Beteiligung sowohl der Larynx- als auch der Ösophagusmuskulatur zuzuordnen. Am Hals ist der Schwund des M. sternocleido-mastoideus oft hochgradig (Abb. 10.**41**). Was die Extremitäten betrifft, stehen die distalen Muskelgruppen im Vordergrund. Nur in besonders ausgeprägten Fällen greift der Prozeß auch auf die proximale Muskulatur über.

Im Extremfall entwickelt sich so die typische „Jammergestalt", welche prima vista in glattem Gegensatz zum athletischen Myotoniker steht. Selten ist weiterhin die Atemhilfsmuskulatur mitbeteiligt.

Das Spektrum des *Befalls weiterer Organe* ist bunt. Von der Häufigkeit her obenan steht hier die Cataracta myotonica, welche in 98% der Fälle nachweisbar ist. Eine Mitbeteiligung des Herzens wird durch einen in ca. 60–80% der Fälle vorhandenen pathologischen EKG-Befund wahrscheinlich gemacht. Als endokrine Störungen kommen eine Hodenatrophie bzw. Ovarialinsuffi-

zienz am häufigsten vor. Weiterhin finden sich überdurchschnittlich oft blande Strumen bzw. eine diabetische Stoffwechsellage. Mit den Aspekt bestimmend ist beim Mann die Stirnglatze, bei der Frau das volle struppige Haar (Abb. 11.**42**). Potentielle Zusatzbefunde stellen Darmmotilitätsstörungen, eine Hyperostosis cranialis, eine auffällig kleine Sella sowie eine Hörminderung dar.
Neuropathologisch läßt sich in einem Teil der Fälle eine Mitbeteiligung des peripheren Nervensystems belegen.

Technische Untersuchungsbefunde

Die CK-Aktivität im Serum ist bei leichten Verlaufsformen des Krankheitsbildes nicht erhöht. Nur bei ausgeprägteren Fällen steigt sie auf etwa das 2- bis 3fache der Norm an. Elektromyographisch dokumentiert sich das Nebeneinander einerseits der frequenz- und amplitudenmodulierten myotonen Entladungen, andererseits eines sog. Myopathiemusters. Ist dieser Befund zweifelsfrei, kann die Diagnose als gesichert angesehen werden, da die genannte Kombination keinem anderen Krankheitsbild zuzuordnen ist. Anders verhält es sich, wenn der Nachweis der Myotonie nicht oder nicht zweifelsfrei gelingt. Hier sollte man ggf. durch eine Provokation der myotonen Reaktion mittels einer oralen Kaliumbelastung eine weitere Klärung herbeizuführen versuchen.
Die Muskelbiopsie vermag der Erkrankung im fortgeschrittenen Stadium ein typisches morphologisches Korrelat zuzuordnen. Es zeigt sich dann eine ausgesprochen kernreiche Myopathie mit vielen Ringbinden und sog. sarkoplasmatischen Massen, wie sie seit den klassischen Arbeiten von Heidenhain u. Rohrer als bezeichnend für die Dystrophia myotonica gilt (vgl. Farbtafel, Abb. 10.**21**, S. 10.13). Für die Belange der Differentialdiagnose ist die Wertigkeit der Muskelbiopsie jedoch dadurch eingeschränkt, daß dieses morphologische Vollbild in frühen und somit weniger eindeutigen Stadien meist vermißt wird. Hier kann am ehesten die erstmals von Engel u. Brooke (24) beschriebene, vor allem im M. biceps brachii histochemisch nachweisbare Typ-I-Atrophie eine diagnostische Hilfe leisten (vgl. Farbtafel, Abb. 10.**22**, S. 10.14). Insgesamt jedoch ist bei diesem Krankheitsbild der neurophysiologische Befund meist aussagekräftiger als die Biopsie.

Differentialdiagnostische Überlegungen

Wie bereits ausgeführt, läßt die Erkrankung bei typischen klinischen und elektromyographischen Befunden keine differentialdiagnostischen Zweifel aufkommen. Etwas anders verhält es sich, wenn etwa in frühen Stadien nur eine myotone

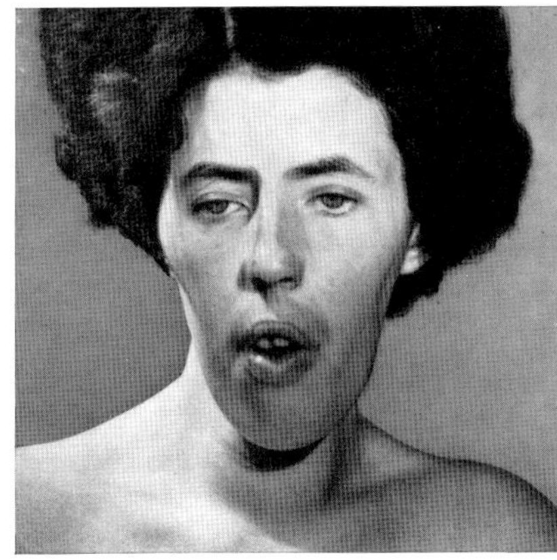

Abb. 10.**42** Dystrophia myotonica (Curschmann-Steinert). 27jährige Frau mit ausgeprägter Facies myopathica und sehr struppigem dichtem Haar. Die Patientin wurde 4 Jahre zuvor unter der Fehldiagnose einer Cataracta tetanica staroperiert

Bewegungsbehinderung und noch keine sichere Myopathie faßbar bzw. wenn die Myopathie zwar evident, die begleitende myotone Reaktion aber nicht beweisbar ist. Man tut gut daran, in diesen Fällen die Suche nach dem gesamten Spektrum potentieller weiterer Organmanifestationen, insbesondere der häufigen Cataracta myotonica, diagnostisch auszuschöpfen.
Gegenüber der *Myotonia congenita* sind ansonsten am ehesten die fehlende Muskelhypertrophie sowie die geringe Ausprägung der Myotonie als Entscheidungshilfe heranzuziehen.
Was die Ausprägung der Myopathie anlangt, so stellt insbesondere die *Mitbeteiligung der Pharynx- und Larynxmuskulatur* bzw. des *M. sternocleidomastoideus* gegenüber anderen Myopathien eine wichtige Besonderheit dar. So ist es in der Regel möglich, sich durch partielle Überschneidungen mit den okulären Muskeldystrophien, der distalen Muskeldystrophie bzw. einigen seltenen kongenitalen Myopathien mit strukturellen Besonderheiten nicht in die Irre führen zu lassen. Bleiben in Einzelfällen trotz alledem noch diagnostische Zweifel, so ist es unter Heranziehung des Elektromyogrammes unter oraler Kaliumbelastung meist möglich, diese auszuräumen. Auch die bei der Dystrophia myotonica teilweise weniger aussagekräftige Muskelbiopsie kann zumindest zum Ausschluß strukturell andersartiger Myopathien mit herangezogen werden.

Episodische Lähmungen

Es handelt sich um seltene autosomal dominant vererbte, gelegentlich sporadisch auftretende Erkrankungen, bei welchen es im Rahmen extra-intrazellulärer Elektrolytverteilungsstörungen zu episodisch auftretenden schlaffen Lähmungen kommt. Nach dem Verhalten des Serumkaliums im Anfall ist zwischen einer hypokaliämischen, einer hyperkaliämischen sowie einer normokaliämischen Form zu unterscheiden.

Familiäre hypokaliämische periodische Lähmung

Das Krankheitsbild wird meist im 2. Lebensjahrzehnt manifest. Männliche Patienten sind häufiger und schwerer befallen als weibliche. Spontane *episodische Lähmungsattacken* treten meist nachts oder morgens auf. Unter Tags können körperliche Arbeit, kohlenhydratreiche Mahlzeiten oder Kälte provozierend wirken. Die Paresen sind meist symmetrisch. Sie beginnen im Bereich des Rumpfes sowie der proximalen Extremitätenmuskulatur und können im weiteren Verlauf auch auf die distale Extremitäten- sowie Halsmuskulatur übergreifen. Gesicht und Zwerchfell bleiben ausgespart. Im Höhepunkt der Paresen ist eine Areflexie obligat. Das Bewußtsein bleibt voll erhalten. Vom zeitlichen Ablauf her dauern die Anfälle Stunden bis maximal Tage. Die Rückbildung erfolgt langsam.
Im Intervall erscheinen die Patienten überwiegend symptomfrei. Selten, vor allem nach längeren Krankheitsverläufen, bleibt eine permanente leichte proximale Muskelschwäche bestehen. Die Schwere der Anfälle nimmt im höheren Lebensalter spontan ab.
Die größte Gefahr besteht in Rhythmusstörungen des Herzens, welche die während der Attacke auftretende Hypokaliämie provoziert. Diese können immer wieder zu plötzlichen Todesfällen Anlaß geben.

Technische Untersuchungsbefunde

Im beschwerdefreien Intervall ist es unmöglich, die Verdachtsdiagnose zu untermauern. Sämtliche Befunde liegen dann im Normbereich. Insofern ist man darauf angewiesen, unter stationären Bedingungen entweder einen *spontanen Anfall* abzuwarten, wobei man sich die oben angegebenen begünstigend wirkenden Bedingungen zunutze machen kann, oder den Zustand exogen *durch die Gabe von Glukose und Insulin* zu *provozieren*. Letzteres sollte wegen der erwähnten Gefahr von Rhythmusstörungen nur unter Wachsaalbedingungen erfolgen.
Im spontan auftretenden oder provozierten Anfall ist die Diagnose durch folgende technische Untersuchungen *zu untermauern:*
Es entwickelt sich regelhaft eine Hypokaliämie im Serum mit Werten meist um 2 mVal/l, manchmal darunter. Entsprechend dem Kaliumeinstrom in die Muskulatur ist auch der intraerythrozytäre Kaliumgehalt erhöht. Bei der EMG-Ableitung, welche im Intervall normal ausfällt, findet sich mit zunehmender Parese ein Abfall der Muskelaktionspotentiale bis hin zur Null-Linie auf dem Höhepunkt der Lähmung. Zu dieser Zeit ist die direkte und indirekte elektrische Erregbarkeit der Muskulatur erloschen. Im Elektrokardiogramm manifestieren sich die typischen Zeichen der Hypokaliämie mit verlängerter QT-Zeit, abgeflachten T-Zacken und U-Wellen. Weiterhin können Rhythmusstörungen auftreten. Durch die klinische Beobachtung eines spontanen oder provozierten Anfalles im Verein mit der Erhebung der entsprechenden blutchemischen, elektromyographischen und elektrokardiographischen Befunde ist somit die Diagnose gesichert. Die Muskelbiopsie hat bis heute bei dieser Erkrankung nur eine akademische, jedoch keine praktisch diagnostische Indikation. Sie zeigt eine leichte Vakuolisierung von Muskelfasern im Verein mit einer mäßigen Glykogenvermehrung sowie ultrastrukturell Anomalien im sarkoplasmatischen Retikulum.

Adynamia episodica hereditaria (Gamstorp) (familiäre hyperkaliämische periodische Lähmung)

Das gleichfalls seltene hereditäre Krankheitsbild (30) manifestiert sich im Regelfall bereits im 1. Lebensjahrzehnt. Die spontanen episodischen Attacken sind wesentlich häufiger als bei der hypokaliämischen periodischen Lähmung. Sie treten teilweise mehrmals am Tag, im Minimum jedoch einmal pro Woche auf. Provozierend wirkt hier invers zur hypokaliämischen Lähmung die körperliche Belastung oder das Fasten. Kälte begünstigt beide Formen. Eine Fortsetzung der Muskelarbeit läßt die Patienten ihre Symptome unterdrücken. Die wiederum symmetrischen motorischen Ausfälle beginnen meist im Bereich der unteren Extremitäten, können im Verlauf aber auch nach proximal aufsteigen und teilweise die Schlundmuskulatur einschließen. Weiterhin kann es zu einer leichten Schwäche der Atemhilfsmuskulatur mit dem subjektiven Gefühl der Atemnot kommen. Im Höhepunkt der Paresen bestehen obligat eine Astasie und eine Areflexie bei erhaltenem Bewußtsein. Additiv werden gelegentlich periorale bzw. distale Parästhesien sowie ein starkes Durstgefühl angegeben.
Vom Ablauf her sind die Attacken wesentlich leichter und kürzer als bei der hypokaliämischen Form. Sie dauern etwa eine halbe Stunde, wobei das Maximum meist eine viertel Stunde nach Beginn erreicht ist.

Technische Untersuchungsbefunde

Analog der hypokaliämischen periodischen Lähmung ist die Diagnose durch die Beobachtung eines spontanen bzw. provozierten Anfalles im Verein mit entsprechenden blutchemischen, elektromyographischen und elektrokardiographischen Befunden während einer Attacke zu sichern. Im Intervall finden sich normale Befunde. Die gängige *Provokationsmethode* ist hier die *orale Kaliumbelastung,* welche ebenfalls unter strenger Überwachung erfolgen muß. Das Serumkalium zeigt dabei regelhaft einen Anstieg auf Werte meist über 6 mVal/l. Der intraerythrozytäre Kaliumgehalt ist im Anfall vermindert. Die elektromyographischen Phänomene sind denen der hypokaliämischen periodischen Lähmung analog. Elektrokardiographisch werden die geläufigen Hyperkaliämiezeichen (hohe zeltförmige T-Zakken, Verbreiterung des QRS-Komplexes, kurze ST-Strecken) nachweisbar. Seltener kommt es zum Auftreten eines Schenkelblockes oder zu Rhythmusstörungen. Die ebenfalls diagnostisch nicht relevante Muskelbiopsie zeigt ähnliche Veränderungen wie bei der hypokaliämischen Form.

Normokaliämische periodische Lähmung

Eine außerordentlich seltene dritte Variante der Krankheitsgruppe ist die normokaliämische periodische Lähmung, bei welcher das Serumkalium im Anfall keine Veränderung zeigt. Als Provokationsmethode dient auch hier die orale Kaliumbelastung. Die Anfälle sind schwerer und dauern längern als bei der Adynamia episodica, jedoch leichter und kürzer als bei der hypokaliämischen Form.

Differentialdiagnostische Überlegungen bei familiären episodischen Lähmungen

Hat man einen spontanen oder provozierten Anfall klinisch beobachtet und mit entsprechenden Untersuchungen untermauert, so erheben sich keine differentialdiagnostischen Probleme mehr. Allerdings sollte man bei einer hypokaliämischen periodischen Lähmung im Falle einer nicht nachgewiesenen Heredität jeweils daran denken, daß das Krankheitsbild erworben im Verein mit einer *Hyperthyreose* auftreten kann (s. S. 10.48) und entsprechende Untersuchungen nicht versäumen. Anders ist die Situation freilich, wenn man nur mit den anamnestischen Angaben eines im Intervall klinisch unauffälligen Patienten konfrontiert wird und entscheiden soll, ob eine stationäre Beobachtung zur weiteren Diagnostik zu erfolgen hat. In diesem Falle ist das Beschwerdebild im wesentlichen von *psychogenen Lähmungen* auf der einen und zentralnervösen Störungen, wie der *Narkolepsie* bzw. dem *affektiven Tonusverlust,* auf der anderen Seite abzugrenzen. Am verläßlichsten erscheinen dabei die unterschiedlichen Verlaufscharakteristika der einzelnen Zustandsbilder.

Seltene Sonderformen

Der Vollständigkeit halber sind in diesem Kapitel einige heterogene Krankheitsbilder noch kurz darzustellen, welche ebenfalls meist hereditär auftreten und aufgrund von Besonderheiten nicht in die bisher dargestellten größeren Gruppen hineingehören.
Drei dieser Erkrankungen, die Arthrogryposis multiplex, das sog. Rigid-spine-Syndrom sowie die Myositis ossificans progressiva sind zusammenzufassen unter dem gemeinsamen Überbegriff einer *abnormen Reaktionsweise des Bindegewebes,* insbesondere in der Muskulatur.

Arthrogryposis multiplex

Die nosologische Einordnung dieses Krankheitsbildes bietet Probleme. Von einem Teil des kongenital manifesten Syndroms ist eine Heredität belegt; jedoch insgesamt häufiger handelt es sich um sporadische Erkrankungen. Im Vordergrund stehen symmetrische *Kontrakturen,* vor allem der großen Gelenke, welche den typischen Aspekt der „Holzpuppe" hervorrufen. Was die Mitbeteiligung der Muskulatur anlangt, so ist diese nur fakultativ und verschieden. Zahlenmäßig am häufigsten finden sich lokalisierte Muskelkontrakturen (z. B. Tortikollis). Daneben gibt es aber auch Fälle mit einer begleitenden *Neuropathie* vom Typ der neuralen Muskelatrophie sowie einer *Myopathie,* bei welcher die interstitielle Fibrose ganz im Vordergrund steht und somit fließende Übergänge zum Krankheitsbild der kongenitalen Muskeldystrophie vorhanden sind.

Rigid-spine-Syndrom (Dubowitz)

Im Vordergrund dieses Syndroms steht klinisch die *Flexionsbehinderung der gesamten Wirbelsäule,* ohne daß differentialdiagnostisch eine ankylosierende Wirbelsäulenerkrankung vorliegt (19). Bei genauer Untersuchung der Skelettmuskulatur zeigen die Erkrankten auch hier pathologische Befunde mit besonderem Schwerpunkt teilweise im Schultergürtel, gelegentlich auch in der distalen Extremitätenmuskulatur. Die CK-Aktivität im Serum ist meist leicht erhöht. Das Elektromyogramm deckt ein Myopathiemuster auf. Morphologisch findet sich eine gering ausgeprägte Myopathie mit im Vordergrund stehender interstitieller Fibrose.
Die Erkrankung ist hereditär; überwiegend sind männliche Patienten bekannt; in jüngerer Zeit wurden auch weibliche Betroffene gefunden.
Klinische Überschneidungen ergeben sich gelegentlich zur X-chromosomalen skapulohumerodistalen Muskelatrophie mit Frühkontrakturen.
Vom führenden morphologischen Symptom her, nämlich der Fibrosierung des Muskels, ist man dazu geneigt, dieses Krankheitsbild eher als primäre Affektion des Bindegewebes als der Muskulatur aufzufassen und es zusammen mit der Arthrogryposis multiplex Syndromen mit besonde-

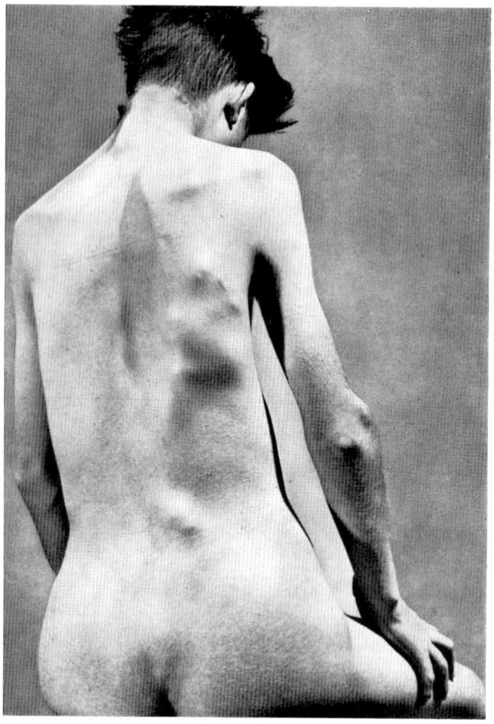

a

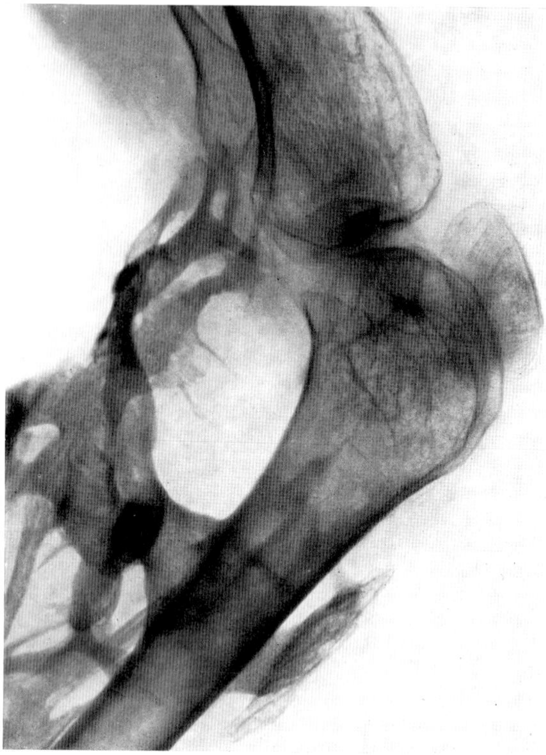

b

Abb. 10.**43** a u. b Myositis ossificans progressiva generalisata: a) Klinisches Bild des 16jährigen Patienten. Durch Ossifikationen bedingte Deformierung in Hals, Thorax und Beckengürtelbereich sowie in der Umgebung des rechten Ellenbogen- und Handgelenks. b) Röntgenologischer Nachweis der periossären interossären intramuskulären und intrafaszialen Verknöcherungen im Bereich des rechten Kniegelenks

rer Schlaffheit des Mesenchyms (Marfan-Syndrom, Ehlers-Danlos-Syndrom) gegenüberzustellen. Denkbar wäre es jedoch auch, daß es sich jeweils um eine Addition einer primären Störung des Bindegewebes mit einer primären Myopathie handelt, da man für beide Syntropien Beispiele findet (Schlaffheit des Bindegewebes bei kongenitalen Myopathien mit struktureller Besonderheit, additive Myopathien bei Arthrogryposis multiplex etc.).

Bezüglich differentialdiagnostischer Überlegungen muß man sich hier in Anbetracht des momentanen Wissensstandes zurückhalten. Hoffnungen auf eine weitere Klärung sind an eine eingehendere biochemische Untersuchung des Bindegewebes zu knüpfen.

Myositis ossificans progressiva (Münchmeyer)

Das Krankheitsbild ist als hereditäres Leiden und als klinische Entität wohl zu umreißen, ätiologisch ähnlich den vorgenannten jedoch noch rätselhaft. Die Bezeichnung ist irreführend, da es sich nicht um eine Myositis, sondern um eine *progrediente Verknöcherung des intramuskulären Bindegewebes* handelt. Der pathologische Prozeß ist auch nicht auf die Muskulatur beschränkt. *Begleitmißbildungen* sind häufig. Dabei handelt es sich vor allem um angeborene *Verkürzungen der Zehen bzw. des Daumens* (ca. 70%) sowie um *Zahnstellungsanomalien.* Was den Muskelbefall anlangt, steht die Affektion der Gesichtsmuskulatur und hier vor allem des M. masseter, der Rückenstrecker und der proximalen Extremitätenmuskeln im Vordergrund. Es können jedoch alle übrigen Muskelgruppen sowie die Sehnen, Faszien, gelegentlich sogar die Haut mitbetroffen sein (Abb. 10.**43**).

Eine endokrine Störung konnte bis heute nicht aufgedeckt werden. Das Krankheitsbild ist diagnostisch in seiner Art nicht zu verkennen. Streng abzugrenzen ist es von erworbenen Kalzifizierungen des Muskels im Sinne der meist posttraumatischen *Myositis ossificans lokalisata* einerseits sowie den *Kalzifizierungen im Rahmen der Polymyositis* bzw. des *Thibierge-Weissenbach-Syndroms bei progressiver Sklerodermie.*

Die im folgenden noch zu besprechenden zwei Sonderformen von Muskelerkrankungen sind unter dem Überbegriff der *paroxysmalen Myoglobinurie zu setzen,* ohne daß eine bekannte biochemische Störung es gegenwärtig zuließe, sie den unter Stoffwechselmyopathien bereits beschriebenen Myoglobinurien zuzuordnen.

Maligne Hyperthermie

Das von DENBOROUGH u. LOVELL (15) in Australien erstmals beschriebene Krankheitsbild tritt nach heutiger Kenntnis wohl gar nicht so selten auf als ursprünglich vermutet. Es handelt sich um eine dramatisch sich entwickelnde, leider oft tödlich endende *akute Rhabdomyolyse mit Myoglobinurie,* jeweils ausgelöst durch eine *Allgemeinnarkose,* vor allem mit *Halothan und Succinylcholin.* Dabei tritt akut eine *Hyperthermie,* gefolgt von einer allgemeinen *Muskelversteifung,* einer Tachykardie, Tachypnoe und Zyanose auf. Wenn der Anästhesist den Ernst der Situation nicht erkennt und die Inhalationsnarkose nicht sofort beendet, ist die folgende Stoffwechselentgleisung meist letal.

Es ist gegenwärtig noch nicht möglich, die der malignen Hyperthermie zugrundeliegende wohl primäre Myopathie genauer zu umreißen. Gesichert ist, daß sie familiär auftritt und teilweise mit einer subklinischen Myopathie einhergeht, was sich bei den Betroffenen durch leicht erhöhte CK-Werte sowie pathologische, jedoch unspezifische EMG- und Biopsiebefunde untermauern läßt. Selten ist eine maligne Hyperthermie auch bei klinisch und strukturell definierten primären Myopathien (Duchenne-Muskeldystrophie, Central core disease) beobachtet worden.

Die derzeitig einzige Möglichkeit, das Krankheitsbild zu diagnostizieren, stellt die technisch aufwendige, an Speziallaboratorien gebundene *pharmakologische Testung exzidierter Muskelfasern in vitro* dar, welche sich unter dem Einfluß von Halothan und Coffein in signifikanter Weise stärker kontrahieren als normale Fasern (61). Einfachere Testmethoden, bei welchen die Membranen der Erythrozyten untersucht werden, sind in der Entwicklung begriffen, stehen jedoch derzeit noch nicht zur Routinediagnostik zur Verfügung.

Paroxysmale idiopathische Myoglobinurie

Bei der Besprechung der Differentialdiagnose der Myoglobinurie im Rahmen kongenitaler Stoffwechselmyopathien wurde bereits darauf hingewiesen, daß heute eine Reihe endogener und exogener Faktoren einer akuten Rhabdomyolyse aufgeklärt sind. Es steht somit zu hoffen, daß die noch übriggebliebenen sog. *idiopathischen Formen* eines Tages ebenfalls bestimmten Ätiologien zugeordnet werden können. Gegenwärtig ist man praktisch diagnostisch darauf angewiesen, sich bei paroxysmalen Myoglobinurien nach Ausschluß der gesicherten erworbenen Ursachen bzw. bekannten endogenen Stoffwechseldefekten weiterhin noch auf die Diagnose einer idiopathischen Erkrankung zurückzuziehen, welche sich nach dem klinischen Verlauf in zwei Untergruppen gliedert:

1. Der vorwiegend bei Männern auftretende *Typ I* manifestiert sich hauptsächlich nach *Muskelarbeit.*
2. Der gehäuft im Kindesalter sowohl bei Jungen als auch bei Mädchen beobachtete *Typ II* tritt *im Gefolge von Infekten* auf.

Es wird die Aufgabe intensiver morphologischer, biochemischer und mikrobiologischer Forschung sein, für den Typ I vorrangig weitere hereditär metabolische Störungen, für den Typ II eher erworbene infektiöse Ursachen herauszufinden und so eine definitive Einordnung der Krankheitsbilder zu ermöglichen.

Sekundäre (erworbene) Myopathien

Erworbene Myopathien sind überwiegend Ausdruck der Mitbeteiligung des Muskels im Rahmen einer übergeordneten internistischen Erkrankung, wobei die nachfolgende Darstellung zu zeigen haben wird, wie bunt und breit gestreut ihr Erscheinungsbild ist. Wenn man sich vergegenwärtigt, daß der Muskel das größte parenchymatöse Organ des menschlichen Körpers darstellt, erscheint dies aber nicht verwunderlich. Viel eher ist zu fragen, ob möglicherweise die Zahl dieser Mitreaktionen der Muskulatur in Wirklichkeit noch viel größer ist und sich teilweise bis heute nur der Aufmerksamkeit der Internisten entzogen hat, da sie zu wenig darauf achten.

In ihrem wesentlichen Erscheinungsbild sind die erworbenen Myopathien in zwei große Gruppen einzuteilen: Es sind dies auf der einen Seite Krankheitsbilder, bei denen sich die Mitbeteiligung des Muskels in ein buntes, viele Organe betreffendes klinisches Syndrom einreiht (z. B. Hypothyreose). Daneben gibt es andererseits vorwiegend oder gar isoliert als Myopathien imponierende Bilder, bei welchen man Mühe hat, ein weiteres Organspektrum aufzudecken (z. B. Polymyositis). Letztere sind aus neurologischer Sicht von besonderer differentialdiagnostischer Bedeutung, geht es doch darum, sie mit möglichst großer Sicherheit von den hereditären primären Myopathien abzutrennen.

Polymyositis – Dermatomyositis

Die Erkrankung ist zu definieren als nicht erregerbedingte und meist zu einer progredienten Organzerstörung führende Entzündung der Muskulatur. Ätiologisch liegen ihr mit hoher Wahr-

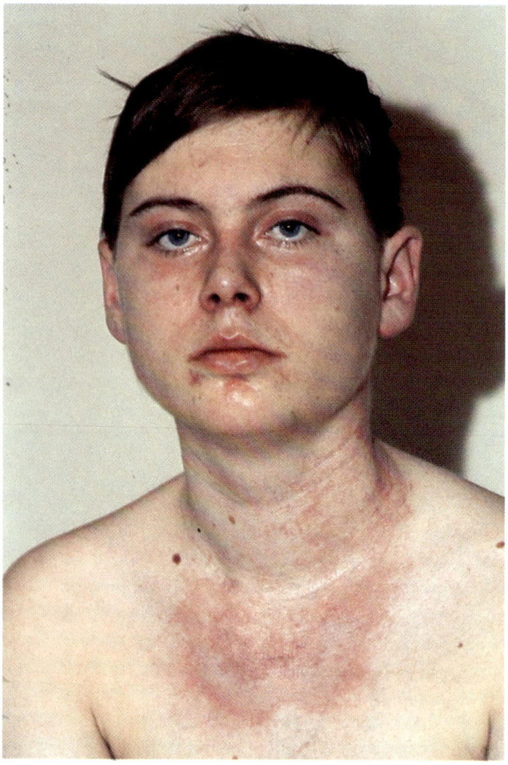

Abb. 10.**44** Akute Dermatomyositis. Junger Mann mit flächenhaftem buntscheckigem Erythem, vorwiegend im Bereich der Augenlider sowie im vorderen Halsdreieck

scheinlichkeit Autoimmunprozesse vom zellulären Typ zugrunde. Demzufolge wird sie der Gruppe der sog. Kollagenosen zugeordnet (5, 29, 36, 63, 87–89).

Klinisches Bild

Die Erkrankung ist, was ihren Beginn, Verlauf sowie ihre Erscheinungsform anbelangt, so variabel, daß es schwerfällt, ein klinisches Bild zu skizzieren, ohne ständig Ausnahmen anführen zu wollen. Generell kann man sagen, daß akute Manifestationen des Krankheitsbildes wesentlich weniger diagnostische Probleme bereiten als primär chronische Verlaufsformen. Die Erstmanifestation der Symptome kann in jedem Lebensalter erfolgen, wobei als Besonderheit des Kindesalters gilt, daß es sich hier überwiegend um akute Dermatomyositiden handelt und im Erwachsenenalter, vor allem bei einem Auftreten jenseits des 50. Lebensjahres, generell die Möglichkeit einer paraneoplastischen Genese bedacht werden muß. Das einzige obligate klinische Symptom des Krankheitsbildes ist die *Schwäche überwiegend der proximalen Muskelgruppen,* welche meist den Beckengürtel und den Schultergürtel betrifft, an den unteren Extremitäten insgesamt aber teilweise ausgeprägter ist. Ein Übergreifen auf distale Muskeln kommt durchaus vor. Weiterhin können die Halsmuskulatur, insbesondere die Kopfheber sowie die Gesichts- und Augenmuskulatur mitbeteiligt sein. Charakteristisch und bei ca. der Hälfte der Fälle nachweisbar sind *Schluckstörungen* auf dem Boden des Befalls der Ösophagusmuskulatur. In akuten Stadien fehlen begleitende Muskelatrophien, welche sich bei längerer Krankheitsdauer jedoch regelmäßig der Schwäche addieren. Dabei wird insbesondere am Schultergürtel nicht selten der Mitbefall von Muskeln deutlich, welche die differentialdiagnostisch immer zu bedenkende Dystrophie ausspart. Es sind dies vor allem der M. deltoideus und der M. infraspinatus. Weiterhin findet sich oft ein asymmetrischer Befall. Muskelhypertrophien werden bei der Polymyositis im Regelfall vermißt.

Die meist als starker Muskelkater angegebenen *Myalgien* sind keineswegs obligat und deshalb auch klinisch diagnostisch nicht verläßlich. Sie kommen nur in etwas mehr als 50% der Fälle vor und gehören ganz überwiegend in die akuten Verläufe des Krankheitsbildes, welche durch andere fakultative Zusatzsymptome ohnedies leichter faßbar sind.

Wesentlich erleichtert wird die klinische Verdachtsdiagnose, wenn weitere, insbesondere *kutane Organmanifestationen* im Sinne einer Dermatomyositis vorliegen. Es sind dies die symmetrischen flächenhaften heliotropfarbenen Erytheme im Gesicht, insbesondere an Wangen und Lidern. Daneben finden sich Erytheme im vorderen Halsdreieck sowie an den Streckseiten der Extremitäten (Abb. 10.**44**). Weiterhin können Veränderungen am Nagelfalz (sog. Keinigsches Zeichen) auftreten. Teilweise sind diese kutanen Manifestationen sehr flüchtig und bei geringer Ausprägung nicht beweisend.

Im Gegensatz zu den anderen Kollagenosen ist das Spektrum der *Mitbeteiligung weiterer Organe* gering und zahlenmäßig eher selten. In rund einem Viertel der Fälle finden sich ein Raynaud-Phänomen oder Arthralgien. Eine Mitbeteiligung des Herzens, der Lunge, der Nieren oder der Lymphknoten gehört zu den Ausnahmen. Gelegentlich treten vor allem bei längeren Verläufen röntgenologisch nachweisbare Kalzifizierungen der Muskulatur auf.

Technische Untersuchungsbefunde

Entsprechend der großen klinischen Variabilität fallen auch die technischen Befunde sehr unterschiedlich aus. Akute Stadien zeigen im Regelfall eine Erhöhung der CK-Aktivität im Serum, deren Ausmaß die Schwere des Parenchymunterganges widerspiegelt. In besonders ausgeprägten Fällen findet sich zusätzlich eine Myoglobinurie. Unspezifische humorale Entzündungszeichen, wie eine BKS-Erhöhung oder eine Dysproteinämie in der

Elektrophorese, sind bei knapp 50% der Erkrankungen und vor allem bei akuten Verläufen nachweisbar. Brauchbare immunologische Parameter liegen bis heute nicht vor. Bei primär chronischen Verlaufsformen können alle genannten blutchemischen Befunde im Stich lassen. Das Elektromyogramm deckt in jedem Falle ein sog. Myopathiemuster auf. In floriden Stadien findet sich zusätzlich eine pathologische Spontanaktivität.
Die Muskelbiopsie ist bei akuten Verlaufsformen fast immer in der Lage, eine Polymyositis zu beweisen, je chronischer jedoch das Krankheitsbild ist, desto schwieriger gestaltet sich nicht nur klinisch, sondern auch morphologisch die Unterscheidung von einer degenerativen Myopathie. Typische strukturelle Befunde stellen die akute Polymyositis vom perifaszikulären Typ bzw. die akute diffuse Polymyositis dar. Hier finden sich in der Muskulatur oft perimysial und perivaskulär betont, teilweise aber auch diffus aus Lymphozyten, Histiozyten und Plasmazellen zusammengesetzte Infiltrate, in deren Nachbarschaft die Muskelfasern untergehen (vgl. Farbtafel, Abb. 10.**16**, S. 10.12). Der perimysial betonte Parenchymbefall ist diagnostisch besonders bezeichnend, weil er von keiner anderen Muskelkrankheit nachgeahmt wird. In seltenen Sonderfällen stehen auch bei akuten Stadien Infiltrate völlig im Hinter-

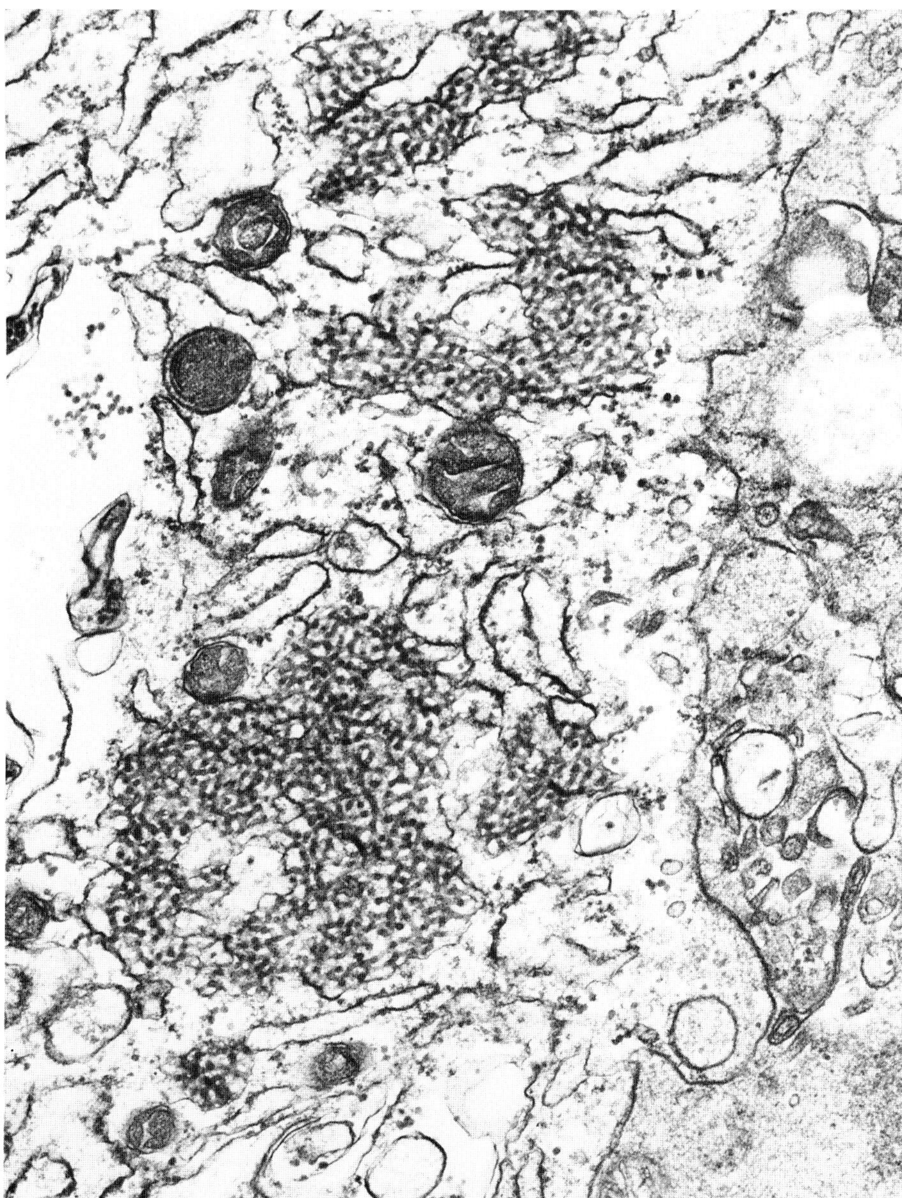

Abb. 10.**45** Polymyositis. Elektronenmikroskopisch erkennt man in einer Kapillarendothelzelle eine Ansammlung zahlreicher sich durchflechtender tubulärer Strukturen. Vergrößerung 64 000mal

grund. Dann zeigen sich histologisch im wesentlichen frische Fasernekrosen neben regelrechten Parenchymbezirken. Solche Befunde sind deskriptiv nur als nekrotisierende Myopathien zu bezeichnen und bereiten Schwierigkeiten in der Abgrenzung von einer akuten Rhabdomyolyse (vgl. Farbtafel, Abb. 10.**18**, S. 10.12). In diesen Fällen kann der elektronenmikroskopische Nachweis tubulärer Einschlüsse vor allem in den Gefäßendothelien eine diagnostische Hilfe bieten (Abb. 10.**45**). Die pathophysiologische Bedeutung solcher Einschlüsse ist zwar bis heute durchaus noch offen; sie sind jedoch sicher nicht, wie manche meinen, als Artefakte abzutun und werden bei den differentialdiagnostisch abzugrenzenden degenerativen Myopathien bzw. Rhabdomyolysen vermißt. Je chronischer die Verlaufsform ist, desto mehr treten generell Infiltrate in den Hintergrund und desto schwieriger wird die Abgrenzung von degenerativen Myopathien. Was das Gewebsmuster des Parenchyms anlangt, so sind eine oft lange erhaltene perifaszikulär betonte Atrophie sowie eine fehlende Faserhypertrophie als Entscheidungshilfen anzusehen (vgl. Farbtafel, Abb. 10.**17**, S. 10.12).

Strukturell aufgrund bezeichnender Infiltrate als Sonderform zu identifizieren ist die *Polymyositis granulomatosa bei Sarkoidose* (vgl. Farbtafel, Abb. 10.**19**, S. 10.13). Eine weitere besondere Variante stellt die sog. *Einschlußkörpermyositis* dar. Bei letzterer finden sich filamentäre Kern- und Zytoplasmaeinschlüsse, deren virusähnliche Gestalt eine Slow-virus-Infektion diskutieren läßt, ohne daß hierfür derzeit ein Beweis vorliegt. Bemerkenswert erscheint allerdings, daß dieser strukturelle Befund bisher nur bei einer seltenen, auch klinisch von den übrigen Polymyositiden abweichenden Variante des Krankheitsbildes beschrieben wurde. Es handelt sich um eine extrem schleichende, distal beinbetonte Verlaufsform, welche überwiegend Männer betrifft und therapieresistent zu sein scheint (s. spinale Muskelatrophien).

Differentialdiagnostische Überlegungen

Gemäß der ungewöhnlich großen Streubreite des klinischen Erscheinungsbildes gestaltet sich auch die Differentialdiagnose im Einzelfall unterschiedlich. Wenig Zweifel in der Einordnung hat man, wenn etwa ein Patient mit einem bekannten Malignom, insbesondere einem Bronchialkarzinom, im Verlauf seiner Erkrankung eine rasch progrediente proximale Muskelschwäche mit oder ohne Beteiligung der Haut entwickelt. Wenig Schwierigkeiten bereitet aufgrund typischer kutaner Veränderungen das Vollbild der Dermatomyositis. Wesentlich problematischer wird es aber, wenn isoliert die Muskulatur befallen ist und insbesondere eine primär chronische Verlaufsform vorliegt. Die hier anzustellenden vielfältigen Überlegungen zur Abgrenzung von einer hereditären primären Myopathie wurden bei der Besprechung der progressiven Muskeldystrophien bereits ausführlich beschrieben (s. S. 10.18) (Abb. 10.**46**).

Es gibt jedoch immer wieder Situationen, bei denen man unter Ausschöpfung aller diagnostischen Möglichkeiten keine sichere Differentialdiagnose herbeiführen kann und sich dann in dubio lieber einmal zu oft als einmal zuwenig zu einer probatorischen Glukokortikoidtherapie entschließen sollte.

Begleitmyositis bei anderen entzündlich-rheumatischen Erkrankungen

Aus dem Formenkreis der sog. Kollagenosen führt, wie dargestellt, die Untergruppe der Poly-

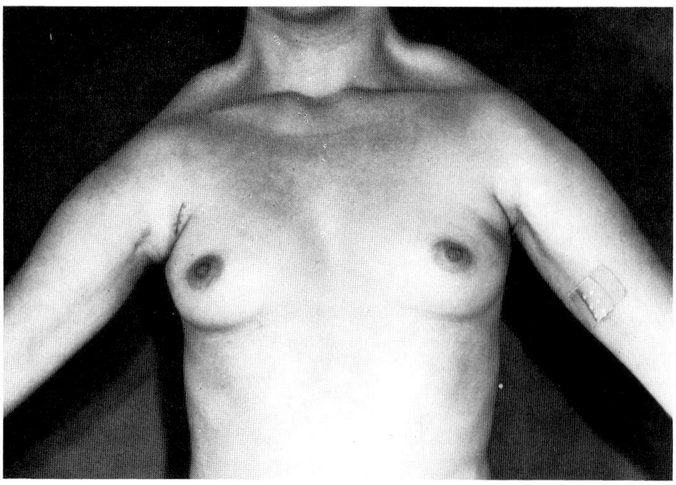

Abb. 10.**46** Primär chronische Polymyositis. Pseudodystrophische Form. Muskelatrophie im Bereich des Schultergürtels, des M. pectoralis sowie der Oberarme. Das klinische Bild ist von einer progressiv dystrophischen Myopathie nicht zu unterscheiden

myositis – Dermatomyositis obligat zu einer klinisch sogar ganz im Vordergrund stehenden Affektion der Muskulatur. Alle übrigen Formen können fakultativ neben mannigfachen anderen Organmanifestationen eine Muskelbeteiligung aufweisen, welche jedoch meist nicht über eine sog. *Herdmyositis* hinausgeht. Weitere entzündlich-rheumatische Erkrankungen, z. B. die chronische Polyarthritis, können gelegentlich eine Mitbeteiligung isoliert des Gefäßbindegewebsapparates des Muskels im Sinne einer rein *interstitiellen Myositis* hervorrufen.

Klinisches Bild

Das klinische Bild dieser Mitreaktionen des Muskels ist generell geringfügiger als das der Polymyositis. Die Symptome stehen in engem Zusammenhang mit dem jeweiligen morphologischen Substrat.
Bei der sog. *interstitiellen Myositis* (vgl. Farbtafel, Abb. 10.**14**, S. 10.11) handelt es sich um eine isolierte entzündliche Reaktion im Gefäßbindegewebsapparat des Muskels ohne Übergriff auf das Parenchym. Das Krankheitsbild äußert sich demnach ausschließlich in Muskelschmerzen, welche sich unter Bewegung verstärken, führt aber entsprechend dem unbeschadeten Parenchym primär nicht zu einer Atrophie bzw. Schwäche der Muskulatur. Der Schmerz kann allerdings zur sekundären Inaktivität Anlaß geben.
Im Gegensatz dazu ist die sog. *Herdmyositis* (vgl. Farbtafel, Abb. 10.**15**, S. 10.11) als interstitielle Entzündung mit fokalem Muskelfaseruntergang zu definieren. Klinisch bedeutet dies, daß sich zum Muskelschmerz eine zumindest leichte Schwäche und Atrophie der Muskulatur addieren.

Technische Untersuchungsbefunde

Entsprechend der klinischen Symptomatik und der zur Interpretation bereits vorweggenommenen Charakteristika des muskelmorphologischen Befundes findet sich bei der rein interstitiellen Myositis blutchemisch keine CK-Erhöhung und elektromyographisch kein sicherer pathologischer Befund.
Die Herdmyositis dagegen geht meist mit einer leichten, oft stark fluktuierenden Steigerung der CK im Serum sowie mit teilweise ausgesprochen inselförmig verteilten myogenen Veränderungen im Elektromyogramm einher.
Das Spektrum weiterer zu erhebender blutchemischer Parameter bzw. Organbefunde bestimmt im Regelfall die Diagnose der zugrunde liegenden internistischen Erkrankung.

Differentialdiagnostische Überlegungen

Mit der Besprechung des Muskelbefalles bei diesen Krankheitsbildern gelangen wir in das große Kapitel der fakultativen Mitbeteiligung der Muskulatur im Rahmen übergeordneter internistischer Erkrankungen. Es würde den Rahmen dieser Darstellung erheblich sprengen, wollte man das gesamte klinische Spektrum sowie die Differentialdiagnose der einschlägigen Krankheitsbilder ausführlich diskutieren. Es kann in diesem Zusammenhang nur darum gehen, definierbare Reaktionsweisen des Muskels bestimmten internen Erkrankungen zuzuordnen.
Unter diesem Blickwinkel sind die vorher dargestellten Befunde dahingehend zu interpretieren, daß es bei allen sog. Kollagenosen, insbesondere dem *Lupus erythematodes* und der *progressiven Sklerodermie,* fakultative Mitbeteiligungen des Muskels gibt, welche sich klinisch neben Schmerzen in einer dezenten Atrophie und Schwäche der beteiligten Muskulatur äußern sowie histologisch auf eine Herdmyositis zu beziehen sind.
Andere entzündlich-rheumatische Erkrankungen, insbesondere die *chronische Polyarthritis,* sind nicht selten isoliert mit Muskelschmerzen vergesellschaftet, deren Substrat eine per se unspezifische interstitielle Myositis ist. Die diagnostische Einordnung dieser Krankheitsbilder erfolgt im Regelfall durch nicht muskuläre, die Symptomatik prägende Befunde.

Erregerbedingte Myositis

Verglichen mit anderen Organen ist die Muskulatur nur sehr selten der Ort schwerwiegender infektiöser Prozesse. Je nach Schwere der Erkrankung und Art des Erregers verlaufen sie z. T. unter dem Bild einer rein interstitiellen Myositis; z. T. bedingen sie einen begleitenden Parenchymuntergang. Danach richtet sich die klinische Symptomatik, welche obligat in Muskelschmerzen, fakultativ in einer Schwäche besteht. Alle übrigen klinischen Zusatzsymptome werden durch die Art der Infektion bestimmt.
Sofern die Verdachtsdiagnose nicht, wie etwa beim *Gasbrand* aufgrund des Lokalbefundes auf der Hand liegt und lediglich der bakteriologischen Bestätigung bedarf, wird man auch bei den sonstigen in Frage kommenden Infektionen (z. B. *Trichinose, Toxoplasmose* oder *Coxsackie-Virusinfektionen*) sich zuerst die Möglichkeiten der Serologie zunutze machen, bevor man eine Muskelbiopsie durchführt, welche bei den genannten Erkrankungen, abgesehen von den viralen Infekten, den morphologischen Erregernachweis erbringen kann (vgl. Farbtafel, Abb. 10.**20**, S. 10.13).
Eine Erhöhung der CK im Serum bzw. ein pathologischer EMG-Befund können in diesem Zusammenhang als Ausdruck einer die Entzündung begleitenden Parenchymzerstörung gewertet werden.

Endokrine Myopathien

Es ist eine wohlbekannte Tatsache, daß eine Reihe endokriner Krankheitsbilder (85) in teilweise beträchtlicher Weise das „Begleitsymptom Muskelschwäche" aufweisen. Sofern die jeweilige Diagnose aufgrund des Gesamtspektrums des klinischen Erscheinungsbildes auf der Hand liegt, beansprucht dies keine differentialdiagnostische Bedeutung. Anders verhält es sich, sofern die Muskelschwäche teilweise ganz im Vordergrund steht und das übrige endokrine Syndrom nicht ausgeprägt ist. In diesem Fall bedarf das muskuläre Beschwerdebild einer sehr exakten Analyse bezüglich möglicher Besonderheiten sowie insbesondere der Abtrennung von sonstigen myogenen Erkrankungen. Dies soll den Schwerpunkt der nachfolgenden Darstellung bilden.

Myopathie bei Hyperthyreose

Auffallend lebhafte Reflexe bei teilweise beträchtlicher proximal betonter Muskelschwäche sowie zumindest bei längerer Anamnese hochgradigen Muskelatrophien sollten stets in erster Linie an eine Myopathie bei Hyperthyreose denken lassen. In diesem Falle liegt eine *Alteration der Muskelmechanik* dahingehend vor, daß sowohl die Kontraktion als auch die Erschlaffung gegenüber der Norm gesteigert ist. Im Gegensatz zu allen übrigen myogenen Erkrankungen ist demgemäß das Reflexverhalten besonders lebhaft.
Von der Lokalisation des Muskelbefalls her findet sich oft eine generalisierte Verschmächtigung, jedoch meist mit Akzentuierung in den proximalen Muskelgruppen. Bei schweren Verlaufsformen finden sich nicht selten bulbäre Symptome im Sinne einer Mitaffektion der von den Hirnnerven innervierten Muskelgruppen.
Verglichen mit dem oft schweren klinischen Bild sind die zu erhebenden technischen Untersuchungsbefunde meist äußerst geringfügig. Die CK-Aktivität im Serum ist nicht erhöht. Elektromyographisch ergibt sich im Regelfall kein sicher pathologischer Befund. Allenfalls kann inselförmig ein diskretes sog. Myopathiemuster registriert werden. Die Muskelbiopsie weist im wesentlichen eine deutliche Verschmächtigung des Muskels im Sinne einer allgemeinen Atrophie auf, welche die Typ-II-Fasern stets stärker betrifft als die Typ-I-Fasern. Nur in besonders ausgeprägten Fällen sind Einzelfaserläsionen im Sinne der hyalinen Degeneration nachzuweisen. Speziell bei der Hyperthyreose vom Typ des Morbus Basedow finden sich daneben gelegentlich schüttere interstitielle lymphozytäre Infiltrate.
Selten treten im Rahmen einer Hyperthyreose auch *episodische Lähmungen* auf, welche in ihrem klinischen Erscheinungsbild nicht von den familiären hypokaliämischen Lähmungen abzutrennen sind. Der entscheidende Unterschied und der Grund, besonderes Augenmerk auf diese mögliche Syntropie zu lenken, ist jedoch die Tatsache, daß sie im Rahmen der erfolgreichen Behandlung einer Hyperthyreose sich zurückbilden.
Eine weitere, überdurchschnittlich häufige und aus neurologischer Sicht wichtige Syntropie stellt die *Myasthenia gravis* mit einer Schilddrüsenüberfunktion vom Typ des Morbus Basedow dar. Die dabei auftretenden klinischen Symptome unterscheiden sich nicht von einer Myasthenia gravis. Meist liegt ihr Schwerpunkt im okulären und bulbären Bereich.
Die *endokrine Ophthalmopathie,* welche bereits in der Differentialdiagnose der okulären Myopathien erwähnt wurde, ist bekanntermaßen durchaus nicht an das Vorhandensein einer Hyperthyreose gebunden. Im klinischen Bild dominiert der Exophthalmus, die Lichtreaktion sowie die Schwäche insbesondere des M. rectus inferior. In ausgeprägten Fällen tritt zusätzlich eine Chemosis auf. Das Krankheitsbild ist bei voller Ausprägung schwer zu verkennen, gehört jedoch bei nur geringer Expressivität in die Differentialdiagnose jeder ätiologisch unklaren Motilitätsstörung der Bulbi.

Myopathie bei Hypothyreose

Neben der allgemeinen motorischen Verlangsamung zeigen Patienten mit einer Hypothyreose, insbesondere, wenn sie sich schleichend entwikkelt hat, häufig eine deutliche allgemeine Muskelschwäche, wobei sie vom Aspekt her keine Atrophien erkennen lassen, sondern eher ausgesprochen „muskulös" erscheinen. Auch hier weist das Elektromechanogramm eine Alteration der Mechanik aus, die sich zur Myopathie bei Hyperthyreose invers verhält. Sowohl die Kontraktion als auch die Erschlaffung des Muskels erfolgen verzögert. Daraus resultiert im neurologischen Untersuchungsbefund eine Verlangsamung der Reflexzeit, wie sie besonders gut am Ablauf des Achillessehnenreflexes dokumentierbar wird.
Bei der Perkussion des Muskels bildet sich nicht selten ein Wulst, welcher jedoch schneller als bei myotonen Syndromen wieder verstreicht. Diese Phänomene führen zu einer anhaltenden Muskelsteife, welche sich auch nicht, wie etwa bei der Myotonia congenita, nach Muskelarbeit bessert. In Kälte verstärken sich die Beschwerden, die häufig als Muskelkrämpfe empfunden werden.
Im Gegensatz zur Myopathie bei Hyperthyreose sind die im Rahmen der technischen Durchuntersuchung zu erhebenden Befunde meist wesentlich ausgeprägter. So besteht nicht selten auch schon bei leichten klinischen Verlaufsformen eine CK-Erhöhung im Serum, welche beim Vollbild des Myxödems fast regelhaft zu verzeichnen ist und durchaus das Zehnfache der Norm erreichen kann. Elektromyographisch ist mehrheitlich ein

sog. Myopathiemuster zu objektivieren. Zusätzlich finden sich allerdings immer wieder, vorwiegend in der distalen Beinmuskulatur, Zeichen einer leichten chronischen Neuropathie. Morphologisch weist der Muskel eine teilweise beträchtliche Hypertrophie der Fasern auf. Zusätzlich finden sich oft in abundanter Weise teils geordnete, teils ungeordnete Ringbinden, welche möglicherweise Ausdruck der Alteration der Muskelmechanik sind. In ausgeprägten Fällen kommt es auch zu subsarkolemmalen Faserdegenerationen.

Myopathie beim Cushing-Syndrom

Jede Form von längergehendem endogenem Glukokortikoidexzeß, sei es im Rahmen eines zentralen oder eines adrenalen Cushing-Syndroms, führt in einem nicht geringen Prozentsatz zu einer vorwiegenden Verschmächtigung der Beckengürtel-Oberschenkel-Muskulatur. Oft ist, was die *Atrophien* anlangt, der *M. quadriceps femoris* besonders stark betroffen.
Ähnlich wie bei der Hyperthyreose sind jedoch trotz des oft eindrucksvollen klinischen Bildes die technischen Untersuchungsbefunde nur gering. Die CK im Serum ist in der Regel nicht erhöht. Elektromyographisch zeigt sich allenfalls ein diskretes sog. Myopathiemuster. Auch myopathologisch ergeben sich im Prinzip unspezifische Phänomene mit einer mehr oder minder stark ausgeprägten allgemeinen Muskelatrophie, vorwiegend wiederum der Typ-II-Fasern, wie sie strukturell von der Myopathie bei Hyperthyreose, aber auch von einer schwereren Inaktivitätsatrophie nicht abzutrennen ist. Nur gelegentlich finden sich zusätzlich vakuoläre Faserdegenerationen, welche am ehesten mit begleitenden Elektrolytstörungen in Zusammenhang stehen dürften.
Bezüglich der muskulären Symptomatik unterscheidet sich das endogene Cushing-Syndrom nicht von der iatrogenen Kortikoidsteroidmyopathie (s. S. 10.51) oder vom paraneoplastischen ACTH-Syndrom, wie es insbesondere im Rahmen eines kleinzelligen Bronchialkarzinoms immer wieder auftritt.

Muskelschwäche beim Conn-Syndrom

Im typischen Fall zeigt dieses Syndrom eine meist allgemeine Muskelschwäche mit *episodischer Verlaufscharakteristik*, welches hauptsächlich die unteren Extremitäten betrifft. Diese steht sicherlich großteils in Zusammenhang mit der begleitenden Hypokaliämie. Die hypokaliämische Alkalose ist verantwortlich zu machen für oft zusätzlich vorhandene distal betonte diffuse Parästhesien.
Soweit in der Literatur technische Untersuchungsbefunde vorhanden sind, zeigen ihre Ergebnisse keine diagnostisch relevanten Befunde. Grundsätzlich ist das Conn-Syndrom differentialdiagnostisch bei jeder episodischen Muskelschwäche in Erwägung zu ziehen.

Muskelschwäche beim Morbus Addison

Auch die bei diesem Syndrom fast obligat vorhandene Muskelschwäche erscheint aus klinisch-neurologischer Sicht wenig charakteristisch und ist durch technische Untersuchungsbefunde nicht weiter zu untermauern. Am bezeichnendsten erscheint die Tatsache, daß sich die muskuläre Symptomatik durch Orthostase deutlich verstärkt. Zusätzlich bedingt die Hyponatriämie häufig Krampi. Gelegentlich wurden in der Literatur Muskelkontrakturen beschrieben.

Muskelschwäche beim primären Hyperparathyreoidismus

In Korrelation zum Ausmaß der Hyperkalzämie weist auch dieses Krankheitsbild eine mehr oder minder starke Muskelschwäche auf, welche nur selten, insbesondere bei chronischen Verlaufsformen, von Muskelatrophien begleitet wird. Letztere stehen möglicherweise in Zusammenhang mit einer vaskulär bedingten Myopathie auf dem Boden einer Verkalkung der kleinsten Muskelgefäße.

Muskelschwäche beim Hypoparathyreoidismus

In Abhängigkeit vom Ausmaß der Hypokalzämie tritt beim primären Hypoparathyreoidismus wie auch beim Pseudohypoparathyreoidismus eine allgemeine Muskelschwäche ein, welche ebenfalls klinisch-neurologisch nicht weiter charakterisiert werden kann. Ganz im Vordergrund stehen jedoch meist die tetanischen Symptome.
In Einzelfällen wurde eine CK-Erhöhung im Serum beobachtet. Die Muskelbiopsie dagegen zeigt im Regelfall Normalbefunde. Die mögliche biochemische Grundlage der hypokalzämischen Myopathie ist in einer Verminderung der Aktivität der Phosphorylase-b-Kinase auf dem Boden des intrazellulären Kalziummangels zu suchen.

Myopathie bei Akromegalie

Im Rahmen der Akromegalie kommt es durch den Wachstumshormonexzeß obligat zu einer allgemeinen Muskelhypertrophie, aus welcher sich bei längeren Verläufen wohl im Rahmen nutritiver Störungen der vergrößerten Muskelfasern ein myopathisches Bild entwickelt. Demgemäß findet man dann im Vergleich zur Muskelmasse doch häufig eine leichte proximal betonte Schwäche. Additiv kann zusätzlich eine distal beinbetonte periphere Neuropathie auftreten.
Die technischen Untersuchungsbefunde zeigen,

abgesehen von der myopathologisch faßbaren echten Muskelhypertrophie, welcher sich bei starker Ausprägung unspezifisch-myopathische Phänomene addieren, nichts Wesentliches.
Die nicht aufgeführten übrigen endokrinen Krankheitsbilder bedingen keine nennenswerte muskuläre Symptomatik und sind deshalb in diesem Zusammenhang irrelevant.

Differentialdiagnostische Überlegungen bei endokrinen Myopathien

Endokrin bedingten Muskelkrankheiten kommt insofern eine ganz besondere differentialdiagnostische Bedeutung zu, als es sich grundsätzlich um therapierbare Muskelkrankheiten handelt. Aus dem Blickwinkel der neurologischen Differentialdiagnose ist, wie dargestellt, ihr Erscheinungsbild im Vergleich zu anderen Muskelkrankheiten oft recht atypisch. Noch am klarsten klinisch zu erfassen und besonders charakterisiert durch die alterierte Muskelmechanik sind die thyreogenen Myopathien, welchen auch die größte praktische Bedeutung zukommt. Ansonsten kann man das Gesamtspektrum endokriner Muskelaffektionen nur grob in drei Gruppen zusammenfassen, nämlich:

1. *proximal betonte Muskelatrophien* (z. B.: Cushing-Syndrom, Hyperthyreose),
2. *reduzierte Kraft bei eher „muskulösem Habitus“* (z. B.: Akromegalie, Hypothyreose),
3. *allgemeine Muskelschwäche mit allenfalls besonderen Verlaufscharakteristika* (z. B.: Conn-Syndrom, Morbus Addison).

Rein vom muskulären Erscheinungsbild her ist somit die erstgenannte Gruppe in die Differentialdiagnose zahlreicher Myopathien (z. B. benigne Verlaufsformen degenerativer Krankheitsbilder oder Myositiden) einzubeziehen. Die zweite gehört in die Überlegungen bei jeder Muskelhypertrophie hinein. An die letztgenannten Krankheitsbilder sollte bei jeder episodischen Muskelschwäche gedacht werden.

Nutritive Myopathien

Es versteht sich an und für sich von selbst, daß jede Abmagerung bzw. Kachexie, gleichgültig welcher Genese, nach Mobilisation der Fettdepots auch vor dem größten parenchymatösen Organ des Körpers, nämlich der Muskulatur, nicht haltmacht. Aus neurologischer Sicht wird dies oft durch die gleichzeitig vorhandene Polyneuropathie verdeckt. Es gibt jedoch einige differentialdiagnostisch wichtige Erscheinungsformen, welche wegen ihrer proximalen Prädilektion rein klinisch an eine Myopathie erinnern. Strukturell liegt ihnen, sofern das Gewebssyndrom nicht durch neurogene Veränderungen verwischt ist, immer eine gleichmäßige allgemeine Muskelatrophie zugrunde, welche von einer inaktivitätsbedingten Atrophie nicht abzugrenzen ist. In diesen Rahmen gehören pseudomyopathische Bilder, wie sie nicht selten bei der *idiopathischen Sprue* angetroffen werden. Hier ist weiter die teils proximal betonte Muskelatrophie bei der Tumorkachexie einzureihen.

Medikamentös-toxische Myopathien

Medikamentös-toxische Schädigungen der Skelettmuskulatur gelten zwar heute noch insgesamt als selten, nehmen jedoch zweifellos mit steigendem Arzneimittelverbrauch zu. Ihr Erscheinungsbild ist außerordentlich vielfältig und beansprucht insbesondere große differentialdiagnostische Bedeutung, weil sich die Symptome nach Absetzen der auslösenden Faktoren im Regelfall zurückbilden.

Lokale Muskelaffektionen

Im Zusammenhang mit der intramuskulären Verabreichung bestimmter Pharmaka können lokale Skelettmuskelschädigungen wechselnder Schweregrade auftreten. Sie reichen von vorübergehenden asymptomatischen, jedoch über das obligate Ausmaß bei intramuskulären Injektionen hinausgehenden Steigerungen der CK-Aktivität im Serum (z. B. Diazepam), über die Entwicklung *lokaler Muskelatrophien* (halogenierte Kortikosteroide, vor allem Triamcinolon) bzw. Muskelfibrosen (bestimmte Drogen, z. B. Pentazocin) bis hin zur *lokalen Myositis ossificans* (z. B. Heroin).

Vorübergehende Myalgien

Das medikamentös induzierte Auftreten vorübergehender muskelkaterähnlicher Schmerzen wird vor allem im Gefolge von Narkosen mit Succinylcholin sowie bei Pseudo-LE-Syndromen, etwa nach D-Penicillamin, beobachtet.
Als Auslöser kommen u. a. Heroin, Amphetamin, Alkohol in sehr hohen Dosen sowie die Gabe von Clofibrat vor allem bei eingeschränkter Nierenfunktion in Betracht.

Chronische toxische Myopathie

Es handelt sich hier klinisch um eine ganz langsam sich entwickelnde proximal beinbetonte Muskelschwäche, welche, sofern weitere Zusatzsymptome fehlen, differentialdiagnostisch durchaus an eine primäre Myopathie denken lassen kann. Im Gegensatz zu den vielfältigen Formen toxischer Schädigungen des peripheren Nervs sind chronische toxische Myopathien relativ selten und meist, wie beim chronischen Alkoholismus oder der längerfristigen Einnahme höherer Dosen von Chloroquin bzw. Phenytoin, mit einer distal betonten Neuropathie vergesellschaftet.

Nur die längerfristige Applikation von Glukokortikoiden in einer Dosierung, welche über der Cushing-Schwellendosis liegt, führt im neuromuskulären System zu einer proximalen Myopathie, welche stets mit den typischen Zeichen des iatrogenen Cushing-Syndroms einhergeht.

Myasthene Syndrome

Relativ selten, aber differentialdiagnostisch bedeutungsvoll ist die Manifestation einer myasthenen Symptomatik im Gefolge der medikamentösen Therapie. Sie kommt sowohl bei einer Reihe von Antibiotika als auch Antiarrhythmika, Lokalanästhetika, Anthelmintika, als auch bei Lithium und D-Penicillamin vor.

Myotone Syndrome

Diesbezüglich sind nur wenige Beobachtungen bekannt. Unter der Therapie mit Propranolol sowie Partusisten wurden in Einzelfällen myotone Phänomene manifest, wobei es sich überwiegend um Patienten gehandelt hat, welche wohl eine bis dahin latente Myotonie aufwiesen.

Medikamentös induzierte Myositis

Das Auftreten einer medikamentös induzierten Myositis stellt ebenfalls eine Rarität dar. Es wurde unter der Therapie mit D-Penicillamin, Phenytoin bzw. Rötelnvakzine beschrieben und geht mit einem bunten systemischen Krankheitsbild (generalisierte Vaskulitis, Arthritis, Hepatitis u. a.) einher.

Maligne Hyperthermie

Das Krankheitsbild wurde bereits ausführlich dargestellt (s. S. 10.43), muß jedoch hier noch einmal erwähnt werden, da die im Rahmen der Allgemeinnarkose verwendeten Substanzen als Auslöser fungieren.

Differentialdiagnostische Überlegungen bei medikamentös-toxischen Myopathien

Die erwähnte Buntheit muskulärer Erscheinungsbilder im Rahmen medikamentös-toxischer Einflüsse macht es erforderlich, sie vielfältig differentialdiagnostisch zu bedenken und durch eine entsprechende Medikamentenanamnese aufzudecken. Dies gilt insbesondere für eine akute Rhabdomyolyse, eine akute Polymyositis sowie eine neu entdeckte Myasthenie oder Myotonie.

Vaskuläre Myopathie

Vaskuläre Myopathien sind nach der Pathogenese in drei Gruppen aufzuteilen, welchen auch differente klinische Syndrome zuzuordnen sind. Es handelt sich um akute vaskulär-ischämische Muskelneurosen, deren wichtigste Erscheinungsform das Tibialis-anterior-Syndrom darstellt, um Skelettmuskelbeteiligungen bei chronischen obliterierenden Gefäßerkrankungen sowie um Mitaffektionen des Muskels bei entzündlichen Gefäßprozessen.

Tibialis-anterior-Syndrom

Das Krankheitsbild ist typisch und sollte diagnostisch nicht verkannt werden, da schnelles Eingreifen in Form einer chirurgischen Fasziенspaltung die Therapie der Wahl darstellt (vgl. Farbtafel, Abb. 10.**23**, S. 10.14). Betroffen sind überwiegend sportlich trainierte junge Männer, bei welchen nach einer größeren körperlichen Belastung akut heftige Schmerzen in der Tibialisloge, gefolgt von einer sich in Stunden manifestierenden Schwäche, auftreten können. Als fakultative Zusatzsymptome kommen Sensibilitätsstörungen im Bereich des N. peronaeus profundus sowie eine Rötung und Schwellung der Haut über den betroffenen Muskelpartien vor. Nach heutiger pathogenetischer Vorstellung ist die Schwellung der Muskeln in der engen Tibialisloge für die nachfolgende Zirkulationsstörung verantwortlich. Eine innerhalb von 24 bis maximal 48 Std. zur Dekompression durchzuführende breite Spaltung der Fascia cruris ist Voraussetzung für einen relativ blanden Verlauf. Wird dies versäumt, muß mit einer erheblichen Defektheilung der betroffenen Muskeln gerechnet werden.
Selten wurde das Syndrom auch bei Säuglingen nach Bluttransfusionen über Fußrückenvenen beobachtet, was darauf hindeutet, daß einer venösen Abflußstörung aus den betroffenen Muskeln die hauptsächliche Bedeutung zukommt.

Skelettmuskelbeteiligung bei obliterierenden Gefäßerkrankungen

Die klinischen Symptome, insbesondere die Claudicatio intermittens, später der Ruheschmerz und die Gangrän sind wohlbekannt und dürften selten Anlaß zu differentialdiagnostischen Zweifeln geben. Etwas anders kann es sich in sehr frühen, etwa anhand des Fehlens der Fußpulse bzw. der Reduktion der Haupttemperatur, noch nicht eindeutig faßbaren Stadien verhalten. Dabei sollte jedoch das in aller Regel auf die distale Beinmuskulatur beschränkte Beschwerdebild in der Differentialdiagnose zu belastungsabhängigen Muskelschmerzen anderer Genese (s. S. 10.37) immer eher an eine vaskuläre Genese denken lassen, was durch entsprechende Zusatzuntersuchungen zu untermauern ist.

Skelettmuskelbeteiligung bei entzündlichen Gefäßprozessen

Bei diesen Krankheitsbildern ist einschränkend zunächst darauf hinzuweisen, daß sie mehrheitlich eher zu einer Affektion des peripheren Nervs als der Muskulatur führen. So steht etwa bei der Panarteriitis nodosa oder bei der Wegenerschen Granulomatose die im typischen Falle als Mononeuritis multiplex in Erscheinung tretende periphere Neuropathie (vgl. Polyneuropathien) im Vordergrund. Die oft auch im Muskel vorhandenen Veränderungen der kleinen Gefäße entziehen sich dabei dem klinischen Nachweis.
Anders verhält es sich bei der sog. *„Polymyalgia rheumatica"*, einem Krankheitsbild, welches nach heutiger Kenntnis eng mit der Arteriitis cranialis *(Horton)* in Zusammenhang steht. Hier stehen muskuläre Symptome ganz im Vordergrund; die Diagnose dagegen ergeben nicht die Untersuchungsergebnisse des Muskels, sondern die übrigen internistischen Befunde (31).
Die nur im höheren Lebensalter auftretende Erkrankung äußert sich in heftigen, vor allem die Nacken- sowie die Schulter- und Beckengürtelmuskulatur betreffenden wandernden Muskelschmerzen, meist im Verein mit deutlichem allgemeinem Krankheitsgefühl.
Obligat bestehen eine BKS-Erhöhung, eine α_2-Vermehrung in der Elektrophorese sowie ein niedriges Serumeisen.
Bei der Untersuchung der Muskulatur dagegen sind keine nennenswerten Befunde zu erheben. So findet sich insbesondere keine CK-Erhöhung. Das Elektromyogramm liefert allenfalls einen Grenzbefund zum Normalen. Die Muskelbiopsie zeigt als Ausdruck der schmerzbedingten Inaktivität eine Typ-II-Faser-Atrophie. Allenfalls kommen zusätzlich uncharakteristische interstitielle Infiltrate vor. Der Nachweis der Riesenzellarteriitis in der Muskulatur stellt dagegen eine Rarität dar.
Bei einem Teil der Fälle, welche nach heutiger Kenntnis als klinische Variante der Arteriitis cranialis aufzufassen sind (31), sind auch typische weitere Symptome der Arteriitis, z. B. im Bereich der A. temporalis faßbar. Diagnostisch ist in jedem Falle eine Biopsie dieser Arterie empfehlenswert, selbst wenn sie klinisch unauffällig erscheint.

Differentialdiagnostische Überlegungen bei vaskulären Myopathien

Die einzelnen Krankheitsbilder sind in ihrer klinischen Gestalt so verschieden, daß nur jedes für sich zu differentialdiagnostischen Überlegungen Anlaß geben kann.
Das Tibialis-anterior-Syndrom sollte aufgrund seines charakteristischen Erscheinungsbildes nie verkannt werden. Insbesondere ist der im Vordergrund stehende Schmerz gegen die Annahme einer akuten Peronäusparese zu verwenden. Gegen eine Polymyositis oder Rhabdomyolyse spricht das lokalisierte Auftreten.
Die Symptome seitens der Skelettmuskulatur bei obliterierenden Gefäßerkrankungen bieten nur dann differentialdiagnostische Probleme, wenn die Diagnose der Grunderkrankung noch nicht gesichert ist. Dann sind sie im wesentlichen von belastungsabhängigen Muskelschmerzen bei kongenitalen Stoffwechselmyopathien abzutrennen, wobei das Alter der Patienten, der Zeitpunkt der Erstmanifestation sowie Besonderheiten der Lokalisation mannigfache Hilfe bieten können.
Was die Polymyalgia rheumatica betrifft, so stellt sie rein klinisch eine ernst zu nehmende Differentialdiagnose zur akuten Polymyositis dar. Hier liefern die technischen Untersuchungsbefunde entscheidende Informationen. Im Gegensatz zur Polymyositis fehlen die CK-Erhöhung sowie der pathologische EMG-Befund. Die blutchemischen Parameter weisen auf eine akute Entzündung hin, wobei auch ohne entsprechende klinische Zusatzsymptome durch die Biopsie der A. temporalis häufig die zugrunde liegende Riesenzellarteriitis zu untermauern ist.

Muskelaffektionen bei sonstigen internistischen Erkrankungen

Im Rahmen dieses Abschnittes könnte man noch auf eine Vielzahl von Mitreaktionen der Muskulatur im Rahmen der inneren Medizin zu sprechen kommen, welche jedoch meist keine differentialdiagnostische Relevanz aufweisen, da die führenden Befunde die Erkrankung anderer Organe und nicht die Muskulatur betreffen.
Die Darstellung soll sich deshalb hier nur noch auf zwei Krankheitsbilder beschränken, bei welchen die Mitbeteiligung der Skelettmuskulatur diagnostische Bedeutung hat bzw. im Falle des zweiten Krankheitsbildes möglicherweise erlangen wird.

Myositis bei Sarkoidose (Morbus Boeck-Besnier-Schaumann)

Im Rahmen der Darstellung der Morphologie der Polymyositis wurde bereits auf die Besonderheit der Polymyositis granulomatosa aufmerksam gemacht. Im Rahmen der Sarkoidose kann die Beteiligung des Skelettmuskels vielfältig sein. Es gibt die rein interstitielle Infiltration, welche sich analog den interstitiellen Myositiden anderer Genese lediglich in Muskelschmerzen äußert. Daneben kommt eine Herdmyositis vor, bei welcher es im Rahmen des fokalen Parenchymuntergangs zusätzlich zu einer dezenten Schwäche und Atrophie der Muskulatur kommt. Die stärkste Ausprägung stellt die Polymyositis granulomatosa

dar, welche im klinischen Bild der sog. idiopathischen Polymyositis entspricht.
Die differentialdiagnostischen Probleme, welche die Muskelsarkoidose aufwerfen kann, sind im Einzelfall sehr unterschiedlich. Wenig diagnostische Zweifel ergeben sich etwa im Fall des akuten Morbus Boeck mit der Syntropie von Sprunggelenkarthritis, Erythema nodosum sowie Muskelschmerzen vor allem in der Wade. Dabei ist der Nachweis der Lymphadenopathie am Hilus nur noch die Bestätigung der klinischen Verdachtsdiagnose. Ähnlich ist es im Regelfall, wenn sich im Rahmen einer schon lange bekannten pulmonalen Sarkoidose muskuläre Symptome einstellen. Ganz anders jedoch verhält es sich, wenn das Bild einer schleichend sich entwickelnden Myopathie der einzig auffällige Befund ist. Dabei führt erst die Histologie des Muskels auf die richtige Fährte. Der obligate Befall der hilären bzw. mediastinalen Lymphknoten ist, sofern er nicht schon radiologisch zweifelsfrei zu bestätigen ist, durch eine Broncho- bzw. Mediastinoskopie zu beweisen. Wegen des zuletzt genannten Verhaltens gehört somit die Sarkoidose in die Differentialdiagnose sowohl der degenerativen Myopathien als auch aller Formen der Myositis.

Skelettmuskelaffektionen bei familiären obstruktiven Kardiomyopathien

Bei diesen üblicherweise als rein kardial geltenden Erkrankungen fällt immer wieder auf, daß die Patienten speziell in Anrechnung ihrer verminderten Leistungsfähigkeit ungewöhnlich muskulös sind und verglichen damit z.T. eine dezente, meist proximale Muskelschwäche aufweisen. Es liegen gegenwärtig erst wenige elektromyographische und morphologische Untersuchungen vor, welche jedoch zu der Meinung berechtigen, daß hier mehrheitlich eine leichte Mitaffektion des Skelettmuskels vorliegt, welche evtl. eines Tages diagnostische Bedeutung erlangen könnte.

Trauma – Tumor

Ganz am Rande sei noch auf traumatische und tumoröse Erkrankungen der Skelettmuskulatur eingegangen, sofern sie differentialdiagnostische Bedeutung haben. Mehrheitlich handelt es sich hier um lokale Krankheitsprozesse.

Trauma

Das Crush-Syndrom mit nachfolgender Myoglobinurie, wie es im Rahmen einer Verschüttung vorkommt, wurde bei der Differentialdiagnose der Myoglobinurie bereits erwähnt. Als lokale Störungen seien Muskelrisse sowie die Volkmannsche Kontraktur genannt. Letztere kommt insbesondere im Rahmen von Suiziden heutzutage nicht sehr selten vor. Anamnese und klinisches Bild sind in der Regel für die diagnostische Einordnung maßgebend.

Muskelgeschwülste

Bei *benignen* intramuskulären Tumoren handelt es sich überwiegend um sog. *benigne* Mesenchymome (Lipome, Fibrome, Hämangiome, Lymphangiome). Daneben kommen vorwiegend in der Zunge, selten auch in der Skelettmuskulatur, sog. Granulatzelltumoren (ABRIKOSSOFF) vor, welche synonym auch als Myoblastenmyome bezeichnet werden (vgl. Farbtafel, Abb. 10.**24**, S. 10.14).
Daneben gibt es das *hochmaligne,* in jedem Lebensalter auftretende Rhabdomyosarkom, welches als rasch sich vergrößernder Muskeltumor so früh wie möglich diagnostiziert werden sollte. Eine klinische Differentialdiagnose stellt hierbei die sog. proliferative Myositis dar, ein Krankheitsbild, welches überwiegend ältere weibliche Patienten betrifft und eine lokale Tumorbildung vor allem in der Oberschenkelmuskulatur hervorruft. Die Diagnose dieser im Gesunden zu exstirpierenden nichtmalignen Erkrankung kann nur morphologisch gestellt werden.

Myotone Syndrome

Von A. Struppler und A. Hofmann

Bei der Myotonie besteht ein *Kontraktionsrückstand* (verlangsamte Erschlaffung), d.h., die Muskelfasern bleiben auch noch nach Ende der Innervation eine Zeitlang kontrahiert. Besonders gestört sind dadurch alternierende Bewegungsabläufe, wie z.B. Schließen und Öffnen der Hände (Abb. 10.**47**), die Lokomotion, aber auch die Augenbewegungen. Die myotone Reaktion ist führendes klinisches Symptom bei den kongenitalen Myotonien; sie tritt in Kombination mit anderen Symptomen bei der Dystrophia myotonica, Paramyotonie und Adynamien mit gestörtem Kaliumstoffwechsel auf.
Die *myotone Reaktion* betrifft nur die Skelettmuskulatur. Sie ist eine Störung der Muskelfaser, da weder die Blockierung der Nervenimpulse noch die der neuromuskulären Übertragung (Curare) die myotone Reaktion beeinflussen können. Die Myotonie läßt sich nicht nur durch einen Nervenimpuls, sondern auch mechanisch (Perkussionsmyotonie) und elektrisch durch Muskelstimulation auslösen. Die abnorme Muskelkontraktion

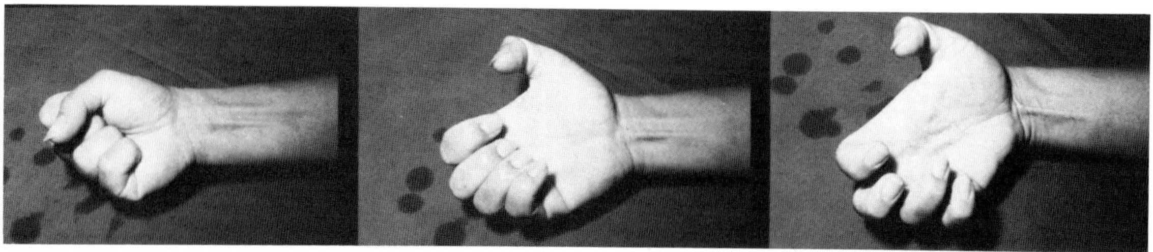

a b c

Abb. 10.**47** a–c Erschwertes Öffnen der Hand nach Faustschluß infolge eines Kontraktionsrückstandes in den Fingerbeugern bei einer kongenitalen Myotonie (35jähriger Patient)

kann nach Aussetzen des Reizes bis zu 10 Sek., gelegentlich auch länger andauern.

Das im folgenden dargelegte pathophysiologische Konzept stützt sich vorwiegend auf Untersuchungen bei kongenitaler Myotonie. An der ruhenden Muskelfaser findet sich ein *normales* Ruhemembranpotential. Beim Auslösen eines Aktionspotentials wird die Störung der Membranpassage für Elektrolyte manifest; es treten repetitive Entladungen mit charakteristischen Frequenz- und Amplitudenänderungen auf. Sie beruhen auf einer Änderung des *Nachpotentials* und damit auf einer Störung der Repolarisation. Bei leichterer Ausprägung der Myotonie nimmt erst nach repetitiver Reizung einer Muskelfaser die Amplitude des depolarisierenden Nachpotentials sukzessive so weit zu, bis bei einer bestimmten Schwelle die spontane myotone Entladungssalve einsetzt. Die Reihenfolge ist also: normales Ruhemembranpotential, normale Depolarisation, gestörte Repolarisation. Der Verlauf des Nachpotentials wird durch mindestens 6 Variable beeinflußt (102). Bei der myotonen Muskelfaser ist nach heutigen Erkenntnissen besonders die Leitfähigkeit für Chloridionen erniedrigt (96). Dadurch wird in Ruhe die Kaliumleitfähigkeit entsprechend dominieren. Die myotone Reaktion der Muskelfaser klingt bekanntlich bei einigen Formen nach mehreren Muskelkontraktionen ab. Zur Erklärung dieses Phänomens wird eine Steigerung der Na/K-Pumpenaktivität während der Muskelarbeit diskutiert (93). Alle hyperpolarisierenden Stoffe bessern die myotone Reaktion der Muskelfasern, alle depolarisierenden verstärken sie (z. B. Cholinesterasehemmer und Succinylcholin). Die derzeit zur Verfügung stehenden Medikamente wie Lokalanästhetika, Antiarrhythmika und Antiepileptika scheinen vor allem die Aktivierbarkeit des schnellen Natriumstroms zu beeinträchtigen. Die theoretisch plausibelste Behandlung, nämlich mit Präparaten, die den Chloridwiderstand der Fasermembranen erniedrigen, ist noch nicht entwickelt.

Der Elementarvorgang, d. h. die myotone Reaktion der einzelnen Skelettmuskelfasern, führt nicht zu spezifischen strukturellen Veränderungen.

Diagnose der myotonen Reaktion

Prüfung des ruhenden Muskels:

Bei einer Myotonie löst ein Beklopfen des Muskels, z. B. des Biceps brachii, des Thenars oder der Zunge eine Kontraktion aus, die in Form einer umschriebenen Furchen- oder Dellenbildung sichtbar wird und mit einem entsprechenden Bewegungseffekt einhergeht (Abb. 10.**48**). Dieses Phänomen wird als „Perkussionsmyotonie“ oder „Hammermyotonie“ bezeichnet. *Differentialdiagnostisch* ist es insbesondere vom *idiomuskulären Wulst* abzugrenzen, der sich durch ein länger andauerndes umschriebenes Hervortreten des beklopften Muskelabschnittes manifestiert und bei dem es sich um eine aktionsstromlose Kontraktur wie z. B. bei Kachexie und Gewebsflüssigkeitsveränderungen im Rahmen innerer Erkrankungen (Myxödem etc.) handelt.

Prüfung der Bewegungsfähigkeit:

Das Überdauern der Kontraktion läßt sich klinisch besonders gut dann demonstrieren, wenn der Patient nach vorangehender Ruhepause aufgefordert wird, die Hände rasch zu schließen und zu öffnen, schnell Augenfolgebewegungen durchzuführen oder sich rasch vom Stuhl zu erheben. Derartige Bewegungen gelingen dem Patienten zunächst nur langsam und zögernd. Bei klinisch latenten Fällen sollte die Untersuchung in Kälte durchgeführt werden oder pharmakologisch ein Test durch Kaliumbelastung oder mit Decamethonium-Stoffen, z. B. Succinylcholin, unternommen werden.

Im *EMG* stellen sich die myotonen Entladungen als kurze, niedrig gespannte Potentiale dar, ähnlich den Fibrillationspotentialen. Im zeitlichen Ablauf kommt es zu einer Zu- und Abnahme der Potentialamplituden und der Entladungsfrequenzen. Dies läßt bei der akustischen Kontrolle das sog. „Sturzkampfbombergeräusch“ entstehen. Diese myotonen Salven („Runs“) können nach

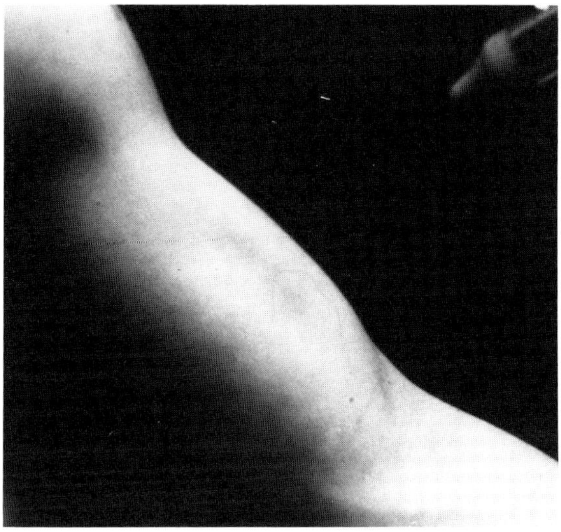
a

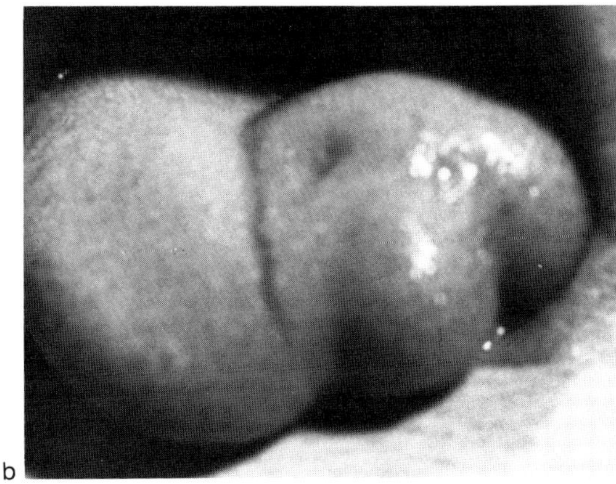
b

Abb. 10.**48** a u. b „Hammermyotonie": a) im M. biceps brachii, b) in der linksseitigen Zungenmuskulatur (18jähriger Patient mit kongenitaler Myotonie)

Beendigung der Willküraktivität, nach mechanischer Reizung des Muskels und manchmal auch spontan, ohne erkennbare äußere Ursache abgeleitet werden (Abb. 10.**49**). Die Entladungen erreichen eine Frequenz bis zu 150 Hz; die Dauer beträgt in der Regel nur wenige Sekunden. Statistisch unterscheiden sich die myotonen Entladungen bei den verschiedenen Krankheitsbildern bezüglich der Dauer, des Frequenz- und Amplitudenverlaufs; sie können jedoch im Einzelfall nicht als differentialdiagnostisches Kriterium gewertet werden. So sind häufig die Serien bei der Myotonia congenita 1–2 Sek. lang mit zunehmender Frequenz und abfallender Amplitude, während sie bei der Dystrophia myotonica länger dauern und unveränderte oder abfallende Frequenz und Amplitude zeigen (99). Wichtig ist die Abgrenzung dieser echten myotonen Entladungen von der sog. *Pseudomyotonie,* bei der es sich um repetitive Entladungen handelt, wobei die Potentiale in ihrer Amplitude, Form und Frequenz während einer Salve weitgehend konstant bleiben und plötzlich abbrechen.

Differentialdiagnose gegenüber Krankheitsbildern mit myotonieähnlicher Symptomatik

Myotonieähnliche Muskelkrämpfe oder Spasmen, d.h. episodische oder länger anhaltende Muskelverspannungen oder -verkrampfungen, können muskulär, peripher-neurogen oder zentral bedingt sein.

Myogene Kontrakturen treten bei der **Ischämie** auf. Die ischämische Muskelkontraktur ist von starken Schmerzen begleitet, hält relativ lange an und zeigt keine elektromyographische Aktivität. Bei der hereditären **McArdleschen** Krankheit kommt es bei länger dauernder Muskelkontraktion zu Krämpfen. Auch diese sind schmerzhaft, und die Muskulatur ermüdet rasch. Wie bei der kongenitalen Myotonie, so können auch hier die belastungsabhängigen Krämpfe innerhalb 1 Min. wieder verschwinden, jedoch auch nach längerer Muskelarbeit oder unter ischämischen Bedingungen mehr als 1 Std. andauern. Die elektromyographische Untersuchung zeigt, daß nach etwa 1 Min. die abgeleiteten Potentiale kontinuierlich niedriger werden, um dann ganz zu verschwinden, wenn die aktionsstromlose Kontraktur einsetzt. Auch die **Myxödemmyopathie** kann zu myotonieähnlichen Bildern führen, doch haben diese als Grundlage permanente Gewebsveränderungen, die eine verzögerte Erschlaffung des Muskels bedingen. Dies wird sehr deutlich beim Auslösen der Muskeleigenreflexe, z. B. des Achillessehnenreflexes; die auf eine Reflexkontraktion folgende Relaxation ist verlangsamt.

Der **tetanische Krampf,** z.B. mit der typischen Pfötchenstellung oder Karpopedalspasmen, ist fast immer verbunden mit Parästhesien, deutlich hyperventilationsabhängig und zeigt die typische Übererregbarkeit des peripheren Nervs (Abb. 10.**50**).

Bei der **Neuromyotonie** (Isaac-Mertens-Syndrom) besteht eine anhaltende Muskelsteifigkeit, begleitet von langsamen, rhythmisch wogenden Muskelkontraktionen im Sinne von Myokymien oder Faszikulationen. Der Muskel ist tastbar verhärtet, und die Verkürzung der angespannten Muskeln führt durch Überwiegen der am meisten Spannung entwickelnden Muskeln zu einer charakteristischen Pfötchen- oder Fauststellung der gebeugten Hände, angewinkelten Ellenbogen, leicht gebeugten Hüft- und Kniegelenken, zur Spitzfußstellung und zur Verstärkung der physiologischen Wirbelsäulenkrümmungen. Kontraktionen entfernter Muskeln und Aufregung erhöhen die Muskelverspannung. Willkürliche Muskelkontraktionen sind nur mühsam und langsam

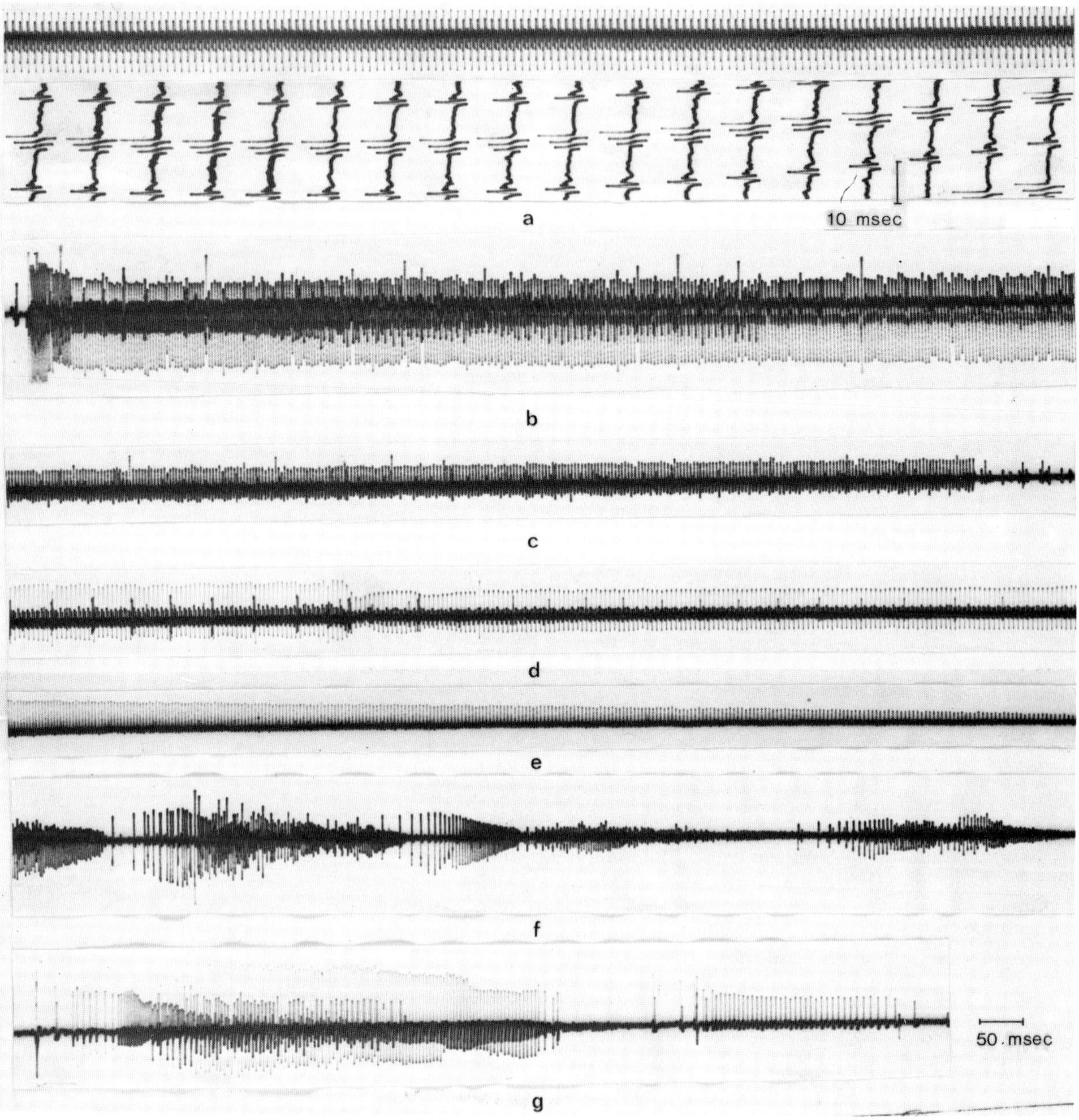

Abb. 10.**49** a–g „Myotone und myotonieähnliche Spontanaktivität im EMG". a–e) sog. pseudomyotone Entladungen (bizarre „highfrequency-potentials") mit nahezu konstanter Entladungsrate und Amplitudenhöhe sowie abruptem Sistieren; f) Spontanaktivität bei myotonischer Dystrophie (Curschmann-Steinert); g) myotone Spontanaktivität bei Myotonia congenita (aus *H. C. Hopf, A. Struppler:* Elektromyographie: Thieme, Stuttgart 1974)

durchzuführen, da die Spannung der Antagonisten schwer überwunden werden kann. Die Störung beruht wohl auf einer Übererregbarkeit motorischer Nervenfasern, vorwiegend in terminalen Abschnitten (Abb. 10.**51**a). Im EMG findet sich deshalb während des Krampfes eine *Daueraktivität motorischer Einheiten* oder mehrerer Muskelfaserbündel (Abb. 10.**51**b), jedoch nie eine myotone Reaktion. Die Aktivität verschwindet nach Blockierung der neuromuskulären Übertragung (Curare oder Succinylcholin), jedoch nicht nach Blockierung im proximalen Abschnitt des peripheren Nervs oder während der Narkose.

Kasuistik der Neuromyotonie

Ein Patient bemerkte im Alter von 51 Jahren erstmals kurzzeitige, aktivitätsabhängige Verkrampfungen der rechtsseitigen Unterarm-Hand-Muskulatur. Im Laufe von wenigen Wochen kam es zu einem Übergreifen auf die gesamte Extremitätenmuskulatur sowie auf das Gesicht mit ausgeprägter Verkrampfung auch in Ruhe so-

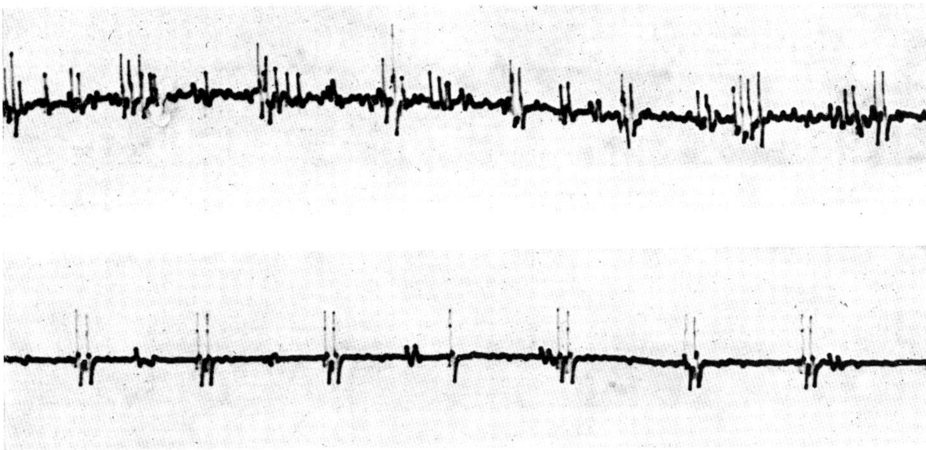

Abb. 10.**50** Entwicklung des Trousseau-Phänomens während Hyperventilation beim tetanischen Syndrom. Man beachte die typischen Spontanentladungen in Form der „Doublets" (besonders unten) und die zunehmende Rekrutierung als Ausdruck der gesteigerten Erregbarkeit des Nervs

wie im Schlaf. Klinisch fand sich eine harte, erheblich verspannte distale Extremitätenmuskulatur, in den proximalen Muskeln ständige Bewegungsunruhe im Sinne von heftigem Faszikulieren. Wegen der Muskelsteifigkeit waren alle Bewegungen erheblich verlangsamt, ein leichtes Aufwärmphänomen war zu beobachten. Die Muskeldehnungsreflexe waren nicht auslösbar. Sensible Ausfälle bestanden nicht. Das EMG zeigte in den distalen Muskeln eine Daueraktivität motorischer Einheiten, in den proximalen Muskeln reges Faszikulieren, die NLGs lagen im Normbereich. Lokalanästhetika und Blockade der Stammnerven am Oberarm führten zu mäßiger Abnahme der EMG-Daueraktivität, jedoch nicht zu völligem Sistieren. Dagegen kam es im lokalen Curaretest am linken Arm zu einem völligen Sistieren der EMG-Daueraktivität. Unter membranstabilisierender Medikation besserte sich die klinische Symptomatik deutlich.

Das **Krampussyndrom,** das besonders dann auftritt, wenn der Muskel sich ohne äußere Belastung übermäßig verkürzen kann, hinterläßt zwar auch eine länger anhaltende Kontraktion; sie beruht wahrscheinlich auf einer vorübergehenden Störung der Rückmeldung im Eigenreflexbogen und führt zum Schmerz.

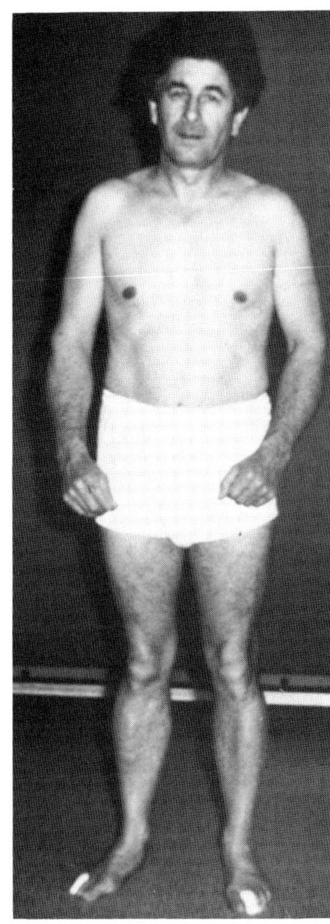

Abb. 10.**51** a u. b 45jähriger Patient: a) Neuromyotonie, vorwiegend an den Extremitäten

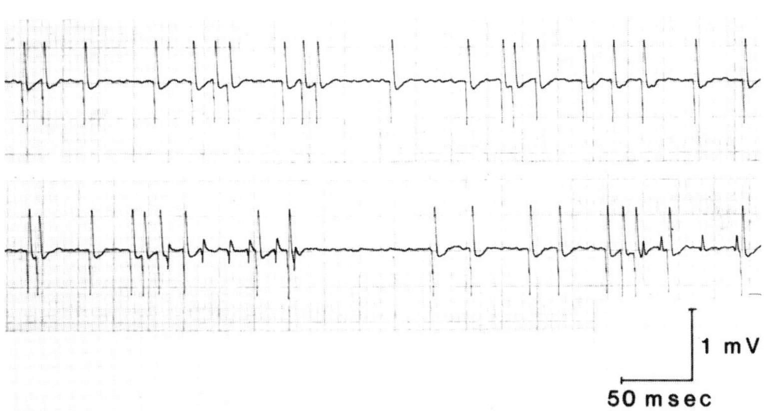

b) EMG. Man beachte die Daueraktivität einzelner motorischer Einheiten im Gegensatz zur myotonen Aktivität

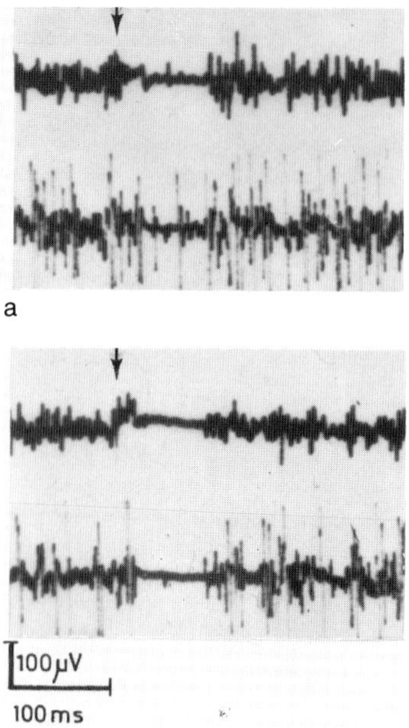

Abb. 10.**52** a u. b Zungen-Kiefer-Reflex (ZKR) beim lokalen Tetanus des Menschen a) während Trismus, b) während willkürlicher Kauinnervation. EMG der Massetermuskeln. Der Pfeil markiert den elektrischen Reiz der Lippe zur Auslösung des ZKR. Während die Aktivität bei Willkürinnervation deutlich gehemmt wird, ist der ZKR während Trismus nur minimal ausgeprägt

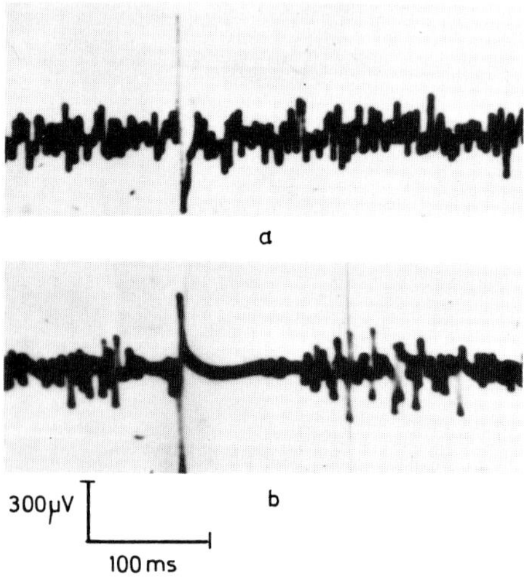

Abb. 10.**53** a u. b Massetereigenreflex beim lokalen Tetanus des Menschen a) während Trismus, b) während willkürlicher Kauinnervation. Die Amplitude des Massetereigenreflexes ist in a) und b) praktisch gleich groß. Während die postreflektorische Innervationsstille bei Kauinnervation normal ausgeprägt ist, läuft die Aktivität im Trismus nach dem Eigenreflex ungehemmt weiter (aus *H. C. Hopf, A. Struppler:* Elektromyographie. Thieme, Stuttgart 1974)

Unter den zentralmotorischen Störungen sind am myotonieähnlichsten der lokale Tetanus und die lokale Dystonie. Der **lokale Tetanus** ist durch eine umschriebene Muskelfaserspannung charakterisiert, in diesem Stadium können die Eigenreflexe noch normal auslösbar sein. Diese Dauerkontraktion beruht – wie das EMG zeigt – auf einer kontinuierlichen Aktivität tonisch entladender motorischer Einheiten; sie lassen sich in für den Tetanus typischer Weise weder durch propriozeptive noch durch exterozeptive Reize in ihrer Entladungsfolge beeinflussen (Abb. 10.**52** und 10.**53**).

Die **lokale Dystonie** ist – wie jede extrapyramidale Erkrankung – von der Bewegungsintention abhängig. Sie verstärkt sich mit zunehmender Tonisierung vorwiegend der Stütz- und Haltemuskulatur und wird oft schon durch Kontraktion auf der gesunden Gegenseite ausgelöst. Sie beruht auf einer zentralen, hier extrapyramidalen Aktivierung von Motoneuronen. Beim **Stiff-Man-Syndrom** besteht eine sich langsam ausbreitende Muskelsteifigkeit; die Muskeln im Bereich des Rumpfes, des Nackens und der proximalen Extremitäten können bretthart werden. Das Gehen wird immer mühsamer, und es treten neben der anhaltenden Steifigkeit Muskelkrämpfe auf. Sie dauern minutenlang und werden sowohl durch äußere Reize wie Wärme und Kälte als auch durch Willkür- bzw. Reflexbewegungen und durch emotionelle Stimuli ausgelöst. Das EMG läßt auch während willkürlicher Entspannung eine dauernde Aktivität motorischer Einheiten erkennen; da diese Aktivität im Schlaf, in Narkose sowie bei Blockade des peripheren Nervs oder Curarisierung verschwindet, wird eine Störung im ZNS vermutet.

Myotonia congenita

Sie ist gekennzeichnet durch eine unterschiedlich starke myotone Verspannung der Skelettmuskulatur, die den Beginn rascher Bewegungen bremst. So fällt es den Patienten schwer, rasch vom Stuhl aufzustehen, bei Gefahr, z. B. im Straßenverkehr, plötzlich wegzuspringen oder alternierende Bewegungen mit den Händen durchzuführen. Es können jedoch auch rasche Augenbewegungen gestört sein, so daß der Patient über kurzfristige Doppelbilder klagt; häufig ist das plötzliche Öffnen der längere Zeit geschlossenen Lider nicht möglich. Die myotone Reaktion verteilt sich hier ziemlich gleichmäßig auf die *gesamte Skelettmuskulatur.* Die Hypertrophie, die den sog. *Athletenhabitus* ausmacht, manifestiert sich in erster Linie an der Rumpf-, Gesäß- und Wadenmuskulatur. Je nach Ausprägung und Manifestation sind die Patienten im allgemeinen nur im Beginn rascher Bewegungen behindert. Bei fortgesetzter Muskelaktivität läßt die Steifigkeit zunehmend nach, d. h., die myotone Reaktion wird schwächer und behindert schließlich den Bewegungsablauf nicht mehr; dies wird als Übungseffekt oder „Warm-up-Phänomen" bezeichnet. Bei allen Formen der Myotonia congenita unterliegt die Neigung zur myotonen Reaktion beim einzelnen Patienten deutlichen Schwankungen in Abhängigkeit von körperlicher Belastung und Infektionskrankheiten.

Die *hereditären* Myotonien lassen sich nach ihrem Erbgang in die dominant erbliche Myotonia congenita Thomsen und die rezessiv erbliche generalisierte Myotonie Becker einteilen.

Die **dominant erbliche Myotonia congenita** (Typ Thomsen) wird bereits in den ersten Lebensjahren manifest und zeigt keine Progredienz. Die myotone Reaktion ist dabei oft nur schwach ausgeprägt und bringt nur eine geringgradige Behinderung mit sich, so daß ein großer Teil der Patienten niemals wegen dieser Symptomatik in ärztliche Behandlung kommt. Einzelne Familien mit zusätzlichen Auffälligkeiten wie schmerzhaften Muskelkontraktionen, deutlicher Beteiligung der mimischen Muskeln und starker Kälteabhängigkeit der myotonen Reaktion wurden beschrieben (95).

Bei der **rezessiv erblichen Myotonie** (Typ Becker) liegt das hauptsächliche Erkrankungsalter zwischen dem 4. und 12. Lebensjahr. Häufig tritt sie zuerst an den Beinen auf, zeigt sich dann jedoch auch bald an den oberen Extremitäten und den anderen Willkürmuskeln. In der Regel sind Patienten mit einer Myotonie dieses Typs durch die generalisierte myotone Reaktion stärker behindert als bei der dominant erblichen Form. Eine Kälteabhängigkeit der myotonen Reaktion wurde dabei nie gefunden (100).

Paramyotonia congenita Eulenburg

Bei der Paramyotonie (94) besteht in Wärme lediglich eine leichte Neigung zur myotonen Reaktion; *Kälteeinwirkung* verursacht Muskelsteifigkeit mit anschließender schlaffer Lähmung. Muskelaktivität verstärkt dabei die Muskelsteifigkeit (paradoxe Myotonie) und beschleunigt den Eintritt der schlaffen Lähmung. Bei der Paramyotonie neigen grundsätzlich alle *quergestreiften* Muskeln zu dieser Funktionsstörung; mimische und Handmuskulatur sind klinisch am häufigsten betroffen. Das Gesicht ist dabei maskenartig starr und verzerrt, die Finger in Beugestellung versteift; die myotone Reaktion in den Beinen zeigt sich in einem erschwerten Gehen nach längerem Sitzen. Daneben kann es zu einer Steifheit der Zunge, der Kaumuskulatur und des Platysmas kommen; Schluckstörungen und Bewegungseinschränkung der Bulbi evtl. mit flüchtigem Doppelsehen können auftreten. Die Steifigkeit geht in eine *schlaffe Lähmung* über, deren Ausmaß vom Grad der Kälteeinwirkung abhängt (Kältelähmung). Die Dauer dieser Lähmung ist durch Wärmeapplikation nicht beeinflußbar.

Die Paramyotonia congenita besteht von Geburt an. Die Kinder fallen dadurch auf, daß sich bei ihnen unter Kälteeinwirkung die Gesichtszüge dauerhaft verzerren oder nach dem Waschen mit kalten Wasser die Augen nicht mehr spontan geöffnet werden können. Die Krankheit verläuft nicht progredient; die Symptome bleiben in der Regel während des ganzen Lebens stationär.

Der Erbgang ist dominant; Männer und Frauen sind gleichermaßen betroffen (s. Kasuistik) (Abb. 10.**54**).

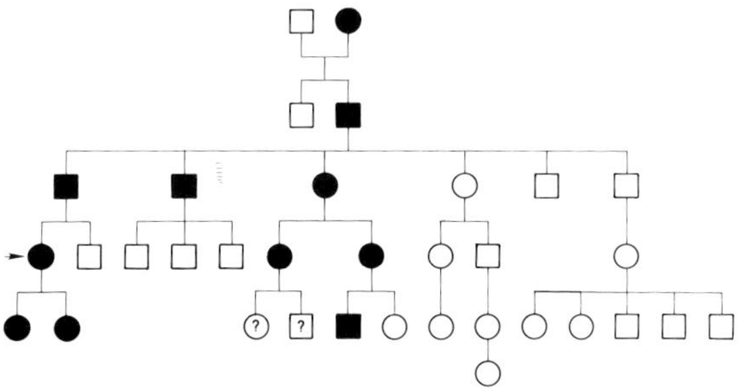

Abb. 10.**54** Stammbaum einer Paramyotoniesippe aus Böhmen. Die ausgefüllten Geschlechtssymbole stellen die manifest erkrankten Familienmitglieder dar; der Pfeil markiert die Patientin

Die Pathogenese der Muskelsteife ist noch ungeklärt. Die Lähmung ist Folge einer Membrandepolarisation auf ca. bis 40 mV; bei diesen Werten sind die Muskelfasern unerregbar (97). Ursache der Depolarisation ist eine Zunahme der Na-Leitfähigkeit der Fasermembran unter Kälte.

Diagnose

Die *klinische Diagnose* beruht auf dem Nachweis der durch Kälteeinwirkung auslösbaren Muskelsteifigkeit, welche durch aktive Bewegung zunächst verstärkt wird und anschließend in eine schlaffe Lähmung übergeht. *Elektromyographisch* findet sich in Wärme eine nur schwach ausgeprägte myotone Reaktion einzelner Muskelfasern (Abb. 10.**55**). Bei Abkühlung tritt eine dichte Spontanaktivität in Form niederfrequenter Fibrillationspotentiale auf. In der Phase der schlaffen Lähmung ist keinerlei elektrische Aktivität mehr nachweisbar.

Eine Therapie ist in leichten Fällen nicht erforderlich; dann genügt die Vermeidung einer Kälteexposition. Aufgrund der jetzt bekannten pathophysiologischen Zusammenhänge ist es in schweren Fällen möglich, eine effektive medikamentöse Therapie durchzuführen. Die auf die Natriumleitfähigkeit hemmend wirkende Substanz Tocainid verhindert die paramyotone Steifigkeit und die Kältelähmung (101).

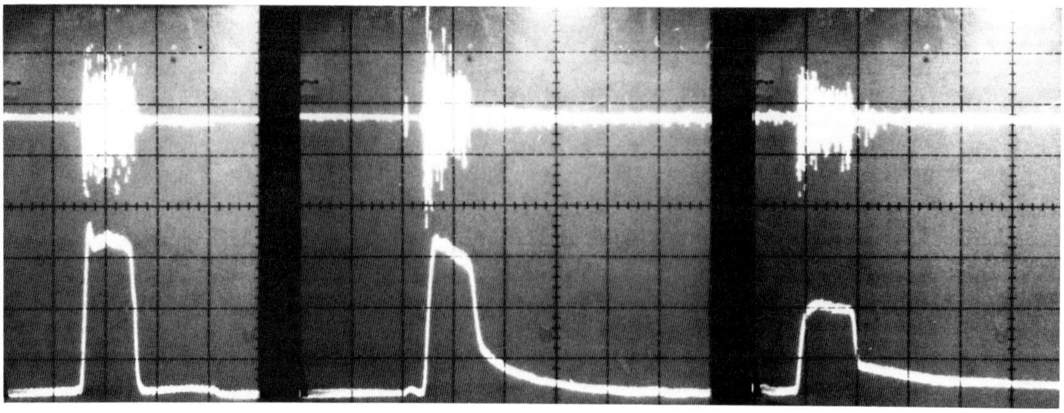

Abb. 10.**55** a–c EMG aus dem re. M. flexor digitorum superficialis (oben) und Dynamogramm der Fingerbeuger (unten): a) vor Kühlung, b) nach 20minütiger Exposition in 15° C kaltem Wasser; die Muskeltemperatur betrug 28° C., c) nach Kühlung und wiederholten willkürlichen Kontraktionen (aus *F. Lehmann-Horn:* Akt. Neurol. 11 [1984] 29)

Differentialdiagnose

Die Paramyotonie ist besonders gegen die **Myotonia congenita** abzugrenzen. Muskeltätigkeit bessert bei der Myotonia congenita die myotone Reaktion, verstärkt sie dagegen bei der Paramyotonie und beschleunigt den Lähmungseintritt. Längere Kälteeinwirkung führt bei der Myotonia congenita in einzelnen Fällen zwar zur Verstärkung der myotonen Reaktion, jedoch niemals zur Lähmung, wie bei der Paramyotonia congenita. Elektromyographisch ist die Myotonia congenita durch die typische Nadelmyotonie gekennzeichnet; bei der Paramyotonia congenita ist die myotone Reaktion einzelner Muskelfasern nur schwach ausgeprägt; bei Abkühlung findet sich zuerst die beschriebene Spontanaktivität, schließlich in der Lähmungsphase elektrische Unerregbarkeit.

Kasuistik der Paramyotonie

Bei einer 42jährigen Patientin war 1973 der Verdacht auf eine Myotonia congenita geäußert worden. Eine neuerliche ausführliche Anamneseerhebung ergab Hinweise für eine Paramyotonie. So berichtete die Patientin über eine Steifigkeit der Finger im Winter, die das Schreiben in den ersten Schulstunden unmöglich gemacht hatte. Die Gesichtsmuskulatur erschien erstarrt zu sein, das Kauen erschwert. Schwimmen im kalten Wasser führte nach wenigen Minuten zur Steifigkeit der Hände und Arme und zu zunehmender Muskelschwäche.
Die Familienanamnese deckte die Paramyotonie einer umfangreichen, aus Böhmen stammenden Sippe auf (vgl. Abb. 10.**54**).
Bei der Untersuchung führte schnelles und kräftiges Schließen und Öffnen der Augen und der Faust bereits bei Zimmertemperatur zu einer zunehmenden Behinderung der Öffnung. Perkutorisch ließ sich eine myotone Reaktion an Thenar und Zunge nachweisen. Die 30minutige Abkühlung des rechten Unterarmes in 15° C. kaltem Wasser bewirkte eine zunehmende Schwäche und Relaxationsstörung der Fingerbeuger, deren elektromyographische Aktivität gleichzeitig mit der Kraft registriert wurde (vgl. Abb. 10.**55**).
Aktives Öffnen der Faust war in diesem Stadium nicht möglich, das passive Strecken der Finger sehr erschwert. Weitere Muskelkontraktionen führten in eine schlaffe Parese.

Störungen der neuromuskulären Übertragung

Von A. Struppler und A. Hofmann

Störungen der neuromuskulären Übertragung können in einem relativ weiten Areal, von den motorischen Endaufzweigungen einerseits, bis zur Muskelfasermembran andererseits entstehen. Die für die Impulsübertragung innerhalb der motorischen Einheit maßgebenden Strukturen sind: terminale Nervenendigungen (Endknöpfe), präsynaptische Membran, Synapsenspalt, postsynaptische Membran sowie die anschließende Muskelfasermembran. Die *motorische Endplatte* (Abb. 10.**56**) hat die Aufgabe, einen Nervenimpuls, d.h. eine präsynaptische Depolarisation, chemisch auf die postsynaptische Muskelfasermembran zu übertragen. Der Übertragungsmechanismus besteht also in einem elektrischen Phänomen, der Depolarisation der prä- und postsynaptischen Membran und in physikochemischen Prozessen, wobei Acetylcholin als Transmitter eine wesentliche Rolle spielt. Es wird in den Endaufzweigungen des Nervs synthetisiert und in der sog. Depotform in submikroskopischen Vesikeln gespeichert. Ständig werden an der präsynaptischen Membran einzelne Quanten Acetylcholin freigesetzt, die durch den Synapsenspalt diffundieren, sich mit dem Rezeptorprotein der post-

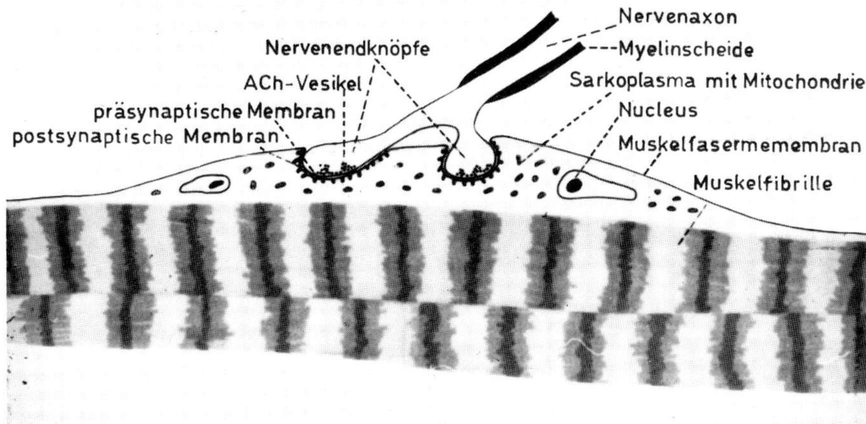

*Abb. 10.***56** Schematische Darstellung einer Endplattenzone (aus *A. Struppler:* Wien. klin. Wschr. 79 [1967] 620)

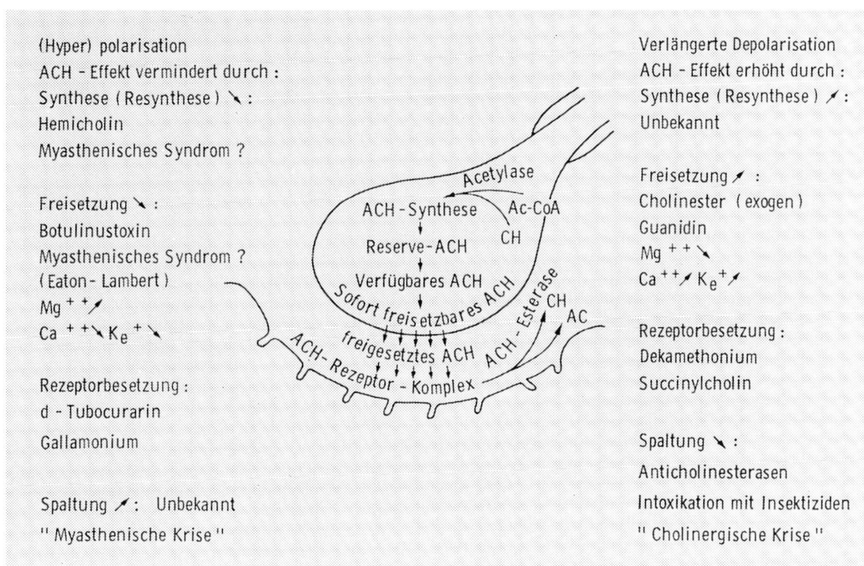

Abb. 10.**57** Physiologie und Pathophysiologie der muskulären Impulsübertragung

synaptischen Membran verbinden und durch Permeabilitätsänderung Miniaturendplattenpotentiale auslösen.

Ein Nervenimpuls setzt eine größere Anzahl von Quanten frei, die bei Überschreiten einer gewissen Menge ein überschwelliges Endplattenpotential und damit ein Muskelaktionspotential erzeugen, das seinerseits eine Kontraktionswelle startet.

Ein *neuromuskulärer Block* kann sowohl präsynaptisch entstehen durch ungenügende Synthese von Acetylcholin, ungenügende Überführung aus den gespeicherten Depots in die freisetzbare Form und durch verminderte Quantengröße als auch postsynaptisch durch Verminderung bzw. Funktionsstörung der Acetylcholinrezeptoren, wodurch Acetylcholin nicht mehr wirksam werden kann. Durch die in der Nähe der postsynaptischen Membran vorhandene Cholinesterase wird das Acetylcholin wieder gespalten. Ist für diese Spaltung nicht genügend Ferment vorhanden, z. B. infolge Hemmung durch Anticholinesterase, dann häuft sich Acetylcholin an, und die Depolarisation wird verlängert (Abb. 10.**57**).

Myasthenia gravis pseudoparalytica

Rasche „Ermüdbarkeit" (Erschöpfbarkeit) und verzögerte Erholungsfähigkeit der Skelettmuskulatur sind die klinischen Charakteristika der Myasthenie. Die Muskelleistung ist zunächst relativ gut, fällt dann aber ungewöhnlich rasch ab, und die *Erholungszeit,* bis z. B. ein Gewicht wieder gehalten werden kann, ist hochgradig *verlängert.* Die Muskelschwäche hängt von der Schwere der Myasthenie und dem Ausmaß der Belastung des

Muskels ab. Die myasthenische Reaktion kommt bei verschiedenen Erkrankungen von Nerv und Muskel als Begleiterscheinung vor; bei der Myasthenia gravis pseudoparalytica ist sie zumindest in den Anfangsstadien der Erkrankung das einzige Symptom.

Pathophysiologie

Die myasthenische Reaktion beruht weder auf einer Funktionsstörung im Nerv noch im kontraktilen System der Muskelfaser, sondern auf einer Störung der *neuromuskulären Impulsübertragung,* da bei repetitivem Reiz des Nervs die elektrische (Elektromyogramm) und mechanische (Dynamogramm) Reaktion des Muskels gleichsinnig abnehmen. In vitro durchgeführte elektrophysiologische Untersuchungen am Interkostalmuskel von Myastheniepatienten zeigten, daß die spontanen Miniaturendplattenpotentiale kleiner sind als normal, bei unveränderter Frequenz (109). Dies wurde mit einem verminderten Acetylcholingehalt der einzelnen Quanten erklärt. Später konnte jedoch gezeigt werden, daß die Menge des präsynaptisch freigesetzten Acetylcholins weitgehend normal (103), jedoch die Ansprechbarkeit der postsynaptischen Membran für Acetylcholin vermindert ist (113). Durch mikroiontophoretische Untersuchungen wurde schließlich eine *verminderte Sensibilität* der motorischen Endplatte für Acetylcholin bewiesen; in guter Korrelation dazu steht die Beobachtung, daß die Zahl der Acetylcholinrezeptoren in der Endplattenregion der myasthenischen Faser gegenüber der gesunden Muskelfaser um bis zu 80% vermindert ist (110). Weitere ultrastrukturelle Untersuchungen erhärteten den Verdacht auf eine primär postsynaptische Störung bei der Myasthenie; die weniger ausgeprägten präsynaptischen Abnormalitäten werden als sekundär-reaktiv angesehen. Ein pathophysiologisches Konzept, das alle klinischen und elektrophysiologischen Phänomene des Krankheitsbildes erklären kann, liegt zur Zeit noch nicht vor.

Ätiologie

Der Verlauf der Myasthenie in Schüben, das gehäufte Auftreten zusammen mit anderen *Autoimmunerkrankungen,* der Nachweis von Thymushyperplasien in ca. 50%, sowie die günstige Beeinflussung des Krankheitsverlaufes durch Thymusentfernung wiesen auf eine Autoimmunerkrankung hin. Bei der Suche nach *Antikörpern* wurden im Serum von Myastheniepatienten zuerst Antikörper gegen quergestreifte Muskulatur gefunden. Nach Einführung des Alphabungarotoxins, eines Schlangengiftes mit spezifischer Affinität zu den Acetylcholinrezeptoren auf der motorischen Endplatte, gelang der Nachweis *blockierender Acetylcholinrezeptorantikörper* (104). Mit einem Präzipitationsradioimmunassay konnten schließlich Acetylcholinrezeptorantikörper gefunden werden (117, 120), die durch Reaktion mit dem Acetylcholinrezeptorprotein zu einer Rezeptordegeneration führen. Einen weiteren Hinweis auf die Immungenese lieferte die Entdeckung, daß Versuchstiere, die mit Acetylcholinrezeptorprotein immunisiert worden waren, an einer experimentell-allergischen Myasthenie erkrankten, deren zweite chronische Phase der menschlichen Myasthenie gleicht (111, 112). Das letzte Glied der Beweiskette einer Autoimmungenese gelang durch die passive Übertragung von IgG von Myastheniepatienten auf gesunde Versuchstiere (124).

Histologie

Histologisch können sich bei der Myasthenia gravis an der Skelettmuskulatur drei verschiedene Veränderungen finden: lymphozytäre Infiltration, Muskelfaseratrophien und eine abnorme kollaterale und subterminale Sprossung motorischer Axone mit pathologischen Endplatten. Berücksichtigt man den phasischen Verlauf der experimentellen Autoimmunmyasthenie, können die histologischen Veränderungen folgendermaßen interpretiert werden: Als Folge der durch den Antikörper hervorgerufenen Rezeptorblockade kann eine Muskelfaseratrophie mit Sensibilisierung der Muskelfasermembran gegenüber Acetylcholin entstehen; diese induziert die Aussprossung terminaler Axone und Bildung neuer Kontaktstellen, die jedoch durch den Rezeptorantikörper teilweise oder gänzlich blockiert werden.

Klinik

Klinisch findet sich initial zunächst meist eine Myasthenie der *Augenmuskeln* sowie der Gesichts-, Schlund- und Kaumuskulatur; es kommt zur ein- oder beidseitigen Ptose, zu Doppelbildern mit variabler Beteiligung der einzelnen Augenmuskeln, zu einer Facies myopathica infolge Erschlaffens der Gesichtsmuskulatur; Kauen und Schlucken verschlechtern sich z.B. während einer längeren Mahlzeit. Infolge mangelnder Abdichtung des Nasen-Rachen-Raumes wird die Stimme näselnd, die Artikulation kloßig und unbeholfen. Bei stärkerer Ausprägung kann es zum Verschlucken (Aspirationspneumonie!) und zu Atemstörungen kommen. Häufig werden auch die Extremitäten und der Rumpf mit einbezogen; dann wird der Gang nach längerem Gehen watschelnd, das Treppensteigen unmöglich. Gleichgültig, welche Muskeln betroffen sind: zunehmende Belastung verstärkt die Adynamie; nach Ruhepausen kann sich wieder eine normale Muskelfunktion einstellen. So treten die myasthenischen Symptome häufig während des Tages immer stärker in Erscheinung. Die Entwicklung des Krankheitsbildes erfolgt oft schubweise in Form von Exazerbationen

und Remissionen, wobei neue Muskelgruppen bis zur Generalisation betroffen werden können.
Bei der **myasthenischen Krise,** der generalisierten Muskelschwäche, besteht infolge der Myasthenie der Interkostal- und Zwerchfellmuskulatur die Gefahr der Ateminsuffizienz, infolge der Myasthenie der Schlundmuskulatur die Gefahr des Verschluckens mit akutem Ersticken oder Aspirationspneumonie.

Manifestationen der Myasthenie

Neonatale transitorische Myasthenie

Bei Kindern myasthenischer Mütter kann eine neonatale transitorische Myasthenie auftreten. Die Säuglinge fallen durch ihre Schluck- und Saugschwäche auf; das Gesicht ist maskenartig; sie bewegen die Extremitäten nur träge („floppy-infant") und schreien kaum. Durch Beteiligung der Atemmuskulatur kann es schnell zu asphyktischen Zuständen kommen. Die Kinder sind bis zu 90 Tagen gefährdet. Diese transitorische Myasthenie wird durch das Überdauern des von der Mutter übertragenen Immunglobulins hervorgerufen.

Kongenitale persistierende Myasthenie

Sie läßt sich oft erst im Alter von 4–5 Jahren erkennen, nicht selten durch dramatisch verlaufende myasthenische Krisen. Ptose und Ophthaloplegie stehen im Vordergrund; daneben werden symmetrische Muskelhypotonie und generalisierte Bewegungsarmut beobachtet. Die Symptome im Säuglingsalter sind diskret, lassen sich aber retrospektiv oft bis in die Neugeborenenperiode verfolgen. Die einmal aufgetretene Symptomatik persistiert; schubförmige Verläufe sind selten. Die Mütter leiden nicht an Myasthenia gravis, häufig aber besteht eine familiäre Belastung bezüglich ähnlicher Krankheitsbilder. Acetylcholinrezeptorantikörper finden sich bei diesen Patienten selten (122). Es scheint sich dabei um einen genetisch fixierten Defekt der neuromuskulären Übertragung zu handeln.

Infantile oder juvenile Myasthenie

Diese häufigste Form im Kindesalter beginnt zwischen dem 1. und 16. und meist nach dem 10. Lebensjahr und ist in Ausprägung und Verlauf der Myasthenica gravis im Erwachsenenalter ähnlich. Bei der Mehrzahl dieser Patienten sind Acetylcholinrezeptorantikörper nachweisbar; dies wird als Hinweis auf eine früh erworbene Autoimmunkrankheit gewertet.

Myasthenia gravis

Der Gipfel des Krankheitsbeginns liegt im mittleren Lebensalter. Etwa zwei Drittel der weiblichen Patienten erkranken vor dem 40. Lebensjahr, zwei Drittel der männlichen danach; ca. 55% der Myasthenia gravis des Präseniums und des Seniums beginnen als rein okuläre Formen mit einer sehr guten Prognose, wenn nicht in den ersten 2 Krankheitsjahren eine Generalisierung der Myasthenie stattfindet. Insgesamt sind 60% der Myastheniepatienten Frauen, 40% Männer.
Der **Einfluß der Schwangerschaft** auf die Myasthenia gravis ist nicht völlig *regellos*. Verschlechterungen treten vorwiegend im 1. Trimenon auf, Besserungen meist erst ab dem 2. Trimenon und nehmen im weiteren Verlauf zu. Gelegentlich kann es unmittelbar vor der Entbindung zu einer Verschlechterung kommen. Leider läßt sich nie voraussagen, wie sich eine Schwangerschaft auf die Myasthenia gravis auswirkt. Die postpartale Phase scheint mit der größten Gefahr einer Exazerbation verbunden zu sein. Hier dominieren eindeutig Verschlechterungen gegenüber Besserungen. Für die Auslösung einer Myasthenia gravis spielt die Schwangerschaft wahrscheinlich keine wesentliche Rolle.
Als **Begleitkrankheiten** der Myasthenia gravis gelten: rheumatoide Arthritis, Lupus erythematodes, Pemphigus, Colitis ulcerosa, multiple Sklerose, Schilddrüsenleiden, Anämien, zerebrale Krampfanfälle und Neoplasien. Verschiedene Untersuchungsreihen erbrachten unterschiedliche Ergebnisse darüber, wie oft die einzelnen Erkrankungen gemeinsam mit der Myasthenie auftreten; für viele konnte ein zufälliges Zusammentreffen statistisch signifikant nicht ausgeschlossen werden. Die Prozentzahlen zur Häufigkeit einer bestimmten Begleiterkrankung differieren bei verschiedenen Autoren bis zu einer Zehnerpotenz. Diese gravierenden Unterschiede beruhen auf mehreren Faktoren: Von nicht speziell interessierten Untersuchern wurden Begleitkrankheiten übersehen; bei genauer Kenntnis der Zusammenhänge wurden sie oft überbewertet; es gab kein standardisiertes Vorgehen bei den labortechnischen Untersuchungen; die Begleitkrankheiten waren oft nicht klar umrissen, und die erhobenen Befunde wurden unterschiedlich interpretiert. Lange Verlaufsbeobachtungen, evtl. bis ins hohe Alter, deckten eine größere Zahl von Begleitkrankheiten auf (115).
Zusammenhänge zwischen **Thymuserkrankungen** und Auftreten bzw. Verlauf einer Myasthenia gravis wurden vielfach beobachtet. Bei 30% autoptisch untersuchter Myastheniker fand sich ein Thymom. 10–30% aller Thymomträger erkranken an einer Myasthenie. Eine Myasthenia gravis kann auch erst nach einer operativen Thymomentfernung auftreten. Wenn die Myasthenia gravis als Postthymektomiesyndrom auftritt, ist dies meist in den ersten 2 Jahren der Fall, vereinzelt aber auch erst nach 10 und mehr Jahren. Wir konnten eine Myasthenia gravis beobachten, die

nach Entfernung eines Teratoms des Perikards auftrat und sich nach einigen Monaten spontan zurückbildete; die Patientin ist jetzt seit ca. 30 Jahren beschwerdefrei.

Diagnostik

Bereits **klinisch** läßt sich häufig während tonischer Innervation bzw. repetitiver Bewegungen das Nachlassen der Kontraktionsgröße feststellen. Dies zeigt sich sehr früh beim Auftreten von *Doppelbildern* im Laufe einer konstanten Zielfixierung mit beiden Augen. Die häufige und frühe Affektion der Augenmuskeln scheint auf die morphologischen und physiologischen Besonderheiten, durch welche sie sich von den übrigen Skelettmuskeln unterscheiden, hinzuweisen. Die Myasthenia gravis wird hier leichter klinisch manifest, da die Belastung des neuromuskulären Überganges durch die hohe Innervationsrate größer und deshalb der Sicherheitsfaktor für die überschwellige Endplattendepolarisation kleiner ist. Da eine starke Ruheinnervation im Wachzustand auch schon in Primärstellung der Augen besteht, sind die Augenmuskeln praktisch niemals entspannt. Der Unterschied von Gebrauchs- und Höchstleistung ist im Gegensatz zu den Skelettmuskeln geringer. Hier läßt sich Myasthenia gravis z. B. durch das Nachlassen der Faustkontraktion während des Öffnens und Schließens der Finger oder im Armvorhalteversuch nachweisen. Charakteristischerweise wird dieses durch Muskeltätigkeit hervorgerufene Defizit durch eine längere Ruhepause wieder kompensiert.

Tensilon- und Prostigmintest (Abb. 10.**58**)

Durch Gabe von Prostigmin (Neostigmin) oder Tensilon (Edrophonium-Bromid) kann
1. die Verdachtsdiagnose Myasthenia gravis erhärtet bzw. bestätigt werden und
2. bei einem mit Anticholinesterasen vorbehandelten Myastheniker eine myasthenische von einer cholinergischen Krise differenziert werden.

Tensilon wird langsam i.v. zunächst bis 0,5 ml (= 5 mg) injiziert; wird hierdurch die Myasthenia gravis nicht eindeutig verschlechtert, können zur besseren Beurteilung weitere 0,5 ml verabreicht werden. Die Besserung der Muskelkraft beginnt ca. ½ Min. post injectionem. Der Tensiloneffekt läßt sich am besten an den Augenmuskeln (Abb. 10.**58**), am Gaumensegel, während des Kauens oder Vorhaltens der Arme beobachten. Unter Tensilon läßt sich die Myasthenia gravis gut objektivieren; auf weitere pharmakologische Tests, sog. Belastungstests mit *Chinin* oder ggf. Curare, kann heute verzichtet werden, da Elektrodiagnostik und immunologische Verfahren bessere und sichere Aussagen erlauben.

Klassische Elektrodiagnostik:

Führt die klinische Beobachtung des Tensiloneffektes nicht zum Ziel, so läßt sich eine akut einsetzende periphere Lähmung durch eine einfache elektrische Erregbarkeitsprüfung differenzieren. Wie die Tab. 10.**2** zeigt, genügt hierzu ein einfaches Stimulationsgerät und eine Ampulle Tensilon. Die Prüfung der indirekten und direkten Erregbarkeit des Muskels nach repetitivem Reiz mit

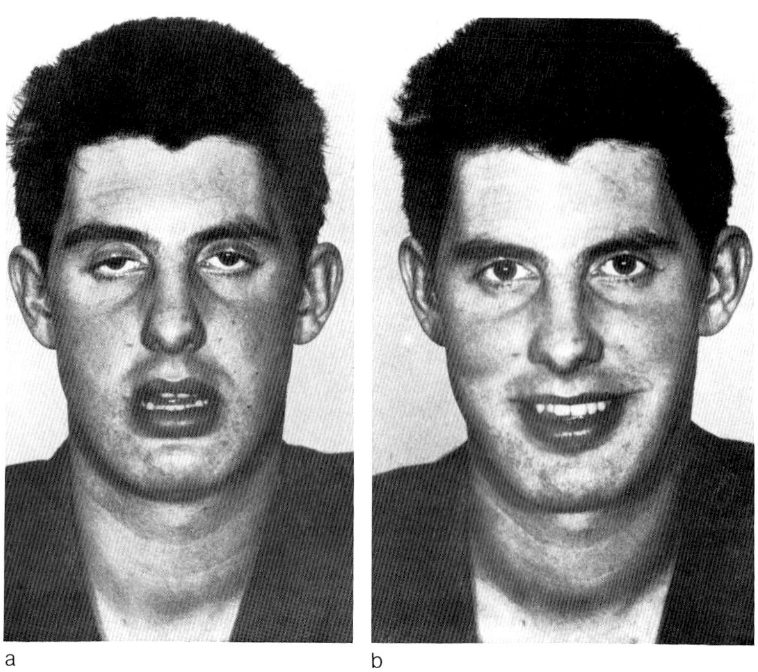

a b

Abb. 10.**58** a u. b Jugendliche Myasthenie: a) unbehandelt, b) nach 5 mg Tensilon i. v. (aus *R. Beckmann:* Myopathien. Thieme, Stuttgart 1965)

Tabelle 10.**2** Schema zur Differenzierung rasch einsetzender, peripher bedingter Lähmungen mittels eines einfachen Reizgerätes

	Myositis	Kalium-Stoffwechselstörung	Syndrom myasthen.	cholinerg.	Polyneuroradikulopathie
Muskel schwäche	meist diffus Muskelschmerz	bevorzugt Extremitäten	bevorzugt „bulbäre“ Symptome rasche Erschöpfbarkeit		sensible Ausfälle
elektrische Erregbarkeit	direkt ↓	direkt ↓ EKG!	myasthen. ?	cholinerg.	indirekte ↓ direkt normal funktioneller Leitungsblock
Tensilontest	Ø (+)	Ø	↑	↓	Ø

Tensilon läßt einen neuromuskulären Block verifizieren; bei einer Kaliumlähmung ist der Muskel weder indirekt noch direkt erregbar; zusätzlich kann das EKG entsprechende Veränderungen aufweisen.

Stimulations-EMG:
Beim sog. *HM-Test* (Harvey-Masland) wird das Summenpotential nach repetitiver supramaximaler Nervenstimulation registriert. Dabei wird der Amplitudenabfall des 5. Potentials gegenüber dem 1. Potential bestimmt und in Prozent ausgedrückt. Ein Abfall von über 15% gilt als pathologisches Dekrement. Wird Tensilon gegeben, muß das *Dekrement,* zumindest teilweise, verschwinden (Abb. 10.**59**). Am einfachsten ist der Test an der Hand mit Ableitung vom Abduktor V. Hier erfolgt die Stimulation am N. ulnaris in Höhe des Handgelenks mittels Oberflächenelektroden. Da sich die Myasthenia gravis im allgemeinen an den proximalen Haltemuskeln manifestiert, hat sich die Ableitung aus dem M. deltoideus während Oberflächenstimulation des N. axillaris besser als die Ableitung aus den kleinen Handmuskeln bewährt. Besonders bei der Myasthenia gravis der Gesichtsmuskulatur kann die Ableitung des M. frontalis nach Stimulation des Fazialisstirnastes eine Myasthenia-gravis-Reaktion erkennen lassen. Wichtig ist dabei die Abschirmung des Reizeinbruchs, da die Stimulationselektrode relativ nahe am abgeleiteten Muskel liegt. Stimuliert wird im allgemeinen mit Oberflächenelektroden; bei ungenauem Ausfall sollte der HM-Test im Anschluß an eine 1 Min. lange isometrische Kontraktion des getesteten Muskels wiederholt werden.

Die **Registrierung** der Parameter **einer einzelnen motorischen Einheit** während gleichmäßiger Willkürkontraktion („Delay line“) läßt auch ohne Stimulation einen Faserausfall durch Block einzelner Muskelfasern innerhalb des Verbandes einer motorischen Einheit erkennen. Bei einer Myasthenia gravis werden Dauer und Amplitude des Einheitspotentials durch Faserausfall vermindert, entsprechend der raschen Abnahme der Muskelkraft.

Das **Einzelfaser-EMG** läßt eine myasthenische Reaktion auch innerhalb einzelner Muskelfasern erkennen, wenn die Latenz der neuromuskulären Übertragung verlängert ist (sog. Jitter) oder evtl. einzelne Muskelfasern ausfallen. Besteht Verdacht auf Myasthenia gravis im Levatorbereich, dann genügt oft eine Ableitung mittels Nadelelektrode während Tensilonapplikation.

Aus dem oben beschriebenen Nachweis einer Autoimmungenese der Myasthenia gravis ergeben sich für die Diagnostik folgende Möglichkeiten:

Der Nachweis von **Antikörpern gegen das Acetylcholinrezeptorprotein** und der **passive Transfer der Myasthenia gravis** auf die Maus, der allerdings weniger für die klinische Diagnostik, sondern mehr für die Forschung geeignet ist. Während es sich beim passiven Transfer um einen rein qualitativen Test handelt, läßt die wiederholte Messung der Acetylcholinantikörpertiter auch Rückschlüsse auf den Krankheitsverlauf und den Therapieerfolg zu. Es gibt keine allgemeingültige Korrelation zur Dauer und zum Schweregrad der Myasthenia gravis sowie zum Geschlecht und zum Alter der Patienten; intraindividuell dagegen korrelieren die Antikörperkonzentrationen mit dem klinischen Verlauf statistisch hoch signifikant. Dabei hat es sich als günstig erwiesen, im Rahmen einer standardisierten klinischen Untersuchung die Belastbarkeit der verschiedenen Muskelgruppen des Körpers quantitativ zu erfassen und in einer Skala von 0–3 zu gewichten (106). Die Summe der Gewichtszahlen wird durch die Anzahl der untersuchten Parameter geteilt und ergibt einen quantitativen Score-Wert zwi-

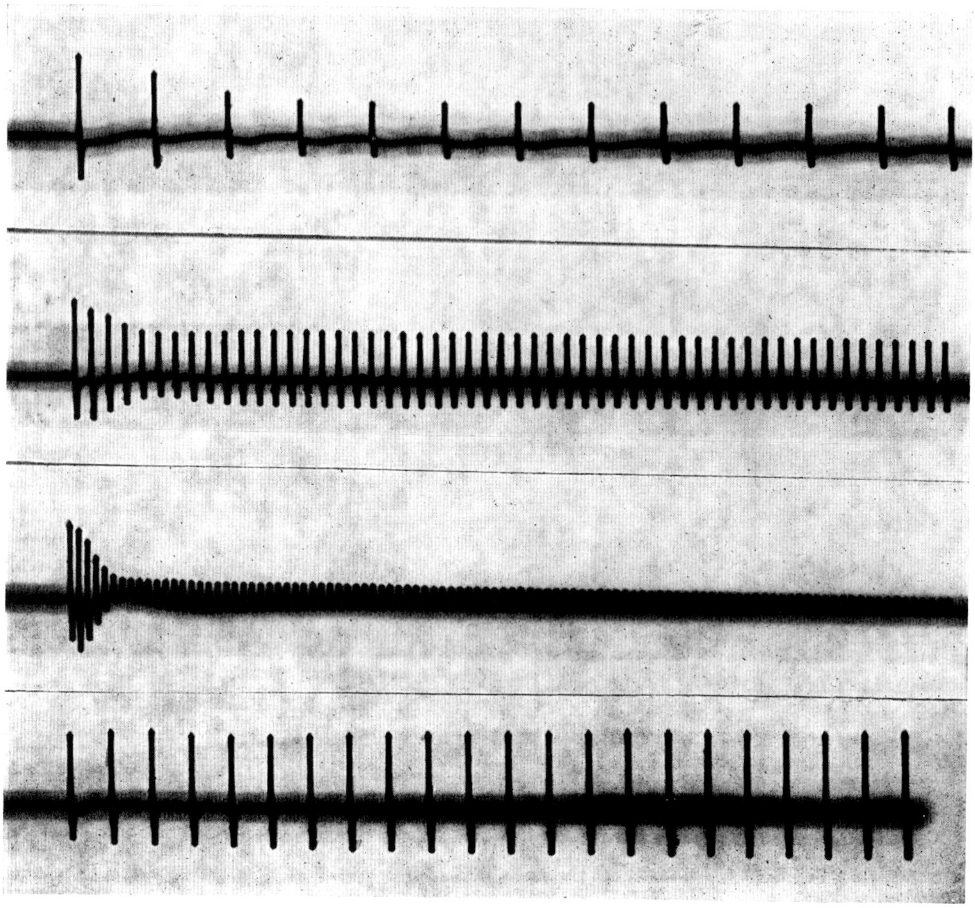

Abb. 10.**59** Myasthenische Reaktion bei verschiedenen Reizfrequenzen. Nach Tensilon i. v. ist der neuromuskuläre Block kompensiert (Zeile 4)

schen 0 (symptomfrei) bis 3 (vollständige Paralyse der quergestreiften Muskulatur).

Therapie

Die Therapie ist symptomatisch und immunsuppressiv. Bei nur *lokalisierter* Myasthenia gravis, besonders im Augenbereich, genügt meist eine *symptomatische* Therapie durch Kompensation des neuromuskulären Blocks mit Anticholinesterasen.

Durch Überdosierung kann eine *cholinerge Krise* verursacht werden, die von der myasthenischen Krise abgegrenzt werden muß (Tab. 11.**3**). Alle Patienten mit generalisierter Myasthenia gravis werden heute *immunsuppressiv,* d.h. mit Kortikosteroiden und Azathioprin behandelt, um eine permanente Hemmung auf die Antirezeptorenproteine auszuüben. Krisenhafte Verläufe ohne Ansprechen auf steigende Cholinesterasehemmdosis und Steroide können durch Plasmaaustausch unter gleichzeitiger Fortführung der immunsuppressiven Therapie behandelt werden (108).

Differentialdiagnose der Myasthenie gegenüber klinisch ähnlichen Syndromen

Da die Myasthenia gravis durch eine belastungsabhängige Adynamie gekennzeichnet ist, die im allgemeinen rezidivierend-remittierend auftritt, stehen alle Funktionsstörungen der peripheren und zentralen Motorik zur Diskussion, die eine ähnliche Symptomatik hervorrufen.

Die **Polymyositis** geht häufig mit einer belastungsabhängigen zunehmenden Muskelschwäche einher, doch besteht hier die Muskelschwäche schon vor Belastung und wird nach Ruhepausen nicht wesentlich gebessert. Hier finden sich die Zeichen einer entzündlichen Muskelerkrankung mit Schwellung und Schmerzhaftigkeit der Skelettmuskulatur, erhöhter BKS, erhöhten Serumfermenten, immunologischen Reaktionen gegen Skelettmuskulatur. Da das Membranpotential vermindert ist, findet sich im EMG der betreffenden Muskeln eine hochgradige Spontanaktivität in Ruhe, bei Kontraktion ein Myopathiebild. Die Histologie zeigt einen variablen Durchmesser der Muskelfasern, in über 50% Fasernekrosen und

Tabelle 10.3 Wichtigste Unterscheidungsmerkmale zwischen myasthenischer und cholinergischer Krise

Myasthenische Krise	Cholinergische Krise
Klinik: meist langsam zunehmende Adynamie Acethylcholineffekt vermindert (partiell blockiert)	manchmal sehr rasch eintretende Adynamie zuviel Acethylcholin a) muskarinartige Nebenwirkungen: Miosis, Akkommodationskrampf, Tränen-, Speichelfluß, abdominelle Reizsymptome b) nikotinartige Nebenwirkungen: Muskelfaszikulieren, Schwäche c) zentrale Nebenwirkungen: Verwirrtheit, Ataxie
Tensilontest: Muskelkraft ↑	Muskelkraft ↓ Nebenwirkungen ↑
Therapie: Cholesterinasehemmer ↑	Cholesterinasehemmer ↓ Atropin

Zellinfiltration. Der Tensilontest ist hier negativ; die Stimulationsmyographie läßt keine myasthenische Reaktion erkennen. Allerdings kommt es im Verlauf einer Polymyositis, besonders in den Anfangsstadien, häufig zu leichten myasthenischen Reaktionen, die nach einiger Zeit spontan abklingen. Für diese Zeit besteht dann ein positiver Tensiloneffekt.

Bei der **okulären Myositis** finden sich neben Ptosis und Paresen der äußeren Augenmuskeln oft eine Schwellung im Orbitabereich und eine Druckschmerzhaftigkeit des Bulbus. Hier sind im Gegensatz zur Polymyositis die entzündlichen Zeichen nur sehr diskret und die Serumfermente oft nicht erhöht, da nur wenig Muskulatur des Körpers betroffen ist. Während bei der Myasthenia gravis durch Ableitung aus dem Levator palpebrae nach Tensilon eine hochgradige Rekrutierung nachzuweisen ist, bleibt bei der okulären Myositis Tensilon ohne deutlichen Effekt.

Die **episodischen Adynamien** sind charakterisiert durch eine anfallsweise auftretende, von Belastung unabhängige Muskelschwäche, die sich auch in Ruhe nicht zurückbildet und oft viele Stunden anhält. Im Gegensatz zur Myasthenia gravis entwickelt sie sich aus voller Gesundheit, d.h. unversehrter Muskelkraft, heraus innerhalb von Minuten oder Stunden mit generalisierter Verteilung, verbunden mit zunehmendem Reflexverlust, manchmal mit leichten Sensibilitätsstörungen. Die Skelettmuskelfaser ist weder willkürlich noch durch Nervenstimulation erregbar. Zugrunde liegen episodisch auftretende Elektrolytstoffwechselstörungen, meist hereditär, d.h. familiär gekoppelt, selten exogen, etwa bei Nierenfunktionsstörungen oder Resorptions- bzw. Ausscheidungsstörungen.

Zum Beispiel gehen bei der *Adynamia episodica Gamstorp,* einer familiär gebundenen episodischen Lähmung, die Anfälle von Schwäche vom Beckengürtel aus und befallen in Minuten oder Stunden Rumpf, Schultergürtel, Hals und dann erst die distalen Muskelgruppen der Gliedmaßen, in schweren Fällen auch die Atem-, Kau- und Gesichtsmuskulatur. Zungen-, Pharynx-, Larynx- und Augenmuskeln bleiben in der Regel frei. Diese Anfälle können mit Hypokaliämie, Hyperkaliämie und Normokaliämie einhergehen.

Bei der *Hypokaliämie* ist – im Gegensatz zur Myasthenia gravis – die Extremitätenmuskulatur geschwächt einschließlich der Eigen- und Fremdreflexe. Es kann bis zur vollständigen Extremitätenlähmung kommen; manchmal ist die Atemmuskulatur mitbeteiligt (Fischmaulatmung). Die Zunahme des Membranpotentials betrifft nicht nur die Skelettmuskulatur, sondern auch den Herzmuskel und die glatte Muskulatur, so daß es zu kardivaskulären Störungen und Magen-Darm-Störungen kommen kann.

Bei der *hyperkaliämischen Muskellähmung* sind während der Entwicklung des Depolarisationsblocks die Reflexe anfangs lebhaft und gesteigert, später mit zunehmender Parese jedoch erloschen. Dominierend sind hier die Störungen des kardiovaskulären Systems. Für die Diagnose entscheidend sind die Bestimmung des Kaliums sowie das EKG. Der einfache Stimulationstest kann schnell den Block aufdecken; im EMG des entspannten Muskels findet sich eine starke Spontanaktivität (Fibrillieren) als Ausdruck der Depolarisation der Muskelfaser.

Bei der *Hyperkalzämie* ist die Muskelschwäche mit psychischen Symptomen wie Müdigkeit, Verwirrtheit, Apathie und ggf. Koma verbunden.

Bei einem *Natriummangel,* z.B. bei einer hypertonen Dehydratation oder bei hypotoner Hyperhydratation, kommt es ebenfalls zu einer Adynamie.

Die Adynamie des **Morbus Addison** ist durch eine Störung des Kohlehydratstoffwechsels sowie durch Elektrolytentgleisung infolge Versiegens der Aldosteronproduktion hervorgerufen. Beim Morbus Addison wird in ca. 90% der Fälle Muskelschwäche beobachtet.

Neuropathien im Hirnnervenbereich, vor allen Dingen der kaudalen Gruppe, besonders von IX, X und XII, können bulbäre Paresen hervorrufen und eine Myasthenia gravis vortäuschen. Dies um so mehr, als hier Sensibilitätsstörungen nicht nachweisbar sind, wie z.B. bei anderen Polyneuropathien.

Auch bei Lähmungen der Augennerven ist eine Myasthenia gravis zu erwägen, wenn die Parese nicht alle zugehörigen Muskeln einbezieht.

Bei einer **Porphyrie** kann sich einmal relativ rasch ein Leitungsblock im Sinne einer Polyneuropathie entwickeln, mit entsprechender Adynamie bzw. motorischer Parese. Entsprechend dem Befall des gemischten Nervs werden hier allerdings gleichzeitig eine Sensibilitätsminderung und ein Reflexverlust beobachtet.
Führt eine **Polyneuroradikulopathie** zu einer relativ akut auftretenden Muskelschwäche, so hilft auch hier differentialdiagnostisch die genaue Untersuchung der Sensibilität und des Reflexverhaltens weiter.
Auch bei der akut einsetzenden motorischen Parese bei einer **nukleären Affektion,** z. B. der Poliomyelitis, fehlen wie bei der Myasthenia gravis Sensibilitätsstörungen; hier findet sich neben der Lähmung sofort ein Reflexverlust. Die Lähmung ist konstant, d. h., sie bessert sich nicht nach Ruhepausen.
Paresen der Schlund- und Kaumuskulatur, z. B. bei der **Bulbärparalyse,** sind durch nukleäre Atrophien, Faszikulieren und Reflexverlust gekennzeichnet.
Entsprechende Paresen bei der **Pseudobulbärparalyse** sind mit Steigerung des Masseterreflexes und Reflexenthemmung im perioralen Bereich charakterisiert.
Eine transitorische **vertebrobasiläre Insuffizienz** mit flüchtiger Ischämie im Hirnstamm und Kleinhirnbereich kann durch Doppelbilder, Schluckstörung und Hypotonie eine Myasthenia gravis vortäuschen. Hier besteht zwangsläufig keine Kompensationsfähigkeit durch Tensilon; die Beschwerden sind lageabhängig, d. h., sie werden durch Dorsalflexion des Kopfes verstärkt und können mit Besserung der Durchblutungsgrößen kompensiert werden.
Auch **Tumoren** der **hinteren Schädelgrube** können, je nach Schwellungsgrad, bulbäre bzw. pseudobulbäre Symptome wechselnder Intensität hervorrufen, die zunächst den Verdacht auf eine Myasthenia gravis erwecken. Hier finden sich bei eingehender Untersuchung die Zeichen der zerebellären bzw. vestibulären Störung. Kann in diesen Fällen eine Myasthenia gravis nicht sofort mit Sicherheit verifiziert werden (Tensilon und EMG etc.), dann wird eine neuroradiologische Diagnostik (CT, evtl. Vertebralisangiographie) notwendig.
Bei akutem Auftreten von einseitigen Augenmuskelstörungen oder einer Ptosis ist an **basale Gefäßmißbildungen,** bei subakutem Auftreten an basale Tumoren der mittleren Schädelgrube zu denken. Auch eine Lues cerebri ist bei einer derartigen Symptomatik zu erwägen.

Weitere neuromuskuläre Übertragungsstörungen

Eaton-Lambert-Syndrom

Es ist eine besondere Form des neuromuskulären Blocks und kommt bei **Malignomen,** vorwiegend beim kleinzelligen Bronchialkarzinom, vor. Erstes und führendes Symptom ist wie bei der Myasthenia gravis die Muskelschwäche, hier aber vorwiegend im Bereich der proximalen Extremitätenmuskulatur, besonders an den Beinen, während die äußeren Augenmuskeln sowie die Zungen-Schlund-Muskulatur meist frei sind. In den betroffenen Muskeln können Schmerzen auftreten; sie führen dann leicht zur Fehldiagnose Myopathie. Kräftige Innervation bessert zunächst flüchtig die Adynamien; dann folgt eine hochgradige Erschöpfung. Die Muskeleigenreflexe sind abgeschwächt oder fehlen. Oft wird über eine Trockenheit im Mund geklagt. Klinisch ist die Differenzierung gegenüber einer Myasthenia gravis in vielen Fällen nicht möglich; dagegen zeigen sich im EMG (Abb. 10.**60**) die typischen Unterschiede: Während repetitiver Stimulation sind die ersten Antworten sehr klein, die *posttetanische Potenzierung* nach Stimulation bzw. einer Willkürkontraktion dagegen sehr stark, bevor es zu einem neuromuskulären Block kommt; es muß also eine Störung in der Acetylcholinfreisetzung angenommen werden.
Therapeutisch ergibt sich daraus die Konsequenz der Behandlung mit Guanidin. Das Eaton-Lambert-Syndrom darf man wohl als eine myasthenische Reaktion im Rahmen einer Neuromyopathie

Abb. 10.**60** EMG bei Eaton-Lambert-Syndrom. Man beachte die deutliche tetanische Potenzierung im Beginn einer repetitiven Stimulation mit 50 bzw. 100 Hz

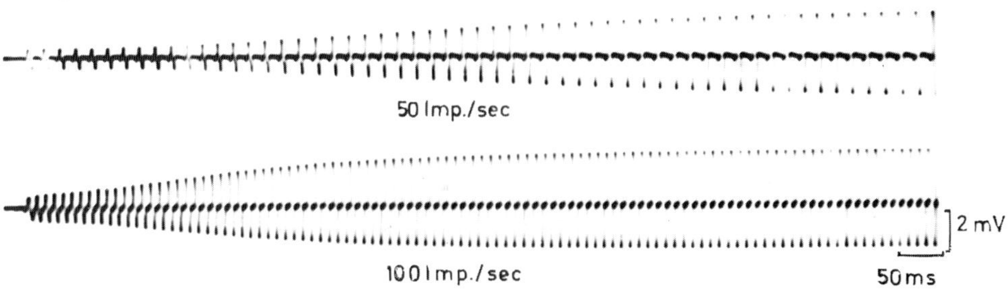

bei Malignom ansehen. Bei älteren Patienten, speziell bei Männern über 60 Jahre mit Muskelschwäche und einem derartigen EMG, sollte grundsätzlich nach einem Malignom im Lungen-Bronchial-Bereich gefahndet werden, da hierbei meist noch im klinisch-latenten, nicht röntgenmanifesten Stadium als erstes Symptom eine Muskelschwäche mit dem oben beschriebenen Verlauf auftreten kann.

Botulismus

Hier liegt eine toxische Störung der neuromuskulären Übertragung vor; durch sporenbildende, anaerobe Mikroben (Clostridium botulinum) wird die Erkrankung hervorgerufen. Entsprechend den antigenen Eigenschaften der von den vegetativen Formen der Mikroben produzierten *Toxine* unterscheidet man 6 Typen, die man mit A, B, C, D, E und F kennzeichnet. Die Infektion erfolgt hauptsächlich auf *alimentärem* Weg nach Genuß von anaerob infizierten Nahrungsmitteln. Botulismus ist eine Toxoinfektion, d.h., es kommt zu einer Vermehrung von Clostridien und zur Erzeugung des Toxins im menschlichen Organismus.

Der pathophysiologische Mechanismus des Botulinustoxins konnte bisher nicht endgültig aufgeklärt werden. Nachgewiesen ist lediglich ein *präsynaptischer Block* der Acetylcholinfreisetzung im Bereich der neuromuskulären Endplatte und der Synapsen des autonomen Nervensystems; diskutiert wird eine Hemmung der Acetylcholinfreisetzung aus den präsynaptischen Bläschen. Durch das Botulinustoxin wird die Muskelfaser vom zugehörigen Nerv funktionell getrennt. Dadurch steigt die Empfindlichkeit der Muskelfasermembran gegenüber Acetylcholin; es kommt zu Fibrillieren und im weiteren Verlauf zur Muskelfaseratrophie (114). Die Typen B und E des Toxins scheinen eine besonders hohe Affinität zu den Synapsen des autonomen Nervensystems, Typ A zur motorischen Endplatte zu haben. Die in Mitteleuropa auftretenden Botulismuserkrankungen werden nach heutigen Erkenntnissen vorwiegend vom Typ B hervorgerufen (105). Mit einer Latenz von wenigen Stunden bis zu 2 Tagen treten Bauchschmerzen, Erbrechen und Durchfall auf. Die inneren und äußeren Augenmuskeln können paretisch oder sogar paralytisch werden; dies äußert sich in Akkommodationsstörungen, Strabismus mit Doppelbildern und Ptosis sowie gelegentlich paralytischer Mydriasis. Es tritt eine Schwäche der kranialen Muskulatur auf, häufig betont im Zungen-Schlund-Bereich mit entsprechender Schluckstörung, die jedoch auch allein Folge der ausgeprägten Schleimhauttrockenheit mit zähflüssigem Speichel sein kann. Bei schweren Vergiftungen kommt es zur Interkostalmuskelparese und zu einer meist proximal betonten Parese der Extremitätenmuskulatur, je nach Ausprägung mit Fehlen der Eigenreflexe. In dieser Phase der Erkrankung treten auch häufig orthostatische Kreislaufzirkulationsstörungen sowie Schwindel und Kopfschmerzen auf. Nach ca. 4–6 Tagen klingt die Diarrhö ab, und es entwickelt sich eine ausgeprägte Obstipation, selten auch eine Harnverhaltung. Unter Therapie oder bei leichtem Befall spontan bilden sich die Symptome innerhalb von Tagen bis Wochen weitgehend zurück, Mundtrockenheit, Visusstörungen und Obstipation können in Einzelfällen mehrere Monate anhalten. Bei schweren Vergiftungen droht ohne ausreichende Therapie Tod durch Atemstillstand.

Im EMG ist das durch einen einzelnen supramaximalen Nervenreiz ausgelöste Muskelaktionspotential vermindert; hochfrequente Serienreize führen dagegen zu einer posttetanischen Potenzierung, die sich nach ca. 1 Min. wieder zurückbildet. Diese Veränderungen sind nur auf dem Höhepunkt der Erkrankung nachweisbar und nur an Muskeln, die klinisch eine deutliche Schwäche zeigen. Im entspannten Muskel findet sich häufig eine hochgradige Spontanaktivität im Sinne von Fibrillieren.

Die Therapie besteht in frühzeitiger Gabe von Botulismusantitoxin, Überwachung von Kreislauf und Atmung, Entfernung des Giftes aus dem Kreislauf und dem Versuch, mit Guanidin die Acetylcholinfreisetzung zu bessern.

Differentialdiagnostisch sind im wesentlichen eine Atropinvergiftung und eine Diphtherie auszuschließen. Bei der Atropinvergiftung stehen die Rötung des Gesichts, Tachykardie und psychomotorische Unruhe mit deliranten Zuständen im Vordergrund. Bei der Diphtherie kommt es nicht zu Paresen der Augenmuskulatur; es treten also auch keine Doppelbilder oder Akkommodationsstörungen auf.

Zeckenlähmung

Bei der Zeckenlähmung handelt es sich um eine *aufsteigende, schlaffe* Lähmung, die durch den Biß von Zecken verschiedener Gattungen, wie sie vorwiegend in den Vereinigten Staaten, Australien und Südafrika vorkommen, herbeigeführt wird und bei totaler Entfernung des festgesaugten Tieres wieder verschwindet. Diese Lähmung wird im angelsächsischen Schrifttum als „Tick paralysis" beschrieben und darf nicht mit der bei uns verbreiteten Viruserkrankung verwechselt werden, die sich als Neuroradikulo-Meningomyelitis bzw. -enzephalitis manifestieren kann. Bei der Zeckenlähmung wird von den Speicheldrüsen der festgesaugten weiblichen Tiere ständig ein bisher noch nicht identifiziertes Neurotoxin sezerniert und gelangt in den Kreislauf des Befallenen. Es entsteht ein neuromuskulärer Block; die Störung scheint in der Acetylcholinfreisetzung zu liegen.

Der Biß der Zecke wird meistens nicht bemerkt, weil diese einen anästhesierenden Stoff in ihrem Speichel enthält. Nach 1–2 Tagen entwickeln sich schlaffe Lähmungen, zuerst an den unteren, im weiteren Verlauf auch an den oberen Extremitäten und am Stamm, schließlich auch im Bereich der Zungen-Schlund-Muskulatur. In schweren Fällen kann bereits wenige Tage nach Krankheitsbeginn durch Atemmuskellähmung der Tod eintreten.

Weitere **tierische Neurotoxine,** welche die neuromuskuläre Übertragung hemmen, werden von bestimmten, bei uns nicht heimischen Schlangen-, Fisch- und Froscharten gebildet (118). Das Gift dient der Verteidigung und gelangt durch Hautkontakt oder Biß in den menschlichen Organismus. Diese Neurotoxine können prä- und/oder postsynaptisch angreifen; das Gift von Kobra und Klapperschlange z. B. verbindet sich mit den postsynaptischen Acetylcholinrezeptoren und verhindert damit die Depolarisation (s. auch α-Bungarotoxin S. 10.62).

Cholinergische Lähmungen durch Anticholinesterasen

Das E 605 (Parathion) gehört in die Gruppe der *Alkylphosphate* mit insektizider Wirkung. Es hemmt wie andere Alkylphosphate die Cholinesterase; Acetylcholin wird nicht mehr gespalten (123). Dies führt zum Acetylcholinüberschuß an der neuromuskulären Übertragungsstelle sowie an den autonomen und zentralen cholinergen Synapsen. Werden größere Mengen eingenommen, so macht sich die Vergiftung schon nach wenigen Minuten bemerkbar: Akkommodationsstörungen, Tränen- und Speichelfluß, Schweißausbruch, heftige Schmerzen im Oberbauch oder hinter dem Brustbein, Erbrechen, Bradykardie, Darmkoliken, Durchfälle und Lungenödeme können auftreten. Die quergestreifte Muskulatur zeigt zunächst eine gesteigerte Aktivität mit Muskelhypertonie und faszikulären Zuckungen; bei Einsetzen des Depolarisationsblockes kommt es zur kompletten schlaffen Lähmung, die durch Atropin positiv beeinflußbar ist.

Chemische Kampfstoffe wie Trilone oder Tabon wirken ebenfalls durch Hemmung der Cholinesterasen, und das klinische Bild bei Vergiftung mit diesen organischen Phosphorsäureestern entspricht weitgehend dem der Vergiftung mit Alkylphosphaten.

Neuromuskuläre Übertragungsstörungen durch Medikamente

Verschiedene Antibiotika wirken als depolarisierende Medikamente und können die neuromuskuläre Übertragung blockieren; dieser Effekt ist bei einer Behandlung von Myasthenikern mit Antibiotika zu berücksichtigen; er wurde nach Streptomycin, Polymycin, Kanamycin, Cholestin, Viomycin und Neomycin beschrieben. Gleichartige Symptome wurden nach Oxytetracyclin und Rolitetracyclin mitgeteilt. Bei den Präparaten Oxytetracyclin und Rolitetracyclin wird erwogen, ob das Magnesium, welches darin in freier Form enthalten ist, die Freisetzung von Acetylcholin aus den präsynaptischen Vesikeln an den motorischen Endplatten hemmen könnte.

Wird **D-Penicillamin** bei einer chronischen Polyarthritis als Langzeittherapeutikum eingesetzt, können nach Monaten myasthenische Reaktionen, z. T. okulär, in manchen Fällen generalisiert, auftreten. Bei den beschriebenen Fällen (121) war der Tensilontest immer positiv. Nach Absetzen von D-Penicillamin waren die myasthenischen Symptome meist vollständig reversibel, teilweise jedoch erst nach Jahren.

Literatur

1 Adachi, M., J. Torri, B. W. Volk: Electron microscopic and enzyme histochemical studies of cerebellum, ocular and skeletal muscles in chronic progressive ophthalmoplegia with cerebellar ataxia. Acta neuropath. (Berl.) 23 (1973) 300–312

2 Allen, D. R., P. S. Harper, E. H. Bossen: Myotonic muscular dystrophy. In Vinken, P. J., G. W. Bruyn: Handbook of Clinical Neurology, vol. XX. Elsevier, Amsterdam 1979

3 Batten, F. E.: Three cases of myopathy, infantile type. Brain 26 (1903) 147

4 Becker, P. E., F. Kiener: Eine neue X-chromosomale Muskeldystrophie. Arch. Psychiat. Nervenkr. 193 (1955) 427

5 Beckmann, R.: Entzündliche Myopathien. In Beckmann, R.: Myopathien. Thieme, Stuttgart 1965 (S. 61)

6 Bender, A. N.: Congenital myopathies. In Vinken, P. J., G. W. Bruyn: Handbook of Clinical Neurology, vol. XXI. Elsevier, Amsterdam 1979

7 Bermann, L., L. Solomon: Xanthine gout. Crystal deposition in skeletal muscle in an case of xanthinurie. Rheumatologie 5 (1975) 253–256

8 Biemond, A.: Myopathia distalis juvenilis hereditaria. Acta psychiat. scand., Suppl. 30 (1955) 25–38

9 Bradley, W. G.: The limb-girdle syndromes. In Vinken, P. J., G. W. Bruyn: Handbook of Clinical Neurology, vol. XX. Elsevier, Amsterdam 1979

10 Brody, J. A.: Muscle contracture induced by exercise. A syndrome attributable to decreased relaxing factor. New Engl. J. Med. 281 (1969) 187–192

11 Brooke, M. H., H. E. Neville: Reducing body myopathy. Neurology (Minneapolis) 22 (1972) 829

12 Brooke, M. H.: A neuromuscular disease characterized by fibre type disproportion. In Kakulas, B. A.: Clinical Studies in Myology. Proceedings of the 2nd International Congress on Muscle Diseases, Perth, Australia, 1971, part 2. Excerpta med. (Amst.) 295 (1973)

13 Bumke, O., O. Foerster: Handbuch der Neurologie. Springer, Berlin 1935–37

14 Carroll, J. E.: Facioscapulohumeral and scapuloperoneal syndromes. In Vinken, P. J., G. W. Bruyn: Handbook of Clinical Neurology, vol. XX. Elsevier, Amsterdam 1979

15 Denborough, M. A., R. R. H. Lovell: Anaesthetic deaths in a family. Lancet 1960/II, 45 (letter)

16 Di Mauro, S.: Metabolic myopathies. In Vinken, P. J., G. W. Bruyn: Handbook of Clinical Neurology, vol. XXI. Elsevier, Amsterdam 1979

17 Di Mauro, S., P. di Mauro: Muscle carnitine-palmityl-transfe-

rase deficiency and myoglobinuria. Science 182 (1973) 929–931
18 Dubowitz, V., M. H. Brooke: Muscle Biopsy: A Modern Approach. Saunders, London 1973
19 Dubowitz, V.: Muscle Disorders in Childhood. Saunders, London 1978
20 Duchenne, G. B.: Recherches sur la paralysie musculaire pseudohypertrophique ou paralysie myosclerosique. Arch. gén. Méd. 6/1 (1868) 5, 179, 305, 421, 552
21 Engel, A. G., M. R. Gomez, R. V. Groover: Multicore disease. Mayo Clin. Proc. 10 (1971) 666
22 Engel, A. G., C. Angelini, M. R. Gomez: Fingerprint body myopathy. Mayo Clin. Proc. 47 (1972) 377
23 Engel, A. G., C. Angelini: Carnitine deficiency of human skeletal muscle with associated lipid storage myopathy: A new syndrome. Science, 179 (1973) 899
24 Engel, W. K., M. H. Brooke: Histochemistry of the myotonic disorders. In Kuhn, E.: Progressive Muskeldystrophie – Myotonie-Myasthenie. Springer, Berlin 1966
25 Engel, W. K.: A critique of congenital myopathies and other disorders. In Milhorat, A. T.: Exploratory Concepts in Muscular Dystrophy and Related Disorders. Excerpta med. (Amst.) 147 (1967) 27–40
26 Engel, W. K., G. N. Gold, G. Karpati: Type I fibre hypotrophy and central nuclei. A rare congenital muscle abnormality with a possible experimental model. Arch. Neurol. 18 (1968) 435–444
27 Erb, W.: Über die ‚juvenile Form' der progressiven Muskelatrophie; ihre Beziehungen zur sogenannten Pseudohypertrophie der Muskeln. Dtsch. Arch. klin. Med. 34 (1884) 467–519
28 Erb, W.: Dystrophia muscularis progressiva. Klinische und pathologisch-anatomische Studien. Dtsch. Z. Nervenheilk. 1 (1891) 919–923
29 Erbslöh, F.: Die entzündlichen Erkrankungen der Skelettmuskulatur. Verh. dtsch. Ges. inn. Med. 71 (1965) 207
30 Gamstorp, I.: Adynamia episodica hereditaria. Acta paediat., Suppl. 108 (1956) 1–126
31 Gerber, N.: Polymyalgia rheumatica. Ein Teilaspekt der Riesenzellarteriitis. Ergebn. inn. Med. Kinderheilk. 40 (1978) 85–149
32 Goebel, H. H., J. Muller, H. W. Gillen, A. D. Merritt: Autosomal dominant „spheroid body myopathy". Muscle and Nerve 1 (1978) 14–26
33 v. Graefe, A.: Bemerkungen über doppelseitige Augenmuskellähmungen basilären Ursprungs. Albrecht v. Graefes Arch. Ophthal. 12 (1866) 265
34 Heyck, H., G. Laudahn: Die progressiv-dystrophischen Myopathien. Springer, Berlin 1969
35 Hopf, H. Ch., A. Struppler: Elektromyographie. Thieme, Stuttgart 1974
36 Hudgson, P., J. N. Walton: Polymyositis and other inflammatory myopathies. In Vinken, P. J., G. W. Bruyn: Handbook of Clinical Neurology, vol. XXI. Elsevier, Amsterdam 1979
37 Hübner, G., D. Pongratz: Granularkörpermyopathie (sog. Reducing Body Myopathy). Beitrag zur Feinstruktur und Klassifizierung. Virchows Arch. Abt. A, 392 (1981) 97–104
38 Jerusalem, F.: Muskelerkrankungen. Klinik, Therapie, Pathologie. Thieme, Stuttgart 1979
39 Jerusalem, F., A. G. Engel, M. R. Gomez: Sarcotubular myopathy: A newly recognized, benign, congenital, familial muscle disease. Neurology 23 (1973) 897–996
40 Karpati, G.: The principles of skeletal muscle histochemistry in neuromuscular diseases. In Vinken, P. J., G. W. Bruyn: Handbook of Clinical Neurology, vol. XX. Elsevier, Amsterdam 1979
41 Karpati, G., S. Carpenter, C. Melmed: The Kearns-Sayre-Syndrome: A multisystem disease with mitochondrial abnormality demonstrated in skeletal muscle and skin. J. neurol. Sci. 19 (1973) 133–151
42 Karpati, G., C. Stirling, A. G. Engel, G. Watters, J. Allen, S. Rothman, G. Klassen, O. A. Mamer: The syndrome of systemic carnitine deficiency. Neurology 25 (1975) 16–24
43 Kearns, T. P., G. P. Sayre: Retinitis pigmentosa, external ophthalmoplegia and complete heart block. Arch. Ophthal. (Chicago) 60 (1958) 280
44 Ketelsen, U. P.: The plasma mebrane skeletal muscle cells in the pathological state. Freeze-etch studies. In Bradley, W. G., D. Gardner-Medwin, J. N. Walton: Recent Advances in Myology. Excerpta med. (Amst.); American Elsevier, New York 1975 (pp. 445–454)
45 Kiloh, I. G., S. Nevin: Progressive dystrophy of the external ocular muscles (ocular myopathy). Brain 74 (1951) 115–143
46 Krabbe, H.: Kongenit generliseret muskelaplasia. Danks neurologish selskabs forhandlinger. Nord. Med. 35 (1947) 1956
47 Kratz, R., M. H. Brooke: Distal myopathy. In Vinken, P. J., G. W. Bruyn: Handbook of Clinical Neurology, vol. XX. Elsevier, Amsterdam 1979
48 Lake, B. D., J. Wilson: Zebra body myopathy: Clinical, histochemical and ultrastructural studies. J. neurol. Sci. 24 (1975) 437–446
49 Landouzy, I., J. Déjérine: De la myopathie atrophique progressive (myopathie héréditaire) débutant, dans l'enfance, par la face, sans altértation du système nerveux. C. R. Acad. Sci. (Paris) 98 (1884) 53
50 de Lange, C.: Studien über angeborene Lähmungen bzw. angeborene Hypotonie. II. Über die angeborene oder frühinfantile Form der Dystrophia musculorum progressive (Erb). Acta paediat. (Uppsala), Suppl. 3, 20 (1937) 33
51 Lenard, H. G., H. H. Goebel: Congenital fibre type disproportion. Neuropädiatrie 6 (1975) 220–231
52 Lindstrom, J. M., M. Seybold, V. A. Lennon, S. Whittingham, D. D. Duane: Antibody to acetylcholine receptor in myasthenia gravis: Prevalence, clinical correlates and diagnostic value. Neurology (Minneap.) 26 (1976) 1054
53 Ludin, H. P.: Praktische Elektromyographie. Enke, Stuttgart 1976
54 Luft, R., D. Ikkos, G. Palmieri, L. Ernster, B. Afzelius: A case of severe hypermetabolism of nonthyroid origin with a defect in the maintenance of mitochondrial respiratory control: A correlated clinical, biochemical and morphological study. J. clin. Invest. 41 (1962) 1776
55 McArdle, B.: Myopathy due to a defect in muscle glycogen breakdown. Clin. Sci. 10 (1951) 13
56 Magee, K. R., N. de Jong: Hereditary distal myopathy with onset in infancy. Arch. Neurol. (Chic.) 13 (1965) 387–390
57 Medical Research Council: Aids to the Investigation of Peripheral Nerve Injuries. War Memorandum No. 7, 2nd ed. H.M.S.O., London 1943
58 v. Meyenburg, H.: Die quergestreifte Muskulatur. In Henke, F., O. Lubarsch: Handbuch der speziellen pathologischen Anatomie und Histologie, Bd. IX/1. Springer, Berlin 1929
59 Mokri, B., A. G. Engel: Duchenne dystrophy: Electron microscopic findings pointing to a basic or early abnormality in the plasma membrane of the muscle fiber. Neurology (Minneap.) 25 (1975) 1111–1120
60 Moser, H., E. H. Emery: The manifesting carrier in Duchenne muscular dystrophy. Clin. Genet. 5 (1974) 271–284
61 Moulds, R. F. W., M. A. Denborough: Procaine in malignant hyperpyrexia. Brit. med. J. 1972/II, 526–528
62 Nonaka, I., S. M. Chou: Congenital muscular dystrophy. In Vinken, P. J., G. W. Bruyn: Handbook of Clinical Neurology, vol. XXI. Elsevier, Amsterdam 1979
63 Pearson, C. M.: Polymyositis, clinical form, diagnosis and therapy. Postgrad. Med. 31 (1962) 450–458
64 Pearson, C. M.: Polymyositis. Ann. Rev. Med. 17 (1966) 63–82
65 Pompe, J. C.: Hypertrophie idiopathique du coeur. Ann. Anat. path. 10 (1933) 23
66 Pongratz, D.: Differentialdiagnose der Erkrankungen der Skelettmuskulatur an Hand von Muskelbiopsien. Thieme, Stuttgart 1976
67 Pongratz, D.: Muskelbiopsie. Verh. dtsch. Ges. inn. Med. 84 (1978) 869–878
68 Pongratz, D., M. Heuser, Ch. Koppenwallner, G. Hübner: Central Core Disease mit „structured cores" in Typ-I-Fasern. Klin. Wschr. 54 (1976) 117–122
69 Pongratz, D., A. Weindl, W. Reichl, Ch. Koppenwallner, M. Heuser, G. Hübner: Congenitale centronucleäre Myopathie. Klin. Wschr. 54 (1976) 423–430
70 Pongratz, D., G. Hübner, Th. Deufel, O. Wieland, E. Pon-

gratz, R. Liphardt: Klinische, morphologische und biochemische Befunde bei Carnitinmangelmyopathien. Klin. Wschr. 57 (1979) 927–936

71 Pongratz, D., J. Perwein, G. Hübner, Ch. Koppenwallner, K. Toyka, K. L. Birnberger: Wertigkeit der Skelettmuskelbiopsie bei progressiver externer Ophthalmoplegie. Klin. Wschr. 57 (1979) 779–788

72 Rotthauwe, H. W., W. Mortier, H. Beyer: Neuer Typ einer recessiv X-chromosomal vererbten Muskeldystrophie: scapulo-humero-distale Muskeldystrophie mit frühzeitigen Kontrakturen und Herzrhythmusstörungen. Humangenetik 16 (1972) 181

73 Rotthauwe, H. W., S. Kowalewski: Identifizierung heterozygoter Genträgerinnen der raschprogredienten recessiv X-chromosomalen Muskeldystrophie (Type Duchenne). Z. Kinderheilk. 115 (1973) 333–342

74 Rowland, L. P., R. B. Layzer: X-linked muscular dystrophies. In Vinken, P. J., G. W. Bruyn: Handbook of Clinical Neurology, vol. XX. Elsevier, Amsterdam 1979

75 Scarlato, G., G. Pellegrini, A. Veicsteinas: Morphologic and metabolic studies in a case of oculo-cranio-somatic neuromuscular disease. J. Neuropath. exp. Neurol. 37 (1978) 1–12

76 Seitz, D.: Die Bedeutung der Muskelbiopsie für die Diagnose und Therapie chronischer neuromuskulärer Prozesse. I. Morphologische Untersuchungen. Dtsch. Z. Nervenheilk. 187 (1965) 136

77 Shafig, S. A., V. Dubowitz, H. de C. Peterson, A. T. Milhorat: Nemaline myopathy: Report of a fatal case with histochemical and electron microscopic studies. Brain 90 (1967) 817–828

78 Shy, G. M., K. R. Magee: A new congenital non-progressive myopathy. Brain 79 (1956) 610

79 Shy, G. M., W. K. Engel, J. E. Somers, T. Wanko: Nemaline myopathy. A new congenital myopathy. Brain 86 (1963) 793

80 Shy, G. M., N. K. Gonatas, M. Perez: Two childhood myopathies with abnormal mitochondria. I. Megaconial myopathy. II. Pleoconial myopathy. Brain 89 (1966) 133

81 Silverman, L. M., J. R. Mendell, Z. Sahenk, R. Christee, M. K. Nielsen: Effect of oral contraceptive pills on the level of creatinephosphokinase with regard to carrier detection in Duchenne muscular dystrophy. Clin. chim. Acta 52 (1974) 219–223

82 Spiro, A. J., G. M. Shy, N. K. Gonatas: Myotubular myopathy. Arch. Neurol. 14 (1966) 1–14

83 Spiro, A. J., C. L. Moore, J. W. Princeas, P. M. Strasberg, I. Rapin: A cytochrome-related inheredited disorder of the nervous system and muscle. Arch. Neurol. 23 (1970) 103–112

84 Steinert, H.: Myopathologische Beiträge. I. Über das klinische und anatomische Bild des Muskelschwunds der Myotoniker. Dtsch. Z. Nervenheilk. 37 (1909) 58

85 Stern, L. Z., J. M. Fagan: The endocrine myopathies. In Vinken, P. J., G. W. Bruyn: Handbook of Clinical Neurology, vol. XXI. Elsevier, Amsterdam 1979

86 Turner, J. W. A.: The relationship between amyotonia congenita and congenital myopathy. Brain 63 (1940) 163

87 Unverricht, H.: Dermatomyositis acuta. Dtsch. med. Wschr. 17 (1891) 41

88 Wagner, E.: Ein Fall von akuter Polymyositis. Dtsch. Arch. klin. Med. 40 (1887) 241

89 Walton, J. N., R. D. Adams: Polymyositis. Livingstone, Edinburgh 1958

90 Walton, J. N., F. J. Nattras: On the classification, natural history and treatment of the myopathies. Brain 77 (1954) 169

91 Welander, L.: Myopathia distalis tarda hereditaria. Acta med. scand. 265 (1951) 100–124

92 Zintz, R.: Dystrophische Veränderungen in äußeren Augenmuskeln und Schultermuskeln bei der sogenannten progressiven Graefeschen Ophthalmoplegie. In Kuhn, E.: Progressive Muskeldystrophie, Myotonie, Myasthenie. Springer, Berlin 1966 (S. 109)

93 Adrian, R. H., S. H. Bryant: On the repetitive discharge in myotonic muscle fibres. J. Physiol. (Lond.) 240 (1974) 505–515

94 Becker, P. E.: Paramyotonia congenita (Eulenburg). Thieme, Stuttgart 1970

95 Becker, P. E.: Myotonia Congenita and Syndromes Associated with Myotonia. Thieme, Stuttgart 1977

96 Bryant, S. H.: Muscle membrane of normal and myotonic goats in normal and low external chloride. Fed. Proc. 21 (1962) 312

97 Lehmann-Horn, F., R. Rüdel, R. Dengler, H. Lorković, A. Haass, K. Ricker: Membrane defects in paramyotonia congenita with and without myotonia in a warm environment. Muscle & Nerve 4 (1981) 396–406

98 Lehmann-Horn, F., G. Küther, K. Ricker, R. Rüdel, R. Dengler, A. Struppler: Über die Beziehung zwischen elektrischer und mechanischer Myotonie bei Paramyotonia congenita. Akt. Neurol. 11 (1984) 29–34

99 Ricker, K., H. M. Meinck: Verlaufsdynamik und Herkunft pseudomyotoner Entladungsserien bei Denervationssyndromen. Z. EEG-EMG 3 (1972 b) 170

100 Ricker, K., G. Hertel, K. Langscheid, G. Stodieck: Myotonia not aggravated by cooling. J. Neurol. 216 (1977) 9–20

101 Ricker, K., A. Haass, R. Rüdel, R. Böhlen, H. G. Mertens: Successful treatment of paramyotonia congenita (Eulenburg) muscle stiffness and weakness prevented by tocainide. J. Neurol. Neurosurg. Psychiat. 43 (1980) 260

102 Rüdel, R.: Zur Elektrophysiologie der myotonen Muskelzelle. In: Fortschritte der Myologie, Bd. V. Dtsch. Ges. Bekämpfung der Muskelkrankheiten e.V., Freiburg 1978

103 Albuquerque, E. Y., J. E. Rash, R. F. Mayer, R. Satterfield: Electrophysiological and morphological study of the neuromuscular function in patients with myasthenia gravis. Exp. Neurol. 51 (1976) 536–563

104 Almon, R. R., C. S. Andrew, S. H. Appel: Serum globulin in myasthenia gravis inhibition of bungarotoxin binding to acetylcholine receptors. Science 186 (1974) 55–57

105 Berndt, S. F.: Botulismus. Med. Klin. 73 (1978) 879–887

106 Besinger, U. A., K. V. Toyka, A. Fateh-Moghadam, F. Schumm, K. Heininger, K. L. Birnberger, P. Sandel, E. Hömberg, A. Struppler: Die Bedeutung eines quantitativen klinischen Bewertungssystems für die Verlaufsbeurteilung der Myasthenia gravis: eine prospektive Studie. In Mertens, H. G., H. Przuntek: Verhandlungen der Deutschen Gesellschaft für Neurologie, Bd. I. Springer, Berlin 1980 (S. 568–572)

107 Drachman, D. B., J. Kao, C. W. Angus, A. Murphy: Effect of myasthenic immunoglobulin on acetylcholine receptors of cultured muscle. Ann. Neurol. (Chic.) 1 (1977) 504

108 Dau, P. C.: Plasmapheresis and the immunobiology of myasthenia gravis. Houghton Mifflin, Boston, Mass. 1979

109 Elmquist, D., W. W. Hofmann, J. Kugelberg, D. M. J. Quastel: An electrophysiological investigation of neuromuscular transmission in myasthenia gravis. J. Physiol. (Lond.) 174 (1964) 417–434

110 Engel, W. K., J. W. Warmolts: Myasthenia gravis: a new hypothesis of pathogenesis and a new form of treatment. Ann. N. Y. Acad. Sci. 183 (1971) 72–87

111 Engel, A. G., M. T. Tsujihata, E. H. Lambert, J. M. Lindstrom, V. A. Lennon: Experimental autoimmune myasthenia gravis: a sequential and quantitative study of the neuromuscular junction ultrastructure and electrophysiologie correlation. J. Neuropath. exp. Neurol. 35 (1976) 569–587

112 Engel, A. G., J. M. Lindstrom, E. H. Lambert, V. A. Lennon: Ultrastructural localization of the acetylcholine receptor in myasthenia gravis and its experimental autoimmune model. Neurology (Minneap.) 27 (1977) 307–315

113 Grob, D., T. Namba: Characteristics and mechanism for neuromuscular block in myasthenia gravis. Ann. N. Y. Acad. Sci. 274 (1976) 143–173

114 Hagenah, R., A. Müller-Jensen: Botulism: Clinical Neurophysiological Findings. J. Neurol. 217 (1978) 159–171

115 Hertel, G., K. Ricker, F. Schumm, P. Fuchs: Begleitkrankheiten der Myasthenie. In Hertel, G., et al.: Myasthenia Gravis und andere Störungen der neuromuskulären Synapse. Thieme, Stuttgart 1977 (S. 127–132)

116 Konishi, T., H. Nishitani, F. Matsubara, M. Ohta: Myasthenia gravis: Relation between jitter in single-fiber EMG and antibody to acetylcholine receptor. Neurology 81 (1981) 386–392

117 Lindstrom, J. M., V. A. Lennon, Vanda, Seybold, E. Marjorie, S. Witlingham: Experimental autoimmune myasthenia and

myasthenia gravis: biochemical and immunochemical aspects. Ann. N. Y. Acad. Sci. 274 (1976) 254–274

118 McComas, A. J.: Neuromuscula Function and Disorders. Butterworth, London 1977 (S. 364)

119 Mertens, H. G.: Indikation, Kontraindikation und Gefahren immunsuppressiver Therapie. In Hertel, G., et al.: Myasthenia gravis und andere Störungen der neuromuskulären Synapse. Thieme, Stuttgart 1977 (S. 193–197)

120 Mittag, T., P. Kornfeld, A. Tormay, C. Woo: Detection of antiacetylcholine receptor factors, in serum and thymus from patients with myasthenia gravis. New Engl. J. Med. 294 (1976) 691–694

121 Seitz, D., K. Fischer, H. Chr. Hopf, R. W. C. Janzen, W. Meyer: D-Penicillamin-induzierte Myasthenia bei chronischer Polyarthritis. In Hertel, G., et al.: Myasthenia gravis und andere Störungen der neuromuskulären Synapse. Thieme, Stuttgart 1977 (S. 162–165)

122 Seybold, M. E., J. M. Lindstrom: Myasthenia gravis in infancy. Neurology (Minneap.) 31 (1981) 476–480

123 Swash, M., M. S. Schwartz: Neuromuscular Diseases. Springer, Berlin 1981 (S. 316)

124 Struppler, A.: Die Erkrankung der motorischen Endplatte einschließlich der Myasthenia gravis. Wien. klin. Wschr. 79 (1967) 620–622

125 Toyka, K. V., D. B. Drachman, D. E. Griffin, A. Pestronk, J. A. Winkelstein, K. H. Fischbeck, I. Kao: Myasthenia gravis: a study of humoral immune mechanisms by passive transfer to mice. New Engl. J. Med. 296 (1977) 125–131

11 Skeletterkrankungen

Von K. W. Frey und A. Schrader

Schädel und Wirbelsäule rechnen zu den Hüllorganen des Nervensystems. Dementsprechend bestehen zwischen Stützapparat und Hirn-Rücken-Mark enge anatomische und physiologische Beziehungen. Erfahrung in der Röntgendiagnostik vorausgesetzt, liefern bereits Nativaufnahmen des Schädels und der Wirbelsäule wichtige diagnostische Hinweise auf Erkrankungen, die entweder vom Stützapparat oder vom Nervensystem ausgehen. Ergänzend zu den üblichen *Standardaufnahmen* kommen bei bestimmter Fragestellung *Röntgenzielaufnahmen* und vor allem die *Röntgentomographie* und die *Skelettszintigraphie* als nichtinvasive Methoden in Betracht.

Schädelveränderungen bei Hirntumoren und Tumoren der Schädelbasis

Bereits die Schädelübersichtsaufnahmen lassen bei *chronischer Hirndrucksteigerung,* wie sie u. a. durch raumfordernde intrakranielle Prozesse verursacht wird, charakteristische Veränderungen erkennen. Dazu zählt in erster Linie die *Drucksella,* die durch Erweiterung des Sellaeinganges, Entkalkung und Absenkung des Sellabodens, Absenkung und Porose der Processus clinoidei anteriores und Verdünnung und Verformung des Dorsum sellae mit kurzem, spitzem Dorsum charakterisiert ist. Außerdem können bei allgemeiner Hirndrucksteigerung eine einseitige oder doppelseitige Erweiterung des *inneren Gehörganges* und eine *Atrophie der Pyramidenspitze* resultieren, die besonders in der *Aufnahmetechnik nach Stenvers* sichtbar werden. Gleichzeitig sind die *Impressiones digitatae* akzentuiert. Bei Hirndrucksteigerung im Kindesalter findet sich eine *Verbreiterung* bzw. ein *Klaffen der Schädelnähte.*

Ergänzend zu den Allgemeinveränderungen bei der chronischen Hirndrucksteigerung, verdienen lokale Veränderungen der Röntgendiagnostik Beachtung, da sie auf den Tumorsitz hinweisen.

Relativ einfach ist die Lokaldiagnose bei *raumfordernden Prozessen der Orbita,* auf die bereits ein einseitiger Exophthalmus oder eine Verlagerung des Bulbus mit einseitig chronischer Konjunktivitis als Initialsymptom hindeutet. Langsam wachsende intraorbitale Primärtumoren, z. B. Neurofibrome oder Meningiome, führen zu einer gleichmäßigen, radiären Ausweitung, ebenso retrobulbäre Angiome, die durch phlebolitische Verkalkungen und häufig auch durch ein stärkeres Hervortreten des Bulbus gekennzeichnet sind. Asymmetrische Erweiterungen am äußeren oberen Quadranten der Orbita finden sich bei *Tumoren der Tränendrüse.* Gar nicht so selten sind Dermoide und Epidermoide, die zu typischen Druckusuren mit Randsklerosen besonders im frontotemporalen Sektor führen. Scharf begrenzte Defekte werden auch bei den von Stirnhöhle und Siebbein

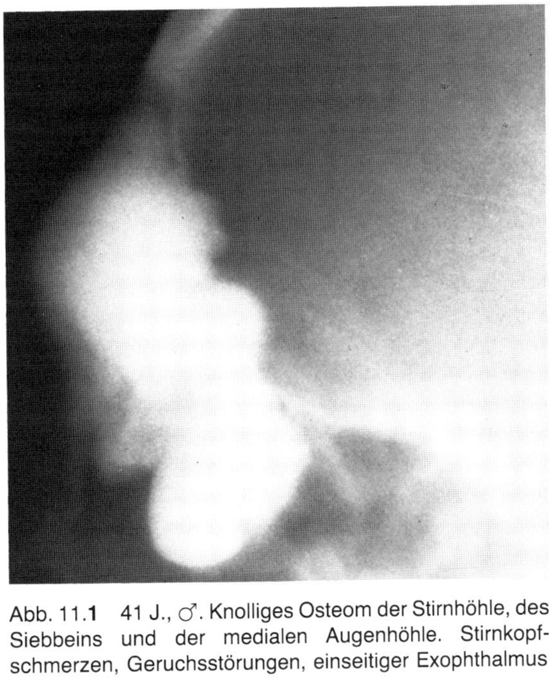

Abb. 11.1 41 J., ♂. Knolliges Osteom der Stirnhöhle, des Siebbeins und der medialen Augenhöhle. Stirnkopfschmerzen, Geruchsstörungen, einseitiger Exophthalmus

ausgehenden Mukozelen angetroffen (s. S. 11.11). Demgegenüber zeichnen sich maligne Tumoren (Nebenhöhlenkarzinome, Siebbein- und Stirnbeinsarkome, Metastasen) durch unscharfe Destruktionen und schnelles Wachstum aus. Zu den häufig in die Orbita einwachsenden gutartigen Tumoren zählen die *Osteome der Stirnhöhle und des Siebbeins* (Abb. 11.**1**), die röntgenologisch durch scharfe Begrenzung und hohe Dichte definiert sind. Gelegentlich kommt es dabei zu Doppelbildern, zur Augenmuskelparese, zu Amaurosen, zu Anosmie und bei intrakraniellem Vordringen zu frontobasalen somatopsychischen Ausfallserscheinungen, zu zerebralen Krampfanfällen oder auch zu rezidivierenden Meningitiden infolge Liquorrhö. Ähnlich intensive, jedoch unscharf begrenzte flächenhafte Verdichtungen werden bei der ebenfalls häufigen *fibrösen Dysplasie* gesehen, die im Gegensatz zum Morbus Paget schon im Jugendalter auftritt. Ihre Kombination mit endokrinen Störungen (Pubertas praekox) ist als *Albright-Syndrom* bekannt. In Ergänzung zur Röntgendiagnostik gestattet die Knochenszintigraphie, die Ausdehnung von expansiv wachsenden Osteomen und fibröser Dysplasie zu beurteilen, da beide Prozesse sehr stark anreichern.

Im Bereich der vorderen Schädelgrube können *Neurinome des N. olfactorius* die Lamina cribrosa zerstören und mit fortschreitendem Wachstum in die Siebbeinzellen und die Orbita einbrechen. Klinisch finden sich dabei neben psychischen Veränderungen häufig eine Hyp- oder Anosmie, ein einseitiger Exophthalmus und ein *Forster-Kennedy-Syndrom. Meningiome in der Olfaktoriusrinne* führen in der Regel zu streifigen Knochenverdichtungen, z.T. mit Tumorverkalkungen. Eine gelegentlich sogar doppelseitige Erweiterung des Foramen opticum findet sich am häufigsten beim *Optikusgliom,* aber auch bei der *Neurofibromatose Recklinghausen,* bei Meningiomen der Optikusscheide, beim Melanoblastom und beim Retinoblastom der Netzhaut, das gegen die Orbitaspitze vorgewachsen ist. Im Seitenvergleich wird die Erweiterung des Foramen opticum durch die *Aufnahme nach Rhese* sichergestellt.

Auch *knöcherne Veränderungen der Orbitaspitze* (kleiner Keilbeinflügel, Processus clinoideus anterius und die Fissura orbitalis superior) werden durch Rhese-Technik und Tomographie dargestellt. Sehstörungen mit Parese der Augenmuskelnerven werden als sog. „Orbitaspitzensyndrom" bezeichnet. Augenmuskelparesen und Beteiligung des ersten Trigeminusastes sind als Syndrom der Fissura orbitalis superior bekannt. Intraorbitale Tumoren werden mit der *Computertomographie* von idiopathischen Pseudotumoren, Entzündungen des Retrobulbärraumes, Granulomatosen und arteriovenösen Gefäßmißbildungen abgrenzbar. Durch das *„Enhancement"* nach intravenöser Kontrastmittelgabe lassen sich computertomographisch Meningiome, Hämangiome, Neurinome, Retinoblastome und Melanome von gefäßarmen Prozessen unterscheiden. Die Diagnose des *endokrinen Exophthalmus* wird computertomographisch durch den Nachweis umschriebener Verdickungen der extraokulären Muskeln, besonders der Mm. recti medialis und inferior, erhärtet.

Wertvolle Hinweise gibt die Röntgendiagnostik bei *Meningiomen der Keilbeinflügel* (Abb. 11.**2**), die klinisch mit uncharakteristischen Symptomen einsetzen. Von vereinzelten osteolytischen Knochenveränderungen abgesehen, finden sich zumeist kompakte, der Knochenstruktur angepaßte Verdichtungen, je nach Lokalisation präsellär im medialen oder lateralen Anteil. Differentialdiagnostisch sind sie von *ossifizierenden Fibromen,*

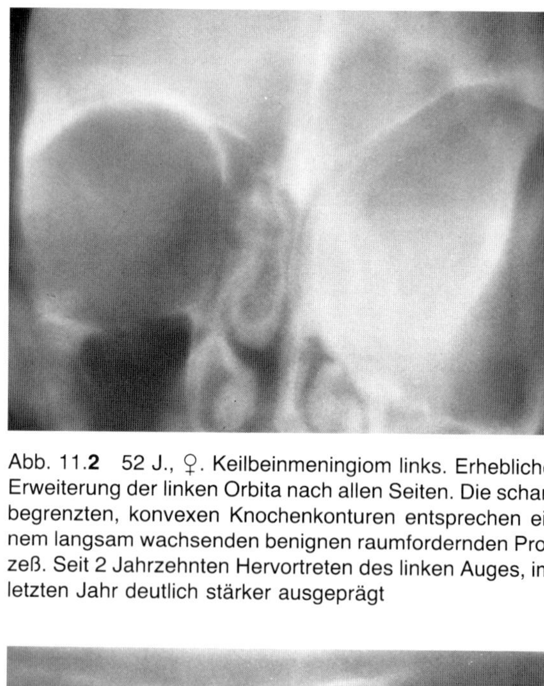

Abb. 11.**2** 52 J., ♀. Keilbeinmeningiom links. Erhebliche Erweiterung der linken Orbita nach allen Seiten. Die scharf begrenzten, konvexen Knochenkonturen entsprechen einem langsam wachsenden benignen raumfordernden Prozeß. Seit 2 Jahrzehnten Hervortreten des linken Auges, im letzten Jahr deutlich stärker ausgeprägt

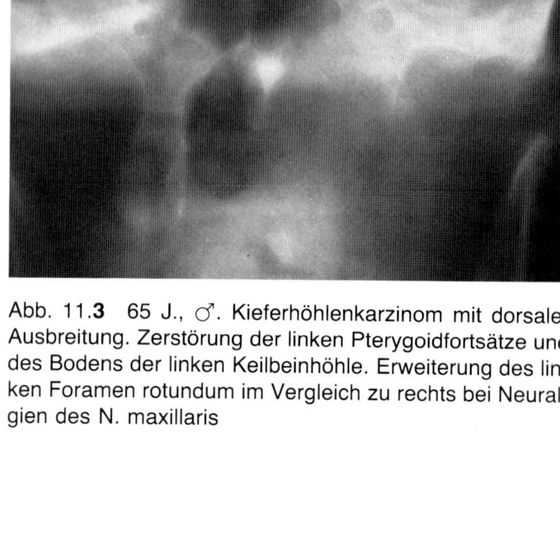

Abb. 11.**3** 65 J., ♂. Kieferhöhlenkarzinom mit dorsaler Ausbreitung. Zerstörung der linken Pterygoidfortsätze und des Bodens der linken Keilbeinhöhle. Erweiterung des linken Foramen rotundum im Vergleich zu rechts bei Neuralgien des N. maxillaris

fibrösen Dysplasien und sklerosierenden Malignomen abzugrenzen.

Bei Schmerzen im Versorgungsgebiet des N. trigeminus ist eine Röntgendarstellung des Foramen rotundum angezeigt, dessen Veränderungen am besten auf a.-p. Schichtbildern zu erkennen sind.

Da die Sella 2–3mal größer als die Hypophyse ist, werden Strukturveränderungen erst sichtbar, wenn *Hypophysentumoren* eine gewisse Größe erreicht haben. Bekannt ist die allgemein ausgeweitete *„Ballonsella"*, die zum Unterschied von Exkavationen bei allgemeiner Hirndrucksteigerung einen normalen Kalkgehalt aufweist. Erst in fortgeschrittenen Stadien kommt es zur Osteolyse des Dorsum und des Sellabodens. Sellaveränderungen mit Zerstörungen der Keilbeinhöhle sieht man häufig bei otoneurologischen Prozessen, speziell bei *Karzinomen der Keilbeinhöhle*, der *Kieferhöhle* (Abb. 11.**3**), des *Siebbeins*, bei *Epipharynx-* und *Glomustumoren*, bei *Chondromen*, bei *Metastasen* und bei *Abszessen*.

Bei derartigen Tumoren resultiert gelegentlich das *Halbbasissyndrom (Garcin)*, das durch multiple homolaterale Paresen der Hirnnerven gekennzeichnet ist.

Ähnliche klinische und röntgenologische Veränderungen werden auch bei *parasellären Geschwülsten* beobachtet. Besondere Beachtung verdienen dabei die selteneren *Synchondrosenchondrome*, die vom Foramen lacerum ausgehen, die Sella und das Ganglion Gasseri einbeziehen und zumeist mit Ausfallserscheinungen der Hirnnerven III–VI vergesellschaftet sind. Gelegentlich wird auch die A. carotis interna komprimiert, so daß

a

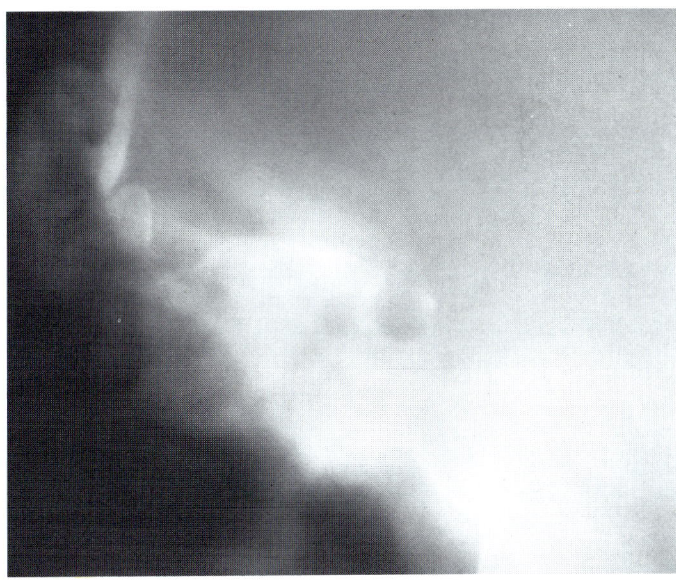

b

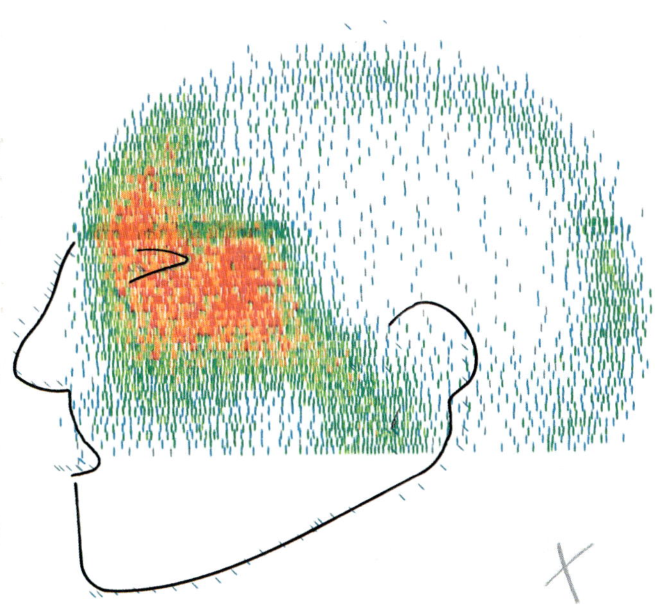

Abb. 11.**4** a u. b 62 J., ♀. Fibröse Knochendysplasie der vorderen und mittleren Schädelbasis. Ausgedehnte, z. T. grobkornige Osteoplasie der Stirnhöhle und der Keilbeinhöhle einschließlich des Planum sphenoidale, im ^{99m}Tc-Diphosphonat-Szintigramm stark vermehrte Speicherung im gesamten Bereich der röntgenologischen Umbauvorgänge des Knochens

Durchblutungsstörungen resultieren. Paraselläre Tumoren können zur einseitigen Absenkung des Sellabodens führen, die besonders durch Schichtaufnahmen anterior-posterior und seitlich zu erfassen sind.

Außer destruktiven Veränderungen sind Verdichtungen zu beachten, die durch osteoplastische Reaktionen verursacht werden, u. a. bei *Osteomen, ossifizierenden Fibromen,* in der Jugend vor allem durch *fibröse Dysplasien* (Abb. 11.**4**), im Erwachsenenalter durch *Morbus Paget* sowie bei *osteoplastischen Metastasen.*

Wertvolle diagnostische Hinweise liefern die Röntgennativaufnahmen bei den *Kleinhirn-Brückenwinkeltumoren,* speziell beim *Akustikusneurinom* (Abb. 11.**5**). Schon die Seitenvergleichsaufnahme der Pars petrosa nach Stenvers läßt in vielen Fällen die einseitige Ausweitung des inneren Gehörganges erkennen. Die normale Weite des inneren Gehörganges schwankt (45) zwischen 2 und 8 mm; der Unterschied zwischen links und rechts darf 1,5 mm nicht überschreiten. Erweiterungen in diesem Grenzgebiet können tomographisch erfaßt werden. Eine weitere Sicherung stellt bei klinischem Verdacht, speziell bei Tinnitus mit Hörverschlechterung oder bei Fazialisparese, die *Zysternographie* dar, die bereits bei nicht erweitertem innerem Gehörgang tumorbedingte Verlegungen des Zysternenausläufers zum inneren Gehörgang zu erkennen gibt. In Verbindung mit der Luftzysternographie ermöglicht die *Computertomographie* den Nachweis selbst kleiner *extrameataler Akustikusneurinome.*

Bekanntlich können Akustikusneurinome beim Morbus Recklinghausen doppelseitig auftreten, so daß seitengleiche oder seitendifferente Ausweitungen des inneren Gehörganges zustande kommen. Größere Tumoren führen zu Osteolysen der Pyramidenspitze.

Einseitige Erweiterungen des Meatus acusticus internus sieht man ferner bei *Epipharynxtumoren, Glomustumoren, Chordomen, Mukozelen* oder *Metastasen.* Durch Konturunschärfe und Destruktion der Felsenbeinspitze ist das *Gradenigo-Syndrom* bzw. das *Empyem der Felsenbeinspitze* gekennzeichnet, das von meist schärfer begrenzten Defekten durch *Trigeminusneurinom* abzuklären ist (Abb. 11.**6**).

Als häufigste *Geschwulst des Schläfenbeines* ist der *Glomustumor* hervorzuheben, der sich jugular, tympanal oder als Mischtyp jugular-tympanal ausbreiten kann (Abb. 11.**7**). Röntgenologisch findet man scharf abgesetzte Knochendefekte im Ausbreitungsgebiet, die eine relativ sichere Zuordnung gestatten, besonders wenn nach Frey (11) Überlagerungen der unteren Pyramidenfläche auf Übersichtsaufnahmen durch Tomographie in mehreren Ebenen ausgeschaltet sind. Das klinische Bild der langsam wachsenden Geschwülste ist sehr vielgestaltig. Leitsymptome

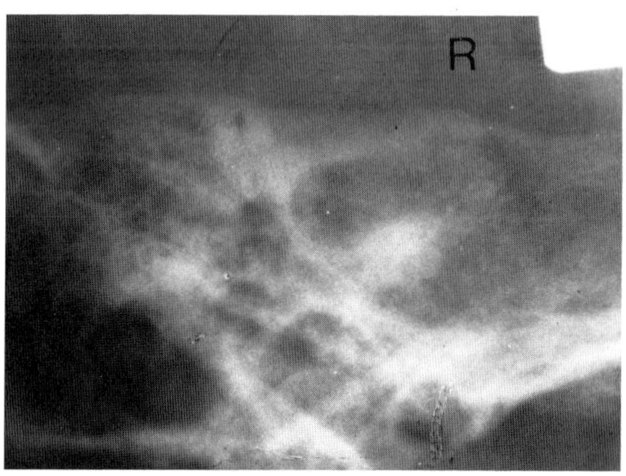

a

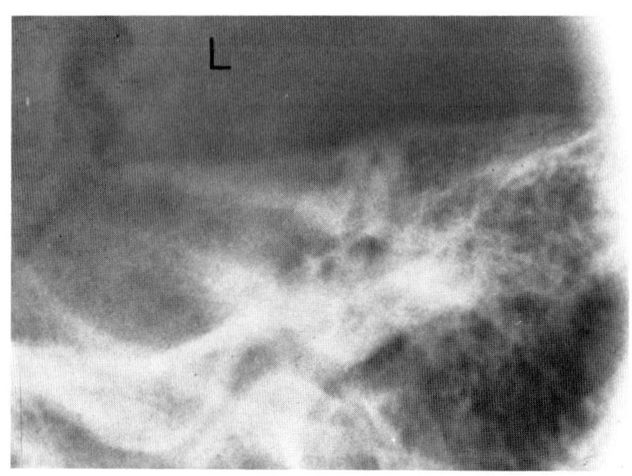

b

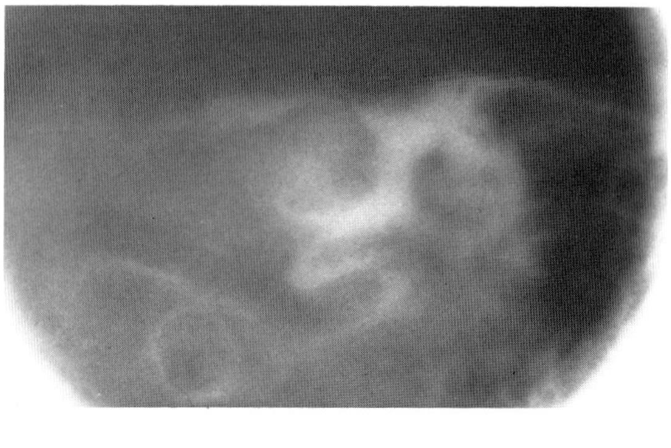

Abb. 11.**5** a u. b Akustikusneurinome.

a) 40 J., ♂. Rechter innerer Gehörgang 7 mm weit, linker 5 mm. Die Differenz von 2 mm ist sicher pathologisch wertbar. Keine Destruktion der Pyramidenspitze oder des Pyramidendachs.

b) 47 J., ♂. Starke kolbige Erweiterung des Meatus acusticus internus lateralwärts mit Verdünnung des Pyramidendachs. Großes laterales Akustikusneurinom

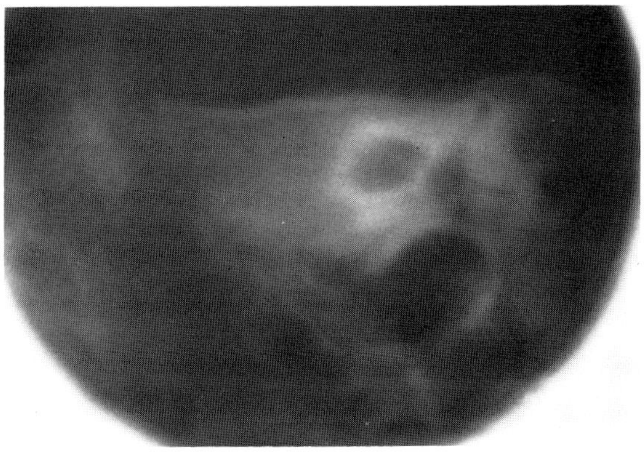

a

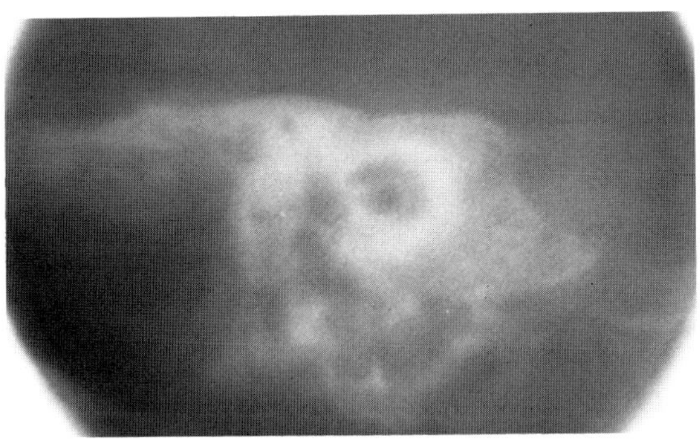

b

Abb. 11.**6** a u. b 45 J., ♀. Morbus Recklinghausen. Neurinom der Pyramidenspitze. Scharf begrenzter Defekt der rechten Pyramidenspitze mit lateralwärts konvexer Kontur. Rechtsseitige Fazialisparese. Zunehmende Hörverschlechterung. Trigeminusausfälle rechts

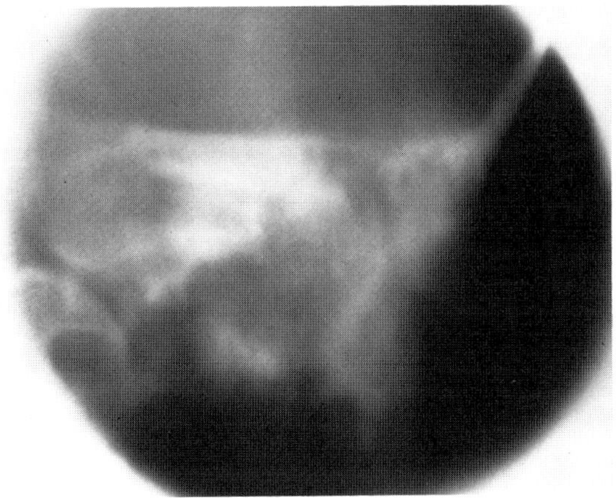

a

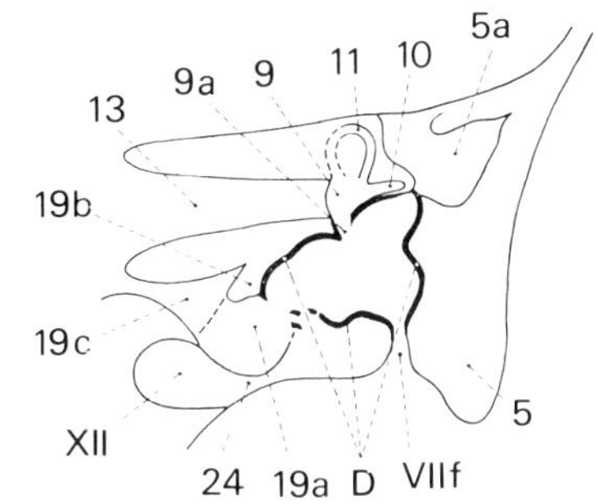

b

Abb. 11.**7** a u. b 22 J., ♀. Jugular-tympanaler Glomustumor des Ohres. Scharf begrenzte Osteolysen des Foramen jugulare (19a) des Vestibulum labyrinthi (9p), des Canalis facialis (VIIf) und an den Wänden des Cavum tympani (D). Resorption der Gehörknöchelchen. Taubheit, Fazialisparese, Schmerzen im linken Ohrbereich

5	= Processus mastoideus
5a	= Antrum mastoideum
VIIf	= Foramen stylomastoideum
9	= Vestibulum
9p	= Destruktion der Unterfläche des Vestibulums
10	= Canalis semicircularis lateralis
11	= Canalis semicircularis superior
XII	= Canalis hypoglossi
13	= Meatus acusticus internus
19a	= Foramen jugulare
19b	= Processus intrajugularis
24	= Os occipitale
D	= Grenzen der ausgedehnten Tumordestruktionshöhle

(Abb. b aus FREY [11])

sind: Mittelohrschwerhörigkeit, pulssynchrones Rauschen, Gehörgangsblutungen, Fazialis-Glossopharyngeus-Vagus-Akzessorius- und Hypoglossusparesen. Taubheit und Schwindel kennzeichnen den Einbruch in das Labyrinth. Bei allmählicher Ausbreitung in medioventraler Richtung werden schließlich Pyramidenspitze, Klivus und Keilbeinhöhle zerstört, wobei die basalen Hirnnerven ausfallen, gelegentlich sich auch ein *Klivuskantensyndrom* entwickeln kann.

Fortschreitend sich entwickelnde Hirnnervensymptome (Pupillendifferenz, Doppelbilder, Gesichtsschmerzen) werden auch bei *Zylindromen, Chondromen, Parotismischgeschwülsten* und seltenen *Chordomen der Klivusregion* beobachtet, die röntgenologisch infolge des langsamen Wachstums ebenfalls zu scharf begrenzten Knochendefekten führen. Im Gegensatz dazu werden bei rasch wachsenden Sarkomen und Karzinomen unscharfe Randkonturen beobachtet.

Epipharynxtumore sind röntgenologisch frühzeitig durch bogige Weichteilverschattungen an der hinteren oberen Rachenwand zu erkennen; bei Einwachsen in die Schädelbasis finden sich Destruktionen am Boden der Keilbeinhöhle und am Klivus. Osteoplastische Veränderungen sprechen für ein langsames Tumorwachstum. Schon frühzeitig können neuralgiforme Schmerzen im Gebiet des Glossopharyngeus auftreten. Je nach Wachstumsrichtung kommt es zum Klivuskantensyndrom, Ohrschmerzen mit Schwerhörigkeit oder auch zu symptomatischen Neuralgien im Gebiet des I. und II. Trigeminusastes.

Tumoren der Schädelkalotte

Strukturveränderungen in der Schädelkalotte, die bereits im Nativbild zu erkennen sind, werden häufig als Tumoren angesprochen, besonders bei Patienten mit Kopfschmerzen, Schwindel oder anderen Allgemeinsymptomen. Von den häufigen, meist multiplen *Pacchioni-Granulationen* und Emissarien abgesehen, verdienen *solitäre Aufhellungsherde* besondere Beachtung, die radiologisch umfassende differentialdiagnostische Überlegungen erfordern. In erster Linie läßt ein derartiger Befund an ein *eosinophiles Granulom* bzw. an die *Hand-Schüller-Christiansche Erkrankung* denken, die als Retikulose durch Splenomegalie, Hautveränderungen, Eosinophilie und Diabetes mellitus gekennzeichnet ist. In fortgeschrittenen Fällen entwickeln sich landkartenähnliche Osteolysen, wobei auch Orbita, Keilbein und Schädelbasis einbezogen sein können.

An weiteren gutartigen Tumoren kommen solitäre Fibrome und Epidermoide in Betracht, die z.T. sanduhrförmig die Kalotte durchwachsen und je nach Sitz und Größe Hirnsymptome verursachen. Außerdem lassen solitäre Aufhellungen an Karzinommetastasen denken, so daß besonders Mammae, Bronchien, Nieren, Genitalorgane und Schilddrüse kontrolliert werden müssen. Häufig finden sich aber auch dabei multiple Herde, ähnlich wie beim *Plasmozytom* (Abb. 11.**8**),

a
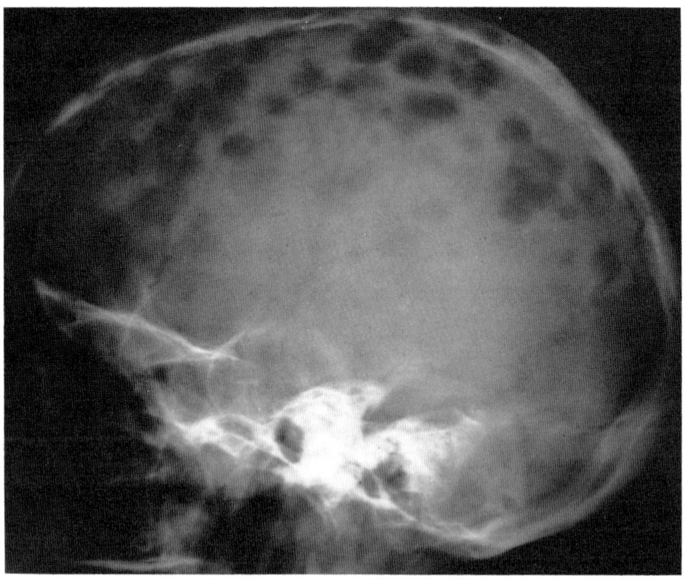

b
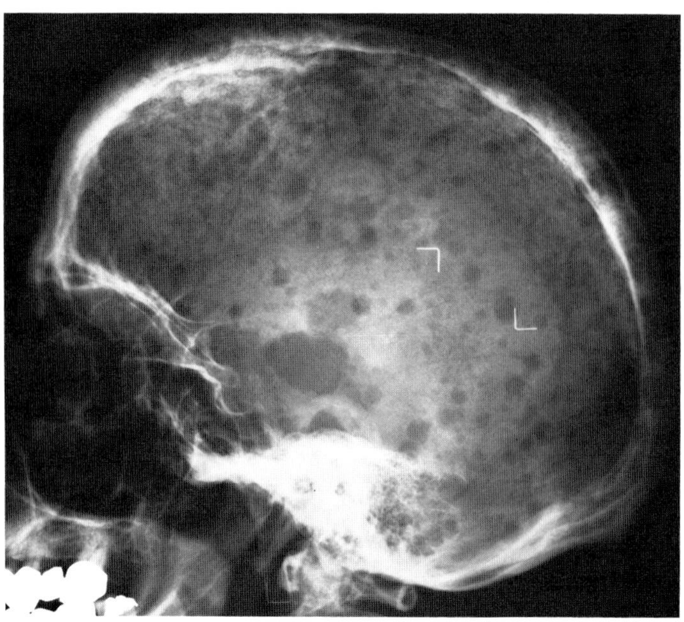

Abb. 11.**8** a u. b

a) 80 J., ♀. Zahlreiche sog. ausgestanzte Knochendefekte der Schädelkalotte bei multiplem Myelom.

b) 60 J., ♀. Viele verschieden große und unregelmäßig begrenzte Knochenmetastasen der Schädelkalotte bei Mammakarzinom das durch scharf abgesetzte wie ausgestanzte Defekte und durch immunelektrophoretische Veränderungen festgelegt ist. Recht charakteristisch für Meningo- oder Meningoenzephalozelen sind solitäre, scharf begrenzte Aufhellungszonen in der frontalen oder frontoparietalen Medianlinie. Singuläre oder multiple ineinander übergreifende Aufhellungen findet man bei *Meningiomen* und *Hämangiomen* – seltener bei chronischer Arachnitis – wobei jedoch breite zu- und abführende Gefäße mit bandförmigen Aufhellungen typisch sind. In seltenen Fällen kommen solitäre Osteolysen parietookzipital beim *Morbus Paget* vor, der in der Regel ausgedehnte multiforme, z.T. perlenartige osteoplastische Verdichtungen der Schädelkalotte und der Schädelbasis hervorruft (Abb. 11.**9**). Radiologisch ähnliche Veränderungen mit einem Nebeneinander von Osteolysen und Osteosklerosen sieht man auch beim *primären* (Osteodystrophia fibrosa generalisata Recklinghausen) und *sekundären Hyperparathyreoidismus,* aber auch bei gemischt osteoplastisch-osteolytischer metastatischer Durchsetzung. Beim Morbus Paget kommt es gar nicht so selten zu ausgedehnten Verdickungen und Verformungen der Kalotte und der Schädelbasis mit Hirnnervensymptomen infolge Einengung der Foramina oder auch zu monströsen Gesichtsveränderungen (Facies leontina).

a

Abb. 11.**9** a u. b 79 J., ♂. Morbus Paget

a) Im Ganzkörperszintigramm des Skeletts sehr intensive Anreicherungen im Bereich von Schädel, Sternum, linker Schulter, Becken, rechtem Oberschenkel, linkem distalem Oberschenkel, linkem Unterschenkel und beiden Füßen.

b) Röntgenologisch verdickter grobfaserig umgestalteter fibröser Knochen

b

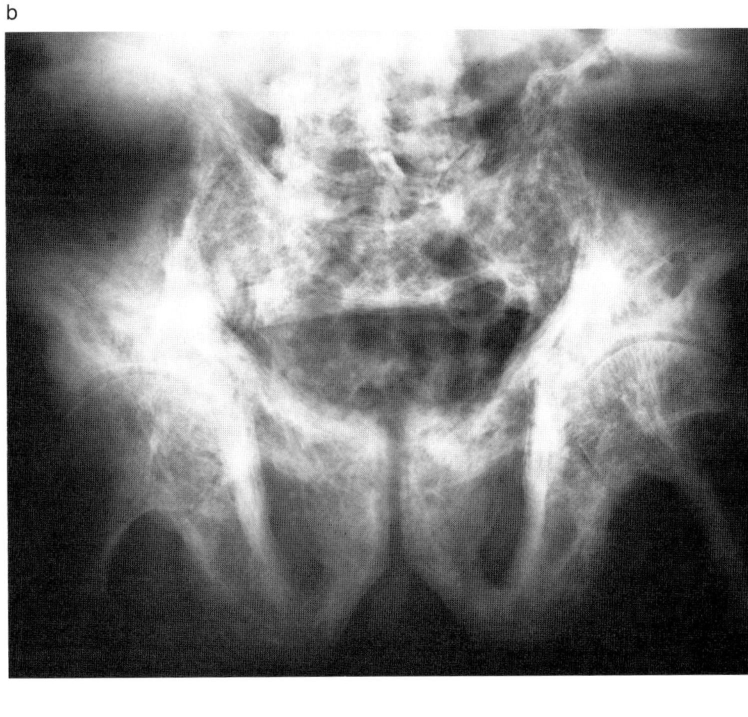

In seltenen Fällen kann der Morbus Paget zur Auftreibung der Felsenbeinspitze führen, so daß durch Druck auf die pyramidal-motorischen Bahnen eine zunehmende Spastik resultiert.
Im Anfangsstadium des Morbus Paget kommen zonenförmige Entkalkungen der Schädelkalotte und Aufhellungen der Felsenbeine bei erhaltener, verdünnter Kortikalis, verbunden mit Innenohrschwerhörigkeit, vor.
Im Gegensatz zu solitären Aufhellungen sprechen *singuläre Verdichtungszonen* in der Kalotte mit Spikulä in erster Linie für *Osteoangiome* und *Meningiome*. Bei den langsam wachsenden Meningiomen kommt es bisweilen zu klopfschmerzhaften, tastbaren oder äußerlich sichtbaren Vorwölbungen. Mehr flächenhafte Verdichtungen findet man bei der *Hyperostosis frontalis interna,* die als häufige Ursache von Kopfschmerzen, hauptsächlich bei Frauen und nach der Menopause, angetroffen wird und als *Morgagni-Syndrom* mit Glykosurie, Polyurie und mit vegetativ-psychischen Störungen einhergeht.
Ergänzend ist auf die vorwiegend *subokzipital lokalisierten Exostosen* hinzuweisen, die manchmal mit einer umschriebenen Druckschmerzhaftigkeit einhergehen. Bei multiplen rundlichen Verdichtungen ist an die hereditäre tuberöse Hirnsklerose zu denken. Als andere Phagomatose geht die *Angiomatose Sturge-Weber* mit recht charakteristischen streifigen bzw. girlandenförmigen Sklerosen an der Hirnoberfläche einher, die im Nativbild deutlich hervortreten können (Abb. 11.**10**).

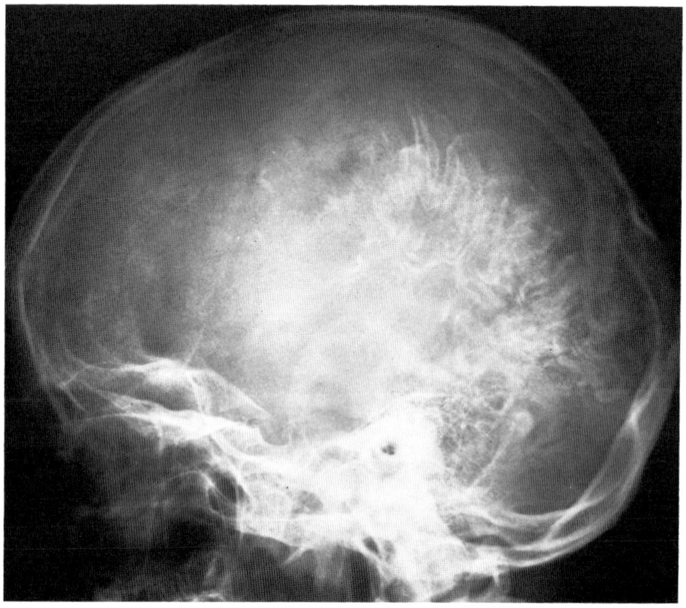

Abb. 11.**10** 12 J., ♀. Sturge-Weber-Erkrankung. Typische bandförmige, girlandenförmige Verkalkungen über der rechten Großhirnhemisphäre als Zeichen von Verkalkungen im Bereich der Hirnrinde

Tumoren der Wirbelsäule

Ein umschriebener Klopf- und Bewegungsschmerz der Wirbelsäule und diffuse Rückenschmerzen infolge reflektorischer Verspannung der paravertebralen Muskulatur sind Frühsymptome von *Wirbeltumoren*. Bei Beteiligung des Nervensystems können je nach Tumorsitz radikuläre Reizsymptome sowie segmentale sensomotorische Ausfälle oder funikuläre Symptome mit infraläsionellen Paresen, Sensibilitätsausfällen und Blasen-Mastdarm-Störungen resultieren.
Radiologisch zeichnen sich die Tumordestruktionen der Wirbelkörper gegenüber entzündlichen Erkrankungen durch das lange Erhaltenbleiben der Bandscheiben und der Wirbelabschlußplatten aus. Die klinischen Symptome beider Prozesse können jedoch einander entsprechen. Solitäre, primäre Wirbeltumoren mit röntgenologisch scharf begrenzten Knochendefekten kommen u.a. bei *aneurysmatischen Knochenzysten,* bei *Riesenzelltumoren (Jaffe-Lichtenstein)* und beim *benignen Osteoblastom* vor. Außer im Wirbelkörper selbst können derartige Tumoren auch innerhalb der Dornfortsätze und der Wirbelbögen blasige, scharf begrenzte Aufhellungen hervorrufen. *Chordome* mit ähnlichen Defekten sind vor allem im Zervikal- und Lumbosakralbereich lokalisiert. Bei fortgeschrittenen Prozessen sieht man beiderseits der Wirbelsäule eine Verbreiterung des pa-

ravertebralen Weichteilschattens, wobei die Abschlußplatten im Gegensatz zur Spondylitis zumeist erhalten sind.
Segmentale Nervenausfälle oder radikuläre Reizerscheinungen durch *„Sanduhrgeschwülste“* führen zur *Erweiterung der Foramina intervertebralia,* die auf Schrägaufnahmen zu erkennen sind (Abb. 11.**11**). Als Sanduhrgeschwülste kommen *Neurinome, Ganglioneurinome, Fibrome, Fibrosarkome* und *Enchondrome* vor. Multiple, vorwiegend einseitige Enchondrome sind als *Ollier-Syndrom* bekannt, bei Kombination mit Hämangiomen spricht man vom *Mafucci-Syndrom.*
Die nicht seltenen *Wirbelhämangiome* werden oft zufällig bei der Röntgenkontrolle entdeckt, da sie klinisch symptomlos verlaufen können. Sie sind vorwiegend in der Brust- und Lendenwirbelsäule lokalisiert und durch eine längsgestreifte, girlandenförmig verbreiterte Spongiosastruktur gekennzeichnet.
Auf Nativaufnahmen sind sie manchmal schwer gegen *Morbus Paget, Wirbelmetastasen* oder gegen die sog. *hypertrophische Atrophie bei der Osteoporose* abzugrenzen. Hämangiome, die in den Wirbelkanal einwachsen oder zu *„Spontanfrakturen“* der Wirbelkörper führen, können inkomplette oder komplette Querschnittssymptome zur Folge haben.
Das *benigne Chondroblastom,* vor allem aber auch das *Osteoblastom,* ist im Gegensatz zu anderen gutartigen Wirbeltumoren durch äußerst intensive Schmerzen gekennzeichnet, die bei Sitz in der Halswirbelsäule zu einem reflektorischen Tortikollis, an der Brust- und Lendenwirbelsäule zu Skoliosen, Lordosen oder Streckhaltungen führen. Derartige Tumoren wachsen sehr langsam und zeigen im Röntgenbild kalk- bzw. knochendichte Einlagerungen. Häufiger als die Wirbelkörper sind die Wirbelbögen sowie die Quer- und Dornfortsätze befallen (Abb. 11.**12**). Röntgenologisch sind sie gegenüber *Chondrosarkomen, Osteosarkomen, Ewing-Sarkomen, Angiofibromen* und *Meningiomen* sowie *Skelettmetasta-*

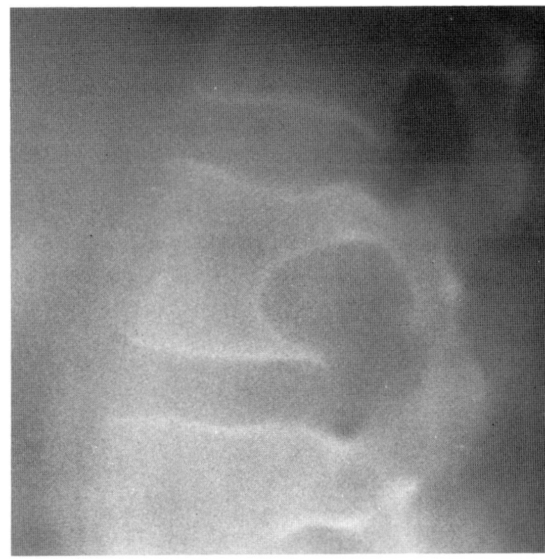

Abb. 11.**11** 54 J., ♂. Neurinom II. LWK linksseitig mit 2 cm großem, scharfrandig konvex begrenztem Knochendefekt im dorsalen Anteil des Wirbelkörpers als Ausdruck des langsamen Wachstums bei benignem Tumor. Erhebliche Erweiterung des Foramen intervertebrale

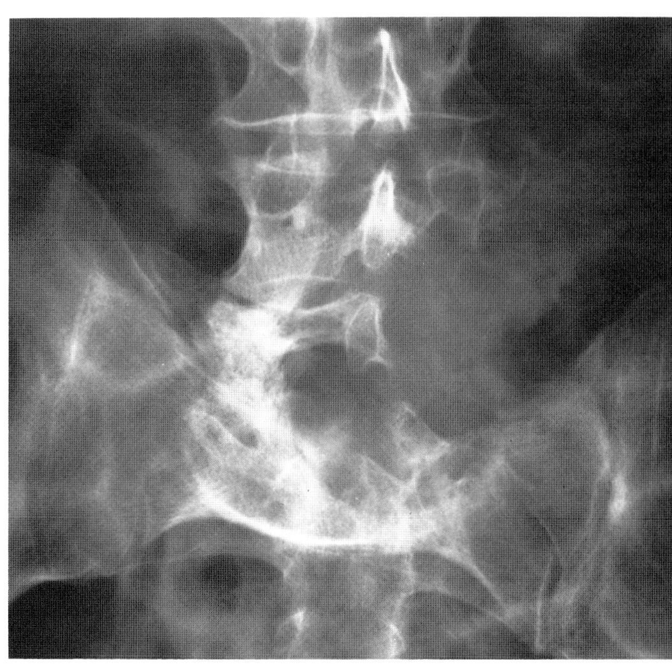

Abb. 11.**12** 67 J., ♂. Osteosarkom, osteolytische Form. 6 cm großer, sehr scharf begrenzter Knochendefekt linksseitig an LWK IV, V und am Kreuzbein. Inoperabel. Bestrahlung bei erheblichen Kreuzschmerzen mit ischialgiformer Ausstrahlung

sen und gegen das seltene solitäre *Plasmozytom* abzugrenzen. Zu erwähnen ist ferner die multiple *autosomal erbliche Osteochondromatose,* die ebenso wie das *solitäre Osteochondrom* Rückenmarks- und Kauda-Konus-Symptome hervorrufen kann.

Weitaus häufiger als die genannten Solitärtumoren sind Wirbelmetastasen, die solitär, meist jedoch systemisch auftreten. An erster Stelle steht das *Mammakarzinom,* gefolgt vom *Lungen-, Nieren-, Schilddrüsen-* und *Prostatakarzinom.* Das Frühstadium der Metastasen ist häufig symptomlos; erst später treten Rücken- und Kreuzschmerzen auf. Röntgenologisch findet man bei diffuser Durchsetzung des Knochenmarks oft nur eine unspezifische Osteoporose, so daß der Grundprozeß häufig verkannt wird. Herdförmiger Befall ist durch eine unruhig-scheckige Struktur gekennzeichnet. Bei klinischem Verdacht und unsicherem Ergebnis der Nativaufnahmen hilft manchmal die Tomographie weiter, die ungünstige Überlagerungseffekte ausschaltet. Mit der *Computertomographie* können bei segmentbezogenen Schmerzen darüber hinaus Einbrüche der Geschwülste in den Wirbelkanal und Kompressionen des Rückenmarks lokalisiert werden. *Entscheidende Bedeutung für die Frühdiagnostik von Wirbelmetastasen hat die Skelettszintigraphie erlangt,* die als Suchmethode innerhalb einer viertel- bis einer halben Stunde das gesamte Skelett von Kopf bis Fuß erfaßt. Nach Erfahrungen von Frey reichern alle osteoplastischen und osteoplastisch-osteolytischen Metastasen intensiv an, während die rein osteolytischen Herde szintigraphisch stumm sein können, wenn Umgebungsreaktionen fehlen. Kommt es nach Bestrahlung oder zytostatischer Behandlung zur Rekalzifizierung, so werden die zunächst stummen Herde szintigraphisch als Zeichen des Reparationsvorganges positiv. Allerdings können szintigraphische Verlaufskontrollen nur in Verbindung mit dem Röntgenbefund prognostisch gewertet werden: In der Regel bedeutet die Zunahme der Speicherung ein Fortschreiten des Prozesses oder das Auftreten neuer Herde.

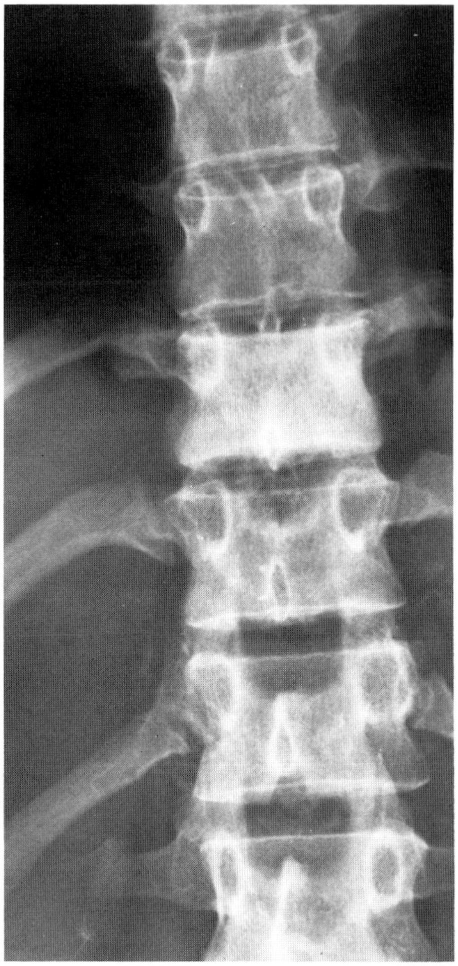

Abb. 11.**13** 26 J., ♀. Morbus Hodgkin. Skelettbefall. Zusammenhängende Osteoplasie des X. BWK, sog. „Elfenbeinwirbel“

Trotz klinisch manifester Beschwerden bleiben auch die Herde beim multiplen Myelom in der Regel szintigraphisch stumm, während sie röntgenologisch als scharf begrenzte Aufhellungen zu erkennen sind. Erst bei sog. „Spontanfrakturen“ kommt es zu starken Anreicherungen, so daß röntgenologisch und szintigraphisch Verwechslungen mit einer metastatischen Zusammensinterung möglich sind.

Im Gegensatz zu Metastasen beobachtet man beim *Morbus Kahler* häufiger paravertebrale Weichteilschatten sowie Verschmälerungen der Zwischenwirbelräume. Öfters als die Wirbelfortsätze sind die Wirbelkörper befallen, ebenso die Mandibula und fast immer die Schädelkalotte in Form von „ausgestanzten“ Rundherden (s. S. 11.6).

Zu den Systemerkrankungen der Wirbelsäule mit multilokulären Knochenherden zählen *Leukämien,* die *Lymphogranulomatose,* die *Retikoloendotheliosen* (eosinophiles Granulom, Hand-Schüller-Christian-, Letterer-Siewe-Syndrom) und die verschiedenen *Speicherkrankheiten* (Abb. 11.**13**). In den meisten Fällen geben Blutbildveränderungen, vergrößerte Lymphknoten sowie beim Hand-Schüller-Christian-Syndrom ein Diabetes insipidus, ein Exophthalmus und Milz- und Lebervergrößerung die Grundkrankheit zu erkennen. Bisweilen können bei initialem Befall der Meningen oder frühzeitiger Beteiligung von Hirn- oder Rückenmark neurologische Herd- oder Allgemeinsymptome den Skelettveränderungen vorausgehen. Radiologisch finden sich häufig Osteoklasien; besonders hervorzuheben ist die *Vertebra plana* beim eosinophilen Granulom.

Demgegenüber kann es beim Morbus Hodgkin, aber auch bei *Leukämien* zu massiven Osteoplasien bis zu typischen *„Elfenbeinwirbeln"* kommen, die gegenüber Verdichtungen beim metastasierenden Prostatakarzinom oder beim Morbus Paget abzuklären sind. Zudem führt der Morbus Paget der Wirbelsäule in der Regel zu multilokulären, disseminierten Umbauprozessen, die äußerst quälende Wurzelschmerzen oder sensomotorische Strangsymptome, bisweilen sogar Querschnittsbilder hervorrufen können. Die *systemische Osteomyelosklerose,* klinisch gekennzeichnet durch Anämie und Splenomegalie, führt im Gegensatz zum Morbus Paget zu einer generellen *Eburnisierung* der blutbildenden Skelettanteile, wobei das Nervensystem nur selten beteiligt ist. Auch die *Osteopoikilie,* die durch multiple, sehr scharf begrenzte und kleine Kompaktainseln festgelegt ist, hat neurologischerseits keine Auswirkungen.

Entzündliche Erkrankungen des Schädels

Plötzlich auftretende intensive Gesichts- bzw. Kopfschmerzen – vorwiegend im Bereich der Stirn oder der Orbita lokalisiert – lassen an eine akute *Sinusitis frontalis* denken. Häufig besteht ein deutlicher Druckschmerz am inneren oberen Augenwinkel. Das Röntgenübersichtsbild kann hinter den klinischen Befunden zurückstehen. Nur bei großen Stirnhöhlen ist eine Schleimhautschwellung als Verschattung zu erkennen. Bei flachen Stirnhöhlen läßt sich die Verschattung durch Tomographie im seitlichen Strahlengang nachweisen. Durch Verlagerung der Ausführungsgänge bei mehr chronischer Entzündung kann es zur *Mukozele* kommen, die bei Einbruch in die Augenhöhle zur Protrusio bulbi bzw. zu Doppelbildern führt (Abb. 11.**14**). Radiologisch ist dabei die untere mediale Wand der Stirnhöhle vorgewölbt und verdünnt, bei gleichzeitiger intensiver Verschattung der Stirnhöhle. Als weitere Komplikation kann sich eine ausgedehnte *Stirnbeinosteomyelitis* entwickeln, die klinisch mit Verschwellung des Oberlides und der Stirnpartie einhergeht. Infolge Ausbreitung der Infektion in der Diploe ist der Prozeß szintigraphisch oft früher als im Röntgenbild auszumachen. Erst bei Zerstörung der Kortikalis kommt es zu unscharfen und unregelmäßigen Aufhellungen. In fortgeschrittenen Stadien findet man multiple Sequester in Form von unregelmäßig begrenzten Kalkschatten. Daneben beobachtet man scharf begrenzte Verdichtungen, hervorgerufen durch reaktive Knochenneubildungen.

Eitrige Entzündungen des *Siebbeins* treten häufig in Zusammenhang mit einer Sinusitis frontalis oder aber im Gefolge von Schädel-Hirn-Traumen auf. Dabei kommen Frakturlinien im Siebbein auf Übersichtsaufnahmen nur ausnahmsweise zur Darstellung. Gelegentlich sind sie im Tomogramm zu sehen. Selbst bei negativem Röntgenbild ist immer nach einer posttraumatischen Liquorrhö zu fahnden. Siebbeinvereiterungen sind eine häufige Ursache der *Sinus-cavernosus-Thrombose.*

Weniger dramatisch wirken sich *Affektionen der Kieferhöhlen* auf das Nervensystem aus. Diffuse Prosopalgien, vor allem eine umschriebene Druckschmerzhaftigkeit des N. infraorbitalis, lassen an eine Kieferhöhlenaffektion denken, die sich radiologisch durch eine deutliche Verschattung oder durch Spiegelbildungen im Übersichtsbild zu erkennen gibt. Bei chronischen Kieferhöhlenentzündungen entwickeln sich in einigen Fällen Mukozelen, die sich gegen die Mundhöhle vorwölben, gelegentlich sogar durchbrechen können. Weitaus häufiger entstehen Polypen, die vom Ostium in den Freiraum der Nase einwachsen, bei einseitiger Ausbreitung das Septum nasi zur Gegenseite verbiegen, bei doppelseitigem Wachstum die Nase auftreiben und deformieren. Derartige Prozesse gehen mit Hyp- oder Anosmie und infolge gestörter Nasenatmung mit chronischen stumpf-drückenden anhaltenden Kopfschmerzen einher. Röntgenologisch besteht eine

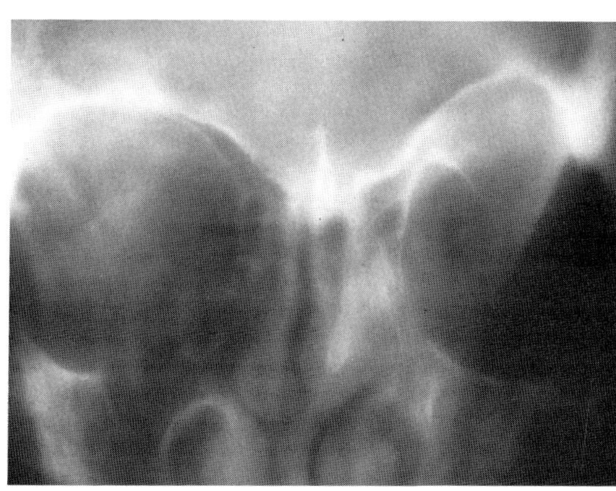

Abb. 11.**14** 26 J., ♀. Mukopyozele der linken Stirnhöhle mit breitem Durchbruch in die Orbita. 2 cm große Osteolyse der oberen Orbitawand mit glatten Randkonturen und bogiger Weichteilimpression in die Orbita. Verschattung der Siebbeinzellen

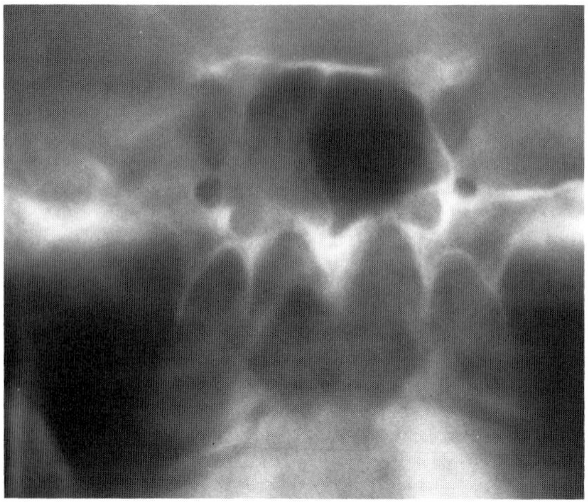

Abb. 11.**15** 30 J., ♀. Mukozele der Keilbeinhöhle rechtsseitig. Rechte Keilbeinhöhlenseite verschattet. Laterale Wand verdünnt, teilweise unterbrochen. Rechtes Foramen rotundum erweitert. Rezidivierende Okulomotoriuslähmung seit mehreren Monaten

zusammenhängende Verschattung der Kieferhöhlen, der Siebbeinzellen und der Nasenhöhlen. Durch Druckatrophie können die Konturen der Nasenmuscheln ausgelöscht sein. Als Folge einer oligosymptomatischen Liquorrhö entwickeln sich bisweilen eitrige Meningitiden. Bei Vordringen der Polypen in den Nasen-Rachen-Raum resultieren die sog. *„Choanenpolypen"*, die klinisch durch eine nasale Sprache und röntgenologisch durch tumorähnliche Verschattungen auf der axialen Schädelaufnahme gekennzeichnet sind. Differentialdiagnostisch ist an das bereits erwähnte *Nasen-Rachen-Fibrom* des Jugendlichen zu denken (s. S. 11.5). Das gleichzeitige Vorliegen einer Polyposis mit Situs inversus und Bronchiektasien wird als *Kartagener-Syndrom* bezeichnet. Polyposis in Kombination mit zystischer Pankreasfibrose und Sekretionsstörungen der mukösen exokrinen Drüsen sprechen für eine *Mukoviszidose.*

Augenmuskelparesen, speziell intermittierende Ausfallserscheinungen des Okulomotorius und des Abduzens, lassen differentialdiagnostisch an eine entzündliche Mukozele der *Keilbeinhöhle* denken (Abb. 11.**15**). Röntgenologisch sind auf den seitlichen und axialen Übersichtsaufnahmen oft nur weichteildichte Verschattungen nachzuweisen, während sich im Tomogramm Verdrängungen, Vorwölbungen und Unterbrechungen der Randkonturen darstellen.

Druckgefühl in der Ohrgegend mit Tinnitus sollte an einen akuten Tubenkatarrh denken lassen. Ähnliche Beschwerden, vor allem stechende oder klopfende Schmerzen und Ohrgeräusche, werden bei *Mittelohrentzündungen* geklagt. Radiologisch zeigt sich bei der Aufnahme nach Schüller eine Verschattung der pneumatischen Räume. Unschärfen oder Auflösung der Zellsepten sprechen für die Mitbeteiligung des Knochens. In seltenen Fällen führt die akute Otitis media zur peripheren Fazialisparese, deren Genese angesichts der lokalen Schmerzsymptome leicht zu erkennen ist. Als ernste Komplikation ist die *Osteomyelitis* der *Pyramidenspitze* zu beachten, die klinisch mit tiefsitzenden homolateralen Kopfschmerzen und meningealen Reizerscheinungen einhergeht. Als definierter Symptomenkomplex bei Beteiligung der Pyramidenspitze ist das *Gradenigo-Syndrom* bekannt, charakterisiert durch Abduzensparese, Trigeminusneuralgie und gelegentlicher Okulomotoriusparese. Die Aufnahme nach Stenvers zeigt bei primär pneumatischer Felsenbeinspitze eine Zellverschattung oder aber Demineralisierung, Konturdefekte, gelegentlich auch Sequester. Derartige Erkrankungen sind häufig Ausgangspunkt von epiduralen, subduralen oder intrazerebralen Abszessen, die im Computertomogramm erfaßt werden können. Otologisch relativ symptomenarm ist die *Mukosusotitis* älterer Menschen, die gar nicht selten erst aufgrund einer eitrigen Meningitis aufgedeckt wird. Charakteristisch sind auf den Röntgenaufnahmen nach Schüller größere Sequester im Warzenfortsatz.

Eine Fazialisparese oder Ausfälle der basalen Hirnnerven (IX, X, XI, XII) mit Schmerzen in der Ohr- und Halsgegend kann bei älteren Menschen mit Diabetes mellitus Ausdruck der sog. *„malignen" Otitis externa* sein (Erreger Pseudomona aeroginosa), die radiologisch im Frühstadium schwer zu objektivieren ist. Verläßlicher ist dabei nach Frey die Knochenszintigraphie, die bei einer derartigen Osteomyelitis des Schläfenbeines starke Anreicherungen erkennen läßt. Gleichartige neurologische Komplikationen wie bei der akuten Otitis media können bei primärer oder sekundärer chronischer Mittelohreiterung auftreten. Darüber hinaus sind *Cholesteatomeiterungen* zu beachten, die bei Übergreifen auf das Labyrinth mit Tinnitus, Nystagmus, Schwindel und Fazialisparesen einhergehen können. *Das positive Fistelsymptom* grenzt das Cholesteatom gegenüber entsprechenden Symptomen beim Kleinhirnbrückenwinkeltumor ab. Mit Hilfe der gezielten Tomographie (12) sind Destruktionen der Bogengänge, der Schnecke, am Canalis facialis und am inneren Gehörgang nachzuweisen. Bei Vordrängen otogener Eiterungen gegen den Schläfenlappen (s. Temporallappenabszeß) können röntgenologisch erfaßbare Knochendefekte am Tegmen antri und am Tegmen tympani auftreten. Als ebenfalls zu fürchtende Komplikation ist die *eitrige Thrombophlebitis des Sinus sigmoideus* zu berücksichtigen, die sich unter Fieber, Schüttelfrost, Schmerzen entlang der V. jugularis und

Druckschmerz hinter dem Warzenfortsatz entwickelt. Auf der Schüller-Aufnahme und im seitlichen Tomogramm werden Destruktionen im Warzenfortsatz und Konturunterbrechungen der Sinusschale beobachtet.
Unabhängig von rhinogenen oder otogenen Eiterungen werden gelegentlich *Osteomyelitiden der Kalotte* nach Kopfschwarten- bzw. Schädelverletzungen, nach Furunkulose oder bei bakteriellen Allgemeinerkrankungen beobachtet. Eine häufige Beteiligung des Schädelknochens ist bei der *Lues* bekannt. Bei der kongenitalen Lues kommt es in Kombination mit anderen Skelettanomalien oder isoliert zu Mißbildungen wie Turmschädel, Olympierstirn oder Mikrozephalie, während die *Osteomyelitis gummosa* bei der erworbenen Lues radiologisch zu singulären oder multiplen, scharf begrenzten Knochendefekten der Tabula externa führt. Recht charakteristisch sind die vorwiegend nächtlichen Schmerzen, die *Dolores osteocopii.* Die luetischen Knochendefekte können ähnlich aussehen wie beim eosinophilen Granulom. Bei der osteoplastisch-osteolytischen Form werden scharf begrenzte, homogene Skleroseäume beobachtet, die u. a. von Knochenherden beim Morbus Hodgkin abzugrenzen sind. Zum Unterschied hierzu gehen die tuberkulösen Osteolysen von der Tabula interna aus.

Entzündungen der Wirbelsäule

Als Ursache der häufigen Rückenschmerzen verdienen vor allem bei jüngeren Patienten die *entzündlichen Systemerkrankungen der Wirbelsäule* besondere Beachtung. An erster Stelle hier ist die *Spondylitis ancylopoetica, der Morbus Strümpell-Marie-Bechterew,* zu nennen, der sich als familiär verankertes Leiden hauptsächlich bei Männern zwischen dem 2. und 4. Lebensjahrzehnt manifestiert.
Die Beschwerden des Frühstadiums sind vieldeutig, zumal die Röntgenbefunde lange Zeit nachhinken können. Die Patienten klagen über wechselnde rheumatische Muskelschmerzen am Stamm oder an der Extremität, zeitweilig über Lumbalgien und Ischialgien mit ausstrahlenden Beschwerden in der Gesäßgegend, ferner über Schmerzen an der Hinterseite der Oberschenkel, in der Kniekehle oder in den Waden. In anderen Fällen stehen Fersenschmerzen, Schmerzen in der Parasternalregion, Interkostalneuralgien oder Nackenschmerzen im Vordergrund der Beschwerden. Bereits im Frühstadium kann die Beweglichkeit der Wirbelsäule schmerzhaft beeinträchtigt sein, ohne daß objektive Befunde zu erfassen sind. Hinweisende Symptome sind ferner schmerzhafte Gelenkschwellungen, eine rezidivierende Iridozyklitis, eine Urethritis oder andere viszerale Entzündungserscheinungen. Obwohl die Spondylitis ankylopoetica dem rheumatischen Formenkreis zugeordnet wird, ist die Rheumaserologie negativ; dagegen ist die Blutsenkung durchwegs beschleunigt. Bezeichnend ist weiter ein erhöhtes Serumeisen bei erniedrigtem Serumkupfer. Charakteristisch ist die in der überwiegenden Mehrzahl aller Fälle positive HLA-B27-Reaktion. Recht typisch sind nächtliche Kreuz- und Rückenschmerzen, besonders die Druckschmerzhaftigkeit der Iliosakralfugen als Kardinal- und Initialsymptom der Iliosakralarthritis. Hierauf beruht das positive *Menellsche Zeichen*

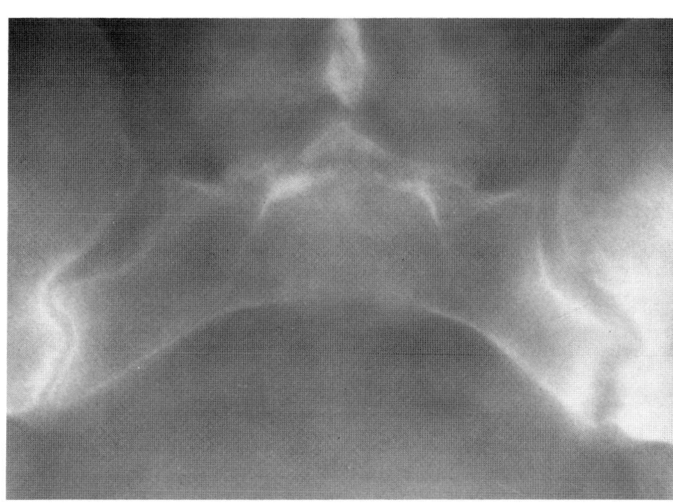

Abb. 11.**16** 36 J., ♀. Morbus Bechterew. Iliosakralarthritis linksseitig. Erweiterung der Fuge im mittleren und unteren Drittel, girlandenförmige Knochenresorptionen und breite Sklerosen am Os sacrum und Os ilium. Am unteren Drittel der rechten Iliosakralfuge lateralwärts 2 mm große umschriebene bogige Knochenresorptionen, vermutlich Beginn der bei Morbus Bechterew meist beidseitigen Iliosakralarthritis

bei der Funktionsprüfung der Iliosakralgelenke. Radiologisch werden auf den Übersichts-, besonders auf Schichtaufnahmen Pseudoerweiterungen der Gelenkfugen, Entkalkungen und bogige Usuren beobachtet. In weiteren fortgeschrittenen Stadien finden sich nebeneinander Knochenresorptionen, Randsklerosen, Verschmälerungen und Ankylosierungen, so daß nach Dihlmann das typische *„bunte" Bild* an den Iliosakralfugen resultiert (Abb. 11.**16**). Im „ausgebrannten" schmerzfreien Spätstadium zeigt sich im Röntgenbild eine komplette, gleichmäßige Ankylosierung.

Im chronisch-fortschreitenden Verlauf greift der Prozeß bald früher, bald später auf die Wirbelsäule über. Röntgenologisch charakteristisch sind die feinen, scharf begrenzten *Syndesmophyten,* die als schmale, an der vorderen und seitlichen Wirbelfläche ausgehende Knochenspangen imponieren. Bevorzugt befallen sind die Lendenwirbelsäule und der thorakolumbale Übergang. Unter zunehmender Versteifung und Ankylosierung der Wirbelgelenke entwickelt sich im Laufe vieler Jahre das typische Röntgenbild der *„Bambuswirbelsäule"*. Schließlich können auch Brust- und Halswirbelsäule, vor allem auch die *Atlantookzipitalgelenke* ankylosieren. Intermittierende Attacken mit intensiven Rückenschmerzen können im akuten Stadium auf einer Spondylodiszitis beruhen, die röntgenologisch durch Usuren und Sklerosen der Wirbelabschlußplatten mit Verschmälerungen der Bandscheibenräume und klinisch durch radikuläre Reizsymptome bzw. Ischialgien gekennzeichnet ist. Als weitere Variation des Entzündungsprozesses sind röntgenologisch konvexe Anlagerungen an den vorderen Wirbelflächen und Usuren bzw. Sklerosen an den vorderen oberen Wirbelkanten zu beachten.

Spätstadien des *Morbus Bechterew* sind schon klinisch auf Anhieb zu erkennen. Entweder zeigt sich eine fixierte Steilstellung des Achsenskeletts, oder es resultiert eine oft extreme großbogige Kyphose der BWS, die dem Kranken eine nach vorn gebeugte Haltung aufzwingt. Bei Beteiligung der HWS und Ankylosierung der Atlantookzipitalgelenke kann der gegen den Boden vorgeneigte Kopf nicht mehr angehoben werden. Als besondere Befallsmuster sind neben den Veränderungen des Achsenskeletts einerseits die Beteiligung der großen Gelenke, hauptsächlich die Ankylosierung der Hüftgelenke, andererseits der Befall der Hand- und Fußgelenke zu beachten. Bezeichnend sind im Gegensatz zur *primären chronischen Polyarthritis* schmerzhafte Arthritiden am Sternoklavikulargelenk und an der Syndesmose zwischen Manubrium und Corpus sterni. Im Röntgenbild kommen Usuren, Erweiterungen der Gelenkspalten, Verschmälerungen, Sklerosen und Destruktionen zur Beobachtung. Nicht zuletzt sind die für den *Morbus Bechterew* recht charakteristischen, z.T. sehr schmerzhaften *Tendoperiostitiden* hervorzuheben, hauptsächlich lokalisiert an den Sitzbeinhöckern, an der Symphyse und an den Fersen, so daß Sitzen, Gehen und Stehen auch von hier aus beeinträchtigt sind. Röntgenologisch sieht man Aufrauhungen der Kortikalis, Ausziehungen, Usuren und reaktive Verkalkungen.

Differentialdiagnostisch ist bei entzündlichen Skeletterkrankungen zu berücksichtigen, daß bei der *primären chronischen Polyarthritis* im Gegen-

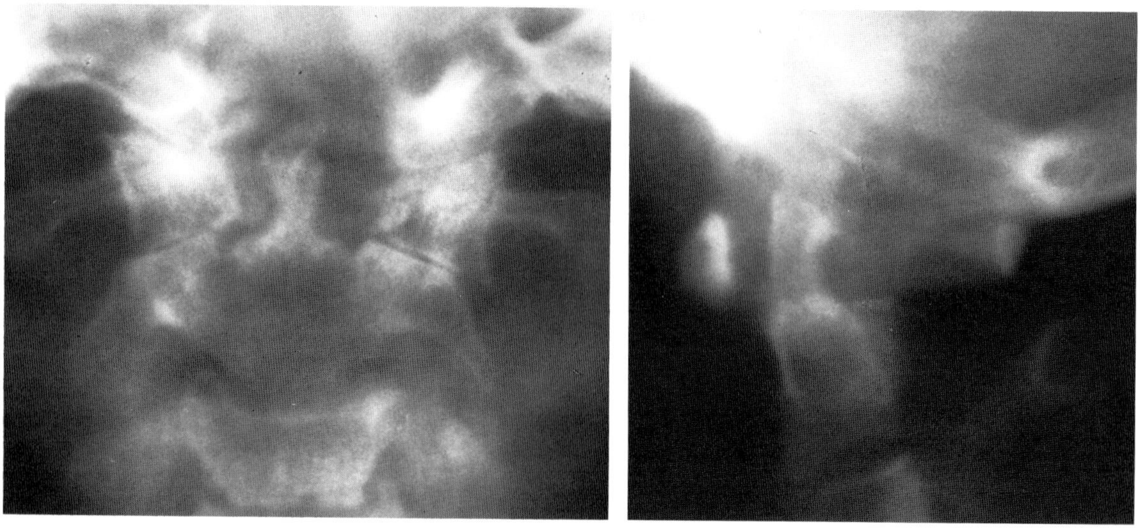

Abb. 11.**17** 51 J., ♀. Rheumatische Polyarthritis der oberen Kopfgelenke. Zerstörung des Lig. transversum atlantis mit Luxation des Dens axis dorsalwärts. Im Seitenbild verbreiterter Abstand zwischen vorderem Atlasbogen und Dens axis. Bogige Usur der dorsalen Densfläche. Knorpelaufbrauch, Sklerosen, Zysten und Subluxationen der oberen Kopfgelenke. Seit Monaten Halssteife. Drehung des Kopfes nur mit Gesamtkörper möglich

satz zum Morbus Bechterew der Befall der Extremitätengelenke ganz im Vordergrund steht. Die Wirbelsäule ist selten beteiligt. Allerdings können rheumatisch-aggressive Prozesse an Atlas und Axis bei Zerstörung des Lig. transversum klinisch größte Bedeutung erlangen, da mit *Querschnittsyndromen* zu rechnen ist (Abb. 11.**17**). In solchen Fällen zeigen sich röntgenologisch Destruktionen am Dens axis mit Luxation gegen das Halsmark bei Ventralflexion des Kopfes, außerdem arthritische Umbauvorgänge an den Atlantookzipital- und Atlantoaxisgelenken. Bei rezidivierenden Nacken-Hinterhaupt-Schmerzen, beim sog. *„HWS-Syndrom"*, bei der sog. *„Migräne cervical"* oder bei *flüchtigen Strangsymptomen* sollten selbst bei sonst rudimentärer primär chronischer Polyarthritis spezielle Röntgenverfahren, einschließlich der Tomographie, herangezogen werden. Bekannt ist ferner, daß umschriebene Schmerzen der Dornfortsätze im unteren HWS-Bereich durch einen lokalisierten Rheumatismus verursacht sein können. Bezeichnend für eine derartige rheumatische Tendoperiostitis ist die zapfenförmig-spitz zulaufende Knochenresorption an den Dornfortsätzen des 6./7. HWK im Seitenbild.

Unter den *infektiösen Spondylitiden* verdient die *Spondylitis tuberculosa* mit ihren verschiedenen Manifestationsformen besondere Beachtung. Die Frühdiagnose der zumeist schleichend mit uncharakteristischen Symptomen einsetzenden Spondylitis tuberculosa als Folge einer hämatogenen Streuung bereitet vor allem dann Schwierigkeiten, wenn der spezifische Primärprozeß sich dem Nachweis entzieht. In der Regel wird nur ein Bewegungssegment befallen, vorwiegend im Bereich der unteren BWS oder der LWS; seltener sind zwei oder drei Herde. Dem Röntgenbefund können längere Zeit diffuse Rückenschmerzen vorausgehen, die beim Abklopfen der Wirbelsäule näher zu lokalisieren sind. Auch beim Stauchen der Wirbelsäule durch einen Sprung auf die Fersen oder durch Treppenabwärtssteigen wird der örtliche Schmerz intensiviert. Relativ frühzeitig findet sich ein pathologisches *Knochenszintigramm*. Die im Röntgenbild als häufiges Initialsymptom zu beobachtende *Verschmälerung des Zwischenwirbelraumes* ist an sich unspezifisch, da sie beispielsweise auch bei primärem Bandscheibenschaden gefunden wird. Hinweisend auf den entzündlich-tuberkulösen Prozeß sind jedoch Unschärfen der Abschlußplatten, Entkalkungen und Knochendefekte, die im fortgeschrittenen Stadium als Knochenkavernen imponieren (Abb. 11.**18**). Bei randständiger Lokalisation verursachen paravertebrale käsige Massen spindeligförmig-bogige Verschattungen um die Wirbelkörper als Ausgangspunkt von *Senkungsabszessen*. Zum Teil werden dabei äußerst intensive radikuläre Reizerscheinungen oder Gürtelschmerzen

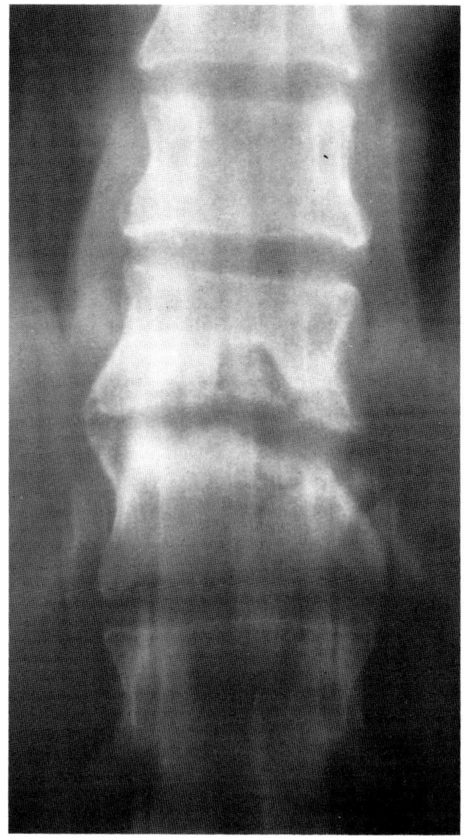

Abb. 11.**18** 34 J., ♂. Wirbeltuberkulose BWK XI, XII. Scharf nach oben konvex begrenzte Kaverne am BWK XI. Ausgedehnte Knochendefekte am BWK XII linksseitig mit Knochensequestern. Reaktive Sklerosen rechtsseitig mit überbrückenden Spondylophyten

geklagt, die sich über mehrere Segmente erstrekken können. Die Frühdiagnose der Spondylitis tuberculosa erlangt entscheidende Bedeutung, um den Zusammenbruch der erkrankten Wirbelkörper mit *Gibbusbildung (Malum Potti)* und der Gefahr einer Querschnittslähmung (in etwa 10% der Fälle) vorzubeugen. Als Ausgangspunkt von Querschnittssyndromen ist auch die seltene *Spondylitis posterior* zu berücksichtigen, die sich primär an den Wirbelbögen manifestiert, so daß sie bei Übersichtsaufnahmen übersehen werden kann. Knochenszintigramm und Tomogramm sichern die Diagnose. Als weitere Sonderform ist die *Spondylitis tuberculosa der oberen HWS*, speziell des Atlas, hervorzuheben, die als sog. *Malum suboccipitale* zu Schiefhals mit hohem Querschnitt führen kann. Die seltene *Spondylitis superficialis anterior* ist röntgenologisch von degenerativen Deckplatteneinbrüchen bzw. posttraumatischen Kantenablösungen abzugrenzen.

Ähnlich protrahierte Verlaufsformen wie bei der Tuberkulose begegnet man bei infektiösen Spondylitiden nach *Typhus, Morbus Bang, Rickettsio-*

sen und *Aktinomykose.* Radiologisch ist die Artdiagnose schwierig, so daß man unter Berücksichtigung anamnestischer Daten auf serologisch-immunologische Testverfahren angewiesen ist. Als Variante kann die Aktinomykose gelegentlich auch von außen auf die Wirbelkörper übergreifen und radiologisch zu Knochenarrosionen führen.
Uncharakteristische Verlaufsformen der infektiösen Spondylitis werden vor allem im *Kindesalter* beobachtet. Über längere Zeit können unklare Rückenschmerzen, schmerzbedingtes Hinken, reflektorische Steifhaltung, eine Verweigerung zum Gehen sowie rezidivierende Temperaturen mit erhöhter Blutsenkung den Erscheinungsbildern vorausgehen. Die Röntgenübersichtsaufnahmen sind anfangs unauffällig. Dagegen ist die hauptsächlich im Lumbalbereich sich manifestierende Spondylitis schon frühzeitig durch einen positiven Szintigrammbefund zu objektivieren. Dramatischer Beginn mit hohem Fieber, umschriebenem Klopfschmerz der Wirbelsäule, reflektorischer Steifhaltung, Schmerzen beim Anheben der Beine, gelegentlich sogar radikuläre Reizerscheinungen sind für akute *Osteomyelitiden* charakteristisch, die durch *Streptokokken, Staphylokokken, Pneumokokken* oder *andere Eitererreger* ausgelöst werden. Auch hier findet sich schon frühzeitig ein positives Knochenszintigramm bei noch unauffälligem Röntgenbefund. Erst Wochen später kommt es röntgenologisch zu erheblichen Demineralisierungen, Konturunschärfen, Verschmälerung der Bandscheibenräume und Destruktionen der Wirbel. Dabei kann die Eiterung entweder paravertebral ausbrechen oder als Epiduralabszeß nach innen durchbrechen, so daß inkomplette oder komplette Querschnittsymptome resultieren, die eine sofortige neurochirurgische Entlastung erfordern.

Degenerative Wirbelerkrankungen

Degenerative Veränderungen im Rahmen *altersbedingter Abnutzungserscheinungen* sind eine häufige Ursache statischer Beschwerden, die entsprechend der hauptsächlichen Prozeßlokalisation als Hinterkopfschmerzen, als schmerzhaftes Schulter-Nacken-Arm-Syndrom oder als Lumbalgien bzw. Kreuzschmerzen geklagt werden. In kraniokaudaler Folge verdient zunächst die *Osteochondrosis cervicalis superior* bzw. das obere Zervikalsyndrom Beachtung, das einzeln oder kombiniert von den drei oberen Halssegmenten ausgeht (Abb. 11.**19**).
Auf den Übersichtsbildern finden sich Verschmälerungen der Bandscheibenräume, Ausziehungen und Sklerosierungen an den Zwischenwirbelgelenken, Sklerosen der Grund- und Deckplatten und infolge Lockerung der Bewegungssegmente stufenförmige Versetzungen, die besonders bei *Funktionsaufnahmen* deutlich werden. Die schmerzreflektorische Muskelverspannung führt darüber hinaus zu Haltungsanomalien, speziell zu Streckstellungen und Skoliosen, z.T. mit Torsion. Arthrotische Veränderungen mit Fehlstellungen an den Atlasaxis- und Atlasokzipitalgelenken bzw. Mißbildungen (s. S. 11.25) sind tomographisch zu erfassen. Der resultierende Beschwerdekomplex ist äußerst variabel. Neben einschießenden halbseitigen Nacken-Hinterhaupt-Schmerzen, die nach Art der *Okzipitalneuralgie* längs des Scheitels zur Schläfe und Stirnpartie ausstrahlen können, werden persistierende dumpfdrückende Schmerzsensationen besonders morgens nach längerem Liegen geklagt. Auch Dreh- und Beugebewegungen des Kopfes sind mit Schmerzen verbunden. Bereits spontan geben viele Patienten knarrende und reibende Bewegungsgeräusche an. Bezeichnend sind die Druckschmerzhaftigkeit der reflektorisch verspannten Nackenmuskeln, der Druckschmerz der Nn. occipitalis major und minor und als Zeichen einer gleichzeitigen *Tendoperiostose* die Druckdolenz der Dornfortsätze.
Bei älteren Patienten gehen die degenerativen Veränderungen der HWS häufig mit unsystematischen Schwindelattacken, Übelkeit, Tinnitus oder Flimmerskotomen einher, Beschwerden, die nach Art eines *intermittierenden Arteria-basilaris-Syndroms* auf arteriosklerotische Veränderungen der A. vertebralis bzw. der A. carotis zu beziehen sind. Auch die knöchernen Wulstbildungen im Canalis vertebralis, die auf Schichtaufnahmen zu erkennen sind und offenbar die zuführenden Gefäße irritieren, hat man für den *„zervikozephalen Symptomenkomplex"* verantwortlich gemacht.
Wie bereits von Wild (48) hervorgehoben, ist jedoch ein echter *Morbus Menière* mit den degenerativen Veränderungen der HWS nicht in Zusammenhang zu bringen. Eine Ausschlußdiagnose stellt auch die sog. *„Migräne cervicale"* dar, die von Barre und später Bärtschi-Rochai bei ausgedehnter Osteochondronse C_1-C_6 infolge Irritation sympathischer Fasern ebenfalls auf Zirkulationsstörungen im vertebrobasilären Versorgungsgebiet zurückgeführt wird.
Die echte Migräne ist gegenüber osteochondrotischen Beschwerden durch familiäre Belastung, jugendliches Manifestationsalter und den Attakkenschmerz gekennzeichnet. Überschneidungen können sich im Hinblick auf den psychisch bedingten Spannungskopfschmerz ergeben, während die sog. Basilarismigräne jüngerer Frauen

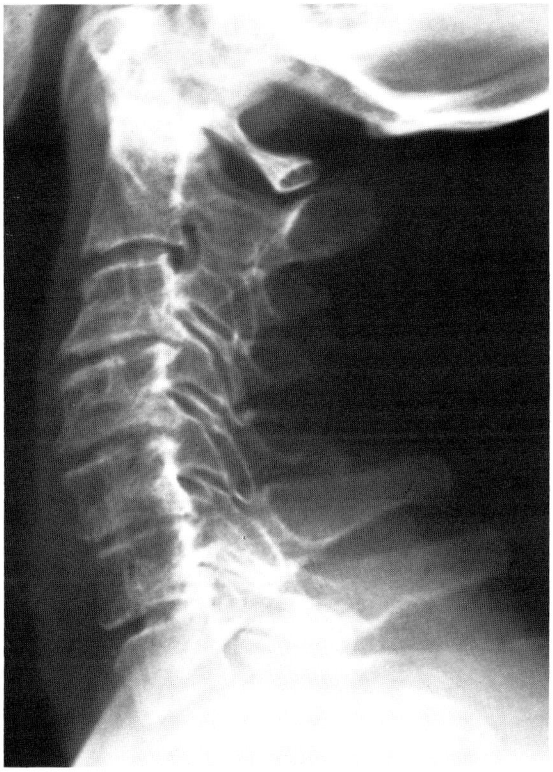

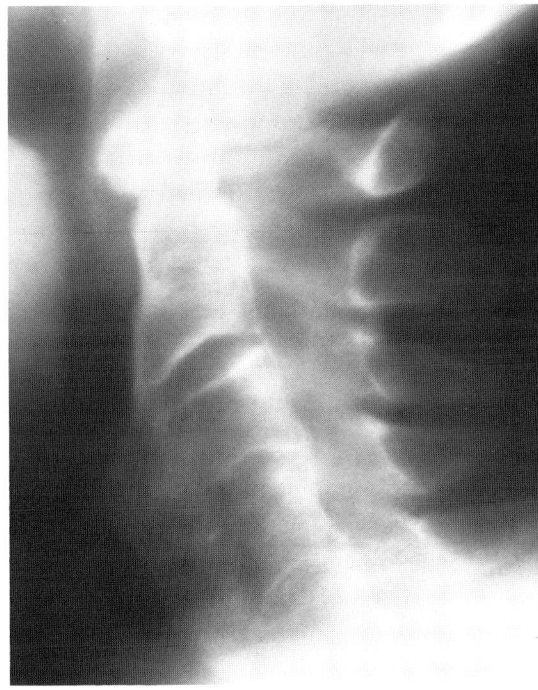

Abb. 11.**19** a u. b

a) 73 J., ♀. Degenerative Halswirbelveränderungen. Spondylosis deformans, Osteochondrose, Arthrose der Zwischenwirbelgelenke, Unkovertebralarthrose, Subluxationsstellungen und Streckstellung.

b) 72 J., ♂. Postentzündliche Versteifung der Halswirbelsäule durch sehr breite, überbrückende Knochenauflagerungen ventralwärts bei Morbus Bechterew in fortgeschrittenem, sog. „ausgebranntem" Stadium

mit Hinterkopfschmerzen, fasziobrachialen Parästhesien, Schwindel usw. an die Menses gebunden ist. Nach SCHRADER (41) können auch Hypo- und Hypertonien sowie entzündliche immunologische Gefäßerkrankungen mit Hinterkopfschmerzen einsetzen. Schließlich sind die raumfordernden Prozesse der hinteren Schädelgrube (Tumoren, Angiome), aber auch chronische Meningopathien zu berücksichtigen.

Häufiger noch als im oberen Zervikalbereich manifestieren sich degenerative Veränderungen als *Osteochondrosis cervicalis inferior* namentlich in Höhe C_5-C_7. Radiologisch finden sich wiederum Verschmälerungen der Zwischenwirbelräume, Sklerosen und Einbrüche der Abschlußplatten (37), Arthrosen an den Intervertebral- und Unkovertebralgelenken und vor allem Randwülste, welche, wie besonders auf den *Schrägaufnahmen* sichtbar, die Foramina intervertebralia, also die Wurzelaustrittszonen, einengen. Von gleicher Bedeutung ist auch hier, bedingt durch Gefügelockerung, die Verschiebung oder Torsion von Wirbelkörpern. Streckstellung bzw. Fehlhaltung mit Bewegungseinschränkung läßt sich vor allem durch *Funktionsaufnahmen* nachweisen. Klinisch wird häufig über eine schmerzhafte Bewegungseinschränkung der Halswirbelsäule geklagt. Häufig ist zudem die Schulter- und Nackenmuskulatur verspannt und z. T. äußerst druckdolent. Darüber hinaus kann es bei Irritation der austretenden Wurzeln im Foramen intervertebrale zu ziehenden, rheumaartigen Schmerzphänomenen kommen, die in die zugeordnete segmentale Region, etwa in die Schulter-Nacken-Gegend, in den Bereich des M. pectoralis oder aber auch in die Ober- und Unterarme bis zur Hand ausstrahlen. Differentialdiagnostisch ist bei vorherrschenden Schulterschmerzen die *Periarthritis humeroscapularis* zu berücksichtigen. Kennzeichnend sind einerseits die Einschränkung der Abduktion, andererseits die Verkalkungen der Supraspinatussehne und der Bursa subacromialis, die bei Röntgenkontrollen in mehreren Ebenen als schollige Verdichtungen sichtbar werden. Zystische Aufhellungen und trophische Veränderungen bei der Periarthritis humeroscapularis sind durch gezielte Röntgenuntersuchungen (evtl. Tomographie und Arthrographie) von Gelenk- bzw. Knochengeschwülsten, aber auch von neurogenen Arthropathien (Syringomyelie, Tabes dorsalis) abzugrenzen. Bei Schulterschmerzen kommen weiterhin rheumatische bzw. infektiöse Arthritiden in Betracht, die röntgenologisch zu Entkalkungen, Usuren, Gelenkspaltverschmälerungen und in fortgeschrittenen Stadien zur Gelenkzerstörung führen. Die ebenfalls mit Schulterschmerzen einhergehende *Omarthrose* älterer Menschen ist röntgenologisch durch Gelenkspaltverschmälerung, subchondrale Sklerosen, Zysten und Randwulstbildungen von den Gelenkentzündungen und von der Periarthritis humeroscapularis abzugrenzen.

Schulter-Arm-Schmerzen können im Einzelfall bei jüngeren asthenischen Menschen auf einem *Skalenussyndrom* beruhen, wobei sich die ausstrahlenden Brachialgien hauptsächlich bei hängendem Arm an der ulnaren Unterarm-Hand-Kante manifestieren. Röntgenologisch lassen sich manchmal Anomalien der I. Rippe oder einer Halsrippe nachweisen. Bezeichnend für das Skalenussyndrom sind intermittierende distale Ischämien mit Pelzigkeit, Blaßwerden und Absterben der Finger, pulssynchrone Stenosegeräusche und Differenzen des Radiuspulses in Abhängigkeit von der Armhaltung, da gemeinsam mit dem Plexus cervico-brachialis auch die A. und die V. subclavia im Bereich der hinteren Skalenuslücke im kostoklavikulären Zwischenraum oder an der Durchtrittsstelle unterhalb des Ansatzes des M. pectoralis minor am Koracoid komprimiert werden können (10, 16, 39, 41).

Gelegentlich wird bei ausgeprägter Osteochondrosis cervicalis inferior mit länger bestehendem Beschwerdekomplex die *neuralgische Schulter-Arm-Myotrophie* übersehen, die im mittleren oder höheren Lebensalter spontan, bisweilen nach unspezifischen Infekten oder nach Abkühlung mit äußerst heftigen, reißenden Schmerzen einsetzt.

Ein mehr chronisches Schmerzphänomen wird beim *Karpaltunnelsyndrom,* d.h. bei Druckschädigung des N. medianus am Handgelenk, geklagt. Die sog. *„Brachialgia paraesthetica nocturna"* strahlt gar nicht so selten bis zur Schulter aus, so daß sie bei entsprechendem Röntgenbefund als Halswirbelsyndrom verkannt wird. Charakteristisch ist die Druck- oder Klopfschmerzhaftigkeit des N. medianus unter dem Lig. carpi transversum an der Tenarwurzel, besonders bei Dorsalflexion der Hand. Der typischen Abductor-opponens-Atrophie geht elektroneurographisch eine Herabsetzung der Erregungsleitungsgeschwindigkeit voraus, während sich auf der „Karpaltunnelaufnahme" nur selten konkav begrenzte Defekte an den Handwurzelknochen nachweisen lassen. Druckneuropathien des N. ulnaris oder des N. radialis bereiten differentialdiagnostisch gegenüber schmerzhaften HWS-Veränderungen keine Schwierigkeiten.

Vom akuten, auf ein Segment bezogenen Bandscheibenprolaps sind mehr chronisch verlaufende Mischbilder abzugrenzen, die als Folge multipler Wurzelkompressionen durch Einengung der Foramina intervertebralia auftreten.

In diesem Zusammenhang ist als ein differentialdiagnostisch wichtiges Krankheitsbild die *chronische diskogene Myelopathie* des Halsmarkes hervorzuheben. Als Initialsymptom entwickeln sich, abgesehen von wenig prägnanten Nacken-Schulter-Arm-Schmerzen, motorische Paresen an den unteren Extremitäten, die einseitig beginnend in eine schwere, allmählich zunehmende Paraspastik übergehen können. Gelegentlich läßt sich ein Lhermittesches Syndrom konstatieren. Im allgemeinen ist die Anamnese recht unauffällig. Sensibilitätsstörungen treten hinter den paraspastischen Syndromen mit Faszikulationen der Muskulatur und reaktiven Myatrophien zurück. Bei der Myelographie zeigen sich dorsale Einbuchtungen im Bereich des Lig. flavum, während ein kompletter Kontrastmittelstopp selten ist. Besondere Beachtung verdient hier auch die *Computertomographie,* die als nichtinvasives Verfahren zur Lokalisation frischer Bandscheibenvorfälle und traumatischer Bandscheibenverletzungen erfolgreich eingesetzt werden kann. Im Hinblick auf die statisch-mechanischen Veränderungen werden (1, 23) hauptsächlich Zirkulationsstörungen der A. spinalis für die Halsmarkschädigung verantwortlich gemacht. Die chronische diskogene Myelopathie stellt eine Ausschlußdiagnose dar, von der u.a. eine chronische posttraumatische und entzündliche *Pachymeningiosis cervicalis,* eine *myatrophe Lateralsklerose,* ein *hochsitzender Halsmarktumor,* eine *spinale multiple Sklerose* und vor allem eine *funikuläre Myelose* abzugrenzen sind.

Bei manifester Osteochondrose mit Einengung der Foramina intervertebralia können diffus ausstrahlende Schmerzsensationen auftreten, die bei linksseitiger Lokalisation an Stenokardien bzw. an einen *Herzinfarkt* denken lassen oder auch an ein *Mitralprolapssyndrom,* an eine *Myokarditis,* an eine *Pericarditis sicca* oder an eine *respiratorische Asthenie* erinnern. Ferner können basale *Pleuritiden, Lungenembolien, Pancoast-Tumoren* oder auch ein *Spontanpneumothorax* als schmerzhaftes Schulter-Arm-Syndrom imponieren, so daß die jeweiligen Begleitsymptome der Lungenerkrankung besondere Beachtung verdienen. Schließlich ist hervorzuheben, daß es bei größeren schnabelförmigen ventralen Randwulstungen durch Druck auf Hypopharynx und Ösophagus zu *Dysphagien* kommen kann. Bei Überbeanspruchung des Stützapparates der unteren HWS und BWS können schmerzhafte Spontanfrakturen der Dornfortsätze mit reaktivem Hartspann resultieren, ein Syndrom, das als *„Schipperkrankheit"* bezeichnet wird.

Allerdings sollte der radiologische Befund einer Osteochondrose der HWS nicht überbewertet werden, da zwischen Organbefund und Beschwerdekomplex große Differenzen bestehen können. Sehr häufig sind selbst völlige Versteifungen mit Überklammerung aller Segmente (sog. Morbus Forrestier) weitgehend schmerz- bzw. beschwerdefrei.

Einem recht charakteristischen Beschwerdebild begegnet man beim *akuten, massiven Bandscheibenprolaps,* hauptsächlich im kaudalen Bereich der HWS, der sowohl die vorderen als auch die hinteren Wurzeln komprimieren kann. Führende Initialsymptome sind äußerst intensive, dumpfe, bohrende Schmerzen in der Schulter-Nacken-Region, die in den Arm ausstrahlen. Die neuralgisch-myalgischen Schmerzen können derart intensiv sein, daß der Patient nicht mehr zur Ruhe kommt. Bei Bewegungen treten häufig radikuläre Reizerscheinungen auf, die wie ein elektrischer Schlag zur Hand ausstrahlen. Erst später kommt es im befallenen Segmentbereich zu Parästhesien und Sensibilitätsstörungen, die schließlich in eine vollständige Anästhesie bzw. Analgesie übergehen können.

Bei Affektionen der vorderen Wurzeln dominieren Paresen, Muskelatrophien und Reflexstörungen, gelegentlich in Verbindung mit Faszikulationen, leichtem Tremor und Pseudomyotomie.

Hartnäckige und vieldeutige Beschwerden werden vor allem auch beim *zervikozephalen Sympathikussyndrom* geklagt, das u.a. intensive Kopf- und Gesichtsschmerzen, Flimmerskotome, Schwindel, Otalgien, Tinnitus und depressive Verstimmungszustände umfassen kann. Gelegentlich werden eigenartige Mißempfindungen im Pharynx oder auch Stenokardien angegeben. Weiterhin können sich auffällige Regulationsstörungen der Vasomotorik einstellen, die z.T. mit anfallsweise auftretender Rötung oder Blässe des Gesichtes einhergehen, vor allem aber in Verbindung mit der persistent schmerzhaften Schulter-Nacken-Steife zum trophischen Handödem mit Kälte, Akrozyanose, Hyperhidrose und Steifigkeit der Finger führen. Bei längerem Bestehen ist mit Entkalkung des Arm- und Handskelettes nach Art der *Sudeckschen Atrophie* zu rechnen.

Die Höhendiagnose von Bandscheibenprolapsen ist durch zugeordnete Wurzelsyndrome festgelegt. Beim *C_5-Syndrom* erstreckt sich die Schmerzzone von der Schulter auf die Vorderseite des Oberarmes und gelegentlich auf die Volarregion des Unterarmes. Im gleichen Bereich beobachtet man bandförmige Sensibilitätsstörungen. Paresen oder Atrophien finden sich an den Mm. supra- und infraspinates, am M. biceps, am M. deltoides und am M. brachioradialis. Gelegentlich ist eine Zwerchfell-Lähmung zu konstatieren.

Bezeichnend für das *C_6-Syndrom* ist ein dumpfer Tiefenschmerz im Nacken- und Schulterbereich, der über die Außenvorderseite des Oberarmes zur radialen Zone des Unterarmes, zur Streckseite des Daumens, aber auch zum oberen medialen Schulterblattrand ausstrahlen kann. Sensibilitätsstörungen sind vor allem auf dem radialen Handrücken und am Daumen zu finden. Häufig ist der Bizepsreflex abgeschwächt oder erloschen. Paresen und Atrophien finden sich u.a. an den Mm. biceps, infraspinatus, subscapularis und pronator teres.

Auch beim *C_7-Syndrom* resultieren Nackenschmerzen, Schmerzen in der Schultergegend und an der dorsalen Fläche des Ober- und Unterarmes. Gelegentlich strahlen heftige Parästhesien über den Handrücken in den II.–IV. Finger aus. Der Trizepssehnenreflex ist häufig abgeschwächt oder erloschen. Bisweilen ist eine Streckerparese des Zeige- und Mittelfingers oder in Verbindung mit Atrophie des M. opponens und des M. abductor pollicis brevis eine radiale Flexionsparese zu beobachten.

Beim *C_8-Syndrom* strahlen die Schmerzen von der Nacken-Schulter-Region über die Hinterseite des Oberarmes zur Ulnarregion des Unterarmes und zum IV. und V. Finger aus. Paresen finden sich vor allem an den ulnaren Hand- und Unterarmmuskeln, z.T. mit Fehlstellung, Mißempfindung und Taubheit des Kleinfingers. Die z.T. klinisch unscharfen Symptome sollten grundsätzlich durch elektromyographische bzw. neurographische Befunde ergänzt werden, um die Höhendiagnose eindeutig festzulegen.

Als Ursache von bisweilen intensiven Schmerzen in Höhe der mittleren und unteren Brustwirbelsäule bei jugendlichen Patienten ist die *Scheuermannsche Erkrankung,* die sog. *Adoleszentenkyphose,* zu berücksichtigen (Abb. 11.**20**). Radiologisch finden sich die typischen langgezogenen Keilwirbel, eine Verschmälerung der Zwischenwirbelräume, multiple *Schmorlsche Deckplatteneinbrüche* und z.T. erhebliche Randwulste. Derartige Veränderungen erstrecken sich als Ausdruck einer systemischen enchondralen Dysostose zumeist über drei bis vier Segmente. Klinisch imponiert als Folgeerscheinung meist ein Rundrücken, selten eine Streckstellung des thorakolumbalen Überganges. Bei extremer Deformierung können radikuläre Reizerscheinungen, im akuten Stadium gelegentlich sogar tabesartig lancierende Schmerzen auftreten. Selbst bei schwerer Brustkyphose sind Querschnittssyndrome durch Kompression des Rückenmarks relativ selten. Gelegentlich treten aber im Gefolge der Rechtsherzinsuffizienz hämodynamisch bedingte Rückenmarksymptome auf (s. S. 11.18).

Weitaus am häufigsten manifestieren sich *Bandscheibenschäden* mit reaktiven Arthrosen der kleinen Wirbelgelenke im *Lumbosakralbereich.* Als Folge des altersbedingten Turgor- und Elastizitätsverlustes der bradytrophen Bandscheibe kommt es zur Lockerung der Bewegungssegmente

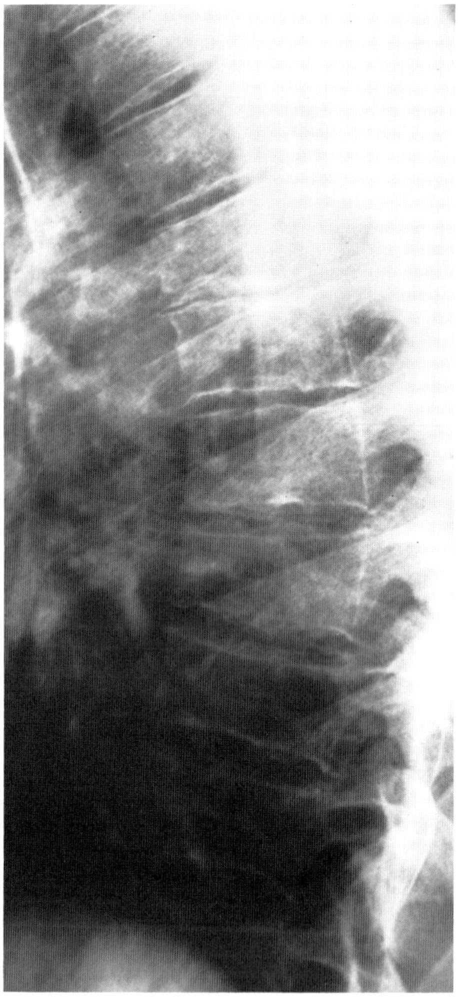

Abb. 11.**20** 33 J., ♂. Morbus Scheuermann der mittleren und unteren BWS. Juvenile Kyphose. Keilform der Wirbel am Scheitel der Kyphose, Verschmälerung der Bandscheibenräume, Sklerosen der Abschlußplatten, Verlängerung der Wirbel, Schmorl-Einbrüche der Grund- und Deckplatten

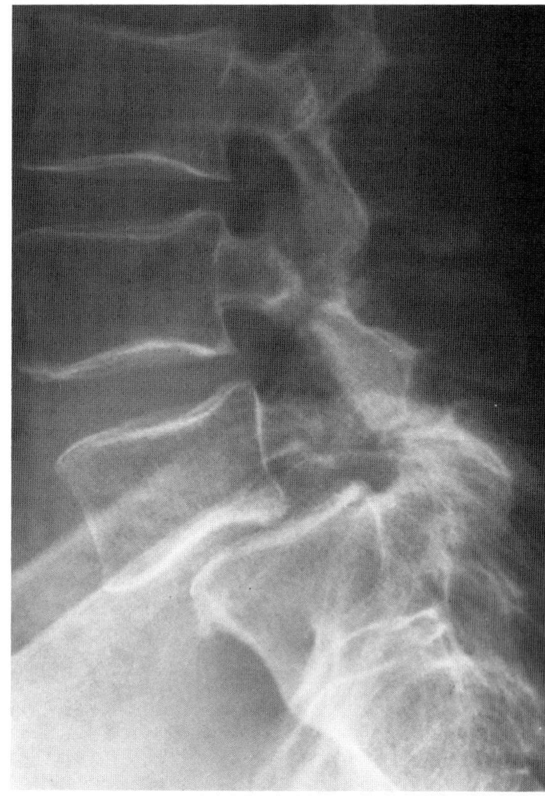

Abb. 11.**21** 72 J., ♂. Spondylolisthesis vera L V/ S I mit Ventralwärtsgleiten von LWK V um 2 cm. Breiter Spalt im Bogenanteil von LWK V. 2 cm große Stufe zwischen den Dornfortsätzen LWK IV/V. Tendoperiostosen zwischen den Dornfortsätzen LWK III/IV mit Sklerosen. Arthrosis zwischen L V und S I

mit radiären oder zirkulären Einrissen am Anulus fibrosus, zu Schmorlschen Wirbeleinbrüchen und zur Wirbelverschiebung bis zur ausgeprägten *„Pseudospondylolisthesis"*. Als Folge einer Dislokation, Rotation oder Kippstellung der Wirbelkörper resultieren eine Blockierung und Fehlstellung der Wirbelgelenke, Veränderungen, die im Röntgenbild als reaktive Spondylosis, Osteochondrose und Spondylarthrose imponieren. Gelegentlich werden Verkalkungen des Nucleus pulposus, Verknöcherungen im degenerierten Bandscheibengewebe und als sog. „Vakuumphänomen" Gaseinlagerungen beobachtet (Abb. 11.**21**).

Schon frühzeitig führen die strukturellen Veränderungen zur Irritation des äußerst sensiblen Band- und Halteapparates, so daß es reflektorisch über algophore Fasern der Rr. meningei an den Spinalnerven zur schmerzhaften Verspannung der Rückenmuskulatur kommt, die als intensive Kreuzschmerzen bzw. hartnäckige Lumbalgien geklagt werden. Charakteristisch für die *akute Lumbago* sind heftige Schmerzen in der Kreuz- und Lendengegend, die durch bestimmte Bewegungen ausgelöst werden oder auch unversehens hexenschußartig einsetzen. Der seitenbetonte paravertebrale Schmerz kann sich diffus nach kranial oder ventral ausbreiten. Zumeist ist jedoch der Kranke in der Lage, den Ursprungsort seiner Lumbalgie genau zu lokalisieren. Zudem läßt sich das erkrankte Bewegungselement durch Abklopfen der Wirbelsäule, durch aktive und passive Dreh- und Beugebewegungen und durch Prüfung des *Lasequeschen Zeichens* als umschriebener Wurzeldehnungsschmerz ohne weiteres ermitteln.

Um die bewegungsabhängigen lancinierenden Schmerzen zu mindern, hält der Kranke schon von sich aus eine Schonstellung ein. Zusätzlich kommt es zu einer erheblichen Verspannung der kräftigen Rückenstrecker, zum sog. *Hartspann,* der von sich aus die in ihrer Beweglichkeit eingeschränkte Wirbelsäule fixiert. Auf längere Sicht verursacht die muskuläre Verspannung hartnäckige Myalgien und druckdolente Muskelschwielen, während sich aus der primären Steif- und Schonstellung der Lendenwirbelsäule die charakteristische Fehlhaltung einer zur kranken Seite konvex oder konkav gekrümmten *Ischiasskoliose* entwikkelt. Die Skoliose wird besonders beim Bücken deutlich. Im Stehen ist die physiologische Lendenlordose häufig abgeflacht oder steilgestellt, vereinzelt kann es sogar zur kyphotischen Vorbuckelung kommen.

Wird der äußere Faserring nach vorausgegangener Bandscheibenlockerung plötzlich etwa durch Dreh- oder Beugebewegungen stark ausgebuchtet oder gesprengt, so daß Pulposusgewebe unter das hintere Längsband vorgepreßt wird, so resultiert die eigentliche *Diskushernie* oder *Bandscheibenprotrusion.* Infolge Kompression der intraduralen Strukturen besonders der Wurzelzonen im Zwischenwirbelbereich ist das klinische Bild durch radikuläre Reiz- und Ausfallserscheinungen gekennzeichnet, die zumeist als L5- oder S1-Syndrom mit lancierenden Ischialgien und segmentalen Sensibilitätsstörungen einhergehen. Relativ häufig kommt es in der Frühphase zu Spontanremissionen, da die Diskushernie auch ohne Behandlung zurückgleiten kann. Reißt im Zuge regressiver Veränderungen schließlich das hintere Längsband ein, so daß nekrotisches Knorpelgewebe in den Wirbelkanal prolabiert, so spricht man vom *Bandscheibenprolaps.* Radiologisch findet sich in akuten Fällen eine schmerzreflektorische Weitstellung des Bandscheibenraumes im hinteren Drittel mit Skoliose zur erkrankten Seite.

Mit der *Computertomographie* lassen sich Bandscheibenvorfälle in den Wirbelkanal und in das Foramen intervertebrale durch weichteildichte Vorwölbung, Verdrängungen normalen Fettgewebes und Deformierungen des Duralsackes direkt und in hoher Treffsicherheit diagnostizieren. Infolge Druckschäden an Nervenwurzeln und Nervenfasern resultieren ziehende oder brennende Schmerzphänomene oder radikuläre Reizerscheinungen, die durch Minimalbewegungen, z.B. durch Husten, Niesen oder Pressen, provoziert werden und lancinierend vom Kreuz in das Bein bis hinab zum Fuß einschießen können. Darüber hinaus sind besonders nach Abklingen der initialen Schmerzphase Sensibilitätsdefekte, Reflexstörungen oder Paresen zu erfassen, die als objektive Ausfallserscheinungen die Höhendiagnose einer Wurzelläsion ermöglichen (4, 25).

So deuten Schmerzen oder Gefühlsstörungen an der Vorderseite des Oberschenkels besonders beim Rückwärtsführen des Beines in Seitenlage auf ein *L_3-Syndrom* hin. Zudem besteht eine Parese des M. quadriceps femoris, des M. gracilis und der Adduktoren bei abgeschwächtem Patellarsehnenreflex.

Für ein *L_4-Syndrom* sprechen Schmerzen oder Gefühlsstörungen an der Außenseite des Oberschenkels, im Kniebereich und über der Tibiakante. Motorisch besteht eine Parese des M. quadriceps femoris und des M. tibialis anterior mit Fußheberschwäche bzw. Steppergang bei abgeschwächtem oder fehlendem PSR (Abb. 11.**22**).

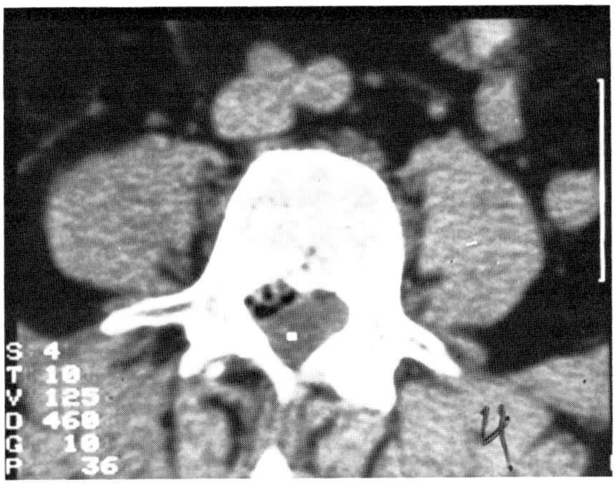

a

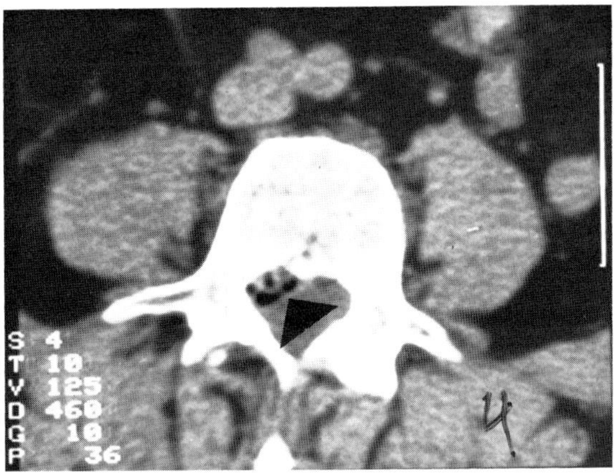

b

Abb. 11.**22** a u. b 60 J., ♂. Bandscheibenprolaps mit Sequestration in Höhe LWK IV rechtsseitig (Pfeil) im Computertomogramm

Beim häufigen *L_5-Syndrom* resultieren ausstrahlende Schmerzen oder Sensibilitätsstörungen, die sich als sog. Generalsstreifen von der Rückseite des Oberschenkels entlang der äußeren Wade über den lateralen Knöchel und den Fußrücken bis zu den Zehen II–IV und manchmal auch den Großzehen hin erstrecken. Infolge Parese des M. extensor hallucis longis kann die Großzehe nicht angehoben werden; ferner fehlt der Tibialis-posterior-Reflex.

Beim *S_1-Syndrom* ziehen die Schmerzen bzw. Gefühlsstörungen von der Hinterseite des Oberschenkels entlang der Rückseite des Unterschenkels zum äußeren Fußrand bis zur Kleinzehe. Der

Achillessehnenreflex fehlt. Das Unvermögen zu hüpfen oder auf den Zehen zu gehen und eine Pronationsschwäche des Fußes weisen auf Paresen der Mm. soleus, fibularis brevis und flexor hallucis longus hin.
Beim häufig kombinierten und kompletten *L5/S1-Syndrom* kann der Fuß nicht angehoben und proniert werden. Klinisch resultiert neben Sensibilitätsstörungen ein typischer Steppergang. Auch bei Rückbildung der motorischen und sensiblen Ausfälle hinterbleibt noch Jahre später ein fehlender ASR. Bezeichnend für die Kompression der Wurzeln des N. ischiadicus ist das positive *Lasegue-Dehnungs- bzw. Schmerzphänomen,* das bei Erreichen der Schmerzgrenze durch zusätzliche Dorsalflexion des Fußes – sog. *Bragardsches Zeichen* – verstärkt wird.
Ergänzend zum klinischen Befund sollte die genaue Höhendiagnose durch elektromyographische Untersuchung gesichert werden, die auch bei latenten Paresen Denervierungszeichen aufdekken kann. Allerdings ist die Elektromyographie bzw. Neurographie erst 3 Wochen nach initialer Wurzelschädigung aussagefähig. Im Frühstadium eines akuten Bandscheibenschadens ist der Liquor intakt; später kann es zu einer leichten Erhöhung des Gesamteiweißes bei fehlender oder nur geringer Zellvermehrung kommen. Präoperativ wird neurochirurgischerseits zur Sicherung der Diagnose eine *Myelographie mit positivem Kontrastmittel* gefordert.
Als gefürchtete Komplikation ist differentialdiagnostisch ein akut sich entwickeltes *Kaudasyndrom* zu beachten, das durch einen großen dorsomedianen Bandscheibenvorfall verursacht sein kann. Bei derartigen Krankheitsbildern, die durch intensive ausstrahlende Schmerzen in die Darm- und Genitalregion, durch eine Reithosenhyp- oder Anästhesie, durch schlaffe Paraparesen und durch Blasen-Mastdarm-Störungen gekennzeichnet sind, handelt es sich um eine *absolute Notfallsituation,* die eine sofortige operative Entlastung erfordert. Andernfalls muß mit bleibenden Ausfallserscheinungen seitens der Kauda gerechnet werden. Wir haben derartige Komplikationen gelegentlich nach paravertebralen Injektionen von Analgeticis bei akuter Ischias gesehen.
Gelegentlich rutschen abgesprengte Bandscheibensegmente in den unteren Sakralkanal ab, wodurch quälende *Kokzygodynien* ausgelöst werden können. Ein derartiges Ereignis ist bei anhaltenden Schmerzen im Steißbeinbereich differentialdiagnostisch in Betracht zu ziehen.
Klinisch sind die Kokzygodynien zumeist belastungsabhängig, so daß sie sich beim Stehen, Gehen, Bücken und auch bei der Defäkation verstärken. Häufig werden beim Abtasten des Steißbeines lokalisierte Schmerzen geklagt. Unmittelbar nach traumatischer Schädigung oder im Verlauf osteolytischer Prozesse ist die Rückenlage derart schmerzhaft, daß der Patient nur seitlich liegen kann. Differentialdiagnostisch sind neben ossären Veränderungen – Arthrosis deformans, Dislokation der Gelenke, Mißbildungen, maligne Chordome, Metastasen u.a. – vor allem Krankheitsprozesse der Nachbarschaftsorgane zu berücksichtigen, beispielsweise Erkrankungen der Adnexe, des Uterus bzw. der Prostata, oder auch anorektale Fisteln mit Beteiligung des umgebenden Bindegewebes. Als idopathische Schmerzsyndrome kommen die *funktionellen Kokzygodynien* in Frage, die unter der Bezeichnung *„Neuritis lumbosacralis"* laufen, wobei ursächlich der untere Subarachnoidalraum als „Schlammfang" (z.B. Jodipinreste nach Myelographie) angeschuldigt wird.
Streng von der Ischialgie zu unterscheiden ist das häufige Syndrom *„Kreuzschmerz",* das u.a. besonders bei Frauen durch eine *Beckenringlockerung* verursacht sein kann. Leitsymptom ist ein hartnäckiger iliosakraler Kreuzschmerz, der z.T. einseitig ausstrahlt, so daß man ihn leicht mit einer Lumbalgie bzw. Ischialgie verwechselt. Charakteristisch ist im Röntgenbild der *ungleiche Symphysenstand* mit deutlicher Stufenbildung, die sich beim Stehen auf einem Bein verstärkt. Die Symphysenlockerung ist durchweg mit einer Lockerung der Iliosakralfuge verbunden, die auf Übersichtsaufnahmen ebenfalls häufig als stufenförmige Verschiebung am unteren Fugenrand zu erkennen ist. Eine einseitige projektorische Verkürzung der Symphyse deutet auf eine *Beckentorsion* hin. Abnorme Verbreiterungen der Iliosakralfuge sprechen für eine Entriegelung des Gelenks, vor allem in dorsoventraler Richtung.
Ursächlich spielen entzündliche Erkrankungen der Iliosakralfugen, u.a. bei Spondylitis ancylopoetica, Morbus Reiter, Psoriasis, Colitis ulcerosa, Gicht, Tuberkulose, Osteomyelitiden und der Ileosis condensans eine große Rolle. Darüber hinaus sind statisch-mechanische Veränderungen zu berücksichtigen, hervorgerufen durch Koxarthrose, Koxitis, Morbus Perthes, einseitige Hüftgelenkluxation, einseitige Verkürzung bzw. Wachstumsstörungen des Beines und posttraumatische Spätschäden. Auch konstitutionelle Faktoren werden angeschuldigt, vor allem bei Frauen im Zusammenhang mit Schwangerschaft und Geburten. Seltener ist die isolierte *schmerzhafte Symphysitis,* die im Röntgenbild an Entkalkungen, Unschärfen, Usuren und später an einer Sklerosierung zu erkennen ist.

Erbschäden und Mißbildungen

Als Ursache zerebraler Allgemeinsymptome (Kopfschmerzen, Schwindel, Erbrechen, zerebrale Krampfanfälle, Hirndruck mit Stauungspapille bzw. Optikusatrophie) sind differentialdiagnostisch auch beim Erwachsenen *Mißbildungen des Schädels, vor allem Kraniostenosen* in Betracht zu ziehen. Man unterscheidet der Form nach den *Turmschädel* infolge Verschlusses der Kreuznaht, den *Langschädel* bei vorzeitiger Verknöcherung der Sagittalnaht und den *Kielschädel* mit vermindertem Augenabstand als Folge einer vorzeitigen Synostose der Stirnnaht (Abb. 11.**23**).

Schwere Kraniostenosen, die das Hirnwachstum behindern, gehen durchweg mit Oligophrenie einher. Allerdings können auch primäre Hirnmißbildungen zu reaktiven Formveränderungen des Schädels führen. Bezeichnend für derartige *Mikrozephalien* sind offene Schädelnähte, Verkleinerung des Kopfumfanges, Asymmetrien des Kopf- und Gesichtsschädels, z. T. mit Verdickung der Kalotte und Fehlbildungen der Stirnhöhlen. Im Gegensatz dazu beobachtet man beim *frühkindlichen Hydrozephalus* (Arnold-Chiari-Syndrom, Dandy-Walker-Syndrom, dysraphische Fehlbildungen, Verlegung der Liquorwege durch Tumoren oder Meningitiden) eine z. T. extreme Größenzunahme des Hirnschädels mit Verdünnung des Knochens bei breitklaffenden Nähten. Klinisch beobachtet man ebenfalls Schwindel, Erbrechen, Hirnnervenparesen, Exophthalmus, das Sonnenuntergangsphänomen, Stauungspapille bzw. Optikusatrophie, Krampfanfälle sowie zerebrale Lähmungen, ataktische Phänomene und extrapyramidal-motorische Zwangsbewegungen, zumeist in Verbindung mit erheblichem Schwachsinn.

Als seltene Form einer angeborenen Kraniostenose ist die *Dysostosis cranio-facialis* (Crouzon) zu beachten, charakterisiert durch Turmschädel, Verkürzung der vorderen Schädelgrube, Hypoplasie des Oberkiefers, Prognathie, Exophthalmus mit Schielstellung, evtl. Sehnervenatrophie bei breit auseinanderliegenden Orbitahöhlen. Darüber hinaus finden sich nicht selten in Kombination mit Schwerhörigkeit Mißbildungen des äußeren, des mittleren oder des inneren Ohres. Bei ausgeprägten Formen ist ein Hydrocephalus internus mit entsprechenden Begleiterscheinungen zu konstatieren.

Hörstörungen durch Mißbildungen des äußeren Ohres, der Gehörknöchelchen oder des Labyrinthes mit ein- oder doppelseitiger Fazialisparese werden auch bei der *Dysostosis mandibulo-facialis* (Franceschetti) gefunden, die durch Hypoplasie der Gesichtsknochen, Schrägstellung der Lidspalten, offenem Biß (sog. „Vogel- oder Fischgesicht") bei normal entwickeltem Hirnschädel gekennzeichnet ist.

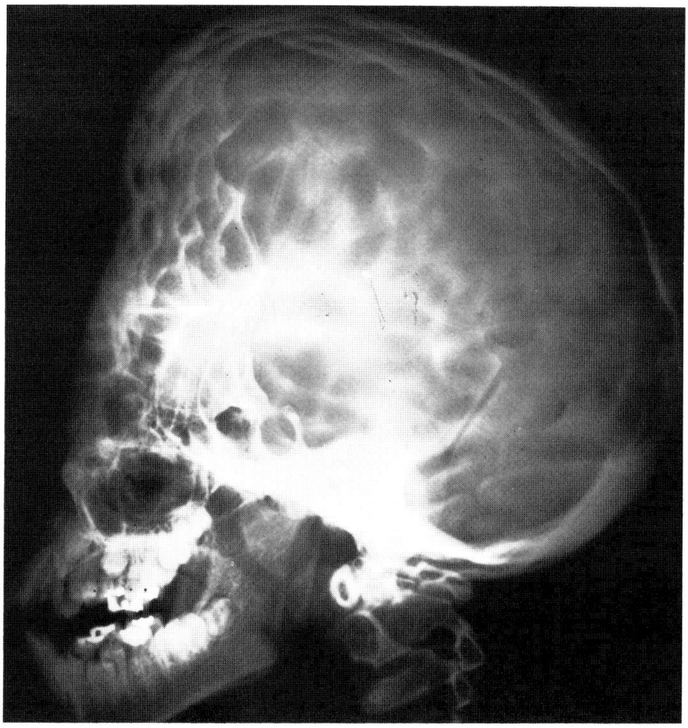

Abb. 11.**23** 10 J., ♂. Kraniostenose infolge vorzeitigen Verschlusses aller Schädelnähte. Ausgeprägter Turmschädel mit deutlich hervortretenden Impressiones digitatae. Verkürzung der vorderen und mittleren Schädelbasis. Abgeflachter Klivus. Operative Liquorableitung wegen erhöhten Hirndrucks

Als familiäre, wahrscheinlich dominant erbliche Mißbildung ist weiterhin die *Dysostosis cleidocranialis* (Scheuthauer) zu nennen, die als Ossifikationsstörung von bindegewebig vorgebildetem und enchondral wachsendem Knochen mit einer Verkürzung der Schädelbasis, mit basaler Impression, offener Fontanelle, verspätetem Verschluß der Schädelnähte, persistierender Stirnnaht und Fehlstellung der Zähne einhergeht. Bezeichnend sind ferner die Aplasie der Schlüsselbeine, Anomalien des knöchernen Beckens, ferner Coxa vara, Skoliose und Bradydaktylie.

Unter den genetisch bedingten *Mukopolysaccharidosen* ist besonders der *Morbus Pfaundler-Hurler* bekannt, der klinisch als autosomal-rezessives Leiden durch Zwergwuchs, ein sog. „Fratzengesicht" (Gargoylismus), durch Korneatrübung, psychische Retardierung, Hepatosplenomegalie, lumbalen Gibbus und erheblichen epiphysären Skelettveränderungen festgelegt ist. Radiologisch erscheint der Schädel kahnförmig verbildet infolge vorzeitigen Verschlusses der Sagittalnaht. Auffällig sind eine schuhförmig veränderte Sella bei verkürzter Schädelbasis mit steilgestelltem Klivus sowie vorgetriebene Stirnbeine im Gegensatz zur eingezogenen Nasenwurzel und unterentwickelte Oberkiefer.

Als weitere *Polysaccharidose,* die auch im Erwachsenenalter als sog. *„Tarda"-Form* differentialdiagnostisch in Betracht gezogen werden muß, ist die *spondyloepiphysäre Dysplasie* (Morbus Morquio-Ullrich) zu nennen. Radiologisch ist vorwiegend die Wirbelsäule in Form von zungenförmigen Platyspondylien mit verschmälerten Bandscheiben und muldenförmigen Einbruchstellen der Deckplatten betroffen. Dementsprechend sind bei Wurzelreizsyndromen speziell bei der Ischialgie immer auch die Systemveränderungen des Skeletts, u. a. die „Tarda"-Formen des Morbus Morquio-Ullrich, zu berücksichtigen, bevor man sich auf die geläufige Diagnose „Bandscheibenprolaps" festlegt. Typisch ist bei normaler geistiger Entwicklung der Zwerg- bzw. Minderwuchs, durch den sich vergleichbare Wirbelveränderungen beim Morbus Scheuermann abgrenzen lassen. Zudem ist der Querdurchmesser des Beckens verkürzt, so daß man von einer „Weinglasform" des kleinen Beckens spricht.

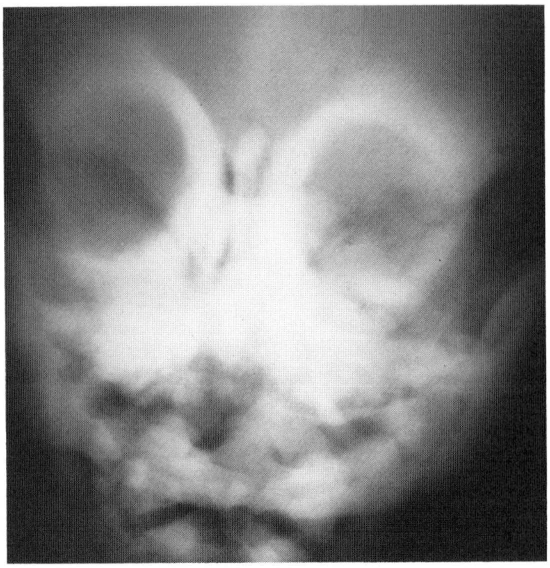

Abb. 11.**24** 52 J., Camurati-Engelmann-Knochendysplasie. Hyperostose des Orbitarahmens und aller Nasennebenhöhlen mit sehr dichten, zusammenhängenden Knochensklerosen

Schon vom Aussehen her ist die chromosomal verankerte „mongoloide Idiotie" (Trisomie des Chromosoms 21), das *Down-Syndrom,* zu erkennen. Bezeichnend sind die bereits bei Geburt schrägstehenden, nach innen geneigten Augen, der Epikanthus, der offen stehende Mund, die Makroglossie, die bisweilen verkümmerten Ohrmuscheln und die Bradymikrozephalie. Darüber hinaus finden sich an Händen und Füßen Syn-, Poly- oder Klindaktylien und die typisch durchgehende Vierfingerfurche der Handfläche. Wie die Erfahrung zeigt, kann eine bereits in den ersten Tagen nach der Geburt einsetzende und konsequent fortgeführte Heilgymnastik die Prognose bzw. das Leistungsvermögen derartiger Kinder entscheidend verbessern (20, 35).

Später resultiert ein allgemeiner Minderwuchs, häufig in Verbindung mit pluriglandulärer Insuffizienz, vorzeitigem Ergrauen und Pigmentstörungen der Haut. Röntgenologisch finden sich eine sehr steilgestellte vordere Schädelbasis mit verdickter Lamina cribrosa, verkleinerte Augenhöhlen und schräggestellte kleine Keilbeinflügel. Als häufiger, familiär verankerter Zwergwuchs ist die *Chondrodystrophie (Achondroplasie)* bekannt. Zur normalen Größe von Schädel und Wirbelsäule kontrastieren die unproportioniert kleinen Extremitäten mit auffälligem Watschelgang. Abgesehen von statisch bedingten Schmerzsyndromen oder peripher neurologischen Begleiterscheinungen kommen prozeßabhängige neuropsychiatrische Syndrome praktisch nicht vor.

Unter den *erblichen Hyperostosen* sind die *Albers-Schönbergsche* sog. *„Marmorknochenkrankheit"*, die mit Pachydermien einhergehende *Hyperostosis generalisata* (Uehlinger), die *Melorrheostose* (Leri) und die *Camurati-Engelmannsche Erkrankung* des Kindesalters zu nennen (Abb. 11.**24**). Die radiologisch faßbaren Verdichtungen sind differentialdiagnostisch gegen die osteoplastischen Metastasen, die fibröse Dysplasie und den Morbus Paget (s. S. 11.7) abzugrenzen. Die Grundkrankheit wird oftmals erst zufällig entdeckt. Die Patienten klagen über vieldeutige Zephalgien, rheumatische Rückenschmerzen,

bisweilen über Wurzelreizsyndrome. In seltenen Fällen kann es bei gesteigerter Knochenbrüchigkeit der Wirbelkörper zu Querschnittssyndromen kommen.
Die *Marmorknochenkrankheit des Erwachsenenalters* (Osteomyelosklerose) ist infolge Störung des blutbildenden Knochenmarks durch Anämie, Erythromegaloblastose mit Leber- und Milzschwellung vergesellschaftet. Durch Einengung des Foramen opticum kann es zur Erblindung kommen. Auch hypokalzämische tetanische Syndrome werden beobachtet.
Schwere *Fehlbildungen im Bereich der hinteren Schädelgrube* und im *zervikookzipitalen Übergangsgebiet* sind bereits im Kindesalter durch gravierende zerebrospinale Leitsymptome festgelegt. Hierzu gehören das *Dandy-Walker-Syndrom* (angeborener Verschluß der Foramina Luschkae und Magendii, Aplasie des Kleinhirnwurms, Hydrocephalus occlusus, dolichozephale Makrozephalie, basiläre Impression bzw. Atlasassimilation), das *Arnold-Chiari*-Syndrom (Verlagerung von Teilen der Medulla oblongata und der Kleinhirntonsillen in das Foramen occipitale magnum bzw. den Spinalkanal, radiologisch ebenfalls mit basilärer Impression bzw. Atlasassimilation und häufig auch mit lumbosakraler Meningozele vergesellschaftet) und andere *neuroaxiale Dysrhaphien* bzw. *Mißbildungskrankheiten.*
Gar nicht so selten können ausgeprägte Fehlbildungen des okzipitozervikalen Überganges viele Jahre klinisch stumm bleiben, so daß neurologische Reiz- und Ausfallserscheinungen erst im mittleren bzw. höheren Lebensalter manifest werden.
Hierzu gehören in kraniokaudaler Richtung die *basiläre Impression,* die *kondyläre Hypoplasie* und der *Okzipitalwirbel.*
Radiologisch ist die *basiläre Impression* (Abb. 11.**25**), d.h. der anomale Hochstand des Dens axis im Foramen occipitale magnum, dadurch gekennzeichnet, daß die Densspitze im Seitenbild die McGregorsche Linie (Gerade von der Hinterkante des harten Gaumens zum tiefsten Punkt der Okzipitalschuppe) um mehr als 6 mm übersteigt. Im anterior-posterioren Bild überragt die Densspitze die Biventerlinie.
Ebenso können angeborene Fehlbildungen des Klivus oder Anteile der Pars lateralis eine basiläre Impression verursachen. Differentialdiagnostisch sind neben bereits erwähnten systemischen Mißbildungen der *Kretinismus,* der Morbus *Paget,* die *Osteodystrophia fibrosa Recklinghausen* und die *Osteomalazie* in Betracht zu ziehen.
Häufig sind die angeborenen basilären Impressionen mit anderen Skelettmißbildungen vergesellschaftet, wie z.B. mit Atlasassimilation, Blockwirbeln, Bogenschlußanomalien oder einem *Klippel-Feil-Syndrom,* charakterisiert durch Verschmelzung mehrerer Halswirbelkörper, Halbwirbel, Wirbelspalten, Kurz- oder Froschhals, Schulterblatthochstand und anderen Veränderungen.

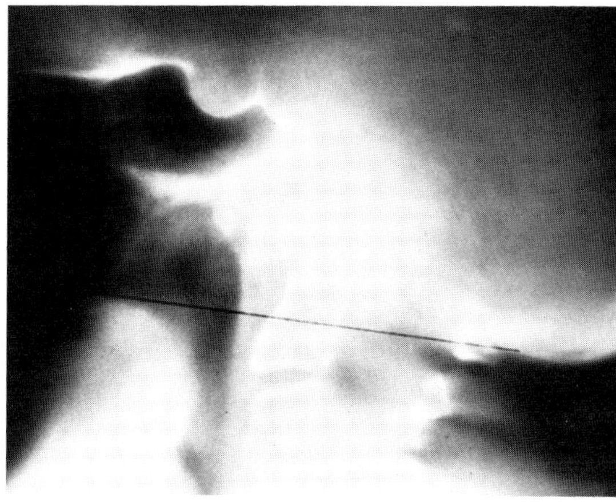

Abb. 11.**25** 61 J., ♀. Basiläre Impression. Anormaler Hochstand des Dens axis im Foramen occipitale magnum. Die Densspitze überragt die McGregor-Linie um 2 cm

Das klinische Symptomenbild derartiger Mißbildungen ist äußerst bunt. Allerdings werden Beschwerden nur in etwa 20% der Fälle geklagt; zumeist resultieren Hinterkopf-Nacken-Schmerzen, radikuläre Reizerscheinungen, spontan oder in Abhängigkeit von Kopfbewegungen Schwindelphänomene, also Beschwerden, die man unter dem vieldeutigen Begriff „oberes Zervikalsyndrom" zusammenfaßt.
Mechanische Auswirkungen auf das Nervensystem, Irritationen des Plexus vertebralis, arterielle Zufluß- oder venöse Rückflußstörungen und Änderungen der Liquordynamik können vereinzelt zu Doppelbildern bzw. auch Augenmuskelparesen, Hörstörungen, Prosopalgien, Heiserkeit, bulbären Schluckparesen und Sprachstörungen, zu spastisch-ataktischen Syndromen und auch zu synkopalen Anfällen führen.
Als zweithäufigste Mißbildung ist die *Atlasassimilation* bekannt, die ebenso wie die einseitige basiläre Impression zum angeborenen bzw. frühkindlichen knöchernen Schiefhals führt. Zusätzliche Knochenbildungen, wie die Processus paracondylicus und epitransversus mit oder ohne knöcherne Verbindung mit dem Os occipitale, können einen Tortikollis zur Folge haben, wie auch die einseitige *kondyläre Hypoplasie,* die charakteristischerweise mit einem Gelenkachsenwinkel zwischen Os occipitale und Atlas von mehr als 125° einhergeht.
Besondere Beachtung verdient die anlagebedingte *atlantoaxiale Subluxation,* die bisweilen das Halsmark komprimiert und schon bei Bagatelltraumen eine hochsitzende Querschnittslähmung verursachen kann.
Kompressionssyndrome werden auch bei der *Atlasringstenose* gesehen, die bei spinal-spastischen

Syndromen radiologisch auszuschließen ist. Als seltene Komplikation sei das *Goldenhar-Syndrom* genannt, eine komplexe Segmentierungsstörung, die durch okuloaurikolo-vertebrale Ausfallserscheinungen manchmal mit einer Atlasringstenose vergesellschaftet ist.
Vereinzelt führt sogar eine *Denshypoplasie* infolge Instabilität der Atlas-Axis-Verbindung zu Schäden der Medulla oblongata bzw. des Halsmarks.

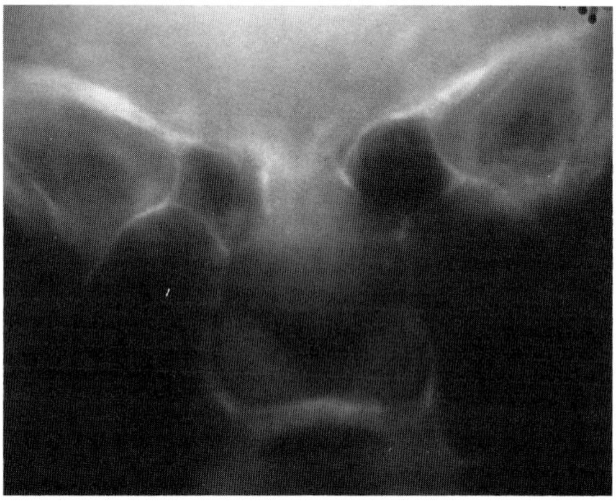

Abb. 11.**26** 48 J., ♀. Meningozele der vorderen Schädelbasis. 1,5 cm breiter Defekt der Lamina cribrosa. 3 cm große, nach unten konvex begrenzte Weichteilgeschwulst im mittleren Drittel der Nasenhöhle. Bitemporale Hemianopsie

Differentialdiagnostisch sind nicht zuletzt die *Frakturen und Luxationen* der Halswirbelsäule, vor allem bei Auffahrunfällen, zu berücksichtigen, die noch Jahre später eine progrediente Para- oder Tetraspastik nach sich ziehen können. Funktions- und Schichtaufnahmen verfeinern die radiologische Diagnostik.
Zu den gravierenden *Spaltbildungen des Kindesalters* gehört der Formenkreis der schweren *Meningoenzephalo-* oder *Meningomyelozelen* (Abb. 11.**26**), die als angeborene Mißbildungen dem Fachgebiet der Neuropädiatrie zugehören. Rein zufällig werden im Erwachsenenalter bei rudimentären Formen gelegentlich radiologisch scharf begrenzte Defekte in der Medianlinie des Stirnbeins und des Siebbeins beobachtet, die Ursache von Kopfschmerzen und Geruchsstörungen sein können.
Gewissermaßen als Gegenstück dazu ist die *Spina bifida occulta* der Kreuz-Steißbein-Region zu erwähnen, die zumeist an einer trichterförmig eingezogenen Foveola coccygia mit und ohne Hypertrichose schon aspektmäßig zu erkennen ist. Röntgenologisch finden sich bei ihr median scharfbegrenzte Knochenlücken mit Aplasie der Dornfortsätze.
Als wichtigster Symptomenkomplex des *Status dysrhaphicus* hat die Syringomyelie zu gelten. Bezeichnend sind Kyphoskoliose, Deformitäten des Thorax wie Rinnen-, Trichter- und Flachbrust oder auch Wachstumsstörungen der Extremitäten, Hohlfüße oder schwere neurogene Arthropathien mit Analgesie.
Als dysrhaphische Randsymptome der Wirbelsäule sind radiologisch weiterhin *Blockwirbel, Keil- und Halbwirbel, Spondylolyse* bzw. *Listhesis* und *Spaltbecken* zu berücksichtigen, bisweilen in Verbindung mit röntgenologisch nachweisbaren Fehlbildungen an inneren Organen (u. a. Doppelniere bzw. Fehlbildungen des Urogenitalsystems und des Enddarms).
Neurologisch wichtig sind die angeborenen *hinteren Keilwirbel,* die unter Dehnung des Lig. flavum gegen das Rückenmark luxieren, zu schmerzhafter Gibbusbildung, in einzelnen Fällen auch zu Kompressionserscheinungen führen. Röntgenologisch zeigt sich im anterior-posterioren Bild eine *„Schmetterlingsform“;* im Seitenbild imponiert die Dorsalverschiebung des defekten Wirbelkörpers. Der *seitliche Keilwirbel* ist mit einer winkligen Skoliose vergesellschaftet und kann ebenfalls Querschnittssymptome verursachen.

Skelettveränderungen bei Allgemeinerkrankungen

Eingespannt in den Gesamtstoffwechsel des Organismus wirken sich hormonelle Störungen, Stoffwechselprozesse, Mangelsyndrome und schließlich Erkrankungen des hämatopoetischen Organs auch am Skelettsystem aus.
Reaktiv kann dabei das Nervensystem beteiligt werden.
Charakteristisch für endokrin bedingte Skelettveränderungen sind Wachstumsstörungen, wie beispielsweise der *hypothyreotische Kretinismus,* der *rachitische Zwergwuchs,* die *Pubertas praecox* bzw. das *Albright-Syndrom* und der *hypophysäre Zwerg- oder Riesenwuchs.* Letzterer führt beim Erwachsenen zu den typischen Veränderungen der *Akromegalie.*
Unregelmäßig verteilte Verkalkungen, speziell im Putamen und Nucleus caudatus, z. T. begleitet von extrapyramidal-motorischen Bewegungsstörungen, werden beim *Hypoparathyreoidismus* beobachtet. Zusätzlich kann sich an der Kalotte eine

diffuse Hyperostose der Tabula interna entwikkeln.

Beim *Hyperparathyreoidismus* kommen initiale Rücken-, Kreuz-, Hüft- und Gliederschmerzen mit Kyphoskoliosen vor. Röntgenologisch zeigen sich im Rahmen der *Ostitis fribrosa cystica generalisata (Recklinghausen)* teils osteoklastische, teils osteoplastische Kalottenveränderungen, Zysten der Röhrenknochen, Fibroosteoklasien, Spongiosierungen der Kortikalis, Akroosteolysen, Weichteilverkalkungen, Nierensteine und andere Veränderungen.

Als komplexe Hormonstörung ist die *Hyperostosis frontalis interna* bekannt, die als Morgagni-Stewart-Morel-Syndrom bei Frauen mit Virilitas, Adipositas, Hochdruck- und Kopfschmerzen einhergeht. Eine *Hyperostosis calvariae diffusa,* z.T. mit akromegalen Veränderungen und Thyreotoxikose wird beim Troell-Junetschen Syndrom gesehen.

Schwer zu deutende, häufig als rheumatisch angesehene Schmerzsyndrome werden im Frühstadium von *Osteopathien* auf dem Boden von *Störungen des Mineralsalzgehaltes* geklagt. Die Diagnose ist um so schwieriger, als sowohl Röntgenbild wie auch Skelettszintigraphie zumeist im Stich lassen. Als häufiger Krankheitsprozeß ist hier die sog. *präsenile Osteoporose* bzw. *Involutionsosteoporose* hervorzuheben. Bei Verminderung des Kalkgehaltes um mehr als 30–40% zeigen sich röntgenologisch zumeist an der Lenden- und Brustwirbelsäule bogige Eindellungen der Abschlußplatten mit Höhenminderung der Wirbelkörper, Rarefizierungen der Wirbelspoingiosa und schließlich ausgeprägte „Fischwirbel".

Ähnliche Veränderungen mit der Gefahr von Frakturen schon bei Bagatelltraumen werden bei symptomatischen Formen gesehen, u.a. bei der *Steroidosteoporose,* bei *Hungerosteoporosen,* bei *Magen-, Leber-, Pankreaserkrankungen* als *Malabsorptionssyndrom* und nicht zuletzt bei der renalen *Osteomalazie.* Differentialdiagnostisch ist zu berücksichtigen, daß Osteoporosen und Osteomalazien auch bei diffusen Karzinosen, beim Plasmozytom und ferner bei Speichererkrankungen und Hämoblastosen, speziell bei Leukämien und Retikuloendotheliosen auftreten können.

Anämisch-hämolytische Krankheiten gehen zumeist mit reaktiver Verdickung der Diploe und Verdünnungen der Tabula interna und externa einher. Infolge der Hyperplasie des Knochenmarks zeigt sich an den Röhren- bzw. Wirbelknochen ein grobwabiges Bild der Spongiosa. Bezeichnend für schwere Formen der hämolytischen Anämie, speziell der Sichelzellanämie und der in den Mittelmeerländern vorkommenden *Cooly-Anämie,* sind senkrecht streifige Konturen der Diploe, die über die Tabula externa des Schädels hinausgehen und als „Bürstenschädel" bezeichnet werden.

Literatur

1 Bartsch, W.: Die Pathogenese und Klinik der spinalen Durchblutungsstörungen. In Krenkel, W., H. Olivecrona, W. Tönnis: Handbuch der Neurochirurgie, Bd. VII/2. Springer, Berlin 1972

2 Bergerhoff, W., H. Ellegast, G. Friedmann, R. Lorenz, E. Muntean, H. J. Susse, K. Theiler: Röntgendiagnostik des Schädels 1. In Diethelm, L., F. Strnad: Handbuch der Medizinischen Radiologie, Bd. VII/1. Springer, Berlin 1963

3 Bodechtel, G.: Das klinisch-neurologische Bild des Zervikalsyndroms. Verh. dtsch. orthop. Ges. 50 (1963) 148

4 Bodechtel, G., A. Schrader: Erkrankungen des Rückenmarks. In Schwiegk, H.: Handbuch der inneren Medizin, Bd. V/2. Springer, Berlin 1953

5 Brocher, J. E. W.: Die Wirbelsäulenleiden und ihre Differentialdiagnose. Thieme, Stuttgart 1970

6 Clementschitsch, F., K. Hollmann, E. Kotscher, L. Psenner, A. Sonesson, G. Steinhardt, A. Tänzer: Röntgendiagnostik des Schädels 2. In Diethelm, L., F. Strnad: Handbuch der Medizinischen Radiologie, Bd. VII/2. Springer, Berlin 1963

7 Dihlmann, W.: Gelenke, Wirbelverbindungen. Thieme, Stuttgart 1973; 2. Aufl. 1982

8 Diethelm, L., M. Erdélyi, W. Hoeffken, H. Junge, O. Perey, W. Pfeiffer, K. Reinhardt, K. Theiler, G. Töndury, A. Wakkenheim, H. Wolfers, W. Zaunbauer: Röntgendiagnostik der Wirbelsäule. In Krenkel, W., H. Olivecrona, W. Tönnis: Handbuch der Medizinischen Radiologie, Bd. VI/1. Springer, Berlin 1974

9 Diethelm, L., W. Hoeffken, H. Kamieth, J. Kastert, K. Kob, J. Kosmoski, W. Rübe, F. Schilling, G. A. Schulte, H. Wolfers: Röntgendiagnostik der Wirbelsäule 2. Handbuch der Medizinischen Radiologie, Bd. VI/2. Springer, Berlin 1974

10 Duus, P.: Die Einengung der Foramina intervertebralia und ihre klinische Bedeutung. Med. Welt 19 (1950) 1403–1405

11 Frey, K.-W.: Die Tomographie der Glomustumoren. Fortschr. Röntgenstr. 107 (1967) 775–786

12 Frey, K.-W.: Die Tomographie des Schläfenbeins. Röntgen-Bl. 21 (1968) 347–364, 414–429

13 Frey, K.-W.: Profilmessung und Szintigraphie des Skeletts. In Glauner, R.: Angiologie und Szintigraphie bei Knochen- und Gelenkerkrankungen. Thieme, Stuttgart 1971

14 Frey, K.-W., U. Büll, M. Hueber: Nuklearmedizinische Untersuchungen des Stammskeletts. Röntgen-Bl. 2 (1973) 311–324

15 Frey, K.-W., M. Hueber, R. Rohloff, U. Büll, R. Neef: A comparison of bone scintigraphy and tomography in diseases of paranasal sinus and of the base of the skull. Adv. Oto-Rhino-Laryng. 24 (1978) 177–196

16 Freykholm, R.: Die cervikalen Bandscheibenschäden. In Krenkel, W., H. Olivecrona, W. Tönnis: Handbuch der Neurochirurgie, Bd. VII/1. Springer, Berlin 1972

17 Friedmann, G., C. Prömer: Ersetzt die Computertomographie die Myelographie? In Lissner, J., J. L. Doppman: Internationales Computertompographie Symposium Seefeld/Tirol 1982. Schnetztor, Konstanz 1982 (S. 99–104)

18 Gado, M.: CT diagnosis of lumbar disc disease. In Lissner, J., J. L. Doppman: Internationales Computertomographie Symposium Seefeld/Tirol 1982. Schnetztor, Konstanz 1982 (S. 91–98)

19 Hartmann, E., E. Gilles: Roentgenologic Diagnosis in Ophthalmologie. Lippincott, Philadelphia 1959

20 Hellbrügge, Th.: Münchner funktionelle Entwicklungsdiagnostik. Fortschr. Sozialpädiat. 4 (1978) 165

21 Janzen, R.: Schleudertrauma der Halswirbelsäule. Langenbecks. Arch. klin. Chir. 316 (1966) 461–469

22 Kühlendahl, H.: Schleudertrauma der Halswirbelsäule. Langenbecks. Arch. klin. Chir. 316 (1966) 470–475

23 Kunert, W.: Wirbelsäule, vegetatives Nervensystem und Innere Medizin. Enke, Stuttgart 1963

24 Lanksch, W. R., R. Ringel: Computertomographie bei Läsionen im Bereich des Kleinhirnbrückenwinkels. In Lissner, J., J. L. Doppman: Internationales Computertomographie Sym-

posium Seefeld/Tirol 1982. Schnetztor, Konstanz 1982 (S. 85–90)
25 Loew, F., K. A. Jochheim, R. Kivelitz: Klinik und Behandlung der lumbalen Bandscheibenschäden. In Krenkel, W., H. Olivecrona, W. Tönnis: Handbuch der Neurochirurgie, Bd. VII/1. Springer, Berlin 1972
26 Mayer, E. G.: Diagnose und Differentialdiagnose in der Schädelröntgenologie. Springer, Wien 1959
27 Mittermaier, R.: Hals-Nasen-Ohren-Krankheiten im Röntgenbild. Thieme, Stuttgart 1969
28 Moseley, J. E.: Bone Changes in Hematologic Disorders. Grune & Stratton, New York 1963
29 Mündnich, K., K.-W. Frey: The Tomogram of the Ear – Das Röntgenschichtbild des Ohres. Thieme, Stuttgart 1959
30 Psenner, B.: Differentialdiagnose der Erkrankungen des Schädelskeletts. Thieme, Stuttgart 1973
31 Ranniger, K.: Bone tumors. In Krenkel, W., H. Olivecrona, W. Tönnis: Handbuch der Medizinischen Radiologie, Bd. V/6. Springer, Berlin 1977
32 Reisner, K., J. Gosepath: Schädeltomographie. Thieme, Stuttgart 1973
33 Rubin, P.: Dynamic Classification of Bone Dysplasias. Year Book Medical, Chicago 1969
34 Sartor, K.: Computertomographische Diagnostik im Bereich des kraniozervikalen Übergangs. In Lissner, J., J. L. Doppman: Internationales Computertomographie Symposium Seefeld/Tirol 1982. Schnetztor, Konstanz 1982 (S. 63–71)
35 Schamberger, R.: Frühtherapie bei geistig behinderten Säuglingen und Kleinkindern. Untersuchungen bei Kindern mit Down-Syndrom. Weinheim, Basel 1978
36 Schinz, H. R., W. E. Baensch, W. Frommhold, R. Glauner, E. Uehlinger, J. Wellauer: Lehrbuch der Röntgendiagnostik, Bd. III. Thieme, Stuttgart 1966
37 Schmorl, G.: Über Knorpelknoten an der Hinterfläche der Wirbelbandscheiben. Fortschr. Röntgenstr. 40 (1929) 629–632
38 Schmorl, G., H. Junghanns: Die gesunde und die kranke Wirbelsäule in Röntgenbild und Klinik. Thieme, Stuttgart 1968
39 Schrader, A.: Der Gesichts- und Kopfschmerz aus der Sicht der Neurologen. Laryng. Rhinol. 56 (1977) 287–301
40 Schrader, A.: Differentialdiagnose der Migräne. In Soyka, D.: Die Migräne. Labaz-Schriftenreihe. Erfolg Forsch. 7 (1979) 63–73
41 Schrader, A.: Nerven- und Gefäßschmerzen. In Hadorn, W., N. Zöllner: Vom Symptom zur Diagnose, 7. Aufl. Karger, Basel 1979 (S. 111–122)
42 v. Torklus, D., W. Gehle: Die obere Halswirbelsäule. Thieme, Stuttgart 1975
43 Ullerich, K.: Die gezielte Diagnostik raumfordernder Prozesse der Orbita. Enke, Stuttgart 1976
44 Wegener, O. H.: Ganzkörpercomputertomographie. Schering, Berlin 1981
45 Valvassori, G. E.: Tomography of the internal auditory canal. In Berrett, A., S. Brünner, G. E. Valvassori: Modern Thin-Section Tomography. Thomas, Springfeld/Ill. 1973 (pp. 90–97)
46 Wullstein, H. L.: Die Klinik der Labyrinthitis und Paralabyrinthitis auf Grund des Röntgenbefundes. Thieme, Stuttgart 1948
47 Zehm, S.: Der retromaxilläre Raum. Thieme, Stuttgart 1970
48 Wild, H.: Erkrankungen der Wirbelsäule und des Schädels als Ursache neurologischer Affektionen. In Bodechtel, G.: Differentialdiagnose neurologischer Krankheitsbilder, 3. Aufl. Thieme, Stuttgart 1974

IV Leitsymptome

12 Neuropsychologische Störungen (Hirnwerkzeugstörungen)

Von K. Kohlmeyer

Neuropsychologische Symptome und Syndrome, d.h. vor allem Störungen, die den großen klinischen Gruppen Aphasien, Apraxien, Agnosien zugehören, geben in erster Linie Hinweise auf die Lokalisation eines Großhirnhemisphärenprozesses. So kann es schon von Wichtigkeit sein zu wissen, ob die sprachdominante oder nichtsprachdominante Hemisphäre betroffen ist. Aber auch zu enger begrenzten Lokalisationen innerhalb der linken oder rechten Großhirnhemisphäre kann die Beachtung neuropsychologischer Störungen beitragen, vor allem, wenn es um zerebrale Gefäß- und Infarktdiagnostik geht. Schließlich können aber das Wissen um bestimmte neuropsychologische Symptom- und Syndromkombinationen und die Beobachtung von Modifizierungen, z.B. typischer Aphasiesyndrome, wie sie von der Aachener neuropsychologischen Arbeitsgruppe analysiert worden sind, auch artdiagnostische Leitlinien für die Differentialdiagnose geben.
Zur Beschreibung der Symptomatologie neuropsychologischer Störungen im einzelnen sei auf die neuropsychologischen Syndrome bei umschriebenen Hirnläsionen im Kap. 7 verwiesen.

Broca-(motorische) Aphasie

In seiner vollen Ausprägung (13) ist dieses Aphasiesyndrom in der weitaus größten Zahl aller Fälle und meist in Verbindung mit einer rechtsseitigen Hemiparese oder -plegie vaskulärer Genese und Folge eines Verschlusses der A. praerolandica und/oder A. rolandica (14, 15, 19) bzw., wenn dieser angiographisch nicht nachweisbar ist, Ausdruck einer in deren Versorgungsgebieten gelegenen lokalen Zirkulationsstörung, wie durch regionale Hirndurchblutungsmessungen mit der Xenon-133-Clearance-Methode nachgewiesen werden konnte (16, 18, 19, 26). Computertomographische Untersuchungen bei Patienten mit vaskulärer Broca-Aphasie haben aber gezeigt, daß sie nicht nur bei Infarkten in den Versorgungsgebieten der genannten beiden Äste der A. cerebri media, also bei vorwiegend kortikalen Erweichungen, sondern auch bei kleinen Infarkten der linken Kapsel-Stammganglien-Region auftritt (3, 18, 19). Ergänzt wird die vaskuläre Broca-Aphasie charakteristischerweise
1. durch eine *Schreibstörung,* die wegen der meist vorliegenden Halbseitenlähmung rechts mit der linken Hand geprüft werden muß und die durch den phonematischen Paraphasien der Broca-Aphasie ähnliche *Paragraphien* gekennzeichnet ist (Abb. 12.**1**);
2. durch eine *bukkofaziolinguale Apraxie* (13), bei der die Patienten, obwohl keine schwerwiegenden entsprechenden Lähmungserscheinungen der Hirnnerven vorhanden sind, nicht imstande sind, auf Aufforderung die Zunge vorzustrecken, die Zähne zu zeigen, den Mund zu öffnen, die Lippen zu spitzen oder die Augen zu schließen. Es kommt dabei zu merkwürdigen Bewegungsentgleisungen von einer Kopfpartie in die andere,

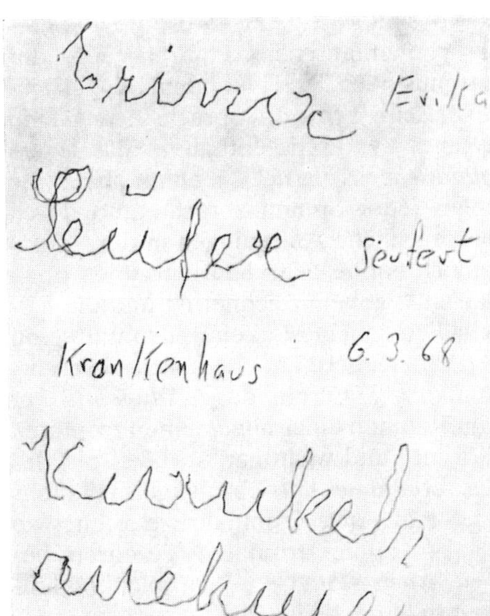

Abb. 12.1 Schrift bei motorischer Aphasie: erhaltenes Schriftbild, Buchstaben- und Silbenparagraphie

so daß oft nur ein grimassierendes Verziehen des Gesichts die Folge einer Aufforderung zur gezielten Innervation eines Gesichts-, bukkalen oder lingualen Muskels ist, *Parapraxien* genannt. Besonders häufig ist die bukkofaziolinguale Apraxie mit einer durch auffällig zahlreiche phonematische Paraphasien gekennzeichneten Broca-Aphasie verbunden.

Lokalisierte Zirkulationsstörungen oder Infarkte der linken frontalen lateralen Konvexität – das ist das Versorgungsgebiet der A. orbito-frontalis – führen nie zu einer Broca-Aphasie, was nach der Hypothese zur Lokalisation von Broca selbst erwartet werden müßte. Aber schon Hécaen u. Angelergues (7) hatten angenommen, daß die Schädigung des zur Broca-Aphasie führenden Areals weiter nach hinten, als es Broca selbst dachte, zu lokalisieren sei. Andere als fokale vaskuläre Hirnschädigungen, wie z. B. tumoröse Hirnprozesse oder lokale traumatische Hirnläsionen, führen selten zum Vollbild der Broca-Aphasie und, da eine besonders hohe Zahl phonematischer Paraphasien ein Kennzeichen der vaskulären Broca-Aphasie ist, auch kaum jemals zu einer bukkofaziolingualen Apraxie. Denn die Auswirkungen von Hirntumor oder Hirntrauma, sei es als lokaler Druck, sei es als Ödem oder auch, weil es unwahrscheinlich ist, daß Tumor oder Trauma den vaskulären Versorgungsgebieten folgen, sind in der Regel extensiver als die der lokalisierten Infarkte. Tangieren Hirntumoren oder Kontusionsherde den Kortex der operkulären Präzentral- und Zentralregion, so stehen im Aphasiesyndrom die Sprachverlangsamung, die Spracherschwernis und die Bildung unvollständiger Sätze mit einfachsten Wörtern im Vordergrund, während die übrigen charakteristischen Kennzeichen der Broca-Aphasie, wie die Dysprosodie, die große Zahl phonematischer Paraphasien, der Agrammatismus oder der Telegrammstil, zurücktreten. In diesem Typ von Sprachstörung sind Elemente jenes Syndroms enthalten, das Luria (20) *„dynamische Aphasie"* genannt hat, die durch Fehlen jeder Spontansprache und durch spärlichste sprachliche Äußerungen in der Exploration, jedoch ohne Paraphasien und ohne Agrammatismus, gekennzeichnet ist und die Luria den Schädigungen der linken Präfrontalregion zugeordnet hat. Dabei handelt es sich aber vorwiegend um das Syndrom der *„Adynamie der Sprache"* im Rahmen einer allgemeinen frontalen Antriebsstörung, und wichtiger ist dabei die Beachtung des spontanen Antriebsmangels bei mehr oder minder erhaltener Fremdanregbarkeit, wie von Beringer (2) bei frontalen Tumoren beschrieben ist. Auch wenn bei einem solchen klinischen Gesamtbild noch einzelne Symptome einer Broca-Aphasie, wie etwa gelegentliche Paraphasien zu analysieren sind, so hat man dabei an erster Stelle differentialdiagnostisch doch an einen Tumor mit frontaler und präfrontaler Drucksymptomatik zu denken.

Besonders charakteristisch für im präzentralen Marklager gelegene Tumoren, die sowohl die vorderen Anteile der Sprachregion als auch die zum vorderen Balkendrittel ziehenden Kommissurenfasern schädigen, ist die neben der beschriebenen Sprachstörung und einer Halbseitenlähmung rechts bestehende *idiokinetische Apraxie* der linken Hand, auch *sympathische Apraxie* (12) genannt. Bei dieser Störung ist der Patient trotz Fehlens linksseitiger Lähmungserscheinungen oder anderer motorischer Beeinträchtigungen nicht imstande, mit der linken Hand Einzelbewegungen sequentiell zu Bewegungs- oder Handlungsfolgen zusammenzusetzen. Bei einem Verschluß der A. praerolandica kann dieses Symptom nicht auftreten, da diese Arterie nur den Kortex und unmittelbar subkortikale Strukturen, nicht aber das die Kommissurenfasern enthaltene Centrum semiovale versorgt. Die Abb. 12.**2** zeigt das Schriftbild einer Patientin mit einem Astrozytom der linken Frontoparietalregion, das sich von den rindennahen subkortikalen Abschnitten bis ins tiefe Marklager erstreckte und zu einer Hemiparese rechts, einer nicht vollständigen Broca-Aphasie und einer linksseitigen Handdyspraxie mit linksseitiger Agraphie geführt hatte. Dementsprechend zeigt das Schreiben mit der paretischen rechten Hand (die beiden oberen Zeilen) nur die charakteristischen, den phonematischen Paraphasien entsprechenden Paragraphien, während die linke, motorisch unbehinderte Hand für sinnvolle Bewegungsabläufe und -folgen, wie sie für das Schreiben notwendig sind, praktisch gebrauchsunfähig ist.

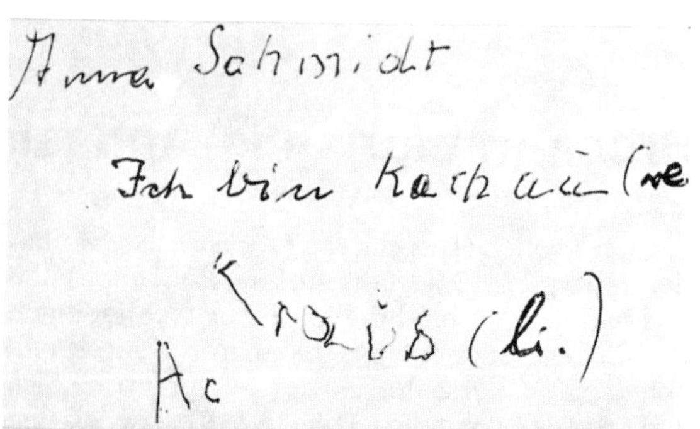

Abb. 12.**2** Schrift bei Tumor im linken frontalen Marklager. Rechte Hand: Paragraphie. Linke Hand: totale Agraphie

Es ist klar, daß diese Trias auch bei entsprechend lokalisierten traumatischen Hirnschädigungen auftreten kann. Wie grundsätzlich anders die traumatischen Aphasien im Vergleich mit den vaskulären sind, haben wir bei einem Patienten mit einem kleinen Kontusionsherd im linken Operculum frontale bis zum vorderen prietale beobachtet, der so gut wie kein Wort sprach, hin und wieder einige dysarthrische Silben hervorbrachte, der durch Zeichen zum Ausdruck bringen konnte, daß er auch längere Fragen verstand, und der vollständig korrekt auch längere Sätze schrieb.

Wernicke-(sensorische) Aphasie

Auch dieses Aphasiesyndrom in seiner typischen, vollständigen Symptomatologie, für die neben den Sprachverständnisstörungen die *semantischen und phonematischen Paraphasien* bei reichlicher spontaner Sprachproduktion bis zur Extremform des Jargons typisch sind (9), ist stets Folge einer Zirkulationsstörung im Versorgungsgebiet der A. temporalis posterior, was mittels zerebraler Angiographie, regionaler Hirndurchblutungsmessung und Computertomographie bewiesen ist (14–19). Wie aufgrund der für diese Aphasieform typischen Fülle von phonematischen Paraphasien nicht anders zu erwarten, ist eine *bukkofaziolinguale Apraxie* fast regelmäßiges Begleitsymptom (11). Ergänzt wird dieses vaskuläre Herdsyndrom der hinteren oberen Temporalwindung in den meisten Fällen durch eine *Agraphie,* wobei das Schriftbild, das fast ausschließlich aus Paragraphien besteht, der Sprache entspricht. Verliert die Schrift dabei überhaupt jeden Buchstabencharakter und besteht nur noch aus Strichen, Bögen und Kreisen (Abb. 12.**3**), von Jewesbury (10) *„nonsens agraphia"* genannt, so ist es ziemlich sicher, daß in den Infarkt der benachbarte Gyrus angularis eingeschlossen und die ihn versorgende A. gyri angularis mit verschlossen ist.

Die bei der Wernicke-Aphasie ebenfalls nicht ganz selten zu beobachtende *idiokinetische Apraxie* ist im Gegensatz zu der beschriebenen sympathischen Apraxie immer bilateral und dürfte ebenfalls eher Folge einer Infarktausdehnung in das Versorgungsgebiet der A. gyri angularis sein als der vaskulären Schädigung der hinteren ersten Temporalwindung, der klassischen Wernickeschen Stelle, zugeordnet werden können.

Bei anderen als vaskulären temporalen Krankheitsprozessen kommt die Wernicke-Aphasie in ihrer vollen Ausprägung, worunter hier weniger die Sprachverständnisstörungen als mehr und besonders die expressiven Sprachsymptome des *semantischen und/oder phonematischen Jargons* verstanden werden sollen, nicht vor und insbesondere auch nicht die charakteristische Kombination mit bukkofaziolingualer und evtl. indiokinetischer Apraxie. Darum gibt das Vorliegen dieses Syndroms weder orts- noch artdiagnostische Probleme auf.

Eine allerdings nicht selten gestellte Fehldiagnose bei der Wernicke-Aphasie ist die eines Verwirrtheitszustandes, so daß statt einer zerebralen Herderkrankung der hinteren oberen Temporalregion eine zerebrale Allgemeinkrankheit, wie etwa eine „Zerebralsklerose", angenommen und die lokale Zirkulationsstörung, der Hirninfarkt, übersehen und nicht sachgerecht behandelt wird.

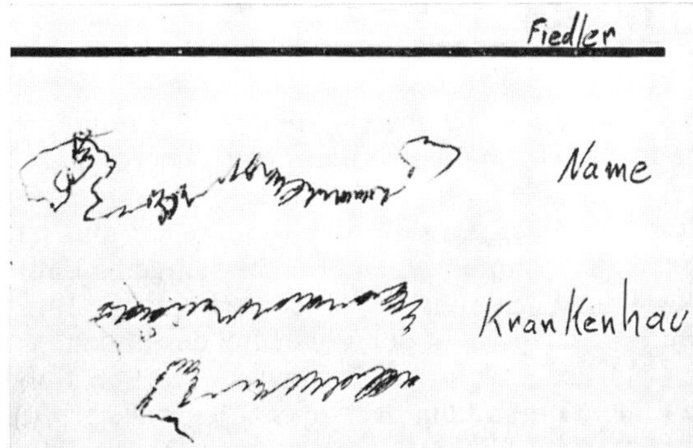

Abb. 12.**3** Schrift bei Verschluß der A. gyri angularis: vollständiger Verlust des graphischen Gestaltungsvermögens

Leitungs- oder Nachsprechaphasie

Am häufigsten wird dieser Aphasietyp (Poeck u. Mitarb. 24) bei Verschlüssen von A. gyri angularis und/oder der A. parietalis posterior beobachtet (14–16, 18), und zwar deswegen, weil besonders das Versorgungsgebiet der A. gyri angularis von allen kortikalen Ästen der A. cerebri media das größte subkortikale Areal und damit am okzipitalen Ende der Fissura Sylvii den Fasciculus arcuatus einschließt. Aber wie bei den anderen Aphasien wird, wenn die Leitungsaphasie vaskulärer Genese ist, diese durch weitere neuropsychologische Störungen zu einem charakteristischen Gefäßsyndrom ergänzt. Es handelt sich dabei in der Regel um mehrere Zeichen, aber keineswegs konstant immer um alle, des *Gerstmann-Syndroms,* wie *Agraphie, Akalkulie, Unsicherheiten der Rechts-links-Diskrimination und der Somatognosie,* insbesondere *Fingeragnosie.* Nach POECK u. ORGASS (22) ist aber der Zusammenhang dieser einzelnen Gerstmann-Symptome untereinander nicht häufiger als der jedes einzelnen mit anderen neuropsychologischen Störungen, und die höchste Korrelation besteht zu Aphasien, was ja unsere Beobachtung der Kombination von Leitungsaphasie mit häufiger einzelnen, seltener allen Gerstmann-Symptomen bei parietookzipitalen Gefäßverschlüssen bestätigt. Die dabei häufig vorhandenen Agraphien sind in der Regel vom Typ der schon erwähnten „nonsens agraphia" (Abb. 12.**3**), und auch Alexien sind nicht seltene Begleitsymptome vaskulärer Leitungsaphasien. Apraktische Störungen, wobei idiokinetische häufiger sind als bukkofaziolinguale, ergänzen in der Regel das klinische Bild. Im Gegensatz zur Broca-Aphasie fehlen aber Hemiparesen rechts fast immer, so daß die idiokinetische Apraxie, die rechts meist stärker ausgebildet ist als links, um so deutlicher in Erscheinung tritt.

Aus anderen als aus vaskulären Ursachen treten Leitungsaphasien besonders auch im Zusammenhang mit den anderen neuropsychologischen Störungen nur gelegentlich auf. Selten haben wir sie einmal bei in der Tiefe der linken retrorolandischen Regionen lokalisierten Tumoren beobachtet. Da aber Voraussetzung für das Auftreten einer Leitungsaphasie die, wenn auch nicht vollständige, so doch weitgehende Unterbrechung im Fasciculus arcuatus ist, müssen raumfordernde Prozesse ein erhebliches Ausmaß erreichen, bis sie zur Leitungsaphasie führen, so daß die durch den gesteigerten Hirndruck verursachte allgemeine Verlangsamung das klinische Bild mehr bestimmt als die aphasische Störung. Differentialdiagnostisch kann geradezu als Kriterium gelten, daß Patienten mit vaskulärer Leitungsaphasie in ihrem Spontanverhalten und in ihrem Antrieb im Gegensatz zur tumorbedingten Leitungsaphasie in keiner Weise verändert sind. Erst bei Nachsprechaufgaben tritt die Störung in Erscheinung.

Noch seltener haben wir eine isolierte Leitungsaphasie bei einer Herdenzephalitis bzw. lokal akzentuierten Enzephalitis gesehen, aber fast immer in Kombination mit den Zeichen einer zerebralen Allgemeinschädigung, wie leichter Schläfrigkeit und depressiven, morosen oder gereizten Verstimmungen. Wenn bei einem entzündlichen Hirnprozeß eine Leitungsaphasie kombiniert mit einigen der genannten Gerstmann-Symptome, mit Alexie oder auch apraktischen Störungen, also mit kortikalen Symptomen, auftritt, kann man davon ausgehen, daß eine zerebrale Arteriitis am entzündlichen Prozeß beteiligt ist.

Globale Aphasie

Das Syndrom der globalen Aphasie (27) zeigt immer eine vollständige oder doch weitgehende, meist vaskulär bedingte Schädigung der Sprachregion der linken Großhirnhemisphäre an und ist darum auch immer mit einer rechtsseitigen Hemiplegie und Hemihypästhesie verbunden. Ihre häufigste Ursache ist der Verschluß der linken A. cerebri media in ihrem Stamm bzw. dessen Folgen, der Mediatotalinfarkt links. Aber auch große Mediateilinfarkte im Computertomogramm, die von der Zentralregion bis nach parietotemporookzipital reichen, also die präzentralen Areale und die Brocasche Stelle verschonen, können zu globalen Aphasien führen (16, 18, 19). Tritt eine globale Aphasie bei einem Verschluß der A. carotis interna im Halsteil im Angiogramm auf, so zeigt diese entweder eine Thrombuspropagation bis in den Karotissiphon oder eine Anomalie am Circulus Willisii, die einen Kollateralkreislauf verhindert, an, so daß die hämodynamischen Folgen einem Mediastammverschluß entsprechen. Fast regelmäßig liegt bei einer globalen Aphasie auch eine bukkofaziolinguale Apraxie vor, die so schwer sein kann, daß auch Kau- und Schluckbewegungen betroffen sind, so daß sich gelegentlich die Differentialdiagnose einer vaskulären Hirnstammbeteiligung mit Bulbärparalyse oder Pseudobulbärparalyse stellt.

Wenn Tumoren, Hirntraumen oder entzündliche Prozesse zu einer globalen Aphasie führen würden, müßten sie in der linken Großhirnhemisphäre eine Ausdehnung erreicht haben, die wegen des tumor- oder ödembedingten Hirndrucks oder des durch die Enzephalitis verursachten zerebralen Allgemeinsyndroms eine verläßliche neuropsychologische Untersuchung nicht mehr möglich macht. Darum können andere als vaskuläre Ursachen beim Vorhandensein einer globalen Aphasie differentialdiagnostisch weitgehend vernachlässigt werden.

Amnestische Aphasie

Ihr Vorliegen vermag nur sehr wenige orts- und artdiagnostische Informationen über den zugrundeliegenden Hirnprozeß zu geben (21, 23). Amnestische Aphasien können bei allen Läsionen auftreten, die die Region der hinteren Zentralwindung, der Lobuli parietales superiores und inferiores, die temporalen und auch die okzipitalen Areale links betreffen (16, 18, 19). Lediglich präzentrale und präfrontale Prozesse führen nach unseren Erfahrungen nie zu einer amnestischen Aphasie, wenn dies auch gelegentlich einmal in der Literatur mitgeteilt wurde (21). Aus diesen weitgestreuten lokalisatorischen Möglichkeiten einer Läsion bei amnestischer Aphasie folgert auch, daß nicht, wie bei typischer Ausprägung der bisher dargestellten Aphasieformen, zuerst und mit höchster Wahrscheinlichkeit an eine vaskuläre Genese zu denken ist. In Verbindung mit einer homonymen Hemianopsie nach rechts haben wir gefäßabhängige amnestische Aphasien beobachtet, wenn bei regionaler Hirndurchblutungsmessung eine fokale Minderdurchblutung oder im Computertomogramm ein Infarkt im Versorgungsgebiet der A. cerebri posterior vorlag (16, 18, 19), wobei die dafür verantwortliche Durchblutungsstörung nicht dem okzipitalen, sondern dem temporalen Ast dieser Arterie zuzuschreiben war. Wenngleich nur vereinzelt, waren aber auch Verschlüsse in den postzentralen Mediaästen, im Stamm der A. cerebri media oder im Halsteil der A. carotis interna gelegentlich von einer amnestischen Aphasie als einzigem neuropsychologischen Syndrom gefolgt.

Viel regelmäßiger ist die amnestische Aphasie Frühsymptom von raumfordernden Prozessen der linken hinteren Parietal- oder auch der Temporalregion, und wenn es z.B. bei einer bekannten Otitis media links zu amnestisch-aphasischen Störungen kommt, können an der Entwicklung eines otogenen Schläfenlappenabszesses kaum Zweifel bestehen. Auch sind amnestische Aphasien nicht selten im Verlauf einer Enzephalitis bzw. Meningoenzephalitis; schließlich ist sie der häufigste Aphasietyp nach Hirnverletzungen von parietotempookzipitaler Lokalisation. Schließlich kann sie auch erstes Symptom eines atrophisierenden Hirnprozesses vom Alzheimer-Typ sein. Eine amnestische Aphasie erfordert also immer eine ganz besondere Berücksichtigung und Einbeziehung der Vorgeschichte und der neurologischen Symptomatologie in die Differentialdiagnose, um sie diagnostisch richtig einordnen zu können.

Apraxien

Einige der klinisch wichtigsten Apraxien wurden schon im Zusammenhang mit den Aphasien gewürdigt, so die bukkofaziolinguale Apraxie, die bei 80% aller Aphasiker vorkommt und nur ganz selten einmal ohne Aphasie bei linksseitigen Hirnschädigungen beobachtet wird (11, 12). Sie hat dann aber keine orts- und artdiagnostische Bedeutung, denn der Ort der Schädigung kann sowohl die Präzentral- als auch Zentralregion oder die Kommissurenfasern betreffen. Als vaskuläre neuropsychologische Störung ist eine alleinige bukkofaziolinguale Apraxie nicht vorstellbar.

Dasselbe gilt für die beidseitige idiokinetische Apraxie, die stets Folge von Läsionen der sprachdominanten Hemisphäre ist und darum in der Regel auch mit aphasischen Störungen einhergeht. Die charakteristischen Symptomkombinationen einer Apraxie vaskulärer Genese wurden schon beschrieben. Im übrigen können selbstverständlich raumfordernde und entzündliche Prozesse entsprechender Lokalisation, wie in der subkortikalen Region des Operculum parietale, des Fasciculus arcuatus und der motorischen Assoziations- und Kommissurenfasern ebenfalls, das meist in Verbindung mit amnestischer Aphasie, zu idiokinetischer Apraxie führen. Auch die Wernicke-Region wird als möglicher Schädigungsort angeführt. Da es sich aber bei den beschriebenen Fällen dieser Art fast ausnahmslos um Tumoren handelte, ist nicht klar, inwieweit der benachbarte Gyrus supramarginalis durch Druck und Ödem mitbetroffen war. Der Läsionsschwerpunkt bei idiokinetischer Apraxie ist nämlich im Gyrus supramarginalis zu suchen. Auch auf die Trias sympathische Dyspraxie der linken Hand bei rechtsseitiger Hemiparese und Broca-Aphasie wurde schon hingewiesen. Aber diese sympathische Dyspraxie der linken Hand kommt auch ohne rechtsseitige Hemiparese und ohne Aphasie vor und ist dann Folge entweder eines Verschlusses der A. cerebri anterior in ihrem vorderen oder mittleren Drittel oder eines Balkentumors, ebenfalls des vorderen oder mittleren Drittels.

Die idiatorische Apraxie kann hier vernachlässigt werden, da sie fast nur bei hirnatrophischen Prozessen oder seltener bei sehr ausgedehnten retrorolandischen Läsionen der sprachdominanten Hemisphäre vorkommt (12). Ortsdiagnostisch im engeren Sinne und artdiagnostisch im Sinne einer speziellen herdförmigen zerebralen Erkrankung kommt ihr keine Bedeutung zu. Eine Sonderstellung unter den Apraxien nimmt die *konstruktive Apraxie* ein (12). Da Patienten mit konstruktiver Apraxie häufig keine Halbseitenlähmung haben, kann sie leicht anhand von einfachen Zeichnungen oder von Figurenlegen aus Streichhölzern diagnostiziert werden. Dabei sind die Einzelheiten eines Gegenstandes, wie z.B. eines Hauses, eines Baumes oder einer nachgezeichneten Figur, gut erkennbar, jedoch fehlt die Fähigkeit zum konstruktiven Zusammenfügen des gesamten Gebildes. Elemente davon sind sicher in der schon als „nonsens agraphia“ beschriebenen Schreibstörung enthalten, so daß die konstruktive Apraxie als Zeichen einer linksparietookzipitalen Läsion angesehen werden kann. Doch viermal häufiger wird sie in der Form, wie die Abb. 12.**4** u. 12.**5** mit der Schrift und Zeichnungen eines Patienten mit Verschluß von A. parietalis posterior und A. gyri angularis rechts zeigen, bei rechtsparietalen Prozessen beobachtet. Ihr Auftreten kann darum in der Regel als ein Zeichen dafür bewertet werden, daß die parietookzipitale Region der nicht sprachdominanten, meistens also der rechten Großhirnhemisphäre betroffen ist. Sie pflegt allerdings nicht die alleinige neuropsychologische Störung zu sein, sondern kommt im Rahmen eines komplexeren Syndroms, kombiniert mit verschiedenen hemiagnostischen, vor allem somatoagnostischen Ausfällen, vor.

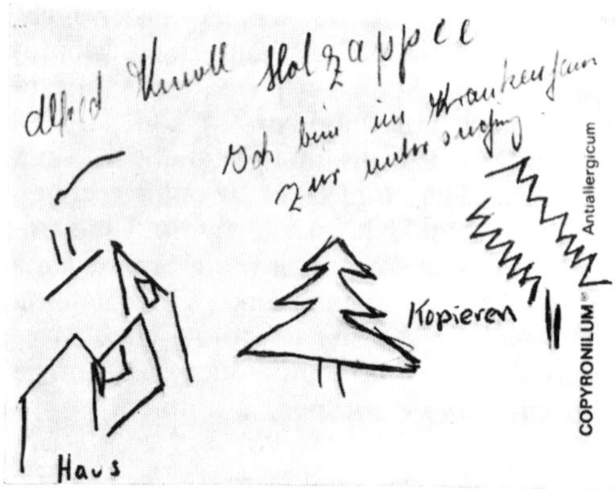

Abb. 12.**4** Schrift bei rechtsparietaler Läsion: Auslassung der linken Blatthälfte bei linguistisch richtigem Schriftbild. Konstruktive Apraxie beim Kopieren des Baumes und Zeichnen eines Hauses

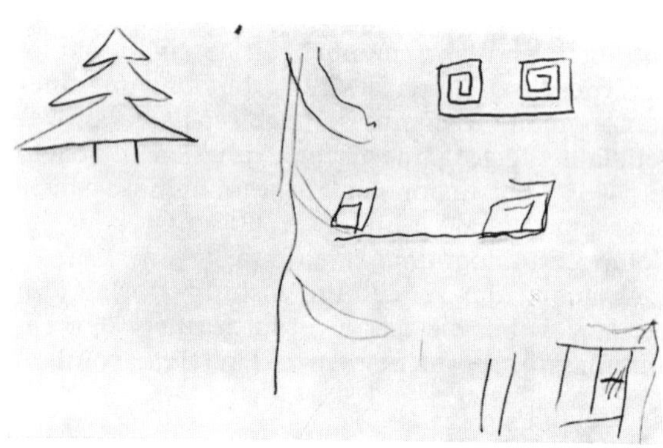

Abb. 12.**5** Konstruktive Apraxie mit Unfähigkeit zum Nachzeichnen von Figuren und spontanen Zeichen. Rechts unten: nach Aufforderung gezeichnetes Haus (vgl. auch Abb. 12.**4** links unten)

Agnosien

Folgt man der Definition des Begriffes Agnosie, die besagt, daß Agnosien Störungen des Erkennens auf einem bestimmten Sinnesgebiet ohne Beeinträchtigung der elementaren Wahrnehmungsfunktionen, ohne Aphasie und ohne Demenz seien, so muß die Existenz der oft beschriebenen optischen Agnosien als kortikales okzipitales neuropsychologisches Symptom angezweifelt werden. Klinisch wird man bei okzipitalen kortikalen Herden in der Regel auch zentrale Wahrnehmungsstörungen erwarten können, so daß zwischen Agnosie und Sehstörung keine scharfe Grenze zu ziehen ist. Auf der anderen Seite sind auch bei nur geringfügiger Ausdehnung von okzipitalen Prozessen in die hintere Temporalregion aphasische Störungen zu erwarten. Man wird die größere Zahl der früher als optische Agnosie beschriebenen Fälle den *Disconnexionsyndromen* (5) zuzuordnen haben, und damit entfällt ihr differentialdiagnostisches Gewicht, denn es ist im allgemeinen nicht möglich, Lokalisation und Natur der Leitungsunterbrechung allein aus optisch-agnostischen Symptomen zu präzisieren, wenn nicht andere neurologische oder neuropsychologische Ausfälle für die Orts- und Artdiagnose mit zur Hilfe genommen werden. Von höherem lokaldiagnostischem Wert sind die hemiagnostischen Störungen, die als *Hemisomatoagnosie* meistens die linke Körperhälfte des Patienten oder darüber hinausgehend als *linksseitig raumagnostische Störung* alles, was sich links der Mittellinie des Körpers befindet, betreffen können.

Im einzelnen handelt es sich dabei um die *Anosognosie,* unter der ein neuropsychologisches Phänomen verstanden wird, bei dem ein Kranker ein zerebrales Herdsymptom negiert und sich so verhält, als ob er gesund sei. Am häufigsten bezieht die Anosognosie sich auf eine meistens linkssseitige Halbseitenlähmung, eine homonyme Hemianopsie nach links, evtl. auch eine vollständige kortikale Amaurose. Gegen die Bewertung der Anosognosie als zerebrales Herdsymptom sind gelegentlich Einwände erhoben worden, und sie ist als Folge eines beliebig lokalisierten Hirnherdes bei einer darüber hinausgehenden diffusen Hirnschädigung angesehen worden. Wir haben sie aber so häufig bei angiographisch nachgewiesenen rechtsseitigen zerebralen Gefäßverschlüssen, in die die parietookzipitotemporalen Mediaäste einbezogen waren (14, 15, 19), oder bei in der retrorolandischen Region mittels der Xenon-133-Clearance-Methode ermittelten ischämischen oder hyperämischen Foci (16–19) oder schließlich bei parietookzipital lokalisierten Infarkten im Computertomogramm gesehen (18, 19), dagegen nie bei prärolandischen vaskulär bedingten Affektionen und nur selten bei entsprechenden Befunden in der linken Großhirnhemisphäre, so daß die Anosognosie doch als herdförmiges neuropsychologisches Syndrom, verursacht durch Schädigungen der retrorolandischen Region, vor allem der nicht sprachdominanten Hemisphäre, anzusehen ist.

Bei der ebenfalls überwiegend *linksseitigen Hemisomatoagnosie* wird die linke Körperhälfte weitgehend oder vollständig negiert, und in diesen symptomatologischen Rahmen gehört auch die sog. *Schmerzasymbolie* (25) für eine Körperhälfte. Appliziert man bei solchen Patienten Schmerzstimuli simultan auf die linke und rechte Körperhälfte, so wird keine unterschiedliche Schmerzempfindung angegeben; geschieht das dagegen nur linksseitig, so vollführen diese Kranken lebhafteste Abwehrbewegungen, geben auch mimisch einer Schmerzempfindung Ausdruck, negieren auf Befragen aber, daß sie einen Schmerz verspürten. Gleichermaßen zu bewerten ist das dabei häufiger festzustellende Symptom der *Amorphosynthese* (4), welches dadurch gekennzeichnet ist, daß simultane Berührungen beider Körperhälften als beidseitig gleich empfunden angegeben werden, daß jedoch eine Berührung der linken Körperhälfte allein von solchen Patienten nicht bemerkt und auch ausdrücklich negiert wird. Die linksseitige raumagnostische Störung äußert sich einmal beim Schreiben und Lesen, indem dabei die linke Seitenhälfte entweder gleichmäßig oder aber von oben nach unten zunehmend ausgelassen wird (Abb. 12.**4** u. 12.**5**). Zum anderen kann diese Hemiagnosie so weit gehen, daß der Patient, tritt der Untersucher zu einem Gespräch mit ihm von links an sein Bett, zwar auf alle Fragen eingeht und antwortet, jedoch immer mit nach rechts gewendetem Kopf.

Diese halbseitig-agnostischen Einzelsymptome werden im anglo-amerikanischen Schrifttum als *„Neglect"* bezeichnet und werden, sofern alle diese neuropsychologischen Phänomene vorhanden sind, als *„Hemiinattention"* zusammengefaßt. Dieses Syndrom wird sowohl mit als auch ohne homonyme Hemianopsie auf der entsprechenden Seite beobachtet, so daß die partielle Wahrnehmungsstörung nicht dafür verantwortlich gemacht werden kann, sondern ein zusätzliches Syndrom darstellt.

Die häufigste Ursache dieses kompletten Hemiinattentionssyndroms unter Einschluß von Anosognosie für die Hemiparese, von Schmerzasymbolie mit konstruktiver Apraxie ist der Verschluß der rechten A. cerebri media in ihrem Stamm oder der Halsteilverschluß der rechten A. carotis interna (15–19) mit mangelhafter Kollateralversorgung über den basalen Gefäßkranz, so daß dieser Symptomenkomplex das rechtshirnige Gegenstück zur globalen Aphasie bildet. Jedoch manifestiert es sich in leichterer Form, z. B. nur mit konstruktiver Apraxie, somatoagnostischen Störungen links und/oder einem Hemineglect links beim Schreiben, Zeichnen und Lesen ohne Halbseitenlähmung auch, wenn allein die hinteren Parietalarterien rechts verschlossen sind, so daß einmal die Versorgungsgebiete von A. parietalis posterior und A. gyri angularis rechts als Lokalisation dieser Störung angesehen werden müssen, denn wir haben keines der dazugehörigen Symptome einschließlich einer Anosognosie gesehen, wenn eine Hemiparese links durch Verschlüsse der A. praerolandica oder A. rolandica entstanden war (15–19). Auch eine homonyme Hemianopsie nach links infolge Verschlusses der rechten A. temporalis posterior oder A. cerebri posterior ist nie von einer Anosognosie für die Hemianopsie oder anderen Zeichen des Neglects begleitet. Andererseits vermögen Tumoren im Marklager der rechten Zentroparietookzipitalregion mit Hemiparese ebenfalls mit Anosognosie und einzelnen Zeichen der linksseitigen Aufmerksamkeitsstörung sowie mit konstruktiver Apraxie einherzugehen, nie aber mit einem vollständigen Hemiinattentionssyndrom. Zweimal haben wir bei parietotemporalen Konvexitätsmeningeomen rechts eine Hemianopsie mit Anosognosie gesehen. Bei entzündlichen zerebralen Prozessen mit diesen klinischen Syndromen war immer eine Arteriitis beteiligt. Die vaskuläre Verursachung liegt also stets am nächsten, und die wenigen Fälle mit einem Tumor als Ursache lassen sich ja schon durch die Vorgeschichte abgrenzen.

Es bleiben noch zwei neuropsychologische Syndrome mit Agnosien als Leitsymptomen zu erwähnen, die zwar selten, aber von großem lokaldiagnostischem Wert sind:

Das *Pötzl-Syndrom* (8), das sich aus einer homonymen Hemianopsie nach rechts, einer Alexie und einer Farbagnosie zusammensetzt. Es wird sehr häufig bei Zirkulationsstörungen im Versorgungsgebiet des okzipitalen Astes der linken A. cerebri posterior beobachtet, kommt aber auch

bei linksokzipitalen Tumoren und vereinzelt bei Herdenzephalitis vor. Ist dagegen, wie bei vaskulären Schädigungen nicht selten, die Temporookzipitalregion, d.h. auch das Gebiet des temporalen Astes der A. cerebri posterior, in den Prozeß einbezogen, so treten amnestisch-aphasische Störungen hinzu, so daß sich die für das Pötzl-Syndrom spezifische Farbbenennungsstörung von der allgemeinen, der amnestischen Aphasie eigenen Benennungsstörung nicht mehr abgrenzen läßt.
Das zweite und am Krankenbett schwer zu diagnostizierende Krankheitsbild ist das *Bálint-Syndrom,* das aus einer Unfähigkeit, sich trotz erhaltener Wahrnehmung und fehlender oder nur unbedeutender Gesichtsfelddefekte mehr als einem Punkt visuell zuwenden sowie optisch-räumliche Beziehungen erkennen und bezeichnen zu können, besteht. Es soll trotz seiner Seltenheit hier erwähnt werden, weil es einen hohen lokaldiagnostischen Wert hat und immer eine Zerstörung der Markfasern zwischen Okzipitallappen und Lobulus parietalis inferior beiderseits anzeigt. Artdiagnostisch kommen dafür okzipitoparietale Tumoren, die über den hinteren Balken von einer Seite zur anderen wachsen, oder Entmarkungsenzephalitiden, praktisch aber nie gefäßabhängige Läsionen in Frage, weil z.B. ein hoch sitzender Verschluß der A. basilaris mit Infarkten in den Versorgungsgebieten beider Aa. cerebri posteriores als wesentliches Symptom eine kortikale Amaurose oder ausgedehnte Gesichtsfelddefekte nach sich zieht und damit die Wahrnehmung nicht mehr gegeben ist.

Neuropsychologische Störungen, insbesondere Aphasie bei Linkshändigkeit und bei Kindern

Zwischen 5 und 10% (6) aller Menschen entwikkeln in ihrer Kindheit die Fähigkeit, die linke Hand gleich geschickt wie die rechte oder auch geschickter und bevorzugter zu benutzen. Daraus kann aber nicht der Schluß gezogen werden, daß bei diesen Menschen eine rechtsseitige Hemisphärendominanz bestehe wie beim Rechtshänder eine linksseitige. Tatsächlich kommen ganz unabhängig von der Seite einer Großhirnhemisphärenschädigung beim Linkshänder aphasische, apraktische und agnostische Störungen viel häufiger vor als bei Rechtshändern, sind aber gewöhnlich viel weniger schwer, weniger dauerhaft und oft nur transitorisch (6). Nahezu alle neuropsychologischen Störungen, die vorhergehend diskutiert wurden, treten bei Linkshändern sowohl bei Läsionen der rechten als auch der linken Hemisphäre gleichmäßig häufig auf, manche sogar wie etwa Sprachverständnis-, Benennungs- und Wortfindungsstörungen sowie Alexie häufiger bei Affektionen der linken Hemisphäre. Auf der anderen Seite sind bei Linkshändern jene neuropsychologischen Syndrome, die beim Rechtshänder wesentlich häufiger bei rechtshirnigen Schädigungen, wie konstruktive Apraxie, Somato- und raumagnostische Störungen, beobachtet werden, etwa gleichmäßig häufig, unabhängig von der Seite der Hirnschädigung. Im Gegensatz zum Rechtshänder ist es also aus einem neuropsychologischen Syndrom allein nicht möglich, eine sichere zerebrale Ortsdiagnose zu stellen, wenn nicht neurologische Ausfälle wie motorische oder sensible Halbseitenstörungen oder eine homonyme Hemianopsie diese erlauben. Eine Ausnahme bilden jene Linkshänder, bei denen sich die Händigkeit infolge einer frühkindlichen Schädigung der linken Großhirnhemisphäre entwickelt hat. Nur in diesen Fällen wird die rechte, gesunde Hemisphäre für die Repräsentation von Leistungen der Sprache, Gnosie und Praxie eindeutig dominant, während bei der weitaus größeren Zahl der Linkshänder keine solche Hemisphärenlateralisation wie beim Rechtshänder erfolgt.
Die sich erst im Verlauf der ersten Lebensjahre bei dem größten Teil der Menschen ausbildende Spezialisierung der Großhirnhemisphären leitet über zu dem differentialdiagnostischen Problem des Auftretens von aphasischen Störungen im Kindesalter, also von Störungen der Sprache, die sich erst dann manifestieren, nachdem die Kinder sprechen gelernt haben, im Gegensatz zu den Sprachentwicklungsverzögerungen und Sprachentwicklungshemmungen, die hier nicht berücksichtigt werden sollen. Wie beim Linkshänder können Aphasien im Kindesalter nach Schädigungen sowohl der linken als auch der rechten Hemisphäre auftreten und sind in der Regel rasch und gut rückbildungsfähig, weil die Dominanzbildung der linken Hemisphäre noch nicht abgeschlossen ist und die rechte imstande ist, die Sprachfunktionen zu übernehmen.
Als das häufigste aphasische Syndrom im Kindesalter gilt die globale Aphasie mit völliger Sprachunfähigkeit und beeinträchtigtem Sprachverständnis, ein Krankheitsbild, dessen differentialdiagnostische Abgrenzung gegenüber dem Mutismus nicht immer leicht ist. Die motorische Aphasie des Kindesalters unterscheidet sich nicht wesentlich von der Broca-Aphasie des Erwachsenen; eine typische Wernicke-Aphasie gibt es je-

doch im Kindesalter nicht, sondern nur Sprachverständnisstörungen, die in der Regel ohne die Logorrhö und ohne die semantischen Paraphasien verlaufen. Amnestische Aphasien treten im Kindesalter nicht auf.

Literatur

1 de Ajuriaguerra, J., R. Tissot: The apraxias. In Vinken, P. J., G. W. Bruyn: Handbook of Clinical Neurology, Vol. 4. North Holland, Amsterdam 1969

2 Beringer, K.: Über Störungen des Antriebs bei einem von der unteren Falxkante ausgehenden Meningeom. Z. ges. Neurol. Psychiat. 171 (1941) 451

3 Blunk, R., R. de Bleser, K. Willmes, H. Zeumer: A refined method to relate morphological and functional aspects of aphasia. Eur. Neurol. 20 (1981) 69

4 Denny-Brown, D., J. S. Meyer, S. Horenstein: The significance of perceptual rivalry resulting from parietal lesion. Brain 75 (1952) 433

5 Geschwind, N.: Disconnexion syndromes in animals and man. Brain 88 (1965) 237, 585

6 Hécaen, H., J. de Ajuriaguerra: Lefthandedness: Manual Superiority and Cerebral Dominance. Grune & Stratton, New York 1964

7 Hécaen, H., R. Angelergues: Localization of symptoms in aphasia. In de Reuck, A. V. S., M. O'Connor: Disorders of Language. Ciba Found. Sympos. 1964. Churchill, London 1964

8 Hoff, H., J. Gloning, K. Gloning: Das Pötzlsche Syndrom. Wien. klin. Wschr. 74 (1962) 684

9 Huber, W., F.-J. Stachowiak, K. Poeck, M. Kerschensteiner: Die Wernicke-Aphasie. J. Neurol. 210 (1975) 77

10 Jewesbury, E. C. O.: Parietal lobe syndromes. In Vinken, P. J., G. W. Bruyn: Handbook of Clinical Neurology, Vol. 2. North Holland, Amsterdam 1969

11 Kerschensteiner, M., K. Poeck: Bewegungsanalyse bei buccofazialer Apraxie. Nervenarzt 45 (1979) 9

12 Kerschensteiner, M., K. Poeck, G. Lehmkuhl: Die Apraxien. Akt. neurol. 2 (1975) 171

13 Kerschensteiner, M., K. Poeck, W. Huber, F.-J. Stachowiak, D. Weniger: Die Broca-Aphasie. J. Neurol. 217 (1978) 223

14 Kohlmeyer, K.: Lokaldiagnose ischämischer Insulte anhand aphasischer und anderer neuropsychologischer Syndrome. Med. Klin. 64 (1969) 2079

15 Kohlmeyer, K.: Die neuropsychologische Symptomatologie lokaler Hirngefäßausfälle mit besonderer Berücksichtigung der Media-Ast-Läsionen. Habilitationsschrift, Gießen 1970

16 Kohlmeyer, K.: Untersuchungen der regionalen Hirndurchblutung bei Patienten mit neuropsychologischen Störungen infolge Schlaganfall. In Hoyer, S.: Hirnstoffwechsel und Hirndurchblutung. Excerpta medica, Amsterdam 1976

17 Kohlmeyer, K.: Studies of regional cerebral blood flow in stroke patients with focal cerebral disorders of the minor hemisphere. Acta neurol. scand. 56, Suppl. 64 (1977) 170

18 Kohlmeyer, K.: Disorders of brain function due to stroke. Correlates in regional cerebral blood flow and in computed tomography. In Hoffmeister, F., C. Müller: Brain Function in Old Age. Springer, Berlin 1979

19 Kohlmeyer, K.: Die Lokalisation vaskulär entstandener Aphasien mit radiologischen Methoden. Psycho, Suppl. (1982) 56–57

20 Luria, A. R.: Higher cortical functions in man. Tavistock, London 1966

21 Maly, J., M. Turnheim, W.-D. Heiß, K. Gloning: Brain perfusion and neuropsychological test scores: A correlation study in aphasics. Brain Lang. 4 (1977) 78

22 Poeck, K., B. Orgass: Gibt es das Gerstmann-Syndrom? Nervenarzt 37 (1966) 342

23 Poeck, K., M. Kerschensteiner, F.-J. Stachowiak, W. Huber: Die amnestische Aphasie. J. Neurol. 207 (1974) 1

24 Poeck, K., M. Kerschensteiner, F.-J. Stachowiak, W. Huber: Die Aphasien. Akt. neurol. 2 (1975) 159

25 Schilder, P., E. Stengel: Schmerzasymbolie. Z. ges. Neurol. Psychiat. 113 (1928) 143

26 Soh, K., B. Larsen, E. Skinhöj, N. A. Lassen: rCBF in aphasia. Acta neurol. scand. 56, Suppl. 64 (1977) 270

27 Stachowiak, F.-W., W. Huber, M. Kerschensteiner, K. Poeck, D. Weniger: Die globale Aphasie. J. Neurol. 214 (1977) 75

13 Kopfschmerzen

Von G. Bodechtel und V. Pfaffenrath

Kopfschmerzen sind ein sehr häufiges und verbreitetes Leit- und Begleitsymptom von Krankheiten der inneren Organe und des Nervensystems. So alltäglich Kopfschmerzen auch sind, so problematisch ist ihre Differentialdiagnose.

Das Gehirn selbst, die ependymale Auskleidung der Ventrikel, der Plexus choreoideus sowie die Hirnhäute und die Dura über der Konvexität sind schmerzunempfindlich. Schmerzreize von der vorderen und mittleren Schädelgrube sowie von der Oberfläche des Tentoriums werden über den N. trigeminus fortgeleitet. Die Unterseite des Tentoriums sowie die Falx werden von einem Ast des N. ophthalmicus versorgt, so daß Schmerzen von diesem Bereich der Dura in das Auge und in die Stirn ausstrahlen. Afferente Fasern der A. meningea media stammen ebenfalls aus dem N. trigeminus (1). Demzufolge ist das Tentorium die Wasserscheide der duralen Innvervation, da die hintere Schädelgrube fast ausschließlich von C 1–C 3 innerviert wird. Daraus erklärt sich die Schmerzausstrahlung in den Hinterkopf und in den oberen Nackenbereich. Vereinfacht kann man sagen, daß Schmerzreize, die von supratentoriellen Strukturen ausgehen, in die vorderen ⅔ des Schädels projiziert werden, die von infratentoriellen Strukturen hingegen in den Hinterkopf und in den Nacken. Die zerebralen Gefäße werden durch Äste des N. trigeminus, des N. glossopharyngeus und des N. vagus sowie durch die oberen, sensiblen zervikalen Wurzeln versorgt. Die wesentlichen schmerzempfindlichen Strukturen liegen im proximalen Anteil der Arterien, der großen Venen und der venösen Sinus (2). Die sympathische Innervation der intrakraniellen Gefäße erfolgt über Fasern aus dem Ganglion cervicale superior und dem Ganglion stellatum, wobei die A. carotis interna und ihre Äste wesentlich dichter innerviert sind als die A. vertebralis (3). Eine cholinerge Innervation für die A. carotis sowie für die Arterien der Pia mata ist nachgewiesen (4).

Überwiegend werden Kopfschmerzen ausgelöst durch eine *Vasodilatation* der extra- und intrakraniellen Gefäße oder deren intrakranielle Verlagerung, z. B. durch eine Raumforderung, ein Hirnödem oder eine Erweiterung der Ventrikelräume. Entzündliche Prozesse an den Gefäßen selbst, Druck auf die schmerzempfindlichen Strukturen der Schädelbasis oder eine konstante Anspannung der Kopf- und Nackenmuskulatur führen ebenfalls zu Kopfschmerzen. Aufgrund ihres überwiegend vaskulären Ursprungs sind intrakranielle Kopfschmerzen von pulsierendem Charakter mit Verstärkung bei körperlicher Anstrengung, beim Husten, Niesen und bei Kopfbewegungen, nicht selten begleitet von Übelkeit und Brechreiz.

Symptomatische Kopfschmerzen

Nur in ca. 30% der *Hirntumoren* sind Kopfschmerzen führendes Symptom (5), was darauf zurückzuführen ist, daß ein Hirntumor, wenn er nicht bereits durch seine Lokalisation zu neurologischen Ausfällen geführt hat, schon einen erheblichen Umfang erreicht haben muß, bevor er durch Verdrängung intrakranieller Gefäße zu Schmerzen führt. Dies gilt besonders dann, wenn es sich um einen überwiegend infiltrierenden Prozeß handelt. Wird das Gehirn von außen komprimiert, wie z. B. durch ein *Meningiom,* können bereits zerebrale Anfälle, Herdsymptome und psychische Veränderungen aufgetreten sein, bevor Kopfschmerzen hinzutreten. Kopfschmerzen als Begleitsymptom intrakranieller Tumoren sind typischerweise dumpf, nicht sehr heftig und können in der Intensität fluktuieren (6).

Treten paroxysmal intensive Kopfschmerzen auf, die innerhalb von Sekunden ihren Höhepunkt erreichen (7), bis zu 2 Std. anhalten und mit Störungen der Bewußtseinslage, Erbrechen, Sehstörungen bis hin zur Erblindung sowie „drop-attacks" einhergehen und durch bestimmte Veränderungen der Körperlage dramatisch verschlimmert werden können, muß an *Tumoren des III. Ventrikels, der Seitenventrikel* (8), aber auch an *Neo-*

plasmen der Hemisphären und des *Kleinhirns, ferner an Kleinhirnblutungen,* an ein *Kraniopharyngeom* oder an ein *Pinealom* gedacht werden (9). Speziell die raumfordernden Prozesse der hinteren Schädelgrube sind durch eine solche Symptomatik gekennzeichnet.

Jeder Prozeß, der zu einer Störung der Liquorpassage und der Liquorresorption führt, bewirkt unweigerlich eine Erhöhung des intrakraniellen Druckes und damit Kopfschmerzen. Dies gilt z. B. für den *Hydrocephalus internus,* dem Prozesse im Bereich des Foramen magnum und der Cisterna magna (Platybasie, Dandy-Walker-Syndrom, Morbus Paget) zugrunde liegen können. Ein kommunizierender Hydrozephalus (nach Meningitiden, Traumen und Subarachnoidalblutungen) kann ebenfalls mit Kopfschmerzen einhergehen.

Nimmt ein Kopfschmerz innerhalb von Tagen und Wochen zu und ist er von einer zunehmenden Bewußtseinstrübung begleitet, muß ein *subdurales Hämatom* in Betracht gezogen werden, auch dann, wenn aktuell in der Anamnese ein Schädel-Hirn-Trauma nicht nachgewiesen werden kann. Die dem *chronisch-subduralen Hämatom* verwandte *Pachymeningiosis hämorrhagica interna* hat mit den raumfordernden Prozessen das langsame Fortschreiten der Kopfschmerzen gemeinsam. Es sind in der Regel ältere Menschen betroffen mit bereits vorbestehenden hirnatrophischen Prozessen. Bei heftigen, akut einsetzenden Kopfschmerzen muß an *epidurale Blutungen* gedacht werden. Auch ein *akutes intrazerebrales Hämatom* ruft Kopfschmerzen hervor, wenn Blut in die Subarachnoidalräume austritt. Ebenfalls raumfordernd können *Hirnabszesse* wirken, wobei nach einem entsprechenden Fokus (Bronchiektasen, Empyem, Hauteiterungen, entzündliche Affektionen des Ohres und der Nasennebenhöhlen) zu fahnden ist.

Der Schmerz bei *bakteriellen* und *viralen Meningitiden* nimmt üblicherweise über Stunden und Tage zu. Er ist von dumpfer Qualität, häufig im Nacken betont, begleitet von Lichtempfindlichkeit, Nackensteifigkeit, erhöhten Temperaturen und Verschlechterung der Schmerzsymptomatik bei Augen- und Kopfbewegungen. Bei der *tuberkulösen Meningitis* setzt diese Symptomatik eher subakut und weniger stürmisch ein. Charakteristisch ist die Beteiligung basaler Hirnnerven.

Treten Kopfschmerzen schlagartig, von vernichtendem Charakter und mit Nackensteifigkeit, Erbrechen und einer evtl. Störung der Bewußtseinslage auf, ist eine *Subarachnoidalblutung* aus einem Aneurysma oder einem arteriovenösen Angiom auszuschließen. Ob intrakranielle, nicht rupturierte Gefäßanomalien zwingend zu rezidivierenden Kopfschmerzen führen, ist noch ungeklärt (10, 11). Störungen des venösen Abflusses wie z. B. bei der *Sinusvenenthrombose* oder aber Veränderungen des intrakraniellen venösen Druckes durch *obstruktive Mediastinalprozesse* oder ein *Lungenemphysem* gehen ebenfalls mit Kopfschmerzen einher.

Kopfschmerz ist Leitsymptom bei der *benignen intrakraniellen Hypertension* (12). Andererseits kann auch ein *Liquorunterdruck* unangenehme Kopfschmerzen hervorrufen; es sei in diesem Zusammenhang an die sehr heftigen postpunktionellen Beschwerden erinnert.

In der Regel führt eine *plötzliche Erhöhung des systemischen Blutdruckes,* wie z. B. beim Geschlechtsverkehr, unter der Medikation mit MAO-Hemmern und beim Phäochromozytom zu Kopfschmerzen, die bilateral und diffus sind. Beim Phäochromozytom werden die paroxysmalen Blutdruckkrisen durch eine Katecholaminausschüttung ausgelöst, die von Kopfschmerzen, Tachykardien, starkem Schwitzen und einer Gesichtsblässe begleitet sind. Der Schmerz setzt immer rasch und paroxysmal ein, ist von intensiv pulsierender Qualität, fast immer bilateral und okzipital lokalisiert. Husten, Niesen, Bücken und Aufrichten können den Schmerz verstärken. Häufig setzen die Kopfschmerzen in den frühen Morgenstunden ein, oder sie werden durch eine körperliche Belastung ausgelöst (13). Die Anfallshäufigkeit ist unregelmäßig; tägliche Attakken schließen die Diagnose allerdings nicht aus. Ähnlichkeiten mit dem Phäochromozytomkopfschmerz hat der *Orgasmuskopfschmerz* („Coital headache") (14). Er setzt in direktem Zusammenhang mit dem sexuellen Höhepunkt ein. Es handelt sich auch dabei um einen bilateralen, okzipitalen, pulsierenden Kopfschmerz von maximal 30 Min. Dauer. Wird er untypischerweise von einer Störung der Bewußtseinslage, von Übelkeit, Brechreiz und Erbrechen sowie Nackensteifigkeit begleitet und halten die Schmerzen länger als 12 Std. an, muß eine Subarachnoidalblutung ausgeschlossen werden (15). Dies gilt auch für die krisenhaften Kopfschmerzen, die u. a. auch bei der *malignen Hypertension* und der *akuten Nephritis* auftreten.

Weniger sicher ist die Beziehung zwischen *chronischem Hochdruck* und Kopfschmerz (16, 17). Viele Jahre galt ein Kopfschmerz beim morgendlichen Erwachen, der im Verlauf des Tages verschwindet, als charakteristisches Symptom einer essentiellen Hypertonie.

Diese Korrelation ist nicht eindeutig gesichert. Allerdings lehrt die Erfahrung, daß beim Hypertoniker Ruhe und Entspannung zu einer Besserung des Kopfschmerzes führen, ohne daß dies mit einer Senkung des Blutdrucks einhergeht.

Mit der Hochdruckkrankheit gemeinsam hat die *Syphilis* das nächtliche bzw. morgendliche Auftreten von Kopfschmerzen. Eine Reihe *endokriner Erkrankungen,* z. B. eine Hypoglykämie, eine Störung der Schilddrüsenfunktion, eine Neben-

niereninsuffizienz, ein Hyperparathyreodismus, ein Kraniopharyngiom und ein Hypophysenadenom, kann Kopfschmerzen als Begleitsymptom zeigen (21). Vom klinischen Bild her unterscheiden sich Kopfschmerzen bei endokrinen Hypertonien nur wenig von denen bei einer essentiellen oder renalen Hypertonie.
Differentialdiagnostisch muß noch an *hämatologische Erkrankungen,* beispielsweise an Anämien unterschiedlicher Ätiologie, an Leukämien oder an Lymphome gedacht werden, ferner an eine *Glomerulonephritis,* an die *chronische Niereninsuffizienz* und die *Polycythämia vera.* Diese internen Kopfschmerzursachen seien deshalb hier besonders betont, weil sie dem Neurologen weniger geläufig sind als dem Internisten. So können auch der nach kranial ausstrahlende Schmerz bei der *Angina pectoris* und der Kopfschmerz bei *Aorteninsuffizienz* und bei *Aortenisthmusstenose* sowie bei der *bakteriellen Endocarditis* Anlaß zu Fehldiagnosen geben.
Kopfschmerzen von überwiegend pulsierender Qualität und einer Dauer von Stunden, selten Tagen, ist ein prominentes Symptom bei ca. 25% der Patienten mit einer *transitorisch-ischämischen Attacke* (22). Im Karotisversorgungsgebiet ist er frontal und orbital lokalisiert, überwiegend unilateral, im Versorgungsgebiet der A. vertebralis und A. basilaris häufiger bilateral und okzipital. Die zerebrale Arteriosklerose und der Hirninfarkt selbst sind durchwegs schmerzlos (23).
Bei *Intoxikationen* endogenen und exogenen Ursprungs sind Kopfschmerzen sehr häufig. Erinnert sei an die *Kohlenmonoxydvergiftung,* den *Kopfschmerz unter Nitromedikation* oder nach bestimmten Speisen wie *„Hot dogs“* oder durch *Monosodiumglutamat* in chinesischem Essen (Chinese Restaurant-Syndrom) (24). Kopfschmerzen nach Genuß von *Marihuana* und nach exzessivem Abusus von *Analgetika, Alkohol, Koffein* und *Nikotin* sind hinlänglich bekannt. Toxisch bedingt sind offenbar auch die Kopfschmerzen bei *diabetischer Azidose,* bei *Leberaffektionen,* desgleichen bei *Gastritiden* und bei *chronischer Obstipation.* Seltener hingegen sind *Erkrankungen des Skelettsystems* (Morbus Paget, fibröse Dysplasie, eosinophiles Granulom, multiple Myelome, eine Hyperostosis frontalis interna oder knöcherne Metastasen) mit Kopfschmerzen vergesellschaftet. Selbstverständlich sind Erkrankungen aus dem *hals-nasen-ohren-ärztlichen Bereich* (Sinusitis, Karcinome im Nasopharyngealbereich, Otitis media) sowie *Erkrankungen der Zähne* und *Kiefer* in die differentialdiagnostischen Erwägungen einzubeziehen. Dies gilt auch für *Schmerzen bei Refraktionsfehlern,* bei Heterophorien, bei der Retrobulbärneuritis sowie beim *akuten* und *chronischen Glaukom.*

Primäre Kopfschmerzen

Von den symptomatischen Kopfschmerzen werden abgegrenzt die noch ätiologisch ungeklärten primären Kopfschmerzen, wie z. B. *die Migräne,* der *Cluster-Kopfschmerz,* die *chronisch-paroxysmale Hemikranie* und der *Spannungskopfschmerz.*
Am bekanntesten ist die *Migräne.* Die Inzidenz der Migräne liegt im Kindesalter bei 4,5–7%; bei Erwachsenen schwankt sie zwischen 2 und 25% (25). Im Erwachsenenalter sind Frauen fünfmal häufiger als Männer betroffen; das Geschlechtsverhältnis im Kindesalter liegt bei 1:1. Die familiäre Belastung wird mit 60–80% angegeben (26). Typischerweise erwacht der Migränekranke am Morgen mit seinen Kopfschmerzen; häufig wird er in der Nacht durch sie erweckt. In ca. 50% ist der Schmerz seitenbetont und von pulsierender, stechender Qualität. Gelegentlich tritt er ausschließlich einseitig auf (27). Von differentialdiagnostischer Bedeutung ist die langsame Zunahme des Schmerzes über Stunden. Die übliche Dauer der Einzelattacke beträgt 1–3 Tage; eine Mindestdauer von 3–4 Std. soll definitionsgemäß nicht unterschritten werden. Die Attacke ist von Übelkeit, Brechreiz, Erbrechen sowie Lärm- und Lichtempfindlichkeit begleitet. Im Anfall werden bevorzugt abgedunkelte Räume aufgesucht. Es besteht eine deutliche Empfindlichkeit der zum Schmerz homolateralen Gesichts- und Kopfhaut; durch Fingerdruck oder durch Auflegen von kalten oder warmen Kompressen auf die homolaterale, deutlich prominente A. temporalis kann es zu einer Besserung der Schmerzsymptomatik kommen. Fakultative Symptome sind eine Flüssigkeitsretention, Durchfälle oder eine Polyurie nach der Attacke.
Dem Migränekopfschmerz vorausgehen kann eine Auraphase, d. h. ein Stadium des Erahnens der kommenden Attacke. Solche Prodromalsymptome sind z. B. muskelkaterartige Schmerzen im Bereich der Kopfmuskulatur (28). Während der Attacke kann es zu depressiven Stimmungsschwankungen, gelegentlich auch im Anschluß daran zu euphorischen Zuständen kommen. Der häufigste Migräneauslöser ist emotionaler Streß, wobei die Kopfschmerzen überwiegend in Erwartung einer Belastungssituation oder in der Entspannungsphase danach auftreten (29). In Ver-

bindung mit einer Änderung des Schlaf-Wach-Rhythmus (30) kann daraus die sog. *Wochenendmigräne* entstehen. Andere Triggerfaktoren sind Traumen, körperliche Anstrengung und Erschöpfung, Blendlicht, Alkohol, Schokolade, Kaffee, Tee, Milchprodukte und Zitrusfrüchte.

Nach der phänomenologischen Vielfalt der die Migräne begleitenden Symptome werden folgende Formen unterschieden:

Bei der *gewöhnlichen Migräne* treten keine fokal-neurologischen Ausfälle auf.

Die *klassische Migräne* hingegen ist gekennzeichnet durch visuelle Phänomene in Form von überwiegend beidseitigen Kreisen, Flecken, Sternen, farbigen Blitzen, Wellenlinien, Illusionen strukturierter Objekte bis hin zu regelrechten Halluzinationen geformter Gegenstände. Charakteristisch ist das sog. „fortification spectrum" (26), das bei ca. 10% aller Migränekranken auftritt. Es wird begleitet von einer uncharakteristischen Einschränkung der Sehschärfe, gefolgt von einem parazentralen Skotom, welches langsam von innen nach außen wandert und dabei an Größe gewinnt. Am Außenrand des Skotoms erscheinen farbige Zick-Zack-Linien, teilweise schillernd. Der gesamte Vorgang dauert zwischen 10 und 30 Min., gefolgt von dem typischen pulsierenden Kopfschmerz, der bei dieser Form der Migräne auch akut einsetzen kann. Patienten mit einer klassischen Migräne können zwischenzeitlich auch gewöhnliche Migräneattacken zeigen oder sog. *Migräneäquivalente* (31). Bei letzteren handelt es sich um attackenweise auftretende Schwindelgefühle, Erbrechen oder Bauchschmerzen, nicht selten ohne begleitende Kopfschmerzen. Überwiegend sind Kinder betroffen.

Bei der *ophthalmoplegischen Migräne* wird der Kopfschmerz begleitet von einer häufig kompletten Okulomotoriusparese; gelegentlich können auch der N. trochlearis und der N. abducens betroffen sein (32). Die Parese setzt im Gegensatz zur Subarachnoidalblutung meist auf dem Höhepunkt der Kopfschmerzen ein oder bis zu 3 Tage danach. Die Lähmung kann die Kopfschmerzen um Tage und Wochen überdauern. Differentialdiagnostisch ausgeschlossen werden müssen Aneurysmen, eine diabetische Opthalmoplegie, eine Sinus-cavernosus-Thrombose, ein Tolosa-Hunt-Syndrom sowie eine meningeale Mitbeteiligung im Rahmen einer Tuberkulose, einer Lues, einer Pilzinfektion oder einer Karzinose. Deshalb sollte jede ophthalmoplegische Migräne einmal im Leben angiographiert werden.

Die *hemiplegische Migräne* (18) tritt selten und unregelmäßig auf. Die sensomotorische Halbseitenlähmung dauert bis zu 1 Std., wobei die betroffene Seite von Anfall zu Anfall wechseln kann. Bei der *familiären hemiplegischen Migräne* (33) kann regelmäßig dieselbe Körperseite betroffen sein. Typischerweise wandert die Sensibilitätsstörung von distal nach proximal bis zum Ellenbogen, um dann erneut perioral aufzutreten und sich auf eine Zungenhälfte und die Hälfte der Mundschleimhaut auszubreiten. Nach Abklingen der Halbseitensymptomatik setzt üblicherweise der Kopfschmerz ein.

Die *basiläre Migräne* (34) soll überwiegend junge Frauen mit einer positiven Migräneanamnese betreffen. Es kommt zu Symptomen von seiten des vertebro-basilären Gefäßsystems wie Doppelbildern, Schwindel, Dysarthrie, Tinnitus, Hypakusis, ataktischen Zeichen, perioralen sowie symmetrischen Parästhesien der Finger- und Zehenspitzen. Störungen der Bewußtseinslage bis hin zur Synkope sowie Erinnerungslücken im Sinne einer „globalen transienten Amnesie" kommen vor.

Bei der *retinalen Migräne* (35) handelt es sich um eine monokuläre transiente Visusstörung im Rahmen einer Migräneattacke oder als Monosymptom ohne Kopfschmerz bei bekannter Migräneanamnese (Migraine dissociée).

Das Vorkommen der *fazialen Migräne* („lower-half-headache") und der *Karotidynie* ist nicht ganz unumstritten. Die Schmerzen sollen bei diesem Kopfschmerzsyndrom in der Karotisbifurkation einsetzen und strahlen in Gesicht und Schädel aus. Die typische Symptomatik kann durch Druck auf die schmerzhafte, angeschwollene Karotisgabel provoziert werden. Es werden zwei Formen unterschieden: Die eine tritt meist nur einmal im mittleren Lebensalter auf mit einer üblichen Dauer von 11–14 Tagen. Die andere Form hat rezidivierenden Charakter und zeigt neben dem Ansprechen auf die übliche antimigränose Medikation die typische Migränebegleitsymptomatik (36).

Zwischen der Migräne und Hormonen besteht ein enger Zusammenhang. Frauen leiden häufiger unter diesem Kopfschmerzsyndrom. In ca. 80% kommt es in der Schwangerschaft zu einer kompletten Remission der Migräne. Ovulationshemmer oder eine überhöhte Östrogensubstitution in der Menopause (37) können eine Migräne auslösen bzw. in Intensität und Frequenz verstärken.

Die nach unseren Erfahrungen seltene *menstruelle Migräne* tritt definitionsgemäß nur zum Zeitpunkt der Periode auf, wobei der Kopfschmerz üblicherweise 3–4 Tage vor der Blutung einsetzt, sehr intensiv ist und bis zu 7 Tagen anhalten kann (38). Zum Zeitpunkt der Ovulation besteht ein leichterer Kopfschmerz. Ursächlich wird ein relativer Östrogenmangel zum Zeitpunkt der Periode diskutiert (39).

Die Migräne im Kindesalter zeigt im Vergleich zur Migräne des Erwachsenen einige Besonderheiten. Die Frequenz der Attacken ist wesentlich variabler, die Dauer kürzer, der Schmerz häufiger beidseits und dumpf. Im Vordergrund stehen Bauchschmerzen mit Erbrechen und eine allgemeine Abgeschlagenheit, weniger Lärm- und Lichtempfindlichkeit sowie Sehstörungen. Häufigste Auslöser sind psychische Belastungssituationen (40).

Die Begriffe *gewöhnliche Migräne, Spannungskopfschmerz* („Tension headache") und *Muskelkontraktionskopfschmerz* („Muscle-Contraction-Headache") werden in der internationalen Literatur überwiegend als Synonyme gebraucht (41). Im deutschen Sprachraum findet sich dafür der Begriff der *Cephalea vasomotorica.* Der Spannungskopfschmerz ist gekennzeichnet durch einen dumpfen, immer bilateralen, frontalen oder okzipitalen Kopfschmerz, teilweise in helmförmiger Ausbreitung vom Nacken in die Stirn. Die Patienten beklagen das Gefühl einer schweren Last auf der Schädeldecke bzw. ein ringförmiges Druckgefühl. Patienten mit einem Spannungskopfschmerz können zusätzlich Migränesymptome aufweisen,

wie auch umgekehrt Migränepatienten im Laufe der Jahre einen konstanten dumpfen Schmerz interparoxysmal, also zwischen den Migräneanfällen, entwickeln.
Beim *chronischen Spannungskopfschmerz* besteht seit vielen Jahren eine gleichförmige Symptomatik ohne Attackencharakter. Die Patienten wachen mit Kopfschmerzen auf, die während des Tages in der Intensität fluktuieren und gegen Abend leichter werden. Dieser chronische Spannungskopfschmerz tritt häufiger bei Migränikern auf. Der Kopfschmerz wird oft begleitet von depressiven Verstimmungen und sehr häufig von einem Schmerzmittelmißbrauch, der den Schmerz unterhalten und verstärken kann.
Besteht neben dem Spannungskopfschmerz eine Migräne, so spricht man von einem *Kombinationskopfschmerz* („Combination-Headache or Mixed Headache-Syndrome") (42). Zu differenzieren sind beide Kopfschmerztypen hinsichtlich ihrer Verlaufsdynamik, der Begleitsymptomatik und der Schmerzintensität.
Durch den Mißbrauch von Analgetika und Mutterkornalkaloiden kann das Intervall zwischen den einzelnen Migräneattacken immer kürzer werden und sich aus typischen Migräneanfällen ein chronifizierter, täglicher, migräneartiger Kopfschmerz entwickeln *(Status migränosus)*. Durch den Ergotaminabusus wird die ursprüngliche Migränesymptomatik verstärkt (43). Nach Absetzen des Ergotamins kommt es zu einem Entzugskopfschmerz (Rebound-Kopfschmerz), dessen Dauer zwischen 3 Tagen und 3 Wochen schwankt (44).
Beim *psychogenen Kopfschmerz* handelt es sich um ein Kopfschmerzsyndrom, bei dem hypochondrische Verhaltensweisen und Konversionssymptome im Vordergrund stehen. Für die Diagnose sprechen ein sekundärer Krankheitsgewinn, der indifferente Gesichtsausdruck bei gleichzeitiger Schilderung bizarrer und dramatischer Schmerzen („belle indifférence"), das Ableugnen psychischer Hintergründe sowie die absolute Therapieresistenz. Bei begleitender Depression werden zusätzlich Schlafstörungen, Gewichtsverlust, eine allgemeine Erschöpfung und Antriebslosigkeit neben einer morgendlichen Verschlimmerung der Kopfschmerzen beklagt. Psychologische Tests können bei der Diagnosestellung hilfreich sein.
Gelegentlich klagen Patienten noch Jahre nach einem Schädel-Hirn-Trauma über Schwindel, Gedächtnisverlust, Konzentrationsschwäche und *posttraumatische Kopfschmerzen.* Die Kopfschmerzen korrelieren weder mit der Dauer der Bewußtlosigkeit noch mit der Schwere eines stattgehabten strukturellen Traumas. Im Einzelfall ist es sehr schwierig, die echten Symptome eines Schädel-Hirn-Traumas von denjenigen zu trennen, die im Zusammenhang mit einem Rentenbegehren oder einem Anspruch auf Schmerzensgeld angegeben werden. Erfahrungsgemäß klingen die Kopfschmerzen maximal nach 1 Jahr ab.
Als Folge eines Schädel-Hirn-Traumas können *zervikogene Kopfschmerzen* auftreten. Ein Schädel-Hirn-Trauma oder ein HWS-Schleudertrauma ist nicht immer Voraussetzung für die Entstehung zervikogener Kopfschmerzen.
In Übereinstimmung mit anderen Autoren (45, 59) halten wir die Diagnose eines zervikogenen Kopfschmerzes nur dann für gerechtfertigt, wenn der Kopfschmerz immer nur einseitig und stereotyp im Nackenbereich einsetzt. Die Patienten beklagen eine Verspannung und eine eingeschränkte Beweglichkeit der Nackenmuskulatur, vornehmlich während der akuten Anfälle. Im Vordergrund steht die mechanische Auslösbarkeit des Kopfschmerzes durch Kopfbewegungen, längeres Beugen oder Strecken des Kopfes, gelegentlich auch beim Husten, Niesen und beim Wasserlassen. Der dadurch provozierte Schmerz ist identisch mit dem spontan auftretenden. Die Anfälle können auch nachts einsetzen; typischerweise nehmen die Patienten eine bestimmte Schlafposition ein. Häufig ist eine verminderte Beweglichkeit des Halses bzw. eine Schonhaltung des Kopfes nachweisbar. Gelegentlich können migräneartige Symptome auftreten einschließlich Sehstörungen, wobei letztere sich deutlich von den Sehbeschwerden bei einer Migräne unterscheiden. Ein uncharakteristisches Schwindelgefühl, Schluckbeschwerden, eine Rötung des homolateralen Auges, der Stirn und ein leichtes Ödem der Augenlider sind fakultative Symptome. Frauen sind häufiger betroffen; nicht selten besteht ein Analgetikaabusus. Eine familiäre Belastung mit einer Migräne ist häufig. Kopfschmerzen dieser Art wurden früher unter der Bezeichnung *Barré-Syndrom* (46) oder *Migraine cervicale* (47) zusammengefaßt.
Auch die *Okzipitalisneuralgie* dürfte sehr viel seltener sein, als sie diagnostiziert wird. Unserer Meinung nach wird sie häufig mit dem Muskelkontraktionskopfschmerz verwechselt, der im Anfangsstadium ebenfalls auf gezielte Physiotherapie oder auf Analgetika und Cortison anspricht.
Der *Clusterkopfschmerz* (48) ist ein eigenständiges Krankheitsbild, obwohl Übergänge zur Migräne bestehen. Das Durchschnittsalter bei Erkrankungsbeginn liegt zwischen dem 20. und 40. Lebensjahr, wobei die Inzidenz nach dem 50. Lebensjahr abnimmt. Insgesamt ist die Schwankungsbreite sehr groß und reicht vom Einjährigen bis zum über 60jährigen. Die Inzidenz wird zwischen 0,09 und 0,45% eingeschätzt. Männer sind häufiger als Frauen betroffen. Es gibt zwei Haupttypen des Clusterkopfschmerzes. Mit 80% aller Fälle ist der *episodische Typ* der häufigste. Er ist gekennzeichnet durch halbseitig lokalisierte Kopfschmerzattacken, die über Wochen und Monate, der sog. Clusterperiode, täglich, teilweise

mit nächtlicher Betonung, nicht selten zur gleichen Stunde auftreten und dann abrupt in länger dauernde Phasen der Remission übergehen. Der *primär-chronische Clusterkopfschmerz* zeigt von Anfang an keine Remission. Beim sekundär-chronischen Clusterkopfschmerz folgt einem initial episodischen Anfallsmuster eine Clusterperiode von mindestens 1 Jahr Dauer mit zunehmender Frequenz und Therapieresistenz der Einzelattacken. Die Attacken treten durchschnittlich etwa ein- bis dreimal pro Tag auf mit einer üblichen Dauer zwischen 30 und 120 Min. Die Schmerzen sind sehr intensiv und zu einem hohen Prozentsatz immer einseitig okulotemporal oder okulofrontal lokalisiert. Homolateral zum Kopfschmerz kommt es zu einer Lakrimation, einer konjunktivalen Injektion, einem partiellen Horner-Syndrom mit Ptosis und Miosis sowie einer Rhinorrhö oder einer Nasenkongestion. Während der Clusterepisode können Anfälle durch sublingual appliziertes Nitroglyzerin ausgelöst und durch Gabe von Sauerstoff kupiert werden. Ein für den Clusterkopfschmerz typisches Begleitsymptom, das bei keinem anderen primären Kopfschmerz auftritt, ist das sog. *„pacing around"*, d.h., daß der Patient während der Clusterattacke nicht in der Lage ist, still zu liegen.

Clusterkopfschmerzpatienten zeigen gelegentlich eine familiäre Belastung mit einer Migräne, oder es treten neben dem Clusterkopfschmerz typische Migräneattacken auf. Zum anderen bestehen klinische Übergangsformen zur Migräne, die unter dem Überbegriff *Cluster-Migräne* zusammengefaßt werden:

1. Auftreten von typischen Migränesymptomen wie Übelkeit, Brechreiz, Erbrechen, Lärm- und Lichtempfindlichkeit und eine Überempfindlichkeit der zum Schmerz homolateralen Gesichtshälfte während der Clusterattacke.
2. Auftreten der typischen Augen- und Nasensymptome des Clusterkopfschmerzes während einer Migräneattacke.
3. Auftreten von Clusterkopfschmerzattacken mit der typischen Anfallsfrequenz der Migräne (zwei- bis sechsmal pro Monat).
4. Auftreten von täglichen, einseitigen, dumpfen, konstanten Kopfschmerzen über einen Zeitraum von 2–4 Wwochen, die zwei- bis viermal pro Woche von typischen einseitigen Migräneattacken überlagert werden (zyklische Migräne) (49).
5. Auftreten eines menièreartigen Drehschwindels, der als Monosymptom die Clusterattacke begleitet.

Mit dem Clusterkopfschmerz verwechselt werden kann die *chronisch-paroxysmale Hemikranie* (CPH) (49). Dieses seltene Kopfschmerzsyndrom ist durch folgende Charakteristika ausgezeichnet: Im Gegensatz zum Clusterkopfschmerz, der eine maximale Anfallsfrequenz von 8 Attacken pro 24 Std. zeigt, liegt hier die Anfallshäufigkeit auf dem Höhepunkt einer Schmerzperiode bei durchschnittlich 15 Attacken innerhalb von 24 Std. Die Attacken sind ebenfalls streng einseitig ohne nachweisbaren Seitenwechsel und können häufig die typischen Begleitsymptome des Clusterkopfschmerzes zeigen. Die Anfallshäufigkeit weist starke individuelle Schwankungen auf. Bisweilen ist der Anfallscharakter kaum nachweisbar; statt dessen besteht ein geringgradiger dumpfer persistierender Dauerschmerz. Typischerweise wird der Patient in der Nacht durch die Attacken geweckt, die gelegentlich „pünktlich mit dem Glokkenschlag" auftreten.

Der Übergang zwischen den Phasen mit zahlreichen und wenigen Anfällen dauert mehrere Tage, manchmal auch ein bis mehrere Wochen. Man bezeichnet dies als *„modified cluster pattern"* (50). Die Attackendauer bei der chronisch-paroxysmalen Hemikranie liegt zwischen 5 und 15 Min., selten bis 30 Min. In einigen Fällen können die Attacken mechanisch ausgelöst werden. In der Schwangerschaft besteht üblicherweise eine fast komplette Remission. Wie beim Clusterkopfschmerz sind episodische und chronische Verläufe nachweisbar. Eine Besonderheit ist das Stadium der prä-chronisch-paroxysmalen Hemikranie, in dem Attacken regellos, also nicht täglich auftreten. Fast pathognomonisch für die chronisch-paroxysmale Hemikranie ist das prompte Ansprechen auf Indomethacin innerhalb von 24 Std. In diesem Zusammenhang von differentialdiagnostischer Bedeutung sind das *„Jab & Jolts-Syndrome"* (51) und der gutartige *Anstrengungskopfschmerz* („benign-exertional headache") (52).

Beim „Jab & Jolts-Syndrome" treten in einem limitierten Zeitraum im Bereich der Schädeldecke zirkumskript dumpfe, teilweise auch intensiv-schneidende Schmerzen mit einer Dauer von wenigen Sekunden auf. Die Attackenfrequenz schwankt zwischen wenigen Attacken pro Monat und bis zu 50 Attacken täglich.

Der gutartige Anstrengungskopfschmerz tritt in direktem Zusammenhang mit Husten (Husten-Kopfschmerz), Niesen, Lachen, Pressen beim Stuhlgang, Bücken und Anheben einer schweren Last auf und kann maximal bis zu wenigen Minuten anhalten. Patienten mit diesen Symptomen sollten zum Ausschluß eines Prozesses der hinteren Schädelgrube oder einer Übergangsanomalie im kraniozervikalen Bereich sorgfältig untersucht werden.

Es gibt nur wenige Erkrankungen, die man mit dem Clusterkopfschmerz verwechseln kann.

Der Schmerz beim *Raeder-Syndrom* ist konstant und kann Wochen bis Monate anhalten (53). Während der ersten Wochen der Erkrankung wird der Patient häufig mitten in der Nacht durch sehr intensive, einseitige, supraorbital lokalisierte Schmerzen erweckt, die brennenden, teilweise pulsierenden Charakter haben. Erst sehr viel später ist der Schmerz konstant, dafür weniger intensiv. Gelegentlich tritt ein partielles Horner-Syndrom auf. Eine Anhidrose ist weniger typisch für diese Erkrankung. Einige Symptome können zur

Verwechslung mit dem Clusterkopfschmerz Anlaß geben, so der starke, brennende, ipsilaterale supraorbitale Schmerz, die Miosis und die Ptosis sowie das Erwachen des Patienten mitten in der Nacht. Vom Clusterkopfschmerz abgegrenzt wird das Raeder-Syndrom durch die Konstanz des Schmerzes.

Die *Arteriitis temporalis* (s. S. 2.91) tritt üblicherweise in höherem Lebensalter auf. Dominierendes Symptom der Arteriitis temporalis ist der Kopfschmerz in wechselnder Intensität, der im allgemeinen allmählich beginnt und innerhalb weniger Stunden seine größte Intensität erreicht, gelegentlich aber auch schlagartig einsetzen kann. Die Kopfschmerzen sind überwiegend unilateral oder zumindest seitenbetont und betreffen meist die Schläfengegend. Die betroffene Arterie ist im allgemeinen druckempfindlich, verdickt oder geschlängelt. Die stark beschleunigte BSG sowie der Nachweis von Riesenzellen in der Temporalisbiopsie bestätigen die Diagnose (54).

Die *Trigeminusneuralgie* bevorzugt die Altersgruppe über 40 Lebensjahren (55). Der Schmerz ist intensiv, messerscharf, elektrisierend oder schneidend. Er wird durch Berühren ipsilateraler Triggerzonen ausgelöst, meist im Bereich der Nasolabialfalte.

Die Trigeminusneuralgie tritt selten nachts auf. Der Krankheitsprozeß kann über Wochen und Monate anhalten, um dann spontan für Jahre in eine Remission überzugehen. Treten neben der Schmerzsymptomatik Sensibilitätsstörungen oder andere neurologische Ausfälle hinzu, müssen Prozesse der hinteren Schädelgrube ausgeschlossen werden. Tritt eine Trigeminusneuralgie unter dem 40. Lebensjahr auf, insbesondere bei jungen Frauen, muß an eine multiple Sklerose gedacht werden.

Der Schmerz der *Glossopharyngeusneuralgie* (56) ähnelt dem der Trigeminusneuralgie. Er wird ebenfalls durch Kauen und Schlucken, insbesondere von Flüssigkeiten, ausgelöst und strahlt bis ins Ohr aus. Durch Berührung kann der Schmerz getriggert werden; die lokale Applikation von Kokain ist als diagnostischer Test verwertbar.

Der ebenfalls unilaterale Schmerz der *Herpes-zoster-Neuralgie* (57) ist hingegen konstant, von brennender, bohrender Qualität, wobei überwiegend die Stirn betroffen ist. Die Berührung der Augenbraue oder das Kämmen der Haare führt zur Schmerzexazerbation. Ist der äußere Gehörgang betroffen und besteht zusätzlich eine Fazialisparese, spricht man von einem *Ramsay-Hunt-Syndrom.* Üblicherweise klingt das Krankheitsbild nach spätestens 12–18 Monaten spontan ab, kann allerdings, insbesondere bei älteren Patienten, persistieren.

Der *atypische Gesichtsschmerz* („atypical face pain") (58) tritt fast ausschließlich bei depressiven oder ängstlichen Patienten auf und ist gekennzeichnet durch einen konstanten bohrenden Schmerz, für den sich keine organische Ursache finden läßt. Er spricht weder auf eine konventionelle Medikation noch auf eine Blockade der das betroffene Schmerzareal versorgenden Hirnnerven an. Der Schmerz hält sich auch nicht an das anatomische Ausbreitungsgebiet des N. trigeminus oder der zervikalen Wurzeln. Triggerzonen oder Triggerfaktoren werden selten angegeben. Überwiegend sind Frauen in mittlerem Lebensalter betroffen.

Klinische Analyse des Kopfschmerzes

Kopfschmerzen stellen nicht nur den Patienten vor Probleme. Der behandelnde Arzt muß aus der Kenntnis der verschiedenen Kopfschmerzsyndrome eine klare diagnostische Vorstellung entwickeln, die im Einzelfall durch technische Untersuchungen untermauert werden muß. Das Hauptproblem, dem sich der Kliniker konfrontiert sieht, ist neben der schwierigen Differentialdiagnose (Tab. 13.**1**) von Mischbildern die Entscheidung für eine invasive Diagnostik, z.B. für eine zerebrale Angiographie. In der Mehrzahl der Fälle genügt allerdings die alleinige sorgfältige Anamneseerhebung, die sich an ein bestimmtes Schema halten soll.

Die *Entwicklung der Kopfschmerzsymptomatik* gibt den ersten Hinweis darauf, ob eine organische Erkrankung ausgeschlossen werden muß. Die *Anfallsfrequenz* und die *Dauer der Einzelattacke* sind von diagnostischer Bedeutung bei rezidivierenden Kopfschmerzen wie der Migräne, der chronisch-paroxysmalen Hemikranie, des Clusterkopfschmerzes, des Kombinationskopfschmerzes und der Gesichtsneuralgien. *Schmerzqualität,* abgrenzbare *Prodromalstadien, Begleitsymptome,* der *Zeitpunkt* des Einsetzens der Symptomatik und *Triggerfaktoren* sind weitere entscheidende Kriterien in der Differentialdiagnose.

Selbstverständlich gehört dazu auch die Frage nach der aktuellen Kopfschmerzmedikation oder einer gleichzeitigen Hormontherapie. Unter Vorbehalt gilt die Regel, daß einem Kopfschmerzsyndrom mit einer Dauer von 5–10 Jahren und länger mit hoher Wahrscheinlichkeit ein primärer Kopfschmerz zugrunde liegt.

Bei Kopfschmerzen mit kurzer Anamnese, nach

Tabelle 13.1 Differentialdiagnose primärer Kopf- und Gesichtsschmerzen

	Häufigkeit	Dauer	Lokalisation	Intensität	Charakter	Begleitende Charakteristika	Verhalten während der Schmerzen	Analgetika-abusus	Provokation
Cluster-kopfschmerz	1–3/Tag	30–90 Min.	unilateral (100%), frontoorbital	unerträglich	bohrend	part. Horner-Syndrom, Lakrimation, Rhinorrhö, Nasenkongestion	Herumlaufen, kann nicht still liegen	gelegentlich	Alkohol, Nitrolingual
Migräne	1–6/Monat	1–3 Tage	unilateral (70%)	schwer	pulsierend	Übelkeit, Brechreiz, Lärm- und Lichtempfindlichkeit, Erbrechen, Skotome	Aufsuchen abgedunkelter Räume	gelegentlich	Alkohol, Streß, Käse, Hormone
chron. Muskel-kontraktions-kopfschmerz (Spannungs-kopfschmerz)	konstant	kon-stant	frontookzipital	dumpf-drückend	dumpf	teilweise Depression	–	massiv	–
CPH	2–30/Tag	5–30 Min.	immer unilateral, frontoorbital	unerträglich	intensiv bohrend	oft wie beim Clusterkopf-schmerz, komplette Remission unter Indometacin	wie beim Clusterkopf-schmerz	gelegentlich	gelegentlich durch Kopfdrehung (mechanisch)
zervikogener Kopfschmerz	anfangs attak-kenweise, später kon-stant	an-fangs Std., später tgl.	unilateral okzipi-tal, nach frontal ausstrahlend	schwer bis intensiv	konstant bohrend	Einnehmen einer best. Schlafpos., Schonhaltung von Nacken und Kopf, Druck-schmerzhaftigkeit im Bereich d. Wurzel-C_2, C_2-Blockade bewirkt Schmerzfreiheit	–	gelegentlich	stereotyp durch Kopfdrehung, ge-legentlich Husten, Niesen, Pressen
Trigeminus-neuralgie	sehr häufig pro Tag	Sek. bis Min.	unilateral, betont V_2 und V_3	schwer	stechend, elektrisierend, einschließend	Triggerpunkte, Schonhaltung der Kiefer	–	–	Sprechen, Kauen, Schlucken, La-chen, Berührung, Rasieren, Zähne putzen
atyp. Ge-sichtsschmerz	konstant	kon-stant	unilateral, unte-re Gesichtshälfte	schwer, fluktuierend	dumpf oder hell bohrend	Hypochondrie, Depression, Hysterie	–	–	unspezifisch
psychogener Kopfschmerz	unregelmäßig wie ange-flogen, von Min. bis Std. dauernd		zirkumskript	subjektiv unerträglich	stechend, bohrend, glü-hend, reißend, immer phanta-siereiche Be-schreibung	belle indifference, erscheint oft in Begleitg. d. Ehepartners, gesteigerte Empfindlichk. d. Kopfhaut u. d. Haare	–	häufig	unspezifisch

postherpetische Neuralgie	konstant	konstant	unilateral, frontal	subjektiv unerträglich	brennend, bohrend	ausgelöst durch Berührung, Kämmen oder Bürsten d. Haare, oft Depression	häufig	Berührung
Glossopharyngeusneuralgie	sehr häufig pro Tag	Sek.	unilateral, Zungengrund, Tonsille	schwer	intensiv stechend	Triggerfaktoren, lokale Applikation von Cocain ist als diagn. Test verwendbar	–	Kauen, Schlucken
Orgasmuskopfschmerz	unregelmäßig	10–30 Min.	bilateral, okzipital	schwer	pulsierend	keine Migränesymptome, keine Störung d. Bewußtseinslage	–	Geschlechtsverkehr
posttraumatischer Kopfschmerz	Typ I = Muskelkontraktionskopfschmerz (Spannungskopfschmerz) Typ II = Migräne Typ III = Migräne + Muskelkontraktionskopfchmerz (Kombinationskopfschmerz) Typ IV = zervikogener Kopfschmerz							
Kombinationskopfschmerz	Migräne mit typischen Begleitsymptomen, unterlagert von tgl. Spannungskopfschmerzen							
Ergotaminabusus	kann eine üblicherweise attackenweise auftretende Migräne chronifizieren = tgl. Migräne (Status migraenosus)							

einem aktuellen Trauma sowie bei deutlicher Veränderung eines über Jahre gleichförmigen Beschwerdebildes müssen technische Untersuchungen zur Anwendung kommen. Dies gilt ebenso für Kopfschmerzen, die nach einer starken physischen oder psychischen Belastung einsetzen, so wie für Kopfschmerzen, die von Wesensveränderungen, Synkopen und zerebralen Anfällen begleitet sind.
Mit dem Auftreten neurologischer Herderscheinungen verliert der Kopfschmerz seine erstrangige Bedeutung als diagnostisches Leitsymptom. Unverändert bleibt die schwierige ärztliche Aufgabe, den Kopfschmerz als Begleiterscheinung vieler neurologischer und interner Krankheitsbilder zu analysieren, pathogenetisch zu deuten und einer kausalen oder symptomatischen Therapie zugänglich zu machen.

Literatur

1 McNaughton, F. L.: The innervation of the intracranial blood vessels and dural sinuses. Ass. Res. nerv. Dis. Proc. 18 (1937) 178
2 Ray, B. S., H. G. Wolff: Experimental studies on headache. Pain sensitive structures of the head and their significance in headache. Arch. Surg. 41 (1940) 813
3 Edvinsson, L.: Neurogenic mechanisms in the cerebrovascular bed. Acta physiol. scand., Suppl. 427 (1975) 5–35
4 Purves, M. J.: Do vasomotor nerves significantly regulate cerebral blood flow? Circulat. Res. 43 (1978) 485–493
5 Rushworth, R. G.: Headache as a symptom of intracranial expanding lesions. Bull. post-grad. Comm. Med. Univ. Sydney 16 (1960) 161
6 Rushton, J. G., E. D. Rooke: Brain tumor headache. Headache 2 (1962) 147–152
7 Harris, W.: Paroxysmal and postural headaches from intraventricular cysts and tumors. Lancet 1944/II, 654–655
8 Gassel, M. M., H. Davies: Meningiomas in the lateral ventricles. Brain 84 (1961) 605–627
9 Kelly, R.: Colloid cysts of the third ventricle. Brain 74 (1951) 23–65
10 Lees, F.: The migrainous symptoms of cerebral angiomata. J. Neurol. Neurosurg. Psychiat. 25 (1962) 45–50
11 Waltuno, O., et al: Intracranial arteriovenous malformations and headache. Headache 15 (1975) 133
12 Johnston, I., A. Paterson: Benign intracranial hypertension. I. Diagnosis and prognosis. Brain 97 (1974) 289
13 Thomas, J. E., E. D. Rooke, W. F. Kvale: The neurologist's experience with pheochromocytoma. J. Amer. med. Ass. 197 (1966) 754–758
14 Lance, J. W.: Mechanism and Management of Headache, 3rd ed. Butterworth, London 1978
15 Lundberg, P. O., P. O. Osterman: The benign and malignant form's of orgasmic cephalgia. Headache 14 (1974) 164
16 Waters, W. E.: Headache and blood pressure in the Community. Brit. med. J. 1971/I, 142–143
17 Bauer, G. E.: Hypertension and headache. Aust. N. Z. J. Med. 6 (1976) 492
18 Walker, C. M.: Migraine and its relationship to hypertension. Brit. med. J. 2 (1959) 1430–1433
19 Balpitt, C. J., C. T. Dollery, S. Carne: Change in symptoms of hypertensive patients after referral to hospital clinic. Brit. Heart J. 38 (1976) 121–128
20 Traub, Y. M., A. D. Korczyn: Headache in patients with hypertension. Headache 17 (1978) 245–247
21 Nürnberger, J. I., S. R. Korey: Pituitary chromophobe adenomas. Springer, New York 1953
22 Medina, J. L., S. Diamond, F. A. Rubino: Headaches in patients with transient ischemic attacks. Headache 15 (1975) 194–197
23 Fisher, C. M.: Headache in cerebrovascular disease. In Vinken, P. J., G. W. Bruyn: Handbook of Clinical Neurology, vol. V. Elsevier, Amsterdam 1968 (pp. 124–156)
24 Schaumburg, H. H., et al: Monosodumin L-glutamate. Its pharmacology and role in the Chinese restaurant syndrome. Science 163 (1969) 826
25 Waters, W. E.: Community studies of the prevalance of headache. Headache 10 (1970) 178–186
26 Lance, J. W., M. Anthony: Some clinical aspects of migraine. A prospective survey of 500 patients. Arch. Neurol. 15 (1966) 356–361
27 Selby, G., J. W. Lance: Observations on 500 cases of migraine and allied vascular headache. J. Neurol. Neurosurg. Psychiat. 23 (1960) 23–32
28 Pearce, J.: Migraine, a psychosomatic disorder. Headache 17 (1977) 125–128
29 Henryk-Gutt, R., W. K. Rees: Psychological aspects of migraine. J. psychosom. Res. 17 (1973) 141–153
30 Gans, M.: Part II: Treating migraine by „sleep-rationing". J. nerv. ment. Dis. 113 (1951) 405–429
31 Sacks, O. W.: Migraine. The Evolution of a Common Disorder. University of California Press, Berkeley 1970 (pp. 35–53)
32 Pearce, J.: Complicated migraine. In Pearce, J.: Modern Topics in Migraine. Heinemann, London 1975 (pp. 30–44)
33 Parrish, R. M., H. Stevens: Familial hemiplegic migraine. Minn. Med. 60 (1977) 709–715
34 Bickerstaff, E. R.: Basilar artery migraine. Lancet 1961/I, 15–17
35 Bruyn, G. W.: Complicated migraine. In M. Critzhley et al.: Advances in Neurology, Vol. 33. Raven, New York 1982
36 Raskin, N. H., S. Prasiner: Carotidynia. Neurology 27 (1977) 43
37 Kudrow, L.: The relationsship of headache frequency to hormone use in migraine. Headache 15 (1975) 36–40
38 Epstein, M. T., et al.: Migraine and reproductive hormones throughout the menstrual cycle. Lancet 1975/I, 543–548
39 Somerville, B. W.: The role of estradiol with-drawal in the etiology of menstrual migraine. Neurology 22 (1972) 355–365
40 Bille, B.: Migraine in school children. Acta paediat., Suppl. 136, 51 (1962) 14–151
41 Sjaastad, O.: So called „vascular headache of the migraine type": one or more nosological entities? Acta neurol. scand. 53 (1976) 125–139
42 Saper, J. R.: The mixed headache syndromes: A new perspective. Headache 22 (1982) 284–286
43 Andersson, P. G.: Ergotamin headache. Headache 15 (1975) 118–121
44 Tfelt-Hansen, P., A. Aebelholt-Krabbe: Ergotamine abuse. Do patients benefit from withdrawal. Cephalalgia 1 (1981) 29–32
45 Edmeads, J.: Headaches and head pains associated with diseases of the cervical spine. Med. Clin. N. Amer. 62 (1978) 533–544
46 Barré, N.: Sur un syndrome sympathique cervicale posterieur et sa cause frequente: l'arthrite cervicale. Rev. Neurol. (Paris) 33 (1926) 1246–1248
47 Bärtschi-Roschaix, W.: Headaches of cervical origin. In Vinken, P. J., G. W. Bruyn: Handbook of Clinical Neurology, vol. V. Elsevier, Amsterdam 1968 (pp. 192–203)
48 Kudrow, L.: Cluster Headache. Mechanisms and Management. Toronto-Oxford University Press, Oxford 1980
49 Sjaastad, O., et al.: Chronic paroxysmal hemicrania. Uppsala J. med. Sci., Suppl. 31 (1980) 27–33
50 Sjaastad, O., I. Dale: A new (?) clinical headache entity „chronic paroxysmal hemicrania", 2. Acta neurol. scand. 54 (1976) 140
51 Sjaastad, O., et al.: Chronic paroxysmal hemicrania V: Mechanical precipation of attacks. Headache 19 (1979) 31
52 Lance, B. W.: Headaches related to sexual activity. J. Neurol., Neurosurg. Psychiat. 39 (1976) 1226–1230
53 Toussant, D.: Raeder's syndrome. In Vinken, P. J., G. W.

Bruyn: Handbook of Neurology, vol. V. Elsevier, Amsterdam 1968 (p. 333)
54 Huston, K. A., et al.: Temporal arteritis: a 25 year epidemiologic, clinical and pathologic study. Amer. intern. Med. 88 (1978) 162–167
55 Soyka, D.: Der Gesichtsschmerz aus neurologischer Sicht. In D. Soyka: Der Gesichtsschmerz. Schattauer, Stuttgart 1973 (S. 31–58)
56 Rushton, J. G. et al.: Glossopharyngeal (vagoglossopharyngeal) Neuralgia. A study of 217 cases. Arch. Neurol. 38 (1981) 201–205
57 Nathan, P. W.: The gate-control theory of pain. A critical review. Brain 99 (1976) 123
58 Dalessio, D. D.: Wolff's Headache and Other Headpain. Oxford University Press, New York 1980
59 Sjaastad, O. et al.: „Cervicogenic headache". An hypothesis. Cephalalgia 3 (1983) 249–256

14. Schwindel

Von G. Bodechtel und G. Küther

Schwindel ist ein ätiologisch heterogener Symptomenkomplex, dem eine Orientierungsstörung im Raum mit einer inadäquaten Wahrnehmung der Lage und Bewegung des eigenen Körpers zugrunde liegt. Die vielfältigen Erscheinungsformen des Schwindels lassen sich in einen *systematischen Schwindel* mit gerichteten Scheinbewegungen und einen *unsystematischen Schwindel* unterteilen. Zum systematischen Schwindel zählen Dreh-, Schwank- und Liftschwindel, während unbestimmtere Beschwerden, etwa das Gefühl der Unsicherheit, Benommenheit oder drohenden Ohnmacht, unter dem Begriff des unsystematischen Schwindels zusammengefaßt werden.

An der Aufrechterhaltung des Gleichgewichtes und der Orientierung im Raum sind verschiedene Systeme beteiligt. Der *peripher-vestibuläre Apparat* mit den labyrinthären Gleichgewichtsrezeptoren und dem N. vestibularis sowie das *visuelle* und *somatosensorische System* liefern simultan Informationen über den Bewegungszustand und die Lage des Kopfes und Körpers im Raum. Im *zentral-vestibulären Apparat,* der sich mit den Vestibulariskernen und ihren Verbindungen zum Zerebellum sowie den pontinen blickmotorischen Zentren über weite Teile des Hirnstammes erstreckt, werden diese Informationen koordiniert und in unwillkürliche Blickbewegungen umgesetzt. Enge Beziehungen bestehen zwischen den Vestibulariskernen und den *vegetativen Zentren* im Hirnstamm; *vestibulo-* und *rubrospinale Efferenzen* dienen der Haltungsstabilisation in Ruhe und bei Bewegung. Projektionen vestibulärer Signale in die Parietalregion des Kortex ermöglichen vermutlich die Weiterverarbeitung der Sinneseindrücke im Rahmen der bewußten räumlichen Orientierung (11).

Grundsätzlich können Läsionen eines oder mehrerer dieser Systeme zur Entstehung des **pathologischen Schwindels** führen. Die enge Verbindung der verschiedenen gleichgewichtsstabilisierenden Systeme erklärt, daß Schwindelbeschwerden häufig nicht isoliert, sondern zusammen mit *okulomotorischen* und *vegetativen Symptomen* sowie *Gleichgewichtsstörungen* auftreten. Die okulomotorischen Symptome äußern sich hierbei infolge vestibulo-okulärer Reflexmechanismen oder Läsionen zentraler blickmotorischer Zentren als *Nystagmus.* Vegetative Begleiterscheinungen treten als Übelkeit, Erbrechen, Schweißausbruch, Bradykardie oder Blutdruckabfall in Erscheinung. Gleichgewichtsstörungen entstehen aufgrund vestibulospinaler Reflexe durch inadäquate Haltungskorrekturen.

Ein **physiologischer Schwindel** liegt vor, wenn bei intakten gleichgewichtsstabilisierenden Strukturen ungewohnte oder diskrepante Bewegungsreize auftreten. Als Beispiel sei die *Seekrankheit* genannt, eine Form der Bewegungskrankheiten (Kinetosen). Insbesondere bei denjenigen Schiffsreisenden, die sich in geschlossenen Kabinen aufhalten, vermittelt das visuelle System den Eindruck der Ruhe in bezug auf die unmittelbare Umgebung. Demgegenüber liefern das vestibuläre und das somatosensorische System ungewohnte Bewegungsreize. Dieser intersensorische Reizkonflikt wird als Ursache des Schwindels angesehen (20, 22). Weitere Formen des physiologischen Schwindels, die auf ähnlichen Wahrnehmungskonflikten beruhen, sind die Raumkrankheit, der Höhenschwindel sowie durch vestibuläre, visuelle, auditorische oder somatosensorische Reize ausgelöste Schwindelerscheinungen (4).

Wichtige Hinweise für die Lokalisation eines Krankheitsprozesses ergeben sich aus der Berücksichtigung des Schwindelcharakters sowie der Art und Ausprägung der Begleitsymptome. Systematischer Schwindel ist das Kennzeichen peripher-vestibulärer Läsionen. Da die verschiedenen Rezeptoren des Labyrinths mit unterschiedlichen Neuronen im Bereich der Vestibulariskerne in Verbindung stehen, können auch eng umschriebene zentral-vestibuläre Läsionen als systematischer Schwindel in Erscheinung treten. Typischer für zentrale Läsionen ist aber aufgrund der komplexen Verschaltungen im Hirnstamm ein unsystematischer Schwindel mit Verschwommensehen oder Bildverzerrungen (13). Auch Störungen des visuellen und somatosensorischen Systems sowie der vestibulospinalen Efferenzen führen in der Regel zu ungerichteten Schwindelerscheinungen.

Die okulomotorischen Symptome des vestibulären Schwindels äußern sich als richtungsbestimmter *Rucknystagmus,* der sich aus einer langsamen Abweichung der Bulbi in die Richtung der geringer tonisierten Vestibulariskerne und einer anschließenden schnellen Rückführung zusammensetzt. Die Nystagmusrichtung wird hierbei nach der schnellen Komponente bezeichnet. Massive Schäden des Vestibularorgans lösen häufig einen Spontannystagmus aus, der schon ohne Hilfsmittel beobachtet werden kann. Bei leichteren Läsionen läßt sich ein Nystagmus erst nach Ausschaltung der Fixation unter der Leuchtbrille oder nach Provokation – Schütteln des Kopfes oder Lageänderung – nachweisen. Grundsätzlich gilt, daß jeder unter der Leuchtbrille auftretende Nystagmus als pathologisch zu gelten hat, da ein physiologischer Spontannystagmus, der bei Gesunden in Dunkelheit auftreten kann, bei dieser Prüfung gehemmt wird (16). Kennzeichen peripher-vestibulärer Läsionen ist ein horizontaler Rucknystagmus, dem häufig eine rotatorische Komponente überlagert ist. Ein rein rotierender oder vertikaler Nystagmus ist dagegen stets als Zeichen einer Hirnstammläsion anzusehen. Weitere Formen des zentralen Nystagmus sind mit der Angabe des entsprechenden Läsionsortes in der Tab. 14.**1** aufgeführt. Auch Hirnstammläsionen können zu einem Horizontalnystagmus führen. Eine Unterscheidung zwischen einer peripheren und einer zentralen Ursache erfordert daher eine Erregbarkeitsprüfung des Labyrinths mit thermischer, galvanischer und rotatorischer Reizung (27).

Ein typisches Merkmal peripher-vestibulärer Läsionen ist die vergleichbare Intensität von Schwindel, Nystagmus und vegetativen Begleitsymptomen. Häufig findet sich bei peripherer Lokalisation eine einseitige Einschränkung der Hörfunktion. Zentrale Läsionen führen dagegen trotz eines ausgeprägten Nystagmus meist nur zu einem geringen Schwindel. Umgekehrt kann bei Unterbrechung der vestibulookulären Verbindungen der zentrale Schwindel auch ohne Nystagmus auftreten. Weitere Hinweise für eine zentrale Läsion ergeben sich aus der Beteiligung benachbarter Hirnnerven, langer Bahnen oder des Zerebellums.

Für differentialdiagnostische Überlegungen ist der Ablauf der Schwindelerscheinungen von besonderer Bedeutung. Nach dem Verlauf lassen sich drei Arten des Schwindels unterscheiden (12):

1. Attackenschwindel,
2. Lage-, Lagerungs- und Bewegungsschwindel,
3. Dauerschwindel.

Der Dauerschwindel wird in einen Schwindel mit akutem Beginn und langsamer Besserung sowie einen lang anhaltenden Schwindel mit nur geringen Intensitätsschwankungen unterteilt.

Attackenschwindel

Kennzeichen dieses Schwindeltyps sind rezidivierende, akut einsetzende Schwindelattacken, zwischen denen beschwerdefreie Intervalle liegen. Die einzelnen Attacken treten spontan, d.h. unabhängig von Lage- oder Bewegungsreizen, auf und können wenige Sekunden bis mehrere Stunden anhalten. Schwindelanfälle mit einer Dauer von Tagen sind für diesen Typ uncharakteristisch und stellen Übergangsformen zum Dauerschwindel dar.

Häufige Ursache des Attackenschwindels ist der *Morbus Menière.* Das Krankheitsbild ist geprägt durch akut einsetzende Drehschwindelanfälle, die von einer einseitigen Hörminderung und einem meist hochfrequenten Tinnitus auf dem erkrankten Ohr begleitet sind. Seltener treten Schwank- oder Liftschwindel auf. Während der Anfälle bestehen heftige vegetative Beschwerden; daneben kommt es zu Gleichgewichtsstörungen mit einer Fallneigung zum erkrankten Ohr. Häufig wird vor und während der Attacken über ein Druckgefühl im erkrankten Ohr geklagt. Begleitet wird der Schwindel von einem Spontannystagmus, der meist auf das erkrankte Ohr gerichtet ist, während der Attacke aber seine Richtung wechseln kann. Der übrige neurologische Befund ist unauffällig. Eine Bewußtlosigkeit gehört nicht zum Bild des Morbus Menière; gelegentlich kann es aber als Folge ausgeprägter vegetativer Reaktionen zu Synkopen kommen. Im Anfall besteht eine Übererregbarkeit des erkrankten Labyrinths. Bei zunehmender Zahl der Anfälle kommt es dann aber im Intervall zu einer labyrinthären Untererregbarkeit mit einer Schallperzeptionsstörung (sog. sensoneurale Hörstörung vom kochleären Typ). Charakteristisch für diese Schädigung ist im Audiogramm der Nachweis eines Lautheitsausgleiches auf dem erkrankten Ohr (sog. positives Recruitment). Zu Beginn der Erkrankung können die Hörstörung und der Schwindel isoliert auftreten. In seltenen Fällen kommt es beim *Lermoyez-Syndrom* nach vorausgehender Verschlechterung während der Schwindelattacken zu einer Besserung der Hörfunktion. Ursache der Schwindelattacken beim Morbus Menière ist ein endolymphathischer Hydrops aufgrund einer Resorptionsstörung im Saccus endolymphaticus, der zu rezidivierenden Einrissen des häutigen Labyrinths mit Ausströmen der Endolymphe in den Perilymphraum führt (9). Bei ca. 15% aller Menière-Patienten wird im Verlauf der Erkrankung auch das kontralaterale Ohr befallen.

Verschiedene andere Erkrankungen im Mittel- und Innenohrbereich können zu rezidivierenden Schwindelanfällen mit Hörstörungen führen. Insbesondere die *Otosklerose,* bei der es zu einem sklerotischen Knochenumbau im Mittelohr kommt, kann das Bild eines Morbus Menière

Tabelle 14.1 Pathologische Nystagmusformen und andere vom Nystagmus zu differenzierende spontane Augenbewegungen (nach *Aschoff,* sowie *Brandt* u. *Büchele*)

	Besonderheiten	Lokalisation
A. Nystagmustypen		
1. vestibulär		
peripherer Spontannystagmus	richtungsbestimmter Rucknystagmus; horizontal, häufig mit rotierender oder vertikaler Komponente; Richtung je nach Stadium des Ausfalls	Labyrinth, N. vestibularis
zentraler Spontannystagmus	richtungsbestimmter Rucknystagmus zur gesunden oder erkrankten Seite; häufig rein horizontal (a), vertikal (b), rotierend (c)	(a) Medulla oblongata, Tegmentum; (b) Medulla oblongata bis Mesenzephalon; (c) Medulla oblongata
peripherer Lagerungsnystagmus	meist horizontaler oder horizontal-rotierender Rucknystagmus, in Seitenlage häufig zum unten liegenden Ohr, beim Aufrichten Seitenwechsel; mit Latenz, Dauer max. 60 Sek. bei Wiederholung rasch erschöpfbar	peripher-vestibulär
zentraler Lagenystagmus	meist vertikaler oder horizontaler Rucknystagmus, in Seitenlage häufig zum oben liegenden Ohr; ohne Latenz, lang anhaltend, nicht erschöpfbar	Hirnstamm, Zerebellum
Kopfschüttelnystagmus	richtungsbestimmter Rucknystagmus, meist zur gesunden Seite	meist peripher-vestibulär, aber auch zentral-vestibulär
Halsdrehnystagmus	richtungsbestimmter Rucknystagmus, zur besser durchbluteten Seite des Hirnstammes gerichtet	Hirnstamm
2. nicht vestibulär		
Blickrichtungsnystagmus	Rucknystagmus in die jeweilige Blickrichtung	pontiner Hirnstamm, Zerebellum
dissoziierter Blickrichtungsnystagmus	Rucknystagmus in die jeweilige Blickrichtung mit größerer Amplitude auf dem abduzierenden Auge	Fasciculus longitudinalis medialis im Hirnstamm
Blick- oder augenmuskelparetischer Nystagmus	Rucknystagmus in Richtung der eingeschränkten Blick- oder Bulbusbewegung	kontralaterale Hemisphäre, homolaterale Pons
seitendifferenter optokinetischer Nystagmus	einseitige Abschwächung des optokinetischen Nystagmus	kontralaterale Hemisphäre, kontralaterales Zerebellum, homolateraler Hirnstamm
Down-beat-Nystagmus, Up-beat-Nystagmus	nach unten (bzw. oben) gerichteter vertikaler Rucknystagmus, durch Fixation keine Hemmung	Archizerebellum, pontomedullärer Hirnstamm
periodisch alternierender Nystagmus	horizontaler ruckartiger Spontan- und Fixationsnystagmus mit langsam zu- und abnehmender Amplitude und anschließendem Seitenwechsel	Archizerebellum, pontomedullärer Hirnstamm
angeborener Nystagmus	ruckartiger, arkaden- oder pendelförmiger Nystagmus, meist horizontal oder rotierend, selten vertikal; richtungs- und formwechselnd	unbekannt
erworbener Pendelnystagmus	horizontaler, vertikaler oder diagonaler Pendelnystagmus	Zerebellum, Hirnstamm
latenter Fixationsnystagmus	Sonderform des angeborenen Nystagmus; konjugierter Rucknystagmus zur Seite des fixierenden Auges bei monokulärem Sehen	unbekannt
Schaukel- oder See-saw-Nystagmus	konjugierte pendelförmige Bulbusrotationen mit Aufwärtsbewegung des nach innen rotierenden, Abwärtsbewegung des nach außen rotierenden Auges; pendelförmig (a), ruckartig (b)	(a) Dienzephalon, (b) Medulla oblongata
Nystagmus retractorius	ruckartige Bewegungen der Bulbi in die Orbita	Tegmentum des Mesenzephalons
Konvergenznystagmus	ruckartige Konvergenzbewegungen der Bulbi	Tegmentum des Mesenzephalons
epileptischer Nystagmus	spontaner Ruck- oder Pendelnystagmus	kontralaterale Hemisphäre
B. spontane Augenbewegungen		
„Ocular bobbing"	ruckartige konjugierte Abwärtsbewegung beider Bulbi, die nach einer Latenz in die Ausgangslage zurückdriften; nur bei Bewußtlosen	Pons oder diffus zerebral bei Enzephalopathien

okulärer Myoklonus	ständige rhythmische Pendelbewegungen, zusammen mit Myoklonien im Gesichts- und Schlundbereich	zentrale Haubenbahn im Hirnstamm, Zerebellum
Opsoklonus	regellose ruckartige, konjugierte Augenbewegungen, meist horizontal, seltener vertikal oder rotierend, salvenartiges Auftreten	Zerebellum
Blickdysmetrie	überschießende Blickbewegungen mit anschließender Korrektur	Zerebellum
Obliquus-superior-Myokymie	periodisch auftretende monokuläre Bulbusbewegungen, vertikal oder rotierend	Trochleariskerngebiet
Ping-Pong-Gaze	periodisch alternierende Bulbusdeviationen in horizontaler Richtung	Mesenzephalon, Archizerebellum

imitieren (5). Durch das Fehlen des Stapediusreflexes, den radiologischen Nachweis der knöchernen Veränderungen, evtl. auch erst durch eine Probetympanotomie, wird die Diagnose otologisch gesichert. *Seröse Labyrinthiden,* die z. B. als Komplikation einer akuten Otitis media auftreten, können ebenfalls zu Schwindelattacken wie beim Morbus Menière führen. Speziell die Labyrinthitis bei der Spätmanifestation der *Lues connata* im Alter von 10–15 Jahren kann Schwindelanfälle mit Tinnitus und Hörminderung auslösen. Wegen des beidseitigen Befalls der Labyrinthe kommt es zu keinen großen zentralen Tonusunterschieden und daher nur selten zu einem Spontannystagmus. Ein vestibuläres Richtungsüberwiegen bei Provokation ist aber meist festzustellen. Nicht immer lassen sich positive Luesreaktionen im Serum und im Liquor der Erkrankten finden. Pathognomonisch ist die Trias von Hutchinson mit interstitieller Keratitis, Gebißanomalien und kochleären sowie vestibulären Funktionseinschränkungen. Zu einer ähnlichen Symptomatik, allerdings bei fehlender luetischer Ätiologie, kommt es bei Jugendlichen im Rahmen des *Cogan-Syndroms,* das ätiologisch den Kollagenosen zugeordnet wird.

Kleinhirnbrückenwinkeltumoren, z. B. Akustikusneurinome, treten in seltenen Fällen infolge rezidivierender lokaler Ischämien unter der Symptomatik eines Morbus Menière in Erscheinung. Auch entzündliche Veränderungen im Rahmen einer *Arachnopathia pontocerebellaris* können zu einer Läsion des N. statoacusticus mit wiederholten Schwindelattacken führen. Ätiologisch kommen bei diesen Veränderungen toxische Einwirkungen auf die Meningen in Betracht, z. B. bei einer eitrigen Meningitis, einem Streptokokkeninfekt, der Tuberkulose oder der Lues. Am häufigsten ist aber eine traumatische Genese anzunehmen. Charakteristisch ist für die Arachnopathie ebenso wie für das Akustikusneurinom der im Unterschied zum Morbus Menière fehlende Lautheitsausgleich im Audiogramm.

Eine weitere Ursache meist schwach ausgeprägter Schwindelanfälle können *bulbopontine Tumoren* sein. Häufig finden sich eine Fallneigung sowie ein grobschlägiger Spontannystagmus zur Herdseite. In Abhängigkeit von der Ausdehnung des Tumors können andere zentrale Nystagmusformen überlagert sein (Tab. 14.**1**). *Hämangioblastome* des Kleinhirnes führen zu rezidivierenden Blutungen und zur Zystenbildung. Dabei kann es anfangs zu einem schubweise remittierenden Verlauf kommen, wobei wiederholte Schwindelattakken neben Kopfschmerzen ein häufiges Initialsymptom sind. Ein wesentliches Merkmal aller raumfordernden Prozesse der hinteren Schädelgrube, das eine Unterscheidung zum Morbus Menière gestattet, ist die Beteiligung benachbarter Hirnstammstrukturen. Es ist daher gezielt nach einem Ausfall anderer Hirnnerven, dem Auftreten von Hirndruckzeichen sowie der Affektion langer Bahnen und des Zerebellums zu suchen.

Nicht selten ist ein rezidivierender Schwindel eine der ersten Manifestationen einer *multiplen Sklerose.* Meist kommt es infolge spinozerebellärer Störungen zu einem unsystematischen, nur bei Bewegung auftretenden Schwindel. Eng umschriebene Entmarkungsherde im Bereich der Vestibulariskerne können aber auch einen typischen Dreh- oder Schwankschwindel mit heftigem Erbrechen auslösen; selten wird gleichzeitig über Hörstörungen geklagt. Lassen sich zu Beginn der Erkrankung weder anamnestisch noch durch Zusatzdiagnostik Hinweise für einen disseminiert demyelinisierenden Prozeß finden, kann die Unterscheidung vom Morbus Menière mitunter auf erhebliche Schwierigkeiten stoßen.

Rezidivierende Schwindelanfälle sind ein häufiges Symptom bei der *vertebrobasilären Insuffizienz.* Typisch ist ein durch Kopfbewegung ausgelöster Halsdrehschwindel, der durch eine vorübergehende Kompression der Vertebralarterien erklärt wird. Aber auch ohne äußeren Anlaß kann es zu Schwindelerscheinungen kommen, wenn zusätzlich zur Arteriosklerose andere Faktoren, z. B. Herzrhythmusstörungen oder eine Karotisstenose, zu einer akuten Minderperfusion des Hirnstammes führen. Hörstörungen sind bei diesen zentral bedingten Schwindelerscheinungen wegen der guten Kollateralversorgung der A. labyrinthi selten. Neben den für Hirnstammischämien typischen „drop attacks“ weisen Hinterkopfschmerzen, intermittierende Doppelbilder, Verschwommensehen, eine flüchtige Dysarthrie oder sensomotorische Ausfälle auf den vaskulären Krankheitsprozeß hin.

Auch rezidivierende *Hochdruckkrisen,* wie sie insbesondere beim Phäochromozytom beobachtet werden, können akute Schwindelanfälle auslösen. Hierbei handelt es sich meist um einen unsystematischen Schwindel, der von Übelkeit und Erbrechen, heftigen, pulsierenden Kopfschmerzen, Schweißausbrüchen sowie retrosternalen Schmerzen begleitet sein kann.

Von den metabolischen Störungen führen vor allem spontane *Hypoglykämien* zu Schwindelanfällen mit vegetativen Begleitsymptomen. Diese zentral-vestibulär zu erklärenden Beschwerden können in Verwirrtheitszustände, Bewußtlosigkeit oder zerebrale Anfälle übergehen. Ätiologisch ist neben einer Überinsulinisierung bei Diabetikern oder einer reaktiven Hypoglykämie bei vegetativ labilen Personen vor allem an den endogenen Hyperinsulinismus bei Pankreastumoren zu denken.

Eine häufige Ursache rezidivierender Anfälle eines unsystematischen Schwindels ist die *Hyperventilationstetanie.* Karpopedalspasmen und distalakrale Parästhesien weisen auf die Diagnose hin. Vereinzelt sind Patienten beschrieben, bei denen während der Hyperventilation ein typischer vestibulärer Lageschwindel auszulösen war (10).

Wesentlich kürzere Schwindelattacken als beim Morbus Menière treten bei *epileptischen Anfällen* auf. Meist handelt es sich um Temporal- oder Parietallappenanfälle; seltener kann auch eine Pyknolepsie zugrunde liegen. Charakteristisch sind die nur wenige Sekunden dauernden, in der Regel unsystematischen Schwindelbeschwerden, die von abdominellen Mißempfindungen, Übelkeit oder einem Tinnitus begleitet sein können. Diagnostisch wegweisende Merkmale des epileptischen Schwindels sind neben den anamnestischen Angaben das Auftreten von Bewußtseinsstörungen und spezifischen EEG-Veränderungen. Zu unterscheiden sind diese Anfälle von *vestibulogenen Anfällen,* die im Rahmen einer sensorisch provozierten Epilepsie durch vestibuläre Reizung ausgelöst werden (2). Bei Kindern unter 3 Jahren sind Sekunden dauernde rezidivierende Schwindelanfälle ohne Bewußtseinsverlust beschrieben, ohne daß sich Hinweise auf eine epileptische Genese fanden (17). Bei diesem *gutartigen paroxysmalen kindlichen Schwindel* lassen sich bis auf einen gelegentlich auftretenden Nystagmus und eine Un- oder Untererregbarkeit meist beider Labyrinthe keine weiteren pathologischen Befunde nachweisen. Die Ätiologie der Erkrankung ist ungeklärt. Ähnliche rezidivierende Schwindelanfälle ohne gleichzeitigen Hörverlust sind auch bei Erwachsenen beschrieben, wobei Zusammenhänge mit der Migräne angenommen werden (26).

Lage-, Lagerungs- und Bewegungsschwindel

Kennzeichen dieser Schwindelformen sind kurze, meist Sekunden dauernde Schwindelerscheinungen, die nur in bestimmten Kopf- oder Körperlagen auftreten oder durch Änderung der Kopflage ausgelöst werden. Differentialdiagnostisch sind der vestibuläre Lage- und Lagerungsschwindel von Schwindelformen abzugrenzen, die durch Bewegungen des gesamten Körpers oder Drehungen im Halsbereich ausgelöst werden.

Kennzeichen des vestibulären **Lageschwindels** ist, daß er nur in bestimmten Positionen des Kopfes auftritt und so lange anhält, wie diese Lagen eingenommen werden. Erst bei längerem Verweilen in der den Schwindel auslösenden Position kann es zu einem allmählichen Abklingen der Beschwerden kommen. Der häufig nur schwach ausgeprägte Schwindel ist von einem Lagenystagmus begleitet, der sofort einsetzt und mindestens 30 Sek. dauert. Meist handelt es sich um einen vertikalen Rucknystagmus oder einen Horizontalnystagmus, der bei Seitenlage zum oben liegenden Ohr gerichtet ist. Dieser Nystagmus ist bei mehrfacher Provokation stets reproduzierbar (18). Ätiologisch liegen dem Lageschwindel häufig *raumfordernde Prozesse* in der hinteren Schädelgrube zugrunde. Insbesondere Tumoren im Nodulus des Kleinhirns oder im Bereich der Vestibulariskerne, aber auch Akustikusneurinome können sich zu Beginn lediglich durch einen Lageschwindel zu erkennen geben. Weitere mögliche Ursachen sind Entmarkungsherde bei der *multiplen Sklerose* oder Mißbildungen wie die *Syringobulbie* oder das *Arnold-Chiari-Syndrom.* Häufig finden sich bei allen diesen Prozessen in Abhängigkeit von der Lokalisation zusätzlich andere zentrale Nystagmusformen. So ist der rotierende Spontannystagmus ein typisches Merkmal der Syringobulbie. Eine weitere Ursache des Lageschwindels können *Intoxikationen* mit Barbituraten, Diphenylhydantoin oder Alkohol sein. Charakteristisch für diese Störungen ist ein bei Provokation auffallend symmetrischer Nystagmus, während substantielle Schädigungen in der Regel Asymmetrien und Überlagerungen durch einen Spontannystagmus aufweisen.

Der vestibuläre **Lagerungsschwindel** wird im Unterschied zum Lageschwindel schon durch die Änderung der Kopfhaltung ausgelöst. Der meist heftige Schwindel ist von einem kurzdauernden Nystagmus begleitet, der im Gegensatz zum Lagenystagmus nicht sofort, sondern mit einer Latenz von maximal 10 Sek. einsetzt. Dieser Lagerungsnystagmus dauert in der Regel nicht länger als 30 Sek. Meist handelt es sich um einen rotierenden Nystagmus, der bei Seitenlage auf das untenliegende Ohr gerichtet ist. Der wesentlichste Unterschied zum Lageschwindel ist, daß Lagerungsschwindel und Lagerungsnystagmus bei mehrfacher Wiederholung rasch erschöpfbar sind. Prüfungen zu unterschiedlichen Zeiten zeigen häufig eine wechselhafte Ausprägung der Symptomatik. Nicht selten gehen dem Lagerungsschwindel *Schädel-Hirn-Traumen* mit Labyrinthbeteiligung voraus. Insbesondere bei älteren Patienten tritt der Lagerungsschwindel häufig auch ohne äußeren Anlaß auf. Als Ursache werden traumatisch oder degenerativ bedingte Ablagerungen anorganischen Materials an der Cupula des hinteren Bogenganges angenommen. Wegen des hierdurch vergrößerten spezifischen Gewichtes reagieren die Rezeptoren nicht nur auf Winkelbeschleunigungen, sondern auch auf Lageänderungen im Gravitationsfeld (25). Aufgrund der meist harmlosen Genese wird diese Form des Schwindels auch als *benigner paroxysmaler Lageschwindel* bezeichnet. Dies darf aber nicht darüber hinwegtäuschen, daß auch dem Lagerungsschwindel schwerwiegende zentrale Läsionen zugrunde liegen können (6).

Labyrinthfisteln können zu einem flüchtigen belastungs- oder lagerungsabhängigen systematischen Schwindel mit Nystagmus führen. Die Symptomatik wird durch eine pathologisch veränderte Elastizität der Labyrinthwand erklärt, die zu einer Druckübertragung auf die Endolymphe bei Druckerhöhung im äußeren Gehörgang führt. Neben diesem *pressorischen Fistelsymptom* unterscheidet man das *vaskuläre Fistelsymptom* und das *Lagefistelsymptom.* Bei beiden führt eine intrakranielle Drucksteigerung – durch Kompression der Halsvenen bzw. Änderung der Kopflage – zu der Schwindelsymptomatik (27).

Lage- und Lagerungsschwindel sind weiterhin von Schwindelformen abzugrenzen, bei denen nicht die Lage oder Lageänderung des Kopfes, sondern die Halsdrehung provozierend wirkt. Dieser **Halsdrehschwindel** ist ein charakteristisches Symptom der *vertebrobasilären Insuffizienz.* Bei arteriosklerotischen Veränderungen im Bereich der Vertebralarterien führt eine bei Kopfdrehung auftretende Kompression der kontralateralen Vertebralarterie infolge mangelnder Kollateralversorgung vorübergehend zu einer Hirnstammischämie. Klinisch läßt sich der Halsdrehschwindel vom Lage- und Lagerungsschwindel dadurch unterscheiden, daß bei der Provokation nicht der Kopf, sondern der Rumpf gegen den fixierten Kopf gedreht wird. Eine weitere Form des Halsdrehschwindels findet sich schließlich beim *Karotissinussyndrom.* Hier kommt es bei Kopfbewegungen, insbesondere bei Kopfdrehungen, zu Asystolien, einem plötzlichen Blutdruckabfall und einem unsystematischen Schwindel. Umstritten ist dagegen die klinische Bedeutung des Halsdrehschwindels beim *Zervikalsyndrom.* Ursächlich werden Gefäßspasmen durch Reizung vegetativer Nerven, eine Kompression der Halsgefäße durch degenerative Veränderungen sowie Störungen der Halsafferenzen diskutiert.

Eine *orthostatische Dysregulation* kann zu einem bewegungsabhängigen Schwindel führen. Beim Aufrichten aus der Horizontalen, nicht aber beim Hinlegen entwickeln sich flüchtige unsystematische Schwindelerscheinungen. Ein Nystagmus läßt sich bei dieser zentral ausgelösten Schwindelform nicht nachweisen (15).

An einen **okulären Schwindel** ist bei Patienten mit Augenmuskelparesen sowie neu oder falsch angepaßten Brillengläsern zu denken. Änderungen der Blickrichtung führen hierbei zu kurzdauernden unsystematischen Schwindelbeschwerden. Das Abdecken eines Auges bewirkt bei Vorliegen von Augenmuskelparesen eine sofortige Besserung der Beschwerden.

Dauerschwindel

Zwei Formen des Dauerschwindels lassen sich in Anlehnung an die Klassifikation von Frenzel unterscheiden (12): Der **Typ I** ist durch einen akuten Beginn mit anschließender gleichmäßiger Abnahme der Schwindelbeschwerden charakterisiert. Der **Typ II** ist ein chronischer Schwindel mit allmählich einsetzender Symptomatik und einem wechselhaften Verlauf mit nur geringen Intensitätsschwankungen.

Dauerschwindel (Typ I)

Dieser Schwindel kann durch periphere oder zentrale Läsionen verursacht sein. Liegt eine peripher-vestibuläre Schädigung vor, dann folgen die Symptome einem regelhaften Verlauf, der sich in vier Stadien unterteilen läßt. Zusammengefaßt wird die Symptomatik als **Ausfallsyndrom** bezeichnet (27). Zu Beginn der Schädigung kommt es zu einer Reizung des beteiligten Labyrinths. Die hieraus resultierende höhere Tonisierung der homolateralen Vestibulariskerne führt zu einer langsamen Bulbusabweichung zur kontralateralen Seite mit anschließender schneller Rückführung, so daß ein Reiznystagmus zur erkrankten Seite resultiert. Dieser Spontannystagmus ist häufig nur mit der Leuchtbrille zu registrieren; der begleitende Schwindel ist in der Regel eher unsystematisch und schwach ausgeprägt. An dieses *Stadium der Reizung* schließt sich der zunehmende Ausfall des erkrankten Labyrinths an. Die homolateralen Vestibulariszentren sind nun weniger tonisiert; dementsprechend kommt es zu einem Ausfallnystagmus, der zur gesunden Seite gerichtet ist. Ein heftiger systematischer Schwindel mit vegetativen Begleitsymptomen und einer Fallneigung zur erkrankten Seite sind die Kennzeichen dieses *Stadiums des Ausfalls.* Innerhalb weniger

Tage beginnt eine Abnahme der Beschwerden aufgrund zentraler Kompensationsmechanismen. Nach Wochen oder Monaten kommt es meist zu vollständiger Schwindelfreiheit und fehlenden Gleichgewichtsstörungen. Eine geringere Tonisierung der kontralateralen Vestibulariszentren verhindert das Auftreten eines Spontannystagmus. Lediglich durch Provokationsmaßnahmen läßt sich in diesem *Stadium der zentralen Kompensation* ein Ausfallnystagmus auslösen. Die Erregbarkeitsprüfung zeigt eine Un- oder Untererregbarkeit des befallenen Labyrinths an. Das *Stadium der Erholung* wird erreicht, wenn es zu einer Wiederherstellung der ausgefallenen vestibulären Funktionen kommt. Als Folge der nun bestehenden höheren Tonisierung der Vestibulariszentren der erkrankten Seite kann es zu einem Erholungsnystagmus mit Schlagrichtung zur ehemals erkrankten Seite kommen. Die Erregbarkeitsprüfung zeigt die Rückkehr der erloschenen vestibulären Funktion. Bleibt die Erregbarkeit erloschen, dann ist ein zur kranken Seite gerichteter Nystagmus nicht peripher bedingt, und es muß nach einem zentralen Prozeß gesucht werden. Noch Monate bis Jahre nach einer Läsion kann es zu einem Lage- und Lagerungsschwindel kommen. Bei älteren Patienten, vor allem aber bei einer gleichzeitigen zentralen Schädigung wird häufig ein verzögerter Heilungsverlauf beobachtet.

Dem akut einsetzenden Ausfallsyndrom können traumatische, entzündliche oder vaskuläre Prozesse im peripher-vestibulären Apparat zugrunde liegen. *Labyrinthtraumen* im Rahmen von Felsenbeinfrakturen sind eine häufige Ursache für einen akut einsetzenden systematischen Schwindel mit ausgeprägten vegetativen Begleitsymptomen. Insbesondere bei Querfrakturen des Felsenbeines, seltener bei Längsfrakturen, kann es zu einem schlagartigen Ausfall vestibulärer Funktionen kommen. Infolge des kompletten Funktionsverlustes setzt hierbei die Symptomatik mit einem Ausfallnystagmus und heftigem Schwindel ein, ohne daß ein Stadium der Reizung durchlaufen wird. Bei der Provokation findet sich eine Unerregbarkeit des geschädigten Labyrinths; aufgrund des Pathomechanismus kommt es darüber hinaus meist zu einer erheblichen Beeinträchtigung der Hörfunktion. Ähnlich massive Beschwerden wie bei dem Labyrinthtrauma finden sich bei einer Läsion des ableitenden Nervs, z. B. nach Durchtrennung im Rahmen eines operativen Eingriffes. Leichtere Symptome begleiten demgegenüber eine Commotio oder Contusio labyrinthi.

Eine Reihe *entzündlicher Prozesse* kann zu einem akuten Labyrinthausfall führen. Im Gegensatz zu den traumatischen Läsionen beginnt bei den Entzündungen das Ausfallsyndrom meist mit dem Stadium der Reizung. Man unterscheidet verschiedene Formen der *akuten Labyrinthitis:* Die akute Serolabyrinthitis entwickelt sich nach toxischer Reizung und Schädigung im Rahmen bakteriell entzündlicher Prozesse in der Nachbarschaft, so z. B. bei der akuten Otitis media. Häufig wird bei dieser Form das Stadium der Erholung mit einer Wiederherstellung der vestibulären Funktion erreicht. Wesentlich ernster ist die Prognose bei der akut eitrigen Labyrinthentzündung, die in der Ära der Antibiotikatherapie allerdings seltener zur Beobachtung kommt. Ursache des häufig schlagartigen Labyrinthausfalles ohne vorausgehendes Reizstadium können eine Mastoiditis oder Meningitis sein. Umgekehrt sind eine Meningitis, Thrombophlebitis oder ein subduraler Abszeß gefürchtete Komplikationen der eitrigen Labyrinthitis. Unter den spezifischen Entzündungen führt besonders die Lues zu akutem Labyrinthausfall. Die Pathogenese ist vorwiegend vaskulär. Beobachtet wird diese Komplikation im II., III. oder IV. Stadium. Bei der tuberkulösen Labyrinthitis entwickelt sich aufgrund der Chronizität des Prozesses und der zwischenzeitlich einsetzenden Kompensationsmechanismen nur selten eine ausgeprägte Symptomatik. Unter den viralen Affektionen des peripher-vestibulären Apparates ist vor allem der *Zoster oticus* für akute Ausfallssyndrome verantwortlich. Schmerzen im Ohrbereich, Ohrgeräusche sowie die typischen Bläschen begleiten die vestibuläre Symptomatik. Häufig kommt es zu einem Befall benachbarter Hirnnerven, insbesondere des N. facialis. Der mit der Erkrankung einsetzende Antikörpertiteranstieg sichert serologisch die Diagnose.

Eine weitere Ursache akut einsetzender Schwindelanfälle sind *vaskuläre Prozesse,* die zu Zirkulationsstörungen im Versorgungsbereich der A. labyrinthi führen. In Abhängigkeit von der Lokalisation kann es zu einem rein vestibulären Ausfall oder einer kombinierten Symptomatik mit Beteiligung der Hörfunktion kommen. Die A. labyrinthi entspringt aus dem vertebrobasilären Gefäßsystem und teilt sich in ihre Hauptäste, die A. vestibularis, die A. vestibulo-cochlearis und die A. cochlearis. Eine Unterbrechung des Blutstromes im Bereich der A. labyrinthi führt zu einem akuten Ausfall der vestibulären und kochleären Funktionen. Kommt es zu einer Zirkulationsstörung im Bereich der A. vestibulo-cochlearis, dann überwiegt die vestibuläre Symptomatik mit dem Bild eines Drehschwindels mit Ausfallnystagmus und vegetativen Begleiterscheinungen. Eine Hörminderung mit Tinnitus auf dem erkrankten Ohr ist hierbei nicht obligat. Liegt eine Störung im Bereich der A. vestibularis vor, so kommt es zu einem isolierten Ausfall vestibulärer Funktionen. Durchblutungsstörungen im Bereich der A. cochlearis führen schließlich zu einer kochleären Symptomatik mit einseitigem plötzlichem Hörverlust und starkem Tinnitus. Ursache akuter Zirkulationsstörungen im Versorgungsbereich der A. labyrinthi können arteriosklerotische Veränderungen sein, die zusammen mit Blutdruckschwankungen zu einer akuten Ischämie führen. Embolien im Rahmen einer rheumatischen Endokarditis oder einer Mitralstenose mit Vorhofflimmern sind weitere mögliche Ursachen. Auch Luftembolien sind gelegentlich für einen akuten Funktionsausfall im Innenohr verantwortlich. Daneben ist auch an eine hämorrhagische Entstehung im Zusammenhang mit hämatologischen Erkrankungen zu denken.

Ein typisches Syndrom ist die *Neuropathia vestibularis,* die fälschlich auch als Neuritis vestibularis bezeichnet wird (8). Kennzeichen dieser Erkrankung ist der akute, meist nach einem kurzen Reizstadium auftretende Drehschwindel mit Ausfallnystagmus und vegetativen Begleitsymptomen, bei dem Hörstörungen fehlen. Nicht selten treten die Beschwerden im Zusammenhang mit fokalen Infekten in Erscheinung. Von PEDERSEN (21) ist ein epidemisches Auftreten mit Zeichen einer Enzephalitis beschrieben worden. Charakteristisch für diese Erkrankung ist die thermische Untererregbarkeit des erkrankten Labyrinths. Ätiologisch werden vaskuläre, entzündliche und allergische Faktoren angenommen.

Unter der Symptomatik eines akut einsetzenden systematischen Schwindels können sich auch *zentrale Durchblutungsstörungen* im Bereich des Hirnstammes manifestieren, wenn sich die Läsion auf den engen Bereich der Vestibulariskerne beschränkt. Finden sich neben der vestibulären Symptomatik mit einem homo- oder kontralateral gerichteten, meist rotierenden Spontannystagmus zusätzlich Heiserkeit, ein homolaterales Horner-Syndrom, ein gleichseitiger Trigeminusausfall mit Gaumensegelparese, eine kontralaterale dissoziierte Sensibilitätsstörung sowie eine homolaterale Extremitätenataxie, dann liegt das Bild eines *Wallenberg-Syndroms* vor. Als Ursache ist eine Zirkulationsstörung im Bereich der A. cerebelli inferior posterior anzusehen. Ausgedehnte Hirnstamminsulte treten demgegenüber nicht als gerichteter, sondern als diffuser Schwindel in Erscheinung. Es ist aber darauf hinzuweisen, daß mitunter Kleinhirninfarkte lediglich unter dem Bild eines einseitigen peripheren Vestibularisausfalles in Erscheinung treten können (23). Neben vaskulären Störungen können schließlich auch *entzündliche Hirnstammaffektionen,* z. B. im Rahmen einer Enzephalitis, oder *demyelinisierende Prozesse* Ursache eines diffusen, akut einsetzenden Schwindels sein.

Dauerschwindel (Typ II)

Die zweite Form des Dauerschwindels zeichnet sich durch einen chronischen, wechselhaften Verlauf mit Zu- und Abnahme der Beschwerden bei insgesamt nur geringen Intensitätsschwankungen aus. Meist sind die Schwindelbeschwerden weniger intensiv als bei dem ersten Typ des Dauerschwindels.

Ursache des Schwindels können chronisch *entzündliche Prozesse* im Innenohr sein, wie eine chronische Otitis media oder eine tuberkulöse Labyrinthitis. Auch meningeale Entzündungen bei der Tuberkulose, der Lues oder einer Arachnopathia pontocerebellaris können Anlaß für meist unsystematische Schwindelerscheinungen geben.

Von verschiedenen *Pharmaka* ist bekannt, daß sie zu einer Rezeptorschädigung im vestibulären oder kochleären Labyrinth führen. Insbesondere Antibiotika aus der Gruppe der Aminoglykoside sowie Zytostatika, aber auch chininhaltige Präparate und Salizylate weisen eine in der Regel dosisabhängige Ototoxizität auf. Zu beachten ist hierbei, daß die toxische Dosis individuell beträchtlichen Schwankungen unterliegen kann (14). Klinisch kommt es zu Beginn der Schädigung meist nur zu einem bewegungsabhängigen Schwindel. Nicht selten wird Verschwommensehen als erstes Symptom angegeben. Bei weiterer Exposition entwickelt sich dann eine beidseitige, meist asymmetrische Unter- oder Unerregbarkeit der Labyrinthe. Gelegentlich ist aber, wie beim Gentamycin, auch nur ein Labyrinth betroffen. In diesem Stadium kann es zu heftigen Schwindelerscheinungen mit vegetativen Begleitsymptomen kommen. Der Ausfall labyrinthärer Funktionen zeigt sich klinisch in einer Gangunsicherheit, die bei Dunkelheit oder Augenschluß, also nach Ausschaltung der visuellen Kontrolle, in Erscheinung tritt.

Raumfordernde Prozesse im Bereich der hinteren Schädelgrube sind eine weitere Ursache des chronischen Schwindels. Unter den Affektionen des Vestibularisstammes verdient das *Akustikusneurinom* eine besondere Würdigung. Obwohl dieser Tumor meist von den Myelinscheiden der Pars vestibularis ausgeht, gehören vestibuläre Erscheinungen nur selten zu den Initialsymptomen. Typisches Frühsymptom ist der einseitige Tinnitus, der mit einer zunehmenden sensoneuralen Schwerhörigkeit und einer kalorischen Untererregbarkeit des homolateralen Labyrinths einhergeht. Charakteristisch ist der fehlende Lautheitsausgleich im Audiogramm. Die weitere Größenzunahme des Tumors über den Bereich des inneren Gehörganges hinaus führt zu einer Beteiligung des Trigeminus mit sensiblen Ausfällen, seltener neuralgiformen Schmerzen. Eine Fazialisparese stellt sich trotz der Nähe zum N. vestibularis erst spät ein und bleibt häufig auch bei ausgedehnten Tumoren inkomplett. Als Spätsymptome treten Hirndruckzeichen mit Ataxie als Folge einer homolateralen Kleinhirnkompression auf. Durch Tumordruck auf das gleichseitige pontine Blickzentrum kommt es zu einem blickparetischen Nystagmus in ipsilateraler Richtung; eine Läsion des Flokkulus bewirkt eine Minderung des optokinetischen Nystagmus zur Gegenseite. Geht der Tumor nicht vom Gehörgang, sondern vom Kleinhirnbrückenwinkel aus, dann können die Symptome in umgekehrter Reihenfolge auftreten. Gelegentlich verursacht die intrakranielle Druckschädigung eine Läsion des kontralateralen Labyrinths. Bei dieser sog. *hypertonen Labyrinthdegeneration* kann die vestibuläre Diagnostik zuweilen zu einer falschen Lokalisation des Prozesses führen. Schwindelerscheinungen sind bei dem Akustikusneurinom wegen des langsamen Wachstums und der zwischenzeitlich einsetzenden zentralen Kompensation meist nur gering ausgeprägt und eher unsystematisch. Neben dem chronischen Schwindel prägen ein Lage- oder Lagerungsschwindel, nur selten auch ein Attackenschwindel das Bild. Das Auftreten beidseitiger Akustikusneurinome ist für die *Neurofibromatose* typisch; hier erklärt nicht nur die geringe Wachstumstendenz, sondern auch die beidseitige vestibuläre Affektion, daß nur ein geringer unsystematischer Schwindel geklagt wird.

Hirnstammtumoren sind eine weitere Ursache für chronisch fortschreitende Schwindelbeschwerden. In Abhängigkeit von der Ausbreitung des Tumors kann es zu einem horizontalen, vertikalen oder rotierenden Spontannystagmus sowie anderen zentralen Nystagmusformen kommen. Tumordruck auf das ipsilaterale pontine Blickzentrum führt häufig zu einem grobschlägigen blickparetischen Nystagmus zur Herdseite. Ist die Verbindung von den Vestibulariskernen zu den Augenmuskelkernen, also der Fasciculus longitudinalis medialis, unterbrochen, so kommt es nach Reizung des N. vestibularis wohl zu subjektivem Schwindelgefühl und vegetativen Beschwerden, ein Nystagmus bleibt aber aus. Diese Ausfallerscheinungen beobachtet man hauptsächlich bei Ependymomen, die von oben her den Boden der Rautengrube infiltrieren und dadurch das hintere Längsbündel zerstören. Sind auch die vestibulospinalen Bahnen und die Verbindungen zu den vegetativen Zentren unterbrochen, dann bleibt jede Reaktion auf Reizung des peripheren Labyrinths aus. Auch die *Syringobulbie* kann Anlaß zu einem chronischen Schwindel geben. Typisch sind der rotierende Spontannystagmus in Kombination mit dissoziierten Sensibilitätsstörungen, Zungenatrophie und Trigeminusbeteiligung. Bei *Kleinhirntumoren* klagt etwa die Hälfte der Erkrankten über Schwindel, wobei ein vestibulärer Schwindel in Form des zentralen Lageschwindels oder ein unsystematischer Schwindel als Folge einer zerebellären Ataxie auftreten kann. Okulomotorische Symptome äußern sich als sakkadierte Blickfolgebewegungen, Blickdysmetrie oder eine der verschiedenen, in Tab. 14.**1** aufgeführten Nystagmusformen. Daneben können eine gestörte Fixationssuppression des vestibulookulären Reflexes und eine gesteigerte vestibuläre Erregbarkeit Ausdruck des zentralen Prozesses sein (7).

Diffuse zerebrale Veränderungen im Rahmen *hirnatrophischer Prozesse* oder *Enzephalopathien* führen häufig zu chronischen unsystematischen Schwindelbeschwerden, die nicht selten durch Kopfbewegungen verstärkt werden (24). *Atrophisierende Prozesse des Kleinhirns* sowie *extrapyramidalmotorische Erkrankungen* können eine weitere Ursache chronischen Schwindels sein. Stets handelt es sich um einen unsystematischen Schwindel, der nur bei Bewegungen, nicht aber in Ruhe auftritt.

Auch Störungen der *somatosensorischen Afferenzen* bei Polyneuropathien oder Hinterstrangläsionen (z.B. Tabes dorsalis oder Vitamin-B_{12}-Mangel) äußern sich niemals als systematischer oder akut einsetzender Schwindel. Aufgrund der gestörten afferenten Kontrolle der Halte- und Stützmotorik kommt es nur bei Bewegungen zu einem Unsicherheitsgefühl, das bei Ausschluß der visuellen Kontrolle – in Dunkelheit oder bei Augenschluß – verstärkt wird. Typisch für diese Erkrankungen ist neben dem Reflexbefund, dem Sensibilitätsausfall oder den Paresen das Fehlen eines Nystagmus.

Ein **psychogener Schwindel** kann bei *Angstneurosen, Depression* oder *Psychosen* in Erscheinung treten. Meist handelt es sich um einen unsystematischen Dauerschwindel, wobei über ein Gefühl der Benommenheit oder allgemeinen Unsicherheit, Angstzustände oder Konzentrationsstörungen geklagt wird. In seltenen Fällen kann aber auch ein Dreh- oder Schwankgefühl angegeben werden. Anfallsartiger Schwindel wird bei psychiatrischen Erkrankungen nur selten angegeben. Kennzeichnend kann hierbei sein, daß im Gegensatz zum organischen Schwindel die Beschwerden nach langsamer Steigerung eine abrupte Besserung aufweisen (3). Als Hinweis für einen psychogenen Schwindel ist im Zusammenhang mit dem psychiatrischen Befund das Fehlen eines Nystagmus oder vegetativer Begleitbeschwerden trotz Angabe ausgeprägter Schwindelbeschwerden zu werten. Provokationsversuche führen in der Regel nicht zur Auslösung des Schwindels; gerade bei psychotischen Patienten können aber bisweilen bizarre Reaktionen auftreten.

Literatur

1 Aschoff, J. C.: Nystagmustabelle. Eine synoptische Übersicht über die physiologischen und pathologischen Nystagmusformen. Schürholz, München 1984

2 Barac, B.: Vertiginous epileptic attacks and so-called „vestibulogenic seizures". Epilepsia 9 (1968) 137–144

3 Brandt, Th., W. Büchele: Augenbewegungsstörungen. Fischer, Stuttgart 1983

4 Brandt, Th., R. B. Daroff: The multisensory physiological and pathological vertigo syndromes. Ann. Neurol. 7 (1980) 195–203
5 Cody, D. T. R., H. L. Baker: Otosclerosis: Vestibular symptoms and sensorineural hearing loss. Ann. Otol. (St. Louis) 87 (1978) 778–796
6 Dayal, V. S., L. Tarantino, J. Farkashidy, A. Paradisgarten: Spontaneous and positional nystagmus: A reassessment of clinical significance. Laryngoscope 84 (1974) 2033–2044
7 Dichgans, J., G. M. v. Reutern, U. Römmelt: Impaired suppression of vestibular nystagmus by fixation in cerebellar and noncerebellar patients. Arch. Psychiat. Nervenkr. 226 (1979) 183–199
8 Dix, R., C. S. Hallpike: The pathology symptomatology and diagnosis of certain common disorders of the vestibular system. Proc. roy. Soc. Med. 45 (1952) 341–354
9 Dohlmann, G. F.: On the mechanism of the Meniere attack. Arch. Oto-Rhino-Laryng. (1976) 301–307
10 Drachmann, D. A., C. W. Hart: An approach to the dizzy patient. Neurology 22 (1972) 323–334
11 Fredrickson, J. M., D. W. F. Schwartz: Vestibulo-cortical projection. In R. F. Naunton: The Vestibular System. Academic Press, New York 1975 (S. 203–210)
12 Frenzel, H.: Zur Systematik, Klinik und Untersuchungsmethodik der Vestibularisstörungen. Arch. Ohr-, Nas.- u. Kehlk.-Heilk. 177 (1961) 353–395
13 Freund, H.-J., M. Hennerici: Zentral bedingte Gleichgewichtsstörungen. In C. Morgenstern, M. Schirmer, K.-H. Vosteen: Gleichgewichtsstörungen, Differentialdiagnose und Therapie. perimed, Erlangen 1983 (S. 21–26)
14 Hawkins, J. E., R. E. Preston: Vestibular ototoxicity. In R. F. Naunton: The Vestibular System. Academic Press, New York 1975 (S. 321–349)
15 Jongkees, L. B. W.: Pathology of vestibular sensation. In H. H. Kornhuber: Handbook of Sensory Physiology, Vol. VI/2. Springer, Heidelberg 1974 (S. 413–450)
16 Kamei, T., H. H. Kornhuber: Spontaneous and head-shaking nystagmus in normals and in patients with central lesions. Canad. J. Oto-Laryng. 3 (1974) 372–380
17 Koenigsberger, M. R., A. M. Chutorian, A. P. Gold, M. S. Schvey: Benign paroxysmal vertigo of childhood. Neurology 20 (1970) 1108–1113
18 Kornhuber, H. H.: Nystagmus and related phenomena in man: An outline of otoneurology. In H. H. Kornhuber: Handbook of Sensory Physiology, Vol. VI/2. Springer, Heidelberg 1974 (S. 193–232)
19 Leigh, R. J., D. S. Zee: The Neurology of Eye Movements. Davis, Philadelphia 1983
20 Money, K. E.: Motion sickness. Physiol. Rev. 50 (1970) 1–39
21 Pedersen, E.: Epidemic vertigo. Clinical picture, epidemiology and relation to encephalitis. Brain 82 (1959) 566–580
22 Reason, J. T.: Motion sickness adaptation: a neural mismatch model. J. roy. Soc. Med. 71 (1978) 819–829
23 Rubenstein, R. L., D. M. Norman, R. A. Schindler, L. Kaseff: Cerebellar infarction – a presentation of vertigo. Laryngoscope 90 (1980) 505–514
24 Schrader, A.: Zur Differentialdiagnose des Schwindels. Neurol. Psychiat. 2 (1976) 155–161
25 Schuhknecht, H. F.: Cupolithiasis. Arch. Otolaryng. 90 (1969) 765–778
26 Slater, R.: Benign recurrent vertigo. J. Neurol. Neurosurg. Psychiat. 42 (1979) 363–367
27 Stenger, H. H.: Vestibularisuntersuchung in der Praxis. In J. Berendes, R. Link, F. Zöllner: Hals-Nasen-Ohren-Heilkunde in Praxis und Klinik, Bd. V. Thieme, Stuttgart 1979 (S. 17.1–17.33)

15 Bewußtseinsstörungen

Von R. Spatz

Einleitung

Bewußtsein ist gelebte Wirklichkeit und Ausdruck einer sehr komplexen, hochintegrierten Leistung des Gehirns. Vereinfachend kann man das Bewußtsein als Wissen um das eigene Dasein mit sinngemäßer Reaktion auf endogene und exogene Reize definieren. In der *Bewußtlosigkeit* geht somit jedes Wissen um sich selbst verloren.

Drei Komponenten setzen nach Popper (49) das *Bewußtsein* zusammen: ein „äußerer Sinn" (Licht, Farbe, Klang, Geruch, Geschmack, Schmerz, Berührung), ein „innerer Sinn" (Gedanken, Gefühle, Erinnerungen, Träume, Vorstellungen, Absichten) und das „reine Selbst" (die Seele).

Ohne Hirntätigkeit gibt es wahrscheinlich auch keine Bewußtseinserscheinungen (1, 23). Trotz intensiver Forschung ist aber die Frage, auf welche Weise Nervenzelltätigkeit und Bewußtsein miteinander gekoppelt sind, weiterhin ungeklärt (6). Nur im mittleren Erregungsniveau einer koordinierten Neuronentätigkeit sind wahrscheinlich normale *Bewußtseinsphänomene* möglich.

Neurophysiologie und Neuropathologie

Die Störungen des Bewußtseins können nun durch funktionelle oder strukturelle Veränderungen des Gehirns entstehen. Betroffen sind dabei vorwiegend zwei zerebrale Neuronensysteme:

1. das thalamokorticale System, welches vorwiegend für die Perzeption verantwortlich ist und
2. das aufsteigende, aktivierende retikuläre System (ARS) mit seinen Effekten auf die Vigilanz.

Erst aus dem harmonischen Zusammenspiel beider Systeme ergibt sich ein bewußtes Handeln (34).

Die einzelnen Anteile des Gehirns sind unterschiedlich an den *Bewußtseinsvorgängen* beteiligt (23,3); so bleibt die Aktivität von Kleinhirn und Reflexzentren weitgehend unbewußt. Willkürmotorik, sensorische und kognitive Vorgänge laufen dagegen bewußt ab. Wie man aus Abtragungsversuchen an Tiergehirnen weiß, kommt es bei alleinigem Funktionsverlust der Großhirnrinde nicht zum Koma oder zur *Bewußtlosigkeit* (12). Es besteht vielmehr eine inhaltlose Wachheit ohne Verarbeitung von Sinneseindrücken, die aufrechterhalten wird durch das aktivierende retikuläre System.

Ein tiefes *Koma* mit Bewußtlosigkeit tritt dagegen bei Ausschaltung oder Zerstörung der pontomesodienzephalen Retikulärformation, sowie Teilen des Pallidums und der unspezifischen Thalamuskerne ein (23, 24, 26, 43, 44).

Neuropathologisch findet man nur in ca. 50% der *Komata* lichtmikroskopische Befunde, da der rasche zeitliche Verlauf des Komas noch nicht zur Manifestation zerebraler Läsionen vorwiegend im rostralen Hirnstamm führte (26). Man kann koma-kausale, koma-gebundene und koma-konsekutive Läsionen (30) oder prozeßprimäre und prozeßakzidentelle zerebrale Schäden unterscheiden (29).

Stadieneinteilung der Bewußtseinsstörungen

Von der *Wachheit* bis zum tiefen *Koma* gibt es eine Reihe von Übergangsstadien. Verschiedenste Skalen und Differenzierungsmöglichkeiten der Bewußtseinsstörungen wurden bisher verwendet (14, 15, 21, 33, 40, 41). Für klinische Belange wird an einer Einteilung in *Somnolenz, Sopor, Koma,* sehr *tiefes Koma* und *Terminalstadium* des Todes festgehalten (Abb. 16.**1**) (5).

Um den Grad einer Bewußtseinsminderung zu bestimmen, sind eine Reihe von Parametern systematisch durchzuprüfen (13, 40, 48, 50). Hierzu gehören Änderungen der *Vigilanz* und der *Reizbeantwortung* auf optische, akustische und sensible Stimuli sowie Änderungen der Spontanmotorik, Tonus, Reflexverhalten und vegetativen Funktionen. Die Ansprechbarkeit auf äußere Reize gibt Aufschluß über den Grad der *Vigilanzminderung,* besonders bei der Unterscheidung von Sopor und Koma. Wichtig ist dabei, ob gesetzte Reize differenziert oder ungezielt beantwortet werden. Voraussetzung der Vigilanzprüfung sind intakte Afferenzen der Sinnesbahnen. Vergleicht man die Reaktion auf verschiedene

	motorische Unruhe	Faszikulation Tremor Dyskinesie	Scherzabwehr	Eigenreflexe	physiologische Fremdreflexe	pathologische Fremdreflexe (evtl.)	Pupillen	Pyramidenbahnzeichen	Enthirnungsstarre	
leichte Eintrübung des Bewußtseins Somnolenz mit voller Weckbarkeit	+	+	+	+	+	+	n	−	−	
Sopor, nur undifferenzierte Reaktion auf starke Reize	+	+	(+)	+	+	+	n	−	−	
Koma	+ ↓ −	−	−	(+) ↓ −	(+) ↓ −	− −	eng L+ ↓ −	− ↓ +	−	
sehr tiefes Koma	−	−	−	−	−	−	weit L−	+	Pette-Zeichen +	
Terminalstadium	−	−	−	−	−	−	max. weit L−	+/−	+	

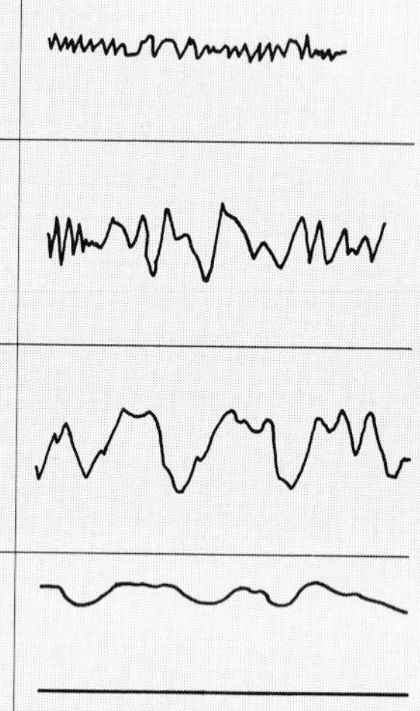

Abb. 15.1 Stadien der Bewußtseinsstörung und neurologische Begleitsymptome. n = normal, L = Licht (aus *H. Bauer:* Verh. dtsch. Ges. inn. Med. 72 [1966] 142)

sensorische Reize, so bleiben in der Regel mit zunehmender Vigilanzminderung zunächst die Antworten auf optische, dann auf akustische und schließlich auf Schmerzreize aus (15). Das zunächst gleichförmig wirkende Bild der Bewußtseinsstörung läßt sich somit in verschiedene, teils fluktuierende Stadien aufgliedern.

Die *Bewußtseinstrübung* führt zu einer zunehmenden Verlangsamung bis zur *Apathie* (Somnolenz), die durch Weckreize unterbrochen wird. Hinzu treten Merkschwäche, Sprachstörungen, Desorientiertheit, amnestische Syndrome und psychotische Verhaltensweisen. Eine motorische Unruhe kann sich in Form von Myoklonien und Faszikulieren (Urämie), Flappingtremor (Leberkoma) bemerkbar machen. Reflexverhalten und Pupillenreaktionen sind noch erhalten. Durch Enthemmung können Saug-, Schmatz- und Greifphänomene auftreten. Das EEG zeigt in diesem ersten Stadium nur eine mäßige Verlangsamung.

Im zweiten Stadium, dem *Sopor,* sinkt der Patient nach Anrufen rasch wieder in seine Apathie zurück. Auf Weckreize wird mit primitiven Affektäußerungen, Lautausstoßungen und ungezielten Abwehrreaktionen geantwortet. Neurologische Ausfälle werden noch nicht manifest. Im EEG macht sich eine ausgeprägtere Verlangsamung bemerkbar. Im dritten Stadium, dem *Koma,* ist eine Reaktion auf Umweltreize oder Umwelteinflüsse nicht mehr möglich. Es treten neurologische Ausfälle, Hypo- und Areflexien, Pyramidenbahnzeichen oder eine Muskelhypotonie auf. Die Pupillen werden zunächst eng, dann weit und lichtstarr, und es kommt zu keinen motorischen Reizerscheinungen mehr. Die Atmung wird schnarchend und unregelmäßig, der Puls klein und frequent. Elektroenzephalographisch leitet man im dritten Stadium langsame Deltawellen ab, die durch äußere Einflüsse nicht beeinflußbar sind.

Untersuchungsgang bei Bewußtlosen

Am Anfang jeder Untersuchung eines Bewußtlosen ist die Frage zu beantworten, ob Atmung und Kreislauf noch intakt sind. Bei Bedrohung dieser vitalen Körperfunktionen kann erst nach Durchführung aller erforderlichen *Intensivmaßnahmen* wie Reanimation mit externer Herzmassage, Intubation, künstlicher Beatmung, Venen- und Blasenkatheter eine neurologische Abklärung erfolgen (25, 28, 51, 53).

Anamnestisch müssen vor allem die Fragen geklärt werden, wann die *Bewußtlosigkeit* auftrat und wie schnell sie sich entwickelte. Auch nach Anhaltspunkten für einen *Schädelunfall* oder eine *Intoxikation* muß gefahndet werden. Weiterhin

sollte möglichst der bisher behandelnde Arzt nach den wichtigsten Vorerkrankungen des Patienten, einem evtl. vorliegenden zerebralen Anfallsleiden und nach verordneten Medikamenten befragt werden.
Bei der allgemeinen Inspektion des Bewußtlosen werden alle fünf Sinne des Arztes eingesetzt (11). Der Patient sollte völlig entkleidet in einem ruhigen Raum längere Zeit ungestört beobachtet werden können (13, 28). Zur Stellung einer richtigen Diagnose kann schon der acetonartige fruchtige Geruch der Ausatmungsluft im Coma diabeticum, der urinöse stechende Geruch beim Niereninsuffizienten und Prostatiker, der süßliche Lebergeruch im Coma hepaticum und ein häufig bitterer Mundgeruch bei Patienten mit akutem zerebralem Schlaganfall führen. Auch flüchtige Gerüche nach Äther, Lösungsmitteln, Alkohol und Chloroform müssen beachtet werden. Beim Alkoholgeruch muß man jedoch etwas vorsichtig sein, da viele Patienten bei einer aufkommenden Übelkeit oder unklaren körperlichen Störungen zunächst zur Flasche greifen.
Der visuelle Eindruck des Bewußtlosen gestattet eine weitere Differenzierung. Die Farbe der Haut kann wichtig sein. Eine rosige Gesichtsfarbe zeigen häufig essentielle Hypertoniker sowie Patienten mit Diabetes, im diabetischen Koma sowie bei der Kohlenmonoxydvergiftung. Eine blasse Haut haben die renalen Hypertoniker und Patienten im Kreislaufschock; eine graublaue Gesichtsverfärbung ist typisch bei *Methämoglobinämie*. Überwiegend bei kardiopulmonalen und mediastinalen Affektionen finden sich *Zyanosen*. Man betrachte auch den übrigen Körper. *Sugillationen*, die nicht unmittelbar beim Hinstürzen entstanden sein können, lassen an Gerinnungsstörungen bei Blutkrankheiten oder an eine latente Leberinsuffizienz denken. Mit dem Tastsinn können wir den Zustand des Hautturgors prüfen. Faltenbildung und Trockenheit sind typisch für ein hypochlorämisches Koma bei langdauerndem Erbrechen, starken Durchfällen oder Pylorusstenose. Auch im diabetischen Koma findet sich eine *Exsikkose*. Tastet man eine höckerige Leber oder Prostata, so kommen zerebrale Metastasen für die Bewußtseinsstörung in Frage. Sind Drüsentumoren palpabel, so ist auch an eine bösartige Bluterkrankung (Leukämie mit Hirninfiltraten oder Blutungen) zu denken.
Das Auffinden von Arzneimittelröhrchen oder Tablettenresten im Bereich der Mundhöhle und Lippen sowie im Magen (Magenbreipassage, Gastroskopie) geben Aufschluß über *Arzneimittelvergiftungen*. Einkoten und Einnässen können auf einen tieferen Grad einer Bewußtseinsstörung hinweisen. In Verbindung mit einem *Zungenbiß* ist besonders der zerebrale Anfall in die diagnostischen Überlegungen einzubeziehen.
Haltungs- und *Lageanomalien* des Körpers sind zu beachten. Ein Opisthotonus mit Flexion der Extremitäten kann eine Meningitis nahelegen. Diese Zwangshaltung verschwindet, wenn der Patient tiefer ins Koma kommt.
Halbseitenlähmungen bedingen evtl. eine konstante Kopfdrehung zu einer Seite oder eine beibehaltende Stellung der Extremitäten. Generalisierte *Muskelhypotonien* finden sich im Anschluß an akut entstandene Bewußtlosigkeiten, z.B. im Rahmen einer Commotio cerebri, nach zerebralem Insult oder postiktal. *Druckmarkierungen* der Haut sollten nicht übersehen werden, weil sie häufig Aufschlüsse darüber ergeben, wie lange ein Patient schon bewußtlos in einer bestimmten Körperhaltung gelegen hat. Nach ca. 6–10 Std. treten gerötete Schwellungen, nach 24 Std. Blasenbildungen und nach 48–72 Std. bei unveränderter Körperhaltung Nekrosen auf (28). Zu *Mazerationen* und *Defektbildungen* kommt es, wenn eine Benetzung dieser Hautpartien durch Urin oder Speichel erfolgt. Alle Hautveränderungen bilden sich bevorzugt an Stellen mit geringem Fettpolster und Muskelgewebe zwischen Haut und Knochen aus.
Hysterische Ausnahmezustände kann man manchmal an einer natürlichen Körperhaltung, aber auch an spontanen motorischen Entäußerungen bis zum Arc de cercle erkennen. Ein katatones Syndrom ist auszuschließen. Andere Begleitumstände wie *Stromnarben* und *Blutspuren* am Körper sowie *Injektionsstellen* (Diabetiker, Drogensüchtige) müssen beachtet werden. Man soll auch nicht vergessen, daß Patienten mit fortgeschrittener Arteriosklerose der Hirngefäße, Hypertoniker, Hypotoniker und Stoffwechselkranke bei auftretenden Gleichgewichtsstörungen hinstürzen können und dann wie Unfallverletzte aufgefunden werden.

Klinische Krankheitsbilder bei Bewußtseinsstörungen

Klinisch hat sich eine Einteilung in primär zerebrale und sekundär extrazerebrale Ursachen einer Bewußtseinsstörung bewährt (1, 14, 25, 28, 31, 51), wie die folgende Aufstellung zeigt.

Ursachen einer Bewußtseinsstörung:
A Primär zerebral bedingte Bewußtseinsstörungen
1. Schädel-Hirn-Trauma
2. zerebrovaskuläre Insuffizienz, Thrombosen, Embolien
3. Hirntumoren und Metastasen
4. entzündliche zerebrale Erkrankungen
5. atraumatische intrakranielle Blutungen
6. chronische Epilepsien
7. Hirnvenenthrombosen
8. Liquorzirkulationsstörungen

B Sekundäre extrazerebrale Bewußtseinsstörungen
1. *Herz-Kreislauf-Störungen*
a) Adams-Stokes-Anfall
b) Herzrhythmusstörungen
c) Herzinfarkt
d) Schock
e) Strangulation
f) Herzstillstand
g) extrazerebrale Gefäßverschlüsse
h) Karotis-Sinus-Syndrom
i) Elektrounfall
j) Unterkühlung
2. *Lungenfunktionsstörungen*
a) Aspiration
b) ventilatorische Globalinsuffizienz
c) Dekompensiertes Cor pulmonale
d) Hypoxie bei ausgedehnter Pneumonie
3. *Metabolische Störungen* (sog. Enzephalopathien)
a) Coma diabeticum, hypoglycämicum, hepaticum, urämicum, hypokaliämicum, basedowicum, paraproteinämicum, hypochlorämicum, hypercalcaemicum
b) Eklampsie
c) Nebennierenrindeninsuffizienz
d) Krise bei Hyperparathyreodismus, Myxödem
e) Stoffwechselstörung bei Infektionskrankheiten
f) hyperosmolares, nicht azidotisches Koma
4. *Exogene Intoxikationen*
a) Alkohol, Schlafmittel, Drogen, Medikamente, Insektizide, Lösungsmittel.

Die größte Gruppe mit Bewußtseinsstörungen stellen die *Schädel-Hirn-Traumen.* Differentialdiagnostische Schwierigkeiten bereiten sie besonders, wenn das Trauma zunächst nicht bekannt, schon länger zurückliegt, als *Bagatelltrauma* nicht genügend beachtet oder durch die retrograde *Amnesie* nicht registriert wurde. Blutspuren aus Nase, Mund und Ohren, Schädelverletzungen und Erbrochenes auf der Kleidung sind zu beachten. Die Einführung der *kranialen Computertomographie* hat bei den Schädel-Hirn-Traumen und ihren Komplikationen einen entscheidenden Fortschritt gebracht (35, 38). Die rasche und sichere Feststellung von epiduralen, subduralen und intrakraniellen Hämatomen wurde so möglich. Jeder bewußtlose Patient sollte sofort, besonders wenn neurologische Ausfälle oder eine Schädelfraktur nachweisbar sind, einer *kranialen Computertomographie* und, falls noch erforderlich, einer zerebralen *Angiographie* zugeführt werden. Die Seitenlokalisation kann durch *Echoenzephalographie* und *Elektroenzephalographie* erleichtert werden.

Für die prognostische Beurteilung der schweren *Schädel-Hirn-Traumen* ist die Registrierung der Bewußtseins- und Reaktionslage von größter Wichtigkeit. Eine Einteilung in *drei Stadien* hat sich bewährt (42). Im Stadium der Reaktionslosigkeit mit Atemstillstand oder erhaltenem Atemantrieb sowie bei Streckkrämpfen mit reaktionslosen Pupillen trat bei allen beobachteten Fällen der Tod ein. Bei tiefer *Bewußtlosigkeit* mit Schmerzreaktion sowie *Streckkrämpfen* bei erhaltener Pupillenreaktion betrug die Letalität 75%, bei Bewußtseinsstörungen mit oder ohne neurologische Herdsymptome 15%. Je länger der Bewußtseinsverlust anhält, um so ungünstiger wird die Prognose. Die 5%-Grenze überlebter Bewußtlosigkeit von mehr als 24 Std. betrug bei Kindern und Jugendlichen 17–20 Tage, bei mittleren Altersstufen 12–15 Tage und bei älteren Patienten 5 Tage (18). Verursacht der Schädelunfall eine intrakranielle Blutung, so macht sich diese Komplikation entweder durch eine primäre tiefe Bewußtlosigkeit ohne Aufhellungstendenz oder durch eine sekundäre Bewußtseinsstörung nach freiem Intervall mit Mydriasis auf der Herdseite, Hemiparese und Erbrechen bemerkbar. Gelegentlich kann eine posttraumatische Bewußtseinsstörung zur Leukozytose, Glykosurie oder Hyperglykämie führen, so daß man fälschlicherweise einen entzündlichen Prozeß oder ein diabetisches Koma annimmt. Eine *Schädelverletzung* kann auch bei einem zerebralen Anfall oder bei einer auftretenden peripheren oder zerebralen Zirkulationsstörung entstehen und eine Bewußtlosigkeit zur Folge haben, so daß das ursächliche Krankheitsbild verschleiert wird. Besondere Aufmerksamkeit erfordert das *subdurale Hämatom* mit einer über Tage, Wochen und Monate dauernden, langsam zunehmenden Bewußtseinstrübung. Bei der *epiduralen Blutung* tritt die Bewußtseinstrübung sehr schnell, meistens innerhalb von Stunden ein. Man sollte bei jeder *Bewußtlosigkeit* in erster Linie an ein Schädel-Hirn-Trauma denken. Nach Schädeltraumen kann sich manchmal ein sog. *traumatischer Dämmerzustand* (7) einstellen. Dieser dauert Minuten bis Stunden, setzt direkt nach dem Trauma ein und wird meist mit einem tiefen Schlaf beendet, aus dem der Patient beschwerdefrei erwacht und eine Erinnerungslücke einschließlich des Unfallereignisses aufweist. Im traumatischen Dämmerzustand selbst kommt es wegen Gereiztheit, Verstimmung und Taktlosigkeit, die bis zur Aggressivität gehen kann, häufig zu Konfliktsituationen mit der Umwelt.

Bedingt durch Reanimation und Intensivmedizin kann sich nach schweren Schädel-Hirn-Traumen das Krankheitsbild der *„protrahierten posttraumatischen Enzephalopathie“* entwickeln (30). Aber auch bei wiederhergestellten Kreislaufverhältnissen und erhaltenen vegetativen Funktionen kehrt das Bewußtsein nicht wieder. Die Großhirnrinde kann durch traumatische Einwirkungen so schwer geschädigt sein, daß der Hirnstamm vom Hirnmantel (Pallium) abgeschaltet ist. Es entsteht das *apallische Syndrom* als pathogenetisch unspezifisches Syndrom verschiedenster schwerster zerebraler Schädigungen (21, 37). Die häufigste Ursache hierfür ist ein Schädel-Hirn-Trauma. Aber auch *hypoxische Schäden* (Strangulation, Gasvergiftung, Ertrinken, Ersticken, Herzstillstand, Narkosezwischenfall, Schock, Barbiturate, Epilepsie, Tumoren, Hirnödem) und *entzündliche Affektionen* können ein *apallisches Syndrom* auslösen. Im apallischen Syndrom existiert nur noch eine elementare Lebensaktivität mit offenen Augen, die nicht fixieren, Apathie, fehlendem Reaktionsvermögen, Spontaneitätsverlust und unkoordinierten Reflexsynergien auf Schmerzreize. Trotz eines scheinbaren Wachseins, unterbrochen von längeren Schlafperioden, werden die Vorgänge der Umwelt nicht registriert; die Patienten liegen panagnostisch und panapraktisch im Bett, oft starr in unzweckmäßigen Zwangshaltungen verharrend (akinetischer Mutismus); obwohl Kau-, Saug- und Schmatzreflexe bestehen, wird das Schlucken nicht mehr erlernt, so daß eine Sondenernährung notwendig ist. Vegetative Zeichen wie Schweißausbruch, Erröten, Tachykardie, Blutdrucksteigerungen und verstärkte Salivation bestehen häufig (52). Beuger- und Streckersynergien, Tremor und Myoklonien sowie eine *Dezerebrationsstarre* aller Extremitäten können ebenso auftreten wie Pyramidenbahnzeichen, Paresen, Salbengesicht und ein abnormes Augenbrauenwachstum. Es kommt zu unwillkürlichen Blasen- und Mastdarmentleerungen.

Das *posttraumatische apallische Syndrom* kann in ein *akutes Mittelhirnsyndrom* mit Bewußtlosigkeit, Störungen der Optomotorik, Enthemmung der Körpermotorik und Entgleisung der vegetativen Funktionen sowie in ein akutes Bulbärhirnsyndrom mit Ausfall von Opto- und Körpermotorik sowie Erlöschen der vegetativen Funktionen eingeteilt werden (22).

Die Prognose des *apallischen Syndroms* ist infaust, falls schwere Substanzschäden am Großhirn vorliegen. Marasmus, Dekubitus, aufsteigende Harnwegsinfektionen und Bronchopneumonien sind limitierende Faktoren. Es kommt jedoch bei fast 50% der Patienten zur partiellen kortikalen Restitution (21).

Differentialdiagnostisch ist das *„Locked-in-Syndrom“* vom apallischen Syndrom abzugrenzen. Es handelt sich um ein Pseudokoma bei Basilaristhrombose (19, 47). Durch die morphologischen Läsionen in Höhe der Brücke und im oberen Hirnstamm mit Tetraplegie, Hirnnervenstörungen, Sprechunfähigkeit und Trismus (pontines Querschnittssyndrom) wird eine bestehende lähmungsbedingte Reaktionslosigkeit und *Akinese* als *Koma* fehlgedeutet. Das ungestörte Bewußtsein zeigt sich auch in einem erhaltenen *Alpha-EEG.* Bei typischer Ausprägung sind nur noch vertikale Lid- und Blickbewegungen möglich. Die Prognose ist schlecht.

Im Rahmen von *zerebralen Zirkulationsstörungen* kommt es bei Unterbrechung der Hirndurchblutung fast augenblicklich zum Bewußtseinsverlust. Schon nach 15 Sek. ist das EEG isoelektrisch, und nach 4–6 Min. erlischt die elektrische oder synaptische Neuronenerregbarkeit (27).

Der plötzliche Bewußtseinsverlust bei der sog. *banalen Ohnmacht* ist ein häufiges Ereignis. Bei Kreislauflabilität kann ein solcher Zustand schon durch seelische Erregung oder längeres Stehen eintreten. Patienten in Rekonvaleszenz oder mit fieberhaften Infektionskrankheiten sind besonders gefährdet.

Das *vasovagale Syndrom* zeichnet sich durch Blässe, Schweißausbruch und niedrige Pulsfrequenz aus. Ein akutes Herzversagen infolge eines Herzinfarkts, einer Starkstromschädigung oder einer plötzlichen Myokarddilatation bei großer körperlicher Anstrengung kann zur Bewußtlosigkeit führen, ebenso wie die Herzklappenvitien, besonders die Aortenstenose, weniger auch die Mitralstenose, angeborene Vitien mit Mischungszyanose und das Aortenaneurysma. Rhythmusstörungen des Herzens (Adams-Stokes-Morgandi-Syndrom bei totalem AV-Block), Vorhofflimmern und Vorhofflattern sind weitere Ursachen für eine Bewußtlosigkeit von rezidivierendem Charakter, die oft durch zerebrale Krämpfe kompliziert wird. Hochgradige *Anämien* verursachen fast nie eine Bewußtlosigkeit, es sei denn, der Blutverlust ist sehr rasch eingetreten.

Hustensynkopen mit Bewußtseinsverlust sind pressorische synkopale Anfälle, die begünstigt werden durch Blutdruckabfall mit Verkleinerung des Herzminutenvolumens, Anstieg des Liquordruckes beim Pressen und erhöhtem arteriellem CO_2-Spiegel bei Ventilationsstörungen (36).

Bei den *hypertonen zerebralen Massenblutungen* ist die Bewußtlosigkeit mit ca. 98% fast obligatorisch, bei thromboembolischen Prozessen mit ca. 50% nur fakultativ. Die *ischämische Enzephalomalazie* verursacht im allgemeinen eine nicht so schnell einsetzende und nicht so tiefe Bewußtseinsstörung. Ursache sind meist extra- und intrakranielle Gefäßprozesse mit starker lokaler Drosselung der zerebralen Durchblutung. *Embolische zerebrale Gefäßverschlüsse* mit Bewußtlosigkeit treten besonders oft bei Herzvitien, akuter Endokarditis und nach Herzinfarkt auf.

Mit initialem Bewußtseinsverlust gehen auch zerebrale *Luftembolien* (krimineller Abort, Pneumothoraxanlage, Strumektomie) und Fettembolien (Frakturen, ausgedehnte Weichteilquetschungen) einher.

Die *subarachnoidalen Blutungen* sind durch schnell einsetzende Nackenkopfschmerzen mit Meningismus, Bewußtlosigkeit (50%) und blutigem Liquor gekennzeichnet. Seltene Ursachen der *Subarachnoidalblutung* sind der Morbus Werlhof oder Thrombopenien anderer Genese.

Bewußtseinsstörungen bei venösen zerebralen Zirkulationsstörungen kommen bei *Kavernosusthrombosen,* nach Thrombophlebitis, bei Furunkeln im Nasen- und Oberlippenbereich, Epipharynx- und Mundbodenphlegmonen sowie infizierten Cholesteatomen vor. *Sinusthrombosen* können auch einmal während der Schwangerschaft, bei Polyzythämien und unter den Ovulationshemmern auftreten.

Amnestische Episoden oder transitorische globale Amnesien sind wahrscheinlich durch passagere Durchblutungsstörungen im Versorgungsbereich der A. basilaris besonders im Stromgebiet der Aa. mamillariae bedingt (2, 8, 9, 17, 20, 39, 45, 46). Betroffen sind meist ältere Patienten. Im Vordergrund steht eine Störung des *Kurzzeitgedächtnisses,* die Stunden, manchmal Tage anhalten kann und mit einer *Amnesie* einhergeht, welche für die Dauer der Episode bestehenbleibt. Die Patienten wirken ratlos, etwas verwirrt, können aber noch einfache Handlungen im Alltagsleben ausführen. Neurologische, neuroradiologische und elektroenzephalographische Befunde sind weitgehend unauffällig. Rezidive treten äußerst selten auf.

Bewußtseinsstörungen bei entzündlichen Erkrankungen des ZNS sind häufig bei den viralen und bakteriellen Meningitiden, kommen aber auch beim Hirnabszeß und bei den Enzephalitiden vor. Die Bewußtseinsstörung hält bei der tuberkulösen Meningitis oft wochenlang an. Bei Hirnabszessen mit Bewußtlosigkeit kommt es relativ häufig auch zu zerebralen Krampfanfällen. Parainfektiöse Enzephalomyelitiden können neben der Bewußtseinsstörung eine extrapyramidale Symptomatik mit myoklonischer, choreatischer und athetotischer Bewegungsunruhe verursachen.

Kommt es bei einem *Hirntumor* oder einer zerebralen Metastase zum Bewußtseinsverlust, so liegt meist schon ein fortgeschrittenes Leiden vor. Eine interne Untersuchung kann weiterführen und evtl. ein Bronchial- oder Prostatakarzinom aufdecken.

Bei der Gruppe der *metabolischen Störungen* des Gehirns (sog. *Enzephalopathien*) ist die Bewußtseinsstörung führendes Achsensyndrom einer ablaufenden Stoffwechselkatastrophe (10). Die Histopathologie stoffwechselbedingter Enzephalopathien ist bei den einzelnen Komaformen weitgehend einheitlich (54). Makroskopisch ist das Gehirn flüssigkeitsreich und etwas schwerer als normal.

Neben der *Bewußtlosigkeit* ist eine Fülle von neurologischen und psychiatrischen Symptomen bei den metabolischen Stoffwechselstörungen beschrieben worden (55). Die neuropsychiatrischen Ausfallserscheinungen einschließlich EEG-Veränderungen sind aber relativ unspezifisch und als einförmige Antwort des Gehirns auf die Anflutung endogener Stoffwechselprodukte zu deuten.

Abzuklären ist zunächst immer die Grunderkrankung.

Nach einem *zerebralen Anfall* kann der Patient im postiktalen Dämmerzustand aufgefunden werden. Besonders zu achten ist auf Sturzverletzungen und auf den Zungenbiß. Das EEG zeigt in ca. 40–50 % paroxysmale Störungen mit steilen Wellen oder „spikes and waves“. Oft kann man einen Anfallspaß oder Tablettenröhrchen mit Antikonvulsiva finden.

Intoxikationen durch Medikamente und Drogen werden bei der leichten Zugänglichkeit und der bereitwilligen Ausstellung von Rezepten immer häufiger. Die Bewußtseinsstörung umfaßt alle Schwerestadien in Abhängigkeit von Menge und Art der zugeführten Substanz. Alkohol- und Schlafmittelvergiftungen sind besonders häufig. Eine Erhebung der Fremdanamnese, die Sicherung von Tablettenpackungen sowie die chemische Analyse der Körperausscheidungen sind wichtig.

Abschließend wird festgestellt, daß die Differentialdiagnose der Bewußtseinsstörungen eine enge Zusammenarbeit zwischen Chirurgen, Internisten, Anästhesisten, Neurologen und Psychiatern erforderlich macht.

Literatur

1 Adams, A. E.: Über Grundlagen und Störungen des Bewußtseins. Fortschr. Neurol. Psychiat. 40 (1972) 308–322

2 Adams, A. E.: Über amnestische Episoden. Dtsch. med. Wschr. 101 (1976) 1061–1063

3 Adams, A. E.: Pathophysiologie der Bewußtseinsstörungen. Münchn. med. Wschr. 113 (1971) 785–792

4 v. Albert, H. H., A. Jammal, W. Lanksch: Erkennung und Prognose der akuten posttraumatischen intrakraniellen Haematome. Münchn. med. Wschr. 111 (1969) 1145–1151

5 Bauer, H.: Die Symptome der Encephalopathie aus der Sicht des Neurologen. Verh. dtsch. Ges. inn. Med. 72 (1966) 142–155

6 Baumgarten, R.: Neurophysiologische Grundlagen des Bewußtseins. In Ahnefeld, F. W., u. a.: Klinische Anästhesiologie und Intensivtherapie, Bd. XIX: Der bewußtlose Patient. Springer, Berlin 1979 (S. 10–19)

7 Bay, E.: Traumatische Dämmerzustände. Med. Welt 19 (1968) 2571–2573

8 Bender, M. B.: Single episode of confusion with amnesia. Bull. N. Y. Acad. Med. 36 (1960) 197

9 Bodechtel, G., R. Spatz: Amnestische Episoden – traumat. Dämmerzustände – psychomotorische Dämmerattacken. Münch. med. Wschr. 113 (1971) 1333–1338

10 Bodechtel, G.: Zur Pathogenese und Differentialdiagnose der Encephalopathien aus der Sicht des Internisten. Regensburg. Jb. ärztl. Fortbild. 13 (1965) 117–125

11 Bodechtel, G.: Zur Differentialdiagnose der Bewußtlosigkeit. Medizinische 35 (1954) 1127–1132

12 Brickner, R. M.: The Intellectual Functions of the Frontal Lobes. Macmillan, New York 1936

13 Butenuth, J., E. C. Fuchs, R. Schiffter, P. Wolf: Klinische Kriterien zur Bestimmung der Komatiefe. Akt. Neurol. 2 (1975) 81–102

14 Christiani, K.: Akute Bewußtseinsstörungen. Neurol. Psychiat. 5 (1979) 140–143

15 v. Cramon, D., R. Brinkmann, H. Schulz: Entwicklung eines

Meßinstrumentes zur Bestimmung der Aufmerksamkeit bei Patienten mit cerebralen Läsionen und Funktionsstörungen. J. Neurol. 208 (1975) 241–256
16 Erbslöh, F.: Differentialdiagnose des primär zerebralen Komas. In Streicher, H.-J., J. Rolle: Der Notfall: Bewußtlosigkeit. III. Wuppertaler Notfallsymposium 1972. Thieme, Stuttgart 1974
17 Fisher, C. M., R. B. Adams: Transient global amnesia. Acta neurol. scand., Suppl. 9, 40 (1964) 7–83
18 Frowein, R. A., B. Terhaag, K. auf der Haar: Früh-Prognose akuter Hirnschädigungen. Akt. Traumatol. 5 (1975) 203–211
19 Flügel, K. A., H. H. Fuchs, K. F. Druschky: Das „Locked in“-Syndrom: Pseudokoma bei Basilaristhrombose. Dtsch. med. Wschr. 102 (1977) 465–470
20 Flügel, K. A.: Transitorische globale Amnesie – ein paroxysmales amnestisches Syndrom. Fortschr. Neurol. Psychiat. 43 (1975) 471–485
21 Gerstenbrand, F.: Das traumatische apallische Syndrom. Springer, Berlin 1967
22 Gerstenbrand, F., H. Binder: Neurologische Aspekte des Komas. In: Münchener Konferenz über Neurologisch-Psychiatrische Aspekte des Komas, 29.–30. 11. 1974. Janssen, Düsseldorf 1974 (S. 14–33)
23 Hassler, R.: Pathophysiologie der Bewußtlosigkeit. In Streicher, H.-J., J. Rolle: Der Notfall: Bewußtlosigkeit. III. Wuppertaler Notfallsymposium 1972. Thieme, Stuttgart 1974 (S. 1–13)
24 Hassler, R.: Die neuronalen Steuerungssysteme für Wachsein, Schlaf und Bewußtseinsvorgänge. In Ahnefeld, F. W., u.a.: Klinische Anästhesiologie und Intensivtherapie, Bd. XIX: Der bewußtlose Patient. Springer, Berlin 1979 (S. 1–9)
25 Heitmann, R.: Der bewußtlose Kranke aus neurologischer Sicht. Med. Welt 22 (N. F.) (1971) 649–653
26 Holdorff, B., H. Schneider: Zur Morphologie komatöser Verläufe. Akt. Neurol. 2 (1975) 73–80
27 Hossmann, K. A.: Stoffwechselstörungen beim ischaemischen Koma. In Ahnefeld, F. W., u.a.: Klinische Anästhesiologie und Intensivtherapie, Bd. XIX: Der bewußtlose Patient. Springer, Berlin 1979 (S. 38–49)
28 Ibe, K.: Bewußtlosigkeit. Ein Beitrag zur Ätiologie, Differentialdiagnose und Erstbehandlung. Akt. Neurol. 2 (1975) 113–120
29 Jakob, H.: Zur Neuropathologie komatöser Zustandsbilder. Med. Welt (1964) 119–122
30 Jellinger, K.: Protrahierte posttraumatische Encephalopathie. Wien. med. Wschr. 38 (1968) 747–753
31 Jellinger, K.: Klinische Neuropathologie des Komas. In: Münchener Konferenz über Neurologisch-Psychiatrische Aspekte des Komas, 29.–30. 11. 1974. Janssen, Düsseldorf 1974 (S. 321–348)
32 Jellinger, K.: Zur Neuropathologie des Komas und postkomatöser Encephalopathien. Wien. klin. Wschr. 80 (1968) 505–517
33 Jouvet, M.: Coma and other disorders of conscionsness. In Vinken, P. J., G. Bruyn: Handbook of Clinical Neurology, vol. III., Amsterdam 1969 (pp. 62–79)
34 Kaeser, H. E., H. R. Müller, E. Stricker: Komatöse Zustände. Schweiz. med. Wschr. 102 (1972) 1257–1262
35 Kazner, E., W. Lanksch, H. Steinhoff, J. Wilske: Die axiale Computer-Thomographie des Gehirnschädels. Thieme, Stuttgart 1975
36 Kollmannsberger, A.: Über Hustensynkopen. Münch. med. Wschr. 106 (1964) 545–550
37 Kretschmer, E.: Das apallische Syndrom. Z. ges. Neurol. Psychiat. 169 (1940) 576
38 Kretzschmer, K., S. Wende: Untersuchungsverfahren bei Bewußtlosen: Apparative Untersuchungsmethoden. In Ahnefeld, F. W., u.a.: Klinische Anästhesiologie und Intensivtherapie, Bd. XIX: Der bewußtlose Patient. Springer, Berlin 1979 (S. 117–126)
39 Kugler, J.: Amnesien bei zerebrovasculärer Insuffizienz. In: Das Gedächtnis – Gedächtnisstörungen. VII. Venezianisches Symposium. Werk-Verlag Banaschewski, München 1974 (S. 80–88)
40 Lücking, C. H.: Neurologische Diagnostik des Koma-Patienten. Intensivbehandlung 1 (1976) 65–70
41 Lugauer, J., S. Lehrl, H. H. Fuchs: Die Messung von Bewußtseinsstörungen. Eine Skala für mittlere und schwere Durchgangssyndrome und Bewußtseinsstörungen. Neurol. Psychiat. 3 (1977) 515–517
42 Marguth, F.: Verletzungen des Schädels und des Gehirns. Langenbecks Arch. klin. Chir. 322 (1968) 251–258
43 Maßhoff, W., S. Grohme: Pathologisch-anatomisches Substrat der Bewußtlosigkeit. In Streicher, H.-J., J. Rolle: Der Notfall. Bewußtlosigkeit. III. Wuppertaler Notfallsymposium 1972. Thieme, Stuttgart 1974 (S. 13–33)
44 Moruzzi, G., H. W. Magoun: Brain stem reticular formation and activation of the EEG. Electroenceph. clin. Neurophysiol. 1 (1949) 455–473
45 Müller, H.: Die amnestische Episode. Med. Klin. 74 (1979) 559–562
46 Mumenthaler, M., L. v. Roll: Amnestische Episoden. Analyse von 16 eigenen Fällen. Schweiz. med. Wschr. 99 (1969) 133–139
47 Plum, F., J. B. Posner: The Diagnosis of Stupor and Coma. Davis, Philadelphia 1966
48 Plum, F., J. B. Posner: Diagnosis of Stupor and Coma, 2nd ed. Davis, Philadelphia 1972
49 Popper, K. R.: Objective knowledge. An Evolutionary Approach. Clarendon, Oxford 1972
50 Regli, F., K. Foerster: Der neurologische Untersuchungsgang beim bewußtlosen Patienten. In Ahnefeld, F. W., u.a.: Klinische Anästhesiologie und Intensivtherapie, Bd. XIX: Der bewußtlose Patient. Springer, Berlin 1979
51 Rolle, J.: Klinische Notfall-Diagnostik des bewußtlosen Patienten. In Streicher, H.-J., J. Rolle: Der Notfall: Bewußtlosigkeit. III. Wuppertaler Notfallsymposium 1972. Thieme, Stuttgart 1974 (S. 35–38)
52 Scharfetter, C., F. Scharfetter: Über das apallische Syndrom. Dtsch. med. Wschr. 93 (1968) 2131–2133
53 Schiffter, R., H. Schliack: Bewußtseinsverlust. Akt. Neurol. 2 (1975) 69–72
54 Stochdorph, O.: Zur Histopathologie der stoffwechselbedingten Encephalopathien. Verh. dtsch. Ges. inn. Med. 72 (1966) 107–113
55 Störring, G.: Die Symptome der Encephalopathien aus der Sicht des Psychiaters. Verh. dtsch. Ges. inn. Med. 72 (1966) 155–165

16 Nichtepileptische Anfälle

Von A. Kollmannsberger

Die Abgrenzung zerebraler Krampfanfälle von nicht epileptischen Krisen stellt hohe differentialdiagnostische Anforderungen. Vom Erscheinungsbild her ergeben sich mannigfache Überschneidungen mit andersartigen Paroxysmen. So sind Bewußtseinsverlust und motorische Entladungen führende klinische Erscheinungen des generalisierten zerebralen Krampfanfalls. Diese beiden Symptome charakterisieren aber auch nichtepileptische, meist kreislaufbedingte Anfälle. Die Ähnlichkeit der äußeren Erscheinungen führt oft zu einer Verwechslung dieser beiden Formenkreise. So werden nicht selten zerebral Gesunde für Epileptiker gehalten und ergebnislos mit Antikonvulsiva behandelt, während erfolgversprechende therapeutische Maßnahmen unterbleiben. Es sei jedoch darauf hingewiesen, daß es epileptische, nichtkonvulsive Krisen gibt, die vom Erscheinungsbild her große Ähnlichkeit mit kardiovaskulären oder vagovasalen und anderen Synkopen haben (10). Differentialdiagnostisch sind neben der Anamnese EEG-Untersuchungen, evtl. mit den verschiedenen Provokationsverfahren, hilfreich.

Eine exakt erhobene Anamnese sowie die Beobachtung eines Anfalles helfen differentialdiagnostisch weiter. Vorboten, den Anfall selbst einleitende Erscheinungen und der Anfallsablauf können meist nicht vom Kranken selbst, sondern müssen von Angehörigen erfragt werden. Abruptes Hinstürzen mit schweren Verletzungen, Zungenbiß, Sezessus, länger dauernde Bewußtlosigkeit, die in einen Nachtschlaf übergeht, oder eine erhebliche postkritische Erschöpfung lassen eher an einen Anfall aus dem epileptischen Formenkreis denken. Ein Gefühl des Schwarzwerdens vor den Augen, Schweißausbruch, Gesichtsblässe, gehen häufig kreislaufbedingten Anfällen voraus. Weitere Aufschlüsse hinsichtlich der Ursache eines plötzlichen Bewußtseinsverlustes können Ekg und EEG geben, insbesondere, wenn es gelingt, während der Ableitung einen Anfall zu provozieren. Die Kenntnis der Ursache und des Mechanismus verschiedener Formen synkopaler Anfälle schützt vor schwerwiegenden Fehldiagnosen.

Unter den nichtepileptischen Krisen nehmen die *kreislaufabhängigen Anfälle* wohl den größten Raum ein. Sie werden auch als *Synkopen* bezeichnet.

Die häufigste Synkope ist die banale, oft durch psychische Einflüsse hervorgerufene **Ohnmacht.** Sie setzt mit gewissen Prodromen ein: Asystematischer Schwindel, dröhnende Ohrgeräusche und Übelkeit treten auf; das Gesichtsfeld verdunkelt sich; Schweiß bricht aus, und leichenblaß sinkt der Betroffene zu Boden. Ursachen sind ein Blutdruckabfall und eine Abnahme des peripheren Strömungswiderstands.

Blutverteilungsveränderungen liegen auch der **orthostatischen Synkope** zugrunde, die besonders bei Jugendlichen nach längerem Stehen in schlecht gelüfteten oder überheizten Räumen oder auch nach jähem Aufrichten aus dem Liegen auftritt. Konvulsionen sind dabei sehr selten, können aber bei extremem Blutdruckabfall vorkommen (1). Im allgemeinen bereiten diese Anfallsformen keine diagnostischen und therapeutischen Schwierigkeiten; der Kranke entzieht sich durch den Bewußtseinsverlust selbst den schädigenden Einflüssen. In liegender Position kehrt das Bewußtsein innerhalb von Sekunden wieder. Unsachgemäße Therapie, wie z. B. das Erzwingen einer aufrechten Körperhaltung, kann schwerwiegende Folgen haben. Sogar Todesfälle sind beschrieben.

Nicht zu verwechseln mit der orthostatischen Synkope ist die lageabhängige Hypotension, die sog. **Positionshypotonie.** Bei dieser Fehlregulation des Kreislaufs, die wir bei schweren Polyneuropathien und Polyneuritiden, bei der Tabes dorsalis, bei Tumoren im Bereich des IV. Ventrikels, bei hoher Querschnittsläsion des Halsmarkes oder auch bei der olivopontozerebellaren Atrophie gesehen haben, sinkt parallel mit dem Aufrichten aus dem Liegen der systolische und diastolische Blutdruck ab, was man am Kipptisch exakt verfolgen kann. Es handelt sich hierbei um ein Versagen des Vasomotorenreflexes infolge einer Störung des spinalen und medullären sympathischen Reflexbogens, wodurch die Blutdruckregulation bei Lagewechsel versagt. Folge davon ist die Positionshypotonie ohne gegenregulatorischen Anstieg des diastolischen Blutdrucks und ohne Anstieg der Pulsfrequenz.

Vegetative Fehlsteuerung mit Blutdruckabfall bis zum flüchtigen Bewußtseinsverlust kann auch durch periphere oder zentrale **Vestibularisafffek-**

tionen hervorgerufen werden. Hier steht jedoch ausgeprägter Drehschwindel mit Nausea und Erbrechen so im Vordergrund, daß die Ursache der Synkope nicht zu übersehen ist.

Zu den vagovasalen Formen synkopaler Anfälle gehören auch die seltenen Miktionssynkopen. Sie werden häufig nachts, während oder kurz nach der Miktion bei Kindern oder älteren Männern gesehen. Wegen der Seltenheit des Krankheitsbildes fehlen überzeugende hämodynamische Messungen und pathogenetische Erklärungen (12). Einige Autoren nehmen an, daß den Miktionssynkopen ein gewöhnlicher orthostatischer Kollaps (29) zugrunde liegt; andere denken an von der Blase ausgehende vasomotorische Reflexe. Möglicherweise gibt es verschiedene Ursachen dieser seltenen Form synkopaler Anfälle.

Lukash u. Mitarb. (22) beobachteten einen 20jährigen Mann, bei dem es nach Bettruhe wegen einer Knieverletzung zu orthostatischer Kollapsneigung kam und mehrmals im Zusammenhang mit der Miktion eine Asystolie aufgetreten war.

Postprandiale Synkopen treten gelegentlich bei Magenresezierten mit Sturzentleerung im Rahmen eines *Dumping-Syndroms* auf. Sofort nach der Mahlzeit oder noch während der Nahrungsaufnahme kommt es zur Ohnmachtsneigung oder zum Kreislaufkollaps auf dem Boden einer Hypovolämie durch eine Blutverteilungsstörung (sog. Frühdumping). Dem Spätdumping, das sich 1½–3 Std. nach dem Essen bemerkbar macht, liegt eine Hypoglykämie mit den dafür typischen Symptomen zugrunde.

Eine häufig vorkommende und harmlose Form kreislaufbedingter Anfälle sind **pressorische Synkopen.** Sie sind auf Grund charakteristischer anamnestischer Angaben zu diagnostizieren. Während einer heftigen Hustenattacke, während schallenden Gelächters oder einer anderen pressorischen Anstrengung kommt es zu Benommenheit, Schwarzwerden vor den Augen, oft heftigen Kopfschmerzen und schließlich zum Bewußtseinsverlust mit oder ohne Konvulsionen. Die Verwechslung mit einem zerebralen Krampfanfall liegt nahe, und nicht selten werden diese Kranken als Epileptiker behandelt. Bezeichnungen wie Kehlkopfepilepsie leisten solchen schwerwiegenden Fehldiagnosen Vorschub und sollten aus dem Sprachgebrauch verschwinden.

Bei **Hustenanfällen,** die zum Bewußtseinsverlust führen, handelt es sich im allgemeinen um einen spastischen Husten – vergleichbar dem Keuchhusten –, bei dem zwischen den einzelnen Hustenstößen gar nicht oder nur kaum inspiriert wird. Das Gesicht verfärbt sich dabei blaurot, die Arm- und Halsvenen sowie auch die Venen der unteren Extremität schwellen an. Es kommt zu einer erheblichen Rückflußbehinderung für das venöse Blut aus der Peripherie durch Erhöhung des intrathorakalen bzw. intraabdominalen Drucks. Solange beim Pressen der intraabdominale Druck höher liegt als der intrathorakale, fließt aus dem Bauchraum noch genügend Blut zum rechten Herzen. Bei Preßdrücken über 50 mm Hg übersteigt der intrathorakale den intraabdominalen Druck (22). In diesen Fällen ist der Zufluß aus dem Gebiet der V. cava inferior besonders stark gedrosselt. Es kommt zu einer Verkleinerung des Schlagvolumens, das bis auf wenige Kubikzentimeter absinken kann.

Als mögliche Ursache von Hustensynkopen ist auch einmal an eine Herzrhythmusstörung zu denken. Irani u. Sanchis (13) beobachteten während des Hustens höhergradige a.v. Blockierungen mit erheblichem Abfall der Kammerfrequenz und damit des Herzzeitvolumens. Atemabhängige Überleitungsstörungen wurden auch von anderen Autoren beschrieben (5, 13, 16).

An Hustensynkopen leiden meist muskelkräftige Männer, die besonders hohe Preßdrucke aufbringen. Synchron mit dem Venendruck steigt beim Pressen auch der Liquordruck, was zu einer Zirkulationsbehinderung, besonders in den kleinen wandschwachen Gefäßen, führen kann, so daß die Hirndurchblutung weiter abnimmt. Prädisponierend für Hustensynkopen wirken chronische Ventilationsstörungen der Lunge und vor allem eine zerebrale Mangeldurchblutung auf dem Boden eines degenerativen oder entzündlichen Gefäßprozesses (17, 19). Ein 57jähriger Kollege schilderte uns, daß er in letzter Zeit wiederholte Male, meist in fröhlicher Stammtischgesellschaft, während des Lachens oder auch bei Hustenanfällen das Bewußtsein verloren habe. Dabei verfärbte sich das Gesicht blaurot; zu Zungenbiß oder spontanem Urinabgang kam es nie. Nach 3–5 Sek. erwachte er wieder. Der Kollege machte sich erhebliche Sorgen. Er fürchtete, an einer Epilepsie erkrankt zu sein oder einen Hirntumor zu haben. Wir konnten weder intern noch neurologisch – abgesehen von einer mäßigen Adipositas (169 cm/86 kg) – einen krankhaften Befund erheben. Die Hustenanfälle wurden als Stakkatohusten geschildert.

Wahrscheinlich handelt es sich bei der sog. Keuchhusteneklampsie ebenfalls primär um Hustensynkopen. Die dabei auftretenden Konvulsionen können Ursache einer weiteren zerebralen Schädigung werden, deren pathologisch-anatomisches Substrat von Spatz u. Husler (28) beschrieben wurde.

Die Bedeutung der vaskulären Vorschädigung beim Zustandekommen von Hustensynkopen zeigt sich besonders, wenn flüchtige Halbseitensymptome während des Hustens auftreten.

Wir beobachteten einen 56jährigen Mann mit einer generalisierten arteriellen Verschlußkrankheit. Bei Hustenanfällen stellten sich gelegentlich vor der Synkope oder in ihrem Verlauf rhythmische Zuckungen des linken Arms ein. Das Karotisangiogramm deckte einen Verschluß der rechten A. carotis interna kurz nach ihrer Teilungsstelle auf (19).

Morgan-Hughes (24) berichtete 1966 über 4 Kranke mit Hustensynkopen. 2 dieser Patienten hatten einen intrakraniellen raumfordernden Prozeß; bei den beiden anderen lag eine Karotisstenose vor. Auch hier traten während der Synkope zerebrale Herdsymptome auf. Nach operativer Beseitigung der Karotisstenose kam es zwar noch zu Hustensynkopen, jedoch nicht mehr zu zerebralen Herdsymptomen.

In unserem oben zitierten Fall des 57jährigen Kollegen trat außer Hustensynkopen noch eine weitere Form pressorischer Synkopen auf, der nach seinem Erstbeschreiber OPPENHEIM benannte Lachschlag. Dieser **Oppenheim-Lachschlag** ist nicht zu verwechseln mit dem bei *Narkolepsie* vorkommenden **affektiven Tonusverlust.** Bei dieser Krankheitseinheit kommt es neben der Kataplexie auch zu charakteristischen Schlafanfällen. Die Kranken werden plötzlich von unüberwindlichem Schlafbedürfnis überfallen. Der Schlaf selbst ist kurz und nicht von anderen physiologischen Schlafzuständen zu unterscheiden. Der Kranke erwacht frisch und ausgeruht.

Der affektive Tonusverlust ist vom Lachschlag dadurch zu unterscheiden, daß er während einer heftigen Erregung, unabhängig von pressorischer Belastung auftritt. Er kann zwar zum Sturz infolge Tonusverlusts der Beine führen, jedoch nie zu Bewußtseinstrübung oder -verlust. Narkolepsie und Kataplexie bilden mit den sehr selten voll ausgeprägten *Wachanfällen* eine Trias. Davon werden die Kranken nachts oder in den frühen Morgenstunden befallen. Ihnen liegt wahrscheinlich ein – wenn auch protrahierter – Tonusverlust zugrunde (26). Die Kranken sind in diesem Zustand bewußtseinsklar, aber außerstande, auch nur die geringste Bewegung auszuführen.

Wenn wir oben erwähnten, daß eine zerebrale Gefäßsklerose das Auftreten von pressorischen Synkopen begünstigt, so gilt dies auch für eine weitere Form synkopaler Anfälle – für das **Karotissinussyndrom.** Dabei handelt es sich um spontan oder durch Druck auf die Karotisgabel ausgelöste Synkopen. Nach der vorherrschenden klinischen Symptomatik werden zwei Formen unterschieden, der vagokardiale und der vagovasale Typ. Beim vagokardialen Typ tritt eine Minderung der Herzschlagfolge um 20–40% und mehr oder auch eine Asystolie von mehreren Sekunden Dauer auf. Der vagovasale Typ des Karotissinussyndroms ist durch plötzlichen Blutdruckabfall ohne wesentliche Änderung der Pulsfrequenz gekennzeichnet. Häufig finden sich aber Mischformen mit Blutdruckabfall und Bradykardie. Die Existenz eines sog. zerebralen Typs ist fraglich und umstritten. FRANKE (9) fand bei 3500 Karotisdruckversuchen keinen einzigen Fall dieser Art.

Verwandt mit diesem Typ kreislaufbedingter Synkopen sind die anfallsweise auftretenden **Herzrhythmusstörungen** im Verlauf einer **Glossopharyngeusneuralgie** mit ihren anfallsweise auftretenden, reißenden oder messerstichartigen Schmerzen in einer Hals- oder Zungenhälfte, die bis ins Ohr ausstrahlen. Charakteristisch sind auch die Triggerzonen, die im Bereich der hinteren Rachenwand und der Tonsillarbucht liegen. Sie können dem Patienten die Nahrungsaufnahme zur Qual machen. Manche lernen, durch Kopfneigung zur gesunden Seite zu vermeiden, daß Speisen die neuralgischen Stellen passieren (18). Gelegentlich kommt es bei den Schmerzattacken zu Synkopen. Die diesen zugrundeliegende Herzrhythmusstörung bis zur Asystolie ist – wie auch beim Karotissinussyndrom – Folge einer Vagusreizung. Der X. Hirnnerv hängt sowohl in seinem Kerngebiet als auch in seiner Verzweigung eng mit dem N. glossopharyngeus zusammen. Man nimmt an, daß während der Schmerzattacke eine abnorm starke Salve afferenter Impulse den Nucleus dorsalis n. vagi über Kollateralen aus dem Nucleus tractus solitarii erreicht und so eine Reflexasystolie hervorruft. Es ist wahrscheinlich, daß – wie auch beim sog. hypersensitiven Karotissinusreflex – eine vorher bestehende koronare Mangeldurchblutung das Auftreten von Herzrhythmusstörungen begünstigt (9).

Differentialdiagnostisch ist bei den Anfällen des Karotissinussyndroms, insbesondere beim vagokardialen Typ, der **Morgagni-Adams-Stokes-Anfall** in Erwägung zu ziehen. Auch diese Form kardiogener Synkopen führt immer wieder zur Fehldiagnose einer Epilepsie. Ihre Ursache ist eine plötzliche Herzrhythmusstörung auf dem Boden einer organischen Herzerkrankung, entweder im Sinne extremer Tachykardie oder einer Bradykardie bis zur Asystolie. Der Anfallsablauf wird von der Dauer der Zirkulationsunterbrechung und von der Qualität der Blutversorgung des Gehirns vor dem Anfall bestimmt.

3–4 Sek. nach Einsetzen der Asystolie treten subjektive Mißempfindungen auf. Nach ca. 10 Sek. kommt es zum Bewußtseinsverlust. Krämpfe treten auf, wenn der Herzstillstand länger als 30 Sek. dauert sowie auch beim Wiedereinsetzen der Kammertätigkeit. Die Atmung sistiert nach etwa 80 Sek.

Bei dieser Form synkopaler Anfälle kann die Fehldiagnose Epilepsie besonders verhängnisvoll werden. Jeder dieser Anfälle kann zur irreversiblen ischämischen Hirnschädigung oder sogar zum Tod führen, wenn die Aktion der Kammern nicht rechtzeitig in Gang kommt. Man sollte daher beim geringsten Verdacht auf *Morgagni-Adams-Stokes*-Anfälle den Kranken u.U. tagelang am besten mittels eines Ekg-Monitors oder einer Ekg-Dauerschreibung überwachen. Weitere Einzelheiten über kardiogene Synkopen, die insbesondere auch bei kongenitalen oder erworbenen Herzklappenfehlern, bei Myokardiopathien und Myokarditiden und auch beim chronischen Cor pulmonale auftreten, finden sich im Abschnitt kardiogene Synkopen bei Vitien und Herzmuskelerkrankungen.

Schlucksynkopen gehen meist mit einer Erkrankung der Speiseröhre einher (Divertikel, Striktur, hypertensiver gastroösophagealer Sphinkter u.a.). Auch schnelles Trinken kalter Flüssigkeiten oder der Genuß von Speiseeis kann über einen akuten Kardiospasmus und einer Dehnung darüberliegender Ösophagusanteile zur Vagusreizung mit konsekutiver Herzrhythmusstörung führen (15).

Ein 12jähriger Junge, der heimlich Speiseeis gekauft hatte, schluckte den letzten Brocken ganz hinunter, als er seine Mutter kommen hörte. Vor dieser sank er dann leichenblaß zu Boden.
Anamnestisch gab er in Gegenwart seiner besorgten Eltern an, daß er sich an „nichts" erinnern könne. Ein leichtes Beben in seiner Stimme und ein kurzer, hilfesuchender Blick waren jedoch nicht zu übersehen. Unter der Verdachtsdiagnose eines „epileptoiden Anfalles" sahen wir ihn. Wir konnten bei dem altersentsprechenden, sehr lebhaften Jungen weder neurologisch noch internistisch einen krankhaften Befund erheben, im EEG kein Hinweis auf Epilepsie. Während der EEG-Ableitung waren die Eltern nicht zugegen; da erzählte der Junge spontan die Sache mit dem Eis. Ein Brocken sei ihm im Hals steckengeblieben; er habe Schmerzen in der Brust verspürt; dann wurde ihm schwarz vor den Augen. Als er wieder zu sich kam, stand seine Mutter vor ihm. Unter Röntgen- und Ekg-Kontrolle konnte durch Schlucken von Eiswasser ein Kardiospasmus erzeugt werden, im Ekg zeigte sich ein a.v. Block ersten Grades und nach zunehmender Bradykardie eine Asystolie von 5–6 Sek. Dauer. Der Junge wurde motorisch unruhig; zum Bewußtseinsverlust kam es jedoch nicht. Die anamnestisch vermutete Diagnose einer Schlucksynkope konnte damit untermauert werden.

Huep u. Gerstmeyer (12) rechnen die Synkopen bei Glossopharyngikusneuralgie ebenfalls zu den Schlucksynkopen. Im Hinblick auf die Unterschiede sowohl in der Symptomatik als auch der Diagnostik und der Therapie sollten jedoch beide Krankheitsbilder getrennt werden, was auch im allgemeinen keine Schwierigkeiten bereitet. Schon die Lokalisation der Schmerzen bzw. Mißempfindungen bringt in der Regel auf die richtige Spur.
Erhebliches Absinken der Pulsfrequenz ist als *Tauchreflex* bei zahlreichen Warmblütlern und auch beim Menschen nachgewiesen. Durch vorhergehende Hyperventilation (sog. Pumpen) wird dieser Reflex gebahnt (4, 12). Er kann Ursache von tödlichen Zwischenfällen beim Tauchen werden.
Behrend u. Gastaut (2) unterscheiden bei den kreislaufbedingten Synkopen in Anlehnung an die Einteilung epileptischer Anfälle zwischen generalisierten und partiellen Synkopen oder auch *partiellen ischämischen Krisen* (20). Während die bisher besprochenen kreislaufbedingten Anfälle alle zu den generalisierten Synkopen gehören, sollen im folgenden die Erscheinungen partieller Synkopen besprochen werden. Ihr Symptomenbild wird von der Lokalisation der mangeldurchbluteten Hirnregion geprägt. Beim sog. **Basilarisanfall,** einer plötzlichen Mangeldurchblutung im Gebiet der A. basilaris und der A. cerebri posterior, kommt es zu Symptomen von seiten der Sehrinde, wie Verdunkelung des Gesichtsfelds bis zur flüchtigen Amaurose, oder zu mehr umschriebenen Gesichtsfeldausfällen (mehr oder weniger vollständige Hemianopsie) sowie zu anderen zentralen Sehstörungen, wie Verzerrtsehen, Schräg- und Verkehrtsehen (11). Daneben finden sich Symptome von seiten des Hirnstamms und der Medulla oblongata (Drehschwindel, Schluckstörungen, verwaschene „bulbäre" Sprache, Hypotonie der Muskulatur u. a.).
Synkopale **Mediaanfälle** sind im wesentlichen durch kontralaterale Parästhesien und klonische Zuckungen, vorwiegend des Armes, fakultative aphasische Störungen, Déviation conjugée und Bewußtseinsverlust gekennzeichnet. Die EEG-Veränderungen dieser partiellen ischämischen Krisen gleichen denen der generalisierten Synkopen mit der Ausnahme, daß sie bei ersteren – vorausgesetzt, daß ein Areal nahe der Großhirnrinde betroffen ist – nicht über allen Hirnregionen, sondern mehr lokalisiert zu finden sind.

Die EEG-Veränderungen bei ischämischen Krisen hängen vom Schweregrad der Zirkulationsstörung ab. Beim Herzstillstand kommt es nach 3–4 Sek. zum Auftreten langsamer Wellen, die nach 6–8 Sek. in hohe Deltawellen übergehen. Nach 1 Min. wird das Kurvenbild zunehmend flacher, bis die elektrische Tätigkeit erlischt.

Differentialdiagnostisch sind partielle ischämische Krisen – besonders die Mediaanfälle – von **Jackson-Anfällen** abzugrenzen. Die Unterscheidung zwischen den beiden Anfallstypen ist möglich, wenn man Gelegenheit hat, einen Anfall zu beobachten. Ischämische Krisen dauern in der Regel nicht so lange wie epileptische. Der *Jackson*-Anfall verläuft geordneter als die ischämischen Krisen; hier beherrschen mehr unregelmäßige, ungeordnete Klonismen das Bild. Das Bewußtsein ist beim *Jackson*-Anfall erhalten, bei der ischämischen Krise dagegen kurzdauernd erloschen (20) oder zumindest getrübt.
Nichtepileptische Anfälle, die Anlaß zu differentialdiagnostischen Überlegungen werden können, treten bei *endokrinen Erkrankungen* auf. Schwerwiegend in ihren Folgen ist die Verkennung **hypoglykämischer Krisen.** Ihr Auftreten nach längerer Nahrungskarenz und körperlicher Belastung, Prodrome wie Heißhunger, Schweißausbruch, Tremor, Konzentrationsschwäche lenken auf die richtige Diagnose. Hypoglykämische Anfälle setzen nie so abrupt ein wie ein zerebraler Krampfanfall; der Kranke gleitet langsam in den Bewußtseinsverlust. Tonisch-klonische Krämpfe gehören nicht zum Bild der Hypoglykämie. Hierbei finden sich mehr unkoordinierte Spontanbewegungen und Klonismen oder extrapyramidal anmutende Mechanismen. Treten tonisch-klonische Entladungen auf, so erhebt sich die Frage, ob es nicht im Gefolge rezidivierender Hypoglyk-

ämien zu einer irreversiblen Hirnschädigung gekommen ist, die ihrerseits Ursache von Krampfanfällen – unabhängig von den hypoglykämischen Anfällen – wird (21).

Tetanische Anfälle sind in ihrer vollen Ausprägung mit den typischen Karpopedalspasmen und dem Schnauzkrampf kaum zu verkennen. Das Bewußtsein bleibt dabei erhalten. Gelegentlich kommen aber auch bei der Tetanie zerebrale Krampfanfälle vor – bei Erwachsenen sicher ein seltenes Ereignis.

Bedrohliche Krisen mit Erblassen, Kopfschmerzen, Stenokardien und Blutdruckanstieg, in der Regel ohne Bewußtseinsverlust und Krämpfe, charakterisieren die sog. **Sympathikuskrisen des Phäochromozytoms.**

Zum Schluß sei noch auf eine besondere Form paroxysmaler Bewußtseinsstörungen hingewiesen, die sog. prolongierten *amnestischen Episoden* (3, 6, 7, 14, 25, 27), die an anderer Stelle abgehandelt werden.

Eine ungewöhnlich lange amnestische Episode beobachteten wir bei einem 60jährigen Mann. Sie begann mit Drehschwindel, Kopfschmerzen und Erbrechen und endete etwa 6 Wochen später während der operativen Behandlung eines periproktitischen Abszesses.

Literatur

1 Anschütz, F.: Nichtepileptische kreislaufbedingte Anfälle. Therapiewoche 17 (1967) 71–76
2 Behrend, R. C., H. Gastaut: Pathophysiologie und Differentialdiagnose der synkopalen Anfälle. Verh. dtsch. Ges. inn. Med. 68 (1962) 71–87
3 Bender, M. B.: Syndrome of isolated episode of confusion with amnesia. J. Hillside Hosp. 5 (1956) 212
4 Craig, A. B.: Underwater swimming and loss of consciousness. J. Amer. med. Ass. 176 (1961) 225
5 Comeau, W. J.: Cheyne-stokes respiration and atrioventricular conduction. New Engl. J. Med. 219 (1938) 977–982
6 Evans, J. H.: Transient loss of memory. Brain 89 (1966) 539
7 Fisher, C. M.: Concussion amnesia. Neurology (Minneap.) 16 (1966) 826
8 Fisher, C. M., R. D. Adams: Transient global amnesia. Acta neurol. scand. 40, Suppl. 9 (1964) 7–83
9 Franke, H.: Über das Karotis-Sinussyndrom. Verh. dtsch. Ges. inn. Med. 68 (1962) 99–107
10 Gastaut, H., R. Broughton, J. Roger: Generalized non-convulsive seizures without local onset. In Vinken, P. J., G. W. Bruyn: Handbook of clinic. neurology, Vol. 15. (pp. 130ff)
11 Gloning, K.: Die cerebral bedingten Störungen des räumlichen Sehens und des Raumerlebens. Maudrich, Wien 1965
12 Huep, W. W., E. F. Gerstmeyer: Vagovasale Synkopen und verwandte Reaktionen. Act. neurol. 5 (1978) 151–156
13 Irani, F., J. Sanchis: Inspiration and cough-induced atrioventricular block. Canad. med. Ass. J. 105 (1971) 735–736
14 Jaffe, R., M. B. Bender: EEG studies in the syndrome of isolated episodes of confusion with amnesia. J. Neurol. Neurosurg. Psychiat. 29 (1966) 472
15 James, A. H.: Cardiac syncope after swallowing. Lancet 1 (1958) 771
16 Khan, M. J., J. B. Johnson, C. Harrison: Transient atrioventricular block induced by respiration. Med. Ann. D.C. 35 (1966) 432–435
17 Kollmannsberger, A.: Über Hustensynkopen. Münch. med. Wschr. 106 (1964) 545–550
18 Kollmannsberger, A.: Glossopharyngicusneuralgie als Ursache synkopaler Anfälle. Münch. med. Wschr. 106 (1964) 938–942
19 Kollmannsberger, A.: Über Hustensynkopen. Münch. med. Wschr. 109 (1967) 951–953
20 Kugler, J.: Crises cérébrales ischémiques partielles. Electroenceph. clin. Neurophysiol. 16 (1964) 167
21 Kugler, J., A. Ross, A. Kollmannsberger: Psychiatrische Symptome als Maske von Gefäßstörungen und Encephalopathien. Wien. klin. Wschr. 44 (1968) 1
22 Lukash, W. M., G. T. Sanyer, J. E. Davis: Micturition syncope produced by orthostasis and bladder distension. New Engl. J. Med. 270 (1964) 341–344
23 Lüthi, E., W. Rütishauser: Zur Differentialdiagnose des kurzdauernden Bewußtseinsverlustes. Schweiz. med. Wschr. 29 (1961) 861
24 Morgan-Hughes, J. A.: Cough seizures in patients with cerebral lesions. Brit. med. J. 1966/II, 494–496
25 Mumenthaler, M., L. v. Roll: Amnestische Episoden. Schweiz. med. Wschr. 99 (1969) 133–139
26 Schulte, W.: Epilepsie und ihre Randgebiete in Klinik und Praxis. Lehmann, München 1964
27 Shuttleworth, E. C., C. E. Morris: The transient global amnesia syndrome. Arch. Neurol. (Chic.) 5 (1961) 244
28 Spatz, H., J. Husler: Keuchhustenekklampsie. Z. Kinderheilk. 38 (1924) 428
29 Thomas, J. E., E. D. Rooke: Fainting. Proc. Mayo Clin. 19 (1963) 397–426

17 Zerebrale Anfälle

Von K. Meier-Ewert und R. Spatz

Einleitung

Zerebrale Anfälle werden hervorgerufen durch plötzliche abnorme Aktivitätssteigerungen zerebraler Neurone. Sie verursachen „paroxysmale Störungen des Sensoriums, der Motorik, des subjektiven Befindens und des Verhaltens" (71), welche gemeinhin als epileptisch bezeichnet werden und das Thema des vorliegenden Kapitelabschnittes bilden.

Unter extremen Bedingungen kann jedes menschliche Gehirn mit einem zerebralen Anfall reagieren. So kann protrahierter Schlafentzug auch bei Gesunden zum Auftreten einzelner Grand mal Anfälle führen (52, 102). Trotz dieser Ausnahmen sind zerebrale Anfälle stets als Symptom eines Grundleidens zu betrachten, dessen Ursache geklärt werden muß.

Zu den häufigsten Frühsymptomen zerebraler Tumoren gehören neben Kopfschmerz und Wesensänderung auch epileptische Anfälle. Für die Anfallsgenese gilt als Regel, daß bei Epilepsien, die im 1. Drittel des Lebens auftreten, als wahrscheinlichste Ursache eine frühkindliche Hirnschädigung, im 2. Lebensdrittel ein Hirntumor (Abb. 17.**1**) und im letzten Drittel ein Gefäßleiden in Frage kommt.

Daneben sind stets Schädel-Hirn-Traumen, Alkoholismus, akute Intoxikationen sowie zerebrale Erkrankungen und Stoffwechselleiden in die differentialdiagnostischen Erwägungen einzubeziehen. Pathogenetisch kann man zwischen „mitochondrialen" und „synaptischen" Epilepsien unterscheiden (5). Die mitochondrialen sind vorwiegend durch O_2-Mangel, die synaptischen durch ein gestörtes Gleichgewicht zwischen exzitatorischen und inhibitorischen Synapsen ausgelöst.

Die Unterteilung in „symptomatische" und „idiopathische" Epilepsien ist heute einer differenzierteren Betrachtungsweise gewichen.

Ursächliche Faktoren eines Anfallsleidens sind:

1. die individuelle Prädisposition (konstitutionell oder erblich)
2. eine epileptogene Hirnschädigung
3. eine biochemische bzw. bioelektrische Veränderung, die auf einen epileptogenen Fokus einwirkt.

Je stärker einer dieser Faktoren ausgeprägt ist, um so weniger sind die anderen zur Anfallsauslösung erforderlich (125). Das klinische Erscheinungsbild epileptischer Attacken und ihrer Äquivalente ist außerordentlich vielfältig. Eine exakte Differenzierung des Anfallstyps ist wesentlich, weil er bereits ätiologische und therapeutische Schlüsse nahelegt. Vom Ergebnis seiner klinischen und elektroenzephalographischen Präzisierung hängt das weitere Vorgehen ab.

Die internationale Klassifikation der epileptischen Anfälle und der Epilepsien (42, 43) ist vorläufig noch mit Problemen behaftet (76, 79, 119, 150). Für klinische Belange dürfte folgende Einteilung ausreichend sein (modifiziert nach Matthes, 99):

1. große Anfälle einschließlich ihrer Varianten
2. kleine Anfälle ohne Altersbindung:
   a) psychomotorische Anfälle
   b) fokale Anfälle (Jackson)
   c) Absencen
3. kleine Anfälle mit Bindung an das Kindes- und Jugendalter:
   a) amorphe Neugeborenenkrämpfe
   b) Blitz-Nick-Salaam-Krämpfe (BNS-Krämpfe)
   c) myoklonisch-astatische Anfälle
   d) Pyknolepsie des Schulalters
   e) Impulsivanfälle.

Zur exakten Diagnostik des Anfallstyps gehört der Nachweis des zugehörigen elektroenzephalographischen Korrelats. Jede Form der „kleinen Anfälle" hat ihr spezifisches EEG-Anfallsmuster; erst dessen Nachweis bestätigt die klinische Diagnose. Elektroenzephalographisch unterscheidet man im wesentlichen zwischen fokalen und multifokalen Epilepsien auf der einen und primär oder sekundär generalisierten Epilepsien auf der anderen Seite.

Großer zerebraler Anfall (Grand mal)

Er ist die auffälligste und eindrucksvollste Manifestationsform der Epilepsien. Sein Gepräge erhält er durch generalisierte, tonisch-klonisch ablaufende motorische Entäußerungen mit Bewußtlosigkeit. Eine sekundäre Generalisierung nach fokalem Beginn ist möglich. Außerdem können

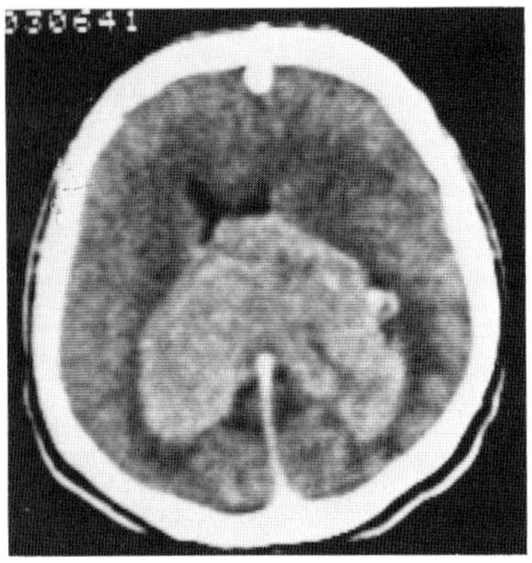

a

Abb. 17.1 a u. b Kraniale Computertomographie (a) und EEG (b) eines 38jährigen Patienten mit psychomotorischen und Grand-mal-Anfällen. Im CT erkennt man ausgedehntes Balkengliom. Das EEG zeigt schwere Allgemeinveränderungen mit Betonung über der linken Hemisphäre. Zerebrale Anfälle traten seit dem 18. Lebensjahr auf

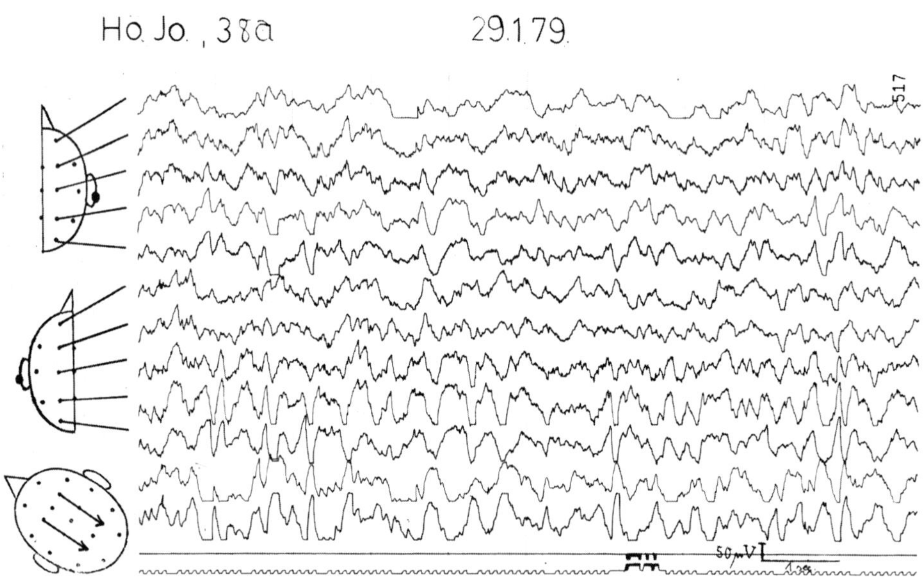

b

Absencen, psychomotorische Anfälle und Myoklonien in einen großen Anfall einmünden.
Nach JANZ (67, 68) gehen etwa 80% aller Epilepsien mit großen Anfällen einher, aber nur ca. 40% sind reine Grand-mal-Epilepsien. In ca. 75% aller Fälle tritt der erste große Anfall vor dem 31. Lebensjahr auf.
Bleibt es bei *einem* großen Anfall, so spricht man von einem **Gelegenheitskrampf,** der bei etwa 4–5% der Bevölkerung auftritt (130). Die möglichen Ursachen sind zahlreich (Tab. 17.**1**).
Der Ablauf eines großen Anfalls läßt sich in mehrere Phasen einteilen. Obligate Symptome sind lediglich *Bewußtlosigkeit* und *tonische* oder *klonische Krämpfe* (67).

Präkonvulsive Phase

Prodromalerscheinungen gehen großen Anfällen in ca. 10% der Fälle voraus und können über Tage oder Stunden zu psychischen Auffälligkeiten, aggressivem Verhalten, Reizbarkeit, Unruhe sowie depressiver oder manischer Stimmungslage führen.
Vegetative Symptome wie Schlaflosigkeit, Schwindel, Schweißausbrüche, Herzklopfen, Appetitlosigkeit, Kopfschmerzen und Heißhunger kommen ebenfalls vor. Die Prodromi können wieder abklingen, ohne daß es zum großen Anfall kommt.
Unter Aura (Wind, Brise, leichter Hauch) versteht man den vom Kranken noch selbst wahrnehmbaren Teil des Anfalls. Jede Aura ist ein Wegweiser zum epileptogenen Fokus. Man unterscheidet motorische, sensible, vegetativ-vasomotorische, sensorische und psychische Auren (48, 90). Die Häufigkeit der Auren wurde früher auf 56% (95), in neuerer Zeit auf ca. 10% (99) geschätzt; DREYER fand eine Aura nur bei 2% aller epileptischen Anfälle (31).

Tabelle 17.1 Ursachen von Gelegenheitskrämpfen (nach *Scheffner*)

inflammatorisch – allergisch – toxisch

- Infektkrämpfe durch fieberhafte extrazerebrale Infektionen
- toxische Enzephalopathien bei Säuglingen und Kleinkindern oft mit Hyperpyrexie
- Impfungen (z. B. Pockenschutzimpfung, Pertussisimpfung, Tollwutimpfung)
- intrakranielle Entzündungen (z. B. Meningitis, Enzephalitis, Hirnabszeß)
- allergisch-hyperergische und anaphylaktische Reaktionen

metabolische Störungen

- Wasserhaushalts- und Elektrolytstörungen (z. B. Hyperosmolarität, Hypoosmolarität, Hypervolämie, Hypernatriämie, Hypokalzämie, Hypomagnesiämie)
- Vitaminosen (z. B. Vitamin-B_6-Mangel, Vitamin-B_6-Abhängigkeit, Vitamin-D-Mangel)
- Aminosäurestoffwechselstörungen (z. B. bei Diätfehlern, Phenylketonurie, Homozystinurie, Ahornsirupkrankheit, Tyrosinose)
- Porphyrie
- Eklampsie
- Urämie
- Bilirubinenzephalopathie

physikalische Einwirkungen

- Schädel-Hirn-Traumen (z. B. Kontusion, Hirnblutung, Hirnödem, sub- und epidurale Hämatome)
- Stromverletzungen
- Hitzestauung, Hyperpyrexie

Vergiftungen

- Medikamente (z. B. Phenothiazine, Piperazine, Strychnin, Lachgas, Cardiazol, Penizillin, Antiepileptika)
- Schwermetalle (z. B. Blei, Arsen, Thallium)

zerebrale Durchblutungsstörungen

- zerebrale Thromboembolien, Fett- und Lungenembolien)
- hypoxämische Zustände verschiedenster Ursache
- epileptische Anfälle als Vorboten eines apoplektischen Insultes (sog. vaskuläre Präkursivanfälle)

Konvulsive Phase

Der Beginn der tonischen Phase kann sich durch einen Initialschrei manifestieren (in 27–58% aller Grand-mal-Anfälle) (10). Seine Ursache ist eine tonische Innervation der Ex- oder Inspirationsmuskeln und der Glottiskonstriktoren.

Kurz nach Beginn der tonischen Phase erlischt das Bewußtsein. In der tonischen Phase, die bis zu 30 Sek. dauert, stürzt der Patient abrupt zu Boden. Bei Rückenlage kommt es zur Biegung des Kopfes in den Nacken (Opisthotonus). Die Beine befinden sich in Streck-, die Arme in Beugestellung, meist vor dem Rumpf und in leichter Abduktion. Die Bulbi sind nach oben gedreht. Auch eine Flexionshaltung mit Beugung des Kopfes nach vorn (Emprosthotonus) kommt vor. In der tonischen Phase wechselt die anfangs blasse Gesichtsfarbe infolge der Apnoe in tiefe Zyanose. Die Halsvenen sind prall gefüllt. Vorübergehend können Herzrhythmusstörungen auftreten. Selten ist auch über einen Herzstillstand berichtet worden.

Unmittelbar an die tonische schließt sich die klonische Phase mit einer Dauer von 30–60 Sek. an. Über zunächst nur fühlbare, dann auch sichtbare Muskelvibrationen kommt es zu rhythmischen oder arrhythmischen Kloni.

Außerdem treten vegetative Symptome auf. Hervorzuheben sind weite und lichtstarre Pupillen, Schweißausbruch, Pulsbeschleunigung, Blutdruckanstieg, Temperatursteigerung um ca. 0,5° C, Hypersalivation mit Bildung eines Schaumpilzes und Einnässen (60%) (67). Selten sind Einkoten und Samenerguß.

Postkonvulsive Phase

Die Atmung, die mit Einsetzen des tonischen Krampfes sistierte, setzt in der postkonvulsiven Phase wieder ein. Die schnorchelnden Geräusche der stertorösen Atemzüge sind durch zurückfließenden Speichel bedingt. Die Reflexe sind erloschen, und es können Pyramidenbahnzeichen auftreten. Meist endet der große Anfall in einem Terminalschlaf. An seine Stelle kann aber auch ein postparoxysmaler Dämmerzustand treten.

Nicht jeder große Anfall läuft nach dem gleichen Schema ab. Es gibt die verschiedensten Kombinationen und Äquivalente. So findet man bei frühkindlichen Anfallsformen eine Beugehaltung des Rumpfes, der Beine und des Kopfes. Beim Adversiv-Grand mal kommt es zu abrupten Wendebewegungen der Augen und des Kopfes, manchmal gefolgt von einer Drehbewegung des Rumpfes, die zu 90% kontralateral, in 10% ipsilateral zum Herd erfolgt (67). Rein tonische Anfälle treten vor allem bei Kindern auf. Klonische Grand-mal-Varianten kommen vorwiegend im Säuglings- und Kleinkindesalter (99), alternierende Halbseitenkrämpfe fast nur bei Säuglingen vor.

EEG-Veränderungen im Grand-mal-Anfall

Im präkonvulsiven Stadium können Verminderung der Amplituden, Verlangsamung der Grundfrequenz sowie lokale und multilokale paroxysmale Muster auftreten. Die EEG-Kurve kann aber auch bis zum Beginn des Anfalls unauffällig bleiben.

In der tonischen Phase des konvulsiven Stadiums treten aus der normalen Grundtätigkeit oft Entladungen mit größerwerdenden Spitzen und gleichzeitiger Frequenzbeschleunigung auf. Häufig findet sich eine Betonung über den vorderen Hirnregionen. Während der klonischen Phase kommt es zu rhythmischer Verlangsamung mit Spitze-Welle-Komplexen. In der postkonvulsiven Phase tritt während eines Zeitraumes von ca. 25–35 Sek. ein isoelektrisches EEG auf. Es handelt sich wahrscheinlich um ein Hemmungsphänomen (70). Eine langsame EEG-Aktivität kann bis zu 12 Std. dauern, um dann in physiologische Schlafstadien überzugehen.

Die Verletzungsmöglichkeiten im großen Anfall sind mannigfaltig. Jede Selbstverletzung spricht für einen organischen Anfall und gegen psychogene Mechanismen. In der tonischen Phase kann es beim Sturz zu Schädelfrakturen, Gesichts- und Kopfplatzwunden, Commotio und Contusio cerebri, intrakraniellen Hämatomen, Wirbelfrakturen, Körperprellungen und Luxationen kommen.

Zungen- und Wangenbisse sind häufig. Bißverletzungen der Lippen erwecken den Verdacht auf eine psychogene Genese (67). Eine postkommotionelle Bewußtlosigkeit kann mit einer postparoxysmalen komatösen Phase verwechselt werden. Ein letaler Herz- und Atemstillstand ist sehr selten. Auch Erstickung im Bettzeug, Ertrinken oder Aspiration mit Todesfolge sind seltene Ereignisse (153). Unfälle im Straßenverkehr ereignen sich vor allem bei Anfallskranken ohne tageszeitliche Bindung der Krisen, überschreiten aber das Risiko einer Normalpopulation nicht wesentlich. Man schätzt, daß von 10000 Unfällen beim Führen eines Pkw nur 3 durch einen epileptischen Anfall, aber 700 durch Alkohol verursacht werden (99).

Die Suizidrate ist bei Anfallskranken auf das drei- bis fünffache erhöht. Oft werden gewaltsame Todesarten wie Ertrinken, Erschießen oder Sturz aus großer Höhe bevorzugt.

Vermehrte Anfallsgefährdung besteht in verschiedenen Altersstufen und in besonderen Krisensituationen. So treffen wir auf eine Zunahme großer Anfälle während der Pubertät, in der Adoleszenz und gelegentlich in der Gravidität. Dagegen werden Grand-mal-Anfälle im Alter seltener. Viele Grand-mal-Epilepsien entstehen erst durch das Zusammenspiel anlagebedingter und erworbener Faktoren.

Erblichkeit der Epilepsie

Die Konkordanz beträgt bei eineiigen Zwillingspaaren 61–82%, bei zweieiigen 12,3–15,4% (67). Bei 4–8% der Kinder epileptischer Patienten ist wieder mit einer Epilepsie zu rechnen. Ihre Erwartungsziffer für epileptische Nachkommen ist somit etwa 10–20mal höher als die einer Normalpopulation. Bei etwa 4% der Geschwister epileptischer Patienten treten zerebrale Anfälle auf. Man nimmt an, daß die Hauptgruppe der Epilepsien nicht durch ein einzelnes Gen, sondern durch additive Wirkung mehrerer Gene entsteht (19).

Treten die ersten Grand-mal-Anfälle nach dem 20. Lebensjahr auf, sollte stets eine morphologische Ursache ausgeschlossen werden. Bei Kindern wird man dann darauf verzichten, wenn familiäre Belastung und bilateral synchrone 3/Sek.-SW-(Spike-Wave-)Muster für eine genetisch bedingte generalisierte Epilepsie sprechen. Durch große Reihenuntersuchungen mit der kranialen Computertomographie konnten bei zerebralen Anfallskranken in 35–59% morphologische Läsionen des Gehirns nachgewiesen werden (41, 44, 88, 89, 124, 136, 138).

Jeder große zerebrale Anfall bahnt spätere Anfälle. Durch sog. iktogene Hirnschäden können sich epileptische Foci ausbilden, die Schrittmacherfunktion für erneute zerebrale Anfälle übernehmen. Prädilektionsort iktogener Herde ist der mediobasale Temporalrindenbereich.

Die sog. **Spätepilepsie** wird von verschiedenen Autoren unterschiedlich definiert: Gowers (48) u. a. benutzen diesen Begriff, wenn der erste Anfall nach dem 25. Lebensjahr, andere, wenn er nach dem 50. Lebensjahr auftritt. Ätiologisch ergab sich in der Gruppe der Epilepsien nach dem 25. Lebensjahr (n=411) als häufigste Ursache in 31% ein chronischer Alkoholismus, in 17% ein vaskulärer Prozeß, in 12% eine intrakranielle Raumforderung und in 8,5% ein Schädel-Hirn-Trauma (6, 109). In unserem eigenen Krankengut (40, 139) von 375 Patienten mit Epilepsien nach dem 50. Lebensjahr überwogen die zerebrovaskulären Ursachen mit Arteriosklerose der Hirngefäße mit 53%, gefolgt von Tumoren in 14% und traumatischen sowie degenerativen Prozessen in jeweils 7%.

Fokale Anfälle bei älteren Menschen können Vorboten eines Schlaganfalls sein (vaskuläre Präkursivepilepsie) (3).

Die zerebrale Natur eines Anfalls wird wahrscheinlich durch Zungenbiß, Einnässen, Einkoten, Schaum vor dem Mund und Bißwunden der Zunge.

Bestehen Zweifel an der Genese der Anfälle, wird man die Angehörigen gezielt nach diesen Symptomen befragen und die Zunge des Patienten nach Bißnarben inspizieren.

Nicht allzu selten entwickeln junge Patienten neben ihren epileptischen Anfällen auch psychogene, die dann mehr oder weniger bewußt eingesetzt werden, um die Umgebung zu manipulieren. Derartige Anfälle treten stets vor Publikum auf, dauern meist länger als ein Grand mal (bis zu 45 Min.) und lassen sich durch suggestive Äußerungen steuern (jetzt beginnt's gleich im li. Bein!). Werden solche zusätzlichen psychogenen Anfälle nicht erkannt, so wird der Hausarzt die antikonvulsive Medikation irrtümlich immer weiter steigern oder ständig verändern.

Tageszeitliche Anfallsbindung

Große Anfälle haben die Neigung, einen Rhythmus zu entwickeln, der vom Schlaf-Wach-Zyklus gesteuert wird. Viele Patienten erleiden ihre Grand-mal-Anfälle über lange Jahre ausschließlich im Schlaf. Zur **Schlafepilepsie** gehören 45 % aller kryptogenetischen Grand-mal-Epilepsien. Der Häufigkeitsgipfel großer Anfälle im Schlaf liegt bei der Mehrzahl dieser Patienten vor dem Erwachen (82 %) und nur bei wenigen nach dem Einschlafen (18 %) (67). Bei letzteren kann auch der Mittagsschlaf Grand-mal-Anfälle auslösen. Nach längerem Verlauf kombinieren und verwischen sich die ursprünglichen Häufigkeitsgipfel.
Die Aufwachepilepsie umfaßt ebenfalls ca. 45 % aller kryptogenetischen Grand-mal-Epilepsien. Die Anfälle zeigen Häufigkeitsgipfel nach dem Erwachen (90 %) und am späten Nachmittag (10 %). Auch das Erwachen aus dem Mittagsschlaf wirkt anfallsauslösend.
Aus der Schlaf- und Aufwachepilepsie erfolgt der Übergang zur **diffusen Epilepsie** (10 %) – mit regellosem Auftreten großer Anfälle – im allgemeinen erst nach jahrelangem Verlauf.

Formen und Ursachen des Status epilepticus

Es existieren vier Typen des Status epilepticus mit unterschiedlichem Risiko für den Patienten (Tab. 17.**2**).

Grand-mal-Status

Wenn sich Grand-mal-Anfälle in Abständen von weniger als 60 Min. wiederholen oder der Patient im Intervall nicht mehr erwacht, spricht man vom Grand-mal-Status. Er stellt stets eine lebensbedrohliche Erkrankung dar, die der sofortigen klinischen Behandlung bedarf. Die rasch aufeinander folgenden Anfälle führen ohne Behandlung zum Tode durch Kreislaufversagen mit Lungenödem. Zentrale Hyperthermie, Zyanose, Reflexverlust und extremer Anstieg der Ruhepulsfrequenz kündigen die akute Lebensgefahr an. Die Prognose eines Status ist um so besser, je früher die Behandlung einsetzt. Sistiert ein Status erst nach protrahiertem Verlauf, können fokale neurologische Ausfälle und Intelligenzdefekte zurückbleiben. Der tonische Status epilepticus findet sich ausschließlich bei geistig behinderten Kindern, Jugendlichen und jungen Erwachsenen mit schweren Anfallsleiden – meist vom Typ des myoklonisch-astatischen Petit mal. Die durchschnittliche Statusdauer beträgt 9 Tage, in therapieresistenten Fällen bis zu 4 Monaten (127). Ein **klonischer Status** ist meist symptomatischer Genese. Er findet sich bei degenerativen Enzephalopathien wie z.B. der Dyssynergia cerebellaris myoclonica Ramsay-Hunt, der Myoklonusepilepsie Unverricht-Lundborg, metabolischen Enzephalopathien und Lipoidosen.
Der **Status hemiepilepticus** hinterläßt häufig eine flüchtige oder bleibende Hemiparese. Sekundäre oder fokale Anfälle können folgen (H.H.E.-Syndrom = Hemiconvulsion-Hemiplegie-Epilepsie-Syndrom) (43).
Unter Verlaufsaspekten werden differenziert: *isolierter, initialer* und *interkurrenter Status*. Der iso-

Tabelle 17.**2** Formen des Status epilepticus

1. Grand-mal-Status
a) tonisch-klonischer Grand-mal-Status
b) tonischer Grand-mal-Status
c) klonischer Grand-mal-Status
d) Status hemiepilepticus

2. Petit-mal-Status
a) BNS-Status
b) myoklonisch-astatischer Petit-mal-Status
c) Absencenstatus
d) Impulsiv-Petit-mal-Status
e) elektrischer Status epilepticus im NREM-Schlaf

3. Status fokaler Anfälle
a) motorisch
b) sensibel
c) sensorisch

4. Status psychomotorischer Anfälle
a) diskontinuierlicher Status psychomotorischer Anfälle
b) psychomotorischer Status mit Anfallsrudimenten

Tabelle 17.**3** Häufigste Ursachen des Status epilepticus

Isolierter Status (66% aller Statusfälle)		Status bei Epilepsie (34 % aller Statusfälle (127))
1. Schädel-Hirn-Traumen	39%	äußerer Medikamentenentzug
2. Hirntumoren	20%	1. Weglassen } der Medikation
3. Gefäßerkrankungen	12%	2. abruptes Umsetzen } der Medikation
4. Enzephalitiden		innerer Medikamentenentzug, z.B. bei Infekten
5. Penizillin-Allergie		Schlafentzug
		Alkohol
		längere Insolation
		vermehrte Flüssigkeitszufuhr

lierte Status ist ein einmaliges Ereignis (symptomatischer Genese). Der initiale Status leitet eine Epilepsie ein, und der interkurrente ereignet sich im Laufe einer bereits erkannten Epilepsie (55). Der Status des bisher Gesunden hat im allgemeinen andere Ursachen als der des Anfallskranken (Tab. 17.**3**).

Ursache des Initialsymptoms-Status sind Stirn-Hirn-Tumoren und -Verletzungen mit Ödem des Stirnmarklagers und Unterbrechung der frontothalamischen Bahnen. Unter den Tumoren sind Astrozytome und Glioblastome häufigste Statusursache (67, 69). Pathophysiologisch entscheidend ist offenbar das perifokale Marklagerödem, das auch nach Stirnhöhlenabszessen, Stirnbeinosteomyelitis und sogar nach akuter Alkoholintoxikation auftreten kann. Mit großer Regelmäßigkeit beginnt der Status nach dem Einschlafen (67).

Symptomatische Epilepsien führen 4–5mal häufiger zum Status als „kryptogenetische". Statusbedingte hypoxische Hirnschäden können wiederum Ursache einer symptomatischen Epilepsie sein. Unter den symptomatischen Anfallsleiden neigen die früh beginnenden Residualepilepsien am ehesten zur Statusentwicklung.

Ein **Status fokaler Anfälle** kann mit motorischer, sensibler oder sensorischer Symptomatik einhergehen.

Beim motorischen Jackson-Status handelt es sich um eine Häufung von Jackson-Anfällen, die mit kurzen Unterbrechungen aufeinander folgen. Jeder einzelne Anfall geht jedoch mit einem „march of convulsions" einher.

Ein fließender Übergang zur **Epilepsia partialis continua** (75, 83) ergibt sich, wenn auch im Intervall einzelne klonische Zuckungen auftreten. Die Kojevnikov-Epilepsie unterscheidet sich vom **Status hemiepilepticus** durch das erhaltene Bewußtsein.

Ein **Status sensibler Anfälle** etwa im Sinne einer sensiblen Epilepsia partialis continua ist vereinzelt beschrieben worden (2).

Ein **Status sensorischer Anfälle** *(Aura continua)* kann mit optischen, akustischen, olfaktorisch-gustatorischen Halluzinationen einhergehen, die Stunden bis Tage andauern.

Unter den Begriff der *„Aura continua"* werden jedoch auch epileptische Ausnahmezustände subsummiert, die mit Dysphasie, Dyslexie, stuporösen und amentiellen Zuständen, Angst, Derealisation, Depersonalisation und Bewußtseinseinengung einhergehen und zur Suizidalität führen können. Diesen Zuständen liegen statusartig anhaltende fokale epileptische Entladungen zugrunde, die im Oberflächen-EEG nicht immer erkennbar sind.

Beim **Status psychomotorischer Anfälle** macht die diskontinuierliche Form keine differentialdiagnostischen Schwierigkeiten. Sie geht mit Aufhellungsintervallen oder einzelnen psychomotorischen Anfällen einher. Dagegen ist der **psychomotorische Status mit Anfallsrudimenten** schwieriger zu erkennen. Er verläuft unter dem klinischen Bild des Ausnahme- oder Dämmerzustandes und ist gekennzeichnet durch schwere Antriebsstörung mit Wechsel zwischen Hemmung und Aktivitätssteigerung, mit Unlustgefühlen, Schlaf- und Appetitlosigkeit. Bewußtsein, Orientierung, mnestische Funktionen sowie Kritik- und Urteilsfähigkeit können relativ ungestört sein.

Das EEG kann einzelne Attacken in einer Allgemeinveränderung erkennen lassen oder kontinuierliches Auftreten paroxysmaler Muster zeigen (32, 59, 78, 149).

Stereoenzephalographische Dauerableitungen im psychomotorischen Status (147) zeigen, daß langdauernde akustische Halluzinationen im Sinne einer Aura continua musicalis mit Anfallsentladungen in der rechten Heschlschen Windung einhergehen. Führt der Status dagegen zur Bewußtseinstrübung und/oder Beeinträchtigung der Gedächtnisfunktionen, so finden sich bilaterale Entladungen über beiden Hippocampi.

Die Anfallsformen der Kindheit können auch noch im Erwachsenenalter als Status auftreten. Patienten mit **Petit-mal-Status** bieten klinisch das Bild eines „Dämmerzustands" mit erschwertem Auffassungsvermögen, zeitlicher und örtlicher Desorientiertheit, Schwerbesinnlichkeit, Antriebslosigkeit, Apathie und Neigung zu Perseverationen. Sie wirken ratlos, verlegen, unbeholfen. Manchmal kommt es zu einer sog. „Fuge ambulatoire", so daß sich der Patient irgendwo wiederfindet, ohne zu wissen, wie er dorthin gelangt ist. Der Zustand kann stunden-, tage- oder wochenlang anhalten. Als Auslöser werden häufig emotionale Erregungen angegeben (50). Der Petit-mal-Status mit diskontinuierlichem SW-Muster (2–2,5/Sek.) findet sich vor allem bei myoklonisch-astatischem Petit mal. Er ist therapeutisch schlechter beeinflußbar als der pyknoleptische Petit-mal-Status (3/Sek.-SW), dessen Muster häufiger kontinuierlich abläuft.

Während der **BNS-Status** auf die ersten beiden Lebensjahre beschränkt ist, können alle übrigen Formen auch nach dem 10. Lebensjahr auftreten. Der pyknoleptische Petit-mal-Status kommt nach dem 40. Lebensjahr ausschließlich bei Frauen vor (77).

Starke Sinnesreize unterbrechen einen Petit-mal-Status – ebenso wie die pyknoleptische Absence – oft für kurze Zeit. Vor allem bei Kindern ist stets auch an eine symptomatische Genese zu denken.

Vom Petit-mal-Status zu unterscheiden sind Petit-mal-Serien oder Kettenabsencen mit Intervallen von 15–60 Sek. zwischen den einzelnen Attacken.

Da das kindliche Gehirn auf anfallsbedingte Hyp-

oxie empfindlicher reagiert als das des Erwachsenen, bleiben beim kindlichen Status auch häufiger neurologische Ausfälle zurück. Nach DOOSE kann schon ein einzelner, langdauernder Krampfanfall zu Lähmungen und Demenz führen (25, 28).
Unter **BNS-Status** versteht man statusartig auftretende Blitz-, Nick- und Salaamkrämpfe, die ebenso wie BNS-Anfallsserien und der **myoklonisch-astatische Petit-mal-Status** bleibende Defekte hinterlassen können (25).
Unterformen dieses Statustyps sind der **Status myoclonicus** mit vorwiegendem Auftreten von Myoklonien und der **astatisch-akinetische Status** mit einem Überwiegen akinetischer und astatischer Attacken (67).
Der **pyknoleptische Petit-mal-Status** tritt vorwiegend bei Pyknolepsien mit großen Anfällen auf. Bei reinen Pyknolepsien ist er selten und kündigt meist das spätere Auftreten von Grand-mal-Anfällen an. Trotzdem wird er als benigne kortikoretikuläre Epilepsieform betrachtet, die auch bei wiederholtem Auftreten keine ernsteren Folgen hinterläßt (1).
Der **Impulsiv-Petit-mal-Status** zeigt mehr motorische Entäußerungen, geringere Beeinträchtigung des Bewußtseins und wird häufig durch einen Grand-mal-Anfall beendet.
Der subklinische **„elektrische Status epilepticus" im NREM-Schlaf** (80, 114, 141) wurde ausschließlich bei geistig behinderten Kindern beobachtet und trägt möglicherweise zu dieser geistigen Behinderung bei. Er beginnt zwischen dem 4. und 8. Lebensjahr und verschwindet jeweils in REM-Schlaf und Wachzustand. Eine achtjährige Dauer wurde beschrieben.

Zerebrale Anfälle im Kindes- und Jugendalter

Zerebrale Anfälle sind bei Kindern häufiger als im Erwachsenenalter. Überwiegend handelt es sich um **Gelegenheitskrämpfe** (135), die als Begleitreaktion bei Fieber oder Infekten auftreten. Genetische, pränatale, peri- und postnatale Faktoren können Ursache einer kindlichen Epilepsie sein (Tab. 17.**4**).
Die häufigste Form der kindlichen Gelegenheitsanfälle sind Fieber- oder Infektkrämpfe. Ihr Erkrankungsalter liegt zwischen dem 6. Monat und dem 5. Lebensjahr mit einem Häufigkeitsgipfel im 2. Lebensjahr (99). Knaben sind häufiger betroffen als Mädchen. Bei den **benignen Infektkrämpfen** liegt meist keine familiäre Belastung vor, und die Kinder waren bis zum Anfall unauffällig. Die Temperaturen überschreiten selten 38° C. Die Anfälle laufen generalisiert als Grand mal mit einer Dauer von 5–15 Min. ab und können sich mehrfach wiederholen. Das Risiko dieser Kinder, später an Epilepsie zu erkranken, ist mit 1–1,5% nur unwesentlich höher als das eines Normalkollektivs. Bei den **komplexen Infekt- oder Fieberkrämpfen** liegt häufig eine familiäre Belastung vor. Die Anfälle beginnen manchmal fokal, dauern u. U. länger als 15 Min. und können rezidivieren. Oft liegt eine zerebrale Schädigung vor. Das EEG ist häufiger pathologisch als normal.
Die Wahrscheinlichkeit, daß Patienten mit komplexen Fieberanfällen später eine chronische Epilepsie bekommen, ist 10mal größer als bei Gesunden. Differentialdiagnostisch müssen immer entzündliche Erkrankungen des Zentralnervensystems (Meningitis und Enzephalitis) ausgeschlossen werden. Meist treten die Anfälle beim ersten Anstieg des Fiebers auf. Überwiegend handelt es sich um generalisierte tonisch-klonische Attaken. Zu beachten ist, daß Fieberkrämpfe häufig länger dauern als afebrile Anfälle. Die Anfallsdauer kann sich von 10 Min. bis zu 1 Std. ausdehnen. Die Kinder sind nach den Anfällen apathisch und abgeschlagen. Infektkrämpfe können Paresen hinterlassen, die innerhalb von Stunden bis Tagen verschwinden, in seltenen Fällen aber auch persistieren. Sind nach abgeklungenem Fieber noch Anfallspotentiale nachweisbar, handelt es sich wahrscheinlich um die Erstmanifestation einer Epilepsie.
Unter dem Begriff **amorphe Neugeborenenkrämpfe** faßt man alle zerebralen Anfälle der er-

Tabelle 17.**4** Ätiologische Faktoren kindlicher Epilepsien (131)

1. genetische Faktoren:
Stoffwechselerkrankungen, die mit Epilepsien einhergehen können (Aminoazidopathien, Neurolipidosen), neurokutane Syndrome (tuberöse Hirnsklerose Bourneville, enzephalotrigeminale Angiomatose Sturge Weber);
neurodegenerative Erkrankungen mit Epilepsie und fakultativem Schwachsinn (neuroaxonale Dystrophie)

2. pränatale Faktoren:
Embryopathien, die zu groben Hirnmißbildungen und Mikrodysgenesien führen;
Fetopathien (Zytomegalie, Lues, Toxoplasmose, Listeriose, Röteln);
Mangelernährung in utero (qualitativ und/oder quantitativ)

3. perinatale Faktoren:
Sauerstoffmangel;
Hirnblutung (massive bzw. diskrete und multiple);
Adaptationsstörungen (Hypokalzämie, Hypomagnesiämie, Hypoglykämie)

4. postnatale Faktoren:
infektiös toxische, z.B. Enzephalotoxikose des Säuglings und Kleinkindes;
hypernatriämische Dehydratation des Säuglings;
hyperpyretische Toxikose des Säuglings;
Exanthemkrankheiten des Kindesalters, z.B. Röteln, Masern, Varizellen;
Enzephalomyelitis;
Schädel-Hirn-Trauma;
Hirntumoren

sten Lebenstage zusammen. Ihre Prognose ist ungünstig, und ihre Mortalität beträgt ca. 30%. Bei den Überlebenden bleiben in 60–70% zerebrale Schäden zurück. Etwa 25% der Kinder haben später eine chronische Epilepsie. Wegen der Unreife des Neugeborenengehirns kommt es noch nicht zu den klassischen Anfallsbildern des Petit oder Grand mal, sondern meist nur zu ein- oder doppelseitigen Kloni. Tonuserhöhungen können mit Tremor einhergehen. Außerdem kommt es zu Zyanose und Apnoe, die mit Hypotonie und Speichelfluß oder mit Reaktionslosigkeit kombiniert sein können. Schmatz- und Saugbewegungen werden nicht nur im psychomotorischen Anfall, sondern auch bei amorphen Neugeborenenkrämpfen beobachtet (99, 111). Die **Blitz-Nick-Salaam-Krämpfe** (BNS-Krämpfe) oder *Propulsiv-Petits maux* treten in den ersten Lebensjahren von der 3. Lebenswoche an auf und zeigen einen Häufigkeitsgipfel im 1. Lebensjahr (21, 26, 36, 112, 131). Nach dem Erstbeschreiber erhielt diese (für das Säuglingsalter spezifische) Epilepsieform den Namen *West-Syndrom* (146).

Bei den *Blitzkrämpfen* kommt es zu kurzen Zukkungen, wobei die Arme zur Seite geworfen oder vor der Brust gekreuzt werden und der Kopf bei angezogenen Beinen auf das Brustbein gepreßt wird. Diese Bewegungen laufen blitzartig ab. Im Gegensatz dazu wird im Salaamkrampf eine langsamere Rumpfbewegung nach vorn ausgeführt. Die *Nickkrämpfe* bestehen aus einer Vorwärtsbeugung des Kopfes, welche höchstens 1 Sek. dauert. Neben kurzfristiger Trübung des Bewußtseins oder Bewußtlosigkeit können Lautäußerungen, orale Automatismen, okuläre Phänomene und vegetativ-respiratorische Vorgänge den Anfall begleiten. Das EEG zeigt interiktal im Wachen und Schlafen die sog. Hypsarrhythmie mit Slow-spikes and Waves im Bereich der gesamten Hirnoberfläche. Die Häufigkeit der BNS-Krämpfe liegt zwischen 9,8 und 15% aller altersgebundenen Petit-mal-Epilepsien (2, 67). Knaben erkranken doppelt so häufig wie Mädchen. Die häufigste Ursache für BNS-Krämpfe sind geburtstraumatische Hirnschäden (80%).

Pränatale Schädigungen aus dem Zeitraum zwischen der 4. Woche und dem 4. Monat der Fetalperiode werden für die morphologischen Hirnläsionen verantwortlich gemacht. Die Prognose ist ungünstig. Ohne Therapie kommt es meist zu großen Anfällen und einer fortschreitenden Demenz. Bei der seltenen idiopathischen gutartigen Form ist keine Hirnschädigung nachweisbar und eine spontane Ausheilung möglich. **Myoklonisch-astatische Anfälle** (21, 26, 29, 30, 67, 85, 96) sind meist Folge multifokaler prä-, peri- oder postnataler Hirnschäden *(Lennox-Gastaut-Syndrom)*. Auch neurometabolische und degenerative Erkrankungen können diesen Anfallstyp verursachen.

Selten gehen auch überwiegend genetisch bedingte „zentrenzephale“ Epilepsien mit myoklonisch-astatischen Anfällen einher. Ihre Prognose ist günstiger als die des *Lennox-Gastaut-Syndroms*. Während die Absencen beim myoklonisch-astatischen Petit mal zentrenzephalen Typs ebenso plötzlich beginnen wie enden und im EEG stets mit 2/Sek.-SW-Komplexen einhergehen, sind die Absencen beim *Lennox-Gastaut-Syndrom* nicht von regelmäßigen SW-Mustern begleitet und beginnen und enden weniger abrupt. Die Häufigkeit myoklonisch-astatischer Anfälle wird mit 20% aller altersgebundenen zerebralen Anfälle angegeben.

Die Attacken sind charakterisiert durch myoklonische und astatische Symptome. Das Kind kann schlaff in sich zusammensinken oder einzelne kurze, rhythmisch symmetrische Armkloni sowie Verdrehen der Bulbi und Blinzeln bieten. Bei den sog. *Sturzanfällen* fallen die Kinder blitzartig zusammen und ziehen sich häufig Verletzungen zu. Diese Anfallsform kommt auch bei Erwachsenen vor (64). Abortive Sturzanfälle dauern nur Bruchteile einer Sekunde. Die Kinder sacken mit einer raschen Kopfbewegung kurz in den Knien ein. Auch die Nickanfälle sind abortiv und gehen mit schlaffem Vornübersinken des Kopfes oder Oberkörpers einher. Meist leiden diese Kinder aber an blanden Absencen mit oder ohne Myoklonien. Grand-mal-Anfälle treten häufig später hinzu. Auch tonische Anfälle von 4–5 Sek. Dauer kommen vor. Ihre Frequenz kann 100 und mehr pro Tag betragen. Bei rund 25% dieser Patienten kommt es später zu einem myoklonisch-astatischen Petit-mal-Status.

Nur 30% der Kinder mit Lennox-Gastaut-Syndrom entwickeln sich psychisch unauffällig; etwa 50% zeigen Intelligenzdefekte mit hirnorganisch bedingten Verhaltensstörungen.

Ein myoklonisch-astatisches Anfallsleiden geht in ca. 30% aus einem West-Syndrom hervor. Bis zu 50% der Patienten hatten schon früher Grand-mal-Anfälle.

Differentialdiagnostisch müssen eine progressive Myoklonusepilepsie (Unverricht-Lundborg), eine Lipofuszinose und andere Gangliosidosen ausgeschlossen werden. Bei diesen Kranken finden sich meist asymmetrische und asynchrone Myoklonien, die durch Intention und Erregung verstärkt werden (Aktionsmyoklonien). Eine rasch fortschreitende Demenz kommt hinzu. Die Sturzanfälle der Narkolepsie-Kataplexie erfolgen bei erhaltenem Bewußtsein und sind durch psychische Faktoren (Lachen, Angst, Wut, Anhören von Witzen, Gekitzeltwerden, Freude, Rührung) oder durch plötzliche Bewegungen, Husten, Niesen bzw. Geschlechtsverkehr ausgelöst (104).

Synkopale Anfälle treten fast nur bei aufrechter Körperhaltung nach psychischen und körperlichen Traumen auf, wobei die Kinder ohnmächtig, blaß und schlaff zu Boden sinken und nach wenigen Sekunden wieder erwachen. Sog. *atonische Sturzanfälle* infolge passagerer Durchblutungsstörungen der A. basilaris nach extremen Kopfbewegungen sind bei Kindern nur auf dem Boden von Mißbildungen im zerebrookzipitalen Übergangsbereich möglich. Auch einen Blinzeltic kann man von myoklonisch-astatischen Blinzelanfällen u. U. durch das EEG unterscheiden. Schließlich muß die subakute sklerosierende Panenzephalitis differentialdiagnostisch mitbedacht werden.

Die **Petit-mal-Epilepsien des Schulalters** sind mit 43,2 % die größte Gruppe aller altersgebundenen kleinen Anfälle. Ihr Erkrankungsbeginn liegt zwischen dem 4. und 12. Lebensjahr. Es handelt sich um reine Absencenepilepsien oder Pyknolepsien. Weitere Benennungen dieses Syndroms erfolgten nach dem motorischen Leitmotiv (Retropulsiv-Petit mal) (67) oder dem Erstbeschreiber (Friedmann-Syndrom) (22, 26, 30, 67, 99).

Eine Absence ist eine Bewußtseinspause mit plötzlichem Beginn und Ende, die im EEG von paroxysmalen, bilateral synchronen SW-Komplexen begleitet wird. Bei der einfachen Absence fehlen motorische Symptome. Komplexe Absencen können dagegen mit Myoklonien, Automatismen (Schlucken, Kauen, Nesteln, Zupfen mit den Händen, Treten und Scharren), vegetativen Symptomen (Erröten, Erblassen, Schweißausbrüche, Einnässen) und in seltenen Fällen sogar mit konstanter Herdsymptomatik (Blick- oder Kopfwendung, rotatorischer Körperbewegung) einhergehen. Angedeutetes Augenzwinkern oder feine nystagmische Bulbusbewegungen können auftreten. Meist bemerken die Kinder ihren Anfall nicht. Sie verharren in der begonnenen Bewegung oder setzen ihre Beschäftigung automatisch fort. Das Bewußtsein kehrt nach kurzer Zeit zurück. Postparoxysmale Erscheinungen fehlen. Häufig werden Absencen auch von diskreten symmetrisch ausgerichteten, klonisch-rhythmischen Zuckungen der Arme und des Kopfes mit konstanter Bewegungsrichtung nach oben in einem 3/Sek.-Rhythmus begleitet. Gegenstände, die sich gerade in der Hand befinden, werden meist festgehalten. Es besteht eine Amnesie für die Absence. Dauert sie weniger als 5 Sek., wird sie von den Angehörigen gewöhnlich nicht erkannt. Im EEG zeigt sich ein Muster bilateral synchroner generalisierter 3/Sek.-SW-Komplexe (Abb. 17.**2**), deren Frequenz sich mit zunehmendem Alter auf 4/Sek. erhöhen kann.

Durch Hyperventilation über 3 Min. lassen sich fast immer die typischen 3/Sek.-SW-Komplexe

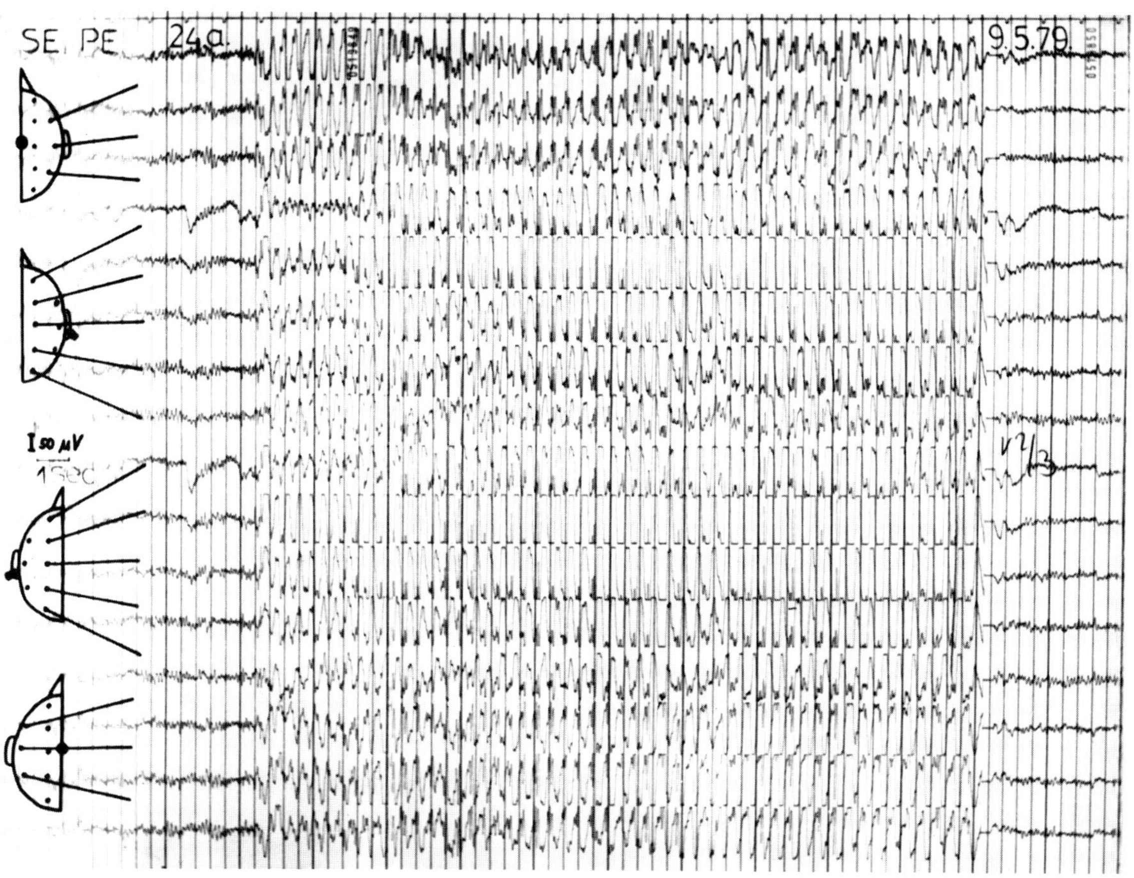

Abb. 17.**2** Absence von 19 Sek. Dauer mit paroxysmaler und bilateraler 3/Sek.-SW-Tätigkeit. 24jährige Patientin mit Absencen seit dem 16. Lebensjahr

provozieren. Rund 15% der Eltern oder Geschwister hatten ebenfalls derartige Anfallsmanifestationen. Im Schulalter weisen 10% 3/Sek.-SW-Komplexe im EEG auf (67). Die neuroradiologischen und neurologischen Befunde sind unauffällig.
Bei der **Pyknolepsie des Schulalters** treten Absencen gehäuft auf. Bis zu 80% der Patienten zeigen auch im anfallsfreien Intervall 3/Sek.-SW-Komplexe. Dauern die bilateralen synchronen Potentiale über 5 Sek. an, kommt es zur Bewußtseinsstörung mit einer klinisch zu beobachtenden Absence. Das Verhältnis Mädchen:Jungen beträgt bei der Pyknolepsie 60:40. 75% aller betroffenen Kinder erkranken zwischen dem 5. und 11. Lebensjahr.
Prognostisch fand Kuhlo, daß ein Drittel der Erkrankten später anfallsfrei wird, ein zweites Drittel seine Absencen auch im Erwachsenenalter behält und ein letztes Drittel zusätzlich mit Grand-mal-Anfällen erkrankt (87). Dagegen traten bei 130 Patienten von Bauer in 77,4% große Anfälle hinzu (4).

Christiani konnte nachweisen, daß EEG-Merkmale wie Fotokonvulsivreaktion und okzipitale langsame Rhythmen eine deutliche Alters- und Geschlechtsabhängigkeit zeigen. Die Fotokonvulsivreaktion fand er häufiger bei Mädchen, abnorme Thetarhythmen häufiger bei Knaben (19).

Das *nichtpyknoleptische Petit mal* stellt eine Zwischenform dar, welche schon zu den juvenilen Epilepsien gehört. Im Gegensatz zu den Pyknolepsien treten die Anfälle nicht täglich und „gehäuft“, sondern zyklisch auf und gehen mit schnellen SW-Komplexen einher. Da bei 80% der Patienten später Grand-mal-Anfälle hinzutreten, wird diese Verlaufsform auch als juvenile Absence-Grand-mal-Epilepsie (29) bezeichnet.
Als späteste Form der juvenilen Petit-mal-Epilepsien tritt das **Impulsiv-Petit mal** *(Janz-Syndrom)* zwischen dem 9. und 27. Lebensjahr auf. Fast 85% der Fälle manifestieren sich zwischen dem 13. und 27. Lebensjahr. Der Anteil des Impulsiv-Petit mal an den Petit-mal-Epilepsien liegt bei 24%. Die Anfälle sind charakterisiert durch komplexe myoklonische Zuckungen, überwiegend im Schultergürtel und im Bereich der oberen Extremitäten. Sie treten vor allem morgens auf und gehen ohne Aura und ohne erkennbare Bewußtseinsbeeinträchtigung einher. In der Hand gehaltene Gegenstände können weggeschleudert werden. Bei Befall der unteren Extremitäten knicken die Patienten plötzlich in den Knien ein oder stürzen zu Boden. Bei starker Häufung von Myoklonien kann auch eine leichte Bewußtseinstrübung deutlich werden. Schlafentzug, frühzeitiges Wekken und plötzliches Aufstehen provozieren die Attacken. Die Heredität des Impulsiv-Petit mal ist mit 25% die höchste aller altersgebundenen Petit-mal-Epilepsien. Morphologische Läsionen des Gehirns lassen sich nur selten nachweisen. Psychisch sind die Patienten oft auffällig, haltlos, unstet und mit einer gewissen Kritikschwäche behaftet. Kombinationen mit Aufwach-Grand-mal-Anfällen kommen vor. Iktal zeigt das EEG generalisierte, bilateral synchrone Poly-SW-Muster bei sonst ungestörtem Alpharhythmus. Als beste Provokationsmethode hat sich der Schlafentzug erwiesen, auch eine Fotostimulation ist häufig wirksam.

Differentialdiagnostisch muß gegenüber der progressiven Myoklonusepilepsie und der Dyssynergia cerebellaris myoclonica abgegrenzt werden (23).

Die Abb. 17.**3** zeigt die elektroenzephalographischen Veränderungen der Petit-mal-Epilepsien im Anfall.

Fokale Epilepsien

Fokale oder Herdanfälle kommen in jedem Lebensalter vor und werden mit zunehmendem Alter häufiger (60). Als Ursachen finden sich Hirntumoren (34%), Traumen (15–20%), prä- und perinatale Hirnschäden (9–15%), entzündliche Prozesse (3–10,7%) sowie zerebrovaskuläre Erkrankungen (3–4%) (67).
Der klassische **Jackson-Anfall** geht von einem umschriebenen Hirnrindenbezirk aus. Der epileptogene Hirnfokus setzt sich aus der Läsion im Neokortex und einer funktionsgestörten Randzone zusammen. *Motorische Herdanfälle* sind mit 57% (67) die häufigsten Jackson-Anfälle. Sie gehen von der Präzentralregion aus und führen zu kontralateralen Kloni im Bereich einer Extremität oder Gesichtshälfte. Das Bewußtsein bleibt erhalten. Meist beginnen die Zuckungen in einem eng begrenzten distalen Bezirk, einem Daumenglied, der Großzehe oder im Mundwinkelbereich; dann werden auch benachbarte Muskelgruppen miteinbezogen. Die klonischen Zuckungen können als Jackson-Marsch die ganze Körperhälfte ergreifen und schließlich in einen Grand-mal-Anfall mit Bewußtseinsverlust übergehen. Die Dauer der Jackson-Anfälle beträgt 10 Sek. bis zu einigen Minuten. Nach beendetem Anfall findet sich oft eine postparoxysmale Lähmung, die Stunden bis Tage bestehenbleibt. Sie kann an Extremitäten auftreten, welche vom Jackson-Anfall gar nicht betroffen waren (34). Neurophysiologisch handelt es sich somit offenbar nicht um ein Erschöpfungsphänomen, sondern um eine postparoxysmale Hyperpolarisation von Zellmembranen.
Relativ selten schließt sich ein Jackson-Status an, der ebenfalls stunden- bis tagelang persistieren kann.

Die epileptologische Differentialdiagnose betrifft *Hemi-Grand-mal-Anfälle* mit Bewußtlosigkeit und *hemiklonische Anfälle* mit erhaltenem Bewußtsein. Beide Anfallsarten kommen vorwiegend bei Kindern vor.

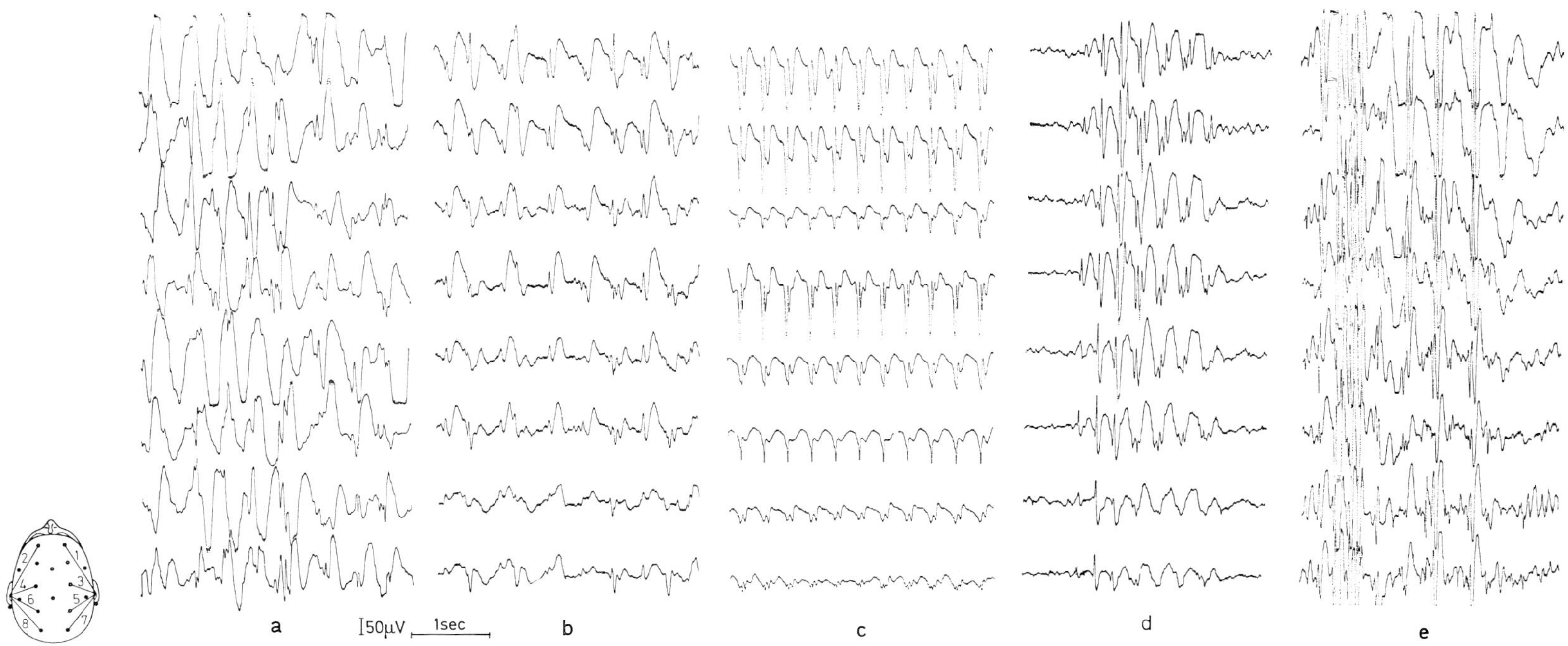

Abb. 17.**3** a–e Charakteristische hirnelektrische Entladungsmuster bei Anfällen des Petit-mal-Quintetts:

a) Hypsarrhythmie bei BNS-Krämpfen
b) langsames (2–2,5/Sek.) SW-Muster bzw. „sharp-slow-waves" bei myoklonisch-astatischen Anfällen
c) regelmäßiges 3/Sek.-SW-Muster bei pyknoleptischen Absencen
d) rasches 4/Sek.-SW-Muster, oft mit Doppelspikes im Komplex bei juvenilen bzw. nicht pyknoleptischen Absencen
e) Multi-SW-Muster bei Impulsiv-Petit-mal. (Aus *D. Janz,* Nervenarzt 41 [1970] 53)

Auch bei Erwachsenen findet sich der *supplementärmotorische Halbseitenanfall.* Ihm fehlt der Jackson-typische „March of convulsions“.
Unter den nicht epileptischen Phänomenen sind auszuschließen ischämisch bedingte Halbseitenanfälle bei *„intermittierendem Hinken“* einer A. carotis, A. cerebri media oder A. vertebralis.

Sensible Jackson-Anfälle gehen von der Postzentralregion aus und sind seltener als motorische. Es werden Parästhesien, Taubheitsgefühl und manchmal auch lokale Schmerzen oder abnorme Temperaturempfindungen an den Extremitäten, im Gesicht oder am Rumpf angegeben. Ein sensibler Jackson-Anfall kann – bei Übergreifen der epileptischen Erregung auf die Präzentralregion – einen nachfolgenden motorischen oder – bei Übergreifen auf das limbische System – auch einen psychomotorischen Anfall einleiten.

Differentialdiagnostisch sind sensible Reizerscheinungen der *Migraine accompagnée* auszuschließen. Für letztere sprechen ein Andauern der Parästhesien über 10 Min., Wechsel der befallenen Körperseite sowie das Fehlen motorischer Reizsymptome (121). Selten sind Sprechanfälle mit einem Fokus im motorischen Sprachzentrum.

Mastikatorische und **laryngeale Jackson-Anfälle** nehmen ihren Ursprung von den unteren Regionen des Gyrus praecentralis oder vorderen Temporalabschnitten und der Insel. Sie können mit Schluck- und Kaubewegungen und anderen oralen Mechanismen einhergehen. Wird die Sprechmuskulatur betroffen, kann es zu dysarthrischen Störungen, Sprachhemmung und unwillkürlichen Lautäußerungen kommen. Diese Erscheinungen kommen auch bei psychomotorischer Epilepsie vor.

Differentialdiagnostisch sind die oralen Anfallsphänomene abzugrenzen gegen Tics im Fazialisbereich und orale Hyperkinesen verschiedener Ätiologie (Hirnatrophien, zerebrovaskuläre Prozesse und Psychopharmakaeffekte). Bei der Jackson-Epilepsie sind die Kloni rhythmischer und nehmen im Verlauf des Anfalls an Intensität zu.

Die **sensorischen Anfälle** führen paroxysmal zu olfaktorischen (Uncinatuskrisen), gustatorischen, optischen, akustischen und vestibulären Sensationen. Meist handelt es sich jedoch um Begleitsymptome oder Auren psychomotorischer Anfälle. Die Gruppe der *visuellen Anfälle* mit Mikropsien, Makropsien und Metamorphopsien, Photomen, Paroxien, Verdunkelungen oder Ausfällen des Gesichtsfeldes sind meist Folge eines Prozesses in der Sehrinde.
Bei den *vertiginösen Anfällen* differenzieren Behrmann u. Wykes (7) – in Analogie zum zentralen und peripheren Vestibularissyndrom – einen Anfallstyp mit kortikalem und einen zweiten mit subkortikalem Beginn im Hirnstamm.
Der *kortikale vestibuläre Anfall* beginnt mit dem Empfinden eines gestörten Gleichgewichts (Raumschwindel), geht ohne Drehschwindel, aber gelegentlich mit einseitigem Tinnitus einher und führt zum Adversivkrampf ohne Bewußtseinsverlust. Postiktale Schwindelsensationen fehlen. Der beschriebene Anfallsbeginn weist auf die mittleren und hinteren Anteile des ersten Gyrus temporalis hin (123). Einen Übergang zum kortikalen Adversivkrampf ohne Bewußtseinsverlust beobachtete Janz (67) bei 76% der *kortikalen vestibulären Auren.* Häufig finden sich kontralateral fokale EEG-Veränderungen.
Die seltene *vestibulo-retikuläre Hirnstammattacke* zeigt dagegen, nach Behrmann u. Wykes, einen allmählichen Beginn und nur selten Tinnitus. Es kommt meist zu Bewußtseinsverlust, Blickdeviation, Nystagmus und Ataxie oder uni- bzw. bilateralen Myoklonien der Extremitäten. Postiktaler Schwindel und Störung der Labyrinthfunktion im Intervall sind häufig. Diese Attacken sind oft – kortikale vestibuläre Anfälle dagegen selten – durch kalorische Vestibularisreizung auslösbar. Finden sich EEG-Veränderungen, sind sie meist bilateral synchron und symmetrisch.

Differentialdiagnostisch sind das *Menière-Syndrom* und unspezifische Schwindelerscheinungen bei zerebrovaskulären Prozessen abzugrenzen.
Bei den *komplexen vestibulären Sensationen* ist entweder die Konfiguration der umgebenden Dinge (Metamorphopsien) oder die des eigenen Körpers (Körperschemastörungen) verändert. Beide Phänomene entstehen erst bei der Verarbeitung einfacher Sinneseindrükke auf höherer Ebene. Sie sind daher anders zu werten und lokalisieren als *einfache vestibuläre Sensationen.*

Die **Adversivkrämpfe** führen zu tonischen kontralateralen Dreh- und Wendebewegungen der Augen, des Kopfes und des Rumpfes. Häufig wird der gebeugte oder gestreckte kontralaterale Arm angehoben (sog. *Fechterstellung*). Eine Bewußtseinsstörung tritt nur auf, wenn der Adversivanfall subkortikal entsteht oder generalisiert. Diese Anfälle können von einem frontalen Herd (frontales Adversivfeld), aber auch von okzipital, parietal und von subkortikalen Regionen ausgehen.
Die Differentialdiagnose des fokalen Anfalls umfaßt die Halbseitenkrämpfe oder unilateralen Anfälle. Sie führen sehr schnell zur Bewußtlosigkeit und treten vor allem bei Kindern auf. Häufig folgt ein Übergang zum Grand mal. Ursache dieses Anfallstyps ist eine ausgedehnte Hemisphärenläsion. Länger anhaltende, zunächst schlaffe, dann spastische Hemiplegien können zurückbleiben.
Eine schnelle Generalisierung bei fokalem Anfall ohne Aura kann zunächst den Verdacht auf eine Grand-mal-Epilepsie lenken. Eine sensible, sensorische oder motorische Aura ist beweisend für den fokalen Beginn eines zerebralen Anfalls. Die Erkrankungswahrscheinlichkeit für kortikale Epilepsien ist bei Kindern von Jackson-Patienten etwa 6mal höher als in der Normalbevölkerung (67).

Auch bei den fokalen Epilepsien wirken somit genetische und exogene Faktoren zusammen.
Die **Epilepsia partialis continua** *(Kojevnikow)* (54, 100) äußert sich in stunden- bis wochenlang anhaltenden Myoklonien einer umschriebenen Körperregion. Das Bewußtsein bleibt erhalten. Die betroffenen Muskeln sind meist leicht paretisch, die oberen Extremitäten am häufigsten betroffen. Übergang in einen Grand-mal-Anfall kommt vor. Neuropathologisch finden sich kombinierte kortikal-subkortikale Läsionen. Bei einer ätiologischen Aufteilung von 162 Fällen aus dem Schrifttum wurden in 32% entzündliche, in 19% raumfordernde, in 16% traumatische und in 14% zerebrovaskuläre Ursachen nachgewiesen (97).
Sog. *vegetative Anfälle* werden ausgelöst von subkortikalen Strukturen im Bereich von Thalamus, Hypothalamus und Zwischenhirn und bedingen eine bunte Symptomatik. Sympathikuskrisen, die zum Anstieg von Puls und Temperatur, Mydriasis, Atemantriebsstörungen und peripherer Vasodilatation führen, wurden von Penfield (115) als autonome dienzephale Epilepsien bezeichnet. Christian (18) nennt sie „sympathiko-vasale Krisen" und ordnet sie der Gruppe der „zerebralen vegetativen Anfälle" (11) zu.
Häufig sind vegetative Krisen Begleitzeichen oder Auren eines psychomotorischen Anfalls.
Tonische Hirnstammanfälle (47, 107, 151) äußern sich als kurzdauernde tonische Kontraktionen der Muskeln einer Körperseite, oft begleitet von starken Schmerzen in der gleichen Region. Bewußtlosigkeit und postiktale Lähmungen treten nicht auf. Neurologische Befunde und EEG sind meist normal bzw. von der Grundkrankheit (multiple Sklerose, zerebrovaskuläre Prozesse, Tumoren) abhängig. Ausgelöst werden tonische Hirnstammanfälle durch Bewegungen, Sinnesreize oder Emotionen. Selten können auch rein sensible oder schmerzhafte Halbseitenanfälle auftreten.

Differentialdiagnostisch müssen eine Hemitetanie sowie fokale Anfälle der supplementärmotorischen Zone im Sulcus interhemisphäricus ausgeschlossen werden.

Bei spinalen Affektionen kann es zu tonischen Anfällen kommen, die als *„Spinalepilepsie"* (35) bezeichnet worden sind. Auch sie gehen ohne Bewußtlosigkeit einher und ähneln den tonischen Hirnstammanfällen (35, 62). Die Fähigkeit des Rückenmarks zu eigenständigen paroxysmalen Entladungen wurde tierexperimentell nachgewiesen (35). Die beiden letztgenannten Anfallstypen ließen sich unter Jacksons Begriff der „Lowest level fits" zusammenfassen.
Das Elektroenzephalogramm der fokalen Epilepsien zeigt im Anfall Spitzenpotentiale über den geschädigten Hirnregionen oder – beim Jackson-Marsch mit Übergang in Grand mal – eine Generalisierung. Kleine oder weit von der Kalotte entfernte epileptogene Herde sind oft nur mit Tiefenelektroden nachweisbar; im freien Intervall zwischen den Anfällen kann das EEG normal sein oder je nach der zugrundeliegenden Ätiologie der Erkrankung Allgemeinveränderungen aufweisen. Das Schlaf-EEG als Provokationsmethode steigert die Ausbeute an abnormen EEG-Befunden beträchtlich (101, 102).

Psychomotorische Anfallstypen

Die verschiedenen Formen psychomotorischer Anfälle machen etwa 25% aller kindlichen Epilepsien und mehr als 50% aller zerebralen Anfälle bei Erwachsenen aus (37). Sie treten frühestens im 3. Lebensjahr auf und finden sich im Kindesalter häufiger bei Mädchen, im Erwachsenenalter häufiger beim männlichen Geschlecht.

Beim psychomotorischen Anfall bleiben die epileptogenen Entladungen nicht auf die Strukturen der Temporallappen beschränkt, sondern erfassen große Teile des limbischen Systems (Limbus = Saum, Borte) (74). Broca (1878) bezeichnete die phylogenetisch alten Rindenfelder in der Umgebung des Hirnstamms und der Stammganglien als „Grande lobe limbique". Beim limbischen System handelt es sich um ein bis heute mehr klinisch-physiologisch als anatomisch definiertes, in sich geschlossenes Funktionssystem.
Seine Aufgaben sind Steuerung der Affektivität, des Antriebs und des Sexualverhaltens. Daher wurde es als „Visceral brain" oder „Emotional brain" (148) bezeichnet. Bei elektrischer Reizung zeigt das limbische System – im Gegensatz zum Neokortex – weder eine punktförmige Lokalisation isolierter Einzelsymptome noch eine konstante Relation von Reizgröße und -antwort. Elektrische Reize lösen hier vielmehr komplexe schablonenhafte Handlungen der Nahrungsaufnahme, des Flucht- oder Kampfverhaltens aus.
Elektrische Reizung der Amygdalakerne führt zu motorischen Reaktionen im oralen Bereich des Gastrointestinaltrakts (Schnüffeln, Lecken, Beißen, Kauen, Hyperphagie), Reizung des Ammonshorns zu angenehmen Empfindungen und Reizung im Hippocampus zur „Arrest reaction", einer vorübergehenden Unterbrechung der gerade ablaufenden Tätigkeit mit Bewußtseinsstörung und nachträglicher Amnesie.
Die mediale Temporalrinde steuert und hemmt hypothalamische gonadotrope Zentren.
Der Hippocampus ist als ein Aktivator und Sensibilisator des gesamten ZNS zu betrachten, der die Sinnesimpulse für das thalamokorticale System moduliert und verstärkt. Das erklärt die Beobachtung mancher Patienten, im Dreamy state besser zu hören, zu sehen und zu tasten, als ob ein innerer Verstärker auf volle Intensität geschraubt worden sei. Wesentlich häufiger ist allerdings die Modulation der sensorischen Reize im Sinne einer Verfremdung oder einer eigenartigen Vertrautheit (jamais bzw. déjà vu).
Außerdem enthält der Hippocampus einen Mechanismus der zeitlichen Markierung für Wahrnehmungen und Erlebnisse. Für diese Erfassung der Zeitkategorie ist kein anderes System im Gehirn bekannt (53).
Die Krampfschwelle des Rhinenzephalons liegt

6–10mal niedriger als die des Neokortex und erreicht in den tiefliegenden Teilen des Temporallappens ihre niedrigsten Werte.
Daher kommt es bei fast allen Epilepsien mit langjährigem Verlauf zu sekundärer Ausbildung temporaler Herde und zusätzlichem Auftreten psychomotorischer Anfälle.
Umgekehrt bieten psychomotorische Epilepsien nach einigen Jahren oft zusätzlich Grand-mal-Anfälle. Bei 50% der Patienten erfolgt diese Entwicklung innerhalb der ersten 3 Jahre (99).

Die psychomotorischen Anfallstypen stehen zwischen den fokalen und den generalisierten Epilepsien. Mit beiden besitzen sie Gemeinsamkeiten. Ihr vielfältiges klinisches Bild entspricht der architektonischen und strukturellen Heterogenität der Schläfenlappen und des limbischen Systems. Trotz zahlreicher Kombinations- und Übergangsformen zur primär generalisierten und zur fokalen Epilepsie ist ein Festhalten an der klinischen Entität der psychomotorischen Epilepsie weiterhin zweckmäßig (61, 106, 116). Beide Schläfenlappen dienen letztlich der Integration aller Wahrnehmungen und Empfindungen zu einem Ganzen, dem Gefühl dcs „Ich bin" (148). Jede noch so kurzdauernde Schläfenlappendysfunktion wird daher das Identitätsempfinden des Patienten stören.

Das Tryptichon des psychomotorischen Anfalls (67) (Tab. 18.**5**) beginnt mit dem sog. *„Dreamy state"* (66). Zu diesem „traumhaften Zustand" gehören eine offenbar schwer beschreibbare Bewußtseinseinengung und eine Veränderung der Anmutungsqualität mit „Atmosphärisierung" der Umgebung, die den Charakter des Vertrauten (déjà vu, vécu, entendu) oder des Fremden (jamais vu) bzw. Unheimlichen annimmt. Beides ist fast immer verbunden mit *„Fear, which comes by itself"* (65, 142). Häufig klagt der Patient, es dränge sich ihm immer wieder der gleiche Gedanke auf (Zwangsdenken).

Je nachdem, ob die veränderte Anmutungsqualität die reale Umwelt oder Trugwahrnehmungen betrifft, unterscheidet man einen illusionistischen und einen seltenen halluzinatorischen Dreamy state mit szenenhaften Wahrnehmungen und Störungen des Zeiterlebens. Verändert ist entweder die Zeit des Subjekts oder die der umgebenden Ereignisse, welche zu schnell oder zu langsam ablaufen. Körperschemastörungen im Rahmen eines Dreamy state sind immer symmetrisch und vorwiegend auf den Kopf bezogen. Häufig ist der Dreamy state verbunden mit einer gustatorischen oder olfaktorischen Aura.

Man unterscheidet:
1. die *oral-sensorische Aura* mit Kribbeln oder Kitzeln bzw. einem undefinierbaren Geschmack oder Geruch („Ich rieche einen Geruch wie den Ton von blauem Donner.") (148);
2. die *vegetative Aura,* deren schwer definierbare Empfindungen (Enge, Übelkeit, Beklemmung, Frösteln, Schweißausbruch) ihren Schwerpunkt abdominal, kardial oder im Epigastrium haben können.

Wesentlich seltener verläuft ein Dreamy state mit einer optischen oder akustischen Aura. Unter zunehmender Bewußtseinseinengung erfolgt der fließende Übergang zum Kernstück des psychomotorischen Anfalls.

Vier Typen des psychomotorischen Anfallskerns

Unter den Typen des Anfallskerns treten der orale in 70%, die drei übrigen in je etwa 10% der Fälle auf (67). Die Dauer des Anfallskerns schwankt zwischen 0,5 und 2 Min. Alle vier Formen des Anfallskerns können von einer tonischen (20%) oder atonischen Attacke (10%) begleitet werden. Bei der ersteren kann es zum Verkrampfen der Arme, Ballen der Fäuste, zum tonischen Streckkrampf oder zu asymmetrischen, tonischen Krämpfen einer Extremität kommen (56). Klonische Zuckungen gehören nicht zum psychomotorischen Anfall.

Differentialdiagnostisch sind tonische Hirnstammanfälle zu erwägen, die sich von psychomotorischen Attacken durch das Fehlen von EEG-Veränderungen und Bewußtseinsstörung unterscheiden (47, 107, 151).

Atonischer Anfall

Dabei sinken die Patienten langsam in sich zusammen und werden kurz bewußtlos. Vom Bild der vasomotorischen Synkope unterscheidet sich diese „temporale Synkope" (134) oder „temporale Ohnmacht" (90) kaum. Diese verwechslungs-

Tabelle 17.**5** Tryptichon des psychomotorischen Anfalls (nach *Janz* und *Hallen*)

Dreamy state	+ Aura	Anfallskern	Kleiner Dämmerzustand
illusionistisch halluzinatorisch	Geruchs- Geschmacks- epigastrische optische akustische	oraler Typ (71%) adversiver Typ (10%) mit Sprachsymptomen 1. geordnete Sprachautomatismen 2. dysphasische Symptome vegetativer + affektiver Typ (11%)	stereotype Handlungen szenische Handlungen

trächtigen Bezeichnungen sind umstritten. Es handelt sich bei dieser Form der Dämmerattacken um symptomarme psychomotorische Anfälle, die sich lediglich durch Atonie und Bewußtlosigkeit manifestieren.

In der epileptologischen Differentialdiagnose sind zu erwägen: Die Absence des myoklonisch-astatischen Petit mal (2–2,5/Sek.-SW-Muster im EEG), eine postparoxysmale Lähmung nach Jackson-Anfall oder nach einem (durch Reiben der betroffenen Extremität) gestoppten Jackson-Anfall und seltene atonische Anfälle nach Schreck oder Berührung (Tap seizures) (14).

Unter den nichtepileptischen Phänomenen sind kataplektische Attacken (ohne stärkere Bewußtseinsstörung und ohne EEG-Veränderung), Drop attacks bei vertebrobasilärer Insuffizienz, atonische Attacken nach Schädel-Hirn-Traumen oder Tumoren der Frontal- oder Parietalregion (36) zu bedenken. Auch Kolloidzysten des III. und IV. Ventrikels können atonische Anfälle auslösen.

Für die Symptome des Anfallskerns besteht immer eine Amnesie:

Oraler Typ

Er bietet als Hauptsymptom orale Automatismen. Es kommt zu lautem Ein- und Ausschnaufen, zu Kau- und Schmatzbewegungen, Leck-, Saug- und Lutschbewegungen oder zu Schlucken, Würgen, Rülpsen bzw. zu Schnüffeln und Schnuppern.

Differentialdiagnostisch zu bedenken ist, daß orale Automatismen auch bei Petit-mal-Absencen, akinetischen Anfällen, BNS-Attacken und fokalen Anfällen vorkommen (27). Das neurodysleptische Zungen-Schlund-Syndrom unterscheidet sich durch fehlende Bewußtseinsstörung und normales EEG.

Adversivtyp

Wesentlich seltener (10%) (67) finden sich Anfälle vom Adversivtyp, die mit tonischen Wendebewegungen und eingeschränktem Bewußtsein einhergehen. Die Richtung der Drehbewegung kann von Anfall zu Anfall wechseln. Auch elektrische Reizung im Hippocampus kann Wendungen nach beiden Seiten auslösen. Der psychomotorische Adversivanfall gleicht noch am ehesten der natürlichen Geste einer Zu- oder Abwendung. Das unterscheidet ihn von allen anderen Adversivanfällen.

Wesentlich für die differentialdiagnostische Beurteilung eines Adversivanfalls ist die Bewußtseinslage während der Attacke. Nur bei subkortikaler Genese (psychomotorischer Adversivanfall, pyknoleptisches Petit mal) findet sich eine Bewußtseinseinschränkung. Sie fehlt dagegen bei kortikaler Genese (Jackson-Anfall mit ipsilateraler Drehung, Adversivkrampf von der motorischen Supplementärregion).

Zur klinischen Differenzierung der subkortikalen Adversivanfälle dienen Aura und postiktaler Dämmerzustand. Beide fehlen stets beim pyknoleptischen Petit mal und können beim psychomotorischen Adversivanfall vorkommen. Der Charakter der Wendebewegung entspricht beim psychomotorischen Adversivanfall einer natürlichen Geste der Zu- oder Abwendung, beim pyknoleptischen Petit mal dagegen kommt es zu einem leichten klonischen Rucken im 3/Sek.-Rhythmus.

Die Adversivkrämpfe der prämotorischen Rinde können eine Aura haben und neigen weniger zur Generalisierung als Adversivanfälle anderer Rindengebiete. Sie sind fast immer symptomatischer Genese. Die supplementärmotorischen Adversivkrämpfe erfassen rasch die ganze Körperhälfte.

Häufig zeigen sie epigastrische und genitale Sensationen, Sprachhemmung und Parästhesien, die in der unteren Körperhälfte beginnen. Der Fokus sitzt beim kortikalen Adversivkrampf in 90% der Fälle kontralateral zur betroffenen Körperhälfte und zur Richtung der Wendebewegung. Beim subkortikalen Adversivanfall lassen sich aus der Richtung der Wendebewegung keine lokalisatorischen Schlüsse ziehen.

Adversivanfälle werden häufig durch vestibuläre Auren mit Drehschwindel eingeleitet.

Affektiver und vegetativer Typ

Schließlich können affektive und vegetative Symptome ganz im Vordergrund stehen: Hier wird der Patient etwa bei eingeschränktem Bewußtsein vor sich hinwimmern, stöhnen, lallen oder lediglich ein Blaß- oder Rotwerden, Schweißausbruch, Pulsbeschleunigung, Hypersalivation und Erbrechen, oder Urin- und Stuhlgang bieten.

Die differentialdiagnostische Unterscheidung des psychogenen Anfalls kann bei dieser Form besonders große Schwierigkeiten bereiten (120).

An das Kernstück des Anfalls schließt sich häufig der sog. *kleine Dämmerzustand* mit einer Dauer von 2–10 Min. an. Oft kommt es zu einfachen Automatismen mit *stereotypen Handlungen* wie etwa monotonem Wippen, Klopfen, Scharren, Treten oder zu szenischen Handlungen, in welchen sich der Patient wie ein schlechter Schauspieler verhält und von der Umgebung gelegentlich als hysterisch betrachtet wird. Solche Patienten beginnen sich an- oder auszukleiden, sich zu kämmen oder das Zimmer auf- oder umzuräumen. Es kann aber auch zu exhibitionistischen, onanistischen oder aggressiven Akten kommen, zu Wutausbrüchen oder zum dranghaften Fortlaufen („Vagabondage impulsive"). Janz berichtet von plötzlichen Saltos, Purzelbäumen über Stühle und Tische oder Wettrennen im Hürdenlaufstil über die Betten des Krankensaals. Daß die Patienten in diesem Zustand unberechenbar sind und zu aggressiven Akten neigen, wird von der Umgebung häufig nicht rechtzeitig erkannt.

Penfield u. Jasper (115) haben derartige Automatismen auch nach frontalen Läsionen gesehen.

Als *postiktale Symptome* werden Kopfschmerzen, Müdigkeit, Schwindelgefühl, Sprachstörungen, allgemeine Mißempfindungen und passagerer Geschmacksverlust bzw. prolongierte Geschmacksveränderung angegeben (13).

Tabelle 17.6 Epileptische Dämmerattacken und „automatisches Verhalten" bei Narkolepsie-Kataplexie (nach *Tharp*)

	„Automatisches Verhalten" bei Narkolepsie-Kataplexie	Epileptische Dämmerattacken
Aura	0	häufig
orale Mechanismen	0	häufig
déjà/jamais vu	0	häufig
postiktale Verwirrtheit	0	möglich
Variabilität des Verhaltens von Episode zu Episode	groß	gering
Unterbrechung durch Sinnesreiz	häufig	selten
Auftreten zu typischen Zeiten	häufig	selten

Die Differentialdiagnose des kleinen Dämmerzustands umfaßt den pyknoleptischen und den myoklonisch-a-statischen Petit-mal-Status, das „automatische Verhalten" bei Narkolepsie (Tab. 17.**6**) und die amnestische Episode. Sie wird auf eine ischämische Dysfunktion medialer Schläfenlappenstrukturen zurückgeführt (38, 49). Gilbert (1978) wies bei einem Patienten mit typischer amnestischer Attacke durch Nasopharyngealelektroden und Fotostimulation nach Schlafentzug bilaterale temporale Spitzenfoci nach. Amnestische Episoden wiederholen sich fast nie (9).

Beim einzelnen Patienten ist die Sequenz der individuellen Anfallssymptomatik – ebenso wie Art und Inhalt der Aura – meist konstant. Im Gegensatz zur Absence beginnt und endet der psychomotorische Anfall – für den Beobachter – stets allmählich. Jedes Teilstück des psychomotorischen Tryptichons kann auch isoliert auftreten und – wie jede komplette psychomotorische Attacke – in einen Grand-mal-Anfall einmünden.

EEG-Befunde

So vielfältig wie das klinische Bild psychomotorischer Anfälle ist ihr hirnelektrisches Korrelat. In etwa 50% der Fälle findet sich eine Amplitudenabflachung. Sie begleitet ca. die Hälfte der vorangehenden Auren, kann den Anfall einleiten (42,3% der Abflachungen), in seinem Verlauf auftreten (21,9%) oder sogar ⅔ der gesamten Anfallszeit einnehmen (10,7%). Klinisch geht sie mit Bewußtlosigkeit einher (33, 108).

Während der Attacke treten häufig generalisierte Thetawellen über allen Hirnregionen auf, die gelegentlich steilschenklig konfiguriert sind und selten Spitzenpotentiale enthalten. Der psychomotorische Anfall mit tonischem Beginn zeigt während des tonischen Stadiums oft generalisierte Betaspitzen. Die Anfallsaktivität kann auf eine Hemisphäre beschränkt sein. In etwa ⅕ der Fälle gehen psychomotorische Attacken vom oralen Typ mit bilateral synchronen 3/Sek.-SW-Mustern einher (110). Mehrere Autoren grenzten deshalb eine „zentrenzephale Form" der psychomotorischen Epilepsie ab (72, 84, 98).

Im Intervall bietet das Routine-Wach-EEG nur bei 50%, das Schlaf-EEG jedoch bei 80–90% der Patienten einen Temporalherd mit Theta- oder isolierten steilen Wellen. Er kann die Seite wechseln oder beidseits auftreten. Auch mehrere Herde oder Allgemeinveränderung sind möglich. Die Zahl normaler Intervall-EEGs bei klinisch nachgewiesener psychomotorischer Epilepsie sinkt, wenn Sphenoidal- und Pharyngealelektroden benutzt werden. Häufig führen erst diese zum Herdnachweis (128). Manchmal lassen sich pathologische Entladungen sogar erst stereoenzephalographisch nachweisen. Diese Methode wird jedoch nur vor einer – selten indizierten – operativen Behandlung eingesetzt.

Normale Routine-EEGs in Intervall und Anfall schließen eine psychomotorische Epilepsie nicht aus. Andererseits beweist ein temporaler Herd nicht das Vorliegen einer psychomotorischen Epilepsie, denn er kann auch mit dem klinischen Bild einer Grand-mal- oder – seltener – einer Jackson-Epilepsie einhergehen.

In etwa 15–20% aller psychomotorischen Epilepsien liegt der epileptogene Herd nicht im Temporallappen, sondern frontal, parietal oder in der Zentralregion (74, 115). Auch wenn im Intervall ein temporaler Spitzenfokus vorliegt, ist sein lokalisatorischer Wert beschränkt, denn es kann sich um eine Projektion eines entfernten Primärfokus handeln, die nur unvollständig zur Oberfläche gelangt. Auch kann der tiefsitzende Herd in Wirklichkeit viel ausgedehnter sein (147).

Ursache psychomotorischer Epilepsien Erwachsener sind in einem Drittel der Fälle Tumoren des Schläfenlappens oder seiner Nachbarschaft und in einem zweiten Drittel frühkindliche Hirnschäden oder ZNS-Mißbildungen. Ein letztes Drittel ist traumatisch oder genetisch bedingt. Bei den Müttern von Patienten mit psychomotorischen Anfällen finden sich temporale Dysrhythmien weit häufiger als in der Durchschnittsbevölkerung (126). Eine genetische Prädisposition gilt also auch für die psychomotorische Epilepsie (105).

Die sog. Ammonshornsklerose wird heute überwiegend als Folge und nicht als Ursache zerebraler Anfälle betrachtet. Ob sie auch durch Einklemmung medialer Temporallappenanteile im Tentoriumschlitz verursacht werden kann, ist unsicher. Weil viele traumatische Epilepsien nach längerem Verlauf „temporalisieren", bezeichnet Gänshirt (39) die sekundäre psychomotorische Epilepsie als letzte gemeinsame Endstrecke aller Epilepsieformen.

Gutartige Epilepsie des Kindesalters mit zentrotemporalen Herdbefunden: Bei 2–12jährigen Kindern finden sich gelegentlich zentroparietale Sharp-wave-Foci, die ein- oder beidseitig auftreten oder die Seite wechseln können. Die Anfälle dieser Kinder treten zu 80% im

Schlaf auf und sistieren nach dem 12. Lebensjahr spontan. Auch die Herdbefunde verschwinden ohne Therapie. 38 von 40 Patienten (8) blieben nach dem 15. Lebensjahr mit und ohne Antikonvulsiva anfallsfrei. Auch die Eltern und Verwandten dieser Kinder zeigten im Schlaf-EEG oft Anfallspotentiale und hatten als Kind Fieberkrämpfe oder einzelne Anfälle. Bei positiver Familienanamnese und normalem neurologischem Befund wird man daher diesen Kindern eingreifende diagnostische Maßnahmen ersparen können. Der kindliche zentroparietale Sharp-wave-Fokus ist bedingt durch ein autosomal dominantes Gen mit altersabhängiger Penetranz (51).

Dämmerzustände und Psychosyndrome bei Epilepsie

Psychische Störungen im weitesten Sinne haben ca. 30% aller Anfallskranken (57, 118). Ihre häufigste Ursache ist die psychomotorische Epilepsie (93).

Dämmerzustände mit dem Achsensyndrom der Bewußtseinstrübung oder Bewußtseinseinengung treten am häufigsten im Anschluß an generalisierte und partielle Anfälle oder nach Status epilepticus (99) auf. Gelegentlich kommen auch prä- und interiktale Dämmerzustände vor (58, 63).

Die meisten Dämmerzustände gehen mit einem stark affektiv gefärbten, traumhaft verfälschten Erleben einher. Dabei können unkontrollierte Fehlhandlungen, kriminelle oder sexuelle Delikte, suizidale Handlungen oder ekstatisch glückhafte Zustände vorkommen. Für die Dauer des Dämmerzustandes besteht Amnesie, auch wenn er Tage und Wochen dauert. Bei nur geringer Ausprägung der Bewußtseinsstörung und erhaltenem Orientierungsvermögen spricht man von *geordneten* oder *besonnenen Dämmerzuständen.* Das wahnhafte Erleben kann dabei in den Vordergrund treten. Wenn zu den paranoiden Zügen noch optische und akustische Halluzinationen treten, liegen schizophrenieähnliche epileptische Psychosen vor. Meist bleibt die Wahnbildung unsystematisiert (142). Im Gegensatz zur Prozeßschizophrenie bleibt bei den epileptischen Psychosen mit schizophrener Färbung die affektive Wärme der Persönlichkeit erhalten (137).

Bei den vielfältigen *Psychosyndromen der Epilepsien* unterscheidet man *akute, überwiegend reversible* einerseits und *chronische,* meist *irreversible*

Tabelle 17.7 Psychopathologische Syndrome bei epileptischen Patienten (58)

Allgemeine Syndromatologie körperlich begründbarer psychischer Störungen	Spezielle pschopathologische Syndrome	Klinische Zuordnungen (nicht obligat)	Befundzuordnungen (nicht obligat)
Durchgangssyndrome ↓	1. reversible Syndrome		(EEG)
	episodische Verstimmung	eher präparoxysmal	eher forcierte Normalisierung
	episodische Psychosen produktiv-psychotische Episoden	eher präparoxysmal	eher forcierte Normalisierung
		Petit-mal-Status	
	Stupor		(un-)regelmäßige SW-Komplexe
		Status psychomotoricus	eher temporale Theta- und steile Wellen
	Dämmerzustände ↓	eher postparoxysmal	eher Allgemeinveränderung SW-Komplexe, Spikes, steile Wellen
akute exogene Reaktionstypen		z. B. medikamentöse Intoxikation	paroxysmale Dysrhythmie
	andere „organische" Syndrome		Allgemeinveränderung, Thetawellen
Durchgangssyndrome ↓	2. (ir-)reversible, chronische Psychosen, Wesensänderung	lange Epilepsiedauer (mit häufigen Anfällen, Status)	
	3. irreversible Syndrome		(EEG und neurologischer Befund)
hirnlokales Psychosyndrom	Wesensänderung	„symptomreicher Verlauf" (mit reversiblen Syndromen, psychomotorischen und fokalen Anfällen;	häufig umgrenzter Hirnschaden (bevorzugt „temporal")
hirndiffuses Psychosyndrom	Demenz	Perinatale oder frühkindliche Hirnschädigung	ausgedehnter oder diffuser Hirnschaden

andererseits (58, 63, 91, 92, 116). Es handelt sich dabei um körperlich begründbare psychische Störungen, die mit oder ohne Bewußtseinsänderung einhergehen. Sie werden in der Tab. 17.**7** zusammengefaßt.

Wichtigste Formen des *reversiblen Psychosyndroms* sind die episodischen Verstimmungen und die produktiv-psychotischen Episoden. Sehr rasch und oft motivlos kommt es bei den episodischen Verstimmungen zu Reizbarkeit, Dysphorie und mürrischer Verdrossenheit. Gesteigerte Affektivität mit ängstlich-mißtrauischen Zügen, dranghafter Unruhe und Einengung aller Denkvorgänge kann dazukommen, gelegentlich begleitet von Tachykardie, Schwitzen und Müdigkeit. Tritt noch eine zunehmende Bewußtseinsstörung hinzu, so erfolgt ein gleitender Übergang zum Dämmerzustand.

Die *episodischen Psychosen* sind am häufigsten bei psychomotorischen Epilepsien und werden im EEG oft von bitemporalen Herdbefunden mit steilen Wellen und SW-Komplexen begleitet (12). Auch die epileptischen Dämmerzustände zeigen durchwegs abnorme EEG-Befunde. Im Petit-mal-Status, der als Stupor imponieren kann, finden sich stets SW-Komplexe, im Status psychomotorischen temporal lokalisierte, langsame und steile Wellen. Die postparoxysmalen Dämmerzustände zeichnen sich eher durch Allgemeinveränderung mit Frequenzverlangsamung aus.

Zerebrale Anfälle und epileptische Psychosen treten gelegentlich alternativ auf (92). Die Entwicklung einer psychotischen Symptomatik kann mit sog. „forcierter Normalisierung" des EEGs einhergehen, jedoch weisen offenbar nur 6–25% der akuten Alternativpsychosen mit schizophrenie- oder depressionsähnlichen Symptomen eine „forcierte Normalisierung" auf (24, 82) (Abb. 18.**4**). Die *irreversiblen Psychosyndrome* bei *chronischen Epilepsien* umfassen chronische Psychosen, Wesensänderung und Demenz. Irreversible Psychosyndrome treten meist nach Status epilepticus oder nach fokalen und sekundär generalisierten Anfällen auf. Morphologische Läsionen des Gehirns (Tumoren, Atrophien, Mißbil-

Abb. 17.**4** a u. b EEG eines 27jährigen Patienten mit zerebralen Anfällen und episodischen Psychosen:
a) 13. 2. 78: Der Patient ist psychisch unauffällig. Das EEG zeigt eine ausgedehnte paroxysmale Tätigkeit mit SW-Komplexen

a

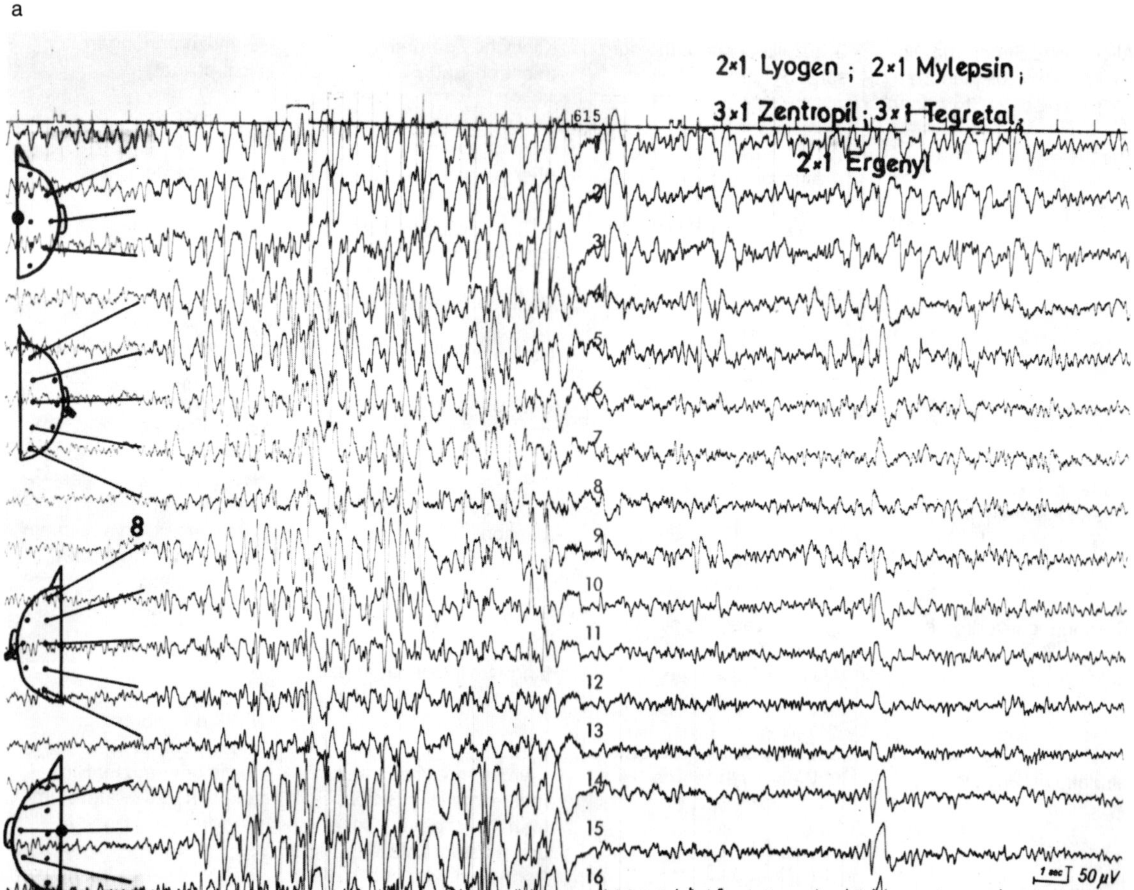

dungen) sind in einem höheren Prozentsatz nachweisbar. Bei den Demenzen besteht eine Korrelation zu frühkindlichen Hirnschädigungen. Ein intellektueller Abbau ist jedoch auch bei lange bestehenden Epilepsien nicht obligat.

Eine sog. epileptische Wesensänderung mit Haften, Verlangsamung, Umständlichkeit, Stimmungslabilität, Reizbarkeit, Pedanterie, Weitschweifigkeit und neurasthenisch-hysterischen Zügen kommt nicht nur bei Epilepsien, sondern auch bei anderen hirnlokalen Prozessen, vor allem des Schläfenlappens, vor. Die prämorbide Persönlichkeitsstruktur beeinflußt stets das Bild des psychopathologischen Syndroms (81, 120, 142, 143). Zunehmende psychische Störungen sind nicht selten Folge antikonvulsiver Therapie, können aber auch Prodromi eines Dämmerzustands darstellen (99, 113, 117).

Iktogene Hirnschäden der Ammonshornregion können eine sog. epileptische Wesensänderung und einen dementiellen Abbau fördern. Dasselbe gilt für die Folgen von Schädel-Hirn-Traumen und intrazerebralen Blutungen.

Häufigste Ursache **symptomatischer Epilepsien** sind heute Schädel-Hirn-Traumen.

Als *Früh-* oder *Reizepilepsie* (17, 113, 133) nach Hirntrauma bezeichnet man Anfälle, die durch Reizvorgänge im Wundgebiet – meist in den ersten 3 Wochen – ausgelöst werden. Sie pflegen zu sistieren, wenn der Reiz wegfällt, und unterscheiden sich ätiologisch und prognostisch von der *posttraumatischen Spätepilepsie.* Zwei Drittel der Frühanfälle ereignen sich in den ersten 24 Std. nach dem Trauma.

Ein frühepileptischer Anfall ist differentialdiagnostisch zu unterscheiden von den (nichtepileptischen) Streckkrämpfen des akuten Mittelhirnsyndroms. Beide Phänomene machen den Ausschluß einer zerebralen Komplikation (intrakranielles Hämatom, entzündlicher Prozeß) erforderlich. Auch „Spätanfälle" sind häufig Ausdruck einer Komplikation. Etwa 90 % aller Spätabszesse nach Hirntraumen gehen mit Anfällen einher. Die Latenz zwischen Trauma und ersten Abszeßsymptomen kann bis zu 30 Jahren betragen.

b) 13. 3. 78: Der Patient befindet sich in einer akuten paranoiden Psychose. Das EEG zeigt eine weitgehende Normalisierung

b

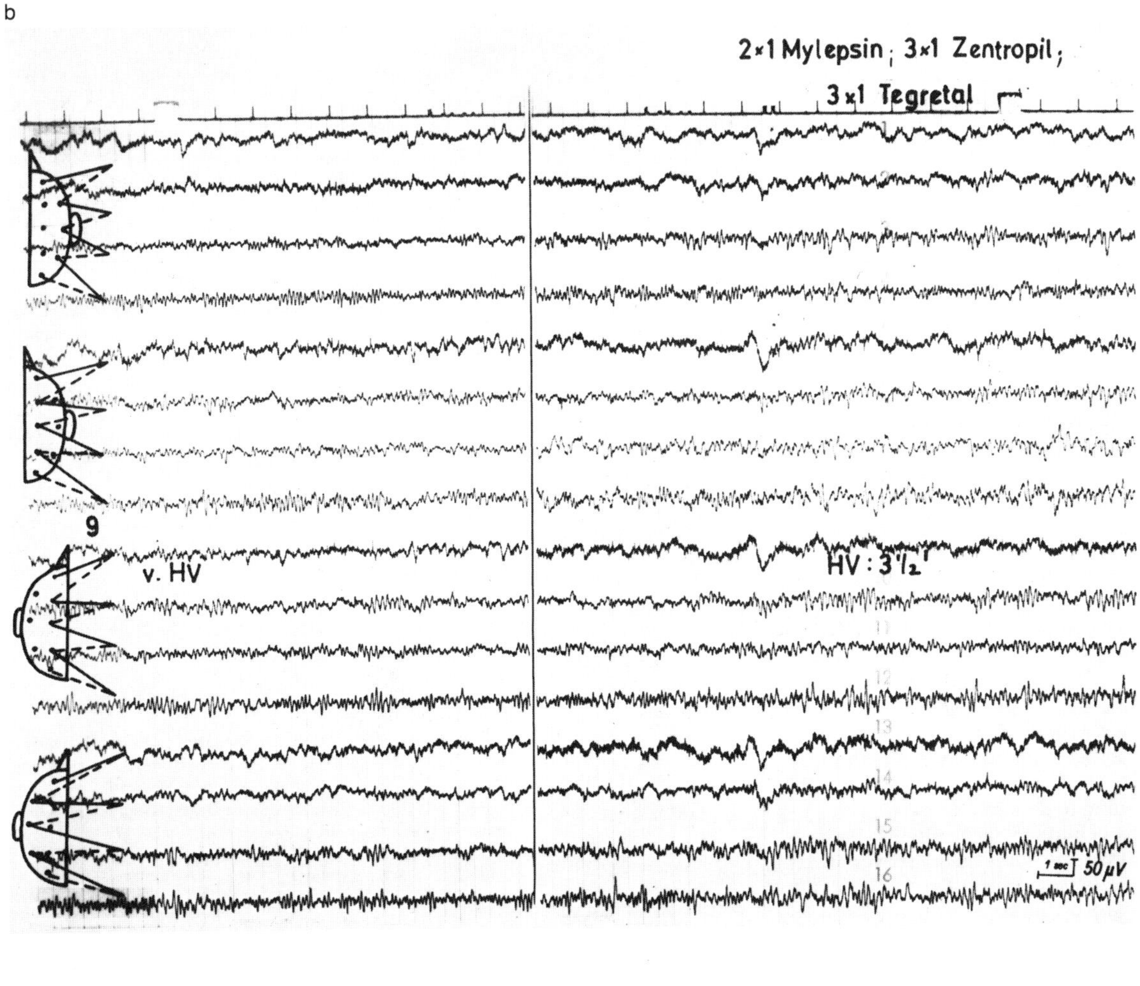

Frühanfälle finden sich am häufigsten bei Kindern und werden mit zunehmendem Alter seltener. Ihre Häufigkeit liegt für offene und gedeckte Schädel-Hirn-Traumen bei ca. 5%. Ihre Prognose gilt als günstig. Bei Kindern machen sie jedoch das Auftreten einer posttraumatischen Spätepilepsie wahrscheinlich. Die Diagnose einer posttraumatischen Epilepsie ist stets per exclusionem zu stellen. Vor allem tumorbedingte Epilepsien wurden oft jahrelang als „posttraumatisch" angesehen.

Zur Differentialdiagnose der posttraumatischen Spätanfälle zählen auch die synkopalen Attacken, wenn letztere mit Einnässen (12%) oder mit tonischen Abläufen (6%) einhergehen (45).
Bei Kindern und Jugendlichen können im EEG diffuse Spitzen und SW-Komplexe Tage oder Wochen nach dem Schädel-Hirn-Trauma auftreten, um nach wenigen Monaten wieder zu verschwinden, ohne daß es je zu Anfällen kommt (20). Ein nach der Pubertät eintretendes Hirntrauma kommt als Ursache bilateraler 3/Sek.-SW-Muster nicht mehr in Betracht (16).

Supratentorielle Hirntumoren mit kortexnaher Lokalisation führen bei 63% ihrer Träger zu zerebralen Anfällen. Bei Lokalisation im Bereich des Sulcus centralis steigt die Anfallswahrscheinlichkeit auf 75%. Sehr häufig ist der Anfall erstes Frühsymptom (40%) (94).
Je langsamer ein Tumor wächst, um so wahrscheinlicher verursacht er Anfälle. Oligodendrogliome führten in 92%, Astrozytome in 80%, Meningeome in 67% und Gliome in 37% zu hirnorganischen Attacken (94).
Olfaktorische und gustatorische Auren wurden mehrfach als Frühsymptom tiefliegender Tumoren der Sylvischen Region beobachtet. Eine Übersicht der möglichen ätiologischen Faktoren symptomatischer Epilepsien geben die Tabellen 1 und 4.
Sensorisch auslösbare Anfälle finden sich nach verschiedenen Häufigkeitsschätzungen bei etwa 1–5% aller epileptischen Patienten.

Beim *kortikalen Typ* dieser Attacken irradiieren die paroxysmalen Muster von einem Rindenherd, der durch Sinnesreize angestoßen und gehemmt werden kann. Meist handelt es sich um einen symptomatischen Rindenfokus.
In seltenen Fällen kann allerdings auch eine kortikale „Reflexepilepsie" durch genetische Faktoren bedingt sein. Die *musterempfindliche Epilepsie* ist Folge eines zirkumskripten Hemmungsverlusts musterempfindlicher kortikaler Zellen. Er trat in Einzelfällen familiär auf.
Beim *subkortikalen Typ* (häufigste Gruppe: photosensible Epilepsie) liegt eine funktionelle Störung des retikulothalamokortikalen Projektionssystems vor mit einer Dysfunktion der retikulären Begleitaktivierung (15, 103), die genetisch bedingt ist und ihre stärkste Ausprägung in den Pubertätsjahren zeigt (73). Trotz der überwiegend anlagebedingten Genese des subkortikalen Typs existieren auch hier vereinzelte „symptomatische" Fälle (passagere Photosensibilität nach Enzephalitis) (86).

Die Skala der auslösenden Reize reicht vom einfachen Ton bis zum komplizierten psychischen oder mentalen Prozeß (Entscheidungsprozesse, Rechnen, Lesen, Schachspielen). Auslösend wirken können sowohl Beginn oder Ende als auch die gesamte Dauer des Reizes.
Symptomatische Formen waren zu je einem Drittel durch vaskuläre Prozesse und Hirntumoren bedingt (140).

Bei der seltenen **musikogenen Epilepsie** handelt es sich immer um psychomotorische Anfälle mit einem temporalen Fokus. Sie beginnen zwischen dem 20. und 50. Lebensjahr und betreffen beide Geschlechter gleich häufig. Meist wird eine seit Jahren bekannte Epilepsie eines Tages zusätzlich musikogen auslösbar. Der erste Anfall kann aber auch beim Anhören einer Melodie auftreten. Häufig entwickeln sich dann entweder eine Musikphobie, ambivalentes Verhalten oder suchtartiges Verlangen nach der anfallsauslösenden Melodie (67). Die Beobachtung, daß monaural wahrgenommener Lärm den Anfall verhindert oder verzögert, ist als Okklusionsphänomen zu deuten. Auch wenn der Patient die Melodie singt, von ihr träumt oder an sie denkt, kann bereits ein Anfall ausgelöst werden. In einem Fall (122) trat jeweils 6–30 Sek. nach Beginn des auslösenden Glockenläutens ein linkstemporaler EEG-Herd auf.
Differentialdiagnostisch können funktionelle Anfälle zu erwägen sein, die durch ein romantisches, meist emotions- und erinnerungsbeladenes Musikstück ausgelöst werden.
Bei den **Leseepilepsien** findet man generalisierte (primäre Form) oder fokale EEG-Veränderungen (sekundäre Form), die meist im linken und nur selten im rechten Temporallappen auftreten. Patienten der sekundären Form haben auch spontane Grand-mal-Anfälle. Wie bei der epileptischen Photosensibilität klingt die Reizempfindlichkeit nach der Pubertät mit zunehmendem Alter allmählich ab. In beiden Fällen sind endokrine Gründe zu vermuten.
Abdominale epileptische Anfälle treten vorwiegend bei Kindern auf. Sie manifestieren sich durch Schmerzen in der Nabelgegend oder andere abdominale Sensationen und können isoliert oder als Aura eines psychomotorischen oder generalisierten Anfalls auftreten (129). Die Ableitung von Anfallspotentialen in der Attacke sichert die Diagnose. Differentialdiagnostisch ist eine Abdominalmigräne zu erwägen.

Literatur

1 Andermann, F., J. P. Robb: Absence status. A reappraisal following the review of 38 Patients. Epilepsia (Amst.) 13 (1972) 177–187

2 Bamberger, Th., A. Matthes: Anfälle im Kindesalter. Karger, Basel 1959

3 Barolin, E. S., E. Scherzer, G. Schnabert: Die cerebrovaskulär-bedingten Anfälle mit besonderer Berücksichtigung der Anfälle im höheren Lebensalter. Huber, Bern 1975

4 Bauer, G.: Katamnestische Studien bei 3/sec-spike-and-wave-Trägern. Fortsch. Neurol. Psychiat. 41 (1973) 177–224

5 Baumgartner, G.: Zur Pathophysiologie der Epilepsie. Ther. Umsch. 24 (1967) 506–510

6 Bay, E., H. Warnecke: Epileptische Anfälle im höheren Lebensalter. Med. Welt 25 (1974) 43–45

7 Behrmann, S., B. D. Wyke: Vestibulogenic seizures. Brain 81 (1958) 529–541

8 Blohm, S., J. Hejbel, P. G. Bergfors: Benigne epilepsy of children with centro temporal EEG foci. Prevalence and follow-up study of 40 patients. Epilepsia (Amst.) 13 (1972) 609–619

9 Bodechtel, G., R. Spatz: Amnestische Episoden – traumatische Dämmerzustände – psychomotorische Dämmerattacken. Münch. med. Wschr. 113 (1971) 1333–1338

10 Bock, K.: Initialschrei, Zungenbiß und Urinabgang im epileptischen Anfall. Diss., Heidelberg 1949

11 Broser, F.: Die cerebralen vegetativen Anfälle. Springer, Berlin 1958

12 Bruens, J.: Zur Frage der kausalen Beziehung zwischen Psychose und Epilepsie. In Penin, H.: Psychische Störungen bei Epilepsie. Schattauer, Stuttgart, New York 1973

13 Caffi, I.: Zur Frage klinischer Anfallsformen bei psychomotorischer Epilepsie. Schweiz. med. Wschr. 103 (1973) 469–475

14 Calderon-Gonzales, R., J. Hopkins, R. McLean jr.: Tap seizures. A form of sensory precipitation epilepsy. J. Amer. med. Ass. 198 (1966) 521–523

15 Caspers, H.: Die Beeinflussung der corticalen Krampferregbarkeit durch das aufsteigende Reticulärsystem des Hirnstamms. I. Reizwirkungen. Z. ges. exp. Med. 129 (1957) 128–144

16 Caveness, W. F.: Etiological and provocative factors – trauma. In Vinken, P. J., G. W. Bruyn: Handbook of Clinical Neurology, vol. XV. Elsevier, Amsterdam 1974 (pp. 274–294)

17 Caveness, W. F., A. M. Meirowsky, B. L. Rish, J. P. Mohr, J. P. Kistler, J. D. Dillon, G. W. Weiss: The nature of posttraumatic epilepsy. J. Neurosurg. 50 (1979) 545–553

18 Christian, W.: Klinische Elektroenzephalographie. Lehrbuch und Atlas. Thieme, Stuttgart 1968; 3. Aufl. 1982

19 Christiani, K.: Klinisch-elektroencephalographische Untersuchungen bei Kindern von Epileptikern. Fortschr. Neurol. Psychiat. 47 (1979) 221–263

20 Courjon, J. A.: Posttraumatic epilepsy in electroclinical practice. In Walker, A. E., W. F. Caveness, M. Critchley: The Late Effects of Head Injury. Thomas, Springfield/Ill. 1969 (pp. 215–227)

21 Degen, R.: Klinik und Elektroencephalographie der Anfallsleiden im Kindesalter. Dtsch. med. Wschr. 92 (1967) 204

22 Degen, R.: Die Ätiologie der kindlichen Epilepsien aufgrund anamnestischer Erhebungen im Vergleich mit einer Kontrollgruppe. Fortschr. Neurol. Psychiat. 46 (1977) 43–60

23 Diebold, K.: Zur Differentialdiagnose der progressiven Myoklonusepilepsien. Fortschr. Neurol. Psychiat. 36 (1968) 545–575

24 Dongier, S.: Statistical study of clinical and electroencephalographic manifestations of 536 psychotic episodes occuring in 916 epileptics between clinical seizures. Epilepsia (Amst.) 1 (1959) 117

25 Doose, H.: Therapie langdauernder cerebraler Anfälle und des Status epilepticus im Kindesalter. Mschr. Kinderheilk. 115 (1967) 537–538

26 Doose, H.: Cerebrale Anfälle im Kindesalter. 5. Aufl. Broschüre Desitin-Werke, Hamburg 1979

27 Doose, H., D. Scheffner: Über die Beziehungen zwischen Absencen, psychomotorischen und fokalen Anfällen. Arch. Psychiat. Nervenkr. 206 (1965) 504–524

28 Doose, H., E. Völzke: Petit mal Status in early childhood and dementia. Neuropädiatrie 10 (1979) 10–14

29 Doose, H.: Generalisierte kleine Anfälle. In Hopf, H., K. Poeck, H. Schliack: Neurologie in Praxis und Klinik Bd. II. Thieme, Stuttgart 1981

30 Dreyer, R.: Differentialtypologie des kleinen epileptischen Anfalls. Fortschr. Neurol. Psychiat. 30 (1962) 289–303

31 Dreyer, R.: Der große Krampfanfall, Status epilepticus, Jackson-Epilepsie. In Schulte, W.: Epilepsie und ihre Randgebiete in Klinik und Praxis. Lehmann, München 1964

32 Dreyer, R.: Zur Frage des Status epilepticus mit psychomotorischen Anfällen. Nervenarzt 36 (1965) 221–223

33 Dreyer, R., W. Wehmeyer: Die EEG-Abflachung bei psychomotorischen Anfällen, ihre Häufigkeit, Dauer, Form und Bedeutung. Arch. Psychiat. Nervenkr. 225 (1978) 263–274

34 Efron, R.: Postepileptic paralysis: Theoretical critique and report of a case. Brain 84 (1961) 381–394

35 Egli, M., C. Bernoulli, G. Baumgartner: Spinale Epilepsie: Tonische Anfälle nach zervikalem Spinalis-anterior-Syndrom. EEG-EMG 5 (1974) 87–95

36 Ethelberg, S.: Symptomatic „cataplexy“ or chalastic fits in cortical lesion of the frontal lobe. Brain 73 (1950) 499–512

37 Feindel, W.: Temporal lobe seizures. In Vinken, P. J., G. W. Bruyn: Handbook of Clinical Neurology, vol. XV. Elsevier, Amsterdam 1974 (pp. 87–106)

38 Franck, G.: Amnestische Episoden. Springer, Berlin 1981

39 Gänshirt, H.: Die Behandlung der Epilepsien in der nervenärztlichen Sprechstunde. Nervenarzt 38 (1967) 429–433

40 Gärtner, A.: Spätepilepsien vaskulärer Genese. Inaug. Diss., München 1977

41 v. Gall, M., H. Becker, H. Hacker, H. Maxion: Computerized tomography in epilepsy diagnosis. In Janz, D.: Epileptology. Thieme, Stuttgart 1976

42 Gastaut, H.: Wörterbuch der Epilepsie. Hippokrates, Stuttgart 1976

43 Gastaut, H.: Die Diagnose der Epilepsien. Ihre neue Klassifikation und deren Kriterien. Münch. med. Wschr. 115 (1974) 1977–1980

44 Gastaut, H., J. L. Gastaut: Computerized transverse axial tomography in epilepsy. Epilepsia 17 (1976) 325–336

45 Gastaut, H., Y. Gastaut: Etude électroclinique des syncopes posttraumatiques. Rev. Neurol. 96 (1957) 423–425

46 Gibbs, F. A., F. W. Stamps: Epilepsy Handbook. Blackwell, Oxford 1958

47 Glötzner, F. L., O. Samland, D. Dommasch: Hirnstammanfälle mit umschriebener elementarer Symptomatik. Nervenarzt 47 (1976) 571–574

48 Gowers, W. R.: Epilepsy and Other Chronic Convulsive Diseases. Their Causes, Symptoms and Treatment, 2nd ed. Churchill, London 1901

49 Greene, H. H., D. R. Bennett: Transient global amnesia with a previously unreported EEG abnormality. Elektroenceph. clin. Neurophysiol. 36 (1974) 409–413

50 Groh, Ch., F. W. Rosenmayr: Isolierter Petit mal Status. Dtsch. med. Wschr. 99 (1974) 379–385

51 Groß-Selbeck, G.: Gutartige Epilepsie im Kindesalter mit zentro-temporalem Fokus im EEG. Rundbr. dtsch. Sekt. int. Liga Epilepsie 60 (1977) 32–33

52 Gunderson, H., P. B. Dunne, Th. L. Feher: Sleep deprivation seizures. Neurology (Minneap.) 23 (1973) 678–686

53 Hassler, R.: Funktionelle Neuroanatomie und Psychiatrie. In Gruhle, H. W., R. Jung, W. Mayer-Gross, M. Müller: Psychiatrie der Gegenwart, Bd. I/1 A. Springer, Heidelberg 1967

54 Heckl, R. W., J. Schäfer: Zur Kenntnis des Epilepsia partialis continua (Kojevnikov). Nervenarzt 46 (1975) 256–260

55 Heintel, H.: Der Status epilepticus. Gustav, Stuttgart 1972

56 Heintel, H.: Status von tonischen Dämmerattacken. Arch. Psychiat. Nervenkr. 212 (1969) 116–125

57 Helmchen, H.: Psychiatrische Prognose bei Epilepsien. Schweiz. Arch. Neurol. Neurochir. Psychiat. 124 (1979) 71–88

58 Helmchen, H.: Zerebrale Bedingungskonstellationen psychopathologischer Syndrome bei Epileptikern. In Helmchen, H., H. Hippius: Entwicklungstendenzen biologischer Psychiatrie. Thieme, Stuttgart 1975

59 Helmchen, H., I. Hoffmann, S. Kanowski: Dämmerzustand oder Status fokaler sensorischer Anfälle. Nervenarzt 40 (1969) 389–392

60 Hess, R.: Die fokalen Epilepsien. EEG-EMG 1 (1970) 3–14

61 Hess, R., G. Bauer, E. Ketz: Centrencephale Epilepsie – temporale Epilepsie Entitäten oder Abstraktionen. Nervenarzt 41 (1970) 525–529

62 Hoehn, M., M. Cherington: Spinal myoclonus. Neurology (Minneap.) 27 (1977) 942–946

63 Huber, G.: Psychosyndrome bei Epilepsien. Internist 18 (1977) 62–66

64 Isermann, H.: Sturzanfälle im Erwachsenenalter. Nervenarzt 50 (1979) 43–45

65 Jackson, J. J.: Epilepsy and epileptiform convulsions. In: Selected Writings of H. Jackson, vol. I. Hodder & Stoughton, London 1931
66 Jackson, H.: On a particular variety of epilepsy („intellectual aura") One case with symptoms of organic brain disease. Brain 11 (1888) 179
67 Janz, D.: Die Epilepsien. Spezielle Pathologie und Therapie. Thieme, Stuttgart 1969; 2. Aufl. in Vorbereitung
68 Janz, D.: Klinische Epilepsieprobleme. Nervenarzt 41 (1970) 53–58
69 Janz, D.: Status epilepticus and frontal lobe lesions. J. neurol. Sci. 1 (1964) 446–457
70 Janz, D.: Anfallssyndrome. In Gruhle, H. W., R. Jung, W. Meier-Groß, M. Müller: Psychiatrie der Gegenwart Bd. II/2. Springer, Berlin 1972 (S. 565–640)
71 Janz, D.: Epilepsien. In Hopf, H., K. Poeck, H. Schliack: Neurologie in Praxis und Klinik, Bd. II. Thieme, Stuttgart 1981
72 Jasper, H.: In Penfield, W., H. Jasper: Epilepsy and the Functional Anatomy of the Brain. Little, Brown, Boston 1954
73 Jeavons, P. M., F. G. Marding: Photosensitive Epilepsy. Spastics int. med. Publ. Heinemann, London 1975
74 Jovanovic, U. J.: Psychomotor Epilepsy. Thomas, Springfield/Ill. 1974
75 Juul-Jensen, P., B. Brown: Epilepsia partialis continua. Arch. Neurol. (Chic.) 15 (1966) 563
76 Karbowski, K.: Die schwer klassifizierbaren Epilepsieformen. Nervenarzt 44 (1973) 594–603
77 Karbowski, K.: Der Petit mal Status. Schweiz. med. Wschr. 106 (1976) 973–981
78 Karbowski, K.: Status psychomotoricus. Huber, Stuttgart 1980
79 Karbowski, K.: Nomenklaturwandel in der Epileptologie. Nutzen oder Schaden? Nervenarzt 52 (1981) 17–18
80 Kellermann, K.: Recurrent Aphasia with subclinical bioelectric status epilepticus during sleep. Europ. J. Pediat. 128 (1978) 207–212
81 Kick, H.: Postpsychotische Residualzustände bei Epilepsien mit schizophrenen Intervall-Psychosen. Nervenarzt 50 (1979) 596–600
82 Köhler, G. K.: Epileptische Psychosen. Klassifikationsversuche und EEG-Verlaufsbeobachtungen. Fortschr. Neurol. Psychiat. 43 (1975) 99–153
83 Kojevnikov, A. Y.: Eine besondere Form der kortikalen Epilepsie (Übersetzung Heintel, H., H. Müller). Neurol. Zbl. 14 (1895) 47–48
84 Kreindler, A.: Aspects cliniques et considérations électroencephalographiques d'actualité sur le petit mal. IV. Internat. Congr. d'EEG et Neurophysiologie clinique Reunions plénières. Acta belg. 273 (1957)
85 Kruse, R.: Das myoklonisch-astatische Petit mal. Springer, Berlin 1968
86 Kubicki, St.: Durch Encephalitis verursachte Photosensibilität von 2 Jahren Dauer. Mschr. Kinderheilk. 114 (1966) 557–559
87 Kuhlo, W.: Katamnestische Untersuchungen zur Pyknolepsie. Arch. Psychiat. Nervenkr. 207 (1965) 254
88 Ladurner, G., W. B. Sager, B. Durik, H. Lechner: Die Bedeutung der Computertomographie in der Diagnose der Epilepsien. Fortschr. Neurol. Psychiat. 47 (1979) 264–268
89 Lagenstein, I., D. Kühne, H. G. Sternowsky, M. Rothe: CTAT in 145 patients with primary and secondary generalized epilepsy. West-Syndrom, myoclonic-astatic petit mal, absence epilepsy. Neuropädiatrie (1979) 15–28
90 Landolt, H.: Die Temporallappenepilepsie und ihre Psychopathologie. Karger, Basel 1960
91 Landolt, H.: Psychische Störungen bei Epilepsie. Dtsch. med. Wschr. 87 (1962) 446–452
92 Landolt, H.: Die Dämmer- und Verstimmungszustände bei Epilepsie und ihre Elektroencephalographie. Dtsch. Z. Nervenheilk. 185 (1963) 411–430
93 Landolt, H.: Epilepsie und Psychose. In Gruhle, H. W., R. Jung, W. Meier-Groß, M. Müller: Psychiatrie der Gegenwart Bd. II/2. Springer, Berlin 1972
94 LeBlanc, F. E., Th. Rasmussen: Cerebral seizures and brain tumours. In Vinken, P. J., G. W. Bruyn: Handbook of Clinical Neurology, vol. XV. Elsevier, Amsterdam 1974 (pp. 295–301)
95 Lempp, R.: Die zerebralen Anfallskrankheiten im Kindesalter. In Schulte, W.: Epilepsie und ihre Randgebiete in Klinik und Praxis. Lehmann, München 1969
96 Lennox, W. G.: The petit mal epilepsies. J. Amer. med. Ass. 129 (1945) 16
97 Löhler, J., U. H. Peters: Epilepsia partialis continua (Kojevnikov). Fortschr. Neurol. Psychiat. 42 (1974) 165–212
98 Matthes, A.: Die psychomotorische Epilepsie im Kindesalter. I. Mitt. Z. Kinderheilk. 85 (1961) 455
99 Matthes, A.: Epilepsie. Diagnostik und Therapie für Klinik und Praxis, 3. Aufl. Thieme, Stuttgart 1977
100 Meienberg, O., K. Karbowski: Die Epilepsia partialis continua Kojevnikov. Dtsch. med. Wschr. 102 (1977) 781–784
101 Meier-Ewert, K.: Stimulus sensitive epilepsy and vigilance. Waking Sleeping 2 (1977) 1–6
102 Meier-Ewert, K.: Schlaf und Epilepsie. Nervenarzt 49 (1978) 324–331
103 Meier-Ewert, K., J. Hoffmann: Epilepsie und Sinnesreize. Klinische und klinisch-neurophysiologische Aspekte. Nervenarzt 44 (1973) 225–238
104 Meier-Ewert, K., B. Schöpfer, E. Rüther: Drei narkoleptische Syndrome. Katamnestische und polygraphische Ergebnisse. Nervenarzt 46 (1975) 623–634
105 Metrakos, K., J. D. Metrakos: Genetics of epilepsy. In Vinken, P. J., G. W. Bruyn: Handbook of Clinical Neurology, vol. XV. Elsevier, Amsterdam 1974 (pp. 429–439)
106 Meyer-Mickeleit, R. W.: Die Dämmerattacken als charakteristischer Anfallstyp der temporalen Epilepsien. Nervenarzt 24 (1953) 331–346
107 Mumenthaler, M., A. Hecker: Klinik und Zuordnung tonischer Hirnstammanfälle anhand von 27 eigenen Beobachtungen. Fortschr. Neurol. Psychiat. 41 (1974) 623–639
108 Neundörfer, B., U. Fuchs: Über Beziehungen zwischen klinischem Bild und Anfalls-EEG-Muster bei psychomotorischer Epilepsie. Dtsch. Z. Nervenheilk. 197 (1970) 133–148
109 Neundörfer, B., L. Meyer-Wahl, J. G. Meyer, E. Bals, R. Bals: Die sogenannte Spätepilepsie. Wien. klin. Wschr. 90 (1978) 765–772
110 Niedermeyer, E.: Psychomotor seizure with generalized synchronous spike and wave discharge. Electroenceph. clin. Neurophysiol. 6 (1953) 495–496
111 Pache, H. D.: Der Status epilepticus im Kindesalter. Pädiat. Prax. 9 (1970) 477–486
112 Pache, H. D., H. Tröger: Das West-Syndrom und seine Behandlung mit ACTH. Münch. med. Wschr. 46 (1976) 2408–2413
113 Pampus, I., I. Seidenfaden: Die posttraumatische Epilepsie. Fortschr. Neurol. Psychiat. 42 (1974) 329–384
114 Patry, F., S. Lyagoubi, C. A. Tassinari: Subclinical „electrical status epilepticus" induced by sleep in children. Arch. Neurol. 24 (1971) 242–252
115 Penfield, W., H. Jasper: Epilepsy and the Functional Anatomy of the Human Brain. Churchill, London 1954
116 Penin, H.: Kritisches zum Begriff der temporalen Epilepsie. Nervenarzt 41 (1970) 522–540
117 Penin, H.: Psychische Störungen bei Epilepsie. Schattauer, Stuttgart 1973
118 Penin, H.: Epileptische Psychosen. In Flügel, K. A.: Neurologische und psychiatrische Therapie. Straube, Erlangen 1978
119 Penry, J. K., et al: Proposal for revised clinical and electroencephalographic classification of epileptic-seizures. Epilepsia (Amst.) (1981) 489–501
120 Peters, U. H.: Hysteroepilepsie. Fortschr. Neurol. Psychiat. 46 (1978) 430–439
121 Poeck, K.: Die Differentialdiagnose „Migraine accompagnée" und sensible Jackson-Anfälle. Dtsch. med. Wschr. 97 (1972) 637–641
122 Poskanzer, D., A. Brown, H. Miller: Musicogenic epilepsy caused only by a discrete frequency band of curch bells. Brain 85 (1962) 77–92
123 Rasmussen, Th.: Seizures with local onset and elementary symptomatology. In Vinken, P. J., G. W. Bruyn: Handbook

of Clinical Neurology, vol. XV. Elsevier, Amsterdam 1974 (pp. 74–86)
124 Ratzka, M., F. Glötzner, M. Nadjmi, R. Wodarz: CT-Ergebnisse bei Patienten mit Epilepsie. Eine prospektive Studie. Neuroradiologie 16 (1978) 332–334
125 Robb, P., F. McNaughton: Etiology of epilepsy. In Vinken, P. J., G. W. Bruyn: Handbook of Clinical Neurology, vol. XV. Elsevier, Amsterdam 1974 (pp. 271–273
126 Rodin, E. A., J. L. Whelan: Familial occurence of focal temporal electroencephalographic abnormalities. Neurol. (Minneap.) 10 (1960) 542–545
127 Roger, J., H. Lob, C. A. Tassinari: Status epilepticus. In Vinken, P. J., G. W. Bruyn: Handbook of Clinical Neurology, vol. XV. Elsevier, Amsterdam 1974 (pp. 145–188)
128 Rovit, R. L., P. Gloor, R. Rasmussen: Spenoidal electrodes in electroencephalographic study of patients with temporal lobe epilepsy, an evaluation. J. Neurosurg. 18 (1961) 151–158
129 Schäffler, L., K. Karbowski: Rezidivierende paroxysmale abdominale Schmerzen zerebraler Genese. Schweiz. med. Wschr. 111 (1981) 1352–1360
130 Scheffner, D.: Gelegenheitskrämpfe. In Matthes, A., R. Kruse: Neuropädiatrie. Thieme, Stuttgart 1973
131 Scheffner, D., Ch. Lipinski: Die Epilepsien im Kindesalter. Internist 18 (1977) 71–75
132 Schiffter, R., M. Straschill: Aura continua musicalis. Bericht über einen Krankheitsfall mit sensorischem Status epilepticus. Nervenarzt 48 (1977) 321–325
133 Scherzer, E.: Änderung der zerebralen Krampfbereitschaft nach Gehirnverletzung. Wien. Z. Nervenheilk. 20 (1963) 360–364
134 Schobern, W.: Über posttraumatische Temporallappenepilepsie unter besonderer Berücksichtigung der temporalen Synkope. Wien. klin. Wschr. 77 (1965) 465–468
135 Scollo-Lavizarri, G., K. Eichhorn, U. Paravicini: Ursache, Differentialdiagnose und Prognose sogenannter Gelegenheitsanfälle. Internist 18 (1977) 76–80
136 Scollo-Lavizarri, G., A. Eichhorn, U. Wiggli: Die Computertomographie in der Epilepsie-Diagnostik. Eine elektroencephalographisch-tomographische Vergleichsstudie. EEG-EMG 7 (1976) 189–192
137 Slater, E., W. Beard, E. Glithero: The schizophrenia-like psychoses of epilepsy. Brit. J. Psychiat. 109 (1963) 95–150
138 Spatz, R., J. Kugler: Computerized tomographic and electroencephalographic comparative studies in an outpatient epilepsy clinic. Int. Congr. Ser. 506, Exerpta med. (Amst.) 1979
139 Spatz, R., J. Kugler, A. Gärtner: Zerebrale Anfälle im höheren Lebensalter unter besonderer Berücksichtigung vasculärer Ursachen. In Grinschel, G.: Ref. 19. Neuropsychiat. Symp. Pula., Graz 1979 (S. 215)
140 Stoika, I.: Contributions à l'étude des épilepsies et paroxysmes réflexes. Rev. roum. Neurol. 10 (1973) 481–486
141 Tassinari, C. A., C. Dravet, J. Roger: Encephalopathy related to electrical status epilepticus during slow sleep. Electroenceph. clin. Neurophysiol. 43 (1977) 529–530
142 Tellenbach, H.: Epilepsie als Anfallsleiden und als Psychose. Nervenarzt 36 (1965) 190
143 Tellez, A.: Die epileptische Wesensänderung. Nervenarzt 38 (1967) 49–55
144 Terzano, M. G., G. Gemignani, D. Mancia: Petit mal status with myoclonus: Case report. Epilepsia (Amst.) 19 (1978) 385–392
145 Tharp, R.: Narcolepsy and epilepsy. In Guilleminault, C., W. C. Dement, P. Passouant: Narcolepsy. Spectrum, New York 1976
146 West, W. J.: On a peculiar form of infantile convulsions. Lancet 1841/I,724, 1881
147 Wieser, H. G.: Electro-clinical features of the psychomotor seizure. Habil., Zürich 1980
148 Williams, D.: Temporal lobe syndroms. In Vinken, P. J., G. W. Bruyn: Handbook of Clinical Neurology, vol. II. Elsevier, Amsterdam 1969 (pp. 700–724)
149 Wolf, P.: Zur Klinik und Psychopathologie des Status psychomotoricus. Nervenarzt 41 (1970) 603–610
150 Wolf, P.: Nomenklatur und Klassifikation epileptischer Anfälle und Syndrome. Nervenarzt 50 (1979) 547–554
151 Wolf, P.: Nicht-epileptische Anfälle bei multipler Sklerose. Dtsch. med. Wschr. 104 (1979) 1292–1294
152 Ziegler, H. K., A. Kamecke: Über den unerwarteten Tod von Epileptikern. Nervenarzt 38 (1967) 343–347
153 Zschoche, St.: Pathogenese epileptischer Reaktionen beim arteriovenösen Angiom des Gehirns. Fortschr. Neurol. Psychiat. 42 (1974) 433–453

Sachverzeichnis

B

C

E

F

G

H

I

L

M

N

P

Q

R

S

T

W

X

Z